U0254850

国家出版基金项目
NATIONAL PUBLICATION FOUNDATION

糖尿病大血管病变
中西医结合诊疗学

TANGNIAOBING DAXUEGUAN BINGBIAN
ZHONGXIYI JIEHE ZHENLIAOXUE

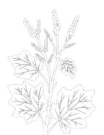

衡先培　黄国良　许岭翎 ⦿ 主编

四川科学技术出版社

图书在版编目（CIP）数据

糖尿病大血管病变中西医结合诊疗学/衡先培，黄国良，许岭翎主编．—成都：四川科学技术出版社，2023.1

ISBN 978－7－5727－0874－9

Ⅰ．①糖⋯　Ⅱ．①衡⋯　②黄⋯　③许⋯　Ⅲ．①糖尿病－并发症－血管疾病－中西医结合－诊疗　Ⅳ．①R587.2　②R543

中国国家版本馆 CIP 数据核字（2023）第 014668 号

糖 尿 病 大 血 管 病 变 中 西 医 结 合 诊 疗 学

衡先培　黄国良　许岭翎　主编

出 品 人　程佳月
责任编辑　杜　宇　吴晓琳　方　凯　王双叶　刘　娟　肖　伊
责任校对　李　栎
封面设计　夏　霞
责任出版　欧晓春
出版发行　四川科学技术出版社
　　　　　成都市锦江区三色路 238 号　　邮政编码　610023
　　　　　官方微博：http://weibo.com/sckjcbs
　　　　　官方微信公众号：sckjcbs
　　　　　传真：028－86361756
成品尺寸　210mm×285mm
印　　张　76.5　　字　数　2493 千字
印　　刷　成都市金雅迪彩色印刷有限公司
版　　次　2023 年 1 月第 1 版
印　　次　2023 年 1 月第 1 次印刷
定　　价　268.00 元

ISBN 978－7－5727－0874－9

邮　　购：成都市锦江区三色路 238 号新华之星 A 座 25 层　邮政编码：610023
电　　话：028－86361770

本书编委会

主编

衡先培   医学博士   博士后   主任医师   教授   博导
            福建省人民医院 / 福建中医药大学附属人民医院

黄国良   医学博士   主任医师   教授   博导
            福建医科大学附属协和医院

许岭翎   医学博士   主任医师
            北京协和医院

副主编（排名不分先后）

冯兴中   医学博士   教授   主任医师   博导
            清华大学玉泉医院 / 清华大学第二附属医院

高天舒   医学博士   教授   主任医师   博导
            辽宁中医药大学附属医院

黄苏萍   医学博士   教授   主任医师
            福建中医药大学

刘铜华   医学博士   博士后   主任医师   教授   博导
            北京中医药大学

陆 灏   医学博士   主任医师   教授   博导
            上海中医药大学曙光医院

沈兴平   医学博士   主任医师   教授
            厦门大学附属中山医院

苏 青   医学博士   教授   主任医师   博导
            上海交通大学医学院附属新华医院

王 旭   医学博士   教授   主任医师   博导
            南京中医药大学附属医院

谢春光   医学博士   教授   博导
            成都中医药大学附属医院

许利平   医学博士   教授   博导
            首都医科大学

张俊清   医学博士   主任医师   教授   博导
            北京大学第一医院

朱章志   医学博士   主任医师   教授   博导
            广州中医药大学附属第一医院

常务编委（排名不分先后）

邓德强   新疆医科大学附属中医医院   医学博士   主任医师   教授

董　慧　华中科技大学同济医学院附属同济医院　医学博士　副教授　主任医师　博导
黄敬泽　福建医科大学附属协和医院　主任医师
李良毅　福建医科大学附属第二医院　主任医师　教授
刘士格　福建省康复医院　主任医师
马晓伟　北京大学第一医院　医学博士　主任医师
冉颖卓　南京市中医院　主任医师
谭明红　重庆市中医院　主任
王洪武　天津中医药大学中医药学院　医学博士　教授
温俊平　福建省立医院　医学博士　主任医师　教授
张　翼　福建医科大学附属泉州市第一医院　医学博士　主任医师

编委（排名不分先后）

陈　广　　崔　松　　邓德强　　董　慧　　樊毓运　　冯兴中　　高　弘
高慧娟　　高天舒　　顾　楠　　官　杰　　韩　煦　　何　慧　　衡先培
黄　菲　　黄国良　　黄敬泽　　黄全海　　黄苏萍　　贾美君　　李健榕
李良毅　　刘　峰　　刘庆阳　　刘士格　　刘铜华　　陆　灏　　罗茂林
马晓伟　　聂　焱　　庞健丽　　冉颖卓　　阮小芬　　沈兴平　　苏　青
孙　平　　谭　丽　　谭明红　　万雪花　　王洪武　　王　琳　　王　旭
王英娜　　温俊平　　谢春光　　许利平　　许岭翎　　薛金贵　　杨丽霞
杨柳清　　杨鑫伟　　杨　震　　张国豪　　张俊清　　张伟伟　　张　翼
周　江　　朱章志

工作人员

陈丽斌　　陈敏灵　　陈则旭　　丁　香　　丁宗平　　富晓旭　　官艳华
郭　芳　　郭玉琴　　何卫东　　黄雯晖　　江政烨　　柯娜娜　　蓝元隆
李　亮　　李鹏辉　　李晓玲　　李艺敏　　林妙娴　　刘　冲　　刘亚楠
米丽芬　　裴友翠　　普　丽　　邱　晨　　阮艳艳　　阮　怡　　苏泳鑫
王丽兰　　王睿媛　　王思梅　　王志塔　　吴　静　　吴星星　　徐睿熙
杨鑫娜　　杨志刚　　姚淑红　　张明英　　周博文　　邹平平　　邹苏芬

学术秘书

杨柳清　　李　亮

顾问（以姓名拼音为序）

陈可冀　中国中医科学院教授　中国科学院院士　国医大师
张发荣　成都中医药大学教授　全国老中医药专家
周仲瑛　南京中医药大学教授　国医大师

序 一

改革开放以来，随着生活水平的不断提升，我国糖尿病患病人数与日俱增，尤其是近10年急剧飙升。糖尿病的严重性关键在血管并发症，尤其是糖尿病大血管病变的发生率高，且致残、致死。糖尿病学专著已不乏版本，而糖尿病大血管病变的专著则未曾见及。糖尿病血管并发症在糖尿病学专著中篇幅不多，其论述的深度和广度受篇幅所限，难以尽展，往往不能满足读者之需求。衡先培教授所主编的《糖尿病大血管病变中西医结合诊疗学》一书弥补了这一不足。本书是衡先培教授及其合作者们集多年对糖尿病大血管病变的研究、临床实践经验及广泛吸收国内外研究最新成果之大成。

和目前国内的糖尿病学专著相比，本书具有鲜明的特色。首先它是一部关于糖尿病大血管病变的专著，分43章，内容涵盖了大血管病变从基础到临床，从大血管病变的病因、发病机制到预防、治疗等各方面，内容丰富而新颖，系统而全面，其深度、广度均远远超越一般糖尿病学专著所含的大血管病变相关内容。更为重要的是，本书是在中西医结合的框架下来探讨糖尿病大血管病变的发病机制、药物，尤其是中药的作用机制、临床治疗法则、治疗经验，从中西医结合的角度对临床所遇到的困惑提出解决问题的新思路。

糖尿病大血管病变中西医结合诊疗是一个高难度、极富挑战性的重大课题。可以想象本书的面世无疑是一次勇敢的探索和新的尝试。但无论如何我相信本书的出版将对我国糖尿病大血管病变的防治起到很好的推动作用，故乐为之作序。

四川大学华西医院　华西终身教授

李秀钧

2022 年 12 月

糖尿病发病率的日益升高正严重地危害着人类的健康。进入 21 世纪以来，我国已经成为全球糖尿病患者人数最多的国家。《"健康中国 2030"规划纲要》提出实施慢性病综合防控国家战略。糖尿病防控是慢性病防控和实现"健康中国"战略的重要内容。糖尿病并发症特别是大血管病变，是糖尿病致死、致残的重要原因，严重危害患者健康，影响经济社会可持续发展。中西医结合在糖尿病大血管病变防治方面具有一定的优势，也成为本专业领域关注的热点。通过大量的文献研究，在不断总结前人经验的基础上，结合现代医学科学研究的最新成果，福建中医药大学内分泌学科衡先培教授牵头组织全国众多高校和医院著名专家协同作战，本着继承发扬、突出创新的理念，以独特的视野从中西医结合角度，对糖尿病大血管病变这一关键问题展开了系统的研究，完成了《糖尿病大血管病变中西医结合诊疗学》这一大型学术专著。国际国内关于糖尿病的专著虽多，但既具有中西医结合特色又专注于糖尿病大血管病变的专著尚未见到。

本书观点新颖，内容翔实，兼具科学性和实用性，代表了当前糖尿病大血管病变中西医结合防治的前沿和最新成果，对中西医结合防治糖尿病大血管病变的临床、科研、教学工作都具有指导作用。相信本书的出版，将为我国中西医结合诊疗糖尿病事业和糖尿病患者的健康做出重大贡献。

中华中医药学会中医诊断学分会主任委员

福建中医药大学校长、教授

李灿东

2022 年 12 月

前　言

　　这是一个在学术上百花齐放、百家争鸣的时代。不同学术观点或学术见解共存，说明科学本身的多元性和复杂性。即使针对同一个客观存在或者事实，也可通过不同的视角，来产生不同的并且可能都是正确的理解，从而为多元化解决问题提供可能。这正是推动科学进步的内在动力。

　　脂质浸润学说统治了动脉粥样硬化理论100余年，是动脉粥样硬化致病理论的主流。与之相应，高脂血症也成为人们防治动脉粥样硬化的干预中心。近年来有研究证明，高脂致动脉硬化是一个多因素参与的过程，尤其是包括脂质过氧化在内的氧化应激机制，在动脉硬化疾病的整个过程中都发挥着关键作用。仅仅患高脂血症而不发生氧化应激及其后续的改变，是不易发生动脉粥样硬化的。无数的事实证实，血脂不高的人群同样可以启动氧化应激进而发生动脉硬化病变。因此，动脉硬化病变的关键因素在于是否启动了血管内的氧化应激及低度炎症。与动脉硬化形成相关的多种机制，如不良膳食、肥胖、缺少运动、胰岛素抵抗、高血脂、高血压、吸烟、高血糖、内皮细胞受损、细胞因子的作用及高龄等，都与氧化应激有关。环境因素如噪声、空气污染及持久强烈的心理应激，也可启动氧化应激机制，同样可导致心血管疾病和心血管事件。我们最近通过对中国地鼠的研究发现，高糖或糖代谢紊乱甚至是比高脂更为强烈的引发血管内氧化应激的因素。美国哥伦比亚大学 Ira J. Goldberg 博士在动物模型研究中，不但证实了血脂正常的高血糖动物可发生动脉硬化，而且初步证明其机制可能与人类血管细胞醛糖还原酶基因有关。因此不难理解，即使血脂正常的糖尿病患者也能发生动脉粥样硬化。当然这并不排除脂质代谢紊乱的进一步变化而导致血管内氧化应激并导致动脉粥样硬化病变的机制存在。

　　能降低氧化应激尤其是血管内氧化应激的因素，都可能使动脉粥样硬化性疾病患者获益。这就大大扩展了我们认识和治疗动脉粥样硬化性疾病的思路。针对病因的综合治疗，如改变生活方式、降压、降脂、降糖、控制体重、戒烟、改善居住环境、改善心理应激、调节内环境的稳态、维持多方面摄入与排出的平衡等；针对改善氧化应激的治疗，如增加体力活动、多吃水果蔬菜、适当饮茶、抗血管内氧化、适度的休闲和充分的睡眠等；还有更为专业的针对已发生动脉硬化性疾病的治疗等，都将有助于预防和治疗动脉硬化性疾病，而且实施越早越有效。针对以上环节的任何干预措施，无论是现代医学的手段，还是传统中医的方法，都是受欢迎的。

由于糖尿病本身极其复杂，无论是对其病理生理的认识还是治疗方略和治疗效果，都仍然是且在相当长的时间内还将是医学研究的重大挑战。糖尿病显著降低了患者的寿命和生存质量，其关键的原因是大血管并发症。目前国际上权威的循证医学证据如英国前瞻性糖尿病研究（UKPDS）、糖尿病和心血管病行动研究（ADVANCE）、控制糖尿病患者心血管风险行动（ACCORD）、美国退伍军人糖尿病研究（VADT）等都已经表明，强化降糖、降脂或降压治疗，难以进一步提高糖尿病的疗效，包括糖尿病大血管病变预后，最终结局难以改善。中西医结合作为一个复杂的系统工程，就是希望融合中医学和西医学二者各自的特色与优势，在用化学药物对患者进行局部干预的同时，更以中医学整体的方法促进符合自然的身心康复和辨证论治；在整体观及形与神俱认识论指导下更加合理地应用化学药物，同时也结合现代微观药理在辨证论治指导下选用中药，临床既良好地改善客观实验室指标，同时又改善病人的主观体验与生存质量，以达到人类最终的生存目标——健康长寿。

本书的很多方面都是尝试性的，重在探索和提出问题，引发思考，这是本书的一大特点。对于普通医生，包括内分泌专科、心血管专科、神经内科、老年病科和不分专业的大内科医生，以及即将进入临床的医学生，阅读本书将使其相应专业知识得到明显提升，建议不要错过；对于已经熟读国内外相关指南或规范，明确国内外相关大型研究的来龙去脉的专家级医生，本书将提供给您大型研究或相关规范以外的参考，您能更加深刻地体会临床的复杂性和多样性；对于能看到指南或规范以外的更高层次的医生，如果您与本书有不同的见解，我们尊重并愿意与您共同商讨，在争议中提高认识，增加临床决策的合理性。本书主要围绕临床实践这一主轴，仅仅就糖尿病大血管病变方面的问题进行了探索。至于糖尿病的神经并发症、糖尿病的微血管并发症，以及糖尿病的一般性综合治疗等，我们都已经分别出版了专著供同道参考。

由于本书为多作者群体力作，各作者的工作体会、临床经验、看问题的视角是不尽相同的，见仁见智是为必然。因此，各章节所提出的学术观点可能有所差异。这些各异的认知都是对事实的客观再现，必将有助于参阅者广开思路和扩展视野，为本书增添活力。在此，我要感谢不辞辛劳、为本书做出重大贡献的专家黄国良教授、许岭翎教授、冯兴中教授、高天舒教授、黄苏萍教授、陆灏教授、刘铜华教授、苏青教授、沈兴平教授、王旭教授、谢春光教授、许利平教授、张俊清教授、朱章志教授，以及其他所有的合作者、参与者，感谢福建中医药大学和福建省人民医院的领导，感谢各协作单位的管理部门，也要感谢四川科学技术出版社的密切合作和国家出版基金的资助，更感谢中西医结合泰斗、中国中医科学院陈可冀院士，全国老中医药专家、成都中医药大学张发荣教授，国医大师、南京中医药大学周仲瑛教授，以及华西医科大学终身教授李秀钧老师的倾力扶持。感谢福建中医药大学李灿东校长在百忙之中为本书写序。大家的大力支持、无私帮助是本书成功的保障。我们的劳动必将为糖尿病患者铸就更加美好的明天。书中不足之处，恳请大家批评指正。

衡先培

2022 年 12 月

目 录 ❧

第一章

糖尿病的三级预防

第一节　糖尿病的发病特点、高危人群与主要危害

一、糖尿病的发病特点

糖尿病是一组以慢性血糖升高为主要特征的代谢性疾病。随着生活方式的改变和老龄化进程的加速，在世界范围内糖尿病的患病率呈加速上升趋势，已成为继心脑血管病、恶性肿瘤之后的另一个严重危害健康的慢性非传染性疾病。国际糖尿病联盟（IDF）2017年统计，全球糖尿病患者的数量已经由2000年的1.51亿增加到2017年的4.25亿，意味着在全球范围内平均每11个人当中，就有1个人患有糖尿病。17年间糖尿病患者数量增长接近2倍，并且这一趋势还将继续下去。预计到2045年，全球糖尿病患者人数可能达到6.29亿。现有的糖尿病患者大多数集中在50～79岁这一年龄段，并且有2/3的人生活在城市。据评估，全球约有2.124亿成人糖尿病患者（约一半患者）没有得到诊断，其中，84.5%在低收入和中等收入国家；即使在高收入国家，也有37.3%的糖尿病患者未得到诊断。全球糖耐量异常（20～79岁）的患病率估计为7.3%，预计到2045年会达到8.3%。从性别来看，20～79岁女性的糖尿病患病率约为8.4%，男性患病率约为9.1%，男性糖尿病患者比女性糖尿病患者多1710万。不论男性还是女性，均在65～79岁时糖尿病患病率最高。每年全球约有400万人（20～79岁）死于糖尿病，糖尿病占全球全因死亡的10.7%。糖尿病所致死亡中，46.1%的患者年龄小于60岁。女性糖尿病患者死亡人数要高于男性，男女分别约为210万人和180万人。糖尿病患者人数居于前三位的国家分别为中国、印度和美国，其糖尿病患者（20～79岁）数量分别为1.144亿、7290万和3020万人。此外，全球还有110多万儿童和青少年患有1型糖尿病。

全球各地区糖尿病发病情况各有特点，但总体发病率均较高。如在非洲地区，超过2/3的糖尿病患者未得到诊断；欧洲地区罹患1型糖尿病的儿童和青少年人数最多；预计至2045年，中东和北非地区糖尿病患者将增加72%；北美洲和加勒比地区是世界上糖尿病患病率最高的地区（11%）；到2045年，南美洲和中美洲地区的糖尿病患者将增加62%；西太平洋地区糖尿病患者最多，达到1.58亿；其次为东南亚地区，有8200万名成年糖尿病患者。据估计，2017年在20～79岁人群中有7.3%的人糖耐量异常，人数达到3.521亿，大部分患者（72.3%）来自低收入或中等收入国家。预计到2045年，这一人数将达到5.87亿，占到20～79岁人群的8.3%。

我国糖尿病患病现状同样形势严峻。近年来，我国糖尿病发病率逐年增加，尤其近10年，糖尿病患病率迅速增加。2010年，中国疾病预防控制中心和中华医学会糖尿病学分会联合调查结果显示，我国18岁以上人群糖尿病患病率为9.7%；而2013年相关资料显示，我国18岁以上人群糖尿病患病率为10.4%。2017年，我国约有1.14亿糖尿病患者，仍然是世界上糖尿病患者人数最多的国家，其中3410万患者年龄超过65岁；糖尿病患病率为10.9%，年龄标化患病率为9.7%；每年我国约有842993名患者死于糖尿病，其中33.8%的年龄小于60岁。

我国糖尿病人群也有着自身独有的特性：

（一）糖尿病前期人群庞大

2010 年，宁光院士团队与中国疾病预防控制中心慢性非传染性疾病预防控制中心合作开展了中国慢性病监测糖尿病专题调查，该调查覆盖全国 31 个省近 10 万人群，结果显示，我国 18 岁以上人群中糖尿病前期发病率为 50.1%。这部分人最终发展成为糖尿病的风险明显高于健康人群，如此庞大的糖尿病前期人群，也成为糖尿病患者强大的"后备军"，为我们提出了严峻的挑战。

（二）2 型糖尿病患者在糖尿病人群中占主导

目前我国糖尿病患者中，以 2 型糖尿病患者居多，1 型糖尿病及其他类型糖尿病患者非常少，2018年，由翁建平教授牵头的全球范围内 1 型糖尿病流行病学研究结果显示，我国全年龄段 1 型糖尿病发病率为 1.01/10 万人，是全世界 1 型糖尿病发病率最低的国家之一。可见，2 型糖尿病是我们糖尿病防治工作的重点。

（三）发病人群日趋年轻

随着生活方式的改变，我国肥胖和超重人群比例逐渐增加，尤其在儿童和青少年当中表现更加明显。肥胖人群的糖尿病发病率是体质量正常人群的 2 倍，随之而来的是糖尿病发病率的升高，并且呈年轻化趋势。

（四）糖尿病发病具有地区性及种族特点

调查发现，我国不同省份糖尿病发病率相差较大，即使是在同一地区，也存在着明显的差异。一般而言，城市的发病率明显高于农村。但需要特别说明的是，在一些一线城市周边的城乡接合部，糖尿病发病率略高于这些城市。同时，糖尿病发病率在我国不同民族之间也存在较大差异，其中满族 15%、汉族 14.7%、维吾尔族 12.2%、壮族 12%、回族 10.6%、藏族 4.3%。这种差异可能与各民族之间生活习惯不同有关。

二、糖尿病的高危人群

糖尿病发病是多种危险因素共同作用的结果，通常认为，以下人群属于糖尿病高危人群。

（一）年龄≥45 岁者

相关调查显示，糖尿病发病率会随着年龄的增加而增长，45 岁以上人群发病率明显上升，糖尿病发病率的高峰出现在 60 岁。

（二）体质量指数（BMI）≥24kg/m² 者

有研究表明，BMI≥24kg/m² 者，其糖尿病发病率是 BMI 正常者的 3 倍。

（三）糖尿病前期患者

糖尿病前期患者包括以往有 IGT（即餐后血糖为 7.8~11.1mmol/L）或空腹血糖受损（IFG，即空腹血糖为 6.1~7.0mmol/L）者；或糖化血红蛋白（HbA1c）为 5.7%~6.5%。这部分人群若不经严格控制，将很快进入糖尿病阶段。

（四）有糖尿病家族史者

目前认为，2 型糖尿病的发病率具有明显的家族遗传倾向，如直系亲属中有糖尿病患者，则发病率要明显高于普通人群。

（五）代谢综合征

代谢综合征可以被看作是糖尿病发病前的一个阶段，它与糖尿病之间无论从发病机制还是临床表现上都有着紧密的联系。

（六）不良生活方式

糖尿病的发病率逐年上升，与人们生活方式改变有着紧密的联系，经常进食高能量食品、运动减少等，均为糖尿病发生的危险因素。

（七）药物因素

对于一些使用特殊药物者，如长期使用糖皮质激素等，可使糖尿病发病率升高。

除此之外，尚有一些人群被认为是糖尿病发病的高危人群，如：有分娩巨大婴儿（≥4kg）既往史的妇女；有多囊卵巢综合征病史的妇女；以及有妊娠糖尿病史者等。糖尿病高危人群是糖尿病预防工作的重点目标，针对该部分人群，应通过改变生活方式、控制体质量、治疗原发病以及定期体检等手段做到提早预防，尽早治疗。

三、糖尿病的主要危害

糖尿病慢性并发症被认为是糖尿病产生的最主要危害。近年来，各类糖尿病慢性并发症已经成为糖尿病患者致残、致死的最主要因素，严重威胁糖尿病患者的生命，并影响其生活质量。糖尿病慢性并发症主要涵盖大血管病变及微血管病变，包括心脏和脑大血管病变、心肌病变、外周血管病变、周围神经病变、肾脏病变、眼底病变等众多并发症。

（一）糖尿病大血管病变

糖尿病大血管病变主要包括心血管、脑血管和外周血管病变，与患者血糖、血压、血脂、胰岛素水平等因素有密切关系，多种因素共同作用导致动脉粥样硬化，硬化斑块进一步发展形成血栓或者斑块破溃，最终导致各种急性大血管并发症。临床上可见心力衰竭、心律失常、心绞痛、脑动脉硬化、脑萎缩、缺血性脑血管疾病，甚至出现心肌梗死、脑卒中等严重威胁患者生命的情况。若病变累及下肢血管，则可能出现糖尿病足，进而诱发感染或导致截肢，严重影响生活质量，甚至威胁患者生命。

（二）糖尿病神经病变

糖尿病神经病变是糖尿病最主要的慢性并发症之一，其中最为常见的是对称性的远端感觉神经受损，即周围神经病变。部分糖尿病患者在刚刚被确诊为糖尿病时就已经存在神经病变了，因此，神经病变是非常容易被忽视的一种糖尿病慢性并发症。糖尿病周围神经病变的产生可能与高糖引起的代谢紊乱、血管和神经损伤、微循环营养障碍、氧化应激等一系列机制相关。其临床表现可见双侧肢体对称出现，呈手套、袜套样分布，伴有麻木、疼痛，严重者可呈烧灼样疼痛、电击或刀割痛等。糖尿病周围神经病变患者通常在进行神经系统检查时可出现震动觉、触觉、痛觉、温度觉、足踝反射减弱或缺失。此外，糖尿病神经病变还包括自主神经病变等情况，如累及自主神经则可能出现皮肤干燥、瘙痒等症状。

（三）糖尿病肾病

糖尿病肾病作为糖尿病最常见的并发症之一，是导致终末期肾病最主要的病因之一，其发病机制可能与高血糖状态下代谢异常、细胞炎症因子干扰等众多因素密切相关，临床上可见肾小球滤过率（eGFR）改变、持续蛋白尿、低蛋白血症、水肿、高血压等表现。

（四）糖尿病视网膜病变

糖尿病视网膜病变属于糖尿病微血管病变之一，是糖尿病最常见的并发症之一，也是成人失明的主要原因之一。糖尿病视网膜病变的发生与患者血糖控制水平关系非常密切，高血糖状态是糖尿病视网膜病变发生的主要病理生理基础，临床上可见异常新生血管形成、血管渗出、破裂出血、血管瘤形成、黄斑水肿、视网膜脱离等。患者可出现视力改变，甚至失明。

第二节　糖尿病的诊断与鉴别诊断

一、诊断标准

糖尿病诊断应依据静脉血葡萄糖氧化酶法检测所得的结果，而不是毛细血管血测得的血糖结果。我国采用的诊断标准是目前国际通用标准，即 WHO（1999 年）公布的糖尿病诊断标准（表1-1）：

（1）随机静脉血浆葡萄糖≥11.1mmol/L，伴有明显的多饮、多食、多尿及不明原因的体质量减轻等症状。

（2）或空腹静脉血浆葡萄糖≥7.0mmol/L。（空腹：8～12h 无能量摄入）

（3）或口服葡萄糖耐量试验（OGTT）中 2h 静脉血浆葡萄糖≥11.1mmol/L。（OGTT 口服相当于 75g 无水葡萄糖的水溶液）

需要另外说明的是，对于无典型症状者，应至少有两次非同日不同时间点的血糖结果来帮助诊断。

此外，静脉血浆测得空腹血糖≥6.1mmol/L 但＜7.0mmol/L 称为 IFG；OGTT 中 2h 血糖≥7.8mmol/L 但＜11.1mmol/L 称为 IGT，此两者统称为糖尿病前期。

表 1-1　糖尿病诊断标准

诊断	静脉血浆葡萄糖/（mmol·L⁻¹）	
	空腹血糖	OGTT 后 2h 血糖
正常血糖	＜6.1	＜7.8
IFG	6.1～7.0	＜7.8
IGT	＜7.0	7.8～11.1
糖尿病	≥7.0	≥11.1

IFG 和 IGT 统称为糖尿病前期。

二、鉴别诊断

糖尿病的诊断，应充分评估患者是否存在并发症，以确定病情轻重缓急、分型、目前所处病变节点、是否存在靶器官损害等。除此之外，尚需与以下情况进行鉴别：

（一）应激性高血糖

常见于大量消化道出血、颅脑肿瘤、颅骨骨折、脑出血、窒息、麻醉状态等，这些情况可以引起一过性的血糖升高，一般随病情自然发展进程而得到缓解。

（二）肾性糖尿

正常状态下，人体每天会由肾脏滤过大约 180g 的葡萄糖，而这些葡萄糖会在肾脏被人体重新吸收。因此，通常情况下人体尿糖是呈阴性的。一些特殊状态下，如妊娠或在某些药物作用下，肾小球对葡萄糖重新吸收的能力减弱，导致肾糖阈下降，则可见到虽然血糖正常，但尿糖呈阳性，多次检测血糖可以进行鉴别。

（三）饥饿性尿糖升高

当人体长期处于饥饿状态之后突然大量进食高碳水化合物，会造成胰岛素分泌的一时不足，进而造成血糖或尿糖的升高。应注意结合患者病史及饮食情况进行鉴别，必要时可重复 OGTT 以明确诊断。

（四）进食大量糖类食物后糖尿

通常发生在大量摄入糖类食物后，血糖升高超过肾糖阈而引起尿糖的升高，这种情况下，通常 OGTT 正常。

第三节　糖尿病的分类分型及相关研究

一、按病因学分类

按照糖尿病发病的病因学特征，通常可以将糖尿病做如下归类：

（一）1 型糖尿病

该类型糖尿病患者由于胰岛 β 细胞被破坏，导致胰岛素分泌绝对不足，可见于自身免疫性糖尿病及特发性糖尿病。1 型糖尿病患者细胞和体液层面均存在免疫学证据，患者多数伴有其他的自身免疫性疾病，如毒性弥漫性甲状腺肿、桥本甲状腺炎、恶性贫血、原发性肾上腺皮质功能减退等；可伴有脏器特异性抗体，包括甲状腺相关抗体、胃壁细胞及抗肾上腺抗体等；起病较急并且于半年内死亡的病例通常伴有胰岛炎症，其中有 T 淋巴细胞、NK 细胞、K 细胞浸润；白细胞移动抑制试验阳性；胰岛细胞自身抗体免疫荧光测定阳性，在 1 型糖尿病人群中阳性率 1~2 年可达到 85%（正常人群的阳性率仅为 0.5%~1.7%），后逐渐下降，继而出现胰岛细胞表面抗体、补体结合胰岛细胞抗体、细胞毒性胰岛细胞抗体等，其中部分抗体会特异性地作用于胰岛 β 细胞；谷氨酸脱羧酶抗体是在 1 型糖尿病患者身上发现的针对胰岛细胞抗原的抗体，其在 1 型糖尿病患者中阳性率为 69%，在发病 3~42 年的患者中仍有 59% 的阳性率，远高于其他抗体的阳性率；抑制性 T 淋巴细胞聚集功能降低，K 细胞聚集活性增高等。

（二）2 型糖尿病

该类型糖尿病患者表现为胰岛素抵抗和（或）胰岛 β 细胞分泌胰岛素功能障碍。2 型糖尿病的发病机制与 1 型糖尿病截然不同，并非由于自身免疫因素破坏胰岛 β 细胞所导致，其主要病因是在基因缺陷的基础上，存在胰岛素抵抗以及胰岛素分泌障碍两个方面。

1. 胰岛 β 细胞功能障碍

目前认为，糖尿病患者胰岛 β 细胞功能受损程度远远早于从前所估计的时间，当患者出现 IFG 或者 IGT 的时候，胰岛功能的损伤可能已经达到了 50%，大部分 2 型糖尿病患者 1 相胰岛素分泌减退或者消失。

2. 遗传因素

在家系调查中发现，2 型糖尿病患者的兄妹和后代发生糖尿病或者 IGT 的风险明显高于其他人群，单卵双胞胎同时发病的概率也显著升高，另外，糖尿病发病率也有明显的种族倾向。有研究提示，2 型糖尿病是一种异质性、多基因遗传病。

3. 胰岛素抵抗

胰岛素抵抗可以有多种表现形式。首先，胰岛素基因变异会导致胰岛素结构异常和生物活性降低，进而引起血糖升高，近年来认为 50% 的胰岛素抵抗作用是由胰岛素转运减慢所致。其次，胰岛素受体是一个跨膜大分子蛋白，由两个 α 亚基和两个 β 亚基组成，胰岛素与亚基特异性结合后，自身结构发生了改变，导致细胞内 β 亚基的酪氨酸激酶活化，这是胰岛素发挥其作用至关重要的步骤。胰岛素受体基因突变可通过多种方式影响受体功能，包括受体生物合成率降低、受体插入细胞膜过程异常、受体与胰岛素亲和力下降、酪氨酸激酶活性降低、受体降解加速等。现在已知有 30 种以上胰岛素基因点状突变或片段缺失与胰岛素抵抗有关。有研究发现，多个综合征与胰岛素受体基因突变相关。最后，胰岛素受体的 α 亚基结合 β 亚基酪氨酸激酶活化后，会引起胰岛素相关组织细胞内的胰岛素受体底物磷酸化，进而进一步诱发一系列生物变化。已经发现肥胖症和 2 型糖尿病患者脂肪细胞内葡萄糖转运载体 4 基因表达下降，部分的肿瘤坏死因子表达升高，导致脂肪分解增加，游离脂肪酸浓度增高，通过脂肪酸－葡萄糖循环，造成糖、脂代谢的相互影响，导致胰岛素生物作用减弱和胰岛素抵抗的发生。

4. 脂毒性

在胰岛 β 细胞中，脂肪酸氧化被抑制，长链脂酰辅酶 A 集聚，长链脂酰辅酶 A 可以通过开放胰岛 β 细胞钾通道减少胰岛素分泌，也可以通过增加解偶联蛋白（UPC-2）表达减少胰岛素分泌。此外，可能通过脂肪酸或甘油三酯诱导的神经酰胺合成或一氧化氮诱导胰岛 β 细胞凋亡。另外，2 型糖尿病常同时合并血脂异常，增高的游离脂肪酸和甘油三酯还可以沉积在胰岛 β 细胞中，促进胰岛 β 细胞功能减退，沉积在肝脏和平滑肌就可导致其对胰岛素的不敏感。脂代谢的紊乱在 2 型糖尿病的发病机制当中同样起着重要作用，因此，糖尿病也被称作"糖脂病"。

5. 糖毒性

在胰岛 β 细胞中，血糖正常的状态下，氧化的糖代谢产物产生的活性氧（ROS）可以被超氧化物歧化酶清除，而在高糖时 ROS 的产生会增加，并且不能被有效地清除，就会导致细胞内元件受损；过高的 ROS 还会影响胰腺十二指肠同源盒 1 的表达，进而导致胰岛素基因转录减少；ROS 还会增加 NF-κB 活性，诱导胰岛 β 细胞凋亡。

6. 胰淀素过度沉积

胰淀素过度沉积，加速胰岛 β 细胞功能进行性下降。

7. 胰高糖素样肽-1 分泌以及功能障碍

在 2 型糖尿病患者体内，餐后血浆内的胰高糖素样肽-1（GLP-1）水平下降，且对 GLP-1 的胰岛素刺激作用也呈抵抗状态。

8. FoxO 基因过表达

随着年龄的增加，ROS 也随之增加，进而诱导 FoxO 基因表达。FoxO 家族是转录调节因子在动物细胞的分化、增殖、免疫、衰老等功能方面起到重要调节作用，是老年人易患糖尿病的重要因素之一。

（三）特殊类型糖尿病

这部分患者所占比例非常小，病因也较为复杂，可能与胰岛 β 细胞功能基因缺陷相关，如 MODY；或与胰岛素作用遗传缺陷有关，由于胰岛素基因产生突变、胰岛素受体缺陷等原因，引起血糖升高；胰腺炎、肿瘤、外伤等情况，导致胰腺受损；其他内分泌疾病间接引起的血糖升高，如库欣综合征、甲状腺功能亢进症等；药物或化学品引起的血糖升高，如长期服用糖皮质激素等；其他如免疫介导、感染因素等，均可引起血糖升高而诱发糖尿病。

（四）妊娠期糖尿病

妇女妊娠期发现血糖升高，不包括怀孕前已确诊的糖尿病患者。这部分患者产后通常血糖可以恢复正常，但今后发展为糖尿病的风险明显升高。

二、按临床特征分类

近期发表于 *Lancet Diabetes & Endocrinology* 上的一项研究，提出了糖尿病分类的新观点。来自北欧的研究人员通过谷氨酸脱羧酶抗体（GADA）存在、诊断年龄、BMI、HbA1c、稳态模型评估的胰岛 β 细胞功能和胰岛素抵抗 6 项变量对 8980 例患者数据进行分析，确定了成人男性和女性中存在 5 种糖尿病，而不是传统的分类。在这 5 种糖尿病中，3 种相对严重，2 种相对较轻；其中 1 种和目前的 1 型糖尿病相一致，另外 4 种为 2 型糖尿病的亚型。

（一）重度自身免疫性糖尿病

重度自身免疫性糖尿病（SAID）患者的特点是发病较早（年龄较小）；基本与 1 型糖尿病和成人晚发自身免疫性糖尿病（LADA）相对应；BMI 相对较小、代谢控制不佳、胰岛素缺乏（胰岛素生成受损）、GADA（+）等。

（二）重度胰岛素缺乏型糖尿病

重度胰岛素缺乏型糖尿病（SIDD）患者基本特征与 SAID 相似，但 GADA（-）；HbA1c 水平较高；

糖尿病视网膜病变发生率最高。

（三）重度胰岛素抵抗型糖尿病

重度胰岛素抵抗型糖尿病（SIRD）患者存在着明显的胰岛素抵抗，同时 BMI 较高；糖尿病肾病发病率在所有类型中最高。

（四）轻度肥胖相关的糖尿病

轻度肥胖相关的糖尿病（MOD）患者最主要特征是肥胖；通常年龄较小；无明显的胰岛素抵抗。

（五）轻度年龄相关的糖尿病

轻度年龄相关的糖尿病（MARD）患者主要集中在年龄较大的人群中，伴有一定程度的代谢改变。

研究人员同时还发现，第一类和第二类糖尿病患者的 HbA1c 水平显著高于其他类型且持续存在于整个随访期间，并且更易发生酮症酸中毒，HbA1c 为最显著的预测因子。

第一类和第二类的糖尿病患者分别有 42% 和 29% 的患者处方胰岛素，其他类型患者处方胰岛素的比例低于 4%。

第二类患者中二甲双胍的处方率最高，而第一类和第三类患者二甲双胍处方率最低。肾功能和不良反应对二甲双胍的使用没有太大影响。此外，第二类患者出现糖尿病视网膜病变风险更高。

在平均 3.9 年的随访中，第三类患者出现慢性病风险最高且相较于其他类型出现糖尿病肾病及大量蛋白尿风险更高，后续出现终末期肾病的风险也大得多。此外，研究人员表示，没有一个基因变异与以上所有 5 种糖尿病类型相关，而且每种类型的遗传图谱与 2 型糖尿病遗传图谱不同。

目前糖尿病的治疗方案有时并不与上述糖尿病类型特点相契合。该研究旨在促使临床医生更加准确地诊断糖尿病，并采取相对应的治疗策略，个性化诊疗糖尿病患者。

三、按大血管病变的风险分类

糖尿病的分类最好是能预测糖尿病并发症及最终结局，不同程度预测患者用什么治疗手段最好，用何种甚或具体什么药能给患者带来最大获益；但糖尿病的遗传背景复杂、环境因素多而且变异性大、发病机制又各有不同，并有临床表现的多样性、检测技术的局限性，不容易找到理想的方案。未来大数据的应用可能会为此提供一些解决方案。已经有人利用拓扑分析患者相似点来鉴别 2 型糖尿病亚型，结果发现了 3 种 2 型糖尿病临床亚型。这 3 种亚型具有不同临床特征、并发症特点及基因型－表型网络特点。其中亚型 1 患者的平均年龄较其他亚型小 4～5 岁，有更高的血糖、体质量和 BMI，更易并发微血管病变，肾与视网膜微血管病变风险大。亚型 2 患者的体质量更轻，血糖相对容易控制一些，肿瘤更多发。亚型 3 患者的收缩压更高，心血管并发症更多。

糖尿病慢性并发症是造成糖尿病患者死亡的最主要因素，其中最常见的就是血管病变。按照累及靶器官不同，糖尿病血管病变可以分为微血管病变和大血管病变。微血管病变主要造成视网膜病变、肾病及神经病变，对糖尿病患者的生活质量产生严重的影响。动脉粥样硬化是一种累及全身大、中动脉内膜的慢性疾病，也是糖尿病大血管并发症形成的基础，常累及冠状动脉、脑动脉、外周动脉等。其特点是血管广泛受累，动脉粥样硬化呈弥散性，管腔狭窄易破裂。糖尿病患者发病年龄及病程与大血管病变密切相关。按照大血管病变风险，可将糖尿病患者分为以下几类。

（一）合并冠状动脉粥样硬化性心脏病的糖尿病

冠状动脉粥样硬化性心脏病（简称冠心病）已经成为 2 型糖尿病患者最主要的死亡原因，相关研究显示，糖尿病患者发生心血管事件的概率为 23.8/1 000 人年，同时，冠心病及糖尿病发病均有年轻化的趋势。与非糖尿病人群相比，糖尿病患者发生心血管疾病的风险增加 2～4 倍。单纯空腹血糖和餐后血糖升高，即使未达到糖尿病诊断标准，心血管疾病发生风险也显著增加。

（二）合并脑血管疾病的糖尿病

动脉粥样硬化导致的血栓栓塞是缺血性脑卒中的主要原因之一，糖尿病患者发生缺血性脑卒中的风险显著升高，也是糖尿病致残、致死的主要原因之一。

（三）合并外周血管疾病的糖尿病

外周血管疾病的病理基础是动脉粥样硬化，同样也是糖尿病患者常见的一种并发症，其致死、致残率高，主要累及下肢动脉，出现动脉管腔狭窄和闭塞，导致肢体远端肢体供血不足或缺血性坏死。

第四节　糖尿病的监测

目前普遍认为糖尿病的治疗是一个综合治疗的管理模式，而糖尿病患者的监测则是整个综合管理当中非常重要的一个环节。

一、血糖监测

在血糖监测方面，临床上常用的方法包括患者的自我血糖监测（SMBG）、连续动态血糖监测（CGM）。

（一）自我血糖监测

SMBG 是目前应用最为广泛的一种血糖监测手段，用来评价患者血糖控制情况。SMBG 能够实际反映患者血糖水平，记录患者三餐前、后及各时间点的血糖情况，帮助医生和患者评估生活中的事件及用药情况对血糖的影响，发现低血糖，有助于患者治疗方案的改善。同时，患者可以通过 SMBG 对自身糖尿病情况有更好的了解，进而更加主动、积极地参与疾病的自我管理当中，提高患者治疗的依从性。SMBG 方便患者在家中开展，可以用于了解血糖的波动和控制情况，也是患者严密监控血糖变化的一种有力手段。开展血糖监测前应由医生和护士对患者血糖进行监测技术和监测方法的指导，包括如何测血糖、监测时间点、监测频率和监测记录的书写方法等。监测设备应每年进行 1～2 次设备校准，尤其是当指尖血糖与糖化血红蛋白结果不一致的时候。血糖监测作为糖尿病三级预防的一个非常重要的组成部分，不仅要做好操作层面的培训，也要充分向患者说明监测意义以及发现异常情况的简单处理原则。血糖监测应包括空腹血糖及餐后 2h 血糖。

国内外一些权威指南都认为 SMBG 是糖尿病综合管理的重要组成部分，并建议所有糖尿病患者均采用 SMBG 的方式管理血糖。相关研究显示，接受胰岛素治疗的糖尿病患者进行 SMBG，可以得到更好的血糖控制，并能够降低糖尿病相关终点事件的发生率；在非胰岛素治疗的糖尿病患者中，这一点尚有待进一步证实。SMBG 频率和时间一般需要根据患者实际情况来确定，各大权威指南对于 SMBG 的具体频率和时间点给出了不同的指导意见，具体参见表 1-2、表 1-3。

表 1-2　各类指南对自我血糖监测频率的建议

治疗方案	指南	未达标（或治疗开始时）	已达标
胰岛素治疗	CDS（2010）	≥5 次/天	2～4 次/天
	ADA（2010）	多次注射胰岛素或胰岛素泵治疗	≥3 次/天
		1～2 次注射：SMBG 有助于血糖达标，为使餐后血糖达标应进行餐后血糖监测	
非胰岛素治疗	IDF（2009）	每周 1～3d，5～7 次/天（适用于短期强化监测）	每周监测 2～3 次餐前和餐后血糖
	CDS（2010）	每周 3d，5～7 次/天	每周 3d，2 次/天
	ADA（2010）	SMBG 有助于血糖达标，为使餐后血糖达标应进行餐后血糖监测	

注：CDS，中华医学会糖尿病学分会；ADA，美国糖尿病学会；IDF，国际糖尿病联盟。

表 1-3　各时间点自我血糖监测适用范围

时间	适用范围
餐前血糖	血糖水平很高，或有低血糖风险时（老年人、血糖控制较好者）
餐后 2h 血糖	空腹血糖已获得良好控制，但 HbA1c 仍不能达标者，需要了解饮食和运动对血糖影响者
睡前血糖	注射胰岛素的患者，特别是晚餐前注射胰岛素的患者
夜间血糖	胰岛素治疗已接近达标，但空腹血糖仍高者，或疑有夜间低血糖者
其他	出现低血糖症状时应及时监测血糖，剧烈运动前、后宜监测血糖

（二）连续动态血糖监测

CGM 通过监测预先植入皮下的葡萄糖感应器来监测皮下组织间液中葡萄糖浓度以反映患者血糖水平，该方法可提供 72h 连续不间断的血糖信息，用来了解患者血糖波动情况，可以发现不易被传统血糖监测方法发现的高血糖及低血糖。

目前临床上可以见到的动态血糖监测系统有回顾式和实时两种模式，均能较好地反映患者血糖波动情况，临床上比较常见的是回顾式动态血糖监测，通过动态血糖监测可以发现与饮食、运动、药物、心理因素、生活习惯等相关的血糖变化；了解传统血糖监测难以发现的血糖波动，如黎明现象、苏木杰现象等；帮助医生为患者制订更好的个体化治疗方案，提高患者依从性。尤其是实时动态血糖监测，可以非常直观地给患者提供可视化的血糖监测结果，有利于患者积极、主动地配合治疗。

值得一提的是，随着自我监测手段的不断发展，近年来出现的扫描式葡萄糖监测（FGM）方式越来越受到关注。扫描式葡萄糖监测方式通过扫描植入的皮下探头获得血糖结果，一次性植入皮下探头可以连续使用 14 天，大大减少了指尖血糖监测给患者带来的痛苦。同时，由于扫描式血糖监测方法无须采血，只需要使用专用的血糖仪对植入的皮下探头进行扫描即可，因此可以监测到更多时间点的血糖数值，更真实地反映患者血糖波动情况。

二、尿酮与血酮监测

尿酮及血酮升高多见于重症或者营养失衡的患者，如糖尿病酮症酸中毒、糖尿病高渗性昏迷、乳酸性酸中毒、感染、高热等状态。酮体的产生主要与胰岛素不足和胰岛素拮抗相关，在两者共同作用下，体内游离脂肪酸水平迅速增加，游离脂肪酸又进一步氧化为酮体。同时，酮症状态下，患者对于酮体的清除能力也会有所下降，进一步导致体内酮体含量增加。酮体的纠正往往非常缓慢，监测酮体的最佳方法是直接测定血液中 β-羟丁酸含量。

需要特别强调的是，由于一般检测尿酮时主要检测的是乙酰乙酸，当尿酮中以 β-羟丁酸为主要成分时，容易造成假阴性而可能漏诊。因此，单纯的尿酮监测不能准确反映患者血液中实际的酮体情况，必须依靠血液检测或者连续多次监测尿酮变化，且根据临床表现综合判断。

三、糖化血红蛋白监测

糖化血红蛋白可以反映患者近 3 个月的平均血糖水平，是临床上用来评估患者长期血糖控制情况的金标准。相关研究表明，良好的糖化血红蛋白控制，可以有效地降低糖尿病患者微血管及大血管并发症的发生率。国内外指南普遍建议，患者在接受糖尿病治疗之初，至少每 3 个月监测一次糖化血红蛋白，如血糖达到治疗目标，也应该每 6 个月监测一次糖化血红蛋白。需要强调的是，由于目前我国糖化血红蛋白检测标准尚未统一，因此还不能把糖化血红蛋白作为糖尿病的诊断标准；并且由于糖化血红蛋白自身的局限性，检测结果不能立刻精准地反映患者近期血糖变化，对于患者低血糖的风险也不能及时地作出精确判断，同时，对于贫血和血红蛋白异常疾病的患者，糖化血红蛋白监测结果是不可靠的，需要依靠血糖、糖化血清白蛋白或糖化血清蛋白来评价血糖控制情况。

四、血脂监测

糖尿病患者，往往伴有脂肪代谢紊乱。胆固醇的合成与还原型辅酶Ⅱ水平高低有着密切的联系。糖尿病状态下，由于磷酸戊糖通路减弱，还原型辅酶Ⅱ的供应进一步减少，胆固醇合成会随之减少。但在大多数早期2型糖尿病患者中，还原型辅酶Ⅱ的供应尚处于充沛状态，因此患者胆固醇合成旺盛，往往形成高胆固醇血症，并且通常伴有高甘油三酯血症，游离脂肪酸、低密度脂蛋白、极低密度脂蛋白升高，形成血脂异常状态，这也是糖尿病患者发生动脉粥样硬化的重要原因之一。对于糖尿病患者，一般建议每 3~6 个月对血脂水平进行评估，总胆固醇水平应控制在 4.5mmol/L 以下；男性患者高密度脂蛋白胆固醇水平应大于 1.0mmol/L，女性患者高密度脂蛋白胆固醇水平应大于 1.3mmol/L；甘油三酯水平应小于 1.7mmol/L；对于未合并心脑血管疾病的糖尿病患者，通常建议低密度脂蛋白胆固醇水平控制在 2.6mmol/L 以下，对于已合并动脉粥样硬化性心血管疾病的糖尿病患者，通常建议低密度脂蛋白胆固醇（LDL-C）水平控制在 1.8mmol/L 以下。

五、对并发症的监测

心脑血管疾病是糖尿病患者致死的主要原因之一，糖尿病患者与非糖尿病人群相比较，其心脑血管事件发生风险明显升高。因此，对于心脑血管并发症的发生情况应做好定期的监测，一旦发现应该马上积极治疗，避免并发症向严重阶段发展。

糖尿病大血管病变主要包括糖尿病合并冠心病、心力衰竭、脑出血、脑梗死等。这些疾病的发生，除了与糖尿病相关外，还与患者年龄、性别、血脂、血压、吸烟史、家族史等有密切关系。近年来，一些研究显示，糖尿病大血管病变还可能与患者高胰岛素血症和胰岛素抵抗等2型糖尿病的发病机制、血小板聚集等密切相关。

第五节　糖尿病的一级预防

糖尿病作为威胁人类健康的主要非传染性慢性疾病，给社会造成了巨大的经济负担，同时也严重影响患者的生活质量，因此，糖尿病的一级预防非常重要。要通过普及糖尿病知识，提高人民群众对糖尿病的认识程度，使其树立防范糖尿病的健康意识，并主动、积极地参与到糖尿病防治工作中。

一、一般人群的预防

针对一般人群，应重点普及糖尿病的高危因素、宣传预防糖尿病发生的有效方法、使人民群众认识到糖尿病的危害。通过提倡合理饮食、适当运动、控制体质量、戒烟、限酒、平衡心理等健康的生活方式，提高人民群众对糖尿病的预防意识。

二、重点人群的预防

具有糖尿病高危因素的人群，应该作为糖尿病一级预防的重点人群，这部分人群包括：具有糖尿病家族史人群、肥胖人群、糖尿病前期人群（包括 IGT 和 IFG 两类人群）、有妊娠期糖尿病病史、长期服用糖皮质激素的人群等。这部分人群如不注意防范，非常容易患糖尿病。

（一）健康、合理的饮食

健康、合理的饮食既是糖尿病综合治疗不可缺少的一个重要组成部分，同时也是预防糖尿病发生的一个有效手段。对于糖尿病高危人群来说，健康、合理的饮食控制，可以改善这部分人的代谢水平，从而达到预防糖尿病发生的目的。

对于重点人群来说，同样要在满足生理需求的营养素前提下，限制每天的总能量摄入；同时，在总能量控制的基础上，保证碳水化合物、蛋白质、脂肪三大类营养物质的合理比例；保证食物种类丰富、来源多样化；适当地搭配一定量的膳食纤维、微量元素及维生素；限制盐分的摄入。

根据个人标准体质量、营养状况和劳动强度等因素，可以大致算出个人每天需要的总能量。

1. 标准体质量

标准体质量的计算方法有很多，一般来说差异不大，可按如下公式计算获得：

$$标准体质量（kg）＝身高（cm）－105$$

2. 营养状况

营养状况的简单评估一般是参考标准体质量得到的，通常认为实际体质量在标准体质量±10％范围内属于正常体质量；超过标准体质量10％为超重，超过标准体质量20％为肥胖；低于标准体质量10％为体质量不足，低于20％为消瘦。

3. 劳动强度

不同的劳动强度也是决定人体一天内总能量需求的重要因素，通常劳动强度评价可以分为三级：

（1）轻度体力劳动：以久坐、久站或者少量行走为主的工作，如办公室文员、实验室工作等。

（2）中度体力劳动：如车辆驾驶、学生日常活动。

（3）重度体力劳动：如农业劳动、搬运、建筑、舞蹈等。

成人可按照以下表1-4计算每天需要的总能量，目的是在维持一定基础代谢率的同时，有效地控制体质量，保证人体正常生理活动所需能量。

表1-4　成人每日需要的总能量

单位：kcal*/kg 标准体质量

营养状况	轻度体力劳动	中度体力劳动	重度体力劳动
肥胖、超重	25	30	35
正常	30	35	40
消瘦、体质量不足	35	40	45

4. 饮食结构

主要的三大类营养物质包括碳水化合物、蛋白质和脂肪，在总能量控制的前提下，三大类营养物质的比例要合理搭配，才能起到预期的效果。

碳水化合物：通常对于碳水化合物的摄入量推荐是占一天总能量的55％～65％。

蛋白质：摄入量通常推荐为0.8～1.2g/kg 标准体质量，所提供能量应占总能量的10％～20％。需要说明的是，对于生长发育阶段的青少年、儿童、孕妇、哺乳期妇女等，需要适当增加蛋白质摄入。

脂肪类：通常建议摄入量为0.6～1.0g/kg 标准体质量，脂肪类提供的能量占总能量的20％～25％。

5. 控制体质量的饮食模式

目前控制体质量的饮食模式有很多，都可以在不同程度上起到一定作用，现将临床上常见的几种饮食模式列举如下，供读者参考：

1）轻食饮食

该方法起源于17世纪的英国，当时的英国贵族午餐和晚餐时间间隔较长，因此他们会在下午的时段吃一点茶点，这也是英式下午茶的起源，这种量少而精的下午茶就是轻食的雏形。演变至今，轻食在烹饪方式和饮食结构上都形成了一套成熟的方案，备受追捧。

轻食强调低能量、低脂肪、高纤维、简单烹饪、追求天然营养的食物。烹饪方法上多以水煮、清蒸、微烤、凉拌等方式呈现，拒绝煎、炸、卤、腌等高油、高盐、高温的方式。对轻食不甚了解的减脂人群，

---

　* 注：1kcal≈4.18kJ。

很容易将它与素食混为一谈。轻食并非素食，它同样要求一餐中有脂肪摄入，只不过对于脂肪的选择有严格规定。鱼肉、虾、贝类、鸡胸等高蛋白低脂肪的"白肉"是轻食的首选，羊肉、猪肉、马肉、鸭肉等油脂比较高的肉类不在轻食的饮食结构当中。除了在食材选择上有诸多限制，每餐的进食量也有规定。轻食一般一餐只吃6～8分饱。这对减脂来说有一定成效，但十分考验意志力和忍耐力。

新鲜蔬菜、水果是轻食沙拉的主角，不过像土豆、山药、芋头等碳水化合物含量高的根茎类蔬菜需要减少；水果方面，甜度过高的西瓜、荔枝、香蕉、榴莲、芒果等也不符合低"卡路里"的理念；而牛油果、柚子、草莓、香橙等富含维生素且能量、甜度较低的水果才是轻食沙拉的理想之选。轻食沙拉食材丰富，酸甜清爽，对于进食受到严格控制的减脂人群来说，是少有的吃完可以产生愉悦感的减肥餐。

长期坚持轻食的饮食方式，体质量的确可以明显下降，而且不易反弹，唯一的健康隐患是过于限制食材会造成身体某些营养素的缺乏，比如铁、部分B族维生素等。因此，采用轻食饮食模式的人也要注意营养素的合理搭配并有意识地补充。

2）轻断食饮食法

轻断食又称5：2饮食法。以一周为一个循环，5天正常饮食，选出不连续的2天严格控制能量。轻断食期间，每天摄入的能量在500～600kcal。

轻断食是一种"非常规"的饮食方式，会打破人体的固有能量平衡。期间有不连续的2天几乎不怎么进食，对于意志力薄弱的人来说是个考验，但的确可以达到减重的效果。轻断食饮食在选择食物的时候以低盐、低脂、低糖为准则。碳水化合物来源主要依靠升糖速度慢的粗粮，比如糙米、燕麦等；鱼、虾、去皮鸡肉可以提供优质蛋白；蔬果方面则优先选择膳食纤维丰富的品种。

轻断食饮食因为能量摄入比较低，短期内确实有瘦身效果，但从长远来看很容易反弹。不建议本身肠胃不好的朋友套用此法减重，长期执行不仅会加重肠胃疾病，还存在便秘、营养不良等健康隐患。

3）阿特金斯饮食法

阿特金斯饮食法也称"全蛋白饮食法"，顾名思义，就是拒绝所有碳水化合物，以高蛋白食物为主要营养来源。长期执行此法，可以改变身体的代谢模式，人为创造出"身体饥饿"（其实是血糖亏空），使身体从消耗碳水化合物转变为消耗脂肪，从而达到减肥的目的。

阿特金斯饮食法对碳水化合物的需求极低，每天<20g，反观蛋白质和脂肪的需求，则不做过多限制。总体来说，阿特金斯饮食法以"高蛋白、中等脂肪、极低碳水"为骨架，短期内对减脂有显著效果，6个月左右的效果可再增加4%。

但从长远来看，阿特金斯饮食法不仅减脂效果一般，还会造成一些健康隐患，包括：

（1）增加"无菌性炎症"，即"上火"，因此要大量喝水，每天2 000～3 000ml。

（2）饮食结构中强调蛋白质的摄入，蛋白质代谢需要经过肝的途径，通过肾来排泄，长此以往会加重肝肾的负担。

（3）蛋白质代谢会消耗大量的无机盐矿物质，降低骨量，增加骨折及骨质疏松的风险。

（4）会增加心脑血管的患病风险。

（5）阿特金斯饮食法严格限制碳水化合物的摄入，会造成大脑迟钝。

因此，目前医学界很少推荐这种方法。

4）升酮饮食

升酮饮食早期是治疗癫痫的一种手段，后来才应用到控制体质量上。升酮饮食减肥的主要原理是利用碳水化合物亏空，身体由原本的糖代谢转化为脂肪代谢，消耗酮体。

升酮饮食的原理乍看之下和阿特金斯饮食法类似，但升酮饮食是始终保持极低的碳水化合物，阿特金斯饮食法则会在执行的过程中逐渐增加一部分碳水化合物摄入量。两者在饮食结构上的侧重点也有所不同，升酮饮食强调的是脂肪，阿特金斯饮食法更注重蛋白质。以高脂肪为主旋律的膳食结构，并非人人可以接受。

除此之外，执行升酮饮食还存在以下几点问题：①抑制食欲，影响情绪，导致内分泌问题突出。②肝、肾负担过大。③酮体只能为大脑提供 $25\%\sim70\%$ 的能量，长期执行，会影响大脑功能。④一旦停止升酮饮食，体质量反弹十分明显。

5）防治高血压饮食（DASH）

DASH 是 1997 年美国的一次大型高血压预防计划中衍生出来的饮食方式，被称作全球最佳饮食模式之一。DASH 是一种降压饮食，也是目前业内推荐的健康饮食模式。DASH 主要强调低油、低钠、高钾、高镁、丰富的膳食纤维和不饱和脂肪酸。

DASH 的特点：鼓励吃全谷食物和蔬菜，强调膳食纤维、钙、蛋白质和钾的重要性；适度吃瘦禽肉和鱼类；甜食方面，建议以水果代替，拒绝饭后甜点；严格限制食盐摄入量，最好以辣椒等调味料和柠檬取代额外食盐。

营养学方面称，DASH 摄入的营养素比较全面，适合长期减重，但对于本身肠胃不适或者肾功能有损害的人群来说，不适合长期执行此法，膳食纤维和钾元素摄入过多对肠胃和肾脏都会造成一定程度的负担。

（二）科学有效的运动

运动在糖尿病防治中的地位至关重要，科学有效的运动可以增加人体对胰岛素的敏感性，调节人体内的糖脂代谢，有助于更好地控制血糖，降低心脑血管事件的发生率，降低体质量，提高生活质量，对于糖尿病高危人群预防糖尿病效果显著。相关流行病学调查显示，规律运动 8 周以上可将 2 型糖尿病患者糖化血红蛋白水平平均下降 0.66%；坚持规律运动 $12\sim14$ 年的糖尿病患者病死率显著降低。运动时，应遵循下列原则：

（1）运动最好在专业的医生或运动康复师指导下进行。运动前要做好必要的评估，特别是心肺功能和运动功能的医学评估（如运动负荷试验等）。

（2）每周至少 150min（如每周运动 5d，每次 30min）中等强度（$50\%\sim70\%$ 最大心率，运动时有点用力，心跳、呼吸加快但不急促）的有氧运动。研究发现，即使一次进行短时体育运动（如 10min），累计 30min/d，也是有益的。中等强度运动项目包括：快走、太极拳、骑车、乒乓球、羽毛球、高尔夫球等。较强体育运动为舞蹈、有氧健身操、游泳、骑自行车上坡等。

（3）如无禁忌证，最好每周进行 2 次抗阻运动，锻炼肌肉的力量和耐力。训练时阻力为轻或中度。联合进行抗阻运动和有氧运动可获得更大程度的代谢获益。运动项目要与患者的年龄、病情以及身体承受能力相适应，并定期评估，适时调整运动计划。另外，记录运动日记有助于提升运动依从性。养成健康的生活习惯，培养积极的生活方式，如增加日常身体活动，减少静坐时间，将有益的体育运动融入日常生活中。

（4）运动禁忌证：运动因人而异，部分人群由于身体状态的限制，不适合进行运动，如患有各种急性感染、伴有心功能不全或心律失常、新近发生血栓、患高血压、严重视网膜病变等慢性病控制欠佳等。

（三）规律的生活作息

中医学认为，人体与自然界是密切统一、不可分割的，因此中医有"天人合一"的概念。"日出而作，日落而息""春生、夏长、秋收、冬藏"是万物生息所遵守的自然法则。现代医学也认为，人体存在非常精密的生物规律，称之为"生物钟"，这种规律如果被打乱，人体就会发生疾病。可见，规律的生活作息，也是预防糖尿病发生的重要一环。

第六节　糖尿病的二级预防

糖尿病是当前威胁全球人类健康的最重要的非传染性疾病之一。糖尿病作为一种慢性代谢病，治疗周期比较长，往往在中后期出现一些并发症。中华医学会糖尿病学分会在 2007—2008 年开展的糖尿病经济负担调查发现，与正常血糖人群相比，糖尿病患者住院的天数增加 1 倍，就诊次数增加 2.5 倍，医疗花费增加 2.4 倍。患病时间超过 10 年的糖尿病患者与病程在 5 年之内者相比，医疗费用增加近 3 倍。患者如果得不到良好的治疗和管理，糖尿病并发症给个人、家庭和国家所带来的沉重的经济负担将会严重影响我国社会和经济的健康发展。因此注重糖尿病的预防非常重要。

一、糖尿病慢性并发症

糖尿病慢性并发症（Chronic complications of diabetes mellitus）逐渐成为糖尿病致残，甚至是致死的主要原因。因此，非常有必要针对这些疾病进行定期的筛查，以便及时地预防和治疗。

1. 糖尿病心血管并发症

糖尿病心血管并发症包括心脏和大血管上的微血管病变、心肌病变、心脏自主神经病变和冠心病。糖尿病患者一旦出现心血管并发症，外周动脉病变、充血性心力衰竭、冠状动脉疾病、心肌梗死和猝死风险增加 1~5 倍。据统计，心血管病变是 2 型糖尿病患者的主要死亡原因。糖尿病的最主要的心血管并发症是冠心病，研究显示，糖尿病患者冠心病的死亡风险比非糖尿病人群高 3~5 倍。糖尿病患者并发冠心病的病理改变更为严重，因此在糖尿病人群中筛查 CHD 尤为必要且重要。

（1）临床表现：糖尿病合并冠心病的患者主要临床表现为心绞痛、急性冠状动脉综合征、急性心肌梗死，甚至是出现充血性心力衰竭、心源性休克、心律失常、猝死等情况。有相当数量的患者因临床表现并不典型而未能引起足够的重视，从而错失抢救的时机。究其原因，可能是因为糖尿病患者同时并发自主神经病变，因此，也可见无症状的 CHD，或者表现为乏力、疲倦、腹胀、腹痛等症状，劳累后呼吸困难等。需要引起重视的是，因为糖尿病患者冠状动脉狭窄程度严重，冠状动脉表现为弥漫性病变，因此并发冠心病的后果也比非糖尿病的冠心病患者严重。

（2）筛查方法：糖尿病心血管并发症筛查方法如下。

心电图检查：作为心血管疾病最常见、最常用且往往非常有效的检查手段，务必用于糖尿病合并心血管病的筛查工作中。合并有 CHD 的糖尿病患者相应的导联 ST 段会发生改变，异常 Q 波等均提示心肌缺血，需要高度警惕 CHD 的发生发展。

生化检验：心肌酶谱和心肌坏死标志物的检测非常必要。往往在心电图上没有典型表现的患者的生化指标会有所升高。血肌钙蛋白 T 或肌钙蛋白 I、肌酸激酶同工酶（CK－MB）等心肌损伤的生化标志物出现升高。

冠状动脉造影：目前依然被认为是诊断冠心病的金标准。该筛查方式的缺点是费用较高、有创，对医院等检查机构的要求比较高，且存在造影剂过敏的风险，应当注意。

心脏负荷试验：对于心脏症状典型或不典型者，静息心电图异常者进行诊断性心脏负荷试验；对于年龄在 35 岁以上，计划进行一定负荷的体育锻炼者，长期以久坐的生活方式，存在外周动脉或颈动脉闭塞史者，进行心脏应激性筛查试验。负荷或运动核素心肌灌注试验、负荷超声心动图检查，都是比较有意义的筛查手段。

其他检查手段：除了以上常见的检查手段之外，还有其他一些不常用，但是为非损伤性检查的手段。例如正电子发射断层显像、磁共振成像。冠状动脉内灌注乙酰胆碱是评价冠状动脉内皮功能的金标准。通过该项检查，能够评价动脉直径、血流及血管阻力。超声检查血流介导的血管扩张功能、测定纤溶酶原激活剂抑制因子Ⅰ等标志物。

（3）危险因素：由于糖尿病患者的糖脂代谢紊乱，所以其危险因素也比较多。冠心病的病理机制是动脉粥样硬化。当粥样硬化斑块破溃或继发血栓形成可能触发心血管事件的发生；而糖尿病患者的冠状动脉狭窄程度累及的范围更加广泛，常常同时有多个分支动脉和微小动脉的病变。危险因素有：高血糖、高胆固醇、高低密度脂蛋白胆固醇、高密度脂蛋白下降、年龄大、性别、吸烟、有家族史等。另外高胰岛素血症、胰岛素抵抗、载脂蛋白B和小而密的低密度脂蛋白增高，血小板聚集等均与糖尿病合并冠心病有关。当糖尿病患者出现以下情况时均应当行相关检查，以及早发现冠心病。

长期静坐的生活方式；年龄在35岁以上者；有剧烈活动的计划者；有心血管疾病的症状，如典型或者不典型的胸闷、胸痛等；血管闭塞性疾病；静态心电图提示有心肌缺血或心肌梗死表现者；长期吸烟者；尿蛋白阳性者；冠心病家族史者；血压>140/90mmHg*。

2. 糖尿病脑血管并发症

糖尿病脑血管并发症是指因为糖尿病所并发的脑血管病，在碳水化合物、脂肪、蛋白质等代谢紊乱的基础上，所产生的颅内大血管和微血管病变。据有关学者统计，有20%～40%糖尿病患者最终要发生脑血管病，并因脑血管病而死亡。

(1) 临床表现：糖尿病脑血管并发症可无明显临床症状，轻症患者可表现为头晕、头痛、失眠、乏力、健忘、注意力不集中、工作效率低下、情绪不稳定，神经系统多无明确阳性体征；严重者可出现进行性痴呆，说话不清，吞咽困难，饮水呛咳，同时伴强哭、强笑，更有甚者可发展为脑卒中，伴有不同程度的偏瘫或轻度偏瘫等。

(2) 筛查方法：糖尿病脑血管并发症筛查方法如下。

常规检查：空腹血糖、餐后2h血糖、糖化血红蛋白测定、血脂谱、血流动力学检查、凝血功能测定。

血尿酸、尿尿酸：中年型糖尿病患者发生脑卒中的较强的预测因子和独立危险因素。

尿微量白蛋白：糖尿病微血管病变的预测因素和良好的评价指标。

CT检查：目前是临床上应用最为广泛的脑血管病筛查手段。具有快速、简单、容易操作和执行、无创且低廉的特点。CT对显示脑出血比较灵敏。出血性脑血管病急性期新鲜血肿表现为密度增高影，病灶周围可见低密度脑水肿带。对于小脑、桥脑等颅后窝出血的敏感性降低。在脑梗死的最初6h内，对于判断有无出血及其他溶栓禁忌证很灵敏。

磁共振检查：敏感度和特异度相较CT来讲更高，并可排除颅内出血，鉴别脑水肿、脑肿瘤、血管畸形、感染等与脑血管病临床表现类似的病变。缺点是价格昂贵，难以普及。

脑彩超检查：包括经颅多普勒和经颅彩色双功能超声检查。该检查方法无创，比较容易被患者接受。通过检查颅内动脉的血流速度，间接反映脑血管狭窄的程度、部位、范围、侧支循环和血管闭塞后的再通情况。

眼底检查：眼底的血管作为全身唯一可直接观察到的血管，对血管并发症、高血压、糖尿病患者的病情评价和临床诊断有重要的参考价值。

神经电生理检查：脑电图对于继发性癫痫的诊断有重要价值，对昏迷患者大脑皮质功能的评价比较敏感。

(3) 危险因素：糖尿病为脑血管病的一个独立危险因素，目前认为糖尿病所引起的糖脂代谢紊乱造成的各种病理生理学现象几乎都可以成为脑血管病发生的危险因素，例如糖尿病的病程长短、急性高血糖、低血糖、血浆胰岛素水平、高脂血症、高血压、缺血性心脏病等，当然除此之外，还有其他一些疾病，如心房颤动（简称房颤）、颈动脉斑块、颈椎病、低血压，甚至是患者不良生活习惯，如抽烟、饮酒等都对糖尿病患者的脑血管病的发病具有影响。

3. 糖尿病神经病变

糖尿病神经病变（Diabetic neuropathy）作为糖尿病的主要慢性并发症之一，主要包含两大类神经病变，分别是自主神经病变和感觉神经病变。糖尿病神经病变因为起病隐匿且发病缓慢，往往难以引起患者的足够重视。当患者就诊时，发病时间已较长，且往往被漏诊。

_____

＊　1mmHg＝0.133kPa。

糖尿病神经病变筛查方法如下。

常规神经系统体格检查：2型糖尿病患者应当每年都要筛查糖尿病周围神经病变（DPN），检查内容包括：针刺痛觉、温度觉、振动觉（使用128MHz音叉）、触觉（10G单纤维尼龙丝）及踝反射。如果以上检查中有2项以上阳性，筛查DPN的敏感性可高达87%。

振动觉阈值：简便、无创、重复性好、患者顺应性好。振动觉阈值（VPT）>25V的糖尿病患者，足部溃疡的发病率是15V以下人群发病率的7倍。

神经传导速度（NCV）：是诊断周围神经病变的金标准。糖尿病神经病变常常表现为轴索的损害，通过NCV和肌电图检查可鉴别慢性炎性脱髓鞘性多发性神经病（CIDP）、运动神经元病及炎性肌病。

组织活检：皮肤的斑点活检相对简单、损伤较小，可明确表皮间的神经纤维密度，参考判断神经病变的存在与严重性。腓肠神经的活检可直接根据形态学改变判断神经病变是否存在，了解受损神经的性质、严重程度，排除血管炎等非糖尿病性病变。

自主神经检查：常见的检查项目是动态心电图（心率变异性）、握拳试验（持续握拳3min，然后测血压）、24h动态血压监测。胃排空试验可提示胃肠功能紊乱。

4. 糖尿病视网膜病变

糖尿病视网膜病变，相当于中医学的"雀盲""飞蚊"等，属于微血管病变，包括各种病理性视网膜病变，是糖尿病常见的慢性并发症之一。长期高血糖的毒性是糖尿病视网膜病变发生的病理基础之一。糖尿病控制与并发症研究（DCCT）和UKPDS等大型研究提示，高血糖导致视网膜多元醇通路活性增加、蛋白质非酶糖基化、毛细血管壁细胞代谢紊乱、自由基氧化作用、凝血－纤溶系统紊乱、促新生血管的生长因子增多、局部肾素－血管紧张素系统（RAS）异常等诸多因素共同作用形成了糖尿病视网膜病变。

（1）临床表现：糖尿病视网膜病变的临床表现非常多样，主要的临床表现是视力的改变。随着病程的延长，视力逐渐减退或有闪光感，当视网膜脱离或眼底出血时，往往出现糖尿病患者视力的突然丧失。

（2）筛查方法：眼底镜检查、眼底摄片及眼底荧光血管造影。后者是决定性的诊断方法。近年来，随着监测手段的普及，部分大型医院的内分泌科也可以进行免散瞳眼底检查，该方法作为糖尿病视网膜病变的初步筛查手段，非常值得普及推广。

5. 糖尿病足

糖尿病足是指糖尿病患者由于合并神经病变及不同程度的血管病变而导致下肢病变，包括溃疡形成或深部组织的损伤，伴或不伴感染。全球约15%糖尿病患者发生过足部溃疡或坏疽，糖尿病足造成的截肢是非糖尿病患者的15倍。糖尿病足的病变基础是糖尿病血管病变和神经病变，目前认为感觉神经受损可导致肢体保护性感觉减弱或丧失；同时糖尿病血管病变可引起缺血、易于受外伤等，使患者出现皮肤破损或溃疡。

（1）临床表现：糖尿病足的临床表现在不同阶段的表现不同，早期主要是高危足，这时不易引起重视。逐渐出现以足部皮肤破损、溃疡、感染、坏疽等严重表现。

（2）筛查方法：所有糖尿病患者每年至少检查1次足相关问题，如果存在危险因子，则检查的频率应当适当增加。建议如下：①病史询查。如是否接受过糖尿病足的教育、是否经常赤足行走、是否独自居住、是否存在讳疾忌医的心理、是否有下肢溃疡或截肢史。②血管病变评估。③皮肤情况。④鞋子、袜子的情况。⑤神经病变的筛查。

6. 糖尿病肾病

据有关研究统计，20%～50%的2型糖尿病患者发生糖尿病肾病。糖尿病肾病也是严重影响糖尿病患者生活质量的最主要并发症之一。

糖尿病肾病的主要筛查方法如下。

尿微量白蛋白：糖尿病肾病的早期临床证据和筛选早期糖尿病肾病的主要指标。要求采集晨尿样本检测尿白蛋白/肌酐（A/Cr）比值。

肾小球滤过率：肾小球滤过率是目前临床应用广泛的评价患者肾功能的客观指标。

此外，肾脏活检作为一种有创性检查，并不需要作为常规检查。其检查可排除：非糖尿病性肾病患者；有明显蛋白尿但是没有视网膜病变者；短时间内蛋白尿明显增加的患者；24h 尿白蛋白＞5g 患者；肾炎性尿沉渣患者。

二、代谢控制

（一）代谢控制的意义

糖尿病并发症的代谢控制和治疗目标应当综合考虑患者的临床表现、辅助检查结果、既往病史、饮食习惯和作息规律等因素。代谢控制的实质是糖脂调控，包括体质量控制。DCCT、UKPDS 等研究强化血糖控制的临床研究结果提示，在处于糖尿病早期阶段的糖尿病患者中，强化血糖控制可以显著降低糖尿病微血管病变的发生风险。UKPDS 研究还显示，在肥胖或超重人群中，二甲双胍的使用与心肌梗死和死亡的发生风险显著下降相关，说明血糖的控制管理对于糖尿病血管并发症的治疗具有积极的意义。DCCT 和 UKPDS 对糖尿病人群的长期随访结果显示，早期强化控制血糖与长期随访中糖尿病微血管病变、心肌梗死及死亡的发生风险下降相关。上述研究结果支持在早期 2 型糖尿病患者中进行血糖的强化控制可以降低糖尿病大血管和微血管病变的发生风险。因此，对于新诊断和早期 2 型糖尿病患者，应采用严格控制血糖的策略以降低糖尿病并发症的发生风险。

国外的大型临床流行疾病的研究，如英国心脏保护研究糖尿病亚组分析（HPS－糖尿病）、阿托伐他汀糖尿病协作研究（CARDS）等显示，采用他汀类药物降低低密度脂蛋白胆固醇的策略可以降低无明显血管并发的糖尿病患者发生心血管病变的风险。

因此，在具有血管疾病危险因素的 2 型糖尿病患者中，不论患者是否已经存在糖尿病血管并发症，都应积极采取降糖、降压、调脂治疗，以预防糖尿病微血管和大血管病变的发生。

（二）代谢控制的具体措施

1. 日常宣传教育

对糖尿病患者及相关人群，进行糖尿病代谢特点与并发症教育，如代谢与血糖、血脂，代谢与体质量，并发症的种类、危害性、严重性及其危险因素和预防措施等。

2. 代谢控制的基本原则

（1）重视非药物治疗的重要性。

（2）明确尽早、积极的血糖控制是预防糖尿病并发症的基础和核心，确立控制目标。

（3）明确强化血压、血脂控制及阿司匹林的使用对于预防糖尿病血管并发症的临床意义。

（4）饮食治疗是基础治疗。

（5）运动治疗是饮食治疗的最佳搭档。

（6）1 型糖尿病尽早开始胰岛素治疗，保护残存的胰岛 β 细胞功能。

（三）代谢基本内容

1. 糖脂共调

积极的血糖控制是预防糖尿病并发症的基础和核心，多项国内外强化血糖控制的临床研究结果均提示，早期 2 型糖尿病患者强化血糖控制可显著降低糖尿病大血管和微血管病变的发生风险。因此，《中国 2 型糖尿病防治指南（2017 年版）》明确建议，对新诊断和早期 2 型糖尿病患者，采用严格控制血糖的策略以降低糖尿病并发症的发生风险。

糖尿病患者不但要控制血糖，更要严格控制血脂。循证医学研究表明，糖尿病患者脂代谢紊乱所带来的心血管风险远远大于高血糖。因此，对于糖尿病患者调脂甚至比调糖更为重要。其中主要是控制胆固醇，尤其是低密度脂蛋白胆固醇，通量使用他汀类药物。他汀类药物不适合或单用他汀类药物不达标者，也可使用或联合其他降脂药。尤其2型糖尿病患者应当终身坚持糖脂共调。

2. 体质量控制

体质量是衡量能量代谢的最直接而可靠的指标。体质量超标是能量代谢紊乱的显著临床特征。研究表明，对于2型糖尿病患者，控制体质量的综合获益甚至可能超过血糖控制。因此，糖尿病患者在全程治疗过程中，都应当将体质量的管理置于关键位置。控制体质量最为要紧的措施是摄入总能量的控制，并结合体力活动。同时，也要评估体质量过轻，甚至营养不良的情况。

3. 饮食控制

饮食控制主要是限制总能量的摄入，以促进身体能量的负平衡，减轻体质量，降低血糖、血脂，减小血糖波动幅度。饮食控制要注意以下几个方面：①关注血糖指数（GI），尽量选用较低血糖指数的食物。②选择低能量饮食，包括蔬菜、高纤维食物等。③合理的供能比，一般糖类宜占总能量的50%～60%，蛋白质在25%～30%，脂肪在15%～20%。④丰富而平衡的营养，注意补充食物维生素、微量元素、常量元素、纤维素等，且更需要它们之间的平衡。同时可结合使用中药，尤其是补益类中药，养、治结合。中医已积累了许多防治糖尿病有效的药膳单方、验方以及治疗手段。早在唐代孙思邈《千金要方》中就有许多关于糖尿病食疗的论述，并有"食疗不愈，然后命药"的科学治疗程序。现在，中国国家卫生健康委员会（简称国家卫健委）公布的许可加入食品的药品（即药食两用品）中，也不乏调节糖、脂代谢的药物。经过科学配制后加入糖尿病食品中，可大大强化食疗效果。

4. 代谢相关因素

研究表明，高血压与代谢状态密切相关。糖尿病患者的心血管风险由糖、脂代谢与血压综合决定。糖尿病治疗获益不仅决定于糖、脂的控制水平，更与血压控制水平密切相关。甚至血压控制对于糖尿病患者心血管的益处远远大于糖、脂控制。因此糖尿病患者代谢调控必须同时严格控制血压。

血液的浓、黏、凝、聚是糖尿病的重要特征。血液的这种状态不但加重全身性氧供障碍，同时也促进血管损伤和血管并发症的发生和发展。这种状态与血液的各种成分的异常均有关系，既是代谢紊乱的结果，同时也是进一步促进代谢性并发症发生的原因。大量的研究表明，中医辨证论治能有效改善血液这种状态。化学药物阿司匹林可能有益。一些有害的细胞因子，如炎症因子、一些脂肪因子等，也具有重要的病理生理作用。有条件者应当综合干预。

（四）特殊情况下的代谢控制

1. 糖尿病心脑血管并发症

在有效控制血糖的同时，控制血脂、血压要更为严格、有力，达到特定情况下血脂、血压的要求。在控制能量摄入的情况下，保持低盐饮食有助于血压良好控制。戒烟，不能酗酒。

2. 糖尿病神经病变

糖尿病神经病变与血管病变的关系比较密切，因此，应当重视并且预防糖尿病合并神经病变。DCCT研究显示，严格控制血糖可以减少糖尿病周围神经病变的风险。临床医生应当重视血糖波动对于神经病变的影响。告知患者，选择合适的鞋，软皮皮鞋、运动鞋是理想的鞋子，还要经常检查并取出鞋内存在的异物。正确洗脚和护脚，建议糖尿病患者每日洗脚。秋冬季节足部易干裂，可用润肤霜均匀搽在足的表面，汗脚可撒些滑石粉。可以参考中医辨证论治，并以活血化瘀药物为主进行足浴等，改善足部血液循环，促进神经的营养。建议患者到医院定期进行筛查及病情评价。临床上建议医生常规告知患者，被诊断为糖尿病后至少每年筛查一次糖尿病神经病变。对于糖尿病病程较长，或合并眼底、肾病等微血管并发症的患者，应该每年隔3～6个月检查双足感觉情况。如果患者诊断为糖尿病性多发性末梢神经病变，应该特别注意保护丧失感觉的双足。

3. 糖尿病视网膜病变

普遍认为严格控制血糖，可以防止糖尿病视网膜病变的发生，并且延缓糖尿病视网膜病变的进一步发展。DCCT、UKPDS、WESDR 等大型临床调查研究均提示，严格控制血糖、血压、血脂等对于预防和延缓糖尿病视网膜病变的发生及进展有着重要的意义。对已经发生的糖尿病视网膜病变，目前的治疗难以完全逆转，这类患者应该尽早戒烟。一旦被发现患有增殖型视网膜病变，建议患者定期到眼科专科就诊。

4. 糖尿病肾病

糖尿病肾病以高血糖为主要病因，其最终进展受多种因素的影响，包括血压、血脂、吸烟等，可能是部分糖尿病患者的结局并发症。因此，对于糖尿病肾病患者，应在积极控制好血糖、血脂、血压的前提下，配合适当的饮食调节。

第七节　综合控糖方案

中医所论述的消渴与现代医学的糖尿病有共同之处。虽然二者的定义存在一定的不同，但目前临床一般仍将现代医学的糖尿病与传统中医消渴对应。古代中医对于消渴（糖尿病）的预防和治疗，立足于阴阳、寒热、虚实和表里的辨证论治模式。中医学和西医学目前均提倡综合性控制血糖。

对于糖尿病的治疗来说，控制血糖一直是治疗和预防糖尿病及其各种并发症的核心和立足点。

目前国际上多数的大型临床研究结果证明，为了更好地降低血管性并发症发生率和获得最大的治疗益处，严格控制血糖是必要的。糖尿病的控糖方案需要个体化，针对具有不同特征的人群、糖尿病的不同类型，应执行针对性的治疗方案。但是不管是哪种方案，一般都围绕着代谢综合调控，包括主张饮食治疗、运动疗法、中医药疗法、物理治疗等，以及强化治疗、抗氧化治疗、抗炎治疗、胰岛 β 细胞再生治疗和超强化治疗等多个方面。

一、饮食治疗

在 20 世纪 50 年代以前，中外专家建议的饮食治疗方案都是以低糖、高脂食物为主。糖类所占的比例往往在全日总能量的 40％以下，甚至是低到 20％。后来的实践证明，这种饮食治疗方案对于控制病情以及缓和胰岛功能没有明显益处。

目前风靡全球的养生学的食疗思想几乎深入人心，对于糖尿病的治疗具有一定的积极意义。但是科学的饮食治疗方法并没有得到有效地推广。因此，我们在本书中建议科学而全面地认知食疗思想和方法。

中医在《黄帝内经》中明确指出"上古之人，其知道者，法于阴阳，和于术数"，强调养生贵在遵循自然规律，应随自然之变而变。"食饮有节，起居有常，不妄作劳"，要求饮食起居要有常有节，劳逸适度，进而达到"故能形与神俱，而尽终其天年，度百岁乃去"之健康长寿的目的。"今时之人不然也，以酒为浆，以妄为常，醉以入房，以欲竭其精，以耗散其真，不知持满，不时御神，务快其心，逆于生乐，起居无节，故半百而衰也"指出了违背自然规律的不良生活方式及其所导致的后果；同时还强调，养生除了上述顺应自然的生活方式外，更为要紧的是精神心理的调养，提倡养心自持、调节内心、淡泊名利。如所谓"夫上古圣人之教下也，皆谓之虚邪贼风，避之有时，恬惔虚无，真气从之，精神内守，病安从来。是以志闲而少欲，心安而不惧，形劳而不倦，气从以顺，各从其欲，皆得所愿。故美其食，任其服，乐其俗，高下不相慕，其民故曰朴。是以嗜欲不能劳其目，淫邪不能惑其心，愚智贤不肖，不惧于物，故合于道。所以能年皆度百岁而动作不衰者，以其德全不危也"。

这种重视饮食、作息和心理的治疗思想至今仍有重要的意义。虽然药物治疗是非常必要的，但是食疗仍然是糖尿病的基本治疗方法，可视为糖尿病治疗的基石之一。

（一）食疗原则

结合目前中西医食疗的思想原则，我们大概总结如下：总量控制、营养均衡、规律定量、多食少餐、戒烟限酒、坚持自律。

（二）能量评估

基于成人是糖尿病大军的主要成员之一，我们以一个成人为模板进行能量的评估。目前成人出现代谢综合征的数量较大，不良的饮食尤其是晚餐量大和运动量不足是造成成人代谢障碍的重要因素。对每日摄入总能量的限制以维持标准体质量为原则，具体方法可参考本书第一章第五节内容。

（三）评估营养状况

目前将体质量作为一个基本的指标评估营养状况。例如，实际体质量在标准体质量±10％的范围内为正常体质量，超过标准体质量20％为肥胖，超过标准体质量10％～20％为超重，低于标准体质量的10％～20％为体质量不足，低于20％为消瘦。

BMI＝［体质量（kg）/身高^2（m^2）］，以 BMI 评价。按中国标准，成人 BMI 正常范围是 18.5～24kg/m^2，小于 18.5kg/m^2 为消瘦，大于等于 24kg/m^2 为超重，大于等于 28kg/m^2 为肥胖。

（四）劳动强度评估

目前我们建议通过劳动种类进行劳动强度的评价，具体方法可参考本书第一章第五节内容。

（五）能量的换算

成人不同劳动强度每千克体质量每日所需能量可参考本书第一章第五节内容。

（六）营养物质的分配和摄入量

可参考本书第一章第五节内容。

（七）维生素、矿物质、电解质和其他

鉴于大血管病变中食盐对于血压具有重要影响，因此我们建议食盐摄入量小于 3g/d。除非出现严重的肾功能损害，水的摄入不限制。维生素和微量元素可以充足摄入，尤其 B 族维生素和钙质的摄入是非常必要的。膳食纤维的摄入量每日在 20～35g。

（八）限酒戒烟

无论是国内还是国外，酒精和香烟是很多人的生活必需品。在糖尿病患者中，烟酒的嗜好者数量巨大。我们建议红酒每日应当控制在 150ml 以下，白酒的摄入量每日不得超过 30ml；同时戒烟。

（九）饮食方案的估算和设计

中医强调治疗应该因时因地因人制宜，对不同的人采用不同的治疗方案。例如中国人对于淀粉类食物的摄入在饮食结构中占有重要的位置，而欧美国家则对于肉类食物的摄入占比较高的比例。我国沿海地区的糖尿病患者对于海鲜类食物的摄入占比较高，而内陆地区的糖尿病患者对于糖类食物的摄入较多。因此，有必要针对不同的人群进行饮食方案的设计。首先，我们应该对于食物的能量进行估算。其中每克糖类产能约 4kcal，每克脂肪产能约 9kcal。

糖类是人体各个组织细胞的重要成分，也是供给人体能量的最主要来源。使血糖达到正常水平是营养治疗的目标，饮食中糖类的总量要适当加以控制，不要过低，建议糖类占摄入总能量的 50％～60％。

不同的食物引起血糖升高的速度和幅度也不相同，目前普遍采用食物的 GI 来衡量。食物 GI＝（进食含有 50g 糖类食物后 2h 血糖曲线下面积）÷（服用 50g 葡萄糖餐后 2h 血糖曲线下面积）×100。

GI 表示某种食物与葡萄糖相比升高血糖的速度和能力，可作为衡量食物引起餐后血糖反应的一项有效指标。然而，我们必须知道糖尿病患者对不同的食物有不同的血糖应答，对不同的混合食物的反应也是如此。GI 可以辅助了解食物整体的消化利用情况。首先，不同种类的糖类的 GI 是不同的，直链淀粉的 GI 比较低，支链淀粉含量高的食物如糯米、黏玉米，GI 较高。富含脂肪、蛋白质的食物 GI 较低，如豆类等。如果进食以混合食物为主，脂肪和蛋白质会使胃排空速度减慢。一般规定，GI＞70 的为高 GI 食物；GI 为 55～70 为中 GI 食物；GI＜55 为低 GI 食物。高 GI 食物会使血糖大幅度升高，往往伴随着血糖水平的快速回落；而低 GI 食物可增加饱腹感，有效控制餐后胰岛素和血脂异常。在安排饮食结构时，将高 GI、中 GI 和低 GI 的食物进行合理搭配，使总 GI 降低，对糖尿病患者是有益处的。

因为 GI 只是反映食物对血糖的影响，不显示食物的能量及其营养素的含量，所以 GI 具有一定的局限性。因此，血糖负荷（Glycemic load，GL）的概念逐渐被接受，GL＝GI×糖类含量，用于定量评定某种食物或某种总体膳食模式餐后血糖升高的能力。根据中国疾病预防控制中心与食品安全相关的规定，提供一些常见食物的 GI 供参考，见表 1-5。

表 1-5　常见食物的 GI

食物	GI	食物	GI	食物	GI	食物	GI	食物	GI
糖谷类食物		薯类淀粉类食物		蔬菜类食物		水果类食物		乳类食物	
绵白糖	83.8	马铃薯	62.0	胡萝卜	71.0	苹果	36.0	牛奶	27.6
蔗糖	65.0	甘薯	76.7	南瓜	75.0	梨	36.0	酸奶	48.0
蜂蜜	73.0	藕粉	32.6	山药	51.0	桃子	28.0	饮料类食物	
巧克力	49.0	豆制品食物		芹菜	<15.0	李子	24.0	苹果汁	41.0
小麦	41.0	黄豆	18.0	黄瓜	<15.0	柚	25.0	橘子汁	57.0
面条	81.6	豆腐	32.0	茄子	<15.0	芒果	55.0	冰激凌	61.0
馒头	88.1	绿豆	27.2	西红柿	<15.0	西瓜	72.0	葡萄汁	48.0

二、运动治疗

（一）运动治疗的依据和原则

目前学术界几乎普遍认为，规律的运动可以降低心血管疾病、中风、直肠癌等疾病的死亡率，减少糖尿病的发生风险。然而不同的运动方法是通过不同的代谢方式改变对人体产生影响的，并非所有的运动方式和习惯都可以使得患者获益。长期规律的适当、适量的运动可以降低糖尿病患者的体质量和内脏脂肪的堆积，改善胰岛素的敏感性，改善血压，同时还可提高患者的自我评估和执行，使其保持健康的心态，提高生活质量。因此，糖尿病患者需要临床医生给予恰当的运动处方，以更好地进行运动治疗。

同时我们应该认识到运动疗法的适应证和禁忌证。例如运动疗法主要适用于轻、中度 2 型糖尿病患者，尤其是肥胖者。1 型糖尿病患者接受胰岛素治疗且病情稳定者亦可适当运动。如果糖尿病患者伴有心功能不全或心律失常，患有严重糖尿病慢性并发症，空腹血糖大于 16.7mmol/L，运动要控制强度，运动量也要适度；合并各种急性感染、新近发生的血管栓塞、直立性低血压、糖尿病急性并发症等情况下，运动疗法则是必须要禁用的。

（二）运动治疗方案

1. 运动方式

有氧运动是糖尿病患者的最佳运动方式，其特点是低强度、有节奏、不中断和持续时间较长，容易坚持。此类运动包括：太极拳、徒手体操、羽毛球、扭秧歌、健身操、步行、慢跑、骑自行车、游泳等。需要说明的是，对心肺功能较好、发生运动意外风险较低的患者，也应该加入适量的力量运动，以增加其肌肉含量。当然，运动强度应该根据个人情况，量力而行。

2. 运动量的评估

可根据如下公式计算：运动量＝运动强度×运动时间。运动强度可以用运动后心率来衡量。例如实际运动后心率（靶心率）＝170－年龄（岁），则这样的运动量属于中等。一般以达到靶心率后持续 20～30min 为好。若运动后精力充沛、不易疲劳，心率常在运动后 10min 内恢复至安静时的心率，说明运动量比较适合。每周至少运动 3 次，累计运动时间在 150min 以上为好。

3. 运动时间的选择

推荐餐后1h后运动为宜。近餐点血糖高者，也可以餐后即运动。

三、中医药传统疗法

（一）中医药治疗的意义

中医药对于代谢的调控有比较早的论述。中医对于"消渴""脾瘅"的论述比较多。如《素问·奇病论》中提到："有病口甘者，此五气之溢也，名曰脾瘅。夫五味入口，藏于胃，脾为之行其精气，津液在脾，故令人口甘也。"关于调控的方法，《黄帝内经》提出了"治之以兰，除陈气也"的观点。基于这一观点，张璐在《张氏医通》提出中药进行代谢调控的方案"兰香饮子，若脉弦滑兼嘈杂，属痰火，滚痰丸，此指实火而言，平人口甘欲渴，或小便亦甜而浊，俱属中土湿热，脾津上乘，久之必发痈疽，须断厚味气恼。服三黄汤加兰叶、白芍、生地；燥渴甚者为肾虚，日服加减八味丸……"

糖脂紊乱机制是非常复杂的，近年发现脂肪细胞的改变与胰岛素抵抗、胰岛功能的损伤有直接的关系。2型糖尿病患者的BMI与血脂紊乱和胰岛素抵抗密切相关，BMI越高，脂代谢紊乱越明显，胰岛素抵抗越严重。腹型肥胖时，皮下脂肪组织的储存空间有限使过剩的脂肪向非脂肪组织转移，导致脂肪细胞过度反馈引起内分泌功能紊乱，各种脂肪细胞因子水平发生变化。有研究表明，黄芪、丹参、茯苓、炒白术、泽泻、水蛭、柴胡、赤芍、草决明、姜黄、山楂、荷叶等药物可以调节糖脂代谢。黄芪益气固表、利水消肿，具有降低血黏度、减少血栓形成、降低血压、保护心脏、双向调节血糖的作用。丹参活血化瘀、止痛，能改善微循环，增加血流量，降脂，防治动脉硬化。现代研究发现，水蛭活血化瘀功效可以有效抗凝及降脂。草决明清肝益肾、利水通便，含有决明子蛋白P和蒽醌苷，是临床治疗高脂血症的重要成分，对治疗血脂过高和血黏度增高的病人皆可获益。山楂祛瘀消积，现代药理学研究表明，山楂含有三萜类化合物齐墩果酸和黄酮类化合物金丝桃苷，具有降血脂、保肝作用。现代药理研究表明，柴胡、泽泻、赤芍、姜黄、荷叶均具有降血脂的作用。从运动医学的角度来看，传统的运动疗法，如太极拳、八段锦等有利于代谢的综合调控。

（二）中医辨证论治

以《2017版中国2型糖尿病防治指南》为依据，2型糖尿病的中医药临床治疗应以辨证论治为主，并区分脾瘅（肥胖）、消瘅（消瘦）两种类型，根据不同阶段分为郁、热、虚、损四种分期进行分型论治。

古人所述消渴，多以"三多一少"为主要表现，以阴虚为本、燥热为标主论，采用上、中、下三消辨证。而现代，糖尿病多以肥胖为特征。

具有"三多一少"典型表现的糖尿病，中医称为消渴。根据《黄帝内经》等经典著作的相关论述，有人认为中医应将糖尿病称为"消病"，再根据不同阶段分为脾瘅（肥胖的高危人群及无症状的糖尿病）、消渴（有"三多一少"症状的糖尿病）、消瘅（发生显著慢性并发症的糖尿病）；但也有人将糖尿病分为脾瘅（肥胖型）和消瘅（消瘦型）两大类型。认为脾瘅多以过食肥甘、久坐少动为始动因素，以中满内热为核心病机，包括大部分的2型糖尿病；消瘅多以脏腑柔弱、情志怫郁或卫分郁热为始动因素，以气分热盛为核心病机，包括1型糖尿病及部分2型糖尿病转为消渴者。糖尿病全程分为郁、热、虚、损四个自然演变分期。郁阶段多见于糖尿病前期，热阶段多见于糖尿病的早期，虚阶段多见于糖尿病的中期，损阶段多见于糖尿病晚期。在分类、分期基础上，根据不同阶段的核心病机进行分型论治，具体可参照《糖尿病中医防治标准（草案）》及《糖尿病中医药临床循证实践指南》。

近10年来，中医学在糖尿病的研究方面逐渐规范化、系统化，研究者分别针对糖尿病前期、糖尿病期以及糖尿病并发症开展了一系列循证研究，获得了一些临床证据，为糖尿病的防治提供更多的选择。但中医药的长期治疗是否可减少糖尿病慢性并发症的发生风险和中医药的长期应用的安全性有待于进一步研究及评估。

治疗建议：

（1）2 型糖尿病前期气阴两虚证，建议在干预生活方式的基础上，联合口服天芪降糖胶囊。

（2）2 型糖尿病气阴两虚证，在单独应用二甲双胍疗效不佳的基础上，建议加用口服津力达颗粒。

（3）2 型糖尿病早中期肠道湿热证，建议口服葛根芩连汤。

（4）2 型糖尿病早中期肝胃郁热证，建议口服大柴胡汤加减。

四、强化降糖

（一）强化降糖的意义

通过世界各国的糖尿病专家和糖脂代谢学者的共同努力，近年来糖尿病治疗方面取得了相当大的进展，但由于对糖尿病的病因和发病机制尚未完全阐明，仍缺乏病因治疗。目前专家共识多强调治疗遵循早期和长期、积极而理性和治疗措施个体化的原则。近年来，循证医学的发展不断地更新我们在糖尿病治疗上的观念。DCCT（1993）和 UKPDS（1998）分别对大样本的 1 型糖尿病和 2 型糖尿病患者进行的平均为期 6.5 年和 10.4 年的长期随访结果表明，应用强化治疗使血糖接近正常可减少微血管病变的发生。从临床流行病学的角度首次证实控制血糖的重要性。糖尿病干预和并发症的流行病学研究（EDIC，2003）为 DCCT 的后续研究，目前的初步结果表明，早期强化治疗可延缓 1 型糖尿病动脉粥样硬化的发展。这一保护作用可持续较长时间（称为"代谢记忆效应"）。2003 年 Steno-2 研究结果表明，全面控制 2 型糖尿病的危险因素可以降低心血管和微血管病变的发生率。

目前强化治疗的观点已经深入人心，在糖尿病初步诊断时，即可强调保护或逆转胰岛 β 细胞的功能和改善胰岛素敏感性。在血糖的管理上，我们注意控制空腹高血糖，更应该注意控制餐后血糖，并且尽可能使患者的糖化血红蛋白控制达标，尤其是尽可能减少全天血糖波动。

糖尿病心血管病的病因及发病机制十分复杂，与高血糖以及多种危险因素有关，因此糖尿病防治策略应该是全面治疗心血管危险因素，除积极控制高血糖外，还应纠正脂代谢紊乱、严格控制血压、抗血小板治疗（例如阿司匹林）（这一方案，我们在后文有讨论）、控制体质量和戒烟等并要求达标。

基于对 2 型糖尿病中胰岛 β 细胞功能变化及其重要性的重视，同时由于胰岛素类似物的研究不断进展，以及胰岛素给药方式的不断改进，胰岛素治疗观念发生了重要变化。

（二）强化治疗注重抢占先机

2 型糖尿病患者的胰岛 β 细胞功能缺陷在早期主要表现为胰岛素分泌第一时相消失。随着病程的进展，胰岛素分泌第二时相曲线也越来越低平，胰岛素绝对分泌量逐渐变得严重不足，直到最后患者的胰岛 β 细胞功能走向衰竭。胰岛 β 细胞功能的进行性衰退的实质尚未完全阐明，学术界普遍认为是在患者遗传缺陷的基础上，与持续存在的胰岛素抵抗、糖脂毒性对胰岛 β 细胞的进行性损伤有关系。高血糖毒性被认为是最主要的影响因素。目前有学者认为，在糖尿病的发病初期，胰岛 β 细胞功能损伤是可逆的。所以，要保护胰岛 β 细胞功能、延缓其功能的衰竭就必须尽早给予比较严格的血糖管理。有学者提出的所谓"休息疗法"是指采用抑制胰岛 β 细胞分泌或减轻胰岛 β 细胞负担的方法从而使胰岛 β 细胞得到休息。如此可促使胰岛 β 细胞的功能恢复，从而延缓糖尿病自然病程的进展和稳定糖尿病病情。糖尿病的强化治疗的思想逐渐被人们所接受。尤其是近年来国内外越来越多的临床研究证实，对伴有明显高血糖的 2 型糖尿病患者（包括初诊及长期病患者），短期采用胰岛素强化治疗方案，可以快速稳定控制血糖并且可显著改善胰岛 β 细胞功能。

因此，胰岛素的应用不再被传统观点所束缚。传统的治疗思想认为，2 型糖尿病长期口服药物联合治疗失败后的最终手段就是使用胰岛素治疗。为了达到血糖控制目标而宜早期应用胰岛素的治疗方法被认为是必要的。

五、胰岛素强化治疗

胰岛素强化治疗是指每天 3 次以上的胰岛素注射方案，目前学术界普遍接受的强化治疗又特指短期强化治疗。短期强化治疗指利用较短的时间使血糖快速达标并维持两周。短期强化治疗的目的是消除葡萄糖毒性，尽可能地恢复胰岛β细胞功能。对于新诊断的2型糖尿病患者，可能使部分患者获得较长时间无须药物治疗的"血糖蜜月期"；而且乐观的是对于口服降糖药物失效的2型糖尿病患者，还可以使部分患者恢复口服药的有效治疗。胰岛素长期强化治疗的目的是尽可能保存现有胰岛β细胞功能，并通过强化血糖控制，从而减少并发症发生，这种方案适用于1型糖尿病和2型糖尿病中口服降糖药物失效的患者。

（一）胰岛素推荐的治疗方案

胰岛素的强化治疗方案应当根据患者的胰岛素功能的情况制订，因此了解患者的胰岛功能是必要的。目前认为生理性胰岛素分泌有两种模式：持续性基础分泌以保持空腹状态下葡萄糖的产生和利用相平衡。进餐后胰岛素的分泌迅速增加，从而使进餐后血糖水平维持在一定范围内，预防餐后高血糖发生。所以，胰岛素治疗应当模拟生理性胰岛素分泌模式，以尽可能取得最佳控制和管理血糖的效果。对于2型糖尿病患者，胰岛素作为补充治疗，用于经合理的饮食和口服降糖药治疗仍未达到良好控制目标的患者，可采用白天继续服用口服降糖药，睡前注射中效或长效胰岛素；或每天注射1～2次预混或长效胰岛素。在胰岛素补充治疗过程中，当每天胰岛素剂量已经接近50U时，可停用胰岛素促分泌剂而改成胰岛素替代治疗。但具体治疗方案要针对患者的病情及患者的意愿来综合评估。

（二）胰岛素类似物的使用

胰岛素类似物的氨基酸序列与人胰岛素不同，但因为仍可以与人体的胰岛素受体结合，所以它们的功能及作用与人胰岛素非常相似。目前已在国内上市的有：①速效胰岛素类似物。赖脯胰岛素和门冬胰岛素。这种速效胰岛素类似物给予患者皮下注射后吸收速度更快。通常15min起效，30～60min达峰，可持续2～5h。速效胰岛素类似物一般是进餐前注射，其特点是起效快、较快达峰、作用时间短暂，更符合人体进餐时的生理需求。②长效胰岛素类似物。甘精胰岛素和地特胰岛素。使用长效胰岛素类似物的优势在于提供的基础胰岛素水平比较稳定，血糖控制比较好，低血糖的发生率降低。

六、其他降糖治疗

口服降糖药治疗参见其他章节。口服降糖药强化降糖也是强化降糖的重要内容。必要时，也可以用胰岛素联合口服降糖药进行强化治疗。但是需要注意的是，除了DCCT、UKPDS研究外，国际上最为权威可靠的研究，如Kumomoto、ADVANCE、VADT等大规模的研究成果提示，强化血糖控制可以降低已经发生的早期糖尿病微血管病变（如背景期糖尿病性视网膜病变、微量白蛋白尿等）进一步发展的风险。在已经有严重的糖尿病微血管病变的患者中，采用强化血糖控制的措施是否能降低失明、肾功能衰竭和截肢的发生风险，目前尚缺乏相关的临床研究证据。ADVANCE、ACCORD、VADT等临床试验结果均提示，在糖尿病病程较长、年龄较大并具有多个心血管危险因素或已经发生过心血管病变的人群中，采用强化血糖控制的措施并不能降低心血管疾病和死亡的发生风险；相反，ACCORD研究还显示，在这类人群中，进一步的强化血糖控制与全因死亡风险的增加相关。

因此，在年龄较大、糖尿病病程较长并具有多个心血管危险因素或已经发生过心血管疾病的患者中，要充分平衡强化血糖控制的利弊，在血糖控制目标的选择上采用个体化的策略，并制定以患者为中心的糖尿病管理模式。

七、胰岛β细胞再生治疗的前景

传统观念认为，出生时人体就已拥有了终生的胰岛β细胞，胰岛β细胞是不能通过自我复制再生的，因而人们一直将胰腺内分泌细胞来源的研究焦点集中在寻找胰岛干细胞和胰岛β细胞的复制上。现有证据表明，胰岛β细胞群是动态变化的，终末分化的胰岛β细胞能够自我复制再生。了解、发现和模仿胰岛β细胞的增殖、再生机制，对糖尿病的防治将具有非常美好的前景和非常重大的意义。

（一）胰岛 β 细胞自复制治疗展望

根据胰岛 β 细胞群的数学模型推算胰岛 β 细胞存在正常的更新。Bonner－Weir 根据胰岛 β 细胞群大小、胰岛 β 细胞数目和体积等推算，在成年啮齿动物体内，每天大约有 2％的胰岛 β 细胞进行复制，胰岛 β 细胞的自我复制、生长和死亡处于动态平衡中。在对增生明显的胰腺组织应用 5－溴脱氧尿嘧啶核苷（BrdU）和 3H－胸腺嘧啶结合试验时，证明它们定位于胰岛素阳性细胞内，BrdU 的长期标记追踪显示成年小鼠胰腺内每 1400 个胰岛 β 细胞就有 1 个在进行着复制。由于胰岛 β 细胞极低的复制频率，它的这种能力常常被忽视。国外学者 Trivedi 团队将猪的新生胰岛细胞簇（NPCC）移植到小鼠肾被膜下培养。在不同的时间将 NPCC 取出观察，发现其体积增大。进一步对移植物中的细胞进行 Ki－67 和胰岛素双免疫染色，染色阳性的细胞即在进行复制的胰岛 β 细胞。通过计算这些细胞在 NPCC 阳性细胞总数中比例的变化，可估计到胰岛 β 细胞复制的情况。研究结果发现，胰岛 β 细胞复制的比例在移植后逐渐增大，到第 8d 时达到最高，由此研究者认为成熟的胰岛 β 细胞的自我复制是移植物增长的机制之一。

最新的研究成果来自于 Dor 及其实验室。他们采用了遗传系追踪（Genetic lineage tracing）的试验方法。这是一种全新的研究细胞起源的好方法，能够提供细胞来源的直接证据。利用胰岛素启动子控制的他莫昔芬（tamoxifen）依赖性 Cre 重组酶表达系统（RIP－CreER）和 Cre 活性报告系统（Z/AP）作为细胞谱系示踪方法，制备转染双基因（RIP－CreER：Z/AP）小鼠。这种系统能够标记完全分化的胰岛 β 细胞（携有胰岛素基因）。胰岛 β 细胞表达的碱性磷酸酶能够被组织化学方法染色。在特定的示踪时间内，给小鼠注射他莫昔芬后，完全分化的胰岛 β 细胞以及由它们复制、分化形成的子代细胞被他莫昔芬遗传标记，而那些非胰岛 β 细胞来源（包括干细胞）的新胰岛 β 细胞却没有。这样就使来自统一谱系的细胞都有了相同的遗传标记。通过分析胰岛内被标记胰岛 β 细胞的比例和分布就可判断这些细胞的来源。Dor 教授及其团队研究发现，在正常的生理或者是胰腺部分切除后（70％），新的胰岛 β 细胞是由已经存在的成熟胰岛 β 细胞复制或有丝分裂形成的，而非传统观点所认为的那样，是由其干细胞或者祖细胞分化发育而来。这样直接的证据证明了终末分化的小鼠的胰岛 β 细胞仍具有增殖能力。研究者还认为，已经存在的胰岛 β 细胞是体内新胰岛 β 细胞形成的主要来源。其次，体内并没有新的胰岛形成。新的试验结果证实，胰岛 β 细胞的复制主要是在胰岛内部，胰岛的体积会随着胰岛 β 细胞的复制而增加，并没有新的胰岛生成。这种方法和以前的组织学研究方法有较大的差别，是一种更为严格的研究方法。目前更注重的是直接的谱系追踪，而不是仅从细胞在某一特定时刻表现的特性或是仅从细胞形成的部位来判断细胞的起源。基于此，这种研究方法对细胞的起源提供了直接的证据，有极强的说服力。研究结果表明，在刚出生后不久，胰岛 β 细胞有一个突然加速复制的过程，这个加速可能是新的生命体脱离母体的一种进化性的适应性反应。在这个过程中，伴随着胰岛结构的改变，胰腺的功能趋于稳定。其间会有细胞的凋亡，但数量较少，所以这时候总的表现是胰岛 β 细胞数量的增长。断奶后随着动物的长大，胰岛 β 细胞复制、再生、凋亡的频率逐渐降低。在成年小鼠体内，胰岛 β 细胞维持着 2％左右的复制率，因此认为成年胰腺是更新缓慢的组织。随着血糖的波动，胰岛 β 细胞复制率会有代偿性变化，在这个过程中，可能还伴有胰岛 β 细胞的肥大或萎缩。人体胰腺就是通过这样的机制稳定胰岛 β 细胞的数量，从而在一定范围内调节血糖的平稳。

胰腺干细胞学说也占有重要地位。有学者认为更新存在两种机制：一种是再生，即通过干细胞或者祖细胞的分化，形成新的细胞；另一种即是增殖，由分化完全的胰岛 β 细胞复制或者分裂形成新的胰岛 β 细胞。一般认为，增殖是终生存在的。Mehmet 等学者认为，即使干细胞存在，数量也是极少的，其不可能是胰腺严重创伤等情况时胰岛 β 细胞大量更新的唯一原因。也有学者指出了 Dor 试验的缺陷性，即在试验中所应用的他莫昔芬既然阻断了干细胞的分化，那么试验中没有干细胞分化为胰岛 β 细胞也是在情理之中，从而造成了没有发现新生胰岛的结果。所以试验的本身存在一种偏倚。因此，不能否定干细胞再分化学说的正确性和存在的可能。关于胰岛 β 细胞复制的分子机制是什么，目前还不清楚，但有关学者还是发现了一些可能影响胰岛 β 细胞复制的因素。例如，高血糖是能刺激胰岛 β 细胞复制的因素之一，有关实验证明，无论在体内还是体外，高血糖都会使胰岛 β 细胞的复制加速。这个因素虽然看起来匪夷所思，但是专家们认为高血糖可能是通过血糖增高向胰岛 β 细胞传达胰岛素分泌不足的信号，从而从反馈机制的角度促进了胰岛 β 细胞复制加速。Georgia 等在实验中发现，处在复制期的胰岛 β 细胞大量表达细胞周期蛋白-D2，而去除这种蛋白后，复制不能进一步进行，这提示了细胞周期蛋白-D2 在终末分化的胰岛 β 细胞复制中可能有关键作用。

胰岛 β 细胞自我复制和干细胞的发现，改变了糖尿病学界长期存在的认为胰岛 β 细胞不能自我更新的传统观念，对胰腺的重新认识具有重要意义。胰腺不是一个逐渐消耗的器官，胰岛 β 细胞能够在一定条件下增殖，能够随细胞丢失量和胰岛素需要量变化。

（二）干细胞分化的应用

干细胞是一种具有长期自我更新、增生的能力，同时具有多向分化潜能的一类特殊的细胞。自从 1998 年 Thomons 团队首次报道体外成功地培养了人胚胎干细胞以来，国内外专家学者们纷纷把目光投向通过研究干细胞来得到胰岛素分泌细胞。国内外科学家们在干细胞领域做了大量的工作，也得到了多种且不同的研究结果。目前学者认为，已有多种途径可得到分泌胰岛素的细胞：胚胎干细胞（包括人和鼠的胚胎干细胞等）；成体干细胞，包括胰腺导管上皮细胞；其他组织干细胞（如肝细胞、脾细胞、骨髓干细胞等）的转分化和异种胰岛细胞；利用基因工程技术得到分泌胰岛素的细胞等。以上的研究虽然取得了一定的成果，但仍存在很多问题。以上这些研究多数是仅仅局限在研究了新生成胰岛 β 细胞的部位，推测其可能的细胞来源，没有进行系统的细胞谱系追踪。对胰岛 β 细胞来自其干细胞或者祖细胞的判断缺乏直接的证据。以往的研究中，人们发现了多种细胞标志物，如胰十二指肠同源异型盒基因-1（PDX-1）、角蛋白 20 等；但由于这些标志物仅在内分泌细胞分化过程的某个阶段有表达，而内分泌细胞的增殖、分化受许多外界因素的影响，同时这些标志物在其他的一些组织细胞中亦有分布，所以不能盲目确定含有这些标志物的细胞就是胰岛干细胞或祖细胞。胰岛干细胞的研究是热点，对胰岛干细胞的认识尚存在许多争议。

令人鼓舞的是，2000 年埃德蒙顿移植方案的提出，使得胰岛移植的疗效有了突破性的进展。这给糖尿病的防治带来了新的希望，而供体不足则是这种突破性技术发展和推广的瓶颈。尽管干细胞是目前最有可能解决胰岛移植供体不足的种子细胞，但是仍然存在以下几个问题：①胰岛干细胞的筛选、诱导分化、分离提纯仍需要更多的实验研究。②对于植入体内的细胞种类存在的认识不同。③临床难点太多，如干细胞的植入是否会诱发肿瘤的发生、植入干细胞的数量如何把握、植入到人体内的哪个部位或者是哪个器官比较合适、植入后的干细胞是否可以长期存活及新植入的干细胞对原来尚且存活的胰岛 β 细胞是否有竞争性抑制的情况存在等。

八、2 型糖尿病综合治疗原则

UKPDS（1998 年）研究结果表明，强化治疗组的糖尿病视网膜病变、糖尿病肾脏、糖尿病神经病变等微血管并发症的总发生率下降了 25%，其中白蛋白尿减少了 33%，与对照组相比，差异皆有显著性。这证明实行 2 型糖尿病的强化治疗，可显著降低糖尿病微血管并发症的发生与发展概率。可是让人感到疑惑的是，导致糖尿病患者死亡的主要原因是大血管并发症，其中约 75% 的患者最终死于冠心病，约 13% 的患者死于脑血管疾病，而因其他原因死亡者仅占 12%。那么糖尿病的强化治疗对大血管并发症的发生、发展能否延缓和减轻呢？在 DCCT 和 UKPDS 的临床试验中都对大血管病变（以心肌梗死发作为观察目标）的发病情况做了观察统计，两个研究中强化治疗组患者的心肌梗死发生率都有所下降，尽管与常规治疗组比起来缺乏统计学意义。UKPDS 的一个亚组研究发现，如果强化降糖的同时把血压也作为指标严格控制，则糖尿病大血管并发症的发生率显著降低。

大量临床研究结果提示，控制糖尿病特别是 2 型糖尿病慢性并发症的发生、发展，常规治疗是不够的，即使采用了强化降糖治疗仍然不够，这就是引入"综合强化治疗"理念的原因。所谓的综合强化治疗是从强化治疗的概念上延伸而来。从 DCCT 和 UKPDS 研究的统计数据中，我们可以发现，即使是微血管并发症的降低，在 UKPDS 中的 2 型糖尿病也不如 DCCT 中的 1 型糖尿病下降得那么明显。也就是说强化降糖对 1 型糖尿病带来的微血管获益超过 2 型糖尿病。

为什么 2 型糖尿病单纯控制血糖并不能得到 1 型糖尿病那样的微血管获益结果呢？这是因为 2 糖尿病有一个由出现糖代谢调节失代偿并达到糖尿病诊断标准的一个逐渐进展的慢性过程，是代谢综合征的一种特殊表现。因此，2 型糖尿病除了血糖明显增高外，大多还存在肥胖、高腰臀围比、高血压、高血脂、高血黏度、高血凝状态、高胰岛素血症等至少两项的异常，且大多具有不同程度的慢性进行性代谢性炎症状态。所以不能把 2 型糖尿病看作是单纯血糖升高的疾病。要实施综合强化治疗方案，全面控制代谢紊乱，修复机体受损的"神经－内分泌－免疫网络"，才能真正有效防止糖尿病慢性并发症的发生、发展。2003 年丹麦 Steno－2 研究证明，严格控制血糖、血压、血脂的糖尿病患者的并发症比单纯控制血糖者显著降低。2 型糖尿病与高血压、脂代谢紊乱、冠心病等有着密切相关的联系，很可能它们属于一种综合征，由于机制不清暂时称作 X 综合征，在 X 综合征中胰岛素抵抗起着核心和枢纽作用。所以后来就把具有糖调节受损、高胰岛素血症、中心性肥胖（高内脏脂肪）、脂质代谢异常、收缩压和舒张压升高、促凝血状态增强、高尿酸血症等特征，称为胰岛素抵抗综合征，即代谢综合征。

人体所出现的早期高胰岛素血症，是胰岛 β 细胞代偿性分泌的结果。胰岛 β 细胞对周围微环境中血糖的浓度变化比较敏感。2 型糖尿病患者因为存在胰岛素抵抗，所以组织细胞对胰岛素生物作用的敏感性降低，从而血糖不能及时进入细胞代谢而留在血液和细胞外液中。高浓度血糖对胰岛 β 细胞的持续刺激，使其产生更多的胰岛素来反馈性平衡胰岛素抵抗。胰岛 β 细胞生产和工作的有序状态被超负荷的工作量长期刺激，导致生物活性较低的胰岛素原和胰岛素前体被大量分泌出来，所以糖尿病患者胰岛素水平很高但血糖不降。当代偿性分泌的胰岛素的质和量下降到再也不能把血糖控制在正常浓度范围的时候，就出现了糖耐量受损（IGT/IFG）或 2 型糖尿病。如果到了胰岛素抵抗所致的糖代谢调节失代偿期的时候，其他与糖代谢有关的营养物质的代谢紊乱也就继续发生或者可能早就存在了。正是这种大范围的代谢紊乱造成体内"神经－内分泌－免疫"网络调节受损或紊乱，机体各组织、器官间信息沟通受阻，调节应急反应降低。这种分子水平有序化运动的障碍和异常，在机体组织、器官水平反映成为生物功能的改变，导致器质性病理变化。总之，糖脂代谢的紊乱最终导致了各种糖尿病大血管、微血管的并发症。

为了有效控制 2 型糖尿病及其慢性并发症的发生、发展，减少致残率和致死率，实施综合强化治疗的理念有一定意义。其原则是"全面监测、个体化治疗、超越降糖、综合控制"。所谓糖尿病的综合强化治疗，包括严格控制血糖、严格控制血压、纠正脂质代谢紊乱、强化控制体质量、改善血管内皮功能、延缓促血凝状态、降低炎性反应、消除高内脏脂肪、修复受损的"神经－内分泌－免疫网络"。在以上方案的基础上，积极治疗已经存在的各种病理损伤，保持糖尿病患者健康状态或恢复健康。人类健康的保障包括改善生活环境、改变不良生活习惯、预防疾病并治疗疾病、康复功能和长期护理。目前大多数学者、患者、医生或政府卫生组织都把着眼点和经费放在治疗疾病上。"糖尿病综合强化治疗"与中医学的"治未病"的理念具有同质性。如果仅仅把精力和经费放在疾病治疗这个环节，往往事倍功半。基于"糖尿病综合强化治疗"的理念，如果把精力和经费用在前三个环节上，可能大大减少糖尿病的发病率。2 型糖尿病占糖尿病 95% 以上的比例，具有可预防、可治疗性，少数甚至可能治愈。2 型糖尿病的发生、发展与上述各个环节都密切相关，若能使亚健康、保健医学和"治未病"的理念深入人心，能在"强化"和"综合强化"治疗的理念下有效控制病情，不仅可以减少 2 型糖尿病的发病，还能有效降低糖尿病的致残率和致死率，对于落实健康中国的理念是大有裨益的。

九、阿司匹林的应用

糖尿病患者的高凝血状态是发生大血管病变的重要原因。目前有较多数量的关于临床试验的 meta 分析和多项临床试验证明，阿司匹林可以有效地预防包括脑卒中、心肌梗死在内的心脑血管事件的发生。

目前，临床证据支持阿司匹林用于糖尿病人群心血管病变的二级预防，以及对有心血管病变高风险分级的糖尿病人群心血管病变的一级预防。

meta 分析显示，在一定范围内阿司匹林的抗血栓作用并不随剂量增加而增加，但阿司匹林的消化道损伤作用随着剂量增加而明显增加。阿司匹林的最佳剂量为 75~150mg/d。在这个剂量范围内阿司匹林的疗效和安全性达到了较好的平衡。关于年龄问题，目前尚无关于 30 岁以下人群使用阿司匹林的临床证据，也没有可靠的循证医学的研究结论说明阿司匹林使用的年龄范围问题。

抗血小板治疗的推荐用法为：①有心血管病史的糖尿病患者应常规使用阿司匹林。②2 型糖尿病患者应使用阿司匹林作为心血管病的一级预防措施。③具有高危心血管风险者，包括大部分 50 岁以上的男性或 60 岁以上的女性，合并 1 项危险因素者（即心血管疾病家族史、高血压、吸烟、血脂紊乱或蛋白尿）。上述人群中无明显出血风险（既往有消化道出血病史、胃溃疡或近期服用增加出血风险的药物，如非甾体类抗炎药或华法林）者可服用小剂量（75~150mg/d）阿司匹林作为一级预防。④对具有中度心血管风险，如有 1 个或多个心血管病危险因素的中青年（即男性<50 岁或女性<60 岁）患者，或无心血管病危险因素的年龄较大的患者（即男性>50 岁或女性>60 岁，或 10 年心血管风险为 5%~10% 的患者），应根据临床判断决定是否使用阿司匹林进行一级预防。由于潜在的不良反应（出血）可能抵消潜在的获益，因此不推荐阿司匹林用于心血管低风险（男性<50 岁或女性<60 岁且无其他心血管危险因素，或 10 年心血管风险<5%）的成年糖尿病患者。但是因为有研究表明，在 21 岁以下人群中应用阿司匹林与发生瑞氏综合征的风险增加有一定相关性，因此不推荐在此类人群中应用阿司匹林。对于已有心血管病且对阿司匹林过敏的糖尿病患者，可考虑使用氯吡格雷（75mg/d）替代阿司匹林治疗。

第八节 糖尿病的三级预防

一、预防目的

三级预防的目的是对已经明确诊断糖尿病的患者进行适当的治疗，减少糖尿病并发症发生率或延缓已发生的糖尿病并发症的进展，降低致残率和致死率，避免重要脏器功能出现衰竭，提高并改善患者的生活质量。

二、基本原则

（一）血糖控制

目前国际上著名的临床流行病学的研究，如 DCCT、UKPDS、Kumomoto、ADVANCE、VADT 等强化血糖控制的临床研究结果提示，强化血糖控制可以降低已经发生的早期糖尿病微血管病变（如背景期糖尿病性视网膜病变、微量白蛋白尿等）进一步发展的风险。在已经有严重的糖尿病微血管病变的患者中，采用强化血糖控制的措施是否能降低失明、肾功能衰竭和截肢的发生风险目前尚缺乏相关的临床研究证据。

ADVANCE、ACCORD、VADT 等临床试验结果均提示，在糖尿病病程较长、年龄较大并具有多个心血管危险因素或已经发生过心血管病变的人群中，采用强化血糖控制的措施并不能降低心血管疾病和死亡的发生风险；相反，ACCORD 研究还显示，在这类人群中，强化血糖控制与全因死亡的风险增加相关。因此我们建议，在年龄较大、糖尿病病程较长并具有多个心血管危险因素或已经发生过心血管疾病的患者中，要充分平衡强化血糖控制的利弊，在血糖控制目标的选择上采用个体化的策略，并制定以患者为中心的糖尿病管理模式。

（二）血压控制、血脂控制和阿司匹林的使用

已有充分的临床研究证据表明，在已经发生过心血管疾病的 2 型糖尿病患者中，无论是采用单独的降压、调脂或阿司匹林治疗，还是上述手段的联合治疗，均能够降低 2 型糖尿病患者再次发生心血管疾病和死亡的风险。在糖尿病肾病的患者中，采用降压措施，特别是使用血管紧张素转化酶抑制剂（ACEI）或血管紧张素 II 受体阻滞剂（ARB），可以显著降低糖尿病肾病进展的风险。笔者建议，对于年龄较大、糖尿病病程较长和已经发生过心血管疾病的 2 型糖尿病患者，应在个体化血糖控制的基础上，采取降压、调脂（主要是降低 LDL-C）和应用阿司匹林的措施，以降低心血管疾病反复发生和死亡的风险，并且降低糖尿病微血管病变的发生风险。

第九节　糖尿病的治疗评估

糖尿病的治疗长期性、复杂性和多并发症的特点，决定了在给予糖尿病患者治疗期间应当注意评估，包括实验室指标的评估、主要症状和体征的评估，并发症或合并症的评估。

一、实验室指标评估

不同的糖尿病患者因类型、年龄和性别不同等，以及并发症和合并症的差异，决定了糖尿病治疗的复杂性，也提示我们应当实施个体化的治疗原则，因人、因时、因地制宜地进行评估和治疗。其中，实验室指标的评估，我们应当根据人、时间、疾病特点进行。

（一）血糖评估与测定

1. 自我监测血糖

SMBG 指糖尿病患者在家中自行开展的血糖检测，用于了解血糖的控制水平和波动情况，是使血糖达标的重要措施，是减少低血糖风险的重要手段。采用便携式血糖仪进行毛细血管血糖检测是最常用的方法，但如条件所限不能检测血糖，则进行尿糖的检测包括尿糖定量检测也是有益的。

2. 自我监测血糖的患者指导和质量控制

开始 SMBG 前应由医生或护士对糖尿病患者进行技术和方法的指导，包括如何测血糖、何时监测、监测频率和如何记录监测结果。医生每年应检查 1~2 次糖尿病患者的 SMBG 技术和校准血糖仪，尤其是 SMBG 结果与 HbA1c 或临床情况不相符合的时候。SMBG 适用于所有糖尿病患者，但对于某些特殊患者更要注意加强血糖监测，如妊娠期接受胰岛素治疗的患者，血糖控制标准更严，为了使血糖达标，同时减少低血糖的发生，这些患者进行 SMBG 更重要，应该增加监测频率；对没有使用胰岛素治疗的患者采用定期结构化的血糖监测，监测次数可相对较少，便于患者接受和执行。

3. 自我监测血糖时间节点选择

餐前血糖监测：适用于注射基础、餐时或预混胰岛素的患者。当血糖水平很高时应首先关注空腹血糖水平。在其他降糖治疗有低血糖风险时（用胰岛素促泌剂治疗且血糖控制良好者）也应测定餐前血糖。餐后血糖监测：适用于注射餐时胰岛素的患者和采用饮食控制和运动控制血糖者。在其空腹血糖和餐前血糖已获良好控制但 HbA1c 仍不能达标时可通过检测餐后血糖来指导针对餐后高血糖的治疗。睡前血糖监测：适用于注射胰岛素的患者，特别是晚餐前注射胰岛素的患者。夜间血糖监测：用于了解有无夜间低血糖，特别在出现了不可解释的空腹高血糖时应监测夜间血糖。出现低血糖症状或怀疑低血糖时应及时监测血糖、剧烈运动前后宜监测血糖。

4. 自我监测血糖的评估

使用基础胰岛素的患者应监测空腹血糖，根据空腹血糖调整睡前胰岛素的剂量；使用预混胰岛素者应监测空腹和晚餐前血糖，根据空腹血糖调整晚餐前胰岛素剂量，根据晚餐前血糖调整早餐前胰岛素剂

量；使用餐时胰岛素者应监测餐后血糖或餐前血糖，并根据餐后血糖和下一餐餐前血糖调整上一餐餐前的胰岛素剂量。因血糖控制非常差或病情危重而住院治疗者应每天监测 4～7 次血糖或根据治疗需要监测血糖，直到血糖得到控制。采用生活方式干预控制糖尿病的患者，可根据需要有目的地通过血糖监测了解饮食控制和运动对血糖的影响来调整饮食和运动。使用口服降糖药者可每周监测 2～4 次空腹或餐后血糖，或在就诊前一周内连续监测 3 天，每天监测 7 点血糖（早餐前后、午餐前后、晚餐前后和睡前）。使用胰岛素治疗者可根据胰岛素治疗方案进行相应的血糖监测。

（二）2 型糖尿病综合控制目标

2 型糖尿病理想的综合控制目标视患者的年龄、合并症、并发症等不同而异。治疗未能达标不应视为治疗失败，控制指标的任何改善对患者都将有益，将会降低相关危险因素引发并发症的风险，如 HbA1c 水平的降低与糖尿病患者微血管并发症及神经病变的减少密切相关。根据《中国 2 型糖尿病防治指南（2017 年版）》中的建议，各项实验室指标控制目标见表 1-6。

表 1-6　中国 2 型糖尿病综合控制目标

指标	目标值
血糖/（mmol·L^{-1}）	
空腹	4.4～7.0
非空腹	10.0
糖化血红蛋白/％	<7.0
血压/mmHg	<130/80
总胆固醇/（mmol·L^{-1}）	<4.5
HDL/（mmol·L^{-1}）	
男性	>1.0
女性	>1.3
TG/（mmol·L^{-1}）	<1.7
LDL-C/（mmol·L^{-1}）	
未合并冠心病	<2.6
合并冠心病	<1.8
BMI/（kg·m^{-2}）	<24.0

1. 代谢综合征防治指标评估

代谢综合征防治的主要目标是预防临床心血管疾病以及 2 型糖尿病的发生，对已有心血管疾病者则要预防心血管事件再发。应当根据治疗目标进行评估，具体目标如下：LDL-C<2.60mmol/L，甘油三酯<1.70mmol/L，HDL-C>1.40mmol/L（男）或>1.30mmol/L（女），空腹血糖<6.1mmol/L，负荷后 2h 血糖<7.8mmol/L 及 HbA1c<7.0％。

2. 计划妊娠的糖尿病妇女妊娠前的评估

糖尿病妇女应当计划妊娠，在糖尿病未得到满意控制之前应采取避孕措施。应当告知已妊娠的糖尿病妇女在妊娠期间强化血糖控制的重要性以及高血糖可能对母婴带来的风险，对待这类糖尿病患者尤其注意要进行充分的评估。在计划妊娠之前，应认真地回顾如下病史：糖尿病的病程时间；是否存在急性并发症或慢性并发症；月经史、生育史、节育史或既往基础病史；全面检查，包括血压、心电图、眼底、肾功能、HbA1c；停用口服降糖药物，改用胰岛素控制血糖；严格控制血糖，加强血糖监测。在不出现低血糖的前提下，应尽量使空腹血糖和餐后血糖接近正常，建议 HbA1c 控制在 6.5％以下时妊娠，以减少先天异常风险，应用胰岛素治疗者可将 HbA1c 控制标准放宽至 7％以下，餐前血糖控制在 3.9～6.5mmol/L，餐后血糖在 8.5mmol/L 以下。

血糖控制稳定或不需要胰岛素治疗的妊娠期糖尿病妇女，每周应至少测一次全天 4 点血糖（空腹和三餐后 2h），其他患者酌情增加次数。持续血糖监测适用于血糖控制欠佳的孕前糖尿病患者，尤其是 1 型糖尿病患者。

所有类型的妊娠期糖尿病患者，其控制目标为：空腹血糖<5.3mmol/L，餐后1h血糖<7.8mmol/L，餐后2h血糖<6.7mmol/L。妊娠期血糖控制必须避免低血糖，妊娠期糖尿病低血糖风险相对较小，当血糖<4.0mmol/L为血糖偏低，需要及时调整治疗方案，当血糖<3.0mmol/L则必须马上处理。

3. 老年糖尿病

老年糖尿病治疗的注意事项：根据患者情况确定个体化血糖控制目标，更低的HbA1c控制目标仅适用于没有反复或严重低血糖，或没有治疗负担的患者。除此之外，HbA1c控制目标应适度放宽。需要强调的是，8.5%的HbA1c相当于11.1mmol/L的平均血糖水平，高于这一水平，患者将更多地暴露于高糖毒性状态下，导致急性并发症发生率增加。因此，不推荐更宽松的超过8.5%的HbA1c控制目标。

4. 微量白蛋白尿

目前对于微量白蛋白尿（MAU）的认识越发的重要，MAU对于反映血管内皮的损害和肾脏的损害具有重要的意义。一个糖尿病患者除外其他原因所导致的蛋白尿，6个月内连续查3次尿微量白蛋白，若有2次达到MAU水平，即可诊断为早期糖尿病肾病（DN）。有研究表明，即使是在MAU期，DN患者的肾脏已经在结构上有了明显的改变。24h尿白蛋白定量：正常人<30mg；MAU：30~300mg，DN患者>200mg。

5. 糖尿病肾病

肾动态显像和肾小球滤过率（GFR）测定。GFR：单位时间内从肾小球内滤过的血浆容量。GFR参考值：年龄60岁以下成人GFR>35ml/min，60岁以上成人应GFR>30ml/min。DN一旦发现，目前缺乏有效的方法使之逆转或防止其发展。因此进行早期的检测、评估十分必要。

6. 糖尿病眼底荧光血管造影（FFA）

FFA是20世纪60年代发展的一项技术，对于了解眼底组织的生理、病理学基础，治疗选择，疗效观察非常必要，且占有特殊的地位。具体检查方法请参考相关章节。本节探讨其指标的临床意义在于：对于糖尿病患者的眼底并发症进行早期诊断，检测糖尿病视网膜病变的进展；指导适当时机的激光治疗和对激光治疗的疗效进行评估。

7. 彩色多普勒超声检测的应用

应用彩色多普勒超声（简称彩超）检测，以评估和筛查糖尿病大血管病变，对于诊断、治疗与随访都具有非常重要的意义。我们建议，对2型糖尿病病史在5年以上的患者，应当定期进行颈动脉，腹主动脉，肾动脉，双下肢动、静脉筛查。目前也有学者建议对眼底动脉进行检查。高分辨率的彩超能清楚显示眼底动脉血流，包括眼动脉、视网膜中央动脉等，是一种无创检测早期眼底动脉病变的首选方法。

二、主要症状与体征的评估

如前所述，糖尿病的类型不同，主要症状和体征也会各有差别。2型糖尿病可以说是一种特殊状态下的代谢综合征。因此我们建议对这类患者定期进行症状和体征的评估。如血压：糖尿病患者<130/80mmHg，非糖尿病患者<140/90mmHg。2型糖尿病患者常合并代谢综合征的一个或多个组分的临床表现，如高血压、血脂异常、肥胖症等。伴随着血糖、血压、血脂等水平的增高及体质量的增加，2型糖尿病并发症的发生风险、发展速度及其危害等将显著增加。因而，对2型糖尿病基于循证医学证据的科学、合理的治疗策略应该是综合性的，包括降糖、降压、调脂、抗凝、控制体质量和改善生活方式等治疗措施。降糖治疗包括饮食控制、合理运动、血糖监测、糖尿病教育和应用降糖药物等综合性治疗措施。

另外，需要注意的是糖尿病患者在治疗过程最为常见的情况就是低血糖事件的发生，我们应当关注低血糖的相关症状和体征。低血糖与血糖水平以及血糖的下降速度有关，可表现为交感神经兴奋（如心悸、焦虑、出汗、饥饿感等）和中枢神经症状（如神志改变、认知障碍、抽搐和昏迷）。但老年患者发生低血糖时常可表现为行为异常或其他非典型症状。夜间低血糖常因难以发现而得不到及时处理。有些患者屡发低血糖后，可表现为无先兆症状的低血糖昏迷。UKPDS、ACCORD、ADVANCE等临床研究显示，严格的血糖控制会增加低血糖的发生风险，并且严重低血糖可能与患者死亡风险升高有关，因而必须对糖尿病患者制订个体化的血糖控制目标。

三、并发症或合并症的评估

并发症或合并症的评估主要是根据患者的临床表现、体征和相关的辅助检查结果。如前相关章节已有论述，在此不再赘述。需要注意的是对于急性并发症，如 DKA、高血糖高渗状态（HHS）的临床表现需要在此做相关说明，例如 DKA 的主要表现有多尿、烦渴多饮和乏力症状。如果治疗不及时，进入加重失代偿阶段就会出现食欲减退、恶心、呕吐，常伴头痛、烦躁、嗜睡等症状，呼吸深快，呼气中有烂苹果味（丙酮气味）；病情进一步发展，出现严重失水现象、尿量减少、皮肤黏膜干燥、眼球下陷、脉快而弱，血压下降、四肢厥冷；到晚期，各种反射迟钝甚至消失，终至昏迷。HHS 起病常比较隐匿。典型的 HHS 主要有严重失水和神经系统两组症状体征，如疲乏无力，厌食、恶心或呕吐，呼吸深大，嗜睡等。大多数 HHS 患者有服用双胍类药物史，应结合相关辅助检查结果进行评估。

第十节　糖尿病防治的长期性

随着我国进入经济发展的新时代，经济高度发展、人口老龄化和城镇化进程的不断加速，糖尿病及其各种并发症的发病率不断增加，甚至出现经济发展、生活改善，但健康水平却因糖尿病类疾病增加而下降的情况，因此我国也提出了"健康中国"的理念。2010 年中国慢性病及其危险因素监测报告显示，我国 18 岁及以上成人的糖尿病患病率达 11.6%，2013 年为 10.7%，由此推测我国成年糖尿病患者人数可能为 1.14 亿，已成为世界上糖尿病患者人数最多的国家。我国糖尿病患病率从低于 1% 迅速增长为超过 10% 仅用了 30 年；而这 30 年恰恰是我国经济发展速度最快的 30 年。随着我国人民生活水平提高，城镇化和人口老龄化进程加速，糖尿病的患病率可能还会进一步增加。由此而带来的危害及其并发症的高致残、致死率，不仅会带来严重的健康问题，而且会加重医疗卫生与社会经济的负担，将会成为我国卫生事业最为严峻的挑战。目前糖尿病的发病机制尚未完全阐明，我们还不能完全预防糖尿病并发症的发生并阻止其进展，这决定了我们糖尿病防治工作的长期性。

一、糖尿病防治研究技术仍需要不断发展

在疾病预警和预报方面，我们还有很多欠缺。目前尚未完全建立一个融合临床流行病学、处理海量数据的统计学和传统临床内分泌代谢病学相融合的一种疾病预警和预报系统。比如，基于全国范围的糖尿病发病率与患病率发展趋势定期预测报告系统尚未建立，基于医院的糖尿病与并发症诊疗状况报告系统尚未开通，基于社区的糖尿病发生趋势与防治能力报告系统尚未开始，基于个体的糖尿病与并发症发病风险预警指标系统与预警模型尚在理论阶段。如果要建立这一信息化的系统，需要解决的关键技术有很多，例如：更具代表性的人群队列和反映中国实际状况的抽样人群；经循证医学证实的系统化和数据化的内分泌代谢病诊断体系；建设可处理海量数据的计算生物学基础且简便易行的统计学方法。

二、尚未完全建立糖尿病早期防控理念

糖尿病的早期防控，理论上可以通过改善人们的生活方式来降低糖尿病的发生风险，但也要注重基于人群的早期防控理念的普及。这是慢病公共卫生防控工作最重要的任务和使命。要让大众更清晰地理解中国糖尿病患病率增加的主要原因，这些原因包括：

（1）经济高速发展及由此而导致的生活方式的巨变，主要是不健康的生活方式及由此引起的变化，如饮食、体力活动等。

（2）人口老龄化客观局面：这是中国糖尿病患病率增加的最重要的因素之一。

（3）个体随年龄增加，体质量增加，即相对的体质量增加。

可采取的措施有：大力开展健康宣教，提高广大民众对糖尿病的认知，制定必要的法律法规和食品安全条例，限制公共场所吸烟，降低食物中糖类等成分的比例，增加有益营养成分，加强公共卫生设施建设，营造安全、方便的体育锻炼环境，提倡全民健康运动等。

就个体而言，以血糖控制为主的多种代谢危险因素共同管理的综合管理策略尚未被完全认可。对已经存在血糖、血压或血脂异常等多种心血管代谢危险因素的糖尿病患者，应实施多个危险因素共同管理、共同控制、共同达标的综合管理策略。

就医疗体系而言，推行以社区医疗机构为基本防控基地的糖尿病三级防治网络区域医疗服务体也未曾建立。

综上所述，在糖尿病综合防治工作中，如何引导糖尿病的防治结合与关口前移，以全面提升糖尿病的早期防控成效仍然是一项长期的任务。

（朱章志　刘　峰　樊毓运　杨柳清）

第二章

糖尿病与动脉粥样硬化的关系

第一节 糖尿病是动脉粥样硬化的危险因素

自从胰岛素于 1921 年开始应用于临床，糖尿病尤其是 1 型糖尿病便从一种致死性的疾病转变为一种慢性病。此后，于 1930—1960 年，临床医生逐渐观察到病程在 20 年以上的糖尿病患者出现了多种糖尿病慢性并发症，且相当一部分糖尿病患者由于动脉粥样硬化所致的心脑血管疾病和外周血管疾病而致残、致死。糖尿病患者长期高血糖状态会导致糖尿病微血管和大血管并发症的发生、发展，增加糖尿病患者的全因死亡率，尤其是心血管疾病死亡率，这目前已得到公认。除了空腹血糖、餐后血糖的升高能导致糖尿病并发症的发生外，血糖变异也可能导致血管并发症的发生，现分述如下：

一、高血糖与动脉粥样硬化

2 型糖尿病患者由于常常同时合并存在多种动脉粥样硬化的危险因素，如肥胖或超重、高血压、血脂异常，以及高尿酸血症等，更容易出现动脉粥样硬化，但由于这种动脉粥样硬化是多因素所致，故 2 型糖尿病患者并不是研究高血糖与动脉粥样硬化关系的一个很好的选择。因此，在临床上研究高血糖与动脉粥样硬化的关系最早选择的是 1 型糖尿病患者。

著名的糖尿病控制与并发症研究及并发症流行病学研究（DCCT/EDIC 研究）的目的是探讨强化治疗对 1 型糖尿病长期并发症的影响。DCCT 研究（1982—1993 年）纳入了 1441 例 1 型糖尿病患者，观察强化降糖治疗和常规治疗对并发症的影响，由于 1 型糖尿病患者起病多数比较年轻，因此在 DCCT 研究开展的 12 年间，并没有看到两种降糖方案对动脉粥样硬化所致的心血管结局的影响有何不同。EDIC 研究是 DCCT 研究结束后的一项后续观察性研究，发现与常规治疗组相比，强化治疗组患者心血管事件的发生减少了 42%（$P=0.02$），而非致死性心肌梗死、脑卒中和心血管死亡的风险降低 57%（$P=0.02$），表明对 1 型糖尿病患者，早期强化控制血糖能带来长期的心血管受益。

在随后针对 2 型糖尿病患者的研究中也有类似的发现。UKPDS 显示，对于新诊断的 2 型糖尿病患者，与常规治疗组（平均 HbA1c 7.9%）相比，强化治疗组（平均 HbA1c 7.0%）患者全部微血管并发症发生率下降 25%，心血管并发症（包括致死性和非致死性心肌梗死及猝死）减少 16%，尽管这一差别没有统计学意义（$P=0.052$），但研究结束后进行的流行病学观察性研究结果显示，相比常规治疗组，早期的强化降糖治疗不但可以长期持续减少微血管事件，而且可以显著减少远期大血管事件（心肌梗死）及全因死亡率，从而验证了 EDIC 研究所得出的"早期强化控制血糖能带来长期的心血管受益"的结论。

中国大庆糖尿病预防研究（以下简称大庆研究）第一阶段始于 1986 年，在大庆地区将 110 660 名成人确诊 577 例 IGT 者随机分为饮食、运动、饮食加运动三个干预组和一个对照组，进行为期 6 年的生活方式干预。第二阶段始于 2006 年，研究组对此前大庆研究的参与者进行了 20 余年的随访。研究结果提示，糖尿病前期人群既是糖尿病也是心脑血管事件和死亡的高危人群。随访 20 年间，93% 的对照组参加者发生糖尿病、29% 死亡、44% 至少发生一次心肌梗死或脑卒中。这一结果表明，生活方式干预不仅长期降低了糖尿病的发病率，更重要的是减少了威胁生命的心脑血管病发病率。

二、血糖的波动性

一项针对 474 例 2 型糖尿病患者的研究结果，证实了口服葡萄糖耐量试验后血糖波动和动脉粥样硬化已知的危险因素之间的联系，认为口服葡萄糖耐量试验后血糖波动与颈动脉内膜中层厚度（IMT）独立相关，口服葡萄糖耐量试验后的血糖波动可能是促成 2 型糖尿病患者发生动脉粥样硬化的独立危险因素。国外 Watanabe 等的研究也证实波动性血糖通过对血管内皮损伤等导致颈动脉粥样硬化，并证实血糖波动能够损伤 2 型糖尿病患者血管内皮功能。进一步的研究发现，2 型糖尿病患者心血管病变的严重程度与血糖波动密切相关，平均血糖波动幅度（mean amplitude of glycemic curs ions，MAGE）>3.4mmol/L 是心血管病变的独立影响因素。Buscemi 等应用动态血糖监测（CGM）研究代谢综合征伴与不伴 2 型糖尿病患者，根据 CGM 结果，将患者分为平均血糖较低［（5.6±0.1）mmol/L］且血糖波动小（CV 为 22.1%）、平均血糖较低［（5.6±0.1）mmol/L］但血糖波动大（CV 为 33.6%）、平均血糖较高［(7.7±0.4)mmol/L］但血糖波动小（CV 为 22.3%）、平均血糖高［（9.3±0.6）mmol/L］且血糖波动大（CV 为 38.5%）4 组，发现随着平均血糖水平的升高以及血糖波动增大，肱动脉内皮依赖性血流介导的舒张功能（FMD）、非内皮依赖性血流介导的舒张功能逐渐降低，颈动脉内中膜厚度（CIMT）逐渐增加，差异有统计学意义。

血糖波动可以通过导致血管内皮损伤、氧化应激、炎症反应等途径影响动脉粥样硬化的发生、发展。

三、餐后的高血糖

大量循证医学研究提示，早期餐后 1～2h 血糖比 HbA1c 和空腹血糖能更好地预示冠心病危险性。糖尿病干预研究（DIS）证实，糖尿病并发症的发生与餐后血糖明显相关，而与空腹血糖无明显相关性。欧洲诊断标准协作分析（DECODE）研究也发现，口服葡萄糖耐量试验 2h 血糖增加可使死亡危险比显著增加，是糖尿病相关死亡的独立危险因素。餐后高血糖导致的动脉粥样硬化，多数认为与氧化应激有关。急性高血糖时，葡萄糖可自由地通过葡萄糖转运蛋白 1（GLUT-1）的作用（不依赖胰岛素）进入内皮细胞。细胞内高血糖在线粒体内过度产生过氧化物，超过细胞抗氧化能力，造成氧化应激状态，激活与动脉粥样硬化发病相关的一系列病理生理途径，如多元醇代谢旁路、己糖胺代谢途径增强，晚期糖基化终末产物（AGEs）形成增多等，最终导致动脉粥样硬化的发生。

第二节　糖尿病多种因素致动脉粥样硬化

糖尿病所引发的以持续性高血糖为代表的长期代谢紊乱可通过多种途径促进动脉粥样硬化的发生、发展，另外，在降糖治疗过程中由于治疗不当所引发的血糖波动和餐后血糖升高亦会通过其中的某些途径加速动脉粥样硬化的进展，具体分述如下：

一、晚期糖基化终末产物形成增多

非酶的糖基化，最初由 Louis Camille Maillard 在 1900 年提出来（现在被称为 Maillard 反应），涉及糖醛的羰基通过亲核加成与蛋白质的 N 端或者游离氨基的缩合反应，导致快速形成西佛氏碱（Schiff base）。经过碱的催化反应，该不稳定的加合物在更加稳定的 Amadori 产物中经历重排。这些相对稳定的中间 Amadori 产物只有一小部分经历进一步的氧化反应，并且能产生不可逆的 AGEs。由于这个过程是缓慢进行的，有很长一段时间人们都认为 AGEs 只在长寿命的细胞外蛋白上聚积。但是，近年来不断有在蛋白质上迅速形成细胞外 AGEs 以及由反应性二羰基化合物形成细胞内 AGEs 的相关报道，并且有人认为这种情况比传统的 Maillard 反应更严重。这些二羰基化合物，例如甲基乙二醛（MG）、乙二醛和 3-脱氧葡萄糖酮（3DG），不仅可由葡萄糖衍生的糖酵解中间体形成，而且可由脂质过氧化和氧化应激形成。

AGEs 导致糖尿病血管并发症的机制主要有：

（1）AGEs 在细胞外基质中的聚积：能够与Ⅳ型胶原交联，一方面影响内皮细胞之间的网状排列，使内皮细胞之间黏附性下降，另一方面使Ⅳ型胶原之间的结合能力降低，从而增强血管壁通透性；与不可溶性蛋白的交联，导致血管壁增厚、弹性降低，促进动脉粥样硬化。

（2）AGEs 与 AGEs 受体的结合，在不同细胞类型上的晚期糖基化终末产物受体（RAGE），激活关键细胞信号转导途径，如 NF-κB 激活和随后在血管内皮细胞、平滑肌细胞和巨噬细胞中调控基因表达。

（3）细胞内 AGEs 形成导致一氧化氮的淬火以及生长因子功能受损，通过以下几方面促进动脉粥样硬化的发生、发展：促进糖基化胶原蛋白的交联，抑制胆固醇逆转运；刺激单核细胞对内皮的黏附；诱导平滑肌细胞迁移和增殖，刺激泡沫细胞形成。

二、多元醇通路

正常状态下，少量的葡萄糖在醛糖还原酶（AR）催化下转变为山梨醇，山梨醇在果糖还原酶的作用下转化为果糖。在高糖状态下，AR 活性增加，多元醇代谢活跃，使多种组织细胞内山梨醇、果糖过度堆积，细胞内渗透压升高，细胞水肿，可产生下列变化：首先，细胞因渗透压增高而发生功能异常；其次，细胞内渗透压增高使肌醇的摄入量代偿性减少，肌醇是合成磷脂酰肌醇的原料，后者经磷脂酶 C 催化生成二酯酰甘油（DAG）和三磷酸肌醇（IP_3）。二者分别构成 DAG-蛋白激酶 C（protein kinase C，PKC）和 IP_3-Ca^{2+} 信号转导途径。因此，多元醇途径活性增强可影响细胞的信号转导，导致诸如 Na^+-K^+-ATP 酶活性降低等异常变化。最后，醛糖还原酶活化时辅酶 NADPH 转化为 $NADP^-$，使 NADPH 消耗增多，NADPH/$NADP^-$ 比值降低。NADPH 也是谷胱甘肽还原酶的辅酶，在促使氧化型谷胱甘肽（GSSG）向还原型谷胱甘肽（GSH）的转化、维持 GSH 在正常范围中起着至关重要的作用。NADPH/$NADP^-$ 比值降低不利于 GSSG 转化为 GSH，使机体的抗氧化能力减弱，自由基清除减少，导致细胞内皮损伤，这些改变促使糖尿病血管并发症的发生和发展。

三、蛋白激酶 C 激活

PKC 是细胞磷脂酰肌醇信号转导通路的重要关键环节，也是丝氨酸/苏氨酸蛋白激酶家族中最庞大的一类。PKC 激活后表现出磷酸激酶的活性，通过对多种蛋白的磷酸化反应而发挥广泛的生理和病理生理作用。PKC 主要的作用是调控基因的表达和细胞周期，控制细胞膜的多种功能，参与炎症过程和免疫应答。

在糖尿病中可通过多种途径激活 PKC：高血糖可使组织细胞内 DAG 增多，激活 PKC；多元醇通路活跃使 NADH/NAD^+ 比值升高，有利于 DAG 形成从而激活 PKC；AGEs 与 RAGE 相互作用激活 PKC；氧化应激增加及糖尿病时游离脂肪酸增加等激活 PKC。

PKC 被激活后可引起一系列与动脉粥样硬化相关的反应：

（1）促进转换因子（TGF）和原癌基因 c-fos 的表达，使基底膜增厚，细胞外基质增生。

（2）促进内皮素的表达，而内皮素可对抗内皮型一氧化氮合酶，导致血管舒缩功能障碍。

（3）促进钙调蛋白结合蛋白和细胞间黏附分子的表达，使白细胞黏附增加。

（4）激活纤溶酶原激活物抑制剂，促进血栓形成。

（5）促使血管内皮生长因子（VEGF）表达，从而促进新生血管形成，增加血管通透性。

四、氨基己糖通路

糖酵解途径中的代谢产物堆积，使这些代谢物转向其他通路代谢。6-磷酸果糖在谷氨酰胺-6-磷酸酰胺转移酶的催化下进入氨基己糖代谢途径。氨基己糖通路激活促发了进行性的细胞功能障碍：

（1）氨基己糖通路激活可以调节由高血糖诱导的基因转录的增加，而过多的 N-乙酰葡糖胺可与转录因子的丝氨酸、苏氨酸磷酸化位点结合，促进血浆纤溶酶原激活物抑制剂-1、转化生长因子-β产生。

（2）通过磷酸化作用对胞质蛋白进行修饰，影响蛋白功能。

（3）作为细胞能量代谢的细胞敏感器介导葡萄糖对很多基因产物表达的调节。

五、氧化应激

氧化应激（oxidative stress，OS）是指机体活性氧产生过多或/和机体抗氧化能力降低，前氧化系统和抗氧化系统平衡紊乱，从而导致潜在性损伤的病理过程。线粒体是主要产生活性氧（reactive oxygen species，ROS）的场所，线粒体呼吸产生的 ROS 主要是指 O_2 的单电子还原产物等。线粒体 ROS 的产生主要集中在电子传递链中的两个关键环节，即复合物 I（NADH 脱氢酶）和复合物 III（泛醌-细胞色素 C 还原酶）。

高血糖时，在葡萄糖自氧化、蛋白质的非酶促糖基化、多元醇通路等多种机制作用下，ROS 产生增多，而过多的 ROS 可通过多种途径造成血管内皮的损伤，成为致动脉粥样硬化的危险因素。例如 ROS 可与生物膜中的主要成分多价不饱和脂肪酸作用，直接引起生物膜脂质过氧化，产生大量脂质过氧化物及醛类产物，导致膜通透性增加及组织损伤；ROS 具有损伤内皮依赖血管的功能；过量 ROS 能促进内皮细胞多种炎性因子和黏附分子的表达；ROS 可使 LDL 表面的多不饱和脂肪酸双链氧化并发生断裂，载脂蛋白 B 与其交联形成共轭双烯，从而使 LDL 表面结构发生改变，氧化型低密度脂蛋白（oxidized low density lipoprotein，ox-LDL）不再被 LDL 受体识别，而被巨噬细胞表面的清道夫受体识别；等等。

六、内质网应激

内质网是调控细胞蛋白质合成、折叠和钙稳态的重要亚细胞器，对于细胞应激刺激极为敏感。钙稳态失衡、氧化应激、蛋白质合成增加和误折叠蛋白质聚集等应激刺激均可导致内质网应激（Endoplasmic Reticulum Stress，ERS）。ERS 是机体对内质网（ER）功能短暂或长时间损伤所作出的反应，特别是当涉及蛋白质合成、钙稳态调节和维持细胞内氧化还原电位相关的功能时。ERS 是细胞的一种自我保护性机制，以恢复内质网稳态而维持生存；但是过强的或长时间的 ERS 可以引起细胞功能的障碍。根据 ERS 的发生原因可以分为 3 种类型：①未折叠或错误折叠蛋白在 ER 蓄积引发的未（非）折叠蛋白反应（UPR），UPR 异常是致心血管疾病内皮细胞损伤、凋亡的机制之一，其中 Ca^{2+} 大量内流进入内皮细胞可以加重 ERS；②正确折叠的蛋白质在 ER 中过度蓄积激活细胞中核因子 2JB（nuclear factor 2JB，NF2JB），引发 ER 过度负荷反应（ER overload response，EOR）；③胆固醇缺乏引起的固醇调节元件结合蛋白质（sterol regulatory element binding protein，SREBP）通路调节的反应。

在长期高血糖的情况下，细胞内葡萄糖胺的积累，引起 ERS 水平的上调，可能促进动脉粥样硬化的形成，血管内皮细胞代谢增强，蛋白质合成增加，长期的高血糖状态可致 ER 的分泌功能衰竭。ERS 既可独立造成血管内皮损伤，也可与 ROS 共同作用进一步损伤血管内皮。近年来研究显示，ERS 反应存在于动脉粥样硬化发生、发展的整个过程，参与血管内皮细胞（vascular endothelial cells，VECs）、平滑肌细胞（vascular smooth muscle cells，VSMCs）及巨噬细胞活性的调控与凋亡，在高血脂、高同型半胱氨酸、高血糖等危险因子致动脉粥样硬化的过程中均发挥重要作用。

已有研究表明，在高血糖所致的血管内皮损害中，ROS 是线粒体功能障碍与 ERS 的共同机制。

由于 ERS 在动脉粥样硬化发生、发展中起重要作用，近年来也成为研究动脉粥样硬化防治的重要靶点。目前已知有化学伴侣（一类能够非特异性协助蛋白质正确折叠、稳定蛋白天然构象的小分子）和 eIF-2α 磷酸化抑制剂 2-氨基嘌呤等药物。其中化学伴侣包括 4-苯丁酸和牛黄脱氧胆酸等正用于临床研究。

七、炎症反应机制

炎症反应作为动脉粥样硬化发病的一个重要机制的学说，已得到广泛的认可。研究表明，动脉粥样硬化过程是一个血管受损伤后的炎症反应过程，炎症反应贯穿了动脉粥样硬化发生、发展的整个过程。

炎症因子广泛参与动脉粥样硬化一系列病理过程：内皮损伤及功能不良，黏附分子表达增加，趋化因子的释放，单核细胞募集，白细胞黏附及迁移，ox-LDL 被巨噬细胞摄取，巨噬细胞活化，泡沫细胞形成，活化的单核细胞释放一系列细胞因子，平滑肌细胞迁移和增殖，最终形成粥样斑块。既往研究发现，血糖异常波动的患者血清中 P-选择素的水平明显升高，其他炎症因子如 E-选择素、细胞间黏附分子-1（ICAM-1）、血管细胞黏附分子-1（VCAM-1）等也有升高。Watada 等的动物实验研究也发现，反复性的餐后血糖浓度波动比体内的稳定高血糖更能引起单核细胞黏附到血管内皮，增加炎症反应程度，从而加速了动脉粥样硬化进程。

炎症反应与上述的内质网应激、氧化应激等相互作用，最终导致动脉粥样硬化的产生与进展。炎症进程标志物如 C 反应蛋白（CRP）、黏附分子（如 ICAM-1、VCAM-1、P-选择素）、炎性介质［如单核细胞趋化蛋白-1（MCP-1）、巨噬细胞集落刺激因子（M-CSF）、肿瘤坏死因子-α（TNF-α）、白介素（IL）、干扰素-γ（IFN-γ）］、酶（如 MMP）和一些活性分子［如内皮素-1（ET-1），血浆纤溶酶原激活物抑制剂-1（PAI-1）］成为动脉粥样硬化疾病较为敏感的检测指标，临床上对诊断、预后判断有很大价值。

八、脂质代谢异常

1. 与内质网应激相互作用

通过与内质网应激相互作用，如游离胆固醇（free cholesterol，FC）在动脉粥样硬化细胞的细胞膜上积累与内质网膜脂状态的扰动存在特殊的联系，该过程诱导 UPR 和细胞凋亡。

2. 释放游离脂肪酸

胰岛素抵抗时脂肪组织中的激素敏感性脂肪酶（HSL）活性增强，使组织释放大量的游离脂肪酸（FFA），而高浓度的血清 FFA 可增加动脉粥样硬化的危险性，其机制可能为：①FFA 直接导致内皮细胞依赖性血管舒张功能受损；②FFA 易致凝血纤溶系统改变，形成局部血栓。

3. LDL 浓度和功能障碍

临床研究已证实，糖尿病病人的 LDL 表面 AGE 水平较正常人升高，与血糖浓度呈正相关。高糖状态下 LDL 和载脂蛋白 B 的磷脂成分都受到糖基化，导致 LDL 清除障碍并易被氧化修饰。人类单核巨噬细胞对糖基化的 LDL 较天然的 LDL 的识别能力明显增强。这些细胞对糖基化 LDL 的摄取是通过一种高活性、低亲和力的非特异性受体（清除受体）介导，形成泡沫细胞，这种清除受体介导的途径被认为能增加胆固醇微粒在细胞内的沉积，加速动脉粥样硬化形成。

4. 高密度脂蛋白（HDL）浓度、结构和功能障碍

HDL 是颗粒最小的脂蛋白，其直径为 5～17nm，密度为 1.063～1.210g/ml，其中脂质和蛋白质几乎各占 50%。HDL 蛋白成分以载脂蛋白 A-Ⅰ（apoprotein，ApoA-Ⅰ）为主。HDL 是血管内的脂质清道夫，可将血液中多余的胆固醇转运至肝脏，并分解成胆酸盐，通过胆管排泄出体外，从而形成一条血脂代谢的专门途径；有学者称其为是"抗动脉硬化因子"，因为其具有抗氧化的功能，能够使冠状动脉粥样硬化形成过程中的危险因子 LDL 不被氧化。但控制 HDL 分解代谢的肝脂肪酶活性在胰岛素抵抗状态下增加，导致 HDL 分解代谢增加，HDL 浓度降低，并且在诸多因素联合作用下，HDL 还会出现结构改变和功能障碍。首先，HDL 相关蛋白质的氧化和糖基化会抑制其功能；其次，糖尿病状态下的代谢异常可改变 HDL 代谢相关酶的表达和活性，降低胆固醇逆转运的效率；最后，糖尿病持续的慢性炎症导致 HDL 的蛋白质组学和脂质组学发生重大变化。因此，上述改变不仅导致 HDL 功能发生障碍，导致其抗动脉粥样硬化作用的能力减弱，甚至还可将其转化为具有致动脉粥样硬化作用的颗粒，促进动脉粥样硬化的发生和发展。

九、血管内皮功能紊乱

持续性高血糖和波动性高血糖均可引起血管内皮功能紊乱。研究显示，经过体外高糖培养可增加血管内皮细胞通透性，从而升高基底膜成纤维细胞生长因子-2的水平，而成纤维细胞生长因子-2可促进TNF-α诱导的动脉内皮细胞的凋亡。另有体外研究显示，将人脐静脉内皮细胞分别置于正常葡萄糖（5mmol/L）、持续性高葡萄糖（20mmol/L）及波动性高葡萄糖（5mmol/L和20mmol/L，每24h交替）的环境中，第14d后，发现正常葡萄糖和波动性高葡萄糖对内皮细胞的破坏较持续性高血糖更严重，提示间歇高血糖更加显著增加人脐静脉内皮细胞凋亡。血糖波动通过激活多元醇代谢途径，AGEs、eNOS和ET-1的表达导致内皮细胞功能障碍。另外，血糖波动的影响机制可能与血管压力的改变和炎症反应有关。

十、线粒体功能异常

1. 脂肪酸氧化障碍

患糖尿病时，线粒体功能发生障碍，可导致脂肪酸氧化发生障碍，而且还可以使血浆中FFA增加，血管内皮细胞受损，从而引起动脉粥样硬化的发生；此外升高的血浆FFA能引起内源性NO生成减少，导致内皮源性血管舒张功能障碍，引起高血压的发生和加剧动脉粥样硬化的发展。

2. 促进氧化应激

线粒体是细胞活性氧的主要来源，超氧阴离子是线粒体呼吸链产生的主要氧自由基，它经线粒体超氧化物歧化酶歧化后转化为过氧化氢，后者又可被线粒体内的谷胱甘肽过氧化物酶很快清除，也可经Haber-weiss和Fenton反应生成高反应的羟自由基。因此，线粒体拥有一些特有的抗氧化酶来抵御活性氧的损害作用，以保持正常状态下线粒体活性氧产生与线粒体抗氧化能力的相对平衡。患糖尿病时，线粒体的抗氧化能力降低或线粒体活性氧生成增多，就会导致氧化应激的产生。高糖环境下，线粒体DNA由于自身的DNA保护机制不完善，对ROS极其敏感。此外，ROS还可干扰DNA和RNA复制、氧化线粒体蛋白质和呼吸链酶复合物，使蛋白质丧失正常的催化和降解功能；作用于膜磷脂，引起膜脂质过氧化；过量ROS还可诱导线粒体膜通透性转换孔（mitochondrial permeability transition pore，MPTP）开放，引起线粒体肿胀、破裂、释放细胞色素C（cytochrome C）、破坏线粒体结构，导致线粒体功能障碍，造成对细胞的持续性损害，导致细胞凋亡。

3. 诱导炎症反应

线粒体源性氧化应激一方面可以通过引起内皮细胞线粒体渗透性转变孔道的开放介导释放炎症、凋亡因子导致内皮细胞和血管平滑肌细胞凋亡，最终引起血管功能不全；另一方面氧化应激促进肿瘤坏死因子β（TNF-β）的合成，TNF-β既介导细胞外基质聚集，也介导血管紧张素诱导的平滑肌增殖，引起微血管壁黏附聚集能力加强和血小板活性增强，损伤血管内皮功能，加速血管硬化，最终导致血管病变。

4. 与内质网应激相互作用

内质网与线粒体通过线粒体相关内质网膜（mitochondria-associated ER membranes，MAMs）在结构和功能上有着密切联系。ERS时，从ER中释放的Ca^{2+}被邻近的线粒体所摄取，进而导致线粒体损伤、活性氧生成及凋亡信号的激活。

十一、小结

在高糖环境的病理状态下，血管内皮损害涉及多种机制，如AGEs的聚积，氨基己糖通路、多元醇代谢途径的激活，PKC激活，线粒体功能障碍，ERS，氧化应激，脂质代谢异常，血管内皮功能紊乱，以及炎症机制等。上述机制并非单独起作用，而是相互影响与促进，其中氧化应激被认为是最关键的环节，因上述所有途径在高血糖所致的血管内皮损害过程中均涉及氧化应激损伤机制，而PKC激活是糖尿病时血管损伤的共同通路。

第三节　糖尿病动脉粥样硬化的危害

糖尿病，尤其是 2 型糖尿病与动脉粥样硬化性心血管疾病（包括冠心病、外周动脉疾病及脑血管疾病）关系密切，现分述如下：

一、冠心病

（一）糖尿病是冠心病的等危症

美国国家胆固醇教育计划报告和欧洲的指南提出 2 型糖尿病是冠心病的一种等危症是基于以下观察结果：既往无心肌梗死的 2 型糖尿病患者（平均年龄 58 岁）和既往有心肌梗死的非糖尿病患者（平均年龄 56 岁）相比，发生心肌梗死的风险（20％vs19％）和因冠状动脉疾病死亡的风险（15％vs16％）相当。

其他研究也有类似的发现。Framingham 心脏研究发现，已患糖尿病的男性在校正年龄后心血管疾病风险增至 2 倍，而女性增至 3 倍。即使在校正了高龄、高血压、吸烟、高胆固醇血症及左心室肥厚后，糖尿病仍是主要的、独立的心血管危险因素。

MRFIT 中亦有类似的观察结果。在 5 163 例报告正在使用糖尿病（大多数为 2 型糖尿病）治疗药物的男性中，12 年期间 9.7％的患者死于心血管病，而在 342 815 例非糖尿病男性中，相应的心血管疾病死亡率仅为 2.6％。该差异与年龄、种族、胆固醇水平、收缩压和吸烟无关。然而，每增加任一项上述危险因素，男性糖尿病患者的心血管疾病风险的上升幅度大于非糖尿病个体。

新兴危险因素协作组（The Emerging Risk Factors Collaboration group）进行的一项荟萃分析纳入了 102 项研究，共 530 083 例患者，这些患者入组研究时无心肌梗死、心绞痛或脑卒中病史。在校正了其他危险因素后，糖尿病患者的冠心病总体风险是非糖尿病患者的 2 倍（HR 为 2.0，95％CI 为 1.8～2.2）。

我国的研究结果显示，1991—2000 年住院糖尿病患者慢性并发症回顾性数据显示，糖尿病患者心血管并发症患病率为 15.9％。全国三甲医院住院的 2 型糖尿病患者中 17.1％合并心血管疾病。在我国大型城市的住院 2 型糖尿病患者中，25.1％合并冠心病。中国 2 型糖尿病患者心血管疾病危险因素血糖、血压、血脂的全国性评估研究（简称"3B 研究"）提示，我国 2 型糖尿病患者心血管并发症（包括稳定型/不稳定型心绞痛、心肌梗死）患病率为 14.6％。中国 2 型糖尿病患者糖化血红蛋白控制状况调查数据表明，2 型糖尿病患者冠心病患病率为 10.38％。

在 1 型糖尿病的研究中也发现，与非糖尿病同龄个体相比，1 型糖尿病患者的心血管疾病的相对危险度更高。这在一项纳入 292 例 1 型糖尿病患者的回顾性研究中得以证明。

（二）冠状动脉粥样硬化的程度更重

TAMI 试验纳入了 148 例糖尿病患者和 923 例非糖尿病患者，结果显示，与非糖尿病患者相比，糖尿病患者的冠状动脉多支病变发病率显著较高（66％vs46％），且病变血管数目更多。多支病变冠心病在无症状性 2 型糖尿病患者中亦常见，尤其是在除糖尿病外还有 2 个或 2 个以上冠状动脉危险因素的患者中。冠状动脉疾病的严重程度也可能与血糖控制的程度相关。

（三）发生心肌梗死死亡率高和并发症多见

2 型糖尿病患者发生心肌梗死后死亡率更高，且并发症更多见。尤其是女性 2 型糖尿病患者的不良结局发生率比男性更高。

（四）无症状的缺血和梗死更常见

部分糖尿病患者对缺血性疼痛的感受较迟钝，这可导致非典型心绞痛症状、无症状性缺血，甚至是无症状性梗死。糖尿病患者的无症状性缺血的原因可能为：①心脏去交感神经支配；②从心肌缺血到疼痛的感知阈值增加。

二、外周动脉疾病

（1）流行病学：1991—2000 年住院糖尿病患者慢性并发症回顾性数据显示，糖尿病下肢血管病变的患病率为 5.0%，其在 1 型和 2 型糖尿病中的患病率分别是 2.6% 和 5.2%。糖尿病合并外周动脉疾病是导致足部溃疡和下肢截肢特别是高位截肢和再次截肢的主要原因。另外，外周动脉疾病的患者心血管事件发生风险和病死率明显增加。

（2）由于外周动脉疾病与缺血性脑卒中在病理学机制方面存在共性，临床上二者常同时存在。一项前瞻性的缺血性脑卒中慢性病调查研究，在超过 20 年的随访期间，发现与未合并糖尿病者相比，合并糖尿病以及外周动脉疾病者有更高的死亡风险。

（3）糖尿病患者有外周动脉病变者较无外周动脉病变者更易患冠心病，且外周动脉病变是冠心病及其相关死亡的独立预测因子。患有下肢血管病变的糖尿病患者，冠心病病情通常严重且发展较快。

（4）糖尿病足：糖尿病足是指糖尿病患者下肢感染、溃疡形成和（或）深部组织的破坏并伴有神经病变和不同程度的外周血管病变，是一种严重的致残、致死性糖尿病慢性并发症，也是导致截肢的首位原因。我国的一项回顾性研究表明，糖尿病足引起的截肢占全部截肢患者的 27.3%。

三、脑血管疾病

（一）流行病学

糖尿病合并脑血管疾病中以缺血性脑卒中最为多见。糖尿病是所有年龄阶段脑卒中的独立危险因素。1991—2000 年住院糖尿病患者慢性并发症回顾性数据显示，糖尿病患者脑血管并发症患病率为 12.2%。在全国三甲医院住院的 2 型糖尿病患者中，13.2% 合并脑血管疾病。在我国大型城市的住院 2 型糖尿病患者中，17.3% 合并脑血管疾病。中国"3B"研究显示，门诊就诊的 2 型糖尿病患者中，10.1% 合并包括缺血性脑卒中在内的脑血管疾病。中国 2 型糖尿病患者糖化血红蛋白控制状况调查数据表明，2 型糖尿病患者脑血管疾病患病率为 5.26%。UKPDS 研究显示，经过 9 年统计，20% 的 2 型糖尿病患者合并大血管病变，包括缺血性脑卒中，发病率高于微血管并发症（9%）。

（二）特点

（1）起病年龄较轻。

（2）以小血管闭塞为主：由长期高血糖和高血压所致。

（3）更多合并外周血管疾病：两者在早期由于症状相似，如都可出现肢体无力、感觉异常、皮温下降等表现，有时需要仔细鉴别。

（三）预后不良

（1）2 型糖尿病不仅是脑血管疾病的一个危险因素，同样与急性脑血管事件的不良预后相关而增加致残、致死率。脑卒中后高血糖（post-stroke hyperglycemia，PSH）与脑卒中的预后密切相关。有证据显示，高血糖（>11.2mmol/L）可使常规溶栓后颅内出血的风险增加 5 倍。即使成功地恢复了血流，高血糖患者溶栓后的临床效果仍然较差。

（2）糖尿病也是出血性脑卒中的独立危险因素，且由于长期高血糖可导致血管壁弹性差、微循环障碍，血管易破裂出血且不易闭合，常导致血肿扩大。

（3）脑卒中后更易出现血管性认知障碍：糖尿病可促使小血管损伤，而小血管病本身就是血管性认知障碍的主要病因，再加上在脑卒中急性期糖尿病患者体内易出现乳酸堆积和氧化应激加重导致缺血半暗带的组织细胞损伤，从而加重认知损伤。

四、小结

综上所述，糖尿病，尤其是 2 型糖尿病与动脉粥样硬化性心血管疾病（包括冠心病、外周动脉疾病及脑血管疾病）关系密切。糖尿病患者一旦合并动脉粥样硬化性心血管疾病，就具有病变范围广、常累及多支动脉、程度较无糖尿病者更重及预后不良等特点，因此已经确诊为糖尿病的患者应尽早治疗。

（许翎玲）

第三章

糖尿病与动脉粥样硬化的中医病因病机

第一节　中医认识糖尿病

一、中医认识疾病的特点

中医学的发展史，是中华民族与自然和谐共处的历史，是人类生存繁衍适应自然、认识自然，不断总结自然生存法则的历史。中医学随着人类的产生而产生，随着人类的繁衍而发展。中医学的发展史，本质上既是中华人类的进化史，同时也是中华文化的发展史。中医学起源、发展的历史，决定了其粗放性、宏观性、直觉性并合符人性。

中医认识疾病的粗放性体现在其起源上。原始的人类，缺乏复杂的工具，没有精密的仪器，完全靠直觉来宏观地认识客观世界，这种直觉一是通过感官获取，二是通过心灵的体验来获取。前者主要获取或有形、或有声、或有气味的信息，也可以通过皮肤来感知接触性信息，这就是今天的望、闻、问、切四诊。也有通过感观而不能得者，则通过"感"以知其妙，这是直觉的绝妙之处。《周易》《老子》等民族文化奠基著作，无不重视"感"在万物之间的交流作用。中医诊法实则为望、闻、问、切、感五诊（笔者的感悟）。

中医认识疾病的宏观性，决定于其获取信息的直觉性。直觉获取信息依赖于感观，通过感观认识宏观事物。感观认识宏观事物必须依赖于事物的表征，即事物显示在外的征象，传统文化称之为"象"。可见，"象"是联系主观感观与客观事物的桥梁。人类正是通过"象"来认识自然和掌握自然的，中医也正是通过"象"来认识疾病和管理疾病的。中医通过望、闻、问、切、感五诊来获得疾病的"象"，即获得疾病的临床表现。

通过"象"认识事物所获得的信息，显然不是事物的物质信息，也就是说通过"象"认识的事物所获得的信息，与事物内部的微观构成、化学成分没有关系。它认识的是事物存在的宏观状态。中华文化将这种存在状态进一步升华，获得事物存在的本质特征，这就是"势"。中国传统有"顺势则昌，逆势则亡"，就说明"势"对于事物存在性的关键作用。中医将"势"的内涵移植到医学中，这就是"病机"。

从上述可以看出，传统中医是通过疾病特有的"象"来认识疾病的，通过疾病的"象"来推测疾病的"势"，也就是通过疾病的临床表现来归纳提取疾病的病机，从而为治疗用自然中药提供依据。因此，中医讨论疾病，必须要有临床症状。没有临床症状的疾病，不属于传统中医讨论的范围。

中国传统文化具有独特的世界观和方法论。由于早期人类与自然及其环境中事物同生共存，自然中的一切事物都通过相互感知来获得生存、繁衍的动态来平衡和协调有序。万物的这种感知并协调反应的能力，称之为"灵"。那时的人类认为自然事物都是有灵的，灵与有形之物是同一个物体的两种存在形式，二者同根同源，即"物灵同源"。在物灵同源世界观前提下，早期人类在认识自然过程中形成了聚类比象方法论。这就构成了中华民族最淳朴的哲学思想——物灵同源世界观和聚类比象方法论。《黄帝内经》是一部完全贯彻物灵同源世界观的医学奠基著作，《伤寒杂病论》是一部反映物灵同源世界观的聚类比象方法论的著作。前者奠定了中医理论基础，后者奠定了中医辨证论治的基础。

基于中国传统哲学的中医学，与基于物质—元论和分析还原方法论的现代医学，在认识论、医学模式等方面，都各具有独特的模式（图3-1，图3-2，图3-3）。

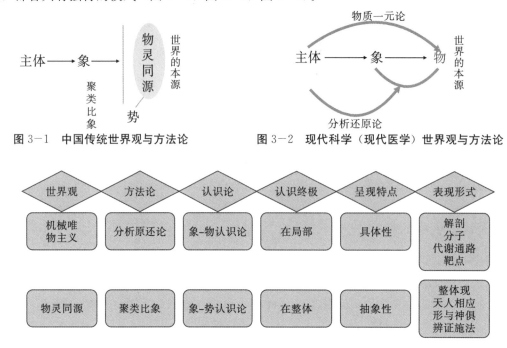

图3-1　中国传统世界观与方法论　　　　图3-2　现代科学（现代医学）世界观与方法论

图3-3　基于哲学的中、西医本质特点比较

二、糖尿病相关中医病名

（一）基于传统文化，糖尿病在中医当属消病

目前临床一般将西医学糖尿病视为中医消渴，几乎已经是不成文的共识。凡西医诊断为"糖尿病"者，中医诊断都命之为"消渴"。这种做法虽然有很大值得斟酌的空间，但确是一个不争的事实。在中医古籍中，与消渴直接相关的病名还有消瘅、脾瘅、三消、膈消、肾消等。而糖尿病全病程的特点与中医消渴存在良好的一致性。

消，在民俗五行归类中属水，《说文解字》："尽也。从水肖声。"清·段玉裁《说文解字注》："尽也。未尽而将尽也。"说明"消"字本义是指水由多变少的过程。从这里看出，"消"字至少应当包含以下两个方面：①与水有关，在人体水即津液；②总量由多变少，是一个动态下降的过程。在《康熙字典》中将"消"字归入水部，认为本字还有减、释、消耗等解释。应当关注的是，在《康熙字典》中特别说明"消"本身就是一种疾病名称，宗《正字通》认为消"与痟通"。《后汉书·李通传》有"〔通〕素有消疾，自为宰相，谢病不视事"的记载。李贤注："消，消中之疾也。"说明在古代有独立的"消疾"病名。根据"消，消中之疾也"的注释，可以推论以"消疾"命名是取"消"字的本意，即是以体内津液逐渐减少为基本特征。由于在字义上，"消"字还有减少、消磨的含义，表明在疾病进行中，伴随着津液的减少还可有身体的变瘦、体质量的减轻。

古代医家，也有基于疾病的表现来解"消"字之意者。如王冰注"消"为："善消水谷。"马莳注为："胃中热盛……水谷即消。"这是基于本病多食特征来解释"消"字。《景岳全书·消渴》又说："消，消烁也，亦消耗也。凡阴阳气血日见消败者，皆谓之消。"这是基于消耗性疾病特征——多食而消瘦来解"消"字。《儒门事亲·三消当从火断》谓"消者烁也，如火烹烧，物之理也"，则是着重于消病多热的特点来解"消"。这些以病的特点来解"消"字意，有助于深化对疾病特征的认识。但消病的最基本特征仍然应当从消字本意上去理解，即津液渐损伴体质量渐减。

通过以上分析可以看出，消疾或消病最基本的病机是津液渐损而致不足，临床可表现为津液失于润养的症状和体质量减轻。至于导致津液渐损而发消病的原因，则是多方面。

（二）消病与脾瘅、消渴、消瘅的关系

1. 解"瘅"

《说文解字》：瘅"劳病也。从疒单声"。清·段玉裁《说文解字注》："劳病也。大雅：下民卒瘅。《释诂》《毛传》皆云：'瘅，病也'。《小雅》'哀我瘅人'。"提示"瘅"本身具有两重意义：一代表是一种疾病；二代表这种疾病的特征是消耗性的。《康熙字典》在宗《说文解字》"劳也、病也"之意基础上，又有他意。如："又《博雅》：瘅，苦也""《广韵》劳也，怒也。《正韵》亦作惮"。此外，《康熙字典》中又有"《注》瘅，难也"，表明瘅病具有难以彻底治愈的性质。

"瘅"字本身不具有"热"的意义，它只代表一种消耗性疾病。如要表明瘅是热病，还需要加修饰词。如《康熙字典》"《广韵》火瘅，小儿病也"；《史记·扁鹊仓公列传》"肺消瘅也，加以寒热"等，均表明"瘅"字不包含寒热的意义。再如，《素问·疟论》曰"瘅疟者，肺素有热气盛于身，厥逆上冲……令人消烁脱肉，故命曰瘅疟"这段，更是突出了"瘅"的消耗性疾病特征。也可从治疗上来反证"瘅"本身不具有热的内涵。如王冰注《素问·奇病论》"脾瘅……治之以兰，除陈气也"时，指出"兰，谓兰草也。《神农本草经》曰：'兰草味辛热平，利水道，辟不祥、胸中痰辟也'"。能用"辛热平"之药治疗的疾病，怎么会是热性疾病呢？《素问·腹中论》："帝曰：夫子数言热中消中，不可服高粱芳草石药，石药发瘨，芳草发狂。夫热中消中者，皆富贵人也，今禁高粱，是不合其心，禁芳草石药，是病不愈，愿闻其说。"这里明确指出，属于热邪伤津所致的消渴中不可以服用芳草石药。而在《神农本草经》中明确指出兰草气芳"除陈气也"。反而推之，既然用了这种芳草来治脾瘅，显然脾瘅不应当是热邪致病。后世从热解"瘅"，将"瘅"解释为具有热特征的疾病，是误解其意。

2. 消病为总称，分则为脾瘅、消渴、消瘅

如果基于上述将糖尿病诊为中医消病，基于传统认识和糖尿病发生、发展规律，消病可分为脾瘅、消渴、消瘅三类。这三类消病，在疾病发生、发展过程中有不严格的先后关系，脾瘅多属糖尿病的萌动阶段或糖尿病前期，大多处于糖调节受损阶段。消渴阶段病人症状显著，既消也渴，多属临床糖尿病阶段，为脾瘅的进一步发展。消瘅则是消渴长期不愈，耗损日益加深，疾病深入，变症丛生，进入难治阶段，是消病日久成瘅。消瘅的"瘅"即久病成劳而难治的意思。

由于中医的诊断是基于临床宏观病症的，这三个阶段与现代医学的糖尿病血糖发展并非完全一致。如脾瘅主要突出病人肥胖、口甘、水液异常停聚的表现，这类人群大多处于代谢综合征或糖调节受损阶段。也有一部分病人血糖虽然已经达到了糖尿病诊断标准，但按照中医临床辨证诊断仍然属于脾瘅范围。但通常脾瘅不可能与消瘅重叠。消渴诊断主要基于其既消而渴的表现，这些病人大多血糖显著升高并达到了现代医学糖尿病的诊断标准；但也有一些病人血糖仅轻微升高，仅属糖尿病前期，还不能诊断为糖尿病，但临床烦渴多饮等症状却很显著，按中医宏观辨病仍应诊断为消渴。由消渴发展到消瘅，是一个渐变的过程，临床很难找到确切的分界点。对于病情深重、变症多者，将消瘅与消渴鉴别是容易的；但对于过渡阶段的患者，可能处于消渴、消瘅两可之间，临床可根据主次适当诊断即可。

关于脾瘅与消渴的阶段关系，在《素问·奇病论》中有明确的论述：脾瘅"此肥美之所发也，此人必数食甘美而多肥也，肥者令人内热，甘者令人中满，故其气上溢，转为消渴"，是脾瘅肥胖患者内热中满、浊气上逆而转为消渴。说明消渴是脾瘅的进一步发展。消瘅又是消渴的后续发展，最初的病因都是过食。如《素问·通评虚实论》："凡治消瘅仆击、偏枯、痿厥、气满发逆，肥贵人，则高粱之疾也。"既说明过食肥胖是消瘅的病因，又说明消瘅是久病之重症。接着又对本病病机进行进一步分析："隔塞闭绝，上下不通，则忧之病也；暴厥而聋，偏塞闭不通，内气暴薄也；不从内外中风之病，故瘦留著也。"这些病机都是疾病危重的表现。其中还说明，显著消瘦是非中风的消瘅期病人的显著特征。这时病人已经由过食肥甘而肥贵的过盛状态，转入显著消瘦的虚弱状态。《史记·扁鹊仓公列传》"齐章武里曹山跗病，臣意诊其脉，曰：'肺消瘅也，加以寒热'。即告其人曰：'死，不治。适其共养，此不当医治'"，同

样说明消瘅属疾病危重阶段。马莳《素问注证发微》指出"五脏皆有消瘅之证，其间各有所指"，指出五脏消瘅虽然名同，但要点各有侧重。《灵枢·五变》说"五脏皆柔弱者，善病消瘅"。说明发生消瘅的前提五脏虚弱，多因久病而致，病情病机复杂而多变。而非由脾瘅到消渴仅仅是肥贵人内热中满、浊气上逆这么简单。在《灵枢·邪气藏府病形》中，分别论及了心、肺、肝、脾、肾五脏消瘅之病机。

由此可以看出，糖尿病全病程与中医消病相似。而消病又分为脾瘅、消渴、消瘅三个阶段。

1 型糖尿病多可归入消渴或消瘅范围，如确有肥胖口甘者，也当归入脾瘅范围。

第二节　糖尿病的病因与病机

一、长幼相授，本在肾虚

生之来，谓之精。人之所以成形，全赖于先天禀赋于父母之精气。肾主先天，肾为先天之本、生命之源。因此先天因素往往通过肾精来体现。肾精之病，有因于质者，也有因于量者。无论因于质或因于量，都属于中医肾虚的范围。如唐·李郎中在其《消渴方论》中指出："消渴者，源其发动，此则肾虚所致。"因于肾精之质缺陷者，无论其精量足与不足，都成为消病发病的主要原因，对于不少患者来说都具有决定性作用。肾精之质的缺陷是完全客观的、不以人的意志为转移的，临床主要表现为肾精亏损。《灵枢·本藏》"肾脆则善病消瘅易伤"，其所谓"脆"可以理解为不健全的意思，即可看成是肾精之质的缺陷之特征。

肾主水，化津液。下焦之肾水充足，则可化为津液，上滋中焦脾胃及上焦肺金。因于肾精之量不足者，是为有形之阴精不足，不能化生充足的津液以上达，终致三焦津亏液乏。肾精包含肾之阴精和肾之阳气两部分。临床虽多以肾之阴精亏乏为主，但也有属于肾阳虚者，是阳不能化水，多与肾精之质的缺陷有关。如《伤寒杂病论》"男子消渴，以饮水一斗，小溲一斗，肾气丸主之"，即是肾之阳气不足所致消渴的例子。

属于长幼相授为病者，往往代相授予，上至祖宗，下至子孙，代代都具有发生消渴之可能。有发病的可能，是其具有发生消渴之潜在危险，并非必然发病。祖宗有发病危险，未必祖宗皆发生过消渴，只表明有发生消渴之可能；但这种发病的可能性却可传授给后代，使其后代同样存在发生消渴风险。同样，子孙患消渴之危伏也只表明子孙存在发生消渴之较大可能，绝非必然发病。为何有危伏而未必发病？此决定于后天生活的节制与护养。先贤孙思邈十分强调养生防病的重要性，并且认识到运动和饮食调养是养生的重要内容，提出"安不忘危，预防诸病"，认为"夫养性者，欲所习以成性……性既自善，内外百病皆悉不生"。这说明虽然先天具有发病的可能性，但如果后天养生恰当，也可以不发生疾病。他认为"养性之道，常欲小劳"，就是说养生的方法就是要经常运动，适度劳作。对于饮食养生，指出"善养性者，先饥而食，先渴而饮，食欲数而少，不欲顿而多"，明确论述了少食多餐的养生食疗原则，其少食多餐的观点不但是消渴饮食养生的原则，同时也是防病养生的通则。即使是健康人，如果既不控制饮食，也不注意运动，这就构成了其患病的重要前提，也就是孙思邈所论"饱食即卧，乃生百病"的道理。后天生活的节制与护养不但影响自身消渴发病的可能性，而且也显著地影响其后代发生消渴的机会。

二、父母失养，病及其后

《灵枢·本神》："生之来谓之精，两精相搏谓之神。"提示凡与生俱来就具有的特性，都是由精气决定的，而这种与生俱来的精气源于父母双亲。由于父母双亲两精相搏，人就具有了后天的特性。从父母那里得来的与生俱来的个体特性，不仅仅是父母的精气，还同时具有了父母的身体的诸多特点，包括父母精气的盈亏、体质状态、健康状况、年龄特征、食物营养是否均衡、七情特质及起居养生是否顺应天时等。人活一口气，气则源于神，没有神则没有气。故自古常"神气"并称。"两精相搏"，搏的是神气。父母两精相搏时的神气也是新生命健康与否的重要因素；而父母两精相搏时的神气也是由父母的身体条件决定的。

人的一生健康与否，不但跟与生俱来的精气盛衰有关，还与后天的保养有密切关系，是由先天与后天共同决定的。肾为先天之本，脾为后天之本。因此父母的健康与父母脾肾的功能密切相关，而五脏的健康与否也均与先天和后天因素有关；同时五脏皆有所主，主的是人的生命特征，如主五志、主五气、主五味等。因此五脏通过其所主，也影响父母及后代的身体健康。《临证指南医案·三消》："三消一证，虽有上中下之分，其实不越阴亏阳亢，津涸热淫而已。"如果父母失养，则导致其气血津液失调或阴阳失衡，津伤生热。生殖之精是人体精气的一部分，包含了当事人体精气的所有信息和功能。具有父母生命信息的生殖之精，必将这些变化带给其所产生的新生命，成为后代发生消渴的隐患。

父母失养，饮食失节，伤及脾胃。脾胃为后天之本，气血生化之源。脾主运化，胃主受纳。如饮食失于节制，胃之受纳太过，壅郁生热，脾失运化，酿生痰湿。痰湿郁遏，其母则胞宫壅塞，气机不化；其父则天癸受困，痰壅精卵。盖至两精相搏时，痰随精动，湿随气荡；至两精合而成形时，痰湿之特征也随附之。其子必胖，易生热，阳气易困，继则伤津。如父母脾胃不健，胃之受纳不足，精气必少，其精必弱，宫必弱而不满。其子必瘦而易生热，因瘦则形不足，阴虚则热。饮食失调，饥饱不匀，五谷偏废，则体从谷气，谷燥则体易伤津，谷凉则体阳易损，谷剽悍则阳气易动而胖，继而传子，子受其气。故凡父母饮食失节者，其子或易生痰湿，或为阴虚阳旺之体，或为阴阳失衡之躯，气血津液不顺，产生消渴发病的风险。

父母五志失节，气机失调，伤及五脏。《素问·阴阳应象大论》"人有五藏化五气，以生喜怒悲忧恐。"五志过激常损伤其五脏所主，但多与肝相关。肝主疏泄，性喜条达。五志所伤，气郁为本，致使肝失疏泄。气郁不行，久遏生热；气为血帅，气郁血易滞；津液的敷布赖气的蒸化，气郁津失所化，均可导致气血津液运行失常及阴阳失于平衡。《素问·阴阳应象大论》云"喜怒伤气""暴怒伤阴，暴喜伤阳"，说明了五志失节对人体的伤害。胞宫气顺而能纳，血畅则能长，津液敷布方能得其涵阳。待两精相合时，父母的气血津液信息也同时赋予了新的生命。并且五志失常所致胞宫气郁、血滞、津液失化，也易郁滞生热。因此五志失节不但对父母本身造成损害，也给新生命埋下了气血、津液失调及阴阳失衡的隐患。

父母劳欲过度，损伤肾气。劳欲所伤，无论劳体、劳心、还是房劳，都常损阴而暗生内热。劳力过度，耗散精气，损伤形质，劳火内生，即精不养形，内生虚火的情况。劳心气郁，郁则生热。房劳伤精，精泄无度，肾气耗损。《外台秘要》"房事过度，致令肾气虚耗故也，下焦生热"，论述了父母房劳过度对自体的损伤。凡劳体、劳心、房劳所致之内生之热，都可通过煎灼生殖之精，影响传于其子，而形成后代阴亏阳易旺之体质特征。

父母起居养生失当，也可影响自体的健康，病及生殖之精而传予其子。自古养生顺应天时，春夏养阳，秋冬养阴，使人与自然相应而融为一体。如与自然相悖，则会耗伤精气。如《素问·四气调神大论》："所以圣人春夏养阳，秋冬养阴，以从其根，故与万物沉浮于生长之门。逆其根，则伐其本，坏其真矣。"所谓伐其本，即是耗损真精，对于后代来讲其本就是父母的生殖之精。

养生除了以上饮食、七情、劳欲、起居外，合理的运动也是重要的内容。适当的运动锻炼对于气血的和调、脾胃的运化、情志的舒展等都是极重要的，有助于维护健康的身体。运动不足，体质不健，或易胖而生痰湿；运动太过，如同劳体过度，也耗散真气，均有损于形，而病及其精。总之，合理化的养生对于健康的身体及维护生殖之精的健全，从而减少子代患病包括患消渴的危险性，都是有价值的。

三、体质不强，易发消病

现代医学非常重视体质在糖尿病发病中的意义，例如糖尿病发生的两大因素——胰岛素抵抗与胰岛细胞功能缺陷都与体质有一定关系。肥胖体质的人不少存在着胰岛素抵抗的隐患，如脂肪细胞肥大、胰岛素受体相对减少等；胰岛功能缺陷又与免疫缺陷体质及营养不良体质存在一定的相关性。在一定的促发因素的作用下，糖尿病就很可能在这两类体质的人群中发生。

体质作为中医发病学的重要内容，历代医家都极为重视。所谓"正气存内邪不可干，邪之所凑其气必虚"，实际上是对强健的体质在防病御病中的作用的高度概括。自然，中医学对消渴发病的体质因素也极为重视，在中医文献中很多关于消渴发病机理的论述，实际上多与体质有关。经过上千年不断总结和提高，现代中医界已经基本上对消渴发病的特殊体质形成了共识，认为素体阴亏是绝大多数消渴发病的基础。由于是阴亏体质，阳热偏旺，津液暗耗，更伤阴精，如此形成正反馈式恶性循环，一步步在阴亏体质基础上向消渴的病理基础靠近。在其他相关致病因素的作用下，如情志失节、饮食失宜、房劳所伤、金石丹药等，上述变化可在量变的基础上迅速跃升到质的变化，从而产生临床消渴病证。人的体质与遗传是紧密相关的，有的体质相关因素实际上是由遗传物质决定的。因此，在传统中医理论中，体质和先天因素常常难以截然分开，共同构成了消渴产生的基本条件。如《实用中医内科学》论述消渴的病因病机时提到"先天禀赋不足，五脏虚弱"，涵盖了遗传与体质两个方面。

先天禀赋是影响体质的重要因素，但体质并非等同于先天禀赋，而更多的是与后天保养关系密切。如肥胖是消渴发病的重要原因，肥胖体质虽与先天相关，但后天的饮食调理更重要。中医早在《黄帝内经》中就已经对此作了肯定的论述。如"消瘅……肥贵人膏粱之疾也"（《素问·通评虚实论》）即指出消渴是那些多食、肥胖人易患的疾病。既然是多食而致肥胖，当然是后天所致，不良的饮食习惯起到了决定性作用，与我们一千余年后的今天的认识是多么的吻合！由于肥者多内热，热则伤津液，津伤更助内热，也形成恶性循环。因此肥胖者患消渴同样具有阴虚这一基础，其特点是同时兼痰浊为患。

素体体质不够强健是消渴发病的重要原因。"五脏皆柔弱者善病消瘅"（《灵枢·五变》），所谓"柔弱"就是不强健。这里"五脏"既指藏象五脏，同时也概指整个身体体质，提示传统中医认为各个系统都不强健的人易于患上消渴。同时，这里的"柔弱"即不强健的含义，要从多个方面去理解才能全面认识中医消渴的体质观。一是肉眼可见之柔弱，如过胖或过瘦：过胖是阳化不足，痰浊外盛，形成貌盛而实弱的体质特征；过瘦是阴亏失于滋养。又如剽悍与怯弱：剽悍是阳刚太过，实则阴柔不足；怯弱是阳气不足，可致津液不化。二是无形可见之柔弱，如脏腑不坚、免疫力低下，或脏腑功能失调等。就虚实而言，不但与肾有关，也与五脏关系均密切。因此，消渴体质的强弱与否，不可简单化，往往需要动态观察和反复推敲方可识别。

四、生活失节，促发消病

生活调节是消渴发病因素中最能反映人的主观能动性的方面。通过良好的生活调节，养成良好的生活习惯，可能明显减少消渴的发病率，这已经被现代国际国内大规模的循证医学证据所证实，如我国的大庆研究、美国的糖尿病防治研究等。所谓生活，包括的内容非常广泛，如个人饮食习惯，或生活嗜好、情志特征、个性偏爱，甚至房事、工作习惯及作息规律、体力劳作、运动习惯等。这些"生活"内容的不合理、不科学，都会成为消渴发病的原因。

饮食失节。所谓饮食失节是指失去了应有的合乎生理的饮食规律，包括摄食过于精细、摄入过多、长期营养过剩、长期偏食，或进食不规则，以及长期饥饿导致营养不足、营养不均衡等，都属于后天失养范围。饮食失节也是影响素体体质的重要原因。阴虚者多后天失于营养，如营养不足或不均衡，必需氨基酸、蛋白质及微量元素缺乏。阴虚兼痰浊者多属后天失于饮食调养，如摄食过多、过于精细、过于厚腻等。就我国现在的情况来看，过食肥甘厚味是饮食失节的主要表现。肥甘之品酿生内热，热气上炎，消灼津液是其主要机理。正如《素问·奇病论》："此人必数食甘美而多肥也，肥者令人内热，甘者令人中满，故其气上溢，转为消渴。"先贤孙思邈指出"安身之本必资于食""不知食宜者不足以存生也"，可见古人对通过饮食养生来预防疾病是十分重视的，认为其是决定一个人能否健康生存的决定性因素之一。

"善养性者，先饥而食，先渴而饮，食欲数而少，不欲顿而多"，具体指出了少食多餐，按需而食的饮食防病原则，同时还从反面告诫"夜勿过醉饱"，这与当今糖尿病的三级预防不谋而合，可见当时人们已经认识到饮食控制是可以预防消渴的。20世纪70年代以来，我国的大庆研究、美国的DPP研究、印度的糖尿病防治研究等，都从现代医学的循证角度，科学地肯定了饮食干预对预防糖尿病的重要贡献。这比孙思邈的明确论述要晚1500余年。可以说，中国的糖尿病预防学思想是走在世界前列的。

饮食治疗作为糖尿病治疗的"三驾马车"（还包括运动治疗和药物治疗）之一，古人的重视程度与现代认识一点也不差，如孙思邈指出"医者当须先洞晓病源，知其所犯，以食治之。食疗不愈，然后命药"。结合其"养性之道，常欲小劳"的精辟论述，可以发现已经完全构成了糖尿病非药物治疗的理论体系，即预防为前提，已病者先非药物治疗，非药物治疗不能控制病情才进行药物治疗。

当今而言，不良的生活嗜好最为流行的，莫过于酗酒和吸烟。酒乃谷物所化，其性辛燥，易伤津液而引发消渴。《备急千金要方》曰："凡积久饮酒，未有不成消渴者。"并阐释其机理是"酒性酷热……酣兴不竭，遂使三焦猛炙，五脏干燥。"认为酒性热，过量饮酒则使热盛伤津，津伤又常化燥，因此长期大量饮酒是引发消渴的重要原因。现代认识到，酒的能量是7kJ/g，接近常规碳水化合物的两倍，酗酒者常常少则半斤[①]以上，甚至1斤或数斤，同时酒精会通过影响肝酶而影响能量代谢，酒精性肝病也是消渴发生的重要诱因。有人认为长期饮酒能引起铬和锌缺乏，暴饮还易引发胰腺炎。有报道指出，美国有5000多万人患有慢性胰腺炎。这些均可能与消渴发病有关。烟性燥热，具有熏蒸灼热之性，损伤津液较酒更为直接。因此中医认为大量抽烟可能与发生消渴有关。现代医学至今还没有这方面的认识和循证医学的证据。但近年现代医学提出的"共同土壤学说"颇为流行，认为持续存在的低度炎症状态是多种疾病的共同基础，如冠心病、动脉硬化、肥胖、糖尿病等。由于持续存在的炎症状态可引起胰岛素抵抗，长期的胰岛素抵抗可损害胰岛功能，从而引发糖尿病。长期吸烟能影响血氧的交换，慢性轻度缺氧是激活低度炎症的一个重要原因。尤其是肥胖者，脂肪组织已经存在氧供不足，再加上吸烟的影响，即使很轻微，也是一个进一步加重缺氧的因素。最近有研究发现，肥胖者微炎症首先源于脂肪组织缺氧，这种轻微的缺氧既是引起微血管新生和进一步肥胖的原因，也是引起胰岛素抵抗的因素。同样，血管壁的轻度缺氧也会损伤内皮细胞，可能激发血管内皮细胞的轻度炎症状态，这不但进一步促进胰岛素抵抗的加重，也是导致动脉粥样硬化发生、发展的病理基础之一。可以看出，千年不老的古典中医学与发达的现代医学的认识真是殊途同归、不谋而合了。不过这一说法还需要更多的研究来证实。

情志失调，尤其是七情太过（过于激烈或过于持久），可导致气郁结滞不散，久郁化热而伤津。过怒伤肝，过喜伤心，二者太过都可因冲逆太过而伤气。忧思气郁则伤脾，悲则气下伤及肺。因脾主运化、肺主升发。可见七情不节都与气郁有关，进而化火，衍生燥热。《灵枢·五变》"怒则气上……转而为热，热则消肌肤，故为消瘅"，是举例说明了因怒致"消"的机制。《临证指南医案·三消》有"心境愁郁，内火自然，乃消症大病"等论述，提示内生郁火是情志致"消"的基本原理。现代医学观察到，精神紧张、情绪激动、心理压力，以及突然的精神刺激如中年丧偶、老年丧子等所导致的悲、伤、惊、恐等，可以引起某些应激激素如肾上腺素、糖皮质激素等分泌的大量增加，从而拮抗胰岛素，诱发高血糖。反复的心理应激，交感神经兴奋增加，产生氧化应激，导致全身性微炎症反应，也可导致胰岛素抵抗，从而有助于糖尿病、高血压等疾病的发生和发展。

房事是人类生存、繁衍的必然活动，与人类文明的进步和健康保养有着密切的关系，在中医学传统养生中具有不可或缺的地位。自古以来中医对房事劳伤过度与消渴发生的密切关系的认识一点也不含糊，认为其机理是：房劳伤肾，阴精暗耗，一不能化生津液，二又内生阴火更耗阴精。这在文献中记载颇详，如《备急千金要方·消渴》："盛壮之时，不自慎惜，快情纵欲，极意房中，稍至年长，肾气虚竭。"认为青壮年时为求一时之快，房事过多而伤肾，从而为消渴发病埋下隐患。《外台秘要》："房事过度，致肾气

---

① 1斤＝500克。

虚耗故也，下焦生热，热则肾燥，肾燥则渴。"则更进一步说明过度的房事是通过损耗肾气而生热化燥，以引发消渴的，论述了房事致消渴的机制。尽管中医对消渴与房事之间的关系认识如此之清晰，而现代医学至今仍未认为房事与糖尿病的发生之间有何内在联系。虽然从应激角度来看，现代医学的认识也可以找到过度房事对糖尿病的影响，但对糖尿病发病的影响情况却不得而知，这值得进行大规模的循证医学研究。

不良的习性偏爱可促进消渴的发生和发展，如喜静喜坐、嗜食含糖食物、夜不入睡、暴饮暴食等。有的人喜欢工作到深夜不就寝，白天久卧不起，三餐不按时，都可引起阴阳失于平衡。嗜食含糖食物易壅滞脾胃，酿生湿热，都是消渴发生、发展的不良因素。工作紧张，常常深思积虑者，思虑伤脾，耗伤神气，消散津液；天性少动之人，气血失于条达，内生痰浊，若食不洁慎，久必积痰而壅而为阳盛积热之躯，其津暗损。由此而诱发消渴者，其为渐生隐发，加之此类人必疏于自顾，甚或消症已至，还以为常。故伤及血脉者甚为常见。

五、后天因素独立致消渴

一般而言，消渴发病以先天因素为基础，后天因素在先天因素存在的前提下促发消渴。有时由于先天因素较为隐蔽，没有仔细地推敲可能难以发现；而后天引发消渴的因素反倒显而易见。人们在没有认识到先天因素对消渴发病的决定作用时，可能误以为后天引发因素是消渴的病因。如大多数情况下的饮食失节、劳逸失度、情志所伤等，都是先天易发因素存在的情况下引发消渴的因素。因此我们把这些内容重点放在了养生失宜引发消渴上；但临床确有因为后天因素（或者环境因素）过于强大时，在没有先天易发因素存在的情况下，独立引发消渴者。

传统中医认为，消渴为肾、肺、脾之病。肾为先天之本，肾之强弱主要取决于先天；脾为后天之本，后天之身体强壮与否决定于后天脾之功能。肾与脾又具有互生互养的关系，先天之肾生后天之脾，而后天之脾又能养先天肾。肺为轻清之脏，生于后天，同时受先天肾和后天脾的滋养。《灵枢·本藏》中"肾脆则善病消瘅易伤"，突出一个"善"字，指出先天不足之人，易于患消渴，是糖尿病染病之隐患。同一篇又指出"肺脆则苦病消瘅易伤"，突出一个"苦"字，有两层含意：一是后天肺脆之人，患消渴之后易于肺脏受伤；二是后天失养之人，后天易于受损而发生肺脆，一旦肺脆则易患消瘅。因养生必须节食、戒欲、小劳，这对于嗜食、纵欲之人当然是苦事。为了不发生消瘅，这些人必须食"数而少""每食不用重肉""夜勿过醉饱"，革除这些一时之快的生活习惯，否则"病消瘅易伤"。可以认为这是后天因素失当而致消渴的经典论述。《灵枢·五变》述"此肥美之所发也，此人必数食甘美而多肥也，肥者令人内热，甘者令人中满，故其气上溢，转为消渴"，《临证指南医案·三消》论道"心境愁郁，内火自燃，乃消症大病"，都具有后天因素致病的含意。临床可观察到，由于后天养生不当等因素，导致暴感外邪，邪气直入阳明。阳明多气多血，易于壅滞，郁而化热，化燥伤津，则可引发中消之症，可表现为多食易饥，口渴喜饮水等，舌质常红，苔黄或薄黄。夹湿者可为黄腻苔。又如，对于嗜食肥甘、酿生痰湿者，如长期不能改变不良生活习惯，使痰湿之邪日积益甚，体形由肥胖变得更加臃肿，气机必因之而不畅，最终痰气相遇，壅塞三焦，渐渐生热，暗耗津液而发消渴。这与现代医学研究发现，过胖者脂肪组织缺氧引发微炎症，导致胰岛素抵抗而发生 2 型糖尿病的认识十分吻合。由于这种后天因素致病的演变过程是缓慢的、渐进的，人体感官易于适应，致使临床难以发现疾病之渐生风险。

就临床经验分析来看，一般临床上具有促发消渴的环境因素，在适当的条件和足够的强度时，都有独立导致消渴之可能。在环境因素独立导致消渴的病机演变方面，常常具有一定的规律：一是致病因素有化热之性，其化热过程可以是渐生的，也可以是暴发的。二是邪热当有耗津的特点。有的邪热耗津不显，临床并不化燥；而有的邪气则易于化热生燥、损伤津液，因而具有导致消渴的更大危险性。三是此类燥热邪气常因始发环境因素不消除而长期难以消退，化散不能，使消渴不解。四是如处理及时，尤其是能迅速有效地去除不良的环境因素，澄源截流，釜底抽薪，以消除不良环境因素，此类消渴不少可能治愈。

过于强大的后天因素，无论主要影响到肾、脾、肺，还是心、肝，都具有导致消渴的可能。对于肾、脾、肺而言，均为主水之脏，是三焦之主使，邪郁生热，伤津化燥而生消渴，前面已经有所论述。至于心、肝，二者均为易于生热化火之脏。心为君主之官，五行属火。心之受邪，易从阳化生热，耗伤阴津。肝为阳刚之脏，性喜条达而恶抑郁，郁则生热，郁热伤津则渐致消渴。还有一种瘀血致"消"的特殊情况，一是因为津血同源，血滞为瘀则津液必伤；二是气血相关，气为血之帅，血为气之母，瘀阻则气滞不升，水津失于敷布，致使清窍失养而发消渴。三是瘀郁生热而耗津。所以瘀阻血滞，匀郁不散，具有导致消渴的潜在可能。《血证论》提到"瘀血发渴者，以津液之生，其根出于肾水……有瘀血，则气为血阻，不得上升，水津因不能随气上布"则发消渴。这与现代医学发现的轻度循环缺氧引起组织微炎症，诱发胰岛素抵抗，进而可导致糖尿病的认识是一致的。由瘀血致消渴者，虽与五脏均可能有关，但因心主血脉，肝主藏血，二者均为多气多血之脏。因此心、肝二脏与瘀血致消渴的关系最为密切。凡发消渴，若是外邪独立致病，必须具有足够强大、持久的特点，邪气的性质当属风火热燥之类，或者具有壅郁化热之性。若阴寒之邪要致病，也必须随着疾病的进展而逐渐阳化，这种情况是很少见的。

消渴之病因，无论长幼传授、先天肾虚，或是父母失养、殃及其后，或者体质薄弱、易发消渴，还是生活失节、促发消病，甚至在强大的后天外因作用下独立致病等，最终均要伤津化燥。若消渴已成，病机逐渐演变，往往出现瘀阻血滞，痰浊内生，络脉闭阻等病理变化，从而发生血脉之变症。

可以看出，上述很多传统中医对消渴（糖尿病）发病、疾病发展、预防与治疗的认识，与现代医学是不谋而合的，有的是现代医学近些年才认识到的。更为重要的是，还有不少中医的认识，现代医学根本还没有涉及，要充分认识中医学的这些理论，还需等待现代医学的进一步发展和完善。可以毫不怀疑地预期，随着现代医学的不断进步，尤其是循证医学的快速发展，将会有更多的中医学的闪光思想被证实、接受和运用。

第三节　糖尿病大血管病变的病因与病机

一、中医经典著作对动脉粥样硬化的描述

在中医领域，动脉粥样硬化只能看作是一个新鲜的外来词，却算不上新鲜的事物。如传统诊脉中，有一些脉象实际上很像动脉粥样硬化的脉象表现。自古中医就有"弦脉"，今人描述为"端直而长，如按琴弦"（邓铁涛主编《中医诊断学》）。《医源·切脉源流论》中"弦多胃少者滑硬弹指，如循长竿者然……但弦无胃者中外急劲，如按弓弦，如循刀刃"，更形象地描述了弦脉的特征是既滑又硬而且弹指，好像按在一根滑动的长竹竿上，从其"弹指"这一点看，应该属于动脉粥样硬化的较早阶段。如果感觉像按在强弓拉紧的弦上一样，或者像小心翼翼地触摸刀锋一样，这就是更为严重的"真脏脉"了，提示病人已经进入了生命的倒计时阶段。《景岳全书·脉神章》更对弦脉的危重表现进行了研究："凡脉见弦急者，此为土败木贼，大非佳兆。若弦急之微者尚可救疗，弦急之甚者胃气其穷矣。"这句话是说，凡是弦而急促的脉象，都是脾土衰败、肝木来乘所致，不是好的征象。如果这种弦而急的脉象还不是太突出，及时治疗尚有挽救的可能；如果是弦急脉之重症，提示其胃气衰败，挽救的希望就渺茫了。这一重症脉的特点是在弦脉基础上合并了一个"急"字，"急"通"疾"。中医对"疾脉"的定义是"脉来急疾，一息七八至"。如果按每分钟呼吸 20 次计算，则疾脉者每分钟脉搏次数可有 140～160 次。一个动脉硬化性疾病的患者出现每分钟如此快的脉（心）率，病情危重无疑。临床我们经常会遇到动脉硬化性疾病晚期合并心功能不全者，即表现为脉弦而且快（急），常有喜叹息、喘促，食少纳差或脘部痞闷等症状（土败木贼），这自然是重病。这时心率的快慢程度可帮助我们判断疾病的严重程度，心率越快则病情越重。这

就建立了动脉硬化性疾病危重程度的判断依据，简单而且实用。其他有些脉象，如紧脉之脉来绷急，状如牵绳转索；牢脉之沉按实大弦长等，都可能与动脉硬化有关。

关于动脉硬化类似症候的描述，可以从《黄帝内经》中找到一些重要的内容。在《素问·脉要精微论》中详细论述了五脏搏坚脉的证候特征，所谓"搏坚"中的"搏"，意即"搏击"或"搏动"之意，"坚"即"坚硬""挺直"之意。《说文解字》卷十三手部云"搏：索持也""持：握也"。表明，搏坚脉触诊当是紧、硬、坚韧，应指如鼓皮。为坚实有余之脉，当属邪气内盛久结而成，与上述弦脉很相似。有的当今文献把动脉粥样硬化称为"脉痹"，出于"痹"即闭阻不通畅之意来讲，有一定的合理性；但《黄帝内经》给"痹"下的明确定义为"风寒湿三气杂至合而为痹"已经得到公认。而动脉粥样硬化的病因，除与感受外邪有关外，更主要病因在于内因，与《黄帝内经》之"痹"的定义有较大不同。因此，为了避免理解上的混淆，基于《素问·脉要精微论》的相关论述为本病奠定了病机基础（参后文），我们主张可以将动脉粥样硬化与"脉搏坚"相联系，将二者内涵视为等同，即动脉粥样硬化就等同于中医脉搏坚病。

二、五脏受邪，脉售搏坚

脉搏坚病与五脏有密切的关系。《素问·脉要精微论》指出，五脏均有脉搏坚病。脉搏坚病既可生于五脏，同时又可影响五脏。这为认识脉搏坚病奠定了理论基础。

"心脉搏坚而长，当病舌卷不能言"。心主血脉，又主神志，因此血脉异常可引起神志的改变。心开窍于舌，而言为心声。因此，如果脉搏坚病影响到心，是痰浊瘀血等致病之邪，久蒙心脉，阻于脉壁，使脉道不畅，失去了畅行气血的良好功能，波及心脉，渐使心神受扰，则心不主其事，其所负责的系统发生功能失调，从而表现出舌体卷曲且不能正常说话这样的病症。另外，因心主血脉，血脉之功能正常运转，皆需要心的主持。因此凡搏坚之脉都不同程度地与心有关。临床可以观察到，动脉粥样硬化病变患者，当疾病进展到晚期，如心衰时，常表现出说话费力，或不喜言语，发生急性心衰者可出现意识障碍而发生谵妄等，如发生脑血管意外也可发生构语障碍。

"肺脉搏坚而长，当病唾血"。因肺朝百脉，全身的血管都与肺相联并在肺汇聚。血行于脉中，因此全身的血液也都要经过脉的输送作用而汇聚于肺。因此，肺是血管和血液的交汇之处，凡血管和血液的疾病都可能在肺表现出来。如果脉诊三部九候中，肺脉表现出搏坚而且长，就有可能会发生唾液中带血的病候。因心肺同居上焦，都与血脉有关，肺同主气，可调和气血。因此心肺功能协调在本病中具有重要作用。肺主气、司呼吸。如果肺脉病而唾血，则肺之清肃功能受损，出现气短喘促之症是在预料之中的。临床上我们可以看到，在动脉粥样硬化性心脏病晚期，当发生急性左心衰时，病人咯粉红色泡沫痰，就形同这种情况，这时病人必定有喘促气急、张口抬肩等肺气急耗衰竭之征象。

"肝脉搏坚而长，色不青，当病坠若搏，因血在胁下，令人喘逆"。肝主藏血，五行属木，本脏色主青，其性主动主升。如患者在三部九候脉诊中，肝脉表现搏坚而长，肤色又失其本脏青色，是病与症分离之重病，病情急转直下而迅速加重转危，表现出喘促欲绝之逆症，犹如在死亡线上挣扎。这是由于肝居胁下，主藏血，这时血过多地藏于肝，既使肝气壅塞而过度升散，又使心不能主血，故而出现此重逆之候。临床上我们可以看到，因冠心病发生慢性心功能不全的晚期全心衰者，位于体循环的肝脏淤血，病情加重时，肺淤血同时膈肌下移受阻，其出现呼吸困难欲脱之象。

"脾脉搏坚而长，其色黄，当病少气"。脾主运化、升清、统摄血液，五行属土，其色应黄；又脾胃为后天之本，气血生化之源。血主滋养，属有情之物，血为气之帅。如果患者在三部九候的脉诊中，出现脾脉的搏坚且长，其人因脾虚而当气血不足。血虚失养，气虚失于推动，则病人出现疲乏、无力、体力活动或劳动能力下降等表现。因在整个脉搏坚病中，脾脉搏坚属早期、轻症，故尚能显示其本脏色。临床上我们可以看到，在动脉硬化性心脏病进展到心功能不全时，最早期、最常见的症状就是疲乏无力、运动耐量下降，这时往往还不被引起注意，进而进展到肾脉搏坚，乃至于肺脉搏坚等。

"肾脉搏坚而长，其色黄而赤者，当病折腰"。肾为先天之本，主骨生髓，与膀胱互为表里而司人体水液代谢。肾属水主黑色，脾属土主黄色，心属火主赤色。水之乘我者为土，侮我者为火。肾之本病，脉搏坚而长，不显其本色，却显乘我侮我之色，是肾本之虚，精气严重不足。腰为肾之府。肾精不足，其府失养，故其病时腰背弯曲，同时肾虚必不主水则其尿常少，水不入其府则必肿。这说明，脉搏坚病的根本还在于肾虚精亏，其他四脏之脉搏坚病都是在肾虚精亏的基础上逐渐加重形成的。这就相当于临床具有动脉粥样硬化高危因素的患者，疾病进一步发展则可产生多种动脉粥样硬化性疾病。

根据上文论述可以看出，脉搏坚当属于动脉粥样硬化疾病，其发生、发展与五脏功能状态有关。早期因肾虚精亏，一方面精不化气伤及脾，使脉搏坚病加重；另一方面，精亏不能化生阴津、阴液，则发而为消渴。若肾虚精亏和脾虚气血不足失于有效治疗，则疾病进入严重状态，根据所伤重点不同而表现为三种情况：在肺则肺气耗散，在心则痰瘀蒙阻神窍而其主不明，在肝则肝之气血壅塞而使肝气横逆。这三种情况均属于脉搏坚病的重症状态，多为疾病的晚期。

三、饮食失宜，伤及血脉

人之所以生存和繁衍，全赖五谷化生之精微的滋养。食物入胃，经胃之受纳和腐熟，在脾之分清泌浊之作用下，食物残渣与糟粕经大肠的传输而排出；食物之精微则经脾之统纳入血，血流于脉。水谷精微经血脉之运载而到达全身肌肉和四肢百骸。因此，血脉是水谷精微由脾胃传输至全身的运送通道，它既直接从所运送的血液的水谷精微中吸纳营养以滋养自身，同时也受所运送物质的影响。因此，被运送物质的质量和性质，对血脉是重要的；而被运送物质的质量又决定于胃所受纳的食物和脾胃功能。

食过肥甘，易于化毒，进而酿生疾病。肥者化生膏脂，甘者产生澼毒。膏者具痰之性，厚重黏稠，既阻碍气血、滞塞脉道，又喜附脉管，不易化解，妨碍脉道之传输功能。澼毒之性，易于化热，暗消津液，导致水亏舟难行，加重脉道之壅滞；同时又与膏脂相互搏击，伤及脉壁，黏附脉道，久则脉渐厚，脉厚则硬而道窄，使气血流通更受其阻。《素问》有"脾濡则脉厚"即是此意。

胃为阳明之府，功在腐熟受纳之水谷。凡食物之性，属温则助腐熟，属寒则食不化。故胃常喜温，助其功也。脾为太阴，阴气微盛，得阳始运。热则伤其阴，寒则损其阳，皆致脾运失职。食入过热，热气流经，经脉过盛的热气煎灼水谷之气而为痰，痰阻脉窍则为痹。尤其食物腐熟后化生精微，必须经过脾的散精运化。太过之食物热气，煎灼太阴脾土，使脾土干涸失润，则不能约束血脉，使血流涤荡失常，无序的血流滞涩，形成血瘀。肺叶娇嫩，食物之热性随精微上输于肺，则肺之通调受损，百脉朝肺受阻。如食寒入胃，首伤胃阳，不能有效腐化水谷；脾阳受伤，不能分泌清浊，使食浊随精微入于百脉。食寒入脉，寒主收引，血脉收缩，管道狭窄，久则坚搏，甚者脉硬不应指，《灵枢·刺节真邪》"血脉凝结，坚搏不往来者"，即为此类。同时血受寒则泣而不流，瘀血乃成，久滞损伤脉道，脉失其常。《素问·调经论》云："血气者，喜温而恶寒，寒则泣不能流，温则消而去之。"可见食物的寒热属性太过也是脉痹或脉搏坚的原因。

湿之为邪，其性黏滞，最易困脾。外感湿邪者，伤于肌表，束分肉，内舍于脾，进一步使脾不主肌肉。内生之湿浊，既可困脾而导致生化之源受病，也可停而为痰，随谷气上壅于肺，从肺入于百脉而使百脉受损。脉者，行分肉之间，为营气之道，实亦为肌肉也。故湿浊困脾，脉亦受困，脾失运化则伴脉失流畅。久因脉失流畅则致舒缩失职，终致脉道僵硬而生脉搏坚。

酒性热，其性动气充脉，损伤脉络。《灵枢·经脉》述："脉之卒然动者，皆邪气居之，留于本末。"是说如果脉搏不定时发生异常搏动，是有邪气留在脉管，而且大、小血管皆受邪，此即类似大、小动脉发生硬化，导致冠心病心律失常的异常表现。同篇更明确讲述了饮酒伤及血脉的道理："饮酒者，卫气先行皮肤，先充络脉，络脉先盛，故卫气已平，营气乃满，而经脉大盛。"说明酒之动气充脉的特点是先走表浅之络脉，使营卫之气过盛，续而经脉过分充盈，久则经脉坚满盛大，势如紧弦。此之盛脉，可"以气口知之"。虽然当前有人认为，少量饮酒可能对心血管有益，但其长远效应尚难肯定。过量饮酒可造成氧化应激，激活交感神经系统，同时造成酒精肝，加重脂肪肝，进而增加动脉粥样硬化疾病的风险。美国 2009 年 ACCF/AHA 心衰防治指南就明确指出，在慢性心衰的 A 期，即尚无动脉粥样硬化的糖尿病、高血压等患者，由于其属于发生慢性心力衰竭的危险人群，应当戒烟、戒酒、控制代谢综合征等。这与我们古代中医学认识不谋而合。

四、阳热失常，其眚脉痹

火热属阳。阳气者生之本，命之源，得之则生，受之则茂。无论自然之火热，还是生命体内之阳热，均为万物生化之源，正如张景岳所谓"生化之权，皆由阳气"。关键是其力度是否在适当的常态范围内。如失其常，则火热妄动，煎灼津液，阻滞经脉，化生脉痹，终成搏坚脉。

心为君主之官，五脏六腑之大主，君火居之。肾为先天之本，生命之源，内寓相火。君相互动，通过阴阳的消长以维持一身阳气的正常运转，称为生理之阳气或阳热。生理之阳热，禀阳气发动之机，维持脉动，脉动则生，维持生命之呼吸出入。故《素问·五运行大论》说火"在体为脉，在气为息，在藏为心"。可见，生理之阳热，在维持人体心脏和血脉的正常生理功能、维护人之生命气息中，是重要和不可缺少的，其实质是心之本源，是心脏功能活动的具体体现。同时，生理的阳热，也是人体健康强壮，如树木春生繁茂的源泉；只有阳气的正常蒸化，才能维持勃勃生机，正如朱彦修所谓"天主生物，故恒于动；人有此生，亦恒于动。其所以恒于动，皆相火之为也"。可见君相之火是维持生命的本源。

正常的阳热，维持心脏功能的正常，人才能维持正常的思维和判断力以维护全身组织器官的正常生命运转，故《素问》同篇又有"其政为明"之论述。如火热失其常，因"其藏在心"，故首先伤心，心失其常则悸动，五脏失其统，各行其是，不能协调统一行使各自的生理活动，进而又可伤及血脉：肝藏血，肝失心君之统率，则易失其藏血之功能，致使血入脉鼓，久则脉僵硬，弦如紧绳。脾主统血，火热伤心，促血急行，又失脾统，其脉搏击失控，而致鼓噪不已。肺朝百脉，肺受热伤，其气耗散；其时心脉搏击，则肺满血溢，不能受百脉之血，则血阻脉急。肾性敛降，其阳温化而不躁动。如火热损伤肾津，心火独旺，水火不能既济，则脉气暴动，血失其常。火热失其常，也可直伤血脉，灼伤脉道，使脉管舒缩功能失职，同时化血津为痰，痰束脉管，久则脉道硬。故曰"其变炎灼，其眚燔焫"。

相火之常为人身之动气。相火之变则为贼，既可内煎真阴，又可上扰心君而致君相火动。引起相火妄动的原因有情志过极、色欲过度、饮食不节等多种因素，但总体上可以归纳为内因和外因两个方面。内因，人之阴精本身难成但易亏损，而人内生之情欲无涯。人之情欲无涯，郁火暗自内生，渐损阴而助相火，使火失其常。外因，心君为物所感，或为湿热引动。朱丹溪《格致余论》述："夫以温柔之盛于体，声音之盛于耳，颜色之盛于目，馨香之盛于鼻，谁是铁汉，心不为之动也？""心动则相火动，动则精自走，相火翕然而起。"同时朱丹溪指出，五脏各有火，五志激之，其火随起。如醉饱则火起于胃，房劳则火起于肾，大怒则火起于肝，苦思则火起于脾，嗜香燥之味美及嗜烟如命者火起于肺，视物所感则火起于心。少年之时，相火微动，年长渐积，五脏之火相助，病也随之暗生。

无论君火相火，均属阳热之性，皆可化生六气。如火热生湿，一是因火热怫郁，则"水液不能宣通"（刘完素《保命集》）而水湿停滞；二是因热气熏蒸，热蒸湿动。水湿为邪，其性质也易于发生改变，一是湿聚为痰，停于器官窍穴则相应器官为病，而停于脉道，则病脉痹；二是湿性黏滞，易阻气道，气郁脉道则脉鼓，久则脉失其舒缩之性，形成脉痹；三是湿阻血滞，转而为瘀，瘀加于脉，其脉必坚，如瘀与痰结则其病更顽。

"心生血，血生脾"（《素问·五运行大论》）。心与血与脉的关系已如前述。脾属土，性喜燥而恶湿，主运化。凡饮食失宜、思虑过度、嗜食肥甘、贪凉饮冷等，均可损伤脾阳。阳主推动，脾之运化功能有赖于阳气的促动功能。脾阳既损，其运必不健。脾主肌肉。脾失其运，一则水谷之气停滞于肌肉，使肌肉不健而易于受邪，临床常可出现动则肌肉酸痛，肢体疲乏，导致喜坐懒动的习惯形成，渐生壅滞而发肥胖，因郁生热。心五行属火，主脉。郁热不解，与心火相搏，煎灼于脉，脉道受损而生脉痹。若脾失于运化水湿，水湿之邪壅滞生热，化为湿热，进而化为痰浊；同时水湿之邪也可直接生痰，痰郁而生热。心火煎灼热痰，阻于脉道，则成搏坚脉。然脾致脉搏坚，多与痰湿有关，并得心火之助，属阳热煎灼的结果。

五、情志失节，损伤脉道

情志是人体生命存在的基本要素，是生命生生不息的重要特征。它是有生命的人对客观事物的主观反应。正常范围内的情志活动是人体的正常生理现象。如情志太过，则可化为致病之邪，伤及组织器官。

情志与五脏相关，"人有五脏化五气，以生喜怒悲忧恐"（《素问·阴阳应象大论》）。情志病变，既可通过五脏的传导变衍生脉搏坚，同时已经有脉搏坚者也可通过情志的病变损及五脏。如肾在志为惊与恐。恐则气下，惊则气散。若惊恐失节，肾气受损，肾气耗散。肾主水藏精。这时一方面因肾气耗散，水失封固，而致小便量多；人体之津液因尿液不正常的过多排泄而枯耗，消渴由生。另一方面，水液失于肾气的蒸化，变为痰饮。津血同源，痰瘀互生。津亏则无水行舟，停而为瘀。痰瘀互结于脉道，酿生脉痹，化为脉搏坚。脉搏既坚者，如有不慎，惊恐失节，肾气消散，使肾失封固则尿多而清长；或肾精受伐，则可出现阳痿，腰酸膝软，或遗精，尿浊等。

心在志为喜，适当之喜乐则气和志达，营卫通利。心主血脉，又主神志。如喜乐失度，则可伤及于心。《灵枢·本神》云："心藏脉，脉舍神，心气虚则悲，实则笑不休。"心因喜伤而不主血脉，脉失其常，久则脉道受损。心主神志有赖于其主血脉功能正常。心既不主脉，则神志失其主，轻者心神涣散，出现注意力不集中，记忆力下降，头昏、失眠等心不主神志的症候；如失于及时纠治，病情发展，则可出现心悸、心慌、胸闷，甚或怔忡、心胸疼痛等；更进一步则可能出现神昏、谵语，或口不能言，或真心痛等。脉搏坚病患者，若七情失节，喜乐太过，伤及于心，心脉失常，可发生心悸、胸闷、失眠，甚或头昏、胸痛，乃至于昏厥等重症。

肝在志为怒，主疏泄，主藏血。肝之疏泄功能正常，是肝能正常藏血的重要保障。肝的疏泄功能，首先表现在对情志的调节方面。《灵枢·本神》："肝藏血，血舍魂，肝气虚则恐，实则怒。"情志失调，尤其是怒志太过，首先伤及于肝，使肝失疏泄，进而失于藏血，则血液运行失其常，发生血行淤滞或瘀血，久则脉道失养，而渐生搏坚脉。如脉搏坚病久，则病人易于肝失疏泄，发生情志异常。如怒太过，则伤及肝，进而引起肝的多种问题，如肝不藏血，在女性而月经失调；主筋功能失职，则关节活动不利，或口角歪斜等。肝其华在爪，故尚可有四肢爪指失用。因肝与胃的关系密切，病人尚可出现肝胃不和的症候，如嗳气脘痞、口苦，或饮水呛咳等。

脾在志为思，主运化、升清。脾主肌肉，脉其质也是肌肉。因此，脾的统摄血液功能，实际上与血管的约束血液的功能密切相关。同时，脾的运化、升清功能除与消化有关外，也与血液的运输有关。所谓"升清"可以认为是把营养物质输送到全身的过程。如七情失节、思虑过度，则首先伤脾，使其功能失职，从而影响血脉的传输及脉管的功能活动，久则导致脉搏坚。如已患脉搏坚病，七情失节，思虑太过则伤及脾，脾失运化，脉道舒运失常，可见唇舌暗淡，肢体皮肤色紫；脾失升清而不主四肢，则出现四肢皮温降低甚或四肢厥冷；脾不主肌肉，可出现肌肉萎缩等。

肺在志为忧，忧愁和悲伤由肺所主。肺具有宣发肃降、通调水道之功能。若悲忧失节，先伤于肺，肺失主节，百脉受损，变生脉痹，化为脉搏坚。若脉搏坚，情志失节，忧悲首伤于肺，使肺失宣降，或出现呼吸困难，或喘促，咯泡沫样痰；若失于通调水道，则可出现小便不能自控，或咳痰饮。患者多易感冒，常流清涕。因肺与大肠相表里，又悲则气下，故患者可出现大便失禁等。

虽然五脏均与情志有关，但肝与心与情志关系最密切。因此，肝气冲逆往往是脉搏坚病患者发生急重症，如中风、厥证等的重要原因，此时也常有神志异常。由于心为五脏六腑之大主，心之情志异常对五脏都会发生影响。《灵枢·口问》曰："悲哀愁忧则心动，心动则五藏六腑皆摇，摇则宗脉感，宗脉感则液道闭……"故《灵枢·本神》又说："心藏脉，脉舍神，心气虚则悲，实则笑不休。"因此，对本病患者，临床常常通过心、肝入手，来调理患者的心理情志的异常。

六、缺乏运动，助生脉搏坚

朱丹溪《格致余论》曰："天主生物，故恒于动；人有此生，亦恒于动。"动是自然万事万物必须遵守的法则。人法自然，也必须动。动是人类生存、繁衍的条件。离开了动，人类就会失去其特征而消失。对人体而言，动则生阳。阳气的盛衰决定着人体代谢状态和水平，影响着人体气血津液的代谢。勤于动之人，阳气充旺，气血的运行及津液的气化才有推动力。人若懒于动，首先气血运行必滞，脉气懈惰，则产生气滞和血瘀，久则气滞脉鼓，瘀阻血脉，则生搏坚。同时，对津液的气化能力不足，既致诸窍失润，又使津液停聚而化为痰饮。痰性黏滞，性喜附着。痰附血脉则脉硬。再者，绝大多数懒动之人，由于内生之痰饮渐聚，体质量渐增，多有肥胖的特点。肥胖本身也易于导致气血懈惰，从而使患者更加不愿意运动，从而形成不良循环，促进了脉搏坚病的发生和发展。

运动所之生阳具有独特性意义。体之阳气之来源包括先后天两个方面。先天之阳气源于禀赋，是伴随着生命的诞生而具有的。后天之阳气，可源于食物蕴含之阳气，或源于药物补益所化生，或秉承于大自然阳光之造化，或源于运动激发之阳气。源于食物与药物的阳气，实为同类，其功重在补充日常活动所耗散的阳气，常与脾胃有关。秉承于大自然之阳气，其功重在充肤、泽毛、通窍、养目、助力。而生于运动之阳，重在助动气血之运行，促津液之代谢，防止痰饮之停聚而致肥胖生毒。可见通过运动以生阳，是人体生命活动维持健康状态所必须，其促进气血津液代谢及化气防痰的功能，是其他阳气所不能代替的，在预防和治疗气血津液代谢异常类疾病方面具有重要意义。

适当的运动是人体健康的重要保证，也是预防脉搏坚病的重要一环；但健康的运动也必须是适度的，既不能不足，也不能运动太过。正如古代医圣孙思邈所倡"养性之道，常欲小劳，但莫大疲及强所不能堪耳"。劳体不足，则气血失运，阳气生化不足而致津液代谢失调，从而生瘀生痰，助生脉痹。如劳体太过，一者阳气过度耗散，功能受损；二者使毛孔开泄过度，津液外泄，是本病突然加重的常见原因之一，甚者可导致阴竭阳亡。可见，劳体不足是导致脉搏坚病的重要原因，而劳力太过是已经有脉搏坚病者突发变症的常见因素。

七、放纵愉欲，邪随欲入

人生活在丰富多彩的社会中，难免产生各种各样的欲望。适当的欲望，正确地利用欲望，可激发工作热情，提高工作效率，有存在的价值；但如果欲望太过，超过了自身的能力，或者欲望失去其正当性，或产生不合理的欲望且最终难以实现，都会郁结在内。如郁结日久不消，必生内火。火热熏蒸，走于脉道，热灼血脉，犹热之加于皮革，血脉逐渐失去其灵活自如的收缩功能，变得僵硬。同时郁热既可炼液为痰，也可伤及营血而生瘀，痰瘀加于血脉更加速其僵硬，进而形成脉搏坚病。

另有纵欲而不能自制者，其病从愉欲中生。有嗜烟者，烟有炙热熏蒸之性，同时其缭绕之性无处不在，尤其善走穴道，因此最易伤血脉，熏灼脉壁。有嗜酒者，酒性辛而味烈。少量饮酒，其辛通之性可能有助于血液的流畅。但过度饮酒则通散过度，酒之烈性更伤脉壁。过辛则过散，使津液泄则痰成，脉壁伤使血流不畅则瘀可生。痰与瘀结于脉壁，则脉壁加厚而脉道坚，遂成搏坚。夏日贪凉，感受风寒湿邪，入里化热，伤及血脉，与已经存在的痰瘀之邪交结，或伤于已经受损之脉壁，加速疾病的进展。嗜食辛香之物，性燥而热，首先耗散阳明津液，阳明胃津液受伤，腐熟水谷功能受损，使食从痰化；或伤及阳明大肠津液，使大肠传导功能受伤，出现排便时间延长、便秘等，糟粕等有害之物不能及时排出，壅郁生热生毒，可能导致多种疾病，包括脉搏坚病，伤及血脉。沉醉于玩乐者，如玩麻将、打电子游戏、网聊等，深夜不就寝，甚或玩乐不分昼夜，食不守时，致使正气受损，内生郁热，日久可伤及血脉。凡此种种，皆由于不能自我约束，为一时之乐而放纵自我，使邪随欲生，久则病成。

八、禀赋缺陷

脉搏坚病之因，无论五脏受邪、饮食失宜、阳热失常、情志失节、缺乏运动或放纵愉欲，都以后天因素致病为主。后天的这些因素是否致病，首先决定于感受这些因素的强度、持续时间，以及是否是多因素共同致病、是哪些因素共同致病等。然而，先天禀赋或者说遗传因素，又在其中起着不可忽视的作用。

先天禀赋，主要是出生之前源于父母生殖之精，与父母的体质和气血阴阳状态及阴阳交合当时的状况密切相关。出生前父母身体健康、阴阳平衡、气血和调，阴阳交合与自然法则相应，适时、适机，得天时、占地利，情景融洽，则所生之子必得先天之益，出生之后易于获得阴阳平衡和气血津液的和调。但如果先天这些因素失常，就有可能为增加脉搏坚病风险埋下隐患。

父母或一方素体阴虚，阳气相对偏盛，易于感受热邪，津液暗耗。平时喜食辛辣，嗜烟好酒，又损耗阴津。阴阳相合之时恰适阴弱阳强之时，则所生之子女，多先天阴弱，具阴虚内热型体质。此种情况，既可因虚而生血瘀，又可因内热灼津为痰，使痰瘀内生，从而促发脉搏坚病。

或如父母嗜食膏粱厚味，平素肥胖而多痰浊内伏。无论胞宫痰闭，还是天癸痰蒙，痰浊之邪均可随生殖之精传授于下一代，使子未生而痰已附，及至子产，痰亦加诸身。痰闭胞宫者此子多胖，膏脂加诸身，随着身体的成长逐渐化热；痰蒙天癸者此子可瘦，膏在脏腑血脉，渐则壅滞脏腑气机，妨碍气血运行。前者以痰浊内生为主，后者以气血不畅为主，最终皆发展成为痰瘀互结，损伤脉道，形成脉搏坚病。

总之，脉搏坚病的基本病因病机，是以后天失于自我调养，伤及脏腑，气机失调，痰瘀内生，黏附脉壁为主，先天缺陷增加后天发病的可能性。

第四节 糖尿病与大血管病变的病机联系

总体上来看，消渴与脉搏坚病在整个病程进展上，都不同程度和不同时间地与气血津液有关，气血津液为病是此两病关键的病理特征之一。在气血津液为病的基础上生痰、生瘀是进展为脉搏坚病的关键环节。病因有同有异，有的病因通过消渴而致脉搏坚病，有的病因则可同时致消渴或脉搏坚病。

一、消渴导致脉搏坚病

消渴自始至终都与气血津液密切相关。起病阴虚热盛，津液渐耗，燥邪内生，患者可出现口干、喜饮水、体质量减轻、多食易饥、烦躁，舌质红，苔薄黄等表现。津伤必损气，随着病情的进展，患者逐渐出现疲乏少力等气虚的临床表现，这时常气阴两虚，也可兼有虚热征象。津血又同源，津亏者血也常亏，无水行舟则血行必滞，同时气虚推动无力也常生瘀。痰为津液所化，津液代谢失调常易生痰。同时痰瘀互生，无论先生痰、因痰生瘀，还是先生瘀、因瘀生痰，最终所形成的痰瘀互结病理，则是发生脉搏坚病的基本因素。因此气血津液同病是消渴的共性。进而在气血津液为病基础上产生痰瘀。痰性黏滞，痰瘀互结。瘀随痰浊黏附于脉道，导致脉壁搏坚。可见消渴产生脉搏坚病的过程，实际上是气血津液为病生痰生瘀，黏附于血脉的过程。在消渴生痰生瘀之后，进一步发展到脏腑功能受损，都与脉搏坚病相一致，最终大多因胸痹、真心痛、中风等病而终。其他一些疾病，如眩晕、肥胖等，虽然在发病早期的病机各有不同，但随着病情的进展最终都可生痰生瘀，促发脉搏坚病，与消渴殊途同归。

二、嗜食肥甘致病分两种情况

嗜食肥甘厚味者，肥者令人内热，甘者令人中满，味厚者壅塞气机。偏于阴亏之人，内热必盛，一方面耗伤津液，清窍失养；另一方面消灼肌肉，故先发为消渴。此人必甘满化热，使胃热旺而消谷易饥。

消渴日久，生痰生瘀，渐生脉搏坚病。偏于阳气微损者，不易产生内热，肥甘之味内滞脾胃。脾主肌肉，肥甘厚味之物随脾之主而滞于肌肉，形成体内之膏脂。膏脂渐积，经年日久，常可发为肥胖、痰饮之类。膏脂亦本痰类之物，喜走孔道。脉壁亦为肌肉，故膏脂也可在血脉中渐积，久则脉亦肥，脉肥则厚，发为脉搏坚病。同时，在膏脂经年渐积过程中，可能不时遇上一些导致内生热邪的因素，如感受暑热、过食辛燥或嗜好烟酒或他病伤津等，则可引动久积之膏脂化热，热耗津液则可发为消渴。偏于阴虚之人，嗜食肥甘因消渴而致脉搏坚病者，必消渴在前，脉搏坚病在后；偏于阳损者，嗜食肥甘多分别导致脉搏坚病和消渴，这类病人一般发病较阴虚者偏晚，病之渐起常脉搏坚更早，但由于脉搏坚病起病隐匿，难以早期诊断，往往要在疾病较为深重时才引起患者注意，进而才就诊于医生；而消渴更易表现出症状。因此临床病人有的消渴先发病，但只要细心检查，就会发现其脉搏坚病已经发展到了相当的程度。当然也有的病人脉搏坚病先发，消渴后发，则因人而异。

三、先天禀赋缺陷的双重作用

先天禀赋是消渴发病的重要原因。早发消渴者，往往具有先天阴亏的因素，多源于父母的阴虚体质或嗜食辛燥生热之物，使出生前就形成了阴虚的体质。在出生之后，遇消渴的致病因素，则易于发生消渴。随着消渴多年的进展，逐渐衍生脉搏坚病，此是消渴作为后天因素导致脉搏坚病的情况。脉搏坚病也有先天因素，但通常不起主导作用，是否发生脉搏坚病主要决定于出生以后的后天因素。后天因素可损伤五脏精气，形成脉搏坚病的易发体质。如再合并其他致病因素，则可发病。另有先天阳虚者，可能同时具有发生消渴和脉搏坚病的风险。此种情况父母多肥胖多脂，体力活动不足，则其子先天阳气失于化生，致使膏脂痰饮不能化散，壅滞于脏腑、肌肤，则形成发生消渴和脉搏坚病的共同基础。

四、消渴与脉搏坚病病机的互相转化

消渴在阴虚为病的基础上，进一步作为病因引起脉搏坚病，这一点基本上得到学界认同。但脉搏坚病是否也是消渴的病因之一这一问题，尚未引起注意。一般情况下，脉搏坚病的进展，多逐渐出现脏腑功能病变，如眩晕、胸痹、心悸、厥症四逆等，表现为阴阳失调、气血失和或气机紊乱的证候，这些都与痰瘀干扰脏腑功能有关。如痰瘀壅阻及其所导致的气血失调，壅郁日久，变生内热；或者因阴阳失调导致气化失司不能敷布津液，亦或阴损为主致阳郁生热，进而伤津等，都具有损伤津液，导致清窍失润，最终导致消渴发病的可能性。血脉壅滞不利于水谷精微的散布，水谷精微对脏腑组织的滋养不足，日久可出现脏腑功能失调。五脏功能受损均可导致消渴，尤其肺、脾、肾等主水之脏，水液代谢失调是消渴发病的内在主因。现代已经知道，有大血管病变通常存在不同程度的小血管或微血管问题。血管壁的硬化及通透性下降不利于血管内物质包括胰岛素的通过，同时血液循环差，血流缓慢，不利于胰岛素到达组织，已经有人从血流动力学和数学角度，证实这种状态可导致胰岛素的生物利用度降低及胰岛素抵抗。水钠潴留在这种状态下也是很常见的，这也会导致生物活性物质的效用障碍，即使外源性药物的疗效也会受到影响。已经公认的事实是，三分之二的心血管病患者都具有不同程度的糖代谢问题（IGT 或糖尿病），这不能排除动脉粥样硬化本身对增加胰岛素作用异常或糖代谢异常的风险的可能。因此，在消渴与脉搏坚病之间，可能存在病机相互转化的机制，其中主要是消渴病机向脉搏坚病病机的转化，同时也存在脉搏坚病病机向消渴病机转化之可能。

第五节　糖尿病大血管病变的病机转归

糖尿病大血管病变患者的病机转归，既涉及糖尿病本身的短期或长期变化，也涉及动脉粥样硬化的进展速度、病情程度、个体主要波及的器官、合并症等情况，同时还与患者自身的体质、保养和护理、

社会经济状况等有关，因此是一个相当复杂的议题。这里仅就疾病本身的特点方面的内容进行阐述。其病机转归在少数患者的病情中可向好的方面发展，但大多数病情随着病期的延长而呈现加重或进展的特点。疾病的进展可从他病终结、消渴本病终结、阶段性转归、后期转归等层次来讨论。

一、他病终结

由于消渴是一个缓慢进展的疾病，在发生脉搏坚病之后的病机进展仍然是较慢的。在较长的进展期间，难免会有其他更为重要的风险发生，以至于不能看到消渴或合并脉搏坚病的最终转归。但是，由于消渴和脉搏坚病都对机体有广泛而显著的影响，其病程进行过程中所发生的重要健康事件，都会不同程度地受到其影响，甚至对这些中间重要健康事件的预后产生重大影响，因此不能忽视其存在，这也是我们要在这里加以讨论的原因。

由于消渴患者普遍正气较弱，抗邪力低下，而有外邪致病因素的病变，如感冒、咳嗽、淋证等，其本身又有损伤正气的作用，所以在消渴存在的情况下，往往较难痊愈，迁延日久，甚至可能发生变证。如因伤于风寒之邪于肌表，出现恶寒、轻微发热或头痛、鼻塞、流涕、脉浮紧等感冒表现者，由于消渴患者正气低下不能抗邪出表，反而入里化热，则发展为咳嗽，出现咯吐黄痰，发热甚或高热，舌质红，苔黄或腻等。如病情还未得到控制，正气受损加重，尤其是已经发生消渴的脉搏坚病患者，则可能出现气脱阳浮之危重病情，发生喘促气急、呼吸困难，甚或神昏或神志模糊等。如这时病情还不能得到控制，则可能发生阴阳离决的后果。又如淋证一病，正常人易治易愈；但消渴患者发生淋证，治愈的难度就明显增加了，不少病人迁延日久不愈，或愈而复作、反复发生，经年日久，使正气更伤。本类患者病机通常突出表现为肾阴不足，或伴心火下移膀胱，这是淋证伤阴所致。如病情进展，则可出现明显的肾虚阴阳失调，发生腰痛，可伴腰酸膝软，小便淋漓不尽，或发热；进而肾脏水液代谢功能受损，可出现水肿，或伴眩晕，这时脉搏坚病可进一步加重，则出现复杂的临床表现，如可见头昏、头痛、心悸、尿少、水肿、气喘等，病机涉及多个器官。这些病证又可加重消渴和脉搏坚病。

在存在消渴并发脉搏坚病的情况下，临床对其他合并症的治疗必须考虑消渴患者正气不足及脉搏坚病对合并症带来的风险。如消渴患者常合并牙痛病，有的患者需要拔牙治疗，这时就应当注意到患者消渴是否控制良好，如果控制不良会显著增加患者感受外邪的危险；同时还要注意患者脉搏坚病病情是否能耐受拔牙，如果脉搏坚病已经出现了心悸、胸痛等症状，则更应注意是否有加重这些疾病的风险。如果评估不当，对不该做拔牙手术者进行拔牙治疗，轻者加重消渴及脉搏坚病原病情，重者甚至导致脱液亡阴，或发生真心痛，或发中风等危重情况，进而出现生命危险。可见，消渴并发脉搏坚病患者的转归，与其他疾病的病情、治疗及转归密切相关。对其他疾病的治疗决策，必须考虑消渴并发脉搏坚病对预后或病情进展的影响。

二、消渴本病终结

消渴并发脉搏坚病者，一般病程都比较长，其胰岛功能更差，病情也更难控制；并且患者也大多年长，高龄者本身又有器官功能下降的因素，而且感知能力也明显下降；同时由于长期疾病和年长因素，其阴阳气血的自稳功能显著减弱或几近丧失，阴阳一旦失衡就难于自行恢复平衡。也就是说患者内环境的自我恢复能力显著下降，如果有损坏内环境的因素发生，其阴阳气血的平衡关系被打乱，这时又不能及时发现给予合理的干预，患者的病情就会向着加重的方向进展。如消渴津液大亏者，如自稳功能差、感知能力下降不能及时诊治或自救，则津液进一步丢失，则出现皮肤干燥、尿少、神志昏惚等亡阴症状，如仍未得到救治，则因阴绝而发生阴阳离决。如合并的脉搏坚病已经发展到脏腑功能受损阶段，则可加速津液大亏、亡阴、阴绝致阴阳离决这一疾病进程。

由于本病患者多年长，生活自理能力不足，时常发生进食不及时、服药不及时或服错药甚或多服药、偶尔运动过量却未能及时加餐等意外事件。这时患者就有发生虚脱亡阳的极大风险，出现冷汗淋漓、面色苍白、意识模糊不清甚或昏厥、四肢厥冷等表现，需要及时抢救。如抢救不及时，或失于救治，则可发生阴阳离决而终。消渴脉搏坚病进展到脏腑功能受损时，会大大增加虚脱亡阳发展到阴阳离决的风险。

三、阶段性转归

消渴并发脉搏坚病的阶段性转归，主要指发生了脏器损害的阶段。包括消渴并发其他情况为主的转归和消渴并发脉搏坚病为主的转归两种情况。

消渴并发脉搏坚病以外的并发症，包括微血管并发症和神经并发症。微血管并发症可涉及全身多个器官，其中以视网膜和肾小球病变为主。前者表现为视网膜微血管增生和微血管瘤的形成，伴不同程度的微血管出血，如果出血量较大，或影响到视盘，则发生视力下降甚或失明，有的尚可能引起视网膜脱落。引起新生血管性青光眼实际上是糖尿病视网膜病变的特殊情况。肾小球微血管病变主要是微血管基底膜增厚，微血管通透性发生改变，临床表现为微量蛋白尿继而持续性临床蛋白尿。进一步发展则出现肾小球固缩等改变，临床可见血肌酐升高。其他多脏器都可有糖尿病的微血管损害，有兴趣者可参考相关专著。糖尿病发生神经并发症者，以周围神经病变为主，一般不影响生命。但如果发生心脏自主神经病变者，则可表现为快而固定的心率，或合并低血压、出汗异常等，有发生猝死的风险。

消渴并发脉搏坚病也可导致多器官损害，但一般常见的器官损伤主要包括心脏、脑、周围血管等。导致这些器官损伤的原因，仍然是以痰浊与瘀血为主。痰邪涤荡，随气而动，上可达清阳之巅，旁可及四末之端，内可入脏腑之孔窍，是谓有孔之处无不能达，有窍之处无不能藏，有道之处无不能入。并且痰性尚具有黏滞的特点，凡其所到之处，易于与相应部位黏附，祛之难去。痰邪还有一个比较明显的特点，是易于侵犯与精神、智慧、思维有关的部位，如心和脑。心主神志，司智慧。《素问·灵兰秘典论》云"心者君主之官，神明出焉"，指出人的智慧决定于心；《灵枢·客邪》曰"心者五脏六腑之大主也，精神之所舍也"，这就告诉我们人的精神心理与心密切相关；《灵枢·本神》曰"所以任物者谓之心"，指出人对事物的判断能力决定于心。脑也有与心相似的功能，如《素问·脉要精微论》曰"头者，精明之府"，说明脑是人的智慧的主宰，人的思维、判断、决策等机制存在于头脑之中。相应地，瘀血也有其致病特点，诸如易于阻塞血脉，发病部位固着不移，易于妨碍气机等。在有痰饮为患的地方，易于与痰邪相互交结，停滞于局部，造成相应器官或组织的功能障碍。由于血被瘀阻，可使血变为瘀，故凡被瘀血所伤之组织，大多伴有失于血液的滋养之特征，相应组织的功能下降。《素问·痿论》曰"心主身之血脉"，包括了心主血和心主脉两个方面，正好是瘀血致病所主要伤及的两个因素。又脑为髓海，精生于血，精气充于脑则为髓。故瘀伤血，也易于损及脑。四末为清阳之府，清阳乃血之所生所化。因此四末清阳的充旺与否，是血行是否瘀滞、脉道是否畅通的及时反映。因此，瘀浊与瘀血最易损伤心、脑及四肢，并且往往是痰瘀互结为患。

病发在心，轻者心脉不畅，气血滞行，胸阳不展。临床可表现为胸闷不快，喜敲打轻拍，患者有闷闷不乐之感。此时治疗及时，血脉易畅，胸阳也易于舒展。但如未能阻止病情进展，继则心胸阳气闭郁，出现心悸，时发心慌、心烦，喜欢呼吸新鲜空气。这时痰瘀已结，散痰化瘀之治已非短时能见功效的了，需要治疗持之以恒。倘若病情再进一步，则出现短暂的发作性胸痛，劳累易作，心神易乱，这是因为动则阳气耗散，使心脉易闭之故，这时的病情是痰瘀已经阻于脉，心之血脉若闭，欲愈之已难。如胸痛时间进一步延长，则可进展到真心痛等严重阶段。

病发在脑，脑为精明之腑，不能耐受邪气之干扰。本病犯脑，首闭清阳，神明受伐，可出现精力下降，睡意增多，或白昼嗜睡，记忆力下降，有时反应迟钝。此时治之及时，尚可阻止疾病的快速恶化。倘若病情进展，脑脉受阻，可出现肢体乏力、行走不便，或持物脱落，或有语言障碍，或思维中断、前后思维不连贯等，记忆力明显下降，甚或出现短暂的意识丧失等。有的患者可出现风中经络的表现。如不能有效控制，则可进入到晚期转归阶段。

病发在四肢，四肢为人体之末端，远距神明之主，气血之行难达，血脉之端最易阻滞。若血夹痰瘀，走四末则血行必滞，阳气不能随血达于四末，则出现四肢欠温，气温稍降则足就怕冷，夜睡四肢难于温暖。病情若进展，则可出现四肢厥冷，触之如冰，或伴四肢皮肤紫暗甚或青紫，四肢脉动沉而弱，甚或不触及，行走困难，这是痰瘀阻于肢体之血脉，气血不通，血滞成瘀所致；或可伴肢体酸胀，莫名的难受，扰动心神，是血行不由心所主，心神被扰；或有四肢肌肉疼痛，走路肌痛，腓肠肌压痛，是血脉阻痹，气道不通畅；或可见病肢或四肢肌肤干瘦，皮肤干燥缺乏弹性，则属痰瘀阻断血行之道路，四末失于营血的滋养；或见肌肤不同程度的肿胀，压之凹陷，又为痰瘀阻滞致痰浊内生。进一步可出现皮肤破损久不愈等。

消渴并发脉搏坚病也可影响肺、肝、肾及六腑，一方面是由于痰瘀之邪致病具有泛发性特点，但因其所犯之器官组织的功能不同而临床表现各异，如在肺可影响肺之宣降，出现肺满喘咳或呼吸欠畅等；在肝可影响肝之疏泄功能，出现情志不舒、心情不愉等，影响肝之藏血功能则可见肝区不适，或胀闷等；在肾则耗伤肾精，可有腰酸膝软、行走乏力、小便失常、阳事不能等。在胃可有脘部痞满、食少纳差等，为痰瘀阻胃，胃气不行；在肠则大便多干燥，或腹胀、腹痛等，是痰瘀阻滞，津化为痰，肠道失润。总之，五脏六腑都受本病之邪气，但其具体的病机，阻痰与瘀外，往往还与所犯之脏腑功能特点有关。

四、后期转归及对策

消渴并发脉搏坚病后期，往往出现严重的器官损害，这常常预示着已经进入到疾病的晚期，病人严重不良事件发生风险大大增加。这对病人来说，所面临的是有限的生命和无限的疾病困扰。此阶段的病机，在痰瘀互结的基础上，往往诱生了新的病机，或者合并了新的致病邪气，这与具体所涉及的主要器官及病性有关。

如心受邪，痰瘀胶阻心脉，必伴心阳被伐，胸阳不振，患者则有胸痛频发，心胸憋闷，或有压迫感，或可自行缓解，重者需用急救药物方可缓解。这时的应对之策就不仅仅在于活血化瘀与祛痰，更要注意扶助心阳、振奋胸阳，要使心胸阳气充旺，才有助于心脉的持久畅通。如表现为休息时发作，伴喜叹息，或紧张焦虑，胁满不快，则是气机郁滞为主，是母病及子，心肝同病。气郁则津液难化并加重血行不畅，且气易行但瘀难化，郁易散而痰难消，若徒等痰瘀之消散，则气郁必日盛，使痰瘀之结更坚。故治疗当以理气疏肝、解郁行滞为重点，助以化痰活血，以期迅速控制当前病情。若以心悸、心胸憋闷为突出表现，伴呼吸气紧，或兼时发胸背隐痛，偶发膻中之气上冲咽喉伴呛咳无痰，这是脉搏坚病导致了心胸络脉失和，肺气郁闭，胸阳不展。这时的治疗重在开胸通络，宣发肺气，开发胸阳，使心胸络脉和调，阳气得展。若阳闭生寒，发生心脉骤闭，阴气主事，则常表现为突发胸痛，面色青灰，手足青至节，或伴冷汗淋漓，四肢厥冷，甚者神志模糊或昏沉，或伴恐慌、烦躁、极度紧张等，舌质青紫或紫暗，舌苔灰白，脉细沉而弱。此因寒主收引，脉因寒闭。治疗之要在于激发心胸阳气，温通散寒，以解寒闭，缓解当下危急，争取进一步治疗的机会。更重者，或阳闭生寒进一步发展，则可出现昏迷、谵妄、二便自遗、面色青紫如垢、皮肤不温、脉微细欲绝等，是阴阳离决、阳气即亡之象。治疗当急救元阳、回阳救逆，是寄万险之于一役也。

也有心之受邪呈现慢性反复发作者，是病情逐渐进展，病演化徐缓，但其加重之势，仍难以逆转。这类患者在经过时间长短不等的上述表现后，逐渐出现疲乏，四肢懈怠，活动加重，精神变差、食欲下降。这是久病伤气，推动无力，治疗当补气为主，助以祛邪，活血化痰。若出现喘促，动则益甚，喜坐懒动，伴下肢浮肿，晨轻暮重。这是胸中大气受损，升举无力，清阳下陷，痰瘀之结日重。治疗当力补胸中大气，升举元气，使元气得复，则推动有力。若喘促夜甚，夜不得安静平卧，心胸憋闷，常于睡中憋醒而喜坐，足肿，下肢肿，甚者手也肿，四肢不温，纳食减少，舌质胖或胖大，苔灰白。这是痰瘀久闭，胸阳被耗，阳虚不能化散水气。治疗当益阳利水，化气行水，助以通瘀化痰。若喘促不分昼夜，不能平卧，甚者张口抬肩，呼多吸少，气不得续，面色青灰如垢，四肢厥冷，肢体浮肿，尿少而清，舌体胖大，舌苔灰白而腻，脉细数无力。这是心胸阳气重损，元气大亏，元阳行将耗竭之证。治当力扶心胸阳气，使阳气渐得则能化气行水，同时大补元气，助气之推动以行水，突出扶正与祛邪并举之策略。

脑之受邪者，脑脉被痰瘀之邪突然阻闭，气血不能通达，清阳被遏，神明被扰，则可出现突发昏倒，或伴神志不清，不能言语，二便失禁。这时当治之以开窍醒脑，通达阳气为主，兼以涤痰行血，意在尽快使其神能明和志能清，使元神能主其事。若清阳渐复，气血渐行，则邪气致病之势稍缓，继则化痰消瘀，通导脑络。也有病势来之徐缓，逐渐出现肢体无力，言语不能，乃至意识模糊、昏睡甚或昏迷者，是正气较强，抗邪有力，邪气渐积，最终因邪气积累胜过正气之抗邪力，才至清阳阻闭，神明被伐，则病至重。应对之策，在病势渐加、正气尚盛时，当力主祛邪，消邪以助正气之力；在正气已显弱势，邪气为主导时，当注重扶助清阳，宣通脑窍，使正气存留方有生机，待邪之强势渐去，则正气必渐复，再力主祛邪。以上病情反复发作者，在病情较稳定阶段，应当积极做好预防再次发作的工作，延长复发的间隙期，这时应针对脉搏坚的基本病机特征进行治疗，以痰瘀同治为主，在针对脑腑用药时，也要同时注意患者往往合并了多个器官的病变，当予统筹用药。有的患者，通常合并高血压，可突然出现昏迷，呼之不应，或二便失禁，其病机是在痰瘀互结的基础上，又合并有肝阳亢旺，在遇有引动阳亢化风的因素时，如情绪过分激动、饮食不当致土旺侮肝等，则风阳冲逆直入巅峰，冲破脑脉，形成危急之证。这时必须抓住时机，多方法、多手段配合进行抢救。

主病在四肢者，一般见于下肢，血脉被痰瘀阻闭，因血为气之帅，气旺即是阳。故血脉阻闭，气血不畅，则阳气必不能远达，故因血脉受阻而血不能达的肢体远端必阳气不足，出现肢体不温，远行则肢体肌肉疼痛，甚者休息也痛，可伴抽筋，皮色不鲜，皮肤干燥。脾主四肢，四肢之阳气需要脾阳的外达方能充旺。因此脾阳不展，阳气不能外达为当前主要病机，痰瘀互结阻络是导致脾阳不展的病因。治疗之策当以舒展脾阳为主，并予散痰化瘀，益气活血，标本兼治。如有因工作或生活，导致患肢意外损伤，也有因局部小伤口，或因蚊子叮咬搔抓而损伤皮肤，则为外邪入侵埋下了隐患。或者因糖尿病患者本身体的正气不足、脾气亏损，或因他病更损正气，或因外邪从其他渠道而入，或因患者正气过分低下，外邪者可在皮损处入袭，导致该处皮肤红肿或化脓生腐，且往往久久不能愈合。这时的病机往往又转化为热毒壅滞为主，治疗又必须突出清热解毒，兼顾扶正固本，而痰瘀之邪的治疗暂时放后。伤口开放时间过长不愈者，溃疡面常由红转为灰白色，表明患者正气受损更为深重，血气不流日益加重，欲治愈更难。这时多正邪胶着，治疗又当转而扶正为主，益气助阳、补血托毒，使正盛则邪退。

其他部位的后期病变，有的也可能与大血管病变有关，更多的发生于微血管病变，但后期病变的基本病因都与痰瘀互结有关，也有因发生的器官特性不同、感受邪气不同等，而各种病变的具体病机也有所区别。在大血管病变同时存在微血管病变的情况下，即使二者所损伤的器官具有一定差异或选择性，它们之间仍然会发生相互影响，使病机变得更为复杂。这需要根据临床的实际情况进行具体问题具体分析，个体化判断和应对。

（衡先培）

第四章

胰岛素抵抗与糖尿病大血管病变

2型糖尿病是由于遗传和后天异常造成的胰岛素抵抗（insulin resistance，IR）和胰岛β细胞功能下降所致的慢性渐进综合征，是一种异质性疾病。目前，在2型糖尿病的诊断时，已经有很多新患者已患所谓的"糖尿病并发症"。同时，已证实糖尿病前期（prediabetic condition）对人类健康是有害的，因此，极需提高人们对糖尿病的认识。2型糖尿病由于长期存在代谢紊乱对血管系统、组织和器官的有害影响，人们对糖尿病的认识只是"冰山一角"。因此，需要公众和医护人员共同努力，来共同抗击这个"沉默杀手"——糖尿病。

第一节　胰岛素抵抗的发病机制

IR作为人类多种代谢疾病的病理生理基础、发病机制中的重要环节，尤其在2型糖尿病中备受关注。IR的形成与很多因素有关，其在各靶器官（骨骼肌、肝脏、脂肪）中的表现及发生机制也不尽相同，IR与内皮功能障碍有着紧密联系。

一、胰岛素及作用机制

胰岛素的生物学作用是通过激活它的膜受体启动并触发多种信号通路介导它们的生物学行为。胰岛素具有代谢调节和促进细胞生长和增殖的功能，胰岛素在促进适当的代谢功能和能量平衡的方面发挥重要作用。临床和实验研究证明，代谢组织（如脂肪、肝和肌肉组织）的胰岛素抵抗是代谢紊乱的一个特征。这种外周胰岛素抵抗可导致胰岛β细胞分泌更多的胰岛素，这一过程被称为代偿性高胰岛素血症。在分子水平上，胰岛素抵抗是这种激素信号改变的结果，涉及胰岛素受体突变或翻译后修饰及下游效应蛋白的变化。总的来说，体质量增加和外周胰岛素抵抗之间的因果关系、线粒体功能障碍、氧化应激和内质网应激与胰岛素抵抗关系越来越受到重视。

（一）胰岛素作用

胰岛素直接或间接地影响几乎所有身体组织的功能，尤其是在肌肉和脂肪组织中，胰岛素可控制细胞养分吸收、使用和储存、促进葡萄糖的吸收和蛋白质的合成，分别促进其转化为糖原和甘油三酯并抑制其分解。此外，在肝脏中，胰岛素抑制糖原分解、糖异生和生酮作用。在心血管生理学中，胰岛素在心脏收缩力、血管张力、脂质、葡萄糖和蛋白质代谢调节中起着关键作用。其主要功能之一是激活内皮型一氧化氮合酶（eNOS），导致血管内皮一氧化氮（NO）的产生。胰岛素诱导的内皮细胞产生的NO扩散到血管腔和血管平滑肌细胞，激活鸟苷酸环化酶，增加cGMP的水平，导致血管舒张。因此，胰岛素作用下的血流量增加会导致葡萄糖在靶组织中的利用增加。胰岛素还通过葡萄糖转运蛋白4（GLUT-4）调节心肌细胞的葡萄糖转运、糖酵解、脂质代谢、蛋白质合成和细胞凋亡。

胰岛素是含有51个氨基酸的小分子蛋白质，分子量为6000，胰岛素分子有靠两个二硫键结合的A链

（11 种 21 个氨基酸）与 B 链（15 种 30 个氨基酸），共 26 种 51 个氨基酸组成。其中 A7（Cys）－B7（Cys）、A20（Cys）－B19（Cys）四个半胱氨酸中的巯基形成两个二硫键，使 A、B 两链连接起来。此外 A 链中 A6（Cys）与 A11（Cys）之间也存在一个二硫键。如果二硫键被打开，胰岛素则失去活性。胰岛素合成控制的基因在第 11 对染色体短臂上。基因正常则生成的胰岛素结构是正常的，若基因突变则生成的胰岛素结构是不正常的，为变异胰岛素。在胰岛 β 细胞的细胞核中，第 11 对染色体短臂上胰岛素基因区 DNA 向 mRNA 转录，mRNA 从细胞核移向细胞质的内质网，转译成由 105 个氨基酸残基构成的前胰岛素原。前胰岛素原经过蛋白水解作用除其前肽，生成 86 个氨基酸组成的长肽链——胰岛素原。胰岛素原随细胞质中的微泡进入高尔基体，经蛋白水解酶的作用，切去 31、32、60 三个精氨酸连接的链，断链生成没有作用的 C 肽，同时生成胰岛素，分泌到胰岛 β 细胞外，进入血液循环中。未经过蛋白酶水解的胰岛素原，一小部分随着胰岛素进入血液循环，胰岛素原的生物活性仅有胰岛素的 3％～5％。而 C 肽无胰岛素活性。由于 C 肽是在胰岛素合成过程产生的，其数量与胰岛素的分泌量有平行关系，因此，测定血中 C 肽含量可了解胰岛 β 细胞的分泌功能。正常人空腹状态下血清胰岛素浓度为 35～145pmol/L。胰岛素在血中的半衰期只有 5～15min，主要在肝脏中先将胰岛素分子中的二硫键还原，产生游离的 A、B 链，再在胰岛素酶的作用下水解成为氨基酸而失活。肌肉与肾等组织也能使胰岛素失活。

1. 胰岛素的代谢作用

胰岛素是促进合成代谢、调节血糖稳定的主要激素。

（1）对糖代谢的调节：胰岛素促进组织、细胞对葡萄糖的摄取和利用，加速葡萄糖合成为糖原，贮存于肝和肌肉中，并抑制糖异生，促进葡萄糖转变为脂肪酸，贮存于脂肪组织，导致血糖水平下降。胰岛素缺乏时，血糖浓度升高，如超过肾糖阈，尿中将出现葡萄糖，引起糖尿病。

（2）对脂肪代谢的调节：胰岛素促进肝合成脂肪酸，然后转运到脂肪细胞贮存。在胰岛素的作用下，脂肪细胞也能合成少量的脂肪酸。胰岛素还能促进葡萄糖进入脂肪细胞，除了用于合成脂肪酸外，还可转化为 α－磷酸甘油，脂肪酸与 α－磷酸甘油形成甘油三酯，贮存于脂肪细胞中，同时，胰岛素还能抑制脂肪酶的活性，减少脂肪的分解。胰岛素缺乏时，出现脂肪代谢紊乱，脂肪分解增强，脂肪酸浓度升高，加速脂肪酸在肝内氧化，生成大量酮体，由于糖氧化过程发生障碍，不能很好处置酮体，以致引起酮血症与酸中毒。

（3）对蛋白质代谢的调节：胰岛素促进蛋白质合成过程，其作用可在蛋白质合成的各个环节上。①促进氨基酸通过膜的转运进入细胞。②可使细胞核的复制和转录过程加快，增加 DNA 和 RNA 的生成。③作用于核糖体，加速翻译过程，促进蛋白质合成。④胰岛素还可抑制蛋白质分解。因为胰岛素能增强蛋白质的合成过程，所以，它对机体的生长也有促进作用，但胰岛素单独作用时，对生长的促进作用并不很强，只有与生长激素共同作用时，才能发挥明显的效应。

2. 胰岛素分泌的调节

（1）血糖的作用：血糖浓度是调节胰岛素分泌的最重要因素，当血糖浓度升高时，胰岛素分泌明显增加，从而促进血糖降低。当血糖浓度下降至正常水平时，胰岛素分泌也迅速恢复到基础水平。在持续高血糖的刺激下，胰岛素的分泌可分为三个阶段：血糖升高 5min 内，胰岛素的分泌可增加约 10 倍，主要来源于胰岛 β 细胞贮存的激素释放，因此持续时间不长，血糖升高 5～10min，胰岛素的分泌便下降 50％；血糖升高 15min 后，出现胰岛素分泌的第二次增多，在 2～3h 达高峰，并持续较长的时间，分泌速率也远大于第一相，这主要是激活了胰岛 β 细胞胰岛素合成酶系，促进了合成与释放。倘若高血糖持续一周左右，胰岛素的分泌可进一步增加，这是由于长时间的高血糖刺激胰岛 β 细胞增生所引起的。

（2）氨基酸和脂肪酸的作用：许多氨基酸都有刺激胰岛素分泌的作用，其中以精氨酸和赖氨酸的作用最强。在血糖浓度正常时，血中氨基酸含量增加，只能对胰岛素的分泌有轻微的刺激作用，但如果在血糖升高的情况下，过量的氨基酸则可使血糖引起的胰岛素分泌加倍增多。脂肪酸和酮体大量增加时，也可促进胰岛素分泌。

3. 影响胰岛素分泌的激素

（1）胃肠激素，如胃泌素、促胰液素、胆囊收缩素和抑胃肽（gastric inhibitory polypeptide，GIP）都有促胰岛素分泌的作用，但前三者是在药理剂量时才有促胰岛素分泌作用，只有抑胃肽才可能对胰岛素的分泌起调节作用。GIP 是由十二指肠和空肠黏膜分泌的，由 43 个氨基酸组成的直链多肽。实验证明，GIP 刺激胰岛素分泌的作用具有依赖葡萄糖的特性。口服葡萄糖引起的高血糖和 GIP 的分泌是平行的，这种平行关系可导致胰岛素迅速而明显地分泌，超过了静脉注射葡萄糖所引起的胰岛素分泌反应。有人给大鼠口服葡萄糖并注射 GIP 抗血清，结果使血中葡萄糖浓度升高，而胰岛素水平却没有明显升高，因此可以认为，在肠内吸收葡萄糖期间，GIP 是小肠黏膜分泌的一种主要的肠促胰岛素因子。除了葡萄糖外，小肠吸收氨基酸、脂肪酸及盐酸等也能刺激 GIP 的释放。因此，胃肠激素与胰岛素分泌之间的关系被称为"肠－胰岛轴"，其使食物尚在肠道中时胰岛素的分泌便已增多，为即将从小肠吸收的糖、氨基酸和脂肪酸的利用做好准备。

GLP－1 是肠－胰岛轴中的重要成分，是肠道 L 细胞分泌的一种由 30 个氨基酸组成的多肽，能通过抑制胃排空、刺激胰岛素分泌和抑制胰高血糖素分泌来促进摄食后葡萄糖的分布。GLP－1 的药理学水平可抑制食物摄取，刺激胰岛 β 细胞增殖和再生，并能抑制胰岛 β 细胞凋亡，进而使营养素稳态后长期的控制顺利进行。GLP－1 在体内主要以 GLP－1（7－36a）的形式存在。GLP－1（7－36a）的半衰期很短（1～2min），可被二肽基肽酶 4（diaminopeptidyl peptidase－4，DPP4）迅速降解为 GLP－1（9－36a），因此 GLP－1（9－36a）是 GLP－1 在循环中的主要存在形式。近年来，大量的基础和临床研究显示 GLP－1 不仅具有调控血糖和能量代谢的作用，还有保护心肌细胞、改善心脏功能和舒张血管等作用，直接或间接发挥心血管保护效应。

（2）生长激素、皮质醇、甲状腺激素以及胰高血糖素可通过升高血糖浓度而间接刺激胰岛素分泌，因此长期大剂量应用这些激素，有可能使胰岛 β 细胞衰竭而导致糖尿病。

（3）胰岛 δ 细胞分泌的生长抑素至少可通过旁分泌作用抑制胰岛素和胰高血糖素的分泌，而胰高血糖素也可直接刺激胰岛 β 细胞分泌胰岛素。

4. 神经调节

胰岛受迷走神经与交感神经支配。刺激迷走神经，可通过乙酰胆碱作用于 M 受体，直接促进胰岛素的分泌；迷走神经还可通过刺激胃肠激素的释放，间接促进胰岛素的分泌。交感神经兴奋时，则通过去甲肾上腺素作用于 α_2 受体，抑制胰岛素的分泌。

胰岛素对物质代谢的调节主要通过与各种组织细胞上的胰岛受体结合发挥作用。胰岛素与受体是由两个 a 亚单位和两个 b 亚单位构成的四聚体。胰岛素与受体 a 亚单位结合后，受体构型发生改变，b 亚单位细胞内的酪氨酸残基发生自身磷酸化。磷酸化的胰岛素受体底物（insulin receptor substrate，IRS）为 PI－3 激酶（phosphatidylinositol 3－kinase，PI3K）提供结合位点，并使之活化。PI3K 活化使得 PI－4 或 PI4，5 转化成 PI3，4 或 PI3，4，5 磷酸盐（PIP3）。PIP3 可结合 PKB/AKT 和 PDK－1。PKB/AKT 和 PDK－1 细胞质膜的共区域化，使得 PDK－1 促进 PKB/AKT 磷酸化。PKB/AKT 在胰岛素信号转导过程中调节一些蛋白激酶级联反应，从而促进葡萄糖的吸收、糖酵解、糖原合成及蛋白质的合成。有研究表明，PDK－1 除了使 PKB/AKT 磷酸化以外，还可使 PKC（ζ，λ）亚型磷酸化。有研究表明，非典型 PKCζ 的胰岛依赖型刺激可调节蛋白质的合成。非典型 PKC（ζ，λ）与葡萄糖转换系统的胰岛素信号的耦合是相关的。从以上可看出，胰岛素刺激葡萄糖转运可通过不同的信号调节。信号调节的多样化可能为 PKB/AKT 或非典型 PKCζ 的基因突变时提供代偿机制。胰岛素的异常信号可能诱发胰岛素抵抗，从而引起 2 型糖尿病。

（二）胰岛素受体及底物

胰岛素特异结合的受体都具有相似的功能。红细胞、白细胞、成纤维细胞、淋巴细胞、单核细胞、脑、肺、肾上腺、乳腺、睾丸、卵巢、子宫等组织都有胰岛素受体。因此几乎体内所有细胞的膜上都有胰岛素受体，包括经典的被称为胰岛素反应性和非反应性组织。胰岛素受体基因位于人的第 19 对染色体短臂的末端，为一系列重复的核苷酸序列，范围在 133 000～132 000 碱基对，包括编码区和非编码区。胰岛素受体基因的编码区由 22 个外显子组成，21 个内含子分割了这些编码基因。

胰岛素受体是一个四聚体，为一糖蛋白，由两个 13kDa 的 α 亚基和两个 90kDa 的 β 亚基通过二硫键连接，是受体酪氨酸激酶超家族中的一员，该家族还包括胰岛素样生长因子 1（IGF-1）和被称为胰岛素受体相关受体的孤儿受体。两个 α 亚基位于细胞质膜的外侧，其上有胰岛素的结合位点；两个 β 亚基是跨膜蛋白，其胞内部分含酪氨酸蛋白激酶，起信号转导作用。α 与 α 亚基、α 与 β 亚基之间靠二硫键结合。β 亚基由 620 个氨基酸残基组成，分为三个结构域：N 端 194 个氨基酸残基伸出膜外；中间是含有 23 个氨基酸残基的跨膜结构域；C 端伸向膜内侧为蛋白激酶结构域。胰岛素受体是一个典型的变构酶，其中 α 亚基抑制 β 亚基内在的酪氨酸激酶活性。胰岛素与受体结合可使受体内的酪氨酸残基发生磷酸化，这对跨膜信息传递、调节细胞的功能起着十分重要的作用。无胰岛素结合时，受体的酪氨酸蛋白激酶没有活性。当胰岛素与受体的 α 亚基结合，通过蛋白水解或遗传缺失除去 α 亚基，均可引起对 β 亚基的抑制解除而导致 β 亚基激酶被激活，并改变 β 亚基的构型，在此之后酪氨酸蛋白激酶才被激活，激活后可催化两个反应：①使四聚体复合物中 β 亚基特异位点的酪氨酸残基磷酸化，这种过程称为自我磷酸化（autophosphorylation），进而启动了磷酸化的连锁反应（phosphorylation cascade）；②IRS 上具有重要作用的十几个酪氨酸残基磷酸化，磷酸化的 IRS 能够结合并激活下游效应物。有学者认为，胰岛素可使葡萄糖载体蛋白和其他蛋白质从胞内重新分布到胞膜，从而加速葡萄糖的转运。总之，关于胰岛素与受体结合启动的一系列反应相当复杂，目前尚不十分清楚。

IRS 是能够被激活的胰岛素受体酪氨酸激酶作用的底物，其上具有十几个酪氨酸残基可被磷酸化，磷酸化的 IRS 能够结合并激活下游效应物。IRS 在被胰岛素受体磷酸化以后，如同一块磁铁与那些具有 Src 同源 2 区（SH2）结构域的蛋白结合，根据所结合蛋白的具体结构产生不同的效应，如激活 SH2 蛋白的酶活性、改变蛋白质构型并同另外的蛋白结合或者引起蛋白质从细胞的一个部位转移到另一个部位。已经发现至少 9 个胰岛素/IGF 受体酪氨酸激酶的细胞内底物，其中 4 个属于胰岛素/IGF 受体底物蛋白家族。IRS 蛋白的分子量为 60～180kDa。IRS 分为 IRS-1、IRS-2、IRS-3、IRS-4，主要为 IRS-1、IRS-2，IRS-1 和 IRS-2 分布广泛，而 IRS-3 和 IRS-4 的分布有限。IRS-3 在脂肪中含量最丰富，它的 mRNA 也在肝脏、心脏、肺脏、脑和肾脏中可检测到。IRS-4 的 mRNA 水平很低，但在纤维母细胞、胚胎细胞、骨骼肌、肝脏、心脏、下丘脑和肾脏能检测到。使人感兴趣的是，人类 IRS-3 基因可能没有功能，而 IRS-1、IRS-2 和 IRS-4 有功能。其他的胰岛素/IGF-1 受体的直接底物包括 Gab-1、P62dok、Cb1 和不同 Shc 的亚型。在胰岛素刺激后，受体在多个酪氨酸残基上直接磷酸化大多数底物。每个底物的酪氨酸磷酸化发生在特定基序上，而且一旦磷酸化，就成为含有 SH2 区的细胞内分子的"停靠位点"。因此，胰岛素受体底物在胰岛素信号转导中成为关键的中间体。IRS 蛋白在胰岛素和其他刺激因素作用下也进行丝氨酸磷酸化。在通常情况下，丝氨酸磷酸化可通过降低 IRS 蛋白酪氨酸磷酸化和促进与蛋白的相互作用对胰岛素信号转导进行负性调节。大量不同的细胞内酶参与了丝氨酸磷酸化，包括胰岛素信号转导通路的某些酶，如 Akt、JNK 激酶和 PI-3 激酶（也有丝氨酸激酶活性）。IRS 蛋白的不同作用可能因组织分布、亚细胞定位和蛋白内在的活性不同而有差别。

二、胰岛素抵抗

胰岛素抵抗（IR）是指胰岛素效应器官或部位对其生理作用不敏感的一种病理生理状态。也是指外周靶器官对胰岛素介导的葡萄糖代谢作用不敏感的状态。由于组织对胰岛素不敏感，造成血中葡萄糖浓度升高，使得胰岛分泌胰岛素呈代偿性增加，进而形成高胰岛素血症，该定义于 20 世纪 70—80 年代提出。在胰岛素剂量反应曲线上有以下三种表现形式：单纯曲线右移，表示胰岛素靶器官（肝脏、骨骼肌、脂肪）对胰岛素敏感性降低；单纯曲线高度降低，即增加胰岛素剂量也不能达到最大反应高度，靶器官对胰岛素的反应性降低；同时伴曲线右移及曲线最大高度降低，即同时存在胰岛素敏感性及反应性降低。

Reaven 首次提出 IR 是代谢综合征多种疾病包括萄葡糖耐量异常、2 型糖尿病、肥胖、血脂异常和高血压等代谢紊乱的基础，也是动脉粥样硬化、冠心病等多种心脑血管终点事件基础疾病的重要原因。其中，IR 与 2 型糖尿病联系最紧密。临床上，显性 2 型糖尿病的特征是胰岛 β 细胞功能障碍和所有主要靶器官的 IR，包括肝脏、骨骼肌和脂肪组织等。因此，作为 2 型糖尿病的主要发病机制，IR 的基础研究得到广泛重视，这也得益于 1979 年 Defronzo 等为评估体内的 IR 所建立的正常血糖高胰岛素钳夹技术，该技术常用于研究组织对胰岛素介导的葡萄糖摄取，如肌肉组织、脂肪组织等。但正常葡萄糖高胰岛素钳夹技术研究的是较高的胰岛素水平状态，可能难以提示由低浓度的胰岛素调节过程中潜在的异常。

众所周知，胰岛素不仅调节肌肉对葡萄糖的摄取，还对脂肪组织的脂解及抑制糖异生起着重要调节重要。有研究表明，调节糖异生所需的胰岛素浓度低于刺激葡萄糖摄取所需的浓度。空腹高胰岛素血症伴随过度的基础葡萄糖生成是 2 型糖尿病的主要特征。在 2 型糖尿病中，可发现存在正常甚至高水平的胰岛素调节下的糖异生的抑制障碍，而糖异生的抑制障碍比起葡萄糖的摄取障碍，能产生更多的葡萄糖，从而引起血糖升高。胰岛素主要通过下面途径发挥其生理作用：①胰岛素与靶细胞上的胰岛素受体特异性结合；②胰岛素与其受体结合后发生一系列生化反应，使其生物信号得以转导和放大；③产生一系列生物效应。因此，上述过程中，任何一个或数个环节的异常均可使胰岛素作用异常。2 型糖尿病及胰岛素抵抗的发病机制大致可以归纳为：多种基因发生细微变异形成一复杂的遗传背景，这些变异可发生于胰岛素信号转导级联反应中涉及的蛋白质以及调控此信号途径的有关因素，尤其是酶及转录因子；继而，环境因素，尤其是高能量、高脂饮食、运动过少所致中心型肥胖，腹腔脂肪组织增加产生的细胞因子及释放的过多游离脂肪酸加重胰岛素信号转导的缺陷；不良的代谢后果，高血糖、高游离脂肪酸进一步使胰岛素抵抗恶化，造成恶性循环。胰岛素抵抗恶化一方面加重胰岛 β 细胞的负担，使其代偿性分泌过量的胰岛素致功能衰退，同时胰岛 β 细胞本身的胰岛素抵抗日久将导致胰岛 β 细胞功能下降，抗细胞凋亡能力减弱，胰岛 β 细胞数量减退，终于发展为糖耐量减退、2 型糖尿病。

2 型糖尿病胰岛素抵抗的发生机制有受体前、受体及受体后缺陷三方面的原因，而受体后缺陷可能是胰岛素抵抗产生的主要原因。胰岛素受体前水平的作用主要是由胰岛的胰岛 β 细胞分泌功能异常或者是胰岛 β 细胞受损，或是由于血液循环中存在着胰岛素拮抗物质。胰岛素受体水平的缺陷主要是由于胰岛素受体本身的缺陷引起的，包括胰岛素受体数目减少和亲和力改变。目前研究认为，胰岛素受体后缺陷是胰岛素抵抗的主要机理之一。主要包括胰岛素信号转导中胰岛素受体功能障碍、受体底物酪氨酸磷酸化水平增强、PI3k 和蛋白激酶 B（PKB）活性下降，葡萄糖转运子 4 表达和转导受阻、Ras 途径异常等。基于受体后缺陷在 2 型糖尿病胰岛素抵抗中的关键地位，有人主张可以将胰岛素抵抗定义为胰岛素信号转导的缺陷。

三、胰岛素受体信号转导通路异常

受体前通路异常包括胰岛素抗体形成、胰岛素基因突变导致胰岛素分子结构异常、胰岛素降解加速、胰岛素拮抗激素的作用。受体水平的异常有胰岛素受体基因突变或缺失、生物合成率下降、受体向胞膜插入过程异常、受体与胰岛素亲和性下降、酪氨酸激酶活性下降、受体降解加速、受体再利用障碍、胰岛素受体自身抗体及受体数量减少。受体后异常包括 IRS-1 基因突变、酪氨酸激酶及以后诸环节中的任何障碍、葡萄糖转运体异常如肝脏的 GLUT2 和肌肉脂肪组织的 GLUT4。

（一）胰岛素受体前因素

1. 胰岛素基因突变

胰岛素基因突变导致正常胰岛素分子中的某个氨基酸被其他氨基酸置换，产生结构异常的胰岛素，称为变异胰岛素，胰岛素生物活性下降。由胰岛素结构异常所导致的胰岛素抵抗在胰岛素抵抗人群中所占比例极少，其临床特点为轻度糖尿病或没有糖尿病，对外源性胰岛素反应正常，有家族遗传性，为常染色体显性遗传。

2. 内源性或外源性胰岛素抗体

在注射动物胰岛素的患者中常见，主要的杂质包括胰岛素原、胰高血糖素、生长抑素等，尤以胰岛素原的抗原性最强，抗体形成的高峰时期在注射胰岛素后 3~4 个月，胰岛素抗体干扰胰岛素与受体的正常结合，导致胰岛素的生物学效应下降。在胰岛素抗体中，只有当抗体的胰岛素识别位点与胰岛素的受体结合区域相重叠时，才会具有阻断胰岛素的功能。因此，胰岛素识别位点对最终是否发生胰岛素抵抗起重要作用。

3. 胰岛素受体抗体

自身免疫性胰岛素抵抗的患者血中可以检测到胰岛素受体抗体，这种抗体以阻断型为主，与受体结合后可以阻断胰岛素与受体的结合及效应。胰岛素受体抗体可以使细胞表面的受体数量减少，同时受体后的信号转导也发生异常。

4. 胰岛素拮抗激素过多

在各种急、慢性疾病和应激状态下，胰岛素拮抗激素可以抑制胰岛 β 细胞分泌胰岛素、抑制胰岛素介导的肌细胞葡萄糖摄取、拮抗胰岛素对肝糖产生和输出的下调作用并促进糖异生。

5. 胰淀粉样多肽

胰淀粉样多肽是随胰岛 β 细胞分泌胰岛素而相伴生的一种 37 肽，可以影响胰岛 β 细胞分泌胰岛素，拮抗胰岛素对外周组织的降糖效应，抑制肌糖原和肝糖原合成酶，使葡萄糖转变为糖原的过程延缓，使磷酸化酶 b 转化为磷酸化酶 a 而促进糖原分解，肝糖异生增强，肝糖输出增多。

6. 游离脂肪酸

游离脂肪酸可刺激肝糖生成增加，抑制葡萄糖转运和磷酸化，降低肌肉糖原合成酶的活性。

7. 药物

如泼尼松、苯妥英等。

8. 胰岛素降解加速

（二）胰岛素受体异常

胰岛素受体异常的最早报告见于 1976 年，Kahn 等称之为胰岛素抵抗、黑色棘皮综合征，首次提出胰岛素受体异常可引起糖尿病。1985 年根据对胰岛素受体 cDNA 研究，弄清了正常胰岛素受体基因的全部碱基对排列。1988 年以后逐渐有了胰岛素抵抗性糖尿病基因突变的报告。

1. 受体数目和亲和力降低

胰岛素受体本身处于不断合成与降解的动态平衡中，因而数目也随着其周围微环境的变化而变化。影响胰岛素受体数目的因素涉及运动、膳食、内源性及外源性胰岛素水平、磺酰脲类、胰岛素拮抗激素、受体降解加速、糖尿病酮症酸中毒等。肥胖和高胰岛素血症时胰岛素受体数目减少，胰岛素和受体结合减少，呈现出胰岛素生物效应的降低，即下降调节；反之，血浆胰岛素水平下降可导致胰岛素受体数目增加，亲和力增强，即上升调节。无论是胰岛素受体数目还是亲和力的下降均可降低胰岛素与受体的结合而引起胰岛素抵抗。

2. 受体缺陷的分子遗传学

胰岛素受体基因突变常见于下面几类：

Ⅰ类突变：可导致胰岛素受体合成时 mRNA 链提前终止，mRNA 表达减少，如果是纯合子突变，可引起矮妖精貌综合征（donohue syndrome）的严重胰岛素抵抗。

Ⅱ类突变：可导致胰岛素受体蛋白质翻译后加工妨碍受体分子的正常折叠。使受体不能从细胞内的内质网及高尔基体转移到细胞表面，使细胞膜受体数目减少。

Ⅲ类突变：可使受体基因突变降低胰岛素受体与胰岛素结合的亲和力，同时，使受体翻译后加工以及受体由内质网及高尔基体的质膜转运发生障碍。

Ⅳ类突变：可使胰岛素受体酪氨酸激酶活性降低。

Ⅴ类突变：可加速胰岛素受体降解。

3. 受体缺陷的临床类型

（1）矮妖精貌综合征：该综合征于 1954 年发现，为Ⅰ类受体基因突变，胰岛素受体不能合成。临床常见为：特征性容貌（双眼窝距离远、鼻梁及外耳位置低）、子宫发育延迟、皮下脂肪减少等，若无高度胰岛素抵抗则易发生低血糖而常于出生后夭折。其血清胰岛素水平较正常升高 100 倍以上。

（2）A 型胰岛素抵抗：为胰岛素受体基因突变而受体虽有缺陷，但还残留一定的功能。该综合征的特点为胰岛素抵抗伴黑棘皮病及女性雄性化三联征，常见于高瘦的年轻女性，表现有：黑棘皮病、多毛、阴蒂肥大、多囊卵巢、早熟倾向和胰岛素抵抗等。男性则仅伴黑棘皮病。另外，也可以伴身体矮小、肌痉挛、色素性视网膜炎及糖尿病。黑棘皮病与雄性化均与高胰岛素血症相关。显著肥胖和脂肪萎缩者可排除该诊断。

（3）B 型胰岛素抵抗：除具有 A 型的某些表型外，该型患者血液循环有抗胰岛素抗体或抗核抗体存在，其抗胰岛素受体抗体的存在为诊断本综合征的标志。本病常伴有自身免疫疾病，如关节炎、桥本病等，常有空腹低血糖伴或不伴餐后高血糖。

（4）Hair-An 综合征（hyperandrogenism, insulin resistance, and acanthosis nigricans syndrome）：为肥胖女性，具有 A、B 两种表型，尤其是雄性化、胰岛素抵抗、黑棘皮病三联征或多囊卵巢综合征。

（5）Rabson-Menderhall 综合征：介于矮妖精貌综合征和 A 型胰岛素抵抗之间，其遗传学基础相似。特点为常伴牙齿及指（趾）甲形成不全、松果体增生等。

（6）脂肪营养不良综合征：脂肪萎缩性糖尿病可有脂肪明显萎缩、高脂血症、黑棘皮病、类似肢端肥大症容貌、糖尿病等表现。严重胰岛素抵抗伴严重高甘油三酯血症致胰腺炎、脂肪肝或肝硬化。

（三）胰岛素受体后缺陷

受体后缺陷是指胰岛素与受体结合后信号转导至细胞内引起的一系列代谢过程异常，其过程非常复杂，机制不详。

1. IRS 家族异常

IRS-1 基因敲除（IRS-1-）及 IRS-2-1-小鼠均呈现糖脂代谢异常，伴有胰岛素抵抗。但两者作用程度不同，呈现明显的组织选择性和异质性。IRS-1-所致的胰岛素抵抗主要为外周抵抗，而 IRS-2-1-既致外周抵抗，又使胰岛素丧失对肝糖产生的抑制，因而所致胰岛素抵抗更加严重，并致糖尿病。由于 IRS-2-1-小鼠的糖尿病具有胰岛素外周抵抗和胰岛素缺陷的双重机制。因此，有学者认为 IRS-2 信号途径是糖尿病时胰岛 β 细胞分泌功能缺陷及胰岛素作用缺陷的共同交汇点。IRS-3 对 IRS-1 缺失时的胰岛素敏感性和糖的稳定具有重要代偿作用，IRS-4 作用不详。

2. 葡萄糖载体蛋白的异常

现发现有 7 种 GLUT，肌肉和脂肪细胞对胰岛素刺激的葡萄糖摄取主要通过胰岛素敏感的 GLUT，即 GLUT4 来进行。肌肉 GLUT4 负责全身 70%~80% 的葡萄糖摄取，也是全身葡萄糖摄取及处置的限速因子。当 GLUT4 基因突变或被敲除，GLUT4 合成及转位均受阻，产生胰岛素抵抗和糖尿病。在 2 型糖尿病及高血压、肥胖症时均发现有 GLUT4 募集及转位障碍，使肌肉细胞对葡萄糖摄取明显减少。

3. 细胞内葡萄糖磷酸化障碍

4. 线粒体氧化磷酸化障碍，糖原合成减少

5. 己糖胺/葡萄糖胺代谢途径活性增高

高糖通过己糖胺途径诱致胰岛素抵抗的机制非常复杂。主要包括干扰胰岛素信号转导，抑制 GLUT4 转位，抑制葡萄糖摄取及其磷酸化，降低细胞内 ATP 水平，减少糖原合成等。

6. 游离脂肪酸的作用

肥胖和 2 型糖尿病脂肪酸代谢异常可能导致在肌肉和肝脏脂质不适当的积累，使 FFA 增多进而可使

肝糖产生及输出增多，导致空腹血糖和高胰岛素血症。其机制可能是脂肪酸增加导致线粒体乙酰辅酶 A：辅酶 A 和 NADH：NAD^+ 比例增加，使丙酮酸脱氢酶失活。继而将导致细胞内柠檬酸的浓度增加，控制糖酵解的关键酶——磷酸果糖激酶被抑制，随后的过多的葡萄糖 -6- 磷酸将抑制己糖激酶Ⅱ活性，其结果是细胞内葡萄糖浓度增加和葡萄糖摄取减少。注入门静脉的 FFA 增多，可使肝细胞胰岛素结合减少及肝细胞胰岛素受体介导的胰岛素降解加速而导致胰岛素抵抗。FFA 所致胰岛素抵抗也通过己糖胺合成途径，对胰岛素下游信号转导系统的抑制。

7. 脂肪细胞因子的作用

如 TNF-α、INF-γ 及 IL-6 等均证实可以导致胰岛素抵抗。

因此，多数学者认为导致胰岛素抵抗的原因主要有：①靶细胞内在缺陷（包括胰岛素受体和葡萄糖转运子基因变异）；②影响靶细胞功能的继发性原因（肥胖、应激、饥饿及肝硬化等）；③代谢因素（皮质醇、生长激素、甲状腺激素、高血糖等）；④胰岛素受体抗体。在 2 型糖尿病和肥胖者中，胰岛素抵抗极为常见。其发生过程大致为：高胰岛素血症及胰岛素抵抗→糖耐量受损→2 型糖尿病。

四、骨骼肌、肝脏和脂肪组织胰岛素抵抗

(一) 骨骼肌 IR

骨骼肌是体内葡萄糖处理的主要靶位，葡萄糖在骨骼肌中的转运受损是导致 2 型糖尿病患者外周胰岛素抵抗的重要原因，这种缺陷可归结为骨骼肌组织中的胰岛素信号转导异常。胰岛素信号转导通路上任一位点发生障碍均可成为骨骼肌胰岛素抵抗的原因。表达在骨骼肌组织中的解偶联蛋白（UCP）也是参与骨骼肌糖、脂代谢和能量平衡调节的重要因素。骨骼肌组织中的胰岛素信号转导异常，主要包括胰岛素受体和 IRS 的改变。胰岛素受体的改变又包括基因表达异常和活性下降。胰岛素受体通常以两种形式表达于细胞表面，胰岛素受体 -A 和胰岛素受体 -B，前者的胰岛素亲和力远低于后者。正常情况下，骨骼肌细胞表面胰岛素受体 -B 表达占绝对优势，在糖尿病状态下，胰岛素受体 -B 表达明显下降。

一些研究表明，2 型糖尿病中骨骼肌中胰岛素受体的自体活化减少，是胰岛素抵抗最重要的原因。研究显示，肥胖伴胰岛素抵抗的动物骨骼肌胰岛素受体酪氨酸激酶活性明显下降。高脂诱导的高血糖和高胰岛素血症，可致动物骨骼肌中胰岛素受体数量下降 50%，受体自身磷酸化活性受损，骨骼肌葡萄糖转运明显减弱。IRS 的改变与胰岛素抵抗也有密切关系。研究显示，2 型糖尿病患者的亲属不管其是否伴有糖耐量损害，均存在骨骼肌胰岛素抵抗，胰岛素刺激后 IRS-1 磷酸化作用和 PI3K 活性增高的反应均明显受损；肥胖伴胰岛素抵抗大鼠骨骼肌组织 IRS-1 蛋白水平降低，IR 和 IRS-1 磷酸化作用明显受损。IRS 介导胰岛素作用具有组织特异性，IRS-1 在骨骼肌中的作用占主导地位。

另外，GLUT4 作为骨骼肌和脂肪组织中最为重要、受胰岛素调节的葡萄糖转运体，其在细胞内的运输通路产生障碍，可导致胰岛素抵抗。目前，骨骼肌表达的 UCP，尤其是 UCP3 受到大家的关注。在糖尿病状态下，常观察到骨骼肌 UCP3 表达降低。研究显示，骨骼肌过度表达 UCP3 的转基因小鼠胰岛素敏感性增高、糖耐量改善、体脂减少、血脂降低，能抵抗高脂诱导的肥胖，葡萄糖转运活性增强，参与脂肪酸 β_2 氧化的硫酯酶 21mRNA 表达也增加。所有这些均与 UCP3 表达呈正相关。因此，UCP3 对骨骼肌的糖、脂动态平衡均有重要影响。

此外，血清 FFA 的供应和利用增加，使得骨骼肌细胞内 FFA 的异常蓄积，也是骨骼肌胰岛素抵抗的重要原因。餐后胰岛素介导的葡萄糖摄取约 85% 是由骨骼肌组织来完成，故骨骼肌抵抗时对餐后胰岛素刺激的葡萄糖摄取和处理减少。高脂饮食可显著降低胰岛素刺激的肌肉葡萄糖摄取和利用。有学者提出了葡萄糖-脂肪酸循环学说，认为血液中升高的 FFA 可引起肌细胞内乙酰辅酶 A 和柠檬酸含量升高，变构抑制丙酮酸脱氢酶活性，从而降低葡萄糖氧化，对葡萄糖的利用减少，形成胰岛素抵抗。而胰岛素抵抗一旦形成，则进一步引起骨骼肌细胞内的 FFA 的蓄积，增高的 FFA，可抑制葡萄糖刺激胰岛 β 细胞引起的胰岛素分泌，抑制肝细胞与胰岛素结合，促进肝糖异生及肝糖输出增多，抑制肌细胞 GLUT4 的活性

及胰岛素介导的葡萄糖转运和葡萄糖肌摄取和利用（葡萄糖氧化及肌糖原结合）等又反过来加重骨骼肌的胰岛素抵抗，这种恶性循环将使骨骼肌胰岛素抵抗日趋严重，最终导致糖尿病的发生。

（二）肝脏 IR

肝脏作为胰岛素作用的主要靶器官，对机体供能物质的代谢及能量稳态的维持起主要作用。肝脏胰岛素抵抗主要是指胰岛素抑制肝脏葡萄糖输出的能力下降，肝脏葡萄糖输出主要是由糖异生和糖原分解两部分组成。糖异生是指非糖物质，如乳酸、烯丙醇、生糖氨基酸、甘油等合成葡萄糖；糖原分解是指动用储存在肝脏中的糖原提供葡萄糖。肝脏作为胰岛素作用的主要靶器官，维持空腹状态下的内生性糖的产生和输出及进食后糖的吸收、利用和存储，在全身葡萄糖动态平衡中起着主要决定因素。

近年来研究发现，肝脏胰岛素抵抗受多种因素的影响。IRS-2 信号转导异常（影响因素如：蛋白和脂类磷酸酶、脂源性细胞因子、过氧化物酶体增生物激活受体等）、FFA、胰淀素等均可导致胰岛素抑制内源性葡萄糖生成的能力减弱和肝糖原合成减少，一旦高分泌量的胰岛素无法代偿，即出现空腹血糖升高。胰岛素信号级联的 IRS-2 分支信号与肝细胞胰岛素敏感性密切相关，IRS-2-/-小鼠肝细胞 PI3K 活性相对于野生型鼠减低 50%，导致下游信号分子磷酸化障碍，并且无法通过增加 IRS-1 蛋白含量或提高酪氨酸磷酸化来代偿。IRS-2/PI3K 信号是胰岛素在肝脏发挥生理效应的主要信号转导通路，目前发现诸多因素均可通过影响 IRS-2 信号转导而导致肝胰岛素抵抗。如脂类磷酸酶是通过磷酸化/去磷酸化 IRS 信号途径的磷酸化位点或者是与 IRS 密切相关的酶下调信号转导，若活性增高，可导致肝胰岛素抵抗；另外，多种脂肪细胞因子可以通过旁分泌的方式影响肝脏组织胰岛素的敏感性，在脂肪细胞分泌的脂肪细胞因子及蛋白质因子中，肿瘤坏死因子-α（TNF-α）、白介素-6（IL-6）、瘦素（leptin）、脂联素（adiponectin）也与肝胰岛素抵抗相关。

TNF-α 通过下面的机制参与 IR：①TNF-α 可以抑制脂肪组织中非酯化脂肪酸代谢所需蛋白酶的表达，增加这些脂肪酸在肝脏中的沉积。②TNF-α 可以激活 JNK 和 IKKβ，从而导致 IRS 丝氨酸残基磷酸化增多，降低胰岛素敏感性。③TNF-α 促进 IL-6 和 SOCS-3 增多，后者可以阻断胰岛素受体的下游通路。④TNF-α 可以下调脂联素的表达。肥胖状态下，高 TNF-α 和低脂联素联合导致了胰岛素敏感性下降。

IL-6 可以阻断离体肝细胞或者动物肝脏的胰岛素作用通路，导致胰岛素敏感性下降，同时 IL-6 还可通过降低脂蛋白脂酶的活性、刺激肝脏的脂肪分解来对抗胰岛的作用。

脂肪组织产生的瘦素具有抗脂肪变性的生物学活性，可以减少脂肪在肝脏等组织中的沉积，改善其胰岛素敏感性。但是其可以与瘦素受体结合，抑制胰岛素分泌，拮抗胰岛素作用，诱导肝糖输出，从而形成肝脏胰岛素抵抗。

脂联素具有抗炎症反应、增强抑制肝脏胰岛素介导的葡萄糖输出、调节肝脏脂肪酸代谢（减少脂肪组织在肝脏内的沉积）等生物学活性。其与肝细胞表面脂联素受体 2 结合后，可以进一步启动过氧化物酶增殖物激活受体 α（PPAR-α），此举可以增加脂肪酸 β 氧化所需蛋白酶的表达，加速脂肪酸的 β 氧化。PPAR-α 还可以反式阻抑 NF-κB 的表达，从而减轻炎症反应。肥胖的状态下，脂联素表达减少。脂联素还可通过激活 AMP 活化蛋白激酶（AMPK）促进肝脏的脂肪酸氧化和减少肝糖异生，改善肝胰岛素敏感性。

脂肪酸及其相关代谢产物可以诱导肝脏胰岛素抵抗的发生。随着肝脏内甘油三酯的增多，其胰岛素敏感性下降。正常血糖-高胰岛素血症钳夹试验表明，FFA 升高，肝脏葡萄糖输出显著增加，FFA 可降低胰岛素抑制肝脏葡萄糖输出的能力，从而导致肝胰岛素抵抗。

胰淀素（amylin）与肝脏胰岛素抵抗有着紧密联系。胰淀素是进食后同胰岛素一起由胰岛 β 细胞分泌的肽类激素，与胰岛素协同调节血糖平衡。但当胰淀素表达、分泌异常、局部水平升高、形成胰岛淀粉样蛋白，将沉积在胰岛 β 细胞内及其周围，使胰岛素分泌减少，这是导致胰岛 β 细胞功能障碍的一个重要因素。胰淀素可抑制肝糖原合成酶，使高糖和胰岛素刺激引起的肝细胞糖原累积速率明显降低，也使得

24h 后的肝细胞糖原含量明显降低。它还能激活糖原的分解，促进肝糖原异生增强，引起血糖升高。在向心性肥胖状态下，脂肪在肝脏的沉积增多，其分泌的多种脂肪细胞因子造成肝细胞微环境炎症反应和氧化应激反应增强，随之胰岛素敏感性下降。肝脏脂肪变性可以导致微环境内氧化应激，其具体机制尚未明。氧化应激可以使得 JNK、核因子－κB（NF－κB）表达增多，后两者使得 IRS1/2 丝氨酸残基磷酸化增加，而胰岛素通路的酪氨酸磷酸化被阻断。炎症反应、代谢性应激、毒素等可以导致 JNK、IKKβ 等蛋白在内质网中包装成活性结构，进一步影响胰岛素的作用通路。内质网应激与胰岛素抵抗的相关性在体内或者体外的研究中都有报道。在高胰岛素血症与高糖血症状态下，两者还可以激活糖反应元件结合蛋白和固醇调节元件结合蛋白转录因子 1c，导致肝脏脂肪合成增多，脂肪在肝脏沉积增多。此外，抵抗素可以增加肝糖输出、脂肪细胞增生而导致肥胖。

总之，引起肝脏胰岛素抵抗的因素很多，确切的分子生物学机制尚不完全清楚。肝脏在全身性胰岛素抵抗的发生、发展中起着举足轻重的作用。

（三）脂肪 IR

虽然与肌肉组织相比，胰岛素刺激的葡萄糖处理在脂肪组织中较不重要，但有人认为脂肪组织可能是导致其他地方抵抗胰岛素，而最终形成 2 型糖尿病的一个缺陷基本位点。已有研究证明胰岛素调节的脂肪分解及随后的甘油和 FFA，能通过刺激关键酶及为糖异生提供能源，使得内源性葡萄糖生成增加。在 FFA 升高的同时胰岛素分泌增加，抑制糖原的分解，使得血糖浓度稳定在正常水平。在胰岛素抵抗和 2 型糖尿病个体中，因存在胰岛素作用缺陷，导致胰岛素依赖的抑制糖原分解作用下降，最终导致血糖浓度升高。另外，最后在甘油三酯水解过程中，释放甘油作为糖异生的底物，进一步增加葡萄糖的生成。因此，脂肪组织中抗脂解作用的抑制，导致 FFA 与甘油的过度释放，将对葡萄糖的稳态产生有害影响。脂解作用对胰岛素最敏感，大于胰岛正常生理效应的 90%，脂肪 IR 使胰岛素在脂肪组织中作用降低，致脂肪分解加速，游离脂肪酸浓度升高或细胞内脂肪含量增多，可以引起或加重 IR 和胰岛 β 细胞功能损害、凋亡、脂毒性；过多的游离脂肪酸，可抑制葡萄糖刺激胰岛 β 细胞引起的胰岛素分泌。

肥胖是胰岛素抵抗的独立相关因素之一，近年研究发现，脂肪细胞因子不只是由脂肪细胞分泌，脂肪组织中的非脂肪细胞（血管基质细胞、神经组织和巨噬细胞）也可分泌脂肪因子如 TNF－α、IL－6、IL－1β 和前列腺素（PGE2）等。研究发现，肥胖患者中出现脂肪细胞巨噬细胞浸润，促炎性因子分泌增多，一方面可能如 Flies 等所说系"脂肪细胞与巨噬细胞之间的邻分泌作用"所致，另一方面可能是脂肪细胞缺氧所致。与肿瘤的生长类似，脂肪组织迅速扩展，血管相对稀少，使脂肪细胞处于缺氧状态，缺氧使这些脂肪细胞释放促炎因子以扩张血管、增加血流量和促进血管新生。促炎症因子增多，而抗炎因子脂联素及 IL－10 下降，同时也见于 2 型糖尿病、动脉粥样硬化、胰岛素抵抗及代谢综合征。故脂肪炎症因子可能是肥胖、胰岛素抵抗、糖尿病、动脉粥样硬化及代谢综合征的一个联结点。作为脂肪细胞因子的介导物质，SOCS－细胞因子信号蛋白抑制物也备受关注。其中对 SOSC－1 和 SOCS－3 的研究较多，研究表明给小鼠注射 TNF－α、IL－6 及干扰素 γ（IFN－γ）可升高脂肪组织的 SOCS－3，而抑制胰岛素信号转导，导致胰岛素抵抗。也有证据表明，生长激素、ATⅡ和糖皮质激素亦可上调脂肪组织 SOCS－3，导致胰岛素抵抗。因此，降低 SOCS－3 的作用，有望成为防治肥胖伴发的胰岛素抵抗的新思路。

五、炎症分子与胰岛素抵抗

炎症是机体的保护性生理反应，其特点是白细胞数升高和（或）增加循环或组织促炎性细胞因子水平，抵御外来的物理、化学或生物因素的攻击。实验和临床证据表明，肥胖诱导脂肪、肝脏和肌肉组织的改变，产生低水平的慢性炎症反应，从而导致胰岛素抵抗和全身代谢紊乱。肥胖乃体内脂肪或脂肪组织过多，表现为伴随内脏脂肪组织分布更高的体质量增加。在肥胖患者中，与腹型肥胖相关的炎症标志物水平明显升高。

肥胖状态是脂质积累的增加，尤其是在脂肪组织中，可诱发脂肪细胞大小的增加，脂肪组织的膨胀和异常的脂肪细胞因子、促炎性细胞因子的分泌以及游离脂肪酸（FFA）的异常释放。FFA 和促炎细胞因子作用于代谢组织，如肝脏和肌肉组织，从而改变炎症反应和脂质代谢，导致代谢综合征形成。此外，肥胖已被证明能增加脂肪组织巨噬细胞的浸润，这对于肥胖的细胞因子产生和分泌起重要的促进作用。

脂肪组织和巨噬细胞分泌的促炎细胞因子包括抵抗素、肿瘤坏死因子（TNF-α）、白细胞介素和血管紧张素 Ⅱ 等。这些因子，一方面，参与局部和整体肥胖相关的炎症状态；另一方面，在 TNF-α，IL-6、IL-18、IL-1β 和 Ang Ⅱ 异常存在下，能直接诱发胰岛素抵抗。令人感兴趣的是，炎症过程对脂肪组织胰岛素抵抗的贡献不仅是局部的，而且是全身性的。就细胞因子来说，例如 TNF-α、IL-6 和 IL-1 可通过多种机制：丝氨酸/苏氨酸激酶的活化，减少 IRS-1、GLUT-4 和过氧化物酶体增殖物激活受体 γ 表达或 SOCS-3 的表达和激活诱导胰岛素抵抗。

由于增加巨噬细胞浸润脂肪组织，促进炎症介质的分泌，肥胖促进低度慢性炎症。一方面，这些炎症介质参与局部和全身性肥胖相关的炎症状态；另一方面，他们可以直接通过促进 IRS 的丝氨酸残基磷酸化、SOCS-3 表达、促炎性细胞因子和神经酰胺产生和减少在 GLUT-4 表达和葡萄糖转运，诱导胰岛素抵抗。胰岛素抵抗与心血管疾病、T2DM 和癌症的发生有关。

与肥胖相关炎症的另一个重要因素是 Toll 样受体（TLR）的激活，特别是 TLR-2 和 TLR-4。TLR 是一类受体，属于先天免疫系统，通常由与脂多糖等病原体相关的分子模式激活，并通过核因子 κB（NF-κB）途径引起炎症。TLR 是一类属于先天免疫系统的受体，通常由与脂多糖等病原体相关的分子模式激活，并通过 NF-κB 途径引起炎症。尽管 TLRs 广泛表达，在肥胖状况下，肌肉和脂肪组织中的 TLR-4 表达升高。在高脂饮食诱导的肥胖、胰岛素抵抗和代谢综合征小鼠研究中，随着 TLR-2 和 TLR-4 信号蛋白表达下降，减缓肥胖、胰岛素抵抗和代谢综合征程度。有报道显示，在肥胖状态下，FFA 激活的巨噬细胞 TLR-4/NF-κB 通路促进细胞因子如 IL-6、IL-1β、TNF-α 和 IL-18 合成分泌，参与脂肪组织的炎症状态。TLR-4 活化后可诱导被认为对胰岛素信号通路的产生负调控的 SOCS-3 和 PTP-1B 表达。通过 TLR-4 活化，提高酶参与神经酰胺合成的表达。细胞内神经酰胺水平的增加导致 PP2A 磷酸酶激活，使 Akt 去磷酸化而失活，从而抑制胰岛素信号。最后，由荷兰等人所描述的结果表明，神经酰胺的细胞内水平的增加导致 PP2A 磷酸酶去磷酸化 Akt 的激活、失活，从而抑制胰岛素信号。表明免疫系统在胰岛素抵抗和 T2DM 的发展中的发挥关键作用。

六、内质网应激与胰岛素抵抗

内质网在细胞功能发挥过程中具有重要意义，如细胞内钙储存、蛋白质组装、折叠以及翻译后修饰。内质网应激是由于未折叠或错误折叠的蛋白质累积或内环境的钙离子浓度的改变导致了内质网结构和功能的失衡引起的。代谢产物的刺激可诱导相关组织发生内质网应激，引起恶性循环，高糖和脂毒性是诱导脂肪、肝、骨骼肌和胰腺胰岛 β 细胞发生内质网应激的最重要因素。

脂肪组织由大量脂肪细胞与其间的结缔组织构成，既是一个能量储存器官，也是一个内分泌器官。脂肪细胞的内质网是合成甘油三酯、固醇类物质的场所。肥胖状态下，成熟脂肪细胞的内质网会产生代偿性扩张，功能加强，以满足机体脂质与蛋白质合成的需求。脂肪细胞中的脂质大量储积、脂肪因子的合成、游离脂肪酸的释放等都可以作为内质网应激的应急信号。暴露于高脂高糖饮食的人脂肪组织中的内质网核信号转导蛋白 1α（IRE1α）、转录激活因子-6（ATF-6）与 X 盒结合蛋白-1（XBP-1）的活性明显增加。IRE1α 活化可以激活 JNK，后者可以直接磷酸 IRS1 的丝氨酸残基，阻断胰岛素信号通路，促进胰岛素抵抗。另一个联系脂肪组织内质网应激与胰岛素抵抗的关键分子是硫氧还原蛋白互作蛋白（thioredoxin-interacting protein，TXNIP）。TXNIP 参与了脂肪形成与胰岛素抵抗的调节，抑制脂肪组织对葡萄糖的摄取。肥胖状态下，脂肪组织是炎症发生与炎症因子产生的重要部位。体内实验证明，内质网应激在高脂饮食（high fat diet，HFD）诱导的炎症反应中发挥重要作用。脂肪组织释放的非酯化脂肪酸（non-esterified fatty acid，NEFAs）可触发内质网应激。NEFAs 通过 PERK 介导的机制，引起

TNF-α、IL-6等细胞因子的释放，加速胰岛素抵抗进程。同时，激活的PERK还能调节脂肪组织对胰岛素的反应性。PERK可促进甘油二酯在脂质激酶的作用下形成磷脂酸，后者有拮抗胰岛素的作用。未折叠蛋白质反应（unfolded protein response，UPR）也可激活IRE1α与ATF-6介导的NF-κB炎症通路，诱导炎症基因的表达，导致胰岛素抵抗。

在肝中，内质网应激可通过IRE1的激活直接干预胰岛素信号通路的转导，而IRE1α在应激状态下的磷酸化可以活化JNK与IKK，上述两者均可通过选择性磷酸化IRS1的丝氨酸残基，降低胰岛素通路的信号转导效率。内质网应激可通过调节肝糖异生来间接加重肝细胞胰岛素抵抗的状态。内质网应激还可促进脂肪的生成，胞内脂质新生会产生大量的甘油二酯与神经酰胺，对肝细胞具有毒性，是内质网应激导致胰岛素抵抗的重要原因。将肝细胞暴露于高血糖、棕榈酸盐处理下，能够诱导内质网应激、激活SREBP-1c、促进脂质新生与胞内脂质堆积，从而引起肝损害。在肝细胞内堆积的脂质反过来加重内质网应激，形成一个恶性循环。这样长期慢性内质网应激的形成，促进肝脂质合成、增加脂质转入与减少运出的方式，导致肝脂肪变与胰岛素抵抗的持续恶化。

骨骼肌在全身营养平衡中起主要作用。葡萄糖通过细胞膜上葡萄糖转运体的运输，进入肌肉细胞后被加以利用，该过程依赖胰岛素的调控。脂肪酸异位堆积（脂毒性）是骨骼肌出现胰岛素抵抗的主要原因。在脂质衍生物中，神经酰胺是肌肉细胞中胰岛素信号转导最有力的抑制剂。在发生胰岛素抵抗的啮齿类动物骨骼肌和肥胖患者的肌肉中，均可观察到神经酰胺堆积。神经酰胺可降低PKB的活性，阻断肌肉细胞内的胰岛素信号转导。许多研究发现，内质网应激在棕榈酸诱导肌肉细胞发生胰岛素抵抗中发挥作用。高脂饮食的啮齿类动物、遗传性糖尿病动物模型出现骨骼肌的内质网应激现象。

七、线粒体与胰岛素抵抗

线粒体是存在于几乎所有真核细胞中的一种双层膜细胞器，主要化学成分为蛋白质和脂类，另外尚含有核酸和金属离子等。线粒体DNA（mtDNA）具有半自主性，在细胞核DNA（nuDNA）和mtDNA的双重调控下，合成蛋白质。大部分蛋白质为酶，如辅酶、细胞色素、氧化酶和合成酶等。因此当mtDNA突变时，会影响蛋白质合成，影响线粒体功能，进而影响机体功能。线粒体是细胞有氧呼吸的主要场所，通过和电子传递链相偶联的氧化磷酸化将ADP和无机磷酸合成ATP，伴随着电子由烟酰胺腺嘌呤二核苷酸（NADH）或黄素腺嘌呤二核苷酸（FADH2）通过电子传递链传递给分子氧的呼吸作用，活性氧（ROS）也不断产生，即ATP的产生与ROS的生成是线粒体的基本功能。

20世纪90年代末，人们发现线粒体在胰岛素抵抗中发挥作用，由于在组织中线粒体含量和（或）功能的丧失，线粒体氧化能力减少，导致脂质氧化不足，从而加重脂质过多并导致胰岛素抵抗。随着研究深入，人们发现在各种胰岛素抵抗状态，包括肥胖、老年人、2型糖尿病和多囊卵巢综合征患者都存在线粒体代谢标志物的紊乱。胰岛素抵抗状态下肌肉活检也显示线粒体DNA、呼吸链亚基蛋白表达均下降，并且伴有氧化酶活性以及线粒体数量和密度降低。

糖尿病鼠的脂肪组织中所有与线粒体功能相关的参数都降低。包括线粒体数量、线粒体DNA的容量、呼吸酶、氧化磷酸化和脂肪酸β氧化。线粒体功能障碍会降低胰岛β细胞内ATP/ADP的比例使因葡萄糖刺激而产生的胰岛素分泌减少。

由于氧化磷酸化普遍下降，线粒体功能障碍可促进脂质氧化减少，使FFA和脂质堆积，从而导致胰岛素抵抗的发生。FFA增加伴随着DG和神经酰胺的水平增加，进而抑制胰岛素信号。脂质氧化的减少也促进ROS生成，导致氧化应激和线粒体和细胞水平的损伤。ROS引起的丝氨酸/苏氨酸激酶的激活，参与胰岛素抵抗发生。

八、胰岛素抵抗与内皮细胞的关系

内皮功能紊乱是代谢综合征或胰岛素抵抗的表现之一。在一些肥胖并有冠状动脉内皮功能障碍的年轻病人中，发现普遍存在胰岛素抵抗，甚至早于代谢综合征的临床表现。另有研究显示，2型糖尿病患者，他们的家属（兄弟姐妹或孩子）中，尚未患糖尿病但存在胰岛素抵抗的，同样表现出血管的舒张障碍。因此可看出，胰岛素抵抗和内皮功能障碍是相关的。这由多重因素造成，包括血管系统中的胰岛素信号改变、内皮功能障碍，另外，游离脂肪酸也会加速血管的损害。

胰岛素与受体结合后激活通过2条途径：磷脂酰3激酶途径和MAPK途径。在靶组织如骨骼肌、脂肪组织中，胰岛素与受体结合后，磷脂酰3激酶激活胰岛素介导的葡萄糖摄取过程。该途径也调节胰岛素依赖的NO产生。这就解释了当存在磷脂酰3激酶途径系统缺陷时，可同时出现胰岛素抵抗和内皮功能障碍。有研究比较了健康人、非糖尿病肥胖患者及2型糖尿病患者注射胰岛素前后的臀肌活检组织中磷脂酰肌醇3激酶和MAPK途径的活性。结果表明，非糖尿病肥胖患者及2型糖尿病患者中磷脂酰肌醇3激酶活性较健康人减弱，而MAPK途径的活性在3组中无明显差别。这些结果清楚地表明，胰岛素抵抗以及伴随代谢综合征的缺陷依赖于在一个特定的胰岛素信号途径缺陷及磷脂酰肌醇3激酶途径，而相反，MAPK途径活性却正常。也有研究提出，胰岛素活化的磷脂酰肌醇3激酶途径受损和MAPK途径活性的增强有关。

内皮通过释放血管舒张剂和血管收缩剂来调节血管收缩，内皮功能障碍是指内皮介导的反常或不充分的血管舒张。胰岛素抵抗和内皮功能障碍是在心血管疾病的发病早期独立的高危险因素。内皮细胞衍生的NO缺乏被认为是连接胰岛素抵抗和内皮功能紊乱的最主要的缺陷。NO是所有血管舒张剂中最重要的，同时也是血管保护剂，它能抑制炎症、氧化、血管平滑肌细胞的增殖及迁移。内皮损害可导致NO释放减少引起的内皮功能障碍，导致血管壁脂质的沉积和氧化，促使了炎症反应的发生及一些趋化因子和细胞因子的释放，造成胰岛素到达靶组织的毛细血管通路病变，引起胰岛素的作用受损。胰岛素本身是血管舒张因子，并刺激血管内皮NO的产生。胰岛素的作用受损导致胰岛素刺激的NO产生减少，加上胰岛素的作用受损导致的葡萄糖和脂肪代谢紊乱最终可使得NO的生成和释放减少，又进一步造成内皮功能障碍，形成恶性循环。很多研究表明，胰岛素抵抗是代谢紊乱和心血管疾患的基本病理生理过程。目前一致认为，提高胰岛素的组织敏感性可改善内皮细胞功能，同时能提高胰岛素介导的葡萄糖和脂质代谢以及改善内皮细胞功能障的介入性治疗，对于防止及延缓动脉粥样硬化是一个非常重要的策略。噻唑啉二酮类药物可改善糖类和脂类代谢，最近有研究表明，其可在胰岛素抵抗早期改善内皮功能。

内皮功能障碍随年龄的增加而增加（男性40岁以后和女性55岁以后）。环境因素，其中包括高脂肪膳食和缺乏体力活动，也与内皮功能障碍相关。在正常人中，高脂肪膳食对内皮的影响是短暂的。但是，输注的游离脂肪酸混合物可诱导血管内皮功能障碍，表明游离脂肪酸可能损害血管壁。可见，低脂饮食可减轻内皮的损害，从而减轻内皮功能损害及胰岛素抵抗。

胰岛素抵抗在2型糖尿病和代谢综合征的发病中起着主要作用。骨骼肌胰岛素抵抗的主要表现是减少胰岛素刺激的糖原合成，而这又导致减少葡萄糖转运。在诱导骨骼肌和肝脏的胰岛素抵抗方面，脂质异位积累也起着重要的作用。然而，已经发现在胰岛素抵抗的胰岛素信号缺陷主要涉及IR/IRS-1/PI3K/PKCz/Akt/GLUT4级联。炎症分子可刺激不同的负责丝氨酸磷酸化的IRS-1的丝氨酸激酶数目，导致其功能障碍。综上所述，胰岛素抵抗的产生是复杂的、由多种因素相互联系和相互作用的过程，在各个靶器官的表现和发生机制也不尽相同，但胰岛素信号转导通路的异常可认为是共同的机制之一。内皮功能障碍对胰岛素抵抗的影响也值得重视。IR的确切机制还有待深入研究，根本机制的阐明将有助于胰岛素抵抗的改善及代谢综合征等多种代谢疾病的预防和诊治。

九、与静息有关的胰岛素抵抗

肥胖和缺乏体育锻炼是发生胰岛素抵抗的主要原因。已有研究证明，仅仅通过运动可以改善胰岛素的敏感性，而独立于体质量减轻和体脂肪成分的改变。有证据表明，骨骼肌运动可改变胰岛素信号分子表达，尤其是葡萄糖转运分子。研究显示，在2型糖尿病患者的胰岛素抵抗型后代中，进行6周的运动可以增加葡萄糖的摄取和糖原合成，从而导致胰岛素的敏感性提高。运动除了对葡萄糖转运分子的影响，还增加靶组织血液流量和靶组织对胰岛素的可用度，有助于改善体育锻炼中的代谢过程。同时，运动可使局部释放缓激肽，从而刺激对葡萄糖摄取。除了对骨骼肌的影响，有证据表明，运动后肝脏胰岛素抵抗是可以改善的，这可被进行耐力训练后肝脏葡萄糖显著减少的研究所证明。此外，运动可提高脂肪细胞胰岛素对葡萄糖摄取的反应。因此，体育锻炼有助于改善肌肉、肝脏和脂肪的胰岛素敏感性。

胰岛素抵抗与代谢综合征、2型糖尿病相关，是增加了心血管并发症风险的因素。运动改善胰岛素抵抗，一方面与促进能量的消耗、减少脂肪的堆积有关；另一方面也可能与改善血管内皮功能有关。血管内皮功能受损是动脉粥样硬化的早期标志，可引起心血管并发症。实验和临床研究均表明，血管内皮功能障碍与胰岛素抵抗有关。氧化应激的增加（氧化剂和抗氧化剂之间的生理失衡）可能是导致胰岛素抵抗和高血糖的各种血管内皮损伤的机制之一。胰岛素抵抗的增加对血管内皮功能以及心血管疾病和死亡率都有影响。在临床上，8周以上高强度有氧运动比持续时间短、强度低的运动更有益。有规律的体育锻炼被认为是扭转血管功能障碍和预防心血管疾病的一种策略。

有规律的体育活动和运动可以促进胰岛素抵抗患者的心血管健康。美国运动医学协会和美国糖尿病协会在2000年和2010年发表的联合声明，专为糖尿病患者提供通用的运动疗法。专家建议进行有氧运动或有氧运动结合耐力训练，以预防和降低糖尿病患者的心血管疾病风险。然而，无论是有氧运动还是联合耐力训练，对微血管和大血管内皮细胞功能的影响仍存在争议。一些研究表明，对2型糖尿病及代谢综合征患者，运动训练取得了积极的结果；但另一些认为这对2型糖尿病患者的血管健康没有任何积极的影响。少数研究探讨了运动训练对血管内皮功能的影响，训练效果呈现出积极的效果，这与NO生物利用度增加有密切关系，胰岛素抵抗可导致血管内皮功能受损，有氧运动或联合运动训练方案可能有助于逆转胰岛素抵抗患者的内皮功能障碍。运动强度也似乎是影响锻炼效果与胰岛素抵抗一个主要因素，虽然中等强度的持续训练和高强度的间歇训练均使血管内皮功能得到改善，但相同能量消耗的情况下，高强度间歇训练对血管内皮功能和血糖影响更明显。有氧或联合运动训练增强胰岛素抵抗血管内皮功能的生理机制尚未完全阐明，从动物和生物标志物的研究来看，运动训练后氧化应激和早期生物标志物的积极变化被认为是潜在的机制，但是还没有研究过在胰岛素抵抗中，运动训练对人体血管中潜在生物标志物造成的局部变化。

目前的研究证据表明，胰岛素抵抗或代谢综合征等代谢性疾病在各种动物模型中都会导致血管功能障碍。虽然大多数研究都表明胰岛素抵抗或代谢综合征会导致血管功能障碍，但是有部分研究结果认为，这些糖尿病前期情况并没有改变内皮功能。不一致的结论提示血管功能的改变受多种因素的影响，包括疾病的持续时间和血管床类型等。比如，大量研究表明，肥胖（高脂饮食）引起的胰岛素抵抗可导致乙酰胆碱所致的各种血管内皮功能障碍，其中包括冠状动脉、股动脉和主动脉，却并未引起股动脉、肠系膜动脉的血管功能障碍。此外，一些研究表明，在相同的血管床上，胰岛素抵抗引起胰岛素依赖性血管舒张功能受损，与乙酰胆碱诱导C57BL/6J小鼠肠系膜小动脉血管舒张作用部位基本一致。反之，在C57BL/6J小鼠股动脉内，胰岛素抵抗不改变胰岛素诱导的血管舒张功能，但乙酰胆碱诱导的血管舒张功能由于胰岛素抵抗而减少。

在动物模型中，有规律的体育活动或运动对代谢性疾病影响是有利的。考虑到先前的研究，研究设计中大多数运动方案不同程度改善了各种血管床如冠状动脉、小动脉、骨骼肌动脉和主动脉的血管功能。然而，暂且还不清楚哪些机制与运动的这些有益效应有关。

毋庸置疑，体育活动或定期运动对血管功能是有益的。根据实验设计，包括运动类型、运动强度和持续时间以及血管床的非单一性，这些研究中存在一些差异。根据疾病状况、运动类型、持续时间和强度，较小阻力动脉的血管功能可能与主动脉和导管动脉等较大血管有不同的改变。需要进一步研究来解释这些信号通路所涉及的机制。

十、维生素 D 与胰岛素抵抗

维生素 D（Vit D）是一种类固醇激素，以活性形式与维生素 D 受体结合。其中主要成分是麦角钙化醇（Vit D$_2$）和胆钙化醇（Vit D$_3$）。活性维生素 D 均为不同的维生素 D 原经紫外照射后的衍生物。不同细胞类型（胰岛细胞、肌细胞、肝细胞和脂肪细胞）中维生素 D 受体的表达引起了人们的高度关注，认为维生素 D 可能参与到多种细胞过程，包括对胰岛素的反应。已有的观察研究显示，低血清 25-OHD 浓度与患 2 型糖尿病的风险增加有关。流行病学资料表明，2 型糖尿病患者较一般人更易罹患维生素 D 缺乏症，活性维生素 D$_3$ 缺乏和不足可能在人类 2 型糖尿病的发生、发展过程中起着重要作用。目前越来越多的研究提出，补充活性维生素 D$_3$ 在改善 2 型糖尿病患者糖代谢紊乱、调节血脂、降低血压、保护肾功能等方面发挥着重要作用，提示提高血清 25-OHD 浓度可能对血糖和胰岛素稳态有一定的影响。然而，补充维生素 D 的交叉干预和干预研究却得出相互矛盾的结果，并有研究证明，维生素 D 对胰岛素抵抗无明显作用。

胰岛素的分泌依赖于细胞内钙离子浓度的变化，1,25-(OH)$_2$D$_3$ 已被证明在体外调节 β 细胞钙离子流，细胞内钙浓度的变化影响细胞内对胰岛素的反应。维生素 D 受体在脂肪细胞中也高表达，激活调节细胞内钙浓度，影响脂肪生成和脂解。因此，维生素 D 可能参与了胰岛 β 细胞分泌活动及调节组织对胰岛素的反应。目前尚不清楚维生素 D 受体是否在心肌细胞中表达，以及维生素 D 对肌肉胰岛素敏感性的影响。

维生素 D 主要来源是紫外线诱导合成，阳光照射、纬度、季节、皮肤色素沉着均影响人群血清 25-OHD 浓度，血清 25-OHD 浓度随年龄的增长而下降，这可能是由日晒减少造成的；65 岁以上的老人皮肤合成维生素 D 的能力为 20~30 岁成人的 25%。肥胖与血清 25-OHD 浓度的关系是复杂的，血清 25-OHD 浓度随脂肪含量增加而降低，冬季血清 25-OHD 浓度也会下降。在英国，引起血清 25-OHD 浓度变化的主要原因是紫外线的强弱变化；对绝经后的英国妇女调查表明，紫外线诱导合成的血清 25-OHD 浓度占 80%。

目前许多关于 2 型糖尿病的发病率和维生素 D 摄入量之间的关联性的研究，实验采用膳食摄入量与血清 25-OHD 浓度的测量结果进行评估。在系统综述和 meta 分析中，包括三项膳食调查中的两项研究，针对护士健康（每日摄入 Vit D≥800IU/d，钙≥1 200mg/d 与每日摄入 Vit D≤400IU/d，钙≤600mg/d，20 年后对比）和黑人妇女健康［钙最高摄入的 1/5（661mg/d）与最低的 1/5（219mg/d）相比，平均观察 8 年］两项研究的结果汇总，当维生素 D 和钙摄入量的最高 1/4 与最低 1/4 对比时，2 型糖尿病的发病率优势比为 0.82。一定程度验证了维生素 D 与 2 型糖尿病的发病有相关联性，低脂乳制品消费量的增加引起 2 型糖尿病风险降低，同样在黑人妇女健康研究和日本公共卫生中心的前瞻性研究中得到了证实。在美国，所有的乳制品都含有维生素 D，这使得人们认为乳制品消耗增加和患 2 型糖尿病的风险降低之间的联系可能是由维生素 D 引起。但乳制品的其他成分，如镁、钙、中链脂肪酸、转十二烯酸、酪蛋白和乳清蛋白或其他尚未被确认的成分可能会降低 2 型糖尿病的发病风险。

三项研究（两个病例对照和一个前瞻性队列研究）采用血清测定法，一个前瞻性队列研究用公式计算血清 25-OHD 浓度，对这 4 项研究进行综合 meta 分析，血清 25-OHD 浓度为 50nmol/L 的受试者患 2 型糖尿病的风险降低 43%。据报道，服用维生素 D 和钙超过 3 年的糖尿病前期患者，空腹血糖浓度升高和胰岛素抵抗（HOMA-IR）降低。这些观察性研究表明，较低的维生素 D 浓度增加患 2 型糖尿病的风险；但另外三个随机对照试验报告表明，2 型糖尿病的发病率在口服维生素 D（每天 400~800IU）2~7 年干预的情况下无明显变化。迄今为止的干预研究还没有显示出补充维生素 D 使 2 型糖尿病的发病率有所下降。

胰岛素抵抗与心血管疾病密切相关，是 2 型糖尿病的特点之一。血清 25-OHD 浓度与 2 型糖尿病风险有关可能是通过胰岛素抵抗介导的。一些横断面和介入性试验研究了维生素 D 与胰岛素抵抗的关系。

受试对象类型包括糖耐量异常、妊娠糖尿病、2型糖尿病和继发性甲状旁腺功能亢进患者。其中只有一项研究证实25-OHD浓度与血糖浓度、餐后2h血糖、OGTT结果、空腹血浆胰岛素浓度及HOMA-IR呈负相关。三项横断面研究采用金标准高胰岛素钳夹技术的报告，在控制BMI后，混合糖耐量亚组（正常葡萄糖耐量、糖耐量减低和2型糖尿病）的血清25-OHD浓度及胰岛素敏感性无明显差异。横断面研究提供了相互矛盾的结果，DE las heras在美国以及Kamycheva在挪威进行的两项研究表明血清25-OHD浓度和胰岛素抵抗指数之间无关联，其余十项报告显示两者之间有不同程度的关联，但在对肥胖进行校正后，其中的三项研究的关联不再具有重要意义。综合目前为止的横截面研究，难以得出任何有意义的结论，需要对定义的队列进行进一步的调查。

在非糖尿病人群中，一项为期6个月的南亚裔妇女随机对照双盲试验选取标准为胰岛素抵抗（HOMA-IR>1.93）和维生素D缺乏（<50nmol/L），试验组口服维生素D_3 4 000IU/d，对照组使用安慰剂，当干预组血清25-OHD浓度上升到中位80nmol/L，胰岛素抵抗得到改善（由HOMA-IR评估，$P=0.02$）。在中心型肥胖的印度男性中，进行6周的干预，没有发现对HOMA-IR有任何有益的影响。但是在上述研究中，干预时间、口服维生素D剂量也不同，可能会影响结果的准确性。要注意的是，目前对非糖尿病人群的其他干预研究，以胰岛素敏感性的高胰岛素血症-血糖钳夹指数、HOMA-IR和QUICKI、空腹血糖浓度和HbA1c以及空腹血糖浓度作为观察指标，表明补充维生素D对胰岛素抵抗没有任何影响。其中两项随机对照试验研究了维生素D对糖尿病前期或糖耐量受损患者胰岛素抵抗的影响，两者均未见明显相关性。其中Lind在挪威对14名糖耐量受损的中年瑞典男性进行18个月的小型研究，结果表明，α-骨化醇使用对胰岛素敏感性没有任何影响，但因其规模和方案的不理想，结果受到限制。Davidson在美国针对糖尿病前期及血清维生素D水平≤75nmol/L的中老年男性持续1年的干预研究表明，胰岛素抵抗未见明显变化。

在2型糖尿病患者中，有5项研究表明维生素D对胰岛素抵抗没有影响。Sugden等人报告了两项研究，并对内皮功能的主要结果进行了对比研究，第一，针对2型糖尿病和血清25-OHD浓度≤50nmol/L的受试者，干预组一次性口服100 000IU维生素D_2，发现各组间HbA1c或HOMA-IR无明显差异。然而，在分组分析中，在血清25-OHD浓度>11nmol/L的受试者中，HOMA-IR有统计学意义的降低，血管内皮功能（主要的结果指标）确实改善了，肱动脉扩张增加血管血流。Sugden等人还报告了不同剂量的维生素D对内皮功能的影响，研究对象为2型糖尿病和血清25-OHD浓度<100nmol/L的人，研究表明HbA1c、空腹血糖或HOMA-IR无明显变化，与以往研究相比，不同剂量的维生素D对内皮功能无明显影响。前一项研究的参与者血清25-OHD浓度基线较低，提示维生素D影响内皮功能的可能阈值。

对正在进行血液透析的慢性肾功能衰竭患者的三项研究表明，当血清25-OHD浓度为30～43nmol/L时，静脉注射维生素D可改善胰岛素分泌和胰岛素敏感性，而血浆甲状旁腺激素（PTH）浓度无明显变化。但这些研究都是小规模的，持续时间较短，结果可能不适用于非透析人群。总之，迄今为止的干预研究提供了比较明确的结果，目前数据并不能证明维生素D与胰岛素抵抗有关联性。

目前还没有确定最佳血清25-OHD浓度，有报告认为癌症、心血管事件和死亡率与血清25-OHD浓度呈一种U形关系。此外，不同的维生素D制剂可能有不同的效果，最近的一项meta分析报告显示，服用维生素D_3的患者死亡率有所降低，而维生素D_2则无作用。在一项随机对照双盲试验中发现，通过对受试者补充4周的维生素D，部分显示空腹血浆胰岛素浓度降低，HOMA-IR降低，这种代谢组学表型可以确定哪些人可以从补充维生素D中获益。炎症目前被认为是维生素D缺乏与慢性非骨骼疾病风险增加之间的一种潜在联系，并暗示炎症是导致维生素D缺乏的原因。而最新有观点认为，维生素D缺乏是全身炎症的替代标志，而不是引起炎症的原因。

维生素D与胰岛素抵抗关系的潜在混淆，血清25-OHD浓度与血浆PTH浓度呈负相关，可调节肾脏1-羟化酶活性，但即使肾1-羟化酶活性降低，血清活性1,25-二羟基维生素D的浓度也可能增加，因此 PTH、维生素 D、25-OHD 与活性 1，25-二羟基维生素 D 之间的关系是复杂的。据报道，血清 25-OHD 浓度是衡量维生素 D 状态的一种指标，但不能代表其活性形式的浓度 [1，25-$(OH)_2D_3$]，可能存在 1，25-$(OH)_2D_3$ 与胰岛素抵抗之间的联系，或者是组织中的维生素 D 浓度与胰岛素抵抗之间的关联，而血清 25-OHD 浓度并不能反映这种情况。

总的来说，目前证据表明维生素 D 可能与 2 型糖尿病有关，但与胰岛素抵抗的关系不明确。

十一、1 型糖尿病与胰岛素抵抗

1 型糖尿病（T1DM）是自身免疫破坏胰岛 β 细胞导致胰岛素绝对不足的疾病。胰岛素注射是治疗的基础，虽然近些年对胰岛素类型和作用研究越来越多，但持续皮下胰岛素注射（CSⅡ）、连续血糖监测，以及维持和保持血糖目标在理想状态，对于 1 型糖尿病依旧是艰巨的挑战。目前有研究认为，胰岛素抵抗是 1 型糖尿病血糖控制不理想的原因之一，同时预示着在 1 型糖尿病中，除了常规胰岛素治疗，胰岛素抵抗还可能成为潜在的干预靶点。

1 型糖尿病发生胰岛素抵抗涉及的主要机制包括：首先，遗传性或家族性，包括超重与肥胖、2 型糖尿病家族史、高危种族群、"双糖尿病"。通常认为 1 型糖尿病患者多数体形消瘦，但近年来 1 型糖尿病患者超重和肥胖的患病率逐渐增加。芬兰新近的研究显示，体质量过度增加是 1 型糖尿病患者的风险因子。发病年龄与 BMI 成反比关系。同时，体质量增加也可能是 1 型糖尿病发病的一个加速因素，并且导致青年糖尿病发病率增加。在几个队列研究中，1 型糖尿病儿童超重和肥胖的患病率高于正常人群。在美国青年糖尿病研究中，约 22.1% 的 1 型糖尿病儿童超重或肥胖。在糖尿病前瞻性登记（1～18 岁）（Europe，$n=21\,501$)，特别是在美国人口中，儿童 BMI 中位数大于 1 型糖尿病中的全国参考值（US，$n=11\,435$）。因此，儿童肥胖引起的胰岛素抵抗增加了对胰岛 β 细胞的需求，增加抗原呈递，加速自身免疫损伤。与此同时，随着强化胰岛素治疗和过度胰岛素化、反复低血糖及防御性零食等因素存在，1 型糖尿病患者的超重和肥胖会持续进展。在匹兹堡和芬兰的研究中发现，在 1 型糖尿病的进展中，儿童超重被认为是一个"加速因素"，体质量每增加 10%，3 岁前患 1 型糖尿病的风险增加 50%～60%；3～10 岁患 1 型糖尿病风险增加 20%～40%，诊断年龄与 BMI 成反比关系。在匹兹堡糖尿病并发症流行病学研究中，选取 589 例 1 型糖尿病患者，经过 18 年的体质量-时间模式的研究，在基线上，有 28.6% 的人超重，3.4% 的人肥胖，18 年后，超重者患病率增长了 47%，肥胖者患病率增加了 7 倍。肥胖引起的胰岛素抵抗以抑制肝脏葡萄糖输出和促进脂肪组织和肌肉葡萄糖摄取的胰岛素功能受损为特点。Kanaya AM 等人对两个以社区为基础的队列进行横断面分析发现，南亚人的糖尿病患病率（23%）显著高于 MESA 族群（白人 6%，非裔 18%，拉美裔 17%，华裔 13%）。在对潜在的混杂因素进行调整后，这种差异进一步增加，校正年龄和肥胖因素后，南亚人的胰岛素抵抗水平显著高于所有其他种族的水平。南亚人胰岛 β 细胞功能可能较低且不能代偿胰岛素抵抗引起的高血糖症。2015 年一项研究表明，不同民族之间腹型肥胖、脂肪细胞因子和胰岛素敏感性之间的关系不同，脂联素、瘦素和 FGF21 在南亚人腹型肥胖和胰岛素抵抗之间的关系中起中介作用，但在马来人或中国人中则不起作用。在亚洲族群中，中国人或马来人比南亚人对胰岛素更敏感。在 2001 年有学者提出"双重糖尿病"概念，既指 1 型糖尿病个体具有自身抗体阳性但同时有显著胰岛素抵抗特征，其高风险的 MHC 等位基因频率较低，与 2 型糖尿病风险基因的关联更大，这些个体可能处于代谢紊乱的高风险中，如高血压、血脂异常和多囊卵巢综合征等疾病。在生理学方面，包括青春发育期、增长期。胰岛素抵抗在 1 型糖尿病青年期或者由其他间接性疾病引起。青春期胰岛素抵抗可能与生理性胰岛素敏感性降低、生长激素和性激素增加有关，尤其在青春发育的后期阶段。青春期相关胰岛素抵抗影响外周葡萄糖的利用，但对脂肪代谢的影响较小。在治疗方面，包括血糖控制差，如慢性葡萄糖中毒、胰岛素强化治疗与体质量增加、低血糖与防御性零食、高胰岛素化与医源性高胰岛素血症、胰岛素生理需要与外源性胰岛素药效学谱的不匹配。慢性高血糖症诱导胰岛素抵抗机制尚不明确，可能与高血糖、高血脂引起线粒体产生大量活性氧簇（ROS），损坏线粒体功能，引起氧化应激反应有关。也有研究表明，白介素－6似乎与急性胰腺炎患者发生慢性高血糖及胰岛素抵抗有关。胰岛素强化治疗引起超重和肥胖进一步增加，体质量增加加重人们对身材形象的担忧，尤其是青少年和女性，从而影响治疗的依从性。生活方式及心理因素方面，包括长期久坐、饮食不规律及暴饮暴食，使用某些药物、间接性疾病等，都可能增加患者胰岛素抵抗。

在1型糖尿病患者中，患心脏病的风险明显增加，常被认为是长期高血糖引起，但事实上，胰岛素抵抗较血糖控制可能在1型糖尿病患者心血管疾病的发展中起着更大的作用。重视胰岛素抵抗在1型糖尿病中的作用，有利于改善患者高血糖、减少餐后血糖波动、降低胰岛素抵抗、减少胰岛素剂量、减少胰岛素引起的体质量增加及大血管并发症的风险。

虽然与胰岛素抵抗的相关的因素很多，与胰岛素相关的疾病也很多。以改善胰岛素抵抗为靶点的新药也不断开发问世。但一个令人尴尬事实却是，胰岛素抵抗仅作为一种替代标志物，目前还没有证明胰岛素抵抗的降低能够降低2型糖尿病和心血管疾病的发病率。因此，以胰岛素抵抗为治疗靶点的干预，其价值可能有待进一步完整评估。

第二节　胰岛素抵抗与动脉粥样硬化

心血管疾病（CAD）是引起全球死亡的主要原因，胰岛素抵抗和2型糖尿病是导致动脉粥样硬化性心血管疾病的主要因素。20世纪70年代以来，许多研究揭示，胰岛素抵抗普遍存在于肥胖、2型糖尿病、血脂异常、高血压及非酒精性脂肪性肝病等疾病中，而这些代谢异常又可在一个个体中聚集出现。代谢综合征是一种以腹部肥胖、高血压、高血糖和血脂异常为特征的糖尿病前期疾病，与胰岛素抵抗的增加密切相关。随后的诸多研究证实了胰岛素抵抗作为代谢性疾病共同的病理生理机制，并参与了动脉粥样硬化性疾病的发生，因此检测机体胰岛素敏感性，并动态观察其在代谢性疾病中的变化及作用，对于揭示疾病的发病机制及了解疾病的发生、发展及转归极为重要，甚至可作为某些罕见疾病的特定诊断标准，这些都是在临床工作及研究中值得关注的问题。

一、血管组织和细胞上的胰岛素信号

胰岛素抵抗和高胰岛素血症已被证明在某些人群中增加心血管疾病的风险。而多数心血管疾病的风险增加和高胰岛素血症之间的关联可能是胰岛素抵抗。关注血管组织和细胞上的胰岛素信号有利于解析胰岛素对血管的作用，胰岛素与血管壁在许多方面相互作用。

内皮细胞通常可以调节胰岛素连续运输到如骨骼肌、脂肪组织，中枢神经系统等的外周毛细血管组织。胰岛素与内皮质膜中的胰岛素受体结合，引发一系列反应，可诱导或抑制许多血管紧张性物质，该模式代表胰岛素与血管内皮细胞和血管收缩细胞的相互作用，是通过胰岛素在内皮上的转运和激活 IRS/PI3K/AKT、SOS/Grb2/MAPK 通路、IRS 1/2 来调节胰岛素的多种功能。

血管壁的 IRS 由 α 亚基组成，通过二硫键与 β 亚基（酪氨酸激酶）连接，以异二聚体的形式存在。当胰岛素与 α 亚基结合后，β 亚基的不同结构域被一系列酪氨酸磷酸化激活，从而调节酪氨酸激酶的活性。胰岛素的信号传递主要有 PI3K/AKT 或 MAPK/Erk 通路这两条途径，从而使血管平滑肌细胞舒张、增殖、收缩、迁移（图 4-1）。

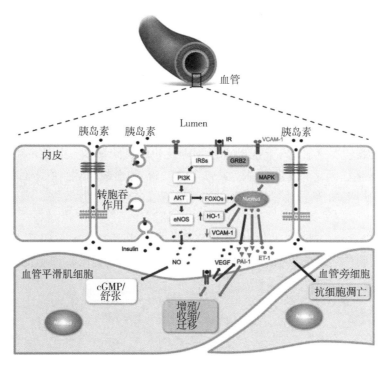

图 4-1　胰岛素与血管壁的相互作用

胰岛素在血管细胞中的作用是通过激活 IRS/PI3K/AKT 或 SOS/Grb2/MAPK 途径介导的。IRS/PI3K/AKT 途径可激活 eNOS，调节 HO-1、VEGF 和 VCAM-1 的表达，促进血管平滑肌舒张。相比之下，SOS/Grb2/MAPK 途径，促进单核细胞聚集、炎症因子释放、细胞凋亡，促进血管收缩和增殖（图 4-1）。因此，胰岛素在动脉粥样硬化的发生和发展过程中，发挥双重作用。

（一）抗动脉粥样硬化（PI3K/AKT 通路）

胰岛素与 α 亚基结合后，引发 β 亚基酪氨酸磷酸化，生成胰岛素受体底物 1 和 2（IRS 1/2）。IRS 1/2 被酪氨酸磷酸化激活，随后与 PI3K 结合；结合物又反过来激活激酶 PDK1 和 PKB/AKT，引起系列的代谢反应，如介导心肌葡萄糖转运（GLUT4）或调节 eNOS、VEGF（血管内皮生长因子）、抗氧化酶 HO-1（血红素加氧酶-1）和 VCAM-1（血管细胞黏附分子-1）的表达。

胰岛素对内皮细胞最重要的作用之一是增加 eNOS 的表达和活化。胰岛素在内皮细胞中的作用已被证明是通过 NO 产生血管扩张作用，胰岛素激活 eNOS 产生 NO 增强平滑肌血管舒张和血流。NO 主要由 l-精氨酸和 O_2 通过 eNOS 和 l-瓜氨酸合成，而 eNOS 的活性受翻译后修饰、变构酶激活和亚细胞定位等多种机制的调控。在这些机制中，由胰岛素刺激的 NO 合成依赖于 IR/IRS1/PI3K/AKT 通路，其激活机制是通过激活 AKT 介导的 eNOS 的 1177 位点磷酸化而实现的。此外，eNOS 的 615 位点磷酸化也参与胰岛素介导的 NO 合成。有研究表明，胰岛素还能减少 eNOS 活性的负调节因子 cav-1 的相互作用，并增加其与 eNOS-hsp 90 的联系，从而促进 eNOS 的活性。胰岛素在转录阶段也能增加 eNOS 的表达。胰岛素通过 IRS/PI3K/AKT 途径激活 eNOS，升高 HO-1、VEGF 水平，降低 VCAM-1 的表达，HO-1 于应激状态下表达增多，其催化产物胆绿素、胆红素和一氧化碳（CO）分别具有抗氧化损伤、抑制平滑肌细胞增殖与迁移、抑制血小板聚集和扩张血管等作用；内皮细胞以自分泌方式释放低水平的 VEGF 以维持血管稳态，而高水平的可溶性或内皮细胞结合的 VEGF 触发血管发芽并调节尖端和茎细胞的表达。除了促进血管生成生长外，VEGF-A 还可通过刺激黏附分子的表达从而促进炎症细胞侵入病变，从而激活位于内皮细胞中易损斑块区域的信号发挥作用；VCAM-1 主要促进动脉粥样硬化早期血液中游走的单核细胞向内皮细胞黏附，降低 VCAM-1 有利于减少单核细胞黏附、聚集；综合上述反应，从而起到抗动脉粥样硬化作用。

（二）促动脉粥样硬化（MAPK/Erk 通路）

在胰岛素抵抗和糖尿病状态下，通过抑制胰岛素诱导的 eNOS 磷酸化引起 NO 生成减少，同时 NO 与高血糖引起的血管细胞氧化大量中和导致进一步减少。同时高胰岛素血症可能通过糖酵解和线粒体氧化磷酸化而影响葡萄糖代谢，改变内皮细胞（EC）的迁移、增殖。

生理浓度的胰岛素主要通过 IRS/PI3K/AKT 途径增加 VEGF 和 HO－1 的表达，降低 VCAM－1 的表达，起到抗氧化应激及抗炎作用。但在肥胖和胰岛素抵抗状态下，这些作用会选择性丧失，也就是胰岛素浓度升高状态下（高胰岛素血症）将导致动脉粥样硬化的风险增加。此外，胰岛素通过 MAPK 途径增加血管收缩剂/致动脉粥样硬化的内皮缩血管肽－1（ET－1）和血浆纤溶酶原激活物抑制剂－1（PAI－1）的表达，ET－1 的异常产生和活性也是内皮功能障碍的标志，促使血管收缩、增殖和迁移，从而促进动脉粥样硬化过程。

因此，在正常的胰岛素敏感状态下，内皮上的胰岛素作用主要通过激活 PI3K/Akt 途径介导抗动脉粥样硬化作用。然而，在胰岛素抵抗状态，通常与高胰岛素血症相关，内皮细胞的促动脉粥样硬化胰岛素作用可能是由 MAPK 途径介导的（图 4-2）。

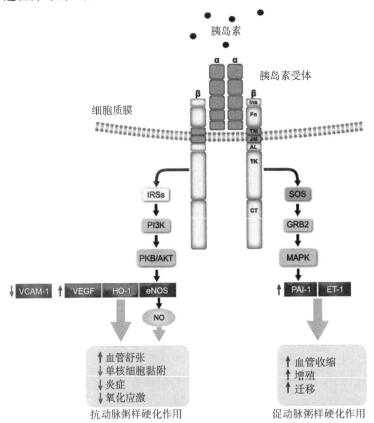

注：AL，激活环；ct，羧基末端；Fn，澳连接蛋白型结构域；ins，插入 fn；IRSs，irs1/2；JM，邻膜结构域；TK，酪氨酸激酶结构域；TM，跨膜结构域。

图 4-2　血管细胞 IR 结构和胰岛素信号通路的研究

二、胰岛素抵抗促动脉粥样硬化的机制

胰岛素抵抗将 T2DM 与 CAD 紧密相连。细胞因子首先作用于肌肉和肝脏中的胰岛素信号转导通路增加胰岛素抵抗的发生，然后 LXRs 导致胆固醇积累增加，从而刺激肝脏产生包括 C 反应蛋白、纤溶酶原抑制剂－1、血清淀粉样蛋白－A、α_1－酸性糖蛋白和触珠蛋白等炎症标志物。最后细胞因子再刺激纤维蛋白原（作为动脉粥样硬化危险因素），促进极低密度脂蛋白和游离脂肪酸生成，导致糖尿病性血脂异常和血管内斑块聚集，极大程度地促使 T2DM 和 CAD 的发生。

　　另一方面，胰岛素抵抗引起的亚临床炎症与动脉粥样硬化的发病机制可能相关，胰岛素抵抗引起急性期反应物的升高，促炎性细胞因子和细胞黏附分子分泌等，进一步诱发心肌梗死、中风和其他主要外周血管疾病等，心血管死亡率明显增加（图4-3）。

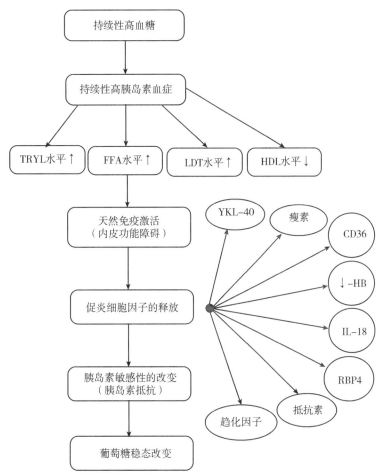

图4-3　胰岛素抵抗、内皮功能障碍和促炎分泌的机制

（一）胰岛素抵抗与早期动脉粥样硬化

　　有充足的临床证据表明，高血糖、胰岛素抵抗会增加 CAD 的风险。胰岛素抵抗可以促进动脉粥样硬化形成和晚期斑块进展，其机制可能与下列因素相关，如高血压和促炎症状态、胰岛素信号转导、肥胖、血脂异常等。参与动脉粥样硬化的内膜细胞主要有内皮细胞、血管平滑肌细胞和巨噬细胞，这三种细胞类型都有胰岛素受体和胰岛素受体介导的信号通路，这些通路在高胰岛素血症的情况下显著下调。

　　早期动脉粥样硬化病变的起源和进展所涉及的病理生理过程与那些导致危险斑块形成的病理生理过程有很大的不同。早期至中期动脉粥样硬化形成包含载脂蛋白 B（ApoB）在内皮下滞留；内皮细胞的活化；单核细胞和其他炎症细胞聚集；损伤细胞的胆固醇负荷；和平滑肌细胞迁移到内膜。在早-中期动脉粥样硬化病变中，胰岛素抵抗与动脉内皮细胞的 eNOS 活化和 NO 产生减少以及 VCAM-1 表达增加有关，这两种改变可能是由于内皮细胞中 PI3K/AKT 通路胰岛素受体信号下调所致，这进一步引起内皮功能障碍，从而导致血管舒张缺陷和炎性细胞进入斑块的增加（图4-4）。

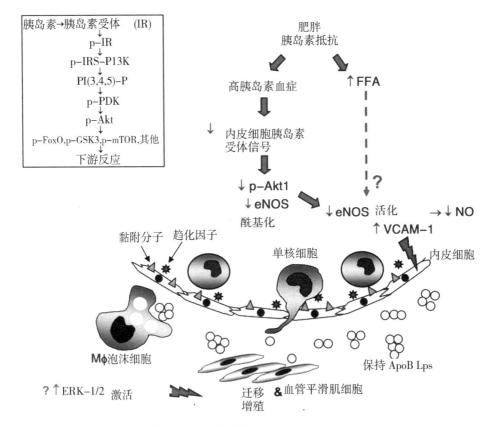

早期斑块进展——胰岛素抵抗

图4-4　内皮细胞、血管平滑肌细胞和巨噬细胞中胰岛素抵抗促进动脉粥样硬化形成的可能机制

（二）胰岛素抵抗与晚期动脉粥样硬化

动脉粥样硬化的发作包括低密度脂蛋白颗粒在脉管系统中的蓄积，然后通过巨噬细胞摄取低密度脂蛋白，随着疾病的进展，巨噬细胞对oxLDL的摄取有利于游离胆固醇的富集，导致泡沫细胞表型。由于晚期缺氧条件恶化导致这些泡沫细胞的诱捕和最终死亡有助于产生坏死核，并且游离胆固醇和凋亡细胞释放的修饰脂质也都沉积到核心基质上。白细胞的持续流入与内膜扩张相结合，在核心区域产生高度缺氧的微环境，促进血管生长，内皮细胞与壁细胞（如血管平滑肌细胞和血管周细胞）之间相互作用，形成一个快速膨胀、密集的高度不稳定的微血管网络。

晚期动脉粥样硬化病变的特征主要表现为易发生破裂的高风险薄帽斑块，其与斑块内新血管形成的过程相关。调节斑块区域活跃的血管生成分子机制可能通过促进微血管生长而使晚期病变不稳定，从而为继发于腔内皮细胞的炎性细胞提供进入途径。这些新生血管结构通常缺乏内皮屏障功能，血管完整性受损，导致红细胞渗漏和侵袭到血管周围区域，从而导致易损斑块内出血。

在晚期斑块中，胰岛素敏感性下降可促进内皮细胞、血管平滑肌细胞和巨噬细胞这三种主要细胞的凋亡。晚期斑块进展主要受到促进斑块坏死和覆盖病变的胶原性"瘢痕"（纤维帽）变薄过程的影响，血管平滑肌细胞的凋亡可导致纤维帽变薄，而巨噬细胞的凋亡以及细胞的吞噬细胞清除缺陷（细胞增多症）促进斑块坏死。纤维帽变薄和斑块坏死都可以促使斑块破裂和血管急性血栓性闭塞，从而引起急性冠脉综合征（图4-5）。

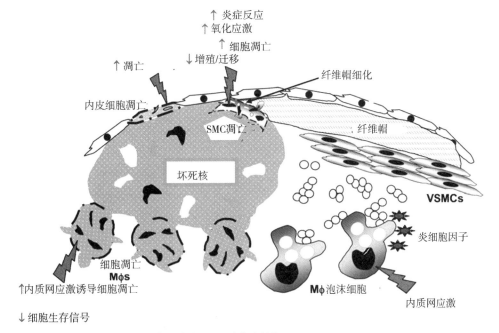

晚期斑块进展——胰岛素抵抗

图 4-5　内皮细胞、血管平滑肌细胞和巨噬细胞中胰岛素抵抗促进晚期斑块进展的可能机制

（三）胰岛素抵抗与内皮细胞

内皮位于血液和淋巴管的内表面，内皮由薄层细胞组成，细胞层定义为血管内皮细胞或淋巴管内皮细胞。内皮的功能涉及感知机械刺激（例如高压和拉伸）以及激素刺激（如血管活性物质）。内皮细胞具有调节血管舒缩功能、刺激炎症反应和加速止血等作用。

研究表明，持续性高胰岛素血症可能引发内皮功能障碍。在糖尿病中，胰岛素抵抗的发生是由于胰岛素信号转导的改变，一旦发生这种改变，激活内皮 eNOS 的主要途径（例如，PI3K、PDPK-1 和 Akt）的磷酸化被大幅下调。而 eNOS 活性下降在动脉粥样硬化的发生和发展中起主要作用，其中涉及通过减少单核细胞和其他白细胞与内皮的相互作用（图 4-6）。

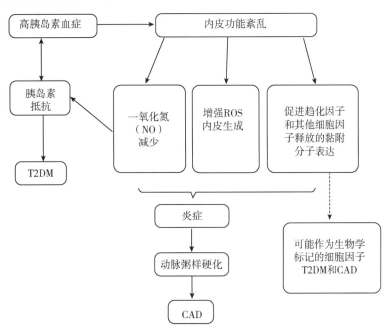

图 4-6　T2DM 胰岛素抵抗与 CAD 发展过程中的内皮功能障碍

内皮功能障碍的常见机制是 eNOS 的消耗。Willa 等人的研究显示，NO 通过抑制炎症、氧化及血管平滑肌细胞增殖和迁移可以起到血管保护的作用，而 eNOS 的长期下降导致 NO 的生物利用度降低。此外，高密度脂蛋白胆固醇降低，低密度脂蛋白胆固醇、血管紧张素 Ⅱ 以及血液中游离脂肪酸（FFA）的释放增加，降低 NO 的生物利用度，使内皮功能障碍的状态恶化并进一步促进动脉粥样硬化的过程。另一项研究发现，肥胖、胰岛素抵抗的小鼠内皮功能障碍和 eNOS 磷酸化水平下降，是由高水平的游离脂肪酸所致，而非 IR-Akt1 信号缺陷。

在 Christian 的研究中表明，胰岛素受体基因在血管内皮细胞中完整或有条件地缺失，其胰岛素敏感性、葡萄糖耐量、血浆脂质和血压在两组之间没有差异，但在缺乏内皮胰岛素信号转导的小鼠中，动脉粥样硬化病变大小超过 2 倍。

内皮细胞水平的胰岛素抵抗已被证明可直接促进转基因动物模型中的动脉粥样硬化进展，并且内皮细胞中的胰岛素信号转导通路，在高胰岛素血症条件下被下调。由于甘油三酯、FFA 和 LDL 水平升高以及 HDL 降低引发的高胰岛素血症，导致内皮功能障碍并明显减少 NO 分泌、增加 ROS 和自由基的形成、中断趋化因子的黏附分子表达、释放细胞因子以及引起胰岛素抵抗致高胰岛素血症，进一步引起炎症反应，促进动脉粥样硬化的进展。

（四）胰岛素抵抗与血管平滑肌细胞

血管平滑肌细胞和毛细血管旁细胞包围着内皮细胞，其主要功能是通过收缩特性调节动脉和毛细血管的张力。这两种细胞类型都具有类似于其他细胞结构的胰岛素受体。此外，血管平滑肌细胞上的胰岛素受体数量明显低于内皮细胞。胰岛素可以刺激这些细胞的 IRS/PI3K/AKT 级联和 MAPK/Erk 通路的激活。胰岛素诱导的血管平滑肌细胞的特异性作用目前尚未获得很好的描述。内皮细胞分泌的 ET-1 也能激活磷酸酶 C-β（PLC-β），引起肌浆网 Ca^{2+} 的内流，进而激活肌球蛋白轻链激酶，再次导致血管收缩。胰岛素可以诱导毛细血管旁细胞和血管平滑肌细胞中 ET-1 的表达，磷脂肌醇信号途径（PKC）的激活可以促进其表达。此外，胰岛素也会影响血管平滑肌细胞的迁移、增殖和细胞凋亡。有报道指出，胰岛素也可能增加 ETA 受体的表达，从而增加血管张力。高浓度的胰岛素对血管平滑肌细胞的直接影响是通过 MAPK 通路的激活来介导的。例如，胰岛素对迁移和增殖的作用通常需要 10～100nmol/L 的胰岛素，而磷酸化 eNOS 仅需要 1～10nmol/L 的胰岛素起刺激作用。由于血管平滑肌细胞的迁移和增殖可能导致再狭窄和动脉粥样硬化，由此，人们认为可能是高胰岛素血症的作用。血糖可能是通过激活 PKCα 异构体，进而影响血管平滑肌细胞的增殖和肥大，有助于动脉粥样硬化发展。

血管平滑肌细胞表达胰岛素受体（IRs）和胰岛素样生长因子-1 受体（IGF1R）的异二聚体，尽管胰岛素对 IRs 具有更高的亲和力，但胰岛素在血管平滑肌细胞中的作用主要通过 IGF1R 介导。因此，关于在血管平滑肌细胞中胰岛素抵抗致动脉粥样硬化的作用存在很大的不确定性。其中一种假设是，高胰岛素血症通过选择性地下调 IR，促使"促动脉粥样硬化"IGF1R 同型二聚体的形成。作为概念验证模型，IR 缺陷型血管平滑肌细胞与胰岛素作用导致 Akt 活化减少，ERK-1/2 活化增加，增殖和迁移增加，这可能是通过 IGF1R 信号转导的，这些研究证据表明在胰岛素抵抗状态下，IGF1R 与 IR 信号的不均衡可能有利于促进动脉粥样硬化。另一项研究表明，Akt1-/- 血管平滑肌细胞抑制扩散和迁移，增加细胞凋亡的易感性，这表明 Akt 下调的重要性。通过将脂质转化为更不可逆的富含血管平滑肌细胞的斑块，预期增加的血管平滑肌细胞增殖和迁移将促进早期/中期动脉粥样硬化。有意思的是，在晚期斑块中，内膜血管平滑肌可以通过纤维帽胶原合成减少斑块破裂的风险，但这种有益的作用可能通过增强平滑肌细胞凋亡来抵消胰岛素抵抗，其原因可能是通过破坏 Akt 细胞存活信号来实现的。完整的 IR 信号也被证明在血管平滑肌细胞中可以通过沉默的 IGF1R 抑制 TNF-α 诱导 nf-κb 激活，提示在高胰岛素血症的情况下，IR 信号转导不完整可能是致动脉粥样硬化的原因之一。

使人感兴趣的是，血管平滑肌细胞中 IGF1R 的增加与 IR 信号的增加在胰岛素抵抗中促进动脉粥样硬化的作用。首先，基因表达研究表明，来自 IGF1R 和 IR 的下游信号转导非常相似；其次，许多研究表明

IGF1R 信号转导可以保护血管平滑肌细胞免于凋亡，当 IGF1 在 ApoE−/−小鼠的血管平滑肌细胞中过表达时，斑块稳定性是增加而不是减少的；最后，肥胖和胰岛素抵抗与源自两种受体的信号转导的减少有关，例如，肥胖与高浓度血管紧张素Ⅱ相关，并且血管紧张素Ⅱ在血管平滑肌细胞中促进 IR/IGF1R 衔接子 IRS−1 的降解。此外，与胰岛素抵抗相关的血管平滑肌细胞中的其他潜在致动脉粥样硬化作用，尚未与 IR 或 IGF1R 信号转导的紊乱相关联。例如，来自糖尿病前期肥胖大鼠的血管平滑肌通过涉及转化生长因子−β 的途径证明 NADPH 氧化酶诱导的氧化应激增加。这些复杂性和不确定性以及这些改变是否影响动脉粥样硬化形成值得关注。

（五）胰岛素抵抗与巨噬细胞

单核细胞衍生的巨噬细胞在动脉粥样硬化的所有阶段都起着关键作用。血管壁中的巨噬细胞是动脉粥样硬化和再狭窄过程的主要组成部分。在早期病变中，单核细胞通过激活的内皮细胞覆盖 ApoB−脂蛋白保留区进入内膜，然后在分化为内膜中的巨噬细胞后，摄取这些残留的脂蛋白成为泡沫细胞。内膜巨噬细胞参与包括炎症、蛋白酶和促凝血/血栓形成因子的分泌以及具有临床危险病变的坏死核心的形成等一系列促动脉粥样硬化过程。

在肥胖和高胰岛素血症条件下巨噬细胞胰岛素受体数显著下调。有证据表明，胰岛素受体信号转导缺陷促进动脉粥样硬化。在巨噬细胞中，通过胰岛素 IRS2/PI3K 途径的信号通路可以抑制炎症性趋化因子 MCP−1 的表达，这在巨噬细胞中表现为 IRS2 的特异性缺失。野生型老鼠骨髓移植 IR−/−显示巨噬细胞在没有炎性刺激下，血管中缺乏胰岛素受体（IR）积累。研究表明，IR 缺乏的巨噬细胞在动脉粥样硬化晚期病变中增加内质网应激、细胞凋亡及坏死核心形成。在 ApoE−/−背景下喂养 4 个月后，髓系 IR 缺乏小鼠与 ApoE−/−小鼠相比，尽管对血浆、脂蛋白、葡萄糖或胰岛素无影响，但其主动脉损伤面积减少了 50%。

关于炎症，体外研究显示，缺乏 IR 的巨噬细胞使 IL−6 和 IL−1β 对 LPS 的反应减弱。这种抗炎作用的分子机制以及它是否可以解释体内病变结果，仍有待确定，尽管其机制可能与胰岛素抵抗的标志 FoxO1 抑制 NF−κB 信号转导的发现有关。但人类大多数动脉粥样硬化病变不会引起急性冠状动脉疾病，因为它们会对动脉壁进行重塑，从而保持管腔通畅，不会发生斑块破裂或糜烂，因此不会引发急性腔内血栓形成。导致急性血管疾病的小部分病变的特征在于存在大面积坏死和薄纤维帽，其促进斑块破坏、急性腔内血栓形成和组织梗死。

Han 等人研究显示小鼠和人类研究中支持内质网（ER）应激延长在晚期病变中的巨噬细胞凋亡和斑块坏死中发挥的作用，原因主要是通过内质网应激效应物 C/EBP 同源蛋白（CHOP）起作用。研究显示，肥胖、胰岛素抵抗或缺乏胰岛素受体的小鼠巨噬细胞表现为增强的内质网应激诱导的细胞凋亡，其通过至少三种机制介导：①清道夫受体的上调，其在动脉粥样硬化中激活并发出信号以增强内质网应激诱导的巨噬细胞凋亡；②抑制 Akt 和 NF−κB 细胞存活途径，后者由核 FoxO1 介导；③内质网钙泵 SERCA 的下调，促进细胞质钙的积累。后一种机制可能与最近发现 CHOP 通过刺激内质网释放钙来促进巨噬细胞凋亡有关，后者随后激活由钙/钙调蛋白依赖性蛋白激酶Ⅱ（CaMKⅡ）协调的凋亡执行程序。

胰岛素抵抗状态的另一个特征是游离脂肪酸水平升高，通常认为饱和脂肪酸（SFA）最有害，并且 SFA 可以通过降低内质网膜的流动性来触发巨噬细胞中内质网应激诱导的细胞凋亡。SFA 还可以通过 CD36 介导的促进氧化应激的信号转导机制，在体外和体内增强暴露于其他内质网应激物的巨噬细胞中的凋亡反应。来自肥胖小鼠的巨噬细胞，包括 ob/obLdlr−/−小鼠晚期动脉粥样硬化病变的巨噬细胞，其摄取凋亡细胞的能力下降（细胞增多症）。有缺陷的细胞分裂导致继发性细胞坏死和炎症，这被认为是导致斑块坏死的关键病理过程。可以通过 SFA 模拟细胞分泌缺陷来降低质膜的流动性来阻止吞噬作用。尽管这一发现需要进一步研究。

上述这些研究提供了证据表明，巨噬细胞、平滑肌细胞和内皮细胞中的胰岛素抵抗可能在动脉粥样硬化形成和临床相关的晚期斑块进展中起重要作用。

三、选择性胰岛素抵抗与动脉粥样硬化性心血管疾病

2015 年 George L. King 等人提出选择性胰岛素抵抗概念，即糖尿病和胰岛素抵抗引起的高糖、游离脂肪酸和炎性细胞因子可以通过 IRS/PI3K/Akt 途径选择性地抑制胰岛素的抗动脉粥样硬化作用。在脂肪细胞中的胰岛素抵抗对葡萄糖代谢具有高度"选择性"，而胰岛素的其他作用基本上不受到影响（即从胰岛素受体到 Akt 的节点）。在胰岛素抵抗或糖尿病动物模型和糖尿病患者的动脉中，内皮细胞 Akt1 磷酸化的激活随着其抗动脉粥样硬化作用（如 eNOS 的激活）的减少而减弱。这种选择性抑制 IRS/PI3K/Akt 的胰岛素途径与所有已知的具有抗动脉粥样硬化或血管生成活性的胰岛素对血管的作用是一致的，包括激活 eNOS，增加 HO-1 和 VEGF 的表达，抑制 VCAM-1 表达等。同样，胰岛素可能增强对 MAPK 的激活，促进 ET-1 及其受体的表达以及血管平滑肌的迁移和增殖，起到促动脉粥样硬化作用。有趣的是，胰岛素通过 MAPK 激活的作用需要高水平的胰岛素，这可以解释高胰岛素血症与动脉粥样硬化风险增加的相关性。

近年来，有关选择性胰岛素抵抗的生化理解方面的信息越来越多，多种病理生理刺激，如血管紧张素、氧化剂、炎性细胞因子、高血糖和游离脂肪酸，已被证明能选择性抑制内皮细胞中 IRS/PI3K/Akt 通路，增强 MAPK 级联。这些病理生理刺激在多个水平使胰岛素作用减弱。有研究证实 IR 和 IRS 1/2 的表达减少或降解增加与翻译后的修饰（如糖基化和磷酸化）的增加有关。在生化水平上，可通过增加 IR 或 IRS 1（58）的丝氨酸/苏氨酸磷酸化来抑制胰岛素信号，从而降低胰岛素诱导的 IRS 1 酪氨酸磷酸化，抑制 PI3K 的 p85α 的相互作用，从而降低内皮细胞 Akt 的磷酸化和活化。研究表明，血管紧张素 Ⅱ 或 PKCβ2 激活在 IRS 2 上磷酸化可抑制胰岛素诱导的 IRS2 酪氨酸磷酸化和 Akt/eNOS 激活。如血管紧张素 Ⅱ、FFA、TNF-α 等细胞外刺激，或涉及 PKC、NF-κB 和 JNK 通路的内源性通路，这些磷酸化位点和胰岛素信号转导途径通过丝氨酸/苏氨酸磷酸化 IRS 1/2 被诱导。相反，内皮细胞 MAPK 激活还可能导致 IRS 1 丝氨酸磷酸化并关闭胰岛素信号，提示 MAPK 激活也可能导致选择性胰岛素抵抗。

在糖尿病肥胖患者中，存在胰岛素绝对缺乏或抵抗，血管紧张素 Ⅱ、游离脂肪酸和葡萄糖水平升高以及由糖尿病和胰岛素抵抗诱导的原氨化细胞因子刺激 PKC 异构体和其他应激激酶磷酸化 IRS1/IRS2 和 PI3K，并且仅抑制 IRS/PI3K/Akt 通路时，内皮细胞可发生选择性胰岛素抵抗。相反，胰岛素对 SOS/GRB2/MAPK 通路的刺激不受影响，甚至增强 PAI-1、ET-1 的作用进一步促使斑块发生及发展。胰岛素通过 IRS/PI3K/Akt 途径的选择性作用缺失导致胰岛素抗动脉粥样硬化作用减弱，并促进糖尿病动脉粥样硬化和其他心血管病变（图 4-7）。

基础 FoxO1 磷酸化增加是由于伴随的高胰岛素血症导致选择性胰岛素抵抗的潜在后果，有报道表明，内皮细胞中 Akt 的缺失增加了动脉粥样硬化，而 FoxO 的缺失则减少了动脉粥样硬化。然而，这些研究并没有直接探讨胰岛素对内皮细胞的影响及其对动脉粥样硬化的作用。有研究在 ApoE-/-小鼠体内特异性地删除了 IRS，以直接检测内皮细胞中胰岛素作用的缺失是否会影响全身胰岛素敏感性和动脉粥样硬化，结果显示缺乏 IR 的小鼠（Eirako 鼠），特别是内皮细胞，虽然在胰岛素敏感性、葡萄糖不耐受性、血脂或血压方面与野生型小鼠没有区别，但是 Eirako 鼠动脉粥样硬化病变的严重程度增加两倍以上。动脉粥样硬化增加的机制可能与胰岛素选择性抑制 VCAM-1 作用的丧失有关。胰岛素通过 IRS/PI3K/Akt 途径降低内皮细胞中 VCAM-1 在生理水平的表达。在 Eirako 鼠中，VCAM-1 的表达在动脉中增加，这增强了单核细胞的结合和摄取，升高了动脉粥样硬化斑块中的炎性细胞。这一发现首次清楚地表明生理水平的胰岛素具有抗动脉粥样硬化作用，因此提示增强胰岛素对内皮细胞的作用能够降低糖尿病或胰岛素抵抗状态下的动脉粥样硬化。

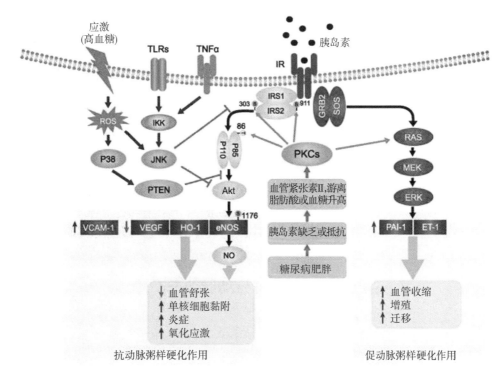

图 4-7　选择性胰岛素抵抗在血管内皮细胞作用

糖尿病可引起内皮细胞选择性胰岛素抵抗，并伴有葡萄糖、脂肪和其他炎症因子的升高，导致二酰甘油升高，激活应激激酶和 PKC，使 IRS 1/2 和 PI3K 中的丝氨酸或苏氨酸磷酸化，并抑制其活性，引起选择性胰岛素抵抗和动脉粥样硬化。在 ApoE-/-小鼠中使用选择性 PKCβ 亚型抑制剂可以降低动脉粥样硬化的发生，证明 PKC 激活，特别是 β 异构体，可以增强动脉粥样硬化。

这些研究清楚地表明，IRS/PI3K/Akt 或 GRB/SHC/MAPK 级联至少通过两条主要途径介导内皮细胞的多种作用，前者介导更多的抗动脉粥样硬化作用，后者则通过更多促动脉粥样硬化作用介导。在肥胖、胰岛素抵抗和糖尿病中，IRS/PI3K/Akt 通路存在选择性胰岛素作用丧失，通过 PKC 激活导致胰岛素选择性丧失抗动脉粥样硬化作用。这些发现表明，通过靶向 IRS/PI3K/Akt 途径来增强内皮中的胰岛素作用，可以减少胰岛素抵抗和糖尿病患者动脉粥样硬化、纤维化、不良侧支形成和心肌病的发展。目前研究证明，内皮细胞上可能存在多种干预位点，可以在不影响全身代谢的情况下特异性增强胰岛素的作用，从而减少糖尿病和胰岛素抵抗患者的动脉粥样硬化。

四、治疗意义

明确胰岛素抵抗如何作用于动脉壁细胞在治疗和预防糖尿病患者的冠脉疾病方面具有重要的作用。胰岛素抵抗促进动脉粥样硬化，在晚期斑块进展的关键过程中，应特别关注炎症、内质网应激和氧化应激的重要性。

关注炎症治疗。减轻炎症的方法之一是阻断细胞因子的作用，目前 IL-1β 中和抗体对心血管事件的影响正在进行临床试验。另一种治疗方法是肝脏 X 受体（LXRs）抑制巨噬细胞和其他细胞的炎症反应，口服 LXRs 激动剂抑制动脉粥样硬化小鼠模型中的动脉粥样硬化和斑块进展。LXRs 激动剂还通过分别诱导 ABCG1 和 ABCA1 转运蛋白，促进 HDL 和载脂蛋白 A-Ⅰ（ApoA-Ⅰ）诱导的巨噬细胞胆固醇外流。此外，胰岛素增敏药物吡格列酮、转录因子 PPAR-γ 的噻唑烷二酮活化剂和 LXRs 诱导剂对动脉粥样硬化的有益作用与其能够升高 HDL 相关。然而，不能忽略的副作用是，全身使用的 LXR 激动剂促进脂肪变性，而噻唑烷二酮类与心力衰竭和膀胱癌相关。

关注内质网应激治疗。已有研究显示，胰岛素抵抗和高血糖可激活巨噬细胞和内皮细胞中的致动脉粥样硬化内质网应激途径，并且肝脏内质网应激可导致肝脏胰岛素抵抗，引起致动脉粥样硬化性糖尿病性血脂异常。当西方饮食喂养的 ApoE−/−小鼠给予 4−苯基丁酸（PBA）———一种缓解内质网应激的"化学伴侣"时，血管内质网应激和动脉粥样硬化受到抑制。因此，内质网应激缓解治疗可能对糖尿病总体有益。

关注氧化应激治疗。胰岛素抵抗和高血糖（可能）对损伤细胞中的氧化应激的不利影响促使人们对抗氧化剂治疗进一步研究。尽管维生素 E 的临床试验令人失望，但维生素 E 治疗与 2 型糖尿病亚组的心肌梗死、卒中和心血管死亡率降低有关。因此，进一步阐明胰岛素抵抗和高血糖的特异性氧化机制，也许未来能有效地解决糖尿病的动脉粥样硬化治疗问题，例如，NADPH 氧化酶在胰岛素抵抗血管平滑肌细胞和晚期病变巨噬细胞死亡和斑块坏死中具有明显致动脉粥样硬化作用，提示了开发靶向针对该氧化酶的药物的可能性。另一项研究发现，抗氧化酶谷胱甘肽过氧化物酶−1 的缺失促进了糖尿病 ApoE−/−小鼠的动脉粥样硬化，但非糖尿病对照组则没有，由此，提高了人们对这种酶治疗 2 型糖尿病有益的可能性的兴趣。

第三节　糖尿病与动脉粥样硬化

一、糖尿病合并动脉粥样硬化流行病学

动脉粥样硬化主要发生在冠状动脉、下肢和颅外颈动脉上。糖尿病患者的冠状动脉疾病发病率和死亡率风险增加 2~4 倍。人口研究报告显示，糖尿病患者 7 年首次心肌梗死或死亡的发生率是 20%，而非糖尿病患者只有 3.5%，同时，糖尿病患者有心肌梗死病史可增加心肌梗死复发率或心血管死亡事件率达 45%，非糖尿病者只有 18.8%。因此，未伴有心肌梗死的糖尿病患者同先前患心肌梗死的非糖尿病患者具有相同的急性冠脉事件风险。与对照组相比，糖尿病的存在可增加不稳定型心绞痛或非 Q 波心肌梗死发生、心肌梗死的住院风险。总之，糖尿病患者曾经具有的冠心病事件，无论临床表现严重程度如何，其后心肌梗死发病率和死亡率都是明显上升的。糖尿病患者心肌梗死后，常常有不良的近期预后，包括再梗死率、充血性心力衰竭和死亡均增加。

流行病学证据证实，糖尿病和周围动脉疾病（PAD）流行增加之间存在明显相关。糖尿病患者 PAD 风险增加 2~4 倍，糖尿病持续时间和严重程度与 PAD 的发病率和程度呈相关性。糖尿病可改变 PAD 的性质。糖尿病患者较非糖尿病患者更常见膝下动脉闭塞性疾病和血管钙化。同时，间歇性跛行等症状更加明显。在弗雷明汉队列研究中，男性糖尿病可增加发生间歇性跛行风险达 3.5 倍、女性达 8.6 倍。在美国，糖尿病是大部分非创伤性下肢截肢的主要原因。

糖尿病对脑动脉循环的影响，类似在冠状动脉和下肢血管。糖尿病患者有更多的颅外动脉粥样硬化。糖尿病患者发生中风的危险是非糖尿病患者的 3 倍，糖尿病患者中风的危险增加 150%~400%，而血糖控制恶化直接关系到中风的危险。糖尿病特别增加较年轻患者发生中风的风险，在小于 55 岁的中风人群中，糖尿病明显增加中风风险达 10 倍。糖尿病影响中风的进程，增加中风相关的痴呆危险达 3 倍以上，同时增加双倍的复发风险，提高整体和中风相关的死亡率。

（一）1 型糖尿病心血管病变危险因素

1 型糖尿病在全球发病率呈上升趋势，尤其是 5 岁以下的儿童，如果在早期患者暴露大血管病变危险因素，这意味着其终身心血管疾病死亡的风险增加。目前的治疗，如控制高血糖和高血压是有益的，但只能部分预防心血管疾病。关于 1 型糖尿病预防心血管疾病临床试验尚少。1 型糖尿病的特点是大血管并发症（如冠心病）、微血管（如糖尿病神经病变、糖尿病视网膜病变、糖尿病肾病）。心血管疾病仍然是导致 1 型糖尿病患者死亡率增加和预期寿命降低的主要原因。苏格兰和澳大利亚的流行病学资料显示，1 型糖尿病患者较血糖正常者寿命缩短 8~13 年，其主要原因是心血管疾病。值得注意的是，强化血糖控制

可以减少但不能消除心血管疾病发生和死亡的风险。

【传统的危险因素】

心血管疾病的传统危险因素是指高血糖、高血压、血脂异常、糖尿病肾病等。

1. 高血糖

虽然控制血糖是预防和管理 1 型糖尿病患者心血管疾病的重要基石，但是 HbA1c 水平与大血管并发症之间的关系存在争议。高血糖可能参与 1 型糖尿病患者心血管疾病的多种机制，如促进血管内皮功能障碍和动脉僵硬度。一些成人研究支持高血糖与心血管疾病之间存在关联。而缺少 1 型糖尿病儿童血糖控制和心血管疾病之间相关研究的数据。现有研究通过与成人的数据对比，糖化血红蛋白浓度和血管健康之间的关系在儿童的研究中大多是负面的，因此，需要纵向的儿童研究以确定血糖控制对心血管疾病预后的影响。然而，DCCT/EDIC 研究长期随访到 17 年仍然没有显示 HbA1c 下降和心血管疾病之间的相关性。引人注目的是该研究纵向分析显示随着时间的推移，患者血糖控制和心血管疾病之间关系是稳定的，而随年龄增加和长期高血糖，血脂异常和高血压风险因素变得越来越重要。有研究表明，1 型糖尿病患者的低血糖与血流动力学有关。

2. 高血压

青少年 1 型糖尿病患者中高血压的患病率为 4％～7％。青少年 1 型糖尿病患者血压异常模式和高血压的危险因素包括肥胖、高血糖、自主神经功能障碍。虽然没有对 1 型糖尿病患者进行心血管疾病的纵向研究，但有人认为高血压引起的靶器官损害可以在青年时期开始。

3. 血脂异常

青少年 1 型糖尿病患者血脂异常的发病率很高，有报道指出可达到 28.6％。在生命的早期就可以出现动脉粥样硬化，这与血脂异常密切相关。血脂异常被认为是青少年 1 型糖尿病一个潜在而重要的心血管疾病危险因素。年轻人的尸检研究证实动脉脂肪条纹和血脂异常存在密切关系。青年发作型 1 型糖尿病并发症流行病学研究数据表明低密度脂蛋白胆固醇大于 100mg/dl（2.6mmol/L）明显增加心血管疾病风险。

4. 糖尿病肾病

糖尿病肾病是发达国家末期肾病和透析的一个主要原因。糖尿病肾病越来越被认为是心血管疾病和死亡的重要危险因素。白蛋白排泄量的增加，以前被称为微量白蛋白尿，被认为是糖尿病肾病的早期临床标志物，在 1 型糖尿病患者中的累积生命时间发病率为 50％，年发病率为 2％～3％。有研究显示，在青少年 1 型糖尿病患者动脉硬化发病率达 11％、高血压发病率达 10％。白蛋白排泄量越高，动脉硬化程度更高。肾小球滤过率迅速降低或受损被认为是冠状动脉钙化进展的预测因子，也是成人 1 型糖尿病患者冠状动脉疾病的一种替代标志。

【非传统危险因素】

1. 肥胖

中心性肥胖是心血管疾病的重要危险因素，在 1 型糖尿病患者进行胰岛素强化治疗中可明显增强其危险性。在 1 型糖尿病青年人群中也有类似的发生趋势。超重和肥胖的 1 型糖尿病患者患病率的增加，这与胰岛素强化治疗、恐惧低血糖发生而导致减少运动，增加碳水化合物摄入有关。无论何种因素，1 型糖尿病青少年超重和肥胖的高患病率增加了他们因心血管疾病而过早死亡的终身风险。

2. 胰岛素抵抗

青少年和成人 1 型糖尿病患者存在胰岛素抵抗。胰岛素抵抗是 1 型糖尿病患者的代谢异常之一，可预测心血管病事件发生。

【生活方式的因素】

心血管疾病的生活方式危险因素包括运动、饮食、吸烟、睡眠、压力和抑郁。患有 1 型糖尿病的青少年比非糖尿病的同龄人更久坐不动。体育运动具有潜在保护心脏功能的作用。对于青少年 1 型糖尿病患者，定期体育运动可以减少心血管疾病风险因素，如降低糖化血红蛋白浓度、降低甘油三酯和总胆固醇水平。不良的饮食习惯也是公认的心血管疾病危险因素。吸烟通过影响血糖、血脂代谢以及内皮细胞功能，被认为是心血管疾病的危险因素。由于睡眠数量或质量改变可引起食欲、饱腹感调节，交感神经系统活动变化和代谢紊乱，因此，睡眠是心血管疾病另一个重要的危险因素。压力和抑郁导致1型糖尿病患者血糖恶化。

早期采取他汀类药物和血管紧张素转换酶抑制剂积极地改善低密度脂蛋白胆固醇浓度、血压和尿白蛋白与肌酐比值，更好的血糖控制和优化的健康生活方式，有利于明显减少长期心血管疾病风险且明显减少长期效益成本。

（二）2型糖尿病心血管病变危险因素

降低糖尿病心血管疾病风险的方法是采用A、B、C方法解除血糖控制（HbA1c或A）外，还强调血压（BP或B）和胆固醇（C）管理。糖尿病患者患心血管疾病危险因素包括肥胖、胰岛素抵抗、运动中的氧化应激、肾脏疾病以及吸烟、饮食、运动、心理社会压力、抑郁和睡眠等生活方式因素。不可改变的危险因素包括遗传、家族史、糖尿病病程和种族差异。

1. 血糖控制

血糖控制是糖尿病治疗的基石。已有研究表明，糖化血红蛋白降低至7%可以减少2型糖尿病微血管并发症（神经病变、肾病和视网膜病变）发生，然而，在大型临床试验和流行病学队列研究中发现，HbA1c与心血管并发症之间的联系较弱，而且缺乏对儿童的长期研究。UKPDS和它的10年后续研究提示，在2型糖尿病早期开始强化葡萄糖控制可能会有更大的脑血管疾病益处。但在老年心血管病患者的临床试验中发现了相互矛盾的结果。只有少数对青少年2型糖尿病的研究评估了HbA1c与早期血管改变的关系。Wadwa等人研究发现HbA1c与动脉僵硬无关。因此，血糖控制与心血管并发症关系尚不清楚。

2. 血压控制

血压水平升高可导致微量白蛋白尿、肾病、视网膜病变和颈动脉增厚，一些成人指南在纵向研究的基础上设定了糖尿病患者血压≤130/80mmHg的目标，并以心血管事件为结果。血压进一步降低可能会改善靶器官（CIMT、左心室质量、蛋白尿），但舒张压<60mmHg，则具有影响冠状动脉充盈的风险。

3. 胆固醇

大量的遗传、流行病学和动物研究结果显示，LDL-C升高是脑血管疾病的主要风险因素，降低LDL-C可降低成人2型糖尿病患者的心血管事件。

4. 肥胖

肥胖增加了2型糖尿病的脑血管疾病风险，约80%的青年2型糖尿病存在肥胖（约10%超重），肥胖是导致儿童和青少年2型糖尿病发展的一个重要因素，可能与胰岛素抵抗有关。胰岛素抵抗是该疾病的主要病理生理过程之一。因此，在2型糖尿病的治疗策略中，除了实现最佳的血糖控制外，控制肥胖也应是首要考虑因素。不幸的是，许多用于治疗高血糖的药物，包括基于胰岛功能缺陷与胰岛素抵抗为治疗靶点的药物，都与体质量增加有关，如胰岛素、各类促泌药、噻唑烷二酮类及二肽基肽酶抑制药等。因此，在选择降糖药时要把体质量作为重要的参考因素。

5. 胰岛素抵抗

胰岛素抵抗预测代谢综合征和2型糖尿病的心血管发病率和死亡率。尤其是早发胰岛素抵抗会导致心血管系统长期暴露于其负面影响中。

6. 慢性炎症

青少年2型糖尿病患者的C反应蛋白和白细胞介素-6水平高于无糖尿病肥胖青少年和正常体质量青少年。C反应蛋白和白细胞介素-6与心血管发病率和死亡率相关。

7. 氧化应激

氧化应激与心血管疾病的风险密切相关，但目前对儿童2型糖尿病的氧化应激知之甚少。

8. 肾功能

多项研究表明，与 1 型糖尿病青年相比，2 型糖尿病患者微量白蛋白尿和大量白蛋白尿的发生率高出 2~3 倍。持续微量白蛋白尿可以预测心血管疾病。

9. 吸烟

在一项对埃及青少年 1 型糖尿病的研究中，50% 的烟民有冠状动脉钙化的迹象，而不吸烟者的冠状动脉钙化率为 9.1%（$P<0.001$）。吸烟似乎直接增加心血管疾病的风险（如内皮功能恶化），并通过其与行为危险因素（如身体不活动）相关联。

10. 饮食

许多研究表明，营养影响脑血管疾病的风险。相关医学营养治疗指南已被证明可以改善糖尿病成人心血管疾病的危险因素；心血管疾病的风险可能受饮食组成、家庭凝聚力、饮食行为、饮食建议的知识和依从性的影响。

11. 运动

运动可改善胰岛素抵抗，反之，长期缺乏运动可导致胰岛素抵抗，增加心血管疾病发生风险。

12. 睡眠

睡眠的改变（包括时间、中断和质量）与食欲、交感神经系统兴奋和代谢失调有关。睡眠改变可能会对葡萄糖调节、C 反应蛋白和脂类物质代谢产生不利影响，并增加高血压、2 型糖尿病、心脏病发作和中风的风险。阻塞性睡眠呼吸暂停可能增加患者心血管疾病的风险。

13. 不可调性危险因素

不可改变的心血管疾病的危险因素包括遗传、家族史、糖尿病持续时间。

二、糖尿病血管疾病病理生理学

伴随糖尿病的异常代谢状态如慢性高血糖、血脂异常及胰岛素抵抗等可引起动脉功能障碍，使动脉粥样硬化易形成。糖尿病本身可改变多种细胞的功能，包括内皮细胞、平滑肌细胞和血小板，表明糖尿病动脉粥样硬化涉及血管多部位异常。其中内皮细胞功能紊乱是糖尿病致血管病变的基础。

动脉粥样硬化形成前，糖尿病引起一氧化氮介导的内皮依赖性血管舒张内皮细胞功能障碍。在内皮细胞和血管平滑肌肌肉细胞中，高血糖通过阻断一氧化氮合酶的激活，抑制一氧化氮的产生，并增加活性氧，尤其是超氧阴离子产生。超氧阴离子通过形成有毒的过氧离子，直接淬灭一氧化氮的形成。2 型糖尿病也减少内皮源性一氧化氮产生。胰岛素抵抗导致脂肪组织游离脂肪酸过度释放，激活信号酶蛋白激酶 C，抑制磷脂酰肌醇 3 激酶（一氧化氮合酶途径激动剂），促进氧自由基产生，进而直接影响一氧化氮产生，或减少其产生后的生物利用度。过氧亚硝基产生降低了具有血管舒张及抗血小板的前列环素合成和生产。因此，随着一氧化氮生物利用度逐步下降，过氧亚硝基随之增加，进一步削弱其作为血管扩张剂的作用。糖尿病增加血管收缩剂的产生，最重要的是内皮素－1，通过其激活血管平滑肌细胞的内皮素 A 受体诱导血管收缩。除了其调制的血管张力，内皮素－1 增加肾水钠的潴留，刺激肾素－血管紧张素系统，诱导血管平滑肌细胞肥大。T 淋巴细胞和单核细胞迁移进入内膜参与动脉粥样硬化形成。T 淋巴细胞分泌细胞因子来调节病变的形成。高血糖通过减少一氧化氮、增加氧化应激以及晚期糖基化终末产物受体激活增加了转录因子 NF－κB 和激活蛋白 1 活性，诱导炎症基因表达，释放白细胞趋化因子，增加炎性细胞因子的产生，以及增强细胞黏附分子的表达，参与动脉粥样硬化形成。糖尿病血脂异常，例如极低密度脂蛋白增加和过量游离脂肪酸的释放，也增加 NF－κB 和随后细胞黏附分子与细胞因子表达。除了加强对动脉粥样硬化的启动，糖尿病还促进斑块不稳定和临床后遗症的发生。糖尿病还促进基质金属蛋白酶的产生，导致胶原蛋白的降解。胶原赋予稳定斑块的纤维帽，当胶原降解增加，合成减少，斑块可能更容易破裂进而引发血栓形成。

糖尿病和动脉粥样硬化可改变动脉血管运动和功能。大多数糖尿病患者在诊断时已经有周围自主神经受损，表明动脉阻力降低。尽管有证据表明在糖尿病中内皮素－1、血管紧张素Ⅱ和交感神经系统的异常活动增加，但是血管平滑肌细胞功能障碍和高血压的机制仍然不明。如同血管内皮细胞一样，高血糖可激活血管平滑肌细胞的蛋白激酶C、AGE受体和NF－κB，使O_2^-的产生增加，参与动脉粥样硬化发生。作为胶原蛋白的来源，血管平滑肌肌细胞促进形成粥样斑，使其不易破裂并导致血栓形成。与对照组相比，糖尿病患者动脉粥样硬化有较少的血管平滑肌细胞。糖尿病通过促进动脉粥样硬化斑块形成，斑块不稳定和临床活动的方式改变了血管平滑肌功能。

血小板可以调节血管功能，并参与血栓形成。血小板功能异常可加剧进展动脉粥样硬化形成和斑块破裂。尽管葡萄糖进入血小板不依赖于胰岛素，但是血小板内血糖浓度可反映胞外血糖浓度。如同内皮细胞一样，在血小板，血糖水平升高可导致蛋白激酶C激活，减少血小板源性一氧化氮产生，增加O_2^-的形成。血小板内钙浓度可调节血小板形状、分泌、聚集和血栓形成。在糖尿病状态下，血小板出现钙稳态的异常，参与血栓形成。糖尿病患者增加血小板表面糖蛋白Ⅰb（膜糖蛋白Ⅰb的表达）。由于内皮细胞减少一氧化氮和前列环素的产生，进而增加纤维蛋白原、血小板活化因子如凝血酶和von Willebrand factor的产生。总之，糖尿病可明显地增加血小板内在活化，减少内源性血小板活性抑制，进而增强糖尿病血栓形成的潜在可能性。

糖尿病除了增加血小板功能外，还可以增强血液凝血功能，使动脉粥样硬化斑块易破裂或侵蚀，导致动脉血栓闭塞。在动脉粥样硬化和非动脉粥样硬化区域纤溶酶原激活物抑制物1增加，2型糖尿病患者有异常的纤溶能力。糖尿病增加组织因子表达（如因子Ⅶ），减少内源性抗凝血剂（如抗凝血酶Ⅲ和蛋白C）水平。因此，糖尿病增加凝血倾向，结合纤溶受损，更加容易持续地形成血栓。

（王　琳　沈兴平）

第五章

波动性高血糖与糖尿病大血管病变和大血管事件

第一节　波动性高血糖及其病理生理机制

人类与糖尿病作斗争的历史是一部"争论—探索—认知"的螺旋式上升的历程。早在 20 世纪 50 年代，哈佛学派与耶鲁学派关于血糖控制与糖尿病并发症是否相关的争论引发了以后的 UGDP、UKPDS、DCCT 等大型临床研究的实施，最终得出了以糖化血红蛋白（HbA1c）作为平均血糖水平与发生糖尿病慢性并发症的风险呈正相关的共识。但是临床上又面临着这样的困惑：有些患者糖化血红蛋白水平并不是很高，但是并发症出现较早。DCCT 研究也发现，强化治疗组与常规治疗组糖化血红蛋白水平相同的患者，其并发症发生的风险不同。例如，糖化血红蛋白均为 9%，强化治疗组 8 年视网膜病变的风险不足 6%，而常规治疗组的风险则高达 14%。由此大家开始对糖化血红蛋白能否代表血糖控制水平提出了质疑，怀疑是否有其他因素影响糖尿病并发症的发生。美国约翰霍普金斯大学开展的一项研究显示，一组患者糖化血红蛋白为 6.6%，但是一天内的血糖波动很小；而另一组患者糖化血红蛋白为 6.7%，但是血糖波动幅度却很大。这说明相同或相似的糖化血红蛋白水平，血糖波动的幅度却截然不同，因此大家开始质疑糖化血红蛋白是否为表示平均血糖水平的良好指标。随着研究的深入，专家们发现相比单独使用糖化血红蛋白而言，血糖波动指标联合糖化血红蛋白，是评价血糖控制和长期并发症的更好选择。因此大家开始越来越关注波动性高血糖及其对糖尿病大血管病变和大血管事件的影响，本篇主要论述波动性高血糖与糖尿病大血管病变和大血管事件的关系。

一、血糖波动的定义

血糖波动也称血糖变异性，指血糖水平在其波动的高值和低值间变化动荡的非稳定状态。血糖波动存在生理性波动与病理性波动。生理性波动是人体为适应环境在神经内分泌系统调节下的一种生理反应。血糖波动既包括一日内的血糖变化，也包括一段时期内的血糖变化。正常人胰岛功能健全，外周组织对胰岛素敏感，在神经、内分泌调控机制的协同作用下，血糖波动范围较窄。一般日内血糖波动幅度在 2～3mmol/L，频率为 5 次/天，日间血糖波动幅度为 0.8mmol/L。不同血糖耐量水平患者的血糖波动状况差异明显，一项研究显示，糖耐量正常、糖调节异常和 2 型糖尿病患者的血糖变异系数（coefficient of variation of blood glucose，CV）分别是 15.9%、28.7% 和 34.6%。因此大家公认血糖波动是评价血糖控制的重要指标之一，HbA1c 虽能反映 3 个月内血糖的平均水平，但无法反映血糖波动的情况，糖化血红蛋白控制相似的糖尿病患者可能因血糖波动的程度不同，发生并发症的风险也不相同。糖尿病患者理想的血糖控制不仅要糖化血红蛋白达标，还应尽可能减少血糖波动的幅度。血糖波动不仅包括短期血糖波动，即日间血糖波动和日内血糖波动，还包括长期血糖波动，即糖化血红蛋白变异性。在糖耐量异常和糖尿病人群中，随着胰岛素抵抗和胰岛细胞功能受损的加重，血糖水平逐渐升高，血糖波动幅度增大，加之饮食不当引起的餐后高血糖和治疗不当引起的低血糖，血糖波动较正常人明显增大。糖尿病患者合并感染、应激时，血糖波动增大。心理压力也可加重血糖波动，且常见于 1 型糖尿病及 2 型糖尿病晚期。

二、影响血糖波动的因素

糖尿病患者血糖波动的主要原因包括胰岛 β 细胞功能、饮食、运动和药物等。

1. 胰岛 β 细胞功能

糖尿病患者自身胰岛 β 细胞功能减退甚至衰竭，导致体内胰岛素水平不足，血糖调节能力低下，导致血糖容易波动。血糖波动幅度与胰岛 β 细胞功能呈负相关，即胰岛 β 细胞功能越差，血糖波动幅度越大。

2. 饮食

饮食的"质"和"量"均可影响血糖波动，摄入高升糖指数食物以及食物摄入量过多均可引起餐后血糖迅速升高，导致血糖波动的幅度增大，这种波动主要见于日内血糖波动，即餐前血糖与餐后血糖的差值增大。这就是建议糖尿病患者饮食需要坚持"定时定量"的主要原因之一；同时部分患者血糖波动较大，药物难以控制的时候，可采取改变饮食结构及就餐次数。

3. 运动

不适当的运动也可导致血糖波动的幅度增大，比如剧烈运动之后导致的低血糖，或者不规律运动导致的日间血糖波动。因为运动后大多数糖尿病患者的血糖会降低。因此建议糖尿病患者选择快步走、慢跑、游泳等中等强度的有氧运动，同时每日运动的时间相对固定。

4. 药物

应用降糖药物所带来的低血糖也是血糖波动增加的诱因之一。如促进胰岛素分泌的药物或者胰岛素本身等均会增加患者的低血糖风险，增加血糖波动。同时，低血糖发生之后机体的反应性高血糖或进食后高血糖也是增加血糖日内、日间波动的主要原因。

三、血糖波动的评估参数

评估血糖波动的参数非常多，目前采用的主要有如下指标：

1. 血糖标准差（standard deviation of blood glucose，SDBG）

SDBG 能评估所有血糖测定值的离散程度，缺点是不能区分低血糖波动和高血糖波动，以及辨别细微的和主要的血糖波动。正常参考值为<1.4mmol/L。

2. 平均血糖波动幅度（mean amplitude of glycemic excursions，MAGE）

MAGE 是采用滤波的计算方法，通过去除没有超过一定阈值（通常设为 1 SDBG）的所有血糖波动后，依据第一个有效血糖波动方向计算的血糖波动幅度。MAGE 被认为是评估血糖波动的"金标准"，它是指 24h 内所有有效血糖波动的波峰和波谷之差的均值，能真正反映血糖波动的程度而不是离散特征，其变化不依赖于血糖变化的整体水平。这一参数早在 1970 年由 Service 等提出，目前临床研究应用也最为广泛。正常参考值为<3.9mmol/L。

3. 最大血糖波动幅度（largest amplitude of glycemic excursions，LAGE）

LAGE 指动态血糖监测期间 24h 内的血糖最大值与最小值的差值，只能代表一天内最大的血糖波动幅度。正常参考值为<4.4mmol/L。

4. 日间血糖平均绝对差（mean of daily differences，MODD）

MODD 指动态血糖监测期间连续两天内所有相对应血糖之间的绝对差的均值，不依赖日内血糖波动程度，是评估日间血糖波动性最常用的指标。正常参考值为<0.83mmol/L。

5. 平均餐后血糖波动幅度（mean amplitude of postprandial glycemic excursions，MPPGE）

MPPGE 指动态血糖监测期间三餐后 3h 内最高血糖值与餐前血糖值之间的绝对差的均值，主要反映餐后的血糖波动幅度。正常参考值为<2.2mmol/L。

此外，血糖波动指标还包括连续重叠净血糖作用（continuous overall net glycemic action，CONGA）、日平均风险范围（average daily risk range，ADRR）、M 值等。

四、血糖波动导致糖尿病大血管并发症的机制

血糖波动致病机制错综复杂，迄今尚未完全阐明，主要影响因素包括血管内皮损伤、氧化应激、炎症反应及各种细胞因子的产生等。

（一）血管内皮损伤

众所周知，糖尿病各种并发症与血管内皮功能障碍相关。血管内皮细胞是介于血流和血管壁组织之间的一层单核细胞，可通过自分泌、内分泌、旁分泌三种途径分泌一系列 NO、PGI2、ET－1 等血管活性物质，发挥调节血管紧张性、抗血栓形成、抑制平滑肌细胞增殖及血管壁炎症反应等功能。NO 是内皮细胞产生最重要的舒血管因子，由内皮细胞的 NO 合酶（eNOs）作用于 L－精氨酸产生，NO 可扩散至血管壁平滑肌细胞激活鸟氨酸环化酶，介导 cGMP 调控的血管舒张。不仅如此，NO 还具有抑制血小板聚集、抑制单核细胞黏附于内皮细胞、抑制平滑肌细胞增殖等作用。内皮功能障碍的特点是内皮依赖的血管舒张减弱、屏障功能减弱、血流动力学反常、溶解纤维蛋白的能力受损，生长因子大量产生、黏附分子的炎症基因的表达增加、氧化应激增强等，缩血管因子增多，打破血管平衡稳态，最终导致一系列心血管事件的发生。内皮功能障碍的主要标志是 NO 的生物利用度降低。许多风险因子可以直接导致内皮功能障碍，最重要的包括血液中氧化低密度脂蛋白（LDL）胆固醇和氧化修饰的低密度脂蛋白（ox－LDL）升高、高密度脂蛋白（HDL）胆固醇较低、甘油三酯升高、高血压、高血糖、高胰岛素血症、高同型半胱氨酸、吸烟和维生素缺乏等。内皮功能障碍的存在与动脉粥样硬化和血栓形成的发病机理相关，内皮功能的损伤减弱了内皮对诱导动脉粥样硬化和血栓形成机制的保护抑制作用。

波动性高血糖相对于稳定性高血糖更能造成内皮细胞的损伤，但是波动性高血糖损伤血管内皮细胞的机制至今尚未阐明。糖尿病并发症统一机制学说认为，糖尿病所有并发症的发生均是在高糖情况下，线粒体呼吸链中氧自由基生成过多，即氧化应激所导致的结果。活性氧产生增加，致使脂质、蛋白质、氨基酸发生氧化性损伤，参与多种途径激活导致内皮损伤。近来的研究也已证实血糖波动确实能够促进氧自由基标志物生成增多。异常的血糖波动可诱导作为糖尿病及其血管并发症始动环节的血管内皮细胞功能失调与损伤。

Otsuka 等通过对大鼠注射葡萄糖造成暂时性的血糖升高，发现了暂时性血糖升高能够导致单核细胞对胸主动脉内皮细胞的吸附数增加。Watada 和 Mita 等运用大鼠模型进行的研究也显示出反复的餐后高血糖比稳定性高血糖更能促进单核细胞、巨噬细胞与主动脉内皮细胞的黏附，使动脉硬化损伤面积增加。Piconi 等通过观察细胞内硝基酪氨酸和 8－OHdG 变化，检测 Bcl－2 和细胞凋亡蛋白酶 3（Caspase－3）表达和活性发现，持续性和间断性高血糖通过线粒体转运链的大量合成，增强氧化应激，诱导内皮细胞凋亡。Horvath 等进行的动物实验研究也发现，血糖波动能够显著促进糖尿病大鼠内皮功能障碍的发展，且与 PARP 的活化和硝基酪氨酸产物的生成增加密切相关。血糖波动组大鼠存在显著的内皮依赖性的舒张功能损伤，其主动脉和骨髓中 PARP 活性明显增高，甚至要高于未经处理的糖尿病大鼠，同时其果糖胺的水平却低于未处理糖尿病大鼠。

Risso 等将人脐静脉内皮细胞分别置于低浓度、高浓度和间歇性高浓度葡萄糖培养液中进行培养，结果发现，恒定高浓度葡萄糖培养液中内皮细胞凋亡现象明显增加，而在间歇性高浓度葡萄糖培养液中，这种现象更为严重。此结果提示血糖波动对血管内皮细胞损伤比持续高血糖更严重。随后 Quagliaro 等在培养人脐静脉内皮细胞时，分别给予稳定低糖浓度（5mmol/L）、稳定高糖浓度（20mmol/L）和波动性糖浓度（5mmol/L 和 20mmol/L 每 24h 交替）的培养环境，2 周后发现波动性高糖比稳定性高糖更能增加蛋白激酶 C 的表达，激活丝裂原活化蛋白激酶通路，且伴随着凋亡相关基因 Bcl－2 表达下降和 Bax 表达的上升，促使细胞凋亡和血管内皮细胞损伤。这说明间歇性高血糖比稳定性高血糖有更强的黏附分子表达，与激活有关，但这种效应完全依赖于线粒体自由基的过表达。进一步研究还发现，间歇性高血糖可以通过激活多聚核糖聚合酶，诱导细胞中黏附分子和 IL－6 表达，加速黏附分子表达和炎症反应，促

硝基酪氨酸合成。

Ceriello 等对 15 名 T2DM 患者评价了在不同的血糖值下血管内皮功能情况。结果发现，随着血糖升高，血流介导的血管舒张功能下降，且血糖波动组血管舒张功能水平下降更为明显，提示波动性高血糖对血管内皮功能的损伤更大。基础研究也证实，急性血糖波动引起的血糖峰值变化对血管内皮细胞的损伤作用是持续性的。由此可见，波动性高血糖较稳定性高血糖更易使细胞内正常糖代谢途径受损；同时，波动性高血糖又减弱了稳定性高血糖浓度状态下细胞通过调节性反馈来部分适应高血糖毒性作用的能力，加速了内皮细胞形态和功能的受损。黄敬泽等利用外周血循环内皮细胞（CEC）水平作为反映机体血管内皮细胞损伤程度的标志，根据餐后血糖波动幅度（PPGE）水平将患者分为餐后血糖波动幅度>2.2mmol/L 组和餐后血糖波动幅度≤2.2mmol/L 组，比较 2 组的血糖控制情况和外周血循环内皮细胞水平。结果表明，4/5 的患者餐后血糖波动幅度>2.2mmol/L，并且餐后血糖波动幅度>2.2mmol/L 组患者 SDBG、LAGE、糖化血红蛋白和外周血循环内皮细胞水平明显升高，提示大部分 2 型糖尿病患者存在餐后血糖的过度波动，而且餐后血糖过度波动的患者日内血糖波动明显，持续血糖水平高，血管内皮损伤严重。相关分析显示，2 型糖尿病患者外周血循环内皮细胞水平与 PPGE、SDBG、LAGE 及糖化血红蛋白呈正相关。进一步进行线性多元逐步回归分析显示，外周血循环内皮细胞水平与 PPGE 及 LAGE 呈正相关，说明 2 型糖尿病患者血管内皮损伤不仅与持续血糖水平相关，而且与血糖的波动性，特别是与餐后血糖的波动和日内的最大血糖波动幅度关系更密切。餐后血糖波动和日内最大血糖波动是造成 2 型糖尿病患者血管内皮损伤的重要因素，其作用独立于持续血糖水平。

目前认为血糖波动对血管内皮损伤的主要机制表现为：

1. 多元醇通路活性增高

多元醇途径广泛参与糖尿病血管病变，这条通路由一系列酶组成，醛糖还原酶最为重要。在正常情况下，葡萄糖很少经过多元醇途径代谢，当血糖波动时醛糖还原酶活性增加，多元醇代谢通路激活。多元醇代谢通路激活后使细胞内山梨醇和果糖过度堆积，继而引起细胞渗透性损伤，同时细胞内肌醇和谷胱甘肽（GSH）水平下降，还原烟酰胺嘌呤二核苷酸/烟酰胺嘌呤二核苷酸（NADH/NAD）比值增高，Na^+-K^+-ATP 酶活性下降，细胞组织缺氧，内皮细胞受损。

2. 糖基化终末产物形成增多

赵宏宇等研究发现，长期高浓度的葡萄糖导致糖基化终末产物（AGEs）生成，AGEs 诱导内皮细胞发生凋亡，促进动脉粥样硬化发生。球状脂联素可减少 AGEs 诱导内皮细胞的凋亡，具有保护内皮细胞的作用。波动性高血糖不但更容易损伤内皮细胞，而且可降低血清脂联素水平。

（二）氧化应激

氧化应激在糖尿病以及血糖波动发生过程中的作用越来越受到关注。氧化应激贯穿于糖尿病的发病过程，两者互为因果，形成恶性循环，血糖波动更加重了活性氧类的产生。

氧化应激的概念：氧化应激是指机体受到内、外界环境中各种有害刺激时，体内或细胞内氧自由基的产生超过了清除能力，活性氧类在体内蓄积而导致组织、细胞损伤的过程。活性氧类主要包括过氧化氢（H_2O_2）、次氯酸（HClO）、超氧化亚硝酸盐阴离子（$ONOO^-$）、氧自由基，如超氧阴离子、一氧化氮、羟自由基等是具有氧化还原潜能的氧的衍生物。

血糖波动与氧化应激：有研究以 MAGE 评价糖尿病患者的血糖波动，通过比较糖尿病患者 MAGE 与血 $8-iso-PGF_2$、血硫代巴比妥酸活性产物、8-羟化脱氧鸟苷等氧化应激敏感指标以及炎性敏感指标高敏 C 反应蛋白的关系发现，MAGE 与各氧化应激敏感指标以及高敏 C 反应蛋白间存在显著相关性，表明血糖波动幅度大的糖尿病患者处于高氧化应激以及慢性炎症状态。

血糖波动可通过不同的代谢途径产生活性氧类，从而诱导细胞内的氧化应激反应，启动和调节炎性因子的基因转录。对糖尿病前期患者的研究表明，血糖波动是加剧体内氧化应激反应的主要原因；在初诊 2 型糖尿病患者中，相较于糖化血红蛋白，血糖波动对氧化应激的作用更加显著。大型临床研究发现，单一地以糖化血红蛋白作为血糖控制指标并不能有效降低糖尿病血管并发症的发生风险，而控制血糖并有效改善血糖波动可显著降低体内氧化应激水平。Su 等在研究中发现，MAGE≥3.4mmol/L 是心血管疾病的一项独立预测指标，患者平均血糖值相近或 HbA1c 水平相近，但是血糖的漂移度可能存在很大不同。餐后血糖漂移与颈动脉内中膜厚度独立相关，其可能独立于其他危险因素参与了 2 型糖尿病患者动脉粥样硬化的形成。Muggeo 等研究报道，长期空腹血糖漂移是 2 型糖尿病患者死亡的一个独立预测指标。

基础研究显示，葡萄糖浓度急性升高可以使离体和非糖尿病鼠活体的动脉内皮细胞 NF-κB 的 p65 亚单位活化，进而诱导单核细胞趋化蛋白 1 和血管细胞黏附分子 1 表达增加，并且在后续正常葡萄糖浓度条件下，这种基因表达的改变持续存在；而上述一系列代谢异常可以通过抑制线粒体超氧离子产生或超氧离子氧化生成氧化乙醛的过程得到控制。这些研究结果都证实，急性血糖波动引起的峰值变化对血管内皮细胞产生持续的损伤作用，而氧化应激活化则是其作用的核心环节。氧化应激活化触发多条代谢通路造成广泛的氧化损伤，细胞内多种信号转导异常内皮一氧化氮合酶、内皮素-1、血管内皮生长因子、转化生长因子-β、Ⅰ型纤溶酶原激活物抑制物表达异常，NF-κB，NAD（P）H 氧化等导致舒缩反应、基膜更新、内皮细胞生长与增殖、新生血管形成、血液流变学和凝血机制等多种组织细胞功能异常。高糖引起三羧酸循环中电子供体生成增多，线粒体内膜处质子泵出增加，膜电位升高当电位升高超过一定阈值后，呼吸链中复合物受抑制，辅酶 Q 半衰期延长，超氧阴离子自由基生成增多。过多的超氧化物积聚，参与糖酵解过程的重要物质磷酸甘油醛脱氢酶活性受抑，触发一系列逆向反应上游产物磷酸 1，2 氢丙酮堆积，甘油三酯合成增加，蛋白激酶通路活化磷酸丙糖堆积，细胞内终末糖基化产物的重要前体丙酮醛合成增加。在果糖 1 磷酸酶的催化作用下，乙酸葡糖胺水平升高，己糖胺通路活化，蛋白质过氧化修饰葡萄糖通过的脱氢作用合成大量山梨醇，谷胱甘肽耗竭，多元醇通路活化。Piconi 等研究发现，波动性高血糖能使反映内皮细胞氧化应激的重要指标——硝基酪氨酸显著增加。

有两项临床研究涉及 2 型糖尿病患者急性高血糖或血糖波动与 iso-PGF$_2$α 的相关性，一个用气相色谱和质谱法测量 2 型糖尿病 OGTT 过程中血浆总 8-异前列腺素 F$_2$α（8-iso-PGF$_2$α）水平（包括游离型与结合型），结果表明，口服糖负荷 90min 后血浆 8-iso-PGF$_2$α 水平显著升高，但其与空腹和餐后血糖均无显著相关性。该研究的局限性主要在于样本量较小，且无对照组，未发现口服糖刺激后血糖升高与氧化指标之间的相互关系。Monnier 采用 24h 尿游离 8-180-PGF$_2$α 排泄率的测定来评估 2 型糖尿病患者氧化应激的程度，结果提示 2 型糖尿病组较对照组升高 70%；且 24h 尿游离 8-180-PGF$_2$α 排泄率仅与血糖波动相关，与糖化血红蛋白、空腹和平均血糖水平均无明显相关性。这一结果表明 24h 尿游离 8-180-PGF$_2$α 的代谢、释放或产生可能与血糖波动关系更为密切，而并非简单的高血糖。国内一些研究也支持以上观点，认为整体血糖的异常波动能通过增强 PKC 活性，促进活性氧的产生，诱导细胞内氧化应激反应，进而导致血管内皮的损伤，促进糖尿病并发症的发生及发展。

氧化应激贯穿糖尿病的整个发病过程，血糖波动更是加重了氧化应激反应。氧化应激也是胰岛 β 细胞损伤以及胰岛素抵抗发生的基础，增加了脑血管病的发生风险。因而，糖尿病患者在预防脑血管病并发症方面，除了尽早积极有效控制血糖外，更应注意血糖平稳，尽量避免血糖的上下波动。临床上，应该把 MAGE 与糖化血红蛋白一起作为血糖控制的指标。

（三）炎症反应

糖尿病是自身免疫反应介导的慢性炎症反应，炎性细胞的激活及炎性介质的释放在其病理生理机制中的重要作用已达成共识。研究发现，血糖异常波动的患者血清中 P-选择素的水平明显升高，其他炎症因子如 E-选择素、细胞间黏附分子-1、血管细胞黏附分子-1 等也有升高。一项用 GotoKakizaki（GK）鼠的基础研究证实，反复的餐后血糖波动会加剧单核细胞黏附到主动脉血管内皮，比持续性高血糖更严重。国内有学者研究发现，波动性高血糖能促使树突状细胞表面协同刺激分子 CD$_{86}$ 表达、特征性表面标志 CD$_1$a、成熟度标志 CD$_{83}$ 以及人类白细胞抗原（HLA-DR）表达明显增高，并明显高于稳定性高血糖，认为波动性高血糖能通过增强树突状细胞的成熟分化促进血管内皮炎症反应。梁继兴等使用肱动脉内皮依赖性舒张功能（FMD）来反映内皮功能，超敏 C 反应蛋白（hs-CRP）反应炎性状态，观察比较 FMD、hs-CRP 水平变化，通过 MPPGE、LAGE、MODD、MAGE 来反映血糖，血糖波动越大，hs-CRP 越高，FMD 越低（$P<0.05$）；回归分析显示 FMD 的独立危险因素为收缩压（SBP）和 MAGE，hs-CRP 的独立危险因素为 MPPGE、胰岛素抵抗指数（HOMA-IR）、LAGE。说明血糖波动对内皮功能有较大影响。MPPGE、HOMA-IR、LAGE 是 hs-CRP 的独立危险因素，MPPGE 可有效反映进餐之后急性血糖波动，LAGE 可反映 1d 内血糖波动的最大水平，说明血糖波动对炎性状态也有明显影响，该两种指标的影响可能与氧化应激有关。hs-CRP 属于非糖基化聚合蛋白，在炎症急性时相反应蛋白中是最为敏感的指标，是临床最显著的炎症标志物。目前诸多研究显示，该指标是预测心血管疾病的危险因子，是导致动脉粥样硬化的独立危险因素。早期血管病变患者往往存在高于正常人或无血管病变患者的血清 hs-CRP，说明 hs-CRP 在糖尿病血管病变的发生、发展中起到了至关重要的作用。该研究还发现，FMD 与 hs-CRP 有显著相关性，证实了以往研究结果认为的内皮功能损害与高水平炎性状态有关的结论。赵大坤等研究显示，血糖波动可使机体炎症反应、氧化应激加重，从而对血管内皮功能造成损害；血糖波动还可使外周血中炎性因子和肿瘤坏死因子水平升高，促使 NO 的血管扩张作用减弱。

血糖波动可在较大程度上对 2 型糖尿病患者血管内皮功能及炎性状态造成影响，加强血糖管理，使血糖波动对血管内皮造成的损伤减轻，具有重要的临床意义。

（四）其他

Jones 等发现，间歇性暴露在高血糖环境可增加肾小管细胞的增生、胶原的合成以及转移生长因子 β_1、血小板生长因子、胰岛素样生长因子结合蛋白 3 等细胞因子的产生，影响糖尿病并发症的发生和发展。另外有研究显示，血糖波动降低了脂联素的水平，而脂联素的水平与糖尿病代谢紊乱及动脉粥样硬化均相关，其水平的降低增加了两者的风险。

第二节　波动性高血糖对糖尿病大血管病变发病及进展的影响

一、波动性高血糖与糖尿病大血管病变

我国糖尿病流行情况严峻，2 型糖尿病患者容易伴发肥胖、血脂紊乱、高血压等疾病，是导致大血管并发症发生的独立危险因素。糖尿病患者发生的大血管并发症主要包括冠心病、出血性及缺血性脑血管疾病、下肢动脉粥样硬化病变，其中心脑血管疾病是导致 2 型糖尿病患者死亡最主要的原因。下肢血管病变的主要表现包括间歇性跛行、足溃疡、坏疽甚至截肢等。

《中国 2 型糖尿病防治指南》对于患者的综合调控强调个体化。对于新诊断和早期的 2 型糖尿病患者，指南建议采用严格控制血糖的策略使糖化血红蛋白达标，以降低糖尿病并发症的发生风险。糖化血红蛋白是评估血糖控制的金标准，与发生糖尿病慢性并发症的风险呈正相关。目前，糖尿病治疗主要是严格控制血糖使糖化血红蛋白达标，从而减少糖尿病慢性并发症的发生、发展。UKPDS 研究发现，糖化血红蛋白每下降 1%，会使糖尿病患者心肌梗死的风险下降 8%～12%，糖尿病患者的死亡风险下降 15%～27%。但随后 ACCORD 的研究发现，对已经患有心血管疾病或具有心血管危险因素的 2 型糖尿病患者，严格控制糖化血红蛋白水平反而会显著增加患者的死亡风险。VADT 研究也发现，强化降糖除了能延缓蛋白尿的进展，对心血管事件、死亡风险的发生均无显著影响，提示糖尿病血管并发症不仅与血糖平均水平有关，而且与血糖波动性存在显著相关。

血糖波动具有普遍性，正常人血糖波动局限在一定的范围。但在糖代谢异常者，正常的血糖波动范围被突破，波动范围扩大。循证研究显示，2 型糖尿病患者、糖调节异常者及糖耐量正常者的血糖变异系数分别为 34.6%、28.7% 及 15.9%，这表明早在糖尿病前期就已经出现血糖波动幅度的增大。

糖代谢异常主要从持续性高血糖及波动性高血糖两方面造成机体组织器官损伤。2 型糖尿病患者血糖波动是多种因素共同作用的结果，共同机理均导致胰岛功能受损，进食、运动、使用降糖药物等也会影响血糖波动，产生餐后高血糖和不同原因引起的低血糖。糖尿病患者由于胰岛功能受损，同时受药物、进食和胰岛素抵抗的影响，全天的血糖波动幅度较大。因此，糖化血红蛋白相同的患者血糖波动幅度可能相差很大，而日内或日间血糖波动幅度更大的患者发生糖尿病并发症的风险更高。

流行病学调查研究证实，血糖波动是糖尿病患者死亡率的独立预测因子以及血管并发症的独立危险因素。波动性高血糖一方面通过瞬时短暂的葡萄糖高峰与血糖波动引起动脉壁急性损伤或经氧化应激加重血管损害；另一方面通过升高糖化血红蛋白和糖基化终末产物的慢性作用，参与引发动脉粥样硬化的发生与发展。近年来有研究表明，糖化血红蛋白水平相同时，大血管病变等慢性并发症的发生却不相同，糖化血红蛋白相近的患者血糖波动较大者发生慢性并发症的风险更大。另外有研究显示，血糖波动降低了脂联素的水平，而脂联素的水平与糖尿病代谢紊乱及动脉粥样硬化均相关，其水平的降低增加了两者的风险。

国际大型研究（如 DCCT 和 UKPDS）表明，糖化血红蛋白是糖尿病慢性并发症的预测因子。但DCCT 结果还表明，在患者糖化血红蛋白水平一致时，视网膜病变的发病率在常规治疗组明显高于强化治疗组，提示视网膜病变的发生可能与血糖波动程度有关。基础研究表明，微血管病变确是大血管病变的基础。血糖波动作为新的观察靶点开始受到更多关注。UKPDS、ACCORD、ADVANCE 和 VADT 等都证实，控制糖化血红蛋白至理想水平，虽可以显著减少微血管并发症的发生，但不能有效降低糖尿病患者合并的心脑血管事件。因而同样的糖化血红蛋白水平，没有反映出同样的并发症防御风险。Quagliaro等证实，血糖波动对于血管内皮损伤比慢性持续性高血糖来得更大。

《中国临床医生》2011 年 12 月发表的临床研究论文，对中山大学附属第六医院 ICU 病房的 184 名（年龄 63.2±17.3 岁）糖尿病患者跟踪调查研究统计结果提示，血糖标准差（峰值或谷值血糖与标准血糖之差）越大，表明血糖波动幅度越大，这样的糖尿病 ICU 住院患者的生存率越低；且血糖变异系数达到30%以上者，存活率不足一半。这些住 ICU 的患者大多具有各种不同的心脑血管病变。

（一）空腹血糖波动与大血管病变

Monnier 等研究发现，2 型糖尿病患者的心血管风险是由 FPG、PPG、糖化血红蛋白、低血糖事件及血糖波动 5 个因素共同决定的。FPG、PPG 及糖化血红蛋白水平升高会显著增加糖尿病患者发生心血管事件的风险。FPG 升高与心血管死亡率密切相关；PPG 是心血管疾病的独立危险因素；糖化血红蛋白每升高 1%，心血管风险会增加 18%。在 Verona 糖尿病研究中，对 1409 例 56～74 岁的 2 型糖尿病患者进行的为期 10 年的随访观察发现，血糖变异指数>18.7%，10 年后的生存率只有 39.6%；纠正其他因素后，发生死亡的相对危险度（RR）为 1.68。空腹血糖变异系数（CV-FPG）是总体死亡、心血管疾病和癌症相关死亡率的独立预测因素。Brun 等研究也发现，CV-FPG 是 2 型糖尿病患者心血管疾病病死率的独立预测因子（$P=0.007$）；当 CV-FPG>25%时心血管疾病的病死率最高，而 CV-FPG<15%时最低。

（二）餐后血糖波动与大血管病变

餐后血糖波动指动态血糖期间三餐后 3h 内最高血糖值与餐前血糖值之间的绝对差的均值，主要反映餐后的血糖波动幅度。正常参考值为<2.2mmol/L。餐后高血糖是整体血糖波动性的一个主要的构成部分，餐后血糖升高不仅与下一餐前低血糖发生密切相关，而且还会导致血糖波动增加，进而显著增加糖尿病患者的大血管病变风险。大量的研究证实，餐后高血糖是心血管病变的一个预测因子，餐后血糖峰值与颈动脉内膜厚度及严重的心血管事件密切相关。另外，研究证实，降低餐后血糖比仅仅降低餐前高血糖更有意义，服用瑞格列奈（降低餐后血糖药物）的 2 型糖尿病患者颈动脉内膜厚度减轻的发生率显著高于服用格列本脲的患者，尽管两组都具有相同的降低糖化血红蛋白的作用。Study to Prevent Non-Insulin-Dependent Diabetes Mellitus（STOP-NIDDM）研究显示，服用具有特异性的降低餐后血糖的α-糖苷酶抑制剂阿卡波糖的糖耐量异常患者，在平均用药仅仅 3.3 年的时间里就使心血管事件的发生率

降低了49%，从而很好地证明了降低餐后血糖具有降低心血管事件发生率的作用。国际糖尿病联盟曾指出，餐后和负荷后高血糖与糖尿病患者的大血管疾病、视网膜病变、氧化应激、炎症、内皮功能障碍等独立相关。迄今为止规模最大的中国糖尿病前期干预研究（ACE）研究显示，减少餐后血糖的波动可明显减少心血管事件的发生。

Hu等对474例2型糖尿病患者进行的试验，确定了口服葡萄糖耐量后血糖波动和动脉粥样硬化已知的危险因素之间的联系，认为口服葡萄糖耐量后血糖波动与颈动脉内膜中层厚度（IMT）独立相关，口服葡萄糖耐量后餐后血糖波动可能是促成2型糖尿病患者动脉粥样硬化发生的独立危险因素。Watanabe等的试验也证实，波动性高血糖通过对血管内皮损伤等导致颈动脉粥样硬化；并进一步表明，血糖波动尽管能够损伤2型糖尿病患者血管内皮功能，但是对糖耐量正常的个体的动脉粥样硬化的作用相对较弱，具体机制尚不明确。Casella等的研究证实，IMT增加与心脑血管动脉粥样硬化紧密相关。Agarwal等的试验也表明，IMT增加是2型糖尿病患者，甚至是那些无明显症状的2型糖尿病患者冠心病高风险的可靠的预测指标。

Miegs等研究表明，不考虑空腹血糖时葡萄糖负荷后2h血糖的异常升高，会使心血管疾病发生的相对危险升高到40%。Kadowaki等研究证明，餐后高血糖是糖尿病大血管并发症发生的独立危险因素。有研究也认为，相对于空腹血糖、糖化血红蛋白来说，餐后血糖的急性波动更能预测动脉粥样硬化的发生、发展。Cavalot等研究发现，餐后血糖是2型糖尿病心血管事件发生的独立危险因素，对于糖尿病患者，餐后血糖升高是导致血糖波动增大的主要因素。Esposito等发现，餐后血糖的降低与2型糖尿病患者IMT的转归有密切关系。

（三）低血糖与大血管病变

随着动态血糖的应用，研究发现，糖尿病大血管并发症的发生与血糖波动及低血糖也存在相关性。MAGE可预测心血管事件，而低血糖则与79%的急性心血管事件相关。低血糖是导致血糖波动增大的重要因素，低血糖对糖尿病大血管的危害同样非常严重。Kosiborod等研究表明，低血糖会使2型糖尿病患者急性心肌梗死的死亡率显著增加。Zoungas等研究发现，严重低血糖的发生与主要心血管事件密切相关，并且会显著增加患者的全因死亡率。Bedenis等研究发现，严重低血糖与糖尿病患者大血管并发症的发生显著相关。

二、波动性高血糖与糖尿病大血管事件

波动性高血糖不但促进糖尿病大血管病变的进展，同时还增加糖尿病患者发生大血管事件的概率。研究表明，CV-FPG是2型糖尿病患者死亡的独立预测因子。血糖波动性大对死亡率的影响大大高于单纯高血糖。一方面，波动性高血糖更容易发生低血糖。低血糖被认为是增加糖尿病大血管事件的关键因素。另一方面，波动性血糖可能通过影响内环境的细微变化影响细胞的功能。如通过对细胞渗透压的影响，可干扰细胞正常功能。血糖大幅波动对糖尿病慢性并发症的危害可能超过持续的高血糖水平。严格的血糖控制不仅要求糖化血红蛋白达标，还应关注空腹血糖、餐后血糖的波动，尽可能缩小血糖波动范围。

三、血糖波动对糖尿病大血管并发症影响的机制

（一）激活氧化应激

血糖波动比持续性高血糖更容易引发氧化应激，从而导致糖尿病慢性血管并发症的发生。Rodriguez等研究表明，氧化应激是糖尿病及其并发症发生的共同机制，其可在不同时期，通过多种途径损伤胰岛β细胞和内皮功能，导致胰岛β细胞功能障碍并逐渐走向凋亡。高糖毒性带来的非增生性糖尿病视网膜病变的程度与氧化应激程度呈正相关，氧化应激与血糖波动明显相关。Wu等发现，急性血糖波动可引起糖尿病大鼠主动脉内皮细胞明显的氧化应激和炎症反应，增加单核细胞与内皮细胞的黏附，促进内皮细胞凋

亡，导致严重的心血管损伤。

研究表明，烟酰胺腺嘌呤二核苷酸磷酸（NADPH）氧化酶是血管 ROS 的主要来源。当活性氧的生成与清除平衡失调时，过多的活性氧可通过多种途径造成血管壁的损伤，成为致动脉粥样硬化的危险因素。以 NADPH 氧化酶抑制剂为干预靶点的抗氧化应激新药研究一直是多年来的研究目标。但由于血管 NADPH 氧化酶各亚基在不同危险因子刺激下的激活机制可能是不同的，且 NADPH 氧化酶基因单核苷酸具有多态性，同时 ROS 依赖的信号转导分子机制也还有待深入研究，因此以 NADPH 氧化酶抑制剂为干预靶点的抗氧化应激新药的问世尚需时日。

血糖波动与胰岛功能不良密切相关。血糖波动又通过氧化应激机制进一步促进胰岛 β 细胞凋亡，二者形成恶性循环，同时也会造成血管损害。国内实验证实，胰岛 β 细胞凋亡数量的增加可能与急性血糖波动造成的氧化应激水平的增加有关。国外研究也支持氧化应激加速动脉粥样硬化进程的观点，并进一步研究得出氮氧化物酶在这一过程中扮演了重要角色。卞华等发现，随血糖波动幅度的增大，胰岛 β 细胞功能逐步恶化，这可能是波动性高糖加重了氧化应激和内质网应激，导致胰岛 β 细胞损伤并走向凋亡。

（二）损伤血管内皮

动脉粥样硬化是糖尿病血管并发症的病理基础，血糖波动引发的血管内皮受损是动脉粥样硬化性病变的始动环节，但对其分子和细胞机制的认识尚不完全清楚。血管内皮功能（FMD）紊乱是糖尿病动脉粥样硬化的早期病理改变。内皮细胞损伤导致内皮源性 NO 释放减少，ET-1 释放增加，引起内皮依赖性血管舒缩功能障碍。内皮黏附分子表达上调，诱导粒细胞、单核细胞对 VEC 的黏附和炎性损伤，从而启动动脉粥样硬化的发生。血糖波动能使各种凋亡基因、黏附分子、细胞因子等产生增多，造成大血管、微小血管的内皮损伤，氧化应激可能是餐后高血糖等诱发内皮损伤的共同介质。FMD 是评价糖尿病患者血管并发症的重要指标，是内皮细胞释放 NO 引起的血管舒张反应。FMD 障碍是导致动脉粥样硬化的首要原因，血糖波动降低了血管的舒缩功能，对 FMD 有损害作用。Puissant 等研究表明，血糖波动可加速 2 型糖尿病大鼠 FMD 障碍的进一步发展，从而加速动脉粥样硬化进程。临床常用超声对 FMD 进行评估和测量，Torimoto 等研究显示，当糖化血红蛋白<8.0%时，低水平的 1，5 脱水-D-葡萄糖醇（1，5-AG）与 FMD 障碍有关，推测 1，5-AG 是检测 FMD 障碍的有效指标。一项基础研究证实，急性血糖波动引起的血糖峰值变化对血管内皮细胞的损伤作用是持续性的。急性作用为瞬时葡萄糖高峰与血糖波动引起内皮细胞结构和功能的急性损害或经氧化应激的直接毒性作用；慢性作用通过升高糖化血红蛋白和糖基化终末产物水平，最终加速动脉粥样硬化的发展。Ye 等进行的关于"血糖波动对培养的牛动脉内皮细胞的功能的影响"的动物实验表明，血糖波动通过激活多元醇代谢途径，AGEs、eNOS 和 ET-1 的表达导致牛动脉内皮细胞功能障碍。国内的一项诱导 2 型糖尿病大鼠模型的基础实验也得出相似结论，血糖的波动可促进 2 型糖尿病大鼠血管内皮功能障碍的发展，并进一步指出血糖波动的影响机制可能与血管压力的改变、缩血管物质 ET-1 的生产、代偿性增加的 NO 以及炎症反应有关。

（三）激活炎症反应

糖尿病是一种全身性、慢性、低度炎症性疾病。现在认为，动脉粥样硬化是源于内皮系统异常的动脉壁炎症性疾病。高糖、高脂等可激活胰岛内的免疫反应，IL-1β、TNF-α、IL-6、ICAM-1、E-选择素、VCAM-1 等炎症因子产生增多并释放入血，高血糖及产生的炎症因子形成局部微环境，激活巨噬细胞、树突状细胞等免疫细胞，启动炎症反应加重胰岛 β 细胞功能损伤和胰岛素抵抗。长期慢性炎症状态下炎症因子对胰岛 β 细胞有损害作用，波动性高血糖诱导胰岛 β 细胞凋亡，不仅使其数量减少且功能下降，在糖尿病的发展中进一步加剧血糖波动，形成恶性循环。苏弘薇等研究显示，血糖波动与炎性因子 IL-6、TNF-α 密切相关，其加重了炎症因子的产生，并参与了糖尿病血管并发症的发生、发展。也就是说，炎症因子广泛参与动脉粥样硬化一系列病理过程：内皮损伤及功能不良，黏附分子表达增加，趋化因子的释放，单核细胞募集，白细胞黏附及迁移，氧化型低密度脂蛋白（ox-LDL）被巨噬细胞摄取，巨噬细胞活化，泡沫细胞形成，活化的单核细胞释放一系列细胞因子，平滑肌细胞迁移和增殖，最终形成粥样斑块。研究发现，血糖异常波动的患者血清中 P－选择素的水平明显升高，其他炎症因子如 E－选择素、细胞间黏附分子－1、血管细胞黏附分子－1 等也有升高。Watada 等的大鼠实验也发现，反复性的餐后血糖浓度波动比体内的稳定高血糖更能引起单核细胞黏附到血管内皮，增加炎症反应程度，从而加速动脉粥样硬化进程。

（四）激活凝血机制

血液高凝是糖尿病血管并发症的主要病理生理机制之一。王景尚等对血糖波动与血小板活化的关系做了临床研究，结果显示 2 型糖尿病患者外周血 PAG 和血小板膜蛋白 CD62p 表达水平与 MAGE 均呈显著正相关性，表明糖尿病患者血糖波动幅度与患者的血小板聚集、活化程度密切相关。李健等研究发现，2 型糖尿病患者血糖波动与血管内凝血活性密切相关，血糖波动幅度越大，血管内凝血活性越强，血液越高凝；其机制可能是急性血糖波动带来氧化应激，激活了血小板，并伴随凝血因子及凝血素水平增多，从而增加了血栓形成和动脉粥样硬化的发生风险，更易触发急性心血管事件。

（五）胰岛 β 细胞功能缺陷

Bian 等进行的实验证实，波动性高血糖比持续性高血糖更损害胰岛 β 细胞功能。胰岛 β 细胞的作用主要是分泌胰岛素，这是人体内唯一的降糖素。胰岛 β 细胞的功能缺陷或者数量减少会导致糖尿病的恶化，加速糖尿病血管并发症的发展。国外的一项 INS－1 胰岛 β 细胞实验也证实，波动性高血糖比慢性高血糖更能诱导胰岛 β 细胞的凋亡和胰岛素分泌能力的下降，并进一步指出其发生可能是由抗氧化酶 Mn－SOD 和抗细胞凋亡信号 Bcl－2 介导的。

（六）胰岛素抵抗

目前认为，胰岛素抵抗是致动脉粥样硬化危险因素的主要原因之一，胰岛素抵抗通常与脂代谢紊乱合并存在，最终导致动脉粥样硬化的形成和发展。高胰岛素血症是胰岛素抵抗的一种代偿表现或治疗后表现，往往与心血管疾病的危险因素（如低高密度脂蛋白胆固醇血症、高甘油三酯血症、糖耐量异常以及腹型肥胖等）共同存在，但关于高胰岛素血症是否是心血管疾病独立的危险因素，目前仍存在很多争议。国内一项关于血糖波动与抵抗素关系的细胞实验指出，血糖波动诱导的单核细胞/巨噬细胞分泌抵抗素，血糖波动越大，血清抵抗素的变化幅度越大。国外的一项实验表明，胰岛 β 细胞功能障碍和胰岛素抵抗导致动脉粥样硬化并发症可能与内质网的压力系统有关系。

（七）其他

血小板源生长因子基因的表达和分泌增加，参与促进动脉粥样硬化的发展。这些因子进入动脉壁，对促发粥样硬化病变中平滑肌细胞增生有重要作用。Zhao 等的实验表明，氧化应激激活的血小板可以影响血管内皮细胞的功能，并通过 CD40 配体加速动脉粥样硬化的发生和发展。还有学者通过 INS－1 细胞培养实验证实血糖波动比持续高血糖引起更多的细胞凋亡，从而加速脉粥样硬化的进程，并指出其机制可能与 FoxO－SIRT 信号通路的调控有关。

四、血糖波动的治疗

血糖波动与糖尿病慢性并发症的关系越来越受到重视。在实现患者血糖达标的同时，加强血糖波动管理是实现血糖精细化管理的重要手段，对于预防糖尿病并发症也意义重大。血糖波动控制的重要性将比肩糖化血红蛋白、空腹血糖、餐后血糖控制，减轻血糖波动让糖尿病患者真正做到"优质达标"，将糖尿病并发症的发生风险降到最低。未来，血糖波动的评价指标仍需不断地优化、量化，以易于计算。继续寻找基于终点事件的血糖波动指标的切点及血糖波动与终点事件因果关系的证据，都将有助于优化降糖药物治疗策略，使更多的糖尿病患者受益。

（一）加强血糖监测

血糖监测是糖尿病管理中的重要组成部分，其结果有助于评估糖尿病患者糖代谢紊乱的程度，制定合理的降糖方案，同时反映降糖治疗的效果并指导治疗方案的调整。随着科技的进步，血糖监测技术也有了飞速的发展，血糖监测越来越准确、全面、方便、痛苦少。目前临床上血糖监测方法包括利用血糖仪进行的毛细血管血糖监测、连续监测 3d 血糖的动态血糖监测、反映 2~3 周平均血糖水平的糖化白蛋白（GA）和 2~3 个月平均血糖水平的糖化血红蛋白（HbA1c）的检测等。其中，毛细血管血糖监测包括患者自我血糖监测（SMBG）及在医院内进行的床边快速血糖检测（POCT），是血糖监测的基本形式；HbA1c 是反映长期血糖控制水平的金标准；而 CGM 和 GA 反映近期血糖控制水平，是上述监测方法的有效补充。近年反映 1~2 周血糖情况的 1,5－AG 也逐渐应用于临床。

1. 毛细血管血糖监测

毛细血管血糖监测包括 SMBG 及在医院内进行的 POCT 血糖监测两种模式，它能反映实时血糖水平，评估餐前、餐后高血糖，生活事件（饮食、运动、情绪及应激等），以及药物对血糖的影响，发现低血糖，有助于为患者制定个体化生活方式干预和优化药物干预方案，提高治疗的有效性和安全性，是糖尿病患者日常管理重要和基础的手段。SMBG 作为糖尿病自我管理的一部分，可帮助糖尿病患者更好地了解自己的疾病状态，并提供一种积极参与糖尿病管理、按需调整行为及药物干预、及时向医务工作者咨询的手段，从而提高治疗的依从性。国际糖尿病联盟（IDF）、美国糖尿病学会（ADA）和英国国家卫生与临床优化研究所（NICE）等机构发布的指南均强调，SMBG 是糖尿病综合管理和教育的组成部分，建议所有糖尿病患者均需进行 SMBG。在接受胰岛素治疗的患者中应用 SMBG 能改善代谢控制，有可能减少糖尿病相关终点事件；但对于非胰岛素治疗的 2 型糖尿病患者，SMBG 在糖尿病综合管理中的地位尚未达成共识，需进一步研究。

表 5-1　各指南对 SMBG 频率的建议

治疗方案	指南	HbA1c 未达标（或治疗开始时）	HbA1c 已达标
胰岛素治疗	IDF（2012）	大多数 1 型糖尿病患者和妊娠期妇女：≥3 次/天	
	CDS（2017）	≥5 次/天	2~4 次/天
	ADA（2018）	多次注射或胰岛素泵治疗，应进行 SMBG 的时间点：正餐和点心前、偶尔餐后、睡前、运动前、怀疑低血糖时、治疗低血糖至血糖恢复正常后、执行关键任务前（如驾驶）1~2 次注射。SMBG 结果有助于指导治疗决策和（或）自我管理	
非胰岛素治疗	CDS（2017）	每周 3d，5~7 次/天	每周 3d，2 次/天
	ADA（2018）	SMBG 结果有助于指导治疗决策和（或）自我管理	

注：IDF，国际糖尿病联盟；CDS，中华医学会糖尿病学分会；ADA，美国糖尿病协会。

2. 医院内血糖监测

医院内血糖监测可以通过实验室生化仪对静脉血浆或血清葡萄糖进行检测，但更多的血糖监测是通过快速、简便、准确的 POCT 方法来完成的，使患者尽早得到相应处理。目前国家对于医疗机构内血糖监测主要以国家卫生部（现简称国家卫健委）制定的《医疗机构便携式血糖检测仪管理和临床操作规范（试行）》（卫办医政发〔2010〕209 号）作为指导文件，其中明确指出血糖仪属于 POCT 设备，其管理应当作为医疗机构 POCT 管理的一部分，并应建立健全血糖仪临床使用管理的相关规章制度；同时对院内使用血糖仪的性能也作了要求，其中指出并非所有血糖仪都能满足院内血糖监测的需求。POCT 方法只能用于对糖尿病患者血糖的监测，不能用于诊断。由于院内患者的情况相对比较复杂，患者的血样类型、采血部位、血样红细胞比容及各种内源性和外源性物质对血糖检测值均有一定的影响，因此对于院内血糖仪的精准度和抗干扰性、操作人员培训与考核、操作规程及相关制度的制定、质量控制等有更严格的要求。毛细血管血糖监测的方案：血糖监测的频率和时间要根据患者病情的实际需要来决定。血糖监测的频率选择一天中不同的时间点，包括餐前、餐后 2h、睡前及夜间（一般为凌晨 2~3 时）。

表 5-2　各时间点血糖监测的适用范围

时间	适用范围
餐前血糖	空腹血糖较高，或有低血糖风险时（老年人、血糖控制较好者）
餐后 2h 血糖	空腹血糖已获良好控制，但糖化血红蛋白仍不能达标者；需要了解饮食和运动对血糖影响者
睡前血糖	注射胰岛素患者，特别是晚餐前注射胰岛素患者
夜间血糖	经治疗血糖已接近达标，但空腹血糖仍高者；或疑有夜间低血糖者
其他	出现低血糖症状时应及时监测血糖，剧烈运动前后宜监测血糖

3. 血糖监测的治疗原则

（1）采用生活方式干预控制糖尿病的患者，可根据需要有目的地通过血糖监测了解饮食控制和运动对血糖的影响来调整饮食和运动。

（2）使用口服降糖药者可每周监测 2~4 次空腹或餐后 2h 血糖，或在就诊前一周内连续监测 3d，每天监测 7 点血糖（早餐前后、午餐前后、晚餐前后和睡前）。

（3）使用胰岛素治疗者可根据胰岛素治疗方案进行相应的血糖监测：①使用基础胰岛素的患者应监测空腹血糖，根据空腹血糖调整睡前胰岛素的剂量；②使用预混胰岛素者应监测空腹和晚餐前血糖，根据空腹血糖调整晚餐前胰岛素剂量，根据晚餐前血糖调整早餐前胰岛素剂量，如果空腹血糖达标后，注意监测餐后血糖以优化治疗方案；③使用餐时胰岛素者应监测餐后或餐前血糖，并根据餐后血糖和下一餐餐前血糖调整上一餐前的胰岛素剂量。

（4）特殊人群（围手术期患者、低血糖高危人群、危重症患者、老年患者、1 型糖尿病、妊娠期糖尿病等）的监测，应遵循以上血糖监测的基本原则，实行个体化的监测方案。

（5）对于患者进行监测后血糖控制的目标，建议根据《中国 2 型糖尿病防治指南（2017 年版）》的综合控制目标实施。某些特殊人群（围手术期患者、低血糖高危人群、危重症患者、老年患者、1 型糖尿病等）可实行较宽松的血糖控制标准，而妊娠期糖尿病患者应遵循 2014 年《妊娠合并糖尿病诊治指南》的建议严格控制血糖水平。

4. 糖化血红蛋白的监测

根据检测原理不同，HbA1c 的测定方法分为两大类，一类是根据血红蛋白（Hb）所带电荷不同来区分 A0 与 A1c，包括离子交换高效液相色谱法、毛细血管电泳法、等电聚焦法等；另一类是利用 HbA1c 与非 HbA1c 的分子结构差异来区分，多采用亲和色谱法和免疫化学方法。目前最常用的是高效液相的检测方法，其精密度高、重复性好且操作简单，已被临床广泛采用。

①对于治疗达标（和血糖控制稳定）的患者，每年应该至少检测两次 HbA1c；②对更改治疗方案或血糖控制未达标患者，每年检测四次 HbA1c；③应用即时 HbA1c 检测有助于及时更改治疗方案。总之，多次监测血糖有利于尽早发现血糖波动并及时处理。

5. 糖化血清蛋白

糖化血清蛋白（GSP）是血中葡萄糖与蛋白（约 70% 为白蛋白）发生非酶促反应的产物。各种血清蛋白质与糖的结合过程基本相同，蛋白质分子上非离子型的 ε- 或 α- 氨基与醛糖上的羧基形成不稳定化合物，即席夫碱。这是一可逆反应，席夫碱既可解离为蛋白质与醛糖，又可通过转位重排生成较稳定的酮胺。其结构类似果糖胺（FA），故将 GSP 测定又称为果糖胺测定。由于白蛋白在体内的半衰期较短，为 17~19d，所以 GSP 水平能反映糖尿病患者检测前 2~3 周的平均血糖水平。GSP 测定方法简易、省时且不需要特殊设备，可广泛适用于基层医疗单位。但由于 GSP 测定是反映血浆中总的糖化血浆蛋白质，其值易受血液中蛋白浓度、胆红素、乳糜和低分子物质等的影响，尤其在低蛋白血症和白蛋白转化异常的患者；同时由于血清中非特异性还原物质也可发生此反应，加之不同蛋白组分的非酶糖化反应率不同，故 GSP 检测法特异性差，目前有逐渐被 GA 取代的趋势。GA 作为新的监测方法，由于在临床上应用的时间相对较短，目前尚缺乏公认的正常值。近年国内各地亦开展了 GA 正常参考值的研究，2009 年上海市糖尿病研究所采用全国 10 个中心的临床协作研究，最终入选了 380 名 20～69 岁正常人群并初步建立中国人 GA 正常参考值为 10.8%～17.1%；同期北京地区的研究显示 GA 正常参考值为 11.9%～16.9%。

6.1,5-AG

1,5-AG 是呋喃葡萄糖的 C-1 脱氧形式，其含量在多元醇糖类中仅次于葡萄糖，其在糖尿病患者中显著降低，可准确而迅速地反映 1～2 周的血糖控制情况，尤其对餐后血糖波动的监测具有明显优越性。2003 年，美国食品药品管理局（FDA）批准将 1,5-AG 作为评价短期血糖监测的新指标。有研究表明，在糖尿病管理中，1,5-AG 可作为辅助的血糖监测参数用于指导治疗方案的调整。但 1,5-AG 在糖尿病筛查、诊断中的意义尚待更多的循证医学证据予以证实。

7.CGM

CGM 是指通过葡萄糖感应器监测皮下组织间液的葡萄糖浓度而间接反映血糖水平的监测技术，可提供连续、全面、可靠的全天血糖信息，了解血糖波动的趋势，发现不易被传统监测方法所探测的隐匿性高血糖和低血糖。因此，CGM 可成为传统血糖监测方法的一种有效补充。CGM 技术分为回顾性和实时CGM 两种。国内外开展的临床研究表明，回顾性和实时 CGM 均具有较好的准确性和安全性。目前有许多动态血糖的相关指标可供选用，但无论是何种指标，其原理均为经过对血糖值进行统计学转换及计算而得出，主要区别在于反映血糖水平、血糖波动及低血糖风险等方面的侧重点有所差异。临床应用中应根据不同的评估目的进行针对性的选择。对于动态血糖的正常值，目前国际上尚缺乏公认的标准。较可靠的动态血糖正常值范围应根据长期前瞻性的随访结果以及大样本的自然人群调查来决定。在取得上述研究结果之前，可依据正常人群监测结果暂定动态血糖的正常参考值。根据国内开展的一项全国多中心研究结果，推荐 24h 平均血糖值<6.6mmol/L，而 24h 血糖≥7.8mmol/L 及≤3.9mmol/L 的时间百分率分别<17%（4h）、12%（3h），平均 MAGE 及 SDBG 分别<3.9mmol/L 和 1.4mmol/L 作为中国人动态血糖正常参考值标准。同时，初步分析表明 24h 平均血糖值与 HbA1c 具有良好的相关性，其中 HbA1c为 6.0%、6.5% 及 7.0% 时，对应的 CGM 的 24h 平均血糖值分别为 6.6mmol/L、7.2mmol/L 和7.8mmol/L。

CGM 虽然能够准确、全面地反映血糖波动的特征，但成本较高，操作较为复杂，不易普及。

（二）改善生活方式与合理膳食

改善生活方式与合理膳食是贯穿糖尿病始终的治疗手段，包括医学营养治疗、运动治疗和心理治疗。

1. 医学营养治疗

医学营养治疗是糖尿病的基础治疗手段，包括对患者进行个体化营养评估、营养诊断，制定相应营养干预计划，并在一定时期内实施及监测。通过调整饮食总能量、饮食结构及餐次分配比例，有利于减少血糖波动。首先确定糖尿病医学营养治疗的目标：①维持健康体质量：超重/肥胖患者减重的目标是3～6 个月减轻体质量的 5%～10%。消瘦者应通过合理的营养计划达到并长期维持理想体质量。②供给营养均衡的膳食，满足患者对微量营养素的需求。③达到并维持理想的血糖水平，降低 HbA1c 水平。④减少心血管疾病的危险因素，包括血脂异常和高血压。

其次是各种营养物质的分配：①制定适合患者的能量平衡计划。目标是既要达到或维持理想体质量，又要满足不同情况下营养需求。超重或肥胖的糖尿病患者应减轻体质量，不推荐 2 型糖尿病患者长期接受极低能量（<800kcal/d）的营养治疗。②脂肪的占比。膳食中由脂肪提供的能量应占总能量的 20%～30%。饱和脂肪酸摄入量不应超过饮食总能量的 7%，尽量减少反式脂肪酸的摄入。单不饱和脂肪酸是较好的膳食脂肪酸来源，在总脂肪摄入中的供能比宜为 10%～20%。多不饱和脂肪酸摄入不宜超过总能量摄入的 10%，适当增加富含 n-3 脂肪酸的摄入比例。参考《中国居民膳食指南（2016）》，应控制膳食中胆固醇的过多摄入。③碳水化合物的分配。膳食中碳水化合物所提供的能量应占总能量的 50%～65%。对碳水化合物的数量、质量的体验是血糖控制的关键环节。低血糖指数食物有利于血糖控制，但应同时考虑血糖负荷。糖尿病患者适量摄入糖醇和非营养性甜味剂是安全的。过多蔗糖分解后生成的果糖或添

加过量果糖易致 TG 合成增多，不利于脂肪代谢。定时定量进餐，尽量保持碳水化合物均匀分配。控制添加糖的摄入，不喝含糖饮料。④蛋白质的分配。肾功能正常的糖尿病患者，蛋白质的摄入量可占供能比的 15%～20%，保证优质蛋白质比例超过三分之一。推荐蛋白摄入量约 0.8g/（kg·d），过高的蛋白摄入[如>1.3g/（kg·d）]与蛋白尿升高、肾功能下降、心血管及死亡风险增加有关，低于 0.8g/（kg·d）的蛋白摄入并不能延缓糖尿病肾病进展，已开始透析患者蛋白质摄入量可适当增加。蛋白质来源应以优质动物蛋白为主，必要时可补充复方 α-酮酸制剂。推荐摄入范围内，单纯增加蛋白质不易引起血糖升高，但可能增加胰岛素分泌反应。⑤饮酒。不推荐糖尿病患者饮酒，特别是波动性高血糖患者，因饮酒会加重血糖波动的发生。若饮酒应计算酒精中所含的总能量。女性一天饮酒的酒精量不超过 15g，男性不超过 25g（15g 酒精相当于 350ml 啤酒、150ml 葡萄酒或 45ml 蒸馏酒）。饮酒次数每周不超过 2 次。应警惕酒精可能诱发的低血糖，避免空腹饮酒。⑥膳食纤维的摄入。豆类、富含纤维的谷物类（每份食物≥5g 纤维）、水果、蔬菜和全谷物食物均为膳食纤维的良好来源。提高膳食纤维摄入对健康有益。建议糖尿病患者达到膳食纤维每日推荐摄入量，即 10～14g/1 000kcal。⑦钠。食盐摄入量限制在每天 6g 以内，每日钠摄入量不超过 2 000mg，合并高血压患者更应严格限制摄入量。同时应限制摄入含钠高的调味品或食物，例如味精、酱油、调味酱、腌制品、盐浸等加工食品等。⑧微量营养素。糖尿病患者容易缺乏 B 族维生素、维生素 C、维生素 D 以及铬、锌、硒、镁、铁、锰等多种微量营养素，可根据营养评估结果适量补充。长期服用二甲双胍者应预防维生素 B_{12} 缺乏。不建议长期大量补充维生素 E、维生素 C 及胡萝卜素等具有抗氧化作用的制剂，其长期安全性仍待验证。⑨膳食模式。不同的膳食干预模式要求在专业人员的指导下，结合患者的代谢目标和个人喜好（例如：风俗、文化、宗教、健康理念、经济状况等），设计个体化的饮食治疗方案。合理膳食模式指以谷类食物为主，高膳食纤维摄入，低盐、低糖、低脂肪摄入的多样化膳食模式。⑩营养教育与管理有助于改善糖耐量，减少血糖波动的发生。应对糖尿病患者设立教育与管理的个体化目标与计划。

2. 运动治疗

血糖波动患者的运动需注意以下几点：①每周至少 150min 中等强度有氧运动，包括快走、打太极拳、骑自行车、打乒乓球、打羽毛球和打高尔夫球。较大强度运动包括快节奏舞蹈、有氧健身操、慢跑、游泳、骑自行车上坡、踢足球、打篮球等。②成年 2 型糖尿病患者应增加日常身体活动，减少坐姿时间。③血糖控制极差且伴有急性并发症或严重慢性并发症时，慎重运动治疗。运动锻炼在波动性高血糖患者的综合管理中占重要地位。规律运动有助于控制血糖，减少血糖波动，减少心血管危险因素，减轻体质量，提升幸福感，而且对糖尿病高危人群一级预防效果显著。④运动项目要与患者的年龄、病情及身体承受能力相适应，并定期评估，适时调整运动计划。记录运动日记，有助于提升运动依从性。运动前后要加强血糖监测，运动量大或激烈运动时应建议患者临时调整饮食及药物治疗方案，以免发生低血糖。⑤血糖波动过大时尽量避免运动。

波动性高血糖更容易导致心理脆弱，因此对于血糖波动过大的患者应注意心理评估，必要时请专科医师诊断并治疗。

（三）确定合适的降糖目标

对于波动性高血糖患者，在制定降糖方案时，除需依照指南分层管理之外，对于以下患者应适当放宽血糖控制目标，并视患者的具体情况而选用降糖药物，以避免低血糖的发生。如果选择使用具有低血糖风险的药物时，应从小剂量开始，逐渐加量并注意观察患者的血糖变化及对药物的反应。①儿童及青少年糖尿病患者。推荐理想的糖化血红蛋白控制在 7% 以下，强调糖尿病血糖控制应权衡利弊，实行个体化，低血糖风险较高或尚无低血糖风险意识的患儿可适当放宽标准。②老年糖尿病患者。老年糖尿病患者病情复杂，病程较长，对低血糖的感知和耐受性差，慢性并发症常见，尤其是心血管疾病以及认知功能障碍等，因此，应加强对多重危险因素的管理。有研究显示，老年糖尿病患者的血糖波动存在性别差异，女性高于男性。此外，糖尿病病程、糖化血红蛋白水平也是老年 2 型糖尿病患者血糖波动的重要影响因素。国内外指南均建议在全面评估的基础上遵循个体化的原则，根据患者病情等综合情况设定更具针对性和实用性的血糖控制分层管理目标。③妊娠期的糖尿病患者。糖尿病合并妊娠、妊娠期糖尿病患者的血糖控制目标在餐前及餐后 2h 分别为≤5.3mmol/L、6.7mmol/L，特殊情况下可测定餐后 1h 血糖，其控制目标是≤7.8mmol/L；但夜间血糖不低于 3.3mmol/L。④糖尿病合并慢性肾脏病患者。糖尿病合并慢性肾脏病，尤其是估算肾小球滤过率（eGFR）<45ml/（min·1.73m²）的患者，其血糖控制目标应遵循个体化原则，尽量避免低血糖的发生。⑤糖尿病合并心血管疾病患者。在合并心血管疾病的糖尿病患者中，一旦发生严重低血糖，可能诱发心肌梗死、严重心律失常、脑卒中、猝死等严重事件，对于这类人群，应尽量在避免低血糖的情况下使血糖控制达标。因此，对于老年、病程长、合并心血管疾病的糖尿病患者，为了避免低血糖带来的风险，糖化血红蛋白控制目标应适当宽松。

（四）避免引起血糖波动药物的使用

1. 升高血糖的药物

（1）糖皮质激素。生理情况下糖皮质激素在维持血糖的正常水平方面有重要作用，它可通过促进糖原异生、减慢葡萄糖分解及减少机体对葡萄糖的利用而增加糖原含量和升高血糖。当糖皮质激素作为外源性药物应用于人体时，可能引起葡萄糖耐量减低和血糖升高。引起血糖升高的程度取决于激素使用的剂量、途径、用药时间和个体差异等。应尽量避免长时间应用，如果长期应用，要加强监测血糖，增加降糖药的剂量。

（2）利尿剂。在利尿药中噻嗪类利尿药对糖耐量影响最大，袢利尿药对其影响较小，而保钾利尿药对糖代谢无影响。噻嗪类利尿药可能与引起低血钾有关，低钾可使胰岛素分泌减少并降低胰岛素的敏感性，从而使血糖升高。因此，糖尿病患者尽量避免使用噻嗪类利尿药，如果必须服用，要减少剂量。

（3）二氮嗪类降压药。二氮嗪能抑制胰岛素的释放，减少葡萄糖的利用，同时促使内源性儿茶酚胺释放增多，升高血糖，是一种较强的致糖尿病药物。

（4）肾上腺素受体激动剂。不同的肾上腺素受体激动剂可激动 α 和（或）β 受体。肝的 α 和 β₂ 受体受到激动后可加速肝糖原的分解，胰岛 α₂ 受体激动可以抑制胰岛素分泌。临床上用于糖尿病患者而引起高血糖的此类药物有 α、β 受体激动药（肾上腺素）、β₂ 受体激动药（沙丁胺醇、特布他林、羟苄羟麻黄碱）。但并非每个用这类药的糖尿病患者血糖都会受到影响，其高血糖的发生与个体身体素质、服药时间、剂量等有关。应用此类药物需小剂量开始，监测血糖。

（5）烟酸。烟酸能降低血清甘油三酯和胆固醇浓度，提高血清 HDL 水平，但由于其可引起糖耐量下降，并抑制末梢组织对葡萄糖的利用，一般不用作糖尿病患者高血脂治疗的一线药物。

（6）抗精神病药。这类药物包括氯丙嗪、氟哌啶醇、三氟噻顿、氯氮平、舒必利、奥氮平、利培酮、喹硫平、阿立哌唑等。有人对精神病人服用氯氮平、氯丙嗪、舒必利、利培酮 4 种抗精神病药物进行研究，发现 4 种药物均有明显升高血糖的作用，氯氮平尤为明显。其原因可能为：①这类药可抑制组织细胞对葡萄糖的摄取。②作用于胰岛 β 细胞中的 5-HTIA 受体，诱发糖代谢异常。③通过增加瘦素抑制胰岛素分泌（瘦素是脂肪细胞分泌的蛋白激素，可抑制食欲，增加能量代谢）；激活 ATP 敏感的钾通道，降低钙依赖蛋白激酶活性；减弱胰岛素的葡萄糖转运、分解脂肪、激活蛋白激酶 A，造成胰岛素抵抗。④此类药使糖代谢异常，参与调节中枢神经多巴胺系统、过度镇静减少运动量、降低组织氧化代谢率、增加胰高血糖素分泌等。

（7）茶碱类。氨茶碱可抑制磷酸二酯酶，使细胞内的环磷酸腺苷 cAMP 不易分解，导致水平升高，而 cAMP 升高可抑制糖原合成，刺激糖原分解，使血糖升高。

（8）避孕药。包括雌激素与黄体酮衍生物，这些药可减少外周组织对葡萄糖的吸收使血糖浓度升高。因此，患有糖尿病的育龄妇女不能服用避孕药。

（9）异烟肼。本药是抗结核的一线药物，长期服用异烟肼可影响糖代谢，使糖耐量降低，因此，服药期间定期检查血糖，如血糖增高应减少药量或换药。

（10）他克莫司。这是一种作用强、不良反应较环孢菌素 A 少的免疫抑制剂，用于患自身免疫性疾病及器官移植后的排异反应。有研究显示，应用本药，器官移植后糖尿病发生率明显升高。动物实验发现，应用较大剂量本药，可使胰岛血管退化、胰岛细胞脱颗粒、空泡变性，从而使胰岛素合成和分泌减少，糖代谢异常。

（11）甲状腺素制剂。甲状腺激素可以促进葡萄糖的吸收，加速糖原分解和糖异生，使血糖升高。故在应用甲状腺激素时要严密观察血糖。

（12）生长激素。此药促进机体蛋白质合成、加速创面愈合，广泛应用于严重烧伤或创伤患者，临床效果较好，但是大量生长激素对胰岛素的拮抗作用引发和加重糖尿病。因此胰岛素用量明显增加。

（13）其他药物。加替沙星、生长素、促肾上腺皮质激素、双香豆素、去甲基麻黄碱等药物均有升高血糖的作用，需监测血糖。

2. 降低血糖的药物

（1）β肾上腺素受体阻滞剂。非选择性β受体阻滞药如普萘洛尔，应用于正在接受降糖药治疗的糖尿病患者，同时具有使血糖升高或降低两种可能。因为普萘洛尔可抑制β_2肾上腺素受体介导的胰岛素释放，从而具有增加高血糖的可能；普萘洛尔还可和磺酰脲类降糖药竞争与血浆蛋白的结合，从而增加游离磺酰脲类药物浓度，因此增加其降糖作用。普萘洛尔还可通过抑制交感神经兴奋而掩盖心慌、心悸、颤抖等低血糖症状，延缓治疗时机。因此，正在接受降糖治疗的糖尿病患者应用β受体阻滞药，尤其是普萘洛尔时要注意血糖情况。

（2）他巴唑。他巴唑化学结构含有－SH 基，可与胰岛素的－S－S－键结合，使内源性胰岛素发生变构，触发免疫反应产生胰岛素抗体。当血中大量的胰岛素抗体与胰岛素结合后，形成类似胰岛素抵抗的高胰岛素血症，胰岛素与抗体解离，游离胰岛素骤然增多，导致低血糖发生。

（3）H_2 受体拮抗药。H_2 受体拮抗药具有肝酶抑制作用，使格列吡嗪代谢减慢；血糖降低可能还与患者服用西咪替丁或雷尼替丁后摄食量不同程度减少有关。因此，临床在将 H_2 受体拮抗药与磺酰脲类降糖药合用时，要监测血糖以预防低血糖发生。

（4）非甾体抗炎药。阿司匹林是较常用的非甾体抗炎药，通过对环氧酶（COX）的抑制而达到抗炎、镇痛效果。有实验显示，大剂量阿司匹林（5g/d）应用于糖尿病患者时可能引起低血糖，原因可能是胰岛素清除减少。另有研究表明，阿司匹林可抑制胰岛 β 细胞中前列腺素 E_2 的合成，而前列腺素 E_2 可抑制胰岛素分泌。因此，糖尿病患者尽量避免使用大剂量阿司匹林。

（5）左卡尼汀。左卡尼汀通过促进葡萄糖氧化，减少脂肪的摄取和氧化，使血中的葡萄糖、甘油三酯、胆固醇的含量降低而降低血糖。

（6）乙醇。乙醇可以耗竭肝糖原储备，特别是在空腹情况下可干扰糖原异生。对使用胰岛素治疗的糖尿病患者，乙醇可以加重胰岛素引起的低血糖，并延缓血糖的恢复。

（7）喷他脒。喷他脒是抗卡式肺囊虫病药，临床报道多例此药引起的严重低血糖。研究表明，喷他脒可破坏胰腺，在早期由于胰腺细胞溶解而造成胰岛素过多释放，引发低血糖。随着胰岛被破坏增多及功能逐渐丧失，后期出现胰岛素绝对不足使血糖升高。糖尿病患者使用此药，应注意低血糖可能。我们在应用以上药物时，要注意监测血糖，及时调整降糖药，避免发生不良事件。

（五）合理选择降糖药物（表5—3）

表 5-3　常用降糖药物对餐后血糖和低血糖的影响

分类	降低餐后血糖的能力	低血糖风险
二甲双胍	↓	↔
短效磺酰脲类促泌剂	↓↓↓	↑
格列奈类促泌剂	↓↓↓	↑↑

续表

分类	降低餐后血糖的能力	低血糖风险
α-糖苷酶抑制剂	↓↓↓	←→或↓
DPP-4 抑制剂	↓↓	←→或↑
SGLT-2 抑制剂	↓↓	←→
短效 GLP-1 受体激动剂	↓↓	←→或↑
餐时胰岛素或胰岛素类似物	↓↓↓↓	↑↑↑

注：↑增加；↓降低；←→中性；DPP-4，二肽基肽酶-4；SGLT-2，钠-葡萄糖协同转运蛋白-2；GLP-1，胰高血糖素样肽-1。

五、干预波动性高血糖致血管损伤机制的策略

干预波动性高血糖致血管损伤机制的策略包括抗炎、抗氧化应激、保护血管内皮等。临床对于抗氧化剂的研究也在进行，目前对于抗氧化剂的研究主要集中于维生素 C、维生素 E 以及合成制剂普罗布考上，但对于抗氧化剂是否可用于预防心脑血管病尚存在争议。另有研究表明，促红细胞生成素通过调节丝氨酸-苏氨酸激酶的活性，降低氧化应激程度，这可能是糖尿病患者抗氧化的新策略。另外，对于肥胖型糖尿病患者，胆胰分流术可显著减轻患者体质量，减轻氧化应激所导致的血糖波动。此外，中药抗氧化的研究也逐渐成为热点，对中药菊苣提取物的研究显示，其可显著降低链脲佐菌素诱导的糖尿病大鼠的总胆固醇、甘油三酯及低密度脂蛋白水平，升高高密度脂蛋白、SOD、谷胱甘肽以及谷胱甘肽-S-转移酶等抗氧化剂的水平。

以 NADPH 氧化酶抑制剂为干预靶点的抗氧化应激新药也在研究之中。

相信随着研究的深入，对于氧化应激在糖尿病及其脑血管并发症中所扮演的角色将日渐清晰，抗氧化药物也将发挥更大的作用。

六、问题与展望

糖尿病的血糖波动已经引起了众多学者的重视，但其监测技术和治疗措施有待进一步研究和推广。血糖波动致动脉粥样硬化的致病机制和对其更加有效的干预方法的选择还有待进一步深入探索。全世界目前有超过 1.5 亿糖尿病患者，减少血糖波动，更好地控制血糖意义重大。血糖波动应该引起所有临床工作者的重视，对 2 型糖尿病患者高血糖的治疗策略，既要控制血糖水平，也要积极降低血糖波动幅度，以更精细、全面地调节糖代谢，延缓慢性大血管并发症的发生和发展，提高生存率。

第三节　波动性高血糖与脑血管病变

一、波动性高血糖与脑血管病变的关系

糖尿病是一种经过验证的脑卒中事件的危险因素，糖尿病患者与非糖尿病患者相比脑卒中可增加 2~3 倍的风险。无数的研究提供证据说明高血糖可引起脑卒中的大脑损伤。急性脑梗死（acute cerebral infarction，ACI）后机体内部生理物质的无序代谢及紊乱，尤其是高血糖，可以引起广泛的不良结局，成为脑卒中发病率及病死率升高的独立危险因素。无论是否合并糖尿病史，近 50% 的患者会出现 ACI 后持续性高血糖。高血糖在临床及形态学中造成的有害效应，是脑梗死梗死面积进展及不良预后的独立危险因素。除了增加心血管并发症、免疫抑制综合征发病率，在改变大脑灌注或二次脑损伤的炎症反应中，

高血糖可能发挥重要作用。

尽管增加了高血糖导致脑卒中的意识，但很少有详细资料显示动态血糖监测血糖对中风患病率的影响，也没有确证波动性高血糖对脑血管病变或事件害处所在。记录中风的神经缺损严重程度和短期的结果参数是美国国立卫生研究院卒中量表（NIHSS）和改良 Rankin 量表。

ACI 在 2 型糖尿病患者死亡率的风险比同龄及一般资料匹配的不合并糖尿病者高 2 倍以上。有 30%～40% 的 ACI 患者或许因为慢性糖尿病或者急性应激反应表现为入院高血糖。Krinsley 回顾 ICU 患者的研究发现，血糖标准差（SDBG）可作为 ICU 危重患者死亡率的独立预测因子。Naber 发现，无论是否合并糖尿病史，入院时血糖水平高的 ACI 患者较血糖正常者死亡率明显升高，同样，在再灌注的情况下，近期预后显著恶化。L. S. Wimams 还发现，ACI 后高血糖将增加 1 个月、1 年、6 年的死亡率。大量的研究发现，葡萄糖水平与 ACI 患者的不良预后有关，但血糖波动与神经功能缺损和短期预后之间的关系尚无阐述。临床常用 NIHSS 评分评估神经功能缺损程度来评价 ACI 短期预后状况，用 mRS 评分判断功能残疾水平，具有良好的可靠性和真实性。

有研究提示，不合并糖尿病的 ACI 中患者入院早期可部分出现一过性高血糖且血糖波动幅度增大，有 42.8% 的患者空腹血糖经一过性应激性升高后恢复正常，但仍有 57.1% 的患者在发病后 72h 未出现血糖升高现象，部分血糖水平及漂移幅度表现正常，当合并糖尿病时全天及 3d 内血糖波动较大。有研究也显示，ACI 患者的血糖波动显著增加，对瞬态升高血糖或者合并糖尿病患者，都伴随着明显的血糖波动。与反映日间血糖波动的指标如 MODD、SDBG 相比，MAGE 在 ACI 合并糖尿病患者中增加更明显。发生 ACI 时血糖升高的机制，有研究认为是急危重症时产生的应激状态导致。机体在应激时，肾上腺皮质激素及髓质激素分泌均增加，生长激素以及脂肪酸水平也会升高，糖原分解和胰高血糖素的分泌被促进，胰岛素分泌受到抑制，导致 ACI 发病急性期时血糖升高及血糖波动进一步加剧。

二、平均血糖波动幅度在糖尿病合并 ACI 发病过程中的可能机制

（一）MAGE 与氧化应激

2 型糖尿病患者并发症的机制尚未完全清楚。一般认为 2 型糖尿病通过晚期糖基化终产物、多元醇通路、蛋白激酶 C（PKC）、已糖胺途径激活引起各种并发症。氧化应激是指机体受到各种因素刺激以后，线粒体活性氧簇产生过多，同时抗氧化能力下降，氧化系统和抗氧化系统的动态平衡被打破，造成血管内皮细胞的损伤，影响机体正常代谢的一种应激状态。氧化应激可通过葡萄糖自身氧化、蛋白质的非酶糖化、多元醇途径的激活、PKC 的激活、线粒体氧化磷酸化、机体抗氧化能力减弱等方面机制作用，其中活性氧簇过度产生可能是糖尿病并发症发生的共同机制。

葡萄糖代谢紊乱在糖尿病血管病变中不仅反映为血糖水平的增加，血糖波动的高峰和低谷之间的变化也是导致病变进展的重要原因之一。MAGE 的精准性较 SDBG 高，其变化不仅取决于血糖的整体水平，也反映了血糖的离散趋势，被认为是血糖波动诊断的金标准。

国内外闻名的 Monnier 等的研究，发现尿 8-异前列腺素 $F_2\alpha$（8-iso-$PGF_2\alpha$）排泄率与 MAGE 及餐后血糖曲线下面积增值呈显著正相关（$r=0.86$，$P<0.001$），而与 24h 平均血糖、空腹血糖及糖化血红蛋白无关；8-iso-$PGF_2\alpha$ 作为体内代表氧化应激的稳定的过氧化产物，两者之间的相关性说明氧化应激可能是血糖波动产生危害作用的重要机制。慢性持续性高血糖是血糖控制紊乱的主要形式。目前，基础及临床相关研究已证实，急性血糖波动较持续性高血糖具有更显著的危险性，可能是较慢性持续性高血糖对氧化应激影响更大的血糖紊乱形式。GK 大鼠每天两次喂食较每天任意一次喂食显示有更多的单核细胞附着于细胞内皮，增加动脉内膜的狭窄。血糖波动在神经细胞能量调节机制中比持续高或低葡萄糖水平者存在更大的不利影响。Piconi 等研究发现，间断升高血糖可增强线粒体电子传递链产生大量的 ROS，从而促进氧化应激，并使 Bcl-2 和 caspase-3 表达，启动细胞凋亡程序。大多数葡萄糖压力调节在线粒体凋亡通路中的基因组件包括 Bcl-2、半胱氨酸天冬氨酸蛋白酶启动凋亡。有研究显示，血糖浓度的急剧

升高可以使非糖尿病大鼠活体的动脉内皮细胞 NF-κB 的 P65 亚单位活化，进而诱导单核细胞趋化蛋白-1（MCP-1）和细胞黏附分子-1（VCAM-1）的表达增加，在血糖浓度恢复正常的 6 天中，该基因表达的改变并未得到纠正；而抑制线粒体超氧离子产生，上述一系列因子表达异常可以得到控制。说明波动性血糖可激活体内氧化应激活化增强。

（二）MAGE 与炎症反应及 E-选择素的作用

Tanaka 等发现，餐后高血糖引起大鼠外周血中 IL-1、TNF-α 过度分泌，其水平升高可导致急性时相蛋白（CRP）合成增加，说明血糖波动可以引起 IL-1、TNF-α、CRP 等炎症因子的增加。机体应激状态下产生的 CRP 是反应炎症活动的良好指标，主要受 IL-6 和 TNF-α 调节。CRP 可刺激纤溶酶原激活物抑制剂（PAI-1）的高水平表达、减弱 eNOS 基因转录，抑制胰岛素刺激的一氧化氮合酶（eNOS）的表达和 NO 代谢，降低内皮依赖性血管舒张功能、上调内皮中的血管紧张素 I 受体，增加 ICAM-1、VCAM-1、MCP-1 和 E-选择素及内皮素-1 的表达，多种途径引起内皮功能紊乱。E-选择素曾被称为"内皮细胞白细胞黏附因子 1"，仅仅表达在内皮细胞上，静息状态时，内皮细胞上表达的 E-选择素含量甚微，当受到炎性因子如 IL-1、TNF-α、细菌脂多糖等刺激后，其表达会大大增加。NF-κB 参与诱导许多与免疫炎性反应有关的基因，E-选择素的表达也是在转录水平进行的，其基因转录也要 NF-κB 的激活及核易位方能实现。而如上所述血糖波动可以诱发氧化应激激活 NF-κB 的基因表达增强，产生更多的 E-选择素。

E-选择素主要有三种生物学效应：①参与炎症反应；②介导起始黏附；③作为组织特异性归巢受体。E-选择素在参与炎症反应后，可以介导活化的内皮细胞黏附，其作用既不依赖于白细胞的活化，也不需要白细胞整合素的参与。内皮上的 E-选择素可锚定白细胞，继而迁徙到血管外组织，介导其活化。炎性反应机制在 ACI 发病过程中脑损伤的重要环节，通过阻断毛细血管的再灌注，造成无复流状态，加之再灌注损害，同时释放炎性介质导致血脑屏障破坏，脑组织水肿，继而神经元变性、坏死，最终造成缺血后脑组织的严重病理生理改变。E-选择素以配体受体相对应的形式发挥作用，参与炎症反应、血栓形成等一系列生理和病理过程。Bitsch 等早在 1998 的研究中即发现，ACI 患者脑卒中后 E-选择素表达增高。也有研究发现，ACI 患者无论是否合并糖尿病，E-选择素水平均较正常组明显升高，此外，在合并糖尿病组患者中表达更明显，且 MAGE 及 NIHSS 评分均与其呈明显正相关。推测无论是持续性高血糖还是血糖波动可能都与 E-选择素水平密切相关，作为反映血管内皮细胞激活的标志，可推测 ACI 发病时的病理机制与血管内皮受损可能相关，且影响神经功能受损。

（三）血糖波动与同型半胱氨酸水平

糖尿病阶段由于存在胰岛素抵抗及胰岛 β 细胞功能受损，可致血糖长期升高，长期高血糖形成的糖化终产物，与血管壁弹性减低、血管壁增厚及通透性增加、血管基底膜增厚相关，促进并参与动脉粥样硬化的发生。

高血清同型半胱氨酸（Hcy）是近年来预测缺血性脑卒中事件的独立因素之一，其参与与急性脑血管病的发病机制有多种学说：①通过巯基发生自身氧化，促进氧自由基和过氧化氢的形成；②抑制谷胱甘肽过氧化酶的活性，降低 NO 的水平；③诱导细胞黏附因子和趋化因子的表达；④诱导细胞凋亡，增加血管平滑肌的增生，加速动脉粥样硬化形成；⑤改变内皮细胞抗血栓的特征，导致血栓前状态等。有研究按照 MAGE 水平分组，Hcy、HOMA-IR、SE-slectin、CRP 水平在合并糖尿病组显著高于其他三组。这与研究提出高 Hcy 水平发生脑卒中事件的人口比例将增加，且 C 反应蛋白水平显著增加并可能会持续很长一段时间的结论相一致。国内研究也提出，在糖尿病合并缺血性脑血管人群中，脑血管疾病的发病的条件与其入院时的血糖水平密切相关。ACI 合并糖尿病的相关分析表明神经功能损伤的程度与血清 Hcy 水平、胰岛素抵抗及可溶性 E-选择素密切相关，且空腹血糖水平的增加与日间血糖波动也密切相关。神经功能损伤越严重，C 反应蛋白和 E-选择素水平越高，Hcy 水平越高、胰岛素抵抗也更严重。凝血机制障碍，入院早期脑缺血缺氧更为严重。即使在正常范围的空腹血糖，脑卒中后一周更高的 FBG 也与更严重的脑卒中密切相关。此外，慢性脑梗死、高血压也可能成为 ACI 合并糖尿病患者值得注意的风险因素。

（四）血糖波动可引起凝血机制障碍

ACI 时部分凝血酶原活动时间将延长，血糖波动伴随凝血系统改变，最终致使血栓形成。可能通过缩短纤维蛋白原半衰期，增加纤维蛋白 A 及凝血因子水平增加等导致凝血素片段及血小板凝集，形成血栓。无论 ACI 患者是否合并糖尿病，这些改变均可以观察得到。

（五）血糖波动引起血管内皮细胞损伤

血管内皮细胞除了是血管腔一层防护细胞外，还具有内分泌功能，可以参与机体许多生理病理过程。波动性高血糖可以通过不同代谢途径诱导细胞内氧化应激反应，同时增强核转录因子（NF-κB）和蛋白激酶 C 的活性，从而启动并调节炎性因子转录，导致血管舒缩功能减退，也可以通过血管活性氧簇产生细胞毒作用引起损伤。Liao 等离体研究提示，波动性高血糖较恒定高血糖可能对血管内皮细胞具有更强的损伤效应，可能通过信号通路 P13K/PKB/eNOS 导致的一氧化氮合成减少而实现对内皮细胞的损伤。也有研究发现，波动性血糖可通过依赖 PKC 活化的还原型辅酶 I/II［NAD（P）H］氧化酶途径促进 ROS 的过度生成导致细胞凋亡增加。当 Chen 等利用 RNAi 腺病毒抑制 HUVECp65 的表达时发现，可明显抑制波动性和持续性高糖刺激的 NF-κBp65 的转录，减少 HUVEC 的凋亡。大鼠在体研究提示，餐后血糖波动对血管内皮损伤尤为明显，这种作用独立于高血糖之外。Azuma 等研究发现，定时喂养组诱导的大鼠较随意喂养的大鼠单核细胞黏附到主动脉血管的数目明显增加，发现餐后血糖波动增加了内皮细胞 ICAM-1 和纤维蛋白-1 的表达，而阿卡波糖干预后，单核细胞黏附到主动脉血管数减少，动脉粥样硬化进展变慢。

（六）波动性高血糖促进持续的血糖波动以恶化脑血管事件预后

波动性高血糖还会影响胰岛 β 细胞，促进血糖波动，形成恶性循环。有研究表明，急性血糖波动可引起胰岛 β 细胞功能失调。Meyer 等研究选择正常健康志愿者，人为模拟波动性高血糖的研究表明，血糖波动急性升高可使胰岛素的分泌功能明显下降。国外有研究，在高血糖环境中培育 INS-1 细胞，4d 后胰岛素的 mRNA 含量降低约 90%，随后 5~8 天调低葡萄糖浓度，其 mRNA 含量可部分恢复，但每天交替改变培养基中葡萄糖浓度后，胰岛素释放却降低 50%，且该损伤呈不可逆性。Shi 等研究将胰岛 β 细胞株 INS-1 分别给予不同浓度葡萄糖及波动性葡萄糖孵育 72h。结果提示，波动性高糖 INS-1 细胞存活率、凋亡率、氧化应激的指标更显著。Hou 等也发现，波动性高糖组的胰岛素分泌指数明显低于恒定高血糖组，8-OHdG、硝基酪氨酸含量以及激活的转录因子 4 表达明显增高。这些研究血糖波动较持续高糖对胰岛 β 细胞损伤更严重，推测可能与细胞氧化应激及内质网应激水平反应密切相关。在慢性持续性高糖状态下，细胞可能通过改变其他某些代谢状态或调节性反馈以部分拮抗葡萄糖的毒性作用，而血糖波动剧烈时，该调节作用减弱，葡萄糖毒性作用更加明显，显示出对胰岛细胞的显著损伤。因而波动性高血糖比持续性高血糖更易损伤 INS-1 细胞分泌胰岛素能力，胰岛细胞受损和胰岛素抵抗在参与糖尿病大血管病变的形成中起重要的作用。

三、诊断与治疗

本节所涉及的脑血管病变的诊断与治疗均无特异性。主要是加强血糖监测，避免血糖大幅度波动，尤其注意预防低血糖。

第四节 波动性高血糖与心血管病变和事件

一、波动性高血糖与心血管病变

糖尿病发病率近年来的快速增长已成为威胁人类生命健康的重大公共卫生问题。糖尿病慢性并发症的发生发展不仅与血糖整体水平升高有关，而且与血糖的波动性也有密切关系，血糖稳态受损（impaired glucose homeostasis）可能是发生心血管疾病（cardiovascular disease，CVD）的主要危险因素之一。心血管病变的发生（尤其是加速发展的动脉粥样硬化）是糖尿病患者致残率和死亡率的主要原因。正如 Paul 在 2004 年欧洲糖尿病研究会开幕词中指出的，心血管科正在悄悄"偷走"糖尿病患者。CVD 的发生（尤其是加速发展的动脉粥样硬化）是糖尿病患者高致残率和死亡率的主要原因，与无糖尿病的人群相比，男性糖尿病患者的 CVD 危险升高 2～3 倍，女性糖尿病患者升高 3～5 倍，高血糖与 CVD 密切相关，糖化血红蛋白（HbA1c）每升高 1%，1 型和 2 型糖尿病患者的 CVD 相对危险性分别增加 15% 和 18%。糖尿病糖代谢紊乱的标志包括持续性高血糖和波动性高血糖。早期的研究多关注于稳定性持续性高血糖，随着动态血糖监测系统的发展，波动性高血糖对糖尿病并发症的危险性日益受到重视。

二、波动性高血糖与心血管事件

为了明确波动性高血糖与糖尿病心血管事件的关系，临床上已开展了一系列的流行病学研究。多项大型临床研究表明，如赫尔辛基警察研究、檀香山心脏研究支持口服葡萄糖负荷后，过度的血糖波动与心血管疾病的危险性独立相关。1979 年 Helsinki Policemen Study 研究中，30～59 岁的糖尿病患者发生心血管并发症危险的升高与葡萄糖耐量 1h 高血糖状态相关。1989 年 Paris Prospective Study 对死于冠心病的 IGT 者或者 2 型糖尿病患者研究发现，葡萄糖负荷 2h 血糖水平显著升高。1996 年 Diabetes Intervention Study 研究证实，餐后血糖升高与心肌梗死发病率和死亡率相关，空腹血糖升高与此无相关性。1998 年的 The Rancho-Bernardo Study 证实，餐后 2h 血糖升高可以使老年患者致命性心血管事件发生率升高 2 倍。1999 年的 Pacific and Indian Ocean 研究证实，餐后 2h 血糖升高可以使死亡率加倍，空腹血糖升高与死亡率无此相关性。

芝加哥心脏研究和欧洲糖尿病诊断标准联合分析研究支持餐后高血糖是糖尿病患者心血管事件发生的重要预测因素。糖尿病干预研究通过多变量分析，支持餐后波动性高血糖是糖尿病患者发生心肌梗死和心脏性死亡的独立危险因素。更有研究指出，无论是否确诊糖尿病，餐后高血糖都是心血管事件的危险因素。Brun 等发现空腹血糖变异系数（CV-FPG）是 2 型糖尿病患者心血管事件病死率的独立预测因子，当 CV-FPG>25% 时，心血管疾病的病死率最高；当 CV-FPG<15% 时病死率最低。这些结果都证实了血糖波动会加重心血管病变，直接导致糖尿病心血管事件的发生。

DECODE 研究和心脏健康 Framingham 后续研究（Cardiovascular Health Study and the Framingham offspring Study）均表明，餐后高血糖是糖尿病患者心血管事件发生与死亡的独立预测因素，餐后 2h 血糖增高的非糖尿病人群的 CVD 死亡率是血糖正常人群的 2 倍，无论是否确诊糖尿病，餐后高血糖都是危险因素。血糖的控制指标不仅应包含糖化血红蛋白、空腹血糖、餐后 2h 血糖，还应包含血糖的波动幅度。

为明确急性心肌梗死与波动性血糖的关系，陈清波选取血糖增高的心血管急、重症患者 100 例，其中合并 2 型糖尿病 46 例，行小剂量的胰岛素加口服阿卡波糖和格列吡嗪治疗；应激性高血糖的心血管急、重症患者 54 例，行单一的胰岛素降糖治疗。结果 46 例合并 2 型糖尿病的心血管急、重症患者出现了 3 例缺血性脑卒中，5 例急性心肌梗死，5 例反复发作心绞痛；54 例合并应激性高血糖的心血管急、重症患者出现了 5 例缺血性脑卒中，8 例急性心肌梗死，10 例反复发作心绞痛。郑伍红通过分析 2 型糖尿病合并心衰反复加重再住院的原因发现，血糖波动明显加重再住院风险。许多患者在应激时造成的高血糖也会增加心血管事件的发生，一项 Meta 分析表明，急性心肌梗死时应激高血糖与患者死亡率密切相关。

第五节　低血糖与大血管事件

一、低血糖的心血管风险

低血糖是糖尿病降糖治疗的最常见并发症。据报道，1 型糖尿病患者每人每年发生轻度低血糖约 30 次，发生重度低血糖约 3.2 次；2 型糖尿病患者低血糖发生频率明显较低，每人每年发生轻度低血糖 2～10 次，发生重度低血糖 0.1～0.7 次。长期以来，低血糖对于心血管系统的潜在生命威胁常常被忽视，很多人错误认为糖尿病患者不太可能出现需要长期依赖康复治疗的重度低血糖。

2008 年，三项大型糖尿病临床试验 ADVANCE、ACCORD 和 VADT 结果的公布提示，强化血糖的控制似乎并不能显著减少心血管事件，血糖控制和心血管疾病的关系越发使人困惑，也促使我们产生更多困惑。ADVANCE 研究共纳入 11 140 例 2 型糖尿病患者，平均随访 5 年，强化治疗组糖化血红蛋白平均水平较标准治疗组患者明显下降，与标准治疗组相比，强化治疗组患者的微血管事件发生率显著降低，强化治疗组患者的死亡率和大血管事件发生率虽略低于标准治疗组，但两组无显著性差异。此后，强化治疗组患者的严重低血糖事件发生率显著增加。ACCORD 研究共纳入 10 251 例高危中老年 2 型糖尿病患者，随机给予强化治疗或标准降糖治疗，研究主要终点事件为非致死性心肌梗死、非致死性脑卒中和心血管相关死亡的复合终点，原计划随访 5 年。在随机分组后 4 个月，强化降糖组糖化血红蛋白水平下降（从 8.1% 到 6.7%）比标准治疗组下降（从 8.1% 到 7.5%）更明显；在 1 年时，糖化血红蛋白水平达到稳定状态（6.4%vs7.5%），但由于强化降糖组患者的死亡人数明显高于标准治疗组，强化降糖组在随访 3.5 年后被迫中断，改为标准治疗组。结果分析显示，两组主要终点事件发生率无显著性差异，但强化降糖组患者的低血糖事件发生率显著高于标准治疗组。ACCORD 研究的结果显示伴有冠心病（30%）的高危人群，实现血糖"正常化"不仅没能减少全因死亡，反而增加了死亡风险，且这些死亡是不明原因的死亡。VADT 研究观察 1791 例受试者，结果显示，标准和强化降糖治疗组患者在接受治疗后 6 个月内，平均糖化血红蛋白水平从基线时的 9.4% 分别降至 8.4% 和 6.9%，并在随访期间一直维持在此水平。主要终点事件即主要心血管事件，在标准治疗组和强化治疗组中各发生 264 例和 235 例，各项单独的主要终点事件（心肌梗死、猝死、心源性死亡、严重充血性心力衰竭、血管重建手术以及无法手术治疗的血管疾病）及总死亡率在两组间无显著性差异，微血管的发生率两组间也无显著性差异。与标准治疗组相比，强化治疗组患者的不良事件（主要是低血糖反应）发生率显著增加。ADVANCE 和 VADT 的研究显示，强化治疗低血糖伴随死亡的风险增加 4 倍，而原先存在冠心病者的死亡风险仅增加 2 倍。

二、低血糖的相关定义及病理生理改变

（一）低血糖的定义

美国糖尿病协会对低血糖症定义为：所有对个体有潜在危害的异常低血糖发作，包括严重低血糖（需要旁人积极协助恢复神志，伴有显著的低血糖神经症状，血糖正常后神经症状明显改善或消失）、确定性症状低血糖（明显的低血糖症状，且血糖≤3.9mmol/L）、无症状性低血糖（无明显的低血糖症状，但血糖≤3.9mmol/L）、可疑症状性低血糖（有低血糖症状但未进行血糖检测）及相对性低血糖（出现典型的低血糖症状，但血糖高于 3.9mmol/L）。

（二）低血糖的病理生理改变

急性低血糖发作的症状与交感神经过度兴奋及儿茶酚胺大量释放有关，这种强烈的自主神经刺激引起血流动力学改变，包括内脏及大脑血流量增加，维持大脑血糖供应以及促进肝糖原的合成。低血糖相关血流动力学改变包括：心率增快、外周动脉血压升高、中心血压下降、外周动脉阻力下降（导致脉压增大）、心肌收缩力增强、每搏输出量以及心输出量增加。这种短暂的心脏负荷增加对于心血管系统正常的健康青年未必有严重的功能影响，但却对那些年长的糖尿病特别是伴有心血管疾病的2型糖尿病患者可能产生危险性后果。低血糖可以引起心电图变化，包括 ST 段改变、QT 间期延长及心脏复极延迟，增加心律失常风险。据报道，低血糖可出现多种异位心律包括室速及房颤。低血糖可引起 T 波振幅降低以及 T 波低平、延长，这些 T 波改变能通过测量 QT 间期长短量化（QT 间期受心率影响，故常用计算校正后的 QT 间期即 QTc）。低血糖相关电生理改变与低钾血症有关，这也是儿茶酚胺大量分泌的结果。交感活性增加以及低血糖过程中其他激素及肽类（如强效血管收缩剂、内啡肽）同时分泌对血管内的血液流变学、血黏度及凝血功能有明显作用。血浆黏滞度增加是红细胞浓缩所致，而凝血活性增强是血小板活化以及Ⅷ因子等增殖的结果。由于 C 反应蛋白升高、白细胞动员及活化、血小板激活等原因，低血糖可能出现内皮功能障碍。这些病理生理变化可能促进血管内凝血、血栓形成以及加重组织缺血，心肌细胞亦有潜在缺血可能。

三、低血糖相关临床事件

低血糖引起交感肾上腺系统激活及体内激素分泌，对人体特别是心血管系统产生明显的影响，对于合并冠脉系统疾病或心脏传导功能异常或其他重症患者可能产生严重甚至致命性后果，无对照的病例报道亦表明严重低血糖、急性心血管事件以及猝死之间存在时间关联性。

（一）低血糖与糖尿病猝死

19 世纪 60 年代，有人提出糖尿病与猝死的关联性，但直到 1991 年经过对一系列的 1 型糖尿病青年发生猝死的调查研究后才第一次对这种关联进行具体的描述。多项研究发现，1 型糖尿病患者发生猝死的概率明显高于非糖尿病患者群并拥有相似的死亡方式，即大多数患者被发现躺在床上安静地死亡，这种情景戏称为"床上死亡综合征"，且这种猝死发生频率不断增加。

大量临床和实验证据表明，低血糖能够触发异常心电活动，强调糖尿病诱发猝死的前提。通过佩戴心电监护及同步的血糖检测（间歇性检测静脉血糖或持续血糖监测）研究发现，临床低血糖发作引起 QT 间期延长。低血糖通过激活交感肾上腺系统及直接作用胰岛素诱发血清钾水平下降，而且低血糖可能本身具有直接抑制在心脏复极化过程中钾外流离子通道的作用。

（二）低血糖与心绞痛发作

病例报道显示心绞痛与急性低血糖有关，严重急性低血糖后可出现典型的 ECG 及心肌酶学改变的急性冠脉综合征。6 例 2 型糖尿病受试者诱发低血糖后，5 例出现进展性的心肌缺血心电图改变，而另一例因患慢性心律失常出现意识丧失。伴有明确的缺血性心肌病的 2 型糖尿病患者同时检测血糖及行 24h 动态心电图检查，54 例患者发作低血糖（血糖＜3.9mmol/L），其中 10 例伴随胸痛症状。

（三）低血糖与心律失常

低血糖诱发的心律失常包括窦性心动过缓（可能进展为心脏停搏）、心房纤颤及室性心动过速，大量病例报道强调了两者的相关性，但部分由于伦理学的原因限制了低血糖与心律失常相关性的进一步研究。

低血糖诱发的心脏复极异常与心脏自主神经病变相互作用可能导致糖尿病患者出现猝死风险。糖尿病自主神经病变与死亡率增加有关，伴有自主神经病变的糖尿病患者静息心电图 QT 间期较不伴有自主神经病变的患者延长，通过研究证实，实验性低血糖损伤心血管自主神经达 16h 的简短期亦为这种临床相关性的额外证据。但是，并不是所有证据都支持这个结果，因为伴有自主神经病变的患者在实验性低血糖的过程中 QT 间期增加幅度较不伴有自主神经病变的患者更小，伴有神经病变（部分与糖尿病持续时间相关）与反复发作低血糖的糖尿病患者中可以发现交感肾上腺活性下降，这与上述的这种明显的矛盾有关。因此，一方面，因为低血糖加重的自主神经病变与严重的低血糖发作导致强烈的交感肾上腺系统激活反应可能明显增加心律失常诱发猝死的风险；另一方面，反复发作低血糖对于交感肾上腺系统激活反应受损及长期糖尿病患者可能具有保护作用。

（四）危重症患者的低血糖风险

重症患者大多由于营养不足、自身血糖合成及利用障碍，强化胰岛素治疗极易发生低血糖反应，且由于基础疾病或镇静等原因，低血糖的神经系统症状不易被发现容易导致对低血糖的漏诊，可能产生潜在的危险甚至危及生命，因此对于重症患者持续可靠的血糖监测显得至关重要。澳大利亚大型多中心随机对照研究探讨重症监护室患者血糖控制与预后的关系，严格血糖控制（4.5~6.0mmol/L）与标准血糖控制（<10.0mmol/L）相比较，持续严格血糖控制的患者死亡率更高，且发生严重低血糖（<2.2mmol/L）更常见（6.8%vs0.5%，$P<0.001$）。对于重症患者的临床研究提供证据支持低血糖能增加心血管事件风险。因急性冠脉综合征入院的糖尿病患者伴发低血糖后的死亡率是无低血糖发作患者的 2 倍，ST 段抬高的急性冠脉综合征 30 天内死亡率在入院后检测血糖的极端值（4.5mmol/L）时增加，呈"U"形曲线。在其他研究中，非糖尿病患者住院期间发生自发性低血糖后出现预后不良，且比胰岛素依赖的糖尿病患者发生低血糖病死率更高。尽管在这种情况下低血糖可能作为疾病严重程度的替代指标，但亦可以直接导致致命性后果。那些患者发生心律失常机会可能由于发生低血糖而增加，低血糖减弱心脏迷走神经的压力反射敏感性以及药源性低血压诱发的交感神经反应，从而减轻心血管的自主神经反射达 16h，该项研究结果亦可能为低血糖诱发心律失常的机制。

四、血糖控制与长期生存率

（一）低血糖与心血管事件

有证据提示，严格血糖控制发生严重低血糖的风险更高，可能对长期生存率有潜在的影响。英国一项研究探讨糖化血红蛋白与存活率的关系，分别使用单一或多种口服药物或以胰岛素为基础的降糖治疗，对采用 HbA1c 值十分位数分类的病死率的修正风险比（hazard ratios，HRs）呈"U"形曲线，且与糖化血红蛋白值的检测时间及方式无关，其中糖化血红蛋白值最低（<6.7%）的 10%患者死亡率比除 HbA1c 值最高（>9.9%）的 10%患者外的其他患者死亡率高。这项结果表明，发生心血管事件及死亡的最大的风险与糖化血红蛋白值最低或最高有关。尽管低血糖发生心血管事件的证据十分间接，但是该研究支持血糖控制必须与个体的年龄相适应，特别应该考虑患者合并症及血糖控制方式。低血糖导致 1 型糖尿病患者 QT 间期延长，VADT 研究提示低血糖是心血管预后的主要危险因素，在合并糖尿病的急性冠脉综合征患者中，避免低血糖与高血糖同样重要。美国 19 例 72h 血糖监测提示，低血糖与胸痛及心电图改变呈正相关。以色列 14 670 例冠心病患者的 8 年死亡率随访研究提示，低血糖使全因死亡率增加。低血糖时心脏自主神经病变导致大血管血供减少，致使心肌细胞体积变小，心肌纤维密度、线粒体体积缩小等，进而影响微循环血供。由于血供减少心脏毛细血管床的毛细血管密度减少、容量减少、表面体积减少，进而逐渐导致血管外周及间质胶原蛋白堆积并纤维化、基底膜增厚、血流弥散障碍等发生，进一步导致心肌血供减少而诱发心肌缺血。心肌血供降低进一步导致葡萄糖摄取率降低，诱发心肌缺血事件。二者形成恶性循环，加重心血管事件的发生及死亡率的增加。

（二）低血糖与脑血管事件

发生低血糖时，机体通过氨基酸脱氨、乳酸形成、代谢性酸消耗等方面使脑组织内 pH 值升高，最终形成碱性环境，直接导致神经元细胞水肿，引起功能障碍。血糖降低还可以引发一系列的级联反应，包括生理功能、内分泌系统、交感神经系统和认知功能的改变。低血糖性脑损伤的临床事件主要见于以下几类：①低血糖性昏迷。昏迷之前会有不同的先兆症状，表现为精神不集中，头晕、眼花、出汗、四肢颤抖、思维和语言迟钝，嗜睡、视物不清等症状，当皮质下中枢受到抑制时可以出现惊厥、锥体束征阳性，波及延髓时可立即进入昏迷。②低血糖癫痫样发作。低血糖时，大脑皮质的兴奋和抑制平衡被打破而引起皮层兴奋性发生改变，细胞膜的完整性受到破坏，导致神经元的异常放电。额叶和海马组织是发生癫痫的常见部位。③低血糖性偏瘫。发病机制可能是血管狭窄导致局部脑血流量下降，使局部对低血糖更为敏感，再加上低血糖反射性交感神经兴奋，引起脑血管痉挛，在脑动脉硬化或狭窄的基础上造成脑各部供血不均衡，出现偏瘫症状。④低血糖与认知功能障碍。长期反复发生严重低血糖可导致慢性认知功能障碍。⑤低血糖性舞蹈病。反复低血糖发作可导致低血糖性舞蹈病和运动功能亢进。临床表现上低血糖性舞蹈病与亨廷顿舞蹈症很难鉴别，其主要临床表现为嘴唇、手指、腿部、脸部或者身体出现不自主运动；部分患者还可出现情绪异常，变得冷漠、易怒或忧郁、智力减退等。

第六章

蛋白质非酶糖基化在糖尿病大血管病变中的贡献

微血管病变、小动脉硬化、大动脉粥样硬化是糖尿病患者心、脑血管病变的病理基础。微血管病变的形成包括：微循环功能改变、内皮细胞损伤、基底膜增厚、血黏度增高、红细胞聚集、血小板黏附和聚集（尤其是基底膜暴露处），最后形成微血栓和（或）微血管梗阻。动脉粥样硬化发生机理主要是：内皮细胞损伤、血小板黏附与聚集、平滑肌细胞增生、脂质沉着、斑块形成及最后血栓形成。有研究指出，胰岛素抵抗、内皮功能障碍和血液高凝、蛋白质的非酶糖基化、多元醇通路的活化和降低肌醇代谢、蛋白激酶 C 活化、过氧化物损伤、自由基、激素调节紊乱以及遗传和环境因素，导致糖尿病患者慢性血管并发症的发生。糖尿病患者大血管病变和微血管病变的发病机制随时间而变化，微血管病变发生在患糖尿病后，但大血管病变却不一定。国内外研究结果表明，1 型糖尿病早期的冠心病、脑血管病等大血管病变少见，而 2 型糖尿病患者的大血管病变在糖尿病前几年内已经确诊，甚至十几年前就已经存在，一些患者以这些并发症为线索发现糖尿病，这与 2 型糖尿病为多因素疾病，常同时合并高血压、血脂异常、肥胖等大血管并发症的高危因素有关。

本章通过研究蛋白质非酶糖基化和氧化应激在糖尿病大血管病变形成中的作用，以提示其在糖尿病患者大血管病变以及心血管事件预后中的角色。

第一节 蛋白质非酶糖基化与氧化应激

对动物和人体的循证研究证实，高血糖是糖尿病血管病变、周围神经病变和肾脏损害的主要原因。具体机制可以从以下几个方面进行总结：①高血糖导致多元醇代谢通路的活化，使髓鞘施万细胞（Schwann cells）内山梨醇和果糖积累，渗透压力增加，细胞水肿。②高血糖导致蛋白质非酶糖基化，使晚期糖基化终末产物（AGEs）生成增加，通过细胞 AGEs 受体，引发一系列病理损伤。③高血糖激活醛糖还原酶（AR），降低细胞的 $NAD^+/NADH$，进一步导致神经细胞代谢紊乱，加重神经损伤。④高血糖可导致体内甘油三酯（TG）的增加和活化蛋白激酶 C，从而导致神经元 Na^+-K^+-ATP 酶和相关的酶蛋白功能异常，影响神经传导。⑤糖尿病患者的肝脏没有去饱和化作用，不能形成亚油酸和花生四烯酸。这些不饱和脂肪酸可以通过被单线态分子氧化，也可通过被羟基自由基（·OH）氧化，形成脂质过氧化物，阻碍前列腺素的合成，影响血管舒张。⑥高血糖促进血小板聚集，增强白细胞和血小板的黏附能力，增加 PAI-1 和凝血因子Ⅶ的合成，提高凝血因子Ⅻ的活性。组织纤溶酶原活化剂（t-PA）和前列环素（PGI）合成降低，这些因素促进凝血功能增强、纤溶减弱，导致血栓形成。⑦高血糖对血管内皮细胞的直接损伤及其作用，正常内皮细胞可分泌内皮舒张因子（EDRF）和 PGI，可抑制血小板活性、抗血栓形成。高血糖还有助于增加内皮细胞中血小板源生长因子的分泌，这会刺激 IL-1 和 TNF 在血小板的平滑肌细胞中的分泌，激活单核细胞分泌的胰岛素样生长因子，诱导血管平滑肌细胞、纤维母细胞、内皮细胞和肾小球系膜细胞的增殖。同时，内皮功能障碍引起血管活性物质的释放，如 NO、EDRF、PGI 等。

以上病理过程同时发生，糖分子"粘贴"到蛋白质，减少周围神经组织和血管的供血，造成组织缺氧，促使神经病变和血管壁病变的发生和发展。

一、蛋白质非酶糖基化反应

在 1912 年，法国化学家路易斯·卡米拉·梅拉德（Louis Camille Maillard）第一次将氨基酸和还原糖类水溶液混合加热，发现溶液产生黄棕色，当时还不知道其在未来的潜在意义。早先只有在研究食品加工（变色、风味和新鲜度）生产中应用，其实这在自然界和人类社会中是一个非常广泛的自然化学变化；在 1953 年，John Hodge 和其他人正式命名反应为"美拉德反应（Maillard reaction）"，也被称为"非酶糖基化（Non-Enzymatic Glucosylation）反应"，因为其反应过程不需要酶的参与和催化。这是一个复杂的化学反应，出现在工业、农业、食品业、畜牧业、兽医业和人类疾病（特别是糖尿病）的所有方面。AGEs 分为外源性和内源性两种：外源性 AGEs 主要来自富含碳水化合物和脂肪的食物及烟草，内源性 AGEs 是蛋白质在体内的氨基酸（amino group）部分和还原糖的羰基（carbonyl group）在无酶的条件下反应形成的。AGEs 形成于非酶糖化过程的后半部分，它在人体组织如红细胞、血浆蛋白（果糖胺）中长期累积，随着年龄的增长，会使蛋白质变性、组织老化、功能变化等其他症状加速。此外，最值得注意的是，即使能良好利用葡萄糖（还原糖）的正常健康人，体内的蛋白质也有梅拉德反应进行，葡萄糖可以与血红蛋白、晶状体蛋白、结缔组织胶原蛋白、肾小球基底膜、神经组织蛋白、脂质、核酸等生物有机分子结合，相互联系并产生 AGEs（图 6-1）。逐步累积在糖尿病患者的肾脏组织、角膜蛋白、动脉粥样硬化病变部位、阿尔茨海默病（AD）患者的硬脑膜和皮肤中。研究显示，所有含有游离氨基酸的物质（核酸、蛋白质、脂蛋白、小分子胺和脂质）都可以引发非酶糖基化反应，蛋白质在机体中产生的 AGEs 最多。AGEs 是蛋白质、脂质、氨基酸、核酸和糖的活性中间体，与人体组织和器官的老化密切相关，如糖尿病性动脉粥样硬化、肾脏病变、神经病变、糖尿病性白内障和阿尔茨海默病等。

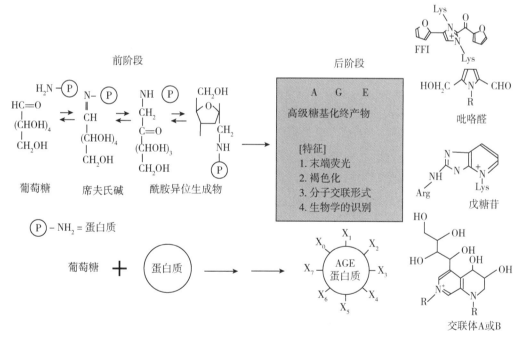

图 6-1　美拉德反应（前后两阶段）与 AGEs 结构体

美拉德反应可分为 3 个阶段：早期反应阶段，蛋白质氨基酸残基中的氨基与葡萄糖醛基在非酶状态下发生的缩合反应，产生可逆的早期糖基化生成 Schiff 碱（醛亚胺）、Schiff 碱分子重排（Amadori 转位）形成较为稳定的 Amadori 糖基化产物（酮胺化合物）；中间反应阶段，Amadori 产物进一步降解和扩增，产生含有活性羰基的 α 醛酮类化合物，如 3-去醛酮（3-DG），作为非酶糖基化的延伸；终止阶段，α 酮醛化合物化学活性活泼，可与蛋白质和 DNA 交联，形成共价产物——具有荧光的 AGEs。在某些反应中需要有过渡金属的存在。其他如果糖等单糖，可以和任何化合物含有 2 个羟基或酮基（羰基）与氨基酸末端氨基反应。蛋白质的糖基化部位通常位于赖氨酸和缬氨酸残基中。Schiff 碱和 Amadori 产物的形成过程是可逆的，AGEs 随着进一步重新排列，形成一个不可逆转的、性能稳定的 AGEs。它可分为两大类：①可以进一步与其他核酸大分子、蛋白质和脂质形成具有色泽、荧光性的巨交联产物，如羧乙基赖氨酸（CEL）、戊糖苷（pentosidine）和咪唑酮（imidazolones）等；②无上述特性的产物，如羧甲基赖氨酸（CML）、吡咯素（pyrraline）等。任何原因引起的细胞外血糖浓度的增加都可能导致高糖水平下的蛋白质和葡萄糖发生糖基化反应生成 AGEs，并与葡萄糖浓度成正比。

AGEs 是在非酶糖基化过程中，由二羰基化合物（dicarbonyl compounds）和蛋白质氨基反应产生的一系列化合物，难以准确描述这复杂性极高的化学反应。人们认为，AGEs 的特点是具有荧光、呈现棕色、交联物，组织蛋白中常见的几种 AGEs 有羧甲基赖氨酸（CML）、戊糖苷（pentosidine）、吡咯（pyrrole）和交联体（crosslinesa，b）等。Suzuki D 研究显示，糖尿病肾病患者肾小球的 AGEs 分布与 IgA 肾病患者不同。糖尿病肾病患者肾小球基底膜及血管袢中，广泛沉积了 CML、戊糖苷等与氧化应激有关的 AGEs，而 IgA 肾病仅有少量的 CML 沉积，而 4－羟基壬烯酸－蛋白复合物、丙烯醛－蛋白复合物等与氧化应激无关的 AGEs 增加。同时还提示，局部氧化应激和蛋白质肽链的糖基化修饰与组织损伤有关。氧化应激与大血管的关系越来越明显，多元醇在糖尿病高血糖状态下开放，过量的葡萄糖进入多元醇通路代谢，过量消耗还原型辅酶 II（NADPH），影响还原型谷胱甘肽（GSH）的形成，削弱了抗氧化系统功能，也加重了氧化应激损伤。

二、蛋白质非酶糖基化伴随活性氧产生增加

葡萄糖可通过自氧化和糖化氧化作用两个途径进行蛋白质非酶糖基化。游离葡萄糖被过渡金属催化氧化过程称为葡萄糖的自氧化（glucose autoxidation）。同时葡萄糖氧化产生超氧化物自由基（O_2^-·）、H_2O_2 和羟自由基（·OH）等活性氧，和两个能与蛋白质反应的羰基化合物。葡萄糖和蛋白质产生的 Amadori 产物进一步降解后，过渡金属离子催化下产生的活性氧和活性二羰基，称为糖化氧化（glycoxidation）。二羰基化合物是糖化氧化反应在体内的中间产物，已经证实可在慢性肾衰和糖尿病循环内蓄积。包括 3－脱氧（3－deoxyglucosone、3－DG）和甲基乙二醛（methylglyoxal，MGO）等。

这两个过程的共同点是需要过渡金属离子的参与，两者都产生二羰基化合物及活性氧。在糖分子中，烯二醇是羟基醇通过烯醇化作用产生的，由过渡金属离子催化，还原分子氧生成 O_2^-·、H_2O_2 和·OH 等活性氧和二羰基化合物。在蛋白质非酶糖基化过程中，葡萄糖和蛋白质发生的反应，还未明确是先发生葡萄糖自氧化还是先发生糖基化。有些人认为，两者都很重要，相对浓度不同，决定两者都可以在任一过程中领先。二羰基化合物能与蛋白质缩合加速晚期糖基化终产物 AGEs 的形成，被认为是间接致病物质，对巨噬细胞、神经元和胰岛体细胞具有很强的病理生物学作用。

Takagi 等证实，使用牛血清蛋白（BSA）与葡萄糖或果糖一起保温进行体外糖基化反应时，氧化促进剂（Fe^{2+}）可以促进其反应，羟基自由基捕获剂可以抑制其反应，故活性氧本身也是糖基化的促进剂。

三、蛋白质非酶糖基化伴随着蛋白质过氧化和脂质过氧化

蛋白质非酶糖基化产生的活性氧提供了蛋白质氧化和脂质过氧化所需要的氧源。羟基自由基（·OH）攻击蛋白质多肽主链，在氨基酸残基上提取 α 氢原子形成碳自由基（P·）；后者与 O_2 反应迅速形成烷过氧基（POO·）；烷基氧基可产生氢过氧化物（Hydroperoxiade），然后形成烷氧基（Alkoxylation）。在这一途径中形成的烷自由基、烷过氧基、烷氧基可通过反复抽提反应形成新的碳自由基，扩大氧化损伤。在无氧条件下，两个碳自由基相互加成，形成蛋白质－蛋白质交联。在有氧条件下，氧化反应进行到生成烷氧基时，肽链通过联胺通路裂解，蛋白质断裂，形成蛋白羰基衍生物。活性氧（ROS）介导的蛋白质氧化过程中将形成新的氧自由基，扩大氧化损伤。据报道，蛋白质的非酶糖基化可以提高自由基产生的

速率高达 50 倍。

值得注意的是，在牛血清白蛋白的体外实验中发现，果糖与牛血清白蛋白反应产生荧光物质的速率是葡萄糖的 10 倍，荧光强度是葡萄糖的 15 倍，比葡萄糖更容易诱发糖化氧化。不同糖类的非酶糖化反应活性从小到大排列如下：葡萄糖、甘露糖、半乳糖、木糖、果糖、阿拉伯糖、核糖。体内葡萄糖含量最高，糖化速率差，但仍为体内糖化的主要来源，虽然果糖含量较低，但在食物中含量丰富，其反应性远远优于葡萄糖。果糖比葡萄糖更容易被糖化氧化，引起的蛋白质氧化能力是葡萄糖的 3.1 倍，这表明果糖比葡萄糖具有更强的蛋白质"毒性"效应。在高血糖状态下，多元醇代谢通路被激活，果糖产量增加，因为它比葡萄糖更容易糖基化，所以它更有可能产生氧自由基。晶状体、肾基底膜和末梢神经中的果糖，除来自食品外，还可由多元醇通路非酶糖基化为山梨醇合成，这些组织和器官中的蛋白质具有非酶糖基化反应。因此，果糖在非酶糖基化反应中起着重要作用，也是导致糖尿病微血管病变和大血管病变的有害因素之一。

糖尿病患者的糖化氧化作用诱导脂质过氧化作用（lipid peroxide），产生更多活性氧物质，脂质自由基（LOOH、LOO·、LO·）又反过来促进糖化氧化反应，会对胰岛细胞、动脉内皮细胞、脂质和蛋白质造成损害，引起大血管动脉粥样硬化、糖尿病眼病、糖尿病肾病，导致终末期肾功能衰竭和周围神经病变等。脂质过氧化是指对多价不饱和脂肪酸（polyunsaturated fatty acid，PUFAs）双键上的一系列链锁定自由基反应。由非酶促糖基化产生的氧自由基可以攻击生物膜磷脂中的 PUFAs，从 PUFAs 分子中提取氢，引发脂质过氧化，并形成脂加氢过氧化物（LOOH）。后者在有氧条件下不稳定，可分解形成一系列复杂产物，形成新的氧自由基。因此，脂质过氧化作用可以被认为是体内重要活性氧的倍增器。由于整个过程是氧化的，因此大多数分解产物含氧官能团。脂质过氧化作用放大了活性氧的作用，导致形成许多脂质分解产物。脂质过氧化损伤机体：①中间产物自由基导致蛋白质分子聚合；②最终产品丙二醛（MDA）导致蛋白质分子的交联；③脂质过氧化膜损伤的直接结果是细胞膜不饱和脂肪酸减少，膜脂流动性降低；④脂质过氧化与动脉粥样硬化和衰老的形成和促进有关。

研究发现果糖胺-3-激酶（fructosamine-3-kinase，FN3K），可逆转早期蛋白质的糖基化过程。高浓度的葡萄糖和蛋白质赖氨酸残基可以经历美拉德反应，在 FN3K 诱导下形成果糖赖氨酸（fructoselysine，FL）蛋白联结物（果糖胺）。FN3K 还可以使果糖胺上的果糖赖氨酸磷酸化，形成果糖赖氨酸-3-磷酸（fructoselysine-3- phosphate，FL3P）。FL3P 的性质不稳定，很容易通过 β 消除的降解形成游离赖氨酸残基和 3-脱氧葡糖醛酮（3-Deoxyglucosone，3-DG），从而实现蛋白质与葡萄糖基团的解离。3-DG 是一种反应性二羰基化合物，具有细胞毒性，容易形成新的蛋白质糖基化。它可以在 3-DG 还原酶的作用下脱毒形成 3-脱氧果糖，在羰基醛脱氢酶的作用下脱毒产生 3-脱氧葡糖醛酸。

四、AGEs 与氧化应激信号通路

通过蛋白质的非酶糖基化产生的细胞外蛋白，仍然可以与葡萄糖进行非酶糖基化形成 AGEs，但速度比细胞内葡萄糖形成的二羰基化合物生成 AGEs 的速度慢了数个数量级。这些 AGEs 可以通过三种机制破坏靶细胞：第一，细胞内蛋白在糖化修饰后发生功能改变；第二，糖化后的细胞外基质成分不能与其他基质成分正常相互作用；第三，血浆 AGEs 可以通过与细胞表面的 AGE 受体（RAGE）结合，诱导受体介导的活性氧，激活多效转录因子 NF-κB、p21Ras［位于细胞膜内表面，并具有 GTPase 活性本身，具有效应分子和调节分子的共同特征，可以通过各种生长因子的作用激活，调节丝裂原活化蛋白激酶（mitogen activated protein kinase，MAPK）的活性，这是一个关键的环节］，加重氧化应激的病理过程。RAGE 存在于许多细胞表面上，例如内皮细胞、肾小球膜细胞、巨噬细胞、神经元细胞等。利用分子生物学技术阻断 RAGE 的表达，AGEs 诱导的 NF-κB 从胞质向细胞核减少，而 AGEs 诱导的组织因子表达减少，表明 AGEs 诱导的组织因子表达是通过 RAGE 激活 NF-κB 信号通路实现的。AGEs 可以降低内皮细胞中谷胱甘肽和维生素 C 的含量，添加抗氧化剂可以防止谷胱甘肽和维生素 C 含量的降低，并可以阻止 NF－κB 的激活与转位。这表明氧化应激是导致 NF－κB 激活、转位并介导相关基因转录的重要因素。

由 AGEs 与 RAGE 结合诱导的氧化应激在信号起始和传递中起重要作用。研究表明，在 AGEs 与 RAGE 结合诱导的氧化应激中，NADPH 氧化酶的激活起重要作用，而 NADPH 氧化酶抑制剂可以剂量依赖性方式阻断 AGEs 的作用。氧化还原失衡可以触发对氧自由基敏感的 MAPK 途径和 NF－κB 的激活，MAPK 途径是细胞外信号引起细胞核反应的共同通路。

第二节　非酶蛋白的糖基化作用与动脉血管损伤

熟悉动脉血管的精细结构和生理功能，有助于理解糖基化诱导的动脉内皮细胞和血管壁的动脉粥样硬化形成以及病理生理变化的机制。

一、血管的解剖结构与功能

动脉离开心脏后，发出许多分支，管径越来越细。根据管径大小，动脉可分为四级：主动脉、中动脉、小动脉和微动脉，各级动脉相互移行，没有明显的界线。

管径大于 10mm 的动脉是大动脉。管壁包含许多弹性膜，因此也称为弹性动脉。壁的结构特征在于最厚的中间膜，有 40～70 层弹性膜，以及在每个弹性膜之间的少量环形平滑肌、胶原纤维、弹性纤维。大动脉具有很强的弹性，在维持血液连续均匀流动方面起着重要作用（图 6－2）。

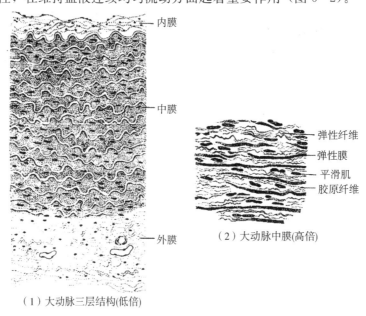

（1）大动脉三层结构(低倍)　　（2）大动脉中膜(高倍)

图 6－2　大动脉的微细结构

中动脉的管径为 1～10mm。中动脉管壁包含许多平滑肌，所以它也被称为肌性动脉。管壁的结构特征是：中膜厚，由 20～40 层平滑肌环行排列组成，一些弹性纤维和胶原纤维混合在肌纤维之间。平滑肌的收缩松弛可以控制管径的大小并调节器官的血流量。

管径在 0.3～1mm 的属小动脉，结构类似于中动脉，但各层更薄。小动脉中膜有数层平滑肌，所以它也是肌性动脉。管壁的平滑肌收缩时，管径变小并且增加血流阻力，因此它也被称为外周阻力血管。

微动脉的直径小于 0.3mm，并且在管壁的中膜中仅有 1～2 层平滑肌。从小动脉到微动脉，内膜的内弹性膜逐渐减少消失，中膜的平滑肌和外膜的厚度逐渐变薄，一般没有外弹性膜。

数量最多和分布最广的血管是毛细血管。该管径通常为 7～9μm，并且可以容纳 1～2 个红细胞通过。管壁结构简单，主要由一层内皮细胞、基膜和薄层结缔组织组成。内皮的基底面黏附在基底膜上，并沿着血管的长轴排列。内皮细胞外层有薄层基膜；外侧通常伴有少量结缔组织。

动脉管壁结构的发育在成年期才得到完善。这可能是由于心脏和动脉的不断松弛和收缩，这使得它们易受损伤和老化变化，特别是在主动脉、冠状动脉和脑基底动脉中。例如，冠状动脉和基底动脉在20岁时开始发生变化，其他动脉在40岁后才开始退化。在中年，血管壁中的结缔组织成分增加，平滑肌纤维减少，内膜变厚，中膜的弹性纤维退化，血管壁硬度增加。在老年，血管壁变厚，内膜表现出脂质沉积和钙化，血管壁硬度增加。

血管内皮细胞不仅排列在血管内壁，还为血液流动提供了光滑的表面，维持血液流动，并能合成和释放各种活性物质，如内皮素、舒张因子、收缩因子、抗凝血因子、促凝血因子、细胞生长因子、黏附因子等，参与调节血液循环和维持体内平衡。内皮细胞是扁平鳞状细胞，其以血液流动排列成单层，细胞之间存在紧密连接。内皮细胞分泌纤维连接蛋白（fibronectin，FN）以将内皮细胞与其下方的胶原组织连接。内皮细胞骨架包括微丝、微管和中等纤维，是维持细胞形态和细胞间连接的结构基础。正常的细胞骨架是材料交换、细胞变形和胞饮作用的先决条件。

血管平滑肌通常是指血管的中膜部分。在不同的血管段中，血管平滑肌的数量和周围的间质成分在不同的生理条件下也是不同的。血管平滑肌是血管壁的主要细胞成分之一，并且是决定血管活性和血管构型的重要因素。事实上，血管舒缩反应是平滑肌细胞的收缩和松弛；血管壁增厚，顺应性下降主要是由于血管平滑肌细胞的细胞肥大、增生，产生和分泌细胞外基质增加。在成年个体中，每个血管平滑肌细胞被由Ⅳ型胶原、层粘连蛋白、蛋白多糖等组成的基底膜包围。平滑肌细胞基质的主要成分是弹性膜、Ⅰ型和Ⅲ型胶原、硫酸软骨素等。

二、糖基化对血管内皮的损伤

AGEs对内皮细胞的直接作用主要是通过对细胞外基质的修饰而产生功能障碍，造成内皮细胞损伤的主要方面是AGEs通过与受体结合的反应。糖尿病血管并发症的一个里程碑事件是血管通透性增加，主要通过跨细胞途径增加血管通透性，即内皮细胞之间的松散连接，细胞收缩以及液体和大分子物质的流出。实验证明，AGEs以剂量和时间依赖的方式引起内皮细胞骨架蛋白——肌动蛋白聚合丝状（F-actin）的重组和重新分布，并且细胞周围的肌动蛋白（actin）环被破坏，细胞中央出现大量平行束状应力纤维。中心张力的增加导致收缩力超过粘连力，细胞收缩细胞间隙增加形成细胞旁通路，而抗RAGE抗体阻断AGEs的作用，导致应力纤维明显减少，细胞周围的骨架清晰，抗RAGE抗体本身对F-actin没有影响。这证明，AGEs通过与内皮细胞表面上的RAGE结合可影响肌动蛋白的形态和结构，并且内皮细胞的形态和收缩性发生改变，细胞间隙增加，导致血管内皮的通透性增加。该作用的特异性信号转导机制目前认识到由AGEs和RAGE的组合诱导的氧化应激在信号起始和传递中起重要作用。研究表明，NADPH氧化酶的激活在AGEs与RAGE结合诱导的氧化应激中起重要作用，并且NADPH氧化酶抑制剂可以以剂量依赖性方式阻断AGEs的作用，证实氧化应激参与F-actin的重组和再分布。氧化还原失衡反过来又可以触发对氧自由基敏感的MAPK途径和NF-κB的激活。自由基可引起膜的脂质过氧化，导致交联反应，这增加了膜的渗透性。自由基通过攻击膜蛋白和细胞内酶系统和核酸来延长细胞增殖周期并诱导细胞凋亡。氧化应激的亢进，使表皮生长因子（EGF）、IL-8、血小板衍生生长因子（PDGF）、黏附分子等促进参与微血管病变的发病机制和进展的基因的表达。

高血糖导致血管内皮细胞DNA损伤，延缓细胞修复，促进细胞死亡；受损的内皮细胞释放血管活性物质增加，如内皮素（ET）、血管紧张素转换酶和前列腺素，使血管渗透性增加，血浆物质（如胰岛素、血管紧张素Ⅱ、生长因子等）对于血管壁的内膜和中膜更具渗透性，基底膜成分增加。2型糖尿病患者的血浆ET与空腹血糖水平呈正相关，血浆ET在患有血管疾病的糖尿病患者中更为明显。ET是目前人体中最强的血管收缩剂，并促进平滑肌细胞的增殖。糖尿病患者的内皮依赖性血管舒张也存在障碍，主要因素是NO活性降低。具有增加葡萄糖氧化作用的活性氧自由基通过将NO转化为氮氧化物而缩短NO的半衰期。基因突变技术已经证实，降低内皮氧化酶活性和减少氧自由基的形成可以增加内皮依赖性血管舒张功能。NO 与可溶性鸟苷环化酶的结合增加了环鸟苷酸（cGMP）的合成。通过 cGMP 途径，NO 可以抑制白细胞与内皮的黏附、血管平滑肌的增殖和迁移、内皮细胞黏附因子和其他致动脉粥样硬化因子的表达。因此，葡萄糖氧化和糖基化对 NO 的影响超出了简单的血流动力学效应的范围。

一方面，AGEs 可直接作用于血管内皮细胞，刺激血管内皮生长因子（VEGF）的产生，引起新生血管增生和血管通透性，甚至引起血管壁水肿。另一方面，AGEs 通过减少血管内皮细胞合成和释放 NO 并增加蛋白激酶 C（PKC）和血栓素 A_2 的水平而引起血管舒张功能障碍。同时，它导致 VEGF 增加、血管收缩和血管平滑肌细胞增殖。

三、糖基化对血管壁的损伤

血管壁主要由平滑肌细胞、内皮细胞和结缔组织组成。血管壁的结缔组织成分由血管壁细胞产生，内皮细胞、平滑肌细胞和成纤维细胞均可产生基质物质。这些细胞外基质主要包括糖蛋白和蛋白多糖等。在血管壁形成 AGEs 后，可以产生或暴露大量活性基因，并且可以共价捕获和交联多种血浆蛋白，例如 LDL、IgG 等。IgG 通过交联在基底膜上形成免疫复合物。该免疫复合物的沉积进一步激活补体系统，引起组织损伤。在 AGEs 形成过程中，氧自由基氧化低密度脂蛋白脂质，形成的氧化型低密度脂蛋白（ox-LDL），是一种重要的致动脉粥样硬化脂蛋白。它在动脉粥样硬化的形成和促进中起重要作用。LDL 本身也可以被糖基化，并且糖基化后的 LDL 与血管壁交联，这可以引起 LDL 的局部积聚，导致血管基底膜逐渐增厚，弹性降低，血管腔逐渐变窄，加速动脉粥样硬化斑块的形成。在糖尿病患者中，糖基化修饰的 LDL 水平显著高于正常人。当 LDL 上 3%～6% 的赖氨酸残基被糖化和氧化修饰时，LDL 清除率被抑制 20%，LDL 中载脂蛋白 B（ApoB）的糖完成。提示 AGEs 的修饰可显著损害 LDL 受体介导的清除机制，并参与糖尿病患者脂代谢紊乱的发生。

单核巨噬细胞表面上的 AGEs 受体可识别体内形成或体外合成的 AGEs 并清除，是清除 AGEs 的主要途径。除了消除体内积聚的可溶性 AGEs 外，单核巨噬细胞还可以去除 AGEs 修饰的细胞，这是维持正常组织结构和身体功能所必需的。然而，当 AGEs 在体内积累时，巨噬细胞的功能会发生变化，从而产生各种病理效应。首先表现为对单核细胞的趋化性，内皮下的 AGEs 可选择性地吸引单核细胞通过完整的内皮层，导致动脉损伤。当 AGEs 与单核巨噬细胞表面的 AGEs 受体相互作用时，刺激细胞分泌细胞因子参与炎症反应，促进溶组织蛋白酶的合成和分泌，还能产生一系列生长因子如 PDGF、IGF_2，介导基质合成和刺激间充质细胞的生长。在糖尿病患者体内，AGEs 的过度沉积会刺激生长因子的过度分泌，导致织细胞出现过度增殖性病变，例如肥大和硬化。

AGEs 通过与其受体 RAGE 结合而在血管病变的病理生理学中发挥重要作用。AGEs 对血管基质和内皮的损伤在很大程度上取决于受体。富含 AGEs 受体的组织和器官，例如单核吞噬系统、血管内皮、平滑肌、肾小球膜和成纤维细胞等，也可作为 AGEs 和受体相互作用产生生理和病理损伤的部位。AGEs 与血管平滑肌细胞和泡沫细胞中独特的 AGEs 受体的结合可以显著增加肿瘤坏死因子 β（TNF-β）的水平（高达对照组的 7 倍），从而产生巨噬细胞趋化作用，引起动脉粥样硬化。

此外，AGEs 还作用于血小板膜蛋白，其增强纤维蛋白原受体与血小板膜上的纤维蛋白原的结合，通过氧化应激促进血小板聚集，并增加血小板聚集和黏附。这种高凝状态的血流动力学变化也影响微血管的血管舒缩功能。

第三节　长寿蛋白糖基化对动脉硬化的贡献

AGEs 是非酶糖基化反应的终末期产物，体内还原性单糖，如葡萄糖、果糖及葡萄糖-6-磷酸的醛基或酮基与氨基酸或核苷酸的游离氨基之间发生非酶糖化反应，生成不稳定的 Schiff 碱，再经缓慢重排，生成可逆性的 Amadori 产物，此后经复杂的重排，最后生成不可逆的 AGEs。在生理条件下，AGEs 的形成需要经过数周到数月的时间。对机体大部分细胞和血浆蛋白质来说，因其寿命较短，通常并不能有效完成糖基化产物的后期转换过程，所以机体组织 AGEs 含量很低。但当蛋白质半衰期较长或者蛋白质更新延迟（如细胞外基质、发生淀粉样变和机体衰老）以及持续高血糖状态，如糖尿病及其血浆活性的羰基化合物水平增高时，蛋白质非酶糖基化增加，可自发地不断形成 AGEs。这时蛋白质被糖化形成糖基化终产物（AGEs）需要较长的时间，主要影响长寿命蛋白，即长期在体内而又无法代谢更新的蛋白质（承担组织连接功能的细胞间质成分，尤其是血管基底膜的Ⅵ型胶原是糖基化反应的主要靶点。其他如：晶体蛋白、皮肤弹性蛋白、神经鞘磷脂、微管、纤溶酶原激活物－1）被糖化后也能形成 AGEs 会促使糖尿病并发症、动脉粥样硬化、白内障、男性性功能障碍、皮肤弹性减退、肺纤维化、阿尔茨海默病等各种老化征象的出现。因此，了解长寿蛋白糖基化对动脉硬化的贡献是必要的。现在分别就糖基化对细胞外基质（ECM）的作用、糖基化对弹性蛋白的影响、糖基化加速晶体蛋白老化等方面进行探讨。

一、糖基化对细胞外基质的作用

细胞外基质是指由细胞分泌到细胞外间质中的大分子物质，也是组成细胞间质和上皮血管中基质的不溶性结构成分，构成复杂的网架结构，支持并连接组织结构、调节组织的发生和细胞的生理活动。细胞外基质主要有胶原蛋白、弹性蛋白、层粘连蛋白、蛋白多糖和糖蛋白等。细胞外基质不仅仅具有连接、支持、保水、抗压及保护等物理学作用，而且通过其相应的细胞膜受体，调节细胞的极性、运动性和基因表达等细胞行为，参与组织胚胎的发生发展、组织细胞的生长分化，对组织创伤修复和纤维化、细胞的衰老和癌变等过程有调控作用。总之，细胞外基质对细胞的基本生命活动发挥全方位的生物学作用。

细胞外基质的构成概述

1. 胶原蛋白（Collagen，Col）

目前已发现 ColⅠ～ⅩⅨ型，现简述如下。首先明确胶原的概念。胶原是 ECM 的结构蛋白质，分子中至少应有一个结构域具有 α 链组成的三股螺旋构象（即胶原域）。约有 10 种胞内、胞膜型结构蛋白或血浆蛋白也含有胶原样超螺旋结构，如 aAchE、C1q，但是这些却不参与 ECM 的构成，因此不属于胶原蛋白。目前已报道的胶原蛋白有 19 个，Ⅰ到Ⅻ和ⅩⅣ型已经由学者经过蛋白质和核酸两方面的详细鉴定。ⅩⅢ和ⅩⅤ～ⅩⅨ型胶原蛋白主要是从 cDNA 和基因组克隆鉴定的。按其功能分为两类：第一组是成纤维胶原。ECM 中的纤维主要由成纤维胶原构成，它的胶原域是由长而不中断的三股螺旋组成。该组主要包括Ⅰ型、Ⅱ型、Ⅲ型、Ⅴ型、Ⅺ型。第二组是非纤维胶原。非纤维胶原的胶原域中的三股螺旋是不连续的，至少存在一个中断处。它们又可分为：①网架结构性胶原：有Ⅳ型（基底膜型）、Ⅷ型（Descemet 模型）和Ⅹ型。②微丝结构性胶原，即Ⅳ型。③FACIT（fibril－associated collagens with interrupted triple helices）胶原，它们自身虽不形成纤维，但在 ECM 中与纤维相连接，包括Ⅸ、Ⅻ、ⅩⅣ、ⅩⅥ、ⅩⅨ型（RH 型）。④锚定微丝，为Ⅶ型胶原。⑤跨膜胶原，ⅩⅦ型胶原。

2. 弹性纤维及相关蛋白

弹力组织的中间为无定形的弹性纤维（elastic fiber），周围为伸展纤维（elaunin fiber），最外层是纤细的氧弹纤维（oxytalan fiber），它们一起与胶原纤维相互缠绕。前二者包含弹性蛋白（elastin）和微纤维相关蛋白 [fibrillin（350kDa）、MAG、FLP、LOase 等] 两大部分，氧弹纤维主要含各种微纤维相关成分。

3. 非胶原糖蛋白

非胶原糖蛋白有十多种：纤维连接蛋白（fibronectin，FN）、层粘连蛋白（laminin，LN）、玻璃粘连蛋白（vitronectin，VN）、内皮联蛋白（entactin/nidogen，EN）、血栓黏附素（thrombospondin，TSP）、波浪状蛋白（undulin，UN）、键蛋白（tenascin，TN）、SPARC（secreted protein acidic and rich in cysteine）Osteocalcin 和血管性假血友病因子（von Willebrand factor，vWF）和 Spondin 家族等。

4. 糖胺多糖（glycosaminoglycan，GAG）及蛋白聚糖（proteoglycan，PG）

蛋白聚糖是许多糖胺多糖通过末端 Gal-Gal-Xyl 与核心蛋白中 Ser 残基共价结合形成的生物大分子。大多数 PG 分布于胞外基质中，近年在细胞表面和细胞膜中甚至胞质及核内亦发现有 PG。

5. 基质代谢相关蛋白酶

主要包括基质金属蛋白酶（matrix metalloproteinase，MMP）和丝氨酸蛋白酶两大类及其特异性抑制剂 [中性蛋白酶组织抑制剂（tissue inhibitor of metalloproteinase，TIMP）和 Serpin]。现在发现的 MMP 有 15 种，其中有 10 种已被鉴定、克隆及测序。

6. 与基质结合的细胞因子

它包括 TGF-β、PDGF-α/β、IL-1、IL-2、IL-3、IL-4、IL-6；IFN-α、IFN-β、IFN-γ 等。

在 ECM 中，非胶原糖蛋白占有重要组分之一，除了已较熟知 FN、LN、VN、EN 外，研究比较多的还有腱蛋白（TN）。该蛋白分为三型：TN-C、TN-R 和 TN-X。TN-C 分子巨大，分子量为 1 900kDa，其 N 端为六聚体，借二硫键与核心相连，借此可与细胞及其他 ECM 实现多价相互作用或连接。分子中含有一个 RGD 序列和一个抗黏附信号位点，因而具有细胞黏附和抗黏附双重作用，取决于接触的细胞部位不同。另外，血栓黏附素（TSP）的认识也比较多。TSP 的分子量是 420kDa。可分为三型：TSP-Ⅰ（血管）、TSP-Ⅱ（间质）、TSP-Ⅲ。TSP 通过肝素结合位点与基质中的 PG 结合，又可通过胞膜上的硫脂黏附于细胞。它既有黏附作用，也具有抗黏附的作用。

在糖尿病患者体内蛋白质受持续高血糖等因素影响，会导致人体内许多结构蛋白、功能蛋白和核酸蛋白的非酶糖基化，最终形成不可逆的 AGEs。随着年龄增大及血糖升高，各种组织中 AGEs 增多，可引起组织细胞蛋白质结构异常和功能障碍，其中组织内 AGEs 的含量与糖尿病并发症的发生及其严重程度呈正相关。

值得注意的是 AGEs 一经形成便不可逆，其清除途径主要通过单核巨噬细胞的吞噬作用，降解为可逆性的低分子糖基化终产物（low molecular weight-AGEs，LMW-AGEs），再经肾脏排出。LMW-AGEs 水平与肾脏功能密切相关，正常人 LMW-AGEs 的清除率为 0.72ml/min。此外，AGEs 与单核巨噬细胞表面的 AGE 受体（RAGE）相互作用也可被清除和降解。

ECM 的胶原蛋白在人体内是一种生命期很长的蛋白质，由于年龄的增加它会进行明显的生物化学改变，包括对蛋白酶消化的溶解度、弹性度和灵敏度均会减低，而对热的稳定性增加。这些变化在糖尿病患者体内会被加速，尤其是胶原蛋白上糖基化作用的初产物—果糖赖氨酸（FL）会有很明显的增加。胶原蛋白是由三条肽链以左旋方式缠绕组成的纤黏连蛋白，与其他蛋白质一样，随着糖尿病患者或老年人血糖增高，赖氨酸残基被糖化就愈显著。胶原蛋白被过度糖基化，会造成其功能及结构的改变，肽链之间形成更多的共价连接和缠绕，降低了被胶原蛋白酶（collagenase）分解的比率，这种现象可能是晚期糖尿病并发大血管病变原因之一。

若糖基化现象持续发生在动脉血管管壁的胶原蛋白，则附近低密度脂蛋白的代谢速率会降低，胆固醇的量会增加造成的动脉血管硬化病变，其他如视网膜病变、肾病变及关节僵硬等。细胞外基质各成分寿命均很长，其降解需要特殊的酶参与，如Ⅳ型胶原酶可以切开胶原分子的三条肽链，最初裂解完成后，胶原分子可以被非特异性的蛋白酶降解。

胶原蛋白与葡萄糖体外温育实验及糖尿病大鼠尾腱测定显示，组织胶原经糖基化后其机械强度增加，加热后溶解时间延长，溶解度降低，胶原分子内空隙增加，胶原分子构象发生改变。提示糖基化后的胶原蛋白物理性能发生了改变，稳定性增加。这些变化可能是胶原蛋白上具有重要生物学意义的位点发生了糖基化，如胶原酶作用位点、胶原蛋白与糖蛋白相互作用的位点。这些位点的改变使胶原的物理性质发生了改变，同时生物学性质也发生了变化，胶原糖基化后其与配体结合的能力下降。在体外实验中，Ⅵ型胶原糖基化后与硫酸肝素、纤维连接蛋白的亲和性明显降低。胶原蛋白形成细胞外基质骨架网络，而硫酸肝素、硫酸软骨素等糖蛋白充填在网架中，形成带负电荷的屏障。这层屏障能阻挡带负电荷的大分子蛋白的通过。维持胶原蛋白与配体的正常形态与正确组装是实现基底膜滤过功能的关键。胶原蛋白形成的 AGEs 可抑制正常的细胞外基质中内皮细胞粘联蛋白（如透明连接蛋白）的粘联和伸展，使内皮细胞之间的结合力下降，导致血管通透性增加。Ⅵ型胶原分子羧基末端的非胶原结构域发生糖化氧化后能影响Ⅵ型胶原的正常装配，也会影响基底膜的功能状态。糖尿病肾病患者肾脏基膜结构与功能存在异常，这种改变与基膜成分发生糖基化有关。

胶原蛋白发生糖基化后其与血液中蛋白的结合增加。糖尿病大鼠主动脉胶原与血液中脂蛋白的交联量较正常对照大鼠高 2.5 倍，肾小球基底膜结合 IgG 的量较正常大鼠高 5 倍。胶原蛋白发生糖化氧化后，其分子上存在活性羰基，而活性羰基的存在使其更容易与其他蛋白质发生交联。体外实验发现，与正常对照组比较，发生了糖基化的大鼠胶原能明显地增加血小板的聚集。这提示发生了糖基化的血管壁胶原与循环血小板相互作用，能促进糖尿病患者血栓形成。动脉壁胶原中存在 AGEs 积累，这些 AGEs 能够网络血液中的其他蛋白质，包括正常的短寿命蛋白质，导致动脉壁增厚，弹性减退。由于糖基化的介入，使胶原纤维结合性增强，从而易沉积在细胞间质。衰老个体与糖尿病患者易发动脉粥样硬化，可能与血管壁结构蛋白的糖基化有关。

层粘连蛋白形成 AGEs 以后，其自身多聚性及Ⅳ型胶原分子的硫酸软骨素的连接能力均下降，黏附分子如透明连接素 AGE 化以后，与Ⅳ型胶原分子和硫酸软骨素的连接能力也下降，使基底膜支架结构孔径增大，通透性增高，造成蛋白尿外漏。通过高分辨率的扫描电镜可见正常肾小球系膜基质网状支架结构中孔洞直径 12～13nm，而糖尿病肾病患者孔洞直径显著增加为 24nm。将 AGEs 与人或鼠的肾基质细胞共同培养，培养液中的纤维连接蛋白、基质蛋白、Ⅳ型胶原、层粘连蛋白、硫酸软骨素的 mRNA 表达及蛋白产量均明显提高。抗 AGE 受体的抗体可阻断 AGEs 的上述作用。这表明 AGEs 通过受体途经能促进细胞外基质增加。AGEs 还可刺激系膜细胞产生两种重要生长因子：血小板衍生生长因子（PDGF）和转化生长因子-2β。其中 PGDF 可促进Ⅳ型胶原 mRNA 表达增加，在Ⅳ型胶原的积累中起重要作用。同时，AGEs 交联对蛋白酶水解作用抵抗能力增加，降解速度下降。胶原的合成和水解之间的平衡被打破，导致动脉管壁的胶原积累，动脉管壁胶原内容物增加，顺应性减退。

总之，糖基化作用促进细胞外基质的合成，改变细胞外基质的结构和功能，导致血管增生、硬化、弹性减退，舒缩功能障碍。大量研究表明，血管平滑肌细胞的增殖、迁徙和 ECM 异常合成、分布可能是引起动脉血管重建、内膜平滑肌增厚，导致管腔再狭窄的根本原因。

二、糖基化对弹性蛋白的影响

弹性蛋白是弹性纤维的主要成分，这种蛋白质性质极不活泼，成熟后很难溶解，是体内最稳定的蛋白质之一，其寿命与机体相同，即所谓"长寿命蛋白质"，简称"长寿蛋白"。这种"长寿蛋白"的长寿特点在于它是一种既耐酸又耐碱的细胞外高分子基质蛋白。因为富含甘氨酸（33%）和脯氨酸（1%～13%），极难溶于水。弹性蛋白的总氨基酸残基中，几乎 95% 都是非极性的，含 1%～2% 的羟脯氨酸，不含色氨酸，而赖氨酸、精氨酸、酪氨酸及苯丙氨酸的含量也很低，使得不能用胰蛋白酶和胰凝乳蛋白酶分解肽链，只能被弹性蛋白酶分解。据有关学者从种系发生学的角度研究，弹性蛋白最早出现于圆口纲脊椎动物，而且存在于所有脊椎动物中。虽然在非脊椎动物中没有弹性蛋白，但也有相似的成分与之呼应。例如节肢动物的节肢弹性蛋白（resilin）和章鱼弹性体（elastome）等。

弹性蛋白可以说是动脉的一种功能蛋白，作为动脉壁的主要成分之一，以其为主（约占 90%）要构成成分的弹性膜或弹性纤维，使动脉具有伸缩性而不需消耗生化能量，在正常压力下支撑血管壁拮抗管壁塌陷，抵制因平滑肌收缩所致的血管闭合倾向。此外，它的支撑功能可以缓冲血流对管壁的冲击力，在弹性动脉中将血流转化为常流；另外，完整的内弹性膜是防止能导致动脉粥样硬化的大分子物质（如低密度脂蛋白）通过的屏障。弹性蛋白具有调控平滑肌细胞增生和稳定动脉构筑的功能。因此，弹性纤维主要存在于韧带和脉管壁。弹性纤维与胶原纤维共同存在，赋予组织以弹性和抗张能力。像胶原一样，弹性蛋白也富含甘氨酸和脯氨酸，但与胶原不同的是弹性蛋白的羟基化程度不高，很少含羟脯氨酸，没有羟赖氨酸的存在，没有胶原特有的 Gly－X－Y 序列，故不形成规则的三股螺旋结构。弹性蛋白分子间通过赖氨酸残基形成共价键进行相互交联，它们形成的交联网络可通过构型的变化产生弹性。虽然胶原能够给细胞外基质以强度和韧性，但是对于某些组织来说还需要富有弹性，特别是肺、心脏、血管等组织尤其是这样。这种弹性主要依赖于细胞外基质中的弹性纤维，弹性纤维如同橡皮带一样，它的长度能够伸展到正常长度的几倍，当收缩时又能恢复到原始长度。组织的弹性则是通过改变散布在弹性纤维中胶原的数量来控制的。从弹性蛋白到弹性纤维，再到弹性蛋白纤维网络，均是组织弹性功能的基础。尤其弹性蛋白纤维网络赋予了机体组织弹性，弹性纤维的伸展性比同样横截面积的橡皮条高至少 5 倍。弹性蛋白由两种类型短肽段交替排列构成。一种是疏水短肽赋予分子以弹性；另一种短肽为富丙氨酸及赖氨酸残基的 α 螺旋，负责在相邻分子间形成交联。弹性蛋白分子间的交联比胶原更复杂，通过赖氨酸残基参与的交联形成富于弹性的网状结构。在弹性蛋白的外围包绕着一层由微原纤维构成的壳，微原纤维是由一些糖蛋白构成的，其中一种较大的糖蛋白是原纤维（fibrillin），为保持弹性纤维的完整性所必需。在发育中的弹性组织内，糖蛋白微原纤维常先于弹性蛋白出现，似乎是弹性蛋白附着的框架，对于弹性蛋白分子组装成弹性纤维具有组织作用有关。老年组织中弹性蛋白的生成减少，降解增强，以致组织失去弹性。

　　新时代基因技术的发展突飞猛进，使得当前生物学家们可以构建出完整的人、牛、大鼠等动物的弹性蛋白 mRNA 的 cDNA 库。有研究发现，所有 cDNAs 都在羧基末端编码有一个特殊序列即 "GGA-CLGLACGRKRK" 序列。这一序列的特别之处在于当前在已知的氨基酸编码中没有发现过。这一结果提示，这部分原弹性蛋白可能与酸性微纤维蛋白有很强的作用有关。cDNA 分析显示：原弹性蛋白（弹性蛋白的前体）主要由疏水区和交链区（含赖氨酸，且赖氨酸常成对出现）交替组成。哺乳动物原弹性蛋白基因存在种族差异。例如：猪和牛的原弹性蛋白基因靠近中央处，序列为 GVGVP 的 5 肽重复 11 次。人原弹性蛋白基因该处为不规则的序列，在大鼠则被 GVGIP 序列所替代。人原弹性蛋白中 6 肽 GVGVAP 重复 7 次，在牛原弹性蛋白中重复 5 次，而在大鼠中却没有该序列。这些基因序列的差异说明，从功能上讲，某些形似量大的基因中序列可能并不是十分关键。

　　迄今为止，基础领域的专家通过对牛、绵羊和人类基因组研究发现，弹性蛋白的基因存在形式均是单拷贝的。人类弹性蛋白基因定位于 7 号染色体长臂 11 区 1 带至 21 区 1 带。目前学者们发现弹性蛋白基因结构特征包括如下三点：①在两个大的内含子之间，夹一个小的外显子（27~186bp），从而导致编码率极低，约为 1：20。②疏水区和交链区由分离的外显子编码。弹性蛋白的外显子与内含子交界处总为分离的密码子，即一个密码子的第二、三核苷酸总位于 5′外显子边界，第一核苷酸却位于前一外显子 3′边界。这种结构允许在维持阅读框的同时，转录可任选两种拼接方式之一。③人类弹性蛋白基因中没有类似于牛弹性蛋白基因外显子 34、35 的外显子。人类基因组含有 Alu I 限制位点的短小序列散布其间，占 DNA 总量的 3%~6%，但在弹性蛋白基因内含子里，该序列出现的频率是预测值的 4 倍，其重复序列的功能尚未可知。但是人类其他基因的重复序列容易发生缺失，从而导致遗传性疾病产生。目前，人类 DNA 中富含 Alu 重复序列导致不稳定也已获得有关研究的证实。由此我们可以推测，人的弹性蛋白基因可能也容易发生变异，但实际上并不是如我们推断的那样。目前可证实的是主动脉瓣上狭窄和 Williams 综合征（一种因 7 号染色体长臂 7q11.23 区段部分缺损的先天性疾病，这一区域的缺失会大约造成 21 个基因的失活。患儿有典型的脸部外观，身体瘦小，有轻、中度的智能发展迟缓，牙齿通常长得很慢且小而稀疏。此症病儿常合并先天性心脏病，尤其是主动脉狭窄、肺动脉狭窄或肺动脉瓣狭窄）是弹性蛋白基因变异所致。

　　有学者对牛和人的弹性蛋白基因的同源性进行了研究，在 5′端区中，－1 到－192 的同源性为 94%，－193 到－588 同源性为 86%，这提示该区具有重要功能。在人原弹性蛋白中没有经典的 TATA 盒。在

−57 到−61 和−599 到−603 有两个 CAAT 序列，没有发现有功能意义。5′端区中富含 C+G（比例约66％），且多为二核苷酸形式。弹性蛋白的启动子含有一些潜在的、相互影响的且能与转录调节因子结合的结合位点，比如 SP−1 和 AP2 结合位点、糖皮质激素结合点、TPA 和 cAMP 作用点等。此外，存在由一个鸟嘌呤和嘧啶交替组成的延伸序列（−225 到−275）。据推测该序列可能参与了转录调节。

有实验表明，在人的弹性蛋白基因 5′端区（2 200bp）内，存在多个调高、调低转录的位点。启动子的中央区（−128 到−1）是基因表达必需片段。如果将该片段去除的话，启动子将失去活性。推测可能是因为该区含有多个具有一定的增强子作用的 SP1 和 AP2 位点有关。这些 SP−1、AP2 位点还可以与各自的反式显性因子相互作用。在实验中，−134 到−87 序列（含有 3 个 SP−1 位点）缺失，转录活性较之对照序列−475 到−1 降低 10％～20％。因此，也证实了 SP−1 和 AP2 的增强效应。启动区缺乏经典的 TA-TA 盒提示可以从多个位点开始转录。

动脉弹性蛋白合成的途径是怎么样呢？目前认为其合成的共同途径是，在细胞内合成一种可溶性的、带正电荷的前体（即原弹性蛋白），分泌到细胞间，附着在从细胞膜分化出来的糖蛋白聚合成的、带负电荷的微纤维上，该种微纤维能使原弹性蛋白呈定向排列。在赖氨酰氧化酶的催化和铜离子的辅助下，4 条原弹性蛋白多肽链通过赖氨酰氧化，以共价交联方式连接，形成不溶性的弹性蛋白。因为弹性蛋白中富含此种交联，所以各个原弹性蛋白分子间的相对位置较为稳固。在给予外力时虽可暂时移位，一旦外力去除的话，即恢复到原来构型，这一原理成为弹性蛋白具有"弹性"的结构基础。

原弹性蛋白作为弹性蛋白的前体，它所分泌的细胞定位有哪些呢？多名学者做了相关的报道。Mecham 等学者的实验显示，牛肺动脉内皮细胞（培养）能够分泌原弹性蛋白。Davidson 等学者发现，在猪的主动脉中，平滑肌细胞也可以分泌原弹性蛋白。而 Tozzi 等学者则提出中膜的平滑肌细胞和外膜的成纤维细胞是动脉弹性蛋白的主要来源的观点。这些研究成果虽然很振奋人心，却都是分散和孤立的报道。1998 年，Sauvage 等学者做了更为严谨而有说服力的实验。他们以大鼠为研究对象，采用原位杂交和Northern 印迹法等现代生物技术，证实了在主动脉（弹性动脉）中，平滑肌细胞是分泌原弹性蛋白的主要细胞；也证实了在尾动脉（肌性动脉）中，内皮细胞是分泌原弹性蛋白的主要细胞。他们第一次同时测量了同一主动脉的平滑肌细胞、内皮细胞和成纤维细胞中原弹性蛋白 mRNA，进一步确证了在主动脉中，平滑肌细胞是分泌原弹性蛋白的主要细胞。同时，内皮细胞和成纤维细胞在分泌原弹性蛋白中也具有一定的作用。由此推断，在肌性动脉中虽然内皮细胞是分泌原弹性蛋白的主要细胞，但是肌性动脉中平滑肌细胞和成纤维细胞或许也可以分泌原弹性蛋白，推测可能是因为分泌的量太少，目前的技术难以完全检测到。

弹性蛋白的共同合成途径的研究一直备受关注，但是在机体的个体发育的各个阶段，动脉弹性蛋白的合成和含量是变化的。这种动态的个性的合成特点对于机体的动脉的静态及动态力学性质关系意义重大。因此，近年来学者们更加关注个性化的合成途径的研究。目前专家们普遍认为，随着机体年龄的增加，弹性蛋白也经历着由成熟到衰老的过程。这可能与动脉粥样硬化和高血压等心脑血管疾病的发生有关。在机体的胚胎末期动脉弹性蛋白合成出现升高，机体的个体分娩后短期内升高最为明显，此后随着机体的年龄增加，动脉弹性蛋白合成减少。Michel 等学者发现，在机体的衰老过程中，动脉弹性蛋白的绝对含量没有出现改变。但是因为在机体的个体出现衰老时，动脉腔出现增大；因年龄原因导致平滑肌肥大，进而导致中膜增厚；因机体胶原蛋白增加而导致内膜增厚，从而使得弹性蛋白出现了相对含量减少。

弹性蛋白作为动脉壁胞外基质蛋白的主要成分之一，在各个主要动脉中的分布情况如下。在胸主动脉中，弹性蛋白占胸主动脉干重的 40％，动脉壁中的弹性蛋白充填于微纤维中，并被微纤维所包绕，形成"管状"外貌的弹性纤维（之所以称为弹性纤维，是因为该纤维中弹性蛋白占 90％）。因此，弹性蛋白在动脉壁中是以弹性纤维的形式分布的。动脉壁的内膜、中膜和外膜中均含有弹性纤维。弹性纤维的形态各异，有的以散在的纤维存在，有的则形成致密的弹性膜。内弹性膜分隔内膜与中膜，通常为完整的一层，其上分布有窗孔。弹性动脉的中膜以弹性膜为主，构成弹力层，层数则因物种、部位差异而出现差别。例如，大鼠主动脉有 6～10 层，而人的主动脉则有 40～70 层。中膜各弹性膜呈同心圆排列，层间距为 5～20μm。与内弹性膜相比，中膜的弹性膜呈纤维状而并非呈膜状。肌性动脉的中膜以平滑肌细胞为主，杂以弹性纤维，没有明显的同心圆层。外膜与中膜以外弹性膜相隔，外弹性膜较内弹性膜薄，而有间断，内弹性膜较之更加牢固。在弹性动脉，Wasano 等学者认为外膜弹性纤维形成复杂的、任意缠结的网。Hass 等学者以狗主动脉为观察对象，发现狗的动脉膜的外膜弹性纤维却形成同心圆的膜。在肌性动脉中，外膜是弹性纤维集中的地方，内层是致密的，由呈同心圆排列的膜组成，膜的层数随动脉管径变小而逐渐减少。

在生理状态下，目前学者们对于弹性蛋白合成的启动、维持和终止的机制尚不完全清楚。但是离体和在体实验却表明，生长因子、激素、药物、细胞因子及血压、血流、外伤等因素等都可能影响动脉弹性蛋白的合成。就物理因素来看，血压和血流率的变化能影响动脉弹性蛋白的合成。有关研究提示，胚胎末期到新生儿期，动脉弹性蛋白的变化正是血流、血压物理因素变化影响的结果。另外，血管损伤也能刺激动脉弹性蛋白基因的表达，促进弹性蛋白合成。这样的话，高血压患者的长期高血压状态、血流速度的加快和动脉粥样硬化的可能是互为因果存在的。

在机体众多的生长因子和细胞因子中，胰岛素样生长因子－Ⅰ和转化生长因子－β能调高原弹性蛋白 mRNA 的转录水平，增强其 mRNA 的表达，促进弹性蛋白的合成。碱性成纤维生长因子（b－FGF）、肿瘤坏死因子－α（TNF－α）、表皮生长因子（EGF）、白介素－1β（IL－1β）和 γ－干扰素都是抑制弹性蛋白的合成。血小板衍化生长因子（PDGF）则通过胰岛素样生长因子－Ⅰ和转化生长因子－β、肿瘤坏死因子－α等其他因子间接发挥作用。在胎儿期，糖皮质激素可上调原弹性蛋白 mRNA 水平，促进弹性蛋白合成。在机体分娩后，糖皮质激素不再影响弹性蛋白的合成。Pierce 等通过实验证实，大剂量 1，25－二羟维生素 D_3 可降低原弹性蛋白 mRNA 稳态水平，在转录后水平抑制弹性蛋白的合成。除了以上因素外，有研究也发现，Cu^{2+}、cAMP、TPA、MMP－12 可能也参与了动脉弹性蛋白合成的调节机制。这些都将成为以后弹性蛋白领域的研究热点。

如前所述，弹性蛋白在动脉壁的弹性结构和功能中具备非常重要的作用，那么临床上常见的心脑血管疾病极有可能与弹性蛋白有关。这种密切的关系，与弹性蛋白的结构和功能的变化互为因果。心血管疾病的发生、发展导致弹性蛋白的变化，而弹性蛋白的变化往往能加速心血管疾病的进程，从而形成恶性循环。动脉粥样硬化是临床上一种常见的血管病变，尤其是中老年多见。据有关学者研究，动脉粥样硬化的发病年龄有越来越年轻化的趋势。这一疾病的主要病理特点就是动脉发生了炎症性或非炎症性、退化性和增生性的病变，从而导致动脉管壁增厚变硬、失去弹性和管腔缩小。近年的研究发现，弹性蛋白在动脉粥样硬化的发生发展中皆有重要作用。

目前糖尿病领域的专家一致认为，低密度脂蛋白胆固醇（LDL－C）与动脉粥样硬化关系及其密切。但是在机制上是如何起作用的呢？通过对弹性蛋白的分布和构成特点可以解释。在生理条件下，内弹性膜上的窗孔随年龄增加而变大，可破坏内弹性膜对 LDL－C 等的屏障功能。LDL－C 等可进入中膜中沉积起来，从而导致动脉粥样化改变的发生。与此同时，中膜的平滑肌细胞由窗孔进入内膜，内膜因此而增生并产生细胞间质，进而导致内膜增厚、变硬。Katsuda 等学者以兔子为观察对象，发现在兔的动脉粥样硬化微纤维增加，并堆积在动脉壁中；而在微纤维增加、发生堆积的同时，弹性蛋白发生了退化，弹性膜和弹性纤维明显减少。为什么会发生这种现象呢？他们认为是弹性蛋白酶消化了弹性蛋白，从而只留下了微纤维所致。在动脉粥样硬化的初期，内膜的弹性纤维发生改变，导致游离胆固醇和中性脂质沉积，弹性蛋白的疏水氨基酸与脂质相互作用，形成脂质－蛋白复合体。如此则伴随着动脉粥样硬化的不断进展，脂质－蛋白复合体中脂质含量增加，弹性蛋白的结构特点发生改变，极性氨基酸含量增加，而交链减少，从而弹性降低。同时，弹性蛋白对水解酶的敏感性增加，这样就加速了弹性蛋白的降解速度。弹性蛋白的过度降解则是动脉粥样硬化发生的重要原因之一。在动脉粥样硬化发生机制中，电解质离子的影响也是功不可没。例如，Ca^{2+} 和 Mg^{2+} 都能增强弹性蛋白酶的活性，促进弹性蛋白的水解。例如，临床上常见一种血管病脑动脉瘤。脑动脉瘤是蛛网膜下腔出血最常见的病因之一。这一疾病的主要症状多由出血引起，部分原因是瘤体压迫、动脉痉挛或栓塞造成。动脉瘤的破裂出血经常使人致残或致死；而幸存者可能再次出血，所以预后比较差，危害性极大。有研究表明，脑动脉瘤的发生与弹性蛋白的关系是比较密切的。除了弹性蛋白与脑动脉瘤的发生有关之外，中国学者齐巍等发现，血弹性蛋白酶的升高也与脑动脉瘤的发生存在显著相关性。血管易损伤的部位一般是动脉分叉处，尤其是分叉出来的动脉与源动脉的交叉角度越大，越容易受损伤。在脑动脉分叉处等血管易损部位，弹性蛋白酶水平升高会过度水解血管壁中的弹性蛋白，从而破坏血管管壁局部弹力网的代谢平衡，造成动脉壁中的横向纤维的断裂，并且呈轴向扩展，从而使得回弹力下降，引起血管壁的过度疲劳，局部脑血管的抗扩张能力也随之降低，最后导致脑动脉壁的局部膨出，形成脑动脉瘤。另外，以烟雾病为例进行探讨。烟雾病是一种以脑血管逐渐闭塞为主要临床表现的疾病。该病的发病人群常见于儿童，极少发生于其他年龄阶段。Yamamoto 等学者认为，细胞外基质的代谢异常，导致弹性蛋白的 mRNA 大量表达及弹性蛋白大量沉积于血管内膜，造成血管内膜的增厚应该是烟雾病的致病因素之一。

弹性蛋白的影响是广泛且持续性的。诸多心血管性疾病与弹性蛋白的病理改变也是比较密切的。下面以高血压为例进行探讨。高血压病是一种发病率极高、病程持续很长、致残率高、危害严重的疾病。虽然中老年人比较多见，但是近年来，很多中青年患者的发病率逐渐提高。所以有必要就高血压的发病机制与弹性蛋白的关系进行总结归纳。在高血压初期，动脉的弹性纤维已经出现减少，但可能是作为一种机体的代偿反应，随高血压病程的进展，弹性蛋白的合成反而出现增多，内弹性膜出现梭形及柱形的弹性纤维，这些纤维逐渐融合成片状组织，且有内膜的间质细胞渗入。除了高血压病、脑血管瘤及烟雾病外，先天性动脉扭结也是弹性蛋白减少，弹性纤维或弹性膜的断裂引起的。主动脉瓣上狭窄也被证明与弹性蛋白的改变密切相关。主动脉瓣上狭窄是一种以升主动脉局限性狭窄或弥漫性发育不良为临床表现的先天性血管性疾病，病变可累及肺动脉、主动脉分支。该病常常引起心内压升高、心肌的肥厚、心力衰竭，甚至是心脏性猝死。威廉姆斯综合征（Williams-syndrome）则是在该病基础上合并有多脏器功能紊乱出现的。目前生理医学学者们可以明确的是，第 7 号染色体上的弹性蛋白编码基因的变异是导致主动脉瓣上狭窄的关键基因。威廉姆斯综合征是由于弹性蛋白基因和一些未知基因的共同缺失所致。

总之，学者们从多个角度研究了弹性蛋白，对弹性蛋白的基因结构、合成途径、分布特点、影响因素及其与动脉血管病的关系进行了大量的研究和努力。诸多研究提示，弹性蛋白对动脉的力学性质及其相关血管病的形成、发展都起着十分重要的作用。糖尿病患者发生心血管疾病的危险较高，作为糖尿病血管病变早期特征的动脉硬度是发生心血管疾病的主要独立危险因素，所以针对糖基化与弹性蛋白的研究非常必要而迫切。范利等报道，糖尿病患者较非糖尿病患者股动脉粥样硬化程度更重，钙化范围更大，斑块中平滑肌细胞较少，巨噬细胞较多，可导致斑块趋于不稳定。Henry 等研究表明，糖耐量异常与股动脉和腘动脉僵硬度升高相关，提示在 2 型糖尿病发生以前动脉弹性已经下降。高血糖可促进非酶糖基化产物的产生，并可进一步形成 AGEs，动脉管壁的弹性蛋白舒张功能减低。试验证明，弹性蛋白酶抑制剂能够有效抑制损伤后平滑肌细胞的增殖，诱导平滑肌细胞的凋亡，从而抑制血管损伤后内膜的增厚。还发现"颈股动脉脉搏波传导速度（CFPWV）"与腰围呈显著正相关，而与 BMI 无相关性，提示中心性肥胖可能是影响大动脉僵硬度的重要因素之一。此外，胰岛素水平升高可以激活交感神经系统和引起钠潴留，导致血管紧张、僵硬度增加。老年人组织中弹性蛋白的生成减少，糖尿病患者糖基化使其降解增强，以至于需要富有弹性，特别是肺、心脏、血管等组织失去弹性纤维的弹性，大动脉僵硬度增加，这破坏了心脏血管的顺应性等。

第四节 动脉硬化病变中蛋白质糖基化的综合作用

2017 年，中国约有 1.14 亿糖尿病患者，糖尿病患病率为 10.9%，是世界上糖尿病患者人数最多的国家，其中有 3410 万患者年龄超过 65 岁。我国糖尿病患病率从 1% 迅速增长至 10% 仅用了 30 年。糖尿病在发达国家早已经成为常见病、多发病，在我国的增长趋势已经形成，糖尿病引起的血管病变是引起糖尿病并发症的主要原因。糖尿病大血管病变具有高致残率和高致死率的特点，这不仅给个人带来严重的健康问题，而且加重了国家的医疗卫生与社会经济的负担，成为我国卫生事业发展最严峻的挑战之一。大血管病变的一个主要病理基础就是动脉硬化，而在引起动脉硬化的诸多因素中，AGEs 起到重要作用。因此，AGEs 逐渐成为国内外心血管和糖尿病领域研究的特点和焦点。

AGEs 及其受体的前世今生

（一）AGEs 的形成

AGEs 是体内非酶糖化反应的终末期产物，体内还原性单糖，如葡萄糖、果糖及葡萄糖－6－磷酸的醛基或酮基与氨基酸或核苷酸的游离氨基之间发生非酶糖化反应，生成不稳定的 Schiff 碱，再经 Amadori 反应后，生成可逆性的 Amadori 产物，此后经复杂的重排，最后生成不可逆的 AGEs，并进一步与其他蛋白质、核酸大分子物质以及脂类形成巨交联物，该反应过程亦称为非酶糖基化反应（NGE）。近年来的研究发现，AGEs 与糖尿病慢性并发症有密切关系。

（二）AGEs 的作用机制

AGEs 主要通过两大途径对机体产生损伤：一是非受体途径，如细胞外蛋白质的糖化和交联引起组织基质结构的改变；另一更为重要的是受体途径，即通过与细胞膜表面特定受体——晚期糖基化终产物受体（RAGE）的相互作用，引起细胞结构和功能的改变。AGEs 的主要分子结构类型有：吡咯醛、苯妥西定、羧甲基丝氨酸、咪唑酮以及一些交联产物。现有研究已证明，在机体的不同组织中，如胶原、晶状体循环系统以及肾脏中，都有 AGEs 存在。体内各种蛋白，如血红蛋白、β_2 微球蛋白、髓磷脂蛋白、TAU 蛋白等都可发生糖基化反应，导致复杂的功能变化。这些不同的蛋白质以多种形式形成糖基化产物，非酶糖基化反应形成的 AGEs 性质稳定。到目前为止，尚未发现能够使 AGEs 逆转的细胞系。AGEs 的形成使蛋白质产生交联，从而改变了一些重要基质蛋白分子的功能性特征。如在 I 型胶原酶中，这种反应进一步引起结构交联，破坏正常功能。AGEs 在细胞外基质的形成不仅干扰基质和基质的相互作用，同时还干扰基质与细胞，细胞与细胞的相互作用。这些 AGEs 介导的细胞外基质的功能异常能改变完整血管的结构和功能。另外，AGE 还能通过交联蛋白、修饰细胞组分、聚集血小板、破坏血管扩张功能以及使脂蛋白代谢异常，导致多种疾病的发生。AGEs 还可以通过与特异受体 RAGE 相互作用，产生多效性反应，AGEs 结合受体包括 I 型清道夫受体和 II 型清道夫受体、RAGE、寡糖转移－48（oligosaccharyl transferase－48，OST－48；也称 AGE－R1）、80K－H 磷酸蛋白（80K－H hosphoprotein；也称 AGE－R2）和半乳糖结合蛋白－3（galectin－3；也称 AGE－R3）。人 RAGE 基因位于 6 号染色体短臂 II 型与 III 型主要组织相容性复合物（MHC）基因之间，共含有 11 个外显子。牛 RAGE cDNA 为 1 440bp，人 RAGE cDNA 为 1406bp。人、牛、大鼠、小鼠的 RAGE cDNA 序列皆高度同源，约 90% 相似。

RAGE 是一完整的膜蛋白，由 400 多个氨基酸（人 404）组成，分别由较大的细胞外段（人 321 个氨基酸残基）、跨膜段（19 个氨基酸残基）及短的细胞内段（人 41 个氨基酸残基）3 个部分构成。氨基酸序列分析表明，RAGE 为免疫球蛋白超家族的新成员，可溶性 RAGE（soluble RAGE，sRAGE）即 RAGE 胞外段，为配体结合部位，具有 V 型片段紧接两个 C 型片段的免疫球蛋白样结构，每个都含有一对保守的半胱氨酸残基，V 型片段还含有两个与"N"偶联的糖基化位点，这些对于 RAGE 分子结构的稳定性和特异识别配体的功能具有重要意义。在胞外段之后是一个跨膜区和一条高度电荷的胞质尾巴。

RAGE 基因在正常组织和血管呈低水平表达；而在老年人和糖尿病患者，其表达增加。RAGE 作为信号转导受体介导 AGEs 和其配体结合在细胞表面，激活细胞内部各种信号转导机制。以 AGEs 糖化的白蛋白能够在表达有 RAGE 的鼠肺动脉平滑肌细胞中激活 P21RAS，而未被糖基化的白蛋白则没有这种作用；相反，抑制相关质膜上的 P21RAS 或使半胱氨酸 118 变为丝氨酸则能够阻断这一转导途径，说明 P21RAS 参与了信号转导。Yeh 等通过对羧甲基赖氨酸（carboxymethyl lysine，CML）修饰的人血白蛋白（human serum albumin，HSA）的一系列实验表明，CML－HSA 激活了 NF－κB 在单核细胞 THP－1 中的转录活性，若以细胞外信号调节激酶 1 和 2（extracellular signal－kinase 1/2，Erk 1/2）抑制因子、p38 丝裂原活化蛋白激酶（MAPK）抑制因子作用，则完全阻断了 CML－HSA 诱导的 NF－κB 活性；蛋白酪氨酸激酶（protein tyrosine kinase，PTK）抑制因子能够部分却非常有效地阻断（约 35%）其活性。据此，他们提出了 RAGE—p38MAPK—NF－κB—细胞因子—炎症反应的转导通路。RAGE 通过活性氧的产生和核转录因子（NF－κB，一个针对许多"损伤反应"基因的调控子）的活化改变许多分子的基因表达水平。研究表明，人内皮细胞与糖尿病人血红细胞的 AGEs 或特殊的 AGEs 共同孵化，刺激细胞内过氧化氢、VCAM－1 以及组织因子等的生成。另有实验证明，NADPH 氧化酶中心亚单位缺失的巨噬细胞与 AGEs 共同作用，则不会使组织因子的生成增加。由此可见，NADPH 氧化酶在 AGE－RAGE 介导的 ROS 的产生中起着重要作用，可能是改变基因表达的关键所在。氧化应激产生大量氧自由基，从而激活对氧自由基敏感的转录因子 NF－κB。NF－κB 是多种"损伤反应基因"的多效转录调节因子，它的激活可引起靶细胞中这类基因的表达，诱导大量促炎细胞因子（IL－6，TNF－α、LPHA）、生长因子（TGF－BETA，胰岛素样生长因子）和黏附因子（VCAM－1，ICAM－1）等的表达和释放，从而引起复杂的生物学效应。因此，目前认为 PTK、P21RAS、Erk 1/2、p38MAPK、氧自由基、NF－κB 构成了 RAGE 介导的信号转导途径。

那么，AGEs、RAGE 与动脉粥样硬化有什么关系呢？有关研究发现，在 2 型糖尿病患者中，AGEs 和 CML 升高。用抗 AGEs 单克隆抗体免疫组化分析人的动脉粥样硬化斑块发现，细胞间弥散的以及巨噬细胞、血管平滑肌细胞内致密的 AGEs 沉积。组织 AGEs 浓度与动脉粥样硬化斑块的严重程度以及血管壁内血浆蛋白、脂蛋白和脂质沉积相关。如前文所述，AGEs 的直接作用以及其与受体结合后的效应，均可引起致动脉粥样硬化相关细胞以及多种因子的激活。

1. 清道夫——单核巨噬细胞

RAGE 最早是在单核巨噬细胞上发现的。如前文所述，作为职业清道夫，单核巨噬细胞通过其细胞表面的 RAGE 识别、内吞并降解清除 AGEs。体内和体外实验均证实，在 RAGE 的介导作用下，AGEs 对单核细胞具有选择性趋化作用。体内实验可见，AGEs 引起单核细胞穿过正常的内皮层到达 AGEs 注射点。体外实验发现，在完整的内皮细胞层或平滑肌细胞层一侧孵育 AGEs 后可引起另侧单核细胞跨膜转移明显增加，这种 AGEs 引起的单核细胞在内皮下游走和沉积，可能与动脉粥样硬化的早期变化有关。这也可解释糖尿病人或老年人当内皮未受损伤时内源性的 AGE 仍可引起单核细胞聚集的现象。此外，AGEs－β_2M 能通过 RAGE 介导的作用刺激单核巨噬细胞产生 TNF－α 等促炎症细胞因子。

2. 中介者——血管内皮细胞

正常血管内皮仅少量表达 RAGE 抗原及 mRNA，而在糖尿病或其他原因引起的闭塞性血管病变中 RAGE 抗原及 mRNA 的表达明显增强。与单核巨噬细胞不同，血管内皮细胞的 RAGE 对 AGEs 主要是跨细胞转运的作用。血管内游离的 AGEs 与血管内皮细胞接触后，与其上面的 RAGE 结合，被血管内皮细胞内吞并跨血管内皮沉积于内皮下组织，与内皮下细胞外基质蛋白相互交联，导致血管基底膜结构和功能的改变。同时，血管内皮细胞上的 RAGE 与 AGEs 结合后，能够改变血管内皮细胞的形态和细胞骨架，使细胞之间形成裂隙，增加血管的通透性，大量蛋白可在血管壁上沉积，进而加重血管基底膜的增厚变硬。引起内皮细胞基因表达的改变，包括血栓调节素、组织因子、血管细胞黏附因子－1 的改变，使单核细胞与内皮的黏附增加，巨噬细胞渗透性增加。而且与内皮 AGEs 受体的结合能部分介导糖尿病引起的高渗状态。

3. 细胞因子的兵工厂——平滑肌细胞

在 RAGE 的介导作用下，平滑肌细胞能产生多种促细胞分裂因子，其中血小板源性生长因子（platelet derived growth factor，PDGF）、纤维细胞生长因子和肝素结合表皮生长因子样生长因子对大血管病变，特别是动脉粥样硬化的发生具有重要意义。

4. 内皮祖细胞

内皮祖细胞（EPCs）是内皮细胞的前体细胞，在生理和病理条件下能够替代、修复损伤的内皮细胞，促进缺血组织的血管新生，对维持内皮细胞的完整性极其重要。大量研究显示，在各种成年动物和人的骨髓、脐带和外周血中能分离出 EPCs，仅从形态特征上，不能把 EPCs 识别出来，所以识别主要靠细胞表面的分子标志。血管内皮祖细胞的血管归巢有助于内皮恢复，从而抑制了动脉损伤后新生内膜的形成。在初期动脉粥样硬化、斑块进展和不稳定化混合的慢性过程中，可能会产生更复杂的情况。M. Hristov 等在动物模型研究中发现，AGEs 可能通过 p38、Erk/MAPK 通路上调 EPCs RAGE 的表达，从而影响 EPCs 的功能。这些发现可能部分解释在动脉硬化过程中，RAGE 是内皮祖细胞表达水平升高的原因。血管内皮细胞上的 RAGE 与 AGE 结合后，能够改变血管内皮细胞的形态和细胞骨架，使细胞之间形成裂隙，增加血管的通透性。大量蛋白可在血管壁上沉积，进而加重血管基底膜的增厚、变硬。

研究证实，2 型糖尿病本身就具有血管病变的特质，在新诊断的 2 型糖尿病患者中约有 50% 的患者已经存在不同程度的血管病变，在糖耐量减低（IGT）人群中约有 40% 的患者存在血管病变，而在仅空腹血糖受损（IFG）人群中血管病变的比例也达到 10%。一旦高血糖达到临床诊断标准，持续慢性的高血糖状态便加速了糖尿病微血管和大血管病变的发展与恶化。氧化应激成为损伤胰岛 β 细胞、加重胰岛素抵抗以及导致各种血管并发症发病中的共同通路，它引起的胰岛素抵抗和自由基对胰岛 β 细胞的直接和间接损伤成为 2 型糖尿病的发病机理之一。一些随访期为 10~20 年的大规模前瞻性研究，如 Framingham 研究、护士健康研究（Nurse's Health Study），均发现糖尿病患者心血管疾病的终点事件较非糖尿病个体增加 2~5 倍。冠状动脉组织病理学显示，与非糖尿病患者相比，糖尿病个体富含脂质的动脉粥样组织占总面积的百分率从 2.1% 增加至 7.2%（$P=0.01$），冠状动脉血栓形成的发生率由 40% 增加至 62%（$P=0.04$）。

1988 年 Reaven 提出"X 综合征"的概念，近 30 多年来，对其机理的认识日益深化，其所包容的疾病也逐渐增多。由于这些疾病或病症的发病均直接或间接与胰岛素抵抗及其所致的代谢紊乱有关，故又称为胰岛素抵抗综合征或代谢综合征。其主要临床表现简称为"CHAOS（C 为冠心病、H 为高血压和高血脂、A 为成年人起病的糖尿病、O 为肥胖、S 为脑卒中），即混乱"。其中还包括了肥胖、高胰岛素血症、微量白蛋白尿、血浆纤溶酶原激活抑制剂－1（plasminogen activity inhibitor－1，PAI－1）活性增高、内皮细胞功能紊乱与血液的高凝状态等。2005 年 Brownlee 提出了糖尿病并发症发病的"统一机制"学说，认为随着糖尿病的进一步发展，高血糖诱导细胞产生过量的 ROS 是蛋白质的非酶促糖化、多元醇通路的激活与肌醇代谢的减低、蛋白激酶 C 激活、自由基的过氧化损害这四者引发的葡萄糖与蛋白质间的糖基化反应和糖化氧化反应途径激活的一个共同上游事件。糖基化和氧化应激反应之间关系密切：糖化氧化作用促进糖基化反应和 AGEs 的形成，又能诱导脂质过氧化作用，同时 AGEs 的形成过程及其受体介导细胞效应又可产生 ROS、自由基；它反过来又促进了糖化氧化应激反应，造成胰岛 β 细胞、动脉细胞、脂类和蛋白质的损伤，影响细胞信号通路，两者可以形成恶性循环，不断加大机体氧化应激的组织损害。还参与一系列生物效应，包括细胞的生长、凋亡、迁移，炎性分子的表达，基质成分的调控，导致血管内皮细胞病变，平滑肌细胞增生、移位，细胞外基质增生，血管通透性增加，新生血管形成，血管舒缩功能紊乱等一系列病理生理改变，多个病理生理过程的联合会促进动脉粥样硬化发展以及后续的血管狭窄和血栓形成。大量研究资料显示，氧化应激可能是糖尿病血管并发症的始动因素，高血糖是糖尿病并发心脑血管疾病以及成为血管病变的"连续危险因子"，高血糖状态下导致的氧化应激是和蛋白质的非酶糖基化并行的或诱发心、脑血管疾病的共同病理因素。目前，学界共识：不仅是糖尿病，还有代谢综合征、高龄等机体代谢所产生的活性氧被认为是在遗传与环境因素基础上导致错综复杂病态的"共同土壤"，或称"万病之源"。

AGEs 能刺激组织因子和血管细胞黏附因子-1 的表达。AGEs 与细胞表面的 AGEs 受体（RAGE）结合，之后增加氧化应激，激活有丝分裂原活化蛋白激酶途径。RAGE 代表一组包括巨噬细胞清道夫受体在内的受体，细胞对 AGEs 的反应是复杂的。有研究显示，用可溶性 RAGE 治疗糖尿病大鼠能提高内皮屏障功能并减少实验动物的动脉粥样硬化，这一结果说明可溶性 RAGE 能清除糖基化产物，从而减少糖基化产物与血管组织的相互作用，实现抗动脉粥样硬化作用。这也从另一面反映了糖基化在动脉粥样硬化中的作用。

细胞外的血红蛋白最易糖基化，各种糖化蛋白的共同点是使代谢速度减慢，唯一例外是糖化 HDL 则使代谢速率加快，促成细胞间质（特别是胶原纤维、弹性纤维等）、凝血纤溶系统有关蛋白机能改变。HDL 从细胞内将胆固醇转移出来（脱泡沫化作用）以及防止细胞摄取胆固醇过多（抗泡沫化作用），HDL 和脂蛋白脂酶能促进清除含 TG 的脂蛋白，促使胆固醇从动脉壁上转移到肝脏中储存，从而防止动脉粥样硬化的形成；HDL 还能抑制脂蛋白的氧化，直接保护血管壁免受损害，有助于预防动脉粥样硬化。ApoA-Ⅰ是 HDL 受体的重要配体，属于清除胆固醇作用的颗粒，HDL 糖基化成糖化 HDL 后，其清除胆固醇作用能力降低，这是因为 ApoA-Ⅰ作为配体的机能经糖基化后而减弱。而糖化 LDL 使其与 LDL 受体的结合率降低，代谢速度延缓。研究证明，糖化型 LDL 可促进 LDL 氧化，由于糖化型 LDL 破坏了经典的 LDL 正常代谢途径，延长了 LDL 的半衰期，这样不仅增加了血浆糖化型 LDL 水平，也增加了氧化型 LDL 水平。同时，脂蛋白（特别是 LDL）可与其相应抗体结合而形成复合物，并且可使复合物氧化或糖基化，在红细胞、淋巴细胞、内皮细胞、细胞分泌的细胞因子以及细胞黏附因子（CAM）共同参与下促进动脉粥样硬化的形成。

蛋白质的非酶糖基化作用是与高血糖相伴随的生化反应，是糖尿病基本的生化异常之一，正如前面所述，它不仅能直接改变蛋白质的分子结构，还能通过产生活性氧及激活 RAGE 直接或间接参与动脉粥样硬化形成和发展的多个环节。尽管已经获得一些新的认识，目前也有一些对抗的药物（氨基胍、阿司匹林、亚硫酸盐、金属螯合物、硫醇化合物、核酸和抗氧化剂等），觊觎防止 AGEs 的形成、减少 AGEs 对细胞的影响和消除已形成 AGEs 的交联，降低 AGEs 的组织损伤和器官老化等。但是，针对非酶糖基化在糖尿病大血管病变中所起作用的研究数量仍然有限，尚不足以窥及其作用机制全貌。所以，仍要重视它在糖尿病患者体内所造成的种种麻烦，损害组织器官功能以及危及生命的大血管病变、拖垮病人及家属的慢性肾病变、神经病变和视网膜病变的发生、发展中扮演了"罪恶主犯 ROS"的后台和支柱的作用。我们应全力明确、阻止和去除患者可能存在的活跃蛋白非酶促糖基化美拉德反应根源，尽可能减少活性氧（ROS）的增殖和过氧化应激反应造成的组织损伤，以提高患者的生命质量。

（朱章志　刘　峰　樊毓运）

第七章

糖尿病大血管病变的危险因素

第一节 糖尿病大血管病变的流行病学

糖尿病是一种以长期高血糖为主要特征的代谢紊乱性疾病,近几十年来,随着我国人口老龄化和生活方式的改变,糖尿病患病率逐渐攀升,1980 年全国 14 省市 30 万人的流行病学资料显示,糖尿病的患病率为 0.67%,而 2013 年我国慢性病及其危险因素监测显示,18 岁及以上人群糖尿病患病率已达到10.4%。我国糖尿病患者以 2 型糖尿病为主,1 型糖尿病及其他类型糖尿病少见,而糖尿病大血管并发症包括心脑血管疾病和外周血管疾病,是 2 型糖尿病的主要并发症之一,是糖尿病患者致死致残的主要原因。据统计,50%~80% 的糖尿病患者存在心脑血管并发症,其中约 70% 的糖尿病患者死于严重的心血管并发症。糖尿病大血管病变的主要特征是动脉粥样硬化性病变,冠状动脉粥样硬化可引起心肌梗死、心绞痛、心力衰竭和猝死,脑动脉硬化可引起脑梗死、一过性脑缺血,而下肢动脉粥样硬化可引起下肢血管缺血闭塞,血栓脱落可导致肢体坏疽。糖尿病是心脑血管疾病的独立危险因素,与非糖尿病人群相比,糖尿病患者发生心脑血管疾病的风险增加 2~4 倍。随着糖尿病治疗药物和血糖监测管理方法的不断完善,糖尿病的急性并发症所致的患者死亡率已明显下降,而糖尿病慢性并发症尤其是大血管并发症已经成为目前危害人类健康和增加医疗支出的重要公共卫生问题。

一、糖尿病心血管疾病流行病学

2 型糖尿病以心血管疾病的患病风险与死亡风险增加为主要特征,糖尿病作为心血管疾病的主要危险因素,明显增加了患者的心血管疾病发生率、患病率和死亡率。目前研究结果表明,不伴心脏病的糖尿病患者与不伴糖尿病的心肌梗死患者有相同的心血管疾病死亡风险,与非糖尿病患者相比,糖尿病患者冠心病风险增加了 2~4 倍。流行病学研究发现,大约 65% 的 2 型糖尿病患者的死亡与冠心病或脑卒中密切相关,男性与非糖尿病患者相比高约 2.2 倍,而女性高约 4.7 倍。糖尿病患者心血管疾病病变发病年龄相对更早,范围更广泛,病情更严重,左心功能及心脏事件的发生率更高,更多患者发生心率衰竭及接受冠脉介入治疗,预后也更差。尽管 1 型糖尿病患者的心血管事件发病率相较 2 型糖尿病患者要低,但已患缺血性心脏病的 1 型糖尿病患者,其相对死亡风险相对高出非糖尿病人群的 7~10 倍。近年来,多项临床研究结果发现,糖尿病患者多伴有多种冠心病的危险因素,如高血压、高血脂、血液高凝状态等,导致患者心血管事件发病率升高,严重影响了患者的生活质量,增加了患者的死亡率,造成了沉重的社会负担。

1999 年 Haffner 等发表的一项随访为期 7 年的芬兰人群调查研究发现,糖尿病患者 7 年间首次致死或非致死性心肌梗死的发生率为 20.2%,而非糖尿病患者仅为 3.5%。既往有心肌梗死病史的患者,再发致死或非致死性心肌梗死的风险显著增加,糖尿病组可高达 45.0%,而非糖尿病组发生率为 18.8%。因此,患有糖尿病而既往无心肌梗死患者与无糖尿病有心肌梗死病史的患者发生急性心脏事件的危险性相似(20.2% 和 18.8%)。该项研究表明,单纯糖尿病患者和单纯冠心病患者发生心肌梗死的风险相同。瑞典 LarsRyden 教授指出,糖代谢异常与心血管疾病存在着密切的关系,糖尿病患者合并冠心病的发病率、病死率是非糖尿患者的 2～4 倍，且冠心病是糖尿病患者的常见死亡原因。芬兰科学家进行的 EAST-WEST 研究历时 18 年，其研究结果提示糖尿病合并冠心病与无糖尿病的冠心病患者相比，两者的生存曲线存在部分重叠。北加州糖尿病研究（DISTANCE）的结果表明，糖尿病和心血管事件的发病率在不同种族和民族之间存在差异，在许多大的族群也存在明显的异质性，而这种差异在 60 岁以上的老年人群中被放大，与非糖尿病患者相比，糖尿病患者患冠心病的危险性更高。

以上研究表明，糖尿病患者心血管疾病发病率显著升高，而出现急性冠脉综合征的糖尿病患者相对来说预后更差，住院率和病死率威胁增加。OASIS 研究结果提示，糖尿病患者不稳定心绞痛和非 Q 波心肌梗死的死亡危险增加 57%。GISSI-2 研究发现，心肌梗死患者在接受溶栓治疗中，男、女糖尿病患者的死亡的危险度分别为 1.4 和 1.9。美国的 SHOCK 研究结果提示，对心肌梗死合并心源性休克的患者进行血管重建，糖尿病患者死亡的相对危险度为 1.36。这表明糖尿病患者出现心肌梗死后长期预后欠佳，患者再次发生心肌梗死，出现心力衰竭，甚至死亡的风险显著升高。

我国在过去 40 多年间已成为糖尿病高发地区，未来 10～20 年必定是糖尿病慢性并发症的高峰，而我国的一系列临床研究资料也表明，糖尿病患者心血管并发症发病风险显著提高。1991—2000 年对全国 30 个省、市、自治区内分泌科住院糖尿病患者回顾性分析显示，糖尿病患者心血管并发症患病率为 15.9%。3B 研究的调查结果提示，我国 2 型糖尿病患者心血管并发症（包括稳定型/不稳定型心绞痛、心肌梗死、冠状动脉旁路手术）患病率为 14.6%。我国 2 型糖尿病患者糖化血红蛋白控制状况调查数据表明，冠心病患病率为 10.38%。

大量国内外研究已证实，糖尿病可增加心血管疾病发生风险，且合并糖尿病的冠心病患者病情重、死亡率高。部分研究认为，在糖调节受损条件下，冠状动脉粥样硬化的进程已经开启。

Kurihara 等对 67 位经过冠脉内窥镜检查的冠心病患者进行回顾分析，结果发现糖尿病前期组黄色斑块数量和斑块程度要比非糖尿病组明显，但与糖尿病组无差异，表明了虽然糖尿病前期状态是冠脉粥样斑块的信号，但已经开始进展，并且和糖尿病患者程度相同，其可能会增加冠心病发病风险。

上述国内外的研究结果表明，随着糖尿病患病率的不断上升，糖尿病心血管并发症发病率显著升高，而与非糖尿病患者相比，合并冠心病患者血管病变范围更加广泛，严重的 3 支血管病变更常见，血管壁钙化以及侧支循环相对较少，均影响患者预后，导致患者病死率增加。因此，2002 年美国糖尿病学会将糖尿病列为冠心病的等危症。美国国家胆固醇教育计划成人治疗指南Ⅲ（NCEP-ATPⅢ）也明确指出糖尿病是冠心病的等危症。我国糖尿病心血管并发症的发病率已接近西方发达国家的水平，可见有效控制糖尿病患者心血管疾病风险因素，以减少心血管并发症的发生率刻不容缓。

二、糖尿病脑血管病流行病学

糖尿病性脑血管病是指由糖尿病所并发的脑血管病，在糖、脂肪、蛋白质等一系列代谢紊乱的基础上，所发生的颅内大血管和微血管的病变。临床上可表现为缺血性脑血管病、脑出血、脑萎缩等。近来研究发现，糖尿病患者发生心脑血管并发症的风险增加 2～4 倍，而糖调节受损（空腹血糖受损或者糖耐量异常）人群心脑血管疾病的危险性也增加了 1.5 倍。随着人们对于糖尿病并发症，尤其是大血管并发症发病风险升高及危害性认识的不断完善，临床上进行了一系列有关糖尿病脑血管病的流行病学研究。

近年来，越来越多国内外的研究发现糖尿病是脑血管病尤其是脑卒中的独立危险因素。目前脑卒中已成为全球死亡的第二大死因，全球每年约有 500 万患者死于脑卒中。美国明尼苏达的 Rochester 流行病学调查结果显示，糖尿病与缺血性脑卒中的发生关系密切，发生率高于该地区同年龄、同性别人群的 1.7 倍。欧洲糖耐量负荷试验研究结果表明，女性糖尿病患者脑卒中死亡的相对危险度为 4.57，这提示糖尿病是脑卒中死亡的重要危险因素，而该研究在男性患者中并未发现阳性结果。芬兰的一项对 1 032 位 70 岁左右人群的研究结果证实，糖尿病是脑血管病的独立危险因素，相对危险度可达 2.5。国内的多项临床研究结果也提示，2 型糖尿病患者脑血管并发症发病风险升高，1991—2000 年对全国 30 个省、市、自治区住院糖尿病患者慢性并发症回顾性数据显示，糖尿病患者脑血管并发症患病率为 12.2%。我国 2 型糖尿病患者糖化血红蛋白控制状况研究提示，脑血管患病率为 5.26%，而 3B 研究以缺血性卒中、出血性卒中、短暂性脑缺血发作（TIA）作为评估指标，结果提示 2 型糖尿病患者脑血管并发症患病率为 10.1%。

糖尿病也是 TIA 发作引起的早期脑卒中和晚期复发卒中的独立危险因素，糖尿病对于年轻型脑血管意外的发生影响更加明显，对 55 岁以下发生脑卒中人群的研究发现，糖尿病患者脑卒中发生的相对危险度增加超过 10 倍。Nagata 等研究发现，在相对年轻不伴有高血压的人群中，糖尿病患者腔隙性脑梗死和脑动脉硬化的比例升高，两组间存在统计学差异，同样说明糖尿病本身能促进脑动脉粥样硬化，引起缺血性脑血管疾病。我国 TIA 发作患病率的流行病学调查提示，非 TIA 患者中糖尿病的患病比例为 12.6%，而 TIA 患者合并糖尿病患者的比例占 24%。TIA 合并高血压及血脂紊乱的比例更高，分别是 69.5% 和 42%。糖尿病伴发高血压及血脂紊乱会加速大血管病变的发生发展。Soucek 报告缺血性脑卒中的患病率在糖尿病患者中比非糖尿病患者升高 3 倍，且研究发现，糖尿病患者发生脑卒中后预后更差，死亡率更高，患者更容易再次发生脑卒中。Tuomilehto 等进行的临床试验结果提示，糖尿病患者脑血管意外后死亡风险更高，尤其是女性糖尿病患者。

近来，部分临床研究显示，糖尿病可同时影响患者的认知功能。患者主要表现为学习、记忆以及思维灵活度的下降。一项系统性回顾研究结果显示，糖尿病人群中老年性痴呆和血管性痴呆的发生率显著升高。在以色列缺血性心脏病研究中，中年男性糖尿病患者 30 年后发生痴呆的比例较对照组显著增加。

综上所述，糖尿病患者脑血管疾病发生率显著升高，且发生脑血管疾病后，患者病死率高，严重影响糖尿病患者的生活质量。早期发现并纠正糖尿病脑血管疾病危险因素，以避免或者延缓糖尿病脑血管并发症的发生和发展。

三、糖尿病外周动脉疾病流行病学

糖尿病外周动脉疾病（PAD）是 2 型糖尿病常见的大血管并发症之一，是全身大血管病变的一部分在下肢的具体表现，主要累及下肢动脉，引起下肢动脉粥样硬化性病变（LEAD）。其主要特征是动脉粥样硬化，内膜纤维化，动脉壁中层钙化，导致动脉管壁变硬，失去弹性，血管管腔狭窄或血栓形成，血流不畅，下肢供血不足。肢端由于缺血、缺氧，易于发生局部感染，肢体坏疽。大多数下肢血管病变患者可无症状，少数表现为间歇性跛行或无意识症状，因此约 8% 的患者在新诊糖尿病时已确定存在 PAD。PAD 的患病率随年龄的增大而增加，与非糖尿病患者相比，糖尿病患者发生 PAD 的危险性增加 2~4 倍。糖尿病患者下肢血管病变的发病年龄更早、病情更严重、病变更广泛、预后更差，严重影响着患者的生活和生存质量。

糖尿病下肢血管病变患病率受检测手段的影响，因调查人群、检测方法和诊断标准的不同，患病率报道结果差异大。国外大规模流行病学调查显示，在不同国家和种族之间，糖尿病患者 PAD 患病率为 6.3%~36.1%。在 60 岁以上的老年高危人群中，PAD 患病率 9%~23%，而糖尿病人群 PAD 患病率显著升高，可有 10%~42%，与非糖尿病人群相比，发病风险升高了 20 倍。美国前瞻性研究随访了 1 651 例糖尿病患者，平均随访时间 10.3 年，研究结果提示，PAD 的发病率为 13.9/（1 000 人·年）。国内临床研究结果显示，在中国香港和中国台湾的糖尿病患者中，PAD 的患病率是 6.5%~13%，而在北京和上海的糖尿病患者中，PAD 患病率更高，差异也更大，在 15.3%~32.2%。1991—2000 年住院患者糖尿病慢性并发症回顾性数据分析提示，糖尿病患者下肢血管病变的患病率为 5.0%，其在 1 型和 2 型糖尿病中的患病率分别是 2.6% 和 5.2%。2003 年第一次在亚洲地区调查 50 岁以上有心血管危险因素（吸烟、高血压、血脂异常）的糖尿病患者，我国大陆地区 PAD 患病率为 19.47%。上述结果表明，2 型糖尿病患者更易于出现下肢血管病变，而我国糖尿病患者 PAD 发生率也在不断升高。目前国内外研究多采用踝肱指数（ABI）作为诊断 LEAD 的指标，其诊断标准为①如果患者静息 ABI≤0.90，无论患者有无下肢不适的症状，应该诊断 LEAD；②运动时出现下肢不适且静息 ABI≥0.90 的患者，如踏车平板试验后 ABI 下降

15%～20%，应该诊断 LEAD；③如果患者静息 ABI＜0.40 或踝动脉压＜50mmHg 或趾动脉压＜30mmHg，应该诊断严重肢体缺血（CLI）。纪立农教授在我国多地区糖尿病下肢血管病变的研究中发现，50 岁以上糖尿病患者下肢血管病变高达 19%。而已发生糖尿病足溃疡（DFU）或坏疽的患者 LEAD 患病率较一般糖尿病患者显著升高。2016 年进行的北京市 5 年回顾性调查显示，糖尿病足溃疡或坏疽住院患者中通过 ABI＜0.90。诊断的 LEAD 比例高达 61.71%。

PAD 也是糖尿病心血管疾病独立危险因素，常与冠状动脉疾病和脑血管疾病等动脉血栓性疾病同时存在，对冠状动脉疾病和脑血管疾病有提示价值。研究发现，校正传统心血管危险因素后，与同年龄无 PAD 人群相比，PAD 患者心血管疾病死亡风险增加 2～4 倍。LEAD 患者的主要死亡原因是心血管事件，在确诊 1 年后心血管事件发生率达 21.1%，与已发生心脑血管病变者再次发作风险相当。且 ABI 越低，患者预后越差，下肢多支血管受累者预后更差。

总之，糖尿病 PAD 症状隐匿，多数患者早期并无明显的临床症状，但与非糖尿病患者相比，糖尿病患者 PAD 发生率更高，患者病情严重，预后差，早期应用 ABI 进行筛查有助于早发现糖尿病外周血管并发症患者，及时治疗以减少糖尿病足溃疡或坏疽的发生率，改善患者预后，降低患者病死率，提高患者的生活质量和生存率。

第二节　糖尿病大血管病变不可逆危险因素

糖尿病大血管并发症是糖尿病的主要并发症，是糖尿病患者致死致残的主要原因，因此对糖尿病大血管并发症的防治具有重要临床价值。大血管并发症发病机制复杂，其发生、发展与各种危险因素的存在密切相关，危险因素可分为不可逆性危险因素和可逆性危险因素。不可逆性危险因素包括遗传因素、家族史、性别、年龄、糖尿病病程等，是客观存在而目前的医疗条件下不可改变的因素，而所谓可逆性危险因素，是指在充分掌握现有的糖尿病医疗知识及医疗技能的条件下，通过不断地努力，可以改变的甚至逆转的危险因素，以避免或者延缓糖尿病大血管并发症的发生和发展。这些可逆性的危险因素主要包括：高血糖、高血压、血脂异常、肥胖、胰岛素抵抗、高胰岛素血症、血液高凝状态及不良的生活习惯等。本节内容主要介绍大血管病变的不可逆性危险因素，可逆性危险因素将在后续的章节中依次介绍。

一、遗传因素

临床实践中发现，部分糖尿病患者无论各项代谢指标控制如何，也不论糖尿病病程长短，并不出现糖尿病的慢性并发症或合并症，而有些患者，针对糖尿病大血管病变危险因素（血糖、血脂、血压等）积极干预，病情控制良好，并不能完全阻止大血管病变的发生，这也表明大血管病变的发生、发展可能与个体的遗传易感性有关。关于糖尿病心脑血管并发症遗传学方面的各项研究，主要着重于候选基因的确定，以及候选基因多态性和心脑血管并发症发生、发展之间的关系。全基因组关联研究（GWAS）是深入剖析疾病发病机制的有力手段，其在糖尿病慢性并发症研究领域亦取得了一定的突破和进展。部分基因突变、基因多态性与糖尿病慢性并发症有一定的关联性。近年来表观遗传学研究是糖尿病大血管病变的研究热点，其研究发现了一系列反应糖尿病大血管病变的表观遗传学标志物，可能在糖尿病大血管进程中发挥重要作用。

总结近年来遗传学研究，与糖尿病大血管并发症相关的基因主要分为以下几类：第一类血流动力学相关基因，如血管紧张素转换酶（ACE）基因、血管紧张素受体（AT）亚型 1 基因、内皮型一氧化氮合酶（eNOS）基因、血管紧张素原（AGT）基因；第二类胰岛素信号转导相关基因，如胰岛素受体底物－1（IRS-1）基因、β_3-肾上腺素受体基因；第三类代谢相关基因，如脂联素（ADPN）基因、亚甲基四氢叶酸还原酶（MTHFR）基因、载脂蛋白基因、胆固醇酯转运蛋白（CETP）基因；第四类血凝调节基因，如 β 纤维蛋白原基因、血浆纤溶酶原激活抑制物－1 基因、α2－抗纤溶酶基因、血栓调节素基因；其他还有对氧磷酸（PON）基因、表达基质金属蛋白酶 9（MMP－9）的基因等。这些候选基因突变或多态性可能通过影响表达产物的水平参与糖尿病大血管病变进程，但由于受到样品量、研究设计异质性和样品分层方法不同等因素影响，目前证据并不充分，且存在差异，其具体的作用机制及与大血管病变的关联性仍需进一步深入研究。

GWAS 是通过高通量基因分型技术在全基因组水平测定大规模群体 DNA 样本的高密度遗传学标记单核苷酸多态性或基因拷贝数变异，找寻与临床表型或疾病相关的易患基因或位点，从而进一步探索复杂性疾病遗传机制的研究方法。近年来，GWAS 在糖尿病相关慢性并发症，尤其是在糖尿病微血管并发症中的研究取得了一定的成果，但是在糖尿病大血管病变方面的研究仍在进一步探索中，有研究报道 Ⅳ 型胶原蛋白 A2 基因，DACH1 基因多态性与糖尿病心血管事件相关，而部分研究提示糖尿病性心血管事件的发生与基因变化导致的血脂血压变化有关。

表观遗传学是研究基因的核苷酸序列不发生改变的情况下，基因的表达活性发生了可遗传的变化，环境、饮食、药物等因素均可引起基因的表观遗传学变化，包括 DNA 甲基化、组蛋白修饰、微 RNA（miRNA）等，是近年来的研究热点。近年来发现了一些反映糖尿病大血管病变的表观遗传学标志物，如长散在核元件－1（LINE－1）甲基化、二甲基精氨酸二甲氨水解酶（DDAH2）启动子甲基化、Alu 重复序列的甲基化；沉默信息调节因子相关酶类 1（Sirt1）与 SET7 等组蛋白修饰相关酶；miRNA－126、miRNA－125b 等。表观遗传学虽属于遗传学的范畴，但这些表观遗传改变并不像基因序列的变化一样不可逆，这种改变是可逆的。寻找作用的标志物，进行积极干预，有望阻止糖尿病并发症的发生发展，降低糖尿病心血管病的发生风险。

二、年龄

年龄是影响动脉粥样硬化（AS）的独立危险因素，在正常人群中，随着年龄增长，AS 患病率有增加的趋势。国内外流行病学调查均显示，糖尿病慢性并发症患病率随着年龄增长而增加，尤其是糖尿病大血管病变，如冠状动脉粥样硬化性疾病、脑血管疾病、下肢动脉疾病等。这可能是因为随着年龄增长，患者高血压、高血脂、肥胖、血黏度高等动脉粥样硬化的危险因素增加，这些因素与长期的高血糖作用相互叠加，加速了糖尿病大血管病变的进程。

三、性别

在非糖尿病人群中，男性发生心血管疾病的风险比绝经前女性高 3～5 倍，这可能是因为女性雌激素可降低血浆胆固醇水平，并可刺激血管壁内皮细胞产生前列腺素，抑制血小板聚集，减低动脉粥样硬化的发生危险，对心血管起保护作用。但糖尿病女性患者心血管保护效应减低，近年来的流行病学调查报告与非糖尿病患者相比，2 型糖尿病女性患者心血管并发症发病风险增加 2～5 倍，而男性发病率增加 1～3 倍，女性患者冠心病的患病风险较男性高 2 倍。Framingham 队列 20 年随访研究也报道了糖尿病对女性患者心血管影响相对较明显，护士健康研究随访 20 年的亚组分析结果提示，年轻糖尿病女性（30～55 岁）与同龄非糖尿病女性相比，发生致死性冠心病的相对危险度可高达 9.19。女性糖尿病患者心血管保护效应减低的机制尚未阐明。芬兰的一项研究选取了 1000 名年龄在 45～64 岁的糖尿病患者，结果发现在校正了传统心血管危险因素后，女性心血管事件发生风险（HR14.7）仍显著高于男性（HR3.8），女性糖尿病患者心血管事件高风险主要与胰岛素抵抗因素相关（肥胖、高血压、高甘油三酯、HDL 水平低）。这些研究更加明确女性糖尿病冠心病发病风险升高，其具体机制有待进一步深入研究。

由于试验对象、试验设计和分析方法不同，既往关于糖尿病脑血管并发症发病风险的性别差异存在争议。近年来研究报道，与男性相比，女性糖尿病患者发生脑血管并发症风险更高。一项荟萃分析结果显示，女性糖尿病患者发生脑卒中风险为 2.28，而男性患者为 1.83。护士健康研究报道，糖尿病女性患者与非糖尿病女性患者相比，年轻糖尿病女性患者脑卒中风险升高 4 倍，缺血性脑卒中风险升高 6 倍。

正常人群中，外周动脉疾病患病率并不存在明显的性别差异，但女性 PAD 患者的病死率相对更高。目前关于糖尿病 PAD 发病风险性别差异的报道少。Framingham 队列 20 年随访结果提示，糖尿病女性患者间歇性跛行风险较对照人群增加 3~4 倍。此外研究发现，男性和女性糖尿病患者 PAD 的危险因素存在明显差异，BMI 和收缩压是男性糖尿病患者 PAD 患病的独立危险因素，而年龄、尿酸、胰岛素治疗是女性患者的危险因素。男女患者 PAD 发病危险因素的差异，提示我们要针对不同性别的患者，采取有效的治疗措施，以延缓患者外周血管疾病的进程。

四、糖尿病病程

糖尿病病程是大血管病变的独立危险因素已得到国内外研究者的广泛认可，随着糖尿病病程的延长，持续的高血糖状态使糖基化终末产物产生增加，抑制内皮细胞一氧化氮的产生与释放，促进血小板聚集增加，增加了氧化应激，刺激了炎症反应，从而促进动脉粥样硬化的产生，导致糖尿病大血管并发症发病风险、严重程度、病死率明显增加。由此可见，糖尿病病程是大血管并发症重要而不可改变的危险因素。

第三节 高血糖与糖尿病大血管病变

高血糖是糖尿病的主要特征，是心血管事件的独立危险因素。当糖尿病患者处于长期的高血糖状态时，可通过多种途径促进动脉粥样硬化病变的发生、发展，冠心病、缺血性脑疾病和下肢动脉病变等慢性并发症的发病风险显著增加。严格的血糖控制在延缓糖尿病微血管并发症中的重要作用已经得到了广泛认可，而血糖控制在糖尿病大血管并发症防治中的地位发生了变化。DCCT 和 UKPDS 长期随访结果显示，对处于糖尿病早期阶段的患者，强化控制血糖后，患者微血管病变、心肌梗死及死亡的发生风险显著下降；而对于糖尿病病程长、高龄且同时具有多项心血管危险因素或已发生过心脑血管事件的患者，强化血糖控制并不能降低心血管疾病和死亡的发生率。近年来的几项大型流行病学研究显示，在上述人群中，强化血糖控制反而会导致心血管病死率和全因死亡率的增加。因此，良好的血糖控制只是防治大血管病变的基础，目前大血管并发症的防治策略主张除血糖控制外，必须结合调脂和降压等综合干预措施，以降低心脑血管疾病发生率和病死率。

一、高血糖导致大血管病变的发病机制

大血管病变的病理特征是动脉粥样硬化性病变，其发生、发展主要经历了以下几个过程：在氧化应激和其他损伤因素的作用下，血管内皮细胞保护功能受损，表面表达黏附分子，并释放细胞因子和趋化因子，血流中单核巨噬细胞浸润内膜，转变成巨噬细胞，单核巨噬细胞吞噬氧化修饰的低密度脂蛋白后转变成泡沫细胞；而氧化脂质同时刺激内皮分泌多种生长因子，血管平滑肌细胞迁移进入内膜增殖活跃，一方面吞噬氧化脂质转变成泡沫细胞，另一方面产生细胞外基质，最终导致斑块形成、内膜增厚和血管壁的硬化。高血糖通过各种途径促进了动脉粥样硬化病变的发生、发展。

1. 晚期糖基化终末产物（AGEs）途径

高血糖可促进蛋白质和脂类非酶糖基化氧化产物的产生，进一步形成 AGEs，在动脉粥样硬化斑块形成各个环节中发挥重要作用。体内 AGEs 水平过高，引起血浆低密度脂蛋白（LDL）糖基化增多，糖基化的 LDL 清除明显减弱，易形成氧化型低密度脂蛋白，被单核巨噬细胞识别吞噬，形成泡沫细胞。另外，AGEs 特异性受体（RAGE）在血管内皮细胞、单核细胞、巨噬细胞、血管平滑肌细胞、周细胞和系膜细胞等表面表达，AGEs 可与血管壁细胞膜上 AGE 受体结合，诱导内皮细胞黏附分子表达，促进单核巨噬

细胞的迁移浸润释放各种炎症因子，刺激血管内皮生长因子（VEGF）的产生，引起新生血管增生和血管通透性增加。还可通过影响内皮细胞环氧化物的产生，抑制内皮细胞一氧化氮（NO）的产生与释放，NO 可使平滑肌细胞 cGMP 增加和血管舒张，还可抑制炎症细胞黏附于内皮，NO 的合成减少是血管病变发生发展的重要因素。此外 AGEs 诱导纤溶酶原激活抑制物－1（PA－1）和组织因子（TF）产生增加，促进血小板聚集增加，抑制纤溶。

基础研究发现，RAGE 基因敲除小鼠的动脉粥样硬化进程减慢，且对小鼠实行冠状动脉结扎术后，小鼠心肌梗死范围相对较小；而给 ApoE 基因敲除小鼠喂食可溶性 RAGE 作为内源性 RAGE 阻断剂后，小鼠动脉粥样硬化进程减慢。这表明，AGEs－RAGE 轴在糖尿病动脉粥样硬化病变进程中发挥重要作用。

2. 多元醇途径的激活

正常情况葡萄糖很少经多元醇通路代谢，但在持续高血糖状态下，多元醇通路激活，细胞内山梨醇堆积，造成细胞内高渗，引起细胞渗透性损伤，目前研究认为，该途径导致的细胞损伤发挥作用相对较小。此外，山梨醇氧化产生果糖。果糖及其代谢产物是潜在的糖基化底物，产生过多促进了 AGEs 的生成。此外旁路激活产生大量的还原型辅酶Ⅰ（NADH），而还原型辅酶Ⅱ（NADPH）减少导致抗氧化剂还原型谷胱甘肽生成减少，加剧了细胞内的氧化应激反应，NADH 水平增加，导致甘油三磷酸水平增加，活化了蛋白激酶 C（PKC）。动物实验研究发现，ApoE 基因敲除小鼠过表达 AR 后，动脉粥样硬化进程加剧，而抑制内源性多元醇途径后，动脉粥样硬化进程减慢。这表明多元醇途径激活在大血管病变发生过程中发挥一定的作用。

3. 蛋白激酶 C 的活化

PKC 属于丝氨酸/苏氨酸激酶家族，由 12 个成员组成，在心血管组织中表达的 PKC 亚型较多，而研究发现 PKC－β 与大血管病变的关系密切。高血糖状态下，无氧酵解途径中间产物二酰甘油（DAG）产生增多，导致 PKC 通路活化。PKC 的过度激活进一步引起以下多种病理变化：PKC 激活引起血管通透性增加；NADPH 氧化酶的活化，内皮功能紊乱，NO 产生减少；激活细胞内 AKT、ERK、P38－MAPK 等多种信号通路；改变 Egr－1、NFkB、SP－1 等转录因子的表达；增加了细胞因子和生长因子的表达。从而引起基质合成增多、血管新生及血管壁增厚等，导致动脉粥样硬化性病变。基础研究证实，敲除 ApoE 基因抑制小鼠内源性 PKC－β 表达或敲除 PKC－β，可改善动脉粥样硬化病变。

4. 氧化应激途径

氧化应激是指机体氧化和抗氧化机制的失衡，导致体内高活性分子（如活性氧簇等）产生过多或清除减少，从而引起组织损伤。近来研究显示，线粒体电子传递链中活性氧簇（ROS）生成过多可能是糖尿病慢性并发症的共同基础。糖尿病患者在高糖状态下，葡萄糖自身氧化、糖基化作用的增强，AGEs－RAGE 轴的活化，多元醇旁路的激活以及 PKC 的活化，还原途径的受损，导致 ROS 产生的增多。ROS 可以与机体蛋白质、脂肪、核酸等组分相互作用，使其机能退化，同时可以引起部分基因的错误表达，导致炎症反应，内皮功能的紊乱，平滑肌细胞的增殖、迁移，斑块的不稳定破裂，血栓的形成，最终促进动脉粥样硬化的进程。

5. 慢性炎症途径

动脉粥样硬化性病变既是一种代谢性疾病，也是一种慢性炎症性疾病，近来关于慢性炎症在发生发展中的作用已经越来越引起重视。研究发现，超敏 C 反应蛋白（hs－CRP）及白介素－6（IL－6）与动脉粥样硬化过程密切相关，在校正了传统的心血管危险因素后，hs－CRP 升高是糖尿病心血管并发症的独立危险因素。另一项研究证实，肿瘤坏死因子 α（TNF－α）、IL－6 在糖尿病大血管病变组显著升高，这表明 CRP、IL－6、TNF－α 等炎症因子可能参与糖尿病大血管病变发生、发展过程。中性粒细胞是一种炎症细胞，在感染性因素刺激下，可在其外部产生一种网状结构，捕捉病原体，导致的细胞死亡，称为 NETosis，近来研究发现该过程不只在感染性炎症反应中发挥重要作用，在非感染性炎症过程中也发挥一定作用。研究发现，高血糖可通过促进中性粒细胞外捕网的释放（NETosis），调节IL-6介导的慢性炎症过程，同时发现2型糖尿病患者中NETosis过程的标志物水平升高。这可能为炎症反应在糖尿病大血管并发症发病过程中的作用提供新的研究热点和突破口。

二、血糖控制与糖尿病大血管病变

1. 强化血糖控制与糖尿病大血管病变

强化血糖控制在糖尿病微血管并发症中的益处已被多个大型循证医学试验证实，而关于严格的血糖控制在糖尿病大血管并发症中发挥作用的研究结果不一，需要进行深入的探讨分析。1993年DCCT研究对1441例1型糖尿病患者进行了平均6.5年随访，结果证实，1型糖尿病患者经胰岛素强化治疗使血糖控制在接近正常水平（HbA1c为6.05%~7%），可有效延缓糖尿病视网膜病变、糖尿病肾病、糖尿病神经病变的发生并减慢其发展。随后93%的患者参加了后续的糖尿病流行病学干预和并发症研究（EDIC），进行了长期随访，结果报道强化血糖控制对糖尿病微血管并发症仍有保护作用，且原强化组非致死性心肌梗死、脑卒中和心血管死亡的相对风险较对照组降低了57%，反映了血糖与并发症具有惯性作用，早期血糖降至较低水平时所产生的效应在血糖回升后仍持续存在，认为是代谢记忆效应。

起始于1997年的UKPDS研究入选了3867例新诊断的2型糖尿病进行强化血糖控制的随机对照研究，常规治疗组主要接受生活方式干预，而强化治疗组患者在研究开始随机接受磺酰脲类药物或者胰岛素治疗，目标是将空腹血糖控制在6mmol/L以下。1998年公布的研究结果显示，强化治疗糖尿病微血管并发症的发生风险降低了25%，但是与常规治疗组相比，强化治疗组患者大血管并发症发病率及全因死亡率并未出现统计学显著的降低。然而，在此后10年的后续随访中发现，治疗1年后，两组间的HbA1c差异消失，但起始强化治疗组并发症发生率较低，任何糖尿病相关终点事件降低21%，心肌梗死降低33%，全因死亡风险降低27%，糖尿病相关死亡降低30%。UKPDS同期进行的使用二甲双胍对新诊断的肥胖2型糖尿病患者强化治疗10年随访研究结果提示，肥胖的2型糖尿病患者应用二甲双胍强化血糖控制降低了糖尿病相关终点事件的危险，并减少了体质量增加和低血糖的发生。UKPDS10年随访的研究结果表明，早期的强化降糖治疗可以产生良好的代谢记忆效应，显著降低2型糖尿病患者大血管并发症的发生率和病死率。

然而2008年两项大型临床试验结果公布，并未发现强化血糖控制的心血管获益。ADVANCE研究（格列齐特缓释片与百普乐对照评估研究）入选了11 140例2型糖尿病患者，强化组采用以格列齐特缓释片为治疗基础的强化治疗方案，强化控糖目标：HbA1c<6.5%。研究结果发现，强化降糖组复合终点累计发生率降低10%，糖尿病微血管并发症发生风险显著降低，但强化组大血管事件发生率并未显著降低，对大血管并发症或全因死亡并无显著的获益。ACCORD研究（控制糖尿病大血管风险因子行动）入选了10 251例2型糖尿病患者，入选患者平均年龄62岁，平均糖尿病病程10年，35%既往发生过心血管事件，强化控糖目标：HbA1c<6%。研究结果发现，严格控制血糖并未降低2型糖尿病心血管事件风险，甚至增加了心血管死亡风险。该试验也因为全因死亡率（14%）高于对照组（11%）而提前结束。VADT研究（美国退伍军人糖尿病研究）入选了1791名患有2型糖尿病的退伍军人，评估强化血糖控制与常规血糖控制对长病程糖尿病患者心血管事件的影响，强化控糖目标：HbA1c<6%。结果显示，强化降糖未能显著降低2型糖尿病心血管事件的发生率。但进一步的分层分析显示，病程小于12年的患者强化降糖控制可减少心血管事件，而病程大于12年患者强化治疗则获益有限。ACCORD、ADVANCE、VANT等大型的临床研究结果并未证实强化降糖的心血管获益，ACCORD研究甚至发现严格血糖控制增加了心血管死亡风险。这与之前UKPDS的研究结果出现分歧。这可能是UKPDS研究对象相对年龄较轻，且是初发的糖尿病患者，而其他的几项研究对象年龄偏大，且糖尿病病程长，多合并有其他心血管疾病危险因素，造成了研究结果的差异。

大量循证医学的证据表明，在强调早期强化降糖治疗使心血管获益的同时，对于高龄、长病程、有严重低血糖病史和晚期动脉粥样硬化的患者，宽松的治疗标准可能获益更大。因此《中国2型糖尿病防治指南（2017年版）》和2018年美国糖尿病学会更新的糖尿病医学诊疗标准中，均把大多数非妊娠成年2型糖尿病患者HbA1c控制目标设定为<7%；对于病程较短、预期寿命较长、无并发症、未合并心血管疾病的2型糖尿病患者，在无低血糖和其他不良反应的前提下，要求更严格的HbA1c控制目标（如<6.5%，甚或尽可能接近正常）；对于有严重低血糖史、预期寿命较短、有显著的微血管或大血管并发症，HbA1c控制目标相对更加宽松（如<8.0%）。强调个体化的治疗方案和治疗目标，对于减缓患者大血管并发症，降低全因死亡率有更大的获益。

2. 餐后高血糖与糖尿病大血管病变

近些年的研究发现，餐后高血糖与糖尿病大血管并发症的发生发展关系密切。糖尿病干预治疗（DIS）研究是一项针对新诊断的2型糖尿病患者的研究，结果显示，餐后高血糖是引起心肌梗死和增加心血管事件的危险因素。巴黎前瞻性研究也证实，在糖耐量减低或2型糖尿病患者中，死于冠心病的患者其葡萄糖负荷后2h血糖水平显著升高。这些研究结果表明，餐后或糖负荷后血糖与心血管风险及其结局相关。餐后血糖预测心血管事件的作用优于空腹血糖。多项流行病学的研究认为，餐后2h血糖（2hPG）是心血管死亡和全因死亡的独立危险因素和预测因素。餐后高血糖增加糖尿病心血管疾病风险的机制尚未完全明确，可能与血糖波动有关。急性的血糖升高会快速抑制NO释放，并增加内皮细胞黏附分子的表达，损伤了内皮细胞的保护功能，另外可使凝血酶的产生增加和活性增强，激活血栓形成。同时急性血糖波动比慢性持续性高血糖更显著地促进氧化应激反应和损伤内皮功能，并增加血小板反应性，导致餐后高凝状态。研究发现，餐后高血糖及血糖波动与颈动脉内中膜厚度增加有关，而降低餐后高血糖，减少血糖波动有可能减缓其进展。说明餐后高血糖在动脉粥样硬化病变进展过程中发挥重要作用。

目前关于针对性地控制餐后高血糖是否会使2型糖尿病患者心血管疾病发生的风险下降尚无明确的临床证据。HEART2D研究比较了餐后和空腹血糖对急性心肌梗死后2型糖尿病患者心血管结局的影响，该研究入组了1 115个患者，随机分入餐时和基础胰岛素治疗组，两组间HbA1c无明显差异，FPG和PPG比较差异有统计学意义。研究结果发现，降低餐后高血糖未能进一步降低心血管终点事件的风险。对该研究的亚组分析发现，在老年糖尿病患者中，控制餐后高血糖可减低心血管疾病发生风险。NAVI-GATOR研究（那格列奈和缬沙坦治疗糖耐量受损人群的预后研究）是迄今为止最大的2型糖尿病预防性研究，入组了9 306个糖耐量异常的患者，采用那格列奈/缬沙坦同时干预IGT和其他心血管危险因素。研究结果提示，与安慰剂组相比，服用短效胰岛素促泌剂那格列奈降低餐后血糖并不能延缓2型糖尿病的发生，也不能改善心血管疾病的预后。对短期评价血糖控制的临床试验的荟萃分析结果显示，与安慰剂比较，降低PPG的药物如阿卡波糖的治疗与心血管事件风险下降相关（心肌梗死的风险降低64%、任何心血管事件的风险降低35%）。

我国2型糖尿病患者多伴有餐后血糖升高，流行病学调查显示，新诊断的糖尿病患者中，约50%表现为单纯的PPG升高，而糖尿病前期中约70%为单纯性IGT。虽然目前并无充分的证据证实严格控制餐后高血糖比控制整体血糖能带来更好的心血管获益，但PPG增高是导致HbA1c升高的主要原因之一，PPG升高与糖尿病慢性并发症发生、发展相关性已经明确，因此，控制PPG是促使HbA1c控制达标以防治糖尿病慢性并发症的重要策略。

三、降糖药物心血管安全性的评估

糖尿病是冠心病的等危症，与正常人群相比，糖尿病患者血管并发症发病风险显著增加。目前针对糖尿病心脑血管并发症已采取一系列的预防和治疗措施，但心脑血管并发症仍是糖尿病患者致死致残的主要原因。大量流行病学研究表明，血糖异常与大血管并发症之间存在线性的关系，HbA1c每增加1%，糖尿病大血管并发症发病风险增加16%。但是与降压降脂治疗不同，降糖治疗的过程更加复杂，强化降糖治疗并不确定能带来良好的心血管获益。因此，目前对于临床上降糖药物进行了一系列心血管事件的评估，以期在控制血糖的同时带来更多的心血管获益。

1. 双胍类药物

目前临床上使用的双胍类药物主要是盐酸二甲双胍。双胍类药物的主要药理作用是通过减少肝脏葡萄糖的输出和改善外周胰岛素抵抗而降低血糖。许多国家和国际组织制定的糖尿病诊治指南中均推荐以二甲双胍作为 2 型糖尿病患者控制高血糖的一线用药和药物联合中的基本用药。UKPDS 研究中对新诊断的肥胖 2 型糖尿病患者随机分组，分别采用二甲双胍和饮食控制治疗，结果发现服用二甲双胍治疗的患者糖尿病相关终点事件风险下降 32%，糖尿病相关死亡下降 42%，而所有原因的死亡下降 36%，较非肥胖者相比，接受二甲双胍治疗心肌梗死风险下降了 39%。UKPDS10 年随访的结果也进一步证实二甲双胍的心血管保护作用。随后进行的一项随机安慰剂对照试验结果表明，胰岛素治疗加用二甲双胍的患者，其大血管并发症发病率和病死率下降，且二甲双胍可以减少体质量，协同降糖，减少胰岛素的用量。REACH 研究结果提示，二甲双胍治疗 2 年，全因死亡相对风险下降 24%。HOME 研究结果提示，二甲双胍联合胰岛素治疗比单用胰岛素治疗可以显著减少大血管事件风险。中国 SPREAD 研究结果显示，对于冠心病病史的 2 型糖尿病患者，与格列吡嗪相比，二甲双胍组的主要终点事件发生风险降低 46%。一些队列研究也证实了二甲双胍的心血管保护作用。近来两项荟萃分析结果并未发现二甲双胍可以延缓 2 型糖尿病心血管并发症的发生率。对 UKPDS 结果进一步分析提示，二甲双胍联合磺酰脲类药物治疗相比磺酰脲类药物单药治疗，反而会增加心血管的死亡风险，但是试验分析样品量相对较小。

2. 磺酰脲类药物

磺酰脲类药物属于胰岛素促泌剂，主要药理作用是通过刺激胰岛 β 细胞分泌胰岛素，增加体内的胰岛素水平而降低血糖。1970 年 UGDP（大学组糖尿病计划研究）研究结果提示，甲苯磺丁脲增加心血管死亡的风险。大量的观察性研究也报道了与二甲双胍治疗相比，磺酰脲类药物增加糖尿病心血管死亡风险。因此其心血管危险性已引起广泛关注。但目前多项大型临床研究，如 UKPDS、ADVANCE、ACCORD 研究均选用磺酰脲类药物作为强化治疗方案，并未发现其可显著增加糖尿病心血管事件的发生率和死亡率。因此磺酰脲类药物在心血管安全性方案仍需进一步地研究探讨。

3. 噻唑烷二酮类药物

噻唑烷二酮类药物通过激活过氧化物酶体增殖激活受体 γ（PPAR-γ），增加了肌肉、肝脏、脂肪等组织的胰岛素敏感性，该类药物主要包括罗格列酮和吡格列酮。大量观察性研究提示，罗格列酮可以增加心衰和糖尿病患者死亡的风险。一项全国回顾性队列研究（65 岁以上）结果提示，与吡格列酮相比，罗格列酮增加了脑卒中、心衰和全因死亡的风险。一项荟萃分析结果表明，罗格列酮增加了心肌梗死的风险和心血管疾病的死亡风险。这些研究报道使罗格列酮在心血管安全性方面的问题引起了广泛关注。2009 年公布的 RECORD 研究（罗格列酮心血管预后评价及糖尿病血糖调节研究）对罗格列酮心血管安全性进行了全面的评估，结果表明罗格列酮可以增加糖尿病患者心衰的风险（HR 2.1），并不会增加心肌梗死和全因死亡风险。PROactive 研究（吡格列酮大血管事件临床试验）入组了 5 238 例高危 2 型糖尿病患者，随访了 34.5 个月，结果发现吡格列酮降低了次要终点事件，包括全因死亡、心肌梗死和脑卒中。同时吡格列酮增加了心衰的住院率，但并不增加心衰相关的死亡率。IRIS 研究（吡格列酮用于缺血性卒中后胰岛素抵抗治疗）结果提示，接受吡格列酮治疗的非糖尿病患者，脑卒中和心肌梗死的风险降低，但并不降低病死率。综上所述，噻唑烷二酮类药物并不会带来心血管获益，且基于罗格列酮对心血管结局的不良影响，2008 年开始，FDA 要求加强对降糖药物的心血管安全性方面的监测。

4. α-糖苷酶抑制剂

α-糖苷酶抑制剂通过抑制碳水化合物在小肠上部的吸收而降低餐后血糖。适用于以碳水化合物为主要食物成分和餐后血糖升高的患者。STOP-NIDD 研究结果提示，阿卡波糖在降低糖尿病转化率的同时，显著降低 IGT 人群心血管事件发生风险。MARCH 研究结果也提示，对于新诊断的 2 型糖尿病患者，阿卡波糖除降低血糖的效能与二甲双胍相当之外，还能改善血脂（降低甘油三酯、增高高密度脂蛋白胆固醇，并具有降低总胆固醇的趋势），提示阿卡波糖可能存在心血管保护作用。近来公布的 ACE 研究是迄今为止规模最大的中国糖尿病前期干预研究，以评估糖耐量受损人群进行药物干预的血糖情况及心血管风险，结果显示，在阿卡波糖组中，复合心血管事件发生率较对照组无统计学意义差别，应用阿卡波糖治疗未能降低受试者主要复合心血管终点事件风险。因此对于合并糖调节受损的冠心病患者，阿卡波糖可能不具有心血管保护作用。

5. 二肽基肽酶－4 抑制剂

二肽基肽酶－4 抑制剂（DPP－4）抑制了胰高血糖素样肽－1（GLP－1）的灭活，使得内源性的 GLP－1 水平升高，促进了胰岛 β 细胞分泌胰岛素，抑制了胰岛 α 细胞分泌胰高血糖素。一些回顾性研究的荟萃分析提示，DPP－4 抑制剂可能降低糖尿病心血管发病风险，但 3 项大型的随机对照试验并未证实 DPP－4 抑制剂心血管保护的假说。沙格列汀的 SAVOR 研究入组了 16 492 例高危 2 型糖尿病患者，结果提示沙格列汀组糖尿病患者心衰住院率升高，但沙格列汀并不增加全因死亡率。阿格列汀的 EXAMINE 研究入组了 5 380 例近期内发生过急性冠脉综合征的 2 型糖尿病患者。结果表明，阿格列汀并不增加患者心血管死亡和心衰的风险。后续的数据分析显示，阿格列汀增加入组时有心衰症状的患者心衰的发生率。西格列汀的 TECOS 研究入组了 14 735 例有明确心血管病史的 2 型糖尿病患者，结果表明，与安慰剂相比，西格列汀治疗不会增加任何不良心血管终点事件发生率，充分论证了其心血管安全性。总的来说，综合分析这 3 项药物临床试验结果，可以认为此类药物整体的心血管安全性良好。

6. 胰高血糖素样肽－1 受体激动剂

GLP－1 受体激动剂通过激动 GLP－1 受体而发挥降低血糖的作用。GLP－1 受体激动剂以葡萄糖浓度依赖的方式增强胰岛素分泌、抑制胰高糖素分泌，并能延缓胃排空，通过中枢性的食欲抑制来减少进食量。GLP－1 受体广泛分布于血管内皮细胞、平滑肌细胞和心肌细胞，说明这一类药物可能在心血管系统中发挥一定作用。一系列的基础研究证实，GLP－1 受体激动剂可以改善胰岛素敏感性，左室重构和心肌收缩力。多项大型的随机对照研究也评估了 GLP－1 受体激动剂在高危人群心血管疾病方面发挥的作用。利司那肽的 ELIXA 研究入组了 6 068 例近期内发生过急性冠脉综合征的 2 型糖尿病患者，结果发现与对照组相比，利司那肽并未降低心血管死亡风险。利拉鲁肽的 LEADER 研究入组了 9 340 例 2 型糖尿病心血管事件高危患者，结果报道利拉鲁肽组与安慰剂组患者主要终点事件发生率分别为 13.0% 与 14.9%，心血管死亡率分别为 4.7% 与 6.0%，全因死亡率分别为 8.2% 与 9.6%，两组间非致死性心肌梗死、非致死性卒中与因心衰住院无统计学显著性差异。由此可见利拉鲁肽治疗可以显著降低糖尿病患者大血管事件的发生率以及死亡率。索马鲁肽的 SUSTAIN－6 研究进一步证实，GLP－1 受体激动剂对心血管的保护作用。研究报道，索马鲁肽组患者主要终点（心血管死亡、非致死性心肌梗死、非致死性卒中）风险显著下降了 26%。这些结果表明，GLP－1 受体激动剂能够为糖尿病患者带来大血管获益，但这些药物获益的最终机制仍有待进一步的探讨。

7. 钠－葡萄糖协同转运蛋白 2 抑制剂

钠－葡萄糖协同转运蛋白 2（SGLT2）抑制剂通过抑制肾脏肾小管中负责从尿液中重吸收葡萄糖的 SGLT2 降低肾糖阈，促进尿葡萄糖排泄，从而达到降低血液循环中葡萄糖水平的作用。SGLT2 抑制剂有减轻体质量和降低收缩压的作用，提示其可能在心血管系统中起到一定作用。恩格列净的 EMPA－REG OUTCOME 研究纳入 7 020 例 2 型糖尿病心血管事件高危患者，平均随访 3.1 年。研究显示，恩格列净不仅可以降低复合终点（心血管死亡、非致死性心肌梗死和非致死性卒中）风险，还能降低心衰住院风险、心血管死亡风险以及全因死亡风险。这一研究结果肯定了恩格列净对 2 型糖尿病患者心血管的保护作用，关于其具体的作用机制，以及其他的 SGLT2 抑制剂在心血管方面的作用仍需进一步地研究探讨。

第四节　高血压与糖尿病大血管病变

高血压是糖尿病的常见合并症之一，流行状况与糖尿病类型、年龄、是否肥胖以及人种等因素相关，其发生率国内外报道不一，为30％~80％。我国门诊就诊的2型糖尿病患者中约30％伴有已诊断的高血压。1型糖尿病患者出现的高血压常与肾脏损害加重相关，而2型糖尿病患者合并高血压通常是多种心血管代谢危险因素并存的表现，高血压也可出现在糖尿病发生之前。糖尿病与高血压的并存使心血管病、卒中、肾病及视网膜病变的发生和进展风险明显增加，也增加了糖尿病患者的病死率。大量的临床研究证实，控制高血压可显著降低糖尿病并发症发生和发展的风险。因此对于糖尿病合并高血压的患者，在控制血糖的同时，合理地控制高血压至关重要。

一、糖尿病合并高血压的流行病学

据WHO报道，糖尿病患者高血压的患病率为20％~40％，为一般人群高血压发病率的2~3倍，单纯收缩期高血压在糖尿病患者中更为常见。UKPDS研究结果报道，新诊断的2型糖尿病患者高血压占50％。国内的一份调查研究显示，2型糖尿病高血压的患病率为45％，其中新诊断的2型糖尿病的高血压患者占21％。在非糖尿病人群中，男性高血压的发病率相比女性更高，而到64岁以后，这种性别的差异基本消失，男、女高血压发病率相当。但在糖尿病人群中，女性高血压的发病率反而高于男性患者，且女性患者心血管死亡的风险增加，其具体机制不详，这可能一方面由于女性高血压发病风险高，另一方面与女性的糖耐量异常有关。

高血压患病率存在种族差异。流行病学研究报道，2型糖尿病其高血压患病率在加拿大为50％，美国为30％。美国进行的研究显示，45~75岁的美国黑人比白种人高血压的患病率高。这可能与其肥胖发病率高、遗传倾向和环境因素等相关。最近研究发现，在美国黑人的高血压患者中，肾脏钠处理的功能减退，导致了高血压、糖尿病发病率的升高。NHANES数据分析提示，与美国黑人和白种人相比，墨西哥人糖尿病的发病率高，但未控制的糖尿病和高血压的风险反而更低。

青少年糖尿病患者高血压患病率也显著升高，TODAY研究（青少年糖尿病多中心治疗）入组了699名10~17岁的青少年患者，研究结果提示随访结束后高血压发病率（33.8％）较基线（11.6％）时显著升高；与成人不同的是，青少年糖尿病患者男性高血压发病率相对更高。

二、糖尿病合并高血压致病机制

高血压和糖尿病的共同存在可显著加速糖尿病慢性并发症的进程，这两种疾病的组合可使糖尿病大血管并发症和合并症的风险升高，病死率增加，其共同的致病机制主要包括：肾素血管紧张素醛固酮系统（RAAS）的活化、氧化应激、慢性炎症、血管舒张功能受损、交感神经系统兴奋性增加、免疫功能紊乱和肾脏钠代谢紊乱等。肥胖和内脏脂肪堆积在糖尿病、高血压的发病过程中发挥关键作用。

1. 肾素血管紧张素醛固酮系统激活

内脏脂肪过多导致慢性低度炎症和氧化应激，引起血管紧张素原（AGT）和血管紧张素Ⅱ（ATⅡ）的产生增多，激活了RAAS系统。ATⅡ可以作用于血管紧张素Ⅱ的1型受体（AT1R），引起ROS产生增多，损伤胰岛素信号通路，导致内皮功能紊乱，胰岛素抵抗和高血压。此外RAAS系统活化，醛固酮产生增多，可以作用于盐皮质激素受体（MR），肾脏远端小管和集合管钠重吸收增加，容量扩张导致血压增加。另外醛固酮还可通过改变细胞的氧化还原状态，干扰内皮功能，引起血压增加。

2. 胰岛素抵抗和高胰岛素血症

研究表明，约50％的高血压患者存在系统性的胰岛素抵抗。一方面，在正常生理情况下，胰岛素可通过激活 PI3K/AKT 信号通路，活化内皮细胞一氧化氮合酶，刺激 NO 的释放，舒张血管；另一方面，胰岛素也可以通过激活 MAPK 通路，刺激收缩血管因子的产生，例如内皮素－1、PAI－1、血管细胞黏附分子－1 等。正常情况下，血管扩张与血管收缩之间达到平衡，维持正常的血压。但在胰岛素抵抗情况下，这种平衡被打破，导致内皮功能失调、细胞增殖、血管收缩、硬化、重构，血压升高。

胰岛素抵抗和高胰岛素血症使交感神经兴奋，激活 RAAS 系统，血管紧张素 Ⅱ 产生增加，其受体直接导致血管收缩，另外还可干扰胰岛素信号通路，导致胰岛素抵抗，加速高血压的发生。同时，交感神经活性增强引起血管收缩，骨骼肌血流量减少，使糖利用障碍，也加速了胰岛素抵抗的发生。

另外，胰岛素可以促进肾脏钠的重吸收，减少钠的排泄。有研究表明，高胰岛素血症可能通过影响肾脏近端小管的钠氢交换和远端小管的钠通道，最终导致钠潴留，容量超负荷，引起血压的升高。但这一结论目前仍存在争议，需要进一步地研究探讨。

3. 氧化应激

氧化应激在胰岛素抵抗、糖尿病、高血压的发病过程中发挥重要作用。在一些刺激因素的作用下，血管内皮细胞和平滑肌细胞的黄嘌呤氧化酶（XO）、一氧化碳合酶、线粒体呼吸链活化，ROS 产生增多。ROS 可作用于血管内皮引起直接的组织损伤，同时可以减少 NO 的生成，损伤 NO 介导的血管舒张作用，导致血管收缩。此外，ROS 产生增多，可以激活炎症通路导致组织损伤。炎症通路激活，黏附分子、促炎症的细胞因子、TNF－α、IL－1、IL－6、CRP 等炎症因子表达增加，同时促进了 TGF－β、PAI－1 的表达，最终导致了血管的纤维化、硬化、重构，血压升高。

三、血压的控制与糖尿病大血管病变

多项临床研究证实，糖尿病合并高血压患者控制血压可以带来心血管获益，延缓糖尿病并发症的发生发展，严格控制糖尿病合并高血压患者的血压可以使心血管疾病的风险降低 20%～70%。UKPDS 研究在严格控制血压与 2 型糖尿病大血管、微血管并发症危险因素的关系报告中，证实了糖尿病合并高血压患者发生慢性并发症的危险性增加，而将血压控制在允许的范围内，可减少大血管和微血管并发症的发生率和病死率。该研究将 1 148 例 2 型糖尿病合并高血压患者随机分为常规降压组（研究结束时实际血压降至 154/87mmHg）和强化降压组（研究结束时实际血压降至 144/82mmHg），结果表明强化降压治疗可使 2 型糖尿病相关性死亡发生率降低 32%，脑卒中发生率降低 44%，糖尿病视网膜病变发生率降低 37%。进一步分析结果提示，收缩压平均下降 10mmHg，糖尿病患者死亡率下降 5%，心肌梗死的死亡率下降 11%，微血管并发症下降 13%。从而得出糖尿病大血管及微血管并发症与收缩压密切相关的结论。

HOT 研究（血压最佳治疗试验）强调更好地控制舒张压带来的心血管获益，该研究对 1 501 名糖尿病合并高血压的患者平均随访 3.8 年，结果发现与最高血压目标值组（舒张压<90mmHg）相比，最低血压目标值组（舒张压<80mmHg）主要心血管事件发生率降低了约 50%，脑卒中减少了 30%，心血管病病死率下降了 6%。

ADVANCE 研究结果也显示，在糖尿病人群中积极降压治疗显著降低了研究的主要终点发生率 9%，使大血管疾病的风险分别下降 8%，全因死亡率下降 14%，心血管死亡率下降 18%，所有冠心病事件下降 14%，所有心脏事件下降 21%。SHEP 研究（老年收缩期高血压研究）主要观察 60 岁以上的老年收缩期高血压对心血管疾病的影响，其中糖尿病亚组观察了 661 例糖尿病合并收缩压增高的患者，经过有效的降压后，主要心血管事件发生率显著下降。这些研究结果肯定了控制血压给糖尿病患者带来的心血管获益，提示糖尿病患者在控制血糖的同时控制血压的重要性。

四、血压的控制目标

基于流行病学资料和多项大型随机对照研究的结果，世界卫生组织（WHO 2003 年）、美国糖尿病学会（ADA 2008 年）、美国心脏协会（AHA 2007 年）、欧洲高血压协会（ESH）/欧洲心脏病学会（ESC

2007 年）、英国高血压协会（BHS 2004 年）、中华医学会糖尿病学分会和高血压分会所发表的相关指南均建议糖尿病患者的血压控制目标为<130/80mmHg。但近期发表的多项大型的临床研究结果和荟萃分析对这一控制目标提出了质疑。

ACCORD-BP 研究是探讨 2 型糖尿病患者降压目标的里程碑式研究。该研究入选了 4 733 例具有心血管事件高危风险的 2 型糖尿病患者，随机分为两组，强化治疗组控制目标为收缩压<120mmHg，而标准治疗组的控制目标为收缩压<140mmHg，平均随访 4.7 年，强化治疗组患者平均收缩压降至 119.3mmHg，而标准治疗组降至 134.5mmHg。结果发现，两组间的主要复合终点事件发生率（非致死性心肌梗死、非致死性脑卒中、心血管疾病所致的死亡）差异无统计学意义，强化治疗组较对照组的脑卒中风险降低，但强化治疗组的严重不良事件（如低血压、晕厥、心律失常、肾功能减退等）较标准治疗组增多。INVEST 研究旨在探讨控制血压对 CAD 风险的影响，其亚组研究随访分析了 6 400 例高血压伴糖尿病和 CAD 患者，按血压控制水平分为严格控制组（收缩压<130mmHg）、普通控制组（130mmHg≤收缩压<140mmHg）和非控制组（收缩压≥140mmHg）。结果发现，非控制组的心血管事件发生率较普通控制组升高，但普通控制组与严格控制组间并没有统计学差异，且在延长随访时发现，严格控制组比普通控制组的全因死亡率更高。ONTARGET 研究（替米沙坦单独及联合雷米普利疗效的全球性试验）分析了在心血管事件高危人群（已经存在动脉粥样硬化疾病或伴有器官损伤的糖尿病患者）中，控制血压对心血管事件的影响，其中 37.5％的患者同时伴有糖尿病与高血压。其最终研究结果得出一条"J"形曲线，即心血管死亡率最低点的收缩压为 130mmHg，而心肌梗死最低点收缩压为 126mmHg。控制收缩压<125mmHg 反而会增加心血管事件的致死率。这些大型的临床随机对照研究研究对血压控制目标提出了质疑，认为控制收缩压<130mmHg 时，并不能降低糖尿病患者心血管事件发生率及死亡率，甚至会增加严重不良事件的发生，而过于强化血压控制甚至会增加心血管事件死亡的风险。

一些大型荟萃分析结果也证实，强化降压治疗并不能带来更多的心血管获益。2011 年的一项荟萃分析入选了 13 项随机临床试验，包括了 37 736 例 2 型糖尿病/糖调节受损合并高血压的患者，平均随访（4.8±1.3）年。结果显示，与标准降压组（收缩压≤140mmHg）相比，强化降压组（收缩压≤135mmHg）的全因死亡降低 10％，卒中风险降低 17％，但严重不良事件增加 20％；而两组在其他大血管、微血管事件上所得数据差异无统计学意义。其中收缩压≤130mmHg 的亚组，脑卒中风险进一步降低，回归分析也显示收缩压降至 120mmHg，均与脑卒中风险呈直线相关；但在降低其他大血管/微血管事件发生率并没有获益，同时也提示强化降压严重不良事件风险增加 40％，并得出一条"J"形曲线，即当血压进一步降低，心脏事件风险反而增加。2015 年的一项荟萃分析入选了 40 项临床试验，包括了 100 354 名糖尿病患者，研究结果提示收缩压每下降 10mmHg，全因死亡、心血管事件、脑卒中、蛋白尿及视网膜病变的风险均显著下降。以收缩压大于或小于 140mmHg 进行的分层研究发现，除了脑卒中、视网膜病变和肾功能衰竭以外，其他终点事件在血压小于 140mmHg 亚组的发病率反而升高，更低的血压控制并不能带来良好的心血管获益。在一些有高危因素的亚组，如有脑卒中病史和视网膜病变的患者，更严格的血压控制（收缩压>130mmHg）可以延缓疾病的发展。

这些大型的随机对照临床试验和荟萃分析的结果为 2 型糖尿病血压控制目标的制定提供了新的循证医学的证据。这些研究结果提示，糖尿病合并高血压患者的血压水平并非控制得越低越好，随着血压水平的降低，可进一步降低脑卒中的风险，但对心血管事件并不能进一步获益，甚至过低的收缩压水平反而会增加冠心病的风险。国内外各项指南和专家共识关于糖尿病患者高血压的控制目标也发生了变化。2013 年美国 ADA 糖尿病医学诊疗标准将糖尿病合并高血压的患者血压控制目标调整为<140/80mmHg，2013 年中国糖尿病防治指南也认为糖尿病患者血压控制目标应该为<140/80mmHg。2014 年美国高血压成人治疗指南（JNC8）和 2016 年美国 ADA 糖尿病医学诊疗标准将糖尿病合并高血压血压控制目标调整为<140/90mmHg，认为较低的目标（<130/80mmHg）适合部分患者。2018 年美国 ADA 糖尿病医学诊疗标准沿用了<140/90mmHg 的控制目标，并指出，对于有冠心病高危因素的患者，在不产生不良后果

的前提下，收缩压应控制在 130mmHg 以下，而对于预期寿命长、慢性肾脏病、蛋白尿、有冠心病或高危因素的患者，舒张压应控制在 80mmHg 以下。《中国 2 型糖尿病防治指南（2017 年版）》指出，一般糖尿病合并高血压患者的降压目标应低于 130/80mmHg，但对于老年或伴严重冠心病的糖尿病患者，考虑血压过低会对患者产生不利的影响，可采取相对宽松的降压目标值。总之，要综合评估糖尿病患者的年龄、病程、其他的心血管危险因素和合并症，采用个体化的原则，制定适合的降压目标，帮助患者控制血压，延缓糖尿病并发症的进展，提高患者的生存质量，降低病死率。

五、高血压的治疗

对于糖尿病合并高血压降压治疗方案的选择，《中国 2 型糖尿病防治指南（2017 年版）》和 2018 年美国 ADA 糖尿病医学诊疗标准均提出应视初始血压水平而定。糖尿病患者的血压水平如果超过 120/80mmHg 即应开始生活方式干预以预防高血压的发生。血压≥140/90mmHg 者可考虑开始药物降压治疗。糖尿病患者血压≥160/100mmHg 或高于目标值 20/10mmHg 时应立即开始采用降压药物治疗，并可以采取联合治疗方案。

生活方式的干预是控制高血压的重要手段。DASH 研究（血压膳食疗法的研究）结果证实，在非糖尿病人群中，通过调整膳食可获得与高血压单药治疗同样的降压效果。生活方式的干预包括合理饮食、控制体质量、限盐（<2.3g/d）、限制饮酒、戒烟、适当运动（有氧运动 3～5 次/周）等。生活方式的调整也可以帮助患者控制血糖和血脂，因此对于糖尿病合并高血压患者，血压≥120/80mmHg 即可开始进行生活方式的干预，以达到预防高血压、协助降糖降脂的作用，延缓糖尿病大血管并发症的发生。

目前用于 2 型糖尿病合并高血压治疗的药物主要包括五大类，如血管紧张素转换酶抑制剂（ACEI）、血管紧张素 II 受体阻滞剂（ARB）、钙通道阻滞剂（CCB）、利尿剂和 β 受体阻滞剂等。开始药物治疗时，应根据患者血压的严重情况决定治疗方案，对于血压在 140～155/90～99mmHg 患者，可先单药降压治疗，而对于血压≥160/100mmHg 患者，多采用联合治疗方案控制血压。虽然合并高血压的 2 型糖尿病患者的心血管获益主要取决于血压的下降幅度，但有临床研究显示不同类型的降压药物导致患者的预后有所不同。HOPE 研究证实抑制肾素血管紧张素系统（RAS）使心血管高危人群受益，糖尿病亚组心血管终点事件减少均高于总体效果。ADVANCE-BP 的研究结果显示，以 ACEI 为基础的降压治疗方案可使大血管和微血管的复合终点进一步降低 9%，全因死亡率降低 14%，肾脏疾病风险降低 21%。NAVIGA-TOR 研究结果报道了与安慰剂组相比，服用缬沙坦治疗可使糖耐量异常患者发生 2 型糖尿病的风险显著降低 14%。ACEI 和 ARB 类药物可以降低微量白蛋白尿，延缓糖尿病肾病的进展，具有肾脏保护作用。因此目前国内外指南均推荐 ACEI 或 ARB 类药物作为治疗 2 型糖尿病合并高血压病的首选药物。使用此类药物的患者应每年监测血肌酐、肾小球滤过率和血钾水平。

对于一些严重的高血压患者，为达到降压目标，可选择联合用药方案。联合用药推荐以 ACEI 或 ARB 为基础的降压药物治疗方案，但不推荐 ACEI 联合 ARB 类药物，可以联合使用钙通道阻滞剂、小剂量利尿剂或小剂量选择性 β 受体阻滞剂。在联合方案中更推荐单片固定复方制剂（ARB/CCB，或 ARB，或 ACEI/利尿剂）。固定复方制剂在疗效、依从性和安全性方面均优于上述药物的自由联合。CCB 类药物是 2 型糖尿病高血压的二线选择，与 ACEI 或 ARB 类药物联用降压疗效强。ACCOMPLISH 研究（收缩性高血压患者预防心血管事件的联合治疗）结果表明，联合使用 CCB 和 ACEI 类药物组患者的心血管疾病发病率和病死率更低。β 受体阻滞剂可以降低胰岛素敏感性，加重糖代谢紊乱，且可掩盖低血糖，除了合并心力衰竭和心肌梗死的患者，一般情况下并不作为高血压的优先选择，高选择性的 β_1 受体阻滞剂，例如奈必洛尔，可能更适用于糖尿病合并高血压的患者。

另外，由于糖尿病患者易出现夜间血压增高和清晨高血压的现象，《中国 2 型糖尿病防治指南（2017 年版）》还指出可在 24h 动态血压评估的基础上指导及调整药物使用，必要时可考虑睡前服药。优选长效制剂有效平稳控制 24h 血压（包括夜间血压与晨峰血压），以减少血压昼夜波动，预防心脑血管病事件发生。

六、降糖药物对血压的影响

近几年来不少新的糖尿病降糖药物问世，对这些药物的研究发现，部分新型的降糖药物具有降血压的作用。临床研究发现 SGLT-2 抑制剂恩格列净可使血压下降 3~5mmHg，而其他 SGLT-2 抑制剂（如达格列净和坎格列净）也发现了类似的降压效果。SGLT-2 抑制剂降压一般认为主要与尿钠排出增多导致血容量的减少有关，体质量下降、更好的血糖控制和血管硬化的改善等诸多因素可能也有助于血压的改善。另外，有研究认为 GLP-1 受体激动剂也可以使收缩压下降 2~3mmHg，但是部分研究和荟萃分析结果仍存在分歧。这些新型降糖药物的研究为我们开阔了视野，在降糖治疗的同时降低血压可以带来更好的心血管获益，延缓糖尿病大血管并发症的发展。

第五节　血脂异常与糖尿病大血管病变

糖尿病与血脂异常是心血管疾病的独立危险因素，二者之间存在明显的相关性，脂代谢异常在糖尿病及其慢性并发症的病理生理过程中发挥重要作用。2 型糖尿病患者血脂紊乱的发生率高，可存在多种血脂异常，涉及多个因素，作用机制复杂。其脂代谢异常主要表现为血甘油三酯（TG）、极低密度脂蛋白（VLDL）、游离脂肪酸（FFA）水平升高，高密度脂蛋白胆固醇（HDL-C）水平下降，持续性餐后高脂血症以及低密度脂蛋白胆固醇（LDL-C）水平轻度升高，小而密的 LDL（sLDL）和小而密的 HDL 均增加。这些血脂代谢异常是引起糖尿病血管病变的重要危险因素。其中 LDL-C 在 2 型糖尿病患者心血管并发症发生发展中起着重要的作用，因此调脂治疗的首要目标是降低 LDL-C。循证医学的证据表明，改善 2 型糖尿病患者脂代谢紊乱的情况可以明显减少患者的病死率和心血管事件的死亡风险。国际多个指南包括心血管、内分泌相关指南均支持针对 2 型糖尿病患者严格控制血脂，而目前我国糖尿病患者血脂控制情况并不尽如人意。在我国 2 型糖尿病患者中，3B 研究结果显示，72% 患者合并高血压和（或）血脂异常，而合并血脂异常的糖尿病患者应用他汀类药物治疗比例仅为 40.2%，约有 50% 的糖尿病患者未进行指南推荐的降脂治疗，故强调优化降脂治疗的重要性，加强 2 型糖尿病患者的血脂控制，对于减少患者的大血管并发症，降低病死率尤为重要。

一、糖尿病合并血脂异常的流行病学

糖尿病患者多合并血脂代谢的异常，而血脂代谢异常是导致动脉粥样硬化性疾病的原因，也显著加剧了糖尿病大血管病变的进展。2 型糖尿病血脂代谢的异常主要表现为空腹和餐后 TG 水平的升高，HDL-C 水平的降低，而 TC 和 LDL-C 在糖尿病患者与正常人群之间差异不大，部分研究表明女性糖尿病患者伴有轻度的 LDL-C 水平的升高。Framingham 心脏研究结果表明，糖尿病患者的血 TC、LDL-C 与对照组相比无明显差异。美国国家健康和营养检查调查（NHANES）也得出了相似的结论，该调查以 LDL-C>100mg/dl 作为诊断标准，结果发现约 25.3% 糖尿病患者伴有血 LDL-C 升高，正常人群比例为 24.3%，两组间并无明显差异。UKPDS 的结果则提示与对照组相比，糖尿病患者血 TC、男性患者血 LDL-C 水平并无明显差异，而女性糖尿病患者表现为轻度的血 LDL-C 水平的升高。这些流行病学资料提示，即使糖尿病患者血 LDL-C 的绝对水平并没有显著地升高，但其 LDL-C 颗粒的糖基化和氧化性质发生了改变，表现为一种小而密的 LDL，更容易导致糖尿病动脉粥样硬化性病变，促进了大血管病变的发生、发展。

2 型糖尿病血脂代谢的异常还表现为空腹和餐后 TG 水平的升高，HDL-C 水平的降低。Framingham 心脏研究结果提示，与非糖尿病人群相比，糖尿病患者多表现为高甘油三酯血症（糖尿病组：男性

19%，女性 17%；对照组：男性 9%，女性 8%）和低 HDL-C 血症（糖尿病组：男性 21%，女性 25%；对照组：男性 12%，女性 10%）。在 UKPDS 的研究中，糖尿病患者约 50% 伴有高甘油三酯血症。心脏保护研究（HPS）结果发现男性（21%）和女性（25%）糖尿病患者表现为低 HDL-C 血症，较对照组（男性 12%，女性 10%）升高了约 2 倍。

我国血脂异常的患病率逐渐增加，糖尿病患者伴有血脂异常的现象更为普遍。2012 年我国的一项流行病学调查研究入选了 46 239 名成年人（≥20 岁）进行血脂水平的分析。数据显示，我国成年人中，31.5% 成年人 TC＞5.18mmol/L，20.4% 成年人 LDL-C＞3.37mmol/L，22.3% 成年人 HDL-C＜1.04mmol/L，与既往的流行病学数据相比，中国人平均 TC 和 TG 水平均显著升高。与西方国家相比，我国血脂异常的知晓率、治疗率和控制率相对更低。3B 研究是一项非干预性、观察性的横断面研究，共纳入全国 100 多家医院的 25 450 例门诊 2 型糖尿病患者，以了解其血压、血脂以及血糖 3 项指标达标率。研究结果表明，42% 的 2 型糖尿病患者伴有血脂紊乱，达到血脂控制的患者（LDL-C＜2.6mmol/L）比例不到 40%，其中包括已经使用降脂药的患者，平均 LDL-C 水平为 2.86mmol/L。综合分析表明，血糖（HbA1c＜6.5%）、血压和血脂综合达标的患者比例不到 4%，以 HbA1c＜7% 为目标也仅为 12%。这些国内的研究表明，随着生活方式的改变和人口的老龄化，我国血脂代谢紊乱和糖尿病患病率同样呈显著上升的趋势，且两种代谢异常多相互作用，最终导致动脉粥样硬化性病变的发生、发展。我国血脂、血糖、血压等心血管疾病危险因素的控制情况很差，如不进行有效的干预，未来我国心血管疾病导致的死亡率将会显著增加。

二、糖尿病合并血脂异常的致病机制

2 型糖尿病合并血脂异常的作用机制复杂，至今尚未完全阐明，在胰岛素抵抗、糖尿病前期的患者中也发现了高 TG、低 HDL-C 和小而密 LDL 的血脂谱，这表明单纯的血糖升高无法解释糖尿病患者出现的血脂代谢异常，而目前观点认为胰岛素抵抗和胰岛素分泌不足在其发病过程中发挥至关重要的作用。

高甘油三酯血症是 2 型糖尿病中最常见的血脂异常，在糖尿病血脂代谢紊乱中发挥重要作用。血 TG 水平升高主要是富含 TG 的脂蛋白产生增多，而清除减少，在外周血中堆积。在胰岛素抵抗或分泌不足的情况下，肌肉对葡萄糖的利用障碍，激素敏感脂酶活性增强，脂肪组织分解释放大量的游离脂肪酸（FFA），这种游离的非酯化的脂肪酸在 2 型糖尿病患者中不能转化为酮体，作为一种原料进入肝脏，导致肝脏 VLDL、TG、TC 合成增加，富含 TG 的脂蛋白在血中堆积。正常情况下，脂蛋白脂酶（LPL）的合成和分泌需要依赖胰岛素的作用存在，而糖尿病患者存在胰岛素作用的不足或缺乏，导致 LPL 活性显著下降，LPL 是 TG 的水解酶，其活性下降使 VLDL 粒子清除障碍，同时 VLDL 的过剩使 LPL 结合位点饱和，进一步引起乳糜微粒聚集和餐后脂蛋白的清除缓慢。肝脏 VLDL 的过度合成和富含 TG 的脂蛋白粒子（包括乳糜微粒、中密度脂蛋白、VLDL 及残粒蛋白等）的清除障碍，最终导致空腹和餐后的高 TG 血症。因此，只要糖尿病患者存在胰岛素作用的不足，LPL 活性必然下降，会导致 TG 水平的升高，临床上表现为大多数新发未治疗的糖尿病患者血甘油三酯水平明显升高；而给予胰岛素或胰岛素促泌剂治疗后，LPL 活性可恢复正常，患者血 TG 水平也相应下降。另外有研究表明，某些糖尿病患者的高 TG 血症与遗传性脂蛋白代谢紊乱有关。例如遗传性的载脂蛋白 E2 纯合子可能有 Ⅲ 型高脂血症，杂合子 LPL 缺陷可能导致严重的高 TG 血症。有遗传缺陷引起的高 TG 血症，血中 TG 水平非常高，而且患者血糖控制后，血 TG 水平未见明显下降。糖尿病引起的脂代谢异常可随着血糖的下降而减轻。高甘油三酯血症会影响 LDL 亚组的分布和 HDL 的代谢，导致餐后的高血脂，影响凝血因子，富含 TG 的脂蛋白体积小，容易进入动脉壁并被氧化吞噬，导致动脉硬化。

HDL-C 和载脂蛋白 A-Ⅰ（ApoA-Ⅰ）水平降低是 2 型糖尿病中脂质紊乱的另一典型特征。HDL 的主要作用是在 ApoA-Ⅰ 和卵磷脂-胆固醇酰基转移酶（LCAT）等的作用下将胆固醇从肝外组织运送到肝脏进行代谢。2 型糖尿病时富含 TG 的脂蛋白水平升高，在血浆胆固醇酯转移蛋白（CETP）的作用下，HDL、LDL 的 TC 与 VLDL 和乳糜微粒间的 TG 之间交换加速，使 HDL−TG 增加，而 HDL−TC 成分降低。HDL−TG 被肝脏脂肪酶或脂蛋白脂酶水解，而 ApoA−Ⅰ经肾小球滤过和肾小管的分解代谢增加，导致 ApoA−Ⅰ水平的下降。ApoA−Ⅰ分解速率增加也是 HDL−C 水平下降的主要原因。使用胰岛素或胰岛素促泌剂治疗后 HDL−C 水平可升高。

LDL 的变化在糖尿病动脉粥样硬化性病变中发挥至关重要的作用。LDL 是胆固醇的主要载体，是胆固醇转运和进入细胞的主要形式。LDL 的受体是一种糖蛋白，可以介导细胞摄取 LDL 及促进 LDL 的降解，正常情况下，LDL 绝大多数经由受体通路清除。糖尿病患者血糖和血 TG 浓度升高，使单核细胞释放大量的自由基，且蛋白质的糖化中间产物也释放自由基。此时血液中自由基浓度增多使脂质的过氧化作用增强，LDL 的过氧化导致其结构发生变化，不易被 LDL 受体识别，LDL 受体通路的代谢受阻，血中 LDL 的摄取和清除减慢，同时过氧化脂质可增强单核巨噬细胞的趋化性，LDL 非受体清除增加，巨噬细胞吞噬了较多含胆固醇的 LDL 粒子，脂质在细胞内堆积形成泡沫细胞，沉积在动脉内皮下，形成动脉硬化的早期结构。

另外，与非糖尿病患者相比，糖尿病患者血 LDL−C 的浓度可能不高，LDL 成分和性质的异常表现为 LDL 粒子相对含 TG 较多而含 TC 较少，易合成小而密的 LDL，更具致动脉粥样硬化的作用。许多研究提示 2 型糖尿病患者 LDL 亚型中小而密的 LDL 明显占优势。国外研究发现，糖尿病患者小而密的 LDL 水平较非糖尿病人群高 2 倍。中国香港的一项研究发现，非糖尿病人群女性小而密的 LDL 显著低于男性，而糖尿病组女性和男性小而密的 LDL 水平相当。在糖尿病患者中这种性别差异的消失一定程度上解释了女性糖尿病患者较非糖尿病患者冠心病保护作用减弱的原因。2 型糖尿病患者空腹及餐后血浆 TG 水平升高，使 LDL−TG 增多，肝脂酶的活性增加，导致富含 TG 的 LDL 脂解，形成 sLDL。sLDL 具有更强的致动脉粥样硬化作用，主要表现为 sLDL 血浆清除速度慢，原因是 sLDL 分子内的 ApoB100 与 LDL 受体亲和力低，使得 sLDL 不易被 LDL 受体识别和清除，其在血浆中的清除速率减慢，在血液循环中的滞留时间长，有更多的机会进入动脉壁；sLDL 易黏附于血管壁，sLDL 颗粒中含唾液酸的含量较低，所带负电荷较少，与动脉壁内膜的蛋白多糖亲和力增强，且其结合能力与浓度成正比，sLDL 容易黏附于血管壁上，在动脉壁滞留，进而易于进入血管内皮细胞，导致胆固醇沉积，形成斑块；sLDL 易进入动脉壁内，sLDL 颗粒较小，易于穿过动脉壁的内皮细胞，在动脉壁内皮下间隙沉积聚集，并被动脉壁内的巨噬细胞吞噬，进而产生粥样硬化的斑块；sLDL 易于氧化，sLDL 对铁铜离子介导的氧化作用阻力较弱，被氧化修饰成 ox−LDL，不被 LDL 受体识别，但可被巨噬细胞通过清道夫受体识别，巨噬细胞吞噬 sLDL，形成泡沫细胞，沉积在动脉管壁；sLDL 还可抑制血管内皮细胞通过 NO 调控血管张力的作用加大，促进内皮细胞合成血栓烷的作用，从而导致血管收缩、血黏滞度增加和血栓形成，管腔狭窄。由此可见，血浆中 sLDL 水平与糖尿病尤其是糖尿病大血管病变密切相关。

血浆中富含 TG 的脂蛋白浓度升高，HDL 浓度减低以及 sLDL 浓度升高被称为是致动脉粥样硬化性脂蛋白表型，而糖尿病患者合并的血脂代谢紊乱正是局部这种动脉粥样硬化的高危因素。研究表明，血浆 TG 水平大于 1.5mmol/L 时，sLDL 浓度迅速上升，而血浆中 HDL 的浓度与富含 TG 的脂蛋白水平呈负相关，由此可见血浆中 TG、HDL 和 sLDL 常同时存在，相互影响，共同作用，促进了大血管病变的发展。

三、血脂异常与糖尿病大血管病变

脂代谢紊乱增加了 2 型糖尿病患者大血管疾病的发生风险，是心血管疾病的重要危险因素。循证医学证据表明，高 TG、低 HDL 和高 sLDL 血症与斑块形成、动脉粥样硬化病变密切相关，但它们各自在动脉粥样硬化疾病中发挥的作用不尽相同。目前研究已经肯定了 LDL−C 在动脉粥样硬化病变发展过程中的作用，降低 LDL−C 水平可以显著降低糖尿病大血管病变的发生风险。近来的研究发现，使用贝特类药物降低血 TG，提高 HDL−C 的水平，可以改善糖尿病大血管病变的预后。

1. 胆固醇与糖尿病大血管病变

（1）胆固醇与心血管事件关系：大量的临床流行病学资料表明，血 TC 和 LDL-C 浓度升高是冠心病的重要危险因素。七国研究是以美国、荷兰、芬兰、希腊、日本、意大利与前南斯拉夫共七个国家 16 个队列的 12 763 名 40～59 岁的男性作为研究对象。通过 10 年的随访研究发现，七国人群的血 TC 含量中位数悬殊，为 4.03～6.82mmol/L，且心血管死亡率随着血 TC 的增高而上升，血 TC 的水平在影响冠心病的发生率方面起着至关重要的作用。美国 Framingham 心脏研究通过 30 年的追踪观察证实，血 TC 高于 7.8mmol/L 的患者中，90％的患者可发生冠心病，有心肌梗死史的男性平均血 TC 为 5.2～7.0mmol/L，血 TC≥8.0mmol/L 的患者比血 TC<4.9mmol/L 的患者冠心病的发生风险增加了 7 倍。且研究还发现 LDL-C 水平与冠心病危险性呈正相关，但 HDL-C 则与其呈明显负相关。多危险因素干预试验（MRFIT）是美国的一项研究，入选了 356 222 名 35～57 岁的男性，按照年龄分为 5 组，其 TC 水平亦按照 5 分法，结果发现在 6 年内，冠心病死亡风险随着年龄增长和血 TC 水平的升高呈进行性增高。按照 5 分位法分组的血 TC 水平，其中最低的一组平均为 4.3mmol/L，而依次增高的第二、三、四、五组的冠心病死亡率分别较最低组增加了 29％、73％、121％和 242％。血 TC 水平与发生冠心病危险构成一条连续的曲线。血 TC 水平的升高是导致冠心病死亡率增高的最重要的单一危险因素。健康与营养调查研究（NHANES）是一项涉及美国 6 000～13 000 名 20～74 岁成人的有关血脂状态的分阶段的全国性大型调查研究，结果表明美国人群血 TC 水平的下降将使冠心病发病率与死亡率减低。包括中国在内的 17 个国家的血 TC 水平与冠心病死亡率相关性的研究，反映两者之间的密切关系，即凡血 TC 平均水平升高者，冠心病死亡率也明显升高，这种量—效关系，当根据各国所观察的资料做出综合分析时，比单个的队列研究所反映的情况更加明显。许多大规模临床试验的结果也进一步明确了血浆胆固醇与冠心病之间的关系。北欧辛伐他汀生存研究（4S）、胆固醇和再发事件研究（CARE）、普伐他汀长期治疗缺血性疾病研究（LIPID）、西苏格兰冠心病预防研究（WOSCOPS）和德克萨斯空军冠状动脉粥样硬化预防研究（AF-CAPS/TexCAPS）这 5 项研究是冠心病防治史上的经典研究，这些临床均采用他汀类降脂药物，结果发现 LDL-C 水平大幅度降低，冠心病死亡率和致残率明显减低，尤其是总体死亡率显著下降。这些研究充分肯定了降低胆固醇带来的心血管获益。

糖尿病患者血 TC 和 LDL-C 的水平可不升高或轻度升高，但与非糖尿病患者相比，外周血中小而密的 LDL 水平显著提升，小而密的 LDL 相比大而松的 LDL 有更强的导致血管粥样硬化的作用。循证医学的证据表明，降低 TC 和 LDL-C 水平能显著降低糖尿病患者发生大血管病变和死亡风险。英国 UKPDS 研究纳入了 2 693 例无冠心病的 2 型糖尿病患者，平均年龄为 25～65 岁，随访 8 年的结果显示其中发生冠状动脉疾病的 280 例，非致死性或致死性心肌梗死 192 例。结果证实，血 LDL-C、HDL-C 水平分别是糖尿病患者冠心病风险的第一位和第二位预测因素，LDL-C 每升高 1mmol/L，发生冠心病的危险性增加了 57％；而每下降 1mmol/L，发生冠心病的危险性可下降 36％。美国的强心研究（Strong Heart Study）结果发现糖尿病患者 LDL-C 每增加 0.26mmol/L，冠心病的发生风险增加了 12％。一项荟萃分析入选了 14 项他汀类治疗的随机临床试验，包括 18 686 例糖尿病患者和 71 370 例非糖尿病患者，平均随访 4.3 年，结果发现糖尿病患者 LDL-C 每下降 1mmol/L，全因死亡减少 9％，血管性死亡减少 13％，非血管性死亡无显著性下降，此外，主要血管事件减少 21％，心肌梗死或冠脉死亡减少 22％，冠脉重建需求减少 25％，脑卒中减少 21％。

上述流行病学资料和临床研究的结果表明，以 LDL-C 升高为主要表现的高胆固醇血症是动脉粥样硬化性心血管疾病的最重要的危险因素，糖尿病患者积极有效地降低 LDL-C 可以显著降低心血管事件发生率和死亡率，LDL-C 是干预血脂异常的主要靶点。

（2）降低胆固醇与糖尿病大血管病变：临床研究的结果证实，在糖尿病患者中经过积极的调脂治疗，降低胆固醇水平，可明显降低糖尿病患者大血管并发症的发生和发展。他汀类药物，即 3-羟基-3 甲基戊二酰辅酶 A（HMG-CoA）还原酶抑制药，是目前最有效的降低总胆固醇和低密度脂蛋白的药物。他汀类药物的作用机制是竞争性抑制内源性胆固醇合成限速酶 HMG-CoA 还原酶阻断细胞内羟甲戊酸代谢途径，使细胞内胆固醇合成减少，从而反馈性刺激细胞膜表面 LDL 受体数量和活性增加，血清胆固醇清除增加、水平降低。临床上主要用于降低胆固醇尤其是 LDL-C，治疗动脉粥样硬化。临床研究发现，应用他汀类药物降脂治疗可以改善 2 型糖尿病患者大血管病变的结局。

4S 研究亚组分析结果提示，糖尿病患者应用辛伐他汀后冠心病风险降低 55%，总死亡率降低 43%。英国心脏保护研究（HPS）对 5 963 名 40～80 岁的糖尿病患者 5 年随访结果发现，辛伐他汀组（40mg/d）LDL 为 2.3mmol/L，安慰剂组为 3.3mmol/L，辛伐他汀组 LDL-C 平均降低 37%，两组间总死亡率无显著差异，但辛伐他汀组冠心病死亡和心血管事件减少了 22%。其结论是辛伐他汀治疗降低胆固醇后，伴有冠心病的糖尿病患者预后明显改善。糖尿病患者具有较高的冠心病事件复发及其他动脉粥样硬化事件的绝对危险性，故可以认为降低胆固醇带来的绝对临床受益度明显高于非糖尿病的冠心病患者。阿托伐他汀糖尿病协作研究（CARDS）是第一个评估他汀类药物在 2 型糖尿病心血管事件一级预防中的作用。该研究入选了 2 838 例无冠心病史的 2 型糖尿病患者，并至少具有高血压、视网膜病变、蛋白尿或吸烟之一的危险因素，分别接受阿托伐他汀（10mg/d）或安慰剂治疗。随访 3.9 年后，治疗组患者心血管事件发生和死亡风险显著降低 37%，脑卒中风险下降 48%，总死亡率减少 27%，接受他汀类药物治疗带来的心脑血管获益成效显著，所以该试验提前 2 年终止。英国益格鲁-斯堪的纳维亚心脏终点试验-降脂分支（ASCOT-LLA）研究分析了 2 226 名既往有心血管疾病病史的伴有高血压的糖尿病患者的数据表明，采用阿托伐他汀降脂治疗与安慰剂组相比，可以使心血管事件的发生风险下降 25%。氟伐他汀钠干预研究（LIPS）报道 2 型糖尿病患者常规使用氟伐他汀钠，可使心血管事件的死亡风险下降 47%。

部分临床试验证实强化降脂治疗可以给糖尿病患者带来更大的心血管获益。治疗新靶点研究（TNT）糖尿病亚组入选了 1 501 名有冠心病史的糖尿病患者，随机分为两组，接受阿托伐他汀 80mg/d 的强化降脂治疗或者 10mg/d 的常规治疗剂量，结果发现强化降脂治疗组患者主要终点事件（出现首项心血管重大事件，包括死于冠心病、非致命与手术或操作无关的心肌梗死、复苏生还、致命或不致命脑卒中）的发生风险显著下降。普伐他汀或立普妥疗效评估及抗炎治疗（PROVE-IT）研究结果证实，强化降脂治疗（阿托伐他汀 80mg/d）与标准降脂治疗（普伐他汀 40mg/d）方案相比，能显著降低糖尿病患者主要终点事件的发生率。

此外，临床研究和荟萃分析的结果提示，一些新型的降脂药物，主要包括依折麦布和前蛋白转化酶枯草杆菌转化酶/可馨型 9（PCSK9）抑制剂，也可以通过降低胆固醇、LDL-C 的水平，降低心血管事件的发生风险。依折麦布是选择性 TC 吸收抑制剂，通过选择性抑制肠黏膜 TC 转运蛋白，减少肠道内 TC 吸收，降低血 TC 水平及肝脏 TC 储量。IMPROVE-IT 研究结果发现，与单用辛伐他汀相比，辛伐他汀联合依折麦布可使 LDL-C 水平降低 24%，并能降低心肌梗死 13% 发生率。PCSK9 抑制剂通过抑制 PCSK9，加强肝脏对 LDL-C 颗粒的清除，降低 LDL-C 水平。一项荟萃分析数据表明，使用 PCSK9 抑制剂组较不使用组 LDL-C 水平降低 47.49%，全因死亡率降低 55%。

这些大型的临床研究和荟萃分析的结果表明，血浆胆固醇水升高是糖尿病大血管病变的独立危险因素，应用降脂药物降低血胆固醇，主要是 LDL-C 的水平，无论在一级还是二级预防，都可以降低糖尿病大血管病变的发生和死亡风险，改善患者的预后。

2. 甘油三酯与糖尿病大血管病变

许多流行病学资料表明血甘油三酯浓度升高与冠心病之间关系密切。Framingham 心脏研究认为血浆 TG 水平是 50 岁以上女性发生冠心病的独立危险因素。对于 50 岁以上的男性，TG 也发挥着致冠心病的作用。冠脉造影研究观察到富含甘油三酯的脂蛋白（TRLS）与冠脉狭窄程度呈显著正相关，其在动脉粥样硬化病变进展中发挥重要作用，可能作用于动脉粥样硬化病变的早期。有研究结果提示，血 TG 水平是心肌梗死发生的独立危险因素。

血 TG 水平升高是 2 型糖尿病患者血脂异常的重要组成部分。贝特类药物是降低血 TG 的主要药物，并伴有 LDL-C 水平降低 10%，同时其还有部分地升高 HDL-C 水平的作用。非诺贝特干预降低糖尿病事件研究（FIELD）入选了 9 795 例 2 型糖尿病患者，其中 7 664 例患者无心血管疾病病史，随机分为非诺贝特组和安慰剂组。研究结果发现，非诺贝特组降低一级终点事件与安慰剂组并无显著差异。但接受非诺贝特治疗，总心血管事件显著降低了 11%，冠脉再血管化治疗降低了 21%。进一步分析提示 TG 升高和 HDL-C 降低的 2 型糖尿病患者可因非诺贝特治疗获得更多的心血管获益。ACCORD 血脂研究将 5 518 例 2 型糖尿病高危患者随机分为两组，接受辛伐他汀联合非诺贝特和辛伐他汀加安慰剂的治疗。结果发现，非诺贝特和辛伐他汀联合治疗的安全性良好，但与辛伐他汀单药治疗相比，联合治疗未能显著降低主要终点事件的发生率。以色列急性冠脉综合征调查（ACSIS）结果发现，与他汀类单药治疗相比，他汀类药物和贝特类药物联用可使糖尿病患者急性冠脉综合征发生率显著下降。

以贝特类药物为主要治疗手段，以降低血 TG 水平作为治疗目标，对于延缓 2 型糖尿病患者大血管事件发生、发展仍需进一步研究探讨。目前的观点认为，对于糖尿病患者而言，多数患者的 TG 水平在血糖控制满意后可得到明显改善，所以轻度升高的 TG 水平，不需要在血糖未控制以前使用降低 TG 的药物，而在血糖控制满意后，TG 水平仍然未达标时可以选用贝特类药物。

3. HDL-C 与糖尿病大血管病变

HDL 具有将肝外组织中尤其是动脉壁内过多的胆固醇转运至肝脏进行分解代谢的功能（即胆固醇的逆向转运），可以防止游离胆固醇在肝外组织细胞上的沉积，被认为是一种重要的抗动脉粥样硬化的血浆脂蛋白，是血管的"清道夫"，是冠心病的保护因子。临床流行病学资料表明，HDL-C 浓度减低与心血管疾病的发生和死亡风险密切相关。一项前瞻性研究表明，即使在总胆固醇水平正常的人群中，血浆 HDL-C 水平也与冠心病的发生呈显著的负相关。血浆 HDL-C<1.24mmol/L 者冠心病危险性较血浆 HDL-C≥1.66mmol/L 者高 3~4 倍。对 1 799 例 60 岁以下的男性急性心肌梗死患者进行的研究，分析了急性心肌梗死与血浆 HDL-C 的关系，结果发现血浆 HDL-C<1.07mmol/L 者患急性心肌梗死的可能性较血浆 HDL-C>1.47mmol/L 高 3.3 倍。Shah 等对 68 名已成功接受经皮冠状动脉成形术（PTCA）患者追踪观察平均 9 个月，发现冠状动脉再狭窄组血浆 HDL-C 水平明显低于无冠状动脉再狭窄者，且血浆 HDL-C 水平与 PTCA 术后冠状动脉再狭窄的危险性以及再狭窄出现的时间均密切相关。

HDL-C 水平减低是 2 型糖尿病血脂代谢紊乱的另一典型表现。2 型糖尿病时 HDL 粒子中 TG 含量增加和 HDL 粒子的非酶糖化均影响胆固醇的逆向转运，而非酯化的胆固醇向 HDL 转运的异常使 HDL 上的 ApoA-Ⅰ和 ApoA-Ⅱ分解加速，HDL 降低。此外，2 型糖尿病中，ApoA-Ⅰ分解速率增加也是 HDL-C 水平下降的主要原因。英国 UKPDS 研究结果提示，LDL-C 的升高、HDL-C 的降低是糖尿病心血管事件排名第一、第二的风险因素，HDL-C 每升高 0.1mmol/L，发生冠心病的风险可降低 15%。由此可见，血 HDL-C 水平降低是 2 型糖尿病患者心血管并发症的危险因素，HDL 功能严重受损可进一步增加冠心病的发生风险。目前关于升高 HDL-C 治疗的临床研究报道为数不多，且多同时伴有血 LDL-C 和 TG 水平的变化。有临床研究报道升高血 HDL-C 水平并不能给糖尿病患者带来显著的心血管获益。关于升高 HDL-C 水平在糖尿病患者的作用仍需进一步研究探讨。

四、调脂治疗目标

2 型糖尿病患者血脂异常多表现为血 TG 水平升高、HDL-C 水平降低，LDL-C 水平轻度升高或正常，sLDL 水平升高。这些血脂代谢异常是引起糖尿病大血管病变的重要危险因素。循证医学证据表明，降低 TC 和 LDL-C 水平可以显著降低糖尿病患者发生大血管病变和死亡风险。所以目前的中外指南将 LDL-C 作为降脂治疗的主要靶标，但开始调脂治疗的血脂水平和要求达到的控制目标并不完全相同。

2004 年，美国胆固醇教育计划成人治疗组第三次制定的标准（NCEP-ATPⅢ）定义糖尿病为冠心病的等危症，在高危人群中（患有 CVD 或其他危症的患者），血浆 LDL-C>3.4mmol/L 就应进行调脂治疗，控制目标为 LDL-C<2.6mmol/L；并进一步增加了极高危人群的降脂目标：LDL-C<1.8mmol/L

是可供选择的治疗目标。

2011 年欧洲心脏病学会（ESC）和欧洲动脉粥样硬化学会（EAS）携手发布了欧洲首个血脂异常的管理指南，该指南强调了心血管危险度决定降脂治疗的选择，取消了血脂合适范围的描述，认为干预靶点应多样化，但 LDL-C 仍是治疗的主要靶点，而 HDL-C 不作为干预靶点。该指南对于极高危人群的界定更加宽泛，且治疗目标更加严格（LDL-C<1.8mmol/L 或 LDL-C 下降>50%）。

2013 年美国心脏病学会（ACC）和美国心脏协会（AHA）血脂管理指南不再推荐具体的 LDL-C 治疗目标值，对于接受他汀类药物治疗的患者不再常规监测血浆 LDL-C 的水平。该指南推荐了一种新的 ASCVD 风险评估体系来估算患者未来 10 年发生 ASCVD 的风险评分方法，以决定是否启用他汀类药物治疗。

2015 年 ADA 指南以 2013 年的 ACC/AHA 指南为基础，也提出取消 LDL-C 治疗的目标值，推荐依据患者的心血管危险度决定他汀药物治疗强度：年龄<40 岁，除糖尿病外无 CVD 危险因素无须使用他汀药物，若存在 CVD 的危险因素应使用中等强度或高强度他汀药物，如存在明确的 CVD 应使用高强度他汀药物治疗；年龄 40～75 岁，如无额外 CVD 危险因素应使用中等强度他汀药物治疗，如存在 CVD 危险因素或明确的 CVD 应使用高等强度他汀药物治疗；年龄>75 岁者，如无额外 CVD 危险因素应使用中等强度他汀药物治疗，如存在 CVD 危险因素应使用中等强度或高强度他汀药物治疗，如存在明确的 CVD 应使用高强度他汀药物治疗；当糖尿病患者 TG≥1.7mmol/L 和（或）HDL-C 降低（男性<1.0mmol/L，女性<1.3mmol/L），在优化血糖控制及强化生活方式干预后，TG 仍未降低，且空腹 TG≥5.7mmol/L，若相关继发性疾病发生风险高，应考虑药物治疗，以减少胰腺炎发生风险。

2016 版欧洲血脂异常管理指南推荐 LDL-C 作为治疗首要靶标，推荐第二治疗靶标为非 HDL-C，并依据心血管危险分层推荐治疗目标值，对于有明确心血管疾病病史的患者，LDL-C 控制靶标是<1.8mmol/L，非 HDL-C 的控制靶标是<2.6mmol/L。

《中国成人血脂异常防治指南（2016 年修订版）》和《中国 2 型糖尿病防治指南（2017 年版）》均指出，推荐设立调脂目标值，并推荐将降低 LDL-C 作为首要目标，而非 HDL-C 作为次要目标。临床首选他汀类调脂药物，并根据患者 ASCVD 危险高低进行评估，控制目标：极高危 LDL-C<1.8mmol/L，高危 LDL-C<2.6mmol/L。起始宜应用中等强度他汀类药物，根据个体调脂疗效和耐受情况，适当调整剂量，若胆固醇水平不能达标，与其他调脂药物联合使用，可获得安全有效的调脂效果。如果 LDL-C 基线值较高，现有调脂药物标准治疗 3 个月后，难以使 LDL-C 降至所需目标值，则可考虑将 LDL-C 至少降低 50% 作为替代目标。临床上也有部分极高危患者 LDL-C 基线值已在基本目标值以内，这时可将其 LDL-C 从基线值降低 30% 左右。LDL-C 达标后，若 TG 水平仍较高（2.3～5.6mmol/L），可在他汀类调脂药物治疗的基础上加用降低 TG 药物如贝特类（以非诺贝特首选）或高纯度鱼油制剂。如果空腹 TG≥5.7mmol/L，为了预防急性胰腺炎，首先使用降低 TG 的药物。

大量的临床研究和荟萃分析已经证实，降脂治疗可以显著降低糖尿病患者发生心血管事件的风险，中外的各个指南虽然降脂治疗的目标不尽相同，但都以 LDL-C 作为干预的主要靶点，对于那些有 ASCVD 明确病史、有 CVD 危险因素及血脂异常的 2 型糖尿病患者应启动调脂治疗，临床上首选他汀类调脂药物，而对于我国 2 型糖尿病患者而言，临床上起始应用低、中强度他汀类调脂药物，调脂达标后，应长期坚持治疗，以降低糖尿病大血管事件的发生和死亡率。

五、他汀类药物对血糖的影响

他汀类药物是预防和治疗动脉粥样硬化性心血管疾病不可动摇的基石，其在延缓糖尿病大血管病变发生、发展中的作用已经得到广泛认可。近年来越来越多的研究发现大剂量他汀类药物会增加新发糖尿病的风险。

其实早在 2001 年发表的西苏格兰冠心病预防研究（WOSCOPS）中就注意到他汀类药物与新发糖尿

病之间的关系，该研究认为他汀类药物可使糖尿病发生风险下降30%。但近来多个大型的他汀类药物治疗的临床研究结论与之相反。HPS、ASCOT-LIA、CORONA等研究发现，采用他汀类降脂治疗可分别使糖尿病发生风险增加了14%、15%和14%。Koh等的研究表明，在高胆固醇血症的患者中使用阿托伐他汀10mg、20mg、40mg和80mg治疗2个月后，HbA1c分别较基线升高了2%、5%、5%和5%，空腹胰岛素同时升高了25%、42%、31%和45%。Bays等在代谢综合征的患者中也观察到他汀类药物可以使血糖轻度上升。

大量的荟萃分析结果也提示他汀类可增加糖尿病的发生风险。一项荟萃分析入选了13项他汀类研究的随机临床试验，共91 140名受试者，平均随访4年。结果发现，与安慰剂和标准治疗方案相比，大剂量他汀类治疗使新发糖尿病风险增加9%。也就是说255个采用他汀类治疗的受试者，4年后1名患者发生糖尿病，但是同时阻止了5.4名患者发生冠心病。另一项荟萃分析结果提示与中等剂量的他汀类药物相比，大剂量他汀类药物增加新发糖尿病风险，但同时显著减少新发心血管疾病的风险。

目前仍缺乏确切的证据证实大剂量他汀类药物与糖尿病之间的关系，一方面他汀类药物具有抗炎、增加胰腺血流和改变脂肪因子水平的作用，可能促进了糖代谢，但另一方面他汀类药物可以减少胰岛素的分泌，降低胰岛素敏感性，使血糖升高，其具体的作用机制仍需进一步探讨。大剂量他汀类治疗可显著减少患者心血管疾病发生和死亡的风险，所以对于那些既往有冠心病、脑卒中史或者存在心血管疾病高危因素的人群，糖尿病合并血脂代谢异常的患者，他汀类药物降脂治疗可以带来心血管的获益，仍然是首要的选择。

第六节　肥胖与糖尿病大血管病变

肥胖是指机体脂肪总含量过多和（或）局部含量增多及分布异常，是一种由遗传和环境等因素共同引起，并对健康造成一定影响的慢性代谢性疾病。近年来，随着社会经济发展，生活方式的改变，高糖、高脂、高能量的食物摄入过多，而体力活动减少，导致机体内能量摄入大于消耗，产生了能量的正平衡，将剩余的能量转化为脂肪在体内积聚，引起体质量超常。肥胖已经成为一种现代社会文明病，在全球范围内广泛流行。

早在1984年肥胖就被国际疾病分类体系定义为一种疾病，而1997年世界卫生组织（WHO）宣布肥胖是全球的公共健康问题，并以BMI作为肥胖的诊断指标，其切点的制订主要通过流行病学调查，依据与健康危险的相关程度制订。WHO将BMI≥30kg/m²定义为肥胖，25kg/m²≤BMI<30kg/m²定义为超重。鉴于我国人群的肥胖情况不同于欧美国家，我国肥胖的诊断标准为BMI≥28kg/m²，超重的诊断标准为24kg/m²≤BMI<28kg/m²。腰围是另一个被用来反映肥胖程度的指标，WHO建议将男性腰围>94cm，女性腰围>80cm作为肥胖的标准，但这一标准适合欧洲人群。中国则以男性腰围≥90cm，女性腰围≥85cm作为腹型肥胖的标准。

肥胖按照病因不同，可分为原发性肥胖和继发性肥胖两大类，绝大多数属于原发性肥胖，又称单纯性肥胖，可能与遗传、饮食和运动习惯相关。继发性肥胖是其他疾病（如甲状腺功能减退、库欣综合征、多囊卵巢综合征、下丘脑垂体的炎症、性腺功能减退症等）导致的肥胖。按照脂肪积聚的部位肥胖又可分为两类，一类以脂肪在腹腔内积聚为特征，内脏脂肪增加，腰部变粗，四肢则相对较为细瘦，主要见于男性，称腹型肥胖、中心性肥胖或内脏型肥胖，与糖尿病、脂代谢紊乱等代谢性疾病密切相关；另一类是脂肪在股部、臀部积聚，下半身变粗，女性多见，又称为皮下脂肪型肥胖。

肥胖尤其是腹型肥胖的患者可导致机体的胰岛素抵抗和高胰岛素血症，不仅是2型糖尿病的诱发因素，也是糖尿病患者产生动脉粥样硬化疾病的重要危险因素。研究发现，肥胖患者积极减重治疗，可使2型糖尿病发病风险下降，而超重或者肥胖的2型糖尿病患者进行积极的减重治疗，可以帮助控制血糖，减少降糖药物的用量，同时也显著降低了糖尿病患者大血管并发症的发病风险。

一、肥胖的流行病学

目前全世界肥胖患者正以每 5 年增加 1 倍的趋势日益增多，最新的数据表明全球多个国家和地区的男性肥胖患者已经占到 30%，而女性肥胖患者占到 35%。不仅美国、澳大利亚等发达国家肥胖的患病率高，在一些发展中国家，尤其是一些亚洲国家，肥胖患病率也逐年攀升。

肥胖在全世界范围内的患病率高。全球约有 2.5 亿成年人患肥胖，约 10 亿人超重，其中女性多于男性。不同种族和区域肥胖的患病程度差异大。1999 年世界卫生组织统计全球 84 个国家的资料表明，全球肥胖症的患病率为 8.2%，其中发达国家为 20.0%，发展中国家为 4.1%，最不发达国家为 1.8%。美国第三次全国健康与营养调查（NHANESⅢ，1994—1998 年）结果发现成人肥胖患病率为 22.5%，而超重率超过 50%，估计成人超重和肥胖人士达到 9 700 万。校正年龄后，BMI 值在 $25\sim<30kg/m^2$ 的男性人群占 39.4%，$BMI\geqslant30kg/m^2$ 的男性占 19.8%，而 BMI 值在 $25\sim<30kg/m^2$ 的女性人群占 24.7%，$BMI\geqslant30kg/m^2$ 的女性占 24.9%。1990—2000 年和 2009—2010 年的调查结果显示，肥胖的发病率持续上升，增加了 17.8%。最近的 NHANESⅣ（1999—2012 年）的数据表明，校正年龄后，超重的成年女性人群占 70%，而肥胖的成年女性人群占 35%，其中非西班牙裔女性（56.6%）和西班牙裔女性（44.4%）的肥胖患病率最高。NHANES 的数据同时提示非西班牙裔的黑人体脂含量为 25.8%，低于非西班牙裔的白人和墨西哥裔美国人。墨西哥裔美国人体脂含量为 41.6%，高于非西班牙裔白人（39.7%）和黑人（40.9%）。加拿大 2013 年公布的流行病学调查显示男性肥胖人群占 27%，女性肥胖人群占 25%。

肥胖近年来患病率增速明显，尤其是腹型肥胖增速明显。预计到 2030 年，美国超重的人群将达到 86.3%，而肥胖的人群将达到 51.1%，到 2048 年，所有的美国人将面临超重或者肥胖的困扰。NHANESⅢ的数据表明在 15 年内美国成人的平均体质量增长了 3.6kg，$20\sim74$ 岁的成年人平均 BMI 从 $25.3kg/m^2$ 上升至 $26.3kg/m^2$。Okosun 等分析 NHANES 的结果发现，无论在体质量正常、低体质量和超重的人群中均出现了腰围增加，1999—2000 年与 1960—1962 年数据相比，男性腰围平均增加了 9.9cm，而女性腰围平均增加了 23.2cm。NHANESⅣ（1999—2012 年）的数据显示校正年龄后平均腹围从 95.5cm 增加到 98.5cm，在校正了 BMI 后，男性腰围平均增加了 0.2cm，女性腰围平均增加了 2.4cm。腹型肥胖的患病率从 46.4% 增加到 54.2%。无论黑人、白人或是墨西哥裔美国人，均存在这种腹型肥胖患病率增加的现象。我国肥胖患病率近年来也呈显著上升的趋势，根据 1992 年我国全国营养调查资料，$20\sim60$ 岁成年人 $BMI\geqslant25kg/m^2$ 者占该人群的 14.4%（城市 24.6%，农村 10.4%），而 $BMI\geqslant30kg/m^2$ 者占 1.5%（城市 2.9%，农村 1.0%）。国际生命科学学会中国办事处中国肥胖问题工作组数据汇总分析协作组对 20 世纪 90 年代的 $20\sim74$ 岁 24 万人的调查资料分析，BMI 在 $25\sim<30kg/m^2$ 者占 22.4%，$BMI\geqslant30kg/m^2$ 者占 3.01%。2000—2001 年，在全国 $35\sim74$ 岁的成年人群中超重的年龄标化患病率为男性为 26.9%（25.7%～28.1%），女性为 31.3%（29.7%～32.5%）。2004 年公布的"中国居民营养与健康状况调查"数据提示我国成人超重率为 22.8%，肥胖率为 7.1%，估计人数分别为 2.0 亿和 6 000 万。大城市成人超重率和肥胖患病率分别高达 30.0% 和 12.3%，儿童肥胖率已达 8.1%，与 1992 年全国营养调查资料相比，成人超重率上升了 39%，肥胖率上升了 97%。

我国肥胖的患病率和流行存在地区、城乡和性别的差异。一项针对我国 11 个省居住 5 年及 5 年以上社区人群的流行病学调查显示，女性的超重和肥胖患病率分别为 21.71% 和 3.73%，显著高于男性人群（21.25% 和 2.11%），男女的患病率随着年龄增长而上升，表现为北方高于南方，城市高于农村的特点。我国人群心血管病发病趋势预测及 21 世纪预防策略研究协作组关于 15 个人群的调查结果也显示这一特点。2004 年"中国居民营养与健康状况调查"显示，大城市成人超重患病率为 30.0%，而肥胖患病率为 12.3%。以上海和浙江为例，2001 年上海的调查资料显示 20 岁以上社区人群的超重和肥胖患病率为 29.5% 和 4.3%，较 20 年前增加了近 10 倍，而浙江省 2005 年的调查资料显示居民超重和肥胖患病率为

22.7%和5.4%。我国肥胖形成的北方高于南方、大城市高于中小城市及女性高于男性的流行特点与人群的地理位置、生活方式和习惯、经济收入水平、体力劳动强度和文化结构密切相关。

肥胖流行呈现低龄化现象，儿童肥胖的患者数量逐年增加，在过去的20年中，青少年肥胖的患病率已经增长了3倍。调查显示，我国儿童单纯性肥胖已达2000万，并以每年5%的速度递增。儿童青少年处在生长发育阶段，因此不能用固定的BMI来判断肥胖或超重，国际肥胖工作组的BMI国际标准曲线规定，每个年龄组BMI在第95个百分位以上者定义为肥胖，在第85个百分位以上、第95个百分位以下者定义为超重。美国儿童及青少年肥胖的患病率从20世纪70年代开始有上升的趋势，80年代后上升趋势更加明显。NHANESⅢ调查以腰围在同年龄性别的第90个百分位以上作为2~18岁腹型肥胖的诊断切点，结果发现从1994—1998年到1999—2004年，儿童和青少年腹型肥胖的患病率显著提升，男孩患病率提升了65.7%（从10.5%到17.4%），而女孩患病率提升了69.5%（从10.5%到17.8%）。2011—2012年的调查显示儿童和青少年腹型肥胖的患病率已升高接近20%，其中墨西哥裔美国儿童肥胖患病率最高。我国肥胖也呈现年轻化的倾向，1986年全国八大城市0~7岁学龄前儿童的肥胖流行病学调查显示肥胖的患病率为0.91%，而到1996年患病率已升至1.76%，其中中部和南部城市增长显著，如上海儿童肥胖的患病率10年增长了523.8%，7~18岁的肥胖发生率10年也增加了4~5倍。2004年的调查显示我国儿童肥胖患病率已达8.1%。今年以来，在北京、上海等大城市，学龄前儿童肥胖率已超10%。我国儿童肥胖的分布特点表现为沿海及经济发达地区高于内地及经济落后地区，大城市高于小城市，男生高于女生，10~12岁年龄组是儿童肥胖高发年龄段。我国儿童青少年肥胖的患病率与西方发达国家相比，虽然相对较低，但是北京、上海等大城市的儿童肥胖率已接近西方发达国家水平，儿童肥胖人数的不断增加，严重危害了儿童身心健康。

二、肥胖的致病机制

体质量增加是2型糖尿病发生的独立危险因素，体质量或腰围增加可加重胰岛素抵抗，导致高胰岛素血症，增加2型糖尿病的发生风险和糖尿病患者血糖控制的难度，另外，肥胖可导致高血压、脂代谢异常、血管慢性炎症，促进了动脉粥样硬化疾病的进展。大量研究结果证实，过度的脂肪组织沉积尤其是内脏脂肪的积聚与动脉粥样硬化斑块的形成密切相关，肥胖是动脉粥样硬化发生发展的独立危险因素，也是糖尿病大血管病变的重要危险因素。肥胖导致动脉粥样硬化的作用机制复杂，主要包括以下几个方面。

1. 脂肪细胞因子

肥胖的主要特征是脂肪组织的过度增生，脂肪组织不仅是能量存储器官，还是一个内分泌器官，能通过分泌多种脂肪因子和蛋白质因子如脂联素、瘦素、抵抗素、TNF-α、IL-6、C反应蛋白、血管内皮生长因子等参与代谢综合征及肥胖所导致的慢性疾病的病理生理过程。其中脂联素是由脂肪细胞特异性分泌的一种激素蛋白，肥胖患者的脂联素水平明显下降，并与其他炎症因子呈负相关，研究证实脂联素水平随动脉粥样硬化的发展进行性下降，低脂联素血症是动脉粥样硬化的独立危险因素。脂联素可以直接作用于血管内皮细胞和平滑肌细胞，抑制炎症反应，刺激内皮细胞分泌NO，舒张血管，还可以抑制血小板的聚集，预防血栓发生，从而发挥重要的抗动脉粥样硬化的作用。瘦素是肥胖基因的编码产物，肥胖患者多伴有瘦素抵抗和胰岛素抵抗，出现瘦素的过度表达。研究证实高瘦素水平是动脉粥样硬化形成和发展的致病因素。瘦素水平升高可以诱导氧化应激，损伤血管内皮细胞功能，刺激炎症因子表达，诱发局部炎症反应，同时可以诱发纤溶系统调节失衡和血栓的形成。另外，瘦素能激活肾素-血管紧张素系统，刺激交感神经兴奋性和儿茶酚胺的分泌，引起动脉血液黏度增加，血小板功能亢进，促进血栓形成，最终导致心脑血管并发症发病率增加。肥胖患者的这些脂肪因子通过各种途径损伤血管内皮细胞，加重血管壁的炎症反应，从而导致动脉粥样硬化病变的形成和发展。

2. 胰岛素抵抗

肥胖时脂肪细胞体积增大，体脂含量增加，脂肪的脂解作用增强，产生过多的FFA，FFA的释放与利用失去动态平衡，从而导致血浆中 FFA 的浓度升高。高 FFA 血症是诱发胰岛素抵抗的重要因素。FFA 可以抑制组织对葡萄糖的摄取和利用，造成组织对胰岛素的敏感性降低，FFA 增加组织细胞膜的流动性，从而降低镶嵌在脂质双层中的胰岛素受体的活性，使组织对胰岛素敏感性下降，FFA 及其代谢产物可以抑制胰岛素受体底物的磷酸化，损害胰岛素信号转导。另外，有研究表明，非肥胖患者比血浆 FFA 明显增高的腹型肥胖患者机体胰岛素清除率高 3 倍。此外，脂肪组织还可以分泌脂联素、瘦素、抵抗素等细胞因子和激素，通过自分泌、旁分泌和内分泌等多种方式影响机体胰岛素的敏感性。其中脂联素可以有效增加组织细胞对胰岛素的敏感性，肥胖时脂联素分泌减少加重了胰岛素抵抗，另外瘦素抵抗也是诱发胰岛素抵抗的重要因素。肥胖患者循环血中 FFA 水平升高，进入肝脏促进脂肪的大量合成，导致肌肉和肝脏的甘油三酯的积聚，线粒体解偶联和 β 氧化增加，ROS 水平升高，导致氧化应激，促进了胰岛素抵抗。

胰岛素抵抗通过引起血脂、炎症和其他代谢障碍成为动脉粥样硬化的诱发因素之一，同时增加了脂肪细胞脂溶解和 FFA 的释放，使 VLDL 主要的载脂蛋白 ApoB 降解受限。脂蛋白脂肪酶活性减低，血 TG 水平、VLDL 水平升高，LDL 水平下降，同时胰岛素抵抗减弱了 HDL 对血管壁胆固醇的逆向转运作用，促进了动脉粥样硬化斑块的形成。另外，胰岛素抵抗血糖水平升高，AGEs 形成增多，直接影响内皮细胞、巨噬细胞和平滑肌细胞功能，促进了动脉粥样硬化的进展。

3. 脂代谢紊乱

肥胖普遍存在脂代谢紊乱，表现为血浆 TG、TC、LDL－C、ApoB 水平升高及 HDL－C、ApoA－Ⅰ 水平降低，且肥胖程度越严重，脂代谢异常的变化越明显。腹型肥胖时，脂肪组织在内脏沉积，脂肪分解作用加强，加速了肝脏对 FFA 的摄取和 ApoB 的合成，其转运的脂质微粒如 VLDL、IDL、LDL－C 均增多。脂代谢紊乱可引起血管内皮细胞功能障碍，巨噬细胞吞噬 ox－LDL，转变成泡沫细胞，在内皮下沉积，循环中的 LDL 在 ROS 刺激下进入内皮下间隙，趋化促进了炎症反应，最终促进了动脉粥样硬化疾病进展。

4. 高血压

体质量增加是血压升高的重要危险因素，调查发现肥胖人群高血压患病率是非肥胖人群的 2 倍，BMI 每增加一个单位，患高血压的风险比正常人升高 1.7 倍。肥胖容易导致高血压的发生，同时肥胖与高血压患者的血压水平存在密切关系。肥胖引起高血压的原因主要包括以下几个方面：肥胖状态下，血清瘦素、抵抗素、TNF－α、IL－6 分泌增多，而血清脂联素分泌则下降，这些脂肪因子在调节糖脂代谢、控制氧化应激及维持血管壁完整性方面发挥重要作用；肥胖会导致胰岛素抵抗，通过影响内皮功能，促进远端肾小管重吸收钠，增加交感神经兴奋性，影响细胞膜内外钙离子转运和刺激小动脉平滑肌增生和心肌细胞增生促进高血压的发生、发展；RAAS 系统活性增高，导致水钠潴留、心肌收缩力增加，外周血管阻力增加，引起血液升高；交感神经兴奋性增强，增加外周血管阻力，减少肾钠重吸收升高血压；微循环障碍组织灌注不足，微血管稀疏化及重建可导致外周阻力明显增大，血压升高；氧化应激反应增强，血管内皮细胞、血管平滑肌细胞产生 ROS 增多，直接造成组织损伤，导致 NO 产生分泌减少，血管收缩。高血压会促进动脉粥样硬化病变的进展，是糖尿病大血管病变独立的危险因素。

5. 血液流变学变化

肥胖患者存在血液流变学异常，血液流变学异常将导致循环功能障碍，引起组织血液灌注障碍，引发一系列病理、生理变化，加剧了血栓形成的危险和动脉粥样硬化的形成。研究发现，肥胖者纤维蛋白原、血小板数、血压、血脂、血液黏度明显高于正常，红细胞变形能力下降。血浆纤维蛋白原作为一种血浆蛋白质，是影响血液黏度的最主要因素，血脂升高也使血液黏度增加。在高凝状态和有血栓的情况下，微循环的流量减少，变形能力降低的红细胞在微血管内淤积，造成脏器组织缺血缺氧，使内皮细胞功能不足，破坏了内皮细胞增殖和凋亡的平衡。肥胖患者血小板数量较正常者升高，血小板可黏附在血管受损部位，通过释放活性物质，使血管壁通透性升高，引起血小板增多，加剧了血栓形成的危险。另外，肥胖可引起高血压，高血压也可导致血流动力学的变化，造成血管舒张因子和收缩因子的平衡，使血管内皮依赖性反应减弱，损伤内皮细胞功能，促进动脉粥样硬化进展。

6. 肠道菌群失调

肠道菌群失调泛指肠道菌群结构、组成、数量、比例等发生改变，既往认为仅与感染性疾病密切相关。近年来的一系列研究发现它还参与了炎症性和代谢性疾病的发生和进展。肥胖可以导致肠道菌群的失调，肠道菌群可以影响宿主的新陈代谢、免疫反应和炎症反应，而宿主的基因型、表观遗传、饮食习惯和生活方式又对肠道菌群的构成起重要作用，动脉粥样硬化性病变受环境因素和遗传饮食的双重影响，而肠道菌群参与了整个病变的进程。

总之，肥胖可通过各个环节促进动脉粥样硬化的发生、发展。脂肪组织可以分泌多种脂肪细胞因子，激活单核巨噬细胞对内皮细胞的黏附作用，趋化单核巨噬细胞在斑块部位聚集，促进泡沫细胞形成和多种炎症介质释放，导致动脉内膜增厚、内皮功能紊乱，促进血管内皮细胞和血管平滑肌细胞的增生，促进动脉粥样硬化的形成。另外，肥胖可导致高血压、脂代谢紊乱、血液流变学变化，加速动脉粥样硬化的进程。

三、肥胖与心脑血管疾病

肥胖是一种慢性代谢性疾病，可以引起心血管系统结构和功能的变化，包括降低心输出量，增加外周阻力，增加左心室质量和左心室壁厚度，降低左心收缩功能。另外，肥胖还可以导致高血压、脂代谢紊乱、糖代谢异常、内皮功能紊乱和慢性炎症，增加了冠心病的风险。早期的一些临床研究肯定了肥胖与心血管疾病之间的关系。Framingham 心脏研究随访 26 年的数据分析提示肥胖是心血管疾病独立的危险因素。在男性人群中，校正了性别、血脂、血压、血糖、吸烟和左心肥大等因素后，肥胖仍与冠心病、冠脉死亡和充血性心衰密切相关。在女性人群中，肥胖与冠心病、脑卒中、充血性心衰和心血管死亡密切相关。美国的一项前瞻性研究入选了 115 886 名女性（30～55 岁），进行了 8 年的随访，结果发现在校正了其他心血管危险因素后，肥胖可以使心血管疾病的发病风险增加 2 倍。另一项回顾性研究分析了 189 065 例急性冠脉综合征患者不稳定心型绞痛和非 ST 段抬高心肌梗死（NSTEMI）初发年龄之间的关系，结果发现随着肥胖程度的增加（BMI 分别为 $>25.0\sim\leqslant30.0kg/m^2$、$>30.0\sim\leqslant35.0kg/m^2$、$>35.0\sim\leqslant40.0kg/m^2$ 和 $>40kg/m^2$），初发 NSTEM 的时间分别较非肥胖患者提前了 3.5、6.8、9.4 和 12 年。芬兰的一项前瞻性随访研究显示腹型肥胖与男性急性冠脉事件相关，腹型肥胖越明显，急性冠脉事件的发生风险越高，如腰臀比（WHR）>0.98，CHD 发生风险增了 3 倍，而腰围 $>95.5cm$，CHD 危险增加了 2 倍，$BMI>28.7kg/m^2$，CHD 危险增加 1.5 倍。另一项巴黎前瞻性研究对 7 079 例无 CHD 的 43～52 岁男性随访 23 年的结果显示，腰围处于第五分位者发生心肌梗死的危险为处于第一分位者的 2～6 倍。最近的一项荟萃分析入选了 92 项研究（包括 1.2 亿参与者和 37 488 例冠心病患者），结果发现 BMI 每升高一个单位，女性冠心病相对风险为 1.04，而男性冠心病相对风险为 1.05。与体质量正常人群相比，肥胖患者心血管疾病发病风险增加了 60%。肥胖除了可以导致冠状动脉粥样硬化病变，还可以引起心肌结构和功能的异常，最终导致心血管疾病发生和死亡风险增加。

肥胖的评估指标主要包括 BMI、腰围、WHR 等。多项关于 BMI 与脑卒中相关性的研究存在不一致的结果。Strazzullo 等的研究表明，随着 BMI 增加，脑卒中的发生风险和死亡率会明显增加。Hu 等的研究表明，BMI 与各种类型脑卒中的发生均无明显相关性。Flegal 等的研究表明，$BMI\geqslant35.0kg/m^2$ 的脑卒中患者比 BMI 正常的脑卒中患者具有更高的死亡率。还有研究表明，在中老年脑卒中患者中，$BMI\geqslant40.0kg/m^2$ 的患者的死亡率会随 BMI 增高而进一步增加。然而，BMI 是评估肥胖的简易指标，这一评价指标只涉及身高和体质量，未能充分考虑脂肪分布的影响，所以单一的 BMI 评价体系也存在着缺陷。一项针对腹型肥胖指标的研究表明，高 WHR 与脑卒中存在较强的相关性，该结果已得到国内外多项研究的证实。Bener 等针对 BMI、腰围、WHR 和 WHtR 与代谢综合征的相关性进行了研究，表明腰围是预测代谢综合征的最好指标，其次是 WHR，最差是 BMI。一项针对新加坡华人进行的研究也表明，腰围对代谢综合征的预测价值优于 BMI，且腰围、WHR 还可以作为预测无症状性脑梗死的参考指标。以上证据均表明，WHR 和腰围等指标与 BMI 相比，与脑卒中发生风险的相关性更为密切。因此，WHR 和腰围相比BMI 能够更好地反映心脑血管疾病的发生风险。其他研究也表明，WHR、腰围和 WHtR 与脑卒中的发生风险呈正相关，是脑卒中发生的强预测因子。

近二十年来，我国超重/肥胖的患病率逐年增长，呈流行态势。中国健康营养调查的数据显示，从1993 年到 2009 年的 17 年间，成人超重/肥胖的患病率从 13.4％增加至 26.4％，呈线性增长，成年人腹型肥胖的患病率从 18.6％增长至 37.4％，平均年增长 1.1％，显著高于超重/肥胖的增长速度。肥胖和 2型糖尿病关系密切，我国超重和肥胖人群的糖尿病患病率分别为 12.8％和 18.5％，而在糖尿病患者中超重的比例为 41％，肥胖比例为 24.3％，其中腹型肥胖患者高达 45.4％。与白种人相比，中国人肥胖程度较轻，而体脂分布更趋向于在腹腔内积聚，更容易形成腹型肥胖。肥胖与糖尿病存在的其他代谢异常协同作用可进一步加剧 2 型糖尿病患者慢性并发症的发生。2 型糖尿病合并肥胖使心脑血管疾病患病风险升高，而针对糖尿病合并肥胖患者，在降糖治疗的同时加强体质量管理，对于预防糖尿病并发症、改善患者生活质量具有重要意义。

四、控制体质量的心血管获益

肥胖治疗主要包括减轻和维持体质量的措施和对伴发疾病及并发症的治疗。改善体质量的具体治疗措施包括医学营养治疗、体力活动、认知行为干预、药物治疗以及手术治疗。在 2 型糖尿病和肥胖的背景下，糖尿病健康行动研究表明，强化生活方式干预可显著改善糖尿病患者的血糖控制，但并不能降低心血管事件发生率和病死率。减重药物奥利司他，平均降低体质量 2.9kg，可改善 2 型糖尿病患者血糖并阻止疾病发展，同时改善血压和高脂血症，并不能转化为病死率和心血管疾病发病率的降低，但因为可能会增加结肠癌等的风险，目前已在欧美国家或地区退市。氯卡色林和托吡酯、苯丁胺复合制剂这两种新药已被美国食品药品监督管理局批准用于治疗肥胖。这些药物的临床疗效似乎优于奥利司他，但目前尚无有关其心血管并发症的长期数据。一项有关西布曲明用于肥胖 2 型糖尿病患者的 meta 分析得出了其控糖及减重效果优于对照组的满意结果，但同时由于其对血压等的不良反应，加之全因死亡增加而已被迫退市。另一项前瞻性研究对 4 970 例 40～64 岁超重糖尿病患者进行了 12 年随访发现，强化体质量控制可使其总死亡率下降 28％、心血管疾病死亡率降低 25％。强化生活方式的干预是肥胖治疗的基础，也是贯穿治疗始终的措施，相当一部分患者可以通过改善饮食、运动达到治疗的目的，但是必要时应该积极地采取药物治疗或手术治疗以控制体质量增加和减轻体质量，以达到减少并发症的目的。

对于重度肥胖的患者，生活方式的调整作用缓慢，减肥药物的治疗效果有限，目前越来越多的证据表明代谢手术可以带来持久的减重效果和更多的心血管获益。代谢手术不仅可以达到很好的减轻体质量的效果，同时也能逆转肥胖导致的心脏结构和功能的异常，减少肥胖引起的心血管疾病的风险。一些关于肥胖的队列研究和病例对照研究显示，代谢手术后心血管病发病率和死亡率降低。无论肥胖患者有无 2型糖尿病，代谢手术均可使心血管疾病总体死亡率和发病率下降。瑞典肥胖受试者研究报道了对于 607 例肥胖合并 2 型糖尿病患者亚组平均随访 13 年的心血管转归结果，与生活方式干预组相比，代谢手术组患者发生任何心血管事件的风险降低 26％；手术后，心肌梗死的风险较对照组明显降低。Schauer 等对胃旁路术及袖状胃切除治疗肥胖的两组进行了 12 个月随访，结果发现两组体质量下降均明显优于内科治疗组，而体质量下降导致血脂下降，对改善心血管系统疾病起到积极作用，术后 12 个月两组患者应用降压药物下降分别为 33％及 27％。一项荟萃分析入选了 11 项随机对照试验，包括 796 名患者，结果发现与内科治疗相比，减重手术可以明显降低体质量，降低血浆 LDL-C 水平，升高血浆 HDL-C 水平，显著增加了 2型糖尿病的缓解率。其他的荟萃分析也进一步证实减肥手术后患者心血管危险因素明显改善。一项荟萃分析入选了 14 项研究，包括 29 208 例接受减重手术的患者和 166 200 例非手术治疗患者，平均随访 2.0～14.7 年，结果发现接受减重手术治疗组心血管事件（包括心肌梗死、脑卒中等）发生风险降低了 50％。

综上所述，肥胖和 2 型糖尿病并存增加了糖尿病患者大血管事件的发生和死亡率，大量的研究证实体质量减轻能帮助糖尿病患者的血糖控制，同时能改善血脂、血压等心血管危险因素，减缓糖尿病大血管事件的进程。随着减重手术的大量开展及前期患者生存期的延长，越来越多长期的效益开始受到研究者的关注，特别是减重手术后患者大血管事件的发生率和死亡率显著下降，提高了患者的生活质量，延长了患者的寿命。

五、兼有减重效果的降糖药物

肥胖和 2 型糖尿病之间关系密切，两者协同促进了动脉粥样硬化病变进程，增加了心脑血管事件风险，而对血糖和体质量的综合管理，可以显著降低糖尿病大血管事件的发生和死亡风险。目前部分降糖药物具有一定的减轻体质量的作用，在肥胖的糖尿病患者中使用可以达到事半功倍的效果，且 GLP−1 受体激动剂药物利拉鲁肽已在国外批准用于单纯性肥胖患者的减重治疗。

1. 二甲双胍

目前临床上使用的双胍类药物主要是盐酸二甲双胍。双胍类药物的主要药理作用是通过减少肝脏葡萄糖的输出和改善外周胰岛素抵抗而降低血糖。大量的临床研究证实二甲双胍不仅具有良好的降糖效果，还可以减轻患者的体质量。UKPDS 研究结果证明，二甲双胍还可减少肥胖的 2 型糖尿病患者心血管事件和死亡。许多国家和国际组织制定的糖尿病诊治指南中均推荐二甲双胍作为 2 型糖尿病患者控制高血糖的一线用药和药物联合中的基本用药。

2. α−糖苷酶抑制剂

α−糖苷酶抑制剂通过抑制碳水化合物在小肠上部的吸收而降低餐后血糖。适用于以碳水化合物为主要食物成分和餐后血糖升高的患者。在我国 2 型糖尿病人群中开展的临床研究结果显示，在初诊的糖尿病患者中每天服用 300mg 阿卡波糖的降糖疗效与每天服用 1500mg 二甲双胍的疗效相当，两者均具有减轻体质量的效果，但阿卡波糖 300mg/d 的剂量减重效果更加明显。

3. SGLT−2 抑制剂

SGLT−2 抑制剂通过抑制肾脏肾小管中负责从尿液中重吸收葡萄糖的 SGLT−2，降低肾糖阈，促进尿葡萄糖排泄，从而达到降低血液循环中葡萄糖水平的作用。SGLT−2 抑制剂可通过抑制肾小管对葡萄糖的重吸收，增加尿糖的排泄，促进体内糖原的分解，从而导致体质量下降。Vallon 等研究发现，SGLT−2 抑制剂还可以促进脂质的分解和脂肪酸的氧化，同时减少碳水化合物的代谢，进一步促进了患者体质量下降。最新的一项随机对照试验表明，长期服用 SGLT−2 抑制剂后，可以有效地控制或降低 2 型糖尿病患者的体质量，改善胰岛素的外周抵抗作用。

4. GLP−1 受体激动剂

GLP−1 受体激动剂通过激动 GLP−1 受体而发挥降低血糖的作用。目前中国上市的 GLP−1 受体激动剂主要有利拉鲁肽和艾塞那肽。GLP−1 受体激动剂可有效降低血糖，并有显著降低体质量和改善 TG、血压的作用。GLP−1 受体激动剂减轻体质量的作用与抑制食欲及摄食、延缓胃内容物排空有关，减轻体质量的作用均具有明显的剂量依赖性。利拉鲁肽的 3 项 56 周随机、双盲、安慰剂对照的临床试验结果证实，利拉鲁肽（3mg/d）结合饮食和锻炼，能够有效减轻患者体质量，同时也能显著改善肥胖相关合并症。2014 年 12 月，FDA 批准利拉鲁肽作为治疗慢性肥胖的药物；2015 年 1 月欧洲药品管理局（EMA）人用医药产品委员会（CHMP）也已建议批准。利拉鲁肽是目前唯一的减重针剂。

第七节　生活方式及其他因素

一、饮食和运动

高能量的膳食和久坐的生活方式增加了糖尿病及其并发症的患病风险，而生活方式干预是 2 型糖尿病及其并发症的基础治疗措施，应该贯穿于整个治疗的始终。大量的临床研究表明，行为治疗能改善 2 型糖尿病患者的血糖、血脂、血压，减轻体质量，从而减少糖尿病大血管并发症的危险因素，延缓糖尿病慢性并发症的发生、发展，提高患者的生活质量。

碳水化合物摄入过多会导致餐后的高血糖，影响糖尿病患者的血糖控制，而对于新发的糖尿病患者，饮食治疗帮助实现 HbA1c 达标，延缓糖尿病大血管并发症的进展。部分饮食干预研究推荐营养治疗和生活方式调整作为脂代谢紊乱的首选治疗方法。此外，通过饮食结构的调整可以帮助控制体质量、血压和血脂的水平，减少大血管病变的危险因素。关于地中海地区居民饮食结构的研究提示多摄入橄榄油、新鲜蔬菜水果可以延缓糖尿病慢性并发症发展。食用鱼油和橄榄油可以改善糖代谢，降低 2 型糖尿病、肥胖和冠心病发生率。

医学营养治疗是糖尿病的基础治疗手段，此治疗通过调整饮食总能量、饮食结构及餐次分配比例，有利于血糖控制，有助于维持理想体质量并预防营养不良发生，是糖尿病及其并发症的预防、治疗、自我管理以及教育的重要组成部分。《中国 2 型糖尿病防治指南（2017 年版）》确定糖尿病医学营养治疗的目标：①维持健康体质量。超重/肥胖患者减重的目标是 3～6 个月减轻体质量的 5%～10%。消瘦者应通过合理的营养计划达到并长期维持理想体质量。②供给营养均衡的膳食，满足患者对微量营养素的需求。③达到并维持理想的血糖水平，降低 HbA1c 水平。④减少心血管疾病的危险因素，包括控制血脂异常和高血压。

规律运动有助于控制血糖，减少心血管危险因素，减轻体质量，改善不良情绪，而且对糖尿病高危人群一级预防效果显著。流行病学研究结果显示：规律运动 8 周以上可将 2 型糖尿病患者 HbA1c 降低 0.66%；坚持规律运动 12～14 年的糖尿病患者病死率显著降低。成年 2 型糖尿病患者推荐每周至少保持 150min 中等强度的有氧运动（包括快走、打太极拳、骑自行车、打乒乓球、打羽毛球和打高尔夫球等），并适当增加日常身体活动，减少静坐的时间，将有益的体育运动融入日常生活中。但是对于那些合并严重心脑血管疾病者，如不稳定型心绞痛、严重心律失常、一过性脑缺血发作，禁止运动，待病情平稳，经医生再次评估后逐步恢复运动。

关于糖尿病患者是否可以饮酒仍存在争议，有研究发现适量的饮酒不会对糖尿病患者的血糖控制造成严重的影响，但酗酒对糖尿病患者肯定是有害而无益的。酗酒会使体内的能量增加，脂代谢异常，更会加重胰岛素抵抗，有的患者会出现血压升高，使病情难以控制，以及已有的并发症和合并症加重。因此目前并不推荐糖尿病患者饮酒。若饮酒应计算酒精中所含的总能量。女性患者一天饮酒的酒精量不超过 15g，男性患者不超过 25g，每周不超过 2 次。

二、吸烟

吸烟的危害性众所周知，吸烟是产生动脉粥样硬化性病变的主要危险因素之一。糖尿病患者吸烟不仅加速了大血管病变的发生和进展，而且吸烟会导致胰岛素敏感性下降，从而使血糖难以控制达标。研究表明，吸烟会使糖尿病患者死亡风险增加 48%，冠心病发病风险增加 54%，脑卒中风险增加 44%，心肌梗死的风险增加 52%。且每日吸烟量与冠心病、脑卒中和蛋白尿发病风险直接相关。

1. 吸烟与糖尿病

吸烟与糖尿病的关系一直为人们所关注，越来越多的证据表明吸烟是糖尿病的重要危险因素。吸烟能增加 2 型糖尿病的患病率和病死率。美国的胰岛素抵抗动脉粥样硬化研究（IRAS）入选了 906 名非糖尿病的健康体检者，随访 5 年后发现吸烟人群中糖尿病患病率为 25%，而不吸烟人群糖尿病患病率仅为 14%，进一步多元回归分析提示吸烟显著增加了糖尿病的患病风险。一项前瞻性研究纳入 21 068 例 40～84 岁的男医生，研究吸烟与糖尿病的关系，结果表明，吸烟与糖尿病的发病风险呈剂量依赖关系，是 2 型糖尿病独立的危险因素。日本的一项 1984—1992 年的纵向研究结果表明，在校正了饮酒和肥胖等危险因素后，与不吸烟男性相比，吸烟男性糖尿病发生风险增加了 3 倍。该队列研究的随访研究从 1994—1999 年，结果提示每年吸烟量与 2 型糖尿病和空腹血糖受损密切相关。另一项前瞻性研究入选了 100 526 名护士，历时 24 年，结果表明，无论是主动吸烟还是被动吸烟，均与糖尿病的发病风险呈正相关，所有既往吸烟者 2 型糖尿病的发病风险升高 28%，且随着戒烟时间的延长，糖尿病发病风险会逐渐降低，但即使在 20 年后，患病风险仍然存在，与不吸烟者相比，每天吸烟 1～14 支，发生糖尿病的相对危险度为 1.39，而每天吸烟大于 15 支，发生糖尿病的相对危险度为 1.98，提示吸烟与糖尿病的发病风险之间呈剂量依赖关系。一项荟萃分析也得出了相同的结论，分析结果提示与不吸烟者相比，既往吸烟者糖尿病的相对危险度为 1.14，轻度吸烟者糖尿病的相对危险度为 1.25，而重度吸烟者糖尿病的相对危险度为 1.54。

吸烟会导致胰岛素分泌减少和胰岛素抵抗，从而引起糖代谢的紊乱，糖尿病患病率升高。吸烟导致胰岛素分泌减少机制包括以下几点：烟草中的主要毒性成分是尼古丁，尼古丁可以通过线粒体途径、死亡受体途径或乙酰胆碱受体介导的氧化应激途径促进胰岛 β 细胞的凋亡，导致胰岛素分泌量的绝对不足；另外，尼古丁可以通过影响胰岛 β 细胞表面的乙酰胆碱受体表达，从而减少胰岛素的分泌；吸烟还可引起慢性胰腺炎，导致机体的慢性炎症反应，加重胰岛素分泌的缺乏，引起血糖升高。吸烟引起高胰岛素血症和胰岛素抵抗的可能机制是尼古丁减少组织胰岛素依赖的糖原合成，降低组织对胰岛素的敏感性，引起胰岛素抵抗；吸烟导致胰岛素的拮抗激素水平升高，如生长激素、儿茶酚胺和可的松；吸烟者常伴有饮酒和活动减少的不良生活习惯；吸烟可以导致腹型肥胖；吸烟引起脂代谢紊乱；吸烟导致动脉粥样硬化病变，使得肌肉血流量减少，影响葡萄糖摄取利用。

2. 吸烟与糖尿病大血管病变

糖尿病大血管病变是 2 型糖尿病患者致死、致残的主要原因，而吸烟可以导致动脉粥样硬化性病变，是心脑血管疾病的危险因素。研究发现，吸烟可以使糖尿病患者心血管疾病发生率增加 2 倍，而戒烟可以有效地降低糖尿病患者心血管疾病的发病风险。世界卫生组织糖尿病血管疾病多国研究伦敦前瞻性队列包括 497 名糖尿病患者，平均随访 8.33 年，分析结果提示吸烟增加了 1 型和 2 型糖尿病患者的心血管疾病发病风险。Nilsson 等的研究认为吸烟是 2 型糖尿病患者心肌梗死和脑卒中的风险因素。吸烟的 2 型糖尿病患者，心肌梗死的总病死率最高，特别是经常吸烟的中年患者，而心肌梗死的病死率高于脑卒中，致命性事件高于非致命性事件。另一项前瞻性的队列研究护士健康研究入选了 6 547 名 2 型糖尿病女性患者，随访了 20 年，结果发现吸烟与糖尿病患者冠心病的发病风险之间呈剂量依赖关系。与不吸烟的糖尿病患者相比，既往吸烟者发生 CHD 的相对危险度为 1.21，每天吸烟 1～14 支，发生 CHD 的相对危险度为 1.66，而每天吸烟大于 15 支，发生 CHD 的相对危险度为 2.68。进一步分析提示戒烟可以显著降低糖尿病患者 CHD 的发生风险，戒烟超过 10 年，患 CHD 的风险与不吸烟者相当。一项荟萃分析入选了 89 个前瞻性队列研究，评估糖尿病患者吸烟与心血管事件和死亡率之间关系。结果发现与不吸烟者相比，吸烟的糖尿病患者总病死率相对危险度为 1.55，心血管疾病的死亡率相对危险度为 1.49，冠心病的相对危险度为 1.51，脑卒中的相对危险度为 1.51，糖尿病外周血管病变的相对危险度为 2.15，心衰的相对危险度为 1.43。吸烟也增加了 18～28 岁的 1 型糖尿病患者大血管事件的发生率和病死率。其他的一些研究也明确了吸烟可以增加糖尿病患者脑卒中的发病风险。

这些临床研究和荟萃分析的结果表明吸烟增加了糖尿病患者大血管事件的发生风险，但其具体的作用机制尚未明确，可能与以下因素有关：吸烟加重了胰岛素抵抗，可引起高胰岛素血症，导致糖脂代谢紊乱；烟草中的尼古丁能直接损害血管内皮细胞，使大血管内皮细胞依赖的血管舒张功能发生障碍，同时可以使 NO 合成分泌减少，刺激交感神经兴奋，损伤血管内皮的功能；吸烟降低了血小板来源的 NO 活性和血小板对内源性 NO 的敏感性，导致血小板活化和黏附活性增加，促进血栓形成；吸烟可以导致慢性低度炎症，表现为 CRP 和血白细胞计数的增加，增加了细胞间黏附分子的表达；尼古丁还可以作为血管收缩剂，导致血压升高；吸烟可促进 AGEs 的形成；吸烟可以诱发氧化应激，加速动脉粥样硬化的进展。

综上所述，吸烟能通过多种机制加速动脉粥样硬化的进程，是糖尿病大血管并发症的独立危险因素，增加了糖尿病患者的病死率，且研究表明戒烟有助于改善代谢指标、降低血压和白蛋白尿。因此目前的中外指南均推荐糖尿病患者停止吸烟或停用烟草类制品，减少被动吸烟，对患者吸烟状况以及尼古丁依赖程度进行评估，提供咨询、戒烟热线、必要时加用药物等帮助戒烟。

三、血液高凝状态

糖尿病患者并发大血管病变与血液高凝状态有着密切关系。病情未得到有效控制的糖尿病患者除了高血糖和脂代谢异常外，由于血小板膜上胶原纤维葡萄糖苷转移酶活力增强，促进血小板与胶原纤维相互黏附；因生长激素的影响刺激血管内皮细胞释放第Ⅷ因子中 vWF 因子而在血液中的浓度增多，促使血小板易于黏附于已经损伤的血管内皮下层，并使其对 ADP 及肾上腺素产生的血小板聚集效应增强；糖尿病患者存在内皮细胞损伤使内皮素产生增加，NO 及前列腺素合成减少；血小板功能亢进使 TXA_2 合成增强，血小板第Ⅳ因子释放增加；糖尿病患者纤溶酶原激活物释放减少，使得纤溶酶原生成纤溶酶降低，血管内防止凝血的功能下降，易于形成血栓；红细胞黏附性增强和变形能力降低以及凝血酶活性增加而抗凝血酶Ⅲ活性降低等综合因素，最终促进糖尿病患者血液高凝状态的形成，易于形成大血管并发症。

糖尿病患者血液的高凝状态与血小板的功能异常密切相关，目前小剂量阿司匹林是临床上最常用的抗血液高凝状态的药物。多项临床试验和 meta 分析结果证明，2 型糖尿病的抗血小板治疗阿司匹林通过抗血小板聚集的作用，可有效预防包括脑卒中、心肌梗死在内的心脑血管事件。阿司匹林用于有心肌梗死史和脑卒中史的高危患者可以有效降低 ASCVD 的发病率和死亡率。2009 年一项 meta 分析纳入了 16 项研究（6 项入选陈旧心肌梗死人群，10 项入选既往短暂性脑缺血发作或脑卒中人群），结果显示阿司匹林显著降低严重血管事件风险 19% 和冠状动脉事件风险 20%，降低缺血性脑卒中风险 22% 和全部脑卒中风险 19%，但轻度增加出血性脑卒中，明显增加颅外大出血发生率。6 个大型一般人群一级预防的 meta 分析入选了 95 000 例受试者，包括近 4 000 例糖尿病患者，总体发现阿司匹林降低了严重心血管事件 12%，非致命性心肌梗死下降率最高，冠心病死亡率或总脑卒中率稍降。证据显示了阿司匹林疗效的性别差异：在男性中显著降低 ASCVD 事件，而在女性中则显著降低脑卒中，但在严重心血管事件方面无性别差异，在二级预防中也未发现阿司匹林有性别差异。这些荟萃分析的结果肯定了阿司匹林抗血小板治疗在糖尿病心脑血管事件一级和二级预防中的作用。因此《中国 2 型糖尿病防治指南（2017 年版）》推荐糖尿病合并 ASCVD 者需要应用阿司匹林（75~150mg/d）作为二级预防，如存在阿司匹林过敏患者，需要应用氯吡格雷（75mg/d）作为二级预防，而阿司匹林（75~100mg/d）作为一级预防用于糖尿病的心血管高危患者，包括：年龄≥50 岁，而且合并至少 1 项主要危险因素（早发 ASCVD 家族史、高血压、血脂异常、吸烟或蛋白尿）。

综上所述，糖尿病大血管病变的防治任重而道远。糖尿病大血管病变具有多重的致病因素，单纯降糖治疗并不能减少心血管事件，必须结合生活方式的调整、调脂、降压、抗血小板等综合防治措施。要有效防止糖尿病大血管病变，应注重危险因素的全面控制及对患者的个体化治疗。

（苏青　张伟伟）

第八章

与高血糖共同致动脉粥样硬化的因素

第一节　血脂

一、脂质组成

不能溶于水而能被乙醚、氯仿、苯等非极性有机溶剂抽提出的化合物，统称为脂类。脂类是人体需要的重要营养素之一，它与蛋白质、碳水化合物共称为产能的三大营养素，在供给人体能量方面起着重要作用。脂类也是人体细胞组织的组成成分，如细胞膜、神经髓鞘都必须有脂类参与。

人体内的脂类包括：①甘油三酯（TG）；②类脂，包括磷脂、糖脂和胆固醇及其酯三大类。其中人体内的 TG 主要来源于食物以及肝脏的合成。

由于脂质（如胆固醇和 TG）不溶于血浆，在循环中由脂蛋白携带，脂蛋白将其转运到各个组织以进行能量利用、脂质沉积、甾体激素合成及胆汁酸形成。脂蛋白由酯化和未酯化的胆固醇、TG、磷脂和蛋白质组成。以下介绍 5 种主要的脂蛋白。

（1）乳糜微粒：乳糜微粒是非常大的颗粒，携带有膳食脂质。其与多种载脂蛋白有关，包括 ApoA-Ⅰ、ApoA-Ⅱ、ApoA-Ⅳ、ApoB48、ApoC-Ⅰ、ApoC-Ⅱ、ApoC-Ⅲ和 ApoE。

（2）极低密度脂蛋白（VLDL）：VLDL 颗粒携带内源性 TG 和较少量的胆固醇。与 VLDL 相关的主要载脂蛋白是 ApoB100、ApoC-Ⅰ、ApoC-Ⅱ、ApoC-Ⅲ和 ApoE。

（3）中间密度脂蛋白（IDL）：IDL 颗粒携带胆固醇酯和 TG。其与 ApoB100、ApoC-Ⅲ和 ApoE 相关。

（4）低密度脂蛋白（LDL）：LDL 颗粒携带胆固醇酯，并与 ApoB100 和 ApoC-Ⅲ相关。

（5）高密度脂蛋白（HDL）：HDL 颗粒携带胆固醇酯，并与 ApoA-Ⅰ、ApoA-Ⅱ、ApoC-Ⅰ、ApoC-Ⅱ、ApoC-Ⅲ、ApoD 和 ApoE 相关。

二、血脂异常的致病机制

血脂异常的定义为总胆固醇、低密度脂蛋白胆固醇（LDL-C）、TG 或脂蛋白（a）超过一般人群的第 90 百分位数，或者高密度脂蛋白胆固醇（HDL-C）或 ApoA-Ⅰ低于一般人群的第 10 百分位数。

1. 高甘油三酯血症

高甘油三酯血症是我国人群最常见的脂质代谢异常。研究证实，非空腹状态的血浆 TG 水平与心血管病风险呈较强的相关性。餐后血液循环中由肝脏和小肠分泌的富含 TG 的脂蛋白残基颗粒浓度升高，而富含 TG 的脂蛋白残基颗粒与极低密度脂蛋白胆固醇（VLDL）颗粒和乳糜微粒中的 TG 经脂蛋白脂酶、肝脂酶等水解后形成的富含 TC 的颗粒，其体积大大缩小，可以穿过血管内皮进入内皮下并被巨噬细胞所吞噬，因而促进了泡沫细胞的形成。除了空腹高甘油三酯血症可以促进动脉粥样硬化的发生、发展，餐后高甘油三酯血症和餐后所形成的富含 TG 的脂蛋白及其残粒也参与了动脉粥样硬化的发生、发展，并且是冠心病的独立危险因素。

2. 游离脂肪酸浓度升高

带有阴离子的游离脂肪酸易聚集在血管内皮细胞附近，利于单核细胞黏附于内皮细胞表面，使炎症细胞因子和黏附分子等的合成和表达增强，而这些细胞因子在动脉粥样硬化早期发挥内皮损伤、促进炎症反应等作用。

3. 高低密度脂蛋白胆固醇血症

高低密度脂蛋白胆固醇血症是动脉粥样硬化特别重要的危险因素。氧化后的 LDL-C 至少通过以下一项或多项机制促进动脉粥样硬化的发生发展。

（1）氧化 LDL-C 颗粒通过增加单核细胞结合（通过激活单核细胞 β1 整合素）而起到单核细胞趋化因子的作用，而单核细胞随后发展为组织巨噬细胞，活动度可能会降低，从而被滞留在血管壁内。

（2）LDL 颗粒可通过巨噬细胞释放细胞因子和抗体合成而促进炎症发生并改变免疫系统。

（3）在 LDL-C 水平增高的任何情况下（如存在受体异常等情况），不受调节的清道夫受体摄取 LDL 可导致修饰后的 LDL 在巨噬细胞内过度聚积。这些富含胆固醇的细胞（称为泡沫细胞）可发生破裂，释放出氧化 LDL、细胞内酶和氧自由基，从而可进一步损伤血管壁。

（4）氧化修饰后的 LDL 可导致内皮细胞膜损伤并进一步损伤内皮功能，从而减少 NO 的释放。高浓度的胆固醇还会使内皮氧自由基生成增加，而氧自由基可能与 NO 结合并使其失活。

（5）氧化 LDL 会引起血小板聚集和血栓素释放增加，从而进一步促进血管收缩和血管内血栓形成。LDL 还会抑制血小板的 NO 合酶活性，进而刺激血小板活性和血小板聚集。此外，氧化 LDL 会增加氧化还原敏感性转录因子 NF-κB 及激活蛋白（AP-1）的活化，进而增加几乎所有的炎症细胞因子的表达。

（6）氧化 LDL 在粥样斑块不稳定性方面可能也发挥着一定作用。内皮损伤进而可促进血小板黏附及细胞因子的释放，从而刺激平滑肌细胞增殖。因此，泡沫细胞和血小板聚积以及平滑肌细胞增殖均对动脉粥样硬化斑块的形成有促进作用。

（7）通过上调血管紧张素 Ⅱ 的 Ⅰ 型受体，这种改变可能会增加血管平滑肌细胞对血管紧张素 Ⅱ 刺激的功能性反应。

4. 低高密度脂蛋白胆固醇血症

血浆 HDL-C 水平与 TG 水平，尤其是餐后 TG 水平呈负相关。一次高脂饮食后出现的高甘油三酯血症大约会使 HDL-C 水平下降10%，从而降低了 HDL-C 对动脉粥样硬化的保护作用。HDL-C 浓度与冠状动脉粥样硬化的危险性呈负相关，HDL 颗粒具有逆向转运胆固醇的作用，可将动脉壁中多余的胆固醇转运至肝脏组织中进行代谢；HDL 具有抗体内 LDL 被氧化的作用，故当 HDL 水平下降时易于形成动脉粥样硬化。另外，HDL-C 的主要蛋白成分 ApoA-Ⅰ为前列环素的稳定因子，当 HDL-C 浓度下降时前列环素易于分解，而前列环素具有抗血小板聚集和舒张血管的作用，因此当 HDL-C 浓度下降时，一旦动脉内膜损伤后血小板易于在该处黏附、聚集，随后发生纤维蛋白沉积并形成微血栓。亦有研究观察到 HDL-C 能显著抑制表皮因子诱导的血管平滑肌细胞增生，从而起到抑制动脉硬化的作用，一旦 HDL-C 浓度下降，则这一作用减弱，如果再同时合并存在其他促进动脉粥样硬化的因素，则很可能协同促进动脉粥样硬化的发生、发展。

5. 氧化型脂蛋白

氧化型脂蛋白包括 LDL、HDL、残粒脂蛋白和磷脂，被认为可破坏内皮细胞表面，通过巨噬细胞释放细胞因子来促进炎症，还能促进胆固醇流出减少和动脉粥样硬化的发生。氧化型脂蛋白还可能与斑块不稳定有关。急性冠脉综合征患者的氧化型 LDL 水平升高，而且氧化型 LDL 水平与该综合征的严重程度呈正相关。

6. 脂蛋白（a）

脂蛋白（a）与动脉粥样硬化具有因果关系。脂蛋白（a）中的 LDL 部分可以促进动脉粥样硬化，而纤溶酶原样载脂蛋白（a）分子可能通过干扰纤维蛋白溶解促进血栓聚集。脂蛋白（a）的其他功能包括启动巨噬细胞和血管内皮细胞的信号转导通路，导致细胞表型和基因表达发生促动脉粥样硬化的改变。脂蛋白（a）与巨噬细胞结合可导致泡沫细胞形成，并使脂蛋白（a）定位在动脉粥样硬化斑块中。

三、血脂干预研究

2型糖尿病有学者又将其称为"糖脂病"，研究已经证实2型糖尿病是冠心病的等危症，因此在2型糖尿病患者中先后开展过多项的血脂干预研究，因篇幅所限，此处选取其中有代表意义的、针对2型糖尿病患者的全球多中心、安慰剂对照研究分述如下。

1. 协作阿托伐他汀糖尿病研究（CARDS）

共入组了2838例2型糖尿病患者，无CVD病史，至少伴有1项危险因素（高血压、视网膜病变、蛋白尿、吸烟），且LDL-C<4.14mmol/L，TG<6.78mmol/L，分为阿托伐他汀10mg/d治疗组与安慰剂对照组，平均随访时间3.9年，结果发现主要心血管事件（包括ACS、冠脉重建或脑卒中）发生率，治疗组较安慰剂对照组下降37%。

2. 心脏保护研究（HPS）糖尿病亚组分析

5963例40~80岁的伴有冠心病高危因素的空腹胆固醇≥3.5mmol/L的糖尿病患者，分为辛伐他汀40mg/d治疗组与安慰剂对照组，平均随访时间5.0年，结果发现主要血管事件（包括主要冠脉事件、脑卒中或血管重建）发生率，治疗组较安慰剂对照组下降22%。

3. 阿托伐他汀预防冠心病研究（ASPEN）

2410例40~75岁符合WHO定义的2型糖尿病患者，病程在3年以上，如合并心肌梗死或3个月内未行介入手术，则要求入组时LDL-C≤3.6mmol/L；或未合并心肌梗死者，则要求入组时LDL-C≤4.1mmol/L，TG≤6.8mmol/L。分为阿托伐他汀10mg/d治疗组和安慰剂对照组，平均随访时间4.0年，结果发现复合终点事件〔包括心血管死亡、非致死性心肌梗死、非致死性卒中、血管再通、冠状动脉旁路（搭桥）手术、心脏骤停复苏、恶化或非稳定型心绞痛需住院〕发生率，治疗组、安慰剂对照组相比13.7%vs15.0%，$P=0.34$。ASPEN研究最终不能证明他汀类药物对有心血管病风险的糖尿病患者有益。可能与其入选的糖尿病患者为基线时LDL-C不是太高，且入组的患者无额外的心血管危险因素有关。

4. 盎格鲁-斯堪的纳维亚心脏终点-降脂分支（ASCOT-LLA）糖尿病亚组

2532例至少符合以下入组条件中两条的2型糖尿病患者：≥55岁男性，微量白蛋白尿或蛋白尿、TC/HDL-C≥6mmol/L，早发冠心病家族史，左心室肥大，其他特殊心电图异常，外周动脉疾病，既往脑卒中或短暂性脑缺血发作。给予阿托伐他汀10mg/d或者安慰剂治疗，平均随访时间3.3年，结果发现非致死性心肌梗死和致死性冠状动脉疾病发生率分别为9.2%和11.9%，$P=0.036$。

5. 强化降脂治疗预防卒中研究（SPARCL）糖尿病亚组

该项研究与前述研究不同之处在于研究目标为预防脑卒中，其中794例为>18岁，随机化前1~6个月有缺血性或出血性脑卒中或TIA既往史的2型糖尿病患者，给予阿托伐他汀80mg/d或安慰剂治疗，平均随访4.9年，结果发现阿托伐他汀80mg/d治疗可使脑卒中合并糖尿病患者再发脑卒中风险降低30%，冠心病事件和主要冠脉事件风险降低51%。

6. 非诺贝特干预降低及减少糖尿病心脏事件研究（FIELD）

受试者为9795例2型糖尿病患者，年龄50~75岁。其中2131例患者患有心血管疾病，7664例无心血管疾病。入选时TC3.0~6.5mmol/L；TC/HDL-C≥4.0mmol/L，或TG1.0~5.0mmol/L。分别给予非诺贝特200mg/d或者安慰剂治疗，平均随访时间5年。研究结果显示，非诺贝特治疗组一级终点事件，即冠心病死亡和非致死性心肌梗死的危险仅减少了11%。与安慰剂组比较，差异无统计学意义（$P=0.16$）。在二级终点事件中，非诺贝特治疗使所有心血管事件减少11%（$P=0.035$），主要是非致死性心肌梗死减少24%（$P=0.01$）和冠状动脉血管重建的需求减少21%（$P=0.003$）。由于在FIELD研究中有相当比例的受试者同时服用他汀类药物，尤其是在安慰剂对照组中（安慰剂对照组 vs 非诺贝特治疗组为

17%vs8%），可能是影响 FIELD 研究结果中一级终点事件差异无统计学意义的重要因素。

7. 糖尿病控制心血管风险干预研究（ACCORD）

入选的患者均为具有心血管高危因素的 2 型糖尿病患者，给予他汀类药物或者贝特类联合他汀类强化降脂治疗。长达 5 年的随访结果显示，与单用他汀类治疗组相比，他汀类和贝特类联合治疗组 HDL-C 水平的增加，TG 水平的下降有统计学差异；LDL-C 水平两组无显著性差异。一级终点（致死和非致死性心血管事件）和二级终点（主要冠脉事件、非致死性心肌梗死、脑卒中、心血管死亡、心衰、总死亡率等）两组之间无明显差异。但是，在一级终点获益上，不同性别是有差异的，联合治疗组男性的获益较女性明显（$P=0.0106$）。此外，在 940 例（占研究人群 17%）TG>204mg/dl，HDL-C<34mg/dl 的亚组分析中，观察到心血管事件发生率下降 31%。

第二节　血压

一、高血压增加动脉粥样硬化性疾病的风险

高血压，无论是稳定的还是不稳定的，轻度的还是重度的，在任何年龄、性别都是冠心病的独立危险因素。血管内流体压力的突然升高可产生如下物理学改变：①在血管分叉处，突然扩大或突然变小的地方产生涡流；②液体在血管内流动对管壁产生不同的应力，一般分流体切应力、轴向应力和压应力 3 种，其中流体切应力最为重要。因此高血压（尤其是波动性高血压）可影响血管内皮细胞的形态、结构和功能，并影响血管通透性。高血压是动脉粥样硬化发生的主要危险因素，尤其是冠脉循环和脑循环。高血压可以增加动脉管壁张力，有可能破坏修复过程和导致动脉瘤形成。

二、高血压对动脉粥样硬化的影响

一方面，高血压时血管功能和血流调节异常，引起内皮细胞变性、增大、增殖，导致血管内膜增生、管壁增厚和血管玻璃样变性，促进动脉粥样硬化的发生和进展。另外，内皮功能紊乱会导致血管活性物质的释放，刺激血管平滑肌长期痉挛、增生，小动脉管腔阻塞，导致外周阻力增高，最终加重高血压。另一方面，高血压又可加重内皮损伤，使内皮功能障碍加剧，从而形成恶性循环。

动脉具有缓冲功能，是指动脉在维持循环系统血流动力学稳定中，通过缓冲间歇性心室射血产生的血压波动所发挥的作用。高血压时动脉缓冲功能障碍既反映了血管壁内的压力变化，也体现了血管壁的结构与功能的异常，这一异常既是高血压所致的早期血管功能改变，也是高血压及动脉粥样硬化预后的决定因素。另外，动脉缓冲功能障碍的病理生理基础是血管重塑，损伤血管内膜，此时虽然动脉的细胞凋亡增加，但胶原纤维及基质增生过度，非细胞成分比例扩大，使凋亡与增生比例失调，血管壁变厚变硬，僵硬度增加，弹性下降。

三、降低血压对动脉粥样硬化的影响

UKPDS 研究揭示了患有糖尿病、高血压患者分别严格降压治疗与常规降压治疗的长期效果。平均随访 8 年，严格降压治疗组较常规降压治疗组收缩压每下降 10mmHg，糖尿病相关的并发症、死亡、心肌梗死、微血管并发症发生危险均可以下降 10% 以上。严格控制血压可使任何糖尿病相关的终点事件（即心肌梗死、脑卒中等并发症）危险降低 24%（$P=0.005$），糖尿病相关死亡危险下降 32%（$P=0.02$），脑卒中发病危险下降 44%（$P=0.01$），微血管病危险降低 37%（$P=0.009$），心力衰竭危险降低 56%（$P=0.004$）。

心脏结果预防评价（HOPE）研究表明，糖尿病伴有高血压患者长期使用雷米普利，收缩压虽仅下降

3mmHg，但是脑卒中发生率下降33.3％，冠心病事件发生率下降20％。

ADVANCE研究是一项多国（20个国家）、多中心（215个中心）、前瞻性、随机对照研究。研究结果显示，对2型糖尿病患者降压治疗是有益的。2型糖尿病患者常规降压治疗使总死亡率降低14％，心血管死亡降低19％，主要心血管事件降低9％，总的冠脉事件下降14％，总的肾脏病变下降21％，获益与最初的血压水平无关，并且各主要亚组之间结果相似。

ACCORD中的血压试验（BP Trial）是在2型糖尿病患者中比较强化降压和标准降压带来的影响。经过平均4.7年的随访，与标准降压组相比，强化降压组主要心血管复合终点事件并没有显著减少，且强化降压组患者的平均eGFR在最终随访时显著低于标准降压组［74.8ml/（min·1.73m^2）vs80.6ml/（min·1.73m^2）］。

由此可见，对于糖尿病患者降压治疗是十分必要的，但血压并非越低越好，在临床诊治过程中，需要根据患者的具体情况进行具体分析，采用个体化治疗目标及方案。

第三节　肥胖

一、肥胖、脂肪功能紊乱与动脉粥样硬化

机体能量过剩或缺乏均会引起脂肪组织体积变化，动态地改变细胞组成、功能以及组织结构，称之为脂肪组织重构。脂肪组织重构包括各种细胞类型的变化、血管新生、炎症细胞浸润以及细胞外基质重构。脂肪细胞肥大会导致局部脂肪组织缺氧，低氧可以上调炎症因子的表达，从而促进动脉粥样硬化的发生、发展。另外，脂肪细胞过度肥大代表一种代谢应激，能够引起炎症反应并激活局部巨噬细胞。脂肪细胞肥大还能增加脂肪细胞的凋亡，脂肪组织中几乎所有的巨噬细胞（＞90％）都位于死亡的脂肪细胞周围，形成载脂的多核体，这也是慢性炎症的标志性特点。

有学者研究发现，腹型肥胖者肱动脉内皮依赖性舒张功能（FMD）下降，肱踝脉搏波传导速度（BaPWV）上升，因BaPWV被认为是早期动脉粥样硬化的评价指标，因此此项研究结果提示腹型肥胖者极可能就已经存在早期动脉粥样硬化。

内脏脂肪过度堆积后脂肪细胞还可通过分泌大量的脂肪因子，如TNF-α、瘦素、抵抗素、成纤维细胞因子-21（FGF-21）等促进动脉粥样硬化的发生、发展。

二、肥胖、胰岛素抵抗与动脉粥样硬化

肥胖，尤其是腹型肥胖可以导致胰岛素抵抗。大量巨噬细胞浸润脂肪组织，且由M2样巨噬细胞向M1样巨噬细胞转化，而M1样巨噬细胞可产生大量炎性因子，这些炎性因子可抑制胰岛素在肝细胞、肌细胞、脂肪细胞中发挥作用，引发胰岛素抵抗。胰岛素抵抗和动脉粥样硬化存在"共同土壤学说"，胰岛素抵抗不仅是2型糖尿病发生的中心环节，更重要的是与动脉粥样硬化的其他危险因素有关，如高血压、血脂异常、高尿酸血症等。胰岛素抵抗可以通过脂毒性、糖毒性以及炎症反应等引起内皮细胞功能障碍，纤溶凝血系统异常，导致脂质沉积、血栓形成和血管平滑肌增殖、巨噬细胞和纤维组织在血管内膜下形成脂质条纹，进一步演变成粥样硬化斑块，使得血管壁增厚、管腔狭窄。

第四节　年龄

一、线粒体功能减退

衰老时，细胞内抗氧化氢酶如超氧化物歧化酶、谷胱甘肽过氧化物酶、过氧化氢酶及一些抗氧化分子如谷胱甘肽和维生素 E 不能处理大量蓄积的活性氧，导致体内活性氧聚积，体内的氧化还原平衡被打破。内皮细胞线粒体对于活性氧介导的损伤较敏感，内皮细胞内线粒体功能障碍的结果最终导致动脉粥样硬化的产生。

二、内皮功能紊乱

血管内皮细胞是位于血液与内皮下组织间的一层半透膜屏障，具有感知和分泌功能，可以通过产生效应分子来调节血栓形成、炎症反应、血管张力和血管重建。内皮细胞功能紊乱为血管衰老的主要特征之一。同时，内皮细胞功能障碍也是血管结构和功能损害的早期标志，主要通过抑制端粒的功能，衰老的主动脉内皮细胞 NO 合成及内皮型 NO 合酶活性下降，细胞间黏附分子表达上调。

三、内皮细胞老化

当内皮细胞衰老时，细胞变得大而扁平、胞质空泡化，对脂蛋白和其他血浆成分的通透性增加，NO 分泌减少，细胞间黏附分子（ICAM-1）、血管细胞黏附分子（VCAM-1）分泌增加，NF-κB 表达增加，细胞处于促炎和促凋亡状态。内皮细胞衰老的机制包括复制性衰老和应激诱发的细胞早衰，其中复制性衰老以细胞端粒缩短为特征，其影响因素有细胞分裂过程中端粒缩短、遗传因素、DNA 损伤、氧化应激等；应激诱发的细胞早衰是由外源性或内源性应激原引起的细胞早衰，其影响因素为氧化应激、吸烟、高血糖等。

四、血管壁的改变

管壁厚度和管径的增龄变化是组成管壁的各层结构发生变化的结果。冠状动脉管壁的年龄改变主要发生在内、中膜，而外膜无明显改变。与年龄相关的动脉结构改变主要表现在主动脉及其他大血管的扩张，内径增大、管壁增厚。随着年龄增长，动脉中膜无机物（尤其是钙盐）以及脂质沉积均显著增加，这种改变主要发生在内弹力膜周围，同时，平滑肌细胞的肥大增生明显增强，中膜平滑肌细胞迁移至内皮下大量增殖，内膜增厚。血管老化的另一个突出的表现是血管发生了硬化，大动脉弹性降低。血管基质也发生了变化，胶原纤维增加，弹性蛋白减少。弹性蛋白仅在生命的早期合成，随着增龄，弹性蛋白进行性降解，导致动脉扩张、僵硬和功能不全。

五、炎症细胞因子

研究表明，细胞衰老是组织和机体衰老的基础，细胞在一种或多种触发因素的作用下脱离细胞周期，呈现衰老相关分泌表型（SASP），即衰老细胞不仅表现为生长周期停滞，还通过自分泌和旁分泌途径分泌大量的炎症细胞因子、趋化因子、生长因子和蛋白酶等，影响邻近细胞和组织的微环境，导致和加速衰老及相关疾病。典型的 SASP 因子包括 TNF-α、IL-6、IL-1、IL-8、MMPs、粒细胞集落刺激因子和纤溶酶原激活物抑制因子-1。其中多数炎症细胞因子均参与动脉粥样硬化的发生、发展。新近的研究证实，SASP 与活性氧自由基（ROS）信号通路之间存在关联，SASP 很可能是 ROS 信号通路新的下游靶点。

六、睾酮的作用

雄激素受体除位于睾丸间质细胞内，也存在于心房肌、心室肌、主动脉、冠状动脉中，故雄激素对心血管系统具有调节作用。有研究表明，睾酮可能是胰岛素抵抗与动脉粥样硬化的保护性因素。生理剂量睾酮替代治疗能改善糖脂代谢、增加胰岛素敏感性、调节脂质在血管内皮的运输与沉积、延缓动脉粥样硬化的进程，这可能与睾酮转化为雌二醇，同时提高 HDL－C 的浓度有关，也可能与降低引起动脉粥样硬化物质——血管细胞黏附分子的生成和减少炎性介质释放有关，睾酮还可以促进 NO 的合成释放，从而保护血管内皮，改善动脉粥样硬化的进展。另外，游离睾酮水平降低常伴随有血脂异常以及炎性因子表达异常，流行病学资料显示低睾酮不仅可以预测男性发生心血管病的风险增加，还是男性心血管病死亡和全因死亡的独立预测因素。

第五节　吸烟

一、流行病学

对于 271 例诊断为冠状动脉痉挛的患者进行 Logistics 回归分析，吸烟可使冠状动脉痉挛的危险性增加 4.2 倍。吸烟可以使心血管疾病发病年轻化，使首次发生心肌梗死时间提前 10 年，冠心病的患病风险增加 2 倍，急性心肌梗死患病风险增加最高 7 倍，且与吸烟量呈线性关系。每日吸烟>5 支，急性心肌梗死风险增加 40%。人群越年轻，吸烟的相对危害越大。60 岁以上吸烟者冠心病相对风险增加 2 倍，而 50 岁以下者冠心病的相对风险增加 5 倍。

二、吸烟的致病机制

吸烟可以影响动脉粥样硬化从血管内皮功能障碍到急性临床事件的所有阶段，而急性临床事件很多都是血栓事件。吸烟导致动脉粥样硬化的可能机制如下。

（1）导致内皮依赖性血管舒张功能受损，与 NO 利用度下降有关。

（2）通过炎性因子影响动脉粥样硬化的进程：男性和女性吸烟都会出现多种炎症标志物水平升高，包括 CRP、IL－6 和肿瘤坏死因子 α。ICAM－1 和 E－选择蛋白的水平在吸烟者中较高，导致单核细胞和内皮细胞之间的黏附性明显增加，单核细胞极易黏附到内皮细胞上。

（3）吸烟可能降低血小板源性 NO 的利用度，降低血小板对外源性 NO 的敏感性，这两者都可能导致血小板的活化和黏附增加。此外，吸烟还会增加纤维蛋白原水平，并会减少纤维蛋白溶解。

（4）吸烟会增加 LDL 的氧化修饰，并降低血浆对氧磷酶的活性，该酶可防止 LDL 氧化。

（5）吸烟者中常出现 TG/HDL 异常，后者被认为与胰岛素抵抗有关，而胰岛素抵抗亦可加速动脉粥样硬化的进程。

（6）香烟尘粒能引起内皮素合成酶释放增多，促进血管平滑肌细胞增殖。

三、戒烟的获益

临床研究发现，戒烟对冠心病患者血脂，尤其对 HDL－C 及血液流变学改善呈持续有益作用，较短时间戒烟不能改善颈动脉内膜厚度，但戒烟 1 年后颈动脉内膜厚度有逆转性改变。吸烟作为冠心病的主要危险因素，对冠心病造成的影响是可逆的，流行病学研究证实，停止吸烟后冠心病危险程度迅速下降，戒烟 1 年后危险度可降低 50%，戒烟 15 年后冠心病危险与不吸烟者相似。

第六节　关联高糖毒性与动脉粥样硬化的细胞因子

高血糖致内皮细胞结构损伤、功能障碍是糖尿病动脉粥样硬化发生的始动因素。此外，无论是短期的高血糖所诱导的急性应激还是长期慢性高血糖所产生的"代谢记忆效应"，均会产生慢性炎症反应。已经证实高糖毒性通过产生大量糖基化终末产物、氧化应激以及激活体内的炎症反应等多种途径以及较为复杂的机制来诱发和促进动脉粥样硬化的发生、发展。现将近年来研究较多的联系高糖毒性与动脉粥样硬化的细胞因子分述如下。

一、参与炎症反应的信号转导

1. 酪氨酸蛋白激酶/信号转导子和转录激活子以及细胞因子信号抑制物

酪氨酸蛋白激酶/信号转导子和转录激活子（JAK/STAT）途径是细胞因子信号转导的重要途径之一，不仅参与炎症反应，同时也与氧化应激、细胞损伤、凋亡等密切相关。目前已经被证实的 STAT 家族成员有 7 个，分别是 STAT1、STAT2、STAT3、STAT4、STAT5A、STAT5B 和 STAT6。STAT 分子与它们上游的 JAK 激酶组成的信号通路已经被发现在包括细胞分化、炎症反应等多种生理病理过程中都有着不可替代的作用。其中，对于 STAT3 与动脉粥样硬化的关系研究较多，STAT3 上游受 IL−6 的调控。研究表明，STAT3 主要位于动脉粥样硬化斑块炎症区的内皮细胞中。STAT4 与动脉粥样硬化的关系研究近年来也有报道。STAT4 上游调控的信号分子为 IL−12，STAT4 接受 IL−12 的刺激信号后，可以进入细胞核中激活 DNA 的转录，上调 γ 干扰素（IFN−γ）的表达和分泌。在动脉粥样硬化易感的血管平滑肌细胞中 STAT4 的表达增高近 10 倍，但 STAT3 和 STAT4 具体参与动脉粥样硬化的机制目前尚不清楚，可以肯定的是高糖毒性可以产生胰岛素抵抗，体内 IL−6、IL−12 等炎症细胞因子升高，可以调控 STAT3 和 STAT4，从而激活 IFN−γ 等的表达和分泌，促进动脉粥样硬化的发生、发展。细胞因子信号抑制物（SOCS）不仅是 JAK/STAT 信号通路的靶基因，也是该通路的负调控因子。研究表明，高脂饮食等造成血管平滑肌损伤后，血管平滑肌细胞中的 SOCS3 表达明显减少，可引起血管平滑肌细胞明显增殖，导致受损伤的血管再狭窄。但 SOCS 在动脉粥样硬化中具体的机制亦尚不明确。

2. 核因子 κB

核因子 κB（NF−κB）是炎性反应的关键介导剂，参与炎症反应中的多种信号转导途径，可介导多种炎症和免疫反应的基因表达，如 IL−6、TNF−α、黏附分子、趋化因子、生长因子以及环氧合酶 2 和诱导型一氧化氮合酶等，从而影响机体局部或全身性炎性反应。高糖毒性所诱导的"代谢记忆"可以激活 NF−κB，从而介导多种炎症细胞因子的表达。另有研究表明，NF−κB 还可通过促进基质胶原纤维降解及参与抑制基质胶原基因表达来参与动脉粥样硬化的发生、发展。

二、参与炎症反应的促炎症细胞因子、趋化因子以及细胞黏附分子

1. C 反应蛋白

C 反应蛋白（CRP）是冠心病发生的独立危险因素。当有急性炎症或创伤等时，血中 CRP 含量明显升高，激活补体系统，且可使单核及淋巴细胞聚集，诱导血管壁上黏附分子的表达，诱导炎症因子的表达和释放，并且直接参与血管平滑肌细胞凋亡的过程，导致动脉粥样硬化局部的炎症反应。

2. 单核细胞趋化蛋白−1

单核细胞趋化蛋白−1（MCP−1）能招募循环系统中的单核细胞浸润至脂肪组织，分化成为巨噬细胞。脂肪组织特异性过表达 MCP−1 导致胰岛素抵抗，提高血浆中的 FFA，增加巨噬细胞的招募以及炎症细胞因子的表达。

3. 可溶性细胞间黏附分子－1

细胞间黏附分子－1（ICAM－1）在机体发生炎性反应时从血管内皮表面脱落，进入血液后形成。可溶性细胞间黏附分子－1（sICAM－1）作为一种炎性反应调节因子，被认为是动脉粥样斑块是否稳定的标志物之一。sICAM－1具有的黏附活性，使多种炎性细胞与血管内皮细胞黏附，从而使血管平滑肌细胞增生，形成泡沫细胞，导致动脉粥样硬化斑块的形成。

4. 巨噬细胞移动抑制因子

巨噬细胞移动抑制因子（MIF）主要由巨噬细胞、T细胞和平滑肌细胞分泌，氧化修饰LDL可诱导MIF表达增加，而MIF能够直接增加巨噬细胞和T细胞的聚集，促进动脉粥样硬化的发生、发展。有研究表明MIF的表达同动脉内膜的厚度、动脉脂质的沉积及动脉粥样硬化的进展和严重程度相关。

5. 蛋白相关磷脂酶A_2

蛋白相关磷脂酶A_2（Lp－PLA_2）由巨噬细胞及淋巴细胞合成和分泌，在循环中Lp－PLA_2与脂蛋白颗粒结合，其中2/3与LDL结合，1/3与HDL及VLDL结合。Lp－PLA_2能水解氧化卵磷脂，生成溶血卵磷脂和游离的氧化脂肪酸，从而能刺激黏附因子和炎症因子的产生，导致单核细胞由管腔向内膜聚集，并参与巨噬细胞的形成，引起动脉粥样硬化的发生与发展，导致血栓形成和心血管事件的发生。

三、内皮功能障碍及凝血失衡

1. 肿瘤坏死因子－α

肿瘤坏死因子－α（TNF－α）可通过介导内皮细胞的损伤、抑制纤溶、促进凝血、促进平滑肌细胞的增生以及基质金属蛋白酶（MMP）的表达等途径促使动脉粥样硬化的发生和发展。血管内皮的损伤使TNF－α促进白介素－6（IL－6）的释放，二者协同促使辅助性T细胞（Th）增加，抑制性T细胞（Ts）减少，大量形成免疫复合物沉积于血管内皮形成血栓，从而参与了动脉粥样硬化的发生、发展。

2. 白介素－6

IL－6由单核/巨噬细胞分泌，又称为前炎性因子，主要通过促进血小板聚集、增强CRP及纤维蛋白原的表达以及调整其他炎症细胞因子的表达，参与不稳定斑块的炎症过程，血浆IL－6浓度增高提示斑块易于破裂，其与斑块的不稳定性密切相关。

3. 基质金属蛋白酶

基质金属蛋白酶为一组在中性pH值条件下对细胞外基质有特异性降解作用的锌离子依赖性蛋白水解酶。细胞外基质是血管壁的主要成分，细胞外基质的合成与降解贯穿于冠状动脉粥样硬化的全过程。降解细胞外基质的酶有很多，MMP9是研究比较多的一种，它通过对细胞外基质的过度降解，导致动脉粥样硬化斑块纤维帽的降解增加，纤维帽变薄，从而促进斑块的破裂，导致多种心血管疾病。

4. 组织因子

组织因子（TF）是外源性凝血途径的启动因子，在动脉粥样硬化斑块形成和破裂过程中发挥重要作用，通过激活凝血系统促进血栓的形成。TF不仅参与了凝血过程，而且参与了炎性反应。TF作为细胞受体可参与信号转导过程，在FⅦa结合到TF的过程中，首先是短暂的ERK磷酸化，继而通过p44/42 MAPK途径介导血管平滑肌细胞的增殖。在TF的连接下，炎症和血栓相互协调、相互促进，共同参与动脉粥样硬化的发生、发展。

四、小结

高糖毒性可以通过产生大量糖基化终末产物、氧化应激以及激活体内的炎症反应等多种途径促进动脉粥样硬化的发生、发展，其中炎症反应起重要作用，涉及与动脉粥样硬化相关的信号转导，促炎症细胞因子、趋化因子和细胞黏附分子的分泌与作用，以及诱发促进内皮功能障碍及凝血失衡等多个方面。最终高糖所致的最初的内皮细胞结构损伤、功能障碍在各方面机制的作用下，导致血液处于高凝状态，血栓形成。

第七节　其他因素

一、饮食结构

饮食结构不合理是引起动脉粥样硬化的一个重要的环境影响因素。膳食脂肪的摄入总量和反式脂肪酸的摄入量与动脉粥样硬化呈正相关。有研究结果提示，动物性脂肪中的反式脂肪酸对人体 TG 升高并无直接关联性，而植物油中氢化的反式脂肪酸会导致 TG 水平升高。过多的蔗糖分解后生成果糖或者添加过量果糖易致体内 TG 合成增多，不利于脂肪代谢，亦会促进动脉粥样硬化的发生、发展。饮食中高动物性蛋白质（尤指酪蛋白）膳食可促进动脉粥样硬化的形成，而植物性蛋白如大豆蛋白等可以降低胆固醇水平。膳食平衡可有效防止动脉粥样硬化的发生、发展，根据《中国 2 型糖尿病防治指南（2017 年版）》，肾功能正常的糖尿病患者，推荐蛋白质的摄入量占功能比的 15%～20%，保证优质蛋白质比例超过 1/3。

二、体力活动

体力活动有助于改善胰岛素的敏感性，调节血糖、血压和血脂，避免肥胖的发生。持续时间较长的有氧运动，如散步、慢跑等，可以明显降低胆固醇水平。研究发现，体力活动少的人比经常活动的人心血管疾病发病率高 2.5～4.0 倍。

三、遗传易感性

动脉粥样硬化有家族聚集性的倾向，家族性高胆固醇血症、家族性脂蛋白脂肪酶缺乏症等患者动脉粥样硬化的发病率明显高于对照组。单基因突变导致的原发性高脂血症者如不进行有效干预，多数死于动脉粥样硬化所致的心血管疾病。多基因疾病需要与环境因素，如饮食、运动等因素协同作用促进动脉粥样硬化的发生、发展。

四、性别

在女性进入围绝经期之前，女性的发病率低于男性，进入围绝经期之后发病率逐年上升。值得注意的是，当控制其他危险因素后，女性无论处于何种年龄阶段，女性糖尿病患者的心血管疾病病死率高于男性3.5～2.4 倍。

五、感染因素

微生物感染在动脉粥样硬化的发生、发展中也被认为具有重要作用。感染性病原体可以直接或间接引起动脉粥样硬化：肺炎衣原体和人类巨细胞病毒直接作用于动脉壁，导致内皮功能障碍和泡沫细胞形成；而其他生物体（如幽门螺杆菌和流感病毒）可通过间接作用诱导全身慢性炎性反应，或启动具有与人类抗原相似的分子模式的致病抗原的免疫应答反应。肺炎衣原体通过感染的外周血单核细胞从肺组织扩散到脉管系统，从而到达动脉粥样硬化病灶。此外，感染还可改变胆固醇稳态、激活 LDL 受体等途径诱导动脉粥样硬化的发生。有学者认为，感染引起的物理变化改变了单核细胞与内皮细胞的相互作用，这很可能是动脉粥样硬化发展的第一步。

（许岭翎）

第九章

内皮功能紊乱与糖尿病大血管病变

第一节　糖尿病致内皮功能紊乱的机制

糖尿病是严重危害人类健康的慢性疾病，其心脑血管病变的发生率是非糖尿病患者的 2～4 倍，是糖尿病患者致残与致死的主要原因。动脉粥样硬化（atherosclerosis，AS）是一种累及全身大、中动脉内膜的慢性病理改变，也是糖尿病血管并发症形成的基础，而血管内皮功能紊乱（endothelial dysfunction，ED）被认为是 AS 解剖学证据出现之前的最早期表现，也是 AS 产生的重要初始阶段。因此，近年来有关 ED 在糖尿病及其大血管并发症的发生、发展中的机制研究已成为热点。

一、内皮细胞与内皮功能

血管内皮细胞（endothelial cell，EC）是覆盖在血管腔内表面的高度分化的单层细胞，其功能主要有参与血管的形成，屏障功能，接受、传递信息与内分泌作用，调节血管的舒缩，抗凝、抗血栓作用，代谢转化灭活某些物质，参与调节脂质代谢，抑制白细胞黏附与炎性反应等，对维持血管壁结果与功能的完整和血液的正常流动具有重要作用。

内皮细胞不仅是一种机械屏障，也是感知血液中包括压力、切应力、生化因子和激素水平变化的感受器官，还是能通过自分泌、内分泌和旁分泌的方式释放多种生物效应因子的内分泌器官。其分泌的活性物质有：①内皮源性舒张因子（endothelium−derived relaxing factor，EDRF），如一氧化氮（NO）、前列环素（PGI_2）和内皮源性超极化因子（endothelium−derived hyperpolarizing factor，EDHF）调节血管平滑肌的舒张作用；②内皮源性收缩因子（endothelium−derived contracting factor，EDCF）、内皮素（endothelin，ET）、血管紧张素（AT Ⅱ）和血栓素 A_2（TXA_2）调节血管收缩功能；③血管性血友病因子（von Willebrand factor，vWF）、组织因子（TF）、血浆纤溶酶原激活物抑制因子−1（PAI−1）、组织因子途经抑制物（TFPI）和抗凝血酶Ⅲ（ATⅢ）等调节凝血与纤溶系统平衡；④细胞间黏附分子−1（ICAM−1）、血管细胞黏附分子−1（VCAM−1）、单核细胞趋化蛋白（MCP−1）、白介素（IL）−1、IL−6、NO、前列环素（PGI_2）和 C 反应蛋白（CRP）等调节血管病的炎症反应。LIGHT，即 TNFSF14，是肿瘤坏死因子超家族成员。研究表明，它可以诱导局部促炎环境。Halvorsen 等的研究表明，LIGHT/TNFSF14 在 2 型糖尿病患者中升高，促进了内皮细胞功能紊乱和炎症。

目前还没有评价血管内皮功能的金标准，临床上常用的检测方法有检测血管内皮细胞分泌的上述活性物质及其代谢产物、循环内皮细胞计数及形态检查，以及应用各种方法测定血管对药物和机械性刺激引起的内皮依赖性舒张反应。其中 Celermaier 等于 1992 年首次建立的无创肱动脉血流介导的舒张功能评价血管内皮功能的方法，由于简单、无创及费用低等优点越来越被临床研究人员所采用。

二、糖尿病致内皮功能紊乱的机制

2 型糖尿病患者的病理生理过程主要是糖代谢紊乱、胰岛素抵抗、脂质代谢紊乱；而高血糖、胰岛素抵抗、血脂异常均是血管内皮功能的危险因子。糖尿病患者存在氧化应激增强。氧化应激不仅与 2 型糖尿病的发生、发展有密切关系，而且与内皮细胞损伤密切相关，氧化应激引起的胰岛素抵抗和自由基对胰岛 β 细胞的直接和间接损伤成为 2 型糖尿病的发病机理之一。

1. 胰岛素抵抗（insulin resistance，IR）

IR 是指胰岛素作用的靶器官，如肝脏、肌肉和脂肪组织等对一定量的胰岛素生物学反应低于正常预计水平，是 2 型糖尿病发病的环节之一。目前认为正常水平的胰岛素对维持血管内皮功能起着关键作用。胰岛素能刺激血管内皮释放 NO 或直接作用于血管平滑肌，促进 Na^+－H^+ 交换，并激活 Na^+－K^+－ATP 酶，使细胞膜超极化及 Ca^{2+} 通道关闭，从而介导葡萄糖摄取和血管舒张。另外，胰岛素可增强内皮细胞的内皮型一氧化氮合酶（eNOS）表达从而增加 NO 生成，引起内皮依赖性舒张功能（EDD）。但高浓度、长时间的胰岛素作用于内皮细胞，可导致内皮细胞源性的 NO 生成减少，PGI_2 合成障碍，舒血管的物质减少；而内皮素等缩血管物质增多，血管收缩性增加，舒张功能障碍，出现内皮功能紊乱。

在高血压受试者研究中发现 IR 和内皮功能紊乱与颈动脉壁肥厚是伴随出现的，Suzuki 等研究提示内皮功能的一个重要决定因素是 IR，内皮功能紊乱和早期的血管改变都归因于 IR。IR 导致内皮功能紊乱的机制可能为：①IR 使脂肪细胞膜上受体敏感性下降，脂肪分解抑制减弱，游离脂肪酸（free fatty acid，FFA）生成增多，进入肝脏转化为甘油三酯（TG）亦随之增多，可损害 eNOS 的活性，使 NO 减少。②胰岛素信号转导通路受阻，内皮细胞中磷脂酰肌醇－3－羟激酶（phosphatidylinositol-3－hydroxy kinase，PI3K）活性降低。③IR 是一种慢性低水平的炎症状态，ICAM－1、VCAM－1、MCP－1、CRP、IL－2 和 IL－6 等炎症因子均可引起内皮细胞功能紊乱。④高胰岛素血症可直接损伤血管内皮细胞，直接刺激动脉内膜下平滑肌细胞增生，使中层平滑肌细胞向内膜下迁移，细胞内脂质沉积，从而加速 AS 的形成。血管内皮也作为胰岛素作用的靶器官，内皮损伤可能引起内皮表面的胰岛素受体结构和分布的异常，影响胰岛素与其受体结合，因此内皮损伤参与了 IR 的发生。

Baalbaki 等研究还表明，IR 和血栓形成的病理生理机制接近。当 IR 引起 EDD 和非血管内皮细胞依赖性舒张功能（EID）均下降后，机体不仅延缓了循环中的血管活性物质向组织和细胞间液运输，同时也使胰岛素向靶组织转运速度减慢，二者均可以进一步加重 IR，形成恶性循环。

2. 糖毒性（glucotoxicity）

糖毒性是指持续高血糖对众多组织细胞的广泛的毒性作用，糖尿病患者长期的血糖代谢紊乱一方面对胰岛 β 细胞具有促衰竭作用，另一方面也会对众多内皮和组织细胞产生毒性作用。国内学者已经证实高血糖可以诱导内皮细胞凋亡，造成血管壁的结构变化和内皮功能障碍。有报道称正常人给予糖负荷后内皮依赖性血管舒张功能减退，血流速度下降，且血管舒张功能与血糖浓度呈负相关，提示高浓度的葡萄糖可诱导血管内皮功能的异常。Valentina 等为测定高血糖对内皮祖细胞的影响，提取健康供者外周血单核细胞在正常血糖和高血糖（33mmol/L）培养基中培养，形态学分析显示高血糖严重影响内皮细胞菌落单位形成、凝集素－1 和乙酰低密度脂蛋白（acLDL）的摄取黏附及其分化为 $CD31^+$ 和血管生长因子受体 2^+ 细胞的能力。大量研究表明，高血糖时炎症因子 CRP 升高，其可通过与脂蛋白结合激活补体的经典途径，释放炎性递质，可导致淋巴细胞活化增生，妨碍血小板的聚集和释放，引起血管收缩，而且还发现其能引起人类内皮细胞黏附因子的表达和激活，引起和加重 AS 的发生。

临床研究及动物试验均证实，糖尿病患者体内活性氧产生增多，可导致抗氧化酶活性降低，机体处于氧化应激状态，NO 失活及限制其生物利用度，从而引起 EDD 障碍。同时，高血糖使体内的葡萄糖及果糖、葡萄糖－6－磷酸等物质与体内多种蛋白质，尤其是胶原蛋白和基质蛋白等半衰期较长的蛋白质在发生非酶促糖基化反应时，经瀑布级联反应生成糖基化终末产物（AGE），AGE 在内皮细胞下胶原蛋白和基底膜蛋白质上的沉积，消耗了源于血管内皮弥散的 NO，同时 AGE 可使 NO 失活，到达平滑肌细胞的 NO 减少，从而引起 NO 依赖性血管内皮舒张障碍。而且 AGE 可使血管通透性增加，基质蛋白合成增多，蛋白质和脂蛋白在血管基底膜的沉积加速，从而加快血管的硬化，同时重要抗氧化蛋白由于糖基化而失活使抗氧化防御屏障减弱。长期高血糖使血管组织细胞及外周血细胞的二酯酰甘油（DAG）升高。

DAG 的升高可抑制 NO 合成酶活性，导致 NO 的降低，并能抑制由 NO 介导的 cGMP 生成而引起血管舒缩功能改变。同时，高血糖可造成平滑肌细胞增殖、纤维化、血管壁增厚、僵硬等一系列病理变化。

2 型糖尿病时由于高糖状态下线粒体内的糖氧化、脂肪氧化、体内糖基化蛋白质的氧化、细胞质内醛糖还原反应及前列腺素合成增多等，均可导致体内氧自由基生成增多。氧自由基在再灌注损伤中起重要作用，具有十分活泼的反应性，内皮细胞是其攻击的目标，脂质过氧化是氧自由基造成损伤的标志，可使低密度脂蛋白（LDL）中的多不饱和脂肪酸发生过氧化作用，生成细胞毒性作用很强的氧化 LDL（ox-LDL），而高糖状态可以使 LDL 对氧化作用更为敏感，后者可以作为巨噬细胞清道夫受体的配体被巨噬细胞大量吞噬，形成泡沫细胞，进一步导致脂质斑块的产生。氧自由基还可攻击膜蛋白及胞内的酶系统和核酸，使内皮细胞增殖周期延长，诱导细胞凋亡。有研究显示，糖尿病鼠内皮细胞血凝素样 ox-LDL 受体（LOX-1）表达增加，可能参与高糖介导的单核细胞黏附，促进 AS 的形成。高血糖时多元醇代谢亢进，含脂质自由基反应的代谢产物增多。对氧化应激水平有防卫作用的重要物质超氧化物歧化酶（SOD）由于糖基化而活性下降。高浓度葡萄糖可导致内皮细胞一氧化氮合酶（NOS）表达降低，试验证明高血糖刺激内皮细胞 NOS 生成 NO 增加 40%，而超氧阴离子（O_2^-）的生成却增加 300%，O_2^- 可与 NO 生成过硝酸根离子（OONO$^-$），使 NO 在瞬间失活。

3. 脂毒性（lipotoxicity）

脂毒性是指游离脂肪酸浓度增高或细胞内脂肪含量增多，通过引起或加重 IR 和胰岛 β 细胞功能损害，启动和促进 2 型糖尿病的发病。2 型糖尿病患者脂代谢的特点是血浆富含甘油三酯（TG）的脂蛋白增多，尤其是极低密度脂蛋白（VLDL）增多；而高密脂蛋白-胆固醇（HDL-C）降低。脂毒性除了通过引起和加重 IR 和胰岛 β 细胞功能损害，引起内皮细胞功能紊乱，其自身对血管内皮细胞也有重要的毒性作用，可降低内皮细胞产生 NO 的量。高血糖的长期作用，LDL-ApoB 赖氨酸残基发生非酶糖基化，使肝细胞 LDL 受体不能识别 LDL，LDL 受体介导的清除途径发生障碍，LDL 转为"清道夫"途径代谢，经巨噬细胞吞噬后降解，产生特异性的细胞因子，胆固醇沉积，形成泡沫细胞。高胆固醇主要依赖 ox-LDL 致内皮功能损伤，ox-LDL 可使血管内皮产生 NO 减少，增加 ET 含量。证据表明血脂障碍促进血管平滑肌表型的改变和增殖。脂毒性又使血管平滑肌易受损伤，在 AS 发展过程中起重要作用。同时，糖尿病患者血浆 LDL 在性质上已发生多种变化，颗粒渐小而密度增大，这些小而密的 LDL 更易被氧化修饰和糖基化，更易滞留于动脉管壁内膜，造成内皮功能和平滑肌细胞受损。

4. 高血压（hypertension）

糖尿病患者高血压患病率约为非糖尿病人群的 2 倍，且糖尿病人群中高血压发病早。高血压可导致血管内皮功能紊乱，并且可以与高血糖发生交互作用。临床研究发现，在急性糖负荷后，高血压组内皮功能受损较正常组严重。Tsuchiya 等通过对 101 名无大血管病变的 2 型糖尿病患者的研究表明，高血压和 IR 同样在内皮细胞功能紊乱的发展中起着致病作用。血压升高时，血流对血管壁的切应力增加，血管内皮细胞受到机械性损伤。同时高血压状态下血管痉挛收缩引起缺血缺氧，内皮细胞合成和释放大量 ET，而 NO 的合成和释放却没有相应增加，引起以 EDD 下降为特征的血管内皮功能紊乱。内皮因子合成、释放和利用失活受到影响，相互之间的作用失衡，使得促进收缩细胞增殖，血栓形成的内皮因子表现出更强作用。此外，高血压时肾素—血管紧张素—醛固酮系统激活，血管紧张素Ⅱ（AngⅡ）升高可直接引起血管收缩，AngⅡ亦可通过促进氧化应激加速 NO 分解和减少 NO 合成起以促进血管收缩，还可促进平滑肌细胞的收缩和增殖，导致血管阻力增加，进一步加重高血压，内皮损伤和内皮功能障碍加剧，形成恶性循环。

2 型糖尿病都存在不同程度的胰岛素抵抗，高血糖、高 FFA 均可使内皮细胞 NO 合成与分泌减少；氧自由基生成增多，NO 灭活迅速，血管对内皮依赖的舒张物质反应性降低，加上 ET 合成增加，共同导致内皮功能紊乱。内皮功能紊乱又可加重动脉硬化和致高血压内环境因素，形成恶性循环。可见，内皮功能紊乱是不少疾病与其病因病理之间形成恶性循环的桥梁。

第二节　内皮功能紊乱致糖尿病大血管病变的机制

糖尿病是以高血糖为特征的全面代谢紊乱性疾病，常伴有重要脏器的功能和结构的改变，而心、脑及外周动脉等大血管发生病变是糖尿病患者致残和早亡的主要原因。目前认为，糖尿病患者发生心脑血管事件的危险性可较正常人增加 3～4 倍，严重威胁糖尿病患者的生活质量。

糖尿病大血管病变主要有高血压、冠心病、脑血管病变和下肢血管病变，其病变基础均为动脉粥样硬化。动脉粥样硬化是一种累及全身大、中动脉内膜的慢性病理改变，也是糖尿病血管并发症形成的基础，而血管内皮功能紊乱被认为是动脉粥样硬化解剖学证据出现之前的最早期表现，也是动脉粥样硬化产生的重要初始阶段。动脉血管病变易发区域的内皮细胞功能障碍是动脉粥样硬化性心血管疾病病理生物学的重要因素。内皮细胞功能障碍包括各种功能表型上的非适应性改变，这些改变对于调节止血和血栓形成、局部血管张力和氧化还原平衡，以及调节急性和慢性炎症有重要意义。因此，近年来有关内皮功能紊乱在糖尿病及其大血管并发症的发生、发展中的机制研究已成为热点，探讨糖尿病大血管病变的发病机制对于寻找大血管病变进程的预防和治疗对策非常重要。

一、内皮功能紊乱与高血压

糖尿病患者的高血压发病率约为非糖尿病人群的 2 倍，且糖尿病人群中高血压发病年龄早。糖尿病患者体内存在的高血糖、高血脂及胰岛素抵抗等通过各种途径引起 EC 受损。受损的 EC 合成和释放内皮衍生性舒张因子即 NO 减少引起内皮依赖性的舒张功能受损，这可能是高血压的发生及发展的病因之一。研究表明，正常大鼠长期应用 eNOS 抑制物会导致严重的高血压，在血压正常而血管内皮功能紊乱人群中未来发生高血压的机会比血管内皮功能正常的人群明显增加。内皮细胞分泌的内皮素-1（endothelin-1，ET-1）增多，ET-1/NO 平衡失调导致血管收缩力增强，血管壁结构发生变化，血压升高。有学者研究显示，血管内皮在抑制血管壁炎症方面具有重要作用，内皮功能紊乱时各种炎症因子释放增多，血小板聚集能力增强，促凝物质增多，促使 AS 的发展，而血压的升高又反过来加重内皮的损伤。临床研究发现，在急性糖负荷后，高血压组内皮功能受损较正常组严重。

二、内皮功能紊乱与冠心病

研究表明，内皮功能紊乱和冠心病的发生关系密切。内皮细胞在高血糖、高血压、IR 等损伤因素作用下出现功能及结构损伤，使 NO 生成及生物利用度减少，ox-LDL 及游离高半胱氨酸（Hcy）产生增多。Ox-LDL 可诱导巨噬细胞源性的泡沫细胞的形成、基质金属蛋白酶的产生和平滑肌细胞的凋亡；还可诱导血管内皮细胞表达 MCP-1 mRNA 和蛋白升高，后者可通过促进血管平滑肌的增殖而促进动脉粥样硬化的发生和发展。Hcy 对血管内皮有直接的细胞毒作用，还可诱导单核细胞因子释放增加凝血因子 V、X 的活性，使血液处于高凝状态。已有研究表明，高 Hcy 可能是慢性心力衰竭的一个潜在致病因素，但其具体机制不详。所以内皮功能紊乱与冠心病的发生发展有关，并可作为预测冠心病及其病情轻重的一个标志。

三、内皮功能紊乱与脑血管病变

糖尿病是脑血管病变的主要原因之一，内皮功能受损是其始动因素。糖尿病患者脑动脉硬化较非糖尿病患者高 4～10 倍，其 Willis 动脉环的粥样硬化较非糖尿病者更重。患者患糖尿病时出现的脑血管病以脑梗死为主，且以中小面积梗死居多，一般为多发病灶。康平等研究表明，2 型糖尿病患者并发急性脑梗死者大脑中动脉血流速度明显下降，异常频谱信号、涡流、湍流出现率、脉动指数及阻力指数升高，明显高于对照组。vWF 是位于血管内皮基底膜或基质内的主要的血小板黏附蛋白，当内皮损伤时，内皮下层暴露，血小板膜糖蛋白受体可与 vWF、纤连蛋白和胶原等基质蛋白结合，导致血小板与内皮黏附，血小板被激活，而继发血栓形成，从而引起脑动脉硬化和脑梗死的形成。

四、内皮功能紊乱与外周动脉粥样硬化

糖尿病外周动脉粥样硬化常指下肢的动脉粥样硬化。损伤的内皮细胞分泌各种黏附分子，如血管细胞黏附分子和细胞间黏附分子 1，这些黏附分子使血流中的单核细胞与血管内皮发生黏附，使单核细胞迁移至细胞下。目前，各种证据表明 CRP 是 2 型糖尿病发病的最强预测因子，而 CRP 又可促进炎症反应和动脉粥样硬化发生。Hackam 等发现，CRP 水平在动脉粥样硬化斑块形成时明显上升，可促进巨噬细胞吞噬低密度脂蛋白（LDL）。由其介导激活的补体在早期动脉粥样硬化中也具有重要作用。内皮功能紊乱时，血液中脂质浸润，可进一步损坏血管内皮和破坏内皮功能，促进炎性细胞趋化、浸润和血小板黏附聚集，导致血栓形成。这些过程又进一步破坏血管内皮和影响血管功能，使之形成正反馈，血管内皮功能更趋恶化。

（杨丽霞）

第三节　内皮功能紊乱启动糖尿病动脉硬化进程

糖尿病为全身系统性疾病，血管病变是其主要并发症，而动脉粥样硬化是 2 型糖尿病的重要并发症和致死原因。许多研究证实，在动脉粥样硬化早期血管内皮功能即出现下降，这种功能性的改变明显早于动脉粥样硬化的形态学改变。血管内皮功能的存在为许多疾病的病理生理过程提供了新的诠释，内皮功能异常是糖尿病性动脉粥样硬化的始发因子，启动了糖尿病动脉粥样硬化进程。

一、糖尿病动脉硬化症的流行病学

在动脉硬化症中，冠状动脉硬化性心脏病的发病率存在明显的地域差别。与欧洲和北美相比，包括日本在内的亚洲各国的发病率较低。冠状动脉硬化性心脏病的发病率存在地域差别，由 2 型糖尿病增加冠状动脉硬化性心脏病的发病率，在各地均为冠状动脉硬化性心脏病发病率的 2~4 倍，危险性的增加普遍，都有女性较男性更加明显的倾向。例如以 Framingham 心脏研究组为代表的前瞻性研究报告，与非糖尿病患者相比，新诊断冠状动脉硬化性心脏病的相对危险度在糖尿病男性为 1.7 倍，女性为 3.8 倍；脑梗死糖尿病男性为 1.7 倍，女性为 2.7 倍；微血管并发症糖尿病男性为 4.0 倍，女性为 6.4 倍。因而在大血管病变中，末梢动脉比冠状动脉及脑动脉，更易受糖尿病的影响。动脉硬化的严重程度与糖尿病病程及血糖控制情况未见明显的相关。因此，考虑在显性糖尿病发病之前，从糖耐量异常（IGT）时既已存在进行性动脉硬化，故在显性糖尿病发病以后很难发现与代谢障碍之间的关系。此外，幼年发病的 1 型糖尿病，在 30 岁以前罕见发生冠状动脉硬化性心脏病，而以后则逐年增加，至 55 岁累计发病率可达 50%。与 2 型糖尿病不同，1 型糖尿病的发病特点是无男女性别差异。2 型糖尿病与 1 型糖尿病相同的一点是，当并发肾病后，均会显著增加冠状动脉硬化性心脏病的危险性。

二、内皮功能紊乱致糖尿病动脉硬化的机制

正常情况下内皮功能可抑制血管平滑肌收缩、血小板聚集、血管平滑肌细胞增生、白细胞黏附和血栓形成。如果内皮功能失调，其抑制作用减弱或消失，可导致缩血管物质释放量增多；黏附分子表达促进单核细胞聚集于血管内膜下，以及生长因子增多引起血管平滑肌的增生和迁移；血小板聚集、组织因子的表达、PAI-1 减少而易形成血栓，这些均可促进动脉粥样硬化的形成。

1. 血管舒缩功能的调节障碍

血管内皮细胞是人体大血管壁的第一道屏障，在动脉粥样硬化病变的发生上有重要意义。血管内皮细胞可分泌一系列活性物质：①NO、前列环素（PGI_2）和超极化因子等主要的血管舒张因子；②ET-1、AngⅡ、去甲肾上腺素（NE）、5-羟色胺（5-HT）和 TXA_2、PAI-1 等主要的血管收缩因子。NO 可以对抗 AngⅡ、ET-1 等血管收缩因子，还可以抑制血小板黏附聚集、白细胞黏附浸润、血管平滑肌细胞增殖、防止 LDL 的氧化修饰，这些活性物质之间的相互作用，维持着血管的舒缩状况，并且有效地调节炎性反应及凝血状态等。

保持内皮细胞功能正常，对于抑制动脉粥样硬化的发展过程至关重要。稳定的内皮细胞层对白细胞和单核细胞的迁移、平滑肌细胞的生长、脂蛋白的摄取和代谢等方面均有影响。研究表明，内皮功能异常及内皮细胞的激活是糖尿病大血管病变的早期表现。糖尿病患者体内的高血糖状态可促进蛋白质和脂类非酶糖基化氧化产物的产生，这些物质进一步形成高级 AGE，AGE 可与血管壁细胞膜上 AGE 受体结合，激活与血管损伤相关的机制。生理状态下，血管内皮细胞产生并释放的内源性血管扩张剂 NO，通过增加环磷酸鸟苷调节血管的紧张性，在保持血管稳态上起关键作用。并且 NO 还具有抑制血小板聚集、血管平滑肌细胞增殖、白细胞与血管壁黏附等作用。AGE 可以使内皮细胞通透性增加，通过影响内皮细胞环氧化物的产生，抑制内皮细胞 NO 的产生与释放，使得内皮依赖性血管舒张减低，血小板聚集增加，单核细胞黏附到内皮的数量明显增加，这是动脉粥样硬化过程中最早可见的变化。在这复杂的过程中，二酰甘油（DAG）—蛋白激酶 C（PKC）学说是近年来的研究热点。DAG 是甘油三酯和磷脂合成的中间物质，其浓度增加可大量激活 PKC，从而成为脂质代谢紊乱与胰岛素抵抗的主要生化联系环节。高血糖状态下机体 3-磷酸甘油醛增多，细胞内磷脂酸从头合成 DAG 大量增加，DAG 介导的 PKC 活性增强，PKC 的过度激活进一步引起多种病理变化，如血管收缩性增强、转化生长因子 α、转化生长因子 β 和血管内皮生长因子等表达增加，从而引起基质合成增多、血管新生及血管壁增厚等变化。Park 等研究认为 PKC 激活后，通过 PKC/NF-κB 可上调系膜细胞内的 ICAM-1 及其 mRNA 的表达，促进单核细胞与血管内皮的黏附。Boger 等也认为，体内 NO 生成减少与内皮细胞氧化应激增强相伴，同时激活氧化物负责的转录因子 NF-κB，VCAM-1 及 MCP-1 表达增加，导致内皮细胞与单核细胞黏附增强。

2. 抑制血小板聚集的作用及调节凝血功能障碍

血管内皮细胞是组织与血液之间的防线，内皮功能的完整使血管系统保持非凝血的表面。内皮细胞能够产生许多调节凝血和血小板功能的重要分子，主要的抗血小板物质有 PGI_2 和 NO。二者可协同增加血小板环磷腺苷（cAMP）含量，因而可防止血小板积聚。PGI_2 和 NO 在内皮细胞呈结构性表达，参与凝血过程的分子如缓激肽和凝血酶，或积聚的血小板分泌的三磷酸腺苷（ATP）可增加 PGI_2 和 NO 的合成。因而正常内皮表面具有抗凝和抗血栓作用。当血管内皮损伤或受到某些细胞因子刺激后，PGI_2 和 NO 合成和分泌或生物利用度下降，抑制血小板聚集作用发生障碍，内皮细胞转向促凝或促血栓表型，血小板被激活，出现凝血和纤溶异常，血栓形成，管腔狭窄，形成 AS。

与正常人相比，糖尿病患者体内的血小板的活化功能明显增强，表现为血小板释放、黏附、聚集能力均增加。胰岛素是血小板高活动性的一种天然拮抗剂，可使血小板对 PGI_2 敏感并促使内皮源性 PGI_2 和 NO 产生。因此，在胰岛素分泌不足或胰岛素抵抗时，血小板活动的内环境紊乱，活化功能增强。其中血小板 α 颗粒膜蛋白 140（GMP2140）是血小板活化的一个特异性标志物，国内外许多研究均表明，GMP2140 在糖尿病患者体内有明显升高。活化的血小板黏附并聚集于血管内皮损伤部位，释放生长因子，促进平滑肌细胞的增殖，导致血管内血栓形成及血管壁粥样硬化。血液流变学的改变，凝血纤溶系统的变异也促进了糖尿病患者的血管病变。高血糖可导致凝血系统的改变，影响凝血过程的所有阶段，包括血栓形成和抑制纤维蛋白溶解等。Bierhaus 等认为，AGE 和内皮细胞上的 AGE 受体结合后除降低血管屏障功能，使 NO 释放减少，VCAM-1、ICAM-1 等黏附分子及 ET-1 等表达水平增高外，还可使促凝血因子产生增多，从而改变了凝血特性的平衡，极易形成血栓。同时，血液流变学的异常可通过影响内皮细胞切应力，增加血液黏度，加强血小板、白细胞黏附，降低红细胞变形能力，直接或间接引起内皮细胞损伤直至内皮细胞功能障碍。内皮细胞功能障碍导致血管平滑肌细胞增生，细胞内脂质沉积，又可促使 TXA_2、纤维蛋白原、凝血因子含量增加，血小板活化功能增强，反过来加重血液流变学的异常，形成了一种恶性循环，加速了血管病变的发生。

3. 黏附因子及炎症反应的作用

目前已公认炎症在糖尿病患者动脉粥样硬化的发生、发展过程中具有一定的意义。内皮损伤的炎症反应是一个复杂的过程，是由多种炎性细胞、递质和细胞因子共同作用的结果，白细胞跨内皮迁移至血管壁间隙是组织损伤和炎症反应的重要步骤，进一步可引起血管平滑肌细胞的增生，细胞外基质的堆积。内皮细胞主导炎症细胞向组织损伤和感染部位聚集，内皮细胞具有合成白细胞介素（IL）、集落刺激因子和化学因子的潜能，LDL 和轻度增加的 ox-LDL 能刺激内皮细胞产生一系列依赖 NF-κB 的趋化因子和黏附因子，在细菌脂多糖、TNF-α 或 IL-1 的刺激下，内皮细胞产生并释放细胞因子和生长因子，分泌血小板活化因子，这些物质通过刺激局部巨噬细胞增殖和新的单核细胞在损伤局部的积聚，黏附于内皮，引起血小板积聚和中性粒细胞黏附，导致血管血栓形成，管腔狭窄。

动脉粥样硬化早期，血管内皮功能紊乱的表现之一就是黏附因子的诱导与表达，导致内皮细胞表面的异常高黏附性，单独或联合其他机制一起，促使单核白细胞的聚集。试验研究表明，黏附分子如 ICAM-1 在糖尿病血管并发症的发生过程中起到了重要作用，可介导并增强白细胞与血管内皮细胞间的黏附，促进炎症的发生和发展。Hokama 等在体外试验中发现，糖尿病小鼠冠脉缺血再灌注损伤时，应用流式细胞术可观察到白细胞表面黏附分子 $CD_{11}b/CD_{18}$ 的表达，比非糖尿病小鼠明显增加。黏附分子还可诱导单核细胞黏附于血管内皮细胞，并迁移入血管壁，吸收氧化型低密度脂蛋白后，转化成泡沫细胞。Tailor 等证明，由黏附分子介导的白细胞-内皮细胞黏附物，已经显示出其在血管所有节段上都能改变内皮细胞的功能。英国 Adams 研究了血糖控制对糖尿病患者白细胞活性及血管内皮损伤过程的影响，试验中以糖化血红蛋白为血糖控制水平的指标，L-选择素作为白细胞活化指标，细胞间黏附分子-1、vWF 作为血管内皮损伤指标，发现在血糖控制不理想时，白细胞表面 L-选择素和内皮细胞表面 ICAM-1 的表达明显增加，白细胞黏附于内皮后，产生蛋白水解酶，损害内皮并释放出 vWF，表明血糖水平控制差可引起白细胞活化，导致血管内皮损伤。据此理论，适当应用药物干预白细胞的活性，有可能会减少糖尿病患者大血管并发症的发生。除黏附分子外，其他炎性标志物如 C 反应蛋白（CRP）、急性炎性反应因子、细胞因子等，也成为糖尿病大血管病变研究的热点。CRP 可在血管硬化损伤处趋化单核细胞，诱导单核细胞产生组织因子，激活补体，诱导内皮细胞产生黏附分子。糖尿病患者中血浆 CRP 水平常升高，并与内皮依赖性血管舒张功能相关。日本学者 Tajiri 认为高敏感性 CRP 水平与 BMI、空腹血清 C 肽、颈动脉内膜中层厚度、高脂血症等具有显著相关性，对于糖尿病患者，高敏感性 CRP 可作为动脉粥样硬化诊断和随访的重要指标。

综上所述，糖尿病大血管病变与血管内皮损伤、内皮依赖性舒张功能障碍、内皮下基质产生与构成紊乱、血凝纤溶系统失衡、平滑肌细胞增生、氧化应激增加等因素相关。糖尿病患者体内存在的最主要的代谢紊乱是高血糖，高血糖也是引起体内其他代谢紊乱导致大血管病变的原因。因此，要控制大血管病变的发生与发展，首要任务是严格控制血糖。降低血糖可减少蛋白质和脂类非酶糖基化氧化，使 AGE 生成减少，且通过减少 LDL 的糖基化、氧化修饰，改善体内血脂代谢紊乱，因而有利于大血管病变的防治。试验表明，给糖尿病小鼠注射 AGE 受体的胞外可溶部分后，动脉粥样硬化被剂量依赖性地抑制，动脉损伤程度明显减轻，损伤血管数目减少。Laight 等报道应用抗氧化剂维生素 E 能改变内皮依赖性血管舒张功能并能增强机体对胰岛素的敏感性，从而减轻血管内皮的损伤。Ahn 等对糖尿病患者应用一种新型磷酸二酯酶-3 抑制剂，通过抑制血栓素 A_2 而抑制血小板的黏附与聚集，结果用药 1 年后，颈动脉内膜厚度明显变薄。因此，通过对糖尿病大血管病变发病机制的探索，从而进一步对糖尿病患者的血管病变采取干预性治疗是有积极意义的。有学者将目前已知的糖尿病血管病变的可能机制分为各种假说，如

DAG-PKC学说、非酶糖化学说、多元醇途径学说、氧化应激学说等，实际上糖尿病患者中发生大血管病变的机制是十分复杂的，应为多种机制共同作用的结果。故而在临床实践中寻找糖尿病大血管病变进程的预防和治疗对策的工作仍很艰巨。

第四节　内皮祖细胞缺陷在糖尿病大血管病变中的贡献

自 1997 年 Asahara 从外周血单个核细胞中首次分离出内皮祖细胞（endothelia progenitor cells，EPCs）后，人们对 EPCs 进行了大量研究，发现 EPCs 是一类能分化为血管内皮细胞的前体细胞，不仅参与胚胎血管生成，而且在出生后成体血管新生过程中也起着重要作用，新生血管中约 25% 的内皮细胞是由 EPCs 直接分化而来的。EPCs 对稳定血管内膜、修复受损血管，促进血管新生与缺血区侧支循环的建立，改善缺血区域血供发挥重要作用。正常人外周血液循环中有一定数量的骨髓来自 EPCs，参与维持血管壁的完整性。糖尿病患者血管修复能力降低，主要表现在创伤愈合能力受损和缺血时侧支循环形成减少，而 EPCs 在这些过程中有重要的调节作用。EPCs 在人和动物模型中已经显示能促进血管新生和再内皮化，表明它在维持内皮完整性中有重要作用。在有心血管疾病危险因素患者的研究中，最近有研究者提出了 EPCs 功能失调的观点，认为 EPCs 功能失调能促进动脉粥样硬化和缺血性疾病的发展，特别是糖尿病患者可能受 EPCs 功能失调的影响。

一、内皮祖细胞概述

EPCs 是具有增殖、迁移、黏附并分化为血管内皮细胞潜能的原始细胞，又称内皮前体细胞，亦称为血管母细胞，不仅参与胚胎期血管发育，也在成体血管新生中起重要作用。EPCs 与造血祖细胞共同发源于胚胎期中胚层的成血管细胞，血岛中央的分化为造血细胞，周边的则分化为扁平的 EPCs。研究 EPCs 可从骨髓、外周血、脐血取材，而外周血及脐血中的 EPCs 也是在生理或病理情况下由骨髓释放而来。不同来源的 EPCs 均有增殖、迁移、黏附和分化为内皮细胞的能力。骨髓中 EPCs 含量最多，脐血次之，外周血中含量最少，三者之比约为 15：10：1。由于外周血取材简便，目前研究多以外周血为主。近期大量研究证实动脉外膜、胎肝、胎脾均含有 EPCs，心脏、血管、骨骼肌也能分离出 EPCs，脂肪组织中也有既能分化为脂肪细胞又能分化为内皮细胞的祖细胞。

目前分离 EPCs 的方法主要有两种：一种用免疫磁珠法分离，其得到的 EPCs 纯度高，但价格昂贵，分离率低；另一种用密度梯度离心法分离，其操作简单，费用较低，分离率较高，但分离的 EPCs 相对不纯，目前较常用。现有报道用一种 Stem Quick TME 的过滤装置可分离出比用密度梯度离心法更纯的EPCs。EPCs 培养为贴壁培养，加入血管内皮生长因子（vascular endothelial growth factor，VEGF）、碱性成纤维细胞生长因子（basic fibroblast growth factor，BFGF）等促进内皮细胞生长的因子，使 EPCs扩增并向内皮细胞分化。通常将 $CD34^+/CD133^+/VEGFR^{2+}$（小鼠也称为 Flk-1 或称为 KDR、Tie1、Tie2）细胞作为 EPCs。EPCs 又分为早期和循环期，两个时期 EPCs 表面标记略有不同，目前把 CD133的失表达，以及 CD34、vWF（血管性假血友病因子）的表达，作为 EPCs 成熟进入循环期的标记。

组织损伤、基质金属蛋白酶-9（MMP-9）、粒细胞集落刺激因子（G-CSF）、VEGF、基质细胞衍化生长因子-1（stromal cell-derived factor-1，SDF-1）、ICAM-1 等都在试验中被证实能够动员 EPCs或增强其趋化功能；试验发现他汀类（HMG-CoA 还原酶抑制剂）、沙坦类（AT Ⅱ 受体拮抗剂）、人重组促红细胞生成素（rhEPO）能通过 3-磷脂酰肌醇激酶（PI3K/Akt）信号系统降低 EPCs 的衰老及提高其增殖和集落形成能力；白藜芦醇、雌激素、银杏叶提取物、葛根素、过氧化物酶体增殖因子活化受体（PPARγ）及其兴奋剂噻唑烷二酮（TZDs）都有促进 EPCs 增殖的功能；体育锻炼对其也有正性作用。然而，EPCs 也会随着年龄增长，替代老化的内皮细胞而逐渐被消耗；还有研究报道称，醛固酮、大剂量阿司匹林、硝酸甘油都可使 EPCs 水平下降；C 反应蛋白、同型半胱氨酸则被发现与 EPCs 的数量水平成反比；高血脂、高血压、高血糖等亦可降低 EPCs 动员的数量和质量。

二、糖尿病时内皮祖细胞功能失调

一些动物试验和临床研究都已证明在糖尿病时 EPCs 的数量减少、功能降低，EPCs 这些变化可能是糖尿病血管并发症的发病机制之一。在链脲佐菌素（streptozotocin，STZ）诱导的糖尿病鼠发病 7 天后，其外周血 EPCs 比非糖尿病对照组减少约 50%，EPCs 从外周血归巢到局部组织的能力也受损。另外，糖尿病鼠骨髓单个核细胞分化为 EPCs 能力也降低。由此可见，糖尿病鼠骨髓和外周血源性单个核细胞分化成为 EPCs 的数目都减少。糖尿病鼠 EPCs 在体外迁移和黏附能力受损，血管内皮生长因子和 eNOS 的表达也显著减少，且从骨髓动员和归巢到缺血组织也显著降低。在糖尿病动物模型中，EPCs 的成血管能力降低，将糖尿病动物的 EPCs 注射到非糖尿病动物的缺血后肢中，其提高血管新生能力也有一定程度降低。

1 型糖尿病患者 EPCs 数目比年龄、性别相匹配的对照组少 44%；在体外血管生成分析时，患者 EPCs 的功能也受损；其条件培养液促进内皮细胞形成血管样结构的能力也显著降低。Tepper 等证明从 2 型糖尿病患者外周血单个核细胞分离培养的 EPCs 数量比非糖尿病健康对照组减少 48%，且和糖化血红蛋白水平呈反相关；黏附到活化的人脐静脉内皮细胞的能力减弱；在体外的血管形成能力也降低，EPCs 的这些功能失常可能是糖尿病患者血管新生能力受损的原因。糖尿病患者 EPCs 的黏附、迁移和增殖能力在缺氧时也显著降低。

在糖尿病患者中，有外周血管疾病的患者比没有外周血管疾病患者的循环 EPCs 减少 53%，且 EPCs 水平与颈动脉狭窄程度及下肢动脉疾病的严重程度呈负相关，其黏附到成熟内皮细胞的能力也显著降低。循环 EPCs 数目和糖尿病严重程度呈反相关，低水平的循环 EPCs 可能与内皮功能失调和侧支循环形成不良有关，而糖尿病和内皮功能失调、新血管生成能力降低密切相关，因此 EPCs 数量在糖尿病早期和进展期心血管疾病的发展中有重要的作用。

三、糖尿病时内皮祖细胞功能失调的机制

当机体局部组织发生缺血时，EPCs 从骨髓动员到外周血，而后在缺血局部分化，并诱导血管新生，这个过程被称作"生后血管新生"。从血管新生的观点看，缺血性疾病如糖尿病大血管和微血管病变可能是由 EPCs 的数量不足和（或）功能受损引起。糖尿病使 EPCs 数目减少可能是由广泛的动脉损伤，循环 EPCs 迁移、结合到受损的血管增加了 EPCs 的消耗而引起，也可能是由于糖尿病对骨髓有多方面的影响，祖细胞的分化、增殖、释放发生改变，引起 EPCs 的产生减少。近年来的研究表明，许多因素参与了糖尿病 EPCs 功能失调，包括氧化应激、eNOS/NO、p53 信号途径、p38 丝裂原活化蛋白激酶（p38MAPK）和一些细胞因子等，从而导致了糖尿病血管病变的发生。

1. 氧化应激的作用

氧化应激为机体内的促氧化作用与抗氧化作用之间的平衡失调，倾向于促氧化，导致组织和细胞损害。促氧化作用由各种氧化剂来实现，活性氧（reactive oxygen species，ROS）是最主要的氧化剂。众所周知，糖尿病伴随着氧化应激升高，产生过多的 ROS。糖尿病患者 EPCs 的 ROS 升高的可能机制是高血糖诱导蛋白激酶 C 活化，从而激活了还原型辅酶 Ⅱ 氧化酶。Brownlee 提出了糖尿病并发症的统一机制学说，认为高血糖诱导细胞产生过量的 ROS 从而引起多元醇通路的激活、糖基化终末产物的形成、蛋白激酶 C 途径及氨基己糖途径的激活。在成熟的内皮细胞，以上的改变显著增加细胞的凋亡，增加细胞间的黏附和减少生成血管的能力。在糖尿病中，EPCs 可能通过相同的机制使其功能受到损害，从而引起 EPCs 功能失调。Dernbach 等在研究培养 EPCs 的抗氧化作用时发现，与成熟的人脐静脉内皮细胞比较，EPCs 表现出基础 ROS 浓度显著降低和细胞内抗氧化作用酶类相对较高，如过氧化氢酶、谷胱甘肽过氧

化物酶和超氧化物歧化酶。当人脐静脉内皮细胞和过氧化氢孵化时，ROS 产物增加 4 倍并诱导细胞的凋亡。相反，过氧化氢很难影响 EPCs 的 ROS 产生和凋亡。但联合抑制抗氧化作用的酶类能使 EPCs 的 ROS 水平升高并损害 EPCs 的生存和迁移能力。以上结果表明，虽然 EPCs 有一定的抗氧化应激能力，但在 ROS 产物升高时，仍能影响 EPCs 的功能。高血糖相关的细胞内晚期糖基化终末产物（AGEs）的形成可影响细胞的氧化还原状态。AGEs 和其细胞表面受体结合，导致信号转导级联反应，通过活化 NADPH 氧化酶触发 ROS 的产生；而 AGEs 受体存在于单核细胞和 EPCs 中，因此在糖尿病时 AGEs 可引起 EPCs 的 ROS 产生，从而影响 EPCs 的功能。

2. eNOS/NO 的作用

eNOS 在 EPCs 从骨髓动员到外周血中有重要的作用。Gallagher 等分析了 STZ 诱导的糖尿病鼠和非糖尿病鼠骨髓的 eNOS 后发现有生物活性的磷酸化 eNOS 水平在糖尿病鼠中明显减少。可以推测 eNOS 磷酸化受损可引起 EPCs 从骨髓动员到外周血减少，这可能是糖尿病 EPCs 减少的机制之一。通过使用 eNOS 基因敲除鼠模型证明，骨髓基质细胞 NO 的表达，在血管内皮生长因子诱导的 EPCs 从骨髓动员到外周血的过程中有重要作用。高血糖在体外降低内皮源性 NO 的产生，因此，在糖尿病骨髓基质 NO 生物利用度减少可能参与了 EPCs 的动员减少。最近的研究发现，糖尿病患者 EPCs 的 eNOS 解偶联引起 eNOS 介导超氧阴离子产生而不是 NO，降低了 EPCs 水平，损害了它的功能，从而引起 EPCs 功能失调，这些变化可能是糖尿病血管并发症的发病机制之一。然而，Chen 等的研究证实高糖对 EPCs 的损害作用可以被 NO 供体硝普钠或 p38MAPK 抑制剂逆转，而 eNOS 和磷脂酰肌醇三羟基激酶的抑制剂能加重 EPCs 的损害，另外抗氧化剂如维生素 C、N-乙酰半胱氨酸、聚乙二醇共轭的超氧化物歧化酶和过氧化氢酶对高糖引起的 EPCs 损害没有影响。这表明高糖引起 EPCs 的下调是 NO 相关的机制而不是氧化应激介导的机制。

3. p53 信号途径和 p38MAPK 的作用

p53 信号途径是细胞衰老的重要通路。在氧化修饰低密度脂蛋白条件下培养的正常人 EPCs，表现出的抗氧化损伤保护作用降低和衰老加速是通过 p53 信号途径介导的。在 2 型糖尿病患者中，EPCs 也有相似的表现，而且排除内源性 p53 对糖尿病患者 EPCs 的作用，可以阻止 EPCs 的衰老样生长，并在体外具有形成血管样结构的能力，这表明 EPCs 在糖尿病中的数量减少、衰老样生长可能是通过 p53 信号途径介导的。p38MAPK 在体外调节 EPCs 数目的信号转导通路中有中枢性作用。糖尿病骨髓单个核细胞 p38MAPK 磷酸化作用增加 2 倍，用 LY333351 抑制 p38MAPK 可以提高 EPCs 数目。EPCs 的磷酸化 p38MAPK 与葡萄糖呈浓度相关性地升高，且 p38MAPK 抑制剂 SB203580 不仅能明显抑制高糖诱导的 EPCs 衰老，提高 EPCs 的增殖和分化，还能部分逆转 EPCs 体内受损的血管新生能力。因此，高糖加速 EPCs 的衰老，损伤其功能，导致 EPCs 功能失调，可能和 p38MAPK 的磷酸化有关。

4. 其他因素

糖尿病 EPCs 功能失调可能也和一些细胞因子有关。糖尿病外周血 EPCs 减少的可能原因之一就是一些细胞因子的表达减少，如血管内皮生长因子，它被认为是能维持循环 EPCs 的一种重要细胞因子。糖尿病伤口肉芽组织表皮细胞和肌纤维母细胞表达的基质细胞衍生因子-1α 减少可能是 EPCs 归巢减少的原因。此外，血小板反应蛋白-1（TSP-1）mRNA 的表达在糖尿病 EPCs 中显著上调，并和体内外 EPCs 黏附活性下降相关，这表明 TSP-1 可能是一个重要的细胞外基质黏附分子，高糖可能通过上调糖尿病 EPCs 的 TSP-1 表达调节受损 EPCs 的黏附活性。

四、内皮祖细胞与糖尿病大血管病变

Gallagher 等在糖尿病小鼠浅表伤口局部注射 SDF-1α 观察到 EPCs 聚集到表皮伤口处，并小量增加外周血 EPCs 的数量，结果使伤口愈合加速，说明骨髓中的 EPCs 能根据 SDF-1α 这种趋化因子浓度对缺血区做出反应，聚集在低氧区域，在此处参与新生血管的形成，而糖尿病患者 EPCs 的功能下降，对生长因子的反应性降低，使血管修复能力下降，血管新生减少，溃疡愈合减慢或不愈合。

Fadini 等研究发现，糖尿病患者 EPCs 的数量、功能可作为其血管病变（PAD）严重程度的标志，EPCs 细胞数量与血管病变严重性呈负相关，且并发 PAD 的糖尿病患者 EPCs 功能也有改变，强化了 EPCs 失调在糖尿病血管病变中的作用。研究根据颈动脉硬化程度以及下肢血管闭塞程度将合并 PAD 的糖尿病患者分组，与未合并 PAD 的糖尿病对照组一起观察，发现糖尿病并发 PAD 的患者相对于未合并 PAD 的患者，其外周血 EPCs 下降了 53%，且 EPCs 的水平与颈动脉的狭窄程度以及下肢血管闭塞程度呈负相关。

五、内皮祖细胞在糖尿病血管病变中的应用

Isner 等提出了"治疗性血管新生"概念，治疗性血管新生是指将外源性血管新生诱导因子转入组织中，增强缺血区域的侧支毛细血管新生。目前，有关 EPCs 与糖尿病治疗性血管新生的研究主要从单个核细胞移植、内源性 EPCs 的动员活化以及 EPCs 的基因修饰这几个方面展开。

1. 单个核细胞移植

单个核细胞移植（以 EPCs 为有效成分）治疗非糖尿病缺血性疾病的研究已取得一定疗效。Kawamoto 等分离外周血 EPCs，体外扩增后注射心肌梗死动物模型，4 周后观测结果显示缺血局部血流增加、心功能改善、瘢痕面积缩小。目前国内有学者分别对糖尿病兔和糖尿病大鼠下肢缺血血管进行 EPCs 移植，发现局部 VEGF 分泌和毛细血管密度均增高，提示血管缺血得到部分缓解。另外利用健康人外周血 EPCs 能够有效地修复损伤的糖尿病患者视网膜血管。在临床常发现存在缺血性血管形成受损的糖尿病患者常伴有视网膜的血管新生，即"糖尿病矛盾现象"。因此，有学者认为体外移植 EPCs 可能促进视网膜新生血管的生成，从而促使非增生型糖尿病视网膜病变（NPDR）向增生型糖尿病视网膜病变（PDR）发展。Losordo 等观察了 900 余例接受过治疗性血管新生的糖尿病患者，并未发现 EPCs 移植能增加 DR 的发病率或加重 DR 的进展。

2. 内源性内皮祖细胞的动员活化

研究显示一些药物可通过调节细胞因子和趋化因子的表达水平，对糖尿病患者 EPCs 的数量及功能产生影响。羟甲基戊二酰辅酶 A（HMG-CoA）还原酶抑制剂（他汀类）能促进糖尿病患者 EPCs 的增殖和迁移能力，从而刺激缺血组织的血管新生。其机制可能与 PI3K/Akt 信号转导通路和提升高密度脂蛋白（HDL）水平有关。吡格列酮也可以促进 EPCs 介导的新生血管形成。但具体作用机制不明，可能与 PPARγ 激活后抑制 NF-κB 的活化有关。Fadini 等研究报道，糖尿病患者妊娠期间母体接受胰岛素治疗可以促进胎儿体内的 EPCs 动员。同时有文献报道胰岛素可能通过 PI3K/Akt 信号转导通路，使 eNOS 活性增强，NO 生成增多，从而使 EPCs 凋亡减少，迁移活性增强。另外，雌激素可明显抑制内皮祖细胞凋亡及上调 CXCR4 的表达，提示雌激素可能在防治糖尿病周围血管病变上发挥一定作用。

3. 内皮祖细胞的基因修饰

最近有研究者提出基因修饰的 EPCs 可能通过改变细胞表型而提高细胞治疗性血管新生及内皮修复的效率。先后有研究者将人端粒酶逆转录酶活性亚单位（hTERT）、eNOS、VEGF、血管生成素-1 等基因修饰的 EPCs 应用于治疗性血管新生的研究，发现同时进行定向基因治疗和细胞补充治疗，能更有效地促进血管新生，改善缺血器官的血流和功能。由于糖尿病患者的外周循环中 EPCs 的数量与功能明显下降，通过自体 EPCs 动员难以达到治疗的目的。因此将自身骨髓 EPCs 进行体外培养和扩增并进行一定的基因修饰，移植到患者体内，可能是治疗糖尿病血管病变的理想手段。

六、总结

糖尿病引起了 EPCs 数量和功能的变化，从而导致 EPCs 功能失调，而糖尿病微血管病变和大血管病变导致临床肢体缺血性疾病和糖尿病终末器官衰竭，EPCs 又在血管新生和血管内皮的修复中有重要作

用，因此，EPCs 功能失调在糖尿病血管并发症中的作用日益受到人们的重视。在糖尿病的早期阻止血管并发症的发生非常必要，并成为目前研究的热点。进一步阐明 EPCs 功能失调在糖尿病血管并发症中的作用机制将为以 EPCs 为基础的治疗奠定理论基础。

（杨丽霞）

第五节　内皮功能紊乱的检测

血管内皮是血管的第一道渗透屏障，同时也是多功能的旁分泌和内分泌器官。内皮细胞表达和分泌的多种生物活性物质，在调节血管张力、维持血流压力和阻力的平衡中具有关键作用，同时在血栓形成、平滑肌细胞生长、免疫应答、细胞外基质和炎症反应等方面也具有调节作用。正常的血管内皮功能是维持血管系统稳态的基本条件。糖尿病患者在早期或糖调节受损时，即可存在血管内皮功能障碍，包括了血管内皮依赖性或非依赖性的舒张功能受损。关于血管内皮功能的检测，一般是基于其功能以间接的指标来反映。

一、测定内皮细胞产生的相关细胞因子

内皮细胞对血管的调节是通过其所产生的细胞因子来实现的。因此内皮功能实质上是其产生相关细胞因子的能力。临床可以通过检测血中的细胞因子来反映血管内皮功能，也有部分因子可以从尿中检测。常用来反映血管内皮功能的细胞因子，包括 NO、不对称二甲基精氨酸（ADMA）、ET-1、组织型纤溶酶原激活物（t-PA）、纤溶酶原激活物抑制物-2、血管细胞黏附分子-2（VCAM-2）、内皮白细胞黏附分子-2（ELAM-2）、细胞间黏附分子-2（ICAM-2）、类血友病因子（VON WF）。另外，还可直接检测循环内皮细胞计数。这些指标大多具有非特异性。

二、ENDO-PAT 无创血管内皮功能诊断系统

该系统是通过在指尖放置生物传感器，以测定外周动脉张力和反应性充血指数（RHI）的检测系统，反映外周动脉张力信号。其所采用的血流动力学原理：由于指尖血管张力变化潜力较高，有的可相差数百倍之多。本系统基于体积描记的生物传感器系统，结合外周动脉张力测定法（PAT），来测定指尖动脉血管床动脉搏动容积变化，即血流量的检测。可同时测量双臂信号，一侧用以测定内皮功能，另一侧监测全身性血管变化，用以排除环境、心理等因素引起的血管变化所导致的干扰。

判断：对于无心血管疾病易患因素者，血管内皮功能 RHI 正常应大于 1.67。RHI 值越高，提示内皮功能越好，反之则内皮功能降低。同时还可检测动脉增益指数（AI）、心率变异（HRV）和法朗明罕危险指数。

检测注意事项包括：环境安静，尽量避免强光。最好在暗光环境下进行。患者完全放松，不要谈话。患者仰卧，双手放于身体两侧。患者尚需：①空腹检查，但可喝水；②测试前 2h 患者不能吸烟及摄食含咖啡因、含糖的饮料；③妇女宜经期第 7 天后检测；④手指甲需剪短（恐顶破指套）；⑤前一晚最好停药，包括硝酸甘油、α 和 β 受体阻滞药、钙通道拮抗药、ACEIS 和 ARBS、PDE5 抑制药（如西地那非）及所有血管活性药。

三、超声心动图法评价冠脉内皮功能

1. 冷加压负荷试验

（1）内皮依赖性血管舒张功能检测：①经冠状动脉主干长轴图像，测量左主干内径；②将患者一手前臂浸冰水中维持 90s，记录此时冠状动脉左主干内径；③计算内径变化百分率。此百分率即反映内皮依

赖性血管舒张功能。

（2）非内皮依赖性血管舒张功能检测：①接着（1）步骤休息15min后，舌下含服硝酸甘油0.3mg；②5~6min再记录冠状动脉左主干内径。计算内径变化率。

2. 乙酰胆碱法

①经冠状动脉主干长轴图像测量左主干内径；②将患者一侧手及前臂浸入冰水中保持90s，记录此时冠状动脉左主干内径；③间隔15s后，经静脉血受检者注射乙酰胆碱，4min后观测冠状动脉左主干内皮的变化。意义同冷加压负荷试验。

四、血流介导的血管扩张功能（PMD）检测

受检者仰卧休息10min以上，取右臂肱动脉做首次扫查，并用脉冲多普勒测量动脉血流速度。将血压计充气加压至300mmHg，并维持45min。第2次扫查在袖带放气前30s至放气后90s，并在袖带放松前15s记录血流速度。受检者休息15min后进行第3次扫查，以获得高剪切应力介导的肱动脉扩张。在松压前30s及之后的2min内，连续记录动脉长轴图像。在松压后15s内立即采集动脉中部的脉冲多普勒信号，以评估反应性充血速度。动脉反应性充血后内径相对于动脉基础内径变化的百分率，即代表内皮功能。正常标准为大于10%。

上述检测之后，受检者休息10min以上，再进行非内皮依赖性舒张功能检测。舌下含服硝酸甘油，4min后，进行上述操作。有明显心动过缓及低血压的受检者，不能使用硝酸甘油。

此外，也可用正电子发射电子计算机断层技术、磁共振技术来检测内皮功能，且敏感性和特异性都较好，但检测费用高。荧光透视成像技术、CT技术、经食管超声等也可以检测内皮功能。

（杨柳清）

第六节　中医药干预对内皮细胞的影响

糖尿病血管病变一直是糖尿病患者早死及致残的首要原因，多种因素参与了这一病理过程，其中血管内皮细胞（EC）功能异常在其中扮演了至关重要的角色。近年来中医药在保护血管EC，防治糖尿病发生、发展过程中所造成的血管EC损伤方面有许多研究。

一、中医药对糖尿病血管内皮细胞形态结构的影响

正常的血管EC边界清晰，细胞间嗜银线呈连续细密锯齿状、柔和，超微结构清晰。糖尿病大鼠血管EC肿胀，细胞间嗜银线锯齿变大、稀疏、僵硬变直，有明显断裂现象。茅彩萍等研究显示糖尿病大鼠8周时血管EC线粒体肿胀、空泡变明显，12周时血管EC广泛坏死脱落，病变加重，内皮细胞线粒体肿胀，空泡变性明显，有的游离内弹力膜，有的核边集似凋亡。血管EC下间隙增宽，其胞质内也可见空泡，有自溶现象，并有较正常明显增多的糖原颗粒，细胞质内吞饮小泡明显增多，细胞核周池增宽，细胞周围有较多基质和细纤维。韩永明等研究显示运用翻白草治疗糖尿病大鼠后，血管EC接近于正常大鼠，说明翻白草对血管EC形态结构具有较好的保护作用。运用葛根素治疗糖尿病大鼠后，血管EC线粒体有不同程度肿胀，少见空泡变性，无内皮细胞坏死脱落现象。运用大剂量葛根素治疗后，糖尿病大鼠主动脉内皮细胞超微结构基本正常，说明葛根素对血管EC形态结构具有较好的保护作用。

二、中医药对糖尿病血管内皮细胞功能的影响

血管EC功能异常的形成机理目前公认的有：①高血糖；②IR；③脂代谢紊乱；④氧化应激；⑤炎性反应。近年来，中药对糖尿病血管EC功能的影响的研究进展如下。

1. 降低血液葡萄糖浓度，保护血管内皮细胞功能

高血糖可加重 IR 及糖尿病血管 EC 的损伤。近来有文献报道，正常人给予糖负荷后 EC 依赖性血管舒张功能减退，血流速度下降，且血管舒张功能与血糖浓度呈负相关，提示高浓度的葡萄糖可诱导血管 EC 功能的异常。有研究显示大、中剂量葛根素治疗后，糖尿病大鼠血糖值较未经治疗的糖尿病大鼠血糖值显著降低（$P<0.05$），但仍高于正常组，说明葛根素具有降血糖的作用。吴勇等的研究显示经黄芪多糖治疗后，糖尿病患者血糖水平显著降低。

2. 干预胰岛素抵抗机制，保护血管内皮细胞功能

研究表明，血管 EC 有胰岛素受体的表达。胰岛素（Ins）与靶细胞膜受体 α 亚单位结合后，激活 β 亚单位的酪氨酸自身磷酸化，然后通过一系列蛋白质磷酸化，活化 Ins 信号传递系统的 PI3K 及 MAPK 通路，最终实现其多重生物学功能。中医药能改善胰岛素的敏感性。刘竹寺等研究表明葛根煎剂可明显降低四氧嘧啶诱导的糖尿病大鼠空腹血糖和胰岛素水平，而胰岛素敏感指数明显提高，增加糖耐量，改善 IR。黄连、糖平方（人参、黄芪、葛根、知母、花粉、丹参、五味子）、丹蛭降糖胶囊（太子参、生地黄、菟丝子、牡丹皮、水蛭、泽泻）能提高糖尿病大鼠的胰岛素敏感性。

3. 调节脂代谢紊乱机制，保护血管内皮细胞功能

2 型糖尿病患者脂代谢紊乱，表现为伴随高甘油三酯和低密度脂蛋白血症以及低高密度脂蛋白血症。高胆固醇血症，尤其是 LDL-C 升高，可抑制 eNOS 产生 NO，并导致 NO 失活。高甘油三酯血症可造成明显的 EC 依赖性血管舒张功能受损。血浆 HDL 水平可能是 EC 功能的重要决定因素，并对高 TC 血症患者的冠状动脉起保护作用，低 HDL 血症可能引起 EC 功能受损。葛根素能降低链脲佐菌素诱导的糖尿病大鼠的总胆固醇、甘油三酯、LDL-C 等含量，同时升高了 HDL-C 水平，并能降低主动脉内皮素。二陈汤方加减能降低链脲佐菌素诱导的糖尿病大鼠的总胆固醇、甘油三酯，并能升高 HDL-C 水平。消瘅汤（柴胡、黄芩、天花粉）能降低 2 型糖尿病患者的总胆固醇、甘油三酯、LDL-C，并能升高 HDL-C。

4. 干预血管内皮细胞氧化应激

高浓度血糖能导致血管 EC 内过氧化、氧自由基增加。氧化应激是造成血管 EC 损伤的主要机制之一。2 型糖尿病患者活性氧（ROS）产生增加，致使脂质、蛋白质、氨基酸及 DNA 均可发生氧化性损伤。银杏叶提取物主要成分为银杏黄酮苷、银杏内酯和白果内酯等，已被证明是一种有效的抗氧化物。王晓等研究显示单纯高糖条件下细胞内氧化应激水平较正常糖浓度条件下升高，加用银杏叶提取物后高糖条件下细胞内氧化应激水平显著下降（$P<0.05$），血管 EC 活力增高，凋亡率降低，说明了银杏叶提取物能够对抗血管 EC 氧化应激，进而保护血管 EC。吴勇等研究显示糖尿病大鼠 SOD、NO 均低于正常大鼠（$P<0.01$），而 MDA、ET 值显著高于正常大鼠（$P<0.01$）。经黄芪多糖治疗的糖尿病大鼠 SOD、NO 均显著高于未经治疗的糖尿病大鼠（$P<0.01$），而 MDA 显著低于未经治疗的糖尿病大鼠（$P<0.01$），ET 值低于未经治疗的糖尿病大鼠（$P<0.05$），说明了黄芪多糖能够对抗血管 EC 氧化应激，进而保护血管 EC。

5. 干预血管内皮细胞炎性反应

近年研究表明 2 型糖尿病和动脉粥样硬化具有共同的病因基础：慢性炎性反应和 EC 功能异常。一方面，在 2 型糖尿病和动脉粥样硬化患者中，CRP、IL-6、TNF-α 等炎性指标均高于正常人；另一方面，Yuan 等研究发现，大剂量阿司匹林可以抑制 NF-κB 诱导转录，抑制 IRS-2/IRS-1 磷酸化，逆转 IR。上述研究均提示炎性反应在 2 型糖尿病及心血管疾病的发病机制中起重要作用。目前 Pieper 等研究显示 2 型糖尿病患者中，葡萄糖和 FFA 可作为前炎症因素激活 NF-κB，促进炎性蛋白表达，这些炎症蛋白不仅促进炎性细胞的迁移和增殖，而且 NADPH 氧化酶的亚单位（p47phox）将氧分子转化为 O_2^-，与已生成的 NO 结合，加重 EC 损伤。现有研究表明平糖方（陈皮、半夏、茯苓、僵蚕、地龙）、糖肾康（人参、黄芪、大黄、水蛭、肉桂）、山茱萸环烯醚萜总苷能降低链脲佐菌素诱导的糖尿病大鼠的 TNF-α 水平。降糖补肾方（狗脊、川续断、女贞子、旱莲草、地骨皮、生黄芪、生地黄、葛根、黄连、桑白皮、知母）、六味地黄丸能降低 2 型糖尿病患者的 TNF－α 水平。平糖方（陈皮、半夏、茯苓、僵蚕、地龙）能降低链脲佐菌素诱导的糖尿病大鼠的 CRP 水平。降糖补肾方（狗脊、川续断、女贞子、旱莲草、地骨皮、生黄芪、生地黄、葛根、黄连、桑白皮、知母）、六味地黄丸能降低 2 型糖尿病患者的 CRP 水平。糖肾康（人参、黄芪、大黄、水蛭、肉桂）能降低链脲佐菌素诱导的糖尿病大鼠的 IL－6 水平。降糖补肾方（狗脊、川续断、女贞子、旱莲草、地骨皮、生黄芪、生地黄、葛根、黄连、桑白皮、知母）、六味地黄丸能降低 2 型糖尿病患者的 IL－6 水平。黄芪多糖能减少链脲佐菌素诱导的糖尿病大鼠肾组织 NF－κB mRNA 表达，增加 IκB mRNA 表达，且优于贝那普利。加味补肝汤（枸杞、木瓜、当归、川芎、熟地、白芍、桑寄生、麦冬、天花粉）能抑制链脲佐菌素诱导的糖尿病大鼠神经节 NF－κBp65 mRNA 表达。糖心康（太子参、黄芪、玉竹、丹参、土鳖虫）对链脲佐菌素诱导的糖尿病大鼠心肌 NF－κB 的过度表达有显著抑制作用。

三、中医药对糖尿病血管内皮细胞损伤的防治作用

血管 EC 覆盖于血管内膜表面，不但是血液与组织之间的天然屏障，而且是人体最大的内分泌器官，可产生和分泌几十种生物活性物质，对血管舒缩等起重要作用。研究表明高血压、高血脂、高血糖、缺氧、衰老、吸烟等心血管危险因素导致 EC 受损，如何保护 EC 功能，延缓心脑血管疾病发展，是亟待解决的课题。据研究发现，不少中药单体、有效成分、复方及针灸对 EC 损伤有防治作用。

1. 单味中药或其成分对血管内皮细胞的保护作用

（1）川芎嗪：梁德等发现川芎嗪能促进兔股动脉端端吻合模型吻合动脉处的 EC 生长，修复、减轻内膜超常增生，探讨其机制与维持前列环素 I_2/血栓素 A_2（PGI_2/TXA_2）平衡、扩张血管、防止和减少血栓形成有关。梁日欣等发现川芎嗪能预防缺血再灌注大鼠模型心肌细胞肿胀，降低内皮素（ET）和血栓素 B_2（TXB_2）释放，增加 6－酮－前列腺素 1α 释放，从而提示川芎嗪有保护 EC 损伤作用。林蓉等发现川芎嗪可以抑制缺血缺糖引起的血管内皮细胞释放乳酸脱氢酶（LDH）、丙二醛生成，降低细胞膜流动性，提高一氧化氮（NO）水平，从而达到保护 VEC 的目的。张冀等发现川芎嗪对花生四烯酸诱导的血管内皮细胞损伤和凋亡具有保护作用，可能与抗脂质过氧化作用有关。

（2）丹参酮：徐东波等发现丹参酮能升高人脐静脉血管内皮细胞（HUVEC）氧化损伤模型超氧化物歧化酶（SOD）、谷胱甘肽（GSH－Px），降低 MDA 及细胞增殖率，从而在一定程度上保护内皮细胞免于氧化损伤。赵燕等发现丹参酮能抑制兔内毒素血症模型中性粒细胞（PMN）与 EC 黏附的作用，保护血管内皮细胞，其机制与降低 TNF－α 水平及抑制黏附因子 CD11a/CD18、CD11b/CD18 的表达有关。

（3）葛根素：金志泽等发现葛根素可降低变异型心绞痛病人 ET 水平，调节 PGI_2/TXA_2 平衡，兴奋前列环素合成酶活性，抑制血小板聚集，有保护 EC 功能。石瑞丽等发现葛根素可显著减少体外培养牛主动脉内皮细胞（BAECs）缺氧性凋亡，对缺氧条件下的 EC 有保护作用。

（4）黄芪甲苷：吴大正发现黄芪甲苷能够抑制因组胺造成的新生牛主动脉内皮细胞致密单层的液体滤过系数和液体滤过流量降低，并升高蛋白质渗透压反射系数，表明黄芪甲苷能够减轻组胺造成的内皮细胞单层通透性的增加。

（5）当归：范柳等证明当归萃取液在低应切力环境下会抑制内皮细胞的凋亡。王宝华等通过实验证实，当归可以使细胞表面细胞间黏附分子－1（ICAM－1）的表达降低，细胞培养液中 NO 含量增高，从而证明其具有拮抗高脂血清致内皮细胞损伤的作用。

（6）人参皂苷（Rg3）：王兵等研究发现 Rg3 能抑制胃癌细胞条件培养液诱导的 EC 增殖，推测 Rg3 可能是通过下调增殖期 EC 相关生长因子的表达，使 EC 对肿瘤分泌生长因子的敏感性降低，从而影响 EC 的增殖。

（7）西红花苷：绪广林等研究证实，西红花苷可剂量依赖性减少 MDA 生成，提高 SOD 活性，还能抑制过氧化氢导致的细胞内钙离子升高，降低细胞凋亡百分率，其保护 EC 的功能可能与其拮抗细胞内钙

有关。

（8）山楂：常翠青等研究表明，山楂可以有效地保护人 EC 免受 ox-LDL 的损伤，其机制与山楂的抗氧化作用和对 EC 的直接作用有关。叶希韵等发现山楂叶总黄酮可明显抑制细胞 LDH 的泄漏量，降低细胞 MDA 含量，提高 NO 含量，使细胞生长正常，存活率提高，说明其是通过抗氧化途径保护 EC。

（9）水蛭：李凤文等发现，血瘀模型的大鼠具有高度重复性的 EC 数增加，与全血黏滞度、纤维蛋白原和血细胞比容增加相并行。服水蛭后，EC 数明显减少且血液流变学改善。此研究为进一步开发保护血管内皮细胞中药奠定了理论基础。

（10）槲皮素：李国等发现应用槲皮素保护组可抑制高糖损伤的 EC 释放 LDH，减少 MDA 生成量，促进释放 NO，说明槲皮素对高糖损伤的 EC 有保护作用。林蓉等发现槲皮素能显著抑制 TNF-α 诱导 EC 内 NO 和 MDA 释放和 NF-κB 表达，并能提高 TNF-α 诱导 EC 内 SOD 活性，说明槲皮素对 TNF-α 诱导 EC 损伤有保护作用。

（11）姜黄素：曹维娟等发现姜黄素能明显下调缺氧再给氧大鼠心脏微血管内皮 ICMA-1 的蛋白和 mRNA 的表达，呈剂量依赖效应，具有抑制内皮细胞激活的作用。

（12）大蒜：林桂珍等发现，随着大蒜素浓度的增加，EC 中 NO、SOD 含量增高，MDA 含量逐渐减少。大蒜素使 NO 浓度升高的机制有：①激活 NO 合酶（NOS）；②拮抗 NOS 抑制剂。实验证明大蒜素能稳定细胞膜结构，具有抗氧化作用，减轻脂质过氧化对内皮细胞的损害，并且有剂量依赖性。

（13）三七总皂苷：闫彦芳等观察三七总皂苷培养缺氧血管内皮细胞模型，结果发现与模型组比较，三七总皂苷及其主要成分三七皂苷 Rb1、Rg1、Re 组的 LDH 漏出率、细胞死亡率显著下降，细胞存活率显著提高。三七总皂苷的活血化瘀与其对 EC 缺氧损伤的保护作用有关。

（14）蜈蚣：司秋菊等建立家兔动脉粥样硬化模型，结果显示蜈蚣可通过调节 NO/ET 平衡，抑制 VEGF 的表达，防止内皮细胞的增殖，提示具有保护 EC 功能。

（15）灯盏花素：王应灯等发现灯盏花素可抑制细胞脱落和破裂、肺微血管内皮细胞单层通透性增高及 Factin 解聚，对肺微血管内皮细胞损伤有一定保护作用。

2. 中药复方对血管内皮细胞的保护作用

（1）心脑通：心脑通系中药丹参、山楂、银杏叶经科学提取后，按一定比例混合而成的纯中药制剂，主要用于缺血性心脑血管疾病，其机制与抗自由基和激活纤溶系统有关，并可抑制血小板凝聚，抑制内皮细胞和血小板表达黏附因子。梁中琴等实验发现，不同浓度心脑通对缺氧造成的 ET、NO 水平变化具有明显影响，用药后 NO 含量增加，ET 含量下降，故心脑通对血管内皮细胞具有明显的保护作用。

（2）六味地黄丸：张旭等证实，六味地黄丸药物血清具有拮抗脂多糖（LPS）、升高胞内钙离子浓度的作用，提示对 LPS 造成的 HUVEC 损伤有抑制作用。六味地黄丸保护血管内皮细胞凋亡与缓解细胞内钙离子超载有关，这一结果为其抗血栓的作用机制提供了分子生物学的重要依据，对临床治疗以心脑血管为主的疾病有一定的指导意义。卞慧敏等证实六味地黄汤药物血清可减轻大肠杆菌内毒素对 EC 的损伤，抑制 EC 凋亡发生，促进 EC 增殖；并可通过增加 EC 分泌 SOD，清除 MDA，而达到其减轻大肠杆菌内毒素对内皮细胞损伤的目的。

（3）脉复康：脉复康由当归、丹参、川芎、水蛭组成，根据不同的配伍又可组成Ⅱ号（当归、丹参、川芎）和Ⅲ号（水蛭），该方组成均具有明显活血化瘀的作用。李凤文等通过研究表明，脉复康 3 组均能降低高脂血症家兔的血脂（TC、TG、LDL-C），调节血脂代谢（TC/HDL-C），促进 HDL-C 升高，降低脂质过氧化物（LPO）水平，这意味着脉复康具有抑制细胞膜和 LPO 与氧化低密度脂蛋白（ox-LDL）的形成；其次脉复康还具有改善内皮功能以及逆转 ETmRNA 过表达的作用。

（4）四逆汤：金明华等证明四逆汤能改善缺血心电图和临床症状，对部分血脂代谢指标 TC、HDL-C 及血清载脂蛋白 A/血清载脂蛋白 B（ApoA/ApoB）有改善作用。四逆汤具有抗血管内皮功能氧化损伤及调节血管内皮细胞功能的作用，其效果与维生素 E 相似。调节血脂代谢、调节血管内皮细胞功能是四逆汤防治冠心病的可能机制。

（5）解毒化瘀汤：本方由蒲公英、连翘、川芎、郁金、女贞子、莪术、桃仁、红花、黄芪组成。李健等发现应用解毒化瘀汤后，血清血管性血友病因子（vWF）、血栓调节蛋白（TM）和中性粒细胞活化计数水平比模型组明显降低，表明其对受损的血管内皮细胞有保护作用，可以改善微循环，增强免疫力，为中西医结合防治多器官功能障碍综合征（MODS）开辟了广阔的前景。

（6）黄连解毒汤：方素萍等证实黄连解毒汤含药血清不仅能抑制非致炎状态下中性粒细胞与血管内皮细胞的黏附，而且能抑制致炎因子所诱导的中性粒细胞与血管内皮细胞黏附作用增强，这可能是黄连解毒汤抗炎作用的机制之一。

（7）软脉降脂胶囊：中医辨证认为高脂血症的病机是脾气亏虚、清浊不分，从而生成痰浊瘀血，阻滞脉络，最终损伤血脉。李宝华等实验证明，软脉降脂胶囊具有降低 LDL-C、升高 HDL-C，提高高脂大鼠的 SOD 活力、减轻脂质过氧化的作用。这是保护内皮细胞的重要作用。

（8）复方荟草合剂：复方荟草合剂主要药物为荟草、黄连。郭来等发现复方荟草合剂对家兔模型 TC、TG、MDA 有明显的降低作用，并升高 NO、SOD。光镜可见动脉内膜表面基本光滑，内皮细胞形态基本完好。提示复方荟草合剂具有抗 EC 损伤作用。

（9）丽参注射液：刘洲等发现血液透析相关性低血压发生病人透析后 ET、TXB_2 水平下降，提示其发生与 EC 分泌的血管活性物质比例失调有关，经丽参注射液治疗后 ET、TXB_2 水平上升，可能是通过升高缩血管性物质分泌及降低舒血管性物质分泌而发挥治疗血液透析相关性低血压的作用。

（10）参元丹清膏：参元丹清膏由黄芪、党参、玄参、丹参、延胡索、土鳖虫、地龙、水蛭组成，周萍等发现参元丹清膏对内皮完整及去内皮家兔主动脉环盐酸去氧肾上腺素所引起收缩均有拮抗作用，对内皮完整动脉环作用明显强于去内皮动脉环。提示参元丹清膏具有拮抗血管平滑肌收缩，从而达到扩张血管的作用，此作用可能部分需要内皮功能的参与。

（11）活血化瘀方：庄小梅应用活血化瘀方（组成：当归、柴胡、郁金、檀香各 10g，赤芍、延胡索各 12g，丹参 20g，砂仁 6g）治疗原发性高血压时，发现治疗后除血压明显下降外，ET 有明显降低，NO 和 SOD 水平明显升高。提示活血化瘀方在短时间内减少氧自由基，有效改善内皮功能。徐灵建等应用栓释胶囊（含水蛭、黄连、玉竹、黄精等）治疗心脏 X 综合征，发现能降低血浆 ET 浓度，调节血管内皮依赖性舒张功能，保护血管内皮功能。

（12）平肝化浊合剂：平肝化浊合剂由石决明、天麻、黄芩、丹参、浙贝母、泽泻等中药研制而成。谭峰等应用平肝化浊合剂治疗 2 周后，脑梗死大鼠组织型纤溶酶原激活物（t-PA）活性明显升高，组织型纤溶酶原激活物抑制剂（PAI）活性、PAI/t-PA 比值和血小板-α 颗粒膜蛋白（GMP140）含量均明显降低；大鼠脑组织中神经细胞、血管内皮等超微结构改变均较模型组减轻。

四、结语

内皮细胞损伤是大血管病变的始动因素，是细胞因子所致的网络调节紊乱的结构基础，可导致多系统功能障碍。因此，内皮细胞的功能、机制及防治已成为目前研究的热点。通过各项研究表明，中医药在保护 EC、预防 EC 损伤方面具有较为理想的调控效果，其作用机制主要在于调血脂、抗氧化损伤、调节内皮活性物质分泌、平衡凝血与抗凝系统活性、抗细胞凋亡等方面。但中医药临床应用研究还较少，在直接观察内皮损伤以及舒缩功能方面尚匮乏，如能根据辨证论治选用合理的中药复方，并在此方面进一步探讨保护 EC 功能，寻求到中西医结合研究的切入点，将为中医药保护 EC、防治心脑血管疾病开辟广阔的前景。

（刘铜华　杨丽霞）

第十章

胰岛素与糖尿病大血管病变

第一节　胰岛素对血管：得益与风险共存

心血管疾病（cardiovascular disease，CVD）包括：高血压、冠心病、周围血管病等，仍是全球五大致死原因之一。糖尿病是发生心血管疾病的重要因素，糖尿病与大血管疾病的关系目前是研究的热点。由于糖尿病的发病机制和缓慢进展的自然病程，胰岛素或胰岛素类似物治疗仍然是糖尿病患者降低血糖的重要手段。关于胰岛素本身对于血管的作用目前仍未完全明确。一方面，一些学者主要研究正常情况下胰岛素对于血管的保护作用；另一方面，大多数研究者认为胰岛素抵抗是糖尿病、冠心病、高血压以及心力衰竭等重大慢性病的共同病生理基础，因此聚焦于胰岛素抵抗和高胰岛素血症以及胰岛素治疗对血管病变的影响。迄今，胰岛素对血管病变的作用仍然是争论的热点。

胰岛素是机体内最重要的代谢调节激素，几乎所有组织细胞均存在着胰岛素受体（insulin receptor，InsR），其中在骨骼肌细胞、肝脏细胞及脂肪细胞胞膜上的 InsR 密度最大，因此骨骼肌、肝脏及脂肪组织成为胰岛素作用的三个重要靶组织（器官）。同时，心肌细胞膜上亦含有丰富的 InsR，这使心肌细胞也成为胰岛素作用的重要靶细胞之一。胰岛素与 InsR 结合激活受体上酪氨酸激酶，活化的酪氨酸激酶使靶细胞内胰岛素受体底物-1（insulin receptor substrate-1，IRS1）上酪氨酸发生磷酸化而被激活。IRS-1 是胰岛素信号转导通路上的重要分子，它通过细胞内一系列蛋白分子的磷酸化机制将胰岛素信号下传，分别激活磷脂酰肌醇-3 激酶（phosphatidylinositol 3-kinase，PI3K）和促分裂原活化蛋白激酶（mitogen-activated protein kinase，MAPK）信号转导途径，从而引发胰岛素相应的生物学效应，包括促进糖原合成，磷酸化核内靶蛋白促进靶细胞基因表达，导致细胞增殖及分化等。

一、胰岛素对血管的保护作用

Muniyappa 等认为，对于胰岛素敏感性正常的个体，胰岛素可通过舒张血管、抗炎以及抗增殖作用发挥血管保护效应。最近研究显示，胰岛素除调节代谢外，还可通过直接激活细胞"生存信号"发挥心血管保护作用，提示胰岛素在维持心血管正常功能中具有重要意义。英国伦敦大学 Yellon 实验室的研究发现，在急性心肌缺血的早期，给予外源性胰岛素或直接激活胰岛素信号通路的下游分子（如 Akt）具有明显的心血管保护效应，包括抗凋亡、抗炎、抗氧化应激和舒张血管等作用，提示胰岛素信号在心肌缺血、高血压、心衰等病理生理过程中可能具有保护作用。深入研究发现，胰岛素是通过激活 Akt 而发挥抑制缺血/再灌注的早期心肌细胞凋亡的作用；反之，抑制 Akt 活化，则胰岛素的抗凋亡作用几乎被完全阻断；进一步研究其抑制心肌细胞的凋亡机制发现，胰岛素通过 PI3K-Akt 途径激活 eNOS，心肌细胞 NO 生成增加是其抑制缺血/再灌注过程中心肌细胞凋亡、保护缺血心肌的重要机理之一。对于血管的研究发现，生理水平的胰岛素具有保护血管内皮细胞、促进平滑肌细胞的糖摄取与糖代谢的作用，而高浓度胰岛素（如餐后或外源性给予胰岛素）还具有血管舒张的作用，从而增加组织血液灌注，并抑制血管炎症。这些结果提示胰岛素作用的新机制，即胰岛素激活细胞内 PI3K-Akt-eNOS "细胞生存信号" 通路机制。

当存在胰岛素抵抗时，由于胰岛素信号通路受损，胰岛素的血管保护作用也将减弱；反之，维持血管对胰岛素的敏感性，有利于增加组织血液灌注，并将胰岛素转运至靶器官，发挥代谢调节及血管保护的作用。

总之，胰岛素对血管的保护作用机制不仅包括调节细胞代谢，还直接通过激活"细胞生存信号"发挥抗凋亡、抗炎和促生存等细胞效应。

二、高胰岛素血症、胰岛素抵抗对血管的不良作用

目前认为，胰岛素抵抗（insulin resistance，IR）和高胰岛素血症是心血管疾病发生的重要根源和土壤。胰岛素抵抗的主要缺陷发生于受体或/和受体后水平，涉及细胞分子和信号传递，如 MAPK 信号通路等。IR 是 2 型糖尿病（T2DM）的主要发病机制，同时高血压、高甘油三酯血症以及 LDL－C 水平增加的风险升高，进而增加心血管疾病的发生风险。许多研究均证实，在发生糖尿病之前，胰岛素抵抗患者的心血管疾病风险已经增高，而高胰岛素血症是 CVD 风险的主要预测因子。

三、胰岛素治疗对血管的作用

目前对于胰岛素治疗是否会增加 DM 患者的心血管疾病的发生仍存在争议。ACCORD 研究发现强化降糖治疗组心血管疾病死亡风险增加。但后续对数据的进一步分析发现，强化降糖组胰岛素的使用比例为 77%，死亡率增加可能与严重低血糖的发生率增高有关。在多数观察性研究中，应用胰岛素治疗的患者往往并发一些死亡率较高、预后较差的疾病或已合并较严重的慢性并发症如心血管病，因此可能会影响最后的结论。

一项对心肌梗死患者进行的临床随机试验中，与胰岛素强化治疗相关的心血管致病率和死亡率有显著下降。但很多临床试验又未能发现胰岛素对 T2DM 患者具有明确的心血管保护作用。美国大学组糖尿病方案（UGDP）研究、UKPDS 研究和 DCCT 研究均未观察到强化降糖治疗可以减少大血管病变的发生。DIGAMI－2 试验也发现，与常规治疗相比，胰岛素强化治疗并没有给 T2DM 合并心肌梗死的患者带来额外的益处。同样，一项针对血运重建分流血管成形术的 T2DM 患者的调查研究（BARI－2D）发现，在对再发心血管事件的预防作用上，胰岛素并不优于胰岛素增敏剂。ORIGIN 试验揭示，对于新发 T2DM 患者，基础胰岛素治疗在减少心血管疾病的致病率和死亡率上并不优于口服降糖药物。但是，UKPDS 后续 10 年随访研究发现，强化降糖组（包括胰岛素治疗）心肌梗死和全因死亡率下降。同样，DCCT 研究的后续 17 年随访研究（EDIC）发现，在胰岛素强化治疗组 CVD 相关死亡的风险下降 57%。

总之，根据这些随机临床研究的循证医学证据，DCCT 和 EDIC 研究说明胰岛素治疗对 T2DM 没有害处，UKPDS 研究表明胰岛素治疗对 T2DM 并没有害处，ORIGIN 研究也提示在糖尿病前期和糖尿病人群中胰岛素治疗无害；同时，糖尿病大血管病变的发生需要较长时间，因而需要更长的随访时间才可能得到有意义的结果。

第二节　高胰岛素血症与糖尿病大血管并发症发生风险

一、高胰岛素血症和胰岛素抵抗

目前认为，胰岛素抵抗是糖脂代谢异常的关键因素。20 世纪 70 年代以来，不同人群的研究均揭示，胰岛素抵抗普遍存在于肥胖、T2DM、血脂异常、高血压及非酒精性脂肪性肝病等疾病中，而这些代谢异常又可在个体中聚集出现。1988 年，Reaven 首先提出了胰岛素抵抗的概念，指出胰岛素抵抗是这些代谢异常的共同致病基础，随后的诸多研究证实了胰岛素抵抗作为代谢性疾病共同的病理生理机制，并参与了动脉粥样硬化性疾病的发生，包括糖耐量受损、血脂异常和高血压，称为"X 综合征"，也称为"代谢

综合征"，随着研究的深入，代谢综合征的定义也有进一步更新。研究者发现，胰岛素抵抗是许多严重疾病，包括 T2DM、CVD、脑卒中及肿瘤的独立预测因子。

胰岛素对血糖的调控主要包括两个方面：①促进骨骼肌、心肌及脂肪组织摄取葡萄糖；②抑制肝脏的糖原分解及糖异生。当以上作用减弱，即胰岛素不能有效促进周围组织摄取葡萄糖及抑制肝脏葡萄糖输出，则称为胰岛素抵抗或胰岛素敏感性下降。如果胰岛 β 细胞能够代偿性地分泌足以抵消胰岛素抵抗的胰岛素时，血糖可以维持在正常水平；反之，如果胰岛功能不足以弥补胰岛素抵抗的缺陷，血糖就会增高并逐渐发展为糖尿病。胰岛素抵抗在某种意义上是机体对能量过剩的一种代偿反应机制。胰岛素的主要作用是刺激合成代谢，抑制分解代谢。当机体储存过多能量而超重或肥胖时，胰岛素不能发挥正常的效应而表现为胰岛素抵抗，脂肪合成受限，尿糖出现以排除多余的能量，使机体在过度摄入食物与体质量增长之间达到一个平衡。胰岛素抵抗并非完全是病理的概念，正常人在特定的生理条件下如青春期和妊娠中后期也会存在。

经典的胰岛素抵抗是指机体对胰岛素的糖代谢调节作用的敏感性下降，而不是对脂肪、蛋白质、水、电解质平衡及交感神经等所有的生物效应的抵抗。在胰岛素抵抗状态下，机体分泌大量的胰岛素以代偿糖代谢的紊乱，而这种继发的高胰岛素血症可以使其他胰岛素作用途径的生物效应增强，对机体造成不良影响。因此，胰岛素抵抗的临床表现可分为两大类，一类是胰岛素作用的不足，主要表现在糖代谢，如糖尿病或糖尿病前期，还包括生长迟缓和脂肪萎缩；另一类是胰岛素作用的亢进。

胰岛素抵抗的确切机制尚不清楚，但可能与以下因素有关：胰岛素受体基因异常、存在抗胰岛素受体的抗体、其他内分泌拮抗激素的影响以及超重或肥胖。

胰岛素敏感性的检测方法众多，既有复杂昂贵的，也有简便廉价的。目前常用的方法有：高胰岛素正葡萄糖钳夹试验、胰岛素抑制试验、示踪剂检测、空腹状态指数评估如稳态模型（HOMA）、胰岛素抵抗指数（HOMA-IR）和胰岛 β 细胞功能指数（HOMA-β）、定量胰岛素敏感性检测指数（quantitative insulin sensitivity check index，QUICKI）和 Bennett 胰岛素敏感性指数（insulin sensitivity index，ISI）等。然而，迄今为止，由于胰岛素检测方法无法标准化，难以建立通用的正常值，应用于临床实践的胰岛素敏感性检测方法尚在进一步摸索中。WHO 及中华医学会糖尿病学分会（CDS）对胰岛素抵抗的工作定义是，无论采取何种检测方法，均可将所研究的特定人群的胰岛素抵抗的上四分位数（或胰岛素敏感性的下四分位数）作为胰岛素抵抗的切点。因此，在临床上，如果要评估患者胰岛素抵抗的程度，理论上需要在正常人群中采取同一种检测方法获得胰岛素抵抗的诊断阈值后，再用于临床研究。

二、选择性胰岛素抵抗的致动脉硬化风险

研究发现，患者在 T2DM 诊断之前 CVD 风险已经增加，并与胰岛素抵抗和高血糖有密切关系。游离脂肪酸（FFA）升高、高血压、高脂血症或血脂异常，以及炎症等多种危险因素均与 CVD 的患病率增加相关。因此，仅控制血糖并不能显著降低糖尿病患者 CVD 的发生风险。

胰岛素通过毛细血管的血管内皮的转移作用在其他组织如骨骼肌、脂肪组织、中枢神经系统等中发挥作用。目前认为胰岛素对血管内皮既有保护作用，又有致动脉粥样硬化作用，这些作用取决于胰岛素激活的信号通路。本节将分别对胰岛素在血管壁上的作用和选择性胰岛素抵抗的概念进行阐述。

1. 胰岛素信号通路

胰岛素受体广泛分布在血管壁各层细胞和毛细血管壁内皮细胞，也存在于迁移到血管壁的炎症细胞。胰岛素受体由一个 α 亚单位与一个 β 亚单位组成，2 个亚单位间由二硫键连接，β 亚单位是一种酪氨酸激酶。一旦胰岛素与受体 α 亚单位结合，β 亚单位的各种结构域上酪氨酸就立即发生磷酸化而被激活，从而可以调节酪氨酸激酶活性。胰岛素的信号转导至少包括两条主要途径：PI3K/Akt 或 MAPK/Erk 通路。β 亚单位一旦发生酪氨酸磷酸化，将招募 InsR 底物 1 和 2（IRS1/2），IRS1/2 上酪氨酸经磷酸化激活后与 PI3K 结合，激活 Akt 级联反应，激酶 PDK1 和 PKB/Akt 被激活，发挥多种代谢调节作用，例如 GLUT4

介导肌肉中葡萄糖的转运或调节 eNOS、VEGF、抗氧化酶 HO-1 和 VCAM-1 的表达。活化的 β 亚单位除激活 IRS1/2 之外，还可以直接与 Grb2 和 Shc 发生相互作用，Grb2 激活可诱导 G 蛋白 Ras 活化，进而引起 Raf 磷酸化级联反应，激活 MAPKs 如 MEK1 和 ERK1/2。MAPKs 活化可刺激胰岛素的促有丝分裂作用或慢性作用包括细胞迁移、ET-1 和 PAI-1 的表达，以及周细胞和血管平滑肌细胞（VSMC）的增殖。同时，IRS/PI3K/Akt 途径激活可以通过介导抗炎和抗氧化应激的作用而发挥抗动脉粥样硬化作用；与之相反，Grb2 和 Shc 介导 MAPK 途径的激活具有促进炎症和血管再狭窄的作用。由于胰岛素在不同血管细胞中的作用不同甚至相悖，因此提出糖尿病存在的胰岛素抵抗具有选择性——"选择性胰岛素抵抗"的概念。

2. 血管内皮细胞的选择性致动脉粥样硬化作用

内皮细胞 InsR 的功能独特，可以直接转运胰岛素，使胰岛素穿过内皮屏障，从而在周围组织中发挥作用。这种独特的作用在脑和视网膜等具有紧密连接和连续内皮细胞的组织中尤为重要；在骨骼肌、心肌和棕色脂肪组织中也同样重要。胰岛素通过受体介导的途径完成跨内皮屏障的转运，而不会被降解。在高胰岛素血症时 InsR 下调，胰岛素抵抗时 InsR 介导的胞吞作用下降。众所周知，内皮细胞产生的 NO 具有促进血管平滑肌细胞的舒张而增加血流量的作用，胰岛素可以激活血管内皮细胞中一氧化氮合酶（eNOS）促进 NO 合成，使血管平滑肌舒张。但在肥胖和胰岛素抵抗时，胰岛素促血管内皮细胞合成 NO 的能力下降。

胰岛素促 NO 合成的作用依赖于 IRS1/PI3K/Akt 途径，eNOS 分子上 Ser1177 的磷酸化依赖于 Akt 介导激活，这与内皮细胞（ECs）内钙调蛋白和钙离子浓度无关。在胰岛素抵抗和糖尿病状态下，eNOS 磷酸化受抑，以及高血糖导致的血管细胞氧化产物增加，最终导致 NO 生成减少。在 EC 中胰岛素还可以调节 HO-1 和 VEGF 以及 VCAM-1 的表达。生理浓度的胰岛素主要通过 IRS/PI3K/Akt 途径增加 VEGF 和 HO-1 的表达并降低 VCAM-1 的表达。HO-1 增加可通过抗氧化应激作用改善血管功能，而 VCAM-1 降低可以通过减少动脉壁对单核细胞的摄取而具有抗炎作用，胰岛素抵抗时这些功能选择性地丧失，导致动脉粥样硬化的风险增加。此外，胰岛素也可能通过 MAPK 途径增加 ET-1 和 PAI-1 的表达，而有可能促进致动脉粥样硬化过程。

3. 血管平滑肌细胞和毛细血管周细胞的选择性致动脉粥样硬化作用

内皮细胞的周围包绕着血管平滑肌细胞（VSMCs）和毛细血管周细胞。两者的主要功能是通过其收缩来调节动脉和毛细血管舒张。VSMCs 和毛细血管周细胞上均有 InsR，与内皮细胞相比，在 VSMCs 上的 InsR 数量明显减少，而毛细血管周细胞有大量的 InsR。在这些细胞中，胰岛素可激活 IRS/PI3K/Akt 和 MAPK/Erk 途径。一般情况下，胰岛素可通过 NO 激活 cGMP 间接调节 VSMCs 和周细胞而调节血管舒张。在周细胞和 VSMCs 中，胰岛素还可以诱导 ET-1 的表达，这种作用可通过激活 PKC 而增强。此外，胰岛素还可影响 VSMCs 和周细胞的迁移、凋亡和增殖，也可能通过增加 ETA 受体的表达而增加血管张力。胰岛素对 VSMCs 的直接作用是通过 MAPK 途径激活介导的，通常所需胰岛素的浓度较高。例如，胰岛素发挥对迁移和增殖作用通常需要胰岛素浓度为 $10\sim100nmol/L$，而磷酸化 eNOS 的浓度仅为 $1\sim10nmol/L$。因此在高胰岛素血症时，高浓度的胰岛素可能通过激活 MAPK 途径促进 VSMCs 的迁移和增殖，从而导致血管再狭窄和动脉粥样硬化的形成。

4. 单核细胞和巨噬细胞的选择性致动脉粥样硬化作用

单核细胞和巨噬细胞是动脉粥样硬化发展的重要参与者。血管壁中的巨噬细胞是动脉粥样硬化和再狭窄过程的主要成分。单核细胞和巨噬细胞中均可激活 IRS/PI3K/Akt 和 MAPK 途径的 InsR。巨噬细胞通过 IRS2/PI3K 途径的胰岛素信号转导可以抑制促炎性趋化因子 MCP-1 的表达。通过巨噬细胞中的 IRS/PI3K/Akt 途径选择性胰岛素抵抗可能导致动脉粥样硬化。

5. 选择性胰岛素抵抗

George L. 等学者提出了选择性胰岛素抵抗的概念，并获得了 2015 年 ADA 颁发的 Edwin Bierman

奖。他们研究组发现，在胰岛素抵抗或糖尿病动物模型和糖尿病患者的动脉中，胰岛素使磷酸化的 Akt（pAkt）减少，同时伴随 eNOS 生成减少，均使胰岛素抗动脉粥样硬化作用减弱。但胰岛素对 MAPK/Erk 的作用未被抑制。在心肌、肾小球、毛细血管、成纤维细胞甚至肝脏组织中都有相似的结果。胰岛素对 IRS/PI3K/Akt 通路的选择性抑制与所有胰岛素已知的具有抗动脉粥样硬化或促血管生成活性的作用一致。包括激活 eNOS，HO-1 和 VEGF 表达增加，以及抑制 VCAM-1。同时，胰岛素对 MAPK 的激活没有被抑制，甚至对 MAPK 的激活增强；这种激活与致动脉粥样硬化作用有关，如 ET-1 及其受体表达增加，及 VSMC 的迁移和增殖，均促进了动脉粥样硬化。在胰岛素抵抗或缺陷以及糖尿病患者中，通过 IRS/PI3K/Akt 级联降低胰岛素的抗动脉粥样硬化作用，HO-1 表达和 eNOS 活化减少以及 VCAM-1 表达增加，这些均加速动脉粥样硬化进程。同时，对 MAPK 的激活需要高水平的胰岛素，这也解释了高胰岛素血症增加动脉粥样硬化发生的风险。激活 MAPK 通路增加 PAI-1 和 ET-1 的表达，也具有动脉粥样硬化作用。IRS/Akt 信号通路的选择性缺失会降低心肌中 VEGF 的表达，从而影响缺氧时侧支血管的形成，并导致急性冠状动脉闭塞的预后不良。

第三节　胰岛素、氧化应激与内皮功能损害

一、"胰岛素-MAPK"风险

1. 促分裂原活化蛋白激酶简介

MAPK 通路的基本组成是一种三级激酶模式，包括 MAPK 激酶激酶（MAP kinase kinase kinase，MKKK）、MAPK 激酶（MAP kinase kinase，MKK）和 MAPK，这三种激酶能依次激活，共同调节着细胞的生长、分化、对环境的应激适应、炎症反应等多种重要的细胞生理病理过程，从酵母到人类具有高度保守性。MAPK 主要包括三个亚家族：细胞外信号调节激酶（ERK1/2），c-Jun 氨基末端激酶（JNK）和 p38 丝裂原活化蛋白激酶（p38 mitogen-activated protein kinase，p38 MAPK）。涉及的信号通路分别由它们而得名，即 ERK 信号通路、JNK 信号通路和 p38 MAPK 信号通路。

ERK 信号通路能够被多种信号因子激活，活化的 ERK 通路最终导致 ERK1 和 ERK2 的活化，从而将信号从细胞膜表面受体转导至细胞核，故 ERK 的磷酸化可视为 MAPK 信号通路激活的标志。ERK1 和 ERK2 有许多共同的生理功能，所以它们通常称作 ERK1/2 或 ERK。转录因子 E（s E26 transformation-specific，Ets）是 ERK1/2 的下游因子，具有调控细胞周期、细胞迁移、细胞增殖和细胞凋亡等作用，对于 Ets-1（E26 transformation-specific sequence-1，Ets-1）的激活很重要。JNK 通路是一条与细胞凋亡、炎症以及肿瘤等相关的信号转导通路。p38 MAPK 是一种酪氨酸磷酸化蛋白激酶，分子量为 38kDa，p38 MAPK 信号通路的激活是细胞内磷酸化级联反应的最后步骤，一系列细胞应激、炎症、凋亡等都与其相关。目前已知 p38 MAPK 的 6 种同型异构体，分别是 p38α1/α2、p38β1/β2、p38γ 和 p38δ。

MAPK 可以调节许多蛋白质、酶和转录因子的活性，具有广泛的生物学效应。越来越多的研究表明，MAPK 可能在动脉粥样硬化的发病机制中起重要作用。MAPK 介导炎症过程、内皮细胞活化、单核/巨噬细胞募集和活化、平滑肌细胞增殖和 T 淋巴细胞分化，涉及动脉粥样硬化发病中的所有关键机制。特异性地抑制 MAPK 活性将可能成为减轻动脉粥样硬化的新的治疗方法。

2. MAPK 与炎症

如 LPS、TNF、IL-1 和缺血再灌注等炎症状态均可介导单核细胞、内皮细胞和中性粒细胞等固有免疫细胞中 p38 MAPK 的磷酸化而激活，活化的 p38 MAPK 又可通过促进炎症相关因子和效应因子的转录促进炎症反应。p38 MAPK 的活化可以刺激单核/巨噬细胞表达 TNF、IL-1、IL-6、IL-8 和环氧化酶（cyclo-oxygenase，COX）-2，调控中性粒细胞中 IL-8 合成、氧化应激和弹性蛋白酶释放，调控 TNF

和脂多糖介导的内皮细胞 COX－2 表达、前列腺素合成和 E－选择素的表达。除了促进炎症因子的生成，p38 MAPK 可介导中性粒细胞的炎性聚集和化学趋化，在炎症的启动阶段即起到促进炎症的作用，这种作用与 p38 MAPK 下游分子 MAPK 激活蛋白激酶 2（MAPK－activated kinase 2，MAPKAK2）活化后介导的 HSP27 磷酸化有关。炎症区域内中性粒细胞的 p38 MAPK 还可通过 NADPH 氧化酶发挥促进活性氧和补体生成的作用。

3. MAPK 与内皮功能

Joseph 等人发现 p38 MAPK 的一种抑制剂 losmapimod 可通过抑制 p38 MAPK 而抑制炎症反应，改善一氧化氮介导的舒血管作用，另一项 losmapimod 治疗动脉粥样硬化的临床研究证实，虽然对整体水平的动脉粥样硬化形成影响有限，但选择性抑制 p38 可减少炎症活跃血管的动脉粥样硬化形成。

二、"胰岛素－JNK"风险

在 2 型糖尿病和肥胖患者的一些组织中，代谢和炎症应激使 JNK 活性增加，进而诱导 IRS1/2 丝氨酸位点发生磷酸化。JNK、哺乳动物雷帕霉素靶蛋白（mTOR）和核糖体 p70S6 激酶（S6K）是调节 IRS 功能的主要机制，而 IRS 与胰岛素抵抗有密切关系。有多项研究均证实 JNK 的激活与胰岛素抵抗和 2 型糖尿病有关。

在 JNK 的不同亚型中，JNK1 在肥胖和胰岛素抵抗中起主要作用，JNK1 敲除使高脂饮食诱导的小鼠的体质量减轻并改善胰岛素抵抗，IRS1 丝氨酸磷酸化水平降低。JNK2 缺陷的小鼠也具有抗肥胖诱导的胰岛素抵抗效应，但仅在 JNK1 活性减弱的情况下起作用，表明 JNK2 的功能可被代偿。JNK 通路在脂肪组织和巨噬细胞中起着促炎作用，因此 JNK1 激活可能对胰岛素靶细胞起着重要作用。虽然骨骼肌 JNK1 与胰岛素抵抗无关，但肝细胞 JNK1 活性的降低可改善胰岛素敏感性。特异性灭活脂肪细胞中 JNK1 可以降低脂肪细胞 IL－6 的分泌（IL－6 是肝脏胰岛素抵抗的一个重要介质），从而阻止肝脏胰岛素抵抗，反之，脂肪组织高 JNK1 活性可导致脂肪细胞因子失衡，进而促进胰岛素抵抗。小鼠的研究发现，JNK 通过竞争性抑制 ATP 产生抗胰岛素抵抗的保护效应。在饮食诱导的肥胖小鼠中，一种 JNK 抑制剂已被证实能具有抗肥胖和胰岛素抵抗的有益作用。在我国人群中，发现 JNK 的基因多态性与空腹血糖及腰臀比相关。

几项研究均证实，巨噬细胞凋亡水平降低可以导致早期动脉粥样硬化斑块急剧变大。JNK 是促凋亡的未折叠蛋白反应（unfolded protein response，UPR）的效应分子，JNK1 具有直接抗 Akt 抗凋亡信号转导的作用。在造血细胞中，JNK1 缺失可使巨噬细胞凋亡减少，加速早期动脉粥样硬化，而 JNK2 缺失不具有相似的作用。

三、"胰岛素－VCAM－1"风险

血管细胞黏附分子－1（vascular cell adhesion molecule－1，VCAM－1）是细胞黏附家族的重要成员之一，属免疫球蛋白超家族类的黏附分子，是一种分子量为 80~110ku 的跨膜糖蛋白，主要功能是介导粒细胞与血管内皮之间的黏附，其水平升高被认为是内皮细胞活化与功能损伤的重要标志。内皮功能紊乱是糖尿病血管并发症的始动和关键环节，甚至在糖耐量减低或空腹血糖受损阶段已经存在血管内皮功能的异常，而内皮功能的异常也加速了糖尿病及其并发症的进程。VCAM－1 可介导血管内皮细胞与单核细胞黏附，导致内皮损伤、血管通透性增加、血小板聚集增多以及血栓形成。

正常状态下，VCAM－1 在活化的血管内皮细胞中有表达，通常表达水平低甚至不表达。在动脉粥样硬化斑块中发现有黏附分子 VCAM－1 的表达。当病变局部释放细胞因子如 TNF－α 等时，血管内皮细胞被激活，VCAM－1 表达增加，促进单核细胞和内皮细胞黏附和迁移，动脉粥样硬化形成。在动脉粥样硬化形成早期，内皮细胞表达的 VCAM－1 促进单核细胞在组织中游走；随着病变进展，动脉腔面内皮细胞表达 VCAM－1 逐渐降低，在形成粥样斑块时 VCAM－1 表达最低或停止表达，其意义是已迁入病灶的单核细胞进一步激活，分化成巨噬细胞，聚集脂质，最终转化为泡沫细胞，导致动脉粥样硬化。

四、"肿瘤坏死因子－胰岛素"风险

1. 肿瘤坏死因子概述

TNF－α以及IL－6、IL－1、干扰素－γ（INF－γ）等炎症因子均可引发细胞内的炎症反应，启动炎症细胞因子信号转导，最终导致胰岛素靶细胞内的胰岛素信号转导受阻，引发胰岛素抵抗。因此，炎症因子已作为引起胰岛素抵抗的主要分子机制成为近几年的研究热点。

TNF是一种可以使肿瘤细胞或者肿瘤组织发生出血坏死的细胞因子。根据来源和结构将其分为TNF－α和TNF－β两种。TNF－α是一种非糖基化蛋白，分子量约为51kDa，呈同源三聚体，具有多种生物学功能，除了具有抗肿瘤作用外，也是重要的致炎因子和免疫调节因子，同时与发热、恶病质形成有关。当机体处于感染、创伤以及肿瘤等应急状态时，TNF－α水平升高。TNF－α由脂多糖（LPS）或卡介苗（BCG）激活的单核巨噬细胞（包括肝脏枯否氏细胞）产生，后来发现单核细胞、中性粒细胞、自然杀伤细胞（NK）和肥大细胞也可以产生。近年来发现许多非免疫细胞（如脂肪细胞、骨骼肌细胞）也可以分泌TNF－α。在动物研究发现，肥胖鼠中脂肪细胞和骨骼肌细胞的TNF－α呈过度表达。

TNF－α通过与受体结合发挥作用。目前发现两种TNF－α受体：TNF－α受体1（TNFR1）和TNF－α受体2（TNFR2）。TNF－α的两种受体存在于高等哺乳动物包括脂肪细胞在内的所有细胞中，这两种受体除了结构上的差异外，其相对数量随细胞种类不同也有差异。研究认为，TNFR1参与介导了TNF－α的所有功能，包括细胞凋亡、分化和增殖，TNFR2参与介导的功能很少，TNFR2作用仅限于一些特定细胞如胸腺细胞和T细胞，可促进细胞增殖。

2. 肿瘤坏死因子与胰岛素抵抗

TNF－α通过抑制IRS而发挥对胰岛素信号的转导途径的干扰。TNF－α可以介导IRS的丝氨酸磷酸化，从而抑制其酪氨酸磷酸化，引起IRS1表达下降，进而影响胰岛素PI3K途径的信号转导，并最终减弱葡萄糖的转运，导致胰岛素抵抗。此外，TNF－α还能阻碍IRS1与胰岛素受体的结合，从而减少葡萄糖转运蛋白－4（GLUT－4）的含量，进一步抑制脂肪细胞对葡萄糖的摄取而导致胰岛素抵抗；还可通过促进脂解作用增加外周FFA水平而抑制肌细胞糖代谢、促进肝内糖原合成，间接诱导胰岛素抵抗。研究还发现，TNF－α能够促进升血糖激素（如胰高血糖素和肾上腺素）的大量分泌而导致胰岛素抵抗；也可调控脂肪细胞基因表达，引起血浆游离脂肪酸水平上升，以及甘油三酯和极低密度脂蛋白的增加，从而引起胰岛素抵抗。TNF－α还可通过作用于其他细胞因子而导致胰岛素抵抗，如刺激IL－6和单核细胞趋化蛋白－1（MCP－1）的产生、抑制脂肪因子瘦素和脂联素的产生；TNF－α还能激活NF－κB的抑制因子激酶（IKK），IKK通过激活NF－κB促进TNF－α转录，从而形成炎症，导致胰岛素抵抗。由此可见，TNF－α是胰岛素抵抗炎症机制的主要因子，抑制或干预TNF－α的大量表达可能成为预防胰岛素抵抗的主要途径之一。

五、"胰岛素－FFA"风险

游离脂肪酸（FFA）是一种重要的能源物质，可以来自饮食或自身合成。FFA水平异常可造成不利的影响。在肥胖尤其是腹型肥胖患者中，血清FFA异常升高是参与胰岛素抵抗的重要环节。T2DM患者空腹FFA显著升高，可间接反映胰岛素抵抗的程度。FFA是所有细胞膜受体结构的重要组成成分，当其浓度超过正常水平上限时，会产生"毒性"，导致多种应激反应包括内质网应激，活性氧簇（reactive oxygen species，ROS）的产生、凋亡及炎症，称为"脂毒性"。其中内质网应激能同时诱导ROS和炎症的产生，氧化应激又能诱发内质网应激，凋亡也同时涉及内质网应激和ROS的产物积累，在这个庞杂的网络中的关键分子通过干扰胰岛素信号转导通路引起IR的发生。

1. FFA致内质网应激的分子机制

细胞内氧化还原态的微小改变或未折叠蛋白和（或）毒性脂类物质的异常积累均会引起代偿性反应

通路的激活，即未折叠蛋白反应（UPR）。UPR 应激通路由 3 种内质网跨膜蛋白组成，即蛋白激酶 RNA 样内质网激酶（PERK）、内质网跨膜激酶 1（IRE1）和激活转录因子 6（ATF6）。这 3 种蛋白共同作用能促进蛋白折叠和促降解分子基因的转录。UPR 本身作为一种保护机制，可增加蛋白折叠能力，同时可降解已经合成的未折叠蛋白，但当过量和（或）长期处于应激状态下时，就会通过 JNK 信号途径和内质网内 Ca^{2+} 的释放引起细胞凋亡。此外，UPR 通路可通过 PERK−eIF2α 依赖通路抑制 NF−κB 抑制物（IκB）的转录，促进 NF−κB 的核转位而增强炎症作用。因 IRE1 和 PERK 能激活 JNK 和 IκB 激酶 β（IKKβ）信号转导通路，因此内质网应激引起的 UPR 也可以通过损伤胰岛素信号转导通路而导致 IR。

越来越多的证据表明，磷脂代谢紊乱是饱和脂肪酸（staurated fatty acids，sFAs）引起靶组织内质网应激的始发因素。未被酯化的 sFAs 快速组装成饱和磷脂后整合入内质网膜的双分子层内，这种饱和磷脂的非正常整合可导致细胞膜变硬甚至功能丧失。有研究表明，不饱和脂肪酸转化为磷脂是维持内质网功能正常的重要因素，而 sFAs 则会破坏这一过程。FFA 是通过与游离脂肪酸受体（FFARs）和 Toll 样受体（TLRs）结合引起内质网应激。

2. FFA 致氧化应激的分子机制

在正常情况下，ROS 表达量很低，但细胞应激、线粒体功能紊乱或者抗氧化物质减少都会使 ROS 累积。在健康人中，脂肪灌输会引起血浆 FFA 和 ROS 水平升高，这种 FFA 引起的氧化应激与多种机制有关。FFA 能引起 NADPH 氧化酶相关的 ROS 产生，sFAs 还能引起线粒体 ROS 的生成，其中前者与软脂酸导致的 IR 有关。氧化应激和胰岛素敏感性之间的关系十分复杂，因为 ROS 能促进胰岛素活性，但是这种促进作用只表现于外周组织，而在肝脏中则未见。氧化应激和胰岛素敏感性之间的关系取决于两个方面，一是氧化应激的持续时间，二是氧化应激的程度。肝脏中氧化应激标志物的增多可影响胰岛素信号转导，但并没有提高胰岛素的活性。

蛋白激酶 C−δ（protein kinase C−δ，PKCδ）是肝脏 IR 时 FFA 与氧化应激之间的一个关键物质，这一过程还需 NADPH 氧化酶参与。PKCδ 可以使 IRS1 的丝氨酸/苏氨酸残基直接磷酸化，从而减少酪氨酸的磷酸化作用。此外，它还可以通过活化其他丝氨酸/苏氨酸激酶（如 IKKβ 和 JNK）使 307 位点丝氨酸磷酸化，该过程直接或者间接地通过氧化应激实现。PKC 的活化主要是通过 TLR 实现，仅一部分是通过细胞内脂肪代谢产物（甘油二酯和长链脂肪酸辅酶 A）实现。因此 FFA 在体内是通过 TLR 激活 PKC，使 IKKβ 活化，引起 IR。PKC 引起 ROS 含量增加还需要 NADPH 氧化酶活化，脂肪乳剂联合肝素（intralipid plus heparin，IH）可以增加 NADPH 氧化酶活化的标志物，而反义核酸（PKCδ ASO）可以抑制这一过程；抑制 NADPH 氧化酶能够阻止 IH 诱导肝脏和外周组织 IR。总之，PKCδ 通过 NADPH 氧化酶介导 FFA 引起的氧化应激，从而导致 IR。

3. FFA 致细胞凋亡的分子机制

过量的 sFAs 均可引起细胞凋亡。神经酰胺信号转导被认为是 sFAs 调控细胞凋亡的始发因素，但还存在其他的可能机制，如内质网应激和 ROS 的累积。在内质网应激情况下，CCAAT−增强子结合蛋白（C/EBP）−同源蛋白 CHOP 的表达量增加，从而可引起细胞凋亡。半胱天冬酶−12 同样可以调节内质网特异性的凋亡通路。内质网中 Ca^{2+} 的释放也会引起线粒体潜在的改变，使通透性转位气孔开放，引起细胞潜在的死亡信号激活。不依赖于内质网应激的 ROS 能通过 JNK 依赖的信号转导触发前凋亡通路。例如在胰岛 β 细胞中，FFAs 可激活 JNK、PKCδ、p38MAPK 分子和激酶调节信号转导通路，从而引起细胞凋亡。

4. FFA 致炎症的分子机制

肥胖者免疫系统激活是由犹如 FFA 的代谢信号调节的，很多肥胖者血 FFA 水平升高，FFA 通过激活受体引起重要的炎症信号转导级联反应，如 IKKβ/NF−κB、JNK1、内质网应激引起的 UPR 和 NOD 样受体 P3（NLRP3）炎症通路，从而干扰胰岛素信号转导，导致胰岛素抵抗。

IKKβ/NF−κB 通路是典型的炎症信号转导通路，可被细胞内多种信号如细胞因子、生长因子、ROS

和微生物组分脂多糖等激活。该通路通过两种方式损伤胰岛素信号转导：其一，通过直接磷酸化 IRS1 的丝氨酸残基，减少酪氨酸激酶调控的胰岛素受体的信号转导，扰乱正常的胰岛素活性，引起胰岛素抵抗；其二，通过磷酸化 IκB，使被磷酸化的 IκB 从 NF－κB－IκB 的复合物中解离，IκB 被溶酶体降解，游离状态的 NF－κB 转移入细胞核，与 DNA 结合，激活炎症调控因子如 TNF－α 和 IL－6。JNK1 的激活也会引起 IRS1 丝氨酸的磷酸化，如 IKKβ 通路，JNK1 能激活与转录因子激活蛋白－1（AP－1）相关的促炎症因子的基因转录。FFA 通过激活 TLR4 引起 JNK 和 IKKβ 的活化。

UPR 包括三个分支 PERK、IRE1 和 ATF6，参与上调炎症反应的过程，这一过程由转录因子 NF－κB 和 AP－1 调控。NF－κB 转录调控的基因包括 IL－1β 和 TNF－α 等关键前炎症因子，以及如 COX－2 这种参与免疫调控的酶类。

内质网跨膜激酶 1α（IRE1α）通过结合 TNF－α 受体相关因子 2（TRAF2），促进其与 Iκ 激酶（IKK 复合物）发生相互作用并使其活化，从而激活 NF－κB。IKK 复合物使 IκB 发生磷酸化，磷酸化 IκB 被蛋白酶降解，从而 NF－κB 被释放并转移入细胞核。eIF2α 蛋白激酶家族中 PERK（PERK－eIF2α）通过抑制 IκB 的翻译而激活 NF－κB，使 NF－κB 呈游离状态而进入细胞核。在大多数细胞中，活化转录因子 6（ATF6）能诱发急性时相反应相关基因的转录。肌醇依赖酶 1α－肿瘤坏死因子受体相关因子 2 复合物（IRE1α－TRAF2）能够通过与 JNK 结合而激活 AP－1。AP－1 转录的基因包括 TNF－α、粒－巨噬细胞集落刺激因子（GM－CSF）、IL－8 和某些因子受体。

核苷酸结合寡聚化结构域样受体蛋白 3（NLRP3）炎症因子复合物由 NLRP3、半胱天冬酶 1 和凋亡相关微粒样蛋白（ASC）组成，细胞质内该复合物的积累需要两步：第一步，炎症因子组分的转录，包括 NLRP3、前 IL－1β 和前 IL－18，这一过程是通过 TLR 调控的 NF－κB 活化完成的；第二步，NLRPs 通过同型低聚反应组装为活化的炎症因子，从而使前细胞因子转变为活化形式的 IL－1β 和 IL－18。sFAs 既可以作为引物，也可以作为激活物，使 NLRP3 炎症因子活化，其机制是 sFAs 通过 Toll 样受体 2/4（TLR2/4）依赖的 NF－κB 活化而激活炎症因子 NLRP3。此外，sFAs 中的软脂酸可以通过内质网应激引起 NLRP3 因子活化，内质网应激使细胞产生前 IL－1β，促进 IL－1β 的分泌。内质网应激产生的 ROS 还可激活 NLRP3 因子，ROS 结合 ROS 敏感性 NLRP3 配体硫氧化还原反应蛋白（TXNIP），促进 IL－1β 的分泌。

FFA 通过内质网应激、氧化应激、凋亡和炎症作用，干扰正常的胰岛素信号转导，引起 IR 的发生。而这四个方面的损伤作用又相互联系，交叉引起胰岛素信号通路的损伤，其中共同的分子如 JNK 和 IKK/NF－κB 等引起的损伤在 FFA 导致 IR 中具有重要作用。

第四节　高胰岛素血症、胰岛素抵抗与糖尿病大血管并发症

一、高胰岛素血症与大血管病变

高胰岛素血症是由葡萄糖、脂质、炎性标志物和氧化应激紊乱引起的胰岛素抵抗发展所产生的代偿效应，并为预防高血糖及相关的并发症所必需。在胰岛素抵抗的情况下，因为血管保护作用被选择性地抑制，血管收缩、胰岛素在炎症和增殖的病理中发挥了更明显的作用，胰岛素会发挥更多的负面作用。胰岛素本身并不是不良的因素，只因内皮细胞胰岛素信号转导的缺陷，通过炎症和氧化应激等过程，使胰岛素的潜在不良反应显现。研究表明，内源性胰岛素抵抗的改善、炎症或氧化应激的减少可以恢复正常的胰岛素信号转导及其血管保护作用。

胰岛素抵抗可使葡萄糖清除减少，冠状动脉多支狭窄。长期随访发现，高胰岛素血症患者的冠心病发病风险增加。1 项对健康人群的 6 年随访研究发现，在纳入的 208 例非肥胖个体（BMI<30kg/m²）中，

存在胰岛素抵抗的人群，发生冠心病、糖尿病的比例为 36%，而无明显胰岛素抵抗的人群中发生比例为 0。另 1 项来自丹麦的研究共纳入 2 493 名无 CVD 人群，年龄在 41～72 岁，平均随访超过 9.4 年，结果发现，HOMA－IR 是 CVD 的独立风险因素，胰岛素抵抗者患 CVD 的风险为无胰岛素抵抗者的 1.67 倍。以上研究证实胰岛素抵抗与糖尿病大血管并发症相关。

血管内皮细胞是胰岛素作用的靶细胞而内皮细胞本身又参与血管舒张和收缩，参与凝血和纤溶等功能。高胰岛素血症可损害内皮细胞功能，影响胰岛素和细胞内信号传递，表现为 IRS－PI3K 途径减弱和 RAS－MAPK 途径增强，NO 合成减少，血管平滑肌细胞增殖、迁移和表型改变，可导致 CVD。

二、高胰岛素血症致糖尿病大血管病变的机制

(一) 血脂紊乱

肥胖、高血脂与高血压都是胰岛素抵抗的基本条件。糖尿病患者常常合并血脂异常，血脂异常检出率可高达 70%。一方面说明糖尿病患者合并血脂异常的现象非常普遍，同时也说明临床上对血脂异常没有进行有效的干预。有研究者提出高胰岛素血症是不依赖于肥胖及 BMI 的血脂异常的独立危险因素。2 型糖尿病患者血脂代谢紊乱与高胰岛素血症常同时存在，即使在血糖控制较好的情况下血脂异常仍然存在，但对其机制尚不明了。有学者认为循环血中 TG 的增高往往是胰岛素抵抗的早期临床表现，胰岛素抵抗是引起脂代谢异常的中心环节，且先于脂代谢异常发生。胰岛素抵抗与遗传、环境、肥胖及生活习惯等均有关。

血中 TG 受胰岛素水平影响的可能机制是：FFA 是产生肥胖和胰岛素抵抗的基础，而 FFA 来源于脂肪组织的水解，胰岛素可以抑制体内 TG 的酯解，促进它的酰化，同时可以直接促进周围组织摄取 FFA，降低体循环中 FFA 的浓度。但是，若机体长期处在高水平胰岛素刺激的状态下，则上述胰岛素的调节作用将会减弱，体循环中的 FFA 量将增加，使胰岛素与其受体的结合能力降低，胰岛素代偿性分泌增多，但其生物活性明显降低。另外在肝脏、肌肉及胰岛组织内的 FFA 也升高，因此 TG 在上述部位的合成将增多，导致 TG 的异位沉积。TG 在肌肉内沉积使能量代谢不是通过葡萄糖转运体－4（GLU－4）摄取葡萄糖，而优先利用脂肪，作为甘油三酯的中间代谢产物甘油二酰可以激活腺苷酸环化酶和蛋白激酶 C（PKC），进而抑制胰岛素的信号转导，导致肌肉胰岛素抵抗。若在肝脏中堆积过多可引起脂肪肝，阻碍 IRS1 酪氨酸的磷酸化，胰岛素激活糖原合酶的作用被破坏，并且胰岛素失去对糖异生的抑制作用使糖异生活跃，血糖升高，导致肝胰岛素抵抗。若胰岛细胞内 TG 沉积过多，将削弱葡萄糖的刺激作用，减少胰岛素分泌，最终引起胰岛 β 细胞功能衰竭。

血脂异常致动脉粥样硬化的机制：首先，VLDL 颗粒不仅能够进入血管壁，聚集在动脉粥样硬化斑块上，且能够接受 CETP 转移的胆固醇酯，携带更多的胆固醇进入血管壁。另外，VLDL 分泌的增加可通过竞争性抑制乳糜微粒的清除，参与餐后高脂血症的形成，餐后高脂血症和心血管疾病的发生独立相关。其次，HDL 胆固醇和载脂蛋白 A 水平的下降意味着作为抗氧化因子 HDL 不能在血管壁内直接发挥抗动脉粥样硬化的作用。HDL 胆固醇的减少可能是清道夫受体－B1（scarenger receptor－B1，SR－B1）表达升高的结果。最后，小而密的 LDL 比大 LDL 具有更强的致动脉粥样硬化作用，因为前者更容易被氧化或者黏附和穿过血管壁内皮层。

(二) 胰岛素作用

胰岛素是调节合成代谢的激素，可影响血管壁细胞的代谢、功能和结局，又作为生长因子刺激内皮细胞和平滑肌细胞的生长和增殖。胰岛素刺激血管平滑肌细胞增殖，刺激生长因子表达，激活 LDL 受体，促进胆固醇合成。在大鼠模型中，胰岛素可通过刺激内皮 NO 产生而具有拮抗大动脉环收缩的作用。

同时，胰岛素是胰岛素样生长因子－1（IGF－1）受体的激动剂，虽作用较弱，但对细胞的增殖有一定影响。当 IGF－1 受体过度表达并同时存在高胰岛素血症时，胰岛素对 IGF－1 受体的影响会更加明显。胰岛素同时还通过胰岛素受体亚型－A（IR－A）的作用刺激细胞生长，通过对胰岛素受体亚型－B（IR－

B）的作用也会刺激细胞增殖。胰岛素通过与受体结合发挥生物学效应，目前尚不能将胰岛素的降低血糖作用与促进生长作用完全分离。

Bonara 等随机抽取年龄在 40～79 岁的男性、女性各 500 名，对其动脉粥样硬化和危险因子进行了横断面调查研究，结果发现冠心病危险因子集中于高胰岛素水平的人群，高胰岛素血症是冠心病的独立预测因子。Kowalska 等研究发现，大鼠长期注射胰岛素后血管壁有动脉粥样硬化样斑块形成，提示循环中的高胰岛素水平可增加冠心病的风险。Ciro 等研究显示，链脲佐菌素诱导的糖尿病大鼠颈动脉球囊损伤后新生内膜的形成并未增加，但在糖尿病大鼠予外源性胰岛素治疗以及在非糖尿病大鼠行胰岛移植后血清胰岛素水平增加这种情况下，球囊损伤后新生内膜的面积增加。高胰岛素血症通过激活 ras/MAPK 通路机制在触发糖尿病动物血管球囊成形后新生内膜的增殖过程中起了关键的作用。非糖尿病人群中，高胰岛素血症是冠脉支架后再狭窄的阳性预测因子。刘海伟等观察了 191 例冠脉内支架植入术后患者，发现在高胰岛素血症组再狭窄的发生率较正常血清胰岛素组高，提示高胰岛素血症可促进冠脉支架术后再狭窄的发生。这些结果进一步证实了高胰岛素血症参与了动脉粥样硬化及再狭窄的发生。

胰岛素水平升高致动脉粥样硬化机制主要是：高胰岛素血症刺激内皮细胞释放更多的内皮素，减少血管舒张性前列腺素的合成，减少 NO 的产生并降低其活性，激活 $NF-\kappa B$，增加氧自由基的生成。高胰岛素血症可促进血管平滑肌细胞由收缩型向分泌型转化，促进血管平滑肌细胞的增殖和迁移，并促进平滑肌细胞分泌细胞因子和趋化因子；高胰岛素血症也可能通过激活平滑肌细胞内的 PBK 而在动脉粥样硬化的发展过程中起作用。高水平胰岛素还可促进内皮细胞合成和分泌更多的纤溶酶原激活物抑制因子-1（plasminogen activator inhibitor-1，PAI-1），直接抑制机体的纤溶活性。上述作用导致了内皮功能失调、血管的抗黏附能力降低和内皮依赖的血管舒张状态改变，并影响凝血功能。

（三）高同型半胱氨酸血症

1. 同型半胱氨酸简介

高同型半胱氨酸血症是近年来新认识的一个心血管危险因素。已知高胰岛素血症和胰岛素抵抗也与血管内皮损伤有关，是冠状动脉疾病的独立危险因素，是糖尿病慢性并发症的主要危险因素。血中同型半胱氨酸水平增高与高胰岛素血症、糖尿病慢性并发症可能存在一定关系，高同型半胱氨酸血症可能参与了糖尿病慢性并发症时血管病变的病理过程。

同型半胱氨酸是一种含硫基的氨基酸，是蛋氨酸代谢的中间产物，也可以经甲基转化作用转变成蛋氨酸，此过程需要叶酸和维生素 B_{12} 及亚甲基四氢叶酸还原酶（MTHFR）参与；还可以经转硫作用转变成胱硫胖，此过程需要 5-硫酸吡哆醇（维生素 B_6）及胱硫胖 β 合成酶（CBS）参与，均须 S-腺苷甲硫氨酸协同作用。因此，当叶酸、维生素 B_{12} 及维生素 B_6 缺乏，和（或）参与同型半胱氨酸代谢的一些酶（MTH-FR、CBS）存在缺陷时，可导致血中同型半胱氨酸水平升高。同型半胱氨酸的生理作用是维持机体内含硫氨基酸的平衡，而同型半胱氨酸病理性增高是一个心血管疾病的重要危险因素。它主要影响内皮和平滑肌细胞功能，影响血管壁的结构和血液凝固系统。

糖尿病患者血浆同型半胱氨酸水平升高的原因尚不十分清楚，可能与维生素 B 族缺乏、同型半胱氨酸代谢关键酶基因突变，以及肾脏功能受损导致排泄受限有关。

2. 同型半胱氨酸与高胰岛素血症

Baron 对高胰岛素血症患者血浆同型半胱氨酸水平进行了探讨，相关性分析证实，胰岛素水平与血浆同型半胱氨酸水平之间存在负相关。可能的机制为胰岛素是一个参与合成代谢的激素，当存在胰岛素抵抗，血浆胰岛素水平升高时，蛋白质合成加强，同型半胱氨酸的前体物质——蛋氨酸和半胱氨酸结合加强，从而使同型半胱氨酸从血浆中清除，导致血浆同型半胱氨酸水平下降。胰岛素还可使核糖体数量增加，促进 mRNA 在肝脏和肌肉中翻译成蛋白质，还可以通过其他激素的作用而影响血浆同型半胱氨酸水平。另外，有学者对高血压及正常人群的研究亦发现，在非糖尿病患者中急性高胰岛素血症可降低血中同型半胱氨酸浓度，这与 Baron 的研究结果一致；但在糖尿病患者中，高胰岛素血症不会降低血浆同型半胱氨酸水平，这种对同型半胱氨酸代谢的不同调节是否与糖尿病患者血管病变的发病机制有关，还有待于进一步研究。

3. 高同型半胱氨酸血症与糖尿病大血管病变

近几年的许多研究表明，同型半胱氨酸与糖尿病大血管病变（冠状动脉病变、脑血管病变及外周血管病变）明显相关。研究发现，周围血管闭塞性疾病患者血浆同型半胱氨酸水平明显升高，当血浆同型半胱氨酸浓度大于 16mmol/L 时，周围血管闭塞性疾病的发病率为 45％，正常对照仅为 8％。血浆同型半胱氨酸水平增高在 MTHFR677CT 的纯合子中更常见。中风患者血浆同型半胱氨酸水平明显升高（平均11.2mmol/L），正常对照为 8.1mmol/L，中风患者中高同型半胱氨酸血症发生率为 20％，对照组仅为2.2％。血浆同型半胱氨酸水平与年龄、性别、叶酸浓度、伴发的动脉硬化亚型及其他血管危险因素有关。日本学者对日本 2 型糖尿病患者血的研究发现，血浆同型半胱氨酸水平与冠状动脉疾病显著相关。还有研究观察了 145 例 2 型糖尿病患者，经冠脉造影将患者分为两组即血管狭窄组及无血管狭窄组，结果显示血管狭窄组血浆同型半胱氨酸水平显著升高，且冠状动脉疾病的严重程度与血浆同型半胱氨酸水平存在相关性；存在高同型半胱氨酸血症（>14mmol/L）的患者占 39.3％，而且冠状动脉粥样硬化疾病的评分最高。

4. 引起血管病变的可能机制

同型半胱氨酸通过影响血管内皮细胞的结构和功能、血管平滑肌细胞及血液凝固系统而引起动脉粥样硬化和血栓形成，从而导致了血管病变的产生，加速血管病变的进展。机制包括：①对血管内皮直接毒性作用；②同型半胱氨酸可抑制内皮细胞的抗血栓形成的特性，通过激活促凝因子原，使抗凝系统失活，使血管扩张系统受抑及血小板修饰因子受抑制；③影响内皮细胞基因表达，通过诱导延长因子 1 多肽家族，在 mRNA 翻译时促进多肽链延长；④使血管内皮的扩血管作用受损，通过使内皮源性 NO 产生减少，生物活性下降及其他扩血管物质如前列环素产生减少而影响血管内皮的扩血管作用；⑤可引起血管平滑肌细胞增殖及细胞外基质成分沉积；⑥还可通过损伤内皮细胞和组织型纤维蛋白溶解酶原激活剂的连接而抑制纤维蛋白溶解系统；⑦通过凝血酶产生增多，促进血栓形成；⑧通过氧化应激系统影响内皮的功能，促进 LDL－C 修饰；⑨可使血管内皮暴露于糖基化终末产物而引起内皮损伤，有的学者则认为同型半胱氨酸与糖基化终末产物有协同作用；⑩其他如可引起胶原蛋白的积聚、与细胞膜有关的蛋白质调节的改变等。

第五节 内皮祖细胞与糖尿病大血管并发症

一、内皮祖细胞

内皮祖细胞（endothelial proprogenitor cells，EPCs）是内皮细胞的前体细胞，能直接分化为血管内皮前体细胞，在成人新生血管发生、生成中起重要作用。成人外周血存在 EPCs，并可以由外周血进入缺血灶和创伤处，在内皮修复和血管新生中起重要作用。目前对 EPCs 的确切定义存在争议，由于尚缺乏独特的标记或标记组合对机体内外能够分化成 EC 的祖细胞进行鉴定和分型。普遍认为，早期的 EPCs 可能通过生长因子加工形成血管。研究显示，非骨髓衍生的循环祖细胞在生后的新血管形成中发挥重要作用。

二、糖尿病外周血液循环 EPCs 的变化

糖尿病时外周血 EPCs 数量明显下降，增殖能力减弱，寿命缩短，迁移能力明显下降。McClung 等报道，与正常对照相比，2 型糖尿病患者外周血中 EPCs 数目平均降低约 40％；对伴周围血管病变的糖尿病患者 24 例、不伴周围血管病变的糖尿病患者 16 例、伴周围血管病变的非糖尿病者 11 例和无周围血管病

变的非糖尿病者 17 例共 4 组人群的观察发现，伴周围血管病变的糖尿病患者外周血中 EPCs 数目减少最明显，而且 EPCs 数与血糖浓度呈显著负相关，与各种心血管危险因素呈显著负相关。Capla 等在对下肢缺血/再灌注的糖尿病鼠模型的研究中发现，EPCs 不能被有效动员，外周血中 EPCs 数目显著减少。

糖尿病时高血糖及胰岛素抵抗使内皮功能受损，而且 EPCs 数量和功能也大幅降低，糖尿病时机体对骨髓源性 EPCs 动员能力也明显减弱，不能对受损内皮及时进行修复。Fadini 等对在 127 例糖尿病患者的研究发现：①伴周围血管病变的糖尿病患者 EPCs 减少 53%；②伴周围血管病变的糖尿病患者分离的外周血 EPCs 培养以后，其细胞克隆形成单位明显减低，表示其克隆和黏附能力明显降低。因此，Fadini 等认为，EPCs 的数目和功能是糖尿病周围血管并发症的标志，EPCs 可能参与慢性糖尿病并发症的血管功能障碍。

三、发生机制

（一）糖尿病患者 EPCs

1 型或 2 型糖尿病患者外周血液循环 EPCs 数目明显减少，分别减少了 44% 和 40%，功能明显障碍。与健康对照相比，1 型和 2 型糖尿病患者循环 EPCs 水平较低。最近发现，2 型糖尿病患者血液循环中 $CD34^+/VEGFR2^+$ 细胞数目与血糖控制相关。同时糖尿病患者循环 $CD34^+/VEGFR2^+$ 细胞和动脉硬化之间存在负相关。一项包括 120 例缺血性心脏病患者的研究显示，骨髓来源的 $CD34^+/CD45^+$ 细胞减少，与 HbA1c 水平相关。体外早期 EPCs 的研究发现，糖尿病患者中低 EPCs 人群的血管生成能力和黏附到内皮细胞的能力受损。关于晚期血管源性 EPCs 的研究工作极少，目前已知高血糖不会改变细胞生长、增殖或晚期 EPCs 迁移。高血糖状态下，成熟内皮细胞的 ET 受体表达增加，血糖诱导的成熟内皮细胞凋亡增强。对长病程的糖尿病患者的研究发现，EPCs 数目有可能减少，但如果 EPCs 活性保持完整，体外证实扩增的 EPCs 可以改善血管功能障碍。

（二）NO 与 EPCs

EPCs 数目和功能的变化与血管并发症的发病机制不同有关。NO 信号通路在 EPCs 的骨髓动员、迁移以及血管新生等各种生物学功能中均发挥着重要作用。高血糖、胰岛素抵抗和氧化应激是 T2DM 患者共有的病理生理特征，均可导致 NO 产生下降；并且随着病情的发展以及上述病理生理特征的衍化，NO 下降程度进一步加重。NO 生成下降可能是合并血管并发症人群循环 EPCs 数目和功能较无血管并发症人群显著下降的重要原因。在此基础上，随着危险因素的增加，EPCs 数目和功能降低越显著，即是各种危险因素的累积效应。大血管并发症患者 EPCs 数目的影响因素包括年龄、HbA1c、SBP、BMI 和糖尿病病程；糖尿病大血管并发症患者的 SBP、BMI 水平显著高于微血管并发症者。因此，大血管并发症患者 EPCs 数目和功能下降的重要原因之一是患者存在较多危险因素。已证实，还有一些细胞因子（如低氧诱导因子、胰岛素样生长因子和转化生长因子 β 等）在维持 EPCs 正常生理功能中扮演着十分重要的角色。当糖尿病患者发生血管并发症时，上述细胞因子的表达可发生相应变化，增加或下降，局部细胞因子表达的变化可能是 EPCs 数目和功能变化的另一重要原因。

（三）氧化应激与 EPCs

关于氧化应激对 EPCs 功能的抑制作用已达成共识。早期 EPCs 在糖尿病患者中并不增加 ROS，这可能是由于 EPCs 中抗氧化酶如过氧化氢酶的表达增加。H_2O_2 显著降低 EPCs 活力，增加细胞凋亡。这些效应是由 FOXO3a 表达增加介导的，FOXO3a 在 EPCs 中基础表达量高，可以激活下游靶点如促凋亡蛋白 Bim。氧化型低密度脂蛋白（ox-LDL）可以诱导激活 Akt/p53/p21 信号通路，与糖尿病患者的 EPCs 衰老加速有关。H_2O_2 诱导多种抗氧化蛋白质（如硫氧还蛋白）巯基的氧化，导致细胞凋亡信号调节激酶 1 活化，诱导 EPCs 凋亡。此外，H_2O_2 诱导 EPCs 关键蛋白（如 T 复合蛋白 1 亚基 α 和肌动蛋白）的氧化。尽管这些研究阐明 ROS 与 EPCs 功能损害有关，但没有关于在糖尿病中的相关机制研究。

（四）胰岛素与 EPCs

目前尚不清楚胰岛素是否有直接影响 EPCs 动员和分化的作用。体外研究表明，胰岛素通过激活 MAPKs 和 ERK1/2 信号通路刺激 EPCs 的生长，是通过胰岛素样生长因子Ⅰ（IGF－Ⅰ）受体而不是胰岛素受体介导的。因此，推测胰岛素可诱导 EPCs 的增殖和分化。在一项针对控制不佳的 2 型糖尿病患者的小型研究中，SDF－13'－A/G 携带者胰岛素介导的 EPCs 动员显著增强，提示 SDF－13' 基因多态性与 EPCs 动员能力相关。

第六节　外源性胰岛素治疗与糖尿病大血管并发症

糖尿病大血管并发症可对糖尿病患者全身各组织器官造成直接影响，同时也是糖尿病患者致残以及致死的主要原因。胰岛素是人体内唯一可以降低血糖的激素，对于胰岛素分泌绝对或相对不足的糖尿病患者，外源性胰岛素应用对血糖控制和并发症防治具有重要作用。随着胰岛素制剂的不断发展和临床应用范围的日益扩大，胰岛素治疗在临床获益的同时伴随着治疗风险的出现。很多研究均集中于更严格的血糖控制和标准治疗对糖尿病患者大血管病变及死亡率的影响。前文已详述了正常水平的胰岛素、高胰岛素状态下胰岛素对糖尿病大血管病变的影响，外源性胰岛素治疗是否与糖尿病大血管并发症有关也成为目前糖尿病治疗领域的热点。

外源性胰岛素治疗是否会增加糖尿病患者的心血管疾病发生存在争议。T2DM 患者中接受胰岛素治疗者心血管疾病的发生率更高，但需要使用胰岛素治疗的患者往往更容易合并一些死亡率较高、预后较差的疾病（如冠心病、慢性肾脏病等），这可能影响最后的结论。ACCORD 研究发现强化降糖治疗会增加心血管疾病死亡率，但学者们认为 ACCORD 研究中所发现的死亡率增加可能与严重低血糖的发生率高有关。

国内一些短期的早期胰岛素治疗比口服降糖药物可达到更好的血糖控制目标，颈动脉内膜厚度亦有所改善。但很多关于 T2DM 患者大规模的临床试验并未发现胰岛素具有任何特定的心血管保护作用。UGDP 研究、UKPDS 研究、DCCT 研究均未观察到强化降糖组减少了大血管病变的发生。DIGAMI－2 试验发现，胰岛素强化治疗与常规治疗相比，对于 T2DM 合并心肌梗死的治疗并没有显示出任何优势。同样，T2DM 分流血管成形术血运重建调查试验（BARI－2D）发现，胰岛素对缺血性心脏病患者再发心血管事件的预防作用并不优于胰岛素增敏剂。ORIGIN 试验表明，对于新发 T2DM 患者，基础胰岛素治疗在减少心血管疾病的致病率和死亡率上并不比口服降糖药物有优势。但对 UKPDS 后续 10 年的随访研究发现，强化降糖组心肌梗死和全因死亡率有所下降。DCCT 后续随访 17 年研究 EDIC 发现，CVD 相关死亡风险减少了 57%。

从这些临床研究中可以得出这样的结论，DCCT 和 EDIC 研究显示胰岛素治疗对 T1DM 没有害处，UKPDS 研究提示胰岛素治疗对 T2DM 没有害处，ORIGIN 研究揭示胰岛素治疗在糖尿病前期和糖尿病人群中无害。同时，糖尿病大血管病变的发生需要较长时间，更长的随访时间可能会得到有益的研究结果。但目前并没有单独针对糖尿病患者使用胰岛素对大血管病变的大规模长期随机对照研究，还需要进一步的数据来明确胰岛素治疗或者胰岛素不同制剂对大血管病变的影响。

（张俊清）

第十一章

肝脏代谢和脂肪肝与代谢性心血管疾病

第一节　肝脏代谢与氧化应激与炎症状态

一、肝脏的糖、脂质、氨基酸代谢

肝脏是多数生理过程发生的重要器官，肝脏的血液供应包括出肝血管和入肝血管，出肝血管是肝静脉系，入肝血管包括肝固有动脉和门静脉，属双重血管供应，通过肝动脉获得充足的氧气和代谢产物，通过门静脉获得大量从消化道吸收的营养物质，保证代谢活动的正常进行。肝脏还具有肝静脉和胆道两条输出通道，分别与体循环和胆道相通，有利于肝脏与体内其他部分进行物质交换。此外，肝脏具有丰富的血窦，有利于肝脏和血液进行物质交换。肝细胞含有丰富的细胞器，也具有多种高活性的酶体系，这些特征均使肝脏成为物质代谢最活跃的器官之一。肝脏的作用包括大量营养物质的代谢，血容量的调节，免疫、内分泌信号途径的调节，脂质和胆固醇的平衡，外源性物质的解毒和分解等。肝内有多种不同类型的细胞，包括肝细胞、胆管内皮细胞、肝星状细胞、Kupffer 细胞和肝窦内皮细胞，每种细胞都具有不同的作用，共同调节肝脏的功能。

（一）肝脏的代谢分带

肝小叶可分为三个代谢分带，分别为门静脉周围区、中间区、中心静脉周围区。门静脉周围区接收门静脉带来的营养物质和肝动脉的氧，中心静脉周围区的血液汇入中央静脉。肝脏的血液流动形成了氧、激素、营养物质的梯度，使不同部位的肝细胞处于不同的代谢状态。门静脉周围区更多涉及糖异生和 β 氧化，而中心静脉周围区更多参与糖酵解和脂质形成。不同的信号通路参与了肝代谢分带的形成，其中肝脏的神经支配具有重要作用，交感和副交感神经在肝动脉和门静脉周围进入肝脏。已发现多种不同的信号和分子机制参与了肝代谢分带的形成。①Wnt/β－catenin 信号通路：研究发现在门静脉区 β－catenin 的降解产物的表达增加，在中央静脉周围 β－catenin 的活化非磷酸化形式表达增加。Wnt/β－catenin 可促进中心静脉基因的表达，下调门静脉基因表达。特异性地阻断 Wnt 信号可在中心静脉周围区诱导产生门静脉区的基因表达。②Ha－RAS/MAPK 信号通路：Ha－RAS/MAPK 信号通路主要调节门静脉周围区基因的表达，Ha－RAS/MAPK 的活化诱导了细胞中 EPK 的表达，抑制 GS 等其他中心静脉周围区基因的表达。③肝细胞核因子 4a（HNF4a）：HNF4a 刺激了中心静脉区酶的表达，抑制门静脉区酶的表达。④微小核糖核酸（miRNA）：miRNA 在转录后水平调节基因的表达，抑制 mRNA 的翻译。

（二）糖代谢

糖类是人类食物的主要成分，主要的生理功能是为生命活动提供能源和碳源，糖代谢的中间产物可转变为其他的含碳化合物，如氨基酸、脂肪酸、核苷等。此外，糖的衍生物可以形成多种生命活性物质，如 NAD^+、FAD、DNA 等。食物中的糖主要以淀粉为主，糖被消化成单糖后在小肠被吸收，再经门静脉进入肝脏。

糖代谢包括糖酵解、糖原合成、糖异生等途径。糖异生主要发生在门静脉周围区，而糖酵解主要发生于中心静脉周围区，非直接途径的糖原合成也主要发生于门静脉周围区。肝脏葡萄糖的灌注促进中心静脉区糖原的沉积，而乳酸的灌注诱导了门静脉周围区糖原的形成。肝糖原是血糖的重要来源，葡萄糖在葡糖激酶作用下磷酸化为葡糖-6-磷酸，后转变为葡糖-1-磷酸。葡糖-1-磷酸与尿苷三磷酸（UDP）反应生成尿苷二磷酸葡糖（UDPG）及焦磷酸。最后在糖原合酶的作用下，UDPG 的葡萄糖基转移到糖原引物的糖链末端，形成 α-1,4 糖苷键。糖原引物为细胞内原有的较小的糖原分子。以上反应反复进行，可使糖链不断延长，但不能形成分支。当糖链长度为 12~18 个葡萄糖基时，分支酶将 6~7 个葡萄糖基转移到邻近的糖链上，以 α-1,6 糖苷键相接，从而形成分支。肝脏主要起着储存糖原的作用，当机体需要补充血糖时，肝糖原分解入血。糖原分解不是糖原合成的逆反应，肝糖原分解的第一步从糖链的非还原端开始，在糖原磷酸化酶作用下分解 1 个葡萄糖基，生成葡糖-1-磷酸，糖原磷酸化酶只能分解 α-1,4 糖苷键，当糖链上的葡萄糖基逐个分解至分支点约 4 个葡萄糖基时，由于位阻，糖原磷酸化酶不能再发挥作用，这时由葡萄糖转移酶将 3 个葡萄糖基转移到邻近糖链的末端，仍以 α-1,4 糖苷键连接。剩下以 α-1,6 糖苷键与糖链形成分支的葡萄糖基被 α-1,6 葡糖苷酶水解成游离葡萄糖。除去分支后，糖原磷酸化酶可继续发挥作用。最终的产物中有 85% 的葡糖-1-磷酸，15% 的游离葡萄糖。葡糖-1-磷酸转变为葡糖-6-磷酸后，由肝脏中的葡糖-6-磷酸酶水解成葡萄糖释放入血。糖代谢见图 11-1。

正常成人每小时可由肝脏释放葡萄糖 210mg/kg，若没有补充，10 多个小时肝糖原即被消耗。而生理状况下，即便禁食 24 小时，血糖仍可以保持正常范围，这主要依赖肝脏将氨基酸、乳酸、甘油等转变为葡萄糖，此过程称为糖异生。糖异生主要发生在肝脏，当长期饥饿情况下肾糖异生能力可增强。从丙酮酸生成葡萄糖的具体过程称为糖异生途径，糖异生不完全是糖酵解的逆反应。糖酵解过程中 3 个不可逆的反应分别是磷酸烯醇式丙酮酸转变为丙酮酸、果糖-6-磷酸转变为果糖-1,6-二磷酸，葡萄糖转变为葡萄糖-6-磷酸，在糖异生中需要用与糖酵解过程不同的酶代替。糖异生是补充和恢复肝糖原储备的重要途径，是维持血糖的重要因素。

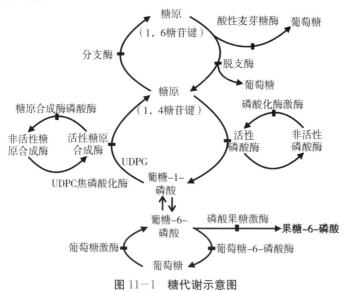

图 11-1　糖代谢示意图

（三）脂质代谢

脂质分为脂肪和类脂，甘油三酯是储存能量的主要形式。脂质及其消化产物经十二指肠下段及空肠上段吸收，食入脂质中含有少量甘油三酯，他们经胆汁酸盐乳化后可直接被肠黏膜细胞摄取，继而在细胞内脂肪酶作用下，水解成脂肪酸及甘油，通过门静脉进入血液循环，进入肝脏或脂肪组织等器官。肝脏、脂肪组织和小肠是合成脂质的主要场所。研究发现肝脏中的脂肪酸氧化主要发生于门静脉周围区，而脂质的合成主要在中心静脉周围区。

甘油和脂肪酸是合成甘油三酯的原料，机体能分解葡萄糖产生甘油-3-磷酸，也能利用葡萄糖代谢的中间产物乙酰 CoA 合成脂肪酸。在肝脏对脂肪酸的摄取方面，较多证据表明肝脏的门静脉区对脂肪酸的摄取较高，脂肪酸结合蛋白（L-FABP）存在梯度，其表达从门静脉区向中心静脉周围区下降。L-

FABP是一种胞质脂质结合蛋白，参与细胞内脂质的运输。其分布的差异性表明了肝脏门静脉周围区对脂肪酸的摄取和利用程度较高。脂肪酸先活化成脂酰CoA，肝和脂肪组织以甘油二酯途径合成甘油三酯。甘油三酯在肝脏内质网合成后，与载脂蛋白B100、磷脂及胆固醇形成极低密度脂蛋白，分泌入血，运输至肝外组织。甘油三酯的氧化分解可为机体提供大量的ATP，甘油三酯的分解从脂肪动员开始，储存在脂肪细胞的脂肪在脂肪酶的作用下，逐步水解，释放出游离脂肪酸和甘油供其他组织细胞氧化利用。肝的甘油激酶活性最高，脂肪动员产生的甘油主要被肝脏摄取。血浆清蛋白将游离的脂肪酸运送至全身，供心、肝等器官组织摄取利用。脂肪酸在肝内进行β氧化后产生大量乙酰CoA，其部分进入三羧酸循环，部分转变为酮体输出。酮体是脂肪酸在肝内氧化的必然产物，包括乙酰乙酸、β-羟丁酸和丙酮。脂肪酸的酯化和极低密度脂蛋白的合成更多发生于中心静脉周围区，避免甘油三酯的过量聚积可减少该部分脂肪的生成。

肝脏的内质网中含有活性较高的甘油磷脂合成酶系，甘油磷脂合成的基本原料包括甘油、脂肪酸、磷酸盐等，这些原料主要由糖、脂质和氨基酸代谢而来，肝脏可合成大量的甘油磷脂。肝脏也是合成胆固醇的主要场所，胆固醇合成酶系主要存在于胞质及光面内质网，胆固醇合成后在肝脏被转化为胆汁酸，随胆汁排出。

血浆脂质包括甘油三酯、磷脂、胆固醇及其酯，以及游离脂肪酸等，血浆脂蛋白转运各种脂质。乳糜微粒转运外源性甘油三酯及胆固醇，被细胞膜LDL受体相关蛋白识别、结合后被肝细胞摄取并彻底降解。极低密度脂蛋白主要转运肝脏和小肠黏膜合成的内源性甘油三酯；低密度脂蛋白运输内源性的胆固醇，约50%的LDL在肝脏被降解；高密度脂蛋白逆向运输胆固醇，将肝外组织细胞胆固醇运输到肝脏，转化为胆汁酸排出。故不同的脂蛋白异常改变可引起不同类型的高脂血症，肝脏对脂质的代谢尤为重要。脂质代谢见图11-2。

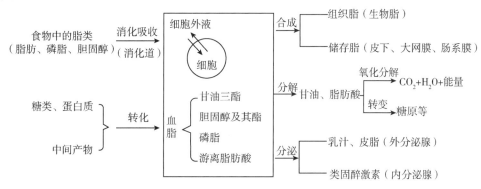

图11-2 脂质代谢示意图

（四）氨基酸代谢

循环中85%~90%的蛋白质都在肝脏中合成，其中的55%是清蛋白，蛋白质对血容量的维持和运输各类物质如脂质、激素等具有重要作用。肝脏中也能合成急性时相蛋白、生长因子及许多其他的肽类。

氨基酸的分解代谢本质上是氨基或其中氮离子的去向，绝大部分氨基酸氮在氨基酸的分解代谢中以氨的形式被除去。体内存在多种转氨酶，不同氨基酸与α-酮酸之间的转氨基作用只能由专一转氨酶催化，这些转氨酶主要存在于细胞内，谷丙转氨酶和谷草转氨酶在临床上有较为重要的意义。氨基酸代谢过程中通过联合脱氨基作用所产生的氨，有一部分重新合成谷氨酸，大部分则通过进一步代谢排出体外。各组织中产生的氨以丙氨酸或谷氨酰胺两种形式经血液运输到肝合成尿素。肌肉中的氨基酸经转氨基作用将氨基转移给丙酮酸生成丙氨酸，丙氨酸被运输到肝脏后，经联合脱氨基作用释放出氨和丙酮酸，前者合成尿素，后者经糖异生生成葡萄糖。葡萄糖又经血液转移到肌肉，经糖酵解生成丙酮酸，又接受氨基生成丙氨酸，这一循环称丙氨酸-葡萄糖循环。此外，肝脏合成尿素是机体排泄氨的主要方式，肝细胞通过鸟氨酸循环合成尿素，释放入血后经肾脏排出。氨基酸代谢见图11-3。

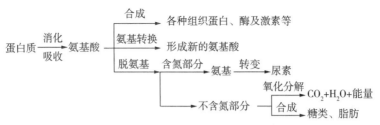

图 11-3　氨基酸代谢示意图

（五）肝脏对血糖的调节

生理状态下，血糖相对稳定，血糖的来源和去路相对平衡。血糖主要从肠道吸收、肝糖原分解、肝糖原异生而来，血糖的去路主要为周围组织及肝脏的摄取利用。血糖的稳定是糖、脂肪、氨基酸代谢协调的结果，是肝脏、肌肉、脂肪组织等各器官组织代谢协调的结果。血糖的水平主要受胰岛素、胰高血糖素和糖皮质激素等激素的联合调节。胰岛素是降低血糖的唯一激素，血糖升高时，胰岛素分泌增加，刺激骨骼肌和脂肪组织对葡萄糖的摄入，葡萄糖转为葡糖-6-磷酸，肝脏中，胰岛素激活糖原合酶，促进肝糖原的合成。在肝内，胰岛素还能激活糖酵解途径将葡糖-6-磷酸氧化成丙酮酸，也促使丙酮酸氧化成乙酰 CoA，乙酰 CoA 可在肝中被合成脂肪酸，即胰岛素可使多余的血糖转变为糖原和甘油三酯。胰岛素抑制糖异生的过程为胰岛素结合到细胞膜的胰岛素受体，导致下游酶的磷酸化（IRS，PI3K，Akt），最终磷酸化的 Fox01 导致了其核排斥，从而减少糖异生酶的基因表达。胰高血糖素是升高血糖的主要激素，通过激活糖原磷酸化酶且使糖原失活来刺激肝糖原的分解，且能抑制糖酵解，促进糖异生。胰高血糖素也可通过依赖 cAMP 的磷酸化抑制肝内丙酮酸激酶的活性，阻止磷酸烯醇式丙酮酸转变为丙酮酸，磷酸烯醇式丙酮酸的聚积有利于糖异生。此外，肾上腺素和糖皮质激素也能升高血糖。当人体糖代谢发生障碍时可引起血糖水平的紊乱。

（六）糖尿病状态下肝脏的营养物质代谢

2 型糖尿病个体肝脏中存在胰岛素抵抗，对胰岛素的敏感性降低，使肝脏无法摄取葡萄糖，合成糖原，导致高血糖、高胰岛素血症等。肝脏胰岛素抵抗的原因包括胰岛素受体和细胞内信号蛋白偶联、蛋白水平、激酶活性等的改变。此外，胰岛素可通过转录因子固醇调节元件结合蛋白-1c（SREBP-1c）促进脂质的生成，由此推测在胰岛素抵抗时脂质的合成会减少，但是事实发现在胰岛素抵抗的个体内，脂质的合成却增加。在肝脏中敲除了胰岛素受体的小鼠体内出现了高胰岛素血症、高糖血症和正常的甘油三酯。当胰岛素下游 IRS、PI3K、Akt 信号通路被抑制的情况下，同样出现了正常或偏低的甘油三酯；胰岛素受体底物 1（IRS1）和胰岛素受体底物 2（IRS2）被认为分别是脂质代谢和糖代谢的信号通路。肝脏中 IRS1 和 IRS2 被抑制时，小鼠血糖升高，血脂正常。这些均表明胰岛素抵抗或糖尿病个体内存在着糖代谢胰岛素抵抗和脂质代谢胰岛素敏感的现象，存在着选择性的胰岛素信号通路。因此，有研究推测是过量的胰岛素信号通路的激活而不是胰岛素抵抗导致了糖尿病个体的脂质代谢的胰岛素敏感，导致了血脂的异常。

二、糖尿病的肝脏病理机制

糖尿病是严重危害人类健康的常见慢性代谢疾病，其发病率呈逐年上升的趋势。肝脏是代谢器官之一，其对人体机体内糖的分解、储存和血糖调节起着十分重要的作用。胰岛素的靶组织之一为肝脏，若患者的肝功能出现异常的情况，则会导致其出现糖代谢异常。糖尿病主要表现为糖代谢紊乱，若患者的血糖水平得不到有效的控制，则会损伤患者的肝脏，导致其出现肝脏疾病。因此肝脏与糖尿病的关系也日益引起人们的重视。

（一）肝脏与糖尿病的关系

肝脏对肠道吸收的葡萄糖的摄取不受胰岛素的直接调节。研究发现，首先借助肝细胞膜内外的葡萄糖浓度差进行简单的扩散，进入肝细胞内由葡萄糖输送体加以转运。最早发现的红细胞中葡萄糖输送体为分子量55 000的糖蛋白，其氨基酸数多达数百个。肝脏摄取葡萄糖量的多寡、快慢，取决于血糖值、葡萄糖输送体的数目与活性、葡萄糖激酶活性等。进入肝细胞内的葡萄糖代谢率及糖异生率则受激素（尤其是胰岛素和胰高血糖素）的调节。胰岛素与靶细胞膜上胰岛素受体结合后可发生一系列变化、激素与受体结合形成复合物，在局部被包被而内部化，发挥生物效应。空腹时，肝脏在糖代谢方面，以糖异生为主，而对葡萄糖摄取则受抑制；在糖负荷后，肝脏以葡萄糖摄取为主，而葡萄糖的生成则受抑制，从而使血糖维持相对恒定。葡萄糖在酵解过程中可产生ATP，并提供丙酮酸，前者提供能量，后者为合成脂肪酸和某些氨基酸的原料。

胰岛素抵抗及胰岛素分泌异常：胰岛素抵抗是指组织对胰岛素敏感性降低，需要更高的浓度才能获得正常的生物效能，主要包括肝内及肝外。肝外主要是骨骼肌，其次是脂肪组织的胰岛素抵抗，表现为葡萄糖摄取和糖原合成减少。

（1）肝糖输出增加：肝脏胰岛素抵抗可表现为在基础状态下和负荷餐后，尽管存在高胰岛素血症，但胰岛素对肝糖输出的抑制作用减弱。此外，还有多种因素有助于肝糖输出增加：①循环中胰高血糖素水平增加以及肝脏对胰高血糖素的敏感性增加；②脂毒性导致糖异生的限速酶磷酸烯醇式丙酮酸激酶的表达和活性增加；③糖毒性导致葡萄糖利用的限速酶葡萄糖－6－磷酸酶的表达和活性增加。肝脏糖异生作用增强是导致空腹状态下肝糖输出的增加的主要因素。

（2）肝糖摄取减少：在餐后状态下，肝脏通过对循环中葡萄糖的直接摄取，参与对餐后血糖水平的调节。在胰岛素的作用下，肝脏可直接地摄取葡萄糖，增加肝糖原的贮存，或者间接地增加糖酵解和葡萄糖氧化等，降低餐后血糖水平。多种因素可以影响肝脏对葡萄糖的摄取，例如与在骨骼肌中IRS1占主导相比，IRS2可能在肝脏起更重要的作用。

（3）胰岛素拮抗剂增多：肝脏是机体代谢的枢纽。肝功能损害时，对体内胰岛素拮抗剂如胰高血糖素、糖皮质激素、生长激素及游离脂肪酸等的降解减少，其中最重要的是胰高血糖素及生长激素降解减少。肝功能异常时，雌激素、甲状腺激素等水平的增高也可刺激上述胰岛素拮抗剂分泌增加，从而抑制胰岛素作用而使糖原合成减少、分解加速，糖异生增加，血糖升高。

（4）胰岛素受体变化：肝脏是胰岛素产生生物效应的重要靶器官。正常情况下，肝脏、骨骼肌和脂肪组织的细胞膜上均存在足够数量的胰岛素受体。慢性肝损伤时，单位体积内肝细胞数减少是造成受体总数减少的因素之一，而胰岛素受体数目的下调机制更是不容忽视的一个因素。在早期，胰岛素浓度的升高可适应肝损伤所导致的受体减少，使血糖维持在相对正常的范围内。当血中胰岛素浓度过高时，靶细胞膜上的胰岛素受体长期处于结合状态，导致胰岛素受体亲和力降低以及降解，数目进一步下降，即受体下调机制。此外，肝硬化时肝细胞内细胞器损害，细胞内质网超微结构改变，可造成胰岛素受体构象改变、活性减低。上述因素可造成肝脏组织对胰岛素不应答，而脂肪肝则直接引起肝组织对胰岛素的抵抗。

（5）胰岛素分泌异常：慢性高胰岛素血症引起肝硬化患者产生胰岛素抵抗是肝源性糖尿病最主要病因。肝硬化时门脉高压侧支循环形成，不但可使口服糖类直接进入人体循环，造成餐后高血糖，并且使胰岛素不通过肝脏直接进入人体循环，影响了胰岛素的灭活途径，出现高胰岛素血症。另外，肝硬化时肝细胞数量减少，肝脏摄取和灭活胰岛素作用受损等亦可导致高胰岛素血症。在早期，肝硬化患者胰岛素分泌增加尚能满足糖代谢需要，随着病情进展，胰岛素抵抗进一步加重，胰岛细胞对胰岛素反馈抑制敏感性降低，超过胰岛细胞的代偿能力，胰岛素分泌相对不足，导致糖耐量减低。长期胰岛细胞功能代偿增加将导致其功能衰竭，最终发展为糖尿病。

（6）肝脏胰岛素的清除减低：在首过效应下，来自门静脉的胰岛素50％在肝脏被清除，以避免体循环中有过高的胰岛素。然而2型糖尿病患者由于长期慢性的高胰岛素血症造成受体下调，使经受体通路完成胰岛素摄取的能力受损，胰岛素清除率明显降低。

（7）肝炎病毒、细胞因子及其免疫复合物损害：首先，肝炎病毒除了对肝脏造成损伤外，对胰腺也有直接损害作用；其次，各种慢性肝脏疾病时细胞因子功能紊乱也参与胰岛 β 细胞损伤和胰岛素抵抗的发生。与血清乙肝病毒阴性者相比，乙肝病毒感染所致各种急慢性肝炎患者血清中肿瘤坏死因子-α（TNF-α）、血清干扰素-γ（IFN-γ）、IL-1、IL-6、IL-8 等水平明显升高。TNF-α 升高将加重胰岛素抵抗，IL-6 可导致糖尿病脂质代谢紊乱和微量白蛋白尿产生，IFN-γ 升高可激活 NK 细胞，造成胰岛 β 细胞损伤。细胞在 IFN-γ 和 IL-1 的作用下可表达促凋亡蛋白（Fas）mRNA，与 T 淋巴细胞表达的 Fas 配体结合导致胰岛 β 细胞凋亡；最后，自身免疫损伤，同时可引起机体免疫功能紊乱，间接损伤胰腺、肾脏、结缔组织等其他器官组织，各种急慢性肝炎时免疫复合物的沉积，能破坏胰岛 β 细胞的分泌功能，导致血糖升高。大量研究证实，丙型肝炎病毒与糖尿病的关系最为密切，提示丙型肝炎病毒感染可能是独立于慢性肝病之外的糖尿病发生的附加危险因素。

（8）肝酶活性异常：慢性肝损伤时肝细胞内多种酶合成及活性受影响。组织内，特别是肝内的葡萄糖激酶、己糖激酶、糖原合成酶、葡萄糖氧化限速酶等酶类活性降低，影响了葡萄糖氧化磷酸化和糖原的合成分解等葡萄糖的利用和转化，降低了肝脏在葡萄糖调节中的作用。乙酰辅酶 A（CoA）、CoI、辅羧酶等在肝脏中合成减慢、活性降低，致使丙酮酸及乳酸不能正常氧化分解而蓄积，使糖异生增加。肝脏对高浓度的葡萄糖利用受到限制，不能有效转化成肝糖原，致使餐后血糖增高，同样因糖原储备不足，空腹时不能有效分解肝糖原为葡萄糖，因此血糖可能下降，表现为空腹低血糖。

（二）肝脏疾病引起糖尿病的病理机制

肝源性糖尿病是指患者的肝脏基础疾病对其肝功能造成严重损伤，影响其糖代谢能力，从而出现糖尿病。肝源性糖尿病表现为空腹时血糖正常或低于正常，糖负荷后血糖明显升高等。其病因与下列因素有关：①酶类活动异常。糖类的中间代谢在肝内进行，且需要多种酶的催化作用。肝内的多数酶类与肝细胞内线粒体相结合实现其催化功能，当肝脏功能发生明显障碍时，若干酶类的活性皆失常，发生糖代谢紊乱，使血糖升高。②肝病时可伴发胰腺疾患，在病毒性肝炎及中毒性肝损害时，肝、胰两脏器可同时受害，可能与肝炎病毒、肝炎病毒复合物同时侵犯两个脏器有关。由于长期高糖刺激，胰腺产生胰岛素的功能衰竭。另外，也有人会发生高胰岛素血症，其原因为肝脏清除率下降，胰岛素浓度升高，使胰岛素受体下降，敏感性降低。③胰岛素抵抗。在肝硬化病例中，其对外来胰岛素的降糖作用的抵抗增强。在肝硬化晚期病人中，胰岛素抵抗作用最突出，形成了胰岛素相对不足，这也是造成血糖升高的原因之一。④当患者的血钾水平逐渐降低，也会导致患者的胰岛细胞出现功能障碍，减少胰岛素的合成以及其分泌量，在正常的情况下，肝源性糖尿病患者的临床症状比较轻微，较少出现血管神经病变或糖尿病酮症酸中毒。⑤类固醇类激素浓度增加。肝脏是类固醇代谢的重要场所。当肝脏疾病时对类固醇灭活作用降低，而促使糖原异生作用加强，由于类固醇在血液循环中浓度增加可引起糖代谢紊乱而发生糖尿病。⑥当患者在一个肝硬化的状态下，会使得患者的血浆生长激素等因为患者自身肝脏的灭活而出现逐渐降低的情况，从而导致患者出现血糖水平升高的情况。⑦空腹低血糖或血糖偏低。与严重肝病时葡萄糖的异生等功能亦受损有关，即葡萄糖的空腹时来源出现问题。⑧肝细胞损害后影响葡萄糖的转化及利用。⑨一些药物作用，如肝硬化患者长期服用噻嗪类利尿剂可抑制胰岛素释放。

（三）糖尿病引起肝脏损坏的病理机制

若糖尿病患者长期处于血糖水平较高的状态，则会增加其出现大小血管相关并发症的概率，同时部分患者会出现肝大、肝功能受损以及脂肪肝的情况，肝脏损伤程度较轻。因为糖尿病原因所导致的肝脏疾病患者需要接受适当的组织学检查，其一般表现为局部病灶出现特异性改变情况（肝细胞出现坏死、退化等）。

糖尿病的肝脏病变可归纳为以下几方面：①肝细胞脂肪变性最为常见。肝细胞肿大，Kupffer 细胞内充满脂滴，将细胞核推向一边，形成大或小的空泡。脂肪变性呈局灶或弥漫性分布，如数个脂肪变性肝细胞破裂可融合成脂肪囊。②核空泡化。此为糖尿病性肝损害较富特征性的改变之一，其发生机理与核内糖原蓄积过多有关。核内空泡多发生在门静脉区周围（即小叶边缘部）的肝细胞。③部分糖尿病的肝组织内可见脂肪肉芽肿，系因脂肪滴从肝细胞中漏出至间质中所引起的组织反应，有组织细胞、中性粒细胞和淋巴细胞浸润。④微血管病变。此在晚期病人中检出率甚高，其机理可能与其他脏器的微血管病变相同。微血管病变可能是肝脏功能障碍的原因之一。由于糖原染色阳性物质沉积于内皮细胞而引起毛细血管异常增厚，伴内皮细胞增生、肿胀，微血管内皮细胞损害，血管渗漏等，从而增加了神经、肾脏、心脏以及视网膜等损害的危险性。由于肝脏有两套血供（肝动脉和门脉系），故单纯由微血管病引起的肝损害较少见。⑤Mallory 小体。指肝细胞内的不规则玻璃样物质。⑥间质纤维组织增生，主要是中央静脉周围纤维化。⑦胆汁淤积。糖尿病肝病患者有不同程度的胆汁淤积，也有报道曲格列酮治疗糖尿病可引起严重淤胆型肝炎。⑧铁沉积。铁沉积于肝细胞及肝窦细胞内，且肝细胞铁沉积多在周边区，肝窦内沉积多分布于小叶区。⑨脂肪坏死。严重糖尿病肝病可出现脂肪坏死，提示疾病预后差，各种程度及形式的脂肪坏死都可引起肝硬化，最终可导致死亡。其中，中央静脉周围纤维化与 Mallory 小体和脂肪气球样变性被认为是糖尿病肝病的特征性改变。

糖尿病患者出现肝脏疾病的机制主要为：①因为糖尿病的情况会导致患者的微循环出现一定的障碍现象，其毛细血管基底膜也会逐渐出现增厚的情况，进一步降低患者的氧弥散能力，使得患者肝组织缺氧，出现肝细胞坏死的现象，其 ALT 水平也会不断地升高，从而出现微血管病变现象。特别是发生糖尿病酮症酸中毒和脱水时肝损伤更为明显。酸中毒、脱水都可影响肝内微循环，使肝细胞缺氧、缺血加重，导致肝细胞氧化功能障碍，线粒体功能受损，肝功能下降，肝细胞变性坏死。②长期服用降糖药物及中草药偏进一步加重肝脏负担。③糖尿病患者长期处于高糖的状态，使其出现机体抵抗力下降的情况，临床可通过给予其胰岛素治疗来对其血糖水平进行控制。1 型糖尿病由于胰岛素分泌绝对不足，周围血液循环中不能测得胰岛素，必须依赖胰岛素治疗。此型糖尿病患者一般不出现肝大，少见于严重而未被控制的年轻及儿童型糖尿病患者，肝脏肿大、坚硬而有光滑及压痛的边缘。在成人中，肝大多见于未控制的糖尿病及糖尿病持久性酸中毒患者。当糖尿病得到完全控制后，肝脏恢复正常大小。肝大是由肝脏中的脂肪性变及糖原增加，糖尿病严重酸中毒时出现肝大，是由于肝细胞可能会有比平常多的水分，可能是潴留以使糖原处于溶液状态。患 2 型糖尿病的多为中年肥胖患者，也可出现肝脏肿大、边缘坚硬、光滑而无压痛，其肝大原因是糖代谢紊乱时，肝糖原大量沉积，脂肪代谢相应受到影响，过量的糖将转为脂质贮存，脂肪沉积于肝，发生脂肪肝，称为糖尿病性脂肪肝。目前多数学者认为肝脏脂肪沉积是胰岛素抵抗的后果。肝脏作为代谢物质转换的中枢器官，肝脏本身的胰岛素信号变化，包括引起脂质沉积相关的胰岛素信号通路（脂质氧化、脂质转运）和糖代谢相关的胰岛素信号通路的分子和基因调控水平，以及与脂肪细胞因子—炎症因子之间的交互作用均没有确定的靶点。④糖尿病患者对糖利用障碍，需大量动员脂肪，其中大部分以脂肪酸形式进入肝脏，大量脂肪酸超过了肝脏氧化利用及合成脂蛋白的能力，在肝内蓄积引起脂肪变性。肝细胞内的脂质沉积使肝细胞对氧化应激的损伤更为敏感而导致肝细胞更易发生脂质过氧化，脂质过氧化产物使线粒体蛋白改变、功能损伤，发展的结果是细胞的死亡。⑤糖尿病患者脂代谢异常产生大量游离脂肪酸（FFA），增多的 FFA 具有干扰胰岛素信号系统、诱导炎症信号通路激活的作用。它可选择性地激活丝氨酸酶，后者使 IRS1、IRS2 的丝氨酸残基磷酸化，影响胰岛素的敏感性；还可增强肝细胞 JNK、IKK 活性，后两者不仅加重肝内胰岛素抵抗，还经刺激炎症靶基因的过表达参与胰岛素抵抗及脂肪肝的发生。⑥胰岛素抵抗。胰岛素的生理作用包括参与糖代谢及促进脂肪合成、抑制脂肪分解，减少游离脂肪酸的释放。当机体一旦产生胰岛素抵抗，则胰岛素不能发挥生理作用，致使外周脂肪分解增强，血液中 FFA 增加，进而参与脂肪肝的发病。⑦糖尿病病人营养不良致蛋白质缺乏也可引起脂肪变性。⑧氧化应激。糖尿病可通过多种途径诱发氧化应激，产生的过氧化物特别是脂质过氧化物直接或通过 Kuppfer 细胞产生一系列炎症介质损伤肝细胞，引起炎症反应；通过活化肝星状细胞，调节转化生长因子的合成和表达，并促进其合成细胞外基质；还通过增加金属蛋白酶抑制剂的合成来抑制细胞外基质的降解，促进瘢痕的收缩；此外，氧自由基还能诱导结缔组织生长因子的产生，从而促进高糖状态下肝纤维化的进展。⑨肝铁负荷过重。体外细胞培养表明转铁蛋白受体、葡萄糖转运蛋白-4 和胰岛素样生长因子-Ⅱ，可共同存在于脂肪细胞的微粒体膜上，胰岛素可促进此三种蛋白同时在膜上发生转位，表明胰岛素既促进葡萄糖的转运，同时又参与对细胞外铁的吸收。铁超负荷可引起肝组织胶原基因表达增强，肝细胞内及肝窦区的铁沉积引起浸润性损害，铁沉积能明显促进肝汇管区内结缔组织增生，汇管区范围扩大，胶原形成增多和小叶间静脉高度扩张。此外，铁超负荷还可引起脂质过氧化，可导致肝小叶内炎症细胞浸润及纤维化，在肝脏微血管硬化及肝脏发生纤维化中起着推进作用，最终结局可发展为肝硬化。目前的发病机制尚未完全阐明，以氧化应激和脂质过氧化为轴心的"二次打击"学说是目前学界广泛接受的假说。"首次打击"主要是胰岛素抵抗，胰岛素抵抗使胰岛素抑制脂肪酶的活性下降，外周组织脂肪分解增多，FFA 增加，而肝细胞对脂肪酸的高摄入激活线粒体反应氧化体系，加重肝细胞内脂肪酸的蓄积，致使肝细胞对损害因子的敏感性增高。"二次打击"主要是氧化应激，反应性氧化体系的产生增加导致脂质过氧化，伴线粒体解偶联蛋白表达增加、细胞因子及 Fas 配体活化，从而引起炎症和纤维化。

三、氧化应激与肝脏胰岛素抵抗

氧化应激（Oxidative stress）是指机体在遭受各种有害刺激时体内高活性分子如活性氧自由基指活性氧（ROS）和活性氮（RNS）的产生过多，氧化程度超出抗氧化系统对氧化物的清除，氧化系统与抗氧化系统失衡，从而导致组织损伤。ROS 是诱导体内发生氧化应激的主要物质。RNS 是指一氧化氮（NO）与 ROS 反应产生的一类以 NO 为中心的衍生物，主要包括 NO、氮氧阴离子（NO^-）、亚硝基硫醇（RS-NO）和过氧亚硝酸阴离子（$OONO^-$）。抗氧化系统包括两类：一类是酶抗氧化系统，包括超氧化物歧化酶（SOD）、过氧化氢酶（CAT）、谷胱甘肽过氧化物酶（GSH-Px）等；另一类是非酶抗氧化系统，包括麦角硫因、维生素 C、维生素 E、谷胱甘肽、褪黑素、α-硫辛酸、类胡萝卜素、微量元素（如铜、锌、硒）等。

（一）氧化应激与糖尿病

1. 氧化应激的机制

不同水平的 ROS 具有不同的作用效应，低浓度 ROS 可作为细胞信号转导通路中的第二信使调节细胞的生长与分化，而高水平 ROS 可引起许多生物大分子如蛋白质、脂类和核酸的氧化损伤，导致细胞衰老或细胞凋亡，高浓度 ROS 也能使 NO 失去活性。另一方面，组织细胞也可以表达抗氧化酶类如 CAT、SOD 和 GSH-Px，正常生理情况下，CAT、SOD 和 GSH-Px 可清除 ROS，维持细胞处于氧化还原自稳态。当某些因素作用于细胞这一稳态失调，ROS 产生的速率大于清除的速率时，就会造成 ROS 的蓄积，产生氧化应激，导致细胞和组织的损伤。

氧化应激主要通过两方面机制诱发糖尿病：①对胰岛 β 细胞的正常功能造成损伤，主要表现为破坏线粒体结构，诱导细胞凋亡，激活 NF-κB 信号通路，引起细胞炎症反应，抑制胰十二指肠同源盒因子-1（pancreatic and duodenal homeobox-1，PDX-1）的核质易位，抑制能量代谢，减少胰岛素合成与分泌。②氧化应激诱导胰岛素抵抗的发生，其主要通过激活丝氨酸激酶的级联反应，干扰胰岛素受体（insulin receptor，InsR）和胰岛素受体底物（IRS）家族成员的丝氨酸/苏氨酸磷酸化，影响磷脂酰肌醇 3-激酶（PI3K）的活化，导致胰岛素的作用包括胰岛素活化蛋白激酶 B 的激活和葡萄糖运输减弱。

2. 肝脏胰岛素抵抗与糖尿病

胰岛素抵抗的实质是胰岛素介导的细胞糖代谢能力的减低。在胰岛素抵抗初期，机体通过代偿性胰岛素分泌增多可以维持血糖在正常水平。随着胰岛 β 细胞功能减退，当不能再产生足够的胰岛素以弥补胰岛素抵抗所导致的糖代谢异常时，血浆葡萄糖稳态遭到破坏，就会出现葡萄糖耐量减低，以致 2 型糖尿病的发生。

绝大多数胰岛素抵抗是胰岛素和胰岛素受体结合后信号转导过程发生障碍的结果。主要缺陷包括胰岛素受体的酪氨酸激酶活性下降、胰岛素信号转导的异常、葡萄糖转运减少、葡萄糖磷酸化和糖原合成酶活性减弱等。胰岛素抵抗主要发生在脂肪、肝脏和骨骼肌，因为这些组织的细胞含有大量的胰岛素受体，通过对胰岛素的响应，从而在调节葡萄糖代谢稳态上发挥重要作用。

2型糖尿病的病理生理特点是胰岛素分泌不足或伴胰岛素抵抗，肝脏的胰岛素抵抗在2型糖尿病发生、发展过程中发挥重要作用。在肝细胞中，胰岛素与胰岛素受体的a亚基结合后，参与调节细胞的生长、分化和代谢。在糖代谢方面，胰岛素使肝脏葡萄糖异生和肝糖原分解减少，肝脏葡萄糖输出降低，从而维持血浆葡萄糖浓度在一定的范围之内；在脂质代谢方面，促进肝脏对脂质的代谢。

胰岛素抵抗造成脂解作用和高胰岛素血症增加了脂肪在肝脏的沉积。脂联素可通过降低葡萄糖−6−磷酸酶（glucose−6−phosphatase，G−6−Pase）及磷酸烯醇丙酮酸羧激酶（phosphoenolpyruvate carboxykinase，PEPCK）的活性，增加胰岛素对肝糖原输出的抑制作用，改善胰岛素抵抗。另外，脂联素还可以通过减少脂代谢过程中的有害代谢产物如神经酰胺累积来改善胰岛素抵抗。神经酰胺是由鞘氨醇骨干脂类和脂肪酸组成的脂质家族。首先丝氨酸和棕榈酰辅酶A形成18碳骨架，然后通过一系列的酶促反应形成神经酰胺。神经酰胺可通过抑制胰岛素信号通路中的AKT降低胰岛素的作用。细胞内高水平神经酰胺与营养吸收减少、胰岛素敏感性降低和细胞凋亡增加相关。神经酰胺在神经酰胺酶作用下发生去乙酰化释放出鞘氨醇和脂肪酸。当神经酰胺转化为鞘氨醇后被鞘氨醇激酶磷酸化生成1−磷酸鞘氨醇（sphingosine 1−phosphate，S1P）。S1P与神经酰胺作用相反，可促进细胞的存活，改善胰岛素敏感性，降低炎症。因此神经酰胺和S1P的比例对于细胞存活及胰岛素敏感性至关重要。脂联素与S1P改善代谢的效应有很大部分重叠，因此脂联素可能是通过对神经酰胺轴的影响发挥其活性。

脂肪细胞因子调控糖脂代谢与胰岛素抵抗和肥胖相关慢性炎症存在密切联系。胰岛素抵抗可损害胰岛素对脂肪细胞内激素敏感性脂肪酶的抑制效应，进而脂肪组织内脂肪分解增加，大量的脂肪酸进入肝脏。此外，持续的高血糖及高胰岛素血症可上调脂质合成相关转录因子，如固醇调节元件结合蛋白（sterol regulatory element binding protein，sREBP）−1c和碳水化合物反应元件结合蛋白（carbohydrate responsive element binding protein，ChREBP）的表达刺激新生脂肪形成。

胰岛素抵抗影响糖异生，糖异生异常与糖尿病发病有密切关系。糖异生是指在饥饿条件下，由非碳水化合物前体（丙酮酸、乳酸、甘油和生糖氨基酸）形成葡萄糖或糖原的过程，主要发生在肝脏。调控糖异生的关键限速酶为G−6−Pase和PEPCK。脂肪组织在糖异生过程中起着重要调控作用。脂肪因子及分解代谢中产生的FFA可直接调控糖异生过程中关键酶的活性。糖异生过度增加导致肝葡萄糖输出增多，是2型糖尿病中胰岛素抵抗的重要原因之一。

研究报道，禁食条件下，在胰高血糖素作用下的肝脏糖异生主要通过cAMP/CREB/CRTC2信号途径来促进血糖升高。CRTC2活性受AMP激活调节蛋白激酶（AMP−activated protein kinase，AMPK）的调节。脂联素也可通过AMPK来调节肝细胞CRTC2的活性，研究结果表明脂联素抑制糖异生相关基因的表达，直接影响了CREB/CRTC2依赖性转录，抑制了肝糖异生的进行。

（二）氧化应激与肝脏胰岛素抵抗的机制

1. 高FFA、高血糖与氧化应激的关系

高血糖和高FFA刺激的后果是高活性反应分子——ROS和RNS生成增多，从而启动了氧化应激机制，这些高活性分子可激活细胞内多种应激敏感信号通路，导致胰岛素抵抗。

高FFA与氧化应激：机体内有多种酶体参与了ROS的生成，如NADPH氧化酶（NADPH oxidase，NOX）、黄嘌呤氧化酶（xanthine oxidase，XO）、线粒体呼吸链酶复合体、内皮型一氧化氮合酶（endothelial nitric oxide synthase，eNOS）及脂氧合酶（lipoxygenase，LOX）等，一些研究认为NOX是肝脏内生成ROS的主要酶体。最早在吞噬细胞中发现的NOX是由多个亚基组成的酶复合体，包括胞膜组分［细胞色素b_{558}（gp91PHOX和p22PHOX）］和胞质组分［p47PHOX、p67PHOX及Rac（小的GTP结合蛋白）］共五个组分。gp91PHOX（有NADPH、heme、FAD的潜在结合位点）和p22PHOX是NOX的酶促核心，它们受 p47PHOX 及 Rac 的调节。目前已发现 NOX 的同源家族有 NOX1、NOX2（gp91PHOX）、NOX3、NOX4、NOX5、Duox1 和 Duox2 等成员。近年研究表明，FFA 调节 NOX 活性主要发生在三个水平上：①通过细胞内第二信使，例如钙离子通过 PKC 激活。②通过上调各种亚组分，如 p22PHOX、p47PHOX、p67PHOX 和 Rac-1 的表达来调节 NOX 的活性。③NOX 活性还受其亚组分 p47PHOX 和 Rac-1 激活的调节。

研究表明，高 FFA 通过上调 p47PHOX 并调节其转位来促进 NOX3 源性 ROS 的产生：p47PHOX 被磷酸化之后从细胞质转位到细胞膜上与细胞色素 b_{558} 结合，在 Rac-1 的参与下激活 NOX。NADPH 的电子就是通过黄素蛋白 FAD 经血红素转移到 O^2 上的。p47PHOX 和 p67PHOX 通常以复合物的形式存在于中性粒细胞的胞质内，它们均含有 SH3 结构域。此外，在 p67PHOX 的 N 末端及 p47PHOX 的 C 末端还含有富含脯氨酸的 SH3 结合结构域。当中性粒细胞处于静息状态时，p47PHOX 自身的两个 SH3 的结构域相结合，使其无法转移至膜上与细胞色素 b_{558} 作用。细胞被激活后，p47PHOX 的 C 末端 SH 结构域与 p67PHOX 的 C 末端 SH3 结构域结合，从而将其自身的 SH3 结构域释放出来。释放出的 SH3 结构域既可在细胞质和 p67PHOX 的 N 末端 SH3 结合结构域作用，又可转移到膜上和 p22PHOX 结合，在 Rac 的参与下激活 NOX。进而推测，NOX 的激活很可能伴随着胞质复合物的重新排列。p47PHOX 在静息时存在于胞质中，PMA、TNF-α 可以激活 p47PHOX 从胞质移位到胞膜与细胞色素 b_{558} 结合。

高糖与氧化应激：正常情况下，线粒体电子传递链中有四种蛋白质复合物，称为复合物Ⅰ、Ⅱ、Ⅲ和Ⅳ。当葡萄糖通过三羧酸循环（tricarboxylic acid cycle，TAC）代谢时，它产生电子供体，主要电子供体是 NADH，它使电子成为络合物Ⅰ。由 TAC 产生的另一电子供体是 FADH2，由琥珀酸脱氢酶形成，其将电子给予络合物Ⅱ。来自这两个复合物的电子被传递给辅酶 Q，然后从辅酶 Q 转移到复合物Ⅲ，细胞色素-C，复合物Ⅳ，最后到达分子氧，然后它们还原成水。线粒体电子传递链主要涉及酶复合物Ⅰ-Ⅳ（complexes Ⅰ～Ⅳ）、细胞色素-c（cytochrome-c，Cyt-c）和辅酶 Q，在酶复合物Ⅰ和Ⅲ中会持续产生少量的超氧化物，包括超氧阴离子（superoxide anion，O_2^-）、过氧化氢（peroxide，H_2O_2）和羟基自由基（hydroxyl radicals，·HO）。

高血糖是产生氧化应激的主要原因，其通过线粒体电子传递链、葡萄糖自氧化和多元醇通路等途径增加机体内的 ROS 与 RNS 含量，其中线粒体电子传递链是产生 ROS 的主要途径。在高糖环境中，TAC 中有更多的葡萄糖被氧化，这实际上推动更多的电子供体（NADH 和 FADH2）进入电子传递链。由此，线粒体膜上的电压梯度增加，直到达到临界阈值。此时，复合物Ⅲ内部的电子转移被阻断，导致电子返回到辅酶 Q，辅酶 Q 一次一个地将电子捐献给分子氧，从而产生超氧化物。超氧化物歧化酶的线粒体同种型将这种氧自由基降解为过氧化氢，然后通过其他酶将其转化为 H_2O 和 O_2。当超过呼吸链的处理能力时就会发生单电子传递，线粒体内 ROS 的产生增加。因此高糖环境能通过葡萄糖的氧化在多个环节产生 ROS，并且各环节相互作用加速 ROS 的形成。

2. 高 FFA 导致氧化应激与肝脏胰岛素抵抗的相关机制

在肝细胞中，胰岛素与胰岛素受体的 α 亚基结合后，引起受体 β 亚基酪氨酸残基自身磷酸化，并激活胰岛素受体酪氨酸激酶和胰岛素受体底物的多个酪氨酸残基磷酸化，后者再与含有 SH2 结构域的多种蛋白结合，从而调节细胞的生长、分化和代谢。如果上述任何环节受到干扰，均会导致胰岛素信号通路缺陷。氧化应激可导致丝氨酸/苏氨酸蛋白激酶激活，胰岛素信号通路中有很多这些丝氨酸/苏氨酸蛋白激酶的靶蛋白，包括 InsR 和 IRS。InsR 和 IRS 和丝氨酸/苏氨酸位点的磷酸化可抑制 InsR 和 IRS 酪氨酸位点的磷酸化，使胰岛素的效率降低。IRS 的丝氨酸/苏氨酸磷酸化影响其和 InsR 的相互作用，同时也影响 IRS 与其下游分子 PI3K 之间的相互作用，导致胰岛素信号通路受损，包括 Akt 的激活以及葡萄糖的转运障碍等。

游离脂肪酸是联系脂代谢紊乱和胰岛素抵抗或高胰岛素血症的重要环节，高 FFA 诱发的氧化应激是导致肝脏胰岛素抵抗的重要原因。FFA 的升高能诱导肝脏组织内的 NOX3 表达增强，ROS 生成增加，引起氧化应激。FFA 导致肝脏胰岛素抵抗的分子机制较为复杂，其中心环节可能是通过激活 NOX3 产生 ROS，通过 p38MAPK、JNK、PI3K 等系统的活化，干扰细胞胰岛素受体信号转导以及下游的信号通路（如 Akt），胰岛素受体及受体底物磷酸化，进一步影响细胞内糖原合成和糖异生，最终导致胰岛素抵抗。

有实验研究从 NOX3 介导的氧化应激角度阐明，FFA 诱导胰岛素抵抗的发生机制可能与 PI3K/Akt、JNK 和 p38MAPK/PTEN 信号通路有关。

PI3K 通路：PI3K 是处于 IRS 后的信号分子，是胰岛素信号调节糖代谢的关键蛋白，Akt 是其重要下游分子，磷酸化后 Akt 的活性增强，通过磷酸化使 GSK-3 活性被抑制，从而增强糖原合酶活性，增加糖原的合成。活化的 PKB/Akt 具有丝氨酸/苏氨酸蛋白激酶活性，在胰岛素介导的糖原合成和葡萄糖转运过程中起重要作用。PKB/Akt 催化结构域中 Thr308 和调节结构域中 Ser473 都发生磷酸化后，使其活性被激活，进而调节下游分子，执行相应功能。调节结构域中的 Ser473 磷酸化对 PKB/Akt 发挥最大活性至关重要。催化结构域的 Thr308 磷酸化是由上游 PDK1 催化的，而使位于调节结构区的 Ser473 发生磷酸化的激酶（即人为设想的 PDK2）至今未找到明确的分子。Akt 可通过提高胰岛素表达、提高胰岛素受体活性、强化 GLUT4 对胰岛素的反应性、提高 Akt 底物蛋白 160（ASl60）的表达和活性与 GLUT4 构成嵌合体等机制促进 GLUT4 蛋白易位。

氧化应激通过抑制 PI3Kp85 亚基向质膜的转运激活、阻止 GLUT4 囊泡向质膜的转运及下调 GLUT4 的表达，抑制葡萄糖摄取，引起胰岛素抵抗。PI3K/Akt 是调控胰岛素刺激的 GLUT4 转位的主要信号通路。近年来通过采用基因敲除等技术，揭示 PI3K 的催化亚基 p85 以及调节亚基 p110 对于调控葡萄糖代谢中的重要作用。p85 调节亚基有 p85α～p85β，p55γ～p55α 和 p50α 5 种亚基，在 GLUT4 囊泡中只含有 p85α 亚基。p85α 一方面通过与催化亚基 p110 结合抑制 P110 的活性，从而介导胰岛素或其他生长因子的信号转导，另一方面游离的 p85 对胰岛素信号通路起负调控作用。因此，p85 和 p110 的比例对胰岛素敏感性起着重要的调控作用。当有胰岛素刺激时，IRS 上酪氨酸磷酸化，促使 p85α 解除对 p110 的抑制作用，p110 催化膜磷脂生成 PIP3，激活 Akt 或非典型性蛋白激酶 C（αPKC），促进 GLUT4 的转位。糖原合酶激酶-3（GSK-3）是受 Akt 调控的重要下游分子，并且对 IRS-1 的活性具有抑制作用。

GSK3 是分布于各组织的丝氨酸/苏氨酸蛋白激酶，在哺乳动物中有两种异构体：GSK3α（51kU）和 GSK3β（47kU）。糖原合酶不是 GSK3 的唯一底物，受 GSK3 调节的底物有多种，包括丙酮酸脱氢酶、胰岛素受体底物等代谢和信号蛋白等。目前认为 GSK 具有多种细胞调节功能，包括细胞生长、代谢、基因表达、细胞构架的整合、细胞信号的调节等。有活性的 GSK3 可磷酸化糖原合酶的丝氨酸位点，使糖原合酶失活。而胰岛素可通过 PI3K/PKB 途径引起 GSK3 丝氨酸位点（GSK3α 在 21 位，GSK3β 在 9 位）磷酸化，从而抑制 GSK3 活性，激活糖原合酶，因此，抑制 GSK3 活性有望成为 2 型糖尿病治疗的新靶点。有研究表明 FFA 诱导肝脏细胞产生胰岛素抵抗与 Akt 和 GSK3α/β 磷酸化水平降低有关。FFA 可抑制 Akt 的磷酸化，引起 GSK3α/β 的激活，使糖原合酶失活，糖原合成减少，同时 FFA 还可以通过抑制 Akt 的磷酸化使 FOXO1 的磷酸化减少，PEPCK 蛋白水平升高，糖异生增强，从而导致肝脏胰岛素抵抗。

JNK 通路：研究表明 JNK 通路的活化在胰岛素抵抗中发挥重要作用。JNK 是 MAP 丝氨酸/苏氨酸蛋白激酶超家族的成员之一。JNK 有 3 个亚型，即 JNK-1、JNK-2 和 JNK-3，肝脏中主要是 JNK-1。体内过量的 FFA 能够诱发 FFA 源性的代谢产物堆积，并激活 JNK、丝氨酸激酶 IκB 激酶 β（IKK-β）和 PKCθ 这些能使 IRS1 丝氨酸磷酸化的蛋白激酶抑制 IRS1 络氨酸的磷酸化，导致胰岛素受体介导的信号通路受阻，产生胰岛素抵抗。有研究表明 FFA 可引起肝脏细胞的 ROS 生成量增多，JNK 磷酸化和 IRS1 的丝氨酸磷酸化水平升高，继而通过 PI3K/Akt 途径使细胞内糖原合成减少，且糖异生增强，发生肝脏胰岛素抵抗。

p38MAPK 通路：p38MAPK 是 MAP 丝氨酸/苏氨酸蛋白激酶超家族的成员之一，是 MAPKs 的亚类之一，其性质与 JNK 相似，同属应激激活的蛋白激酶。PTEN 是 p38MAPK 下游信号分子。有研究的结果表明，FFA 可引起是肝脏细胞的 ROS 生成量增多，p38MAPK 磷酸化升高，PTEN 磷酸化水平降低，继而通过 PI3K/Akt 途径影响细胞内糖原合成和糖异生，诱发肝脏胰岛素抵抗。

p38MAPK 通路激活可导致胰岛素诱导的 AKT 磷酸化减弱，PI3K/Akt 调控着下游的糖原合成和糖异生信号通路，FOXO1 为核转录因子，非磷酸化的 FOXO1 存在于细胞核内，调控糖异生的关键酶 PEPCK 的表达，当 FOXO1 被磷酸化后从胞核转移到胞质。FOXO1 的磷酸化依赖于胰岛素及 Akt。当胰岛素不能正常发挥作用时，磷酸化的 Akt 减少，引起 FOXO1 的磷酸化降低，核内的 FOXO1 水平升高，导致 PEPCK 的转录增强。

3. 高糖导致氧化应激与肝脏胰岛素抵抗的相关机制

在高糖环境中，葡萄糖的氧化增强，当超过呼吸链的处理能力时就会发生单电子传递，线粒体内 ROS 的产生增加。高糖涉及以下的生化途径的激活，包括 NF－κB，NH$_2$ 末端 Jun 激酶/应激活化蛋白激酶（JNK/SAPK）的应激激活的信号转导途径、p38MAPK 和氨基己糖等。这些通路激活后，使氧化还原敏感性丝氨酸/苏氨酸激酶信号级联活化，从而导致胰岛素信号转导通路中的胰岛素受体（InSR）和胰岛素受体底物（IRS）蛋白磷酸化。InSR 或 IRS 蛋白的丝氨酸或苏氨酸位点不连续磷酸化的增加抑制了胰岛素刺激的酪氨酸磷酸化。导致胰岛素信号转导通路下游信号分子（如 PI3K 等）的相关性和（或）活性降低，减少了胰岛素的效应，导致胰岛素抵抗。

NF－κB 通路：最广泛研究的细胞内通路即高血糖和氧化应激的目标转录因子 NF－κB，NF－κB 的活化涉及磷酸化诱导的蛋白酶体介导的抑制性亚基降解，抑制性蛋白 κB（IκB）的降解。IκB 被 IKK－β 磷酸化，磷酸化并被另外的上游丝氨酸激酶激活。大量体外研究报道 NF－κB 的活化增加 ROS 生成。这种作用也可能与 FFA 介导的 PKC－θ 活化有关，PKC 异构体在激活 NF－κB 中具有独特的能力。

JNK/SAPK 途径：有研究发现 ROS－JNK－CREB－PGC－1α 途径至少部分参与肝胰岛素抵抗的发病机制。在糖尿病状态下观察到的高血糖在很大程度上取决于肝葡萄糖产量的增加和外周组织中葡萄糖摄取的减少。特别是肝糖原异生增加在高血糖的病理生理中发挥重要作用。糖异生的调节主要是依赖于糖异生基因，在该研究中，超氧化物歧化酶（SOD1）的过表达抑制了葡萄糖异生基因的表达。db/db 小鼠在肝脏中具有高的 ROS 水平，db/db 小鼠肝脏 SOD1 过表达可降低肝脏 ROS 和血糖水平。这些变化伴随着胰岛素抵抗的改善以及肝脏中磷酸烯醇式丙酮酸羧激酶和过氧化物酶体增殖物激活受体 γ 辅激活因子－1α（PGC－1α）（它是糖异生基因的主要调节剂，在肝脏糖代谢中起关键作用）的基因表达的减少。抑制肝胰岛素抵抗伴随着 cAMP 应答元件结合蛋白（CREB）的磷酸化的减弱，该蛋白是 PGC－1α 表达的主要调节剂，并且减弱了 Jun NH2 末端激酶（JNK）磷酸化。同时，db/db 小鼠中过表达的 SOD1 增强了 FOXO1（另一种 PGC－1α 表达调节因子）的失活，而不改变肝脏中胰岛素诱导的 AKT 磷酸化。在肝细胞系中，ROS 诱导 JNK 和 CREB 的磷酸化，并且后者与 PGC－1α 表达一起被 JNK 抑制剂抑制。因此，SOD1 的过度表达可能通过磷酸酶活性的降低来增加 FOXO1 的磷酸化。

p38MAPK 途径：激活 p38MAPK 途径发生在对高血糖和糖尿病的反应中。在血管平滑肌细胞中，用胰岛素和高血糖治疗诱导 p38MAPK 的活化。在大鼠主动脉平滑肌细胞中，高葡萄糖引起 p38MAPK 增加四倍。在一项对链脲霉素糖尿病大鼠肾小球的研究中，与对照相比，p38MAPK 活性增加，随后 p38MAPK 下游底物热休克蛋白 25 的磷酸化增加。这些效应是由增加的 ROS 产生介导的。在 1 型和 2 型糖尿病患者的神经组织中已报道 JNK/SAPK 和 p38MAPK 总水平的增加，尽管病理生理学中的致病作用尚未确定。

己糖胺途径：葡萄糖或游离脂肪酸的过度助熔剂装在己糖胺的生物合成途径的激活是多种细胞类型的结果，这又导致对胰岛素抵抗和糖尿病的晚期并发症的发展。最近的数据表明高糖血症诱导的己糖胺途径活化中 ROS 形成的增加。在牛血管内皮细胞中，高血糖引起己糖胺途径的显著增加，该效应被电子传递抑制剂，线粒体解偶联剂（CCCP）以及解偶联蛋白 1 或锰超氧化物歧化酶（MnSOD）的表达所阻断。

ROS 和 RNS 通过造成大分子损伤，可能在糖尿病的发病机制中起着关键的直接作用。ROS 和 RNS

也作为信号分子（类似于第二信使）起作用以激活几个压力敏感途径（间接作用）。此外，在 2 型糖尿病中，越来越多的证据表明，通过葡萄糖升高和可能的 FFA 水平激活应激敏感途径，例如 NF－κB、p38MAPK、JNK/SAPK 和己糖胺，导致胰岛素抵抗和胰岛素分泌受损。因此，由葡萄糖升高和可能的 FFA 水平诱导的 ROS 和氧化应激可能通过激活应激敏感的信号转导途径而在引起肝脏胰岛素抵抗和胰岛 β 细胞功能障碍中起关键作用。

四、肝脏代谢性炎症与糖尿病

肝脏是主要的代谢器官，它不仅能控制糖异生和糖原储存，还能控制脂肪生成、胆固醇的合成和分泌。代谢紊乱发生时，肝脏局部的巨噬细胞样库普弗细胞诱导炎症的激活，发生代谢性炎症。

（一）代谢性炎症的概念

越来越多的证据表明，糖尿病与炎症相关。代谢产物如游离脂肪酸（FFA）、脂多糖（LPS）等常诱发慢性低度炎症，称代谢性炎症，后者参与并导致动脉粥样硬化、2 型糖尿病、非酒精性脂肪肝及肥胖等代谢性疾病的发生。糖尿病前期，肥胖患者脂肪组织中炎性因子表达增加，巨噬细胞浸润增加；血浆中炎性介质，如 CRP、纤溶酶原激活物抑制剂－1（PAI－1）、白细胞计数，与糖尿病发病风险相关。糖尿病患者急性期反应蛋白增加，经抗炎药水杨酸盐治疗后，胰岛素敏感性改善。基因学研究表明，阻断炎症信号通路，胰岛素作用亦好转。

代谢性炎症不同于感染或应激的急性炎症，急性炎症强度大，以红肿热痛为表现，是免疫系统对感染或损伤的快速反应，伴随基础代谢率增高；病原微生物、损伤移除，或是抗体等中和后，炎症可迅速消退。肥胖、糖尿病等诱导的炎症具有显著不同的特点，代谢组织相关的炎症是特定环境下的信号通路的破坏，而非整体的应激反应。代谢引起的炎症呈慢性低度，一些免疫功能受影响。代谢性炎症多起于脂肪组织，在代谢器官（如肝、骨骼肌、胰腺、脑等）中发挥作用，导致代谢功能失调及胰岛素抵抗。总之，代谢性炎症具有以下特点：①代谢性炎症由营养过负荷等引起，且炎症发生在专职代谢细胞中（如脂肪细胞、肝细胞等）。代谢性炎症由代谢细胞中代谢信号引起炎症反应，损伤代谢平衡。②代谢组织（如脂肪组织）中炎性因子增加，如 TNF－α、IL－6、IL－1β、CCL－2 等，除了脂肪组织，肝、胰腺、脑、肌肉、肠等组织炎症因子也有增加，但细胞因子增加的程度虽显著但低度，不同于感染、创伤及急性免疫反应。③营养过剩时，代谢细胞中的多条代谢通路可激活炎症反应。炎症因子的表达与上游的 JNK、IKKβ、PKR 等激酶相关。此外，天然免疫系统中，炎性小体与 TLRs 等活化。④免疫细胞浸润至代谢组织增加，如脂肪组织中的巨噬细胞。此外，NKT 细胞与肥大细胞也参与其中。T 细胞比例可能变化，Treg 降低，可发生细胞极化等更为复杂的变化。⑤代谢性炎症另一特点为慢性，细胞因子的表达及免疫细胞的浸润逐渐发生，且久不消退。⑥基础代谢率降低。

除了脂肪组织、肝脏组织中的代谢细胞外，免疫细胞是代谢性炎症的重要源头。免疫细胞中，尤其是巨噬细胞，敲除炎症相关通路特异性基因可改善糖脂代谢，表明巨噬细胞在胰岛素抵抗中作用重大。如高脂饮食鼠模型中，敲除趋化因子受体 CCR2，可使巨噬细胞浸润脂肪降低，胰岛素敏感性增加；过表达 CCL2 则相反。IKKβ、Cap、CCR2、fatty acid－binding protein 4（FABP4/ap2）、TLR4 等髓系敲除可使炎症、胰岛素敏感性增加。对巨噬细胞炎症有抑制作用的分子包括 PPARγ 及 PPARδ，促进巨噬细胞向抗炎 M2 型转化。清除 CD11C$^+$ 细胞（巨噬细胞、树突状细胞及中性粒细胞），可改善胰岛素抵抗。T 细胞（CD4$^+$、CD8$^+$、Treg 细胞）、NKT 细胞、肥大细胞等也参与代谢性炎症过程。

总之，代谢性炎症是营养诱发的、在 JNK 及 PKR 等激酶作用下的慢性低度局部炎症，与免疫细胞浸润及炎症微环境变化相关。

（二）肝脏代谢性炎症对糖脂代谢的影响

代谢性炎症对肝脏代谢功能有什么影响？炎症介质有抑制胰岛素信号的能力，在肥胖患者的肝脏中，胰岛素信号抑制途径被证明是激活的。具体来说，NF－κB 通路的激活在炎症诱导的胰岛素抵抗中起关键作用。肝特异性激活 IKKβ 可降低小鼠的糖耐量和胰岛素敏感性，降低肝脏内的胰岛素信号。相反，肝细胞中 IKKβ 的丢失降低肝脏中炎性细胞因子的诱导，使小鼠对胰岛素敏感性增加。

胰岛素敏感性和信号转导的降低影响肝脏代谢，最明显的表现是糖异生。通常，胰岛素信号可以抑制糖异生；但在肥胖患者中，这一调节作用丧失，肝脏糖异生导致高血糖。肥胖鼠，JNK 激酶在肝脏中被激活，基因敲除鼠模型显示高脂饮食喂养 JNK1−/−小鼠肝脏中的炎症标志物减少，胰岛素敏感性增加。另外，炎症细胞因子似乎可以诱导肝脏内的脂肪生成途径。炎症促进脂肪生成的作用的研究较少，早期研究表明 TNF−α 或 IL−6 体内给药可诱导肝脏脂质生成，增加肝脏甘油三酯产生，这导致肝极低密度脂蛋白（VLDL）分泌增加，血清甘油三酯水平总体升高。肥胖患者肝脏炎症的另一个影响是炎症介质和急性期反应因子分泌反应的激活影响周身营养物质代谢。例如，肥胖动物和人血清中 CRP、PAI−1、血清淀粉样蛋白 a 和 IL−6 等细胞因子水平较非肥胖对照组升高，部分细胞因子已被证明对周围器官具有不利的代谢作用。一项研究发现，肝脏 IKKβ 激活导致全身 IL−6 的增加，影响骨骼肌胰岛素敏感性。因此，肥胖患者肝脏的代谢性炎症可能是导致营养过剩条件下外周组织功能紊乱的重要原因之一。如果肝脏炎症加剧，肝细胞死亡可能发生免疫细胞的募集与脂肪性肝炎的病理状态。应激激酶 JNK 被证明是饱和游离脂肪酸诱导的肝细胞凋亡所必需的，它将肥胖的过量脂质与炎症所致细胞死亡之间联系起来。因此，肝脏仍然是代谢和免疫细胞信号汇聚的重要场所，以调控组织对营养物质的反应。不同于脂肪组织内的免疫细胞浸润，肝脏自身的免疫细胞如库普弗细胞活化，且炎性因子增加。

（三）肝脏代谢性炎症的发生机制

尽管与过度进食或高脂饮食有关，代谢性炎症的起始信号尚不清楚，仍然是未来研究的关键领域。虽然起始因子还不完全已知，但认为破坏信号通路起源于专门的代谢细胞，例如脂肪细胞、肝细胞或肌细胞。即使是非免疫细胞也有自己的防御机制，这些代谢细胞完全有能力参与炎症信号的传递和对危险信号的反应。代谢性炎症反应起源的理论之一是营养物质本身是致炎的，也就是说，代谢细胞会产生正常的生理反应，从而导致低水平的炎症。这种观点认为，食物或营养物质不是自身物质，因此在代谢时会引起轻微的免疫反应。事实上，食物的消化及其代谢运输中，细胞在短时间内（即餐时）就会暴露于大量的能量和营养物质中，这种刺激可能会在目标细胞中引起短暂的压力信号。第二种假设是，进食会使营养物质与炎症分子自然结合。例如，喂食后肠道的通透性增加，可能是为了确保最大的养分摄入。如在小鼠和人类的研究中发现，喂食后血清 LPS 增加，提示肠道通透性增加会使进入循环的炎症分子增加，将营养输入与炎症信号结合起来。

不管是饮食中的脂质还是脂肪细胞的异常脂解，脂肪酸浓度增加都是代谢性炎症的关键激活物，可诱导免疫细胞激活。游离脂肪酸及细胞内脂质可提高 DAG 浓度，诱导新的蛋白激酶 PKC 亚型活化，如 PKCδ、PKCθ、PKC3 等，均参与胰岛素抵抗。如 PKCθ 参与 T 细胞发育及功能。FA 是通过病原识别分子，包括 TLR 及随后的 JNK 激活，直接参与免疫细胞信号激活。PA 是直接激活 TLR 还是需其他因子协同参与仍不清楚。PKR 是另一病原识别分子，可对脂质及内质网应激信号反应，也能与其他应激信号分子相互作用，如 JNK、IKK 及其他代谢调节物（如 IRS 和 eIF2α）。这一相互作用被认为是可导致蛋白复合物的形成，或称代谢炎症小体，参与代谢及炎症通路交互作用。FA 介导的信号并非均有害，如 PPAR 对代谢有利，LXRα 介导的巨噬细胞脂质形成也抑制脂质诱导的内质网应激及动脉粥样硬化，但这些脂质以不饱和脂肪酸为主。PPAR 及 LXRα 除了调控代谢外，还可影响炎症信号，如 PPARγ 抑制 M1 极化，促进 M2 极化。脂质正向还是负向影响代谢及免疫取决于其组成及特异的信号通路。这些信号通路间的相互作用及时相性仍未知，但肥胖时，脂质对 TLR 及 PKR 的促炎作用超越了 PPAR 及 LXRα 的抗炎作用。脂质对代谢及炎症的调控还受功能底物的影响。高饱和脂肪酸、蔗糖及果糖易诱发肥胖及胰岛素抵抗。饮食类型影响肠道菌群，也影响代谢。肠道高表达的 TLR5 敲除，可导致代谢性炎症，因为 TLR5 在菌群组成上发挥作用。

代谢和炎症途径的异常可能导致动脉粥样硬化、胰岛素抵抗和 2 型糖尿病。肥胖引起的代谢异常会促进炎症，进而阻碍胰岛素信号传递和胆固醇逆向运输。这一过程中的关键细胞是代谢激活的巨噬细胞，巨噬细胞对脂肪细胞的脂质外溢产生促进和抗炎途径的调节。过氧化物酶体增殖物激活受体和 AMP 激活蛋白激酶（amp-activatedproteinkinase，AMPK）是细胞内稳态的调节因子，影响炎症和代谢途径，饱和脂肪酸（SFAS）等膳食脂肪可以对代谢炎症进行不同程度的调节，尤其是棕榈酸是一种特征良好的营养物质，通过 NLRP3（含有 pyrin 结构域的 Nod 样受体）炎症体来促进代谢炎症，这部分是由于 AMPK 抑制引起的。

代谢性炎症是一个复杂的多细胞、多器官过程，可能与肥胖、IR、2 型糖尿病（T2DM）和心血管疾病（CVD）的发生和发展有关。棕榈酸、油酸、二十碳五烯酸（EPA）和二十二碳六烯酸（DHA）等营养物质通过多种机制对代谢炎症有积极或消极的影响。肥胖与代谢性炎症及内质网应激相关，两者均可促进疾病进展，内质网应激可增强巨噬细胞活化。

（四）代谢性炎症在临床中运用

如前所述，炎症在迄今研究的每一个组织中都会引起不利的代谢后果。这一惊人的发现自然导致了通过调节炎症事件来进行治疗干预的问题。最近一项研究，用 TNF-α 拮抗剂依那西普治疗肥胖及 T2DM 时，血糖下降，高分子量脂联素水平升高。另一项使用重组 IL-1 受体拮抗剂的重要研究也产生了积极的代谢结果，如改善血糖和增加胰岛素的分泌。在肥胖小鼠中，使用合成多肽的 JNK 抑制剂、干扰 RNAs 可显著改善代谢，包括增加糖耐量和恢复胰岛素敏感性，但 JNK 靶向分子在人体中的效果仍有待评估。基于细胞的免疫治疗也将其自身作为一种选择，通过对免疫细胞自身的操作来实现。减轻内质网应激可能会切断炎症信号恢复胰岛素敏感性。hsCRP 与糖尿病心血管风险相关，许多非降糖药如阿司匹林、他汀类药物、COX-2 抑制剂、贝特类药物对 hsCRP 有抑制作用，水杨酸类药物也可降低炎症及胰岛素抵抗。

抗炎营养物质研究最多的例子可能是 omega-3 多不饱和脂肪酸（ω-3 PUFA），特别是该脂肪酸通过其代谢产物 DHA 具有抗炎作用，并已被证明能改善炎症性疾病，如心血管疾病、动脉粥样硬化和炎症性肠病。在一项对 T2DM 女性的研究中，ω-3 PUFA 的摄入与心血管疾病发生的风险降低有关。

这些研究成为解决肥胖的炎症成分会改善人体胰岛素敏感性这一原则的重要证据。然而，阻断单个细胞因子的作用是否是一种可行和足够有效的干预 T2DM 患者肥胖的方法，仍然是一个争论的话题。

第二节　脂肪细胞因子与肝脏代谢的关系及其对心血管疾病的影响

一、脂肪组织与脂肪细胞因子

（一）脂肪组织

人体中，绝大部分区域都存在着脂肪组织。其主要由数量众多且高度聚集的脂肪细胞构成，通常被结缔组织分隔成小叶。组织学根据细胞的功能和结构的不同将脂肪组织分为白色（黄色）脂肪组织和棕色（褐色）脂肪组织。

白色脂肪，在人体中可能呈黄色，主要分布于皮下、肠系膜、肾周等部位。白色脂肪细胞胞质中含有一个大脂滴，常规染色后脂滴会出现溶解现象，使细胞呈空泡状，故名单泡脂肪细胞。白色脂肪最经典的生理功能就是储存能量，体内多余的能量能够以这种形式储存起来。同时，它还具有维持体温、保护机体等作用。

棕色脂肪，在新生儿体内较多，随着年龄的增加，成年后体内含量较少，主要分布于肩胛间区、腋窝和颈后部等部位。与白色脂肪不同，棕色脂肪组织中含有大量毛细血管，其细胞中脂滴以小而散布的形式存在，称之为多泡脂肪细胞。现代研究认为，棕色脂肪的主要生理功能是在寒冷环境下可以快速分解和氧化，为机体提供大量的能量。

目前的研究结果认为，与非酒精性脂肪肝具有直接关系的是白色脂肪组织，而棕色脂肪组织由于其含量较低，且不与肝脏相连通，因此发挥的作用并不明显。白色脂肪组织主要通过控制机体循环的非酯化脂肪酸维持机体的脂质代谢平衡，且其与机体多种组织器官相连，在功能代谢上相互协调和影响。能量储存于脂肪的主要形式是甘油三酯，当机体供能不足，脂肪便会分解为非酯化脂肪酸来释放能量。这种能量的储存和释放在正常的生理条件下是受到严格控制的。当这种控制低效或失效，机体能量代谢的平衡被打破，糖脂代谢出现异常，导致血浆中非酯化脂肪酸浓度异常升高，甘油三酯便会在肝脏中过度储存，引起肝脏脂肪变性，也就是脂肪肝。

（二）脂肪细胞因子

随着现代研究的逐渐加深，脂肪组织不再是过去所认为的简单的能量储存库。其合成数百种蛋白质的能力让它成为了一个活跃的内分泌器官。其分泌的各种生理活性物质在维持内环境稳态、保证血管的正常功能、免疫应答、能量代谢等方面发挥着重要作用。同时，目前的研究表明，这些物质在肥胖、胰岛素抵抗、糖尿病等代谢疾病的发生发展过程中扮演着重要的角色。我们将这些生理活性物质称为脂肪细胞因子，主要包括脂联素（adiponectin）、瘦素（leptin）、抵抗素（resistin）、内脂素（visfatin）等。脂联素是脂肪组织表达的一种激素，是由脂肪细胞合成、分泌的一种血浆蛋白，其以三聚体、六聚体及高分子量聚合体三种形式存在于循环血液中，拥有改善肝脏环境和外周胰岛素抵抗，并具有抗炎和保肝、护肝的作用。瘦素是脂肪组织表达的另一种重要的激素，由白色脂肪细胞分泌的激素样蛋白质，以游离和聚合两种方式存在于人体血清中，且前者具有重要的生物学活性。瘦素的主要功能是维持体内能量的稳态、调节机体的内分泌水平以及参与血管和血细胞的生成。内脂素，是一种可以由内脏脂肪组织分泌的蛋白质细胞因子，又称为前 B 细胞集落刺激因子。人体内，内脂素以两个相同亚基形成的二聚体形式存在，其分布广泛，能够促进炎症因子包括 TNF－α、IL－6 等促炎因子的分泌；同时，内脂素具有类胰岛素效应，能够通过提高葡萄糖的摄取，降低肝葡萄糖的生成来调节机体糖代谢；而且，内脂素拥有细胞内活性，是烟酰胺腺嘌呤二核苷酸生产中的不可或缺的酶。视黄醇结合蛋白 4 最初被认定为视黄醇（维生素 A）的一种由肝脏到外周的转运蛋白，可以由肝脏和内脏脂肪组织分泌，因此其在代谢过程中具有重要作用。抵抗素不仅仅由脂肪细胞分泌，同时可以由炎症细胞（如单核、巨噬细胞和肝星状细胞）产生，这种脂肪细胞因子的主要靶器官是肝脏。现阶段，针对抵抗素的研究主要集中在动物实验中。除了以上主要几种脂肪细胞因子之外，还有许多其他因子，如趋化因子、鸢尾素、各种炎症细胞因子，包括 TNF－α、IL－6 和 C 反应蛋白等，这些脂肪细胞因子与肝脏组织、肝脂质代谢及心血管疾病等密切相关，我们将详细阐述脂肪细胞因子对肝脏、肝脂质代谢及心血管疾病的影响性及相关机制。

二、脂肪细胞因子对肝组织的影响

近年来，肝脏胆汁酸代谢被认为与代谢性疾病关系密切。胆汁酸为正常分泌胆汁的主要组成成分，按结构可将其分为游离胆汁酸、结合胆汁酸；按来源可分为初级胆汁酸、次级胆汁酸、三级胆汁酸；按亲疏水性可分为亲水性胆汁酸、疏水性胆汁酸。胆汁酸在机体脂类物质代谢、整体能量调节、细胞信号转导上发挥重要作用。肝脏作为胆汁酸代谢的枢纽器官，其功能改变可直接影响胆汁酸生物代谢过程，参与胆汁酸代谢异常所引发的各类生理病理过程或疾病的发生、发展。

（一）瘦素

研究表明，瘦素缺乏会导致肝脏脂肪变性，而过量的瘦素（瘦素抵抗）则会导致肝炎和肝纤维化。一项 meta 分析表明，循环中瘦素水平与非酒精性脂肪肝的严重程度相关。那么瘦素是如何调节肝脏的代谢呢？正常肝组织不产生瘦素，但是表达瘦素受体，而瘦素就是通过与其受体的结合发挥作用的。最近，一篇文章指出，瘦素能够抗肝脏脂肪变性是因为它能降低固醇调节元件结合转录因子－1（SREBP－1）的表达，而 SREBP－1 则是调节葡萄糖代谢、脂肪酸和脂质生成所需的基因；瘦素能够促进肝的纤维化是因为它能上调转化生长因子 β1 的表达，导致肝星状细胞的活化，从而增强肝脏的纤维化反应。有人还提出了瘦素在非酒精性脂肪肝（NAFLD）中的双重作用假说：瘦素作用于肝细胞，影响脂质和糖代谢；瘦素抑制了肝的新生脂肪生成，刺激游离脂肪酸（FFA）的氧化，从而降低了肝脏甘油三酯的含量，导致脂肪中毒（lipotoxicosis）和脂细胞凋亡（lipoapoptosis）。此外，瘦素抑制肝糖分解，从而减少肝脏葡萄糖的产生。因此，瘦素似乎有一种抗脂肪的作用。另一方面，通过作用肝窦内皮细胞（sinusoidal endotheli-al cells，SECs）和库普弗细胞，瘦素上调转化生长因子-β1（TGF-β1），以及其他基质重塑酶（matrix remodeling enzymes）。此外，瘦素上调库普弗细胞的 CD14，使其容易受到其他刺激（如内毒素），并增加氧化应激。通过作用于肝星状细胞，瘦素有助于激活其产生 TGF-β1、促血管生成素-1（angiopoietin-1）、血管内皮细胞生长因子（VEGF）和胶原蛋白-1（collagen-1），所有这些因子都有助于增强炎症和肝纤维化。最后，激活的 HSCs 还可以产生瘦素，这刺激了肝星状细胞的增殖并阻止了它们的凋亡，从而形成了一个恶性循环。瘦素不仅通过激活 JAK/STAT、PI3K/Akt、ERK 通路和抑制 TGF-β1 诱导的细胞凋亡途径，参与了 NAFLD 的进展、肝纤维化，并且最终参与了肝细胞癌的发展。JAK2/STAT、PI3K/AKT 和 ERK 通路的激活使瘦素增强了肝癌细胞的增殖、有丝分裂、侵袭和转移潜能。

（二）脂联素

与瘦素一样，脂联素也同样具有抗肝脏脂肪变性的作用。然而，与瘦素的促炎和促纤维化作用相反，脂联素却是能够抗炎、抗纤维化。

脂联素的抗脂肪变性作用：在长期食用含高脂肪乙醇的食物后，小鼠脂联素的循环浓度显著降低。然而，重组脂联素处理这些小鼠后，小鼠的肝肿大和脂肪变性（脂肪肝）得到了明显的改善。该实验证明脂联素有抗脂肪变性的作用。主要的机制是刺激激活的脂联素受体 adipoR1 和 adipoR2 导致 AMP 依赖的蛋白激酶（AMPK）活化和诱发过氧化物酶体增殖物激活受体 α（PPARα）信号。AMPK 一旦活化，将导致伴随的能量消耗生物合成途径的抑制，如脂肪酸、葡萄糖和甾醇合成，以及 ATP 产生的分解代谢途径的激活，例如脂肪酸氧化。因此，AMPK 磷酸化的抑制可促进肝脏甘油三酯蓄积和糖异生，导致 NAFLD。PPARα 调节脂肪酸的氧化，在调节肝甘油三酯积累中起重要作用。此外，PPARα 表达有抗炎作用，并减少脂肪组织衍生的促进脂肪性肝炎的循环因子。因此，PPARα 激动剂具有肝保护作用，PPARα 信号的激活可逆转肝脂肪变性和纤维化。

脂联素的抗炎作用：脂联素通过抑制 NF-κB 活化和肿瘤坏死因子（TNF-α）的表达减少炎症，从而发挥其肝脏保护作用。TNF-α 在介导肝损伤中具有重要作用，因为它在氧化应激状态下具有诱导炎症和肝细胞凋亡的能力。TNF-α 不仅介导了脂肪肝的早期阶段，而且介导了肝损伤的晚期阶段。此外，脂联素诱导 IL-10（一种免疫调节细胞因子，在白细胞中具有明显的抗炎活性）的表达，并诱导抗炎细胞因子白介素-1 受体拮抗剂的表达。

脂联素的抗纤维化作用：脂联素敲除的小鼠表现出广泛的肝纤维化，而用脂联素腺病毒（adenovirus producing adiponectin，AdADN）处理四氯化碳诱导小鼠的肝纤维化程度改善。说明脂联素可改善肝脏的纤维化。HSCs 是肝脏主要的原纤维化细胞，这些细胞在肝损伤后被激活，开始增殖并产生细胞外基质蛋白，而脂联素对肝纤维化的改善作用则表现在可降低 HSCs 的活化、增殖和存活。如，HSCs 转化成肌成纤维细胞是肝损伤过程中启动纤维化过程的关键步骤，而脂联素抑制可活化的 HSCs 的增殖和迁移，并减弱 TGF-β1 对成纤维细胞因子基因表达的影响。瘦素是一种促肝纤维化的脂肪因子，却能拮抗瘦素的活性。脂联素阻断活化的 HSCs 中瘦素诱导的 STAT3 磷酸化和瘦素介导的基质金属蛋白酶组织抑制剂-1（TIMP-1）在体外和体内释放增加。

（三）内脂素

内脂素是一种促炎性细胞因子，它能刺激 TNF-α 和 IL-6 等其他细胞因子的分泌。内脂素被鉴定为一种烟酰胺磷酰化转移酶，它催化了烟酰胺单核苷酸的形成。内脂素可能通过调节肝脏炎症、葡萄糖稳态和 IR 参与非酒精性脂肪性肝病（NAFLD）的发展。内脂素与肝损伤的关系的研究是矛盾的。因为多数研究表明单纯性脂肪肝（SS）、非酒精性脂肪性肝炎（NASH）和对照组之间的血清内脂素水平没有差异。然而，却有一些研究表明内脂素在肝脏中的表达虽然与肝的脂肪变性和炎症无关，但是与纤维化程度呈正相关。还有一些研究表明血清内脂素水平与汇管区炎症（portal inflammation）有关，而与脂肪变性和纤维化无关。

内脂素与胰岛素抵抗在 NAFLD 肝纤维化进程中可能起重要作用，内脂素水平的降低可加重胰岛素抵抗，胰岛素抵抗可致血脂代谢紊乱，加重肝脏脂肪沉积，并进一步诱发对肝脏的"多重打击"，引起细胞外基质的生成过多，形成脂肪性肝纤维化甚至肝硬化。内脂素可能抑制肝细胞脂肪酸合成酶的活性，减少脂质产生，减低脂肪的转运，从而减少脂肪聚集。内脂素重组蛋白或内脂素相关因子（如内脂素类似物、抗体或小分子因子）可能给相关药物的研制带来希望。

三、肝脂质代谢与脂肪细胞因子的分泌

脂肪细胞因子对于肝脂质代谢的影响有同于脂肪因子对全身脂代谢的，也有在肝脏局部的特点。脂肪因子在肝脏中发挥作用主要是通过影响脂质在肝脏的流入、β 氧化及糖异生三个途径来影响肝脏的脂质代谢。此外对于胰岛素抵抗及代谢性炎症也同样发挥重要作用。

（一）脂联素

脂联素是一种和脂肪水平呈负相关的脂肪细胞因子，它可以通过参与脂类、糖类等物质的代谢发挥作用。脂联素在肝脏脂质代谢中发挥着重要作用。在肝脏当中高表达的脂联素受体是 AdipoR2。脂联素可以减少 FFA 流入肝脏，增加 FFA 的氧化和线粒体生物合成。这种作用主要是通过抑制向肝脏运输脂肪酸的转运分子的表达以及抑制甘油三酯和胆固醇的合成和促进脂肪酸 β 氧化来实现的。目前已知的分子机制可大致分为两类。一种是激活 AMPK。这主要依赖于衔接因子蛋白含 PH 域蛋白 1 抗体（APPL1），这是一种含 PH 结构域，同时拥有磷酸酪氨酸结合域和亮氨酸拉链基序的接头蛋白。脂联素和受体结合，在 APPL1 的作用下，下游的 AMPK 被活化，使得 β-羟基-β-甲基-戊二酸单酰辅酶 A 还原酶失活，从而抑制胆固醇的合成。另外，AMPK 作用的另一方式为通过乙酰辅酶 A 羧化酶来调节脂肪酸氧化速率，随后使肉碱棕榈酰转移酶-1（carnitine palmitoyltransferase 1，CPT-1）激活，促进线粒体摄取脂肪酸来增加氧化。此外，AMPK 和沉默信息调节因子 1（silent information regulator 1，SIRT1）可以提高 PGC-1 并且降低其乙酰化，促进线粒体的生物合成，从而增强细胞脂质氧化能力。第二种机制通过调节 PPARα 的活性实现的。PPARα 主要参与编码与脂肪酸氧化相关酶的基因转录，使脂肪组织合成更多的脂蛋白脂酶，从而上调乳糜微粒（CM）及极低密度脂蛋白（VLDL）的代谢。同时脂质合成酶减少、CPT-1 合成增加、高密度脂蛋白（HDL）的合成和分泌增加。此外有报道指出脂联素还可促进 CD36 等脂质转运分子的合成，减少脂质转运，从而减少 TG 和 FFA 在血中的含量。

（二）瘦素

瘦素对于人体能量代谢的调节主要是通过刺激下丘脑阿片-促黑素细胞皮质素原（proopiomelanocortin，POMC）系统来抑制食欲。瘦素通过与其受体 LepR 结合发挥作用。LepR 属于细胞因子受体 Ⅰ 类家族，目前在人类中确定的 LepR 亚型共有 4 种，根据其结构差异可分为长型、短型和可溶性 3 种类型。在 LepR 亚型中，仅长型受体 LepRb 有信号转导位点。因此长型受体 LepRb 是瘦素活性的主要调节亚型。长型受体 LepRb 在肝脏表达。肝细胞中，瘦素信号主要是通过 AMPK 和 JAK2/STAT3 信号通路来参与生物体中的脂质代谢调控，可上调脂肪甘油三酯酶（adipose triglyceride lipase，ATGL）的表达，从而加速脂肪 β 氧化，减少脂肪积累。瘦素的另一个重要作用是将甘油三酯引导到脂肪细胞中进行储存，阻止其在肝脏等非脂肪组织中沉积，防止对肝细胞的脂毒性和引起细胞凋亡。瘦素也可以抑制肝葡萄糖的产生和肝新生脂肪的形成。有研究表明，中枢慢性瘦素输注可刺激肝脏交感神经活性，从而减少肝脂质合成基因的表达和降低甘油三酯的含量，瘦素此效应与 PI3K 信号通路相关，通过阻断 PI3K 信号通路可特异性诱发肝脂肪变却不引起肥胖。

（三）其他脂肪细胞因子

抵抗素是一种促炎因子，可增加 IL−1、IL−2、IL−6 和 TNF−α 的分泌，通过 NF−κB 通路促进炎症发生。抵抗素与脂联素作用相反，它能够激活糖异生，从而增加糖原分解和加重胰岛素抵抗。

TNF−α 作为一种炎症因子可由脂肪组织和单核巨噬细胞分泌，通常在肥胖者体内出现高表达，也与体内胰岛素抵抗密切相关。TNF−α 主要通过抑制胰岛素受体底物−1（insulin receptor substrate 1，IRS1）磷酸化和抑制胰岛素的分泌，引起和加剧胰岛素抵抗。TNF−α 也能够损伤细胞的线粒体呼吸功能，抑制脂肪酸 β 氧化。另外在脂肪组织中，TNF−α 能抑制脂联素等脂肪因子合成，从而降低乙酰辅酶 A 羧化酶等与脂肪合成相关的关键酶的活性，促进游离脂肪酸的释放。TNF−α 参与脂肪分解可能与 MAPK、NF−κB 及 AMPK 的信号通路相关。另一方面，脂联素也可抑制 TNF−α 的作用，脂联素可通过与 TNF−α 受体竞争性结合及抑制环氧合酶表达两种方式改善生理性炎症，改善肝脏脂肪代谢。

IL−6 可由脂肪组织分泌，与胰岛素抵抗发生密切相关。IL−6 可通过 MAPK 和 AMPK 信号通路抑制脂肪合成。IL−6 能激活 ERK1/2 导致激素敏感性甘油三酯脂肪酶（HSL）磷酸化，促进脂肪的分解。研究发现，脂肪组织可通过 cAMP/p38 依赖信号通路刺激 IL−6 分泌，IL−6 磷酸化并激活 STAT3，抑制糖异生相关基因 G−6−Pase 和 PEPCK 的表达，从而减少肝脏中葡萄糖的产生。

一些其他脂肪因子也直接或间接参与到胰岛素抵抗过程和肝脏糖脂代谢调节过程当中。

视黄醇结合蛋白 4（retinol−binding protein 4，RBP4）属于视黄醇结合蛋白（RBP）家族中的分泌型的 RBP，主要由肝细胞生成，其次为脂肪组织合成。RBP4 在协助视黄醇发挥生理功能中起着不可替代的作用。有研究指出，它参与了肥胖和胰岛素抵抗的发生，可导致糖脂代谢紊乱。部分研究发现，二硫键 A 氧化还原酶样蛋白能够促进脂联素的表达，主要与 AKT/FOXO1 和 AMPK 信号相关。

四、脂肪细胞因子与心血管疾病的关联

越来越多的研究表明代谢性疾病与心血管疾病密切相关。糖尿病及肥胖与心血管疾病尤其是冠心病等关联密切，其中脂肪细胞因子起到十分关键的作用。脂肪细胞因子不仅可以通过影响传统的危险因素促进心血管疾病的发生，还可以通过各种机制作用于心血管组织，如改变血管壁组织正常结构、影响内皮功能、改变平滑肌细胞增殖、调节单核/巨噬细胞黏附活性等，最终通过多环节共同影响心血管疾病的发生和发展进程。本小节将阐述几种主要的脂肪因子对心血管疾病的影响。

（一）瘦素

以往研究认为瘦素对摄食、脂肪合成及代谢、神经内分泌、生殖发育和骨代谢有密切的关系，而最近研究发现，瘦素还具有调节血压、促血管生成、促血小板聚集、改善胰岛素抵抗等功能，与心血管疾病密切相关。研究发现，高血压患者血清中瘦素水平显著升高，瘦素与脉压、收缩压呈正相关，与动脉壁的顺应性呈负相关。瘦素升压作用目前认为可能涉及多种神经与内分泌途径，包括肾素−血管紧张素−醛固酮系统（RAAS）被激活、促进内皮素分泌导致的血管内皮损伤、肾交感活性长期被激活导致钠潴留、"瘦素−胰岛素轴"反馈调节受损而胰岛素分泌增加，最终导致胰岛素抵抗以及瘦素受体基因多态性等。同时有研究发现，血浆高瘦素水平可能与冠心病密切相关，瘦素已成为冠心病独立危险因素之一。瘦素参与炎症反应，促进 IL−6、IL−12、TNF−α 和 CRP 的分泌，促进冠脉粥样硬化的发生、发展，同时还能诱导氧化应激，增加氧自由基的生成，最终破坏血管内皮结构和功能，并加强血小板的聚集，诱发血栓，最终导致冠心病的发生。另外研究发现瘦素可以增加交感神经兴奋而诱发心绞痛。瘦素亦与心力衰竭相关。有研究发现慢性心力衰竭患者瘦素水平较健康对照组显著增高，提示瘦素参与心力衰竭的病理生理。有学者认为瘦素与慢性心力衰竭严重程度呈正相关，可作为心肌能力代谢紊乱的间接指标。这些可能与瘦素参与心室重塑病理生理过程有关，具体机制仍待进一步的实验研究。

（二）脂联素

脂联素具有增强胰岛素敏感性、抗炎及抗动脉粥样硬化的作用，参与血脂血糖代谢、炎症等病理生

理过程，在代谢综合征、保护心肌及抗动脉粥样硬化方面有重要作用。其与冠心病之间的相关性已被许多横断面和前瞻性研究证实。脂联素与冠心病的发生呈负相关。同时有纵向研究发现血浆中脂联素低表达是高血压的独立危险因素。脂联素水平能预示 2 型糖尿病及冠心病的发展，并在临床试验表现出抗炎的作用，最终改善糖尿病与动脉粥样硬化。有研究发现，在脂肪组织受损的肥胖受试者中，脂联素基因 mRNA 的表达和分泌处于异常状态。血浆脂联素同时具有舒张血管内皮依赖性周边动脉血管的功能。此外，研究发现，脂联素可以抑制动脉内皮细胞中 C 反应蛋白、E 选择素及血管细胞黏附分子-1 的表达，最终减少白细胞与血管内皮细胞之间的炎症反应。脂联素同时可以抑制人巨噬细胞中脂多糖诱导的炎症因子如 TNF-α 和 IL-6 的表达，终止相关炎症信号通路。脂联素抗炎作用还可能与其调节巨噬细胞的极化和促进抗炎因子 IL-10 表达有关。在减少炎症的同时，动物和临床研究均表明，脂联素亦可以促进血管内皮的修复和血管的生成，从而增加血管内皮组细胞的数量并改善血管功能。实验发现脂联素基因敲除的小鼠表现出严重的血管内膜增厚和血管平滑肌细胞的增殖，而脂联素则可以抑制抵抗素诱导的内皮细胞增殖作用，最终减少和延缓动脉粥样硬化的发生、发展。脂联素本身对心肌细胞具有积极的保护作用。研究发现对猪急性心肌梗死模型冠脉内注入脂联素后，其心肌梗死面积较安慰剂组明显减少，同时实验组左心室射血分数较高，心肌细胞凋亡减少。血浆脂联素与冠心病的严重程度和疾病预后之间的关系已得到许多研究证实，其血浆水平与基因单核苷酸多态性是评估急性心肌梗死严重程度与预后重要因素之一。

（三）内脂素

该脂肪细胞因子于 2005 年被发现，其与糖代谢及心血管疾病密切相关。人类的前瞻性研究发现肥胖者血浆中的内脂素水平较健康者显著增高，而且血浆中蛋白水平和内脏脂肪中的基因表达水平均与肥胖程度呈正相关。内脂素持续高水平导致胰岛素受体下调，加重胰岛素抵抗，从而增加肥胖者心血管疾病的发生率。因内脂素主要来源于巨噬细胞，故而有学者认为内脂素可能参与促炎反应。另外研究发现，在颈动脉粥样斑块中，不稳定颈动脉粥样斑块中内脂素 mRNA 转录及蛋白表达水平均较稳定型组明显增高。免疫组化实验研究证实内脂素定位于粥样硬化斑块的脂质核心巨噬细胞聚集区的 CD68+ 巨噬细胞中，而核心外的 CD68+ 巨噬细胞则无内脂素的表达。急性心肌梗死患者中，亦发现内脂素高表达于斑块破裂的脂质高富含区，与颈动脉粥样斑块情况类似。内脂素通过增强单核细胞 THP-1 中的基质金属蛋白酶-9（MMP-9）的活性来诱导外周单个核细胞分泌 TNF-α 和 IL-8 等促炎因子。另有人脐静脉内皮细胞体外培养实验发现内脂素具有剂量依赖性上调血管内皮细胞生长因子和下调基质金属蛋白酶抑制因子（TMP-1、TMP-2）的作用，从而解除金属蛋白酶的抑制，使金属蛋白酶活性增加，最终引起动脉粥样斑块的形成，促进斑块的发展，提示内脂素与粥样硬化斑块不稳定性相关。此外，在缺血性脑卒中患者人群中发现其内脏脂肪水平明显高于健康对照组，推测内脂素可能是脑卒中的发病危险因素之一。

（四）抵抗素

抵抗素因最先发现具有胰岛素抵抗的作用而被命名。研究发现，抵抗素在参与胰岛素抵抗的同时亦参与多种心血管疾病的发生、发展，包括急性冠脉综合征、动脉粥样硬化和血栓性疾病等。在这些心血管疾病患者中，抵抗素均处于明显高表达状态，是冠心病、急性冠脉综合征的一个独立危险因素。抵抗素水平还与心血管疾病的预后密切相关。抵抗素同时也是原发性高血压发生发展进程的关键因子。有研究发现，原发性高血压患者血清中抵抗素的水平与增厚的颈动脉内膜中层厚度独立相关。另外有研究发现冠状动脉病变数目越多、狭窄程度越重的患者中，血浆抵抗素水平越高。无论是稳定性或不稳定型心绞痛还是非 ST 段抬高的心肌梗死患者中血浆抵抗素水平均明显高于正常健康组。这些均提示抵抗素是评估冠心病严重程度的一个指标。抵抗素还能促进巨噬细胞脂质的聚集，促进泡沫细胞的形成，并通过 PI3K 和 NF-κB 等途径诱导血管内皮细胞增殖、分化、迁移、毛细血管形成和促炎因子（如 TNF-α、IL-2）释放等，最终造成内皮功能紊乱和内皮损伤。抵抗素还可通过激活 p38 MAPK 途径造成血管内皮通透性增加，抑制内皮型一氧化氮合酶的活性，减少一氧化氮合成和分泌，导致血管内皮舒张功能受损，共同引起血管内皮功能障碍。抵抗素可以增加血管内皮细胞黏附因子1、单核细胞趋化蛋白1和其他细胞间黏附分子的合成和分泌，这些黏附分子进一步激活炎性细胞，使细胞黏附于血管内皮上并发挥细胞毒性效应，加重血管内皮的炎性反应，进一步促进心血管疾病的发生发展。

（五）血清分泌型卷曲相关蛋白－5

血清分泌型卷曲相关蛋白5（secreted frizzled-related protein5，SFRP5）是新近证明的脂肪细胞因子之一。研究发现血清 SFRP5 与2型糖尿病及动脉粥样硬化密切相关。在2型糖尿病合并颈动脉粥样硬化患者及单纯颈动脉粥样硬化患者中，血清 SFRP5 水平明显低于正常健康对照组，而前二者之间血清 SFRP5 水平无显著差异。Pearson 相关分析表明，血清 SFRP5 与患者年龄、甘油三酯、超敏 CRP、空腹血糖浓度、空腹胰岛素浓度、HOMA-IR、糖化血红蛋白、低密度脂蛋白以及 BMI 等呈负相关，而与高密度脂蛋白呈正相关。SFRP5 可通过抑制 Wnt 信号通路从而抑制炎症的产生，从而延缓糖尿病及血管炎症的发生。在瘦素缺乏的 ob/ob 小鼠和糖尿病大鼠中，血清 SFRP5 水平表达较正常组下降；在肥胖大鼠脂肪组织中血清 SFRP5 水平下降，而在肥胖患者体质量减轻后血清 SFRP5 水平明显升高，这些均提示血清 SFRP5 水平与肥胖和糖尿病密切相关，而且其表达水平随着肥胖的严重程度而持续增加。在体外实验中发现，SFRP5 能阻断巨噬细胞中 Wnt5α 诱导的 JNK 磷酸化及 TNF-α、IL-6 等炎症因子的表达而抑制炎症反应。另外有多元线性回归分析显示血清 SFRP5 水平与左心室质量指数、收缩压和舒张压均呈负相关。2型糖尿病患者随着血压分级的增高血清 SFRP5 水平逐渐下降，左心室肥大的程度逐渐加重，提示血清 SFRP5 水平与2型糖尿病合并高血压患者左心室肥大改变相关，是高血压和糖尿病患者出现左心肥大的预测指标之一。

（六）视黄酸受体反应蛋白2

视黄酸受体反应蛋白2（Chemerin 2）又称为他扎罗汀诱导基因2，主要通过趋化因子样受体1（chemokine-like receptor 1，CMKLR1）、趋化因子样受体3（chemokine-like receptor 3，CMKLR3，在大鼠种亦称 DEZ）和趋化因子受体23（ChemR23）等产生生物学效应。chemerin 2 及其受体在白色脂肪组织中高表达，与胰岛素抵抗和动脉粥样硬化存在相关性。chemerin 2 具有抗炎作用，主要由趋化因子受体 CMKLR1 介导，而 chemerin 2 受体孤儿蛋白（CCRL2）亦参与动脉炎症介导反应。chemerin 2 通过与受体结合趋化树突状细胞和巨噬细胞，参与粥样硬化过程中的炎症反应。在尸检中发现，人左冠状动脉旁脂肪组织中可检测出 chemerin 2 蛋白，且其表达量与动脉粥样硬化严重程度呈正相关。亦有研究提示 chemerin 2 可能与不稳定斑块和继发血栓形成有关。chemerin 2 还被发现与心衰密切相关。研究发现具有典型心衰症状的扩张型心肌病患者血浆 chemerin 2 水平显著高于健康组，其水平与 IL-6、TNF-α、RP 及 N 末端脑钠肽（NT-proBNP）呈正相关，和左心室射血分数呈负相关，但作用机制仍需进一步研究。此外，chemerin 2 蛋白重组可以增强胰岛素信号，血浆 chemerin 2 水平在正常糖耐量受试者中与血压水平相关联，合并高血压的2型糖尿病患者血浆中 chemerin 2 水平较不合并2型糖尿病者显著增高。chemerin 2 参与血压的调节机制为 chemerin 2 与细胞膜受体结合后活化细胞内抑制性 G 蛋白并机制腺苷酸环化酶活性，从而减少单磷酸酰胺积聚，诱导钙离子进入血管内皮细胞，促进血管收缩，升高血压。对肥胖人群研究发现，减脂手术可以显著降低肥胖患者血浆 chemerin 2 的水平，其与甘油三酯、总胆固醇和低密度脂蛋白水平呈正相关，与高密度脂蛋白呈负相关。

（七）脂质运载蛋白－2

脂质运载蛋白－2（Lipocalin-2）与基质金属蛋白酶－9的复合物可能与动脉粥样硬化及粥样斑块破裂相关，该复合物参与了血管炎症反应、心肌缺血病理生理应答及缺血后重建的过程。动物实验发现动脉粥样硬化小鼠 Lipocalin-2 浓度较正常对照组显著增加，且在低氧应激及心肌梗死状态下，动脉粥样硬化小鼠的 Lipocalin-2 的 mRNA 水平亦显著增高。而肥胖组小鼠脂肪细胞中 Lipocalin-2 水平明显高于非肥胖组，同时实验发现 Lipocalin-2 水平与空腹血糖水平及 HOMA-IR 水平呈负相关。Lipocalin-2 有望成为肥胖、2型糖尿病及动脉粥样硬化新的治疗靶点。

随着研究的深入，越来越多相关脂肪因子和新的作用被发现。目前被广泛认识与炎症反应相关的炎症因子如IL-6和TNF-α等均属于脂肪因子，这些炎症因子密切参与肥胖、2型糖尿病和心血管疾病发生发展中的慢性炎症反应。另外有研究显示血浆中脂肪因子网膜素（Omentin）的水平与BMI、空腹胰岛素和HOMA-IR呈负相关，而与脂联素和高密度脂蛋白呈正相关。Omentin同时可以抑制IL-2、IL-6、IL-8和TNF-α等多种炎症因子的表达，对冠心病起到积极的保护作用。有学者推测Omentin通过对血糖和其他脂肪因子的影响，从而干预心血管疾病的发生、发展。腹腔脂肪型丝氨酸蛋白酶抑制剂（Vaspin）是由学者从内脏组织中分离得到的新型脂肪因子，临床及动物实验证实内脏脂肪蛋白酶抑制剂（Vaspin）低水平表达是反映冠脉严重狭窄程度的新血清指标。Vaspin可以抑制血管平滑肌细胞的迁移和增殖，从而延缓动脉粥样硬化的进程，可能是其保护心血管的作用机制之一。

五、小结

与肥胖、代谢综合征、2型糖尿病及高血压、冠心病、心肌梗死、心脏衰竭等心血管疾病相关的脂肪细胞因子种类繁多，数量巨大。这些脂肪细胞因子有的仅来自于脂肪细胞，有的还来自其他组织及细胞，但这些脂肪细胞因子共同参与人体正常生理功能，并在各种心血管疾病中发挥巨大的作用。对脂肪细胞因子进一步的研究有望为今后心血管疾病的治疗提供更多的科学依据。

第三节　非酒精性脂肪肝病在大血管病变发生、发展中的作用

非酒精性脂肪肝病（NAFLD）具有代谢性炎症的特点，炎症不仅局限于肝脏，更会影响循环中的炎症因子，从而造成血管病变。一系列研究表明，非酒精性脂肪肝病患者中，血清IL-1、IL-6、TNF-α等炎症因子显著增高。同时，脂质代谢的紊乱，造成血脂水平异常，尤其是LDL-C的升高，导致氧化应激的发生。炎症因子与血脂的异常造成引起内皮细胞的损伤，并释放炎性细胞趋化因子，募集单核细胞、淋巴细胞等炎症反应细胞。由单核细胞诱导形成的巨噬细胞吞噬脂质形成泡沫细胞，泡沫细胞沉积于血管内壁，形成脂质斑块。同时，由炎症细胞及平滑肌细胞分泌的基质金属蛋白酶（MMPs）降解细胞外基质，使纤维帽变薄，形成易损斑块。

一、非酒精性脂肪肝病与血管内皮细胞损伤

非酒精性脂肪肝病可通过氧化应激作用损伤血管内皮细胞。正常情况下，肝线粒体和内质网在脂肪酸β氧化过程中产生大量的活性氧（ROS），由于各种抗氧化因子的参与，ROS维持在一定范围，使氧化与抗氧化处于动态平衡。而病理状况下，肝细胞内产生过量ROS及抗氧化能力低下，过多的ROS和自由基导致氧化应激状态。Ferre等通过研究表明PON1是肝脏合成和分泌的一种能够水解脂质过氧化的抗氧化酶。Sawamura等研究证实，肝脏损伤时，由于肝脏合成PON1减少，使血中PON1活性显著降低，可导致血管内膜功能紊乱，若内膜功能紊乱未得到控制，则进一步诱发炎症反应。此时，血管通透性增加，白细胞、血小板、LDL-C等在血管内膜黏附聚集并分泌大量黏附分子、细胞因子及生长因子等，诱导血管平滑肌细胞、单核细胞、巨噬细胞等迁移增生。Wu及Sawamura课题组均证明了在代谢综合征中易产生修饰型的LDL-C，如氧化型或糖化型的LDL-C，这些修饰型的LDL-C更易被迁移的巨噬细胞和血管平滑肌细胞吞噬，形成泡沫细胞，与脂质沉积产生的脂纹共同形成动脉粥样斑块。研究结果表明炎症反应继续进展，白细胞被激活，产生并释放出蛋白酶，使胶原蛋白降解，斑块表面纤维帽破裂，将直接导致血栓形成和急性心血管事件的发生。

非酒精性脂肪肝病作为一种慢性炎症性疾病，其与血管内皮细胞损伤关系密切，研究表明在炎症递

质，如 INF－β、TNF－α、IL－1 等作用下，血管内皮细胞结构和功能发生改变。血管内皮细胞表面形成促凝血微分子复合物，抗血凝活化蛋白质和胞膜血栓调节蛋白功能明显降低，促使血栓形成。Min 等指出肿瘤坏死因子活化诱导的细胞因子作为炎性递质，增强内皮与白细胞相互作用和细胞间黏附分子 1、血管细胞间黏附分子 1 在内皮细胞上的表达，通过磷脂酶 C、磷脂酰肌醇 3 激酶、蛋白激酶 C、ROS 等级联反应，导致 NF－κB 活化，启动血管内皮细胞的炎性反应，引起血管病变。病理条件下，慢性炎症反应、缺血再灌注等导致氧自由基大量产生，同时清除能力降低，机体氧化—抗氧化的平衡被打破。氧自由基通过激活 NF－κB 参与血管内皮细胞损伤，NF－κB 信号通路与平滑肌细胞增殖和代谢性炎症反应有着密切的联系。Wu 等研究证实 NF－κB 激活，其下游因子 IL－1、IL－6 和 TNF－α 等表达增加，这些炎性因子具有促使代谢性炎症加重的作用。Kobayashi 等证明 NF－κB 的激活还可上调诱导型一氧化氮合酶/一氧化氮表达，从而引起血管内皮功能的紊乱。

二、非酒精性脂肪肝病与大血管巨噬细胞浸润

非酒精性脂肪性肝病，是由多种病因引起的肝细胞内脂质（主要为甘油三酯和胆固醇酯）沉积过多造成的肝脏代谢性疾病，是一种与肥胖和代谢紊乱密切相关的综合征。更有学者认为它是一种获得性代谢性应激相关的肝脏疾病，其疾病谱包括了单纯的肝细胞脂肪变性、非酒精性脂肪性肝炎（NASH）、肝硬化，甚至可以发展到终末期的肝细胞肝癌。非酒精性脂肪肝现已成为美国、澳大利亚等国的第一大慢性肝病，与胰岛素抵抗及遗传易感性密切相关。大量流行病学和临床研究表明，非酒精性脂肪肝与肥胖、高血压、高血糖、血脂紊乱有关，提示非酒精性脂肪肝与代谢综合征密切相关，因此美国临床内分泌医师学会已将非酒精性脂肪肝列为代谢综合征的主要组分之一，其中胰岛素抵抗是代谢综合征发病的中心环节。

Targher 等研究显示，代谢综合征、胰岛素抵抗与大血管病变关系密切。非酒精性脂肪肝不仅是动脉硬化的标志，而且是早期血管病变的致病因素之一，其预后主要与急性冠状动脉事件和脑卒中等大血管病变的发生有关。

糖尿病大血管病变是 T2DM 的常见并发症，也是 T2DM 的主要致残、致死原因。糖尿病大血管病变最主要和最常见于动脉粥样硬化，是一系列缺血性心脑血管病的主要病理基础。动脉粥样硬化（AS）是血管壁对脂质和脂蛋白沉积所做出的反应，其形成机制非常复杂，现在有越来越多的证据表明慢性炎症是诱导动脉粥样硬化形成等病理过程的关键因素。其中，巨噬细胞在 AS 发生发展的各个阶段都发挥了重要作用，巨噬细胞的迁移、活化、浸润和增殖使动脉粥样硬化斑块甚至使整个机体处于低度炎性反应状态，巨噬细胞还通过分泌大量的蛋白酶和组织因子，促进炎症、脂质沉积和斑块破裂。

巨噬细胞是单核吞噬细胞系统中高度分化的成熟细胞类型，一般由血液循环中单核细胞通过趋化浸润至特定器官、组织发挥特定的功能。巨噬细胞在先天免疫中发挥重要的作用，它具有较强的防御功能、抗原提呈功能，并在相关疾病的病理过程中起着极为重要的作用，它在细菌产物、LPS 等的刺激下，向组织迁移并释放多种细胞因子，如前炎症介质 TNF－α、IL－8、IL－6、IL－1β 等，这些细胞因子能进一步加重原有器官组织的损伤，同时更增强了对巨噬细胞的趋化作用。巨噬细胞具有可塑性和多能性，在体内外不同微环境的影响下，尤其是炎症反应中各个不同时期，可分化出不同表型并表现出功能上的差异，这种现象称为极化，包括经典活化（Classicallyactivated）的 M1 型巨噬细胞和选择性活化（Alternativelyactivated）的 M2 型巨噬细胞。

以分泌促炎因子（如 IL－1β、TNF－α、IL－8、IL－6 等）发挥促炎功能为主的巨噬细胞称为 M1 型巨噬细胞，主要来源于血液中的单核细胞，其常见的细胞表面标志有 HLA－DR、CD197 等。在机体处于内稳态时，组织中几乎不含有 M1 型巨噬细胞。在感染或应激条件下，血液中的单核细胞进入组织器官，其中高表达骨髓标志性淋巴细胞抗原 6 复合物（LY6C）的单核细胞会迅速移位到几乎所有组织，在那里它们会分化为成熟的巨噬细胞（其中主要为 M1 型巨噬细胞）进而介导炎症反应，推动炎症反应进程。

M1 型巨噬细胞可诱导氧自由基和一氧化氮的产生，并分泌炎性细胞因子如 TNF－α、IL－1β、IL－12，进而增强细胞介导的免疫反应，表现出强大的内吞作用，清除胞内异源性物质，杀伤体内微环境中的微生物病原体和肿瘤细胞，同时也会造成组织损伤。

M2 型巨噬细胞主要有发挥抗炎效应、降低炎症反应、发挥组织修复的作用，该类型常见的细胞表面标志有 IL－10、Arg－1、Mannose－R、CD163 等。选择性活化的巨噬细胞，相对于经典活化的巨噬细胞在表型及功能方面均有较大差异。M2 型巨噬细胞低表达 IL－12、IL－23 和 TNF－α，高表达 IL－10，同时还高表达一些表面受体如Ⅰ型诱导型精氨酸酶、甘露糖受体、清除剂受体等。M2 型巨噬细胞与 M1 型巨噬细胞作用相拮抗，M2 型巨噬细胞呈现出一种强大的抗炎活性，对创伤修复的激活和组织稳态的重建具有至关重要的作用。比如，M2 型巨噬细胞细胞通过高表达 IL－10，低表达 IL－12 抑制炎症反应，还通过表达精氨酸酶－1，把精氨酸水解为尿素和鸟氨酸，作为脯氨酸和多肽的前体，与组织损伤的修复及纤维化直接相关。巨噬细胞能根据所处微环境变化来转换自身的表型，若对巨噬细胞极性转换的某些关键步骤加以合理干预，扭转巨噬细胞的极化失衡，或许将有可能从某些新的角度治疗相关的炎症性疾病。

巨噬细胞是代谢性炎症反应中具有"承上启下"功能的信号中枢，其可以通过自身数量和极性分化的改变来调控炎症反应，不仅诱导胰岛素抵抗的发生，且促进动脉粥样硬化。相关研究证实，介导巨噬细胞摄取氧化修饰低密度脂蛋白（ox－LDL）的主要是清道夫受体，如 B 型清道夫受体包括 CD36 和 B 类 1 型清道夫受体（SRB1）2 种亚型。清道夫受体表达的增加是动脉粥样硬化斑块中泡沫细胞的形成以及病变发展的关键因素。糖尿病患者长期处于高血糖状态，使单核细胞 CD36 表达上调，从而增加单核巨噬细胞清道夫受体的密度，大量单核细胞迁移进入内膜向巨噬细胞分化，巨噬细胞吞噬过量脂质后，可转化为泡沫细胞，导致动脉粥样硬化的病变程度加重。南京医科大学的研究团队发现，在巨噬细胞表面的一种名为 A 类清道夫受体（SRA1）的蛋白质受体，在非酒精性脂肪肝等代谢性炎症的发生、发展中起重要调控作用。经实验验证，当 SRA1 表达缺失时，可导致炎症水平明显加重，从而加速代谢性疾病的进展，甚至加速肿瘤和血管病变的发展；相反，在 SRA1 激活的情况下，代谢性炎症水平明显降低，进而降低血糖、血脂水平，缓解代谢性疾病进程，起到一定的治疗效果。

动脉粥样硬化不同时期各型巨噬细胞在空间上的分布具有一定的特点，与其在动脉粥样硬化形成中的作用和功能相关。在动脉粥样硬化的发生过程中，M1 和 M2 型巨噬细胞数量增加且均匀分布于纤维帽区。在斑块形成后，M1 型巨噬细胞主要分布于斑块易于破裂的肩区；而 M2 型巨噬细胞主要分布于外膜区。此外，M2 型巨噬细胞分布于斑块内细胞密集的区域，而非脂质核心区。该区域存在高水平的 IL－4 的表达，IL－4 促进 M2 型巨噬细胞极化。通过脂质染色，发现 M2 型巨噬细胞具有一定的抗泡沫细胞形成的能力。体外实验发现，与 M1 型巨噬细胞静息状态的巨噬细胞比较，IL－4 极化的巨噬细胞胆固醇摄入下降，而胆固醇酯储存增加。在不同部位的动脉粥样硬化斑块中，M1 型巨噬细胞和 M2 型巨噬细胞的分布具有差异。研究发现，颈动脉粥样硬化斑块中 M1 型巨噬细胞比例较高，而股动脉中 M2 型巨噬细胞比例较高。

动脉粥样硬化中巨噬细胞极化机制较为复杂。体外研究表明，巨噬细胞的极化可以于 M1、M2 型巨噬细胞之间相互转换。巨噬细胞对于微环境信号及细胞内脂质信号做出反应，使动脉粥样硬化斑块内巨噬细胞发生极化。LDL－C 及慢性炎症是动脉粥样硬化发生的两个主要驱动因素。这些因素通过转录因子、microRNA 调节巨噬细胞极化。首先，局部的炎症信号通过激活 NF－κB、AP－1、IRFs 等信号分子，促进促炎细胞因子和 MMPs 的转录，后两者可以募集更多的免疫细胞至血管壁，使巨噬细胞维持在 M1 表型。转录因子 LXRs 是核激素受体超家族成员，与进入细胞内的氧化胆固醇结合而活化，从而促进巨噬细胞向 M2 表型转化。LXRs 结合 ABCA1 的启动子区，促进其蛋白表达。ABCA1 参与胆固醇的逆向转运。此外，LXRs 还可以促进其他参与胆固醇逆向转运基因的转录，如 ABCG1 和 ApoE。因此，LXR 的激活可以促进巨噬细胞内的胆固醇反向转运至 HDL。此外，ABCA1 表达上调能诱导抗炎细胞因子 IL－10 的表达，IL－10 也是 M2 表型的一个标记。在 Mhem 表型形成过程中，血红蛋白促进 ATF1 磷酸化，磷酸化的 ATF1 结合 HO-1 和 LXRβ 的启动子，增强 LXRβ 的表达，促进 LXR 依赖的胆固醇外流和抗炎通路。同时，血色素处理的巨噬细胞中促炎细胞因子表达下调，而抗炎细胞因子 IL-10 表达上调。核受体 PPARγ、PPARδ 能直接与脂肪酸结合而调节基因转录。两者活性增加可以促进巨噬细胞由 M1 型向 M2 型转化。M2 型巨噬细胞能通过脂肪酸氧化获能，而 M1 型巨噬细胞主要通过糖酵解获能。PPARs 调节编码基因介导脂肪酸的摄入和氧化。单不饱和脂肪酸可以激活 PPARs，协同 IL-4 增强 M2 标志物的表达，如 ArgI。KLF4 能部分抑制 NF-κB 信号通路下调促炎基因的表达，通过 STAT6 信号通路增强 ArgI 的表达，从而促进 M2 表型的形成。最近发现 KLF6 能通过抑制 PPARγ 来抑制 M2 表型形成，与 NF-κB 协同促进 M1 表型的形成。以上数据说明 KLF 家族成员在巨噬细胞极化过程中可能发挥了重要作用。

miRNA 是一段单链非编码 RNA 分子，能与反义 mRNA 互补配对，抑制蛋白质的翻译或介导 mRNA 的降解。一些 miRNA 的表达于人类和小鼠动脉粥样硬化斑块中。其中研究最充分是 miR-155，miR-155 高表达于动脉粥样硬化病变中的巨噬细胞及部分平滑肌细胞。miR-155 被归类为促炎 miRNA，Toll 样受体（tolllikereceptor，TLR）激活诱导其表达，miR-155 能促进促炎细胞因子的产生。在 M1 型巨噬细胞中，miR-155 表达上调，并且 miR-155 能抑制 M2 表型相关因子（如 ArgI）的表达，从而介导巨噬细胞极化。miR-147 可以由促炎刺激因子诱导产生，但也可以抑制巨噬细胞的炎症反应，是 NF-κB 信号通路负反馈回路的成分。miR-147、miR-2140 和 miR-146a/b 共同抑制 NF-κB 信号通路，降低促炎性细胞因子的产生，增加抗炎细胞因子 IL-10 的表达。

巨噬细胞根据微环境改变而发生表型的极化，不同表型的巨噬细胞在动脉粥样硬化病变不同时期发挥着不同的作用，详细阐明巨噬细胞极化的机制及各型巨噬细胞在斑块内炎症、斑块稳定、斑块内脂质逆向转运中的机制，将为动脉粥样硬化的防治提供新的靶标，对动脉粥样硬化的防治具有深远的意义。

三、非酒精性脂肪肝病与大血管脂质沉积

非酒精性脂肪肝病包括单纯脂肪肝以及由其演变的非酒精性脂肪肝炎等。一系列回顾性和前瞻性研究表明，在非酒精性脂肪肝炎（NASH）患者中，心血管疾病的风险高于单纯脂肪肝患者，强调慢性炎症在这些患者动脉粥样硬化发病机制中的作用。非酒精性脂肪肝病中经常可见致动脉粥样硬化的血脂异常，主要包括高甘油三酯和低 HDL-C，血脂异常与胰岛素抵抗、内脏性肥胖共同在加速动脉粥样硬化中起主要作用。

（一）脂蛋白

脂蛋白（lipoproteins，LP）是血浆中不溶性脂类的载体，与蛋白质结合在一起形成的脂质-蛋白质复合物。脂蛋白中脂质与蛋白质之间多通过脂质的非极性部分与蛋白质组分之间以疏水性相互作用而结合在一起。人体脂蛋白按照其大小和密度可分为：乳糜微粒、极低密度脂蛋白、低密度脂蛋白、高密度脂蛋白。脂蛋白是血脂在血液中存在、转运及代谢的形式，其对于血液脂质的平衡至关重要。脂蛋白代谢异常会导致血脂代谢异常，非酒精性脂肪肝的炎症反应可以与脂蛋白代谢相互影响，继而加速大血管脂质沉积，加重血管粥样硬化。非酒精性脂肪肝患者影响大血管脂质沉积的几种主要的脂蛋白如下：

1. 极低密度脂蛋白胆固醇（VLDL-C）

在肝脏中由肝细胞合成的甘油三酯与 apo-B100、胆固醇等结合而成，具有运输内源性甘油三酯的作用。VLDL-C 可诱导巨噬细胞和血管内皮炎性反应，使多种炎性因子（如 TNF-α、IL-1β）明显上调，损伤血管内膜，促进脂质的沉积，进而促进泡沫细胞的形成。脂蛋白脂肪酶（lipoproteinlipase，LPL）是一种存在于血管内皮，可以将 VLDL-C 中甘油三酯转移至 HDL-C 的一类脂肪酶，由肝细胞、心肌细胞、骨骼肌细胞等合成分泌入血与血管内皮结合。富含甘油三酯的脂蛋白（TGrichlipoprotein，TGRL），如 VLDL-C 和 IDL 可经 LPL 而转移脂质进入巨噬细胞，促进巨噬细胞向泡沫细胞的转变。在最近的一项大型的多种族、性别平衡的临床队列研究中，NAFLD 以剂量依赖性方式与致动脉粥样硬化血脂异常表

型（高空腹血清甘油三酯和低血清 HDL-C）相关，提示 NAFLD 与血脂异常之间可能存在独立的病理生理学作用。

2. 低密度脂蛋白胆固醇

由 VLDL-C 在毛细血管床的脂蛋白酯酶的作用下，转移 TG 至高密度脂蛋白胆固醇而成。在全球范围内，LDL-C 是人类 ASCVD 的危险因素。尽管 NFLD 与 LDL-C 浓度无明显相关性，但 NFLD 中表现为非酒精性脂肪肝炎的患者可能通过慢性炎症带来的各种自由基、离子等危险因素，使 LDL-C 氧化形成危害更大的 ox-LDL，ox-LDL 可通过单核/巨噬细胞集落刺激因子（macrophagecolony-stimulatingfactor，M-CSF）刺激单核细胞迁移到内皮，继而通过受体介导的吞噬作用被巨噬细胞吞入形成泡沫细胞。ox-LDL 可部分抵抗溶酶体对它的降解而使 ox-LDL 蛋白及 ox-LDL 胆固醇一起蓄积，加速泡沫细胞的形成。ox-LDL 还可通过损伤血管内皮细胞微丝骨架导致内皮细胞通透性增加、细胞间隙变大，使 ox-LDL 等脂质更容易沉积于动脉内膜。

3. 高密度脂蛋白胆固醇

主要由肝脏和小肠合成，初始 HDL-C 富含磷脂和 ApoA-Ⅰ，在 LAT 和 LPL 作用下逐步变成 HDL3 及 HDL2。HDL-C 主要功能是进行胆固醇的逆转录，将组织末梢的胆固醇转运至肝脏，用于合成胆汁酸，降低血液里的胆固醇，进而限制动脉硬化的发生。HDL-C 可降低 LDL-C 的氧化状态，继而保护血管。HDL-C 受体清除剂受体 B 族 Ⅰ 型（scavengerreceptorclassBtypeⅠ，SR-BⅠ）在维持胆固醇体内平衡，脂蛋白代谢和动脉粥样硬化中起关键作用。肝脏 SR-BⅠ 摄取 HDL-C 介导胆固醇逆向转运（RCT）。通过选择性摄取 HDL-C 脂质，肝 SR-BⅠ 可调节 HDL-C 组成并保留 HDL-C 介导的最小化炎症和氧化的动脉粥样硬化保护功能。HDL-C 蛋白氧化的晚期产物可能通过 B 族 Ⅰ 型清道夫受体（SR-BⅠ）抑制血浆中 HDL-C 胆固醇酯的清除，从而导致 HDL-C 组分中甘油三酯含量增高，而甘油三酯高会使 HDL-C 不稳定而容易脂解出 ApoA-Ⅰ，ApoA-Ⅰ 易被肾脏清除，从而使 HDL-C 含量降低，增加大血管粥样硬化风险。血清淀粉样蛋白 A（serum amyloid A，SAA）是一种炎症蛋白，可与 HDL-C 结合增加，影响胆固醇代谢，促进动脉硬化。SAA 亦可以直接进入斑块，促进动脉硬化。三磷酸腺苷结合盒转运体 A1（ATP-binding cassette transporter A 1，ABCA1）将过量的细胞胆固醇和磷脂酰胆碱（PC）输出到血清中的无脂载脂蛋白 A-Ⅰ（APOA-Ⅰ）中，从而产生新生 HDL-C。这一步骤对于 HDL-C 形成是至关重要的。非酒精性脂肪肝炎的慢性炎症状态可通过干扰素-γ（IFN-γ）、炎症反应蛋白（如 C 反应蛋白等）抑制 ABCA1 的表达，影响 HDL-C 代谢，增加血清胆固醇含量而促进动脉粥样硬化。

四、非酒精性脂肪肝病与大血管斑块稳定性关系

大血管斑块的稳定性与脂质核心的大小、纤维帽的厚薄、斑块内新生血管形成及斑块内出血、血管重构及管腔狭窄密切相关。易损斑块（即不稳定性斑块）常具有大的脂质核心、含有少量平滑肌细胞及大量巨噬细胞的薄纤维帽（TCFA）、新生血管形成、外膜炎症及外向性重构的特点。因此，影响上述病理改变的因素均与斑块稳定性密切相关。非酒精性脂肪肝病是一种慢性炎症反应，它不仅会增加肝脏局部脂肪及炎性病变，更会升高循环性炎症因子及血脂水平。炎症因子通常包括 IL-6、TNF-α、C 反应蛋白（CRP）、单核细胞趋化蛋白 1（MCP-1）等。IL-6 是一种多功能细胞因子，具有促炎、促动脉粥样硬化和促进血栓形成作用，在不稳定冠状动脉综合征患者中升高，其中升高的水平与更差的预后相关。在所有的炎症因子中，CRP 是研究最为广泛及透彻的因子，已经有大量的研究证明 CRP 具有预测包括健康人群、稳定型心绞痛和急性冠状动脉综合征患者的急性心血管事件的作用。CRP 在 IL-6 的刺激下主要由肝细胞合成，也有研究表明平滑肌细胞及巨噬细胞也具有分泌 CRP 的能力。最近的一项研究表明高浓度的 CRP 与 TCFA 数量的增加呈显著的正相关。MCP-1 是调节单核-巨噬细胞的迁移和浸润最重要的化学因子，其通过与 CC 去化因子受体 2（CCR2）结合而发挥作用，它能够引起慢性血管炎症，诱导内

皮细胞和平滑肌细胞的迁移、新生血管的形成等。在动物模型中，MCP－1的表达直接和动脉粥样硬化的程度和巨噬细胞对斑块病变的浸润程度相关，抗单核细胞 MCP－1 基因治疗对载脂蛋白 E 敲除小鼠的动脉粥样硬化的进展和去稳定性有抑制作用。同时，这些促炎因子会进一步募集更多的单核细胞、T 细胞及肥大细胞等炎性细胞浸润血管。异常升高的 LDL－C 在氧化应激的作用下形成 ox－LDL，并在血流动力学的影响下进入内膜，而炎症募集的单核细胞分化为巨噬细胞，通过吞噬脂蛋白形成泡沫细胞，沉积于血管形成脂质条纹，随着血脂代谢异常的持续，炎性因子诱导的泡沫细胞凋亡，使脂质核心逐渐增大，其大小是影响斑块稳定性的关键因素。除了促进泡沫细胞的形成外，ox－LDL 还可能通过以下途径促进AS 的发生：①促进细胞黏附于内皮并向内下趋附、聚集和血栓形成。②促进血管收缩。③诱导内皮细胞增生和平滑肌增生、迁移等。加速斑块的形成。另外，基质金属蛋白酶是影响动脉粥样斑块稳定性的重要催化酶，它是由巨噬细胞、平滑肌细胞、泡沫细胞、单核细胞等产生的一个含锌的酶家族，能够特异性与细胞外基质相结合，降解平滑肌细胞分泌的胶原纤维，促使胶原裂解，形成薄帽纤维粥样病变（TC-FA），并促使单核细胞和平滑肌细胞迁移，导致斑块纤维帽的降解和斑块的破裂。另外，危险因素间也存在着复杂的相互作用，如 MMPs 主要受 ox－LDL、TNF－α、IL－1 的调控，其中 ox－LDL 除能直接影响MMPs 的水平与活性外，还通过刺激 TNF－α 和 IL－1 的表达与释放，也会间接影响 MMPs 的水平与活性，因而 ox－LDL 是影响 MMPs 水平与活性的关键因素。因此，脂肪肝伴随的代谢性炎症及血脂异常通过促进巨大的脂质核心、血管炎症及 TCFA 的形成影响板块的稳定性。

另外，在非酒精性脂肪肝病患者中多具有胰岛素抵抗（IR）和高胰岛素血症的特点。高胰岛素血症是冠心病的危险因素，其合并冠心病的发病率是正常人群的两倍。高胰岛素血症在促进动脉粥样硬化中具有直接或间接作用。正常生理状态下，胰岛素是一种促进细胞分裂的因子，可以促进血管平滑肌细胞增殖。它还具有血管活性，刺激前列腺素释放，并抑制内皮素释放，是一种内皮一氧化氮依赖性血管扩张的物质。胰岛素抵抗会增加斑块的不稳定性，其机制可能是通过激活血管平滑肌细胞的 CX3CL1/CX3CR1 轴，降低平滑肌细胞的存活有关。高胰岛素血症还能刺激内皮细胞表达血管细胞黏附分子－1（VCAM－1），VCAM－1 与动脉粥样硬化的进展密切关联。另外循环中异常增加的游离脂肪酸进一步加重血管内皮功能损伤，触发或加重动脉粥样硬化斑块的形成。在非酒精性脂肪肝患者中，胎球蛋白－A（Fetuin－A）合成增加，它是一种天然的胰岛素受体酪氨酸酶的抑制剂。研究表明胎球蛋白－A 与内皮功能紊乱、颈动脉粥样硬化密切相关。

五、小结

非酒精性脂肪肝病主要从对血管内皮细胞的损伤、脂质异常沉积及血管炎症的影响发挥对大血管病变的作用。非酒精性脂肪肝病通过炎症作用，影响全身的炎症反应。积极防治非酒精性脂肪肝病，不仅有助于保护肝功能，更有可能防治大血管病变。

第四节　肝脏其他功能与糖尿病大血管病变

一、肝脏激素水平调控与糖尿病大血管病变

肝脏是机体物质代谢的主要场所，大部分激素的摄取、转化、灭活、降解及排泄都是在肝脏进行。此外，肝脏也可合成部分激素来影响机体的代谢。因此肝脏对激素水平的调控与糖尿病大血管病变密切相关。

（一）生长激素

内源性生长激素 90% 以上是在肝脏灭活的。当患者肝功能处于代偿阶段时，肝脏对生长激素的降解

基本维持在正常范围。肝脏失代偿时，肝脏合成的胰岛素样生长因子-1（IGF-1）及 IGF-1 结合蛋白减少，同时生长激素降解减少，从而导致血清中生长激素水平升高。持续生长激素升高可增加脂肪分解，血中游离脂肪酸增加，进入肝脏的脂质增加，脂肪的氧化过程增强。生长激素是胰岛素的拮抗激素，其水平增高加重胰岛素的绝对或相对不足。生长激素水平增高可通过促进脂肪酸动员，抑制肌肉摄取葡萄糖能力，刺激胰高血糖素分泌，降低胰岛素受体敏感性，加速肝糖原分解等途径，加重糖尿病代谢紊乱，促进血管病变的发生。也可通过参与糖尿病黎明现象的形成，致使血糖大幅度波动，毛细血管缺氧痉挛增生，促进血管基底膜糖蛋白合成，促进血小板生成而致高凝状态等血管病变，导致糖尿病血管病变发生。

现认为糖尿病患者的生长激素水平升高，是由于糖尿病能量代谢障碍，细胞内能源底物不足，刺激其分泌增多引起。我们大多数生长激素的作用通过胰岛素样生长因子-1（IGF-1）介导，生长激素与肝脏受体结合后刺激 IGF-1 基因的表达及 IGF-1 的释放。生长激素控制 IGF-1 的水平，而 IGF-1 则直接作用于靶细胞，介导生长激素的生物效应，同时又反馈性调节垂体对生长激素的合成与释放。血清中大部分 IGF-1 与胰岛素样生长因子结合蛋白（IGFBP）结合，IGFBP 不仅作为运送 IGF 的载体，而且调节 IGF 的生理作用。在 1 型和 2 型糖尿病中，存在 GH/IGF-1 轴的异常。在 1 型糖尿病中，从血清基础生长激素水平，24h 生长激素水平，到生长激素对各种刺激因子（如运动、精氨酸等）反应性均明显升高，而血清 IGF-1 浓度却降低，IGF-1 水平下降主要是由于肝脏对生长激素的抵抗所致。对于 2 型糖尿病，由于其病因学的复杂性，GH/IGF-1 轴的改变至今尚无定论，但多数研究认为亦存在生长激素分泌增加，IGF-1 水平下降。体外培养的主动脉肌层细胞加入生长激素或糖尿病血清后生长加速，而且产生更多的胶原蛋白，而加入生长激素特异性抗体后上述反应消失，说明生长激素可能参与糖尿病的大血管病变。生长激素能够增加血浆中致动脉粥样硬化脂蛋白［LP（a）］的浓度，而 LP（a）血浆浓度升高使心血管病的危险性显著增加。

（二）雌激素

雌激素包括雌酮、雌二醇等，主要是雌二醇。绝大多数雌激素由卵巢和胎盘产生，但肝脏、肾上腺皮质、乳房及男性睾丸也可少量分泌。雌二醇在肝脏中灭活，并转化为雌三醇和雌酮后，与葡萄糖醛酸结合后由尿排出。可见肝脏对雌激素的代谢是重要的。近些年发现，雌激素与多种内分泌疾病相关，并可从不同途径影响心血管疾病。

雌激素在多种动物、细胞和分子研究中均表现出多重生物功效，这些生物功效都支持雌激素对血管组织结构和功能以及细胞信号转导具有保护作用这一论点。主要包括雌激素可引起内皮型一氧化氮合酶 eNOS 的激活（包括短期和长期的激活作用），增加 NO 的合成，从而产生各种 NO 相关的生物学功能。eNOS 主要存在于内皮、血小板和心肌等组织中，是血管壁上 NO 的主要来源。不管是内皮源性或血小板源性的 NO，都是调节血管紧张度和抑制血小板聚集的关键调控因子，因此也是雌激素保护血管功能的重要调节靶点，这些保护作用主要包括抗动脉粥样硬化、保护血管内皮功能、抑制血管平滑肌增殖以及促进血管新生。进一步的研究表明，雌激素产生这些保护作用主要是通过其特异性受体亚型雌激素受体 ERα 而非 ERβ。ERα 与 eNOS 是雌激素影响血管功能的两个关键因素，雌激素受体存在于血管内皮细胞以及血管平滑肌细胞上，介导雌激素对血管功能的作用。雌激素对血管的直接作用，包括保护内皮细胞的结构和功能、拮抗钙离子、促内皮源性 NO 合成、抑制血管平滑肌细胞增殖、降低血管张力等。

大量研究证实雌激素具有心血管保护效应，且该效应至少部分是通过增加 eNOS 的表达和活性进而释放 NO 产生的。在 2 型糖尿病的各种慢性并发症中，无论是男性还是女性患者，伴血管性病变组雌激素水平比其他各组偏低，尤其是雌二醇。雌激素可降低血浆胆固醇，促进 HDL 生成，减轻血管内皮损伤；并可通过增加 NO 合成抑制单核细胞黏附聚集，故雌激素可抑制粥样斑块的形成，减少血管病的发生，相反雌激素降低则血管病变的可能性更大。雌二醇含量与糖尿病血管并发症呈负相关，说明在糖尿病发生过程中雌二醇的降低所起的作用更大，由于雌二醇降低导致血管并发症发生的可能性也更大。

（三）胰岛素

胰岛素与肝细胞膜上的受体结合后，可促进蛋白质、酶的磷酸化和去磷酸化，进而通过激活细胞膜的转运系统，增加肝细胞对代谢底物的主动摄取。而慢性肝病时，一方面，肝脏的葡萄糖的激酶活性降低、己糖激酶活性增高以及糖原合成酶活性降低，导致肝脏对葡萄糖的利用和肝糖原的合成障碍，引起血糖升高，进而刺激胰岛素的分泌。另一方面，胰岛素在肝脏的降解减慢。加之，肝功能受损时，肝细胞数目减少，造成肝脏的胰岛素受体数目减少，引起肝脏胰岛素抵抗。在肝细胞受损和胰岛素抵抗的基础上，导致糖耐量减退和高密度脂蛋白水平降低。糖尿病患者常在诊断糖尿病前已经并发动脉粥样硬化，因此胰岛素抵抗与动脉粥样硬化的关系日益受到重视。糖尿病患者的大血管并发症常在血糖升高前就已经出现，即在胰岛素抵抗阶段已存在某些内皮反应缺陷。通过高胰岛素葡萄糖钳夹试验证明血糖正常的2型糖尿病一级亲属存在胰岛素抵抗，并且发现其中一部分人存在内皮依赖的血管舒张功能的下降，因此认为，在胰岛素抵抗人群中已经存在内皮功能受损。有研究发现，即使在没有高血糖的条件下胰岛素抵抗常伴随内皮功能不全，并且与内皮细胞NO合成功能紊乱有关。胰岛素介导的葡萄糖代谢和内皮NO的产生都通过磷脂酰肌醇-3激酶复合体通路传导，胰岛素和NO对内皮细胞的作用可能存在共同或交叉的信号转导通路。近年来的研究证实，胰岛素具有血管活性作用，即胰岛素可导致内皮细胞源性NO依赖性血管舒张。胰岛素的血管舒张作用有助于加强其促进骨骼肌对葡萄糖的摄取以及调节血管张力。在胰岛素抵抗状态下，胰岛素介导的内皮细胞依赖性血管舒张功能受损，内皮细胞功能异常，使胰岛素抵抗患者发生大血管病变的危险性增加。

（四）甲状腺激素

甲状腺激素不仅参与机体生长发育，也可影响糖、脂、蛋白质代谢，从而影响糖尿病发生及其大血管并发症。甲状腺激素分泌入血后，大多与甲状腺结合球蛋白、甲状腺结合前白蛋白及白蛋白结合。甲状腺结合球蛋白由肝脏合成，其与甲状腺素的亲和力很强，尤其是T_4。肝细胞核具有甲状腺激素的受体，生理剂量的甲状腺激素可增加肝脏的糖原合成，而大剂量的甲状腺激素则促进肝糖原的分解。而肝脏疾病可引起甲状腺结合球蛋白的改变，导致血中甲状腺激素水平变化。甲状腺激素可增加脂蛋白脂酶的活性，使LDL的分解增加；并促进胆固醇的合成，加速肝内胆固醇的氧化。甲状腺激素亦可通过改变肝脂酶的活性影响HDL的代谢。另有研究证实，促甲状腺素水平异常可能导致血脂紊乱，使机体血流动力学发生异常，且可导致血管内皮功能损伤，从而促进动脉粥样硬化的发生，使患者血管并发症发生率增高。甲状腺素抗动脉粥样硬化的影响，可通过血管扩张、血管微粒分子的产生、抑制血管紧张素Ⅱ受体表达及其信号转导等机制实现。

二、肝脏胆汁酸代谢异常与糖尿病大血管病变

近年来，肝脏胆汁酸代谢被认为与代谢性疾病关系密切。胆汁酸为正常分泌胆汁的主要组成成分，按结构可将其分为游离胆汁酸、结合胆汁酸；按来源可分为初级胆汁酸、次级胆汁酸、三级胆汁酸；按亲疏水性可分为亲水性胆汁酸、疏水性胆汁酸，胆汁酸在机体脂类物质代谢、整体能量调节、细胞信号转导中发挥重要作用。肝脏作为胆汁酸代谢的枢纽器官，其功能改变可直接影响胆汁酸生物代谢过程，参与胆汁酸代谢异常所引发的各类生理病理过程或疾病的发生、发展。

（一）胆汁酸合成与糖尿病大血管病变

生理状态下，肝细胞以胆固醇为原料合成初级胆汁酸，后者随胆汁排泄进入肠道，协助脂类物质的消化吸收，在回肠和结肠上段细菌的作用下，结合胆汁酸水解释放出游离胆汁酸，进而发生脱羟基反应，形成次级胆汁酸。末端回肠表达特异性转运蛋白，使得95％以上排入肠道的胆汁酸被重吸收，仅5％由粪便排出。重吸收的胆汁酸经门静脉入肝，被肝细胞摄取后与新合成的胆汁酸重新参与循环，此即胆汁酸的肠肝循环。胆汁酸的合成需要进行多重步骤。根据其合成方式的差异，可分为经典途径和替代途径，

前者为主要途径即胆固醇首先在胆固醇 7α－羟化酶（CYP7A1）催化下生成 7α－固醇，后者再经过固醇核的还原、羟化、侧链的断裂和加辅酶 A 等反应，生成具有 24 碳的初级胆汁酸。替代途径则为氧化甾醇 27α－羟化酶（CYP27A1）代替 CYP7A1 起限速作用。胆固醇首先于侧链的第 24/25 或 27 号碳原子上脱氢生成氧化甾醇，随后在氧化甾醇 7α－羟化酶催化下再于 7α 位脱氢，进入经典胆汁酸合成途径。

生理状态下的胆汁酸合成增加可促进循环胆固醇的清除，对改善糖尿病糖脂代谢紊乱等并发症具有重要意义。研究表明，CYP7A1 表达水平上调可促进胆汁酸合成，降低循环高胆固醇水平，升高 HDL 水平，从而减少大血管病变发生率。动物实验亦证实，过表达 CYP7A1 的转基因小鼠对高脂饮食诱导的肥胖、脂肪肝及血管病变等具有抗性，而相反 CYP7A1 缺失可导致高脂饮食小鼠出现显著的高胆固醇血症和大血管病变。与之相似，替代途径关键酶 CYP27A1 也表现出同样的调控作用，CYP27A1 敲除小鼠与野生小鼠相比，有明显的大血管病变趋向。人类脑腱黄瘤病（van Bogaert 病）为一种罕见的常染色体隐性遗传病，由 CYP27A1 基因突变导致 CYP27A1 功能不足所致，其特点之一即为早发性冠心病。上述研究表明，促进肝内胆固醇合成能有效地改善高脂血症，消除糖尿病大血管病变的重要危险因素，进而对糖尿病大血管并发症产生保护作用。

（二）胆汁酸排泄与糖尿病大血管病变

正常人每天只能合成 0.4~0.6g 的胆汁酸，而肠道每天所吸收的胆汁酸总量可达 32g，因此胆汁酸的肠肝循环对维持机体脂质代谢过程至关重要。

研究表明，胆汁酸代谢与糖尿病大血管病变关系密切。作为胆固醇主要的分解代谢途径及体内脂类物质消化、吸收的重要环节，胆汁酸代谢异常直接导致血浆脂质谱改变，引起高脂血症等代谢紊乱症候，促进糖尿病大血管病变的发生、发展。大规模临床研究亦证实，与非冠心病患者相比，冠心病患者的胆汁酸排泄显著降低，胆汁酸排泄降低为大血管病变的重要促动因素。相反，阻断胆汁酸肠肝循环过程能有效促进胆汁酸肠道排泄，在胆汁酸重吸收过程中，回肠特异性转运蛋白如基底外侧胆汁酸转运蛋白（Ostα）及顶端钠依赖性胆汁酸转运蛋白（Asbt）发挥了重要作用，其主动吸收肠腔中胆汁酸重返循环过程。研究表明，抑制回肠特异性转运蛋白功能能显著降低胆汁酸重吸收量、促进胆汁酸排泄，进而改善机体脂质代谢、减少动脉粥样硬化风险。从增加胆汁酸排泄率出发，目前胆汁酸螯合剂已运用于临床，其可与胆汁酸不可逆结合阻止胆汁酸的肝肠循环，使胆汁酸排泄增加，肝细胞总胆固醇被消耗，从而降低血浆 TC、TG、VLDL 以改善高脂血症。研究证实经胆汁酸螯合剂治疗的 T2DM 患者，其空腹及餐后血糖水平均得到改善，大血管病变风险降低。

（三）胆汁酸受体与糖尿病大血管病变

目前，对胆汁酸代谢调控的研究主要包括法尼醇 X 受体（FXR）、G 蛋白偶联胆汁酸受体 5（TGR5）。FXR 既是胆汁酸核受体，也是肝脏从头合成胆汁酸时的抑制剂，在肝细胞和胆管上皮细胞中高表达，参与胆固醇代谢、甘油三酯代谢、糖代谢和能量消耗的过程，特别是在维持正常脂类代谢和控制炎症反应方面发挥重要作用。激活 FXR 可显著改善血浆脂质谱，降低血浆 TC、TG、VLDL 水平，缓解高脂血症从而保护大血管病变；相反 FXR 缺失可引起完全相反效应，表现为血浆 TC、TG、VLDL 水平升高，HDL 水平降低，动脉粥样硬化病变区域增加。FXR 不仅在胆汁酸－脂类代谢中发挥重要作用，其在大血管病变中的直接作用也愈发确定。炎症反应在糖尿病大血管病变中发挥重要作用，促进了泡沫细胞生成和转移、斑块形成等过程，而巨噬细胞、血管平滑肌细胞中 FXR 激活可降低炎性细胞因子及巨噬细胞趋化因子的表达，抑制炎症反应的发生，预防血管斑块病变。研究表明，FXR 功能缺失导致血管组织 NF－κB 信号显著活化，出现显著的血管粥样硬化及炎症反应。上述提示 FXR 活化对大血管病变的保护作用不仅仅涉及降脂作用，还与其抗炎作用密切相关。此外，亦有研究表明 FXR 还可直接作用于血管发挥保护作用，可能与调节血管紧张素、内皮素、NO 产生等机制相关。

TGR5 为胆汁酸膜结合受体，与 FXR 相比，其对胆汁酸的敏感度更高，微量的胆汁酸即可激活 TGR5。TGR5 作为能量信号转导分子，其作用已得到广泛研究证实。TGR5 激活可促进能量稳态调节，包括改善胰岛素抵抗、促进 GLP-1 分泌，促进能量消耗和发挥抗炎作用等多种生物学效应。研究发现胆汁酸可刺激 GLP-1 分泌，而抑制 TGR5 表达后，GLP-1 分泌明显减少，提示胆汁酸通过激活 TGR5 信号来促进 GLP-1 分泌。GLP-1 一方面促进内源性胰岛素分泌直接改善糖尿病病情，从上游阻止大血管并发症的发生；另一方面，GLP1 可通过抑制血管壁内泡沫细胞形成起到改善血管病变的作用。在能量代谢方面，TGR5 激活可诱导 2 型碘化甲状腺原氨酸脱碘酶（D_2）表达，D_2 主要负责将外周组织中 T_4 转变为主要活性成分 T_3，调控甲状腺素 T_3 的生成，从而促进能量消耗改善高脂血症等代谢紊乱状态，发挥保护糖尿病大血管病变的作用；与此同时，升高的甲状腺素 T_3 还具有直接抗动脉粥样硬化作用，机制涉及促进血管扩张物质的产生，抑制血管紧张素受体Ⅱ的表达及其信号转导，这些研究表明胆汁酸-TGR5-TH 通路参与了抗糖尿病大血管病变。上述研究均提示，激活 TGR5 可抑制糖尿病动脉粥样硬化的发生，其机制与改善血脂代谢异常、抗炎症反应等密切相关。相反，TGR5 功能缺失导致糖脂代谢紊乱、炎症信号活化、胆汁酸池减小等病理变化及糖尿病心血管发病风险增高，也已被相关研究证实。

综上所述，胆汁酸代谢异常对糖尿病大血管病变有显著的推动作用，其主要通过胆汁酸代谢失常所引起的脂质代谢紊乱所介导，而血脂异常早已被证实为糖尿病大血管病变的重要因素。除此之外，胆汁酸信号转导异常引起的炎症激活、血管调控异常等亦参与了糖尿病大血管病变的发病过程。

三、肝脏合成凝血因子与糖尿病大血管病变

机体凝血过程可概括为四个阶段：血小板栓的引发和形成，通过凝血级联的凝血过程开始，通过抗血栓形成机制的凝血终止，以及通过纤维蛋白溶解去除血块。在这些凝血阶段中，肝脏起着核心的作用，因为大多数参与纤维蛋白溶解的凝血因子和蛋白都由肝脏产生，并且负责血小板生成的血小板生成素也在肝脏中合成。而糖尿病患者血液处于高凝状态，易形成血栓，凝血因子及组织因子参与其中。因此，肝脏合成凝血因子与糖尿病大血管疾病紧密相关，其主要机制如下：

（一）血小板功能被过度激活与糖尿病大血管疾病的联系

血小板的主要功能是堵塞损伤的血管壁破口，黏附在内膜下表面，聚集形成血栓。血小板聚集的因素包括凝血酶、胶原、肾上腺素；血小板聚集的时候，可分泌凝血因子及生长因子促进创口愈合；血小板被激活以后，一种多蛋白 GMP-140 易位到浆膜上，浆膜上血小板糖蛋白受体构象发生改变，在纤维蛋白原结合部位暴露；激活血小板可增加血管活性物质释放，从而增加纤维蛋白原。糖尿病动物模型显示，糖尿病血管疾病早期，血小板表面纤维蛋白原与其受体结合增加。

糖尿病大血管病变与血小板和凝血酶原系统密切相关。胰岛素抵抗可促进血小板聚集、血小板黏附以及 vWF、组织因子、组织纤溶酶原激活物（PA）和纤维蛋白原的释放。糖尿病患者体内的血小板活性增强，纤溶系统失衡，内皮功能异常以及血流动力学改变等都是糖尿病大血管病变和血栓形成的重要因素。糖尿病患者体内血小板功能被过度激活，与氧化应激和抗氧化防御系统功能异常相关，是糖尿病高血糖与心血管疾病之间的联系因素。高血糖诱导的氧化应激导致花生四烯酸过氧化反应增强，进而形成具有生物学活性的异前列烷，而血糖控制与血小板保持持续性激活状态间的生化联系离不开异前列烷。另外，心血管疾病的独立危险因素与血小板容积密切相关。研究显示，糖尿病患者体内的血小板体积较正常人的增大；糖尿病患者体内血小板膜通透性明显降低，继而改变膜脂质合成和膜蛋白糖化过程。

（二）凝血因子的各种异常与糖尿病大血管病变的关系

糖尿病患者长期处于高血糖状态，极易引发一系列代谢障碍，进而改变患者的凝血功能，损伤血管，从而引发血栓，最终引起各类并发症。凝血因子Ⅱ、凝血因子Ⅴ、凝血因子Ⅶ、凝血因子Ⅷ、凝血因子Ⅸ、凝血因子Ⅹ、凝血因子Ⅺ、凝血因子Ⅻ是反映凝血系统活化的重要因子。有研究表明，凝血因子Ⅴ、凝血因子Ⅷ、抗凝血酶Ⅲ（ATⅢ）与血栓形成及血液高凝状态具有密切的关系。王中英等对 80 例 T2DM 患者的临床资料进行了统计分析，探讨了血浆凝血因子Ⅴ、凝血因子Ⅷ、纤维蛋白原（FBG）、抗凝血酶Ⅲ（ATⅢ）在 T2DM 早期干预中的应用。结果显示，T2DM 患者体内的凝血因子Ⅴ、凝血因子

Ⅷ、FBG 含量均高于对照组，且 T2DM 患者的并发症（包括冠心病）患者的凝血因子Ⅴ、凝血因子Ⅴ Ⅲ、FBG 的含量均高于未合并并发症患者，ATⅢ 活性低于未合并并发症患者。活化的凝血因子Ⅴ、凝血因子Ⅷ作用会在凝血过程中明显放大，从而促进血栓的形成。检测凝血因子Ⅴ、凝血因子Ⅷ有助于反映患者的高凝状态。FBG 直接参与凝血过程，凝血酶将其裂解后促进纤维蛋白单体的形成，FBG 水平直接影响着血栓的形成。

（三）血管性血友病因子 vWF 与糖尿病血管并发症的联系

vWF 是内皮细胞和巨核细胞中生成的促凝因子，主要的生物学功能是在血管损伤处介导血小板的黏附、聚集和血栓的形成；在血液循环中作为 Ⅷ 的载体，在凝血过程中发挥重要作用，是动脉疾病的危险标志物，在 T1DM 和 T2DM 患者中 vWF 浓度升高，可能表明内皮细胞和血管已经损伤。张容等对 90 例不同年龄段 T2DM 患者的血浆凝血因子凝血因子Ⅱ、凝血因子Ⅴ、凝血因子Ⅶ、凝血因子Ⅷ、凝血因子Ⅸ、凝血因子Ⅹ、凝血因子Ⅺ、凝血因子Ⅻ、血管性血友病因子抗原（vWF：Ag）、ATⅢ 进行测定分析。结果显示各年龄段 T2DM 患者凝血因子Ⅱ、凝血因子Ⅴ、凝血因子Ⅷ、凝血因子Ⅹ、凝血因子Ⅺ均正常，且与年龄无关。凝血因子Ⅶ、凝血因子Ⅸ、凝血因子Ⅻ及 ATⅢ 含量较正常值范围出现异常，亦与年龄无关。老龄段患者 vWF：Ag 高于正常值，且与患者年龄成正相关，提示高龄糖尿病患者可能存在更高的血栓并发症的风险。

（四）血浆纤溶酶原激活物抑制物－1

血浆纤溶酶原激活物抑制物－1（PAI-1）是纤溶系统的主要生理抑制剂，属于丝氨酸蛋白酶抑制剂超家族，与组织型和尿激酶型纤溶酶原激活物（t-PA 和 u-PA）特异结合发挥抗纤溶作用。PAl-1 水平升高与糖尿病大血管疾病密切相关，PAl-1 活性升高，使纤溶活性降低，抑制纤维蛋白水解和细胞外基质（EMC）降解，促进栓形成和 EMC 积聚，引起或加重血栓栓塞性疾病和组织器官的纤维化、硬化。体外实验显示葡萄糖刺激血管内皮细胞和平滑肌细胞表达 PAI-1，体外状态下，胰岛素和 PAI-1 水平相关，胰岛素可以刺激肝细胞分泌 PAI-1，以高胰岛素血症为特征的 T2DM 中可出现 PAI-1 反应性升高，且用胰岛素控制后的 T2DM 患者 PAI-1 水平也相应下降。提示 PAI-1 升高继发于胰岛素前体的升高。在培养的猪主动脉内皮细胞的体外实验发现，前胰岛素原诱发 PAI-1 分泌呈时间和浓度依赖性。采用胰岛素治疗严格控制血糖能降低前胰岛素原的浓度且伴有 PAI-1 浓度降低。用磺酰脲类药物治疗后，前胰岛素原及 PAI-1 浓度升高。

（五）纤维蛋白原

纤维蛋白原（Fib）与糖尿病大血管病变（DMAP）的病程程度呈正相关，并且 Fib 的浓度与糖化血红蛋白及 BMI 也呈正相关。研究表明，内源性和外源性凝血途径可以相互活化，内源性凝血途径中的凝血因子Ⅷa、凝血因子Ⅸa 和外源性凝血途径中的凝血因子Ⅶ是主要激活物。DMAP 时血管内皮细胞损伤及功能障碍致 Fib、凝血因子Ⅶ、凝血因子Ⅷ等凝血因子生成增加，血小板活化加速血液流变学的异常，形成恶性循环，加速血管病变的发生和发展。Fib 作为体内重要的凝血物质参与凝血过程，在动脉粥样硬化中发挥重要作用。有研究者认为血浆中 Fib 增高是糖尿病并发缺血性心脑血管疾病发生和发展的一项独立危险因素。

（六）凝血因子Ⅺ

凝血因子Ⅺ属于内源性凝血因子，其活化与大血管病变相关。作为一种代偿，T2DM 患者血浆中的硫氧还蛋白的表达增加，以对抗氧化应激诱导的细胞损伤。结合前期研究结果我们推测，T2DM 患者血浆中还原型凝血因子Ⅺ的水平增加，并可能参与了 T2DM 高凝状态和血管并发症的发病。

（七）凝血因子Ⅶ

凝血因子Ⅶ曾被称为稳定因子是由肝细胞合成并分泌的一种单链糖蛋白。许多研究已经证实在无并发症及有微量蛋白尿的 T2DM 患者中凝血因子Ⅶ浓度升高。早年发现凝血因子Ⅶ凝血活性（凝血因子Ⅶ

c）的升高是冠心病特别是致死性心血管事件发生的危险因素。凝血因子Ⅶ基因多态性对其凝血活性有显著影响，故近年来的研究又集中在凝血因子Ⅶ基因多态性与冠心病的关系上，如第8外显子的Ar9353因子多态性和F7启动子A2多态性的研究。一般认为第353残基谷氨酰胺替代精氨酸也能降低20%~30%凝血因子Ⅶ的活性。王战建等运用生化法对118名T2DM患者进行血浆凝血因子Ⅶc测定，研究发现合并大血管疾病的糖尿病病人凝血因子Ⅶc体积分数较高，此研究与多数相关性研究结果相符，均表明在凝血过程中起着关键作用的凝血因子Ⅶ可能与T2DM大血管疾病的发生、发展有关。

结论：随着糖尿病的进展，大血管病变的危险显著增加，虽然不能解释所有大血管病变的危险因素都与糖尿病相关，但已经有很多证据证实这些传统的因素的确能致使疾病发生。凝血和纤溶级联机制在其中占据重要地位。糖尿病患者受凝血改变的影响主要体现在三个方面：①斑块破裂和硬化性血栓血管闭塞的重要组成部分是血栓形成。②有证据证明具有血管病变危险因素的患者，如止血标志物浓度增高，预示着将来血管危险。③最有效的一级和二级预防策略包括改善血栓危险的干预措施。伴有凝血机制变化的T1DM及T2DM患者在有肾损害时更加显著。在T2DM患者中，血栓危险的主要决定因素是胰岛素抵抗，主要表现在代谢异常状态下，PAI-1、FBG和凝血因子Ⅶ浓度升高。高血糖、脂蛋白氧化、糖基化及内皮细胞功能异常都在血栓形成过程中起促进作用，使血管收缩，从而加重糖尿病患者心血管病变的危险。

第五节　中医药对肝源性心血管危险因素的干预研究

目前被广泛认可的心血管危险因素包括吸烟、高血压、高脂血症、糖尿病、超重、肥胖、年龄、遗传因素等，研究表明LDL-C每增加0.56mmol/L会导致心血管事件风险增加12%；糖尿病人群相较对照人群，其心脑血管事件发生率增加3~5倍。因而，控制心血管危险因素对于防治心血管事件的发生具有重大意义。结合前文，鉴于肝脏在能量物质代谢调控中的关键地位，本节主要以肝源性危险因素即血脂、血糖异常为切入点展开论述。中医学对营养过剩性疾病的认识早在《黄帝内经》中已有体现，其后发展出了一系列对高脂血症、糖尿病等代谢性疾病完善的理法方药体系，在临床实践上效果显著。下文以肝脏为出发点，阐述中医药对心血管危险因素的干预研究。

一、中医药对非酒精性脂肪肝的干预研究

脂肪肝指各种原因导致的肝脏内脂肪堆积过多的病变，是一种常见的肝脏病理变化，而不是一种独立的疾病。当肝脏的肝细胞有50%都有脂肪变性或肝内蓄积脂肪超过肝脏重量5%，可以称为脂肪肝。根据其病因可以分为酒精性脂肪肝和非酒精性脂肪肝。脂肪肝在现代被中医称为肝癖，而在古代，脂肪肝被中医归为"胁痛""癥瘕""积聚""肥气"等范畴。

（一）脂肪肝的中医学病因病机

1. 病因

脂肪肝病因多样，主要有如下几种：①外感风寒湿邪风寒邪气入侵人体，可使脾阳失运，内湿则生，湿痰痹阻气机而发为积聚。清代尤怡在《金匮翼·积聚通论篇》中云："积聚之病，非独痰食气血，即风寒外感，亦能成之。然痰食气血，非得风寒，未必成积。风寒之邪，不遇痰食气血，亦未必成积。"由此看来，感受风寒之邪实为本病发生的外在病因之一，然单纯感受寒邪未必促发本病，多与其他病因合而为病。②情志失调。肝为将军之官，喜调达，主条畅气机，暴怒、忧郁皆可损伤肝气造成肝失调达，气机疏泄失司；气为血之帅，气滞则血行不畅，气滞血瘀而成积聚，即为脂肪肝。宋代严用和《严氏济生方》中指出胁痛多因疲极震怒，悲哀烦恼，谋虑惊忧，致伤肝脏。肝脏既伤，积气攻注，攻于左，则左胁痛；攻于右，则右胁痛；移逆两胁，则两胁俱痛。情志失调导致肝气不舒、气滞血瘀是本病主要病因之一。③素体痰湿、

脏腑虚衰。素体脾胃虚弱则容易导致痰湿内生。明代李梴《医学入门》中指出："五积六聚皆属脾，经曰积聚、瘿瘤、痞满，皆太阴湿土之气，始因外感、内伤、气郁，医误补而留之以成积。"④饮食不节，劳逸失度。饮酒或者嗜食肥甘容易导致脏腑不和肝气不舒，癖结生成。隋代巢元方在《诸病源候论》中有云："此由饮酒多食鱼脍之类，腹内痞满，因而成渴，渴又饮水，水气与食结聚，兼遇寒气相加，所以成癖。癖气停聚，乘于脾胃，脾胃得癖气不能消化，故令宿食不消。腹内胀满，嗳气酸臭，吞酸，气急，所以谓之酒癖宿食不消也。"

2. 病机

目前普遍认为本病病位在肝，与脾、肾密切相关，病机总属脏腑功能失调，痰湿瘀血结于胁下所致。现代部分医家认为，本病为标实本虚之病，如王灵台认为，本病起因多为长期嗜酒、过食肥甘厚味、过度肥胖、感受湿热毒邪、情志失调、久病体虚所造成，其病机为肝失疏泄，脾失健运，肾精不足，湿热内结，痰浊郁结，瘀血阻滞，而最终形成痰湿癖阻互结，痹阻肝脏脉络而形成脂肪肝，并指出脾虚痰阻是脂肪肝的重要病机。不过对于虚实转变的过程，各位医家认识仍有不同。关幼波提出湿痰是基础、气血为枢机、病理特点是痰瘀、病位特点是络病、虚证辨证以治本、先期预防等。

（二）脂肪肝的临床研究

1. 辨证分型

脂肪肝临床多分为5型论治：肝郁脾虚、气滞血瘀型，治宜疏肝健脾、理气活血，方用柴胡疏肝散加减；湿热痰浊型，治宜化浊利湿、清热解毒，方用甘露消毒丹加减；痰湿阻络、痰热上扰型，治宜清胆和胃，方用温胆汤合二陈汤加减；气血瘀滞型，治宜活血化瘀、通络散结，方用血府逐瘀汤加减；肝肾阴虚型，治宜养阴柔肝，方用补肝散合一贯煎加减。

2. 草药复方研究

复方草药对于脂肪肝的效果明显，一些古代经典方剂，如大柴胡汤、柴胡疏肝散等，临床辨证加减治疗脂肪肝可见显著疗效。此外，也有医家根据经验临床辨证加减治疗脂肪肝，效果较好。廉敏用调肝降脂方（山楂、法半夏、肉豆蔻、泽泻、青蒿、柴胡、赤芍、韭菜汁等）加减治疗脂肪肝患者疗效显著高于肌苷片、维生素C、脂必妥胶囊合用的西药对照组。范志刚等自拟柴胡降脂方（柴胡、白术、山楂、葛根、五味子、香附、车前子、半夏、赤芍、陈皮等）治疗脂肪肝合并高脂血症110例，总有效率为91.82%。韩海啸等用当归白术汤（白术、丹参、泽泻、郁金、当归、茵陈、连翘等）加减治疗酒精性脂肪肝，结果显示当归白术汤加减组中医临床证候积分总有效率为92.9%，可使天冬氨酸氨基转移酶、丙氨酸氨基转移酶、血清总胆固醇、甘油三酯明显下降，并改善肝脏的影像学表现。

3. 中药成药治疗

李倩在临床上常用山楂降脂片、丹参降脂片治疗脂肪肝。邢练军等常用清肝活血颗粒治疗，结果证明其具有明显的改善临床症状和保肝、降酶、降脂作用，是治疗非酒精性脂肪肝的有效药物。李海华在临床上常用胆宁片、血脂康、护肝片治疗脂肪肝，具有较好的临床疗效。

4. 中药注射治疗

临床上黄芪注射液可用于治疗高脂血症，调节机体免疫功能，增强细胞代谢强心降压，保护器官。

5. 中医其他治法研究

针对脂肪肝的其他治疗方法有饮食疗法、中药膳食配合运动疗法、穴位注射、中药硬膏外敷、艾灸、中药离子导入等，在临床上都有较好的疗效。饮食疗法：严格控制饮食，合理搭配食入蛋白质、脂肪和糖类，是治疗脂肪肝的饮食基础；食用胡萝卜、菇类、花菜、芹菜、无花果、柠檬等可起到降脂作用；中药膳食配合运动干预对肥胖性脂肪肝患者可降低观察组体质量、血脂、谷丙转氨酶等指标。对非酒精性脂肪肝患者可取足三里（双侧）注射凯西莱注射液。可用隔药饼灸联合药物或中药离子导入治疗非酒精性单纯性脂肪肝。

（三）脂肪肝的实验研究

1. 单味中药及有效成分的研究

孔祥廉等统计了40篇治疗脂肪肝的文献，发现其中重复使用的药物有44种，按使用次数多少排列次序依次为：山楂、丹参、泽泻、柴胡、决明子、郁金、何首乌、虎杖、大黄等。现代药理研究证实：许多单味中药具有良好的抗脂肪肝功效。研究较多的几种药物如下：山楂及山楂黄酮等能明显地降低实验性高脂血症的家兔和幼年大鼠的血脂，并对实验性动脉粥样硬化有治疗作用；丹参可增加肝脏微循环、抗氧化，丹参中的丹参酮Ⅱ－A可能通过清除脂类自由基而阻断脂质过氧化的链式反应发挥抗氧化作用。丹参能减轻酒精所致的肝细胞脂肪变性和坏死及抑制TG含量。泽泻可通过抑制外源性甘油三酯、胆固醇的吸收，影响内源性胆固醇代谢及抑制甘油三酯肝内生成，从而改善肝脏的脂肪代谢。有学者研究发现泽泻经甲醇、苯和丙酮提取的组分对各种原因引起的动物脂肪肝均有良好效应，对低蛋白饮食、乙基硫氨酸所致脂肪肝均有不同程度的抑制作用，对四氯化碳所致急性肝损害亦显示保护作用，能抑制肝内脂肪堆积，并能改善肝功能。亦发现泽泻对高脂饲料引起的大鼠脂肪肝有明显抑制作用。大黄酸（RH）是大黄的有效成分之一，具有保肝、抗纤维化的作用。在四氯化碳所致的急性肝损伤和四氯化碳、乙醇引起的肝纤维化动物模型中，RH能显著降低丙二醛（MDA）水平，提升超氧化物歧化酶（SOD）水平，提示RH具有清除活性氧和抗脂质过氧化作用，可能是其保肝和抗肝纤维化的机制。何首乌不仅抑制肠道吸收TC，还能抑制TC沉积于肝脏及促进TC的清除；在体外实验中，何首乌能抑制ADP及还原型辅酶（NADPH）所致大鼠肝微粒体脂质的过氧化而起到保护肝细胞的作用。半夏具有降血脂作用，降低TG和TC。虎杖中的虎杖苷可能通过改善胰岛素抵抗，增加大鼠体内对胰岛素的敏感性，减少脂肪动员，减轻或解除肝细胞氧化超载，从而降低血脂、改善肝功能、保护肝细胞，从而达到治疗非酒精性脂肪肝的作用。决明子能降低大鼠脂肪肝及血脂模型中TG，抑制脂肪的肝内沉积，并有改善脂肪肝患者血液流变性的作用。

2. 中药复方的研究

丹茴软胶囊能改善脂肪肝大鼠瘦素及胰岛素抵抗，还可下调脂肪肝大鼠肝脏细胞因子信号转导抑制因子－3 mRNA的表达；通便玉蓉丸能降低脂肪肝大鼠TG及TC，增加SOD活性而护肝；茵陈蒿汤能通过改善胰岛素抵抗和脂质代谢紊乱，抑制氧化应激反应和肝脏损伤而起到改善和治疗脂肪肝的作用；脂易消有良好防治脂肪肝的作用，作用机制可以与其能明显降低脂肪肝大鼠肝脏组织细胞色素P4502E1 mRNA的表达水平有关。

二、中医药对肝源性糖尿病的干预研究

正常情况下，肝脏通过糖代谢活动在维持机体血糖水平方面发挥决定性作用，空腹血糖水平即主要由肝脏糖异生作用所介导。在肝脏功能结构受损情况下，机体常出现糖类代谢紊乱，初表现为糖耐量减低，最终发展成临床糖尿病。同时，糖代谢紊乱（高血糖）作为确证的心血管危险因素，也大大增加了患者罹患心血管疾病的风险。在肝源性糖尿病发病中，主要涉及以下机制：①肝酶活性异常；②胰岛素抵抗等。现代研究表明，中医药对血糖的调控及降糖作用可能也涉及对肝脏相应功能的影响，厘清中医药改善肝源性糖尿病的可能机制对防治代谢性疾病及心血管并发症具有重要意义。

（一）中医药对肝脏糖代谢相关酶类的作用研究

在肝脏血糖调节中，糖异生关键酶葡萄糖－6－磷酸酶（G－6－Pase）和磷酸烯醇式丙酮酸羧化酶（PEPCK）对血糖水平调控发挥重要作用，其转录的多少及转录后修饰，决定着肝脏糖异生的速度，而后者直接影响肝糖输出。在生理情况下，糖异生、肝脏糖输出活动主要受胰岛素和胰高血糖素两种激素调节，相互拮抗以维持正常循环血糖水平。糖异生活动过强，肝脏糖输出过多可直接导致血糖水平上升，相反抑制肝脏糖异生活动可有效降低血糖水平。

研究表明，众多具有降糖作用的中药及其有效成分能抑制糖异生关键酶从而发挥其作用。黄连有效

成分小檗碱可通过肝激酶 B1（LKB1）－AMPK－TORC2 信号通路抑制肝脏糖异生从而改善 STZ 大鼠糖代谢紊乱；人参在机体内活性成分人参皂苷（CK）可通过抑制转录因子 PGC－1α、HNF－4α 及 FOXO1，从而减少 G－6－Pase、PEPCK 的转录，CK 还能激活 AMPK，从而抑制肝脏糖异生功能改善糖尿病；人参糖肽是 β 受体激动剂，通过 CAMP 将信息传至线粒体和细胞质，线粒体苹果酸脱氧酶、CTA、S 琥珀酸脱氧酶 DH 和细胞色素 C 氧化酶活性升高，导致糖的有氧氧化过程增强和血糖水平降低，而活力升高使肝糖原分解加快，以补充降低血糖；芒果苷小或檗碱（MB 盐）是一种连接芒果苷和小檗碱的单体，它通过激活 AMPK 抑制糖异生关键酶 G－6－Pase 和 PEPCK 的表达，最终抑制 HepG2 细胞糖异生，且其作用优于相同分子数的芒果苷或小檗碱；栀子苷、芒果苦苷、槟榔碱可以降低 PEPCK 和 G－6－Pase 的转录和蛋白质翻译其水平从而抑制糖异生。葡萄糖激酶（GK）参与糖原合成和葡萄糖代谢，许多中药能提高 GK 活性而降糖。如麦冬多糖、益母草碱、肉桂多酚可显著增加 GK 表达，促进葡萄糖消耗。

（二）中医药对胰岛素抵抗的作用研究

胰岛素抵抗是指胰岛素不能发挥出全部的生物学效应，外周组织对葡萄糖摄取降低，抑制肝脏葡萄糖输出能力降低。许多中药都有较为显著的改善胰岛素抵抗的作用，如多糖、生物碱、黄酮等成分。如人工虫草多糖能显著降低四氧嘧啶糖尿病小鼠的血糖水平和糖化血清蛋白含量，改善糖尿病小鼠的糖耐量情况，提高胰岛素抵抗脂肪细胞的葡萄糖摄取水平，还能增加葡萄糖激酶的活性从而减少葡萄糖的输出；党参多糖不仅可以抑制糖异生，还可以显著改善氢化可的松琥珀酸钠致小鼠胰岛素抵抗；给予大鼠黄芪散治疗，有效部位群组的 FBG、空腹胰岛素、胰岛素抵抗指数（HOMA－IR）水平、口服葡萄糖耐量试验（OGTT）第 0、60、120min 血糖值及 AUC 值、大鼠的体质量、肝脏质量及肝脏系数均显著降低，肝脏 PEPCK mRNA 表达亦明显下降。表明黄芪散有效部位群组通过增加肝糖原合成及下调糖异生酶的表达来抑制糖异生，从而改善 T2DM 大鼠肝脏胰岛素抵抗；石斛合剂通过调控 PI3K/Akt 和 GCGR/PKA 信号通路改善肝脏胰岛素抵抗，抑制糖异生；掌叶防己碱和小檗碱都可以改善胰岛素抵抗；核转录因子过氧化物酶体增殖物激活受体（PPARs）通过多种途径改善胰岛素抵抗；人参皂苷、葛根素能够上调糖尿病患者细胞内核转录因子过氧化物酶体增殖物激活受体 γ 亚型（PPARγ）的表达水平，激活、促进肝脏组织 PI3K 磷酸化及肌肉组织 GLUT－4 的表达，增加脂肪细胞的储脂能力而降低血糖、血脂；甘草黄酮、黄芪多糖也能激活 PPARγ 产生降糖作用。姜黄素能够通过肝激酶 B1（LKB1）－AMPK 路径，增加游离脂肪酸（FFA）和葡萄糖的氧化分解，从而改善肌肉组织的胰岛素抵抗。

（董　慧　陈　广）

第十二章

强化降糖与大血管风险

第一节 糖尿病增加心血管事件风险

一、糖尿病大血管病变的流行性学

据 2016 年世界卫生组织（WHO）报道，2014 年全球估计有 4.22 亿成人患有糖尿病。中国是全球糖尿病患者人数最多的国家。根据 2013 年的全国性调查，过去 30 年，中国糖尿病患病率急剧增加：1980年不到 1%，2001 年为 5.5%，2008 年为 9.7%，2010 年为 11.6%，2013 年为 10.9%，接近美国 2011—2012 年糖尿病患病率（12%~14%）。老年人、男性、城市居民、经济发达地区居民、超重和肥胖者的糖尿病患病率更高。糖尿病的患病率还存在民族差异，汉族的糖尿病患病率最高，达 14.7%，藏族和回族人群的糖尿病患病率低于汉族，分别为 4.3% 和 10.6%。同时，在 2013 年调查中，估计中国糖尿病前期的患病率为 35.7%，远高于 2008 年调查估计的 15.5%，估算人数为 3.88 亿人。同样，老年人、男性、超重和肥胖者的糖尿病前期患病率更高；不过，部分地区农村居民的糖尿病前期的患病率比城市居民高。藏族和回族糖尿病前期的比率同样较低，分别为 31.3% 和 31.9%，显著低于汉族的 38.8%。此外，年轻人糖尿病的患病率在明显增加。根据 2008 年的调查，20~39 岁年龄组的糖尿病患病率为 3.2%，而 2013年为 5.9%；糖尿病前期的患病率也从 9.0% 增加到了 28.8%。年轻糖尿病患者发生慢性并发症的风险更高，一项在亚洲进行的研究显示，年轻时患糖尿病，相比年龄较大时患糖尿病，前者的平均 HbA1c 和 LDL-C 浓度要更高，视网膜病变的患病率也更高（20%vs18%[①]，$P=0.011$）。

WHO 预测至 2030 年糖尿病将成为全世界第七位主要死因，糖尿病已经成为继心血管疾病和肿瘤之后的第三大非传染性疾病。糖尿病存在着多种异常，包括高胰岛素血症、高血压、血脂紊乱和凝血功能异常，这些因素可能引起和加速动脉粥样硬化的进程，导致冠心病、周围血管疾病、脑卒中、糖尿病眼病、糖尿病神经病变和糖尿病肾病等糖尿病常见的并发症的发生和发展，其中大血管疾病（心肌梗死、脑卒中、周围血管病）是患者致残、致死的主要原因，也是社会和家庭沉重的经济负担。糖尿病患者大血管并发症患病率是非糖尿病人群的 3~6 倍，患者发生心肌梗死的风险显著增加，和普通人群相比，发生心肌梗死的预后更差。英国前瞻性糖尿病研究（UKPDS）表明，大血管并发症的 10 年危险性是小血管并发症的 4 倍以上，随着 HbA1c 的升高，糖尿病患者的心肌梗死发生率明显增加；糖尿病患者的全因死亡率为非糖尿病患者的 5 倍，而因心血管疾病导致的死因危险为 6.2~11.4 倍。近来更进一步地显示了糖尿病患者有 75% 死于心血管疾病。

因此糖尿病和大血管病变尤其是心脑血管疾病的密切关系也日益被人们所重视。一旦诊断合并有大血管病变，糖尿病的风险明显增加。对于心脑血管疾病风险较高的患者采用生活方式调节和药物治疗可以降低风险，因此要早期识别这些患者，积极干预，努力控制糖尿病的进展，降低大血管病变的风险和

[①] ＊注：vs 即比对，意为年轻时患糖尿病患者视网膜病变的患病率为 20%，年龄较大时患糖尿病患者视网膜复发的患病率为 18%。

提高患者生活质量。

二、缺血性心脏病

糖尿病引起的心脏病变主要是冠心病、糖尿病心肌病和自主神经病变。冠心病是糖尿病的常见的并发症，糖尿病最常见的死亡原因是缺血性心脏病。

糖尿病是冠心病的独立危险因素之一，在美国国家胆固醇教育计划成人治疗指南Ⅲ（NCEP－ATP Ⅲ）中将糖尿病列为冠心病的等危症。T2DM 患者的心血管疾病（CVD）风险是非糖尿病患者的 2～4 倍，其中女性的危险性增高更为明确。

糖尿病患者缺血性心脏病的发病率与年龄密切相关。在 NHIS 研究中，18～40 岁的患者发病率为 3％，45～64 岁的患者则为 14％，65 岁以上患者高达 20％。

芬兰 East－West 研究提示，在为期 7 年的随访时间里，确诊为糖尿病的患者的预后与有心肌梗死史无糖尿病的患者相当。East－West 研究对比了 1 059 例 T2DM 患者的死亡情况和 1 378 例有或没有心肌梗死病史的非糖尿病患者死亡情况，发现有糖尿病而没有心肌梗死病史和只有心肌梗死病史而没有糖尿病的患者其长期观察死亡率非常接近。在急性冠脉综合征患者中，糖尿病患者较非糖尿病患者预后更差。糖尿病患者发生心血管事件的危险性增加。

Framingham 研究证实，糖尿病患者无论男性或女性发生心血管事件的危险分别是非糖尿病患者的 2.3 倍和 4.7 倍，冠心病的死亡率也分别增加 2.38 倍和 3.60 倍。糖尿病患者死亡率、再梗死率和心力衰竭的发生率均明显高于无糖尿病患者。而且糖尿病患者心肌梗死后发生充血性心力衰竭的发生率也明显高于非糖尿病患者，而与梗死面积无关。

MILIS 研究亦证实，糖尿病不仅仅是冠心病发生充血性心力衰竭和心力衰竭死亡的独立预测因素，即使在糖尿病前期有时就可并发充血性心力衰竭，提示糖代谢状态对心功能有明显影响。

GUSTO 研究中，糖尿病患者 ST 段抬高型心肌梗死后充血性心力衰竭的发生率是非糖尿病患者的 2 倍。

我国最近的流行病学调查显示，中国人群早发糖尿病患者发生非致死性心血管疾病的风险，比晚发糖尿病患者要高（OR＝1.91；95％CI 1.81～2.02）。对前瞻性研究的汇总分析显示，在确诊的糖尿病患者中排除常规的风险因素后，糖化血红蛋白（HbA1c）每增加 1％，CVD 风险增加 18％。即使在未明确诊断糖尿病的人群中，空腹血糖（FPG）达到 6.1mmol/L，相比 4.2mmol/L 水平，其心血管事件的危险比为 1.33（95％CI 1.06～1.67）；餐后 2h 血糖水平达到 7.8mmol/L 时，危险比为 1.58（95％CI 1.19～2.10）。

三、脑血管疾病

糖尿病性脑卒中是在糖尿病基础上并发的脑血管疾病，包括缺血性脑卒中和出血性脑卒中，是糖尿病的重要并发症和主要的致死、致残原因之一。随着平均寿命的延长，以及糖尿病的发病率逐年增高，糖尿病性脑卒中因其严重影响了人们的生活质量，也日益受到了重视。

糖尿病是脑血管疾病的独立危险因素。无论 T1DM 还是 T2DM 病例，其发生脑卒中的危险性较非糖尿病例提高了 4～10 倍，其中有 3.6％～6.2％为出血性脑卒中，其余大部分为缺血性脑卒中。糖尿病性脑卒中以缺血性为主，在尸体解剖中发现糖尿病合并高血压患者小动脉坏死率比单纯高血压患者低，可能糖尿病的血管改变可以抑制高血压引起的血管类纤维素坏死，从而在某种程度上减轻或消除小动脉坏死性病变。糖尿病患者血液的高凝、高黏状态以及血液流变学的改变，容易形成血栓，这是糖尿病性脑卒中以缺血性多见的主要原因。糖尿病合并缺血性脑卒中有以下特点：

（1）发病特点为无明显性别差异，中老年人多见。

（2）发病年龄较非糖尿病患者要早 10 年。

（3）易反复发作，进行性加重，恢复较困难，预后较差。

（4）以多发性脑梗死、中小灶性居多，腔隙性梗死多见。

（5）损伤部位以基底核为主，内囊、颞、叶、顶、枕叶次之。

目前认为 T2DM 脑卒中的发生与糖尿病的发病年龄无关，而与病程和代谢紊乱的控制程度相关，随着病程的延长，长期代谢紊乱导致的各种并发症明显增加。有报道，在病程为 5 年的 T2DM 患者中脑动脉硬化的发病率为 30%，而病程为 7 年的患者脑动脉硬化的发病率为 70% 以上。

糖尿病患者除了糖代谢异常，还常伴有高血压、脂代谢异常，使这组人群的脑卒中危险性增加，但即使除外这些因素，糖尿病仍然是缺血性神经事件的独立预测因素，在 Framingham 研究和 Honolulu 心脏研究中证实，除外其他心血管疾病危险因素后，糖尿病患者引起脑卒中的危险性为非糖尿病患者的两倍。Matz 等研究发现大多数急性脑卒中患者具有糖代谢紊乱，合并糖尿病的患者脑卒中的情况更加严重，NIHSS 评分较高。同时发现脑卒中合并糖尿病患者神经功能恢复较差，改良 Rankin 评分（MRS）评分较低。Megherbi SE 研究示糖尿病患者在脑卒中 4 周后的病死率较非糖尿病患者明显升高，高血糖是导致糖尿病并发脑梗死的高危因素，糖尿病患者死于脑血管并发症概率较非糖尿病患者高 2~4 倍。

四、周围血管病

糖尿病的一个重要并发症是周围动脉疾病，发病率较非糖尿病患者高 11~20 倍。国外有研究示糖尿病病程 20 年以上者发病率可达 45%。糖尿病周围血管病变常表现为下肢溃疡和（或）坏疽，糖尿病下肢动脉病变是糖尿病的主要血管并发症之一，最终可导致截肢。糖尿病周围血管病的病理生理与常规的周围动脉粥样硬化不同，糖尿病患者更易引起远端动脉循环障碍，而非糖尿病患者更易引起近端动脉循环障碍。其下肢动脉病变常为双下肢对称性受累，多累及膝关节以下动脉，尤其以胫后动脉发病率高，故被称为糖尿病胫动脉病。而且糖尿病下肢动脉病起病更早，进展快，易形成血栓。Framingham 研究证实，随着年龄的增加，男性和女性出现下肢间歇性跛行的危险分别为正常人的 5.27 倍和 2.6 倍。糖尿病引起的周围血管病可使死亡率增加 70%~80%，糖尿病患者发生周围血管病后尤其在需要截肢时的预后更差，糖尿病患者下肢截肢后 3 年死亡率为 20%~50%，5 年死亡率为 39%~68%。近年来，希腊的一个对糖尿病和非糖尿病人群首次截肢后的生存率的回顾性观察显示，自首次截肢起，54.6% 的糖尿病患者和 51.6% 的非糖尿病患者的生存时间分别为 4.3 年和 6.6 年，糖尿病患者二次截肢和对侧截肢的概率更大。

五、高血糖合并心血管疾病的危害

近年来，心血管疾病和糖尿病之间的密切关系得到了越来越广泛的重视。糖尿病患者是发生心血管疾病的高危人群，心血管疾病是 T2DM 患者的主要死因。甚至在糖尿病诊断前数年，血糖升高虽未达糖尿病诊断标准，但已开始显著升高，而且以餐后血糖升高更明显。在这一阶段，大血管病变的患病率已经开始显著增加，所以对大血管并发症的干预应在糖尿病诊断前就开始启动。高血糖引起内皮细胞功能损伤，加速动脉粥样硬化，触发心血管疾病，因此把心血管疾病列为糖尿病的大血管并发症。然而，心血管疾病并不是在糖尿病发病以后才开始启动病变进程的。事实上，相当多的患者是先发生心血管疾病，在一段时间以后才出现糖调节异常，直至发生糖尿病。这种心血管疾病与糖代谢异常互为高危因素的关系提示我们，两者必然在发病机制上存在着共同机制。

2004 年发表的欧洲心脏调查也证实了两者的密切关系。冠心病与糖代谢异常有着非常密切的共生关系，通过口服葡萄糖耐量试验（OGTT）这一敏感的测定方法，发现高达 2/3 的冠心病患者存在糖调节异常。

合并有糖尿病的冠心病患者治疗效果不佳、预后不良。在为期两年的急性心肌梗死患者血糖异常 GAMI 研究中，急性心肌梗死患者分别在出院时、出院 3 个月和 12 个月时接受口服葡萄糖耐量试验。结果表明，在急性心肌梗死患者中糖代谢异常是非常常见的，高血糖人群的比例一直维持在"2/3"的规律（分别占总人数的 67%、66% 和 65%）。在急性心肌梗死（AMI）患者急诊行冠状动脉介入治疗（PCI）后，尽管糖尿病和非糖尿病心肌梗死患者的成功率相似，但糖尿病患者预后不良。糖尿病是急性心肌梗死患者成功接受介入治疗术后预后不良的独立危险因素。日本一项针对血糖异常对 PCI 结果影响的临床研究共纳入 849 名 AMI 急诊 PCI 的患者，分四个组（无入院高血糖的非糖尿病组 504 例、无入院高血糖的糖尿病组 111 例、入院高血糖的非糖尿病组 87 例、入院高血糖的糖尿病组 147 例），结果显示，入院高血糖 PCI 患者院内死亡率明显高于入院血糖正常者。另有一项针对 PCI 术后再狭窄的 SIRIUS 研究共纳入原发冠状动脉病变患者 1058 例，其中合并糖尿病患者 279 例。研究结果证实，在介入治疗后 8 个月，无论是裸金属支架还是西罗莫司支架，糖尿病患者较非糖尿病患者在病变部位发生再狭窄的概率都明显偏高。

随着对空腹血糖和负荷后血糖病理生理和临床意义的认识的深入，一些大型临床研究证实，在预测心血管事件、心血管死亡、总死亡危险方面，负荷后血糖有其特殊意义。欧洲糖尿病诊断标准的合作分析（DECODE）研究和日本 Funagata 研究则注意到，对于临界型糖尿病，与心血管疾病死亡有关的危险因素不是空腹血糖值，而是葡萄糖负荷后 2h 的血糖值。负荷后高血糖水平与生存率呈现负相关，关注负荷后高血糖，及时纠正高血糖，最终可以为患者带来生存益处。

六、急性心血管疾病与应激性高血糖

近年研究发现，AMI 患者并发应激性高血糖，无论既往是否伴有糖尿病，都将显著增加 AMI 的病死率。非糖尿病患者 AMI 发病后并发应激性高血糖则会增加心力衰竭和心源性休克的发生率。这部分患者的糖代谢异常可能在发生 AMI 时才被首次发现。AMI 并发应激性高血糖的机制和变化规律目前尚未完全清楚。目前认为其可能与神经内分泌改变、代谢异常、胰岛素抵抗、炎症反应和氧化应激等因素有关，心肌梗死的应激可能暴露或加剧了机体的高血糖倾向。众多动物实验和临床研究表明，AMI 早期存在自主神经功能紊乱及体液内分泌系统的全面激活。AMI 早期应激刺激传至下丘脑，引起交感神经兴奋，肾上腺素、去甲肾上腺素、糖皮质激素等升高血糖的激素分泌增多，促进糖原分解和糖原异生，同时抑制胰岛素分泌，再加上冠心病患者本身可能存在胰岛素抵抗状态，以至胰岛素分泌相对不足，而使组织对葡萄糖的利用减少，由此产生高血糖。另外，胰岛素作用的靶组织肝脏、骨骼肌等出现胰岛素抵抗或胰岛素绝对不足，使糖利用受损，导致血糖增高。应激性高血糖是在危重症患者急性期，机体为度过危急期而调动各系统的应激反应所表现的一种短期的高血糖反应。目前，对 AMI 合并应激性高血糖的临界值尚无明确定义，之前的研究使用大量不同的临界值。大型随机临床试验结果表明，无论是糖尿病还是非糖尿病患者，若 24h 平均血糖和住院期间血糖≥6.7mmol/L，短期死亡风险将增加。非糖尿病患者随机血糖≥6.1mmol/L，死亡风险将上升；已确诊为糖尿病患者血糖水平≥11.0mmol/L，死亡风险才会增加。美国心脏协会推荐将随机血糖≥8.0mmol/L 作为非糖尿病 AMI 患者应激性高血糖的定义，而糖尿病 AMI 患者致心血管事件发生率增高的血糖水平尚未明确。

应激性高血糖对 AMI 近期预后的影响，国内外研究表明糖尿病是 AMI 的危险因素，而 AMI 早期出现应激性高血糖提示预后不良。阜外医院收集 2005 年 8 月—2009 年 4 月初次发生 ST 段抬高 AMI 且在 12 时内接受 PCI 治疗的 329 例非糖尿病住院患者进行分析，以空腹血糖≥7.0mmol/L 划分为有应激性高血糖组（$n=121$）和<7.0mmol/L 为无应激性高血糖组（$n=208$），随访 50 天，发现 AMI 后有应激性高血糖组住院期间的死亡率高于无应激性高血糖组，表明 AMI 后出现应激性高血糖可作为近期预后不良的标志。其不良影响主要表现在以下几个方面：

（1）代谢紊乱：AMI 患者在应激状态下出现高血糖，多由血中的儿茶酚胺和胰高血糖素分泌增加所致，两者为促进脂肪分解激素，能增强脂肪动员和分解，使血中游离脂肪酸增多进而损害细胞膜，加重心肌缺氧，并导致细胞内外离子失衡，发生心律失常。同时，胰岛素分泌受到抑制，影响心肌细胞钾离

子代谢，心肌的应激性升高，颤阈降低，室性心律失常发生率增高，猝死机会增加。国外进行了一项关于高血糖对 838 例 ST 段抬高的（STEMI）患者预后的前瞻性研究，结果表明在 AMI 伴有高血糖时（≥7.78mmol/L），恶性室性心律失常、多束支传导阻滞、新发的房室传导阻滞和死亡率均明显增高。

（2）心肌梗死面积增大：AMI 合并应激性高血糖加剧缺血性心肌细胞水肿，干扰缺血时局部心脏血流的恢复，使梗死面积增大，各种并发症概率增高，预后较差。我国赵丽明等学者根据 AMI 初期血糖将 120 例 AMI 患者分为 2 组，A 组血糖<11.1mmol/L，B 组血糖≥11.1mmol/L。对 2 组冠状动脉造影结果及预后进行比较分析。B 组梗死相关血管近端病变明显高于 A 组（P<0.05），提示 AMI 伴应激性高血糖引起血管近端病变导致坏死心肌面积增大，容易出现心律失常、心力衰竭等。动物实验研究也表明急性高血糖存在延迟性再灌注现象，局部血流降低，可加重缺血心肌组织的心肌细胞坏死，扩大梗死灶范围。而对于糖尿病患者，有研究认为其合并 AMI 时，梗死面积与入院血糖水平并不完全呈正相关，发生应激性高血糖的患者与入院血糖正常的 AMI 患者相比，虽梗死面积相对较小，但死亡率却较高。

（3）心功能降低：AMI 早期应激性高血糖使心室进一步增大并产生功能障碍，最终导致左心功能不全。有研究认为因 AMI 入院时血糖较高者，心功能较差，血糖升高水平与心功能呈负相关。我国陈建丽等学者将 109 例 AMI 患者分为非高血糖组、非持续性高血糖组及持续性（应激性）高血糖组进行比较，结果发现应激性高血糖组患者左心功能指标明显低于其他 2 组。

（4）加剧炎症反应：高血糖对应激状态的机体还有较强的促炎作用，使机体炎性介质增加，而炎性反应是一种强有力的致血栓形成刺激因素，能加速促凝因子的释放和抑制自然抗凝物质。国外学者研究发现，应激性高血糖可加重 AMI 的炎症反应，随血糖水平升高，炎症因子 C 反应蛋白、IL-18、CD 8、CD 16/CD 56 等浓度也随之升高。

应激性高血糖在 STEMI 患者中较为常见，并可作为住院及短期不良事件发生的重要预测指标之一，AMI 合并应激性高血糖患者有病变程度重，冠脉病变严重、复杂，心功能差的特点。应激性高血糖为 AMI 的独立危险因素，AMI 早期出现应激性高血糖多提示预后不良，发生心律失常、充血性心力衰竭、心源性休克及住院死亡的危险性增大。但目前对应激性高血糖的概念没有一个准确的认识，对 AMI 患者治疗应激性高血糖的靶目标值也未确定，特别是对高血糖控制水平和干预时机的选择，这些尚有待于开展一些大规模试验来确定。

总之，高血糖使心血管疾病的发病率增加，心肌梗死，PCI 术后再梗死、再狭窄，心力衰竭，死亡的概率明显上升；使脑卒中发生率增高，神经缺血损伤加重，预后不佳；由下肢动脉硬化引起的溃疡、截肢增加，预后差。

第二节　强化降糖与大血管事件

糖尿病对于健康的威胁主要在其高血糖与心血管事件的密切联系上，在欧洲心脏研究和中国心脏调查研究的结果中，均发现冠心病病人中有 70% 以上存在着糖代谢异常。UKPDS-75 发现在糖尿病的临床终点上，血糖和血压等不是独立发挥作用的，而是相互作用，共同致病。诊治糖尿病，首先必须进行心血管危险的评估，要改善其预后，更必须兼顾多重危险因素综合干预。由于多重危险因素涉及面较广，故糖尿病的综合管理需要多学科的协作，但要防治糖尿病下游的并发症，则首先要控制好血糖，包括空腹血糖、餐后血糖和 HbA1c，使其全面达标。DCCT 和 UKPDS 等大型临床试验示降低 HbA1c 可以使发生糖尿病并发症的危险降低，强化治疗达标比例更高，但在强化治疗的同时不可避免地会发生血糖波动和低血糖，我们要采取适当的治疗策略，既可以使血糖全面达标又尽量减少血糖波动以及低血糖的发生，避免和延缓各种糖尿病慢性并发症的发生和发展。长期持续高血糖及高水平的 HbA1c 可诱发患者体内血小板处于活化状态，表现为血小板黏附、聚集及释放功能反应均增强，导致血管内凝血，血栓形成及动脉粥样硬化，在糖尿病血管病变的发病机制中起着重要作用。活化血小板是血栓的主要成分之一，也是引起血栓形成的主要原因之一，血小板的活化在血栓相关性疾病的发生、发展中起重要作用。

一、强化降糖的里程碑研究确立了糖尿病降糖治疗的必要性

20 世纪 60—70 年代，虽然糖尿病动物模型及流行病学研究表明了高血糖在慢性并发症发病中的作用，但既往的临床研究还没有证实强化治疗对慢性并发症有结论一致或可靠的益处，例如，首个关注长期降血糖与血管并发症的研究——UGDP 研究，它从 20 世纪 60 年代开始在美国的 12 家教学医院募集了 400 余例糖尿病患者，分别给予第一代磺酰脲类药物甲苯磺丁脲和固定剂量动物胰岛素、调整剂量的胰岛素和安慰剂，在随访 8 年后，发现甲苯磺丁脲组患者的心血管死亡数远远高于安慰剂对照组和胰岛素组，这个结果震撼了医学界。但后来 UGDP 被发现在设计上其实存在大量疏漏，特别是在随机化问题上不严谨，使各组间基线并不均衡，甲苯磺丁脲组的患者在基线即有更多的高脂血症、心绞痛和心电图异常者，这严重影响了研究结果的可靠性。此外，此研究纳入人群的糖尿病诊断标准、各中心的医疗服务差异、统计学方法等也都受到了质疑，于是其得到的结论很少被学术界参考和引用。

胰岛素强化治疗具体来说就是采用胰岛素治疗，使患者血糖尽量接近正常水平。而广义地讲，使用口服降糖药物和其他治疗手段使血糖正常，也属于糖尿病强化治疗。其后相继开展的 UKPDS 等一系列大型的前瞻性研究，旨在探索对没有糖尿病慢性并发症的个体进行强化治疗是否可以防止并发症的发生；对于已经有轻微慢性并发症的糖尿病个体，强化治疗是否可以延缓并发症的进展，并了解强化治疗与常规治疗方案的副作用等。

1. 糖尿病控制与并发症试验（DCCT）

DCCT 为随机的前瞻性临床研究，入选了 1441 例 13~39 岁的 T1DM 患者，共观察了 10 年（1983—1993 年，平均随访了 6.5 年）。该试验将患者随机分为强化和常规治疗组，前者要求每日至少 3 次的胰岛素注射或胰岛素泵治疗，至少每天 4 次的自我血糖检测，并根据血糖检测结果、饮食摄入量及运动量调整胰岛素剂量，使治疗达标：餐前血糖控制在 3.9~6.7mmol/L，餐后血糖<10mmol/L，每周检测一次凌晨 3 点的血糖不低于 3.6mmol/L，每月监测一次 HbA1c 使其达到正常范围（<6.5%）；每月至少随访 1 次，与研究者保持密切联系。常规治疗组每天给予 1~2 次胰岛素注射，进行饮食及运动指导，每天检测血糖和尿糖，但无须每天调整胰岛素用量，其治疗目标是：无高血糖症状，无酮症，保持正常的生长发育及理想体质量，无严重及频繁的低血糖。常规组每 3 个随访一次。两组患者在研究开始前平均血糖水平几乎一致，分别为 12.71mmol/L 和 12.88mmol/L；HbA1c 也相似，分别为 8.8% 和 8.9%。结果发现：胰岛素强化治疗组 10 年间血糖平均水平为 8.6mmol/L，HbA1c 为 7.2%，而普通胰岛素治疗组血糖平均为 12.8mmol/L，HbA1c 为 9.1%，两组差别显著。强化组患者糖尿病视网膜病变发生率减少了 76%，原来已有糖尿病视网膜病变进一步恶化率减少了 54%，糖尿病肾病发生率减少了 34%，而已有的糖尿病肾病没有进一步恶化者达 56%，糖尿病神经病变发生率减少了 69%。因此 DCCT 的研究结果证明了：良好的血糖控制可以避免、阻止或延缓糖尿病的多种微血管并发症的发生和发展，但是强化治疗也使低血糖的发生率显著增加（强化治疗组平均每年有 61 次低血糖/100 例患者，而普通治疗组平均每年有 19 次低血糖/100 例患者）。

随着 1995 年 DCCT 的研究结果的公布，使糖尿病患者看到了希望，糖尿病强化治疗可以使糖化血红蛋白水平接近非糖尿病患者，可以显著降低糖尿病微血管并发症的发生和发展，更有趣的是强化组有更少的大血管并发症（心脏事件等）发生的趋势。此研究使人们越来越重视对于血糖的控制，尤其是强化血糖控制。

自 1995 年 DCCT 研究结果公布之后，美国又对当时的部分青少年对象继续进行了一项名为 DCCT-EDIC 的后续研究（干预糖尿病并发症的流行病学研究），当年的 195 个青少年中的 170 人继续成为 EDIC 研究对象，其中继续强化组有 81 人，继续普通治疗组有 89 人。该研究进行了 4 年，在 4 年中两组胰岛素

剂量、自我血糖监测的次数、低血糖事件甚至于 HbA1c 均相似（强化组 8.38%，普通组 8.45%），但在 DCCT 时强化组的良好的血糖控制仍继续保护他们减少了糖尿病视网膜病变恶化的危险（EDIC 研究 4 年来强化组只有 7% 的人视网膜病变进展了 3 期，5.4% 的人视网膜病变恶化；而普通组却有 25% 的人视网膜病变进展了 3 期，有 20.3% 的人恶化为晚期严重视网膜病变），继续降低糖尿病肾病尿白蛋白发生率达 48%，继续减少糖尿病肾病危险达 85%。甚至在 27 年后随访中发现强化治疗仍可有效降低 T1DM 患者的糖尿病视网膜病变、糖尿病肾脏病变和神经病变的发生率，并有效降低 33% 的全因死亡率。因此以前存在的高血糖可持续影响并恶化糖尿病的微血管病变达数年之久，也就是"高血糖记忆"。所以为了预防和减轻糖尿病并发症，必须在糖尿病诊断后就要开始进行良好的长期的血糖控制。这有点像戒烟，吸烟的人戒烟后烟草对肺或血管的损害并不会马上消失，而是要经过数年戒烟者才会逐渐恢复健康。DCCT－EDIC 研究阶段平均 6.5 年的强化降糖治疗。虽然该研究的结果对 T1DM 的治疗具有里程碑的意义，但也许是早期累积事件数尚少，DCCT 研究结束时的心血管事件和心血管相关死亡在两组之间均无显著差异。

2. T2DM 的强化治疗：英国前瞻性糖尿病研究（UKPDS）

在 70 年代的英国，9% 的 T2DM 患者在诊断后 9 年内出现微血管病变，而大血管病变发生率则达 20%，而且这些病人中 59% 死于大血管病变。虽然在 20 世纪 70 年代以前的研究都表明，改善血糖控制可减少和延缓 T1DM 的微血管并发症包括糖尿病视网膜病变、糖尿病肾病、糖尿病神经病变的发生和发展，在 T2DM 也是如此，但控制血糖是否也能减少和延缓大血管病变并不清楚，而且存在顾虑：使用胰岛素或磺酰脲类药物可能引起高胰岛素血症，增加动脉粥样硬化风险。因此，到底在 T2DM 中应用强化治疗是利大还是弊大，需要通过一个前瞻性大样本的随机分组、平行对照、观察期长的临床试验才能得到结论。举世瞩目的 UKPDS 对上述问题做了回答。UKPDS 从 1977—1991 年招募 5 102 例新诊断的 25～65 岁的糖尿病病人，根据体质量分组后，再随机分为强化治疗组和常规治疗组。

常规治疗组的目标是空腹血糖小于 15mmol/L，无高血糖症状（口渴和多尿），每三个月接受营养师建议调整饮食，尽可能保持接近正常的体质量，以达到最好的血糖控制；当有高血糖的症状或空腹血糖＞15mmol/L 则随机平均分配给予磺酰脲类或胰岛素治疗，肥胖者还可加用二甲双胍，如果磺酰脲类组还有明显高血糖，则加用二甲双胍；如果用二甲双胍仍有明显高血糖，则加用格列本脲；如果磺酰脲类药物与二甲双胍联用仍有明显高血糖，则改用胰岛素治疗。

强化治疗组的目标是空腹血糖＜6mmol/L，无高血糖症状。胰岛素治疗组餐前血糖 4～7mmol/L，同时接受饮食治疗。胰岛素使用特慢及中效胰岛素每日一次，如果每日胰岛素总量超过 14IU，睡前空腹或餐前血糖超过 7mmol/L，则在餐前加用短效胰岛素，并鼓励患者家庭监测血糖，严格随访制度，督促患者按照方案严格执行。

经过平均 10 年的随访，强化治疗组治疗后平均空腹血糖较普通治疗组低 1.8mmol/L，平均 HbA1c 在氯磺丙脲组为 6.7%，格列本脲组为 7.2%，胰岛素组为 7.1%，二甲双胍组为 7.4%，氯磺丙脲组与格列本脲组及二甲双胍组相比有统计学差异（$P<0.0001$），与常规治疗组 7.9% 相比有统计学差异（$P<0.0001$）。与常规治疗相比，尽管强化治疗组 HbA1c 只有 11% 的减少，但微血管病变终点下降 25%（$P=0.0099$），视网膜病变下降了 21%（$P<0.05$），尿微量白蛋白下降了 33%（$P<0.05$），强化组 50% 患者出现至少一个终点事件的时间为 14 年，而常规治疗组为 12.7 年（$P=0.029$）。强化组中心肌梗死率下降 16%（$P=0.052$），白内障手术率下降了 24%（$P<0.05$），任何与糖尿病有关的终点事件下降 12%，与糖尿病有关的任何死亡率下降了 10%，而低血糖事件发生率在强化治疗组比常规治疗组更常见：氯磺丙脲组为 1.0%，格列本脲组为 1.4%，胰岛素组为 1.8%，常规治疗组为 0.7%。从 UKPDS 研究可以看出，严格控制高血糖可降低糖尿病并发症的危险性。结合 UKPDS 的流行病学资料分析表明，HbA1c 每降低 1%，可使微血管并发症下降 35%，与糖尿病相关的死亡发生率下降了 25%。强化治疗降低血糖对心肌梗死与糖尿病相关的死亡并无显著影响，但发生风险仍有下降趋势，可能随访时间相对于大血管病变而言时间还较短。

二、强化降糖治疗可改善胰岛素胰岛 β 细胞功能、延缓病程进展

1940 年 Jackson 首次描述了儿童 T1DM 患者在发病早期应用胰岛素治疗后，用量逐渐减少，甚至有些患者完全停用胰岛素可达数个月，其血糖水平也能维持在接近正常或正常范围内，称之为糖尿病"缓解"。

1996 年美国 Banerji 医生在报道了一组 79 例新诊断 T2DM 经过短期使用药物（包括胰岛素和磺酰脲类药物）治疗，完全停药后，在一定时期内自身血糖也控制得很好。

1997 年以色列的 Erol Cerasi 博士给 13 例新诊 T2DM 用胰岛素泵静脉注射胰岛素两周后，有 9 例不用任何抗糖尿病药物能维持血糖正常 9~50 个月。他把这称为 T2DM 的蜜月期。

这一提法近来也为医学界其他医生接受，认为 T1DM 和 T2DM 之间并不像以前人们所认为的那样有大的区别，在病因和临床表现上它们更像是居于一个疾病谱的两端。两者都有蜜月期，但是 T2DM 的蜜月期更长。

2006 年我国翁建平教授主持的一项多中心前瞻性研究首次在中国人群中发现了初诊 T2DM 患者接受短期胰岛素治疗后确实可以获得病情缓解：应用这一新策略的患者两年内无需药物治疗的血糖达标率分别为 72.6%（3 个月）、67.0%（半年）、47.1%（1 年）、42.3%（2 年），胰岛素抵抗和胰岛分泌功能得到改善，且临床缓解与患者胰岛分泌功能改善相关。同时，该研究还进一步证实了胰岛 β 细胞在高血糖和各种有害因素的压力下，并不像以前人们认为的已经"死亡"，而只是"休眠"。尽早使用胰岛素进行强化治疗完全有可能"激活"被抑制的胰岛 β 细胞功能，这一观点大大更新了学术界对糖尿病的认识。随后翁建平教授主持了另一项多中心随机对照研究比较了初诊 T2DM 患者使用强化胰岛素治疗与口降糖药的不同效果和对胰岛功能的影，研究发现新诊断的 T2DM 患者中，短期胰岛素强化治疗在改善胰岛 β 细胞功能和胰岛素第一时相分泌优于口服降糖药，并使更多患者获得 1 年以上的血糖缓解。

2009 年发表的纪立农教授等人进行的新诊断 T2DM 患者早期应用胰岛素强化治疗的随访研究提示，在经过短期胰岛素强化治疗后的 12 个月、24 个月、36 个月时，能仅用饮食控制而保持血糖稳态的患者比例分别为 80.0%、53.3%、40.0%，最长病情缓解时间超过 4 年。随着时间推移，缓解率逐渐下降。但在胰岛素强化治疗的 3 年后，仍然有 40% 左右的患者病情得到缓解。

2010 年李延兵教授的研究发现，新诊断的 T2DM 患者经过短期胰岛素或口服药强化治疗后，空腹血糖（FPG）轻中度增高的患者比 FPG 显著增高的患者治疗达标率更高，血糖达标所需时间更短，而且超过一半的患者可获得长期的临床缓解，治疗前后的胰岛 β 细胞功能水平亦均较 FPG 显著增高患者更好。T2DM 患者胰岛 β 细胞功能的早期缺陷主要表现为葡萄糖刺激的急性期胰岛素分泌（AIR）的缺失。当 FPG 达 6.4mmol/L（115mg/dl）时，这种缺陷就已存在，而 FPG>7.0mmol/L 时，AIR 的缺失已达 90%，高糖毒性和脂毒性可能是造成这部分患者胰岛 β 细胞功能缺陷加重的主要病理生理因素。对这些轻中度升高 FPG 患者，短期的强化治疗同样经过清除糖、脂毒性的影响，促使胰岛 β 细胞修复、出现明显增加的第一时相分泌。在 1 年随访中，尽管该部分患者胰岛素分泌功能指标的持续改善并不显著优于 FPG 显著增高患者，但却有更高的 1 年缓解率。其中的机制主要考虑 FPG 轻中度升高患者处于疾病早期，其 FPG 不是很高，体形肥胖，BMI 值偏高，胰岛 β 细胞损害程度较轻，此时的胰岛 β 细胞分泌缺陷可能以功能受抑为主，残存的胰岛 β 细胞数量相对较多，治疗后得以再生和恢复。

多年来，我们认为糖尿病的发病机制主要为胰岛素抵抗和胰岛 β 细胞衰竭。哥伦比亚大学的 Accili 教授论证了糖尿病患者，特别是对那些新诊断的糖尿病患者，胰岛功能衰竭的机制并不一定是胰岛 β 细胞衰竭，而是进入了一种"去分化"状态。在去分化过程中，胰岛 β 细胞丧失了产生胰岛素的功能，回复到原始细胞阶段，或通过某些因素转化为产生其他激素的细胞，比如 α 细胞，一种能够分泌胰高血糖素的胰岛细胞，从而使血糖进一步走高。这一颠覆传统的发现不仅令我们耳目一新，更为人类彻底战胜糖尿病提供了可能。在此理论基础上，Accili 教授把目光从研究胰岛素在质膜上的作用转移到了细胞核，发现了一

种名为 FoxO1 抑制剂的生物介质，能在恢复代谢器官细胞功能中发挥巨大作用。2016 年，Accili 教授通过对人类器官供者的研究（15 例糖尿病和 15 例非糖尿病）证实了 FoxO1 在糖尿病中的作用，糖尿病患者体内可以发生去分化，而非糖尿病患者则不会。FoxO1 具有多重生物学作用：连接胰岛素与瘦素信号通路调节能量摄取与消耗；调节肝脏糖脂代谢；参与肠道内分泌祖细胞分化；维持胰岛 β 细胞功能；参与动脉粥样硬化形成并调节内皮功能。胰岛素受体与 FoxO1 间的反馈通路中，FoxO1 活化会增加胰岛素抵抗，引起高血糖。FoxO1 在肝脏中存在着双重调节机制，既可抑制葡萄糖激酶，又可促进葡萄糖－6－磷酸酶的表达，增加肝糖输出。胰岛素水平升高会抑制 FoxO1 的表达，从而抑制肝糖输出，刺激肝脏葡萄糖依赖性甘油三酯合成。动脉粥样化脂蛋白表达谱可视为糖尿病早期抑制肝糖输出的代价。糖尿病发生、发展过程中，胰岛 β 细胞中的 FoxO1 的活性发生了改变：血糖正常时，胰岛 β 细胞中 FoxO1 无活性；高血糖状态下，FoxO1 活化并发生核内转移；随着糖尿病进一步进展，FoxO1 逐渐消失，胰岛素分泌逐渐减少。这个过程被视为胰岛 β 细胞代谢失活，而这个健康细胞转化成代谢失活细胞，最后发生去分化的逆转，导致了胰岛 β 细胞转化成为 α 细胞。细胞示踪技术也证实是胰岛 β 细胞的去分化而非胰岛 β 细胞数量减少引起糖尿病。如果胰岛 β 细胞不是凋亡而是以去分化的形式休眠，就可能重建胰岛 β 细胞功能。因此，Accili 教授通过基因芯片筛选技术，找到一些可满足需求的候选 FoxO1 抑制剂，将 FoxO1 的表达调控至糖脂平衡的状态，从而使选择性地逆转胰岛素抵抗成为可能。

Accili 教授在 T2DM 中发现的胰岛 β 细胞去分化现象，为经过强化生活方式和（或）药物治疗使糖尿病逆转和临床缓解奠定了理论基础。

短期胰岛素强化治疗可以通过迅速降低血糖以减轻葡萄糖毒性对胰岛 β 细胞的损害。早在 2004 年的一项研究已经发现糖尿病疾病初期短期胰岛素强化治疗后胰岛 β 细胞功能明显改善，一些病人可以仅仅通过饮食等生活方式管理来维持正常的血糖。2013 年的一项荟萃分析纳入了 7 项研究 839 名患者数据发现，早期迅速控制血糖达标可以明显改善胰岛 β 细胞功能。2014 年 Wang 等研究发现高血糖是胰岛 β 细胞去分化驱动因素，而去分化的过程是可逆的，在予胰岛素治疗解除高糖毒性后，去分化的胰岛 β 细胞可重新分化为成熟的胰岛 β 细胞，这也就解释了为何糖尿病患者在给予胰岛素治疗后部分胰岛功能可恢复。胰岛素本身又能抑制脂肪分解减轻脂毒性，降低胰岛 β 细胞的负担并促进其修复，因此胰岛素治疗对胰岛 β 细胞的保护具有重要作用。

胰岛素强化治疗还能抑制炎症因子、改善内皮细胞功能。2007 年发表的一项研究提示，新诊断的 T2DM 患者血中 TNF-α 水平明显升高，胰岛素强化治疗可以降低空腹血糖水平、改善胰岛细胞功能、降低 TNF-α 浓度。2011 年的一项研究纳入随机使用胰岛素强化治疗或胰岛素传统治疗的 42 例新诊断 T2DM 患者，比较两组患者的血清脂联素以及内皮细胞功能，研究发现胰岛素强化治疗组能明显增加血清脂联素、一氧化氮浓度，改善了内皮细胞功能。2012 年发表在《美国高血压杂志》上的一项研究纳入了 116 例新诊断的 T2DM 患者，随机使用口服降糖药加降压药和降脂药物或者使用胰岛素强化治疗，研究发现，与多种口服药联合治疗相比，胰岛素强化治疗能明显改善内皮细胞功能。这些研究也表明了快速控制血糖对心血管系统的保护作用。

三、合理的血糖控制能降低糖尿病患者发生心血管疾病的风险

众多的大型临床试验均证实，合理的血糖控制能降低糖尿病发生心血管疾病的风险。DCCT 和 UKP-DS 研究均表明，无论 T1DM 还是 T2DM，对血糖控制的强化治疗对于预防和延缓糖尿病的并发症具有重要意义。针对 T1DM 的 DCCT 和 DCCT－EDIC 研究表明强化治疗可使血糖与 HbA1c 接近非糖尿病患者，可以显著降低糖尿病微血管并发症的发生和发展，胰岛素强化治疗可使无糖尿病视网膜病变发展到视网膜病变的风险降低 76%；已有视网膜病变者强化治疗可使视网膜病变进一步进展的危险性降低 54%，需要激光凝固治疗的风险降低了 56%。同时可以减少尿微量白蛋白排泄率 43%，尿白蛋白减少 56%，强化治疗可以延缓肾脏病变与进展。与常规治疗组相比，强化治疗组的慢性并发症发生与发展减少 50%。然

而有趣的是，DCCT 中的常规治疗组在 EDIC 研究中并没有随着 HbA1c 由 9% 降至接近 8% 而使糖尿病微血管病变的发生率减低，而 DCCT 中的强化治疗组在本研究中也并未随着 HbA1c 由 7% 升至 8% 而增加了微血管病变的患病风险。在 DCCT-EDIC 研究中，与 DCCT 中的对照组相比，先前为强化组的患者的心血管病变风险下降 42%，严重临床事件（包括心肌梗死、脑卒中、心血管死亡）风险下降 57%。因此，EDIC 研究随访的结果说明，早期强化治疗不仅使微血管并发症的发生率减少，大血管病变的发生风险亦明显减少。T1DM 患者经过早期强化治疗将长期受益，这种几年前的血糖影响之后的并发症风险的现象被称作代谢记忆效应，此现象提示一旦诊断糖尿病后尽早控制血糖的重要性。

UKPDS 的流行病学资料分析表明，HbA1c 每降低 1%，可使微血管并发症发生率下降 35%，与糖尿病相关的死亡发生率下降了 25%。UKPDS34 研究（二甲双胍强化控制血糖对超重的 T2DM 患者并发症的影响）结果表明，服用二甲双胍的超重患者其死亡率较接受传统治疗的超重患者低 36%（$P=0.011$），心肌梗死的发生率也明显降低了 39%（$P=0.01$）。UKPDS 结束时两组间没有统计学差异的大血管事件发生风险，在 UPKDS 后续的随访研究中出现了明显差异，最初强化治疗组即使在随后的血糖控制水平和常规治疗组趋同，但仍然可以看到最初强化降糖组心肌梗死发生风险显著降低，进一步提示早期血糖干预可以带来的长久获益。

1997 年和 2007 年 UKPDS 的随访结果如表 12-1 所示，任何糖尿病相关终点和微血管病变的结果一致。值得一提的是，之前没有取得统计学差异的心肌梗死和全因死亡率，在 30 年随访后取得了显著性差异，即：之前强化治疗组的心肌梗死和全因死亡率较常规组分别降低了 15% 和 13%。因此，尽管强化降糖和常规降糖组之间血糖的差异较快就消失，但是 10 年试验后随访发现微血管事件风险降低仍然存在，更重要的是心肌梗死和全因死亡风险降低了。这说明在 T2DM 患者中同样存在着代谢记忆效应。因此不论 T1DM 还是 T2DM 不仅要强化控制血糖，而且需要尽早开始血糖控制，才能带来长久的收益。

表 12-1 UKPDS 后续 8.5 年的随访

主要终点		1997	2007
任何糖尿病相关终点	RRR	12%	9%
	P	0.029	0.040
微血管病变	RRR	25%	24%
	P	0.009 9	0.001
心肌梗死	RRR	16%	15%
	P	0.052	0.014
全因死亡率	RRR	6%	13%
	P	0.44	0.007

注：RRR，相对危险减少率（relative risk reduction）。P，P 值。

糖尿病患者除了糖代谢异常以外，常同时存在着高血压、脂代谢和凝血功能紊乱等，因此除了血糖控制以外，还必须针对这些心血管危险因素进行干预治疗。丹麦 Steno-2 研究进一步证明了糖尿病高危险人群早期接受多药物联合强化治疗和行为干预，可以降低其死亡率及各种心血管疾病的发病率。Steno-2 研究在血糖控制方面，强化治疗组平均 HbA1c 为 7.9%，传统治疗组的 HbA1c 平均为 9.0%，但结果显示针对多种危险因素的强化治疗可使糖尿病患者的心血管疾病和微血管并发症减少 50%。尽管强化治疗组的死亡例数少于传统治疗组，但因终点事件发生的例数太少，因此当时无法肯定强化治疗对于死亡率的影响。早期治疗结束后，该人群接受了平均 5.5 年的随访。在此期间，原来传统治疗组的患者接受了强化治疗。结果发现，早期强化治疗的患者结局更好，提示早期干预优于晚期干预。经过 13.3 年的随访，研究结束时发现强化治疗组有 24 例死亡，传统治疗组有 40 例死亡（HR=0.54，$P=0.02$），强化治疗组还降低了心血管事件发生危险及死亡危险。其主要终点事件（全因死亡）的绝对危险性降低了

20%，心血管事件死亡绝对危险性也下降了13%。因此Steno-2研究证实了死亡率和大血管、微血管病变减少可能与早期针对血脂异常、高血压、高血糖和血小板聚集等危险因素的强化综合治疗有关。

四、控制餐后高血糖改善糖尿病大血管病变的预后

直到最近，糖尿病的治疗重点仍然是空腹血糖和HbA1c。但目前研究发现，尽管控制空腹血糖非常必要，但仅此不足以达到最佳的血糖控制。越来越多的证据表明，为了达到HbA1c的目标值，减少餐后血糖水平的波动与控制空腹血糖同样重要。

高血糖具有双向性作用，短期高血糖对胰岛素分泌有刺激作用，而持续高血糖可下调胰岛β细胞上葡萄糖激酶的表达，使葡萄糖激酶与线粒体的相互作用减少，诱导胰岛β细胞凋亡，并可加重体内胰岛素抵抗，使葡萄糖刺激的胰岛素分泌（GSIS）受损。这种长期慢性高血糖的有害作用被称为"葡萄糖毒性"。在正常糖耐量的个体中，急性血糖波动会损伤血管。在已有基础血糖升高的糖尿病患者中，急性血糖升高或高糖性血糖波动同样会造成血管损伤。慢性持续性高血糖及急性血糖升高或高糖性血糖波动是血糖异常引起糖尿病并发症的两个部分。对于糖耐量减低（IGT）患者，即使空腹血糖正常，但其可出现餐后或午餐、晚餐、睡前血糖升高，因此对于单纯性餐后高血糖的患者来说，也同样有慢性高血糖和高糖性血糖波动的损伤。

越来越多的证据表明，餐后高血糖与氧化应激、颈动脉内膜厚度及内皮功能障碍之间存在因果关系，而这些因素又都是心血管病变的标志。而且急性血糖波动比持续性高血糖状态更能触发氧化应激反应，存在餐后高血糖的T2DM患者更容易出现进食诱发的高氧化应激状态。在糖耐量正常、糖耐量异常和T2DM患者中，口服葡萄糖负荷后出现的急性高血糖状态均可迅速抑制内皮依赖性血管舒张及内皮源性一氧化氮释放，促进血栓形成，提高可溶性黏附因子的循环水平。

餐后高血糖是大血管病变的独立危险因素。多项大型前瞻性队列研究显示，餐后血糖与大血管并发症密切相关。

欧洲糖尿病诊断标准的合作分析（DECODE）研究随访时间中位数为8.8年，结果显示，与空腹血糖相比，负荷后2h血糖是心血管疾病和全因死亡更好的预测指标。亚洲糖尿病诊断标准的合作分析（DECODA）纳入了6 817名亚洲人，中位随访时间为5年，研究空腹血糖（FPG）和餐后2h血糖（2hPG）对大血管病变和全因死亡的预测能力。结果显示，当FPG从7.0mmol/L至8.0mmol/L时，全因死亡的相对危险度增加1.14倍，大血管死亡率增加1.24倍；2hPG增加有同样结果，FPG预测全因死亡率和大血管病变的能力呈显著性增加；但2hPG仅达到IGT的范围时，全因死亡和大血管事件的相对危险度即呈显著性增加。进一步分析发现，IGT和糖尿病患者的2hPG的全因死亡风险比为1.35和3.03，大血管死亡风险比为1.27和3.39，而FPG的风险比对应是0.94和0.88、1.05和0.88，表明主要是2hPG影响了死亡率。这些数据均证明了餐后血糖较空腹血糖能更好地预测糖尿病大血管事件和全因死亡率。Cavalot等对T2DM患者长达14年的随访研究证实，餐后血糖对于预测心血管事件和全因死亡的重要性。Levitan等对38项前瞻性队列研究的meta分析显示，在非糖尿病人群中，高血糖与致死性和非致死性CVD风险增高有关，随着2hPG的增加，CVD风险显著增加。T2DM患者急性心肌梗死后高血糖及其对心血管预后的作用（HEART2D）研究显示，对于T2DM合并急性心肌梗死的患者而言，餐后血糖管理组和空腹血糖管理组间的心血管风险并无明显差异。上述研究表明，餐后高血糖能够更好地预测大血管病变的发生风险。

DECODE和DECODA等流行病学研究表明，餐后血糖及负荷后血糖与心血管并发症风险及预后密切相关。有研究显示，即使是OGTT 2h血糖介于正常和糖尿病之间的糖耐量减低人群，采用阿卡波糖和安慰剂对比治疗3年，结果显示，阿卡波糖对餐后血糖升高进行早期的干预，不仅使T2DM的发生率降低25%，更可减少任一项心血管事件的危险性达49%，心肌梗死的危险性降低达91%。MeRIA7研究是一项在T2DM患者中观察血糖干预对心血管事件影响的荟萃分析。其分析结果显示，阿卡波糖显著降低

任何心血管事件的发生率达 35%，其中心肌梗死发生率的减少最为显著。阿卡波糖可以控制餐后血糖，减少血糖波动，减少氧化应激，改善餐后凝血活性，降低纤维蛋白原凝固因子，降低 PDMP（葡萄糖神经酰胺合成酶抑制剂）、脂联素和选择素，改善血管内皮功能，并降低 CRP 的水平，降低 NF-κB 的活性，而这些都是参与动脉粥样硬化发生和发展的重要因子。

五、糖尿病合并心血管疾病患者强化治疗的利与弊

众所周知，糖尿病患者易发生血管并发症，其中大血管并发症是糖尿病患者致死、致残的主要原因之一，糖尿病患者发生心血管疾病（CVD）的风险是非糖尿病人群的 2～4 倍。近年来随着循证医学证据增多，如 DCCT 研究和 UKPDS 研究均显示强化降糖能够显著降低 T1DM 型和 T2DM 患者的微血管并发症，但强化血糖控制能否降低 CVD 事件一直没有定论。DCCT 研究中强化控制组有降低 CVD 的趋势，UKPDS 研究中，虽然强化治疗组较标准治疗组 CVD 事件下降 16%，但差异无显著性。糖尿病患者强化控制血糖的长、短期效应逐渐显现，同时也引发了一系列临床思考，包括大血管并发症及病死率是否显著降低，强化治疗的时机、持续时间及方式的选择，强化的程度及糖化血红蛋白（HbA1c）目标值设定、强化控制血糖潜在的风险等。根据最新循证医学证据，探讨强化降糖的利弊。

糖尿病患病率急剧上升，与之伴随的是糖尿病及其并发症带来的社会经济负担的增长。如何减少糖尿病患者并发症尤其是 CVD 的发生，强化降糖治疗及多危险因素控制是否能够带来益处，其益处是否超过存在的潜在危险……正是在这种背景下，UKPDS、ACCORD、甘精胰岛素初始干预改善临床结局试验、ADVANCE 和 VADT 等多项探讨强化降糖与 T2DM 心血管结局的大型循证研究陆续展开。除了 UKPDS 自始至终显示出强化降糖带来心血管获益，其他三个研究 ACCORD、ADVANCE、VADT 结果均出乎意料。

VADT 研究：VADT 研究中纳入 1791 例高 CVD 风险（40% 既往 CV 事件）的退伍老兵，97% 为男性，年龄 60 岁，糖尿病病史 11.5 年，已用胰岛素或最大剂量的口服药物，但仍未良好控制的 T2DM 患者，基线 HbA1c 为 9.4%，平均观察 6 年，可使用任何降糖药物（多数是 2～3 种药）。强化血糖控制组末次随访时 HbA1c 已达 6.9%，远远优于标准治疗组（8.4%），但是为达此目标用药增多、胰岛素应用增加、低血糖增多。结果显示，总的心血管事件虽然较强化组少些，但差异无统计学意义，而心血管死亡轻微增加。预测 CV 死亡的主要因素是近期的严重低血糖事件（前 3 个月）。强化降糖也没有显著减少微血管并发症，仅仅是蛋白尿发生有所减少。总之，经平均 5.6 年的随访，强化组未能显著降低主要终点。进一步的分层分析显示，在糖尿病的早期强化血糖控制是有益的，而在糖尿病的后期才进行强化治疗不会有额外获益（诊断后 12～15 年或更晚）。

ACCORD 研究不仅未观察到强化降糖组的心血管获益，全因死亡率反而上升，使研究被提前终止。ACCORD 研究旨在探讨对病程长，有 CVD 或有 CVD 高危因素的患者进行强化降糖是否可以降低心血管事件的发生。ACCORD 试验总目标是：通过验证治疗 T2DM 的三种补充的药物治疗策略，为降低 T2DM 所带来的居高不下的主要心血管病发病和死亡提供更多的治疗选择。该研究采用随机、多中心、双重 2×2 析因设计，共纳入 10 251 名 T2DM 患者，用于检验强化血糖控制、升高 HDL-胆固醇和降低甘油三酯治疗（前提是很好控制 LDL-胆固醇和血糖），以及强化血压控制（前提是很好控制血糖）对主要心血管病事件的影响。该研究病例平均体质指数（BMI）为 32kg/m²；女性占 39.0%，白色人种占 64.8%，黑色人种占 19.3%；受试者均为 CVD 高风险人群，有 CVD 病史或脑卒中史或合并 2 种以上 CVD 危险因素，其中临床 CVD 人数占 35.2%。受试者平均病程大于 10 年，入组时 HbA1c>7.5%，随机分配到强化降糖组及标准降糖组，预计 HbA1c 分别控制在 <6.0% 和 7.0%～7.9%，而另外一支则将所有受试者分为两部分，一半参与降压试验而被分为强化降压组和标准降压组，另一半参与降脂试验而被分为非诺贝特组和安慰剂组。其中，强化降压组目标为收缩压低于 120mmHg（1mmHg=0.133kPa），标准降压组目标为收缩压低于 140mmHg。研究本来预设了平均 5.6 年的随访时长。然而，仅仅经过平均 3.5 年的治疗，

HbA1c 分别降至 6.4％和 7.5％。强化降糖组有 352 例出现主要终点事件，标准降糖组有 371 例出现主要终点事件，但死亡人数两组分别为 257 例和 203 例，强化降糖组病死率比标准降糖组病死率增加 22％。其病死率的差异于试验 1~2 年开始出现。两组主要终点事件（主要致死性或非致死性心血管事件）差异无统计学意义，但强化降糖组全因病死率与心血管病死率高于对照组。强化降糖组死亡人数高出对照组 54 例，即每年每千人多出 3 例，强化降糖组首发脑梗死、心血管源性死亡率以及全因死亡率均大于标准组。该试验的研究者不得不因强化治疗组发生心血管事件较多（见表 12-2）而中止了 ACCORD 平均为期 3.5 年的降糖分支试验。而且值得注意的是，平均 HbA1c 7.0％的标准组首发非致死性心肌梗死、脑梗死发生率为 4.6％及 2.4％，全因死亡率也达到了 4％。ACCORD 研究提示在糖尿病诊断 10 年后强化降糖较常规治疗死亡率增加。研究者们注意到，ACCORD 试验中强化降糖组的低血糖风险是对照组的 3 倍。尽管总的心肌梗死事件数并未增加甚至有所减少，而心血管相关死亡则是 ACCORD 试验中最主要增加的死因。这提示，接受强化降糖治疗的人群虽然心肌梗死被小幅度预防了，但他们一旦出现心肌梗死则更为致命。而众所周知，低血糖是诱发心肌梗死等心血管事件的重要诱因。

表 12-2　ACCORD 研究（平均随访 3.5 年后结果）：死亡原因分析

$n=10\ 251$	强化降糖组 患者所占百分率/%	标准降糖组 患者所占百分率/%
一级终点		
首发非致死性心肌梗死	3.6	4.6
首发非致死性脑梗死	3.0	2.4
心血管死亡	2.6	1.8
二级终点		
全因死亡率	5.0	4.0

ADVANCE 研究：ADVANCE 研究采用强化降压与强化降糖的 2×2 析因设计，共入选了 214 个中心的 11 140 例合并 CVD 或至少合并有一项 CVD 危险因素的 T2DM 患者，其中 32％有 CVD 病史。受试者平均年龄 66 岁，平均 BMI 为 28kg/m²，女性占 43％，46％来自欧洲，37％来自亚洲，13％来自澳大利亚和新西兰，4％来自北美，来自中国的患者占总人数的 1/3。4 个治疗组分别为强化降压普通降糖、强化降糖普通降压、强化降压降糖、普通降压降糖。降压支的干预方案选用血管紧张素转化酶抑制剂（ACEI）类药物培哚普利加上利尿剂吲达帕胺，而降糖支的干预方案则选用磺酰脲类药物格列齐特。对照组均采用安慰剂。受试者平均病程 8 年，分别随机分配到以缓释格列齐特为基础的强化降糖组及标准降糖组，入组时两组的平均 HbA1c 均为 7.5％，而强化降糖组的目标为 HbA1c<6.5％。研究的主要终点为大血管事件（心血管原因死亡、非致死性心肌梗死或非致死性脑卒中）和微血管事件（新发或恶化的肾病或视网膜病变）的复合终点。鉴于 ACCORD 研究结果，ADVANCE 的研究者在试验开始 5 年后迅速对其数据进行了中期分析。经过分析，强化降糖组及标准降糖组 HbA1c 分别达到 6.5％及 7.3％，强化降糖组主要大血管和微血管复合终点危险度减少 10％，主要微血管事件降低 14％，其中新发或恶化的肾脏病变减少达 21％，大量蛋白尿减少 30％。虽然强化降糖组较对照组心血管死亡风险减少 12％，但差异并无统计学意义（P=0.12）。此外，强化降糖组全因病死率比标准降糖组减少 7％。ADVANCE 研究中肾病发生率显著降低，证明强化降糖对减少微血管并发症有重要意义，不可否定强化降糖的临床益处。分析其降低心血管病死亡风险无统计学意义的原因可能与受试者接受多重危险因素控制以及研究时间较短有关。AD-VANCE 研究入组患者均接受了包括降压、降脂及抗凝多重危险因素控制，故随访结束时复合终点事件发生率低，仅为 2.3％，而预期值为 3％。ADVANCE 研究为期 5 年，而 CVD 是一个长期病程，观察两组患者大血管病发生率曲线，第 5 年结束时开始出现两曲线分离，若延长 ADVANCE 研究时间可能会得到更好的结果。此外，大量蛋白尿是重要的心血管死亡预测因子，ADVANCE 研究显示的肾脏保护作用可

以预示对大血管事件的获益。ADVANCE 研究发现强化降糖治疗能够显著降低糖尿病患者微血管并发症发生率，同时未见强化降糖增加患者病死率。

ACCORD 研究死亡率增加可能与其试验设计有关。由于试验设计的原因，ACCORD 研究中，随机分至强化降糖组的患者有很多不利因素，如严重低血糖的发生率高、胰岛素应用的比例高、胰岛素与噻唑烷二酮类合用的比例高、体质量增加较明显。如果患者本身就是 CVD 事件的高危人群，从理论上推测，严重低血糖增加心血管死亡的风险，但问题是有些患者并不知晓低血糖症状，特别是有自主神经病变的情况下（自主神经病变是猝死的强预测因素），所以这是一个混淆因素。低血糖事件致死有可能被错误地归结为冠心病，因为当时可能来不及测血糖，尸检时也不会发现低血糖的证据。ACCORD 研究中死亡率的增加也许并非强调了 HbA1c，也有可能与强化治疗策略有关，因为 ADVANCE 研究未发现强化降糖组死亡率增加。强化血糖控制本身也许并不会直接导致病死率上升，ACCORD 研究对象是病程较长、病情较重的患者，情况比较特殊，加上试验中所采用的降糖方法比较激进，容易导致低血糖的出现，对于合并 CVD 高危因素的 T2DM 患者，低血糖的危害远大于新诊断的糖尿病患者。且血糖波动比持续的高血糖对血管损伤更大，有可能是引起病死率增加的因素。入选 ADVANCE 研究的糖尿病患者病情较轻，病史短（2～3 年），HbA1c 较低，应用胰岛素者少，降糖速度比较缓慢，强化血糖控制没有明显增加体质量。虽然 3 项研究对严重低血糖的定义略有不同，但 ADVANCE 研究的入选人群在整个研究的过程中（平均5 年），强化降糖组发生严重低血糖的比例不足 3%，而 ACCORD 约为 16%，VADT 则高达 21%。

与 ACCORD 研究比较，ADVANCE 研究并未显示出强化降糖治疗患者病死率增加，为什么二者会得出不一样的结果呢？分析发现，两项研究参与的人群不同，参与 ACCORD 研究的患者病程更长，患 CVD 的危险因素更多，HbA1c 平均水平也较高，终点目标亦不相同。ACCORD 研究关心的是患者发生心血管病的危险，而 ADVANCE 研究关心的是患者发生大血管病变和微血管病变的危险。此外，两项研究实现血糖控制达标的方法和时间不同，ACCORD 研究多数选用罗格列酮、胰岛素控制血糖，而 ADVANCE 研究强化降糖组以应用格列齐特缓释片为基础，血糖控制不达标时再加用其他降糖药物，虽然 ACCORD 研究更多应用了罗格列酮，但初步分析认为病死率增加与任何药物或药物的联合使用均无关。ACCORD 研究降糖方案更为激进，血糖降低的速度也较快，在开始的 4 个月内，强化降糖组 HbA1c 水平降低了1.4%，而 ADVANCE 研究中强化降糖组 HbA1c 水平在开始 6 个月内仅下降了 0.5%，HbA1c 水平达标过程长达 4 年。ACCORD 研究中强化降糖组的低血糖情况发生较多，推测病死率增加可能与此有关。最后，两项研究患者体质量增加程度不同，与基线相比，ACCORD 强化降糖组平均体质量增加 3.5kg，其中 27% 患者体质量增加超过 10kg，而 ADVANCE 研究中强化降糖组平均体质量仅增加 0.7kg，因此体质量增加对 CVD 的影响不可忽视，对糖尿病患者转归有重要意义。

以上看似矛盾的研究给临床工作者强化降糖治疗带来了困惑和新的启示，其结果值得深思。与 AD-VANCE 研究（HbA1c 目标值<6.5%）相比，ACCORD 研究 HbA1c 目标值更低（HbA1c<6.0%），血糖水平下降过快。虽然 ACCORD 研究并未达到预期目标，最终 HbA1c 只达到 6.4%，但不同的降糖目标值显然可以影响研究中治疗干预强度。ACCORD 研究在不到半年的时间内将 HbA1c 由 8.2% 降至 6.4%，降幅高达 1.8%，而 ADVANCE 研究在 30 个月内逐渐将强化降糖组 HbA1c 由 7.5% 降至 6.4%，降幅仅为 0.9%，显然 ADVANCE 研究中降糖更为平稳。而 ACCORD 研究为了使血糖尽快达标，强化组除了使用更多口服降糖药及胰岛素外，严重低血糖及体质量增加发生率明显增高。ACCORD 研究为我们敲响了警钟，过于激进的降糖治疗具有一定风险，不利于已确诊冠心病或具有心血管高危因素的 T2DM 患者。对于心血管高危人群，平稳、安全降糖才是明智的选择。VADT 研究与前两个研究相比，显然患者病程更长，更多伴有 CVD 危险因素，基线 HbA1c 更高（9.4%），这意味着这些患者既往血糖并没有得到良好控制。该研究提示我们：强化降糖对于长期血糖控制不好且已经有并发症的糖尿病患者疗效有限，早期强化血糖控制十分关键。正如 Dr. William C Duckworth 所说："如果你已经进入有成倍风险因素或 CVD 和长期较差的血糖控制的人群，你不能期待短期血糖控制就能带来收益——你不能期待奇迹。"

尽管以上几项研究未得出明确的心血管获益证据，仍有很多循证医学证据支持强化降糖治疗。DCCT 研究入选 1 441 例 T1DM 患者，年龄 13～39 岁，平均糖尿病病程约 5 年，被随机分配至强化治疗组和常规治疗组，均用胰岛素治疗。两组之间 HbA1c 的差异非常明显（7.1%vs8.9%），为期 10 年的试验结束后进入 7 年后续观察性的 EDIC 研究，此时无论强化治疗还是常规治疗组，血糖控制之间无差异。但是，在 EDIC 研究中发现，即便此时血糖两组已经没有差异，但是早期强化治疗组血糖对于并发症的获益仍持续存在，强化治疗组心血管事件发生率下降 42%，非致死性心肌梗死、脑卒中和心血管死亡下降 57%。这也就提示机体对于血糖的影响具有"记忆效应"。由此可见，早期糖尿病血糖控制达标对降低心血管事件和非致死性心肌梗死、脑卒中和心血管死亡都具有显著的收益。

另一糖尿病领域里程碑式研究为 UKPDS。研究从 1977 年开始，入选患者为 4 209 例新诊断的 T2DM 患者，年龄平均为 54 岁。与 VADT 等研究不同，该研究的起点不是血糖控制差、CVD 高危人群，而是新诊断、病情较轻的患者，平均随访 10 年，研究结束后继续进行了 10 年的后续追踪试验。经饮食控制后患者随机进入强化治疗组及常规治疗组，另外一组肥胖的患者进入二甲双胍强化治疗组。1997 年公布研究结果后，继续追踪 3 组人群。在前面 10 年强化治疗组与常规治疗组血糖控制差异有统计学意义，强化组平均 7.0%，常规治疗组 7.9%。到后期追踪试验中两组 HbA1c 已经没有差异。UKPDS 的前期结果已经证明任何程度的 HbA1c 下降都可以获得微血管（微血管病变率下降 25%，$P=0.0099$）、大血管收益（心肌梗死下降 16%，$P=0.052$）。而前期及后续研究证明早期血糖控制的收益可以长期保持。在前期研究中虽然已经看到强化降糖可以减少心肌梗死、全因死亡率，但是差异无统计学意义，后续随访中虽然两组血糖已经没有差异，但是心肌梗死率和全因死亡率出现差异，心肌梗死下降 15%（$P=0.014$）；全因死亡率下降 13%（$P=0.007$），再次印证了 DCCT 的"代谢记忆"的论断。在 UKPDS 后续随访研究中，Dr. Rury R Holma 做出了这样的结论："从诊断开始就应该进行强化治疗使血糖控制在理想范围并且持之以恒，从而显著减少心肌梗死、全因死亡、微血管病变。"

除了早期、长期、平稳强化控制血糖外，综合控制多种危险因素对大血管病变的防治也很关键。新近揭晓的丹麦 Steno−2 研究显示了综合强化控制各项危险因素的强大优势。该研究共入选 160 例伴有持续性微量白蛋白尿的糖尿病患者，年龄平均为 55 岁。随机分为强化治疗组（80 例，严格控制血糖并应用血管紧张素系统抑制剂、阿司匹林及降脂药物）和常规治疗组（80 例），平均随访 7.8 年，后继的平均观察时间为 5.5 年。其主要复合终点事件包括心血管死亡、非致死性心肌梗死、非致死性脑卒中、血管再通术、截肢术。在随访约 8 年时，强化治疗组的平均 HbA1c 为 7.9%，常规治疗组为 9.0%。强化治疗组的复合终点事件发生率为 24%，而常规治疗组为 44%。经过平均 13.3 年的随访，强化治疗组与常规治疗组平均 HbA1c 分别降至 7.7% 和 8.1%。强化治疗组心血管事件及心血管性死亡风险分别下降 29% 及 13.0%，全因死亡率下降 20%。此外，强化治疗组糖尿病肾病、视网膜病变、自主神经病变、外周神经病变的发病相对风险也均有下降。Steno−2 研究表明，早期强化控制各项危险因素，配合饮食、运动、戒烟等生活方式治疗对于减少合并微量白蛋白尿 T2DM 患者的大血管及微血管并发症有积极的意义，能显著降低心血管事件、心血管病死率及全因死亡率，减少微血管病变，改善患者预后。

纵观以上循证医学结果，早期强化降糖、持久血糖达标、综合控制危险因素仍是目前的治疗主流，有助于减少糖尿病大血管及微血管并发症，但 HbA1c 也并非越低越好，根据 ADVANCE 等循证医学研究结果，HbA1c 目标值仍应维持在 6.5%。在强化治疗的过程中需要注意避免低血糖，使血糖安全、平稳达标；同时选用合适的降糖药物辅以饮食、运动等生活方式调整，避免体质量过度增加。对于老年人、糖尿病病程长、心脑血管疾病高危人群需要在注重安全性的基础上进行个体化治疗。

六、强化治疗的低血糖风险

众所周知，高血糖是心血管预后的危险因素，但对于低血糖对心血管事件的影响却未引起足够重视。目前已有多项研究显示，低血糖可增加心血管事件的发生风险。

低血糖的诊断，临床上常以 Whipple 三联征（低血糖症状、血糖水平低及血糖升高后症状缓解）作为证据。我国 2013 年 T2DM 诊治指南中认为对于非糖尿病患者，低血糖症的诊断标准为血糖<2.8mmol/L。而接受药物治疗的糖尿病患者只要血糖水平≤3.9mmol/L 就属于低血糖范畴。2017 年 ADA 糖尿病医学诊疗标准则进一步将低血糖分为低血糖警戒值、临床症状明显的低血糖及严重低血糖，其中严重低血糖定义为需要他人帮助的严重认知功能障碍。根据其建议，临床症状明显的低血糖被定义为血糖<3.0mmol/L，低血糖警戒值定义为血糖≤3.9mmol/L。

血糖减低引起多个对抗调节反应，例如胰岛 β 细胞分泌的胰岛素减少，α 细胞分泌的胰高血糖素增加，交感神经兴奋导致肾上腺素和去甲肾上腺素的血浆浓度急性升高，从而使促肾上腺皮质激素（ACTH）及糖皮质激素分泌增加。低血糖造成的低能量供给使得心肌收缩加强，心输出量增多，心肌自主神经病变和功能障碍，进而可能升高心肌梗死风险。低血糖还会造成心律失常，Q-T 间期延长，左心室收缩不协调、扭曲、压力感受敏感性下降等因素增加死亡风险，此外，低血糖间接影响炎性反应、血管内皮功能、凝血和纤维蛋白溶解功能以及自主神经的病变，这些反应对心血管疾病的发病率和死亡率存在潜在的不利影响。

Kosiborod 等人发表在 *Circulation*《循环》上的文章至少给我们一些警示：低血糖是需要警惕的，而且危害不小于高血糖。该研究纳入 16871 名因急性心肌梗死住院的患者，按照有无糖尿病史分为 2 组，统计 3 个时间窗内（入院 24h，48h，整个住院时间）每例患者的平均血糖，结果发现平均血糖≥120mg/dL（6.7mmol/L）开始，每增加 10mg/dL，死亡率就随之而增加，$OR=1.8$（$P=0.003$）；当血糖降低至 70mg/dL（3.9mmol/L）时，死亡率也逐渐升高，$OR=6.4$（$P=0.01$），如图 12-1 中所示。从两边看，像两个相对的"J"，因此，研究者形象地称之为 J 形曲线。此外，通过这个图形我们了解到，低血糖较高血糖死亡率上升，曲线更加陡峭，而且从 OR 值的比较来说，低血糖显现出比高血糖更大的危险性。所以我们说，低血糖和高血糖均是冠心病预后的预示因子，而低血糖更为危险，其阈值可能为 3.9mmol/L。

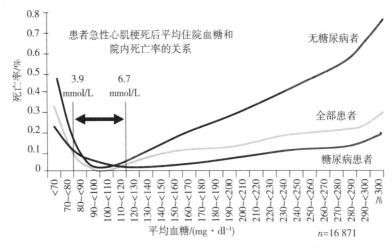

图 12-1　低血糖使心肌梗死患者死亡率增加——心肌梗死—血糖的"J"形相关性

英国苏格兰地区开展的一项胰岛素强化治疗达标导致低血糖发生研究，该研究对 267 例 T1MD 或 T2DM 患者采用胰岛素治疗 1 个月，以考察发生低血糖的危险。每例患者均前瞻性记录 1 个月内中重度低血糖的发生情况。结果表明在 155 例患者中发生 572 次低血糖事件。其中 82% 的 T1DM 患者发生了低血糖事件，45% 的 T2DM 患者发生了低血糖事件。DCCT 和 UKPDS 的经验提示：强化血糖治疗有效，但是以低血糖为代价。在 DCCT 研究中：强化血糖控制组严重低血糖发作次数是常规治疗组的 3 倍。UKPDS 研究随访 6 年的结果：各种治疗方案低血糖发生危险，二甲双胍组发生率为 2.4%，磺酰脲类药物组为 3.3%，胰岛素组发生率为 11.2%。在 UKPDS 研究中：10 年后，强化治疗组发生 1 次或 1 次以上严重低血糖的患者平均比例是 2.3%，而常规治疗组（饮食治疗）1 次或 1 次以上严重低血糖的发生率是

0.1%。胰岛素治疗的患者，任一低血糖事件的发生率是36.5%。

国外研究观察（1988—1998年）因不稳定型心绞痛或非Q波心肌梗死入院的糖尿病患者的入院血糖及住院期间血糖与2年全因死亡风险之间的相关性。结果发现：在合并糖尿病的急性冠脉综合征（ACS）患者中，入院时的高血糖及住院期间的低血糖均是调整后2年高全因死亡率的独立危险因素。该研究表明：对ACS患者而言，避免高血糖和低血糖可能同等重要。

另一项说明低血糖是心血管危险因素的研究来自美国一个小样本研究，说明低血糖较高血糖心血管事件发生率高。在很多大型研究中，强化降糖都会使低血糖的发生率增加，并伴随心血管事件的增加。而这些心肌缺血事件是否与低血糖相关，学术界并没有一个明确的说法。为此，Desouza C等人收集21名CAD患者，这些患者均合并有T2DM并应用胰岛素治疗，血糖控制良好。对这些患者进行持续血糖监测，并装动态心电图检测心肌缺血的情况，同时记录胸痛及低血糖的症状。结果表明，在21名患者中，19名患者的数据有效，具体如表12-3所示，共有54次低血糖发作，其中有10次诱发胸痛，6次有明确的心肌缺血的心电图证据。相反高血糖的发生次数为59次，胸痛仅诱发一次，而且没有心电图支持，两者间有明确的统计学差异（P<0.01）。研究者又将低血糖组细分为有临床症状及无临床症状，各为26次及28次，10次胸痛全部出现在症状性低血糖亚组，4次有心电图证据支持。由此得出低血糖可以诱发心肌缺血，而且较高血糖更为明显。这些数据提示对已知冠心病患者不必过分追求强化降低血糖，因为低血糖可能诱发心肌缺血事件，甚至于比单纯高血糖严重得多。

表12-3　血糖异常与急性冠状动脉综合征的关系（美国19例72h血糖检测研究）

	总事件	胸痛/心绞痛事件	心电图异常
低血糖	54	10*	6*
有临床症状	26	10*	4*
无临床症状	28	—	2
高血糖	59	1	0

注：与高血糖组比较*：P<0.05。

Li D.B.等人对1137位急性心肌梗死（AMI）患者进行分析后发现，在伴急性心肌梗死的糖尿病患者中，入院时处于低血糖者院内死亡率为12.2%，高于血糖正常或轻度高血糖患者（相对增加11.1%或10.7%），且在伴AMI的非糖尿病患者中结果亦类似（见表12-4）。

表12-4　入院时血糖与死亡率的相关性

观察对象	入院时血糖水平					
	低血糖	血糖正常	轻度低血糖	中度低血糖	重度低血糖	P值
所有患者	19（10.4%）	29（7.1%）	18（7.8%）	21（18.6%）	53（26.4）	0.00
糖尿病患者	6（12.2%）	3（11.1%）	3（10.7%）	4（12.9%）	31（27.9%）	0.00
非糖尿病患者	13（9.7%）	26（6.8%）	15（7.4%）	17（20.7%）	22（24.4%）	0.036

一项对360例青年T2DM患者进行回顾性分析及6个月的随访后发现，低血糖组患者不稳定型心绞痛、心力衰竭、靶血管血运重建、猝死等心血管事件发生率为45.0%，明显高于无低血糖对照组（3.8%，P<0.05，见表12-5）。研究结果提示青年T2DM患者若存在低血糖状况，心血管事件的发生率明显增加，临床上需积极预防控制。

表 12-5　两组患者心血管事件发生情况对比

[例数及百分率（%）]

组别	例数	不稳定型心绞痛	心力衰竭	靶血管血运重建	猝死	心血管事件合计
对照组	340	6	5	2	0	13（3.8%）
低血糖组	20	4	3	1	1	9（45.0%）
χ^2值						15.200
P值						<0.05

Wei Ming 等对 40 069 例受试者进行的一项基于人群的前瞻性队列研究发现，校正多变量后，与血糖正常者相比，低空腹血糖者的心血管疾病死亡风险增加 2.7 倍，全因死亡风险增加 2 倍（表 12-6）。可见低血糖同样显著增加心血管风险，在控制高血糖以降低心血管风险的同时，还应重视低血糖的心血管危害。

表 12-6　低空腹血糖全因、CVD 及肿瘤死亡率相对风险

（以血糖正常组为参照）

	相对风险（95%CI）	
	校正年龄、性别及人群	多变量校正[*]
全因	1.9（1.4～2.6）	2.0（1.5～2.6）
CVD	2.4（1.5～3.8）	2.7（1.7～4.3）
肿瘤	1.2（0.6～2.3）	1.2（0.6～2.2）
其他[#]	2.2（1.3～3.6）	2.2（1.3～3.5）

注：[*] 校正基线年龄、性别、人群、种族、BMI、甘油三酯、高血压、总胆固醇、家族性 CVD、CVD 病史及癌症、现吸烟状况及体检年数。

[#] 包括所有非 CVD 及非肿瘤死亡。

低血糖可以损害神经系统，诸如认知功能障碍和诱发脑梗死等。低血糖时通过氨基酸脱氨、代谢性酸消耗、乳酸形成等方面的作用使得脑组织内 pH 值升高，形成碱性内环境，直接导致神经元细胞水肿，引起功能障碍，这种作用在短时间内通过酸碱平衡的缓冲作用，碱环境是可逆的，如长期严重的低血糖未及时纠正，会导致永久性神经系统损伤甚至死亡。Auer R. N. 曾在 Stroke《中风》上发表一篇综述指出，低血糖 10min 后，海马突触周围的神经元树突线粒体肿胀，影响各突触间的递质释放。当低血糖持续 30min 时，小鼠神经元细胞膜破裂，随之而来的是细胞核碎裂，直至坏死。这就是产生认知障碍的原因。除了心血管及神经系统之外，低血糖的危害还囊括了眼睛、精神负担、肾脏等方面。因此 Cryer 教授曾指出"一次严重的医源性低血糖或由此诱发的心血管事件可能会抵消一生维持血糖在正常范围所带来的益处。"

七、尽早合理控制血糖可改善预后和死亡率

为了更好地管理好糖尿病，避免或延缓糖尿病及其相关并发症的发生和发展，必须采取有效的策略和手段以实现更加理想的血糖控制。

ACCORD 在糖尿病诊断 10 年后的研究示强化降糖较常规治疗死亡率增加，而 VADT 研究结果显示，总的心血管事件虽然较强化组少些，但差异无统计学意义，而心血管死亡轻微增加。预测 CVD 死亡的主要因素是近期的严重低血糖事件（前 3 个月）。强化降糖也没有显著减少微血管并发症，仅仅是蛋白尿发生有所减少。总之，经平均 5.6 年的随访，强化组未能显著降低主要终点。进一步的分层分析显示，在糖尿病的早期，强化血糖控制是有益的，而在糖尿病的后期才进行强化治疗不会有额外获益（诊断后 12～15 年或更晚）。ADVANCE 在糖尿病诊断 8 年后进行的临床研究结果显示，强化降糖与常规治疗对心血

管并发症无显著差异。ADVANCE 研究证明强化降糖对减少微血管并发症有重要意义，虽然强化降糖组较对照组全因死亡、心血管死亡风险减少，但差异并无统计学意义（$P=0.12$），但不可否定强化降糖的临床益处。DCCT 和 UKPDS 及其后续研究都表明，理想的血糖控制可以更好地预防各种微血管和大血管并发症的发生和发展。Steno-2 研究表明，早期强化控制各项危险因素，配合饮食、运动、戒烟等生活方式治疗对于减少合并微量白蛋白尿 T2DM 患者的大血管及微血管并发症有积极的意义，能显著降低心血管事件、心血管病死率及全因病死率，减少微血管病变，改善患者预后。

通过血糖管理来减少心血管事件是可能和必要的，但是强化降糖不同的临床收益与血糖干预时机和治疗的策略有关。尽管降糖药物相似，降低 HbA1c 相似，病程越长强化治疗的收益越低。综上所述，为延缓和阻止糖尿病并发症的发生和发展，理想的全面的血糖控制至关重要。应该根据患者的情况进行个体化的方案调整，优化血糖管理策略，做到：早期强化降糖，理想达标；晚期平稳降糖，基本达标；长期坚持降糖，全面达标；避免过度降糖，安全达标；还应该针对血脂、血压、凝血机制异常等因素进行干预，干预危险因子，综合达标。只有遵循个体化原则，优化治疗方案，才能达到最好的治疗效果。

第三节　个体化相对强化控糖

糖尿病治疗的目的是预防、减少或延缓糖尿病的各种慢性并发症和合并症的发生和发展。糖尿病各种慢性并发症和合并症的发生和发展的原因是复杂的，全面控制好糖尿病，是防止、减少和延缓糖尿病患者的各种慢性并发症和合并症发生和发展的重要措施。主要措施包括早期全面控制血糖，严格控制血压，调节脂代谢至正常允许范围，纠正血液凝血功能异常，以及其他生活方式干预如戒烟、避免过度饮酒和控制体质量等。

一、早期强化降糖，长期心血管获益

（一）早期强化与心血管获益

大量循证医学研究表明，强化血糖控制对于减少和预防糖尿病各种并发症的发生具有重要意义。疾病管理重在预防，对于糖尿病及其心血管并发症，早期干预可以起到事半功倍的作用。

在糖尿病早期存在"代谢记忆"，如果缺乏良好的代谢控制，这种变化会逐渐累积，最终成为不可逆损害；反之，尽早地改善代谢控制，则能有效清除负性改变的积累，从而预防和减缓慢性并发症发生。因此在糖尿病早期，全面良好的代谢控制可通过影响"代谢记忆"，从而改变糖尿病并发症的自然病程。而胰岛素早期强化治疗抑制了由炎症、糖毒性、脂毒性所致的毒性效应，从而具有持久益处。

然而，尽管有充分证据支持 T2DM 应尽快使血糖达标和联合应用多种降糖药物，研究却发现实际上仅有少数糖尿病患者能够达到指南推荐的控制目标，我国 2003 年调查表明 HbA1c≥6.5％的 T2DM 患者比例达到 74％。HbA1c 不达标的重要原因是传统的阶梯式治疗过程中，单药治疗向联合治疗转换延迟以及胰岛素使用时机延迟所致，导致患者在胰岛素治疗前累计 HbA1c>7％的时间有 10 年，从而增加了各种并发症的发生风险。事实上，由于胰岛 β 细胞功能进行性下降，口服用药往往很难长期维持血糖达标。UKPDS 研究表明 9 年内 75％的 T2DM 患者单用磺酰脲类药物治疗不能维持 HbA1c<7％，而如果将磺酰脲类药物和胰岛素联合使用，则可在 6 年内维持 HbA1c<7％。美国糖尿病协会（ADA）糖尿病诊疗指南指出，为尽早和尽可能使血糖达标，应早用药、早联合、早用基础胰岛素治疗；指南进一步指出，为恢复胰岛 β 细胞功能，应尽早启用胰岛素治疗。ADA 糖尿病诊疗指南主要负责人 David Nathan 教授更给出早期使用胰岛素治疗的指征：①T1DM 或以胰岛素缺乏为主的病理状态。②代谢失衡（消瘦和脱水等）。③妊娠糖尿病。④为诱导糖尿病病情缓解。⑤口服药物很难控制血糖达标（HbA1c>9％）。2018 年美国医师协会（ACP）更新了《2 型糖尿病患者血糖控制水平指南》，建议大部分糖尿病患者的血 HbA1c 的控制目标放宽到 7%～8%，没有必要一定要控制到 6.5% 以下。因为研究表明，把血 HbA1c 的水平控制低于 7% 会导致患者过量使用降糖药。而且也并没有减少视力丧失、晚期肾病、疼痛性神经病变和死亡；而过量用药带来的副作用包括肠胃问题、血糖过低、体质量增加，甚至充血性心力衰竭。

现在关于 T2DM 胰岛素治疗的理念已经发生了很大变化，特别是对于新诊断的 T2DM 患者和口服药失效的患者。前者早期使用胰岛素可使胰岛 β 细胞功能得到最大程度的恢复；后者不执着于多种最大剂量的口服降糖药物而采用强化治疗，可能会使患者重新获得口服药物治疗的敏感性。早在 1985 年 Garvey 等的研究就发现尽早使用胰岛素可消除高葡萄糖毒性，保护胰岛 β 细胞功能，提高机体自身对胰岛素的敏感性，"挽救"残存的胰岛功能。近 20 年，对于采用胰岛素治疗来保护和恢复胰岛 β 细胞功能进行了大量的研究。早在 1997 年，Ilkova 等在新诊断的 T2DM 患者 [平均 HbA1c（12.2±1.1）%] 采用胰岛素泵强化治疗，结果 12 例中有 9 例不再服用任何降糖药物即可以使得血糖维持正常 9～50 个月（平均 36 个月）。国内一些研究也显示，对于新诊断的 T2DM 患者，无论使用持续性胰岛素泵输注治疗还是一日多次注射，短期胰岛素强化治疗均可以使很大一部分患者获得一定时间的病情缓解期（1 年缓解率：胰岛素泵 47.1%，多次注射 43.8%）。多数患者的胰岛素分泌第一时相得到不同程度的恢复，胰岛素抵抗得到改善。这表明胰岛 β 细胞在高血糖和各种有害因素的压力下并不是像我们原先认为的已经"死亡"，而是"休眠"；尽早使用胰岛素进行强化治疗并将这种强化治疗维持一段时间，是完全有可能"唤醒"被抑制的胰岛 β 细胞功能，而且这种逆转存在于 T2DM 早期，阶梯式治疗方式常常错过了逆转胰岛 β 细胞功能不全的机会。基础研究表明，胰岛素治疗可以通过改善脂肪细胞功能（抑制脂肪分解、增加脂联素分泌）、减轻脂毒性、减轻糖毒性、抑制活化的 NF－κB 炎症通路、减轻细胞内质网应激反应，最终改善胰岛素抵抗和恢复胰岛 β 细胞功能。

对于胰岛素治疗认识的转变也给我们提出一个全新的课题：如何选择早期胰岛素强化治疗的对象、时机、方式及其强化的时间，对此还没有一致的意见。目前临床上常用的早期强化治疗方式有持续皮下胰岛素输注（CSII）治疗、每日多次胰岛素注射（MDI）治疗及口服降糖药（OHA）治疗，上述三种方式都可以通过清除糖脂毒性，改善胰岛素第一时相分泌，使一定比例的患者获得长期临床缓解。

（二）胰岛素强化控糖

1. 持续皮下胰岛素输注

持续皮下胰岛素输注（CSII）的概念最早是在 1960 年提出的，20 世纪 70 年代进入临床，但 70 年代末期机械性的胰岛素输注装置由于体积大、操作复杂，难以在临床推广。至 90 年代，制造技术的进步使胰岛素泵体积缩小，便于携带，操作简便，易学易用，剂量调节更精确和稳定，因而在临床中得到越来越广泛的使用，目前胰岛素泵技术更趋完善，可更精确地模拟生理性胰岛素分泌模式。CSII 与血糖监测的结合体现了真正意义上的"胰岛素强化治疗"。从严格意义上来说，CSII 是目前最符合生理状态的胰岛素输注方式，它可以使血糖控制到正常并保持稳定，减少严重低血糖的危险，对延迟和减少并发症非常有效。尽管胰岛素泵的使用在国际上已经有 30 多年的历史，但进入中国只有十几年的时间。2014 年统计中国长期使用胰岛素患者达 4 万人，44% 为 T1DM 患者，54% 为 T2DM 患者，其余 2% 为其他原因引起的糖尿病患者。胰岛素泵通过人工智能控制，以可调节的脉冲式皮下输注方式，模拟正常生理状况下的胰岛素分泌模式，不仅能提供"微量"与"持续不断"的基础胰岛素分泌，而且能根据食物种类和总量保证餐时胰岛素分泌的"快速"和"高峰"，从而有效地控制糖尿病患者的高血糖状态。其具体优势包括下面几点。

（1）有利于血糖控制：血糖变异指一天中血糖水平的波动，以餐后血糖高峰为典型表现，而良好的血糖控制不仅仅指 HbA1c 达标，同时需要降低血糖变异。研究显示中国糖尿病患者使用 CSII，相比于每日多次胰岛素注射（MDI），能够在较短时间内以较少的胰岛素用量获得更好的血糖控制水平。其主要原因可能如下：①胰岛素泵可以调节基础胰岛素的输注率和餐前大剂量，避免夜间低血糖和清晨高血糖的发生，又控制了餐后血糖高峰，使血糖保持平稳；②每日多次胰岛素注射治疗需要采用中长效胰岛素制剂，而该类制剂在同一个体上吸收率差异大，会导致血糖波动，而胰岛素泵使用短效或速效胰岛素制剂，较中长效胰岛素吸收稳定，避免胰岛素在体内的蓄积和血浆胰岛素水平的波动；③MDI注射部位易产生硬结和脂肪萎缩而影响胰岛素吸收，注射部位的更换也会导致吸收速率的差异，而胰岛素泵的输注部位基本固定，使每天胰岛素的供给情况保持良好的可重复性。故使用胰岛素泵可平稳控制血糖，减少血糖波动。

（2）明显减少低血糖发生风险：由于胰岛素泵是模拟生理性输注胰岛素，并可以精准地调节胰岛素剂量，因此可以明显减少低血糖发生。一项meta分析通过对22个随机对照研究进行分析发现，使用CSII和MDI相比可以明显降，低糖尿病患者的严重低血糖发生率，且基线时MDI治疗导致严重低血糖发生率最高、病程最长的糖尿病患者，使用CSII后其低血糖发生率的降幅最大。目前，严重低血糖已成为患者需要使用胰岛素泵治疗的指征之一。

（3）明显提高患者生活质量：胰岛素泵可以提高患者治疗依从性。相比于MDI，CSII可以减少多次皮下注射带给患者的痛苦和不便，增加患者自由度，提高其自我血糖管理能力和减轻心理负担。患者认为使用胰岛素泵时的生活质量比多次皮下注射更高；并且由于胰岛素泵的使用可以减少胰岛素用量，因此可以避免过大剂量的胰岛素使用所致的体质量增加，进而提升患者满意度。

（4）有助于一些特殊人群的血糖控制：①儿童或青少年糖尿病。30多年前，全世界第一个成功证实CSII可以有效用于儿童糖尿病患者的研究发布，但是真正将CSII用于临床儿童糖尿病患者降糖治疗还不到15年。由于儿童和青少年患者对胰岛素的需求和成年人不同，且此类患者的饮食、睡眠、运动等并不规律，使用胰岛素原可以进行更精细、灵活的调节，从而显示出对血糖管理的明显优越性。②妊娠合并糖尿病。妊娠期理想的血糖控制是保证母婴安全、减少母婴并发症的关键。但妊娠期孕妇进食通常不规律，孕早期还可能因孕吐影响正常进食，而胰岛素泵的操作灵活可以帮助妊娠合并糖尿病患者更好地控制血糖。有研究显示，使用胰岛素泵可以帮助妊娠合并糖尿病患者安全、有效地实现血糖控制。

胰岛素泵治疗中胰岛素的选择：胰岛素泵中可以使用速效胰岛素类似物。速效胰岛素类似物和人胰岛素生物学作用类似，但结构和药代动力学特征上不同。如门冬胰岛素，它是将人胰岛素B28脯氨酸换成门冬氨酸，使胰岛素分子不易聚集，从而皮下注射后容易吸收入血，迅速发挥降糖作用。研究显示，与人胰岛素相比，门冬胰岛素治疗能更好地控制血糖，使血糖达标更快，低血糖发生率更低，且由于门冬胰岛素的等电点低、稳定性好，不易形成沉淀，因此不易发生胰岛素泵的堵管，更利于血糖的控制。

胰岛素泵的初始剂量设定：每日胰岛素剂量计算应根据患者糖尿病分型、血糖水平以及体质量情况确定。初始推荐剂量如下：

• 未接受过胰岛素治疗的患者胰岛素剂量的计算

根据不同的糖尿病类型，胰岛素剂量设定为：

T1DM：一日总量（U）＝体质量（kg）×（40%～50%）

T2DM：一日总量（U）＝体质量（kg）×（50%～100%）

在使用过程中应根据血糖监测水平进行个性化剂量调整。

• 已接受胰岛素治疗的患者泵用胰岛素剂量的计算

已接受胰岛素治疗的患者可根据胰岛素泵治疗前的胰岛素用量计算。具体可根据患者血糖控制情况而定（见表12-7），并在使用过程中根据血糖监测水平进行个性化剂量调整。一日总量（U）＝用泵前胰岛素用量（U）×（70%～100%），T2DM患者每日胰岛素总量酌加，为用泵前胰岛素用量（U）×（80%～100%）。

表 12—7 已接受胰岛素治疗者换用胰岛素泵治疗时每日胰岛素用量的换算

使用泵前血糖控制情况	开始胰岛素泵治疗时推荐剂量/U
血糖控制良好、无低血糖	用泵前的胰岛素总量×（75%～85%）
经常发生低血糖	用泵前的胰岛素总量×（70%）
高血糖、极少或无低血糖	用泵前的胰岛素总量×100%

• 剂量分配

每日基础输注量＝全天胰岛素总量×（40%～60%）（平均 50%）

初始胰岛素泵治疗时，基础率占总剂量比例建议如下：

成人：全天胰岛素总量×（40%～60%）。

青少年：全天胰岛素总量×（30%～40%）。

儿童：全天胰岛素总量×（20%～40%）。

剩余部分为餐前大剂量总量。

初始设定的餐前大剂量总量一般为初始全天胰岛素用量的 50%，按照三餐 1/3、1/3、1/3 分配。最佳情况下应根据饮食成分，特别是碳水化合物含量以及血糖情况个性化设定。

胰岛素泵强化治疗的疗程：强化治疗的时间差异很大，短者 3 天，长者半年。有研究对肥胖、谷氨酸脱羧酶抗体（GADAb）阴性、糖尿病酮症酸中毒的患者用正规和中效胰岛素联合多次注射 3 周和 3 个月，使 HbA1c 从 (13.5±4.5)% 降至 (7.0±1.5)%，发现在迅速纠正高血糖的第 1 周，胰岛 β 细胞功能仍然很差，但是在治疗 3 周后胰岛 β 细胞功能得到显著改善，持续 3 个月后没有观察到胰岛 β 细胞功能进一步恢复。我国的翁建平教授团队发现，对于空腹血糖（FPG）>11.1mmol/L 的初发 T2DM 患者给予胰岛素泵强化治疗 2 周，多数患者在治疗结束后胰岛素分泌第一时相得到不同程度的改善，提示 2 周的强化治疗可能已经使胰岛 β 细胞得到充分的休息。

2. 每日多次胰岛素注射

T2DM 患者的早期胰岛素强化治疗一般是针对初诊病例，时机是距离初诊的时间越短越好，可以采用每日多次注射胰岛素（MDI）方案，初始剂量一般为 (0.3～0.8) U/（kg·d），由于患者存在胰岛素抵抗，总量有可能超过 1.0U/（kg·d），治疗期间可以每天调整胰岛素使用剂量，争取在 3～7 日达标。每日多次胰岛素注射的常见方案包括：三餐前注射短效普通人胰岛素加临睡前注射中效胰岛素、三餐前注射短效胰岛素类似物加临睡前注射长效胰岛素类似物、注射预混胰岛素类似物。

1）胰岛素的种类

（1）短效胰岛素：分为动物胰岛素和基因工程胰岛素，可采取皮下注射或静脉注射，皮下注射多在餐前 30min 进行，约 30min 起效，2～4h 达峰值，作用时间维持在 6～8h，每日注射 3～4 次。

• 动物胰岛素：包括猪胰岛素和牛胰岛素。目前临床常用为猪胰岛素，是从猪胰腺提取并纯化，其分子结构与人胰岛素仅有 1 个氨基酸的差别。

• 基因工程胰岛素：是通过基因工程技术将人胰岛素基因插入酵母菌质粒或大肠杆菌质粒中所得的胰岛素，与人胰岛 β 细胞分泌的胰岛素分子结构完全一样。

（2）中效和长效胰岛素：研究人员从鱼精液中发现了一种单链的、含 30 个氨基酸的多肽，称之为鱼精蛋白，并制成了鱼精蛋白胰岛素，主要有中性鱼精蛋白胰岛素（NPH）和鱼精蛋白锌胰岛素（PZI），只能皮下注射，不能用于静脉注射，多在早餐前或晚餐前 1h 皮下注射。

• NPH：又称低精蛋白锌胰岛素注射液，是白色的混悬液，内含鱼精蛋白、短效胰岛素与锌离子，其中鱼精蛋白与胰岛素比例为 1：1。NPH 2.5～3h 起效，5～7h 达峰值，持续 13～16h，每日注射 1～2 次。

• PZI：也是一种白色混悬液，其中鱼精蛋白与短效胰岛素混合比例为 2：1。PZI 3～4h 起效，8～10h 达峰值，作用长达 20h，每日注射 1 次。

（3）胰岛素类似物：在结构上与胰岛素存在细小差异，可模拟正常人胰岛素的生理作用，但不改变免疫原性。根据作用方式及起效时间，分为速效（超短效）胰岛素类似物、长效和超长效胰岛素类似物、预混胰岛素类似物。

①速效胰岛素类似物：采取皮下注射，在餐前 0~5min 或餐后即刻给药，10~15min 起效，1~2h 达峰值，持续时间 4~6h，每日注射 3~4 次。

•赖脯胰岛素：通过将人胰岛素 B 链 28、29 为脯氨酸、赖氨酸的次序颠倒，使胰岛素分子形成多聚体的特性改变，从而加速皮下注射的吸收。

•门冬胰岛素：将带负电荷的门冬氨酸取代 B 链 28 位的脯氨酸，由于电荷排斥而阻碍了胰岛素单体间的自我聚合。在溶液中，门冬氨酸以单体的形式存在，因此门冬胰岛素皮下注射较普通胰岛素吸收更快。

•谷赖胰岛素：是一种速效的基因重组 DNA 人胰岛素类似物，将人胰岛素 B3 位点上的天冬氨酸为赖氨酸所置换，而 B29 位点上的赖氨酸为谷氨酸所置换，减少多聚体形成、促进形成稳定单聚体，使得谷赖胰岛素能够更快地被吸收。

②长效和超长效胰岛素类似物

•甘精胰岛素：是通过重组 DNA 技术生产的长效胰岛素类似物，将人胰岛素 A 链 21 位点上的天门冬氨酸换为甘氨酸，在 B 链末端加两分子精氨酸，使等电点从 pH 值 5.4 升至 6.7。在酸性条件下，甘精胰岛素呈无色透明溶液状，其在皮下注射后，在体液生理 pH 值条件下，溶解度很低，形成结晶聚合，使胰岛素在皮下吸收缓慢，稳定性增加，模拟人体基础状态的胰岛素分泌。甘精胰岛素起效时间为 1.5~2h，持续 24h，没有峰值，每日注射 1 次。

•地特胰岛素：在人胰岛素 B 链 29 位赖氨酸的 ε 位，以共价键连接一个 14 碳的游离脂肪酸（肉豆蔻酸）侧链，并去掉第 30 位上的苏氨酸残基。地特胰岛素以六聚体形式存在，皮下注射后吸收和扩散缓慢，且与血浆白蛋白的结合率达 99%，不易经肾脏丢失或经肝脏灭活。皮下注射效果可持续 24h，无明显胰岛素吸收峰值，每日注射 1~2 次。

•德谷胰岛素：是一种超长效胰岛素类似物，去掉了人胰岛素 B 链第 30 位氨基酸，通过 1 个谷氨酸连接子，将 1 个 16 碳脂肪二酸连接在 B29 位上。德谷胰岛素制剂中，由于苯酚的存在（作为抑菌剂），胰岛素六聚体的一端处于开放状态，可与另一个六聚体相互作用，形成稳定的双六聚体。皮下注射后，随着苯酚的弥散，德谷胰岛素双六聚体的两端打开，相互作用，形成独特的多六聚体（胰岛素六聚体长链），这种胰岛素多六聚体作为一个存储库缓慢解聚释放成德谷胰岛素单体。这些单体缓慢并持续地被吸收进入循环中，达到超长的（>24h）药代动力学和药效学曲线。每日注射 1 次可发挥持久、稳定的降糖作用，且可灵活给药（间隔 8~40h），不影响其有效性和安全性。

③预混胰岛素类似物：是指将速效胰岛素类似物（赖脯胰岛素或门冬胰岛素）与鱼精蛋白锌胰岛素类似物按一定比例混合而成的胰岛素制剂，包括低预混胰岛素类似物和中预混胰岛素类似物。目前市面上的预混胰岛素类似物有预混门冬胰岛素（诺和锐 30、50、70）和预混赖脯胰岛素（优泌乐 25、50）。这类胰岛素的共同特点是双时相作用，即混合后两种胰岛素各自发挥作用，相当于一次注射了短效和中效胰岛素，既可满足餐时胰岛素的需要，又可提供较长的作用时间，因此用于糖尿病强化治疗更为方便。预混胰岛素类似物不需临时配制，使用方便，可在餐前即刻注射或餐后立即注射，每日注射 1~3 次，尤其适合视力差、文化水平低的患者及老年患者。

表 12-8　预混胰岛素种类及作用特点

种类	起效时间	峰值时间	作用持续时间
预混人胰岛素			
70/30 剂型	0.5h	2～12h	14～24h
50/50 剂型	0.5h	2～3h	10～24h
预混胰岛素类似物			
赖脯胰岛素 75/25	15min	30～70min	16～24h
门冬胰岛素 30	10～20min	1～4h	14～24h
赖脯胰岛素 50	15min	30～70min	16～24h
门冬胰岛素 50	10～20min	1～4h	14～24h

2）每日多次胰岛素注射的方案

（1）每日 4 次注射胰岛素方案：①长效或超长效胰岛素类似物睡前注射模拟生理性基础分泌，以及三餐前注射速效胰岛素类似物模拟生理性餐后分泌。这是当前最提倡、最常应用的方案，一日四次注射的甘精胰岛素/地特胰岛素/德谷胰岛素＋赖脯胰岛素/门冬胰岛素/谷赖胰岛素方案的优点是进餐时间随意，低血糖发作减少，更好地改善 HbA1c 剂量调节简单，患者的依从性好。这是最有效、最容易进行剂量调节的方案。因为胰岛素笔注射疼痛减轻，应用方便，本方案得到广泛应用。据调查，多数糖尿病患者同意一日注射 4 次（而不是早晚 2 次预混制剂），以求得进餐时间随意；②三餐前注射 RI（人或动物的常规胰岛素），睡前注射 NPH。此方案疗效肯定，已经积累丰富的经验，至今仍然广泛应用。但餐前注射时间不能随意，低血糖概率稍高。预防三餐前和夜间低血糖的方法是分餐，睡前进食少许粮食制品，必要时两餐间加餐。

（2）每天 3 次注射的"次强化治疗"：次强化治疗的对象，可以是原来病情较轻者，或者强化治疗后病情减轻者。每天三餐前胰岛素注射控制病情后，白天高血糖引起的"夜间葡萄糖毒性"消除。此时，许多患者胰岛的夜间基础胰岛素分泌能力尚能控制黎明期激素所致高血糖，表现为夜间 3 时和空腹血糖正常。这种疗效等同于每日 4 次注射。所以把每日 3～4 次胰岛素注射统称为胰岛素强化治疗，但是另一部分病例则不能如此，夜间 3 时和空腹血糖仍然高于目标值，应该予以睡前注射长效或中效胰岛素。

（3）每日 2～3 次注射预混胰岛素方案：对于 HbA1c≥9.0％同时合并明显临床症状的新诊断 T2DM 患者，或血糖控制不达标、需要基础＋餐时胰岛素强化治疗但不愿意接受该治疗方案的患者，可启用一日两次皮下注射预混胰岛素方案进行强化治疗。如果 HbA1c 或空腹血糖仍不达标，则可改为每日 3 次治疗方案。起始剂量一般为（0.2～0.4）U/（kg·d）或（10～12）U/d，按 1:1 分配到早餐前和晚餐前，一定要根据患者具体情况决定预混胰岛素类别、日总剂量和早晚餐前剂量的分配比例。在预混胰岛素选择方面，应注意根据患者具体情况决定，中预混胰岛素主要针对餐后血糖升高明显的患者。若低预混胰岛素每日两次治疗，HbA1c≥7.0％，早餐后血糖＜10.0mmol/L，可考虑调整为低预混胰岛素类似物每日 3 次；若早餐后血糖≥10.0mmol/L 的患者，则可考虑调整为中预混胰岛素类似物每日 3 次治疗；对于中预混胰岛素类似物每日 3 次治疗患者，如果餐后血糖控制好而空腹血糖＞6.0mmol/L 时，可考虑将晚餐前调整为低预混胰岛素类似物。

应根据患者具体情况设定血糖控制目标。在胰岛素治疗期间，结合血糖监测结果，适时调整治疗方案和胰岛素剂量，以取得良好的血糖控制。对于不同的预混胰岛素治疗方案，其剂量调整方法有所不同，可参考每日 2 次预混胰岛素治疗方案（见表 12-8）和 1-2-3 次预混胰岛素类似物治疗方案的剂量调整方法（见表 12-9），每 3～5 天调整 1 次，每次调整 1～4U，直至血糖达标。T2DM 患者的血糖控制目标因患者的年龄、合并症、并发症等不同而异，临床医生应注意结合患者病情、经济等各方面的因素综合考虑，选择适合患者的治疗方案。对已合并心脑血管疾病或其他危险因素的 T2DM 患者，在用胰岛素治疗时，应当采取稳妥、安全的降糖治疗措施和目标值，尽量避免低血糖的发生。

表 12-9　预混胰岛素（每日 2 次）剂量调整方法

空腹/餐前血糖水平/（mmol·L⁻¹）	剂量调整/IU
<4.4	降至调整前剂量
4.4~6.0	0
6.1~7.7	+2
7.8~10.0	+4
>10.0	+6

表 12-10　预混胰岛素类似物（1-2-3 方案）剂量调整方法

每日 1 次		每日 2 次		每日 3 次	
空腹血糖/（mmol·L⁻¹）	第 2 天晚餐前剂量调整/IU	晚餐前/空腹血糖/（mmol·L⁻¹）	第 2 天早餐前/晚餐前剂量调整/IU	晚餐前血糖/（mmol·L⁻¹）	第 2 天午餐前剂量调整/IU
<2.8	-4	>2.8	-4	<2.8	-3
2.8~4.4	-2	2.8~4.4	-2	2.8~4.4	-2
4.5~6.0	不调整	4.5~6.0	不调整	4.5~6.0	-1
6.1~7.7	+2	6.1~7.7	+2	6.1~7.7	不调整
7.8~11.0	+4	≥7.8	+4	≥7.8	+2
>11.0	+6				

事实上，部分医生和糖尿病患者对于胰岛素的使用仍然存在疑虑，最大的担心莫过于低血糖，低血糖也是影响糖尿病患者血糖达标的主要原因。虽然 T2DM 患者使用胰岛素强化治疗所致严重低血糖的发生率远远低于 T1DM 患者，但是对于合并心血管疾病或心血管疾病高危 T2DM 患者，低血糖仍会增加患者死亡风险，对这类患者应尽量避免低血糖发生。目前，对于 T2DM 患者强化治疗所致低血糖的发生率的报道结果也不相同，这与胰岛素治疗方案的优化、医疗团队的合作、患者的知晓率均有很大关系。随着制药业的发展，现在有越来越多的胰岛素类似物应用于临床，这些类似物不但能够更好地模拟生理性胰岛素分泌模式，而且低血糖的风险也更低，也就是说目前我们已经能够既比以往更好地控制血糖，又能有效降低发生低血糖的风险；同时使用胰岛素治疗的患者应加强糖尿病教育，增强自我管理，从而全面提高患者的生活质量。

UKPDS 结果显示 T2DM 患者生活质量降低是由于并发症的出现，而非胰岛素的使用。因此，对 T2DM 应积极治疗使血糖达标，尽早启用胰岛素保护胰岛 β 细胞功能，减少微血管和大血管并发症的发生。正如 2006 年 ADA 会上提出的："比我们现在做到的更早开始胰岛素治疗和强化胰岛素治疗，生活质量不会因胰岛素的使用而受到影响。"我国的胰岛素使用还远远没有达到它应该有的程度。这就给每一位临床医生，特别是内分泌科医生提出新的要求：不但要提高自己对于胰岛素的正确认识，还应该走出象牙塔，通过努力让更多的患者正确认识和使用胰岛素，提高我国 T2DM 的整体防治水平。

二、个体化控糖，安全达标

（一）个体化降糖的必要性

在目前的医学发展水平下，糖尿病一旦发生还不能被根治，血糖的控制还只能借助于饮食控制、运动和药物的治疗。临床试验证明，严格地控制血糖可明显减少糖尿病慢性并发症的发生和发展，即使是已发生了并发症的患者，严格控制血糖也可以明显减缓病变的进展。虽然目前国际上普遍认为，将反映血糖长期控制水平的 HbA1c 水平控制在 7.0% 的治疗方案属于糖尿病的强化治疗方案，但这种血糖控制水平距离正常水平（HbA1c 4.0%～6.0%）还相差较远。在 T2DM 的早期，当人体尚存较强的调节血糖的功能时，仅采用一种口服药就可将血糖控制在正常范围内。但随着病情的发展，体内控制血糖的能力越来越差，需要的药物也越来越多，但药物控制血糖的能力远远低于人体经过上亿年的进化所获得的血糖控制能力，其在体内吸收和作用的模式不能完全模拟人体的生理模式，往往造成体内血糖的波动幅度高于生理性的血糖波动。如血糖的波动发生在一个血糖比较高的患者中时，波动的最低水平（低谷）不会触到低血糖的"暗礁"（血糖水平低于 2.9mmol/L）。而对一个血糖水平离正常水平较近的患者而言，药物所造成的血糖波动触礁的可能性就大大地提高了，这就是为什么强化血糖治疗伴随着低血糖的发生危险增加的原因（见图 12-2）。DCCT 的后续流行病学研究显示，曾经接受强化治疗的患者虽然 HbA1c 的水平与曾经接受常规治疗的患者相似（分别为 8.4% 和 8.5%），但强化治疗组始终保持了一个较低的微血管病变的发生率，且两组间微血管病变进展的速率不是接近或平行，而是差距愈来愈大。这些数据一方面说明了强化治疗的重要性，另一方面还说明了达到强化治疗目标的艰巨性。

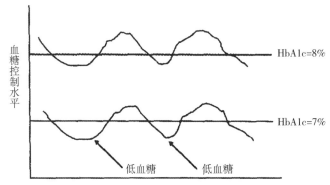

图 12-2　在不同的血糖控制水平由药物所造成的血糖非生理性波动与低血糖之间的关系

ADVANCE 和 VADT 两项试验未发现强化血糖控制可显著降低 CVD。而 ACCORD 研究由于发现强化血糖控制组死亡率升高，试验被提前终止。ACCORD 研究对象是病程较长、病情较重的患者，情况比较特殊，加上试验中所采用的降糖方法比较激进，VADT 的入选人群同样多为晚期心血管高危的老年糖尿病患者，与 UKPDS 和 DCCT 相比，显然已丧失了糖尿病干预的最佳时期，而且难于从短期的强化治疗中获得大血管的显著受益，甚至于无法适应剧烈的血糖波动而发生心脑血管意外。

因此综合最新的临床证据，目前 ADA、美国心脏病学会基金会（ACCF）和美国心脏协会（AHA）三大权威机构就强化血糖治疗在《美国心脏病学会杂志》上发表了意见书，指出对于糖尿病病程短、预期寿命较长且无明显心血管疾病者，在不发生低血糖或其他治疗相关不良反应的情况下，可将 HbA1c 控制在＜7.0%以下。无论是 T1DM 型还是 T2DM，强化降糖均可减少微血管并发症和神经病变。AC-CORD、ADVANCE 和 VADT 虽未能显著降低 CVD 事件，但使 HbA1c 降至 7.0%以下的目标不应有疑问。

以上 3 项临床试验以及 Steno-2 多重危险因素干预试验均发现，CVD 的发生率低于预期，进一步证实对糖尿病患者进行综合治疗功不可没，但仅仅关注高血糖是不够的，糖尿病患者应重视血糖之外的危险因素，对 T2DM 患者进行综合干预，使血糖、血脂、血压、体质量等全面达标，就可以在一定程度上减少心血管并发症的发生。ACCORD、ADVANCE 和 VADT 研究的亚组分析提出一个假设，那就是糖尿病病史短，且没有动脉粥样硬化的人群有可能从强化降糖中获益，而在其他糖尿病患者中，强化降糖的风险超过获益，这些人群包括：糖尿病病史很长者、有严重低血糖发作者、明显的动脉粥样硬化者以及高龄/身体状况差者。ADA 同时也指出对于年龄超过 62 岁、糖尿病病史超过 10 年、具有心血管疾病或高心血管疾病风险者，比较合理的血糖控制目标是 HbA1c 近 7.0%。因此，对于病情较为严重的患者，要特别注意预防严重的低血糖发作，若不容易达到 HbA1c7.0%的目标，或 HbA1c 达到 7.0%后不安全，对 HbA1c7.0%这一目标就不应该过于积极追求，更应强调控糖目标个体化。

（二）个体化降糖的策略

（1）DCCT 和 UKPDS 亚组以及 ADVANCE 研究发现，HbA1c 接近正常时，微血管并发症还可有轻度下降，因此，对于某些患者，如：糖尿病病史短、预期生存时间长和没有心血管疾病的患者，若将 HbA1c 降得更低也不会明显增加低血糖或其他不良作用，可以考虑将 HbA1c 降得更低一些。（ADA，B级推荐；ACC/AHA，Ⅱa 类建议，C 级证据）

（2）对于尽管已实施糖尿病自我管理、合理监测血糖，并且已应用包括胰岛素在内的多种降糖药物，仍然不容易达到 HbA1c<7.0% 目标的糖尿病患者，而且糖尿病病史长、有严重低血糖发作、预期生存时间短、已出现严重的微血管和大血管并发症、或有较多的合并疾病时，可不必严格将 HbA1c 降至 7.0%以下。（ADA，C 类推荐；ACC/AHA，Ⅱa 类推荐，C 级证据）

（3）基于大血管病变：对于 T1DM 型和 T2DM 患者，在几项比较强化和标准血糖控制的临床随机对照试验中，未发现强化控制组能显著降低 CVD 事件，但 DCCT 和 UKPDS 研究的长期随访发现，一旦确诊糖尿病就将 HbA1c 降至 7.0%左右甚至<7.0%，大血管病变的风险降低。因此，在有新的证据公布之前，目前 HbA1c<7.0% 的目标似乎是合理的。（ADA，B 级证据；ACC/AHA，Ⅱb 类建议，A 级证据）

我国于 2018 发布的《中国 T2DM 防治指南（2017 版）》中建议，对大多数非妊娠成年 T2DM 患者，合理的 HbA1c 控制目标为<7.0%（A 类建议），血压<130/80mmHg，LDL-C<2.6mmol/L（未合并动脉粥样硬化性心血管疾病），或<1.8mmol/L（合并动脉粥样硬化性心血管疾病），BMI<24.0kg/m²。更严格的 HbA1c 控制目标（如<6.5%，甚或尽可能接近正常）适合于病程较短、预期寿命较长、无并发症、未合并心血管疾病的 T2DM 患者，其前提是无低血糖或其他不良反应（B 类建议）。相对宽松的 HbA1c 目标（如<8.0%）更适合于有严重低血糖史、预期寿命较短、有显著的微血管或大血管并发症的患者（B 类建议）。T2DM 理想的综合控制目标视患者的年龄、合并症、并发症等不同而异（见表 12-11）。治疗未能达标不应视为治疗失败，控制指标的任何改善对患者都将有益，将会降低相关危险因素引发并发症的风险，如 HbA1c 水平的降低与糖尿病患者微血管并发症及神经病变的减少密切相关（见图 12-3，HbA1c 从 10.0%降至 9.0%对减低并发症发生风险的影响要大于其从 7.0%降至 6.0%）。

制定 T2DM 患者综合调控目标的首要原则是个体化，应根据患者的年龄、病程、预期寿命、并发症或合并症病情严重程度等进行综合考虑。HbA1c 是反映长期血糖控制水平的主要指标之一。对大多数非妊娠成年 2 型糖尿病患者而言，合理的 HbA1c 控制目标为<7.0%。更严格的 HbA1c 控制目标（如<6.5%，甚或尽可能接近正常）适合于病程较短、预期寿命较长、无并发症、未合并心血管疾病的 T2DM 患者，其前提是无低血糖或其他不良反应。相对宽松的 HbA1c 目标（如<8.0%）可能更适合于有严重低血糖史、预期寿命较短、有显著的微血管或大血管并发症，或有严重合并症、糖尿病病程很长，尽管进行了糖尿病自我管理教育、适当的血糖监测、接受有效剂量的多种降糖药物包括胰岛素治疗，仍很难达到常规治疗目标的患者。

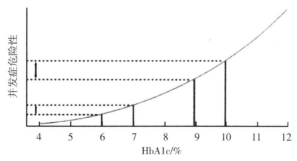

图 12-3　HbA1c 与并发症危险性关系

表 12-11　中国 T2DM 综合控制目标

指标	目标值
血糖/（mmol·L^{-1}）^{a}	
空腹	4.4~7.0
非空腹	<10.0
糖化血红蛋白/%	<7.0
血压/mmHg	<130/80
总胆固醇/（mmol·L^{-1}）	
男性	>1.0
女性	>1.3
甘油三酯/（mmol·L^{-1}）	<1.7
低密度脂蛋白胆固醇/（mmol·L^{-1}）	
未合并动脉粥样硬化性心血管疾病	<2.6
合并动脉粥样硬化性心血管疾病	<1.8
体质指数/（kg·m^{-2}）	<24.0

注：1mmHg=0.133kPa；a，毛细血管血糖。

三、多因素干预，全面达标

丹麦 Steno-2 研究进一步证明了糖尿病高危险人群早期接受多药物联合强化治疗和行为干预，可以降低其死亡率及各种心血管疾病的发病率。Steno-2 研究（平均 7.8 年）的初步结果是在此次的 5 年前公布的，在血糖控制方面，强化组平均 HbA1c 为 7.9%，传统治疗组的 HbA1c 平均为 9.0%，但结果显示针对多种危险因素的强化治疗可使糖尿病患者的心血管疾病和微血管并发症减少 50%。尽管强化组的死亡例数少于传统治疗组，但因终点事件发生的例数太少，因此当时无法肯定强化治疗对于死亡率的影响。早期治疗结束后，该人群接受了平均 5.5 年的随访。在此期间，原来传统治疗组的患者接受了强化治疗。结果发现，早期强化治疗的患者结局更好，提示早期干预优于晚期干预。经过 13.3 年的随访，研究结束时发现强化治疗组有 24 例死亡，传统治疗组有 40 例死亡（HR=0.54，P=0.02），强化治疗组还降低了心血管事件发生危险及死亡危险。其主要终点事件（全因死亡）的绝对危险性降低了 20%，心血管事件死亡绝对危险性也下降了 13%。然而由于依从性较差，Steno-2 研究仅有 18% 的患者 HbA1c 小于 6.5%，因此 Steno-2 研究中死亡率和大血管、微血管病变减少可能与早期针对血脂异常、高血压、高血糖和血小板聚集等危险因素的强化综合治疗有关。

糖尿病作为一种代谢性疾病，仅仅靠单纯的血糖管理是远远不够的，还应该包括改善生活方式、戒烟、降脂、降压、抗血小板等综合干预。

综上所述提示临床治疗应该更加个体化，综合考虑患者的年龄、病情、并发症情况和大、小血管疾病危险因素等，制定合理的降糖目标，选择适合患者的治疗方案。糖尿病的干预应该尽早开始，将血糖控制在合理的范围之内，因为早期干预更易控制血糖水平，也可以尽可能多地保存患者胰岛 β 细胞功能。此外，对 T2DM 并发症的预防应采取除血糖之外的多因素干预及全面管理，如控制危险因素血压、血脂、体质量以及患者的饮食运动指导及血糖的自我监测。

（李良毅　杨鑫娜）

第十三章

降糖药与大血管病变的关系

第一节　二甲双胍

临床证据显示，在双胍类、磺酰脲类、格列奈类、噻唑烷二酮类药物以及胰岛素等多种降糖药物中，二甲双胍是降糖效果最强且具有心血管保护作用的代表药物之一。对临床试验的系统评价显示，二甲双胍的降糖疗效（去除安慰剂效应后）为 HbA1c 下降 1.0%～1.5%，并可减轻体质量。在我国 T2DM 人群中开展的临床研究显示，二甲双胍可使 HbA1c 下降 0.7%～1.0%。在 500～2000mg/d 剂量范围，二甲双胍疗效呈现剂量依赖效应，在低剂量二甲双胍治疗的基础上联合 DPP-4 抑制剂的疗效与将二甲双胍的剂量继续增加所获得的血糖改善程度和不良事件发生的比例相似。UKPDS 研究显示二甲双胍明显降低患者空腹血糖水平，HbA1c 每下降一个百分点，可使致死和非致死性心肌梗死发生率下降 14%、致死和非致死性中风下降 12%、周围血管疾病导致的截肢或死亡下降 43%、心衰减少 16%。联合饮食治疗时，二甲双胍能降低空腹血糖 50～70mg/dl（2.78～3.89mmol/L）。另外，二甲双胍单独或联合应用胰岛素或其他口服降糖药，可降低 HbA1c 1%～2%。许多国家和国际组织制定的糖尿病诊治指南中均推荐二甲双胍作为 T2DM 患者控制高血糖的一线用药和药物联合中的基本用药。

二甲双胍不论单独还是联合应用磺酰脲类药物均有改善血糖和降低糖尿病患者多种心血管危险因子的作用。UKPDS 在其超重亚组研究中，接受二甲双胍强化治疗的患者，在降低 42% 的糖尿病相关死亡事件的同时，也降低了 39% 的心肌梗死风险和 41% 的脑卒中风险，其中值得注意的是，二甲双胍治疗组心肌梗死危险度下降的程度超过其血糖下降所带来的预计值的 5 倍。一项荟萃分析（meta 分析）纳入了 179 项随机、对照研究及 25 项观察性研究，发现相对于磺酰脲类药物，二甲双胍明显降低心血管相关死亡的发生。在我国伴冠心病的 T2DM 患者中开展的针对二甲双胍与磺酰脲类药物对再发心血管事件影响的临床随机分组对照试验结果显示，二甲双胍的治疗与主要心血管事件的显著下降相关。正在进行的另一项大型前瞻性随访研究——非糖尿病性高血糖研究（GLINT，ISRCTN34875079）可能会揭示长期应用二甲双胍对糖尿病高危患者的心血管影响。因此二甲双胍可带来显著的心血管获益，是唯一一个被 2013 年美国临床内分泌医师学会（AACE）指南推荐有心血管获益证据的降糖药物。2018 美国糖尿病学会（ADA）指南提出：在 T2DM 降糖治疗中，纳入最新心血管终点试验（CVOT）结果证据，糖尿病合并动脉粥样硬化性心血管疾病（ASCVD）患者首先推荐生活方式管理和使用二甲双胍。

二甲双胍对心血管的保护作用机制包括：降血糖、减轻高胰岛素血症、改善血脂代谢、降低体质量、降低氧化应激、抑制平滑肌增殖、改善血管内皮细胞功能、改善血管舒张功能、改善心脏舒张功能，降低 PAI-1 水平、增加纤溶酶原激活物活性、降低血管性血友病因子和凝血 X 和凝血 III 因子的水平、降低血小板凝集和黏着等。二甲双胍而且还能减轻血管炎症，降低血浆游走抑制因子等血管炎症因子，降低炎症标志物 CRP 浓度，改善血管内皮功能紊乱等，通过这些作用达到抗动脉粥样硬化（AS）、降低冠心病的发生率，减少心血管事件发生，这些对于预防和减少 T2DM 的大血管病十分重要。二甲双胍因适用人群的广泛性、显著降糖疗效及独立于降糖外的心血管保护作用，为其成为 T2DM 治疗首选的一线口服药物提供了依据。

一、二甲双胍的降糖作用及机制

1. 抑制肝糖异生

主要是通过腺苷酸活化蛋白激酶（AMPK）途径，AMPK 是一种细胞能量感受器，当细胞内三磷酸腺苷（adenosine triphosphate，ATP）生成及消耗不平衡，AMP/ATP 比率升高即能量缺乏时，细胞内能量应激可被激活。AMPK 激活后可抑制细胞合成代谢，促进分解代谢，关闭消耗 ATP 的信号通路，恢复细胞能量平衡。二甲双胍并不能直接激活 AMPK，而是通过激活 LKBl 等上游激酶从而激活 AMPK，启动分解途径，例如糖酵解、脂肪酸氧化等，产生更多的能量，同时可抑制合成途径，如糖、脂肪、蛋白质的合成，从而促使能量达平衡。AMPK 介导二甲双胍降低肝糖输出的可能机制为：

（1）通过 LKB1/AMPK 信号通路降低环单磷酸腺苷（cAMP）反应要素结合蛋白 2（CRTC2），抑制与糖异生有关的基因表达，降低肝脏葡萄糖输出。

（2）AMPK 可增加肝脏去乙酰化酶 Sirtuin1（SIRT1）活性，下调 CRTC2，从而抑制下游糖异生基因转录。

（3）AMPK 可通过激活孤儿核受体（SHP）或抑制 Krüppel 样因子 15（KLF15），降低糖异生相关基因的表达水平。

2. 通过肠促胰素降低血糖

二甲双胍升高小鼠和 T2DM 患者胰高血糖素样肽-1（GLP-1），通过 PPAR-γ 途径增加胰岛 β 细胞 GLP-1 受体的表达，GLP-1 具有促进胰岛素分泌、增加外周组织对胰岛素的敏感性、延迟胃排空、抑制胰岛 α 细胞分泌胰高血糖素的作用。但二甲双胍升高 GLP-1 的机制还不明确。

3. 增加胰岛素敏感性

其主要机制：

（1）纠正胰岛素敏感组织（肝、骨骼肌、脂肪细胞）的细胞内钙代谢的异常，因而增加外周组织胰岛素的敏感性。

（2）促进葡萄糖转运体移位到细胞膜，增加肝细胞胰岛素受体的活性。

（3）抑制脂肪细胞脂肪分解和增加棕色脂肪组织对 TG 的摄取，降低血浆 FFA 的水平。

（4）抑制肝细胞和骨骼肌细胞内的脂肪堆积，通过激活 AMPK，促进脂肪酸的 β 氧化。

二、二甲双胍对血脂的调节作用

糖尿病患者冠状动脉粥样硬化发生率明显升高，而在 AS 的启动中，血脂异常是首要因素，同时也是糖尿病心血管并发症的重要独立危险因素。糖尿病合并心肌梗死患者的 TC、TG 及 LDL-C 水平均明显高于无心肌梗死的糖尿病患者，HDL-C 水平则有所降低，且此类患者 7 年内再次发生致死性和非致死性心肌梗死的概率明显高于其他患者。大约 50% 的 T2DM 患者伴有脂代谢紊乱，二甲双胍具有改善血脂异常的作用，与降糖及减轻体质量无关。T2DM 典型的血脂紊乱表现为高 TG、低 HDL-C 血症，同时多伴有小而密的 LDL-C 增高，其中 HDL-C 降低及小而密 LDL-C 升高是 AS 的独立危险因素。Wulffele 等对 41 项研究进行荟萃分析，入选患者接受二甲双胍治疗至少 6 周，结果显示，虽然二甲双胍治疗组对患者收缩压、舒张压以及 HDL-C 影响甚微，但患者 TG、TC 及 LDL-C 都有显著降低。根据血糖控制情况进行亚组分析，即使血糖控制水平一致，二甲双胍对 TG 的影响减弱，TC 及 LDL-C 差异仍有统计学意义。由此可见，二甲双胍降低 TC 及 LDL-C 的作用独立于血糖的变化。在 IR 和 T2DM 患者中血 FFA 明显升高。多数研究表明大血管病变与血 FFA 升高有关。升高的 FFA 产生脂毒性，加重 IR 和胰岛 β 细胞功能的损害以及大血管的损害。二甲双胍可使非糖尿病患者、糖耐量减低（IGR）患者、肥胖和非肥胖 T2DM 患者的空腹和餐后血 FFA 水平下降 10%~20%。

二甲双胍可以激活 AMPK，AMPK 可抑制碳水化合物反应元件（ChREBP）和固醇结合元件-1c

（SREBP-1c）磷酸化，进而降低脂肪酸合成酶（FAS）等脂肪酸合成基因表达；AMPK可直接降低乙酰辅酶A羧化酶（ACC）活性，减少β氧化。二甲双胍可改善肝脏脂肪变性，减轻IR。其与他汀类药物类似，可以抑制HMG-CoA活性，而减少LDL-C。二甲双胍能改善外周组织IR，使脂蛋白脂肪酶活性上调，调节脂肪的合成与代谢，使空腹和餐后非酯化脂肪酸下降10%～20%，从而减少脂质氧化。实验研究还表明，二甲双胍不仅能够抑制高糖刺激原代培养的大鼠脂肪细胞的脂肪分解，还能抑制TNF-α及异丙肾上腺素诱导的高糖刺激的脂肪分解，使得血液循环中FFA水平降低，从而减轻IR。

三、二甲双胍的改善血压作用

在降低血压方面，二甲双胍可使血压和周围血管阻力降低，增加局部血液供应和营养交换，降低糖尿病心力衰竭的再住院率。在Cochrane 2005年荟萃分析中，二甲双胍与胰岛素相比，可更有效地降低患者的舒张压，但对收缩压的作用不明显。Rosak等研究发现二甲双胍联合罗格列酮能明显改善血压控制，二者联合应用在使体质量下降的同时，可使收缩压平均下降7mmHg，舒张压下降3mmHg。Belcher等对3 713例T2DM患者进行了随机双盲试验，结果证明吡格列酮、二甲双胍及磺酰脲类均有轻度降血压作用，并可防治肥胖糖尿病患者大小血管病变。另一项临床试验将129例高血压伴T2DM患者分为对照组31例（每日给予缬沙坦80～160mg，尼群地平10mg，阿司匹林100mg口服）和治疗组98例（在对照组的基础上口服二甲双胍750～1 500mg/d）。结果在2周时血压下降、6周及12周后血压正常，治疗组血压等参数明显优于对照组，提示二甲双胍具有较好的降血压作用。

二甲双胍可能的降压机制包括：

（1）增加胰岛素敏感性，通过作用于胰岛素受体前、胰岛素受体及受体后水平，抑制肠道葡萄糖的吸收。

（2）降低肝糖异生，增加组织对糖的作用，降低血浆胰岛素水平，降低和控制体质量。

（3）抑制肾小管上皮细胞水钠重吸收，减轻容量负荷。

（4）抑制交感神经兴奋性，改善血流动力学。

（5）降低PAI-1，抑制血小板黏附聚集，改善脂代谢，从而减少和延缓心血管疾病的发生、发展。

（6）二甲双胍可通过激活LKB1-AMPK通路发挥舒张血管作用。

（7）二甲双胍可刺激钠泵活性降低细胞内Ca^{2+}水平，减少肾小管重吸收Na^+和血管平滑肌内的Na^+-Ca^{2+}交换，降低血管平滑肌张力，通过cAMP途径增加血管平滑肌NO产生，抑制α受体而直接舒张血管等。

四、二甲双胍治疗另一个特点是在降糖的同时可降低体质量

多数研究认为二甲双胍有轻度减轻体质量作用，在用药的最初6个月降低体质量2～3kg。UKPDS也已证实，二甲双胍能在改善HbA1c同时控制体质量。并且无论是与基础胰岛素还是与胰岛素强化治疗联合应用，皆可使胰岛素剂量减少15%～100%，高血糖下降达30%，非常重要的是可以避免应用胰岛素出现的体质量增加。Cochrane 2005年荟萃分析亦显示T2DM患者使用二甲双胍治疗后，BMI或体质量明显下降。UKPDS研究显示，在T2DM超重亚组的患者中，二甲双胍可以有效降低患者的体质量，而胰岛素和格列本脲组则显示体质量逐渐增加，二甲双胍强化治疗组的终点事件发生率不但显著低于常规治疗组，也显著低于胰岛素或磺酰脲类强化治疗组。二甲双胍可调整糖尿病体质，其不但能减轻体质量，更重要的是能降低体脂重量，增加非脂体质量；增加基础代谢率，减少能量的贮存。糖尿病进展试验研究结果显示，虽然降低血糖的持续满意度不如罗格列酮，但二甲双胍可长期有效控制体质量、减小腰围。二甲双胍降低体质量主要降低的是内脏脂肪的含量。有研究观察到肥胖患者经二甲双胍治疗6个月后体质量下降了4%，内脏脂肪减少了16%，皮下脂肪减少了6%。二甲双胍治疗后随着体质量下降，所有患者体质参数均有改善，表明随着体内过多脂肪的消除，与肥胖相关的IR、糖脂代谢异常均得到改善。

五、改善 IR 及高胰岛素血症

在 T2DM 患者中，除了一些高危因素（如吸烟、肥胖、高血压、脂代谢紊乱等）外，IR 和高血糖是导致 T2DM 患者发生大血管病变的一个重要因素。IR 被认为是 T2DM 及心血管疾病发病的"共同土壤"。IR 可在 T2DM 发生就存在，在糖尿病发病前就可能对心血管系统造成不可逆损害。目前国内外研究提示高胰岛素血症是糖尿病大血管并发症的独立危险因素。胰岛素具内皮 NO 依赖的血管扩张作用，而这一作用是生理性的，且是剂量依赖的。同样研究还证明，胰岛素代谢与血管活性紧密相连。事实上，IR 状态不仅表现为外周组织胰岛素介导的葡萄糖摄取减少，同样也表现为胰岛素介导的内皮依赖和（或）非依赖的血管扩张异常。IR 的存在可促进黏附因子的分泌及抑制 NO 的合成，提高 IL-6、FFA 等的水平，降低脂联素水平，促进炎症因子的释放，如 CRP 增高、PAI-1 增加等，并导致血糖、血脂异常。这些病理生理变化最终导致 AS 和血栓形成以及斑块的破裂，在病程中造成急性心脑血管事件，甚至危及生命。

二甲双胍可使胰岛素敏感性增加 20%～30%。二甲双胍在降糖的同时降低体内循环胰岛素的水平。研究表明二甲双胍可直接逆转 T2DM 高危个体的 IR 可能与抑制 TNF-α 的作用有关，并且能显著对抗急性脂质负荷所导致的 IR。在 UKPDS 亚组研究中，二甲双胍治疗后患者血浆胰岛素水平反而较应用前下降，从而提示二甲双胍具有胰岛素增敏的作用。

二甲双胍降低心血管并发症的主要机制在于，除了可以降低肝糖原输出之外，还可增加骨骼肌对葡萄糖的摄取，改善 IR，提高胰岛素敏感性。二甲双胍除通过降低体质量以间接改善 IR 外，本身也有直接的胰岛素增敏作用。其机制主要包括：

（1）促进葡萄糖（PG）转运体移位到细胞膜，增加肝细胞胰岛素受体的活性。

（2）抑制脂肪细胞脂肪分解和增加棕色脂肪组织对 TG 的摄取，降低血浆 FFA 的水平。

（3）在高脂饮食促进 IR 的小鼠肝脏中，二甲双胍可降低 JNK 磷酸化水平，抑制炎症反应，改善胰岛素敏感性。

（4）抑制肝细胞和骨骼肌细胞内的脂肪堆积，通过激活 AMPK，促进脂肪酸的 β 氧化，改善脂肪肝。

（5）能增加 IR 患者脂肪细胞的胰岛素受体与胰岛素的结合力。

（6）在肌肉水平能增加胰岛素受体的数量、亲和力、胰岛素受体酪氨酸激酶的活性，故二甲双胍可以作用在肝脏、骨骼肌和脂肪组织，改善 IR。

六、二甲双胍的抗炎作用

慢性炎症反应在 AS 进程中的重要作用已得到公认，而 AS 是心血管疾病的病理基础。T2DM 患者处于长期慢性炎症状态，炎症促进其大血管病变的发生、发展。二甲双胍既有降糖又有抗炎作用，二甲双胍能激活 AMPK，从而抑制 CRP、白细胞介素、肿瘤坏死因子等多种炎症因子释放，具有显著抗炎效果。通过其对炎症的干预治疗，对患者大血管病变的发生、发展可能起保护作用。

超敏 CRP 作为炎症反应发展的一个重要标志，越来越多的研究证明是心血管危险事件的重要预测因素之一。研究发现，二甲双胍可在降压药物作用基础上进一步改善患者的左心室舒张功能及降低超敏 CRP，故更有益于减少心血管事件的发生。

内皮细胞选择素（E-selectin）是黏附分子选择素家庭中的重要成员，因其最先发现于内皮细胞而得名。E-selectin 表达于细胞因子活化的内皮细胞表面，主要介导多形核中性粒细胞与内皮细胞的起始黏附作用，循环中 E-selectin 是脱落而形成，可以反映血管内皮细胞的激活状态。另外，有关报道显示，循环中 IL-6 水平的增高与动脉粥样硬化明显相关，IL-6 在动脉粥样硬化斑块中大量存在。研究发现，给予二甲双胍进行干预治疗后，伴随糖、脂代谢紊乱的改善，IL-6、E-selectin 水平均明显降低，体内的炎症反应得到改善。因此，应用二甲双胍治疗后血清 IL-6 及 E-selectin 水平的下降，对于减少糖尿病患者心血管疾病危险性将是有益的。最近研究表明，二甲双胍在肥胖人群中可以降低血浆巨噬细胞移动抑制因子浓度。

二甲双胍抗炎机制可能与下列作用有关。

（1）激活 AMPK 途径：核因子 κB（nuclear factor kappa B，NF-κB）是一种调控机体炎症反应的重要细胞内信号，NF-κB 的活化导致其下游炎症因子的产生和释放，引起炎症反应。二甲双胍剂量依赖地激活 AMPK 后，可通过抑制 NF-κB 的抑制蛋白激酶（IKKα 和 IKKβ）的活性及抑制 IKKα 的磷酸化降解作用，减轻脂多糖诱导的 NF-κB 活性，抑制转录因子 CCAAT/增强子结合蛋白核转位，调节 TNF-α、IL-1β、IL-6、诱导型一氧化氮合酶、IL-8、IL-12、粒细胞-巨噬细胞集落刺激因子的表达而发挥抗炎作用。

（2）改善 IR：IR 参与了糖尿病的慢性炎症过程，二甲双胍通过降低体质量间接改善 IR 外，本身有直接的胰岛素增敏作用。

（3）降低炎症标志物 CRP 浓度：CRP 可诱导 TNF-α 释放并激活 NF-κB，从而引起多种炎症相关基因的表达和炎症介质释放而发挥致炎作用。

（4）抗氧化作用：氧化应激可使单核细胞产生的活性氧簇增多，促进 NF-κB 活性增强。

七、二甲双胍具有确切的抗氧化作用

体内外试验均提示二甲双胍具有抗氧化应激作用，二甲双胍可降低丙二醛水平，增加超氧化物歧化酶活性，改善氧化应激指标。二甲双胍可呈剂量依赖性地与羟自由基发生反应。另外，高血糖过度激活对碘氧基苯甲醚蛋白激酶 C-β2 是其诱发血管并发症的重要原因之一。二甲双胍能降低 T2DM 心血管病死率，可能与其阻止内皮细胞中高血糖诱导的对碘氧基苯甲醚蛋白激酶 C-β2 易位（结构染色体畸变）有关。

八、其他

诸多研究显示二甲双胍能增加 T2DM 患者的纤溶活性，具有心血管保护作用。糖尿病患者糖蛋白因子增多，它是Ⅷ因子中的一种糖蛋白，是由内皮细胞合成后释放到血浆中参与凝血机制的重要因子。糖尿病患者糖蛋白因子浓度增多，可发生高凝状态，促进血小板聚集黏附于损伤的内皮下层。糖尿病患者前列腺素-I 降低和纤维蛋白溶解活动下降，也促使血小板聚集或血栓，加速和促进了大血管病变。二甲双胍治疗能使得 T2DM 患者血液循环中的凝血因子Ⅷ抗原下降，还可使 PAI-1 降低，降低血小板的聚集性，降低血小板的密度，降低血小板内的 β 凝血球蛋白及血浆凝血球蛋白，增加纤维蛋白溶解。因此，二甲双胍的应用能降低 T2DM 患者血栓形成的危险。

二甲双胍可改善 T2DM 患者的内皮功能，抑制血管平滑肌细胞的生长和分泌，后者是动脉粥样斑块形成的重要因素。Katakam 等研究了胰岛素抵抗的小鼠，亦发现二甲双胍对血管内皮有直接的改善作用。研究发现糖尿病患者应用二甲双胍治疗后内皮素-1 水平可明显下降（内皮素-1 水平升高是心血管病变的标志）。此外，氨基胍对血管有一定的保护作用，可抑制糖基化终末产物，而二甲双胍的结构和氨基胍十分类似。二甲双胍能通过减少糖基化终末产物、改善内皮功能、调节血脂紊乱、维持纤溶/凝血平衡等机制减少 T2DM 患者 AS 的发生与发展。

九、二甲双胍的不良反应

二甲双胍的主要不良反应为胃肠道反应。从小剂量开始并逐渐加量是减少其不良反应的有效方法。双胍类药物禁用于肾功能不全 [血肌酐水平男性 > 132.6 μmol/L（1.5mg/dl），女性 > 123.8 μmol/L（1.4mg/dl）或预估肾小球滤过率（eGFR）< 45ml/min]、肝功能不全、严重感染、缺氧或接受大手术的患者。正在服用二甲双胍者当 eGFR 在 45~59ml/（min·1.7m^2）时不需停用，可以适当减量继续使用。造影检查如使用碘化对比剂时，应暂时停用二甲双胍。二甲双胍与乳酸性酸中毒发生风险间的关系尚不

确定。长期使用二甲双胍者应注意维生素 B_{12} 缺乏的可能性。

（李健榕　黄国良）

第二节　磺酰脲类

磺酰脲类药物（sulfonylurea，SU）是临床使用时间最长和最广泛的口服降糖药之一，具有强效降糖、安全性良好、不良反应明确、性价比高等特点，是国内外指南推荐的一线备选或二线降糖用药，但其心血管安全性一直备受争议。

一、对心血管系统的作用机制

SU 作用于胰岛 β 细胞膜的 ATP 敏感性钾通道（K－ATP）。钾通道在血糖控制中具有至关重要的作用，它使得葡萄糖浓度和胰岛素分泌量之间建立了密切联系，保持血糖浓度在正常水平。K－ATP 通道存在于胰岛 β 细胞、心肌、平滑肌细胞等人体多种组织，发挥着不同的生理作用，如胰岛 β 细胞的 K－ATP 通道能与血糖控制直接相关，心肌的 K－ATP 通道与心肌的缺血保护有关，平滑肌的 K－ATP 与肌肉的张力有关。但不同组织的 K－ATP 的 SU 受体存在异构。高血糖通过增加心肌的 K－ATP 通道具有重要的生理作用，正常生理状况下心肌的 K－ATP 通道处于关闭状态，但心肌缺血缺氧时作为适应性的保护作用，K－ATP 通道开放，K^+ 外流细胞膜超极化，降低膜动作电位钙通道关闭，从而减低心肌缺血性损伤。这种缺血状态 K－ATP 通道自动开放的机制称为缺血预适应。缺血预适应机制可保护心肌以及舒张血管，缺血预适应的关键是 K－ATP 通道开放。若 SU 与心血管系统的 SU 受体 SUR2A 和 SUR2B 结合，将会导致 K－ATP 通道关闭，使缺血预适应消失，不利于心肌的血液供应和心肌保护，从而影响心肌收缩力，导致心律失常和猝死的发生。SU 不仅可结合胰岛 β 细胞上的 SUR1，还可结合心血管系统的 SUR2A 和 SUR2B，导致相应的 K－ATP 关闭，但需要较高的药物浓度。

从理论上讲，SU 和心肌细胞上的 K－ATP 通道结合，可以干扰心肌细胞缺血预适应的反应，增加心肌梗死的可能性和严重程度。但是，各种 SU 具有不同的受体结合能力。在目前应用 SU 中，已明确格列齐特（达美康）高选择性作用于胰腺的 K－ATP 通道，对心脏无作用。而格列本脲（优降糖）除作用于胰腺的 K－ATP 通道，对心脏也有作用，缺血状态时抑制心肌的 K－ATP 通道，电压门控钙通道开放，钙离子内流，可导致冠状动脉收缩，血流量减少，使心肌缺血加重，故对冠心病患者显然是不利的。目前除格列本脲外，其他 SU 对 T2DM 患者的心血管系统尚无显著不良影响。另外，通过对糖尿病大鼠进行基因相关研究，证实不同治疗剂量的 SU 对心肌细胞相关基因的表达也无影响，从而确认 SU 对 T2DM 动物模型的心血管系统无显著不良影响。

二、增加心血管病变的证据

关于 SU 的心血管安全性，最初是由于 1970 年 University Group Diabetes Program（UGDP）临床试验数据的发表，引起了公众的关注。UGDP 是一项多中心、随机、安慰剂对照的临床研究，通过纳入的823 名受试者比较单独使用甲苯磺丁脲、胰岛素或饮食控制的疗效。但在试验过程中，研究者发现与安慰剂组相比，甲苯磺丁脲受试组心源性死亡的发生率明显升高（204 名受试者中 26 人死亡，死亡率为12.7%，$P<0.01$），因此终止了该受试组的研究。尽管事后分析 UGDP 研究在方法学上存在较大纰漏，例如纳入的受试者包括非糖尿病人群、随机分配不规范以及未经充分证实的心源性死亡结论等，但这一研究的发表仍引起美国食品药品监督管理局（FDA）的重视：要求所有 SU 在包装上明确标示该药可能增加心血管风险。Scheen 等的研究对 5 797 名 T2DM 患者进行了约 5 年的随访研究，所有受试者分成三大组，分别只接受第一代 SU（氯磺丙脲或甲苯磺丁脲），格列本脲和二甲双胍中的一种治疗，结果发现各

大组的全因死亡率分别是 67.6‰、61.4‰、39.6‰；并且前两大组中高剂量组死亡率明显高于低剂量组，而二甲双胍组两种剂量间无明显差异，同时因急性缺血性事件而引起的死亡率也存在与此相同的趋势；由于此研究中 T2DM 患者的死亡率与 SU 用量呈剂量相关性，证明了 SU 能增加心血管疾病死亡率。Schramm 等研究发现，与二甲双胍相比，格列美脲、格列本脲、格列吡嗪和甲苯磺丁脲使患者的死亡风险上升了 33%～43%。而服用单药格列齐特或瑞格列奈的患者的全因死亡风险与服用二甲双胍的患者相似。目前并无前瞻性大样本的随机对照研究支持 SU 可能增加心血管事件风险，未来有关这方面的大规模前瞻性研究仍值得期待。

　　近年来许多研究表明长期服用 SU 伴有引起体质量增加的倾向，增高胰岛素水平，故可增加高血压的发生，增加 AS 形成并增加心血管事件。UKPDS 报告，随访 3 年，格列本脲治疗 T2DM 可使患者体质量平均增加 4.8kg，用氯磺丙脲体质量平均增加 3.5kg，进一步分组分析发现，与仅用饮食控制相比，SU 治疗的患者 BMI 和血压测定值均升高。在一项纳入 257 项随机对照研究的荟萃分析和系统评价结果显示，SU 单药治疗一般增加体质量 2kg 左右，但磺酰脲类药物与二甲双胍、GLP-1 受体激动剂等药物联用时，这一不良反应可能会被完全或部分抵消。不同 SU 对体质量的影响也存在差异。一项比较不同 SU 对体质量影响的研究发现长效制剂对体质量的影响较小。一项纳入 2958 例患者数据的大型前瞻性队列研究对比了不同磺酰脲类药物联用二甲双胍治疗 5 年后患者的体质量变化，结果显示，格列本脲组体质量增加 3.3kg，格列齐特组体质量增加 3.9kg，格列美脲组体质量仅增加 0.1kg。ADVANCE 及我国的 GREAT 研究亚组分析均显示，SU（格列齐特及格列美脲）并不增加 BMI>25kg/m^2 患者的体质量，即超重、肥胖患者的体质量并未增加。另一项对格列美脲大样本研究表明，服用格列美脲 2 个月后，患者体质量出现减轻，而且 BMI 越大，体质量下降幅度就越大。一方面是因为，格列美脲降低了低血糖发生危险，从而减少了食物摄入；另外由于格列美脲的胰外降糖作用，节省了胰岛素的分泌。此外动物实验表明，格列美脲对脂肪细胞和脂肪细胞因子均有良好作用。作用机制研究发现其可以不依赖胰岛素受体的方式来激活胰岛素受体底物/磷脂酰肌醇-3 激酶通路，促进葡萄糖转运子-4 的转位，激活糖原合成酶，从而增加了外周组织对葡萄糖的利用。此外，SU 易引起低血糖反应，而低血糖可引起应激反应，使交感神经兴奋，心率加快，易诱发与糖尿病相关的心血管病变。但循证证据提示，上述观点可能存在一定的误区。一项纳入 46 项临床研究数据的系统性评价和荟萃分析结果显示，在正确使用磺酰脲类药物单药及联合治疗的患者中，轻、中度低血糖发生率为 1.92 例/年，重度低血糖发生率为 0.01 例/年。不同 SU 的作用机制及剂型存在差异，其低血糖发生率也不同。一项对比格列本脲和其他胰岛素促泌剂低血糖风险的荟萃分析和系统性评价研究结果显示，格列本脲导致低血糖的发生风险最高。这可能是因为格列本脲与胰岛 β 细胞膜上的磺酰脲类受体 1（sulfonylurea receptor 1，SUR1）亲和力强，不易解离，作用迅速持久，半衰期相对更长。最新的第二代 SU 格列美脲可以选择性地与胰岛 β 细胞膜上分子量较小的（65 000Da）SU 受体亚单位结合，其与受体的结合速度较格列本脲快 2～3 倍、解离速度快 8～9 倍。由于与受体结合快，格列美脲可更快地刺激胰岛素分泌，从而在早期即可抑制内源性葡萄糖生成，减少第二时相胰岛素分泌；而较快的受体解离速度使格列美脲刺激胰岛 β 细胞胰岛素分泌时间缩短，低血糖发生率低。

三、大血管的保护作用

　　UKPDS 研究及其后续观察性研究的结果显示，SU 强化血糖控制组的心肌梗死发生率低于传统治疗组，SU 对心血管事件并没有明显不利影响。ADVANCE 及 ADVANCE-ON 研究提示，使用格列齐特为基础的强化血糖控制不会增加大血管不良事件的发生。这几项大型临床研究的结果说明 SU 在降糖治疗中的心血管安全性良好。Meier 等对 T2DM 患者急性心肌梗死后的长期生存率进行了研究，结果表明在至少 3 年的随访中，SU 组和非 SU 组的生存率并无明显差别。Kahn 等对新近诊断的 4360 例 T2DM 患者按服用不同降糖药分为罗格列酮组、二甲双胍组和格列本脲组 3 组，进行了平均随访约 4 年的双盲随机对照临床试验，结果发现，3 组充血性心力衰竭的发生率分别是 1.5%、1.3% 及 0.6%；与罗格列酮组相比，格列本脲组有较低的发生心血管事件（包括充血性心力衰竭）的风险，二甲双胍与罗格列酮组相当。临床荟萃分析比较格列本脲和胰岛素的心血管事件发生情况，结果显示格列本脲并不增加心血管事件发生和死亡。法国心脏病学会进行的一项研究显示，使用 SU 治疗的 T2DM 患者发生冠心病心肌梗死的住院死亡率（10.2%）低于未使用者（16.9%），校正影响因素后，SU 治疗与患者住院死亡率降低显著相关。德国柏林洪堡大学 Kunte 等报告，发生急性缺血性脑卒中的 T2DM 患者应用 SU 可从中受益，改善预后。SU 心血管安全性的随机对照试验（RCT）与 RCT 的荟萃分析结论基本一致。Selvin 等对 40 项 RCT 进行数据分析，发现与使用安慰剂或其他降糖药相比，使用 SU 心血管死亡风险并无差异（OR 0.92，95%CI 0.68～1.26）。Monami 等对 115 项 RCTs 进行了更全面的分析，将心血管事件作为主要研究终点或报告为不良反应，比较磺酰脲类药物与安慰剂或其他降糖药物的安全性。结果表明，在不良心血管事件发生风险方面，磺酰脲类与安慰剂或其他降糖药物无明显差异（OR 1.08，95%CI 0.86～1.36）。尽管次要终点方面的结果显示，磺酰脲类组与二肽基肽酶－4（dipeptidylpeptidase－4，DPP－4）抑制剂组相比，全因死亡风险增加 22%（OR 1.22，95%CI 1.01～1.49）。大多数基于 RCT 的荟萃分析认为，SU 并不显著增加不良心血管事件的风险。

SU 对心血管作用的细胞生物学机制提示，不同 SU 对心血管系统的影响可能存在差异。甲苯磺丁脲及格列齐特选择性与胰腺 SUR1 结合，不与心肌细胞膜和血管平滑肌细胞膜上的 SUR 结合。格列美脲选择性地作用于心肌细胞 K－ATP 通道，且不阻断线粒体 K－ATP 通道的开放，不阻滞心肌缺血预适应（IPC）。从药物作用机制看，SU 在心血管安全性方面具有一定的优势。丹麦学者 Johnson 等进行了以人群为基础的病例对照和随访研究，对使用新、旧 SU 或其他降糖药物与治疗风险及心肌梗死病死率之间的关系进行了分析。结果显示，使用传统 SU（格列本脲、格列吡嗪、甲苯磺丁脲）的患者发生心肌梗死的危险高于使用新型 SU（格列齐特或格列美脲）的患者，这提示新型 SU（相对于传统 SU）可能与发生心肌梗死危险降低相关。其中随访 30 天计算的死亡率发现使用格列齐特缓释片者最低。历时 7.8 年的 Steno 研究，格列齐特作为强化治疗组推荐使用的 SU，在强化干预组心血管疾病和微血管事件发生的危险性下降 53%。研究还发现格列齐特除有确切的降血糖作用外，还能降低血小板黏附力，抑制二磷酸腺苷诱导的血小板聚集，降低胆固醇蓄积，故可防止微血栓形成、改善微循环，因此更适用于合并有心血管病变的老年患者，其在血糖理想控制的同时，患者的心血管合并症在原来基础上也有不同程度的改善。Simpson 等对不同 SU 的临床安全性研究进行了荟萃分析，共纳入了 18 项随机对照临床研究，涉及超过 16.7 万例患者。分析发现，甲苯磺丁脲和氯磺本脲的心血管风险高于格列本脲，格列吡嗪与格列本脲的心血管风险相当，接受格列齐特和格列美脲治疗的患者全因死亡和心血管相关死亡风险相对较低。

四、积极的血糖控制作用

SU 单药治疗可使 HbA1c 下降 1%～2%，降糖作用在常规剂量内呈剂量依赖性，且患者基线 HbA1c 越高，HbA1c 降幅越大。SU 可以与多种其他降糖药物联合应用，并且可以作为治疗方案的基础用药之一长期使用。Feld 等 2002 年报告，在几类口服降糖药（SU、二甲双胍、瑞格列奈/那格列奈、噻唑烷二酮类、α－糖苷酶抑制剂）中，SU 降糖作用最强。UKPDS 研究比较了饮食控制、胰岛素、SU 和二甲双胍在 9 年随访期间对血糖控制的疗效。在最初的 3 年期间，胰岛素、SU 和二甲双胍的疗效相似，但至第 9 年，胰岛素和 SU 对血糖控制的效果明显好于二甲双胍。对于大多数新诊断的 2 型糖尿病患者，SU 可以使空腹血糖下降 2.8～4.4mmol/L，使 HbA1c 下降 1.0%～2.5%。

五、对血脂的调节

SU 对血脂无明显影响或有较轻的改善作用，如 TG 水平下降可能是继发于血糖下降的间接作用。一项为期 15 周的 GEST 研究显示，观察了格列吡嗪控释片对脂蛋白的影响，发现它可降低 TC 和 TG，升高 HDL－C，但对 LDL－C 无明显作用。据估计，高水平载脂蛋白（a）[Lp（a）] 为 1.1～1.7mmol/L 将使 AS 的发生危险增加 1.5～3 倍，且独立于 LDL−C 对冠脉疾病的作用。在 T1DM 患者中，血糖改善虽然仅使 Lp（a）水平小幅下降，但达到了统计学显著性。与之不同的是，T2DM 患者中，Lp（a）与血糖控制无关。UKPDS 研究中，格列美脲和二甲双胍都可降低 Lp（a），但格列美脲的作用更显著。

六、抗血小板聚集作用，改善血管功能

格列齐特可降低 T2DM 患者的血小板黏附力，血浆比黏度及二磷酸腺苷诱导的血小板聚集，肾上腺素或胶原等诱导的血小板聚集，恢复患者前列腺素代谢的平衡，升高血中组织型纤溶酶活化物水平，抑制低密度脂蛋白氧化，抑制脂质和蛋白质变性。研究还发现本药对血小板的黏附力确有降低，并且治疗期间，除血小板黏附力减低外，并显示血浆比黏度以及诱导的血小板聚集均数均有下降，且随治疗时间延长而持续，这种作用在治疗的 2 个月即可出现，持续到 6 个月仍然明显。另有研究提示，第三代 SU 类药物格列美脲具有抗 AS 斑块形成的作用。在实验动物中，高胆固醇饮食可以诱导 AS 斑块形成。血小板聚集是 AS 形成的重要步骤，这一过程是由血栓素启动的。格列美脲和格列齐特可影响血栓素诱导的活化和聚集。这种抗血小板聚集的作用提示其对糖尿病对大血管病变有一定的保护作用。

T2DM 患者不仅存在血管内皮受损，而且血管平滑肌也受损，格列齐特改善血管功能的作用可能与其降低血糖及降糖外作用有关。控制血糖可影响氧自由基的形成、蛋白激酶 C 的激活和糖基化终产物的产生，从而改善血管功能。格列齐特还可通过降糖外机制保护血管。已知血管内皮具有内分泌、旁分泌和自分泌功能，其分泌的活性物质如内皮素和 NO 等，彼此之间相互作用，维持血管的舒缩状态，并且有效地调节炎症反应及凝血纤溶过程。当血管内膜受损时，上述活性物质发生改变，从而导致血管舒张受损、收缩痉挛、血小板激活、平滑肌细胞增生、血管重塑，出现血管功能紊乱。应用格列齐特缓释片或普通片治疗 12 周，T2DM 患者肱动脉内皮依赖性血管舒张功能和血清 NO 水平显著上升，血清内皮素水平显著下降，非内皮依赖性血管舒张功能值则显著上升，舒缩血管物质的失衡得到部分纠正。

七、抗氧化应激作用

大量循证医学证据表明，格列齐特缓释片在强化降糖的同时，还具有额外的血管保护作用，即具有独特抗氧化应激特性。这种保护作用与格列齐特分子化学结构中的氮杂环有直接关系，格列齐特分子独特的结构−氮杂环，结合于磺酰脲类基团上，被认为具有清除自由基特性，是一个有潜能的抗氧化剂。氧化应激在糖尿病血管并发症以及胰岛 β 细胞功能进行性衰竭的发病机制上扮演着重要角色。大量体内和体外研究证实了格列齐特缓释片抗氧化应激的作用，包括降低体内氧化指标、减少 LDL 过氧化、减少血小板聚集、改善血管内皮功能等。Katakami 等人探讨了用颈动脉内膜中层厚度作为替代终点评价 SU 或 SU＋二甲双胍预防糖尿病大血管病变的效果。随访 3 年，对比基线和研究结束后的颈动脉内膜中层最大厚度和平均厚度，结果显示，与格列本脲相比，格列齐特能明显减缓颈动脉内膜中层厚度的进一步增加，且这个结果是独立于血糖、血脂及血压控制而存在的。

八、对 PPARγ 的激活作用

研究证明 PPARγ 过度激活后，过重新分配体内 TG，使肌肉组织摄取葡萄糖增加，胰岛素敏感性得到改善。动物实验发现，PPARγ 激动剂有预防 AS 发生的作用。心肌梗死后左室重构是心功能下降的重要原因，PPARγ 激活剂能改善左室重构和恢复心功能。Fukuen 等的研究表明 SU 中的格列美脲和格列本脲能够激活 PPARγ。格列美脲和格列本脲能够特异性激活 PPARγ 转录活性，能够以与罗格列酮竞争的方式直接结合 PPARγ。它们对 PPARγ 的亲和力大约是吡格列酮的 16％～25％。Inukai 等以体外培养的脂肪细胞和肌细胞为研究对象，发现 1mmol/L 的格列美脲能够显著增强完全分化的 3T3−L1 脂肪细胞内源性 PPARγ 的转录活性。格列美脲增强 PPARγ 活性的最大作用大约是 1mmol/L 吡格列酮作用的 20％。但是，在相同的条件下，格列本脲未能观察到这种刺激 PPARγ 活性增强的作用。Scarsi 等也发现 SU 中

的格列喹酮和格列吡嗪能够与PPARγ结合并激活它，其中格列喹酮激活PPARγ基因表达的最大作用几乎和吡格列酮相当。

2016年中国《磺酰脲类药物临床应用专家共识》认为对于新诊断的HbA1c>7.5%的T2DM患者，可以选择作用机制互补的两种降糖药物联合应用。结合中国国情和中国T2DM患者的特点，SU联合二甲双胍是推荐的联合治疗方案之一。在评价不同SU的心血管安全性时，需要具体问题具体分析。SU的心血管安全性问题仍需设计优良的前瞻性随机对照研究加以解决。对于一般未发生心脏事件的T2DM患者，根据病情选用SU治疗是安全的；对于有心血管病变高危因素的患者或以往已发生过心肌梗死者，如用SU宜选择格列美脲、格列齐特或格列吡嗪，而不用格列本脲；对于发生急性心肌梗死的患者，在急性期尽可能用静脉滴注胰岛素控制高血糖，继之以皮下注射胰岛素，急性期过后，按糖尿病病情酌情选用SU。

（李健榕　黄国良）

第三节　糖苷酶抑制剂

T2DM患者多伴有胰岛β细胞功能缺陷，胰岛素抵抗，可出现餐后胰岛素分泌不足，餐后血糖升高，而餐后高血糖又可通过多种途径影响糖尿病的大血管病变，餐后高血糖是糖尿病人群和非糖尿病人群心血管疾病的独立危险因素。在糖尿病发生前，大血管病变进程已经开始。多项研究均证实，糖耐量减低（IGT）的患者，即使校正传统的危险因素后，心血管疾病的危险依然显著增加。在IGT患者中，餐后血浆葡萄糖水平中等程度升高是心血管疾病的独立预测因子。

一、餐后高血糖对糖尿病大血管病变的影响

（1）餐后高血糖不仅可以使胰岛β细胞功能进一步恶化，而且可以产生"葡萄糖毒性作用"，过高的餐后血糖水平加速蛋白非酶糖化，蛋白非酶糖化可通过众多机制影响血管：红细胞膜糖化后，红细胞变形能力受到影响；糖化低密度脂蛋白（LDL）很难被其受体识别，导致吞噬细胞通过清除途径增加对LDL摄取，并形成泡沫细胞；LDL更易氧化，并刺激血小板聚集；晚期糖基化终末产物通过细胞因子增殖作用，促进血管壁基质增生，同样加剧AS。餐后高血糖加剧氧化应激引起内皮细胞结构和功能异常，这将导致血管壁渗透性增加，某些物质包括脂质从血液循环内流进入血管壁，促进大血管病变的发生，造成AS、心脑血管疾病、下肢闭塞性血管病变等。

（2）餐后高血糖还可引起凝血酶的过量生成，继而导致纤溶增加，反复多次的进餐所引起的血糖过度升高可以导致反复的凝血过程激活。增加糖尿病患者血栓形成性病变发生的危险性。

（3）血管内皮功能的损害，高血糖能激活内皮细胞中的蛋白激酶C（protein kinase C，PKC）。PKC的激活可刺激细胞内黏附因子-1（ICAM-1）的表达升高，ICAM-1可促使白细胞的黏附及摄取，并进入血管内皮细胞，损害血管内皮细胞的功能，减少释放舒血管的活性物质，像NO或前列环素，同时收缩血管并促使血管内皮细胞增殖物质像内皮素及PDGF释放增加，通过双重机制加剧血管的收缩。

（4）研究发现餐后血糖升高是新诊断T2DM患者心肌梗死和心血管死亡的一个危险因子。

二、α-糖苷酶抑制剂影响糖尿病大血管病变的循证医学证据

IGT不仅是糖尿病的高危人群，而且也是引起心血管疾病的高危人群。IGT、T2DM和心血管病变的发病和进展之间具有共同的病理生理学机制，而且是平行发展的。IGT阶段，餐后高血糖引发一系列不良反应，包括加重胰岛素抵抗、增强葡萄糖自氧化应激反应、加重内皮功能障碍和低度的血管炎症反应、降低AS斑块稳定性等。糖尿病阶段，这一病变过程更加显著。阿卡波糖可阻断餐后血糖升高导致的胰岛

素分泌功能障碍和胰岛素抵抗。此外，阿卡波糖还可以控制体质量、降低血脂等心血管危险因子，改善血液高凝倾向，有助于心血管事件的防治。

国外研究显示 IGT 患者服用阿卡波糖在减少 T2DM 发病危险 36% 的同时，还可降低心血管事件 41%，降低心肌梗死发病风险 91%，目前国内研究结果显示，IGT 患者服用阿卡波糖后，可以显著降低心血管事件的发生率，其中急性心肌梗死的发生率减少 11.53%（$P=0.017$），新发生的心绞痛的发生率减少 11.80%（$P=0.029$），充血性心力衰竭的发生率减少 11.39%（$P=0.012$），总的心血管事件的发生率降低 34.72%（$P<0.001$）。防治糖尿病的心血管并发症应从糖尿病前期开始，而阿卡波糖能够降低心血管事件的发生。

1. 阿卡波糖预防 T2DM 研究（STOP-NIDDM 研究）

STOP-NIDDM 研究是一项由 9 个国家、40 个临床中心共同参加的、针对 IGT 人群的随机、双盲、安慰剂对照临床研究，研究平均干预时间为 3.3 年，分为阿卡波糖治疗组和安慰剂组。两组的样本量分别为 714 例和 715 例，其中提前退出研究的人数分别为 211 例和 130 例，最终纳入意向治疗分析的分别为 503 例及 585 例。

STOP-NIDDM 研究的主要目的是评价阿卡波糖预防或延缓 IGT 人群进展为 T2DM 的疗效。结果表明，在预防糖尿病方面，阿卡波糖降低 IGT 进展为 T2DM 的绝对危险达 9%；需要治疗病例数为 11，即治疗每干预 11 例 IGT 个体，就可以预防 1 例进展为 T2DM。阿卡波糖使 IGT 个体恢复正常糖耐量的发生率上升 29.5%。

STOP-NIDDM 研究的另一个目的是评价阿卡波糖干预是否可以降低 IGT 人群心血管事件的发病危险，包括：心肌梗死、新发的心绞痛、血管重建、心血管死亡等。其中心肌梗死事件包括有临床症状的心肌梗死及无痛性心肌梗死。结果显示两组受试者中发生有临床症状心肌梗死的病例为阿卡波糖组 1 例，安慰剂组 12 例，即阿卡波糖使 IGT 人群的心肌梗死危险降低 91%（$P=0.0226$）。而发生无痛性心肌梗死的病例分别为安慰剂组 7 例，阿卡波糖治疗组 1 例。总体来说，安慰剂组共发生 19 例心肌梗死，治疗组发生 2 例（$P=0.001$），即阿卡波糖可显著降低 IGT 人群心肌梗死的发病率。而其他心血管事件的发病率，阿卡波糖组均比安慰剂组低。综合试验期间发生所有心血管事件的病例，阿卡波糖组为 15 例，安慰剂组为 32 例。阿卡波糖使 IGT 人群发生心血管事件的危险下降 49%（$P=0.0326$），说明阿卡波糖可显著降低 IGT 人群心血管事件的发生率。

STOP-NIDDM 研究还表明，关于 IGT 人群中新诊断的高血压的发病率，阿卡波糖组比安慰剂组显著降低，达 34%（$P=0.0059$）。STOP-NIDDM 研究是到目前为止第一个预防原发性高血压发病的随机、双盲、临床试验。除此之外，STOP-NIDDM 还发现，阿卡波糖干预不但可以降低餐后血糖，还能够降低体质量，改善血脂水平。

在 STOP-NIDDM 的亚组研究中，研究者通过测量研究人群的颈动脉内膜中层厚度，评价阿卡波糖是否可以延缓动脉内膜中层的增厚从而延缓 AS 的发生。结果表明，受试者颈动脉内膜中层厚度与基线水平相比，阿卡波糖组和安慰剂组都有所增加，但前者增加的幅度显著小于后者，其中阿卡波糖组平均动脉内膜中层厚度增加 0.02mm，而安慰剂组增加了 0.05mm（$P=0.027$）。每年的动脉内膜中层厚度变化率，阿卡波糖组为 0.007mm/a，安慰剂组为 0.013mm/a（$P=0.021$）。

根据 STOP-NIDDM 研究可以得出结论：阿卡波糖不但能够预防 IGT 个体进展为 T2DM，而且能够降低 IGT 人群高血压的发病率，降低任一心血管事件发生危险并延缓其 AS 进程。

2. 阿卡波糖对 T2DM 患者心血管事件影响的临床荟萃分析（MeRIA 研究）

MeRIA 研究（metaanalysis of risk lmprovement event under acarbose）中纳入 7 项在不同国家开展的随机、双盲、安慰剂对照的临床研究。每项研究至少纳入 50 例 T2DM 患者。其中阿卡波糖组为 1248 例，安慰剂组为 932 例。两组的随访时间至少为 12 个月。与 STOP-NIDDM 研究结果相一致的是，MeRIA 研究在 T2DM 人群中也发现，阿卡波糖明显降低任一心血管事件包括冠心病和心肌梗死的发病危险。其中阿卡波糖组的心肌梗死发生率与安慰剂组相比降低 64%（0.72%vs2.04%，$P=0.012$），而任心血管事件发生率，阿卡波糖组比安慰剂组降低 35%（6.09%vs9.44%，$P=0.0061$）。

因此无论是 STOP-NIDDM 研究还是 MeRIA 研究均提示，降低餐后血糖可以降低心血管事件的发病危险，这与欧洲糖尿病诊断标准的合作分析（DECODE）研究从流行病学角度证实的"餐后血糖与心血管死亡危险密切相关"的结论一致，也充分证明阿卡波糖具有降低心血管事件发病危险的作用。

3. 阿卡波糖减少血糖波动的循证证据

血糖波动，又称血糖变异性、血糖漂移等，是血糖水平在峰值与谷值之间震荡的非稳定状态。平均血糖波动幅度（mean amplitude of glycemic excursions，MAGE）是目前公认评估血糖波动的"金标准"。糖尿病前期人群即存在血糖波动异常；糖尿病患者随着血糖的恶化，血糖波动的程度逐渐加剧。反复的血糖变化会通过激活氧化应激、导致内皮功能紊乱、激活凝血系统和炎性反应等多种过程参与糖尿病慢性并发症的发生、发展。有研究发现血糖波动与心血管风险显著相关，是心血管事件的独立风险因素，血糖波动的增大显著增加充血性心力衰竭等大血管事件风险。未经合理控制的餐后高血糖和治疗不当导致的低血糖是临床上存在的在引起糖尿病患者血糖波动过大的两个重要原因。阿卡波糖通过"消峰去谷"改善血糖波动，一方面抑制小肠壁细胞刷状缘的 α-糖苷酶活性，延缓肠道内寡糖、双糖或多糖（抑制蔗糖酶、麦芽糖酶、糊精酶和葡萄糖淀粉酶）的降解，从而延缓葡萄糖和果糖的吸收，以达到降低餐后血糖的效果；另一方面由于 α-糖苷酶的作用被抑制和餐后血糖峰浓度的降低，可减轻高血糖刺激的胰岛素过度分泌所致的反应性低血糖。纳入 10 项非干预性研究和上市后监测研究共 62905 例 T2DM 患者数据的真实世界研究显示，阿卡波糖可显著降低 T2DM 患者的餐后血糖波动幅度，且基线值越高，降幅越大。一项在中国进行的前瞻性随机对照研究纳入 108 例超重或肥胖新诊断 T2DM 患者，随机分为两组，分别给予二甲双胍和阿卡波糖治疗 24 周。结果显示，两组 HbA1c 降低幅度相当，但阿卡波糖较二甲双胍更多降低餐后血糖，从而减少血糖波动。在韩国进行的一项研究使用 7 点采血法收集的血糖数据计算标准差（standard deviation，SD）和绝对血糖变化评估不同降糖药物对 T2DM 患者血糖波动的影响，结果显示，在阿卡波糖、二甲双胍、SU 和噻唑烷二酮类 4 类降糖药物中，只有阿卡波糖可明显降低 T2DM 患者的血糖波动。多项研究结果显示阿卡波糖联用其他降糖药物可进一步显著改善糖尿病患者的血糖波动。一项多中心、随机、双盲、安慰剂对照研究发现，使用二甲双胍和维格列汀固定剂量治疗血糖控制不佳的 T2DM 患者加用阿卡波糖组较加用安慰剂组可使患者的平均血糖水平显著降低 1.11mmol/L（$P<0.05$），葡萄糖浓度时间曲线下面积高于 10.0mmol/L 的比例降低 40%（$P<0.05$），血糖水平高于 10.0mmol/L 的所占时间比显著降低（8%vs31%，$P<0.05$），MAGE 也显著降低，且两组安全性相似。无论是 T2DM 还是 T1DM 患者，使用胰岛素治疗时联用阿卡波糖均可有效改善血糖波动。134 例新诊断住院 T2DM 患者随机分入两组，一组使用预混胰岛素单药治疗，另一组加用阿卡波糖治疗。治疗 2 周后，联用阿卡波糖组较单用预混胰岛素治疗组患者 MAGE 显著降低 [（5.56±2.16）mmol/L vs（7.50±3.28）mmol/L，$P=0.044$]，同时血糖数值在 10.0mmol/L 以上的血糖曲线下面积增量显著减少 [0.5（0.03~0.9）mmol/（L·d）vs 0.85（0.23~1.4）mmol/（L·d），$P=0.037$]。

4. 阿卡波糖心血管评估（ACE）试验

ACE 试验是一项随机、对照、双盲、多中心临床试验，于 2009 年 2 月在中国内地和中国香港开始。受试者为 7500 例患有冠心病（定义为既往心肌梗死、不稳定型心绞痛或当前稳定的心绞痛）并伴有 IGT 且年龄>50 岁的患者。以 1:1 的比例将患者随机分组，分别在标准 CVD 治疗药物基础上服用阿卡波糖 50mg，每天 3 次或相匹配的安慰剂。排除标准包括糖尿病病史、过去 3 个月内发生过心血管事件、NYHA Ⅲ/Ⅳ 级心力衰竭、重度肝病和重度肾功能损害。本研究在中国内地和中国香港的约 150 家医院内进行。主要复合心血管终点是至首次发生心血管死亡、非致死性心肌梗死或非致死性卒中的时间。次要终点包括全因死亡和新发 T2DM。ACE 是一项对 CVD 进行二级预防的研究，用于评估冠心病患者和 IGT 者在标准心血管治疗的基础上加用阿卡波糖的效果。研究结论显示，在生活方式干预基础上，阿卡波糖进一步降低新发糖尿病风险 18%，但并没有降低冠心病患者和 IGT 者主要心血管疾病的风险。分析其原因主要有：

（1）研究对象主要是 IGT 者中位药物治疗时间为 3 年，观察的时间较短，心血管方面的受益尚未显现出来。例如大庆研究：IGT 生活方式干预，干预早期即显著降低新发糖尿病而心血管风险在干预的前 8~10 年几乎与对照组一致，10 年后才逐渐出现差异，并随时间推移，到 23 年组间才出现显著性差异。UKPDS 研究结果也不支持低于 5 年的随访可以在糖尿病早期患者中获得心血管预后的改善。

（2）该试验阿卡波糖的剂量为 50mg tid，剂量偏小。MeRIA 7 荟萃研究所纳入的 7 项 RCT 都是用至 100mg tid。另一项台湾地区队列研究，从医疗保险数据库中选取 644 792 例既往无 CVD 的新诊断 T2DM 患者，其中 109 139 例（16.9%）接受阿卡波糖治疗，随访 7 年，评估其 CVD 风险，研究结果显示：对于研究期间发生 CVD 的患者，阿卡波糖可显著降低 CVD 复发风险；用药时间越长，累积剂量越大，疗效越为显著，故推测阿卡波糖心血管获益机制或需要 100mg tid 长期应用方能显著显现。

三、α-糖苷酶抑制剂对糖尿病大血管病变的作用及其机制

α-糖苷酶抑制剂可通过降低空腹及餐后血糖、改善胰岛素抵抗、抗氧化应激反应、降低血脂水平、控制血压、抗凝作用、降低 NF-κB 的活性、减少糖基化终产物产生等保护糖尿病大血管，延缓糖尿病大血管病变的发生、发展。

α-糖苷酶抑制剂是一类含氮的拟糖类结构能抑制糖苷键形成的化合物，结构类似寡糖（假寡糖），能与 α-糖苷酶竞争性结合，抑制酶的活性，减少寡糖分解为单糖，从而延缓了单糖特别是葡萄糖吸收的速度，降低餐后血糖。α-糖苷酶抑制剂多在餐前服用，降血糖作用相对温和，使 HbA1c 水平降低 0.5%~1%。由于其降低了肠内葡萄糖的摄取量，因此还可降低餐后葡萄糖依赖的胰岛素升高，并且不会因为直接刺激胰岛素分泌作用而造成高胰岛素分泌和下一餐前低血糖，且能动员肠道胰高糖素肽-1，后者可使 IGT 中胰岛 β 细胞分泌胰岛素的轻微缺陷得到恢复。本类药物对 α-糖苷酶的抑制作用是可逆的，目前还没有药物治疗失效的报道。其单用不引起低血糖，尤适用于空腹血糖正常而餐后血糖明显升高者。

一些干预治疗的研究中，对 IGT 的患者给予阿卡波糖，可以预防 IGT 向糖尿病、心血管病、高血压的发展。另有报道，α-糖苷酶抑制剂具有调节脂肪生成、降低 TG、促进抗氧化等作用。但是 vailde Laar 等对有关 α-糖苷酶抑制剂的降糖效果进行了系统评价，分析比较了 41 个为期至少 12 周的随机试验，证明 α-糖苷酶抑制剂对血糖控制或胰岛素水平作用明显，但对血脂和体质量的作用差异无统计学意义，对瘦素水平、下丘脑神经肽表达有一定的降低作用。

1.α-糖苷酶抑制剂的降糖作用

α-糖苷酶抑制剂可延缓餐后葡萄糖的吸收，降低餐后高血糖。该类药可联合饮食治疗，降低 T2DM 的血糖。当阿卡波糖或 SU 单独治疗不能很好的控制血糖时，阿卡波糖可以和 SU、胰岛素或二甲双胍联合使用。与 SU 和胰岛素不同的是，阿卡波糖可在不增加胰岛素分泌的情况下，降低血糖，单独使用时不会有低血糖风险。阿卡波糖可通过直接影响餐后血糖，间接降低空腹血糖又可降低 HbA1c。

临床观察显示阿卡波糖对使用胰岛素的 T2DM 患者的血糖控制效果与 SU 格列本脲和胰岛素增效剂二甲双胍的效果一致。与格列本脲不同的是阿卡波糖不会增加胰岛素的分泌，由于 T2DM 为慢性进展性疾病，单药治疗常常不能取得长期的血糖控制效果，阿卡波糖通过不同于二甲双胍或 SU 的机制，改善血糖控制，因此，联合治疗时可取得更多的益处。

2.α-糖苷酶抑制剂改善胰岛素抵抗

α-糖苷酶抑制剂阻断餐后血糖升高导致的胰岛素分泌功能障碍和胰岛素抵抗，改善胰岛素的敏感性，保护胰岛 β 细胞功能，可防止 T2DM 患者因胰岛素抵抗而引起的餐后血糖迅速增高。胰岛素抵抗与包括高血压和异常血脂的多种心血管危险因素有关，而且胰岛素抵抗还会增加动脉膜中层厚度。阿卡波糖能明显提高糖耐量试验和 T2DM 确诊患者的胰岛素敏感性。

对 72 例为期 72 周的观察发现，应用阿卡波糖后餐后血浆胰岛素升高的水平明显低于甲磺吡脲。22 例 T2DM 老年患者服用阿卡波糖 12 个月，空腹血糖和胰岛素水平以及餐后血糖和胰岛素水平都明显低于对照组。说明阿卡波糖对胰岛素的作用是增加其敏感性，而不是增加胰岛素的释放。

阿卡波糖可降低糖尿病患者的胰岛素抵抗：Laube 等在静脉内注射葡萄糖耐量试验中，应用对照双盲高血糖试验，将胰岛素的敏感性进行了量化：在糖耐量损伤的个体，口服阿卡波糖 100mg，每天 3 次，连续 3 个月，结果显示阿卡波糖可引起胰岛素原和胰岛素的比率明显降低。另有报道也说明阿卡波糖可增加糖耐量损伤肥胖人胰岛素的敏感性。

3. α-糖苷酶抑制剂抗氧化应激，改善血管内皮功能

α-糖苷酶抑制剂可预防氧化应激反应，减缓氧化应激的升高，改善血管内皮功能。终生的良好的内皮功能对于防止一生中发生血管事件，如心肌梗死和脑血管病发作非常重要。

鲁梅芳等研究阿卡波糖对 T2DM 患者血管内皮功能的影响。选取 26 例 T2DM 患者，在原口服药物基础上给予阿卡波糖 100mg，每日 3 次，连续 12 周，测定治疗前后血糖及用高分辨血管外彩色多普勒测定肱动脉内皮依赖性舒张功能。结果显示治疗后比较治疗前餐后血糖、胰岛素敏感指数和肱动脉内皮依赖性舒张功能均有显著性改善（$P<0.05$）；肱动脉内皮依赖性舒张功能与 BMI、胰岛素敏感指数呈显著负相关（$P=0.049$，$P=0.031$）。故表明阿卡波糖可能通过降低餐后高血糖，改善机体胰岛素敏感性，使血管内皮功能得到改善，延缓慢性血管并发症的发生与发展。

4. α-糖苷酶抑制剂对血脂的作用

阿卡波糖对糖尿病血脂异常也具有益处，可降低 TG，LDL-C，餐后游离脂肪酸（FRA）和残留样颗粒胆固醇水平，以及升高 HDL-C/LDL-C 比值，不仅如此，有证据表明阿卡波糖对血脂谱的改善程度独立于降糖作用，阿卡波糖调节脂代谢的能力对降低患者的总体用药负担可能很重要。

有研究显示，IGT 患者用阿卡波糖治疗 16 周后，2h 餐后血糖及餐后 2h 总游离脂肪酸下降，糖代谢改善与脂肪酸变化一致；空腹总脂肪酸、不饱和脂肪酸及饱和脂肪酸下降，但与治疗前比较 $P>0.05$；相关性分析显示，饱和脂肪酸及不饱和脂肪酸主要与糖、脂代谢相关。

IGT 患者血糖改善时总游离脂肪酸下降，其可能机制为服用阿卡波糖后餐后血糖下降，高血糖纠正，高血糖毒性作用减轻，机体对葡萄糖的利用增加，脂肪分解动员减少，故总游离脂肪酸下降。反之，总游离脂肪酸降低可能改善胰岛 β 细胞功能和周围组织胰岛素抵抗。目前认为，血清总游离脂肪酸升高是动脉硬化的危险因素，IGT 患者用阿卡波糖治疗后总游离脂肪酸明显下降，糖代谢改善，对防治 AS 有积极意义。

Mughal 等的研究发现，T2DM 的患者服用阿卡波糖 12 周，其空腹血糖、血 TG 和 VLPL-C 都明显降低，并使血糖和血脂长时间维持在正常水平。另有报道 30 例高甘油三酯血症的非糖尿病患者，服用阿卡波糖加饮食控制 16 周，血 TG 水平明显降低，而单纯控制饮食不能有效地降低血 TG 水平。

5. α-糖苷酶抑制剂对高血压的作用

有报道显示，与格列本脲比较，阿卡波糖能降低糖尿病病人的收缩压和心率，这可能与血浆胰岛素降低介导的交感神经活性和血管降压因子的作用有关。

另有一国际多中心双盲、安慰剂、随机研究。在加拿大、德国、澳大利亚、挪威、丹麦、瑞典、芬兰、以色列与西班牙等国进行。从 1998 年到 2001 年 8 月共有 1429 名 IGT 患者。61 名（4%）患者剔除的原因是：没有 IGT 或没有餐后血糖资料。共得 1368 名患者进行分析。男性 49%，女性 51%，平均年龄（54.5±7.9）岁，BMI（30.9±4.2）kg/m²。随访时间 3.3 年。患者随机分为安慰剂（$n=715$）或 100mg tid 阿卡波糖（$n=714$）。观察指标：主要心血管事件（冠心病、心血管病、死亡、心衰、脑血管意外、周围血管病，高血压≥140/90mmHg）。结果：341 名（24%）患者停止用药，其中 211 名在阿卡波糖组，130 名为安慰剂组，但这些患者也在随访之列。用阿卡波糖后餐后高血糖下降，使心血管事件发生的相对危险减少 49%（HR 0.51，95%；可信区间 0.28~0.95，$P=0.03$）。绝对危险减少 2.5%。在心血

管事件中主要减少的是心肌梗死（HR＝0.09，95％；可信区间 0.01～0.72，P＝0.02）。阿卡波糖使新发高血压例数也有明显减少（HR＝0.66，95％；可信区间 0.49～0.89；P＝0.06），绝对危险减少 5.3％。校正主要心血管危险因素后，心血管事件与新发高血压的危险性仍有明显减少（HR 分别为 0.47 与 0.62）。本研究证明 IGT 患者用阿卡波糖治疗后，可明显减少心血管病及发生高血压的危险性。

6. α−糖苷酶抑制剂的抗凝作用

α−糖苷酶抑制剂可显著降低 D−二聚体和血凝素片段水平，改善糖尿病患者的血液高凝倾向，降低心血管事件发生的风险。T2DM 是一种促凝状态，有证据表明阿卡波糖可通过降低进餐引起的凝血活化，减少栓塞形成，而且治疗能显著降低空腹状态下促凝底物纤维蛋白原的水平。

有研究显示 17 例 T2DM 人服用阿卡波糖后，餐后 4h 内凝血酶原片段和 D−二聚体水平明显降低，这些片段是血液凝固和纤维蛋白降解的标志性产物。凝血酶原片段是血栓形成的重要预警者，而交联纤维蛋白降解的初级产 D−二聚体物是心肌梗死的重要预警者。

7. α−糖苷酶抑制剂的抗炎作用

糖尿病患者 NF−κB 活性在进餐后升高，阿卡波糖可降低 NF−κB 的活性，从而保护了内皮细胞功能。研究证明 AS 的发生是一个亚临床炎症过程，NF−κB 在这个过程中起着驱动作用。1 个 8 周的研究表明与安慰剂组相比，阿卡波糖 100mg，3 次/日组显著降低 NF−κB 活性，同时餐后血糖明显下降。一个多中心、双盲、安慰剂对照的阿卡波糖研究在德国开展。经 16 周治疗后，空腹和餐后纤溶酶原激活物−1 水平均明显降低。由于纤溶酶原激活物−1 与缺血性心血管事件独立相关，阿卡波糖的这一影响可能有助于解释其心血管保护作用。

8. 其他

α−糖苷酶抑制剂可减少终末糖基化产物的生成，后者可通过蛋白交联、刺激炎性介质表达引起组织损害。

四、α−糖苷酶抑制剂对糖尿病大血管病变的其他研究及不同观点

Medline（至 2003 年 4 月）、EMBASE/Excerpta Medica（至 2003 年 4 月）、Cochrane 对照试验注册中心（2003 年第 3 版）、LILACS（至 2003 年 4 月）等研究显示，α−糖苷酶抑制剂可改善 HbA1c 和空腹血糖水平，对血脂和体质量没有影响。阿卡波糖相关的胃肠道不良反应的危险性高于安慰剂。阿卡波糖和 SU 在改善 HbA1c 和空腹血糖方面没有差别。没有数据显示 α−糖苷酶抑制剂对死亡率、糖尿病相关的发病率和生活治疗有作用。

以上研究得出的一些结果与前述研究结果不一致，故 α−糖苷酶抑制剂对糖尿病大血管病变的作用效果尚未取得一致结论，还有待进一步的研究证实。

（李健榕　黄国良）

第四节　非磺酰脲类促泌剂

非磺酰脲类促泌剂（格列奈类药物）是另外一类胰岛素促泌剂。大量临床研究数据表明格列奈类药物可使餐后血糖及 HbA1c 不同程度下降，减少全天血糖波动的变异，对控制空腹血糖亦有一定效果，与其他口服降糖药联用可增加降糖作用。格列奈类药物的总体安全性较好，低血糖是格列奈类药物最常见的不良反应，但发生低血糖的概率和严重程度较磺酰脲类促泌剂小。大型临床研究 STOP−NIDDM 发现：改善餐后高血糖能有效延缓糖尿病的进程，减少大血管病变及心血管事件的发生。因此，有效的血糖控制，尤其是餐后的高血糖，可降低糖尿病终点事件的发生率。但有研究显示，不管是那格列奈还是瑞格列奈，均不影响 CVD 危险因素。2012 年的一项大型研究比较了不同胰岛素促泌剂的心血管安全性。入选

对象为既往合并或不合并心肌梗死的 T2DM 患者。随访 3 年后研究发现，不管是否合并心肌梗死，瑞格列奈与二甲双胍相比并不增加患者的 CVD 及死亡风险。最近发表的研究观察了 740 例因缺血性心脏病入院的 T2DM 患者，发现与格列本脲及格列齐特相比，瑞格列奈治疗 30 天并不增加患者的心血管事件及死亡率。因此，不管是长期研究还是短期研究，均未发现格列奈类药物对 T2DM 患者心血管系统有不良影响。

一、在改善大血管病变中的作用

1. 抗动脉粥样硬化

Hanefeld M 研究发现，T2DM 患者经瑞格列奈治疗 1 年后，颈动脉内膜中层厚度明显减小，但其作用机制仍不明确，其逆转 AS 的作用是否独立于其降糖作用以外亦有待进一步研究。在以血糖水平波动为特征的非肥胖型 T2DM 患者中，那格列奈治疗可以减轻单核细胞对主动脉内皮层的黏附作用，降低胸主动脉内膜层厚度。另外，米格列奈对胰岛 β 细胞 K^+ 通道有更高的选择性，因此，即使心肌受损后也不会影响心肌功能，就这点而言，它比其他降糖药物更适于糖尿病合并冠心病患者。Itaru M 等经动物实验表明，对于缺血再灌注的心脏，米格列奈对冠脉灌注血流和再灌注后心功能都没有影响，而格列本脲和格列美脲则显著增加左心室舒张末压，降低左心室收缩压和左心室形成压。米格列奈对胰岛 β 细胞 K^+ 通道的高度选择性是其减少心血管副作用的一个重要因素。就对心血管影响而言，米格列奈比格列本脲和格列美脲更为安全。

2. 降低氧化应激和抗炎作用

氧化应激主要是指机体或细胞内以氧自由基为代表的反应性氧化产物（ROS）的产生和消除失衡，或外源性的氧化物质摄入，导致其在细胞内蓄积，从而产生氧化和抗氧化的不平衡状态。高血糖以及同时伴有糖化和脂质过氧化物状态下可引起线粒体电子传递链产生过多活性氧类（ROS），从而引起氧化应激，而且高血糖状态下 ROS 又与促使系统炎症状态的形成有关，使炎症基因过度表达，促进炎症因子释放增加。ROS 可以通过抑制三磷酸甘油醛脱氢酶活性激活，包括蛋白激酶 C 旁路、多元醇旁路、己糖胺旁路以及晚期糖化终产物形成等各项机制，进而引发了糖尿病并发症的发生，它是糖尿病与心血管疾病共同的病理生理基础。Tankova 等研究发现格列奈类降糖药物可显著降低 T2DM 患者血清丙二醛含量、增强血清超氧化物歧化酶活性，降低氧化应激水平，从而有效预防和减少心脑血管并发症的发生。且有动物实验发现瑞格列奈可以提高糖尿药鼠模型总体抗氧化水平和血浆维生素 C 的浓度，抑制蛋白过氧化反应。其可能机制为瑞格列奈是苯甲酸的衍生物，具有抗氧化活性，另外，也可能具有 SU 类降糖药类似的作用。Anna Gumieniczekd 在四氧嘧啶诱导的糖尿病家兔实验中发现瑞格列奈可以明显上调血浆中抗坏血酸、总抗氧化剂含量，肝、肾中谷胱甘肽过氧化物酶活性、谷胱甘肽还原酶活性、还原型谷胱甘肽水平，下调血浆中氧化蛋白的含量，证明瑞格列奈有着可测定的独立于降血糖作用之外的抗氧化效应，可以降低脂质过氧化反应，调节酶类及非酶类抗氧化系统的活性，在某种程度上减轻慢性高血糖引起的氧化应激作用。同时，不同于其他一些抗氧化药物，瑞格列奈不影响炎症因子 IL-6 的水平。另外，与对照组相比，瑞格列奈不仅可明显降低 T2DM 患者血浆中硝基酪氨酸、丙二醛、IL-6 和 TNF-α 的浓度，而且可增加总抗氧化剂的含量。

3. 改善脂代谢

格列奈类降糖药物在降糖作用之外，还有轻度的降低胆固醇和（TG）作用，并被证明有降低餐后血浆 FFA、减低血小板黏附等作用。肥胖症、糖耐量异常及 T2DM 患者血 FFA 水平均有升高，其原因尚未明了，目前已知 FFA 主要由皮下和内脏脂肪分解产生，胰岛素作用不足可能是导致脂肪分解产生 FFA 增多的主要原因，持续的 FFA 升高可致胰岛素分泌障碍及胰岛素抵抗加重，降低 FFA 对改善胰岛 β 细胞功能有积极意义。

格列奈可以通过作用于乳糜颗粒（CM）和 VLDL-C 残余颗粒降低餐后高 TG、降低肝脏 TG 的堆积；通过抑制内源性脂解作用抑制餐后 FFA 的水平增高；还可以降低 PAI-1 和组织型纤维蛋白酶原激活剂的水平，而后者降低的水平要高于前者，从而可以改善餐后纤溶状态。而米格列奈不仅可以降低糖尿病大鼠外周 TG 和 CM 水平，还可以抑制脂蛋白酯酶 mRNA 的表达。这些都有助于格列奈类药物保护心血管，对抗 AS 的发生发展。在动物实验中，那格列奈可降低试验小鼠餐后或蔗糖负荷后的血 FFA 水平，能分别降低 T2DM 患者餐后 1h 和 2h 的血 FFA 水平，但对空腹 FFA 水平的影响未见临床研究报道。有研究显示，那格列奈及瑞格列奈对胰岛 β 细胞功能、胰岛素抵抗的改善程度相似，对患者的体质量无明显影响，可以降低 T2DM 患者血 TG 水平及空腹胰岛素水平，但那格列奈降低空腹 FFA 的水平明显强于瑞格列奈，可见那格列奈对空腹 FFA 的下降作用可能独立于 BMI、TG 及空腹胰岛素水平改变之外。而瑞格列奈使空腹血糖降低比那格列奈更显著，因而那格列奈降低空腹 FFA 的作用也并非由降糖作用引起，其对 T2DM 患者空腹 FFA 的下降作用不能完全用促进胰岛素分泌和降低血糖、改善胰岛功能来解释，其机制有待进一步研究。另外，格列奈类药物和二甲双胍联合治疗不仅能够进一步改善 2 型糖尿病患者的血糖控制，还可以减少低密度脂蛋白和动脉蛋白多糖的结合，减缓 AS 的发展，具有降低心血管危险性的作用。

二、改善胰岛素抵抗

禁食状态下，人体胰岛素分泌存在一慢波周期（约 140min），在此基础上还呈高频脉冲分泌，每个脉冲间期 5~10min。在餐后，胰岛素的分泌则呈双相形式。首先，在受到血糖升高的刺激后 1min 开始，胰岛素短时快速释放，3~5min 达到高峰，10min 内下降至近初始水平，即为第一时（早期相）；随即胰岛素逐渐缓慢升高，30min 达高峰，持续约 1h 即第 2 时。胰岛素上述分泌特征对保持机体胰岛素敏感性、维持血糖稳定是必需的。糖尿病患者胰岛 β 细胞的功能衰竭使胰岛素正常的脉冲式分泌受损，并出现第一时相消失、第二时相后移等分泌模式的改变。胰岛素早期相分泌的消失，将引起餐后血糖急剧升高，这将代偿性地引起胰岛素第二时相分泌量的增加，使体内胰岛素持续处于较高水平。这种效应使得肌肉和脂肪组织中胰岛素受体下调，引起胰岛素抵抗。另外，餐后高血糖与 T2DM 患者的微血管病变和大血管并发症的发生密切相关，餐后血糖已日益成为 T2DM 诊断、治疗和监测的指标之一。因此，恢复餐后胰岛素早期相分泌以降低餐后高血糖，成为了降糖药物开发的新目标。改善 T2DM 患者的胰岛素早期分泌相和胰岛素分泌高峰延迟的状态是治疗其餐后高血糖以及预防慢性并发症的手段之一。国外研究发现，餐前服用格列奈类降糖药物能够刺激胰岛素迅速和短暂地释放，达到减少或清除餐后血糖的波动，而所引起的高胰岛素血症和低血糖的危险性最小。

格列奈类药物作用特点是"快开""快闭"。"快开"作用模拟食物引起的生理性第一时相胰岛素分泌，"快闭"作用不会引起基础或第二时相胰岛素分泌的升高，可预防高胰岛素血症，改善胰岛素抵抗。Teruo Shiba 经研究发现胰岛素分泌早期波的丢失是 T2DM 常见的缺陷，那格列奈可通过增强餐后早期相胰岛素分泌从而明显改善餐后血糖过度偏移，此作用依赖于胰岛素抵抗程度，有区别地影响空腹胰岛素水平和 HOMA-IR 指数。Yoji Hazama 等在高血糖钳夹试验中发现 7 天那格列奈治疗可显著增加早期相胰岛素分泌，但尿中 C 肽量却明显下降，另外，在正常血糖高胰岛素钳夹试验中，那格列奈治疗可使葡萄糖液输注率也显著增加，表明那格列奈可显著减轻胰岛素抵抗。动物研究证实糖尿病大鼠在服用米格列奈后 15min 门静脉胰岛素水平明显升高，15~120min 外周血糖迅速下降，不引起第二时相和总胰岛素量的变化。

三、降低餐后高血糖

T2DM 患者胰岛 β 细胞功能改变之一是胰岛素早期分泌相减弱甚至消失，以及胰岛素分泌高峰的延迟，从而导致餐后血糖的升高和相应的代谢紊乱。餐后高血糖状态对 AS 的发生发展起着重要的促进作用，在微血管和大血管病变，特别是心血管病变的发生上有着重要的作用。随着对餐后血糖与糖尿病关系的研究与认识，控制餐后血糖已经成为防治糖尿病及其并发症的重要手段之一。目前世界各地的临床医生愈来愈重视餐后高血糖在 T2DM 及其并发症的发生发展过程中的重要作用。

在 2009 年 7 月瑞格列奈上市 10 周年学术研讨会会议上，与会专家指出餐后高血糖及由此带来的血糖波动是糖尿病导致心血管疾病的重要危险因素，而新型胰岛素促泌剂——瑞格列奈能有效重塑胰岛素早期相分泌，进而通过降低餐后血糖波动等途径对心血管系统发挥保护效应。针对餐后血糖的治疗已显示出可改善血糖控制，减缓 AS 和其他心血管事件的发生发展。目前，一种新型且快速起效的胰岛素促泌剂——米格列奈也显示出其独特优势。如前述，由于其对 K$^+$ 通道的高度选择性，而被推荐用于糖尿病合并冠心病患者。体内外试验均证明，无论在健康者或糖尿病动物模型中，米格列奈促进胰岛素分泌作用均优于那格列奈及瑞格列奈，能更好控制餐后高血糖。临床试验中，能长期良好控制 T2DM 患者餐后高血糖，降低空腹血糖及 HbA1c，不良反应发生率接近安慰剂组。

格列奈类药物能诱导快速、高幅度的胰岛素第一时相分泌，并且呈血糖浓度依赖性，较 SU 类能更好地控制餐时血糖的增高，降低餐后血糖高峰，与双胍类药物合用可以发挥协同效应，其安全性良好，可以长期控制血糖而不引起低血糖及体质量增加，并能预防糖尿病的心血管并发症。

综上，格列奈类药物具有安全、有效的餐后血糖控制机制和独特的作用特点，能快速诱导胰岛素第一时相的分泌，能很好地抑制餐后高血糖。另外，它还有改善胰岛素抵抗，调节脂质代谢障碍，抗动脉硬化，抗氧化应激等作用。但 2010 年 3 月 14 日，一个纳入超过 9 000 名入选者，迄今为止规模最大、历时最长的全球性、前瞻性糖尿病研究——NAVIGATOR 研究指出：缬沙坦可以延缓伴有心血管疾病或者风险因素的 IGT 人群进展为 T2DM 的进程，但对心血管事件的风险无降低，而那格列奈未降低新发糖尿病及心血管事件的发生率。因此，关于格列奈类降糖药在心脑血管等大血管病变方面的作用仍然需要进一步探讨和研究。

（李健榕　黄国良）

第五节　噻唑烷二酮类

噻唑烷二酮类药物（TZDs）是一类作用于过氧化酶增殖物激活受体（PPARγ）的药物，是临床上用于治疗 T2DM 的胰岛素增敏剂。主要有罗格列酮和吡格列酮两种制剂。PPARγ 是一类由配体激活的转录因子，在体内组织广泛表达并具有多种生物学效应。TZDs 是 PPARγ 受体的配体。PPARγ 有 PPARγ1 和 PPARγ2 两种异构体，前者受体分布于心肌、骨骼肌、肠、胰、肾和脾，而后者受体见于脂肪组织，具有降脂作用。TZDs 的作用机制主要是通过高度选择性激活 PPARγ 而发挥胰岛素增敏作用，一方面通过提高机体内外周组织对葡萄糖的吸收利用，另一方面减少肝糖原在体内过量积蓄，减少胰岛素抵抗，降低血糖，从而有益于糖尿病患者的血糖和血脂控制。

2007 年 Nissen 等发表的 meta 分析认为应用 PPARγ 激动剂罗格列酮治疗的 T2DM 患者发生心肌梗死的比例增加，引起了广泛争议。2009 年 6 月在美国新奥尔良举办的第 69 届美国糖尿病学会（ADA）年会上公布了罗格列酮心脏保护作用研究（RECORD）的最终结果，备受广大糖尿病研究工作者的关注。RECORD 研究显示，罗格列酮组的总体心血管风险，包括心血管疾病发生和死亡风险均无升高，全因死亡、心血管死亡、主要心血管事件（MACE），心脏病发作和卒中发生率与对照组相当。此外，与没有发生过缺血性心脏病的 T2DM 患者相比，以往发生过缺血性心脏病患者的主要终点事件更多，但差异无统计学意义，因此，服用罗格列酮患者的心血管住院和死亡总体发生率与接受二甲双胍和磺酰脲类的患者相似。但罗格列酮组发生充血性心衰的危险性显著高于对照组（HR 2.15，95％CI 1.30～3.57）。该研究存在一定的局限性，比如组间药物使用不平衡（罗格列酮组使用噻嗪类和他汀类较对照组多等），可能会使罗格列酮组心血管不良事件及死亡风险降低，从而造成风险的低估。2010 年，Nissen 等对包括 RE-

CORD 在内的 56 个 RCT 研究进行了 meta 分析，结果显示，罗格列酮组心肌梗死的风险增加了 28%（$P=0.04$），但未增加心血管死亡风险。2010 年，欧洲药品管理局（EuropeanMedicines Agency，EMA）因罗格列酮心血管安全性存在争议将该药撤出欧洲市场。同年，美国 FDA 及中国药监局也相继宣布限用罗格列酮，限定使用其他降糖药物无法对血糖进行控制的患者才可使用该药。2013 年 8 月，美国杜克大学临床研究所重新解读了 RECORD 研究，指出该研究并没有证据说明罗格列酮会增加心血管事件的风险，而是进一步证实了罗格列酮的降糖优势。基于此，2013 年 11 月，因罗格列酮增加心血管事件风险的证据不足，FDA 解除了 2010 年对罗格列酮做出的限制，同时修改了用药指南，使得罗格列酮被重新使用。另一项研究（BARI-2D）结果与 RECORD 研究结果一致。BARI-2D 研究在患有冠心病的 T2DM 患者（心血管疾病高危人群）中，评估罗格列酮与胰岛素治疗对此人群病死率和心血管事件发生率的影响。结果显示，两组全因死亡和 PPARγCE 发生率亦无明显差异。相比于罗格列酮，大多数学者研究发现，吡格列酮虽然会增加心衰的风险，但不增加心血管死亡风险，并且可以使心血管不良事件（心肌梗死、死亡及脑卒中）的发生率和死亡率降低。Lincoff 等对随访时间在 4 个月至 3.5 年，包括 16 390 个研究对象在内的 19 个 RCT 的 meta 分析结果同样显示，与安慰剂或其他降糖药相比，吡格列酮虽然可以增加心衰风险，但心血管不良事件（心肌梗死、死亡）及中风的发生率降低 18%（$P=0.005$）。Nagagothi 等对随访时间在 6~34.5 个月的 5 个 RCT 的 meta 分析也显示，吡格列酮不增加 T2DM 患者的心血管风险。Prospective pioglit Azone Clinical Trial in macro Vascular Events（PROACTIVE）研究是一项用来评价吡格列酮心血管安全性的大型前瞻性研究，共纳入了 5 238 例糖尿病伴大血管病变的患者，平均随访时间 34.5 个月。该研究初期数据显示，与安慰剂相比，吡格列酮可增加心衰及膀胱癌风险。然而，PROACTIVE 研究随访 6 年后的数据表明，一直使用吡格列酮或曾使用其他 TZDs 类药物后改为吡格列酮的患者，大血管事件发生率和死亡率最小，较安慰剂组发生率降低了 16%（$P=0.027$），且吡格列酮组的膀胱癌风险并未增加。而且，5 年和 8 年的队列研究发现，初期观察到的使用吡格列酮超过 2 年会增加膀胱癌风险的趋势在 8 年分析中不复存在。动物实验显示，在体内缺血再灌注模型大鼠急性期应用吡格列酮，发现其心肌坏死面积较对照组少 28%，左心室坏死面积少 32%。再灌注 1min 和 30min 时，心脏舒张功能指标显著改善，且心肌细胞凋亡也被显著抑制，结果表明 PPARγ 激动剂对缺血再灌注的心肌有保护作用，这种作用可能来自于减少心肌细胞凋亡和抑制基质金属蛋白酶-2。

一、在大血管病变中的作用

1. 抗动脉粥样硬化作用

动脉粥样硬化（AS）是多种因素作用于不同环节共同促成的，其发病机制至今尚未完全阐明，粥样病变处可见到富含脂质的单核/巨噬细胞来源的泡沫细胞聚集，血管平滑肌细胞迁移和增殖，纤维帽形成，同时可诱发与 AS 有关的局部的炎症反应。近年研究发现 PPARγ 在 AS 斑块中的巨噬细胞、泡沫细胞中也有表达，据此推测 PPARγ 在 AS 发生与发展中起重要作用，TZDs 作为 PPARγ 的激活剂，在临床上可以延缓 AS 病变的发展，稳定斑块，抑制斑块破裂。目前有研究应用罗格列酮干预糖尿病兔的 AS，结果表明罗格列酮能减少动脉粥样斑块形成和发展，而及早给予预防性干预效果更明显，并且在改善糖脂代谢紊乱和胰岛素抵抗的同时，还伴有氧化损伤的减轻。PPP 研究证实吡格列酮能改善冠状动脉粥样硬化斑块成分。共有 54 例非糖尿病的急性冠脉综合征（ACS）患者入选该试验。其中 27 例患者接受吡格列酮 30mg/d 治疗，9 个月后复查血管内超声及虚拟组织学检查，结果显示与安慰剂组相比，吡格列酮治疗组所有患者非"罪犯血管"处的冠脉粥样硬化斑块中脂质坏死核心及纤维化成分均显著下降，而斑块脂质体积也发生不同程度的缩小。该研究表明吡格列酮能缩小冠脉粥样硬化斑块体积，延缓 AS 的进展。在 ACT NOW 研究中，糖尿病前期患者持续接受吡格列酮 30mg/d 治疗，并在试验开始前、治疗后第 18 个月及试验结束时（平均 27 个月）测量颈动脉内膜中层厚度。结果发现吡格列酮治疗组患者较安慰剂组患者最大颈动脉内膜中层厚度进展速率显著减缓。

TZDs 抗 AS 可能的机制有：

（1）改善血管内皮功能：在导致 AS 的诸多环节中，血管内皮受损、内皮功能减退是促发 AS 发生、发展的最重要的始动因素。血管内皮完整和内皮功能正常是维持血管平滑和血流通畅的最重要因素。糖尿病增加了血管收缩因子的产生，最主要的是内皮素－1，它通过特异性受体发挥强大的缩血管作用，可产生血管痉挛，促进 AS 的形成。在激活的内皮细胞中，TZDs 药物通过抑制氧化型 LDL 诱导蛋白激酶 C（PKC）的活性，在转录水平抑制内皮细胞分泌内皮素－1。TZDs 也可通过抑制活化急性期蛋白－1 介导的信号通路，抑制人血管内皮细胞凝血酶诱导的内皮素－1 的生物合成。TZDs 还对血管局部产生直接作用，改善内皮细胞功能，保持缩血管因子和舒血管因子的平衡，维持内皮功能。

（2）抑制单核/巨噬细胞的活化：单核/巨噬细胞在 AS 病变的发展中起着重要作用，TZDs 可以抑制单核/巨噬细胞的活化，抑制斑块的生长。TZDs 通过抑制急性期蛋白－1 和 NF－κB 活性，减少干扰素－γ 和脂多糖诱导的一氧化氮合酶的合成，抑制干扰素－γ 诱导的巨噬细胞的活化，减少基质金属蛋白酶－9 和 A 型清道夫水平的表达来稳定斑块、抑制斑块生长；TZDs 还可抑制单核细胞分泌 TNF－α 和 IL－6，下调血管黏附因子的表达，消退动脉粥样病变。

（3）抑制平滑肌细胞的迁移和增生：平滑肌细胞增殖和迁移是 AS 发生、发展的重要环节。平滑肌细胞在炎症因子的作用下迁入内皮下，摄入 LDL 转化为肌源性泡沫细胞并增生形成纤维帽，导致粥样斑块形成。TZDs 可以抑制血管平滑肌细胞的迁移及增生，抑制斑块的生长。TZDs 可以通过抑制丝裂原活化蛋白激酶通路的转录调节因子的活性，抑制由血小板衍生生长因子、凝血酶和胰岛素样生长因子诱导的平滑肌细胞的迁移；TZDs 还可以下调血小板衍生生长因子的活性，抑制平滑肌细胞的增生。

（4）增强纤溶活性，抑制血小板凝集：糖尿病患者及胰岛素抵抗者，PAI－1 水平升高，使其纤溶活性降低，容易造成管腔狭窄闭塞，导致血流灌注不足和血栓形成，并加重血管内皮损伤。而 TZDs 能使 PAI－1 显著减少，并能减少血小板聚集和血栓形成。其机制可能与增加内皮型一氧化氮合酶和血栓调节素的表达有关。

（5）稳定斑块，抑制斑块破裂：炎症因子如 TNF－α、IL－6 和 PAI－1、基质金属蛋白酶－9 水平升高，纤维帽变薄，使斑块易破裂，导致临床急性血栓事件的发生。TZDs 可下调糖尿病患者炎症因子的表达，稳定斑块。

（6）TZDs 药物通过 PPARγ 的作用使脂肪组织蛋白酯酶表达增加，加速 TG 分解，减少血清中 TG 水平，同时 PPARγ 激活后可以减缓脂解速度，降低 FFA 水平，预防 AS 的形成。

2. 抗炎作用

近年来研究认为，糖尿病是一种自然免疫和低度炎症性疾病。许多临床流行病学研究表明，炎症因子（高敏 CRP、PAI－1、γ－球蛋白、瘦素、脂联素等）与 T2DM 有很强的相关性。虽然炎症导致糖尿病的发病机制尚不明确，但在一些基础研究及大型糖尿病预防试验中发现，NF－κB 抑制因子激酶和 c－Jun 氨基末端激酶（JNK）炎症通路激活后，可引发低度炎症反应的放大及其恶性循环，导致 IR，促发糖尿病，而抗炎治疗可以显著改善糖脂代谢和 IR。另外，炎症还可引起内皮功能紊乱，后者导致血小板和巨噬细胞的激活，分泌大量炎症因子引起血管病变。TZDs 不仅可以降低血清中 TNF－α、IL－1 和 IL－6 等炎症因子水平，PPARγ 激活后还可在转录水平抑制 TNF－α 表达。此外，TZDs 可以降低 T2DM 患者的高敏 CRP 水平，且该作用与血糖水平无关。并且，PPARγ 可通过负反馈调节其他转录因子，如 NF－κB、信号转导及转录激活因子、转录因子活化蛋白－1 等，从而抑制细胞因子诱导的炎症物质的表达。用 TZDs 处理激活的巨噬细胞，可导致一种典型的静息巨噬细胞形态改变，其 TNF－α、IL－6 表达减少。TZDs 与 PPARγ 结合后通过调节 NF－κB 和急性期蛋白途径减轻炎症反应。胰岛素控制不良的 T2DM 患者在使用了罗格列酮后其血浆 CRP、IL－6、TNF－α 及 FFA 等炎症标志物水平明显降低，从而抑制糖尿病血管损伤的并发症。研究发现，行超声测定颈动脉内膜中层厚度及 FDG－PET/CT 检查确诊颈动脉粥样硬化患者，经吡格列酮 15 ～30mg/d 治疗 4 个月后复查 FDG－PET/CT，结果显示，与对照组相比，颈动脉粥样硬化斑块内放射性示踪剂 FDG 的目标背景比（TBR）显著下降，该指标反映巨噬细胞聚集及炎症反应程度的颈动脉粥样硬化斑块内炎症反应受到抑制。用相似方法研究吡格列酮对冠状动脉炎症反应的影响。已确诊 AS 的糖耐量异常患者接受 4 个月吡格列酮治疗后，FDG-PET/CT 检查示较格列美脲治疗对照组相比，左主干 TBR 显著下降。行血糖代谢指标测定示两治疗组差异无统计学意义，吡格列酮治疗组高敏 C 反应蛋白（hs-CRP）明显降低。hs-CRP 作为高度灵敏的炎症反应指标，其水平反映 AS 炎症反应程度，这提示吡格列酮可减轻冠状动脉管壁炎症，并可能通过独立于降糖效应而拮抗 AS。

3. 改善脂质代谢紊乱

糖尿病患者常伴有血脂代谢的紊乱，主要表现为 TG、LDL-C 浓度升高，而 HDL-C 浓度下降，这些脂代谢异常是冠心病的重要危险因素。使用 PPARγ 激动剂可以逆转脂肪代谢紊乱，TZDs 可能主要通过活化 PPARγ，抑制 TNF-α、脂联素和瘦素等转录而发挥调脂作用：脂肪细胞不仅是能量储备器官，而且脂肪细胞还可表达分泌多种激素和细胞因子，如瘦素、TNF-α、PAI-1 等，它们都不同程度地抑制脂肪合成，促进脂肪分解而释放出大量游离脂肪酸，在糖尿病血管并发症的发生发展中起着重要作用。PPARγ 是诱导脂肪细胞分化的特异性转录因子，TZDs 与 PPARγ 功能基因结合后，激活受体，调节 PPARγ 应答基因表达，从而促进脂代谢限速酶的合成，并显著抑制瘦素及 TNF-α 等促脂解和脂肪酸释放的基因表达，在脂肪细胞分化的全过程尤其是脂肪细胞分化的早期起正向调节作用。在脂肪组织中，TZDs 药物能够促进前体脂肪细胞分化产生大量小脂肪细胞，增加脂肪细胞数量，而小脂肪细胞比大脂肪细胞具有更高的胰岛素敏感性，而且分泌 TNF-α 和瘦素亦较少，具有较强的抗脂解作用，故 TZDs 能够显著改善患者的高脂血症。并且，与罗格列酮相比，吡格列酮更能够使 TG 明显降低，并伴有 VLDL-C 的降低，这可能与胆固醇酯转移蛋白增加有关。

4. 改善胰岛素抵抗

TZDs 能够使肝和肌细胞的脂肪转向周围脂肪组织，使前脂肪细胞分化为对胰岛素敏感的小脂肪细胞，并使成熟脂肪细胞凋亡，从而改善肝和肌细胞的 IR。IR 对心脏结构与功能的影响可能与血流动力学改变、继发性高胰岛素血症、局部交感神经系统与肾素-血管紧张素系统激活、细胞因子生成，以及直接影响心肌代谢有关，而这些因素又可以相互影响，互相促进。改善 IR 可以在心血管重构发生之前进行干预治疗。

5. 降低血压

T2DM 患者常常伴有高血压，其发生 AS 的风险明显增高。临床上对此类患者往往采取更加积极有效的措施，以降低其发生心肌梗死和脑卒中的风险。TZDs 不仅可增加组织对胰岛素的敏感性，而且可降低血压。其降压作用主要与其减轻胰岛素抵抗、改善内皮功能、保持舒血管因子与缩血管因子的平衡、降低血管张力、通过细胞周期依赖性蛋白激酶抑制剂 p27 抑制血管平滑肌细胞细胞周期 G_0/G_1 的进展，从而抑制其增殖有关。对伴有高血压的 T2DM 患者给予罗格列酮治疗，并进行动态血压监测，结果显示，患者不仅血糖和 HbA1c 显著降低，而且收缩压和舒张压也明显下降。认为罗格列酮能够显著增加胰岛素敏感性，其降低血压的作用可能与减轻 IR 有关。此外，TZDs 可呈剂量依赖性抑制内皮素-1 分泌，减弱其对血管的收缩作用。在内皮细胞和血管平滑肌细胞均可观察到 PPARγ 受体的存在，PPARγ 配体对其可能有直接的血管舒张作用。血管紧张素Ⅱ是重要的缩血管物质，在调节血流动力学中发挥重要的作用。另外，PPARγ 激动剂可以阻断氧自由基系统的激活，从而可以拮抗血管紧张素Ⅱ引起的纤维母细胞的生成和Ⅰ型胶原的合成，改善脏器血流动力学。

6. 抗氧化应激

氧化应激是导致细胞损伤、衰老和死亡的主要原因之一，在心血管疾病中扮演着重要角色，英国学者认为氧化应激可破坏血管内皮细胞对胰岛素的摄入，且与胰岛素受体活化不充分密切相关。Matsumoto 等研究链脲佐菌素诱导的糖尿病大鼠时发现，吡格列酮可以通过增加超氧化物歧化酶的活性、降低尼克酰胺腺嘌呤二核苷酸磷酸盐氧化酶活性，降低内皮素-1 水平来减少氧化应激以改善内皮依赖性的血管舒张功能。

二、其他作用

TZDs 可通过胰岛素增敏作用，改善 T2DM 高血糖及脂代谢异常状况，间接改善糖尿病患者肾小球功能异常，延缓糖尿病肾病的发生及发展。另外，还具有不依赖胰岛素增敏作用的直接肾保护作用，如降低蛋白尿、改善血流动力学、抑制系膜增生、抑制间质纤维化、保护足细胞等。

1. 降低尿白蛋白排泄率

尿微量白蛋白是最早预示糖尿病肾病及其发展的重要指标，在临床上作为诊断早期糖尿病肾病的金标准。TZDs 可使 DN 患者的尿蛋白排泄率减低，且为直接的糖尿病肾脏保护作用，即这种肾保护作用并不依赖于血糖和血压的降低。研究发现，罗格列酮可明显降低尿白蛋白排泄率、肾小球滤过率和肾小球滤过分数，改善肾小球的高滤过状态。另有，在 T2DM 患者血糖和血压没有明显改变的情况下，吡格列酮能使尿蛋白、尿转化生长因子$-\beta$、Ⅳ型胶原的排泄率水平显著下降。与联合使用格列本脲和二甲双胍治疗 T2DM 相比，罗格列酮和二甲双胍联用能更显著降低微量白蛋白尿。TZDs 对糖尿病肾病有预防作用，但是关于 TZDs 药物抑制尿白蛋白排泄率的确切机制尚不十分清楚，尚需进一步的研究。

2. 调节多种因子的表达

与糖尿病肾病有关的细胞因子主要有 TGF$-\beta_1$、结缔组织生长因子、血小板衍生生长因子、纤维细胞生长因子和胰岛素样生长因子等，同时 PAI 等致纤维化因子表达水平也明显上调，这些因子相互交错共同影响肾小球血流动力学、细胞外基质代谢、胰岛素的信号转导，参与细胞肥大和细胞凋亡。

3. 抑制系膜增生，防止肾小球硬化

细胞外基质的积聚被认为是糖尿病肾小球硬化、肾功能衰竭的关键环节。在 DN 的发展过程中，晚期糖基化终末产物（AGEs）是促使细胞外基质聚集的一个诱因。AGEs 也引起肾脏中 PAI-1 表达的提高。PAI-1 能导致细胞外基质积聚，进而引起肾小球硬化。罗格列酮可以显著改善 AGEs 诱导的肾脏细胞外基质的积聚、蛋白尿和 PAI-1 水平的上调。罗格列酮对 AGEs 诱导的肾损害的保护作用可能通过依赖 PPARγ 的机制，抑制 PAI-1 的表达而发挥。

4. 抑制肾小管间质纤维化

糖尿病肾病时受损的肾小管上皮细胞能分泌成纤维细胞生长因子、血小板衍生生长因子、尿转化生长因子$-\beta$、细胞间黏附分子-1、结缔组织生长因子、巨噬细胞趋化蛋白-1 等一系列细胞因子和趋化因子，并可向间质处游走，合成和分泌大量胶原纤维等基质成分，直接参与肾间质纤维化的进程。TZDs 可下调一些致纤维化因子，如尿转化生长因子$-\beta$、结缔组织生长因子、PAI-1 等，从而减少肾间质基质分泌、沉积，改善由此导致的进行性肾间质纤维化，发挥对 DN 的保护作用。

5. 保护足细胞，防止其从尿中排泄

足细胞即肾小球脏层上皮细胞，是肾小球中最易受到损伤的细胞成分之一。随着 DN 的进展，足细胞数目开始减少，足突增宽，进而使肾小球滤过屏障通透性增加，导致大量蛋白尿发生。吡格列酮可以降低 T2DM 患者尿蛋白和足细胞的排泄，但血糖水平没有发生明显改变，提示吡格列酮能改善足细胞损伤、治疗早期 DN，其机制并非通过降血糖实现。人肾病蛋白是足细胞裂孔隔膜上的关键蛋白，是维持肾小球正常滤过功能的必要条件。罗格列酮能够上调人肾病蛋白基因和蛋白的表达，改善足突和基底膜，进一步改善足细胞的结构而减少尿蛋白排泄，减轻高血糖所致的肾损害，从而发挥直接肾保护作用。

TZDs 单用或与其他药物联用可有效降低血糖，同时具有改善血脂、减轻血管炎症、改善内皮功能等心血管益处。然而，TZDs 长期使用可导致血浆肾素$-$血管紧张素$-$醛固酮水平显著增加，使交感神经兴奋、肾排钠排水减少和引起水钠潴留，TZDs 还可能通过肾脏集合管 PPARγ 受体调节钠排泄，减少尿钠分泌，导致水钠潴留。并且，TZDs 可以通过激活 PPARγ 促进皮下脂肪生成，长期使用可导致皮下脂肪积聚和重量增加，但对内脏脂肪无明显影响。TZDs 具有增加体质量和加重水肿的副作用，特别是与胰岛素联合使用时。因此，对于心功能Ⅰ、Ⅱ级的心力衰竭患者可使用 TZD，但需密切观察，警惕水肿、体质量增加等副作用及心力衰竭症状加重；对于心功能Ⅲ、Ⅳ级者不建议使用 TZD。尽管国内至今尚无罗格列酮引起心肌梗死或增加心脏事件发生的报道，但对于既往已有缺血性心脏病的 T2DM 患者，应慎用罗格列酮。美国 FDA 对 TZDs 给出警告，提出对于某些患者，TZDs 可引起或加重心力衰竭，而且目前对于 TZDs 是否可增加心肌梗死危险仍存在争论，因此 TZDs 对心血管的影响仍不确定。

（李健榕　黄国良）

第六节　肠促胰岛素

肠促胰岛素属于肠道激素：肠道起源的内分泌激素；在营养物质特别是碳水化合物的刺激下释放进入血液循环；葡萄糖依赖性地促进胰岛素分泌。现已证明胰泌素家族中的肽都能促进胰岛素分泌，但只有葡萄糖依赖性促胰岛素分泌多肽（GIP）和胰高血糖素样肽-1（GLP-1）完全符合肠促胰岛素定义的三个标准。GIP 在 T2DM 患者中水平正常或升高，对胰岛 β 细胞的促胰岛素分泌作用弱，其临床应用价值有限。目前，临床上使用的肠促胰岛素类药物均基于 GLP-1。GLP-1 主要由回肠和结肠中的 L 细胞分泌。GLP-1 受体属于 G 蛋白偶联受体，该受体广泛分布于胰腺、胃和小肠黏膜以及心、肺、中枢神经系统。此外，在肌细胞、脂肪细胞和肝脏也发现了 GLP-1 的结合位点，GLP-1 受体分布广泛性决定了其作用多样性。有研究发现，GLP-1 与胰岛 β 细胞表面的 GLP-1 受体结合后可发挥降糖作用，是通过刺激 G 蛋白激活腺苷酸环化酶（AC），使细胞内环磷酸腺苷（cAMP）水平升高，再通过下游系列分子机制参与胰岛素分泌过程的调控，以葡萄糖浓度依赖性方式促进胰岛素分泌，参与机体血糖稳态调节。

在第 20 届 IDF 世界糖尿病大会上，来自全球的专家学者们探讨了最新的肠促胰岛素相关进展。在本次会议上，美国戴维森教授阐述了 GLP-1 的心血管保护效应。他指出，一方面超重和肥胖是重要的独立心血管危险因素，GLP-1 减轻体质量的作用可能改善此危险因素，具有保护心血管的作用；另一方面基础研究提示 GLP-1 还有提高心肌正性肌力、促进心肌的葡萄糖摄取、降低缺血再灌注损伤、舒张血管以及改善缺血后左心室功能等作用。

一、肠促胰岛素与糖尿病

肠促胰岛素能通过许多途径和机制增加摄食后的血浆胰岛素水平，这种作用称为肠促胰岛素效应。口服（非经静脉内给予）葡萄糖后可使胰岛素分泌增加，这部分可占到胰岛素分泌总量的 80%。在非糖尿病患者中，无论摄入多少葡萄糖，肠促胰岛素效应都能保证血糖水平稳定在生理水平。当患者发生 T2DM 时，肠促胰岛素分泌减少，导致胰岛 β 细胞分泌胰岛素的功能减退，"肠促胰岛素效应"受损。T2DM 患者的肠促胰岛素效应降低是由于 GLP-1 分泌减少以及机体对 GIP 及 GLP-1 的反应减弱所致。在健康人和糖尿病患者中进行的研究显示，GLP-1 的促胰岛素分泌作用明显强于 GIP。此外，T2DM 患者 GIP 分泌正常，但其促胰岛素分泌效应存在缺陷，因此不适于药物研发。而糖尿病患者 GLP-1 分泌减少，但其促胰岛素分泌效应仍然存在。给予 T2DM 患者外源性超过生理剂量的 GLP-1 则可恢复 T2DM 患者的肠促胰岛素效应。

二、胰高血糖素样肽-1

（一）结构、释放与代谢

胰高血糖素样肽-1（GLUCAGON-LIKEPEPTIDE1，GLP-1）源于胰高血糖素原前体，其编码不但包含 GLP-1，还有胰高血糖素原衍生肽和肠高血糖素。虽然十二指肠和空肠上段也存在产 GLP-1 的 L 细胞，但大部分 GLP-1 是由远段肠道如回肠和结肠中的 L 细胞合成的。循环中 GLP-1 有 GLP-1

（7-37）和 GLP-1（7-36）两种形式，它们仅有一个氨基酸不同，约 80% 循环活性 GLP-1 是 GLP-1（7-36）酰胺。GLP-1 受进食及神经-内分泌多种因素调节。GLP-1 的分泌依赖于食物摄取并随进食量成正比增加，体内葡萄糖和脂肪酸的浓度变化对 GLP-1 分泌刺激作用最强，蛋白质及肽类次之。GLP-1 的生物活性主要受二肽基肽酶-Ⅳ（DPP-Ⅳ）的严密调节，该酶广泛存在于体内，以肾脏居多，由于 GLP-1 易被 DPP-Ⅳ 降解，故目前主要研究的临床药物有 GLP-1 类似物（如 exenatide 及 liraglutide）和 DPP-Ⅳ 抑制剂（如 sitag-liptin 及 vildag-liptin）两大类。

（二）受体与生理作用

GLP-1 的生物活性是通过与细胞表面相应的 G 蛋白偶联受体通道结合而实现的。GLP-1 受体（GLP-1R）由 463 个氨基酸残基组成，具有 7 个跨膜域结构，属于 G 蛋白受体"B"家族中的胰高血糖素受体亚家族，其主要第二信使是 cAMP。它有一个胞外 N 末端区域和完整的膜中心域，是 GLP-1 的结合部位。GLP-1R 除在胰岛细胞表达外，还广泛分布于心脏、中枢神经系统、肾、肺、胃、肠、垂体以及腹部迷走神经传入纤维的神经节，但在胰腺中的基因表达明显高于其他组织。其多重组织的分布特点决定了 GLP-1 广泛而复杂的生理功能。

1. 葡萄糖依赖性促胰岛素分泌

GLP-1 促进胰岛素分泌的机制与腺苷酸环化酶激活和脂酶 C 途径有关，也与胰岛 β 细胞内 Ca^{2+} 浓度升高有关。葡萄糖代谢加强使细胞内 ATP 增多，GLP-1 与胰岛 β 细胞膜上的 G 蛋白偶联的特异性受体结合，通过腺苷酸环化酶产生 cAMP，使 K^+-ATP 酶磷酸化，导致 ATP 依赖的 K^+ 通道关闭，细胞膜去极化，膜上 L 型 Ca^{2+} 通道开放，胞内 Ca^{2+} 流入增强胰岛素的胞吐作用。这种促胰岛素分泌的作用是葡萄糖依赖性的，极少引起低血糖反应。同时，这种作用又是多方面的，影响前胰岛素基因的转录、翻译、剪切及修饰等各个环节。研究证明口服葡萄糖后第二时相胰岛素分泌是通过 GLP-1 调节的，而第一时相胰岛素分泌可能是胰岛外糖感受器的作用。人进餐刺激 GLP-1 的释放最快可在餐后 10min 内。静脉注射 GLP-1 不仅能促进胰岛素分泌，而且能促进胰岛素基因转录，升高胰岛素 mRNA 水平，促进胰岛素的合成，迅速增加血胰岛素浓度，其作用高峰大约在注射后 5min，能迅速降低血糖。胰岛 β 细胞对血糖的反应呈现明显的剂量依赖性。当血糖低于 4.5mmol/L 时就不促进胰岛素分泌，从而防止了血糖的进一步下降，表明其促胰岛素分泌作用是安全的。GLP-1 的葡萄糖浓度依赖性降糖作用具有重要的临床意义，不仅大大减少了人们对低血糖的顾虑，同时由于 GLP-1 可促使患者模拟正常的胰岛素分泌曲线，从而更好地控制血糖波动。可见，GLP-1 异于目前所用的 SU 类降糖药及其他促泌剂，对控制血糖更有优势。

2. 抑制胰高血糖素分泌

GLP-1 有不依赖于胰岛素的独立降糖作用。GLP-1 可能通过降低胰高血糖素的浓度来减少肝糖原的分解而降低血糖水平。其机制可能是 GLP-1 与胰岛 α 细胞和 δ 细胞表面受体结合后，通过对 α 细胞的直接抑制、刺激生长抑素及胰岛素分泌的间接机制等多种效应降低胰高血糖素的水平。GLP-1 可作用于 α 细胞，在血糖升高时以葡萄糖浓度依赖性降低胰高血糖素的水平，减少餐后胰高血糖素分泌，进而减少肝糖原的分解而降低血糖水平；同时也作用于胰岛 δ 细胞，在血糖较低时则通过促进生长抑素而增加胰高血糖素水平。需要指出的是，GLP-1 对生长抑素的刺激作用并不依赖于葡萄糖浓度的升高。

3. 抑制胰岛 β 细胞凋亡

T2DM 的主要病理生理改变是胰岛 β 细胞功能进行性衰退和胰岛 β 细胞量的减少。胰岛 β 细胞的数量与其功能密切相关，胰岛 β 细胞量的减少是胰岛 β 细胞功能衰竭的物质基础。在成人，50% 的胰岛 β 细胞量即不足以维持正常血糖。糖尿病的发生与胰岛 β 细胞的凋亡密切相关。GLP-1 可以促进胰岛素的分泌和合成，还可以促进胰岛 β 细胞的生长、分化和增生，减少胰岛 β 细胞的凋亡。其机制可能为，GLP-1 通过激活腺苷酸环化酶产生 cAMP，增加细胞内 cAMP 含量，抑制炎症反应因子和 FFA 诱导的胰岛 β 细胞凋亡。激活下游抗凋亡信号包括磷脂酰肌醇 3 激酶-蛋白激酶 β 和蛋白激酶 A 信号通路。cAMP 反应元件结合蛋白也介导了 GLP-1 的抗凋亡作用。此外，GLP-1 还能增加抗凋亡蛋白 Bcl-2 的表达，并能抑制凋亡蛋白 Caspase-3 的活性。GLP-1 不仅能促进胰岛 β 细胞的增殖还能刺激导管前体细胞分化为胰岛 β 细胞，增加胰岛 β 细胞的量。GLP-1 类似物能够减少胰岛 β 细胞凋亡，促进胰岛 β 细胞增生和分化，从而增加胰岛 β 细胞数量和功能，为 T2DM 的对因治疗带来了一些新希望。

4. 促进胰岛 β 细胞增殖与分化

GLP-1 有促进胰岛素基因转录、胰岛细胞增殖及再生作用。GLP-1 可通过促进磷脂酰肌醇-3 激酶、丝裂原活化蛋白激酶和转录因子胰十二指肠同源盒因子-1 的活化发挥促进胰岛 β 细胞新生和增殖的作用。此外，cAMP 及磷脂酰肌醇-3 激酶途径也可能与胰岛 β 细胞增殖作用有关。

5. 胰腺外作用

除了胰腺，GLP-l 受体广泛分布于各种组织和器官如肺、脑、下丘脑、心血管系统、肾脏、胃和小肠等。GLP-1 与其受体结合并发挥作用。GLP-1 受体在全身广泛分布决定了其具有多种生物学作用。

(1) 胰腺外降糖作用在肝脏、骨骼肌和脂肪组织这些胰岛素作用的靶器官上存在高亲和力的 GLP-1 结合位点，但目前还没有可靠证据证实这些组织表达经典的 GLP-1 受体，经典的 GLP-1 受体与活化型调节蛋白偶联并激活 cAMP，而脂肪细胞和肌细胞中 GLP-1 与受体结合后显著抑制 cAMP 形成，可能因为存在于肝细胞、肌肉细胞和脂肪细胞中的 GLP-1 受体不同于来源于胰腺已经被克隆的 GLP-1 受体。GLP-1 在肝脏、骨骼肌和脂肪组织中的作用主要是合成代谢，如糖原合成和脂肪生成。这与胰高血糖素的作用相反，后者以分解代谢为主。GLP-1 可以抑制肝糖原输出并能促进外周组织对葡萄糖的利用，并能增强胰岛素敏感性，从而降低患者的血糖水平，且该作用不依赖于胰岛素和胰高血糖素的分泌。关于 GLP-1 对脂肪细胞的作用存在一定分歧。有学者认为 GLP-1 可以直接促进葡萄糖的摄取并增加脂肪合成和分解，但也有人发现 GLP-1 并不能直接促进葡萄糖的转运，而是通过增加葡萄糖转运体-4 表达来增加胰岛素刺激下的葡萄糖转运。

(2) 胃肠道作用 GLP-1 可抑制胃酸分泌和胃肠运动，延迟胃排空参与"回肠制动"效应。GLP-1 可剂量依赖性地抑制胃排空，在外周血胰岛素并未升高的情况下明显降低餐后血糖水平。此外，GLP-1 还可抑制清醒大鼠的小肠运动。上述作用可以减慢营养物质在小肠的消化吸收，降低餐后血糖水平。GLP-1 对胃的抑制作用与其刺激 D 细胞释放生长抑素作用有关，亦可通过对中枢神经作用抑制幽门十二指肠收缩而延迟胃排空。

(3) 中枢神经作用除胃肠道外，GLP-1 也可存在于大脑，GLP-1 产生于一个散在的后脑神经元区域，该区投射到含 GLP-1 受体的脑干、下丘脑，以及中脑中的特定区域，这些神经纤维回路与食物吸收有关。外周的 GLP-1 可通过脑室周围器官或其转换形式通过血脑屏障，进而与中枢神经系统中的 GLP-1 受体结合并发挥其生理作用。GLP-1 在大脑的作用启动了调节全身糖代谢的外周神经信号，与外周 GLP-l 的作用不同，而且这种作用不依赖于肌肉组织的胰岛素活性。

(4) 降低食欲与抗肥胖作用 GLP-1 作为一种厌食信号肽，可以调节摄食与体质量。GLP-1 可作用于下丘脑的摄食中枢，与丘脑核受体结合，产生饱感而降低食欲，减少进食。同时也可作用于胃部，延缓胃排空，从而减轻患者体质量，而这正是多数降糖药物所不具备的。GLP-l 的厌食作用还可能与瘦素有关。在一项前瞻性研究中，T2DM 患者接受 GLP-1 治疗 6 周，其体质量减轻 9kg，说明 GLP-1 有降低体质量的作用。GLP-1 减轻体质量的同时可能发挥心血管保护作用。此外，GLP-1 还能增加 LDL 颗粒直径，降低脂肪酶活性。随着研究的不断深入，GLP-1 必将在治疗 T2DM 中发挥重要的作用。

(5) 对心肺血管系统的作用大血管病变和微血管并发症是造成 T2DM 患者致死致残的重要原因，微循环障碍和内皮功能紊乱是其发病机制之一。尽管心脏组织有 GLP-1 受体表达，但 GLP-1 对心血管系统的作用受中枢孤束核控制，该核团有 GLP-1 受体表达。研究发现 GLP-1 有抑制心肌细胞凋亡、减少心肌梗死面积、提高左心室射血分数、提高局部和整体室壁运动分数的作用。此外，GLP-1 还具有舒张血管、降压及内皮保护功能。Ozyazgan 等发现糖尿病大鼠经腹腔注射 GLP-1 和 Exendin-4，可以使损坏的血管张力恢复到正常。Nystrom 等也发现在患有冠状动脉疾病的 T2DM 患者中，使用 GLP-1 可以改善内皮功能失调。另外，在对 Dahl 盐敏感大鼠进行高盐饮食喂养的同时施加 GLP-1，发现其可以降低大鼠血压并保护大鼠心肾功能，其机制与 GLP-1 具有利尿作用以及促尿钠排泄有关。近来，对局部缺血心肌的在体和离体试验均证实 GLP-1 可以增强缺血的左心室心肌功能恢复，并通过增加葡萄糖转运体-1 和葡萄糖转运体-4 的转运来增加心肌葡萄糖摄取。GLP-1 也可能是通过降低血浆非酯化脂肪酸水平、改善内皮功能和微循环来改善患者的预后，而不是依赖于葡萄糖的作用。

GLP-1 受体在肺泡膜和肺血管平滑肌细胞上高度表达，提示其对肺血管和肺脏功能可能也有一定影响。研究发现体外注射 GLP-1 可以抑制黏液分泌，舒张肺动脉，并促进 II 型肺泡细胞上表面活性物质的释放。

三、GLP-1 类似物

天然 GLP-1 多种功效的证实为 T2DM 的治疗带来了新希望，但是，人体 GLP-1 很不稳定可被 DPP-4 迅速降解，半衰期仅为 1~2min，用于临床治疗的可行性较差。为使 GLP-1 更好地应用于临床，药物研发人员对其结构进行修饰，在保留其与 GLP-1 受体结合并发挥生物学效应的同时使其不易被 DPP-4 快速降解，从而延长半衰期，增加活性 GLP-1 水平以达到药理浓度。此外，研究人员发现来自美洲毒蜥唾液中的多肽 Exendin-4 不但可以激动 GLP-1 受体，还对 DPP-4 的降解有抵抗作用。Exendin-4 也被开发为降糖药物，这类药物因仍可保持激活 GLP-1 受体的活性而被统称为 GLP-1 受体激动剂。根据分子结构特点，GLP-1 受体激动剂可分为两大类：第一类是基于 Exendin-4 结构，由人工合成的艾塞那肽和利司那肽，其氨基酸序列与人 GLP-1 同源性较低；第二类基于天然人 GLP-1 结构，通过对人 GLP-1 分子结构局部修饰加工而成，与人 GLP-1 氨基酸序列同源性较高，如利拉鲁肽。Liraglutide（利拉鲁肽）是人 GLP-1 长效类似物，它在天然 GLP-1 的分子结构上更换了一个氨基酸，并增加了一个 16 碳棕榈酰侧链，与人体天然 GLP-1 有 95% 的同源性，因而与其他药物相比抗体产生很少。利拉鲁肽不仅保留天然 GLP-1 的功效，而且由于存在脂肪酸侧链，其分子不易被 DPP-4 降解，并能与白蛋白结合从而增加代谢稳定性。利拉鲁肽经皮下注射后逐渐被机体吸收，半衰期为 13h，故仅需每日皮下注射 1 次，就能发挥良好的降糖作用，并提供天然 GLP-1 所具备的多种其他益处。根据作用时间长短，GLP-1 受体激动剂分为短效和长效制剂两大类，短效制剂包括艾塞那肽、利司那肽、贝那鲁肽，长效制剂包括利拉鲁肽和艾塞那肽周制剂。各种研究发现 GLP-1 受体激动剂除降糖作用之外，其还通过多种机制发挥抗动脉粥样硬化作用，延缓 T2DM 患者血管并发症的发生发展。

1. 降血糖，减轻体质量

GLP-1 受体激动剂可长期有效地降低 HbA1c 水平。单药研究结果显示，与安慰剂比较，GLP-1 受体激动剂可使 HbA1c 水平降低 0.5%~1.0%。Tanaka 等进行的为期 24 周的临床试验发现，利拉鲁肽治疗组患者的 HbA1c 水平降低效果非劣效于二甲双胍治疗组（-0.95%：-0.80%），同时利拉鲁肽 LEAD-3 研究中，对于新诊断的 T2DM 患者，利拉鲁肽单药治疗较格列美脲可更有效地控制血糖水平；治疗 52 周后，格列美脲组、利拉鲁肽 1.2mg 组和利拉鲁肽 1.8mg 组患者 HbA1c 水平分别降低 0.51%、0.84%（$P=0.0014$）和 1.14%（$P<0.0001$）在一项为期 24 周的双盲、安慰剂对照研究中，将生活方式控制不佳的 T2DM 患者分为三组，分别给予艾塞那肽 10μg、艾塞那肽 5μg 和安慰剂治疗。研究结束时，三组患者 HbA1c 水平较基线变化值分别为（-0.9±0.1）%、（-0.7±0.1）% 和（0.2±0.1）% 在联合治疗研究中，与安慰剂比较，GLP-1 受体激动剂联合二甲双胍、磺酰脲类药物和噻唑烷二酮类药物分别使 HbA1c 水平降低 0.5%~1.1%、0.6%~1.4% 和 0.8%~1.1%（$P<0.001$）。治疗组患者的 HbA1c 水平下降速度更快。

GLP-1 受体激动剂降血糖的机制主要有：①促进胰岛素生物合成和分泌，以葡萄糖浓度依赖性方式促进胰岛素释放，还可增加胰岛素合成。②抑制胰高血糖素分泌，可直接作用于胰岛 α 细胞或间接通过刺激分泌的胰岛素和生长抑素的旁路效应，以葡萄糖浓度依赖性方式抑制胰高血糖素释放。③保护胰岛 β 细胞，增加胰岛 β 细胞数量，可通过抑制胰岛 β 细胞凋亡，促进其增生、再生，从而维持胰岛 β 细胞稳态并促进其功能恢复。④减少肝糖原输出，抑制肝脏葡萄糖生成。⑤抑制食欲，增加饱腹感，从而减少能量摄入。⑥延缓胃排空和胃肠蠕动。另外，GLP-1 受体激动剂还可降低 T2DM 患者食欲，控制体质量。安慰剂对照研究结果显示，艾塞那肽 $10\mu g$ 每日 2 次皮下注射 $16\sim30$ 周显著降低体质量 $0.7\sim2.7kg$。一项基于安慰剂对照研究的荟萃分析显示，艾塞那肽治疗降体质量 $1.69kg$。LEAD 系列研究表明，利拉鲁肽 $1.2mg$ 或 $1.8mg$ 每日 1 次皮下注射 26 周可显著降低体质量 $0.1\sim2.6kg$。一项基于安慰剂对照研究的荟萃分析显示，利拉鲁肽治疗降体质量达 $2.51kg$。GetGoal 系列研究显示，利司那肽 $20\mu g$ 每日 1 次皮下注射 $12\sim24$ 周可降低体质量最高达 $1.3kg$。一项基于安慰剂对照研究的荟萃分析显示，利司那肽治疗降体质量达 $0.90kg$。

GLP-1 受体激动剂减重作用机制：GLP-1 受体激动剂可通过中枢和外周机制来减轻体质量，主要机制包括：①抑制食欲，减少摄食，显著增加下丘脑弓状核饱食信号的水平，并抑制弓状核饥饿信号的增加，从而增加饱食感，减少能量摄入。②增加能量消耗，促进内脏白色脂肪向棕色脂肪转化，并促进棕色脂肪产热。③作用于胃肠道，延缓胃排空和胃肠蠕动，并减少五肽胃泌素刺激的胃酸分泌。

2. 降低血压

糖尿病患者的高血压是发生心血管并发症主要驱动因素。GLP-1 受体激动剂有降压作用，且主要影响 SBP。一项汇总分析纳入 6 项艾塞那肽随机对照研究，随访时间 $24\sim52$ 周，结果显示艾塞那肽组 SBP 降低 $2.2mmHg$，较安慰剂组降低 $2.8mmHg$。对 LEAD 系列研究的汇总分析显示，利拉鲁肽治疗 2 周即可使 T2DM 患者 SBP 降低 $2.6\sim3.3mmHg$，并在治疗期间持续维持。Kim 等研究表示，在 C57BL/6 小鼠模型中，用利拉鲁肽处理的小鼠注入血管紧张素 Ⅱ 时表现出快速和显著血压下降，并指出利拉鲁肽对血压的作用与增强心房钠尿肽（ANP）分泌有关，且此降压作用可被 ANP 受体拮抗剂阻断。此外，GLP-1 受体激动剂降低血压的另一个机制可能是抑制水钠重吸收，通过增加肠促胰岛素水平，抑制肾近端小管 Na^+/H^+ 交换体的活性，从而抑制肾脏近端小管的 Na^+ 重吸收，增加尿钠排泄，降低血压。

3. 调节血脂

T2DM 可导致脂代谢异常。包括 LDL-C、富含甘油三酯的脂蛋白（triglyceride-rich Lipoprotein，TRL）、非酯化脂肪酸的增多以及 HPL-C 的减少等，血脂紊乱与动脉粥样硬化性斑块的形成密切相关。在一项长达 3 年的研究中，艾塞那肽治疗可显著降低 TG、TC 和LDL-C 水平。一项为期 3 周的随机、双盲、交叉研究显示，进食富含脂肪餐试验后，利拉鲁肽可显著降低 T2DM 患者餐后 TG 水平，且该作用独立于胃排空。LEAD 系列研究的荟萃分析也显示，利拉鲁肽可显著降低 T2DM 患者 TC、TG、LDL-C 水平。一项前瞻性研究显示，经过平均 3.8 个月的治疗后，利司那肽可显著降低 T2DM 患者 TC、TG、LDL-C 水平。荟萃分析显示，艾塞那肽周制剂治疗 $24\sim30$ 周可显著降低 TC、TG、LDL-C 水平。GLP-1 受体激动剂调节血脂机制目前并不明确。研究显示 GLP-1 受体激动剂可通过调节肝脏脂质代谢的关键酶，影响肝细胞脂肪从头合成，调节胆固醇的逆向转运，降低肝脏的 TG 水平。概括而言可能与内源性 GLP-1 受体信号对控制肠道脂蛋白合成和分泌有关，GLP-1 可以降低餐后乳糜微粒，减少脂质吸收以及 TRL、甘油三酯和载脂蛋白 B48（apolipoprotein B-48，ApoB48）水平。ApoB48 参与乳糜微粒的组装和代谢，其分泌过多可致脂代谢异常，进而导致肥胖和动脉粥样硬化等疾病的发生。

4. 对血管内皮功能的保护作用

血管内皮功能障碍是动脉粥样硬化的起始和关键环节。Shiraki 等证实，对暴露于肿瘤坏死因子-α（TNF-α）的人脐静脉内皮细胞，利拉鲁肽可通过抑制 PKCα、NADPH 氧化酶、NF-κB 信号转导通路，减轻伴随的内皮细胞功能障碍。Forst 等的研究纳入 44 例 T2DM 患者，所有患者均使用稳定剂量的二甲双胍治疗，使 HbAlC 水平控制在 7％ 以下，然后将其随机分为两组，一组单用二甲双胍，另一组在二甲双胍基础上添加利拉鲁肽治疗，持续治疗 18 周后，检测内皮功能相关的标志物。结果显示，与单用二甲双胍治疗组相比，添加利拉鲁肽治疗组可显著降低非对称二甲基精氨酸、内皮细胞选择素及纤溶酶原激活物抑制因子-1的水平。上述结果提示，利拉鲁肽可改善T2DM患者的血管内皮功能。

5. 对心脏的保护作用

近年研究发现，糖尿病患者体内持续高血糖可导致心肌损伤及心肌传导系统异常等。Lonborg等发现，对ST段抬高型心肌梗死患者行经皮冠状动脉介入治疗时给予GLP-1受体激动剂静脉低剂量输注可以提高心肌细胞存活率和减少梗死面积。关于保护机制有研究表明，利拉鲁肽是通过激活Epac-1/Akt信号途径来防止高糖诱导的心肌细胞凋亡。Yi等认为，GLP-1受体激动剂可以抑制高糖诱导的心肌细胞晚期糖基化终末产物受体（RAGE）表达。并通过降低Caspase-3的活性减少细胞凋亡，增加心肌细胞活性，从而防止心肌损伤，RAGE轴的激活是心肌细胞凋亡的重要机制之一。

GLP-1受体激动剂心血管保护作用的机制尚未被完全阐明，目前考虑可能是通过直接或间接机制发挥作用：①直接作用，包括抗炎、增加心肌葡萄糖摄取、改善缺血性损伤、改善左心室功能；改善血管内皮功能、增加血管舒张、抑制平滑肌增生以及抑制血小板聚集等；②间接作用，通过降低血糖、调节血脂、减轻体质量和改善IR等来改善心血管危险因素。CVOT研究证实利拉鲁肽可为合并心血管疾病或具有心血管疾病高风险的T2DM患者带来明确心血管获益，为改善糖尿病患者心血管疾病发生的风险提供了新的治疗手段。

四、二肽基肽酶Ⅳ抑制剂

二肽基肽酶4（DPP-4）是一种丝氨酸蛋白酶，广泛表达于哺乳动物组织中的多功能Ⅱ型跨膜糖基化蛋白，在肾脏分布最多。DPP-4能使肠促胰岛素、神经肽和细胞因子迅速裂解和失活。DPP-4抑制剂是口服制剂，生物利用度高，可在24h内可逆性地抑制约90%DPP-4的活性，增加血液中有活性的内源性GLP-1、神经肽和细胞因子的浓度。肠促胰岛素和神经肽的活性增强能够改善胰岛素敏感性和胰岛β细胞功能，降低空腹和餐后葡萄糖浓度以及HbA1c水平。细胞因子活性增强，能刺激骨髓原始造血祖细胞的生长，增加中性粒细胞的数量并促进粒细胞集落刺激因子的产生。DPP-4抑制剂主要通过抑制GLP-1降解，提高GLP-1的作用效能，刺激胰岛β细胞分泌胰岛素，减少胰岛α细胞分泌胰高血糖素，同时减少肝糖原生成而发挥生物学效应。DPP-4抑制剂不仅能有效控制T2DM患者的高血糖，而且对胰岛β细胞的保护作用将有助于部分恢复T2DM患者受损的胰岛素分泌功能。DPP-4抑制剂对患者体质量无明显影响，而天然GLP-1和GLP-1类似物被证明与患者体质量下降有关。因此，DPP-4抑制剂可能不只通过GLP-1介导而发挥作用。

目前在中国上市的DPP-4抑制剂包括西格列汀、维格列汀、沙格列汀、利格列汀和阿格列汀。由于在血糖控制和安全性方面的优势，DPP-4抑制剂在国内外指南中治疗地位不断提升：2013年中华医学会糖尿病学分会（CDS）指南推荐DPP-4抑制剂为二线治疗药物，2016年中华医学会内分泌学分会（CSE）指南将其作为一线替代治疗选择，在美国内分泌医师协会（AACE）/美国内分泌学会（ACE）的治疗路径中DPP-4抑制剂一直处于一线治疗地位。DPP-4抑制剂可通过改善血糖紊乱、胰岛素抵抗与炎症反应发挥心血管保护作用，也能通过抑制DPP-4酶对GLP-1、基质细胞衍生因子1α（SDF-1α）、P物质等底物的降解带来心血管获益。研究显示，DPP-4抑制剂阻断内源性GLP-1和肠抑胃肽（GIP）的降解，以葡萄糖依赖性方式升高胰岛素水平，降低胰高糖素浓度，改善T2DM患者的高糖状态和血脂异常，最终对心脏和血管的结构及功能起到保护作用。此外，DPP-4抑制剂的肠促胰岛素效应还可有效改善血糖波动继而发挥潜在心血管保护作用，Rizzo等研究曾指出维格列汀对血糖波动的改善作用可减少T2DM患者的氧化应激和全身炎症标志物水平。DPP-4抑制剂对心血管的保护效应也与其改善胰岛素抵抗和炎症反应的作用密不可分。一项采用阿格列汀和西格列汀治疗3个月的随机对照试验表明，阿格列汀可显著降低T2DM患者稳态模型评估的胰岛素抵抗指数（HOMA-IR）。另一项维格列汀的研究也显示，DPP-4抑制剂长期治疗可通过改善一相胰岛素分泌（CS1）和全身胰岛素敏感指数（SI），从而发挥修复T2DM患者胰岛β细胞功能、改善胰岛素抵抗的作用。DPP-4抑制剂还可通过降低炎症因子的表达发挥血管舒张及保护作用。Ta 等在载脂蛋白 E 基因敲除（ApoE-/-）的糖尿病小鼠模型中也观察到，阿格列汀 15mg/（kg·d）治疗 24 周可明显抑制斑块内白细胞介素 1β（IL-1β）表达。DPP-4 抑制剂也可通过抑制 GLP-1、SDF-1α、P 物质等 DPP-4 酶底物的降解发挥潜在的心血管保护作用。近年来，一系列基础研究和初步的临床资料显示，GLP-1 能通过增加 NO 生物利用度、促进血管内皮祖细胞（EPCs）的增殖等独立于降糖作用之外的途径带来心血管获益，DPP-4 抑制剂可通过增加 GLP-1 生物利用度和信号转导来实现潜在的心血管保护功效。DPP-4 抑制剂还可通过抑制 SDF-1α、P 物质及脑钠肽（BNP）等其他 DPP-4 酶底物的降解，发挥心血管保护作用。DPP-4 抑制剂对血浆 SDF-1α 降解的抑制作用，有助于促进 EPCs 在缺血组织中的募集，从而改善血管修复，促进新生血管形成。Fadini 等指出西格列汀治疗可显著提高 T2DM 患者血浆 SDF-1α 水平，Fujita 等随后发现，接受西格列汀治疗的 T2DM 患者换用阿格列汀后，血浆 SDF-1α 水平进一步升高（$P<0.05$）。此外，DPP-4 抑制剂可通过抑制 P 物质降解，浓度依赖性地促进内皮 NO 的释放。而内源性 NO 不仅能调节内皮血管舒张，还可抑制血管平滑肌细胞增殖与迁移、血小板聚集、LDL-C 氧化、单核细胞和血小板黏附、炎症因子合成等多种病理过程，具有潜在的心血管保护作用。SPEAD-A 研究和 SPIKE 研究发现阿格列汀等 DPP-4 抑制剂可显著改善 T2DM 患者 IMT，有效延缓动脉粥样硬化进展。大型随机对照试验研究包括 EXAMINE、SAVOR、TECOS 在内，虽未能观察到 DPP-4 抑制剂减少心血管事件，但提示在心血管高风险甚至 ACS 人群，DPP-4 抑制剂心血管安全性良好。

五、GLP-1 融合蛋白

除了抗 DDP-4 降解的 GLP-1 类似物和 DDP-4 抑制剂外，GLP-1 融合蛋白将是另一类有治疗糖尿病价值的药物。GLP-1 融合蛋白是由 GLP-1 和其他蛋白组成的共价结合物，目前已有多种 GLP-1 融合蛋白用于临床研究。清蛋白和 GLP-1 重组蛋白类似于 GLP-1，不仅具有 GLP-1 的多种生物学作用，还具有 GLP-1 不具备的其他一些良好的生物学特征，如半衰期较天然 GLP-1 明显延长。GLP-1 融合蛋白是应用人类基因组学的清蛋白融合技术，将人清蛋白基因和 GLP-1 基因共价结合后的产物。它能够模拟 GLP-1 激活 GLP-1 受体途径而发挥作用，调节饱感、胃肠蠕动和血糖平衡。另外，由 GLP-1 和人（或鼠）免疫球蛋白重链恒定区重组形成的融合蛋白（GLP-1/IgGFc）已被研究出来。构建的 cDNA 载体在真核细胞和原核细胞都能表达，编码的一段 IgK 前导蛋白可以引导融合蛋白分泌出细胞。GLP-1 是二价配体，IgGFc 可以使融合蛋白形成同源二聚体。研究显示，GLP-1/IgGFc 被肾清除减少，半衰期明显延长。

六、GLP-1/IgGFc 融合蛋白

GLP-1/IgGFc 融合蛋白是由人活性 GLP-1（或者 exenatide）和人 IgG2 恒定区重链（IgGFc）共价结合而成的新的融合蛋白。由于 IgGFc 融合蛋白以同源二聚体形式分泌到细胞外，所以其半衰期长，从而克服了 GLP-1 半衰期短的缺点，同时二聚体与配体亲和力加强，药效亦得到提高，此外，还增强了多肽效能，并易于纯化。限制多肽治疗效果的原因之一是外源序列如 exenatide，在体内易产生抗体，而此融合蛋白中的 IgGFc 可结合 B 淋巴细胞的抑制性受体 FcγRIIB，降低融合蛋白的免疫原性。GLP-1/IgGFc 融合蛋白是一个能符合临床应用要求的长半衰期高效能融合蛋白。

七、GLP-1 在 T2DM 大血管病变中的治疗潜力

血糖治疗达标无疑是延缓和降低糖尿病大血管和微血管并发症的重要手段。但随着血糖治疗达标率的提高。低血糖的发生率也随之增加。如何在血糖控制达标的同时减少低血糖及其相伴的体质量增加是 T2DM 治疗面临的重要挑战之一。血糖控制是降低糖尿病并发症的关键。医生和患者对治疗相关的体质量增加和低血糖风险的担忧是血糖治疗达标的主要障碍之一。低血糖一直是糖尿病治疗中困扰医患的难

题，可能导致严重心脑血管意外乃至危及生命。GLP-1可以葡萄糖依赖性地控制血糖，因此大大降低了低血糖发生的概率。降糖的同时还可以减轻体质量，这就大大延缓和降低了T2DM患者血管病变的发生。并且，通过对糖尿病患者胰岛β细胞凋亡、数量下降及功能降低机制的研究，提出了新的治疗靶点，即保护胰岛β细胞功能，特别是当受损的胰岛β细胞功能及数量尚可逆时。因此，理想的糖尿病长期治疗方案不仅需要有效地控制并维持血糖稳定、不增加体质量、减少低血糖发生，而且要对胰岛β细胞功能的进行性恶化有缓解作用。新型的T2DM治疗药物GLP-1不仅可葡萄糖依赖性地控制血糖、减轻体质量改善患者的心血管疾病危险，同时针对B细胞进行治疗，有促进胰岛β细胞增殖和再生，并抑制胰岛β细胞凋亡的作用，从而可以改变疾病的自然进程。GLP-1能从多个生理角度对糖尿病的综合治疗发挥作用，将可能是治疗糖尿病、减少大血管并发症的理想药物。

（李健榕　黄国良）

第七节　胰岛素及类似物

目前，胰岛素仍是治疗糖尿病合并心衰的主要用药之一。对于T1DM，胰岛素是唯一选择；对于T2DM，通过改变生活方式及使用口服降糖药仍不能有效控制血糖的患者，需及时启动胰岛素治疗。同时建议可根据患者具体情况，选用基础胰岛素或预混胰岛素起始治疗。在某些时候，尤其是病程较长的T2DM患者，胰岛素治疗可能是最主要的，甚至是必需的控制血糖措施。胰岛素除控制血糖外，还具有抗炎、舒张血管、间接改善心肌收缩功能的作用。但胰岛素可增加水钠潴留从而有可能加重心衰，特别是使用大剂量胰岛素时。有观察性研究发现，使用胰岛素治疗的患者死亡率增加，但经分析，胰岛素和死亡率之间并非因果关系，而是由于需要胰岛素治疗的患者病情往往较重。

胰岛素根据来源和化学结构的不同，可分为动物胰岛素、人胰岛素和胰岛素类似物。根据作用特点的差异，胰岛素又可分为超短效胰岛素类似物、常规（短效）胰岛素、中效胰岛素（NPH）、长效胰岛素、长效胰岛素类似物、预混胰岛素和预混胰岛素类似物。胰岛素类似物通过改变胰岛素肽链上氨基酸序列而得到系列胰岛素类似物，如超短效胰岛素类似物：赖脯胰岛素、门冬胰岛素。长效胰岛素类似物：甘精胰岛素（Glargine）、地特胰岛素（Detemir）和德谷胰岛素（Degludec）。与人胰岛素相比，胰岛素类似物控制血糖的效能相似，但在减少低血糖发生风险方面胰岛素类似物优于人胰岛素。

一、胰岛素与动脉粥样硬化

关于高胰岛素血症是否可以导致AS，目前尚存争议：

1. 高胰岛素血症可以导致AS

Solymoss BC等研究发现血清空腹胰岛素水平最高组的既往心肌梗死发生率和冠状动脉明显狭窄均显著高于血清空腹胰岛素水平最低组。动物实验与基础研究证实胰岛素可致AS：①胰岛素诱发实验性动脉硬化发生；②在超生理浓度下，胰岛素刺激培养的动脉平滑肌细胞增殖和迁移；③胰岛素刺激血管内皮细胞下胆固醇聚集，以及LDL与动脉平滑肌细胞和单核巨噬细胞的结合：④长期给予外源胰岛素导致血脂异常与动脉壁增厚；⑤胰岛素输注加速了输注动脉的AS。另外，Negri等报道冠状动脉病变程度与血浆胰岛素水平呈显著正相关。半定量冠状动脉造影显示，伴高胰岛素血症的冠心病患者冠状动脉狭窄记分高于不伴高胰岛素血症的冠心病患者，高胰岛素剂量组软化斑块和混合斑块明显多于低胰岛素剂量组，说明随着胰岛素使用量的增加，冠状动脉粥样硬化程度加重，冠状动脉事件的发生病例也随之增加。综上所述，胰岛素抵抗及外源性的高胰岛素血症是冠心病的重要危险因素，胰岛素抵抗或通过直接途径致AS。故在冠心病的预防和治疗过程中，积极改善胰岛素抵抗和高胰岛素血症将对冠心病产生有益作用，连续3年使用胰岛素的老年T2DM患者其伴发冠状动脉事件的发生率均增高，即医源性高胰岛素血症与冠状动脉事件存在相关关系。

2. 高胰岛素血症不会导致 AS

也有学者认为，临床存在的高胰岛素血症并未发现有直接的致 AS 作用，随着对肥胖、T2DM 以及 AS 性疾病慢性炎症这一共同机制的深入了解，人们开始认识到胰岛素具有抗炎及潜在的抗 AS 作用：①美国纽约州立大学的 Paresh Dandona 博士诱导胰岛素进入来源于人体大动脉的内皮细胞，发现在细胞培养 2 天后，胰岛素（100 和 1000μU/ml）以剂量依赖的方式降低了细胞内黏附分子-1（ICAM-1）（mRNA 和蛋白质）的表达，此抑制作用是通过增加一氧化氮合酶以及一氧化氮的产生而介导的，提示胰岛素具有抗炎作用。结合其扩血管和抗血小板作用，胰岛素也可以抑制 AS 的形成。②对肥胖个体进行低剂量胰岛素输注（2.0~2.5IU/h）达 4h，可以发现细胞 IκB 水平升高，通过与 NF-κB 的结合，抑制 NF-κB 向核内转位，从而抑制 NF-κB 的转录功能，MCP-1 和 sICAM-1 水平下降，ROS 和 p47phep 的表达减少。由于 NF-κB 引起许多前炎症分子的转录，被认为是 AS 的中心，因此胰岛素对 NF-κB 的抑制可能是其抗炎及潜在抗 AS 作用的主要机制。③胰岛素对前炎症转录因子 AP-1 和 Egr-1 也具有抑制作用。胰岛素可以抑制 AP-1，Egr-1 的活性以及由这两种转录因子调节的血清蛋白的水平，胰岛素能够通过抑制 AP-1 和 MMPs 来阻止斑块破裂，通过抑制 TF 减轻血小板聚集和血栓形成，通过抑制 PAI-1 促进纤维蛋白溶解。由于斑块破裂和血栓形成在最终导致急性心肌梗死、脑缺血和脑梗死发作中起决定性作用，胰岛素对 AP-1 和 Erg-1 的抑制作用意义重大。临床观察也发现糖尿病或非糖尿病的急性心肌梗死患者，不管是否使用溶栓剂，加用胰岛素可以改善临床转归，表明胰岛素具有抗炎和潜在的抗血栓形成特性。④Shamir 等使用 2% 胆固醇饮食制造载脂蛋白 E 基因敲除小鼠的 AS 模型，口服人胰岛素（1.0mU/L）后粥样硬化坏死数量和面积均减少，提示胰岛素直接的抗 AS 效应。另外，Kubota 等发现给胰岛素受体底物-2 基因敲除小鼠主动脉周围施与血管袖（诱导出现 AS 的一种方法），相比正常小鼠其 AS 发生明显加快，表明胰岛素信号转导的异常不仅导致胰岛素抵抗，也增加了 AS 发生的风险。⑤体外试验中胰岛素的浓度可为 10~100nmol/L，肥胖及胰岛素抵抗的患者体内胰岛素水平均远远低于此浓度，即使在极度胰岛素抵抗及严重黑棘皮病的患者中胰岛素浓度也很低。目前亦没有试验表明在胰岛素抵抗的肥胖患者体内胰岛素浓度下存在 MAP 激酶的激活。另外，胰岛素瘤导致的慢性高胰岛血症未发现与 AS 相关，生长激素（GH）缺乏的患者体内胰岛素水平较低，但 AS 的风险增加，使用 GH 治疗后胰岛素浓度升高而 CRP、IL-6 等炎症介质水平降低。以上均表明，糖尿病等患者体内高胰岛素血症致 AS 的推断证据并不充分。

二、抗炎作用

目前胰岛素的抗炎作用证据主要有：

（1）入住重症监护病房的患者，即使以往没有糖尿病，也往往存在应激性高血糖。研究表明，对重症监护病房的危重患者输注胰岛素强化控制血糖，可显著降低细胞间黏附分子-1、单核细胞趋化蛋白-1等基因的表达，上调一氧化氮合酶的活性，抑制诱导性一氧化氮合酶的基因表达，保护内皮功能，预防脏器衰竭；体外实验证实，体细胞和胰岛素一起孵化后，细胞间黏附分子、MCP-1 及 NF-κB 等受到明显抑制；此外，临床试验结果显示，应用胰岛素治疗后，短期内超氧化离子产生被抑制，而一旦停用，又很快上升。因此，胰岛素具有抗炎、抗氧化的作用。

（2）胰岛素可抑制一些炎症因子的产生和释放：研究发现胰岛素可使核因子 NF-κB 浓度降低，NF-κB 抑制蛋白浓度升高。而 NF-κB 能够诱导多种炎症因子基因的转录与表达。NF-κB 水平的降低可能与胰岛素增加一氧化氮释放和增强一氧化氮合成酶的表达有关。另外胰岛素还可以降低 T2DM 患者外周血中高敏 CRP 水平，并通过抑制激活蛋白-1 水平从而降低 MMP 基因的表达与转录，发挥抗炎、抗 AS 效应。

（3）胰岛素可增加抗炎因子的产生和释放：胰岛素能促进 IL-10、IL-4、一氧化氮等因子的合成与释放以及发挥抗氧化作用，从而抑制氧化应激反应。

（4）胰岛素可增强二十二碳六烯酸（DHA）合成的限速酶的活性，促进二十碳五烯酸、DHA 的合成，从而增加前列腺素 E_2、I_2 水平，并能增加脑中杏仁核乙酰胆碱水平，降低迷走神经活性而发挥抗炎作用。

（5）葡萄糖具有促炎、促血栓形成、增加氧化应激的作用，胰岛素降低高血糖也具有间接抗炎作用。

三、促进血管内皮损伤的修复

体外研究发现，高血糖可以使血管内皮抗凋亡基因 bcl-xL 表达减少，促凋亡基因 bax 表达增加。血管内皮细胞凋亡可以引起一系列血管结构和功能的改变，最终导致 AS 的发生。高血糖是诱导糖尿病大血管内皮细胞发生凋亡的重要危险因素。内皮细胞凋亡增加不仅可以造成血管内皮结构的损害，还严重影响了内皮细胞的正常功能，削弱了血管内皮在调控血管张力、血管通透性、血流、凝血、血栓溶解上的作用，从而诱发了血管病变的发生。而胰岛素能加强高糖状态下内皮细胞 bcl-xL 表达，减弱 bax 表达。提示胰岛素可以通过干预 bcl-xL、bax 表达影响内皮细胞凋亡，改善高糖诱导的血管内皮的损伤，从而可以防治糖尿病患者的血管病变。此外，Nakazawa 等报道，高糖状态下，由于胰岛素活性减退导致血管平滑肌细胞凋亡增加，促进不稳定性粥样斑块形成。而生理剂量的胰岛素可通过激活 PI3-kinase 途径，上调凋亡抑制基因 Bcl-2 表达，抑制 Caspase 3 活性，发挥抗血管平滑肌细胞凋亡作用。提示胰岛素治疗有助于保护血管平滑肌细胞，降低心血管疾病的发病风险。

四、扩张血管、降低血压

胰岛素有扩张血管及抗血小板聚集作用，应用血管内超声显像观察正常个体腕部横切面静脉的收缩情况发现，应用去甲肾上腺素后血管明显收缩，而局部应用胰岛素两三分钟后血管扩张。说明局部应用胰岛素具有抑制去甲肾上腺素所诱导的血管收缩作用。而应用一氧化氮合酶抑制剂亚甲兰后血管扩张被抑制。提示胰岛素的血管扩张作用是由一氧化氮介导的。然而，T2DM 患者应用胰岛素后，血管无明显扩张。故认为在糖尿病患者中，血管内皮可能不能产生一氧化氮，胰岛素引起的血管扩张作用也随之消失。也有研究显示胰岛素的这种血管扩张作用，在半最大反应剂量（40mU/ml）内呈剂量依赖性，而在胰岛素抵抗状态下，如肥胖、T2DM 及高血压时，血管扩张作用减弱。另外，意大利科学家最早发现在正常个体中，胰岛素具有抑制血小板凝集的作用。而在糖尿病患者中，血小板被高度激活，需要大量的胰岛素才能起到轻微的抑制作用。

五、心脏保护作用

有研究将 32 例具有 ST 段抬高的心肌梗死患者分为两组，一组是常规治疗，另一组在传统治疗基础上给予 48h 2.5U/h 的胰岛素输注。两组的血糖水平较接近，均在 7.8mmol/L 左右。胰岛素水平在胰岛素治疗组为 40~80mU/L，对照组为 20mU/L 左右。最初的 6h 中，两组 CRP 水平非常接近。之后，两组的 CRP 水平都有上升，胰岛素治疗组显著低于对照组。有资料证明，CRP 水平和心肌损害呈正比。而血清胰淀素的变化和 CRP 非常接近，前 6h 非常接近。之后，胰岛素组的上升显著低于对照组。PAT-1 水平在胰岛素治疗组变化不大，在对照组上升显著。即胰岛素有显著的防止血栓形成作用。参与超氧化离子产生的蛋白 P47 在对照组上升很明显，在胰岛素组产生受抑制。肌酸肌酶是反映心肌破坏的指标，其在对照组中 16h 到高峰随后下降，在胰岛素组受到限制。CK 同工酶是特异性更高的酶，其结果类似。肌球蛋白同样在对照组上升明显，在胰岛素组受到抑制。以上资料说明胰岛素不仅具有抗炎症作用，还有保护心肌细胞的作用。Ryuichi 等研究发现，原发性心肌病、心肌梗死患者在心肌萎缩及血液再灌注的同时，可出现部分心肌细胞凋亡，后者将导致心力衰竭。进一步研究提示，胰岛素亦可通过 PI3-kinase/Akt 途径抑制心肌细胞的凋亡过程，由此起到心肌保护作用。有研究显示，早期进行胰岛素强化治疗的心肌梗死糖尿病患者的死亡率显著降低。另外，胰岛素配成极化液可明显降低肌酸激酶同工酶的水平，缩小心肌梗死范围，降低死亡率。

六、调节脂肪代谢

高浓度胰岛素能促进肝脏中脂肪的合成。胰岛素通过激活脂蛋白酯酶，促进乳糜微粒及 TG 水解，释放 FFA 为脂肪组织利用以合成脂肪。此外，胰岛素还可以抑制胞内酯酶活性而抑制脂肪分解。多项临床研究表明，短期胰岛素治疗可有效控制高脂血症。Najjar 等认为，长期高胰岛素血症可促进脂肪酸合成酶 mRNA 转录，导致 FFA 合成增加；而短期胰岛素治疗能够通过诱导癌胚抗原相关性黏附分子－1 磷酸化，抑制脂肪酸合成酶活性，缓解高 FFA 血症。Zhang 等也发现，长期高胰岛素血症将通过上调脂肪细胞 cAMP 合成，刺激脂解反应，而短期胰岛素治疗可阻断脂肪细胞 β 肾上腺能受体，激活磷酸二酯酶活性，抑制脂肪酶及脂肪小体包被蛋白磷酸化，从而削弱脂解反应，降低 FFA 合成。

七、胰岛素治疗的心血管疾病风险的循证医学证据

胰岛素是最强效的降糖药物，UKPDS 研究显示 HbA1c 每下降一个百分点，可使致死和非致死性心肌梗死发生下降 14%、致死和非致死性中风下降 12%、周围血管疾病导致的截肢或死亡下降 43%、心力衰竭减少 16%。同时有研究表明，HbA1c 每增加 1%，糖尿病患者患心脏疾病和脑卒中的风险增加 18%。DCCT 是在 T1DM 患者中进行的一项对照临床试验，其结果证实，与常规治疗相比，强化降糖将血糖维持至正常水平可减缓微血管并发症发生，能使早期眼病、肾病及神经并发症风险降低 76%。为明确强化降糖对大血管并发症的影响，DCCT 研究组在 1994 年 DCCT 结束后对该研究中 95% 的患者进行随访，进一步探讨强化治疗对并发症的长期益处。EDIC 研究 9 年随访结果显示，强化降糖使心血管事件减少 42%，非致死性心脏病发作、卒中或心源性死亡复合终点事件风险减低 57%。随访 18 年结果显示，心血管事件和非致死心脏病发作、卒中或心源性死亡复合终点事件风险分别降低 33% 和 35%，且强化降糖减少视网膜病变、肾脏病变、神经病变方面的获益也是长期的。UKPDS 试验后 10 年随访结果显示，磺酰脲类/胰岛素强化治疗组除了任何糖尿病相关终点和微血管病风险同样显著降低外，糖尿病相关死亡（17%，$P=0.01$）、心肌梗死（15%，$P=0.01$）和全因死亡（13%，$P=0.007$）的相对风险也显著降低。因此 UKPDS 中患者使用胰岛素治疗不仅仅在短期实现了微血管获益，还在长期实现了大血管获益。此外，UKPDS 显示，早期启动胰岛素治疗减少并发症风险的同时，不增加低血糖事件风险。胰岛素治疗同样可以减缓甚至中断糖尿病进展。欧洲的一项回顾性试验对初级医疗机构中 2005—2010 年糖尿病患者的数据进行了分析，结果显示，患者从诊断到启动胰岛素的时间延长 2 年，大血管并发症至少增加一项。甘精胰岛素初始干预改善临床结局试验（ORIGIN）是国际多中心随机对照临床研究，验证了与标准治疗相比，对伴有糖代谢异常的心血管疾病高危人群进行早期基础胰岛素治疗是否有额外的心血管获益。中位随访 6.2 年，显示中性结果，与标准治疗相比，早期基础胰岛素治疗对患者是安全的，没有增加其糖尿病前期和糖尿病患者心血管疾病的发生风险，但也未能减少糖尿病前期和糖尿病患者心血管疾病的发生风险；两组的全因死亡率、微血管病变发生率以及总的肿瘤发生风险相似。

八、胰岛素起始治疗方案

《中国 2 型糖尿病防治指南（2017 年版）》关于糖尿病胰岛素的起始治疗方案：

（1）T1DM 患者在发病时就需要胰岛素治疗，且需终身胰岛素替代治疗。

（2）新发病 T2DM 患者如有明显的高血糖症状、发生酮症或酮症酸中毒，可首选胰岛素治疗。待血糖得到良好控制和症状得到显著缓解后再根据病情确定后续的治疗方案。

（3）新诊断糖尿病患者分型困难，与 T1DM 难以鉴别时，可首选胰岛素治疗。待血糖得到良好控制、症状得到显著缓解、确定分型后再根据分型和具体病情制定后续的治疗方案。

（4）T2DM 患者在生活方式和口服降糖药治疗的基础上，若血糖仍未达到控制目标，即可开始口服

降糖药和起始胰岛素的联合治疗。

（5）在糖尿病病程中（包括新诊断的 T2DM），出现无明显诱因的体质量显著下降时，应该尽早使用胰岛素治疗。

（6）根据患者具体情况，可选用基础胰岛素或预混胰岛素起始胰岛素治疗。

胰岛素的起始治疗中基础胰岛素的使用：①基础胰岛素包括中效人胰岛素和长效胰岛素类似物。当仅使用基础胰岛素治疗时，保留原有各种口服降糖药物，不必停用胰岛素促泌剂。②使用方法：继续口服降糖药治疗，联合中效人胰岛素或长效胰岛素类似物睡前注射。起始剂量为 0.1~0.3U/（kg·d）。根据患者空腹血糖水平调整胰岛素用量，通常每 3~5 天调整 1 次，根据血糖水平每次调整 1~4U 直至空腹血糖达标。③如 3 个月后空腹血糖控制理想但 HbA1c 不达标，应考虑调整胰岛素治疗方案。

预混胰岛素的使用：①预混胰岛素包括预混人胰岛素和预混胰岛素类似物。根据患者的血糖水平，可选择每日 1~2 次的注射方案。当 HbA1c 比较高时，使用每日 2 次注射方案。②每日 1 次预混胰岛素。起始的胰岛素剂量一般为 0.2U/（kg·d），晚餐前注射。根据患者空腹血糖水平调整胰岛素用量，通常每 3~5 天调整 1 次，根据血糖水平每次调整 1~4U 直至空腹血糖达标。③每日 2 次预混胰岛素。起始的胰岛素剂量一般为 0.2~0.4U/（kg·d），按 1∶1 的比例分配到早餐前和晚餐前。根据空腹血糖和晚餐前血糖分别调整早餐前和晚餐前的胰岛素用量，每 3~5 天调整 1 次，根据血糖水平每次调整的剂量为 1~4U，直到血糖达标。④T1DM 在蜜月期阶段，可短期使用预混胰岛素每日 2~3 次注射。预混胰岛素不宜用于 T1DM 的长期血糖控制。

综上所述，胰岛素作为一种重要的糖调节激素，对机体有着广泛影响。目前，关于长期胰岛素治疗对人体的影响仍有争议，有不少研究认为，长期胰岛素治疗可导致肾血管紧张素 1 型受体表达增加，后者促使血管紧张素 Ⅱ 刺激肾小管 Na^+/H^+ 交换，引起水钠潴留；也有人在动物实验中发现胰岛素有致肾小管上皮细胞纤维化作用，但多项临床研究并不支持这些结论。而胰岛素抗凋亡、抗炎等作用的发现，为糖尿病患者早期或长期使用胰岛素提供了更可靠的依据。

（李健榕　黄国良）

第八节　钠-葡萄糖协同转运蛋白-2 抑制剂

钠-葡萄糖协同转运蛋白-2（sodium—glucose cotransporters-2，SGLT2）抑制剂是近年来发现的一类新型抗高血糖药物，是一种作用机制独立于胰岛 β 细胞之外的非胰岛素依赖型口服降糖药物，通过抑制肾脏近端小管 SGLT2 对葡萄糖的重吸收而降低血糖，另外还有降低血压、减轻体质量、降低肾小球高滤过、减少尿白蛋白、降低尿酸等降糖以外的独特作用。EMPA—REGOUTCOME 试验证明，SGLT2 抑制剂恩格列净可以降低心血管死亡、全因死亡率和心力衰竭住院率，具有里程碑式的意义，为糖尿病患者的治疗提供了新的选择。目前在我国被批准临床使用的 SGLT2 抑制剂为达格列净、恩格列净和卡格列净。

一、SGLT2 抑制剂的降糖作用

健康成人的肾小球每天滤过 180g 葡萄糖，这些葡萄糖几乎全部在近曲小管被重吸收至血液循环。肾脏中存在两大类葡萄糖转运蛋白，一类是 SGLT，另一类是易化扩散的葡萄糖转运蛋白（GLUT），前者在葡萄糖的主动重吸收中起主要作用。SGLT 蛋白主要有两种：SGLT1 是一种高亲和力、低负荷量的胃肠道葡萄糖转运蛋白，在肾小管仅有少量表达，负责吸收未被 SGLT2 重吸收的葡萄糖；而 SGLT2 是一种低亲和力、高负荷量的转运蛋白，在肾脏近端小管大量表达，负责几乎所有葡萄糖的重吸收，并以 1∶1 的比例从管腔转运葡萄糖和 Na^+ 到细胞内，细胞膜 Na^+-K^+-ATP 泵使细胞内的 Na^+ 流向血液，以维持 Na$^+$ 的生理水平，所形成的 Na$^+$ 浓度差使葡萄糖源源不断地被重吸收，细胞内的葡萄糖顺浓度梯度通过转运蛋白重回血液。SGLT2 抑制剂通过抑制肾脏肾小管中负责从尿液中重吸收葡萄糖的 SGLT2 降低肾糖阈，促进尿葡萄糖排泄，从而达到降低血液循环中葡萄糖水平的作用。SGLT2 抑制剂降低 HbA1c 幅度为 0.5%～1.0%，伴空腹血糖及餐后血糖水平下降。SGLT2 抑制剂降低 HbA1c 效果不劣于二甲双胍，且降低体质量作用强于二甲双胍。在一项随访 2 年的研究中，对于未用药的糖尿病患者（基线 HbA1c 为 9.0%），达格列净与二甲双胍缓释片降低 HbA1c 的效果相当 ［（0.53%～1.45%）∶（0.44%～1.44%）］。达格列净通过促进肾脏尿糖排泄而发挥降糖作用，而非通过胰岛素作用的途径。单纯饮食和运动治疗控制血糖欠佳的 T2DM 患者使用坎格列净治疗 26 周后，低剂量（100mg/d）组患者 HbA1c 水平较基线下降 0.77%，高剂量（300mg/d）组下降 1.03%，而安慰剂组则上升 0.14%（$P<0.001$），空腹血糖、餐后血糖水平及体质量均明显下降。在为期 52 周的随机双盲对照试验中，坎格列净 300mg 组在降低 HbA1c 方面优于格列美脲（6mg）组及西格列汀（100mg）组。依帕列净在降低 HbA1c 方面也表现出显著疗效。一项为期 24 周的临床观察显示，依帕列净组与对照组的 HbA1c 平均降低了 0.74%（10mg 剂量组）、0.85%（25mg 剂量组）和 0.73%（西格列汀组）。研究显示，SGLT2 抑制剂的降糖疗效可长期维持，尚未发现明显的继发失效现象。SGLT2 抑制剂独特的作用机制提示其可以单独或与二甲双胍、磺酰脲类促泌剂、噻唑烷二酮、胰岛素等联合使用，均能降低 HbA1c 水平。

二、SGLT2 抑制剂的减轻体质量

SGLT2 抑制剂可使肥胖的 T2DM 患者每天丢失 300～400kcal（1cal≈4.18J）及 80～90g 葡萄糖，从而显著地减少其体质量。一项为期 104 周的临床研究显示，达格列净 10mg 与二甲双胍联合治疗后，患者的体质量平均降低了 4.5kg；而安慰剂与二甲双胍联合治疗后，其体质量平均减少 2.1kg。双能 X 线吸收仪显示试验组体质量的降低主要是由于体内脂肪的减少。坎格列净Ⅲ期临床观察也显示出明显的降低体质量的效果，只是在与磺酰脲类药物联合治疗时体质量的降幅较小。在一项为期 24 周的临床观察中发现，依帕列净单药治疗经安慰剂校正后，患者体质量分别降低 1.9kg（10mg 剂量组）和 2.1kg（25mg 剂量组）；与二甲双胍联合治疗 24 周后，患者体质量降低更加明显。T2DM 患者服用坎格列净后的 UGE 水平可使患者体内的能量多消耗 320～480kcal/d（1kcal≈4.18kJ）。Partley R 等的研究发现，T2DM 患者服用坎格列净后其体质量减轻部分近 67% 为脂肪。在Ⅲ期临床研究中，恩格列净可降低 1.8～2.4kg 的体质量，同时伴随着腰围的显著缩小，体质量下降超过 5% 的患者比例显著高于安慰剂组，并因此改善了胰岛素敏感性和血糖水平。

三、SGLT2 抑制剂可降低血压

一项纳入 449 例糖尿病患者的研究中，将患者随机分为 10mg 达格列净组及安慰剂组，达格列净组患者血压下降了 11.90mmHg，而安慰剂组患者仅下降了 7.62mmHg（$P=0.0002$）。对已使用 β 受体阻滞剂或钙通道阻滞剂的患者，达格列净降压效果更为显著。最近的一项荟萃分析试验表明，与对照组相比，SGLT2 抑制剂可降低 T2DM 患者的收缩压（4mmHg）和舒张压（1.6mmHg）。数个Ⅲ期临床数据（$n=4158$）的汇总分析表明，坎格列净能降低患者收缩压，并呈剂量相关性，其平均降压幅度分别为 3.3mmHg（100mg 剂量组）和 4.5mmHg（300mg 剂量组），但与磺酰脲类药物联合使用时降压效果不明显。SGLT2 抑制剂的降血压机制尚未完全阐明，可能与渗透利尿效应和体质量减少有关。SGLT2 抑制剂降低血压的机制为：在抑制葡萄糖重吸收的同时也抑制钠离子的重吸收，产生的利尿作用使血压下降；同时，阻断肾素-血管紧张素-醛固酮系统，缓解肾小球硬化及动脉硬化程度，减轻体质量也是血压降低的原因之一。

四、SGLT2 抑制剂对血脂、尿酸的影响

一些研究发现，达格列净治疗后患者血浆 HDL-C 水平升高，同时 TG、尿酸水平下降。但也有研究

显示，SGLT2 抑制剂与二甲双胍和磺酰脲类促泌剂三药联用，TC、LDL－C 和 HDL－C 水平升高，而 LDL/HDL 及 TG 水平未改变。Davies 等研究认为，坎格列净可以使高尿酸血症患者血尿酸水平平均降低 13%，且>20% 的患者尿酸水平降至正常范围。另一项包含 13 篇研究的荟萃分析表明，与安慰剂组相比，接受 SGLT2 抑制剂治疗组的尿酸水平显著降低。SGLT2 抑制剂可通过增加尿液中尿酸的排泄达到降低血尿酸的目的，但研究显示，尿酸的排泄增加并不是 SGLT2 抑制剂的直接作用，而是与药物导致的尿糖水平增加有关，即 SGLT2 抑制剂使尿液中葡萄糖水平增加，尿液中 D－葡萄糖抑制肾小管上皮细胞表达的葡萄糖转运蛋白－9 及尿酸转运蛋白－1 的功能，从而抑制尿酸的重吸收，使尿酸排泄增加，进而间接降低血尿酸水平。

五、SGLT2 抑制剂的心血管获益

EMPA—REGOUTCOME 试验是一项多中心、随机、双盲、对照试验，纳入了 7 020 例有心血管高危因素或合并有心血管疾病的长病程 T2DM 患者，目的是评估在标准降糖治疗基础上加用恩格列净 (10mg/d 或 25mg/d) 或安慰剂的效应，中位随访时间 3.1 年。结果表明，相较于安慰剂，恩格列净显著降低了主要不良心血管事件（心血管死亡、非致死性心肌梗死、非致死性脑卒中），其中，心血管死亡显著降低 38%，早在试验进行两个月左右就很明显；非致死性心肌梗死减少 13%；进一步分析显示，恩格列净显著减少了 35% 的心力衰竭。患者的住院率和 32% 的全因死亡率，而对不稳定心绞痛患者的住院率无显著影响。另外，Savarese 等的荟萃分析（33 370 例患者纳入 SGLT2 抑制剂组）显示 SGLT2 抑制剂可降低 28% 的全因死亡率、33% 的心血管死亡、20% 的心肌梗死、35% 的心力衰竭，而对脑卒中风险无显著影响。当除外 EMPA—REGOUTCOME 试验再次分析后提示，SGLT2 抑制剂仍显著降低 49% 的心肌梗死风险、37% 的心力衰竭风险，进一步提示 SGLT2 抑制剂具有心血管保护作用。另一项包括 7 种 SGLT2 抑制剂的荟萃分析，纳入了 6 份监管性提交文件（含 37 525 例参与者）和 57 项已公开的试验（含 33 385 例参与者），同样也验证了 SGLT2 抑制剂的心血管获益。SGLT2 抑制剂可能通过渗透性利尿而降低血压、降低血容量、改善血脂代谢、降低血尿酸、促进钠盐排出、改善肾小球血流动力学作用、减轻体质量、改善胰岛素敏感性、抑制心肌重构等发挥心血管保护作用。

总之，SGLT2 抑制剂具有良好的降糖作用，可降低 T2DM 患者的 HbA1c、体质量和血压水平，与二甲双胍、磺酰脲类和胰岛素等降糖药物联用的降糖作用明显，低血糖风险小，并具有心血管获益。其不良反应主要为高血钾症、生殖道霉菌感染等，但不良反应发生率较低，安全性较高。SGLT2 抑制剂为 T2DM 的药物治疗提供了新的思路和选择。

（李健榕　黄国良）

第十四章

肥胖型 2 型糖尿病治疗方案与心血管风险

第一节　肥胖导致胰岛素抵抗的病理生理机制

2 型糖尿病（type 2 diabetes mellitus，T2DM）在现代医学中被认为是因为人体内胰岛素的相对不足导致的糖代谢紊乱的一种慢性持续性疾病，其病理生理学基础为外周胰岛素抵抗（insulin resistance，IR）、胰岛素分泌不足。与肥胖型 T2DM 最密切相关的就是 IR。IR 是指胰岛素作用的靶组织、靶器官，如肝脏、肌肉、脂肪组织等对一定量的胰岛素的生物学反应低于预计水平。数据显示，T2DM 患者中 70％～80％为肥胖症患者，而肥胖症患者均不同程度地存在胰岛素抵抗。胰岛素抵抗促使糖耐量正常人群糖耐量恶化，是造成 T2DM 的主要因素之一；也在高血压、高血脂、动脉粥样硬化（AS）等的发病中起着重要作用；同时，胰岛素抵抗是与肥胖最为相关的症状，是肥胖引起代谢失调的基础。研究肥胖相关胰岛素抵抗发生的分子机制，分析胰岛素治疗可能导致的利弊，对于肥胖型 T2DM 及其相关疾病的防治意义重大。

一、游离脂肪酸与胰岛素抵抗

脂肪组织不仅是一个能量储存库，还具有更广泛的病理生理作用，如营养平衡、免疫反应、血压控制、血糖稳态、骨量、甲状腺和生殖系统功能维护等。这些效应来自于脂肪激素和其他脂肪细胞因子。游离脂肪酸（free fatty acid，FFA）是组织器官的能源物质，细胞内 FFA 可用来合成结构脂质，也可以通过线粒体的氧化作用产生能量，还可以甘油三酯的形式储存。脂肪组织是调节机体脂质代谢稳态的重要器官。正常情况下，大多数 FFA 以甘油三酯的形式储存于脂肪细胞中，且甘油三酯的合成与水解处于动态平衡。而在肥胖发生、发展过程中，脂肪细胞功能障碍的出现导致这种平衡被打破，FFA 及其衍生物在肝脏、肌肉、肾脏、胰腺、脑等非脂肪组织中出现沉积，一方面对这些组织产生脂毒性，另一方面导致 IR。绝大多数肥胖症患者伴有高游离脂肪酸血症。血浆高水平的 FFA 显著影响外周组织的胰岛素敏感性：抑制骨骼肌的葡萄糖摄取；降低葡萄糖磷酸化、糖原合成水平；刺激肝糖异生，肝清除胰岛素能力下降，导致高血糖、高胰岛素血症及 IR。肥胖症患者有高游离脂肪酸血症的原因尚不清楚，已知瘦素、TNF－α 可以加速脂肪分解，在其中起了部分作用。此外，尚有 β$_3$肾上腺受体功能障碍导致脂肪分解受抑等亦对肥胖者 IR 的形成起着一定作用。肥胖型 T2DM 发病率锐增。以肥胖症、胰岛素抵抗、糖尿病、脂质异常和原发性高血压为特征的代谢综合征大大增加了心血管、肾、大脑相关患病率和死亡率。FFA 是导致人体 IR 的重要分子，主要有以下依据：①在肥胖人群中，血液中 FFA 水平显著升高；②在健康人群中，急性升高血液中 FFA 水平，外周组织对葡萄糖的摄取下降，即胰岛素的效应下降；③在肥胖的非糖尿病患者群及肥胖型 T2DM 人群中，临时给予抗脂解药物降低血液中 FFA 水平，可以提高机体胰岛素敏感性、改善糖耐量水平；④长期降低血液中 FFA 水平，同样可改善 IR。近期一项随机试验显示，在长期应用降脂药阿西莫司的肥胖症患者中，其空腹胰岛素水平及稳态模型评估胰岛素抵抗指数（Homeo－static model analysis of insulin resistance，HOMA－IR）均低于对照组。

FFA 导致 IR 的关键分子机制在于胰岛素信号通路中胰岛素受体底物（insulin receptor substrate，

IRS）蛋白的化学修饰发生改变，IκB 激酶 β（inhibitor of kappa－B kinase β，IKKβ）和 c－Jun 氨基末端激酶（c－Jun N－terminal kinase，JNK）依赖的信号通路在 FFA 诱导的 IR 中发挥关键作用，IRS－1 蛋白的 ser307 位点能被 IKKβ 及 JNK 磷酸化，ser307 位点靠近 IRS－1 的（phosphotyrosine－binding，PTB）结构域，其磷酸化破坏了胰岛素受体催化结构域与 IRS－1 PTB 结构域之间的联系，造成胰岛素信号通路的抑制。与此同时，蛋白激酶 C6（protein kinase C6，PKC6）也参与了 FFA 诱导的 IR，在大鼠中 PKC6 可以直接或通过氧化应激相关通路间接激活 IKKβ 和 JNK，从而诱导肝脏 IR。抑制 IKKβ 或 JNK 的活性则可以改善 IR，例如给予大鼠 IKKβ 的抑制剂水杨酸，能改善 FFA 诱导的肝 IR；在 FFA 诱导的大鼠 IR 模型中，给予牛磺酸改善 IR 的机制在于牛磺酸抑制了 JNK 的激活。在基因敲除的动物模型中，上述机制同样得到了验证，敲除 IKKβ、JNK、PKC6 的小鼠模型均能改善肥胖相关的 IR。

二、炎症因子与胰岛素抵抗

在有 IR 的血糖正常的肥胖症患者和肥胖型 T2DM 患者中，脂肪组织及肌肉组织的 TNF－α 表达明显增加，已证实，高浓度的 TNF－α 在 IR 的形成中起着重要作用。具体机制如下：①抑制胰岛素信号传递通路：TNF－α 能直接作用于胰岛素信号传递的级联反应（cascade），抑制胰岛素受体底物－1 与受体的结合及磷脂酰肌醇激酶－3 的磷酸化，阻止下游信号传递而产生 IR；②抑制葡萄糖转运蛋白－4（Glu－4）的表达，进而抑制胰岛素刺激的葡萄糖转运，削弱葡萄糖的摄取和利用，同时 TNF－α 对应激状态下（如创伤、脓毒败血症、糖尿病酮症酸中毒）IR 的形成起重要作用。肥胖小鼠减轻体质量，胰岛素敏感性改善，伴随着 TNF－α 表达下降；运用 TNF－α 中和抗体可显著减轻肥胖相关的 IR。TNF－α 在人体内有两种受体：TNF－α 受体Ⅰ和 TNF－α 受体Ⅱ，前者主要介导细胞的分化、凋亡；后者与 TNF－α 结合，承担缓冲、调节 TNF－α 代谢活性的功能。它们广泛分布于各种细胞膜表面，并以可溶性片段的形式存在于血浆，分别称为：可溶性 TNF－α 受体Ⅰ（soluble TNF－α receptorⅠ，sTNF－αRⅠ）和可溶性 TNF－α 受体Ⅱ（sTNF－αRⅡ）。由于 sTNF－αRⅡ较 TNF－α 存在于血浆的时间更长、更稳定，有学者提出将它作为反映 TNF－α 系统活性的标志物。目前，现有的实验已排除了 sTNF－αRⅠ与胰岛素敏感性的相关性，血浆 TNF－α 与 sTNF－αRⅡ的作用仍有争议。有研究发现血浆高 TNF－α 水平与 IR 正相关，但将 TNF－α 中和抗体运用于人体，并未观察到胰岛素抵抗程度的显著减轻。另有实验发现血浆 TNF－α 与 STNF－2RⅡ与胰岛素活性无直接关联。据此，研究者推测，TNF－α 系统可能通过旁分泌、自分泌的形式产生作用，即：肥胖可能先引起脂肪、肌肉组织局部 TNF－α 与 STNF－2RⅡ浓度升高，只有当肥胖相关的 IR 继续向糖耐量异常（impaired glucose tolerance，IGT）、T2DM 发展后，才会出现二者循环浓度的改变。

TNF－α、IL－6、C 反应蛋白（CRP）等炎症因子水平的升高。脂肪组织功能障碍在炎症状态的形成中起关键性作用，功能障碍的脂肪细胞会过度分泌单核细胞趋化蛋白－1（monocy techemotactic protein 1，MCP－1）、TNF－α、白细胞介素－1β（interleukin－1 beta，IL－1β）等细胞因子，同时 MCP－1 诱导的巨噬细胞浸润也参与了炎症因子的分泌，炎症因子主要通过三个方面导致 IR，即直接抑制胰岛素信号通路、调控 IR 相关分子过氧化物酶增殖物激活受体－γ（peroxisome proliferator－activated receptor－gamma，PPARγ）的表达和促进脂肪分解提高血液循环 FFA 水平间接抑制胰岛素信号通路。炎症因子抑制甘油三酯合成，促进脂肪分解，导致血液循环中 FFA 水平上升，继而诱导 IR。在以 3T3－L1 细胞为研究模型的体外实验中发现，IL－1β、IL－4、IL－6 等炎症因子都能促进脂肪分解。在大鼠原代脂肪细胞中，TNF－α 通过下调 G1 蛋白 a 亚单位的表达，解除内源性胰岛素对脂肪分解的抑制作用来促进脂肪分解。在人类原代脂肪细胞中，TNF－α 也被证明能够促进脂肪分解，其目标分子为脂滴包被蛋白，在生理状态下，脂滴包被蛋白具有促进甘油三酯合成并以脂滴的形式储存、抑制脂肪分解的作用，脂滴包被蛋白的表达下降或被磷酸化则会影响其发挥作用，脂屏障移位学说认为在静息状态下相关蛋白包被在脂滴表面，阻止了激素敏感性脂肪酶（hormone－sensitive lipase，HSL）对甘油三酯的水解，而当包被蛋白磷酸化后，结合在脂滴表面的其他蛋白空间构象发生改变，进而为 HSL 发挥脂肪分解作用提供机会。

TNF-α 可通过 P44/42 丝裂原蛋白活化激酶（mitogen activated protein kinases，MAPKs）、JNK、核转录因子-κB（nuclear factox kappa B，NF-κB）下调脂滴包被蛋白（perilipin，PLIN）的表达，通过 NF-κB 下调 HSL 的表达来促进脂肪分解过程，也可以作用于另一种脂滴包被蛋白诱导细胞凋亡 FF45 样效应因子（cell death-inducing DFF45-like effector C，CIDEC），TNF-α 可以下调 CIDEC 的表达，并通过有丝分裂原活化蛋白激酶激酶（mitogen-activated protein kinase kinase，MEK）/细胞外调节蛋白激酶（extracellular signal-regulated kinase，ERK）信号通路磷酸化 CIDEC。炎症因子直接对胰岛素信号通路产生抑制作用。炎症因子可通过上调细胞因子信号转导抑制因子（suppressors of cytokine signaling，SOCS）的表达来抑制胰岛素信号通路，例如在小鼠骨骼肌中敲除 SOCS 3 能够增加 IRS-1 丝氨酸位点的磷酸化水平，使 IRS-1 活性增高，从而改善肥胖诱导的骨骼肌 IR。炎症因子通过下调 PPARγ 的表达导致 IR。

PPARγ 属于 II 型核受体超家族，可被类固醇、胆固醇代谢产物等内源性配体激活，作为转录因子参与代谢相关基因的表达，一方面，PPARγ 分子的活性与机体对胰岛素的敏感性密切相关，另一方面 PPARγ 调控脂肪细胞能源的储存与动员，PPARγ 表达下降会导致血液循环中 FFA 水平上升。脂肪因子通过 IKKβ/NF-κB 以及 JNK/MAP4K4/AP-1 两条信号通路上调巨噬细胞表达 TNF-α，TNF-α 可以在转录及转录后层面调控 PPARγ 的表达。①转录层面：TNF-α 可抑制 PPARγmRNA 的合成，CCAAT 增强子结合蛋白（CCAAT enhancer binding protein，C/EBP）是调控 PPARγ 表达的正性转录因子，TNF-α 可减少 C/EBPδ 的表达抑制 PPARγ 基因的转录，且 NF-κB 信号通路的激活也参与了此过程；②转录后层面：翻译水平的调控。TNF-a 可通过上调 MAP4K4 的表达，从而抑制 PPARγ 蛋白质的合成，MAP4K4 对 PPARγ 蛋白的表达呈负性调节作用，在 3T3-L1 细胞中，用 RNAi 沉默 MAP4K4，导致 PPARγ1 和 PPARγ2 对蛋白表达减少，而 mRNA 水平无改变，这提示 PPARγ 在转录后水平调控 PPARγ 的表达。翻译后调控：TNF-α 可通过含半胱氨酸的天冬氨酸蛋白水解酶（cysteinyl aspartate specific proteinase，caspase）促进 PPARγ 蛋白质的降解，在体外培养的脂肪细胞，给予 TNF-α 干预，能激活 capase-3 及 capase-6，对 PPARγ 蛋白进行切割进而促进 PPARγ 通过泛素化途径降解；此外一些化学修饰例如磷酸化、泛素化可导致 PPARγ 的活性或稳定性降低。

三、线粒体功能障碍、氧化应激与胰岛素抵抗

线粒体的主要功能是产能，其基质内含有参与脂肪酸 β 氧化、三羧酸循环的酶及线粒体 DNA，内膜上有氧化呼吸链重要组分电子传递复合体 I、III、IV，脂肪酸氧化及葡萄糖有氧氧化经三羧酸循环产生的 NADH、FADH₂ 通过氧化呼吸链驱动 ADP 合成 ATP，从而为细胞提供能量支持。线粒体数量减少、结构的变化、氧化酶的含量或活性的下降均能导致线粒体功能障碍。一系列研究发现，在肥胖所诱导的 IR 的人群中，其线粒体基因 mRNA 水平及蛋白含量、线粒体的大小和数量、氧化酶的活性均低于正常对照组。毒性脂质代谢产物的生成是线粒体功能障碍导致 IR 的重要原因。正常情况下脂肪酸以脂酰 CoA 的形式进入线粒体进行 β 氧化，当线粒体功能障碍时，脂肪酸氧化能力减弱，一部分脂肪酸会转化为二酰甘油（diacylglycerol，DAG）和神经酰胺，它们能抑制胰岛素信号通路导致 IR。DAG 能够激活新型蛋白激酶（protein kinase C，PKC），PKC 能够磷酸化 IRS-1 ser307 位点导致胰岛素信号通路被抑制；神经酰胺能够通过激活 JNK 或抑制 Akt 来抑制胰岛素信号通路。

线粒体功能障碍导致 IR 的另一个原因是活性氧（reactive oxygen species，ROS）生成增加所导致的氧化应激。所谓氧化应激是指细胞内氧化物质与抗氧化物质的平衡被打破，细胞内的生物大分子受到氧化性破坏，导致细胞功能障碍，正常情况 NADH、FADH₂ 作为递电子体经复合体 I、III 的作用生成少量超氧化物，在糖、脂肪等营养物质过多的情况下 NADH、FADH₂ 生成增加则会导致细胞内氧化平衡稳态被破坏。ROS 能导致 IR，但不同浓度的 ROS 在不同细胞中是通过哪些信号通路来导致 IR 仍未完全明确，

推测 FoxO 转录因子、MAPK、Janus 激酶/信号转导子和转录激活因子（Janus kinase/signal transducer and activator of transcription，JAK/STAT）、P53、磷脂酶 C、磷脂酰肌醇-3 激酶（phosphoinositide 3-kinase，PI3K）等蛋白介导了这一过程，与此同时，在高脂喂养的小鼠中给予抗氧化剂则能改善肥胖诱导的 IR。

四、内质网应激与胰岛素抵抗

蛋白质在核糖体合成后，还要经过内质网、高尔基体的加工才能成为有功能的蛋白，其中蛋白质的折叠及转录后修饰在内质网中进行，当蛋白质未折叠或错误折叠时细胞会启动一系列防御机制来避免细胞功能的损害，此过程称为 ERS。ERS 可激活未折叠蛋白反应（unfolded protein response，UPR）和内质网超负荷反应（endoplasmic reticulum overload response，EOR）相关通路，产生的生物学事件包括新蛋白合成的减少、内质网折叠蛋白能力的提高、NF-κB 通路的激活以及当内网功能严重受损时凋亡程序的启动。肥胖是一种以营养物质过剩为基础的疾病，大量营养物质的代谢、储存需要大量的酶及功能蛋白质，这些酶及功能蛋白质的合成必然造成内质网工作负荷的加大，故为内质网应激（endoplasmic reticulum stress，ERS）的发生提供了可能性，与正常人相比肥胖者脂肪组织中的内质网标志物表达上升，尤其是与活化转录因子-6（activating transcription factor 6，ATF-6）信号通路相关的蛋白表达增加，减重后脂肪组织 ERS 标志物表达明显下降。ERS 与胰岛素主要靶器官肝脏、脂肪组织、骨骼肌的 IR 密切相关。ERS 可通过 UPR 的作用导致肝脏 IR，表现在 UPR 可发挥如下效应：调节相关酶的表达导致肝脏脂肪合成及糖异生增加、激活 JNK 或 IKK 直接抑制胰岛素信号通路、促进脂肪沉积间接抑制胰岛素通路。在脂肪组织中 ERS 可通过依赖于蛋白激酶样内质网激酶（protein kinase-like ER-kinase，PERK）/真核细胞起始因子-2α（eukaryotic initiation factor 2α，eIF2α）的信号通路的激活来诱导炎症的发生、炎症因子的大量分泌进而导致 IR 的发生。在骨骼肌中，ERS 可通过激活肌醇依赖性激酶 1α（inositol requiring enzyme-1α，IRE-1α）-JNK 信号通路导致 IR，IRE-1α 蛋白的作用是识别未折叠或错误折叠的蛋白，ERS 发生时 IRE-1α 被激活，IRE-1α 随之激活 JNK 来抑制胰岛素信号通路。此外，用衣霉素诱导 ERS 发生的相关实验中发现，ER 可通过 Tribbles 相关蛋白-3（tribbles related protein 3，TRB-3）、蛋白酪氨酸磷酸酶-1B（protein tyrosine phosphatase 1B，PTP-1B）来导致 IR，蛋白激酶 TRB-3 能对胰岛素信号通路下游分子 Akt 产生抑制作用，PTP-1B 能通过水解胰岛素受体 β 亚基及 IRS-1 发挥对胰岛素信号通路的负性调节作用。

五、瘦素、肥胖与胰岛素抵抗

1994 年肥胖基因及表达蛋白——瘦素（leptin）的发现是肥胖研究史上的一个重大突破。

瘦素系由白色脂肪细胞分泌的一种由 167 个氨基酸组成的蛋白质，其分子量为 16kDa，以游离和结合形式存在于血浆，游离形式为其活性形式。瘦素的主要生理功能是调控进食、能量消耗及体质量。早期研究认为，瘦素主要通过中枢神经系统使机体产生饱食感、抑制食欲、增加活动量以使脂肪消耗，并维持正常的机体活动、体温和生殖功能。瘦素尚有广泛的外周生理作用。较早体外实验表明，生理浓度下的瘦素可以直接削弱胰岛素的葡萄糖转运、蛋白激酶 A 激活；抑制糖异生限速酶——磷酸烯醇式丙酮酸羧激酶 mRNA 的表达；抑制蛋白质合成等，形成 IR。事实上，许多研究表明，瘦素对胰岛素敏感性可产生有益的影响。瘦素基因缺陷的小鼠出现非饮食依赖型的肥胖和严重的 IR，施以外源性瘦素后，体质量减轻，糖耐量及胰岛素敏感性显著改善。瘦素同样能提高正常大鼠糖代谢能力，由于大多数的肥胖者存在着高瘦素血症与 IR 并存，故许多学者倾向于造成这一现象的原因可能是瘦素抵抗。Wang 等发现，过度饮食能迅速诱导大鼠出现肥胖、高胰岛素血症和高瘦素血症，但升高的瘦素不能有效地抑制食欲及体质量增长；同时外源性瘦素在该大鼠体内的作用效率亦显著下降。由此推测，可能是瘦素抵抗诱导了 IR 的产生。研究发现，瘦素与胰岛素下游信号传递系统有着共同的交汇点——PI3K，这为进一步研究瘦素与 IR 的关系打下了基础。

六、过氧化物酶增殖体激活受体和噻唑烷二酮类

核受体过氧化物酶增殖体激活受体（peroxisome proliferator-activated receptors，PPARs）家族包括：PPARα、PPARγ 及 PPARδ。PPARα 主要分布在肝脏、心脏和肾脏，调节脂肪酸氧化；PPARγ 主要分布于脂肪组织，调节脂肪细胞分化，促进脂肪酸的储存。二者对维持内环境葡萄糖平衡，调节胰岛素敏感性起着重要作用。PPARδ 分布广泛，其生理作用目前不甚清楚。PPARα 主要调控脂肪酸的线粒体 β 氧化，产生的能量和部分中间产物用于酮体的合成、糖异生及心肌、骨骼肌代谢等。最近发现，PPARα 能调节空腹血糖，维持急性代谢应激的血糖水平。

Michele 等发现，长期高脂饮食可诱导 PPARα 基因无效突变的小鼠与野生型小鼠出现肥胖和高瘦素血症，前者的糖耐量和胰岛素敏感性较体质量增长前无明显改变，野生型小鼠却表现出显著的高胰岛素血症，IR 指数前后增长 4 倍，血糖也呈轻微上升。肥胖者 PPARγ 活性下降对 IR 的形成亦起着重要作用。PPARγ 能调节 aP2、脂蛋白脂肪酶、PEPCK 及 alcoA 合成酶的基因表达，这些基因均与胰岛素敏感性密切相关。其中肥胖小鼠 aP2 基因缺陷还可对保护胰岛 β 细胞及改善脂代谢产生益处。此外，PPARγ 尚可抑制瘦素、TNF-α 基因表达，降低血浆游离脂肪酸（FFA）水平。

噻唑烷二酮类（TZDs）增敏药通过激活 PPARγ 可显著改善 IR。由于骨骼肌是胰岛素刺激的葡萄糖代谢的主要场所，而 PPARγ 主要分布于脂肪组织，故目前倾向认为，TZDs 实现其作用的方式为通过对 PPARγ 的影响，调节血液中脂源性细胞因子的浓度，间接改善骨骼肌对胰岛素的反应性。目前已发现两个家族的 PPARγ 基因突变，引起严重的 IR 和糖尿病。事实上，PPARγ 与胰岛素敏感性的关系相当复杂。有研究显示，PPARγ₂ 基因外显子 2 的密码子 12 可发生 CCA→GCA 的突变，原来的脯氨酸由丙氨酸所替代（Pro12Ala），此种基因的多态性在人群中的发生率约为 25%，体外研究发现 Pro12Ala 的发生伴随着 PPARγ₂ 转录活性的下降，但具有 Pro12Ala 的人群却显现出更好的胰岛素敏感性及更低的 T2DM 患病率。

Miles 等还发现敲除了 PPARγ₂ 基因的杂合型小鼠较其野生型小鼠也有着更高的胰岛素敏感性。显然这些观察结果与 TZDs 激活 PPARγ 改善 IR 的事实相矛盾。Michael 等推测造成此现象的可能原因在于：生理条件下，内源性的 PPARγ 与其自然配体结合后，主要发挥抑制胰岛素活性的作用；而 TZDs 既能充当 PPARγ 的激活剂，又有部分拮抗 PPARγ 的功能，故当 TZDs 运用后，内源性 PPARγ 对胰岛素活性的抑制作用在一定程度上可被削弱，相应的 IR 也得以减轻。此理论正确与否，尚待进一步研究证实。

七、抵抗素

最近，Steppan 发现由脂肪细胞分泌的另一种细胞因子——抵抗素（resistin）。resistin 是在脂肪形成的过程中诱导的，脂肪细胞分泌的另一种信号分子，它是由 114 个氨基酸组成的蛋白质，人的 resistin 基因编码顺序在第 19 对染色体上。在经高脂饮食诱导和基因突变所致肥胖的小鼠体内，血浆 resistin 水平增高，表现出有抑制胰岛素刺激葡萄糖摄取的作用；用重组 resistin 抗体中和 resistin 后，小鼠血浆胰岛素水平变化不大，糖耐量及胰岛素敏感性却有显著改善；噻唑烷二酮类药物（TZDs）在减轻 IR 的同时，伴随着血浆 resistin 水平的下降。由此，Steppan 提出 resistin 可能是肥胖与 IR 的另一重要连接点。然而，许多学者研究发现，离体的新鲜脂肪细胞 resistin 含量很低，且未显示与 BMI 有关；还发现运用 TZDs 后，人循环单核细胞 resistin mRNA 无明显变化，与 PPARγ 相关的脂肪酸结合蛋白-4 表达增加；另外，PPARγ 基因突变所致的 IR 患者，其脂肪细胞内的 resistin 甚至低至无法检测。也没有观察到人脂肪细胞和骨骼细胞的 resistin 表达与 IR 相关。resistin 发现的时间不长，其具体作用及作用方式仍需进一步研究。

八、胰岛素和胰岛素信号转导网络

胰岛素是调节葡萄糖动态平衡的主要激素，可促进葡萄糖转移至肌肉、脂肪组织和肝脏，作为能量

利用，或合成糖原、脂肪以贮存能量，是体内唯一的降糖激素。此外，胰岛素尚有其他重要作用，包括促进蛋白质合成、维持细胞存活和生长、抑制蛋白质分解及抗炎作用。肥胖症患者肝脏葡萄糖产生增多（糖异生和糖原分解）和肌肉葡萄糖摄取减少可导致血糖升高，引起肥胖相关 T2DM，并导致肌肉蛋白丢失，增加感染机会，增强炎症反应。胰岛素与细胞膜上胰岛素受体亚单位结合，可引起亚单位快速自磷酸化，进而活化其酪氨酸激酶，而后磷酸化下游胞浆中各种酪氨酸残基，如 IRS-1 和 IRS-2。处于这些底物中的酪氨酸残基磷酸化是胰岛素生物作用的关键。磷酸化的 IRS-1、IRS-2 可激活 PI3K。PI3K 活化后，进一步通过磷脂酰肌醇-3，4，5-三磷酸影响下游信号转导途径。PI3K 的主要靶点是蛋白激酶 B（protein kinase B，PKB）。Akt/PKB 可驱动胰岛素的代谢作用，包括葡萄糖转运、糖原合成、脂肪贮存和蛋白合成，也会促使细胞生长和存活。Akt/PKB 另一个靶点是糖原合成酶激酶-3（glycogen synthase kinase-3β，GSK-3β），是糖原合成酶的负性调节子。当 GSK-3β 被 Akt/PKB 灭活后，糖原和蛋白质合成即被增强。有研究推测，Akt/PKB-GSK-3β 途径可介导胰岛素的抗炎作用。GSK-3β 不仅是胰岛素信号转导的下游组分，也是上游胰岛素信号转导的负性调节子。GSK-3β 在丝氨酸 332 处磷酸化 IRS-1，进而通过抑制 IR 介导 IRS-I 上的酪氨酸磷酸化减弱胰岛素反应。因此，不管是否依赖 Akt/PKB 活性发生，升高的 GSK-3β 活性均可降低糖原合成，并导致障碍上游胰岛素信号转导，增强炎症反应。

九、肥胖症引起的胰岛素抵抗和高血糖的发病机制

新近研究揭示了一些胰岛素信号转导紊乱，及导致肥胖症相关高血糖的致病因子。脂肪细胞通过释放 FFA 降低周围组织对葡萄糖的摄取。研究显示，在人体中，即使短暂的脂肪输注（如 4h）也会降低肌肉胰岛素刺激的葡萄糖摄取和 PI3K 活性。慢性炎症的特征是炎性细胞因子的释放，如 TNF-α、IL-6 和 IL-1β，这些细胞因子参与了 IR 的发病机制。Gonzalez-Gay 等研究发现，当给予 TNF-α 抗体时，类风湿关节炎患者表现出胰岛素敏感性增强。Larsen 等研究提示，IL-1β 拮抗剂和细胞因子抑制物可改善肥胖症患者血糖和细胞分泌功能。

肥胖相关细胞凋亡可能是胰岛素不敏感的最初表现。与细胞死亡相关的巨噬细胞浸润可解释慢性炎症的出现。死亡脂肪细胞可释放巨噬细胞趋化因子蛋白-1，募集巨噬细胞，浸润的巨噬细胞产生细胞因子。这些脂肪细胞来源的细胞因子以旁分泌形式发挥作用。同时出现的活性氧簇在细胞因子相关 IR 中可能起着放大或引发作用。炎症反应胞内介导子包括 NF-κB，c-Jun 氨基端激酶-应激活化蛋白激酶（amino-terminal kinase- stress-activated protein kinase，JNK/SAPK）及细胞因子信号转导抑制子的诱导。巨噬细胞浸润不但发生在脂肪细胞，也可发生在肝脏。JNK/SAPK 途径活化也可促发肝脏炎症反应，导致肝脏脂肪变、脂质过氧化反应和肝细胞凋亡，所有这些在肥胖症引起的糖尿病中均可观察到，提示这些炎症反应胞内介导子也可导致 IRS-1 丝氨酸磷酸化。与酪氨酸磷酸化相反，丝氨酸磷酸化可抑制胰岛素信号转导。因此，大剂量阿司匹林或水杨酸盐已被用作抗炎制剂来治疗肥胖症引起 IR 的患者，并取得较好疗效。

肥胖症引起 IR 的发病机制中也有其他可能的致病因子，如氧化应激、线粒体功能异常、骨骼肌和肝脏细胞内脂质堆积，以及 β 氧化作用降低。但目前尚不清楚这些因子是如何引起和（或）加剧 IR，以及通过何种方式发生关联。人体中肌肉细胞内脂质含量与 IR 具有很好的相关性。脂质堆积增加引起的 PKC 和 JNK/SAPK 途径活化，部分是通过增加神经酰胺产生，阻碍肌肉中胰岛素信号转导实现的。与肝脏不同，核因子 κB 激酶抑制子（inhibitor of NK-κB kinase，IKK-NF-κB）途径的抑制或内质网应激减弱不能改善小鼠骨骼肌 IR。在骨骼肌中，JNK/SAPK 途径对肥胖症引起的 IR 发挥重要作用，而 IKK-NF-κB 途径和内质网应激并未参与。虽然炎症反应导致的 IKK-NF-κB 和 JNK/SAPK 途径活化参与了肥胖症相关 IR 的发病机制，但少有关于其下游效应子的报道。新近有关啮齿类动物的研究显示，可诱导型一氧化氮合酶（iNOS）是许多包括肥胖症在内的病理状态下 IR 的中枢性下游效应子，炎症反应可产生持续高浓度一氧化氮（高达 1 000 倍）的输出。研究显示，瘦素缺乏肥胖小鼠肝脏中 iNOS 蛋白表达较野生小鼠升高

2.5 倍，其肝脏中的硝基酪氨酸免疫反应性（亚硝化应激标志）也升高，采用 iNOS 抑制剂 L－N6－（1－亚氨基乙基）赖氨酸可逆转肝脏中升高的硝基赖氨酸免疫反应性，提高胰岛素敏感性。Sugita 等研究发现，通过基因去除抑制 iNOS 也可逆转瘦素缺乏肥胖糖尿病小鼠 IRS－1 的表达，进而改善 IRS－1 介导的骨骼肌胰岛素信号转导。其他研究亦显示，T2DM 患者的 iNOS 表达、S－硝基化蛋白及赖氨酸硝基化等均有升高。经由 IKK－NF－κB 和 JNK/SAPK 途径活化的慢性低度炎症反应是肝脏 IR 的致病机制，肥胖症引起的 IR 与循环中 CRP 水平升高有关，CRP 是临床可测的肝脏对炎症反应急性期的标志物。

有研究者推测，内质网应激可能是肝脏肥胖症相关慢性炎症反应和 IR 的关键因素。从进化角度来看，内质网应激反应是涉及真核细胞对葡萄糖或营养匮乏适应机制的细胞机制。内质网应激是哺乳动物应对葡萄糖匮乏的葡萄糖调节蛋白转录激活的第 1 个特征。对基因突变小鼠的研究发现，对葡萄糖匮乏内质网应激反应的缺失可导致小鼠出生时低血糖和死亡，提示内质网应激反应在哺乳动物体内肝脏的葡萄糖稳态中发挥关键性作用，并且已被研究所证实。内质网应激可介导细胞 IKK－NF－κB 和 JNK/SAPK 的活化。iNOS 和（或）高水平的一氧化氮也能随内质网应激的诱发而诱发 IKK－NF－κB 和 JNK/SAPK。iNOS 与 IKK－NF－κB－JNK/SAPK 途径相互间的增强作用可导致 IR 的恶性循环。目前正在开发用于对抗这些效应的药物，并在啮齿类动物中获得一定进展。

研究显示，中枢神经系统与葡萄糖稳态间存在着密切关系。瘦素是首先被确定的由脂肪细胞分泌的细胞因子。除了增强胰岛素对周围组织的作用外，瘦素也可作用于下丘脑区域（弓状核）来控制摄食，该区域目前已发现有高浓度瘦素受体存在。瘦素受体突变可引起对瘦素敏感性降低或瘦素水平降低，导致啮齿类和人类食欲升高和肥胖。源于脂肪的传入神经纤维能调节中枢神经系统对瘦素的敏感性，其作用可被去神经化而消除。脂肪细胞释放的长链脂肪酸也参与了代谢信号系统的调节，对下丘脑发挥生理作用。胃肠激素 ghrelin 能激活下丘脑环路增加摄食量。胰岛素也可作用于下丘脑弓状核阿片－促黑素细胞皮质素原神经元上的三磷酸腺苷钾通道，控制肝糖产生。有研究发现，肥胖症患者下丘脑阿片－促黑素细胞皮质素原神经元介导的感受葡萄糖或胰岛素浓度升高的能力存在缺陷。尽管肥胖症患者有高胰岛素血症，但中枢神经系统介导的肝糖输出仍持续存在，这可能是肥胖症相关高血糖的病因所在。磺酰脲类药物可作用于下丘脑三磷酸腺苷钾通道，减少下丘脑神经信号的传出，降低肝糖输出。人类肝脏中枢神经系统葡萄糖稳态控制的生理学意义目前尚未探明。

十、其他

除上述机制外，缺氧、高胰岛素血症、基因型等因素也与肥胖症引起的 IR 的发生密切相关。肥胖症患者的脂肪组织处于缺氧状态，在高脂喂养诱导肥胖的动物模型中，在显著肥胖出现之前，即出现缺氧诱导因子 1α（HIF－1α）的激活，而敲除 HIF－1α 后显著降低了肥胖诱导的炎症反应，说明缺氧在肥胖形成的早期就已经产生且是脂肪组织炎症反应的启动事件。肥胖状态下高胰岛素血症的产生有两个主要原因，一是血液中葡萄糖、脂肪酸含量高，刺激胰岛 β 细胞分泌胰岛素，另一个是胰岛素的清除减少，高胰岛素血症可以使胰岛素靶细胞上的胰岛素受体表达下调，同时可以通过负反馈作用抑制 IRS－1、IRS－2 的活性，导致胰岛素信号通路的抑制。某些基因多态性与肥胖症患者胰岛素敏感性密切相关，例如 TNF－α－308 G/A 位点基因多态性就与 IR 的发生风险相关，在肥胖人群中，A 等位基因的携带者较 G 等位基因的携带者血液中 HDL 水平低进而增加 IR 的发生。

总的来说，对肥胖型 T2DM IR 机制的认识主要在以下几个方面。①炎症介质：炎症因子作用于胰岛素信号转导系统，干扰 IRS 的信号转导，慢性炎症状态下，多种炎症因子抑制 IRS 正常的酪氨酸磷酸化，减弱胰岛素的作用，另外炎症因子使内皮功能异常而导致 IR。②胰岛素信号转导功能障碍：主要指胰岛素经血液循环运送至相应的靶组织及细胞的过程中，胰岛素在细胞内的传导通路受损。③氧化应激：肥胖症患者体内存在着慢性低度炎症状态，炎症激活多种免疫细胞产生自由基，加重氧化应激反应。④内分泌因素：脂肪组织是一个活跃的内分泌组织，能释放多种脂肪因子如脂联素、瘦素、抵抗素等，参与许多生理性调节。

（王洪武）

第二节　介导肥胖引发胰岛素抵抗的因素

肥胖可导致多种疾病，包括脂质代谢紊乱、高血压、糖尿病、动脉粥样硬化、慢性肾功能障碍和非酒精性脂肪肝等一系列慢性代谢性疾病，几乎所有常见的动脉粥样硬化性心血管疾病及与代谢相关的疾病在肥胖个体中的发病率和病死率均升高。这些疾病严重地威胁着人类的健康。而今，随着经济社会的发展及现代生活方式的改变，肥胖人数在全球增长已接近流行态势，国内肥胖的发病率依然形势严峻，肥胖已成为世界性公共卫生问题。每年因肥胖造成的直接或间接死亡人数日益增多。IR 是指胰岛素在其靶器官的生物学作用降低，在分子水平上表现为胰岛素信号通路受损。肥胖是导致 IR 的重要原因，但是肥胖导致 IR 的分子机制并未完全明确，连接肥胖与 IR 的纽带到底是什么仍是目前研究热点之一。随着对肥胖与 IR 的关系的研究不断深入，近年来瘦素、游离脂肪酸（FFA）、肿瘤坏死因子-α（TNF-α）、肾上腺素能受体（β_3AR）基因、脂联素学说等备受关注。大量的研究表明，由于生活方式不合理，如过食、体力活动不足等，导致体质量增加乃至肥胖。肥胖又大大增加非酒精性肥胖肝病的发生率，增加脂肪细胞的容积，从而通过一系列机制，引发 IR。目前基本上公认，是肥胖导致 IR，之后 IR、高胰岛素血症又加重肥胖。有研究提示，肥胖所导致的脂质代谢紊乱、炎症因子分泌增加，以及肥胖状态下出现的胰岛素靶细胞线粒体功能障碍、氧化应激、内质网应激等在 IR 的发生、发展中起到了一定的作用。

一、抵抗素

抵抗素（resistin）由 108 个氨基酸残基组成，分子质量为 12.5kDa，基因编码区定位于染色体 19p13.3，约由 114 个氨基酸组成的蛋白质，该蛋白质有 3 个功能区，N 末端为信号序列，中间为可变区，C 末端富含半胱氨酸，其中含有一段高度保守序列：C-X11-C-X8-C-X-C-X3-C-X10-C-X-C-X-C-X9-CC-X3-6。其作用是对抗胰岛素，使血糖水平升高、脂肪细胞增生而致肥胖。啮齿类动物抵抗素主要由成熟脂肪细胞分泌，而人类抵抗素主要由巨噬细胞表达和分泌。小鼠抵抗素可诱导脂肪细胞产生 SOCS-3，进而抑制 IRS-1 的表达，与 IR 直接相关。然而，人抵抗素与 IR 之间的联系目前尚存在争议。有研究者认为，人抵抗素与胰岛素作用无关。但也有研究表明，人抵抗素可使小鼠脂肪细胞中的 IRS-1 发生丝氨酸磷酸化，还与 TNF-α 等炎性分子的分泌有关，可引发 IR。抵抗素可能介导饮食性肥胖相关的 IR，其糖耐量异常与 IR 有关，而非胰岛素生成和分泌不足所致。抵抗素通常以二聚体的形式存在。脂肪细胞和骨骼肌可能是抵抗素活动的潜在靶器官。抵抗素在肝脏和骨骼肌中通过降低胰岛素功能而影响葡萄糖代谢。给予体外培养的 3T3-L1 细胞一定浓度的胰岛素，抵抗素 mRNA 的表达可被大幅下调。然而，糖尿病肥胖大鼠和链脲佐菌素诱导的糖尿病小鼠脂肪组织中抵抗素表达降低。给予胰岛素后，抵抗素的表达明显增加，发现胰岛素可以浓度依赖性的方式增加抵抗素的分泌。人体内存在着一个抵抗素样分子家族，在白色脂肪组织内高度表达。

抵抗素的生理作用目前尚不完全明确。小鼠腹腔内注射抵抗素可导致血糖水平升高，胰岛素水平没有显著变化，注射抵抗素抗体可使 IR 模型小鼠的血糖恢复到实验前水平，且胰岛素的敏感性也明显升高。以上实验表明抵抗素具有 IR 作用。另有研究结果显示，肥胖和 T2DM 患者空腹抵抗素水平均低于正常人，但相同肥胖度的人其空腹血清抵抗素浓度有很大差异，说明胰岛素可能是影响抵抗素分泌的一个因素。抵抗素的生成和表达还受神经、激素、局部细胞因子及营养状态等多种因素调节。在活体内给予抵抗素，可通过增加肝葡萄糖生成诱导 IR。高脂饮食可引起鼠高抵抗素血症和肝 IR，而给予抵抗素反义寡核苷酸则可逆转。转基因抵抗素过表达和腺病毒介导的高抵抗素血症在鼠体内可减弱胰岛素刺激的葡萄糖利用，提示抵抗素在啮齿类动物中有致糖尿病的作用。人体血清抵抗素浓度与血糖浓度、体内脂肪含量相关。抵抗素抵抗胰岛素的可能机制是与胰岛素敏感组织上的受体结合，对胰岛素信号通路的一个或几个位点起作用。抵抗素是青少年肥胖和 IR 可能的标志物，经调查发现，在肥胖者和瘦者、胰岛素敏感者和 IR 者、T2DM 患者之间抵抗素的表达无明显差异。

有研究报道，血清抵抗素水平在消瘦儿童和肥胖儿童间并无改变。虽然研究证实女童的抵抗素浓聚物比男童高，但抵抗素与 IR 指数、肥胖程度并不相关。同样，对肥胖成人有代谢综合征的病态肥胖者在有明显体质量减轻和胰岛素敏感度增加情况下，其血清抵抗素浓聚物并不减少。在肥胖、NAFLD 等动物模型或患者中抵抗素与肝脏炎症程度密切相关，通过诱导大量促炎因子的表达加剧肝脏 IR 的发生。抵抗素可能与细胞膜上的 TLR-4、CAP1 结合激活细胞内 IKKβ/NF-κB 以及 MAPK 炎症信号通路，上调促炎因子 IL-6、TNF-α、IL-12 的表达，间接诱导 IRS-1 丝氨酸磷酸化，进而导致 IR 的发生。在肥胖早期抵抗素便在脂肪组织大量表达，一方面刺激血管内皮细胞释放 MCP-1 等趋化因子，促进单核细胞向脂肪组织迁移；另一方面，抵抗素激活脂肪组织炎症级联反应，诱导大量促炎因子释放，有利于 M2 态表型巨噬细胞向 M1 态表型转化，从而加重脂肪组织炎症程度，促进 IR 的发生。许多学者曾一度认为抵抗素可能是联系肥胖与 IR 及糖尿病的重要信号分子。但是，多数对人类的研究中并未揭示抵抗素和 IR 有明确关系。人抵抗素基因存在着多种单核苷酸多态性，但几乎均与 T2DM 发病无直接关联。因此，有关抵抗素与肥胖及 IR 的确切关系有待进一步研究。

二、脂联素

脂联素（adiponectin）是由分化成熟白色脂肪组织特异性合成和分泌的与细胞外基质相互作用的一种新型特异性血清蛋白，是一个具有 244 个氨基酸残基的多肽，包括氨基端的一个分泌信号序列，一个小的非螺旋区，一段 22 个胶原样重复序列及羧基端一个球形结构域。基因全长 17kb，包含 244 个氨基酸、基因定位于 3q27，最早在小鼠的 3T3-L1 和 3T3-F442A 细胞中发现，属于补体 C1q 家族，由氨基末端的分泌信号序列、非胶原蛋白同源序列、胶原蛋白样结构域、羧基末端的球形结构域四部分组成。但是目前在小鼠的肝脏实质细胞、成骨细胞和破骨细胞，皮脂腺病患者的肝脏活组织，体外培养的骨骼肌细胞中也都发现了它的表达。它是目前最明确和最重要的一个具有抗 IR 作用的脂肪细胞因子，参与糖、脂的代谢。脂联素发挥功能的主要结构是球形结构域，它可以抗动脉粥样硬化，改善胰岛素受体底物的酪氨酸磷酸化，及改善受体后水平的信号转导，促进游离脂肪酸氧化。脂联素的球形结构域比全长型结构域能更有效地改善 IR 和增加脂肪酸氧化。脂联素通过与脂联素受体结合发挥生物学作用，全身组织以骨骼肌、肝脏的脂联素受体表达最丰富，脂联素的受体有脂联素受体 1（AdipoR1）和脂联素受体 2（AdipoR2）两种。两种受体对球形和全长型脂联素的亲和力是不同的。

脂联素是通过 AdipoR1 和 AdipoR2 介导的 PPAR 和 AMPK 信号转导通路而发挥作用。它在肥胖的发展中扮演着极其重要的角色。它具有降低甘油三酯（TG）和血糖水平、改善 IR、保护心血管内皮功能和抑制动脉粥样硬化形成等作用。脂联素具有抗炎和胰岛素增敏作用。有研究显示肥胖症患者的血浆脂联素水平显著低于正常水平，并且脂联素的表达和分泌与炎性分子 TNF-α 和 IL-6 的表达和分泌呈显著负相关。所以脂联素分泌失调在肥胖症的发生发展中起重要作用。脂联素是对抗 IR 的激素，其水平与脂肪量成反比。血浆脂联素水平与空腹胰岛素水平呈显著负相关，而与胰岛素敏感性指数呈正相关。噻唑烷二酮类药物（TZDs）能使肥胖鼠组织中脂联素的 mRNA 表达增加，明显提高血浆脂联素的浓度，减轻 IR。肥胖症患者体内脂联素水平低，腹型肥胖症患者尤为明显，说明了脂联素水平与内脏脂肪联系更为紧密。合成脂联素的组织为脂肪组织，肥胖症患者脂肪细胞增多，脂联素的分泌量并无增多，相反随着组织量的减少脂联素的浓度增加，有研究表明脂联素与肥胖密切相关，BMI 每减少 21%，血浆脂联素水平增加 46%。说明这一变化过程中可能存在反馈抑制机制。肥胖症患者中低脂联素水平是多因素作用的，负反馈抑制仅是其作用机制之一，还有更复杂的原因。脂联素基因敲除鼠可发展为高脂饮食诱导的 IR。

用脂联素处理肝细胞可上调 IRS-2 的表达，增强胰岛素敏感性。因此，脂联素可能通过拮抗炎性分子的表达来改善胰岛素的敏感性。

三、饥饿激素

Ghrelin 被称作饥饿激素，是 Kojima 等于 1999 年发现的第一个生长激素促分泌剂（GHSS）受体的内源性配体，主要由胃底的 X/A 样细胞分泌的由 28 个氨基酸组成的小分子多肽，发挥对能量平衡的调节作用，是生长激素促泌物受体的内源性配体，能够通过血脑屏障，具有促进生长激素（GH）分泌释放、调节摄食行为、参与能量代谢等多种作用。研究表明，Ghrelin 与多种外周信号共同参与调节机体的糖脂代谢。肥胖是 IR 的危险因素。Ghrelin 与肥胖之间有着密切而复杂的关系。针对 Ghrelin 的深入研究有望为肥胖诊断和治疗开辟一条新途径。Ghrelin 的结构一活性关系的研究提示其最小活性中心为 N 端 4、5 个肽链，第 3 位丝氨酸位点上含有的特征性辛酰基决定了其生物学活性，使其通过血脑屏障，发挥生物学作用。Ghrelin 可通过与细胞表面相应的受体 GH-R（分为 GHS-Rla 和 GHS-Rlp 两个亚型，GHS-Rla 是 GHS-R 发挥生物学功能的主要形式，而 GH-Rlp 则不介导生物学效应而发挥生物学作用）。此外，Ghrelin 亦可在胃肠道、胰腺、肾脏、性腺、胎盘、下丘脑、垂体、肝脏、肌肉等组织中表达，发挥相应的生物学功能。研究表明，Ghrelin 除了促进食欲，还与胰岛素、肥胖抑制素等外周信号共同影响能量平衡和糖脂代谢。经研究表明，脑室内注射 Ghrelin 可以增加摄食，并且减少利用脂肪产热，体质量增加（以脂肪为主）。Ghrelin 可通过中枢食欲调节通路引起食欲增加、进食增多，导致体质量增加。

Ghrelin 促进摄食的作用可能是由于增强下丘脑的弓状核中相关细胞，如神经肽 Y 神经元的活性，增加神经肽 Y（NPY）基因的表达，而 NPY 具有刺激食物摄入，提高胰岛素水平的作用。脂肪组织表达丰富的 Ghrelin 受体，Ghrelin 通过与其受体结合促进脂肪细胞增殖和分化，抑制其凋亡，导致脂肪细胞数量的增加。青少年肥胖者血清 Ghrelin 浓度偏低，在合并代谢综合征的肥胖症患者中则更低，肥胖症患者 Ghrelin 浓度与 HDL-C 呈正相关，揭示 Ghrelin 参与能量代谢，而体质量与 Ghrelin、胰岛素、肥胖抑制素、IL-6、APN、睾酮等激素之间均有相关性。空腹状态下 Ghrelin 分泌增加促进食欲，进食后血清 Ghrelin 会反应性下降，但这种反应在肥胖症患者中会减轻，在已出现 IR 的肥胖症患者中这种减轻作用更为明显，原因是肥胖症患者血清 Ghrelin 水平对胆碱能的负性调节作用不如正常人敏感，而这种损伤机制很可能导致肥胖症患者饮食失调，摄食量加大，进一步增加体质量以及代谢障碍，从而产生恶性循环。这也进一步证实了 Ghrelin 与受体结合后对脂肪细胞的生理学作用。

在治疗肥胖症的手术中，胃旁路术要比其他手术方式的成功率高，术后随着体质量的降低，Ghrelin 水平也大幅降低。但是通过非手术治疗方案减重的肥胖症患者血清 Ghrelin 水平并无明显变化，单纯依靠改变肥胖症患者血清 Ghrelin 水平并未使体质量明显下降。而少数胃旁路术后患者早期出现体质量轻度反弹，但 IS 却并未因体质量的回升而下降。这可能是因为胃旁路术能够充分阻断 Ghrelin 的摄食敏感性，肥胖症患者术前血清 Ghrelin 水平越高，往往提示术后会出现体质量反弹。Ghrelin 的表达和分泌还需要瘦素及其受体的存在。瘦素与下丘脑素受体结合可能通过抑制 NPY 的合成与释放，引起食欲降低，能量消耗增加，抑制脂肪合成，减少胰岛素的分泌，减轻 IR。随着对 Ghrelin 的研究不断深入，有助于弄清 Ghrelin 与肥胖、糖尿病的内在联系。

四、解偶联蛋白

解偶联蛋白（Ucp）是位于线粒体内膜介导 H^+ 内流的跨膜蛋白质，与人类能量代谢密切相关的是 Ucp2 和 Ucp3。Ucp2 和 Ucp3 基因位于 11q13，分别长 65kb 和 87kb，有 6 个编码外显子。解偶联蛋白基因可以将内膜外侧的 H^+ 迁回内侧，使质子电化学梯度降低，造成氧化磷酸化速率增加而 ATP 产量不变，能量消耗增加，体质量下降。若 H^+ 进入线粒体内膜不与 ATP 合成过程偶联（氧化磷酸化解偶联），能量则以热的形式散失。测定机体产能量可知晓机体能量代谢的概况，进而可研究对肥胖产生的影响。人类

Ucp2、Ucp3 基因可能通过调节能量消耗而影响肥胖的发生。高脂饮食诱导后的肌肉 Ucp2、Ucp3 mRNA 水平的升高与高脂引起的 IR 相关，解偶联蛋白可通过调节能量平衡及底物代谢影响肥胖发生，选择性提高解偶联蛋白活性可为肥胖的治疗提供理论依据。

五、病毒

近年来，有关病毒感染与肥胖之间的内在联系受到许多学者的关注。迄今经动物实验发现 6 种病毒与肥胖有关：禽类腺病毒（SMAM-1）、人类 36 型腺病毒（AD-36）、犬瘟热病毒、Rous 相关病毒 7、博纳病病毒、羊痢疾病毒。其中，前两者可致人类肥胖。SMAM-1 是第一个被证实能导致人类肥胖的病毒，20% 的个体有抗 SMAM-1 抗体，抗体阳性者体质量和 BMI 明显增加；人类 36 型腺病毒可以上调脂肪细胞的分化，使脂肪细胞数目增加。肥胖人群 AD-36 抗体阳性率为 30%，明显高于非肥胖人群（5%）。病毒诱导肥胖的机制可能是通过神经内分泌网络（下丘脑损害）和（或）调节瘦素的表达实现的，也可能是周围性的（下丘脑未见损害），这些都有待进一步深入研究。综上所述，肥胖与 IR 的发生发展过程复杂，与遗传、中枢神经异常、内分泌功能紊乱、代谢营养等因素密切相关。随着各方面研究的不断深入，这一极大威胁人类健康的疾病将得到更好的控制。近几年的研究证实，脂肪组织是一个非常活跃的内分泌器官，它可以分泌多种激素和细胞因子，参与调节一些生理、病理过程，与 IR、糖尿病等疾病和病理过程有密切的关系。

六、游离脂肪酸

空腹血清 FFA 的升高是肥胖症患者脂代谢紊乱的重要特征之一，而空腹血清游离脂肪酸可能是联系肥胖病和 IR 的纽带。长期血浆高浓度的 FFA 作用，引起胰岛素基因转录因子合成减少，与启动子结合能力下降，使胰岛素合成降低。脂肪酸为刺激胰岛 β 细胞分泌胰岛素的刺激物之一。胰岛 β 细胞短时间暴露于 FFA 中能够使胰岛素的分泌增加，相反长时间高浓度 FFA 则损伤胰岛 β 细胞的葡萄糖刺激下的胰岛素分泌功能，推测其可能的原因是氧化的脂肪酸下调了葡萄糖转运子-4 与乙酰辅酶 A 羧化酶、葡萄糖激酶等关键酶的蛋白的表达，使胰岛素释放与生成减少。对 T2DM 患者的 FFA 的研究，结果显示 FFA 浓度越高，葡萄糖刺激的胰岛素分泌受损越明显。FFA 对胰岛 β 细胞凋亡的影响长期处于高浓度的 FFA 状态，可诱导胰岛 β 细胞凋亡，使正常胰岛 β 细胞数量减少，胰岛素分泌不足。目前认为其可能的机制为：①TG 堆积，过多的 TG 集聚在胰岛 β 细胞内，TG 进行分解代谢会产生大量的脂类代谢产物，其可损伤胰岛 β 细胞功能，造成胰岛 β 细胞数量的减少；②bcl-2 路径，bcl-2 为抗凋亡基因，其可通过减少活性氧的产生，发挥抗氧化特性来保护胰岛 β 细胞，减少其凋亡；③PPARs 路径，FFA 作为配体与 PPARs 结合，通过 Caspase 途径，引起胰岛 β 细胞凋亡。FFA 对胰岛素信号转导的影响，葡萄糖进入细胞是由细胞膜上葡萄糖转运子-4（GLUT-4）来完成。PI3K 可以调节 GLUT-4 的移位，从而影响葡萄糖的跨膜转运，FFA 水平升高可以使胰岛素刺激的 PI3K 活性下降，同样可使胰岛素受体和 IRS-1 酪氨酸磷酸化降低，表明 PI3K 信号途径上游有缺陷。可见长期高 FFA 血症，可使胰岛素合成及分泌减少，加速胰岛 β 细胞的凋亡，并对胰岛素信号转导产生影响，加重 IR，诱发糖尿病。肥胖时体脂量增加、脂肪细胞增大、脂肪酸释放也相应增加，FFA 的释放与利用失去动态平衡造成血浆 FFA 浓度升高，高 FFA 血症是肥胖引发 IR 的重要致病因素之一。

七、肿瘤坏死因子-α

肿瘤坏死因子-α（TNF-α）是在脂肪组织中发现的第 1 个联系肥胖与慢性系统炎性的炎性因子。TNF-α 功能缺陷可使肥胖鼠模型改善其胰岛素敏感性和血糖平衡。用 TNF-α 持续处理人、鼠及 3T3-L1 脂肪细胞，可激活 IKKβ、JNK、ERK1/2 以及 S6K1 等炎性信号，使 IRS-1 发生丝氨酸磷酸化，还可诱导 SOCS-3 产生并降低 IRS-1 的表达，同时 TNF-α 还增加脂肪细胞中 PTP1B 基因的蛋白表达，促进 IL-6、IL-8、IL-1 等炎性分子的表达和分泌。这些机制均会阻碍胰岛素受体信号中 IRS-1 的酪氨酸磷酸化，诱发 IR。

八、白细胞介素-6

白细胞介素-6（IL-6）是 IR 的重要炎性标记。肥胖症和糖尿病患者血浆中约 35% IL-6 是由脂肪组织分泌的。用 IL-6 抗体处理高脂饮食诱导的肥胖小鼠可显著增加其胰岛素敏感性。慢性 IL-6 诱发 IR 涉及多种机制：一是激活 JNK 和 ERK 1/2 信号以增强 IRS-1 的丝氨酸磷酸化；二是诱导 SOCS 蛋白表达以降低 IRS-1 的表达水平；三是增加胰岛素受体信号的负调节子 PTP1B 的活性以降低 IRS-1 的酪氨酸磷酸化水平。这些机制足以说明 IL-6 在肥胖诱发的 IR 中发挥重要作用。

九、白细胞介素-8 和白细胞介素-18

肥胖者脂肪组织还分泌白细胞介素-8（IL-8）和白细胞介素-18（IL-18）等炎性分子。用 IL-8 处理人脂肪细胞，可破坏其胰岛素敏感性。用 IL-18 处理 3T3-L1 脂肪细胞，可激活 ERK1/2，抑制脂联素基因的表达，阻碍胰岛素作用。然而目前尚无直接证据揭示 IL-8、IL-18 诱发 IR 的炎性机制。另外，最新研究发现，热休克蛋白（heat shock protein，HSP）60 是脂肪组织分泌的一种应激蛋白，与机体肥胖程度呈正相关。HSP60 可激活 ERK1/2、JNK、p38 和 IKKβ 等炎性信号，还可刺激脂肪组织分泌 TNF-α、IL-6 和 IL-8 等炎性分子，是胰岛素受体信号负性调节子。

十、瘦素

瘦素（leptin）是由白色脂肪细胞合成分泌的多肽激素，是脂肪组织中 ob 基因的表达产物，由 167 个氨基酸残基组成。人瘦素基因位于染色体 7q31.3，人瘦素受体基因定位在染色体 1p31，广泛分布在身体的多个部位，与糖尿病密切相关的胰岛 β 细胞上也有瘦素受体的表达。瘦素在血液循环中有游离和与载体蛋白结合 2 种形式，但只有游离型瘦素具有生物学活性。研究表明，瘦素和胰岛素敏感指数之间呈明显负相关。瘦素受体中 Q223R 基因的多态性与胰岛素敏感指数和葡萄糖清除率有关。

瘦素主要通过下丘脑调节能量代谢和控制饮食来降低胰岛素水平，也可以通过外周作用调节糖代谢平衡、促进脂肪分解等。近年来，瘦素被认为是抑制食物摄入和体质量增加的一种重要的循环标志物。动物研究显示，肥胖动物肥胖基因突变引起血液循环中瘦素缺乏是发生肥胖的原因之一。另外，瘦素抵抗被认为是肥胖的另一重要原因。在肥胖人群中，脂肪组织中瘦素 RNA 的表达及血浆瘦素水平与肥胖程度呈正相关，说明人类肥胖者存在瘦素抵抗现象。并且这种现象与 IR 关系密切。肥胖症患者的组织细胞对胰岛素敏感性下降，并由此导致高胰岛素血症和 IR；当体质量减轻时，组织对胰岛素的敏感性提高。胰岛素和瘦素之间的相互作用表现为，胰岛素能刺激瘦素合成和分泌，而瘦素直接或间接抑制胰岛素分泌。正常情况下，脂肪量增加可引起瘦素分泌增加，瘦素直接激活 ATP 敏感的 K$^+$ 通道，使胰岛 β 细胞膜超极化，胰岛素分泌减少；瘦素还可间接抑制副交感神经、刺激交感神经，抑制胰岛素分泌；而胰岛素可促进脂肪合成和瘦素分泌。肥胖症患者生理浓度瘦素可直接削弱胰岛素的葡萄糖转运和蛋白质激酶 A 的激活，抑制糖异生限速酶——磷酸烯醇式丙酮酸羧激酶 mRNA 的表达和其蛋白合成，而形成 IR。瘦素水平的升高并不能有效控制体质量增长。对阿拉伯 T2DM 患者的一项研究表明，瘦素水平控制相似的患者，IR 的发展与其肥胖程度呈正相关。可见在肥胖和 T2DM 患者中瘦素水平升高和瘦素抵抗并存。因此，肥胖是引发瘦素抵抗和 IR 的关键因素。

瘦素主要通过抑制食欲、刺激脂肪分解和产热来减少机体的脂肪沉积。肥胖者的血浆瘦素水平显著高于正常水平。高浓度的瘦素通过激活 JAK（Janus kinase）-STAT3（signal transducers andactivators of transcription 3）信号促进 SOCS3 的转录，进而抑制胰岛素信号中 IRS-1 的表达。瘦素还可激活 ERK 信号，使 IRS-1 发生丝氨酸磷酸化，进而诱导 IR。瘦素也可以改善脂肪营养不良小鼠和患者的 IR 状态，表现出有条件地双向调节胰岛素敏感性的作用。近年来，在瘦素抵抗和 IR 的机制方面提出了蛋白酪氨酸磷酸酶 1B（PTP1B）活化学说，该学说认为，蛋白酪氨酸磷酸酶的普遍激活是瘦素抵抗和 IR 的共同发病机制。总之瘦素和胰岛素两者之间的相互作用维持了机体的营养和代谢平衡，一旦这种作用失调，就可能引起糖尿病的发生发展。

瘦素来源于脂肪组织，绝大多数肥胖者体内瘦素量增加，增加 BMI 与增加的循环瘦素量相匹配。肥胖可导致瘦素抵抗，瘦素与腹型肥胖、IR 和胰岛素水平呈显著相关。瘦素抵抗、肥胖和 IR 常共同存在。瘦素能够抑制胰岛细胞生物合成和分泌胰岛素；反过来，胰岛素又能刺激脂肪组织分泌瘦素，这样就形成了一个激素调节反馈通路，也就是所谓的脂肪－胰岛素轴。在肥胖个体中，正常的脂肪－胰岛素反馈机制受到破坏，从而引起高瘦素血症和高胰岛素血症的发展。瘦素抵抗引起 IR 的可能机制为：①高浓度瘦素的长期刺激可使胰岛 β 细胞的瘦素受体对瘦素敏感性下降，使瘦素对胰岛素合成、分泌的抑制作用下降，导致高胰岛素血症及 IR；②瘦素在生理浓度时可刺激糖原分解及脂肪酸的线粒体氧化、增加肝脏葡萄糖的输出；③瘦素在骨骼肌水平可增加葡萄糖摄取及 GLUT－4 在细胞膜的补充，降低肌肉内脂肪水平，增加葡萄糖转运，促进葡萄糖氧化分解，增强胰岛素敏感性；④瘦素水平增加可影响神经元 GLUT－4 易位，下调 GLUT－4，抑制葡萄糖摄取，减弱周围组织对葡萄糖敏感性，从而加重 IR。

十一、内质网应激

近年来研究表明，内质网（ER）应激与 IR 密切相关，肥胖和 IR 患者的胰岛素靶组织均表现出显著的 ER 应激。ER 是膜蛋白和分泌型蛋白折叠、成熟、贮存和运输的重要场所。折叠不正确的蛋白、营养素波动、毒素或病毒感染等都会引起 ER 应激，继而激活 UPR（unfolded protein response）信号系统，引起 ER 适应性应答。UPR 信号主要由 3 种关键分子来介导：IRE－1（inositolrequiring enzyme－1）、PERK（PKR－like endoplasmic－reticulum kinase）和 ATF6（activating transcription factor 6）。其中 IRE－1 和 PERK 活化后可激活两条重要的炎性通路 JNK 和 IKKβ，进而促进 IRS－1 发生丝氨酸磷酸化，引发 IR；ATF6 则是 ER 功能及其适应性应答的重要调节子。有研究显示，在肥胖和 IR 患者的脂肪组织中，ER 应激相关蛋白 IRE－1、PERK、ATF6 及下游转录因子 XBP－1（X－box binding protein－1）的表达显著增加，若减少体脂沉积则可缓解 ER 应激。进一步的研究表明，肥胖症患者血浆中高浓度的炎性分子与饱和 FFAs 均可诱发 ER 应激，诱发 IR。

十二、氧化应激

肥胖者的脂肪组织可产生大量的活性氧（reactive oxygen species，ROS），引发系统氧化应激（oxidative stress）。氧化应激直接激活两条重要的炎性信号通路 JNK 和 IKKβ，使 IRS－1 发生丝氨酸磷酸化，诱发 IR。氧化应激还可刺激脂肪组织分泌 TNF－α 和 IL－6 等炎症因子，加剧 IR。肥胖增加氧化应激的机制目前尚不完全清楚。已有的研究显示，ER 应激和线粒体功能失调是脂肪细胞产生 ROS 的主要源泉。ROS 的另一个重要来源是 NADPH 氧化酶和诱生型一氧化氮合酶（inducible nitric oxide synthase，iNOS）。肥胖者血浆高浓度 FFAs 和炎性分子均可促进这两种促氧化酶在脂肪组织中表达和活性，增加 ROS 产量和氧化应激。抑制其中任一种促氧化酶的活性，均可降低 ROS 产量，增加胰岛素敏感性。肥胖者的脂肪组织可分泌多种炎性分子，释放大量饱和 FFAs，产生内质网应激和氧化应激等。这些因素直接或间接激活一系列炎性信号通路，导致慢性低度系统炎症。炎性信号中的丝氨酸激酶（如 IKKβ、JNK1/2、ERK1/2、PKCθ、S6K1 等）被活化后可使胰岛素信号级联中的 IRS－1 发生丝氨酸磷酸化或表达水平降低，或通过上调 PTP1B 的活性直接降低 IRS－1 的酪氨酸磷酸化，从而削弱胰岛素受体信号，引发 IR。

十三、MAPK 转导通路

MAPK 是 1988 年从胰岛素刺激的 3T3－L1 细胞中分离的一种 42kDa 的丝氨酸/苏氨酸蛋白激酶。

MAPK 转导通路是一条信号从细胞表面受体到细胞核内的主要信号转导途径。哺乳动物的 MAPK 可分为 5 类：细胞外信号调节激酶1/2（ERK 1/2）、细胞外信号调节激酶3/4（ERK 3/4）、细胞外信号调节激酶 5（ERK 5）、p38 和 JNK。JNK 家族是 MAPK 超家族成员之一，又称应激激活蛋白激酶（SAPK）。以 JNK 为中心的 JNK 信号通路可被细胞因子、生长因子、应激等多种因素激活。JNK 信号通路在细胞分化、细胞凋亡、应激反应以及多种人类疾病的发生与发展中起重要作用。因此，JNK 信号通路是正常与疾病状态时细胞的一个重要调节靶点。近年来，JNK 在肥胖相关的炎症和 IR 中的作用备受关注。通常情况下认为，JNK 造成了由肥胖引起的 IR。对动物 JNK 基因敲除后能减轻体质量，改善肥胖、高血糖和高胰岛素血症；在 FFA 诱导 3T3-L1 脂肪细胞产生 IR 的过程中，JNK 起到了介导作用。有活性的游离脂肪酸激活 JNK，抑制细胞因子信号蛋白 3，增加炎性细胞因子 TNF-α 的分泌，降低脂联素的分泌。抑制 JNK 可以使脂肪细胞 TNF-α 表达降低，导致脂肪细胞分泌脂联素减少，即 JNK 介导了 TNF-α 减少引起的脂肪细胞分泌脂联素减少的过程。

动物实验已证实，JNK 在 IR 伴有的高胰岛素血症以及高血糖状态中有明确的介导作用。JNK 亦可以介导肥胖低度炎症状态下的信号转导通路。但研究表明，JNK 缺乏不影响巨噬细胞浸润及胰岛素的敏感性，尽管脂肪组织有一定的炎性变。肥胖与慢性低度炎症相关，炎症信号干扰胰岛素作用的发挥并破坏代谢内环境稳态。肥胖的中间产物内质网小体功能的降低导致 IR 和 T2DM，这一过程依赖于 JNK 的激活；反之，在转基因小鼠中增强内质网的功能可避免或者减轻饮食诱导的 IR。因此，内质网应激在肥胖诱导 JNK 的激活、炎症应答和 IR 的发病机制方面发挥了重要作用。体外试验证实，JNK 通过 IRS-1 的丝氨酸 307 磷酸化引起 IR。放射免疫分析法显示，丝氨酸 307 是 JNK 磷酸化胰岛素受体底物-1 的主要位点，该位点突变可使 JNK 诱导的胰岛素受体底物-1 磷酸化作用消失。在体内试验中，饮食诱导的肥胖小鼠和 ob/ob 小鼠的肝脏、肌肉、脂肪组织中 JNK 活性明显升高。肥胖小鼠肝脏组织中 IRS-1 的丝氨酸 307 磷酸化较瘦鼠明显升高，但在肥胖的 JNK 抑制小鼠中未见升高，证实 IRS-1 的丝氨酸 307 是 JNK 在体内作用的靶点。而且，在 TNF 引起 IR 的肝细胞模型中，使用 JNK 抑制剂可以完全阻断丝氨酸 307 的磷酸化。

促分裂原活化蛋白激酶磷酸酶（MKPs）是一类丝/苏氨酸和酪氨酸双特异性磷酸酶。它在细胞分化、增殖和基因表达过程中起着重要作用。MKPs 通过对 MAPK 去磷酸化而发挥生物学作用，从而调节 MAPK 信号通路的活性。而 MAPK 也可以激活 MKPs，对 MKPs 具有一定反馈作用。它们相互作用，确保了细胞内信号的精确传递，并参与细胞功能的调节。MKPs 已经有 10 多个家族成员，它们可以分为 2 类：①可诱导的位于核内的磷酸酶，如 MKP-1；②定位于胞质且不被即刻早期基因编码的酶，如 MKP-3。MKPs 的底物包括胞外信号调节激酶（ERK）、JNK/SAPKs 和 p38 三大类。MKPs 对磷酸残基具有偏好性，它水解磷酸酪氨酸比磷酸苏氨酸快 40 倍，比磷酸丝氨酸快 500 倍。对小鼠的肝瘤细胞进行研究表明，MKPs 刺激磷酸烯醇丙酮酸羧激酶（PEPCK）基因转录，对抗胰岛素对 PEPCK 基因转录的抑制，增加葡萄糖异生。此外，MKP-3 在胰岛素敏感组织中表达，并且此表达在 IR 和肥胖鼠的肝脏中明显提高。MKP-3 能刺激 PEPCK 启动子，也可以在肝瘤细胞中异位表达。肝脏中的 MKP-3 增强了 PEPCK 糖尿病的发生。另有实验证明，缺乏 MKP-1 的小鼠 MAPK 活性增强能够抵抗食物诱导的肥胖，其作用机制可能与 JNK 在核内的活性有关。

十四、脂质异位沉积

骨骼肌、肝脏的脂质沉积在肥胖诱导的 IR 中也起着重要作用。过多的脂质沉积在骨骼肌、肝脏时，可形成毒性代谢产物，并导致 IR；异位的脂质（甘油二酯和神经酰胺）可能是肝脏和肌肉发生 IR 的根本原因。首先，骨骼肌内过多的脂质沉积后，可以增加神经酰胺产生，促进了 IR 的产生。骨骼肌中 TG 由甘油三酯酯酶作用转化为二酯酰甘油，继而由激素敏感性酯酶分解。临床研究发现，肥胖时，骨骼肌中甘油三酯酯酶和激素敏感性酯酶表达上调，增加了细胞内二酰甘油含量，进一步抑制了胰岛素信号转导。

其次，肝脏二酰甘油的含量亦与 IR 有明显的关联，特别是见于非酒精性脂肪肝疾病（NAFLD）的情况。很多研究表明 NAFLD 和 IR 关系密切，几乎所有的 NAFLD 患者都存在周围组织和肝脏的 IR，且 IR 的严重程度与 NAFLD 的病情进展相关，外周 IR 可作为脂肪肝形成的独立危险因素。肝脏内过多的二酯酰甘油含量可以介导胰岛素信号通路，如对胰岛素信号转导有抑制作用的一个或多个 PKC 蛋白。不完全脂肪酸氧化的产物也可能破坏胰岛素信号转导通路或者其他胰岛素信号调节通路。综上，在肥胖个体中，多个环节如炎症、脂肪因子分泌异常、高 FFA 血症及骨骼肌、肝脏的脂质异位沉积等可干预胰岛素信号的转导，参与 IR 的发生，从而使肥胖症患者更易于发生代谢综合征和 T2DM。肥胖与 IR 关系密切，但机制复杂，还需针对不同的环节进行深入研究，以助于寻找治疗肥胖和 IR 的靶点。

十五、炎症

研究已证实，肥胖症患者中存在慢性的全身及局部的低度炎症状态，这种炎症状态可引起 IR。炎症状态存在于数个胰岛素靶器官包括脂肪组织、肝脏和骨骼肌中，也存在于胰腺和下丘脑中。有学者称这种营养过剩引起的炎症为代谢性炎症。饱和脂肪酸、葡萄糖等饮食因子、肠道菌群失调可能是这种炎症的始动因素，脂肪组织、免疫细胞变化参与了炎症的产生。人体试验表明免疫细胞可促进肥胖症患者中的炎症反应。肥胖症患者体内的促炎因子最初由代谢性细胞（如脂肪细胞、肝细胞或肌细胞）分泌，最终导致免疫细胞的募集，并释放 TNF-α、IL-6 等炎症因子。TNF-α、iNOS 的分泌加重肥胖诱导的炎症反应，并进一步干扰糖代谢，降低胰岛素敏感性，导致 IR。除 TNF-α 外，iNOS 是介导肥胖的关键炎症因子，可引起骨骼肌 IR，抑制脂肪细胞分泌脂联素，减少肝脏对胰岛素敏感性。除分泌炎症因子外，肥胖症患者脂肪组织中尚存在巨噬细胞募集，巨噬细胞分泌的脂肪因子，可降低脂肪细胞 IRS-1 以及 GLUT-4 的表达，并抑制 GLUT-4 的转位，降低胰岛素刺激下的葡萄糖转运，导致脂肪细胞 IR。

小结

在肥胖个体中，多个环节如抵抗素、脂联素、Ghrelin、解偶联蛋白、氧化应激、内质网应激、瘦素、MAPK 转导通路、炎症、脂肪因子分泌异常、高 FFA 血症、骨骼肌和肝脏的脂质异位沉积等可干预胰岛素信号的转导，参与 IR 的发生，从而使肥胖症患者更易于发生代谢综合征和 T2DM。肥胖与 IR 关系密切，但机制复杂，还需针对不同的环节进行深入研究，以助于寻找治疗肥胖和 IR 的靶点。这些关于肥胖与 IR 关系的解释，同时也为治疗提供了思考的方向，值得进一步深入研究。

（王洪武）

第三节　与 IR 相关的病理生理机制及干预措施

在 IR 初期，机体通过代偿性胰岛素分泌增多可以维持血糖在正常水平，随着胰腺胰岛 β 细胞功能减退，当不能再产生足够的胰岛素以增强胰岛素敏感性时，葡萄糖稳态遭到破坏，就会出现葡萄糖耐量减低和 T2DM。IR 的产生有着复杂的遗传因素和环境因素，特别是与生活方式有很大的关系。其中 IR 的病因学包括肥胖、久坐和衰老、膳食因素、高血糖的毒性作用、吸烟、运动、妊娠等。IR 的发生机制十分复杂，各种 IR 均与胰岛素靶组织在细胞受体、受体后和分子水平的结构与功能的缺陷以及胰岛素作用调控激素异常等环节的障碍有关。虽然胰岛素受体数目减少以及受体的结合能力下降均可导致 IR，但有证据显示这可能均是继发于高胰岛素血症。

IR 是一种复杂的表现型，具有较强的遗传倾向，基因在很大程度上参与了 IR 的发生及发展。与 IR 有关的候选基因包括编码去甲肾上腺素受体、糖原合成酶、激素敏感脂酶、脂蛋白脂酶和胰岛素受体底物的基因等。即使在非糖尿病及非肥胖症患者中，对 IR 与高血压及脂质代谢异常关系的研究表明，IR 至少部分与遗传有关。环境因素对 IR 亦起重要作用。生活方式亦可影响胰岛素的活性，即非遗传性的 IR。高糖、高脂饮食等高热能饮食和活动量少是导致 IR 的主要原因。对于超重者，限制热能摄入，降低体质量可改善 IR。而运动锻炼则可通过增加肌肉组织的超氧化酶、GLUT-4 和毛细血管数量，以及减少腹部脂肪组织来增强机体对胰岛素的敏感性，从而改善患者的 IR。

一、肥胖

肥胖被认为是导致 IR 最主要的因素，在 T2DM 中，75％患者伴有肥胖。肥胖引起的 IR 以抑制肝脏葡萄糖输出和促进脂肪组织和肌肉葡萄糖摄取的胰岛素功能受损为特点。研究发现，减轻体质量可增强胰岛素敏感性，肥胖和 IR 呈因果关系。亚洲人口，尤其是南亚裔人口比西方人更容易出现腹部肥胖，而且随着 IR 的增强其肌肉质量也更容易下降。因此，腰围可以用来反映腹部肥胖，是衡量 T2DM 肥胖相关性风险的一个有用指标。在相同年龄性别和 BMI 下，南亚人比白种人的身体脂肪比例高，白种人男性 BMI 为 $30kg/m^2$ 时相当于 25％的体脂率，而在南亚男性，BMI 为 $25kg/m^2$ 相当于 33％的体脂率。尽管印度婴幼儿的体质量较轻，但其比白种人婴儿有较高的皮下脂肪、瘦素及胰岛素水平，这种"代谢型肥胖"（符合传统 BMI 标准的正常体质量但腹部肥胖）会增加 IR 和糖尿病的风险。南亚人的血浆脂联素浓度比白种人低，因此，脂联素水平降低也许会增加南亚人 T2DM 和 CVD 的风险。由肥胖引起的 IR 主要原因及机制如下：

（一）游离脂肪酸

脂肪组织的功能绝不仅仅是储存中性脂肪、储存和供应能量、调节体温等，它还是一个代谢十分活跃的内分泌器官，能分泌数 10 余种脂肪细胞因子和蛋白质因子，对身体各系统和组织有重要的调节作用。肥胖者尤其是腹部肥胖者脂肪组织增加后更趋向于脂肪分解代谢，造成 FFA 水平增高和细胞内脂质积聚。增高的 FFA 可以通过活化蛋白激酶如 PKK、JNK、NF-κB、IKKβ 等使 IRS 的丝氨酸残基磷酸化作用增强，引起 IRS 功能障碍，影响了胰岛素介导的葡萄糖转运，导致糖代谢障碍。另外，FFA 还具有直接抑制葡萄糖刺激的胰岛 β 细胞分泌胰岛素的作用。

越来越多的研究认为脂肪组织是 IR 产生的始发部位。一方面循环中 FFA 升高使脂质过度沉积，导致脂肪细胞体积增大并伴有数目增多，另一方面增大的脂肪细胞通过分泌一系列激素和细胞因子，如 FFA、血浆纤溶酶原活化抑制剂、TNF-α、IL-6 及瘦素等，引起或加重 IR。内脏脂肪分解形成 FFA 的能力明显高于其他部位的脂肪组织，内脏 TG 储存增加时，经过门静脉输送到肝脏的 FFA 增加。FFA 升高能降低胰岛素在肝脏中的作用，减少胰岛素的清除，导致肝脏 IR。其原因可能与胰岛素激活的 IRS-2 酪氨酸磷酸化及 IRS-2 相关的 PI3K 活性显著减低有关。骨骼肌是 T2DMIR 发生的主要部位。脂毒性参与了肌肉组织 IR 的病理生理过程，FFA 水平升高通过葡萄糖-脂肪酸循环抑制肌肉组织对胰岛素介导的葡萄糖摄取量。FFA 可在胰岛素信号转导的多个位点抑制胰岛素信号传递，降低骨骼肌对胰岛素的敏感性，引起骨骼肌 IR 和糖代谢障碍，如通过 PKC 通路使 IRS-1 的丝苏氨酸位点磷酸化，降低 IRS-1 相关的 PI3K 活性；减少 GLUT-4 的转位和（或）与胞质的融合等，抑制葡萄糖转运而诱发 IR。

（二）炎症反应

研究表明，肥胖作为糖尿病的主要危险因素是一种慢性炎症状态。肥胖使体内脂肪蓄积、脂肪细胞体积增大，引起了释放入血液循环中的 FFA 增多和到达脂肪细胞的氧量减少，二者共同作用诱导了脂肪细胞中缺氧诱导因子（HIF-1）及下游目的基因的激活和内质网应激，由此导致了脂肪细胞的死亡和特异性的炎症反应，包括促炎症反应因子如 TNF-α、IL-6、CRP 生成和释放增多等，通过胰岛素干扰信号转导通路引起肝脏、骨骼肌及脂肪组织的 IR。

1. TNF-α

TNF-α 是将炎症和胰岛素功能联系起来的第一个致炎因子。研究表明，脂肪源性的 TNF-α 生成增多对肥胖人群 IR 的产生有着重要的影响。TNF-α 可以通过直接或间接等多种途径影响胰岛素功能。直接途径包括诱导 IRS-1 丝氨酸磷酸化、下调 IRS-1 的表达，及降低 GLUT-4 的数目等。TNF-α 还可以通过多种方式间接诱导 IR。其中最重要的就是通过刺激经多种途径激活的 MAPK 介导的脂肪细胞脂解作用，升高血液中 FFA 水平。Gasic 等发现在啮齿类动物，TNF-α 诱导的 Gi 蛋白减少是引起脂解作用的最重要的机制。在人类，脂滴包被蛋白（perilipin）磷酸化水平升高和表达下降是 TNF-α 引起脂解效应的主要因素。TNF-α 还可以通过诱导 IL-6 的生成，抑制加快血液中脂肪分解速度的 adiponektin 的合成，降低机体对胰岛素的敏感性。另外，TNF-α 还可以通过引起脂肪组织的慢性炎症诱导 IR。

2.IL-6

脂肪组织是 IL-6 的主要分泌组织，血液中 IL-6 的浓度与肥胖、糖耐量减低和 IR 呈正相关。IL-6 对脂肪细胞和肝细胞的胰岛素传导具有直接作用。在脂肪细胞，IL-6 使胰岛素受体 β 亚基和 IRS-1 的蛋白表达减少，胰岛素介导的酪氨酸激酶磷酸化水平及胰岛素受体 β 亚基活性下降，同时通过下调 GLUT-4 的表达，抑制了胰岛素介导的葡萄糖转运和脂肪形成。在 IR 人群的脂肪组织中 IL-6mRNA 表达上升，导致胰岛素介导的葡萄糖处理比率下降。

（三）脂肪组织的异位蓄积

随着肥胖者血液 FFA 水平和其他脂质的持续升高，可以导致甘油三酯等在骨骼肌和肝脏等内脏组织的异位蓄积。脂肪在内脏组织的异位蓄积既可以通过甘油三酯循环和 FFA 的产生影响胰岛素敏感性，也可以通过有害的细胞内途径如活性氧自由基、线粒体功能障碍或内质网应激产生 IR。

二、氧化应激

氧化应激是指机体内 ROS 的生成增加和（或）清除能力降低，导致 ROS 的生成和清除失衡。ROS 具有重要的生理作用，但过量则会引起分子、细胞和机体的损伤。高血糖、高血脂可导致线粒体产生大量 ROS，损坏线粒体功能，引起氧化应激反应。IR 是指正常剂量的胰岛素产生低于正常生物学效应的一种状态，也就是指机体对胰岛素的反应减退。大量研究表明，IR 状态下氧化应激的水平增加，ROS 作为功能性信号分子激活细胞内多种应激敏感性信号通路，而这些信号通路与 IR 密切相关。由 ROS 增多引起的氧化应激在 IR 和糖尿病晚期并发症的发生发展过程中发挥着重要作用。氧化应激引起 IR 的分子机制为：过多的 ROS 可以导致丝氨酸/苏氨酸激酶（如 JNK、IKK、p38-MAPK）的活化，这些活化的激酶可以通过大量的靶点直接提高 IRS-1 和 IRS-2 丝氨酸磷酸化水平或间接通过 NF-κB 介导的一系列转录事件，使机体对胰岛素的敏感性降低从而产生 IR。另外，氧化应激还通过抑制 PI3K p85 亚基向质膜的转运激活、阻止 GLUT-4 囊泡向质膜的转运及下调 GLUT-4 的表达，抑制葡萄糖摄取，引起 IR。氧化应激与脂肪的堆积和血糖升高相互关联。通过逆转 ROS 和抗氧化水平的平衡失调可以改善小鼠和人群的 IR 状态。

（一）胰岛素受体及受体底物

胰岛素受体（insulin receptor，InsR）和 IRS 家族中丝氨酸/苏氨酸位点磷酸化水平升高会降低其酪氨酸的磷酸化水平，从而削弱胰岛素的作用。丝氨酸/苏氨酸位点的磷酸化抑制 IRS、InsR 及下游分子结合，尤其是 PI3K，导致胰岛素的作用包括胰岛素活化蛋白激酶 B 的激活和葡萄糖运输减弱。另外，氧化应激可使酪氨酸磷酸酶类（PTPases，具有磷酸化和去磷酸化双重作用）失活。这些酶在调节信号转导包括应激活化信号通路中具有重要作用。酪氨酸磷酸化/去磷酸化循环与脂肪细胞及肌肉中胰岛素刺激的葡萄糖转运密切相关。虽然选择性可逆抑制某些 PTPases，例如 PTP-1B，可以增强胰岛素敏感性，但是由于酪氨酸磷酸化需要 PTPases 的催化活性，因此可能导致 IR。给予阿司匹林治疗能改变 IRS 蛋白磷酸化位点，降低丝氨酸磷酸化水平，增加酪氨酸的磷酸化。基因剔除研究显示 IRS-1 杂合突变鼠（IRS-1+/-）表型正常，IRS-1 纯合突变鼠（IRS-1-/-）出现轻度的 IR，而 InsR 和 IRS-1 双杂合突变鼠（InsR+/-，IRS-1+/-）则出现 IR 和糖尿病。有研究表明，IRS-1 基因及蛋白的表达在 IR 和 T2DM 患者中均有下降。长期体育锻炼可促进 IRS-1 的表达，而长期高脂饮食则使其表达降低。IRS-1 基因剔除大鼠的胰岛组织表现出明显的胰岛素分泌缺陷，胰岛素分泌减少 2 倍。结果表明，IRS－1 不仅是胰岛素生物学效应的中间体，而且对胰岛的分泌功能也有重要作用。

（二）IKK/NF－κB 依赖途径

核转录因子 NF－κB 存在于人体绝大部分细胞，与许多基因的表达调控。参与免疫反应的早期和炎症反应各阶段的许多分子都受 NF－κB 的调控，包括：TNF－α、IL－1β、IL－2、IL－6、IL－8、IL－12、iNOS、COX2、趋化因子、黏附分子、集落刺激因子等。此外，锌指蛋白 A 20、血红素加氧酶－1（HO－1）等一些抗炎和与细胞凋亡有关的分子如：肿瘤坏死因子受体相关因子－1（tumour－necrosis factor receptor associated factor－1，TRAF－1），抗细胞凋亡蛋白－1（IAP1）和抗细胞凋亡蛋白－2（IAP2），TNF 受体相关因子（receptor－associated factors，TRAF1/TRAF2），Bcl－2 同源体 A1/Bfl－1 和 IEX－IL 也都受 NF－κB 的调控。在静息状态下，无活性的 NF－κB 以异源性三聚体（P50，P65，IκBα）形式存在于胞质中。当细胞受到应激时，IKK 复合体被磷酸化；IKK 复合体包含两个催化亚单位（IKKα，IKKβ）和一个连接亚单位（IKKγ/NEMO）。磷酸化的 IKK 复合体继而在 S32 和 S36 两位点磷酸化 IκBα，IκBα 降解，NF－κB（P50，P65）转核活化，从而引起靶基因的表达。大量研究发现，IKKα/β 介导细胞因子（TNF－α、IL－6 等）、化学趋化因子、黏附分子（ICAM－1、VCAM－1、E－Selectin 等）和促凋亡基因等表达参与了高糖诱导血管内皮 IR 和内皮功能失常的调节，且 IKKα/β 此调控作用是 NF－κB 依赖的，即 IKKα/β/IκBα/NF－κB。

（三）脂肪源性细胞因子引起胰岛素抵抗

脂肪组织内分泌功能失调是连接肥胖、IR 和 T2DM 间的重要桥梁，脂肪源性细胞因子表达异常是参与或加重 IR 及损伤胰岛 β 细胞功能从而诱发糖尿病的重要的分子机制。瘦素（leptin）和瘦素受体（OB－R）是由肥胖基因 ob 表达、脂肪细胞分泌的产物。作为脂肪源性细胞因子，有研究发现胰岛素和胰高血糖素发出信号给脂肪细胞，使脂肪释放瘦素，瘦素与来自胰岛上分泌胰岛素及胰高血糖素的细胞上的 OB－R 结合，通过激活胰岛 β 细胞上的 ATP 敏感 K^+ 通道，减少依赖 Ca^{2+} 的蛋白激酶（PKC）的活动，抑制基础及葡萄糖刺激的胰岛素分泌。同时使胰岛素储存脂肪作用减低，从而诱发 IR，促进 T2DM 发展。而瘦素缺乏（瘦素基因变异）和瘦素作用障碍（OB－R 缺陷）都将导致高胰岛素血症，使机体的脂肪增多，肌肉内发生 IR。TNF－α 和 resistin 的作用机制是其与在胰岛素敏感组织上的受体结合，对胰岛素信号通路的一个或几个位点起作用。基因重组的抵抗素能使正常小鼠的糖耐量受损，并降低胰岛素激发的脂肪细胞的糖摄取及胰岛素的敏感性。

脂联素通过脂联素受体增加脂肪酸氧化，减少肝脏和肌肉细胞内 TG 含量等作用最终都涉及细胞核内的氧化应激反应。在人类，脂联素与全身的胰岛素敏感性呈正相关。而脂联素基因自身和（或）编码脂联素调节蛋白的基因的突变（如 PPARγ）与低脂联素血症、IR 和 T2DM 均有关。而 PPARs 是核激素受体配体激活的转录因子的超家族。其中 PPARγ 富含于脂肪组织，并对维持人类胰岛素敏感性、葡萄糖稳态是不可缺少的。通过对基因打靶技术造成 PPAR 缺陷的基因敲除小鼠研究显示，这种小鼠外周组织和肝脏的胰岛素敏感性均增强。而与野生型小鼠相比，在葡萄糖耐量试验时，其胰岛素的浓度较低。被激活的 PPARγ 能通过脂肪细胞分化及增加脂质和糖代谢中基因转录来增强胰岛素的活性。当 PPARγ 基因突变或受其他因素如 INF－γ 抑制时，可致 IR。此外有研究显示，PPARγ 的配体不仅能增强胰岛素介导的葡萄糖摄取和减轻炎症反应，同时能逆转 IR 的主要缺陷，抑制动脉粥样硬化的发生及改善内皮功能。因此，PPARγ 的配体可能在阻止 IR 进程方面发挥了不容忽视的作用。

三、细胞内在机制

（一）胰岛素受体底物的磷酸化和脱磷酸化

发生 IR 的关键部位是 IRS，与胰岛素号传导有关的 IRS 主要是 IRS－1 和 IRS－2。IRS－1 表达不足或者磷酸化异常均可导致 IR。研究发现，在 IR 和 T2DM 人的脂肪细胞，IRS-1 的表达和酪氨酸磷酸化水平均显著降低。IRS 的表达减少或磷酸化增多使其与胰岛素受体的结合能力减弱，对 PI3K 的激活作用明显下降，由此妨碍了胰岛素信号转导通路下游信号的传导。其他因素，如 TNF-α、FFA 和细胞应激这些抑制胰岛素信号转导和诱导 IR 的因素也可以通过激活丝氨酸苏氨酸激酶引起 IRS 的磷酸化抑制 IRS 的功能。IR 和 T2DM 与 IRS-1 多态性也存在相互关联，最常见的是精氨酸（Arg）。另外，Arg972 与肥胖症患者的胰岛素敏感性下降也有关系。Arg 972 可以抑制胰岛素受体的自磷酸化作用，IRS-1Arg 972 变异体在培养的细胞可以导致胰岛素刺激的 PI3K 和 Akt 活性降低，同时抑制葡萄糖的摄取。IRS-2 在 IR 和 T2DM 中也发挥着重要作用。敲除 IRS-1、保留 IRS-2 基因的小鼠出现了 IR 症状，在其分离的骨骼肌和脂肪组织中，胰岛素诱导的葡萄糖转运减少，提示这些组织对胰岛素反应的降低与体内的抵抗状态相关，但由于胰岛 β 细胞代偿性分泌增强，未发生糖尿病。敲除 IRS-2、保留 IRS-1 基因的小鼠未出现胰岛 β 细胞代偿性增生，较早出现了糖尿病症状。

（二）线粒体功能障碍

IR 和 T2DM 与脂肪在肌肉和肝脏等内脏器官的异位蓄积引起的线粒体功能障碍有关。研究发现重度的 IR 与肌肉及肝脏的高 TG 水平有关，这些变化伴随着线粒体功能障碍，如线粒体氧化活动和 ATP 合成水平的下降。过氧化物酶体增生物激活受体-γ 共同激活剂-1（PGC-1）是线粒体脂肪酸氧化和 ATP 合成相关基因的转录因子，研究发现在 T2DM 患者年轻、较瘦并有 IR 的后代中，PGC-1 的水平下降，提示线粒体氧化磷酸化的遗传缺陷可以导致细胞内脂质的积累。基因表达谱分析亦表明，PGC-1 表达和相关基因产物的减少可以影响 IR 和 T2DM 患者的线粒体功能。诱导和活化 PGC-1 可以改善线粒体功能并提高胰岛素敏感性。表明线粒体功能缺陷引起的 IR 与细胞内脂肪酸代谢产物增多后，阻碍肌肉和肝脏细胞的胰岛素信号转导，降低其对胰岛素的敏感性有关。

（三）内质网应激

多种因素如低氧、高血糖、化学毒物等均可导致内质网应激（ERS）。目前研究发现，ERS 在 T2DM 的胰岛 β 细胞功能受损及外周 IR 中占据着重要地位。体外实验表明，ERS 可引起包括肝脏、肌肉和脂肪等外周组织的 IR。Kaneto 等发现 ERS 能激活肌醇需求激酶-1α（IRE-1α），继而引起 JNK 信号通路活化。IRE-1α-JNK 信号在 T2DM 患者肝脏 IR 中发挥了重要作用。Ozcan 等利用衣霉素诱导肝细胞 ERS，发现胰岛素刺激的 Akt 磷酸化和 IRS-1 酪氨酸磷酸化受到抑制，同时 IRS-1 丝氨酸磷酸化增强。胰岛素受体及其下游 IRS 的丝氨酸磷酸化阻止了胰岛素信号的传导，从而降低了胰岛素在外周组织的敏感性，导致 IR。研究还发现内质网的一种分子伴侣——氧调节蛋白 150（ORP150）的表达水平也可以影响肝脏胰岛素敏感性。将表达正义、反义 ORP150 的基因重组腺病毒分别注射入 C57BL KsJ-db/db 小鼠体内发现，肝细胞过度表达 ORP150，可以促进肝细胞内 Akt 磷酸化和 IRS-1 酪氨酸磷酸化，减少糖异生的关键酶磷酸丙酮酸羧化酶和葡萄糖-6-磷酸酶的表达，从而抑制内源性的肝葡萄糖输出，减弱 ERS 引起的肝细胞 IR。反之，抑制肝细胞的 OPR150 表达则降低 IRS-1 和 Akt 的磷酸化，增加磷酸丙酮酸羧化酶和葡萄糖-6-磷酸酶的表达，导致糖异生增强和 C57BL KsJ-db/db 小鼠的胰岛素敏感性下降。

四、IKKα/β 介导的 NF-κB 非依赖机制

研究表明，Raf 与 IKKα/β 可相互作用并磷酸化 IKKα/β，Raf 可能是 IKKα/β 上游激酶。NF-κB 非依赖机制又包括两条通路，即 IKKα/β/IRS-1/PI3K/Akt/NO 和 IKKα/β/Raf-1/MAPK/ET-1。IKKα/β 激活使 IRS-1 丝氨酸残基磷酸化，阻碍了 IRS-1 与 IP3K 的结合和激活，从而抑制下游 PI3K/Akt/NO 通路；同时活化的 IKKα/β 可磷酸化 Raf-1，激活 Raf-1/MAPK/ET-1 通路，导致血管内皮细胞 IRS-1/PI3K/Akt/NO 和 Raf-1/MAPK/ET-1 间失衡，造成 IR 和内皮功能失常。

多重功能蛋白 β-arrestin2 介导了胰岛素信号通路中新的信号复合物的形成，这一复合物包含 IR/Akt/β-arrestin2/Src，并对胰岛素信号的传递以及胰岛素代谢功能的行使起到了至关重要的作用。β-arrestin2 在这个复合物中起到了支架蛋白的作用，它将 Akt、Src 与 IR 联系在一起，将上游的胰岛素受体和下游的激酶信号分子偶联起来，从而促进了机体对胰岛素的敏感性。β-arrestin2 水平的降低或功能缺失，直接导致复合物的解聚、胰岛素信号的阻滞并最终导致胰岛素耐受。

IR 作为人类多种复杂疾病发病机制中的共同环节而备受重视，但 IR 的形成是一个多因素相互联系的过程。随着已经报道的诸多分子调控机制，如 IR 信号转导机制、炎症因子机制等在临床已被广泛应用，而关于 IR 新的思路如 IKKα/β 介导的 NF-κB 非依赖机制；多重功能蛋白 β-arrestin2 的调控以及微量元素的参与等也在逐步完善，虽然其具体机制目前尚不能完全明了，但相信在不久的将来能从根本上揭示 IR 的发生机制，为临床新型治疗途径和新型药物的开发提供基础。

IR 是代谢性疾病、内皮功能紊乱与动脉粥样硬化（AS）的共同土壤。常合并有一系列心血管危险因素，包括葡萄糖代谢障碍、高血压、血脂紊乱等，这种多心血管危险因素的"聚集"现象又称为代谢综合征。这些综合征均表现有内皮细胞功能紊乱以及 AS。随着对 T2DM 及 AS 本质认识的不断深入，发现实际上炎症机制参与了 IR 及内皮细胞功能紊乱。氧化应激将 IR、代谢综合征与心血管并发症联系在一起。炎症因素是 IR 的诱因，IR 也可诱发炎症。事实上，炎症反应、IR、AS 之间的相互作用，使先前分割开的临床观察趋于统一，即支持血管性及非血管性的炎症反应是这两类疾病发病的重要因素。炎症因素是 IR 的诱因，IR 也可诱发炎症，很多药物（降糖、降压、调脂、抗血小板活性药物）以及改变生活方式等在改善 IR 的同时均有明显减轻炎症反应、改善心血管疾病的作用。

五、胰岛素抵抗的炎症基础

炎症是 IR 的触发因素，已有大量证据显示，炎症在导致内皮细胞功能异常方面具有重要作用。大、中血管的内皮功能紊乱是 AS 形成的中心环节，而微动脉和毛细血管水平的内皮功能紊乱则在 IR 的发病机制中起主要作用。日益增多的证据表明，在炎症反应在 IR、糖尿病这一病理生理过程中，脂肪细胞的内分泌调节功能障碍扮演了重要角色，是产生前炎症细胞因子的重要场所。脂肪细胞分泌过量的TNF-α、FFA、IL-6、PAI-1 及抵抗素等，可引起肌细胞、肝细胞的 IR。其所致 IR 的机制复杂，但中心环节可能是通过氧化应激产生活性氧和活性氮，通过活化 NF-κB、MAPK、JNK/SAPK、血管紧张素转换酶（ACE）/ACE 受体（ACER）以及 PKC 系统，干扰细胞胰岛素信号转导。同时，脂肪细胞又促进炎症因子的合成与分泌，形成恶性循环。如可致 IR 的前炎症因子 TNF-α 是 IKK 的激活剂，IKK 通过使 IκB 磷酸化而激活 NF-κB，而后者又促进 TNF-α 转录从而形成低度炎症信号的正反馈环；同时，IKK 是一种丝氨酸激酶，可增加 IRS 的丝氨酸/苏氨酸磷酸化，抑制正常的酪氨酸磷酸化，使胰岛素受体与 IRS 的结合能力以及向 PI3K 的转导能力下降，导致胰岛素受体/IRS/PI3K 介导的胰岛素作用下降，加重 IR。研究发现，某些预防冠心病的药物同样能够预防糖尿病的发生，支持了炎症反应在 IR、糖尿病以及 AS 之间的重要作用的观点。

六、胰岛素抵抗的治疗策略

在目前的临床实践中，以改善 IR 为主要治疗作用的药物，如噻唑烷二酮类、二甲双胍等，主要作用机制已经基本清楚。然而，基于氧化应激、炎症反应的 IR 机制，尚无专门的治疗用药。一些具有多效性作用的心血管用药，因具有抗炎、抑制氧化应激等作用，显示出间接的改善 IR 效果。以下便是对这些药物的分析。

积极的炎症干预治疗将有利于预防 T2DM，减少心血管事件的发生。即对 IR 能发挥可取的治疗效果。目前常用的抗炎、改善胰岛素敏感性的治疗方法如下。

（一）阿司匹林

该药具有抗炎、抗血小板聚集的作用。激活的血小板通过释放各种炎症介质参与 AS 这一炎性疾病的发展。抗血小板药物除了能够抑制 AS 斑块破裂导致的血小板聚集外，还有抑制炎症反应的作用。大量的研究证实，小剂量阿司匹林能够降低非糖尿病及糖尿病患者心血管疾病的风险。有报道大剂量阿司匹林可抑制 IKK 活性，改善胰岛素敏感性，降低血糖水平。抗血小板药物还通过减少斑块内巨噬细胞的迁移和增殖来减轻动脉炎症反应，起抑制斑块进展和稳定斑块的作用。临床实践中，阿司匹林治疗在增加获益的同时亦会带来一定的风险，选择合适的剂量使获益最大化且风险最低是阿司匹林正确应用的前提。阿司匹林的规范应用应包括以下内容，即在心血管疾病高危人群中积极应用阿司匹林，选择最低有效剂量（75～100mg/d），同时选择餐前服用肠溶制剂以降低阿司匹林相关的不良反应，并坚持长期应用。此外，在阿司匹林长期治疗的过程中，应重视随访监测和观察消化道不适和出血等不良反应，注意有无黑便或不明原因的贫血，以早期发现不良反应。简单、经济有效的方法是对长期接受阿司匹林治疗的患者进行指导，监测粪便颜色，及时发现柏油样便，每 1～3 个月定期检查大便隐血及血常规，若出现异常及时诊治。

高游离脂肪酸血症是引发 IR 的重要致病因素之一，FFA 能激活 IKKβ，FFA 能从 IRS－2 酪氨酸残基磷酸化及 IRS－2 蛋白含量这两个水平抑制胰岛素信号的转导。提示 IKKβ 的特异性抑制剂可能具有预防和治疗 IR 的作用。阿司匹林改善 IR 的具体机制并未完全明确，Yuan 等认为阿司匹林的胰岛素增敏作用可能是基于其抑制 IKKβ 活性而起作用的，这一点从基因剔除的小鼠模型和细胞的基因转染实验中均得到了证实，已有学者提出阿司匹林作为 IKKβ 的特异性抑制剂，可能具有防治 IR 的作用。新近的研究发现，IKKβ 的激活可能干扰胰岛素信号的正常转导，参与 IR 的发生。张苏河以 IKKβ 抑制剂阿司匹林和 FFA 同时孵育大鼠肝细胞，观察两者对肝细胞 IRS－2 酪氨酸残基磷酸化及 IRS－2 蛋白含量的影响，发现阿司匹林能明显抑制 FFA 引起的 IRS－2 酪氨酸磷酸化水平下降。研发副作用小的 IKKβ 特异性抑制剂，如阿司匹林的类似物，将为防治 IR 提供一条新的途径。但是又有研究发现，阿司匹林改善 IR 并非通过抑制 IKKβ 起作用，而是通过抑制 JNK 途径而起作用的，因此，大剂量阿司匹林改善 IR 具体机制仍需进一步研究阐明。

人们对阿司匹林的降糖作用进行了研究，发现阿司匹林具有逆转由肥胖和饮食诱导的 IR 的作用，是一种有效的胰岛素增敏剂。但是亦有早先的研究在应用高血糖钳夹实验发现水杨酸盐导致了正常志愿者的 IR。童国玉等采用高脂饮食诱导的 IR 大鼠模型研究大剂量的阿司匹林对胰岛素敏感性的影响，观察大剂量的阿司匹林治疗 4 周显著地逆转了高脂诱导的 IR，且一并降低了空腹血清胰岛素和 TG 水平，发现阿司匹林确实是一种理想的胰岛素增敏药物，在试验前后高脂组和阿司匹林治疗组体质量变化差异无显著性，提示阿司匹林的胰岛素增敏作用不是通过减轻体质量而起作用的。虽然阿司匹林确实是一种理想的胰岛素增敏药物，由于其具有明显的胃肠道毒副作用，因此，将之投于临床仍需权衡利弊，亟待更多大样本的研究证明其具体作用及发挥作用机制。

同时应当说明，阿司匹林的主要作用在于预防血栓形成，一般不单独用来改善 IR。在临床实践中，阿司匹林改善 IR 的作用通常只作为附加的疗效。

（二）他汀类药物

他汀类药物是近年发现的有效降脂药。他汀类药物的降脂作用机制为竞争性抑制胆固醇合成的限速酶——羟甲基戊二酸甲酰辅酶 A（3－hydroxy－3－methylglutaryl－coenzyme A，HMG－CoA）还原酶，从而减少细胞内的胆固醇水平，这一机制也能够上调肝脏低密度脂蛋白胆固醇（LDL－C）受体水平，从而降低循环中的 LDL－C。大量研究证明他汀类药物具有多效性，包括通过增加内皮型一氧化氮合酶（eNOS）表达和活性、降低内皮素－1（ET－1）合成，改善内皮细胞功能；抑制血小板黏附和聚集，降低血栓素 A_2（thromboxane A_2）生物合成，上调血小板内 eNOS，降低血小板活性；减少巨噬细胞增殖和活力，降低巨噬细胞胆固醇积聚，减少基质金属蛋白酶（MMP）和单核细胞趋化蛋白－1（MCP－1）的分泌。大量实验及临床研究资料显示，该类药除具有显著的降脂作用外，对心血管疾病还具有独特的防治和保护作用，包括改善内皮功能、减轻或消除炎症反应、改善胰岛素敏感性及抑制 AS 进展等。在确诊的糖尿病患者中或者在实验性糖尿病动物中，确观察到应用他汀类药物后有血糖降低的情况，其疗效机制尚未见系统研究报道。推测可能与其抗炎作用有一定关系，通过抗炎来改善 IR。他汀类药物可减少某些炎性分子如 TNF-α、MCP-1 和 MMP-9 的表达，这可能与他汀类药物通过抑制 HMG-CoA 还原酶，阻断 HMG-CoA 转变为甲基戊酸有关。

大量数据证明，血脂升高与心血管疾病的发生和发展密切相关。降低血中胆固醇水平是降低心血管事件发生率的重要手段。他汀类药物对心血管疾病的二级预防作用已有大量循证医学证实。合理使用他汀类药物可有效进行心血管疾病的一级预防。

T2DM 是诱发心血管疾病的高危因素。研究显示，他汀类药物能够显著降低 T2DM 患者心血管疾病的发生率。然而另一部分研究则发现，他汀药物治疗可能有增加 T2DM 发生的风险。他汀类药可以通过竞争性抑制内源性 HMG-CoA 还原酶，有效阻断细胞内羟甲戊酸代谢途径，细胞内胆固醇合成可有效减少，血清胆固醇也可得到有效清除，胆固醇水平会得到显著降低。他汀类药物还具有抑制肝脏合成载脂蛋白 B100 的作用，能有效减少富含 TGAV 的分泌和合成。有研究将他汀类药物对心血管疾病和糖尿病发生率的影响进行了比较，分析显示，他汀类药物治疗使糖尿病风险增加了 9%，且年长者风险更高。每255 名他汀类治疗的病例中有 1 名可产生新发糖尿病。使用加强剂量他汀类治疗的患者糖尿病发生率平均增加。他汀类药物的降糖增效作用与增加新发糖尿病风险作用，形成一对矛盾的作用。其机制尚需进一步研究。综合来看，使用加强剂量他汀类药物治疗的患者主要心血管事件发生率平均减少。研究结果表明，他汀类药物确实有诱发糖尿病的风险，然而该风险比其降低心血管事件发生率要小得多，因此，他汀类药物仍然是治疗脂代谢紊乱的一线药物。其最为严重的不良反应包括肝毒性和肌毒性。

胰岛素敏感性下降、IR 是 T2DM 发生发展的根本机制，既往研究指出严重肥胖症患者可存在 IR，故推测脂质代谢异常可反作用于 T2DM 患者的糖代谢并加剧 IR。INS、HOMA-β、HOMA-IR 是与 IR 关系最为密切的三项指标，T2DM 患者普遍存在 INS、HOMA-IR 水平上升，HOMA-β 水平下降，具体改变程度与糖尿病病情直接相关。马开颜等将 T2DM 患者 118 例随机分为两组，每组各 59 例，持续治疗3 月，单倍剂量组接受单倍剂量阿托伐他汀（20mg/次，1 次/天）、加倍剂量组接受加倍剂量阿托伐他汀（40mg/次，1 次/天）。比较治疗前后血清中脂质代谢指标、IR 指标、颈动脉粥样硬化相关指标水平两组的差异。发现治疗后，观察组患者治疗后 INS、HOMA-IR 水平较对照组低，HOMA-β 水平较对照组高，证实加倍剂量阿托伐他汀可更为有效地降低 T2DM 患者的高脂血症，减轻 IR 及颈动脉粥样硬化，有效地解除患者的 IR、优化糖代谢过程。

付秀华等将代谢综合征患者 50 例随机分入常规治疗组（A 组）及常规治疗加阿托伐他汀（立普妥）B 组，治疗 4 周后观察比较两组患者血清胰岛素水平和胰岛素敏感指数变化。分析立普妥对代谢综合患者IR 影响。结果发现 A 组治疗前后血清胰岛素水平、IR 指数无明显变化。B 组立普妥治疗后血清胰岛素水平明显降低，胰岛素敏感指数升高。得出结论：立普妥除了降脂、抗炎作用外，还有改善 IR 的作用。治疗前后无体质量变化，可排除 IR 改善因体质量下降所致。同时分析了立普妥改善 IR 的可能作用机制：①阿托伐他汀（立普妥）直接发挥作用，改善 IR；②能通过改善内皮功能，扩张小动脉，提高胰岛素受体对胰岛素的敏感性；③可以降低胆固醇、TG 和 VLDL，使血清胰岛素水平升高，发挥改善 IR 的作用。由此可见立普妥可以降低代谢综合征患者血清胰岛素水平，提高胰岛素敏感指数，可明显改善代谢综合征患者的 IR 作用。

国外已有多项临床研究证实他汀类药物可以降低 hsCRP 浓度，从而减少冠状动脉事件的发生。廉秋芳等通过对 60 例代谢综合征患者进行观察小剂量阿托伐他汀对其血清 hsCRP、TNF-α 和 IR 的影响。随机分为对照组（常规治疗）和治疗组（加用阿托伐他汀 10mg/d）各 30 例持续治疗 4 周。血清 hsCRP 和TNF-α 分别用免疫比浊法和酶联免疫吸附法测定。发现与治疗前相比，治疗组血清 hsCRP、TNF-α 水平、血 TC、TG、LDL-C 及 HOMA-IR 均明显降低，HDL-C、BMI 与治疗前比较无显著性差异。治疗 4 周后血清 hsCRP、TNF-α 水平的下降幅度与血 TC、LDL-C 的下降幅度无相关性。证实短期应用小剂量阿托伐他汀可降低代谢综合征患者血脂、HOMA-IR 和血清 hsCRP、TNF-α 水平，有改善 IR、抗炎作用，且独立于调脂之外。发现阿托伐他汀不仅具有调脂作用，还有多向性效应。

（三）过氧化物酶体增殖物激活受体（PPAR）α/γ 激动剂

TZDs 与核受体 PPARγ 结合后能纠正 TNF－α 引起的 IR，恢复胰岛素的敏感性，降低血糖。罗格列酮可降低糖尿病患者血清 CRP 及 PAI－1 的浓度。TZDs 具有抗炎作用，能够减少 T2DM 患者 AS 的风险。TZDs 为 PPARγ 的高选择性激活剂，是经典的胰岛素增敏剂，具有抗炎、改善 IR、防止胰岛 β 细胞功能衰退、纠正糖脂代谢紊乱等作用。PPARγ 与维 A 酸 X 受体（retinoic acid receptor X，RXR）形成异二聚体，进而与靶基因启动子区的反应元件形成复合体，TZDs 可以跟复合体中的 PPARγ 结合，引起异二聚体构型改变，从而调控多种与胰岛素效应相关的基因转录，改善 IR，促进靶组织（肝脏、肌肉、脂肪组织）中葡萄糖的转运，达到降糖目的，其降糖效果明确（可使 HbA1c 下降 1%～1.5%）。目前临床常用的代表药物有罗格列酮和吡格列酮，主要用于 T2DM 的治疗。此类药物曾因增加心血管事件及膀胱癌风险被禁用或限用，后因证据不足被解禁。近年来有大型临床研究及荟萃分析又指出，TZDs 类药物具有潜在的心血管保护作用。最新的研究显示 TZDs 药物不仅不会增加缺血性心血管不良事件的发生和死亡风险，而且通过非降糖途径还可以作用于心血管系统的 PPARγ 发挥改善血脂、血压、抗炎、抗血小板活性、保护内皮细胞、增加动脉斑块的稳定性及抑制血管再狭窄等潜在的心血管保护作用，但是会使心力衰竭和骨折风险增加。我国在罗格列酮心血管事件方面，仅少数研究中有严重相关不良事件的报道，并无大型的临床研究证据。基于其良好的降糖优势，中国 T2DM 指南路径中仍将其列为主要的降糖药物，但明确指出，TZDs 的使用与心力衰竭、骨折风险增加相关。有心力衰竭（NYHA 心功能分级 Ⅱ 级以上）、严重骨质疏松或有骨折病史的患者禁用此类药物。TZDs 药物是一把双刃剑，大量临床观察发现，TZDs 在良好的胰岛素增敏和控制血糖的同时，会出现不同程度的水肿及体质量增加，其心血管获益及风险也一直存在争议。

因此，临床使用 TZDs 时应严格掌握适应证，并注意个体化用药原则。TZDs 这种潜在的心血管保护作用的具体信号通路及作用机制尚不清楚，需进一步深入研究。总之，在临床选用 TZDs 治疗时应严格掌握其适应证和禁忌证，并在认真评估患者的获益和风险后制定个体化治疗措施，保证患者用药的安全性和有效性。

吡格列酮除了可以通过结合胰岛素敏感组织中的 PPARγ 使之活化，增加胰岛素敏感性；还可通过促进脂肪细胞的分化调脂、降糖，减轻糖毒性、脂毒性对内皮细胞的损伤。已经有多个研究证实吡格列酮对内皮舒张功能具有改善作用。陈培红将 T2DM 伴糖耐量减低（IGT）患者 60 例随机分为实验组和对照组（吡格列酮 PIO 30mg/d 治疗 4 个月）各 30 例，观察吡格列酮治疗糖尿病患者血管内皮细胞功能的变化及其对 IR 的影响。治疗前后分别检测反应性充血肱动脉内径增加程度（FMD），含服硝酸甘油后的血管舒张幅度（NID）指标，计算胰岛素敏感指数（ISI）、组织葡萄糖摄取率（GDR）和 IR 指数（HOMA－IR）。治疗前后比较，T2DM 伴糖耐量减低（IGT）患者血糖指标（FBG、HbAlc、HOMA－IR）水平降低，ISI 值升高。吡格列酮治疗组与常规治疗组比较，血清脂联素无差异；与正常对照组比较，FMD 显著降低，NID 无显著性变化。证实吡格列酮能增加 T2DM 并发心血管病患者血清脂联素水平，改善 IR。吡格列酮是噻唑烷二酮类化合物，属胰岛素增敏剂，是 PPARγ 激动剂。此实验应用吡格列酮治疗 T2DM 患者 3 个月后，发现患者 FBG、HbAlc 明显降低，ISI、APN 水平明显升高。APN 水平升高与 T2DM 患者内皮功能损伤修复密切相关。此外，反映内皮依赖的血管舒张功能的 FMD 在治疗后也显著改善，与治疗前相比差异显著。揭示吡格列酮改善内皮舒张功能的机制可能有以下几个方面：吡格列酮可抑制 MAPK 途径，上调 PI3K 途径，引起 ET－1 水平下降、NO 水平升高，改善内皮舒张功能；减轻糖毒性和脂毒性对内皮细胞损伤；通过上调 APN，降低血管黏附分子的表达，逆转 TNF－α 对内皮功能损伤。

罗格列酮为噻唑烷二酮类抗糖尿病药，为胰岛素增敏剂，可提高胰岛素的敏感性。研究显示，罗格列酮可增加骨骼肌、肝脏、脂肪组织对胰岛素的敏感性，直接减轻 IR，修复受损胰岛细胞。还有研究显示，罗格列酮能降低体内的 IL－6、TNF－α 促炎性细胞因子水平，限制了胰岛 β 细胞受局部炎症反应的破坏及免疫性损伤，尤其对肥胖症患者，效果优于二甲双胍。刘云波等研究显示，罗格列酮能调控 IR 的脂肪细胞凋亡，影响脂肪细胞分布，减少引起 IR 的细胞因子的表达，从而改善高脂饮食大鼠的 IR。郝红选取代谢综合征患者 135 例随机分为 2 组（对照组 62 例、观察组 73 例），对照组采用药物、饮食及运动疗法，口服二甲双胍药物降糖，观察组则口服罗格列酮，2 组疗程均为 1 个月。比较 2 组治疗前后 BMI、血压、腹围、血脂、血糖、IR 变化。发现治疗后 2 组 BMI、腰围和体质量、血压、血糖、血脂、IR 指数均明显下降。证实了加入罗格列酮治疗代谢综合征，可显著降低 IR，从而导致血脂、血压、血糖及体质量下降，疗效显著。

（四）二甲双胍

二甲双胍的靶分子是 AMP 激活的蛋白激酶（AMPK）。通过 AMPK 的介导，二甲双胍可诱导脂肪的氧化及减少脂肪合成，增加周围组织葡萄糖的吸收作用，同时抑制肝糖异生和肝糖输出，改善胰岛素敏感性和糖代谢。另外，二甲双胍还有抗炎作用，可降低糖尿病患者血清 CRP 及 PAI－1 的浓度，减少 T2DM 患者 AS 的风险。心血管获益是二甲双胍在降糖作用之外最为显著的治疗效应。UKPDS 研究中，二甲双胍的使用减少了糖尿病患者远期大血管病变的并发症。由于这一获益并未在使用胰岛素或磺酰脲类药物的同等血糖控制状况患者中发现，所以研究者认为，心血管的保护作用是二甲双胍独立于降血糖之外的治疗作用。但研究已发现，二甲双胍同时还具有许多不良反应，其中以胃肠道反应为最常见，其次是肝损害、皮肤损害、低血糖、乳酸酸中毒、血液系统损害、精神异常、急性胰腺炎等，尤其是乳酸酸中毒是其最严重的不良反应。如无药物不耐受或用药禁忌，二甲双胍是所有 T2DM 患者初始单药治疗的首选药物。这些禁忌包括严重肝、肾功能不全，急性充血性心力衰竭等血流动力学状态不稳定或体内循环灌注不足的临床情况，酒精中毒等可合并代谢性酸中毒的代谢异常。因此，在临床应用中，临床医师及药师应重视二甲双胍引起的不良反应及合理用药，加强临床用药监测，防止和减少不良反应的发生率，保证用药安全。

唐秀敏通过 T2DM IR 患者 94 例进行研究在 T2DM IR 患者治疗中应用二甲双胍的临床效果，随机分为实验组 47 例、对照组 47 例，对照组仅仅接受胰岛素常规治疗，而实验组选择二甲双胍进行治疗，通过对两组治疗后 PBG、TG、LDL－C、FFA 等的对比，发现实验组治疗后 PBG、TG、LDL－C、FFA 明显低于对照组，而抵抗素、瘦素结果较对照组明显更低；且治疗后 FINS、HOMA－IR 明显低于对照组。证实使用二甲双胍治疗 T2DM IR 患者能够通过有效改善机体糖脂代谢、脂肪因子水平，达到缓解临床症状的目的，值得临床推广应用。

（五）ACEI 和 ARB

研究表明，ARB 和 ACEI 可改善糖尿病或糖尿病前期患者的胰岛素敏感性，因此可用于糖尿病的治疗。近年在脂肪组织内也发现肾素－血管紧张素系统（RAS），其对脂肪细胞的分化、成熟等起作用，对脂肪细胞合成或释放的细胞因子有直接作用。肾素－血管紧张素系统的异常激活是关键。RAS 中的关键活性肽物质血管紧张素Ⅱ（AngⅡ）与特异受体结合，可发挥收缩血管、内皮细胞增殖、肥大及功能损伤，氧化应激，钠潴留，促进心肌纤维化等生理作用。阻断 RAS 可以减少胰岛素受体、IRS－1、PI3K 的丝氨酸磷酸化，提高脂联素的水平和降低 TNF－α 水平，从而增加胰岛素敏感性。

张喆等较为详细地阐述了 ACEI 和 ARB 类药物改善 IR 的机制，提出改变高血压或合并糖尿病的高血压患者血流动力学能够改善其 IR 症状。ACEI 的扩血管效应增加骨骼肌的血流，可促使葡萄糖和胰岛素向胰岛素敏感组织释放，增加葡萄糖的利用。高血压、糖尿病、IR 的发病机制均与血管内皮舒张功能障碍有关。T2DM 患者经 ACEI 类药物治疗，通过改善整体的血管内皮功能，显著提高了血管对胰岛素的敏感性。最新研究证实，乙二腈是血清中的一种脂蛋白，增加乙二腈浓度或减少其降解，能够改善血管对胰岛素的敏感性，ACEI 治疗后的患者血管内皮中乙二腈基因表达含量增加，推测这可能是其改善内皮功能的机制之一。ACEI 除能改善骨骼肌血流以及血管内皮功能，还可以改善胰腺的血液循环，提高胰岛 β 细胞代谢，增加胰岛素分泌，加强靶细胞功能，提高胰岛素的生物效应，改善 IR。动物实验表明，血管紧张素 II 对胰腺血管同样具有强烈的收缩效应，而胰岛血流与胰岛素释放之间存在着相互关系，即当胰岛血流减弱，如胰岛血管紧张素兴奋时，胰岛素的释放减少。血管紧张素 II 灌流实验中，其突出效应就是延迟葡萄糖刺激引起的胰岛素释放。T2DM 及高危人群中存在胰岛素的分泌异常，胰岛微循环中内皮依赖性血管收缩过度活化，可引起早期胰岛素分泌应答不足。ACEI 通过减少血管紧张素 II 的生成，降低其介导的胰岛血管收缩，增加胰岛血流，增强胰岛 β 细胞灌流，增加胰岛素的分泌，改善糖代谢。众所周知，K^+ 在 RAS 系统中起着关键作用。ACEI 抑制 RAS 系统阻断醛固酮分泌，可保存细胞内的 K^+ 与 Mg^{2+}，也能改善胰岛素的作用及分泌。大量证据表明，使用噻嗪类利尿剂可导致 K^+ 缺乏，引起葡萄糖刺激的胰岛素应答分泌障碍，从而抑制糖代谢，导致代谢紊乱。给予 K^+ 治疗，可完全解除噻嗪类利尿剂导致的葡萄糖耐受不良以及胰岛素分泌障碍，说明血清 K^+ 缺乏可持续性损伤葡萄糖刺激的胰岛素分泌。这种效应也可被 ACEI 所改善，它通过抑制醛固酮的分泌，减少肾脏 K^+ 消耗，保护胰岛 β 细胞的反应性。此外，细胞内 Mg^{2+} 水平也与胰岛素的活性有关。低镁血症时，胰岛素的分泌同样减少。T2DM 老年患者，长期给予 Mg^{2+} 可提高胰岛素应答及活性。ACEI 抑制 RAS 系统及醛固酮的分泌，正向调节 Mg^{2+}，促进胰岛素分泌，有助于延缓高血压患者糖尿病的发生。增强胰岛素信号转导与 IR 目前发现至少有两条独立的胰岛素信号转导途径，一条是经典的 PI3K 途径，另一条是新发现的 Cbl/CAP 途径。胰岛素刺激引起的 GLUT-4 转位中，主要的受体底物是 IRS-1 和 IRS-2。酪氨酸磷酸化的受体底物，可提供一些含有 SH2 结构域的信号蛋白如 PI3K、原癌基因蛋白 Cbl 等插入，从而激活它们，启动信号转导。糖尿病患者胰岛素受体酪氨酸激酶活性降低，可影响受体跨膜信号传递，导致胰岛素的生物学效应减弱，发生 IR。在细胞水平上，ACEI 可经减少血管紧张素 II、增加缓激肽（BK）两条途径，迅速增加 IR 时骨骼肌的葡萄糖转运，机制涉及胰岛素信号上调，包括 IRS-1 酪氨酸磷酸化水平增高以及 PI3K 活性增加，增强胰岛素信号转导，改善 IR。有报道，血管紧张素 II 可影响 IRS-1 的酪氨酸磷酸化以及 PI3K 的活化水平，延迟细胞内的信号转导，认为血管紧张素 II 通过影响早期胰岛素信号转导过程中胰岛素底物的酪氨酸磷酸化水平，负性调节信号转导。越来越多的证据表明，BK 在抑制心肌肥大，限制缺血性心肌损害，促进代谢正常化方面发挥重要作用。ACEI 能够抑制组织内 BK 的降解，增加 BK 的浓度。临床应用 ACEI 取得的疗效，在很大程度上归功于其强化 BK 的作用。已证实，BK 能够增加胰岛素受体及其细胞底物的磷酸化，促进胰岛素的释放，进一步激活激肽系统，强化代谢效应。交感神经系统活性与 IR 交感神经系统功能上调在 IR 的发病机制中起着重要作用。部分高血压患者的交感神经功能亢进，导致血压升高和 IR。ACEI 能够抑制整体 RAS 系统，进一步降低交感神经兴奋性，增加副交感神经的兴奋性。血压正常的 T2DM 患者服用卡托普利后，胰岛素介导的葡萄糖摄取明显增加，血浆中去甲肾上腺素和肾上腺素的水平降低。研究中还发现，经卡托普利治疗的患者循环中的胰岛素水平与肾上腺素水平呈负相关关系，说明儿茶酚胺类物质的降低至少部分地有助于卡托普利介导的机体组织胰岛素敏感性增加。已证实，β 肾上腺素受体的激动可进一步激活蛋白激酶 B（PKB），而 PKB 是活化胰岛素受体的激酶。Morisco 等发现，长时间激动小鼠心肌 β 肾上腺素受体，通过抑制胰岛素受体自身的酪氨酸磷酸化，减弱胰岛素信号转导，降低胰岛素敏感性，从而减弱胰岛素介导的葡萄糖摄取，并且在这一过程中对 PKB 的调节起着关键作用。调节 GLUT-4 与 IR 葡萄糖跨膜转运是细胞糖代谢的第一步，也是糖酵解的限速步骤，葡萄糖进入细胞内迅速磷酸化进行糖酵解；同时，葡萄糖转运也是脂肪合成和糖原合成的限速步骤。葡萄糖的跨膜转运主要由位于细胞膜上的葡萄糖转运体（glucose transporters，GLUTs）介导，以易化扩散的方式实现。因此，GLUTs 是调节葡萄糖代谢的重要物质。GLUT-4 则是 GLUTs 家族中的重要成员，为胰岛素依赖性蛋白，主要存在于对胰岛素敏感的心肌、骨骼肌和脂肪组织中。基础状态下，它大量保存于细胞内存储池中；在缺氧、胰岛素等刺激信号下转位至细胞膜，促进葡萄糖进入上述组织细胞。除外 GLUT-4 的转位，其表达水平以及活性改变也可影响葡萄糖的转运。T2DM 小鼠经替莫普利治疗，骨骼肌细胞 GLUT-4 的转位以及葡萄糖摄取显著增加。使用 BK-B2 受体拮抗剂或 NO 合酶抑制剂可以阻断替莫普利的这种效应。推测替莫普利通过激活 BK-NO 系统，作用于胰岛素信号转导的某一环节，最终刺激外周组织 GLUT-4 转位，改善糖耐量减低及 IR 症状。在 IR 状态下，使用 ACEI 能够增加 T2DM 患者整体的糖处理及骨骼肌葡萄糖转运活性，上调胰岛素信号转导，包括 IRS-1 酪氨酸磷酸化水平增高以及 PI3K 活性增加，导致 GLUT-4 蛋白表达增加。长期给予 ACEI 能够增加 IR 的啮齿类动物心肌及骨骼肌的 GLUT-4 蛋白表达。糖尿病大鼠血浆 ACE 活性趋于下降，心肌组织内 ACE 活性却明显升高，贝那普利对糖尿病大鼠血浆及心肌组织 ACE 活性均有抑制作用。糖尿病大鼠心肌组织 GLUT-4 mRNA 及心肌细胞膜 GLUT-4 蛋白表达明显下调，贝那普利治疗 4 周对糖尿病大鼠 GLUT-4 mRNA 表达无明显影响，但可使下调的 GLUT-4 蛋白表达增加。认为贝那普利能够使糖尿病状态下心肌细胞的 GLUT-4 蛋白表达明显增加，提高心肌葡萄糖摄取，增强对糖尿病心肌病变的保护作用，但具体机制还有待进一步研究。生物体内产生的自由基主要是氧自由基，病理条件下可启动氧化应激对机体造成损伤。T2DM 发病机制中，氧自由基不但影响糖尿病慢性并发症的发生发展，同样参与了 IR。动物实验表明，ACEI 可以直接清除自由基，也可干预自由基产生，保护胰岛细胞和靶细胞，从而提高胰岛细胞功能及其对胰岛素的敏感性，改善糖代谢。IR 患者往往存在脂代谢异常，血清中 FFA 的增高，可激活 RAS 系统引起氧化应激，损伤内皮依赖性血管舒张，参与 IR 患者内皮功能障碍的发生发展。ACEI 治疗可完全阻断 FFA 升高所致的内皮功能损伤，改善 IR，促进糖代谢。已有动物实验表明，骨骼肌纤维的组成与 IR 有关，ACEI 类药物治疗高血压的同时，其血管舒张效应也可改善骨骼肌纤维组成。存在 IR 的高血压大鼠动物模型中，ACEI 治疗具有降压以及改善胰岛素敏感性的作用。模型组较 ACEI 治疗组和正常对照组，比目鱼肌 1-型肌纤维的组成比例明显减少；而 ACEI 治疗组相对于正常对照组，则可显著提高 1-型肌纤维的含量。由于 1-型肌纤维具有强大的氧化代谢能力，ACEI 对于骨骼肌纤维组成的这种影响，有利于提高骨骼肌的糖摄取、增加胰岛素敏感性。

IR 是高血压、糖尿病患者共同的发病基础，临床上亦常见同时患有高血压和 T2DM 的患者。因此，用于此类患者的降压药除能有效、平稳降压外，还应具有改善 IR 的作用。ACEI 作为目前抗高血压治疗的一线药物，因其能够增强胰岛素敏感性、改善 IR 以及增加 GLUT-4 表达或转位，改善糖代谢，而在糖尿病合并高血压患者的治疗中具有良好的应用前景，但其具体机制尚不完全清楚，有待进一步研究证实，为扩大其临床应用提供充足依据。

（六）GLP-1 受体激动剂

胰高血糖素样肽-1（GLP-1）受体激动药物类是近年来降糖药物研发的一个热点。GLP-1 是由人胰高血糖素基因编码，并由肠道 L 细胞分泌的一种肽类激素。GLP-1 通过葡萄糖依赖方式作用于胰岛 β 细胞，促进胰岛素基因的转录，增加胰岛素的生物合成和分泌；刺激胰岛 β 细胞的增殖和分化，抑制胰岛 β 细胞凋亡，从而增加胰岛 β 细胞数量，抑制胰高血糖素的分泌，抑制食欲及摄食，延缓胃内容物排空等。这些功能都有利于降低餐后血糖并使血糖维持在恒定水平。

GLP-1 受体在体内广泛分布，GLP-1 除了作用于胰岛外，还可作用于胰腺外组织，包括脂肪、肌肉和肝脏等。GLP-1 受体激动剂能够增加葡萄糖摄取，抑制肝糖输出，增强肌肉、脂肪等组织的胰岛素信号转导系统，从而增加胰岛素敏感性，改善 IR。因 GLP-1 受体激动药物具有减肥作用，可以很好改善 IR 及有助于降低低血糖风险。

目前上市的 GLP-1 受体激动剂类药物除利拉鲁肽外，均设计成固定剂量的制剂，利拉鲁肽则同胰岛素一样，可以调节注射剂量。固定剂量的设计主要是为了方便，可以设计为固定剂量制剂则是因为 GLP-1 受体激动剂的药理作用是依赖于葡萄糖的，因此剂量要求不需要很严格。研究证实，艾塞那肽作为 GLP-1 受体激动剂能够持续有效降低体质量，减小腰围，显著减少内脏脂肪，同时，还能够显著降低 BMI 和改善空腹胰岛素水平及 HOMA-IR，通过多重效应减轻 IR。

黄立嵩等利用分化成熟的肌小管细胞经软脂酸（palmitate，PA）诱导，建立 IR 肌细胞模型。在此基础上，用药物 Glp-1 干预后，检测 IR 指标的变化，并用 Real-Time PCR 的方法检测脂类代谢相关基因的转录水平。研究发现 Glp-1 能显著提高细胞的葡萄糖消耗量和葡萄糖摄取率，说明 Glp-1 能够有效地改善 IR 细胞的胰岛素敏感性，从而增加了细胞对葡萄糖的消耗和利用。油红 O 染色后，Glp－1 处理组相对于对照组，定性和定量结果均显示细胞内的 TG 数量显著减少，提示 Glp－1 在改善细胞 IR 状态的同时能够影响细胞的脂质代谢途径，抑制细胞内脂质的积累。用 Real－Time PCR 的方法检测了细胞内与脂肪酸的合成以及 β 氧化分解有关的基因表达水平。发现在脂肪酸生物合成中起关键作用的 Fas 基因 mRNA 表达水平在 IR 状态的肌细胞中增加，而 Glp－1 处理后其表达水平显著降低，说明该药物可能通过限制细胞的脂肪合成而减少了脂肪在细胞内的堆积。而肌细胞内与脂肪酸氧化分解相关的 6 个基因 Acs1、Cpt2、Acadm、Acads、Echs1 和 Acacb 在 IR 状态及 Glp－1 处理组中并没有呈现出规律性的变化，说明脂肪酸分解代谢在 IR 细胞中的机制较为复杂，Glp－1 对其的作用靶点可能是多个的，也可能还存在着其他水平的调控方式。结果表明 Glp－1 能够提高 IR 状态下肌细胞的葡萄糖摄取和脂肪代谢能力，能够显著改善细胞对胰岛素的敏感性，同时也影响了细胞的脂质代谢途径的相关基因表达，减少了细胞内的脂质堆积，这为进一步探究 IR 机制和治疗提供了新的思路。

阳柳雪通过随机选取 32 例初发 T2DM 患者分为肥胖组 15 例、非肥胖组 17 例，均予 GLP－1 皮下注射，0.6mg/次，每日 1 次，连续 12 周，观察 GLP－1 对肥胖和非肥胖 T2DM 患者 IR 指数（HO－MA－IR）和血Ⅲ型腺苷酸环化酶（AC3）的影响，并探讨其意义，治疗前后分别检测两组体质量、BMI、腰臀比（WHR）、空腹血糖（FPG）、血脂及 AC3 等，计算 HOMA－IR；采用 Spearman 等级相关分析和 Stepwise 多元逐步回归法分析 AC3 及治疗效果的影响因素，得出以下发现，两组经 GLP－1 治疗 12 周后，体质量、BMI、WHR、FPG、HOMA－IR 和 HbA1c 均明显下降，AC3 升高，其中肥胖组体质量、FPG、Hb A1c 下降及 AC3 升高幅度较非肥胖组更显著；两组治疗后 HDL－C 及肥胖组 TC 均显著升高，非肥胖组 TG、LDL－C 较治疗前略有下降，肥胖组 TG、LDL－C 较治疗前略有升高，两组治疗前后血脂改变幅度无显著差异。证实了 GLP－1 能改善 T2DM 患者的 IR、升高血清 AC3，且其疗效与患者肥胖及 IR 程度相关。原因可能与研究人群的异质性、胰岛 β 细胞受损的程度、年龄、肥胖程度和类型的差异、饮食构成等因素有关。GLP－1 是否能改善血脂谱还需进一步的研究。相关分析显示，治疗后 FPG 下降幅度与治疗前体质量、FPG、Hb A1c、HOMA－IR 呈正相关。提示 GLP－1 的治疗效果与 T2DM 患者肥胖及 IR 程度相关。肥胖组 GLP－1 治疗 12 周后，HOMA－IR 及 AC3 均明显升高。推测 GLP－1 可能通过改善 IR、增加 AC3 来降低体质量、改善腰围，从而使机体代谢得到良好控制。

虽然已有部分临床试验说明 GLP－1 受体激动剂改善 IR 的作用，但由于样本数量少，仍需大范围、高质量的数据来支持此结论。

（王洪武）

第四节　治疗肥胖型 T2DM 的问题及对策

用药如用兵，治病如治国。鲧禹治水的故事在中国家喻户晓，说的是在大约公元前 4000 年的新石器时代中期，中华大地洪水泛滥，百姓深受其害。时任最高首领尧派其大臣鲧治水。鲧治水以堵，结果水患愈重。舜继尧后，废鲧并派其子禹治水。禹治水以疏，结果水患大治，百姓安居乐业。而今社会肥胖流行，过剩的能量之于人体如洪水泛滥，失治则发为 T2DM。当前广泛使用的基于 IR 与胰岛功能不足的 T2DM 治疗策略，犹如鲧之治水以堵，大量的循证研究已经证实几无获益。T2DM 治疗当遵循禹治水以疏的策略，促使过剩能量被清除，才能维持人体正常的能量平衡。

一、T2DM 的本质是能量过剩

（一）能量超载增加 T2DM 发病率

T2DM 的暴发式流行是近 20 年的事。其主要原因在于生活方式的变化，其中以饮食结构的改变最为关键，同时伴随着运动量的不足，以及作息时间和工作方式的改变，导致长期能量的摄入超过消耗，促进脂肪组织堆积和体质量增加。

据中国疾病预防控制中心报告，中国饮食结构改变的特点是精加工食物占比增加，动物性食物、脂肪摄入量增加，果蔬及粗粮摄入不足；同时体力活动不足加重了能量过剩，在 T2DM 患病快速增长中起重要作用。2010—2012 年，中国居民的谷物食品消耗量为 337g/d，蔬菜 269g/d，水果 41g/d，食物纤维 10.8g/d，豆类及产品 11g/d，乳品及制品 25g/d，肉类 90g/d，食用油 42g/d；31.7％的人群体力活动不足。据《中国居民营养与慢性病状况报告（2015 年）》，在 2015 年前 10 年间，中国居民豆类和奶类消费量依然偏低，蔬菜、水果摄入量下降伴钙、铁、维生素 A、维生素 D 等部分营养素缺乏；但脂肪摄入量过多，平均膳食脂肪供能比超过推荐的最高占比 30％。同期全国 18 岁及以上成人超重率为 30.1％，肥胖率为 11.9％；高于在 2007—2008 年的调查中成人超重占 25.1％、肥胖占 5％；更高于 2002 年的 22.8％和 7.1％。2015 年报告中 6～17 岁儿童、青少年超重率为 9.6％，肥胖率为 6.4％，分别比 2002 年上升了 5.1％和 4.3％，呈成倍增长的趋势。杨文英教授等的流行病调查表明，2007—2008 年我国糖尿病患病率达到历史性的 9.7％，较 2002 年农村 1.8％、城市 4.5％的糖尿病患病率显著增加。2013 年发表在《美国医学会杂志》上的调查显示，我国 2010 年糖尿病患病率为 11.9％。通过对北京人群膳食结构变化的调查结果显示，膳食中蛋白质的人均摄入量每天增加了 114g，但果蔬摄入显著减少，总摄入量显著增加。在空勤人员膳食结构中，谷类较推荐膳食结构构成比低 9.45％，蔬菜水果类较推荐构成比低 4.46％，但高能量乳类、鱼禽肉蛋类及油脂类分别较推荐显著增加。据 2017 年的调查报告，成都大学生 40％有吃夜宵的习惯，这无疑会大大增加每日摄入总能量。这些研究都表明，随着我国食物的日益丰富，各类人群每日摄入总能量都在增加，促进了肥胖发生率的增加，支撑了日益增高的糖尿病患病率。

芬兰赫尔辛基大学的研究显示，红肉和加工肉食品的摄入量，与水果、全谷物、坚果的摄入量呈反比；无论男性、女性，肉食的消耗量都与 BMI 呈正相关。据 20 年前的调查，美国 T2DM 的发病率与果蔬摄入量具有显著相关性。20 年前美国糖尿病发病率迅速上升，同期食用油消费量上升了 20％，猪肉上升了 40％，而大米消费下降了 30％左右。从 1995 至 2010 年，美国被诊断为糖尿病的人数急剧上升。美国疾病预防控制中心的 1 项研究表明，美国 42 个州的糖尿病患者增加了 50％以上，18 个州的糖尿病患者增加了 100％，显示欧美 T2DM 发病率的增加也与摄入能量的增多和肥胖增加有关。

更值得关注的是儿童、青少年的肥胖和 T2DM。美国 1994 年儿童肥胖患病率是 1980 年的 2 倍，北美儿童、青少年 T2DM 从 1967—1976 年到 1987—1996 年发病率增长了 6 倍；北京儿童医院调查结果显示，北京儿童、青少年 T2DM 的发生率增加与肥胖流行增加呈现显著相关。表明儿童、青少年肥胖与 T2DM 的发病率呈现与成人相似的同步增加的趋势。《美国医学会杂志》发表的文章显示，美国 2001—2009 年青少年 T2DM 总体患病率升高了 30.5％，并且更可怕的是同期青少年 T1DM 患病率也升高了 21.1％，这是否也与不良的生活习惯有关呢？

（二）降低能量摄入显著减少 T2DM 发病率

大量研究表明，控制摄入总能量可显著降低 T2DM 发病率。希腊 Harokopio 大学研究发现，低脂低能量的地中海饮食，较高脂高能量的饮食能显著降低患高胆固醇血症、糖尿病、肥胖及高血压的患病风险。中国大庆研究随访 20 年的结果显示，糖尿病高危人群在接受 6 年的生活方式干预后再随访 14 年，糖尿病发生率较非干预组降低 51％，23 年随访结果显示积累糖尿病发生率减少 17.3％（89.9％vs72.6％）。美国 DPP 研究随访 15 年，结果发现单独的生活方式干预组糖尿病发生率下降 27％，二甲双胍干预组下降 18％，均显著优于安慰剂对照组。在随访的第 15 年，生活方式干预组累计糖尿发生率为 55％，二甲双胍组为 56％，安慰剂组为 62％。DPP 研究中，具有妊娠糖尿病史的妇女，与安慰剂组比较，无论生活方式干预还是二甲双胍都可持续降低糖尿病发生率，分别各降低 35％或 40％；但在无妊娠糖尿病史的妇女，仅生活方式干预有效降低糖尿病发生率 30％，但二甲双胍未能降糖尿病发生风险。DPP 研究中生活方式干预在减少 T2DM 发病率方面的获益甚至超过二甲双胍，提示二甲双胍预防糖尿病的获益可能主要来源于应用二甲双胍后的胃肠道不良反应导致摄食减少。ACE 中国研究中，伴 IGT 的冠心病患者在中位数随访 5 年以后，最终进展为糖尿病的发生率在阿卡波糖干预组为 13％，安慰剂组为 16％，但胃肠道严重不良反应发生率阿卡波糖组为 7％，安慰剂组为 5％。

近年来，美国人由于饮食结构得到显著改善，豆类食品得到广泛欢迎，脂肪消耗量显著减少，同时流行病学调查显示美国 T2DM 发病率上升的势头得到有效控制。

能量过剩增加 T2DM 发病与患病，降低能量负荷显著减少 T2DM 发病率，表明能量过剩是 T2DM 的病因。因此有作者指出，T2DM 和肥胖具有共同的病理生理通路和一个疾病的不同发展阶段，在一般情况下肥胖是第一步，而紧跟着的第二步就是糖尿病。

二、IR 和胰岛功能减退是抵抗能量过剩的保护因素

（一）能量过剩是 IR 的原因

研究表明，T2DM90％以上存在不同程度的 IR。弄清 IR 与肥胖的因果关系，对于制定 T2DM 防治策略至关重要。现在已经基本明确，摄食增多、耗能减少促进体质量增加和脂肪组织堆积。肥胖促进外周组织 IR 和 T2DM。Stern 等对 2 138 例非糖尿病患者行胰岛素钳夹试验，结果表明越肥胖者 HOMA－IR 越大，空腹血浆胰岛素水平也越高。Weyer 研究了亚利桑那的印第安人在 NGT 向 IGT 及糖尿病转化过程中体质量、IR 的变化。结果发现，NGT 转化为 IGT 者，体质量增加较仍然维持 NGT 者高 2 倍，胰岛素刺激的最大葡萄糖无氧氧化处置率较未转化者低 31％；由 IGT 转化为糖尿病患者，体质量和胰岛素刺激的葡萄糖处置率变化情况与 NGT 转化为 IGT 者相似。这与大量研究表明肥胖是 IR 的独立危险因素，T2DM 患者的 IR 往往随着肥胖的加重而加重的研究结果是一致的。杨广用高胰岛素－正葡萄糖钳夹技术比较了糖耐量正常者、伴高胰岛素水平的 NGT 者、IGT 者、新发 T2DM 患者的 IR 情况的区别，结果表明，影响 IR 的独立危险因素是腰围和空腹胰岛素水平。表明肥胖、胰岛素水平与 IR 具有密切相关性，支持了 Weyer 的研究结果。Zeng 等的动物实验研究证实，高脂高能量食物降低 PPARα－PGC1α axis 的表达，导致 IR。我们的研究也表明，即使高糖高能量食物也显著增加体质量和多种 IR 相关基因的表达，促进糖、脂代谢紊乱，表明过多摄入高能量食物和超重是产生或加重 IR 的原因。

改善 IR 不降低体质量反而增加体质量。国外的临床研究发现，吡格列酮改善糖尿病患者的 IR，但患者体质量显著增加，并且使用时间越长体质量增加越多。即使每天少至 7.5mg 的吡格列酮也提高体质量、水肿和心衰。表明胰岛素增敏剂并不能降低能量堆积和体质量。用葵花子饲养黄牛，可显著增加脂肪组织中多不饱和脂肪酸生物氢化物的含量，同时改善空腹及餐后血浆胰岛素水平，增加 INS 的敏感性，但不能降低血脂，且显著增加了肾周等内脏脂肪量。姜黄素升高 PPARα－PGC1α axis 表达而改善了 IR，但体质量并不降低。说明单纯用胰岛素增敏剂改善 IR 无益于减少脂肪的堆积。

二甲双胍和 GLP－1 被认为具有改善 IR 作用。但二甲双胍对过氧化物酶增殖体激活物受体没有作用。大量研究表明二甲双胍虽然对 AMPK 具有一定激活作用，但这种作用是非常有限的。研究已经证明，无论是 T1DM 还是 T2DM，AMPK 表达水平及活性都与正常健康人没有差异。因此，二甲双胍通过 AMPK 途径增敏所能达到的降糖效果是非常有限的。Adopt 试验表明，在饮食控制良好的患者中，二甲双胍带来的获益基本消失。正如 Anabtawi 等认为，至今的研究支持二甲双胍改善 IR 的效果主要来源于消化道作用所导致的摄食减少和继之发生的体质量下降。至今没有证据表明 GLP－1 有可靠的直接胰岛素增殖作用。但 GLP－1 因为抑制食欲、减轻体质量，可以产生间接改善胰岛素作用的效果。

有 IR 的个体未必肥胖。如 B 型 IR 综合征和矮妖精貌综合征。通过对 100 例糖耐量正常的非肥胖者行葡萄糖钳夹试验，结果发现仅有 1/3 的个体胰岛素最敏感，1/4 的个体 IR 程度与 IGT 或糖尿病患者相同，其他个体都存在程度不同的 IR。瘦型 T2DM 胰岛素敏感性与年龄匹配的非糖尿病一样。Reaven 等发现，有 IR 的个体未必有糖尿病，与 Yang 等的研究一致。Stern 等发现在非糖尿病患者群中有 33％的个体有 IR。Reaven 以胰岛素钳夹试验研究了 74 例 NGT 者，发现胰岛素的敏感性在 NGT 者间也存在差异。

因此，有些 IR 的人并不肥胖或也不患糖尿病。另外的研究还表明无论是控制能量的摄入，还是手术治疗，只要减轻体质量就能改善 IR。

从上述研究看出，能量超载、体质量增加则 IR 加重，是肥胖导致 IR；改善 IR，体质量不降低反而增加；体质量降低则 IR 改善。这充分说明能量超载是因，IR 是果；糖尿病的病因是能量过剩而非 IR。

（二）IR 和胰岛功能减退是抵抗能量超载的保护因素

肥胖的本质是能量过剩。过剩的能量以脂肪的形式在细胞内堆积。人体摄取过多的能量进入细胞贮存的过程，需要胰岛素的参与。胰岛素敏感性高低决定了能进入细胞的能量的多少。在相同条件下，胰岛素越敏感，进入细胞贮存的能量必然越多，细胞贮存能量的压力就越大；胰岛素越不敏感，进入细胞内的能量就越少，相对就减轻了细胞的贮能压力，有利于阻止变胖。B 型 IR 综合征和胰岛素受体缺陷所致的矮妖精貌综合征都是 IR 导致的疾病，却常表现为消瘦甚至营养不良。Stern 的研究表明越肥胖则 IR 越显著，支持 IR 的本质是减少能量贮存和阻止肥胖加重，从病因学上来说对超重 T2DM 是有益的。研究发现 PPARγ 拮抗剂在降低 PPARγ 活性情况下，能减轻体质量，抑制脂肪细胞的分化与脂滴的积累，并可防治遗传性肥胖 ob/ob 小鼠糖脂代谢紊乱与糖尿病。美国麻州大学 SU 等研究发现，GO2KA1 抗糖尿病的作用可能与抑制肠道 PPARγ 的表达有关。这些研究都支持 IR 是阻止肥胖和 T2DM 的保护因素，拮抗 PPARγ 已经成为防治 T2DM 的新思路。

在肥胖 T2DM 中，由于 IR 削弱了胰岛素的作用，促使胰岛产生更多的胰岛素，以增量的方式来增加胰岛素的作用。如果胰岛功能足够强大，无论 IR 多重，胰岛也能通过产生更多胰岛素的方式来弥补 IR 所带来的胰岛素作用降低。2016 年 *Lancet Diabetes Endocrinol* 发表了韩国学者 Ohn 的研究，纳入 4 106 例 NGT 者，在随访 10 年中所有的受试者胰岛素敏感性都进行性下降，但其中仍能保持 NGT 者 60min 胰岛素生成指数（IGT60）显著代偿性增加，但进展为糖尿病患者 IGT60 无代偿性升高。由于高胰岛素血症对食欲的促进作用，如果这种以增量弥补作用力降低的方式无限制进行下去，势必导致能量无限制地在体内堆积，肥胖无限制地加重，这对于人体是毁灭性打击！人体是有严密的自稳功能的，为了阻止肥胖的极端状态发生，人体在整体信号协调下，通过多途径下调胰岛功能，如增加脂肪细胞因子、产生氧化应激与炎症等，导致胰岛损伤，促进胰岛细胞凋亡和减少胰岛素的分泌，客观上起到阻止肥胖加重的作用。这可以被认为是较 IR 更进一步阻止能量超载的自稳行为。在 IR 和胰岛素减少共同抵制下，摄入的过剩能量不能再过多地进入细胞进行贮存，结果导致血糖升高。当血糖超过肾糖阈时，通过尿液被排到体外，阻止了能量的继续积聚和肥胖的极端状态。可见胰岛功能减退有利于减少能量的贮存和控制体质量、减轻肥胖，是身体抵抗能量超载的保护因素。

三、针对 IR 和胰岛功能不足的 T2DM 治疗策略加重能量过剩和肥胖

针对 IR 与胰岛功能不足的传统治疗方案，包括使用胰岛素增敏剂、促泌剂（磺酰脲类，格列奈类，肠促胰岛素相关药物）及注射胰岛素。可靠的循证医学研究表明，基于 IR 和胰岛功能不足机制为主的降糖措施，几乎不能给 T2DM 患者带来最终益处。在 UKPDS 中，与几乎不用药的传统治疗组比，以磺酰脲类、胰岛素为主的降糖药强化降糖治疗达 10 年之久，却未显示这些药物给患者带来心血管获益。强化组体质量平均增加 2.9kg，显著超过传统组。其中胰岛素组增重平均达 4kg，氯磺丙脲、格列本脲分别增重 2.6kg 和 1.7kg。在 ACCORD 中，经过 3.5 年的随访，强化组在使用了更多的降糖药，HbA1c、收缩压、舒张压都比标准组控制更好的情况下，不但没有显著减低主要心血管事件和任何单一原因导致的死亡，而且全因死亡率显著超过标准治疗组。强化降糖的负获益还有延续性，表现为增加随访至 5 年的全因死亡率强化组仍然超过标准组。比较两组用药可以发现，强化组使用胰岛素（77.3%vs55.4%）、促泌剂（86.6%vs73.8%）、噻唑烷二酮类（91.7%vs58.3%）都远远超过标准组，体质量较基线增加 10kg 以上的个体达 27.8%，同时标准组体质量增加 10kg 以上者也有 14.1%。VADT 研究几乎就是讨伐传统药物治疗强化降糖的檄文。强化组在 5.6 年的随访中，主要心血管事件、死亡及微血管并发症较标准组无获益，

且不良事件（24.2％vs17.6％）超过标准组。在基线时强化组甘油三酯水平显著低于标准组，干预后强化组没有任何一项有益指标获益，反倒是体质量均数较标准组超出 4kg，达到显著的统计学意义。对 VADT 用药分析发现，强化组胰岛素（89％vs74％）及 TZDs（53％vs42％）使用率都远远超过标准组，而其他药物两组使用率基本接近。无论是各种胰岛素、磺酰脲类、格列奈类，还是 DPP4 抑制剂、TZDs，都会导致体质量显著增加。一项涉及 4 000 余例的 RCTs 研究结果表明，治疗 T2DM 即使在充分联合二甲双胍的情况下，无论是磺酰脲类还是 TZDs，仍然可增加体质量大约 2kg。因此我们认为存在这样一个悖论：高胰岛素水平增加心血管事件及其危险因素风险，但强化降糖又有其固有缺陷，可能进一步加重患者的心血管疾病危险因素，且对于高危险糖尿病患者可能反而推高全因死亡率。

关于 TZDs 干预非酒精性脂肪性肝病（NAFLD）的荟萃分析显示，TZDs 应用 6～24 个月，平均体质量较基线增加 2.7％。而在小样本的研究中 TZDs 增加体质量更为显著。另一项关于增敏剂治疗 NAFLD 的荟萃分析，纳入 15 个 RCTs 研究，治疗 6～12 个月。结果表明，二甲双胍可下降体质量 4.3～6.7kg，而吡格列酮和罗格列酮则增加体质量 2.5～4.7kg。

可见，基于胰岛功能不足和 IR 的传统降糖药显著增加 T2DM 患者能量超载和增加体质量，即使获得了更佳的血糖控制，也未有临床尤其是心血管方面的净获益。

基于胰岛功能不足和 IR 的降糖药，其降糖本质是将血液中超出机体需要的多余能量，强制性地贮存在体内，而不是将这些多余的能量消除掉。其结果必然是恶化机体的能量超载，从 T2DM 发病学角度看是加重了肥胖 T2DM 的病因。所有提高内源性或外源性胰岛素水平的降糖化学药物，都可增加体质量。胰岛素和磺酰脲类降糖药的使用，使患者越来越肥胖，同时 IR 也变得越发严重。研究发现，胰岛素通过 PI3K－AKP 途径影响 FoxOs 活性来负性调节 Nampt 基因的转录。而 Nampt－NAD⁺ 则正向调控三羧酸循环代谢水平。胰岛素增加不但促进合成代谢、抑制脂肪分解，还间接下调三羧酸循环以减少能量的产生与消耗。TZDs 的靶点 PPARγ 和 PPARδ 都是 Nampt 的负调节剂。TZDs 在促进脂肪细胞分化的同时通过 PPARs 来抑制三羧酸循环。三羧酸循环活性下调最直接的作用就是减少葡萄糖的分解供能，使进入细胞的热能无去处而就地在体内贮积，同时 TZDs 还诱导骨髓间充质干细胞成脂分化、增加骨髓中脂肪的含量，可能因此增加骨折和使体内积累总能量不断增多。此外，罗格列酮还增加小肠摄取葡萄糖。

棕色脂肪组织活力降低代表机体能量消耗减少。Loh RKC 等的临床研究表明，TZDs 都会减少寒冷条件下棕色脂肪组织对葡萄糖的摄取，减少了能量的消耗，从而增加体质量。

四、防治肥胖型 T2DM 的合理策略是促进热能消除和能量负平衡

目前有确切证据能改善 T2DM 患者预后和死亡风险的药物，都是增加能量清除和促进能量负平衡的药物。SGLT－2 抑制剂通过促进能量从肾脏排泄，减少能量的贮存，促进了能量的负平衡，在降糖的同时减轻体质量。在 EMPA－REG OUTCOME 研究中，调查了伴或不伴现患肾脏病的心血管事件高危险的 T2DM 患者 7 034 例。研究结果表明，随访 3 年后，恩格列净减少心血管事件死亡风险、全因死亡率、心衰住院率、全因住院率。虽然恩格列净长期安全性仍应关注，其带来的治疗净获益基本得到公认。

二甲双胍是另一个被证实治疗 T2DM 有净获益的降糖化学药物。UKPDS 34 显示，与强化饮食干预的传统治疗组相比，单用二甲双胍 HbA1c 较传统组多降低 0.6％（7.4％vs8.0％），任何糖尿病相关的终点下降 32％，糖尿病相关的死亡下降 42％，全因死亡下降 36％；并且任何糖尿病相关的终点、全因死亡、卒中都显著优于氯磺丙脲、格列本脲及胰岛素等加重能量超载的药物，均具有显著的统计学意义。但与单用磺酰脲类相比，早期联合二甲双胍显著增加糖尿病相关的死亡。SPREAD－DIMCAD 在有冠状动脉疾病史的 T2DM 患者中，比较了磺酰脲类与二甲双胍对主要心血管事件的影响。结果表明，二甲双胍与格列吡嗪相比，治疗 T2DM3 年，在中位数 5 年的随访中，二甲双胍降低主要心血管事件优于格列吡嗪。表明加重能量超载的药物与二甲双胍联用可能降低二甲双胍的获益。荟萃分析显示，二甲双胍较安慰剂平均可以降低体质量 3.17kg。

Anabtawi 等认为二甲双胍的心血管获益的主要机制在于降低能量摄入，也就是说二甲双胍的临床获益可能主要因为其显著增加食物在肠道滞留时间及消化道副作用使患者摄入食物减少，从而导致能量负平衡。用二甲双胍后药物主要在胃肠道、肾脏和肝脏中积聚，并且发现，肝脏中二甲双胍的浓度远远高于血液循环和其他器官中的浓度。同时二甲双胍还改善血脂和降低血压也是其使心血管获益的原因。

有研究认为二甲双胍对线粒体的作用是它的多种药效的基础。2000 年的研究发现，二甲双胍通过温和而又特异性地抑制线粒体中 NADH，影响线粒体的氧化磷酸化。二甲双胍由于抑制 NADH，导致细胞中的能量载体 ATP 减少，相对的 ADP 和 AMP 比例增加，升高了 ADP/ATP 和 ADP/ATP 的比值，从而激活 AMPK 蛋白，从而促进了糖脂的降解。可见二甲双胍作用的关键靶点是抑制 NADH。线粒体 NADH 与辅酶 I（NAD^+）是处于动态平衡的。抑制 NADH，必定减少 NAD^+ 的产生。而 NAD^+ 是三羧酸循环的关键限速酶，是控制代谢能量的关键靶点。因此，二甲双胍必定降低三羧酸循环代谢通量，导致 ATP 产生减少，导致细胞能量的相对不足。而 AMPK 的激活又促进了能量物质的分解，这又必然产生另外一个结果，那就是能量物质的中间代谢产物增加，这些中间代谢产物本应进入三羧酸循环进行分解以产生 ATP。但由于代谢通量的下降，这些代谢产物只能堆积在体内。由于这些中间代谢产物不少属于酸性，包括乳酸、乙酰乙酸等，从而增加患者发生酸中毒的风险。这更进一步证实，二甲双胍降低体质量的关键作用不是促进分解，而更可能是消化道不良反应使患者进食减少。当然，AMPK、LKB1 并不是二甲双胍抑制肝脏葡萄糖产生的唯一途径，它还存在 AMPK 非依赖途径。

但在 Adopt 试验中，对约 4 400 例患者随访 4 年，发现二甲双胍、格列本脲、罗格列酮对死亡或心血管事件的风险没有显著差异。UK 的 COSMIC 研究显示，单用二甲双胍治疗 T2DM，与单用磺酰脲类或饮食控制随访 4 年相比，在严重不良反应（SAEs）、全因死亡率和住院率方面，二甲双胍也没有更优。可能是因为这些研究在基础饮食控制方面比较严格，从而抵消了部分二甲双胍的获益。也应注意二甲双胍长期应用可导致维生素 B_{12} 缺乏，同时也可能导致或加重乳酸中毒、肾功能损害，尤其是在老年人中使用。因此二甲双胍的确切净获益可能还是有限的，或者因人而异。

其他有利于促进人体能量负平衡或显著降低体质量的干预，包括减肥手术、严格的能量摄入限制等，也可对 T2DM 防治带来净获益。如在中国大庆研究 20 年的随访中，心血管疾病致死的累积发生率，生活方式干预组为 11.9%，对照组为 19.6%；全因死亡率生活方式干预组为 28.1%，对照组为 38.4%，均具有显著统计学差异。非干预的 IGT 患者 23 年心血事件发生率为 44.44%，CVD 死亡率为 20.00%，而生活方式干预组为 37.84% 和 12.53%，均具有显著统计学意义。严重视网膜病变累积发生率，生活方式干预组较对照组降低 47%，具有显著统计学意义。表明仅生活方式干预就显著改善了血糖相关的不良心血管预后，获益超过任何基于 IR 或胰岛功能不足的干预措施。

DPP 研究中关于恶化的微血管结局涉及 1887 例妇女患者，不良结局生活方式干预组发生率为 8.7%，安慰组为 11.0%，二甲双胍组为 11.0%。生活方式干预降低了不良微血管结局发生率，其中与安慰剂组比降低 21%，与二甲双胍组比降低 22%。另有研究表明，降低体质量能持续改善胰岛 β 细胞功能，降低血浆胰高血糖素浓度，改善胰岛素作用。Villareal 等的研究结果发现，即使在 BMI 达 $38\pm2kg/m^2$、年龄 70 ± 2 岁的肥胖老年糖尿病患者中，减重治疗同样能获得上述良好疗效。此研究进一步表明防治 T2DM 关键的是能量控制和能量负平衡。

中医药防治 T2DM 可从多方面获益，不依赖于增加胰岛素敏感性或影响胰岛素的分泌。如我们的研究发现，痰瘀同治中药可通过抗过氧化应激，抑制有害的细胞因子如 ET1、TNF-α、vCAM-1，促进有益的细胞因子如脂联素等；抗高糖和秋水仙碱的细胞毒性，保护线粒体功能和细胞周期，降脂降糖并防治脂肪肝，从多方面消除高糖毒性以实现"高糖无害化"的防治策略，从而有效防治糖尿病导致的微血管和大血管损伤，保护心、脑、肾等重要器官。中医药在辨证论治的指导下，可通过多途径促进患者机体实现能量负平衡，尤其是中药复方。如不少中药都具有促进胃肠动力作用，如理气药枳壳、大腹皮、化痰药瓜蒌、白芥子，活血药当归、三棱等；或者促进通便，如火麻仁、肉苁蓉、番泻叶、大黄等，可以缩短食物在胃肠停留时间，从而减少食物吸收。胆道也是一个促进能量排泄的通道。中药如覆盆子等通过调控 SHP 基因，可促进胆汁的产生；茵陈、金钱草、栀子、大黄等，可促进胆汁排泄、防止淤胆，并减少肠肝循环中固醇类等能量物质的重吸收。研究已经表明，中药能增加 AMPK 的表达或者促进其磷酸化，有利于改善能量代谢。此外，促进三羧酸循环是中药促进能量负平衡的重要途径。我们在与中国基因中心南方中心合作所做的转录组研究中发现，中药可增加 Nampt 基因的表达，通过 Nampt－NAD$^+$途径加速三羧酸循环代谢，从而促进能量的产生与耗散，克服了传统降糖药的劣势。降低食欲、减少食物的主动摄入，在中药实现能量负平衡的干预中极为关键。我们的研究还表明，中药减少食物主动摄入的机制之一是增加 POMC 释放 α－MSH。同时还可促进白色脂肪的米色化及黑皮质素受体 MC3R 表达。可见，中药可望抑制食欲、减少摄食，促进体内能量的产生与消除，并促进体内富热物质的多途径清除，从而实现稳定的能量负平衡，减轻体质量，为 T2DM 治疗带来净获益。

　　总之，肥胖 T2DM 治疗的基本策略不应当是专注于增加胰岛素及其敏感，而应当是多途径促进能量负平衡。

（衡先培）

第五节　肥胖型 T2DM 合理治疗方案

　　肥胖症是指体内脂肪堆积过多和分布异常，通常伴有体质量增加。肥胖与 T2DM 密切相关，临床流行病学研究表明，肥胖与 T2DM 常合并存在，肥胖是 T2DM 一重要危险因素。尤其在 T2DM 自然病程早期，多数患者有超重或肥胖的历史。肥胖者常表现有 IR、高胰岛素血症和糖耐量降低。对肥胖型糖尿病进行减肥是此型糖尿病重要的治疗目标，特别在早期常常可以收到显著乃至根治的疗效。一般认为，肥胖度越大，糖尿病患病率越高。减重有助于控制血糖、降低糖尿病发病率，及降低肥胖和糖尿病的死亡率，是治疗肥胖型 T2DM 的重要环节。但一些治疗糖尿病的药物本身可以导致体质量增加，这也是肥胖糖尿病治疗的难点。目前应用药物控制肥胖与糖尿病方案依旧有限。

　　肥胖诱发的 T2DM，伴随着体质量的减轻，胰岛素敏感性会相应改善，血糖也会相应的得到一定的控制。肥胖的多因性，决定了其防治的综合性，大多数肥胖伴 T2DM 的患者宜采取预防为主、防治结合的策略。传统的饮食疗法、运动疗法、行为方式的矫正等综合起来，一直是行之有效的方法，它们可以有效地控制体质量，平衡抗体的能量代谢及物质代谢，改善胰岛素敏感性，尤其是对肥胖并初发 T2DM 来说。如果上述措施失败，考虑在此基础上加用药物治疗是完全必要的。近年来，随着分子生物学技术水平的发展，许多学者在从分子水平解决肥胖的问题上做出一些有益的探索。日本学者 Miyawaki 等发现小肠 K 细胞分泌的肠抑胃肽（gastric inhibitory polypeptide，GIP）的升高能促进脂肪组织的脂肪储存，引发高胰岛素血症，高空腹血糖及 IR，而 GIP 受体缺陷型的动物模型无此表现，由此 Miyawaki 指出 GIP 作为节约基因（thrift gene）参与了肥胖与 IR 的形成，而 GIP 受体有可能成为开发治疗新药的一个新的作用点。另外，还有学者通过逆转录聚合酶链反应（RT－PCR）克隆出瘦素 cDNA，然后载体导入体内，使其在体内表达瘦素，达到治疗肥胖的目的，此举已在 ob/ob 突变型的小鼠模型中取得成功，但由于前述的原因，此法对瘦素缺乏的个体可能会获得疗效，却无法解决大多数肥胖者的问题。即使有了上述方法，面对相当一部分的肥胖症患者，依然束手无策。就算是那些药物治疗反应性好的患者，能够减去初始体质量的 10％，要保持这一比例却需长期服药坚持。

一、生活方式干预

　　生活方式是指包括体育运动、饮食控制，某些情况下还包括行为干预，是推荐用于指导 T2DM 患者的减重基本措施。限食疗法是指在专业医生的指导下，自愿限制进食的能量，减少每日能量摄取，以达到预防或治疗某种疾病，益于健康的目的，但不会引起营养不良，从而达到治疗疾病、预防疾病、养生健体的目的。超重是糖尿病最重要的危险因素，预防 T2DM 应针对超重问题，尤其是在年轻人中，调节能量平衡的饮食和身体活动也与糖尿病的风险明显相关。由于限食疗法是"绿色的"自然疗法之一，其安全性大以及副作用小，因此，限食疗法被国内外研究者应用于肥胖 T2DM 越来越多，且效果显著。有证据显示，生活方式干预可以预防、治疗甚至逆转 T2DM。生活方式干预可以促进 T2DM 患者有效减重，美国糖尿病控制和预防中心网站指出："即使是轻度的体质量减轻（5%～10%）就可以在血压、血糖和血脂方面得到良好的获益。""Look AHEAD"研究是一项随机、多中心试验，拟了解强化生活方式对超重或肥胖型 T2DM 患者心血管事件发病率和死亡率的影响，研究进行 1 年后，显示强化生活方式干预者，体质量较入组前下降约 8.6%，而常规干预者仅下降约 0.7%。强化生活干预组多数患者降糖药、降压药和降脂药的剂量下降，身体素质改善优于对照组。该组平均 HbA1c 从 7.3% 下降至 6.6%，而常规干预组 HbA1c 仅从 7.3% 下降到 7.2%，但是 LDL－C 两组差异无统计学意义。Unick 对 5 145 例 T2DM 患者（BMI≥25kg/m²）强化生活方式干预研究发现，干预 4 年后强化组体质量下降明显优于对照组，强化组中重度肥胖组（BMI≥40kg/m²）体质量下降 4.9%±8.5%，与轻度肥胖组（30kg/m²≤BMI<35kg/m²）和中度肥胖组（35kg/m²≤BMI<40kg/m²）类似，但显著优于超重组，在舒张压、LDL－C、甘油三酯和 HbA1c、血糖方面亦有良好获益。Gallagher 等对冠心病和（或）T2DM 患者（BMI 27～39kg/m²）分为强化生活方式组和对照组，进行 16 周治疗后，强化组的体质量、BMI 和腰围、运动耐力改善均明显优于对照组，且体质量下降>5%者比例更高。有研究显示，采用生活方式干预减重是有效的，但在 T2DM 患者中长期维持很难。高风险人群的成功糖尿病预防项目和运动干预一直受到提倡，每周 150min 中度到剧烈运动较为合适。美国糖尿病协会建议 T2DM 患者应进行至少中等强度的有氧运动，每次至少 10min，每周至少 3 天（两次运动间隔不超过 2 天），累积每周至少 150min。

对糖尿病患者进行高血糖强化控制可减少长期的心血管和肾脏并发症。运动、生活方式改变及减肥应与药物治疗同时进行。

二、手术治疗

1991 年美国国立卫生研究院（National Institutes of Health，NIH）规定对于 BMI 在 40kg/m² 以上；或 35kg/m² 以上伴体质量相关的内科并发症；严格专业减重计划失败者，可以考虑手术治疗，手术通过限制摄食或造成脂肪吸收不良，能量丢失而达到减重的目的，目前流行的术式有 Roux－en－Y 胃改流术（Gastric bypass Roux－en－Y，RYGB）、胆胰分流术（biliopancreatic diversion）、胃成形术（gastroplasty）等，使用最广泛、最成熟的为 RYGB。研究表明，RYGB 术后第 12～18 个月会达到减重高峰，65%～80% 的剩余身体质量可以减去，之后逐渐恢复，5 年后平均减去过剩身体质量 50%～60%，然后身体质量趋于稳定，尚有少部分患者在术后 3～5 年复发。手术最大的问题，在于手术创伤及并发症，最严重的并发症为肺栓塞，可直接造成患者死亡，其他还有肺不张、溃疡、内疝等，做好严格的术前准备，术中、术后监测与护理，可以将其风险减少到最小。至于创伤问题，目前推行的腹腔镜技术，也可望使其最小化。研究表明：单纯通过饮食结构调整和生活方式干预，1 年后仅能使患者的身体质量下降 1%。减肥新药虽不断研发，但由于耐受性差、安全性低等原因而屡遭退市。糖尿病的治疗同样不容乐观，传统降糖药物无法长期维持血糖和改善身体质量，新型降糖药物对身体质量的改善作用有限。目前，我国仅有 25.8% 的成年糖尿病患者接受了规范的糖尿病治疗，但血糖的良好控制率不足 40%。以上数据均表明，传统治疗方法对于身体质量和血糖的控制效果不理想，需要进一步探索更加有效的治疗方案。

近年来，国外通过手术治疗肥胖症时发现肥胖症患者接受胃肠手术后，不仅体质量显著下降，而且其并发的 T2DM 病情得到意想不到的缓解，国内已有类似报道。手术可以降低肥胖糖尿病的总死亡率，并可降低 T2DM 患者心肌梗死事件。外科减肥手术的方式主要包括：胆胰转流术（BPG）、十二指肠转位术（DS）、腹腔镜可调节胃束带术（LAGB）、腹腔镜胃袖套状切除术（LSG）、胃旁路术（GBP）、Roux－

en－Y 胃分流术（RYGB）、垂直胃捆绑术（VGB）。这些手术名称可以看出与消化系统有着或多或少的联系。已有研究表明，在肥胖症和 T2DM 的发生发展过程中，胃肠道激素、胆汁酸、肠道菌群、肠－脑－肝对话、小肠重构等因素相互影响、紧密联系并共同发挥作用。术后胃肠道激素的改变可能对食欲产生重要的影响，并改善我们所监测到的血糖。长期观察显示，体质量下降和随之带来的 IR 减轻对血糖改善有持久影响。肥胖症和 T2DM 虽然以 IR 和胰岛 β 细胞功能障碍为患病基础，但越来越多的证据表明，肥胖症和 T2DM 是胃肠道疾病，更复杂的患病机制有待于进一步探讨。合并有 T2DM 且病程不长的肥胖症患者在接受胃旁路手术（GBP）后，不需要药物治疗并能维持血糖长期正常者远高于非手术治疗的对照组，且与糖尿病相关的并发症的发病率和病死率显著下降。LSG 是通过切除大部分胃（70％～80％胃组织），达到限制食物摄入的减重目的，2 年内可减去过多身体质量的 60％～70％，T2DM 缓解率为 78％。其优点是术式简单、有效，不改变胃肠道生理结构，对手术后代谢和营养影响小，并在术后短期和中期内与 LRYGB 有类似的减重功效；是目前中重度肥胖症患者、年轻肥胖 T2DM 患者和高血压患者的首选术式，也可作为重度肥胖症患者第一阶段的手术治疗方式；主要缺点是约 15％的患者可出现胃－食管反流。另外，一项 5 年的研究显示 LSG 作用随着时间推移，T2DM 缓解率从 50％降到 20％，身体质量减轻和合并症改善作用会减弱。LRYGB 通过关闭大部分胃功能，旷置一段小肠，从而改变了食物经过消化道的途径，减缓胃排空速度，达到限制食物摄入和吸收的双重减重目的；其优点是术后减重效果好、持续时间长，2 年内可减去过多身体质量的 70％～80％，T2DM 缓解率为 89％，同时还可以纠正高血压和脂肪肝等合并症；主要缺点是手术操作复杂，术后容易造成相关的营养物质及维生素缺乏，需进行长期补充治疗。LRYGB 更适合重度肥胖，并有严重糖尿病或高血压等代谢性疾病的患者。Ikramuddin 等对美国和中国台湾的 120 例肥胖糖尿病患者（BMI 30～39.9kg/m²，HbA1c＞8％，病程≥6 个月）给予 12 个月强化生活方式干预，其中 60 个随机进入 RYGB 组，1 年后，手术组 28 人、生活方式组 11 人达到主要终点，体质量下降分别是 26.1％和 7.9％，手术组营养丢失甚于生活方式组，回归分析显示达到复合终点（HbA1c＜7％，LDL＜100mg/dl，SBP＜130mmHg）主要归因于体质量的下降，故建议对肥胖糖尿病患者生活方式干预联合手术治疗更有效。

因此，针对肥胖和 T2DM 的代谢手术若想获得成功，应该遵循个体化治疗原则，首先是要严格掌握手术适应证和禁忌证，仔细评估患者是否应该手术；再根据患者年龄、肥胖程度及其并发症状况、糖尿病病程、胰岛 β 细胞功能和 IR 程度等选择恰当的手术方式。术前全面评估及控制病情是手术成功的基石，术后管理及随访是维持手术效果、降低并发症的有力保障。外科减肥手术控制血糖机制复杂，尚未被人们熟知。美国糖尿病协会（ADA）、英国国立健康与临床规范研究所（NICE）和国际糖尿病联盟（IDF）建议减肥手术适用于 BMI≥35kg/m² 的 T2DM 患者，我国指南亦制定了手术治疗 T2DM 的适应证。代谢手术已经成为治疗 T2DM 的方法之一，但也存在一定的风险，且并发症风险高，手术成本昂贵，需要专业的技术和设备。术后若不合理服用降糖药易发生低血糖，身体质量严重下降的患者易抑郁。如何使手术治疗更为规范，在规范治疗的基础上使患者受益更多，是值得关注的问题。

三、减肥药物治疗

短期内缓解肥胖的药物有安非拉酮、苄非他明、苯丁胺、苯甲曲秦等，而可用于长期治疗肥胖的几种药物有奥利司他、芬特明/托吡酯控释剂、氯卡色林，以及尚未批准的纳曲酮/苯丙胺（NB）。2013 年美国临床内分泌医师协会（AACE）推荐这些已上市的减重药物用于治疗肥胖型 T2DM。以控制体质量为中心的糖尿病药物治疗：体质量增加是一些常用降糖药（如磺酰脲类、胰岛素、TZDs）的重要副作用，多数患者在使用这些药物后体质量会有所增加，严重者体质量可增加 10kg 以上。ACCORD 研究中，强化治疗组较常规治疗组死亡率增加而导致被迫中止，其中主要原因之一可能是强化组体质量增加更明显。因而，治疗肥胖 T2DM 时，避免体质量增加是设定治疗方案时必须考虑的因素之一。体质量减轻，即使是轻度减轻，也能使多个心血管危险因素，如血压、血脂指标等得到显著改善。

（一）奥利司他

奥利司他（orlistat）是选择性的脂肪酶抑制剂，通过阻断食物脂肪从肠道中的消化和吸收，导致脂肪轻度吸收不良及能量丢失而起作用，它可减少肠道对脂肪的消化。被批准用于治疗肥胖。它尚兼具降低血清胆固醇的作用，故对血脂异常者大为有益。能有效且温和地降低糖尿病患者体质量，阻止高危人群进展为糖尿病，改善心血管事件的风险因素，如胆固醇、血压。奥利司他对 HbA1c、餐后血糖、空腹胰岛素、HOMA－IR、抵抗素和 hsCRP 等指标具有改善作用，不良反应主要为胃肠道症状，有脂肪泻、脂肪斑和排便紧迫，也减少脂溶性维生素的吸收。但该药有增加肠癌的风险，目前在很多国家已经退市。

（二）氯卡色林

2012 年 6 月 27 日，美国 FDA 正式批准了 Arena 制药公司的新减重药氯卡色林上市。该药获准用于成人 BMI$\geqslant$27kg/m^2 的肥胖症患者，或超重且患者至少有一项与体质量相关的疾病（如高血压、T2DM 或高脂血症）。氯卡色林是一种选择性5－羟色胺2C受体激动剂，可抑制食欲，增强饱腹感。氯卡色林的不良反应主要有：恶心、眩晕和头痛。其他的在高剂量组中更为常见，如5－羟色胺综合征、精神异常以及记忆受损、注意力分散的认知功能障碍。氯卡色林的Ⅲ期临床试验患者的心脏彩超提示，氯卡色林组与安慰剂组在心脏瓣膜病发病风险方面的差异无统计学意义。

（三）芬特明/托吡酯控释剂

芬特明是肾上腺素受体激动剂，被 FDA 批准用于短期治疗肥胖症。该药减重主要通过兴奋中枢和交感神经系统来抑制食欲减少摄食，增加能量消耗。托吡酯单药治疗被 FDA 批准用于抗惊厥和偏头痛的预防。理论上，这 2 种药物低剂量混合后控释剂型能明显减重，不良反应可能大大减弱。经实验表明，芬特明/托吡酯有持久而良好的临床效果，提示混合剂能持久地降低 T2DM 患者 9％的体质量，最常见的副作用方面是口干和感觉异常，孕期禁用。托吡酯抑制碳酸酐酶易引发代谢性酸中毒，同时还有青光眼、精神异常及认知功能障碍，有不稳定的心脏疾病和中风的患者慎用。FDA 指出，高剂量应用该药 12 周后仍不能减重 5％的患者应停止该药的治疗。

（四）纳曲酮/苯丙胺

每天 1 次的纳曲酮/苯丙胺缓释剂最近被用于治疗肥胖症的研究。苯丙胺是多巴胺和去甲肾上腺素再摄取抑制剂，它通过激活下丘脑 POMC 神经元减重，机制可能是促黑素激活黑皮质素受体－4，最终减少摄食并增加能量支出。纳曲酮是一种类鸦片活性肽拮抗剂，被 FDA 批准用于治疗阿片成瘾、乙醇中毒，在包括甘油三酯、HDL、腰围、空腹血糖等代谢指标方面在用药后有显著获益，对身体质量有改善作用。该药主要的不良反应有：恶心、呕吐、头痛、眩晕、便秘、口腔干涩。因涉及心血管方面的安全性，故苯丙胺的使用仍有待 FDA、EMA 的批准。其致精神病的作用亦令人担忧。服用合剂的高剂量组存在睡眠障碍、焦虑等精神异常和记忆力下降、注意力分散等认知功能障碍。

（五）二甲双胍

二甲双胍作为我国指南推荐的，治疗 T2DM 的一线药物，具有良好的安全记录。对减少进展为糖尿病的风险及体质量下降有一定的作用。但多数临床试验显示二甲双胍对体质量影响是中性结果。二甲双胍对周围组织和线粒体功能有较好的作用。

（六）GLP－1 受体激动剂

GLP－1 是一种胃肠道激素。GLP－1 不仅促进胰岛素分泌，还抑制胰高血糖素分泌、减缓胃排空、促进早期饱胀感、减少胃酸分泌频率。重要的是，GLP－1 以血糖依赖的方式促进胰岛素分泌，因此引发低血糖风险很低。GLP－1 因为其血浆半衰期仅几分钟，便被 DPP－4 降解，不能用于临床。因此，新研发的 GLP－1 受体激动剂具有更长的半衰期，能有效地减重和控制血糖。目前这类药物包括艾塞那肽（exenatide）、lixisenatide、艾塞那肽缓释剂型（exenatide long－acting release）、利拉鲁肽（liraglutide）、阿必鲁泰（albiglutide）、dulaglutide。利拉鲁肽是长效的 GLP-1 受体激动剂，可以每天注射 1 次。国外已完成利拉鲁肽作为减重药物的Ⅲ期临床试验，对单纯性肥胖症患者减重效果明显。2013 年欧洲批准另一个 GLP-1 类似物 lixisenatide 上市。而 GetGoal-L 研究表明在单用甘精胰岛素血糖控制不佳的 T2DM 患者加用 lixisenatide，可以更好地改善 HbA1c 和餐后血糖而不提高体质量。GLP-1 受体激动剂的主要副作用是胃肠道症状，最常见的是恶心、呕吐，亦有少见的低血糖。

（七）钠-糖协同转运蛋白 2 抑制剂

该药通过钠-糖协同转运体抑制肾小管重吸收，促进尿糖排泄。达格列净（dapaglilozin）等此类药物用于饮食＋运动＋降糖药物（包括胰岛素）的附属治疗，或者作为二甲双胍不耐受的单药治疗。钠-糖协同转运蛋白 2 抑制剂早期使用时体质量的下降与渗透性利尿有关；长期使用后，减重效应首先归因于脂肪组织的减少，其次是通过尿糖排泄促进能量消耗。众多报道显示该药有便秘、腹泻、恶心、尿频及泌尿生殖器感染的不良事件。但作为单纯的减重药物来说，该药仍缺乏长期安全有效的临床数据。

（八）普兰林肽

普兰林肽（pramlintide）是经过修饰后的胰淀素，为胰岛 β 细胞分泌一种肽类物质。它与胰岛素一起由胰岛 β 细胞分泌。它用于治疗糖尿病，同时尚具有减轻身体质量的作用。普兰林肽已经被美国 FDA 批准用于治疗 1 型和 T2DM。普兰林肽可通过减慢胃排空，增加饱食感，降低餐后胰高糖素分泌，抑制食欲减少能量摄取而起到减轻体质量的效果，HbA1c 显著下降。

综上所述，肥胖型 T2DM 在临床较为常见，各国糖尿病诊治指南均提出糖尿病患者应维持合理体质量。对肥胖型 T2DM 患者，减重强调生活方式干预基础，重度肥胖症患者可考虑减肥手术治疗肥胖和糖尿病；减重药物是治疗肥胖 T2DM 的一种可选方法；在使用降糖药物治疗时，应避免使用可增加身体质量药物，优先考虑选用可减重的抗糖尿病药物。

四、调脂药物

肥胖的糖尿病患者应更积极地应用调脂药物。HMG-CoA 还原酶抑制剂或他汀类是临床常用的调脂药物。临床试验证实，他汀类药物可显著降低心血管疾病的死亡率，应用该类药物所获得的裨益主要源自其降低胆固醇的作用。然而，最近的临床试验提示，该类药物的临床获益与改善血管内皮细胞功能、减少血栓形成、抗炎及免疫调节作用有关。其中，HMG-CoA 还原酶抑制剂减少冠状动脉死亡和事件的发生率，主要通过减少血栓形成和抗炎作用，该作用不依赖于 HMG-CoA 还原酶抑制剂的调脂作用。HMG-CoA 还原酶抑制剂的抗炎作用机理包括减少黏附分子、化学性趋化因子、炎性转录因子、炎性细胞酶以及血清炎症标志物。在应用 HMG-CoA 还原酶抑制剂的患者中，血清 hsCRP 的降低独立于其调脂作用以外。因此，HMG-CoA 还原酶抑制剂可抑制肥胖糖尿病患者机体内的低度炎症反应，与血清 LDL 水平的降低无相关关系。HMG-CoA 还原酶抑制剂的直接抗炎作用机理为它能够抑制动脉粥样硬化斑块中的炎症细胞数量。因肥胖和 T2DM 患者均存在低度炎症反应，故在这些患者中应用 HMG-CoA 还原酶抑制剂可抑制慢性低度炎症反应，从而减少心血管疾病的发生和死亡，成为预防和治疗肥胖糖尿病患者的新靶点。

（一）他汀类药物

他汀类（statins）药物如辛伐他汀（simvastatin）和普伐他汀（pravastatin）是 HMG-CoA 还原酶的抑制剂，它抑制胆固醇的合成，被临床应用于心血管事件的一级和二级预防。辛伐他汀治疗可使全因死亡的风险降低，冠心病的死亡风险减少。普伐他汀治疗可使冠心病的死亡率减少，冠心病和非致死性心肌梗死发生率下降，心肌梗死率减少。他汀类药物被用于心血管事件的一级预防的临床试验也显示，它能有效预防心血管事件。洛伐他汀（lovastatin）可使第一次冠状动脉事件（致死性和非致死性心肌梗死、不稳定型心绞痛以及心源性猝死）发生率减少。在 T2DM 患者中，应用阿托伐他汀（atorvastatin）

对于急性冠脉事件、冠状动脉血管重建术和中风的一级预防作用研究结果显示，阿托伐他汀可使全因死亡率降低。

（二）非他汀类药物

虽然他汀类药物被广泛用于预防心血管事件的发生，但是在临床实践中，其他的非他汀类也用于调脂治疗，包括依折麦布（ezetimibe）、贝特类药物（fibrates）如吉非罗齐（gemfibrozil）和非诺贝特（fenofibrate）、烟酸（niacin）以及ω-3脂肪酸（omega-3 fatty acids）等。依折麦布主要用于降低LDL，可单独应用或与他汀类药物联合。依折麦布与他汀类联合用于单独应用他汀类药物不能使LDL治疗达标的患者，或不能耐受他汀类药物的高LDL患者。贝特类药物包括吉非罗齐和非诺贝特，单独或联合应用，主要用于高TG和（或）低HDL的血脂紊乱患者。贝特类药物的不良反应发生率较低，包括皮疹、胃肠道不良反应、血清肌酐增加、肌痛、横纹肌溶解症、肝功能异常、深静脉血栓形成等。烟酸可以单独用于高LDL、高TG和（或）低HDL的血脂紊乱的患者，或作为这些血脂紊乱患者的辅助治疗。烟酸的不良反应包括脸红、胃肠道不良反应以及罕见的肝毒性。ω-3脂肪酸是食物补充剂，其专有配方（lovaza）可应用于高TG患者，它对LDL和HDL的作用甚小；而与他汀类药物联合应用时则作用更显著。

五、传统中医药治疗

中药临床治疗超重及肥胖型T2DM患者用药频次较高的中药为茯苓、黄芪、白术、生地黄、党参；居于前列的为补气药、清热药、利水渗湿药及活血化瘀药。中药在降糖方面的优势主要体现在多靶点作用，能在降糖的同时兼顾降脂、抗氧化等；黄芪、黄精、黄连、葛根、地黄、苦瓜、罗汉果、麦冬、人参等中药具有降糖作用，且能改善T2DM相关症状及并发症。清热解毒、苦味中药能够通过保护胰岛细胞，改善IR，调节糖脂代谢、GLP-1、炎症因子和肠道菌群等，降低血糖。健脾祛湿化痰法立足于中医关于肥胖的病机"肥人多痰、肥人多湿"的理论，在控制饮食和加强运动的基础上，采用健脾祛湿化痰的中药（黄芪、山药、山楂、薏苡仁、丹参等）治疗肥胖型T2DM患者。采用三仁汤治疗湿热内蕴型肥胖型T2DM。采用葛根芩连汤治疗肥胖型T2DM肠道湿热型。三黄汤（黄芩、黄连、大黄）治疗肥胖型T2DM痰湿热证，可以改善IR，降低炎症因子的影响。采用加味连梅颗粒治疗早期肥胖型T2DM气阴两虚、痰浊互结型，可达到减肥、降糖、调脂的目的。采用血府逐瘀汤合二陈汤治疗该病痰湿瘀结阻滞，起到健脾祛湿、活血化瘀的作用，有效降低了患者BMI、FBG，纠正糖代谢紊乱。

六、针灸治疗

随着临床、科研技术的创新进步及中医药事业的蓬勃发展，医务工作者在运用针灸治疗肥胖型T2DM方面积累了较为丰富的经验。大量的临床报道显示针灸治疗肥胖、糖尿病有一定的疗效。

运用电针结合耳穴压豆进行治疗，取穴为肺俞、脾俞、胰俞、肾俞、中脘、关元、中极、天枢、章门、带脉、支沟、足三里、丰隆、血海、阴陵泉、三阴交、内庭。天枢、足三里连接电针。

耳穴取内分泌、皮质下、三焦、肾上腺、脾、胃、肾、肺。随证配穴，燥热伤肺型加中脘、列缺；胃热炽盛型加曲池、内庭；脾虚内热型加中脘、隐白；真元不足型加关元、命门、三焦俞、阳池、太溪。中脘、关元、命门等穴酌情施灸。或取穴为大椎、合谷、足三里、三阴交、膈俞、肝俞、脾俞、胰俞、肾俞、太渊、太溪、中脘。

除了针刺取穴，还有随证配穴：胃肠实热型加天枢、内庭、合谷；脾虚湿阻型加丰隆、阴陵泉、中脘、气海；肝郁气滞型加太冲、曲泉、侠溪、期门；肾气不足型加关元、支沟、照海、太溪。主穴：夹脊穴。配穴：足三里、内关、三阴交。还可取针刺肺俞、脾俞、肾俞并配合艾灸法。胃肠实热型取曲池、合谷、足三里、上巨虚、内庭等；脾虚湿阻型取足三里、丰隆、三阴交、阴陵泉、中脘、气海等；肝郁气滞型取肝俞、曲泉、侠溪、太冲等；肾气不足型取肾俞、关元、支沟、照海等。

耳穴：胃肠实热型取饥点、内分泌、肺、神门；脾虚湿阻型取脾、胃、内分泌、肺；肝郁气滞型取肝、内分泌、肺、神门；肾气不足型取肾、三焦、内分泌、肺。针刺取穴联合中药治疗：主穴：胰俞、脾俞、膈俞、足三里。配穴：胰穴、地机、阴陵泉、复溜、太溪、三阴交、肺俞、肾俞、关元、华佗夹脊穴。

中药组：以黄连 15g、乌梅 20g、大黄 10g、半夏 10g、全瓜蒌 15g、山茱萸 30g、丹参 25g、茯苓 15g、枳实 10g、青皮 10g 为处方。或护胰饮加减，由葛根、山药、鸡内金、玄参等药物组成。肝胃郁热证加四逆散；湿热内蕴证加四妙散；脾肾阳虚证加瓜蒌瞿麦丸。同时给予耳穴埋针。取神门、内分泌、交感、脾、肺、三焦穴，肝胃郁热证加胃、肝穴，湿热内蕴证加胃、大肠穴，脾肾阳虚证加肾穴。

综上所述，我们可以看到治疗肥胖 T2DM 有许多种有效的途径，但是其合理性需在临床上才得以体现。因此，我们在治疗上，可以运用中医的观点，"因人制宜，因时制宜，因地制宜"、"整体观念、辨证施治"把中医西医结合起来或者西医治疗。遵循个体化治疗原则，掌握各种治疗肥胖 T2DM 的方法，以发挥更好的疗效，使治疗更合理化。在寻求西医途径的同时，不要忘记对中医的探索与发展。可以极大地丰富减肥手段，有效地降低血糖，为最终攻克肥胖 T2DM 这一顽症而起作用。

（王洪武）

第十五章

糖尿病与血液

第一节　糖尿病的血管壁异常

一、血管壁细胞的结构

血管内径大于或小于 $100\mu m$ 分别称为大或微血管（macro or micro vasculature）。而微血管包括毛细血管（capillary），其内径 $<7\mu m$。大血管结构包括内膜、中膜和外膜。动脉、静脉和毛细血管内径不一，且血管壁的结构和成分亦不同。

毛细血管主要分两型：连续型毛细血管和窗型毛细血管，分别适应血液和组织间分子的不同快速交换。

（一）血管壁的细胞成分

血管壁不同的细胞成分是由其在血液循环中的功能所决定的。

1. 内皮细胞

血管内皮是衬于血管腔内表面的单层扁平上皮，成年人大血管和微血管的内皮结构基本相同，肝、脾、骨髓、肾、脑、心内膜等部位的内皮则形成窦状、开窗性等特化结构以适应器官功能的需要。长期以来，人们一直认为内皮是血液与组织之间的物理屏障。但 1980 年 Furchgott 等揭示了内皮依赖性血管舒张活动的现象并提出内皮依赖性因子（endothelium－derived relaxing factor，EDRF）的概念，从此对内皮功能的研究与认识发生了巨大飞跃。现已证明血管内皮是一个十分活跃的多功能内分泌组织，能够合并分泌多种舒缩血管因子、生长因子、炎性介质与细胞因子。因此，内皮除具有屏障功能外，还有调节血管张力、血管生长、凝血与纤溶、炎症与免疫反应、造血功能，以及转化与灭活循环中物质等多种功能。

内皮细胞结构

内皮细胞（endothelial cell）形成一种适宜的生命支持系统（adaptable life－support system），借此系统实现血液维持组织生存和活动的作用。不同部位和器官的血管内皮细胞显示着大小和形态的独特性，它们依赖于不同的突出的生物学功能。

血管内皮细胞是单层细胞，覆盖在从最小的毛细血管到最大的动脉和静脉的血管腔内侧面，形态扁平略长，呈多角形，单层紧密排列，其长轴与血流方向一致。内皮细胞厚约 $3\mu m$，内径 $40\mu m$，有三个面：①紧密结合面（cohesive site）：靠此面内皮细胞互相连接，起着转运作用；②黏附面（adhesive site）：靠此面黏附于内皮下区的结缔组织上；③腔侧面（luminal site）：面对血管腔的面，由细胞合成并分泌因子，使其具有抗血栓的特性。成人血管内皮表面巨大：由 $(1\sim6)\times10^{13}$ 个细胞组成，重约 $1kg$，所覆盖的表面积相当于 6 个网球场。

2. 平滑肌细胞

血管壁中层包括细长的平滑肌细胞（smooth muscle cells），沿细胞长轴并形成线状，它有一个核和厚薄不同的肌丝。其功能包括：借助其收缩压功能控制血流量，平滑肌细胞罕见快速收缩，却使血管壁维持着恒定的高张力；平滑肌细胞能合成和分泌胶原、弹性蛋白以及氨基葡聚糖。人体动脉平滑肌细胞极易结合和摄取低密度脂蛋白（LDL）和极低密度脂蛋白（VLDL）。

3. 其他细胞

成纤维细胞能合成Ⅰ型和Ⅲ型胶原、纤维连接蛋白、氨基葡聚糖、脂质、弹性硬蛋白等具促凝血特征的分子成分。成纤维细胞与平滑肌细胞一起，储积低密度脂蛋白和胆固醇，在动脉壁形成泡沫细胞。因此，在动脉粥样硬化的发病机制中起着一定的作用。

（二）血管壁的细胞外成分

血管壁细胞合成和分泌若干种类的大分子物质，形成细胞外基质，从而决定了血管壁的力学特性、细胞微环境和影响细胞的生长和分化。细胞外基质主要由平滑肌细胞、内皮细胞和肥大细胞合成，形成可溶性的前体而分泌。

1. 胶原

胶原是动物体内最丰富的结构蛋白，可精确地控制其合成和降解。Ⅰ型、Ⅲ型和Ⅳ型胶原主要存在于血管壁。主要由成纤维细胞、巨噬细胞和白细胞合成的胶原酶能降解细胞外基质。

2. 其他成分

弹性蛋白：弹性蛋白使血管壁具有橡皮样特性，血管具有高度伸展和回到原位的能力。

微纤维蛋白：微纤维蛋白在主动脉组织的基质中，与弹性硬蛋白，可能还有纤维连接蛋白相联系。

氨基葡聚糖：血管壁可见若干类型的氨基葡聚糖，部分作为结构成分，部分作为功能单位，包括：硫酸软骨素 4、硫酸软骨素 6、硫酸角质素、透明质酸、硫酸肝素和肝素。蛋白聚糖的生物合成主要在平滑肌细胞和内皮细胞，是一个相当复杂的过程。

纤维连接蛋白：纤维连接蛋白由成纤维细胞、平滑肌细胞、内皮细胞和血小板合成，有可溶性和难溶性两种形式。在不同的细胞黏附和迁移以及增殖中起作用。

层粘连蛋白：层粘连蛋白仅见于血管壁基底膜，像主动脉内皮细胞与基底膜胶原一样，它在某些类型细胞的联结中起着一定的作用。

Ⅷ因子：Ⅷ因子是一种大分子量糖蛋白，具有复杂的多体结构，主要由巨噬细胞合成并储存在血小板膜和核中，在凝血酶、胶原或 ADP 刺激时释放。由内皮细胞释放的Ⅷ因子见于血管壁基质，主要功能系调节血管损伤后血小板与内膜下结合。

二、内皮细胞的功能

内皮细胞系统作为一个整体不仅是一个物质转运的巨大表面，而且是机体内一个有代谢作用的组织成分。内皮细胞具有多种生理功能：①为机体提供不形成血栓的物质交换面和巨分子半透膜；②产生多种细胞因子调节机体免疫功能和保持凝血与纤溶系统平衡，促进伤口愈合与血管新生；③产生多种生物活性物质，调节机体生理功能，如前列环素、内皮松弛因子和内皮素等；④可与所有的血细胞发生复杂的生物学反应。内皮细胞通过合成凝血因子Ⅴ、Ⅷ，产生组织因子等途径发挥促凝血功能，同时，合成有利于血栓形成的物质如血小板活化因子（platelet-activating factor，PAF）、凝血酶敏感蛋白、内皮素、纤溶酶原激活物抑制物（plasminogen activator inhibitor，PAI-1）等发挥促血栓形成作用。此外，内皮细胞能合成血栓调节蛋白，发挥抗血栓形成功能。

血管内皮位于循环血和血管平滑肌之间，因而成为心血管疾病的一个基本靶点和调节点。内皮功能的完整性对于保障血液的流动和抗血栓形成是十分重要的。这是因为内皮能够释放可控制血管舒张和收缩、血栓形成和纤维蛋白溶解、血小板激活和抑制的体液因子。在健康人中，内皮受到刺激后的主要反应是引起血管舒张。内皮源性收缩和舒张因子的不平衡可导致内皮功能障碍。这种不平衡是血管性疾病的病因或后果，并已成为已知心血管危险因素之一。内皮功能障碍通常发生在血管结构改变之前。内皮对血管张力的调节涉及一组管腔膜受体和复杂的细胞内通道，以及各种血管舒张和收缩因子的合成以及释放。内皮细胞还可分泌一种强有力的组织型纤溶酶原激活剂，从而为无法控制的血管内凝血提供进一步的内皮介导性保护（表15-1）。

表15-1　内皮细胞的病理生理平衡

抗栓	促栓
前列环素	血小板激活因子
血栓调节素	组织因子
肝素蛋白多糖	vWF 因子
组织纤溶酶原激活剂	PAI-1
尿激酶	其他凝血因子
血管舒张	**血管收缩**
内皮源性舒张因子	内皮源性收缩因子
前列环素、前列腺素 E_2、前列腺素 D_2	内皮素-1
内皮源性超极化因子	血栓烷 A_2
心房尿钠肽	前列腺素 H_2
肾上腺调节素	血管紧张素-2
腺苷	过氧化物
生长抑制	**生长刺激**
转化生长因子-β	内皮素-1
硫酸肝素黏多糖	血管内皮生长因子
凝血酶致敏蛋白	胰岛素样生长因子
内皮细胞源性舒张因子	血小板源性生长因子
抗炎	**促炎**
内皮细胞源性舒张因子	细胞因子（IL-1β，IL-1α，M-CSF，GM-CSF）
抗氧化酶	化学因子（IL-8，MCP-1）
激肽酶-Ⅱ	内皮细胞白细胞黏附分子

三、糖尿病微血管形态学异常

广义的糖尿病微血管病变包括糖尿病肾病、糖尿病视网膜病变、糖尿病神经病变及糖尿病心肌病等，其发病机制主要涉及两方面，即与高血糖相关的葡萄糖毒性产物的形成及糖毒性产物对细胞信号通路的影响。前者主要为多元醇通路活跃、氧化应激增加、晚期糖基化终末产物（advanced glycation end products，AGEs）形成及己糖通路活跃；后者包括多种信号通路如 PKC 通路、MAPK 通路、炎症信号级联通路激活等。糖尿病视网膜病变是唯一能够通过简单的无创性检查而获知微血管病变的部位，通过尿蛋白、内生肌酐清除率及核素肾血流的检测等可以了解肾脏血流动力学、微血管通透性及渗出的变化，因而，临床上常以糖尿病视网膜病变及肾脏病变反映微血管病变的代表性部位。

糖尿病视网膜病变的发病机制至今不详。其主要病理改变有毛细血管外周细胞减少，内皮细胞增长以及基底膜的增厚，这些改变使毛细血管管腔变狭窄；再加糖尿病患者血液流变学的改变如血黏度增加、血小板易凝集等因素使血流缓慢。管腔狭窄与血流缓慢两种因素共同作用下，最后毛细血管闭塞，视网膜组织缺氧。缺氧的组织产生新生血管因子，它们刺激视网膜生长新生血管。脆弱的新生血管易破裂出血，产生玻璃体出血。与新生血管相伴随的纤维血管组织的收缩则可牵拉视网膜离开其原有位置造成视网膜脱离，最终完全失明。

糖尿病肾脏病理变化因糖尿病病型不同而异。T1DM 早期肾脏可增大，良好控制血糖后肾脏可恢复至正常，而 T2DM 上述改变为明显。随着病程增长，肾小球毛细血管逐渐出现基底膜增厚，系膜细胞轻度增生，体系膜基质增多，电镜检查示系膜细胞中细胞器增多，免疫荧光检查可见有 IgG、IgM 及 C_3，纤维蛋白原呈线样或颗粒样沿基膜沉着，病变继续发展，肾脏可出现典型肾小球硬化病变，肾脏可增大、缩小或正常。

糖尿病微血管病变共同的病理组织学改变为微血管内皮损伤、微血管壁通透性增高和渗出、基底膜增厚、毛细血管及微动脉闭塞。

第二节　糖尿病是血栓前状态

一、血栓前状态

血栓前状态（prethrombotic state，PTS）是很多因素引起的止血、凝血和抗凝系统失调的一种病理过程，具有易导致血栓形成的多种血液学变化。PTS 有原发性与继发性之分，前者多发生于遗传性抗凝血酶Ⅲ、蛋白 C、蛋白 S 及肝素辅因子Ⅱ缺陷症，继发性 PTS 见于多种血液及非血液疾病如恶性肿瘤、肾病综合征、糖尿病及严重组织损伤等，它可反映血管内皮细胞受损或受刺激、血小板和白细胞被激活致功能亢进、凝血因子含量增高或被活化、抗凝蛋白含量减少或结构异常、纤溶因子含量减少或功能减弱、血黏度增高和血流减慢等一系列病理状态，显示机体处在一个既有血栓形成倾向，又不一定发生血栓形成的状态下。在此状态下，对临床医生及时处理、防止其发病具有重要意义。PTS 的诊断条件：有特异性的血栓前状态实验室指标阳性为据；用针对性的药物或手段进行治疗、处理后能降低血栓发生率，异常的实验室指标有所改善乃至恢复正常。

与 PTS 有等同含义且目前临床常用的名词有：血液高凝状态（hypercoagulable state，HCS）是指容易发生血栓病理过程的血液学变化；易栓症（thrombophilia）是指由遗传分子缺陷引起的血栓性疾病的总称。由此可以看出血栓前状态实际上已将高凝状态、易栓症全部包括在内。促血栓形成状态（prothrombotic state）认为是血栓前状态（prethrombotic state，PTS）的同义词。

糖尿病是一种"血栓前状态"，其特征是高血糖状态、氧化应激、血管内皮功能紊乱、血小板活化、凝血途径和纤溶功能失调的高凝状态和炎症。

糖尿病患者血小板功能异常机制：高血糖通过增加 P—选择素表达、渗透作用，激活蛋白激酶 C，通过糖化血小板表面蛋白使血小板膜流动性降低，进而增强血小板聚集。此外，糖尿病患者 IR 或缺乏使抗血栓相关分子如前列环素（PGI_2）和 NO 反应受损和胰岛素受体底物依赖效应伴随血小板内钙离子浓度的增加，导致脱颗粒增强。与糖尿病相关的代谢状况（即肥胖、血脂异常和全身炎症）也可能在这一过程中起作用。

二、糖尿病与内皮功能不全

在生理状态时，血管内皮有抗血栓形成功能，而内皮下结构则有促血栓形成的作用。正常情况下，内皮细胞合成和释放血管松弛物质，包括 PGI_2 和内皮衍生松弛因子（endothelium—derived relaxing factor，EDRF）。PGI_2 可抑制血小板聚集，拮抗血栓素 A_2（thromboxane A_2，TXA_2）使血管扩张。EDRF 本质是 NO，NO 具有舒张血管、维持血管基础张力、抑制血管平滑肌细胞活性，使平滑肌松弛的作用，尚有抑制血小板聚集的作用。已有的研究表明，印第安人和亚洲人早期冠心病死亡率高于欧洲白人，且伴有明显的内皮功能受损。但此人群中常见的心血管病危险因素如吸烟、高胆固醇血症和高血压等发生率较低，而糖尿病的发生率却高于欧洲白人，提示内皮功能紊乱与糖尿病的关系更为密切。与健康对照者相比，糖尿病患者体内动脉粥样硬化出现的时间更早，程度更为严重，范围更为广泛。

血管内皮功能障碍是诱发许多心脑血管疾病发病的共同环节。在动脉粥样硬化的早期可促进血管痉挛、血栓形成和炎症。在伴随 IR 的血糖正常人、T2DM 患者的一级亲属和 T2DM 患者可见内皮依赖性血管舒张功能受损发生于动脉硬化形成之前并且贯穿于整个病程。介入研究显示通过降低体质量、运动，增加胰岛素敏感性可以改善内皮功能。在糖尿病患者及糖尿病动物模型均可见 PGI_2 和 NO 合成减少。在糖尿病患者局部血管壁 NO 合成减少，动物实验证实糖尿病大鼠主动脉环处 NO 合成减少，证实了内皮损伤的存在。血管病性血友病因子（von Willebrand factor，vWF）是由内皮细胞产生的黏附蛋白，在内皮细胞受到刺激时释放至血浆，因而血浆 vWF 水平升高被认为是内皮细胞受损的标志之一，而糖尿病患者血液中有高浓度的 vWF。血栓调节蛋白（thrombomodulin，TM）也是内皮细胞合成的一种蛋白质，TM 也被认为是内皮细胞受损的标志之一，在糖尿病患者中 TM 水平明显升高，此外，在防止血栓形成中发挥重要作用的，由内皮细胞合成的组织型纤溶酶原激活物（tissue-type plasminogen activator，t-PA）活性在糖尿病患者中明显下降。ET-1 是由内皮细胞合成的缩血管物质，糖尿病患者 ET-1 合成增加。

糖尿病内皮功能障碍的发生机制尚不明确，国内外众多研究证实，在糖尿病患者中引起血管内皮功能紊乱的代谢异常主要与高血糖、IR、脂代谢紊乱等因素有关。

（一）高血糖引起血管内皮功能紊乱的可能机制

（1）激活 PKC

PKC 为细胞内重要的信息分子，其活化有赖于细胞内 Ca^{2+}、磷脂和二酰甘油（DAG）的水平。高血糖可以使 DAG 升高，激活 DAG-PKC 通路，使血管内皮细胞中的 NO 合成减少，ET-1、Ang Ⅱ、TXA_2 等缩血管物质增多，引起血管舒张功能降低；同时 vWF 及 PAI-1 生成增加，导致高凝、低纤溶和高黏状态。这些都是高血糖导致内皮功能紊乱时的重要表现。

（2）AGEs

AGEs 是蛋白质、核酸等大分子物质在高糖环境下发生糖基化形成的不可逆产物，AGEs 与内皮细胞表面的 AGEs 受体结合后产生一系列反应：导致内皮细胞骨架改变和通透性增加，血浆蛋白渗出而上调凝血反应；使内皮合成组织因子增多，内皮表面抗凝物质减少，从而促进血栓形成；使 NO 作用失活，血管舒张功能降低；促进 TNF-α、IL-1 等细胞因子分泌，参与炎症反应。因此，高糖环境中产生的 AGES 通过影响血管通透性、舒张性以及凝血功能而产生微血管病变，成为糖尿病全身损害的基础病变。

（3）由于胰岛素不足，脂肪组织分解代谢亢进，产生大量游离脂肪酸，转化为酮体使内皮损伤。

（4）氧化应激反应

高糖环境可导致内皮细胞内氧化应激，oxLDL、H_2O_2、超氧阴离子等过氧化产物通过引起 DNA 损伤或特异性转录因子促进凋亡。H_2O_2-PKC 通路的激活使内源性 NO 合成减少，同时大量的自由基使 NO 灭活，从而影响内皮依赖性舒张反应。

（5）伴随高血压造成内皮机械性损伤。

（6）内皮通透性增加是糖尿病血管功能障碍的标志

内皮通透性增加可以促进致动脉粥样硬化细胞因子和脂蛋白穿透进入内皮下区域。糖尿病时可增加吞饮作用和由紧密连接减少引起的细胞内扩散增强。

（7）长期高血糖形成糖化血红蛋白，后者使组织缺氧，缺氧状态下自由基损伤内皮细胞。

（二）IR 引起血管内皮功能紊乱的机制

IR 引起血管内皮功能改变涉及高胰岛素血症和 IR 两种机制。有研究发现在长时间（5～7 天）高胰岛素作用下，内皮细胞中 eNOS mRNA 的转录及蛋白表达明显下降，NO 的产生减少，提示高浓度、长时间的胰岛素作用可使内皮细胞源性的 NO 生成减少。高浓度的胰岛素还直接损伤 EC，并通过激活酪氨酸激酶 ET mRNA 转录、合成，产生大量 ET，造成血管和心肌组织的进一步损伤，因此，ET 是病变程度的一种标志物。此外，高浓度的胰岛素还可造成 PGI_2 合成障碍，导致 PGI_2 释放减少。总之，高浓度的胰岛素长期作用于内皮细胞，最终的结果是导致血管内皮受损，NO、PGI_2 等舒血管物质减少，而 ET 等缩血管物质增多，血管收缩性增强，舒张功能障碍。

单纯 IR 即可导致血管内皮功能紊乱，使内皮细胞中 NO 合成减少，胰岛素介导的内皮细胞依赖性血管舒张功能受损，发生大血管病变的危险性增加。IR 使内皮细胞中的 NO 合成减少可能涉及以下机制：

（1）游离脂肪酸（FFA）的作用

IR 患者血中 FFA 可损害 eNOS 的活性，导致内皮细胞源性 NO 产生减少。

（2）胰岛素信号通路异常

血管内皮细胞是胰岛素敏感的靶细胞，胰岛素与内皮细胞的胰岛素受体结合后通过胰岛素受体底物 IRS-PI3K 途径促进内皮细胞合成，释放 NO，保护血管。这个途径也是胰岛素经典代谢途径。胰岛素对血管平滑肌细胞也有作用，但作用较弱，它与胰岛素受体结合后通过 MAPK（丝裂原激活蛋白质激酶）途径刺激血管平滑肌细胞向内皮下迁移及增生从而造成内皮功能受损。但目前信号转导通路异常对内皮功能的影响尚存在争议，有些研究显示，在糖尿病鼠的视网膜存在 G 蛋白的结构异常和表达下降。还有研究表明在 T2DM 患者前臂循环中存在 Ach 介导的血管舒张受损同时对缓激肽反应正常，这表明 G 蛋白水平异常。这些都支持 T2DM 血管并发症存在信号转导通路的异常。

（3）其他可能的机制

其他机制涉及氧化应激的损伤作用、肾素-血管紧张素系统激活和 ET-1 分泌异常等，但具体的作用环节和分子机制尚未明确。

（三）脂代谢紊乱引起血管内皮功能紊乱可能的机制

（1）氧化损伤

脂代谢紊乱时损伤的内皮细胞和局部大量聚集的炎性细胞成为超氧阴离子的重要来源。除使 NO、PGI_2 合成减少，血管收缩性增强之外，超氧阴离子还可与各种脂质成分相互作用，其代谢产物进一步加重内皮细胞损伤。LDL 被氧化修饰后生成的 oxLDL 是导致血管内皮功能紊乱的重要因素。胆固醇水平升高也是导致血管内皮功能紊乱的重要原因。实验发现高胆固醇饲养的兔、猴及猪血管的 NO 减少，其机制与氧化损伤密切相关。

（2）炎性损伤

炎症反应在动脉粥样硬化的发病中占重要地位。在脂质紊乱和动脉粥样硬化病变早期，内皮细胞上就有大量的炎性细胞聚集。参与这一过程的因子包括单核细胞趋化蛋白和白细胞介素等趋化因子，以及 ICAM、VCAM 等黏附因子。核因子-κB（NF-κB）通过调控各种细胞中免疫和炎性相关因子的表达，也在动脉粥样硬化病变中起着重要作用。因此，炎性细胞的大量聚集成为损伤内皮细胞引起血管内皮功能紊乱的重要原因。

（3）免疫损伤

研究发现在动脉粥样硬化斑块中发现有 T 淋巴细胞存在，并可检测到免疫球蛋白；对饲胆固醇兔的研究发现，胆固醇沉积早期即发生补体激活，然后激活产物可作为单核细胞的趋化刺激，促进单核细胞的血管聚集，并进一步引起内皮细胞损伤，提示免疫因素在脂质紊乱引起的血管内皮功能紊乱中起重要作用。

（4）其他因素

近来研究表明，炎症作为动脉粥样硬化的启动因素起了非常重要的作用，而 Pieper 等研究显示糖尿病患者中 CRP、IL-6、TNF-α 等炎性标志物水平明显高于正常人，提示糖尿病与血管内皮损伤具有密切的关系。

内皮功能障碍在动脉粥样硬化的各个过程中起关键作用。在疾病的早期，IR、高葡萄糖和 FFA 通过激活 NF−κB 和蛋白激酶 C（PKC）信号通路和减少 eNOS 活性，增加 ROS 水平并减少 NO 合成。内皮功能障碍导致血管舒张功能受损、黏附分子表达增加，进而引起血管炎症。在疾病的后期，血管内皮功能障碍导致血小板活化增强和血栓/低纤溶的环境，有利于血管闭塞及血栓形成。

（四）糖尿病血管内皮功能紊乱的主要表现

1. 内皮细胞凋亡

内皮细胞凋亡是糖尿病血管内皮功能紊乱的重要表现，高糖和高胰岛素环境可诱发血管内皮细胞凋亡，且呈时间和浓度依赖性。临床证实病情重、病程长的糖尿病患者内皮细胞损伤和丧失的程度重，血管并发症也重。糖尿病导致内皮细胞凋亡的机制除高血糖引起内皮细胞损伤外，还涉及以下几个方面：①过氧化反应：实验发现高浓度 H_2O_2 会引起内皮细胞立即死亡，而主动脉内皮细胞暴露于低浓度 H_2O_2 24h 后出现凋亡。凋亡对内皮细胞功能的影响较细胞死亡更加明显，因为覆盖在血管壁的凋亡细胞影响内皮细胞再生，促进动脉粥样硬化的发生。②离子平衡失调：糖尿病时内皮细胞内 Ca^{2+} 浓度增加，激活 Ca^{2+} 依赖性激酶或（和）磷酸酶，诱导与凋亡有关的基因表达；此外 Ca^{2+} 浓度增高还激活蛋白酶或（和）核酸内切酶，也促发 DNA 损伤和凋亡。③慢性缺氧：糖尿病患者长期高血糖状态导致血黏度增加，血流缓慢。同时红细胞膜流动性降低，使红细胞流变性改变，其携氧和释氧能力下降，组织缺氧，并使红细胞和血小板聚集性增高，易于黏附聚集在内皮细胞上，导致内皮细胞损伤和凋亡。

2. 内皮细胞高凝状态

正常情况下，内皮细胞作为一个重要的抗凝表面，可防止血栓形成。而高糖环境诱导内皮细胞凋亡后，通过增加细胞膜磷脂丝氨酸的表达使其丧失抗凝功能，并增强组织因子的活性，抑制肝素、组织因子抑制剂及血栓调节素抑制剂的表达量及活性，使内皮细胞从抗凝状态转变为促凝状态。此外，淋巴细胞和单核细胞对凋亡的内皮细胞黏附能力也增加。因此在糖尿病环境下，血管内皮呈现高凝特性，为糖尿病血管病变发生提供了有利条件。

3. 血管舒缩功能异常

糖尿病时内皮细胞损伤使内皮素分泌增加，同时 NOS 活性受抑制，NO 合成减少和破坏增多，使 NO/ET 水平严重失衡，导致血管收缩、舒张功能障碍，加重微循环障碍。上述改变进一步导致内皮细胞损伤，从而引起恶性循环。

动脉粥样硬化是由血管壁的功能和结构变化引起的。这些变化包括异常血管收缩、血细胞与血管壁的相互作用增加、凝血机制的激活以及血管平滑肌细胞的游走和增殖。上述血管异常在心绞痛、心肌梗死、脑卒中和血管型肾功能衰竭中起着重要作用。目前认为，无论是物理性，还是更为微观的内皮细胞损伤，都是发生在动脉粥样硬化形成起始阶段的重要改变。动脉粥样硬化以血管内皮细胞受损、功能障碍为起始，继而血浆脂质侵入内皮下，引起单核/巨噬细胞浸润及中膜血管平滑肌细胞迁移至内膜下过度增殖，并吞噬脂质形成以泡沫细胞为基础的脂质核心，同时分泌多种促炎因子，并产生大量细胞外基质、胶原、弹力纤维形成脂质核心外周纤维帽，最终演进至晚期不稳定动脉粥样硬化斑块。业已证实，糖尿病患者体内发生动脉粥样硬化早于无糖尿病的正常人群，且其动脉粥样硬化病理进展亦明显增快，即所谓加速性动脉粥样硬化。糖尿病患者机体内长期增高的血糖，可与机体多种蛋白成分发生糖基化反应，最终生成 AGEs，后者通过一系列的血管病理作用，加速动脉粥样硬化的病理发生、发展。高血糖、低水平 HDL、高血压、高尿酸血症、小而密 LDL 颗粒和游离脂肪酸增加导致内皮功能障碍。炎症因子包括 TNF−α、IL−6 和 CRP 也可影响内皮功能障碍。动脉粥样硬化斑块的形成常常需要数年时间，且临床没有或仅有非常轻微的症状。然而，不管斑块大小，伴随薄膜的复杂斑块在炎症的状态下，易于破裂。斑块破裂或裂隙可导致血栓形成，从而引起急性心血管事件的发生。血小板黏附到破裂斑块可激活局部凝血功能，使交联纤维蛋白凝块和闭塞性的富含血小板的纤维蛋白网形成。纤维蛋白是动脉粥样硬化斑块的重要组成成分，在血管损伤的早期发挥重要作用。

三、止血机制与糖尿病

（一）正常止血机制

血管壁受损后所发生的血管壁、血小板和血浆凝血因子三者的相互作用称止血机制。止血功能异常可导致病理性出血或血栓形成。止血过程一旦发生，即在局部迅速而局限地进行，不致扩展到全身；血液循环系统部分仍保持液态。这是因为正常机体除止血机制外还存在有一系列的抗凝血机制。即血浆中存在着有抑制凝血的因子和纤维蛋白溶解系统（使凝血块溶解）来参与维持止血机制的平衡。

血管壁在止血过程中的作用：血管收缩，血管壁受损时，立即发生局部小动脉和细小动脉收缩，管腔变狭，使经过损伤部位的血流减慢。同时，由于血管内皮下弹性蛋白、胶原的暴露，血小板黏附在血管损伤的部位并被激活，发生血小板聚集反应，血小板聚集成团而形成血小板止血栓。损伤的血管壁释放出组织因子、直接激活血液凝固系统，形成凝血块，使血小板组成的初期止血栓得以加固。正常的内皮细胞能合成一种抗血栓和抗血小板聚集的因子前列环素及纤维蛋白溶解激活因子（纤溶酶原激活物，又称血浆素原激活物），具有抗凝性，使血栓形成减慢或阻止血栓形成。

血小板在止血过程中的作用：血小板是唯一由骨髓巨核细胞所产生的凝血因子，在血液中的寿命约为 10 天。血小板必须有足够的数量，而且必须功能正常，才能在止血过程中发挥作用。

血小板在止血过程中有以下功能：①支持内皮细胞的作用。血小板或血小板成分可以结合在血管内皮，使其脆性减低而起支持作用；②通过血小板在内皮下胶原上的黏附作用和继发血小板聚集而形成初期的白色血小板止血栓；③变形，血小板通过伪足形成并释放出血小板颗粒内容物质如血小板因子－3、血小板因子－4、二磷酸腺苷、血清素（5－羟色胺）、血栓收缩蛋白等，进一步参与血液凝固及血管收缩过程；④合成并释放血栓素 A 参与止血机制的调节。

血浆凝血因子的作用：

凝血因子所参与的血液凝固过程可划分成三个阶段：①凝血酶原转变成凝血酶；②凝血酶分解纤维蛋白原产生纤维蛋白凝血块；③纤维蛋白溶解系被激活，纤维蛋白凝血块发生溶解。

凝血因子：所有的凝血因子都按照发现的先后以拉丁数字排列，它们都以无活性的酶原形式存在于血浆中。通常以瀑布学说来解释一系列凝血因子的激活。前一个活化的因子激活后一个比它多得多的凝血因子，引起一系列逐步扩大的自动催化反应。

血浆凝血因子被激活后最终形成的纤维蛋白，包绕血小板血栓，形成纤维蛋白—血小板血栓，使初期止血栓得以加固。促凝因子的强度及抑制物的作用，两者之间的平衡决定了凝血酶形成的量和速度，后者又决定了纤维蛋白凝块形成的速率。

某些病理情况下，血小板和异常的血管内皮、活化的凝血因子间相互作用导致止血机制持续地激活、血液流速的改变、血液成分在循环血液中凝聚而形成局部血栓。血栓所造成的病理过程称为血栓形成。血栓形成的后果取决于血栓的部位，受梗阻的脏器和脏器血流的限制程度。

（二）止血机制与糖尿病

许多研究显示 IR 伴随多个血栓前危险簇。在 T2DM 中由于 PAI－1 水平升高，使纤溶抑制明显增加。研究发现 PAI－1 与糖尿病的血糖升高并无相关性，表明糖尿病患者 PAI－1 活性增高并不是高血糖的结果。具有 IR 的脂肪细胞产生 PAI－1，促进了糖尿病与纤溶抑制的联系。IR 和各种凝血因子（包括Ⅶ因子和纤维蛋白原）明显相关。在对 T2DM 患者的非糖尿病但具有 IR 一级亲属家系进行 IR 和血栓形成观察中发现除了动脉粥样硬化危险因素外，PAI－1、纤维蛋白原和Ⅶ因子均升高。已发现 PAI－1 水平在 T2DM 与 BMI 和快速升高的血浆胰岛素水平显著相关，也与 TG 水平相关，当体质量减轻而致胰岛素敏感性增加时 PAI－1 水平下降和纤溶功能改善。众所周知，胰岛素及胰岛素原样分子能刺激肝脏 PAI－1 的合成，且 PAI－1 合成的增加是在 mRNA 水平，因此，高胰岛素血症能刺激肝脏 PAI－1 合成，由此可解释肥胖糖尿病患者较非肥胖者更易并发血管病变。此外，孪生子研究显示，在 IR 和血栓性危险之间，遗传参与了具有遗传和环境多效性的止血因子的变异。

四、纤溶与糖尿病

(一) PAI-1

纤溶系统由纤溶酶原、纤溶酶原激活剂 (PA) 和纤溶酶原激活物抑制剂 (PAI)、纤溶酶及纤溶酶抑制剂组成，其主要功能是通过纤溶酶溶解纤维蛋白而将其从循环系统中清除出去。PAI-1 属于丝氨酸蛋白酶抑制物家族，由肝细胞、成纤维细胞、脂肪细胞、内皮和单核细胞合成，出现在血小板的 α-储存颗粒中。是纤溶系统的主要调节因子。PAI-1 在体内有三种存在形态，即活性态、潜伏态和底物态，只有活性态的 PAI-1 可与组织纤溶酶原激活物 (tissue plasminogen activator，t-PA) 和 u-PA 结合，潜伏态和底物态不能与 t-PA 或 u-PA 结合。体内 PAI-1 大多以潜伏态存在，应用变性剂如十二烷基硫酸钠、尿素、盐酸胍等可使潜伏态的 PAI-1 重新激活为活性态的 PAI-1。血浆中活性态 PAI-1 仅占 3%~5%。有活性的 PAI-1 是不稳定的，半衰期为 30min。与其他的丝氨酸蛋白酶抑制剂家族的成员不同，PAI-1 可以自发地转化为潜在活性态形式而失去活性。PAI-1 的主要生理功能为：①特异性抑制 PA，调节纤溶活性，维持纤溶-凝血系统的平衡；②抑制 PA 对纤维蛋白的水解和细胞外基质作用，影响平滑肌细胞迁移、组织修复、胶原酶激活以及肿瘤生长转移；③影响血管损伤后的重塑过程。虽然血浆 PAI-1 的主要来源是内皮细胞和肝细胞，但这些细胞对血浆 PAI-1 水平的影响尚不十分清楚。近年应用原位杂交和免疫组化方法发现血浆 PAI-1 主要由各种组织中的血管内皮细胞分泌。PAI-1 的另一个重要生理来源是血小板，占 PAI-1 抗原的 93%，但仅占有活性的 3%~5%。在血液凝固过程中，来自血小板的 PAI-1 在保护血凝块抗溶解中可能起重要作用。血小板的激活可诱发贮存在血小板中的 PAI-1 的释放，导致局部 PAI-1 浓度高于血浆水平几个数量级，从而预防血块过快溶解；同时血小板相关生长因子的释放反过来也增加 PAI-1 的合成。激活的蛋白 C 和凝血酶灭活 PAI-1，使 PAI-1 从血块中逐渐消失，随后 PA 扩散至血块中引起血块溶解。PAI-1 活性在冬季最高，夏季最低；清晨最高，在下午及晚上处于最低值，这可能是清晨纤溶活力下降易发生心肌梗死的原因，与心脑血管事件发生率在清晨及冬季最高相符。糖尿病患者纤溶活性降低。在 IR 人群、T2DM 和冠状动脉心脏病 (coronary heart disease，CHD) 患者中 PAI-1 与 IR 相关因素如 BMI、血压、血脂紊乱和胰岛素明显相关。IRAS 研究显示在健康人群中 PAI-1 升高是发生 T2DM 的早期独立危险因子，同时，PAI-1 水平下降本身可伴随 T2DM 减少，且改善胰岛素的敏感性 (降低体质量、运动、二甲双胍治疗) 后，PAI-1 水平明显下降。已有的研究显示 PAI-1 升高先于 T2DM、IR 发生，并且独立于血糖，由此强有力地证实在糖尿病发生过程中的非常早期的时间就发生纤维蛋白溶解。研究发现，糖尿病患者循环中 PAI-1 水平升高与心血管事件、死亡率强相关，其潜在机制是与高胰岛素血症有关。有研究显示在 HepG2 细胞中，胰岛素介导的效应对于稳定 PAI-1 mRNA 是次要的，游离脂肪酸增加 PAI-1 mRNA 的转录，且这种联合是协同的。糖尿病患者的胰岛素可刺激局部血管壁的 PAI-1 升高促进血栓形成，易引起斑块破裂，导致急性冠状动脉综合征的发生。PAI-1 除在纤溶活性改变中起主要决定因素外，目前发现，它还增加细胞迁移和细胞外基质重构，与动脉粥样硬化发生发展的关系十分密切。

(二) t-PA

t-PA 是一种可溶性蛋白，能够激活血管内纤维蛋白溶解系统，是血液中主要的内源性纤溶酶原活化物，主要由血管内皮细胞合成，凝血酶可以使内皮细胞大量释放 t-PA。在正常情况下，由于血管内皮细胞分泌的 PAI-1 的量为 t-PA 的 10 倍，加之 α_2-抗纤溶酶 (α_2-antiplasmin，α_2-AP) 对纤溶酶的灭活作用，因此血液中纤溶活性很低。当血管壁上有纤维蛋白形成时，血管内皮分泌 t-PA 增多。同时，由于纤维蛋白对 t-PA 和纤溶酶原有较高的亲和力。t-PA、纤溶酶原与纤维蛋白的结合既可避免 PAI-1 对 t-PA 的灭活，又有利于 t-PA 对纤溶酶原的激活。结合于纤维蛋白上的纤溶酶还可以避免血液中 a2-Ap 对它的灭活。这样就能保证血栓形成部位既有适度的纤溶过程，又不致引起全身性纤溶亢进，从而能维持凝血和纤溶之间的动态平衡。t-PA 具有促进纤溶酶原转化为纤溶酶、使纤维蛋白降解而具有防治血栓病及血管移植术后血栓形成等作用。

t-PA、PAI-1 是一对重要的调节纤溶系统生理功能因子。t-PA 为纤溶系统活化始动因子，PAI-1 能快速作用于 t-PA，与之形成复合物，使之灭活。PAI-1 作用增强或 t-PA 作用降低，或两者均存在时，局部纤溶减弱，降低了排除血管内纤维蛋白的功能，易造成血管狭窄闭塞，使血流灌注不足，血管壁出现小的缺血域，导致继发性血栓形成，引起并加重血管内皮损伤。临床研究显示 IR 和 t-PA 水平明显相关，在一些前瞻性研究中显示 t-PA 是一些未来心脏事件发生的强有力的预测因子。有报道显示大约 25% 的糖尿病患者 t-PA 活性降低，PAI-1 增加，但 α_2-PI 正常，D-dimer 增加，提示纤溶受抑，该变化似乎与病程无关，但在病程超过 10 年且伴有视网膜病变患者中，纤溶活性明显降低，而无视网膜病变者几乎正常。糖尿病患者 t-PA 合成和释放有所减少，导致纤维蛋白原在血管内皮上堆积，引起血管狭窄或闭塞，使血流灌注不足，形成动脉硬化和血栓形成。但 Meigs 等学者观察到糖耐量异常患者 t-PA 水平明显升高。t-PA 水平明显升高伴随内皮细胞功能异常和破坏，水平升高可反映基本的内皮细胞破坏。

五、凝血与糖尿病

（一）凝血因子Ⅶ

凝血因子Ⅶ（FⅦ）FⅦ是肝脏合成的一种维生素 K 依赖性的单链糖蛋白，由 406 个氨基酸残基组成，分子量约 50kDa。单链的 FⅦ 并无活性，转变为双链形式后即形成有酶活性的 FⅦa。在血浆中，FⅦ 主要以酶原形式存在。FⅦ 被活化后转变为双链形式，其促凝活性（FⅦc）明显增加，在凝血过程中起关键性作用。在代谢综合征、T2DM 患者及一级亲属中 FⅦ 明显增加，同时其也是代谢综合征危险因素簇的组成成分。FⅦ 在有视网膜病变的糖尿病患者比无视网膜病变患者明显增高，在有蛋白尿的糖尿病患者比无蛋白尿者为高。此外，FⅦc 与甘油三酯明显相关，通过饮食和药物使甘油三酯水平下降的同时，FⅦc 水平下降，其原因可能是脂肪颗粒具有活化凝血因子Ⅶ的作用。在体内，高脂血症可使激肽释放酶系统活化，而激肽释放酶进一步增加 FⅦc 水平。此外，血浆 VLDL 水平增加通过间接途径即影响激肽释放酶的产生或直接提供负电荷的接触面活化内在的凝血途径影响 FⅦc 水平。1993 年 Meade 等报道了 FⅦ 活性（FⅦc）变化是冠心病的独立危险因素，特别是与致命性心血管事件明显相关，但 FⅦc 受遗传、饮食、运动和药物治疗等因素的影响。而 FⅦa 虽然稳定，有人也认为 FⅦa 水平增高可作为缺血性心脑血管病的危险因素，但多数研究认为与冠心病的发病并无相关性。

（二）纤维蛋白原

纤维蛋白原是一种由肝脏合成的具有凝血功能的蛋白质，是纤维蛋白的前体。纤维蛋白原由 α、β、γ 三对不同多肽链所组成，多肽链间以二硫键相连。其主要生理功能是作为凝血因子Ⅰ直接参与体内凝血过程，纤维蛋白原含量升高有促进心血管发生的作用。纤维蛋白原与全血黏度、血浆黏度、血沉及血小板聚集之间呈显著正相关，提示血浆纤维蛋白原含量升高，可使血黏度增高，红细胞聚集增高，血小板聚集增高，使血液处于高凝状态，促进血栓形成。

流行病学研究证实在糖耐量减退的女性患者中纤维蛋白原水平、胰岛素水平、BMI 和 HDL 下降明显相关。在 T2DM 患者的健康一级亲属中纤维蛋白原水平升高，纤维蛋白原水平升高可预测在健康人中 T2DM 的发生。大多数研究表明在伴或不伴微血管并发症的 T2DM 患者中血浆纤维蛋白原水平是增加的。然而，尽管在那些需要胰岛素治疗的患者纤维蛋白原水平是增加的，但是，Rotterdam 研究显示 T2DM 患者和非 T2DM 患者纤维蛋白原水平无差别。在 T2DM 患者中强化改善血糖控制并没有导致纤维蛋白原水平下降，也有学者发现血浆纤维蛋白原水平和血糖控制呈正相关，另外，有人发现在 T2DM 患者胰岛素治疗后，并不影响纤维蛋白原水平变化，而二甲双胍治疗可明显减少纤维蛋白原水平。

（三）纤维蛋白原和凝血因子Ⅶ

近年来心血管病流行病学研究的另一重要进展是明确了凝血因素是冠心病的重要危险因素。最常用的反映凝血因素的指标是血浆纤维蛋白原和FⅦ。已有 7 项前瞻性研究表明纤维蛋白原在正常偏高水平时心血管病发病危险即增高，血中纤维蛋白原值每增加一个标准差，男性和女性发生冠心病事件的危险分别增加 30% 和 40%。纤维蛋白原也是周围血管病和心衰的危险因素，它的增高还是不稳定性动脉粥样硬化病变的指标，表明有内膜下出血或炎性脂质浸润。Framingham 研究表明，在 45~84 岁人群随访 16 年中纤维蛋白原最高三分位组与最低三分位组相比，男性和女性冠心病的相对危险比分别为 1.8 和 1.7，脑卒中的危险比分别为 2.5 和 1.0，周围血管病危险比分别为 1.5 和 4.0。1994 年 PROCAM 研究报告即使在血清 LDL 升高组，如果纤维蛋白原水平低；冠心病发病率也低。1995 年 Levenson 用超声检查颈动脉、股动脉和腹主动脉斑块的方法，在一组至少有一项危险因素升高而无症状的对象中证明在调整了其他危险因素后，血中纤维蛋白原水平增高与动脉粥样斑块的有无及范围有显著关联，其最高三分位组较最低组斑块出现的 OR 值为 1.6 （1.4~1.8），对斑块范围的 OR 值为 1.4 （1.2~1.7），直接证明了凝血因素纤维蛋白原增高是动脉粥样硬化的危险因素。纤维蛋白原还和其他心血管病危险因素有密切关系，例如与高血压对冠心病发病的影响有相加作用，吸烟者纤维蛋白原升高而戒烟后很快下降，妇女绝经后纤维蛋白原显著增高，发生肥胖和糖尿病时纤维蛋白原和 FⅦ 均增高等等，FⅦ 在前瞻性研究中对冠心病发病的关联不如纤维蛋白原显著。

（四）von Willebrand factor 和凝血因子Ⅷ

von Willebrand factor （vWF）是由血管内皮细胞和血小板产生的大分子糖蛋白，是凝血因子Ⅷ的携带者，vWF 通过桥梁作用分别黏着受损的血管胶原纤维及血小板膜上的糖蛋白受体，参与促进血小板黏附和聚集，是血管内皮细胞损伤的标志，也与其他心血管危险因素相关。在糖尿病中 vWF/FⅧ 水平升高与血管内皮细胞损伤和炎症有关，且与 IR 也发生相关。

（五）凝血因子Ⅻ

凝血因子Ⅻ（FⅫ）即 Hageman 因子，是一种丝氨酸蛋白酶，主要由肝脏合成，参与内源性凝血途径的接触相激活。许多报道发现 FⅫ 缺乏与血栓栓塞性疾病的发病有关，认为 FⅫ 缺乏是血栓栓塞性疾病的发病风险之一。Halbmayer 等报道 FⅫ 缺乏与心肌梗死的发生、发展具有相关性。FⅫ 缺乏易致血栓形成的机制可能与 FⅫ 通过直接及间接途径激活纤溶系统、导致纤维蛋白溶解有关。FⅫ 活性减低，则不能有效激活纤溶系统，易致血栓形成。但是，也有不支持 FⅫ 易致血栓形成的报道，Oguchi 等报道 FFⅫ 基因 46 C/T 多态性与冠心病、静脉血栓栓塞性疾病、中风等无相关性。Kleinschnitz 等报道 FⅫ 缺乏或抑制 FⅫ 活性可使实验小鼠的脑缺血损伤得到改善，说明 FⅫ 对于生理状态下的凝血过程并未发挥作用，只是选择性地作用于病理状态下的血栓形成。有关 FⅫ 缺乏导致的上述矛盾的临床和实验现象需要更多的资料、更深入的研究来逐步澄清。

（六）凝血因子ⅩⅢ

凝血因子ⅩⅢ（FⅩⅢ）是一种转谷氨酰胺酶，在凝血途径最后阶段起纤维蛋白交联作用。它由 a 和 b 两个亚单位组成，其中 a 亚单位具有酶活性，b 亚单位起载体作用。a 亚单位基因具有高度多态性，可导致不同的 FⅩⅢ 活性水平。FⅩⅢa 亚单位 Val34Leu 基因多态性与动脉粥样硬化病有关。在南亚的健康人群和 T2DM 患者的一级亲属中 FⅩⅢb 亚单位与代谢综合征相关。IR 与 FⅩⅢa 亚单位缺乏相关性可能与其由造血细胞合成，而 FⅩⅢb 亚单位由肝细胞合成有关，凝血状态的预测作用并不强于传统的 CHD 危险因素，它不能完全替代传统因素。

六、血小板与糖尿病

在正常人的循环血液中，血小板基本处于非活化的状态，非活化的血小板在受到各种理化因素（如高血糖）的刺激下可被激活而成为活化血小板，血小板活化可表现为膜内、膜表面及血浆中有一些特定的血小板糖蛋白成分可发生改变，这些糖蛋白即为血小板活化的标志物。其中膜表面的糖蛋白的改变表现为数量重排和构型变化，随后与血浆中相应的受体结合而使血小板聚集，再通过一系列的变化，参与体内的病理生理过程。近年来大量研究发现，患者体内血小板处于活化状态，表现为血小板黏附、聚集及释放反应均增强，导致血管内凝血、血栓形成及动脉粥样硬化，在糖尿病血管病变的发病机制中起着重要作用。

　　正常情况下血管内皮细胞不与血小板发生反应，当血管受到损伤时，内皮细胞的完整性被破坏，暴露内皮下组织，在其作用下，血小板数秒钟内就开始黏附于血管壁破损处，形成白色血栓。此反应主要为血小板膜表面糖蛋白受体Ⅰb（GPⅠb）与来源于血浆或血小板α颗粒的血管性血友病因子（vWF）结合，而后黏附于暴露的内皮下胶原纤维或微纤维处。糖尿病患者存在着血管内皮细胞的损害。有研究报道糖尿病患者血浆vWF水平明显高于对照组，而vWF只在内皮细胞受刺激时才会释放入血浆。糖尿病患者长期高血糖可抑制血管内皮细胞DNA的合成，内皮细胞膜在糖化、缺氧状态及自由基的损伤下均可造成内皮受损。另有研究表明1型糖尿病患者无论有无并发症，其血小板平均直径、体积和表面积增大，其α颗粒、致密体和线粒体密度均显著增加，膜表面糖蛋白受体在数量和密度上也较正常人明显变化，如GPⅡbPⅢa的增加。由于这些糖蛋白与血小板的黏附、聚集直接相关，所以，这种改变被认为是血小板活性增强的分子学基础。

　　糖尿病患者血小板膜糖蛋白的改变表现在GPⅡbPⅢa表达的增高及GPⅠb的下。GPⅡbPⅢa是血小板膜上含量最多的糖蛋白，在静息血小板膜上并不表达。Tschoepe等发现糖尿病患者早期即有GPⅡbPⅢa的增高，说明糖尿病患者体内GPⅡbPⅢa作为纤维蛋白原受体发生了改变，一个纤维蛋白原分子能够与至少2个GPⅡbPⅢa受体分子结合，此结合也可导致纤维蛋白原分子的构型改变，使纤维蛋白原能够与静息的血小板膜GPⅡbPⅢa受体结合，加快聚集的形成，在纤维蛋白原与GPⅡbPⅢa结合的同时，可引起血小板的跨膜信息传递，导致血小板的进一步活化与功能活动加强。对血小板活化时GPⅠb量的改变曾有不同的看法。近年来大量的研究证实，在血小板活化时，GPⅠb可由开放管道系统从浆膜外向内转移，使细胞表面GPⅠb含量减少。因此，血小板膜GPⅡbPⅢa可与GPⅠb一起作为评估糖尿病患者血小板活化的指标。

　　除此之外，糖尿病患者中存在血小板颗粒膜糖蛋白140（GMP2140）的表达增强，且在伴有血管病变时增高更为明显，说明它在血管病变的发生发展中起重要作用。原因考虑为糖尿病患者代谢紊乱，血黏度增高及微循环障碍均可刺激血管内皮细胞释放GMP2140，内皮受损后，胶原暴露又可进一步激活血小板，引起GMP2140的进一步表达。因此，GMP2140已作为糖尿病血小板活化的特异性标志应用于临床。

　　GPⅠb、GPⅡbPⅢa及GMP2140均能介导血小板与内皮细胞、血小板与血小板之间的黏附，因此，糖尿病患者体内血小板黏附反应较正常人明显增强。

　　血小板黏附于血管破损处后即被活化，在Ca^{2+}的参与下，活化血小板膜GPⅡb与GPⅢa以1∶1的比例结合成为纤维蛋白原受体结合部位，血浆中的纤维蛋白原分子可以同时和至少2个GPⅡbPⅢa结合，因此，血小板能通过各自表面的纤维蛋白结合面聚集成团。这是形成血栓的主要反应过程。近年来大量研究表明，67.7%的糖尿病患者血小板聚集功能增强，其机制以及与血管并发症的关系可能表现在以下几个方面：①蛋白的非酶糖化。慢性高血糖可致血小板膜蛋白非酶糖化，使血小板对一些促聚集物的反应性改变。此外，低密度脂蛋白糖化后可导致血小板膜磷脂成分改变影响血小板变形，促进血小板聚集。②糖尿病时脂质过氧化作用增强。过氧化脂质抑制PGI_2合成酶，使血管内皮细胞合成PGI_2减少，而TXA_2合成相对增加，前者有明显抑制血小板聚集的作用，而后者是强的血小板聚集促进剂，因此，糖尿病时通过改变PGI_2与TXA_2比值而促进血小板聚集。③血小板形态和结构的改变。电镜下观察慢性实验性糖尿病家兔血小板，发现其形态变圆和不规则，并出现巨大血小板，血小板内颗粒增多、集中，开放管道明显增多，呈激活状态，这些异常血小板可能表现为很高的聚集活性。④糖尿病患者存在NO合成的减少，血小板对其反应性也减弱，因此 NO 抑制纤维蛋白与血小板结合、抑制血小板黏附于损伤血管内皮及其在损伤内皮的沉积、抑制血小板表面糖蛋白的表达及抑制血小板对 Ca^{2+} 摄取的作用均减弱而致血小板聚集功能增强。⑤高血糖时氧化应激反应可能诱导凝血酶形成增加促进血小板活化。其次，血糖控制不佳的 T1DM 患者静息状态下血小板胞内 Ca^{2+} 含量高于正常，T2DM 患者体内活性增高的血小板磷酸肌醇转换增强，均可引起血小板聚集性增高。

血小板活化过程中将贮存在致密体、α 颗粒和溶酶体内的许多物质排出胞外为血小板的释放反应。血小板的许多功能是通过释放反应时形成或释放出的生物活性物质所产生的生物学效应来完成的。引起血小板释放反应主要通过两种途径：TXA_2 途径与磷脂酶（PLC）途径。TXA_2 途径是通过活化的血小板激活磷脂酶 A_2（PLA_2），后者促进花生四烯酸生成，在环氧化酶作用下，产生的内过氧化物（PGG_2、PGH_2）经 TXA_2 合成酶合成 TXA_2，TXA_2 可激活血小板引起释放反应。PLC 途径是经 PLC 作用于膜磷脂产生三磷酸肌醇（IP3）和二酰甘油酯（DAG）。IP3 作用于致密管系统（相当于肌细胞肌浆网）使之释放 Ca^{2+}，胞质游离 Ca^{2+} 的升高可引起血小板收缩，导致释放反应。DAG 可激活 PKC，后者可激活血小板引起释放反应，PKC 也可激活 PLA_2 经产生花生四烯酸，生成 TXA_2，引起释放反应。糖尿病患者体内 TXA_2 合成相对增加，且活化血小板磷酸肌醇转换增强，因此，糖尿病患者血小板释放反应增强。血小板致密颗粒释放的 ADP 等对血小板释放反应起正反馈作用，能引起血小板聚集；α 颗粒释放的 β2TG 增高，阻碍内皮细胞生成 PGI_2，降低内皮细胞抗血栓的能力，PF_4 具有中和肝素作用，与内皮细胞表面的硫酸乙酰肝素结合，减慢凝血酶的灭活，也促进了血栓的形成，导致血小板伸展黏附和聚集；PDGF 能促进动脉硬化。因此，血小板释放反应的增强是糖尿病血管病变的原因之一。血小板可被各种不同的因子包括内皮下的成分如胶原蛋白、凝血酶和从存储颗粒释放的内源性因子——ADP、血小板活化因子（PAF）和血栓素 A_2 等激活。血小板功能也受胰岛素通过细胞表面受体的调节。高胰岛素血症被认为对动脉粥样硬化疾病具有保护作用，但是，体内研究表明 IR 患者的血小板对胰岛素、NO 和前列环素 PGI_2 具有抵抗，这表明在 IR 的状态下，血小板聚集功能是上调的，由此支持在 T2DM 患者其血小板较健康人更易在血管内皮黏附和聚集。其机制涉及多个方面。血小板内的钙是决定血小板功能的重要因素。环磷酸三腺苷（cAMP）和环磷酸鸟苷（cGMP）是主要抑制血小板活化的第二信使。胰岛素可通过增加血小板 NO 的合成，使血小板 cAMP 和 cGMP 的浓度增加，同时胰岛素可以促进 NO 和 PGI_2 协同地减少血小板聚集的作用。体内外研究显示在胰岛素敏感个体中胰岛素可减少血小板内的 Ca^{2+} 浓度，而在 IR 个体中，胰岛素可增加血小板内的 Ca^{2+} 浓度，从而促进血小板聚集和活化。肥胖个体中，胰岛素不能刺激血小板的 cGMP 水平增加。体内研究提供的证据证明在 T2DM 和代谢综合征中血小板的活化是增加的，这可以从血小板颗粒成分（β-血栓球蛋白和血小板因子 4）在血浆中水平增加所反映出。在 IR 状态下，胰岛素减少对血小板聚集和活化的调节作用，这由此增加了代谢综合征伴随的动脉粥样硬化风险的明显增加。血小板黏附、聚集于内皮损伤部位，释放生长因子，促进平滑肌的增殖，导致动脉粥样硬化，引起糖尿病大血管病变；另一方面血小板的高黏附、高聚集状态造成微循环淤滞，导致组织缺氧引起糖尿病的微血管病变。因此，早期有效抗血小板治疗，可防止糖尿病血管病变的发生和发展，在糖尿病及其血管病变的治疗中具有重要意义。

七、糖尿病增加血栓的危险

1 型和 T2DM 的特点乃波动性高血糖，其后果是导致不同程度的蛋白质糖基化。钳夹试验显示在正常胰岛素高血糖状态下，高血糖本身可促进前血栓变化，其凝血酶-抗凝血酶复合物和循环可溶性组织因子双重上升。有趣的是，在正常血糖高胰岛素状态下，PAI-1 增加，提示葡萄糖是调节血栓形成的过程而胰岛素是调节纤维蛋白溶解。体外研究显示糖化白蛋白可以提高单核细胞和脐静脉内皮细胞组织因子的表达，提示糖基化可能启动凝血过程。在非糖尿病男子中可以发现，血清 AGE 与 PAI-1 和纤维蛋白原水平明显相关性支持 AGE 积累可能刺激前血栓的变化。除了多种机制参与了血小板功能的变化外脂质过氧化反应和蛋白质糖基化也增加血小板活化。

八、糖尿病血液细胞成分超微结构与血栓

由于糖尿病被认为是血栓前状态。T2DM 特征性表现包括：增加凝血、纤溶受损、内皮功能障碍和血小板高反应性。高血糖导致血小板活化，纤维蛋白原及 IR 相关的低纤溶的增加，在血管病变的发展中都起到了重要作用。

（一）血小板

糖尿病患者血栓前状态的重要发病机制是血小板高反应性。

糖尿病的特征可归因于以下因素：①凝血功能增强；②纤溶受损；③内皮功能障碍；④血小板超活性。在糖尿病患者中，有几种机制有助于血小板功能异常，如高血糖、胰岛素缺乏和 IR 相关的代谢性疾病。尽管血小板具有多种功能，但其主要功能是利用其某些特殊特性，如改变形状、分泌颗粒物质和聚集形成血小板凝块来对血管损伤做出反应。次要功能包括：维持血管张力、炎症、宿主防御和肿瘤生物学。血小板中的两种主要储存颗粒是 α 颗粒和致密颗粒。α 颗粒是最丰富的，含有血小板黏附所必需的蛋白质，而致密颗粒则可在血管损伤部位补充血小板。致密颗粒储存血小板活化时分泌的分子。致密颗粒内容包括如儿茶酚胺、5-羟色胺、Ca^{2+} 等物质，腺苷 5′-二磷酸和腺苷 5 磷酸′。静息下的血小板含有 CD36、CD63、CD9 和 GLUT-3 等蛋白，这些都是血小板活化标志物。研究显示在 T2DM 患者中 CD31、CD36、CD49b、CD62P 和 CD63 表达增加，从而增强血小板活化和聚集，促进动脉粥样硬化和血栓形成。在胰岛素靶组织中，尤其是受影响的是内皮细胞、血小板、单核细胞和红细胞。胰岛素对血小板的作用是使血小板发挥对血浆 PGI_2 和 NO 对聚集的抑制效应，减少激动剂如前列腺素 E1 和 E2 前聚集的性质。

（二）糖尿病血小板结构异常

糖尿病血小板的特征是黏附性增强和过度聚集。糖尿病患者血小板和纤维蛋白网络的超微结构显示由血小板自发形成的血小板膜呈皱缩干瘪、几乎没有伪足，出现典型的细胞凋亡结构：泡状形态，意味着血小板膜的完整性和表面受损、功能损害。泡状形态的发现非常重要，因为它可能会导致糖尿病微粒的增加，参与凝血和炎症反应，进而可能参与糖尿病患者加速动脉粥样硬化的发生过程。

（三）纤维蛋白网

糖尿病患者动脉粥样硬化并发症患病率明显增加，导致过早动脉粥样硬化形成的突出特征包括：血小板反应性增加和与纤溶相关的凝血因子激活增加。在血管损伤过程中，纤维蛋白沉积在动脉粥样硬化病变部位是正常的生理反应，因此，沉积的纤维蛋白结构被认为是可能增加动脉粥样硬化患者心血管事件的危险因素。目前，研究活化血小板和纤维蛋白网络的超微结构变化是了解动脉粥样硬化的一个重要手段。

（四）凝血蛋白在凝血级联反应中的作用

凝血级联反应包括血块形成和纤溶。凝血蛋白在这两个过程中都起着重要的作用。糖尿病患者有更高水平的循环中组织因子（TF）、凝血因子（FⅧ）、凝血酶、纤维蛋白原、tPA 和 PAI-1。TF 启动血栓形成过程，最终产生凝血酶，这是将纤维蛋白原转化为纤维蛋白的关键。糖尿病中 TF 水平的增加是由葡萄糖和胰岛素控制的。事实上，这两个控制因素往往具有相加效应。引起 TF 水平升高的其他机制是 AGEs 形成和 ROS。在斑块破裂过程中形成的 TF/FⅧ复合物，在血小板刺激作用下，激活不同凝血因子，最终产生凝血酶。糖尿病患者的 TF 和 FⅧ升高，已有研究证实血糖升高和 FⅧ凝血活性直接相关，而 FⅧ凝血活性与致命性心血管事件密切相关。1 型和 T2DM 中凝血酶生成增强，高血糖是增加凝血酶生产的罪魁祸首，而高血糖控制后，可减少凝血酶生产，表明高血糖是高凝状态。高浓度的凝血酶会导致血块结构的改变，因为它们密度更大，渗透性降低，使它们更容易裂解。纤维蛋白原是纤维蛋白前体，是心血管疾病的独立危险因素，常被用作心血管危险的替代标志物。在 T2DM 患者中，高纤维蛋白原水

平对预测无症状心肌缺血发生具有重要意义。

（五）糖尿病患者纤维蛋白网络

T1DM 患者的血浆凝块降低了通透性，提示其结构更加致密，与微血管并发症无关。利用共聚焦显微镜技术发现，糖尿病和 IR 者与对照组相比，其由血浆纯化纤维蛋白原制成血浆凝块有更致密的纤维蛋白网状结构，证实了早期的研究结果。

引起糖尿病纤维蛋白网络结构改变的机制包括量和质的变化。高血糖和 IR 增加糖基化和氧化的同时，TF、凝血酶、纤维蛋白原和 PAI-1 水平升高引起质的变化，导致血块显示出更致密的结构和抗纤溶能力。在高纤维蛋白原浓度下形成的凝块显示出独特的性质，包括：细纤维，孔径减小，抗拉强度增加，这种血块被纤维蛋白溶酶降解率较低。糖尿病患者有比较高组织因子水平，组织因子活性是由胰岛素和葡萄糖控制。糖基化终产物和 ROS 是糖尿病合成组织因子的另一个刺激因素，此外，糖尿病患者凝血酶的升高对血块的形成、结构和稳定性有直接影响。最终产物是一种致密的、不易渗透的凝块，它更容易裂解。结合糖尿病作为一个血栓前状态及炎症状态，细胞因子水平增加，如 IL-6 可刺激肝细胞产生更多的纤维蛋白原。而 IR 本身也可使肝细胞产生更多的纤维蛋白原。

（六）糖尿病引起的红细胞变化

像血小板和纤维蛋白网络一样，红细胞也被证明在凝血过程中起作用。这与它们传统的氧气运输的生理作用形成鲜明对比。红细胞增强了凝血功能和血小板聚集。红细胞也定位于冠状动脉粥样硬化斑块。在糖尿病血液学异常谱中，红细胞聚集和红细胞变形能力减弱。更重要的是，它们与糖尿病微血管并发症的发病机制有关。葡萄糖对红细胞的不良影响主要表现：红细胞膜的重排、血红蛋白氧结合活性的缺陷、膜的机械特性的改变等。红细胞促凝性可增加血黏度和血小板向血管壁收缩，因此，红细胞与纤维蛋白凝块的结合对血块结构及其力学性能有影响。

1. 红细胞结构的改变

糖尿病患者红细胞膜变硬，不变形。胆固醇与磷脂比值的降低是造成这种异常的原因。钠离子 ATPase 活性降低，离子平衡紊乱导致糖尿病患者血清和红细胞钠和血清钾升高，使细胞体积增大和渗透脆性增加，从而导致微血管并发症的发生。未控制的糖尿病常见纤维蛋白原和胰高血糖素升高。氧化应激在增加膜脂过氧化作用方面起作用，这可能会导致成分和功能的异常。增强的丙二醛（脂质过氧化的指标）和降低谷胱甘肽和膜-SH 组的水平是糖尿病红细胞的特征。尽管红细胞中没有线粒体，但它们仍然依靠葡萄糖作为它们的能量来源。然而，在高血糖环境中，糖化同时产生的氧化应激可使红细胞组成成分更加脆弱。细胞膜的功能之一是提供保护，这也包括防止氧化损伤。然而，在糖尿病患者中，脂质过氧化导致细胞膜的结构损伤，细胞的变形性和流动性随之下降。

2. 红细胞聚集性和变形性的改变

红细胞聚集的性质受红细胞膜、血浆蛋白纤维蛋白原和球蛋白组成的影响。当纤维蛋白原水平增加，白蛋白减少，聚集增强。糖尿病患者的变形能力显著下降，这种异常是由于膜结构的特殊变化引起的，变形能力下降的结果是血黏度的增加，这可能导致内皮细胞壁上的剪切应力增加，参与糖尿病心血管并发症发生。糖尿病是一种多因素疾病，对红细胞的流变学和电学特性有显著影响，其红细胞通常比正常更坚硬，变形能力降低，同时，糖尿病也使红细胞、纤维蛋白网和血小板的超微结构发生了深刻的变化。在血栓形成过程中，纤维蛋白原水平的升高具有很强的特点，这会导致异常的纤维蛋白纤维形成可见的密集缠结沉积（DMD）和由此产生的凝结物导致血细胞改变形状和被困在异常的纤维蛋白网中。T2DM 和血浆纤维蛋白原水平升高及高凝状态造成纤维蛋白网形态异常有关，值得注意的是这种高凝状态的纤维蛋白和红细胞之间存在密切联系。红细胞聚集和纤维蛋白原的相互作用导致红细胞黏度异常，血黏度升高和纤维蛋白浓度升高，不仅是心血管疾病的强有力预测因素，而且也是动脉粥样硬化发生发展的重要因素。

糖尿病的代谢变化与血小板活化增加、继发性 NO 生成减少、网织血小板增多和血小板周转增加有关。糖尿病也与促凝物质血浆水平和抗纤溶蛋白水平，包括纤维蛋白原、TF、FⅦ和PAI-1升高以及抗凝水平降低，包括血栓调节蛋白和蛋白C有关。此外，在糖尿病中凝血蛋白的定性变化，包括纤维蛋白原的氧化和糖基化增加，导致形成抗裂解的厚纤维蛋白网络。纤溶酶原糖基化增加转化为纤维蛋白溶酶并改变蛋白活性。最后，抗纤溶蛋白掺入凝块增加，损害纤溶功能。

第三节　红细胞的结构和功能

红细胞占血液有形成分总体积99%以上，红细胞比容为40%～45%，具有物质交换、信息传递、能量转移等多种生理功能。红细胞的变形能力是影响血液流动和黏滞性的最主要因素。

一、红细胞的结构和功能

红细胞膜的组成：蛋白质约占49.3%，脂质42%，糖类8%，蛋白质与脂质比约为1∶1。红细胞蛋白主要为糖蛋白，含己糖、乙酰氨基己糖、岩藻糖和较多的唾液酸。膜蛋白含有巯基，对维持红细胞的结构和功能有重要作用。成熟红细胞的脂类几乎全部存在于细胞膜中，其中磷脂和游离胆固醇占脂量的95%，糖和其他脂类仅占5%。磷脂主要是卵磷脂、脑磷脂、神经磷脂以及丝氨酸磷脂，溶血磷脂仅占少量。红细胞膜上脂类能与血浆脂蛋白中的脂类进行交换。

由于成熟红细胞不能合成脂类，因此，该交换是红细胞脂类交换更新的主要形式。红细胞膜的结构与其他细胞膜相似，为脂质双层白对称结构。由于膜的双分子脂质大部分呈液晶态，膜内蛋白质和脂质分子可以在模板样的结构内自由移动，膜的各种组分在膜上的分布不是随机的，而是有缺序地排列在膜上，在膜的内、外表面均有一定规律。暴露在膜表面的蛋白质可与多糖分子结合成糖蛋白，还有部分蛋白质分子附着在脂质分子层的内表面，称表在蛋白质、嵌入的膜蛋白具有很多的重要功能，有的与物质转运功能有关，有的与受体功能有关，有的具有酶的性质，有的属特异性抗原。早在1675年Leeuwenhook就已经观察到红细胞通过毛细血管时变性的现象。红细胞变形性（erythrocyte deformability）是指红细胞能自由通过比其自身直径小的微血管的能力；是红细胞在外力的作用下，改变其形状的能力；是一种重要的流变现象；也是影响血液循环的主要因素之一。红细胞良好的变形性是有效灌注微循环，完成生理功能，维持生命运动的基础。红细胞变形性降低会导致全血黏度，特别是高切变率下全血黏度升高，加大血流阻力，阻碍血液循环，这一阻碍作用，对代谢活跃的器官（心、脑、肺）影响更加明显。红细胞膜的结构及其特性是影响红细胞变形性及血液流动，尤其是通过微循环的重要因素。血液流动性受红细胞、血小板和血浆内容物的影响。红细胞的可塑性除受细胞内容物的影响外，尚取决于红细胞膜的变形性能，而其变形性能除与膜结构有关外，还与细胞内ATP含量、Ca^{2+}、氧分压等有关。影响红细胞变形的因素包括：①红细胞外在因素，如血液的剪切力、渗透压和pH值、温度、血管口径、介质黏度、血浆球蛋白和纤维蛋白原等的影响；②红细胞膜因素，红细胞膜的表面积与红细胞容积比率越大，变形张力也越大；③红细胞内在因素。红细胞酶的异常、红细胞内的糖化血红蛋白变性、红细胞膜的黏弹性、红细胞的几何形状、红细胞的胞质黏度等因素都可以使红细胞内容物流动性减少而不易变形，此外，Ca^{2+}、氧化剂等因素都可以影响红细胞变形。红细胞膜尚具有物质转运、血型物质、受体、免疫功能等功能。

糖尿病状态下红细胞形态和功能发生的变化。红细胞是主要的血液成分，具有独特双凹圆盘状的无核细胞。细胞的主要功能是通过血红蛋白从肺部将氧气运输到所有器官和组织，然后通过相反方向输送二氧化碳。成人红细胞在骨髓中生长，在血液循环中存活约120天，然后被肝和脾库普弗细胞消灭。这个过程是缓慢和多阶段的，被激素（如红细胞生成素）和细胞因子控制。红细胞在网织红细胞的阶段进入血液。网织红细胞没有细胞核，但是，他们有一个残留的蛋白质合成装置。他们占循环红细胞的1%～

2%，在 24～48h 转化为成熟细胞。

糖尿病引起的代谢紊乱显著改变红细胞的物理、生化、形态和功能特性。细胞膜作为细胞的单一结构成分，在维持细胞的稳定、形态和发挥其功能特性方面起着重要作用。在糖尿病状态下，红细胞膜结构发生了深刻的变化，影响细胞的理化性质。脂质交换受到干扰，其红细胞膜脂质双层分子结构也会改变。糖尿病患者胆固醇水平增高。红细胞膜中不饱和脂肪酸含量增加使磷脂水平也升高，从而增强脂-脂相互作用，减少蛋白质-脂质相互作用，以及增加蛋白质-水相互作用导致蛋白质向膜表面移位，其后果是膜流动性降低。在糖尿病时，膜的总蛋白含量（特别是糖蛋白）减少，而唾液酸酶的活性增加。这些酶活性的增加反过来会导致红细胞表面唾液酸的减少，使红细胞表面的负电荷改变，聚集特性增强，可塑性降低，从而增加血黏度，红细胞通过微循环障碍，被认为是发生糖尿病并发症的先兆。由于高血糖，红细胞膜和细胞质蛋白的非酶糖化过程被激活。糖化血红蛋白的增加影响红细胞氧转运功能的效率。糖化血红蛋白促进 O_2 的亲和力，使其重新回到微循环中的细胞，这反过来又促进组织缺氧的发展。在糖尿病，由于 NOS 产生减少、NOS（即 L-精氨酸）底物的减少以及 ROS 的失活等因素导致 NO 的生物利用度下降，进而使红细胞可塑性紊乱，使其微循环复杂化，从而导致血管并发症和缺氧的发展。在观察糖尿病患者红细胞的变化时，红细胞生成的特异性必须考虑在内。在高血糖条件下，伴随着越来越多的网织红细胞在血液中增加，红细胞生成也明显增加。组织缺氧（特别是肾组织）使红细胞生成素的合成增多，红细胞生成增加。糖尿病状态下，在增加红细胞生成的背景下红细胞的寿命缩短了 13%。在高糖状态下、氧化葡萄糖时被认为是红细胞中自由基形成的主要机制。高血糖通过超氧阴离子途径促进脂质过氧化，并促进自由基的形成。葡萄糖和蛋白质的氨基酸残基之间的相互作用导致的 Amadori 产物和糖基化终产物（AGEs）的形成。AGEs 与相应的受体作用，使酶失活，改变其结构和功能，从而促进自由基的形成和阻断 NO 的抑制细胞增殖作用。新近在 RBCs 中发现，NADH 氧化酶和 NOS 异构体有助于内源性氧化剂的形成和氧化应激的发展，氧化应激可影响血浆蛋白、膜和脂质。

决定红细胞变形能力的主要因素包括细胞形状（即表面/体积），细胞膜和细胞骨架的机械性能以及细胞内黏度。以往红细胞变形能力的测定是采用与健康对照组比较，每分钟过滤通过约 $5\mu m$ 的红细胞容量来表示。在微循环中红细胞变形能力越来越重要。红细胞通常约为 $8\mu m$ 大小，其变形能对微循环产生深远的影响。糖尿病患者血液流变学参数涉及红细胞比容、血浆蛋白、红细胞聚集和红细胞变形能力等。作为糖尿病并发症的组织水平灌注损害主要表现之一是红细胞变形能力减少，糖尿病患者的血浆葡萄糖水平升高，主要影响红细胞与血管内皮细胞及毛细血管壁。糖尿病的糖基化异常，可影响血红蛋白及红细胞膜蛋白，且与红细胞膜的流动性减少相关。高水平的糖化血红蛋白与红细胞变形能力下降相关。有学者研究显示胰岛素敏感性与全血黏度呈负相关，即全血黏度可反映胰岛素敏感性所涉及的各种代谢参数（如血脂、血糖、水和离子状态、血压和肥胖）。糖尿病患者红细胞变形能力下降，机制可能与下列因素有关：①血红蛋白非酶糖基化增加、红细胞内山梨醇增多及肌醇减少而致红细胞变形性减退；②红细胞膜流动性降低。糖尿病患者血浆中胆固醇含量增加，血浆低密度脂蛋白胆固醇可将胆固醇带入红细胞膜中，使红细胞膜的胆固醇含量增加，红细胞膜脂有序性增强而膜脂流动性降低，微黏度增加，使红细胞变形能力下降；③低镁血症。

二、全血黏度

在糖尿病中有充分证据表明血黏度升高可导致微循环障碍和组织营养不良是糖尿病微血管并发症的致病因素。糖尿病血管病变的发生是与异常的红细胞压积、血浆黏度、红细胞聚集以及红细胞变形能力下降相关。由于血糖水平增高，血液渗透压增加，毛细管通透性增加，而增加红细胞压积和随后的血黏度。Lowe 等人研究表明高血糖会导致渗透利尿作用，因此可降低血浆量和增加血细胞比容。普遍增加微血管渗透性有可能降低血浆量从而增加血细胞比容。增加红细胞比容伴随减慢视网膜循环。血黏度升高也是糖尿病视网膜病变的重要原因。Skovborg 等作为一个研究糖尿病患者血黏度的学者，他们发现与 25

例正常对照组相比，40例非酸中毒的长期糖尿病患者的血黏度明显增加并与α_2和β球蛋白和纤维蛋白原密切相关。Paisey等人报告糖尿病高黏血症是与高血糖和糖尿病控制密切相关。Barnes等人报告在糖尿病患者良好血糖控制后，红细胞比容和全血黏度降低。

三、红细胞聚集

血糖控制不佳的糖尿病患者最突出的特点之一就是红细胞过度聚集。红细胞聚集直接影响全血黏度，因此被认为一个重要的血液流变学参数。Grigoleit及其同事认为在糖尿病患者由于红细胞的聚集明显增加使其不能通过毛细血管，乃糖尿病血管并发症形成的重要原因。Le Devehat观察无微血管和大血管病变的糖尿病患者血液流变学变化，显示当白蛋白水平降低时，红细胞聚集性增加伴随纤维蛋白原水平的增加。在长期糖尿病患者较非糖尿病对照组在低剪切率下全血黏度显著增高，尤其在患有增殖性视网膜病变或肾病者最为显著。在合并明显微血管病并发症的糖尿病患者中其红细胞变形性明显低于只有轻微或无并发症的糖尿病患者，由此，他们认为在糖尿病微血管并发症的进展或病因中，高黏和红细胞变形降低很可能是重要的和潜在的可治疗的因素。Cam等人研究了关于在无视网膜病变和持续微量白蛋白尿的儿童糖尿病高血压患者血液流变学因素的变化，显示糖尿病儿童的全血黏度、血浆黏度、血清黏度、血清白蛋白和血浆纤维蛋白原的值增加并与收缩压和舒张压相关。糖尿病患者血液流变学的障碍可促进血液中的毛细血管和毛细血管后小静脉流动停滞。糖尿病患者眼微循环中增加血黏度降低视网膜血流量，可导致局部缺氧、乳酸性酸中毒进而损害微血管，从而促进糖尿病患者的失明发生。在急性心肌梗死的糖尿病患者中，由于红细胞聚集导致其不能通过毛细血管，从而导致灌注减少甚至最终无灌注。因此，可以通过降低血黏度，增加心肌以及其他毛细血管，如视网膜血管血流量。糖尿病患者红细胞聚集性明显增强，其机制可能与下列因素有关：①纤维蛋白原增多。糖尿病患者血中纤维蛋白原增多，使红细胞间交联增加，形成缗钱状；②白蛋白水平下降，阻止红细胞间的交联能力减弱，使红细胞聚集性增强；③红细胞膜上唾液酸含量减少，红细胞膜上带负电荷的唾液酸含量减少，红细胞间的电斥力因而减少，从而导致红细胞聚集性增加；④纤维蛋白溶酶活性降低。

糖尿病的特点是血糖水平升高，血糖水平的升高可使红细胞膜僵硬，增加红细胞的聚集和红细胞变形能力降低，严重改变了红细胞自然行为，从而提高全血黏度。另外，发生糖尿病时，由于增加毛细血管壁通透性，糖尿病患者血细胞比容增加，也使全血黏度增加。

四、糖尿病与贫血

贫血是最常见的糖尿病长期慢性并发症之一，在糖尿病患者中往往被忽视。糖尿病相关的慢性高血糖状态可导致在肾间质处于缺氧，导致肾小管周围成纤维细胞的红细胞生成素生产受损，继而发生贫血。糖尿病患者的贫血可能参与了心血管疾病的发病机制及促进其进展，加重糖尿病肾病及视网膜病变。早期糖尿病肾病患者发生贫血明显早于无糖尿病的慢性肾脏疾病患者。

Thoma等对糖尿病门诊患者进行截面研究发现有大约四分之一的患者伴有贫血。贫血是心血管疾病的发生和的进展、充血性心力衰竭和慢性肾病的一个独立危险因素，也是糖尿病视网膜病变的进展和其他糖尿病并发症发生和进展的潜在发展因素。慢性贫血可影响患者的心理、认知功能、食欲和运动能力，并可能导致疲倦、呼吸困难和心悸。

糖尿病贫血的病因及发病机制是多因素。低红细胞生成素水平是糖尿病患者早期贫血的重要原因。

在糖尿病患者中参与红细胞生成应激的因素包括：慢性高血糖、AGEs水平增加、自由基水平增加、氧化应激增加、一氧化氮生成减少、缺氧诱导因子1减少、内皮功能不全和红血细胞结构和功能异常等。慢性炎症、异常补血药及某些药物等可以使红细胞生成应激紊乱。但是在红细胞生成素水平降低之前，其他的一些因素包括糖尿病肾病、慢性炎症、AGEs水平升高、缺铁、抗糖尿病药物、糖尿病神经病变、低睾酮水平等可能也参与促进红细胞生成应激（erythropoietic stress）增加，促进早期贫血发生。

慢性高血糖可能会导致红血细胞结构和功能异常、氧化应激以及与自主神经病变相关的肾脏交感神经去神经支配。这些因素促进肾间质低氧环境，从而导致损害肾小管周围成纤维细胞红细胞生成素的生产。红细胞生成应激与慢性高血糖一起是导致肾小管周围毛细血管闭塞的重要原因，同时可能妨碍肾小管间质的营养，促进肾小管缺氧导致早期肾小管损伤，肾小管功能障碍和（或）肾小管上皮细胞凋亡。而存活的肾小管上皮细胞必须努力地生产足够的红细胞生成素，以维持足够的血红蛋白水平。然而，从长远来看，适得其反，在慢性缺氧的状态下，长期超负荷地生产红细胞生成素，可进一步使肾小管上皮细胞损失，形成维持红细胞生成素缺陷和贫血症的恶性循环。此外，糖尿病患者发生红细胞生成素缺陷贫血时，血管本身将受到破坏，其血管张力和弹性下降。

糖尿病患者发生贫血的概率较非糖尿病患者升高两倍。贫血在糖尿病患者中发生较早，25％的糖尿病患者在早期就存在贫血，但是往往未被识别。糖尿病贫血的病因是多方面的，除了肾脏疾病外，包括炎症、营养缺陷、伴随自身免疫性疾病、药物和激素改变等因素。贫血可导致糖尿病微血管并发症的发生和发展，从而对患者的生活质量和患者的健康造成额外的负担。观察性研究还表明，糖尿病患者低血红蛋白水平可能增加肾脏疾病和心血管疾病发病率和死亡率的风险。

第四节　白细胞

近年来，有许多资料说明白细胞流变性改变是心肌梗死、中风、动脉硬化、休克等疾病发病机制中的一个重要环节。T2DM 患者 IR、白细胞的吞噬、趋化功能、变形能力下降及并发症的发生均与白细胞膜物理特性改变有关。糖尿病患者的白细胞变形能力下降，可能是糖尿病微血管病变发生的重要中间环节。

白细胞是血液的主要有形成分之一，但数量较少，其细胞比积在 1％ 以下，与红细胞数量之比为 1∶900。白细胞变形能力（white cell deformability，WCD）是指白细胞在外力作用下发生被动变形的能力。1932 年用显微镜观察兔耳部微循环时，发现比红细胞更"僵硬"，其通过毛细血管要比红细胞缓慢得多，甚至阻塞毛细血管，故称这一现象为白细胞填塞（white blood cell plugging）。白细胞膜的流动性改变则会影响到白细胞的变形能力。当白细胞进入毛细血管时明显比红细胞缓慢，且白细胞常因不能及时适应毛细血管管腔而短暂停于毛细血管入口处或内皮细胞核突出管腔处，引起毛细血管内血流暂停或流速减慢。并认为毛细血管内血流的"停—动"现象与白细胞阻滞毛细血管有关。Chien 研究发现，在毛细血管分枝处，白细胞进入一侧分枝，引起血管阻力增加。血流量减少而另一侧分枝则血流量增加，几乎所有白细胞进入血流量增加的这一侧血管，从而引起红细胞再分布。另外，白细胞进入毛细血管内后，血浆可挤出白细胞在其前方形成无细胞的血浆区，而在白细胞后方大量红细胞发生聚集，导致毛细血管内血浆不均匀分布，在毛细血管内形成所谓"列车样运动"。正常情况下白细胞阻滞现象很少发生对微循环及组织影响不大。但在病理情况下，白细胞变形能力降低，则使白细胞阻滞现象频繁发生持续时间也延长，导致微循环阻力增加或毛细血管阻塞，使组织发生供血与供氧障碍。成熟的白细胞对血流阻力大于红细胞三个数量级，并不明显影响血流量和血流阻力；但在病理状况下，白细胞变形能力降低，释放生物活性物质，活化血小板，改变血凝状态，是影响微循环有效灌注的重要因素。体内循环的白细胞（主要是粒细胞）存在一自发活化亚群（activated subopopulation of circulating granulocyte），活化后白细胞内 actin 蛋白聚合，使细胞变形性降低；黏附分子 CD11/CD18 表达增加，黏附功能增强，白细胞通过微血管的阻力增加，甚至引起微血管堵塞，导致组织缺血；活化的白细胞释放细胞因子、自由基、组织凝血活酶、弹性蛋白酶等，血小板活化因子（PAF）、白三烯等物质引起血管内皮损伤和凝血活性的升高，使血小板聚集，血管收缩增强，血黏度增加，进而使白细胞、血小板易于黏附，形成微小血栓，白细胞释放的生物活性物质反过来又可激活更多的白细胞，如此恶性循环，加重血管病变。Vermes 等报道，有视网膜病变者的白细胞变形能力显著低于无视网膜病变者，白细胞变形能力降低程度与视网膜病变严重程度呈显著相关性。作者研究发现，当 T2DM 患者尿白蛋排泄率尚正常时，白细胞变形能力即已降低；当尿白蛋排泄率水平不断升高时，白细胞变形能力随之进一步降低，两者呈显著相关性。同时还进一步发现既有白蛋白尿又有视网膜病变者的白细胞变形能力低于只有白蛋白尿或只有视网膜病变者，后一部分患者的白细胞变形能力又显著低于无白蛋白尿和视网膜病变者。这些研究提示患者白细胞变形能力降低对微血管并发症的发生与发展有着重要影响。这些影响可能与以下过程有关：①白细胞变形能力降低，白细胞通过毛细血管时间延长，甚至引起阻塞，可导致细胞和组织缺血与缺氧，又使白细胞变形能力进一步降低，形成恶性循环，并扩大和加重组织缺血缺氧，此时机体可能出现心排血量增加，外周微血管扩张，灌流量和灌注压增加，导致微循环血流动力学紊乱；②白细胞变形能力降低，白细胞阻塞于毛细血管内，因微循环高灌流量和高灌注压，管腔内压力会进一步升高，增大作用于管壁的剪切力，刺激毛细血管基底膜增厚及血管通透性增加；③组织缺氧时会释放生物活性物质如血栓素激活阻塞于管内的白细胞，使之释放毒性氧化产物、蛋白水解酶和长效氧化剂等物质，直接作用于血管和周围组织造成损害。Harlan 等报道中性粒细胞的中性蛋白激酶能促使血管内皮细胞脱离基底膜引起微血管通透性增加，大分子物质漏出。T2DM 患者 PMN 的细胞膜流动性下降水平与糖尿病视网膜病变的严重度密切相关，说明细胞膜物理性质的改变在糖尿病并发症的发展中有重要的作用。糖尿病患者心血管疾病的发生率不仅较非糖尿病患者高，而且发生得更早，死亡率也高，而且糖尿病患者的白细胞变形能力也是明显降低的。因此，提示糖尿病患者白细胞变形能力降低与其心血管并发症有一定联系。Dahlgren 等认为白细胞流变学的异常改变在决定心肌梗死的严重程度上起关键作用。Dormandy 等观察过一组心肌梗死患者的白细胞变形能力变化情况，发现在心肌梗死发作后，白细胞变形能力仍在继续降低，提示糖尿病患者的白细胞变形能力降低在心肌梗死的发生和发展中占有重要地位。Dormandy 认为白细胞变形能力降低可增加微循环阻力，导致外周阻力增加，从而引起高血压。

糖尿病患者白细胞变形能力降低与代谢紊乱密切相关，它们的影响过程可能为：①血糖水平升高可致血浆渗透压升高，而白细胞黏弹性指数随渗透压增大呈指数增加，白细胞变形能力可因此而降低；②高血糖可引起血红蛋白非酶糖基化，增加了血红蛋白与氧的亲和力，导致组织供氧减少而释放一些生物活性因子使白细胞变形能力降低；③糖尿病患者血小板黏附聚集能力增强，血小板发生黏附聚集时释放血小板 FⅢ，激活凝血酶原，使 Fg 分解释放多肽 B，后者可激活白细胞导致白细胞变形能力降低，而患者血浆 Fg 含量增加，多肽 B 可随之而相应增多；④实验表明病情控制差者的白细胞膜黏弹性比控制好者高，认为与膜脂质组成异常有关，而后者可继发于异常的血脂含量，因而白细胞变形能力降低；⑤糖尿病患者体内 Mg^{2+} 减少，可使其对 Ca^{2+} 的拮抗作用减弱，且使 Ca^{2+} 外溢减少，而白细胞内 Ca^{2+} 可使白细胞变形能力降低。

白细胞是免疫系统的细胞，参与保护身体抵抗传染病和外来入侵者。白细胞的主要功能是通过具有效应和免疫调节活性的细胞为机体提供特异性和非特异性免疫防御。糖尿病常伴有传染性和炎症性疾病的复发，难以治疗。白细胞计数及其比值的变化可能是糖尿病患者感染和炎症过程易感的原因。糖尿病的发展是在淋巴细胞数量减少的背景下伴随着白细胞增多。这种变化可能导致免疫系统功能受损，也是糖尿病患者致残和死亡的危险因素。糖尿病高血糖导致多形核白细胞的功能紊乱，从而减少了在细菌感染时呼吸爆发和吞噬活性强度。糖尿病患者白细胞对血管内皮细胞黏附能力增强。这种发病机制是由内皮细胞和白细胞表面的细胞黏附分子水平升高引起的，从而导致白细胞−内皮细胞黏附异常。白细胞膜的刚度增加和白细胞变形能力减少可能损伤毛细血管。在小直径的血管管腔，白细胞黏附到内皮细胞壁增加，导致毛细血管捕获的白细胞增加、血管闭塞，这是糖尿病微血管病变发生的重要机制。

（沈兴平）

第十六章

糖尿病大血管病变与微血管病变的关系

第一节 糖尿病大血管病变和微血管病变发病学上的共性与个性

糖尿病血管病变是糖尿病的主要并发症之一，在 T2DM 诊断时至少已有一半的患者已经存在血管病变。糖尿病大血管病变的主要病理改变是动脉的粥样硬化，主要累及主动脉、冠状动脉以及四肢动脉等大血管，而糖尿病的微血管病变是糖尿病特有的慢性血管并发症，主要表现为视网膜及肾脏等微血管（血管直径小于 $100\mu m$）病变。糖尿病血管病变的机制与防治研究是近年来研究的热点。

一、糖尿病大血管病变的循证医学

1. 冠心病

众所周知，吸烟是冠心病（CAD）的首要危险因素，糖尿病在增加心肌梗死（MI）发生风险的众多因素中仅次于吸烟。一项国际多中心的病例对照研究（INTERHEART）共纳入 27 000 多例患者，结果显示，与任何其他危险因素比，糖尿病使女性患者 MI 的风险显著增加。而且，早在 10 年前的一项国际多中心的横断面研究纳入了来自 25 个国家无糖尿病病史的 CAD 患者共 4 196 例，对所有个体均进行口服葡萄糖耐量试验（OGTT），结果发现一半以上的 CAD 患者存在与 T2DM 相关的代谢紊乱；18% 的患者符合糖尿病诊断，32% 存在糖耐量受损，5% 伴有空腹血糖受损。

糖尿病不仅增加 CAD 的发生风险，而且会使 CAD 的结局和预后更差。与非糖尿病患者相比，糖尿病患者的因心血管疾病死亡以及发生 MI 的风险显著增加近 2 倍。一项旨在比较替卡格雷与氯吡格雷对急性冠状动脉综合征患者的治疗效果的试验（PLATO）发现，糖尿病患者发生心因性死亡的风险较非糖尿病患者增加了 66%。一项有关退伍军人的研究共纳入 28 849 例 CAD 患者，所有患者均接受药物洗脱支架的治疗，治疗后随访 1 年发现糖尿病患者接受经皮冠状动脉血运重建治疗效果较差。随访 1 年时发现胰岛素治疗的糖尿病患者心血管事件发生率为 7.6%，非胰岛素治疗的糖尿病患者为 5.4%，而非糖尿病患者为 4.4%；而且，在随访第 1 年间需再次行血运重建术的比例分别为 17.3%、14.8% 和 11.7%。最近，还有 2 项有关依维莫司洗脱支架的临床试验与上述研究设计相似，研究结果提示，糖尿病患者死亡、MI 和卒中发生风险显著高于非糖尿病患者。

虽然糖尿病患者 CAD 的预后更差，但在无症状糖尿病患者中筛查心肌缺血或冠状动脉疾病似乎并没有降低患者的死亡率。一项针对无心肌缺血症状的糖尿病患者进行心肌缺血检测（DIAD）的研究共纳入 1 123 例无心肌缺血症状的 T2DM 患者，随机化分为肌苷负荷心肌灌注显像或无筛查两组，平均随访近 5 年，结果并没有发现两组间在主要终点心脏病死亡和 MI 上存在显著性差异。同样，在 Core 64（FACTOR-64）研究中，采用血管造影 CT 对糖尿病患者进行无症状冠状动脉疾病高危人群的筛查，共 900 例 T1DM 或 T2DM 患者，随机分配入血管造影 CT 筛查或不筛查两组，两组患者均根据指南进行疾病治疗，随访 4 年。与 DIAD 研究结果相似，4 年随访结束时两组在研究终点全因死亡率、非致死性 MI 或需要住院的不稳定型心绞痛上均无显著性差异，值得注意的是，筛查组中只发现 6% 患者伴有冠状动脉疾病，随访病例数较少可能使研究结果产生偏差。

对于糖尿病患者伴发的严重冠状动脉疾病的常常需要更为复杂的血运重建术治疗。一项多支血管疾病的最佳治疗方案（FREEDOM）比较研究，观察了糖尿病患者的不同血运重建策略，研究中存在三支血管病变的糖尿病患者比率达83％，包括5年死亡率、MI及卒中的复合终点发生率在PCI组中为26.6％，在冠状动脉搭桥术组中为18.7％。胰岛素治疗的糖尿病患者总体死亡、MI和卒中的发生风险均增加。这些数据表明，在严重冠状动脉疾病的患者中，糖尿病患者需接受更完善的血运重建术，冠状动脉搭桥手术可能比PCI更适合于糖尿病患者。

2. 卒中

由于卒中类型的多样性，糖尿病与卒中风险的关联性较为复杂。在护士健康研究（nurses health study）中共纳入116 316名妇女，年龄在30~55岁，随访26年。结果发现，T1DM患者与缺血性和出血性卒中风险增加均相关，而T2DM患者与缺血性卒中风险增加相关，而与出血性卒中风险增加无关，与另一项对4万名亚洲患者的调查结果相一致。

与CAD的预后一样，糖尿病也会使卒中的结局恶化。一项澳大利亚的研究，观察人群为西部地区近12 000名社区居民，发现糖尿病显著增加了卒中患者的死亡风险。此外，糖尿病病程是一个重要的危险因素，与卒中严重程度相关。来自德国的一项全国健康保险研究报告和退伍军人事务（veterans affair）调查结果与上述观察结果相似。还有研究发现，即使患者中风的严重程度相同，糖尿病患者较非糖尿病患者在急性缺血性卒中后神经功能丧失的发生率更高。

急性缺血性卒中常用的治疗方法是溶栓治疗，而在糖尿病患者溶栓治疗的预后较差，有关循证医学的证据较少。有一项关于脑卒中溶栓治疗的研究共纳入389名卒中患者，结果发现，与非糖尿病患者相比，糖尿病患者的预后更差，而糖尿病控制情况和入院血糖水平并没有显著影响血管再通率。

3. 外周动脉疾病

糖尿病是外周动脉疾病（PAD）的主要危险因素，二者呈强相关关系。几项大型流行病学调查显示，糖尿病患者发生PAD［踝肱指数（ABI）≤0.90］的风险增加了2~4倍。来自德国的一项有关ABI的流行病学研究（German epidemiological trial on ankle brachial index）发现，糖尿病患者中26.3％伴有PAD，在非糖尿病患者中为15.3％。有研究发现，糖尿病患者PAD的发生风险较CAD或卒中风险显著性增高。来自美国芝加哥的一项增龄对健康影响的研究（Chicago healthy ageing study）对研究人群进行了39年随访，结果发现糖尿病患者PAD的发生率增加了7倍。

下肢动脉病变是外周动脉疾病的一个组成成分，表现为下肢动脉的狭窄或闭塞。与非糖尿病患者相比，糖尿病患者更常累及股深动脉及胫前动脉等中小动脉。糖尿病患者下肢动脉病变的主要病因是动脉粥样硬化，通常是指下肢动脉粥样硬化性病变（LEAD），但动脉炎和栓塞等也可导致下肢动脉病变。LEAD的患病率随年龄增长而增加，与非糖尿病患者相比，糖尿病患者发生LEAD的风险增加2倍。由于调查方法和调查对象的不同，LEAD的患病率报道不一。在我国，多次大样本的调查显示，单纯根据ABI结果判断，在至少合并一种心血管危险因素的年龄在50岁以上的糖尿病患者中，约20％的患者合并LEAD。

对于糖尿病患者，用ABI筛查PAD可能会造成部分漏诊。这是因为，糖尿病患者常常存在动脉硬化，即使已有动脉闭塞或踝灌注压明显降低，但是动脉硬化本身可能会使ABI升高。因此，对于高度怀疑PAD的患者，建议以趾肱指数（TBI）替代ABI，因为TBI一般不受血管钙化的影响，TBI<0.7可以诊断PAD。

糖尿病伴有PAD时下肢功能受损。一项横断面研究发现，在460名PAD患者中，糖尿病患者比非糖尿病患者更容易发生神经病变，更常伴有间歇性跛行和静息痛。一项回顾性队列研究发现，在2003—2008年观察期间，总人群临床肢体缺血的年平均患病率为1.33％，而糖尿病患者的年平均患病率增加1倍。在ABI测量中同等级别的踝动脉灌注压下，糖尿病患者较非糖尿病患者的截肢风险增加3倍，而已接受血运重建术的糖尿病患者的预后与非糖尿病患者相似。但是，研究的结果不尽一致。有2项大规模的随机对照临床试验发现，尽管糖尿病患者成功接受了血运重建治疗，较非糖尿病患者截肢的风险仍高。有研究发现，在门诊随访中，1000例严重肢体缺血并已接受血运重建术的患者中，糖尿病患者病情恶化的发生率增加了40％。来自瑞典的对患者数据库的一项分析发现，在1840例已接受下肢血管旁路手术的严重肢体缺血患者中，平均随访期2.2年，糖尿病患者较非糖尿病患者的截肢风险增加了65％。

二、糖尿病微血管病变的循证医学证据

糖尿病微血管病变在糖尿病肾病、糖尿病视网膜病变、糖尿病神经病变及糖尿病足的发生、发展中发挥重要作用，是糖尿病慢性并发症共同的病因学机制之一。

1. 糖尿病视网膜病变

糖尿病微血管病变与高血糖密切相关。血糖控制不佳的糖尿病患者，视网膜病变的发生风险增加了11倍，而冠状动脉疾病风险增加了2倍。虽然高血糖在糖尿病视网膜病变的发病中非常重要，但在T2DM确诊前7年，一些患者已经出现了视网膜病变，这可能说明IR也参与了发病。除了血糖控制不佳和糖尿病病程外，与患病有关的其他危险因素还包括高血压、吸烟和血脂紊乱。

糖尿病视网膜病变是导致糖尿病患者失明的主要原因。糖尿病视网膜病变的组织病理学早期表现是周细胞丢失。周细胞包裹小动脉和毛细血管内皮细胞，参与维持毛细血管张力和抵抗氧化应激损伤。最主要的特点是基底膜增厚、内皮细胞通透性改变（endothelial cell permeability）和微动脉瘤形成。主要临床表现为微血管瘤、出血点、硬性渗出、棉絮斑、静脉串珠、视网膜内微血管异常（intraretinal microvascular abnormality，IRMA）以及黄斑水肿等，广泛出血会引起视网膜或视盘的新生血管、视网膜前出血、玻璃体出血及牵拉性视网膜脱离，其中微血管瘤出现最早。糖尿病视网膜病变临床表现分为6期，根据是否有增殖性病变目前分非增殖性病变和增殖性病变两种类型。在非增殖性视网膜病变中，包括视网膜点状出血和渗出。个别毛细血管瘤样膨出可能发生渗漏，导致点状出血，也可见到视网膜水肿。增殖性视网膜病变以视网膜或视盘出现新生血管为标志，可能并发玻璃体出血。未经治疗的增殖性病变可导致视力障碍。

一项来自美国的调查发现，糖尿病患者中视网膜病变的患病率为28.5％，其中4.4％已经威胁到视力，可导致失明。男性、糖化血红蛋白水平升高、糖尿病病程长、高血压和胰岛素使用均与视网膜病变相关。一项纳入35项研究的荟萃分析发现，从1980年到2008年，20～79岁糖尿病患者群视网膜病变的患病率为35％，增殖性视网膜病变患病率为7％，威胁视力的视网膜病变为10％。视网膜病变发生具有种族易感性，非洲或加勒比血统患者视网膜病变发生率高于高加索人或南亚人。已有糖尿病视网膜病变的患者伴发动脉粥样硬化的比例明显高于无视网膜病变的糖尿病患者。在我国糖尿病患者人群中，视网膜病变的患病率为24.7％～37.5％，其中增殖性视网膜病变比例在3.3％～7.4％。

随着糖尿病患者数的增加，糖尿病视网膜病变患者数也相应增加。在美国，在几十年内糖尿病视网膜病变患者由约400万增至500万，但伴有视力障碍的糖尿病患者比例从1997年的26％下降至2011年约19％；尽管如此，糖尿病视网膜病变仍然是成人失明的主要原因。

2. 糖尿病肾病

糖尿病肾病的病理生理学改变与糖尿病视网膜病变有很多相似之处，主要病理改变表现为肾小球基底膜增厚、肾小球系膜区细胞外基质沉积，最终出现肾小球硬化，或伴肾小管间质纤维化。肾小球受累临床主要表现为进行性肾小球滤过率下降和尿白蛋白排泄增多。随着病程的进展，当出现严重肾小球硬化时，肾脏会逐渐缩小。微量白蛋白尿是糖尿病肾病的早期临床表现，也是诊断糖尿病肾病的重要依据。糖尿病肾病自然病程分为5期：急性肾小球高滤过期、正常白蛋白尿期（尿蛋白排泄正常或间歇性白蛋白尿）、早期糖尿病肾病期（持续微量白蛋白尿）、临床糖尿病肾病期（显性白蛋白尿，部分进展为肾病综合征）、肾功能衰竭期。糖尿病肾病已成为成人发展成终末期肾病的主要原因。糖尿病肾病最新进展研究表明，肾小管损伤也应包括在糖尿病肾病概念中，其在疾病的早期即可出现，并且可以先于肾小球病变

发生。

发现在确诊 T2DM 之时已经有 7% 的患者并发糖尿病肾病。T2DM 患者在确诊后 10 年内糖尿病肾病的发生率达 25%，而 T1DM 患者在确诊 7 年内糖尿病肾病的发生率不足 12%。一项针对 10 个亚洲国家或地区的研究，共有 103 个医疗中心参与，总计纳入 5 549 例 T2DM 患者，分析结果提示，40% 患者有微量白蛋白尿，19% 有大量白蛋白尿；进一步分析发现，糖尿病肾病的高患病率可能与危险因素控制不佳有关，伴有肾病的患者平均糖化血红蛋白为 7.8%，血压达标率不足 12%。在美国，仅 2011 年就有近 5 万例糖尿病患者开始接受肾功能衰竭的治疗，需要透析或肾移植治疗的糖尿病患者共计超过 22 万例。

3. 糖尿病神经病变

糖尿病神经病变广义上也是糖尿病的一种微血管并发症，病变可累及中枢神经及周围神经，以后者多见。糖尿病神经病变的发生与糖尿病病程、血糖控制等因素相关，病程达 10 年者，易出现明显的神经病变临床表现。其发生与血管病变和非血管因素有关。除了基底膜增厚和周细胞丢失外，还有证据表明毛细血管血流量减少，导致神经血流灌注减少和神经内膜缺氧。糖尿病神经病变主要可累及周围神经、自主神经、脑神经，脑及脊髓也可受累，早期表现为神经纤维脱髓鞘和轴突变性及施万细胞增生。随着病程进展，表现为轴突变性加重和髓鞘纤维消失。糖尿病神经病变的表现多种多样。最常见的类型是慢性、对称性和长度依赖性感觉运动多神经病，与高血糖的严重程度和持续时间有关。周围神经病变最常见的临床症状如麻木、疼痛等感觉异常或感觉丧失。其病理学变化与糖尿病的其他微血管病变表现相似。脑神经病变以动眼神经受损最常见，其次为外展神经、滑车神经、面神经和三叉神经等，常单侧受累，双侧受累少见。脊髓病变以后索损害为主，主要为变性改变。相对少见的类型是多发性神经病变，神经病变的表现可以不对称，通常伴有疼痛或自主神经症状。自主神经受累时可表现为心血管、胃肠道、泌尿生殖系统及排汗障碍或失调。

糖尿病性多发性神经病变是发达国家最常见的神经病变。据估计，临床和亚临床神经病变发生率为 10%~100%。基于几项大型研究的统计数据，糖尿病患者群中约一半患者会发生糖尿病神经病变。在一项对神经病变观察的研究中，观察了 4 400 多例糖尿病患者，持续随访 25 年，研究中神经病变定义为足部感觉减弱和踝关节反射减弱或缺失。结果显示，神经病变的发病风险与糖尿病病程呈正相关，随访结束时 50% 的患者出现神经病变。另一项来自英格兰的研究中，纳入 15 692 例糖尿病患者，由针刺觉、振动觉和温度感觉丧失定义的糖尿病神经病变，结果发现神经病变的患病率为 49%，伴有痛性神经病症状的神经病变患病率为 21%。T2DM 患者中，女性或南亚裔患者的疼痛性神经病变风险增加。在英国的一项多中心横断面研究中，纳入 6 487 例糖尿病患者，糖尿病神经病变的总患病率为 28.5%，年龄在 70~79 岁的糖尿病患者中糖尿病神经病变患病率达到 44%。Sands 等评估了糖尿病神经病变的发生率，研究人群为 T2DM，共 231 例，基线时无周围神经病变，平均随访 4.7 年，随访结束时发现远端对称性感觉神经病变的发病率为 6.1 例/100 人年。

4. 糖尿病足

糖尿病患者因周围神经病变和外周血管疾病，以及诱发的足部局部过高的机械压力，从而导致足部软组织及骨关节系统的破坏与畸形形成。较易合并局部感染，感染程度可由轻度的表皮浅表感染发展至严重的坏疽等不同。如不予以及时治疗，最终可导致截肢。糖尿病足是目前非创伤性截肢的主要原因。

我国 14 省市 17 家三甲医院调查显示，在 2007—2008 年住院的慢性足溃疡患者中，糖尿病患者占33%，而 1996 年调查的结果仅为 4.9%，这提示目前我国慢性皮肤溃疡的病因与发达国家相似。新近调查研究发现，在我国 50 岁以上糖尿病患者中，1 年内新发足溃疡的发生率为 8.1%；在糖尿病足溃疡治愈后，患者 1 年内再次足溃疡的发生率为 31.6%。2010 年的调查显示，我国三甲医院中，因糖尿病所致截肢占全部截肢的 27.3%，占非创伤性截肢的 56.5%。2012—2013 年的调查发现，我国糖尿病足溃疡患者的总截肢（趾）率降至 19.03%，其中大截肢率为 2.14%，主要的小截肢（趾）率为 16.88%；糖尿病足溃疡患者的年死亡率为 14.4%，而截肢（包括大截肢和小截肢）后的 5 年死亡率高达 40%。伴有足部问题的糖尿病患者比其他所有糖尿病并发症患者占用更多的病床。下肢截肢的累积风险在诊断为糖尿病后25年为11%。减少糖尿病足的发生，可提高患者生活质量，减轻患者和社会的经济负担。

5. 其他

糖尿病心肌病变可在代谢紊乱及微血管病变的基础上发生，主要表现心肌广泛局灶性坏死，出现亚临床的心功能异常，最终进展为心力衰竭（HF）、心律失常及心源性休克，重症患者可发生猝死。"糖尿病性心肌病"最初是根据四名糖尿病患者的尸检结果而确定的，这些患者在没有 CAD 的情况下出现 HF，它的定义是糖尿病患者发生的心室功能障碍，且无其他导致 HF 的病因（如 CAD、高血压）。糖尿病可以增加 HF 的风险，而且这种不良影响独立于 CAD 和高血压。目前有关糖尿病心肌病的发病率还不详。Framingham 研究确立了糖尿病与 HF 之间的流行病学联系，男性糖尿病患者 HF 的风险增加 2.4 倍，女性增加 5 倍。在排除有冠状动脉性或风湿性心脏病病史的患者后，男性糖尿病患者 HF 的风险仍增加 2.8倍，女性为 4.5 倍。一项前瞻性随访研究纳入基线无 HF 的 9 591 例患者，随访 30 个月，与对照组相比，T2DM 患者的 HF 发生率显著增加（7.7%vs3.4%）。

糖尿病皮肤病变的发病机制是以微血管病变为主，以及 AGEs 蓄积、炎症反应和生长因子改变等多因素参与的病变过程。临床可表现为胫前色素斑、类脂质渐进性坏死、糖尿病性大疱病、硬肿病及皮肤感染。

三、糖尿病大血管病变与微血管病变的病理生理特点不同

糖尿病大血管病变以冠状动脉、脑动脉、肾动脉、下肢动脉受累多见。主要病理变化为动脉内膜粥样硬化和纤维化；动脉中层变性、纤维化和钙化。在动脉内膜损伤的最早期，血小板及其他物质在损伤处聚集，可见内膜下有黄色 1~2mm 大小的颗粒状突起物，并逐渐融合、增大，形成粥样斑块。斑块内有胞内含有大量脂质的巨噬细胞、胆固醇（TC）、甘油三酯（TG）、低密度脂蛋白胆固醇（LDL−C）和磷脂，以及钙盐沉积，血管平滑肌细胞和成纤维细胞大量增殖，膨出至管腔使管腔变窄。病变发展严重时，粥样斑块上出现溃疡、出血、血栓形成。血栓呈不规则的半月形，并有程度不同的但层次分明的机化和钙化，管腔狭窄甚至闭塞。动脉中层有不规则的增厚，中层及外膜均有纤维化和钙化。心肌细胞内有大量糖原、脂滴和糖蛋白沉积，严重者可有局灶性坏死，心肌间质有灶性纤维化。

糖尿病微血管病变的主要特征是基底膜增厚并有透明样物质沉积。糖尿病患者的微循环有不同程度的异常，基底膜病变常与微循环异常相互影响，互相促使病变加重和发展，形成恶性循环。微血管病变主要表现在视网膜、肾、心肌、神经组织及肢体末端如足趾。临床上常以糖尿病视网膜病变、糖尿病肾病和糖尿病神经病变为主糖尿病微血管病变。公认周细胞选择性地丢失是糖尿病视网膜病变最早的病理形态学改变，它导致血管通透性增加、内皮细胞增生、内膜增厚和微血管瘤形成，进一步引起血−视网膜屏障破坏，视网膜毛细血管出血、渗出，乃至新生血管的形成和纤维增生，最终导致视网膜脱离，造成失明。足细胞和内皮细胞形成了肾小球毛细血管网，并与基底膜一起构成了肾小球的滤过屏障。足细胞损伤和丢失是糖尿病肾病的主要病理特征之一。糖尿病肾病早期出现肾小球肥大、基底膜增厚及系膜区细胞外基质的进行性积聚，尿蛋白排泄量增加，后期表现为肾小球和肾小管间质的纤维化，出现大量蛋白尿，发生终末期肾功能衰竭。糖尿病微血管病变不仅发生在肾脏和视网膜，也可累及肢体末端微血管，表现为微血管内皮损伤，管壁通透性增加，毛细血管渗出、出血，管腔狭窄甚至完全闭塞，引起组织血流灌注减少，出现缺血性坏死。心脏除冠状动脉粥样硬化狭窄外，微循环系统也可受累，心肌微血管内皮细胞增生，PAS 染色阳性的糖蛋白类物质和玻璃样物质沉积在毛细血管壁内，血管壁增厚，微循环病理生理改变导致血液灌注异常，加重心肌缺血缺氧，促进心肌功能恶化。心肌细胞超微结构可见肌原纤维收缩蛋白明显减少，肌浆网横管系统扩张，心肌有收缩带形成，线粒体肿胀，闰盘黏合膜处细胞间隙增宽等改变。

微血管病变形成的具体程序为：首先微循环功能性改变，依次内皮损伤和基膜增厚，再者血黏度增

高、红细胞聚集、血小板黏附和聚集，最后导致微血栓形成和（或）微血管闭塞。①微血管壁的病变：正常微血管壁以基底膜作为基础。基底膜位于内皮细胞基底部，将之与管腔分开。微血管基底膜增厚是糖尿病性微血管病变的一种较早表现。当糖尿病得到良好控制时，病变可以改善；反之，则加速基底膜增厚。当基底膜增厚严重时，受累的微细血管可部分或全部阻塞，引起组织缺氧，以致病变持续不断加重。如糖尿病肾病的基底膜增厚引起弥漫性结节性肾小球硬化，或弥漫性玻璃样变，最终导致尿毒症。视网膜微血管基底膜增厚会引起出血、增殖以致双目失明。②内皮细胞损伤在微血管病变的发展中亦起重要作用。反复的内皮细胞死亡和再生可引起基底膜增厚，使血管口径缩小，内壁粗糙，弹性及收缩力减弱。这些改变可导致血流不畅、淤滞，以至阻断，使体内组织处于缺氧状态。③微血流紊乱：微血管血流动力学改变是糖尿病微血管病变的早期变化，也是重要的始动机制。在糖尿病的早期，无论在肾脏、视网膜或其他组织一般均先有血流量增加和高灌注状态。这种血流动力学的异常是最终导致微血管病变发展的关键因素。由于微血管通透性的增加，大分子蛋白质可经血管外渗并沉积于管壁，而早期严格控制血糖则可逆转血流紊乱。例如，对于早期糖尿病肾病，控制血糖可逆转蛋白尿；反之，则引起微血管内血栓形成和管壁闭塞，最终导致严重的循环损害。④微循环血液理化特性的改变：糖尿病患者的血液呈现高凝状态。全血黏度取决于血浆黏度、悬浮于其中的红细胞数量及其物理性状。当糖代谢紊乱时，红细胞聚集性增强，释放氧的功能亦异常；血小板高黏附及抗凝血机制异常，使全血黏度增高，血流缓慢及淤滞，造成管腔狭窄和微循环障碍，均促进了微血管病变的发生。

四、糖尿病大血管病变和微血管病变时机不同

糖尿病患者的大血管病变与微血管病变的发生时机不同。微血管病变多发生在糖尿病诊断之后，T2DM患者在糖尿病确诊时只有7%伴有糖尿病肾病，而在确诊后10年内25%发生糖尿病肾病；T1DM患者在确诊7年内患糖尿病肾病的比率不足12%。然而，在T2DM确诊的几年甚至十几年前，部分患者（18%）就已经存在大血管病变如冠心病、脑血管病等；有些患者甚至在出现严重心血管事件时才发现糖尿病。流行病学研究发现，糖尿病患者的大血管病变发病率显著升高，发病年龄较小，病变进展较快，平均发病年龄提早10年；而大血管病变在T1DM早期少见。

五、动脉粥样硬化和微血管病变有相同的危险因素

糖尿病大血管和微血管病变虽然在病理生理、发病机制上存在着不同，但在发生的危险因素上基本相同，主要包括高血糖、IR以及脂代谢紊乱等。

1. 高血糖

高血糖是1型和T2DM患者发生微血管病变的一个重要危险因素。这一点已得到了多项观察性研究的证实。另外，一项纳入28项随机试验的荟萃分析，共计34 912例糖尿病患者参与，结果提示，改善血糖控制可改善微血管病变结局。与标准血糖控制组相比，强化血糖控制组的微血管并发症（包括肾病进展、视网膜病变的表现和进展，以及视网膜光凝术在内的复合终点）风险降低12%（RR 0.88，95%CI：0.82~0.95），单个终点的风险均有显著降低。在另一项纳入了7项试验（共28 065例成人患者）的荟萃分析中，专门针对肾脏结局评估了强化血糖控制带来的益处。分析发现，被随机分配至强化干预组的患者微量白蛋白尿与大量白蛋白尿的发生风险有统计学上显著降低（RR分别为0.86和0.74）。终末期肾病风险有所下降，但未达到统计学意义（RR 0.69，95%CI：0.46~1.05）。血清肌酐浓度翻倍的风险与肾病死亡的风险则没有下降（RR分别为1.06和0.99）。同样，流行病学分析表明，心血管疾病和慢性高血糖之间存在相关性。纳入包括UKPDS在内的13项前瞻性研究的荟萃分析发现，糖化血红蛋白每增加1%，任何心血管事件的风险增加18%（1.18，95%CI：1.10~1.26）。国内及国外的多项观察性研究均发现，糖尿病病程与糖尿病大血管和微血管病变相关。

2. IR

高胰岛素血症和动脉粥样硬化对动脉组织的效应：①刺激动脉平滑肌增生并由中层向内层移位，促

进动脉粥样硬化形成；②刺激结缔组织增生；③刺激各种生长因子在动脉壁沉积；④刺激内皮细胞的内皮素1基因表达，增加内皮素受体数量和内皮素的缩血管作用；⑤前胰岛素可使 PAI-1 mRNA 表达增加，促进血凝、降低纤溶，导致血管病变，PAI-1 与 IR 综合征存在相关关系；⑥胰岛素过多可促进肾小管对钠的重吸收，使交感神经系统活动增强，并可刺激动脉内膜平滑肌细胞增殖，这些都可促使高血压的发生。其又可增加 TG 及 TC 合成及在动脉壁沉积，促进动脉粥样硬化。

一项对 167 名 T1DM 患者的研究发现，IR 是 T1DM 患者发生增殖期视网膜病变的独立危险因素。另一项对 T2DM 患者的研究发现，IR 加重早期视网膜血流改变。一项横断面研究发现，合并微量蛋白尿的 T1DM 患者 IR 更重。随后，两项前瞻性研究发现，在 T1DM 患者中 IR 可用于预测微量蛋白尿和大量白蛋白尿。Groop 等研究首次证实，T2DM 患者中 IR 与微量白蛋白尿间存在着相关性。

3. 脂代谢紊乱

致动脉粥样硬化性血脂异常，其特征为 TG 升高和高密度脂蛋白胆固醇（HDL-C）水平降低，在 T2DM 和代谢综合征患者中非常常见，并且与大血管和微血管并发症有关。高水平的 TG 与糖尿病视网膜病变风险增加有关，并且总 TC 水平或 LDL-C 升高可能与视网膜硬性渗出物和糖尿病性黄斑病变的发展有关。视网膜病变的严重程度与血清 TG 水平呈正相关，但与 HDL-C 呈负相关。Strong Heart 研究发现，LDL-C 每升高 0.26mmol/L 即可使 CAD 风险增加 12%。

4. 其他危险因素

其他危险因素还包括收缩压水平、吸烟史、尿酸水平，以及凝血及纤溶系统功能紊乱等。

六、发病机制方面

糖尿病大血管病变和微血管病变发病机制方面目前有多种假说，两类血管病变的机制有相同，亦有不同。高血糖是各型糖尿病的共同特征，目前认为也是血管病变，尤其是微血管病变的危险因素。高血糖水平与心血管事件之间的关系不如与微血管疾病的相关性强；相比而言，吸烟、高血压、蛋白尿和 TC 代谢紊乱是糖尿病患者发生动脉粥样硬化及糖尿病大血管疾病更为重要的危险因素。

（一）高血糖与血管内皮功能

内皮功能在糖尿病早期即发生改变。体内研究已经证明，在糖尿病和正常受试者中，高血糖峰值诱导内皮功能障碍。高血糖对糖尿病引起的内皮功能和病理变化的负面作用目前已基本明确。在内皮细胞中有四种主要的高血糖诱导激活的分子信号转导机制，包括：PKC 通路、已糖胺途径、AGEs 形成和多元醇途径。

1. DAG-PKC

二酰基甘油（DAG）与蛋白激酶 C（PKC）结合并使其活化，PKC 激活可使大量底物包括许多受体和酶发生磷酸化而产生多种生理效应。DAG 是磷脂酰胆碱和二磷酸磷脂酰肌醇（PIP2）分别经磷脂酶 D 和磷脂酶 C 催化的分解产物，也可以糖酵解途径的中间产物 3-磷酸甘油醛为底物从头合成。DAG-PKC 学说认为，高血糖使 3-磷酸甘油醛增多，细胞内 DAG 的从头合成增加。信号转导的 DAG-PKC 途径，主要是 PKC-β，也包括 PKC-α 和 PKC-δ 的活性增强。PKC 过度活化可引起多种病理变化：包括血管收缩性增强；转化生长因子-β 和血管内皮细胞生长因子表达增加并引起基质合成增多、血管新生和通透性增高等。在糖尿病早期，PKC 激活胞质型磷脂酶 A2，后者催化磷脂酰胆碱分解产生花生四烯酸，使前列腺素 PGE_2 和 PGI_2 的合成增多。

同时，葡萄糖和游离脂肪酸均刺激 PKC。PKC 通过胰岛素受体底物-1（IRS-1）刺激磷酸化和 NAD（P）H 氧化酶。血管紧张素 II 增加 NAD（P）H 氧化酶基因表达。糖尿病状态下，通过葡萄糖自氧化，多元醇途径，前列腺素合成和蛋白质糖化过程增强 ROS 的产生。高血糖也会减弱抗氧化机制。在糖尿病相关的自动氧化过程中形成的 ROS 是超氧阴离子，羟基自由基和过氧化氢。ROS 通过交联和断裂的化学修饰引起脂质过氧化和损害蛋白质。

2. 己糖胺途径

己糖胺途径是葡萄糖代谢的主要途径之一。高血糖使己糖胺途径活性增强，尿苷－二磷酸－N－乙酰葡萄糖胺生成增多。后者是蛋白糖基化的底物同时又促进己糖胺途径的限速酶（葡萄糖胺－6－磷酸果糖－咪基转移酶）表达，从而进一步激活己糖胺途径。己糖胺途径激活还促进 NF－κB 的 p65 亚单位氧位糖基化，增加多种前炎症因子表达，促进 PAI－1 和 TGF－α 等的转录。

3. AGEs

糖化过程，分为三个关键阶段：导致基础产物形成的早期反应，化学基团的重排和形成经典美拉德反应（Maillard reaction）产物或现在称为 AGEs 的终反应。AGEs 是在非酶促条件下蛋白质、氨基酸、脂质或核酸等的游离氨基与还原糖的羰基经过缩合、重排、裂解、氧化修饰后所产生的一组稳定的终末产物。AGEs 在血管疾病中的作用：首先通过交联血管壁蛋白导致血管增厚和脉管系统渗漏。许多结构和细胞内蛋白质的糖化发生葡萄糖的共价和交联修饰，这可改变蛋白质构象并永久损害其功能。AGEs 还可以通过与其受体结合来改变细胞功能，如 AGEs 受体（RAGE）或其他受体，包括巨噬细胞清道夫受体，p60，p90 和半乳糖凝集素－3。RAGE 是一种属于免疫球蛋白家族的跨膜蛋白。与 AGEs 修饰的蛋白质结合后，RAGE 启动多个级联的细胞信号转导途径，包括 p44/42 MAPK 和 PKC，并进一步破坏细胞稳态。

正常时，机体通过酶促反应降解和清除 AGEs 或其中间产物，肝、肺等器官的巨噬细胞和血管内皮细胞由受体介导也可完成 AGEs 的摄取、降解和清除，使 AGEs 的产生和清除保持平衡，不致发生毒性作用。高血糖时 AGEs 的产生多于清除，造成 AGEs 在体内聚集。AGEs 使蛋白质容易发生交联．导致血管刚性增强和通透性增高；或通过受体介导产生细胞效应。AGEs 可刺激巨噬细胞和 T 淋巴细胞合成细胞因子，通过旁分泌作用使血管壁细胞的增殖与合成功能发生异常变化，对血管壁细胞也有直接的毒性作用。AGEs 对细胞增殖能力的影响与细胞类型和培养基中 AGEs 的浓度有关。AGEs 能抑制周细胞和系膜细胞的增殖，对巨噬细胞和血管平滑肌细胞的增殖则有促进作用；AGEs 在低浓度时能刺激血管内皮细胞增生，高浓度的 AGEs 则具有抑制作用。AGEs 可导致血管通透性增高，刺激内皮细胞合成 VCAM－1，促进白细胞和单核细胞对血管的黏附和浸润。

4. 多元醇途径

多元醇通路由一系列酶系统构成，其中醛糖还原酶是多元醇通路的关键酶。正常情况下葡萄糖很少经多元醇通路代谢，当糖尿病血糖水平升高时，己糖激酶呈饱和状态，过剩的葡萄糖不能通过正常的氧化或醇解途径代谢，于是醛糖还原酶活性增加，多元醇代谢通路激活。早期认为高血糖主要使多元醇途径的醛糖还原酶活性增强，山梨醇形成增多，产生下列变化：首先，细胞因渗透压增高而发生功能异常。其次，细胞内渗透压增高使肌醇的摄入量代偿性减少。肌醇是合成磷脂肌醇的原料，后者经磷脂酶 C 催化生成 DAG 和三磷酸肌醇（IP3）。二者分别构成 DAG－PKC 和 IP3－Ca^{2+} 信号转导途径。因此，多元醇途径活性增强可影响细胞的信号转导，导致诸如 Na$^+$、K$^+$－ATP 酶活性降低等异常变化。再次，醛糖还原酶活化时辅酶 NADPH 转化为 NADP$^+$，使 NADPH 消耗增多，NADPH/NADP$^+$ 比值降低。NADPH 也是谷胱甘肽还原酶的辅酶，在促使氧化型谷胱甘肽（GSSG）向还原型谷甘酰肽（GSH）的转化、维持 GSH 比值于正常范围中起着至关重要的作用。NADPH/NADP$^+$ 比值降低不利于 GSSG 转化为 GSH，使机体的抗氧化能力减弱。多元醇途径的第二阶段，即山梨醇在山梨醇脱氢酶催化下氧化为果糖的反应对血管的致病作用也逐渐受到重视。一方面，果糖可使蛋白质发生非酶糖化；另一方面，山梨醇脱氢酶的活化伴有辅酶 NAD+ 向 NADH 的转化，使 NADH/NAD+ 的比值增高，可能使细胞处于拟缺氧状态。

（二）糖尿病大血管病变发生机制

研究发现，在糖尿病大血管病变早期，传导动脉和阻力动脉的内皮细胞依赖性舒张功能（endothelium－dependent vasodilation，EDVD）已经下降，并与血糖水平呈负相关。动物实验发现，当 HbA1c>7.5％时，动脉出现 EDVD 和非内皮细胞依赖性舒张功能（EIDVD）降低。持续高血糖和反复或长期的餐后高血糖都是血管病变的病因。DCCT 研究和瑞典的 Jensen－Urstad 等发现，控制 HbA1c 可显著降低

T1DM 患者微血管病变的发病率，并可改善肱动脉的舒张功能，抑制颈总动脉管壁增厚、弹性降低。目前认为可能的机制有：①非对称型左旋二甲基精氨酸（ADMA）升高：研究发现血糖控制良好的糖尿病患者血 ADMA 升高，且与 TC、LDL-C 水平正相关。慢性高甘油三酯血症可导致 ADMA 升高。而血浆升高与血管舒张降低程度负相关。这是 ADMA 升高使合成减少所致。而血管紧张素可能参与了这一过程。血浆 ADMA 升高是糖尿病早期血管内皮依赖性舒张功能减退的一个重要机制；②高胆固醇血症：糖尿病时高 TC 使一氧化氮合酶（NOS）生成或生物活性下降，从而使 NO 产生减少，血管内皮依赖性舒张功能减退。大多数心血管危险因素直接影响 LDL 在糖尿病中的氧化与代谢控制；在 T2DM 患者中发现，餐后 LD-CL 氧化增加，这并且与血糖升高程度相关。

糖尿病时大血管发生动脉粥样硬化，目前认为可能机制有：

1. 遗传因素

随着 GWAS 研究的进行，越来越多的与动脉粥样硬化相关的基因被发现。包括载脂蛋白 E、胆固醇酯转移蛋白、AGEs 受体基因等等。

2. 纤溶活性下降

糖尿病患者血浆组织型纤溶酶原激活物（t-PA）水平降低，纤溶酶原激活物抑制物（PAI-1）活性升高，从而使纤溶活性降低。但也有关于 T2DM 患者血浆 t-PA 水平并不下降的报道。这可能是糖尿病患者血管内皮细胞代偿使 t-PA 不下降所致。但当这种代偿作用不足时即表现为 t-PA 水平下降，PAI-1 升高，从而导致纤溶活性下降。国内外研究表明，血浆纤溶活性降低在糖尿病大血管病变中发挥了重要作用。

3. 炎症反应

正常血管内皮细胞可产生多种因子，对保持血管正常舒张和收缩，防止炎症和血小板黏附，防止脂质在血管壁异常积聚具有积极作用。越来越多的证据表明，炎症反应在糖尿病大血管病变中起重要作用。AGEs、高 TG 血症等均可使血管内皮发生损伤。糖尿病患者血液循环中各种刺激物使体内单核-巨噬细胞、血管内皮细胞、泡沫细胞、脂肪细胞等表达多种促炎分子，如白细胞介素（IL-1、IL-6、IL-8、IL-18）、ROS、CRP、单核细胞趋化蛋白-1（MCP-1）、粒细胞、巨噬细胞集落刺激因子、血小板源性生长因子、转化生长因子-β、基质金属蛋白酶-9（MMP-9）及 TNF-α 等。黏附分子调节内皮细胞和白细胞之间的相互作用。参与动脉粥样硬化的过程，因为它们的表达更高意味着白细胞（特别是单核细胞）与内皮细胞黏附的增加。在各种促黏附分子中，细胞内黏附分子（ICAM）-1 已受到特别关注。在具有血管变的患者和伴有或不伴有血管疾病的糖尿病患者中已证明该分子的循环形式增加。这些增加被认为是动脉粥样硬化过程激活的指征。可溶形式的 ICAM-1 被储存在细胞中，并可以在各种刺激的作用下迅速表达。已经证实，正常和糖尿病受试者中的急性高血糖对于 ICAM-1 的循环水平增加是足够的刺激，因此激活了致动脉粥样硬化过程的第一阶段之一。近年在脂肪组织内发现肾素-血管紧张素系统对脂肪细胞的分化、成熟及合成释放炎症介质有直接作用。白细胞聚集、黏附、激活和迁移，血小板黏附和激活以及纤维蛋白降解，导致一定程度放大的炎症反应在动脉粥样硬化发生过程中的细胞募集、迁移、增殖以及脂质和蛋白合成调控中发挥重要作用。当脂核较大，纤维帽较薄，以巨噬细胞为主时，γ-干扰素和 MMP、TNF-α、IL-6 等参与炎症和斑块分解，导致斑块糜烂或破裂，继而有血小板活化和血栓形成，造成血管狭窄或闭塞。

（三）糖尿病微血管病变发生机制

糖尿病微血管病变包括糖尿病肾病、糖尿病视网膜病变和糖尿病神经病变及糖尿病心肌病等。其发病机制主要涉及两方面，即与高血糖相关的葡萄糖毒性产物的形成及毒性产物对细胞信号通路的影响。主要由于多元醇通路和己糖通路激活，以及氧化应激反应增加和 AGEs 形成等使机体产生过量的毒性产物；而这进一步使 PKC 通路、MAPK 通路和炎症信号级联通路等多种信号通路激活，最终造成细胞的结构和功能上的异常，导致细胞的损伤或死亡。

由此可见，糖尿病大血管病变和微血管病变的发病机制互有重叠又有其各自的特点，目前的发病机制并没有完全明确，还需要进一步的研究来阐明。

第二节　微血管病变对大血管病变的影响

一、糖尿病性心肌病的特点

如前所述，微血管病变会对大血管病变带来不良影响，促进糖尿病性心肌病变和糖尿病足等的发生，最主要的表现为糖尿病性心肌病变。本节主要以糖尿病性心肌病为例进行详细阐述。

虽然糖尿病引起的心脏病变主要与糖尿病大血管并发症有关，如 CAD 等。但糖尿病微血管病变也被认为与改变心脏结构和功能有关。糖尿病可通过影响内皮功能、改变激素生成/释放、改变平滑肌细胞代谢，同时高血糖致使小动脉和毛细血管受损，最终促进糖尿病性心肌病的发生发展。这些因素可单独存在或相互联合，引起氧化应激、细胞信号转导和基因转录的变化，引起冠状动脉的收缩和结构重塑，引起心肌病变。同时微管系统改变导致心肌细胞低灌注，导致细胞凋亡，降低心肌收缩力。

在过去的几十年中，糖尿病性心肌病的发展受到了很多关注。糖尿病性心肌病是指发生于糖尿病患者，不能用高血压心脏病、CAD 及其他心脏病变来解释的心肌疾病。该病在代谢紊乱及微血管病变的基础上引发心肌广泛灶性坏死，出现亚临床的心功能异常，最终进展为 HF、心律失常及心源性休克，重症患者甚至猝死。其特征是在没有冠状动脉疾病、高血压和瓣膜病的情况下存在异常的心肌表现。主要临床表现为充血性心力衰竭，同时可能由于心肌灶性坏死、纤维瘢痕形成，引起心肌电生理特性不均一性而导致心律失常，表现为房颤、病窦综合征、房室传导阻滞、室性期前收缩及室性心动过速等，主要呈各种室性心律失常。也可表现为心绞痛。辅助检查可见：①超声心动图左心室舒张功能障碍。在无临床心衰表现的糖尿病患者，以左心室舒张功能的异常为特征，较收缩功能异常出现早且明显。当糖尿病患者并发充血性心衰时，有心脏扩大、左心室收缩运动障碍、左心室收缩功能受损等扩张型心肌病的超声心动图表现。②心电图常见窦性心动过速、ST－T 改变及各种心律失常，左心室高电压等。③胸部 X 线片提示多数糖尿病性心肌病患者心脏大小是正常的，伴心力衰竭或高血压的患者可见左心室增大。④心肌活检对疑诊患者可进行心内膜心肌活检，除外其他原因造成的心肌病变。⑤介入性心导管检查糖尿病心肌病患者一般有左心室舒张末压（LVEDP）升高，舒张末容积（LVEDV）正常或增加，前者与后者的比值（LVEDP/LVEDV）升高，此比值反映左心室僵硬度和左心室舒张功能状态。另外患者每搏排出量和射血分数降低，部分患者左心室收缩运动弥漫性减弱。⑥心率变异性检测（HRV）。约占 50% 的糖尿病患者 24h 内心率变异性减弱或消失。糖尿病患者 24h 血压波动消失，即夜间的血压低谷消失，这一现象主要归因于夜间交感神经超常兴奋，可提示糖尿病患者因心血管病变致死者尤多见于夜间的原因。⑦心脏自主神经功能检测临床上可评估糖尿病患者交感神经受损的程度。⑧心功能检查见糖尿病心肌病患者心室肌大部或全部受累，整个心室收缩能力普遍降低，心室壁顺应性降低，心肌收缩不协调。

糖尿病性心肌病目前尚无统一的诊断标准，以下几点可供参考：①确诊糖尿病（尤其是 T1DM）；②有 HF 的临床表现；③心脏扩大伴心脏收缩功能受损，心脏无扩大者则有舒张功能障碍；④排除了高血压心脏病、CAD 及风湿性心脏瓣膜病等其他心脏病引起的 HF；⑤必要时行心肌活检；⑥有其他微血管病变，如视网膜、肾血管病变者则支持诊断。

Rubler 等人首先报道了这种类型的心肌病，他们发现没有冠心病证据的糖尿病患者，出现左心室射血时间缩短，舒张末期压力升高。心脏功能这些不良改变是由于心室壁僵硬度增加，心肌收缩力降低以及心脏的等容舒张时间延长导致的。Framingham 心脏研究发现，糖尿病患者与年龄相匹配的非糖尿病患者相比，在校正冠状动脉疾病后仍更易发生 HF。在糖尿病患者心肌中可观察到微血管病变的表现，主要为毛细血管基底膜增厚和增殖，毛细血管微动脉瘤和微血管痉挛。在高血压和糖尿病大鼠中也可看到心脏微血管痉挛的证据，表明微循环受损可能导致心肌局灶性坏死和瘢痕形成，继而引起心脏肥大和 HF。微血管损伤是导致糖尿病性心肌病发展的主要原因。患有糖尿病微血管病变并发症的患者，糖尿病患者高血糖的持续时间和严重程度与心肌病变的严重程度密切相关。

二、糖尿病性心肌病的发病机制

1. 代谢因素

高血糖是糖尿病并发症发生的关键因素。目前发现胰岛素除了维持细胞稳态之外还调节碳水化合物和脂质的代谢，胰岛素分泌或者功能失调均可能对心脏和平滑肌功能具有不良作用。其中包括血管活性物质分泌不平衡、血管平滑肌代谢缺陷和内皮损伤。糖尿病中的所有不良因素均可导致心肌小动脉和毛细血管（微血管病的早期标志物）中的基底膜增厚，进一步导致心肌纤维化和心肌血流减少。

同样，脂质和游离脂肪酸（FFA）代谢的变化也使糖尿病患者发生心血管并发症。氧化应激是糖尿病患者代谢缺陷的常见特征，可直接或间接诱导内皮功能障碍。氧化应激和内皮功能异常，及糖尿病引起的高血糖、高脂血症和 FFA 增加均可引起微血管病变，加重糖尿病性心肌改变。

2. 神经体液因素

一些研究者提出，神经体液因素也参与了糖尿病微血管病变和心肌病的发展。高血糖激活肾素－血管紧张素系统导致 AT－Ⅱ形成，并通过 NADH/NADPH 氧化酶产生 ROS。在糖尿病动物模型实验中发现糖尿病动物交感神经活性增强，心脏去甲肾上腺素含量增加、对去甲肾上腺素的摄取和释放增加。血液循环中过量的儿茶酚胺有利于儿茶酚胺氧自由基和氧化产物的形成（如氨基色胺和氨基酚）。

现发现 T2DM 的心肌细胞 Na^+、Ca^{2+} 交换受抑制，而肌浆网 Ca^{2+} 泵正常，逐渐使 Ca^{2+} 浓聚于肌浆网。Ca^{2+} 超负荷的心肌肌浆网可增加自发性 Ca^{2+} 的释放，心肌舒张时张力增高，心脏的顺应性下降这些改变可诱导血管平滑肌中的 Ca^{2+} 过载，促进微血管病发展，同时引起心肌低灌注，导致心脏功能障碍。同时，这些氧化产物可直接诱导心肌纤维膜和肌浆网膜细胞内 Ca^{2+} 过载，从而产生心脏功能障碍。由于基因表达、蛋白质含量和 Ca^{2+} 处理蛋白活性的改变，糖尿病心脏中的肌膜和肌质网也发生重塑。

一些研究证实 AT－Ⅱ在糖尿病性心肌病中的作用。氯沙坦（一种血管紧张素Ⅱ受体阻滞剂）和依那普利（一种血管紧张素转换酶抑制剂）可以部分使糖尿病心肌病正常化。肾素－血管紧张素－醛固酮系统（RAAS）阻滞剂的效应与心功能不全和左心室氧化还原电位的衰减有关。除平滑肌细胞中 Ca^{2+} 过载引起的微血管病变外，AT－Ⅱ还可促使糖尿病性心肌病发生，因心脏成纤维细胞可以促进 $TGF-\beta_1$ 的产生和释放。阻断 AT_1 受体能够减少左心室间质纤维化。研究发现，链霉素－糖尿病大鼠分离的心肌细胞中 AT_1 受体的表达和密度增加。

内皮细胞功能障碍在糖尿病的微血管并发症中起重要作用。高血糖、血管扩张剂 NO 的生物利用度降低及血管收缩物质如 ET－1 的增加，导致毛细血管的舒张能力下降，促进微血管病变。糖尿病时，NO 的下降和 ET－1 系统的持续激活主要发生在 A 型内皮素（ETA）受体水平，导致血栓形成和小血管内斑块的形成。高浓度葡萄糖是 ET－1 表达和生成增加的有效刺激物质，进一步导致心功能不全。ET－1 或 ETA 受体主要在平滑肌细胞表达，受体激活促使血管收缩。此外还有证据表明，ET－1 与血栓素 A_2 相互作用，介导血管收缩和血小板聚集。同时，ET－1 还通过其他机制促进糖尿病性心肌病纤维化进展，即促进内皮细胞向间充质来源的成纤维细胞的转变。一项研究发现，非选择性 ETA/ETB 阻滞剂波生坦可以缓解左心室压力和改善松弛指数，证实了 ET－1 在糖尿病引起的心功能不全中的作用。

第三节　大血管病变和微血管病变靶器官选择性及特点

一、糖尿病大血管病变的选择性

糖尿病大血管病变主要发生于心脏、脑、四肢血管等大动脉。糖尿病大血管并发症有许多危险因素，如高血压、肥胖、脂代谢紊乱、IR、高水平同型半胱氨酸和炎症因子等。前文已详述多种参与的机制和系统。

二、糖尿病微血管病变的选择性

糖尿病微血管病变表现出一定的器官特异性，主要发生在肾脏、视网膜及外周血管，而在脑和肺等其他器官这种病理改变并不明显。

深入研究微血管病变的器官特异性的相关机制可以从一个新的角度寻找预防和治疗糖尿病微血管病变的靶点。目前认为有以下机制：

1. 多元醇通路的激活

一般认为，多元醇通路激活发生于糖尿病微血管病变信号通路中的上游，因此醛糖还原酶抑制剂可以阻断多元醇通路代谢，延缓糖尿病微血管病变的进展。

2. 糖基化终末产物及其受体

在长期高血糖过程中，糖尿病患者体内 AGEs 增多，AGEs 通过与内皮细胞表面的 RAGE 结合，干扰活性氧的作用，导致血管内皮细胞功能紊乱，影响血管的结构和功能，使血管舒张功能受损，可能是引起糖尿病微血管病变发生发展的始动因素之一。正常情况下，RAGE 在血管内皮细胞、周细胞、足细胞和神经胶质细胞中都有低水平表达。糖尿病发生后细胞 RAGE 表达水平随着其配体浓度的增加而上调。AGEs－RAGE 对于糖尿病肾小球病变发生发展的作用已经通过转基因动物模型所证实。Yamamoto 等将胰岛细胞过度表达 iNOS 的转基因小鼠与血管内皮细胞特异性过表达 RAGE 的转基因小鼠进行杂交。结果杂交小鼠的 RAGE 过表达增加了内皮细胞对糖基化终末产物的敏感性。这种双重转基因鼠的肾脏病变呈加速发生，蛋白尿加重，肾脏增生肥大，出现肾小球系膜增生和肾小球硬化。而阻断 db/db 小鼠的 RAGE 或敲除链脲佐菌素（STZ）诱导的糖尿病小鼠 RAGE 基因，则可减轻糖尿病小鼠的蛋白尿和肾小球硬化。肾小球微血管内皮细胞的损伤可能是引起糖尿病肾病的始发因素，但是 AGEs 引起微血管内皮细胞损伤的具体机制尚不完全清楚。除肾小球内皮细胞外，系膜细胞和足细胞亦表达 RAGE 受体。AGEs 通过 RAGE 与这些细胞结合，可产生过多的基质蛋白，并能改变基质蛋白金属酶和金属蛋白酶抑制物表达。

3. 蛋白激酶 C 信号通路激活

蛋白激酶 C（PKC）激活可能是糖尿病微血管损伤的共同通路。糖尿病情况下多种途径可激活 PKC：高血糖可使细胞内二酯酰甘油（DAG）增多，激活 PKC；多元醇通路活跃使 NADH/NAD$^+$ 比值升高，有利于 DAG 形成，从而激活 PKC；AGE 和 RAGE 相互作用也可激活 PKC；氧化应激反应和游离脂肪酸增加均可导致 PKC 激活。PKC 激活进一步影响一系列血管功能，包括血管的舒缩反应、通透性、内皮细胞增生、新生血管形成以及血液流变学的改变。PKC 可抑制内皮细胞的 eNOS 活性，降低 NO 的产生，并且增加血管的 ET－1 的释放，导致血管舒缩功能障碍；PKC 也可促使血管内皮生长因子（VEGF）表达，从而促进新生血管形成，增加血管通透性；PKC 还可上调肾小球的 TGF－β_1 表达水平，增加纤维连接蛋白和Ⅳ型胶原的表达，导致细胞外基质增生。在糖尿病状态下，视网膜、肾小球和主动脉等多种组织中 PKC 活性均增强，而脑组织的 PKC 活性保持不变，提示了组织特异性的 PKC 激活，可能部分解释了为什么糖尿病微血管病变主要发生于视网膜和肾小球，表现出一定的器官特异性。PKC 在血管组织中的分布呈亚型特异性，其中 PKC－β 主要在视网膜、肾脏、心脏、脑和胰岛等组织中表达，被认为是与糖尿病微血管病变密切相关的一种主要的亚型。由于 PKC 对组织或细胞的生理活动非常重要，非特异性的全 PKC 抑制剂很可能引起一些毒性反应，甚至导致机体死亡，因此人们针对 PKC－β 亚型设计了特异性 PKC－β 抑制剂（LY333531）。研究表明，LY333531 可使糖尿病早期的肾小球高滤过状态恢复正常，降低蛋白尿排泄率，下调肾小球内 TGF－β₁ 表达，肾小球内细胞外基质沉积减少，因而缓解了肾小球硬化及肾间质纤维化的程度，有阻止或延缓糖尿病肾病发生和发展的作用。

4. 蛋白激酶 A 活性降低

蛋白激酶 A（PKA）在糖尿病血管病变过程中可能发挥一定的作用。在血管组织中，cAMP 可调节血管张力和维持平滑肌细胞的收缩功能，它与 PKA 结合可使底物磷酸化，进而调节细胞的生长、分化和凋亡，影响下游信号通路的基因表达以及维持血管张力。PKA 不仅可通过上调血管内皮细胞 eNOS 的表达和活性改善血管内皮功能障碍，还可下调血管 NADPH 氧化酶的 p22phox 亚基表达，从而抑制氧化应激反应中 ROS 的大量生成。高糖状态下，脂联素可以通过激活 PKA 抑制内皮细胞生成大量的 ROS。此外，PKA 激活可抑制内皮细胞凋亡，降低血管内皮的通透性以及改善血管内皮的屏障功能。许多研究表明，PKA 与 PKC 的激活对细胞的功能具有相反的作用，因此，PKA 激活可能对糖尿病状态下的微血管有保护作用，可延缓糖尿病微血管病变的进展。

5. 氧化应激反应

目前发现，氧化应激反应可以激活几乎所有与糖尿病微血管并发症发生发展有关的信号转导通路。氧化应激的结果是导致 ROS 的产生。糖尿病血管病变过程中产生的 ROS 主要来源于以下几种途径：葡萄糖自身氧化、蛋白质非酶糖基化、多元醇通路激活、线粒体电子传递链、NADPH 氧化酶和解偶联的eNOS。Brownlee 等认为糖尿病状态下线粒体电子传递链生成 ROS 可能是氧化应激的一个重要原因。他们进一步提出，来源于线粒体的 ROS 通过下调 eNOS 的表达和抑制其活性导致内皮细胞功能障碍。糖尿病小鼠的 PKC－β 基因被敲除后其 NADPH 氧化酶不再被激活，表明 NADPH 氧化酶激活可能通过 PKC途径。在氧化应激反应中，NADPH 氧化酶如同一把"双刃剑"：一方面，在糖尿病早期，短暂激活NADPH 氧化酶可通过 ROS 激活细胞内氧化还原信号通路，继而诱导抗氧化酶表达上调，包括超氧化物歧化酶、过氧化氢酶和谷胱甘肽过氧化物酶；另一方面，长期激活 NADPH 氧化酶产生过量的 ROS 可引起 eNOS 解偶联、线粒体功能障碍以及细胞内 NADPH 水平下降所致的抗氧化基因表达减弱。糖尿病大鼠肾小球 eNOS 的 mRNA 和蛋白表达增强，而肾小球 eNOS 的二聚体形式减少，eNOS 处于解偶联状态可导致 ROS 生成增多。因此，认为 NADPH 氧化酶和解偶联的 eNOS 很可能是糖尿病大鼠肾小球 ROS生成的主要来源。

6. 细胞因子

糖尿病患者视网膜新生血管形成与 VEGF 表达水平上调密切相关。VEGF 可促进血管生成，增强血管通透性，增加黏附分子及细胞外基质的产生。色素上皮细胞衍生因子（PEDF）为丝氨酸蛋白酶抑制剂超家族成员，具有潜在的抑制血管生成的作用，PEDF 可减弱 VEGF 对糖尿病微血管病变的影响。PEGF不仅抑制 NADPH 氧化酶的活性，具有抗氧化特性，而且可抑制 AGEs 诱导的 RAGE 过表达。在糖尿病视网膜病变的增生期，VEGF 表达水平上升而 PEDF 水平下降。此外，糖尿病状态下内皮细胞黏附分子表达水平显著升高，包括细胞间黏附因子（ICAM－1）、血管细胞黏附因子（VCAM－1）和 E－选择素，导致白细胞与血管内皮细胞间的黏附增加，聚集形成小栓子阻塞血管，同时白细胞活化所产生的细胞因子可促进内皮细胞的损伤，加重微血管病变。

糖尿病微血管病变的发生和发展过程受多种因素影响。长期高血糖导致 AGEs 水平上升，AGEs 与其特异性受体结合后激活细胞内的 PKC，引发氧化应激反应，导致细胞内一系列生理生化改变和血管功能障碍，从而产生糖尿病微血管病变。虽然这些因素在糖尿病微血病变中的作用已经被人们所认识，但许多新的因素还有待进一步的研究去阐明。

第四节　糖尿病大血管病变和微血管病变干预治疗的共性与个性

一、糖尿病大血管病变的治疗

糖尿病大血管并发症是 T2DM 患者重要的致残和致死原因，对糖尿病大血管病变的防治具有重要意义。由于大血管并发症发病机制复杂，对大血管病变的防治必须注重危险因素的全面干预。

高血糖、血脂异常、高血压、肥胖、高尿酸血症和微量白蛋白尿等为心血管的危险因素。糖尿病患者常常同时伴有以上一种或多种危险因素，与糖尿病并发症密切相关。只有控制心血管危险因素才能降低糖尿病大血管并发症及其病死率。目前，糖尿病的综合治疗为大血管并发症防治的主要策略，包括戒烟等健康的生活方式、血压控制、血脂管理及某些情况下抗血小板治疗等个体化治疗，所有降低心血管风险的方案应同时进行。

（一）血糖控制

在众多危险因素中，血糖控制曾被认为是 T2DM 管理的重中之重，流行病学研究表明高血糖与心血管病变有密切的相关性。UKPDS 研究的亚组分析中，糖尿病肥胖亚组用盐酸二甲双胍者心血管病变明显减少；同时，在 UKPDS 和 DCCT 的后续随访研究中可见原先强化降糖组的心血管病变有减少，有些研究还显示餐后高血糖或血糖波动与心血管病变有更密切的相关性。在动脉粥样硬化病变发生的病理生理过程中高血糖也有一定的参与度。

然而，近年的临床试验表明仅强化降糖治疗难以减少心血管事件，必须结合降压和调脂等综合干预措施。随机对照的临床研究结果发现，尽管强化降糖对糖尿病微血管并发症的益处已被包括 UKPDS 在内的多个大型循证医学试验证实，但其对大血管并发症尤其是心血管并发症方面的益处却始终未得到明确结论。最近的一系列临床试验，如 ACCORD、VADT、ADVANCE 研究并没有证实长期强化血糖控制能显著减少大血管事件，结果甚至与预期相反。因此，良好地控制血糖是防治大血管病变的基础，但并不能使糖尿病大血管病变事件率下降，目前大血管并发症的防治策略主张除血糖控制外，必须结合调脂和降压等综合干预措施。

我国 2017 年版《中国 2 型糖尿病防治指南》将糖化血红蛋白一般目标定为 7%，但应根据患者情况进行个体化处理。对低血糖及其他药物不良反应风险较低、病程短、预期寿命长、无严重共患疾病、无血管并发症、治疗态度积极及医疗资源充分等的患者可进行严格控制。反之，建议采取较宽松的控糖目标。

（二）血脂控制

1. T2DM 血脂紊乱的特点

糖尿病与血脂异常是发生心血管疾病的独立危险因素，二者之间存在明显相关性，脂代谢异常既影响糖尿病及其并发症的原发病理生理过程，又是其病理生理过程中起决定作用的重要因素。T2DM 患者血脂紊乱的发生率很高，可存在多种血脂异常，其紊乱涉及多个因素和多种机制。其脂代谢异常特点包括：血清 TG 和 VLDL－C 升高、HDL－C 降低、LDL－C 正常或轻度升高、氧化型 LDL－C 增加、血 FFA 的升高、餐后血脂升高。研究表明改善 T2DM 患者血脂代谢水平可以减少总病死率和心血管事件的风险。

2. 血脂控制目标

对糖尿病患者进行积极调脂治疗能显著减少 CAD 的发生率和病死率。调脂治疗的首要目标是降低 LDL－C。国际多个指南包括心血管、内分泌相关指南均支持针对 T2DM 患者严格控制血脂。我国 2017

版《中国 2 型糖尿病防治指南》中对血脂的控制目标进行了更新，其中 TG 控制目标为<1.7mmol/L；合并动脉粥样硬化性心血管病（ASCVD）时 LDL−C 控制目标为<1.8mmol/L；未合并 ASCVD 时 LDL−C 控制目标为<2.6mmol/L。

3. 血脂紊乱的治疗

生活方式是维持健康的血脂水平和控制血脂紊乱的重要措施，主要包括减少饱和脂肪、反式脂肪和胆固醇的摄取；增加 n−3 脂肪酸、黏性纤维和植物固醇/甾醇的摄入；减轻 BMI；增加体力活动，戒烟、限酒。调脂药包括他汀类、贝特类、依折麦布和烟酸等药物。根据现有研究证据，在糖尿病患者血脂异常的治疗中他汀类药物依然处于核心地位，应将其作为调脂治疗以及预防心血管并发症的首选药物。许多临床试验证明他汀类药物治疗 T2DM 患者可改善心血管结局。贝特类调脂药通过活化过氧化物酶体增殖物激活受体，可适度减少血浆 LDL−C 提高 HDL−C。在退伍军人 HDL−C 干预试验中，证实贝特类对脂质代谢益处。依折麦布是一种新型胆固醇吸收抑制剂，通过与小肠壁上的特异转运蛋白 NPC1L1 结合，强效抑制小肠胆固醇和植物甾醇的吸收，可显著降低患者 LDL−C，升高 HDL−C，还有轻度降低 TG 的作用。他汀类药物还可以与依折麦布联合应用，二者联合有良好的药物协同效应，可避免大剂量使用他汀潜在的不良反应。如果患者在单用他汀类药物达最佳剂量时 LDL 仍没有达标，依折麦布联合他汀类是一种合理的选择。

（三）血压控制

高血压是 T2DM 的常见并发症之一，流行状况与糖尿病类型、年龄、肥胖以及人种等因素有关，高血压合并糖尿病的发生率为 30%～80%。高血压可出现在 T2DM 发生之前。高血压与心血管病变也具有密切的相关性，糖尿病与高血压的并存使心血管病、卒中、肾病及视网膜病变等糖尿病并发症的发生和进展风险明显增加。而高血压的控制可显著降低糖尿病并发症的发生和发展的风险。

降压使患者心脑血管获益已成为共识。UKPDS 和 ADVANCE 研究证明了高血压控制对糖尿病患者心血管并发症的益处，收缩压每下降 10mmHg，大血管病变发生率和死亡风险下降 35%。

在 2005 年版《中国高血压防治指南》及 2007 年版《中国糖尿病防治指南》中，糖尿病患者血压控制目标在 130/80mmHg 以下。然而随着临床研究结果的不断出现，国内外指南的目标值均发生了改变，2017 年版《中国 2 型糖尿病防治指南》中建议，一般糖尿病合并高血压患者血压应<130/80mmHg；老年或伴严重 CAD 的糖尿病患者，可采取相对宽松的降压目标值；糖尿病患者血压水平如果超过 120/80mmHg 即应开始生活方式干预以预防高血压的发生；糖尿病患者血压≥140/90mmHg 者可考虑开始药物降压治疗；血压≥160/100mmHg 或高于目标值 20/10mmHg 时应立即开始降压药物治疗，并可以采取联合治疗方案。五类降压药物（ACEI、ARB、利尿剂、钙通道阻滞剂和 β 受体阻滞剂）均可用于糖尿病患者，以前两类为糖尿病降压治疗药物中的核心用药。

（四）抗血小板治疗

阿司匹林具有抗血小板聚集的作用，能显著降低心血管疾病的发病率。糖尿病患者的高凝状态是发生大血管病变的重要原因。临床试验荟萃分析和多项临床试验证明，阿司匹林可有效预防包括卒中和 MI 在内的心脑血管事件。目前，临床证据支持阿司匹林用于糖尿病患者群心血管病变的二级预防，以及对有心血管病变高风险的糖尿病患者群心血管病变的一级预防。2017 年版《中国 2 型糖尿病防治指南》指出，T2DM 患者合并 ASCVD 应使用阿司匹林（合适剂量是 75～150mg/d）。作为心血管疾病的一级预防措施：年龄（男性和女性）≥50 岁，并有至少另外 1 项主要危险因素（早发 ASCVD 家族史，高血压，血脂异常，吸烟，或慢性肾脏病/蛋白尿），且无出血高风险。氯吡格雷可作为不能耐受阿司匹林患者的替代治疗，亦被证实可降低糖尿病患者心血管事件的发生率。阿司匹林在糖尿病低危和中危人群的应用：阿司匹林不推荐在 ASCVD 低危患者（如 50 岁以下的男性和女性，糖尿病不伴有主要 ASCVD 危险因素）中应用，因为出血风险增加可能会减少益处的获得。中危患者（非老年患者伴 1 个或多个危险因素，或老年患者不伴危险因素）是否应用需要临床医生具体判断。患者是否愿意长期应用阿司匹林也应当考虑。

年龄≥80岁或<30岁和无症状的外周动脉粥样硬化的人群，需个体化评估。

二、糖尿病微血管病变的治疗

对不同的糖尿病微血管病变，采取的治疗方法不完全相同。总的来说，临床试验表明，通过对高血糖和心血管危险因素的积极治疗，可以预防微血管疾病或减轻其进展。DCCT研究中，强化治疗组糖尿病视网膜病变减少76％，同样，微量白蛋白尿的发生率降低43％，神经病变的发生率降低69％。UKPDS研究中，T2DM患者也证实了降低血糖的益处。血压控制也可以防止微血管疾病的发生。最近的一项荟萃分析研究了血压控制对糖尿病视网膜病变的影响。研究发现，更好的血压控制使T1DM患者视网膜病变发生率降低18％，T2DM患者降低22％。对于糖尿病肾病，ACEI使肾病的发生率降低约30％，虽然血压降低没有显著差异，但ACEI也优于钙通道阻滞剂。但与ASCVD相关的观点相反，他汀类药物不会减少视网膜病变的发展，可能是因为这些增加了玻璃体VEGF的水平。贝特类药物可能会减少微血管疾病的发展。在FIELD研究中，随机分配非诺贝特组的患者的白蛋白尿进展减少，糖尿病性视网膜病变减少22％。

除积极干预以上大血管并发症的风险之外，还建议采取针对微循环障碍的干预治疗。应用可以改善糖尿病微循环障碍的药物，主要包括血管扩张药、影响血液流变学和保护血管内皮的药物以及部分中药制剂等。用药原则上，积极控制血糖、血压、血脂仍是治疗的基础，并贯穿糖尿病病程的始终。改善糖尿病微循环用药应遵循"早期、个体化、合理联合、重视安全"的原则。早期：一旦诊断为糖尿病，需尽早筛查并发症，早诊断，考虑尽早使用改善微循环的药物。个体化：根据不同患者的临床表现特点和药物的作用机制，针对性选择药物，并给予适当疗程治疗（在医师指导下用药和停药），兼顾风险与获益的平衡。合理联合：一般不建议联合用药，如需联合，应遵循机制互补的原则，避免作用机制相同的药物联合，同时注意药物间的相互作用，尤其需考虑患者的肝肾功能、年龄等因素。重视安全：严格掌握药物的适应证与禁忌证，注意药物的不良反应。

（一）糖尿病肾病的治疗

1. 改变不良生活方式

如合理控制体质量、糖尿病饮食、戒烟及适当运动等。

2. 营养

推荐蛋白摄入量约0.8g/（kg·d），过高的蛋白质摄入，如>1.3g/（kg·d）与蛋白尿增多、肾功能下降、心血管及死亡风险增加有关，低于0.8g/（kg·d）的蛋白质摄入并不能延缓糖尿病肾病进展，已开始透析患者蛋白质摄入量可适当增加。我国T2DM伴白蛋白尿患者维生素D水平较低，补充维生素D或激活维生素D受体可降低UACR，但能否延缓糖尿病肾病进展尚有争议。蛋白质来源应以优质动物蛋白质为主，必要时可补充复方α-酮酸制剂。

3. 控制血糖

有效的降糖治疗可延缓糖尿病肾病的发生和进展，推荐所有糖尿病肾病患者进行合理的降糖治疗。有研究显示，SGLT-2抑制剂有降糖之外的肾脏保护作用，GLP-1受体激动剂亦可能延缓糖尿病肾病进展。部分口服降糖药物需要根据肾脏损害程度相应调整剂量。肾功能不全的患者可优选从肾脏排泄较少的降糖药，严重肾功能不全患者宜采用胰岛素治疗。

4. 控制血压

合理的降压治疗可延缓糖尿病肾病的发生和进展，推荐>18岁的非妊娠糖尿病患者血压应控制在140/90mmHg以下。对伴有白蛋白尿的患者，血压控制在130/80mmHg以下可能获益更多。舒张压不宜低于70mmHg，老年患者舒张压不宜低于60mmHg。对糖尿病伴高血压且尿蛋白/肌酐比值（UACR）>300mg/g或eGFR<60ml/（min·1.73m²）的患者，强烈推荐ACEI或ARB类药物治疗。对伴高血压且UACR30～300mg/g的糖尿病患者，推荐首选ACEI或ARB类药物治疗。对于这些患者，ACEI/ARB类

药物可延缓蛋白尿进展和减少心血管事件，但减少终末期肾病发生的证据不足。对不伴高血压但 UACR≥30mg/g 的糖尿病患者，使用 ACEI 或 ARB 类药物可延缓蛋白尿进展，但尚无证据显示 ACEI/ARB 可带来肾脏终点事件（如终末期肾病）获益。

（二）糖尿病视网膜病变的治疗

（1）良好地控制血糖、血压和血脂可预防或延缓糖尿病视网膜病变的进展。

（2）突发失明或视网膜剥离者需立即转诊眼科；伴有任何程度的黄斑水肿、重度非增殖性糖尿病视网膜病变及增殖性糖尿病视网膜病变的糖尿病患者，应转诊到对糖尿病视网膜病变诊治有丰富经验的眼科医师。

（3）激光光凝术仍是高危增殖性糖尿病视网膜病变患者及某些严重非增殖性视网膜病变患者的主要治疗。

（4）玻璃体腔内注射抗 VEGF 适用于威胁视力的糖尿病性黄斑水肿。

（5）皮质激素局部应用也可用于威胁视力的糖尿病视网膜病变和黄斑水肿。

（6）对于糖尿病性黄斑水肿，抗 VEGF 注射治疗比单纯激光治疗更具成本效益；但在增殖性糖尿病视网膜病变治疗中，抗 VEGF 治疗结果并不理想。

（7）视网膜病变不是使用阿司匹林治疗的禁忌证，阿司匹林对视网膜病变没有疗效，但也不会增加视网膜出血的风险。

（8）非诺贝特可减缓糖尿病视网膜病变进展、减少激光治疗需求。

（9）轻中度的非增殖性糖尿病视网膜病变患者在控制代谢异常和干预危险因素的基础上，可进行内科辅助治疗和随访。这些辅助治疗的循证医学证据尚不多。目前常用的辅助治疗包括：抗氧化、改善微循环类药物，如羟苯磺酸钙；活血化瘀类中成药复方丹参、芪明颗粒和血栓通胶囊等，也有糖尿病视网膜病变辅助治疗的相关报道。

（三）糖尿病神经病变的治疗

1. 血糖控制

积极严格地控制高血糖并保持血糖稳定是预防和治疗 DPN 的最重要措施。

2. 神经修复

常用药物有甲钴胺、神经生长因子等。

3. 其他

神经营养因子、肌醇、神经节苷脂和亚麻酸等。

4. 抗氧化应激

通过抑制脂质过氧化，增加神经营养血管的血流量，增加神经 Na^+-K^+-ATP 酶活性，保护血管内皮功能。常用药物为硫辛酸。

5. 改善微循环

周围神经血流减少是导致 DPN 发生的一个重要因素。通过扩张血管、改善血液高凝状态和微循环，提高神经细胞的血氧供应，可有效改善 DPN 的临床症状。常用药物为前列腺素 E_1、贝前列腺素钠、西洛他唑、己酮可可碱、胰激肽原酶、钙通道阻滞剂和活血化瘀类中药等。

6. 改善代谢紊乱

通过抑制醛糖还原酶、糖基化产物、PKC、氨基己糖通路、血管紧张素转化酶而发挥作用。常用药物为醛糖还原酶抑制剂，如依帕司他。

7. 疼痛管理

包括普瑞巴林、加巴喷丁、丙戊酸钠和卡马西平等。普瑞巴林可以作为初始治疗药物，改善症状；度洛西汀、阿米替林、丙米嗪和西酞普兰等，其中度洛西汀可以作为疼痛的初始治疗药物；阿片类药物（曲马多和羟考酮）和辣椒素（capsaicn）等，由于具有成瘾性和发生其他并发症的风险较高，阿片类药物曲马多不推荐作为治疗 DSPN 疼痛的一、二线药物。

三、总结

糖尿病大血管病变和微血管病变在干预治疗措施上并不完全相同。

无论糖尿病大血管病变还是微血管病变，共同采取的干预治疗措施包括：改变不良生活方式，如合理控制体质量、糖尿病或特殊饮食、戒烟及适当运动等。同时强调对高血糖的管理，血糖应控制达标，可最大限度地延缓并发症的发生和发展。除血糖控制外，目前治疗仍强调多重危险因素控制，如血压和血脂水平的控制达标。对已经患有 ASCVD 的患者，除以上治疗外，强调对高危人群进行抗血小板的二级预防。对仅仅患有微血管病变同时不符合阿司匹林一级预防指征的患者并不强调抗血小板治疗，但更需要多个学科参与，如对视网膜病变需眼科的局部干预；对神经病变，可针对发病机制，采取抗氧化、改善循环的治疗，同时需要神经科、疼痛科参与治疗；对于糖尿病肾病，情况比较复杂，根据糖尿病防治指南，除了对符合阿司匹林一级预防指征并且无出血高风险的患者可考虑应用阿司匹林外，更强调营养治疗，终末期肾脏病时需要肾内科透析治疗。

无论如何，糖尿病患者应该被作为一个有机整体而进行治疗，治疗过程中同时考虑到患者存在的糖尿病大血管或微血管病变。同时，在治疗的过程中强调个体化，即对不同的患者确定个体化的治疗目标、选择个体化的降糖降压药物等。还应注意对无糖尿病慢性并发症的患者进行定期筛查，以发现并发症的高危患者，在患病前进行干预，延缓并发症的出现。

（张俊清）

第十七章

糖尿病综合医学评估

第一节　以患者为中心的协作性诊疗

使用主动倾听、引出糖尿病患者偏好和信仰并评估识字率、计算能力和潜在的治疗障碍等以患者为中心的沟通方式，来优化患者的健康结局和健康相关的生活质量。

（1）应以循证指南为依据及时制定治疗决策，并结合患者意愿、预后和合并症调整。

（2）医务工作者在推荐治疗方案时应考虑患者治疗的经济负担和自我管理能力。

（3）治疗计划应遵从慢病管理模式，以确保有准备的积极的医疗小组和知情患者（主动参与）之间的有效互动。

（4）如果可能，医疗系统应支持团队管理、社区参与、患者登记和决策支持工具，以满足患者需求。

（5）提供者应评估社会背景，包括潜在的食物安全性问题、居住稳定性、经济障碍，并治疗决策该考虑到该信息。

（6）如有可能，患者应转诊到当地社区医疗机构，且社区医疗机构应与上级医疗机构形成"双向转诊"。

（7）应为患者提供来自健康教育者、分诊者或社区卫生工作者的自我管理支持。

第二节　综合医学评估

一、完整的评估应该在首诊时完成

1. 为确定个体化的治疗目标，初诊时就应进行完整的医学评估（包括初诊和后续随访评估、并发症评估、心理评估、合并症管理以及整个过程中患者的参与情况），要详细询问糖尿病及其并发症的临床症状、了解糖尿病的家族史。对已经诊断的糖尿病患者，复习以往的治疗方案和血糖控制情况，并进行以下体格检查和实验室检查。见表17-1。

（1）体格检查：身高、身体质量、计算 BMI、腰围、血压、心率和足背动脉搏动。

（2）实验室检查：空腹及餐前血糖、餐后 2h 血糖、HbA1c、TC、TG、LDL-C、HDL-C、尿常规、肝功能、肾功能。T1DM 患者、血脂异常和年龄>50 岁的妇女测定血清 TSH。

（3）特殊检查：眼底检查、心电图及神经病变相关检查。若条件允许，应检测尿白蛋白/肌酐比值。

（4）糖尿病心理健康评估。

2. 制定最初需要达到的目标及应该采取的措施

综合患者的年龄、心血管疾病史等情况，确定个体化的血糖控制的最初目标。帮助患者制定饮食和运动的方案，肥胖者确定减轻身体质量的目标。建议患者戒烟、限酒。根据患者的具体病情处方合理的降糖药物并指导药物的使用。教育患者进行自我血糖监测如血糖测定的时间和频度，并做好记录。告诉患者下次随诊的时间及注意事项。

表 17-1 糖尿病综合医学评估表 [引自《中国 2 型糖尿病防治指南》(2017 年版)]

病史

- 糖尿病发病时的年龄和特征（如：有无糖尿病症状、酮症、是否为 DKA 起病、是否为体检时发现）
- 进餐模式、营养状态、身体质量变化、睡眠习惯（模式和时间）、运动习惯；营养教育的来源和需求；儿童和青少年要了解生长发育情况
- 补充和替代医学应用的情况：筛查社会心理问题和其他影响糖尿病患者自我管理的问题（如经济、后勤、社会资源）
- 吸烟史、饮酒史、药物滥用史
- 糖尿病教育、自我管理、支持来源和需求
- 既往的治疗方案和治疗效果（如 HbA1c 记录）、目前治疗情况包括药物、药物服用的依从性及所存在的障碍评估、饮食和运动的方案以及改变生活方式的意愿
- 血糖监测结果和患者应用监测数据的情况
- DKA 发生史：发生频率、严重程度及原因
- 低血糖发生史：发作时的意识、严重程度、频率及原因
- 糖尿病相关并发症和合并症史

  微血管并发症：糖尿病视网膜病变、糖尿病肾病、神经病变（感觉性包括足部病变史；自主神经性包括性功能障碍和胃轻瘫）

  大血管并发症：冠心病、脑血管疾病、外周动脉疾病

  合并症：高血压、血脂异常、高尿酸血症等

  其他：适当的方法筛查抑郁、焦虑和进食障碍及糖尿病痛苦*、口腔疾病
- 对有生育能力的女性，了解避孕和孕前规划糖尿病及并发症与合并症筛查
- 身高、身体质量、BMI、腰围；儿童和青少年的生长发育
- 血压和心率测定，包括必要时测量立位血压和心率
- 眼底检查
- 甲状腺触诊
- 皮肤检查（如黑棘皮征，胰岛素注射部位有无红肿和硬结等）
- 详细的足部检查（视诊，足背动脉和胫后动脉触诊，有无膝、腱反射，痛觉，温度觉，振动觉，单丝尼龙丝触觉）

实验室检查

- HbA1c，如果上一次检查超过 3 个月，则结果不可用
- 在 1 年之内没有如下结果，需要测定

  空腹血脂谱，包括总胆固醇、LDL-C、HDL-C 和甘油三酯

  肝功能

  尿常规

  尿微量白蛋白与尿肌酐，并计算比值

  血肌酐和 eGFR

  1 型糖尿病患者、血脂异常和年龄>50 岁的妇女需测定血清 TSH

注：DKA：糖尿病酮症酸中毒。HbA1c：糖化血红蛋白。LDL-C：低密度脂蛋白胆固醇。HDL-C：高密度脂蛋白胆固醇。eGFR：预估肾小球滤过率。TSH：促甲状腺激素。

二、明确糖尿病的诊断和分型

（一）糖尿病的诊断

目前国际通用的诊断标准和分类仍是参考 WHO（1999 年）标准。需要强调的糖尿病的临床诊断应依据静脉血浆血糖而不是毛细血管血糖检测结果。若无特殊提示，文中所提到的血糖均为静脉血浆葡萄糖水平值。糖代谢状态分类、糖尿病的诊断标准见表 17-2、表 17-3。

表 17-2 糖代谢状态分类（WHO，1999）   单位：mmol/L

糖代谢分类	静脉血浆葡萄糖	
	空腹血糖	糖负荷后 2h 血糖
正常血糖	<6.1	<7.8
空腹血糖受损（IFG）	≥6.1，<7.0	<7.8
糖耐量异常（IGT）	<7.0	≥7.8，<11.1
糖尿病	≥7.0	≥11.1

注：IFG 和 IGT 统称为糖调节受损，也称糖尿病前期。

表 17-3 糖尿病的诊断标准   单位：mmol/L

诊断标准	静脉血浆葡萄糖
（1）典型糖尿病症状（烦渴多饮、多尿、多食、不明原因的身体质量下降）加上随机血糖	≥11.1
（2）或加上空腹血糖	≥7.0
（3）或加上葡萄糖负荷后 2h 血糖无典型糖尿病症状者，需改日复查确认	≥11.1

注：空腹状态指至少 8h 没有进食能量；随机血糖指不考虑上次用餐时间，一天中任意时间的血糖，不能用来诊断空腹血糖异常或糖耐量异常。

关于糖尿病诊断与筛查的若干问题：

1. 关于糖尿病诊断与筛查的血糖时间点的问题

流行病学调查或人群筛查可单独应用空腹血浆葡萄糖或 75g 口服葡萄糖耐量试验（OGTT）后的 2h 血糖。但我国资料显示如果仅查空腹血糖则糖尿病的漏诊率较高，理想的筛查方案应同时检查空腹血糖及 OGTT 后 2h 血糖。OGTT 其他时间点血糖不作为诊断标准。建议已达到糖调节受损（包括 IFG 和 IGT）的人群，应行 OGTT 检查，以提高糖尿病的诊断率。如 OGTT 目的是用于明确糖代谢状态时，仅需检测空腹和糖负荷后 2h 血糖。

2. 关于应激性血糖升高的问题

急性创伤、感染或其他应激情况下可出现暂时性血糖增高，如果没有明确的糖尿病病史，就临床诊断而言不能以此时的血糖值诊断糖尿病，应在应激消除后复查，再确定糖代谢状态，HbA1c 检测有助于鉴别诊断。

3. 关于采用 HbA1c 诊断糖尿病的问题

2011 年 WHO 建议在条件具备的国家和地区可以采用 HbA1c 诊断糖尿病，诊断切点为 HbA1c≥6.5%。我国指南推荐，对于采用标准化检测方法并有严格质量控制的医院，可以开展用 HbA1c 作为糖尿病诊断及诊断标准的探索研究。国内一些研究结果显示，在中国成人中诊断糖尿病 HbA1c 的最佳切点为 6.2%～6.4%，以 HbA1c≥6.3% 为依据的最多。

（二）糖尿病的分型

目前多采用 WHO（1999 年）的糖尿病病因学分型体系（表 17-4），将糖尿病分四大类，即 T1DM、T2DM、特殊类型糖尿病和妊娠期糖尿病（GDM）。T1DM、T2DM 和 GDM 是临床常见类型。

表 17-4　糖尿病病因学分型（WHO 1999 年的分型体系）

一、T1DM

1. 免疫介导性

2. 特发性

二、T2DM

三、特殊类型糖尿病

1. 胰岛 β 细胞功能遗传性缺陷：第 12 号染色体，肝细胞核因子-1α（HNF-1α）基因突变（MODY3）；第 7 号染色体，葡萄糖激酶（GCK）基因突变（MODY2）；第 20 号染色体，肝细胞核因子-4α（HNF-4α）基因突变（MODY1）；线粒体 DNA 突变；其他

2. 胰岛素作用遗传性缺陷：A 型 IR；矮妖精貌综合征；Rabson-Mendenhall 综合征；脂肪萎缩性糖尿病；其他

3. 胰腺外分泌疾病：胰腺炎、创伤/胰腺切除术后、胰腺肿瘤、胰腺囊性纤维化、血色病、纤维钙化性胰腺病及其他

4. 内分泌疾病：肢端肥大症、库欣综合征、胰高糖素瘤、嗜铬细胞瘤、甲状腺功能亢进症、生长抑素瘤、醛固酮瘤及其他

5. 药物或化学品所致的糖尿病：Vacor（N-3 吡啶甲基 N-P 硝基苯尿素）、喷他脒、烟酸、糖皮质激素、甲状腺激素、二氮嗪、β-肾上腺素能激动剂、噻嗪类利尿剂、苯妥英钠、γ-干扰素及其他

6. 感染：先天性风疹、巨细胞病毒感染及其他

7. 不常见的免疫介导性糖尿病：僵人（stiff-man）综合征、胰岛素自身免疫综合征、胰岛素受体抗体及其他

8. 其他与糖尿病相关的遗传综合征：Down 综合征、Klinefelter 综合征、Turner 综合征、Wolfram 综合征、Friedreich 共济失调、Huntington 舞蹈病、Laurence-Moon-Beidel 综合征、强直性肌营养不良、卟啉病、Prader-Willi 综合征及其他

四、妊娠期糖尿病

注：MODY：青少年的成人起病型糖尿病。

1. 各种类型糖尿病的特点

T1DM 病因和发病机制尚不清楚，多与自身免疫相关，其病理生理学的显著特征是胰岛 β 细胞数量显著减少或消失所导致的胰岛素分泌显著下降或缺失。

T2DM 的病因和发病机制目前亦不明确，其病理生理学的显著特征为 IR 和胰岛素相对不足或绝对不足。

血糖水平不能区分 T1DM 还是 T2DM。即使是被视为 T1DM 典型特征的糖尿病酮症酸中毒（DKA）在 T2DM 也会出现。在患者起病初期进行分类有时的确很困难。目前诊断 T1DM 主要根据临床特征。

T1DM 的主要临床特点：发病年龄一般小于 30 岁；通常体形非肥胖；三多一少症状明显；多以糖尿病酮症或酮症酸中毒起病；空腹或餐后的血清 C 肽水平明显降低；通常可检测出自身免疫标志物：如谷氨酸脱羧酶抗体（GADA）、胰岛细胞抗体（ICA）、人胰岛细胞抗原 2 抗体（IA-2A）、锌转运体 8 抗体（ZnT8A）等。

如果不确定分类，可先做一个临时性分类诊断用于指导治疗。然后依据对治疗的反应以及随访观察其临床表现，再重新评估、分型。在 T1DM 中，有一种缓慢进展的亚型，即成人隐匿性自身免疫糖尿病（LADA），在起病早期与 T2DM 的临床表现类似，需要依靠胰岛自身抗体的检测才能明确诊断。

2. 特殊类型糖尿病

特殊类型糖尿病是病因学相对明确的糖尿病。随着对糖尿病发病机制研究的深入，特殊类型糖尿病的种类会逐渐增加。常见胰岛 β 细胞功能遗传性缺陷所致特殊类型糖尿病。

（1）线粒体 DNA 突变糖尿病：线粒体基因突变糖尿病是最为多见的单基因突变糖尿病，占中国成人糖尿病中的 0.6%。最为常见的临床表现为母系遗传、糖尿病或伴耳聋。对具有以下情况者应注意除外线粒体基因突变糖尿病：①在家系内糖尿病的传递符合母系遗传特征；②伴神经性耳聋的糖尿病患者；③起病早，BMI 低，胰岛 β 细胞功能明显进行性减低，且胰岛自身抗体阴性的糖尿病患者；④伴中枢神

经系统、骨骼肌表现、心肌病、视网膜色素变性、眼外肌麻痹或乳酸性酸中毒的糖尿病患者或家族中有上述表现的患者。绝大多数线粒体基因突变糖尿病是由线粒体亮氨酸转运 RNA 基因［tRNALeu（UUR）］上的线粒体核苷酸序位 3 243 上的 A→G（A3243G）突变所致。

（2）青少年的成人起病型糖尿病（MODY）：MODY 是一种早发但临床表现类似 T2DM 的疾病，以常染色体显性遗传方式在家系内传递。MODY 属临床诊断。目前通用的诊断标准有三点：①至少三代直系亲属内均有糖尿病患者，且符合常染色体显性遗传规律；②家系内至少有一个糖尿病患者的诊断年龄在 25 岁或以前；③糖尿病确诊后至少两年内不需使用胰岛素控制血糖。目前，国际上已发现了 14 种MODY 类型，中国最常见的是以下六种类型：

MODY1，临床特征：青春期或成年早期进行性胰岛素分泌受损，高出生身体质量及新生儿暂时性低血糖，对磺酰脲类药物敏感。突变基因：肝细胞核因子-4α（HNF-4α）基因。

MODY2，临床特征：病情稳定，非进行性空腹血糖升高；通常无需药物治疗；微血管并发症罕见；OGTT 后 2h 血糖较空腹血糖轻度升高（<3mmol/L）。突变基因：葡萄糖激酶（GCK）基因。

MODY3，临床特征：青春期或成年早期进行性胰岛素分泌受损；肾糖阈下降；OGTT 后 2h 血糖较空腹血糖显著升高（>5mmol/L）；对磺酰脲类药物敏感。突变基因：肝细胞核因子-1α（HNF-1α）基因。

MODY5，临床特征：血糖升高伴肾发育性疾病（肾囊肿）；泌尿生殖道畸形；胰腺萎缩；高尿酸血症；痛风。突变基因：肝细胞核因子-1β（HNF-1β）基因。

MODY10，临床特征：胰岛素分泌缺陷，通常需要胰岛素治疗。突变基因：胰岛素（INS）基因。

MODY13。临床特征：胰岛素分泌缺陷，对磺酰脲类药物敏感。突变基因：钾离子通道 Kir6.2 编码基因（KCNJ11）。

3. 妊娠期糖尿病

妊娠期糖尿病与诊断标准

（1）妊娠期糖尿病是指妊娠期间发生的不同程度的糖代谢异常，但血糖未达到显性糖尿病的水平，占孕期糖尿病的 80%～90%。诊断标准为：孕期任何时间行 75g OGTT，5.1mmol/L≤空腹血糖<7.0mmol/L，OGTT 1h 血糖≥10.0mmol/L，8.5mmol/L≤OGTT 2h 血糖<11.1mmol/L，上述血糖值之一达标即诊断妊娠期糖尿病。但孕早期单纯空腹血糖>5.1mmol/L 不能诊断妊娠期糖尿病，需要随访。

（2）妊娠期显性糖尿病也称妊娠期间的糖尿病，指孕期任何时间被发现且达到非孕人群糖尿病诊断标准：空腹血糖≥7.0mmol/L 或糖负荷后 2h 血糖≥11.1mmol/L，或随机血糖≥11.1mmol/L。

（3）孕前糖尿病（PGDM）

指孕前确诊的 1 型、2 型或特殊类型糖尿病。

三、筛查糖尿病并发症和潜在的合并症

（一）糖尿病慢性并发症筛查

1. 糖尿病肾病筛查

T2DM 患者因起病隐匿，患病后常常不能及时就诊，故部分患者在诊断时可能伴有糖尿病肾病。建议确诊 T2DM 后每年应至少进行一次肾脏病变筛查，包括尿常规、尿白蛋白/肌酐比值（UACR）和血肌酐（计算 eGFR）。这种筛查方式有助于发现早期肾脏损伤，并鉴别其他一些常见的非糖尿病性肾病。

T1DM 患者一般在起病 5 年后才会发生糖尿病肾病，建议病程>5 年 T1DM 患者每年常规筛查糖尿病肾病，筛查方式同上。

随访：所有患者需每年检查 UACR、血清肌酐、血钾水平。3～4 期的患者需密切随访 CKD 相关的代谢紊乱，如维生素 D、血红蛋白、碳酸氢盐、钙磷代谢、甲状旁腺激素等。应根据病情的严重程度确定患者的随访频率。

2. 糖尿病视网膜病变筛查

糖尿病视网膜病变（包括糖尿病黄斑水肿）的患者可能无明显临床症状，因此，从防盲角度来说，定期做眼底检查尤为重要。T2DM 在诊断前常已存在一段时间，诊断时视网膜病变的发生率较高，因此，T2DM 患者在确诊后应尽快进行首次眼底检查和其他方面的眼科检查。

应用免散瞳眼底照相机，是可行的糖尿病视网膜病变筛查方法。应拍摄至少两张以黄斑及视盘为中心的45°角的眼底后极部彩色照片，进行分级诊断。对于筛查中发现的中度及中度以上的非增殖期视网膜病变患者应由专科医师进行进一步分级诊断。

初筛：T2DM 患者在确诊后即应进行首次散瞳后的眼底筛查，而 T1DM 患者，在诊断 5 年后应进行筛查。

随访：无糖尿病视网膜病变患者推荐每1~2年行一次检查；轻度非增殖期视网膜病变患者每年 1 次，中度非增殖期病变患者每 3~6 个月 1 次；重度非增殖期病变患者每 3 个月 1 次。

女性糖尿病患者如果准备妊娠，应做详细的眼科检查，应被告知妊娠可增加糖尿病视网膜病变的发生危险和（或）使其进展。怀孕的糖尿病患者应在妊娠前或第一次产检、妊娠后每 3 个月及产后 1 年内定期进行眼科检查。而妊娠期糖尿病和妊娠期显性糖尿病患者，糖尿病视网膜病变风险并不增高，并不推荐上述的筛查。对于有临床意义的黄斑水肿应每 3 个月进行复查。推荐采用光学相干断层成像评估视网膜厚度和视网膜病理变化发现糖尿病黄斑水肿。

关于远程医疗在糖尿病视网膜病变筛查和管理中的作用目前仍有争议。

3. 糖尿病周围神经病变筛查

糖尿病周围神经病变（DPN）是指周围神经功能障碍，包含脊神经、脑神经及自主神经病变，其中以远端对称性多发性神经病变（DSPN）最具代表性。

1）糖尿病远端对称性多发性神经病变（DSPN）筛查

如糖尿病远端对称性多发性神经病变（DSPN）应在 T2DM 确诊时，T1DM 在诊断后 5 年，至少每年筛查一次。有典型症状者易于发现和诊断，无症状者需要通过体格检查或神经电生理检查做出诊断。在临床工作中联合应用"四觉一反射"（针刺痛觉、振动觉、压力觉、温度觉、踝反射 5 项检查）来筛查DPN。最常用的方法为用 128Hz 音叉评估振动觉（大纤维功能）以及 10g 尼龙丝试验评估压力觉以明确足溃疡和截肢的风险，故更适用于基层医疗单位或大规模人群筛查。

2）糖尿病自主神经病变筛查

（1）心血管自主神经病变：表现为直立性低血压、晕厥、冠状动脉舒缩功能异常、无痛性心肌梗死、心搏骤停或猝死。筛查方法：可以采用心率变异性及体位性血压变化测定、24h 动态血压监测等辅助诊断。

（2）消化系统自主神经病变：包括糖尿病胃轻瘫，糖尿病肠病，前者表现为吞咽困难、呃逆、上腹饱胀、胃部不适；后者表现为便秘、腹泻及排便障碍等。筛查方法：胃电图、胃排空的闪烁图扫描（测定固体和液体食物排空的时间）等有助于诊断。

（3）泌尿生殖系统自主神经病变：性功能障碍，在男性表现为勃起功能障碍和（或）逆向射精。在女性，表现为性欲减退，性交疼痛。对于勃起功能障碍应考虑进行性激素水平评估来排除性腺功能减退。此外，还应排除药物及其他原因导致的病变。膀胱功能障碍表现为排尿障碍、尿失禁、尿潴留、尿路感染等。筛查方法：超声检查可判定膀胱容量、残余尿量等确定糖尿病神经源性膀胱。

（4）其他自主神经病变：表现为泌汗异常，出汗减少或不出汗，从而导致手足干燥开裂，容易继发感染。由于毛细血管缺乏自身张力致静脉扩张，易在局部形成微血管瘤而继发感染。对低血糖感知异常，当支配内分泌腺体的自主神经发生病变时，糖尿病患者在低血糖时应激激素如儿茶酚胺、生长激素等分泌常延迟或减少，造成患者对低血糖感知减退或无反应，低血糖恢复的过程延长。

4. 糖尿病性下肢血管病变筛查

对于 50 岁以上的糖尿病患者，应该常规进行下肢动脉粥样硬化性病变（LEAD）的筛查。伴有

LEAD 发病危险因素（如合并心脑血管病变、血脂异常、高血压、吸烟或糖尿病病程 5 年以上）的糖尿病患者应该每年至少筛查一次。对于有足溃疡、坏疽的糖尿病患者，不论其年龄，应该进行全面的动脉病变检查及评估。具体筛查流程见图 17-1。

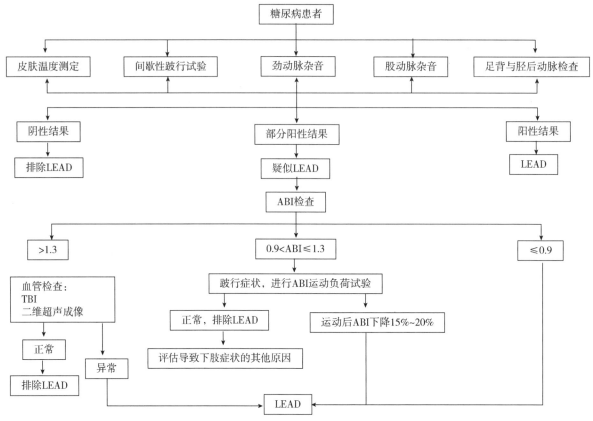

注：TBI：趾肱指数；ABI：踝肱指数。

图 17-1 糖尿病患者通过全面动脉体格检查及踝肱指数筛查下肢动脉粥样硬化性病变（LEAD）的流程

5. 糖尿病足筛查

糖尿病足是糖尿病患者因周围神经病变和外周血管病变导致的足部感染、溃疡和（或）深层组织破坏。因此，所有糖尿病慢性并发症中，糖尿病足是相对容易识别、预防比较有效的并发症。

对所有糖尿病患者每年进行全面的足部检查，详细询问以前大血管及微血管病变的病史，评估目前神经病变的症状（麻木、疼痛、烧灼感）和下肢血管疾病（下肢疲劳、间歇性跛行）以确定溃疡和截肢的危险因素。

检查应包括皮肤视诊，评估足部畸形，神经评估（10g 尼龙丝试验和针刺或振动觉试验或踝反射），血管评估（触诊下肢和足部血管搏动，或 ABI 检查）。对所有糖尿病患者都应该给予综合的足部自我管理的教育。

（二）糖尿病潜在的合并症筛查

糖尿病是心脑血管疾患的独立危险因素。糖尿病患者发生心脑血管疾病的风险较非糖尿病患者群增加2～4 倍。即使在糖尿病前期（空腹血糖和（或）餐后血糖升高，但未达到糖尿病诊断标准），心脑血管疾病发生风险也显著增加。糖尿病患者经常伴有高血压、血脂紊乱等心脑血管病变的重要危险因素。

糖尿病确诊时及以后，至少应每年评估心脑血管病变的风险因素，评估的内容包括心脑血管病现病史及既往史、年龄、有无心脑血管风险因素（吸烟、高血压、血脂紊乱、肥胖特别是腹型肥胖、早发心血管疾病的家族史）、肾脏损害（尿白蛋白排泄率增高等）、心房颤动（可导致卒中）。静息时的心电图检查对 T2DM 患者心血管疾病的筛查价值有限，对大血管疾病风险较高的患者应进一步检查来评估心脑血管病变情况。

糖尿病常见的合并症筛查包括：高血压、血脂异常、高尿酸血症等。

高血压评估：糖尿病患者每次常规随访应测量血压。血压升高的患者，应该另日重复测量证实。

血脂异常评估：①未服用他汀的成人糖尿病在首次诊断、初次医学评估、以后每 5 年检查血脂是合理的，如有必要可以更频繁复查；②起始他汀治疗和以后定期复查血脂，或许有助于监测治疗应答和治疗的依从性。

肥胖评估：每次就诊时应该测量身高、体质量，计算 BMI 并记录在病历中。

（三）其他

适当的方法筛查抑郁、焦虑和进食障碍及糖尿病痛苦、口腔疾病等；1 型糖尿病患者、血脂异常和年龄>50 岁的妇女需测定血清 TSH。

四、回顾已经确诊的糖尿病患者以前的治疗和危险因素控制

1. T2DM 的综合管理目标

对大多数非妊娠成年 T2DM 患者，合理的 HbA1c 控制目标为＜7％；血压＜130/80mmHg；LDL－C＜2.6mmol/L（未合并动脉粥样硬化性心血管疾病），或＜1.8mmol/L（合并动脉粥样硬化性心血管疾病）；BMI＜24.0kg/m^2。

2. 血糖的管理

更严格的 HbA1c 控制目标（如＜6.5％，甚或尽可能接近正常）适合于病程较短、预期寿命较长、无并发症、未合并心血管疾病的 T2DM 患者，其前提是无低血糖或其他不良反应。

相对宽松的 HbA1c 目标（如＜8.0％）更适合于有严重低血糖史、预期寿命较短、有显著的微血管或大血管并发症者。

生活方式干预是 T2DM 的基础治疗措施，应贯穿于糖尿病治疗的始终。单纯生活方式不能使血糖控制达标时，应开始药物治疗。

T2DM 药物治疗的首选是二甲双胍。若无禁忌证，二甲双胍应一直保留在糖尿病的治疗方案中。

一种口服药治疗而血糖仍不达标者，采用二种，甚至三种不同作用机制的药物联合治疗。如血糖仍不达标，则应将治疗方案调整为多次胰岛素注射方案。

3. T2DM 患者的心脑血管疾病防治

糖尿病患者常伴有高血压、血脂紊乱等心脑血管病变的重要危险因素；

糖尿病患者至少应每年评估心血管病变的风险因素；

对多重危险因素的综合控制可显著改善糖尿病患者心脑血管病变和死亡发生的风险。

（1）抗血小板治疗：糖尿病合并 ASCVD 者需要应用阿司匹林（75～150mg/d）作为二级预防；ASCVD 并阿司匹林过敏患者，需要应用氯吡格雷（75mg/d）作为二级预防；阿司匹林（75～100mg/d）作为一级预防用于糖尿病的心血管高危者，包括年龄≥50 岁，而且合并至少 1 项主要危险因素（早发 ASCVD 家族史、高血压、血脂异常、吸烟或蛋白尿）。

（2）血压的管理：一般糖尿病合并高血压患者的降压目标应低于 130/80mmHg；老年或伴严重冠心病的糖尿病患者，可采取相对宽松的降压目标值；糖尿病患者的血压水平如果超过 120/80mmHg 即应开始生活方式干预以预防高血压的发生；糖尿病患者的血压≥140/90mmHg 者可考虑开始药物降压治疗。血压≥160/100mmHg 或高于目标值 20/10mmHg 时应立即开始降压药物治疗，并可以采取联合治疗方案。

五类降压药物（ACEI、ARB、利尿剂、钙通道阻滞剂和 β 受体阻滞剂）均可用于糖尿病患者，以前两类为糖尿病降压治疗药物中的核心用药。

（3）调脂稳定斑块治疗：推荐降低 LDL－C 作为首要目标。依据患者 ASCVD 危险高低，推荐将LDL－C 降至目标值；临床首选他汀类调脂药物。LDL－C 目标值：极高危＜1.8mmol/L，高危＜

2.6mmol/L。

起始宜应用中等强度他汀类药物，根据个体调脂疗效和耐受情况，适当调整剂量，若胆固醇水平不能达标，与其他调脂药物联合使用；

如果 LDL-C 基线值较高，现有调脂药物标准治疗 3 个月后，难以使 LDL-C 降至所需目标值，则可考虑将 LDL-C 至少降低 50% 作为替代目标。

如果空腹 TG≥5.7mmol/L，为了预防急性胰腺炎，首先使用降低 TG 的药物。

五、开始制订患者参与的治疗管理计划

1. 生活方式管理

1）糖尿病自我管理教育和支持

（1）根据糖尿病自我管理教育和支持的标准，糖尿病患者在确诊后或以后需要时，应接受糖尿病自我管理教育和支持，以增加知识、技能和糖尿病自我管理能力。

（2）有效的自我管理、改善临床结局、健康状态和生活质量是糖尿病自我管理教育和支持的主要目标，作为管理的一部分应该进行判断和监测。

（3）糖尿病自我管理教育和支持应该以患者为中心，尊重患者的喜好、需求和价值观，应该指导临床决策。

（4）糖尿病自我管理教育和支持计划应该包括预防糖尿病的基本课程。该课程应包含延迟和预防 T2DM 的内容，并注重个体化。

（5）糖尿病自我管理教育和支持是可以节省花费和改善结局。

2）糖尿病医学营养治疗

（1）营养治疗推荐：①推荐所有糖尿病患者（包括 1 型糖尿病和 T2DM）均应接受由注册营养师制定的个体化的医学营养治疗。②对应用灵活胰岛素治疗方案（如胰岛素泵 CSII，一天多次注射方案 MDI）的 1 型糖尿病和 T2DM 患者，教育使用每餐碳水化合物计算，并估计脂肪和蛋白质的克数，以决定餐时胰岛素的剂量，能够改善血糖控制。③对于每天应用固定胰岛素剂量（比如应用预混胰岛素）的患者，保持稳定的碳水化合物的摄入时间和量（即定时定量进餐）可以改善血糖控制，减少低血糖风险。④对血糖和身体质量管理简单有效的糖尿病膳食计划方法即交换份法，其强调份数控制或健康食物选择，可能更适用于文化程度不高、计算力较差和易于发生低血糖的老年未应用胰岛素的 T2DM 患者。⑤糖尿病营养治疗是可以节省花费并可改善结局（如降低 HbA1c）。

（2）能量平衡：目标是既要达到或维持理想身体质量，又要满足不同情况下营养需求。对超重或肥胖的成年 T2DM 患者和有糖尿病风险的肥胖个体，应减轻身体质量，推荐通过生活方式改变、联合限制能量摄入，中等程度减轻身体质量是有益的。

（3）饮食方式：①所有糖尿病患者的碳水化合物、蛋白质和脂肪的能量来源比例应根据总能量摄入和代谢控制目标进行个体化评估。膳食中碳水化合物所提供的能量应占总能量的 50%～65%。对碳水化合物的数量、质量的体验是血糖控制的关键环节。低升糖指数食物有利于血糖控制，但应同时考虑血糖负荷。②许多饮食方式，包括地中海饮食、DASH 饮食和素食，对于管理 T2DM 和糖尿病前期是合适的。③糖尿病患者或有糖尿病风险的患者，应该避免含糖饮料的摄入，以控制身体质量和减少 CVD 及脂肪肝的风险，而且应减少含蔗糖食物，以更健康营养丰富的食物代替。建议碳水化合物主要来自全谷类、蔬菜、水果、豆类和奶制品，特别是纤维含量较高和糖负荷较低的食物。而非其他碳水化合物来源，尤其那些含糖食品。

（4）蛋白质：①糖尿病患者肾功能正常时，蛋白质的摄入量可占供能比的 15%～20%，保证优质蛋白质比例超过 1/3。②T2DM 患者摄入蛋白质似乎能增加胰岛素应答，但不升高血糖浓度。所以含蛋白质较高的碳水化合物不应用于治疗或预防低血糖。③推荐蛋白摄入量约 $0.8g \cdot kg^{-1} \cdot d^{-1}$；过高的蛋白摄入

（如>1.3g·kg⁻¹·d⁻¹）与蛋白尿、肾功能下降、心血管及死亡风险增加有关；低于 0.8g·kg⁻¹·d⁻¹ 的蛋白摄入并不能延缓糖尿病肾病进展，已开始透析患者蛋白摄入量可适当增加。蛋白质来源应以优质动物蛋白为主，必要时可补充复方 α-酮酸制剂。

（5）膳食脂肪：①膳食中由脂肪提供的能量应占总能量的 20%～30%；富含单不饱和脂肪酸的地中海式饮食结构可能对血糖控制和心血管危险因素有益，所以应推荐为低脂高碳水化合物饮食结构的一个有效替代。②推荐富含长链 ω-3 脂肪酸的食物，如富含脂肪的鱼类（EPA 和 DHA）及坚果和种子（ALA）等可预防和治疗 CVD；然而证据不支持补充 ω-3 具有有益的作用。

（6）微量元素与膳食纤维：糖尿病患者易缺乏 B 族维生素、维生素 C、维生素 D 以及铬、硒、锌、镁、铁、锰等多种微量元素，可根据营养评估结果适量补充。长期服用二甲双胍患者应预防维生素 B₁₂ 缺乏。没有明确的证据支持对不缺乏的患者饮食补充维生素、矿物质、中草药或香料，而且长期摄入抗氧化剂如维生素 E、维生素 C 和胡萝卜素可能存在安全性问题。

提高膳食纤维摄入对健康有益。富含纤维的谷物类（每份食物≥5g 纤维）、豆类、水果蔬菜和全谷物食物均为膳食纤维的良好来源。建议糖尿病患者达到膳食纤维每日推荐摄入量，即 10～14g/1 000kcal。

（7）酒精：①不推荐糖尿病患者饮酒。若饮酒应计算酒精中所含的总能量。建议饮酒量应适度，女性饮酒的酒精量不超过 15g/d，男性不超过 25g/d（15g 酒精相当于 350ml 啤酒、150ml 葡萄酒或 45ml 蒸馏酒）。频次每周不超过 2 次。②饮酒或可能增加糖尿病患者低血糖的风险，避免空腹饮酒，尤其是应用胰岛素或胰岛素促泌剂的患者。要对饮酒患者进行如何识别和知晓及治疗迟发低血糖的教育。

（8）钠：①食盐摄入量限制在 6g/d 以内，钠摄入量不超过 2 000mg/d，合并高血压患者更应严格限制摄入量。②同时应限制摄入钠含量高的调味品或食物，如味精、调味酱、酱油、腌制品、盐浸等加工食品等。

（9）非营养的甜味剂：糖尿病患者可适量摄入糖醇和非营养性甜味剂。应用非营养的甜味剂替代含能量的甜味剂（且不用其他含能量的食物替代），具有潜在的减少整体能量和碳水化合物摄入的作用。

（10）糖尿病的运动治疗：①鼓励 T1DM 或 T2DM 或糖尿病前期的儿童和青少年每天参加至少 60min 中等强度或更剧烈的有氧体力活动，每周至少 3d。②鼓励大多数成年 T1DM 或 T2DM 患者每周至少进行 150min（如每周运动 5d，每次 30min）中等强度有氧体力活动（最大心率的 50%～70%，运动时有点用力，心跳和呼吸加快但不急促），每周至少 3d，不能连续超过 2d 不运动。持续时间更短（至少每周 75min）的高强度的或间隔训练对年轻的或体力合适的患者或许是足够的。③鼓励成年 T1DM 和 T2DM 患者每周进行至少 2 次不连续耐力锻炼。④所有成人糖尿病尤其是 T2DM 患者，应减少静坐时间。长时间静坐应每 30min 间断一次，以便使血糖获益，尤其是成年 T2DM 患者。⑤建议老年糖尿病患者每周进行 2～3 次灵活性和平衡性训练，可根据个人偏好做包括瑜伽和太极运动以增加柔韧性、肌肉力量和平衡。⑥空腹血糖>16.7mmol/L，反复低血糖或血糖波动较大，有糖尿病酮症酸中毒等急性代谢并发症，合并急性感染、增殖期视网膜病变、严重肾病、严重心脑血管疾病（不稳定型心绞痛、严重心律失常、一过性脑缺血发作）等情况下禁忌运动，病情稳定后方可逐步恢复运动。

4）戒烟

（1）建议所有糖尿病患者不要吸烟：吸烟与肿瘤、糖尿病、糖尿病大血管病变、糖尿病微血管病变、过早死亡的风险增加相关。T2DM 患者戒烟有助于改善代谢指标、降低血压和白蛋白尿。

（2）戒烟咨询和其他形式的治疗是糖尿病治疗的一个常规组成部分。

5）心理问题

（1）心理治疗应该整合入以患者为中心的综合治疗方案中，提供给所有的糖尿病患者。目标是优化健康结局和提高健康相关的生活质量。

（2）心理筛查和随访应包括：患者糖尿病对疾病的态度、对治疗和预后的预期、情感与情绪、生活质量、与糖尿病相关的资源（包括经济、社会和情感方面）以及精神病史等，也不限于此。

（3）医务工作者应考虑在首诊时使用适合患者的经认证的工具量表来评估糖尿病忧虑、抑郁、焦虑、饮食障碍和认知能力，并在以后定期评估，而当病情变化、治疗和生活环境变化时也应评估。建议评估时包括通过照护者或家庭成员获取信息。

（4）对于老年糖尿病患者（≥65岁），应考虑进行认知功能及抑郁症的常规筛查。

6）糖尿病心理痛苦

应定期关注监测糖尿病患者的心理痛苦，尤其是当治疗不达标和（或）发生糖尿病并发症时。

2. 预防或延缓 T2DM

（1）建议糖尿病前期（包括 IFG 和（或）IGT）患者至少每年监测是否进展为糖尿病。

（2）糖尿病前期的患者，应转诊到强化饮食和体力活动行为咨询计划单位，目标是减轻身体质量的 7%，增加中等强度的体力活动（如快步走）到每周至少 150min。

（3）技术辅助工具包括以互联网为基础的社会网络、远程学习、DVD 内容和移动 APP 对于有效的生活方式干预预防糖尿病是有用的。

1）药物干预

（1）对于糖尿病前期患者，特别是那些 BMI>35kg/m²，年龄<60岁和有妊娠期糖尿病史的妇女，尽管进行了生活方式干预但 HbA1c 仍然升高的患者，应该考虑使用二甲双胍治疗来预防 T2DM。

（2）长期使用二甲双胍或许与维生素 B_{12} 缺乏有关。在用二甲双胍治疗的糖尿病患者，尤其是那些伴有贫血或周围神经病变的患者，应该考虑定期监测维生素 B_{12} 的水平。

2）预防心血管疾病

建议糖尿病前期患者筛查并治疗可改变的 CVD 危险因素。

3）糖尿病自我管理教育和支持

糖尿病前期患者通过糖尿病自我管理教育和支持计划接受教育和支持，以形成和保持能够预防或延缓糖尿病发生的行为。

3. 血糖目标

1）自我血糖监测（SMBG）——血糖控制的评估

（1）大多数采用强化胰岛素治疗方案的患者（每日多次胰岛素注射 MDI 或胰岛素泵 CSII 治疗），应在餐前和加餐前，有时餐后、睡前、运动前、怀疑低血糖时、低血糖治疗后直到血糖正常、关键任务前（如驾驶）进行 SMBG。

（2）对于胰岛素注射次数少或非胰岛素治疗的患者，SMBG 作为教育内容的一部分或许有助于指导治疗和（或）自我管理。

（3）处方 SMBG 后，应确保患者获得持续指导，定期评估 SMBG 技术和 SMBG 结果以及他们用 SMBG 数据调整治疗的能力。

（4）对于年龄≥25岁成年1型糖尿病患者，如果正确使用，动态血糖监测（CGM）联合胰岛素强化治疗，是降低 HbA1c 的有用方法。

（5）无症状低血糖和（或）频发低血糖的患者，CGM 可作为 SMBG 的一种补充工具。

（6）处方 CGM 时，需要加强糖尿病教育、培训和支持，以获得最佳的 CGM 实施和持续使用。

（7）成功使用 CGM 的患者应该持续使用到65岁以后。

2）HbA1c 检测

（1）对于治疗达标（和血糖控制稳定）的患者，每年应该检测 HbA1c 至少两次。

（2）对更改治疗方案或血糖控制未达标的患者，每3月检测 HbA1c 一次。

（3）应用即时 HbA1c 检测有助于更及时调整治疗方案。

3）HbA1c 目标

（1）许多非妊娠成人糖尿病的合理 HbA1c 目标是<7%。

（2）对于部分无明显低血糖或其他治疗副作用的患者，制造更严格的 HbA1c 目标（如<6.5%）或许是合理的。这些患者可能包括那些糖尿病病程较短、仅用生活方式或二甲双胍治疗的 T2DM 患者、预期寿命较长或无明显心血管疾病（CVD）的患者。

（3）对于有严重低血糖病史、预期寿命有限、有晚期微血管或大血管病并发症、有较多的伴发病，以及尽管实施了糖尿病自我管理教育、适当的血糖检测、应用了包括胰岛素在内的多种有效剂量的降糖药物，而仍难达标者的病程较长的糖尿病患者，较宽松的 HbA1c 目标（如<8%）或许是合理的。

4）低血糖

（1）每次随访时应该询问有低血糖风险的患者症状性和无症状性低血糖。

（2）清醒的低血糖患者，虽可选用任何形式的含葡萄糖的碳水化合物，但葡萄糖（15~20g）是治疗首选。治疗 15min 后，如果 SMBG 显示为持续低血糖，应该重复治疗。一旦 SMBG 血糖恢复正常，患者应进餐或小吃，以预防低血糖复发。

（3）所有具有严重低血糖（<3mmol/L）风险的患者应处方胰高血糖素。照护者、学校人员或家人应该知晓存放地点、何时使用、如何使用胰高血糖素。胰高血糖素给药不限于医护专业人员。

（4）对于无症状低血糖或一次或以上严重低血糖发作的糖尿病患者，应该重新评估其治疗方案。

（5）使用胰岛素治疗的患者如有无症状性低血糖或严重低血糖发作，建议放宽血糖控制目标，严格避免至少数周内再次发生低血糖，以部分逆转无症状性低血糖并减少以后发生低血糖的风险。

（6）如发现认知功能较低和（或）认知功能下降，建议持续评估其认知功能，临床医生、患者和看护者应高度警惕低血糖。

4. T2DM 治疗的肥胖管理

1）评估

每次就诊时应该测量身高、身体质量，计算 BMI 并记录在病历中。

2）饮食、体力活动和行为治疗

（1）准备减重的超重和肥胖型 T2DM 患者，首先应该给予饮食和运动处方，以减轻身体质量>5% 为短期目标。

（2）这种干预措施应该是高强度的（6 个月内≥16 次），专注于饮食、体力活动和行为治疗，以每天减少能量 500~750kcal。

（3）饮食应该个体化，限制总能量为核心原则，因为提供相同的能量限制，即使蛋白质、碳水化合物和脂肪的含量不同，但在减轻身体质量方面的效果可能是相同的。

（4）对已达到短期身体质量减轻目标的糖尿病患者，应该处方长期（≥1 年）全面身体质量维持计划。这种计划应该提供至少每月一次随访，鼓励持续监测身体质量（每周或更频繁），持续减少膳食能量，参加高水平的体力活动（200~300 分钟/周）。

（5）为达到身体质量减轻>5% 的目标，处方极低能量饮食（≤800kcal/d）短期（3 个月）高强度的生活方式干预应该谨慎，并应严密监测。为保持身体质量减轻，这种计划应该结合长期全面身体质量维持咨询。

3）药物治疗

（1）超重或肥胖型 T2DM 患者在选择降糖药物时，应考虑对身体质量的影响。在可能的情况下，应减少增加身体质量的药物。

（2）对某些 BMI≥27kg/m^2 的 T2DM 患者，减肥药物配合饮食、体力活动和行为咨询或许是有效的。必须权衡潜在的益处和风险。如果 3 个月后患者对减肥药物的应答<5%，或者有安全性和耐受性的问题，应该考虑停止用药或更改药物及治疗方案。

4）减重手术

（1）代谢手术的适应证：年龄在 18~60 岁，一般状况较好，手术风险较低，经生活方式干预和各种药物治疗难以控制的 T2DM（HbA1c＞7.0％）。①可选适应证：BMI≥32.5kg/m²，有或无合并症的 T2DM 患者，可行代谢手术。②慎选适应证：27.5kg/m²≤BMI＜32.5kg/m²，尤其存在其他心血管风险因素时，可慎重选择代谢手术。

（2）代谢手术的禁忌证。①T1DM 的患者。②胰岛 β 细胞功能已明显衰竭的 T2DM 患者。③妊娠期糖尿病及其他特殊类型的糖尿病。④滥用药物、酒精成瘾、患有难以控制的精神疾病患者，以及对代谢手术的风险、益处、预期后果缺乏理解能力的患者。⑤BMI＜25kg/m²。⑥有外科手术禁忌者。

（3）代谢手术应该在具有多学科团队的有治疗糖尿病和胃肠外科经验的大医院进行。

（4）手术后的患者应该接受长期生活方式支持，并定期监测微量元素和营养状态，根据我国和国际学会的代谢手术术后管理指南进行。

（5）进行代谢手术的患者应该进行全面的心理健康评估。在有酗酒或药物滥用史、显著抑郁症、自杀倾向或其他精神健康问题时，应暂缓手术，直到这些问题被充分解决。

（6）接受代谢手术的患者，应该评估是否需要持续的精神卫生咨询服务，以帮助他们适应手术后的医疗和社会心理变化。

5. 血糖控制的药物治疗

1）T1DM 的药物治疗

（1）推荐 1 型糖尿病患者应该应用一天多次注射（MDI，基础和餐时胰岛素）或连续皮下胰岛素输注（CSII，胰岛素泵）方案治疗。

（2）推荐 1 型糖尿病患者应该使用速效胰岛素类似物以减少低血糖风险。

（3）推荐教育 1 型糖尿病患者学会如何根据碳水化合物摄入量、餐前血糖和预期运动量调整餐前胰岛素剂量。

（4）成功应用持续皮下胰岛素输注（CSII，胰岛素泵）的患者，应该持续应用到 65 岁。

2）T2DM 的药物治疗

（1）如果没有禁忌证且能够耐受，二甲双胍是 T2DM 起始治疗的首选药物，和药物联合中的基本用药。

（2）长期使用二甲双胍或许与维生素 B₁₂ 缺乏有关。对应用二甲双胍治疗的糖尿病患者，尤其是伴有贫血或周围神经病变的患者，应该考虑定期监测维生素 B₁₂ 的水平。

（3）在新诊断的 T2DM 患者，如有明显高血糖症状和（或）HbA1c 水平≥9％和（或）空腹血糖≥11.1mmol/L，考虑开始胰岛素治疗（用或不用其他药物）。

（4）最大耐受剂量的非胰岛素单药治疗在 3 个月不能达到或维持 HbA1c 目标，加用第二种口服药物、或注射类药物 GLP-1 受体激动剂或基础胰岛素。

（5）指导药物的选择应以患者为中心。考虑的因素包括：有效性、花费、潜在副作用、身体质量、伴发病、低血糖风险和患者意愿。

（6）对于没有达到血糖控制目标的 T2DM 患者，不应推迟胰岛素的治疗。

（7）对于长期血糖控制不佳且已有动脉粥样硬化性心血管疾病的 T2DM 患者，应该考虑联合 SGLT-2 抑制剂（达格列净、恩格列净）和（或）GLP-1RA（利拉鲁肽）治疗，因为这些药物已证实加入标准治疗中可减少心血管和全因死亡率。

T2DM 是一种进展性的疾病。在 T2DM 的自然病程中，对外源性的血糖控制手段的依赖会逐渐增大。临床上常需要口服药物间及口服药与注射降糖药间（胰岛素、GLP-1 受体激动剂）的联合治疗。

附：常用降糖药物简介

二甲双胍

二甲双胍的主要药理作用是通过减少肝脏葡萄糖的输出和改善外周 IR 而降低血糖。二甲双胍降低 HbA1c 1.0%~1.5%，并可减轻身体质量。UKPDS 结果证明，二甲双胍还可减少肥胖型 T2DM 患者心血管事件和死亡。二甲双胍的主要不良反应为胃肠道反应。从小剂量开始并逐渐加量是减少其不良反应的有效方法。双胍类药物禁用于肾功能不全［血肌酐水平男性 >132.6μmol/L（1.5mg/dl），女性 >123.8μmol/L（1.4mg/dl）或预估肾小球滤过率（eGFR）<45ml/min］、肝功能不全、严重感染、缺氧或接受大手术的患者。造影检查如使用碘化对比剂时，应暂时停用二甲双胍。二甲双胍与乳酸性酸中毒发生风险间的关系尚不确定。长期使用二甲双胍者应注意维生素 B_{12} 缺乏的可能性。

磺酰脲类药物

磺酰脲类药物属于胰岛素促泌剂，主要药理作用是通过刺激胰岛 β 细胞分泌胰岛素，增加体内的胰岛素水平而降低血糖。磺酰脲类药物降低 HbA1c 1.0%~1.5%。目前在我国上市的磺酰脲类药物主要为格列本脲、格列齐特、格列吡嗪、格列喹酮和格列美脲。磺酰脲类药物如果使用不当可导致低血糖，特别是对于老年患者和肝、肾功能不全者；磺酰脲类药物还可导致身体质量增加。有肾功能轻度不全的患者宜选择格列喹酮。

噻唑烷二酮类（TZDs）

TZDs 主要通过增加靶细胞对胰岛素作用的敏感性而降低血糖。TZDs 降低 HbA1c 0.7%~1.0%。目前在我国上市的 TZDs 主要有罗格列酮和吡格列酮。TZDs 单独使用时不导致低血糖，但与胰岛素或胰岛素促泌剂联合使用时可增加低血糖发生的风险。身体质量增加和水肿是 TZDs 的常见不良反应，与胰岛素联合使用时表现更加明显。TZDs 的使用与骨折和 HR 风险增加相关。有心衰（纽约心脏学会心功能分级 Ⅱ级以上）、活动性肝病或转氨酶升高超过正常上限 2.5 倍及严重骨质疏松和有骨折病史的患者禁用本类药物。

格列奈类药物

格列奈类药物为非磺酰脲类胰岛素促泌剂，主要通过刺激胰岛素的早时相分泌而降低餐后血糖。降低 HbA1c 0.5%~1.5%。我国上市的有瑞格列奈、那格列奈和米格列奈。需在餐前即刻服用，可单独使用或与其他降糖药联合应用（与磺酰脲类降糖药联合应用需慎重）。格列奈类药物的常见不良反应是低血糖和身体质量增加，但低血糖的风险和程度较磺酰脲类药物轻。格列奈类药物可以在肾功能不全的患者中使用。

α－糖苷酶抑制剂

α－糖苷酶抑制剂通过抑制碳水化合物在小肠上部的吸收而降低餐后血糖。适用于以碳水化合物为主要食物成分和餐后血糖升高的患者。国内上市的 α－糖苷酶抑制剂有阿卡波糖、伏格列波糖和米格列醇。单独服用本类药物通常不会发生低血糖。用 α－糖苷酶抑制剂的患者如果出现低血糖，治疗时需使用葡萄糖或蜂蜜，而食用蔗糖或淀粉类食物纠正低血糖的效果差。α－糖苷酶抑制剂的常见不良反应为胃肠道反应如腹胀、排气等。从小剂量开始，逐渐加量可减少不良反应。

DPP－4 抑制剂（DPP－4i）

DPP－4i 通过抑制 DPP－4 而减少 GLP－1 在体内的失活，使内源性 GLP－1 的水平升高。GLP－1 以葡萄糖浓度依赖的方式增强胰岛素分泌，抑制胰高糖素分泌。降低 HbA1c 0.4%~0.9%。目前在国内上市的 DPP－4i 为西格列汀、沙格列汀、维格列汀、利格列汀和阿格列汀。单独使用 DPP－4i 不增加低血糖发生的风险，DPP－4i 对身体质量的作用为中性或轻度增加。西格列汀、沙格列汀、阿格列汀不增加心血管病变发生风险。在有肾功能不全的患者中使用西格列汀、沙格列汀、阿格列汀和维格列汀时，应注意按照药物说明书来减少药物剂量。在有肝、肾功能不全的患者中使用利格列汀时不需要调整剂量。

SGLT－2 抑制剂（SGLT－2i）

SGLT－2i 通过抑制肾脏肾小管中负责从尿液中重吸收葡萄糖的 SGLT－2 降低肾糖阈，促进尿葡萄糖排泄，从而达到降低血液循环中葡萄糖水平的作用。SGLT－2i 降低 HbA1c 0.5%～1.0%；减轻身体质量 1.5～3.5kg，降低收缩压 3～5mmHg。目前在我国被批准临床使用的 SGLT－2i 为达格列净、恩格列净和卡格列净。在心血管高危风险的 T2DM 患者中应用 SGLT－2i 恩格列净或卡格列净的临床研究结果显示，该类药物可使主要心血管不良事件和肾脏事件复合终点发生发展的风险显著下降，心衰住院率显著下降。SGLT－2i 单独使用时不增加低血糖的风险，联合胰岛素或磺酰脲类药物时，可增加低血糖风险。SGLT－2i 在中度肾功能不全的患者可以减量使用。在重度肾功能不全患者中因降糖效果显著下降不建议使用。SGLT－2i 的常见不良反应为生殖泌尿道感染，罕见的不良反应包括酮症酸中毒（主要发生在 T1DM 患者），可能的不良反应包括急性肾损伤（罕见）、骨折风险（罕见）和足趾截肢（见于卡格列净）。

GLP－1 受体激动剂（GLP－1RA）

GLP－1RA 通过激动 GLP－1 受体而发挥降低血糖的作用。GLP－1RA 以葡萄糖浓度依赖的方式增强胰岛素分泌、抑制胰高糖素分泌，并能延缓胃排空，通过中枢性的食欲抑制来减少进食量。目前国内上市的 GLP－1RA 为艾塞那肽、利拉鲁肽、利司那肽和贝那鲁肽，均需皮下注射。GLP－1RA 可有效降低血糖，并有显著降低身体质量和改善 TG、血压和身体质量的作用。单独使用 GLP－1 受体激动剂不明显增加低血糖发生的风险。利拉鲁肽、利司那肽和艾塞那肽在伴有心血管病史或心血管危险因素的 T2DM 患者中应用，具有有益的作用及安全性。GLP－1RA 的常见不良反应为胃肠道症状（如恶心、呕吐等），主要见于初始治疗时，不良反应可随治疗时间延长逐渐减轻。

胰岛素

胰岛素治疗是控制高血糖的重要手段。T1DM 患者依赖胰岛素维持生命，必须使用胰岛素控制高血糖。T2DM 患者虽不需要胰岛素来维持生命，但当口服降糖药效果不佳或存在口服药禁忌时，仍需使用胰岛素，以控制高血糖。根据胰岛素来源和化学结构的不同，可分为动物胰岛素、人胰岛素和胰岛素类似物。根据胰岛素作用特点的差异，又可分为超短效胰岛素类似物（门冬胰岛素、赖脯胰岛素）、常规（短效）胰岛素、中效胰岛素（NPH）、长效胰岛素（PZI）、长效胰岛素类似物（甘精胰岛素、地特胰岛素、德谷胰岛素）、预混胰岛素（30R、50R）和预混胰岛素类似物（门冬胰岛素 30、门冬胰岛素 50、赖脯胰岛素 25、赖脯胰岛素 50）。胰岛素类似物与人胰岛素相比控制血糖的疗效相似，但在减少低血糖风险方面胰岛素类似物优于人胰岛素。

6. 心血管疾病和危险因素管理

1）血压管理

筛查和诊断：糖尿病患者每次常规随访应测量血压。血压升高的患者，应该另日重复测量证实。

目标：

（1）一般糖尿病合并高血压患者的降压目标应低于 130/80mmHg。

（2）老年或伴严重冠心病的糖尿病患者，可采取相对宽松的降压目标值，放宽至＜140/90mmHg。

（3）为优化长期产妇健康，减少胎儿生长受损，糖尿病合并慢性高血压的妊娠女性的血压控制目标建议为 120～160/80～105mmHg。

治疗：

（1）建议血压＞120/80mmHg 的糖尿病患者改变生活方式，包括：超重或肥胖者减轻身体质量；减少钠和增加钾摄入的阻断高血压的膳食疗法（DASH）的膳食结构；酒精摄入适度；增加体力活动。

（2）明确血压≥140/90mmHg 的糖尿病患者，除生活方式干预外，应立即开始接受药物治疗，并及时调整药物剂量使血压达标。明确血压≥160/100mmHg 的患者，除接受生活方式治疗外，应立即启动两种药物联合治疗或应用具有心血管获益证据的单片复方制剂。

（3）五类降压药物（ACEI、ARB、利尿剂、钙通道阻滞剂、β受体阻滞剂）均可用于糖尿病患者，以前 ACEI、ARB 为糖尿病降压治疗药物中的核心。为使血压控制达标，常需多种药物（但不联用 ACEI 和 ARB）。

（4）尿白蛋白/肌酐比值（UACR）≥300mg/g 或 30~299mg/g 的糖尿病患者高血压治疗的一线药物建议采用最大耐受剂量的 ACEI 或 ARB。如果一类药物不能耐受，应该用另一类药物替代。如果应用 ACEI、ARB 类或利尿剂，应监测血肌酐或估计肾小球滤过率（eGFR）和血钾水平。

2）血脂管理

（1）未服用他汀类药物的成人在首次诊断、初次医学评估、以后每年至少应检查一次血脂（包括 TC、TG、LDL-C、HDL-C）是合理的，如有必要可以更频繁复查。

（2）起始他汀类药物治疗和以后定期复查血脂，或许有助于监测治疗应答和治疗的依从性。

（3）糖尿病患者为改善血脂，推荐生活方式干预，主要包括：减轻身体质量（如有指征）；减少饱和脂肪、反式脂肪和胆固醇的摄入；增加饮食 ω-3 脂肪酸、黏性纤维、植物固醇/甾醇的摄入；增加体力活动。

（4）对甘油三酯水平升高（≥1.7mmol/L）和（或）HDL-C 降低（男性<1.0mmol/L，女性<1.3mmol/L）的患者，强化生活方式治疗和优化血糖控制。

（5）对空腹甘油三酯（TG）≥5.7mmol/L 的患者，评估继发性病因并考虑药物治疗以减少胰腺炎的风险。

（6）所有年龄段的糖尿病伴有 ASCVD 的患者，应该在生活方式干预的基础上使用他汀类药物治疗。

（7）我国指南推荐降低 LDL-C 作为首要目标。依据患者 ASCVD 危险高低，推荐将 LDL-C 降至目标值。

（8）临床首选他汀类调脂药物。LDL-C 目标值：极高危<1.8mmol/L，高危<2.6mmol/L。

（9）起始宜应用中等强度他汀类药物，根据个体调脂疗效和耐受情况，适当调整剂量，若胆固醇水平不能达标，与其他调脂药物联合使用。

（10）如果 LDL-C 基线值较高，现有调脂药物标准治疗 3 个月后，难以使 LDL-C 降至所需目标值，则可考虑将 LDL-C 至少降低 50% 作为替代目标。

（11）妊娠期间禁用他汀类药物治疗。

3）抗血小板药物

（1）有 ASCVD 病史的糖尿病患者用阿司匹林（剂量 75~150mg/d）作为二级预防治疗。

（2）有 ASCVD 病史和阿司匹林过敏的糖尿病患者，应该使用氯吡格雷（75mg/d）。

（3）急性冠脉综合征发生后，双联抗血小板治疗一年是合理的，继续治疗或许也有益处。

（4）心血管风险增加的 1 型或 T2DM 患者，一级预防考虑阿司匹林治疗（75~150mg/d）。糖尿病高危心血管风险包括，年龄≥50 岁男性或女性，至少有一项其他主要危险因素（早发 ASCVD 家族史、高血压、吸烟、血脂异常或蛋白尿），且不伴出血高危因素患者。

（5）ASCVD 低危的成年糖尿病患者，如无其他主要 ASCVD 危险因素的<50 岁男性或女性，不应推荐使用阿司匹林预防动脉粥样硬化性心血管疾病，因为出血的潜在副作用可能抵消了其潜在益处。

（6）具有多项其他危险因素的<50 岁患者，需要临床判断。

4）冠心病

筛查：

（1）对于无症状的患者，不推荐常规筛查冠状动脉疾病，因为只要对 ASCVD 危险因素给予治疗，常规筛查并不能改善结局。

（2）以下患者考虑筛查冠状动脉疾病：非典型心脏症状（如不能解释的呼吸困难、胸部不适）；血管疾病相关的症状和体征，包括颈动脉杂音、短暂性脑缺血发作、卒中、跛行或外周动脉疾病；或心电图异常（如 Q 波）。

治疗：

（1）已知 ASCVD 的患者，用阿司匹林和他汀治疗（如果没有禁忌证）并考虑使用 ACEI/ARB 以减少心血管事件的风险。

（2）有既往心肌梗死的患者，应该在心肌梗死后持续使用 β 受体阻滞剂至少 2 年。

（3）有心力衰竭症状的患者，不应使用 TZDs 药物。

（4）病情稳定的充血性心力衰竭（CHF）患者，如果肾功能正常，可以应用二甲双胍。CHF 病情不稳定或因 CHF 住院的患者，应避免使用二甲双胍。

7. 微血管并发症和足病

1）糖尿病肾脏疾病

筛查：病程≥5 年的 1 型糖尿病患者、所有 T2DM 患者及所有伴有高血压的患者，至少每年定量评估尿白蛋白（如随机尿的尿白蛋白/肌酐比值）和估算肾小球滤过率（eGFR）。

治疗：

（1）优化血糖控制，以减少糖尿病肾脏疾病风险或延缓其进展。

（2）优化血压控制，以减少糖尿病肾脏疾病风险或延缓其进展。

（3）对非透析依赖的糖尿病肾脏疾病患者，蛋白质摄入量应该大约是 0.8g/kg（身体质量）（建议每日允许量），对于透析的患者，应该考虑较高水平的蛋白质摄入量。

（4）除了妊娠期间外，建议 ACEI 或 ARB 类用于治疗中度升高尿白蛋白排泄（30～299mg/d）和强烈推荐用于尿白蛋白排泄>300mg/d 的患者，临床研究显示在血清肌酐≤265μmol/L（3.0mg/dl）的患者应用 ACEI/ARB 类药物是安全的。血清肌酐>265μmol/L 时应用 ACEI/ARB 类药物是否有肾脏获益尚存争议。

（5）当使用 ACEI、ARB 或利尿剂时，定期监测血清肌酐及血钾水平观察是否发生肌酐升高或血钾变化。

（6）用 ACEI 或 ARB 治疗的有白蛋白尿的患者持续监测尿白蛋白/肌酐比值（ACR）以评估糖尿病肾脏疾病的进展是合理的。

（7）糖尿病患者如果血压和尿白蛋白/肌酐比值（ACR<30mg/g）及估算肾小球滤过率正常，不推荐应用 ACEI 或 ARB 作为糖尿病肾脏疾病的一级预防。

（8）当估计 GFR（eGFR）<60ml/（min·1.73m²）时，评估和处理 CKD 的潜在并发症。

（9）当估计 GFR（eGFR）<30ml/（min·1.73m²）时，应该转诊进行肾脏替代治疗评估。

（10）当肾脏疾病病原不明确、治疗困难或者肾脏疾病进展较快时，应该立即把患者转诊给有经验的肾病专科医生。

2）糖尿病视网膜病变

筛查：

（1）病程≥5 年成人 1 型糖尿病患者，应该接受眼科医师或验光师散瞳后综合性眼检查。

（2）T2DM 患者确诊后应该接受眼科医师或验光师散瞳后综合性眼检查。

（3）一次或多次眼科检查正常者，可考虑每 2 年检查 1 次。如果存在任何水平的糖尿病视网膜病变，之后应由眼科医师或验光师每年检查 1 次。若视网膜病变进展或威胁视力，需要增加检查的频率。

（4）虽然免散瞳视网膜照相可作为视网膜病变的一个筛查工具，但不能替代综合性眼检查。

（5）计划怀孕或已经怀孕的女性糖尿病患者应该进行综合性眼科检查，综合评价糖尿病视网膜病变发生和（或）发展风险。妊娠前三个月应进行眼科检查，随后整个孕期和产后 1 年密切随访。

治疗：

（1）优化血糖控制以降低视网膜病变的风险或延缓其进展。

（2）优化血压和血脂控制以降低视网膜病变的风险或延缓其进展。

（3）有任何程度黄斑水肿、严重非增殖性糖尿病视网膜病变（增殖性糖尿病视网膜病变的前兆）或任何增殖性糖尿病视网膜病变（PDR）的患者，应该立即转诊给有处理和治疗糖尿病视网膜病变丰富经验的眼科医师。

（4）高危增殖性糖尿病视网膜病变和部分严重非增殖性糖尿病视网膜病变的患者，激光光凝治疗可以降低失明的危险。

（5）糖尿病黄斑水肿是玻璃体内注射抗血管内皮生长因子（VEGF）治疗的指征。

（6）由于阿司匹林不增加视网膜出血的风险，视网膜病变的存在不是用于心脏保护的阿司匹林治疗的禁忌证。

（7）非诺贝特可减缓糖尿病视网膜病变进展、减少激光治疗需求。

（8）轻中度的非增殖期糖尿病视网膜病变患者在控制代谢异常和干预危险因素的基础上，可进行内科辅助治疗和随访。这些辅助治疗的循证医学证据尚不多。辅助治疗包括：抗氧化应激、改善微循环类药物，如羟苯磺酸钙。活血化瘀类中成药复方丹参滴丸、芪明颗粒和血栓通胶囊等也有糖尿病视网膜病变辅助治疗的相关报道。

3）神经病变

筛查：

（1）T2DM 确诊时和 1 型糖尿病确诊 5 年后推荐常规筛查糖尿病周围神经病变（DPN），以后至少每年筛查一次。

（2）评估远端对称性多神经病变（DSPN）应包括详细病史，检查踝反射、温度觉、针刺觉（小纤维功能），用 128Hz 音叉评估振动觉（大纤维功能）。所有糖尿病患者应进行 10g 尼龙丝试验评估压力觉以明确足溃疡和截肢的风险。

（3）存在微血管和神经病变并发症的患者应该评估自主神经病变的症状和体征。

治疗：

（1）优化控制血糖可预防或延缓 1 型糖尿病患者神经病变，并可延缓 T2DM 神经病变的进展。

（2）评估和治疗患者以减轻糖尿病周围神经病变相关的疼痛和自主神经病变的症状，从而改善生活质量。

（3）治疗糖尿病神经病变性疼痛的初始治疗建议使用度洛西汀或其他。

（4）针对糖尿病神经病变病因治疗包括：营养神经，改善微循环，抗氧化应激，改善代谢紊乱等。

4）足部治疗

筛查：

（1）对所有糖尿病患者每年进行全面的足部检查，以确定溃疡和截肢的危险因素。

（2）所有糖尿病患者每次就诊时应进行足部检查。

（3）询问病史：包括以前溃疡、截肢、Charcot 足、血管成形术或血管外科治疗、吸烟、视网膜病变、肾脏透析的病史。

（4）评估目前神经病变的症状（疼痛、烧灼、麻木感）和血管疾病症状（下肢疲劳、间歇性跛行）。

（5）专科检查应包括皮肤视诊、评估足部畸形、神经评估包括 10g 尼龙丝压力觉试验、针刺觉、温度觉、128Hz 音叉振动觉试验、评估踝反射，和血管评估包括下肢和足部血管搏动。

（6）50 岁及以上的糖尿病患者，和有跛行症状或足背动脉搏动减弱或消失的患者，必要时应转诊血管外科进一步进行血管评估。

治疗：

（1）对于足溃疡及高危足患者（如透析患者和 Charcot 足、有足溃疡史或截肢患者），推荐多学科管理（MDT）。

（2）对吸烟、有下肢并发症史、保护性感觉缺失（LOPS）、畸形或外周动脉疾病的患者，应该转诊由足病专家进行持续性预防治疗和终身监护。

（3）对所有糖尿病患者都应给予综合的足部自我管理的教育。

（4）对高危糖尿病患者，包括严重神经病变者、足畸形或有截肢病史者，建议使用专业的治疗鞋。

六、制定持续治疗计划

（一）综合评估与管理

针对高危人群进行糖尿病筛查，有助于早期发现糖尿病。如果空腹血糖≥6.1mmol/L 或任意点血糖≥7.8mmol/L 时，建议进行 75g OGTT。

糖尿病前期患者应给予生活方式干预，以降低糖尿病的发生风险。

血糖控制目标应分层管理，对于新诊断、年轻、无并发症或合并症的 T2DM 患者，建议及早采用强化血糖控制，以降低糖尿病并发症的发生风险；对于糖尿病病程较长、老年、已经发生过心血管疾病的 T2DM 患者，要注意预防低血糖，并且充分评估强化血糖控制的利弊得失。

对于合并有其他心血管危险因素的 T2DM 患者中，建议采取降糖、降压、调脂及应用阿司匹林治疗等综合管理措施，以预防心血管疾病和糖尿病微血管病变的发生。

对于合并严重并发症的糖尿病患者，推荐至相关专科治疗。

（二）糖尿病肾病随访与转诊

1. 随访

所有患者需每年检查尿白蛋白/肌酐比值 UACR、血清肌酐（计算 eGFR）、血钾水平。3～4 期的患者需密切随访 CKD 相关的代谢紊乱，如血红蛋白、碳酸氢盐、钙磷代谢、维生素 D、甲状旁腺激素等。应根据病情的严重程度确定患者的随访频率。

2. 转诊

出现下述情况的糖尿病患者应转诊至肾脏专科：①糖尿病肾病进展至 4～5 期，考虑肾脏替代治疗；②出现 CKD 相关的代谢紊乱，如继发性甲状旁腺功能亢进、代谢性骨病、贫血、难治性高血压等；③临床上不能除外非糖尿病肾病，如 eGFR 短期内迅速下降、尿蛋白短期内迅速增加、肾脏影像学异常、合并难治性高血压等。

（三）糖尿病视网膜病变的随访

1. 随访

推荐无糖尿病视网膜病变患者每 1～2 年行一次眼科检查；轻度非增殖期视网膜病变患者每年一次，中度非增殖期病变者每 3～6 个月一次；重度非增殖期病变者每 3 个月一次。女性糖尿病患者如果准备妊娠，应做详细的眼科检查，应告知妊娠可增加糖尿病视网膜病变的发生危险和（或）使其进展。怀孕的糖尿病患者应在妊娠前或第一次产检、妊娠后每 3 个月及产后 1 年内进行眼科检查。

2. 转诊

有任何程度黄斑水肿、严重非增殖性糖尿病视网膜病变（增殖性糖尿病视网膜病变的前兆）或任何增殖性糖尿病视网膜病变（PDR）的患者，应该立即转诊给有处理和治疗糖尿病视网膜病变丰富经验的眼科医师。

（四）糖尿病周围神经病变的随访

所有 T2DM 患者确诊时和 T1DM 患者诊断 5 年后，应进行糖尿病神经病变筛查。随后至少每年筛查一次。

有典型症状者易于发现和诊断，无症状者需要通过体格检查或神经电生理检查做出诊断。应用踝反射、针刺痛觉、振动觉、压力觉、温度觉（4 觉 1 反射）5 项检查来筛查糖尿病周围神经病变。最常用的方法为用 128Hz 音叉评估振动觉（大纤维功能）以及 10g 尼龙丝试验评估压力觉以明确足溃疡和截肢的风险。

存在微血管和神经病变并发症的患者应该评估自主神经病变的症状和体征。

（五）糖尿病下肢血管病变随访与转诊

1. 随访

对于 50 岁以上的糖尿病患者，应该常规进行糖尿病下肢血管病变的筛查。对于有足溃疡、坏疽病史的糖尿病患者，不论其年龄，应该进行全面的动脉病变检查及评估。伴有下肢血管病变发病危险因素（如吸烟、合并心脑血管病变、血脂异常、高血压或糖尿病病程 5 年以上）的糖尿病患者应该每年至少随访筛查一次。

2. 转诊

在内科保守治疗无效时，需转入相关专科治疗，需行各种血管重建手术，包括外科手术治疗和血管腔内治疗，可大大降低截肢率，提高生活质量。

（六）糖尿病足的筛查与随访

1. 随访

对所有糖尿病患者每年进行全面的足部检查，详细询问以前大血管及微血管病变的病史，评估目前神经病变的症状（麻木感、疼痛、烧灼）和下肢血管疾病（下肢疲劳、间歇性跛行）以确定溃疡和截肢的危险因素。检查应包括皮肤视诊，评估足部畸形，神经评估（4 觉 1 反射），血管评估（下肢和足部血管搏动）。

2. 转诊

糖尿病足患者一旦出现皮肤颜色的急剧变化、局部疼痛加剧并有红肿等炎症表现、新发生的溃疡、原有的浅表溃疡恶化并累及软组织和（或）骨组织、播散性的蜂窝组织炎、全身感染征象、骨髓炎等情况，应该及时转诊给糖尿病足专科或请血管外科、骨科、创面外科等相关专科会诊，及时转诊或 MDT 诊治有助于提高溃疡愈合率，降低截肢率和减少医疗费用。

第三节　进食行为障碍评估

一、医务人员应考虑重新评估那些具有无序饮食行为、饮食障碍或饮食模式症状的糖尿病患者的治疗方案。

二、在无法用与药物剂量、膳食计划和身体活动相关的自我报告行为解释的那些高血糖和身体质量减轻的患者，考虑采取经认证的筛查措施筛查无序或中断饮食。此外，建议对医疗方案进行审查，以确定对饥饿/能量摄入与治疗相关影响。

第四节　认知功能障碍/痴呆评估

老年糖尿病患者痴呆的发生率明显增加，65 岁及以上的糖尿病患者应该每年筛查及早期检测轻度认知功能受损和痴呆。

对认知功能障碍/痴呆的患者进行强化血糖控制并无益处。治疗方案的制定应避免严重低血糖。

第五节 精神心理评估

一、焦虑症

（1）在患者表现出对于糖尿病并发症、胰岛素注射/输注、药物和（或）低血糖焦虑或忧虑以至于干扰自我管理行为的患者，以及那些表现为恐惧、害怕、荒谬想法和（或）表现出焦虑症状如回避行为、过度重复的行为或孤僻者，考虑筛查焦虑症。

（2）具有无感知性低血糖的患者，可同时存在对低血糖的恐惧，应该使用血糖意识训练（或其他以循证为基础的类似的干预）治疗，以帮助患者重新建立低血糖的意识，减少对高血糖的恐惧。

二、抑郁

（1）医务人员应考虑每年筛查所有糖尿病患者，特别是那些有自我报告抑郁症史的患者，对抑郁症状用适合的抑郁症筛查措施进行筛查，让筛查阳性的患者认识到进一步评估是必要的。

（2）诊断出并发症或有明显医学状态改变时，考虑评估抑郁症。

（3）抑郁症的治疗应该转诊到具有应用认知行为治疗、人际治疗或其他基于证据的治疗方法的有经验的心理健康医师，同时与患者的糖尿病治疗团队协作治疗。

三、严重精神疾病

（1）对那些已处方非典型抗精神病药的糖尿病前期或糖尿病患者每年进行筛查。

（2）如果对青少年或成人糖尿病患者已处方第二代抗精神病药物，身体质量、血糖控制和胆固醇水平应该仔细监测并且治疗方案应该重新评估。

（3）对糖尿病和严重精神疾病患者，将糖尿病自我管理活动纳入治疗目标。

第六节 其他评估

一、免疫接种

（1）根据年龄相关的建议，为儿童和成人糖尿病患者提供常规接种疫苗。

（2）≥6个月的所有糖尿病患者均应每年接种流感疫苗。

（3）推荐所有2岁至64岁的糖尿病患者接种肺炎球菌多糖疫苗（PPSV23）预防肺炎。年龄≥65岁，接种PPSV23至少1年后接种肺炎球菌缀合物疫苗（PCV13），在接种PCV13后至少1年再次接种PPSV23疫苗，以后至少5年接种一次PPSV23。

（4）年龄在19岁至59岁的糖尿病患者如未曾接种乙肝疫苗，应该接种3针乙肝疫苗。

（5）年龄≥60岁的糖尿病患者如未曾接种乙肝疫苗，可以考虑接种3针乙肝疫苗。

二、自身免疫性疾病

T1DM患者在诊断后考虑立即筛查自身免疫性甲状腺疾病和乳糜泄。

1. 自身免疫性甲状腺疾病筛查

（1）1型糖尿病患儿在诊断后立刻考虑检查甲状腺过氧化物酶抗体和甲状腺球蛋白抗体。

（2）1 型糖尿病诊断后，立刻测定 TSH 浓度是合理的，如果正常，考虑每 1～2 年复查一次。如果患者出现甲状腺功能异常的症状、甲状腺肿、生长速率异常或罕见血糖变异，立即复查。

2. 乳糜泻筛查

（1）1 型糖尿病诊断后，血清总 IgA 水平正常，考虑测定组织型谷氨酰胺转移酶或脱酰胺基醇溶蛋白抗体以筛查乳糜泻。

（2）有乳糜泻家族史、生长发育停滞、身体质量不增、身体质量下降、腹泻、胃肠胀气、腹痛或吸收不良体征的儿童或频发不能解释的低血糖或血糖控制恶化的儿童，应该考虑筛查。

（3）活检确诊的乳糜泻患者，应该进行无麸质饮食，并咨询有治疗糖尿病和乳糜泻经验的营养师。

三、HIV 患者

HIV 患者在开始抗病毒治疗之前和治疗开始后 3 个月或治疗方案变化时应该用空腹血糖水平筛查糖尿病和糖尿病前期。如果初始筛查结果正常，建议每年复查空腹血糖。如果筛查结果是糖尿病前期，每 3～6 个月复查血糖水平，监测是否进展为糖尿病。

第十八章

糖尿病大血管病变的治疗原则

第一节 中医治疗原则

一、面对复杂病情的治疗策略

糖尿病是由包括遗传、环境、生活习惯等多因素导致的系统性疾病，不但病因复杂，其病理生理涉及人体几乎所有组织器官甚至细胞。不仅不同的个体表现不尽相同，同一个个体在不同时点也有不同表现。理想的情况是，一个患者的临床表现按照辨证论治的原则，只有一个病机，如阴虚生热，或气虚失运，或胃热炽盛等。但事实上，糖尿病患者在就诊时，往往病史都有 5 年以上了，不少患者已经出现这样或那样的慢性并发症，病情就更为复杂了。随着病史的延长，并发症越发增多，神经、血管损伤，波及各器官尤其是心、脑、肾、视网膜，以及下肢大血管、神经病变导致的糖尿病足，都会使临床表现变得极为复杂。此外，糖尿病患者心理困惑也是普遍的，心理问题可以导致临床各种表现。据调查，90%以上的糖尿病患者都具有不同程度的心理问题。再加上生活质量方面的影响，生活的各种不如意，各种社会因素参合，都让基于辨证论治的传统中医学面临既往所没有的复杂性。过去，尤其古代，人们的生活方式简单，相应影响病情、影响临床表现的因素也相对少得多，患者临床表现多由疾病本身发出，大多数患者都可以满足"一人一机"辨证治疗特点。在现代，不但疾病的致病因素更为复杂，影响疾病的因素也日益复杂，临床患者的表现特点发生了显著变化，"一人一机"的患者越来越少了，大多数患者都具有复杂的多病机。如果我们在临床仍然按照传统的辨证论治方法，一个处方针对全部患者，就会导致没有治疗重点，药力分散，使临床疗效不显著。面对这种新变化，个人认为病机分治是一个比较好的应对策略。也就是根据患者临床表现的特点，分解病机治疗。一个处方针对某个或某部分病机，使药力更加集中，疗效也更容易彰显。笔者临床常用的病机分治方法包括早晚分治、病机先后治等。

二、早晚分治策略

自明代先圣李中梓提出早晚分治法补益脾肾，提高了治疗脾肾亏虚患者的临床疗效。此后多年，早晚分治学术理论未再有进一步发展。中医学因为它产生于患者中华文明而深深地植根于中华大地这片热土。笔者认为，建立在物灵同源世界观基础之上的取类比象方法论，是中医学乃至中华文化的基石。人体阴阳气血的变化与天地昼夜的交替轮回密切相关。基于比象的认识法则，人体阴阳气血的运行必当与白昼阴阳的盛衰更替相应。一日之中，阴阳转化的关键点在于早晚。凡治疗人体阴阳气血之为病，当应天地阴阳轮替法则，分早晚顺势而治之，可达到事半功倍之效。此举不仅大大发展了先圣早晚分治的治疗学思想，亦显著地提高了临床疗效。兹择其点滴加以介绍。

（一）早晚分治的理论基础

1. 早晚分治是中医学顺应自然治疗学思想的体现

《灵枢·本神》曰："智者之养生也，必顺四时而适寒暑，和喜怒而安居处，节阴阳而调刚柔。"人以天地之气生，四时之法成，顺应自然界的阴阳变化而适时做出相应的调整，这不仅是我们养生的基本准则，在临床疾病的治疗中亦可加以继承并予借鉴的。笔者认识到人体之气对昼夜阴阳之变化而产生的适应性调整，在治疗某些疾病之时适当转变药方，此即早晚分治的特色性治疗。

在中医的理论体系中，讲究"天人合一""天人相应"的整体观及辨证方法。人体是一个有机的整体，法象自然，与自然界的种种变化息息相关：无论是外界的风寒暑湿燥火等六淫之邪还是日夜之间的不断更替，都对人体的健康有不同的影响。正如《灵枢·顺气一日分为四时》中所云："以一日分为四时，朝则为春，日中为夏，日入为秋，夜半为冬。"《素问·生气通天论》亦云："故阳气者，一日而主外，平旦人气生，日中而阳气隆，日西而阳气已虚，气门乃闭。"在自然界昼夜晨昏之间的阴阳变化过程中，人体也必须与之相适应。一天之中，人体的阴阳之气亦随着昼夜交替而产生更迭变化，不断地循环轮回。

2. 阴阳气血为病与昼夜节律有关

凡治病必本于阴阳气血。《素问·阴阳应象大论》云："阴阳者，天地之道也，万物之纲纪，变化之父母，生杀之本始，神明之府也。"笔者在物灵同源的基础上，深刻认识到阴阳对于人体健康的重要性。疾病的本质所在不外乎是人体气血阴阳的平衡遭到了破坏，而药物对于人体的治疗作用正是在于纠偏。人体气血阴阳的变化与天地昼夜的交替更是密不可分。积阳为天，积阴为地，天地均由阴阳所化生。由于阴阳是一个事物相互对立的两个方面，分而言之，又具有不同的特性，如《内经》所言：阴静阳躁，阳生阴长，阳杀阴藏，阳化气，阴成形。这些阴阳的自然属性，比象于人体，是完全一致的，人体必须适从之，否则必"阴阳反作"而生病。适阴阳而生，必须掌握阴阳的平衡原则，阴阳失衡是疾病之本。如既生病，又当查病之逆反，因势导之，调阴阳，和气血，此乃治病之根本所在。朱丹溪在《丹溪手镜·杂病分气血阴阳》中亦指出："日增夜静，是阳气病，而血不病；夜增日静，是阴血病，而气不病。"疾病的发生因其病变之阴阳气血的不同而有了相应的昼夜变化。在治疗疾病之时，我们更应顺应疾病内在阴阳气血的虚实盈亏，顺势进行早晚分治，以提高疗效。

3. 药物的药理特性与早晚节律变化存在相互作用

中药因时而生、长、化、收、藏，其在不同的时辰所得之气各异。因而我们要知其常变，反其逆从，根据时气、病气的变化，结合其在不同时间的升降浮沉，合理把握阴阳之间的相互转化，将疗效发挥到最大程度。服药的时间对于疾病的治疗也有十分重要的意义。《本草蒙筌》中是这么说的："昼服之，则从热之属而升；夜服之，则从寒之属而降。至于晴日则从热，阴雨则从寒。所从求类，变化犹不一也。"换言之便是顺应自然，根据不同时间气机的升降浮沉以及药物的寒热温凉，结合疾病的寒热虚实等特点进行调治。《侣山堂类辩》云："经云：升降浮沉则顺之，寒热温凉则逆之。"笔者即认识到早晚阴阳转换、昼夜交替对药物性味功效的影响，需在不同的时机选择最为合适的药物，运用早晚分治的思想，将药物的功效发挥到最大，于是在日常的治疗过程之中便可取得卓越的治疗效果。

早晚分治还有药力集中、针对性强、起效及时等特点。不同于平时常见的一方兼多症，笔者的早晚分治通常是一方主一症或一方主一病机。古人云，用药如用兵，这与《孙子兵法》中的"分而治之，各个击破""以正合、以奇胜"的思想理念不谋而合。

（二）早晚分治的四大原则

笔者认为，由于疾病的发生不但与人体气血阴阳自身异常有关，也与外邪、环境、心理等因素密切相关。治疗疾病时应多方综合，取其宜而用之。一般情况下早晚分治应结合平衡、顺势、反势、适时四大原则。

平衡：中华文化崇尚平衡，维护平衡是任何稳态正常运转的基础。人体具有多种平衡，如体液平衡、升降平衡、出入平衡等，而以阴阳平衡最为关键。维护这些平衡是辨证论治的核心。维护平衡的治疗方法即为补其不足及消其有余。而这些平衡大多有早晚节律的变化。抓住早晚节律变化的关键时机以药调治，可提高疗效。

阴阳两虚之病，当早补阴而晚补阳。因平旦阳气升，阴气势渐衰，处于相对的阳强阴弱之势；而晚上阴气渐盛，阳气渐消减，又处于相对的阴强阳弱状态。治疗当扶弱平强，促进恢复阴阳对立面的均势。

顺势：气血阴阳都具有由强渐弱、由盛到衰的周期性动态变化过程。虚者宜得势而助，如气虚早益气、阳虚早补阳，犹如顺水推舟，事半而功倍。

反势：对于因太过致病之实证，在其欲盛而未肆张之时平抑之，如气盛早降气、阳亢早抑阳，则又可达逆水抑舟，四两拨千斤之效。

适时：视病之所现而择时治之。如失眠、早泄当晚治之；男女性事失能当晚治之；夜尿频者、五更泄者当晚治之。晨泄者当早治之；有的患者头昏或心悸常常在上午出现，亦当早治之。如此适时而治，必得卓效。

（三）早晚分治的具体策略

1. 邪正并治，早祛邪晚补虚

在临床之中患者的病情往往较为复杂，不能一味地以绝对的虚实寒热来论定。如糖尿病患者，往往素体阴虚，虚火蒸灼阴液，痰浊内生。正如《灵枢·五变》篇云：五脏皆柔弱者，善病消瘅。患者五脏之气本虚，病程日久迁延，体内酿生痰瘀，久病入络，痰瘀阻于脉络，百病丛生。故笔者在临床治疗糖尿病之时，便抓住糖尿病虚实夹杂这一病理特点，结合人体营卫阴阳之气早晚重复更替的规律，采取早攻实、晚补虚的治疗方法。白天人体阳盛，多趋于表，治以攻邪为主，药力随人体正气升发之力直驱病灶以攻邪，起效时间更快，且祛邪之力更强；此外晨起阳气渐盛以护卫机体，使邪去而不伤正。早攻邪，逐邪之力更甚而不伤及人体正气。晚服方以益肾填精补虚为主，夜晚营卫之气交替，阳气入于里，营气行于外，此时服药以补虚，药力随人体营气布散于周身以濡养四肢百脉，补益之效更宏。早祛邪，晚补虚之法，充分体现了《易经》中阴阳变化之理。治病如作战，用药如遣兵，早攻邪晚补虚，巧妙结合了古代兵家刚柔、攻防、彼己、虚实等对立关系相互转换的思想，掌握了攻补的最佳时机，故可取得佳效。

2. 脾肾同治，早补脾晚补肾

脾胃者，仓廪之官，为气血生化之源，是人体的后天之本。脾主运化，主升清，脾气的运动特点是以上升为主，脾的升清功能正常，水谷精微物质方可布散于全身，濡养四肢百脉。李东垣先生亦强调脾气的升发，脾气功能正常，则元气充沛，人体始有生生之机，脏腑亦各司其位不致下垂。肾为先天之本，为脏腑阴阳之本，生命之源，主藏精。《素问·六节脏象》曰：肾者主蛰，封藏之本，精之处也。也强调了肾脏藏精的功能。精气是构成人体的基本物质，也是人体生长发育、各种活动及功能的物质基础。肾对精气的闭藏作用，使得精气不得无故流失，在体内充分发挥其应有的效应。明代著名医家李中梓重视脾肾互济同治，他在《医宗必读》中反复强调肾为先天本，脾为后天本。在补益脾肾之时，他亦曾提出了顺应早晚阴阳之变化，早补脾、晚补肾的治疗思路。根据脾、肾各自的生理特点并结合人体阴阳昼夜更迭变化的特点，笔者在治疗脾、肾功能失调所造成的疾病之时，亦借鉴先人的治疗思路，将治脾的时机置于早上人体阳气升发之时，治肾的时机置于晚上人体阳气收敛回藏之时：早治脾以复其升发，晚治肾以助其收藏。笔者在治疗脾肾两虚的患者之时，顺应脾、肾各自的功能特点，集中药力，早补脾晚补肾，从而提高治疗效果。

3. 阴阳双补，早补阴晚补阳

夫自古通天者，生之本，本于阴阳。阴阳的动态平衡乃维持人体正常生命活动之根本。故治病必求于本，在疾病的治疗过程之中，需透过疾病的表面现象，抓住阴阳平衡这个真正的关键点，务必以调整其动态平衡为治病之本。"阴胜则阳病，阳胜则阴病。阳胜则热，阴胜则寒。"阴阳失衡，百病得生，凡阴阳之要，阴平阳秘，精神乃治。人体阴阳之气随自然阴阳交替而不断变化，阴阳两虚者，在清晨之时阳渐趋旺，阴相对变得愈弱；反之，晚上阴气渐盛，但阳气则相对更弱。阴阳俱虚者，早、晚存在相对加重的阴阳失衡。故笔者在疾病的治疗过程之中，法于阴阳，顺应自然，强调中医药治疗的根本就是恢复人体阴阳平衡。因此，对于阴阳两虚者，宜早补阴以配自然升起之阳气；晚补阳以配自然趋盛之阴气，以实现阴阳的平衡。

4. 气火同调，早调气晚降火

"人以天地之气生，四时之法成，天地合气，命之约人。"气是构成人体的最基础的物质，也是维持人体正常生命活动的基本物质。张景岳在《类经·摄生类》中亦提及："人之有生，全赖此气。"早上人体的阳气随着自然界中阳气的升发，逐渐运行于人体体表，故在此时顺势运用理气之品对人体阴阳之气进行调节，便可借阳气升发之势而获得事半功倍之效。夜间人体阳气多趋于里，营气行于外，此时随人体阳气内藏之势适当运用降火之品，便可更有效地清除火热病邪，达到良好的降火之效。故在诊治气机运行不畅又兼有火热之邪内扰的病患之时，遵循早调气晚降火的治疗原则，合理地借助人体阴阳之气在不同时机升发内藏的生理特点来进行早晚分治，可获得不俗的疗效。

5. 早晚证、症分治

当然，在日常门诊碰到的患者的病情总是千变万化的，有些患者的病症发作具有明显的时间特点，笔者根据其病情进行合理的分析并予以适当的早晚对症治疗。如一围绝经期的女性糖尿病患者，常有不同程度的潮热、易汗、易激动、烦闷易惊等，并且晚上口干突出，每夜必饮水数次，舌质偏红，苔薄，脉细。笔者认为该患者的基本病机为冲任失职、阴阳失调。且为属于阴虚阳浮而导致的阴阳失调。白天虚阳浮于外则感烦热，晚上阳郁于里而化热上蒸，阴本已虚更受其伤，故口干症状于夜间更为突出。当投之以二仙汤。二仙汤总体上偏温，若在此基础之上更加清热药，势必更损虚阳，故有极大的可能导致白天症状的进一步加重。予其二仙汤早服，另予清热生津之方晚上服用。若围绝经期的女性糖尿病已经有明显的并发症，亦伴有烦热、失眠、易激等围绝经期症状，则予早治糖尿病及并发症，晚治围绝经期表现。据笔者经验，通常阳痿及性功能下降、失眠、夜间口干、夜尿频多、围绝经期表现等宜晚治，食欲下降、痰湿困脾、阳亢、热盛类，多宜于早上治疗。当然也应当结合患者的实际情况。如有显著便秘或者需要常规多通大便的患者（如糖尿病肾病患者），若患者白天方便，则将通便药放于早晨服用，以免晚服通便影响睡眠质量。如若患者白天工作繁忙或不方便，则可将通便药放在夜间服用，一切皆以患者方便为先。

（四）案例举例

病例1　患者男，66 岁，糖尿病病史 9 年余，自诉近期自觉全身皮肤刺痛不适，左下肢尤甚；四肢倦怠无力，腰部酸麻不已，常感腰部冰冷不温。寐不甚安，纳可，小便调，大便干结，舌暗红苔薄白少津，脉象细弦。本病例属虚实夹杂，实以痰瘀结滞，虚以肝肾不足，治疗拟虚实分治。据用虚实同治宜早祛邪、晚补虚的策略。分别以自拟痰瘀方、补肾强筋方加减。早服方以祛实为主：川芎 10g，赤芍 10g，郁金 10g，瓜蒌 15g，半夏 6g，薤白 6g，僵蚕 6g，丹参 15g，茯苓 10g，黄芪 30g，红花 6g，酸枣仁 20g。晚服方以补肝肾为主：杜仲 10g，狗脊 10g，白芍 10g，泽兰 10g，酒黄精 10g，独活 15g，桑寄生 10g，仙鹤草 10g，陈皮 10g，川牛膝 15g，川芎 10g，续断 10g，夜交藤 15g，酸枣仁 20g，柏子仁 20g，巴戟天 10g。各 4 剂，水煎服，每剂服 2 次。嘱患者慎起居，节饮食，适寒温，勤活动，调情志。一周后复诊，患者自诉周身皮肤已无刺痛感，腰部酸冷缓解，但睡眠质量仍较差，入睡困难且易惊醒。笔者认为其肝肾不足仍然明显，但当前失眠表现为突出症状。拟取适时施治的原则，采用早晚证、症分治策略，予早补肝肾、晚宁心神，分别用自拟补肾强筋方及安神宁心方加减。早服方：杜仲 10g，狗脊 10g，白芍 10g，泽兰 10g，酒黄精 10g，独活 15g，桑寄生 10g，仙鹤草 10g，陈皮 10g，川牛膝 15g，川芎 10g，续断 10g，夜交藤 15g，酸枣仁 20g，桂枝 10g。晚服方：远志 6g，茯神 10g，首乌藤 15g，合欢皮 15g，柏子仁 20g，川芎 10g，知母 10g，酸枣仁 20g，栀子 10g。各 7 剂。两周后复诊，患者腰部酸冷已好逾八九，睡眠质量明显改善，但入睡仍较为困难。效不更方，守方加减再进。

按：在治疗该患者之时，结合患者的当前主诉，采用早攻邪晚补虚的治疗理念，处以早攻邪用痰瘀方、晚补肾用强筋方的治疗。待患者痰瘀之症所引起的周身刺痛不适有所缓解后，再根据其证症分治的思想，早治其肾虚之本，晚治其夜寐不安之标，标本同治。如此适时变法，因症变方，灵活转变治疗思路，故取得良好的临床治疗效果。在疾病的治疗过程之中，应建立在物灵同源的基础之上，基于比象的认识法则，充分认识到疾病的发生发展规律并与自然界中阴阳之变化相结合，并将这些规律运用到实际的临床之中，因时而变方，早晚分治，可提高疗效。

病例2 患者女，64岁，糖尿病病史6年余，形体肥胖，舌暗红，可见瘀斑，脉象弦滑，平素规律服用二甲双胍 0.5mg q. d. 瑞格列奈 2mg t. i. d，嗜食肥甘之品，运动控制不佳。患者近期血糖波动较大，餐前血糖较为平稳控制于 5.3～6.8mmol/L，餐后血糖较高，波动于 12.5～18mmol/L。HbA1c 7.9%。自诉平素自觉四肢乏力，腰酸不适，口干、口苦，纳可寐欠佳，小便频数，大便干结难解。患者年事较高，气血津液皆有所不足，不能濡养四肢百脉，肾府亏虚，肝肾精血不足，故自觉四肢乏力，腰酸不适；阴液亏损，阴火炽盛，消烁阴血，瘀血内生，故舌暗红，可见瘀斑，皆为瘀血内停之象；形体肥胖，易生痰湿，偏嗜甘美，更助痰邪内停，导致内热中满，痰浊内生，蓄积于脾，上蒸于口，故患者自觉口苦、口干不得解。笔者认为患者病属本虚标实，虚为肾精不足，实为痰瘀互结。根据虚实同见、早祛邪晚补虚的策略，予早祛痰活血，晚补肾益精。分别以自拟痰瘀方及补肾方加减。早服方：川芎10g，赤芍10g，郁金10g，瓜蒌15g，半夏6g，薤白6g，僵蚕6g，丹参15g，茯苓10g。晚服方：菟丝子15g，金樱子10g，枸杞子10g，黄精10g，山茱萸6g，川牛膝10g，槲寄生15g，茯苓10g，山药10g，酸枣仁20g。各4剂，水煎服，每剂服2次。嘱患者慎起居，节饮食，勤活动，调情志。一周后复诊，测餐后2h血糖为9.1mmol/L，周身乏力以及腰部酸痛不适症状较前有明显改善，二便已调，纳可，寐欠安。守方加减治疗：早服方加杜仲10g、淫羊藿15g；晚服方加酸枣仁30g、柏子仁20g、淫羊藿15g。半月后复诊，测餐后2h血糖为7.6mmol/L。自诉已无不适，精神好。续予上法加减巩固治疗。

按：患者痰瘀症状明显，肾亏表现亦甚，故笔者经权衡病症之后，按照早攻邪晚补虚的治疗原则，予早服痰瘀方，晚服补肾方。痰瘀方中丹参活血祛瘀，瓜蒌化痰理气，佐以赤芍、川芎、半夏、郁金等行气化痰、散结消痞，共奏痰瘀同治之功；补肾方中诸益肾填精之品配以补益脾胃之药，使得滋补而不致滋腻。二方同用从而达到邪气得去而正不伤、肾虚得补亦濡周身之效。

（李晓玲　衡先培）

三、病机先后治策略

辨证论治是中医的基本特色之一，其本质是辨机论治。目前中医临床诊治疾病，一般都采取一患者、一病机、一处方的诊疗模式。这与目前高等中医药院校教材的疾病展现方式是一致的。对于较为简单的普通疾病，这种诊疗模式简单、方便、适用。但对于疑难病、重症病例，尤其病机复杂者，这种诊疗模式就具有明显的不足。这时必须根据特定患者的特殊病情，包括病机的新旧、治疗的难易、病症的主次、患者的主诉等，对病机进行分解治疗，采取不同的先后治疗方法，以提高临床治疗的灵活性及疗效。本文就病机先后治这种灵活诊疗方式的学术见解进行阐述。

（一）病机先后治的理论依据

病机治疗分先后是中医经典建立的治疗规范之一。《黄帝内经·标本》："先泄而后生他病者治其本，必且调之，乃治其他病。"指出疾病有先后，相应病机也有先后，并且可以根据病机的先后进行分解病机，给予先后不同的治疗。在本条论述中，"泄"的病机在前，予先治；"他病"病机在后，予后治。"急则治其标，缓则治其本"是另一个广泛指导临床实践的病机先后分治指导原则。也就是说疾病在发展过程中出现紧急危重症候，危及患者生命，就应先行解除，后再治本。如鼓胀出现重度腹水，致呼吸喘促，难以平卧，二便不利，若正气可支，就应攻逐利水，以治其标，待水消病缓，再予补脾养肝，以图其本。又如阴虚咯血，则咯血为标，阴虚为本，若咯血量多，则应先治其标以止其血，存得一分血则保得一分命；血止再治其本，滋养肺阴。《灵枢·师传》："春夏先治其标，后治其本；秋冬先治其本，后治其标"，指出了病机先后治要因时、因人根据具体情况而定。春夏阳气易张，故当先治标；秋冬阳气内敛，腠里密闭，征象不易外显，故当先治本。

又如表里同病，要分先后缓急。急者先治，缓者后治。《金匮要略》："病有急当救里、救表者，何谓也？师曰：病，医下之，续得下利清谷不止，身体疼痛者，急当救里；后身体疼痛，清便自调者，急当救表也"。这是病在表，误下伤其脾而导致表证之身体疼痛未解，反而又出现里证之下利清谷不止。脾胃为后天之本，脾胃受伤，后天生化无源，标证更难解，故当先救里。如果脾胃无伤而外感表邪，导致身体疼痛，则当先解表。临床上应权衡表里轻重，以免引起其他变化，致危候发生。又如痼疾加卒病，《金匮要略》曰："夫痼疾加卒病。当先治其卒病，后乃治其痼疾也。"这是论述新久同病时的先后缓急。新病与久病同时存在时，因久病势缓，不能急治；卒病势急，迟则生变。且痼疾难拔，卒病易治，故先治卒病，后治痼疾。明代医学家李时珍说："百病必先治其本，后治其标"，指出病机先后治的普遍性，强调了病机先后治的必然性。

（二）病机先后治是辨证论治的表现形式

辨证论治要求通过审查患者的症征，以归纳出当前病情的病机，基于病机进行遣方用药。患者的症征是复杂多变的，与内因、外因变化密切相关。如外因的气候温度、湿度，四时季节的变化，地理环境不同，空气质量的差异，饮食结构的改变等；内因如正气的盛衰，先天禀赋强弱，既往病史，胃气强弱，女子月经、孕产前后的特殊情况等，都会影响症征的表达。患者的症征的本质是由内外因综合作用后表达于外的象征，在聚类比象方法论的指导下，通过象征获得病机，再通过病机来获得当前患者的治疗类别。在复杂内外因素的影响下，可能出现复杂病机情况，超出通常的单一证型病机，或者同时可归类为两类或多类病机。这就需要对同一个患者进行多病机治疗。病有久病与新病之分，病机有深浅之别，更有在气在血、在经在络、在脏在腑之不同。因此，不同病机对治疗的响应具有不同。基于分散突击、各个击破的思路，对于响应迅速易治的病机，可以考虑先予治疗，以尽快减轻患者的痛苦。对于病情较深、对治疗响应慢的病机，则逐次跟进治疗，进而达到全病机治疗的目的。《素问·标本病传论》："先病而后生中满者治其标……先中满而后烦心者治其本"，指出中满者当先治，因为中满患者往往最容易感受到，又往往是患者的主要临床征象，是患者的主要痛苦，也是当前辨证的主要依据，故当先治。同理，"先小大不利而后生病者治其本"，也是基于辨证而确定的病机先后治指导原则。

临床辨证的关键之一是辨同一患者多种疾病及复杂病机之轻重缓急。辨清楚疾病病机的轻重缓急是选取正确治疗方案的前提。《素问·标本病传论》曰"间者并行，甚者独行"指出一病一治疗的标本兼治的辨证论治方法，适合于大多数病情较为轻浅、病机较为单纯的"间者"病例。日常普通诊疗大多属于"间者"，因而"并行"的治疗方法临床应用普遍。而对于疾病重、急者，则应当分清复杂病机的先后缓急，属于"甚者"之急、重病机当"独行"先治，轻、缓部分病机可以暂缓治疗。这确定了临床辨证施治选取治疗方案的重要原则：以人为本、留人治病。《素问·评热病论》中论治风厥"表里刺之，饮之服汤"，属于标本同治的"并行"病例，既治发热之表，又治烦闷之里。而《素问·病能论》中治疗阳厥怒狂"服以生铁落为饮"，则是取生铁落气寒质重、下气急速之性以"独行"，先治疗急重病机，后再缓图其本。

（三）病机先后治的临床应用形式

在临床具体患者的诊疗实践中，对于病机复杂者，或者多疾病、多病机者，患者的临床表现如有明显的轻重缓急之不同，为了尽快稳定病情和减轻患者痛苦，就可以考虑病机分治的办法，或者先愈一机，或者多机先后交替治疗等灵活措施。

1. 先愈一机治法

得病有先后之不同，病机有深浅之差异。有久病遇新感者，多因慢性久病损伤脏腑经络，邪气内生或者正气内伤，为外邪的入侵创造了条件，易于感受外邪，表现为表里同病。这时患者往往在里病表现基础上出现外邪表证的表现为主，并且当前多以表证表现为突出。这时既可以表里同治，也可以表里分治。但表里分治、先治表证病机的方案，更能够较快减轻患者痛苦。因此，采取表里分治、先愈表证的策略更为恰当。例如重度高脂血症患者，可表现为头昏如蒙、困倦身重等，多属痰浊为患，治当化痰涤浊开闭。今又感风寒，恶寒发热、头痛身痛。恰当的治法是暂停化痰降浊开闭，先以祛风解表、散寒止痛。待表证风寒病机痊愈后再治高脂痰浊病机。如患者先有宿疾，又患新病，既可宿疾新病多机并治，也可二者病机分治。在有明显缓急之分或某病易治的情况下，则当先治急者、易治者。如久患消瘅，又生胃寒腹疼。胃寒腹疼急而易治，消瘅乃缠绵之疾，故应先予温胃散寒止其痛，寒散痛止再治其消瘅病机。临床上，一般表里同病，或宿疾遇新病，或慢病现急证，或难治病与易治病同见，都可考虑先愈一机的分机治法。

2. 先后交替治法

当今，随着生活条件的改善和食物的丰富，因食不果腹、衣不蔽体的急性病、外感病逐渐减少，慢性病，尤其是代谢疾病、肿瘤、老年病日益增多，一人同时患两种或多种慢性病的情况临床相当常见，如同时患有糖尿病、高脂血症、高血压。糖尿病基本病机多阴虚有热，高脂血症多痰浊为患，高血压常阳亢风动。三者都属于缠绵难愈病机。如果采用多机并行治法三病机同时用药，将可出现药力分散、治不得力，临床难以显效的结果。如果采用病机分治法，分机交替治疗，可集中药力，以优势兵力分散突破，分别逐一缓解单个方面的病情，渐次达到全部病情好转的目的。例如共患上述三病者，当前表现为口干不喜饮水，头晕昏沉，肢体困重，皮肤干燥，小便量多，舌苔黄干而厚。既有津液乏而生热的表现，又有痰浊困痹之征象。治疗可从痰浊病机入手，先予化痰降浊治疗数日，再间以生津止渴之剂数日，交替使用。如患者一次取药两周，可先7剂化痰降浊，继之再7剂益津疏热，使病情的严重程度交替逐次下降，最终可达到全病机治疗的目的。同时也要注意遣药组方考虑尽可能周全，如本例用化痰药需慎防伤阴，不宜用法半夏等燥热之类；补津液又当勿助痰浊，不宜用熟地黄等滋腻之品。

3. 早晚并行法

临床患者的病机症候具有多样性，其中有些宜晚上治。这时就可以将适宜晚上治的部分提取出来，开专方给予晚上用药，其他部分白天用药，以提高治疗的针对性，从而提高疗效。如一般失眠、多梦、盗汗等属于晚间发生的症候，用酸枣仁、茯神、磁石等，宜晚上用药，而将其他证机用药放在白天；有的仅仅晚上出现某个症候，如仅晚上口干，不少因于神不守舍，宜晚上用远志、酸枣仁等；或仅晚上口苦，是胆胃不和而夜间胃气上逆，宜在晚上用栀子、法半夏等宁胆和胃。有的疾病病机晚上治疗效果更好，也宜晚上治疗，如更年期综合征所表现的潮热、心烦、易出汗等为夜间阴尽阳未生、阴阳不相顺接的症候，给予顺接阴阳之品，晚上用药疗效更佳。

4. 常变结合治法

临床可见一些病症仅仅在特定的时间发作，发作时病机与一般时候的病机不同。如素体体质偏颇之人，有的在每年春天发生喘咳、鼻塞等，是平素阳气不旺之人，在春季阳气当生之时生发不足，平时治之在填精助阳，常予山药、山茱萸、菟丝子等以治其本；春季病发时予解表和营，多与桂枝、杏仁、白芷等急治其标。寒邪内伏女性，临经腹痛，平时重在治疗病因，当补肾助阳，常可与杜仲、菟丝子、补骨脂等；而临经腹痛时，则须先治其痛，当温经暖宫止痛，则常予炮姜、艾叶、当归等，痛甚者尚可考虑用桂附之类。如若不分常变，长时间用辛温燥烈之药，则有耗伤真阴之弊。还有的患者，在某个特定的时间发作某症状，如下午或晚上发热、晨时头晕等，则可发病前半小时给予对症调治，其他时间针对全身情况调治。

（四）病案举例

病例 1 患者陈某，男，65岁。左下肢脚及胫前红肿疼痛一天，双下肢凹陷性水肿，肤色瘀暗。心烦，大便稍干，口干，唇色偏暗，苔腻偏黄，脉数。考虑病机为：痰瘀久结，暴生热毒。因热毒为无形之邪，病在气分，散之容易；痰瘀为有形之邪，祛之不易。而患者目前的主要痛苦来源于气分热毒，故先治其气分易治之热毒，后治其痰瘀。治热毒邪气必予以重剂清热解毒为主，方药：紫花地丁、蒲公英、千里光各30g，白头翁、川牛膝、益母草、三棱、莪术、丹皮各15g，黄柏、知母、桃仁各10g，黄连6g。4剂，水煎，日1剂分两次服。忌辛辣油腻之品。服药后患者热毒渐解，疼痛减轻，继改治其痰瘀为主。方药：瓜蒌、川牛膝、丹参、葛根、白头翁各15g，薤白、法半夏、僵蚕、郁金、赤芍、川芎、知母、黄柏各 10g，蒲公英 30g，黄连 6g。4 剂，水煎服。服药后患者病情持续减轻。继以上法调治。

病例 2　患者李某，男，61 岁。因"反复发热 3 周"为主诉入院。既往糖尿病史 1 年，未系统诊治。入院时述反复寒战、高热，以午后和夜间为主；且神疲乏力，睡眠差，口干喜饮热水，食欲减退、时感恶心，便溏。入院后 CT 提示可疑肺部感染，血常规显示中性粒细胞偏高。当值医生予用两联抗生素静脉滴注加中药治疗 1 周，病情无好转，体温不降。上级中医会诊，表现同前，舌淡胖，苔白腻，脉细滑。考虑患者素体脾本不足，内生之湿邪已潜伏体内，复又外感寒湿，内湿与外湿合邪为病。治疗考虑病机分治，未发热时益脾化湿，助脾阳舒展，不可发散更伤脾阳；发热之时，以辛温强剂散寒解表，同时化湿通气，使表寒表湿得散，则内湿不再郁遏，热自不生。故无发热时予以温阳益气、健脾化湿，处方：干姜、生黄芪、茯苓、生白术、陈皮、甘草、佩兰、藿香各 10g，薏苡仁、神曲各 15g，淡竹叶 6g。水煎服，4h 温服一次，1 剂服两次。发热前予以散寒解表祛湿，处方：羌活、防风、佩兰、白芷、生姜、茯苓、薏苡仁各 10g，生白芍、滑石粉各 15g，五味子、桂枝、细辛各 6g，大枣 6 枚。患者交替服用两方，当日体温逐渐下降，次日体温恢复正常，未再发热，体温正常 4 日后出院。

四、糖尿病大血管病变辨治策略

1. 急则治标，稳定病情

消渴脉搏坚病进程中，紧急变症是常见的，这往往威胁着患者的生命健康。对这些紧急变症的治疗是否成功，在全病程中具有关键性意义。虽然其原始病因在于消渴，导致大血管病变的基本原因是消渴病久生痰生瘀，但引起病情发生急性风险或者心血管事件急性发作的直接原因和病机，则因不同的心血管事件、不同的个体等，而有所不同。《素问·标本病传论》指出："有其在标而求之于标，有其在本而求之于本，有其在本而求之于标，有其在标而求之于本。故治有取标而得者，有取本而得者"。这里的"标"即当前患者的紧急病情或急症，尤其是导致当前急症的直接病机；"本"即是导致当前急症病机的原因。对于消渴脉搏坚而言，虽然急症情况是千变万化的，但都具有共同的"本"，那就是消渴后期发脉搏坚的痰瘀互结病机。这一共性的病机固然是我们需要关注的，但针对风险发作时的具体情况所采取的干预措施，即针对急症发作时的当前病机的处理，则是挽救患者、提高治疗有效率的关键。因此针对消渴脉搏坚整个病程来讲，痰瘀互结病机是本，急症病机是标。

急则治其标，是在疾病发生紧急风险的情况下，针对当前具体病情采取的最能有效缓解当前紧急病情的治疗方法，以尽快稳定病情，使患者度过危险期，达到"留人治病"的目的紧急治疗原则。但治标并非都是祛邪，对于具体患者的"标"要根据患者的实际情况进行辨证才能获得，它可以是实邪，也可以是正气的不足；可以在气，也可以在血；可以在血脉，也可以在脏腑；可以是寒邪，也可以是热邪。可以在五脏六腑任何器官，但以心脑血管最为常见。总之，无论具体患者的标的内涵是什么，治疗的最终目的都是一致的，那就是尽快地稳定病情，增加患者健康生存的机会。

对于标而言，虽然其基本病机可以是较为单一的，但由于患者常常处于整个病程的晚期，因此在急性病情发作时单一病机是较少的，大多数都是复合性病机。对于构成标症复合病机和各组分，也有轻重缓急的问题，还有主次问题等。由于心主神志。人的精神的稳定、心神是否宁静，都与心有关。心与肺同居上焦，肺朝百脉与心紧密相关。因此肺受邪常心君不宁。肺与大肠相表里，大肠传导失常出现大便秘结者，浊气必上逆扰动心肺，出现心烦易躁或失眠等心神不宁之征象；心与小肠相表里。如小肠泌别清浊功能失常，则可见排尿异常，从而引动心神。因此，治疗消渴脉搏坚急症，保持二便的正常对于整个病情的是很重要的，甚至关系到急则治标的最终成败。《素问·标本病传论》曰："人有客气人有同气，小大不利治其标，小大利治其本"，指出凡病如果出现大小便不利或排解不畅，应先治其大小便，使二便通畅。如果是因为大小便排解不畅而引起的病变，要首先治疗其大小便的异常，故《素问·标本病传论》又指出："先小大不利而后生病者治其本"。可见，保持大小便的良好排泄，始终应当放在其他治疗的前面，是治疗疾病首先应该解决的问题。这一点在消渴脉搏坚急症的治疗中同样重要。可以理解，对于任何心脑血管急症患者，如果多日不排大便、不排小便，往往导致患者烦躁不宁等交感神经高张力状态，从而对疾病的转归带来不利因素。

消渴脉搏坚病中发生的不同急症，其标的病机内涵是有区别的；同一急症的不同个体也可有不同的病机。突发中风，邪在经络者，络气不利为主。如仅表现为口眼歪斜，口角流涎，或伴面颊抽动，神志清楚，言语如常，是痰夹风邪为主，因风性喜动而升散，故而易犯清阳。治疗重在化痰祛风，可用牵正散化裁，药如僵蚕、全蝎、皂角刺、白附子、防风、白芷等。舌质暗者加丹参、红花活血化瘀。如有半身不遂，或一侧肢体无力，甚或言语不畅，是邪气由轻浮转重浊，由气而入血，重在血脉受困。故治疗应注意活血开闭，可考虑补阳还五汤活血化瘀、益气行血；另可加用僵蚕、白芥子等，既可化痰通络，又兼有轻微的开闭作用。总之本组病变宜通络以畅络气为主，兼以对症用药。

突发中风，邪在脏腑者，以内邪直中为主，常为痰瘀之邪阻滞脏腑经络。无论邪气中于何脏何腑、何经何络，脑络受邪、脑窍闭塞都是其突出的重要表现。一般表现如神志模糊或不清，或者嗜睡、昏迷，或伴谵语，或狂躁不识人，二便失禁，或伴抽搐、身体强直等。因此，通达脑络、醒脑开窍都是其重要治法之一。因脑络受阻，意识障碍，这时给药可从非口服途径考虑，或将药液过滤后细心缓慢灌胃，或经鼻饲管注入。通达脑络者，如川芎、僵蚕；醒脑开窍者可用苏合香或冰片，如苔偏厚用石菖蒲、远志。若为脱症，二便失禁，口开手撒，宜加人参以固元气而救脱；手足冰冷、出清稀冷若汗者，是阳气重损欲亡之象，加熟附子以回阳。如是闭症，双手紧握，牙关紧闭，二便不排，皮肤无汗，可予皂角粉吹鼻开窍，或针刺内关、人中等启闭，也可加大黄通腑以开团。狂躁者加牡蛎、珍珠粉重镇平肝、潜阳。抽搐强直者，加天麻、防风、白芍祛风解痉。痰夹瘀血阻络，风邪内生者，患者常有抽搐，或强直，或口吐泡沫等表现，治疗当在活血逐痰的基础上，佐以息风止痉或祛风化饮，前者如石决明、天麻、牡蛎等，后者如防风、白僵蚕、桂枝等。如伴面目红赤，大便干结，烦乱躁扰，小便黄赤，舌质红，苔黄者，是兼内蕴火毒，可加夏枯草、知母降火平肝；便结者加适量大黄通腑以助泄热；烦躁者加栀子、竹叶清心、宁神、除烦；尿黄赤者加车前子、赤小豆利水泄热，给热邪以出路。如痰饮闭阻突出，喉间痰声辘辘，口吐痰涎，可加竹沥或竹黄涤痰消饮。如瘀血突出，可加三七、苏木活血破血，加川牛膝引血下行。

消渴脉搏坚突发胸痛者，是痰瘀久滞心脉，继受邪气引发，心脉痹阻突然加重所致。痰瘀久滞心脉和继感邪气是病变发作的两大因素，其中以痰瘀久闭为本，继感邪气为标。由于痰瘀互结，其性坚固，祛之非一时可见功；而继感之邪则立足未稳，尚未与有形之邪黏结，易祛易散。因此，通过急则治标，尽快消除新感之邪，消除引发心脉突闭的因素，可使脉道之急暂时得到缓解。治标之法，因新感之邪性质不同而有异。如症见胸痛伴胸闷、憋气，喜太息，胁肋不舒，或有精神刺激史，则为气郁脉闭，重在肝气不舒、气机不畅，滞于心脉狭道，使心胸阳气不展。故治此标之法，当理气疏肝，行气畅郁，药如枳壳、香附。气滞血瘀，当助以行血流津，川芎、川牛膝、茯苓之类可加。如胸痛伴惊悸、怔忡，易受惊吓，紧张、恐慌，或夜睡易惊，则是心胆不宁，母病及子，母实而子虚。治疗之法，当泄母之实以解除其克，补子之虚以定心神。泄实者如茵陈、栀子、柴胡，利胆舒郁；补虚宁心者如麦冬、远志、当归，重在养心以安之。也可考虑天王补心丹合栀子柏皮汤加减。有胸痛在安静时发作，或夜间睡眠时发作者，一般活动如常，或可伴大便干燥，夜寐不安，多为气机郁滞，血络挛急，病在肝气肝血。在肝气当行气疏肝，多用枳壳、香附；肝血当补血柔肝，可用白芍、当归补血养肝，以制肝之过刚。另可考虑加川芎行血中之气，郁金行血兼能芳香开闭，是治气不忘治血，血行则气郁散。或受寒引发胸痛者，因寒主收引，痰瘀之邪已阻心脉，寒收之则脉道更狭，乃至不通。此患者必伴喜进热食，怕冷多衣，四肢厥冷，大便时而溏薄，粪质清稀，小便多清长。舌质淡而苔白或灰白，脉多沉紧。患者多平素阳气不旺，易感寒受冷。治疗宜温通散寒，振胸中阳气，使寒得热则散，药如桂枝、附子；如受表邪明显，可用细辛寒散走表，使阳气外达；如小便清长，或伴液尿量多者，阳气虚失于固摄，加用破故纸、菟丝子补益阳气。有胸痛劳累而发，休息自行缓解者，是因痰瘀已闭心脉，气血通行已阻，营养心胸的气血因之不足。如遇劳累，劳则耗气，气耗则其推动之力减弱，故心胸失养加重，故而引发胸痛。通胸脉虽可解决其本，但缓不济急；而补气则无形之气易速旺，有助于推动气血注入心胸以养胸阳。病势尚缓者，予太子参、黄芪等即可，重者当用人参以补元气，同时加适量当归补血生血，使血能载气。脾为气血生化之源，适当补益脾气，使气生化有源方可源泉不竭。药如白术、茯苓、山药等。也有胸部疼痛，久久不能自解，发无定时者，伴胸闷不快者，多心脉受阻较甚，新感之邪力微。如仅治新邪，心脉仍不能畅，必须以标本兼治为，痰瘀同治，以化痰活血，通达胸阳，宽胸理气为主，标本并重。重危者，胸痛彻背，背痛彻心，痛势急而重，常以手护心，止动而呻吟，甚或面色青灰，手足青至节，心胸烦乱，肢体厥冷。此为寒气暴袭，胸阳被伐，心脉骤闭之真心痛，大寒犯胸而收引心胸血脉是引发本急症的标，治疗当辛温散寒，药如附子、椒目、细辛、桂枝，先解其急，待病势渐稳，乃用振阳宽胸补益之品，扶其正气，同时予活血消痰之药畅通脉道，是图其本。部分真心痛者，如治疗效果不理想，可能出现喘促不止，口吐泡沫，抬肩啄头，是痰饮凌心射肺。此是心不主血，血化为水；肺被水困而失于清肃，水气不得降而上犯。治疗当急逐其水，药如葶牛子、椒目、葶苈子等，使水饮下行，助肺金之肃降。饮为阴邪，温肺可助化饮，故可用桂枝、干姜助之。同时助胸阳、能心脉，使水饮不再续生。此危重之极，能保全者实属万幸。

消渴脉搏坚者后期可合并水肿。因此水肿起于消渴久病之后，大多属阴水。但本病水肿发病常常有一定引发因素，因引发因素的不同，有的患者在阴水之中又伴有阳水的部分特点，在治疗时也有区别对待的必要。无论单纯的阴水水肿，还是合并有阳水的特点，在急性发病时，都强调治标的重要性，通过消除蓄积于体内的浊水痰饮，以迅速缓解病情，使患者度过危重阶段。

患者水肿特点一般起于下肢，大多逐渐起病，但由于水肿进展为渐进性，往往有较长的时间患者并不知道自己发生了水肿。不少患者因其他因素引起水肿急性加重时才发现，也有不少是在就诊消渴时由医生发现其下肢水肿，按之凹陷，皮色不红。长期卧床者可见背部等身体部位较低处水肿。常伴乏力、呼吸气短，动则尤甚，饮食减少，食欲下降，苔白或白腻。此病当前病机属脾肾气虚证候，但其前位的病机或更为本质的病机在于消渴脉搏坚的痰瘀互结、血脉了畅。但当前以脾肾气虚为主，浊水内停为标中之标。因脾气虚运化失职，肾气虚失于蒸腾气化，导致水液不归常道而溢于肌肤，化为痰饮浊水。治疗首当先治其标，予以利水逐饮。泽泻、猪苓、茯苓等，是淡渗利水，不伤正气。益母草、川牛膝、泽兰、虎杖、月季花活血利水，使血行而利消水，对于下肢水肿，浊积较久，压之较实而需用力者，尤其宜用本组药物；病势甚者可考虑千金子、商陆，甚或甘遂峻下逐水，以快速消除积蓄之水饮痰浊，使水从大肠而出，兼大便秘结者尤其相宜。同时当予人参、白术、黄芪、山药等补益脾肾之气。若病由寒邪引发或加重，患者肢冷、苔白或怕风寒，可加用桂枝、细辛、防风之类辛温散寒。若寒邪化热，往往热郁在肺，与浊水壅塞肺金，使肺失宣降，出现咳嗽咯痰，舌苔黄。治疗宜清热化痰、宣肺化饮为主，同时利水降浊，药如瓜蒌、薤白、黄芩、知母、葶苈子等。也有表现为湿热壅滞者，可加用茵陈、栀子、车前子等。

消渴脉搏坚病及四肢血脉者，大多缓慢进展，但也有发为脱疽又感毒邪者，则病势急重。常表现为足局部皮肤变黑或紫红而肿胀，皮肤或可破损，或痛或不痛，肌肉溃烂，散发恶臭。这时血脉被阻，远端失于气血的滋养，正气亏空，外邪乘虚而入，腐蚀血肉。由于患者常全身正气不足，如治不及时，邪气可迅速战胜虚弱之正气，向全身弥漫，甚至入侵心包，危及性命。治疗当消除热毒为要，急治其标，祛毒以求正气光复。根据病情，毒邪始入而较浅者，可予金银花、连翘、菊花、蒲公英、千里光等类祛邪出表；若毒邪渐入，肌肉已腐，则用黄芩、黄柏、栀子、知母等清热解毒，灭毒于无形；若邪深入，热毒达于血分，则当清热解毒基础上凉血清营，药可加牡丹皮、玄参、赤芍、水牛角等。待脓成热退，则可透脓解毒。在邪热肆张之势控制后，再佐以扶正、通脉以图其本。

在急则治标的原则下，目的是首先解除危及患者生命的因素，让患者度过生命危险期，但急则治标的原则并不排除同时兼治其本，或活血消痰以其血脉，或扶助正气以助祛邪，以达到更好地挽救患者生命的目的。

2. 缓则治本，审证求因

消渴脉搏坚患者，如果病势较缓，或处于逐渐的进展过程中，或急性病情已经控制，病势相对稳定时，则属于缓则治其本的病情范围。这时的治疗目的在于稳定病情，减缓病情的进展，这是最为基本的方面。疗效好者可冀阻断疾病的进展，这是第二个层次的疗效。如果能逆转病情，使病情较治疗前减轻，风险降低而安全性增高，则是希望达到的理想目标。

缓则治本，一般意义上说是针对病因进行治疗。在这里可分为三个层次，一是针对引发患者不良事件风险的因素所采取的治疗；二是针对消渴脉搏坚原发病的治疗。对于患者长期预后来讲，针对这两个"本"的治疗都是重要的，缺一不可。其中针对消渴脉搏坚原发病的治疗是基础，而针对引发不良风险因素的治疗更直接。目前国际上针对强化控糖的治疗研究是属于前者，针对抗血小板的治疗、ACEI 的应用等，则属于后者。中医临床治本，在审证求因、辨证论治治疗原则指导下，首先要找出引发不良风险的因素，这在消渴脉搏坚病中主要是痰瘀互结病机，痰瘀积于血脉，日久渐积，脉道逐渐变狭窄，对气血的通行能力也随之逐渐缩减。当脉道狭窄发展到一定程度时，气血通行量随之减少到不足以维持对远端机体组织的滋养，则出现相应的多种临床表现。针对此一过程，首先最基本的是针对消渴脉搏坚原发病的治疗，以防痰瘀之产生；然后是针对痰瘀互结黏滞于血脉这一病理过程的干预，使痰不与瘀结则痰浊易散，瘀不与痰互结则瘀滞易化，从而减缓或阻断血脉的逐渐变窄。本层次的治疗主要针对痰瘀互结病机，但在特定的患者可能又不止于痰瘀互结，可能同时兼有或合并有其他致病机制，如血脉微热蕴结、热结成毒等。第三个层次是针对血脉狭窄所导致的病变进行治疗，这是最终端的治疗，但必要的时候也是不可缺少的。针对消渴脉搏坚原发病的治疗，同时就是针对引发不良风险的因素治疗的最基本一环，实际上主要体现在对消渴的治疗。一是早期治疗消渴，防其病机变化入深；二是始终要注意清疏流动，维持津液的正常代谢；三是要注意合理的体力活动和运动锻炼，这对于维持气血津液的良好功能是很重要的，气血津液代谢正常，则痰无从生，瘀无所成，最有根本的治疗价值；四是要调整患者的心理状态，增强其自我管理意识和能力，正确地对待疾病。

针对消渴本病的治疗，目前通行的做法是辨证论治，但辨证论治的具体方法则有多种版本，不同的学者或部门有不同的主张。如原卫生部制定的《中药新药临床研究指导原则》分阴虚热盛、气阴两虚、阴阳两虚、气滞血瘀四个证型进行辨证论治；中华中医药学会制定了消渴分期辨证标准；全国中医药院校本科《中医内科学》教材则是采用三焦辨证论治，等。更不用说全国众多学者融合自己的实践经验所提出的具有个人特色的辨证论治方法，不胜枚举。从实用出发，这里以作者自身的辨证论治体会为出发点进行讨论。由于消渴在本质上是一以虚为主的疾病，总体上扶正治疗体现在整个辨证论治的始终，但具体到不同的辨证证型，其扶正的内涵又各不相同。贵在有此着意，用之有迹可循。

在消渴的初期阶段，或消渴长期失治，或疗程不足而断续诊治，患者出现口干喜饮水，唇红，舌质红，苔薄或无苔，或有多食易饥等。此属邪热伤津，这里邪热是本，津伤是标，但临床表现主要由津伤直接引发，患者常以口干为第一主诉症状。因此，治疗控制症状重在养津生液。津液虽为阴质，但津液亏虚与阴虚是本质不同的，临床在处方时要注意将生津养液与补阴区别开来，这是提高临床疗效的重要方面。要使养津生液疗效持续，就必须清热以使津液不继续被损耗。可参考下列自拟清热生津方加减治疗：葛根 15g，天花粉 10g，芦根 15~60g，五味子 10g，知母 10g，牡丹皮 10g，玉竹 10g，石斛 10g。其中葛根、知母、天花粉、芦根清热不伤津并兼能生津，是标本兼治之剂；玉竹、石斛生津养胃液，使液足能化津；五味子酸甘化津，为止渴最善之品。若用之渴仍不止，可加白芍，亦取其酸甘生津之效。用牡丹皮走血分，一可透热外出，二可防邪热深入营血分，具有既病防变的意义。若伴手足心热，或烦热不宁，大便偏干或至少不腹泻，酌加桑白皮、地骨皮，加强泄热之力，但不宜用芩连苦寒伤津之品。兼气滞者可加荔枝核，兼肢麻者加桑枝。烦渴突出，上方多剂而症状缓解不明显，但纳食不减者，可加石膏以泻火除烦。

津伤则耗气，津液久亏也必伤阴质，患者临床证候表现为疲乏无力，精神欠佳，或肢软喜坐，或有口干，或伴心烦，舌质淡，苔微薄或无苔，脉细弱无力，则属气阴两虚证候。本证病机中以阴虚为源，由津液不足发展而来，是津液虚乏在疾病层次上的升迁。气虚多生于阴虚，但本证患者临床常以气虚症状为主要表现，一般以疲乏无力为第一主诉症状。阴虚病机常由诊者通过望诊舌质舌苔而获得，口干通过问诊获得，一般不十分突出。如第一主诉为口干则应考虑邪热伤津的病机。治疗益气养阴并举，但养阴应重于益气。因气有余易化热生火，不利于阴的复盛。阴质有形，生之不易；阴足气有所附，自不耗散，则相对易复。应注意这里的补阴不同于邪热伤津证的生津，补阴之品更为厚重，而不似清热生津之品清疏的特性。益气养阴基础方：太子参15g，麦冬10g，五味子10g，玄参10g，生地黄15g，柏子仁10g，百合10g，川牛膝15g。其中麦冬、五味子、玄参、生地黄、百合补阴，阴足可旺津液，气不耗散。五味子为纯阴之品，伍补阴之品则其性厚重补阴，伍生津增液之药则其性清疏生津。仅以太子参一味补气，而更重要的是在补阴至正时可以其引气从阴生，可保气不化火。但如确有气虚突出，虽阴虚但舌苔薄灰者，可加黄芪以助生气，以黄芪生气之阳刚来扶正舌苔灰薄之微凉。静则养，乱则伤，如国之安定则富强，国之动荡则败伤。用柏子仁意在宁静心神，消其阴虚之躁烦，兼有滋润之性，有助于消除肠中糟粕，免其壅结生热。气动则阳旺。川牛膝通畅水道，疏通血脉，血行则气行，故可助阴生与气旺。

素体不强、先天缺陷是消渴的重要发病因素。素体不强多与肾精不够充旺有关，因肾为作强之官，强壮健康的身体必须有充足的精气。而先天缺陷又常常是导致肾精不旺的原因。肾精为一身精气之本，五脏之精皆源于肾。无论阴阳皆源于肾精的化生。如肾精不足，不能生阴化精，则致阴津不足。阴不足可生热，津不足则清窍失润，因此，肾精的盈亏能对消渴的发病产生显著的影响。因此，对于消渴肾虚者，予补肾益精治疗既是针对病因的根本治疗，同时也是辨证论治和对症的治疗。临床对于无不适主诉，患者自觉当好，病情稳定者，如果希望以中药保养，通常使用补肾益精法。肾虚消渴一般表现为身体整体机能低下，主观判断生命活力不足，患者主诉精力明显下降，脑、体劳动的能力均下降，或合并腰膝酸软，夜尿量多，或记忆力下降，或易于忘事。舌质淡红，苔薄，脉弱或沉弱。补肾益精基础方：枸杞子10g，桑椹10g，黄精10g，制何首乌10g，枣皮10g，山药10g，川牛膝15g，桑寄生10g，茯苓10g。方中枸杞子、桑椹、黄精、何首乌、枣皮、川牛膝、桑寄生，都具有补肾填精之效，使肾精旺则可化生五脏精气。桑寄生性平中寓温，不滋不燥，取其阳中求阴。川牛膝补肝肾精血，其性走而不腻，兼能行血以助精生。脾为后天之本，先天肾精需得后天之供养，方能久盛不衰。茯苓实脾，求化源于水谷精气，冀之以水谷之有形补精血之有形，是取景岳以形补形之意。脑力劳动力下降者，可加远志、石菖蒲以开窍增智，但此为治标之法，仍当以益肾填精为主，使精足则智聪。腰膝酸软者，加杜仲、续断等补肾强腰，益肾壮骨；夜尿量多者，多合并肾阳不旺，因阴阳根于肾，肾为阴阳生化之本，因肾精不足既可导致肾阴虚为主的证候，也可导致肾阳虚为主的证候，但这两种情况都有共同的特点，就是在本质上都具有阴阳两虚的病理机制，是在整体较低水平上形成的一个相对平衡，只是临床表现证候的偏向性有所不同。因此，对于夜尿量多的患者来说，其肾阳不足的表现只是更为明显一些。对于此类患者，在补肾填精时，应当同时关注补肾助阳的必要性，可在上基础方基础上加用菟丝子、益智仁、桑螵蛸等，也可改用右归饮加减。本证型患者热象一般不显著，但如果舌质红，舌苔几无，当注意预防伤津，可佐白芍或葛根之类。男性勃起功能障碍者多见于此证，可在补肾益精方基础上加淫羊藿、仙茅、蛇床子之类壮阳之品，因该类药温燥伤津，可同配合知母等制其温燥。

在临床上，有时会遇到部分患者血糖很容易波动，经常在同天内血糖高值与低值之间相差在10mmol/L以上，即使微量调整降糖药尤其是胰岛素的用量，都可能引起血糖的一个大的升降，这就极大的增加患者发生低血糖的风险。有人称之为脆性糖尿病，目前尚缺乏理想的方法以很好地解决其平稳降糖问题。对这类患者，可以联合中药与降糖药，用中药补肾填精为主，同时平其阴阳盛衰和调其气血津液，可望加速其血糖水平的持续平稳和达标。仍用上述补肾益精基本方，有虚热征象者可加知母、桑白皮、地骨皮；阴盛于阳者，可加肉苁蓉、桑寄生；气机不畅者可加佛手、香附；口干者加葛根、天花粉。这类患者多心情抑郁，焦虑，或伴失眠等，可常规加用柏子仁、夜交藤、合欢皮等。

消渴基本特征在于阴虚，但临床确也常有表现出脾湿为患者。脾为主水之脏，位居中焦，是津液代谢升降枢纽。又脾主运化，运化则健；喜燥恶湿，受湿则滞。消渴久病，津液代谢失调，下焦气化无力，水湿不能上达则积于中；上焦肃降失职，水道失于通调，水液不能下注也常积于中。所以，中焦易于招受水湿之困。同时，消渴为三焦之病，脾运多不健，一量水湿滞留则无力疏浚，因而困脾。湿既困脾，脾胃必将更为呆滞，临床常常表现为食欲不旺且反而下降，摄食不香，或不饥不饿，舌苔腻甚或厚腻；尚可有脘腹痞闷，或肢体困重，喜坐懒动，或精神困顿，犹如多日睡眠不足。这类患者不少对降糖药反应效果差，即使同时联合应用多种降糖药，其血糖水平仍变化不明显；相反，也有的患者本来已经接受了多种药物联合降糖治疗，但在治疗过程中自行突然停药，但其血糖值并无显著变化，这种现象也符合脾被湿困，湿性黏滞的内在特性。对湿浊困脾者，因不同程度的脾运失健是其内在的病理特征，治疗自当以健脾除湿为主。健脾除湿基本方：茯苓 10g，薏苡仁 15g，陈皮 10g，苍术 10g，白术 10g，厚朴 6g，莱菔子 15g，法半夏 10g，白豆蔻 6g。其中陈皮、苍术、厚朴、白豆蔻为芳香温燥之品，功能醒脾运脾，使脾湿消于无形，因太阴脾土得阳始运。茯苓、薏苡仁、白术淡渗实脾，使有形之湿邪从小便而出，与前组陈皮等之芳化升散之品配合，使中焦之湿上下分消，祛寇出窠。莱菔子行气宽中，走而不守；法半夏味辛性温，长于运脾而消痞。阳性升散，治之宜降不宜升。如阳不降而反升之，必使阴潜脱阳而浮阳无根；阴性潜藏，治之宜升不宜降。如阴不升而反降之，将会逼阳耗散而独阴自危。莱菔子、法半夏二味皆顺阳明通阳之性，使阳明能降，则太脾方能升，升降相因，以体现中焦升降之枢的作用；故以芳香燥化为基本用药思路。因湿性重浊黏滞，具有祛之难去的特性，用芳化之药宜趋重不宜就轻，只有脾醒气转，运化得复，湿方能除。不饥不饿，加砂仁助醒脾启运；虽知饥但纳食无味，或纳食不香，佐少量黄连以苦味开味；舌苔厚腻而腐浊，加草果、草豆蔻、藿香、佩兰等，集功于芳香燥化醒脾。因湿为阴邪，得温易散，得寒则凝。故本证用寒凉药宜慎，一般舌苔稍黄者不必用苦寒清利，只要湿化脾疏，中焦湿蕴得解，其热自散。

针对痰瘀互结的治本策略，可根据从辨证中获得的痰瘀证据，进行先后治疗或痰瘀同治，这将在后文深入讨论。致消渴脉搏坚的病机原因，以痰瘀互结为主，但常可合并其他病机，与痰瘀共同导致脉搏坚或促进痰瘀致脉搏坚的进程。如消渴郁热生毒，郁热与毒互结壅塞脉道。其所导致的脉道狭窄不同于完全由痰瘀互结所形成的脉管局部阻塞，而通常具有全身性，血行之脉道普遍变窄，使血行受阻。本类因素所致之病理演变过程相对于痰瘀致病更为缓慢，进展隐蔽，往往多年不出现脉道受阻的临床症状，仅以郁热伤津，或兼热毒为患为表现，如易于发热，心情易于烦躁，经常失眠心烦，心悸，肌肉酸楚，舌苔黄等。这仅通过一般的辨证论治即可，但应注意这时热毒实际上是在血分，要注意不能枉用气分清热解毒药，而应清解营血分热毒，药如牡丹皮、赤芍、玄参、栀子等。由于营血分热毒易犯心包，扰动心君，使心神不宁，故当加用安神宁心之品，如朱砂、柏子仁、夜交藤等。气机郁阻也是促发消渴脉搏坚的病机因素之一，尤其是病情反复发作，受情绪波动影响较大者。由于气郁具有时聚时散，聚散不定的特点，患者病情常发无定时，多可很快缓解。此种病情往往气郁在血分，是气郁夹血阻于脉道，气散则血散，脉可暂通。因此，治疗要理气疏郁，当注重行血中之气，同时疏解脉道治标以缓其急，可用香附、川芎、白芍、延胡索、郁金、降香等类。近来有人提出，血糖居高不下，酿生糖毒。糖毒久郁生热，郁热夹糖毒攻于血脉，损伤脉道。其治疗重要消糖解毒，在前述辨证治疗消渴本病的基础上，适当加用解毒散热之品，如黄柏、金银花、黄连、知母等。及时有效消除这些导致消渴脉搏坚的病机因素，对于防止消渴脉搏坚的发生与进展，是有临床价值的。

由于消渴脉搏坚所损伤的组织器官不同，以及所发生的病变也有多种，临床当根据这些疾病的具体情况进行临床诊断和治疗。一方面，这些终端疾病虽然在本质上都是痰瘀互结阻滞血脉所导致，但具体疾病的病机往往是复合的，除痰瘀阻滞血脉外，各具体疾病一般还有伴随的其他机制，与痰瘀互结一起导致疾病的发生。另一方面，不同的器官的功能不同，生理特征不同，也是导致发病机制差异的原因。痰瘀阻滞心脉，可导致胸痹、心悸、胸痛及真心痛等，在急性发作阶段以治标救急为主已如前述。当病情缓解后，则当予以治本。在活血化瘀祛痰的同时，胸痹当结合宽胸理气，药如瓜蒌、陈皮；或开通胸阳，药如薤白、檀香；或温通散寒，药如桂枝、细辛；或补气升阳，药如黄芪、升麻等。心悸者，多需配合宁心定悸。如仅偶发心悸，病轻者可予夜交藤、酸枣仁。如发作较为多，导致心神难宁者，可用远志、龙骨；如心悸频发，出现怔忡、惊恐者，可酌用琥珀、朱砂之类。偏于热象者，苦参清热宁心，对郁热扰心之心悸者颇为适合。胸痛急发，当急则治其标。但胸痛反复发作，痛势稳定者，当改治其本，在痰瘀同治、开通心脉的同时，当注意舒缓心脉，在参考胸痹选药的基础上，注意加用白芍、延胡索等。如痰瘀阻滞脑脉，如没有急性病情，在治痰治瘀的基础上，根据情况可配合开窍醒脑，药如远志、皂角等；如舌苔厚腻，多兼湿浊蒙蔽脑窍，予石菖蒲最宜。病情迁延而发生痴呆者，又当配合补肾益精治疗，以图长效。其他各种终端疾病的缓解期，都可根据主要波及器官的病理生理及辨证进行针对性处理。

3. 病之有形，治痰消瘀

痰瘀互结是导致消渴脉搏坚的直接病机因素，也是预防由消渴进展到脉搏坚的关键环节。在消渴病程中，生痰或生瘀往往是伴随着消渴本身的发生发展而逐渐产生的，痰和瘀既可同步产生，也可先后不同相继产生，最终都会经过痰瘀互生的机制形成痰瘀互结的病机，成为形成消渴脉搏坚的起源。临床在治疗时，首先要以辨证论治为主，有痰化痰，有瘀治瘀。

血行不畅作为消渴本病的兼症病机是比较常见的，一般表现为舌质暗，或唇色不鲜。有长期吸烟习惯的患者，唇舌瘀暗是普遍的，这是因烟性炙热损伤血脉所致。治疗这类患者，在辨证治疗消渴时，当注意活血化瘀治法的应用。在消渴早期出现的瘀滞征象，活血化瘀当以行血为主，重在走，常用药如川牛膝、葛根、虎杖等。川牛膝是针对本类治疗的第一用药，既可补肾强精，但不温燥，又可流疏津液而不耗气，行血活血，引血下行，使瘀滞消于无形。同时，其流疏津液的功能，首先体现在使体内之水液当走者走，走者化津；不能走者，使其下渗膀胱，通过膀胱的把这些已经化为浊水的体液排出到体外，最终可使三焦水道畅通，在行血活血的同时也达到疏津以防痰浊形成的作用。葛根一药颇为特殊，其色白属阳，而其来源于根属阴，因此其同时具有阴阳二性。其阳性可升阳，阳升则动，气血得行；阴性清热，无热则血脉可宁，瘀血不易生。因此，葛根作为清热生津之品，在广泛用于治疗消渴之三消症时，也起到活血行血，早期预防消渴瘀血形成的作用。此外，虎杖活血行血，其性清疏流动，又能通过其降浊功能以消除壅郁之邪，清除内生邪热的因素，同时也能消除痰浊，具有痰瘀同治之功能，其效似川牛膝。对于吸烟的消渴患者，常规使用川牛膝和葛根是有益的，能起到防和治的双重用药目的。血滞成瘀，舌质瘀暗有瘀斑瘀点者，当加用川芎、郁金、丹参、当归等，是有瘀当化当散，只行血不足以消散顽瘀。重者可考虑水蛭、虻虫草、干漆、苏木等破瘀化瘀药，要注意这些药可能伤津耗血，不宜久用。因津血互生，二者的互生作用既具有重要的生理意义，同时在痰瘀病机的疾病中又具有病理意义。例如肠道排泄糟粕的正常生理功能，就需要血能生津，以滋润肠道，使糟粕及时排到体外。如瘀血阻滞肠道血脉，可使津液不能渗入肠道，可造成大便干燥。消渴患者大便干燥常见，虽大多由热伤津液所致，但也有不少与瘀血有关。对于瘀阻肠燥之便秘患者，可加桃仁活血化瘀，兼能润肠通便。三棱、莪术破血祛瘀，善走肠道，能助津入肠以消积滞。对于瘀阻便秘者，虽然瘀阻肠道血脉是因，但肠道糟粕久积不排也会加重血瘀，致使瘀与糟粕互相促进。治疗时适当加入火麻仁、郁李仁润肠通便，使糟粕迅速得下，瘀血也易于消散。瘀阻便秘久者，多有心情烦躁，加用柏子仁则可达到一石三鸟之效。血瘀兼有浊水内停者，患者可有面目浮肿，面色不鲜，或肢体尤其是下肢浮肿，皮色晦暗或紫灰，此即瘀阻血滞，血渗化津太过，使津滞为痰，阻于皮下肌腠。可用益母草、泽兰及川牛膝、虎杖等活血化瘀、行血行水，使瘀散血行则其肿得消。这时切不可单用利水消肿之法，因为此时血化津有余，但同时津不能化血反化为痰，导致血相对不足。如过利水，血必更损，导致无水不能行船，加重血瘀。因瘀阻而痛者，多为刺痛，可选乳香、没药、郁金、虎杖、五灵脂等。因瘀阻气滞而痛者，如在脏腑首选檀香，肠道用三棱、莪术，上肢肩背用姜黄。延胡索是各种瘀血相关疼痛的通用之品，且有不伤正气的优点，但作汤剂疗效受影响较大，宜作散剂或粉剂才能充分发挥其止痛之效。

痰邪作为消渴津液代谢失调的重要产物，往往伴随消渴的产生而产生，并伴随消渴的病情进展而加重。痰邪在消渴早期常缺乏明显的临床表现征象，其实际产生的时间一般远远早于临床能通过辨证取得信息的时间。部分患者会感觉头面不爽，如积污垢，诊之面色晦暗，颜面浮肿，舌苔腻。这是痰浊闭于清阳，阳气不能宣达。可用葱白、生姜皮散浊消饮，通达阳气；以茯苓、薏苡仁健脾消饮，以阻饮积成痰。有的在消渴早期出现下肢浮肿，腿足重着，肌肉绷紧感，如无其他瘀血征象，多为水饮为患，且多为阴水，治之不能单利其水，还当温化水饮，可用茯苓、桂枝等。但临床所见消渴下肢水肿仍以瘀积化饮为主，所以联合应用化瘀疏饮最为常用。一般痰结在胸，多用薤白、瓜蒌，化痰兼有宽胸理气之效；痰结在中焦阳明胃腑，多用佛手、莱菔子、香橼、枳实等，化痰兼能和中宽满；痰结在脾，多用陈皮、茯苓、白术等，祛痰兼能运脾而断生痰之源；痰结在肝，多可用荔枝核、白僵蚕，化痰兼能理气疏肝。痰饮停于四肢，肿而不痛者，多属水饮为患，可加茯苓、桑白皮助消水饮；肿而且痛者，必兼瘀血为患，可用泽兰、白芥子、虎杖等，痰瘀同治并能消肿止痛。若为寒痰为患，细辛、干姜可用之；若为痰郁生热，可选竹茹、浙贝母清热化痰。坚结之痰在胸肺，浮海石、礞石可助化之；痰结在胸胁，白芥子善消之；痰结为癥瘕，视病情可用法半夏、天南星、白附子等。痰闭在脑，清窍被蒙者，可用皂荚、远志等以助祛痰启闭。有的可合并疲乏少力、喜坐懒动等气虚征象，可加黄芪补气以助消饮。凡属饮邪为患，均当注意温化之法的合理应用。

一般而言，单纯的痰证或血瘀证型还是比较少见的，且常仅出现在消渴早期作为消渴脉搏坚病理启动的最初阶段。大多数情况下，痰浊与瘀都是同时并见的，二者可以有轻重主次之分，也可并重，这主要通过对症候的分辨来判断。既然痰瘀已互结，治疗也必当痰瘀同治，使痰化则瘀血不结，则血滞可行；瘀散则痰不坚结，则痰更易散。通过同时治痰治瘀，以达到相互促进提高疗效的目的，使病情得到更全面的控制。在痰瘀互结的情况下，如果只治痰而不治瘀，则会因瘀血的坚固而痰亦不散；如果只治瘀而不治痰，则会因痰邪的黏着而瘀滞不易行。所谓痰瘀同治，也就是同时配合使用活血、化瘀药和祛痰、化饮药，使治痰治瘀药同时在患者疾病治疗过程中发挥作用，以达到事半功倍的治疗效果。在选择药物方面，要注意根据病情的程度不同来确定用药及剂量。如痰瘀之邪初起，予瓜蒌、茯苓、川牛膝、郁金等即可，一般单药不超过10g；如痰瘀互结，病已深入，则当用浙贝母、皂荚、桃仁、川芎等，用药量也可酌情大一些。如痰瘀之邪已经坚结于脉，搏坚之脉已渐形成，则当注意选用软坚散结之品，力求使脉之病变向着好的方向发展。根据我们的经验，临床在痰瘀同治时，有以下几个组合用药值得注意使用。一是郁金配白芥子，长于走窍开闭；川芎配白芥子，长于走脑，消除胶结于脑海的痰浊瘀血；虎杖配瓜蒌，善走胸肺，驱胸肺痰热瘀血；桃仁配瓜蒌，善走阳明，驱除肠道结滞之糟粕，使痰瘀随便而出，对于痰瘀互结所致之脘痞食少，或便结不通，或脘腹胀满等，都能见长。川牛膝配葶苈子，善于清除因血行滞塞所致之血化为痰饮而发生的痰瘀互结证，引痰浊瘀血下行。另外，针对同一个主要症结，选用具有共同作用的同类药配伍，可增加治疗效果。如痰浊闭胸，瓜蒌配薤白，祛痰开闭启胸阳效力倍增；痰饮所致胃气上逆、哕吐痰涎，法半夏配竹茹或旋覆花是标本兼治并增其降逆之力。痰阻窍闭，白芥子配皂荚或天竹黄，则开闭之力亦彰。瘀阻而痛，五灵脂配牛膝或苏木，化瘀止痛常能速效。三棱配莪术或桃仁，长于消除肠道瘀血。降香配红花，活血化瘀长于开通心脉，安定心君，如再配赤芍，则可用于各种情况下的心脉瘀阻病证。瘀阻化水，川牛膝、益母草、泽兰、虎杖相伍，祛瘀降浊药力并行，功专而力足，常作方中臣药。

如果消渴脉搏坚已经损及组织器官或脏腑功能，则又当视机体证候表现的变化而治之，立足于辨证论治，其中也不妨配合适当的按病选药，从而突出痰瘀同治的连贯性。消渴脉搏坚病及心胸，表现为胸闷、胸痛，短阵发作，时作时止，伴心前区压迫感，憋闷不快，或有胸胁满闷，或伴失眠，喜太息，舌质暗，苔腻。此为痰瘀互结，闭阻胸阳为主。治当化痰祛瘀，宽胸通阳。常用瓜蒌、薤白、法半夏、降香、川芎、丹参、郁金等为基础，根据病情的轻重缓急，可酌情选加桃仁、红花、赤芍、白僵蚕等，以加重治疗药效。如胸痛较为突出，可考虑加用孩儿茶、延胡索等，以加强通络止痛。憋闷、压迫感显著，可加葱白、枳实加强理气通阳之效。胁肋满闷、喜太息者，可加香附、柴胡疏肝理气，使肝气条达，气机顺畅，则气机升降有序而不郁结于胸。失眠者，是心君受邪而不主神志，可加远志、夜交藤安定心神，使心神宁则心君能主其事。本证舌苔多腻，如果厚腻而浊，可加天南星、石菖蒲加强化痰开闭之力。也有苔不腻者，则法半夏可改为煮半夏，免其燥性之弊而存其化痰之效。如病情得到持续缓解，在无证可辨期，可用基础方维持治疗。若胸痹出现疲乏无力，困倦懒动，或活动稍多则出现喘促，或伴肢体轻度浮肿，或睡眠较差或常半夜起床，或伴食欲下降等。此时病情由实转虚，病程必久，正气已损，但尚不属于急症需抢救的对象。因此治疗仍当以求本为主，着眼于痰瘀，使瘀散痰化，脉道通利，则正气易复。如只扶正，需可取效，但其效必不能持久。本类情况的基本方可参考：泽兰、川牛膝、益母草、虎杖、降香、葶苈子、瓜蒌、薤白、旋覆花、黄芪、茯苓。其中前五味药活血化瘀，效专而不伤正，泽兰、降香兼能芳香开闭，有助于通达胸阳，川牛膝兼能补肾固本。葶苈子、旋覆花泄肺行水，功能消除上焦胸肺中之痰饮；瓜蒌、薤白化痰兼能宽胸通阳，四药祛痰、化饮、行水，尽消不同层次的痰浊。黄芪、茯苓益气健脾，扶正兼能利水湿，标本兼治。全方标本兼顾，痰瘀并重，扶正与祛邪并举，并且在这三组药中都寓有一个共同的着力点，就是祛水降浊。活血化瘀组祛利血脉中之水浊，治痰饮组祛除肌肉皮下之水浊，扶正组祛除中焦脾为主的脏腑中之水湿浊邪，目的使浊水消除则胸阳得展。消渴脉搏坚病在心胸者，全病程都有出现心悸、脉结代的可能。这是心君被扰而致心神不宁，其扰君之邪即以痰瘀为主。现代化学药物对心律失常，尤其是室性心律失常，缺乏真正能使患者最终得益的治疗，美国 CAST 研究证实，抗室性心律失常的化学药物，虽然能良好（70％）地治疗室性早搏，却不但不能使患者因此获益，与安慰剂对照组比较反而使患者的死亡风险增加 2.2～7.7 倍。对于消渴脉搏坚中出现的心悸、脉结代，中医辨证论治并不专门寻求抗心律失常，而在于消除其病机，痰瘀同治，安神宁心，即可达到良好的效果。痰瘀同治基本方略已如前述，但对此类病情更应注意通阳，由薤白、竹黄、葱白、郁金、降香、乳香、石菖蒲组成基本方，特色艳明，在各药组在各具有不同的针对重点的同时，又具有共同的治疗焦点——开闭宣通，使胸阳能疏达，心神自宁。伴心烦、情绪低落者，加远志化痰宁神。五行肝为心之母，又肝为将军之官，其性刚直；胆为中正之官，性喜清宁。母正不受邪，则其子易健。故在治本证时，适当佐以疏肝、利胆之治疗，将有助于提高疗效。

消渴脉搏坚病及于脑，脑为元神之府，其窍众多，性喜清宁。而痰具有淡荡之性，喜走串，善入窍穴，同时又具有黏滞之性，一量停于局部，则黏着难去；瘀性固着，如与痰胶结，一方面易于阻塞清窍，另一方面又固着难去，因此，消渴脉搏坚病伤及脑，一旦出现脑窍受邪，则病常缠绵难治。痰瘀阻滞于脉络，邪入尚浅者，仅出现口角或口眼歪斜，时发抽动，但神志清楚，吞咽正常，语言基础不受影响。此当痰瘀同治而以治痰为主，可用牵正散（白芥子、僵蚕、全蝎）加减。无疼痛者去全蝎，加入活血化瘀善走脑窍之川芎。可据病情选加郁金、防风、荆芥穗、羌活等。如病入较深，可损及诸窍而为病。邪入脏腑，多发为危及之症。但也有慢性起病、逐渐进展者，患者逐渐出现肢体乏力、无力，精神下降，或有吞咽困难，语言障碍，甚或二便失控，舌质暗，苔腻或厚腻。对此类患者，当积极地给予活血化瘀、祛痰开闭，在邪气立足未稳、病势尚轻时，力求阻止病情的进展之势，而不宜过多地去补益扶正，邪去正气自能恢复。一般可参考下列方作为基础：川芎、川牛膝、水蛭、虻虫、天南星、天竺黄、皂荚。其中水蛭、虻虫破血化瘀，使瘀血消散于无形；川芎活血化瘀，兼行血中之气，秉升散之性，能上行头目而祛除脑中瘀滞；川牛膝引瘀血下行，有助于消除壅滞于脑脉中之瘀滞；天南星、天竺黄、皂荚消瘀软坚，均为涤散顽痰之猛药，兼具开窍通闭之性，与水蛭、虻虫破瘀之药为伍，破瘀涤痰合力，使瘀凝不坚则痰邪易散，同时使痰失黏着之性则瘀滞易行，是效专力猛之配方。对于体质尚壮实者更为适合。如体质虚弱，宜适当加用补益扶正之品，如黄芪、太子参等，同时兼具益气行血之意。窍闭明显者，加远志祛痰开窍，并可配石菖蒲。如患者神志已乱，神思不明，五体不行，则属于急则治其标的范围，当参前法。

消渴脉搏坚病在肢体者，因四末远离血府，脉道长而阳气难达，四末血行都相对滞缓，四末阳气也相对脆弱，难以经受哪怕是不甚严重的风险，故其受病治疗都较为困难，必须寓治于防，防重于治。痰瘀阻于四末血脉，四痰瘀为阴邪，易于损阳，故首先表现为四末阳气受损，如四肢欠温，夜间久睡四肢难暖和，伴皮肤渐显苍白。舌质或淡，苔多灰白。此时正气尚盛，其势未急，当先治本，散痰活血，促进气血津液的流通，兼以通阳，使阳气能达四末。参考基础处方：桃仁、红花、川芎、僵蚕、白芥子、桂枝。上肢突出者加姜黄、桑枝；下肢突出者加川牛膝、薏苡仁。其中红花、川芎行血活血兼能化瘀，僵蚕、白芥子化痰消痰，桃仁痰瘀并治，桂枝芳香温通，助阳气达于四末。若四肢厥冷，可加制附子增强温通阳气之力，是阴主静，阳主动，痰瘀均为阴凝之邪。若病情继续进展，由于阴阳互根，阳损及阴，逐渐出现阴阳两损之征象，肌肤逐渐变得干燥、粗糙，甚或出现皲裂，或伴肌肉日渐瘦削，弹性下降。可加入当归养血活血，加白果以助化痰散结，予白术健脾生肌，这时适当配以扶正，以防过度攻邪，耗伤正气。若疾病已经进展到后期，痰瘀闭脉日重，气血不得通，阳气不能达，独阴盛于病端，肌肤色泽紫暗，没有光泽，状如死肌。病已至此，治之当毕其功于一役，选用水蛭、全蝎、虻虫、地龙、白僵蚕破瘀涤痰，取虫类走串之性，松动顽痰瘀结。本类药不可过煎熬，过煎则耗散其走串通达之性，使破坚之力降低。如能做成散剂或药粉，以米酒适量调服，则更能助其药力。同时也可加入穿山甲之攻通有力，取其摧城拔寨之能，破瘀攻坚。虫类药攻破虽猛，但可伤正，应用时应随时注意其损耗正气的风险，如在用药过程中患者突然出现胃脘部不适，甚或疼痛，含头痛等，要分析是否与使用这些药有关，并及时调整用药方法，乃至于停用本药而换用其他药物。临床实践中，可适当佐以川牛膝、丹参、郁金、白芥子、苏合香等助之。

临床有些患者，消渴脉搏坚病情处于逐渐进展阶段，尚未表现出任何临床症状，气血未乱，血脉仍通，阳气尚可外达，只是在做客观检查时，发现了其脉道受阻，痰瘀有结。这时我们可以采取病症结合的辨证论治原则，针对其痰瘀病理，专攻其痰、化其瘀。因其正气未损，更有益于攻逐驱邪。基本处方：川芎、薤白、瓜蒌、郁金、法半夏、禹白附、丹参、川牛膝。可以水煎服。为了有助于长期维持用药，可在先煎服一段时间后，改作粉剂或散剂服用，以图获得长远疗效。

4.重视脾土，治痰澄源

三消之为病，在肾、在肺、在脾。在肾者，肾为先天之本，肾之为病重在先天精气的盛衰，其根本在于先天。在肺者，肺为娇嫩之脏，喜润恶燥，凡生燥邪，皆可致肺津亏损。在脾者，脾为后天之本，脾之为病重在后天失养，权在后天的维护。且脾之后天得养，可助先天肾精健旺，也可秉承胃所受纳之津液以散津，如雾露之灌以滋肺金。可见人之在世而为消者，论其要在脾。同时脾既为气血生化之源，也是主水的升降枢纽。脾旺则胃可受纳五谷。五谷之精微经脾的运化生清而化生气和血。故脾旺则血旺，使水满舟行畅，血不易瘀滞；脾旺则气旺，气主行血，推动有力，使血不易滞。只有气血皆旺，维持冲和、有序的气血运行状态，才有助于气血阴阳的和谐。同时津液也因此出升降出入有序，当升者升，当散者散，当降者降。升者润其窍，散者养其肤，降者化为糟粕排出到体外，其而使痰邪不能生成，浊水不得停积。可见中焦脾之健旺，可有效地预防痰浊和瘀血的形成，从而预防消渴进展到脉搏坚病。因此，凡治消渴，必自始至终顾其脾胃，维持脾胃的正常生理功能。

脾主运化，包括运化水谷和运化水湿。运化水谷以养精血，精血旺则五脏健旺而抗邪有力。运化水湿以防湿化痰饮，使湿不能困脾。从临床来看，湿浊困脾是最为常见的脾病机制。而发生湿浊困脾的原因，多与热天贪凉、饮冷，或感受水湿的浸渍，或空气中湿气困于肌表，阳气不得宣达，或汗出湿衣而未及时更换等有关；天冷则可由寒湿束表，或饮食滋腻厚重碍脾等引起。湿浊既困脾，可因其不能运化水湿，而致湿聚为饮，饮邪淡荡，游荡于组织器官尤其是腔隙管道之类，停而为痰，则形成致病之机。痰积碍气者，气郁为病，并进而又因气郁而生瘀生痰；也可因气郁化热伤津，而致煎饮浓缩化为痰。痰瘀互生，终可致痰瘀互结为病。因此通过健脾，使脾不为湿困，则可有效减少痰瘀形成而生脉搏坚病的机会。若湿浊既已困脾，患者出现肢体困重，或头重如蒙，喜坐懒动，肢体懈怠，是湿浊困脾，致脾不主肌肉，肌肉阳气被困。治疗宜芳香化湿，散发阳气，通达毛窍。常用方药：佩兰、藿香、白芷、羌活、葱白、川芎。其中佩兰、藿香芳香轻扬，醒脾通肌窍，祛除困阻肌肉之湿浊；白芷、羌活宣化舒散，开通毛窍，使人气通于天气，则肌肤之湿浊可外达于天空，体现天人合一之自然法则；白芷、羌活虽开通毛窍，但如毛窍已经为湿邪所阻，即使其窍开，阳气也不易外达，譬如门虽已开但门口已经被寇占领，室内之人焉能自由出入？葱白通达阳气，并专能开通毛窍，逐寇以使阳气外达。川芎取共升发之性，又能行血中之气，助湿气能迅速散尽。如湿浊困脾而致脾失运化，出现脘部痞闷不适，食欲下降，食后不易消化，有的饮水后感水停于脘而痞塞不通，或有大便黏滞不畅，或恶心、欲吐等，舌质淡胖，苔腻或白腻。治疗以燥湿醒脾、推动脾运为主，助以淡渗利湿以实脾。常用基本方药：陈皮、苍术、厚朴、砂仁、白豆蔻、茯苓、薏苡仁。其中前五味燥湿醒脾，兼能芳香运脾，陈皮、厚朴并能行气，以助发动脾胃气机。茯苓、薏苡仁淡渗利湿，使困脾之湿浊自小便而出。如脘痞或恶心、呕吐较为显著，可加法半夏降逆和胃，顺阳明胃气下降之性，使胃能降则脾能升，以降助升。饮水后脘痞塞不通者，加枳壳行气消痞，以下行之气促动水气下达；加桂枝温化水饮，使水饮化气而散。大便黏滞不爽者，加黄柏、黄连燥湿清热，大腹皮行气降气。舌苔厚腻甚者，可加草豆蔻、草果加强温燥芳化，醒脾运脾，启动脾运，使脾能运湿。

　　阳主温煦，性喜升散，主动主升。脾主四肢，脾阳为后天阳气之源，先天阳气不足则靠后天脾阳的持续补充。饮入于胃，游溢精气，上输于脾，脾气散津。气属阳，气旺则阳易旺。脾之散津功能，主要体现在脾阳的温煦、温化、推动功能方面。若脾阳受损，温煦功能失职，则可出现四肢欠温甚或四肢厥冷，夜卧四肢久久不能暖和，平素喜进热食热饮，损及肾阳则畏寒多衣。常舌质淡白、苔灰白。治疗应以辛温益阳为主，主要用药之温性以散内生之寒邪，故宜予辛温散寒之药。一般而言，寒在四肢宜用桂枝、细辛之辛温喜远达的特性，温散寒邪，使寒散则肢体得温；寒在阳明胃腑，宜用干姜或花椒、小茴香之类，温胃散寒，祛除胃中寒邪，但不伤于肌表。若已经畏寒多衣，则宜加用熟附子之大辛大热之品，逐散寒邪，同时可助之以鹿茸、肉苁蓉等补阳生精之品，使阳化有源而火不自灭。如脾阳虚损，失于温化，临床可出现胃中辘辘有声，或见肢体浮肿而皮肤光亮，压之下陷如坑，恢复缓慢，或有大便稀溏甚或清稀，舌质淡，苔白腻。这是脾阳不足，温化失职，水停为饮之故。治疗当秉承"以温药和之"之意，注重温通气化。胃中辘辘有声者，可用桂枝温脾化饮，兼肢体有水饮者，加茯苓健脾行水。大便溏薄者，可用炮姜、花椒温散水气；如粪质清可用干姜。如脾阳不足而致其推动失职，则胃不知饥，脘痞，精神疲惫，活力低下，或口角流涎，合并肾阳不足则可有阳痿、早泄等。治疗当以补阳为主，不同于辛温散寒治法。益智仁温脾开胃，鼓舞脾阳。小茴香温脾醒脾而助脾之运化。丁香温脾助阳之力较强，其补阳兼有温中散寒作用，尤宜脾阳不足兼寒饮上犯者。脾阳虚损而致脾肾同病者，可用鹿角霜、乌药之益阳。

　　脾为生痰之源。脾之运化功能健全与否是决定脾是否生痰的关键。脾的运化功能决定于虚与实两个方面。因于虚则为脾虚失运，包括脾气虚和脾阳虚。脾之气与痰饮相关的功能有两方面：一是气主推动，如脾气虚推动无力，则可导致脾运不足，水湿失运，聚而为饮，久积之饮，或可逐渐浓缩为痰，或可郁而生热、熏灼为痰。二是气主摄纳，脾之摄纳功能常常与血管约束血脉中成分的能力密切相关。如脾气虚失于摄纳，重者血溢脉外，轻者血化为津而溢于脉外。血中之津液溢于脉外则浊化为饮，进而痰化。阳具有推动、温煦、温化三方面的作用。阳之推动功能与气之推动作用相一致，脾阳虚失于推动即脾气虚失于推动，只是程度上有所不同，气损极即阳损。脾阳之温煦功能主要体现在温散胃中寒邪，如寒邪不化则久如冰覆，即生寒饮。因此通过脾阳的温煦，保持中焦水道的温通状态，也是津液代谢的重要方面。脾阳之温化功能主要体现在以温化气，使水化为气，方能如雾露之溉，滋润四旁，是水化为津液的主要生理过程。如脾之温化功能失职，则水不能化气而停而为饮。在脾阳的推动、温煦、温化三大功能中，推动功能主要由脾气来体现，温化功能是脾虚生痰的主要病理生理途径，而温煦功能仅在特殊情况下起到致病作用。因于实则是由于脾因邪困而丧失了其运化功能，即脾困生痰。困脾之邪多为湿邪，也有气郁。湿郁困脾，脾之阳气不得舒展，导致脾失其运，且湿聚也生痰；气郁困脾，重要碍气之推动，并因气郁化火，灼津为痰。在治疗方面，在补虚泻实大框架下，针对补气、益阳、祛湿、理气进行的治疗，又当针对各自不同的内涵进行细微地分别。对于脾气虚失运者，主要通过补气以健脾，同时针对气失推动，可适当加用陈皮、枳壳等行脾胃之气以助推动之力；针对气失摄纳，加益智仁暖脾固摄。对于脾阳虚损，主要通过补助脾阳来治疗，同时正如前文所述，当注意针对阳失温煦，或阳失摄纳，或阳失推动之不同而区别用药的重点。对于气郁困脾，治当理气解郁，佐以醒脾和胃，可用陈皮、枳壳、香附、木香、佛手、茯苓、法半夏等为基本方进行随证加减。对于湿郁困脾者，重要燥湿醒脾，并佐以淡渗实脾，可以藿朴夏苓汤为基础方：藿香、厚朴、法半夏、茯苓、陈皮、白豆蔻、砂仁、薏苡仁。如苔灰白而厚腻，可加草果、果豆蔻、小茴香，加强芳化醒脾之功；如已经化热，舌苔已经显黄，可加黄连、黄芩等清热燥湿之品。由于脾为后天之本，在消渴及其并发症的整个诊治过程中，都要注意对脾之病变进行治疗，从而有助于整个病情的转归。

5. 老衰久病，勿忘扶正

由消渴进展到脉搏坚，是一个逐渐的缓慢进展过程，其进展速度虽可因人而异，具有相当大的个体差异，但一般都需要多年甚或数十年的进展期。同时由于绝大多数的消渴病患者，其消渴本身的起病就比较晚，一般在 40 岁以后，不少患者甚至 60~70 岁才起病。由于这些原因，消渴脉搏坚患者一般年龄都大，不少人当属于老年人行列。对于这些患者，必须结合中老年人的病理生理特点，更加合理、全面有效地和更加具有针对性地进行治疗，真正做个体化、动态化治疗，才能有效地改善患者的生活质量和延长其生存期，达到提高治疗效果的目的。

随着年龄的增长，人体五脏的生理功能也在随之发生变化。当人生由幼年到壮年，其生命由弱到强而盛，表现一个由逐步完善、逐步强大的过程，如《灵枢·天年》："人生十岁，血气已通，其气在下，故好走。二十岁，血气始盛，肌肉方长，故好趋。三十岁，五藏大定，肌肉坚固，血脉盛满，故好步。四十岁，五藏六府十二经脉，皆大盛以平定，腠理始疏，荣华颓落，发颇斑白，平盛不摇，故好坐。"可以看出，四十岁是人生最为强盛的时候。但盛极及衰，就在这个最为强大的时段，其衰退就已经开始了。在由壮年到老年的演进过程中，脏腑功能则是由盛大而逐渐消减，一般按照五行的顺序逐次进入衰减的行列。"五十岁，肝气始衰，肝叶始薄，胆汁始减，目始不明。六十岁，心气始衰，苦忧悲，血气懈惰，故好卧"，可见人体在五十岁时已经开始了脏腑功能下降的生理变化，说明中国古代是以五十岁为人体开始老年化过程的。所谓老年，它不是一个固定的状态，而是具有一个动态的进行性含义。在不同的年龄段，其老年的内涵是不同的，其所包含的脏腑功能状态也是不同的。"七十岁，脾气虚，皮肤枯。八十岁，肺气衰，魄离，故言善误。九十岁，肾气焦，四藏经脉空虚。百岁，五藏皆虚，神气皆去，形骸独居而终矣。"可以看出，人生在五十岁时，肝气已经开始下降，六十岁时肝气、心气均衰减；七十岁时肝、心、脾气已虚，这是进入了一个实质性的脏腑功能下降到虚弱程度的开始；八十岁，肝、心、脾、肺之气俱虚；九十岁，肝、心、脾、肺、肾五脏皆已虚，这时正气不足已经成为老年人健康问题的主要方面，其虚且于深层次的元精元气虚损，而非一般的正气不足。从中还可以看出，人的一生中，五十岁和七十岁是身体健康状况的两个转折点，这在我们的养生保健和防病治病中都具有重要的意义，决定着一个人是否能达到一百岁，进入形骸独居而终的至高境界。

就消渴来说，除人体自然的生理性变化而发生器官功能改变外，疾病本身也对人体器官功能发生显著的影响，从而促进生理性老化过程。由于消渴之病本重肾、肺、脾不足，虽然特定的患者其病有在肾、在肺、在脾之重点不同，但总体上与三脏都有不同程度的联系。其中肾虚是消渴之根本，脾虚和肺虚各自主导中焦与上焦之病变。因此，在治疗消渴患者时，自始至终要关注肾气肾精的盛衰情况。一旦进入五十岁，就是注重脏腑功能之生理性衰退的存在。无论当前患者之病位主要在肺还是在脾，均需注意在消渴肾虚的同时合并存在的不同脏腑功能亏损。年至五十岁的患者，在予补肾，或兼理脾、益肺的同时，还要注意补助肝气。由于肝为将军之官，性喜条达，不容壅滞，以疏为补。因此治当兼疏肝、解郁，如用香附、枳壳之类；或佐以疏利肝胆，用茵陈、龙胆草之小剂，使肝气当上升则升，当降可降，其正气自旺。此补肝之要，切莫以狭义之补益治之。年至六十岁，当关注心气之不足。在补助心气时，当注意两个方面。一是直补心气，如太子参，使心气旺则助心行血，血畅则神能明；二是要配合活血行血之法，如丹参、川芎等，因心主血脉，血行畅达则心有所主，心气可旺。心喜明，阳升则明，此白昼自然变化之理，故心气虚明显者可少佐扶助心阳之品，如桂枝 3g，以督心君。七十岁，脾胃功能下降，尤其气虚失于运化，后天不能滋养先天。当注意益气健脾，予茯苓、白术之类，使脾运有力。同时因脾为太阴之土，忌被壅遏，当配陈皮、佛手等助之。但需注意运脾之品多燥化，有伤阴倾向，在实践中当权衡阴虚与否及是否兼有太阴脾湿。一般来讲，消渴燥邪出现在疾病早期，而过七十岁者大多消渴已经有多年，阳气渐下，阳燥之邪常常不明显，阴邪偏重者多，所以芳香运化之药使用是有益的，并且可间接达到以天养先天的效果。盖至八十岁以后，由于肺气不足已经明显表现出现，乏力气喘，呼吸不匀，肤松毛稀，大肠易结，此时补益肺气当与益气健脾并肩而施，予参、芪、白术和山药之类，使土能生金。肺喜滋润，气虚不化津，常致大肠燥结。并且过八十之人，常正衰而邪气渐盛，浊气归于腑，故此时燥结往往与全身邪气来袭有关。平素给予润肺通肠之品，有助于舒缓邪气，如桃仁、冬瓜仁、柏子仁等。人生九十，由于五腑正气均损，邪气充斥脏腑内外。此时正气已经不能自盛，即使邪气全消也是如此，这是道之使然。因此着重于扶正固本、提振生机是应对之主要策略，予补肾填精助生肾气，如山药、黄精、枸杞子之类；同时当助肾气化以旺生气，如益智仁、杜仲、菟丝子等。在临床实际工作中，当注意一药多效的用药策略，以避免过分庞杂的处方。如山药肺、脾、肾三脏共补，既可益肺脾之气，又可补肾强精；佛手既可疏肝而助肝气，又可理气运脾而助脾气，还可助肺之清肃；西洋参心、肺、肾三脏之气共补。样可做到遣方用药精而不杂，准而不乱。

以上是基于生理变化的扶正治疗，是在辨证论治的基础上进行综合考虑的用药指导思想，反映的是治疗老年糖尿病扶正的普遍性，但它不能脱离辨证论治的大前提。而辨证论治原则指导下的扶正治疗，则是更具针对性的治疗，是临床治疗的主体原则，是更具针对性地反映每个个体的特殊性的治疗。辨证补虚是有虚证则补，无虚证则不补；而前者根据生理的扶正法则是即使辨证无虚证，也要在辨证论治用药时给予适当的扶正。临床诊治老年糖尿病患者辨证补虚常用的治疗法则包括益气滋阴、健脾益气、培土生金、补肾填精、活血润肠、气血阴阳同补等。

益气滋阴法适用于辨证属于气阴两虚者，患者常表现为疲乏无力，肢体懒惰，或少气懒言，口干尤其在夜间口干明显，有时津液并不少，但舌苔是薄的，脉细无力。治疗当补气滋阴，方用生脉散加味。常用太子参、麦冬、五味子、黄精、枸杞子、山药等。注意这里的益气滋阴法与益气生津法是有别区的。益气生津法一般适用于消渴较早期热盛伤津而渐耗气而来，其虚尚浅，不足在腑而不在脏，阴精未伤，用药常选天花粉、葛根等；而益气滋阴法则常出现于疾病较后期，病入渐深，脏已经虚，人体阴精之根本已伤，故非葛根、天花粉、知母之类可用。但五味子、玉竹、石斛等具有滋阴和生津双重功效，因为滋阴和生津法均可选用。也有滋阴和生津法同用者，当属养阴法，适用于前述两种情况的过渡阶段。

健脾益气法适用于辨证属于中焦脾气亏虚，脾失健运者，多表现为疲乏少力，喜坐懒动，纳食欠香，或伴肌肉酸楚，舌质淡，苔白或灰白，脉沉细无力。治疗当健脾益气，芳化醒脾，可参考四君子汤、平胃散等加减。常用太子参、黄芪、白术、茯苓、陈皮、薏苡仁等。凡欲益脾气，必当以运脾为先，使能运化五谷，方能生有根之气。如只顾益气而不使脾能运谷，气虽可暂旺，但必不能持久。脾为太阴，易被湿困，其性喜燥恶湿，得阳始运。所谓"得阳"包括两个方面的含义，一是以芳香化湿药舒展阳气，二是以温燥之品提振脾阳。故砂仁、白豆蔻、草豆蔻、小茴香、八角等品，常被选用。此证常见于糖尿病病程颇长，正气渐损，脏腑功能逐渐下降的患者，因肺、脾、肾功能失调，往往有水湿内生，因此予芳香燥化之类，只会化其湿而不会伤其阴，临床可大胆使用。

培土生金法适用于消渴病肺金亏虚，或土不生金者。金为土之子，如肺金亏虚，虚则补其母，则可通过补益脾土之法，使土能生金，达到不治肺而肺虚可愈的目的。此类患者可表现为说话无力，气短懒言，常咳白色泡沫痰，舌质淡，苔薄白。治疗可培土生金，可考虑四君子汤加减。若脾土亏虚，母不生子，而致肺脾同病，临床表现为疲乏无力，肢体懒惰，纳食不香，呼吸气短，大便时溏，或易于感冒，或吐清涎。舌质淡或偏胖，苔白，脉软弱无力。治疗当补母生子，培土生金，方可参考玉屏风散、四君子汤加减。培土生金法由于涉及肺、脾两脏，而脾为太阴，喜燥恶湿；而肺为娇脏，喜润恶燥，二者生理特性有显著不同。因此,在行培土治疗时,要注意补脾而不能过温燥伤津,免伤肺金,苍术、白豆蔻、砂仁之类则需慎用;而在补益肺气时,又不宜过于清润滋腻,以免碍脾之运化,麦冬、玄参、知母等也需多加权衡,达到土金共旺之效果。

补肾填精法适用于精虚精亏者,这时往往兼有多脏精亏而集中表现为肾精的亏损。其总的特征是活力低下,生命力脆弱,多面容枯萎无光。也可为面目浮肿,形神呆滞。或有食少、腹满、呼吸徐微,小便失约,大便不能自主控制。脉沉微弱,舌质枯萎或胖大。治疗当着重填精补肾,方可选补天大造丸、左归丸或右归丸等加减。药如菟丝子、核桃、桑椹、黄精、熟地黄等。精血同源,精化于血,故当配合补血之品,如当归、龙眼等。脾为后天之本,肾之精气需要脾之不断化源才能持续充盈,故当助以益气健脾之药,如太子参、黄芪、茯苓等。病至此时,治疗实质上需要多脏共补,精、血、气共扶。因此上述补肾、补血、补气之法,体现了治疗法则与病机殊途同归的统一。

活血润肠法适用于瘀阻肠燥的患者,临床表现为大便干结,排解困难,数日不排便,或大便并不干结但排便次数显著减少且排出困难,多伴腹胀,食欲退,或心烦,急躁。舌质暗少津,脉沉。治当活血化瘀,润肠通便。常用药:三棱、莪术、桃仁、当归、火麻仁、郁李仁。大便久不能正常排泄,往往会有烦躁、心慌、失眠等表现,这是浊气扰心之故,导致五脏六腑之大主失其用,进而使排便更困难,并且这时患者往往血压、血糖也出现明显波动,甚至平时没有高血压者,也可能出现暂时间血压升高。如果这一看似很普通的临床存在,如果不能得到有效的缓解,完全有可能导致意想不到的不良结果。这里首要事情就是要尽可能地增液通腑,只要腑实一通,则其机窍即转。此时不宜用大黄、番泻叶等苦寒伤阴之品,否则虽可暂通一时,但其后必将燥结更甚,增加后续治疗的难度。活血润通不下者,可考虑使用芒硝以软坚散结,泻燥而不伤阴。同时给患者处方均可加柏子仁,既可宁神养心,又助润肠通便。燥化久者常生虚热,可酌情加入知母、葛根之类。腹胀者用大腹皮或少量槟榔,另可加莱菔子、枳壳等,以行胃肠之气而促气下行。如大便燥如羊屎,则宜加用芒硝软坚散结,用量以通为度。此类患者切慎用大黄、番泻叶之类苦寒伤阴之品,而致更燥。

气血阴阳同补适用于本病晚期,正气严重亏损,精血不足,根本已伤,元气残存者。临床表现为面黄羸瘦,或面色苍白,全身无力,生活几不能自理,语言微弱,口淡无味,平时食欲差,大便多干。舌质瘦薄而红,少苔或无苔,也有苔腻者。治疗当气血阴阳同补,五脏共扶。可用十全大补汤、左归丸等方加减。常用药如山药、黄精、枸杞子、杜仲、菟丝子、当归、白芍、太子参或红参、黄芪、白术、茯苓等。应注意以平补为主,不宜温燥和壅滞。有虚热征象者可加知母;饥而不欲食者可佐加黄连或龙胆草,起到健胃开胃的作用。一般来讲,患者如果没有寒象,补阳之品当以平和为主,如可选用杜仲、菟丝子等,而不宜用桂附之温燥。只有寒象明显或显著,患者有四肢厥冷或畏寒多衣等,才宜予温阳辛散之品。无论如何,对于本类患者,健脾运脾,使脾胃能纳水谷,始终应放在重要位置。只有后天生化有源,才能使气血阴阳获得持续稳定的恢复。

6. 结合药理,病证相参

辨证论治始终是中医临床诊病治病必须遵从的法宝,这是中医临床应对千变万化的轻重不同的疾病的金钥匙。对于任何一种现代医学能诊断或不能诊断的疾病,不管辨证论治的执行者掌握或不掌握这一疾病的现代医学内容,只要此人是一位出色的中医师,就能为患者开出一张对患者疾病具有强针对性的中药处方,为疾病的转归带来益处。这时中医治疗处方的依据是中医"证"的诊断,而不是现代医学"病"的诊断。所以从传统意义上来讲,中医辨证治病是可以独立于现代医学治病的概念的。

然而,随着中医学现代化进展,越来越多的现代医学的知识被自觉或不自觉地融入中医学领域。比如说传统中医学所讲的脾肾阳虚,所表现出来的四肢厥冷,往往与现代医学所认为的四肢血流灌注不足有关;中医胸痹如见胸中憋闷如窒,心烦懊恼,往往与现代医学的心肌供血不足有关。同时,由于中医的证长于横向的诊断和治疗,对疾病的纵向发展的前瞻性认识不足,这在有时可能带来治疗法则的摇摆。因此,临床如果既能吸取传统中医辨证论治的精华,同时又能从现代医学的角度对患者疾病进行正确的认识，这将可以增加辨证论治的目的性和把握度，并促进临床治疗效果的提高。尤其是中药药理的现代研究，已经有大量的成果值得借鉴。这种借助现代中药药理来指导中药运用的思维方法，不是一种辨证论治方法，而是建立在现代医学对疾病的认识的基础之上的。如丹参、川芎能扩张血管、改善心肌供血，这无疑有助于冠心病的治疗。这样，在面临一个疾病时，我们就有了两条思路，一是按中医思路看疾病是什么病的什么证，二是按西医思路看是什么病和怎样的发病机制。比如，面对一个长期消渴患者，出现胸闷如室，如胸压重石，时有心悸，舌质胖，苔腻。运动平板心电图提示多灶性心肌缺血。对此患者，中医辨证为痰闭胸阳，治疗当化痰宽胸，理气通阳。予瓜蒌薤白半夏汤化裁。从痰瘀相生来看，可以适当佐加活血化瘀之药，使血气流畅则有助于消痰和通达阳气。对于活血化瘀药的选择，由于按中医处方原则当属佐药，其数和量都不宜过多，这时既可选择川芎、丹参，也可选虎杖、益母草等。但结合现代中药药理，川芎、丹参对心血管具有良好的扩张冠状动脉、改善血供、提高心肌抗缺氧能力之作用；而虎杖、益母草之活血化瘀更宜用在妇科调经方面或者改善肾血流灌注。因此，选择川芎、丹参来与瓜蒌、薤白、半夏组方，无疑其效果将优于虎杖、益母和瓜蒌薤白半夏汤组成的处方，也将优于单独的瓜蒌薤白半夏汤，从而使临床疗效得到提高。

再举一个例子。某老年消渴患者，消渴病史 20 余年。出现疲乏无力，体力活动能力下降 1 年余。近来发现下肢浮肿，肤色紫暗，出现登二、三楼困难，时有夜间胸闷，常需坐起方舒。舌质胖而暗，苔腻。中医辨证当属胸阳闭遏，痰瘀互结。从现代医学角度来看，是出现了慢性心功能不全。中医治疗当予开闭通阳，化痰活血。至此，病机、治法定了，应当怎样选药可能更好呢？开通胸阳的药，传统的有葱白、白酒，张仲景多用此二味；也可考虑补助胸肺阳气的核桃、蛤蚧、虫草等；或用桂枝、附子等辛温通阳药。根据现代药理研究知道，桂枝、附子对增加心肌收缩力、改善肾灌注疗效确切，既有助于改善心功能，又有助于消除水钠潴留，对本病针对性更强。治痰之药，有瓜蒌、薤白一组，有半夏、天南星一组，有桔梗、浙贝母一组，当然选用瓜蒌、薤白更好。关于活血化瘀药的选择，这时既要考虑到改善血供，更要注意减轻患者体内的水钠潴留。所以，这时选用川牛膝、虎杖、益母草这些既能改善心血管血液循环，又能增加肾灌注以消除水钠潴留的药物，可能就比单纯长于改善心脏循环的丹参、川芎更好了。最后，我们的处方将是：桂枝、附子、瓜蒌、薤白、川牛膝、虎杖、益母草。这个处方，既完全符合中医辨证论治精神，又较好地针对了现代医学的病理生理机制，体现了中、西医两种医学的治疗学思想，达到了中、西医理论与临床的高度一致的结合。

要做到中、西医两条思路结合用药，互不违背，就必须既要十分熟悉中药的传统功效，又要知道中药的现代药理研究成果，用药不离证，选药参考病，达到病证相参、提高治疗效果的目的。如对丹参的研究发现，丹参可减轻急性心肌梗死造成的心脏循环障碍，促使冠状动脉间桥式或侧支血管开放，使梗死区内毛细血管损伤减轻。心肌梗死 1 周的实验犬应用丹参后，梗死区域内以成熟的肉芽组织为主。丹参组的动物心肌梗死区内再生的心肌细胞明显增多。丹参素能诱导人成纤维细胞 LDL 受体 mRNA 水平升高，抑制内源性胆固醇合成；血清 TC 及 LDL-C 水平降低。而 TC 及 LDL-C 降低在改善血黏度中起一定作用。并对小鼠缺氧心肌、兔局限性心肌缺血及犬低温停搏全心心肌缺血均具有良好的保护作用。丹参煎剂扩张血管，丹参素缩小犬冠状动脉结扎后心肌梗死范围和改善左心室功能的作用。对脑组织丹参可改善重型颅脑损伤患者的血液流变学指标，减轻脑水肿。上海华山医院用丹参、消心痛进行随机、双盲交叉和安慰剂对比研究，证明丹参具有缓解心绞痛及临床症状，改善血黏度的作用；上海仁济医院采用激光多普勒效应测定表明，丹参可改善微循环，使血流速增快，红细胞 2,3—二磷酸甘油酸增高。

川芎嗪扩张微血管，增加血流量，有利于血管内皮细胞释放血管活性物质，同时引起心率增快，左心室舒张末期压、心肌氧耗和脑血流增加，心肌收缩力增强，同时冠状动脉和脑血管阻力及总外周阻力下降。还能降低心肌含水量，减少心肌细胞乳酸脱氢酶和肌酸激酶的漏出；提高心肌细胞超氧化物歧化酶（SOD）活性，降低过氧化脂质的含量，有利于血管内皮细胞的修复。川芎嗪可抑制 ADP、胶原和凝血酶诱导的血小板聚集，降低血黏度。川芎所含有效成分阿魏酸可抗动脉粥样硬化、抗血小板凝集和血栓，清除亚硝酸盐和氧自由基及过氧化亚硝基，尚能抗炎、抗肿瘤、抗突变，增加免疫功能等。

赤芍抑制血小板聚集，改善红细胞的通透性，增加红细胞对低渗张力的抗性，有一定稳定红细胞膜结构的作用。赤芍总苷能明显延长凝血时间，影响血小板功能的而产生抗血栓作用。赤芍能扩张冠脉血管，增加冠脉血流，增加心肌营养性血流量，从而保护缺血心肌，并提高心肌对低氧的耐受性。赤芍提取物可减少 PCNA 阳性细胞数，抑制胶原增生，减轻新生内膜形成，显著降低 NADPH 过氧化酶 p22 phox 及 MCP－1 mRNA 表达，表明赤芍能抑制血管内膜增殖程度。

当归增强心脏血液供应，降低心肌耗氧，对实验性心肌梗死有明显对抗作用；可扩张血管，降低血管阻力，改善器官血液流量。当归注射液对家兔心肌缺血再灌注时心功能降低及心肌细胞损伤具有明显的保护作用，能使室性早搏发生率和心律失常总发生率明显降低，并抑制血小板聚集及抗血栓，当归有效成分阿魏酸可抗血小板聚集，抑制血小板 5－HIT 释放，对抗 TXA$_2$ 样物质的生物活性，增加 PCI$_2$ 活性，阻抑动静脉旁路形成时间延长、血栓重量及长度减少及凝血酶原时间延长。当归可使血黏度降低，红细胞和血小板电泳时间缩短。当归通过降低血浆纤维蛋白原浓度，增加细胞表面电荷而促进细胞解聚，降低血黏度。当归多糖能刺激造血多能干细胞（CFU－S）、造血祖细胞增殖、分化。当归多糖能增加正常小鼠的白细胞和网织红细胞、血红蛋白、白细胞，对股骨有核细胞数的恢复亦有促进作用。当归多糖可能通过诱导造血微环境的成纤维细胞分泌某些造血生长因子，从而促进造血细胞增殖分化。当归水煎液对多种致炎剂引起的急、慢性炎症均有显著的抑制作用，但不能拮抗组胺的致炎作用。当归素（即挥发油）可以降低狗、猫、家兔的血压，随着剂量的增加降压作用愈加明显，且不影响心率。当归根油中性部分对于垂体后叶素引起的家兔实验型心肌缺血有明显的保护作用，显著降低 T 波抬高的幅度及 ST 段位移。当归 A3 部位能剂量依赖性地降低大鼠离体右心房的自搏频率，能减慢心率、抗心律失常。当归提取物对 ADP 诱导的血小板聚集和凝血酶原时间的也有明显影响。

怀牛膝制成的流浸膏具有降压作用，但时间不长，恢复后血压轻微上升，还使蟾蜍心脏搏动减弱。怀牛膝对血管有暂时性的扩张作用，其水煎液能显著增加大白鼠下肢血流量，扩张下肢血管，可能具有抗动脉粥样硬化的作用。并降低大鼠全血黏度、红细胞比容及红细胞聚积指数，延长凝血酶原时间和血浆复钙时间。川牛膝则仅表现出延长血浆复钙时间的作用。怀牛膝显著降低血栓长度、湿重、干重，有降低血小板聚集性、改善红细胞变形能力、降低纤维蛋白原水平的作用。研究发现，在改善微循环方面，川牛膝作用强于怀牛膝。川、怀牛膝均能降低血黏度，怀牛膝高剂量降低全血黏度，并有利尿作用；川牛膝能增强红细胞变形能力。川牛膝含阿魏酸，可抑制血小板聚集，抑制 5－TH 的释放，对非特异性免疫、体液免疫和细胞免疫功能均有较强的促进作用。

其他多种中药，均具有心血管作用，但各药的作用环节也有所不同。这里选择部分在糖尿病大血管病变诊治中常用中药的药理学归类，供需要时参考。

抗血小板药：丹参及其制剂、川芎及其制剂、当归及其制剂、天麻及其制剂、葛根及其制剂、刺五加及其制剂、毛冬青、桃仁、枳壳、青皮、陈皮、红花、赤芍、没药、牡丹皮、益母草、血竭、鸡血藤、刘寄奴、三七、郁金、苏木、泽兰、泽泻、生大黄、含苷类中药（人参总苷、党参总苷、西洋参总苷、绞股蓝总苷、三七总苷、黄山药总苷、蒺藜总苷、知母总苷、刺五加总苷、大豆皂苷）。

抗凝血药：三七、川芎、红花、姜黄、丹参、当归、莪术、葛根、穿山龙、金钱草、肉桂、茵陈、白术、大蒜、虻虫、水蛭、全蝎、蜈蚣、血竭。

抗脂肪肝药：泽泻、枸杞子、茵陈、柴胡、五味子、槐花、甘草。

降血脂药：灵芝、银杏叶、泽泻、决明子、山楂、虎杖、梧桐、蒲黄、大蒜、大黄、何首乌、女贞子、槐花、丹参、甘草、当归、地骨皮、杜仲、陈皮、柴胡、金银花、枸杞子、茵陈、姜黄、穿山龙、三七、黄精、桑叶、雪胆、栀子、川芎。

降血压药：臭梧桐、青木香、罗布麻叶、杜仲、野菊花、芹菜、毛冬青、三七、三颗针、五味子、川芎、大黄、大蒜、佛手、牡丹皮、牛黄、牛膝、丹参、玉米须、龙葵、北豆根、玄参、冬虫夏草、胆草、汉防己、半边莲、地龙、地骨皮、延胡索、桑寄生、栀子、青风藤、辛夷、青蒿、芸木香、苦参、虎杖、泽泻、萝芙木、瞿麦、黄芩、黄柏、黄连、黄芪、槲寄生、酸枣仁、葛根、蒲黄、淫羊藿、夏枯草、莱菔子、秦艽、姜黄、穿山龙、钩藤、香附、独活、厚朴、茵陈、银杏、雪莲、大蓟。

降低血糖药：桑白皮、枸杞子、玉米须、地骨皮、知母、桑枝、桑椹、蚕沙、黄连、天花粉、葛根、芦根、西洋参、人参、胡芦巴、生地黄、黄柏、玉竹、牛膝、丹皮、白术、玄参、黄精、淫羊藿、桑叶、桔梗、苍耳子、泽泻、苍术、麦门冬。

抗动脉粥样硬化药：灵芝、何首乌、蒲黄、当归、川芎、大蒜、泽泻、茵陈、穿山龙、姜黄、啤酒花、黄精、栀子、雪胆、徐长卿、玉竹。

扩张外周血管药：川芎、附子、当归、罗布麻叶、细辛、桂枝、人参、天麻、五味子、大青叶、丹参、水菖蒲、玄参、白术、红花、川乌、杜仲、穿山龙、黄连、黄芪、黄杜鹃、桑白皮、银杏叶、雷公藤、蒲黄、葛根。

抗心绞痛及扩张冠状动脉药：丹参、川芎、葛根、瓜蒌皮、麦门冬、桑寄生、淫羊藿、银杏叶、瓜蒌子、毛冬青、四季青、三七、山楂、女贞子、天麻、白屈菜、汉防己、地黄、当归、益母草、穿山龙、细辛、茵陈、泽泻、虎杖、刺五加、陈皮、灵芝、佛手、补骨脂、红花、延胡索、肉桂、蒲黄、黄连、黄芪、黄精、赤芍。

增加耐缺氧能力药：麦门冬、丹参、红花、三七、玉竹、蒲黄、瓜蒌皮、瓜蒌子、麝香、冰片、苏合香、赤芍。

抗心律失常药：苦参、山豆根、黄精、水菖蒲、天南星、当归、雪莲花、万年青、鹿衔草、淫羊藿、洋金花、萝芙木、甘松、黄连、常山、青蒿、黄花夹竹桃。

强心药（治疗心力衰竭药）：夹竹桃、黄花夹竹桃、万年青、雪莲花、羊角拗、罗布麻叶、附子、人参、三七、女贞子、川芎、牛膝、五味子、仙鹤草、龙葵、玉竹、玄参、杜仲、灵芝、补骨脂、香附子、茯苓、枳壳、枳实、细辛、穿山龙、鹿茸、蟾酥、鹿衔草、福寿草、麻黄、细辛、葶苈子、麦门冬、山楂、黄芪。

抗炎药（非特异性）：金银花、昆明山海棠、连翘、三颗针、石蒜、八角枫、人参、刺五加、大蒜、大青叶、青风藤、附子、牡丹皮、杜仲、防风、当归、玄参、牛膝、升麻、冬凌草、仙鹤草、北豆根、龙葵、龙胆草、甘草、水牛角、丹参、雷公藤、蒲黄、淫羊藿、麻黄、啤酒花、黄芩、黄连、黄柏、栀子、黄荆、桑白皮、臭梧桐、柴胡、莱菔子、桔梗、秦皮、秦艽、姜黄。

利尿药：半边莲、桂枝、泽泻、连翘、猪苓、三七、白茅根、白术、玉米须、龙胆草、牛膝、长春花、淡竹叶、当归、地黄、杜仲、芹菜、苦参、金钱草、苍术、鱼腥草、枳壳、茯苓、陈皮、桑寄生、桑白皮、桔梗、黄芩、黄芪、鹿茸、麻黄、商陆、瞿麦、浮萍。

（衡先培）

第二节　西医治疗原则

糖尿病大血管病变（DLVD）主要是指在中等或较大的动脉发生了粥样硬化，主要累及心血管、脑血管和周围血管等。大血管病变（LVD）本质上是动脉粥样硬化（AS），是由于低密度脂蛋白胆固醇（LDL-C）微粒透过血管壁内皮细胞（EPC）被氧化、被巨噬细胞吞噬形成泡沫细胞；泡沫细胞、游离脂质、炎性细胞和免疫细胞堆积形成一个粥样斑块。大血管事件最常见于粥样斑块暴露于全身循环时，粥样斑块与血管管腔（纤维帽）分隔开的屏障被侵蚀或破裂时，粥样斑块内容物暴露于血小板激物下，此时初级止血机制启动，产生血小板栓子，之后是凝集过程和血栓形成，损伤部位发生凝血事件，栓塞不同的动脉。发生的临床事件根据栓塞部位不同而有所不同，包括缺血性卒中、心肌梗死（MI）或外周血管疾病。临床上常见的疾病有冠心病、脑卒中、下肢动脉硬化、坏疽等。LVD 即 AS 虽然不是糖尿病（DM）所特有，但糖尿病患者发生大 LVD 的危险性明显高于非糖尿病患者，表现为 LVD 的患病率高、发病更早，病情进展较快，而且常是多部位多处 LVD 同时存在。LVD 的发生、发展与高血糖、高血压、脂代谢紊乱、IR（IR）、肥胖、高尿酸血症、微量白蛋白尿等这些心血管危险因素密切相关，3/4 的 T2DM（T2DM）合并有多种传统心血管危险因素如高血压、胆固醇升高、吸烟等其伴随严重的并发症，而高胰岛素血症、IR 又进一步加剧了糖尿病患者心血管的负担，这些降低了患者的生活质量和生存率，是患者致残和致死的主要原因，尤其是并发各种形式的心血管疾病（CVD），其死亡率是非糖尿病患者群的数倍到数十倍，有 75%~80% 的糖尿病患者最终死于 LVD。2001 年美国胆固醇教育计划专家组关于成人高胆固醇血症第三次报告（ATPⅢ）指出，T2DM 是 CVD 或冠心病的等危症，即糖尿病患者发生首次 MI 的风险与非糖尿病患者复发 MI 的风险相似，而死于 LVD 的糖尿病患者中约 50%~80% 是由冠状动脉疾病导致；糖尿病患者一旦出现临床冠心病后预后很差，大约 75% 患者因为 CVD 而需要住院治疗，1/3 以上的患者死于急性冠脉综合征，发生急性 MI 后预后更差，住院病死率约增加 2 倍。糖尿病患者发生卒中的风险是非糖尿病患者群的 2~5 倍，外周动脉疾病的风险也明显高于非糖尿病患者，40 岁以上的 T2DM 患者中有 20% 有外周动脉疾病，50 岁以上的有 29% 有外周动脉疾病。总之，糖尿病患者一旦有 AS 形成，发生心血管事件的危险性将难以控制，早期进行干预已成为当务之急。

DLVD 危险因素有两类，一类与糖代谢直接相关，如 IR、高胰岛素血症、空腹血糖升高、餐后血糖升高、HbA1c 升高、血糖波动等；另一类为 CVD 危险因素，如年龄、性别、种族、吸烟史、不良生活方式、CVD 家族史、高血压、血脂代谢紊乱、肥胖、炎症因子、氧化应激、脂肪因子、高尿酸血症、高同型半胱氨酸血症等。近年应用灵敏的超声检测技术检查颈动脉内膜厚度或用电子束计算机成像动脉壁钙化分析，许多无症状的 T2DM 患者已经出现了广泛的"亚临床"状态的 AS。事实上，不少 T2DM 的临床诊断较迟，许多人直到有明显的代谢紊乱症状后才就诊，有研究认为，从出现无症状的高血糖到诊断糖尿病平均历时 7 年，并且大约 50% 的患者在诊断糖尿病时就已经出现了 CVD，因此早期筛查非常重要。

只有控制糖尿病多重血管危险因素才能降低 DLVD 及其病死率已成为全球共识。因而要防治 DLVD，必须综合地进行抗 AS 治疗，积极控制血糖、血压，纠正脂代谢紊乱，改善 IR 等，这样才能减少糖尿病致残致死的危险性，提高患者的生活质量。

一、控制血糖

高血糖曾被认为是 DLVD 首要致病因素，在众多危险因素中，血糖控制被认为是糖尿病管理中的重中之重，良好的血糖控制被认为是防治 LVD 的基础。高血糖导致 EPC 功能损伤，是 AS 的始动因素，DLVD 早期相关内皮依赖性舒张功能受损是 DLVD 的始动因素和基本病理生理改变，其核心为血管 EPC 功能障碍，导致血管壁损伤。糖尿病控制不良导致的长期后果是血管损害，持续慢性高血糖肯定是 DLVD 的重要病因，有效控制血糖可以显著减少和延缓 DLVD 的发生和发展。近年虽有一些临床循证医学在已有 LVD、年龄大、病程长的患者中，未发现强化（严格）降糖治疗比常规（标准）降糖治疗带来心血管终点事件益处，但并不能否认早期严格的血糖控制可预防或延缓 DLVD 的发生和进展，恰恰相反，更多的临床循证医学证据证明，早期严格控制血糖并保持血糖稳定是 DLVD 重要和有效防治方法。

从 UKPDS 研究可证实 HbA1c 与血管并发症之间独立的正相关，随后的 HOPE 研究也证实了高血糖与心血管事件、病死率之间独立的正相关。其他大样本临床观察研究同样证实了高血糖与心血管风险呈正相关。Emerging Risk Factors Collaboration 发布 102 项前瞻性研究 698 782 例研究结果显示，血糖水平与冠心病风险相关（HR 2.0），缺血性中风（HR 2.27），其他血管性疾病死亡的总和（HR 1.73）增加相关。当空腹血糖>5.59mmol/L 时，与血管性疾病的风险有相关性，但非线性。Coutinho 等对临床资料进行荟萃分析表明，当空腹血糖从 4.2mmol/L 上升到 6.1mmol/L，心血管事件的危险性增加 33%，若餐后 2h 血糖为 7.8mmol/L，发生心血管事件相对危险性增加 58%。高血糖是 DM 患者心血管事件的独立危险因素，临床荟萃分析显示 HbA1c 每增加一个百分点，心血管事件的相对危险性 T2DM 为 1.18，T1DM 为 1.15；一些研究表明，发生 MI 的危险性随着血糖的升高而增加，急性 MI 患者中患有糖尿病患者较多，而糖尿病急性 MI 患者中血糖控制不佳者极常见，血糖控制较差的患者常有较多的心血管事件。虽然 DLVD 的发生与长期慢性的高血糖、脂质代谢紊乱、血液流变学改变、EPC 功能紊乱等多种因素有关，但高血糖则可能是病变发生的始动环节，组织蛋白质非酶糖化增强，活化多元醇旁路以及蛋白激酶 C 途径、己糖胺通路激活，引起血管结构改变和功能障碍造成血管损伤和 AS。高血糖导致自由基产生增多，氧化应激增强，EPC 功能紊乱等，均进一步加重糖尿病时血管损害的发生。无论从病理生理还是流行病学的角度无不说明糖尿病与 CVD 的密切关系。

关于血糖控制目标，目前多数国内外指南定为 HbA1c 7%，但应根据患者情况进行个体化处理。对低血糖及其他药物反应风险较低、病程短、预期寿命长、无血管并发症、治疗态度积极及医疗资源充分等的患者，可进行更严格控制，反之，建议采用较宽松的控制目标。血糖水平与 DLVD 有关，早期、良好的血糖控制可降低 DLVD 的发生，这已得到国内外行内普遍公认，但强化（严格）血糖控制是否较常规（标准）血糖控制对降低 DLVD，尤其是 CVD 风险更有益处？这还是有争论的。

美国国立卫生研究院 DCCT 研究对早期 T1DM 患者进行 10 年随访研究，结果显示，与常规胰岛素治疗比较，强化胰岛素治疗 10 年后发生微血管并发症的概率远低于预期的 50%～70%。后续 EDIC 研究表明强化降糖治疗使 T1DM 任何心血管病事件风险降低 42%，说明强化降糖可使早期 T1DM 患者的心血管受益。英国 UKPDS 研究对新确诊早期 T2DM 患者进行 10 年随访，结果证实强化治疗使糖尿病相关终点事件下降 12%，糖尿病相关病死率下降 10%，全因病死率下降 6%，微血管并发症发生率降低 25%，致死性和非致死性 MI 及猝死下降 16%，HbA1c 每下降 1%，微血管并发症危险性减少 37%，MI 危险性减少 14%。表明对早期 T2DM 强化治疗对微血管有益处，对大血管可能有益处。VADT 研究和 ACCORD 研究观察病程大于 8 年并已有并发症的中晚期 T2DM 患者严格降糖与标准降糖对其 CVD 发生率和病死率的影响，结果严格降糖未能减少 CVD 和死亡风险，ACCORD 研究中严格降糖还会增加病死率，但亚组分析显示严格血糖治疗组患者的非致死性 MI 发生风险显著低于标准治疗组。这些结果强烈提示对于中晚期高心血管风险的 T2DM 患者不适合采用强化降糖治疗，而只要常规治疗即可，但强化降糖治疗可能减少非致死性 MI 发生。ADVANCE 研究这个全球最大规模的 T2DM 前瞻性随机对照临床研究，其结果引起全球关注，未发现强化降糖治疗较常规降糖治疗对 T2DM 大血管有保护作用，但不能排除强化降糖对 LVD 更远期的益处。因此，目前总体认为早期良好的血糖控制对大血管肯定有保护作用；但中晚期以后强化（严格）血糖控制与常规（标准）血糖控制这种疗效差别，其显现时间可能较长，可能要近 10 年才会呈现出这种降糖差别的大血管益处。

如何更有效地阻遏糖尿病患者 LVD 发生与发展，成为糖尿病学界重大而亟待解决的问题。综上所述，早期的 DCCT/EDIC 研究发现，T1DM 早期强化血糖控制 10 年后对 LVD 有防治作用，以后众多学者期望通过强化降糖治疗来预防 DLVD 的发生和发展，降低病死率和致残率。随后有三项长期随机对照试验（ACCORD、ADVANCE、VADT）和两项长期随访研究（UKPDS 和 STENO-2），比较了中晚期 T2DM 强化降糖与标准降糖对心血管预后的影响。ACCORD、ADVANCE、VADT 研究所纳入的均是病程长达 8 年以上有心血管并发症的高危的中晚期 T2DM 患者，结果 ACCORD 的结果显示强化降糖组全因病死率上升而提前终止研究；ADVANCE 和 VADT 的结果也未显示强化降糖治疗能显著降低大血管事件发生和死亡的风险；而 UKPDS 研究对新诊断的早期 T2DM 患者进行强化治疗并持续 30 年的随访，结果显示，早期强化降糖治疗能显著减少远期 MI 和全因死亡。这些研究结果提示强化降糖的时机非常重要，早期治疗非常关键和必要，对改善患者长期预后具有重要和决定性的作用；而晚期已有并发症的患者，再想通过强化降糖防止 LVD，反而可能由于发生低血糖而加重心脑血管事件的发生。ACCORD 研究中强化降糖治疗方案增加了低血糖的发生风险，特别是高危老年患者，严重的低血糖事件是导致强化降糖治疗患者死亡的重要原因。因此确保合理安全的降糖方案对于改善患者的长期转归具有重要意义。近期的一项针对 T2DM 患者的回顾性队列研究，分析了血糖控制和存活率之间的关系，发现两者之间有一个"U"形曲线的关联，显示中位 HbA1c 为 7.5％时死亡风险比最低。低于该水平时收益与额外风险的平衡性更难以把控。因此血糖的控制目标不是越严格越好，而是要高度个体化，降糖治疗要更关注安全性、个体化，要掌握收益和风险的平衡点。

除空腹血糖、HbA1c 水平与 DLVD 有关，近十年研究发现，餐后高血糖与 DLVD 密切相关，餐后血糖与 LVD 心血管事件及伴随的死亡率危险性之间有独立的相互关系。甚至认为与空腹血糖相比，餐后血糖与 DLVD 及 CVD 死亡关系更为密切。DECODE 研究对 25 384 例 T2DM 患者随访 10 年，证实餐后 2h 血糖比空腹血糖可更好地预测 CVD 导致的死亡，CVD 猝死的危险性随餐后 2h 血糖水平升高而上升，餐后血糖对猝死的预测性超过空腹血糖。餐后血糖可能对血管壁的 EPC 具有毒性作用，从而导致血管 EPC 结构和功能异常，从而引起血管壁通透性增加，使循环血液中的物质（如脂质）向血管壁内流入增加，加重了 AS 性病变的发生。餐后血糖还可使凝血酶产生增加及活性增强，促使发生血栓性疾病的危险性增加，餐后血糖增高也可激活 EPC 中的蛋白激酶 C，再激活 EPC 表面上黏附分子的表达，使白细胞与 EPC 间黏附增加，从而启动 AS 病变形成。STOP-NIDDM 研究证实，阿卡波糖通过降低餐后高血糖从而降低糖耐量减低人群 CVD 事件及新发高血压的危险，可使 MI 的危险下降 91％，任何心血管事件的发病率降低 34％。该研究还证实阿卡波糖可延缓颈动脉内膜中层的厚度，从而延缓 AS 的发生，降低 CVD 的风险。

此外，糖尿病患者的血糖漂移（波动）也与 DLVD 密切相关，用人脐静脉 EPC 研究发现，在高葡萄糖漂移条件下，对细胞的毒性作用大于稳定的高血糖状态。血糖漂移产生 LVD 的机制可能与血管 EPC 暴露于漂移性高葡萄糖环境，蛋白激酶 C 系统被激活，导致活性氧物质过度产生，增强氧化应激和前炎症因子产生，从而引发血管损伤的发生。

除上述以外，血糖控制的时机也很重要。早期强化治疗对 CVD 防治效果很好，即使终止强化降糖治疗，其益处仍可持续显现出来，存在代谢记忆效应。而晚期已有 CVD 才开始强化治疗，可能效果不明显，或有害，此时只能采用常规治疗，将血糖控制在接近正常水平即可。因此糖代谢异常的患者，越早期控制血糖越可减少 CVD 风险。在药物治疗中，应尽量选择对心肌不良作用少或心肌缺血预适应保护作用的降糖药，如格列美脲对胰岛 β 细胞磺酰脲类受体选择特异性较好，对心血管的不良影响小。对慢性充血性心力衰竭患者，禁用二甲双胍和噻唑烷二酮类。但 DLVD 是由多种危险因素造成的，糖尿病患者常合并多种其他心血管危险因素或并发症，这些独立的危险因素相互作用使患者心血管事件发生的危险性增加，血糖只是其中一个危险因素，因此，仅严格控制血糖对预防和延缓 T2DM 慢性并发症发生和发展的作用是有限的，仅强化降糖治疗难以明显减少心血管事件，单纯降糖治疗也无法使其全面获益，必须同时关注对多重危险因素的干预，使患者在降糖同时接受降压和调脂等综合干预措施。另外，在特定情况下，血糖与血压和血脂紊乱相比，对于心血管事件来说可能是个较弱的危险因素。强化血糖控制阻止微血管并发症的作用明显，但严格血糖控制对微血管和大血管终点事件影响不同。要防治 DLVD，特别是那些长病程已有 CVD 或伴有多个心血管危险因素的患者，应强调早期和综合治疗，全面综合控制多个心血管危险因素，才能取得较好的临床效果。目前国内外专家一致认为，应当彻底改变传统的以单纯血糖控制为中心的治疗观念，主张全面控制各种 CVD 危险因素，除了降糖以外，还要降压、调脂、减肥、戒烟等等，这是当今糖尿病治疗的最新理念。

二、纠正血脂紊乱

血脂异常是糖尿病发生 CVD 的独立危险因素，糖尿病和血脂异常二者之间存在明显相关性，常常并存，脂代谢异常既影响糖尿病及其并发症的原发病理生理过程，又是其病理生理过程中起决定的重要因素。T2DM 患者血脂紊乱发生率很高，可存在多种血脂异常，其紊乱涉及多个因素和多种机制。糖尿病患者体内糖代谢紊乱常伴有脂质代谢紊乱，脂代谢异常血脂谱的特点表现为甘油三酯（TG）、总胆固醇

（TC）和低密度脂蛋白胆固醇（LDL-C）、极低密度脂蛋白胆固醇（VLDL-C），小而密的氧化LDL-C和游离脂肪酸（FFA）升高，以及高密度脂蛋白胆固醇（HDL-C）降低。临床上糖尿病患者除了TC、LDL-C升高外，TG水平升高更显得突出。血脂紊乱机制可能与高血糖所引起的糖基化反应加重脂质代谢紊乱有关，而血脂水平的持续紊乱将导致血管内皮损害，促使血管病变，增加CVD事件的发生。血浆TC，尤其是LDL-C水平的增高，是AS发生和发展的另一重要危险因素。IR可影响血脂和脂蛋白，造成餐后高脂血症、LDL-C增加、HDL-C降低。UKPDS对3055例T2DM患者平均随访7.5年，有335例发生MI或心绞痛，发生率为11%，并显示LDL-C水平升高，HDL-C水平下降，TG水平升高均与心血管事件密切相关。LDL-C每升高1mmol/L（40mg/dl）冠心病危险性增加57%，每下降1mmol/L发生冠心病危险性下降36%。HDL-C每升高0.1mmol/L（4mg/dl）冠心病危险性降低15%。UKPDS（23）还总结了T2DM首发冠心病主要危险因素，经过逐步选择（经年龄、性别调整后）进行影响因素排序，按强度递减依次为：LDL-C升高影响因子最大，其次为HDL-C，而HbA1c、收缩压、舒张压、吸烟等均在其后。强心研究（strong heart study）发现，LDL-C升高0.26mmol/L即可使患冠心病的危险性增加12%，HDL-C降低0.26mmol/L亦可使患冠心病的危险性增加22%。

　　LDL-C运输大约70%的血浆胆固醇，是体内脂蛋白中携带胆固醇成分最多的一个，LDL-C表面的载脂蛋白B是LDL-C受体识别的标志，并与之结合，当载脂蛋白B被糖化后，使LDL-C受体不能识别，LDL-C代谢减少，增加了TC的产生，此外由于糖化的LDL-C不能被识别，从而被巨噬细胞识别，并大量摄取，变成泡沫，而泡沫细胞的形成是早期AS形成的标志。脂代谢异常导致AS的机制：

　　1. 高血糖状态LDL-C被糖化后，通过亲和机制使巨噬细胞摄取改变，造成细胞内胆固醇堆积形成泡沫细胞，再加上胶原组织被糖基化能捕捉更多LDL，加速脂质沉积于动脉血管壁上，而促使AS性病变。

　　2. 高血糖和血浆TG浓度升高，使单核细胞释放大量自由基，且蛋白糖基化中间产物也可释放自由基。当自由基浓度增多使脂质的过氧化作用增强，可产生一系列变化：①LDL-C过氧化不易被LDL受体识别，使LDL受体通道代谢受阻，导致血液中LDL增多；②过氧化脂质可增强单核细胞的趋化性，使巨噬细胞摄取氧化LDL作用增强，造成脂质细胞内堆积形成泡沫细胞；③脂质和LDL的过氧化又可直接影响血小板功能，使血小板易于黏附于受损的血管并释放出生长因子而刺激血管EPS及平滑肌增殖，引发AS过程的加速；④过氧化脂质还可影响前列环素和凝血因子的活性，促使血栓形成。

　　3. HDL-C降低和LP（a）改变，也是AS形成重要脂质危险因素。

　　4. 糖尿病时空腹和餐后TG升高导致LDL-C、TG增多，促使小而密的LDL占优势，其具更强的致AS作用：①LDL-C颗粒中ApoB等结构改变，不易被LDL受体识别，与LDL受体亲和力下降，使LDL从血浆中清除速率减慢，在血中滞留时间延长，LDL有更多机会进入动脉壁；②由于小而密LDL颗粒中的唾液酸含量较低，所带电荷少，表面极性成分减低，使其与动脉壁内膜的蛋白多酶亲和力增强，其结合能力与小而密的LDL浓度成正比，小而密LDL这种特性可促使其容易附于血管壁上，在动脉壁滞留，进入血管EPS导致胆固醇沉积形成AS斑块；③小而密的LDL通过非受体途径清除增加，通过清道夫受体被巨噬细胞摄取，脂类的堆积而变成泡沫细胞，沉积于动脉内膜下，形成AS斑块；④小而密的LDL抑制血管EPS通过一氧化氮（NO）调控血管张力的作用加大，促进EPS合成血栓烷的作用增强，从而导致血管收缩、血黏度增加和血栓形成。

　　T1DM患者的血脂异常主要表现为高TG血症，而T2DM患者的血脂异常表现为TG水平升高同时伴有HDL-C水平下降，LDL-C和VLDL水平升高及餐后血脂异常。TG水平显著升高是T2DM最常见的脂代谢紊乱，而小而密的氧化LDL-C升高是导致AS的主要原因。根据美国ADA和美国心脏协会指南，血脂异常治疗的先后次序是：①降低LDL-C；②升高HDL-C；③降低TG。治疗决策取决于脂蛋白异常的类型。LDL-C是导致冠心病首要血脂危险因素，所以血脂异常首要治疗目标是LDL-C<2.6mmol/L（100mg/dl），治疗方案首先是予以生活方式干预包括医学营养治疗、减重、增加体力活动和

戒烟等，此外良好的血糖控制可降低 TG，轻度升高 HDL－C，当糖尿病患者的血糖得到有效控制时，脂质代谢紊乱可明显改善；但对于那些脂质代谢未能恢复正常的糖尿病患者应及早通过药物治疗以明显延缓 DLVD 的发生和进展。首选药物是他汀类，对于有心血管病者、年龄 40 岁以上或存在其他心血管病危险因素的糖尿病患者，不管 LDL－C 基线水平如何，除改善生活方式外，则应该加用他汀类治疗。如果最大耐受剂量的他汀类治疗仍不能达标，LDL－C 基线降低 50% 为候选的次要治疗目标。升高 HDL－C 烟酸衍生物最有效，但大剂量可能恶化血糖控制。对 TG 非常高的患者，除改善生活方式和血糖控制，应用贝特类治疗。对于全部 3 种血脂成分都需要治疗的患者，他汀联合贝特，或他汀联合烟酸类均可奏效，但需注意副作用。服用他汀类及贝特类调脂药物，可能会出现皮疹、肌肉疼痛、肝肾功能损害等不良反应，尤其若两者合用，可出现横纹肌溶解症，应警惕。服药期间应加强观察，定期随访肝肾功能及血清肌酸激酶。妊娠期间禁用他汀治疗。男性 HDL－C>1.0mmol/L（40mg/dl）、女性 HDL－C>1.3mmol/L（50mg/dl）是合理的。胆固醇治疗指南（ATPⅢ）为糖尿病患者制定了更为严格的降脂目标，并建议糖尿病患者的血脂治疗目标值应和已确诊为心脏病的患者相同。NCEPATPⅧ指南推荐极高危人群 LDL－C 应降至 1.8mmol/L（70mg/dl）以下。2017 年版中国 T2DM 防治指南制定了比 2013 年版指南更为严格的血脂控制标准：①TG 控制目标为<1.5mmol/L（2010 年版为<1.7mmol/L）；②LDL－C 控制目标：合并心血管病时，<1.8mmol/L（2010 年版为<2.07mmol/L 或较基线降低 30%～40%），未合并心血管病但年龄>40 岁并有≥1 种心血管危险因素者，LDL－C 控制目标为 2.6mmol/L。2016 年 ADA 更新了他汀治疗 LDL－C 目标值，突破了 LDL－C 目标值限制，指南建议所有确诊的 AS 性 CVD（ASCVD）患者均应在生活方式干预的基础上予以高强度他汀类药物治疗；无 ASCVD 危险因素的 40～75 岁的糖尿病患者可考虑予以中等强度他汀类药物治疗；伴其他 ASCVD 危险因素的 40～75 岁的糖尿病患者可采用高强度他汀类药物治疗；无其他危险因素的>75 岁的糖尿病患者可考虑予以中等强度的他汀类药物治疗；伴其他 ASCVD 危险因素的>75 岁的糖尿病患者可考虑予以中等强度或高强度他汀类药物治疗。基于现有的以降低 LDL－C 为目标的研究，目前国内外达成的共识是所有血管风险高的糖尿病患者，均应采用他汀类治疗，无论最初胆固醇的水平有多高。

严格控制血糖是糖尿病血脂异常治疗的基石，尤其是高甘油三酯血症患者。

赫尔辛基心脏研究以吉非罗齐作为冠心病一级预防研究，首次证实贝特类药物可有效减少心血管事件的发生率。美国退伍军人 HDL－C 干预试验研究中，2531 例男性糖尿病患者有冠心病者占 25%，经吉非罗齐治疗后，糖尿病患者 MI 的危险性降低了 24%。糖尿病 AS 干预研究观察血管造影下冠脉病变进展，比较狭窄冠脉节段阻塞面积的百分比和最小管腔直径，结果表明非诺贝特可明显延缓冠状动脉狭窄的进展程度，非诺贝特使 TC 平均降低 10%，LDL－C 下降 7%，HDL－C 增加 6%，TG 降低 30%。ACCORD 血脂试验在辛伐他汀 20～40mg/d 基础上随机加用非诺贝特，随访 4.7 年，结果非诺贝特进一步减少重要终点事件 31%，提示用他汀类干预糖尿病患者的血脂异常仍存在剩余心血管风险，即 77% 的心血管事件不能被他汀类药物预防。他汀类和贝特类联用可有效减少糖尿病血脂异常带来的绝对临床受益明显高于非糖尿病的冠心病患者。这些研究肯定了贝特类药物在糖尿病患者中防治心血管并发症的作用。根据 ADA 及 ATPⅢ的建议，TG 应控制在 1.70mmol/L（150mg/dL）以下作为治疗目标。而 2017 年版中国 T2DM 防治指南对 TG 控制提出更高的要求：TG 控制目标为<1.5mmol/L（2010 年版为<1.7mmol/L）；对同时伴有血 LDL－C 升高和 TG 升高的 T2DM 患者则应选用大剂量他汀类药物，既能收到中等疗效，又可避免联合贝特类和他汀类药物可能引起肌炎的危险，但对 TG>11.3mmol/L（≥1000mg/dL）的严重高甘油三酯血症患者，必须严格限制饮食中脂肪含量，并配合贝特类药物治疗，以避免发生胰腺炎。对 TG>4.5mmol/L 患者，应首先应用或联合应用贝特类药物，以减少发生急性胰腺炎的风险。

根据现有研究证据，在糖尿病患者血脂异常的治疗中他汀类药物依然处于核心地位，应将其作为调脂治疗以及预防心血管并发症的首选药物。许多临床试验证明他汀类药物治疗 T2DM 患者可以改善结局。

贝特类活化 PPARα，降 TG 效果突出，同时也可适度减少血浆 LDL-C 和提高 HDL-C。

三、控制血压

糖尿病和高血压常常是共同存在。糖尿病合并高血压的特点是：类似老年人高血压，以收缩压升高为主，脉压增宽，相当多患者表现为收缩期性高血压，以单纯性收缩期高血压更为常见；大动脉弹性提早减弱，脉搏压力波传导速度增加，压力感受器敏感性下降，血压变异性增大；在运动或情绪应激时有较多升压反应，较多表现血压昼夜节律减弱或消失；直立性低血压发生增加。糖尿病患者坐位血压测量常低估了血压升高程度，所以应同时测量立位和坐位血压。糖尿病患者中高血压的发生率是一般人的 2~3 倍，高血压是 T2DM 的常见并发症之一，高血压合并糖尿病的发生率为 30%~90%，糖尿病合并高血压也与此数据差不多，高血压可出现在 T2DM 之前，也可在发生 T2DM 若干年后。高血压是糖尿病患者发生心脑血管病变的重要危险因素，高血压本身与 CVD 有密切的相关性，血管事件是一般人的 2~3 倍，糖尿病与高血压的并存使 CVD 这些糖尿病的并发症的发生和进展风险明显增加，伴高血压的糖尿病患者发生 LVD 的危险性高于仅有高血压或糖尿病的患者；当糖尿病与高血压同时存在时发生卒中的风险剧增，一项为期 19 年的卒中发生率前瞻性研究表明，与无糖尿病或高血压者相比，Ⅰ 期高血压（血压 140~150/90~94mmHg）、糖尿病及糖尿病和高血压均有的患者其危险性分别为 1.35、2.54 和 3.51；糖尿病与高血压同时存在也导致 CVD 的病死率增加，如冠心病死亡率为正常血压的非糖尿病患者群的 4.69 倍；而高血压的控制可显著降低糖尿病并发症发生和发展的风险。

降压的效益已充分肯定，UKPDS 和 ADVANCE 研究证明了高血压控制对糖尿病心血管并发症的益处（每下降 10mmHg，大血管病变发生率和死亡风险下降 35%）。因此，防治 DLVD 的发生，除控制血糖，严格控制血压具有重要意义。UKPDS 证实，血压控制良好组可减少脑卒中 44%，糖尿病相关终点事件 24%，糖尿病相关死亡 32%，收缩压每下降 10mmHg，与糖尿病相关的任何并发症将下降 12%，MI 发病率下降 11%，糖尿病相关病死率下降 15%；严格血压控制组（144/82mmHg）和欠严格控制组（154/87mmHg），虽然两组仅仅相差 10/5mmHg，但使所有糖尿病相关终点事件降低 24%，糖尿病相关死亡减少 32%，中风减少 44%，微血管并发症减少 7%，显示了比严格控制血糖对糖尿病患者有更高的价值。美国国家高血压预防、检测、评估和治疗联合委员会（JNC）把伴糖尿病的高血压患者与存在临床证实的 CVD 的高血压患者列为等危症，糖尿病合并高血压患者应进行抗高血压治疗以控制高血压所带来的危害性，即使血压正常偏高患者也是如此。除控制高血糖外，尽早筛查出高血压并控制血压将有助于延缓 DLVD 的发生和发展，降低糖尿病患者的致残率和病死率。目前认为血压 >115/78mmHg 可能与糖尿病心血管事件发生率和死亡率相关。JNC 第七次报告、欧洲、WHO/ISH 和 ADA 一致认为糖尿病高血压患者的血压应低于 130/80mmHg，将此血压值作为糖尿病患者的血压控制标准。但在糖尿病脑卒中特别是出血的急性期，应慎重掌握降压治疗指征和降压程度；如血压 <180/120mmHg，不需要进行降压治疗，如血压 >200/140mmHg，最好及时降压治疗，但血压不宜过低，收缩压控制在 160mmHg，舒张压控制在 110mmHg 为宜，降压治疗不能过于追求快速降压效应，或反复、大量甚至联合多种强效降压药物，一般不推荐使用强烈扩血管药物。

近年流行病学研究发现，血压是 LVD 最主要危险因素，当血收缩压从 130mmHg 升到 140mmHg 时，其 MI 发生率增加 200%，中风发生率增加 50%，正因为如此，这两年美国高血压标准已从 140/90mmHg 降至 130/80mmHg。糖尿病合并高血压控制的目标在各个国家地区、种族或组织有所不同，但原则是在不影响重要器官血流量灌注的情况下，尽量将血压降至接近正常范围。因此，依据 WHO/国际高血压学会（IHS）以及我国高血压联盟的《高血压防治指南》，更强调重视糖尿病合并高血压的治疗，且其目标血压应降到 130/80mmHg 以下。对尿蛋白排泄量 >1.0g/24h 的患者，血压控制在 125/75mmHg。其中排除禁忌证外，ACEI 和 ARB 常作为首选，也常需要多种降压药物联合应用。糖尿病患者应从血压超过 130/80mmHg 开始干预，干预后密切监测血压的控制情况，以确保达标。

临床荟萃分析表明，无论是采用钙通道阻滞剂（CCB）、血管紧张素转换酶抑制剂（ACEI），还是β受体阻滞剂、利尿剂等进行降压治疗，均可带来益处，可使冠心病的危险性下降16%～20%，中风减少30%～39%，心血管病病死率减少21%～27%。JNC建议高血压的用药应选择已被证实对患者目前治疗有利的药物，有强制性适应证的药物。JNC将利尿剂、β受体阻滞剂、ACEI、血管紧张素Ⅱ受体拮抗剂（ARB）和CCB列为糖尿病患者有强制性适应证。对于任何并发症发生风险而言，收缩压水平没有一个明确的切点或阈值，表明血压代表一个连续的危险因子，没有明确的开始降压治疗的切点。从ADVANCE和ACCORD研究中看到肾脏疾病和中风从积极降压中获益，提示了大脑和肾脏获益比心血管获益所需的血压控制水平更低。这个结论对临床实践的意义在于，患脑血管疾病风险高的个人或群体，其目标血压应当定为<120mmHg。对血压的反应，不同器官反应不同。例如，当血压水平对心脏的作用已达到平台期时，继续降压时肾脏和大脑可继续获益。然而，UKPDS研究告诉我们，强化降糖组在试验完成后10年，受益仍继续存在，而降压试验终止2年，降压的益处即随着两组间血压差别的消而消失。这提示良好的血糖控制存在记忆效应，早期良好血糖控制会带来持续的收益。而血压并未如此，没有记忆效应，必须长期持续良好控制才有效果。在高血压合理治疗（HOP）研究中，比较非洛地平在舒张压分别在<80mmHg、<85mmHg、<90mmHg三个不同水平时对心血管的影响，结果发现舒张压<80mmHg组的糖尿病患者的主要心血管事件的发生，较舒张压在<90mmHg组减少50%以上，CVD病死率下降67%，达到非糖尿病患者的水平。同时该研究还表明，糖尿病患者当收缩压由120mmHg上升到170mmHg时，冠心病呈持续性增加，并不存在发生大血管和微血管并发症的血压阈值，患者只有将血压降至正常才能获得长期的预防效果。

糖尿病高血压的降压治疗，分为非药物治疗和降压药物联合阶梯式治疗两个阶段。

（一）非药物治疗

非药物治疗主要是对糖尿病合并高血压患者进行行为和生活方式的优化，生活方式干预是控制高血压的重要手段，主要包括健康教育、合理饮食、规律运动、戒烟限盐、控制身体质量、限制饮酒、心理平衡等，这应成为治疗的基础和早期高血压的干预措施。早期轻度高血压应以非药物干预至少3个月。措施包括：①减轻身体质量，低能量饮食。减轻身体质量对糖尿病合并高血压患者降低血压是最有效措施之一，WHO/ISH治疗指南建议至少减轻身体质量5kg。国内外指南都建议：超过标准身体质量10%的患者至少减重5kg；HOT研究显示，减轻身体质量后使达到血压控制目标值所需的降压药数目和剂量都显著减少。临床上也常见一些IR的顽固性或难治性高血压，当身体质量明显减轻后血压有明显下降。②限制钠盐摄入量≤6g/d。③戒烟。④限酒，酒精摄入量男性为20g/d，女性为10～20g/d。⑤适当体力活动。⑥生活要有规律，注意劳逸结合。⑦缓解心理压力，心胸开阔，保持乐观心态。非药物治疗3个月血压仍未达标者，应在非药物治疗措施基础上加用适当的抗高血压药物。运动和非药物措施不仅能够降低血压，而且能够改善糖尿病的预后。糖尿病患者的血压水平如果超过120/80mmHg，即应开始生活方式干预以减低血压和预防高血压的发生。对于收缩压130～139mmHg或舒张压80～89mmHg的患者先改变生活方式，如疗程超过3个月，血压仍不达标，则加用降压药物。血压≥140/90mmHg者应开始接受降压治疗。糖尿病患者收缩压≥160mmHg时必须启动降压治疗。

（二）药物治疗

目前治疗药物主要有：

1. 血管紧张素转换酶抑制剂（ACEI）

作用于血管紧张素转换酶，抑制组织的肾素－血管紧张素系统，减少血管紧张素Ⅱ的产生，从而降低周围血管的阻力，达到降压目的。减少醛固酮释放，减轻水、钠潴留，改善心功能，能增加肾血流量和肾小球滤过率，减少蛋白尿，对防止和延缓糖尿病肾病的发生和发展有积极的作用。因而在无肾功能不全的糖尿病高血压患者可作为首选降压药，而对有肾功能不全者需慎用。ACEI降压作用起效缓慢并逐渐增强，在3～4周时才达最大作用，限制钠盐摄入或合并使用利尿剂可使起效迅速和作用增强，在肥胖、糖尿病和心脏、肾脏靶器官受损的高血压患者具有相对较好的疗效。在中国人群 ACEI 的降压疗效低于西方人群。主要缺点是刺激性干咳，发生率为 $10\%\sim20\%$。妊娠妇女、血钾异常、肾动脉狭窄患者禁用。血肌酐超过 3mg 的患者慎用。此类药包括培哚普利、贝那普利、雷米普利、依那普利、赖诺普利、贝那普利等。

2. 血管紧张素 Ⅱ 受体抑制剂（ARB）

通过选择性地与血管紧张素 Ⅱ 受体结合而抑制血管紧张素 Ⅱ 作用，能阻滞各种途径源性血管紧张素 Ⅱ 的作用，但不影响缓激肽系统，无干咳的副作用。此类药包括坎地沙坦、厄贝沙坦、替米沙坦、氯沙坦、缬沙坦等。ARB 降压效果温和，起效缓慢且平稳增强，单独应用一般要在用药 4 周左右后才可见降压效果，6 周才达最大作用，因此对血压较高患者最好能在 CCB 或利尿剂应用的基础上选用。限制钠盐摄入和合并使用利尿剂也可起效迅速和作用增强，多数 ARB 随剂量增大降压作用增强，治疗剂量窗较宽。长期依从性好。禁忌证基本同 ACEI。LIFE 研究表明，在同样的降压情况下，氯沙坦比阿替洛尔更有效地预防 CVD 的发病和死亡，可带来超越血压控制之外的益处。氯沙坦与阿替洛尔相比，心血管死亡、MI 和中风的综合事件下降 24%，总死亡下降 39%。提示在合并高血压左心室肥厚糖尿病患者中，氯沙坦可有效减少各种心血管事件的发生，并降低了由此引发的死亡。ACEI 和 ARB 在细胞水平有改善胰岛素的作用，阻断血管紧张素 Ⅱ 对胰岛 β 细胞内信号的干扰，增强葡萄糖转运蛋白-4 和己糖激酶活性，还能改善骨骼肌和脂肪组织微循环血流，因此有利于改善血糖控制，减少和预防糖尿病的发生。ACEI 和 ARB 也可减少糖尿病肾病患者尿蛋白，阻止肾病自然进程，因此糖尿病肾病合并高血压的患者是首选药物。

3. 钙通道阻滞剂（CCB）

其作用是阻断血管平滑肌细胞膜上 Ca^{2+} 通道，抑制细胞外 Ca^{2+} 内流，使细胞内 Ca^{2+} 减少，从而降低血管平滑肌张力，使周围血管阻力降低而达到降压目的。此类药包括：①二氢吡啶类 CCB，有氨氯地平、非洛地平、硝苯地平、拉西地平等；②非二氢吡啶类 CCB，有维拉帕米、地尔硫䓬等。临床上用于糖尿病、高血压的研究以二氢吡啶类 CCB 为主。糖尿病患者优先选择非二氢吡啶类 CCB（维拉帕米、地尔硫䓬），而不是二氢吡啶类 CCB。CCB 降压作用起效迅速而强，对中、重度高血压和老年高血压具有较好的疗效。CCB 治疗高血压的优点：①对高盐摄入患者也有降压疗效；②较少有治疗禁忌证；③对血脂、血糖等代谢无明显影响；④长期控制血压的能力和服药依从性较好，降压效果强而迅速，降压效果好，对糖尿病合并高血压患者具有较好的疗效，尤其是一些不适宜用 ACEI 和 ARB 的患者；⑤性价比一般较好，价格相对便宜；⑥有冠心病的患者应首选 CCB；⑦这类药物在我国应用最广，在降压的同时对糖尿病患者的大、小血管具有一定保护作用，兼具有抗 AS 作用，对防止脑血管意外效果较好。临床上主要应用长效 CCB。CCB 对糖代谢的影响报道不一。对 GFR$\geqslant$30ml/（min·1.73m²）的患者，加用噻嗪类利尿剂；对 GFR$\leqslant$30ml/（min·1.73m²）的患者，应加用袢利尿剂。

4. β 受体阻滞剂

通过降低心排血量和抑制肾素-血管紧张素系统而起降压作用。β 受体阻滞剂降压作用起效较迅速，主要用于交感活性增强、静息心率较快的中、青年高血压或合并心绞痛患者，而且能抑制体力应激和运动状态下血压急剧升高。对老年人高血压疗效较差。临床上治疗高血压宜使用高度选择性 β₁ 受体阻滞剂。β 受体阻滞剂治疗的主要障碍是心动过缓和一些影响生活质量的副作用，还可能掩盖和延长低血糖。较高剂量 β 受体阻滞剂治疗时突然停药可导致撤药综合征。其对糖代谢和脂质代谢、气管平滑肌等有影响，但对 MI 又具有二级预防作用，因此，糖尿病者选择此类药需视其利弊而定。此类药包括阿替洛尔、比索洛尔、美托洛尔等。

5. 利尿剂

糖尿病伴高血压常有钠潴留，故应用利尿剂可降低钠和体液容量，同时降低血管紧张度，纠正血管对加压物质的高反应，有较好的降压作用。利尿剂作为一种有效的降压药物，与其他抗高血压药物一样，能够防止 CVD 的发生，应该成为糖尿病高血压患者的治疗的一部分。利尿剂降压作用起效平稳较缓慢，持续时间相对较长，对盐敏感性高血压、合并肥胖或糖尿病、老年人高血压患者有较强降压效应。各种利尿剂降压疗效相仿。肾功能正常时应用噻嗪类或吲达帕胺；肾功能不全时则选用袢利尿剂。糖尿病合并高血压常有容量依赖性病理生理特征，由于存在 IR 和获得性盐敏感，肾脏排钠能力下降，体内总的可交换钠增多，以及高糖造成渗透压增高，均可导致循环血容量和细胞外液量增加。如合并肾脏损害，容量依赖特征更为突出。基于以上病理生理特征，糖尿病合并高血压不仅可使用利尿剂，而且常是联合用药中不可缺少的降压药。利尿剂可和 ACEI 联合使用，具有费用低廉、长期依从性好的特点，但是利尿剂对糖代谢有负面影响，能使 HbA1c 升高，不列为糖尿病合并高血压的首选药物，需要使用时，主张小剂量使用，以氢氯噻嗪为例，每天剂量不超过 25mg。噻嗪类利尿剂与其他降压药物联合应用可达到理想的降压目的，若剂量较大则对糖代谢、脂质代谢、血尿酸及电解质有影响。吲哚帕胺对血糖和血脂的影响较少。

6. α 受体阻滞剂

选择性 α1 受体阻滞剂阻滞突触后 α1 受体而起对抗去甲肾上腺素的作用，使周围小动、静脉扩张而达降压目的。α1 受体阻滞剂起效较迅速强力，主要用于高血压急症或顽固性高血压的联合治疗，对高血脂和糖耐量异常者有利，对改善前列腺肥大患者的排尿困难也有作用。α1 受体阻滞剂虽然能改善 IR，有益于通常合并存在的代谢障碍，但在肥胖、T2DM 患者由于液体容量增高，有可能使心力衰竭发生率增加，主要缺点是首剂易发生直立性低血压和水钠潴留。

T2DM 患者的血压控制目标值近年来国内外指南均发生了改变。2005 年版中国高血压防治指南及 2007 年版中国糖尿病防治指南中，合并糖尿病的患者的血压控制目标是 130/80mmHg 以下。然而随后 2013 年版中国糖尿病防治指南及国外的指南认为糖尿病患者中高血压的诊断标准同其他人群，糖尿病合并高血压的患者收缩压控制目标应该<140mmHg，舒张压应控制在<80mmHg。2014 年美国成人高血压治疗指南（JNC8）及 2016 年美国 ADA 糖尿病医学诊疗标准中均指出，糖尿病合并高血压的患者收缩压控制目标<140mmHg，舒张压目标<90mmHg。2017 年美国的指南将高血压诊断标准从 140/90mmHg 调到 130/80mmHg，2017 年版中国糖尿病防治指南也把糖尿病患者的高血压控制目标调到 130/80mmHg，但指出老年或伴严重冠心病的糖尿病患者，可采取相对宽松的降压目标值。

降压药物选择时应综合考虑疗效、心肾保护作用、安全性和依从性以及对代谢的影响等因素。降压治疗的获益主要与血压控制本身相关，因此要想获得较好临床效果，降压效果至关重要。除了降压的绝对值血压值本身外，血压平稳、波动小也是需要注意的，既要讲究降压的量，也要讲究降压的质，这样降压才能取得较好临床效果。所以降压要注意谷/峰比值、平滑指数这些指标。六大类降压药物（ACEI、ARB、CCB、利尿剂、β 受体阻滞剂、α 受体阻滞剂）均可用于 T2DM 合并高血压的治疗，但 ACEI 或 ARB 仍为首选药物，为使血压控制达标，常需联用多种药物，联合用药推荐以 ACEI 或 ARB 为基础的降压药物治疗方案；次选为 CCB 或 CCB 加利尿剂；对于难治性高血压，加用的降压药可选择 β 受体阻滞剂、中枢性 α2 促效药（如可乐定）、外周血管扩张药（哌唑嗪、肼屈嗪）。ACEI 和 ARB 作为优先选择是因为该类药物不仅降压，也可延缓大血管病变的发生、发展，逆转心室肥厚、改善心脏功能，也改善 T1DM 的微血管病变，对合并糖尿病肾病、T1DM 视网膜病变和 T1DM 神经病变有益。心脏后果预防评估（HOPE）试验结果发现雷米普利可使包括 MI、卒中或心血管死亡在内的主要复合终点减少 25%。T1DM 和 T2DM 患者出现高血压和白蛋白尿时，ACEI 和 ARB 能延缓肾病的进展，减少白蛋白尿，而其他降压药对糖尿病肾病的作用尚不明确。应用 ACEI、ARB 或利尿剂时，应严密监测肾功能和血钾。因 ACEI 和 ARB 不仅降压效果好，还有心、肾等靶器官保护作用，及对糖、脂、尿酸等代谢可能有有益的影响，常为糖尿病患者的一线用药。临床也证实 ACEI 和 ARB 可有效减少大血管事件，ACEI 和 ARB 在减少血管事件方面的作用优于二氢吡啶类 CCB。CCB 往往为二线用药。β 受体阻滞剂和 CCB 是有效的抗心绞痛药物，防止中风 CCB 和利尿剂尤其有效，利尿剂作为一种有效的降压药，与其他抗高血压药物一样，能够防止 CVD 的发生，应该成为糖尿病高血压患者治疗的一部分。利尿剂可和 ACEI 或 ARB 联合使用，具有费用低廉、长期依从性好的特点；但利尿剂对糖代谢有负面影响，对尿酸和血脂也有不利作用，不列为糖尿病合并高血压的首选药物，需要使用时，主张小剂量使用。

糖尿病合并高血压采用一种药物治疗其降压效果往往不理想，而采用二种或三种药物联合治疗不仅增强降压疗效，而且作用互补，减轻相互的副作用，也可使 CVD 的发生率低于任何一种单药治疗的效果。糖尿病合并高血压患者常同时存在糖代谢、脂代谢、尿酸代谢异常，控制某一种危险因素同时应注意尽可能改善或至少不加重其他 CVD 危险因素。降压治疗方案除了必须有效控制血压外，应顾及可能对糖代谢、脂代谢、尿酸代谢等的影响。同样的，降糖治疗也可能对降压治疗有干扰，如高胰岛素血症时对血压影响，低血糖症引起血压升高。目前，各种应用于非糖尿病患者的降压药物均可用于糖尿病患者，但需视患者心、肾功能和年龄、血脂代谢、交感神经兴奋性等综合因素，兼顾靶器官保护和对并发症的益处，避免药物副作用，认真权衡利弊而进行选择。在抗高血压治疗的过程中，需要密切监测电解质、血糖、尿酸水平以及肾功能状态。

现有的许多研究表明，所有降压药物包括 CCB、ACEI、β 受体阻滞剂和利尿剂都能够减少糖尿病相关 CVD 的发生，除了 ACEI、ARB 对糖尿病肾病的治疗外，在治疗 CVD 方面，这些药物似乎无明显的差别。ALLHAT 研究发现 CVD 终点事件在 ACEI、CCB、利尿剂或受体阻滞剂之间无显著差别。关于某一类降压药相比其他类降压药物是否在防治 LVD 益处上有特殊优势的问题经常被讨论。一项近期的荟萃分析报道，除了 MI 后 β 受体阻滞剂的作用和 CCB 对预防中风的微小额外作用外，其他特殊类型药物或药物组合在减少冠心病或中风上没有显著优势。因此还是那句老话：降压药物的疗效主要来自降压本身。尽管利尿剂对糖代谢有影响，对血脂和尿酸也有不良影响；ACEI 可能改善 IR，对心血管有降压作用以外的有益作用，但是多种心血管危险因素同时合并存在对 CVD 发生与发展的叠加影响是一种长期的效应，导致病变发生与发展的过程不同于触发 CVD 事件的过程。对糖尿病并发高血压的高危患者降压治疗获益十分突出，冲淡或缩小了不同降压药物降压以外的作用。UKPDS 研究从减少 CVD 事件的角度，指出降压甚至比降糖更重要。因此，临床上的治疗策略应着重在如何有效控制血压，临床医生的重点应该放在对血压的控制，并使患者长期依从性治疗上，各种降压药和治疗方案的选择首先要服从这个前提，合理的联合治疗是目前的主要治疗途径。而不是过分关心哪是最佳抗高血压药物。选择抗高血压药物应该个体化，尚没有一种药物一定会优于其他药物，能够防止糖尿病合并高血压患者所有器官的损害，应结合存在的临床合并症和考虑需要保护的靶器官系统来选用药物。但高血压患者生存（LIFE）研究结果则显示 ARB 有更加鼓舞人心的结果。考虑到对肾脏的保护作用，美国糖尿病协会仍推荐以 ACEI、ARB 作为第一线药物，ACEI 和 ARB 联合可有效预防肾病的发生和进展，而将 CCB 等作为二线用药。

四、代谢综合征的综合治疗

代谢综合征是集肥胖、高血糖、高血压、血脂异常、高尿酸血症等这些多种心血管危险因素于一体。代谢综合征患者多种心血管危险因素叠加在一起，其 LVD 风险亦明显增加，有研究表明，对代谢综合征患者进行 9 年随访，MI 的发病率是无代谢综合征者的 2 倍，代谢综合征的各个组分如高血糖、高血压、肥胖、血脂异常等与 CVD 之间具有量效关系，其相对危险性在有 1 个组分者为 1.48，2 个组分为 2.14，3 个组分为 2.59，4 个组分为 3.75，5 个组分为 5.67。这说明在代谢综合征患者中若有一个危险因素其 CVD 危险性增加 48%，2 个危险因素增加 114%，5 个因素同时存在就增加 467%。因此有代谢综合征患者，每个心血管危险因素都应严格干预控制，只控制其中 1 个或 2 个危险因素是远远不够的，其临床效果也是自然有限的。因此全面、综合管理好多种心血管危险因素也成为 DLVD 防治重点和难点。

五、抗炎治疗

1993 年，Hotamisligil 等在动物实验中发现脂肪细胞可表达一种促炎症细胞因子——肿瘤坏死因子－α（TNF－α），肥胖动物表达明显增加，而用可溶性 TNF－α 受体中和 TNF－α 后，实验动物的 IR 减轻。这是人们首次提出血浆促炎症细胞因子的表达增加与 IR 的关系。随后一系列相关的研究均提示炎症介质与 T2DM 之间有密切的关联，认为 T2DM 是一种慢性、亚临床、低度炎症。炎症因子可激活一系列激酶，也可使胰岛素受体底物发生磷酸化，但作用部位在酪氨酸附近的丝氨酸/苏氨酸上，从而干扰酪氨酸的磷酸化，导致胰岛素受体底物和胰岛素受体的结合松散以及激活下游底物 PI3K 的能力下降，从而减弱了胰岛素信号转导，引起 IR。此外，炎症也是胰岛 β 细胞功能减退的原因之一，作用的关键部位是胰岛素受体底物－2 其丝氨酸/苏氨酸磷酸化后将加快胰岛素受体底物－2 的降解，促进胰岛 β 细胞的凋亡。因此，不同组织胰岛素受体底物的非酪氨酸磷酸化是炎症导致 IR 和胰岛 β 细胞功能减退的中心环节。AS 是一种具有慢性炎症反应特征的病理过程，血管内皮细胞（EPC）直接与循环中高糖、血脂紊乱代谢异常接触，产生损伤，激活炎症反应。高血糖、糖基化终末产物、氧化 LDL、脂肪酸等代谢物质引起炎症反应的核心机制目前认为与激活细胞核因子－κB（NF－κB）有关，该因子可增加 EPC、巨噬细胞和血管平滑肌细胞的多种炎症因子基因表达。黏附分子、白细胞介素（IL）、生长因子等又诱导炎症细胞黏附、趋化、分化、增殖过程。慢性炎症中起主要作用的是巨噬细胞、淋巴细胞和浆细胞。巨噬细胞可在炎症灶中长期居留而不游走，单核细胞可被激活并分泌多种生物活性产物，并进一步造成炎症中的组织破坏和纤维化。通过各种机制导致 EPC 功能紊乱。生理状态下 EPC 可分泌一氧化氮（NO）、内皮素－1、前列环素、黏附分子等多种活性物质，各种活性物质作用保持平衡，从而维持血管正常的舒缩，调节炎症反应及凝血状态，调节单核细胞的迁移、平滑肌细胞的生长、脂蛋白的摄取和代谢。而当机体处于长期的代谢紊乱时，多种有害物质持续刺激 EPC，使其正常的平衡发生紊乱，更会分泌多种炎症因子如白细胞介素－6（IL－6）、单核细胞趋化因子（MCP－1）、血小板源性生长因子、TNF－α 等，进而促进单核细胞黏附、聚集在内皮上，血浆胆固醇沉积到内皮下，平滑肌细胞从中膜移入内皮下并增殖，AS 便由此产生。因此，炎症可能是 T2DM 和 AS 共同的发病机制。

临床上抗炎症治疗主要的药物有：

1. 水杨酸类药物

水杨酸类是一种弱的 IκB 激酶－β 抑制剂。早在 1876 年，Ebstein 医师就观察到水杨酸钠能有效地治疗糖尿病。1957 年 Reid 等观察到 1 例使用胰岛素的糖尿病患者，应用大剂量阿司匹林治疗风湿热，结果该患者不再需要胰岛素。Shoelsen 教授应用双水杨酯 4.5g/d，治疗 47 例糖尿病患者 2 周，结果患者空腹血糖、TC、TG、FFA 显著改善。同时发现，肝糖输出受到抑制，一相胰岛素分泌改善。阿司匹林（75～100mg/d）还可用于 DLVD 的一级和二级预防。

2. 他汀类药物

西苏格兰冠心病预防研究显示，普伐他汀组糖尿病发病的风险较对照组降低了 30%，并发现普伐他汀可降低血液循环中 IL－6、TNF－α、IL－8 和 CRP 水平，且这些作用独立于其降脂作用。他汀类药物能明显降低冠心病患者的病死率和 CVD 发生率，具有抗炎作用。

3. 噻唑烷二酮类药物

此类药物与 PPARγ 结合后通过调节 NF－κB 信号通路减轻炎症反应。使用罗格列酮后，其血浆 CRP、IL－6、TNF－α 及 FFA 水平显著降低，联合应用罗格列酮和磺酰脲类药物可使血浆 PAI－1 水平较单用磺酰脲类药物者下降 34%。

4. 胰岛素

早在 1985 年，Satomi 就在动物实验中发现外源性胰岛素可抑制 TNF－α 生成，降低血清 CRP 水平，可诱导 NO 释放，增加 EPC NO 合酶的表达，抑制 NF－κB 及 MCP－1 的表达，降低血浆组织因子、PAI－1 及 MCP－1 的浓度，改善 EPC 功能。

5. 二甲双胍

有降低炎症因子和 PAI－1 的作用。

6. ACEI

有降低炎症因子和 PAI-1 的作用。

六、控制身体质量

胖症的诊断标准在不同国家、地区、种族，因生活习惯等因素，其差异较大。中国肥胖问题工作组汇总分析协作组和中华医学会糖尿病分会建议 BMI 为 $24kg/m^2$ 和 $28kg/m^2$ 分别为超重和肥胖诊断的切点，腰围男性 85cm 和女性 80cm 为中心型肥胖诊断的切点。儿童和青少年超重和肥胖的诊断标准与成人有所不同，一般是按背景人群 BMI 年龄分布曲线，不同年龄 BMI 的 85 百分位点及 95 百分位点或以上分别作为超重和肥胖的切点。

体内能量摄入大于消耗促使能量正平衡，将剩余的能量转化为脂肪聚于体内，导致身体质量超常态的病态即为肥胖症。肥胖症的产生是一个缓慢累积的过程，若每天能量仅以 1% 的正平衡，1 年内可积累 10 000kcal 的能量，使体脂增加 1kg 以上。肥胖尤其是中心型肥胖可导致 IR 和高胰岛素血症，不仅是 T2DM 的诱因，也是 DLVD 重要危险因素。中心型肥胖促使腹腔内脂肪堆积并使该类人群尤其是女性体内睾酮水平增加，激活腹腔内 β-肾上腺能受体活性，使儿茶酚胺的脂解作用增强，加上肥胖者脂肪细胞增大，动员脂肪的激素的活性增强，这可使腹腔内脂肪的脂解作用增强而产生过多 FFA，经门脉系统达到肝脏的 FFA 增加。

FFA 增加是导致 T2DM 的危险因素，FFA 增加，氧化加快，激活肝内的丙酮酸羧基酶，使糖异生增强导致肝糖输出增加；FFA 增加，产生 IR，使肝脏、脂肪和骨骼肌等组织摄取葡萄糖能力下降。以上这些都可使糖代谢紊乱，血糖升高而发生 T2DM。血中 FFA 升高也是 AS 危险因素。血中 FFA 增加可使：①肝内合成更多的内源性 TG 和 VLDL，使小而密的 LDL 增加和 HDL 降低；②导致 IR，可诱发多种 AS 性疾病危险因素的产生，如高血压、血脂异常、PAI-1 活性升高。IR 可促使肾小球对钠和水的重吸收增强而使血容量增加，并兴奋交感神经使心排血量增加和血管收缩，导致血管壁细胞内钠和钙离子浓度升高，从而提高了对血管加压物质的反应性，促使血压升高；③导致高胰岛素血症，可刺激动脉血管壁的平滑肌、结缔组织及其他细胞增生，使血管壁增厚；④造成血糖升高和血脂异常，反过来又导致血黏度增加而促使动脉血管壁斑块形成。

肥胖既是 T2DM 的危险因素，又是 LVD 的主要危险因素之一，肥胖症患者 TNF-α、IL-6 等细胞因子过度分泌可诱导 IR 的发生，加速 AS 斑块形成，肥胖中尤以中心性肥胖意义更大。国内杨文英等探讨我国成人不同 BMI 水平对血糖、血脂及血压的影响，发现随 BMI 逐渐升高，空腹血糖、餐后 2h 血糖、胰岛素水平、血压及 TG 水平均逐渐增高。当 BMI≥$25kg/m^2$ 时，发生糖尿病、高 T2DM 血症、高血压这三种疾病状态的危险性显著增加，发生 AS 的危险性亦显著增加。T2DM 患者起病时或起病前多有肥胖史，因此，减肥并维持理想身体质量不但对糖尿病防治有重大意义，而且有助于预防 LVD 的发生和发展。肥胖者多有高胰岛素血症和 IR，过高的胰岛素水平可加速 AS 斑块形成，且不易降解。在一定时间内，体脂量与血清胰岛素水平呈平行关系，高胰岛素血症是继发性的，其原因是肥胖所致的 IR，减肥是解决此一系列改变的原始和首要方法。

肥胖症的治疗包括非药物治疗和药物治疗两方面。非药物治疗主要有饮食疗法和体育锻炼两方面。在非药物疗法不能减身体质量的情况下，可辅以减肥药物，个别超肥胖者还可用手术治疗。

（一）控制饮食

饮食疗法主要是调节饮食结构，使膳食中能量达到负平衡，主要是减少产能量食物摄入的习惯。减少脂肪摄入量，适当增加蔬菜和蛋白质摄入量，尤以青菜类为主。

依据 ADA 指南强调不给糖尿病患者提出单一的膳食建议，应依指南原则协助营养师和患者一起来设计最有利的膳食及最个体化的饮食计划，以取得最佳治疗效果。强调尊重患者的饮食习惯和对糖尿病患者实行自我营养治疗和管理的重要性。防治 DLVD 在生活方式上鼓励适当多选择鱼、蔬菜，强调对血糖、血脂、血压进行多因素干预治疗，无论是LVD（MI，脑卒中）还是微血管病变（肾病、视网膜病变、神经病变等）均明显减少。

饮食疗法具体的建议包括：

①限制能量：限制脂肪摄入占每天总能量摄入的30%～35%（其中有10%单链不饱和脂肪酸，如橄榄油），避免顺式脂肪，每天纤维摄入增加至30g，避免水溶性的单糖和双糖。

②平衡膳食：鼓励多吃蔬菜，每天应摄入蔬菜400～500g，多吃黄瓜和西红柿，并可当作水果吃；三餐吃饭前先吃蔬菜、汤类，再吃副食，最后才吃主食；淀粉主食（如麦、谷类）一天总量不超过250g；胆固醇少于300mg/d，食用油少于30g，每日饮水量1200ml。

③限制饮酒：每日啤酒<355ml，红酒100ml，禁止高度酒。

④减少钠盐摄入：每天食盐控制在6g以内，钾盐摄入≥4.7g/d。

全身和局部体脂含量测定及评估方法很多，比较精确的测定方法包括双光子吸收磁共振、CT或生物电阻测定等诊断技术，流行病学调查大样本研究可采用身体质量、身高、腰围及臀围等指标，再计算BMI，可评估总体脂肪全身性肥胖程度；腰围与臀围比值可用于评估腹部脂肪增多的中心型肥胖程度。脂肪细胞大小及数目测定可直接反映体内脂肪储积状态。测定方法是空腹用针抽出三角肌、腹部脐旁及臀部外上限的脂肪，经处理计算三个部位脂肪细胞平均大小，同时用核素测定体内脂肪酸的总含量，最后计算脂肪细胞数＝总体脂÷脂肪细胞平均大小。现一般认为，一个人的脂肪细胞数从出生后到成年是随年龄增长而增加的，成年后肥胖则主要是脂肪细胞变大，而数目无明显增加。正常中年人体内脂肪细胞数约为$8.1×10^{10}$，每个脂肪细胞含脂肪0.5～0.6μg，直径约为60μm。极度肥胖者体内脂肪细胞数可为$(10～20)×10^{10}$。

（二）运动治疗

体力活动或体育锻炼的目的是消耗体内过多的脂肪达到减肥的目的。体力活动要根据个人的具体身体状况及条件而定，要遵守持之以恒、因人而异、循序渐进、注意安全这四大原则。规律的体育锻炼有益于降低CVD发病和死亡危险。运动不仅有益于减轻身体质量。而且改善骨骼肌血流量，减少IR，降低交感活性。运动方式以有氧等运动较合适，例如步行、游泳、骑自行车等。体育锻炼的保护作用主要通过降低血压、控制血糖和身体质量以及改善心血管功能实现。生理生化学机制包括减少血浆纤维蛋白原和血小板活性，增加血浆组织型纤溶酶原激活剂活性、降低PAI-1和升高HDL-C浓度。研究显示，通过体育锻炼可以降低心血管事件危险30%～50%，尤其是每天30min的快步行走获益更大，即使轻到中等程度的锻炼如慢走，同样可使心脑血管获益。因此美国疾病控制预防中心等公布的运动建议中推荐：

1. 加强体力活动，控制身体质量，能减少心血管事件的发生率。每周至少5天、每天30min以上的中等强度有氧运动或每周3天、每天20min高强度的有氧运动，避免连续2天不运动，推荐每天快步走>6000步，速度是每分钟100～120步或30min走2500～3000m。

2. 控制身体质量，是指将BMI控制于18.5～24kg/m²，然而，生活方式干预减肥疗法对某些肥胖者其疗效不理想，而饮食控制及长期的锻炼也难以坚持，通过改变生活方式减轻身体质量并维持具有相当难度，在非药物治疗仍不能减少体内过多脂肪的情况下，许多肥胖症患者需要药物干预，可在非药物疗法基础上，在医生指导下选择适当的减肥药物。奥利司他（orlistat）可抑制胃肠道脂肪酶，通过减少饮食中脂肪的吸收，未被吸收的脂肪直接通过肠道排出体外而杜绝脂肪的过度堆积而减轻身体质量，因脂肪排出可出现稀油便，建议服药同时补充些脂溶性维生素，其他减少食欲的减肥药要注意其副作用。已有的药物干预资料表明，奥利司他治疗肥胖高血压患者1年后平均减轻身体质量5%，收缩压与舒张压分别降低7.1mmHg和5.4mmHg。在STORM试验中采用西布曲明（sibutramine）治疗2年，93%患者身体质量减轻5%以上，54%的患者减轻10%以上，同时伴随反映左心室肥厚的左心室重量指数降低。

（三）减重手术

减重手术（代谢手术）是一项更为有效的措施之一，但手术本身存在一定风险。2007年中华医学会外科学分会内分泌外科学组发布我国肥胖症患者手术适应证：①确认出现与肥胖相关的代谢综合征且预测减重可有效治疗，如 T2DM、CVD、脂肪肝、脂代谢紊乱、睡眠呼吸暂停综合征等；②腰围男性≥90cm，女性≥80cm，血脂异常（TG≥1.7mmol/L，和（或）空腹血 HDL－C 男性<0.9mmol/L，女性<1.0mmol/L）；③连续 5 年以上稳定或稳定增加身体质量，BMI≥32kg/m²；④年龄 16～65 岁；⑤经非手术减肥措施治疗 1 疗程以上，疗效不佳或不能耐受保守治疗者；⑥无乙醇或药物依赖性及严重精神、智力障碍；⑦患者了解减重手术的方式，理解和接受手术潜在的并发症风险，理解术后生活方式、饮食习惯改变对术后恢复的重要性，并有承受能力，能积极配合术后随访。

减肥是减去多余的脂肪，而不是单纯减轻身体质量。减肥目标是减掉原身体质量的 10%～15%，达到健康身体质量目的。减肥措施要逐步实施，减肥速度是在 6～12 月减轻身体质量>9%～10%。减肥头 6 个月是减肥维持的平台期，此时继续坚持有效的减肥措施并保持减肥成效非常重要。减肥必须遵守的原则是个体化，要因人而异。

七、改变不良生活习惯

1. 戒烟

无论是流行病学研究还是前瞻性研究，都证实吸烟的糖尿病患者 LVD 的发生率明显增加，吸烟是 AS 性疾病的主要危险因素之一。

吸烟可降低胰岛素敏感性，升高血糖，并与向心性肥胖相关，显著加重 IR，升高血清转化生长因子 β 及循环细胞间黏附分子 1 水平，使 EPC 功能失调更加严重。糖尿病患者吸烟不仅加速加重 AS 性疾病的发生和进展，而且还可使 T2DM 患者 IR 加重，使胰岛素敏感性降低，从而使血糖难以控制。临床研究表明，长期吸烟可使糖尿病患者胰岛素介导的葡萄糖处理较非吸烟者减少约 45%。其作用与每日吸烟量呈相关关系，其中葡萄糖的氧化代谢和非氧化代谢作用分别减少 36% 和 43%。此外，研究还发现吸烟亦为 T1DM 代谢控制不良最强的预测因素。吸烟导致和加重 IR 的机制可能是：①尼古丁和一氧化碳及各种多环类碳氢化合物均可影响胰岛素的敏感性，但以尼古丁最为重要；②吸烟导致胰岛素的拮抗激素水平增高，如儿茶酚胺释放增多、生长激素升高，从而拮抗胰岛素的作用；③吸烟者腹部脂肪增多，腰围增大，增强了 IR；④吸烟者易患 AS 性疾病，而导致肌肉血流量减少，促使胰岛素介导的周围葡萄糖摄取减少；⑤尼古丁对胰腺组织有直接毒性作用。因此糖尿病患者吸烟的危害性比非糖尿病患者大得多，糖尿病患者无论年龄多大，也无论男女都应戒烟。

几个大型的临床试验，如多危险因素干预实验，芬兰前瞻性研究以及巴黎前瞻性研究均显示吸烟为 T2DM 冠心病死亡的重要危险因素。在前两项研究中，收缩压、TC 及吸烟与糖尿病死亡增加显著相关；而在巴黎前瞻性研究中，吸烟、血压及肥胖为最重要的危险因素。糖尿病患者吸烟加速 LVD 的发展。T2DM 吸烟者的冠心病患病率明显增高。吸烟亦为糖尿病卒中的独立预测因素。纵向及横断面研究均一致显示吸烟对 T1DM 和 T2DM 的微量白蛋白尿发生、发展及肾功能减退有重要影响，并强烈提示其与糖尿病的神经并发症有关。T1DM 及 T2DM 的微量白蛋白尿的发生率在吸烟者中明显高于已戒烟及非吸烟者，表明吸烟可加速糖尿病肾病的发生、发展。也有证据表明吸烟是各种糖尿病神经病变发生、发展的危险因素，其发生程度与吸烟量有关。

吸烟除与 DLVD 和微血管病变提前发生有关外，还可能促进 T2DM 的发生。鉴于吸烟对 T2DM 患者的危害性，ADA 建议所有糖尿病患者应当戒烟。采取积极有效的干预措施，说服糖尿病患者不吸烟及鼓励、帮助其戒烟，应该把戒烟咨询和其他形式的治疗作为糖尿病治疗的常规。干预方式包括行为重塑及药物治疗。

（1）行为重塑：包括自我教育（阅读、视听有关宣传资料）及个别和集体心理咨询。但最为有效的方法是保健人员与吸烟者之间一对一，或由多个保健人员组成的集体咨询。一般而言，咨询次数越多，时间越长，成功率越高，一般 4～7 次最为有效。

（2）药物戒烟：目前主要采用烟碱替代治疗（nicotine replacement therapy，NRT），给药途径包括经口（口香糖式）、经皮（粘贴）及经鼻（气雾）三种，以前两种研究较多。美国卫生政策研究所的报告指出，在 1 年的随访内烟碱口香糖的戒烟率为 40％～60％，且剂量 4mg 较 2mg 更为有效。此外，抗抑郁药、可乐定及抗焦虑剂也有应用，大多尚无结论。故推荐药物治疗与行为咨询相结合，以促进或推动戒烟。

2. 饮酒

一般不建议糖尿病患者饮酒，若适量饮酒也要将酒精所含碳水化合物计算在总碳水化合物中。适量饮酒的标准是指每日不超过 1～2 份标准量（1 份标准量为：啤酒 285ml，红酒 100ml，白酒 30ml，1 份含酒精 10g）。虽然对糖尿病患者是否可以饮酒，各家学者的意思不完全一致，但酗酒对 DM 肯定是百害无一益的。酗酒可使体内能量增加和造成血脂代谢紊乱，加重 IR，血压升高，病情难以控制以及并发症和合并症加重。慢性酒精中毒对神经系统有较大危害，也可加重糖尿病的神经损伤。

八、降低血液高凝状态

DLVD 与血液高凝状态有密切关系，而血液高凝状态又与血小板的功能异常相关。糖尿病时血小板膜上胶原纤维葡萄糖苷转移酶活性增强，血小板与胶原纤维相互黏附，由于 vWF 因子在血中浓度增多，促使血小板易于黏附于已有损伤的血管内皮下层，并使对 ADP 及肾上腺素产生的血小板聚集反应增强。糖尿病时 EPC 损伤使内皮素产生增加，NO 及前列环素合成减少，血小板功能亢进使血栓素 A_2 合成增强，血小板第 IV 因子、α-颗粒蛋白及 β-血小板球蛋白释放增多。而糖尿病时纤溶酶原激活物释放减少，使纤溶酶原生成纤溶酶降低，血管内防止凝血作用下降，易于形成血栓；红细胞黏附性增强和变形能力降低以及凝血酶活性增强而抗凝血酶 III 活性降低等因素，促使糖尿病患者血黏度增强而处于高凝状态。

糖尿病患者的高凝状态是发生 LVD 的重要原因，因此糖尿病患者降低血黏度的抗血小板药物应用非常重要，而小剂量阿司匹林是目前临床上常用的一种较安全、有效、廉价的抗血液高凝状态的药物。阿司匹林是一种环氧化酶抑制剂，它使该酶第 530 位的丝氨酸残基乙酰化，破坏了酶活化中心，从而阻断血栓素 A_2 的合成。血栓素是一种强效的血管收缩剂和血小板聚集刺激剂，是血栓形成前初级止血的关键一步。阿司匹林通过抑制血栓素起作用，可有效用于大血管事件一级预防和二级预防。

阿司匹林通过抗血小板聚集作用，能显著降低 CVD 的发病率。临床研究表明，阿司匹林可使 MI 的死亡率下降 30％，卒中降低 20％。145 项前瞻性试验荟萃分析表明，使用阿司匹林的患者发生心血管事件的风险降低 25％，糖尿病患者的疗效与非糖尿病患者相当。阿司匹林也可有效用于一级预防，大血管事件可降低 15％～44％。多项临床试验和荟萃分析证明，阿司匹林可有效预防包括卒中、MI 在内的心脑血管事件。ADA 推荐阿司匹林用于血管事件的一级预防和二级预防，推荐剂量为：75～162mg/d，但出血性并发症风险增加的患者应谨慎使用。在一定范围内阿司匹林的抗血栓作用不随剂量增加而增加，但对消化道损伤和出血作用却随剂量增加而增加，这点临床医生要注意。因此规定心血管病年发病率≥1.5％时，推荐阿司匹林治疗，而 T2DM 患者大多数超过此标准。目前，临床证据支持阿司匹林用于糖尿病人群 CVD 的二级预防，以及对有 CVD 风险的糖尿病人群心血管病变的一级预防。

2013 年版中国糖尿病防治指南指出，有 CVD 史的糖尿病患者应常规使用阿司匹林；T2DM 患者应使用阿司匹林作为 CVD 的一级预防措施，具有高危心血管风险的大部分 50 岁以上男性和 60 岁以上女性应服用阿司匹林作为一级预防。2016 年版 ADA 更新的糖尿病诊疗指南中根据女性患者在 ASCVD 发病风险的新证据，建议将女性＞60 岁服用阿司匹林改为≥50 岁，并建议年龄＜50 岁但合并多种危险因素的患者采用抗血小板治疗。2017 年版中国糖尿病防治指南也将女性年龄＞60 岁改为≥50 岁服用阿司匹林作为一级预防。＜30 岁患者不推荐使用阿司匹林，由于阿司匹林可能诱发"雷诺综合征"，＜21 岁患者禁用阿司匹林。对于阿司匹林过敏者、正在接受抗凝治疗伴有出血倾向者、近期胃肠道出血者、临床活动性肝病等不适合阿司匹林治疗的高危患者，可选择其他抗血小板药物替代。目前普遍观点建议：对糖尿病 50 岁以上患者可用 75~150mg/d 小剂量阿司匹林作为一级和二级预防，尤其是具备心血管危险因素的患者可提早应用；对阿司匹林不耐受者，可用氯吡格雷；发生急性冠脉综合征的糖尿病患者，可应用阿司匹林＋氯吡格雷治疗 1 年。氯吡格雷可作为不能耐受阿司匹林患者的替代治疗，被证实可降低糖尿病患者心血管事件的发生率。另外，氯吡格雷与阿司匹林同用时对有 AS 血栓病史的糖尿病患者有协同作用，抗血小板药物可降低脑卒中、MI 和死亡的风险，提示对糖尿病伴 AS 者进行长期抗血小板治疗的重要性。由于多数糖尿病患者的血小板功能存在异常，而且许多已有 AS 的糖尿病患者临床表现不明显，因此，对尚无 AS 临床表现的糖尿病患者也可进行抗血小板治疗。其他抗凝药物可选普通肝素、低分子量肝素、华法林等，低分子量肝素优于普通肝素。对心血管病情严重且呈进展者，应该阿司匹林联合应用其他抗血小板药物。

九、综合干预，全面心血管危险因素治疗达标

防治糖尿病并发症，已经从严格血糖控制走向所有可控的心血管危险因素的全面治疗达标，意思是要控制好血糖的同时，努力控制好血压和保持血脂、体质量正常等。DLVD 的防治任重而道远，DLVD 具有多重的致病因素，单纯降糖治疗并不能有效减少心血管事件，必须同时采取降压、调脂、抗血小板等综合防治措施；要有效防止 DLVD，应强调对多种危险因素的全面控制及对患者的个体化治疗。Steno-2 研究告诉我们，同时强化血糖、血压、血脂、抗凝治疗，进行综合全面干预治疗其取得疗效比以往任何单一危险因素（血糖、血脂、血压）干预的作用都大，而且强化的多因素干预会有持续受益。UKPDS 联合干预分析数据亦显示高血糖与高血压对并发症的风险的叠加作用，同时强化治疗血糖和血压相比只强化干预其中一项的患者，心血管事件发生率要低得多。

十、抗氧化应激治疗

DLVD 的基础研究发现氧化应激在疾病发展中起重要作用，今后有望成为 DLVD 新的治疗的新靶点。以往所用维生素 C、β-胡萝卜素等抗氧化剂临床效果不佳，这可能与这些抗氧化剂只能局部清除细胞外过氧化产物，对细胞内线粒体氧化应激无直接作用有关。目前有希望的抗氧化剂包括超氧化物歧化酶、过氧化氢酶、L-肉毒碱和硫辛酸等。

十一、内皮细胞修复

以往认为 EPC 分化形成血管过程仅存在于胚胎期，出生后的新生血管靠原位的成熟 EPC 迁移、分化形成。但目前研究证实在循环中存在 EPC。它来源于骨髓，呈 CD34 阳性，可在内皮受损部位归巢、增殖、分化、修复受损的内皮。研究发现 DM 患者骨髓中 EPC 数量增加，而循环中 EPC 数量减少，这可能与骨髓中抗氧化机制较强，而外周相反，氧化机制较强而抗氧化机制较弱有关。循环中 EPC 减少意味内皮修复功能下降，可能与 DM 血管病变有关。EPC 具有调节血管舒缩、分泌炎症因子、调节凝血和自我修复功能。DLVD 发生与 EPC 功能受损有关。由于 EPC 有内皮修复、血管再生的作用，自体或异体移植EPC 可能对冠心病、缺血性心肌病和下肢血管闭塞有治疗作用。糖尿病患者外周 EPC 不仅数量减少，功能也存在异常，移植后的长期疗效还有待观察。这一新兴的治疗方法还需要更多的改良和临床验证才能大规模应用于临床，但它给血管病变的患者带来了希望。

十二、生活方式干预

如上所述，健康饮食和增加体力活动为主要内容的生活方式干预将起到有助于高危人群预防糖尿病，降低其血压及血 TG 水平，预防 CVD 的作用。生活方式干预包括改变不良的生活方式，如吸烟、喝酒等，加强身体锻炼，控制饮食，对于超重和肥胖人群通过运动和控制饮食使体质量减轻，并尽可能达到正常标准体质量。大量循证医学证明生活方式干预是防治 T2DM 的基础治疗措施，也是预防和治疗 DLVD 的

基础治疗措施，应该贯穿于糖尿病及防止 LVD 治疗的始终。瑞典马尔默研究 5 年随访结果表明，增加运动以及减轻体质量可以预防或者延迟糖耐量减低者 T2DM 的发生，使 T2DM 发生风险减少一半以上。中国大庆研究 6 年随访发现单纯运动组、单纯饮食控制组和饮食控制同时运动组 3 个干预组的 T2DM 的累积发生率明显低于对照组。芬兰糖尿病预防研究对于超重同时伴有糖耐量减低者，经强化饮食控制和运动使体质量下降≥5%，与之相伴，T2DM 发生的风险降低了 58%，糖尿病发生风险降低与生活方式的改变程度呈正相关。美国糖尿病预防计划研究发现改变生活方式可以使糖耐量减低的超重成人 T2DM 发生率减少 58%。生活方式改变组、服用二甲双胍组及对照组糖尿病的累积发生率分别为每 100 人年 4.8 例、7.8 例和 11 例。此发生率的降低相当于 3 年时间内，每预防 1 例 DM 的发生，生活方式干预组需要干预 7 例糖耐量减低者，而二甲双胍组需要治疗 14 例糖耐量减低者。UKPDS 研究在随机治疗前接受了 3 个月的非药物治疗（主要包括生活方式的改变，自我监测，并对患者进行教育），患者在平均体质量减少约 5kg 的同时，HbA1c 下降了约 2%，绝对值接近降至 7%。因此，非药物治疗似乎至少与任何降糖药物治疗同样有效。

因此，强化生活方式干预对延缓糖尿病前期进展为 T2DM 效果好，亦较安全，更重要的是经济负担小。大量临床研究观察结果都显示，规律的体力活动可以减少 CVD 和总死亡的发生率。在有氧运动中心纵向研究中，体力活动少、体质弱者较健康者总死亡的相对危险要高；体力活动形式如每日坚持步行或者骑车这样的体力活动，也可降低 DM 患者 CVD 死亡率；体力劳动者比非体力劳动者心血管病的死亡率降低 40%。与多数时间静坐的人相比，高强度的运动可以使心血管病的死亡率减少 33%，而中等强度的运动则可以减少 17%；进行一种、两种或三种中/重度职业的、来回上下班途中及业余时间的体力活动可以显著降低 CVD 的死亡率。所以，通过体力活动降低心血管病危险的作用可以与对 T2DM 患者应用药物治疗的作用相似。ADA、美国胆固醇教育计划专家组，以及国际糖尿病联盟（欧洲组）均推荐糖尿病患者应进行体力活动以作为 CVD 并发症的一/二级预防措施。体力活动的强度可以通过简单的调查表或计步器评估出来。最重要的是开始实施，即以健康者激励 DM 患者进行体力活动。

（黄国良　李健榕）

第十九章

安全使用降糖药

第一节　口服降糖药被干扰的药物相互作用

　　药物相互作用（DI）是指药物合并处理或使用，产生直接或间接的相互影响和相互作用。任何药物都具有其自身的药剂学特点、药物代谢动力学特点和药效学特点。其中药剂学即药物在体外相互作用，指在患者用药之前，药物相互间发生作用，使药性发生变化，包括药物配伍禁忌，注射液的配伍变化和生物利用度的影响。药物在药物代谢动力学方面相互作用，即在药物的吸收、分布、代谢、排泄这4个环节上均有可能发生药物相互作用。药物在药效学方面的相互作用，表现为无关、相加作用、协同作用及拮抗作用。药效学的相互作用只改变药物的药理效应，对血药浓度无影响。不同药物同时或先后用于特定患者时，具有不同特点的药物之间可能发生相互影响或干扰，从而对药物的安全性带来风险。DI的后果包括期望的、无关紧要的和有害的3种，其中无关紧要的占绝大多数，而我们所关注的是有害的DI。临床在联合应用药物时，应当对其在联合应用情况下的安全性进行恰当的评估，即结合患者的个体特征对联合应用的风险和得益进行一个综合判断，以指导临床药物的安全应用。

　　糖尿病对患者身心健康的全面影响，涉及患者的心理、精神、神经、免疫、体力、思维与智力、生活与作息规律等各个方面。由于糖尿病导致患者体质的下降，抵抗力和免疫力降低，使糖尿病患者发生感染相关疾病的机会大大增加；同时，糖尿病患者常常合并高血压、高脂血症、心血管疾病及脑血管疾病、肥胖等，因此临床在服用降糖药时，往往需要同时服用其他非降糖药。这些非降糖药各自都具有各异的功效及自身的代谢特点，糖尿病患者在同时服用这些药时，发生药物间的相互影响不可避免。尤其是老年糖尿病患者，常常需要更多种药物联合治疗。随着用药种类和数量的增加，药物间发生相互作用的可能性增加。若不了解常见口服降糖药物与其他药物的相互作用，则可能在治疗过程中发生低血糖或高血糖，影响糖尿病的控制，甚至可能导致严重不良事件。血糖的波动也常可影响共存的其他疾病治疗与转归。因此，有必要认识口服降糖药与其他常用的非降糖药之间的相互作用，提高临床用药的安全性。

一、双胍类降糖药

　　双胍类降糖药包括二甲双胍、苯乙双胍、正丁双胍等。苯乙双胍由于可能引发乳酸中毒等较严重不良作用，国外发达国家已经停止使用。正丁双胍国内基本没有应用。目前临床广泛使用的是二甲双胍。二甲双胍是含两个胍基的基本结构加上一个含两个甲基的侧链。口服后二甲双胍主要由小肠吸收，吸收半衰期为0.9~2.6h，生物利用度为50%~60%。口服0.5g后2h，其血浆浓度达峰值，近$2\mu g/ml$，血浆半衰期约1.5h。胃肠道壁内集聚较高水平二甲双胍，为血浆浓度的10~100倍。肾、肝及唾液内含量约为血浆浓度的2倍。二甲双胍结构稳定，不与血浆蛋白结合，以原型随尿液排出，清除迅速，血浆半衰期为1.7~4.5h，12h内90%被清除。本品一部分可由肾小管分泌，故肾清除率大于肾小球滤过率。由于本品主要以原型由肾脏排泄，故在肾功能减退时用本品可在体内大量积聚，引起高乳酸血症或乳酸性酸中毒。经肾小管排泌的阳离子药物（例如阿米洛利、地高辛、吗啡、普鲁卡因胺、奎尼丁、奎宁、雷尼替丁、氨苯蝶啶、甲氧苄啶和万古霉素）理论上可能与二甲双胍竞争肾小管转运系统，发生相互作用，因此建议密切监测、调整本品及/或相互作用药物的剂量。

10～16 岁 T2DM 患者使用本品的每日最高剂量为 2 000 mg。不推荐 10 岁以下儿童使用本品。大剂量应用二甲双胍时，可阻断三羧酸循环，导致丙酮酸在细胞内堆积，丙酮酸又部分转化为乳酸，可造成乳酸性酸中毒。此时由于糖利用不足，机体动用脂肪，故出现酮尿，肝、肾功能障碍者更易发生。既往服用盐酸二甲双胍治疗，血糖控制良好的 T2DM 患者，出现实验室化验异常或临床异常，特别是乏力或难以言表的不适，应当迅速寻找酮症酸中毒或乳酸酸中毒的证据，测定包括血清电解质、酮体、血糖、血酸碱度、乳酸盐、丙酮酸盐和二甲双胍水平等。如发现存在任何类型的酸中毒，都应立即停用，改用其他恰当的治疗方法。

二甲双胍的禁忌证主要与其增加代谢有关。一般认为存在下列情况视为其不适应证或禁忌证：①下列情况禁用本品：心力衰竭（休克）、急性心肌梗死和败血症等引起的肾功能障碍，男性血清肌酐水平≥132.6 mmol/L，女性血清肌酐水平≥123.8 mmol/L，或肌酐清除异常。②需要药物治疗的充血性心衰，和其他严重心、肺疾患。③严重感染和外伤，外科大手术，临床有可能引起器官灌注不足的低血压和缺氧者。④已知对盐酸二甲双胍过敏。⑤急性或慢性代谢性酸中毒，包括有或无昏迷的糖尿病酮症酸中毒。⑥酗酒者。⑦接受血管内注射碘化造影剂者，可以暂时停用本品。⑧有证据维生素 B$_{12}$、叶酸缺乏而未纠正者。

继 20 世纪 70 年代进入使用低潮后，1992 年以后被学者认识到其在糖尿病防治中无可替代的作用而使用成倍增加。二甲双胍不但能降低血糖，还能控制糖尿病的危险因素及因糖尿病而引发的临床不良事件。二甲双胍控制血糖的内在机制，一般认为可延缓葡萄糖在消化道吸收；促进肌肉等外周组织摄取葡萄糖；抑制糖异生和肝糖输出；长期应用单向改善不良体质，增加胰岛素作用的敏感性。临床可有条件地应用于糖尿病的二级预防和三级预防，尤其代谢综合征向糖尿病演化及肥胖的 IGT 或 IFG 向糖尿病演化。根据个人临床体会，以二甲双胍降血糖可以从三个方面来考虑其使用：一是用以控制餐后血糖，这时应选用速溶的普通二甲双胍片剂，餐前服用。其缺点是易于产生消化道不良作用，尤其是有消化道出血史者应谨慎。二是用以控制清晨空腹高血糖。如果用其他药物已经将午餐及晚餐前后、早餐后血糖控制理想，但清晨空腹血糖仍较高，在排除夜间低血糖的情况下，可于晚间 22：00 服用 0.25～0.5 g 二甲双胍以使清晨空腹血糖得到良好控制。这时要注意是否合并胃轻瘫。三是取其改善胰岛素抵抗和控制体质量而有益于维持长期血糖控制的益处，在无禁忌证的情况下长期服用二甲双胍。其实这三种作用往往是同时发生的，只是因使用目的不同而临床应用指征的重点有细微差异。另有部分患者血糖波动较大，血糖高峰值出现的时间摇摆不定，如能排除不定时进食原因，可能与肝糖输出异常有关，可试予缓释或控释二甲双胍制剂，常有助于稳定血糖。对于强直性肌营养不良中的高血糖，既往没有建立理想的治疗方案，Kouki 等报道二甲双胍治疗效果优于磺酰脲类，可能与其明显的胰岛素抵抗有关。

二甲双胍是除胰岛素外被 FDA 批准用于治疗青少年糖尿病的口服降糖药，但其对青少年 T2DM 的疗效可能有待更多的探讨。

二甲双胍的肝毒性：二甲双胍具有一定肝毒性，包括间接肝毒性和直接肝毒性两种情况。二甲双胍由于显著增加代谢，从而增加肝脏负担，对于本身有肝脏功能受损的患者，可能带来不利影响，这是二甲双胍的间接肝毒性，临床也易于发现。但二甲双胍还可能直接引发的肝毒性，有作者认为是混合型（肝细胞型和胆汁淤积型）肝损害，其产生肝毒性机制并不十分清楚。比利时学者 Kutoh 报告了又 1 例可能由二甲双胍诱发肝毒性（急性肝炎）的病例。该例患者为日本女性，73 岁，患有 T2DM，体质量 33.5 kg。患者在接受二甲双胍（500 mg/d）治疗 3 周后，血糖控制不佳，并出现疲惫、黄疸、恶心、呕吐、食欲不佳以及腹痛等症状。实验室检查发现，患者出现了严重肝毒性反应：天冬氨酸转氨酶（AST）、谷丙转氨酶（ALT）、碱性磷酸酶（ALP）和总胆红素浓度均升高。患者立即接受住院治疗，停用二甲双胍后肝功能改善，AST、ALT、ALP 和总胆红素浓度均降低，所有症状在 3 周内缓解。该例患者采用 Naranjo 药物不良反应概率评分为 4。二甲双胍促进细胞脂肪分解代谢，可能导致内环境乳酸堆积增加，在糖尿病微循环不良的情况，可发生深部肝组织局部酸中毒，这已经在尸检中获得证实。国内也有报道二甲双胍肝损害，提示可能不是偶然事件。

其他，如有二甲双胍影响维生素 B_{12} 的吸收、导致脱发等，临床注意观察。

慎配伍常用药

【西咪替丁】口服二甲双胍后，其很少与血浆蛋白结合，不经肝脏代谢，以原型经尿排出，主要经肾小管分泌，从理论上可能与经肾小管分泌的阳离子药物存在竞争，包括地高辛、吗啡、普鲁卡因胺、奎尼丁、奎宁、雷尼替丁、氨苯蝶啶、万古霉素等。有学者报告，当西咪替丁与二甲双胍合用时，可减少后者的肾脏清除率，24h 排泄量减少 27%，使其曲线下面积（AUC）增加 50%。因此应尽量避免两者联合应用。如果必须合用，应密切监测血糖，及时调整剂量。例如某患者，女，59 岁。诊断 2 型糖尿病半年。服用二甲双胍（500mg，tid）治疗，血糖水平控制理想，肾功能正常。因肥胖加用奥利司他，用药后出现腹痛、腹泻。因其既往患十二指肠溃疡，为预防溃疡复发加用西咪替丁（400mg，bid），服用 4 天后，出现乳酸酸中毒和急性肾功能衰竭。在本案例中，西咪替丁竞争二甲双胍通过肾小管排泄，这加重了二甲双胍蓄积，导致乳酸酸中毒等严重不良反应的发生。

【头孢氨苄】该药通过抑制肾小管排泄，可减少二甲双胍的清除，两者合用可使二甲双胍的肾清除率降低 14%，血药浓度峰值（C_{max}）增加 34%，AUC 增加 24%，这将增加二甲双胍剂量偏大时的不良反应发生率。

【替诺福韦】Aperis 等报道了 1 例 74 岁男性患者因糖尿病而服用二甲双胍，同时合并有冠心病和 HIV 感染，接受恩曲他滨、替诺福韦治疗，最近增加了依非韦伦。患者此后主诉有带状疱疹样腹痛、气促、恶心、呕吐。查体发现，患者低血压和心动过速，无发热，出现显著的脱水和少尿。动脉血气提示严重的乳酸酸中毒，入院后的实验室检查提示急性肾功能衰竭。随后给予持续静脉血液透析，25 天后患者的尿量持续改善，生化指标 40 天后恢复正常。提示临床应该避免合用二甲双胍和替诺福韦，防止出现乳酸酸中毒（编者注：某些抗 HIV 治疗常常伴随乳酸酸中毒，合用二甲双胍会增加酸中毒的风险）。

【含碘造影剂】这类药物通过肾脏排泄，与二甲双胍合用可导致乳酸酸中毒和急性肾功能衰竭，因此应在注射这类造影剂前 48h 停用二甲双胍，禁止两者合用。

【罗非昔布】Price 报道 1 例患者因合用罗非昔布与二甲双胍导致急性肾功能衰竭和乳酸酸中毒。NSAIDs 类药物有引起肾功能衰竭的危险，但是合用二甲双胍导致急性肾功能衰竭伴乳酸酸中毒罕见。提示临床应该避免合用或谨慎合用。

【吲达帕胺】利尿剂特别是袢利尿剂可能会引起急性肾功能衰竭。吲达帕胺与二甲双胍合用可能由此导致乳酸酸中毒。

【酒精】酒精可增强二甲双胍对乳酸的代谢。在用药期间饮酒，可增加乳酸酸中毒的风险，因此此药期间应避免大量饮酒。

二、α-糖苷酶抑制剂

α-糖苷酶抑制剂（AGI）主要通过与肠道分解多糖的酶——α-糖苷酶竞争，抑制多糖快速分解为单糖，从而减缓或降低肠道碳水化合物的消化和吸收，使血糖不至于快速上升。据临床实际应用及报道，该类药主要用于控制餐后血糖及糖尿病的二级预防，尚兼有降低甘油三酯、抗动脉硬化及降低心肌梗死患者的死亡率、防治肝性脑病、治疗餐后低血压、潜在抗肿瘤作用、治疗代谢综合征与克罗米酚抵抗的多囊卵巢综合征（PCOS）及获得性免疫缺陷综合征（AIDS），有的可能有抗血小板活性等。最早的糖苷酶抑制剂是由游动放线菌属菌株所产生的麦芽四糖类似物，称作阿卡波糖。另两种用于临床降血糖的是米格列醇和伏格列波糖。发现具有糖苷酶抑制作用的其他药物：①枯茗醛是 *Cuminum cyminum* L. 种子中的成分，具有醛糖还原酶和 α-糖苷酶双重抑制作用；②Konno 等通过对血、尿中淀粉酶活性测定，发现阿卡波糖代谢产物对淀粉酶的抑制作用较阿卡波糖更为显著；③鸭跖草煎剂或水提物在活体内或试管内都具有糖苷酶抑制活性，作用强度呈剂量依赖性，甚至较阿卡波糖作用更为显著；④Hamdan 等发现四环素、依那普利、开搏通具有 α 淀粉酶抑制效果，半抑制浓度（IC50）分别为 0.59mmol/L、0.29mmol/L、0.78mmol/L，而阿卡波糖为 0.0062mmol/L。该类药的作用特点是抑制餐后血浆葡萄糖的迅速升高，使餐后血糖峰值降低，吸收时间延长。在碳水化合物控制较严格的情况下（糖尿病患者往往属于这种情况），其作用效果是餐后近餐点血糖降低，而远餐点血糖变化不大。对空腹血糖的影响则因人而不同。胃肠排泄较快者，因未来得及分解吸收就被送入大肠的碳水化合物增多，效果类似于进食减少，空腹血糖降低。胃肠排泄较慢或同时进食碳水化合物量又较多者，如果碳水化合物食物在胃及小肠滞留的时间超过药物有效作用时间（如糖尿病胃肠功能紊乱），则空腹血糖可能升高。这些情况在临床都可见到。由于本类药影响的是碳水化合物分解，其对以碳水化合物为主食者方有效；对以蛋白质或脂肪食物为主食者不具有降血糖作用。这类药物通过竞争性抑制寡糖的分解，延缓肠腔内双糖、低聚糖及多糖释放为葡萄糖，从而降低血糖。口服后很少被吸收，可能通过影响其他药物的吸收产生相互作用，对那些口服生物利用度低，治疗窗窄的药物如地高辛和华法林可能有影响。

慎配伍常用药

【地高辛】阿卡波糖可减少地高辛的吸收。一项在健康男性受试者中进行的随机交叉试验表明，阿卡波糖通过减少地高辛的吸收，使地高辛的 C_{max} 减少 30%，口服生物利用度降低 40%，因此两者合用要密切监测地高辛的血药浓度。目前两药发生相互作用的机制尚未完全阐明，其可能的原因有：①阿卡波糖延缓蔗糖和淀粉的消化，可引起胃肠蠕动加快，地高辛与其合用后在胃肠道停留的时间减少，故吸收减少；②阿卡波糖在地高辛被吸收前干扰了它的水解，结果改变了地高辛有效成分的释放，从而影响了它的利用。临床教训案例：一位 72 岁的女性患者，患有 2 型 DM、高血压、慢性心力衰竭。应用胰岛素、卡托普利、地高辛和呋塞米治疗。后来为更好控制血糖加用了阿卡波糖（100mg，bid）。在阿卡波糖加用前，地高辛血药浓度在正常范围。加用阿卡波糖期间两次测地高辛浓度在 0.19~0.24nmol/L，医生分析该情况后停用阿卡波糖，地高辛维持原剂量，7d 后复查地高辛浓度，此时为 0.63nmol/L。

【其他药】阿卡波糖可增加华法林的吸收，其机制不明。抗酸药、考来烯胺、肠道吸附剂和消化酶制剂可减弱阿卡波糖的降糖作用，应避免合用。

伏格列波糖口服后在胃肠道不被吸收，在体内很少被代谢。其与阿卡波糖的显著不同是不影响地高辛的吸收。另一项在健康男性受试者中进行的临床试验表明，服用华法林使 INR 保持稳定水平后，再服用伏格列波糖不影响华法林的药物代谢动力学或药效学参数。

三、噻唑烷二酮类药物

核激素受体超家族配基依赖的转录因子包括过氧化物酶增殖体活化受体 γ（PPARγ）与 PPARα、PPARδ 等，对人体代谢具有重要调节作用。其中 PPARγ 激动增加胰岛素（INS）敏感性，决定对生长因子释放、细胞因子的产生、细胞增殖和迁移、细胞外基质的重塑和对细胞循环节数和分化的控制等的调节；PPARα 与 PPARγ 作用几乎相反；PPARα 激动剂主要用于降低血脂。噻唑烷二酮类（TZDs）是 PPARγ 激动剂，包括曲格列酮（TRO）、罗格列酮（ROS）、比格列酮（PIO）、环格列酮（CI）、达格列酮（DAR）。另有 PPARγ 与 PPARα 双激动剂如 Ragaglitazar。INS 增敏是该类药的基本作用，通过激动 PPARγ 来实现。但对其实现增敏的方式又有不同的认识。一是大量增加 HMW 脂联素多聚体，导致肝 INS 增敏。二是影响脂肪的分布，如降低肌肉脂肪，促进肌肉、内脏脂肪转移到皮下；缩小脂肪细胞容积，增加皮下小脂肪细胞的数量；三是降低高雄激素血症；四是改善 INS 和磷脂酰肌醇－3，4，5－$(PO_4)_3$ 激活蛋白激酶 C－zeta 的缺陷，从而改善 INS 对葡萄糖的转运等。其降低血糖作用是通过增加 INS 敏感性来实现的，可使 INS 刺激的葡萄摄取增加和糖原合成增加。适量的 INS 和肯定的 IR 是 TZDs 发挥降糖作用的必备条件，临床应当对胰岛功能和 IR 作适当评估以利更好应用 TZDs。大庆研究提示我国 1/3 IGT 没有明显 IR；日本研究发现 BMI≥27kg/m² 的 T2DM 88% 有 IR，21.5~27kg/m² 者 50% 有

IR，$\leq 21.5 kg/m^2$ 者仅 8% 有 IR。循环前胰岛素（PI）增加是冠心病独立危险因素。ROS 4mg 或 8mg/d 治疗 26 周后，血浆 PI 浓度和 PI：IRI 比值与基线和安慰剂比较都呈剂量依赖性降低（$P < 0.001$）；而安慰剂治疗组 PI：IRI 比值明显增加（$P < 0.001$）。继续观察至 52 周疗效仍能维持。氯贝丁酯和 TZDs 一样具有 PPARγ 激动作用，TZDs 也与氯贝丁酯相似而具有降脂作用，从而改善心血管危险因素。Satoh 等将 136 例 T2DM 随机分为 PIO 组（30mg/d，70 例）和对照组（66 例），疗程 3 个月。结果与对照组比较，PIO 降低高血糖、高胰岛素和 HbA1c 水平，增加血浆脂联素浓度（$P < 0.001$），同时显著增加 PWV。进一步分析显示，HbA1c 下降 <1% 组（30 例）和 HbA1c 下降 >1% 组（40 例），都具有明显的抗动脉粥样硬化效果，提示 TZDs 抗动脉硬化作用可能独立于降血糖。

　　噻唑烷二酮类药物主要经肝酶代谢，因此肝酶抑制剂或诱导剂可能会对此类药物的药动、药效学产生影响。这类药物是经过细胞色素 P450 酶代谢，其中曲格列酮（因有肝损害 2000 年已从美国撤出市场）是 P450 酶系统中 CYP3A4 诱导剂，因此可以与经 CYP3A4 酶代谢的药物西沙比利、HMGCoA 抑制剂发生相互作用，使后者的血药浓度减少。有试验对 DM 合并高脂血症的患者单服阿托伐他汀与阿托伐他汀合用曲格列酮做自身前后对照，结果表明阿托伐他汀和曲格列酮合用与单用阿托伐他汀相比，其低密度脂蛋白（LDL）及甘油三酯分别上升 23.3% 和 21.3%。

慎配伍常用药

　　【利福平】噻唑烷二酮类药罗格列酮口服后主要通过 N-去甲基和羟化作用以及与硫酸盐或葡萄糖醛酸结合而代谢。在 ROS 药物代谢过程中，CYP2C8 起主要作用，但有试验表明它并不抑制或诱导此酶，因此它对其他药物的影响较小。但其他影响 CYP2C8 的药物可能对 ROS 产生影响。利福平是 CYP2C8 的诱导剂。一项在健康受试者中进行的安慰剂随机对照交叉试验表明，利福平通过诱导 CYP2C8 活性，降低 ROS 的生物利用度，使 ROS 的血药浓度达峰时间（T_{max}）减少 28%，曲线下面积（AUC）降低 54%，清除半衰期缩短 50%。两者合用可减弱 ROS 的降糖效果。因此在开始或停用利福平时，应调整罗格列酮剂量，并密切监测血糖。

　　Park 等通过 10 例韩国男性健康受试者参与的一个随机开放、交叉对照研究，考察利福平对罗格列酮药动学的影响。受试者随机口服利福平 600mg 或安慰剂（qd）共 6d，第 7 天合用单剂量罗格列酮 8mg。结果与安慰剂相比，合用利福平使罗格列酮的 AUC 减少 65%，$t_{1/2}$ 由 3.9h 缩短至 1.5h；C_{max} 由 179nmol/L 降至 121nmol/L；表观口服药物清除率增加约 3 倍，由 2.8L/h 升至 8.5L/h。提示利福平能显著加快罗格列酮的体内代谢清除。Niemi 等设计了一个随机交叉对照研究，10 例健康受试者口服利福平 600mg/d 或安慰剂共 5d，在第 6 天合用单剂量罗格列酮 4mg。发现与安慰剂相比，利福平使罗格列酮的 AUC0→infinity 减少 54%，C_{max} 降低 28%。

　　吡格列酮的代谢过程中，CYP2C8 起主要作用，其次是 CYP3A4、CYP2C9 和 CYP1A1/2。而 CYP2C8 诱导剂利福平能使其 AUC 降低 54%。Jaakkola 等通过 10 例健康受试者参与的一个随机交叉对照试验，考察了利福平对吡格列酮药动学的影响。受试者随机口服利福平 600mg/d 或者安慰剂共 6d 后，合用单剂量吡格列酮 30mg。结果与安慰剂相比，合用利福平使吡格列酮的 AUC0→infinity 减少 54%，$t_{1/2}$ 从 4.9h 缩短至 2.3h，但没有影响 C_{max} 和 T_{max}。同时利福平增加了代谢物 M-Ⅳ 的血药浓度，缩短了 M-Ⅳ 的 T_{max}；使活性代谢物 M-Ⅳ 和 M-Ⅲ 与原型药物的 AUC0→infinity 比值分别增加 44% 和 32%。提示利福平加快了吡格列酮的代谢，提高了活性代谢物的水平。

　　【吉非罗齐】吉非罗齐通过抑制 CYP2C8 活性，使罗格列酮的 AUC 增加 2 倍，半衰期从 3.6h 延长至 7.6h，增加了罗格列酮的降糖作用。因此，两者合用时，罗格列酮剂量应减少 50%～70%，同时密切监测血糖，预防低血糖的发生。Niemi 等设计了一个随机交叉对照研究，10 例健康受试者口服吉非罗齐 600mg 或安慰剂（bid）共 4d，在第 3 天合用单剂量罗格列酮 4mg，考察吉非罗齐对罗格列酮药动学的影响。结果与安慰剂相比，合用吉非罗齐使罗格列酮的 AUC0→infinity 增加 2.3 倍，$t_{1/2}$ 从 3.6h 延长至 7.6h，而 C_{max} 升高 1.2 倍。

另外，吉非罗齐也能使吡格列酮 AUC 增加 3.4 倍，半衰期延长 2 倍，合用时也要预防低血糖的发生。

Jaakkola 等通过 12 例健康受试者参与的随机安慰剂交叉对照试验，考察了吉非罗齐对吡格列酮药动学的影响。受试者服用吉非罗齐 600mg/d，第 3 天合用单剂量吡格列酮 15mg。结果与安慰剂相比，合用吉非罗齐使吡格列酮的 AUC0→infinity 增加 3.2 倍，使其 $t_{1/2}$ 从 8.3h 延长到 22.7h，但不影响其 C_{max}。吉非罗齐使吡格列酮的 24h 尿排泄量增加了 2.5 倍，减少血和尿中活性代谢物 M－Ⅲ、M－Ⅳ 与原型吡格列酮的比值。吉非罗齐便 M－Ⅲ 和 M－Ⅳ 的 AUC0→48h 分别降低 42% 和 45%。Deng 等设计了一个 10 例健康受试者参与的随机交叉对照试验。受试者服用吉非罗齐 600mg/d 或安慰剂 3 天后，合用单剂量吡格列酮 30mg。结果与安慰剂相比，合用吉非罗齐使吡格列酮的 AUC 增加 3.4 倍。

【非诺贝特】Ledl 等报道了 1 例 75 岁的老年男性糖尿病患者，规律服用二甲双胍。因甘油三酯升高，将此前应用的调血脂药辛伐他汀更换为非诺贝特，没有出现生化方面的异常。在入院前 3 周，为改善患者的血糖控制，在二甲双胍治疗的基础上加用了罗格列酮。结果出现腓肠肌急性疼痛和痉挛而入院。当时肌酸激酶（CK）为 6 897U/L，血肌酐 0.116mmol/L，血尿素氮（BUN）为 2.3mmol/L。电生理检查提示肌病，组织活检提示肌纤维多发性损伤。患者经过支持和对症治疗后好转。提示临床应该谨慎合用罗格列酮和非诺贝特。

【阿托伐他汀】有研究显示，阿托伐他汀（80mg，qd）和吡格列酮（45mg，qd）合用，可使后者的血药浓度峰值（C_{max}）降低 31%，AUC 减少 24%，但两者相互作用的机制尚不明确。

【酮康唑】酮康唑通过抑制 CYP3A4 和 CYP2C8 活性，影响吡格列酮和罗格列酮的代谢。有研究显示，酮康唑（200mg，bid）和吡格列酮（45mg，qd）联合应用 7 天，后者的 C_{max}、C_{min} 和 AUC 分别增加 14%、87% 和 34%。因此，当两者合用时，应密切监测血糖水平，预防低血糖的发生。Park 等设计了一个随机开放、交叉对照研究，10 例韩国男性健康受试者口服酮康唑 200mg 或安慰剂（bid）共 5 天，在第 5 天合用单剂量罗格列酮 8mg，考察酮康唑对罗格列酮药动学的影响。结果与安慰剂相比，合用酮康唑使罗格列酮的 AUC 增加 47%，$t_{1/2}$ 由 3.55h 延长至 5.50h，C_{max} 升高 17%，表观口服清除率降低 28%。

【甲氧苄啶】Niemi 等设计了一个随机交叉对照研究，10 例健康受试者口服甲氧苄啶（TMP）160mg 或安慰剂 bid 共 4 天，在第 3 天合用单剂量罗格列酮 4mg，考察 TMP 对罗格列酮药动学的影响。结果与安慰剂相比，TMP 使罗格列酮的 AUC0→infinity 增加 37%，C_{max} 升高 14%，$t_{1/2}$ 从 3.8h 延长至 4.8h，同时减少了 N－去甲基代谢物的形成。提示临床应该谨慎合用罗格列酮和甲氧苄啶。

【其他药】有的药物虽然并不诱导或抑制 CYP 酶，但由于其代谢途径与降糖药相同，也可能发生竞争性相互影响。如吡格列酮可影响咪达唑仑的代谢，使咪达唑仑的 AUC 减少 26%，合用时须调整咪达唑仑剂量。此外，吡格列酮和口服避孕药（含炔雌醇、炔诺酮）合用时，两者的血药浓度都会降低 30%，可能导致口服避孕药失效，故合用时避孕应更谨慎。

四、格列奈类药物

格列奈类口服降糖药包括瑞格列奈、那格列奈、KAD－1229（米格列奈）、BTS 67 582。口服后吸收迅速，消除快，通过细胞色素 P450 同工酶代谢。其作用靶点与磺酰脲类相同，也存在受体选择性差异。其共同的作用特点是通过抑制胰腺胰岛 β 细胞膜上 ATP 敏感的钾离子通道（Kir6.2/SUR1），抑制 K^+ 的外流，导致细胞膜去极化，从而开放电压依赖的 Ca^{2+} 通道，使胞外 Ca^{2+} 大量进入细胞内，发挥促进胰岛素释放的作用。与磺酰脲类药物相比，格列奈类药物具有"快开—快闭"的特性，是起效快、作用时间短的胰岛素促泌剂。其"快开"作用刺激胰岛素分泌的模式与食物引起的生理性早期相胰岛素分泌相似，口服后胰岛素早相释放在 25min 之内显著增加，增强早期相胰岛素分泌，从而有效抑制肝糖输出和糖异生，降低餐后血糖升高的幅度。因此，本类药常被称作"餐时血糖调节剂"。有人认为这是作为模拟生理的方法恢复早相 INS 分泌，它的"快闭"作用不会同时导致基础或第 2 相胰岛素分泌的升高，能够预防高胰岛素血症，并减少低血糖倾向。这种"快开—快闭"的特性，起到模仿生理性胰岛素分泌的目的，可防止对胰岛 β 细胞的过度刺激，起到了保护胰岛 β 细胞的功能。相比之下，那格列奈的这种"快开—快闭"作用最为明显。曹国颖等研究发现，那格列奈的体外代谢迅速，10min 内肝细胞悬液中原型药物仅占初始浓度的 10%。奎尼丁、奥美拉唑、西咪替丁能明显抑制那格列奈的肝脏代谢。

格列奈类药物促分泌作用的另一特点为具有葡萄糖依赖性，即在空腹状态下服用药物，仅仅使血中胰岛素和葡萄糖水平发生较轻微的变化；而在进餐前服用，则可以快速促进胰岛素分泌。本类药可能良性影响甘油三酯（TG）和具有抗氧化效果。

格列奈类药物总体安全性较好，与磺酰脲等其他类型降糖药相比，其低血糖发生率较低，其中瑞格列奈低血糖发生率为 16%、那格列奈约为 2.4%，而格列本脲和格列吡嗪低血糖发生率分别为 20% 和19%。其常见不良反应包括恶心、腹痛、腹泻等胃肠道反应，头痛、眩晕及轻度兴奋等神经系统反应，以及头痛、背痛、关节痛、上呼吸道感染、乏力、震颤等。少见的过敏反应如皮疹、瘙痒、荨麻疹。肝酶升高的少见病例也曾引起注意，不过是轻微或一过性的，很少需要停药。大量对健康志愿者的临床研究表明，格列奈类药物与地高辛、茶碱、华法林、西咪替丁、利福平、酮康唑、炔雌醇、硝苯地平、HMG-CoA 还原酶抑制剂等药物合用，无明显药物相互作用。可能发生潜在不良相互作用的药物如吉非罗齐等。

对心血管的影响是糖尿病治疗实践中选药的重要依据。胰岛素促分泌剂作用的磺酰脲类受体（SUR）属于 ATP 结合盒超家族成员，可感受细胞内 ATP/ADP 浓度的变化，细胞内 ATP 浓度升高时 K_{ATP} 关闭，ATP 浓度降低时 K_{ATP} 开放。胰岛素促泌剂通过作用于 SUR 以关闭 K_{ATP} 而发挥生物学作用。SUR 亚型不同决定 K_{ATP} 对 SUR、ATP 的敏感性不同。SUR 有 SUR1 和 SUR2 两个亚型。其中 SUR1 位于胰岛 β 细胞，可调节胰岛素的分泌。胰岛素促泌剂通过关闭胰腺胰岛 β 细胞膜上 K_{ATP} 以增加 INS 的分泌。心血管细胞膜上是 SUR2，包括 SUR2A 和 SUR2B。SUR2A 位于心脏。心脏 K_{ATP} 通道有重要功能。首先冠状肌细胞 K_{ATP} 通道控制休息和低氧状态下的冠状血流；第二，心肌细胞内膜的 K_{ATP} 通道（$sarcK_{ATP}$ 通道）是心脏适应应激所必需的。并且 $sarcK_{ATP}$ 通道和线粒体内膜 K_{ATP} 通道（$mitoK_{ATP}$ 通道）开放在缺血预适应中起着中心作用。$sarcK_{ATP}$ 通道的开放也是心电图 ST 段抬高的基础，后者是急性心肌梗死溶栓治疗开始的主要依据。因此 INS 促泌剂阻断心血管 K_{ATP} 通道被认为增加心血管危险。SUR2B 位于血管平滑肌，可调节血管的紧张度。不同的胰岛素促分泌剂对不同亚型的 SUR 作用的敏感性不同，决定了其对心血管系统的影响不同。为了避免胰岛素促泌剂对心血管的负面影响，对于特定的病例如心血管事件高危患者、高血压难以控制的患者，宜选用对 SUR2 影响较小甚至不发生作用的促泌剂（高选择性）。根据电生理实验显示，促泌剂对胰腺和心血管 K_{ATP} 通道的选择性不同，可分为高选择性（大约1000x，包括那格列奈、米格列奈等短效格列奈类），中选择性（10~20x，包括格列本脲等长效磺酰脲类），非选择性（<2x，如瑞格列奈）。

格列奈类药物主要经肝 CYP 酶代谢，潜在的药物相互作用较多。

慎配伍常用药

【克拉霉素】克拉霉素是 CYP3A4 抑制剂。瑞格列奈在肝脏主要经 CYP3A4 和 CYP2C8 代谢，口服后被快速吸收，30~60min 达峰浓度，半衰期为 1h，蛋白结合率为 98%。克拉霉素可抑制瑞格列奈代谢，升高其血药浓度，因此在接受瑞格列奈治疗的糖尿病患者中，加用克拉霉素后要密切监测血糖水平，预防低血糖发生。临床教训案例：患者男性，80 岁，患 T2DM。2 年来一直口服瑞格列奈（0.5mg，tid），血糖控制理想。后因感染幽门螺杆菌，加用克拉霉素（500mg，bid），用药后48h 出现严重低血糖，静脉注射葡萄糖后得以纠正。

Khamaisi 等报道了 1 例 80 岁的男性终末期肾病和 T2DM 患者因严重低血糖而入院治疗。患者近 2 年服用瑞格列奈（0.5mg，tid），入院几天前服用克拉霉素（500mg，bid）治疗幽门螺杆菌感染，合用克拉霉素后 48h 出现严重的低血糖，经静脉给予葡萄糖处理后好转，但是 48h 后患者又出现低血糖，再次给予静脉葡萄糖好转。停用瑞格列奈后再无低血糖发生。提示克拉霉素和瑞格列奈之间可能存在相互作用，对于老年 2 型糖尿病患者应该谨慎合用。

【环孢素】瑞格列奈经 CYP3A4 代谢，同时又是 OATP1B1 底物。环孢素是 CYP3A4 和 OATP1B1 的抑制剂，抑制了瑞格列奈的代谢，减少肝脏对瑞格列奈的主动摄取。Kajosaari 等通过 12 例健康受试者参与的一个随机交叉对照试验，考察了瑞格列奈和环孢素之间的相互作用。受试者在第 1 天晚上 8 点和第 2 天上午 8 点随机口服环孢素 100mg 或安慰剂，第 2 天上午 9 点服用单剂量瑞格列奈 0.25mg，考察瑞格列奈药动学的变化。结果与安慰剂组相比，合用环孢素使瑞格列奈的 C_{max} 升至 175%，AUG 0→infinity 增至 244%。尿中的瑞格列奈原型及其代谢物 M2 和 M4 分别增加 2.7、7.5 和 5.0 倍，尿中的 Ml 没有明显改变，但是 M1/原型的比值降低了 62%。环孢素对消除半衰期或尿清除率没有影响。提示瑞格列奈和环孢素应该谨慎合用，并根据血糖情况调整瑞格列奈的剂量。

【利福平】那格列奈口服后被迅速吸收，15min 起效，血浆蛋白结合率高达 97%～99%，主要经混合功能氧化酶系代谢，在代谢中起主要作用的是 CYP2C9，其次是 CYP3A4。利福平通过诱导 CYP2C9 和 CYP3A4，使那格列奈的 AUC 减少 24%，但只轻度降低那格列奈的血药浓度，对其降糖作用并无显著影响。利福平也是 CYP2C8 的诱导剂。在一项单中心、开放、随机交叉临床试验中，利福平和瑞格列奈合用可使后者的 AUC 减少 31%，C_{max} 减少 26%。另一项研究表明，利福平与瑞格列奈合用，后者的 AUC 减少 54%，在服用瑞格列奈后 24h 再服用利福平，则瑞格列奈 AUC 减少 80%。

Niemi 等设计一个随机两周期交叉对照试验，9 例健康受试者随机口服利福平（600mg，qd）或者安慰剂共 5d，在第 6 天合用单剂量瑞格列奈 0.5mg。考察瑞格列奈的药动学情况。结果与安慰剂相比，合用利福平使瑞格列奈的 AUC 减少 57%，C_{max} 降低 41%，t：由 1.5h 缩短至 1.1h。Bidstrup 等通过 12 例健康者参与的一个随机两周期交叉对照试验证实，利福平显示出诱导瑞格列奈代谢的作用，停用利福平后对 CYP3A4 和 CYP2C8 的诱导效应继续存在，仍能加快瑞格列奈的代谢。提示利福平通过诱导 CYP2C8 和 CYP3A4 可加快瑞格列奈的代谢，降低其降血糖作用。

【吉非罗齐】吉非罗齐是 CYP2C8 抑制剂，可使瑞格列奈 AUC 增加 8 倍，半衰期从 1.3h 延长至 3.7h，显著增强瑞格列奈的降糖效果，两者禁止合用。

研究发现吉非罗齐与伊曲康唑联合用药时，大大增加血浆浓度时间曲线下面积（AUC），并对 CYP2C8 和 3A4 底物瑞格列奈的反应敏感；血浆瑞格列奈浓度在 7h 时被吉非罗齐升高 28.6 倍，被吉非罗齐联合依曲康唑升高 70.4 倍。

此外，瑞格列奈经有机阴离子转运多肽（OATP1B1）转运，这一过程可能存在相互作用，OATP1B1 的底物或抑制剂有可能会对其产生影响。有研究表明，编码 OATP1B1 的基因 SLCO1B1 的多态性对瑞格列奈药动学个体间差异有影响，但这种作用的临床意义有待进一步研究。

在体外吉非罗齐是 CYP2C9 的强抑制剂，超过对 CYP2C8 的抑制，但在体内可能相反。那格列奈主要通过 CYP2C9 及 CYP3A4 代谢，联合应用吉非罗齐和依曲康唑对那格列奈仅有较轻影响。同一类药对格列奈类降糖药的影响也不是同等的。如吉非罗齐明显增加瑞格列奈血浆浓度，并加强其降糖作用，但苯扎贝特和非洛贝特对瑞格列奈的药代动力学和药效动力学没有影响。

然而纤维酸类降脂药与所有抗高血糖药联合应用时都要小心，有引起血药浓度突然猛增的可能。

【伊曲康唑】伊曲康唑是 CYP3A4 抑制剂，可使瑞格列奈的 AUC 增加 1.4 倍。当吉非罗齐、伊曲康唑和瑞格列奈三者合用时，瑞格列奈的 AUC 增加 19.4 倍，半衰期延长至 6.1h。Niemi 等设计了一个随机自身交叉对照试验，12 例健康受试者随机口服伊曲康唑 100mg（首剂 200mg）bid 或者安慰剂共 3 天，第 3 天给予单剂量瑞格列奈 0.25mg。结果与安慰剂相比，合用伊曲康唑使瑞格列奈的 AUC 增加 1.4 倍。

【氟康唑】氟康唑可使那格列奈 AUC 增加 48%，两者合用可能会延长其降糖效果。

【甲氧苄啶】甲氧苄啶为 CYP2C8 抑制剂，增加健康受试者瑞格列奈血浆浓度，可使瑞格列奈 C_{max} 增加 41%，AUC 增加 61%。Roustit 等报道了 1 例糖尿病患者合用瑞格列奈和磺胺甲噁唑/甲氧苄啶后出现了有临床意义的低血糖反应。患者为 76 岁的男性，肾功能不全，此前没有低血糖病史，接受瑞格列奈（1mg，tid）治疗。因泌尿系感染在合用 SMZ/TMP 5 天后，患者出现了症状性的低血糖。随后停用瑞格列奈和 SMZ/TMP，给予葡萄糖注射后缓解。5 天后再次给予瑞格列奈，没有出现低血糖现象。提示磺胺甲噁唑//甲氧苄啶和瑞格列奈可能存在药物相互作用。Niemi 等通过 9 例健康受试者参与的一个随机双盲、安慰剂交叉对照试验证实，甲氧苄啶（160mg，bid 共 3 天）使瑞格列奈（单剂量 0.25mg）的 AUC，增加 61%，C_{max} 升高 41%，半衰期从 0.9h 延至 1.1h。

【替利霉素】替利霉素通过抑制 CYP3A4 而减慢瑞格列奈的代谢。Kajosaari 等设计了 12 例健康受试者的随机交叉对照试验，研究 CYP3A4 抑制剂替利霉素对瑞格列奈（CYP3A4 和 CYP2C8 底物）药动学的影响。受试者口服替利霉素 800mg 或者安慰剂 qd 共 3 天，在第 3 天时给予单剂量瑞格列奈 0.25mg。结果与安慰剂相比，合用替利霉素使瑞格列奈的 C_{max} 升至 138%，AUC0→infinity 增至 177%，替利霉素使代谢物 M1 的 AUC0→infinity 与原型药物的比值减少了 68%。

【磺吡酮】磺吡酮可选择性抑制 CYP2C9，这使那格列奈的 AUC 增加 28%，但对其 C_{max}、T_{max} 和半衰期没有影响。

【孟鲁司特】孟鲁司特可抑制 CYP2C8，但作用较弱，对瑞格列奈的药动学无显著影响，但两者合用仍须密切监测血糖。

【西柚汁】西柚汁可增高瑞格列奈的血药浓度，但对血糖影响较小。

【其他药】瑞格列奈与 CYP3A4 代谢药辛伐他汀、硝苯地平合用，不良事件发生率也增高，CYP3A4 抑制剂，如酮康唑、环孢素、红霉素等，可抑制瑞格列奈代谢，合用时均应密切监测血糖。此外，可增强瑞格列奈、那格列奈降血糖作用的还有单胺氧化酶抑制剂（MAOI）、非选择性 β 受体阻滞剂、ACEI、非甾体抗炎药、水杨酸盐、奥曲肽、酒精以及促合成代谢的激素。β 受体阻滞剂可能会掩盖低血糖症状。酒精可能会加重或延长由瑞格列奈片所致的低血糖症状。可减弱瑞格列奈、那格列奈降糖作用的有口服避孕药、噻嗪类利尿剂、糖皮质激素、达那唑、甲状腺素和拟交感神经药。那格列奈的药物相互作用少，对临床的影响也更小。

五、磺酰脲类药物

药物特点：磺酰脲类（SUs）降糖药在结构上都有磺基、脲酰基及两个辅基。其中磺基和脲酰基为基本结构。由于两个辅基不同，而形成不同的磺酰脲类药物，也是决定药物作用强度、作用时间、代谢特点的基本结构。SUs 包括第一代的甲苯磺丁脲、氯磺丙脲、醋磺己脲、甲磺氮卓脲，及第二代的格列本脲、格列吡嗪、格列齐特、格列波脲、格列喹酮等。另有格列美脲，有人称之为第三代磺酰脲类降糖药。

磺酰脲类降糖药通过与胰岛 β 细胞膜上 SU 受体（SUR）结合，阻断细胞膜上 K_{ATP}，胰岛 β 细胞内 K^+ 升高而使细胞膜去极化，从而开放了细胞膜上电压依赖的 Ca^{2+} 通道，胞外 Ca^{2+} 的内流而启动胰岛素的释放。与辛伐他汀合用，低血糖发生率增加。近来研究发现 90% 的格列本脲结合位点位于细胞内，从而动摇了上述认识。有人提出可能是通过增加丙二酸单酰辅酶 A 的形成，阻断肉毒碱棕榈酰基转移酶－1（CPT－1），关闭脂肪酸分解代谢，开启 PKC 激活的脂质合成代谢而刺激胰岛素的释放。因此 1 型糖尿病是不适合磺酰脲类降糖药的。一般 2 型糖尿病患者在被诊断时胰岛功能丧失大约 50%，这时应用磺酰脲类效果最好。随着病情的进一步发展，当残存的胰岛功能下降至 30% 以下时，往往就会发生磺酰脲类药失效，进而需要胰岛素治疗。由于两个 R 基的不同，又使得这些共性产生一定的差异。如在作用强度上，格列美脲（2mg）最强，其他依次为格列本脲（2.5mg）、格列吡嗪（5mg）、格列波脲（25mg）、格列喹酮（30mg）、格列齐特（80mg）、甲苯磺丁脲（500mg）。可以看出这一排列顺序与规格剂量相关，每片药剂量较小者作用较强，剂量较大者作用较弱。根据个人长期临床用药经验来看，格列齐特的片剂含量定得太大，宜以 50～55mg 为好；格列美脲也宜定为 1.5mg。按此来看，以上药物每片的药效基本相同，临床在更替用药时可大致按 1 片对 1 片来进行。目前不主张用到最大剂量。因药物结构的共同性，在病人饮酒时该类药均可引起戒酒硫样反应，尤其是氯磺丙脲发生的机会大，格列吡嗪发生的机会也较其他药稍多一些。低血糖是磺酰脲类降糖药的重要安全问题。并且低血糖的发生率往往与降糖力度有关，降糖力度越强，一般低血糖发生率可能越高。苏格兰的芒克兰兹医院对磺酰脲类降糖药观察了 5 年，发现降糖效果依次最好是格列齐特，有效率 80％，格列本脲有效率 74％，氯磺丙脲 17％，格列吡嗪 40％，格列喹酮 40％。5 年单药治疗继发失效率格列齐特 7％，格列本脲 19.7％，格列吡嗪 25.6％。低血糖发生率格列本脲高。

药物的代谢及排泄主要涉及肝肾损害。凡使用磺酰脲类降糖药，都应当对病人当前的肝肾功能有较好的了解。常用的几种磺酰脲类降糖药，格列齐特代谢产物肾排率最大，而且排出缓慢（24h 小于 5％），尤其应注意其肾损害，有人提出在肾小球滤过率小于 60ml/min 时视为禁用。如果根据简易公式〔男性内生肌酐清除率＝（140－年龄）×标准体质量（kg）／〔72×血肌酐（μmol/L）〕×100％，女性内生肌酐清除率＝男性内生肌酐清除率×0.85〕计算，年龄 60 岁、标准体质量 55kg（身高 160cm）的患者，当血肌酐超过 101.85μmol/L（男）或 86.57μmol/L（女）时，就应当停止使用格列齐特。格列吡嗪代谢物肾排率也达 90％，排泄也缓慢，肾小球滤过率小于 60ml/min 时也当禁用。格列本脲代谢物 50％从肾排，50％从肝排，肾小球滤过率小于 60ml/min 时，在没有更好条件的地方可考虑慎重小剂量使用。该药已有做成透皮贴剂的报道，其药效及药代动力学尚需进一步证实。格列美脲、甲苯磺丁脲与格列本脲排泄情况相似。甲苯磺丁脲排泄更快，在肾小球滤过率小于 60ml/min 时可能比格列本脲稍安全一些，但仍应小心从小剂量开始。格列喹酮代谢产物肾排率低，并且排泄快，肾小球滤过率小于 60ml/min 时可用之，但如肾小球滤过率小于 30ml/min 也当慎用。

由于该类药都在肝脏代谢，肝功能受损者都应当慎用，严重受损者禁用。代谢产物由肾出排少者一般经肝由胆道排泄就较多，因此在肝功能受损时应更为谨慎或不用，如格列喹酮。

一些非降糖药可能影响磺酰脲类的降糖作用，从而可能带来临床风险：一是使磺酰脲类降糖药作用增强，有可能引起严重低血糖。这类药物根据作用机制不同又可分为三类：①磺酰脲类降糖药血浆蛋白结合率高，可以和其他高结合率的药物发生竞争性拮抗，使磺酰脲类与蛋白质结合易于解离，包括阿司匹林等非类固醇类抗炎药、保泰松、磺胺增效剂、氯霉素、丙磺舒、氯贝丁酯类及其衍生物类降脂药等；②与磺酰脲类降糖药竞争酶类而影响降糖药代谢的药，如乙醇、华法林以及西咪替丁等 H_2 受体拮抗剂等；③影响磺酰脲类从尿中排泄的药，如抗高尿酸血症药丙磺舒、别嘌呤醇等。

二是减弱磺酰脲类降糖作用，这类药物根据作用机制不同也可分为三类：①可明显促进降糖药代谢的药，如巴比妥酸盐、利福平；②抑制胰岛素分泌的药，如噻嗪类利尿药、苯妥英钠及部分非选择性 β 受体阻滞剂；③阻碍胰岛素作用的药物，如肾上腺皮质激素、生长激素、雌激素和儿茶酚胺等。

此外，有癌症病史的人群在选用降糖药时，也应考虑磺酰脲类药的必要性。Johnson 博士的研究，比较了采用不同抗糖尿病药物治疗的 2 型糖尿病患者其他癌症死亡率的风险，并采用二甲双胍作为对照，对 10 309 例患者进行了 5.4 年的随访。结果发现磺酰脲类药物单药治疗患者的癌症死亡率增加了 30％，而联用胰岛素后增加了 90％。

慎配伍常用药

【丙吡胺】磺酰脲类药物可通过部分（50％～60％）抑制胰腺胰岛 β 细胞腺苷三磷酸（ATP）敏感钾（K）通道的去极化，促进胰岛素分泌。抗心律失常药丙吡胺亦有相似作用。当两者合用时，则可几乎完全（95％）抑制胰腺胰岛 β 细胞 ATP 敏感 K 通道的去极化，导致 ATP 敏感 K 通道关闭，胰岛 β 细胞持续去极化，促进胰岛素的分泌，增加低血糖的发生风险。其他 ATP 敏感 K 通道抑制剂与磺酰脲类合用也可能增加低血糖风险。临床案例：女性患者，62 岁，患 2 型糖尿病，口服格列美脲控制血糖，治疗期间没有发生过低血糖。后因房颤加用丙吡胺治疗，联合治疗 2 周，患者发生严重低血糖，住院治疗。停用丙吡胺，继续格列美脲治疗，随访 6 个月内未再发生低血糖。

【利福平】磺酰脲类药物如格列齐特、格列美脲等主要经 CYP2C9 代谢，因此合并使用影响 CYP2C9

生物活性的药物，则可能影响磺酰脲类的治疗效果。CYP2C9 诱导剂利福平可加速磺酰脲类代谢。研究表明，利福平与格列齐特合用，可使格列齐特 AUC 减少 70％，清除半衰期从 9.5h 缩短至 3.3h，降糖作用明显减弱。

Niemi 等设计了一个随机两周期交叉对照试验，10 例健康受试者口服利福平（600mg，qd）或者安慰剂共 6 天，在第 6 天合用单剂量格列美脲 1mg，考察格列美脲药动学的变化。结果，利福平使格列美脲的 AUC 减少 34％，$t_{1/2}$ 缩短 25％。提示利福平能轻度加快格列美脲的代谢。

Park 等设计了一个随机交叉对照试验，9 例韩国健康受试者随机服用利福平 600mg/d 或安慰剂 qd 共 6 天，第 7 天合用单剂量格列齐特 80mg，考察利福平对格列齐特药动学的影响。结果发现，与安慰剂相比，合用利福平使格列齐特的 AUC 减少 70％，半衰期由 9.5h 缩短至 3.3h，格列齐特的表观口服清除率升高 4 倍。

【吉非罗齐】吉非罗齐通过抑制 CYP2C9 而轻度减慢格列美脲的代谢。Niemi 等设计了一个随机两周期交叉对照试验，10 例健康受试者口服吉非罗齐（600mg，bid）或者安慰剂共 2 天，第 3 天同时合用单剂量格列美脲 0.5mg，考察格列美脲的药动学情况。结果发现，吉非罗齐使格列美脲的 AUC 增加 23％，半衰期从 2.1h 延长至 2.3h。

【氟康唑】CYP2C9 抑制剂如氟康唑、氟伏沙明等，通过抑制 CYP2C9 活性，使格列美脲血药浓度增加，半衰期延长，可能对格列美脲的降糖效果产生一定程度的影响。Niemi 等设计了为期三周的随机双盲、交叉对照试验，12 例健康受试者口服氟康唑 200mg，qd（首剂为 400mg）或者安慰剂共 4 天，在第 4 天合用单剂量格列美脲 0.5mg，考察格列美脲的药动学情况。结果与安慰剂相比，合用氟康唑使格列美脲的 AUC 增至 238％，C_{max} 升至 151％，$t_{1/2}$ 从 2.0h 延长到了 3.3h。提示临床应该避免合用格列美脲和氟康唑。

【咪康唑】推测咪康唑抑制格列齐特经 CYP 同工酶的代谢。Tanabashi 等报道了 1 例老年女性口服格列齐特 40mg/d 达稳态后，单次静脉给予咪康唑 400mg/d，6 天后患者出现低血糖。即使停药低血糖症状仍持续并且注射葡萄糖不能缓解，监测格列齐特的血药浓度比使用咪康唑前升高约 20 倍。提示临床应该谨慎合用。

【雷尼替丁/西咪替丁】雷尼替丁或西咪替丁可能通过抑制 CYP 同工酶而减慢格列吡嗪的代谢，或者升高胃 pH 而提高格列吡嗪的生物利用度。Feely 等通过 6 例糖尿病患者参与的一个随机安慰剂对照研究证实，与安慰剂相比，合用雷尼替丁 150mg 能使格列吡嗪的 AUC 升高 20％，增强格列吡嗪的降血糖作用，使餐后血糖水平降低 25％。Archambeaud-Mouveroux 等报道了 1 例老年患者服用格列齐特 160mg/d 达稳态后，合用西咪替丁 800mg/d，引起严重的低血糖。提示临床应该谨慎合用并注意监测血糖情况。

【氢氧化镁/碳酸氢钠】碳酸氢钠或氢氧化镁加快格列吡嗪的吸收。Kivistö 等通过一个随机对照试验证实，合用氢氧化镁能加快格列吡嗪的吸收，升高格列吡嗪的 C_{max}，增强其降血糖活性。提示临床应该谨慎合用并注意监测血糖情况。

【甲状腺片】甲状腺片与格列吡嗪等磺酰脲类可竞争结合血浆蛋白，使游离型药物增加，作用增强，一方面增强降糖作用，另一方面代谢增强，加重不良反应尤其是低血糖风险。

【其他药】血管紧张素转化酶抑制剂依那普利和卡托普利，可短暂地增加胰岛素敏感性，与磺酰脲类合用可能增加磺酰脲类的降糖作用，增加低血糖发生风险。

六、二肽基肽酶 4 抑制剂

药物特点：二肽基肽酶-4（DPP-4）是一种细胞表面的丝氨酸蛋白酶。DPP-4 在肠道中表达最高，在肝脏、胰腺、胎盘、胸腺也有表达。DPP-4 可以灭活多种生物活性肽，包括胰高血糖素样肽-1（GLP-1）和葡萄糖依赖性促胰岛素分泌多肽（GIP）。DPP-4 抑制剂可以使 DPP-4 失活，从而不分解 GLP-1，通过提高 GLP-1 的水平，发挥控制血糖的作用。二肽基肽酶 4 抑制剂即 DPP-4 抑制剂，是一类治疗 2 型糖尿病的药物，该类药物能够抑制 GLP-1 和 GIP 的灭活，提高内源性 GLP-1 和 GIP 的水平，促进胰岛 β 细胞释放胰岛素，同时抑制胰岛 α 细胞分泌胰高血糖素，从而提高胰岛素水平、降低血糖，且不易诱发低血糖和增加体质量。已上市 DPP-4 抑制剂包括西格列汀、维格列汀、沙格列汀、阿格列汀、利格列汀、吉格列汀和替格列汀等。

DPP-4 抑制剂（列汀类药物）在各自的治疗剂量下对 DPP-4 的抑制率大体相似。它们都有较高的口服生物利用度，且不受进食与否影响；吸收快，达峰时间通常在 1～2h。除维格列汀一日 2 次给药外，其余列汀类药物都是一日 1 次给药。列汀类药物中只有沙格列汀主要由 CYP 3A4/A5 代谢，其他 DPP-4 抑制剂发生药物相互作用的风险较低。除利格列汀通过肝肠循环排泄外，其余都主要通过肾脏排泄。

随着对 DPP 家族研究的不断深入，发现了具有 DPP-4 类似活性的酶家族，这些酶主要包括纤维细胞活性蛋白（FAP）、DPP-2、DPP-8 和 DPP-9，目前对这些酶的生理功能及作用尚未十分清楚。若 DPP-4 抑制剂对这些酶的功能造成影响，可能会引发新的问题和风险。长效性 DPP-4 广泛分布于体内，其抑制剂可能对其他底物功能造成影响。药物半衰期比较短的药物可能减少 DPP-4 抑制剂在使用过程中出现的不良反应。但 DPP-4 抑制剂需要较长的作用时间以便用于降低餐后血糖。上市 DPP-4 抑制剂具有良好的安全性和耐受性，大部分患者只出现轻微的药物不良反应，如腹泻、上呼吸道感染等。据上市后的病例报告报道，使用 DPP-4 抑制剂的患者中有过急性胰腺炎的病例。对于心血管方面，美国 FDA 曾对沙格列汀和阿格列汀可能会引起患者心衰住院增加做出警告，尤其是对于那些本就存在心血管疾病或肾衰的患者。此外，DPP-4 抑制剂可能会导致患者严重的关节疼痛。由于 DPP-4 抑制剂的上市时间较短，对于其安全性和药物相互作用问题有待于进一步的研究。

慎配伍常用药

【阿托伐他汀】Bhome 等报告了 1 例患者在服用阿托伐他汀几年后因合用西格列汀后出现横纹肌溶解症。患者为 75 岁的白人男性，有 2 型糖尿病、高血压和血脂异常，因双腿进行性肌无力 3 个多月而入院。患者服用阿托伐他汀 5 年多而无不良反应，6 个月前开始服用西格列汀以更好地控制血糖，其他药物包括阿司匹林、雷米普利、格列齐特、二甲双胍和吡格列酮。检查发现患者有明显的近端肌无力，无感觉受损，血清 CK 为 109 710U/L（正常范围为 25～195U/L），血浆尿素氮和肌酐水平正常，MRI 提示肌肉周围水肿，与炎症性肌病相符，甲状腺功能正常。停用西格列汀和阿托伐他汀，并对症治疗，24h 后血清 CK 下降到 11 368U/L，6d 后降至 3 709U/L，肌肉能力恢复，13 天后患者出院，糖尿病应用长效胰岛素控制。4 周后的随访发现患者稳定好转。提示临床应该谨慎合用西格列汀和阿托伐他汀。

【辛伐他汀】Khao 等报道了 1 例 76 岁的男性患者因下肢疼痛和肌无力 2 周就诊。患者既往有 2 型糖尿病、血脂异常、冠状动脉疾病、心房颤动和慢性肾病（基线肌酐为 204μmol/L），应用的药物包括阿司匹林、氯吡格雷、奥美沙坦、卡维地洛、胰岛素、美托拉宗、胺碘酮、布美他尼、格列吡嗪、左甲状腺素钠、辛伐他汀和依折麦布。患者 4 个月前把辛伐他汀从 40mg 提高到 80mg，增加了依折麦布 10mg，没有明显的不良反应。6 周前开始服用西格列汀 50mg/d，3 周后提高到 100mg/d。西格列汀的剂量增加 1 周后，患者双侧大腿出现疼痛和压痛，疼痛逐渐加重并出现肌无力。查体发现患者双腿有压痛和近端肌肉无力，实验室检查提示 BUN 43mmol/L，肌酐 398μmol/L，CK 22 000U/L，诊断为急性肾功能衰竭和横纹肌溶解症。停用了奥美沙坦、布美他尼、美托拉宗、西格列汀、辛伐他汀和依折麦布。经过 7d 的对症治疗后患者的 CK 水平下降。Boucher 和 Bergman 也报道了西格列汀与辛伐他汀的相互作用。但沙格列汀与辛伐他汀没有相互作用，可以合用。

【ACEI】DPP-4 抑制剂能抑制 P 物质的降解，而 P 物质与 ACEI 导致的血管神经性水肿有关。Brown 等比较了 Ⅲ 期临床试验中维格列汀和对照药引起的血管神经性水肿的发生率，发现维格列汀治疗不增加血管神经性水肿的发生率。当维格列汀与 ACEI 类药物合用时，维格列汀增加了血管神经性水肿的发生率，维格列汀组的发生率为 14/2 754，而对照组为 1/1 819，OR 为 4.57（95% 可信区间为 1.57～13.28）。提示临床维格列汀等 DPP-4 抑制剂与 ACEI 类药物合用时要注意潜在的不良药物相互作用导致的血管神经性水肿。但 DPP-4 抑制剂与缬沙坦等 ARB 合用无相互作用。DPP-4 抑制剂可以抑制缩血管物质神经肽 Y 的降解，当 ACE 被抑制时，DPP-4 也能抑制 P 物质的代谢。DDP-4 和 ACE 两种抑制剂合用是否存在药效学的相互作用？Marney 等考察了 DPP-4 抑制剂西格列汀是否能增加 ACEI 的降压效果。诊断为代谢综合征的受试者随机服用西格列汀 100mg/d 或安慰剂共 5 天后，再随机接受依那普利 0（$n=9$）、5mg（$n=8$）或 10mg（$n=7$）。结果发现，与安慰剂相比，合用西格列汀能增强 0（$P=0.02$）和 5mg（$P=0.05$）依那普利的降压作用；相反，降低 10mg 依那普利的降压作用（$P=0.02$）。与安慰剂相比，合用西格列汀使 10mg 依那普利能显著升高受试者的心率和血浆去甲肾上腺素水平；但是安慰剂和西格列汀对于 0 和 5mg 依那普利的受试者的心率和去甲肾上腺素水平都没有影响。

【洛伐他汀】DiGregorio 等报道了 1 例 75 岁的女性糖尿病、高血压和血脂异常的患者，因全身无力来急诊就医。患者 2 个月前有摔倒史。入院后患者的治疗药物包括洛伐他汀 40mg/d、地尔硫草控释片 240mg/d 和格列美脲 1mg/d。19d 前患者开始服用西格列汀 100mg/d，2 周后停用西格列汀，换用格列美脲。入院后心脏病医师会诊发现心肌 CK 显著升高，肌钙蛋白 I 处于正常范围上限，被诊断为他汀药物引起的横纹肌溶解症。因为患者此前 12 年一直服用洛伐他汀，10 个月前最后一次调整了地尔硫草的剂量，不太可能是地尔硫草与洛伐他汀相互作用导致的横纹肌溶解症。通过 drug interaction probability scale 评分（4 分）推测可能是洛伐他汀和西格列汀相互作用导致的横纹肌溶解症，机制有待于进一步研究。提示临床应该谨慎合用。

七、GLP-1 受体激动剂

GLP-1 由人胰高血糖素基因编码，并由肠道 L 细胞分泌的一种肽类激素。GLP-1 通过葡萄糖依赖方式作用于胰岛 β 细胞，促进胰岛素基因的转录，增加胰岛素的生物合成和分泌；刺激胰岛 β 细胞的增殖和分化，抑制胰岛 β 细胞凋亡，从而增加胰岛 β 细胞数量，抑制胰高血糖素的分泌，抑制食欲及摄食，延缓胃内容物排空等。这些功能都有利于降低餐后血糖并使血糖维持在恒定水平。但人体内具有生物活性的主要形式是 GLP-1（7-37），但易被 DPP-IV 水解，半衰期不到 5min。因此成药的 GLP-1 受体激动剂必须延长半衰期。

目前 GLP-1 受体激动剂类药物有 5 种，即艾塞那肽、利西拉来、利拉鲁肽、阿必鲁肽及度拉糖肽。其中艾塞那肽、利西拉来、阿必鲁肽为艾塞那肽类似物。艾塞那肽是从蜥蜴唾液中分离的 GLP-1 类似物，和人 GLP-1 有 53% 同源性。因其 N 端第二个氨基酸由甘氨酸替代丙氨酸，不被人 DPP-IV 降解，具有更长的半衰期和较强的生物活性。利拉鲁肽和度拉糖肽是人 GLP-1 类似物，和人 GLP-1 具有更高的同源性，因此免疫原性更低。在 5 种药物中艾塞那肽有一周一次剂型，通过制成缓释微球实现。利拉鲁肽通过偶联的脂肪酸侧链可以形成七聚体，且血液中可以和白蛋白结合，达到延长半衰期的目的。阿必鲁肽通过融合白蛋白达到长效目的。度拉糖肽则通过融合 Fc 片段，起到长效的作用。

常见不良反应包括：①胃肠道反应，如恶心、呕吐、腹泻、腹痛、消化不良、食欲下降等。大多数胃肠道反应均为轻至中度，呈一过性，很少会导致治疗停止。在 GLP-1 受体激动剂治疗的开始阶段，胃肠道不良反应如恶心发生率可能较高，但其症状严重程度和发生频率通常会随治疗时间延长而减轻。胃肠道反应呈剂量依赖性，为减少胃肠道反应，可从小剂量起始，逐渐加量。在患者可耐受的情况下，尽量避免停药。②免疫原性：予艾塞那肽注射液治疗后患者可能会产生抗艾塞那肽抗体，少部分患者由于产生抗艾塞那肽抗体效价高可能会导致不能改善血糖控制。利拉鲁肽治疗患者中约 8.6% 产生抗体，抗体形成不导致疗效降低。在使用利司那肽的临床试验中观察到，24 周主要治疗期结束后，32.2% 患者抗体为阳性，76 周治疗期结束时，44.7% 患者抗体浓度高于定量下限。

GLP-1 受体激动剂禁用于：①对该类产品活性成分或任何其他辅料过敏者；②有甲状腺髓样癌（MTC）病史或家族史患者；③2 型多发性内分泌肿瘤综合征（MEN2）患者。艾塞那肽周制剂在中度肾功能不全（肌酐清除率 30～50ml/min）患者中慎用，禁用于重度肾功能不全（肌酐清除率＜30ml/min）

的患者。艾塞那肽主要经肾小球滤过清除，在轻、中度肾功能损伤（肌酐清除率 30～80ml/min）患者中清除率轻微下降，不需调整剂量；不推荐用于终末期肾病或严重肾功能不全（肌酐清除率＜30ml/min）的患者。但因在该类药物临床使用的患者中曾观察到急性胰腺炎的发生，故出于安全性考虑，如果怀疑发生了胰腺炎，应立即停用该类药物；对确诊但未确定由其他原因引起的胰腺炎，不推荐恢复使用该类药物。

【ARB】急性肾功能衰竭可能与艾塞那肽导致的细胞外溶液缩减（恶心和呕吐）有关，如果合用利尿药和 ARB 可能加重了缺血性肾功能的衰竭过程。Lopez-Ruiz 等报道了 1 例 20 岁吸烟的男性患者 2006 年诊断为 2 型糖尿病，由于对之前的甘精胰岛素等疗效差，遂换用艾塞那肽 10μg bid，但是仍然合用之前的利尿药和 ARB 治疗。2 个月后，患者出现了对艾塞那肽的不耐受，表现为持续的恶心、呕吐和脱水状态，最终导致缺血性急性肾功能衰竭。当停用 ARB 和艾塞那肽后肾功能很快恢复。作者讨论认为，急性肾功能衰竭可能与艾塞那肽导致的细胞外溶液缩减（恶心和呕吐）有关，如果合用利尿药和 ARB 可能加重了缺血性肾功能的衰竭过程。提示临床应该谨慎合用，并关注艾塞那肽导致的恶心、呕吐可能引起患者的脱水状态。

【炔雌醇/左炔诺孕酮】艾塞那肽能减慢胃排空，可能影响同时合用的其他药物的吸收。Kothare 等通过 32 例健康女性受试者参与的一个随机开放三周期交叉对照试验，考察了艾塞那肽对炔雌醇/左炔诺孕酮（3μg/50μg）复方口服避孕药药动学的影响。受试者分别随机单用口服避孕药，或者在应用艾塞那肽 1h 前服用，或者在应用艾塞那肽 30min 后服用。受试者在第 8 天服用单剂量口服避孕药，再在第 10～28 天口服避孕药。受试者在第 1～4 天皮下注射艾塞那肽 5μg bid（分别在早餐前和晚餐前），第 5～22 天给予 10μg bid 皮下注射。测定第 8 天（单剂量）和第 11 天（多剂量）时口服避孕药的药动学参数。结果发现，合用艾塞那肽不影响两种口服避孕药成分的生物利用度和谷浓度。在应用艾塞那肽前 1h 服用口服避孕药没有显著的药动学变化，在应用艾塞那肽 30min 后服用单剂量口服避孕药使炔雌醇和左炔诺孕酮的 C_{max} 分别降低 46％和 41％。临床可以合用，最好在应用艾塞那肽前 1h 服用。

【胰岛素】Thong 等依靠 126 个保健机构的 315 个保健人员通过密码登录"英国临床糖尿病专家联合会"系统，调查其中 6 717 例患者合用胰岛素和不合用胰岛素时艾塞那肽治疗前后 HbA1c、体质量变化、艾塞那肽停药、不良事件和患者满意度等方面的内容。结果发现，4 857 例患者有基线和后期随访的相关数据，其中 1 921 例（39.6％）合用了胰岛素，基线时 HbA1c 为（9.45±1.69）％，BMI 为（40.0±8.2）kg/m²；平均治疗 26 周后，HbA1c 降低百分比分别为（0.51±0.06）％和（0.94±0.04）％（$P<0.001$），体质量降低分别为（5.8±0.2）kg 和（5.5±0.1）kg（$P=0.278$）。合用胰岛素的患者停用艾塞那肽的比例更高（分别为 31.0％和 13.9％，$P<0.001$），胃肠道副作用更多（28.4％和 25.0％，$P=0.008$），低血糖的发生率更高（8.9％和 6.1％）。临床应谨慎合用。

第二节　与降糖药合用可导致血糖波动的非降糖药

一、与降糖药合用可对抗降糖药疗效而升高血糖的药物

一些非降糖药，可通过药效学方面的相互作用或药动学方面的相互作用而对抗降糖药的降糖效果，使降糖药的疗效下降，血糖升高。在药动学方面，主要通过 CYP450 而与降糖药发生相互影响，这类药物参考相关章节。在药效学方面与降糖药相互作用而可能升高血糖的药物包括糖皮质激素、噻嗪类利尿剂、肾上腺素受体激动剂、烟酸等。

【糖皮质激素】生理情况下糖皮质激素在维持血糖的正常水平方面有重要作用，它可通过促进糖原异生、减慢葡萄糖分解及减少机体组织对葡萄糖的利用而增加糖原含量和升高血糖。当糖皮质激素作为外

源性药物应用于人体时，可能引起糖耐量减低和血糖升高。药物性 DM 的发生因素中糖皮质激素占第 1 位。任何形式应用糖皮质激素都有潜在的升高 DM 患者血糖的风险，降低降糖药的降糖效果。引起血糖升高的程度取决于激素使用的剂量、途径、用药时间及个体差异等因素。DM 患者应用糖皮质激素时，如不注意密切监测血糖和适当调整降糖药物治疗，则可能引起酮症酸中毒或高渗高糖综合征等严重后果。因此，应尽量避免糖皮质激素与降糖药的长期合用。如必须合用，则首先要加强对血糖的监测，必要时增加降糖药的剂量。有人认为中药如鹿茸、何首乌、甘草、人参等含糖皮质激素样物质，但由于其含量极低，临床通常对血糖的影响不明显。

【利尿剂】利尿剂可引起糖耐量减退。研究发现 DM 患者的糖耐量可在应用利尿剂的 2~4 周内发生改变。利尿剂中的噻嗪类利尿剂对糖耐量的影响最大，袢利尿剂对其影响较小，而保钾利尿剂对糖代谢无影响。关于利尿剂影响糖代谢的机制尚未完全阐明，一般认为噻嗪类利尿剂可能与引起低血钾有关，低钾可使胰岛素分泌减少并降低胰岛素的敏感性，从而使血糖升高。虽然非 DM 患者应用利尿剂引起血糖升高的幅度一般较小，但是 DM 患者如大量应用这类药时则可能发生严重的高血糖，甚至引发如高渗性昏迷等重症。因此对 DM 患者应用利尿剂尤其是噻嗪类利尿剂时，需要十分谨慎，这类药对糖代谢的影响是呈剂量相关的，当必须服用时，可用小剂量疗法。一般来讲宜避免使用噻嗪类利尿剂，可考虑用吲达帕胺，呋塞米也可能会好一些。同时使用保钾利尿剂是否可降低利尿剂对血糖的不利影响，尚无定论。

【肾上腺素受体激动剂】不同的肾上腺素受体激动剂可激动 α 或（和）β 受体。肝脏的 α 和 β_2 受体受到激动后可加速肝糖原的分解，胰岛 α_2 受体激动可以抑制胰岛素分泌。因此作用于上述受体的激动剂可潜在影响糖代谢，理论上可以引起轻度血糖升高。目前国内外专门研究肾上腺素受体激动剂对 DM 患者血糖影响的报道少。临床上用于 DM 患者而引起过高血糖甚至酮症的这类药物有 α、β 受体激动剂（如肾上腺素）、β_2 受体激动剂（沙丁胺醇、特布他林、羟苄羟麻黄碱）。但并非每个用上述药物的 DM 患者血糖都会受到影响，其高血糖的发生与患者个体素质、服药时程、剂量及患者其他合并症等因素有关。尽管这些药物引起高血糖的情况不具普遍性，但是当以上药物应用于 DM 患者时，仍需小剂量开始，并注意监测血糖。

【烟酸】烟酸属于 B 族水溶性维生素，能降低血清甘油三酯和胆固醇浓度，提高血清 HDL 水平，可作为除 I 型外的各型高脂血症的治疗药物。虽然烟酸具有广谱调血脂特点，但由于其剂量较大时可以引起血糖和血尿酸浓度增高及胰岛素抵抗，故一般不用作 DM 患者高血脂治疗的一线药物。

通过药动学方面的相互作用而影响血糖的药物，主要是通过干扰肝药酶的活性，包括作为诱导剂增高其活性，或作为抑制剂降低其活性，从而影响了须经 CYP450 酶代谢的降糖药的药动学特性，从而引起血糖的波动。这类药物其作用机制在本章后面相关节次中讨论。

二、与降糖药合用可能增强降糖作用甚至引发低血糖的药物或食物

【乙醇】超量服用乙醇是美国发生低血糖昏迷甚至死亡的首要原因。酒精可以耗竭肝糖原储备，特别是在空腹情况下可干扰糖原异生。对使用胰岛素治疗的 DM 患者，酒精可以加重胰岛素引起的低血糖，并延缓血糖的恢复。其原因可能是胰岛素引起低血糖时会伴随血清皮质醇、生长激素、加压素等激素的上升，而酒精抑制了这些激素的升高。酒精和胰岛素合用引起低血糖反应的概率，小于酒精与磺酰脲类降糖药合用引起低血糖反应的概率，但都可引起严重低血糖。因此，DM 患者应尽量少饮用或不饮用乙醇及含有乙醇的饮料，尤其避免空腹饮酒。

【β肾上腺素受体阻滞剂】β肾上腺素受体阻滞剂中，非选择性β受体阻滞剂如普萘洛尔，应用于正在接受降糖药治疗的糖尿病患者，同时具有使血糖升高或降低两种可能。前者是因为普萘洛尔可抑制 β_2 肾上腺素能受体介导的胰岛素释放，从而具有增加高血糖的可能；后者是因为普萘洛尔还可和磺酰脲类降糖药竞争与血浆蛋白的结合，从而增加游离磺酰脲类药物浓度，因此增加其降血糖作用。此外普萘洛尔还可通过抑制交感神经兴奋而掩盖心慌、心悸、颤抖等低血糖症状，延误治疗时机。国内有普萘洛尔和

格列本脲合用引起严重低血糖（血糖低达 0.11mmol/L）的报道。因此临床上对正在接受降糖治疗的糖尿病患者应用 β 受体阻滞剂，尤其是普萘洛尔时要注意血糖情况。

【血管紧张素转化酶抑制剂】一般认为血管紧张素转化酶抑制剂（ACEI）是合并高血压的糖尿病患者降压治疗的首选药物之一。有观点认为 ACEI 可能改善胰岛素抵抗。但有临床试验研究了长期小剂量应用卡托普利和依那普利对胰岛素敏感性及血糖水平的影响，结果表明长期小剂量应用以上药物不改变胰岛素敏感性及血糖水平。另外有人对使用胰岛素或磺酰脲类药物的 DM 患者发生低血糖时是否与降压药的合用有关进行了初步研究，通过统计某地区在 1 年中发生过低血糖的 404 名 DM 病例，与该年中未发生低血糖的 1375 名 DM 患者进行对照，结果发现明降压药中的 ACEI 的使用，在低血糖组和非低血糖组之间总体上无明显差异，但在服用磺酰脲类降糖药的 DM 患者中，应用依那普利后发生低血糖的危险性上升（$OR=2.4$）。目前关于 ACEI 对血糖的影响尚有争议，可能不同的 ACEI 对血糖的影响是不同的。在应用 ACEI 时，尤其是应用已经证实可能对糖尿病血糖有影响的 ACEI 时，特别要注意血糖的稳定性，对长期降糖达标的糖尿病患者加用本类药更应注意发生低血糖的可能性。

【H_2 受体拮抗剂】Feely J 等通过小样本随机、安慰剂对照试验，研究了 H_2 受体拮抗剂与磺酰脲类降糖药联合使用对血糖的影响。选择初诊为 2 型糖尿病服用格列吡嗪的患者，分别在饭前 3h 给予西咪替丁 400mg 或雷尼替丁 150mg 或安慰剂。结果：与安慰剂相比，西咪替丁和雷尼替丁分别使餐后血糖水平降低了 40% 和 25%，且两药皆使血浆格列吡嗪含量曲线下面积增加 20%。推测其机制可能与 H_2 受体拮抗剂具有肝酶抑制作用有关，使格列吡嗪代谢减慢；血糖降低也可能还与患者服用西咪替丁或雷尼替丁后，摄食量不同程度减少有一定关系。因此，临床在将 H_2 受体拮抗剂与磺酰脲类降糖药合用时，要注意监测血糖以预防低血糖发生。

【阿司匹林】阿司匹林是一种最为常用的非甾体抗炎药（NSAIDs），通过对 COX 的抑制而达到抗炎、止痛效果。由于该类药抑制前列腺素的合成和减少肾灌注，可能对血压有不利影响，并可能增加心脑血管事件。小剂量阿司匹林已被广泛应用来预防心血管病变。当阿司匹林大剂量应用于糖尿病患者时（大于 5g/d），可能引起低血糖。关于阿司匹林影响血糖的机制有几种观点。有人研究了阿司匹林对血糖利用和胰岛素分泌的影响，纳入 14 名健康志愿者与 7 名 2 型糖尿病患者，每天服用 3g 阿司匹林，连续用 3 天，并在试验前后做胰岛素及 C 肽释放试验。结果发现基线时 2 型糖尿病患者早期和晚期的胰岛素分泌量都显著下降。服用 3 天阿司匹林后，这些 2 型糖尿病患者血浆 C 肽水平保持不变，但血浆胰岛素浓度上升近 40%。胰岛素浓度上升而 C 肽水平不变，提示胰岛素浓度上升可能是由于胰岛素清除减少而不是胰岛素分泌增多所造成。另有研究表明，阿司匹林可抑制胰岛 β 细胞中前列腺素 E_2 的合成，而前列腺素 E_2 可抑制胰岛素分泌。阿司匹林尤其在大剂量时，与降糖药同时使用可能通过以上机制引发低血糖。因此，对糖尿病患者应尽量避免使用大剂量阿司匹林。临床以小剂量阿司匹林用于抗血小板的预防性治疗时，也要注意患者的肾功能和血压水平。其他与降糖药联用可能引发低血糖的非甾体抗炎药还有保泰松、布洛芬、非那吡啶等，临床在使用这些药时，应关注其不良风险。

【环丙沙星】Roberge 等报道一例长期服用格列本脲的 2 型糖尿病患者，在加服环丙沙星一周后发生了低血糖，经过测定发现其血清格列本脲浓度上升。国内有人通过动物实验研究了格列吡嗪与环丙沙星联合应用时，环丙沙星对格列吡嗪药代动力学及药效学的影响。方法：糖尿病大鼠 24 只分为联合用药组（环丙沙星＋格列吡嗪）及单独用药组（格列吡嗪），治疗 9 天后分别测定两组格列吡嗪血药浓度和血糖，并计算格列吡嗪的药代动力学参数。结果：两组大鼠格列吡嗪的药代动力学过程均符合一房室模型，且联合用药组格列吡嗪血药浓度显著升高，清除率下降 50%（$P<0.05$），吸收半衰期延长 63.7%（$P<0.05$），单独应用格列吡嗪治疗后血糖为 5.978mmol/L，联合应用格列吡嗪和环丙沙星治疗后血糖为 5.301mmol/L，两组血糖浓度差异具有显著性。认为环丙沙星与格列吡嗪联合应用可能增加低血糖风险。其机理可能与环丙沙星是细胞色素 P450 酶抑制剂有关。

【左氧氟沙星】迄今已经发现，氟喹诺酮类其他药物如左氧氟沙星、加替沙星等也有可能对血糖发生影响。据加拿大药物不良反应公报 2007 年第 1 期报告，自 1997 年 1 月 1 日至 2006 年 6 月 30 日，加拿大卫生部收到 22 份怀疑与左氧氟沙星有关的血糖代谢障碍的报告。所描述的血糖代谢障碍不良反应（ARs）包括 1 例糖尿病发生，2 例高血糖症，16 例低血糖症和 3 例高血糖与低血糖并存病例。大多数报告的血糖代谢障碍所涉及的病例存在糖尿病（68%），中位年龄是 71 岁（26～92 岁）。左氧氟沙星导致糖代谢异常的确切机制尚不肯定。其升高血糖的机制，可能是因为左氧氟沙星抑制了胰脏胰岛 β 细胞的钾通道，从而抑制了胰岛素的释放；其引发低血糖的机制可能与其抑制 CYP450 酶有关。

李文华等报道了 1 例 73 岁的老年男性，因腹泻 1 周，发热 5 天，于 2000 年 2 月 28 日入院。既往有 20 年 2 型糖尿病史。近 2 年糖尿病饮食控制治疗，未服用降糖药物。空腹血糖基本正常。查体：体温 36.0℃，脉搏 78 次/分，呼吸 22 次/分，血压 130/80mmHg。神志清醒，无脱水征。心肺腹部体检无异常发现。空腹血糖 7.77mmol/L，尿糖阴性，酮体阴性。粪常规：黏液粪，白细胞 70～80/HP，红细胞 3～4/HP。血、尿常规正常。粪培养为少量葡萄球菌生长。肝肾功能正常。入院诊断：①细菌性肠炎；②2 型糖尿病。治疗用甲磺酸左氧氟沙星注射液（北京双鹤药业．批号 99101520）0.2g，iv gtt，bid，并辅以以及 30%脂肪乳，双八面体蒙脱石，DL−盐酸肉毒碱，维生素 B₆ 等治疗。治疗 6d 后腹泻缓解，停用对症、支持药物。为巩固疗效，继续用甲磺酸氧氟沙星治疗。3 月 10 日早晨 7：30，患者突然神志不清，测血压 120/60mmHg，心率 62 次/分，呼吸 24 次/分。双瞳孔等大等圆，生理反射消失，病理反射未引出。急查末梢血微量血糖为 1.1mmol/L，同时测空腹血糖为 0.77mmol/L。诊断为低血糖昏迷。立即给 25%葡萄糖注射液 40ml，10% 葡萄糖注射液 750ml 静脉滴注维持。8：15 患者神志恢复。血糖 10.3mmol/L。停用甲磺酸左氧氟沙星。随后 3 天多次监测空腹血糖及餐后血糖均在 7～10.5mmol/L，患者神志清楚，病情趋稳定。

【莫西沙星】莫西沙星是目前被认为在氟喹诺酮类药中对糖代谢较为安全的药物。但临床仍然要注意其导致低血糖风险。该药口服说明书中就明确提示了其引发低血糖的可能。中国人民解放军总医院报告一例莫西沙星导致低血糖案例：患者男性，81 岁。主因左侧肢体活动受限 9 年，于 2006 年 12 月 10 日入院。有高血压病史 32 年，2 型糖尿病史 19 年，多发性脑梗死病史 9 年，长期服用盐酸贝那普利片 10mg，1 次/天，格列本脲 2.5mg 1 次/天，阿司匹林肠溶片 75mg 1 次/天等药物治疗，未发生过低血糖。入院时神志清楚，体温 36.6℃，血压 145/70mmHg，呼吸 20 次/分。双肺呼吸音清，未闻及干湿啰音及哮鸣音。心界左扩大，心率 76 次/分，律齐。腹平软，生理反射存在，病理反射征未引出血。血常规、肝肾功能及电解质等实验室检查结果正常。空腹血糖 5.52mmol/L，餐后 2h 血糖 10.76mmol/L，糖化血红蛋白 5.8%。头颅 CT：额叶陈旧性脑梗死。诊断：①脑梗死后遗症；②高血压 3 级（极高危）；③2 型糖尿病。给予糖尿病饮食，静脉滴注血栓通，继续口服格列本脲 2.5mg 1 次/天及原有其他药物治疗。12 月 13 因受凉后体温升高达 38.6℃，血常规：白细胞 10.2×10⁹/L，中性粒细胞 0.80。胸部平片：双肺纹理增粗，考虑为上呼吸道感染。给予莫西沙星片口服 0.4g 1 次/天。12 月 15 日 14：30，患者大汗，昏睡不醒，血压 200/60mmHg，心率 122 次/分，双侧瞳孔较前缩小，对光反射稍差。急诊头颅 CT 未见明确新发出血及梗死灶。急查血糖 1.9mmol/L，诊断为低血糖症，立即给予 50%葡萄糖注射液 20ml，10min 内静脉推注 10%葡萄糖注射液 100ml，30min 内静脉滴注，继以 10%葡萄糖注射液 500ml 维持静脉滴注，同时停用格列本脲、莫西沙星。17：30 机测血糖 5.0mmol/L，患者清醒，血压 150/76mmHg，心率 88 次/分。20：30 机测血糖为 7.0mmol/L，血压 132/70mmHg，心率 78 次/分。12 月 17 日停止静脉滴注葡萄糖，监测血糖正常。12 月 19 日、20 日连续监测空腹、餐后血糖偏高（空腹血糖 7.32～8.55mmol/L，餐后在 13.76～16.28mmol/L），于 21 日恢复格列本脲口服 2.5mg 1 次/天。此后连续检测血糖，空腹血糖波动在 5.58～7.36mmol/L，餐后血糖 8.76～10.28mmol/L，未再发生低血糖。

【磺胺药】磺胺类抗生素具有与磺酰脲类降糖药相似的结构，具有降低血糖的可能。正是由于在临床上使用磺胺药抗菌治疗，而导致低血糖的发生，才发现了磺酰脲类降糖药。在临床上对糖尿病患者尤其对血糖已经控制达标，并且其中使用了磺酰脲类降糖药的糖尿病患者，给予磺胺类抗生素要更加小心。

同时磺胺类药的血浆蛋白结合率较高，而磺酰脲类降糖药也是高血浆蛋白结合的药物，二者同时应用则形成对血浆蛋白的结合竞争，从而增加磺酰脲类药游离量，导致降糖作用增强。因此，同时应用磺酰脲类和磺胺类药物，要当心发生低血糖的风险。国外有关于磺胺药引起低血糖昏迷的报道。国内陈道雄等也报道了糖尿病患者应用磺胺类药发生低血糖的案例。当磺胺药与影响 CYP450 酶活性的药物同时，也有可能引起低血糖。有磺胺药与氟康唑同时应用引起急性低血糖的报道。

【抗抑郁药】美国 2 型糖尿病伴发抑郁的发生率较其他人群高 3 倍。目前对糖尿病人群中伴发抑郁的病人，其抗抑郁药的选择倾向于 5－羟色胺再摄取抑制剂（SSRIs）。SSRIs 有与三环类抗抑郁药（TCAs）相似的疗效，且不存在 TCAs 的诸多不良反应，因此应用十分广泛。但是这类药物抑制细胞色素 P450 酶，因此易与其他药物发生相互作用。且血浆半衰期都比较长，在某种程度上潜在限制了它们的应用。报道一位糖尿病合并抑郁患者，在合用格列本脲和舍曲林时发生了低血糖，可能与舍曲林抑制细胞色素 P450 酶系统中的 CYP3A4 酶，使格列本脲血药浓度增大有关。国内孙波等探讨了舍曲林对 2 型糖尿病患者合并抑郁症的疗效。将 60 例合并抑郁症的 2 型糖尿病患者，随机分为研究组（服用舍曲林，30 例）和对照组（未服用舍曲林组，30 例），治疗 8 周。以汉密尔顿抑郁量表（HAMD）评定疗效，用糖化血红蛋白（HbA1c）水平监测血糖控制情况。治疗 8 周后，研究组抑郁症状的改善明显优于对照组，研究组HbA1c 水平较治疗前显著下降，且明显低于对照组（$P<0.01$）。说明该药确实有利于血糖的进一步下降，如在血糖控制不良的患者中应用，则可能获益；但长期血糖控制达标的糖尿辣患者，如加用舍曲林，则有可能导致低血糖。

【喷他脒】喷他脒是确有疗效的抗卡氏肺孢子虫病药。临床报道多例喷他脒引起的严重低血糖。研究表明，喷他脒可破坏胰腺，在早期由于胰腺细胞溶解，造成胰岛素过量释放，从而引起短暂的胰岛素过多释放而引起低血糖。随着胰岛被破坏增多及功能的逐步丧失，后期出现胰岛素绝对不足而出现血糖升高。如果糖尿病患者虽要使用本药，应注意发生低血糖的可能。

第三节　与降糖药在吸收环节之相互作用

一、在吸收环节的药物相互作用

在吸收环节发生的药物相互作用主要关键部位是消化道，包括口腔、胃及大小肠。相互作用的药物大多经口给予药物，其吸收可受到种种因素的影响。常见的消化道影响机制包括下列几种：一是影响胃的正常排空速度，加速或延缓了胃的排空。如在糖尿病发生胃轻瘫时常需要使用促进胃肠蠕动的药物，如西沙必利等，这有可能使胃中的其他药物迅速入肠，使其在肠道的吸收时间提前，如服药后进食不及时（如有的磺酰脲类药要求餐前半小时服）则可能发生服药后低血糖或近餐点低血糖；并且缩短药物在肠道中通过的时间而减少药物的吸收量，导致餐前血糖升高。反之，抗胆碱药如山莨菪碱、阿托品等则抑制胃肠蠕动，使同服药物在胃内滞留而延迟其在肠道的吸收；同时因为肠蠕动减慢而使药物在肠中停留更长时间，则有可能增加药物吸收比例，从而使同服的降糖药的降糖半衰期延长，从而增加餐前低血糖的风险。尤其是降糖药的肠溶制剂、缓释剂型，受胃肠动力的影响可能更大。

二是影响药物与吸收部位的接触。某些药物在消化道内有固定的吸收部位。如核黄素和地高辛只能在十二指肠和小肠的某一部位吸收，甲氧氯普胺等能增强胃肠蠕动，使肠内容物加速移行，由于药物迅速离开吸收部位而降低疗效。口服降糖药如糖苷酶抑制剂阿卡波糖也主要作用于十二指肠及小肠上段的黏膜上皮细胞绒毛中的 α－糖苷酶，如果肠动力加速使阿卡波糖药物过快通过有效作用部位；或者患者服用阿卡波糖片剂时未嚼咬并服用了胃肠促动力药，也可能使阿卡波糖错过作用部位而被排出肠道。相反，抗胆碱药减弱胃肠蠕动，使这些药物在吸收部位潴留的时间延长，由于增加吸收而增效，而左旋多巴则可因并用抗胆碱药延迟入肠而减缓吸收，因之降效。

二甲双胍对消化道动力学有明显的影响。这种消化道动力改变，既可影响二甲双胍自身的代谢，也可影响其他一些药物的代谢。

三是影响消化液分泌及其 pH 值。消化液是某些药物吸收的重要条件。如硝酸甘油片（舌下含服）需要唾液充分地帮助其崩解和吸收。若使用抗胆碱药，由于唾液分泌减少而使之降效。

许多药物在 pH 值较低的条件下吸收较好，并用制酸药则妨碍吸收。抗胆碱药、H_2 受体阻滞药及质子泵抑制剂等均减少胃酸分泌，也起阻滞吸收作用。大环内酯类抗生素在 pH 值较高的肠液中吸收差。胃肠道壁内集聚较高水平二甲双胍，为血浆浓度的 $10\sim100$ 倍。因此服用二甲双胍后，胃肠道黏膜绒毛细胞处于极高浓度的二甲双胍环境中，从而不同程度地影响其吸收或分泌功能，进而也影响胃肠道的酸碱性。糖苷酶抑制剂如阿卡波糖由于抑制多糖分解，从而增加肠道糖酵解，进而也对肠道酸碱环境及分泌发生影响。

四是改变肠道菌群。肠道菌群对某些药物的肠内代谢有重要作用。如地高辛在肠道可经正常菌群代谢成双氢地高辛，若合用抗菌药如红霉素，则可抑制正常菌群，使地高辛血药浓度升高。正常的肠道菌群同时是肠道稳定内环境的重要组成部分。应用某些药物如引起肠道正常菌群紊乱，可引起肠功能紊乱，发生腹泻、便秘、腹胀等，从而影响药物的吸收。还有的药物本身的某些特性可能改变肠道内环境，导致肠道菌群失调，如二甲双胍、糖苷酶抑制剂等，进而影响食物在消化道的消化和吸收，引起血糖的波动。实际上，肠道作用既是某些药物治疗疾病的机制之一，同时也是其不良反应。在联合应用多种药物时，需要适当考虑这些因素，从而有利于更准确地选择药物、更好地确定个体治疗用量，以获得理想的临床治疗效果和增加药物的安全性。有研究认为是由于二甲双胍的不良作用及对其他药物的影响，除通过延迟食物吸收而改变了肠道动力外，还可能与促进肠道细菌生长有关。

此外，一些药物还可能在肠道形成络合与吸附，从而影响药物的吸收。如四环素、氟喹诺酮类遇钙、镁、铁、铝、铋离子可发生络合。虽然尚没有证据这些肠道形成的络合物对降糖药发生影响，但积极开展这方面的探索是有其意义的。另外，阿卡波糖可在肠道吸附某些药物，如地高辛，从而降低被吸附药物的血药浓度，降低其疗效。

二、在吸收环节与阿卡波糖相互作用

阿卡波糖为口服降血糖药，其降糖机制是抑制小肠壁细胞活性及其与 α-糖苷酶的可逆性结合，从而延缓碳水化合物的降解，造成肠道葡萄糖的吸收缓慢，降低餐后血糖水平。α-糖苷酶抑制剂本身大部分不被吸收，与其他药物合用时在消化道内不仅存在药效学相互作用，也存在药代动力学相互作用，影响其他一些药物的吸收。

【地高辛】阿卡波糖抑制小肠壁细胞活性，使地高辛吸收减少。同时，阿卡波糖还可吸附地高辛。由于阿卡波糖口服后很少被吸收，主要在肠道降解或以原型方式随粪便排泄，这也必然增加地高辛从消化道的排泄，影响人体对地高辛吸收，从而降低地高辛血药浓度并影响其治疗效果。

病例：男性患者，50 岁。确诊 2 型糖尿病并发高血压、心房纤颤。每日接受胰岛素治疗控制血糖，接受地高辛治疗控制心功能。因单独胰岛素治疗对餐后高血糖控制不理想，予增服阿卡波糖每餐 50mg，每日 3 次。3 个月后，患者突发严重心房纤颤，急送医院就诊。经查，患者血浆中地高辛浓度仅为 0.23ng/ml，低于有效浓度（$0.8\sim2.0$ng/ml）。后停用阿卡波糖，地高辛浓度升至 1.6ng/ml。当再次服用阿卡波糖后，血浆中地高辛浓度又再次下降。另一女性患者，72 岁，持续接受地高辛治疗，且地高辛浓度控制在正常范围，加用阿卡波糖后地高辛浓度降为 $0.56\sim0.72$ng/ml。停用阿卡波糖，地高辛维持原剂量，7 天后复查地高辛浓度回复到 1.9ng/ml。

一项在健康男性受试者中进行的随机交叉试验表明，阿卡波糖通过减少地高辛的吸收，使地高辛的 C_{max} 减少 30%，口服生物利用度降低 40%。同样，同时服用地高辛和阿卡波糖的患者，在停止服用阿卡波糖之后，地高辛血药浓度将可能会上升（可能存在个体差异），有时甚至会出现地高辛中毒症状。此时，应尽可能监测地高辛血药浓度和心电图，必要时及时调整地高辛的用量。在临床实际工作中，若地高辛与阿卡波糖必须同时应用，阿卡波糖在当餐第一口饭时服用；而地高辛每日一次，可定于晚间 9 点后服用。有条件者可同时通过监测地高辛血药浓度来设计和调整给药方案。鉴于可能出现的严重危害，对于同时应用地高辛和阿卡波糖者，应强调患者不要自行随意停用阿卡波糖。

【华法林】阿卡波糖可减少地高辛的吸收，却可增加华法林的吸收。因此，阿卡波糖与华法林同用时，有必要监测华法林的血药浓度，至少在临床出现可能华法林过量征兆时，应注意到其与阿卡波糖的相互作用。

案例：患者老年男性，持续接受华法林抗凝治疗，国际标准化比值（INR）稳定在 2.53～3.13。后因 2 型糖尿病加用阿卡波糖治疗，INR 增加到 4.85，停用阿卡波糖，7 天后和 14 天后复查 INR，恢复到以前的稳定状态。

此外，抗酸药、考来烯胺、肠道吸附剂和消化酶制剂可减弱阿卡波糖的降糖作用，应避免合用。据文献，伏格列波糖不影响地高辛和华法林的吸收。

三、在吸收环节与二甲双胍相互作用

二甲双胍对胃肠道的影响较为复杂，并且个体差异显著。有的人可表现为减弱胃肠道运动，有的人表现为胃肠动力增加。由于口服二甲双胍后在胃肠黏膜形成高浓度，可能导致黏膜的直接损伤，或改变黏膜的分泌，或影响肠道菌群等。二甲双胍常见不良反应包括腹泻、恶心、呕吐、胃胀、乏力、消化不良、大便异常、腹部不适及头痛。其他少见者为、低血糖、肌痛、头昏、头晕、指甲异常、皮疹、出汗增加、味觉异常、胸部不适、寒战、流感症状、潮热、心悸、体质量减轻等。二甲双胍可减少维生素 B_{12} 吸收，但极少引起贫血。二甲双胍的这些副作用产生的机制，有的清楚，有的尚待研究。

【与胃黏膜损害药】由于二甲双胍口服后，在胃肠黏膜表面形成极高的浓度，从而对黏膜产生显著的刺激，导致黏膜不同程度受到影响，甚至引发胃肠黏膜的溃疡。同时二甲双胍与一些抑酸药又有相互作用，胃黏膜覆盖药又常引起大便秘结而可能加重二甲双胍的某些不良作用，在因病情需要而应长期服用二甲双胍的情况下，保护由二甲双胍引起的胃肠黏膜损害有一定难度。因此，凡用二甲双胍的患者，要十分谨慎使用具有胃肠黏膜损害风险的药物，如非甾体类抗炎药吲哚美辛、双氯酚酸、阿司匹林、类固醇激素等，以免加重二甲双胍所导致的胃肠黏膜损害。杨晶晶等报道了一名 24 岁女性，有糖尿病、高脂血症病史，无消化道溃疡病史。2004 年 12 月诊断为 2 型糖尿病并伴糖尿病肾病，末梢血糖为 17.8mmol/L，胰岛素测定 329mIU/L，尿常规提示蛋白＋＋，无视网膜及周围神经病变。从 2004 年 12 月至 2006 年 3 月一直口服二甲双胍肠溶片，每次在餐前半小时服用 0.5g，3 次/天，服药期间病情稳定，随机末梢血糖控制在 6.1～6.8mmol/L。2006 年 1 月患者感到恶心、腹痛、反酸，持续 2 月后腹痛加重，出现黑便。2006 年 3 月到医院就诊，体格检查：体温 38.2℃，脉搏 72 次/分，呼吸 18 次/分，血压 120/60mmHg，腹部丰满、柔软，剑突下压痛，无反跳痛及肌紧张，肝脾区无叩痛，墨菲征阴性，移动性浊音阴性，肠鸣音 6～7 次/分。血常规提示 WBC：$14.2×10^9$/L，N：0.80，血淀粉酶提示正常。上消化道钡餐检查提示：①胃窦部溃疡；②胃、十二指肠球部炎症。临床考虑该病可能与长期口服二甲双胍肠溶片（圣妥，贵州圣济堂制药有限公司，生产批号：200402，规格：0.25g）有关，故停用二甲双胍肠溶片改服阿卡波糖片（拜糖平），三餐时与饭同服 50mg，3 次/天，换药后患者恶心、呕吐症状消失，上腹疼痛减轻，1 月后再经上消化道钡餐检查，胃窦部溃疡面愈合。

【与钙剂】二甲双胍在治疗 2 型糖尿病的临床实践中，有 10％～30％的用药者出现维生素 B_{12} 吸收不良而导致其缺乏，临床表现为虚弱，减重，背痛，四肢刺痛，神态呆滞，精神或其他神经失常，也可引起大细胞性贫血，但少见。有关其机制目前尚有争论。因回肠黏膜细胞维生素 B_{12} 内因子的摄取是钙依赖性的，二甲双胍可影响钙依赖性膜运动而导致钙吸收不良。故推论二甲双胍所致的钙吸收不良很可能与

其改变肠黏膜钙代谢有关。有作者对二甲双胍降低血清维生素 B_{12} 的程度及机制进行了研究。方法：21 名 30~60 岁接受磺酰脲类口服降糖药治疗的 2 型糖尿病患者经排除影响胃肠蠕动功能的因素后，以年龄、种族和初始血清维生素 B_{12} 配伍按 1：2 分组，7 名作为对照继续接受磺酰脲类口服降糖药，14 名改为二甲双胍治疗。前两周二甲双胍剂量为 850mg/d，然后增为 850mg，2 次/天，2 周后再增为 3 次/天，维持治疗 2 个月，不能耐受最大剂量者改为 850mg，2 次/天。停用二甲双胍后以 1.2g/d 碳酸钙治疗 1 个月。以差异放射分析法测量血维生素 B_{12} 及其类似物，总维生素 B_{12} 与经硅吸收后剩余维生素 B_{12} 之差为全运钴氨素 Ⅱ（holoTCⅡ），以乳果糖刺激氢呼吸实验判定肠道细菌是否过度增殖。结果所有受试者一般生化检查均在正常范围。实验组与对照组相比初始血总维生素 B_{12} 无明显差异［（400±119）比（335±120）ng/L］，而且整个实验过程中对照组亦无明显变化。实验组经 3 个月二甲双胍治疗后血总维生素 B_{12} ［（400±32）比（282±24）ng/L，$P<0.0005$］及 holoTCⅡ［（175±19）比（111±21）ng/L，$P<0.01$］明显降低。经多元回归模型控制初始变量后，二甲双胍应用 3 个月时与对照组相比，实验组血总维生素 B_{12} 明显降低［（−61±19）ng/L，$P<0.005$］，且更多的患者 holoTCⅡ 降低（$P<0.05$）。实验组以二甲双胍治疗后口服碳酸钙可使降低的 holoTCⅡ 回升，但对总维生素 B_{12} 无影响。实验中表明细菌增殖度的氢呼吸实验和血清叶酸均无明显变化。二甲双胍组与对照组相比 HbA1c 及体质量明显降低。结论：2 型糖尿病患者接受二甲双胍治疗者血总维生素 B_{12} 及 holoTCⅡ 明显降低。由于回肠维生素 B_{12} 的吸收是钙依赖性的，口服碳酸钙可逆转这种二甲双胍所致的维生素 B_{12} 吸收不良，故认为二甲双胍对维生素 B_{12} 吸收不良的副作用与其对回肠黏膜钙依赖性活动的影响有关。氢呼吸实验、血清维生素 B_{12} 类似物及叶酸在实验中无变化，故认为二甲双胍对维生素 B_{12} 的影响与肠道细菌的过度增殖无关。由于维生素 B_{12} 吸收不良可被钙剂所逆转，故 2 型糖尿病患者使用二甲双胍治疗，尤其对无喝牛奶习惯者应补充钙剂并监测血维生素 B_{12} 浓度。

【与硝苯地平】硝苯地平可促进二甲双胍的吸收，两者合用可使二甲双胍 C_{max} 增加 20%，AUC 增加 9%，并使尿中排泄量增加，但不影响血药浓度达峰时间（T_{max}）和半衰期。因此，两者合用时可增加低血糖的发生危险，应密切监测血糖。

【与琼脂】琼脂的主要成分是纤维素，可用作非油性的药膏基，起着延长药效的作用，或作为用作药片黏合剂和药胶囊。尚可作为药物悬乳剂和硫酸钡分散剂等。琼脂对身体无害，能吸收大量水分，增大体积，以促起肠壁的蠕动，消除肠壁积累的多余脂肪。琼脂在消化道可减少二甲双胍的吸收，或加重二甲双胍致恶心、呕吐、厌食、腹胀、腹泻等胃肠道反应。因此，在以琼脂作为赋形剂的口服药与二甲双胍同用时，应注意可能引起血糖的升高或导致药物消化道不良反应增加。

【与树脂类】树脂是植物正常生长分泌的一类化合物，常与挥发油、树胶和有机酸等混合存在。与挥发油共存的称香树脂，这些与树脂共存的有机酸统称香脂酸，如安息香；有些树脂与糖结合成苷，称为树脂苷，如牵牛树脂苷。树脂为多种物质的混合物，包括树脂酸、树脂醇、树脂酯和树脂烃以及它们的聚合物。其中大多为二萜烯与三萜烯类衍生物及木脂素等。树脂通常为无定形固体，或为半固体，少数为液体。固体者质脆，遇热发黏变软后熔化，燃烧时有浓烟与明亮的火焰。比水重，不溶于水，溶于乙醇和乙醚等有机溶剂。临床常用树脂类药材如乳香、没药、血竭、苏合香、枫香脂、松节油、阿魏、藤黄、安息香等。这些药物具有抗炎、镇痛、抗肿瘤、抗栓及心血管治疗等作用。在治疗糖尿病患者的神经、血管并发症或合并时，常可能用到这些药物。这些药部分具有明显的胃肠道刺激，可引起腹痛、腹胀等不良反应。研究证实，树脂类与二甲双胍同服，可减少二甲双胍的吸收，其机制尚不清楚。

第四节　以 CYP450 为主要作用靶点的药物相互影响

一、关于 CYP 及其同工酶

药物代谢酶即药酶，也称肝微粒体混合功能氧化酶，主要存在于肝细胞平滑肌内质网内，由血红素蛋白（P450）、黄素蛋白（NADPH2 细胞色素 C 还原酶）及磷脂三部分组成。细胞色素 P450 酶系（CYP450 或 CYPs）是一种以血红素为辅基的 b 族细胞色素超家族蛋白酶，位于细胞内质网膜上，因还原型细胞色素 P450 与一氧化碳复合物在 450nm 处有一吸收峰，故命名为细胞色素 P450，是微粒体混合功能氧化酶系中最重要的一族氧化酶。

在药物代谢中涉及Ⅰ相（phaseⅠ）代谢和Ⅱ相（phaseⅡ）代谢。Ⅰ相代谢或称Ⅰ相反应，通过引入或脱去功能集团如 OH^-，$-NH^{2-}$，SH^- 等，使原型药生成极性增高的代谢物。未被排泄的Ⅰ相产物，与内源性物质如葡萄糖醛酸、醋酸和甘氨酸等结合，生成可经尿液排泄的结合物，此过程即为Ⅱ相代谢或称Ⅱ相反应。CYP 是重要的参与Ⅰ相反应的代谢酶。CYP450 存在于细菌、真菌、植物及动物体内，在人体广泛存在于肝、小肠、脑、肺、肾等组织，属于Ⅰ相代谢酶，是生物体内参与各类外源性及内源性物质合成和代谢的主要酶系。1996 年 Nelson 等科学家制定了根据 P450 酶分子的氨基酸序列反映种族间 P450 酶基因超家族内的进化关系的统一命名法：凡 P450 基因表达的 P450 酶系的氨基酸同源性大于 40％的视为同一家族，表示为 CYP 后标一个阿拉伯数字表示，如 CYP2；氨基酸同源性大于 55％以上者为同一亚族，在家族的表示后面加一个大写字母，如 CYP2D；每一个亚族中的单个形式的 P450 酶，则是在表达式后再加一个阿拉伯数字，如 CYP2D6。目前，已发现 500 种以上的 CYP450 酶，共分成 74 类型，其中 14 种存在于哺乳类动物体内。其中参与药物代谢的主要 CYP 是 CYP3A、CYP2C、CYP1A、CYP2A、CYP2D、CYP2E 等，其中 CYP3A、CYP2C、CYP1A 为影响药物代谢的前三位。而主要与降糖药相关的是 CYP3A4、CYP2C9、CYP2C8。

CYP450 能将药物氧化、还原或水解成极性更大的代谢物，这步反应常常是药物从体内消除的限速步骤。CYP450 对药物代谢的效力受诱导剂或抑制剂的影响。当药物刺激合成较多酶蛋白时即发生诱导，这会增加酶代谢的能力。利福平是肝脏和肠中 CYP3A4 酶的诱导剂。凡是能降低酶促反应速度，但不引起酶分子变性失活的物质统称为酶的抑制剂。当 CYP 酶的活性被抑制后，经该酶解毒的药物会在体内蓄积，超过最低毒性剂量时就会对人体产生毒性作用；而经该酶活化产生药理作用的药物生成会减少，不能发挥有效的治疗作用。被 CYP450 酶代谢的药物为其底物。因此，无论是 CYP450 的诱导剂还是抑制剂，都可能影响一些药物（底物）的体内代谢，从而影响药物的治疗效应。常见 CYP450 及其同工酶的底物、诱导剂和抑制剂见表 19－1。

表 19－1　常见 CYP450 及其同工酶的底物、诱导剂、抑制剂

CYP450 及其同工酶	底物	诱导剂	抑制剂
CYP1A1	氯化苯	多环芳烃碳水化合物、苯并芘、嘧啶、烟碱、奥美拉唑	酮康唑、蔬菜中的黄酮和黄酮醇、α－萘黄酮、1－乙炔基芘、玫瑰树碱
CYP1A2	对乙酰氨基酚、咖啡因、非那西丁、红霉素、氟哌啶醇、茶碱、对乙酰氨基酚、安替比林、丙米嗪、三环抗抑郁药、新双香豆素	苯妥英、苯巴比妥、利福平、利托那韦、奥美拉唑、多环芳烃碳水化合物、烟草、十字花科蔬菜、灰黄霉素	氟异烟肼、喹诺酮类环丙沙星、诺氟沙星、酮康唑、氟伏沙明、呋拉茶碱、呋喃茶碱、氟伏沙明、维拉帕米、西咪替丁和口服避孕药
CYP2C8	地西泮、苯巴比妥、三环抗抑郁药	利福平、苯巴比妥	埃索美拉唑
CYP2C9/10	布洛芬、卡马西平、甲苯磺丁脲、格列吡嗪、格列本脲、苯妥英、新双香豆素乙酯、华法林	苯妥英、苯巴比妥、利福平、地塞米松	胺碘酮、西咪替丁、帕罗西汀、奎尼丁、磺胺苯吡唑、舍曲林、酮康唑
CYP2C19	氯吡格雷、美芬妥英、地西泮、奥美拉唑、双氯芬酸、三环类抗抑郁药	苯巴比妥、利福平	苯环丙胺、奥美拉唑、西咪替丁、氟康唑、酮康唑、伏立康唑、依曲韦林、非氨酯、氟西汀、氟伏沙明以及噻氯匹定

续表

CYP450 及其同工酶	底物	诱导剂	抑制剂
CYP2D6	β受体阻滞剂、奥美拉唑、异喹胍、司巴丁、可待因、美沙芬、三环类抗抑郁药	卡马西平、苯巴比妥、利福平、糖皮质激素、孕烷	氟西汀、帕罗西汀、氯丙嗪、西咪替丁、苯海拉明、特比萘芬
CYP2E1	乙醇、氯唑沙宗、硝基苯酚、对乙酰氨基酚、七氟醚、三氯乙烯、甲氧氟烷、恩氟烷	乙醇、异烟肼、苯	二乙基氨磺酸盐、4-甲基吡唑
CYP3A4	地西泮、三环类抗抑郁药、美沙芬、红霉素等大环内酯类、芬太尼、洛伐他汀、利多卡因、咪达唑仑、可待因、格雷司琼、地尔硫䓬、硝苯地平、氢化可的松、西沙必利、酮康唑、环孢菌素、奥美拉唑	糖皮质激素、卡马西平、苯巴比妥、利福平、乙琥胺、异烟肼	酮康唑、氟西汀、红霉素、克拉霉素、孕二烯酮、西咪替丁、甲硝唑、帕罗西汀、舍曲林、利托那韦
CYP3A5	咖啡因、地尔硫䓬	地塞米松	
CYP3A7	咪达唑仑		
CYP7	胆固醇		
CYP11A1	胆固醇		
CYP17	孕烯酮		
CYP19	睾酮		
CYP21A2	17-羟孕酮		

二、糖尿病患者 CYP450s 活性改变

由于糖尿病属于多系统器官疾病，因合并症、并发症多，用药复杂。同时糖尿病状态本身又可能改变药物的药代动力学行为。其机制可能与机体内多种参与药物吸收、代谢、排泄的酶活性的改变有关。其中关键的是 CYP450s 酶。肝 CYP450s 的含量和活性可受到诸多因素包括遗传、性别、种属、年龄、疾病等的影响。糖尿病状态下，CYP450s 等药物代谢酶的活性与表达发生了显著变化，进而对药物、内源性物质的生物转化产生影响。糖尿病状态下 CYP3A 活性的改变表现出明显的种属差异，并与糖尿病类型、病程以及患者的年龄等因素相关。临床报道显示，2 型糖尿病患者肝 CYP3A4 酶活性和蛋白水平显著下降。1 型糖尿病状态下，大鼠肝内 CYP3A1/2 活性被诱导。而这种 CYP3A 的诱导可经胰岛素治疗得以逆转。例如，糖尿病大鼠体内尼卡地平的消除显著加快，而给予胰岛素后，尼卡地平的消除恢复到正常水平。非肥胖型糖尿病 GK 大鼠体内，CYP3A2 的活性与表达显著上调，而 CYP3A1 的活性却表现出下降的趋势。另一种 2 型糖尿病的动物模型——TSOD 小鼠体内 CYP3A 活性和表达显著上调。离体实验进一步证实糖尿病状态下 CYP3A 活性的上调。

临床结果显示，肥胖 2 型糖尿病患者体内肝 CYP2E1 活性显著上调，导致单次口服 CYP2E1 经典底物氯唑沙宗后，血浆中氯唑沙宗 AUC 显著下降。而 1 型糖尿病患者 CYP2E1 活性仅表现出升高的趋势。肝脏 CYP2E1 的 mRNA 水平在 1 型及肥胖 2 型糖尿病患者中均显著升高。给予胰岛素可浓度依赖性降低 CYP2E1 mRNA 的表达，认为糖尿病状态下造成 CYP2E1 活性上调的原因可能与胰岛素受体磷酸化相关。

临床报道显示，安替比林在 1 型糖尿病患者体内清除率较正常患者增加 72%，且尿液中经 CYP1A2 代谢的产物 4-羟基安替比林的生成量增加 74%，而在 2 型糖尿病患者中无显著变化，提示 1 型糖尿病可诱导人体肝内 CYP1A2 活性。

CYP2C 亚型是 CYP 家族中最复杂的亚型。在人体中，CYP2C 家族占肝总 CYP 含量的 20%，并参与了约 16% 的临床药物的代谢，主要以 CYP2C8、CYP2C9、CYP2C19 亚型存在。其中 CYP2C9 参与多种

糖尿病治疗药物的代谢，如甲苯磺丁脲、格列本脲等。在糖尿病状态下，与其他多数被诱导的 CYP 亚型不同，CYP2C11 亚型的活性得以抑制。

大多数糖尿病治疗药物主要经 CYP2C9、CYP2C8、CYP3A4 等 P450 酶系代谢。如 CYP2C9 参与磺酰脲类口服降糖药的代谢，而 CYP3A4 和 CYP2C8 参与 TZDs、美格替奈类似物，以及 DPP-Ⅳ 抑制剂等降糖药的代谢。二甲双胍是目前应用最广泛的治疗糖尿病的药物，在大鼠体内主要经肝 CYP2C11、CYP2D1、CYP3A1/2 代谢。实验表明，伴随着 CYP2C11 活性被抑制，STZ 诱导的糖尿病大鼠静脉注射二甲双胍（100mg/kg）后，其非肾清除率显著低于正常对照组，而口服二甲双胍后，其 AUC 显著低于正常对照。长效磺酰脲类药物格列本脲在人体内主要经肝 CYP2C9 代谢。格列本脲在大鼠体内主要经 CYP2C11 代谢。

糖尿病状态下，阿托伐他汀内酯的清除率显著下调，导致其在体内蓄积。阿托伐他汀是全球广泛使用的降脂类药物，它通过选择性抑制 HMG-CoA 还原酶而限制胆固醇的生物合成。在人体肝脏内，阿托伐他汀酸形成与 CYP3A4 具有更强亲和力的阿托伐他汀内酯，并最终经 CYP3A4 代谢形成 o-羟基和 p-羟基活性代谢产物。而近年来不断有临床报道显示，阿托伐他汀可造成患者肝损伤。尼索地平是二氢吡啶类钙通道阻滞剂，是治疗高血压的常用药物。2 型糖尿病患者对降血压药物尼索地平的清除率显著降低，且对映异构体的代谢发生改变。

三、通过 CYP3A4 发生相互作用的降糖药

CYP3A4 主要存在于肝细胞及空肠的绒毛柱状上皮等中，在其他脏器如肾脏、胰腺、回肠中也有表达。CYP3A 约占肝脏总 CYPs 的 30%，占肠壁总 CYPs 的 70%。在 CYP3A 亚组中，CYP3A4 是人类药物代谢中最丰富和最重要的 CYP 酶。

对 CYP3A4 发生作用的降糖药主要是瑞格列奈、那格列奈、曲格列酮、沙格列汀。其中瑞格列奈通过 CYP3A4 诱导剂代谢。CYP3A4 抑制剂，重要的如酮康唑、红霉素、伊曲康唑、氟康唑等，可使其瑞格列奈血药浓度升高；能诱导 CYP3A4 的药物，如利福平、苯妥英等可降低瑞格列奈血药浓度。那格列奈只有大约 30% 通过 CYP3A4 代谢，另 70% 则通过 CYP2C9 代放。虽然体外发现那格列奈对 CYP2C9 可能有潜在的抑制作用，但对 CYP3A4 的代谢反应无抑制作用，对曲格列酮、华法林、地高辛等的药代动力学无影响。已经退市的曲格列酮是 CYP3A4 的诱导剂，可增加 CYP3A4 底物的代谢而降低其血糖的浓度，如降低 HMG-CoA 抑制剂的血药浓度，可使阿托伐他汀的降脂作用明显减退。沙格列汀是一种 DPP-Ⅳ 抑制剂，通过 CYP3A4/5 代谢。CYP3A4/5 抑制剂如酮康唑、克拉霉素、伊曲康唑等可增加其血药深度。临床在使用沙格列汀时如联合了 CYP3A4 抑制药，应减少其用量。Robert 等报道了 2 例服用磺酰脲类药物的老年患者，因呼吸道感染服用克拉霉素后 48h 内发生严重低血糖。14 元环的红霉素、克拉霉素、乙酰竹桃霉素，与 CYP3A4 形成复合物的作用最强，发生不良反应也更重；罗红霉素和 16 元环的交沙霉素、醋酸麦迪霉素、螺旋霉素次之；15 元环的阿奇霉素和 14 元环的地红霉素较弱。与 CYP3A4 底物如特非那定、茶碱、部分钙通道阻滞剂、部分 3-羟基-3-甲基戊二酰辅酶 A（HMG-CoA）还原酶抑制剂、唑类抗真菌药及上述口服降糖药合用，应选择阿奇霉素或地红霉素，而不应选用红霉素或克拉霉素。

Islam 等观察了 6 名移植后糖尿病患者同时使用格列本脲及环孢素 A 的情况，发现其环孢素 A 的稳态血药浓度上升了 57%，这可能是格列本脲抑制了 CYP3A4 酶，而环孢素 A 正是此酶的底物。所以同时使用环孢素 A 和格列本脲的患者应更加密切监测环孢素 A 的浓度，避免毒副反应。H_2 受体阻断剂（西咪替丁、雷尼替丁）被报道与磺酰脲类合用导致低血糖的发生，这可能是由于这类药物影响了肝药酶而影响了降糖药的代谢，因此要尽量避免它们的合用。

HMG-CoA 还原酶抑制剂中洛伐他汀、辛伐他汀、阿托伐他汀、西伐他汀等，需要经 CYP3A4 代谢激活后才产生药理活性，在与上述降糖药同用时注意调整药量，以免影响治疗效果。

研究证实，利福平对 CYP3A4、CYP2C9、CYP2C19 和 CYP2B6 存在诱导效果，对 CYP3A4 的诱导

作用最强。在培养的人肝细胞中，利福平可增加超过 50 倍的 CYP3A4。利福平对药物转运体中的 P-糖蛋白（P-gp）也具有诱导作用。利福平还可对 CYP3A4 和 P-gp 发挥协同诱导，未被 CYP3A4 代谢的药物，经由 P-gp 泵到肠腔后又被跨膜吸收，最终使未被代谢的药物分子接触 CYP3A4 代谢酶的机会增加。因此，经 CYP3A4 代谢的降糖药，应尽可能避免与利福平同时使用。

葡萄柚汁（GFJ）又称胡柚汁，可作调味剂或日常饮料，国外食用广泛。葡萄柚汁可明显升高非洛地平的血药浓度，增加非洛地平的生物利用度。这是由于葡萄柚汁是肝药酶抑制剂，可延缓或减少经肝代谢药物的代谢，使血药浓度升高。研究发现，葡萄柚汁能抑制肠道 CYP3A，增加 CYP3A 底物的口服药生物利用度。柚子汁能使肠道细胞 CYP3A4 蛋白的数量明显减少，但肝脏 CYP3A4 的活性和肠道 P-gp、绒毛素、CYP1A1、CYP2D6 等不变。口服降糖药的糖尿病患者，在吃柚子时应注意血糖是否有波动。

四、通过 CYP2C9 发生相互作用的降糖药

人体的 CYP2C 亚族包括 CYP2C8、CYP2C9、CYP2C10、CYP2C11、CYP2C17、CYP2C18、CYP2C19 几种异构体，氨基酸序列 82% 以上一致。

CYP2C9 底物较多，如甲苯磺丁脲，神经系统药物巴比妥类苯妥英、地西泮、米帕明，华法林，非甾体类抗炎药如萘普生、布洛芬，替尼酸，磺胺类抗菌药磺胺甲基异恶唑，镇静催眠药如环己烯苯，拟精神病药四氢大麻酚，抗疟药 58C80，抗肿瘤药环磷酰胺，性激素孕酮睾酮，前致癌物多环芳香族碳氢化合物，致突变剂杂环胺类，非肽类血管紧张素 II 受体 AT_1 拮抗药洛沙坦，新型 HIV21 蛋白酶抑制剂 amprenavir 等。上述药物经 CYP2C9 代谢后，有些活性减弱，如磺胺甲基异戊唑、S-华法林等；有些则活性增强，如抗肿瘤药环磷酰胺。降糖药中除上述甲苯磺丁脲外，格列齐特、格列吡嗪、格列本脲、罗格列酮、瑞格列奈和那格列奈等都有经过 CYP2C9 的代谢。

大量等位基因存在是细胞色素 P450 引起药物氧化代谢个体差异和种族差异的生化基础。CYP2C9 具有遗传多态性，大量研究表明 CYP2C9 在人类存在几种等位基因突变体，其中最主要的三种等位基因是野生型（CYP2C9*1）、R144C 突变体（CYP2C9*2）和 I359L 突变体（CYP2C9*3）。由于 CYP2C9 基因具有多态性，导致一些由其代谢的药物疗效的不稳定性。如洛沙坦是血管紧张素受体亚型拮抗剂，属于联苯四唑类化合物衍生物，在肝脏中经 CYP2C9 和 CYP3A4 氧化代谢为具有药理活性的 EXP3174，它在人体中代谢有很强个体差异性，在 CYP2C9*2P*2 和 CYP2C9*1P*3 的个体中，洛沙坦代谢为 EXP3174，转化率比 CYP2C9*1P*1 低 2~3 倍，CYP2C9*3P*3 纯合子个体比 CYP2C9*1P*1 低 9 倍。有多种降糖药经过 CYP2C9、CYP2C8 代谢，是否存在这种情况值得研究，可能对相关降糖药的个体差异带来影响。

CYP2C9 的表达无性别年龄差异。饮食、健康状况和长期饮酒有可能影响其活性。CYP2C9 蛋白含有一个能被细胞色素 b5 识别并对其产生激活作用的位点，即 Arg-Arg-Phe-Ser。这个位点经 cAMP 依赖性激酶进行氨基酸残基 Ser 磷酸化修饰后，能被细胞色素 b5 识别，进而导致对该酶的激活。当 Ser 被 Cys 代替时，如 CYP2C18，则细胞色素 b5 失去对该酶的激活作用。CYP2C9 能代谢许多药物，但同时又有许多药物影响其活性的表达。目前已知能够诱导 CYP2C9 活性表达的药物有卡马西平、苯巴比妥和利福平等，而能抑制其活性的物质有磺胺、安替比林、双香豆素、氯霉素、西咪替丁、保泰松、磺吡酮、唑类抗真菌药（如氟康唑、酮康唑、咪康唑）和选择性 5-羟色胺再摄取抑制剂（SSRIs）等。另外噻吩利尿酸作为 CYP2C9 的自杀型底物也可引起 CYP2C9 的失活。CYP2C9 等位基因的突变体（R144C 和 I359L）在不同生物系统中表达时，其相应的酶蛋白活性均低于野生型。阐明影响 CYP2C9 活性的因素，对于认识临床上药物-药物相互作用的机制具有重要价值。

通过 CYP2C 代谢的植物药也不少。白芷中富含呋喃香豆素化合物，研究发现白芷提取物可以抑制大鼠肝微粒体 CYP2C 活性，从而影响甲苯磺丁脲和地西泮的药物代谢动力学。有研究发现新鲜大蒜、无味大蒜和大蒜油等大蒜制品，能抑制 CYP2C9、CYP2C19；同样，富含呋喃香豆素成分的中草药补骨脂、当归、前胡、柴胡、防风、川芎、独活等也均具有抑制作用；玉米油和橄榄油可以使 CYP2C11 浓度分别

降低 32% 和 31%。在葡萄柚汁中发现两种新的化学成分（呋喃香豆素类二聚体 GF-I-1，GF-I-4）主要抑制 CYP3A4，但对人肝微粒体内 CYP2C9、CYP2C19 也有较低的抑制活性。金丝桃属植物贯叶连翘（注：非我国中药连翘）是欧美国家常用的植物药之一，其提取物主要用于治疗抑郁症，在体外实验可抑制 CYP2C9 和 CYP2C19。但要注意贯叶连翘在体内则能诱导细胞色素 450 的活性，如可降低阿米替林的血药浓度。

甲苯磺丁脲是磺酰脲类降血糖药，口服后在肝脏主要由 CYP2C9 催化代谢为甲基羟化甲苯磺丁脲，该产物进一步经醇和醛脱氢酶作用形成羧基甲苯磺丁脲，尿中甲苯磺丁脲主要以羧基化产物的形式存在，仅有 0.1% 以原型经肾排泄，甲苯磺丁脲治疗时较严重的不良反应为持久性的低血糖症。早在 1979 年 Scott 等人就报道甲苯磺丁脲的甲基羟化代谢具有多态性．以后许多研究表明 CYP2C9 的三个主要等位基因突变体即野生型 CYP2C9*1、R144C 突变体（CYP2C9*2）和 I359L 突变体（CYP2C9*3）对甲苯磺丁脲代谢确实具有差异。其中 I359L 与前两者相比对甲苯磺丁脲的羟化活性较低，甲苯磺丁脲是治疗指数低、安全范围较窄的药物。因此其代谢多态性尤其值得重视。一些抑制甲苯磺丁脲肝内代谢的药物可增强其降血糖作用，如氯霉素、华法林、保泰松等。而糖皮质激素、巴比妥类、氯丙嗪等则可降低其降血糖作用。这些药物几乎都是通过对 CYP2C9 的作用来影响甲苯磺丁脲代谢的。由于 CYP2C9 在甲苯磺丁脲甲基羟代谢中的决定性作用，它现在常作为 CYP2C9 体内体外活性检测的一种可靠探药。CYP2C9 代谢酶的底物可能与甲苯磺丁脲存在竞争，尤其是 CYP2C9 典型的底物华法林、苯妥英、非甾体类抗炎药（NSAIDs）。

利福平对药物代谢具有广泛的影响。利福平对药物代谢的影响除与 CYP450 有关外，还与药物转动体有关。二者还发生交互作用，使利福平对药物代谢的影响更为复杂。利福平对 P-糖蛋白（P-gp）和多药耐药相关蛋白-2（MRP2）具有诱导作用，而对有机阴离子转运多肽（OATP）具有抑制作用。MRP 和 P-gp 都是 ABC 结合盒转运体超家族成员。MRP2 对药物代谢的作用可能是通过直接的肠分泌，从体循环中排出药物，起到限制药物吸收的作用。OATPs 是一类多特异性膜转运体家族，由肝细胞表达，参与多种两性物质如胆汁酸和外源性物质的摄取。利福平与降糖药物的相互作用可能与 CYP2C9、CYP3A4 和 P-gp 有关，从而降低这些药物的降糖效果。每天口服利福平 600mg，5～6 天后，一些降糖药体内代谢率加快。如格列齐特平均清除率增加约 4 倍，平均 AUC 减少了 70%，最大血浆药物浓度降低 50%，清除半衰期从 9.5h 下降到 3.3h。格列本脲平均 AUC 减少了 39%，最大血浆药物浓度降低了 22%，清除半衰期从 2.0h 降至 1.7h。格列吡嗪的 AUC 减少了 22%，清除半衰期从 3.0h 缩减到 1.9h。格列美脲平均 AUC 减少了 34%，清除半衰期下降了 25%。罗格列酮平均 AUC 减少了 65%，最大血浆药物浓度降低了 50%，清除半衰期由 3.9h 缩减到 1.5h，平均血浆药物清除率明显增加约 3 倍。瑞格列奈和那格列奈除了经 CYP3A4 代谢，瑞格列奈还被 CYP2C8 代谢，那格列奈也被 CYP2C9 代谢。但利福平仍然减少瑞格列奈 AUC 32%～85%，那格列奈 AUC 仅减少了 25%。有人选择血糖控制良好的 DM 患者 29 名，在服用格列本脲时加用利福平每天 450mg，治疗 10d 后血糖明显上升（P<0.001），停用利福平 6d 后血糖基本恢复正常水平。在治疗糖尿病患者的结核病时，如不得不用利福平，宜嘱患者应用胰岛素治疗。由于结核病多伴营养不良，二甲双胍、糖苷酶抑制剂及 GLP-1 类似物和 DPP-IV 抑制剂均非所宜。如患者拒绝胰岛素治疗，促分泌剂仍然不得不使用，这时药物剂量的调整就至关重要了。

第五节　基于 P-糖蛋白的药物相互作用

一、P-糖蛋白介导多种药物的相互作用

药物与药物代谢酶 CYP3A4 和 ATP 结合的盒式膜转运蛋白相互作用是药物-药物发生相互作用的主

要机制之一。P-gp 是第一个被发现的人类 ABC 转运蛋白，也是多药耐药基因（MDR1）的表达产物。P-gp 在肝、肾、肠、胎盘、血脑屏障、血睾屏障、淋巴细胞系、心脏内小动脉、毛细血管等正常组织的上皮细胞中也表达丰富。生理情况下，P-gp 主要参与内、外源药物和毒素的吸收、分布和排泄，对组织和器官具有防御、保护的作用。P-gp 是一种能量依赖性外排泵，可将其作用底物排出细胞外，最终将异生化合物和代谢物排泄到尿液、胆汁以及肠腔，阻止这些物质在脑等组织中的积蓄。P-gp 与 CYP3A4 关系密切，但是不直接参与药物代谢过程。在吸收环节主要通过其对药物的逆向转运作用来影响小肠的首关代谢。药物可以通过与 P-gp 发生相互作用来影响 P-gp 底物（另外一些药物）的代谢过程，以干预药物的疗效及对人体的作用。P-gp 的底物广泛，它所介导的药物外排是口服药物吸收差异和生物利用度变异的一个主要原因。P-gp 的底物如地高辛、环孢素、他克莫司等的吸收很容易受到 P-gp 的抑制剂（如维拉帕米、奎尼丁）或诱导剂（如利福平）的影响，导致生物利用度的增加或减少。对于一些治疗指数窄的药物，生物利用度的改变可以引起血药浓度的相应改变而导致中毒或治疗无效。P-gp 抑制剂主要包括维拉帕米、缬沙坦、奎尼丁等，但是亲和力低，达到所需的抑制效果时会产生很大的毒性。水果蔬菜、草药和其他食物中的一些成分如黄酮醇、香豆素类都能调节 P-gp 的活性，进而影响药物的体内处置。黄酮类化合物主要抑制 P-gp ATP 酶活性，增加了底物的吸收；葡萄柚汁中的呋喃香豆素同时抑制 CYP3A4 酶和 P-gp，使药物的吸收明显增加。利福平对药物转运体中的 P-gp 和 MRP2 具有诱导作用，而对 OATP 具有抑制作用。P-gp 由 ATP 供能可将细胞内的药物泵到细胞外，以降低细胞内药物浓度，因而减少药物吸收。口服利福平后，十二指肠活检可发现 P-gp 水平升高 3.5 倍。

二、胰岛素水平调控 P-糖蛋白表达

相关研究结果表明，高浓度胰岛素、葡萄糖或软脂酸均可降低 CYP3A4 和 P-gp 的功能，但油酸对 CYP3A4 和 P-gp 的功能均未见有影响。CYP3A4 和 P-gp 均受孕甾烷 X 受体调控，某些影响因素对肠 CYP3A4 和 P-gp 功能的调节方向一致。例如很多药物是 CYP3A4 和 P-gp 的共同诱导剂或共同抑制剂，在一些病理状态下，如糖尿病、慢性肾衰的大鼠肠细胞 CYP3A4 和 P-gp 的变化也是一致的。饱和与不饱和脂肪酸对肠道 CYP3A4 和 P-gp 的调节作用并不相同，饱和脂肪酸软脂酸可下调肠细胞上 CYP3A4 和 P-gp 的功能，而不饱和脂肪酸油酸则无影响。在链脲菌素诱导的 1 型糖尿病大鼠和小鼠与正常组比较，血中胰岛素含量降低，血糖和脂肪酸含量升高，其肠道 CYP3A 和 P-gp 的功能和蛋白表达水平均低于正常组。谷氨酸钠诱导的 2 型糖尿病肥胖模型小鼠具有高血糖、高胰岛素血症以及血脂异常等，然而这种模型小鼠的十二指肠和空肠细胞的 P-gp 表达与正常小鼠比较显著增加。表明糖尿病中主要是胰岛素水平调控了 P-gp 的上调或下调。

三、糖尿病时胰岛素与 P-糖蛋白介导的中枢神经系统疾病

糖尿病作为一种系统性疾病不仅可以引起多种组织、器官的结构和功能改变，而且也可以引起多种组织器官转运蛋白功能和表达的改变，其中就包括血脑屏障（BBB）上的 P-gp。P-gp 除了介导化学试剂的转运，同时也介导内源性生理物质如 β-淀粉状蛋白、类固醇激素等的转运，从而参与糖尿病并发神经系统疾病的发生发展全过程。目前已有证据表明 BBB 上 P-gp 的非正常表达与帕金森病（PD）、亨廷顿病（HD）、克雅病（CJD）和肌萎缩性侧索硬化症（ALS）等中枢神经系统疾病的关系密切。可见，糖尿病病理状态下 BBB 上的 P-gp 的改变，不仅可以导致颅内药物分布的显著改变，从而影响中枢神经系统药物的药理毒理效应，而且可能是糖尿病并发神经系统疾病的重要原因。因此，弄清糖尿病状态下影响 BBB 上 P-gp 表达的因素，对于疾病的治疗及临床合理用药尤为重要。

糖尿病状态时，细胞内产生大量活性氧，诱导氧化应激，从而活化 IJB 激酶（IKK）和 c-Jun 氨基末端激酶（JNK），引起胰岛素受体底物（IRS）丝氨酸位点磷酸化，阻碍正常的酪氨酸磷酸化，使 IRS 不能与胰岛素受体结合，使下游信号转导受阻，从而形成胰岛素抵抗。胰岛素抵抗时信号通道 PI3K-Akt

受损，eNOS 活性受损，NO 合成减少，继而使 BBB 上 P-gp 表达和功能下降；而 Ras-MAPK 通道中的 ERK、TNK、MAPK 不能激活，导致下调 mdr1 基因表达受损。2002 年 Kuo 等发现用胰岛素能够刺激 NF-κB 亚基 P50 在核内与 mdr1 结合位点结合，促进 P-gp 的表达。2008 年 Liu 的实验再次证明 3~5 周胰岛素治疗能上调糖尿病大鼠 BBB 上 Mdr1 基因的表达水平，从而增加 P-gp 的表达，且发现 P-gp 的增加与胰岛素水平呈浓度依赖关系。Ji 等的实验将脑血管内皮细胞培养于氧糖剥夺的情况下，发现 2h 后 TNF-α、ET-1、NOS 和 PKC 可能介导脑血管内皮细胞 P-gp 的上调，但 3h 后 P-gp 整体却呈下降趋势。这些研究资料提示胰岛素抵抗、胰岛素水平或细胞葡萄糖代谢等均能影响 P-gp，但 P-gp 是否与胰岛素受体（InsR）、葡萄糖转运蛋白（GLUT-1）等胰岛素信号相关膜蛋白相互作用，调控胰岛素信号转导而参与胰岛素抵抗过程，或胰岛素抵抗发生发展过程中 P-gp 的作用等尚需做大量的深入研究工作。

四、二甲双胍影响肝脏 P-糖蛋白表达

肝脏是机体胆固醇代谢的主要场所，也是唯一能够大量清除胆固醇的器官，但许多高脂血症患者常伴有肝内脂肪沉积增加，进一步损害肝脏功能，加重胆固醇代谢紊乱。P 糖蛋白在肝细胞膜上有高度表达，并参与胆汁酸形成及转运。二甲双胍对肥胖的 2 型糖尿病患者有良好的减重作用，特别是腹型肥胖者，并在一定程度上改善肝脏脂肪沉积。肝脏是机体脂代谢的主要场所，肝细胞合成的胆固醇经酯化后可进一步在 7α 羟化酶和 27 羟化酶催化下合成胆汁酸，主动排泌进入胆管腔，参与胆汁的形成，这是机体胆固醇清除的主要途径之一。许多高脂血症患者常伴发肝内脂肪沉积增加，进一步损害肝脏功能加重胆固醇代谢紊乱。P-gp 通过主动转运肝细胞合成的胆汁酸进入毛细胆管腔，从而参与肝细胞对胆固醇的代谢。研究表明 P-gp 的非选择性抑制剂可以抑制胆固醇的合成和酯化，推测这可能是由于阻断了胆固醇从细胞膜到内质网的转运所致。细胞水平的研究显示增加 P-gp 的表达可以导致细胞内胆固醇含量增加。二甲双胍治疗可明显降低肝脏 P-gp 的蛋白表达，并改善肝组织脂肪变性的程度。体外实验表明，外源性给予低密度胆固醇可以增加细胞膜 P-gp 的表达，而他汀类药物可以降低肝细胞癌细胞株和人外周血单核细胞株中 P-gp 的表达，相反如果抑制 P-gp 的功能可以增加他汀类药物的降脂作用。

五、口服降糖药对小肠上皮细胞 P-糖蛋白的影响

Caco-2 细胞模型是一种人克隆结肠腺癌细胞，结构和功能类似于分化的小肠上皮细胞，具有微绒毛等结构，并含有与小肠刷状缘上皮相关的酶系。可以用来进行模拟体内肠转运的实验。在细胞培养条件下，生长在多孔的可渗透聚碳酸酯膜上的细胞可融合并分化为肠上皮细胞，形成连续的单层，这与正常的成熟小肠上皮细胞在体外培育过程中出现反分化的情况不同。细胞亚显微结构研究表明，Caco-2 细胞与人小肠上皮细胞在形态学上相似，具有相同的细胞极性和紧密连接。胞饮功能的检测也表明，Caco-2 细胞与人小肠上皮细胞类似。

在体外 Caco-2 细胞模型实验中，以地高辛和维拉帕米分别用作 P-gp 的已知底物和抑制剂。通过高效液相色谱分析肠灌注样品中的地高辛水平。相对于单独地高辛处理的细胞，在 0.1，10 和 500 μM 格列齐特，100 和 7 000 μM 二甲双胍以及 50 和 300 μM 吡格列酮存在下，地高辛的肠有效渗透性（Peff）显著增加（$P<0.01$）。格列齐特、二甲双胍和吡格列酮降低 P-gp 表达。并且这些药物增加了细胞内 Rh 123 的积累，但相对于对照细胞的差异不显著（$P>0.05$）。本体外研究发现格列齐特、二甲双胍和吡格列酮抑制 P-gp 外排活性，并下调 P-gp 表达。

第六节　饮酒对糖尿病治疗的影响

糖尿病患者饮酒的得益和风险一直是有争议的。虽有文献认为适量饮酒可能对心血管带来益处，但

却缺乏糖尿病患者饮酒利与弊的大规模前瞻性临床研究评价。据文献资料，酒对糖尿病患者有广泛的不良影响，包括影响体内生物转化、干扰细胞色素 P450 酶、肝损害、导致"戒酒硫"反应，以及对血糖影响的不确定性、消化道损伤、心血管影响等，从而为糖尿病患者增加不良风险。

一、饮酒对药物生物转化的影响

一方面酒对肝微粒体酶具有酶促作用。酒能诱导肝微粒体药物代谢酶，表现为肝内质网增生及药物氧化酶数量增加，药酶活性增强，从而影响一些药物的代谢，进而影响血药浓度的稳定，导致病情波动。如酒能使苯妥英钠代谢增强，降低血药浓度。在用苯妥英钠治疗的癫痫病人饮酒，可能引起癫痫发作。酒可促进胰岛素和磺酰脲类降糖药的代谢，在降糖治疗过程中反复饮酒，极有可能引发严重的高血糖或低血糖，并可引起不可逆的神经系统紊乱，包括头晕、呕吐，甚至精神错乱、平衡失调等。同时可增加三环类抗抑郁药的不良反应，如吩噻嗪类氯丙嗪、奋乃静、氟奋乃静、三氟丙嗪、三氟拉嗪、硫利达嗪、乙酰丙嗪等；噻吨类如替沃噻吨、氟哌噻吨、氯普噻吨等；二苯环庚烯类阿米替林等。

另一方面是酶抑作用。长期大量饮酒者可发生酒精性肝病，甚或发生肝硬化，导致肝内质网脱粒现象，使药酶活性降低，产生酶抑作用。基于此作用，服用镇静药同时大量饮酒，可发生严重的药物中毒，有时可危及生命。因此，服用此类镇静药如地西泮、去甲西泮、哈拉西泮、吡唑酮、硝西泮、氟西泮等时，应禁止饮酒。酒可使单胺氧化酶抑制剂，包括帕吉林、苯乙肼、呋喃吡酮、异卡波肼、硫酸反苯丙胺等作用增强，出现恶心、呕吐、腹痛、腹泻、头晕、呼吸困难等不良反应。

酒还可抑制非微粒体酶系，包括醇脱氢酶、醛脱氢酶、单胺氧化酶等。这些酶存在于胞质线粒体内和血浆内，可催化药物的氧化代谢。

二、通过 CYP2E1 介导的相互作用

CYP2E1 是 CYP450 2 亚型家族中的重要成分之一，是许多小分子有机化合物及药物在体内的主要代谢酶。乙醇、蒽氟烷、氯唑沙宗、氟烷、对乙酰氨基酚、7－氟烷、甲氧氟烷、异氟烷及烟草中的许多成分等，均通过 CYP2E1 在体内进行生物转化。

影响 CYP2E1 活性的因素很多，已经明确乙醇可以诱导 CYP2E1。其他可以诱导 CYP2E1 的物质还有：丙酮、吡啶、咪唑和异烟肼等。乙醇对 CYP2E1 的诱导作用，主要是通过减少 CYP2E1 的降解和代谢来实现的。一次饮酒就可以使 CYP2E1 的活性增加 5 倍。认为 CYP2E1 活性增高与乙醇中毒、酗酒及酒精性肝病的发生有关，此内容参见后文的肝损害。

另一方面，一些物质能抑制 CYP2E1 的活性，如双氢辣椒素、异硫氢酸苯乙酯、二乙基二硫代氨基甲酸盐、对硝基苯酚、戒酒硫、氯甲噻唑等。大鼠给予含 20％洋葱粉的饲料喂养 9d，就可发现 CYP2E1 活性降低，可能起作用的成分为洋葱中的链烯基多硫化物或黄酮苷类。雄性 Wistar 大鼠分别灌胃给予含薄荷、蒲公英的药茶 4 周后，CYP2E1 的活性较对照组下降 48％和 60％，同样菊花茶亦有降低 CYP2E1 活性的功效。某些水果如槟榔、椰子和大蒜对 CYP2E1 活性也有抑制作用。

近年对食物及添加剂对细胞色素 P450 酶系的影响也做了大量的研究，发现在 116 种食品添加剂中有 12％对 CYP2E1 有抑制作用（如芦荟、茶、含脂肪酸的添加剂等），而有 7％有诱导作用。能诱导 CYP2E1 的成分作用与乙醇叠加，而能抑制 CYP2E1 的成分与乙醇相对抗，从干扰药物代谢角度来讲，对机体都是不利的。

三、导致"戒酒硫样"反应

戒酒硫的通用名为双硫仑，又称双硫醛、双硫醒及酒畏，是一种用来戒酒的药物。其戒酒的机制是通过抑制乙醛脱氢酶来实现的。一些物质在体内氧化分解过程中会产生大量乙醛，后者在乙醛脱氢酶的催化下氧化为乙酰辅酶 A 和乙酸，乙酸又进一步代谢生成二氧化碳和水而排出体外。在戒酒硫的作用下，

乙醛脱氢酶的活性被抑制，乙醛不能进行氧化分解而在体内大量堆积，造成乙醛中毒而引起一系列使人难受的临床表现，重者可能危及生命。如人在饮用大量乙醇（酒精）之后，乙醇进入人体首先在肝细胞内经乙醇脱氢酶的作用氧化为乙醛，乙醛在肝线粒体内经乙醛脱氢酶的作用氧化为乙酰辅酶和乙酸，乙酸进一步分解排出体外。如在饮酒时给予戒酒硫抑制了乙醛脱氢酶，就可造成乙醛血中浓度过高而中毒，出现在一系列的血管运动性和神经精神性症状，使小动脉、小静脉、毛细血管扩张，血浆外渗，血管通透性增强，并反射性引起交感神经兴奋，促使神经末梢释放大量肾上腺素、去甲肾上腺素、多巴胺、5-羟色胺等单胺类神经总递质，从而引起一系列过敏样症状。轻者头痛、头昏、恶心、呕吐、面部发热、皮肤猩红、结膜充血、出汗、口干、胸痛、心跳加快，及口唇和面部麻痹、腹痛、腹泻及荨麻疹样皮疹。轻重者血压下降、直立性虚脱、烦躁不安、虚弱、视觉模糊、失神、精神错乱、痉挛等。严重者可导致呼吸抑制、心血管性虚脱、心律失常、心肌梗死、急性充血性心衰、惊厥、高血压危象或脑出血等。这些症状一般在用药后 5~10min 内出现，最快 2min 就可出现，最慢者也可发生在 4h 以后。持续反应时间为半小时至数小时不等。反应程度多与用戒酒硫的剂量、饮酒量成正相关。儿童、老年人及过敏体质者和有心、脑血管病者表现更为严重，如抢救不及时可能危及生命。这一系列反应统称为"戒酒硫样"反应，也称作双硫型反应。

在临床工作中，有一些药物具有抑制乙醛脱氢酶的作用，起到类似戒酒硫的作用效果。如果在饮酒后应用了这些具有抑制乙醛脱氢酶作用的药物，则可以引起上述反应，被称作"戒酒硫样"反应。这些药物常见的包括：①抗厌氧菌药甲硝唑、替硝唑；②抗真菌药酮康唑；③头孢菌素类抗生素如头孢哌酮、头孢噻肟钠、头孢孟多、拉氧头孢、头孢曲松、头孢咪诺、头孢噻利；④其他抗微生物药氯霉素、灰黄毒素、呋喃妥因、呋喃唑酮；⑤心血管用药硝酸甘油、硝酸异山梨酯、华法林、妥拉苏林（苄唑啉）；⑥神经系统用药巴比妥类、氯丙嗪；⑦抗过敏药异丙嗪、苯海拉明；⑧降血糖药甲苯磺丁脲、氯磺丙脲、苯乙双胍、格列本脲、格列吡嗪、胰岛素；⑨抗肿瘤药丙卡巴肼。

针对糖尿病患者，除氯磺丙脲外，甲苯磺丁脲、苯乙双胍、格列本脲、格列吡嗪、胰岛素等降糖药在临床都十分常用。糖尿病患者合并心血管疾病如冠心病等者达 70% 以上；由于糖尿病患者抵抗细菌等微生物侵袭的能力下降，发生感染的风险显著增加，应用硝酸甘油这类心血管药物和使用抗菌药的情况是普遍的。如果用药同时饮酒，或饮酒大量输注头孢类药，则很容易发生"戒酒硫样"反应。

此外，还有一些食物在人体内代谢过程中，也会像乙醇或酒一样产生乙醛。如果在大量进食这些食物时，又因治疗需要再用上述具有"戒酒硫样"作用的药物，就有可能引发"戒酒硫样"反应。这些食物如：乳酪、动物肝脏、牛肉、酸牛奶、火腿、发酵食品、蚕豆、菠萝、香蕉、无花果、茶叶及含咖啡的各种饮料和食品、巧克力、陈醋、腐乳、松花蛋、渍制品如酸菜和泡菜、鲐鲅鱼、金枪鱼、沙丁鱼、带鱼、鲈鱼、黄花鱼、鲭鱼、鲍鱼等。这些食物均富含酪胺、多巴胺、5-羟色胺、组氨酸、苯丙氨酸、色氨酸、酪氨酸、3，4-二羟苯丙氨酸等成分，都会在肝细胞内经乙醇脱氢酶的作用而氧化生成乙醛，乙醛又在肝线粒体内经乙醛脱氢酶的作用，氧化生成乙酰辅酶 A 和乙酸。

预防措施：对于应用具有"戒酒硫样"反应药物的患者，尤其是应用头孢类抗生素的糖尿病患者，应加强这方面知识的健康指导。所以在应用这些药时，要告知可能发生的反应，并指导患者在 15 天内避免饮酒（如白酒、红酒、啤酒及含酒类饮料），不要食用酸奶、乳酪等发酵食品。在需行医用酒精消毒皮肤时，应先用碘伏消毒后，立刻用干棉签擦干。对于高热患者禁止用酒精擦浴。对于既往有心脑血管病患者，更应注意预防"戒酒硫样"反应的发生，以免加重原发病。还应注意，肝线粒体内的乙醛脱氢酶一旦被抑制，常需 4~5d 才能恢复，故停用药物 4~5d 内饮酒，同样可发生此类反应。

治疗：轻度戒酒硫样反应者，可以指导患者行咽部刺激，及时吐出胃内食物尤其是酒。必要时可给予保护胃黏膜药、保暖、吸氧、输液等对症处理，一般可以较快恢复。较重者，可给予大量输液，以促进乙醛的排出；同时给予地塞米松以减轻过敏样反应。有水潴留者可给予利尿剂。呼吸困难者立即吸氧，畅通气道，除给予地塞米松外，适当予酮替芬或赛庚啶可能有益。重度反应者，除上述处理外，立即平卧，吸氧，建立双管静脉通路和输液；心电、血压监护，观察生命体征和尿量变化，注意神志改变。血压下降者，予多巴胺静脉输注。补充维生素 B_1，及时纠正低钾、低镁。有文献认为可给予大剂量维生素 C，是否有益尚需证实。有冠心病者注意引发心肌梗死的可能。有报告纳洛酮治疗"戒酒硫样"反应有效，中、重度患者可以根据情况试用，一般 4h 左右可以得到控制。

四、肝脏毒性

肝脏在碳水化合物代谢及降糖药代谢中具有重要作用。肝功能受损对糖尿病的治疗和进展都具有重要影响。肝功能受损本身就可引起肝源性糖尿病。长期、大量饮用各种含乙醇饮料或酒，可导致肝脏损害而发生酒精性肝病（ALD）。在组织病理学上主要表现为酒精性脂肪肝、酒精性肝炎和酒精性肝硬化三种形式。这三种形式可单独或混合存在。复旦大学附属中山医院王吉耀等认为，酒精性肝病的发病机制复杂，涉及酒精及其代谢产物对肝脏的直接和间接损伤，同时酒精性肝病的发生和进展还与营养状态及遗传易感性密切相关。

酒精及其代谢产物对肝脏的损伤：摄入的酒精主要在十二指肠和上段回肠通过单纯扩散吸收，胃也能缓慢吸收少量的酒精。进入血液循环中的酒精随着血流分布迅速扩散，在肝、肺及脑部等血管分布较多的器官很快达到平衡。酒精不能储存，必须被代谢，肝脏是体内酒精代谢的最主要器官，其中 $90\% \sim 95\%$ 酒精在肝脏通过乙醇脱氢酶（ADH）和微粒体乙醇氧化酶系统（MEOS）进行氧化代谢。人类 ADH 基因位于 4 号染色体，为含锌的金属酶，具有 4 个同工酶，其中 ADH 2 与酒精代谢有重要关系。当血液循环中乙醇含量较低时，主要由 ADH 参加酒精代谢。MEOS 与 ADH 有着明显不同的特点，其功能依赖于细胞色素 P450。当乙醇水平很高时或长期饮酒者，则主要由 MEOS 起作用，乙醇诱导的 CYP450 为 CYP2E1。在低浓度时乙醇增加 CYP2E1 是通过减少其的降解实现的。但当酒精的浓度高于 3g/L 时，CYP2E1 mRNA 则明显增加，提示基因表达增强。酒精经上述酶解途径代谢后的主要代谢物是乙醛，同时还产生氧化应激产物。乙醛随后又被乙醛脱氢酶（ALDH）氧化代谢为乙酸，最终的产物是二氧化碳和水。长期酒精摄入致 ALDH 活性减低。因此，大量饮酒的患者体内 ALDH 不足以及时处理体内产生的乙醛，因而导致过多的乙醛在体内（主要在肝脏局部）潴留。肝静脉血乙醛的浓度与肝组织的损伤程度具有相关性。

乙醇对肝脏的影响表现在：乙醇对组织和细胞直接损伤作用。乙醇在肝脏代谢过程，可使 2 分子的 NAD^+（氧化型辅酶Ⅰ）转变为 NADH（还原型辅酶Ⅰ），于是 $NADH/NAD^+$ 的比值明显改变，使细胞的氧化还原状态改变，对葡萄糖合成、脂质代谢及蛋白质的分泌有广泛的影响。乙醇的主要代谢产物乙醛对肝脏的毒性作用更大，主要表现在：①降低肝脏对脂肪酸的氧化；②损伤线粒体、抑制三羧酸循环；③影响肝脏的微管系统，使微粒蛋白分泌减少，造成脂质和蛋白质在肝脏细胞中沉积；④与细胞膜结合，改变其通透性及流动性，从而导致肝细胞的损伤；⑤抑制 DNA 的修复和 DNA 中胞嘧啶的甲基化，从而抑制细胞的分化及损伤组织的再生、修复；⑥乙醛能增加胶原的合成及 mRNA 的合成，促进肝纤维化的形成。另一方面，上述的级联氧化过程导致 NADH 形成明显减少，$NAD^+/NADH$ 比值明显改变，进而出现氧化还原作用的改变。

氧化应激与脂质过氧化作用：氧化应激和膜磷脂过氧化作用对 ALD 的发生和发展起关键作用。酒精在肝细胞内通过 CYP2E1 并在铁离子参与下的氧化作用，会产生过多的氧应激产物，如 OH、O_2、H_2O_2 等自由基，这些自由基可激活磷脂酶及脂质过氧化反应，降低膜磷脂，改变其通透性和流动性，从而改变与膜结合的酶、受体和离子通道的微环境，影响其功能。此外脂质过氧化还影响 DNA 和蛋白质的结构和功能。肝脏 CYP2E1 在中央静脉周围肝细胞内呈高表达，此处氧化应激最活跃和组织氧供不足，因此是酒精性肝损伤的好发部位。正常肝内存在具有保护性抗氧化反应物质，如谷胱甘肽（GSH）和维生素 A、C、E 等。长期饮酒者，肝细胞内谷胱甘肽含量明显降低或耗竭，谷胱甘肽减少在线粒体最为明显，从而加剧对线粒体结构和功能的损害。长期饮酒造成的营养吸收不良也使食物中抗氧化剂吸收减少。因此，长期饮酒导致机体内促氧化物质产生明显增多和抗氧化物质的减少，加重氧化应激最终导致肝细胞死亡或凋亡。

内毒素、炎症介质和细胞因子：酒可致炎症细胞对炎症刺激发生过度反应，从而产生大量的炎症介质和（或）细胞因子，即激发和致敏。肝细胞损伤后可发生肝实质细胞的凋亡和坏死，进而激活肝内Kupffer 细胞和循环中的单核细胞。酒精性肝病时，肠细菌过度生长、肠黏膜通透性增加、肠细菌移位以及正常的免疫功能受抑制，导致肠源性内毒素血症。

内毒素不仅可直接损伤肝细胞，更重要的是内毒素还与 Kupffer 细胞特异受体 CD14 及 Toll 样受体 4（TLR4）结合以激活该细胞，进而可释放大量的氧自由基、细胞因子和炎症介质，包括 TNF-β、IL-6、IL-10、IL-12、IFN-β、TGF-β、PDGF 等，并且细胞黏附分子和细胞因子受体表达也增加。多种细胞因子和炎症介质可引起肝细胞进一步凋亡、坏死，发生炎症和肝纤维化形成。肠源性内毒素血症可使Kupffer 细胞释放 TNFβ 和 NO，诱发肝细胞坏死与凋亡；TNFα 也与各种细胞膜上的受体结合，增加细胞内活性氧形成而诱导细胞死亡。此外，慢性酒精的摄入增加内毒素刺激的细胞外受体活性激酶 1/2（ERK1/2）的活性，促进早期生长反应因子 1（Egr-1）的表达，并使 Egr-1 与 TNF-β 启动子结合力增加。

其他因素：酒精可促使 T 细胞功能失常，进而损伤肝细胞；酒精在体内代谢物可作为半抗原，与肝细胞蛋白反应基团或小分子物质（如半胱氨酸）结合形成"加合物"，使其成为抗原，刺激机体产生抗体，触发自身免疫反应，导致肝脏的免疫损伤。在酒精性肝病患者和动物模型中均可检测到针对加合物的抗体。另外，乙醛蛋白加合物可刺激肝脏胶原合成，直接导致酒精性肝纤维化。此外，酒精性肝损伤还与遗传易感性、性别、饮食习惯及是否合并其他肝细胞损害因素等有关。服用有肝损害的药物者，饮酒加重肝损害，如利福平、红霉素、抗血吸虫药硝硫氰胺等。这些药物有很强的肝毒性，与酒合用会使肝毒性加重。服用二甲双胍者饮酒可能引起肝损害。乙醇和大量的对乙酰氨基酚合用可引发严重的肝坏死和肾功能衰竭。

五、其他影响

（1）可能升高血糖：这主要是因为乙醇含有较高的能量，每克乙醇完全分解能产生 7kcal 热能，大约相当于碳水化合物的两倍。饮酒时常常进食更多高脂高能量食物，饮酒者又常常忘记服药或碍于面子不服药，而且嗜酒成瘾者常常沉溺于饮酒而减少了体力活动，这些因素共同导致能量的摄入远远多于消耗，使血糖升高。同时乙醇加速胰岛素和磺酰脲类降糖药代谢，使其降糖效力减弱，更加重了血糖升高。

（2）可能导致低血糖：这是由于乙醇在体内氧化时使肝细胞中脱氢酶系的氧化型辅酶减少，递氢作用下降，导致糖原异生作用受到抑制。有的人饮酒后不进食主食，胃肠道吸收碳水化合物减少，这样就容易导致饮酒后低血糖，尤其是应用长效降糖药或饮酒前应用了降糖药者。加上乙醇对中枢的干扰作用，过量饮酒表现为抑制作用，导致延误对低血糖的处理，从而发生严重事件，甚或导致死亡。

（3）影响一些药物的吸收：饮酒可使烟酸、叶酸及维生素 B_1、维生素 B_{12} 等 B 族维生素和地高辛等药物的吸收显著减少，可能促发糖尿病的神经损害或混淆糖尿病神经病变。长期饮酒的病人，由于胃黏膜血管减少使多种药物和食物的有效成分吸收受到影响。为了方便病人减少每日服药次数以增加治疗的依从性，当前口服降糖药大量地被做成缓释剂型，如二甲双胍缓释片、格列齐特或格列吡嗪缓释片等。乙醇可以加速缓释剂的溶解从而使缓释剂失去缓释作用，导致药效释放增速，增加低血糖风险。

（4）增加一些药物的胃肠道不良反应：超量饮酒本身会对胃肠道产生不良刺激。同时由于维生素具有维持胃肠道功能的作用，乙醇减少维生素的吸收并促进有胃肠道刺激作用药物如二甲双胍在胃内溶解，从而使胃肠道不良反应增加。

（5）心血管不良影响：乙醇对血管运动中枢有一定的抑制作用，可使心肌收缩力下降、血管舒张，当同时服用硝酸甘油、氨茶碱、酚妥拉明等药物时，可导致严重的血压下降。酒的扩张血管作用可能引起头痛、头晕、直立性虚脱等症状。糖尿病人并发自主神经病变性低血压时，饮酒可能会加重低血压而引起昏厥甚或休克。合并高血压而服降压药或因其他原因服用利尿剂者经常饮酒，可引起血压波动而影响平稳的降压治疗。此外，饮酒还可显著减少地高辛等心血管治疗用药的吸收，使治疗效果下降，从而加重心血管疾病。尤其饮酒后心率加速，显著增加心脏做功，在心衰治疗用药吸收显著减少的情况下，可引起心衰突发加重、肺水肿等，抢救不及时则危及生命。

（6）服用含阿司匹林、对乙酰氨基酚等非甾体解热镇痛药，如泰诺、感康、快克、白加黑、百服宁等后再饮酒，可引起胃黏膜出血，造成急性出血性胃炎。这是因为阿司匹林能抑制具有生理活性的环氧化酶（COX），抑制前列腺素的合成而使胃酸增多，抑制胃肠蠕动，收缩黏膜血管引起局部出血，甚至坏死。而酒则有促进胃液分泌，引起蛋白质变性的作用。

此外，酒精尚可以抑制凝血因子，对抗止血药物，使止血作用大大降低。乙醇能和水合氯醛生成有毒的醇合氯醛，可造成患者的死亡。

第七节　安全使用胰岛素

一、胰岛素的一般特征与安全性

胰岛素类药物包括正规胰岛素和胰岛素类似物两大类。正规胰岛是指全天然的胰岛素，包括人胰岛素、猪胰岛素、牛胰岛素等。正规胰岛的生理作用及强度是从理论上衡量胰岛素类似物有效性和安全性的重要内容。胰岛素类似物是通过基因工程改变了胰岛素的氨基酸构成而形成的具有与正规胰岛素相似作用的药用制剂。正规胰岛素即一般所称胰岛素，半衰期为 $5\sim15min$，主要在肝脏代谢，先将胰岛素分子中的二硫键还原，产生游离的 AB 链，再在胰岛素酶作用下水解成为氨基酸而灭活。胰岛 β 细胞中储备的胰岛素约 200U，人体每天分泌 $40\sim50U$。体内胰岛素的生物合成的主要调节因素包括：①血浆葡萄糖浓度：是调节胰岛素分泌的最重要因素；②进食含蛋白质较多的食物后，血液中氨基酸浓度升高，胰岛素分泌也增加。因为食物中的精氨酸、赖氨酸、亮氨酸和苯丙氨酸均有较强的刺激胰岛素分泌的作用。因此，长期以碳水化合物为主食的糖尿病患者，突然改为蛋白质为主食时，应注意观测血糖以防低血糖发生；③进餐后胃肠道激素增加，可促进胰岛素分泌。如胃泌素、胰泌素、胃抑肽、肠血管活性肽都刺激胰岛素分泌；④自主神经功能状态可影响胰岛素分泌：迷走神经兴奋时促进胰岛素分泌；交感神经兴奋时则抑制胰岛素分泌。基于上述特点，糖尿病患者在降糖治疗过程中有以下方面需要注意其安全性：

（1）一般而言，能影响胰岛素代谢的因素都可能影响胰岛素的作用，从而反映在血糖波动上。肝肾功能严重受损者，胰岛素代谢下降，胰岛素生物学效力增强，人体对胰岛素的需要量减少。

（2）由于血浆葡萄糖浓度是调节胰岛素分泌的主要因素，胰岛素分泌的峰值和持续时间，也与血糖的峰值和持续时间保持基本一致。因此，对于使用胰岛素促泌剂或使用外源性胰岛素的患者，应当注意所吃食物应与药物的作用时间相匹配。如果习惯于吃易消化、升糖快的食物如汤面、米线、稀饭等，宜用短效促泌剂如那格列奈、瑞格列奈，或速效胰岛素如门冬胰岛素或赖脯胰岛素，这可减少发生下一餐前低血糖的风险。反之亦然。

（3）以蛋白性食物为主者，应注意发生低血糖的风险，尤其是长期以碳水化合物为主食突然改变为以蛋白质食物为主者，更应注意突发低血糖的风险。一方面这些食物所含氨基酸有一定促胰岛素分泌作用，另一方面蛋白质转化为葡萄糖供能还需要一定的过程。肝肾功能受损者，更应注意高蛋白食物的不利因素。

（4）消化道手术的糖尿病患者，术后血糖漂移规律常可能发生改变，应及时调整治疗方案，可能需要少食多餐和减少降糖药量。这一方面与手术改变了消化道的结构常态。另一方面，已经有文献证实，一些消化道手术的糖尿病患者消化道分泌的促胰岛素分泌激素的可能增加，同时这些激素还一定改善胰岛功能的作用。

（5）糖尿病发生神经病变者，应注意血糖的波动带来的风险。尤其是有出汗异常、心率变异性异常等提示可能合并自主神经功能受损者。一方面迷走神经相对兴奋或受病变的刺激可能增加胰岛素的分泌，使原本血糖控制良好的糖尿病患者发生低血糖的风险。另一方面，交感神经功能受损者对低血糖的反应性降低，可能掩盖低血糖症状而发生未察觉的低血糖，这种低血糖长期反复发生可引起一些器官功能的慢性损伤，如脑功能等；同时如果低血糖加重可能使患者直接进入低血糖昏迷，而丧失了自救的机会。更需注意的是，交感神经受损还加重无症状低血糖的发生，使得低血糖所造成的不良后果大增加。因此糖尿病合并神经并发症者，可适当放宽血糖控制标准，进行强化降糖治疗更应谨慎。

二、使用胰岛素的副反应

总的说来，合理地使用胰岛素是安全的。但使用不适当，或者某些有特殊体质或病情特殊的患者，也有可能发生全身或身体局部的副反应。除上述已经提及的一些风险外，尚需注意以下副反应。

1. 低血糖

是胰岛素治疗过程中最常见和最主要的副反应，可见于各类胰岛素治疗的糖尿病患者中，但多见于1型糖尿病中的脆性型和2型糖尿病中的重型，尤其体形消瘦者。常见的原因是活动时间过长或不规则，运动量或运动强度突出增加；或运动前未适当进食，或用胰岛素后饮食摄入过少、不适当的减量，或未按时进食；注射胰岛素的剂量过大等。最常见的症状是轻重不同的饥饿感、出冷汗，可见于90%以上的患者；头昏、心慌、全身无力也常见，还有烦躁、头痛、心悸等，多由交感神经兴奋、肾上腺素分泌过多引起。进一步则出现脑神经功能障碍的表现，最终可致死亡。一旦出现低血糖反应，要及时进食糕饼或糖水，常可迅速缓解；重者应静脉予葡萄糖，必要时可用胰高血糖素、氢化可的松。低血糖反应控制后要认真分析病情，谨慎估计胰岛素继续用量。多次发生低血糖反应者，由于刺激胰岛α细胞及肾上腺，可出现反应性高血糖（Somogyi效应），导致脆性糖尿病。

在有低血糖风险的患者中，应特别注意并加强血糖监测，如冠心病和脑血管明显狭窄的患者，低血糖可能引发急性心脑血管事件；增殖性视网膜病变特别是尚未经光凝固法治疗的患者，低血糖可能引发暂时性黑蒙。告知有低血糖风险的患者，在什么情况下会出现隐匿性低血糖或低血糖症状发生改变。这些情况包括：血糖控制明显改善看似理想的患者，缓慢发生低血糖的患者，老年人患者，由动物胰岛素改为用人胰岛素者，并发自主神经病变的患者，长病程的糖尿病患者，合并精神病的患者，同时服用其他可能影响血糖的药物治疗患者。这些患者可能在不知不觉中发生严重的低血糖，甚至突然丧失意识。

使用长效降糖药如皮下注射甘精胰岛素的患者，低血糖的恢复可能延缓。如果发现既往血糖高者的糖化血红蛋白水平正常或降低，应该考虑到低血糖以及低血糖发作但未觉察（特别是夜间发作）的可能性。

临床在发生下列情况时，应当心发生低血糖的可能：①改变注射区；②消除了引起暂时性应激因素后的患者，对胰岛素的敏感性改善后；③偶尔增加的或比平常更多的体力活动；④有合并症或并发症如呕吐、腹泻等；⑤进食不当，如总能量过低，或偶尔改变膳食结构；⑥错过进餐时间；⑦饮酒，尤其饮酒后进食减少或进食无规律者；⑧某些失代偿性的内分泌疾病，如甲状腺功能减退症、垂体前叶或肾上腺皮质功能减退；⑨同时使用某些可能干扰血糖的其他药品；⑩有并发症者应加强血糖监测，调整胰岛素用量应更详细和频繁。1型糖尿病患者，即使只能吃少量或不能吃食物，或在呕吐时，也必须坚持至少吃少量碳水化合物，也切勿全部停用胰岛素。

对驾车和进行机械操作工作的患者，由于低血糖或高血糖或由此而造成的视力障碍，均可能导致注意力和反应能力的降低。在驾车或操作机械等特别需要有高度的注意力和反应能力的工作时，轻微低血糖就可能引发危险。尤其是对低血糖警告症状的觉察力降低，甚或不能觉察，以及低血糖发作频繁的患者，更要加倍谨慎。必要时可考虑更换工种。

2. 过敏反应

包括局部过敏反应和全身过敏反应。局部过敏反应主要表现为注射胰岛素 0.5～1h 后出现局部肿胀、发热、发痒、红斑、硬结，甚至形成水泡，一般 24h 后开始消退；部分病人注射后 4～6h 出现迟缓反应，可持续 2～3 天。全身过敏反应临床少见，主要表现为荨麻疹、紫癜、血清病、面部浮肿、呼吸困难、胃肠道症状、肺水肿，多由杂质引起。轻者可予抗组胺药，重者须更换高纯度胰岛素，能改口服的可改口服降糖治疗。必要时予小剂量多次皮下注射以脱敏。

3. 高胰岛素血症

普遍认为高胰岛素血症与糖尿病患者脂代谢紊乱及动脉硬化有关。

4. 促进动脉硬化及新生血管的形成

生理学实验证实，生长介素与胰岛素共存是细胞进行良好有丝分裂的条件；单独的生长介素不能使培养细胞发生有丝分裂，但单独的胰岛素存在能促发细胞有丝分裂发生。因此高胰岛素血症可能促进动脉硬化及新生血管的形成。近年来关于胰岛素与动脉粥样硬化疾病的关系已经引起广泛关注，本书相关章节有所涉及。

5. 皮下脂肪营养不良

发生率为 3%～10%。男性患者表现为注射部位脂肪细胞增生、白细胞浸润、局部皮肤增厚，也称为肥大性脂肪营养不良。

6. 胰岛素性水肿

可能与胰岛素促进肾小管重吸收钠有关。见于发生失钠失水的患者，在以胰岛素控制病情后 4～6 日发生水钠潴留而出现水肿。发生浮肿者提示水钠潴留可能增加，应同时注意是否有血压改变或心功能变化。

7. 增加体质量

由于胰岛素促进胃液与胰液分泌，从而增加食欲，使饮食治疗的难度增大；尚可促进胃肠道糖分的吸收，抑制脂肪的分解与糖异生作用，促进葡萄糖转化为脂肪，进一步可导致肥胖。

8. 屈光不正

在胰岛素治疗病情好转的过程中，患者视力模糊在短期内出现，随着血糖浓度的稳定，视力很快恢复。这是由于血糖的波动影响晶状体及玻璃体内渗透压引起的。

9. 胰岛素性神经病变

少数病人开始用胰岛素治疗时反而出现感觉神经病变，表现为末梢性感觉异常甚至疼痛，主要发生于下肢。有人认为与轴索的再生有关。

10. 与癌症的风险

关于胰岛素与癌症发病的关系的争论已经持续多年。相互对立的观点总是存在。从临床实践来看，为了确保尽可能获得良好的安全性，在风险情况尚不甚明确的情况下，绝大多数患者仍然宜以人胰岛素为首要选择，而且在可能的情况下尽可能地使用能降低外源性胰岛素使用剂量的口服降糖药，如二甲双胍等。Lachin 博士认为，高剂量的甘精胰岛素可能只适用于病情严重的患者。

心血管健康研究比较了用口服降糖胍或胰岛素的老年心血管病患者的死亡风险。这是一项涉及 5 888 位成人的前瞻性研究，其中年龄≥65 岁者 5 372 例，占 91.2%，322 例有糖尿病者服用口服降糖药，占 5.5%；194 例有糖尿病者用胰岛素治疗，占 3.3%。全部在 1989～2001 年随访，包括心血管疾病 CVD，冠心病 CHD，和非心血管/癌症死亡率。与非糖尿病者比较，口服降糖药或胰岛素治疗者调整后危害比（HR）分别为：总死亡率，口服降糖药 HR 为 1.33［95% 置信区间（CI）为 1.10～1.62］，胰岛素 HR 为 2.04（CI 1.62～2.57）。CVD 死亡率：口服降糖药 HR 为 1.99（CI 1.54～2.57），胰岛素 HR 为 2.16（1.54～3.03）。CHD 死亡率：口服降糖药 HR 为 2.47（CI 1.89～3.24），胰岛素 HR 为 2.75（1.95～

3.87)。感染和肾性死亡率：口服降糖药 HR 为 1.35（CI 0.70～2.59），胰岛素 HR 为 6.55（4.18～10.26）。年龄与糖尿病间的相互作用没有统计学意义。在总死亡率 HR 方面，口服降糖药的女性和男性间没有差异；但用 INS 治疗者，女性 HR 高于男性。在有心血管病的老年患者中，有糖尿病者具有更高的死亡风险。死亡风险和死亡类型在口服降糖药和胰岛素之间有所不同，用胰岛素治疗的女性具有高的死亡风险。

三、与胰岛素贮存、注射相关的因素

胰岛素保存不合理，可能使其作用效力下降甚或丧失，导致血糖失控或波动，并可能增加注射胰岛素所引起的局部反应。因此正确地保存胰岛素是不可忽视的。一般胰岛素须保存在 10℃ 以下的冷藏器如冰箱内，温度在 2～8℃ 的冰箱中保存 2～3 年可维持其生物活性不明显下降。已经有部分抽吸使用的胰岛素也是如此。正常使用的胰岛素，可放在不超过 25℃ 的室温下，只要放在室内阴凉处就可以了，但不宜低于 4℃。北方冬季自然温度低，胰岛素带到室外也应注意防过冻而影响胰岛素的疗效。长时间光照可使胰岛素的效价降低，必须避开光照保存。室温下保存的胰岛素不宜超过 1 个月。预混型胰岛素若是被长时间的置放可导致白色沉淀样物出现，一般适当摇晃即可溶散。如果经适当摇晃和滚搓沉淀物不溶解，则提示胰岛素可能变质，应当弃去。需注意预混胰岛素过分长时间振摇也会出现团块状沉淀，应当弃用。

使用胰岛素最好用胰岛素生产商提供的精细定量注射笔，不宜用一次性塑料针。后者抽吸定量误差较大，从而导致血糖不易控制稳定。前者操作简单，剂量准确，针头细小，疼痛感不明显，可提高病人的依从性。注射器的针头应每次更换，如反复使用同一针头，则针头变钝，产生肉眼不易察觉的缺口和倒钩，同时组织成分附着在针头上使针头的光滑程度下降，会导致疼痛感，并可能增加局部反应、断针和皮肤感染的风险。注射部位应交替轮换，不要固定使用同一区域。如一天注射两次，可以在左右对称的部位轮流注射，如早上注射左上臂，晚上注射右上臂；次日改注射腹部，再则大腿等。这样可避免因不同部位胰岛素吸收不同而造成血糖波动。合理地更换注射部位，可避免反复刺伤同一部位而引起局部副反应。常用的注射部位如上臂外侧、腹部、大腿外侧、臀部。不同部位胰岛素吸收速度有一些差异，由快至慢依次为腹部＞上臂＞大腿＞臀部。如果偶尔吃饭时间提前，则可选腹部脐外 3～5cm 处注射；如果吃饭可能推迟则可选臀部注射。

四、影响胰岛素用量变化的一些临床状况

1. 妊娠

妊娠对胰岛素的需要量，早孕前三个月可能减少，而第二个 3 个月和第三个 3 个月对胰岛素的需要量通常是增加的。但在分娩后对胰岛素的需要量则快速减少，此时发生低血糖的风险也较大。必须仔细监测葡萄糖的控制水平。哺乳妇女可能需要调整胰岛素剂量和饮食结构。

2. 感染

感染时患者胰岛素的需要量常常显著增加，这一方面与感染导致的应激状态有关。另一方面，感染时炎症反应活跃，炎症因子大量增加，胰岛素抵抗加重。并且在感染情况下，患者对胰岛素的代谢也显著加快。陈德志等对 34 例 2 型糖尿病合并急性感染，且无肝、肾功能损害的患者，进行了感染期与感染后期胰岛素代谢率的观测。使用胰岛素和葡萄糖同时输注，维持血糖相对稳定，测定稳定阶段血胰岛素、C 肽值及胰岛素输注率，由此计算出感染期和感染后期胰岛素降解代谢率。结果发现感染期较非感染期胰岛素代谢率显著增加。

3. 酒精

中等量至大量的酒精可增加胰岛素引起低血糖的作用，可引起严重、持续的低血糖，在空腹或肝糖原贮备较少的情况下更易发生。但另一方面，酒精也可引起血糖升高，同注射胰岛素的情况下饮酒，可增加酒精中毒的风险，发生所谓"戒酒硫样"反应，这时可能被误诊为低血糖或过敏。但这时患者血糖

往往是升高的，可能与应激反应有关。

4. 吸烟

吸烟可刺激神经末梢释放儿茶酚胺，后者作为应激激素具有一定升血糖作用，可拮抗胰岛素的降血糖效果。吸烟还能使人体外周血管收缩，减少皮下组织对胰岛素的吸收。烟中的 3，4-苯并芘、3-甲氯胆蒽等对肝药酶有诱导作用，使药物的代谢速度加快，作用下降。所以正在使用皮下注射胰岛素治疗的吸烟患者突然戒烟时，应注意观察血糖变化。如果患者因为戒烟而增加了运动量，则引发低血糖的危险性可能增加。

老年人由于进行性肾功能衰退，对胰岛素的需要量可能逐渐减少。

五、与胰岛素相互作用或影响胰岛素降糖效果的药物

除本章其他节次所涉及的影响血糖的诸因素外，对于使用胰岛素治疗的糖尿病患者，还应注意以下几个因素的影响。

（1）β受体阻滞剂可阻止肾上腺素能神经纤维，干扰机体调节血糖功能。所有β受体阻滞剂都具有掩盖低血糖引发交感反应的作用，导致无症状低血糖，同时还延长低血糖恢复的时间。使用选择性 β_1 受体阻滞剂，则可能使 β_2 肾上腺素能神经兴奋性占优势而增加自身胰岛素的分泌。非选择性β受体阻滞剂对血糖的影响则因个体而不同，既可能升高血糖，也可能降低血糖，或者临床实际影响并不大，其中普萘洛尔最具有代表性。无论如何，对糖尿病患者尤其是血糖波动较大，或合并自主神经损害者，应注意血糖波动引发风险增加的可能。

（2）甲状腺素可抑制胰腺分泌胰岛素，而在注射胰岛素吸收后可使血清甲状腺素浓度升高并且代谢加速，并可影响甲状腺素与血浆蛋白的结合，破坏甲状腺功能。可见两药同用，可能需要适当增加胰岛素的用量。以上相互作用在同时用药初期最为明显，更应小心调整血糖和关注甲状腺功能。

（3）有研究发现在应用中等剂量（每天 $3.0\sim3.3g$）阿司匹林后，胰岛素的降糖作用增强，患者易出现低血糖症状。当对 2 型糖尿病患者给予每天 5g 的大剂量使用阿司匹林，可以引起低血糖。

有人认为可能是这种剂量的阿司匹林能直接刺激胰岛 β 细胞释放胰岛素，从而增加内源性胰岛素的分泌。另外，因前列腺素（尤其是 PGF 和 PGE_2）能明显降低早相的胰岛素分泌，前列腺素合成酶抑制剂阿司匹林可能通过抑制 PGF 和 PGE 的合成，特别是能抑制胰岛 β 细胞中前列腺素 E_2 的合成，而间接增加了胰岛素分泌量。

观察发现胰岛素与其他水杨酸类药物如胆碱水杨酸、二氟尼柳、双水杨醛等也可发生类似作用。但也有人研究发现，每天 3g 阿司匹林可增加 2 型糖尿病患者血浆胰岛素浓度近 40%，但 C 肽水平不变，认为这可能是由于胰岛素清除减少的缘故，而不是分泌增多。但小剂量阿司匹林是否对血糖发生影响尚未可知。机制尚需进一步探索。

（4）抗凝血药、磺胺类药及抗肿瘤药甲氨蝶呤等可与胰岛素竞争和血浆蛋白的结合，从而提高血液中游离胰岛素水平。非甾体消炎镇痛药如保泰松、布洛芬、非那吡啶等，也可能增强胰岛素的降血糖作用，其机制可能与阿司匹林有相似之处。

（5）奥曲肽可同时抑制生长激素、胰高血糖素和胰岛素的分泌，并且使胃排空延迟及胃肠道蠕动减缓。后者引起食物吸收延迟，使餐前血糖升高。因此对糖尿病人使用奥曲肽时，初期胰岛素应适当减量，注意使用中效或长效胰岛素，速效胰岛素类似物的需要减少。多关注餐后发生低血糖的可能。

六、胰岛素降解

1. 关于胰岛素降解

肝脏是胰岛素分解代谢的主要器官，对人体循环中胰岛素量起着调节作用。同时肾脏在胰岛素代谢中也起着非常重要的作用，而且其作用不受血浆胰岛素水平的影响。胰岛素在脂肪组织、肌肉组织等靶组织中也有一

定降解。另外，胰岛素在某些非胰岛素靶组织中也有降解存在，如红细胞、单核细胞、淋巴细胞、皮肤及子宫等组织，而且在这些组织中的胰岛素降解活性并不低，几乎与胰岛素靶组织的降解水平接近。

因此胰岛素降解是广泛的，这就决定了胰岛素在体内可被快速消除而不易发挥持久的作用而引起严重的低血糖。胰岛素降解的方式有非酶促降解和酶促降解两种。其中非酶促降解是指在体外胰岛素可被亚硫酸钠、巯基乙醇、金属钠等非酶化学物质降解。但此种降解形式在体内一般认为是不存在的。酶促降解是指胰岛素在某些酶的催化下发生降解。这些能催化胰岛素降解的酶包括胰岛素降解酶（IDE）、谷胱甘肽-胰岛素转氢酶、羧肽酶、胰蛋白酶等。其中以 IDE 的特异性最高并且活性最强。IDE 存在于人体多种组织细胞，但以肝脏为主。

2. 化学药物对胰岛素降解的影响

一些药物可能通过影响 IDE 的活性，来影响胰岛素发挥作用。如有人研究了氯喹对大鼠肝脏 IDE 基因表达（EIG）及酶蛋白表达（EIP）水平的影响。方法是以高脂肪饮食喂养法复制的胰岛素抵抗 Wistar 大鼠模型为对象，检测该大鼠肝脏 EIG、EIP 水平和肝脏 IDE 活性，并测定大鼠的平均葡萄糖输注率（GIR60-120），同时观察氯喹对上述指标的影响。结果发现该 IR 大鼠的 EIG、EIP 水平显著高于常规饲料喂养的对照大鼠，服用氯喹后该 IR 大鼠 EIG、EIP 水平显著降低，但对照组大鼠的上述指标无明显改变。IR 大鼠和对照大鼠的肝脏 IDE 活性都与 EIG、EIP 水平呈显著正相关，与 GIR60-120 呈显著负相关。说明氯喹降低 IR 大鼠 IDE 活性可能是通过抑制 IDE 基因转录，从而降低了 IDE 酶蛋白的表达量来实现。另一些药物如奎尼丁、奎宁、乙基马来酰胺、氯乙烯苯甲酸汞及羟基苯甲酸汞等可能通过对 IDE 相似的机制来干扰胰岛素的作用。

3. 中草药对胰岛素降解的影响

研究发现，一些中草药如番石榴叶、葛根、翻白草等，也具有通过 IDE 影响胰岛素降解的作用。如有人研究了番石榴叶水煎剂对 2 型糖尿病大鼠胰岛素降解酶基因 mRNA 表达的影响。方法是随机选取以不同剂量的番石榴叶水煎剂灌胃的 2 型糖尿病大鼠、以安慰剂灌胃的 2 型糖尿病大鼠，以及正常对照各 10 只，用 RT-PCR 法测定肝细胞胰岛素降解酶基因 mRNA 的表达。结果发现服用番石榴叶后，2 型糖尿病大鼠的胰岛素降解酶基因 mRNA 的表达下降，而服用安慰剂的糖尿病大鼠上述指标无显著变化。说明番石榴叶能降低 2 型糖尿病大鼠胰岛素降解酶基因的表达。

另一研究通过观察葛根素对高胰岛素环境下正常大鼠肝细胞株 BRL 胰岛素降解酶基因表达的影响。方法是通过体外培养 BRL 大鼠肝细胞，用高胰岛素诱导其形成胰岛素抵抗细胞模型，采用半定量的逆转录-聚合酶链反应（RT-PCR）技术，检测该细胞模型的胰岛素降解酶基因表达水平。结果发现葛根素大、中剂量治疗组，细胞胰岛素降解酶基因的表达较胰岛素抵抗模型组显著减少，差异有显著统计学意义（$P<0.01$）。说明葛根素可通过抑制大鼠肝细胞胰岛素降解酶的基因表达，来提高肝细胞对胰岛素的敏感性，从而可能改善机体的胰岛素抵抗。目的研究翻白草水煎剂对 2 型糖尿病大鼠胰岛素降解酶基因 mRNA 表达的影响。方法随机选取以不同剂量的翻白草水煎剂灌胃的 2 型糖尿病大鼠、以安慰剂灌胃的 2 型糖尿病大鼠以及正常对照各 10 只，用 RT-PCR 法测定肝细胞胰岛素降解酶基因 mRNA 的表达。结果服用翻白草后，2 型糖尿病大鼠的胰岛素降解酶基因 mRNA 的表达下降，而服用安慰剂的糖尿病大鼠上述指标无显著变化。结论翻白草能降低 2 型糖尿病大鼠胰岛素降解酶基因的表达。在观察补阳还五汤对老年性痴呆大鼠学习记忆能力的保护作用的研究中，通过对 Wistar 雄性大鼠 50 只随机分为 5 组，每组 10 只，包括正常组、假手术组、模型组、补阳还五汤组和脑复康组。以海马区注射 Aβ1-40 溶液的方法制作 AD 大鼠模型。各组大鼠在造模后第 7 天开始给药治疗：正常组、假手术组与模型组大鼠给予等容积生理盐水，连续 21 天，观察 AD 大鼠学习记忆能力，并用免疫组化法检测大脑海马区胰岛素（INS）、胰岛素样生长因子-1（IGF-1）和胰岛素降解酶（IDE）蛋白表达的影响。结果发现补阳还五汤可显著降低 Aβ1-40 所致的 AD 模型大鼠 IDE 在脑内海马中的阳性表达，并提高 INS、IGF-1 在海马区中的阳性表达，起到防治老年性痴呆的作用。

七、使用胰岛素的长期安全风险

在生理上，胰岛素对糖、脂肪、蛋白质的代谢都具有重要调节作用。常将前二者合称为调节代谢，后者称为促进增殖。正常人体内的胰岛素能够同时维持这两种功能的正常生理状态而不引起人体发生疾病或出现功能异常。在2型糖尿病患者，胰岛素抵抗者不少。在胰岛素抵抗的情况下，人体需要更多的胰岛素才能维持对代谢的调节。一旦胰岛素的增加量不足以满足胰岛素抵抗情况下的机体维持正常代谢的需要，就会出现糖脂代谢的异常，糖尿病是其中最受关注的状况之一。因此，对糖尿病理想的治疗方法是消除胰岛素抵抗，而这在临床上往往是有困难和有限的，因此通过直接或间接增加胰岛素来治疗的方法不得不使用。这种高胰岛素血症需要久而久之就会超过胰岛产生胰岛素的能力，进而胰岛功能下降，这就使更多地使用外源性胰岛素成为必然。外源性胰岛素由于存在诸多非生理特征，必然进一步加重胰岛素抵抗，如此形成不良循环，贯穿于2型糖尿病的整个病程，其中始终伴随着胰岛素抵抗（高胰岛素血症）和胰岛功能衰退这一对矛盾。

由于胰岛素抵抗具有选择性，即只在调节代谢方面有抵抗，而在促增殖方面基本是正常的，甚至有上调的可能。更为重要的是，胰岛素同时通过磷酸化法尼基转移酶的α亚基，使得法尼基转移酶被激活，这是胰岛素所特有的。法尼基转移酶的磷酸化和激活，使细胞膜上法尼基化 Ras 蛋白增加，从而使其他生长因子可能作用的底物增加。这些生长因子包括胰岛素样生长因子、血小板源性生长因子、血管内皮生长因子、表皮生长因子等，他们均能活化 Ras-Raf-MAPK 信号通路，从而起到促增殖作用。这些生长因子已经被证实与动脉粥样硬化病理过程及肿瘤发生有关。在糖尿病治疗过程中是以代谢控制作为胰岛素使用评估依据的，以过多的胰岛素来维持较为"正常"的代谢平衡，必然导致胰岛素促增殖功能的超过，从而使一些组织出现异常的增殖而发生疾病。如2型糖尿病患者动脉硬化性疾病、增殖性视网膜病变、肾小球硬化、肿瘤等发病率明显高于非糖尿病者。高胰岛素血症常导致水钠潴留，而水钠潴留及其所导致的高循环血容量，又是导致高血压、冠心病及心功能衰竭的重要原因之一。

胰岛素类似物临床使用广泛。由于它在结构上还是与人体的胰岛素有所不同，在功能上与人体胰岛素也存在着或多或少的差异。对胰岛素类似物治疗效用评价也是基于其降糖效能的，对其促增殖功能关注是不足的，而且也不可能在短期完全掌握。因此胰岛素类似物的降糖效能虽然显著，但其安全性尚需长期实践来观察。对于预期剩余寿命长的糖尿病患者，宜谨慎选用胰岛素类似物。胰岛素类似物有其优势，尤其是使用的方便性方面。但在长期安全性方面还是以人胰岛素更为可靠。因此，在使用胰岛素的安全性和方便性方面的选择，宜与患者交流，取得认可。

第八节　避免药物相互作用的不良影响

药物相互作用，可能增强或减弱药物的治疗作用或不良作用，从而干扰对治疗预期的判断，影响对疾病的最终疗效。尽可能避免药物间的相互作用，有利于提高治疗的预判性和治疗效果的稳定。

一、个体化用药

临床结合病人的年龄、体质、疾病的轻重和所处的阶段、合并症、并发症、器官功能、饮食习惯、肥胖等情况，选择适合患者个体化的药物。尤其对特定的人群、高风险人群，如于儿童、老年人、肝肾功能减退的特殊人群，临床用药时要特别注意药物的相互作用。因药物在体内的代谢和排泄减少，会引起血药浓度升高而易发生不良反应。尽量避免联合应用较难控制的药物或容易导致严重不良相互作用的药物，尽量选择更安全的替代药物。

二、遵循药品使用说明书

药品使用说明书是总结前期应用或研究的成果，所形成的应用经验或依据，其中详细记载了药物的适应证和相互作用，以及使用注意事项等，是临床避免不良药物相互作用的重要依据和参考。

三、关注易于发生相互作用的高风险药物

所有肝脏 CYP450 酶活性药物，都易于发生药物相互作用。常见的高风险药如抗癫痫药物苯妥英钠，心血管病用药如奎尼丁、普萘洛尔、地高辛，口服抗凝药华法林、双香豆素，口服降糖药如格列本脲、抗生素及抗真菌药如红霉素、利福平、酮康唑，及消化系统用药如西咪替丁、西沙必利等。糖尿病是心血管疾病高危因素，用华法林尤其关注易于与多种常用药发生相互作用，如与头孢菌素类和大环内酯类抗生素、胺碘酮等合用增强抗凝效果，注意出血风险；与维生素 K、口服避孕药和雌激素等合用，促进凝血因子 Ⅱ、Ⅶ、Ⅸ、Ⅹ 的生成，从而拮抗华法林的作用。

四、稳定的治疗方案不宜频繁变化

药物的相互作用一般也需要一个过程。如果长时间应用表明安全的治疗方案，不宜轻易改变。新上药物又存在着重新发生药物相互作用的风险。如果因病情需要应当调整治疗方案，则就注意密切观察新方案的药物相互作用及对病情和人体的影响。

五、必要的药物监测

高危药物、易于蓄积的药物，必要时应当监测。糖尿病本身就存在着影响药物代谢的复杂机制，在重要的器官功能严重受损的患者，更容易导致药物的相互作用，影响疗效或增加不良事件风险。应注意监测。一些植物药也存在药物相互作用。如甘草可能会增加地高辛的毒性。人参还可增加肝素、阿司匹林和非甾体抗炎药如布洛芬、萘普生和布洛芬的出血效应。圣约翰草、银杏叶制剂、金丝桃苷等，都可能与其他药物发生相互作用。一旦发现治疗外不良反应，立即给予适当处理。

（衡先培）

第二十章

降糖中药

第一节　中药降糖机制

一、单味中药降糖药理

（一）胰岛素样作用或修复胰岛功能使其正常分泌

1. 类似胰岛素样作用

胰岛素是唯一能够调节血糖的多肽样激素，其由胰岛 β 细胞合成。胰岛素的分泌不足是 DM 发病的一个重要机制。苦瓜皂苷被称为植物胰岛素，有直接类似胰岛素作用；黄连、荨麻、人参、葛根、知母、枸杞子、地黄、诃子、黄芪、山茱萸、姜黄等可以刺激大鼠分泌胰岛素。鬼箭羽、桑叶可促进胰岛 β 细胞分泌功能，通过胰岛素增加而降低血糖；芦荟提取物、火绒草能减轻四氧嘧啶对胰岛 β 细胞的损伤或改善其功能。玉米须通过修复受损的胰岛 β 细胞，增加胰岛素分泌以降低血糖。桑叶多糖能够减少胰岛 β 细胞凋亡，改善胰岛素分泌。从桑叶中提取的荞麦碱可以通过降低因胰岛 β 细胞损伤，胰岛素分泌低下而引起的动物血糖的升高，显著降低高血糖模型动物的空腹血糖水平，但其对正常动物血糖没有明显影响。知母能够提高胰岛素水平，增加胰岛 β 细胞的数量。匙羹藤茎 95％乙醇提取物能明显降低四氧嘧啶诱导的 DM 小鼠的血糖值，有学者认为其作用机制是通过刺激胰岛素分泌来降低血糖。

2. 通过刺激胰岛 β 细胞分泌胰岛素

通过直接刺激胰岛 β 细胞分泌胰岛素或通过调节机体内外环境的平衡，以修复和改善胰岛 β 细胞功能是中药降糖机制之一。如地骨皮提取物通过修复四氧嘧啶诱导的 DM 大鼠受损的胰岛 β 细胞，促进胰岛素的分泌，降低血糖浓度。灵芝多糖通过增加胰岛素的分泌，修复胰岛细胞，增加葡萄糖激酶的活性来有效控制血糖升高。野山参水提物能发挥抗脂质过氧化作用，保护胰岛 β 细胞，促进胰岛素的分泌，提高胰岛素的浓度，降低 DM 大鼠的血糖水平。从人工培植的冬虫夏草中分离得到一种多糖（CSP-1），动物实验表明，该多糖对四氧嘧啶和链脲佐菌素两种方法造模形成的 DM 大鼠具有良好的降低血糖作用，其机制为 CSP-1 能够刺激胰腺分泌胰岛素，并增强胰岛素受体的敏感性。

3. 通过促进胰岛 β 细胞的再生，维持正常胰岛素水平

维持正常的胰岛素和血糖水平需要一定的胰岛 β 细胞数量。部分 DM 患者的胰岛 β 细胞受损，通过促进胰岛 β 细胞的再生以及改善胰岛的病理状况，对于 DM 患者的治疗是一个很重要的途径。临床研究已证实，苦瓜治疗 DM 的机制与促进胰岛 β 细胞再生或修复受损的胰岛 β 细胞相关。玉竹提取物 A 能明显降低链脲佐菌素诱导的 T1DM 小鼠的血糖及死亡率，还可能通过免疫干预，纠正淋巴细胞亚群及细胞因子的失衡，保护胰岛细胞，从而发挥降糖作用。此外，银杏叶提取物也具有保护胰岛 β 细胞的作用。

4. 清除自由基抗氧化作用，修复胰岛 β 细胞，维持胰岛功能

糖尿病患者体内产生大量的氧自由基，可导致内皮细胞损伤，从而使内皮素分泌增多，一氧化氮产生减少，而氧自由基与一氧化氮结合可形成过氧亚硝酸阴离子，使一氧化氮进一步减少，造成胰岛细胞特异性损伤。自由基还可抑制蛋白质的功能和线粒体生成三磷酸腺苷（ATP）的功能，造成细胞信号转

导障碍和物质能量代谢紊乱，破坏核酸及染色体的作用，使细胞结构和功能发生改变。自由基损害产生的过氧化脂质也可造成胰岛 β 细胞的损伤，导致胰岛功能下降，使血糖升高；同时自由基所造成的脂质氧化损伤在糖尿病血管并发症进程中起着重要作用。

谷胱甘肽过氧化物酶（GSH−Px）、超氧化物歧化酶（SOD）等均可减轻自由基对胰岛 β 细胞的损害或促进受损胰岛 β 细胞的修复。如人参茎叶皂苷、刺五加皂苷可降低 DM 模型大鼠血清过氧化脂质（LPO），而升高超氧化物歧化酶（SOD）活性，清除自由基，阻止 DM 并发症的发生和发展。薏苡仁多糖可显著抑制四氧嘧啶对胰岛 β 细胞膜的损伤，还可降低四氧嘧啶及肾上腺素引起的小鼠高血糖水平，从而减少 DM 的发生。山茱萸的提取物能使四氧嘧啶 DM 大鼠清除自由基的重要物质过氧化歧化酶（SOD）含量显著升高，降低过氧化脂质丙二醛（MDA）水平，使血糖水平降低，其醇提取物降糖作用可能通过保护胰岛 β 细胞或促进受损胰岛 β 细胞的修复而提高血清胰岛素水平。刺五加皂苷可降低糖尿病大鼠血清 LPO 而升高 SOD；人参茎叶皂苷和大豆皂苷均能通过增加糖尿病大鼠 SOD 的含量，降低 LPO，清除自由基，从而减轻自由基的损伤作用而防止糖尿病并发症的发生、发展；马齿苋能够降低糖尿病大鼠 MDA 含量，同时提高 SOD 活性，进而增加胰岛素敏感性。山茱萸能够增加 STZ 糖尿病大鼠血清 SOD，CAT 和 GSH−Px 活性，促进自由基清除。灵芝孢子粉干预能够降低 MDA 和 ROS 含量，同时增加 SOD 和 GSH−Px 活性，从而提高糖尿病大鼠抗氧化能力，保护胰岛细胞，增加胰岛素分泌；同时，灵芝孢子粉提高抗氧化能力还可以增加胰岛素敏感性。清除自由基和抗脂质过氧化是上述中药保护胰岛功能的重要机制之一。通过这些机制修复胰岛 β 细胞，恢复或改善胰岛功能，达到降低血糖的效果。

（二）对糖代谢的影响

血糖的去路主要是：①在各组织中氧化分解提供能量，这是血糖的主要去路；②在肝脏、肌肉等组织进行糖原合成；③转变为其他糖及其衍生物，如核糖、氨基糖和糖醛酸等；④转变为非糖物质，如脂肪、非必需氨基酸等；⑤血糖浓度过高时，由尿液排出。中药对血糖的影响主要表现在以下几方面：

1. 促进糖的有氧氧化，促进肌肉脂肪组织对糖的摄取

脂肪与肌肉是机体摄取葡萄糖的重要场所，分布于骨骼肌、脂肪及心肌中的葡萄糖转运因子 4 是在胰岛素作用下葡萄糖通过细胞膜所必需的载体。葡萄糖利用障碍也是导致高血糖的因素之一。研究表明，葛根素不仅能促进前体脂肪细胞和肌细胞对葡萄糖的摄取，还能提高细胞葡萄糖转运因子 4mRNA 的水平。人参皂苷能够减少糖异生，改善葡萄糖转运，调整胰岛素分泌，从而促进糖的有氧氧化，达到降血糖的目的。知母能促进脂肪组织对葡萄糖的摄取，从而达到降低血糖的目的。汉防己甲素是防己麻花（根）的活性成分，其降糖作用主要是增加肝脏中糖原的合成，加强葡萄糖在外周组织的利用率。此外，肉桂提取物、人参皂苷等均能促进脂肪和肌细胞对葡萄糖的摄取能力。

2. 改善糖耐量，增加肝糖原含量，抑制糖原的分解

葡萄糖利用障碍和糖异生增加也是导致高血糖的因素之一。早期发现并给予干预治疗糖耐量减退（IGT），可减少 DM 的发生。研究表明，丁香苷提取物能够促进组织对糖的吸收利用和糖原合成，降低大鼠体内血糖水平。大蒜可影响肝糖原合成，有一定的升高肝糖原的作用。用米糠的提取物给 DM 大鼠灌胃 17 天后，可恢复肝葡萄糖激酶的活性，促进糖原的合成。知母聚糖能降低正常小鼠和对四氧嘧啶诱发的高血糖大鼠的血糖，其降血糖作用与其能增加肝糖原合成、减少肝糖原分解，增加骨骼肌对葡萄糖摄取等因素有关。胡芦巴通过调整下游胰岛素信号通路而增加糖原合成酶的活性，进而增加肝糖原含量。马齿苋能够改善糖尿病大鼠糖耐量。玉竹可以改善糖尿病小鼠和大鼠的糖耐量。灵芝能够改善糖尿病小鼠糖耐量，体现了其抗高血糖活性。小檗碱能够抑制肝糖原异生，促进周围组织细胞糖酵解，增加糖转运。决明子通过增加胰岛素敏感型葡萄糖转运体 GLUT4 增加对葡萄糖的摄取以降低餐后血糖。黄精在促进肝糖原合成的同时抑制其分解，以此维持血糖的相对稳定。黄精还能够显著增加骨骼肌 GLUT4 蛋白的表达，增加葡萄糖的摄取和转运。桑叶提取物对四氧嘧啶模型糖尿病小鼠有显著的降血糖作用，是通过对糖尿病小鼠糖代谢的影响，改善糖耐量，增加肝糖原含量而降低血糖。山茱萸、大蒜可影响肝糖原合

成，有一定的升高肝糖原的作用。麦冬抑制肝糖原异生增加肝糖酵解。

3. 延缓肠道对糖与脂质的吸收作用

肠促胰岛素是人体内一种肠源性激素，在进食后，该类激素可促进胰岛素分泌，发挥葡萄糖浓度依赖性降糖作用。主要有肠胰高血糖样肽（GLP－1）和糖依赖性胰岛素释放肽（GIP）组成，其中 GLP－1 在 2 型糖尿病的发生发展中起着更为重要的作用。饮食中的糖类在葡萄糖苷酶的作用下分解为葡萄糖，并经小肠吸收进入血液，这是餐后血糖升高的主要原因。因此通过对葡萄糖苷酶的活性调节，延缓糖类消化吸收，可有效控制餐后血糖。中药在小肠上段抑制了 α－糖苷酶的活性，使糖类分解为葡萄糖受阻，从而抑制餐后血糖的急剧上升，控制血糖。研究已经证实具有糖苷酶抑制剂样作用的中药如黄连、山茱萸、五倍子、五味子、大黄、桑叶、桑白皮、知母、赤芍、地榆、白藜芦醇、南瓜、何首乌、枸杞、甘草、鸭跖草和黄精等。玉竹能够抑制 α－糖苷酶活性而降低 STZ 大鼠血糖。小檗碱促进 GLP－1 分泌，发挥降糖作用。玉竹、诃子能够降低肠道单层细胞 Caco－2 模型的葡萄糖转运，展现出葡萄糖转运抑制剂效应。桑叶及桑叶水提醇沉物可以有效地抑制或延缓淀粉和麦芽糖水解为葡萄糖，并抑制 α－糖苷酶的活性，从而达到降血糖的作用。知母总酚能显著降低四氧嘧啶和 STZ 引起的 DM 动物的空腹血糖，其中芒果苷对 α－糖苷酶活性的抑制可能是其降糖作用机制之一。大豆皂苷对 α－糖苷酶具有抑制作用，可抑制餐后血糖上升。

实际上，中药抑制葡萄糖吸收的机制可能更为复杂，如一些中药的抗菌作用，可能通过抗菌而抑制食物的酶解；一些中药可能促进肠道运动而缩短食物在小肠中停留的时间，从而减少了食物的吸收总量；一些中药可能作用于食欲中枢而增加饱腹感、抑制食量；一些中药可能由于其特殊的味觉刺激而降低食欲。此外，中药餐前服用还可占据胃的容量，抑制胃排空，从而减少食量。

（三）增加胰岛素敏感性，改善胰岛素抵抗

胰岛素抵抗是 2 型糖尿病发病机制的重要环节和显著特征中药可增加胰岛素受体的数目和亲和力，并可能对岛素受体后作用机制有保护作用。如胡芦巴能够通过上调 GLUT－2 的表达促进葡萄糖利用的作用。人参、葛根能够刺激胰岛素的分泌以降低血糖。太子参能够改善胰岛素抵抗而降血糖。葛根素能够改善糖尿病小鼠的糖耐量，增加血清 GLP－1R 受体表达，促进胰岛 β 细胞生存。大黄素能够显著增强大鼠的胰岛感性。石斛能够降低糖尿病大鼠胰岛素抵抗，改善高胰岛素血症，降低肝脏糖异生，促进葡萄糖的摄取和转化，从而降低血糖水平。天花粉能够激活酪氨酸激酶，增加血糖的清除。小檗碱不仅能够增加胰岛素敏感性，还能够促进胰岛素分泌。莲子心能够通过活化胰岛素受体而抑制胰岛素抵抗。吴茱萸能够增加胰岛素敏感性、促进高脂联合 STZ 所致 DM 大鼠模型肝脏中胰岛素受体活化发挥降糖作用。银杏叶提取物能够增加胰岛 β 细胞功能，并通过增加胰岛素受体亚基的转录以增加胰岛素敏感性，从而降低 STZ 诱导的糖尿病大鼠血糖。银杏叶的降糖效果呈现出剂量和时间依赖性。桑枝提取物能够降低血清胰岛素水平，改善 STZ 诱导糖尿病小鼠的胰岛素抵抗，同时能够改善肝脏糖代谢。茯苓通过作用于 PPAR－γ 增加其活性而提高胰岛素敏感性以降血糖。

二、中药复方降糖机制

（一）保护胰岛 β 细胞功能，促进胰岛素的分泌

与单味中药一样，中药复方保护胰岛功能的重要机制也是对抗氧化应激。由黄连、肉桂、黄芪、甘草、葛根、胡芦巴等组成的加味交泰丸是在交泰丸交通心肾的基础上配伍益气健脾、生津止渴的黄芪、葛根等制方，能够通过增加高脂联合 STZ 诱导糖尿病大鼠的胰腺 SOD 和 GSH－px 活性，同时降低 MDA 含量从而改善氧化应激状态，减轻胰岛 β 细胞凋亡，修复胰岛结构，改善胰岛功能达到降糖目的，改善糖尿病及糖尿病视网膜病变。津力达主要由人参、黄精、麦冬、地黄、何首乌（制）、山茱萸、知母等组成，具有益气养阴，健脾运津的功效，用于 2 型糖尿病气阴两虚证，能够通过活化腺苷酸活化蛋白激酶（AMPK）而保护胰岛 β 细胞，降低胰岛素抵抗，改善 2 型糖尿病患者血糖。也有研究认为津力达能够通

过改善肝脏氧化应激进而降低胰岛素抵抗。

（二）增加胰岛素受体数目或提高其亲和力

由车前草、金银花和仙鹤草等组成的糖宁通络胶囊能增加胰岛素受体底物的含量降低胰岛素抵抗发挥降糖作用。消渴安胶囊增加胰岛素受体的表达，还能够通过增加抗氧化酶如 SOD 的活性升高糖耐量，增加胰岛素分泌。同时消渴安胶囊能够改善胰岛素敏感性，缓解胰岛素抵抗。金芪降糖片可通过激活糖尿病大鼠和小鼠模型 PI3K-AKT 信号通路增加胰岛素敏感性，降低胰岛素抵抗。由天花粉、麦冬、五味子等组成的天麦消渴片通过增加胰岛素受体表达而降低胰岛素抵抗。由桑叶、葛根、山药和苦瓜等组成的桑瓜饮能够通过上调糖尿病小鼠胰岛素受体及其亚基的表达改善糖耐量和胰岛素抵抗。

（三）抑制胰岛素拮抗激素如胰高血糖素等的分泌

由大黄、决明子、丹参和人参等组成的大明胶囊能够促进糖尿病大鼠分泌 GLP-1 和 GIP 以降低血糖。由地黄、丹参、山萸肉和人参等组成的降糖消渴颗粒能够降低胰高血糖素，同时增加胰岛素敏感性，对抗氧化应激等干预糖尿病。

（四）增加靶器官的糖转化

赤芍、桑叶、荷叶、丹参、山楂等组成的糖脂清能够降抑制 α-糖苷酶活性以降血糖。白虎汤能够增加脂肪细胞对葡萄糖的摄取。葛根芩连汤改善脂肪细胞的胰岛素抵抗，增加葡萄糖的消耗，从而增加胰岛素敏感性以降低血糖。赤芍、桑叶、荷叶、丹参和山楂叶等组成的糖脂清增加骨骼肌 GLU-4 和胰岛素受体的表达以降低胰岛素抵抗，通过增加肌肉对胰岛素刺激葡萄糖摄取来降低肝脏和脂肪的胰岛素抵抗，延缓糖尿病的发生与发展。乌梅丸能够调节肝脏、骨骼肌和脂肪组织胰岛素受体的表达、胰岛素受体亚基的活化以及 GLU4 的表达。由女贞子、山茱萸和山药等组成的贞清方通过抑制葡糖激酶和糖异生基因表达改善糖代谢和胰岛素敏感性。

三、降糖中药相关活性成分

关于中药降糖活性成分的研究，长期以来是中药有效成分研究的重点内容。目前认可的降糖相关活性成分，可概括为萜类、类胰岛素、肽、氨基酸、黄酮类、多糖类、硫键化合物、不饱和脂肪酸、生物碱和甾体类。

1. 萜类主要影响血糖代谢

（1）三萜式皂苷类：经过水解，除生成糖和皂苷元外，还可能生成有机酸，如糖醛酸、苯甲酸、桂皮酸等。含三萜式皂苷的中草药有人参、田七、桔梗等。

（2）一萜类：主要是环烯醚萜苷。如地黄中的梓醇、地黄苷等均有一定的降糖作用。

（3）二萜类：如菊叶中的甜叶菊苷等。

（4）三萜类：唇形科植物匍匐凉粉草、大花直管草、石榴皮及山茱萸中的乌索酸；木鳖块根中的齐墩果酸苷元；茯苓、泽泻中的茯苓酸、泽泻醇 A、泽泻醇 B；苦瓜果实、种子及藤叶中的葫芦素衍生物——三萜烯苷等。

2. 类胰岛素、肽、氨基酸：降糖作用快（4h），其降糖作用活性取决于二硫键

（1）类胰岛素、肽类：苦瓜果实、种子中的 P 岛化学结构是 166 个残基，由 17 个氨基酸组成，分子量是 11000。在给患有糖尿病的沙鼠、猴和人用素皮下注射后，均显示降糖活性，作用高峰出现在注射后 4~8h。

（2）氨基酸类：日本香豌豆种子中分离出的香豌豆素及其衍生的 γ-L-谷氨酰胺、L-香豌豆素均对小鼠显示降低血糖作用；双花耳草的干燥全草水提取物经过层析得到一个降糖活性成分，由 13 种游离氨基酸、肽或蛋白质组成，对四氧嘧啶糖尿病兔显示有降低血糖作用。

3. 黄酮类

毛叶黄杞总黄酮可以明显降低四氧嘧啶 DM 小鼠血糖水平，也可以降脂、抗血栓和抗氧化等；青钱

柳黄酮具有抑制 α-糖苷酶的作用，有很强的抑制活性且与酶结合迅速，其作用为非竞争性抑制。水芹黄酮可通过对抗链脲佐菌素对胰岛损伤而改善胰岛功能，从而降低 DM 小鼠血糖含量，而且还能明显降低血清甘油三酯含量。皱纹枣树皮中的山萘酚、槲皮素、杨梅树皮素葛根中的葛根素、大豆黄酮等，主要影响胰岛 β 细胞功能。淫羊藿中的淫羊藿苷；桑叶中的芸香苷、槲皮素等，均有抗高血糖作用。紫草中的紫草素能够增加骨骼肌对葡萄糖的摄取。

4．多糖类

此前对人参多糖、薏苡仁多糖、知母多糖、苍术多糖、桑白皮多糖及山药多糖等的降糖作用研究较多。近年对中药多糖的降糖作用报道也不少，如黄芪多糖通过上调 miR-203a-3p 降低内质网应激引起的凋亡，从而减轻肝脏胰岛素抵抗治疗糖尿病黄芪多糖还能明显改善 DM 模型大鼠肾脏和心肌结构的异常改变。枸杞多糖对 α-糖苷酶具有较强的抑制作用，抑制机制为非竞争性抑制。黄精多糖能抑制 DM 小鼠肾脏和心肌组织中的蛋白糖基化终产物受体 mRNA 的表达，对高血糖及糖基化终产物造成胰腺的免疫损伤及自由基损伤具有保护作用。柴胡多糖通过增加肝糖原含量、刺激胰岛素释放、降低氧化应激和炎症反应发挥降糖作用。丹皮多糖可提高肝细胞低亲和力胰岛素受体数目，使胰岛素敏感性指数增加，改善受体环节的胰岛素抵抗。桑叶中的抗 DM 活性成分可通过抑制 α-糖苷酶活性、促进胰岛素释放、促进外周组织对糖的利用、增加 DM 动物肝糖原含量而起到降血糖作用，且桑叶总黄酮可阻断蛋白非酶糖化，对减缓或阻止 DM 并发症发展具有重要意义。茶多糖可能通过抑制 α-淀粉酶活性，从而延缓碳水化合物在小肠的吸收而降低四氧嘧啶所致 DM 大鼠的空腹血糖及餐后血糖。

5．硫键化合物

洋葱蒸气蒸馏得到的洋葱油对正常禁食的小鼠产生明显的降低（20%）血糖作用，接近甲苯磺丁脲对实验动物的降低血糖作用。大蒜汁能够降低正常兔与四氧嘧啶糖尿病兔的空腹血糖，在给葡萄糖 1h 以前给大蒜汁可以明显地改善葡萄糖耐受性，降低血糖活性与 D_{860} 相接近。大蒜汁可以增强动物的血浆胰岛素样活性，大蒜降低血糖的有效成分是大蒜辣素。

6．不饱和脂肪酸

不饱和脂肪酸起效特慢，在体内清除慢，抗胰蛋白酶降解作用强。玉米须对家兔有非常显著的降低血糖作用，其有效成分的化学结构含有两个双键的亚油酸；向日葵有降低血糖作用，其种子中含有亚油酸。

7．生物碱

黄连及其生物碱（小檗碱）能够有效降低血糖水平，其降血糖机制主要为：促进胰岛 β 细胞修复，增加肝细胞的葡萄糖消耗量，显著改善胰岛素抵抗（IR）、纠正脂质紊乱，影响脂肪细胞糖转运，抑制蔗糖酶、麦芽糖酶等二糖酶的活性，抑制 α-糖苷酶。临床应用小檗碱治疗继发性磺酰脲类药物失效的 T2DM 患者发现，小檗碱有与二甲双胍相似的降糖作用，可使患者周围组织胰岛素受体的敏感性增强，从而降低血糖。此外，桑叶中的生物碱成分也具有降血糖作用。墨西哥植物 Tecoma stans Jugs 叶中含有的太可斯塔宁与太可马宁属于吡啶生物碱，具有显著的生物活性，可以降低血糖，我国产的萝芙木中也含有类似的成分。长春花茶剂及其产品在南非、尼泊尔、澳大利亚、越南和老挝被用作胰岛素的口服代用品。其粗提物制剂中含有生物碱文多林、文多里宁和洛诺生有较强的降低血糖活性。大剂量川芎嗪可明显改善 DM 患者的血液流变学，改善血黏度、减少红细胞和血小板聚集。

8．甾体类

其降糖作用类似磺酰脲类，知母水提物能够降低正常兔特别是四氧嘧啶糖尿病家兔的血糖水平，知母水提物静脉注射能够降低四氧嘧啶糖尿病小鼠的血糖，并使之尿酮体减少。麦冬的水、醇提取物能够降低正常兔的血糖，静脉注射能够降低四氧嘧啶糖尿病兔的血糖水平，并且能够促进胰岛 β 细胞的恢复，肝糖原较对照组增加。

9．皂苷类

山茱萸环烯醚萜总苷能改善血管内皮细胞的损伤，对 DM 并发症引起的机体损害有保护作用。玉竹提取物 A 能通过免疫干涉，纠正淋巴细胞亚群及细胞因子的失衡，保护胰岛细胞，从而发挥降糖作用。玉米须总皂苷具有较好的降糖活性，能降低正常小鼠血糖，对肾上腺素、四氧嘧啶、链脲佐菌素所致小鼠高血糖模型也有较好的降糖作用。罗汉果皂苷提取物能减弱四氧嘧啶对胰岛 β 细胞的损伤，改善受损细胞的功能，有益于缓解 DM 小鼠的症状。胡芦巴皂苷可能通过促进胰岛素分泌，调节糖代谢和增加机体对胰岛素的敏感性等作用实现降低正常小鼠及肾上腺素致 DM 大鼠的血糖下降。

10. 有机酸类

丹酚酸 A 呈剂量依赖性地降低 1 型和 2 型糖尿病动物血糖，其机制与改善肝脏和骨骼肌线粒体功能，增加 ATP 生成相关。丹酚酸 B 降低 db/db 小鼠肝脏糖异生，改善胰岛素抵抗，还能够改善胰岛病理结构，其效果类似二甲双胍，作用机制可能与增加骨骼肌和肝脏 AMPK 磷酸化，增加骨骼肌 GLU4 和糖原合成酶表达等有关。没食子酸通过激活 GLU4 蛋白改善脂肪组织胰岛素依赖性的葡萄糖转运，增加脂肪组织葡萄糖摄取，保护胰岛 β 细胞。

第二节　常用降糖中药

一、益气类

1. 人参

【药性】甘、微苦，微温。归肺、脾、心、肾经。

【功效】大补元气，复脉固脱，补脾益肺，生津养血，安神增智。

【药理作用】人参对血压和血糖具有双向调节作用，对正常血糖及肾上腺素或高渗葡萄糖所致的高血糖均有降低作用。

【化学成分】人参皂苷、人参多糖和多种活性肽等。

【降血糖机制】抑制食欲和肠道葡萄糖与脂肪的吸收；影响糖脂代谢通路，增加能量消耗；调节过氧化物酶体增殖剂活化受体 Y 活性和表达，改善胰岛素抵抗；促进胰岛素分泌和抗胰岛 β 细胞凋亡，抗氧化应激和抗炎作用等。人参多糖及人参多肽可增强动物肝脏中琥珀酸脱氢酶和细胞色素氧化酶的活性，增加血中丙酮酸含量，它的降低血糖机制可能是增强线粒体氧化磷酸化作用，促进肝脏及组织细胞的有氧氧化过程，从而加速糖的有氧氧化代谢。

【临床应用】治疗消渴，与知母、石膏等配伍，滋阴润燥，如：人参白虎汤。可配伍天花粉、山药、黄芪等益气生津药同用治疗内热消渴，气阴两虚。

2. 黄芪

【药性】甘，微温。归脾、肺经。

【功效】补气升阳，益卫固表，利水消肿，生津养血，行滞通痹，托毒排脓，敛疮生肌。

【药理作用】黄芪血糖可降低空腹血糖，增加血清胰岛素含量，对胰岛 β 细胞具有修复作用。

【化学成分】黄芪皂苷、黄酮、单糖、多糖、氨基酸、蛋白质、叶酸、核黄素、维生素 P 等。

【降血糖机制】黄芪多糖（APS−G）可促进脂肪细胞的葡萄糖摄取及细胞分化，增加其 PPAγ mRNA 的表达，能减轻由 TNF−α 导致的动物胰岛素抵抗，对胰岛素性低血糖有明显影响，对血糖具有双向调节作用。促进糖酵解，增加外周组织对葡萄糖的利用。黄芪入药能降低血糖，改善糖、脂代谢（黄芪可直接减少内源性胆固醇的生成，可一定程度纠正脂代谢紊乱）；提高血浆白蛋白水平，减少尿蛋白排出，增加肌肉蛋白储备，提供必需氨基酸，从整体上改善肾小球疾病的蛋白质代谢紊乱；抑制肾脏 NO 合成，可部分纠正糖尿病早期的肾脏高灌注、高滤过；抑制糖尿病大鼠肾皮质转化生长因子−β（TGF−β）的过度表达，影响糖尿病的发生和发展；抑制肾脏肥大，改善肾功能。黄芪对改善糖尿病的临床症状，尤其对糖尿病性肾病有较好的防治作用。

【临床应用】治疗消渴，多与山药、生地黄等配伍，生津止渴。

3. 西洋参

【药性】甘、微苦，凉。归心、肺、肾经。

【功效】补气养阴，清热生津。

【药理作用】西洋参皂苷具有降血脂、降血糖的作用。

【化学成分】西洋参皂苷、多糖。

【降血糖机制】水提取物作用于经白细胞介素-1β（IL-1β）处理后的胰岛β细胞，能明显上调抗凋亡基因 Bcl-2 和下调促凋亡酶半胱氨酸蛋白酶（caspase）-9，能够对抗胰岛β细胞凋亡，促进胰岛β细胞的再生，从而降低血糖。西洋参还可促进胰岛素分泌降低血糖；增加胰岛素敏感性，改善胰岛素抵抗。

4. 山茱萸

【药性】酸、涩，微温。归肝、肾经。

【功效】补益肝肾，收敛固涩。

【药理作用】山茱萸能抑制血小板聚集，抗血栓形成，并有降血糖作用。

【化学成分】山茱萸苷、莫罗忍冬苷等苷类；皂苷、鞣质、挥发油以及熊果酸等有机酸；尚含挥发油和维生素 A、B、C 及微量元素等。

【降血糖机制】熊果酸是山茱萸抗糖尿病的活性成分。山茱萸醇提物对正常血糖无明显影响，而对糖尿病有明显的降血糖作用，能显著降低进食量及饮水量，对 2 型糖尿病空腹血糖无影响，但能明显降低进餐后血糖水平，升高进餐后血浆胰岛素水平，且有胰岛素样作用。山茱萸的成熟果实含茱萸苷、皂苷、鞣质、熊果酸、维生素 A 等，能降低血清过氧化脂质含量，提高过氧化物歧化酶（SOD）活性，并可不同程度地降低心、肝、胰、肾组织丙二醛（MDA）含量，对这些组织器官产生一定的保护作用。通过提高糖耐量、保护胰岛β细胞或促进受损胰岛β细胞的修复、增加肝糖原合成等多种途径发挥降血糖作用。

【临床应用】与其他药物相配，治疗消渴及大血管合并症作用显著。

5. 刺五加

【药性】甘、微苦，温。归脾、肺、肾、心经。

【功效】益气健脾，补肾安神。

【药理作用】扩张心脑血管、降低心肌耗氧量、改善微循环、清除氧自由基等作用，具有提高葡萄糖转运能力、降低血糖、治疗糖尿病的作用。

【化学成分】刺五加皂苷、多糖、香豆精、黄酮、琥珀酸和腺苷等。

【降血糖机制】刺五加可显著降低糖尿病模型小鼠空腹血糖，提高胰岛素水平和葡萄糖耐受量，显著提高糖尿病小鼠血清中 SOD 活性，降低 MDA 的含量。刺五加皂苷可明显降低糖尿病模型动物血清及胰腺组织中脂质过氧化物的含量。刺五加叶纯化物及乙醇提取物具有降低模型大鼠的空腹血糖，降血脂功能，可明显增强自由基清除能力和降低 ROS 的产生，起到抗氧化应激、防止氧化损伤的效果，最终达到抗糖尿病、改善胰岛素抵抗的作用。

二、补阴类

1. 生地黄

【药性】甘，寒。归心、肝、肾经。

【功效】清热凉血，养阴生津。

【药理作用】生地黄浸剂和醇浸膏及地黄苷均具有一定降血糖作用。

【化学成分】梓醇、苷类、糖类及氨基酸。苷类中以环烯醚萜苷为主。

【降血糖机制】地黄寡糖（ROS）能对正常的和四氧嘧啶诱导糖尿病大鼠发挥显著的降血糖作用。对神经内分泌免疫调节失调状态下的糖代谢紊乱有良好的恢复调整作用。地黄寡糖降血糖的作用机制与促进肝糖原的合成、降低肝脏中增高的葡萄糖-6-磷酸酶活性有关。还能改善胰岛β细胞功能，降低血胰岛素抵抗水平，调节细胞葡萄糖自身平衡，降低肝葡萄糖-6-磷酸酶活性，改善脂代谢紊乱，改善肾功能等作用。

【临床应用】长于治疗消渴，多与山药、黄芪等配伍，或与葛根、天花粉、五味子等同用，如玉泉散。

2. 五味子

【药性】酸、甘，温。归肺、心、肾经。

【功效】收敛固涩，益气生津，补肾宁心。

【药理作用】五味子提取物对链脲佐菌素致糖尿病肾病大鼠肾小球系膜聚集现象有明显缓解作用，并能改善尿白蛋白排泄率，使低密度脂蛋白胆固醇和血清丙二醛水平明显降低，肾组织中过氧化氢酶、超氧化物歧化酶活性明显提高，说明五味子提取物对糖尿病大鼠的肾脏组织具有保护作用。

【化学成分】五味子甲素、五味子乙素、五味子丙素等木脂素类，尚含挥发油、有机酸、树脂、鞣质、甾醇等。

【降血糖机制】五味子可以竞争性地抑制小肠上皮α-糖苷酶的活性，从而延缓肠道对糖的吸收，起到降糖的作用；能促进糖原异生及分解，改善机体对糖的利用。从中药五味子中分离得到的α-糖苷酶抑制剂具有明显降血糖作用。

【临床应用】治疗消渴及热病伤津，口渴多饮，可与人参、麦冬、天花粉等同用，如玉泉丸。

3. 枸杞子

【药性】甘，平。归肝、肾经。

【功效】滋补肝肾，益精明目。

【药理作用】枸杞子具有降糖、调脂、抗肿瘤、抗动脉粥样硬化、增强免疫力的作用。

【化学成分】枸杞多糖，牛磺酸，抗坏血酸，钙、磷、铁、锌等元素。

【保护血管的机制】枸杞多糖LBP-D对糖尿病小鼠的胰岛β细胞可能有保护作用。枸杞多糖-D降糖机制主要是修复胰岛细胞及促进胰岛β细胞的再生，减弱胰岛β细胞的损伤，对免疫功能也具有极重要的调节作用，在神经内分泌免疫网络中具有免疫增强功能，对糖尿病并发症具有延缓或预防作用。牛磺酸能保护胰岛细胞，增加胰岛素分泌，从而起到降血糖的作用。

【临床应用】治消渴及热病伤津，可配生地、麦冬、天花粉等养阴生津药同用。

4. 山药

【药性】甘，平。归脾、肺、肾经。

【功效】益气养阴，补脾肺肾，固精止滞。

【药理作用】山药具有抗氧化、抗衰老、调节免疫、抗肿瘤、降血糖等作用。

【化学成分】主要有多糖、尿囊素、皂苷、色素等。

【降血糖机制】山药能增加胰岛素分泌、改善受损胰岛β细胞功能，较好地降低糖尿病组织过氧化脂质含量，提高超氧化物歧化酶活性，有效地清除组织中过多的自由基，从而抑制其对机体的损伤，起到降血糖作用。

【临床应用】治内热消渴，常配黄芪、知母、五味子等益气生津药同用，如玉液汤。

5. 黄精

【性味归经】甘，平。归脾、肺、肾经。

【功效】补气养阴，健脾，润肺，益肾。

【药理作用】黄精水提液能显著降低甘油三酯和总胆固醇，抑制肝糖原酶解而降糖。

【化学成分】黄精多糖、低聚糖、黏液质、淀粉、多种氨基酸。

【降血糖机制】黄精多糖（PSP）抑制胰岛细胞的凋亡，下调Caspase-3表达，并且能在一定程度上降低 FBG 和 GSP 水平，增加血清 NS 含量，从而降低血糖，改善糖尿病"三多一少"症状。降血糖机制是降低了肝细胞内 cAMP 的含量，从而阻碍了磷酸化酶激活及糖原合成酶失活从而导致糖原合成加速、分解减慢。黄精多糖抑制了高血糖状态下的蛋白非酶糖基化过程，导致糖基化终产物的生成减少；同时，黄精多糖抑制了链尿佐菌素（STZ）所致胰腺的免疫损伤及自由基损伤，从而改善了胰岛的分泌功能。

【临床应用】治消渴，常配生地黄、黄芪、麦冬等益气养阴药同用。

6. 玉竹

【药性】甘，微寒。归肺、胃经。

【功效】养阴润燥，生津止渴。

【药理作用】具有抗氧化、降血糖作用。

【化学成分】主含玉竹黏多糖、黄酮类、皂苷类。

【降血糖机制】玉竹多糖能非常显著地降低血清葡萄糖和甘油三酯水平，抑制胰岛 β 细胞的破坏，升高血清胰岛素水平，从而发挥降血糖作用。玉竹另一降血糖机制是抑制肝糖原降解系统。

【临床应用】治热病伤津的烦热口渴，常配生地、麦冬等同用，如益胃汤；治消渴，可与生地黄、天花粉等同用。

7. 石斛

【药性】甘，微寒。归胃、肾经。

【功效】益胃生津，滋阴清热。

【药理作用】金钗石斛的醇提物有降低全血黏度、抑制血栓形成的作用，并有降血糖，抗氧化作用。

【化学成分】石斛碱、石斛胺、石斛酮碱、石斛高碱、豆甾醇、多糖等。

【降血糖机制】通过协调促凋亡因子 Bax 与抗凋亡因子 Bcl-2 的表达来调控胰岛细胞增殖，进而达到对抗血糖升高的目的。

【临床应用】常配伍玉竹、生地等养阴清热，生津止渴。

8. 女贞子

【药性】甘、苦，凉。归肝、肾经。

【功效】滋补肝肾，明目乌发。

【药理作用】具有抗肿瘤、抗炎、降血糖、降血脂以及抗骨质疏松等药理活性。

【化学成分】齐墩果酸、乙酰齐墩果酸、熊果酸、甘露醇、葡萄糖、棕榈酸、硬脂酸、油酸、亚油酸等。

【降血糖机制】齐墩果酸能改善糖耐量，对胰岛素分泌作用不明显，其降血糖作用不是通过促进胰岛素分泌和利用，有可能是通过胰岛以外的途径发挥作用。有人证实女贞子中提取的齐墩果酸等可降低血清甘油三酯和胆固醇，升高高密度脂蛋白胆固醇（HDL-C）、动物肝糖原的含量。

【临床应用】治消渴病阴虚，常配伍地骨皮、生地等。

9. 其他

麦冬促使胰岛细胞恢复，肝糖原增加，可降低血糖。何首乌所含大黄酸可抑制胆固醇的吸收，卵磷脂有益于脂肪的转运，并可阻止胆固醇在肝内沉积；冬虫夏草 CSP-1，其具有强抗氧化作用，能够刺激胰腺分泌胰岛素，并对胰岛素受体具有增敏作用。铁皮石斛能明显降低 DM 大鼠的血糖，它除能促进胰岛 β 细胞分泌胰岛素外，还能抑制胰岛 α 细胞分泌胰高血糖素，使胰高血糖素水平降低。这表明铁皮石斛可通过调节胰岛 α 细胞、胰岛 β 细胞分泌的激素水平来发挥降血糖作用，具有双重降血糖作用机制。

三、清热类

1. 天花粉

【药性】甘、微苦，微寒。归肺、胃经。

【功效】清热泻火，生津止渴，消肿排脓。

【药理作用】天花粉多糖具有明显的降血糖作用，天花粉凝集素粗品和乙酸乙酯提取物用于糖尿病病人有较好的控制血糖的作用，其中天花粉控制血糖的主要作用部分是凝聚素。

【化学成分】天花粉蛋白、Karasurin，多糖、植物凝集素、酶等。

【降血糖机制】天花粉水提取物对胰岛细胞有直接作用，从而降低血糖。从栝蒌根中提取的天花粉多糖 A、B、C、E 给正常小鼠皮下注射 7h 后，血糖明显下降，而天花粉多糖 D 在给药 24h 后稍有降血糖作用。给四氧嘧啶诱导的高血糖小鼠皮下注射天花粉多糖 A 7h 后，有显著的剂量依赖性降糖作用。

【临床应用】治疗阴虚内热，消渴多饮，常与葛根、知母、五味子等配伍，如玉液汤。应用珍芪降糖胶囊治疗 2 型糖尿病属气阴两虚兼热证者。

2. 葛根

【药性】甘、辛，凉。归脾、胃、肺经。

【功效】解肌退热，生津止渴，透疹，升阳止泻，通经活络，解酒毒。

【药理作用】葛根素能改善微循环，提高局部微血流量，抑制血小板凝集。葛根有降血糖、降血脂、抗氧化等作用。

【化学成分】黄酮类物质大豆素、大豆苷、葛根素、β－谷甾醇、淀粉等。

【降血糖机制】葛根能改善脂肪细胞的胰岛素抵抗，增强脂肪细胞对葡萄糖摄取和利用的能力，起到降血糖作用。葛根素一方面通过阻断 β－肾上腺素受体对血管的收缩作用，扩张血管，并减轻对抗胰岛素激素（肾上腺素、糖皮质激素等）的作用，有利于胰岛素的生物学效应的发挥，提高胰岛素的敏感性；另一方面降低全血黏度，改善血液流变学指标，使细胞钙－镁－ATP 酶（$Ca^{2+}-Mg^{2+}-ATP$ 酶）活性提高，物质运输、糖和胰岛素跨膜（肌肉、脂肪细胞等）能力提高，从而提高胰岛素敏感性，改善胰岛素抵抗。葛根煎剂可通过降低血清中 FFA、TNF－α 含量这一作用机制而改善胰岛素抵抗，起到降血糖作用。

【临床应用】葛根配伍天花粉、麦冬、生黄芪等，如玉泉丸治疗内热消渴，口渴多饮。

3. 桑白皮

【药性】甘，寒。归肺经。

【功效】泻肺平喘，利水消肿。

【药理作用】桑白皮水提液、水提醇沉液有降血糖作用。总黄酮有抗炎作用，桑白皮还有降血压、抗氧化、延缓衰老等作用。

【化学成分】桑皮素、桑根皮素、挥发油、鞣质、果胶、东莨菪素等。

【降血糖机制】桑白皮通过促进外周组织特别是肝脏的葡萄糖代谢、提高肝细胞对胰岛素的敏感性。桑糖苷元 A（Moran A）抑制 α－糖苷酶，通过降低碳水化合物的消化和葡萄糖的吸收来降低餐后高血糖。桑寄生促进外周组织特别是肝脏的葡萄糖代谢、提高肝细胞对胰岛素的敏感性。桑枝有肠道 α－葡萄糖苷酶抑制剂样作用，而起到控制血糖、调节血脂的作用。通过竞争性地抑制小肠黏膜刷状缘葡萄糖苷酶，使肠道内的葡萄糖生成、吸收延缓，从而有效降低餐后血糖和空腹血糖；有效预防、改善糖尿病并发症；不刺激胰腺、修复受损的胰岛细胞；不易引起低血糖反应；改善微循环、降脂、抗凝。桑叶降糖作用机制之一也是抑制糖苷酶活性；桑叶总多糖能增加四氧嘧啶高血糖小鼠肝糖原含量，降低肝葡萄糖含量。

【临床应用】治内热消渴，常与天花粉、麦冬等药配伍。

4. 黄连

【药性】苦，寒。归心、脾、胃、肝、胆、大肠经。

【功效】清热燥湿，泻火解毒。

【药理作用】具有降血糖、抗菌、抗氧化、消炎、抗肿瘤、调血脂等作用。

【化学成分】主要含小檗碱、黄连碱、甲基黄连碱、掌叶防己碱等。尚含黄柏酮、黄柏内酯及酚性成分等。

【降血糖机制】黄连可提高胰岛素受体结合力，有改善胰岛素敏感性作用。并可通过抑制糖原异生及促进糖酵解而产生降糖作用。小檗碱能够抑制线粒体激活环磷酸腺苷（AMP）活化蛋白激酶，从而达到降低血糖浓度的作用；也有研究发现，黄连通过抑制肝脏将非糖物质转化为葡萄糖或糖原，减少糖类物质的产生，同时促进其消化吸收，提高脂肪细胞活性，有效降低血糖浓度；小檗碱可以促进胰岛β细胞的修复和再生，还可活化肝脏和肌肉细胞内胰岛素受体基因的表达，使胰岛素的敏感性增加，还可提高糖尿病大鼠血清和肠道内 GLP-1 水平、血清胰岛素及胰岛β细胞的数量，从而间接降低血糖浓度。

5. 地骨皮

【药性】甘，寒。归肺、肝、肾经。

【功效】凉血除蒸，清肺降火。

【药理作用】地骨皮煎剂、浸膏有降血压、降血糖、降血脂的作用。

【化学成分】主含甜菜碱、苦柯胺 A、枸杞素 A、枸杞素 B、亚油酸、亚麻酸及酚类等。

【降血糖机制】地骨皮提取物通过修复糖尿病受损的胰岛β细胞后，促进胰岛素的分泌，降低血糖浓度。地骨皮水煎剂的降糖作用与抑制体内氧自由基的产生、增强抗氧化能力、加速自由基的清除有关。此外，地骨皮还能增加外周组织利用血糖。

【临床应用】治疗糖尿病伴咳嗽，配伍麦冬、玉竹、天花粉、生地、川贝等养阴清肺、化痰止咳。

6. 知母

【药性】苦、甘，寒。归肺、胃、肾经。

【功效】清热泻火，滋阴润燥。

【药理作用】知母具有抑制血小板聚集、降低血糖、抗炎、利尿等作用。

【化学成分】知母皂苷、芒果苷、知母多糖、有机酸等。

【降血糖机制】知母中提取分离出的总多酚具有良好的降血糖作用，并从中分离出芒果苷、新芒果苷和拔契皂苷元，具有较好的 α-糖苷酶抑制作用。

【临床应用】治肺热炽盛，耗液伤津口渴，配石膏、玉竹等清热生津止渴。

7. 其他

苦瓜果实内的甾体糖苷混合物和种子内的嘧啶核苷均可抑制小肠对葡萄糖的摄取，使空腹血糖降至正常水平。大蒜素可阻断胰岛β细胞对钙的过度摄取，稳定细胞内钙环境，保护胰岛β细胞的结构和功能，防止细胞因缺血缺氧而损伤或死亡，因而有效升高血清胰岛素浓度，降低血糖。卷柏降糖机制可能与影响胰岛β细胞功能，保护胰岛β细胞不受破坏，促进胰岛细胞修复，增加胰岛素的生物合成或增加组织对糖的转化利用有关。

四、其他类

1. 玉米须

【药性】甘，平。归膀胱、肝、胆经。

【功效】利水消肿，利湿退黄。

【药理作用】玉米须具有抑菌、抗肿瘤、抗氧化、增强免疫力、降血压、降血糖、降血脂等作用。

【化学成分】主要含有多糖、黄酮、有机酸、皂苷、甾醇类化合物、微量元素、羟烷类物质。

【降血糖机制】玉米须多糖促进肝糖原合成，加快糖异生，并对糖代谢器官损伤有修复作用。玉米须总皂苷抑制 α-糖苷酶活力，抑制了淀粉多糖的分解和吸收，能改善糖耐量降低，对抗部分胰岛β细胞萎缩，对胰岛损伤有保护作用。降血糖的主要活性成分是多糖类物质，它可以显著提高肝脏中己糖激酶、葡萄糖激酶和 6-磷酸葡萄糖脱氢酶的活性，从而降低血浆中甘油三酯及胆固醇的水平，但不会增加机体中胰岛素的分泌。有的多糖是 β-受体激动剂，可加速糖的有氧酵解，起降血糖作用。

【临床应用】治疗糖尿病水肿，常配伍栀子、冬瓜皮等利水消肿。

2. 茯苓

【药性】甘、淡，平。归心、肺、脾、肾经。

【功效】利水渗湿，健脾，宁心安神。

【药理作用】茯苓多糖具有增强免疫功能的作用。茯苓还有降血糖、延缓衰老的作用。

【化学成分】β－茯苓聚糖、乙酰茯苓酸、茯苓酸等三萜类化合物。

【降血糖机制】可溶性膳食纤维具有改善餐后血糖，提高胰岛素的敏感性，改善口服葡萄糖耐量，降低血清总胆固醇、低密度脂蛋白胆固醇和甘油三酯的作用。但对不溶性膳食纤维，有研究认为其不能改善糖尿病患者的血糖。

【临床应用】治疗消渴病日久，阴损及阳所致水肿症状突出者，如见胸水、腹水者，可用茯苓配伍麦冬、白术、泽泻等，如导水茯苓汤。

3. 泽泻

【药性】甘、淡，寒。归肾、膀胱经。

【功效】利水渗湿，泄热，化浊降脂。

【药理作用】具有降血压、降血糖、调血脂、抗氧化保护血管内皮作用，还有抗脂肪肝和抗癌作用。

【化学成分】泽泻醇 A、B、C、D，挥发油，少量生物碱、天门冬素、甾醇苷、脂肪酸、树脂、蛋白质、尿苷、大黄素等。

【降血糖机制】泽泻水提醇沉提取物（RAE）可明显对抗血糖升高及胰岛组织学改变，并能促进胰岛素的释放，升高血清胰岛素水平，对胰岛损伤具有保护作用。泽泻能抑制胆固醇和甘油三酯的吸收，影响内源性胆固醇的代谢，加速甘油三酯的水解和肝脏对甘油三酯的合成。

4. 大黄

【药性】苦，寒。归脾、胃、大肠、肝、心包经。

【功效】泻下攻积，清热泻火，凉血解毒，止血，逐瘀通经，利湿退黄。

【药理作用】大黄有抗动脉粥样硬化、降血脂、降血压作用，大黄素可降低血清总胆固醇、甘油三酯、低密度脂蛋白和极低密度脂蛋白水平。

【化学成分】大黄素甲醚－8－葡萄糖苷、大黄酚－8－葡萄糖苷、大黄酸－8－葡萄糖苷、番泻苷 A、B、C、D、E、F 等，大黄酸、大黄酚、芦荟大黄素、大黄素甲醚等游离蒽醌，鞣质、有机酸、雌激素样物质。

【降血糖机制】大黄的乙醇提取物作用于 32D 细胞（含有胰岛素受体）后，该活性化合物增强了胰岛素受体激酶催化的自身磷酸化作用，抑制了胰岛素信号转导中的一个重要负性调节物质－酪氨酸磷酸酶（PTP－1B）的活性，从而增强了胰岛素的敏感性，降低血糖。大黄素治疗后小鼠体内血糖、血脂水平降低明显，胰岛素抵抗得到改善，其作用机制与葡萄糖转运蛋白 4 和磷酸肌醇 3－激酶等基因相关。

5. 其他

车前草取物可明显降低糖尿病小鼠的血糖及丙二醛（MDA）含量，增高 SOD 活性和一氧化氮含量；还能明显提高损伤后人脐带静脉内皮细胞株 ECV304 细胞的存活率，使细胞培养液中 SOD 活性上升，细胞内 MDA 含量下降。绿茶中的茶多酚具有抑制糖苷酶活性的作用，可抑制肠道 α－淀粉酶，延缓蔗糖分解，并增加其排泄，从而抑制口服蔗糖和淀粉后血糖的升高。

地肤子总苷能促进损伤胰岛的修复，升高血清胰岛素水平，减慢葡萄糖由胃向小肠的转运，抑制小肠刷状缘膜 α－糖苷酶对双糖的降解及直接阻止小肠对葡萄糖的吸收等机制发挥降糖作用。

血竭超临界提取物通过对 α－糖苷酶的抑制而起到降低血糖的作用。海星中分离的 A1998 通过增强细胞膜 $Na^+－K^+－ATP$ 酶活性，提高细胞膜上磷脂酰肌醇水平，促进胰岛素与细胞膜受体结合，激活细胞内肌醇磷脂特异性磷脂酶 C，生成专门传递胰岛素生物信号的第二信使磷酸肌醇聚糖，增强胰岛细胞对葡萄糖的敏感性，发挥降低血糖的作用。长期高血糖状态可能使红细胞胰岛素受体糖基化，敏感性降低，红细胞寿命缩短；粒细胞功能受损，其趋化性、吞噬及杀菌能力降低；细胞介导的免疫受损，T淋巴细胞对有丝分裂原的反应降低。

薏苡仁是一种免疫调节剂，能改善红细胞的免疫功能，且能升高CD3、CD4、CD8而改善T淋巴细胞亚群功能，从而改善1型糖尿病患者的免疫功能。并通过促进体内胰腺分泌胰岛素而实现降血糖作用。

胡芦巴提取物4-羟基异亮氨酸，主要作用于胰岛β细胞膜的K^+通道从而直接刺激和增加胰岛素的分泌。

鬼箭羽的提取物草酰乙酸钠可通过刺激胰岛β细胞分泌胰岛素而起降低血糖作用。

砂仁提取物可改善受损胰岛β细胞超微结构，对胰岛β细胞有保护和修复作用。

第三节　降糖中药的血管保护效应

中药对糖尿病大血管损伤的保护作用主要体现在影响糖代谢、脂代谢、NO-ET系统、血管内皮生长因子、炎性反应、氧化应激等，通过多途径、多层次和多靶点来改善大血管病变。

一、降糖中药的多途径血管保护

（一）对糖代谢的影响

葛根素通过降低糖尿病大鼠糖基化终产物（AGEs）形成和AGEs受体的表达，抑制NF-κB通路的激活，下调蛋白激酶C（PKC）信号通路，下调血管内皮生长因子（VEGF）表达，增加内皮型一氧化氮合酶（eNOS）表达和提高糖尿病大鼠血清抗氧化酶活性等作用，达到保护视网膜血管内皮细胞损伤的作用。

（二）对脂代谢的影响

葛根醇提物降低糖尿病大鼠血清总胆固醇、甘油三酯、低密度脂蛋白胆固醇含量，抑制VCAM-1、TNF-α，并且通过下调PKC信号通路和磷酸戊糖通路起到保护血管内皮的作用。

（三）对NO-ET系统的影响

三七总皂苷可通过提高糖尿病大鼠一氧化氮（NO）水平，降低内皮素（ET）水平，抑制NF-κB的核转移，抑制血管平滑肌的异常增殖而发挥对糖尿病大鼠血管内皮的保护作用。

（四）对血管内皮生长因子的影响

人参的主要成分人参皂苷Rg1通过上调糖尿病小鼠血管内皮生长因子（VEGF）和eNOS表达，提高NO浓度，抗缺血再灌注损伤而保护血管内皮功能。人参皂苷Rg3通过下调VEGF蛋白和mRNA的表达可抑制人视网膜血管内皮细胞增殖，进而减少血管增生，保护血管内皮功能。糖脉通可显著下调糖尿病大鼠血管VEGF mRNA的过度表达，减少颈动脉中膜厚度，抑制动脉粥样斑块形成，改善糖尿病下肢血管病变，保护血管内皮。

（五）对炎性反应的影响

川芎嗪可下调视网膜血管IL-1β和细胞间黏附分子-1（ICAM-1）、sICAM-1表达，降低视网膜毛细血管通透性，减轻外周白细胞浸润，抗氧化和抗炎性反应而保护视网膜血管内皮损伤。积雪草可能通过下调人脐静脉内皮细胞（HUVEC）的NF-κB、MAPK信号通路，降低VCAM-1、ICAM-1水平，发挥抗氧化、抗炎作用，保护血管内皮。金芪降糖片能降低糖尿病大血管并发症患者ICAM-1、TNF-α、P-选择素的合成，下调炎性因子水平，调控糖尿病患者的脂质代谢，减轻血管内皮细胞的损伤。

（六）对氧化应激的影响

黄芪总黄酮能浓度依赖性抑制高糖环境下牛视网膜微血管外周细胞氧化应激，通过抑制氧自由基诱导的细胞凋亡、降低细胞中的脂质过氧化、清除自由基和提高超氧化物歧化酶活性来保护血管内皮细胞。丹参酚酸 A 能抑制糖尿病大鼠氧化应激和 AGEs 损伤，降低血清血管性假血友病因子（vWF）水平，拮抗内皮功能紊乱。

二、具有血管保护作用的降糖中药

从中药的功效特点来看，主要以活血化瘀、清热解毒、益气养阴、益阴生津及其他类功效中药，改善糖尿病大血管病变。

（一）活血化瘀类

1. 银杏叶

其提取物（EGb）主要成分为黄酮类和银杏内酯。EGb 对糖尿病胰岛 β 细胞具有保护和修复作用，使血清胰岛素分泌增多，从而改善糖代谢，降低血糖，同时调节脂代谢，改善自由基代谢途径，减少组织和血液中自由基对脂蛋白和不饱和脂肪酸的攻击，减轻脂质过氧化的程度，防止血管并发症的发生。

2. 丹参

通过抗氧化作用抵抗自由基造成的内皮细胞损伤，增加超氧化物歧化酶（SOD）含量，下调丙二醛。同时能够调节血管收缩舒张，维持内皮素-1（ET-1）与一氧化氮的动态平衡，抑制黏附因子等炎症因子的表达，从而调节血管内皮细胞功能，抑制血流细胞黏附，防止血栓形成。同时，丹参的某些单体还能通过下调细胞凋亡信号通路中的重要成员 Caspase-3，抑制细胞凋亡，保护内皮细胞。

临床观察显示复方丹参注射液治疗 2 型糖尿病可以逆转或延迟颈动脉内中膜厚度进展，改善血管内皮功能。丹参酚酸 A 能抑制糖尿病大鼠氧化应激和 AGEs 损伤，降低血清血管性假血友病因子水平，拮抗内皮功能紊乱。

3. 川芎

川芎嗪可抑制内皮细胞表达组织因子和释放血管性血友病因子，使内皮素含量降低，前列环素释放增加，丙二醛生成增加，同时川芎嗪具有清除氧自由基作用，具有较强的抗氧自由基作用和氧化修复能力，从而保护血管内皮细胞。此外，本品提取物有扩张冠状动脉，增加冠状动脉血流量，改善微循环，降低血小板表面活性，抑制血小板聚集等作用。

川芎的主要成分之一川芎嗪，具有扩张血管、抗血小板凝集、改善血液流变状态、抗脂质氧化及清除氧自由基等作用。

川芎嗪可下调视网膜血管 IL-1β 和 sICAM-1 表达，降低视网膜毛细血管通透性，减轻外周白细胞浸润，抗氧化和抗炎性反应从而保护视网膜血管内皮损伤。

川芎嗪联合氨胍治疗后，糖尿病大鼠视网膜 VEGF 活性表达基本正常，说明川芎嗪联合氨胍治疗可抑制糖尿病大鼠视网膜 VEGF 的过度表达，从而保护血管内皮功能，减轻糖尿病视网膜病变的发展。

4. 水蛭

水蛭能使细胞内 SOD 生成增多和活性升高，增强清除自由基的能力，丙二醛、血管性假血友病因子水平下降，抑制血小板活化及血栓形成，使血管内皮损伤程度下降。水蛭还可分泌一种组胺样物质，对毛细血管具有直接的扩张作用，可扩张血管，解除小动脉痉挛，活化纤溶酶，抑制胶原合成，从而降低血黏度，改善血液流变性。

5. 三七

三七总皂苷能降低 ET 的含量，同时升高 NO 含量，具有调节内皮细胞的舒缩功能，改善内皮细胞功能的作用；三七皂苷能降低 vWF、PAI 含量和增加 t-PA 含量，从而使内皮细胞的损害程度减轻，内皮细胞释放抗凝、促纤溶系统活性物质增加，发挥抗血栓作用。

三七总皂苷可能通过降低糖尿病大鼠早期肾脏高滤过，改善血管内皮功能而起到治疗糖尿病肾病的作用。三七总皂苷还可通过提高糖尿病大鼠 NO 水平，降低 ET 水平，抑制 NF－κB 的核转移，抑制血管平滑肌的异常增殖而发挥对糖尿病大鼠血管内皮的保护作用。

6. 红花

红花水提物能够明显减少内皮细胞乳酸脱氢酶（LDH）的释放，降低丙二醛含量和黄嘌呤氧化酶（XOD）的活性，同时提高超氧化物歧化酶、NO、一氧化氮还原酶（NOS）和谷胱甘肽过氧化物酶（GSH－Px）的活性，使高毒性的自由基转化成无害物质而达到保护内皮细胞，抑制其氧化损伤的作用。

7. 莪术

莪术油能抑制新生内膜生成和血管重构，抑制外膜 TGF－β_1 基因表达，防治血管再狭隘。

8. 姜黄

姜黄素能纠正血管内皮功能损伤所致 NO 水平的下降，ET－1、vWF 水平的升高；能改善家兔降主动脉血管环对乙酰胆碱刺激的内皮依赖性舒张功能，对血管内皮功能有保护作用。

9. 郁金

郁金所含姜黄素有降低血浆黏度和全血黏度及增加纤溶活性的作用。通过降低血黏度、增加血容量、改善微循环作用而逐瘀通经，保护血管。

10. 大黄

大黄中的儿茶素等能降低毛细血管通透性，增加内皮致密性，限制有害脂质的进入，从而降低血黏度，提高血浆渗透压。

（二）清热解毒类

1. 穿心莲

穿心莲对糖尿病血管病变的保护作用是非降糖依赖的，在抑制 ET－1 升高的同时，可以升高 NO 的水平，能够保护糖尿病血管内皮依赖的血管舒张功能，且能够抑制细胞间黏附分子－1（ICAM－1）及血管细胞间黏附分子－1（VCAM－1）的表达，从而防治糖尿病性动脉硬化。

2. 栀子

栀子苷可以上调细胞内氧化防御系统的活性，清除自由基，促进内源性 NO 生成和释放，明显减少细胞内活性氧簇的形成，能抑制羟自由基引起的脂质过氧化，并通过拮抗 GLP－1 受体保护氧化应激损伤的 PC12 细胞，从而保护氧化应激损伤血管内皮细胞。此外，栀子苷具有较强的抗凋亡作用及促进受损血管内皮细胞增殖的作用。

3. 牡丹皮

丹皮酚可以降低糖尿病大鼠血中的 ET、TXB_2、CRP、ICAM－1、VCAM－1 含量，升高 6－Keto－$PGF_{1\alpha}$ 的含量，但对血糖和 NO 无明显的作用。能抑制炎症组织的渗出，降低毛细血管的通透性，抑制炎症细胞的游走，对多种急性炎症反应有抑制作用，在发挥抗炎作用的同时，不影响正常体液免疫功能。抗血小板聚集、减少血小板 TXA_2 的释放，通过多种机制抑制血栓形成、抗动脉粥样硬化，增加冠状动脉血流量，降低心肌耗氧量，抗心肌缺血等作用，从而对血管内皮具有保护作用。

4. 余甘子

余甘子能减少主动脉壁和肝脏胆固醇沉积；可降低血浆丙二醛的含量，提高机体抗氧化能力，具有较强的抗脂质过氧化作用；降低 ET－1 水平，具有保护内皮功能的作用。

5. 连翘

连翘在保持 GSHPx 和（或）GSH 处于较高水平和活性的同时，抑制了 H_2O_2 的产生，从而使 O^{2-}·＋$SOD \rightarrow H_2O_2$ 反应受到限制，亦保持了 SOD 较高的活性，降低细胞膜脂质的过氧化程度，减少 MDA 的生成，过改变机体 MDA、GSHPx 和（或）GSH 水平和活性而导致抗氧化效应，从而对内皮细胞损伤起到保护作用。

6. 黄连

小檗碱能刺激 2 型糖尿病大鼠血管内皮细胞产生 NO、PGI_2，并减少 ET、TXA_2的产生，使血管舒张，对血管内皮功能有良好的改善作用。临床观察发现小檗碱的辅助治疗有助于降低 2 型糖尿病患者血清 $TNF-\alpha$ 水平。

高脂饮食联合小剂量 STZ 诱导的糖尿病大鼠胸主动脉内皮依赖性舒张功能损伤主要是由于 NO 的产生减少或生物活性降低。而小檗碱治疗明显改善了这种损伤，对糖尿病引起的内皮功能障碍显示了良好的保护作用。

小檗碱可以通过活化蛋白激酶（AMPK）途径来调节脂质代谢，降低血脂水平。同时小檗碱可通过抑制 PPAR 信号通路、降低 3T3-L1 脂肪细胞的分化，从而降低胆固醇水平。小檗碱可以作用于稳定低密度脂蛋白的 mRNA，促进其表达，进而降低密度脂蛋白水平。

小檗碱还可以降低 $TNF-\alpha$、IL-6，从而减少炎症因子释放；抑制细胞表面黏附分子的表达，影响 PMN 与内皮细胞的黏附；抑制 MAPKs 信号通路，进而保护内皮细胞。

7. 黄柏

黄柏总生物碱可降低血清 $\gamma-$干扰素、IL-1、IL-2 和 $TNF-\alpha$ 等细胞因子的产生和分泌，抑制免疫反应，减轻炎症损伤，对血管内皮细胞起到保护作用。

8. 苦参

氧化苦参碱具有抗炎和扩血管作用，提示其可能对高糖、高脂引起的血管内皮损伤产生保护作用。氧化苦参碱对在高糖条件下人血管内皮细胞的保护作用，可能通过抑制腺苷 A_{2B} 受体表达的升高产生保护作用。

氧化苦参碱能明显改善急性心肌梗死所致的心肌组织间水肿炎细胞浸润等病理组织学的改变，还能提高心肌梗死大鼠血清中超氧化物歧化酶、过氧化氢酶、谷胱甘肽过氧化物酶的活性，降低血清中 MDA 的含量，降低血清中 IL-6 和 $TNF-\alpha$ 的水平。氧化苦参碱对心肌梗死的保护作用机制可能与抑制免疫炎症因子分泌和改善氧化应激状态有关。

9. 夏枯草

基础研究表明，夏枯草水提物能够显著降低自发性高血压大鼠 SBP、DBP，且呈剂量依赖性，初步证实夏枯草水提物具有良好的降压作用。

研究发现，夏枯草汤能够有效降低血压，且治疗后患者 ET-1 明显降低，NO 明显升高，提示夏枯草汤可能对高血压患者的血管内皮功能发挥保护作用。复方夏枯草联合卡托普利、二甲双胍能够有效降低血压和患者血清炎性因子水平，改善血管内皮功能。因此，复方夏枯草联合卡托普利、二甲双胍治疗 2 型糖尿病合并高血压具有抗炎、抗动脉粥样硬化及改善血管内皮功能的作用。复方夏枯草联合卡托普利、二甲双胍治 2 型糖尿病合并高血压疗效显著，在降低血压、抑制炎性反应、改善血管内皮功能、延缓动脉粥样硬化进程方面优于单纯西药治疗。

10. 牡丹皮

牡丹皮主要成分之一丹皮酚能降低全血表观黏度、红细胞比容、红细胞聚集性和血小板黏附性，使红细胞的变形能力显著增强，而阿司匹林改变血液流变性的能力则较为局限，除了能降低血小板黏附率外，其他方面未能表现出对血液流变性的改变有积极的影响，表明丹皮酚在血栓形成的各个环节都有干预作用。

丹皮酚通过抑制炎症因子（如 $TNF-\alpha$）水平，从而达到调控动脉粥样硬化过程中血管平滑肌细胞增殖与炎症反应。同时丹皮酚具有抗自由基作用，抑制粥样硬化斑块形成。

（三）益气类

1. 人参

人参皂苷通过核因子-κB（NF-κB）途径，下调内毒素脂多糖（LPS）诱导的血管内皮细胞纤溶酶原激活物抑制剂（PAI-1）表达，降低细胞内钙离子浓度、抑制 PAI-1 产生、调节 t-PA/PAI-1 平衡，促进纤溶，增加血管壁细胞的环氧化酶（COX）基因表达，阻止血栓形成，维持血管内皮功能稳定；人参能使血管内 CEC 数量减少，通过减少血管中 NOS 的活性，使血清中 NO 浓度降低，从而减少血管内皮细胞的损伤脱落。人参、玉竹两味中药均能有效地调整糖尿病患者脂代谢紊乱，改善血液流变学异常，延缓和部分逆转动脉硬化病灶的进展，以降低心血管及微血管病变的发病率和致残、致死率，预防和治疗糖尿病血管并发症。

人参皂苷 Re 可能通过 p38MAPK、ERK1/2 和 JNK 信号，对糖尿病前期、1 型糖尿病和 2 型糖尿病的血管病变产生保护作用。而人参皂苷 Rb1 能够通过激活 PI3K/Akt 途径改善糖尿病大鼠的心肌损伤。同时人参皂苷 Rb1 增强 eNOs 的表达，增加 NO 含量同时抑制氧化应激，从而改善糖尿病大鼠心肌缺血/再灌注损伤。

人参皂苷 Rg1 通过上调糖尿病小鼠 VEGF 和 eNOS 表达，提高 NO 浓度，抗缺血再灌注损伤而保护血管内皮功能。人参皂苷 Rg3 通过下调 VEGF 蛋白和 mRNA 的表达可抑制人视网膜血管内皮细胞增殖，进而减少血管增生，保护血管内皮功能。

2. 罗汉果

罗汉果皂苷（MG）可以降低血清游离脂肪酸（FFA）水平，减少糖代谢紊乱；增加血清总抗氧化能力（TAOC）水平，降低 MDA 水平，抑制脂质过氧化，对血管功能和形态起到保护作用，减轻血管内皮损伤。

3. 黄芪

黄芪可改善蛋白质代谢，促进肝脏白蛋白合成，提高血浆白蛋白水平，提高机体免疫力，保护肾脏免受免疫性损害，改善肾血压、抗血小板凝集、改善肾脏微循环的功能；改善血脂代谢紊乱，改善高凝状态，通过抑制血栓素的合成与释放，从而起到抗凝作用；抗氧自由基功能，可降低氧自由基生长，促进氧自由基的清除，保护肝、肾细胞抑制肾间质纤维化即减少单膜细胞和成纤维细胞由静止表型和增殖表型的转化，减轻肾小球硬化和间质纤维化；黄芪不仅能使人体大血管扩张，如心脏的冠状血管和肾脏的血管扩张，而且使全身末梢血管扩张，进而改善血液流变性，而提高组织细胞的摄氧，并能使血小板聚集性降低。

黄芪对糖尿病大鼠血管内皮细胞具有保护作用。这可能与黄芪能清除氧自由基，发挥抗氧化能力，能抑制糖尿病血、尿中 TNF-α 的合成和分泌等作用有关。

黄芪还可明显降低糖尿病大鼠尿白蛋白及肾组织 VEGF 表达，减少肾肥大，说明黄芪可能通过抑制 VEGF 表达而保护肾小球内皮细胞功能，从而减轻糖尿病肾损害。

黄芪多糖能降低糖尿病大鼠血糖水平，增高胰岛素水平，影响 NO、ET 的产生，从而减轻 VECs 损伤和功能障碍，抑制微血管病变，其机理与黄芪多糖的抗氧化、促进胰岛 β 细胞损伤的恢复作用有关。

黄芪总黄酮能浓度依赖性抑制高糖环境下牛视网膜微血管外周细胞氧化应激，通过抑制氧自由基诱导的细胞凋亡、降低细胞中的脂质过氧化、清除自由基和提高超氧化物歧化酶活性来保护血管内皮细胞。

4. 西洋参

西洋参茎叶皂苷能明显降低高血糖大鼠血清总胆固醇（TC）、甘油三酯（TG）水平，提高高密度脂蛋白（HDL-C）含量。西洋参茎叶皂苷能明显降低高脂血症大鼠血清低密度脂蛋白（LDL-C）含量，显著升高 HDL-C 及亚组分 HDL$_2$-C 含量，并降低 TC/HDL-C 和 LDL-C/HDL-C 比值，同时降低肝组织和血清 LPO 含量；降低高脂血症大鼠血小板聚集率，升高血清 SOD 活性。西洋参茎叶皂苷不仅能纠正高脂血症大鼠脂蛋白胆固醇代谢紊乱，且能增强机体抗脂质过氧化作用，对动脉粥样硬化具有防治作用。

西洋参叶（20s）-原人参二醇组皂苷静脉给药可明显缩小急性心肌梗死（AMI）大鼠的心肌梗死面积，降低其血清肌酸磷酸激酶（CK）、乳酸脱氢酶（LDH）、血管紧张素转化酶（ACE）及血浆肾素（R）

的活性；降低血清过氧化脂质（LPO）、去甲肾上腺素（NE）及肾上腺素（E）含量，提高超氧化物歧化酶（SOD）、过氧化氢酶（CAT）及谷胱甘肽过氧化酶（GSH-Px）活性；并能使血浆 TXA_2 水平明显下降；亦可使心肌梗死及非梗死区游离脂肪酸（FFA）及乳酸（LA）含量明显降低。西洋参叶（20s）－原人参二醇组皂苷对急性心肌缺血的保护作用可能与其增强抗氧化酶活性，减少自由基对心肌的氧化损伤，纠正心肌缺血时 FFA 代谢紊乱，抑制交感 H 肾上腺髓质过度兴奋，减少儿茶酚胺大量分泌及其抑制肾素血管紧张素系统（RAS）激活，减少血管紧张素 Ⅱ 生成，打破儿茶酚胺与肾素血管紧张素系统相互促进造成的恶性循环等机制有关。

西洋参叶（20s）－原人参二醇组皂苷对缺血心肌的保护作用可能与其纠正心肌缺血时 FFA 代谢紊乱，对抗氧自由基引发的脂质过氧化反应，增强体内抗氧化酶活性以及增加心肌供血有关，并通过减少左心室做功，降低心肌耗氧量，增加缺血心肌供血等环节发挥抗心肌缺血作用。

5. 绞股蓝

绞股蓝总皂苷（GP）抑制自由基的产生和脂质过氧化，能够稳定神经细胞膜及微血管。

6. 山茱萸

环烯醚萜总苷能显著降低糖尿病血管并发症的 ICAM-1、TNF-α 水平，部分恢复 NO 和 ET 的动态平衡，扩张外周血管，保护血管内皮细胞，且能降低全血黏度和血小板聚集性，对糖尿病血管并发症具有改善作用。

体外实验中，山茱萸能抑制蛋白质的非酶糖化反应。从形态学的角度观察山茱萸环烯醚萜总苷对糖尿大鼠胸主动脉血管内皮的保护作用，经主动脉扫描电镜观察到糖尿病大鼠在给予环烯醚萜总苷后，病变程度明显减轻。细胞肿胀有较明显改善，细胞排列趋于正常，相邻细胞间连接较紧密，内皮表面较平滑，血细胞黏附较少，山茱萸环烯醚萜总苷能下调糖尿病大鼠血清 TNF-α 水平，对血管内皮功能保护作用可能与此有关。

（四）益阴生津类

1. 葛根

葛根素能使高血压患者血浆 ET 含量降低，NO 含量增加，而 ET 与 NO 均由血管内皮释放，能够改善血管内皮功能，降低血黏度和血小板聚集率，清除自由基和抗脂质过氧化损伤，拮抗肾素－血管紧张素和儿茶酚胺的收缩血管的作用，葛根素注射液能够通过改善血流动力学，纠正神经内分泌系统的失衡及对内皮细胞的保护作用，从而达到防治糖尿病血管并发症的目的。

葛根素还可通过降低糖尿病大鼠血糖，调节 ET 与 NO 间动态平衡，对主动脉内皮细胞损伤产生一定的保护作用。葛根素具有改善血管内皮功能，良性调节糖尿病伴血管病变患者血浆 ET、NO 水平；降低血黏度和血小板聚集率；清除自由基和抗脂质过氧化损伤；拮抗对氨基水杨酸（PAS）和儿茶酚胺收缩微血管的作用，从而达到防治糖尿病血管并发症的目的。

葛根素通过减少糖尿病大鼠 AGEs 形成和 AGEs 受体的表达，抑制 NF-κB 的激活，下调 PKC 信号通路，下调 VEGF 表达，增加 eNOS 表达和提高糖尿病大鼠血清抗氧化酶活性等作用，达到保护视网膜血管内皮细胞损伤的作用。

此外葛根总黄酮可对抗高糖抑制脐静脉内皮细胞（HUVEC）增殖反应，使细胞上清液中 SOD 活性和 NO 含量增加，而 ICAM-1 的含量降低，具有保护内皮细胞的作用，对防治糖尿病血管病变具有积极的意义。

葛根醇提物降低糖尿病大鼠血清总胆固醇、甘油三酯、低密度脂蛋白胆固醇含量，抑制 VCAM-1、TNF-α，并且通过下调 PKC 信号通路和磷酸戊糖通路起到保护血管内皮的作用。

2. 白芍

扩张血管，抑制环氧酶反应，还能使凝血酶原时间及部分凝血酶时间延长，使优球蛋白溶解时间缩短，使血栓素 A_2 合成减少，抑制血小板凝聚，改善脑缺血，对脑缺血损伤有较好的保护作用。

3. 玉米须

玉米须中含有丰富的黄酮，通过抗氧化及清除氧自由基，保护内皮舒张功能，此外，低浓度的玉米须水浸液对末梢血管有扩张作用。

4. 玄参

醇浸膏水溶液能增加血管灌流量，增加冠脉血流量，对主动脉痉挛有一定的缓解作用；能够改善血液流变，对脑缺血损伤有保护作用。

（五）其他类

1. 天麻

天麻素能减轻胶质细丝酸性蛋白（GFAP）纤维素样改变；减少 LDH 漏出量，抑制 NOS 活性，减轻 NO 过量产生所引起的细胞毒性作用，抑制 NO 本身及由其而产生的一系列氧自由基的毒性，能明显地抑制其过氧化脂质（LPO）的增多。此外，天麻能增加脑内 SOD 含量，降低 MDA 含量，减少自由基产生，抑制脂质过氧化过程，提高脑细胞的存活率，在海马 CA1 区尤为显著。

2. 罗布麻

罗布麻黄酮可明显提高细胞增殖活性，降低细胞凋亡率，降低 G0/G1 期细胞比率，增加 S 期细胞和 G2/M 期细胞比率；并可提高细胞液中 NO 水平和 SOD 活性，降低 MDA 和 LDH 的释放，可抑制 NF-κB 的过度表达，从而发挥对血管内皮细胞损伤的保护作用。

3. 泽泻

泽泻通过血管内皮细胞增加前列环素和 NO 的释放而发挥扩血管作用；通过阻止高同型半胱氨酸（Hhcy）导致的 iNOS 异常高表达和伴随 NF-κB 细胞的激活，减少 NO 异常增加，保护血管内皮免受损伤。

4. 淡豆豉

淡豆豉可抑制脂质在血管壁沉积，通过调节血管内皮细胞凋亡与增殖的平衡，保护血管内皮免受损伤。

5. 五味子

北五味子组成的糖克软胶囊对具有高黏滞血症的糖尿病大鼠不仅有明显的降血糖作用，还具有调节脂质代谢的作用，与模型组比较差异有显著性，还能降低该型大鼠的血浆 ET、血黏度，显著改善其血液高凝状态，提示糖克软胶囊能改善糖尿病患者普遍存在的血瘀，保护 VECs。

6. 诃子

研究发现，微毛诃子甲醇和乙醇提取物对家兔胸主动脉环均有收缩作用，作用机制可能与兴奋血管平滑肌 M 受体及 α 受体有关，且甲醇提取物的收缩作用具有内皮依赖性，发现可能与其促进平滑肌细胞外 Ca^{2+} 内流有关。研究显示诃子提取物能减少心肌损伤模型细胞中 LDH 和肌酸激酶（CK）的漏出量，并降低 MAD 的含量，升高 SOD 活性，提示诃子提取物能预防心肌细胞损伤。

7. 参芪复方

动脉粥样硬化（AS）是一种累及全身大、中动脉内膜的慢性病理改变，是糖尿病血管并发症形成的基础。近年的研究发现：AS 斑块内常出现病理性新生血管，它们可以促进 AS 病变的发展，甚至诱发斑块内出血和斑块破裂及其并发症的发生。参芪复方可以显著降低 GK 大鼠血糖，降低主动脉中 AT1R 的 mRNA 的表达，并减少糖尿病大血管病 GK 大鼠血清中 Ang Ⅱ 的表达。AT1R 可能是参芪复方治疗糖尿病大血管病变的关键靶点之一。参芪复方能有效改善糖尿病性血管病和微血管功能障碍的动脉功能。其机制可能是由于下调 TGF-β 的表达，进一步抑制 p38 MAPK 的磷酸化，从而改善动脉和心肌间质纤维化。参芪复方可上调主动脉 PTEN mRNA 的表达，抑制主动脉 PI3K/Akt 通路的表达，防止病理性血管新生，这可能是参芪复方抗 AS、防治 2 型糖尿病大血管病变的部分作用机制。

8. 中药酸味药物

中药酸味药物可以通过抑制 AGEs 的产生和下调 T2DM 大鼠主动脉中 RAGE 的基因表达来实现预防

和改善糖尿病大血管病的目标。

9. 水飞蓟宾磷脂复合物

水林加（水飞蓟宾磷脂复合物）通过降低循环和血管内源性一氧化氮合酶抑制剂非对称型左旋二甲基精氨酸（ADMA）的水平，显著改善 db/db 小鼠的血管内皮功能障碍。

（杨鑫伟）

第二十一章

能使糖尿病大血管病变得益的西药

第一节 概 述

糖尿病是动脉粥样硬化性血管病的独立危险因素之一，它可发生于动脉粥样硬化性血管病之前，也可发生于之后，可引起或加重动脉粥样硬化性血管病。空腹血糖和餐后血糖升高，即使未达到糖尿病诊断标准，动脉粥样硬化性血管病发生风险也显著增加，糖尿病患者经常伴有高血压、血脂紊乱等大血管病变的重要危险因素。在男性，糖尿病合并动脉粥样硬化性血管病的发生率约为非糖尿病患者人群的 2.5 倍，而在女性则高达 3.5~4.5 倍。2007~2008 年中国人糖代谢状况流行病学调查发现，中国 20 岁以上成人大血管病患病率为 1.44%，其中卒中患病率为 0.83%，冠心病患病率为 0.63%。2010 年全球疾病负担研究中国数据：脑卒中在 2010 年已经成为中国第一位的死亡原因。ADVANCE 研究共纳入中国糖尿病受试者 3 293 例，纳入对象基线特征显示，发生过大血管事件的患者比例，心肌梗死占 6.4%，而卒中占 13.9%，因此糖尿病大血管病变是糖尿病患者致死的首要致死原因。

一、糖尿病大血管病变的病理改变

糖尿病大血管病变的病理改变为大、中动脉发生粥样硬化和中、小动脉硬化，大动脉粥样硬化主要累及主动脉、冠状动脉、大脑动脉、外周动脉。与非糖尿病患者动脉粥样硬化不同的是，糖尿病患者的血管病变部位呈条状钙化，见于动脉壁中层。血管内皮功能异常和动脉粥样硬化是糖尿病大血管病变的共同特征。

二、发生糖尿病大血管病变的病理生理基础

胰岛素抵抗是导致糖尿病大血管病变的病理生理基础。胰岛素抵抗和高胰岛素血症可通过以下途径直接或间接促进动脉粥样硬化的发生：①胰岛素通过自身的生长刺激作用和刺激其他生长因子，直接诱导动脉平滑肌细胞增生及引起动脉壁内膜和中层增殖，使血管平滑肌细胞和成纤维细胞中脂质合成增加。②胰岛素能增加远曲肾小管对钠和水的重吸收，循环血容量增加；兴奋交感神经系统，通过儿茶酚胺作用增加心排血量和使外周血管收缩；使细胞内游离钙增加，引起小动脉平滑肌对血管加压物质的反应性增高，使血压升高。③可引起脂类代谢紊乱，特征是高甘油三酯、低高密度脂蛋白、小而密低密度脂蛋白升高，加速动脉粥样硬化进程。④胰岛素抵抗伴发的高血糖引起血管壁胶原蛋白及血浆中载脂蛋白的非酶促糖基化，加速动脉粥样硬化。⑤胰岛素对血浆纤溶酶原激活物抑制剂 1 合成的直接作用。纤溶酶原激活物抑制剂 1 的增加可引起纤溶系统紊乱、血纤维蛋白原水平升高。⑥大血管壁的蛋白质非酶促糖基化和血管内皮细胞损伤使血管壁通透性增加，进而致血管壁中层脂质积聚而促进动脉粥样硬化。

现普遍认为胰岛素抵抗是冠心病的独立危险因素。一个前瞻性研究对 1 734 名对象跟踪 7 年，在此过程中 195 人患糖尿病，其中高胰岛素抵抗指数者有明显的动脉粥样硬化发生，低胰岛素抵抗指数的糖尿病患者没有明显的动脉粥样硬化发生，又有研究表明 2 型糖尿病患者胰岛素抵抗者其血浆甘油三酯水平明显增高，高密度脂蛋白水平降低。而高甘油三酯、低高密度脂蛋白是大血管发生粥样硬化的重要危险因素。

对于胰岛素抵抗是否是脑血管病的独立危险因素尚不肯定，Pyorala 等研究显示脑卒中患者存在不同程度的胰岛素抵抗。在一组包括 1069 例非糖尿病个体平均随访 3.5 年的前瞻性研究中发现，空腹胰岛素水平与缺血性脑卒中之间有显著相关性，表明随着胰岛素抵抗加重，患者发生脑血管病的危险性增加。

三、糖尿病大血管病变的发生机制

1. 高血糖

高血糖作为糖尿病及其心血管并发症发生发展中重要的一个重要刺激因素，引起心血管并发症的机制并不十分清楚。尤其 2 型糖尿病，部分大血管病变在血糖明显升高前已发生。研究显示，血糖升高尤其是餐后血糖升高与大血管病变相关。糖尿病或糖耐量异常的患者比非糖尿病患者患心血管疾病的风险高 3～8 倍。已有许多研究证明高血糖诱导机体产生过量的氧自由基（ROS），通过氧化应激介导对体内各个组织器官的损伤，是糖尿病心血管并发症发生的主要机制。高血糖潜在的病理生理改变，如山梨醇旁路代谢异常激活、AGEs 及其前体的产生、大量炎症因子的生成等，均将导致血管内皮功能紊乱。Berk 等认为内皮细胞功能障碍是糖尿病心血管疾病的始动环节。另有一些研究证明高血糖可直接损伤血管。

2. 血糖波动

氧化应激反应和血管内皮损伤是血糖波动引起糖尿病患者大血管病变的重要环节。急性和慢性血糖波动均可引发机体的氧化应激和慢性炎症。血糖波动可能通过激活多元醇通路、氨基己糖通路、蛋白激酶 C、终末糖基化产物等多条途径，激活体内氧化应激，加重血管内皮氧化性损伤，从而启动大血管病变的始动环节。国外学者发现波动性高血糖比持续性高血糖危害更大，波动性高血糖更易引起炎症反应和氧化应激，导致血管内皮细胞功能紊乱，从而引起内皮受损，导致动脉粥样硬化，造成大血管病变。而有关 2 型糖尿病长病程患者血糖波动的研究证实了血糖波动对大脑血管内皮功能有损害作用及能降低血管舒缩功能。

3. 脂代谢紊乱

糖尿病血脂异常和高血糖及胰岛素抵抗共同参与动脉粥样硬化的发生。UKPDS 研究发现，血脂异常是冠心病的独立危险因素，糖尿病合并血脂谱异常显著增加心血管事件的发生率。糖尿病患者的血脂谱以混合型血脂紊乱多见，其特征性的血脂谱为表现为血甘油三酯、极低密度脂蛋白水平、游离脂肪酸水平升高，高密度脂蛋白水平下降，持续性餐后高脂血症以及低密度脂蛋白水平轻度升高，小而密的低密度脂蛋白升高。研究证实糖尿病患者动脉管壁甘油三酯中的脂肪酸显著增加。动脉粥样硬化斑块中的脂肪酸水平很大程度上是通过粥样斑块内脂蛋白脂酶、分泌型磷脂酶 A_2 和内皮脂酶来调节。糖尿病患者的脂蛋白脂酶表达明显增加，因而促进粥样斑块形成。

2 型糖尿病时，循环中游离脂肪酸水平亦显著升高。游离脂肪酸通过诱导内皮细胞凋亡，调节细胞内胆固醇合成、运输和分泌，影响某些细胞因子表达来参与动脉粥样斑块的形成。

4. 晚期糖化终产物的影响

AGEs 对糖尿病血管病变的发生与发展产生重要影响，其主要表现与可能机制包括：

（1）对细胞外基质的作用：AGEs 可在血管腔内形成网状结构以捕获游离的蛋白质，它在血管壁沉积后作用于内皮细胞外基质，刺激胶原蛋白发生交联，引起血管壁增厚；与此同时，可抑制正常的细胞外基质中内皮细胞黏连蛋白（如透明连接蛋白）的粘连和伸展，使内皮细胞之间的结合力下降，导致血管通透性增加。血管壁增厚和血管通透性增加是导致血管舒张功能障碍的主要原因。

（2）对血管内皮细胞的作用：AGEs 一方面可直接作用于血管内皮细胞，通过刺激血管内皮细胞生长因子的产生，引起新生血管增生和血管通透性增加。另一方面，AGEs 通过减少血管内皮细胞合成和释放一氧化氮，并增加蛋白激酶 C 和血栓素 A_2 的水平，使血管舒张功能障碍。

（3）对血管壁的作用：AGEs 可作用于内皮细胞外基质，刺激胶原蛋白发生交联，引起血管壁增厚；另一方面，在 AGEs 形成过程中，产生氧化型低密度脂蛋白，后者是一种重要的致动脉粥样硬化脂蛋白，它在泡沫细胞形成以及促进动脉粥样硬化形成中发挥重要作用。

此外，AGEs还对血小板膜蛋白产生作用，使血小板膜上的纤维蛋白原受体与纤维蛋白原结合增强，并通过氧化应激反应促进血小板聚集，增加血小板的聚集和黏附。这种高凝的血流动力学改变，也影响着血管的舒缩功能。

（4）AGEs与其受体结合的致病机制：AGEs对血管基质和内皮的作用，很大程度上依靠糖基化终产物受体（RAGE）完成。内皮细胞上的受体与AGEs结合后，可激活并诱发一系列促炎、促凝血反应，并产生大量活性氧，活性氧激活核转录因子-κB，促使靶细胞中损伤反应基因表达。AGE-RAGE作用产生的活性氧介导组织损伤、血管收缩和促凝血，促进了糖尿病血管并发症的发展。

5. 蛋白激酶C的激活

动脉粥样硬化在糖尿病大血管病变中主要表现为血管壁的炎症反应、内皮细胞损伤、异常的白细胞黏附、脂质沉积及病理性的血管平滑肌细胞增生。虽然蛋白激酶C与动脉粥样硬化的直接联系仍需通过进一步研究来证实，但其潜在证据已提示，激活蛋白激酶C某些亚型可能将加速生成动脉粥样硬化过程中的多种组成部分。蛋白激酶C激活能直接导致内皮功能紊乱，增加中性粒细胞、单核细胞与内皮间的相互作用，并增加单核细胞的黏附作用，促进其向巨噬细胞转化，这些都包含在动脉粥样硬化的启动和发展过程中。

6. 肾素-血管紧张素系统的作用

肾素-血管紧张素系统（RAS）与糖尿病大血管病变存在明确的相互关系。内皮功能异常和氧化应激是糖尿病心血管病变发生的2个重要病理过程。而这2个过程又与循环及组织中的血管紧张素Ⅱ直接相关。血管紧张素Ⅱ主要通过作用于血管紧张素Ⅱ受体产生一系列危害效应，导致血管炎症反应，继而引起血管粥样硬化和氧化应激产生，同时也加速了细胞凋亡。

7. 内皮损伤和功能异常

内皮细胞是糖尿病血管病变的关键靶点。内皮细胞的完整性是内皮及血管的功能的基本保证，糖尿病患者内皮细胞凋亡加速影响内皮细胞功能。内皮细胞是一种多功能的细胞，能够分泌血管舒缩物质、抗凝物质及血管黏附分子。正常内皮产生的前列环素和一氧化氮能抑制血小板激活，并缓解血管平滑肌收缩，维持正常血流。而糖尿病患者体内前列环素和一氧化氮释放减少，同时伴慢性内皮一氧化氮合成活性异常，使血管内皮依赖性舒张功能下降、血小板聚集性升高，从而导致内皮细胞的损伤。损伤的内皮细胞释放多种趋化因子和黏附分子，包括单核细胞趋化蛋白-1、白介素-8、细胞间黏附分子-1、血管内皮细胞黏附分子-1等，这些活性物质通过介导细胞黏附引起血流动力学改变，导致动脉粥样硬化。

8. 血小板功能异常

血小板功能异常是大血管病变中的一个重要部分。糖尿病患者血小板功能的过度激活证实与氧化应激增强和抗氧化防御系统功能异常有关。高血糖诱导的氧化应激导致花生四烯酸过氧化反应增强，形成具生物学活性的异前列烷，而后者代表异常血糖控制与持续性血小板激活间的一种重要生化联系。此外，血小板容积是心血管疾病的独立危险因素。一些研究已显示糖尿病患者体内血小板体积较正常对照者显著增大；同样糖尿病患者体内血小板膜通透性明显降低，导致膜脂质合成和膜蛋白糖化过程改变。血小板的这些特性改变使血小板在糖尿病大血管病变中扮演了重要角色。

9. 氧化应激的影响

Brownlee提出了"糖尿病并发症的共同机制"学说，即高血糖引起组织损伤的共同基础——氧化应激。胰岛素抵抗和代谢综合征是糖尿病大血管病变的决定因素。研究发现胰岛素抵抗使从脂细胞转运到动脉内皮细胞的游离脂肪酸增加，后者氧化提供过多的供氢体（NADH和$FADH_2$）给线粒体呼吸链，从而使ROS特别是超氧阴离子生成增加。氧自由基可造成DNA损伤，DNA损伤片段特异性激活细胞核中的DNA修复酶，使细胞内NAD^+耗尽、糖酵解速率减慢、电子传递受阻、ATP缺乏；同时，甘油醛-3-磷酸脱氢酶（GAPDH）分子的ADP核糖多聚化，导致其活性到受抑制，进而激活几乎所有已知的与糖尿病大血管病变发生和发展有关的信号通路，包括多元醇通路、AGEs 形成、PKC 通路以及己糖胺通路等。这些均可引起糖尿病血管内皮细胞功能紊乱，加速动脉粥样硬化的发生与发展。

10. 活性维生素 D 的作用

活性维生素 D 是维持正常胰岛素分泌和糖耐量所必需的物质，对胰岛 β 细胞具有保护作用，可降低血管疾病发生，减少动脉内皮损伤，缓解炎性反应活性。维生素 D 抗动脉粥样硬化的机制可能如下：①维生素 D 缺乏可以引起内皮功能异常及黏附分子诱导单核细胞，进而分化成巨噬细胞，发生动脉粥样硬化；②活性维生素 D 阻止平滑肌细胞增殖，防止血栓形成、细胞黏着；③更进一步的是通过上调动脉内壁相关蛋白，延缓动脉粥样硬化的进程；④通过维生素 D 受体介导发挥免疫调节作用，抑制血管平滑肌细胞增殖，抑制炎症因子；⑤通过负向调控肾素－血管紧张素－醛固酮系统，直接抑制肾素的分泌，同时参与心钠肽的合成与分泌，降低血压发挥血管保护作用，延缓动脉粥样硬化进展。

11. 巨噬细胞在动脉硬化中的作用

巨噬细胞表面至少表达 6 种结构不同的清道夫受体，它们分别是巨噬细胞清道夫受体（SR）－A Ⅰ、SR－A Ⅱ、CD36、SR－B Ⅰ、分化抗原簇 68（CD68）和凝集素类氧化 LDL 受体－l（LOX－1），它们吞噬大量的修饰型 LDL，对于动脉粥样硬化中泡沫细胞的形成具有重要意义。ATP 结合盒转运体家族在调控巨噬细胞内外胆固醇的溢流起重要作用。巨噬细胞的脂代谢状态在动脉粥样硬化的发生和进展中起重要作用。在生理情况下，巨噬细胞的脂代谢存在着修饰型 LDL 流入与流出的平衡，这些修饰型 LDL 包括氧化型 LDL、糖化 LDL 和糖氧化修饰型 LDL。SR—A 和 CD36 吞噬修饰型 LDL，并且巨噬细胞中 SR—A 和 CD36 的表达受糖氧化修饰的 LDL 的正调节。在细胞内，修饰型 LDL 在溶酶体内被水解，胆固醇被转运到细胞膜上，通过细胞膜上的孔流出细胞，其主要是由一些特殊的蛋白，如 ABC 转运体调节的。细胞核受体中过氧化物酶体增殖物活化受体（PPARs）和肝 X 受体（LXRs）在则通过直接或间接控制一系列胆固醇流出通路中基因的表达，影响巨噬细胞胆固醇的逆向转运，从而影响泡沫细胞的形成。

12. 脂联素在抗动脉粥样硬化中的作用

血浆脂联素具有抗糖尿病、抗炎和抗动脉粥样硬化作用。糖尿病患者血浆脂联素水平往往先于肥胖和胰岛素抵抗而下降，脂联素表达增加可增强胰岛素的敏感性。脂联素抗动脉粥样硬化的机制涉及增加内皮细胞产生一氧化氮、抑制血管黏附因子附着、抑制平滑肌细胞增殖与迁移等。脂联素存在多种同型异构体，其中三聚体主要介导其在心脏、骨骼肌和下丘脑的效应。

四、糖尿病大血管病变的防治

糖尿病大血管病变的危险因素主要有高血压、血脂异常、高血糖、高胰岛素血症、肥胖、高凝/低纤溶、微量白蛋白尿等。因此，防治糖尿病大血管病变必须从控制血压、调节糖脂代谢紊乱、改善胰岛素敏感性、抗栓等方面同时出击，才能取得较好的效果。

1. 高血糖、血糖波动、高胰岛素血症和胰岛素抵抗治疗

高血糖是糖尿病患者发生血管事件的独立危险因素，研究表明发生心肌梗死的危险性随着血糖的升高而增加。血糖波动是引起血管内皮损伤的始动环节，进而引起动脉粥样硬化、斑块形成，造成血管狭窄、机体缺血及缺氧改变，从而进行性地引发重要生命器官的功能障碍乃至器质性病变。高胰岛素血症在糖尿病前期对大血管的损害作用和高血糖及代谢紊乱在糖尿病后期对大血管的损害作用相辅相成。临床医生应遵循个体化治疗原则，制定合理的治疗方案，不仅要注意控制患者的血糖，更应及早减小其血糖波动幅度，平稳地降糖并积极改善胰岛素抵抗。

2. 血脂异常的调整

UKPDS 研究结果显示，低密度脂蛋白胆固醇是糖尿病患者发生冠心病和心肌梗死的首要预测因素，低密度脂蛋白胆固醇每上升 1mmol/L，冠脉事件发生率增加 57%。胆固醇治疗试验协作组的荟萃分析结果也显示，低密度脂蛋白胆固醇每降低 1.0mmol/L 分别显著下降主要血管事件、血管性死亡和缺血性卒

中事件风险达 21%、13% 和 21%。所有糖尿病患者合并血脂异常患者均应进行生活方式干预，在此基础上血脂仍未达标者接受中等强度的他汀类药物治疗。若他汀类药物不耐受，则换用另一种他汀类药物、减少他汀剂量或给药频次，或小剂量他汀合用胆固醇吸收抑制剂依折麦布或 PCSK9 抑制剂。若低密度脂蛋白胆固醇未达到预期目标，则进一步强化调整生活方式，并中等强度他汀合用胆固醇吸收抑制剂依折麦布或 PCSK9 抑制剂。其中生活方式干预应贯穿糖尿病特别是 2 型糖尿病治疗的全过程，不仅有助于降低胆固醇水平，还可对血压、血糖以及整体心血管健康状况产生有益的影响。

3. 控制高血压

糖尿病与高血压的并存使心血管病、卒中的发生和进展风险明显增加，也增加了糖尿病患者的病死率。反之，控制高血压可显著降低糖尿病并发症发生和发展的风险。五类降压药物（血管紧张素转换酶抑制剂、血管紧张素 Ⅱ 受体阻滞剂、利尿剂、钙通道阻滞剂、β 受体阻滞剂）均可用于糖尿病患者，其中血管紧张素转换酶抑制剂或血管紧张素 Ⅱ 受体阻滞剂为首选药物。优选长效制剂有效平稳控制 24h 血压（包括夜间血压与晨峰血压），以减少血压昼夜波动，预防心脑血管病事件发生。英国糖尿病前瞻性研究表明，当糖尿病患者收缩压由 120mmHg 上升到 170mmHg 时冠心病呈持续增加，并不存在发生大血管和微血管并发症的血压阈值，患者只有将血压降至正常，才能获得长期的预防效果。

4. 改善血管内皮功能及血液流变学变化

血管内皮功能紊乱可造成血液流变学异常，而血液流变学异常又可加重血管内皮的损伤，二者相互作用，形成恶性循环，加速动脉粥样硬化的发生。目前主要是在控制血糖、血压和调脂的基础上加用抗氧化剂，并长期服用小剂量阿司匹林，可收到良好的疗效；前列腺素 E 制剂和传统的中医药对慢性大血管病变治疗也有较好的效果。

5. 补充维生素 D

维生素 D 是维持正常胰岛素分泌和糖耐量所必需的物质，对胰岛 β 细胞具有保护作用，具有调节钙磷代谢、降低心血管疾病发生率、促进钙磷吸收、减少动脉内皮损伤、缓解炎性反应的作用，还具有调节内分泌、免疫、生殖、神经、外胚层组织生产等功能。维生素 D 缺乏与 2 型糖尿病发病机制有关。补充维生素 D 可延缓 2 型糖尿病的进程发展，减少心血管疾病发生危险系数，尤其对 2 型糖尿病高危人群作用明显。

五、能使糖尿病大血管病变得益的西药

目前临床上用于防治糖尿病大血管病变的西药有很多种，其中 ACEI、他汀类的作用已得到肯定。现已证实 ACEI 除了其本身固有的降压作用外，还具有保护血管内皮、抗氧化、抗血小板聚集等多重作用，而这些作用对改善糖尿病大血管病变也起着重要作用。同样，他汀类也具有独立于降脂外的心血管保护作用。阿司匹林、β 受体阻滞剂、钙通道阻滞剂、硝酸酯类用于防治糖尿病大血管病变的作用还存在争议，抗氧化维生素对大血管病变的防治作用还在进一步研究中。以上这些药物对糖尿病大血管病变的作用将在以下章节中详细阐述。

（张翼　黄国良）

第二节　血管紧张素转化酶抑制剂的降压外得益

糖尿病，尤其是 2 型糖尿病在全世界范围内呈高发趋势，已成为威胁人类健康的第三大非传染性疾病。高血压和糖尿病常常伴发，ARCS 研究显示，高血压病人的糖尿病发生率是无高血压者的 2.5 倍。心脑血管病变是糖尿病致死的最主要原因。血管紧张素转化酶抑制剂（ACEI）是治疗高血压的一线用药，其降压效果肯定。随着 ACEI 的进一步研究和临床广泛应用，发现其还有多种新用途，对防治糖尿病的发

生及大血管病变起着重要作用。

一、血管紧张素转化酶抑制剂的药理作用

RAS 由肾素、血管紧张素原、血管紧张素、血管紧张素转换酶、血管紧张素受体等部分组成。血管紧张素转换酶广泛存在于哺乳动物组织中，它使血管紧张素 I 裂解为有生物活性的血管紧张素 II（Ang II）。ACEI 是通过抑制循环和组织局部的血管紧张素转换酶而发挥效应。其主要药理作用：①抑制血浆和局部组织的 RAS 活性，减少 Ang II 生成，使阻力血管扩张，后负荷降低，心排血量增加；②抑制激肽酶 II，减慢缓激肽降解，同时可激活前列腺素系统；缓激肽降解的延缓及前列腺素活性的增强参与了 ACEI 的扩血管、降压机制；③使肾血流量增加，肾血管阻力下降，但不影响肾小球滤过率；④降低外周及中枢神经系统活性使副交感神经兴奋而交感神经则被抑制；⑤降低血糖，增加糖耐量，增加机体对胰岛素的敏感性，促进葡萄糖利用，改善胰岛素抵抗现象；⑥增加高密度脂蛋白，降低血清胆固醇和甘油三酯水平，减少脂质的沉积，并抑制平滑肌细胞的活性。

二、血管紧张素转化酶抑制剂对糖代谢的影响

1. 抑制局部 RAS，调节胰腺内分泌功能

RAS 不仅存在于血液循环系统。随着认识的深入，人们发现相对于全身循环的、系统的 RAS，许多组织中存在有局部 RAS。局部 RAS 可以通过自分泌及旁分泌等方式参与调节细胞增殖、凋亡、氧化应激，以及炎症反应、损伤及纤维化等过程，在许多生理和病理过程中起着重要作用。目前研究证实，局部 RAS 存在于人体胰岛、脑垂体、肾脏、肝脏等组织中。胰岛组织存在血管紧张素原及血管紧张素转换酶，可在局部自行合成 Ang II，局部 RAS 具有调节胰腺内分泌及外分泌的功能。Ang II 在每个个体循环浓度约为 5pmol/L，不足以刺激胰岛素分泌，但局部 RAS 中的 Ang II 远超过循环浓度，表明 Ang II 产生是调节局部胰岛 β 细胞分泌的重要因素。Ang II 在胰岛中通过影响胰腺内分泌的血流灌注而影响胰岛素分泌，且呈剂量依赖性，其抑制作用是由定位在胰岛 β 细胞上的血管紧张素 II－1 型受体（AT1R）介导，与暴露在 Ang II 中的细胞钙通道除极、磷脂酶 C 活化及钙内流有关。ACEI 可抑制局部 RAS 的活性、减少 Ang II 的生成，调节胰岛素的合成与分泌。

2. 减轻胰岛素抵抗

胰岛素由胰岛 β 细胞分泌后经血液循环输送到靶组织器官，与靶细胞膜上的受体结合，使受体上的酪氨酸磷酸化后，依次使 IRS－1 和 PI3K 磷酸化，PI3K 诱导 3－磷酸肌醇依赖性激酶，磷酸化并活化丝/苏氨酸蛋白激酶（AKT）途径，最终诱导葡萄糖转运体 4 迁移，把葡萄糖携带入靶细胞内。Folli 等发现 Ang II 预处理细胞以剂量依赖性抑制 IRS－1 及 PI3K 的活性；而 Motley 等发现 Ang II 呈时间和剂量依赖性抑制胰岛素诱导的 AKT 磷酸化，从而干扰了胰岛素信号通路，诱导胰岛素抵抗的发生。ACEI 除了通过减少 Ang II 的生成；还能增加骨骼肌动脉的血流，增加骨骼肌对胰岛素和葡萄糖的摄取、利用，从而减轻胰岛素抵抗。

3. 减轻胰岛纤维化和保护胰岛细胞

在胰腺组织，Ang II 与胰岛纤维化有关。一方面，Ang II 通过 AT1R，刺激细胞因子转化生长因子－β（TGF－β）和结缔组织生长因子（CTGF）的生成，TGF－β 和 CTGF 的上调导致基质积聚和纤维化。另一方面，Ang II 通过改变细胞间隙连接的电导和降低细胞耦合而诱导纤维化。由于胰岛纤维化，细胞－细胞接触和通信受到损害，导致胰岛 β 细胞的分泌功能受损。

ACEI 可通过减少循环系统 Ang II，以及下调局部 RAS 活性发挥作用。有研究显示，在糖尿病大鼠胰腺组织基因芯片中，雷米普利治疗后胰腺组织中基因表达出现 1.5 倍以上改变的有 269 条基因，其中上调基因 191 条，下调 78 条。基因表达上调最主要的改变集中于某些胰岛调节基因，包括胰岛素分泌基因、转录基因；与此同时，RAS 相关基因（肾素、血管紧张素原、血管紧张素转换酶）明显下调；病理标本

染色显示，雷米普利治疗组胰岛结构有所改善，表明 ACEI 可以促进糖尿病大鼠胰岛再生、减少胰岛细胞凋亡、保护和改善胰岛细胞功能。另有研究表明，对高脂喂养链脲佐菌素诱导的糖尿病大鼠使用依那普利进行干预，结果发现，依那普利干预可以减少氧化应激，保护一相胰岛素分泌。

4. 血管紧张素转化酶抑制剂对糖代谢影响的循证医学证据

CAPPP 研究跟踪观察 10 985 例高血压患者 6 年发现，卡托普利使无糖尿病高血压患者新发 2 型糖尿病的发病率降低 14%。HOPE 研究原是为了验证 ACEI 类药物（雷米普利）是否能够降低高危人群心血管事件发生率，来自该研究的数据表明，与安慰剂组相比，雷米普利显著降低了病死率和心肌梗死的发生率，它也降低了 34% 新发糖尿病。但是，CAPPP 研究以及 HOPE 研究的受试对象都不是糖耐量异常患者，而是高血压、心力衰竭等心血管疾病者或心血管病高危患者，研究过程中也没有对糖耐量进行标准的检测，所以这些研究对于 ACEI 可用于预防糖尿病的观点说服力有限，存在着选择偏倚。DREAM 研究是一项多中心前瞻性随机双盲临床研究，研究者随机分配 5 269 例参与者接受雷米普利（15mg/d）或安慰剂（以及罗格列酮或安慰剂）治疗，并平均随访 3 年。这些参与者没有已知的心血管疾病，且存在空腹血糖升高或 IGT。研究结果显示，新发糖尿病的发生在雷米普利组（18.1%）和安慰剂组（19.5%）没有显著差别。但该研究次级终点的结果显示，与安慰剂组相比，雷米普利治疗组中，经雷米普利干预后空腹血糖水平与糖负荷后 2h 血糖水平正常的人数较干预前显著增加（比例分别为 42.5% 和 38.2%，$P<0.01$）。这一结果提示，雷米普利可改善糖代谢异常患者的糖代谢。进一步提示，对这些糖代谢得以改善的人群进行更长时间的随访，雷米普利降低糖尿病发病率的作用或许就能被证实。平均随访时间太短是 DREAM 研究的局限性。

三、血管紧张素转化酶抑制剂具有抗动脉粥样硬化作用

动物实验表明，ACEI 具有抗动脉粥样硬化能力。Hoshida 等用冠状动脉阻塞—再灌的方法复制兔心肌梗死模型，饲以高胆固醇饲料或普通饲料 10 周后观察到，胆固醇组的梗死面积较正常对照组显著增加（$P<0.05$）。若在高脂饲料的同时给予依那普利 3mg/（kg·d），则可有效抑制其梗死面积的增加，证实了依那普利的抗动脉粥样硬化作用。在 CAMELOT 研究中，1 991 例血压正常的 CHD 患者经过 24 个月的依那普利治疗，血管内超声显示，经依那普利治疗后，动脉粥样硬化的进展明显减缓，提示 ACEI 具有抗动脉粥样硬化功能，其机制可能与以下方面有关：

1. 改善血管内皮功能

内皮细胞能合成多种酶和生理活性物质，具有许多复杂的功能，如屏障功能和抗血栓功能。当各种损伤因素反复、长期作用于动脉内膜时，引起内皮细胞通透性改变和（或）内皮细胞坏死、脱落，促发动脉粥样硬化斑块的形成。研究发现，依那普利治疗后动脉内皮细胞的形态、内皮细胞之间连接均较胆固醇组改善，说明其可减少高胆固醇对动脉内膜的损害，改善内皮细胞的通透性，维持内皮细胞的形态，部分保存内皮细胞的正常功能。ACEI 对血管内皮保护主要通过以下途径：①ACEI 抑制血管紧张素转换酶的活性，减少该酶对缓激肽的分解代谢。缓激肽作用于血管内皮及其他靶细胞膜上的缓激肽受体，激活细胞内合酶，促使合成，起到心血管保护作用。缓激肽还可以升高组织型纤溶酶原激活物及内皮源性超极化因子水平，这对改善内皮功能起非常重要的作用；②内皮素是内皮细胞产生的主要缩血管物质，是目前已知的最强的收缩血管因子。血管紧张素通过血管紧张素受体介导下可增加氧自由基的产生，促进内皮素的合成与释放，从而损害血管内皮功能。ACEI 通过抑制血管紧张素的生成，从而减少内皮素的合成与释放；③ACEI 还通过减少活性氧与黏附分子，降低低密度脂蛋白氧化，防止动脉粥样硬化损害，保护内皮功能。

2. 抑制炎症反应

研究证明，动脉粥样硬化为炎性疾病，动脉斑块的破裂与斑块中的炎性反应密切相关，多种炎症因子参与了动脉粥样硬化的发病过程。研究表明 ACEI 的抗动脉粥样硬化作用可能部分是通过抑制 NF-κB

所致。在兔的动脉粥样硬化模型中，斑块中巨噬细胞数量及单核细胞趋化因子－1、血小板源性生长因子－B的表达因喹那普利的干预明显减少，NF－κB的表达亦显著减少，而单核细胞趋化因子－1及血小板源性生长因子－B等均为 NF－κB 的靶基因产物。

炎症反应在动脉粥样硬化发生发展中起着极其重要的作用，血管紧张素Ⅱ可能与免疫损伤共同参与了动脉粥样硬化的形成。树突状细胞是抗原提呈细胞，也是动脉粥样硬化的重要参与者。有研究者认为血管紧张素Ⅱ及其受体在树突状细胞中有高表达，血管紧张素Ⅱ可能介导了先天及获得性免疫反应的起始过程。在恶性高血压模型中，血管紧张素Ⅱ通过树突状细胞激活获得性免疫从而加重了损伤，这种损伤与血压升高无关。有研究发现单核细胞在向树突状细胞分化过程中，血管紧张素转化酶的表达明显提高，树突状细胞的血管紧张素转化酶高表达，可能不是单核细胞活化的一般过程，这提示了血管紧张素转化酶可能参与了树突状细胞抗原的提呈。基于 ACEI 对血管紧张素转化酶及血管紧张素Ⅱ的影响，可以认为 ACEI 可通过使细胞内血管紧张素Ⅱ水平降低，抑制树突状细胞引起的免疫损伤反应，从而参与控制动脉粥样硬化的发生和发展。但具体作用及机制尚需进一步研究。

3. 抗氧化应激

ACEI 被誉为抗氧化应激的"一颗魔术弹"。在心脏后果预防评价研究中发现 ACEI 对糖尿病血管病变有益，这种作用与抗氧化应激有关。活性氧簇（ROS）是一组以氧为中心的基团或非基团氧衍生物，ROS 增加是氧化应激的重要表现，是高脂血症、高血压和糖尿病、动脉粥样硬化的共同机制之一。ROS活性高，可迅速氧化脂质、蛋白质和核酸，也可以损害细胞膜蛋白。ROS 诱导的损伤可融合膜脂质和蛋白，因此使细胞膜硬化，暴露细胞核遗传物质，易导致 DNA 损伤或突变。ROS 还降低 NO 的生物利用率，可致内皮细胞功能损害。另外，ROS 介导的脂质过氧化作用可能是动脉粥样硬化的重要始动因素。还原型烟酰胺腺嘌呤二核苷酸磷酸（NADPH）氧化酶是产生 ROS 的关键酶。Ang Ⅱ 可以激活 NADPH 氧化酶，进而引起 ROS 的增加。ACEI 通过抑制 Ang Ⅱ，减少 ROS 的生成，减少氧化应激。

4. 抑制平滑肌细胞增殖

动脉壁重构的一系列因素中，平滑肌的迁移和增生是最重要的。ACEI 具有抑制动脉壁重构的作用。血管紧张素转化酶不仅可使血管紧张素 I 转变为 Ang Ⅱ，还可通过激肽酶使缓激肽失活。ACEI 通过抑制血管紧张素转化酶使循环中缓激肽水平升高，刺激内皮细胞舒张因子合成，抑制平滑肌细胞增殖，中断动脉硬化的过程。体内外研究均显示 Ang Ⅱ 可引导原癌基因 c－fos、c－my 和 mas 等的表达，抑制血管平滑肌细胞的凋亡，并激活一系列生长因子引起血管平滑肌细胞的增殖，而 ACEI 可使循环中 Ang Ⅱ 水平下降，从而抑制血管平滑肌细胞的增殖，并增加巨噬细胞的移动性，减少泡沫细胞的数目，延缓动脉硬化的发生和发展。

5. 减少血凝素样氧化低密度脂蛋白受体－1 的表达

实验证据表明：血凝素样氧化低密度脂蛋白受体－1（LOX－1）在动脉粥样硬化的发生、发展中具有重要的作用。LOX－1 能够促进内皮细胞、平滑肌细胞和巨噬细胞 OX－LDL 的摄取，促进活性氧的合成，减少内皮细胞 NO 分泌，促进炎性细胞聚集，促进平滑肌细胞增殖，促使平滑肌细胞和巨噬细胞的增殖，使平滑肌细胞和巨噬细胞转化为泡沫细胞。Ang Ⅱ 能增加 LOX－1mRNA 及蛋白质的表达量。而研究表明，ACEI 能抑制 LOX－1 的表达，还能通过减少 Ang Ⅱ 的量，从而发挥抗动脉粥样硬化的作用。

四、阻断 AGEs 的作用

AGEs 是由蛋白质、脂类、核酸与葡萄糖发生非酶促反应形成。还原糖包括葡萄糖、果糖、丙糖可与蛋白质的氨基发生非酶促反应形成可逆性的 Schiff 碱和 Amador 产物，这些早期糖基化产物再经过化学重组、脱水、缩合等反应产生羰基化合物，它们能同蛋白质的自由基起反应，形成不可逆性晚期糖基化终产物，即 AGEs。糖尿病时，升高的血糖易导致 AGEs 的形成。

1. AGEs 与糖尿病血管病变

体内过量 AGEs 引起血管的病理改变主要通过以下三个过程：①AGEs 改变了细胞外基质蛋白的性

质；②通过 AGEs 与其特异的细胞受体相互作用，改变了可溶性信号分子如细胞因子、激素和自由基的水平；③AGEs 和高活性的中间产物能直接改变靶组织蛋白功能。通过以上三个过程，AGEs 改变了血管的结构和功能，导致疾病的发生。

2. ACEI 减少 AGEs 的形成

研究发现 ACEI 可减少 AGEs 的形成，ACEI 类药物雷米普利在动物模型中被证实有这种作用。ACEI 减少 AGEs 形成可能与 ACEI 抑制活性氧的生成有关。有研究发现替莫普利通过影响活性羰基前体的产生，可能发挥潜在的清除羟基和螯合芬顿反应所必需的过渡金属的作用，抑制 AGEs 的形成。

3. ACEI 减少糖基化终末产物受体（RAGE）的生成

动物实验发现 ACEI 类药物贝那普利可减少糖尿病大鼠肾脏 RAGE 的生成，具体机制尚未完全阐明。国外有研究者发现血管紧张素Ⅱ能使血管内皮细胞 RAGE 的 mRNA 表达上调。Ang Ⅱ与血管紧张素Ⅱ受体 1 结合可激活 NADP/NADPH 氧化酶，产生的超氧阴离子具有信号传递功能，能够激活 NF-κB，而 NF-κB 可以刺激众多靶基因表达，以及 RAGE 等基因的表达，提示 Ang Ⅱ与受体结合通过增加氧化应激反应，促进 RAGE 的基因上调。ACEI 可能通过阻断 RAS 抑制氧化应激减少 RAGE 的生成。

七、ACEI 改善血液高凝状态

糖尿病患者往往存在高凝状态，表现为凝血因子增加、抗凝血酶Ⅲ减少及活性降低所致的内源性凝血系统活化；血小板膜流动性降低、更新加快、活性增高；血浆纤溶酶原激活物抑制因子-1 水平升高所致的纤溶活性降低。流行病学资料显示，血浆高纤溶酶原激活物抑制因子-1 水平是心血管疾病发病的重要危险因素，被认为是加速发生冠状动脉硬化的标志物。心脏后果预防评价研究试验结果提示，ACEI 具有心脏保护作用，这与其降低血浆纤溶酶原激活物抑制因子-1 水平有关。一项随机、双盲试验中，分别给予 2 型糖尿病伴高血压患者福辛普利和氨氯地平治疗，结果显示，福辛普利组纤溶酶原激活物抑制因子-1降低，而氨氯地平虽然能有效降低血压，但却有升高纤溶酶原激活物抑制因子-1 的趋势。因此，糖尿病患者使用 ACEI 能够为患者带来更多的益处。

总之，基础研究和循证医学研究均证实 ACEI 在多重逆转糖尿病发生及发展趋势方面显示重要的保护性防治作用，包括拮抗和延缓糖尿病心血管疾病、脑卒中等，这对于减少糖尿病心血管并发症，提高生存质量，降低死亡率有重要的意义。

（张翼　黄国良）

第三节　他汀类药物的降脂外得益

2012 年全国调查结果显示，成人 TC 平均值为 4.5mmol/L，高胆固醇血症的患病率为 4.9%；TG 平均值为 1.38mmol/L，高甘油三酯血症的患病率为 13.1%；HDL-C 平均值为 1.19mmol/L，低高密度脂蛋白胆固醇血症患病率为 33.9%。中国成人血脂异常总体患病率高达 40.40%，较 2002 年呈大幅度上升。众多的流行病学研究显示 2 型糖尿病是心脑血管疾病的独立危险因素。2 型糖尿病患者常伴有不同程度的血脂异常，常见的是 TG 升高及 HDL-C 降低，LDL-C 升高或正常。以低密度脂蛋白胆固醇血症或 TC 升高为特点的血脂异常是 ASCVD 重要的危险因素，降低 LDL-C 水平，可显著减少 ASCVD 发病及死亡危险，因此有效地控制血脂异常具有重要意义。

除了生活方式改变之外，他汀类是目前临床上最常用的调脂药。他汀类药物亦称为 3-羟基-3-甲基戊二酸单酰辅酶 A（HMG-CoA）还原酶抑制剂，能够抑制胆固醇合成限速酶 HMG-CoA 还原酶，减少胆固醇合成，继而上调细胞表面 LDL 受体，加速血清 LDL 分解代谢，此外还可抑制 VLDL 合成。他汀类药物对防治糖尿病大血管病变起着重要作用，这在许多临床研究中得到证实。4S 研究首次证实他汀可降低冠心病死亡率和总死亡率，此后的 CARE、LIPID、LIPS 等研究也证实他汀类药物在冠心病二级预防中的重要作用。HPS 研究表明在基线胆固醇不高的高危人群他汀治疗同样能获益，与安慰剂组比较，他汀组所有心血管疾病原因死亡率降低 17％。除了上述人群中的心血管获益外，ALLHAT-LLT 研究显示他汀类药物在糖尿病患者中的获益。VOYAGER 研究数据显示所有他汀类药物均可有效地降低糖尿病患者中 LDL-C 水平。HPS 研究表明在冠心病或高危人群且胆固醇水平各异的人群中，降低胆固醇治疗可减少心脑血管终点事件的发生和死亡率。这种获益是独立于其他药物治疗（如阿司匹林、受体阻滞剂、ACEI 和其他降压药物）。HPS 相继对 5 963 例糖尿病患者进行了随机安慰剂和降低胆固醇治疗对照研究，发现辛伐他汀 40mg/d 者的主要冠心病事件、脑卒中和血运重建首次发生率降低近 1/4（22％），与非糖尿病患者上述事件发生率的降低相似。

因此，积极启动他汀类药物的治疗可改善糖尿病合并冠心病的临床结局。其主要机制是通过降低冠状动脉粥样化体积并改善斑块的组成成分，从而有助于动脉粥样硬化消退，并改善冠状动脉病变程度。使用他汀类药物受益匪浅，除了其具有明显的降脂作用外，还有许多不依赖于降脂作用的益处。

一、改善动脉内皮

1. 血管内皮细胞的功能

血管内皮细胞是一个十分活跃的代谢及内分泌库，通过合成与释放活性物质调节血管张力和血液流动性与黏附性，在调节血管张力、炎症反应、脂质代谢、血管生长及重构，特别是血栓形成过程中发挥重要作用。研究表明高血清纤维蛋白原血症以及血液流变学异常不但可以引起红细胞异常聚集，导致微血栓形成，还可直接损伤血管内皮细胞加剧动脉粥样硬化。内皮细胞损伤后，释放的舒血管因子及缩血管因子比例失衡，内皮细胞释放的多种舒血管因子中最重要为一氧化氮（NO），NO 兼具扩血管调节冠脉血流作用以及抑制血小板、红细胞异常聚集功能。内皮素-1 是内皮细胞释放的最强的缩血管因子。二者比例失衡引起血管异常收缩，组织缺血缺氧进一步加重，引起红细胞聚集，血黏度增加，形成冠心病与血液流变学的恶性循环。正常情况下，血管内皮细胞释放的各种活性物质在局部维持一定的浓度比，这对调节血液循环，维持内环境稳定和生命活动的正常进行，具有十分重要的意义。

2. 糖尿病对血管内皮的作用

糖代谢紊乱可引起大血管病变，血管内皮功能改变是血管病变的病理基础，甚至在糖耐量受损或空腹血糖调节受损的患者就已存在血管内皮细胞功能的异常，而内皮功能的异常也加速了糖尿病及其并发症的进程。内皮损伤可表现为多种的内皮功能紊乱，如干扰内膜的渗透屏障作用，改变内皮表面抗血栓形成的特性，增加内膜的促凝血特性或增加血管收缩因子或血管扩张因子的释放。

高血糖状态损害内皮细胞可能包括以下几种机制：超氧阴离子和 AGEs 的增多；糖自动氧化作用；异常的花生四烯酸代谢；蛋白激酶 C 的激活；醛糖还原酶途径的激活等。上述各种途径产生的超氧化物是一氧化氮潜在的灭活剂，它们和体内 L-精氨酸——一氧化氮系统结合，抑制一氧化氮合成，减弱其生物利用度，导致内皮细胞损伤。损伤的内皮细胞释放多种生物活性物质，引起血流动力学改变，导致动脉粥样硬化。流行病学调查发现，糖尿病之前的糖耐量受损阶段，血管并发症就可能出现，心血管病变已经在发展，并且随着血糖升高，血管内皮功能受损逐渐加重，高血糖、胰岛素抵抗、氧化应激及慢性炎症等多种因素相互影响、累加，使动脉硬化的病理改变不断恶化，最终导致大血管事件的发生。

3. 他汀类药物对血管内皮的作用

他汀类药物具有诱导内皮祖细胞增殖，促进内皮修复的作用。内皮损伤本身是可逆的病变，每个人都经历过内皮细胞的损伤和修复过程。内皮细胞坏死后，骨髓分泌的内皮祖细胞会聚集在损伤部位修复内皮，恢复内皮功能，从而阻止斑块和血栓的形成。可见，内皮祖细胞在促进缺血组织血管新生过程中起着非常重要的作用。通常锻炼是最好的促进祖细胞修复内皮损伤的方法，他汀类药物也可以达到类似的效果。他汀类药物通过抑制异戊二烯类的合成，下调巨噬细胞组织因子和 NF-κB 的表达，激活内皮型一氧化氮合酶（eNOS），增加内皮细胞中 NO 的合成；并抑制内皮细胞中超氧阴离子的生成，减少 NO 的灭活，介导血管舒张，抑制平滑肌细胞增殖和迁移，阻止白细胞向血管内皮趋化及血小板的黏附聚集，从而发挥改善内皮功能的作用。多项临床研究证实他汀类药物可通过血脂依赖性及独立于血脂的信号通道改善高胆固醇血症和动脉粥样硬化患者的内皮细胞功能。

他汀类药物抑制甲羟戊酸合成，除了影响胆固醇合成外，还抑制胆固醇生物合成途径旁路中其他重要的类异戊二烯物质的合成，包括法尼基焦磷酸等，为多种蛋白质（如鸟苷三磷酸酶等）的翻译后修饰提供重要的脂质附属物。鸟苷三磷酸酶包括 Ras 和 Rho 蛋白家族，能介导细胞迁移增殖及基因表达所必需的细胞信号的产生。鸟苷三磷酸酶要发挥生物学作用，必须与细胞膜共价结合并定位于细胞膜上，而这个过程需要类异戊二烯化，RhoA 是鸟苷三磷酸酶 Rho 蛋白家族中的一员，RhoA 失活，将使内皮源性 eNOS mRNA 稳定性增加，使 eNOS 分泌增加，导致 NO 增加。Rac 是鸟苷三磷酸酶 Rho 蛋白家族中的另一员，Rac 失活将使 NADPH 合酶失活，减少血管内皮细胞的氧化应激。另外，Rho 的失活也有利于蛋白激酶 B 的活化，促进内皮源性 eNOS 的磷酸化，增加 NO 的合成与分泌。NO 可抑制血小板聚集，抑制白细胞黏附浸润，消除氧自由基，抑制脂质过氧化，扩张血管，改善微循环，作用于炎症反应的多个环节，对机体发挥保护作用。

二、稳定斑块

1. 动脉粥样硬化斑块的形成

动脉粥样硬化是一种以动脉管壁增厚变硬、失去弹性以及管腔缩小为特点的慢性进展性疾病，主要累及大中型动脉，是诱发缺血性心脑血管疾病的危险因素。关于动脉粥样硬化的产生有多种学说，目前多数学者支持损伤-反应学说。该学说的关键是内皮损伤，认为可导致本病的各种危险因素最终都损伤动脉内膜，而粥样斑块的形成是动脉对内膜损伤做出反应的结果。在黏附分子的作用下，单核细胞黏附于动脉内皮，通过趋化作用，定位于内皮下层转化为巨噬细胞。经氧化修饰的低密度脂蛋白通过清道夫受体被这些巨噬细胞吞噬，后者转化为泡沫细胞，同时脂质大量沉积形成脂质条纹。活化的巨噬细胞合成和分泌四种重要的生长因子：血小板源性生长因子、成纤维细胞生长因子、表皮生长因子样因子、TGF-β，这些生长因子协同作用，强烈刺激成纤维细胞的迁移和增生，也可能刺激平滑肌细胞的迁移和增生，并刺激这些细胞形成新的结缔组织，病变发展为粥样斑块。内膜损伤后内皮下泡沫细胞或（和）结缔组织暴露，导致血小板相互作用，血小板黏附、聚集并形成附壁血栓。斑块的稳定性与其脂质核的大小和纤维帽的厚薄，以及斑块内炎症细胞的多寡有关。斑块的脆弱性同两个特征相关：①相对较大的斑块内细胞间脂质核心；②斑块中炎症细胞的浸润。斑块中巨噬细胞和 T 淋巴细胞的含量是斑块破裂的主要决定因素。

2. 他汀类药物对动脉粥样硬化斑块的作用

不稳定斑块表面溃疡形成、破裂及继发血栓形成，是引发急性心脑血管事件的病理基础。积极的他汀治疗可稳定或逆转斑块，延缓血管狭窄进展。大多数的研究结果支持他汀类具有使冠脉血管粥样硬化斑块体积缩小的作用。降脂治疗逆转动脉粥样硬化研究也评价了阿托伐他汀治疗降低 CRP、低密度脂蛋白胆固醇水平对动脉粥样硬化病变的影响。结果显示，当低密度脂蛋白胆固醇和 CRP 水平均高时，病变进展最快；当低密度脂蛋白胆固醇降至正常而 CRP 升高时，病变仍然是进展的；但当低密度脂蛋白胆固醇水平升高而 CRP 水平降低时，病变出现了一些逆转；而当低密度脂蛋白胆固醇和 CRP 水平均降低时，病变逆转最明显。该研究清楚地说明 CRP 和低密度脂蛋白胆固醇可能共同参与了粥样硬化病变的改变，除了低密度脂蛋白以外，CRP 可能作为更为重要的因素在逆转病变中发挥作用，而他汀类药物可能同时作用于两者。Migrino 等的研究发现：他汀类药物可减少颈动脉斑块并有效地改变颈动脉斑块成分；另有研究有报道：辛伐他汀能够抑制 AGEs 受体（斑块破裂过程的主要组件）在颈动脉斑块的表达，有利于动脉粥样斑块的稳定；COSMOS 研究使用血管内超声测量了瑞舒伐他汀治疗后的糖尿病患者冠状动脉斑块的变化，表明他汀类药物能够共同促进经严格的血糖控制所致的斑块消退。而且，长期进行他汀类药物治疗会使 T2DM 患者的斑块稳定，突出显示了早期使用他汀类药物的重要性，强化他汀治疗可稳定易损颈动脉粥样硬化斑块，逆转动脉粥样硬化进程。

目前研究者们对他汀类药物稳定或逆转斑块这一病理生理过程的机制并不完全清楚，可能与以下因素有关：①抑制 Rho 蛋白下游靶点 Rho 相关卷曲螺旋形成蛋白激酶（ROCK）的活化而产生的。他汀药物通过阻断焦磷酸香叶酰香叶酯（GGPP）的合成，抑制了 Rho 的异戊二烯化，进而影响了 Rho 激酶的激活。②降低 hs-CRP 水平，升高脂联素水平，直接或间接地抑制动脉粥样硬化炎性反应。③能促进 NO 释放和干扰 ETA 表达，发挥对血管内皮的保护作用。④减少内皮细胞对氧化型低密度脂蛋白的摄取。⑤抑制 IL-6 的分泌。⑥减少基质金属蛋白酶分泌：研究证明，巨噬细胞所产生的多种基质金属蛋白酶对动脉粥样斑块纤维帽具有分解破坏作用，他汀类药物可抑制基质金属蛋白酶活性，稳定动脉粥样硬化斑块。⑦抑制斑块内巨噬细胞的聚集与凋亡。⑧调脂作用：由于血脂异常是动脉粥样斑块形成的一个启动因素，因而调脂作用是他汀类药物消退斑块的重要机制。糖尿病时糖脂代谢紊乱以及细胞内氧化应激水平的提高易导致动脉粥样硬化，他汀类通过稳定及逆转粥样硬化斑块，有效地减少大血管事件的发生。

三、减少炎症反应

炎症在动脉粥样硬化病变中扮演重要角色，并在急性冠状动脉综合征（ACS）患者的血栓形成中起主要作用。研究认为 CRP 是预测心血管疾病的独立危险因子，与动脉粥样硬化关系密切，是动脉粥样硬化最佳炎症标志物。临床研究资料显示他汀类药物能够明显降低患者的多种炎症介质，抑制炎症细胞因子、趋化因子和黏附分子的表达，降低 CRP 的水平。抗炎作用机制包括减弱炎症细胞向斑块内趋化和聚集、抑制巨噬细胞可溶性细胞间黏附分子及金属蛋白酶的表达等，其中减少巨噬细胞和白细胞介素-6 合成是主要机制。他汀类药物的抗炎作用是降低促炎细胞因子的产生。

1. 与糖尿病相关的炎症因子

糖尿病是一种慢性炎症反应，2005 年在美国糖尿病协会年会上，糖尿病"炎症学说"得到了内分泌学者的广泛认可。研究显示糖尿病患者体内炎症介质有分泌过剩的倾向。在大型的英国糖尿病前瞻性研究中发现虽经严格控制血糖，2 型糖尿病大血管并发症下降并不明显，目前认为炎症反应是其中原因之一。在糖尿病炎症研究中涉及的炎症因子种类繁多，主要包括：①免疫炎症反应细胞，如白细胞，主要是淋巴细胞及其亚类、巨噬细胞、单核细胞等；②急性期反应蛋白，如 CRP；③细胞因子、TNF-α、白细胞介素系列，主要为 IL-6、脂联素和抵抗素；④凝血因子、纤维蛋白原、第Ⅷ因子、Von Winllebrand 因子、纤溶酶原激活物抑制因子等；⑤血脂成分，如游离脂肪酸、甘油三酯、脂质氧化应激中间产物；⑥其他，如唾液酸、血清类黏蛋白、γ-球蛋白、结合珠蛋白及内皮黏附分子等。以上种种均可统称炎性标志物。

2. 炎症与糖尿病大血管病变

糖尿病大血管病变的病理基础是动脉粥样硬化。英国前瞻性糖尿病研究证实，血糖控制良好并不能明显降低糖尿病大血管病变的发生率，相关研究已表明在糖尿病大血管病变的发生、发展过程中，除高血糖外，炎症因子也起了重要作用。炎症因子广泛参与了动脉粥样硬化的一系列病理过程，包括：导致内皮损伤及功能不良，黏附分子表达增加，趋化因子的释放，单核细胞募集，白细胞黏附及迁移，氧化型低密度脂蛋白被巨噬细胞摄取，巨噬细胞活化，泡沫细胞形成，平滑肌细胞迁移和增殖等。因此炎症成为糖尿病大血管病变持续发展的关键因素。

3. 他汀类药物对炎症的作用

多种他汀类药物具有不依赖于调脂作用的潜在抗炎活性，包括抑制巨噬细胞、平滑肌细胞内核因子的活性，进而抑制一系列炎症因子及炎症相关物质的基因转录和蛋白合成，减轻局部的炎症反应，并可以促进巨噬细胞的凋亡。由于炎症因子可以促进单核细胞由血液中迁移进入内皮下层，其水平的降低可以减少炎症细胞的浸润，从而减少斑块内巨噬细胞的含量，减轻血管壁的炎症。体外研究证实小剂量阿托伐他汀可以不同程度地降低链佐星诱导的糖尿病小鼠的多种细胞因子、黏附因子的表达水平，例如TNF-α、IL-1β、ICAM、VCAM，并且这些作用不依赖于调脂作用。JUPITER 试验纳入了 17 802 例血脂正常但 CRP 水平明显升高的患者，分组分别给予瑞舒伐他汀和安慰剂，结果显示瑞舒伐他汀组较安慰剂组主要心血管事件发生率明显降低。升高的 CRP 对有或无高脂血症的患者发生冠状动脉事件均有预测作用。REVERSAL 试验中阿托伐他汀比普伐他汀具有更强的降低 CRP 的作用。研究表明阿托伐他汀治疗 6 个月后病变活跃积分明显改善，CRP 及红细胞沉降率亦有明显改善。此外还有大量研究表明：他汀类药物能够降低糖尿病患者的 NF-κB、TNF-α、ICAM-1，可溶性 VCAM-1，选择素，基质金属蛋白酶-9（MMP-9）、CRP、IL-6、IL-18 及纤维蛋白原等一系列炎症因子水平，从而有效地延缓糖尿病患者发生动脉粥样硬化的进程。

四、抗氧化作用

动脉粥样硬化形成过程中，LDL-C 经过氧化形成氧化型低密度脂蛋白，氧化型低密度脂蛋白能够增加泡沫细胞的形成，促进动脉粥样硬化病变形成并增加其不稳定性。因此根据"氧化修饰假说"，脂质过氧化在动脉粥样硬化的形成与发展中起着重要作用，LDL-C 氧化是动脉粥样硬化形成的关键。脂质过氧化是自由基诱导的链式反应，血脂升高，脂质过氧化能力增强，丙二醛等毒性物质增多，修饰 LDL-C 形成氧化型低密度脂蛋白，氧化型低密度脂蛋白又可以激活细胞炎性因子引起内皮损伤，加速动脉粥样硬化。

1. 糖尿病与氧化应激

氧化应激是指机体组织或细胞内氧自由基生成增加和（或）清除能力降低，导致反应性氧簇家族在体内或细胞内蓄积而引起的氧化损伤过程。过量的活性氧可引起分子、细胞和组织的损伤。越来越多的动物实验和临床研究证实糖尿病中氧化应激的存在。糖尿病状态时促进氧化应激的因素包括：反应性氧自由基增加，AGEs 和糖氧化产物形成增加和抗氧化应激机制的减弱。糖尿病时由于体内糖代谢紊乱导致机体葡萄糖自身氧化、蛋白非酶糖化、RAS 激活及代谢应激等，从而使机体产生大量活性氧；同时体内抗氧化酶发生糖化或氧化，导致机体抗氧化酶活性下降，清除自由基的能力下降，而反映氧化应激水平的物质，如脂质过氧化的终末产物丙二醛含量明显升高，故糖尿病状态下机体氧化应激水平明显升高。氧化应激在糖尿病血管并发症的发病中起着重要的作用。

2. 他汀类药物对氧化应激的作用

他汀类药物具有内在抗氧化特性。他汀类发挥抗氧化作用可能通过以下几条途径：①通过异戊二烯通路抑制内皮细胞 NADPH 氧化酶依赖性氧自由基形成；②直接抑制花生四烯酸的生成或者活化；③上调内在抗氧化酶如超氧化物歧化酶、谷胱甘肽过氧化物酶等的活性。他汀类通过上述途径减轻脂质过氧化，改善糖尿病患者自由基清除系统的功能。研究发现，治疗剂量的阿托伐他汀的 O-羟基代谢产物，进入脂代谢后经质子传递直接清除活性氧，表明他汀类药物具有不依赖其降脂效果的抗氧化效应。有研究表明，阿托伐他汀可升高 SOD 活性，增强机体清除自由基的能力，同时减少丙二醛、氧化性低密度脂蛋白生成，延缓氧化性低密度脂蛋白对组织的损伤，从而抑制动脉粥样硬化斑块的形成。研究证实他汀类药物通过抑制合成氧自由基的酶和上调抗氧自由基酶活性，减少血管氧自由基；同时在 mRNA 和蛋白质水平上调过氧化氢酶、对氧磷酶等抗氧化酶的活性，发挥其抗氧化作用。

五、抗血小板聚集，抗凝、减少血栓形成

糖代谢紊乱容易造成血管内皮功能损伤，引起血小板聚集，血栓形成。在凝血反应的不同阶段可发现，他汀类药物表现出抑制凝血活性，包括降低组织因子活性，抑制凝血酶生成及降低凝血酶活性等。他汀类药物能增加内皮细胞组织纤溶酶原激活物的表达，减少人内皮细胞组织因子的表达，使凝血途径

阻断，也可以直接作用于凝血途径，使纤维蛋白原、凝血因子活性降低。同时他汀类药物可以影响单核细胞，使纤溶酶原激活物抑制剂合成减少，从而使纤维蛋白溶解和血栓分解。他汀类药物通过使 eNOS 表达上调减少血小板活化从而实现抗凝作用。此外，他汀还可以减少巨噬细胞中组织因子的表达从而抑制血栓的形成起到抗凝、抗栓的效果。

Chou 等研究显示 NO-环磷酸鸟苷（cGMP）合成的增加在他汀类药物的抗血小板活性作用中起关键性作用。Lee 等进一步阐述了环磷酸腺苷（cAMP）-eNOS/NO-cGMP 通路的激活在他汀类药物抗血小板活性中的重要作用。cAMP-eNOS/NO-cGMP 通路的激活导致磷脂酶 Cy2-蛋白激酶 C（PKC）-丝裂原活化蛋白激酶—血栓素 A_2 级联反应的抑制，从而抑制血小板聚集。另外体外实验显示他汀类药物可能直接通过血小板膜上信号通道发生作用。他汀类药物通过对 CD_{36} 及阿司匹林介导的蛋白乙酰化进行调节，从而使血小板膜结合蛋白的功能和分布发生变化。JUPITER 研究也提示，瑞舒伐他汀类可降低静脉血栓形成的风险。

他汀类药物除了上述大量报道的降脂之外的获益之外，研究显示他汀类药物可减少血管紧张素受体 I 表达，抑制心肌细胞的血管紧张素转化酶（ACE）活性而实现抗心肌肥厚的作用；通过抗炎作用抑制急性期蛋白 IL-6 及 CRP 从而抑制房颤所致的心房电重构；同时基础研究显示他汀类通过降低左心室腔扩张、心肌肥大及间质纤维化来降低死亡率从而起到抗慢性心力衰竭作用。他汀类药物在体外及鼠体内均可促进新骨生成并伴有骨细胞中骨形态形成蛋白-2（BMP-2）基因表达增加，BMP-2 是一种促进成骨细胞增殖、成熟及新骨形成的生长因子，同时抑制骨髓基质细胞的成脂分化、激活丝裂原活化蛋白激酶途径、诱导成骨细胞热休克蛋白 27 的表达、增加游离有活性的一氧化氮合成酶从而起到促进骨形成的作用；抑制 IL-6 的生成、抑制 TNF-α、抑制 NF-κB 配体的受体激活剂起到抑制骨吸收的作用，通过上述促进骨形成及抑制骨吸收的作用进而起到抗骨质疏松作用。他汀类药物还可在多种神经功能障碍中发挥作用，其中包括脑卒中、急性脑损伤、中枢神经系统炎症及神经退行性疾病的作用也有文献进行了相应的报道。

由此可见，他汀类药物作为心血管疾病一级、二级预防的重要药物，除了调脂效应外，还具有抗炎、抗氧化、改善内皮功能、稳定和逆转斑块、调节凝血/纤溶系统功能等作用，同时在慢性心力衰竭、骨质疏松、神经功能障碍等疾病中同样起到一定的作用。糖尿病患者大血管病变的发生率明显增加，他汀类治疗能显著降低心脑血管事件，这为 2 型糖尿病患者使用他汀类药物预防心脑血管疾病提供了临床证据。他汀类药物的多效性作用在不同疾病防治中的意义尚有待进一步研究加以证实。

（张翼　黄国良）

第四节　阿司匹林的利与弊

糖尿病患者容易并发动脉粥样硬化性疾病，在动脉粥样硬化的发病机制中血小板功能异常占主要地位，所以积极控制血糖的同时，合理预防血栓的形成，亦成为当务之急。自 20 世纪阿司匹林抗血小板聚集的作用被发现以来，大量循证医学证明阿司匹林对于心血管疾病（包括冠心病，如典型心绞痛、心肌梗死，或者冠状动脉狭窄>50%）和脑血管疾病（脑卒中、短暂性脑缺血发作和颈动脉狭窄>50%）以及外周动脉疾病（如出现了间歇性跛行或下肢血压下降）的一级预防和二级预防均具有明显的疗效和极高的性价比，因而阿司匹林应成为心脑血管事件防治的重要药物。

一、阿司匹林的作用机制

细胞中的花生四烯酸以磷脂的形式存在于细胞膜中。多种刺激因素可激活磷脂酶 A，使花生四烯酸从膜磷脂中释放出来。游离的花生四烯酸在环氧化酶的作用下转变成前列腺素 G_2 和前列腺素 H_2。环氧化酶在体内有两种同工酶：环氧化酶-1与环氧化酶-2，两者都作用于花生四烯酸产生相同的代谢产物前列腺素 G_2 和前列腺素 H_2。环氧化酶-1是结构酶，正常生理情况下即存在，主要介导生理性前列腺素类物质形成。环氧化酶-2是诱导酶，在炎性细胞因子的刺激下大量生成，主要存在于炎症部位，促使炎性前列腺素类物质的合成，可引起炎症反应、发热和疼痛。血小板内有血栓素 A_2 合成酶，可将花生四烯酸的代谢产物前列腺素 H_2 转变为血栓素 A_2，有强烈的促血小板聚集作用。血管内皮细胞含有前列环素合成酶，能将花生四烯酸的代谢产物前列腺素 H_2 转变为前列环素，它是至今发现的活性最强的内源性血小板抑制剂，能抑制胶原等诱导的血小板聚集和释放。血小板产生的血栓素 A_2 与内皮细胞产生的前列环素之间的动态平衡是机体调控血栓形成的重要机制。

阿司匹林可使环氧化酶丝氨酸位点乙酰化从而阻断环氧化酶的催化位点与底物的结合，导致环氧化酶永久失活，血小板生成血栓素 A_2 受到抑制。血小板没有细胞核不能重新合成酶，血小板的环氧化酶一旦失活就不能重新生成，因此阿司匹林对血小板的抑制是永久性的，直到血小板重新生成。阿司匹林可充分抑制血小板具有促栓活性的血栓素 A_2 的合成，而对内皮细胞具有抗栓活性的前列环素影响不大。因此，小剂量的阿司匹林发挥的是抗血小板聚集作用。阿司匹林成为当前用于防治糖尿病大血管病变的主要用药之一。

二、阿司匹林对防治糖尿病大血管病变的益处

小剂量阿司匹林用于糖尿病患者一级预防的安全性和有效性：2018 欧洲心脏病学会年会发布了 ASCEND 研究结果，ASCEND 研究是随机安慰剂对照的临床研究，该研究共纳入 2005 年 6 月至 2011 年 7 月的入组的 15 480 例大于 40 岁不合并心血管疾病的糖尿病患者，其中排除了有明确阿司匹林适应证或有禁忌证的患者。入组患者随机给予阿司匹林 100mg/d 或安慰剂治疗。研究的主要有效性终点为首次严重的 ASCVD 事件（包括心肌梗死、卒中、TIA 及心血管原因的死亡，但排除了任何确定的颅内出血事件）；主要安全性终点为首次主要出血事件（颅内出血、影响视力的眼底出血、消化道出血及其他严重出血事件）。经过平均 7.4 年随访，ASCEND 研究结果显示：采用阿司匹林 100mg/d 进行一级预防的糖尿病患者，其首次严重 ASCVD 事件的发生风险显著低于安慰剂组（8.5%vs9.6%，$P=0.01$），但同时增加了主要出血风险（4.1%vs3.2%，$P=0.003$）（表 21-1）。ASCEND 研究表明，尽管糖尿病患者采用阿司匹林 100mg/d 的一级预防策略显著降低了 ASCVD 事件的风险，但该策略的净获益被增加的出血风险大大抵消。在进一步的亚组分析中发现：无论是在心血管病风险低危组（5 年 ASCVD 事件风险<5%）、中危（5 年 ASCVD 事件风险为 5%~10%）还是高危组（5 年 ASCVD 事件风险>10%），100mg/d 阿司匹林一级预防策略的严重 ASCVD 事件的减少与主要出血事件的增加均大致相抵。需要注意的是该研究中消化道出血是主要出血事件增加的最重要来源之一，因此质子泵抑制剂（PPI）使用率偏低（25%）可能对结果产生影响；而且，阿司匹林造成严重后果的致死性和致残性出血（颅内出血和眼底出血）并未显著增加。因此国外部分学者认为，在非吸烟者、血糖、血压、胆固醇有很好的控制的情况下，可以不考虑使用阿司匹林。但鉴于我国实际情况，大众高血压、血脂异常等的知晓率、达标率不容乐观，ASCVD 预防措施相对缺乏，他汀使用率普遍较低等，在心血管病高危人群（10 年 ASCVD 风险>10%）中还是应该积极使用阿司匹林进行一级预防，应用过程中应强调"获益风险平衡"。

表 21-1　采用阿司匹林 100mg/d 进行一级预防的糖尿病患者的研究结果

观察内容	阿司匹林（$N=7\,740$）	安慰剂（$N=7\,740$）	RR/OR（95%CI）
心血管事件			
非致死性心肌梗死	191 (2.5)	195 (2.5)	0.98 (0.80~1.19)
非致死性缺血性脑卒中	202 (2.6)	229 (3.0)	0.88 (0.73~1.06)
血管性死亡除外颅内出血	197 (2.5)	217 (2.8)	0.91 (0.75~1.10)
严重的血管事件除外 TIA	542 (7.0)	587 (7.6)	0.92 (0.82~1.03)
短暂性脑缺血发作（TIA）	168 (8.5)	743 (9.6)	0.85 (0.69~1.04)
严重的血管事件	658 (8.5)	743 (9.6)	0.88 (0.76~0.97)
任何的动脉重建	340 (4.4)	384 (5.0)	0.88 (0.76~1.02)
任何严重的血管事件或重建	833 (10.8)	936 (12.1)	0.88 (0.76~0.97)
主要出血事件			
颅内出血	55 (0.7)	45 (0.6)	1.22 (0.82~1.81)
眼底出血	57 (0.7)	64 (0.8)	0.89 (0.62~1.27)
严重的消化道出血	137 (1.8)	101 (1.3)	1.36 (1.05~1.75)
其他的主要出血事件	74 (1.0)	43 (0.6)	1.70 (1.18~2.44)
任何的主要出血事件	314 (4.1)	245 (3.2)	1.29 (1.09~1.52)

小剂量阿司匹林用于糖尿病患者二级预防的安全性和有效性：2009 年 1 项荟萃分析纳入了 16 项研究（6 项入选陈旧心肌梗死人群，10 项入选既往短暂性脑缺血发作或卒中人群）阿司匹林二级预防随机试验（17 000 例患者，10 年平均心血管疾病风险 81.9%，43 000 人年，3 306 例严重血管事件），结果显示阿司匹林显著降低严重血管事件风险 19%（6.69%/年比 8.19%/年，$P<0.0001$）和冠状动脉事件风险 20%（4.3%/年比 5.3%/年，$P<0.0001$），降低缺血性卒中风险 22%（0.61%/年比 0.77%/年，$P=0.04$）和全部卒中风险 19%（2.08%/年比 2.54%/年，$P=0.002$），但轻度增加出血性卒中（$P=0.07$），明显增加颅外大出血发生率（$RR=2.69$；95%CI1.25~5.76；$P=0.01$）。

三、使用阿司匹林伴发的风险

尽管阿司匹林对糖尿病心脑血管事件的预防作用已得到肯定，但其也存在一定的弊端，主要是阿司匹林的副作用所致。

1. 消化道不良反应

常见的阿司匹林不良反应以消化道不良反应为主，其中恶心、呕吐、上腹部不适或疼痛等较为常见，长期或大剂量服用可导致消化道出血或溃疡，但严重的消化道出血较为罕见。研究表明，阿司匹林引起的消化不良症状占 20%，包括胃灼热、反酸、恶心、腹胀、腹痛、胃部不适等。另有研究表明，服用阿司匹林与安慰剂的患者上消化道溃疡发生率分别为 1.5% 和 1.3%（$P=0.08$）。对 22 项研究进行的荟萃分析显示，与安慰剂比较，服用小剂量阿司匹林，每年每 1 000 例患者中仅增加消化道出血 1.2 例。2018 年 8 月在欧洲心脏病学会年会上公布的 ARRIVE 研究结果表明，对于无心血管疾病或糖尿病病史且心血管事件中危的受试者，口服阿司匹林进行心血管事件一级预防不能获益，且可能增加胃肠道出血风险。

阿司匹林之所以会引起消化道不良反应，一方面是因为其对消化道黏膜有局部刺激作用。阿司匹林可直接作用于胃黏膜的磷脂层，破坏胃黏膜的疏水保护屏障。当阿司匹林在胃内崩解时，使白三烯等细胞毒性物质释放增多，进而刺激并损伤胃黏膜。此外，阿司匹林也可损伤肠黏膜屏障。另一方面是因为阿司匹林具有全身作用，也是消化道损伤的主要原因。前列腺素能够维持消化道黏膜上皮细胞的自我更新及微血管的血液流动，在消化道黏膜防御机制中发挥重要作用。阿司匹林使环氧合酶活性中心的丝氨酸乙酰化，抑制胃黏膜COX-1和COX-2活性，从而导致前列腺素生成减少，引起消化道黏膜的损伤。

2. 颅内出血

阿司匹林引起的颅内出血罕见，研究表明，每年每1000例患者中，发生出血性脑卒中不足0.4例。对22项研究进行的荟萃分析显示，与安慰剂比较，使用阿司匹林引起的颅内出血绝对风险增加率相当低，仅为0.03%，即3333例接受阿司匹林治疗的患者，每年将增加1例颅内出血事件。发生颅内出血后，如出血不能通过有效介入治疗控制，需暂停抗血小板药物，但需与血栓事件风险权衡，特别是患者植入支架后。目前没有逆转多数抗血小板药物活性的有效方法，输注新鲜的血小板是唯一可行的方法。尽管输血对临床预后有不利影响，血流动力学稳定、血红蛋白水平低于70g/L时输血可获益。在术后2周出血完全控制后，应继续小剂量口服阿司匹林预防缺血性事件的发生。

3. 颅外出血

阿司匹林引起颅外出血亦罕见。2009年抗栓临床试验协作组（ATTC）荟萃分析结果显示，阿司匹林未显著增加患者颅外出血风险。整体分析发现，每1000例服用小剂量阿司匹林的患者中，大约有0.3例会出现预期的严重颅外出血事件，发生率低于0.1%。统计国内文献报道的206例发生不良反应患者中，紫癜为18例，硬膜外腔出血为3例，子宫出血为1例。

4. 阿司匹林抵抗

一些学者认为，糖尿病患者因为血糖水平增高而导致对阿司匹林不敏感，血小板更新加快，故存在"阿司匹林抵抗"，由此导致同等剂量阿司匹林在糖尿病人群中效果不如非糖尿病人群。ASCEND研究样本量（15480例）远远大于过去的试验，获得了显著降低主要终点事件的临床效益，用实际结果推翻了过去阿司匹林在糖尿病人群中存在抵抗的说法，证明了阿司匹林在糖尿病人群中一级预防的获益。

5. 过敏反应

特异体质者服用此药后可引起皮疹、血管神经性水肿及哮喘等过敏反应，其发生率约为20%，多见于中年人或鼻炎、鼻息肉患者。哮喘大多严重而持久，这是因为阿司匹林抑制了环氧化酶之后，堆积的花生四烯酸经另一途径生成了大量的过敏介质造成的，可伴有荨麻疹或喉头水肿。

6. 肝损害

阿司匹林能广泛干扰肝脏生化过程的各个环节，引起肝脏组织损伤和功能改变。阿司匹林所致的肝损害，在国内报道较少，有资料表明：当血清阿司匹林浓度下降后，转氨酶也恢复正常。药物引起肝损害可能与肝细胞中毒或过敏反应有关。

7. 肾损害

临床观察和动物实验证明，长期使用阿司匹林可发生间质性肾炎、肾乳头坏死、肾功能减退。长期大量服用本品可致氧化磷酸化解耦联，钾从肾小管细胞外逸，导致缺钾、尿中尿酸排出过高，较大损害是下段尿中可出现蛋白、细胞、管型等。

8. 神经精神症状

有些患者使用较大剂量阿司匹林时，有时出现所谓水杨酸反应，症状为头痛、眩晕、耳鸣、视听力减退，用药量过大时，可出现精神错乱、惊厥甚至昏迷等。

四、合理使用阿司匹林

抗血小板治疗在糖尿病伴心血管高危人群的应用：目前对于阿司匹林一级预防的推荐，年龄（男性和女性）≥50岁，并有至少另外1项主要危险因素（早发ASCVD家族史，高血压，血脂异常，吸烟，或慢性肾脏病/蛋白尿），且无出血高风险。

阿司匹林在糖尿病伴心血管低危和中危人群的应用：阿司匹林不推荐在ASCVD低危患者（如50岁以下的男性和女性，糖尿病不伴有主要ASCVD危险因素）中应用，因为其有限获益可能会被出血风险冲淡。中危患者（非老年患者伴 1 个或多个危险因素，或老年患者不伴危险因素）是否应用需要临床具体判断。患者是否愿意长期应用阿司匹林也应当考虑。年龄≥80 岁或<30 岁的人群和无症状的外周动脉粥样硬化（狭窄程度<50％）人群，目前证据尚不足以做出一级预防推荐，需个体化评估。

糖尿病合并 ASCVD 者需要应用阿司匹林（75～150mg/d）作为二级预防。

P2Y12 受体拮抗剂（氯吡格雷）应用指征：ASCVD 阿司匹林过敏患者，需要应用氯吡格雷（75mg/d）作为二级预防。

急性冠脉综合征（ACS）患者需要应用 1 种 P2Y12 受体拮抗剂与阿司匹林联用至少 1 年，延长可能获益更多。证据支持非经皮冠状动脉介入治疗（PCI）患者应用替格瑞洛或氯吡格雷，PCI 患者应用氯吡格雷、替格瑞洛或普拉格雷。糖尿病合并心肌梗死史患者，替格瑞洛加阿司匹林可以显著减低缺血性事件包括心血管病和冠心病死亡。尚需更多的研究观察糖尿病 ACS 患者这些治疗的长期疗效。

阿司匹林应用的合适剂量及使用方法：在包括糖尿病患者的大多数临床研究中，阿司匹林的平均剂量为 50～650mg/d，但集中在 100～325mg/d。鲜有证据支持某一个剂量，但用最低剂量会有助于减少不良反应，阿司匹林的合适剂量是 75～150mg/d。阿司匹林肠溶片应在餐前 30min 服用，这时胃内为空腹状态，酸性环境强，肠溶片不易分解且胃排空速度快，减少阿司匹林在胃内停留时间，可避免对上消化道黏膜造成的损伤。

五、阿司匹林引起消化道出血的预防及处理

1. 识别消化道出血高危人群，防患于未然

既往大量流行病学和临床研究表明，阿司匹林在正常情况下引起消化道出血很低，但在胃肠黏膜受损或者胃肠道出血的高危人群，其出血风险会明显提高。

常见的消化道出血高危因素：高龄，合并明显基础疾病（尤其肝肾功能不全），合并用药（双联APA、抗凝药、NSAIDs 等），消化性溃疡（并发症）史，消化道出血史，APA 剂量过大，幽门螺杆菌（HP）感染，吸烟、饮酒等。其中很多危险因素是可以控制的，比如合适的 APA 剂量，根除 HP 感染，戒烟戒酒，都可以减少消化道出血的发生。

2. 密切观察消化道损伤表现

服用阿司匹林时需注意密切观察患者是否出现消化道损伤表现，包括消化道不适症状、粪便/呕吐物颜色、贫血症状、血常规、粪便常规＋隐血，以及时预防和处理，避免严重出血发生。

3. 根据出血情况及时处理

一旦发生消化道出血，在处理出血的同时，首先评价是否需要停用抗血小板药物。在一级预防的情况下，无论患者再出血高危或低危，均暂时停药。停药 3～5d，如出血情况稳定，应及时启动阿司匹林治疗，尤其是心血管高危患者（图 21－1）。

4. 加强消化道保护

（1）建议高危人群加用 PPI：消化道出血愈合后充分评估血栓风险和出血风险，需要再次启动阿司匹林的同时，应联合 PPI，以加强消化道保护。

（2）PPI 使用时间：关于 PPI 使用时间，建议根据患者具体情况，决定 PPI 的联合应用时间，高危患者可在抗血小板治疗的前 6 个月联合使用 PPI，6 个月后改为 H－受体拮抗剂或间断服用 PPI。

（3）PPI 长期使用不良反应：2017 年 *Gastroenterology* 发表的一篇专家共识认为：长期服用 PPI 副作用的研究证据等级普遍低或很低，绝对风险增加幅度较低（尤其是每天一次剂量），各种 PPI 长期服用在潜在不良反应方面无明显区别，不推荐常规筛查骨密度、血肌酐、微量元素长期服用，不推荐超过常规剂量的微量元素补充．因此长期服用 PPI，尤其每天一次的剂量，相对是比较安全的。目前没有任何高质量研究或者 RCT 显示长期服用 PPI 与胃癌相关。消化道出血的指血小板治疗及出血处理流程见图 21－1。

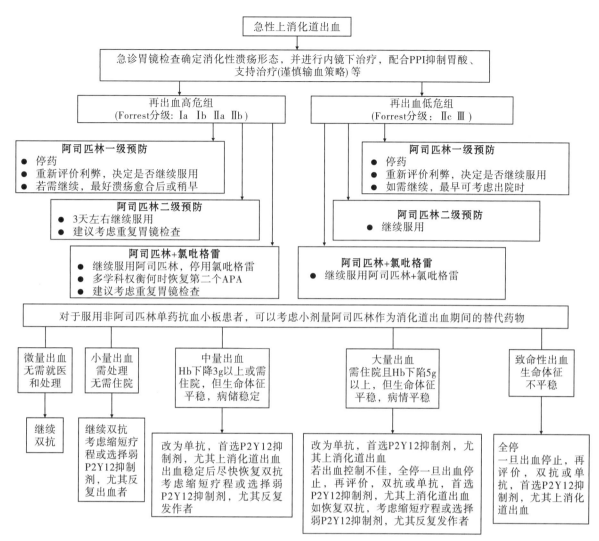

图 21-1　消化道出血的抗血小板治疗及出血处理流程

另外，有不少研究表明，换为氯吡格雷治疗的消化道损伤显著高于阿司匹林＋PPI，因此不建议换为氯吡格雷治疗。

综上，众多的临床研究证实了阿司匹林对心脑血管疾病的防治作用，但阿司匹林的弊处在临床上也不容忽视。因此在临床应用时要平衡其"善"与"恶"，明确阿司匹林的适用人群，对心血管风险高危人群推荐使用，使患者有最大净获益。

（张翼　黄国良）

第五节　β受体阻滞剂的是与非

β受体阻滞剂选择性地结合β肾上腺素受体，竞争性、可逆性拮抗β肾上腺素能刺激物对各器官的作用。β受体阻滞剂自 20 世纪 60 年代以来已广泛应用于临床医学的各个领域，尤其心血管疾病的防治，其主要发明者也因此获得了诺贝尔生理学或医学奖。在心力衰竭、高血压、冠心病、心律失常、肥厚型心肌病等的处理中β受体阻滞剂均可发挥极其重要的作用，已成为最广泛应用的心血管病药物之一。随着研究的深入和应用的普及，尤其近百项大型临床研究结果的公布，为恰当评价β受体阻滞剂治疗心血管疾病的疗效和方法提供了大量的证据，也引起了更为深入的讨论和争论。在充分肯定β受体阻滞剂对心血管疾病的良好疗效、降低心脏性猝死发生率和改善预后的同时，也认识到此类药物的不良反应和局限性。一些学者认为β受体阻滞剂并不适合作为高血压治疗的一线药物，需对适用人群做出较严格的限定；一些研究提示慢性心力衰竭的治疗中并非各种β受体阻滞剂均能产生同样有益的效果，β受体阻滞剂明显不具有类效应性。2006年6月，英国国家健康和临床优化研究所和英国高血压协会共同发布了《2006英国成人高血压治疗临床指南》（NICE指南），将β受体阻滞剂作为第四线降压药物，提出"β受体阻滞剂不再是多数高血压患者的首选降压治疗药物"。2007年，基于循证医学证据的欧洲高血压学会/欧洲心脏病学会高血压诊疗指南，旗帜鲜明地重申了β受体阻滞剂仍然是高血压治疗的重要药物。《中国高血压防治指南2010》推荐将β受体阻滞剂用于高血压的初始和维持治疗，与其他四大类降压药列在同等重要的位置。质疑不等于否定。在更多循证医学证据的支持下，我们要回答的是如何合理应用β受体阻滞剂，而不是一味地否定或肯定。

一、β受体阻滞剂的药理作用

1. 受体选择性

肾上腺素受体分布于大部分交感神经节后纤维所支配的效应器细胞膜上，其受体分为3种类型，即β_1受体、β_2受体和β_3受体。β_1受体主要分布于心脏，占β肾上腺素受体总量的75%～80%；心脏β受体兴奋时，心率加快，心肌收缩力增强；β_2受体存在于支气管、血管平滑肌和胰岛，可激动引起支气管扩张、血管舒张、内脏平滑肌松弛和胰岛素分泌增加等；β_3受体主要存在于脂肪细胞上，可激动引起脂肪分解。这些效应均可被β受体阻滞剂所阻断和拮抗。

2. 内源性拟交感活性

部分β肾上腺素受体阻滞剂与β受体结合后，除阻断交感儿茶酚胺对受体的作用外，对β受体具有部分激动作用，称为内源性拟交感活性。在交感神经张力极低的情况下，某些β受体阻滞剂具有部分内源性拟交感活性，其激动过程缓慢而弱，远低于纯激动剂。如吲哚洛尔的部分内源性拟交感活性足以抗衡静息时阻断交感神经冲动所引起的心脏抑制作用，而在运动时交感神经活动增加，β阻断作用较强，于是内源性拟交感活性就显示不出来。内源性拟交感活性较强的药物在临床应用时，其抑制心肌收缩力、减慢心率和收缩支气管作用一般较不具内源性拟交感活性的药物为弱。近年研究表明，无内在拟交感胺活性的β受体阻滞剂对心肌梗死后二级预防具有重要的保护作用，目前对有拟交感胺活性的β受体阻滞剂临床应用利弊仍存在争议。

3. 膜稳定作用

一些β受体阻滞剂具有局部麻醉作用，表现为奎尼丁样稳定心肌细胞电位作用，即膜稳定效应，其机制为降低细胞膜Na^+通透性，抑制Na^+快速进入细胞膜。常见有膜稳定作用的β受体阻滞剂有阿替洛尔和普萘洛尔。膜稳定作用与β受体的阻断作用及治疗作用无关，其临床意义仅在于治疗青光眼时，β受体阻滞剂的局部麻醉作用成为不良反应。

4. 具有血管扩张作用

此类药物长期应用多不影响糖和脂肪代谢，在改善左心功能和提高运动耐量方面优于其他药物（如血管扩张剂、转换酶抑制剂等），同时还能抑制血小板聚集，减少对粥样硬化斑块的机械应激，防止斑块破裂，促进肾上腺素能通路重新恢复功能，改善心肌基因表达如肌质网钙ATP酶mRNA和α肌球蛋白重链mRNA的表达下降，某些β受体阻滞剂，如卡维地洛还有显著的抗氧化和抗平滑肌细胞增殖作用。

二、β受体阻滞剂的分类

1. 根据受体选择性

β受体阻滞剂可分为3类：①非心脏选择性的β受体阻滞剂，同时阻断β_1和β_2受体，如普萘洛尔、纳多洛尔等；②选择性的β_1受体阻滞剂，对β_2受体影响小或几乎无影响，如阿替洛尔、美托洛尔、比索洛尔等；③心脏非选择性β受体阻滞剂，可阻断α_1和β受体，可引起血管舒张，均无或少有内源性拟交感活性作用，常用药物为阿罗洛尔、卡维地洛、拉贝洛尔等。

2. 根据溶解性

可分为：①脂溶性 β 受体阻滞剂，如普萘洛尔、美托洛尔、卡维地洛；可迅速被胃肠道吸收，并在胃肠道和肝脏被广泛代谢（首过效应），口服生物利用度低（10%～30%），当肝血流下降（如老年、心力衰竭、肝硬化）时药物容易蓄积；②水溶性 β 受体阻滞剂，如阿替洛尔，胃肠道吸收不完全，以原型或活性代谢产物从肾脏排泄，与其他肝代谢药物无相互作用，甚少穿过血脑屏障，当肾小球滤过率下降（老年、肾功能障碍）时半衰期延长；③水脂双溶性 β 受体阻滞剂，如比索洛尔、阿罗洛尔。

3. 根据是否有内源性拟交感活性

可分为：①有内源性拟交感活性的 β 受体阻滞剂，如吲哚洛尔、拉贝洛尔；②无内源性拟交感活性的 β 受体阻滞剂，如普萘洛尔、阿替洛尔、美托洛尔、比索洛尔、阿罗洛尔、卡维地洛和奈比洛尔。

三、β 受体阻滞剂对心血管的保护作用

β 受体阻滞剂可抑制异常、过度、持续的交感神经活性增高，预防儿茶酚胺的心脏毒性作用，这是最基本的机制。糖尿病并发大血管病变在临床上主要表现为血压增高、动脉粥样硬化、心功能不全等，而这些心血管疾病都伴有交感神经系统的过度激活，并且这种激活早于 RAS 的激活。儿茶酚胺对心血管系统的毒性作用早已确定，并主要通过 β_1 受体通路介导。β 受体阻滞剂对心脏的保护作用从未被超越过。β 受体阻滞剂抑制交感活性所产生的心血管保护作用是其他类药物所无法取代的。

1. 降压作用

高血压是糖尿病的常见并发症或伴发病之一，流行状况与糖尿病类型、年龄、是否肥胖以及人种等因素有关，发生率为 30%～80%。我国门诊就诊的 2 型糖尿病患者中约 30% 伴有高血压。糖尿病和高血压相互影响、相互作用，促使糖尿病患者大血管并发症加速发生。因此，对糖尿病伴高血压的患者群，重视血压与重视血糖同样重要。针对高血压患者，β 受体阻滞剂发挥降血压的机制表现为：减慢心律，降低心搏出量，进而可抑制末梢血管阻力；同时经肾小球旁细胞 β_1 受体抑制肾素释放，并减少醛固酮和血管紧张素 Ⅱ 的大量分泌，以达到降压的临床效应，还可促进前列环素生存，抑制去甲肾上腺素释放；另外，溶脂性强的 β 受体阻滞剂还可通过血—脑脊液屏障阻断中枢 β 受体，局部释放去甲肾上腺素，进而可降低交感神经活性，发挥降压作用。糖尿病伴高血压的患者交感神经兴奋性增高，β 受体阻滞剂能降低交感神经活性，从而有效降低糖尿病伴高血压患者的血压。

2. 改善心肌缺血

β 受体阻滞剂有明确的抗心肌缺血作用，使其适用于冠心病各种临床亚型的不同阶段。β 受体阻滞剂的抗缺血作用主要是通过减慢心率、降低心肌收缩力和收缩压而减少心脏耗氧；心率减慢导致舒张期延长可增加心脏血液灌注；抑制血小板聚集；减少对斑块的机械应激，防止斑块破裂；减少微血管的损伤；稳定细胞和溶酶体膜；抑制心肌细胞凋亡。对于慢性稳定性缺血性心脏病，β 受体阻滞剂能非常有效地控制运动诱发的心绞痛，改善运动耐量，减少或控制症状性或无症状性缺血发作，不同药物间未发现有明显临床差别。国际多中心心绞痛运动试验结果显示，美托洛尔控释片减轻运动所致心肌缺血的效果优于硝苯地平缓释片。《慢性稳定性心绞痛诊断与治疗指南》指出，在改善运动耐量和改善心肌缺血方面，β 受体阻滞剂与钙通道阻滞剂相当；而在缓解心绞痛症状方面，β 受体阻滞剂比钙通道阻滞剂更有效。对于已发生心肌梗死的患者，该药能预防再梗和猝死，提高生存率。Freemantle 对 31 项临床试验中共 24 974 例患者进行的汇总回归分析显示，与安慰剂或其他药物相比，β 受体阻滞剂组患者的总死亡率降低了 23%。Gottlieb 等对 201 752 例心肌梗死后患者随访 2 年，结果发现在高龄老人、黑人、心力衰竭、慢性阻塞性肺病、血肌酐增高和糖尿病等亚组中，出院后长期接受 β 受体阻滞剂治疗患者的死亡率比未接受 β 受体阻滞剂的患者降低约 40%。Framingham 研究未治疗的男性高血压患者并随访 36 年，结果显示，静息心率越高，患者的全因死亡率、发生慢性心脏病、心血管事件的发生率均较高。另有研究显示高血压

合并冠心病患者，静息心率每增加 5 次/分，心血管事件风险增加 6%。2007 年我国稳定型心绞痛指南和慢性心力衰竭指南均强调目标是静息心率为 55~60 次/分，最好不低于 55 次/分。在治疗过程中，对于治疗反应良好的患者也应继续增加 β 受体阻滞剂剂量以期达到心率的目标值，对于不能耐受的患者，则尽可能接近心率的目标值，即所谓的最大耐受剂量，并长期维持。同时，要避免突然中断治疗导致继发临床症状恶化或出现其他并发症。2012 年美国心脏病学院/美国心脏学会，2013 年欧洲心脏病学会（ESC）稳定型冠心病管理指南指出，β 受体阻滞剂仍是冠心病基本治疗（Ⅰ类，A 级），建议对于稳定型冠心病患者目标静息心率控制在 60 次/分以下。急性冠状动脉综合征或者心肌梗死后心室功能正常的患者应该开始并长期使用 β 受体阻滞剂。2012 年欧洲心脏病学会急性 ST 段抬高型心肌梗死管理指南指出，对于所有 ST 段抬高型心肌梗死并不存在禁忌证的患者应该在住院期间使用 β 受体阻滞剂，并且长期维持。2011 年欧洲心脏病学会非 ST 段抬高型急性冠状动脉综合征管理指南指出，对于所有非 ST 段抬高型冠状动脉综合征患者并左心室射血分数≤40% 患者都应该使用 β 受体阻滞剂。

3. 抗心律失常

β 受体阻滞剂具有广泛的离子通道作用：当儿茶酚胺与心肌细胞的 β 受体结合后，通过一系列的酶促作用，发生连锁的瀑布反应。最初是递质和受体的结合，激活腺苷酸环化酶，使心肌细胞的 ATP 向 cAMP 的转化异常增强，cAMP 的增多使蛋白激酶 A 的磷酸化过程增强，使与磷酸化相关的 Ca^{2+}、K^+、Na^+ 等离子通道的构型改变，导致 Ca^{2+} 和 Na^+ 内流增加，K^+ 外流增多。对于跨膜的离子通道和离子流，β 受体阻滞剂有"以一当三"的作用，即间接阻断 Na^+、Ca^{2+} 内流，K^+ 外流，相当于Ⅰ类、Ⅲ类和Ⅳ类抗心律失常药物作用的总汇合。β 受体阻滞剂的这种间接、广泛的离子通道作用，是该药治疗心律失常的主要机制，也进一步奠定了该药治疗心律失常的基石地位。2015 年欧洲心脏病学会（ESC）在室性心律失常治疗与心脏性猝死预防指南指出，除 β 受体阻滞剂外，目前尚无其他抗心律失常药物在随机对照临床试验（RCT）中被证明对致命性室性心律失常的治疗或对心脏性猝死的预防有效。

4. 治疗心力衰竭

β 受体阻滞剂在心衰治疗中冲破禁区，反客为主，一举成为心衰治疗的基本用药，并和 ACEI、利尿剂一起组成了心衰药物治疗的"新三联"方案，明显降低了严重心衰的全因死亡率、病残率和猝死率。国内外心力衰竭指南均推荐收缩性心力衰竭患者应用 β 受体阻滞剂，而且需终身使用，除非有禁忌证或不能耐受。

现有研究表明，导致慢性心力衰竭发生、发展的病理、生理过程是患者神经内分泌系统以及神经内分泌细胞因子的长期、慢性激活，导致心肌细胞损伤、重塑和功能障碍。因此，阻断神经内分泌系统长期过度激活，防止心肌重塑，维护心功能是治疗慢性心力衰竭的关键。心力衰竭患者体内去甲肾上腺素水平短期内急剧上升可直接损伤心肌细胞，而长期慢性过度激活可介导心肌重塑，这就是应用 β 受体阻滞剂治疗慢性心力衰竭的基础理论。β 受体阻滞剂与正性肌力药物不同，它降低心肌细胞的耗氧及抑制慢性心力衰竭患者交感神经活性、抑制心室重塑，发挥其生物学效应，达到改善心功能的目的。

现有大量研究表明 $β_1$ 受体是 β 受体阻滞剂保护心脏的主要作用靶点。β 受体阻滞剂作用机制可能为：β 受体阻滞剂能抑制充血性心力衰竭代偿期交感神经系统的过度兴奋，阻断儿茶酚胺对心肌的毒性作用，抑制 RAS，减轻心脏前后负荷，减慢心率，降低心脏耗氧量，使充血性心力衰竭时下调的心肌细胞 $β_1$ 受体上调，改善其对儿茶酚胺的敏感性，达到治疗目的。慢性收缩性心力衰竭治疗效果的 3 项大型临床研究（CIBISⅡ、MERIT-HF 和 COPERNICUS）分别应用琥珀酸美托洛尔缓释片、比索洛尔和卡维地洛，结果分析显示，死亡率分别降低 34%、34% 和 35%，因此，国外指南均推荐应用这 3 种 β 受体阻滞剂。前两者为选择性 $β_1$ 受体阻滞剂，卡维地洛则兼有 $α_1$ 受体阻断作用和 $β_1$ 及 $β_2$ 受体阻断作用。由于心力衰竭患者中 $α_1$ 受体和 $β_2$ 受体作用增强，而 $β_1$ 受体作用逐渐减弱，因此临床中应用兼有 $β_1$ 受体、$β_2$ 受体和 $α_1$ 受体阻断作用的非选择性的 β 受体阻滞剂可更有效抑制交感活性，抑制儿茶酚胺导致的心肌细胞损伤和凋亡，阻断并逆转心室重塑，从而保护、改善心功能；同时通过阻断 $α_1$ 受体，降低外周血管阻力，并扩张冠状动脉，增加心肌血供，抵消因 β 受体阻滞引起的心肌抑制作用，对充血性心力衰竭患者的治疗获益更大。有研究者对 3 代 β 受体阻滞剂的血流动力学效应进行了比较，发现第 1 代 β 受体阻滞剂，如普萘洛尔，可使心指数下降和外周血管阻力升高，心力衰竭患者难以耐受；第 2 代 β 受体阻滞剂，如美托洛尔，只引起轻度心指数下降和外周血管阻力升高；第 3 代 β 受体阻滞剂，由于 $β_1$ 受体阻滞作用，使外周血管阻力下降，同时由于血管扩张作用抵消了其心肌抑制作用，心指数无明显变化。

基于以上的心血管保护作用，2 型糖尿病患者同样可以从 β 受体阻滞剂中受益。在英国前瞻性糖尿病研究中，对于超重或肥胖的 2 型糖尿病合并高血压患者，一线使用阿替洛尔或卡托普利进行严格血压控制，患者的大血管事件显著减少。而与卡托普利相比，随访 9 年，β 受体阻滞剂组包括任何糖尿病终点、任何糖尿病相关死亡、全因死亡、心肌梗死、脑组织及外周血管疾病和微血管疾病在内的临床终点事件均显著减少。

四、β 受体阻滞剂的作用存在的争议

1. β 受体阻滞剂的一线降压作用受到质疑

争议首先来自英国推出的《2006 英国成人高血压治疗临床指南》。该指南指出，β 受体阻滞剂不再是多数高血压患者的首选降压治疗药物，并将 β 受体阻滞剂仅作为第四线的降压药物推荐。荟萃分析研究显示，治疗高血压时，β 受体阻滞剂组发生脑卒中的相对危险性较其他药物治疗组高 16%；单独比较阿替洛尔和其他降压药物，阿替洛尔组脑卒中发生率的增加更为显著，达到 26%；β 受体阻滞剂与利尿剂合用虽然较单用 β 受体阻滞剂脑卒中的危险性有所下降，但与其他降压药比较仍有升高的趋势。正是由于 β 受体阻滞剂会增加卒中的发病风险，有学者提出 β 受体阻滞剂只有在有强适应证时才能作为治疗高血压的一线治疗药物使用。

2. β 受体阻滞剂对血管的影响

有报道提出 β 受体阻滞剂可以使有周围血管损害的病人症状加重，其发生率高达 40%，特别是对于老年男性及吸烟病人，发生率更高，其主要表现为肢端发冷、皮肤发绀、脉搏扪不清或出现雷诺现象；对有周围血管疾病和间歇性跛行病人，可使肌肉血流量减少 30% 左右；长期使用（如 6 个月），还可出现肢端坏疽。其发生机制可能是外周血管及骨骼肌上以 $β_2$ 受体为主，使用 β 受体阻滞剂让 $β_2$ 受体被阻滞后，α 受体兴奋性相对增高而引起血管收缩，尤其是引起骨骼肌小动脉收缩，进而导致血管病加重。β 受体阻滞剂对外周血管的这种不利影响主要是针对非选择性 β 受体阻滞剂而言，高度选择性的 $β_1$ 受体阻滞剂对外周血管及骨骼肌的影响较小，而第 3 代 β 受体阻滞剂卡维地洛则可增强内源性一氧化氮的生物活性，起到保护血管内皮的作用。研究表明，卡维地洛可直接刺激内皮细胞 P2Y2 嘌呤受体介导的 NO 释放增加，并增强肾脏微血管的内皮依赖舒张功能，卡维地洛能通过直接或间接阻断缓激肽的降解，使血管内皮功能得到恢复，从而降低与一氧化氮合酶有拮抗作用的内皮素，因此卡维地洛通过多种途径独特改善一氧化氮介导的内皮依赖血管舒张功能。

3. 心动过缓、传导阻滞

为药物对 $β_1$ 受体的阻断，对心脏的负性频率和负性传导作用所致。近年来认为，β 受体阻滞剂引起的心动过缓是药物发挥作用的表现形式，应根据心室率的下降来决定 β 受体阻滞剂的用药剂量。如果出现明显的窦房阻滞、窦性停搏、Ⅱ度或Ⅱ度以上的房室传导阻滞，应停用或减量 β 受体阻滞剂。

4. β 受体阻滞剂对糖代谢的不利影响

传统观点认为 β 受体阻滞剂是治疗糖尿病的相对禁忌证，原因是 β 受体阻断作用对糖代谢和胰岛素敏感性有负面作用。人的肌糖原分解主要经 $β_2$ 受体调节，而肝糖原分解除 β 受体外，尚有 α 受体参与，β 受体阻滞剂使糖原分解明显下降，同时也抑制糖异生，故可引发低血糖。另一方面，β 受体阻滞剂可抑制胰岛素合成、糖原合成，促进胰高血糖素释放，减低机体糖耐量，使餐后血糖水平增高，甚至可诱发高渗性高血糖昏迷。停药后，其对血糖的影响仍可持续 6 个月之久。荟萃分析发现，长期应用 β 受体阻滞剂可

使糖尿病危险增加 13%。但目前临床研究发现无选择性的 β 受体阻滞剂对糖代谢的不利作用较显著，在应用具有高度选择性的 β_1 受体阻滞剂后这种不利影响明显改观，对 β_1、β_2、α 受体均有阻滞作用的 β 受体阻滞剂对糖代谢影响更小。不同的 β 受体阻滞剂对糖代谢的影响不同，不能一概而论。

5. 对脂代谢的影响

较大剂量 β 受体阻滞剂可明显抑制 β_2 受体，而 α 受体的活性相对增强，继而抑制脂蛋白酯酶和卵磷脂—胆固醇酰基转移酶的活性，对脂代谢产生不利影响，延长甘油三酯的清除时间，使血浆甘油三酯水平升高，同时抑制肝脏生成高密度脂蛋白。然而 β_1 选择性或 β_1 高选择性的 β 受体阻滞剂，可以减轻或减少药物治疗带来的脂代谢紊乱。

6. 掩盖低血糖症状

由于 β 受体阻滞剂具有明显的抑制交感神经活性的作用，因此可能掩盖低血糖引起的交感神经兴奋症状，这是 β 受体阻滞剂长期以来不用于糖尿病的主要原因。但近年来前瞻性糖尿病研究也证实了在糖尿病患者应用 β 受体阻滞剂的安全性和有效性，β 受体阻滞剂给糖尿病患者带来的效益，远远大于这种副作用所引起的后果。

7. 哮喘

由于对支气管平滑肌的 β_2 受体的阻断作用，非选择性 β 受体阻滞剂可使呼吸道阻力增加，诱发或加剧哮喘。选择性 β_1 受体阻滞剂及具有内在拟交感活性（ISA）的药物一般不引起上述不良反应。在某些慢性阻塞性肺疾病患者，使用选择性 β_1 受体阻滞剂可能的受益大于恶化肺功能的危险。有哮喘史仍应视为 β 受体阻滞剂的禁忌证。但如无明显的反应性气道疾病，慢性阻塞性肺疾病并非 β 受体阻滞剂的禁忌证。

8. 中枢作用

大剂量长期使用可能发生疲乏、头痛、睡眠障碍、失眠和多梦、抑郁，但在使用水溶性药物时则较少见。疲乏在某些病人可能与骨骼肌血流减少有关，而在另一些病人可能是由于中枢作用。抑郁则考虑是由于药物对神经突触内 β 受体的阻断影响神经递质的释放和灭活所致，出现明显的症状时可考虑换用水溶性的受体阻滞剂如阿替洛尔。

9. 性功能障碍

在某些患者，β 受体阻滞剂可能引起或加重勃起功能障碍或丧失性欲。至于对性功能的影响，有研究将患者分成 3 组（均使用 β 受体阻滞剂）：不知道用药情况组；知道使用的药物但不知道有性功能障碍组；知道使用的药物同时也知道可能会有这种副作用组。结果显示，发生阳痿的比例分别为 3%、15% 和 30%。这充分说明了，β 受体阻滞剂并不是导致性功能障碍的主要因素，心理因素在这方面起重要作用。

10. 心肌毒性反应

β 受体阻滞剂在超剂量的情况下可能会对心血管产生不利影响，称为心肌毒性反应。临床表现主要是低血压、心动过缓、房室传导阻滞及心电图显示 QRS 波与 QT 间期延长，个别患者还可能出现抽搐、紫绀、昏迷等严重反应，病情危重者可危及生命安全。

11. 围手术期应用 β 受体阻滞剂的利弊

传统观念认为在接受较大手术前使用 β 受体阻滞剂能使患者免于因过度紧张而导致心脏病发作的风险，但现在已有研究者对此观念提出挑战。Devereaux 等发现给患有动脉粥样硬化或有其潜在可能的、接受非心脏手术的患者服用美托洛尔控释剂，结果美托洛尔组患心肌梗死者比安慰剂组少，但死亡的患者数量明显高于安慰剂组，患中风的患者也明显高于安慰剂组。因此研究者提出虽然给予 β 受体阻滞剂的患者心脏病发作和心律异常的可能性较低，但是死亡率和中风风险增加。

12. 其他

长期应用 β 受体阻滞剂者突然停药可发生反跳综合征，表现为高血压、心律失常和心绞痛恶化，与长期治疗中 β 受体敏感性上调有关。突然撤除 β 受体阻滞剂是危险的，特别是在高危患者，可能会使慢性心衰病情恶化并增加急性心肌梗死和猝死的危险。因此，如需要停用 β 受体阻滞剂应逐步撤药，整个撤药过程至少 2 周，每 2~3 日剂量减半，停药前最后的剂量至少给 4 天。若出现症状，建议更缓慢地撤药。另外，β 受体阻滞剂的副作用如疲乏、性功能障碍、对糖代谢和脂代谢的不利影响可能会削弱 β 受体阻滞剂降低心肌缺血患者心血管事件的有益作用。

五、权衡利弊，合理用药

虽然有专家对 β 受体阻滞剂的临床作用存在质疑，但相当多的专家对 β 受体阻滞剂的作用仍给予了肯定。专家呼吁不应削弱 β 受体阻滞剂作为一线降压药物的地位，不应削弱在心血管适宜领域推广应用 β 受体阻滞剂的努力。β 受体阻滞剂在心血管疾病二级预防中有肯定作用，冠心病、心肌梗死和心力衰竭患者使用 β 受体阻滞剂有 Ⅰ（A）类证据支持。但对于糖尿病患者，β 受体阻滞剂能够增加胰岛素抵抗确实是事实。因此，对长期使用 β 受体阻滞剂的患者，医生应关注其血糖变化。

β 受体阻滞剂的独特作用机理所带来的独特作用与不良后果，就如利刃，如何使用及使用目的决定了它的好坏与存在价值。因此，就更需要医生在临床中针对患者的个体情况，给予个体化治疗，才能发挥其所长，避免其所短。

（张翼　黄国良）

第六节　钙通道阻滞剂的真实价值

钙离子在人体的组织细胞及亚细胞器正常的生理功能中发挥着重要作用。如平滑肌的收缩，某些细胞的分泌、代谢等，都有赖于钙离子的参与。当由于各种病理生理因素，引起局部组织或细胞内钙离子超载或对钙离子敏感性增高时，则可引起它们的功能异常或发生疾病。钙通道阻滞剂（CCB）又称钙拮抗剂，是选择性阻滞钙离子经钙通道进入细胞内，阻止细胞外钙离子内流或亚细胞器（线粒体，肌浆网等）钙离子的释放。从而使细胞内钙离子浓度降低，抑制钙调节的细胞功能，引起各组织系统的平滑肌松弛，减轻缺血性细胞中毒，对心血管系统产生一系列作用的药物。可广泛用于钙离子超载等与钙离子有关的许多疾病的防治。

目前 CCB 有几十种，其作用通道根据电活动特性分为 L、T、N、P 等各种类型，各种类型药物对不同组织选择性不同，其中最重要、应用最广泛的为 L 型 CCB。L 型钙通道电导大，开放时间长，主要分布在平滑肌、心、脑等，参与心血管的主要生理活动及疾病过程，选择性作用于该通道的药物分为二氢吡啶类（如硝苯地平）、地尔硫䓬类（如地尔硫䓬）、苯烷胺类（如维拉帕米）；T 型钙通道是唯一的低电压依赖性钙通道，开放时间短，广泛分布于各种组织，参与心脏起搏、肌肉的兴奋—收缩耦联、内分泌腺的分泌—分泌耦联及细胞生长的调控过程。选择性作用于该通道的药物有米贝地尔等；N 型钙通道主要分布于神经细胞等，与疼痛关系非常密切，对于神经系统性生理功能调节，具有重要作用，主要是触发交感神经递质，选择性作用于该通道的药物有 conotomn 等；P 型钙通道主要在小脑的浦肯野细胞表达，选择性如某些蜘蛛毒素等；非选择性钙通道阻滞剂如氟桂利嗪等。糖尿病患者常并发大血管病变，如动脉粥样硬化（AS）、高血压、心绞痛、脑血管疾病等，CCB 则可有效防止其发生，目前已广泛应用于临床。

一、钙通道阻滞剂对糖尿病大血管病变影响的循证医学研究

糖尿病大血管病变的形成是一个多阶段的过程，内皮功能紊乱既是斑块形成的起始阶段，也存在于心血管病的整个病理过程中。研究证实 CCB 可以通过增加血管内皮舒张因子释放；阻止血管内皮素介导的异常血管收缩；减少内皮细胞黏附分子（如肿瘤坏死因子和黏附分子如细胞间黏附分子－1、P－选择素、vWF 因子等）的表达；降低缺血后内皮细胞的通透性等几方面来抗氧自由基和保护内皮功能，从而

起到抗 AS、高血压、心绞痛、脑血管疾病等大血管病变的作用。同时 CCB 在 AS 斑块形成到斑块溃疡、破裂和管腔闭塞的过程中，Ca^{2+} 的积聚、钙化逐渐增加和 Ca^{2+} 作为第二信使在平滑肌细胞的迁移、增殖及在基质成分的形成中起主要的作用，可抑制生长因子诱发的平滑肌细胞增殖、延缓主动脉平滑肌细胞受刺激所致的移行，加速血液循环中 LDL 的清除，促进胆固醇（TC）溢出和防止 TC 酯沉着于巨噬细胞。CCB 也可以抑制基质金属蛋白酶（MMP）的表达，从而影响 AS 斑块的稳定性。CCB 还可以通过激活过氧化物酶体增殖物激活受体 γ（PPARγ）来抑制 AS。此外，CCB 也能刺激 TC 水解酶活性，从而减少细胞内脂质堆积。这些都可以减缓糖尿病患者的 AS 进程，减少新病灶，也减缓了其他大血管病变的进程。

（1）INSIGHT（International Nifedipine once－daily Study Intervention as a Goal in Hypertension Treatment）研究：研究发现硝苯地平可以阻止患者颈动脉中内膜中层增厚，且较利尿剂——阿米洛利显著减慢了冠状动脉钙化的进展。同时研究中的一个子协议表明硝苯地平还可以降低高血压和糖尿病患者心血管并发症，降低血管性和非血管性死亡的发生率及 2 型糖尿病（T2DM）的发病率。

（2）另外，欧洲一些首选非洛地平治疗的研究、日本的 NICS－EH、PATE－EH（National Intervention Cooperative Study in Elderly Hypertensives Study Group）两项研究中都证实，当降压幅度相等时，CCB 可使心脑血管病事件累计发生危险的降低、死亡率的降低也更为明显。前瞻性降压研究荟萃分析 BPLT（Blood Pressure Lowering Treatment）共入选 30 项大规模的临床研究，2002 年进行了第一轮分析，结果表明长效 CCB 可较好控制血压，药物依从性好，可明显降低心血管事件的发生率。欧洲高血压指南根据近年来的循证医学证据也提出，合并 AS 老年糖尿病患者最适用 CCB 治疗。

（3）在国内，乐卡地平的降压试验、西尼地平降压试验、Syst－China 研究等，证实 CCB 长期治疗可使高血压患者脑卒中和心血管意外发生率下降，有良好的耐受性，对心率、糖脂代谢无明显影响，与国外报道一致。CCB 是潜在的抗 AS 药物，已确立了其在抗高血压的有效性地位。

（4）The Systolic Hypertension in Europe 研究：表明尼群地平可减少高风险老人的数量，使用 CCB 降血压期间，糖尿病患者比非糖尿病患者的死亡率下降更为明显。

（5）Hypertension Optimal Treatment（HOT）研究：该研究表明 CCB 对于大血管病变的积极作用，糖尿病患者较非糖尿病患者更显著。

（6）The REasons for Geographic and Racial Differences in Stroke（REGARDS）研究：该研究表明，美国国家队列研究中心社区居住的 2003 年至 2007 年入学的中老年人中有 1 484（29.6％）人使用 CCB，其中有 3.4％是维拉帕米用户。使用维拉帕米的患者血清平均降低 0.56mmol/L 葡萄糖，较非使用者差异显著，此数据证实 CCB 有利于血糖的控制。而一些对于西尼地平的研究也表明其对于血糖的控制具有一定的积极作用。而血糖控制良好可以延缓糖尿病大血管病变的进展。

（7）SYST－EUR 研究：尼群地平在糖尿病患者中的降压试验表明，尼群地平较安慰剂能更好地降低心血管风险和死亡率。糖尿病患者使用尼群地平后，收缩压只较非糖尿病患者轻微高一些，与安慰剂相比，致命和非致命中风的相对风险降低了 73％，心血管死亡率降低了 76％。心肌梗死相对风险降低 57％。

（8）过去关于依福地平和氨氯地平的研究表明，依福地平可以降低有高血压和肾脏病的糖尿病患者动脉硬化的风险，而这可能是通过下调氧化应激来实现。

（9）将尼群地平应用于 15 例 53～74 岁（平均 61 岁）收缩压≥160mmHg 和（或）舒张压≥90mmHg 的糖尿病患者，结果显示，其中 8 个患者舒张压≤90mmHg。而空腹脂质成分没有明显改变。研究表明尼群地平可以控制血压，且对脂质代谢没有影响。另外一个研究也表明尼群地平可以减少糖尿病患者左心室肥厚的病变风险。

从以上多个大型临床研究和试验可以看出，CCB 不仅可以降低糖尿病患者的心、脑血管并发症，同时它也表现出延缓糖尿病患者颈动脉、冠状 AS 进程的鲜明特点。尤其 CCB 可减少糖尿病患者新生 AS 病灶的出现，预防早期 AS 的形成。

二、二氢吡啶类 CCB 抗糖尿病大血管病变的机制

糖尿病患者由于高血糖、胰岛素抵抗、脂代谢异常、晚期糖化终产物、蛋白激酶 C 的激活、肾素－血管紧张素－醛固酮系统、血小板、凝血和纤溶过程、炎症、内皮损伤和功能异常多个机制，会出现高血压、心绞痛、脑血管意外等一系列大血管并发症。而二氢吡啶类 CCB 可以通过以下机制来抑制糖尿病患者大血管病变的进展。

1. 抗氧化作用

二氢吡啶类 CCB 抗糖尿病大血管病变的作用可能包括了抑制 ROS 的产生。此外，研究表明，其抗氧化的作用机制可能是通过直接在内皮细胞中清除 O^-、抑制 NADPH 氧化酶、通过介导膜物理化学相互作用清除 O^-。还有部分二氢吡啶类 CCB 可减少循环血浆中脂质过氧化物和异前列烷的含量，提高血浆抗氧化能力以及恢复高血压患者的 NO 生物利用度，抑制与细胞膜和脂蛋白颗粒相关的脂质的氧化损伤，进而对糖尿病患者的血管起到保护作用。

2. 对血管内皮细胞（EPC）的影响

据报道，二氢吡啶类 CCB 可抑制血管平滑肌细胞（SMC）增殖，迁移和去分化，从而抑制 AS 内膜增生和血管成形术后再狭窄。

而某些发现表明，二氢吡啶类 CCB 对血管 EPC 具有多种保护作用，可抑制 EC 细胞凋亡，也可增加 EPC 细胞的分化。

巨噬细胞可中，CCB 可以通过影响 TC 的代谢，降低 TC 的积累、细胞内 TC 酯化、增加 TC 酯水解、介导 TC 流出，从而起到糖尿病患者抗大血管病变的作用。此外巨噬细胞和囊壁中的其他细胞可通过吞噬作用或通过分泌蛋白水解酶，特别是基质金属蛋白酶（MMP）家族成员，从而使斑块破裂。而二氢吡啶 CCB 可以抑制吞噬细胞等的这些作用，以维持糖尿病患者 AS 斑块的稳定性。

3. 在动物模型中的抗糖尿病大血管病变作用

据报道，阿折地平、拉西地平和硝苯地平抑制正常饲喂和西方型食物喂养的载脂蛋白 E 缺陷小鼠 AS 的进展。除此之外，氨氯地平、贝尼地平、尼卡地平和硝苯地平在高 TC 喂养的 AS 模型兔中可抑制 AS 的进展。另一方面，CCB 抑制血管损伤模型动物中的新生内膜增厚。Nakano 等报道阿折地平抑制高 TC 饮食喂养的猴子受伤的股动脉内新生内膜增厚。贝尼地平或拉西地平抑制正常饲料喂养的小鼠或白兔的受损颈动脉内新生内膜增厚。但其中二氢吡啶 CCB 均不影响血压。由此可见，二氢吡啶 CCB 可能可以作为糖尿病患者抗血管重塑，而不影响降压效应的保护性工具，抑制大血管并发症的进展。

4. PPARγ 激活的作用

据最近的报道，二氢吡啶 CCB 可激活 PPARγ，PPARγ 可在巨噬细胞、EPC、SMC 和 AS 病变中表达，并且对这些细胞有着多种抗 AS 的作用。因此糖尿病患者使用 CCB 可以起到抗大血管病变的作用。

5. 抗炎作用

据最近报道，二氢吡啶 CCB 可通过抑制 EPC、系膜细胞和肝细胞中 NF－κB 的转录激活，从而抑制巨噬细胞中的一氧化氮合酶（NOS）表达和随后的一氧化氮（NO）释放。而阿折地平抑制 TNF－α 诱导 IL－8 和单核细胞趋化剂 protein（MCP）－1 在人脐静脉内皮细胞（HUVECs）中的表达。马尼地平在人 EPC 和人 THP－1 巨噬细胞中抑制 TNF－α 诱导的 IL－6 和 IL－8 表达。Nife－dipine 可抑制脂多糖诱导巨噬细胞中 MCP－1 的表达抑制 HUVECs 和血管紧张素 II 诱导的 MCP－1 表达中 TNF－α 诱导的 MCP－1。据报道，贝尼地平抑制 TNF－α 或 IL－1β 诱导的 MCP－1 和 IL－8 表达人类主动脉 EPC。另一方面，有数篇报道显示二氢吡啶 CCB 可通过抑制黏附分子的表达来抑制单核细胞与 EPC 的黏附。事实上，Naito 等人报道阿折地平抑制 7－酮洛芬醇或 TNF－α 诱导的血管细胞黏附分子（VCAM－1）表达和单核细胞系 U937 细胞与 EPC 的黏附。Takahashi 等还发现基质阿唑地平能够抑制基质细胞衍生因子－1

诱导的 EPC 单细胞黏附。此外，据报道，贝尼地平抑制细胞因子诱导的黏附分子如 VCAM-1 和 ICAM-1 的表达，导致 THP-1 单核细胞的黏附减少。此外，拉西地平、乐卡地平和氨氯地平显示抑制 HUVECs 中的 TNF-α 或氧化的低密度脂蛋白（LDL）诱导的 ICAM-1、VCAM-1 和 E-选择素表达。NF-κB 是涉及免疫相关基因表达的转录因子。NF-κB 介导细胞因子诱导的炎症相关基因如 TNF-α、MCP-1、ICAM-1 和 VCAM-1 的表达，所有这些基因都与 AS 有关，CCB 抑制 NF-κB，即起到抑制糖尿病的 AS 进展。NF-κB 也是氧化还原敏感的，并且细胞因子诱导的 ROS 的产生至少部分是由免疫刺激引起的因子活化的部分原因；因此 NF-κB 的抑制作为预防血管事件的药物靶点具有潜力。

6. 抑制血管 eNOS 解耦联

一项关于硝苯地平的研究使用 db/db 小鼠进行实验，利用低温 SDS-PAGE Western 印迹来评估 eNOS 酶的单/二聚体比率，结果发现 db/db 小鼠中二聚体显著减少，表明 eNOS 解耦联在 2 型糖尿病中显著发生，根据以往的报道，血管内皮功能障碍与 eNOS 解耦联相关。而 eNOS 的解偶联是由 DHFR 引起，解耦联的结果会导致 NO 的减少。然而应用了硝苯地平的小鼠 DHFR 受到抑制，eNOS 的解耦联得到抑制，NO 增加。研究同时还发现硝苯地平促进了 AKT 和 eNOS 的磷酸化，eNOS 酶活性增加，血管 eNOS 的分离减少，因此糖尿病患者的心血管并发症减少。

由此可见，二氢吡啶 CCB 对各种血管细胞有着抗炎作用，对糖尿病患者的大血管并发症有着一定的预防作用。

三、CCB 对糖尿病大血管病变的药理作用

1. 对心脏的作用

（1）负性肌力作用：CCB 可以阻滞心肌兴奋收缩耦联过程中的 Ca^{2+} 内流，抑制心肌收缩，呈现出负性肌力作用，导致心肌耗氧量下降。另一方面，CCB 明显扩张冠状动脉，增加冠脉血流，有利于心肌的血液供应。

（2）负性频率和负性传导作用：Ca^{2+} 内流也为窦房结及房室结区细胞的慢反应动作电位形成所必需。但这种负性频率作用也可被扩张血管降压引起的交感兴奋所抵消。

（3）对缺血心肌的保护作用：缺血时，钠泵和钙泵的功能降低，大量 Ca^{2+} 进入细胞和线粒体，导致高能磷酸键耗竭。同时激活细胞膜上的磷脂酶 A_2 和蛋白酶，使细胞膜的结构及心脏功能受损，甚至引起心律失常。CCB 阻滞了 Ca^{2+} 内流，从而保护了缺血心肌。

2. 对血管平滑肌的作用

Ca^{2+} 进入血管平滑肌后，与调钙蛋白相结合形成复合物，使肌球蛋白链激酶活化，促进肌球蛋白的轻链磷酸化，从而引起平滑肌收缩。CCB 能明显舒张血管，主要是舒张动脉，对冠状动脉扩张明显，并能增加侧支循环流量。

3. 对冠状 AS 性心脏病的作用

（1）心绞痛：钙通道阻滞剂扩张血管，解除冠状血管痉挛，特别是心外壁血管的解痉作用使心肌供氧量增加，缺血改善。对血管痉挛性心绞痛，CCB 是首选药。对稳定型心绞痛可作为一线或二线药。预防不稳定型心绞痛心肌缺血再发生。CCB 有与 β 受体阻滞剂及长效硝酸盐相同的效果。有研究显示，氨氯地平用于治疗稳定型心绞痛可取得良好疗效。硝苯地平适用于伴高血压的心绞痛患者，如有反射性心率加快，可以合用 β 受体阻滞剂。对于不稳定型心绞痛，CCB 也可减少其发作频度。

（2）心肌梗死：有报告 CCB 能减少心肌坏死面积，但梗死后改善生存率的效果不如 β 受体阻滞剂明显。但如病人对 β 受体阻滞剂禁忌，可考虑试用。但短效的硝苯地平不宜用于心肌梗死急性期。

4. 对高血压的作用

CCB 阻滞钙进入血管平滑肌、心肌、传导组织及窦房结，引起血管扩张，心动过缓，心缩力减弱及传导减慢，因而使血压下降。其降压作用温和、显著，一般不引起水钠潴留、生化异常、直立性低血压

及中枢神经系统功能障碍，如疲劳和抑郁等。它们又不同于噻嗪类利尿药和β受体阻滞剂等抗高血压药，可安全地用于高血压患者，被广泛用于临床。它们通过扩张外周血管而降低血压，减少心肌需氧量；但与其他血管扩张剂不同，不引起压力感受器调节的反射性交感神经活动增强，不产生水钠潴留，不增加血容量。对垂体后叶加压素及肾素血管紧张素系统无影响。钙通道阻滞剂可增加肾小球滤过率，对β受体阻滞剂和血管紧张素转化酶抑制剂无效的老年高血压有效。钙离子是α-肾上腺素受体调节血管收缩中一个重要中介因子，在维持动脉血管平滑肌收缩和外周血管阻力中起着十分重要的作用。CCB正是通过抑制这一作用而产生降压效应。

CCB能扩张血管，降低周围阻力，故轻中度高血压是其最常用的适应证。第二代CCB尼群地平降压作用温和持久，口服易吸收，疗效确切。第三代CCB苄普地尔口服作用持久而稳定，停药后无戒断症状，特别适用于伴有心功能不全的高血压患者。第三代CCB的特点是口服剂量小，维持时间长，选择性舒张外周血管以发挥稳定降压作用。

5. 对脑血管病变的作用

（1）脑缺血缺氧时出现大量的钙离子流入细胞内，形成细胞内钙离子超载。钙离子超载激活蛋白激酶，后者激活蛋白酶；蛋白酶催化黄嘌呤脱氢酶生成黄嘌呤氧化酶，后者催化次黄嘌呤生成黄嘌呤和自由基。自由基通过以下4种途径对细胞的结构和功能进行破坏。第一，自由基破坏核酸结构，导致细胞变异；第二，使生物膜磷脂分子中的多烯脂肪酸氧化而生成过氧化脂质，损伤生物膜的结构和功能，由于是损伤线粒体、溶酶体的结构和功能；第三，使蛋白质发生交联，使蛋白变性；第四，能氧化硫基酶和某些蛋白质使之丧失活性。钙离子超载加重脑缺血缺氧。钙离子超载激活磷脂酶 A_2，后者使膜磷脂分解为游离脂肪酸。游离脂肪酸（FFA）在脂氧化酶的催化下形成白三烯等血管活性物质，从而引起血管收缩，加重缺血缺氧。钙离子超载激活血小板上磷脂酶 A_2 时，则花生四烯酸从质膜的磷脂中分离出来，在血小板氧化酶的作用下，产生前列腺素 G_2 和前列腺素 H_2。前列腺素 G_2 和前列腺素 H_2 具有很强的引起血小板聚集的作用，从而加速血栓形成，加重缺血缺氧。血小板聚集过程中，必须有钙离子参与。CCB作用于N通道后，阻止钙离子内流，防止细胞内钙离子超载，从而减少白三烯等血管活性物质的生成，阻止脑出血，减少脑梗死的面积；CCB作用于N通道后，阻止钙离子内流，阻止血小板的黏附和聚集，改善微循环，增加血流量，改善缺血缺氧；CCB阻止钙离子内流，减少自由基的生成，阻止神经细胞的损伤和死亡。

（2）大规模临床试验证明，具有高度周围血管选择的CCB对脑卒中预防起着重要作用。目前已公布的几项高血压患者应用CCB与活性药物对比的大型临床试验均显示，在血压降低相同的情况下，CCB有较好的脑卒中预防作用。

与ASCOT一致荟萃分析表明CCB对中风提供最好的保护。该研究没有遵循平均血压的小差异（约2mmHg），认为CCB对中风的保护可能是与降低血压无关，即与其他降压药的血压降低效果一样时，CCB有更好的预防脑卒中效果。

国外研究报道，许多心脑血管事件发生于睡眠之后的清醒早期，因为这段时间易出现血压高峰、血小板聚集、交感神经活性应激性改变。平稳控制血压，遏制凌晨高血压，对预防脑血管事件来说非常重要。而且，由于脑卒中患者以高血压和老年患者为多，脑血管自动调节功能变差，对血压的急骤变化难以适应。因此，高血压治疗强调平稳、缓慢降压，相对而言，单位时间内降压越平稳，靶器官保护作用越显著。所以应选择能够平稳降压的药物，目前，短效药物的应用日益减少而以长效药物取而代之。

6. 改善内皮功能

一系列研究证明CCB能改善内皮功能，增加内皮细胞和平滑肌细胞释放NO，减少内皮素合成。不仅通过阻断钙离子L型通道，抑制钙离子进入细胞内，逆转细胞内钙，而且还拮抗细胞分泌的内皮素，增加NO释放，改善血管内皮舒缩功能。在心肌缺血缺氧的病理条件下，存在以内皮细胞源性NO活性下降为特征的内皮细胞功能障碍，此时通过增加内源性NO释放，有利于血管细胞内钙超负荷的旁分泌和自分泌调节，对糖尿病患者而言，可以部分修复高血糖或者血糖波动过大对于大血管的损伤。

7. 抗凝血作用

CCB能抑制血小板的聚集和黏附。小剂量维拉帕米即可抑制健康人体内血小板活化，维拉帕米在体外对肾上腺素、腺苷二磷酸、胶原等诱导的血小板聚集和释放功能也能有明显抑制作用，维拉帕米与普萘洛尔在对腺苷二磷酸或胶原诱导血小板聚集的抑制方面有协同作用，硝苯地平与普萘洛尔及盐酸尼卡地平与前列腺环素对血小板活化也有协同抑制作用。

三、不良反应及注意事项

大剂量长期应用短效二氢吡啶类制剂可致心肌缺血，诱发出血，血压过低，负性肌力作用和心律失常，并可能增加死亡率，而且这些不良反应与剂量呈正相关。

1. CCB 常见的不良反应

（1）外周水肿以二氢吡啶类制剂发生率最高，常见于踝部，也可发生于手部。可能与CCB的扩张血管作用有关。

（2）便秘常见于苯烷胺类，如维拉帕米、甲氧维拉帕米，也可见于地尔硫䓬。发生程度与所用剂量呈正相关。

（3）头痛与面部潮红亦与血管扩张有关，一般可耐受。在用药过程中可经血管自动调节机制而逐渐消失。

（4）心动过速和心悸常见于二氢吡啶类，系血管扩张所致的反射性心搏加速的临床表现。应用大剂量时易发生，与β受体阻滞剂合用能控制该类不良反应。另外，大量应用CCB可引起心率减慢，房室传导延缓。血管外周阻力的过度降低还可导致低血压反应。

（5）高浓度的尼群地平可明显抑制胰岛素释放，如硝苯地平可抑制胰岛β细胞释放胰岛素并影响体内糖代谢的内环境稳定。但大量研究证实CCB在外周组织改善胰岛素抵抗（IR），增加胰岛素敏感性，增加基础葡萄糖的转运，抑制内生葡萄糖的产生。因此在长期用药过程中CCB在外周组织的良性作用大于对胰岛β细胞功能的损害作用。

2. 注意事项

（1）治疗心律失常时应注意：非二氢吡啶类由于阻断 Ca^{2+} 通道从而起到抗心律失常的作用。但是维拉帕米和地尔硫䓬不能用于房扑和房颤的患者，且 Wolff-Parkinson-White 综合征会通过旁路传导顺行传导。而在存在异常束的情况下，维拉帕米和地尔硫䓬禁用，因为可能加速心室反应。在 ESC 准则中推荐使用导管消融术治疗房颤。

（2）治疗心绞痛时应注意：在最近几年研究表明，CCB引起的冠脉扩张只有对明显的由冠脉痉挛所致的心绞痛（比如是非心率相关的隐匿性心绞痛，变异型心绞痛以及过度通气和部分环境突变引起寒冷诱发的心绞痛）特别有效，在其作用于其他类型心绞痛治疗则无效甚至出现不良反应。比如在使用硝苯地平虽然能够增加正常的心肌灌注区血液供应，但是其不能改变，有时还会减少冠脉侧支循环供给区血流，具有潜在的促进局部供血作用，硝苯地平在稳定型心绞痛患者中，凡是冠状侧支循环血流较好的患者作用表现明显，常会使心绞痛的症状加重。硝苯地平在控制不稳定型心绞痛方面要比长效硝酸酯及普萘洛尔治疗效果要差好多。在用硝苯地平或美托洛尔及合用两药或用安慰剂对不稳定型心绞痛患者进行心肌缺血试验中其结果也表明了硝苯地平只对已接受β受体阻滞剂治疗的不稳定型心绞痛患者有效，在对于未给β受体阻滞剂治疗患者，硝苯地平与美托洛尔联合用药不比美托洛尔单独治疗好。可见，β受体阻滞剂是治疗不稳定型心绞痛的首选药。但对于不能耐受β受体阻滞剂患者尤其是合并呼吸道哮喘患者可选择使用CCB。另外在β受体阻滞剂基础上联合运用CCB可减少副作用发生，对单独使用β受体阻滞剂无效患者加用硝苯吡啶可能改善症状。在目前临床上已经使用的β受体阻滞剂基础上联合使用CCB或维拉帕米等非二氢吡啶类CCB用于早期不稳定型心绞痛治疗仍为较佳选择。

（3）治疗高血压时应注意：近年研究对 CCB 治疗高血压患者安全性质疑，研究中表明在使用了硝苯地平用于冠心病的随机二级预防试验中，拟评价硝苯地平对死亡率影响的量效关系，结果可以看出在短效硝苯地平可以使冠心病的患者死亡率升高（呈剂量依赖性）。此项研究主要是着重分析各种药在治疗高血压的患者的死亡危险有多少，在实验结果表明维拉帕米在治疗未充血性心力衰竭患者中，各种原因引起的死亡率并不比 β 受体阻滞剂好，地尔硫䓬危险性增高但不显，硝苯地平的危险性则明显增高。临床上在使用硝苯地平可引起的患者死亡率增高的机制还没有完全清楚，这可能是与 CCB 交感神经反射性的刺激可以增加心肌耗氧量并使心律失常；负性交力作用从而使患者的死亡率增高；在 CCB 扩张血管作用前提可以使严重冠心病患者的冠脉供血分流至较小的冠脉侧支循环血管，致使局部心肌缺血；抗血小板聚集，增加手术患者出血危险等有关短效硝苯地平的此类副作用。能否推及其他类型 CCB 如长效硝苯地平，只有大型前瞻性研究才能证实，目前尚不能下定论。

（4）对肾功能的影响：二氢吡啶类 CCB 常以扩肾小球入球小动脉为主，尤其短效的硝苯地平，由于迅速而强大的作用，从血流动力学上有害于肾小球，故一般不用于肾功能减退者。当肾功能减退者血压较难控制，常需服用二种以上的降压药物时，长效 CCB 是与血管紧张素转换酶抑制剂（ACEI）配伍的良好组合。因在非血流动力学方面，一项 CCB、氨氯地平对培养的系膜细胞抗肥大与增殖研究，证实在血管紧张素 II 刺激下的系膜细胞肥大与增生，都能被 CCB（氨氯地平）、ACEI（贝那普利）及血管紧张素 II 受体阻滞剂（氯沙坦）所抑制，各组间无差别。显示长效 CCB 氨氯地平具有与 ACEI 相似的抑制肾系膜细胞肥大、增殖作用。在肾血流动力学方面，一项研究长效 CCB 贝尼地平（4mg/d）对 7 例肾功能不良肾性高血压患者观察发现，平均血压由（143±14）/（86±5）mmHg 降到（134±11）/（81±7）mmHg（$P<0.01$），肾小球毛细血管压由（48±8）mmHg 降到（39±5）mmHg。入球小动脉阻力及出球小动脉阻力均下降（$P<0.05$）。肾血流量有增加（$P<0.05$），但肾小球滤过率无明显改变。同时用压力－尿钠排出曲线计算盐敏感指数提示对盐升压敏感性患者的血压有下降（$P<0.05$）。说明长效 CCB 贝尼地平对肾有有益的血流动力学保护作用。它与一般的二氢吡啶类 CCB 不同，可能由于独特的 T 通道阻断作用使肾小球出球小动脉明显扩张，降低球内压，降低超滤所致肾小球损伤，从而保护肾。因此，长效二氢吡啶类 CCB 虽然组内存在一些非类效应，但总体讲，对高血压患者有一定的肾保护作用，并且同样适用于合并糖尿病患者降压。

（温俊平　黄国良）

第七节　合理使用硝酸酯类

糖尿病患者多合并大血管损害，如动脉粥样硬化（AS）、心脑血管疾病、下肢闭塞性血管病变等。硝酸酯类药物是常用的心血管类药物之一，可用于治疗糖尿病患者合并心绞痛、心肌梗死和充血性心力衰竭等，目前正在研究对高血压和肺动脉高压的治疗。

一、硝酸酯类药物的扩血管机制

硝酸酯类药物经细胞外途径或进入血管平滑肌细胞后于浆膜部位经过一系列脱硝基代谢过程，最终转化为 NO。NO 是一种强效扩血管物质，与肌膜上可溶性鸟苷酸环化酶的活性位点结合形成复合物，从而激活可溶性鸟苷酸环化酶，催化三磷酸鸟苷生成环磷酸鸟苷（cGMP），使细胞内 cGMP 增加。cGMP 可能通过肌浆网 Ca^{2+} 泵－ATP 酶活性的改变来降低胞浆内 Ca^{2+} 的浓度，即 cGMP 可能加速 Ca^{2+} 从细胞内释放，抑制 Ca^{2+} 内流，并能加速肌浆网对细胞内 Ca^{2+} 的摄取，导致血管平滑肌细胞胞浆内环磷酸鸟苷减少，使血管平滑肌松弛。正常血管内皮细胞舒张因子来源的 NO（即内源途径）与硝酸酯来源的 NO（即外源途径），二者虽然都能激活 cGMP 及扩张血管，但两者的形成过程及作用特点不尽相同。前者是以 L-精氨酸为底物，在还原型烟酰胺腺嘌呤二核苷酸磷酸（NADPH）和四氢生物蝶呤等辅助因子的作用下，通过 NO 合酶催化 L-精氨酸转化为胱氨酸而形成。冠心病患者通过这一途径所产生的 NO 较少，并仅产生局部性作用，对循环影响短暂，未证明有耐药性。Matthew B. West 等人的研究发现，经过 4 周链佐星诱导小鼠糖尿病后，用 L-精氨酸治疗恢复了小鼠体内 NO 水平，并防止了小鼠中山梨糖醇的堆积。L-精氨酸能降低主动脉超氧化，以及甘油三酯和可溶性 ICAM 的血浆水平。外源性 NO 是通过多步酶催化脱硝基后而形成，在冠心病患者中释放增加，具有全身性作用，对循环系统的影响具有长期性，容易产生耐药效应。

二、硝酸酯类药物的药理作用

1. 扩张血管

①有机硝酸盐是强效血管扩张剂，低剂量时能快速（几分钟内）选择性扩张静脉和大动脉；高剂量时能扩张阻力小动脉，同时能降低心脏前、后负荷及血压。更低的剂量能选择性降低中央主动脉血压。②无机硝酸盐/亚硝酸盐是一种中效血管扩张剂，可引起快速、选择性的静脉扩张。近来研究发现，低剂量的无机硝酸盐/亚硝酸盐，在常氧条件下能选择性扩张大动脉，而缺氧条件下能舒张阻力小动脉。无机硝酸盐能降低外周血压，起效缓慢（2~3h），持续时间长。亚硝酸盐能选择性地降低中心动脉血压。

不同类型的血管对硝酸盐的敏感性可能不同。为了评估硝酸盐对各类血管的扩张程度，将亚硝酸盐（10μmol/L）分别注入兔主动脉、下腔静脉和肺动脉中，结果发现，在常氧条件下，肺动脉扩张超过主动脉。然而，在缺氧条件下，主动脉扩张明显大于肺动脉和下腔静脉。缺氧条件下的扩张效应在所有血管中均增强。

2. 对心脏的作用

硝酸酯类药物对心率和心肌收缩力无直接作用，但其可以减少回心血量，进而减少心排出量。因此对左室充盈压高的患者，特别是心力衰竭者就能通过减轻心脏前、后负荷使心排出量增加。硝酸酯类药物在降低血压时，一般能反射性地使心率加快，但心衰患者因压力感受器反应性减弱且心衰时心率已经加快，不易表现出硝酸类药物反射性加快心率的作用。对缺血心肌膜电位有保护作用，能提高室颤阈，阻止折返，改善房室传导，有利于防治心律失常。另外硝酸酯类还具有抑制血管平滑肌的增生与肥厚、延缓心室肥厚及心室腔扩张、改善心室结构的作用。

调查硝酸盐或亚硝酸盐对心脏功能的直接作用的研究不多。在一个大鼠心脏模型中，Pellegrino 等人发现亚硝酸盐通过 cGMP/蛋白激酶 G 依赖性信号转导表现出强烈的负性肌力作用，表现为左心室压力降低。有研究表明，膳食硝酸盐减轻了缺氧大鼠心脏的代谢异常，这表现为氧化应激减少，线粒体呼吸速率提高和 ATP 水平升高。

3. 改善血管内皮功能

外源性硝酸酯类药物可在血管表面产生 NO。这些 NO 可作为正常血管 EPC 分泌的 NO 的替代物，在维持血管内皮功能和抗 AS 中发挥重要作用。除扩张血管外，外源性供给的 NO 尚可通过在血管局部发挥抗血小板聚集作用，分散已形成的血小板团块，防止血小板黏附在受损血管内膜。此外，其抗平滑肌增殖和迁移、抗炎性细胞浸润、抗氧自由基损伤、拮抗血管紧张素 II 和内皮素等作用，能使 AS 病变延迟发生。外源性供给的 NO 还能阻止 AS 与血管内皮功能减退之间相互影响、相互加重的恶性循环，防止内皮功能的进一步恶化，维持残存血管内皮的功能，并防止 AS 的进一步发展。

内皮功能障碍的标志是 NO 的生物利用度降低，或 NOS 活性降低，或通过自由基和反应性过氧化产物消耗的 NO 增加。内皮功能障碍被认为是 CVD 发病的前兆，人体内功能障碍的内皮通常通过肱动脉血流介导的扩张（FMD）评估，是冠状动脉疾病进展和转归的主要预测指标。内皮细胞功能受损的主要特征见表 21-2。

表 21-2　内皮功能受损的主要特征

正常的内皮功能	内皮功能受损	机制
正常的 NO 生物利用度和血管扩张功能	NO 生物利用度和血管扩张功能下降	eNOS 减少；eNOS 解偶联；ROS 介导的 NO 分解增加前列环素合成酶活性降低
环前列腺素合成增加	环前列腺素合成减少	
EDHF 介导的反应水平上升	EDHF 介导的反应水平下降	
正常的血管收缩功能	血管收缩功能下降	ET-1，PGH_2 和其他内皮衍生因子增加
抗炎性	促进炎症的发生发展	黏附分子及细胞因子增加
内皮通透性下降	内皮通透性上升	
抗血栓形成	促进血栓的形成	PAI-1，vWF，P-选择素活性增加；血小板活性增加
维持正常的纤维蛋白溶解活性	纤维蛋白溶解活性降低	
氧化应激水平下降	氧化应激水平上升	NADPH 氧化酶活性增加；eNOS 解偶联
抗动脉粥样硬化形成	促动脉粥样硬化形成	FFA 增加，LDL 氧化增加，AGE 和上述机制增加
维持 EPC 正常的数量和质量	EPC 正常的数量和质量均下降	骨髓动员减弱，增殖及生存水平降低，ROS 活性上升
维持正常的血管结构和血管生成功能	血管重塑	生长因子、炎症、基质蛋白等的变化

注：EDHF：内皮源性超极化因子。ROS：活性氧。PAI-1：纤溶酶原激活物抑制剂-1。vWF：血管性血友病因子。eNOS：内皮型一氧化氮合酶。PGH_2：前列腺素 H_2。EPC：内皮祖细胞。NADPH：烟酰胺腺嘌呤二核苷酸磷酸。AGE：高级糖基化终产物。LDL：低密度脂蛋白。FFA：游离脂肪酸。

研究表明，摄入硝酸钠可改善健康受试者的内皮功能，摄入剂量基于西方国家的平均每日硝酸盐摄入量。此外，硝酸盐或甜菜根汁形式的硝酸盐摄入减轻了健康受试者前臂诱发的轻度缺血再灌注（I/R）损伤的内皮功能的有害影响。缺血再灌注损伤的诱导的 FMD 降低约 60%；然而，摄入硝酸盐能使 FMD 恢复到接近基线水平。最近一项基于 12 种硝酸盐或甜菜根汁血管效应研究的荟萃分析显示，由于这些干预措施，血管功能呈剂量依赖性改善。

4. 对高血压的作用

研究显示，95 例老年单纯收缩期高血压患者随机分为对照组 47 例和治疗组 48 例，对照组给予苯磺酸氨氯地平片 5mg，每天 1 次口服；治疗组在上述治疗的基础上加用 5-单硝酸异山梨酯缓释片 40mg，每天 1 次口服，疗程均为 8 周，结果对照组用药后收缩压及舒张压下降差异均有统计学意义（$P<0.01$）；治疗组用药后收缩压下降差异有统计学意义（$P<0.01$），而舒张压仅有轻度下降（$P<0.05$）；用药前后比较，对照组脉压变化不大；而治疗组脉压明显减小，与对照组相比差异有统计学意义（$P<0.01$）。这提示长效硝酸酯类药物能降低单纯收缩期高血压患者的收缩压，而对舒张压影响不大，从而使脉压减小。Carlstrom 等人研究发现，对大鼠长期大剂量喂服硝酸盐与其血压异常升高有关，这与血管 eNOS 活性的抑制有关。基于此 Carlstrom 等人推测，硝酸盐对心血管功能的有益作用，可能在 eNOS 介导的内源性 NO 合成途径已经受损的患者如 CVD 或正常老龄化期间更为显著。在年轻的健康个体中，硝酸盐的作用可能不太明显，在剂量非常高时还可能起反作用。因此，长效硝酸酯类药物适合老年性单纯收缩期高血压患者的降压治疗。

另有研究显示单硝酸酯与依那普利、吲达帕胺联用，与单独使用依那普利或吲达帕胺相比，能更加有效地降低老年单纯收缩期高血压患者的脉压及降低心、脑、肾血管，眼底病变的发生率。

5. 不良反应

硝酸酯类药物最常见的不良反应为血管扩张性头痛，连续服药后可逐渐消失，常伴眩晕、面颈部潮红、嗜睡、乏力等；可能出现直立性低血压及晕厥；眼内血管扩张则可升高眼内压；剂量过大或静脉给药时，容易发生血压降低和（或）直立性低血压，冠状动脉灌注压过低，并可反射性兴奋交感神经，增加心率及加强心肌收缩，反使耗氧量增加而加重心绞痛。服用此类药物后，因血流的相对重新分布进入换气不足的肺泡区域，会出现短暂性动脉血供氧不足，冠心病患者可因此导致心肌缺血、心动过缓、心室颤动、急性心肌梗死等。长时间使用可能会导致血管内皮功能障碍。超剂量时还会引起高铁血红蛋白血症。长期摄入硝酸酯可能形成具有致癌性的亚硝胺。

有研究通过使用链佐星制作糖尿病小鼠模型，使用过氧化亚硝酸盐抑制剂饲养，根据标准生理学方法进行心血管和血管测量。结果证实了糖尿病小鼠体内存在的"NO-NO 合酶-过氧亚硝酸盐系统"在小鼠糖尿病血管并发症发展中的致病作用。

6. 其他

①肺动脉高压：NO 生物活性的丧失被认为是肺动脉高压发病的因素之一，增加肺部 NO 信号的药物，包括吸入的 NO 气体和磷酸二酯酶抑制剂，对治疗肺动脉高压在临床上是有效的。②白细胞：Jadert 等人使用细胞因子诱导微血管炎症的小鼠提睾肌模型来研究膳食硝酸盐对白细胞功能的影响。结果表明，在涉及 P-选择素衰减和细胞间黏附分子（ICAM-1）上调的过程中，膳食硝酸盐显著降低了响应促炎趋化因子 MIP-2 的白细胞募集。③对代谢的影响：尽管在几种糖尿病动物模型中可以看到硝酸盐和亚硝酸盐的有益作用，但这种作用尚未在人类中得到证实。Gilchrist 等人对 T2DM 患者予摄入甜菜根汁 2 周，发现尽管血浆亚硝酸盐水平增加，但患者血压、内皮功能和胰岛素敏感性的影响没有显著变化。

三、硝酸酯类药物的应用

1. 心肌缺血

硝酸酯对心肌缺血的作用是：使容量血管扩张，降低左室舒张末压力，使透壁血流压力阶差改善；扩张冠状动脉，并使冠状动脉血流重新分布，有利于心肌间冠脉吻合支的充盈，使较多冠状血流转向缺血区，尤其增加了心内膜下心肌灌注；缓解冠状动脉痉挛，降低氧耗量增加氧供，缓解心绞痛、减少冠脉事件的发生。

2. 充血性心力衰竭

减少静脉回流，降低心脏前负荷，减轻肺淤血；大剂量时可降低动脉阻力，降低心脏后负荷，增加心排血量，改善血流动力学，减少左室容量及二尖瓣反流，从而使前、后负荷均降低，增加心排出量，最高可增加 50%。硝酸酯类药物能缓解心力衰竭症状，提高运动耐力和生活质量，但未能使心力衰竭死亡率下降，可作为心力衰竭的辅助治疗。

3. 高血压危象

硝酸酯类药物在高血压的治疗中并不作为一线药物，但在患者发生高血压危象时可选择性应用，尤其适用于冠状动脉缺血伴高血压危象者。根据病情往往需要持续静脉滴注，时间不宜超过 48h，但剂量宜偏大。以硝酸甘油为例，应该给予 $50\sim100\mu g/min$（即 5% 糖 250ml + 硝酸甘油 10mg 在 $100\sim200min$ 滴完），最大剂量 $200\mu g/min$。该类药物能降低单纯收缩期高血压患者的收缩压，而对舒张压影响不大，对收缩期高血压尤其合并冠心病患者降压治疗有益。

4. 冠状动脉介入治疗后的血管恢复

其作用与抗血小板聚集及抗血小板在内皮细胞黏附有关，使动脉壁恢复其抗栓功能。硝酸酯可显著降低冠脉支架术后再狭窄及亚急性血栓形成的发生，因此介入治疗后血管恢复是硝酸酯类药物应用的一个新研究方向。

5. 其他

阻止 AS 的进展及血栓的形成，如治疗血栓性疾病等。静脉硝酸甘油亦常用于围手术期的急性高血压治疗，尤其是实施冠状动脉旁路移植术等。

四、硝酸酯类剂型分类及特点

根据硝酸酯类药物的药代动力学可分为快速起效制剂和中、长效制剂，可依照不同的临床需要选用不同的制剂和给药途径。

1. 快速起效的制剂

（1）舌下制剂：该制剂不存在肝脏的首过效应，因此作用迅速，为临床急性期的首选药，主要用于缓解心绞痛发作及减轻左心衰竭、肺水肿症状。如硝酸甘油片、二硝酸异山梨醇酯片等。缺点是作用时间较短。

（2）静脉给药制剂：特点是无首过效应，起效快，作用恒定，易于调节。静滴或持续泵入可用于不稳定型心绞痛、急性心肌梗死、急性心力衰竭及肺水肿等疾病的治疗。因该制剂直接作用于血管内皮，所以渗透浓度高的静脉制剂不宜应用。5－单硝酸异山梨醇酯半衰期长，作用时间长，静滴 4mg/h 要 1.5～2h 才能达到有效的治疗浓度，常用于心绞痛的缓解治疗。

2. 中、长效制剂

主要应用于冠心病的长期治疗，预防心绞痛的发作。

（1）口服制剂：由于肝脏首过效应显著，硝酸甘油口服生物利用度极低，不足 10％，仅用于终止心绞痛发作。因此普通制剂基本不采取口服给药的方式，偶见缓释剂型。硝酸异山梨醇酯生物利用度为 20％～30％，半衰期为 30～40min，常有峰形作用（浓度升高很快又很快下降）可引起头痛，所以，硝酸异山梨醇酯普通剂型效果并不理想，而缓释剂应用较多。单硝酸异山梨醇酯属于硝酸异山梨酯的代谢产物，经研究证实其口服不会产生首过效应，生物利用度近 100％，半衰期 4～5h，是较理想的口服药物，普通制剂及缓释剂型的临床疗效均较理想。

（2）贴片、油膏、喷雾制剂：无首过效应，吸收面积相对较大，作用更加迅速，持续时间相对较长。

五、用药注意事项

（1）急性心肌梗死时如无禁忌证应用硝酸甘油，一般 $10\mu g/min$ 静脉滴注即可起效，治疗心绞痛时一般有效剂量须达到扩张小动脉，多在 $50\sim60\mu g/min$，以心绞痛发作停止或血压下降 10％为足量指标，对劳力型心绞痛有效的硝酸酯应使立位收缩压下降 10mmHg，心率提高 10 次/分，左室舒张末容量下降，如无此等血流动力学效应则不能提高运动量。如血压下降＞10％或收缩压降至 90mmHg 或平均压降至 70mmHg 以下，必将抵消药物挽救缺血心肌的作用，甚至从而引起心绞痛发作。

（2）硝酸酯类药物的副作用有血管扩张性头痛和反射性心动过速，严重时可产生低血压和心动过缓，加重心肌缺血，此时应立即停止给药、抬高下肢、快速输液和给予阿托品，严重低血压时可给多巴胺。针对血管扩张性头痛和（或）颜面潮红，开始用小剂量（硝酸甘油 0.15mg 舌下含化或异山梨酯 5mg 口服）可减轻此副作用，也可加服少量止痛剂。继续服药 2 周以上，这类副作用可慢慢消失。幸运的是，患者头痛的缓解并不意味着对硝酸酯类药物抗心绞痛或抗心衰作用的耐受。硝酸盐制剂会反射性活跃交感神经，从而使心率加快，因此常联合负性心率药物，如 β 受体阻滞剂或 CCB 来治疗慢性稳定型心绞痛，减少副作用，增加协同效应。硝酸酯的副作用还有直立性低血压，因此第 1 次用药时患者应取坐位。立位可致晕厥；卧位会使静脉回流增加，增加心脏做功，将抵消硝酸酯类药物静脉作用的疗效。必要时可吸氧，有脑血管病的人可减量处理。

（3）硝酸酯类药物的禁忌证为急性心肌梗死合并低血压（收缩压≤90mmHg）；严重心动过缓（＜50 次/分）或心动过速（＞100 次/分）；对硝酸酯过敏；肥厚型梗阻性心肌病；重度主动脉瓣和二尖瓣狭窄；心脏压塞或缩窄性心包；限制型心肌病；已使用磷酸二酯酶抑制剂（如西地那非等）；颅内压增高。急性下壁伴右室心肌梗死时，即使无低血压也应慎用。另外，硝酸甘油和硝酸盐制剂不能与西地那非合用，因可导致低血压甚至生命危险。严重主动脉瓣狭窄或肥厚型梗阻性心肌病患者不宜用硝酸盐制剂，因为硝酸盐制剂将降低心脏前负荷，减少左室容量，进而增加左室流出梗阻程度，而严重主动脉狭窄患者也可能因前负荷的降低，心搏出量减少而造成晕厥的危险。硝酸酯类药物能增加颅压及眼内压，故青光眼及颅内高压者禁用。此外，硝酸酯能加剧肺内动静脉短路，应用于慢性阻塞性肺病患者时应警惕低氧血症的发生。

六、硝酸酯类药物的耐药性

1. 硝酸酯类药物耐药的定义及其特点

硝酸酯耐药是指患者持续应用一定时间和一定剂量的硝酸酯制剂后其抗心绞痛效应、血流动力学效应和抗血小板聚集效应明显降低，甚至恢复到治疗前水平。出现耐受后，轻者必须增加剂量，重者即使增加用量也无法达到满意疗效。

耐药性发生的时间因不同种类、不同制剂、不同给药途径和不同疾病而异，一般从给药后数小时及 1 月左右不等。耐药可以是完全的，如对充血性心力衰竭患者持续 24h 静注硝酸甘油，血流动力学效应可以完全恢复至治疗前水平，常见于伴有右房高压或周围水肿的慢性心力衰竭患者，可用利尿剂来克服；也可以是部分耐药，即长期应用一种硝酸酯制剂的患者用另一种硝酸酯制剂时，它的疗效下降。研究证实硝酸酯类药物产生耐药性的主要机理表现为：巯基耗竭；体液内分泌譬如 RAAS（肾素-血管紧张素-醛固酮）系统的反向调节作用；NO 被氧自由基灭活等。

硝酸酯类的耐药性是硝酸酯类治疗中常遇到的现象，连续应用 24～72h 极易产生耐药。其临床表现为：①在使用硝酸酯类，特别是连续 24h 静滴硝酸甘油，或不撤除透皮贴剂，药效逐渐消失；②长期口服二硝酸山梨醇酯的患者含化硝酸甘油或硝酸异山梨醇后低血压效应明显减轻，或血压、心率无变化。近年来，心绞痛、急性心肌梗死、充血性心力衰竭和高血压病人应用硝酸酯类药物逐渐增多，硝酸甘油、硝酸异山梨醇酯、单硝酸异山梨醇酯连续应用（静脉输注、口服或经皮贴片）都极易发生耐药性。

2. 减少硝酸酯类耐药性的产生

主要方法如下：

（1）从小剂量开始使用，减少用药次数，避免持续使用：口服硝酸酯药物时多采用 1 次/天长效制剂，静脉给药除危重病人外，避免 24h 持续使用。

（2）采用低剂量间歇性偏心法给药：这是较常用且最简单的方法，即调整用药的间隔和时间，不用平均多少小时 1 次的给药法。对于不稳定型心绞痛或在连续静滴硝酸盐而又已发生耐药性时，短期内迅速增加浓度也可产生有益疗效。

（3）补充巯基：可给 N-乙烯半胱氨酸或蛋氨酸及含巯基的转换酶抑制剂巯甲丙脯酸（卡托普利），提高硝酸酯类疗效。

（4）与其他非硝酸酯类扩冠药交替使用：吗多明（脉导敏）可扩张冠脉，还可扩张静脉减少回心血量，降低心肌耗氧量。该药可长期应用，无明显耐药性。口服：每次 1～2mg，3 次/天；气雾剂：每次 1～2下。地尔硫䓬酮扩张冠脉及周围血管减轻心脏后负荷，还具有保护心肌及抗血小板聚集作用。口服：每次 30mg，3 次/天，上述两药可与任一硝酸酯类 1～2 周交替一次，亦可昼夜交替，如白天用异山梨酯，晚上睡前用地尔硫䓬。

（5）逐渐增加给药量：为预防"零点现象"，可早、中、晚分别给予硝酸异山梨酯 5mg、10mg、15mg；也可在采用偏心给药法时，在睡前加服 1 次非硝酸酯类扩血管药，如地尔硫䓬、氨氯地平等。

（6）预防性给药：对于稳定型心绞痛患者可采用体力活动前临时预防性服用硝酸酯类药，或出现胸闷先兆时再舌下含服。

（7）合用其他药物：①ACEI，卡托普利或依那普利，具有对抗血管紧张素Ⅱ的反向调节作用。②氧自由基清除剂：维生素 C、E 等，清除氧自由基，维持血管对硝酸甘油的敏感性。③血管内皮素-1 拮抗剂：竞争性拮抗血管内皮素-1 激活蛋白激酶 C。④蛋白激酶 C 拮抗剂：卡托普利可以减轻由于蛋白激酶

C 激活诱发血管对多种缩血管活性物质的敏感性。⑤血管扩张剂：肼屈嗪减少耐药血管，减轻心力衰竭，增加左室射血分数和运动耐受量。⑥利尿剂：限制水钠的摄入，联合使用利尿剂，能减轻水钠潴留，不能预防或逆转耐药，但对稳定型心绞痛有抗心绞痛效果，其机制不明。

（8）严格掌握用药剂量：长期大剂量使用可促使血管平滑肌巯基耗竭，加速耐药现象出现。

综上所述，糖尿病合并大血管病变的患者在应用硝酸酯类药物的过程中，应该结合其具体病情，确定给药间隔、剂型、途径、合用药物，筛选出最佳的联合方案。

目前已有研究提示冠脉循环对硝酸酯类的反应（耐药性）不如静脉系统敏感，即当静脉系统对硝酸酯类药物已产生耐药时，该药对冠脉循环的作用仍然存在。因此在应用硝酸酯类药物时既要考虑耐药性问题，又不能把耐药性问题看得过于严重。一定要根据患者的具体情况合理安排用药，这样才能在既保证疗效的同时，又能有效防止耐药性的产生，为患者的长期治疗创造有利的条件。

（温俊平　黄国良）

第八节　抗氧化维生素及其他天然药物的价值

2 型糖尿病是导致动脉粥样硬化和心血管疾病发展的主要危险因素。氧化应激是氧化剂和抗氧化剂间的不平衡引起的异常状态，通常发生于 T2DM，它可能是糖尿病患者更易发生动脉粥样硬化性心血管疾病和各种并发症的致病因素。自由基参与的循环脂蛋白的氧化修饰，尤其是低密度脂蛋白（LDL）对动脉粥样硬化的形成非常重要。特别是 LDL 中的多不饱和脂肪酸的氧化可形成局部动脉粥样硬化。在氧化过程中，ox-LDL 被巨噬细胞快速吞噬，形成富含胆固醇的泡沫细胞。这种早期的组织学特征导致动脉粥样硬化的发展。动脉粥样硬化形成的危险因素，如吸烟、糖尿病、高血压、高胆固醇血症等，都和自由基的增加有关。活性氧（如超氧自由基和氢过氧化物），能直接产生细胞毒性和使一氧化氮失活，而抗氧化剂能预防这一过程的发生。

抗氧化维生素有脂溶性的维生素 E 和 β-胡萝卜素，以及水溶性的维生素 C，近年来也应用于糖尿病患者，主要用于防治糖尿病慢性并发症，尤其是血管并发症，而心血管并发症约占糖尿病患者死亡原因的 70% 以上。抗氧化维生素能缓解低密度脂蛋白的氧化，保持血管反应性，同时还可降低斑块进展和破裂的危险。有研究表明血浆中的维生素 E、维生素 C、β-胡萝卜素与冠心病死亡率呈负相关。另一些研究发现，维生素 E 和维生素 C 的补充可分别使冠心病的相对危险性降低 31%～65% 及 25%～51%，较高的 β-胡萝卜素摄入量与冠心病危险性也呈负相关。

但是也有研究表明维生素 C、维生素 E 和 β-胡萝卜素对心脏血管疾病没有保护效应。

一、维生素 E

维生素 E 是一种天然的脂溶性抗氧化剂，是细胞膜内重要的抗氧化物和膜稳定剂，亦为自由基清除剂。维生素 E 普遍存在于细胞膜中。它能有效地将氢传递给过氧化氢自由基，从而中断自由基的产生。维生素 E 的主要形式有 α-生育酚、β-生育酚和 γ-生育酚，而 α-生育酚具有最高的生物学活性。有研究表明，维生素 E 对健康极为有益，它可大幅度降低冠心病等诸多疾病的相对危险性，如将维生素 E 与维生素 C 联合补充，则死亡率降低幅度更大。维生素 E 对糖尿病大血管病变的得益有如下几方面：

（1）由于长期高血糖的毒性作用，糖尿病病人体内多种蛋白质存在着非酶糖基化过度，与糖尿病的血管病变、肾脏病变、脂代谢紊乱、神经病变、眼部病变等均有着密切关系。维生素 E 可干扰单糖氧化，减弱糖和血浆蛋白的共价联结，限制蛋白非酶糖基化，防止糖尿病并发症发生。邱春娟等人将 50 只 SD 雄性大鼠随机分为正常对照组，糖尿病大鼠模型组和糖尿病大鼠维生素 E 治疗组，维生素 E 给予 100mg/kg 灌服，8 周后，发现正常组大鼠肾组织糖基化终产物的荧光强度最低，而糖尿病组大鼠肾组织中的糖基化终产物的荧光强度最高（$P<0.01$），维生素 E 组虽比正常组高但明显低于糖尿病组（$P<0.01$）。糖尿病组大鼠肾小球中糖基化终产物受体染色阳性细胞率及吸光度值均比正常组高，而维生素 E 组比糖尿病肾小球糖基化终产物受体阳性细胞率和吸光度值明显降低（$P<0.01$）。说明维生素 E 组糖基化终产物及糖基化终产物受体表达明显减少，提示维生素 E 可以抑制蛋白非酶糖基化及其受体的生成，从而对糖尿病及其并发症起保护作用。杜珍等人发现，联合补充维生素 E 和维生素 C 使血清 sVCAM-1（可溶性血管细胞黏附分子）下降更明显并伴有 TNF-α、ET、HbA1c 水平进一步下降，与单独补充组比较差异有显著性，提示维生素 E 和维生素 C 在抗氧化、抗糖化方面存在协同效应，其协同效应的机制可能是由于维生素 C 和维生素 E 作用于不同的环节，维生素 E 在抗氧化应激、清除自由基等方面作用更强一些，维生素 C 在抑制蛋白质的糖化、减少 AGEs 的形成方面作用更强一些；同时维生素 C 可使维生素 E 维持生物利用的再循环。

（2）糖尿病患者自由基活性增强，血浆脂质过氧化物水平增高。维生素 E 是 O_2^- 的直接清除剂，与超氧化物歧化酶、谷胱甘肽过氧化物一起构成体内抗氧化系统，保护细胞膜及细胞内的核酸免受自由基的攻击。在大多数情况下，维生素 E 的抗氧化作用是与脂氧自由基或脂过氧自由基反应，向它们提供氢离子，使脂质过氧化链式反应中断，是最重要的脂溶性断链型抗氧化剂。另外，维生素 E 不但有中断氧化游离基的作用，而且能够淬灭单线态氧，从而提高油的抗氧化能力，所以人体消耗的不饱和脂肪越多，所需的维生素 E 就越多，因为这些油需要维生素 E 提供抗氧化的保护。维生素 E 在体内外都具有强大的抗氧化作用，其抗氧化作用不仅有剂量依存关系，而且与不饱和脂肪酸的量和促化因子（如活性氧、铁等的量）有关。李琴等报道维生素 E 能保护低密度脂蛋白免遭氧化损伤，可有效拮抗氧化型低密度脂蛋白刺激 Ca^{2+} 摄入的作用，而低密度脂蛋白可能正是血管氧化损伤的主要成分。维生素 E 可以改善线粒体功能，促进氧化磷酸化，加速脂肪氧化，从而维持体内血脂稳定。补充维生素 E 可增加高密度脂蛋白合成和提高卵磷脂-胆固醇酰基转移酶（LCAT）活性，降低胆固醇和甘油三酯含量。有报道显示单纯补充维生素 E 可降低血清 TC、TG 和 LDL，升高 HDL。维生素 E 位于生物膜双层磷脂分子之间，构成膜抗氧化的第一道防线，也维持胰岛内分泌细胞内质网结构的完整性，对胰岛细胞起保护作用。有研究指出 α-生育酚可以改善 T2DM 患者外周组织对 Ins 的敏感性，γ-生育酚则可以促进其胰岛细胞的 Ins 分泌，显著降低血糖，提示维生素 E 具有改善 T2DM 患者胰岛素抵抗的作用。

（3）维生素 E 可以降低 2 型糖尿病患者红细胞脂质过氧化，这对早期糖尿病血管病变的治疗非常重要。张淑莲的研究表明增加维生素 E 的摄入可以降低血清中胆固醇含量，进而改善肥胖患者体内红细胞的结构，提高红细胞膜的流动性。因此，推断维生素 E 可以有效改善肥胖机体的红细胞溶血度。佟万仁等研究认为维生素 E 含量与红细胞溶血值呈密切负相关，证明维生素 E 有保护细胞膜的抗氧化力及具有清除自由基的作用。服用维生素 E 对冠心病的防治具有一定意义。

（4）糖尿病患者常常存在着血小板和内皮功能异常，而维生素 E 可改善血小板和内皮功能，Ayasolla 等发现维生素 E 可对抗内皮型一氧化氮合酶表达降低、诱生型一氧化氮合酶表达的增加，发挥抗氧化作用。王璇等研究维生素 C、E 对过氧化氢诱导的血管内皮细胞氧化损伤的保护作用，发现维生素 C、E 可保持细胞形态完整，减少过氧化脂质产生，提高细胞抗脂质过氧化能力。动脉内皮功能障碍是血管源性疾病的始动因素，上述结果提示补充维生素 C、E 有消除危险因素、保护内皮细胞、稳定血小板功能作用，对维持内皮舒缩功能平衡有益，提示维生素 C、E 对临床预防血栓形成，防治心血管疾病可能有益。观察糖尿病患者发现，血小板维生素 E 水平往往会降低并伴有血小板聚集增加，对 1 型糖尿病患者的几项研究表明，补充维生素 E 能显著降低血小板聚集和脂质过氧化水平，也能在一定程度上降低 2 型糖尿病患者血小板聚集和脂质过氧化水平。补充维生素 E 的糖尿病患者可观察到蛋白质非酶糖基化减少。何利平等选取 20 例 2 型糖尿病患者，补充维生素 C 和维生素 E 进行治疗 6 周，测量治疗前后的 hsCRP、血浆总抗氧化能力（TAOC）、内皮集落形成细胞（ECFCs）和血管内皮舒缩功能等指标。结果显示维生素 C 和维生素 E 的抗氧化治疗可提高体内的抗氧化能力，减少氧化损伤，改善血管内皮功能，具有增加血管修复能力的效果。对糖尿病大血管和微血管相关并发症在发展之前进行抗氧化治疗干预，可延缓并发症的发生和（或）发展，提高糖尿病患者的生存质量。

（5）抑制蛋白激酶 C 的活性，调控细胞信号，减少血管内皮与免疫和炎性细胞的交互作用等。天然 α-生育酚可以抑制蛋白激酶 C 的活性，从而抑制血管平滑肌细胞生长，与维生素 E 的抗氧化性能无关。进一步研究表明 α-生育酚不是通过与蛋白激酶 C 结合，也不是通过抑制蛋白激酶 C 基因表达，而是通过激活一种蛋白磷酸化酶 PP_2A，使蛋白激酶 C 去磷酸化而失活，从而抑制血管平滑肌细胞生长。一系列的研究工作表明，α-生育酚除了抑制血管平滑肌细胞生长外，还通过抑制蛋白激酶 C 活性机制抑制单核细胞、巨噬细胞、中性粒细胞、成纤维细胞等细胞的生长。据报道，α-生育酚阻止糖尿病小鼠肾小球功能丧失的主要原因也是抑制蛋白激酶 C 的活性所致。α-生育酚通过激活二酰基甘油激酶，使二酰基甘油生成减少、蛋白激酶 C 活性降低，从而阻止糖尿病小鼠肾小球功能丧失。

（6）摄入大剂量维生素 E 有预防动脉粥样硬化或延缓其病理进展的作用，可能与抑制与炎性反应有关的细胞因子的释放有关。有研究发现维生素 E 对细胞黏附分子-1 蛋白和信使 RNA 表达有抑制作用，提示维生素 E 通过减少低密度脂蛋白氧化修饰，抑制氧化型低密度脂蛋白对细胞黏附分子表达，发挥抗动脉粥样硬化作用。另有研究表明维生素 E 可以抑制蛋白激酶 C 和 NF-κB 的活化，降低血小板的黏附性，阻止血管平滑肌的增殖，抑制单核巨噬细胞释放炎症介质，对炎症进展和动脉粥样硬化的发生具有保护作用。

但是也有研究表明补充维生素 E 并不能降低心血管疾病的发生率。HOPE 入选 9 292 名年龄>55 岁患者，具有下列病史中一项：冠状动脉疾病、脑卒中、周围血管病或糖尿病伴一项心血管病危险因素，终点事件为心肌梗死、脑卒中及心血管死亡、全因死亡，需行血管成形术，因不稳定型心绞痛或心力衰竭住院，以及糖尿病相关并发症等。其结果显示每天口服 400IU 维生素 E 4～5 年，对任何一项终点事件无效，维生素 E 未能显著影响患者的生存率或心脑血管事件的发生率。这说明补充中高剂量的维生素 E，对于已有心血管疾病或糖尿病的患者，并不能减少其发生心血管事件。GISSI 研究，主要观察 n-3 多不饱和脂肪酸和维生素 E 对 6 975 名心肌梗死后病人再发病率和病死率的效应。随访 3～5 年，发现补充合成维生素 E（300mg/d）不能有效减少心血管疾病终末事件发生概率，试验甚至提示补充大剂量维生素 E（>400IU/d），随给予剂量增加而所有发病率比例升高，说明单独使用维生素 E 可能有害。这成为抗氧化维生素治疗和氧化修饰学说的一项挑战。但对<50 岁患者或者无心血管疾病或糖尿病患者，由于缺乏相关循证医学证据，目前并不能否定维生素 C、维生素 E 的远期作用。

推荐每天补充维生素 E 的剂量为 400～800IU。成人可口服维生素 E 胶丸每次 10～100mg，2～3 次/天。

维生素 E 在各种植物油如豆油、麻油、花生油、菜籽油、玉米油以及花生、芝麻、核桃、松子等坚果类食物中含量丰富，为了维护血管健康，可以将坚果类零食纳入日常食谱中，但需要注意的是坚果类食品中的脂肪含量也很高，因此不宜多吃。

二、维生素 C

维生素 C 是一种六碳内酯，它在大多数哺乳动物的肝脏中由葡萄糖合成的，而人类、非人类灵长类和几内亚猪无法合成维生素 C。因此，人体必须通过摄入一定量维生素 C 以维持生命所需。维生素 C 所有已知的生理生化作用都源于它作为电子供体。维生素 C 是抗氧化剂，也是人体内唯一水溶性的抗氧化剂。它还是胶原蛋白生成与维持的重要物质。因此，维生素 C 可以减缓血脂的过氧化现象，故能够影响胆固醇的新陈代谢速率。维生素 C 对糖尿病大血管病变的得益有如下几方面：

（1）胆固醇的合成或代谢均须羟甲基戊二酰辅酶 A 的作用。高浓度的维生素 C 能够抑制羟甲基戊二酰辅酶 A 的活化，以降低胆固醇合成的速率。维生素 C 可以间接影响胆固醇-7α-羟化酶的活化，因此间接地影响胆固醇的分解速率。严重缺乏维生素 C 会造成血脂沉淀于动脉壁。

（2）维生素 C 还会影响体内高密度脂蛋白胆固醇和低密度脂蛋白胆固醇的量。维生素 C 的缺乏会降低低密度脂蛋白胆固醇的代谢速率，使血浆中低密度脂蛋白胆固醇量增加，而高密度脂蛋白胆固醇下降。高密度脂蛋白胆固醇是将胆固醇输送到肝脏进行处理，经胆囊转变成胆酸，再由肠道排泄出体外。而低密度脂蛋白胆固醇则会将胆固醇携带至全身各处，为细胞提供原料，当低密度脂蛋白胆固醇过多时，就会在血液中沉积于血管壁，成为心血管病变的重要因子。李强翔等研究表明维生素 C 对血糖无影响，但能改善基本状况，维生素 C 能降低糖尿病大鼠的甘油三酯（$P<0.05$）、总胆固醇（$P<0.05$）、低密度脂蛋白胆固醇（$P<0.05$）、糖化血红蛋白（$P<0.05$）、糖化低密度脂蛋白（$P<0.05$），升高高密度脂蛋白胆固醇（$P<0.05$），对糖尿病血管并发症具有一定的防治作用。

（3）维生素 C 具有抗氧化作用，能够保护低密度脂蛋白和血浆中的血脂对抗氧化自由基。如果维生素 C 缺乏，就会增加体内血脂过氧化的可能，补充维生素 C 可以减缓血脂过氧化的现象。作为一种强抗氧化剂，它的最大特性是还原性，通过还原作用消除有害氧自由基的毒性。其抗氧化作用表现在可以与 O_2^-、HOO^- 及 OH^- 迅速反应，生成半脱氢抗坏血酸，清除单线态氧，还原自由基，其抗氧化作用依靠可逆的脱氢反应来完成。由于它是供氢体，也可使被氧化的维生素 E 和巯基恢复成还原型，这是其间接抗氧化作用。戴德哉等报道维生素 C 体内抗氧化作用优于体外，其在体内可能通过其他间接途径发挥抗氧化作用，而不仅是直接清除氧自由基。成熟红细胞易受氧化应激的影响，产生高铁血红蛋白，也可使红细胞膜发生脂质过氧化。红细胞膜功能的损害导致血黏度增加和流动性降低。而维生素 C 能降低红细胞膜溶解的毒性损害、改善脂质过氧化和血黏度的增加，表明维生素 C 可能有助于预防血栓和动脉粥样硬化形成，对糖尿病性心血管病变的防治具有一定意义。

（4）维生素 C 除了对胆固醇代谢产生影响外，还会对脂肪酸的代谢产生影响，脂解酵素是降低血浆中甘油三酯的主要酵素，维生素 C 能活化脂蛋白脂解酵素。

（5）此外，维生素 C 参与肉碱的合成，肉碱的功能是运送长链脂肪酸到线粒体，令其进行 β-氧化作用。肉碱缺乏与高脂血症有关，研究指出供给肉碱会降低人体的甘油三酯。

（6）血管内皮功能障碍是多种心血管疾病发生发展的共同病理生理基础。维生素 C、E 能改善血管内皮功能。研究发现维生素 C 能升高血浆四氢生物蝶呤浓度，提高一氧化氮合酶的活性，改善内皮舒张功能。有研究发现维生素 C 能抑制动脉内皮细胞产生脂质过氧化物，促进前列环素 2 合成，降低细胞游离钙浓度，抑制血小板黏附聚集，发挥延缓细胞凋亡和抗氧化作用。何利平等在实验中发现近期发作或控制良好的 1 型糖尿病 12h 维生素 C 输液治疗后可恢复血管内皮功能到正常水平。维生素 C 可减少清蛋白经毛细血管丢失和尿清蛋白排泄。大剂量的维生素 C 还具有产生和保护胶原纤维和血管内皮细胞的作用，且可提高机体对缺氧的耐受性，使毛细血管通透性降低，减轻组织水肿，解除微血管痉挛，改善微循环。提示摄入维生素 C 可能有助于保护糖尿病患者的心血管。

（7）维生素 C 能促进内皮细胞（EC）的增殖同时抑制平滑肌细胞（SMC）的增殖。郝亚等在实验中发现 L-AA（维生素 C）能够显著促进 EC 的增殖，同时也能够抑制 SMC 的生长；在培养过夜的 EC 和 SMC 细胞中加入 $100\mu L$ 不同浓度的 L-AA（$1\mu g/ml$、$100\mu g/ml$、$300\mu g/ml$、$500\mu g/ml$ 和 $1000\mu g/ml$），培养 7d 后，$1\mu g/ml$、$100\mu g/ml$ 和 $300\mu g/ml$ 的 L-AA 有利于 EC 增殖，而 $500\mu g/ml$ 和 $1000\mu g/ml$ 的 L-AA 会抑制 EC 增殖，并且 $300\mu g/ml$ 和 $500\mu g/ml$ 的 L-AA 可以显著抑制 SMC 增殖。表明一定量的维生素 C 可能在动脉粥样硬化的形成过程中具有延缓作用。

（8）尿酸能与 LDL 反应生成氧化型 LDL 阻碍脂蛋白的正常代谢、导致血管壁增厚介导内皮细胞损伤，平滑肌细胞增生，参与动脉粥样硬化与高血压。维生素 C 可促组织内淤积的尿酸盐溶解，增加尿酸排出。国外学者调查显示维生素 C 摄入量和血尿酸水平呈明显负相关，并有临床研究显示补充维生素 C 500mg/d 能降低血尿酸水平及防止痛风发生。

但是一项最新的研究提示，患有糖尿病的老年妇女为保护心脏健康而大量补充维生素 C，其结果有可能弊大于利。该项研究对约 2000 例患有糖尿病的绝经后妇女随访 15 年，发现大剂量补充维生素 C（剂量为 300mg/d 或更大剂量）的那些妇女与未补充维生素 C 者相比较，前者死于心脏病或卒中的可能性几乎 2 倍于后者。此外，Jacobs 博士及其同事在报告中指出，尽管糖尿病患者经常出现较低的血液维生素 C 水平，但增补维生素 C 以提高该物质的血液水平是否对患者有健康益处尚属未知。Jacobs 博士及其同事赞成从食物中摄取维生素 C 和全面的营养成分，而不是通过维生素增补获取。因为食品中的抗氧化剂有可能是生化平衡的，任何的维生素片均缺乏类似的平衡。大剂量的单一抗氧化剂可能扰乱机体的抗氧化剂和前体氧化剂的平衡。

补充维生素 C 的安全剂量是 0.5～3.0g/d，推荐补充剂量为 0.5～2.0g/d。也可以服用复合维生素 C 片 3 片/次，3 次/天。

维生素 C 含量丰富的食物主要是一些绿色蔬菜和水果，包括芥蓝、柿子椒、尖椒、菜花、枸杞菜、汤菜、苦瓜、西洋菜、西蓝花、白菜、苋菜、水萝卜、芦笋、藕、荸荠、卷心菜、香椿、节瓜、油菜等。每 100g 这些蔬菜中维生素 C 的含量高达 35～75mg。按照中国营养学会的推荐，每日蔬菜的摄入量应达到 500g。因此，绿色蔬菜是我们日常饮食中维生素 C 的一个重要来源。水果如鲜枣、沙棘、刺梨、番石榴、猕猴桃、山楂、草莓等水果中维生素 C 含量非常丰富。

三、β－胡萝卜素

1910 年在胡萝卜中发现 β－胡萝卜素，以后共发现 3 种胡萝卜素异构体。胡萝卜素有 α、β、γ 三种异构体，口服后在肝脏均可转变为维生素 A，其中以 β－胡萝卜素的活性最高，β－胡萝卜素可被小肠黏膜或肝脏中的加氧酶（β－胡萝卜素－15，15′－加氧酶）作用转变成为视黄醇，所以又称作维生素 A 原。理论上 1 分子 β－胡萝卜素可以生成 2 分子维生素 A，食物中的维生素 A 酯在小肠受酯酶的作用而水解，所产生的脂肪酸和维生素 A 进入小肠上皮细胞后又重新合成维生素 A 酯，并掺入乳糜微粒，通过淋巴转运，贮存于肝脏，肝脏中的维生素 A 可应机体需要向血中释放。血浆中的维生素 A 是非酯化型的。它与视黄醇结合蛋白结合而被转运。食物中的类胡萝卜素经小肠吸收后主要在小肠黏膜转变为维生素 A，一部分也可在肝脏中进行此种转变。

β－胡萝卜素是类胡萝卜素之一，也是橘黄色脂溶性化合物，它是自然界中最普遍存在也是最稳定的天然色素。β－胡萝卜素是一种抗氧化剂，是维护人体健康不可缺少的营养素，在抗癌、预防心血管疾病、白内障及抗氧化上有显著的功能，并进而防止老化和衰老引起的多种退化性疾病。较高的 β－胡萝卜素摄入量与冠心病危险性也呈负相关。β－胡萝卜素对糖尿病大血管病变的得益有如下几方面：

（1）β－胡萝卜素是高效的维生素 A 源。维生素 A 是公认的化学预防剂，但过量服用会引起中毒，而 β－胡萝卜素作为维生素 A 的前体，即使大量服用也不会引起中毒。因为 β－胡萝卜素在人体内转化是受酶高度控制的，当机体需要时才转化，需求饱和时便停止，剩余的 β－胡萝卜素则储存在人体内，发挥其独特的抗氧化和预防疾病的功效。

（2）对体内氧自由基的清除作用。氧自由基是引起肿瘤、衰老、心血管疾病的主要原因之一。天然 β－胡萝卜素的独特结构使它充当了体内氧自由基的"清道夫"，从而起到防癌、抗衰老的重要作用。通过一个氧化的过程，自由基会对细胞造成伤害，可能导致人体患上各种各样的慢性疾病，食用富含 β－胡萝卜素中的食物可以防止身体接触自由基破坏分子。研究表明从日常饮食中摄入足量的 β－胡萝卜素可能减少患上两种慢性疾病的危险——心脏病和癌症。但是，β－胡萝卜素抗氧化作用有双重性，在氧分压高、浓度高和氧化还原状态不平衡时具有促氧化活性，高剂量的 β－胡萝卜素对抗氧化作用没有效果甚至还会增加某些疾病的危险，因此 β－胡萝卜素在体内发挥抗氧化作用的时候，应该慎重考虑其剂量问题。

（3）β－胡萝卜素能维护红细胞膜结构与功能的稳定。申慧琴等将 44 只 2 月龄 Wistar 大鼠按性别、体质量随机分为 A、B、C、D 四组，其中 A、B 两组分别喂予基础饲料，C、D 两组分别喂含维生素 E（200mg/kg）和含天然 βC 晶体（200mg/kg）的基础饲料。饲养 4 周后，除 A 组外，在空腹状态下腹腔注射四氧嘧啶，制成人工高自由基动物模型，48h 后宰杀动物，收集血液，摘取肝脏，测红细胞膜、血清、肝匀浆中丙二醛（MDA）含量，全血谷胱甘肽过氧化物酶（GSH-Px）活性、红细胞膜 Na，K-ATP 酶活性及细胞膜流动性。结果表明添加 βC 或维生素 E 后，GsH-Px、Na，K-ATP 酶活性、红细胞膜流动性明显升高（$P<0.05$），MDA 含量明显降低（$P<0.05$）。研究证实 β-胡萝卜素和维生素 E 对稳定红细胞膜 Na，K-ATP 酶活性具有保护作用；预加 β-胡萝卜素或维生素 E 能有效减轻脂质过氧化引起的大鼠红细胞膜流动性下降，不同程度地抑制了大鼠的脂质过氧化反应，提高机体的抗氧化能力。

（4）β-胡萝卜素可通过调节脂肪代谢，降低过氧化脂质，减少胆固醇特别是胆固醇酯（CE）在动脉壁的沉积而阻抑动脉粥样硬化的形成和发展。黄建乡等通过观察盐藻 β-胡萝卜素对雄性鹌鹑的实验性动脉粥样硬化的作用，发现 β-胡萝卜素在一定剂量范围内，通过减少 TC，特别是减少 CE 在动脉壁的沉积抑制粥样斑块形成而产生抗 AS 作用。其可能机制是 β-胡萝卜素作为重要的抗氧化剂，可能对血管内皮细胞具有保护功能，可保持内皮细胞的完整性，减少脂质的沉积，从而预防或延缓 AS 的发生。

（5）β-胡萝卜素通过增强巨噬细胞的免疫功能，提高巨噬细胞对具有毒性作用的 Ox-LDL 的清除，避免巨噬细胞泡沫样变。

（6）β-胡萝卜素可通过减少细胞内游离钙离子浓度，升高细胞间第二信使物质环磷酸腺苷的浓度等机制，增强动脉血管壁各种细胞之间的间隙连接通讯功能，减少内皮细胞表面细胞间黏附分子、血管细胞黏附分子的大量表达，减少了由这些黏附分子介导的血清来源的单核细胞的异常黏附。

推荐的 β-胡萝卜素补充量是每天 25 000～100 000IU。对于一般人，建议每天服用 15～50mg（25 000～83 000IU）。β-胡萝卜素补充剂通常是以胶囊和胶状物的形式出现。因 β-胡萝卜素是脂溶性的，故应与至少含 3g 脂肪的餐膳一起食用以确保它们能被吸收。可以服用天然类胡萝卜素胶囊 1 粒/次，3 次/天。服药期间可能出现不同程度的皮肤黄染、稀便，个别患者有瘀斑和关节痛，停药后均可自行消失。同时需注意：有严重肝、肾功能损害者以及孕妇和哺乳期妇女慎用，在服用期间不宜再服维生素 A，以免造成维生素 A 过多，造成维生素 A 过多症状。

许多食物中例如：绿色蔬菜、甘薯、胡萝卜、菠菜、木瓜、芒果等，皆存有丰富的 β-胡萝卜素。β-胡萝卜素在进入人体后可以转变为维生素 A，不会有因过量摄食而造成 β-胡萝卜素累积中毒现象。另外，β-胡萝卜素对促进动物的发育与成长也具有较好的功效。

流行病学研究结果显示，一些维生素能显著降低糖尿病性心血管疾病的发病率和死亡率，但是这些益处需要至少两年的药物干预才能实现。研究表明维生素 E 是比维生素 C 和 β-胡萝卜素更有效的抗氧化剂。尽管流行病学和实验研究都能证明抗氧化剂对心血管疾病有益，大部分临床试验用抗氧化剂治疗动脉粥样硬化和冠心病时未见任何成效。维生素 E 和维生素 C 缺乏临床疗效可归因于许多因素，包括对氧化应激生物学标志物的监测不足，维生素用量不足及实验开始时的疾病状态。大部分临床试验使用廉价、易于获得的人工合成维生素 E，而天然维生素 E 与人工合成的维生素 E 全然不同，因此疗效更佳。研究表明在病变发展之前服用抗氧化剂更有效。例如，如果在高脂血症阶段而不是在斑块已经形成阶段服用抗氧化剂，抗动脉粥样硬化的效果更好。此外，联合使用不同的抗氧化剂比服用单一的抗氧化剂更有效，因为维生素 E 在体内被氧化，它需要和一种协同抗氧化剂（维生素 C 或 N-乙酰半胱氨酸）共同作用才能抑制 LDL 的氧化。因此，单独使用维生素 E 进行实验弊大于利。不同的抗氧化剂可能通过不同机制产生作用，联合用药可起到药物的协同作用，增加药效。因此，抗氧化剂可延缓糖尿病人群动脉粥样硬化的进度，但对已经形成的病变没有作用。

大量的流行病学、临床和实验研究对天然抗氧化剂的作用做过调查，研究表明膳食抗氧化剂维生素 E 和 β-胡萝卜素的抗氧化效果和抗动脉粥样硬化效果远不如多酚类，而石榴和红酒中含有高剂量的多酚类。

四、多酚类黄酮

多酚类黄酮是植物化学中最大的一类，大部分分布在植物中，是人类饮食的组成部分。黄酮是研究最多的植物多酚类，超过 4 000 种不同的黄酮被确认并登记在册。黄酮是对抗 LDL 氧化物的有效抗氧化剂，它们的活性与化学结构相关。黄酮是羟基和过氧化氢自由基的清除剂，也是超氧化物阴离子的有效清除剂。由于它们具有强大的螯合能力，其中一些起着抗氧化剂的作用。在不同类的黄酮中，黄酮醇、黄烷醇和异黄烷醌在 LDL 抗氧化作用中的保护作用最强。此外，巨噬细胞的黄酮积累呈时间和剂量依赖性，而富含黄酮类细胞氧化 LDL 能力也会随之大幅降低。与黄酮摄入量呈负相关的是随后出现的缺血性心脏病或脑血管病。除了抗氧化作用外，植物多酚具有血管保护作用、抗血管生成作用、抗动脉粥样硬化作用、舒张血管和抗高血压效果。

五、甘草

甘草在亚洲普遍用作甜味剂或香料，它被证实具有广泛的治疗作用。甘草黄酮，是一种异黄烷，它是甘草乙醇提取物中主要的多酚类（区别于水提取物中的甘油酸），食用甘油醇提取物（或甘油黄酮）可以提高抗 LDL 氧化的能力。同理，我们发现甘草黄酮（主要由巨噬细胞富集）能显著抑制细胞介导的 LDL 的氧化、超氧化物阴离子的释放，和巨噬细胞 NADPH 氧化酶活性。结构函数研究显示甘草黄酮抗 LDL 氧化的作用得益于异黄烷 B 环的 2'-OH。异黄烷的疏水基团在甘草黄酮抗 LDL 氧化作用中也是必不可少的，而 B 环的羟基位置对甘草黄酮抗 LDL 氧化能力起重要作用。

六、石榴

石榴果实中含有强大的抗氧化剂。石榴可溶性多酚包括可水解的单宁酸，例如鞣花单宁石榴多酚、没食子酸和鞣花酸，还有花青素和儿茶素。体外实验表明，从石榴中提取的没食子酸、鞣花酸，和它独有的单宁或石榴皮鞣素和花青素，还有其独特的糖（和石榴酚类物质组成的复合物）可以通过自由基清除剂和金属螯合剂的属性来抑制 LDL 的氧化。这些作用在整个果实中其他石榴多酚类存在时能够加强。此外，石榴汁和它的纯酚类物质或糖会减弱巨噬细胞的氧化应激水平、胆固醇生物合成速率、Ox-LDL 被细胞摄取程度，这些作用与石榴汁对氧化敏感性基因的影响有关。最近有研究表明石榴皮提取物与石榴汁有相似的抗动脉粥样硬化作用，而石榴花提取物的作用更强大。

研究表明：健康人饮用石榴汁 2 周能显著降低 LDL 和 HDL 的氧化。颈动脉狭窄患者连续服用石榴汁 3 年后血浆氧化应激水平明显降低，同时动脉粥样硬化斑块也显著变小。而且，每天饮用石榴汁可改善冠脉疾病患者压力诱导型心肌缺血。服用石榴汁 1 年后冠脉疾病患者的收缩压显著降低，而高血压患者只需饮用 2 周就能引起收缩压和血管紧张素转化酶活性降低。在糖尿病患者中，服用石榴汁不会恶化病情，还会显著降低血浆中高氧化应激水平和单核细胞向巨噬细胞的转化。

（温俊平　黄国良）

第九节　炎症、IL-1 与 AS

T2DM 患者在胰岛、胰岛素敏感组织和糖尿病并发症的部位有长期慢性炎症系统激活。糖尿病发病的免疫机制、动脉粥样硬化的"炎症假说"表明炎症激活对糖尿病及心血管并发症的发生具有重要影响。实验和临床数据表明，在不影响血脂水平的情况下减少炎症可能改善糖尿病、降低心血管疾病（CVD）的风险。炎症介质 IL-1（主要是 IL-1β 和 IL-1 受体拮抗剂 IL-1Ra）在 AS 发生、发展存在重要影响，白介素（IL）还包括 IL-1α，IL-18，IL-33，IL-36，IL-37 和 IL-38 等，DM 患者体内的炎症激活有两大特点：细胞因子、趋化因子表达大量增加；免疫细胞数量增多和活性加强（主要是巨噬细胞），这一特性同样表现在 AS 的发生、发展机制中。

在 T2DM 的发病机理和心血管并发症中，IL-1β 具有明确的作用，DM 的炎症机制考虑如下：①胰岛炎症：高血糖、高脂肪酸、氧化应激等因素通过 NLRP 3 炎症小体激活胰岛组织的巨噬细胞、粒细胞，促进其大量分泌 IL-1β，导致胰岛无菌性炎症，胰岛 β 细胞损伤，同时 IL-1β 活化下游信号转导，下游驱化分子、细胞因子、脂质调节分子等大量激活反过来加剧炎症发展。②胰岛淀粉样多肽沉积（hIAPP）：hIAPP 是 DM 胰腺组织特征性病理改变，实验证实 IL-1β 介导了 hIAPP 在组织中的沉积，并导致胰腺细胞坏死、组织纤维化、炎症，使用 IL-1Ra 可减少 hIAPP、减轻炎症、促进胰岛素分泌、改善血糖。③胰腺 RAS 系统激活：肥胖、高血糖等激活局部组织内的 RAS 系统，研究证明 Ang Ⅱ 作用 DM 小鼠胰腺组织可导致胰岛素分泌下降，细胞凋亡增加，IL-1β、IL-1、CCL2 等因子增加；抗 IL-1β 抗体部分翻转糖耐量受损的影响。④脂肪组织坏死、胰岛素抵抗：MI 巨噬细胞激活 IL-1β 导致组织胰岛素抵抗、脂肪组织坏死、缺氧、凋亡，损害脂肪胰岛信号通路损伤；并招募单核细胞招募到炎症组织诱发炎症反应。

大量的研究数据说明了 IL-1 通路在 T2DM 及其心血管并发症的作用，炎症（主要是 IL-1）在心血管并发症的有力证据如下：①AS 斑块中活化的巨噬细胞、EPS 高表达 IL-1β 和 IL-1Ra；②IL-1 介导 EPS 和 SMC 的活化，调控趋化因子、白细胞黏附、改变凝血功能，促进 AS 进展；③体内大多数细胞表达 IL-1，促进其下游的信号通路使黏附分子、促炎因子、趋化因子和脂质介质的表达增强；④此外，IL-1 促进 IL-6 的产生和释放，使 AS、CVD 等风险增加，而 IL-6 又可诱导 CRP 的产生和释放；⑤NLRP 3 小体在 IL-1β 激活起主导作用，胆固醇结晶和饱和脂肪酸棕榈酸酯激活的 NLRP 3 炎症小体加工前 IL-1β；⑥线粒体解偶联蛋白 2 缺乏抑制巨噬细胞脂质合成，后者抑制 NLRP 3 炎性体激活和 IL-1β 的产生。糖尿病作为 ASCVD 高危因素，是 DM 患者预防和治疗 ASCVD 重点干预对象，以下简要说明 IL-1 在治疗 DM、ASCVD 方面的临床研究。

关于 IL-1 与 AS 及相关并发症的研究分析如下：Canakinumab 是一种针对 IL-1β 的人单克隆抗体，具有抗炎作用。研究证实：①在使用单剂量 Canakinumab 三个月后发现 HbA1c 改善率高达 0.9%，同时胰岛素分泌增强、胰岛素敏感性增高、白细胞活性降低；②改善糖耐量降低的患者胰岛素分泌；③最后，在一项开放型研究中，每 8 周注射一次 Canakinumab，注射三次，导致 HbA1c 下降 0.6%，同时有改善糖尿病性黄斑水肿的迹象；④此外，每月 4 次的 Canakinumab 注射，对比安慰剂组，HbA1c 数据上改善 0.2%，且试验组大多数患者的 HbA1c 达到了 7% 的治疗目标。以上研究证实 Canakinumab 减轻炎症可以改善 DM 患者的症状。在不降低 LDL 的情况下，Canakinumab 明显降低了血浆 IL-6 和 CRP，提供了验证 AS 血栓形成的炎症假说的概念。CANTOS：一项针对 IL-1β 的单克隆抗体 Canakinumab 的随机、双盲、安慰剂对照试验，招募 10 061 例既往有心肌梗死（MI）史或 hsCRP 水平 2mg/l 及以上志愿者，比较三种剂量的 Canakinumab 单抗（50mg，150mg 和 300mg，皮下注射，1 次/3 月）相对安慰剂，对非致死性心肌梗死，非致命性卒中或心血管死亡的影响。48 个月时，Canakinumab 的使用没有明显改变 LDL 与 HDL，TG 的中位数仅升高 4%~5%，而 hsCRP 的基线下降的中位数对比安慰剂，在接受 50mg 剂量的 Canakinumab 组高出 26 个百分点，150mg 组高 37 个百分点，300mg 组高 41 个百分点。IL-6 也有类似情况。在 3.7 年的中位随访中，主要终点发病率在安慰剂组、50mg、150mg、300mg Canakinumab 组，每 100 人每年分别为 4.50 次、4.11 次、3.86 次、3.90 次。试验结果证明：Canakinumab 针对白介素-1β 天然免疫途径的抗炎治疗，每 3 个月用 150mg，不依赖于血脂水平的降低可显著降低心血管事件的复发率。

同时，诸多研究表明 IL-1 是联系高危因素和 DM、ASCVD 的枢纽，其依赖急性时相反应蛋白、细胞因子、趋化因子和细胞黏附分子等表达的改变来实现的。IL-1Ra 是 IL-1 受体拮抗剂，与受体结合后阻断 IL-1 的下游的信号转导。①在一项概念验证临床研究中，使用 IL-1Ra 治疗 3 个月的 T2DM 患者，血糖水平降低、胰岛 β 细胞分泌功能增强以及 CRP 水平降低，CVD 的风险降低。另外，39 周后的随访发现胰岛分泌功能仍然存在，随访研究还发现糖尿病前期患者使用 IL-1Ra 可以改善胰岛 β 细胞的分泌，延缓或预防 DM 的进展。②前面 DM 炎症机制还说明了 IL-1Ra 改善 hIAPP 沉积、胰岛炎症、阻断组织局部的 RAS 激活。

最近的研究发现 IL-1α 和 IL-1β 对 AS 的发生和进展有不同的影响。①Kamari Y. 等人的研究表明

IL-1α 和 IL-1β 对于 AS 的早期病变有独立的影响，IL-1α 活性变高导致 T2DM 高血糖症发生；②
Freigang S. 等发现 FAs 诱导 IL-1α 和 IL-1β 释放的潜力差异，在此试验中，巨噬细胞分泌的 IL-1α
（而不是 IL-1β）使血管炎症和 AS 加剧；③IL-1α 也参与了导致 DM、AS 状态的血管 SMC 衰老相关分
泌表型的发展；④在一个开放型试验中，T2DM 患者接受最近开发的针对 IL-1α 的抗体，每周两次，共
4 周的静脉注射发现 HbA1c 下降了 0.14%，同时胰岛素分泌也增加。

关于 IL-1 对于 DM 及心血管并发症的治疗潜力仍需要更多的人体干预试验来验证，探索诊断疾病发
生、发展的可靠标志物也极为重要。此外，前瞻性队列研究还表明，循环水平 IL-18 升高与 T2DM 和
CVD 的风险增加相关，或将成为 CVD 治疗的新靶点。

（温俊平）

第十节　分子靶向药物与糖尿病动脉硬化

DM 患者比正常人罹患 ASCVD 的风险更高，发展更迅速，主要是因为：①高胰岛素血症、胰岛素抵
抗；②高血糖症；③脂质代谢紊乱；④内皮功能障碍；⑤凝血机制异常；⑥神经内分泌异常。目前临床
采用多种方式干预和治疗 DM 及相关心血管并发症，但其发病率和死亡率仍居高不下。细胞与分子生物
学以及基因组学方面的进展进一步揭示了糖尿病、ASCVD 发生、发展的分子与细胞机制，识别、操控新
的分子治疗靶点，为新的预防与治疗手段提供依据。人类基因组相关研究（GWAS）揭示了从前未知的
参与特定疾病过程的基因及途径，目前发现了 34 个针对上诉代谢异常的 DM、ASCVD 相关基因位点，都
可能成为传统药理学、生物学或分子技术治疗的有效靶点。这些靶点可广泛地分为脂质代谢、内皮功能、
细胞生长和迁移、胞外基质转运和先天性与适应性免疫等。

一、脂质代谢

1. HMG-CoA 还原酶

HMG-CoA 还原酶是 TC 合成关键限速酶，随后针对此靶点研发的他汀类药物在 T2DM、AS 脂质代
谢治疗取得巨大成功，包含阿托伐他汀（Lipitor）、辛伐他汀（Zocor）、洛伐他汀（Mevacor）等，其机
制包括：①他汀类药物抑制肝脏 TC 生物合成，促进 LDL 受体表达，从而增加血浆 LDL 的清除；②广泛
地降低血浆 TC，尤其对于 LDL-C，对 AS 后遗症有一定保护作用；③另外，通过升高 HDL 浓度和抑制
炎症反应不仅能抗 AS，还能调节 TC 合成，参与 LDL 的代谢；④抑制蛋白酶 PCSK9 降解 LDLR，增加
肝脏对血浆 LDL 的清除。研究证明：虽然他汀类药物一定程度上加速存在危险因素的糖尿病患者的发病，
但其通过降低血脂可减少 CVD 发生，降低 ASCVD 的病人的死亡率。研究证实，与安慰剂相比，先前被
认定为低心血管风险的受试者在重要的心血管事件，如：心肌梗死、中风、动脉血管重建、不稳定型心
绞痛住院治疗或心血管死亡事件明显降低（平均随访时间：1.9 年；HR：44%）。此次受试者中有 2/3 个
体至少拥有 1 个主要 DM 风险：代谢综合征、空腹血糖受损、BMI⩾30kg/m²、HbA1c⩾6%。他汀类药物
的使用让这些高危患者的平均诊断时间提前了 5.4 周。

2. 微粒体 TG 转运蛋白（MTTP）抑制剂

MTTP 是 LDL/VLDL 代谢的必需蛋白，两者结合形成配体，通过与 LDL 受体的结合，促进
LDL/VLDL 内化和溶酶体中降解。MTTP 和 ApoB 基因突变可造成无 β 脂蛋白血症和低 β 脂蛋白血症，
均以血浆低浓度 LDL 为特征表现，因此可作为调节血浆 TC 的潜在治疗靶点。一种口服活性的小分子
MTTP 抑制剂（洛美他派）正在临床前研究，用于降低 LDL 受体基因缺陷（纯合子家族性高 TC 血症）
的患者血中 LDL-C，同样用于治疗家族性脂蛋白脂肪酶缺乏的患者血浆 TG。MTTP 抑制剂副作用将减
少胃肠道脂肪吸收，限制了其在 LDL-C 增高人群的单药治疗，但低剂量 MTTP 抑制剂联合其他降 TC

药物治疗或许可行。

3. Mipomersen

ApoB 是合成 LDL 的前体极低密度脂蛋白（VLDL）所必需的成分，因此，对 ApoB 合成的抑制会降低 VLDL 合成和分泌，以及血浆 LDL－C 水平。Mipomersen 通过抑制 ApoB 合成而降低高 TC 血症。其针对 ApoB 的信使 RNA（mRNA），能显著降低纯合子家族性高 TC 血症患者的 LDL－C 水平，对不耐受他汀类药物或需要联合用药的患者也有作用，促其达到目标血浆 TC 水平。

4. PCSK9 抑制剂

GWAS 在小鼠及人体的早期临床试验证实 PCSK9 与冠心病相关。PCSK9 存在于肝细胞中，通过靶向结合 LDL 受体，导致后者的降解，从而减少肝脏对血浆 LDL 的清除。PCSK9 抑制剂作用可增强细胞表面 LDL 受体的表达和血浆 LDL 的清除，使其成为具有吸引力的独立治疗靶点。大多数家族性高胆固醇血症的病例都是由 PCSK9 有作用的基因突变引起的，使 LDL 浓度升高，导致早期 ASCVD。PCSK 9 的抑制是通过小干扰 RNA（siRNA）和降低 LDL－C 的抗体，目前在部分动物模型中实现。另外，使用抗 PCSK 9 抗体的 II 期临床试验取得了满意的结果，且副作用很少。

5. ApoA－ I /HDL

ApoA－ I 是 HDL 颗粒的主要脂蛋白成分，促进 TC 摄取到脂蛋白，并促进 TC 从非肝组织（如 AS 斑块）中消退，重新定向转运到肝脏进行代谢，这就是 ApoA－ I 依赖 HDL 介导的逆向 TC 转运（RCT）。关于 ApoA－ I 靶点的探索如下：①胆固醇酯转移蛋白（CETP）抑制剂可以增强 HDL 介导的 RCT，阻止 TC 从 HDL 向 VLDL/LDL 的转移，但最近的临床试验因为托彻普在治疗效果以外的副作用而被禁止使用。小分子 CETP 抑制剂和抑制 CETP 的分子方法仍在研究当中，有望成为新的治疗策略。②ApoA－ I 依赖的 TC 摄取加强 RCT，因此 HDL 的 ApoA－ I 的含量和功能是分子治疗的重要靶点。在一项第二阶段的临床试验中 RVX－208 作为一种 ApoA－ I mRNA 产生和蛋白质合成的小分子增强剂，被证明能适度增加血浆 ApoA－ I 和 HDL 含量。③ApoA－ I 类似物与体内的 ApoA－ I 有相似的二级结构，具有内源性 ApoA－ I 相似的调节脂质机制和其他 ApoA－ I 的特性。不同的类似物拥有不同的 ApoA－ I 活性，如：即 TC 摄取、抗炎作用和改善 IR，并且活性优于内源性 ApoA－ I，进一步研究还在继续。④重组 ApoA－ I（rApoA－ I）拥有野生型或 Milano 突变（ApoA－ I M），可以增强 HDL 的功能，临床试验表明多种 rApoA－ I 在血脂代谢、RCT、血糖调控、内皮功能、血小板功能和 AS 等方面均显示出有益改变。

6. LPL

LPL 在 EPC、脂肪细胞、心脏与骨骼肌中广泛表达，水解 VLDL、LDL 和乳糜微粒中富含的 TG，使血浆 TG 降低和 HDL 升高。因此，LPL 降低患者的高甘油三酯血症及伴随的 ASCVD 风险，在人与动物中作为抗 AS 的角色。LPL 基因替代治疗通过肌内注射腺相关病毒－1 介导的 LPL "增益－功能" 基因变异体（AAV1－LPLS447X），在脂蛋白脂酶缺乏症患者的多个 I 期和 II 期临床试验证实：在安全性良好基础上对短期和长期的 TG 代谢有益。

7. 清道夫受体（SRSR－A、SR－B、CD36、LOX－1 等）

这是一类在巨噬细胞、血小板、内皮细胞、上皮细胞和肝硬化细胞上表达的膜结合蛋白，可以结合氧化修饰的 LDL（oxLDL）颗粒和多聚阴离子配体。结合后，促进受体内化、胞内细胞转导，最终导致细胞凋亡、内皮功能障碍和泡沫细胞形成。SR 通过不同机制影响 AS：①SR－A 和 CD36 参与泡沫细胞的形成、脂质斑块、动脉粥样硬化进展；②SR－B 可能促进巨噬细胞 TC 逆向转运，发挥抗 AS 的作用；③LOX－1 促进 EPC 功能障碍。据 Stephen 等人证实了 AS 的 SR 的治疗潜力，但长期稳定的基因表达、类似的临床基因治疗还在研究当中。

8. 肝 X 受体（LXR）

LXRα 和 β 属于核激素受体超家族的转录因子，在肝、肠、肾和巨噬细胞中都有表达。①LXR 被自身氧甾酮配体激活后与 RXR 发生异聚反应，促进目的基因启动子内 DNA 与 LXR 反应元件的结合；②在巨噬细胞中，通过增加 ATP 结合盒转运蛋白 A1、ABCG1、ABCG4 的表达促进胞内 TC 向 HDL 颗粒转运，最终在肝脏清除；③LXR 还能诱导 LPL 和脂蛋白转运蛋白（PLTP）的表达，将磷脂从 LDL 颗粒转运到发育的 HDL，增加 HDL 的生成；④活化的 LXR 还可抑制 NF-κB 信号通路，减轻炎症反应。最新的研究证实小分子 LXR 激动剂调节多方面的 TC 代谢、抑制炎症反应、减轻动脉硬化。

除了上述已阐明的脂质代谢靶向治疗位点，GWAS 研究发现与 AS 相关的新基因位点：①PPAP2B（磷脂酸磷酸酶 2B 型），在浆膜内将磷脂酸转换为 TG。②SORT1（分拣蛋白 1）：调节肝 VLDL 分泌的多功能跨高尔基网络蛋白。③ABCG5/8（ATP 结合盒 G5/8）：参与甾醇的吸收及分泌的 ATP 结合转运蛋白的相邻基因。④LIPA（脂肪酶 A）：溶酶体脂肪酶能水解内源性 TC 酯和 TG。⑤TRIB1（Tribble 同系物 1）：MAPK 活性调节分子，多态性调节血浆 LDL-C、HDL、TG。针对上述靶点对于 AS 发病机制的作用仍在探索，或可成为未来治疗 AS 的靶点。

二、EPC 靶点

内皮功能紊乱是 DM、AS 发病机制的关键环节。①EPC 表型由抗炎和抗血栓转化为促炎和促凝状态，导致内皮依赖的血管舒张障碍及白细胞黏附分子、细胞因子、趋化因子、免疫分子、生长因子等促炎介质大量释放。因此，内皮功能障碍状态代表许多基因产物的表达改变，其中每种基因产物代表潜在的治疗靶标，然而，由于涉及许多基因，使用分子疗法调节任何特定的单基因或基因产物可能效果不理想。②过度的氧化应激导致内皮功能障碍，但是活性氧的来源与触发环节极其复杂，另外抗氧化剂维生素治疗抑制氧化应激没有明显效果，阻碍了针对氧化应激靶点的进一步发展。③NF-κB 是导致炎症及内皮功能障碍的关键通路。AS 的多种危险因素诱发核内 NF-κB 易位促进炎症因子大量产生。他汀类、蛋白酶抑制剂、糖皮质激素和免疫抑制剂已证明可以非特异性地抑制 NF-κB 活性，但 NF-κB 在维持人体稳态的重要作用阻碍了 NF-κB 抑制剂的发展。分子靶向治疗对于 NF-κB 抑制剂时空调控机制还在探索。

三、细胞周期蛋白依赖性激酶

EPC 完整性破坏，脂质渗透，泡沫细胞、成纤维细胞、SMC 等先后在病变区域聚集是 AS 的重要特征。调节细胞增殖、迁移、分化的生长因子在此发挥重要作用。生长因子多种多样，产生的影响也多种多样，导致 AS 发病机制的复杂性，针对单一生长因子靶点的治疗并不能发挥很大的影响。细胞周期蛋白依赖性激酶在细胞周期的各个阶段控制病变细胞的发生和发展，靶向调控细胞增殖的下游分子，紫杉醇和西罗莫司等释放细胞增殖抑制剂的药物在冠脉洗脱支架已有成功运用。

四、细胞外基质

细胞外基质（EM）降解和重塑是 AS 斑块形成过程中的重要特征，在斑块的软化和破裂中也发挥着重要的作用。EM 包括各种类型的蛋白质、蛋白酶（丝氨酸、半胱氨酸或金属蛋白酶亚型）。

1. 基质金属蛋白酶（MMPs）

病变的血管壁降解或 EM 重塑与 AS 密切相关。①针对个体 MMP 的研究表明 MMP-2、MMP-8、MMP-9 和 MMP-12 促进斑块进展，MMP-1、MMP-2、MMP-8、MMP-12 和 MMP-14 使斑块不稳定；②有研究显示部分 MMP 促进斑块的稳定，且 MMP-3 和 MMP-11 可能限制斑块；③MMP-1 和 MMP-8 中的 SNP 与降低 CAD 的风险有关。使用非特异性小分子 MMPs 抑制剂或过量表达内源性 MMP 抑制剂可调控 MMP 活性。但由于疾病过程的复杂性，这些方法在还没有在人群 AS 的背景下进行研究。

2. 组织蛋白酶类

许多组织蛋白酶，包括 F、K、L 和 S 亚型，表达于动脉粥样硬化斑块的巨噬细胞、平滑肌细胞和内皮细胞。其对 AS 斑块的影响包括：①通过小鼠模型试验证实组织蛋白酶 K 或 S 的敲除使 AS 斑块的变小和进展减慢；②相反，组织蛋白酶内源性抑制剂、胱抑素 C（cystatin C）的缺乏会增加斑块体积、胶原含量及促进弹性蛋白断裂；③组织蛋白酶可降解 LDL，减少巨噬细胞的 TC 流出。现已开发出组织蛋白酶 K 和 S 的小分子抑制剂，并在治疗骨质疏松症、银屑病和骨关节炎的临床试验中得到验证，针对 AS 的治疗还在进一步研究当中。

3. ADAMTS7

ADAMTS7 的活性与 SMC 的迁移和心内膜病变的形成有关，因此可促进 AS 斑块的发展。它可降解软骨寡聚基质蛋白，这是一种与其他 EM 蛋白相互作用的非胶原性 EM 蛋白。更多的研究正在阐释 ADAMTS7 在 AS 发展中的作用，使其成为有效的分子靶点。

五、免疫靶点

大量研究表明糖尿病并发大血管病变的发病机制与免疫应答相关，涉及多种炎症、免疫相关的细胞和分子。近期的研究强调了发病过程中针对细胞因子、趋化因子、黏附分子、生物活性脂质及巨噬细胞活化的药用价值，GWAS 已经发现了两个与 AS、CAD 密切相关的位点，IL-5 和 CXCL12。

（温俊平）

第十一节　干细胞与 AS

血管细胞损伤是 DM 及心血管疾病（动脉粥样硬化、血管成形术后再狭窄、移植物动脉硬化、静脉旁路移植动脉粥样硬化和动脉瘤）发生的关键事件。血管内皮功能障碍被认为 DM 早期病变，也是导致动脉粥样硬化的早期异常之一。虽然近年治疗有进展，包括针对脂质代谢的他汀类药物、抗血小板药物、抗血栓药物，以及提倡戒烟，采取如锻炼、低盐、低能量摄入的健康生活方式，心血管疾病在全球的致残率和死亡率仍然居高不下。另外，虽然血管重建治疗（如溶栓、原发性血管成形术、冠状动脉旁路移植术和经皮冠状动脉介入治疗）在急性心肌梗死发生后可以挽救生命，但梗死后的存活者由于血管形成术后再狭窄、其他部位的动脉粥样硬化，以及因为病变特点不佳或缺乏血管移植材料导致血管重建不足，频繁出现血管并发症，这些都可能导致充血性心力衰竭及致死性心律失常的发生。

研究新的血管疾病及并发症治疗迫在眉睫。近年来研究表明，干细胞疗法在心血管病的治疗上有重要前景。血管内皮祖细胞存在于正常组织、病变组织的血管壁中，在各种因素刺激下分化成内皮细胞、平滑肌细胞（SMC）。在动脉粥样硬化的病变内膜、导丝介入术后的内皮损伤及血管移植后血管损伤后，内皮祖细胞迁移到特定病变区域分化，参与损伤后的修复、更替和再内皮化，修复血管损伤，减少病损，恢复血管的完整性，改善内皮功能。多条信号转导通路协同调节内皮祖细胞向内皮表型的分化：①血管内皮生长因子和（或）层流剪应力诱导祖细胞表达内皮细胞特异性标志物 CD 31、血管性血友病因子（vWF）和血管内皮钙黏蛋白，逐步向内皮细胞分化；②层流剪应力还激活组蛋白修饰的分子通路，包括组蛋白脱乙酰酶的稳定和活化，使内皮祖细胞经历基因特异性、染色体结构的重构后向内皮细胞分化；③剪切或 VEGF 通过 Flk-1-PI3K-Akt 通路激活翻译后稳定的 HDAC3，诱导干细胞向内皮细胞分化。

血管旁路移植术通常用于更换严重病变动脉，恢复缺血组织和器官的灌注。患者缺乏健康血管，以及由于血栓及堵塞，使用小口径人造血管在冠脉旁路移植及膝以下动脉硬化闭塞治疗有极高的失败率。组织工程学的发展将致力于解决上述难题。组织工程利用自体或非自体来源的干细胞分化成病变血管的替代结构，并满足基本生物血管要求，如高强度防爆能力、手术操作简易性、内皮功能适应性。目前，人造血管已经成功地作为动静脉瘘用于血液透析。促进组织工程学干细胞分化的染色质相关蛋白信号级联机制包括：①异质核糖核蛋白（hnRNPs）可促进或阻碍 hnRNAs 序列与其他核因子的相互作用，调节前体 mRNAs 和 mRNAs 的核质转运；另外，hnRNPs 抑制了丝氨酸/精氨酸丰富的蛋白质与内含子或外显子的增强子结合以改变拼接。②hnRNP A2/B1 上调 ESC 向 SMC 的分化，直接结合和激活编码 SMA 和 SM22α 的 SMC 分化基因启动子，通过 Cbx 来启动 SMC 分化。③透明同系物 1（MDia 1）是参与肌动蛋白聚合与 SMC 分化的小 GTP 酶 RhoA 效应器，Cbx 3 染色体结构域中 4 个氨基酸（165~168）是 Cbx 3 与 MDia 1 相互作用及诱导的 SMC 分化的关键因素。④Integrin（α1，β1，α5）−FAK/paxillin−PI3K−MEK−ERK/JNK 通路也被证实参与 PDGF−β 介导 SMC 的分化。

　　干细胞分化为血管细胞是在生物发生器中进行的，生物反应器模拟人体内环境，为生物工程血管生成提供最适宜的条件，包括氧气和营养物质，并清除细胞代谢产物，同时提供适当的物理刺激。在细胞发生、分化、成熟、黏附和蛋白质分泌、增强血管的力学性能过程中具有重要作用。移植物植入人体之前在人工循环系统（生物发生器）中接受血流动力学调节，使得干细胞分化的血管同自然血管在形态、机械特性具有相似性。

　　干/祖细胞在治疗动脉粥样硬化相关疾病，是通过归巢到特定损伤区域，进行分化、修复，阻止内膜病变的进展。用于治疗导丝介入相关内皮损害，通过刺激血管再内皮化来更新损伤或缺失的细胞，预防再狭窄。诱导多能干细胞（iPSCs）技术通过将终末分化的体细胞逆分化形成大量多功能干细胞，用于细胞替代治疗。针对体细胞绕过多功能状态，直接分化的研究可以快速获得患者兼容的自体细胞，能更为有效、快速地生产所需细胞系。上述方式突破了胚胎干细胞来源的伦理问题、快速调节的产生所需的细胞、避免免疫原性、同种异体移植排斥等重大局限。干细胞治疗动脉粥样硬化相关疾病的潜力不容忽视，其潜在致癌性也引起了广泛关注，亟待新的研究发现。

（温俊平）

第十二节　其他（微量元素、辅酶 Q10、抗凝药、血管扩张药等）

一、微量元素的价值

　　微量元素含量虽仅占人体的万分之五，但在生命活动中却发挥着巨大的作用。其参与一系列生理过程，如各种酶及活性物质的代谢，许多蛋白质活性、能量物质及水代谢平衡、多种酶的辅助因子等，维持机体内环境平衡。人体缺乏某些必需的微量元素，会使酶系统代谢失调，导致高血压、高脂血症、动脉硬化、糖尿病等的发生。国内外学者的大量研究，微量元素锌、铜、硒、锰、铬、铁等与糖尿病及大血管病变有一定的关系。

　　铜是生命必需的微量元素，也是一种强大的酶催化剂。人体总铜的正常水平在 $11\sim22\mu mol/L$。①缺铜导致机体葡萄糖不耐受，胰岛素反应降低，导致糖代谢紊乱；②铜参与促进脂肪合成；③铜代谢紊乱与胆固醇水平相关，通过破坏正常的高密度脂蛋白和低密度脂蛋白之间的平衡而导致胆固醇升高，引起高胆固醇血症和 AS；④增强超氧化物歧化酶（SOD）的催化活性，保护细胞免受自由基的损伤；⑤铜还激活细胞色素氧化酶，该氧化酶参与线粒体的电子传递链。如果铜缺乏，细胞色素氧化酶的活性降低，可能导致胰腺腺泡细胞、肝细胞等代谢活性组织线粒体的扭曲变形。铜和锌在保护身体组织免受氧化损伤方面发挥重要作用。而铜缺乏或紊乱是糖尿病、心血管疾病及其并发症发生发展的重要原因之一。

　　锌（Zn）在糖代谢中发挥重要作用，在血清/血浆中锌的正常范围是 $13\sim25\mu mol/L$，其：①促进肌肉组织和脂肪细胞对葡萄糖的利用，从而降低人体血糖；②锌是细胞内酶功能的辅助因子，参与蛋白质、脂质和葡萄糖代谢；③参与调节胰岛素受体介导的信号转导机制和胰岛素受体合成；④锌是超氧化物歧化酶等关键抗氧化酶的结构组成部分，缺锌会影响其合成，导致氧化应激增加，导致 DM 患者的代谢紊乱，加剧动脉粥样硬化（AS）发生和进展；⑤此外，锌转运蛋白（ZNT8）是调节胰腺胰岛 β 细胞分泌胰岛素的关键蛋白。最近发现，ZnT8 转运体突变与 T2DM 有关；⑥低锌也被认为导致伤口愈合不良或减缓，这在糖尿病患者中很常见。临床研究表明，与非糖尿病患者相比，T2DM 患者血清锌水平通常较低，这是由于在消化过程中内源性锌的肠再吸收受损及锌排泄到肠道的增加可能导致血清锌水平降低。补锌能改善 T2DM 患者胰岛素分泌，同时抑制胰高血糖素和葡萄糖－6－磷酸酶水平。

正常血清硒浓度低于 $1.26\mu mol/L$。①硒通过硒依赖谷胱甘肽过氧化物酶和其他硒蛋白参与防御氧化应激；②硒蛋白被认为是一种抗氧化剂和过氧亚硝酸盐清除剂，其能防止糖尿病患者并发症进展；③硒酸盐作为无机形式的硒，在实验中模拟了胰岛素活性。然而在其他研究中，血清硒浓度较高与糖尿病患病率较高有关，在最近的一项研究中，有和没有并发症的 2 型糖尿病患者的平均硒浓度明显高于健康对照组。硒代谢紊乱与含量过多导致体内糖代谢紊乱、T2DM 及心血管并发症增加。

锰在成人血液中正常范围为 $0.01\sim0.012\mu mol/L$，其作为丙酮酸羧化酶和精氨酸酶等酶的组成部分，以及磷酸烯醇丙酮酸羧激酶（PEPCK）和谷氨酰胺合成酶等酶的激活剂，参与骨髓产生和碳水化合物、氨基酸和脂肪胆固醇代谢。①促进葡萄糖代谢，是胰岛素正常合成和分泌所必需的微量元素。一项研究中表明，T2DM 受试者的锰水平低于正常对照组。在另一项研究中，与对照组相比，糖尿病患者的血液和头发样本中的平均锰含量显著较低；②锰是丙酮酸羧化酶的辅助因子，在将各种非碳水化合物糖异生转化为葡萄糖的过程中起着重要作用；③为了正确利用胆碱、维生素 B_1、生物素、维生素 C 和维生素 E，锰作为酶的辅因子参与了线粒体糖蛋白的合成。总之，锰为正常胰岛素合成、分泌和代谢改变所必需的微量元素，与糖尿病及并发症的发展密切相关。最近，Forte 和他的同事在一项研究中报告了与正常对照组的比较，2 型糖尿病患者锰缺乏情况。关于锰在 DM 及大血管病变的机制还在进一步研究当中。

铬是正常碳水化合物代谢所必需的矿物质，是胰岛素作用的关键辅助因子，也是糖耐量因子（Gtf）的组成部分，在葡萄糖代谢平衡中起着重要作用。成人血清中铬的正常浓度是 $1\sim10\mu mol/L$。三价铬具有较高的生物活性，是细胞最佳摄取葡萄糖的状态。铬调节胰岛素和血糖水平是通过刺激胰岛素信号通路和代谢，促进 GLUT－4 在肌肉细胞中的易位来实现。铬代谢紊乱导致糖代谢异常及血管损害，长时间则促进 ASCVD 并发症的发生。与性别对照的受试者相比，在 2 型糖尿病患者的血液中，铬的浓度明显降低，但在糖尿病患者中，在尿中铬元素的水平比年龄匹配的健康对照组高出很多。铬缺乏导致血糖水平升高，如果持续很长一段时间，它可能导致糖尿病、大血管并发症的发展，有报道显示铬补充剂可降低糖尿病患者的血糖水平。长期高血糖增加铬从尿中排泄。

铁是一种重要的微量元素，铁的充足供应对于许多生化过程至关重要，包括电子转移、基因调节、氧的结合和运输，调节细胞的生长、分化，并参与免疫系统的特有功能。成人的正常铁范围是 $9.4\sim26.7\mu mol/L$。①铁在体内升高会氧化各种生物分子，如核酸、蛋白质和脂类，这些氧化后的分子可能通过减少胰岛 β 细胞的胰岛素分泌而促进 2 型糖尿病的发展，同时增加胰岛素抵抗；②铁蛋白是一种普遍存在的细胞内蛋白，铁蛋白储存游离铁，储存铁的增加通过多种机制诱发糖尿病，包括对胰腺胰岛 β 细胞的氧化损伤，肝脏对胰岛素摄取的损害，胰岛素抑制肝葡萄糖生成能力的干扰。一项研究显示，与非糖尿病对照相比，糖尿病患者血浆铁蛋白水平升高；③血清铁蛋白的升高被认为是铁超载的一个指标，进而导致血红蛋白沉着病，以糖代谢受损和糖尿病为特征临床表现。几项研究表明血红蛋白沉着症与 2 型糖尿病之间存在联系；④铁蛋白也与代谢综合征的流行有关。但据报道，在一项病例对照研究中，血清铁蛋白与糖尿病风险之间的关联在调整代谢综合征成分后消失。铁含量增高可能通过代谢紊乱、氧化应激、内皮损伤等途径导致 DM 及大血管并发症的发生、发展。

血清中钒的正常范围为 $17\sim118ng/L$，其影响碳水化合物代谢的各个方面，包括葡萄糖转运、糖酵解、葡萄糖氧化和糖原合成。钒存在于几个价态中以钒酸盐和钒酸在生物系统中最为常见，它对代谢的作用如下：①促进葡萄糖的摄取和新陈代谢；②促进脂质和氨基酸代谢；③改善甲状腺功能；④增强胰岛素敏感性。钒主要作为一种胰岛素类似物，使胰岛素活性增强和胰岛素敏感性增加，其机制考虑如下：①胰岛素受体自磷酸化；②提高蛋白酪氨酸和丝氨酸苏氨酸激酶活性；③抑制磷酸酪氨酸磷酸酶活性；

④腺苷酸环化酶活性增加；⑤葡萄糖-6-磷酸酶活性改变；⑥抑制肝糖异生；⑦糖原合成增加。在一项不同血液成分的研究中报告了糖尿病患者体内钒水平的升高。当前，因钒被广泛认为对人体有害而限制了其在糖尿病管理上的临床运用。

碘是合成甲状腺激素的必备元素，碘的缺乏会导致智力低下和克汀病，是所有微量元素中最具破坏性的。甲状腺激素控制胰岛素分泌。在甲状腺功能减退症中，葡萄糖介导的胰岛 β 细胞胰岛素分泌减少，而在甲亢中由于胰岛 β 细胞团增多使机体对葡萄糖、儿茶酚胺的反应性增加。此外，甲状腺毒症时，胰岛素清除增加。胰岛素抵抗和胰岛 β 细胞功能与甲状腺刺激素（TSH）呈负相关。随着 TSH 的升高，甲状腺激素水平降低，胰岛素拮抗作用减弱。这些结果表明胰岛素失衡与甲状腺功能障碍密切相关，此现象是通过胰岛 β 细胞功能障碍介导的。研究表明，在 T2DM 患者尿液中碘含量低于健康对照组。

正常血清钴小于 $0.08\mu mol/L$。在一项动物研究中，降糖氯化钴（COCL）在糖尿病大鼠中证实：钴系统地降低了葡萄糖生成，加强了组织对葡萄糖摄取，或通过两种机制结合改善血糖代谢，机制为：①使 GLUT-1 的表达增加；②抑制糖异生。此外，单独或联合抗坏血酸，钴可降低糖尿病大鼠在肝脏、肾脏、心脏和主动脉等器官脂质过氧化。据报道，与非糖尿病组相比，2 型糖尿病患者血清钴浓度降低。维持正常的钴水平可延缓 2 型糖尿病的进展及并发症的发生。

二、辅酶 Q10

年龄的增加是心血管疾病发展的主要危险因素，主要原因可能为线粒体功能障碍和氧化应激。线粒体功能紊乱和氧化应激可导致内皮功能障碍、动脉粥样硬化（AS）、缺血再灌注（I/R）损伤、高血压、糖尿病（DM）、心脏肥大和心力衰竭（HF）等病变。而 CoQ10 以还原和氧化形式广泛存在于人体，定位在线粒体、溶酶体、高尔基体、胞质，作为线粒体呼吸链的必要成分和电子接收体，CoQ10 参与氧化磷酸化生成 ATP、抗氧化抑制蛋白质和 DNA 自由基损伤、抑制胞膜的氧化损伤等。另外，在心血管疾病患者中，血浆 CoQ10 水平被认为是一个独立的死亡率预测指标。经过国内外学者的大量研究，其对糖尿病及其心血管疾病的影响包括：

CoQ10 与糖尿病：糖尿病是一种常见慢性疾病，以高血糖及脂质、蛋白质、糖代谢紊乱为特征，其几乎涉及所有人体组织，包括血管、心脏、视网膜、肾脏、外周神经，还与肥胖、脂肪酸升高、氧化应激、线粒体功能障碍等疾病的病理过程相互影响。氧化应激促进 2 型糖尿病、ASCVD 的发生、发展：①线粒体功能障碍使脂肪酸、糖代谢改变、肌肉组织 ATP 生成减少、胰岛 β 细胞胰岛素分泌减少、ROS 产生增加；②心脏的能量来源主要是脂肪的 β 氧化，而糖尿病患者脂肪酸过多导致线粒体和 ETC 系统的解偶联，降低氧的利用率；③NADH 诱发 ROS 产生，破坏硫氧还原蛋白、谷胱甘肽的表达，进一步加剧组织的氧化应激；④糖尿病患者长时间代谢紊乱可能导致线粒体基因突变和缺失，使线粒体分布密度下降、线粒体蛋白表达下降；⑤脂质程度改变、新陈代谢、氧化磷酸化破坏导致甘油二酯、神经酰胺增加，胰岛素分泌阻断，促使 2 型糖尿病的发生；⑥损坏的线粒体功能蛋白激活丝/苏氨酸激酶而阻断糖转运、促进脂肪酸生产；⑦过多的脂肪酸针对下游胰岛素受体底物 IRS 1-2 和 Akt 通路，导致胰岛素抵抗；⑧积累的 DNA 损伤导致端粒缺失胰岛 β 细胞寿命变短，胰岛素分泌减少，但这种机制仅见于糖尿病罕见类型当中。此外，有研究显示：DM 患者的 G3PD 活性（G3PD 是一种在氧化磷酸化过程中将电子从胞质转运到线粒体的酶）功能下降，导致细胞代谢紊乱、氧化应激，促进糖尿病及 AS 的发展。

研究证明：单独使用辅酶 Q10 或者联合非诺贝特可以显著降低人体 TG，改善 DM 患者代谢紊乱，延缓并发症进展，可能是因为：①辅酶 Q10 加速体内脂肪酸代谢，致线粒体游离脂肪酸减少；②辅酶 Q10 减少氧化应激，参与内皮细胞代谢，加速 TG 分解。此外，补充 CoQ10 在加强胰岛组织 G3PD 活性，改善血糖、葡萄胰岛素分泌；通过在氧化糖酵解过程中的作用增强胰岛素敏感性。目前关于辅酶 Q10 在糖尿病大血管病变的作用研究还在不断进行。

CoQ10 与内皮功能障碍：糖尿病患者在早期就发生内皮功能损害，高血糖通过氧化应激、二酰甘油合成或 AGEs 激活蛋白激酶等方式损伤内皮功能。①DM 患者氧化修饰的低密度脂蛋白（oxLDL）通过下调内皮型一氧化氮合酶（eNOS）及上调 iNOS 诱发内皮功能障碍；而代谢紊乱致 NADPH 氧化酶原超氧化物与 NO 反应生成过氧亚硝酸盐，使 NO 生成减少、活性降低，内皮细胞受损，内皮依赖性舒张功能减弱；②在体内血糖升高时，血管平滑肌细胞（VSMC）从静止的、收缩性的状态转变为活化的、增殖的、迁移的、分化的状态；③高血糖及正常血糖之间的波动，促进内皮功能的恶化和氧化应激的增加，加剧糖尿病心血管并发症的发生。而 CoQ10 可通过降低 NO 的失活率，并可能通过抑制 LDL 的氧化损伤间接影响血管功能。其抗氧化活性对脂质过氧化和脂膜损伤具有保护作用。近来，CoQ10 被证明能改善糖尿病、冠心病和心力衰竭患者的内皮功能。

内皮功能障碍也被认为是一种慢性炎症状态。CoQ10 与炎症因子（TNF$-\alpha$ 和 IL-6）呈显著负相关。补充 CoQ10 后，TNF$-\alpha$ 水平及 IL-6 水平明显降低。研究表明：CoQ10 可通过降低核因子$-\kappa$B（NF$-\kappa$B）依赖的基因表达而发挥抗炎作用，通过阻止氧化应激、炎症、硝化应激来阻止内皮功能障碍的进展。

越来越多的证据证明 CoQ10 的补充将改善内皮功能：①在一项双盲交叉研究中发现补充 CoQ10 对 2 型糖尿病患者内皮功能有益；②Watts 等人随机分配 40 名患者服用 CoQ10 或安慰剂 200mg/d，持续 12 周。12 周后，CoQ10 治疗的患者血流调控血管舒张功能（FMD）提升 1.6％对比安慰剂组下降 0.4％；③Da 等人进行了一项随机、双盲、安慰剂对照试验，证实 CoQ10 添加可以改善缺血性左室收缩障碍的功能、线粒体功能及臂部血流调控血管舒张功能（FMD）。

许多实验证实了在预防和治疗心血管疾病中补充 CoQ10 可有临床获益。因此 CoQ10 可推荐给有心血管疾病风险或已被诊断为心血管疾病的患者，作为常规治疗的辅助手段。

CoQ10 与高血压：NO、ROS、RAS 在血压调节中发挥着重要的角色。SIRT3 是一种脱乙酰化酶，依赖 NAD$^+$ 显示出重要的抗氧化活性，RAS 激活的 AngⅡ下调 SIRT 3 基因表达，导致高血压发生。研究表明，NO 有降低血压而 ROS 升高血压作用，中枢神经系统中 NO 生物利用度和 ROS 产生之间的不平衡激活交感神经系统，其参与了高血压神经原性方面的发病机制。CoQ10 通过以下方式调节血压：

1. 抗氧化特性

氧化应激在高血压的各个方面都有着重要的作用，过量的 ROS 已经成为诱发和加剧高血压的不同影响因素的共同通路。超氧化物可以氧化蛋白质和脂质，或与内皮细胞的 NO 发生反应，生成活性氧类过氧亚硝酸盐。过氧亚硝酸盐和其他活性氧可损伤蛋白质、脂质和关键的酶辅因子，可能进一步促进氧化应激和 DNA 损伤，导致血管损伤，NO 生成减少，血管依赖的舒张功能障碍。另外，抗氧化防御机制的降低也促进高血压患者的氧化应激。

CoQ10 通过提高线粒体电子传递链中复合物Ⅰ和Ⅱ的电子传递效率来减少超氧化物形成以及在质膜的水平作为抗氧化剂清除自由基、减少脂质过氧化，以此降低血压。

2. 保存 NO

氧化修饰的低密度脂蛋白（oxLDL）与 NO 反应生成亚硝酸盐，导致 NO 大量消耗。①CoQ10 可以抑制 oxLDL 介导的内皮型一氧化氮合酶（eNOS）上调，诱导一氧化氮合酶（iNOS）的下调；②CoQ10 通过保存 NO 降低外周阻力，降低血压；③在某些类型的高血压中，NO 失活的超氧自由基过量产生，而具有抗氧化作用的 CoQ10，可阻止这些自由基对 NO 的失活。

3. 促进前列腺素、前列环素的生产

CoQ10 可能促进前列腺素、前列环素（PGI 2）的产生，后者是一种强有力的血管扩张剂，也可能增强动脉平滑肌对 PGI 2 的敏感性，通过扩张血管来降低血压。

许多试验提供了临床证据，证实部分高血压患者会通过补充 CoQ10 而获益。①一项随机、双盲、安慰剂对照试验中发现 CoQ10 治疗 12 周后收缩压降低；②回顾性研究的方法证实：CoQ10 可使高血压患者收缩压降低 17mmHg，舒张压降低 10mmHg，且无明显副作用；③最近的一项系统综述表明，CoQ10 是一种非常有效的降压药，平均降压能力为 11/7mmHg。

使用 CoQ10 作为常规药物（利尿剂、CCB 等）的辅助或替代降血压是可取的。值得一提的是，健康的动物或者人类中，CoQ10 没有直接的舒缩血管或降压作用，提示 CoQ10 的降压作用可能与糖尿病、高血压患者氧化应激状态的增强有关。

CoQ10 与心力衰竭（HF）：能量代谢及线粒体功能障碍在 DM 患者心功能障碍进展为心力衰竭中扮演重要角色。糖尿病患者发生代谢紊乱并发心血管疾病的主要特点包括：①内皮功能紊乱，由于高血糖、高血压、脂质代谢紊乱、胰岛素抵抗等，T2DM 早期就发生内皮功能损伤，其也是并发糖尿病微血管病变和大血管病变的早期标志；②血小板活性亢进，DM 患者的血小板体积增大、糖蛋白受体的密度增大，血小板聚集性增加，导致 AS 等心血管并发症的发生增加；③细胞增殖和基质沉积，高胰岛素血症、高血糖血症是 T2DM 患者细胞外基质代谢异常的重要因素，也是新生内膜增殖的关键启动因素；④血管负性重构，DM 的代谢紊乱可以加速 AS 形成；⑤氧化应激加剧，不断产生的 ROS 使糖尿病心脏中的 NO 合成减少，导致心肌蛋白结构改变，对糖尿病小鼠的心脏的收缩、舒张产生消极影响。另外 DM 患者不能对 AS 形成产生适应性反应，因而容易发生血管痉挛而导致管腔严重狭窄，从而诱发严重的心脏疾患。实验及临床研究表明，心衰动物和人的 ROS 水平升高、线粒体功能急剧改变。而 CoQ10 的抗氧化特性及其在线粒体内的定位使其在这种情况下成为一种明显的候选药物。

1. 抗氧化活性

氧化应激通过多种方式损伤心脏的结构及功能：①代谢紊乱、氧化应激使局部升高的活性氧（ROS）与核心蛋白、DNA、细胞膜和其他分子发生反应，造成过多的细胞损伤；②肾素－血管紧张素－醛固酮系统（RAS）的活化，活性氧产生增加，Ang II 诱导 JNK 和 p38 MAPK 通路经细胞凋亡信号调节激酶－1（ASK-1）途径的活化；③氧化应激的产物及细胞因子的增加促进心室肌细胞生长，随后发展为心肌肥厚；④过多裂隙纤维及心肌硬化也是加剧心衰的危险因素，过多的氧化应激负担也导致了血管周围及组织纤维化、心肌肥厚，随后进展为舒张障碍；⑤氧化应激启动细胞凋亡，而细胞凋亡是 HF 进展（尤其晚期）的重要因素，神经激素、炎症激活伴高强度氧化应激，导致细胞启动程序性死亡。CoQ10 的脂溶性、高效持续再生和参与脂质过氧化的起始和发展步骤，通过抑制自由基形成而发挥抗氧化作用。

2. 抗炎活性

根据研究发现，循环细胞因子、可溶性受体、可溶性黏附分子水平提示慢性炎症与 DM 及 HF 有关。慢性活动性炎症通过激活不同类型的细胞及所分泌的细胞因子、趋化因子，导致心肌纤维变性、左室肌结构和形态改变，最后进展为心力衰竭。近来研究显示，CoQ10 具有相当的抗炎活性，可能与下调 NO 的水平有关。

辅酶 Q10 针对 HF 的临床试验如下：①一项荟萃分析显示接受 CoQ10 治疗的患者射血分数（EF）有明显的改善，提高 3.7%。（95%CI：1.59～5.77）；②而莫里斯科等人报告了最大规模的 CoQ10 慢性充血性心力衰竭对照试验，该实验收入了总共 641 名心衰患者，采用对照试验的方法，证实传统治疗中加入 CoQ10 可明显减少慢性充血性心衰患者心衰恶化和严重并发症的发生率；③这两项研究共纳入 4000 多名不同程度的充血性心力衰竭患者，当使用 CoQ10 作为辅助治疗时，他们的症状和体征，如发绀、水肿、肺部啰音、呼吸困难、心悸和主观心律失常等均有改善，此外，Baggio 等人发表的最大规模的心力衰竭开放性试验，2664 名患者服用高达 150mg/d 的 CoQ10，显示出重要的临床获益且无毒副作用；④实验组 100mg CoQ10，每日三次的治疗对比 420 名对照组接受标准治疗的患者更能改善症状和提高生存率。

尽管随机对照临床试验显示出 CoQ10 对慢性心衰的一些临床获益，但对于心脏结构及功能的影响仍然不明确。CoQ10 是否对心衰有治疗作用还需要更深入地探索。

三、抗凝药物

高凝状态是糖尿病患者普遍存在的异常情况。因此，DM 患者的血栓形成、心血管并发症风险增加，其机制为：①高胰岛素血症和高血糖环境导致血液循环组织因子促凝剂和其他促凝蛋白活性增高；②DM患者体内的血纤维蛋白溶酶原催化剂（PAI-1）抑制剂、vWF、纤维蛋白原对比正常人较高，血糖控制不佳更加剧了这种情况；③高浓度的凝血因子（Ⅱ、Ⅴ、Ⅶ、Ⅷ、Ⅹ）和较低的抗凝血剂（蛋白质C）也与血糖浓度有关。以上机制均可加剧DM的动脉粥样血栓形成，并进一步导致糖尿病心血管并发症。所以，抗凝药物的应用在糖尿病大血管并发症预防和治疗的过程中必不可少。

1. 普通肝素

肝素在体内的抗凝机制：①肝素与抗凝血酶Ⅲ（ATⅢ）有很强的亲和性，其发挥抗凝作用主要由ATⅢ介导。肝素使ATⅢ灭活凝血酶的速率大大提高，可达1 000倍；②肝素通过抑制血管性血友病因子（vWF）而抑制血小板的黏附性；③除了抗凝、溶血栓作用外，肝素还有促纤溶、降血脂、抗血管平滑肌增生等方面的作用；④肝素长期给药有减轻动脉粥样硬化作用和促进血管生成的作用。随着肝素的发明，20世纪初逐步发展完善心血管疾病的抗凝治疗。虽然肝素已经有60多年的使用历史，仍存在一定的局限性：①需要静脉输液；②凝血功能监测；③肝素的治疗剂量个体差异大。因此，肝素主要在临床住院监护下使用。

2. 低分子量肝素

低分子量肝素具有很高的抗凝血因子Xa活性和较低的抗凝血因子Ⅱa或抗凝血酶活性，具有快速和持续抗血栓形成作用：①其可以降低凝血酶诱导的血小板聚集力，阻碍二磷酸腺苷对血小板聚集的促进作用；②还可减少血液中凝血因子Ⅰa，能延长凝血因子Ⅱa时间，降低血小板黏附率，从而降低血黏度，减少血栓形成；③低分子量肝素具有促脂蛋白酶的释放并保护其活性的作用，降低总胆固醇、甘油；④另外低分子量肝素还具有促进纤维蛋白溶解，并有抗炎、抗过敏、可中和多种致炎因子，减少氧自由基生成等作用，从而减轻血管内皮损伤。使用低分子量肝素的优点：①无需凝血功能监测，仅皮下注射固定剂量或根据体质量调整剂量，从而实现院外治疗；②对比普通肝素，低分子量肝素导致的血小板减少（HIT）的风险较低；③低分子量肝素与磺达肝葵钠简化肠外抗凝治疗，并且比普通肝素更加安全性。DM患者伴或不伴心血管并发症均存在血液高凝的状态，使用低分子量肝素可很好的达到抗凝作用。

低分子量肝素治疗后患者的血黏度、红细胞比容、纤维蛋白原、最大血小板聚集率明显下降，从而改善患者的血流动力学，改善血液循环。应用于糖尿病下肢血管病变：DM患者下肢动脉的内膜增厚、管腔不规则狭窄，严重者有动脉硬化斑块形成、峰值流速增加、频谱增宽、峰值流速/平均速度及加速度/减速度比值增加，其中以足背动脉改变最显著，而股动脉受累相对较轻。经治疗一周后，患者双足麻木、疼痛明显减轻，血管内径增宽、频谱变窄、峰值流速/平均速度和加速度/减速度比值减小，治疗前后差异显著（$P<0.05$或0.01）。而应用于不稳定型心绞痛：可以抑制血栓形成、血小板聚集和活化，凝血酶形成，从而改善心肌供血；应用于急性心肌梗死：低分子量肝素在心肌梗死治疗中作为溶栓后的进一步辅助抗凝治疗已经得到肯定，低分子量肝素可以抑制Xa，阻止血栓的延伸。也可以抑制凝血酶、纤溶酶介导的促凝活性，提高溶栓的效果，达到预防心肌梗死后静脉血栓等的形成。

3. 华法林

华法林是一种香豆素类抗凝剂，在体内有对抗维生素K的作用，从而抑制维生素K参与的凝血因子Ⅱ、Ⅶ、Ⅸ、Ⅹ的合成，但对血液中已存在的凝血因子Ⅱ、Ⅶ、Ⅸ、Ⅹ并无抑制作用。因此，华法林不能作为体外抗凝药使用，体内抗凝也须在相应的活性凝血因子消耗后才能起效，起效后作用和维持时间较长。华法林疗法已经在临床上使用了60余年，其针对糖尿病、心血管疾病、血栓栓塞等疾病的获益是非常显著的，但其仍然存在以下问题：①治疗窗窄。适当剂量水平的华法林治疗效果极佳，但当剂量不足时，华法林丧失其有效性，而当过量使用时，则有大出血并发症的风险。试验证明：在高达41%接受华法林治疗的患者中，每年大出血发生率为7%～8%。此外，抗凝血水平不足将大大降低华法林的效果，而INR低于2，甚至低于1.9时，患者血栓栓塞的风险也将急剧增加；②个体差异性，经验治疗剂量。华法林的剂量要求在不同患者之间差异很大，对华法林的反应涉及多因素和多基因差异。尽管华法林日均维持剂量在 4~6mg，但其治疗剂量范围大，在 4.5~77mg/W，才可使不同的患者达到相同的 INR 水平；③影响因素诸多。患者个体因素包括：a. 年龄、性别、心力衰竭、冠心病、体质量/BMI/体表面积、糖尿病及华法林定量指标等；b. 患甲状腺疾病、晚期肝病和恶性肿瘤等影响患者对华法林的反应；c. 药物还可以通过抑制维生素 K 依赖性凝血因子的合成或增加这些因子的清除等机制来影响华法林的药效学。另外，联合使用抗血小板药物，如阿司匹林和氯吡格雷，不依赖于 INR，进一步增加华法林相关出血的风险。为提升华法林临床获益，现已有多种方法用于改善病人的管理，包括专门的抗凝诊室，家庭 INR 自我监测，坚持干预和剂量算法调整等。

4. 凝血酶

直接抑制药阿加曲班是一种凝血酶抑制剂，对凝血酶具有高度选择性，可逆地与凝血酶活性位点结合。阿加曲班的抗血栓作用不需要辅助因子，直接通过抑制凝血酶催化或诱导的反应，包括血纤维蛋白的形成，凝血因子 V、Ⅷ 和 ⅩⅢ 的活化，蛋白酶 C 的活化及血小板聚集发挥其抗凝血作用。另外，阿加曲班调节内皮细胞功能，抑制血管痉挛，下调各种致炎症和血栓的细胞因子。北京协和医院和安贞医院共同应用阿加曲班治疗肢体慢性闭塞性疾病 70 例，其中动脉硬化性闭塞症 45 例，血栓闭塞性脉管炎 16 例和糖尿病性缺血 9 例。1 次 10mg，2 次/天，静滴持续 4 周。结果：有效率 82.8%，显效和良好率 55.7%；疼痛、冷感、麻木和间歇性跛行的改善率达 61.5%~78.4%；13 例溃疡面积缩小（>50% 者 6 例，20%~50% 者 2 例，<20% 者 5 例）。

5. 新型口服抗凝剂（NOACs）

VKAs 的诸多局限性促进了 NOACs 的发展。随着达比加群、利伐沙班、阿哌沙班的临床引进，抗凝治疗发生了很大变化，它们在许多方面都超过了 VKAs：①快速起效；②降低围手术期使用风险；③药物相互作用较低；④可预测剂量；⑤颅内出血风险较低。NOACs 针对 DM 并发心衰的临床数据目前较少，以下主要讨论 NOACs 在心血管疾病方面的临床研究。

（1）达比加群

它是一种低分子量的肽类物质，可逆地与凝血酶的催化位点结合。达比加群的半衰期为 12~17h，肝激活后，其中 85% 经肾脏被清除，idarucizumab 可迅速彻底逆转达比加群的抗凝作用。给药后 0.5~2h 产生最大抑制效应。目前，达比加群的主要适应证：①预防非瓣膜性心房颤动所致的中风和全身栓塞；②在血栓形成接受肠外抗凝 5~10 天患者的肺动脉栓塞和深静脉。在 RE-DEEM（急性冠脉综合征患者使用达比加群的剂量选择）试验，对于具有心血管疾病（CVD）新的高危风险的患者使用双抗治疗，评估达比加群每日两次给药的安全性和有效性。在本试验中，在 110mg、2 次/日，50mg、2 次/日的剂量对比安慰剂组，非致命性心肌梗死和中风事件发生率较低。

（2）利伐沙班

它是一种可逆的直接凝血因子 Xa 抑制剂，半衰期为 5~13h。达到最大抑制的时间是口服后 1~4h，约 1/3 经肾脏排泄。利伐沙班的主要适应证：①预防膝关节或髋关节手术后患者的深静脉血栓形成和肺栓塞；②预防与非瓣膜性心房颤动有关的中风和全身栓塞；③治疗深静脉血栓形成和肺栓塞；④降低治疗 6 个月后复发深静脉血栓和肺栓塞的风险。2013 年 5 月，欧盟委员会批准了每日两次，每次 2.5mg 的利伐沙结合标准抗血小板治疗，用于急性冠状动脉综合征（ACS）患者的二级预防。

（3）阿哌沙班

它是一种选择性的、可逆的凝血因子 Xa 抑制剂，半衰期为 8~15h，最大抑制时间为口服后 1~4h。阿哌沙班在大部分经肝脏代谢，约 25% 以原型排出。阿哌沙班的适应证是：①预防与非瓣膜性心房颤动有关的中风和全身栓塞；②预防膝关节或髋关节手术后患者的深静脉血栓形成和肺栓塞。在 ARISTOTLE（阿哌沙班用于减少心房颤动的卒中及其他血栓栓塞事件）中表明阿哌沙班治疗心房颤动的安全性和疗效优于华法林。预防中风的心房颤动患者推荐的剂量是每日两次，每次 5mg。有>下列 2 项的，推荐每日使用两次，每次 2.5mg：体质量<60kg、年龄>80 岁、血清肌酐 1.5mg/dL。

尽管 NOACs 在抗凝治疗上看似表现出极大的优越性，但其仍然存在以下局限性：①缺乏药物水平评估；②缺乏可用的逆转剂；③肾依赖性药物消除；④在没有 INR 监测的情况下，难以坚持用药；⑤无统一用药和配伍方案；⑥新的或未知的副作用。新的临床运用数据及研究仍在进行，旨在进一步确定 NOACs 的效率和安全性、DM 患者的抗凝管理、新的适应证。

四、血管扩张药

心力衰竭（HF）被称为"糖尿病频繁的、被遗忘、致命的并发症"。DM 通过以下机制导致 HF 发生、进展。①代谢紊乱：DM 患者由于胰岛素抵抗、高血糖造成心肌糖转运下降（主要是 GLUT4），导致糖代谢下降，游离脂肪酸增加、β 氧化增强，此过程导致氧耗增加、乳酸堆积、Ca^{2+} 代谢紊乱，相应的心肌缺血，此外，游离脂肪酸在心肌细胞内沉积产生毒性，导致心肌细胞收缩障碍、细胞凋亡；②功能改变：糖尿病患者心脏病变时 Ca^{2+} 摄取能力下降、线粒体功能障碍，导致高血糖，然后内皮细胞产生大量的 ROS 导致心肌细胞肥厚、纤维化、凋亡；③结构改变：DM 患者代谢紊乱导致心肌细胞肥厚、AGEs 沉积，进一步引发心脏微血管重塑，毛细血管基膜增厚、微血管瘤形成，内皮功能损害，冠脉血流下降、管腔狭窄，导致 AS 发生；④自主神经紊乱：DM 患者的交感去神经化、儿茶酚胺递质耗竭、交感神经纤维损害等导致左室收缩、舒张功能障碍；⑤神经激素激活：Ang Ⅱ 激活、醛固酮分泌刺激胶原沉积、纤维母细胞增殖、氧化应激加强、细胞凋亡，最终导致 DM 患者的心脏舒张功能障碍。以上多种机制加速 DM 患者的心衰发生、发展，在血糖控制不佳的患者中尤为明显。在慢性心力衰竭试验中，多达 30% 的受试者共患糖尿病，针对 DM 患者的 HF 遵循一般人群的心脏衰竭治疗准则，结局无明显统计学差异。而血管扩张剂是 HF 治疗之关键，近年来的临床进展分析如下：

1. 硝酸酯类药物

硝酸酯类药物在体内释放一氧化氮（NO），提高胞内环鸟苷酸的水平，抑制 Ca^{2+} 内流，使胞内 Ca^{2+} 浓度降低而产生血管舒张效应。目前，硝酸酯类药物广泛运用于心绞痛、高血压、HF 等方面。在一项纳入 128 例急性心衰（AHF）患者的研究显示：高剂量硝酸酯类药物治疗组（中位剂量 82.4mg）与标准治疗组（中位剂量 20mg）相比，可迅速降低 BNP 水平及 ICU 住院率。

2. 钠尿肽类药物

奈西立肽（nesiritide）是一种重组 BNP，作为一种新型血管扩张剂被美国心血管协会推荐用于治疗 AHF 其主要效应有：①扩张静脉、动脉、冠脉；②排钠利尿；③降低心脏的前后负荷；④增加心排血量。在 ROSE－AHF 试验中比较了低剂量奈西立肽 [0.005μg/（kg·min）] 治疗组（$n=119$）和标准治疗对照组（$n=119$）的 72h 尿量及血清半胱氨酸蛋白抑制剂 C 浓度，但组间无明显统计学差距。更多的临床疗效正在进一步研究当中。

卡培立肽（carperitide）是一种 α－心房钠尿肽，通过①扩张血管；②排钠利尿；③抑制肾素－血管紧张素－醛固酮系统（RAAS）和交感神经系统活性，改善血流动力学状态，减轻心脏的前后负荷，缓解呼吸困难，减少 CVD 患者长期的死亡和再住院事件。在日本，卡培立肽作为一线用药广泛用于治疗 AHF。一项包含 4 项随机对照研究的系统性综述共分析了 220 例 AHF 患者，发现与标准治疗组相比，卡培立肽治疗组可以降低肺毛细血管楔压、提高心排血指数。近来，一项来自中国的多中心随机对照双盲Ⅲ期临床试验纳入 477 例 AHF 患者，重组人心钠肽（rhANP）或安慰剂静脉泵入 1h，比较两组 12h 呼吸困难改善情况发现：rhANP 组患者对比安慰剂组患者静脉泵入 1h 肺毛细血管楔压降低更明显 [－（7.74±5.95）mmHg vs －（1.82±4.47）mmHg，$P<0.001$]，而两组患者 3 天不良事件和肾功能损伤以及 30 天全因死亡率均无明显差异。

乌拉立肽（ularitide）是一种合成的利尿钠肽，也是一种扩张素类似物。可增加胞内环鸟苷酸以调节肾脏排钠排水；另外，还通过多种机制扩张血管、抑制肾脏重吸收钠并抑制 RAAS 系统。早期小样本的随机对照研究显示乌拉立肽可明显改善 AHF 患者 6h 血流动力学、降低 24h 体内 BNP 水平、降低系统血管阻力、增加心排血指数。

3. 尼可地尔

尼可地尔具有血管扩张作用的钾离子通道开放剂，①开放钾离子通道扩张小动脉；②因其化学结构存在硝酸酯而具有扩张静脉的功能。临床上主要用于治疗不稳定型心绞痛。一项Ⅱ期临床试验纳入了99例肺毛细血管楔压≥18mmHg 的 AHF 患者，随着尼可地尔泵入剂量的增加，患者血流动力学状态得到不同程度的改善。目前，研究显示相比于标准治疗对照组，添加静脉泵入尼可地尔治疗可明显改善 1h 和 6h 呼吸困难症状，明显改善左室充盈压。另外一项观察随访调查比较了静脉尼可地尔治疗组和对照组 AHF 患者 180d 随访情况，尼可地尔组患者心血管死亡、心衰再住院事件明显低于对照组（9% vs 23.2%，$P<0.006$）。尼可地尔扩张血管的临床效益和预后正在进一步研究当中。

4. 松弛素（Serelaxin）

一种新型的血管活性肽，主要活性成分为重组人松弛素-2，对于血管作用为：①降低系统血管阻力；②增加动脉血管顺应性；③提高心排血量；④增加肾血流量。一项Ⅲ期随机对照临床（RELAX-AHF）试验（$n=1\,161$）显示：与对照组相比，连续泵入48h松弛素［30μg/（kg·d）］的试验组患者在 5d 呼吸困难改善、VAS 量表上有明显统计学差异（$P=0.007$）并和 180d 病死率的减少明显相关（$P=0.02$）。

5. Clevidipine

Clevidipine 是一种短效二氢丙啶类 L 型钙通道阻滞剂，介导平滑肌细胞 Ca^{2+} 流入，引发动脉扩张，目前已经被批准其用于高血压急症。对比其他二氢丙啶类药物，优势有：①起效快；②清除率高；③选择性作用于不同动脉而不影响心肌收缩力和中心静脉压。PRONTO 试验纳入 104 例动脉收缩压≥160mmHg 且呼吸困难 VAS 评分≥50mm 的 AHF 患者，其中 51 例患接受 Clevidipine 治疗，53 例接受标准静脉抗高血压治疗，结果显示：相较于标准治疗组，Clevidipine 治疗组患者更多更早达到目标血压值、呼吸困难改善更明显，且两组间不良事件的死亡事件无差异。

五、抗血小板药

糖尿病患者的血小板功能发生多种改变：①膜流动性下降；②钙、镁代谢稳态发生变化（细胞内钙流动增加，镁减少）；③花生四烯酸代谢增加；④血栓素 A 合成增加；⑤前列环素产生减少；⑥一氧化氮产生减少；⑦抗氧化物质减少；⑧黏附分子表达增加。这些改变的协同作用导致血小板聚集和黏附能力增强、血栓事件发生增多，因此，抑制血小板活化成为当今预防糖尿病患者心血管并发症和缺血事件发生的重要策略。前面介绍过阿司匹林的利与弊，现介绍一些其他药物的抗血小板作用。

1. P2Y12 受体拮抗剂

氯吡格雷是目前最常用的强效抗血小板药物，主要通过①与二磷酸腺苷（ADP）受体 P2Y12 发生不可逆结合而竞争性抑制 ADP 所诱导的血小板聚集；②抑制胶原、酪氨酸激酶受体和血小板活化因子等所引起的血小板聚集和释放。其最终作用是干扰血小板膜糖蛋白Ⅱb/Ⅲa 受体与血浆纤维蛋白原结合，从而抑制血小板激活。在 CAPRIE 研究中，比较了氯吡格雷和阿司匹林在动脉粥样硬化性血栓形成二级预防中的作用，试验显示与阿司匹林相比，在 36 个月的随访中氯吡格雷在统计学上显著降低累积动脉粥样硬化栓塞事件。由于糖尿病本身是氯吡格雷反应性的重要决定因素，强化的抗血小板方案可以降低"氯吡格雷抵抗"的风险，随后降低二级预防的缺血事件的发生率。研究证实：与标准剂量的氯吡格雷（300mg负荷，75mg 维持剂量）相比，大剂量氯吡格雷（600mg 负荷，150mg 维持剂量）的方案使血小板抑制效应增强。氯吡格雷目前主要用于急性冠状动脉综合征（ACS）、心肌梗死（MI）等，常常与阿司匹林的结合使用。

普拉格雷是第三代硫代吡啶，作为一种前体药物进一步在肝转化为其活性代谢物，不可逆地抑制 P2Y12 受体，产生抗血小板作用。与氯吡格雷相比，普拉格雷的起效、活性代谢产物转化更快。优化糖尿病患者抗血小板治疗方案（优化-3）试验证实冠心病合并糖尿病的患者长期服用阿司匹林的情况下，使用多种药效学测量，相比双剂量氯吡格雷（600mg负荷，150mg维持剂量），普拉格雷（60mg负荷，10mg维持剂量）的血小板抑制作用更显著。

替格瑞洛口服后经过肝细胞色素（CYP）3A4代谢形成活性代谢物，直接和P2Y12受体可逆结合。对比氯吡格雷，替格瑞洛抑制血小板的速度更快，效果更好，患者个体差异也较小。在一项交叉研究中，对患有糖尿病的ACS患者（$n=30$），替格瑞洛（每日2次，每次90mg，15天）治疗与普拉格雷（每日1次，每次10mg，15天）治疗相比，血小板抑制作用明显更强。糖尿病合并心肌梗死病史（1～3年前）患者，替格瑞洛加阿司匹林可以显著降低缺血性事件包括心血管死亡和冠心病死亡。尚需更多的研究观察糖尿病ACS患者这些治疗的长期疗效。

坎格雷洛是一种静脉给药、直接、可逆、有效的P2Y12受体抑制剂。静脉滴注后立即出现血小板抑制效应，持续输注维持抗血小板作用，停药后1h内恢复血小板功能。在接受阿司匹林治疗的冠心病患者中，坎格雷洛对血小板P2Y12受体有剂量依赖性的阻断作用，但对糖尿病状态无明显影响。在CHAMPION试验中，显示PCI患者（$n=24\,910$）相对于对照组（氯吡格雷或安慰剂）显著降低了主要终点事件（48h后死亡、MI、缺血再血管再灌注、支架血栓）的风险且48h无严重或危及生命的出血。糖尿病状态与坎格雷洛疗效交互作用还在进一步研究当中。

2. 血小板膜糖蛋白Ⅱb/Ⅲa受体拮抗剂

当血小板活化后，血小板膜糖蛋白Ⅱb/Ⅲa受体改变构象与血浆纤维蛋白原二聚体的一端结合完成血小板聚集，所以血小板膜糖蛋白Ⅱb/Ⅲa受体被认为是多种途径血小板激活、聚集的最后共同途径。因此，阻断血小板膜糖蛋白Ⅱb/Ⅲa受体即可有效地抑制各种诱导剂诱发的血小板聚集。较早糖蛋白Ⅱb/Ⅲa拮抗剂是受体单克隆体阿昔单抗（Abciximab）、替罗非班（Tirofiban）和埃替非巴肽（Eptifibatide）等，其抑制血小板聚集作用明显，对防止血栓形成、溶栓治疗、预防血管内再闭塞有明显治疗作用。ISAR-REACT 2研究证实在600mg氯吡格雷负荷下接受PCI的NSTE-ACS患者，阿昔单抗与安慰剂相比显著减少30天的主要不良心脏事件。

3. 磷酸二酯酶（PDEs）

抑制剂可抑制PDE活性和阻碍环磷酸腺苷（cAMP）降解及转化，具有抗血小板、保护内皮细胞、促进血管增生等作用，对于预防动脉粥样硬化和血栓形成及血管阻塞具有重要作用。PDEs的代表药物——西洛他唑，是PDE3和腺苷再摄取的双重抑制剂，在减少与冠心病相关的缺血事件中发挥重要作用：①作为选择性、可逆的PDE 3抑制剂，减少PDE3对cAMP的降解，产生抗血小板效应；②抑制红细胞、内皮细胞、肌肉细胞和血小板细胞对腺苷的再摄取，以此提高循环和组织间隙里的腺苷水平，腺苷激活G蛋白偶联的腺苷受体，导致细胞内cAMP增加。

研究发现，西洛他唑与双剂量氯吡格雷在糖尿病（Accel-DM）试验中，与双剂量氯吡格雷相比，西洛他唑加入DAPT辅助治疗对血小板聚集的抑制作用更强。西洛他唑降低血管再狭窄风险，不论支架类型（裸金属支架和药物洗脱支架后的相对减少率分别为51%和37%）及将支架血栓形成的风险降低43%，不增加大出血风险。此外，在包括ACS患者在内的一项临床试验中（$n=1\,212$），PCI成功术后使用6个月西洛他唑在内的三联抗血小板治疗可显著降低终点事件（心源性死亡、非致命性MI、卒中或靶向血管重建术1年）的发生率。然而，西洛他唑的临床使用正受到副作用（头痛，心悸，胃肠紊乱）的限制。

4. PAR-1抑制剂凝血酶

它是一种丝氨酸蛋白酶，在血小板活化和凝血级联中起着至关重要的作用。血小板、内皮细胞、血管平滑肌细胞、单个核细胞、成纤维细胞和动脉粥样硬化斑块细胞中均存在PAR-1受体，在组织中对损伤、血管生成、炎症和血栓形成发挥重要作用。已经研制出五种PAR-1拮抗剂，伏拉帕沙处于第三阶段临床试验中，并被批准用于ACS的治疗。沃拉帕沙是一种竞争性PAR-1的拮抗剂，在不影响凝血酶作用的纤维蛋白原断裂的情况下，阻止凝血酶诱导的血小板活化。

TRACER 试验中（$n=12\,944$），沃拉帕沙（40mg 负荷，2.5mg 维持剂量）与安慰剂相比，2 年后心血管死亡、心肌梗死或中风的发生率显著下降，中至重大出血发生率增加，其中颅内出血发生率增加 3 倍。正是其出血风险增加提前终止了此次临床试验。目前，FDA 批准了有 MI 或外周动脉病变病史的患者在标准治疗下（阿司匹林、氯吡格雷或两者兼用）伏拉帕沙（每日 2.5mg）的临床应用。既往卒中史、短暂性脑缺血发作、颅内出血、活跃病理出血的患者中，则为使用禁忌。

双嘧达莫通过提高胞内腺苷水平来抑制血小板活化的核苷转运抑制剂，通常和阿司匹林联用。在 ESPRIT 试验证实这种组合在预防中风后血管血栓事件的方面优于阿司匹林的单独使用。

六、中草药对大血管病变的得益

目前，常用治疗性药物的潜在副作用使人们逐步关注到中药在治疗糖尿病、心血管疾病（CVDs）方面的作用。糖尿病中医称消渴病，分为郁、热、虚、损 4 个阶段，主张辨证施治。心血管系统的效应，大致如下：①延缓心肌肥厚；②减轻氧化应激；③抑制细胞凋亡；④开放 K^+-ATP 通道；⑤促进 ANP 分泌。

1. 黄芪注射液（Astragalus Injection）

黄芪有补中益气，升阳固表等作用。黄芪主要活性成分为黄酮、皂苷类、多糖和生物碱等。药理作用包括：①降低血小板聚集；②降低血黏度；③扩张心、脑血管；④清除自由基，有利于减轻脑缺血性损害。研究表明，黄芪提取物在 ApoE$-/-$ 小鼠中能显著降低动脉粥样硬化斑块的面积［（17.24%±4.22%）vs（49.87%±9.37%），$P<0.01$］及血清氧化低密度脂蛋白（oxLDL）的水平［（5.2±6.1）$\mu g/ml$ vs（15.8±5.4）$\mu g/ml$，$P<0.01$］。黄芪及其代谢产物对血脂也能产生影响，用黄芪提取物 0.4% 和 0.8% 作用 5 周及黄芪多糖口服剂量 40mg/（kg·d）、100mg/（kg·d）在高脂血症大鼠 40 天的治疗中，血清 TG、TC 和 LDL$-$C 水平降低。此外，研究发现 HDL$-$C 水平也有所提高。

2. 丹参制剂

丹参是中国最古老、最常食用的中药之一，具有养血安神、活血化瘀之功，常用于治疗 CVDs。Sal A、Sal B、丹参素和丹参酮是其最有效的成分。药理作用包括：①明显抗血小板聚集作用；②扩张血管，增加心、脑血流量，降低血黏度；③抗自由基的作用。实验证实：丹参和葛根的联合治疗可降低 SHR 的血压，并诱导多种动脉（包括冠状动脉、大鼠主动脉和基底动脉）的扩张。除了其血管舒张功能外，丹参还有抗高血压、抗动脉粥样硬化（AS）特性，如抗氧化、抗增殖、抗炎活性等。在我国，它被广泛应用于冠心病患者的治疗。研究表明，在高脂血症大鼠口服其提取物［50、100 和 150mg/（kg·d），连续 4 周］或静脉注射其主要成分丹参酮 IIA（糖尿病患者每天 80mg/d，共 14 天）时，TC、TG 和 LDL$-$C 水平下降。在一项 223 例多中心、随机、双盲、剂量平行对照临床研究当中，复方丹参滴丸使用 24 周可显著改善早期糖尿病视网膜病变患者的眼底荧光造影结果和眼底改变。关于丹参制剂的 DM 临床研究还在进行过当中。

3. 大葱

大葱是我国南方广泛栽培的一种植物。药理作用有：舒张小血管，促进血液循环，增加胰岛素分泌、减慢胰岛素的降解，增强谷胱甘肽过氧化酶的活性、增加肝糖原的储存，减少体内胆固醇堆积。研究表明：①使用葱茎治疗可使 AS 的病变面积明显减少，并能保护血管壁和阻止免疫细胞浸润，减轻血管内皮损伤及相关的糖尿病损伤和动脉硬化并发症；②提取物还能降低炎症细胞因子 IL-1β、IL-6、MCP-1 和 TNF$-\alpha$ 水平，降低主动脉组局部 RAAS 活性；③提取物通过阻止炎症因子的激活而阻断局部多种炎症信号通路，如：NF$-\kappa B$ 磷酸化、Janus 激酶/信号转导、转录激活因子与丝裂原活化蛋白激酶通路。这些数据表明，葱茎提取物可能有助于改善糖尿病、ASCVD，其机制可能为调节局部炎症反应。

4. 黄连

其主要成分为木质素和生物碱，其中小檗碱是降脂的主要活性成分。黄连的主要药理作用：降血脂、抗炎、抗氧化、降血糖等。研究证实：使用小檗碱口服或腹腔注射，显著降低了血清 TG、TC、LDL－C 水平。其降脂作用在其他人种的临床试验也获得有益结果，肥胖白种人群服小檗碱每天 3 次，每次 500mg，持续 12 周，血脂显著降低，且 TG、TC 分别下降 23％和 12.2％。

5. 山楂

在我国北部广泛种植。具有健脾利胃、促进消化、降压降脂等作用，对 CVDs 具有预防作用。其对 AS 等疾病的作用主要表现在以下方面：①抗炎作用；②上调 PPARα 增强肝内 β 氧化相关酶活性，促进脂质降解；③增强肝低密度脂蛋白受体表达，致使更多的血浆胆固醇流入肝脏进行代谢；④抑制胆固醇生物合成和促进胆固醇降解为胆汁酸。在高脂喂养的小鼠中，口服山楂提取物 250mg/（kg·d），维持 1 周，可导致血脂下降。随后，针对山楂的水及乙醇提取物的降血脂作用进行比较：在高脂肪乳剂喂养的小鼠中，水和乙醇提取物均具有良好降血脂活性，但后者表现更显著。此外，山楂的降脂作用可以抑制 AS 的进展，主要表现在抑制病变部位的进展及减少动脉中膜的厚度。目前，山楂的降脂作用的临床数据仍然稀缺，仍需进一步研究。

6. 中草药复合制剂

大量循证医学研究表明，在防治糖尿病心血管病变时，有必要针对相关的多种危险因素（高血糖、高胰岛素血症及胰岛素抵抗、高血压、脂质代谢紊乱、血流动力学异常等）进行全面控制。中药糖脉宁（黄氏、黄精、生地、丹参、益母草）的作用为：①降低血糖；②降低血脂、血浆 ET 作用；③改善血液高凝状态；④提高心、肾组织 SOD 活性；⑤降低 LPO 水平，从多方面延缓 DM 患者心血管并发症的进程。松龄血脉康胶囊（松针、葛根、珍珠粉）显著降低空腹血清 TC、TG、LDL－C，升高 HDL－C，通过调节脂肪代谢，防止糖尿病血管并发症的发生。

中草药的长期治疗是否减少糖尿病的慢性心血管并发症及中草药长期使用的安全性仍有待进一步的研究和评估。

（温俊平　黄国良）

第二十二章

中医药防治糖尿病大血管病变的机制

第一节　血管调节作用

糖尿病性心脏病也称糖心病。糖尿病所致的大血管病变的基本病理改变主要是动脉粥样硬化（atherosclerosis，AS）。AS 是一种慢性炎症性疾病，其发生、发展，以动脉壁内皮细胞损伤为始动因素，单核巨噬细胞的浸润、血小板黏附聚集、释放生物活性物质和平滑肌细胞增殖移行为主要环节，脂质代谢紊乱及沉积，动脉壁弹性纤维破坏，引起动脉管腔狭窄为病理结局。在 AS 的形成过程中，内皮细胞、巨噬细胞、血管平滑肌细胞病变始终是构成 AS 灶的三要素。血管内皮细胞具有代谢活性，分泌许多活性物质，如内皮素（ET）、一氧化氮（NO）、前列环素（PGI2），调节着血管壁的舒缩功能和平滑肌细胞的稳态与增殖，并在血液和血管内壁的界面上调节着凝血、纤溶、白细胞黏附与迁移的过程。内皮细胞在调节血管的舒缩状态和抗血小板聚集，维持血管完整方面起重要作用，内皮功能失常使这些调节过程发生障碍而导致 AS 的发生、发展。中医药调节血管的研究主要集中在对血管内皮细胞、血管平滑肌细胞、血管调节物质的影响方面。

一、单味中药或中药单体及中药提取物的研究

1. 对血管内皮细胞（EC）的影响

内皮受损和功能障碍是 AS 发生的始动因素，活血化瘀中药对血管内皮的保护作用凸显出明显的优势。三七总皂苷（TPNS）是中药三七的主要活性成分，具有良好的调脂、抗氧化、抗血小板聚集作用。刘桂林等将载脂蛋白 E 基因敲除 ApoE-KO 小鼠进行体内实验，应用 ELISA 法测定小鼠血清 Ox-LDL 含量，透射电镜观察小鼠主动脉内皮细胞的超微结构，实时定量 RT-PCR 检测小鼠主动脉细胞分化抗原 40（CD40）血管细胞黏附分子-1（VCAM-1）mRNA 表达水平。结果显示，ApoE-KO 小鼠的主动脉内皮和正常相比明显肿胀，连续性中断，可见细胞凋亡，胞核固缩核，内异染色质明显增多，线粒体空泡化。用药组内皮结构有不同程度的改善。与模型组相比 ApoE-KO 小鼠血清 Ox-LDL 水平显著升高。TPNS 可显著降低 ApoE-KO 小鼠血清 Ox-LDL 水平，下调主动脉 CD40 及 VCAM-1 的基因表达水平，对动脉粥样硬化小鼠血管内皮具有保护作用。王楚彬等以培养原代人脐静脉内皮细胞（HUVEC）作为靶细胞，用 Ox-LDL 造成 HUVEC 损伤模型，用 TPNS 进行干预的体外实验，结果显示 TPNS 能通过下调内皮细胞表面黏附分子的表达，抑制单核-血管内皮细胞黏附，从而发挥对血管内皮细胞的保护作用。Jia 等研究发现三七的活性成分三七皂苷 R1（NR1）可使 ApoE 敲除的 AS 小鼠体内的 AS 斑块区域明显减少，使 GSH、SOD、HDL 等显著升高，并使 MDH、TC、TG、LDL-C、IL-2、IL-6、TNF-α、γ-IFN 等明显下降，认为其机制可能与 NR1 能明显上调 miR-20α 的表达、并抑制 miR-21 与 miR-26α 及 miR-126 的表达有关。川芎嗪对心血管系统的保护作用机制复杂。王国峰等通过体外培养人冠状动脉内皮细胞，并随机分为对照组、Ox-LDL 组、不同浓度川芎嗪为 $1\mu mol/L$ 组、$10\mu mol/L$ 组、$100\mu mol/L$ 组。用 RT-PCR 及 Western Blot 法检测单核细胞趋化蛋白-1（MCP-1）和细胞间黏附分子-1（ICAM-1）基因和蛋白表达；采用免疫荧光法观察 NF-κBp65 蛋白的核转位。结果显示，不同浓度的川芎嗪能下调

MCP－1、ICAM－1 基因表达，保护对 Ox－LDL 诱导的血管内皮细胞损伤。阮秋蓉等通过体外培养人脐静脉内皮细胞和大鼠胸主动脉平滑肌细胞实验，证实川芎嗪通过抑制或阻断 AS 危险因素 Ox－LDL、Ox－vLDL 和血管紧张素Ⅱ诱导的 NF－κB 活化及核内移位，抑制血管 ICAM－1 和 MCP－1 表达，抑制单核细胞黏附于内皮，而发挥其抗 AS 作用。彭小春等研究川芎嗪对氧化型低密度脂蛋白（Ox－LDL）致人内皮细胞 ECV304 损伤的保护作用及其影响机制，显示川芎嗪能显著提高血管内皮细胞抗氧化酶 SOD、GSH－Px 的活性，抑制 Ox－LDL 诱导的血管内皮细胞损伤。有学者通过兔实验研究表明，水蛭能通过抗氧化损伤作用减少血清过氧化脂质含量，维持 EC 功能从而抗 AS。

除活血化瘀中药外，学界对其他类中药的血管内膜保护作用进行了大量探索。黄芪有效成分黄芪皂苷和黄芪多糖，可通过上调紧密连接相关蛋白表达，下调细胞黏附分子表达，来增加内皮细胞连接的完整性，抑制细胞 ET 分泌，增加 NO 释放，抑制细胞凋亡，促进血管生成中内皮细胞的增殖和迁移，保护内皮细胞功能。黄芪黄酮主要通过抑制内皮细胞凋亡来保护内皮细胞。曾国安等研究报道，黄芪多糖可明显降低动脉粥样硬化兔模型血清中 TG、MDA、NO、CRP、ET－1 的含量，减轻内皮缩血管肽对血管的损伤作用，提示黄芪多糖具有较好的保护血管内皮细胞的功能。研究报道以不同剂量木贼水煎剂予 SD 大鼠 AS 模型灌胃 10 周，木贼组 EC 凋亡率与 Bax 表达量显著低于模型组，提示木贼可从基因水平调控早期 AS 主动脉内皮细胞凋亡，干预 AS 始动环节。研究发现蜈蚣可通过下调 C－myc 基因的表达水平，有效抑制 SMC 增殖，给 AS 兔服蜈蚣水提物 12 周后，SOD、NO 明显升高，MDA、ET 降低，血管内皮细胞生长因子（VEGF）的表达量显著下降，提示蜈蚣具有保护血管内皮细胞的功能。研究知母皂苷活血化瘀作用的分子机制，结果显示知母皂苷作用于血管内皮细胞后，血管紧张素酶原基因，肾上腺素受体 a_2A 受体基因和内皮素转换酶－1 基因表达均有不同程度下调，从 RAAS 环节基因水平发挥作用保护血管内膜。白藜芦醇是一种生物活性很强的天然多酚类物，是降低血小板聚集，预防和治疗 AS、心脑血管疾病的化学预防剂。李国洪等在铜离子诱发 LDL 氧化修饰的基础上，建立内皮细胞脂质过氧化损伤模型，通过不同剂量的白藜芦醇进行干预。白藜芦醇的干预可减轻 Ox－LDL 对抗超氧化物歧化酶 SOD、谷胱甘肽过氧化物酶 GSH－Px 的影响，降低 MDA 含量，并显著减少凋亡细胞数量，保护和修复 Ox－LDL 引起的血管内皮细胞损伤。丁辉等用动物实验证实小檗碱对动脉粥样硬化性损伤具有良好的保护作用。

2. 对血管平滑肌细胞增殖、移行的抑制作用

在 AS 的病理变化过程中，动脉中膜的血管平滑肌细胞（VSMC）增殖、移行进入内膜，并在其表面受体的介导下，吞噬脂质形成平滑肌源性的泡沫细胞。大量的泡沫细胞聚集会形成动脉内膜脂纹，增殖的平滑肌细胞、内膜脂纹及胆固醇结晶可形成纤维斑块，最终又在多种因素的影响下形成粥样斑块。有学者观察丹参注射液灌胃对大鼠动脉损伤模型的影响，发现损伤血管内膜、中膜增生减轻，厚度较对照组明显减少。取兔胸主动脉平滑肌细胞培养，加入丹参注射液，结果显示丹参呈剂量依赖性抑制血管平滑肌细胞增殖。研究发现川芎嗪能通过抑制前胶原链的 a_1，a_2 基因转录而抑制平滑肌细胞（VSMC）生长分裂，明显抑制血管平滑肌细胞的生长及增殖，并呈剂量依赖性，认为这可能是川芎嗪防治冠脉再狭窄的机理之一。水蛭可能通过减少血小板衍生生长因子的释放，从而减少对平滑肌细胞增殖，因而对平滑肌细胞的增殖具有抑制作用。研究显示，蜈蚣可抑制 SMC 对 c－myc 基因的表达，调节细胞周期，降低细胞 S 期比率，直接影响 DNA 的复制，阻止 SMC 的增殖。周晓霞等研究发现，三七皂苷和黄芩提取物黄芩茎叶总黄酮可呈浓度依赖性地抑制 VSMC 的增殖，并对高脂血清刺激的 VSMC 异常增殖有显著抑制作用。有研究显示白藜芦醇可通过抑制 miR－38 的表达来抑制 db/db 小鼠 VSMC 中被高糖所诱导的 NF－κB 表达的上调，从而抑制 db/db 小鼠 VSMC 的增殖和移行。郜攀等发现白藜芦醇可以抑制血管紧张素Ⅱ引起的血管平滑肌细胞增殖，而且其机制与 AMPK 的通路激活有关。Zhou D. Y. 等用高糖孵育的 HUVECs，通过加入白藜芦醇以及 AMPK 的抑制剂 CompoundC，发现白藜芦醇可以显著提高高糖孵育的细胞存活率和过氧化物歧化酶水平，这种有益的效果能被 Compound C 剥夺，证明了白藜芦醇可以通过 AMPK 来改善高糖刺激后的细胞状态。

VSMC 的增殖和迁移是动脉粥样硬化、高血压和糖尿病等血管并发症的共同病理特征，而 VSMC 表型转化是这一病理变化的基础，因此研究糖尿病中 VSMC 表型调节及机制，对防治糖尿病血管并发症具有重要意义，是近年来研究的热点。中医药针对这一环节做了大量的探索，但大都局限于细胞和动物研究水平。文献报道黄芩苷可抑制 $TGF-\beta_1$ 诱导的 VSMC 表型转化，其机制与缺氧诱导因子-1α（HIF-1α）及芳香烃受体（AhR）有关。对 VSMC 进行的体外实验研究指出，丹参可以抑制 VSMC 的增殖和 DNA 合成，抑制 VSMC 从收缩表型向合成表型转变，从而抑制 VSMC 的增生和胶原分泌，使血管壁胶原含量下降，起到抑制动脉 VSMC 过度增殖和内膜增厚的作用；丹参的钙拮抗作用可通过抑制血小板聚集和 PDGF 释放而影响 VSMC 迁移。张新明等研究粉防己碱对内膜损伤家兔 VSMC 的影响时发现，相对于损伤组，中药组 VSMC 的 α-SMA 表达增加，说明粉防己碱能够抑制 VSMC 的表型转化。糖尿病血管并发症中 VSMC 表型转化的机制目前尚不清楚，中医药对表型转化的具体作用机制，如受体、受体后通路，基因表达等仍然不明确，更缺乏研究，因此限制了其临床应用。然而，这是糖尿病血管病变防治研究新的靶点，相信随着 VSMC 表型转化及其干预机制研究的不断深入，应用中医药对糖尿病患者 VSMC 表型转化进行干预，将有望成为治疗糖尿病血管并发症的新思路。

二、中医药复方的研究

1. 对血管内皮细胞（EC）的影响

研究表明内皮细胞多种功能的发挥与其胞内钙离子浓度直接相关。陈氏等予大鼠高脂饲料建立模型，造模组与对照组比较血清钙及胞内游离钙浓度均明显升高，益气活血复方具有钙通道阻滞剂样作用，能降低大鼠血管内皮细胞内游离钙浓度，具有血管内皮保护作用。张路等通过构建实验性家兔主动脉粥样硬化模型，观察中药通心络及辛伐他汀对血清氧化型低密度脂蛋白胆固醇、一氧化氮、一氧化氮合酶和乳酸脱氢酶以及对动脉粥样斑块血管内皮生长因子表达的影响，结果发现，通心络可以减少动脉粥样斑块血管内皮生长因子的表达，降低血清氧化型低密度脂蛋白及乳酸脱氢酶浓度，认为通心络具有稳定斑块、延缓动脉粥样硬化进程和一定的内皮功能保护作用。张来军等研究发现，通心络胶囊可显著提高冠心病患者血清 NO 水平和肱动脉 FMD，总有效率达 91.8%，明显高于对照组 68.29%。提示其通过抗凝、降低缩血管因子水平，提高舒血管因子水平，减少部分细胞黏附分子等途径改善血管内皮功能。王强等观察了通脉胶囊（当归、川芎、丹参、黄芪、党参等组成）对动脉粥样硬化内皮细胞损伤的保护作用，发现该方可以通过抗氧化、抗血栓、调节血管功能及抗黏附作用达到内皮细胞的保护，从而抑制动脉粥样硬化斑块的形成。喻秀兰观察了加味小陷胸汤含药血清对氧化低密度脂蛋白诱导血管内皮细胞损伤模型的影响，发现该方含药血清可促进血管内皮细胞增殖，抑制其凋亡；拮抗血管内皮细胞分泌活性物质一氧化氮（NO）/FI-1 失衡；降低血管内皮细胞细胞间黏附分子-1（ICAM-1）的表达，抑制其蛋白质表达及其 mRNA 表达水平；抑制血管内皮细胞 κ 轻链核因子（NF-κB）活化，明显抑制其核内表达，从而认为加味小陷胸汤含药血清具有拮抗氧化低密度脂蛋白胆固醇对血管内皮细胞损伤的作用。李文凤等研究了活血化瘀中药脉复康对高脂家兔血管内皮功能的改善作用，结果显示脉复康通过改善内皮功能以及逆转 ET-mRNA 过表达，发挥改善血管内皮功能的作用，这可能是活血化瘀作用的细胞与分子水平的机制。具有清热解毒通络、滋阴和营的方药和颗粒剂（连翘、玄参、白芍、桂枝）能防治高血脂造成的血管内皮损伤，并能抑制血管内皮中细胞间黏附分子-1（ICAM-1）、ET 的合成与分泌。王县委等研究发现黄连解毒汤可能通过 AMPK 对炎症损伤的内皮细胞起保护作用。任单单等通过不同时期用抵挡汤干预，研究糖尿病大鼠血管内皮 AMPK 信号通路的变化，发现抵挡汤早期干预可以通过调节 AMPK 通路，加强血管内皮细胞线粒体的能量代谢，从而起到保护血管内皮的功能。赵添成研究搜风祛痰中药活心汤对 AngⅡ诱导人脐静脉内皮细胞 NF-κBmRNA 及 iNOSmRNA 表达的影响，结果发现活心汤可抑制 AngⅡ导致的内皮细胞损伤，减少 NF-κBmRNA 及 iNOSmRNA 表达的影响，保护血管内皮功能。焦宏等研究桂枝汤对动脉粥样硬化大鼠模型血脂和血管内皮活性因子的影响，发现桂枝汤可降低血脂和血管内皮活性因子，保护血管内膜。通络救脑注射液可通过增加 Ang-1、Tie-2 蛋白的表达水平，提高内皮细胞的活性，从而保护内皮细胞。张薇薇等研究发现丹红注射液可有效降低 ET-1、血管性假血友病因子（vWF）水平，升高 NO、肱动脉内皮依赖性舒张功能（FMD9）；说明丹红注射液在改善老年冠心病患者 PCI 术后内皮功能方面，具有显著效果。杨杰等探讨了麝香通心滴丸对冠心病患者血管内皮功能改善作用机理，结果显示经麝香通心滴丸治疗 3 个月后，血清 NO、ET-1、FMD 均得到明显的改善，并且治疗周期越长，效果愈加显著，证明该药在改善血管内皮功能上效果显著。姜仲卓研究丹七软胶囊治疗冠心病，比较治疗前后 6min 步行试验距离、中医症状评分、硝酸甘油用量及 NO、ET-1 变化情况，结果显示该药能明显减少冠心病心绞痛发作次数，改善心功能，减少硝酸甘油用量，对血管具有保护作用。李亚芹等研究表明，参芍胶囊（人参、茎叶、皂苷、白芍）对动脉粥样硬化造成的心肌损害有保护作用，通过升高动脉粥样硬化大鼠心肌组织中 NO、NOS 及降低心肌组织中 ET 及 PAI-1 水平，改善血管内皮细胞功能。王楠等证实经益心舒胶囊（人参、麦冬、五味子、黄芪、丹参、川芎、山楂）及他汀类药物干预后，实验性动脉硬化兔模型的动脉硬化程度减轻，血管舒张功能明显改善，益心舒胶囊联合他汀类药物可改善血管内皮功能，抑制动脉粥样硬化的形成与发展。

贾爱明等实验结果表明芪参降脂饮（黄芪、丹参、当归等）可明显降低 TXB$_2$、TXB$_2$/6-keto-PGF1α/ET，升高 6-keto-PGF1α，改善血管内皮功能，防止血栓形成，进而起到防治 AS 的作用。王学玲观察 80 例冠心病患者经芎芍胶囊干预前后肱动脉舒张功能及血清 NO、ET、6-keto-PGF1α、TXB$_2$ 浓度的变化，并与对照组比较，证实了芎芍胶囊可以调控 NO/ET 的平衡，改善冠心病患者血管内皮依赖性的舒张功能。贾运乔研究大黄䗪虫丸动脉粥样硬化的作用，发现高脂血模型大鼠经大黄䗪虫丸（熟大黄、黄芩、生地黄、蛰虫、水蛭、蛴螬、虻虫、桃仁、杏仁、芍药、牛膝、甘草）治疗后，血清 TG、TC、LDL、MDA 含量明显降低，SOD 活性增高，与模型组比较血清 NO 明显升高、ET 明显降低；HDL-C 升高提示该药能降血脂、抗过氧化、保护血管内皮细胞，发挥抗动脉粥样硬化的作用。

2. 对血管平滑肌细胞增殖、移行的抑制作用

学界在内皮细胞功能损伤参与糖尿病血管并发症方面做了大量研究报道，然而对于 VSMC 在糖尿病血管病变中的作用尚不清楚。近年来，中医传统理论与 VSMC 表型转化学说相结合做了大量的研究工作。中医学认为，以 VSMC 增殖为主要病理特征的心血管病属于血瘀证的范畴，治疗上当以益气、活血化瘀为主。临床上用于治疗此类心血管疾病的各种中药制剂，多以黄芪和当归为主要成分。药理学研究证实，益气药黄芪和活血化瘀药当归可以明显抑制大鼠主动脉内皮剥脱所致的平滑肌细胞从分化型向去分化型转化，使内膜增生程度明显减轻，对血管再狭窄起到防治作用。研究发现在高脂血症时，VSMC 由收缩型向合成型转化，胞内肌丝减少，细胞器大量出现，表明 VSMC 在高脂刺激下会发生表型转化，给予双龙丸（由地龙、全蝎和蜈蚣等虫类药物组成）药物血清后 VSMC 内细胞器较少，肌丝较多，从病理形态学上证明了在体外培养实验中，双龙丸可抑制 VSMC 表型转化。血府逐瘀浓缩丸有抑制 AS 家兔 SMC 增殖的作用，其机理可能与抑制 SMC 从收缩表型向合成表型转变和（或）促进 SMC 由合成表型向收缩表型转换有关。据报道敦煌长寿方（主要由人参、茯苓、泽泻等）能显著提高体外培养 VSMC 的再生力，降低 VSMC 内 LPO 含量，保护 VSMC 的超微结构，在透射电镜下细胞中线粒体丰富，粗面内质网发达，肌丝弥散分布，排列稀疏，但含量较多。提示 VSMC 代谢旺盛，并呈收缩表型；在 AS 的细胞模型中，该方可以保护 VSMC 免受高脂血清的损伤，减轻脂滴沉积和 VSMC 泡沫样变。在电镜下，线粒体丰富，密度较高，部分呈轻度扩张，粗面内质网轻度扩张为主，肌丝含量丰富，排列不规则，但很紧密。王凤荣等研究由柴胡、大黄和黄芩等组成的大柴胡汤对高胆固醇喂饲家兔 AS 的形成及 VSMC 表型的影响，在电镜下观察动脉内膜组织的超微结构发现，AS 组斑块组织中的 VSMC 含有丰富的粗面内质网，高尔基体发达，肌丝较少，而中药组 VSMC 含肌丝较多，与合成功能相关的细胞器较少，说明大柴胡汤在体内实验中可使 VSMC 由合成型向收缩型转化。由花刺参黏多糖、山楂、山药和灵芝等中药配伍而成的复方花刺参黏多糖及由丹参、山楂提取物按一定比例组成的消瘀片均能不同程度地抑制 VSMC 表型转化。Lee

等研究来源于葡萄（红葡萄酒）、虎杖、花生、桑椹等植物的白藜芦醇与 VSMC 去分化及信号通路发现，白藜芦醇可抑制 PDGF－bb 刺激引起的 VSMC 去分化，此作用主要与抑制 Akt 信号通路有关，其对 ERK1/2 及 p38 的抑制作用则较弱。大鼠 VSMC 经大豆异黄酮作用后，SM22α 基因及蛋白表达增加，而 OPN 表达降低，表明大豆异黄酮促使大鼠 VSMC 从合成表型向收缩表型转化。车贤达等发现麝香保心丸具有促 VSMC 分化的作用，VSMC 经麝香保心丸作用后，用流式细胞术检测发现 α－SMA 和 SM－MHC 阳性细胞百分比增加，表明麝香保心丸能促使 VSMC 的表型从去分化型向分化型转化。

在 VSMC 凋亡方面也做了大量的研究。周亚伟等从细胞凋亡水平研究了霍酮胶囊抗 AS 的作用机理，发现霍酮胶囊能诱导人体增生的 SMC 凋亡，间接抑制 SMC 增殖。徐风芹等报道，芎芍胶囊含药血清对 SMC 增殖有明显抑制作用，并呈剂量依赖性，大剂量时可诱导 SMC 凋亡。联系中医气滞痰阻病机，汪涛等报道，调肝导浊方能明显抑制高脂血清培养下 SMC 的增殖，推测可能是通过影响细胞增殖核抗原（PCNA）以抑制 SMC 增殖。调肝导浊中药对巨噬细胞集落刺激因子（M－CSF）A 的表达具有调控作用，对 AS 起到良好的防治作用。赵学军等探讨了由法半夏、白术、天麻、橘红、丹参等组成的理脾化痰方抗早期动脉粥样硬化症的可能性和作用机制，结果显示：理脾化痰方确能阻抑早期 AS 的形成，观察组主动脉内膜相对厚度小于模型组（$P<0.05$），VSMCs－ki－67 的表达率和凋亡的 VSMC 阳性率均低于模型组（$P<0.05$）。提示该方抗早期 AS 的机制与其同时抑制 VSMC 的增殖和低水平的凋亡有关。张文高等研究表明心脉通胶囊可以抑制兔颈动脉内皮剥脱损伤后 ET 的分泌及原癌基因 c－myc 的高表达，激活抑癌基因 P53 高表达，诱导 VSMC 凋亡。

三、中医药对血管调节物质的影响

血管结构与功能的维持是依靠血管活性物质的调节而实现的，主要包括收缩血管物质和舒张血管物质的动态平衡，这一平衡长期被打破将产生病理变化，也体现着中医阴阳平衡理论。NO 和 ET 是调节血管收缩和舒张的两种重要物质，NO 减少，ET 增加在 AS 的发生发展中具有重要意义。中医药在这方面进行了大量的研究。

（一）单味中药或中药单体及中药提取物的研究

半边莲 B001 组分能通过拮抗 ET－1 合成与释放，缓解高脂血症对血管内皮的继续损伤，还能促进 eNOS 表达，进而拮抗动脉血管的收缩以及 SMC 增殖。而离体和在体实验也证明了 API 具有抗氧化、保护内皮功能和维护 NO/ET 平衡的作用。吴德芹等观察了麦冬药物血清对血管 EC 病理模型血管调节物质的影响及其对血瘀证的治疗机理，结果显示：麦冬药物血清可降低脂多糖（LPS）所致 NO 与 ET 的升高，表明麦冬可以维持 VEC 血管调节物质的动态平衡，维持其正常生理功能，从而能有效预防和治疗血瘀证。诸玉芳等探讨了丹参药物血清对血管内皮细胞分泌 ET、SOD 和 MDA 的影响及其治疗血瘀证的机理，结果显示：丹参药物血清可缓解 LPS 所致 NO 与 ET 的水平升高，并改善 LPS 所致 SOD 的活性降低和 MDA 的水平升高，提示丹参可以维持 NO 与 ET 的动态平衡，去除自由基，维持血管正常生理功能，从而能有效防治血瘀证。陈海伟等探讨了人参药物血清对血管 EC 病理模型血管调节物质的影响及其对血瘀证的治疗机理，结果显示人参药物血清可缓解病理条件下 NO 与 ET 的升高，表明人参可以维持 VEC 血管调节物质的动态平衡，维持其正常生理功能，从而能有效预防和治疗血瘀证。刘晓颖等等观察了水蛭在家兔 AS 形成过程中影响血管活性多肽表达的情况，结果表明水蛭能拮抗 ET－mRNA 在主动脉内膜中内皮细胞（EC）、家兔血管平滑肌细胞（VSMC）、巨噬细胞的过表达，保护内皮细胞，并抑制 VSMC 的增殖，从而达到防治 AS 的目的。张军平等通过细胞内微量测定 LPO 法及邻苯三酚自氧化测定 SOD 证明，红花多糖（HPS）具有直接清除 LPO 和显著提高 SOD 活性作用，提示本品对自由基造成 VSMC 损伤有良好的保护作用。刘月丽等研究山苦茶提取物对动脉粥样硬化大鼠血管内皮功能的影响，结果发现山苦茶提取物 B、D 通过降低 AS 大鼠血清丙二醛（MDA）水平，提高 NOS、SOD 活性，增加 AS 大鼠内皮依赖性血管舒张能力。丹参酮ⅡA 磺酸钠可通过抑制氧化应激、调节一氧化氮（NO）/内皮素－1

（ET-1）、血栓素 B_2（TXB_2）/6-酮-前列腺素 F_{1a}（6-Keto-PGF_{1a}）比例来改善血管内皮功能，提高心脏功能。由瓜蒌皮提取加工而成的蒌皮注射液可减少外周血中 ET-1 含量，增加循环血中 NO 的含量，有效改善内皮功能，调节冠状动脉血管张力，改善心肌血液灌注，减少心绞痛的发作。张玉玲等人发现莲子心提取物莲心季铵碱、莲心碱、异莲心碱和甲基莲心碱均对 HO 诱导内皮细胞损伤的有一定的保护作用，其作用机制可能是通过增加一氧化氮合酶（NOS）生成，提高血管内皮细胞释放 NO，从而发挥保护内皮的功能。

（二）中医药复方的研究

孙敬昌等观察到黄芪通脉汤能使 AS 动物血浆 NO 含量升高，ET 降低，认为这可能是该药抗 AS 的机制之一。张旭等观察养阴益气活血方药物血清对血管 EC 病理模型血管调节物质的影响及其对血瘀证的治疗机制，结果显示养阴益气活血方药血清可降低 LPS 所致 NO 与 ET 的升高，提示养阴益气活血方可以维持 VEC 血管调节物质的动态平衡，维持其正常生理功能，从而能有效预防和治疗血瘀证。陈冰等则认为沥水调脂胶囊可能通过调节钙离子、蛋白激酶 C 两种信号传递分子的变化起抗氧化作用，进而抑制内皮细胞凋亡及平滑肌细胞增殖，达到阻止动脉粥样硬化发生的作用。文氏等报道补阳还五汤具有促进 EC 合成 NO，抑制促凝物质组织因子 TF 和 vWF 的表达，从而改善微循环、降低血小板凝集率，具有抗炎、抗氧化，保护 EC 的功能。清热解毒液（半边莲、蚤休、赤芍、陈皮等）对高脂血症大鼠血脂无明显影响，但能减少血管内皮细胞 ET 合成，在一定程度上起到保护内皮细胞的作用。黑子清等观察了四逆汤对家兔动脉粥样硬化的形成及血管壁神经酰胺含量的影响，发现四逆汤可明显缩小主动脉内膜脂质斑块面积，降低动脉组织神经酰胺浓度，减少血管壁细胞凋亡的数量。常柏等观察抵挡汤（水蛭、大黄、桃仁等）对血管内皮功能及 ET-1、NO 的影响，结果显示，抵挡汤联合降糖治疗干预后，血管内皮舒张功能舒张率（FMD）较前明显改善，从而延缓糖尿病血管病变的发生发展，这与修复内皮细胞损伤，增加血清 NO 水平，降低血浆 ET 水平有关。朱章志等探讨了加味真武汤（制附子、白术、赤芍、白芍、茯苓、生姜、水蛭、黄芪）在改善心功能方面的作用机理，结果显示：在加味真武治疗充血性心衰的机理中，调节血管紧张素Ⅱ水平起到了重要作用。赵书刚等采用连朴饮（丹参、川黄连、厚朴、山栀、石菖蒲、法半夏、淡豆豉）治疗湿热夹瘀型动脉粥样硬化患者，结果发现该方治疗组患者治疗后，动脉粥样硬化指数（AIP）明显改善，血清 ET 明显下降、NO 明显上升。提示该方能维持舒张和收缩血管的 NO、ET 的平衡，保护血管内皮功能，防止血管发生粥样硬化。王贵娟等采用高脂血症大鼠模型观察鳖甲煎丸抗动脉粥样硬化的作用，结果与模型对照组比较，鳖甲煎丸组大鼠血清 TG、TC、LDL、MAD 含量明显降低，SOD 活性及 HDL-C 升高，证实了鳖甲煎丸（大黄、桃仁、人参等）能升高血清 NO 含量，降低 ET，调节 NO/ET 的平衡，保护血管内皮细胞。吴限等研究发现：心脑通络液可降低动脉粥样硬化家兔血浆 ET-1、升高其血清 NO 含量，从而达到保护血管内皮细胞、抗动脉粥样硬化的作用。参麦注射液出自古代名方生脉散。研究表明：参麦注射液保护血管内皮功能的机制与其能直接上调冠心病患者 NO 及 6-keto-PGF_1 水平，提高 SOD 活力，降低 ET 及 TXB_2 水平，提高血管内皮依赖性舒张功能有关。裴强等研究发现，桂枝茯苓胶囊（桂枝、茯苓、牡丹皮、白芍、桃仁）可明显升高对动脉粥样硬化模型大鼠血清 NO 水平；降低血清 ET-1 及 hs-CRP 水平，下调主动脉 ICAM-1 的表达，桂枝茯苓胶囊有一定抗 AS 作用。

第二节 血流动力学得益

血流动力学是指血液在心血管系统中流动的力学，主要研究血流量、血流阻力、血压以及它们之间的相互关系。血液在心血管中循环往复流动的动力来源于心泵功能。糖尿病患者由于存在不同程度的脂代谢紊乱、血小板聚集性增强，纤维蛋白酶活性降低等改变，因而血液流变学方面表现为高黏、高聚、高凝状态，进而影响到微循环的灌注，致微循环内氧供降低，微血管内组织和血液物质交换受阻，以及糖氧化过程中产生的大量氧自由基，高黏状态下白细胞黏附性增强，纤维蛋白原增加，导致血管内皮细胞和血管壁的损伤。2型糖尿病患者由于血液流变学改变、凝血机制失调、血小板功能异常等因素导致微循环障碍，而微循环障碍是2型糖尿病慢性并发症发生发展的主要机制之一。由于慢性并发症是影响2型糖尿病患者寿命及生活质量的主要因素，因此改善微循环障碍，纠正糖尿病患者血液浓、黏、凝、聚等血液流变特点，是糖尿病并发症特别是慢性并发症防治的重中之重。中药活血化瘀方药对改变血液循环有独特的疗效，在糖尿病及其并发症的防治方面发挥着重要的作用。

一、单味中药或中药单体及中药提取物对血流动力学影响的研究

齐氏等以高分子右旋糖酐造成高黏血症的动物模型，用绞股蓝总皂苷（GPs）观察其对模型的血液流变学各指标的改善作用。结果显示：GPs显著降低高、中、低切率下的全血黏度（$P<0.01$），血浆黏度（$P<0.05$），显著升高红细胞变形指数（$P<0.05$）。据药理学研究，田七、丹参、川芎等中药具有活血化瘀的功效，疏通微循环，降低血管阻力，增加外周血流量，降低毛细血管通透性，改善缺氧。黄蓉探讨了蚓激酶治疗糖尿病合并微循环障碍的临床效果和安全性，分治疗组和对照组，结果显示观察组治疗后管袢形态积分值、血液流态积分值、袢周状况积分值指标均优于对照组（$P<0.05$）；两组治疗后低切、高切、血沉、血沉方程指标均优于对照组，两者比较差异具有统计学意义（$P<0.05$），表明蚓激酶能明显著改善糖尿病患者的微循环障碍。TXB2是强烈的血管、胆管收缩剂和血小板聚集剂，可造成胆汁排泄障碍，实验证明重用赤芍能降低TXB2及PGF1a，又有抑制凝血酶、激活纤溶酶原的作用。王胜林等观察附子对慢性心力衰竭大鼠血流动力学、血浆血管紧张素Ⅱ（AngⅡ）、醛固酮（ALD）及左心室重塑的影响，并探讨其作用机制。结果显示：附子可以显著增强慢性心力衰竭心脏收缩力，具有明显的量效关系；可抑制循环RAAS系统；大剂量可能有加剧左室重构的作用。孙许宝等观察了葛根素对冠心病患者围手术期的临床体征及血流动力学、心肌耗氧量的影响，结果显示：葛根素对冠心病患者围手术期心肌耗氧量和血流动力学影响较倍他乐克疗效更好。宋开发等观察了红花注射液对脑梗死患者血流动力学的影响，结果显示：血流动力学各项指标与用药前比较除血沉方程k值外均有显著下降（$P<0.01$），在停药30天后，上述指标仍低于用药前水平。说明红花注射液有明显的降低血黏度、解除红细胞聚集、分解血浆纤维蛋白原及防止血小板凝聚作用，且在停药一段时间后，其治疗作用仍存在，且治疗后临床症状改善明显。对治疗及预防脑梗死再次发作有着重要作用。葛根素可有效降低硝酸甘油使用量、心肌耗氧及血管内皮指标水平，改善血管内皮及血液流变学情况。

二、中医药复方对血流动力学影响的研究

虫类中药具有强有力的活血化瘀的作用，是中医药改变血液流变的治疗特色。以虫类药为主要组成成分的复方制剂力专效宏，是近年来研究的热点，并且取得了可靠的临床疗效。研究证实，水蛭中含有水蛭素、肝素、抗血栓素等。水蛭素是凝血酶特效抑制剂，能阻止凝血酶对纤维蛋白原作用，阻碍血液凝固，故抗凝作用极强。地龙能增强纤维蛋白原的溶解活性。据此，临床常用的通心络胶囊内含大量的虫类药成分。付徐伟等探讨了通心络胶囊（人参、水蛭、全蝎、土鳖虫、蜈蚣、蝉蜕、赤芍和冰片等）对老年糖尿病患者微血管病变及血流动力学的影响，结果显示92例老年糖尿病患者微循环的管袢数、管袢长度，输入、输出支，管袢直径，管袢交叉，畸形数，管袢内血液流态及加权积分值，全血高、低切比黏度，血浆比黏度，红细胞压积，纤维蛋白原浓度等参数用药前后有显著改变（$P<0.01$），表明通心络胶囊对老年糖尿病患者血液流变学及甲襞微循环有不同程度的改善，可作为老年糖尿病患者的辅助用药。吴碧华等研究发现通心络胶囊对颈动脉粥样硬化脑供血不足患者治疗后，颅内各血管的平均血流速度较治疗前明显增加，且搏动指数降低，说明通心络胶囊能增加脑供血不足患者的血流速度，并且能有效地降低脑供血不足患者的血管外周阻力，改善颈动脉粥样硬化引起脑供血不足患者的血流动力学，提

高脑血流灌注水平，缓解脑供血不足患者的临床症状，延缓动脉硬化。疏血通是一种动物类中药复方注射制剂（主要成分是水蛭、地龙等），具有活血化瘀，改善微循环作用。刘维瑞观察了疏血通治疗 48 例糖尿病患者治疗前后血流动力学的比较，结果显示血流动力学较治疗前有明显改善，特别表现在纤维蛋白原浓度的改变最为明显。易法银等观察滋阴益气活血复方（熟地、山茱萸、黄芪、枸杞、丹参、牛膝等）对糖尿病大鼠肾功能及血流动力学改变的影响，并初步探讨其作用机理。结果显示：滋阴益气活血复方能有效地降低 β_2MG 的排泄量，降低血 Cr（$P<0.05$）；使早期糖尿病大鼠血 NOS、ET 增高的状态得到改善（$P<0.05$）。表明以滋阴益气活血为法对于防治糖尿病肾病具有一定的疗效，其作用机制是通过降低 NOS、ET 等以改善血液流变学异常，从而改善肾小球的高滤过状态，达到防治糖尿病肾病的目的。有学者报道，由首乌等组成的降黏祛脂方可降低喂饲高脂饲料形成的高胆固醇血症家兔的血浆黏度、还原黏度（$P<0.05$），并有改善红细胞变形性作用以此达到逆转高胆固醇血症红细胞的低变形性，减少微循环灌注障碍，延缓和阻止 AS 的形成和发展。复方丹参滴丸可明显降低高脂血症大鼠血小板黏附率和血栓指数，提示其预防和治疗动脉粥样硬化功能。汪氏等以党参、炙黄芪、黄精等组成的益气活血方治疗高血脂模型兔，可以抑制二磷酸腺苷（ADP）诱发的血小板凝集，提高血小板内 CAMP 水平，抑制血栓素（TXA2）合成。武密山等探讨了煨少火注射液（XSH）（附子、西洋参、黄精、丹参、葛根等组成）对急性心肌梗死（AMI）犬的作用机理，结果显示：XSH 可增加冠脉流量，抗血小板聚集，扩张血管，改善血流动力学，有利于调节和维持心肌氧代谢和能量的供需平衡，对心肌缺血的心脏具有保护性抑制作用。贺泽龙等探讨了参附注射液对充血性心力衰竭患者血流动力学的影响及机理，结果显示：参附注射液能增强心衰患者心脏的收缩功能，并使扩张的心腔得到回缩，从而改善血流动力学指标。杨辉等观察了保心胶囊对结扎犬心肌缺血时心脏血流动力学的影响，结果显示：保心胶囊中剂量组对血压、血流量及左室等容期压力最大变化速率的作用与缺血组比较有显著差异（$P<0.05$），提示：保心胶囊具有改善心肌缺血、增强心肌舒缩能力的作用。何华观察了中风先兆丸（太子参、何首乌、水蛭、全蝎、天麻、胆南星、大黄、决明子等）对椎-基底动脉系短暂性脑缺血发作（TIA）的血流动力学影响，结果显示：治疗组治疗后血流动力学变化与本组治疗前及与对照组治疗后比较，均有显著差异（$P<0.05$ 或 $P<0.01$）。提示：中风先兆丸对椎-基底动脉系 TIA 有显著疗效。张安民等观察了养血清脑颗粒（当归、川芎、熟地黄、珍珠母、决明子等）对慢性脑供血不足（CCCI）患者的疗效及其对血液流变学及血流动力学的影响。结果显示：治疗组总有效率为 94.64%，治疗前两组受检者的血液流变学指标和搏动指数间的差别均有显著性意义（$P<0.05$ 或 $P<0.01$），治疗后两组受检者的血液流变学指标和搏动指数间的差别均无显著性意义（$P>0.05$）。表明：养血清脑颗粒能明显改善患者的血液流变学及血流动力学指标，增加脑供血，改善头晕、头痛等症状，可以用于治疗慢性脑供血不足患者。邓岩辉等观察了心舒安胶囊对大鼠血栓形成及血液流变学的影响，结果表明：心舒安胶囊对大鼠实验性血栓形成有显著的抑制作用，表明心舒安胶囊能降低活体动物动脉血流中血小板黏附聚集功能。从血液流变学指标分析，服用心舒安胶囊能降低全血黏度、血细胞比容及血浆比黏度，减少血凝。苏建文等研究表明，四逆汤能降低 PTCA 术后患者的全血黏度，减少红细胞聚集性，疏通微循环的血液流动，预防 PTCA 术后冠状动脉内膜的血栓生成和血液黏稠状态，对提高 PTCA 术的疗效具有重要意义。袁兴建研究发现化瘀通脑汤（葛根、黄芪、女贞子、当归、白芍、丹参、生地黄、红花、益智仁、水蛭、甘草）治疗脑动脉硬化症（痰瘀互结型）疗效显著，有效调节脑血流动力学指标继而提高患者认知功能，且药物安全性高。

第三节　阻抑高糖毒性

广义的葡萄糖毒性作用系指长期的高血糖对全身众多组织细胞的损伤作用，如持续高血糖状态下的非酶糖化和氧化应激的毒性等，从而导致一系列的并发症，主要指各种慢性并发症。而狭义的葡萄糖毒性作用专指显著的高血糖对胰岛 β 细胞特异的损伤作用，引起胰岛素分泌减少及高胰岛素原血症，加重胰岛素抵抗，甚至导致胰岛 β 细胞的形态改变，增强对胰岛 β 细胞的损害。研究表明长期高血糖不仅与糖尿病患者的大血管病变和微血管病变密切相关，而且还可以造成胰岛 β 细胞的功能缺陷和细胞凋亡，即"葡萄糖毒性"作用。尽管 2 型糖尿病合并大血管病变受多方面因素影响，高血糖状态仍是其中主要的病因。Abu-lebdeh 等对 449 例糖尿病患者经过 14 年的临床观察也发现，空腹高血糖是冠心病发生和死亡的一个独立危险因素。而餐后血糖增高可以导致蛋白质非酶糖基化增加，进而可以通过多种机制引起心血管病变的发生。慢性高血糖导致内皮细胞功能障碍：慢性高血糖导致内皮细胞损伤，缩血管活性物质释放增加，血管通透性增加，血浆物质（如胰岛素、生长因子等）向血管壁的内膜和中膜渗透增多，基底膜成分增加；此外，损伤的内皮细胞分泌血小板衍化生长因子增加，从而刺激中膜平滑肌细胞分泌 IL-1 和 TNF-α，并活化单核细胞分泌的胰岛素样生长因子，进而引起 VSMC、纤维母细胞和内皮细胞的增生，导致血管壁增厚，管腔狭窄或闭塞；内皮功能受损，使扩血管物质（如 NO）释放减少，从而增加内皮细胞与血小板和白细胞的黏附，促进血凝，抑制纤溶，导致血管病变和血栓形成。

近年来，中医药在高糖毒性的广义（血管损伤）和狭义（胰岛 β 细胞损伤）两方面都做了相应的大量研究。

一、单味中药或中药单体及中药提取物对高糖毒性的研究

由于中药具有简、便、效、廉等优势，单味中药治疗糖尿病，用法简单，药专力宏。近年来就单味中药或中药单体及中药提取物阻抑高糖毒性作用进行了卓有成效的大量研究，主要表现在以下几个方面：

1. 对黄连的研究

黄连有降血糖作用，能降低正常小鼠、四氧嘧啶诱导的糖尿病小鼠和自发性糖尿病 KK 鼠的血糖，并能改善自发性糖尿病 KK 鼠的糖耐量。覃俊佳等观察了褐苞薯蓣对用四氧嘧啶、肾上腺素腹腔注射造成小鼠高血糖模型的降糖作用，结果显示褐苞薯蓣能降低四氧嘧啶引起的高血糖，并能对抗肾上腺素引起的血糖升高和降低正常小鼠的血糖值，提示褐苞薯蓣有降低血糖作用。

2. 对多糖的研究

（1）促进胰岛素分泌：陈建国等研究表明桑叶多糖可通过降低 MDA 水平、提高肝 SOD 活性而使糖尿病小鼠抗氧化能力得到增强，促进胰岛 β 细胞修复，增加胰岛素的分泌，同时提高肝 HK、PK 活性等，促使肝细胞中血糖增多，更多的肝糖原被合成，加快葡萄糖的氧化分解，达到通过调节糖代谢来降低糖尿病病人血糖的作用。

（2）增加胰岛素的敏感性，改善胰岛素抵抗：魏学娟等研究黄芪多糖对高脂饮食诱导的大鼠胰岛素抵抗的治疗作用，实验结果显示一定剂量的黄芪多糖可增强模型大鼠的胰岛素敏感性，使其胰岛素抵抗症状得到改善。

（3）抑制醛糖和 α-葡萄糖酶的分泌，增加血清中胰岛素的含量：杨宏莉等研究山药多糖对大鼠胰岛细胞活性及其胰岛素分泌水平的影响，用不同质量浓度的葡萄糖来刺激胰岛细胞 β 释放胰岛素，发现给予 800mg/L 剂量组山药多糖的胰岛细胞的存活率明显高于其余组别，达到改善胰岛功能的目的

（4）抗氧化、清除自由基，保护和修复受损的胰岛 β 细胞：刘霄采用四氧嘧啶所致高血糖小鼠模型及肾上腺素所致高血糖小鼠模型，观察巴戟天多糖对实验性高血糖小鼠的降血糖作用，发现巴戟天多糖具有降血糖及抗氧化作用，且其降血糖作用与其抗氧化作用密切相关。刘宝义等报道，黄芪的主要药理成分为黄芪多糖和黄芪皂苷类，具有降低血糖、抑制蛋白激酶 C 的激活作用。吴氏等报道，黄精多糖能抑制高血糖及 AGEs 造成脑组织损伤，可以减少血管内壁 AGEs 的沉积，保护血管内膜，减少血管并发症的发展。

3. 对黄酮类的研究

（1）清除自由基，抗脂质过氧化：张儒等研究人参根总黄酮体内外抗氧化活性，结果显示，人参根

总黄酮在体外可清除 DPPH 自由基和羟自由基,在体内可增强 SD 大鼠脑组织中 SOD 活性,表明人参根总黄酮可通过清除自由基、抗氧化等机制达到降血糖的目的。

(2) 改善胰岛功能,促进胰岛素分泌:姜曼花等发现白背三七黄酮能够显著改善实验小鼠胰岛功能、促进胰岛素分泌,降低糖尿病小鼠血糖,提高胰岛耐缺氧能力,且其降血糖效果相当于西药格列本脲。

(3) 影响碳水化合物的吸收及代谢:在 2 型糖尿病的治疗中,α-葡萄糖苷酶抑制剂可影响食物中碳水化合物的吸收和代谢,避免餐后血糖升高,张茜等从山茱萸中提取出的 α-淀粉酶抑制剂对 α-淀粉酶有良好的抑制作用。

4. 对生物碱的研究

(1) 抑制糖异生,促进糖酵解,调节糖代谢:钟祥等发现黄连小檗碱是通过增加细胞葡萄糖的消耗,调节糖代谢,进而降低血糖的。

(2) 抗炎作用:TNF-α 和 IL-1β 是细胞毒性因子,作用是能通过诱导胰岛 β 细胞的凋亡来抑制其功能,小檗碱能抑制白细胞介素 IL-1β 和 TNF-α 的出现和炎症反应,并能治疗糖尿病并发症。

(3) 抗氧化、清除氧自由基:张林娜等研究发现小檗碱有防治糖尿病肾脏的作用,其作用机制是通过提高机体抗氧化、清除自由基的能力,促进了脂的代谢来降低糖尿病大鼠血脂水平。

5. 对皂苷类的研究

(1) 增加胰岛素敏感性,减弱胰岛素抵抗:陈艳系统地对人参水提物、人参多糖和人参果胶的降血糖作用进行了研究,结果表明人参水提物(主含人参皂苷、人参寡糖和人参多糖等)既能够明显降低正常小鼠的血糖值,而且人参水提物还能够调节正常小鼠的糖脂代谢、预防代谢综合征的发生,并对糖尿病小鼠的胰岛细胞具有保护作用。

(2) 抑制 α-葡萄糖苷酶的活性,改善糖耐量:郭常润等通过实验发现玉竹总皂苷在体外能够显著抑制 α-葡萄糖苷酶的活性,其抑制率可达 58%,能够显著降低四氧嘧啶高糖小鼠空腹血糖,而对正常小鼠空腹血糖没有影响,不会引起低血糖之类的不良反应。通过进一步的实验也发现:玉竹总皂苷能够显著降低正常小鼠和四氧嘧啶高糖小鼠淀粉负荷后血糖曲线下面积,提示玉竹总皂苷具有提高糖耐量的作用,能够延缓糖类的消化和吸收。刘氏等应用高脂饲料加小剂量链脲佐菌素(STZ)建立 2 型糖尿病动物模型,观察模型大鼠主动脉壁病理形态学、血糖、血脂及凝血纤溶系统的变化,结果显示在 2 型糖尿病大血管病变发生过程中,三七总皂苷单独及与黄芪联合使用均可不同程度地防治糖尿病所引起的大血管动脉粥样硬化病变,与降低血糖、Ox-LDL 和 Gly-LDL,调节血脂、抗凝及增加纤溶活性有关。

二、中药复方对高糖毒性的研究

(一) 高糖毒性(糖毒)理论研究

朴春丽等将中医学之"伏毒"理论应用到糖尿病及其并发症的发生、发展及防治方面进行了有益的探讨,认为"伏毒"是糖尿病及其并发症发生的始动因素,并贯穿于整个过程中。李氏等认为是糖毒性、脂毒性介导"慢性低度炎症-血管内皮功能障碍-动脉粥样硬化"三联征,这一病理演变过程与中医阴火病机理论存在相通之处,血中伏火、浊瘀酿毒、毒损络脉是发生血管并发症的病理基础。实验表明,肝及脂肪组织炎症的存在可能是导致 IR,从而引起 T2DM 的一个重要原因。

(二) 临床循证研究

1. 基于糖尿病的纯中药干预研究

吴卫明拟清化浊毒方(黄连、黄芪、苍术、玄参、蚕沙、丹参、生地等)对中医辨证分型属热盛浊毒型患者进行治疗 60 天,设立对照组,结果显示:治疗组治疗前后空腹血糖(FBG)、空腹胰岛素(INS)、HbA1c 均有明显下降($P<0.05$),胰岛素敏感指数(IAI)明显提高($P<0.01$),提示该方具有减轻葡萄糖毒性及改善胰岛素抵抗的作用。

蔡寒青等应用天芪降糖胶囊(黄芪、人参、女贞子、石斛、旱莲草、天花粉、地骨皮等)治疗气阴两虚型糖尿病 60 例，总有效率 86.67％，显效率 31.67，中医证候改善总有效率 95.00％，显效率 60％，与对照组相似，治疗后病人血糖、24h 尿糖、HbA1c 均有显著下降，与对照组相比差异有显著性（P<0.05）。刘瑞霞等对 30 例糖尿病患者应用左归丸化裁（熟地黄、山药、枸杞子、山茱萸、牛膝、菟丝子、紫河车、皂甲胶）治疗，显效 15 例（50％），有效 12 例（40％），无效 3 例（10％），治疗前凌晨 3 点血糖浓度均值（9.18±0.83）mmol/L，治疗后凌晨 3 点血糖浓度均值（6.21±0.81）mmol/L，治疗前后差异有显著性（P<0.05）。

2. 基于糖尿病的中西药联合干预研究

杨喜忠等将 100 例糖尿病患者随机分为 2 组，对照组 50 例，口服盐酸二甲双胍 0.25g；治疗组 50 例，口服盐酸二甲双胍 0.25g 和消渴方（天花粉 10g，生地黄 12g，百合 10g，麦冬 15g，党参 30g，菟丝子 15g，五味子 30g，白术 20g，山药 30g，酸枣仁 15g，远志 10g）治疗。对照组疗效总有效率为 72.0％，治疗组疗效总有效率为 88.0％，两组比较有显著性差异（P<0.05）。

杨玉莲等对 60 例患者随机分为治疗组和对照组，两组患者均给予糖尿病饮食，艾汀 15mg，治疗组加服黄连温胆汤加味（黄连 15g，半夏 10g，茯苓 18g，竹茹 15g，陈皮 10g，枳实 10g，天花粉 15g，白术 12g，泽泻 12g，甘草 5g）。两组疗效对比，治疗组总有效率为 90％，对照组总有效率为 66.7％（P<0.05）。

高玉芳等观察了中药津力达丸（人参、黄精、麦门冬、葛根、苍术、佩兰、丹参等）与小剂量磺酰脲类和二甲双胍联合应用，消除 2 型糖尿病高血糖毒性的有效性，结果显示：治疗 6 个月后 FBG、2h PG、HbA1c 较治疗前显著下降，治疗前后比较有显著性差异（P<0.01）。空腹胰岛素（FINS），餐后 1h、2h 血浆胰岛素（PINS 1h，PINS 2h）水平显著升高（P<0.01），餐后 3h 血浆胰岛素（PINS 3h）无显著性差异（P>0.05），达到餐时血糖调节作用。提示中西药联合应用在解除高血糖毒性的基础上，HbA1c 也得到了改善，能有效纠正胰岛素早相快速分泌峰缺失，起到了保护胰岛 β 细胞功能的作用。

3. 基于 IGR 的中西药联合干预研究

中药能调节机体脏腑功能，增强体质，减少西药副作用，标本同治，患者依从性强，无低血糖发生，未出现肝肾功能损害。陈彬等观察了化痰降浊汤（柴胡、苍术、黄芪、生地、生龙骨、生牡蛎、玄参、黄连、鬼箭羽）对糖调节受损（IGR）患者胰岛 β 细胞和胰岛素抵抗的影响，治疗组 32 例采用化痰降浊汤加拜唐苹治疗，对照组 28 例单纯采用拜唐苹治疗，疗程均为 2 个月，结果显示：治疗组空腹血糖（FBG）、胰岛素（FINS）、糖化血红蛋白（HbA1c）均有下降（P<0.05），胰岛素敏感指数（IAI）较治疗前改善（P<0.01），疗效明显优于对照组（P<0.05），得出结论：葡萄糖毒性作用加重 IGR 胰岛 β 细胞分泌缺陷和胰岛素抵抗，经化痰降浊治疗后有利于胰岛 β 细胞恢复分泌功能和改善胰岛素抵抗从而减轻糖毒性。

（三）实验研究

赵保胜考察了白虎加人参汤对四氧嘧啶诱导糖尿病大鼠的治疗作用，结果发现白虎加人参汤可显著降低模型大鼠的血糖，降低血清中糖化血红蛋白（HbA1c）、红细胞山梨醇（RBC-S）和丙二醛（MDA）含量，提升血清超氧化物歧化酶（SOD）活性，推测白虎加人参汤的药理作用机制可能与减少 AGEs 生成、减少 RBC-S 在红细胞中的蓄积及抗氧化损伤相关。刘莉娟等研究发现，相对于观察组，降糖通络汤能降低 2 型糖尿病患者餐后血糖和糖化血红蛋白水平，调节日内血糖波动、稳定血糖。张茜等通过研究发现天麦消渴片可以上调糖尿病大鼠胰腺 miR-375、miR-124a、miR-107 和 miR-30d 的水平，其中 miR-375 可以刺激胰岛 β 细胞增殖，抑制胰岛 α 细胞增殖从而降低血糖。

高苏堤等观察了视清宝胶囊（黄芪、黄精、花粉、知母、丹参、玄参、川芎、金银花、当归、葛根、罗勒等）可使四氧嘧啶所致的糖尿病小鼠血糖降低，血浆 SOD 含量增高，过氧化脂质降解产物丙二醛（MAD）含量减少，红细胞偏振度数值明显减少（P<0.01），提示该胶囊有治疗高血糖的作用。

李永民等观察了糖平煎（黄芪、黄连、荔枝核、丹皮、桑叶、僵蚕、山药、元参、苍术）对 T2DM

大鼠糖脂毒性和胰岛素抵抗（IR）的影响，结果显示大、小剂量糖平煎治疗 4 周，和模型组对照，FBG、FINS、TG、TC、LDL-C 显著降低，而 HDL-C，胰岛素敏感性指数（IAI）明显升高（$P<0.01$，$P<0.05$），提示糖平煎可以减轻 T2DM 大鼠糖脂毒性，减轻高胰岛素血症，提高胰岛素敏感性，改善 IR。

三、中医药降糖（糖毒性）的前沿研究

胰高血糖素多肽-1（GLP-1）由肠道 L 细胞分泌，其主要活性形式为 GLP-1（7-36）酰胺，可使 T2DM 患者血糖降低，其降糖机制如下：①葡萄糖依赖地刺激胰岛 β 细胞胰岛素合成和分泌；②抑制胰高血糖素分泌，减少肝脏葡萄糖输出；③延缓胃内容物排空；④改善外周组织对胰岛素的敏感性；⑤抑制食欲及摄食，从而减轻体质量。不仅如此，GLP-1 还可促进胰岛 β 细胞增殖、减少胰岛 β 细胞凋亡、增加胰岛 β 细胞数量，改善血管内皮功能和保护心脏功能等。该类药物已经面市 10 余年了，现在临床中广泛使用，是糖尿病学界近年来研究的热点药物。研究表明此类药物是治疗 T2DM 的理想药物，低血糖风险极低，被称为"智能降糖"。中医药在这方面也与时俱进地做了非常有益的探索。

（一）单味中药或中药单体及中药提取物与 GLP-1

三丫苦是芸香科吴茱萸属植物，为灌木或小乔木，以根叶入药，又名三桠苦、三叉苦等。胡向阳等将高脂饮食胰岛素抵抗大鼠分为 4 组，对比观察三丫苦对 GLP-1mRNA 的影响，发现其明显上调了 GLP-1mRNA 的表达，而具体机制仍需进一步深入研究。苗雷等进行传统中药中 DPP-4 抑制剂的筛选时发现，水蛭和密蒙花可促进血清胰岛素及 GLP-1 分泌。此外，根据胰岛素峰值在 GLP-1 峰值之后，推测水蛭、密蒙花还可抑制 DPP-IV 酶活性进而延长 GLP-1 的半衰期。李艳君等用放射免疫分析法，研究刺五加叶皂苷（Ass）对正常组和 T2DM 组大鼠的影响。结果显示，Ass 使 T2DM 大鼠空腹及餐后 GLP-1 分泌增多、血糖降低，而对血糖正常大鼠影响甚微。文章分析认为 Ass 对 T2DM 大鼠的独特作用，源于其提高 GLP-1 含量，进而葡萄糖依赖性刺激胰岛素分泌；加之 GLP-1 对胰高血糖素分泌的抑制作用，以及对胰岛 β 细胞的保护和修复作用，共同减少了葡萄糖的循环水平。杨扬等的动物实验进一步证实 Ass 可增强葡萄糖刺激的 GLP-1 的分泌，并探索了相关机制。认为一方面 Ass 可同时增强中枢神经系统的兴奋和抑制性，进而改善大鼠的外周神经损伤，最终通过调节神经发射的有效性和灵敏性影响 GLP-1 分泌；另一方面 Ass 可增强垂体-肾上腺皮质系统功能，从而增强机体抵御不良刺激的能力，包括高血糖刺激的 GLP-1 分泌潜能。周丽嫦等进行的体外细胞研究证实大黄素可剂量依赖性地促进小鼠肠道肿瘤内分泌细胞株（STC-1）分泌 GLP-1，而体内实验亦表明大黄素可促进负荷葡萄糖后小鼠 GLP-1 和胰岛素的分泌，且此作用均可被 PPARδ 的特异性阻断剂 GSK0660 所阻断。由此肯定了大黄素对 GLP-1 的促分泌作用，并分析此效应可能是通过激活代谢性核受体 PPARδ 来实现的。大量研究证实小檗碱可促进胰岛素释放，但具体机制尚不清楚。吕秋菊等将糖尿病大鼠分为 4 组，分别给予灌服生理盐水、200mg 葡萄糖、15mg 及 30mg 小檗碱后，测定不同时段血清 GLP-1 含量，结果显示后 3 组均可有效刺激 GLP-1 分泌，且在各个时间段上，30mg 小檗碱作用明显优于 200mg 葡萄糖。进而推测小檗碱可能通过诱导 GLP-1 释放间接促进胰岛素分泌，但其刺激 GLP-1 合成和分泌的机制仍需进一步研究。俞蕴莉等采用在体和离体实验更深入探索小檗碱对 GLP-1 的调控机制，结果发现其可增强大鼠肠道胰高血糖素原的表达，同时增加胰岛 β 细胞和肠道 L 细胞数量。分析认为：小檗碱可能通过介导 PKC 信号转导通路，或者上调合成 GLP-1 的上游基因（胰高血糖素原）和胰高血糖素原后转化，从而增加 GLP-1 的生物合成。黄芪在糖尿病治疗中作用显著，黄芪甲苷（Asl）作为其有效成分，亦成为研究热点。江清林等证实，Asl 可呈浓度和时间依赖性地升高大鼠 GLP-1 酰胺水平，并分析此作用可能由 cAMP 所介导；但是 Asl 对肠道 L 细胞的具体作用机制尚需深入研究。人参是治疗糖尿病的常用药物，其有效成分人参皂苷 Re 具有抑制肠道葡萄糖与脂肪吸收、改善胰岛素抵抗、促进胰岛素分泌和减少摄食量等作用。高钧等发现，无论是血浆或肠道组织，治疗组 GLP-1 和胰高血糖素原水平均显著增加。进一步分析人参皂苷 Re 升高 GLP-1 水平机如下：促进前体胰高血糖素原基因的高水平表达；在肠道的大量蓄积，抑制了

α-糖苷酶的活性，进而延迟了碳水化合物的分解和消化，使更多食糜通过渗透进入肠黏膜表面的 L 细胞，促进了 GLP-1 分泌及 L 细胞的增殖与分化。

（二）中医药复方与 GLP-1

1. 临床循证研究

陶枫等观察了健胰方（黄芪 30g，黄精 30g，葛根 15g，黄连 6g，黄芩 15g，山药 30g）采用随机双盲空白对照法，通过 8 周的观察，比较 2 组患者血糖、糖化血红蛋白（HbA1c）、GLP-1、胰高血糖素和中医症状积分的变化，结果显示：两组用药前各项指标无显著差异，用药后，治疗组空腹血糖、HbA1c、胰高血糖素低于对照组，空腹 GLP-1 高于对照组，其余指标无显著差异。表明：健胰方通过提高 GLP-1，降低胰高血糖素和空腹血糖来改善糖代谢。

陶枫等采用随机双盲空白对照法，通过 8 周观察，探索健胰方对 T2DM 患者的影响。结果治疗组血糖、HbA1c、胰高血糖素明显低于对照组，而 GLP-1 高于对照组。因此，健胰方可能通过促进 GLP-1 分泌，进而改善糖代谢。

于征选取加味参苓白术汤，研究健脾运湿法对单纯性肥胖糖调节受损脾虚不运证患者 GLP-1 等的影响。将 60 名患者随机分为治疗组和对照组，两组均口服二甲双胍，此外治疗组口服加味参苓白术汤。结果治疗组 2hGLP-1 明显升高，分析这可能是加味参苓白术汤改善胰岛素抵抗的机制之一。进一步指出，加味参苓白术汤升高 GLP-1 水平，与其调节神经内分泌系统功能、调节胃肠功能及减轻体质量有关。

2. 实验研究

李艳君等发现消渴汤能明显降低糖尿病大鼠血糖水平，提高 GLP-1 含量，而对正常组大鼠无明显影响。推测其作用是通过方剂中不同药物的中枢镇静或兴奋作用的互补配合；个别药物的特殊适应原样作用；整体免疫调节作用等双向调节作用机制实现的。余文珍等观察石斛合剂对衰老糖尿病大鼠血清 GLP-1 水平的影响，探讨其治疗衰老糖尿病的机制。结果显示，石斛合剂各治疗组中大鼠血清丙二醛（MDA）浓度明显降低，而超氧化物歧化酶（SOD）和 GLP-1 水平都有显著升高。由此推测，石斛合剂可能通过促进 GLP-1 分泌，进而提高胰岛素水平。刘小东等将糖尿病（DM）小鼠分组研究，发现黄连解毒汤组除门静脉血浆和回肠末端的 GLP-1 水平明显增高外，回肠末端胰岛素原基因 mRNA 水平亦显著提高，胰岛 β 细胞也有一定程度增殖。由此分析，黄连解毒汤调控血糖、增加胰岛素分泌和抑制食欲等作用，可能源于其促进了 GLP-1 的合成和分泌。

马晖等研究参芪复方对改善 DM 大鼠糖代谢紊乱的作用机制。分别给予参芪复方、盐酸二甲双胍灌胃治疗，观察相关指标变化，并做胰腺组织病理切片。结果显示：参芪复方组血清胰岛素、C 肽、GLP-1 水平均显著提高，且具有药物剂量依赖性；DM 大鼠胰岛细胞有所增殖和修复。由此得出参芪复方可通过促进 GLP-1 分泌，达到调节糖代谢紊乱的结论。

综上，中药降糖无论是单味中药还是复方，皆是通过全方位、多靶点、多环节、多途径作用于机体，虽然降糖力度不及西药，但是这是中医整体观的体现，其降血糖作用温和、持久，是西药不可替代的。由于中医药理论博大精深，临床经验丰富多彩，随着科学技术的不断进步，人们的不断探索，相信会发掘出临床疗效尤佳的中医方药。

第四节　针对"共同土壤"及炎症

一、关于"共同土壤"

胰岛素抵抗时常伴有高胰岛素血症或高胰岛素原血症，是糖尿病、冠心病、高血压、代谢综合征等的"共同土壤"，贯穿于糖尿病及其并发症发生发展过程的始末，其过程极其复杂，一直以来是学术界关注的焦点。现代医学研究显示，在胰岛素与其周围靶组织细胞如肝脏、肌肉和脂肪组织等发生生物学效应时，若出现胰岛素抵抗，原因主要分为：①受体前因素：如胰岛素基因突变，胰岛素生物活性下降或丧失，胰岛素受体抗体形成，药物及拮抗激素分泌过多等。②受体因素：如受体结构与功能异常，受体基因突变。③受体后因素：通常指胰岛素受体下调或其与受体结合后信号向细胞内传递所引起的一系列代谢过程如信号传递与放大、蛋白质交联反应、磷酸化与脱磷酸化以及酶促级联反应等发生异常而导致胰岛素抵抗。

近些年来，炎症反应与糖尿病及大血管病变之间的关系已经成为国际研究的热点。糖尿病及大血管病变的炎症发病学说指导着糖尿病及其并发症防治的科研与临床。该学说的核心论点是：炎症反应在糖尿病及大血管病变的发生、发展中具有重要作用，糖尿病及大血管病变是炎症性疾病。大血管病变主要是指动脉粥样硬化。本文所指的炎症状态是非特异性的、慢性的、持续的、低度的炎症状态，又称"亚临床炎症"，有别于感染性炎症和自身免疫性炎症，无红、肿、热、痛等局部和全身症状，表现为一些非特异性的炎症标志物浓度的升高，如 CRP、IL-6、TNF-α、唾液酸、α₁酸性糖蛋白、血清淀粉样蛋白 A 和皮质醇等。持续的低度炎症状态在糖尿病血管病变的发生、发展中也具有重要作用。炎症加重糖尿病血管内皮功能损伤，参与动脉粥样硬化（AS）的全过程。研究显示，T2DM 患者中，葡萄糖和 FFA 可作为前炎症因素激活 NF-κB，促进炎性蛋白表达，这些炎症蛋白促进炎性细胞的迁移和增殖。炎症因子（细胞因子）是其发生发展过程的关键因素。糖尿病炎症发病学说的提出刷新了糖尿病及其并发症的病理生理学，中医药在这方面做出了大量有益的探索。

二、中医药在"共同土壤"方面的研究

（一）"共同土壤"中医基础理论研究

历代医家多从"消渴"病的角度认识 2 型糖尿病胰岛素抵抗，《素问·奇病论》曰："此肥美之所发也，此人必数食肥美而多肥也，肥者令人内热，甘者令人中满，故其气上溢，转为消渴。"病位主要涉及脾、肾、肝三脏，以气、阴、阳虚为本，痰浊、瘀血、热毒为标。马新英认为 2 型糖尿病胰岛素抵抗是以脾虚为本，痰浊瘀血为标。王永业等认为消渴病痰瘀证与胰岛素抵抗相关，通过对照糖尿病痰瘀证、非痰瘀证及正常人的相关指标，表明痰瘀证胰岛素抵抗更严重，并认为高胰岛素血症可作为消渴病中医痰瘀辨证的客观指标。阮永对等认为脾肾阳虚是胰岛素抵抗的病机之一，认为消渴患者饮不解渴，食不解肌可责之于脾寒，脾寒失运，命门火衰，上不能蒸化水谷，下不能固摄水液，终成寒消。王智明认为 2 型糖尿病胰岛素抵抗可从肝论治，人体水谷精微转化为气血津液主要通过气化功能实现，肝"主疏泄"的功能在气化过程中起着枢纽作用。临床观察证明"调肝泻火法"能显著改善 2 型糖尿病胰岛素抵抗。郑文静等认为胰岛素抵抗的病机与脾胃虚损有关，中药调节糖尿病的炎症状态可改善胰岛素抵抗。

潘善余从毒辨治消渴，认为从炎症的微观表现来看，属于中医学的热毒范畴，消渴的核心机制是热毒，热毒贯穿了糖尿病发生、发展和变化的整个过程，长期存在于病变的各个时期。李氏等认为，糖毒性、脂毒性介异"慢性低度炎症-血管内皮功能障碍-动脉粥样硬化"三联征的出现，进而导致心、脑、肢体等大血管病变和肾、视网膜、神经等微血管病变。这一病理演变过程与中医阴火病机理论存在相通之处，元气亏虚、阴火鸱张、津血不足是消渴发病的病机关键，血中伏火、浊瘀酿毒、毒损络脉是导致血管并发症的病理基础。

还有学者从中医基础理论与西医 IR 机制相结合的角度，阐述脾失健运，水湿内停，精微蓄积为浊，可影响细胞表面受体与胰岛素的有效结合，以及属中医的"瘀血"范畴，因脂质代谢紊乱所影响的血小板黏附和聚集而继发性促凝而致的高凝状态，可与胰岛素抵抗互为因果。

梁兴伦等以大鼠造模探究胰岛素抵抗的中医症候研究中，将胰岛素抵抗大鼠按有关指标分为痰浊、瘀血、内毒三类，并就相关系数进行聚类分析，得出痰浊、瘀血、内毒证候与胰岛素抵抗具有相关性。

（二）"共同土壤"中医临床研究

肖燕倩等将186例糖尿病辨证分为湿热（痰浊）困脾、阴虚热盛、气阴两虚、血瘀脉络及阴阳两虚血瘀水停型，发现湿热困脾型和血瘀脉络型胰岛素抵抗最为严重，与阴虚热盛及气阴两虚组有显著性差异。

丁学屏等观察150例2型糖尿病患者示：湿热内蕴型、阴虚热盛型、气阴两虚型与阴阳两虚型均存在胰岛素抵抗异常，以阴阳两虚型和湿热内蕴型最明显。湿热之邪可加重气阴两虚型患者的胰岛素抵抗和胰高糖素分泌异常。

郑姜钦等将180例2型糖尿病患者分为阴虚燥热、湿热困脾和阳虚湿瘀3种证型，观察显示2型糖尿病病症有从阴虚燥热证经湿热困脾证向阳虚湿瘀证发展的趋势，胰岛素抵抗的程度随着病程的发展呈现出先升高后降低的变化。

徐成兴等认为气阴两虚是胰岛素抵抗的发生发展的内在因素，胰岛素抵抗程度为气阴两虚型＞阴虚热盛型＞阴阳两虚型。陈思兰等经由临床观察得出中医各分型糖尿病患者（热盛型、气阴两虚型、阴阳两虚型3型）均有不同程度的胰岛素抵抗，其中胰岛素抵抗的程度为阴阳两虚型＜阴虚热盛型＜气阴两虚型。

于淼等探讨了2型糖尿病胰岛素抵抗的肝内炎症发病机制与中医学毒损肝络致消渴病病机理论的相关性，进一步阐明解毒通络调肝法可作为抑制2型糖尿病胰岛素抵抗肝内炎症发病机制的有效方法之一，为2型糖尿病与胰岛素抵抗的治疗与预防提供了新的思路。

张红敏等试用中医理论对动脉粥样硬化及2型糖尿病的病因中低度炎症的中医病因进行探讨，认为：痰湿体质是低度炎症发生的内在基础；现代生活方式如进食高能量、高脂肪、高蛋白饮食，体力活动不足，工作压力及紧张的快节奏的生活等是低度炎症发生的外在条件；而老年肾虚是低度炎症高发的自然趋势。大量研究资料表明，中医药对于胰岛素抵抗的防治主要是通过提高机体免疫力，保护修复和胰岛β细胞分泌，拮抗升糖激素，提高胰岛素的敏感性，增强对糖的吸收利用和糖原合成，抑制α-糖苷酶活性，防止胰岛β细胞的凋亡等途径来实现的，而大多数方药是通过多途径多靶点的途径来改善胰岛素抵抗。

（三）"共同土壤"中医治疗思路探讨

一般认为，基于"共同土壤"其治疗应以固本扶正、益气健脾、除湿化痰、活血化瘀、疏肝解郁等立法。有学者立意自脏腑论治，李道本等认为，在2型糖尿病的发生发展中，肝郁是始动因素，而后致肝郁化火、气伤津亏、痰浊、瘀血内生而产生消渴等症，故应从肝论治及防治IR。刘承琴等认为，2型糖尿病胰岛素抵抗所反映的病症多具有脾虚痰瘀的特点，痰浊瘀血是胰岛素抵抗的病理产物，故应病证相合，标本兼治，分型与分期相结合，从脾论治胰岛素抵抗。梁苹茂等认为湿浊内趁、闭阻络脉是糖尿病血管并发症的主要病机，由于湿邪深滞络道，病情缠绵难愈，因此治疗应为化湿通络、透达络邪。

三、单味中药或中药单体及中药提取物的研究

（一）单味中药干预"共同土壤"

乔林琳等研究发现黄连煎剂可以明显改善胰岛素抵抗，减少内脏脂肪，上调p-AMPK-α的蛋白表达，明显优于黄连提取物盐酸小檗碱。甄艳军等研究发现木贼预防性用药可调控血清炎性细胞因子白细胞介素-1（IL-1）、IL-8的含量，延缓AS病变的形成。沈氏等观察马齿苋对2型糖尿病大鼠胰岛素抵抗的影响，结果表明中药马齿苋能降低2型糖尿病大鼠的体质量，改善糖耐量和脂代谢紊乱，纠正高胰岛素血症，提高胰岛素敏感性。该研究亦表明，马齿苋的调脂作用在升高HDL-C方面，效果明显。

（二）中药有效成分干预"共同土壤"

近年来对多种单味药材进行了有效成分分析，在临床常用的20多种降糖药物中，其有效成分主要以多糖为主，还包括一些生物碱和皂苷，均对胰岛素抵抗具有治疗作用。已知对实验动物模型有改善胰岛素抵抗效应的单味药物有效成分有黄芪多糖、人参多糖、枸杞多糖、麦冬多糖、山药多糖、薏苡仁多糖、

当归多糖、黄精多糖、丹皮多糖、红景天多糖、桑叶多糖、知母多糖，以及葛根素与黄连的有效成分小檗碱等。在最近的实验研究中，刘雪琴等发现人工虫草多糖通过增强胰岛素受体敏感性，可剂量依赖性地改善糖尿病小鼠糖耐量及胰岛素抵抗指数，同时降低血清胰岛素、TG、TC、FFA 水平。

大黄素是从中药大黄、虎杖中提取的活性成分，对糖尿病具有显著的药理效应。有研究发现，大黄素可通过阻断 DIO 小鼠 11β-HSD1 的作用，起到改善胰岛素抵抗、减轻体质量、降低血糖的综合效应。肠道菌群与血糖升高和胰岛素抵抗密切相关，其构成改变尤其是厚壁菌门数量增加和拟杆菌门数量减少，很可能参与了 2 型糖尿病的发病，其涉及的机制包括过度能量存储以及代谢性内毒素血症导致的慢性低度炎症等。

朱玉霞等研究发现桑叶黄酮具有改善高脂喂养 2 型糖尿病大鼠胰岛素抵抗和降低血脂的作用，这些作用可能与 PPARγ 有关。

金智生等研究发现红芪多糖（HPS）高剂量对实验性胰岛素抵抗大鼠 HDL-C、TC、TG 的治疗及降低胰岛素抵抗大鼠血清 TNF-α 的作用和二甲双胍相似。进一步研究认为红芪多糖可通过改善实验性糖尿病胰岛素抵抗大鼠脑组织中超氧化物歧化酶（SOD）和丙二醛（MDA）来显著降低空腹血糖、血脂、INS 及 MDA 含量，高 ISI 及 SOD 活性，从而显著改善糖尿病大鼠的胰岛素抵抗。方氏等研究指出何首乌总苷能减少主动脉壁 NF-κB 表达，下调主动脉壁 ICAM-1 及 VCAM-1 的表达等环节延缓主动脉斑块的形成，起到防止动脉硬化的病变形成的作用。

叶真等观察了地骨皮提取液对糖尿病肥胖大鼠血清炎症因子和抗过氧化能力的影响，并对醇提、水提两种提取方法进行比较，结果显示：与模型组相比，地骨皮醇提取组能降低糖尿病肥胖大鼠血清 NO 含量，升高 SM（抗氧化值）值（$P<0.01$，$P<0.05$），而对血清 TNF-α，IL-6 各给药组，除水提取组外，差异均有统计学意义（$P<0.01$，$P<0.05$），表明地骨皮提取液能够在一定程度上通过增强糖尿病肥胖大鼠抗氧化的能力，降低血清炎症因子水平来预防血管病变，且醇提优于水提。

周桂桐等探讨了丹参主要脂溶性成分丹参酮 IIA 对 TNF-α 损伤平滑肌细胞（MCP-1）、IL-1β 表达的影响，结果表明丹参酮ⅡA 能够抑制 TNF-α 诱导的血管平滑肌细胞 MCP-1、IL-1B 的过度表达。IL-6 作为炎症指标直接参与糖尿病大血管病变的病理过程，糖尿病合并大血管并发症患者 IL-6 水平较糖尿病无大血管并发症组及正常对照组明显升高。

袁志兵等探讨了三七总皂苷对家兔动脉粥样硬化斑块稳定性的影响，发现三七总皂苷具有降低实验家兔动脉粥样硬化中、晚期病变血清中 TNF-α 和 IL-6 的水平及斑块内 TNF-α 和 IL-6 表达，认为三七总皂苷有效改善斑块稳定性与其抗炎作用有关。

（三）小檗碱干预"共同土壤"

小檗碱又名黄连素，属异喹啉生物碱，可人工合成。传统上小檗碱作为一种胃肠道抗感染药，已经有几十年的用药经验。最近 10 年发现它还具有降血糖、调血脂、抗心律失常等广泛的药理作用，尤其是在糖尿病治疗中的应用有大量临床报道，但是其降糖作用机制尚无定论。有研究显示小檗碱可通过抑制血清炎症因子水平而起到降低血糖，治疗 2 型糖尿病的作用。

研究发现，小檗碱可能通过改善肠道菌群结构从而降低高糖高脂膳食诱导的糖尿病大鼠的血浆内毒素水平，进而改善其胰岛素抵抗程度，减少胰岛 β 细胞凋亡，发挥其保护胰岛 β 细胞的作用。陈广等研究黄连提取物小檗碱通过影响 PI-3K 胰岛素信号转导途径，改善胰岛素抵抗，发挥抗糖尿病效应。陈世伟研究大豆异黄酮具有提高胰岛素抵抗大鼠胰岛素敏感性的作用，可能是通过减少大鼠体内脂肪沉积、调整脂肪源低度炎症介质的分泌而实现的。

赵伟等观察小檗碱对 2 型糖尿病大鼠血清炎症因子水平的干预，以及对血糖、血清胰岛素、胰岛素敏感指数及胰岛 β 细胞形态学的影响，探讨小檗碱对改善糖尿病大鼠胰岛素抵抗的作用机理，结果显示模型对照组大鼠较正常对照组大鼠空腹血糖及空腹胰岛素水平均明显增高（$P<0.05$），血清炎症因子 CRP、IL-6、TNF-α 亦明显增高（$P<0.05$）。而二甲双胍组和盐酸小檗碱组的各项指标均较模型对照组明显

下降（$P<0.05$），但两药物治疗组之间无显著性差异（$P>0.05$）。光学显微镜下 HE 染色，免疫组化染色及电子显微镜下观察胰腺胰岛 β 细胞形态，显示用药组较模型对照组均有不同程度的改善，提示盐酸小檗碱可通过降低 2 型糖尿病大鼠血清炎症因子水平而起到降低血糖、改善胰岛素抵抗的作用。研究显示白藜芦醇可以通过调控 miR-663 和 miR-155 的水平而减少炎症因子的释放、减轻内皮细胞的炎症反应。Liu S.J. 等发现小檗碱能够通过 AMPK 通路改善 TNF-α 引起的炎症反应，从而保护血管。

四、中药复方对"共同土壤"及炎症的影响的研究

"共同土壤"与持续炎症状态密切相关，二者互为因果。参与炎症反应的相关介质主要分为炎性因子与抗炎因子两大类，目前已经确定的抗炎介质包括可溶性肿瘤坏死因子受体（STNF-R），IL-4、IL-10 等。炎症因子比较多，常见的包括 IL-1β、CRP、IL-6、SVCAM-1，TNF-α 及 PAI-1 等。

（一）中药复方干预"共同土壤"及炎症的临床研究

中医药治疗 IR 的方面，多年来已总结出很多临床经验，大量方药在临床与实验中均得到肯定的疗效。有学者进行自拟方药研究，有人致力于经典方药在 IR 研究方面的新用，还有人将目光投注于中成药与西药的临床疗效对比，力求发挥中医药在治疗 IR 方面的优越性。

郭俊杰等研制胰复敏胶囊（黄芪、女贞子、苍术、丹参、黄连、鬼箭羽、黄精），通过对胰复敏胶囊治疗 2 型糖尿病胰岛素抵抗的临床疗效及对相关指标的观察，认为胰复敏胶囊能改善 2 型糖尿病患者胰岛素抵抗。陈绪忠发现金芪降糖片可减少胰岛素抵抗患者的低血糖发作，并认为其机制可能由于金芪降糖片可保护胰岛 β 细胞，增加患者对胰岛素的敏感性，减少胰岛素抵抗患者胰岛素用量，从而降低医源性低血糖的风险。刘志伟等观察发现疏肝理气法可明显改善 2 型糖尿病继发磺酰脲类降糖药失效患者胰岛素敏感性以及血清 CRP 水平。

陈莉娜等临床观察益气养阴清热方对糖耐量受损的炎症因子（hsCRP、TNF-α、IL-6）的影响，治疗组服用益气养阴清热方（生黄芪 30g，地骨皮 15g，知母 20g，连翘 20g 等），对照组服用吡格列酮片，结果两组的炎症因子指标均有下降（$P<0.05$），与对照组比较，治疗组治疗后各炎症因子值更低（$P<0.01$）。殷丽平等探讨了益气养阴、活血化瘀法（人参 10g，山茱萸 15g，黄芪 30g，山药 30g，生地黄 15g，川芎 10g，麦门冬 10g，丹参 10g，玄参 10g，黄连 6g，阴虚热重者加葛根、生石膏、知母；痰湿重者加苍术、藿香；瘀重者加红花、桃仁等）对 2 型糖尿病血管炎症患者血清 CRP、TNF-α 的影响，结果显示该法能明显降低 2 型糖尿病血管炎症因子 CRP、TNF-α 水平，对 2 型糖尿病血管炎症有一定的改善作用。方朝晖等观察了遵照益气养阴活血法则组方的纯中药制剂丹蛭降糖胶囊（太子参、生地黄、丹皮、水蛭、菟丝子、泽泻等）对 2 型糖尿病患者血管内皮黏附状态及炎症损伤的影响，探讨其延缓 2 型糖尿病血管并发症的机理。结果显示治疗组在应用丹蛭降糖胶囊 20 周后，血清胰岛素（INS）、胰岛素抵抗指数（IRI）、可溶性血管细胞黏附分子-1（sVCAM-1）含量及血清 hsCRP 水平均明显改善。提示益气养阴活血方能改善 2 型糖尿病患者血管内皮黏附状态及炎症反应，减轻内皮损伤，对于延缓 2 型糖尿病血管并发症有积极的意义。

马国庆等以芪术饮治疗脾虚痰湿型糖调节受损（IGR）患者，对用药前后患者糖化血红蛋白（HbA1c）、空腹胰岛素（FINS）、胰岛 β 细胞功能（HOMA-β）、胰岛素抵抗水平（HOMA-IR）等指标的变化进行观察，芪术饮组 FPG、HOMA-β、HOMA-IR 较二甲双胍组有极显著改善（$P<0.01$），故认为芪术饮对 IGR 干预治疗疗效佳，能改善糖代谢、降低血糖及血脂，改善临床症状，减轻胰岛素抵抗，改善胰岛 β 细胞功能。

朱志章等通过观察温脏扶正祛邪方（主方：红参、制附子、干姜、桂枝、杏仁、吴茱萸、黄芪、茯苓、白术、大枣、生姜）联合西药降糖药对 2 型糖尿病胰岛素抵抗证属虚寒者的作用，结果显示治疗组无论是在降糖方面还是在改善胰岛素抵抗方面都有确切疗效。

范冠杰等观察了在糖尿病常规治疗的基础上加用降糖补肾方，结果显示：两组经过 4 周治疗后 FBG

和中医临床症状积分均下降（$P<0.05$，$P<0.01$），其中治疗组中医临床症状积分较对照组下降明显，差异有显著性（$P<0.01$）；治疗组 FINS、IL-6、TNF-α、CRP 含量治疗后均显著下降、ISI 明显升高，且优于对照组（$P<0.05$）。表明健脾补肾、养阴清热中药降糖补肾方能有效改善胰岛素抵抗，减轻患者临床症状，其作用机理可能与调节炎症因子的产生、抑制炎症反应有关。

蒋为民等观察针箭颗粒对高血压患者胰岛素抵抗瘀热证候及炎症因子的影响，检测评估干预前后两组血压、瘀热证积分、空腹血糖（FBG）、空腹胰岛素（FINS）、TNF-α、IL-6、hsCRP 等指标，计算胰岛素抵抗 HOMA 指数，得出针箭颗粒可以有效改善高血压患者胰岛素抵抗及瘀热证候，抑制炎症反应的结论。张滨等检测 2 型糖尿病下肢血管病变的炎症学指标变化，并观察丹参注射液对炎症因子的干预治疗效果，发现丹参注射液对炎症因子的干预治疗效果显著。

（二）中药复方干预"共同土壤"及炎症的实验研究

大多数的作者的研究都着眼于中医药抗炎、降低炎症因子（致炎因子或炎症标志物）。如陈颖等为探讨复方丹参滴丸对高糖高胰岛素诱导培养的兔骨骼肌细胞糖代谢的作用及其机制，用高糖高胰岛素诱导兔培养模拟 IR 状态，得出复方丹参滴丸可以增强高糖高胰岛素诱导的骨骼肌细胞 Glut-4mRNA 表达，促进糖利用，改善胰岛素抵抗。梁治学等以大鼠造模进行参芪平糖宁（黄芪、人参、生地、熟地、玉竹、丹参、苍术、黄连）对胰岛素抵抗影响的实验观察，得出参芪降糖平能显著降低血糖和胰岛素水平，提高胰岛素的敏感性。Miura 发现给予 6-11 周龄的雄性 KK-Ay 小鼠（早期非胰岛素依赖型糖尿病模型小鼠）白虎加人参汤后，结合运动疗法使得 KK-Ay 小鼠的血糖与单独使用运动疗法治疗相比显著降低，推测白虎加人参汤可增加胰岛素敏感性。赖洁梅发现白虎加人参汤可降低四氧嘧啶诱导的糖尿病模型大鼠的空腹血糖和胰岛素、血清胆固醇和甘油三酯水平，并能改善糖尿病模型大鼠的胰岛素抵抗作用，增强胰岛素的敏感性，其机制可能与上调骨骼肌的 Glut4 及肝细胞膜胰岛素受体（InsR）mRNA 和蛋白表达水平，维持胰岛细胞的正常结构和功能密切相关。

殷丽平等用 GK 大鼠连续腹腔注射 L-N-硝基精氨酸甲酯（L-NAME），同时喂饲高脂饮食，复制 2 型糖尿病大血管病变模型，观察参芪复方对 T2DM 大血管病变大鼠胰岛素抵抗的干预作用。结果发现参芪复方高剂量可降低 GK 大鼠空腹血糖（$P<0.05$），参芪复方低、高剂量和雷米普利均可改善胰岛素抵抗，增加胰岛素敏感性（$P<0.01$）。雷米普利、参芪复方高剂量可上调 GLUT4 蛋白水平（$P<0.05$）。

冯建华等研究具有化痰活血功效的中药制剂胰苏灵片，发现其可提高 2 型糖尿病大鼠模型肝葡萄糖激酶活性、脂肪源性 TNF-αmRNA 的表达水平，增加 PEPCK 的活性和 GLUT4 的表达，从而改善了胰岛素抵抗，起到调节血糖作用。

据报道黄连解毒汤及其主要成分小檗碱能显著改善胰岛素抵抗所致糖和脂肪代谢紊乱。IL-4 与 IL-10 均被认为是体内重要的抗炎细胞因子，其在免疫调节以及对炎症反应的调控方面起非常重要的作用。谭燚等研究发现黄连解毒汤能显著提高 2 型糖尿病大鼠血清抗炎因子 IL-4、IL-10 水平，其机制可能为黄连解毒汤在改善胰岛素抵抗的同时促进胰岛素分泌和抗炎因子 IL-4、IL-10 水平升高，说明其在降糖、降脂的作用之外对炎症反应有良好的抑制作用。

杨叔禹等采用平糖方治疗糖尿病大鼠，表明具有燥湿化痰、活血化瘀功效的平糖方能明显干预糖尿病大鼠的慢性炎症状态。王霞等以滋阴清热、活血化瘀为法，在基础治疗的基础上加服六味地黄软胶囊、银杏叶片，观察了 53 例，并与 51 例服用安慰剂对照，结果显示观察组 CRP、IL-6 水平均显著低于对照组（$P<0.05$），表明：在 2 型糖尿病早期降糖降压基础上，加用中药六味地黄软胶囊、银杏叶片，有助于降低炎症因子水平，抑制血管壁炎症。

李学军等观察化痰方及化痰活血方对糖尿病大鼠血清 SVCAM-1，CRP，TNF-α 及 PAI-1 水平的影响，结果显示两方均能显著降低糖尿病大鼠的 BG、TG、LDL-C，升高 HDL-C，降低 SVCAM-1，CRP，TNF-α 及 PAI-1 水平，但化痰活血方降低 PAI-1 水平的作用更明显，提示化痰方及化痰活血方均能改善糖尿病大鼠的低度炎症状态，在 PAI-1 的干预下，化痰活血方作用更明显。

陈利平等观察了健脾益气方（党参、白术、茯苓、淮山、砂仁、甘草等）对脾气虚证 2 型糖尿病大鼠血清炎性介质水平的影响，结果显示健脾益气组血清 FBG、CRP、FINS、IL−6、TNF−α 水平治疗后均显著下降，ISI 明显升高，且优于阿司匹林组（$P<0.05$ 或 $P<0.01$），提示脾气虚证 2 型糖尿病大鼠存在着慢性炎症状态，健脾益气方能有效改善高胰岛素血症，提高胰岛素敏感性，其作用机理可能与干预糖尿病大鼠的慢性炎症状态有关。

张若楠研究发现通心络胶囊可以通过上调巨噬细胞中 AKT1 的表达来对巨噬细胞 miR−155 产生抑制作用，并能阻断 TNF−α 和 miR−155 之间的正反馈环路，从而抑制巨噬细胞的炎症应答，缓解由于巨噬细胞的浸润造成的血管炎症反应。

实验研究表明活血解毒方可以抑制 NF−κB 表达，提示活血解毒方可能通过抑制 NF−κB 表达从而减少胰岛 β 细胞凋亡，保护胰岛 β 细胞。

刘宁等观察化痰祛瘀汤（黄芪、党参、丹参、赤芍、茯苓、半夏、菖蒲、川芎、绞股蓝组成）对动脉粥样硬化家兔血管内皮功能的影响。结果表明，治疗组主动脉粥样硬化病变及血管内皮功能损伤明显轻于高脂模型组，血清 NO、hs−CRP 水平较高脂模型组显著升高，提示该方可抑制炎症反应，保护血管内皮功能。马灵筠等观察枸杞多糖对新西兰兔动脉粥样硬化内皮细胞功能、炎症反应的影响。结果表明，枸杞多糖组与模型组比较，TG、CRP、NO、ET−1、MDA 等指标明显下降，SOD 活性明显升高，主动脉内膜粥样斑块面积明显减少，具有抗 AS 作用。

此外，也有作者对中医药改善抗因子的作用进行了研究。如黄连解毒汤在改善 2 型糖尿病大鼠的胰岛素抵抗状态的同时，还能下调 TNF−α 和 IL−1β 等炎细胞因子的水平。胡伟等观察左归复方（熟地 18g，山茱萸 12g，黄芪 18g，山药 12g，菟丝子 6g，丹参 12g，黄连 6g 等）对 MKR 小鼠血清 CRP、IL−6、TNF−α 水平的影响。结果显示该方有显著降低 CRP、IL−6、TNF−α 含量的作用，可改善 MKR 鼠 2 型糖尿病的炎症反应，且效果优于罗格列酮。推测其作用机制可能是对炎症因子的直接抑制或通过降低空腹血糖水平，解除高血糖对血管的刺激，阻断促使炎症因子大量产生的始动环节，并且通过直接降低炎症因子水平，有利于组织血管的修复，从而达到消除或控制炎症因子的产生。

第五节　调节细胞因子

在糖尿病及其并发症的发生发展过程中，细胞因子的作用一直是研究的热点。特别是针对脂肪组织的深入研究，使糖尿病及其并发症的病因病理有了崭新的内容。有学者提出，脂肪组织不仅是能量储存器官，还是一个可以合成分泌多种激素和细胞因子的新的内分泌器官。中医药在改变细胞因子与糖尿病及其并发症、胰岛素抵抗、心脑血管病变等相互关系方面做了很多有益的探索。

一、单味中药或中药单体及中药提取物的研究

脂联素（APN）是脂肪细胞分泌的一种脂肪因子，是一种多功能的保护性因子，也是至今为止发现的唯一一种当脂肪组织容积变大时其血浆浓度反而下降的脂肪细胞因子。具有拮抗胰岛素抵抗、抗动脉粥样硬化、抗炎等作用，是近些年的研究热点。糖尿病 APN 改变可能与以下几个方面有关：①氧化应激的增加；②脂代谢的紊乱；③糖基化终末产物（AGEs）积累，AGEs 可以通过激活 NF−κB 引起转录增加，从而改变 APN 的表达水平。现代药理研究证明，黄芪具有扩张血管、降低血小板黏附性、改善微循环、调整体液免疫和细胞免疫等多种作用，同时还能增加胰岛素的敏感性，减轻胰岛素抵抗；黄芪注射液通过抗脂质氧化，加强氧自由基的清除，提高体内 APN 水平，将成为研究治疗糖尿病药物的新热点。笔者通过临床观察黄芪对 2 型糖尿病患者血清 APN 水平的影响并探讨相关机制，拓展中药对糖尿病及血管并发症的防治。结果治疗后黄芪组能使血清脂联素水平显著升高，与治疗前及安慰剂组治疗后比较，

差异均有显著性意义（P<0.05）。薛青等以清肝泻心、滋阴润燥为原则自拟清肝泻心汤，该方在一定程度上能改善2型糖尿病胰岛素抵抗，其机制可能与改变抵抗素、APN这些脂肪细胞因子的血清水平有关。侯雁等运用链脲佐菌素加高脂膳食诱导2型糖尿病大鼠模型。造模成功后，选择大黄醇提物给大鼠灌胃。结果显示大黄醇提物能明显提高APN水平、改善胰岛素敏感性，降低TNF-α。

TGF-β是糖尿病肾病（DKD）复杂的细胞因子网络中的核心因子，它除了介导高血糖所引起的病理效应之外，同时也介导了血流动力学、非酶糖基化、血管紧张素及内皮素等途径的病理生理改变。据报道，大黄酸可以抑制TGF-β诱导的肾小球系膜细胞的增生、肥大以及ECM的产生，还可以明显抑制TGF-β所介导的系膜细胞GLUT-1表达与细胞对葡萄糖的异常摄入。远期动物实验发现，经大黄酸处理的大鼠，其肾小球中TGF-β mRNA表达明显降低。

王谦等在体外实验中运用Northern杂交技术，观察大黄素对脂多糖刺激下大鼠系膜细胞IL-6表达的影响。结果证实，大黄素可以显著抑制系膜细胞中IL-6基因表达。宋海翔等在临床研究中也发现，经大黄治疗的慢性肾功能衰竭患者血中IL-6显著下降，肾功能指标好转，提示大黄可通过抑制IL-6分泌，减轻肾脏免疫性炎症反应，改善肾功能。

陈德昌等采用大鼠烫伤和内毒素二次打击模型，运用原位杂交法检测肠黏膜上皮细胞TNFR1和TNFR2的基因表达情况。结果发现大黄可以抑制烫伤大鼠肠黏膜上皮细胞TNFR1，TNFR2表达，显著降低血浆内TNF-α浓度。王军等腹腔注射STZ建立糖尿病大鼠模型，随机分为糖尿病模型组、大黄素治疗组、贝那普利治疗组及正常对照组，并用放射免疫法观察各组大鼠血和尿TNF-α浓度；结果，大黄素治疗组血、尿TNF-α的增高均较糖尿病模型组低，其作用与贝那普利类似。作者推断，大黄素能抑制TNF-α的肾内合成与释放，阻断其降低血管张力作用，减轻肾小球高滤过，防治糖尿病大鼠早期肾损伤。

王玲等研究发现枸杞多糖（LBP）对2型糖尿病患者IL-6有明显的下调作用，并能明显提高IL-2的水平，说明LBP对2型糖尿病有明显的免疫调节效应。陈蔚等探讨了黄芪多糖（APS）对NOD小鼠1型糖尿病免疫干预的分子机制，结果显示与对照组相比，APS组IL-1、IL-2、IL-6、IL-12、TNF-α、INF-γ、Fas、iNOS的mRNA表达水平明显下调，IL-4、IL-5、IL-10、TGF-13、Bcl-2、SOD的mRNA表达水平明显上调。表明APS能纠正NOD小鼠Th1/Th2型细胞/细胞因子的免疫失衡状态，预防或延缓1型糖尿病的发生。施念玮等观察了雷公藤多甙（TWP）对nonobese diabetic（NOD）小鼠1型糖尿病的免疫预防作用及机理，结果显示TWP可预防NOD鼠糖尿病的发生，其机制可能与下调胰腺组织Th1细胞因子（TNF-α、IFN-γmRNA）表达有关。IL-4是一种具有广泛生物学活性的细胞因子，能作用于多种类型的细胞，它能促进T细胞和胰岛β细胞的分化和增殖，激活巨噬细胞、嗜酸性粒细胞等炎性细胞。王亚贤等探讨桃仁总蛋白对小鼠细胞因子IL-4水平的影响，桃仁总蛋白可以纠正降低的IL-4的水平。何春鑫探讨了银杏叶提取物对糖尿病炎症细胞因子的影响，结果显示，经银杏叶提取物治疗能明显降低IL-2、IL-6水平。揭示银杏叶提取物对患者炎性反应的抑制可能是其治疗糖尿病的机制之一。

二、中医药复方的研究

薛青等探讨清肝泻心汤对2型糖尿病患者血清多种脂肪细胞因子水平变化的影响及其与胰岛素抵抗的关系。结果显示：清肝泻心汤及罗格列酮同治2型糖尿病能降低患者血清抵抗素水平、升高脂联素水平，这些脂肪细胞因子的改变可能与2糖尿病患者胰岛素抵抗的改善有关。TNF-α和IL-1β对胰岛β细胞的功能有直接的抑制作用，甚至为细胞毒作用，并可能通过一氧化氮而介导胰岛β细胞的损害。曾凡鹏等探讨了补肾通脉方（何首乌20g，肉苁蓉15g，葛根20g，生地黄20g，黄芪30g，丹参20g，川芎10g）对2型糖尿病大鼠炎性细胞因子及相关激素水平的影响，结果显示该方能降低2型糖尿病大鼠炎性因子TNF-α和IL-1β水平，调整糖代谢胰高血糖素和IGF-1的平衡，并可能是其降低空腹血糖和高胰岛素血症、改善胰岛素抵抗的部分作用机制。孙燕研究发现 2 型糖尿病合并冠心病患者体内存在 TNF-α 及 IL-6 的异常表达，这两个因子参与了 2 型糖尿病合并冠心病的发生发展。丹红注射液对 2 型糖尿病合并冠心病有较好的疗效及改善炎性细胞因子水平，是一种安全、有效的药物，疗效确切可靠，值得推广使用。李卫青等观察了解毒中药复方（黄连、生大黄、葛根、熟地、黄精、丹参等）对实验性 2 型糖尿病大鼠 Thl、Th2 型细胞因子的调控影响，结果显示：解毒中药复方能显著降低 T2DM 大鼠 FBG、刺激胰岛素分泌而改善 ISI 的同时，降低外用血淋巴细胞 TNF-α 的表达（$P<0.01$），升高外周血淋巴细胞 IL-10、脾淋巴细胞 IL-4 的表达（$P<0.01$，$P<0.05$），表明解毒中药复方下调 Thl 型细胞因子、上调 Th2 型细胞因子的基因表达，发挥对胰岛 β 细胞保护作用，是拮抗 T2DM 的机制之一。抵抗素作为一种脂肪细胞因子被认为可导致胰岛素抵抗，可能是联系肥胖、胰岛素抵抗及糖尿病的重要信号分子。唐海红等观察了金芪降糖片（主要成分为金银花、黄芪、黄连）对果糖诱导的胰岛素抵抗高血压大鼠血清抵抗素的影响，结果显示中药金芪降糖片在降低血糖、改善胰岛素抵抗的同时可以明显降低果糖诱导的胰岛素抵抗高血压大鼠的血清抵抗素浓度，并认为这可能与金芪降糖片可抑制脂肪细胞抵抗素基因的表达有关，具体机制有待进一步研究。段顺元等观察了生脉注射液对 2 型糖尿病肾病患者血液细胞因子的影响，探讨了生脉注射液治疗 2 型糖尿病肾病的机制，结果显示：生脉注射液治疗 2 型糖尿病肾病总有效率 75.0%，并能显著地降低患者血液中细胞因子的水平。表明生脉注射液对 2 型糖尿病肾病有显著疗效，可能与生脉注射液能调节炎性细胞因子的产生，抑制炎症反应有关。代莲等探讨了桑精胶囊对大鼠 2 型糖尿病的治疗作用和对其血清细胞因子 IL-4、IL-10 水平的影响，结果显示：桑精胶囊煎剂治疗组大鼠血清中 FPG、FINS 的水平较模型组明显降低，OGTT 显著改善，血清 IL-4、IL-10 水平较模型组明显升高。表明桑精胶囊可有效治疗大鼠 2 型糖尿病，其作用机制可能与其改善炎症反应程度有关。刘玉华观察了抑毒调平液对 2 型糖尿病合并慢性乙肝患者 T 辅助（Th）细胞因子的影响。结果显示：2 型糖尿病合并慢性乙型肝炎（中度）患者其体内 Thl/Th2 比值失调；抑毒调平液上调血清中 IFN-γ 的含量及 IFN-γ/IL-4 的比值，下调 IL-4 的含量，促使 Th1/Th2 分泌的细胞因子比值恢复平衡，至少维持治疗结束后 3 个月。胡爱民等观察了糖肝煎（TGJ）（白芍、当归、柴胡、茯苓、茵陈等）对 2 型糖尿病并脂肪肝大鼠相关指标的影响，结果显示糖肝煎对 2 型糖尿病并脂肪肝模型大鼠，能有效地改善胰岛素抵抗，改善肝组织病理。其机制可能与改善 TNF-α、IL-6、脂联素的表达有关。邹继红等观察了通心络胶囊对 2 型糖尿病伴高黏滞血症患者的治疗效果，并对其作用机制进行初步探讨。结果显示治疗后全血黏度、血小板聚集率、纤维蛋白原、空腹血糖、餐后 2h 血糖、糖化血红蛋白、空腹胰岛素、餐后 2h 胰岛素和白介素-6 水平较治疗前有显著差异（$P<0.05$）。表明通心络具有降低血小板聚集，抑制血小板活化，防止血栓形成的作用；通过降低白介素-6 水平，使空腹胰岛素分泌减少，提高了胰岛素的敏感性，达到改善胰岛素抵抗的目的。近年来研究发现，糖尿病骨质疏松的形成与细胞因子关系密切，但中药对该病细胞因子影响的研究报道较少。崔贺平观察了其治疗骨质疏松症的临床验方糖骨康（熟地黄、山萸肉、山药、锁阳、龟板、丹参、川芎等），结果显示该方能降低糖尿病骨质疏松患者血清 TNF-α、IL-6 水平，升高 IGF-1 水平，通过调节细胞因子含量，降低血糖，抑制骨质疏松。叶赏和等探讨了糖肾宁对早期糖尿病肾病（DKD）细胞因子的影响，结果显示：细胞因子与 DKD 的发病、发展有密切关系，糖肾宁对血、尿中 IL-6、TNF-α、TGF-β1 有明显的下调作用。王树国等观察了疏血通注射液对冠心病合并糖尿病病人血浆内皮素-1（ET-1）、细胞间黏附分子-1（ICAM-1）、TNF-α 和 P-选择素水平的影响，研究了疏血通注射液保护血管内皮细胞，延缓动脉粥样硬化过程的作用。结果显示疏血通注射液能显著降低与血管内皮损伤、血小板聚集及炎症反应密切相关的细胞因子水平，起到保护血管内皮细胞的功能，有延缓细胞因子介导的动脉粥样硬化过程的作用。

第六节　中药防治糖尿病大血管病变的血液学机制

一、中医药对糖尿病患者红细胞的影响

1. 红细胞与糖尿病血管病变中医发病机制（或证型）相关性研究

红细胞具有重要的免疫功能，其表面具有 C_3b 受体（C_3bR）。红细胞可通过其表面的 C_3bR，发挥清除免疫复合物（IC）、促进吞噬、抗原提呈及激活补体等多种作用。以红细胞表面 C_3bR 为基础的实验主要有红细胞 C_3bR 花环及 IC 花环试验，这二者可作为红细胞免疫黏附功能的指标，观察发现糖尿病合并脑梗死瘀血内阻型患者红细胞 C_3b 受体花环率（RBC-C_3bRR）明显低于正常对照组，红细胞免疫复合物花环率（RBC-ICR）明显高于正常对照组，与肺胃燥热型和气阴两虚型比较，RBC-C_3bRR、RBC-ICR 差别亦非常显著，提示应用活血化瘀法，改善血瘀的重要性。胰岛素受体酪氨酸蛋白激酶（Ins-RTPK）是胰岛素生物效应的重要因素，2 型糖尿病患者存在胰岛素抵抗必然导致胰岛素受体酪氨酸蛋白激酶的活性发生病理性改变。祁建生等对 108 例 2 型糖尿病患者进行中医辨证分型，另设正常对照 30 例，分别测定红细胞 Ins-RTPK 活性及 24h 尿 17-羟皮质类固醇（17-OHCS）排除量。结果表明中医各证型红细胞 Ins-RTPK 活性下降，其下降幅度呈阴阳两虚型>气阴两虚型>气滞血瘀型≈阴虚热盛型。

糖尿病疾病过程中长期糖及脂质代谢紊乱导致血管内皮损伤、氧自由基和细胞因子 TNF-α 的大量产生与毒性作用以及红细胞变形能力低下致微循环障碍等，都是糖尿病脑血管病变发生发展的内在因素。这些病理改变与中医学的"络病学说"有一定的相关性。同时中医学认为，糖尿病及其血管病变属于本虚标实之证，乃因气阴两虚、瘀阻痰滞、浊毒内结、痹阻络脉，包括目络、脑络、心络或肾络等，而致糖尿病迁延不愈、变症百出。基于久病入络、久病多瘀及毒损脑络等中医理论，雷燕等研究发现具益气养阴、化痰解毒、活血通络的复方糖宁胶囊（黄芪、生地、花粉、黄连、僵蚕、红花、丹参等）既治消渴血瘀，又防久病入络，活血解毒，气阴双补，使脉络得通，气血调和，阴平阳秘。通过进一步探讨该方的作用机制，推测其作用可能是综合性的，即通过改善链脲佐菌素诱导的糖尿病大鼠模型糖和脂质代谢，提高红细胞变形能力以改善血液循环、纠正 TNF-α 和 ET-1 的过量释放而保护血管内皮、清除自由基、减轻脂质过氧化损伤等作用，从而达到预防和治疗糖尿病血管并发症的目的，体现了中医标本兼顾的治则。因此对防止或延缓糖尿病脑血管病变有一定的积极意义。

随着病程的推移，糖尿病周围血管病变是糖尿病常见慢性并发症之一，其发病率为非糖尿病患者的 11 倍；且病情发展快，程度重，因此糖尿病周围血管病变越来越受到重视。糖尿病周围动脉病变（DPAD）是心血管死亡事件的强有力的预测因子，其发生率为 1/4～1/2，也是糖尿病致残的主要因素之一，其所致的截肢率是非糖尿病患者的 40 倍。周静等探讨了糖尿病周围血管病变中医辨证分型的发病规律，结果显示各组空腹血糖、餐后 2h 血糖、糖化血红蛋白无差异性；阴阳两虚组腰围、臀围、腰臀比、体质量、BMI、甘油三酯、胆固醇、低密度脂蛋白、纤维蛋白原及红细胞比容等指标明显偏高（$P<0.05$），气阴两虚兼湿热组次之，气阴两虚兼血瘀组最低；下肢血管超声检查足背动脉血流量阴阳两虚组明显低于气阴两虚兼湿热组（$P<0.05$），气阴两虚兼湿热组、气阴两虚兼血瘀组、阴阳两虚组股动脉、腘动脉管径依次变窄，血流量依次减少，提示阴阳两虚证是糖尿病周围血管病变的最严重阶段，气阴两虚兼湿热型患者较轻，气阴两虚兼血瘀型最轻。从而揭示糖尿病周围血管病不同证型之间的发病规律，为临床分型提供可靠的理论依据，以利于正确地辨证施治。

2. 中医药对红细胞聚集性的作用

红细胞及血小板聚集性增高是血栓形成从而导致血管病变的病理基础。红细胞聚集是血浆中大分子与红细胞表面相互作用、细胞膜与细胞膜之间相互作用以及吸附在细胞膜表面的大分子之间相互作用的

结果。定性地说，聚集能力一方面受红细胞的形状、变形性和膜的性质影响，另一方面与大分子的分子量、分子构型和浓度密切相关。糖尿病患者由于长期代谢紊乱，纤维蛋白原增加，血清蛋白浓度上升且组成发生变化，使血黏度升高，红细胞容易聚集。血液中大分子物质改变，尤其是纤维蛋白原增加使红细胞之间的大分子桥联力增大也可以使红细胞聚集；此外，糖尿病患者红细胞膜表面负电荷减少、膜的流动性降低、变形性下降也可以增加红细胞聚集。张润香等观察到 2 型糖尿病患者红细胞聚集指数、血小板聚集率显著高于健康人，2 型糖尿病合并血管病变者较无并发症者这种变化更显著，用络泰（三七总皂苷冻干粉针剂）治疗后红细胞聚集指数、血小板聚集率显著降低，说明络泰具有抑制红细胞及血小板聚集、阻止血管并发症进程作用。张志新观察了温通活血方（黄芪、鸡血藤、生地、红花、桂枝、川黄连）联合阿司匹林对糖尿病下肢血管病变的治疗效果，与单用阿司匹林组对照，结果显示实验组患者的 ABI、红细胞聚集指数以及血浆黏稠度等明显优于对照组，患者疼痛明显得到改善。杨黎观察了对照组接受凯时（前列地尔）治疗，实验组在此基础上联合温通活血方（生黄芪、红花、生地黄、桃仁、丹参、泽泻、生山楂、全蝎、水蛭）治疗糖尿病下肢血管病变患者的疗效，实验组的总有效率（96％）明显优于对照组（73％），同时，实验组患者治疗后的纤维蛋白原、红细胞聚集指数、血浆黏度、ABI 值等均与对照组差异显著（$P<0.05$）。

3. 对红细胞免疫黏附功能的影响

由于糖尿病患者体内的高糖环境可导致机体产生明显的氧化应激，脂质过氧化作用增强，自由基增加，从而使红细胞彼此发生交联使血黏度升高。全血黏度、红细胞比容和红细胞聚集指数升高说明红细胞发生变性和聚集，血流阻力增大。红细胞变形能力降低和血液呈高黏状态导致糖尿病微循环障碍。而红细胞聚集性增加，导致局部微循环血流不畅，诱导血栓形成和组织缺血缺氧等。朱宇清等观察到中药复方地灵丹（生地 20g，淫羊藿 20g，丹参 15g，制大黄 10g，覆盆子 10g 等组成）能够改善糖尿病肾病大鼠红细胞免疫黏附功能。

4. 对红细胞醛糖还原酶（AR）的影响

糖尿病并发症的发病机制十分复杂，近年来的研究证明糖代谢多元醇通路的代谢增加是其重要发病机制之一。多元醇通路又称山梨醇通路，由 AR 和山梨醇脱氢酶共同构成，AR 以 NADPH 为辅酶，将葡萄糖还原为相应的糖醇——山梨醇，再由山梨醇脱氢酶将山梨醇氧化为果糖。国内外研究表明，在糖尿病时高浓度的葡萄糖不仅可通过化学修饰激活 AR 使之活性升高，而且可通过诱导 ARmRNA 表达使 AR 水平升高，使多元醇通路代谢增加，导致山梨醇大量产生，山梨醇是一种极性很强的化合物，很难透过细胞膜，过多的山梨醇在细胞内蓄积，产生渗透性损伤。研究还发现红细胞山梨醇含量与神经组织中山梨醇含量有良好的相关性，红细胞山梨醇的变化在一定程度上可反映体内山梨醇的代谢状况。文献报道有醛糖还原酶抑制作用的药物有川芎、天花粉、沙苑子、地骨皮、丹参、黄芩苷、小檗碱、甘草、黄芪、葛根素、水飞蓟宾、槲皮素等。如中药黄芩苷对糖尿病患者 AR 活性具有抑制作用。川芎嗪是从川芎中分离提纯出来的一种生物碱，属活血化瘀类中药。黄雌友等用川芎嗪治疗 2 型糖尿病周围神经病变 20 例，发现本品能通过抑制醛糖还原酶的活性明显降低红细胞山梨醇含量，从而减少神经组织中山梨醇含量，能明显改善感觉、运动神经传导速度，同时也证明了糖尿病周围神经病变与其神经组织山梨醇水平有关。冬梅饮（麦冬、乌梅、生地黄、人参、黄芪等）可明显抑制 AR 活性，明显降低尿微量白蛋白和尿 α_1-微球蛋白的排泄，阻止了糖尿病肾病的进一步发展。DM 时红细胞山梨醇水平可反映坐骨神经山梨醇水平，亦能反映周围神经的病变程度。参麦活血饮（红参、麦冬、红花）可以降低坐骨神经和红细胞山梨醇水平，明显缓解 DM 大鼠周围神经的早期病变。

5. 对红细胞抗氧化作用的影响

自由基及其导致的一系列连锁反应，可造成生物膜系统损伤，引起细胞 RNA、DNA 在结构和功能上的损伤，进而引起细胞变性、突变、衰老和死亡。学界认为这一途径是糖尿病及其并发症产生的重要机理之一。现代研究显示糖尿病患者体内氧化物歧化酶（SOD）持续性减低可能是糖尿病慢性并发症发生及发展的一大因素。SOD是广泛存在于机体内的一种金属酶，是人体内主要的抗氧化物质。一些益气养阴、活血化瘀中药具有抑制机体氧自由基活性、减少过氧化物生成的作用，另些中药本身就具有SOD活性样作用。因此，从益气养阴、活血化瘀入手可发挥抗氧化作用。金匮肾气丸能显著升高糖尿病大鼠红细胞SOD活性，提示本方对糖尿病大鼠有抗过氧化损伤的作用。降糖安脉胶囊（红参、花粉、五味子、黄连、丹参、三七等组成）能显著提高糖尿病大鼠红细胞SOD水平，可防治糖尿病时的自由基损伤，具有抗氧化的作用。牛雯颖等利用Wistar大鼠寒凝血瘀模型研究补阳还五汤抗心绞痛的作用，结果表明高剂量补阳还五汤可升高大鼠血浆SOD水平，减轻氧化自由基对红细胞膜及血管内皮细胞膜的攻击，防止内皮损伤形成粥样斑块，从而发挥抗心绞痛的作用。

6. 对红细胞膜流动性及变形能力的影响

十多年前，学者们即发现糖尿病及其大血管病变的患者红细胞变形能力较正常人明显下降，且有明显血管并发症的糖尿病患者红细胞变形能力显著低于无血管并发症者。随着研究水平的不断提高，越来越多的研究证实，红细胞形态和功能参数的变化与糖尿病及糖尿病血管并发症的发展进程密切相关。张胜兰等发现糖尿病患者的红细胞变形指数与糖化血红蛋白水平之间存在明显的相关性，说明红细胞变形指数下降与血糖长期控制不良有关，且糖化血红蛋白升高可以损伤红细胞的变形能力，造成微循环障碍。糖化血红蛋白升高的糖尿病患者扫描电镜下红细胞有80%畸形，形态以圆形、口形、钟形畸形较多，而糖化血红蛋白升高程度又与微循环淤血和管袢异形的程度相一致。基于以上原理，有研究者提出将红细胞变形功能相关参数发展为辅助判断糖尿病血管病变程度的指标。红细胞的变形能力是微循环赖以正常进行的必要条件，当红细胞变形能力下降，通过毛细血管的阻力增加，即造成微血管堵塞。网状内皮细胞和巨噬细胞在血液中清除堵塞红细胞的同时，血浆流量增加，造成毛细血管剪切压力增加，血管内皮细胞、红细胞长期承受这种压力导致形状和功能的改变，血管内皮细胞损伤即导致微血栓的形成，发生于糖尿病患者，即发展为糖尿病血管并发症。郭蔚等观察发现红细胞体积增大（>100fl）是老年2型糖尿病患者周围动脉病变的独立风险因素。

研究表明，糖尿病患者血黏度增高，红细胞内 Na^+、Ca^{2+} 浓度升高，Na^+ 在细胞内积聚会使过多的水进入细胞，红细胞因而变圆；Ca^{2+} 的过多积聚则使细胞内溶胶变为凝胶，红细胞因而变厚变硬，从而使红细胞体积增大，红细胞膜及胞浆硬度增加，红细胞内黏度增高，从而使红细胞变形性降低，膜流动性减少，血黏度增高。降黏抗栓片（丹参、黄芪、姜黄、川芎等）能改善2型糖尿病患者红细胞膜流动性。研究表明丹参有改善糖尿病患者血黏度及红细胞变形性的作用。给糖尿病大鼠腹腔注射丹参注射液，结果显示丹参注射液能显著改善糖尿病大鼠红细胞内外 Na^+、K^+、Ca^{2+} 的紊乱，推测丹参注射液改善糖尿病患者红细胞变形能力及聚集性、降低血黏度的作用环节可能是其具有调节高血糖状态下细胞内外离子紊乱的作用，为临床使用丹参预防和治疗糖尿病并发症提供了实验依据。李维波等研究发现枸杞多糖能改善2型糖尿病患者的红细胞脆性及红细胞形态。富晓旭等研究发现，糖尿病大血管病变小鼠的Epb4.1基因出现过度的甲基化修饰，且与血管病变的程度呈正比。Epb4.1基因超甲基化引起的Epb4.1蛋白表达减低、红细胞膜骨架稳定性降低、红细胞形态改变，从而引起红细胞变形能力下降，认为是引发微循环障碍、导致糖尿病大血管病变发生发展的机制之一。从DNA甲基化调控的层面捕捉到参芪复方从根本上阻断代谢记忆，即通过削弱Epb4.1基因的超甲基化，维护红细胞的变形能力，改善微循环障碍，并发现这种作用不依赖血糖浓度的改变。

二、中医药对糖尿病患者白细胞的影响

糖尿病的发病机制尚未完全阐明，炎症学说的提出刷新了糖尿病发病机理，该学说认为糖尿病是一种自然免疫和低度炎症性疾病。2型糖尿病的发病所涉及的炎症因子主要包括如下几类：①免疫炎症反应细胞，如淋巴细胞及其亚类、巨噬细胞、单核细胞等；②急性期反应蛋白，如CRP；③细胞因子、TNF-α、IL系列，主要为IL-6、Leptin、脂联素和抵抗素；④凝血因子、纤维蛋白原、第Ⅷ因子等；⑤血脂成分，

如 FFA、TG、脂质氧化应激中间产物；⑥其他，如唾液酸、血清类黏蛋白、γ-球蛋白、结合珠蛋白、内皮黏附因子等。白细胞是炎症的主要角色，主要包括中性粒细胞（数目最多）、淋巴细胞（数目仅次于中性粒细胞）、单核细胞、嗜碱粒细胞和嗜酸粒细胞，这些细胞不仅参与炎症反应，并且还可分泌各种细胞因子作用于靶部位。

1. 中医基础理论对糖尿病炎症学说的再认识

糖尿病炎症发病学说提出以来，中医学对其进行了丰富的阐释。

（1）本虚与病理产物：王忆黎等认为，2 型糖尿病的"本虚"是机体产生炎症因子的基本条件，即所谓"邪之所凑，其气必虚"；而炎症因子又是脏腑功能失常，痰、瘀、毒成聚而发生炎性反应过程中，随之而生的病理性标志产物。2 型糖尿病是一种炎症性疾病，一种天然免疫系统的疾病，多合并代谢综合征，也是一个血管内皮功能紊乱所致的血管性疾病，这与中医学的整体观念、脏腑、气血津液等理论对本病的阐释存在着许多方面的一致性与结合点。如 2 型糖尿病的代谢异常及慢性并发症形成过程，与脾的运化升清功能失常有密切的关系，脾病之后导致的痰浊阻滞、气血不畅，乃是引发各种并发症的病理基础。又如毒邪一说，其途径既可由外而内，因感染某些病毒，使胰岛 β 细胞广泛受损而致糖尿病；亦可因情志抑郁，气机不畅，痰湿不行，血液瘀滞，日久酿毒，痰瘀毒邪蕴结，不得宣泄，从而促进了炎症因子的产生及炎性反应的过程，加重糖尿病病情的发展，并使其病势呈现迁延、反复、易变的临床特点。在治疗方法上主张抓住虚、痰、瘀、毒的病理特点，从根本上清除炎症因子赖以产生和发展的条件，改善代谢障碍，阻断或延缓血管病变的进程，扭转长期依赖各类降糖西药（包括胰岛素）的被动局面，预防各类并发症以及降糖西药的毒副反应与耐药性的发生，取得了很好的疗效。王丽英等提出糖尿病低度炎症的形成是先天的禀赋特质、现代生活方式和人类自然衰老过程共同作用的结果。其病理机制为虚实夹杂，以虚为本，邪实为标。虚主要责之于气虚，实主要责之于气滞、痰饮和瘀血。气虚或气滞是发生低度炎症的重要条件；痰饮、瘀血是低度炎症的主要病理产物，也是导致低度炎症持续存在、缓慢进展的致病因素；痰瘀互结是低度炎症的基本病理特征。

（2）肥胖与脂肪细胞：脂肪组织是人体最大的内分泌器官，脂肪细胞是一种内分泌细胞，是产生促炎因子的重要场所。在肥胖状态下，脂肪细胞分泌一系列细胞因子而诱发免疫和炎症过程。人胰岛细胞也能分泌高水平的 MCP-1，并对单核/巨噬细胞产生趋化活性。使炎症细胞向胰岛细胞渗透。朴春丽等从脂肪组织炎症机制探讨了中医药防治肥胖型 2 型糖尿病的思路和方法，提出了六郁（指以食郁为先导而形成的气郁、血郁、热郁、痰郁、湿郁的病理状态）、络滞（由六郁交互作用而形成络脉郁滞的病理状态）与糖尿病脂肪组织炎症机制相关，并提出用苦酸通调法抑制糖尿病脂肪组织炎症，苦味药，因其性多"厚"能泄壅，使以上病理产物多从下排。苦能泄热、燥湿、坚阴；酸能收敛、软化、解脂。苦酸配伍，泄热毒而敛气阴。苦酸制剂不仅具有减肥作用，而且可以抑制一些血清及组织的炎症介质的表达。

（3）毒损肝络与胰岛素抵抗：于森等探讨了 2 型糖尿病胰岛素抵抗的肝内炎症发病机制与中医学毒损肝络致消渴病病机理论的相关性。认为 2 型糖尿病、胰岛素抵抗患者具有痰、湿、浊、瘀、热、毒等病理特点，而毒是以痰、湿、浊、瘀、热等邪为其形成的物质基础，痰、湿、浊、瘀、热等邪的产出过度与排出不畅，胶结壅滞，肝失疏泄而致络脉不通。肝失疏泄是消渴病的启动因素，毒损肝络是消渴病的病理基础，消渴病的多种并发症亦是毒损肝络的系列反应。如毒损肝络，肝阴阳失衡，肝阳化风，脑络瘀阻导致中风（脑血管意外）；肝阴不足，肝阳上亢导致眩晕（动脉硬化、高血压）；肝主藏血，心主血脉，肝郁气滞血瘀，阻于心脉，导致胸痹、心痛等（心系并发症）；肝在体为筋，肝血不足或肝络瘀阻，筋脉失养，导致肢体麻木不仁（神经病变）；肝开窍于目，精血不能上承于目，则视瞻昏渺（眼部并发症）；毒损肝络，肝血不足，肝肾同源，不能滋生肾精进而肾阴阳两虚，导致水肿、腰痛（泌尿系并发症）；肝郁肾虚，宗筋不用导致阳痿（性功能障碍）；肝气不疏，郁久化火，火热炽盛，壅聚凝滞，出现疖、痈、脓肿（感染性疾病）等等。

机体内的生理或病理产物不能及时排除或化解，蕴积体内日久，化生毒邪。2 型糖尿病、胰岛素抵抗时各种代谢紊乱（包括高糖、高脂）及肝组织内高表达的 $NF-\kappa B$、$MCP-1$ 等细胞因子，都可以称之为毒。肝内炎症引起 IR 最终致 DM 的发病机制与毒损肝络导致消渴病的病机理论相符，痰、湿、浊、瘀、热邪阻于肝络，络气阻遏，络脉瘀滞，蕴邪成毒，毒损肝络，其毒既因又果，此为毒之变，进一步加重肝络受损。肝脏是炎症介导物的重要靶器官，炎症因子是引起肝内炎症的原因，又是炎症反应随之而生的病理性标志产物。高表达的炎症因子即毒，炎症因子的作用与中医学毒随邪生，变由毒起，毒寓于邪的观点是一致的；肝络瘀阻是单核/巨噬细胞浸润肝脏的病理基础；因此推测毒损肝络可能是脂联素或（及）肝脏脂联素受体 2 水平的降低，$NF-\kappa B$ 活化促使过度分泌的炎症因子（如 $MCP-1$）介导的肝内炎症反应，从而引起胰岛素抵抗，发生糖尿病。毒邪阻于肝络，深滞于浮络、孙络，是胰岛素抵抗、糖尿病病情缠绵、久治不愈的根本原因。根据以上的病机特点研究者提出了解毒通络调肝法为治疗 2 型糖尿病、胰岛素抵抗的大法，通过实验证明：解毒可抑制 $NF-\kappa B$ 活化、$MCP-1$ 的合成；通络可减少肝内单核/巨噬细胞浸润及细胞因子释放；调肝可提高脂联素及脂联素受体 2 水平，从而清除炎症因子产生和发展的条件。

2. 中医药对白细胞数目、形态结构的影响

白细胞（WBC）是一个常用且经典的反映炎症状况的指标，近年来在血管炎症方面有学者对其做了大量的研究，它作为一个或多个血管损伤最终导致缺血的病理过程的主要角色，其本身又参与血管损伤的病理过程。一些基础和临床研究表明，慢性亚临床炎症与糖尿病及其大血管并发症的发生、发展有极其密切的关系。白细胞数量聚集和增多是炎症反应的标志，一般情况下，正常内皮细胞不结合白细胞，但是动物研究显示予致动脉粥样硬化食品后，动脉内皮细胞开始表达选择性黏附分子，并与各种白细胞结合。大量白细胞黏附于内皮细胞，虽不一定堵塞血流，但黏附的白细胞仍可损伤组织并释放趋化因子从而吸引更多的细胞；白细胞可以增加血管通透性，可引发水肿，其机制与白细胞释放的某些炎症介质有关；激活的中性粒细胞可释放溶酶体酶，使组织发生蛋白水解性破坏和液化；中性粒细胞还可通过产生氧自由基而损伤组织。研究还表明在 T2DM 患者白细胞数量与主动脉斑块厚度呈正相关，并且是内皮细胞依赖性血管舒张功能障碍独立的危险因素。Mueller 等通过对 1 391 例急性冠脉综合征随访发现，白细胞计数 $<6.8\times10^9/L$ 患者 3 年后的病死率 6.2%，而白细胞计数 $>10\times10^9/L$ 患者病死率为 17.6%。刘军等观察到糖尿病微血管病变组、糖尿病大血管病组、糖尿病同时合并微血管和大血管病变组患者白细胞计数水平高于正常对照组，说明慢性亚临床性炎症可能与 T2DM 微血管和大血管病变发生、发展相关。白细胞参与大血管病变发生的机制目前并不十分清楚，可能与白细胞介导血液高凝状态、升高 FIB 水平、损害内皮功能、堵塞心肌微血管以及诱导炎症因子释放导致心肌细胞坏死有关。所以，可看出通过白细胞计数能够反映及预测糖尿病及其血管并发症的发生、发展。清热解毒中药复方双花颗粒（金银花、黄芩、知母、虎杖、葛根按 6∶4∶4∶3∶6 配制，水煎浓缩成膏。赋形剂选用山药，山药与金银花按 4∶3 配制，研成粉，与上述中药混合，制成颗粒烘干，每克颗粒剂相当于生药 4.5g），能降低冠状动脉粥样硬化性心脏病患者的白细胞水平（与治疗前相比），从而抑制冠心病慢性炎症发展，稳定粥样斑块。杨芳探讨了 2 型糖尿病合并血管并发症与外周血白细胞计数之间的关系，结果显示有血管并发症组外周血白细胞计数明显高于无血管并发症组。认为以外周血白细胞计数升高作为标志的慢性亚临床炎症可能参与 2 型糖尿病血管并发症的发生、发展。大血管病变是 T2DM 的主要并发症，是指心、脑、外周大血管的动脉粥样硬化（AS），大量基础和临床研究已证实 AS 实际上也是一种亚临床型炎症。外周血白细胞计数也与炎症相关，对预测急性心脑血管事件的发生有一定作用。

糖尿病患者中性粒细胞膜流动性下降可使中性粒细胞变形能力下降，影响其趋化、吞噬、杀菌能力。造成膜流动性下降的因素主要有：①高血糖使血渗透压上升，中性粒细胞脱水，细胞膜的流动性下降；②HbA1c 升高，红细胞结合氧能力增强，释放氧能力下降，组织缺氧，释放血栓素等物质，使细胞膜变硬膜流动性下降；③脂代谢异常，中性粒细胞脂质双层组面异常，从而影响其流动性。刘元元等用核孔膜滤过法观察到黄芩苷Ⅳ能明显改善受损白细胞的变形能力，从而推测白细胞变形能力的改善可能是黄

芪苷Ⅳ防治心脑血管疾病的作用机制之一。

3. 中医药对糖尿病外周血细胞黏附性、趋化性的影响

细胞间黏附分子-1（ICAM-1）和血管细胞黏附分子-1（VCAM-1）均属于免疫球蛋白超家族成员，其中 ICAM-1 主要分布在内皮细胞、T 细胞、B 细胞、髓样细胞等；VCAM-1 主要分布在内皮细胞、树突状细胞、巨噬细胞等。孙侃等研究发现血浆白细胞表面分化抗原 40 配体（CD40L）、ICAM-1 表达的增加与 2 型糖尿病患者大血管病变的发生有关。白细胞跨内皮迁移至血管壁间隙是组织损伤和炎症反应的必要步骤，白细胞与血管内皮的黏附是此过程中早期重要的一步。多形核白细胞（PMN）的黏附分子 CD11b/CD18 介导此全过程。CD11b/CD18 属于白细胞黏附分子整合素 β2 家族成员，其配体为 ICAM-1，在炎症过程中通过与 ICAM-1 结合，对中性粒细胞和内皮细胞黏附，使中性粒细胞跨内皮细胞迁移到炎症部位起重要作用，参与内皮细胞的损伤。并且众多的研究证实，动脉硬化过程是炎症反应参与的结果，抑制慢性炎症，可以预防血管病变。国内已有较多的研究证实，传统中医疗法——活血化瘀法对血管病变的防治作用，但其分子机制仍不明了，为此，黄琦等探讨了在 2 型糖尿病患者中多形核白细胞黏附分子 CD11b/CD18 的表达及活血化瘀药（基本方药为：大生地 18g，赤芍 12g，川芎 12g，当归 12g，丹参 30g，红花 15g，山萸肉 9g，山药 30g，山楂 15g，桑椹子 15g，黄芪 13g，太子参 15g，葛根 15g。加减：如瘀血甚者，加益母草 15g，莪术 15g；口干明显、舌红-脉细弦之肺胃燥热者，去黄芪、川芎，加黄连 3g，石膏 15g；口干不多饮、夜尿多、腰酸乏力、舌淡脉沉细者，加用菟丝子 12g，淫羊藿 12g，锁阳 12g）预防血管病变的可能机制，结果显示 2 型糖尿病患者的多形核白细胞黏附分子 CD11b/CD18 的表达增高，该活血化瘀药物可抑制 CD11b/CD18 的表达。相似的研究还有邓秀娟等运用龙蝉四物汤（黄芪、赤芍、桃仁、地龙、蝉蜕、红花、川芎、当归）对 2 型糖尿病肾病患者所进行的研究，发现该方能抑制 CD11b/CD18 的表达，降低 2 型糖尿病肾病患者尿微量白蛋白，降低血黏度，改善微循环障碍。糖尿病可使缺血性脑损伤加重，其对缺血-再灌注性损伤的加重与糖尿病状态下白细胞浸润增强有关。白细胞浸润在继发性缺血损害中起重要作用，白细胞聚集于缺血区可引起无再灌注；白细胞产生的蛋白溶解酶、氧自由基及其他效应分子除直接损害神经元外，还可损伤内皮细胞。采用减少白细胞总数的药物能减轻脑缺血损伤。黄芩苷是中药黄芩的主要有效成分之一，属于黄酮类化合物，有较好的抗氧化、抗炎、抗变态反应等作用。王文安等观察并发现黄芩苷可缩小糖尿病大鼠脑缺血-再灌注损伤的脑梗死体积，减轻白细胞浸润程度，其保护作用是通过抗炎途径来实现的，并与抑制细胞间黏附分子-1（ICAM-1）的表达有关。观察发现益气养阴活血方药丹蛭降糖胶囊（主要成分为太子参、生地黄、丹皮、水蛭、菟丝子、泽泻等）能明显改善 sVCAM-1 水平。说明该方能改善 2 型糖尿病患者血管内皮黏附状态及炎症反应，减轻内皮损伤，对于延缓 2 型糖尿病血管并发症有积极的意义。滋阴益气活血解毒方左归复方（由熟地 18g，山茱萸 12g，黄芪 18g，山药 12g，菟丝子 6g，丹参 12g，黄连 6g，葛根 9g 等组成）能降低 MKR 转基因 2 型糖尿病模型小鼠的相关炎症因子、ICAM-1 和 VCAM-1 水平的作用。

4. 中医药对糖尿病外周血白细胞分泌的细胞因子的影响

糖尿病炎症发病学说提出以来，中医药对糖尿病外周血白细胞分泌的炎症（细胞）因子的影响进行了大量的研究。姚建宇等研究发现 T2DM 患者大血管病变与 IL-6、IL-18 关系密切。主要是将 TNF-α 和 IL-6 作为炎症研究指标，二者均是刺激肝脏合成 CRP 的主要细胞因子，其中 TNF-α 主要由活化的单核-巨噬细胞产生，抗原刺激的 T 细胞、活化的 NK 细胞和肥大细胞也分泌 TNF-α；IL-6 主要由单核-巨噬细胞、T 淋巴细胞等产生。涉及的方药主要有活血化瘀、清热解毒、益气养阴、补肾健脾、燥湿化痰等。丹参片能降低 2 型糖尿病合并心力衰竭病人血液 TNF-α 水平，认为丹参片能抑制 2 型糖尿病并发心力衰竭病人炎症反应，改善心功能，提高生活质量，改善预后。李芳平等研究了 2 型糖尿病下肢血管病变炎症因子及丹参对炎症因子的干预作用，结果发现糖尿病合并下肢血管病变患者 TNF-α、IL-6 明显升高，治疗后炎症因子明显降低，说明丹参通过降低炎症因子，有力地改善了病人下肢血液循环，减轻了病人临床症状。梁苹茂等观察了阴虚热盛证 2 型糖尿病患者应用连梅汤（源于吴鞠通《温病条辨》，

由黄连、乌梅、阿胶、麦冬、生地黄组成）治疗后血清 CRP 和 IL-6 水平的变化，结果显示阴虚热盛证 2 型糖尿病患者应用连梅汤治疗后随糖代谢改善，血清 CRP 和 IL-6 等炎症标志物水平也下降，提示连梅汤可缓解体内炎症反应，并具有潜在的心血管保护作用，这对于防治糖尿病大血管并发症具有重要意义。有人探讨 2 型糖尿病缺血性中风不同证型与血清炎症细胞因子的关系，发现 TNF-α 和 IL-6 可能是 2 型糖尿病缺血性中风风痰瘀阻证重要的病理生理基础，并在疾病发生发展过程中起重要作用。高书荣等观察了芪连汤（由黄芪、楮实子、黄连、大黄、水蛭组成）与相应降糖药协同应用对 2 型糖尿病患者胰岛素敏感性的作用及相关炎症细胞因子的影响，发现该方能明显降低 TNF-α、IL-6 含量（同治疗前相比）。健脾益气方（由黄芪、党参、白术、茯苓、淮山、砂仁、甘草等组成）能降低脾气虚证 2 型糖尿病模型大鼠血清 IL-6、TNF-α 水平（同治疗前相比）。中汇糖脉康颗粒（主要成分：黄芪、生地黄、丹参、牛膝、麦冬、黄精等），主要功能为养阴清热、益气固肾、活血化瘀。对于阴虚兼血瘀糖尿病微血管病变患者，在改善微循环方面，有较满意疗效。研究显示其能降低 2 型糖尿病患者血清 IL-6、TNF-α 水平，并发现其抗炎作用不依赖于血糖下降。清热解毒饮（组方：黄连、黄芩、玄参、生地黄、麦冬、女贞子、益母草）能降低 2 型糖尿病模型大鼠 IL-6、TNF-α 水平。六味地黄软胶囊、银杏叶片能显著降低 2 型糖尿病早期患者 CRP、IL-6 水平，说明二者均有助于降低炎症因子水平，抑制血管壁炎症。降糖补肾方（由狗脊 10g，川断 10g，女贞子 15g，旱莲草 15g，地骨皮 15g，生黄芪 15g，生地 15g，葛根 12g，黄连 5g，桑白皮 10g，知母 6g 等组成）能降低 2 型糖尿病患者血 IL-6、TNF-α 水平。

5. 中医药对白细胞中的 MPO、外周血单个核细胞 DNA 的损伤的影响

Bradley 等研究证实 MPO 主要存在于中性粒细胞。MPO 活性的高低代表中性粒细胞的多少。研究提示黄芩苷可使缺血区 MPO 活性明显降低，说明黄芩苷能减轻糖尿病大鼠脑缺血区中性粒细胞的浸润程度，从而减轻缺血性神经元损伤。2 型糖尿病患者体内存在着 PBMCs 的 DNA 损伤，槲皮素和白藜芦醇可显著降低了 2 型糖尿病患者 PBMCs 彗星率，表明抗氧化剂槲皮素可减轻 2 型糖尿病患者 PBMCs 的 DNA 损伤，其修复作用可能与其抑制氧自由基的产生、清除氧自由基及脂质过氧化物、激活 DNA 修复酶有关。

三、中医药对糖尿病患者血小板的影响

大量研究表明，血小板在糖尿病血管病变的发病机制中起着重要作用，糖尿病患者体内血小板处于活化状态，表现为血小板黏附、聚集及释放反应均增强，导致血管内凝血，血栓形成及动脉粥样硬化。糖尿病并发血管性疾病的机制甚为复杂，其中血小板活化与内皮细胞损伤起着重要的作用。血小板颗粒膜糖蛋白-140（GP-140）亦称 P-选择素、CD62p，在静息血小板中仅分布于 α 颗粒膜上，当血小板活化时可"脱颗粒"而发生移位与血小板质膜融合，于是便在血小板表面膜上表达，同时一部分脱落入血浆中，成为血小板活化的一个重要分子标志物，并介导和促进血小板与粒细胞及内皮细胞的黏附和连接。糖尿病患者血小板膜糖蛋白、血小板 α 颗粒的血管性血友病因子活化、血小板膜 GPⅡb 与 GPⅢa 结合成为纤维蛋白原受体是目前研究的新领域。2 型糖尿病患者 α 颗粒膜蛋白上升，提示血小板活化增强。GP-140 的这些变化能促进动脉粥样硬化及微血栓形成，诱发或加重血管并发症。中医药在这些环节方面进行了大量的研究。

1. 减少血小板的聚集

血小板聚集功能增强是糖尿病伴发冠心病的一个重要危险因素。糖尿病患者均存在着不同程度的心血管障碍，而血小板聚集是血栓形成过程中的重要现象，是导致糖尿病血管病变发生和发展的重要因素之一，因此降低血小板聚集对于预防和控制糖尿病慢性并发症有着重要意义。水蛭有破血逐瘀的功能，其主要药用成分为水蛭素，药理研究认为水蛭素有明显的抗凝抗栓、抗动脉粥样硬化、抗血小板聚集及降脂、抗炎、抗细胞凋亡等多种功能。银杏叶提取物（GbE）对 2 型糖尿病患者血小板聚集有很强的抑制作用。阿魏酸钠是中药川芎、当归等的主要成分，具有扩张血管、抑制血小板聚集、疏通微循环的作用。

刺五加注射液有明显改善糖尿病患者血流动力学异常，降低血黏度，抑制血小板聚集，是治疗糖尿病微循环障碍的有效药物。丹参注射液为丹参有效成分提取剂，现代药理学研究其具有改善血液流变性和微循环作用，其还可抑制由二磷酸腺苷诱导的血小板聚集，使血小板黏附性降低，有对抗血栓形成和抗凝血作用，相关研究证实其对糖尿病血管神经病变有良好改善效果。脉通方（黄芪、当归、银花藤、泽泻等）能通过改善糖代谢、抑制血小板聚集、调节血管舒缩功能，从始动环节上干预糖尿病动脉粥样硬化的发生发展，起到防治糖尿病下肢动脉硬化闭塞症（DLASO）的作用。十六味消渴胶囊（黄芪、地黄、人参、北沙参、山茱萸、山药、石膏、黄连、天花粉、葛根、知母、茯苓、泽泻、苍术、丹参、枸杞子）能明显抑制实验性糖尿病大鼠血小板聚集。疏血通（水蛭、地龙）具有抗凝、促纤溶、抑制血小板聚集、细胞保护、调节血脂作用。唐迎雪观察到祛痰活血解毒方（生大黄、炒苍术、生玄参、丹参）及其拆方对 2 型糖尿病胰岛素抵抗大鼠血液流变学的影响，显示该方能显著降低血小板聚集率。

2. 抑制血小板活化作用

在正常血液循环中，大多数血小板处于静息状态，只有少数被活化，当受到生理或物理刺激因素作用时，血小板便被大量激活。GMP－140 是血小板活化时在血小板膜表面表达的糖蛋白，它为黏附分子选择素家族成员，称为 P－选择素。在血栓发生过程中，由于血管内皮损伤，血管内皮下胶原暴露，使流经此处的血小板被激活；另外，微血管系统变形能力下降，血小板通过血管时容易破裂，导致血小板颗粒内容物释放，主要表现为存在于静息血小板胞质内 α－颗粒膜上糖蛋白 GMP－140 和溶酶体膜上 CD63 随活化血小板脱颗粒发生易位，而与血小板膜融合，在血小板膜上表达成为活化血小板的分子标志物。糖尿病患者体内 GMP－140 表达增强，其原因被认为，糖尿病患者代谢紊乱，血黏度增高及微循环障碍均可刺激血管内皮细胞释放 GMP－140，胶原暴露又可进一步激活血小板，引起 GMP－140 进一步表达。研究表明 GMP－140 具有介导活化血小板或内皮细胞与中性粒细胞黏附的功能，促进中性粒细胞穿越内皮细胞向外浸润，加重血管内皮的损伤。所以，对于糖尿病患者进行 GMP－140 检测，有利于及早发现糖尿病血栓前状态及血管病变，指导治疗。全胜麟等研究发现糖尿病血管病变患者 GMP－140 表达增强，丹红注射液可下调糖尿病血管病变患者血小板颗粒膜糖蛋白 GMP－140，抑制血小板活化，并能改善血液流变学指标，从而防治糖尿病血管病变及血栓病变。大多数研究表明 GMP－140 高表达是血小板活化的特异性标志。旋赛珠等观察发现糖尿病血瘀证的发生与血小板活化有密切关联，血浆 GMP－140 水平异常增高是反映血瘀证的一项敏感的实验室指标。葛根素系从豆科植物野葛或甘葛藤根中提出的一种黄酮苷，具有活血化瘀，抗血小板凝集，降低血黏度，扩张血管及支气管平滑肌，改善微循环等作用。研究发现其可能通过降低糖尿病患者升高的 GMP－140 而起到了治疗糖尿病的血栓前状态（PTS）的作用。糖尿病并脑梗死患者在正规降血糖治疗的前提下加用黄芪注射液，可明显降低血浆 GMP－140 的浓度，减少血小板活化，从而对预防血栓形成起到一定作用。脑心通胶囊（由黄芪、丹参、当归、川芎、赤芍、红花、乳香、没药、桂枝、全蝎、地龙、水蛭等 16 味中药制成）能使糖尿病伴微血管病变患者 GMP－140、TXB_2 显著降低。血脂康是纯天然红曲提炼精制而成，观察发现经血脂康降脂治疗 8 周后伴高脂血症的 2 型糖尿病患者其 GMP－140、TXB_2 较治疗前显著降低。黄斌通过对 92 例合并糖尿病的心绞痛患者的临床用药观察指出，应用补阳还五汤 30d 后，患者的血小板活化指标溶血磷脂酸、血小板 α 颗粒表面膜糖蛋白、活化血小板糖基化复合物、血小板最大聚集率各项水平较治疗前降低，表明补阳还五汤是通过抑制血小板活化治疗冠心病心绞痛，体现了补阳还五汤的活血化瘀作用。舒血宁注射液是由银杏叶提取出的天然药液，其主要成分为黄酮苷类及萜类内酯。其中黄酮类化合物被视为天然的抗氧化剂，可清除体内自由基，在一定程度上减缓或阻止动脉粥样硬化的形成；萜类内酯能特异性拮抗血小板活化因子，抑制血小板聚集及血栓形成，降低血黏度。

3. 降低血小板黏附分子表达

迄今已鉴定出 10 余种血小板黏附分子。血小板表面与黏附功能密切相关的是糖蛋白，其调控着离子和某些物质的主动转运，并连接表面支架蛋白，刺激血小板变形和伸出伪足使血块回缩，主要参与血小板的聚集和与内皮的黏附。中药脉络宁注射液（玄参、牛膝等药物组成）可较好地改善 2 型糖尿病患者血瘀证相关因子，其机理可能与降低血小板黏附分子表达、降低血浆 D-二聚体含量、改善血黏度及微循环淤滞状态等功效有关。研究表明丹参能有效地降低血小板膜 P 选择素、GPⅡb/Ⅲa 复合物表达，降低纤维蛋白原，从而降低血小板活化，减缓血管病变形成，改善症状。行气活血法（加味桃红四物汤：桃仁10g，红花 6g，干地黄 12g，川芎 8g，赤芍 10g，当归 10g，木香 10g，枳壳 12g）较之活血化瘀法（桃红四物汤：桃仁 10g，红花 6g，干地黄 12g，川芎 8g，赤芍 10g，当归 10g）对糖尿病血瘀证，在降低血黏度和抑制血小板活化方面，具有更好的作用。

4. 其他抑制血小板活化的方药研究

大黄䗪虫丸对老年人糖尿病微血管病变及糖尿病早期肾病患者血小板活化具有抑制作用，从而减弱了血小板聚集及减少了其黏附于血管内皮的作用。丹参是唇形科多年生草本植物的根及根茎，有补血生血、活血行血、内达脏腑而化瘀滞作用，含脂溶性非醌类成分、丹参酮Ⅰ、ⅡA、ⅡB、隐丹参酮、二氢丹参酮等，具有扩张外周血管，改变微循环，促进纤溶，抑制血小板聚集，抑制血栓形成，增强免疫作用。扶正降黏胶囊（黄芪、制首乌、大黄、莪术、水蛭、三七、银杏叶）可改善中老年 2 型糖尿病患者血液流变学的高流变性、降低血小板活化的表达及血浆 D-二聚体含量。山药多糖能降低四氧嘧啶诱导的糖尿病大鼠升高的血小板数目，从而推测其能抑制血小板的异常激活和聚集。通心络胶囊（人参、全蝎、蜈蚣、水蛭、蝉蜕、土鳖虫、赤芍和冰片等）对 2 型糖尿病伴高黏滞血症患者具有降低血小板聚集，抑制血小板活化，防止血栓形成的作用。

四、中医药对糖尿病患者血浆纤维蛋白原的影响

纤维蛋白原（FIB）是由肝细胞合成、分泌的一种糖基化蛋白，其主要生理功能有以下几方面：一是作为凝血因子直接参与体内凝血过程，且在糖基化终产物的作用下，FIB 与血小板上的 FIB 受体结合，并通过氧化应激来促进血小板聚集，从而导致血小板黏聚性增加，促进血栓的形成，导致血液高凝状态。二是 FIB 在凝血酶的作用下发生改变，从而聚合成不可溶的纤维蛋白，成为血栓和伤口处纤维蛋白基质的主要成分，阻止损伤后的血液流失。三是对红细胞、血小板的聚集起桥梁作用，当 FIB 增加，红细胞、血小板的聚集性增加，从而导致全血黏度增高，血液处于高凝滞状态。有研究表明，糖尿病患者体内存在凝血和纤溶系统的紊乱，血液呈高凝和继发性纤溶亢进状态。血浆 FIB 水平与凝血酶激活有关，血浆FIB 水平的升高提示存在血栓形成的倾向，是糖尿病并发心血管危险性的标志。糖尿病患者血中纤维蛋白原含量明显增高，纤维蛋白原是链状高分子化合物，能在血浆中形成网状结构，从而影响血浆流动性。同时，纤维蛋白原可吸附在红细胞表面，使细胞表面电荷遮蔽，负电荷减少，红细胞聚集性增加，从而使红细胞易聚集成串，导致血黏度升高。

（1）FIB 与糖尿病之动脉粥样硬化：糖尿病患者的血液处于高黏、高凝状态，血液在血管内的流速减慢、黏度增高、组织缺氧，血管基底膜增厚，易造成动脉粥样硬化、血管栓塞等微循环障碍，发生心、脑、肾等器官微血管并发症，使机体主要脏器功能减退，严重者危及生命。FIB 是参与血栓形成的主要物质，可与血小板上的 FIB 受体结合，促使血小板聚集，增加了血黏度，易导致血栓形成。此外，FIB 还能促进血管平滑肌细胞的迁移和增殖，其代谢产物可沉积于血管壁参与动脉粥样斑块的形成。因此，FIB 又被认为是动脉硬化及血栓形成的独立危险因素。

（2）FIB 与糖尿病及其血管并发症：已证实 FIB 是冠心病发生发展的高危因素，高水平的 FIB 可预示着急性心肌梗死以及其他冠状动脉事件的高风险。作为血栓形成的前体物质，FIB 是反映凝血亢进和纤溶活力下降的指标，其增高可导致血浆和全血黏稠度增大，临床表现为血栓形成倾向。糖尿病患者血浆 FIB升高，是糖尿病血管病变发生的基础。2 型糖尿病患者与非糖尿病患者群相比，PAD 的发病率明显增高，国外资料显示，85% 的糖尿病截肢患者由 PAD 导致。黄晓敏等观察发现血 FIB 升高与 2 型糖尿病 PAD的发生密切相关，可能是 2 型糖尿病患者并发 PAD 的危险因素之一。FIB 不但可以反映人体内的凝血情

况和炎症水平，又参与动脉粥样硬化的发生，其在糖尿病大血管病变的作用逐渐得到人们的重视。FIB 既是一种凝血因子，也是一种炎症标志物，血液中的 FIB 水平既可反映血管病变的炎症变化及内皮功能紊乱情况，又可直接参与动脉硬化和血栓形成，增加血小板的聚集，增加凝血活动，使红细胞黏稠度增加，对斑块的形成直接起作用。邵岩等发现糖尿病动脉粥样硬化（AS）组的 FIB 明显高于非 AS 组（$P<0.05$），说明 FIB 在糖尿病下肢动脉硬化发生上起着重要作用。

Bosevski 等研究亦表明 FIB 与 2 型糖尿病患者 PAD 发生及发展有明显相关性。FIB 在 2 型糖尿病 PAD 中的作用机制可能为：①FIB 与血管内皮细胞上的细胞间黏附分子-1 结合，使血管内皮通透性增加，并促进白细胞黏附与聚集于受损的血管内皮处；②刺激血管中膜的平滑肌细胞迁移至血管内膜并增殖；③FIB 及其降解产物促进血管平滑肌细胞分泌 CRP，促进动脉粥样硬化的形成；④FIB 促进血小板聚集；⑤FIB 代谢产物直接沉积于血管壁。2 型糖尿病患者血 FIB 水平升高，通过以上机制促进动脉粥样硬化的形成及发展，进而导致 2 型糖尿病 PAD 的发生。因此，认为 2 型糖尿病 PAD 动脉粥样硬化斑块的病理改变除胆固醇、低密度脂蛋白等沉积外，尚有炎症细胞浸润、FIB 及其降解产物的沉积。徐礼五等研究发现血清 FIB 水平可作为 T2DM 患者血管并发症发生的评估指标，主张重视对 FIB 的干预治疗或能减少糖尿病血管并发症的发生。研究表明合并慢性并发症的 2 型糖尿病患者血浆中的 FIB 含量较无并发症组明显增高，提示 FIB 是 2 型糖尿病慢性并发症发生的重要原因。因此降低患者血浆 FIB 水平可以改善患者体内的血栓前状态，从而降低糖尿病患者血管并发症的发生率。

从上可看出 FIB 在糖尿病及其并发症的发展过程中有着非常重要的作用，中医药对其的影响主要体现在降低糖尿病患者血浆纤维蛋白原水平和促进纤维蛋白原溶解两方面。

1. 降低血浆纤维蛋白原水平

川芎嗪是川芎根茎中提取分离的生物碱单体，具有改善微循环，改善血液流变学，降血糖、抗氧化、抗纤维化和拮抗钙离子等药理作用。研究证实川芎嗪可降低糖尿病肾病患者血纤维蛋白原，改善糖尿病血瘀证，保护肾功能。黄吉峰等拟益气养阴活血为法，观察了消渴养心汤（太子参 20g，麦门冬 15g，黄芪 20g，丹参 15g，山药 15g，白芍 15g，当归 15g，女贞子 20g，五味子 15g，泽泻 15g）治疗 2 型糖尿病合并冠心病（CHD）的疗效，结果显示该方具有提高血浆 NO、降低血浆纤维蛋白原等作用。糖肾 1 号（淮山药 30g，赤石脂 15g，肉苁蓉 15g，菟丝子 30g，怀牛膝 18g，熟地黄 24g，猫人参 10g，山慈姑 15g 等）能降低 FIB，增强纤溶活性，降低血黏稠度。疏血通能有效降低老年高血压合并 2 型糖尿病患者血浆 FIB，改善体内血栓前状态。降糖防聋胶囊能明显降低 2 型糖尿病伴耳聋患者的血 TC、TG、Fb 水平。丹参首乌汤（丹参 30g，首乌 15g，当归 15g，川芎 15g，红花 10g，五灵脂 10g，益母草 10g，郁金 10g，刘寄奴 10g，延胡索 10g，赤芍 10g，泽泻 10g，山楂 15g）能明显降低糖尿病患者血浆黏度、纤维蛋白原等指标。丹蛭降糖胶囊（太子参、地黄、牡丹皮、泽泻、水蛭等）可以改善 2 型糖尿病合并高脂血症患者机体的纤维蛋白原水平，防止并发症的发生和发展。于文霞等观察发现复荣通脉胶囊（水蛭、地龙、全蝎、黄芪、当归、玄参、葛根、牛膝、首乌藤、穿山龙、甘草）对糖尿病周围血管病变患者，有降低纤维蛋白原和超敏 CRP 的作用，推断其能抑制血管内皮炎性反应，有抗动脉硬化作用。

2. 促纤维蛋白原溶解

丹参具有抑制血小板聚集、抑制凝血、促纤维蛋白原溶解等多重作用。能改善微循环，使血液流动加速，毛细血管网开放数目增加，聚集红细胞一定程度解聚，降低血黏度。冠心宁注射液（主要成分为丹参、川芎嗪等）能够有效地治疗 2 型糖尿病合并高纤维蛋白原血症。证明丹参能使 FIB 裂解为纤维蛋白降解产物（FDP）；血浆醋酸纤维薄膜电泳也证明，丹参促进 FIB 溶解。复方丹参注射液（丹参、降香）对 2 型糖尿病合并高纤维蛋白原血症的患者，具有改善微循环，清除自由基，降低血脂，防止动脉过氧化损伤，促进纤溶，降低血黏滞性，抵制血液凝固的作用。

3. 既可降低血浆纤维蛋白原，又可促进纤维蛋白原溶解

疏血通注射液是以水蛭、地龙组方，经低温提取、膜分离等先进工艺制成，具有水蛭和地龙中有效

物质的多靶点作用机制。新鲜水蛭的唾液腺中含有一种抗凝血活性的酸性蛋白质，称之为水蛭素，适量的水蛭素对血栓形成有明显的抑制作用。水蛭素可与凝血酶形成 1∶1 的非共价可逆性复合物，使之失去裂解 FIB 的能力，进而抑制纤维蛋白凝固；同时其亦可与凝血酶及 FIB 形成 14∶14∶1 的三元复合物，从而降低血浆 FIB 水平。蚓激酶是中药地龙提取物，是一种纤溶酶原激活剂，不仅具有强烈的直接溶血栓和人纤维蛋白活性，而且还可以激活纤溶酶原，抑制红细胞聚集，降低血浆 FIB 含量，改善红细胞的变形能力。

五、中医药对糖尿病患者血液流变学的影响

血液流变学是研究有关血液的变形性与流动性的科学，包括两部分内容：宏观血液流变学和微观血液流变学。前者包括全血黏度、血浆黏度、血沉、血液及管壁应力分布；后者包括红细胞聚集性、红细胞变形性、血小板聚集性、血小板黏附性等。本章主要讨论前者，后者已在前面各章节有论述。

2 型糖尿病是一种危及中老年健康的常见代谢性疾病，很多资料表明血液流变学异常可能是造成 2 型糖尿病及其各种并发症发生发展的重要原因之一。主要表现在全血黏变、血浆黏变、红细胞聚集性及血浆纤维蛋白原浓度升高。多年的研究表明血液流变性改变可引起血管壁的损伤，有助于微血管病变的发展，血液高黏、高凝、高聚状态，使发生血栓的倾向增加，而且有血管并发症的上述各项指标均高于无并发症者。糖尿病患者常存在明显的血液流变学异常，表现为凝血因子增加而抗凝血因子活性降低；血小板黏附性及聚集性增强；红细胞变形能力降低；纤维蛋白降解障碍；内皮细胞功能受损致 PGI_2。这些因素往往促使糖尿病患者血黏度增高而处于高凝状态，易于导致大、小血管并发症和合并症的发生。

1. 中药复方对糖尿病患者血液流变性的改善

中医理论认为"气为血帅""气旺则血行"，大量研究表明补气活血具有改善血液流变的作用，从而防止动脉血栓形成。牛雯颖实验研究表明补阳还五汤可升高大鼠红细胞膜表面唾液酸含量，从而增加细胞表面电荷密度、增强细胞间排斥性、加快红细胞流动速度、降低红细胞之间的黏附聚集性的作用，防止红细胞聚集。另外还发现该方高剂量组大鼠血浆 SOD 水平升高，纤维蛋白原水平明显降低，据此证明，该方补气活血作用能够改善血液流变，防止血栓形成，能治疗冠心病心绞痛供血不足状态。李秀英通过对 78 例临床患者 4 周的随机对照研究表明，联合补阳还五汤较常规西药治疗能够延长患者部分活化凝血酶原时间、活化部分凝血酶原时间、凝血酶时间等指标，改善患者的血液状态，另外根据其随访一年的结果显示该方的补气活血作用可以改善患者长期的预后。唐石磊的临床研究同样提示补阳还五汤能够减轻全血黏度，抑制血小板聚集，从而防止血栓形成，达到改善供血不足所致的冠心病心绞痛。杨安民自拟丹香饮联合西药治疗冠心病心绞痛，发现该方在改善症状与心电图的同时，能够降低血浆黏度和红细胞比容改善血液流变，并降低血脂。王荣等在常规西医联合丹参注射液治疗 150 例 2 型糖尿病下肢血管病变，发现中西医结合可提高临床疗效，改善血液流变学，血浆黏度、全血黏度、红细胞比容及血沉方程 K 值及相关炎症指标水平，与单纯西医治疗组比较改变有显著性差异。苏阳等探讨了复荣通脉胶囊治疗糖尿病周围血管病变（DPVD）患者的疗效及对中医症状评分、血流变学的影响，结果显示该方能改善患者血液流变学（低切全血黏度、高切全血黏度、血浆黏度、纤维蛋白原水平），降低患者中医症状评分，治疗 DPVD 疗效较好，安全性良好，与对照组相比有显著性差异（$P<0.05$）。

艾华观察了在传统药物的基础上加用凉润通络汤（生地黄 20g，生石膏 20g，女贞子 20g，墨旱莲 20g，瓜蒌 12g，百合 10g，白芍药 10g，木瓜 10g，川芎 10g，蒲黄 10g，五灵脂 10g，延胡索 10g，枳实 10g）治疗糖尿病下肢血管病变的效果，结果显示该方能有效改善糖尿病下肢血管病变患者的血液流变学，全血比黏度-低切、全血比黏度-高切、血浆比黏度、红细胞电泳时间均明显低于对照组，差异有统计学意义。刘大娜等观察了血栓通胶囊对肥胖 2 型糖尿病患者的血液流变学的影响，结果显示血栓通胶囊可显著改善肥胖 2 型糖尿病患者的血液流变学，其血浆黏度及纤维蛋白原浓度、全血低切黏度得到了极大的改善，对预防 2 型糖尿病患者的大血管病变具有重要意义。李氏等研究给予加味丹参饮后血瘀证心肌缺

血再灌注损伤（IRI）兔的血液流变学指标及血浆 ET-1 水平显著降低，提示益气活血法可以改善 IRI 兔的血液流变学状态，调节血管内皮功能。王和银等研究益气活血类中药对冠心病介入术后患者的血液流变学的影响，发现益气活血类中药能明显改善术后患者的血液流变，缓解心绞痛的发作，减少硝酸甘油用量，疗效优于单纯的西医治疗，其作用随服药时间的延长而效果越明显。

刘煜德等用黄连解毒汤（黄连、栀子、黄芩、黄柏以 3∶3∶2∶2 比例）对高胆固醇兔血液流变学和动脉粥样硬化干预治疗，结果显示黄连解毒汤对动脉粥样硬化患者血液流变学指标有明显改善作用，改善血液的黏稠度，可降低脑卒中、心肌梗死的发生。李丹观察了银丹心脑通软胶囊对冠心病合并 2 型糖尿病患者血液流变学的影响，结果显示该方能改善冠心病合并 2 型糖尿病患者的血流变，改善血液高黏滞状态而起到治疗心绞痛的作用，明显优于对照组，主要表现在治疗组治疗后全血黏度、全血还原黏度、血浆黏度及红细胞比容显著下降（$P<0.05$），而红细胞变形指数升高（$P<0.05$）。徐雁等观察发现大剂量益肾通络方（熟地黄 15g，何首乌 15g，黄芪 15g，山茱萸 10g，地龙 10g，蜈蚣 8g，全蝎 6g）能够降低糖尿病模型大鼠全血高切、低切黏度，降低红细胞比容、红细胞聚集指数、纤维蛋白原，降低甘油三酯和 PAI-1 水平含量，与模型组比较差异显著。认为该方可能通过改善血流变，调节血脂，抑制糖尿病大鼠 PAI-1 的生成，从而达到改善糖尿病模型大鼠血管病变的作用。

实验证实活血化瘀药物能显著改善不同切变率下血液表观黏度，也能降低血浆黏度，使各级血管的血液流变性普遍趋于正常。九虫丹（由黄芪、桂枝、延胡索、水蛭、地龙、麦门冬、葛根、生地黄组成）对链脲佐菌素糖尿病并发周围神经病变大鼠血液流变学的影响，可能通过降低链脲佐菌素糖尿病并发周围神经病变大鼠糖化血清蛋白含量，有效改善血液流变性，从而对糖尿病周围神经病变有一定的防治作用。滋养肝肾、活血化瘀复方（干地黄、山茱萸、菟丝子、丹参、葛根等）可降低四氧嘧啶糖尿病模型 Wistar 大鼠的全血黏度、血浆黏度、全血黏度比值、红细胞的聚集性、红细胞的变形能力。杨景锋等探讨了抵当汤（由水蛭、桃仁、虻虫、黄芪、柴胡、枳实、桂枝、炙甘草等组成）具有降低空腹血糖、糖化血红蛋白浓度，改善血液流变性的作用，可能是该方防治糖尿病血管病变的机制之一。参麦注射液可改善微循环及血液流变性。川丹片（大川芎、丹参、葛根、赤芍、凉粉草、黄芪）能明显改善糖尿病患者红细胞变形能力、血黏度指标。疏血通注射液具有抗凝、促纤溶、抑制血小板聚集、细胞保护、调节血脂作用，可作用于 DKD 发病机制的不同环节。在强化降糖的同时，加用疏血通（水蛭、地龙）治疗，可改善血脂代谢，血液流变学明显改善。丹参首乌汤（丹参 30g，首乌 15g，当归 15g，川芎 15g，红花 10g，五灵脂 10g，益母草 10g，郁金 10g，刘寄奴 10g，延胡索 10g，赤芍 10g，泽泻 10g，山楂 15g）能明显降低糖尿病患者血浆黏度、纤维蛋白原、红细胞聚集指数、红细胞变形指数等血流变学指标。益肾汤〔淫羊藿 20g，枸杞子 15g，黄精 15g，何首乌 15g，山药 15g，王不留行 25g，益母草 20g，黄芪 20g，大黄 15g，水蛭 0.8g（冲服）〕能明显改善血液流变学指标。胸痹丹（瓜蒌、薤白、桂枝、三七粉、水蛭粉、琥珀粉、黄芪、分心木、地锦草）能改善血黏度，调节脂代谢紊乱。许传秀观察到糖尿病患者血黏度明显增高，在西药治疗基础上加用养阴益气、活血化瘀中药（黄芪 30g，当归 20g，赤芍 15g，地龙 20g，草决明 30g，丹参 20g，红花 10g，泽泻 15g，山楂 20g）治疗，效果优于单纯西医治疗效果。糖络通（由水蛭、白芥子、延胡索等组成）能很好地改善糖尿病并发周围神经病变大鼠不同切变率下全血表观黏度及血浆黏度，对高切、低切还原黏度，红细胞聚集指数都有良性作用；且能加速红细胞电泳速度，降低血浆纤维蛋白原，提示该方有效改善血液流变性可能是糖络通防治糖尿病并发周围神经病变的机制之一。糖平煎（黄芪、黄连、桑叶、丹皮、元参、苍术、茯苓等药物组成）对 2 型糖尿病大鼠糖脂代谢、血流变异常和微血管环境具有良好治疗作用。麻痛液（由麻黄、桂枝、丹参等 12 味中药组成）外用能明显改善糖尿病患者的血液流变性。消糖胶囊（人参、黄芪、生地黄、玄参）对 2 型糖尿病患者血糖、血脂及血流变性具有治疗作用。季小梅等拟益气养阴、活血化瘀为法创消渴冲剂（由黄芪、山萸肉、鬼箭羽、丹参组成），发现该方具有降低糖尿病大鼠血清总胆固醇水平、降低血黏度、改善血液流变性的良好药理作用，并可有效地控制血糖水平，对抗外源性葡萄糖引起的血糖升高。俞亚琴通过对 30 例痰湿型糖尿病患者的血液流变学观察，探讨痰湿与血液流变学之间的关系，认为痰湿在血液流变学方面的改变是全血黏度比、全血还原黏度明显增高，红细胞、电泳时间、血沉增高，而红细胞比容、纤维蛋白原、血浆比黏度正常，说明痰湿实质是以血黏度增高、红细胞聚集性增强为特征。拟化痰祛湿为法，用温胆汤加味（半夏、陈皮、枳实、竹茹、苍术、川芎、茯苓、甘草）治疗，能显著降低全血比黏度及全血还原黏度、降低血沉、红细胞电泳时间，改善血液微循环。

2. 单味药及部分提取物对糖尿病患者血液流变性的作用

丹参、降香、黄芪均可降低血小板聚集的黏附功能，降低血黏度，同时可协助调节异常血脂，而起到活血化瘀的作用。联合应用香丹、黄芪注射液疗效优于单独使用。黄芪可明显改善糖尿病大鼠的血液流变学特性。银杏叶提取物金纳多能明显改善糖尿病患者的血液流变性。黄芪合阿魏酸钠注射液治疗糖尿病脑梗死能显著降低血黏度，良好地改变血液流变，促进神经功能恢复。葛根素可使患者的全血黏度、血浆黏度、红细胞聚集性明显改善。刘蕴玲等观察发现2型糖尿病患者静滴葛根素可能通过改善红细胞膜弹性和血流状况而提高胰岛素活性，从而提高2型糖尿病患者对胰岛素的敏感性。葛根素能使聚集的红细胞一定程度解聚，降低全血黏度及血浆黏度。银杏叶注射液（总黄酮苷）能改善2型糖尿病患者全血低切、高切黏度，血浆黏度和红细胞聚集指数等血液流变学指标。银杏叶片与格列齐特联合治疗2型糖尿病时，在降脂、降低血黏度改善微循环方面有其优点。血塞通注射液能明显改善2型糖尿病患者的高黏、高聚、高浓、高凝状态。推测其机制可能是：降解纤维蛋白原，抑制血小板黏附和聚集功能，进而改善红细胞变形性、聚集性，降低全血和血浆黏度。戚传菊等观察了血栓通静脉滴注配合电针对2型糖尿病下肢血管病患者血液流变学的影响，与用丁咯地尔对照组比较，结果显示两组治疗后全血黏度、血浆黏度、红细胞变形指数、纤维蛋白原均呈下降趋势，但观察组降低更显著，认为该方案在改善2型糖尿病下肢血管病变患者血液流变学指标方面明显优于对照组。对丹红注射液的临床研究也表明，丹红注射液有抑制糖尿病患者纤维蛋白原转变为纤维蛋白，抑制血小板活化，降低血黏度，改善血液流变学指标，从而改善微循环的作用。另外，其还是强抗氧化剂，能有效消除机体的氧自由基，抑制脂质过氧化，稳定细胞膜。

综观以上各研究并未发现各类中药对糖尿病患者血液流变学的作用规律，活血化瘀药、益气健脾药、滋阴药、祛湿药等均可改善糖尿病患者的血液流变性，但大多的研究结果表明活血化瘀药在这中间起了重要作用。

（罗茂林）

第七节　其他作用

单味中药或复方有多种成分（药用部位），属于复合体，就决定了其多效性，除降糖、降压等作用外，还具有其他多种作用，诸如调脂、抗凝、抗氧化等。

一、调脂作用

2型糖尿病患者常伴有明显脂代谢紊乱，多表现为甘油三酯（TG）升高及高密度脂蛋白胆固醇降低。目前，对2型糖尿病的发病机制尚未完全阐明，有学者提出引起糖尿病代谢异常的"脂毒性"理论。认为高血脂，特别是甘油三酯在肌肉、肝脏累积可降低胰岛素的生物效应，引起胰岛素抵抗；在胰岛内堆积可导致胰岛 β 细胞功能损害，引起葡萄糖刺激的胰岛素分泌障碍。同时，现代研究证实单纯良好的血糖控制并不足以显著降低大血管并发症发生率，仍可能有 59% 患者死于冠心病。2型糖尿病中糖代谢紊乱的根源为脂代谢异常，其病变机制为血脂的增高促进了血管壁细胞对脂质的摄取，动脉平滑肌细胞和巨噬细胞摄取胆固醇增加，直接引起内皮细胞的功能障碍和通透性增加。TG 升高促使氧自由基产生，加速 LDL

氧化及对内皮细胞的损伤，导致内皮细胞凋亡和坏死；促进黏附分子表达；使血中单核细胞更多地黏附于内皮表面，向内皮下游走及促进泡沫细胞形成。同时脂质又可在内皮下沉积，而启动动脉粥样硬化（AS）过程。中医药在调脂方面做了大量的研究，并卓有成效。白眉蝮蛇激肽原酶能维持 STZ 糖尿病模型大鼠正常的 HDL、血清低密度脂蛋白（LDL）、大鼠血清总胆固醇（TC）、TG（与阳性对照组相比），表明白眉蝮蛇激肽原酶虽然不具备降低血糖的作用，但对于脂代谢紊乱表现出治疗优势，可能在预防糖尿病并发症方面具有独特的疗效。复方益糖康（由黄芪、红参、黄连、枸杞等 12 味中药组成）可以通过干预糖尿病大鼠的血脂、血清中脂联素的水平，起到减低糖尿病并发大血管病变的风险的作用。由此可见，脂代谢紊乱不单纯是 2 型糖尿病发生的结果，而且是作为病因之一参与了 2 型糖尿病的病理生理过程，是 2 型糖尿病糖代谢紊乱的根源。血脂异常一方面加重了糖代谢紊乱，另一方面使糖尿病患者大血管并发症的发生率与死亡率显著增加。因此，在治疗糖尿病降低血糖的同时，纠正血脂异常十分重要。调脂对于保护胰岛 β 细胞功能，提高机体的胰岛素敏感性，防止和延缓动脉粥样硬化而降低发生大血管并发症的风险起着重要作用。研究表明，通过饮食调节、运动及药物进行降脂治疗后，可减少肌肉、胰岛细胞的 TG 含量，改善 IR 及胰岛 β 细胞的功能。血脂异常是致 AS 的重要原因之一。大血管病变的危险性与 LDL 和极低密度脂蛋白（VLDL）水平呈正相关，与血清高密度脂蛋白胆固醇（HDL-C）水平呈负相关。加之高血糖，血管内皮功能紊乱，血小板功能异常亦直接或间接参与动脉粥样硬化的发生发展。

中医学认为痰瘀痹阻、脏腑功能不足是高脂蛋白血症形成的基本病机。很多研究也证实高脂蛋白血症的形成与中医的痰浊血瘀有关，如程氏等发现具有痰浊的冠心病患者血清 TC、TG、低密度脂蛋白胆固醇（LDL-C）含量均明显高于无痰浊的患者和正常组，国外亦有报道血液中 TC、TG 的改变，可导致血液流变学的异常。痰瘀的形成应是一个全身性的渐进的病理过程。无论是嗜食肥甘，还是肺脾肝肾功能失调、三焦气化失常均可导致津液代谢障碍。津液失化，停聚成为水湿，湿聚而成痰，其为病尚在气分。另一方面，水湿不化充斥三焦，郁而化热。湿热浸渍日久，必然由气及血，导致血瘀形成。痰瘀形成后进一步使痰病演变发展。因而我们认为在高脂血症的病机变化过程中应存在着一个津停湿聚于三焦，湿热浸渍于血分的前期病变。而临床有关调查也发现许多高脂血症患者并无明显的痰瘀症状与体征，仅经体检发现血脂升高。若早期即从痰瘀入手治疗本病，恐有药过病所之弊。而重视湿热为患这一因素，从清利湿热入手截断本病的病理过程，防止高脂蛋白血症的进一步发展应是可行的。张仲景方茵陈五苓散预防及治疗给药均能明显抑制高脂模型大鼠 TC、TG、LDL-C 含量及低密度脂蛋白胆固醇/高密度脂蛋白胆固醇（LDL-C/HDL-C）比值的升高。

从自然病程来看，消渴病从初期至晚期将经历阴伤燥热—气阴两虚—阴阳俱虚的病机演变过程，在这个过程中，气虚、血瘀贯穿于病程的始末。陈剑秋等对 170 例 2 型糖尿病患者临床观察，发现血瘀证发生率为 61.77%，虚证发生率为 79.41%，说明血瘀证与虚证在糖尿病中具有普遍性。张延群等对 2080 例糖尿病患者进行病证调查，发现气阴两虚、以虚为主是消渴病发病的基本病机。复方糖耐康（由人参、夏枯草、女贞子、番石榴叶、三白草 5 味组成，比例为 1∶4∶2∶4∶2）具有清热生津、益气养阴的功效。实验显示糖耐康颗粒各剂量组均能显著降低 GK 大鼠空腹血糖和 TG，升高 HDL-C；糖耐康高剂量组 LDL-C 显著降低。丹红注射液对于实验性 AS 的血清 TC 和 LDL 具有降低作用，并对实验性 AS 具有明显的抑制作用。陶波等研究表明蒲黄对血清总胆固醇（TC）、甘油三酯（TG）和低密度脂蛋白（LDL）、血清总胆固醇/高密度脂蛋白比值有显著降低作用，说明蒲黄抗 AS 的作用是通过降血脂，保护血管内皮而实现的。化瘀三芪丹（组成：黄芪、丹参、山楂各 20g，三七 6g，决明子 10g）能调节 2 型糖尿病患者异常血脂，并可能通过改善脂代谢紊乱提高机体胰岛素敏感性。现代中药药理实验研究表明：丹参、山楂、决明子有明显降脂、抗动脉粥样硬化作用，可使甘油三酯、总胆固醇、低密度脂蛋白胆固醇降低，动脉硬化面积减少。治疗结果显示本方能有效地降低血脂，提高胰岛素敏感性。提示本方可能通过改善 2 型糖尿病患者的脂代谢紊乱，降低其对机体胰岛素敏感性的影响。滋阴降糖丸能提高血清脂联素水平，改善糖尿病合并高血压患者的血管内皮功能。现代药物研究表明，何首乌能降低胆固醇；枸杞能限制胆固醇在动脉壁的沉积，利于在血浆中清除；泽泻能抑制外源性胆固醇、甘油三酯的吸收及内源性胆固醇和甘油三酯的合成；水蛭含水蛭素、肝素、抗血栓素等，有明显的降血脂、改善微循环的作用。

ApoA-Ⅰ是 HDL 最主要的蛋白成分，血浆中 HDL 的含量与心血管疾病的发生呈负相关性，ApoA-Ⅰ对心血管系统保护作用明确，由肝和小肠合成，并在胆固醇自外周组织向肝脏的逆向转运中发挥了重要作用。大量的临床试均已证实 ApoA-Ⅰ与冠状动脉粥样硬化之间的关系，即 ApoA-Ⅰ是冠状动脉的保护因子，其水平越高，罹患冠状动脉粥样硬化的风险越低。不止如此，有学者观察到应用 ApoA-Ⅰ类似肽 D-4F 治疗糖尿病大鼠循环中的氧自由基水平明显下降，冠状动脉抗氧化和血管修复能力明显增强。其作用机制包括：①D-4F 诱导血管血红素氧化酶-1 和细胞超氧化物歧化酶高表达；②D-4F 可直接抑制氧化低密度脂蛋白（ox-LDL）的产生；③D-4F 可以通过刺激内皮细胞一氧化氮合酶和血红素氧化酶产生促进内皮祖细胞自天然表型向防御型转换。因此，ApoA-Ⅰ也可能通过上述机制实现对血管的保护。葡萄籽原花青素（GSPE）能够促进链脲佐菌素（STZ）诱导的糖尿病大鼠主动脉 ApoA-Ⅰ表达，机制可能与 GSPE 的血管保护作用相关。CD36 属于 B 类清道夫受体，它是一种细胞表面单糖蛋白，广泛存在于单核细胞、血小板内皮细胞、视网膜色素上皮细胞和脂肪细胞。在 AS 病变中可以发现 CD36 的表达。CD36 可以和经化学修饰的脂蛋白结合，在 AS 的过程中具有重要意义。有证据表明，在 CD36 基因缺陷的人中，单核细胞源性巨噬细胞对 ox-LDL 的摄取率下降 40%，提示 CD36 对 ox-LDL 的摄取在动脉粥样硬化中有重要作用。最近研究也表明，脂蛋白脂质可以上调 CD36 基因和蛋白的表达，改变细胞胆固醇水平可以使 CD36 的表达水平及结合 ox-LDL 的能力改变。这些都提示，CD36 与脂质代谢及代谢紊乱有密切关系。研究表明参芪复方能明显下调 GK 大鼠内皮细胞损伤的 CD36 的表达，抑制 CD36 的生成，可以阻断 CD36 对 ox-LDL 的摄取，从而阻止了 2 型糖尿病大血管病变从内皮细胞损伤到血管平滑肌细胞增殖，再到 AS 的发生和发展过程。李凤娥等研究发现人参二醇组皂苷够降低大鼠血清 TC、LDL-C，推论本品通过降血脂，保护内皮细胞，稳定细胞膜作用发挥抗动脉粥样硬化作用。

二、抗氧化作用

高血糖或血糖波动状态引起的血管内皮的氧化损伤是糖尿病各种慢性并发症发生发展的重要原因。ox-LDL 是 LDL 经氧化修饰后形成的，大量 ox-LDL 沉积于受损的血管内皮下而形成动脉粥样硬化斑块或加重动脉粥样硬化（AS）的形成。有研究显示，无论有无血管病变，糖尿病患者的血浆 ox-LDL 的水平均明显升高，提示糖尿病患者体内的抗氧化防御功能和过氧化反应处于失衡状态，检测 ox-LDL 浓度可间接反映患者动脉硬化程度。葡萄籽原花青素（GSPE）是从葡萄籽中提取的多酚类混合物，体内外实验均证实其抗氧化的作用明显优于维生素 C 和 β-胡萝卜素，对氧自由基引起的氧化应激反应有很好的化学保护作用。动物实验表明，GSPE 具有抗氧化、抗动脉硬化及保护心血管等作用。白藜芦醇属于酚类植物抗毒素，是天然的抗氧化物和自由基廓清剂。付蕾等研究发现，从当归、川芎中提取出来的阿魏酸可以明显减弱氧化低密度脂蛋白（ox-LDL）对人脐静脉内皮细胞 NO 产生的抑制作用，证实了其抗氧化作用。王艳红等观察参芪复方对自发性 2 型糖尿病（T2DM）动物 GK 大鼠体内氧化应激系统的影响，发现该方能够拮抗 GK 大鼠氧化应激损伤，调整氧化/抗氧化失衡状态，可能是拮抗糖尿病血管病变的作用机理。高天曙等观察葛根素对糖尿病性大鼠胰岛素、血糖及血液流变学的影响，研究表明葛根素能提高大鼠的抗氧化能力，改善大鼠的血液流变性。孙申维等研究发现补肾中药单体（京尼平苷酸、齐墩果酸、补骨脂素、芝麻素、特女贞苷、肉桂酸）抗氧化、保护血管内皮细胞的作用与调节氧化损伤内皮细胞中 p66mRNA 有关。丹参多酚酸盐是以丹酚酸 B 镁（或称丹参乙酸镁）为主要成分的有效活性药物，具有很强的抗氧化和清除自由基作用，熊涛等证实其对 Cu^{2+}、内皮细胞介导 LDL 的氧化有显著的抑制作用，达到治疗 AS 的作用。吴兴利等通过兔血管平滑肌细胞（VSMC）体外实验，研究证实一定浓度的 Ox-LDL 可促进 VSMC 分泌白介素 IL-18、IL-1 和 ICAM-1，丹参多酚酸盐可浓度依赖地抑制 Ox-LDL 刺激产生的 IL-1 和 ICAM-1 分泌作用，发挥其对 VSMC 免疫学功能的调控。徐铁岩发现白虎加人参汤具有降低糖尿病大鼠血糖作用和提高糖尿病大鼠的血清 SOD 和 GSH 的活性及含量，缓解糖尿病大鼠氧化应激状态，具有较好的抗氧化能力。

腺苷酸活化蛋白激酶（AMPK）是一种丝氨酸/苏氨酸蛋白激酶，它是细胞内能量感受器并且参与了细胞和全身器官的能量代谢调节。Hu 等证实了在糖尿病小鼠和高糖刺激下的人脐静脉内皮细胞（HU-VECs）中，白藜芦醇能够激活 AMPK 来抑制氧化应激从而阻止内皮功能障碍。芍药醇是中药芍药的提取物，Choy KW 等发现它可以通过 AMPK/PPARδ 通路改善衣霉素引起的小鼠主动脉和 HUVECs 内质网应激和氧化应激。姜黄素是中药姜黄中的重要成分，用姜黄素干预高糖刺激的人脐静脉内皮细胞后，发现它能显著降低高糖引起的血管内皮细胞活性氧水平以及增加内皮细胞 eNOS 的磷酸化。并且通过 Western blotting 结果表明，它能显著增加 p-AMPK 的表达。说明了姜黄素可以通过激活 AMPK/eNOS 通路来保护血管功能。宋杰等从黄芪中提取黄芪多糖，发现黄芪多糖能够通过 AMPK-eNONs 通路保护游离脂肪酸诱导的内皮细胞损伤。周慧等发现黄连的主要有效成分小檗碱可以通过 AMPK/eNOS 信号通路，改善油酸导致的人主动脉内皮细胞损伤。人参皂苷 Rb3 能够显著降低大鼠血清中的同工酶、丙二醛（MDA）、乳酸脱氢酶及内皮舒张因子的水平，显著升高超氧化物歧化酶、谷胱甘肽过氧化酶水平，表明人参皂苷 Rb3 能减少心肌细胞的氧化损伤，抑制心肌细胞脂质过氧化，增强心肌细胞的抗氧化能力，保护和改善序贯内皮功能。川芎水提物可对抗缺氧对内皮细胞琥珀酸脱氢酶活性的损害，显著提高细胞活性，减少丙二醛产量，对抗氧化作用；升高缺氧状态下细胞培养液中 NO 含量，来改善内皮细胞功能，保护血管内皮。孟宪文等观察注射用益气复脉对不稳定型心绞痛患者血浆中 NO、ET 以及血清单核-1（MCP-1）水平的影响，发现患者 NO 水平较治疗前明显升高，ET 和 MCP-1 水平较治疗前明显降低，说明注射用益气复脉治疗可以减轻不稳定型心绞痛患者的氧化应激反应，稳定血管内皮细胞功能。

三、抗凝作用

糖尿病患者除血糖升高外，往往伴有脂肪、水盐、嘌呤等代谢异常，以及血小板聚集等，就决定了其血液处于高凝状态。在我国，糖尿病患者心脑血管疾病发病率比非糖尿病患者发病率高，发生早，病情重，病死率高，血糖和心脑血管病变和其他危险因子之间的关系极为复杂，心脑血管疾病的病因大多与动脉粥样硬化有关。近年来的研究表明，作为血栓前状态分子标志物的纤溶酶原激活物抑制物-1（PAI-1）在大血管发生动脉粥样硬化的早期含量就有所增加，可能在加速糖尿病大血管病变方面起着潜在作用，因此日益引起关注。Sobel 等报道，动脉粥样硬化斑块中 PAI-1mRNA 表达增加，且与动脉粥样硬化程度呈正相关。Hosaka 等认为当血管内皮细胞损伤、管壁通透性增加、有形物质漏出时，纤溶酶活性减低，PAI-1 持续升高，使机体处于低纤溶状态，导致纤维蛋白沉积，纤维蛋白网架构成，使成纤维细胞在其上聚集、增殖、释放间质胶原，加速纤维化进程，血栓形成，管腔失去弹性变得硬化。PAI-1 表达增强可能参与了动脉粥样硬化的形成过程，可能是导致糖尿病动脉粥样硬化的原因之一，而不仅是动脉粥样硬化的结果。由此证明，PAI-1 升高在出现糖尿病心脑血管病变前已存在，并随糖尿病病情加重、血管并发症的出现而浓度升高。由于内皮损伤和激活可作为动脉粥样硬化的初期重要因子，PAI-1 升高与内皮损伤呈正相关，因此动态监测 PAI-1 水平可作为糖尿病动脉粥样硬化的早期预测指标，对尽早发现糖尿病动脉粥样硬化，采取相应预防、治疗措施，延缓糖尿病动脉粥样硬化，减少心脑血管事件的发生发展有重要意义。黄芪可以抑制 PAI-1 的表达，从而保护内皮细胞，抑制动脉粥样硬化，在糖尿病心血管并发症的治疗中具有重要作用。黄芪以蒙古黄芪和膜荚黄芪的根为正品，是中医补气要药，味甘、微温，具有益气补中、补气固表、利尿排毒、敛疮生肌等作用。实验中观察到，黄芪可以抑制 PAI-1 的表达，从而保护内皮细胞，抑制动脉粥样硬化。疏血通以其出色的抗凝作用打破了可导致动脉粥样硬化的各个环节，其可降低血 TG、升高 HDL、降低纤维蛋白原、调整内皮功能、降低血黏度、解除高凝血状态。该药物的溶栓作用可将尚未机化的血栓溶解，解除该处狭窄，改善局部缺血、缺氧，达到更好的治疗目的。蝮蛇抗栓酶其主要成分为精氨酸酯酶，具有明显的抗凝、降脂、调脂作用，可抑制血小板聚集黏附，溶解纤维蛋白，降低血黏度，改善血液循环，扩张血管，从而预防血栓形成。李召军用蝮蛇抗栓酶治疗 2 型糖尿病并发短暂脑缺血发作（TIA）28 例，取得了较好疗效。

四、抑制肾素－血管紧张素系统

肾素－血管紧张素系统（RAS）由肾素、血管紧张素原、血管紧张素转化酶（ACE）、血管紧张素（Ang）及其相应的受体组成。生理状态下它们在维持血管组织正常结构和功能中起重要的作用，病理状态下参与了多种血管疾病的发病过程。肾素－血管紧张素系统在糖尿病患者血流动力学的调节和大血管病变的发病中起重要作用。三黄降糖方（黄芪 30g，生地 15g，麦冬 12g，玄参 12g，桃仁 10g，大黄 6g，桂枝 6g，芒硝 6g，甘草 3g）可能通过改善糖尿病大鼠心肌细胞的能量代谢从而抑制了心脏局部 RAS 的激活。黄芪多糖可抑制大鼠糖尿病心肌局部 chymase－Ang 系统的过度活化。绞股蓝颗粒能够抑制大鼠糖尿病肾病状态下异常活化的局部肾素血管紧张素系统。小四五颗粒（由小柴胡汤、四物汤、五苓散 3 方组成），实验研究表明，该颗粒能调节糖尿病肾病大鼠肾脏内 RAS 的活化。活血化瘀消癥通络中药（地龙 12g，鳖甲 10g，丹参 15g，大黄 6g，乌梢蛇 10g 等）能够调节血管紧张素系统。红花黄色素是从活血化瘀类常用中药红花中提取的有效成分，具有活血、润燥、止痛、散肿、通经的作用。现代药理研究发现其主要有效成分红花黄色素具有扩张血管、抗血栓、抗动脉粥样硬化、降血脂、抗炎、免疫抑制等药理作用，能够明显降低糖尿病肾病大鼠肾组织中 Ang II 的含量，降低 DN 大鼠肾组织中 ACE 活性，明显升高大鼠肾组织中 ACE II 蛋白及基因的表达。黄芩苷可降低大鼠 DN 时升高的血浆 Ang II 水平。糖心平胶囊（主要成分黄芪、太子参、香加皮等）可调整糖尿病大鼠心肌局部肾素－血管紧张素系统的紊乱。通络方剂（主要成分包括人参、水蛭、全蝎、蜈蚣、土鳖虫、赤芍等）能不同程度降低实验性糖尿病大鼠血浆、肾脏、心脏和腹主动脉组织血管紧张素 I 和血管紧张素 II 水平，对保护和延缓糖尿病肾脏及心血管并发症的发生和进展有一定意义。消糖胶囊（黄芪、当归、黄精、北沙参、玉竹、天花粉、丹参、麦冬、菟丝子、桂枝等）能调节糖尿病肾病大鼠血浆中 ACE II 和醛固酮的含量。

五、运动调节

五禽戏是民族体育之瑰宝，通过模仿虎、鹿、熊、猿、鸟 5 种动物的活动特征，能调整人体阴阳，疏通经络，和畅气血，起到增强体质、祛病延年的作用。研究证实锻炼能对人体神经系统、呼吸系统、循环系统、内分泌等均产生良好影响，锻炼时通过改变神经系统的控制，调整不同中枢的兴奋水平，使代谢水平增加，降低人体的紧张和忧虑，愉悦身心，从而达到强身健体的目的。此外，运动锻炼还能缓解患者的焦虑、心理压力等由于紧张所引起的生长激素、胰高血糖素、肾上腺等激素的大量分泌，而有利于控制血糖。实验显示，经过 6 个月的五禽戏锻炼，能有效地降低 2 型糖尿病患者红细胞聚集指数、血沉、纤维蛋白原、s1 CAM－1 及 Ps 的水平，使全血高切黏度、血低切黏度和血浆黏度下降，大大地改善了血液的流变性。锻炼是一种较好的辅助治疗和康复手段。锻炼对防治糖尿病人常见的心血管并发症有一定意义。经 14 例 2 型糖尿病患者在运动指导下锻炼 3 个月，血清高密度脂蛋白胆固醇明显升高，甘油三酯显著降低。

可以看出，内环境的阴阳平衡的破坏，使有关凝血纤溶系统，内皮通透性调节，血小板和巨噬细胞的活化，平滑肌细胞的生长等均失去平衡，各种细胞释放趋化因子、生长因子、黏附因子，促使血瘀证的形成。以上各种作用为保持内环境的稳定起到了重要的作用。中药对糖尿病大血管病变的作用是多方面、多靶点的，每个作用之间也不是截然分开的，而是相互联系和影响的。如对自主神经、大脑中枢的调节（稳定情绪、调整心情、安定神志等），内环境稳定（如体液调节、电解质均衡、内分泌旁分泌的协同、局部微循环及酸碱平衡等），都对大血管病变或大血管事件有影响。

第八节　多靶点作用，集腋成裘

中医药学历史悠久，积淀深厚，天然药物资源丰富，其干预 AS 作用具有多层次、多途径、多靶点的特点。众多研究成果表明单味中药、中药单体及中药复方中的某些活性成分均可通过同时调控一个或多个途径，从而有效地抑制 AS 的发生、发展。进行中医药相关研究，不仅能阐明中医药抗 AS 的作用机制、丰富中医药学术理论，还有可能发现干预 AS 的新靶点，为治疗 AS 提供新思路。

多靶点、多环节、多途径作用是中医药最重要的特色和优势，其物质基础在于其多成分。现将此方面对糖尿病大血管病变的治疗作用的研究总结如下，主要包括多种药物/复方具有多种功能作用和一种药物/成分具有多样功能作用两方面。中药的这种作用方式，切合糖尿病大血管病变多通路的发病机制，不同于现代西药单靶点作用。在取得的最终疗效上中医的多靶点模式优于单纯的西医模式，因此现代药学也推崇复方制剂。临床上如能两种方式同时（中西医结合）使用，将起到互补的良好疗效。本节内容为前面各章节的补充。

一、多种药物/复方的多靶点作用

中医药能有效地降低血糖、改善脂代谢紊乱、提高胰岛素敏感性、降低胰岛素抵抗，同时能清除异常产生的氧自由基，保护受损的血管内皮细胞，参与损伤血管的修复，通过调节血流动力学，从而达到防治和延缓糖尿病血管并发症的发生和发展。人们对复方防治糖尿病大血管并发症进行了大量的研究。高金宝研究发现心脑联通胶囊（主要由灯盏细辛、虎杖、野山楂、柿叶、刺五加、葛根、丹参组成），对 2 型糖尿病并稳定型心绞痛和（或）脑动脉硬化患者有扩张血管、降低血脂和血糖，改善循环的作用。钱秋海等观察了糖心通对 STZ 高脂糖尿病模型大鼠 TXB_2、$6-keto-PGF1\alpha$、$PAI-1$ 水平的影响，证明该方不仅可以改善糖尿病模型大鼠血糖，还可以明显降低血浆 TXB_2 水平和血清 $PAI-2$ 水平，降低大鼠心肌细胞内核转录因子 $NF-\kappa B$ 的过度表达，并升高血浆 $6-keto-PGF1\alpha$ 水平，从而保护血管内皮功能，延缓 AS 及血栓的发生。高允珊等研究发现滋肾降糖丸能降低糖尿病合并高血压患者炎症因子水平，分析认为可能与以下机制有关：降低血浆 vWF 水平，保护血管内皮，抑制血栓形成；扩张外周血管，改善血管内皮功能；提高脂联素水平，改善胰岛素抵抗，延缓动脉粥样硬化进程；抑制血小板聚集，降低血黏度，防止血栓形成。糖脉宁组方中的部分药物（生地黄、知母、麦冬、天花粉、玄参、山药、五味子）经现代研究证实具有降糖作用。对单味中药有效成分的研究显示，方中生地黄（肉苁蓉苷 F、朝鲜连翘苷等成分）、知母（知母皂苷 C、知母皂苷 E 等成分）、五味子（戈米辛 J、维生素 E 等成分）、金银花（氯原酸、丁香酚、异绿原等成分）等均具有抗氧化、清除氧自由基的作用，生地黄中的 $\gamma-$氨基丁酸、玄参中的 L-天冬酰胺和山药中的多巴胺均有扩张血管的作用，可降低血管阻力，增加循环血流量。应用糖脉宁和中西药结合治疗糖尿病鼠，结果显示，其 $ET-1$、NO 和血糖水平均较未治疗组和优降糖组有显著改善，这表明上述治疗方法不仅可以改善血糖水平，同时可减轻血管的损伤，为中医药治疗提供了实验依据。丹红注射液是植物丹参和红花提取物，其主要成分是丹参素和红花黄素，主要功用是活血化瘀、通脉舒络。现代药理研究表明：丹红注射液可以促进血管内皮细胞生长因子的表达，显著延长血管内皮细胞的寿命，促进血管内皮细胞的良好生长，抑制凝血酶活性，并能刺激血管内皮细胞释放组织纤溶酶激活物（t-PA），具有阻止血栓形成和促进血栓溶解的作用。于蓓等对血府逐瘀汤防止再狭窄进行临床研究发现该方浓缩丸组心绞痛发病率明显低于西药常规治疗组，实验研究提示该方有降脂、抑制血小板黏附聚集、抗动脉硬化等作用，能降低家兔髂动脉经皮血管腔内成形术后再狭窄率，并可抑制 VSMC 增殖，其机制在于抑制 VSMC 的 RNA 合成，降低血管壁 PDGF-R 癌基因 c-myc 的 mRNA 表达水平及 ET 水平，提高 CGRP 等；夏翔等研究发现心康饮口服液（主要由黄芪、葛根、蒲黄组成）可以降低血清胆固醇及血小板聚集率、加快家兔颈动脉血流速度、减轻家兔髂静脉狭窄程度、抑制家兔平滑肌细胞的增生；吴伟康等根据中医 PTCA 后再狭窄以瘀浊为标，脏气虚弱尤其肝气虚衰、疏泄不利、气滞血瘀的病机，从肝论治，在抵挡汤基础上加水蛭、熟大黄、肉桂，通过 PTCA 后的家兔进行对照试验，发现抵挡汤改良方能有效降低血清 TG 及低密度脂蛋白的主要载脂蛋白含量、提高高密度脂蛋白的主要脂蛋白含量，降低血小板黏附率、聚集数，提高 SOD 活性、NO 水平，降低 MDA 含量、ET 浓度以保护血管内皮、协助血管舒缩功能，抑制血管平滑肌细胞增殖细胞核抗原（PCNA）的表达活性。这可能是该方抗冠心病 PTCA 后再狭窄的重要机理。

颈动脉 IMT 是反映动脉硬化的可靠、无创、易测的指标。2 型糖尿病患者与非糖尿病患者相比，颈动脉 IMT 的变化可提早 15～20 年，2 型糖尿病是颈动脉 IMT 明显增厚的原因之一。因此，探讨 2 型糖尿病不同时期颈动脉 IMT 变化，对预测、防治 2 型糖尿病及其慢性大血管病变的发生发展有重要的临床价值。超声测量的颈动脉 IMT 是目前评价早期动脉粥样硬化改变的重要指标之一，能预测心脑血管疾病。2 型糖尿病由于起病隐匿，新诊断的患者中 50% 已患有心血管疾病，常表现为无临床症状但客观上已经有明显的血管粥样硬化，所以，颈动脉 IMT 的测定有利于糖尿病大血管病变的早期防治。有人在西药降糖、降压的基础上，针对消渴病的主要病机"阴虚内热，脉络瘀阻"，采用安慰剂随机双盲对照方法观察滋阴清热、活血化瘀中药六味地黄软胶囊加银杏叶提取物对 IMT 的影响。结果发现其可延缓 2 型糖尿病患者 IMT 增厚，降低明显增厚风险，从而延缓颈动脉内径的缩小。现代药理研究表明，六味地黄软胶囊中含有的地黄低聚糖以及齐墩果酸、山药的粗提物均能有效降低血糖；齐墩果酸和泽泻中含有的萜类物质能有效降低血脂；地黄的钙离子拮抗作用、丹皮酚可以对抗由于 NO 分泌减少所引起的血流动力学的改变；泽泻中的萜类物质能增强网状内皮系统活性，对血流动力有一定程度的改善。银杏叶提取物具有明显降低血小板活化因子、抗氧化、消除氧自由基、扩张心脑血管、外周血管、降低血管阻力的作用，能降血脂，减少病理性红细胞积聚，改善血液流变学异常。

随着科学技术的发展，计算机软件的应用，对中医药多靶点作用的研究更加深入。李翔等针对复方丹参方中 9 个活性成分，根据相关文献知识构建多成分—基因网络、心血管相关疾病—基因关系数据，采用 Cytoscape 软件建立多成分—多基因—多疾病网络模型。网络分析表明，这 9 个活性成分可调控 42 个心血管相关疾病基因表达，涉及糖尿病、高胰岛素型低血糖症等 30 种疾病，提示复方丹参方具有新的临床适应证研究前景。张燕玲等利用中药有效成分族辨识技术，从已有的数据库中整理出血府逐瘀汤的化学成分及有效成分。采用 Cytoscape 软件建立药物—靶点相互作用网络模型，并探讨其多成分—多靶点—多疾病相关关系。研究结果得出血府逐瘀汤活性成分可调控的靶点信息，涉及炎症和心血管受体，与高血压、心绞痛等多种疾病相关，揭示血府逐瘀汤治疗冠心病可能的作用机理，并从理论上得出血府逐瘀汤可以应用的新功能。

二、单个药物/成分的多靶点作用

单味中药或提取成分或某一药用部位具有力专效宏的作用特点，同时亦具有多靶点作用，所以能取得良好的效果。灯盏细辛注射液可以降低血小板聚集，抑制血栓形成，提高纤溶酶活性，促进血栓溶解，降低外周血管阻力，改善微循环障碍，改善组织缺血缺氧，增高 tPA 活性，增强纤溶系统活，调整 tPA 活性和 PA1 活性的平衡，降低 GMP－140 含量，抑制血小板活化，降低全血及血浆黏度，改善血流变。因此可以改善慢性动脉闭塞引起的溃疡、疼痛及冷感等缺血的症状。蝮蛇抗栓酶其主要成分为精氨酸酯酶，具有明显的抗凝、调脂作用，可抑制血小板聚集黏附，溶解纤维蛋白，降低血黏度，改善血液循环，扩张血管，从而预防血栓形成。现代研究认为，血管内皮损伤在糖尿病血管病变中是一早期的关键过程，故胡定慧等从形态学的角度观察其对糖尿病大鼠胸主动脉血管内皮的保护作用。主动脉扫描电镜观察到糖尿病大鼠胸主动脉血管内皮细胞肿胀、排列紊乱并向血管腔突起、细胞间隙扩大，细胞表面黏附着大量的红细胞、白细胞和血小板等。糖尿病大鼠在给予山茱萸环烯醚萜总苷后，病变程度明显减轻。细胞肿胀有较明显改善，细胞排列趋于正常，相邻细胞间连接较紧密，内皮表面较平滑，血细胞黏附较少。高倍镜下细胞表面光滑，细胞膜破损减轻，有细小指状、瓣状突起及胞饮小孔，但相邻细胞之间连接仍有细小缝隙。中药山茱萸在体外能抑制蛋白质的非酶糖化反应。其有效部位环烯醚萜总苷还能下调糖尿病大鼠血清 sICAM−1、TNF−α 水平。白藜芦醇属于酚类植物抗毒素，是天然的抗氧化物和自由基廓清剂。近期研究发现，白藜芦醇除具有抗动脉粥样硬化作用外，还具有明显的降低血糖、改善糖尿病作用。血管内皮细胞损伤是糖尿病相关大血管并发症的早期病变，其特异性蛋白 E−选择素是反映内皮细胞损伤、活化的可靠指标。而一氧化氮（NO）是血管内皮细胞分泌的血管舒张因子，具有血管保护作用。糖尿病患者冠心病病死率比非糖尿病患者高 2～4 倍。大量研究发现糖尿病大血管病变是多种因素共同作用的结果，其中内皮功能紊乱，氧自由基的产生，血小板功能异常，脂代谢紊乱以及胰岛素、性激素调节异常均起着重要作用。苦蝶子注射液是苦蝶子精制而成的纯中药注射液，其主要药理成分是脉苷和黄酮类物质，具有抑制和清除自由基，防止缺血/再灌注损伤，降低心肌耗氧量，改善心肌微循环，能降低血小板凝集，增加纤维酶活性防止血栓形成，改善血液流变状态。加用苦蝶子注射液的治疗组在临床症状和心电图改善方面明显优于对照组。活动平板结果分析表明运动诱发 ST 段下降 0.1mv 所需时间治疗组明显延长，ST 段下降最大值、下移持续时间、达最大负荷时心率治疗组明显降低，治疗组用药后内皮素水平下降程度高于对照组，更有利于改善血管舒缩功能。且苦蝶子注射液对血糖、血脂无明显影响，使用过程中无不良反应。因此苦蝶子注射液治疗 2 型糖尿病并发冠心病有一定疗效，值得进一步研究。大量的研究表明他汀类药物可以通过稳定内皮、上调内皮细胞 NO 合酶活性、减少斑块内脂质尤其是胆固醇的含量、抑制炎症细胞浸润及炎症介质释放、减少基质金属蛋白酶表达以及血栓形成等途径使斑块保持稳定，实验研究表明以洛伐他汀为主要成分的血脂康（主要成分为特制红曲）可能通过抑制炎症反应稳定斑块，减少糖尿病患者心血管事件的发生。

中医药是一个伟大的宝库，我国中药资源丰富，坚信在中医理论指导下，结合不断进步的现代科技，探索无限的未知领域，一定能研发出更多更好的天然药物造福人类。

（罗茂林）

第二十三章

治疗糖尿病大血管病变常用中药及机制

第一节　单味中药治疗糖尿病大血管病变药理

治疗糖尿病大血管病变的常用中药主要体现在具有活血化瘀、逐痰软坚、清热解毒、补虚药等功效类中药。通过影响血糖、血脂、胰岛素抵抗、血液流变学、抗氧化应激、血管内皮细胞功能和血管活性因子等改善糖尿病大血管病变。

1. 黄芪

补气升阳，生血利水消肿，生津止渴，托疮生肌。化学成分主要有皂苷、黄酮、单糖、多糖、氨基酸、蛋白质、叶酸、核黄素、维生素 P 等。药理作用包括：①改善血液流变学，抑制亢进的血小板功能，抑制血小板聚集，其机理与增加红细胞变形能力以及调节花生四烯酸代谢，使血栓素 B_2（TXB_2）降低，6－酮－前列腺素 $F_{1\alpha}$（6－Keto－$PGF_{1\alpha}$）升高及血小板内环磷酸腺苷 cAMP 含量升高有关；②对抗氧化应激，能有效地降低脂质过氧化作用，有较强的清除自由基的作用。黄芪多糖用于抗动脉粥样硬化后，血清中总胆固醇（TC）、甘油三酯（TG）、丙二醛（MDA）和内皮素（ET）有明显降低，同时升高一氧化氮（NO）、超氧化物歧化酶（SOD）及总抗氧化活力（T－AOC），并能使血管总抗氧化活力增强；③黄芪能抑制血管平滑肌细胞（VSMC）增殖。使细胞周期停滞于 G0/G1 期。黄芪主要是通过抑制血管内皮细胞（VEC）下泡沫细胞形成，抑制 VSMC 增殖，促进 VSMC 凋亡；④显著降低成纤维细胞胶原合成速率，改善结缔组织增生和血管硬化，增加血管弹性，提高供血量，动脉硬化症状改善；⑤双相调节血糖、改善胰岛素抵抗，促进胰岛素和 C－肽的分泌等。研究表明黄芪多糖可促进脂肪细胞的葡萄糖摄取及细胞分化，增加其过氧化物酶体增殖物激活受体 γ（PPARγ）mRNA 的表达，作用与罗格列酮类似。黄芪多糖具有双向调节血糖的作用，可使葡萄糖负荷后的小鼠血糖水平显著下降，并能对抗肾上腺素引起的小鼠血糖升高反应，对苯乙双胍所致小鼠实验性低血糖有明显的拮抗作用；对胰岛素性低血糖亦有明显影响。

2. 人参

大补元气，补益脾肺，生津止渴。化学成分主要有人参皂苷、人参多糖和多种活性肽等。人参能够调节脂质代谢、抗脂质过氧化。人参茎叶皂苷除了能明显降低 TC、TG、β－脂蛋白含量，升高 HDL－C，发挥调节脂质作用以外，还能明显降低心、肝组织内脂质过氧化产物丙二醛（MDA）的含量，从而有效地抑制脂质过氧化，预防 AS 的发生发展。其对心肌缺血/再灌注损伤具有保护作用，机制是能显著对抗缺血再灌注损伤诱导的心肌细胞凋亡。人参可以抗动脉粥样硬化：人参皂苷 Rc 可增加血管壁细胞的环氧化酶（COX）基因表达。此外，人参具有降糖作用。人参对正常血糖及肾上腺素或高渗葡萄糖所致的高血糖均有降低作用，其机制可能与抑制食欲和肠道葡萄糖与脂肪的吸收、影响糖脂代谢通路、增加能量消耗、调节 PPARγ 活性和表达、改善胰岛素抵抗、促进胰岛素分泌和抗胰岛 β 细胞凋亡等有关。

3. 淡豆豉

解表，除烦，宣郁，解毒。化学成分主要有异黄酮、多糖、皂苷，含有丰富的蛋白质，脂肪，大豆低聚糖，以及胡萝卜素，维生素 B_1、维生素 B_2，烟酸、低聚糖和磷脂等。淡豆豉能够升高 2 型糖尿病大鼠血清 SOD 水平，降低 MDA、TNF$-\alpha$ 水平，增加其抗氧化能力，抑制炎性反应，减轻氧化应激和炎性反应对血管的损害；可降低内皮血管活性因子 ET 和 TXA$_2$ 的分泌，增加 PGI$_2$ 的分泌，调节血管舒缩功能；可抑制主动脉中 iNOS 的过高表达，并降低异常升高的 NO 水平，减轻其过氧化及细胞毒性作用对血管产生的损伤。

4. 山茱萸

补益肝肾，涩精缩尿，敛汗固脱。化学成分主要有多糖、有机酸、酚类、环烯醚萜类、皂苷、鞣质、氨基酸、挥发油和维生素 A、B、C 及微量元素等。药理作用包括：①对心血管作用。山茱萸对体外蛋白质非酶糖基化有抑制作用，能改善糖尿病慢性并发症。环烯醚萜总苷能显著降低糖尿病血管并发症模型大鼠 sICAM-1、TNF$-\alpha$ 水平，部分恢复 NO 和 ET 的动态平衡，保护 VEC，对糖尿病血管并发症具有改善作用；②抗氧化作用。山茱萸水提物可明显提高红细胞中 SOD 的活力，其鞣酸能抑制脂质过氧化。山茱萸水煎剂对大鼠心肌 SOD 活力有明显的提高作用；③抗炎作用。山茱萸水煎剂对致炎物引起的炎性渗出和组织水肿以及肉芽组织增生均具有明显的抑制作用。山茱萸其抗炎作用机制可能与兴奋垂体$-$肾上腺皮质系统功能有关；④降血糖作用。山茱萸醇提物对正常大鼠的血糖无明显影响，而对肾上腺素或四氧嘧啶诱发的糖尿病模型动物有明显的降血糖作用。山茱萸的乙醚提取物及其有效成分具有明显的降低尿糖作用，且进一步证实了熊果酸是山茱萸抗糖尿病的活性成分。乙醇提取液能显著降低 2 型糖尿病大鼠进食量及饮水量。其对 2 型糖尿病大鼠空腹血糖无影响，但能明显降低其进食血糖水平，升高进食后血浆胰岛素水平，且有胰岛素样作用。

5. 白芍

养血敛阴和营，柔肝止痛，平抑肝阳。药理作用包括：①血流方面作用。证明血栓形成时间较对照组明显延长，血栓干重减轻。芍药还能使凝血酶原时间及部分凝血酶时间延长，使优球蛋白溶解时间缩短。抑制血小板凝聚的作用；②心血管的作用：白芍有增加心肌血流量的作用，有轻度的扩张血管作用，也有扩冠、降低心肌耗氧量，并抑制环氧酶反应，使血栓素 A$_2$ 合成减少；③改善脑缺血：白芍总苷对脑缺血损伤较好的保护作用；④抗炎作用。实验证实白芍的主要成分为芍药苷，其对角叉菜胶、右旋糖酐引起的大白鼠足肿胀有显著抑制作用，白芍醇提物对大鼠蛋清性、甲醛性急性炎症水肿及棉球肉芽肿慢性炎症模型均有显著抑制作用等。

6. 生地黄

清热凉血，养阴生津。化学成分为苷类、糖类及氨基酸。苷类中又以环烯醚帖苷为主。药理作用包括：①保护心、脑、血管的作用，熟地对高血压引起的心肌劳损、左室高压及心肌供血不足均有改善作用。生地黄煎剂能消退 L$-$甲状腺素诱发的大鼠缺血性心肌肥厚，并抑制其升高的心、脑线粒体 Ca^{2+}，Mg$^{2+}-$ATP 酶活力；保护避免心、脑组织 ATP 耗竭和缺血损伤。②抑制脂质过氧化。地黄可以通过影响激素水平、影响酶活性和抗氧化来延缓衰老过程。地黄能提高小鼠衰老模型血 SOD、过氧化氢酶（CAT）及谷胱甘肽过氧化物酶（GSH$-$PX）活力，降低过氧化脂质（LPO）水平。提示其多糖类成分可能是地黄补益抗衰的主要活性成分之一，其机理可能是提高血中抗氧化相关酶的活性，降低相关组织的过氧化脂质水平。③降血糖作用。地黄在中医药中一直用来治疗糖尿病。地黄寡糖能对正常的和四氧嘧啶诱导糖尿病大鼠发挥显著的降血糖作用。对神经内分泌免疫调节失调状态下的糖代谢紊乱有良好的恢复调整作用等。

7. 鸡血藤

补血活血，调经止痛，舒筋活络。化学成分为黄酮类、萜类、木脂素类、蒽醌类、香豆素类、甾醇类、酚酸及其苷类、糖类及氨基酸等。胰岛素调节信号通路主要包括 PI3K/AK 和胰岛素依赖性的 AMPK 通路，并通过调节 GLUT4，调控葡萄糖转运。鸡血藤能通过激活 AKT 和（或）AMPK 信号通路调节 GLUT4 转位调节葡萄糖摄取。此外，鸡血藤通过增加 STZ 诱导的大鼠内源性抗氧化应激酶如 SOD-1、GSH$-$Px、CAT、HO-1 和 NQO-1 等的表达，发挥抗氧化作用，从而降低 AGEs 生成和 NF$-\kappa$B 活化及其下游 NO 的生成，以此保护胰岛 β 细胞。

8. 银杏叶

敛肺，平喘，活血化瘀，止痛。化学成分主要有萜类、黄酮、烷基苯酚、有机酸等。药理作用包括：①抗氧化应激。银杏叶能够抑制高血糖诱导的 ROS 生成，通过调节主动脉内皮细胞 Akt/eNOS 和 p38 MAPK 通路，抑制黏附分子生成以及白细胞聚集，并且清除自由基稳定细胞膜。②抑制炎症反应。银杏叶能够抑制高糖诱导的内皮细胞 IL－4、IL－6 和 IL－3 表达，通过调节 STAT3 信号通路调节血管炎症。③降血糖作用。通过增加 SOD、CAT 和 GSH－Px 活性，保护糖尿病大鼠胰岛 β 细胞，改善胰岛素抵抗。

9. 泽泻

利水渗湿，泄热。药理作用包括：①扩张血管作用。体外实验发现泽泻对正常大鼠具有明显的血管扩张作用。这可能是通过 VEC 增加 PGI_2 和 NO 的释放而发挥扩血管作用；②降血脂及抗动脉粥样硬化。泽泻提取物对兔实验性高胆固醇血症有明显降胆固醇作用。其机理可能与其干扰外源性胆固醇的吸收和内源性胆固醇代谢有关。泽泻能降低血中低密度脂蛋白（LDL），升高密度脂蛋白（HDL），从而防止动脉粥样硬化的发生和发展；③抗高同型半胱氨酸（Hhcy），抗 AS。Hhcy 反复刺激下，使 iNOS 活性进一步增加而释放出超出生理浓度的 NO。活性氮氧终产物生成增多，导致脂质过氧化，内皮细胞坏死，释放更多的炎性介质，形成正反馈，最终导致内皮功能障碍。泽泻阻止 Hhcy 导致的 iNOS 异常高表达和伴随 NF－κB 细胞的激活，减少 NO 异常增加，保护血管内皮免受损伤。抗 Hhcy 导致的 AS 的作用途径之一；④降糖保护胰岛。泽泻水提醇沉提取物对链脲佐菌素诱发糖尿病小鼠有治疗和保护作用。用其治疗可明显降低糖尿病小鼠的血糖，防治性给药可明显对抗血糖升高及胰岛组织学改变，并能升高血清胰岛素水平，对胰岛损伤具有保护作用，该提取物降低血糖作用与促进胰岛素的释放有关。

第二节　中药复方治疗糖尿病大血管病变机制

从循证医学证据和实验研究发现，中药复方干预糖尿病大血管病变的机制主要涉及糖尿病发病机制的多个环节，如高血糖引起的自由基增多及蛋白激酶 C、多元醇、糖基化终产物、己糖胺、核因子－κB 系统、机体炎症反应、高血糖记忆效应等途径引发血管内皮损伤、内皮功能失调、脂代谢紊乱、动脉粥样硬化等，通过改善以上不同环节，改善糖尿病大血管病变。

1. 参芪复方

参芪复方由生地黄、怀山药、山茱萸、生黄芪、人参、丹参、制大黄和天花粉等组成。目前临床防治糖尿病大血管并发症的主要手段在于早期严格控制血糖水平，但多项循证医学证据表明，严格控制血糖对大血管并发症的发病率没有降低。其原因被学者们归咎于早期高血糖对机体形成的不良"代谢记忆"效应，即高血糖在早期对靶器官造成的代谢紊乱可能引发持续的损害，即使高血糖因素被去除，由高血糖诱导的氧化应激、炎症因子等刺激依然持续对血管进行损伤，加重血管并发症的发生发展。参芪复方通过抑制 MAP2K1 的表达，通过抑制 Ras－Raf－MEK－MRK 通路，降低包含该通路的血管内皮生长因子信号通路的表达，起到抑制血管内皮异常增生和防止异常新生血管的作用；通过促进 RAC1 的表达，增加组织内细胞黏附和迁延的能力，促进损伤的内皮修复，同时修剪异常的血管生长，阻断糖尿病"代谢记忆"造成的血管内皮损伤。

血管内皮细胞具有调节血管通透性、保持血流通畅以及调节血管平滑肌细胞生长等作用。血管内皮损伤是导致或加重动脉粥样硬化（AS）的重要因素之一，在糖尿病大血管病的发病中具有重要的意义。血管内皮细胞生长因子受体－2（VEGFR－2）主要分布于内皮细胞中，是 VEGF 信号的主要受体，影响血管舒张以及血管内皮细胞（VEC）的移行和增殖，促使内皮细胞间的相互作用及新生血管的管腔形成。VEGF－VEGFR2 信号轴与糖尿病血管内皮功能紊乱及大血管病变关系密切。参芪复方能够通过调控

VEGFR2 基因，保护血管内皮。炎症、高血糖的刺激可诱发 VEC 凋亡，过度 VEC 凋亡在 AS 形成过程中发挥触发、维持与加速作用。VEC 凋亡可削弱细胞连接、破坏内皮细胞单层致密结构，引起血管屏障功能障碍，促进糖尿病大血管病变的发生及发展。参芪复方能够降低主动脉血管 Caspase-3 表达，从而降低 VEC 凋亡，改善内皮状态，延缓或改善 AS，缩小 AS 斑块面积。

2. 清热祛浊胶囊

血管内皮细胞作为管壁、血液间机械屏障，能对血小板与炎症物质侵入、抑制脂质物质沉淀相关天然保护进行有效抵抗，且能对血液内信号改变进行有效感知，包括生化因子、压力水平、激素水平及剪切应力等感受。血管内皮功能障碍临床特点主要表现为内皮依赖相关血管舒张减弱及血流动力学异常、屏障功能减弱、生长因子大量释放、溶解纤维蛋白能力降低、氧化应激增强、黏附因子相关炎症因子表达升高等情况，血管内皮功能障碍在糖尿病动脉粥样硬化发生与发展过程中发挥重要的作用。通过多种因子动态平衡调节能实现调控血管张力，包括血管舒张因子、血管收缩因子，如 NO、Ⅰ 型纤溶酶原激活物抑制剂（PAI-1）、组织型纤溶酶原激活物（t-PA）、血管紧张素Ⅱ（AngⅡ）、PGI$_2$ 及 TXA$_2$ 等，其中血清 NO 被临床公认是导致内皮依赖性舒张血管的重要因子，而内皮功能障碍造成的血清 NO 合成降低是引发动脉粥样硬化的主要环节。ET-1 是目前临床已知的最持久、最强收缩因子。

而动脉粥样硬化、血栓形成相关发病机制与内皮功能障碍存在一定关联，内皮功能受损能导致内皮诱导动脉粥样硬化、血栓形成机制相关保护抑制作用减弱。

清热祛浊胶囊由桑白皮、山药、知母、枳实、茯苓、大黄、红花、泽泻、黄连、川牛膝等组成，能对患者的血糖及胰岛素、脂代谢进行改善，刺激血管内皮细胞释放 NO 并减少 ET 释放而血管舒张，同时能通过减少循环中 AngⅡ 表达对血管内皮细胞功能进行调控，能有效保护患者血管内皮细胞，减缓大血管并发症发生、发展，改善血管内皮细胞、胰岛 β 细胞功能，调节血糖水平。

3. 抵挡汤

抵挡汤由桃仁、水蛭、虻虫和大黄等组成。糖尿病动脉粥样硬化病变中，血管纤维化是其组织学改变的主要特征之一。抵挡汤通过调节 TGF-β/Smads 信号转导通路及结缔组织生长因子（CTGF）、血管紧张素Ⅱ（AngⅡ）因子以调节细胞外基质合成、分解的平衡而减少大血管纤维化的发生，进而保护糖尿病大血管的结构及功能，减缓糖尿病大血管病变的发生发展。

AS 的发生与发展中的并发症均伴随炎性细胞（单核细胞、巨噬细胞等）、炎性蛋白（细胞因子、趋化因子等）和血管细胞的炎症反应。NF-κB 的激活是引起炎症的关键步骤，控制 NF-κB 的不适当激活是治疗动脉粥样硬化的重要策略之一。NF-κB 信号转导通路是影响单核细胞（或）巨噬细胞趋向性的关键环节。同时 NF-κB 在炎症应答时调控多种黏附分子的表达，如细胞黏附分子-1（ICAM-1）、血管细胞黏附分子-1（VCAM-1）等，而这些黏附分子都参与了动脉粥样硬化的发展过程。降解细胞外基质成分，重塑血管组织和影响斑块的稳定性的基质金属蛋白酶-9（MMP-9），亦受 NF-κB 调控。而抵挡汤早期干预 2 型糖尿病大鼠后，通过调控大鼠胸主动脉 NF-κB 信号通路，降低 ICAM-1、VCAM-1 和 MMP-9 的表达，通过抑制促炎因子表达而影响炎症反应，延缓动脉粥样斑块的发生和发展，从而干预 AS。

此外，抵挡汤还能够上调 cAMP-1 和蛋白激酶 A（PKA）的表达，下调肌球蛋白轻链激酶（MLCK）和蛋白激酶 C（PKC）的表达，通过调节内皮细胞的收缩和被动回缩等，影响细胞间隙的形成以调节血管内皮渗透性，防治糖尿病大血管病变。

4. 菩人丹

在胰岛素信号转导中，胰岛素首先与细胞表面的胰岛素受体结合并激活其 β 亚基的酪氨酸蛋白激酶（PTK）活性，进一步再磷酸化 IRS-1 蛋白质中特定的酪氨酸残基，将信号转导至胞内。磷酸化的 IRS-1 能与相应的信号分子结合，可使细胞信号转导中起关键作用的多个分子活化，进而激活磷脂酰肌醇-3 激酶（PI3K）及丝裂原激活的蛋白激酶（MAPK）途径，作用于下游靶分子，从而调节细胞代谢、生长、分化等。因而 IRS-1 作为胰岛素信号胞内传导的重要分子，是胰岛素多种生物调节作用的中间体。其中 IRS-1 激活的 PI3K 途径是胰岛素调节糖脂代谢的主要途径，最终促使细胞内的葡萄糖转运蛋白 4（GLUT4）转移到细胞膜表面，促进细胞糖的摄取和糖原合成等。GLUT4 介导的葡萄糖转运是外周组织葡萄糖利用的限速步骤。GLUT4 仅存在于胰岛素敏感的骨骼肌、心肌和脂肪细胞中。在没有胰岛素刺激时主要位于细胞内的贮存囊泡内。当胰岛素与受体结合后，激发一系列级联效应，使 GLUT4 转位至细胞外膜且活性增加，与葡萄糖结合并发生结构改变，将葡萄糖转运至细胞内后恢复原来结构。当发生胰岛素抵抗时，IRS-1 的酪氨酸磷酸化水平降低，而丝氨酸磷酸化增加，IRS-1 表达下调，从而导致胰岛素的信号转导通路受损，PI3K 途径受到抑制，由 GLUT4 介导的胰岛素快速刺激葡萄糖从血液转运至外周组织功能受损，导致骨骼肌、心肌和脂肪组织对葡萄糖摄取、利用减少。NF-κB 是炎症反应链的"基因开关"，参与许多细胞因子的表达调控。糖尿病时蛋白质的非酶糖化、AGEs 和其特异性受体结合、氧化应激产生的 ROS 均可以激活 NF-κB。激活的 NF-κB 可启动其下游基因的转录，使骨骼肌中 TNF-α、IL-6 等炎症因子的过度表达，最终导致胰岛素抵抗的发生。

菩人丹由苦瓜、人参、丹参、何首乌、水蛭、葛根等组成，具有调节糖脂代谢紊乱、减轻大血管损伤、改善胰腺微循环等功效。T2DM 大血管损伤大鼠经菩人丹治疗后，骨骼肌中 IRS-1、PI3K 和 GLUT4 蛋白表达水平显著增加，NF-κB 水平明显被抑制，提示菩人丹可能通过促进 IRS-1、PI3K 和 GLUT4 蛋白的表达来恢复胰岛素信号转导通路，增强骨骼肌对葡萄糖摄取及利用，并通过调节 2 型糖尿病大血管损伤大鼠蛋白质的非酶糖基化、AGEs 和其特异性受体结合以及氧化应激产生的 ROS 来抑制 NF-κB 的表达，从而有效改善胰岛素抵抗，直接或间接起到保护 2 型糖尿病大血管损伤的作用。

5. 天降血栓通丸

MMPs 是一类分解细胞外基质（ECM）组分的一组锌和钙依赖性的蛋白溶解酶家族。MMPs 可被平滑肌细胞、内皮细胞、成纤维细胞及病理情况下的巨噬细胞和其他炎性浸润细胞等以非活性的酶原形式合成分泌，主要功能是降解构成血管壁细胞外基质的胶原蛋白、弹性蛋白和非胶原糖蛋白，同时能使别的 MMPs 激活，形成瀑布效应，从而参与正常生理状态下血管形态的维持及病理情况下的血管壁形成。2 型糖尿病大血管 AS 病变的病理特点是内膜 ECM 成分的沉积、内膜增厚及中膜平滑肌细胞明显迁移。MMPs 升高是反映血管并发症的敏感指标。MMPs 可降解细胞外基质成分，并可能因此重塑血管组织和影响斑块的稳定性。而 MMP-9 与 AS 斑块的不稳定尤为相关。AS 斑块肩区因巨噬细胞（泡沫细胞）浸润最明显，MMP-9 活性最高，细胞外基质降解最严重，成为斑块的最薄弱区，降低 MMP-9 性可延缓粥样斑块的发生发展。2 型糖尿病和 MMP-9 斑块稳定性具有重要意义。天降血栓通丸由蝮蛇、人参、黄芪、丹参、山楂、降香、半夏、石菖蒲、茯苓和泽泻等组成。早期干预可以有效降低糖尿病大鼠胸主动脉 NF-κB 调控的 MMP-9 的蛋白水平表达，这可能是其延缓 2 型糖尿病大鼠大血管病变发生发展的机制之一。

6. 桃核承气汤

桃核承气汤由大黄、桃仁、桂枝、芒硝、甘草等组成。糖尿病动脉粥样硬化（AS）血管壁处氧化应激能够使各类血脂发生不同程度的糖化，而糖化又会加速脂蛋白的氧化，脂质过氧化物的增加能导致血管纤维化。从纤维沉积的角度着手，探讨 AS 病变机理成为糖尿病大血管病变机理研究的新突破口。细胞外基质（ECM）的合成不断增加、降解逐步减少，合成与降解失衡，从而导致 ECM 在间质增多，引起纤维化。TGF-β 对于基质蛋白聚集和胶原沉积具有重要作用。TGF-β 在细胞外基质沉积过程中在减少基质降解酶及增加降解抑制剂合成的同时，还促进成纤维细胞增殖。血小板衍生生长因子（PDGF）能刺激纤维细胞分裂和增殖，并促进肌纤维母细胞产生 Ⅰ 型及 Ⅲ 型胶原。胰岛素生长因子（IGFs）能刺激成纤维细胞增殖，诱导胶原合成，导致 ECM 的过度沉积。桃核承气汤能明显降低糖尿病鼠大动脉 TGF-β、结缔组织生长因子（CTGF）、血小板衍生生长因子（PDGF）、血管内皮生长因子（VEGF）、胶原蛋白 Ⅰ、胶原蛋白 Ⅲ 含量，具备有效的抑制糖尿病大血管向纤维化发展的倾向。还能够通过抑制 PI3K/Akt 通路抑制血管平滑肌细胞的迁移并通过减弱纤维帽中的血管平滑肌细胞的凋亡来抑制斑块的不稳定性，进而减轻动脉粥样硬化。

桃核承气汤还可以通过改善内毒素血症异常血液流变学的变化，使抗凝血酶原时间和部分凝血酶原时间缩短、降低纤维蛋白原含量，从多方面降低血管纤维化，干预糖尿病大血管病变。此外，桃核承气汤能通过增强超氧化物歧化酶（SOD）的含量和抑制一氧化氮合酶（NOS）的基因表达，增强抗自由基的作用，起到保护血管内皮细胞的作用。

7. 四妙勇安汤

四妙勇安汤由金银花、玄参、当归、甘草等组成。四妙勇安汤可以改善 2 型糖尿病患者大血管病变，作用与西洛他唑片相当。作用机制涉及抗炎作用、保护血管内皮细胞作用、抗动脉粥样硬化作用、抗氧化作用、降低胰岛素抵抗作用等。四妙勇安汤能够抑制 AS 斑块中 NF-κB p65 的亚基表达；降低血清的 MCP-1、IL-1、TNF-α 水平，还可通过抑制 CRP，达到拮抗 AS 炎症反应的作用。能够降低凝血酶催化蛋白激酶 C（PKC）通路及氧化应激所介导的 TNF-α 诱导的 sVCAM-1 高表达，抑制单核细胞向血管内皮的黏附，有效保护血管内皮功能；具有保护缺氧的人脐静脉内皮细胞（HUVEC）损伤的作用，其作用机制与增加细胞活性、降低缺氧造成的细胞毒性、增加血管内皮生长因子（VEGF）的表达、促进血管新生的作用有关；能够抑制内膜增厚，阻抑脂质沉积，降低易损指数，下调炎症因子单核细胞趋化蛋白-1（MCP-1）基因表达，抑制炎症反应。通过减弱 MMP-2、MMP-9 的基因表达，从而减轻动脉壁弹力纤维的损伤，实现抑制细胞外基质（ECM）降解及稳定 AS 易损斑块，通过多条途径阻滞或延缓 2 型糖尿病动脉粥样硬化的发展，降低糖尿病大鼠血管并发症风险。

8. 复荣通脉胶囊

复荣通脉胶囊由地龙、全蝎、黄芪、水蛭、玄参、首乌藤、川牛膝、葛根、穿山龙、甘草、当归等组成。内皮功能受损在动脉粥样硬化发生过程中起到重要作用。NO 是内皮细胞分泌的强有力的血管舒张因子，一氧化氮合酶（NOS）是 NO 合成过程中的关键酶，过多的 NO 可直接引起细胞毒性作用，直接损伤内皮细胞功能，还可通过黏附分子及炎症因子的表达引发糖尿病慢性并发症。NOS 包括内皮型 NOS（eNOS）、神经元型 NOS（nNOS）和诱导型 NOS（iNOS）三种异构体。iNOS 在内毒素、脂多糖和某些细胞因子的刺激下，可被诱导激活，合成大量的 NO 导致细胞和组织损伤。高糖环境中，大血管病变可能与内皮细胞 iNOS 过度表达及合成 NOS 功能异常有关。复荣通脉胶囊可纠正脂代谢紊乱，下调 iNOS 表达，减轻主动脉内皮细胞损伤，达到减少大血管病变的发生、发展。

有研究观察复荣通脉胶囊对糖尿病大鼠胸主动脉 I 型纤溶酶原激活物抑制剂（PAI-1）、组织型纤溶酶原激活物（t-PA）表达的有影响，从而可能防治糖尿病大血管病变。

9. 通脉降脂丸

氧化应激学说认为，氧化应激是糖尿病大血管（如心血管、脑血管及下肢血管）并发症的共同发病机制。近年来，通过研究已逐步达成共识认为血管内皮细胞氧化应激损伤是高血糖相关的血管病变的共同上游机制。在高糖条件下，机体内可产生过多的氧自由基，当氧化系统和抗氧化系统失衡，就会导致机体组织和功能损伤。研究表明由于 ROS 产生过多引起的氧化应激可造成胰岛素抵抗和胰岛细胞功能丧失，而高浓度葡萄糖或高游离脂肪酸诱导的血管平滑肌细胞和内皮细胞产生的 ROS 主要源于 NADPH 氧化酶。血管平滑肌细胞（VSMC）和内皮细胞能够通过 NADPH 氧化酶产生的 ROS 来减少 NO 的生成，从而造成内皮依赖的血管舒张功能受损，内皮细胞中的 ox-LDL 能够通过磷脂酶 A 信号机制激活 NADPH 氧化酶而产生氧化应激。

活化的 NADPH 氧化酶生成的过多的 ROS 又能够氧化低密度脂蛋白，而氧化的低密度脂蛋白又能促进 NADPH 氧化酶的活化，进而形成恶性循环，促进动脉粥样硬化的形成。NADPH 氧化酶包括多个亚基，其中 P22phox 位于细胞膜上，P47phox 在细胞质内。P47phox 磷酸化后可转位到细胞膜，与 P22phox 结合使该酶具有催化活性。选择性阻断血管内皮细胞 NADPH 氧化酶复合体亚基 Rac-1 的活性，抑制 P47phox 磷酸化激活，阻断 NADPH 氧化酶胞内各亚基的聚合，ROS 产生减少，明显减轻血管内皮功能失调。

抗氧化酶系统是机体抗氧化损伤的重要屏障，该系统主要包括超氧化物歧化酶（SOD）、谷胱甘肽过氧化物酶（GSH－Px）、过氧化氢酶（CAT）等。SOD 是体内唯一可清除超氧阴离子的天然抗氧化酶，在对抗氧化损伤方面具有重要作用。GSH－Px 是机体内广泛存在的一种重要的过氧化物分解酶，它能使有毒的过氧化物还原成无毒的羟基化合物，同时促进 H_2O_2 的分解，从而保护细胞膜的结构及功能。MDA 是机体内自由基引发的多价不饱和脂肪酸过氧化作用的最终产物，其含量的高低间接反映了机体细胞受自由基攻击的严重程度。

通脉降脂丸由黄芪、灵芝、水蛭、三七、枸杞子、益母草、山楂等组成，其能够降低 2 型糖尿病大鼠血清 MDA 含量，增加 SOD、GSH－Px 活性，提高机体 T－AOC。进一步研究显示，通脉降脂丸可下调糖尿病大血管病变大鼠主动脉 NADPH 氧化酶亚基 P22phox 和 P47phox 的 mRNA 表达，从而减少 NADPH 氧化酶的活化，进而减少 ROS 的产生，降低机体氧化应激的水平。

10. 丹蛭降糖胶囊

丹蛭降糖胶囊由太子参、生地黄、丹皮、菟丝子、泽泻、水蛭等组成，可以提高 SOD、GSH－PX 水平，从而抑制氧化应激，可以有效地保护血管内皮。NADPH 氧化酶是一种过氧化物酶，是体内 ROS 的重要来源之一。NADPH 氧化酶主要由 p22 phox、gp91 phox、p40 phox、p47 phox、p67 phox 和 Rac 6 种亚基组成，当 NADPH 氧化酶的活性上调时，大量生产的 ROS 可导致氧化应激的形成。而丹蛭降糖胶囊可降低 p22 phox mRNA、p47phox mRNA 水平，抑制氧化应激，防治糖尿病大血管病变。

p38 丝裂原活化蛋白激酶（p38MAPK）信号通路在糖尿病模型大鼠内皮细胞的增生、生长、分化中起重要作用，是细胞信息传递的交汇点。被激活后可引起血管平滑肌细胞分化、肥大、内皮细胞功能紊乱等，在糖尿病血管重构中发挥致炎和致纤维化作用，从而加速血管病变的形成。阻断 p38MAPK 信号通路可能是预防和治疗糖尿病血管并发症的新作用靶点。p38MAPK 的活性主要 MAPK 激酶 MKK 和磷酸酶引起的磷酸化和脱磷酸化的动态平衡决定。其中 MKK3/6 是 p38MAPK 信号通路上游主要激活因子，核转录因子 cAMP 反应元件结合蛋白 1（CREB1）则是 p38MAPK 信号通路重要下游因子，p38MAPK 信号可通过 CREB1 结合到上游 cAMP 反应元件（CRE）而激活并进行基因调控。环氧化酶－2（COX－2）作为炎症反应激活通路的重要调节因子，参与炎症密切相关的单核细胞、巨噬细胞、血管内皮细胞、血管平滑肌细胞的调节过程。ICAM－1 作为重要黏附因子，在介导单核细胞及淋巴细胞向血管壁黏附、聚集、迁移过程中起了重要的作用，为动脉粥样硬化发生的重要环节。而 MKP－1 则起负向调控的作用，可使 p38MAPK 去磷酸化而使其活性减弱。丹蛭降糖胶囊可通过抑制 p－p38MAPK、MKK3/6、CREB1、COX－2、ICAM－1 蛋白表达，上调 MKP－1 蛋白表达改善糖尿病大鼠血管内皮功能，与吡格列酮相比效果相当。

基质金属蛋白酶抑制剂－1（TIMP－1）是由巨噬细胞和结缔组织细胞产生的一种糖基化蛋白，广泛存在于组织和体液中，正常内皮细胞和血管平滑肌细胞均有无活性的 TIMP－1 和 MMP－9 的表达，生理状态下 MMP－9 与 TIMP－1 处于平衡状态，共同维持 ECM 合成与降解的相对平衡，保持 ECM 成分相对稳定。TIMP－1 作为 MMP－9 的特异性抑制物，可与活化的 MMP－9 以 1∶1 的分子比例结合，形成稳定复合物，阻断 MMP－9 与底物结合，抑制其酶活性，从而阻止斑块纤维帽的降解。TIMP－1 可选择性抑制 MMP－9 来促进 ECM 积聚，使 ECM 降解少于合成，因此，MMP－9 与 TIMP－1 可用于评价 AS 斑块稳定性及病变进展情况。丹蛭降糖胶囊 JC 可以调节 MMP－9 和 TIMP－1 达到平衡状态，减少 EMC 的降解，减缓或阻止 AS 过程中的中膜平滑肌向内膜迁移，起到稳定和逆转 AS 的作用。

11. 生脉散

生脉散由人参、麦冬和五味子等组成。生脉散能够降低糖尿病小鼠心肌 TGF－1 的表达以及其下游蛋白如 TGF 受体Ⅱ，磷酸化的 Smad2、Smad3 和 Smad4 的表达，从而减少纤维蛋白和胶原蛋白的表达，抑制细胞外基质生成。

12. 双丹方

双丹方由丹参、牡丹皮两味中药组成，能够保护糖尿病状态对内皮细胞的损伤，其机制是抑制 p38 MAPK 信号转导通路，对抗血管内皮细胞凋亡。

13. 益糖康

动脉粥样硬化是一种免疫/炎性疾病，近年来研究发现，Toll 样受体 4（TLR4）参与动脉粥样硬化发病的各个环节，在动脉粥样硬化性心血管疾病的发生发展中具有重要作用。TLR4 可通过调控下游 NF－κB 等信号分子的表达，激活免疫及炎性反应。NF－κB 是一种调控基因表达的 DNA 结合蛋白，其可通过调控细胞因子和黏附分子基因的表达，参与机体的各种炎性反应和免疫反应。益糖康汤剂由黄芪、红参、黄连、黄柏、枸杞等 12 味中药组成。其能抑制主动脉 Toll 样受体 4（TLR4）和 NF－κB 的表达，减少 VCAM－1、ICAM－1、MCP－1、IL－6、IL－8 等的表达，使血液中的白细胞与血管内皮的黏附、聚集及浸入到内皮下和单核细胞转化为泡沫细胞减少，使导致动脉粥样硬化即发生 DM 大血管病变的关键步骤得以控制。

14. 消渴安

消渴安胶囊由地黄、知母、黄连、地骨皮、枸杞子、玉竹、人参和丹参等组成。消渴安治疗 2 型糖尿病血管病变的机制涉及脂质代谢、胰岛素抵抗、氧化应激和炎症相关的多条通路。如能够降低 TNF－α、IL－6、IL－4 和 L－1β 的含量，能够上调 Nrf2 相关抗氧化应激通路，能够通过降低 ICAM1 和 VCAM1 减少白细胞聚集以延缓 AS 的发展等。

15. 黄连解毒汤

黄连解毒汤由黄连、黄芩、黄柏和栀子等组成。通过抗炎、抗氧化应激，保护血管内皮细胞，干预 2 型糖尿病心血管并发症。黄连解毒汤能够降低血清总胆固醇、血管紧张素Ⅱ、vWF 水平，增加高密度脂蛋白和 NO 含量。糖尿病大血管病变内皮损伤与炎症和氧化应激密切相关。黄连解毒汤能够降低高脂联合 STZ 诱导的 2 型糖尿病大鼠血管 IL－6，降低血清 MDA 含量，增加血清 SOD 活性。

16. 血栓通胶囊

血栓通胶囊的主要成分是三七总皂苷，具有活血祛瘀、通脉活络的功效。药理作用主要是止血祛瘀、扩张血管、增加血流量、改善血液循环和微循环等。肥胖型糖尿病病人血黏度明显升高，而血栓通胶囊可明显改善肥胖 2 型糖尿病病人血液流变学，通过综合控制饮食、运动治疗、减轻体质量、控制血脂、血压、降低血黏度等措施改善肥胖 2 型糖尿病病人大血管病变，并进行预防和控制。

17. 脑心通

脑心通胶囊由黄芪、赤芍、丹参、当归、川芎、桃仁、红花、醋乳香、醋没药、鸡血藤、牛膝、桂枝、桑枝、地龙、全蝎、水蛭等组成。其具有降低 2 型糖尿病患者颈动脉中膜厚度及调节血液流变学的作用，是预防和治疗 2 型糖尿病大血管并发症的有效药物。脑心通可以减少动脉粥样硬化并增强载脂蛋白 E 缺陷小鼠的斑块稳定性，其机制主要与影响血清脂质谱，增加主动脉壁病变灶的平滑肌/胶原含量，减少病灶内埋藏的纤维帽、矿化、巨噬细胞集聚，增加平滑肌 22α mRNA 表达，抑制主动脉中基质金属蛋白酶－2 和 TNF－α mRNA 的表达有关；也可通过减少 iNOS mRNA 表达和血管壁中 NO 水平，保护内皮细胞功能，从而达到抗动脉粥样硬化的作用。

脑心通胶囊能明显改善大脑中动脉缺血再灌注大鼠神经症状，减小脑缺血大鼠的脑梗死范围，降低脑水含量，抑制脑水肿形成，减少缺血区神经元的死亡，降低血脑屏障通透性，有明显的脑保护作用。其主要作用环节可能与抑制缺血再灌注损伤的炎症反应，减轻白细胞浸润，降低脑组织内细胞因子 IL－1β、IL－6、TNF－α 的含量；减少脑组织黏附分子 ICAM－1、VCAM－1、E－selectin 的表达；增加 Na^+-K^+-ATP 酶、$Ca^{2+}-ATP$ 酶和 $Mg^{2+}-ATP$ 酶活性，改善能量代谢障碍；增加 SOD 活性，降低 MDA 和 NO 含量，抗氧化应激；抑制缺血再灌注后兴奋性氨基酸、NO 及自由基毒性损伤，上调紧密连接蛋白 occludin、claudin-5 的表达，下调 NF-κB 表达，增加抑制凋亡基因 Bcl-2 mRNA 的表达，减少促凋亡基因 Bax mRNA 表达，从而减少脑缺血再灌注损伤后细胞凋亡的发生。

第三节　治疗糖尿病大血管病变中药相关活性成分

影响糖尿病大血管病变的中药相关活性成分主要是萜类、黄酮类、多糖类、生物碱类及其他类等。

1. 萜类

黄芪甲苷能够调节糖尿病大鼠糖脂代谢，减少 AGEs 沉积，从而改善血管功能。进一步观察发现，黄芪甲苷能够提高糖尿病大鼠抗氧化能力，下调 TGFβ/Smad2 表达，调节凋亡相关基因，从而改善血管内皮细胞超微结构，保护糖尿病大鼠主动脉。

黄芪和三七总皂苷能改善 2 型糖尿病大血管病变患者血清 MMP-9、TC 和 LDL-C 的作用，还能影响 TG 和 VLDL-C 的水平，通过调节血脂，降低血清 MMP-9 的水平治疗糖尿病大血管病变。

人参皂苷 Rg1、Rg1、Rg3、Rg5、Rb1、Rb2、Rb3、Rk1、Re、Rd、Rh2、F2、原人参二醇和原人参三醇型皂苷均具有抗糖尿病及其并发症的作用。作用机制与减少糖异生、改善胰岛素抵抗、促胰岛素分泌、保护胰岛细胞、抗炎作用、抗氧化、调节脂质等有关。分子靶点包括葡萄糖转运蛋白（GLUTs）、钠-葡萄糖协同转运蛋白（SGLT1）、GLP-1、Forkhead 转录因子 1（FoxO1）、TNF-α、IL-6、caspase-3、bcl-2、MDA、SOD、STAT5-PPARγ 途径、PI3K/Akt 途径、AMPK-JNK 途径、NF-κB 途径和内质网应激等。

人参皂苷 Re 还可能通过 p38MAPK、ERK1/2 和 JNK 信号，对早期糖尿病、1 型糖尿病和 2 型糖尿病的血管病变产生保护作用。而人参皂苷 Rb1 能够通过激活 PI3K/Akt 途径改善糖尿病大鼠的心肌损伤。同时人参皂苷 Rb1 增强内皮型一氧化氮合酶（eNOS）的表达，增加和一氧化氮（NO）的含量同时抑制氧化应激，从而改善糖尿病大鼠心肌缺血后再灌注损伤。

采用 AGEs 诱导的细胞经人参皂苷处理后 NO 产生显著增加。此外，人参皂苷不仅抑制了 RAGE 的表达，还降低了 AGEs 诱导的细胞内 ROS 的产生。同时，人参皂苷抑制 NF-κB 的蛋白质和基因表达，并以剂量依赖的方式显著降低细胞间黏附分子-1（ICAM-1）和人单核细胞趋化蛋白-1（MCP-1）的释放。以上结果均表明，人参皂苷可能通过 AGEs-RAGE-NFκB 途径减弱 AGEs 诱导的内皮功能障碍。考虑到人参皂苷的毒性相对较低，它可能是未来治疗糖尿病血管病变的药物。

梓醇治疗后糖尿病大鼠血清 ROS 和 MDA 水平显著降低，而 SOD 活性和 T-AOC 明显升高，说明梓醇能够降低糖尿病大鼠体内氧化应激水平。梓醇可以减轻糖尿病大血管病变，对糖尿病大血管具有保护作用，这种保护作用与梓醇改善糖尿病糖脂代谢紊乱、激活 Nrf2/ARE/HO-1 信号通路、减轻糖尿病大血管氧化应激损伤有关。研究表明低度炎症能够促进 2 型糖尿病的发生与发展。炎症能够增加巨噬细胞黏附于血管内皮，导致血管内膜异常增生和内皮损伤。梓醇能够减轻糖尿病大鼠 TNF-α、MCP-1、VCAM-1、TGF-β₁ 和胶原蛋白Ⅳ，通过降低炎症刺激、血管纤维化和细胞外基质聚集，防治糖尿病大血管病变。

穿心莲内酯能够通过抑制 STZ 糖尿病小鼠心肌炎症和氧化应激，并能抑制心肌细胞凋亡，改善心肌纤维化和心肌肥厚，其机制与穿心莲内酯抑制 NADPH 氧化酶激活和增加 Nrf2 表达封闭高血糖诱导的超氧自由基（ROS）生成，调控 NF-κB 介导的相关炎症有关。

2. 黄酮类

葡萄籽原花青素是一种多酚类化合物，属生物黄酮类，具有强大的抗氧化和抗非酶糖基化作用。它能够显著抑制糖基化终末产物（AGEs）诱发血管内皮细胞（VEC）糖基化终末产物受体的表达和选择性抑制血管细胞黏附分子的分泌，从而保护 VEC 的糖基化损伤。进一步研究表明，葡萄籽原花青素对糖尿病大鼠主动脉具有保护作用，与其能够调节糖尿病时细胞运动、信号转导和应激反应相关蛋白如载脂蛋白 A−I、ATP 合酶、热休克蛋白 27 和过氧化氢酶等的表达有关。

姜黄素能够降低动脉粥样硬化患者血清低密度脂蛋白（LDL），增加高密度脂蛋白（HDL），能够改善 2 型糖尿病患者的内皮功能。姜黄素能够抑制氧化应激和炎症反应，其机制与调节 PPARγ 和 Nrf2 活性有关。

葛根素可通过对抗肾上腺素的升血糖作用使四氧嘧啶诱导的糖尿病小鼠模型血糖降低，亦可抑制 α−葡萄糖苷酶活性，增加葡萄糖消耗和糖原合成，调控机体血糖水平。葛根素对过氧化氢（H_2O_2）诱导的自由基生成有抑制作用，并增加离体胰岛细胞的过氧化氢酶和超氧化物歧化酶（SOD）活性，提示葛根素可能是通过刺激抗氧化酶的活性来保护胰岛免受氧化应激损伤，能有效防止糖尿病患者胰岛细胞受到活性氧的毒性作用。可见，葛根素可通过阻止蛋白糖基化的进程，减少血清 AGEs 的形成，抑制 H_2O_2 诱导的自由基生成，减少胰岛细胞的氧化损伤，有效调控血糖水平。葛根素能够降低 STZ 诱导的糖尿病大鼠血清 INS、GHb、PGE_2、ET、H_2O_2 和 NO 水平，抑制主动脉 ICAM−1、LOX−1、NOX−2、NOX−4 和 NF−κB 的表达。

3. 多糖类

黄芪多糖通过抑制 STZ 诱导的糖尿病仓鼠血管紧张素 Ang II 活化的 ERK1/2 改善其心功能和心肌纤维化。黄芪多糖还能够促进心肌 GLUT−4 基因表达抑制 PPAR α 基因表达以改善心肌糖代谢紊乱。此外，黄芪多糖能够通过调节高糖环境下大鼠心肌细胞 H9C2 细胞线粒体中 Bcl−2/Bax 的比值，降低细胞色素 C 的释放，减轻 Caspase 级联反应以减轻细胞凋亡。

4. 生物碱类

川芎嗪通过保护内皮细胞、抑制血管平滑肌增殖、减轻氧化应激、抑制炎症，以抗 AS。并能够通过降低 ROS 生成，抑制 Akt/eNOS 磷酸化，减少内皮细胞 NO 生成。此外，川芎嗪还能够改善高血糖诱导的线粒体损伤。通过抑制 ERK 和 p38MAPK 通路抑制血管平滑肌（VSMC）增殖。

小檗碱。研究糖尿病大鼠结果显示，长期使用小檗碱不仅降低血糖值，还能降低血压值并改善血管舒张功能。此外，小檗碱能够显著增加血管平滑肌细胞（VSMCs）中 BKCa $β_1$ 亚基的功能。表明 BKCa 通道的激活可能是小檗碱保护血管的潜在机制。

红景天苷作为红景天主要成分红景天苷（SAL）有明显的降血糖作用，同时对糖尿病血管病变有改善作用。研究结果表明，SAL 不仅改善脑血管松弛，同时也增加了大电导钙激活钾通道（large conductance Ca^{2+}−activated K^+ channels，BKCa）$β_1$ 亚基的蛋白和 mRNA 表达水平。对于糖尿病大鼠，SAL 增强 BKCa 全细胞和单通道在脑血管平滑肌细胞（VSMCs）中的活动。SAL 能够通过恢复 BKCa 的功能改善糖尿病大鼠脑血管平滑肌细胞的血管舒张功能，这可能是 SAL 对于糖尿病血管保护的潜在机制。同时，SAL 通过抑制平滑肌细胞中的钙离子通道实现降低血压的效应，减轻糖尿病 GK 大鼠的脑血管收缩活动，这可能为糖尿病患者的血管并发症提供一种新型治疗方法。

SAL 作为红景天的主要成分对糖尿病 GK 大鼠有明显的降血糖、降血压及血管保护作用。研究结果显示，SAL 能够通过恢复 BKCa 的功能改善糖尿病大鼠脑血管平滑肌细胞的血管舒张功能，这可能是 SAL 对于糖尿病血管保护的潜在机制。同时，SAL 通过抑制平滑肌细胞中的钙离子通道实现降低血压的效应，减轻糖尿病 GK 大鼠的脑血管收缩活动，这有可能为糖尿病患者的血管并发症提供一种新的治疗方法。

SAL 还可改善 STZ 诱导的糖尿病大鼠的血管扩张，促进糖尿病大鼠血管平滑肌细胞 bkCa−$β_1$ 亚基功能的恢复，这可能是其保护糖尿病大鼠血管病变的机制之一。

5. 其他

丹酚酸 A 是一种重要的内源性抗氧化剂，能够对抗 ROS 诱导的心脏损伤和内皮功能障碍，机制与其升高 GSH 水平有关。其对糖尿病伴随高同型半胱氨酸的血管具有保护作用。其抗氧化应激的机制与调节

Nrf2 相关抗氧化酶血色素氧化酶 1（HO－1）、醌氧化还原酶抗体 1（NQO－1）和谷胱甘肽过氧化物酶（GSH－Px）等相关。

丹酚酸 B 能够通过抑制炎症反应，改善氧化应激，调节白细胞黏附以及内皮细胞生成 NO 发挥心血管保护作用。通过诱导 Nrf2 介导的 HO－1 表达抑制巨噬细胞 NO 生成和 iNOS 表达、抑制血小板源性生长因子诱导的新生内膜增生。丹酚酸 B 通过降低 STZ 诱导的糖尿病大鼠氧化应激和细胞凋亡以显著降低血糖，改善糖耐量。此外，丹酚酸 B 对高糖环境下的血管内皮细胞还具有保护作用，其机制与减轻内皮细胞 ROS 形成，恢复 eNOS 活性等有关。丹酚酸 B 对自发性糖尿病大鼠的大血管具有明显的保护作用，其可能的机制为降低血压、抗炎以及降低 VEGF 的表达。丹酚酸 B 通过作用于 Toll 样受体（TLR）信号通路抑制巨噬细胞 MMP－9 的生成，通过抑制 NF－κB 及其下游蛋白如 CCNE2 和 CDC6，抑制 MAPK 途径相关蛋白包括 JNK、ERK 和 p38 发挥抗炎作用。

丹参酮。内皮型一氧化氮合酶（eNOS）和一氧化氮（NO）的表达在糖尿病大鼠中显著降低，导致内皮依赖性舒张的病理损伤。丹参酮 II A（Tan II A）改善糖尿病大鼠 eNOS 与 NO 的异常，同时缓解内皮依赖性舒张。Tan II A 通过多种机制增加 eNOS 表达和活性，包括调节 mRNA 和蛋白质半衰期等方式。Tan II A 抑制蛋白磷酸酶 2A（PP2A）从细胞质向膜的转运，从而降低 PP2A－A/eNOS 的相互作用，阻止 eNOS 去磷酸化，改善糖尿病大鼠血管内皮依赖性舒张的损害。

大蒜素能改善糖尿病大血管病变，抑制内皮细胞凋亡，改善细胞在高糖/缺氧状态下的生存状况，其机制与抑制 PKC 途径，继而降低 ROS 生成，下调 NF－κB，减少内皮损伤有关。

白藜芦醇对心血管的保护归于其抗炎、抗氧化应激、内皮保护、抗血小板聚集以及增加胰岛素敏感的作用。白藜芦醇能够通过调节 SIRT1、AMPK 和 ROS，恢复高血糖诱导的内皮细胞的 NO 生物利用度。此外，白藜芦醇能够下调高糖环境下平滑肌细胞 NF－κB 的表达，降低其增殖和迁移，减缓 AS 斑块的形成。还有研究表明，白藜芦醇能够通过抑制 PPARγ 活化进而抑制 RAGEs 表达，干预 AGEs 对巨噬细胞脂质稳态的破坏。

水飞蓟宾磷脂复合物（水林加）通过降低血管非对称性二甲基精氨酸（ADMA）的水平，显著改善 db/db 小鼠的血管内皮功能障碍。

（杨鑫伟　许利平）

第二十四章

治疗糖尿病大血管病变常用中成药

第一节　糖尿病与心血管疾病

一、概述

糖尿病心血管疾病，主要包括三方面，一是冠心病，由于冠状动脉粥样硬化性病变引起，是最常见的糖尿病心血管疾病；二是糖尿病心肌病，由于心肌广泛缺血坏死等引起的心衰、心律失常等；三是糖尿病心脏自主神经病变，表现为体位性低血压、心律异常等。本章节探讨的内容涵盖了包括冠心病、心律失常、急性冠脉综合征、急慢性心衰以及 PCI 术后状态等多种疾病状态。在中医学上分属于"胸痹""胸痛""心悸"等范畴。其病机主要为本虚标实，本虚为阴阳气血亏虚，标实为痰瘀阻塞，致使血脉不通而发病。

二、中成药治疗的优势

在治疗中，中成药治疗具有其他治疗方法不可替代的优势。具体特色有：

（1）中成药治疗从整体调节入手，作用于多个病理环节。如复方丹参滴丸是以水溶性丹参素、三七皂苷为主要成分的一种纯中药制剂，具有活血通脉、化瘀止痛之功效，使瘀血消散，气血调达，可治疗胸痹心痛。

（2）中成药可以急则治标、缓则治本。以麝香保心丸为例，急救时舌下含服可以迅速缓解心绞痛症状，长期服用可以增加功能性和结构性的冠状动脉侧支循环。

（3）中成药可以被长期使用，并可取得一定疗效。

（4）中成药使用方便，提高患者依从性，从而保证疗效。某些经典中成药如麝香保心丸、复方丹参滴丸等的治疗费用低廉，在一定程度上可减轻患者的经济负担。

三、辨证使用中成药

在临床治疗糖尿病心血管疾病应根据患者的不同证候、病机特点和不同阶段辨证使用中成药。常用的中成药有活血化瘀类、芳香温通类、益气通络类。如冠心病急性冠脉综合征多属气滞、血瘀、寒凝，闭阻血脉，不通则痛，宜选择芳香温通类及活血化瘀类；冠心病稳定期则正虚邪实并存，或正虚邪恋状态，或 PCI 术后，或者劳力性心绞痛，劳则气耗，病机多为气虚血瘀者，宜选用益气通络类；不稳定型心绞痛因血小板激活、微血栓形成，斑块不稳定，凝血酶原激活，血纤维蛋白水平升高，其病机以血瘀为主，当以活血化瘀类为主；自发性心绞痛多为阳虚、寒凝、气滞，当以芳香温通类为主。

从现代药理学角度来看，活血化瘀中成药针对"血"，侧重血液流变学的改善，具有降低血黏度、抑制血小板聚集、防止血栓形成，甚可见溶栓的作用；芳香温通药针对"脉"，芳香温通药侧重对血管的作用和保护，具有保护血管内皮、阻遏动脉粥样硬化进展、稳定血管斑块以及促进缺血心肌血管新生的作用。芳香温通药常常能快速缓解胸闷、胸痛心绞痛症状。因此对于动脉粥样硬化病变严重、胸闷憋气症状明显的患者较为适合。益气通络药则侧重改善心功能、改善体质。心肌缺血可以使心功能减退，临床多见胸闷心悸、气短乏力、自汗、脉细弱或结代等心气虚证。益气通络法可以有效温补阳气、活血化瘀，改善心功能，拮抗神经内分泌系统的异常激活，延缓心衰进展；同时可促进 PCI 术后患者的恢复，控制心绞痛发作，减少并发症，提高冠心病血运重建后的中远期疗效，在冠心病患者体能恢复中显示出优势。

（一）活血化瘀类药

1. 活血化瘀药主要是侧重血液流变学方面的改善

中国传统医学认为：胸痹、心痛为本虚标实之证，主要病机为心脉痹阻，血瘀常贯穿本病始终，因此活血化瘀成为治疗胸痹心痛的根本大法。对于糖尿病合并冠状动脉粥样硬化性心脏病的患者，活血化瘀药能有效改善血液高凝状态、抑制血小板聚集、防止血栓形成，随着血黏度的降低和瘀阻的解除，循环状态得以改善。活血化瘀药的代表药物常为含有丹参、三七、水蛭、蜈蚣等活血化瘀成分的制剂，在冠心病的防治中具有很重要的作用，临床实践和实验皆证明其疗效显著。活血化瘀药物对糖尿病合并冠心病患者的干预是多方面的，从现代药理角度看，活血化瘀药具有扩张冠状动脉、改善心肌缺血、降低心肌耗氧、改善血液流变学、保护血管内皮细胞、预防冠脉内血栓形成等作用，可用于糖尿病合并稳定型心绞痛、心肌缺血等表现为血瘀证者。

2. 使用活血化瘀药的注意事项

活血化瘀药也存在一定程度的副作用及潜在的危险。国家药品不良反应检测中心近年的报告显示：活血化瘀药也存在一定程度的副作用及潜在的危险性。国家药品不良反应监测中心近年的报告显示，部分患者服用活血化瘀药可出现过敏反应，此外还可引起口腔黏膜溃疡，诱发急性闭角型青光眼、糜烂性胃炎、消化道出血、血小板减少等不良反应。然而在临床上往往对此不够重视，需要指出的是，具有以下情况的病患应慎重使用活血化瘀类药物：①脑出血，从医学角度来说就是出血性脑卒中，虽然活血化瘀的药物不会再导致脑出血，但是使用原则需排除凝血障碍导致的继发性脑出血，所以急性脑出血期使用活血化瘀的药物必须先做出血功能和凝血功能的检测，以保证用药的安全；②长期服用阿司匹林的患者，再服用活血化瘀药物可能与抗凝药物产生叠加作用，故患者在服用活血化瘀药物的时候，要随时监测血小板计数、出凝血指标等；③患者脑部检查发现有先天性血管畸形、动脉瘤等情况时，应慎用或忌用活血化瘀药，以防脑血管破裂而导致脑出血；④对合并肝病、肝硬化患者，由于血小板减少和凝血因子缺乏，再加上食管、胃底静脉曲张等因素，如果长期使用活血化瘀药可诱发胃肠道出血。

（二）芳香温通类药

1. 芳香温通药主要是侧重对血管的作用和保护

现代药理学研究表明，芳香温通类药物多含有挥发油，对口腔、呼吸道黏膜神经末梢，特别是对冷觉感受器有选择性兴奋作用，使冠状动脉的调节发生反射性变化，具有解除血管痉挛，扩张血管，增加冠状动脉血流量的作用，并能减少心肌耗氧量，提高耐缺氧能力。目前，芳香温通类药物的代表药是麝香保心丸，其主要是由一些芳香类药物如麝香、苏合香以及温性药物肉桂、人参等构成。芳香类药物具有走窜通脉作用，温性药物肉桂又可避免冰片等寒性药物导致的胃肠不适等不良反应，同时能够补气，防止芳香类药物长期使用引起的"散气"。麝香保心丸除有扩张冠状动脉、缓解心肌缺血的作用外，还可以保护血管内皮、阻遏动脉粥样硬化、抑制血管炎症、稳定易损斑块等。近年的研究结果表明，麝香保心丸等药物具有明显的促血管生成活性，可促进血管内皮细胞增殖并形成管腔结构，增加心肌内血管密度，从而达到侧支循环，减少心肌缺血和心肌梗死面积的作用，对改善远期预后具有重要意义。

芳香温通之剂可以温经散寒，芳香透窍，故有迅速温寒止痛的作用，可用于由于寒凝血脉、心络痹阻引起的急性冠脉综合征。比如因寒邪引起的心绞痛，表现为痛势较剧，来去突然，每因天气骤降或受寒后诱发，病人往往面色苍白、口唇青紫、手足不温。

2. 使用芳香温通药的注意事项

以芳香温通药为代表的麝香保心丸为例，临床使用中应注意，因药物中含有麝香，故妊娠妇女禁用。

在舌含服麝香保心丸过程中，部分患者可出现唇舌麻木现象，改为吞服后即可解除。

（三）益气通络类药

1. 益气通络类药可促瘀血消散

益气可生血运血以护脉，气为血之帅，气行则血行，气虚则血滞，益气可增强血行之动力，促进瘀血之消散，与活血药相合，使已瘀之血得化，已滞之血得行，二者相合，则可致气足而鼓动有力，瘀消而血行流畅。四物汤在地、芍、归的组成上加上了"开郁结，通络脉"的川芎，清代张秉成在《成方便读》中解释道"血虚多滞，经脉隧道，不能温利通畅……故必加以当归、川芎辛香温润，能养血而行血中之气，以流动之"。归芎同用共达畅达血脉之功，活血行血以生新。并且，补气药在改善血液流变性，促进血液运行，保护血管，修复血管损伤的同时，又能改善脏腑功能，健脾强心，从而改善了血瘀络阻的病理状态。对糖尿病血管病变的治疗具有重要的积极作用，可用于改善心律失常、PCI 术后恢复期等等。

2. 现代药理对益气通络药的认识

现代药理研究证明黄芪中的主要有效成分黄芪多糖不仅能刺激免疫器官淋巴组织增生、提高细胞免疫功能、调节细胞因子活性、抑制活性氧自由基产生等免疫调节，从而保护胰岛 β 细胞不受免疫性损害以及保护心肌超微结构作用，而且具有双向调节血糖的功能，对正常小鼠的血糖含量无明显影响，但却使葡萄糖负荷后小鼠的血糖水平显著下降；能改善糖尿病的物质代谢和慢性并发症，改善血黏度和红细胞变形能力，降低血糖和保护血管内皮细胞，改善血液循环，起到保护心脏、肾脏和预防糖尿病的作用。而归心、肺、脾经，大补元气的人参，人参皂苷具有增强心肌收缩力、降低血管阻力及心肌耗氧量，改善缺血心肌代谢、抑制血小板聚集和氧自由基产生的作用，它能使急性心肌梗死大鼠血浆蛋白活性和血浆纤溶酶原激活物活性升高，纤溶酶原激活物抑制剂活性降低，改善心脏功能和血液循环的状态，并能降低血糖，改善糖尿病病人整体状况，对糖尿病血管病变起到治疗作用。

第一类　活血化瘀类

1. 活血通脉胶囊

【组成】水蛭。

【性状】本品为胶囊剂，内容物为棕黄色至深褐色的颗粒；气腥，味淡。

【功效】破血逐瘀，活血散瘀，通经，通脉止痛。

【适应病证】血瘀重证。用于癥瘕痞块，血瘀痛经或闭经，跌打损伤，及高脂血症，见有眩晕、体胖等属于痰瘀凝聚者，糖尿病合并冠心病心绞痛，属血瘀重证者，症见胸闷、胸痛、痛有定处、舌质紫暗或有瘀点、瘀斑等症状表现。糖尿病下肢血管病变，色紫暗或苍白，刺痛，入夜尤甚。

【用法用量】口服，一次 2～4 粒，一日 3 次，或遵医嘱。

【药性分析】活血通脉胶囊主要成分是水蛭，水蛭又称蚂蟥，现代中医药典中认为水蛭具有破血通经、消积散瘀、消肿解毒和堕胎等功效。在我国古书《神农本草经》中已有记载，其具有很高的药用价值，经以干燥全体入药，含蛋白质，具有活血、散瘀、通经的功效。该药具有破血逐瘀作用，活血力量较强，有出血倾向人群要慎用。水蛭为异体蛋白，容易对异体蛋白过敏者慎用。

【注意事项】孕妇禁用。

2. 血府逐瘀胶囊（口服液）

【组成】桃仁（炒）、红花、赤芍、川芎、枳壳（麸炒）、柴胡、桔梗、当归、地黄、牛膝、甘草。

【性状】胶囊剂为硬胶囊，内容物为棕色至棕褐色颗粒和粉末；气辛，味微苦。口服液为深棕色液体，气辛，味微苦。

【功效】活血祛瘀，行气止痛。

【适应病证】血瘀证，气滞血瘀证。胸痹、头痛日久，痛如针刺而有定处、内热烦闷、心悸失眠、急躁易怒。

【用法用量】口服，一次6粒，一日2次，或遵医嘱。

【药性分析】方中炒桃仁苦泄甘润性平，善破血行瘀；红花辛散温通，善活血通经、散瘀止痛，两药相须为用，活血化瘀力强，故共为君药。地黄甘苦寒而滋养清泄，善凉血清热以除瘀热；川芎辛行温散，善行气活血、祛风止痛；赤芍苦泄寒清，善清热凉血、散瘀止痛；当归甘补辛行温通，善补血活血行瘀；牛膝苦泄酸甘性平，善逐瘀通经、引血下行。五药相合，既助君药活血化瘀、止痛，又滋养阴血使活血祛瘀而不伤正，故共为臣药。柴胡辛行苦泄微寒，善疏肝解郁、升举清阳；桔梗苦泄辛散而平，善宣散肺气，以利"宽中理气"，并载药上行；炒枳壳苦辛泄降而平，善理气宽中。三药同用，能升降上焦之气机而宽胸行气，气行则血行瘀散痛止，故共为佐药。甘草甘平，既调和诸药，又缓急止痛，故为使药。全方配伍，苦辛泄散，共奏活血祛瘀、行气止痛之功，故善治气滞血瘀之胸痹，头痛日久。

【注意事项】忌食辛冷食物；孕妇禁用。

3. 复方丹参片

【组成】丹参、三七、冰片。

【性状】本品为糖衣片或薄膜衣片，除去包衣后显棕色至棕褐色；气芳香，味微苦。

【功效】活血化瘀，理气止痛。

【适应病证】用于气滞血瘀所致的胸痹，糖尿病合并冠心病、心绞痛，症见胸闷，心前区刺痛，痛有定处，夜间尤甚，面色黧黑，或唇甲青紫，或皮下瘀斑，舌暗有瘀斑，舌下脉络曲张，脉涩或结代。

【用法用量】口服，一次3片，一日3次。

【药性分析】方中丹参祛瘀止痛，活血养血，清心除烦为主药。辅以三七活血通脉，化瘀止痛。佐以冰片芳香开窍，行气止痛。诸药相配，共奏活血化瘀、芳香开窍、理气止痛之功。

【不良反应】个别病人有胃肠不适和作呕。

【禁忌】尚不明确。

【注意事项】孕妇慎用；肝肾功能异常者慎用；忌食生冷、辛辣、油腻食物，忌烟酒、浓茶。若症状未缓解，应及时到医院就诊。药品性状发生改变时禁止使用。

【贮藏】密封。

【有效期】24个月。

4. 复方丹参滴丸

【组成】丹参、三七、冰片。

【性状】本品为棕色的滴丸，或为薄膜衣滴丸，除去包衣后显黄棕色至棕色；气香，味微苦。

【功效】活血化瘀，理气止痛。

【适应病证】用于治疗糖尿病合并胸痹、冠心病、心绞痛；血热瘀滞所致的心火上炎、血热上冲、口干咽燥、心前区刺痛。

【用法用量】吞服或舌下含服，一次10丸，一日3次，4周为一个疗程；或遵医嘱。

【药性分析】方中性微寒丹参祛瘀止痛，活血养血，凉血除烦为主药。辅以三七活血通脉，化瘀止痛。佐以冰片芳香开窍，行气止痛。诸药相配，共奏活血化瘀、芳香开窍、理气止痛之功。研究表明此药对心肌缺血有保护作用，并可明显增加冠脉流量。

【注意事项】偶见胃肠道不适。孕妇慎用。

5. 脉血康胶囊

【组成】水蛭。

【性状】本品为肠溶胶囊，内容物为灰褐色颗粒或粉末；气微腥，味咸。

【功效】破血，逐瘀，通脉止痛。

【适应病证】用于治疗糖尿病合并血瘀，用于癥瘕痞块，血瘀经闭，跌打损伤。

【用法用量】口服，一次 2～4 粒，一日 3 次。

【药性分析】脉血康胶囊的活性成分为水蛭素，对凝血酶有极强的抑制作用，是迄今为止所发现最强的凝血酶天然特异抑制剂。临床研究表明，水蛭素能高效抗凝血、抗血栓形成，以及阻止凝血酶催化的凝血因子活化和血小板反应等进一步血瘀现象。此外，它还能抑制凝血酶诱导的成纤维细胞的增殖和凝血酶对内皮细胞的刺激。与肝素相比，它不会引起出血，也不依赖于内源性辅助因子。

【注意事项】孕妇禁用。

6. 地奥心血康胶囊

【组成】黄山药或穿龙薯蓣根茎的提取物。

【性状】本品为硬胶囊，内容物为浅黄色或浅棕黄色的颗粒和粉末；味微苦。

【功效】活血化瘀，行气止痛。

【适应病证】预防和治疗糖尿病合并冠心病、心绞痛以及瘀血内阻之胸痹、眩晕、气短、心悸、胸闷或痛症，舌质紫暗或有瘀斑，脉弦涩或结代。

【用法用量】口服，一次 1～2 粒，一日 3 次，饭后服用，或遵医嘱。

【现代药理】本品可扩张冠脉血管，改善心肌缺血。临床研究表明本品有对抗心肌缺血、改善心脏和血管功能、改善微循环，降低血小板聚集率、调节血脂水平等有很好的疗效。本方具有减慢心率、降低血压、减少心肌负荷和心肌耗氧量的作用，还能增加冠脉血流量及心肌营养血流量，改善末梢循环的作用，对心肌缺血有明显的保护作用，能缩小心肌梗死范围，减轻心肌损伤程度。

【不良反应】偶有头晕、头痛，可自行缓解。极少数病例空腹服用有胃肠道不适。

【注意事项】月经期妇女及有出血倾向者慎用。

7. 正心泰胶囊

【组成】槲寄生、黄芪、葛根、丹参、山楂、川芎。

【性状】本品为硬胶囊，内容物为棕褐色的粉末；气微，味微苦。

【功效】补气活血，化瘀通络。

【适应病证】气虚血瘀所致的胸痹；冠心病心绞痛见上述证候者。用于冠心病心绞痛属肾亏兼气虚血瘀证类，症见胸痛，胸闷，腰膝酸软，眩晕，心悸，乏力等。

【用法用量】口服，一次 4 粒，一日 3 次，或遵医嘱。

【药性分析】方中黄芪补气行滞为君药。丹参、川芎活血化瘀为臣药。槲寄生补益肝肾；葛根、山楂行瘀化浊，共为佐药。诸药合用，共奏益气活血、化瘀通络之功。

【现代药理】抗心肌缺血，扩张冠脉，降低心耗氧量，具有心肌保护作用，降压，抗心律失常，降低心肌细胞的兴奋性和传导性，降血脂，防止脂质形成以及动脉粥样硬化斑块形成，抗凝，抗血栓，抑制血小板凝集，抗氧化。

【注意事项】孕妇慎用。

8. 心可舒胶囊（片）

【组成】丹参、葛根、三七、山楂、木香。

【性状】本品为糖衣片，除去糖衣后显棕色；气微，味酸、涩。

【功效】活血化瘀，行气止痛。

【适应病证】用于冠心病、心绞痛。气滞血瘀引起的胸闷、心悸、头晕、头痛、颈项疼痛；冠心病心绞痛、高血脂、高血压、心律失常见上述证候者。

【用法用量】口服，一次 4 粒，一日 3 次；或遵医嘱。

【药性分析】方中丹参苦能泄散，微寒清凉，善活血化瘀、通脉止痛，故为君药。葛根甘辛而平，善通经活络，《本草拾遗》云其"破血"；三七苦泄温通甘补，善活血化瘀、通经止痛。二药相合，助君药活血化瘀、通脉止痛，故共为臣药。山楂酸甘微温，善活血消积、化瘀降脂，故为佐药。木香辛行苦泄温通，善行气止痛，使气行血行，故为使药。全方配伍，辛苦泄散，共奏活血化瘀、行气止痛之功，故善治气滞血瘀引起的胸闷、心悸，或冠心病心绞痛、高血脂、高血压、心律失常见上述证候者。

【注意事项】牛乳过敏者禁用。心阳虚患者不宜用。

9. 九气拈痛丸

【组成】醋延胡索、醋香附、木香、陈皮、郁金、醋莪术、五灵脂（醋炒）、高良姜、槟榔、甘草。

【性状】本品为黄褐色至棕褐色的水丸；气香，味苦、辣。

【功效】活血化瘀，理气止痛。

【适应病证】用于治疗糖尿病合并气滞血瘀胸胁胀满疼痛，痛经。

【用法用量】口服，一次 1~1.5 袋，一日 2 次。

【药性分析】方中醋延胡索辛散苦泄温通，能"行血中气滞，气中血滞"，善活血散瘀、理气止痛；醋香附芳香辛行苦泄，善疏肝理气止痛。二药合用，善理气活血止痛，故共为君药。木香辛行苦泄温通，善行气止痛；陈皮辛行苦泄温化，善理气和胃；郁金辛行苦泄寒清，善活血止痛、行气解郁；醋莪术苦泄辛散温通，善破血散瘀、行气止痛；醋炒五灵脂苦泄温散，善活血祛瘀止痛。五药合用，助君药理气活血止痛之功，故共为臣药。高良姜辛散温通，善散寒止痛；槟榔辛散苦泄，善行气消积、导滞除满，故共为佐药。甘草甘平，调和诸药，故为使药。全方配伍，辛行苦泄温通，共奏理气、活血、止痛之功，故善治气滞血瘀之胸胁胀满疼痛、痛经。

【注意事项】孕妇禁忌。本品含有辛温香燥之品，易助热生火，故胃热引起的胃痛忌用。服药期间饮食宜清淡，忌食生冷、辛辣、油腻之品，戒烟酒。

10. 元胡止痛片

【组成】醋延胡索、白芷。

【性状】本品为糖衣片或薄膜衣片，除去包衣后，显棕褐色；气香，味苦。

【功效】活血化瘀，理气止痛。

【适应病证】用于治疗糖尿病合并气滞血瘀胁痛、胃痛、头痛及痛经。

【用法用量】口服，一次 4~6 片，一日 3 次，或遵医嘱。

【药性分析】方中延胡索辛散苦泄温通，善活血祛瘀、行气止痛，醋制止痛力强，故为君药。白芷辛散温通，走气走血，善祛风散寒、通窍止痛，助延胡索活血行气止痛，故为臣药。全方配伍，辛散温通，共奏行气活血止痛之功，故善治气滞血瘀所致之胁痛、胃痛、头痛及痛经等。

【注意事项】遵医嘱。

11. 镇心痛口服液

【组成】党参、三七、醋延胡索、地龙、薤白、炒葶苈子、肉桂、冰片、薄荷脑。

【性状】本品为深棕红色液体；气香，味苦，微酸。

【功效】益气活血，通络化痰。

【适应病证】气虚血瘀，痰阻脉络；冠心病心绞痛见上述证候者。糖尿病合并冠心病、心绞痛，气虚血瘀痰阻证类胸痹，症见胸痛、胸闷，心悸气短，乏力，舌暗有瘀斑，苔白腻，脉弦细或濡。

【用法用量】口服，一次 20ml，一日 3 次。3 周为一疗程，可连续服用，或遵医嘱。

【药性分析】方中党参补中益气，三七活血通络，醋延胡索理气止痛，地龙活血通络，薤白通阳散结、行气导滞，炒葶苈子祛痰，肉桂温阳散寒、活血通经，冰片通窍止痛，薄荷脑祛风止痛。诸药合用，共奏益气活血、通络化痰之功。

【现代药理】抗高凝、高聚状态，改善血流变指标。

【注意事项】孕妇慎用；本品久存后可出现轻微沉淀，请振摇均匀后服用，不影响功效。

12. 心脑康胶囊

【组成】丹参、赤芍、九节菖蒲、地龙、川芎、红花、远志（蜜炙）、牛膝、鹿心粉、酸枣仁（炒）、制何首乌、枸杞子、葛根、泽泻、郁金、甘草。

【性状】本品为硬胶囊，内容物为棕黄色至深棕色颗粒或粉末，味苦。

【功效】益阴活血，通络止痛。

【适应病证】冠心病，心绞痛以及脑动脉硬化，瘀血阻络所致的胸痹、眩晕、头痛；糖尿病合并冠心病心绞痛、脑动脉硬化，症见胸闷，心前区刺痛，痛有定处，夜间尤甚，面色黧黑，或唇甲青紫，或皮下瘀斑，舌暗有瘀斑，舌下脉络曲张，脉涩或结代。

【用法用量】口服，一次4粒，每日3次。

【药性分析】方中丹参、赤芍、川芎、红花活血化瘀，宣痹止痛，共为君药。九节菖蒲、郁金、远志、地龙开窍通络；葛根、泽泻升清降浊，宁脑利窍，共为臣药。制何首乌、枸杞子、鹿心粉、牛膝调补肝肾；酸枣仁宁心安神，共为佐药。甘草和中缓急，调和诸药，为使药。诸药合用，共奏活血化瘀、通窍止痛之功。

【现代药理】抗高凝、高聚状态，改善血流变指标。扩张血管，增加冠脉血流量。

【注意事项】孕妇禁用。饭后服用。若出现剧烈心绞痛、心肌梗死，并伴有气促、汗出、面色苍白者，应及时急诊救治。

13. 山海丹胶囊

【组成】三七、人参、黄芪、红花、山羊血、决明子、葛根、佛手、海藻、何首乌、丹参、川芎、麦冬、灵芝、香附、蒲黄。辅料为淀粉。

【性状】本品为胶囊剂，内容物为深棕色粉末；味微苦。

【功效】活血通络。

【适应病证】心脉瘀阻，胸痹，冠心病见有上述证候者，对糖尿病以及慢性肾脏疾病所致的心脑血管疾病也有明确疗效。冠状动脉粥样硬化引起的冠心病心绞痛、心律失常、心梗、缺血性脑血管疾病。糖尿病合并冠心病、心绞痛，症见胸闷，心前区刺痛，痛有定处，夜间尤甚，面色黧黑，或唇甲青紫，或皮下瘀斑，舌暗有瘀斑，舌下脉络曲张，脉涩或结代。

【用法用量】口服，一次5粒，一日3次，饭后服用。

【药性分析】人参、红花、丹参益气活血，海藻具有止血、促进造血功能、抗肿瘤等功效，对于心血管系统具有强心、调节血管舒缩、抗血小板、降血脂、抗动脉粥样硬化、抗氧化、保护心肌等作用，对防治心血管疾病具有良好的效果。

【注意事项】服药期间少数病人有口舌干燥感，应多饮水。

14. 消栓通络胶囊

【组成】川芎、丹参、黄芪、泽泻、三七、槐花、桂枝、郁金、木香、冰片、山楂。

【性状】本品为硬胶囊，内容为黄棕色至棕褐色的颗粒和粉末；气香，味微苦。

【功效】活血化瘀，温经通络。

【适应病证】瘀血阻络所致的中风及高脂血症。脑血栓引起的精神呆滞，舌质发硬，言语迟涩，发音不清，手足发凉，活动疼痛。糖尿病合并冠心病、心绞痛，症见胸闷，心前区刺痛，痛有定处，夜间尤甚，面色黧黑，或唇甲青紫，或皮下瘀斑，舌暗有瘀斑，舌下脉络曲张，脉涩或结代。

【用法用量】口服，一次6粒，一日3次，或遵医嘱。

【药性分析】方中川芎辛温行散，为"血中之气药"，善活血行气、祛瘀止痛，故为君药。丹参苦泄散而微寒，善活血化瘀、通脉止痛；黄芪甘补温通，善补气行滞、促进血行；三七苦泄温通甘补，善活血化瘀、痛经止痛，并兼补气血；桂枝辛散温通，善温通心阳、温经通脉。四药合用，既助君药活血化瘀止痛之功，又能温通经络，故共为臣药。郁金辛散苦泄寒清，善活血凉血、行气止痛；木香辛行苦泄温通，善行气止痛、调畅气血；泽泻甘淡渗利而寒，善清热利湿、降浊化脂；槐花苦寒清泄，善清肝凉血、降脂；山楂酸甘微温，善活血消滞、化瘀降脂。五药相合，既活血化瘀、消积降脂，以助君臣药活血化瘀通络之功；又清热凉血，以佐制辛温燥散之品，故共为佐药。冰片辛散苦泄，芳香走窜，微寒清凉，既善开窍止痛、醒神化浊，又能引导诸药直达病所，故为使药。全方配伍，辛通泄降，共奏活血化瘀、通经活络之功，故善治瘀血阻络所致的中风，症见神情呆滞、言语謇涩、手足发凉、肢体疼痛；缺血性中风及高脂血症痰浊与瘀血互结者，用之亦佳。

【注意事项】孕妇忌用。禁食生冷、辛辣、动物油脂食物。药品性状发生改变时禁止服用。

15. 利脑心胶囊

【组成】丹参、川芎、葛根、地龙、赤芍、红花、郁金、制何首乌、泽泻、枸杞、酸枣仁（炒）、远志、九节菖蒲、牛膝、甘草。

【性状】本品为胶囊剂，内容物为棕黄色的粉末；味苦。

【功效】活血祛瘀，行气化痰，通络止痛。

【适应病证】气滞血瘀，痰浊阻络，胸痹刺痛、绞痛，固定不移，入夜更甚，心悸不宁，头晕头痛。糖尿病合并冠心病、心肌梗死、心绞痛、脑动脉硬化、脑血栓等见上述证候者。

【用法用量】口服，一次4粒，一日3次，饭后服用。

【药性分析】方中丹参味苦性微寒，善于活血祛瘀，通经止痛；川芎辛散温通，活血祛瘀，行气止痛；葛根所含总黄酮能降低血压和脑血管阻力，增加脑和冠状动脉血流量，降低血管阻力，减少心肌耗氧量，对抗垂体后叶素引起的冠状动脉血管痉挛，改善心肌代谢，改善脑及冠状动脉循环等，三者共为方中之主药。辅以地龙息风止痉，通经活络；红花、赤芍、牛膝活血祛瘀，通经止痛；郁金活血祛瘀，行气止痛。佐以远志、九节菖蒲益智祛痰，开窍宁神；何首乌、枸杞子补肝肾，益精血；泽泻降血脂、降血压。甘草益心气，缓急止痛，调和诸药，为方中之佐使药。诸药合用，共奏活血祛瘀、行气化痰、通络止痛之功。

【注意事项】脑出血急性期禁用。忌生冷、油腻食物。

16. 逐瘀通脉胶囊

【组成】水蛭、桃仁、虻虫、大黄。

【性状】本品为胶囊剂，内容物均为褐色的颗粒；气腥，味咸。

【功效】破血逐瘀，通经活络。

【适应病证】血瘀证，症见胸闷、胸痛、头晕、头痛、耳鸣、舌质黯红、脉沉涩；糖尿病合并冠心病、心绞痛，症见胸闷，心前区刺痛，痛有定处，夜间尤甚，面色黧黑，或唇甲青紫，或皮下瘀斑，舌暗有瘀斑，舌下脉络曲张，脉涩或结代。

【用法用量】口服，一次2粒，一日3次，4周为一疗程。

【药性分析】方中水蛭咸走血，苦泄散，力猛而性平不偏，善破血逐瘀、通经活络，故为君药。虻虫苦寒泄降，善破血通经、逐瘀活络，与水蛭相须为用，力大效宏，故为臣药。桃仁苦泄降而性平，善破血行瘀、润肠通便；大黄苦泄寒清，善逐瘀通经、泻热通肠。两药相合，既助君臣药破血逐瘀之力，又通肠泻热，故为佐药。全方配伍，苦寒泄散兼清降，共奏破血逐瘀、通经活络之效。故善治血瘀之眩晕，症见头晕、头痛、耳鸣，舌质黯红，脉沉涩；或高血压、脑梗死、脑动脉硬化等病见上述证候者。

【注意事项】孕妇及有出血倾向者忌用。素体虚及体虚便溏者慎用，或遵医嘱。

17. 消栓肠溶胶囊

【组成】黄芪、当归、赤芍、地龙、川芎、桃仁、红花。

【性状】本品为肠溶胶囊，内容物为淡棕黄色粉末；气微香、味微甜。

【功效】补气，活血，通络。

【适应病证】糖尿病合并胸痹，气虚血瘀，眩晕、肢麻、瘫软、昏厥、半身不遂，口舌歪斜，语言謇涩，面色㿠白，气短乏力，缺血性中风见上述证候者。

【用法用量】口服，一次2粒，一日3次。饭前半小时服用，或遵医嘱。

【药性分析】方中重用黄芪，其甘补微温，善补气行滞，使气旺血行瘀散，故为君药。当归甘补辛行温通，"补中有动，动中有补"，善补血活血；赤芍苦泄寒清，善活血散瘀止痛。两药合用，助君药活血通络，故为臣药。川芎辛行温通，为"血中之气药"，善行气活血；红花辛散温通，善活血通经；桃仁苦泄散而平，善破血祛瘀通经。诸药合用，助君臣活血行气通络，故共为佐药。地龙咸入血，性寒走窜，善通经活络、息风止痉，故为使药。全方配伍，补中有行，共奏补气、活血、通络之功，故善治气虚血瘀证所致的中风，症见半身不遂、口舌歪斜、言语謇涩、面色㿠白，气短乏力、缺血性中风见上述证候者。

【注意事项】孕妇忌服。阴虚阳亢证及出血性倾向者慎用。

18. 丹七片

【组成】丹参、三七。

【性状】本品为浅黄棕色的片；糖衣片或薄膜衣片，除去包衣后显浅黄棕色；气微，味微苦、甜。

【功效】活血化瘀，通脉止痛。

【适应病证】糖尿病合并瘀血痹阻所致的胸痹，心痛、眩晕头痛、经期腹痛。

【用法用量】口服，一次3～5片，一日3次。

【药性分析】方中丹参苦能泄散，微寒清凉，善活血化瘀、通脉止痛，故为君药。三七苦泄温通甘补，泄中兼补，善活血化瘀、通经止痛，兼补气血，故为臣药。两药合用，药简功专，共奏活血化瘀、通脉止痛之功，故善治瘀血痹阻所致的胸痹心痛、眩晕头痛、经期腹痛。二者合用可增加冠状动脉血流量；改善心肌收缩力，调整心率，调节血压；改善微循环系统，抑制血小板凝聚；降低血浆黏稠度，增加纤维蛋白溶解。

【注意事项】孕妇慎用。忌食生冷、辛辣、油腻食物。

19. 血塞通颗粒

【组成】三七。

【性状】本品为白色颗粒；味甘、微苦，水融化后透明，无沉淀。

【功效】活血祛瘀，通脉活络。

【适应病证】糖尿病合并冠心病心绞痛，心脉瘀阻胸痹心痛、胸闷气憋，脑路瘀阻中风偏瘫、肢体活动不利、口眼歪斜；中风后遗症及冠心病心绞痛属上述证候者。

【用法用量】开水冲服，一次1～2袋，一日3次。

【药性分析】三七苦泄温通，甘能补虚，走守兼备，泄中兼补，善活血化瘀、通经止痛，兼补气血。三七总皂苷是三七的提取物，功效与三七相似，有活血祛瘀、通脉活络作用，故善治瘀血阻络所致的中风偏瘫、肢体活动不利、口眼歪斜，或胸痹心痛、胸闷气憋；亦可用于中风后遗症及冠心病心绞痛属上述证候者。

【注意事项】孕妇慎用。或遵医嘱。

20. 愈风宁心片

【组成】葛根。

【性状】本品为糖衣片或薄膜衣片，除去包衣后显棕褐色；味微苦、甜。

【功效】解痉止痛，增强脑及冠脉血流量。

【适应病证】糖尿病合并高血压，头晕，头痛，颈项疼痛，冠心病心绞痛，神经性头痛，早期突发性耳聋。

【用法用量】口服，一次5片，一日3次。

【药性分析】方中葛根甘、辛，凉，归脾胃经。葛根解肌退热，生津，透疹，升阳止泻。用于外感发热头痛、项背强痛，口渴，消渴，麻疹不透，热痢，泄泻；高血压颈项强痛。

【注意事项】孕妇慎用。忌食生冷、辛辣、油腻食物。

21. 活血通脉片

【组成】鸡血藤、桃仁、丹参、赤芍、红花、降香、郁金、三七、、川芎、陈皮、木香、石菖蒲、枸杞子、酒黄精、人参、麦冬、冰片。

【性状】本品为黄褐色至棕褐色的素片、糖衣片或薄膜衣片，包衣片除去包衣后显黄褐色至棕褐色；气香，味微苦。

【功效】行气活血，通脉止痛。

【适应病证】用于治疗糖尿病合并冠状动脉硬化或高血压所致的冠心病、心绞痛，胸闷气短，心气不足，瘀血作痛。亦用于脑血栓、脑梗死、中风后遗症、脑动脉硬化、高脂血症。

【用法用量】口服，一次 5 片（大片）或一次 8 片（小片），一日 3~4 次；或遵医嘱。

【药性分析】方中以陈皮、木香、降香、郁金行气，加强活血止痛；人参补气，加强活血之功；鸡血藤、桃仁、丹参、赤芍、红花、三七、川芎活血通络止痛；石菖蒲开窍豁痰；再配合枸杞子补肝肾，麦冬养阴。全方行气活血而通络止痛。

【注意事项】孕妇慎用。

22. 心可宁胶囊

【组成】丹参、三七、人参、红花、水牛角、牛黄、冰片、蟾酥。

【性状】本品为胶囊剂，内容物为灰黄色粉末。有冰片香气，味甘、辛，有麻舌感。

【功效】活血散瘀，开窍止痛。

【适应病证】糖尿病合并冠心病，心绞痛，胸闷，心悸，眩晕。病毒性心肌炎和冠心病心绞痛。

【用法用量】口服，一次 2 粒，一日 3 次。

【药性分析】方中丹参、三七、红花活血祛瘀生新，人参补气通经，水牛角凉血清营。牛黄、蟾酥、冰片开窍醒神，其中牛黄另可化痰清热，蟾酥强心通阳止痛，配伍以上诸药共奏活血化瘀、开窍止痛之功。具有清除自由基，提高心肌细胞抗氧化能力，保护受损细胞免受破坏；另一方面能够改善缺血缺氧心肌，具有扩张冠脉和增加心肌收缩力的作用。故可用于病毒性心肌炎和冠心病心绞痛的治疗。

【注意事项】遵医嘱。

23. 康尔心胶囊

【组成】三七、人参、麦冬、丹参、枸杞子、何首乌、山楂。

【性状】本品为胶囊，内容物为棕黄色；味微苦。

【功效】益气活血、滋阴补肾。

【适应病证】用于糖尿病合并冠心病，增加冠脉血流量，降血脂。治疗气阴两虚，兼有瘀血之冠心病心绞痛，胸闷气短等。

【用法用量】口服，一次 4 粒，一日 3 次。

【药性分析】人参可以补气，固脱，生津，安神，益智；用于气短喘促，心悸健忘，口渴多汗，食少无力，一切急慢性疾病及失血后引起的休克、虚脱。麦冬可以养阴生津，润肺清心；用于肺燥干咳，虚痨咳嗽，津伤口渴，心烦失眠，内热消渴，肠燥便秘，咽白喉。全方有益气活血，滋阴补肾，增加冠脉流量，降血脂的功效，用于治疗冠心病，心绞痛，胸闷气短等症。

【注意事项】孕妇、经期妇女慎用。饮食宜清淡、低盐、低脂。食勿过饱。忌食生冷、辛辣、油腻之品，忌烟酒、浓茶。

24. 松龄血脉康胶囊

【组成】鲜松叶、葛根、珍珠层粉。

【性状】本品为胶囊剂，内容物为浅褐色的粉末；气微，味苦。

【功效】平肝潜阳，活血化瘀，镇心安神。

【适应病证】用于治疗糖尿病合并高血压病及原发性高脂血症，以及有头痛眩晕、急躁易怒、心悸失眠等属肝阳上亢见症者：眩晕，耳鸣，头目胀痛，口苦，头昏胀痛，心烦易怒，夜寐不宁，面红，口苦咽干，失眠多梦，急躁易怒，肢体麻木，舌红苔黄，脉弦或数。

【用法用量】口服，一次 3 粒，一日 3 次，或遵医嘱。

【药性分析】葛根主治伤寒温热、头痛项强（颈僵）、烦热消渴、泄泻、痢疾、麻疹不透、高血压、心绞痛、耳聋等。鲜松叶祛风燥湿，杀虫止痒，活血安神；主风湿痿痹，脚气，湿疮，癣，风疹瘙痒，跌打损伤，神经衰弱，慢性肾炎，高血压病。珍珠层粉就是珍珠贝内壁磨成粉。珍珠层粉是培育珍珠的珠蚌（贝壳）的内层磨成的粉，珍珠层粉与珍珠粉同源，所含成分与珍珠相同，主要是钙、多种氨基酸和少量微量元素，其中所含有的角壳蛋白有人体不能合成的单元氨基酸。珍珠层粉有敷面祛斑、治疗皮肤过敏、去痘、润肤等多重功效，也能安神，清热，解毒，用于神经衰弱，咽炎，外治口舌肿痛。三药合用，共奏平肝潜阳，活血化瘀，镇心安神之功。对高胆固醇血症、高甘油三酯血症和混合型高脂血症均有较好的疗效，可较好地缓解眩晕、头痛、心悸、失眠等临床症状。

【注意事项】饭后服用。

25. 银杏叶胶囊

【组成】银杏叶提取物。

【性状】本品为胶囊剂，其内容物为浅棕黄色至棕褐色的颗粒和粉末，味微苦。

【功效】活血化瘀通络。

【适应病证】用于治疗糖尿病合并胸痹、心痛，中风，半身不遂，舌强语謇；冠心病稳定型心绞痛、脑梗死。

【用法用量】口服，一次 1 粒，一日 3 次；或遵医嘱。

【药性分析】方中银杏叶甘、苦、涩、平，归心、肺经，功效是活血化瘀，通络止痛，敛肺平喘，化浊降脂。

【注意事项】孕妇及心力衰竭者慎用。

26. 华佗再造丸

【组成】川芎、当归、白芍、红花、红参、五味子、马钱子、南星、冰片等。

【性状】本品为黑色的浓缩水蜜丸；气香，味苦。

【功效】活血化瘀，化痰通络，行气止痛。

【适应病证】用于治疗糖尿病合并冠心病、血栓闭塞性脉管炎、痰瘀阻络之中风恢复期和后遗症，特发性三叉神经痛、精液不液化症等。表现为半身不遂、拘挛麻木、口眼歪斜、言语不清。

【用法用量】口服，一次 4~8g，一日 2~3 次；重症一次 8~16g，或遵医嘱。

【药性分析】方中川芎具行气开郁、活血止痛及祛风燥湿等作用；冰片具有通诸窍、散郁火、去翳明目、消肿止痛、清热散毒及散火解毒等作用，诸成分合用，具有活血化瘀的作用，可有效治疗冠心病、中风等疾病。

【注意事项】孕妇忌服。服药期间如有燥热感，可用白菊花蜜糖水送服，或减半服用，必要时暂停服用。

第二类　芳香温通类

1. 冠心苏合丸

【组成】檀香、青木香、乳香（炙）、朱砂、冰片、苏合香。

【性状】本品为深棕色至棕褐色的大蜜丸；气芳香，味苦、凉。

【功效】芳香开窍，温经散寒，理气宽胸止痛。

【适应病证】适用于寒凝血脉、心络痹阻之冠心病心绞痛患者。表现为胸闷、心前区疼痛。

【用法用量】嚼碎服。一次 1 丸，一日 1~3 次；或遵医嘱。

【药性分析】方中苏合香、冰片芳香开窍；木香、檀香、乳香行气解郁，散寒止痛，活血化瘀。诸药共奏理气宽胸止痛之功。

【注意事项】孕妇禁用。忌食辛辣、生冷、油腻食物。

2. 冠心苏合滴丸

【组成】苏合香、冰片、乳香（制）、檀香、土木香。

【性状】本品为棕褐色的滴丸；气芳香，味苦、凉。

【功效】温通心阳，宽胸理气，止痛。

【适应病证】用于治疗糖尿病合并心绞痛，胸闷憋气。胸闷、心前区疼痛；冠心病心绞痛见上述证候者。

【用法用量】含服或口服，一次 10~15 丸，一日 3 次，或遵医嘱。

【药性分析】方中苏合香辛散温通，芳香走窜，善开窍醒神、温通止痛；冰片辛散苦泄，香窜微寒，善开窍醒神、止痛，又"散气、散血"。二药相合，理气血、温通而宽胸止痛，故共为君药。制乳香苦温泄散，辛香走窜，善活血化瘀止痛；檀香辛香温散，善理脾肺之气、散寒止痛。两药合用，能理气活血、散寒止痛，以增君药宽胸止痛之功，故为臣药。土木香辛散苦泄温通，善健脾和胃、行气止痛，为佐药。全方配伍，辛散香窜温通，共奏理气、宽胸、止痛之功，故善治寒凝气滞、心脉不通之胸痹，症见胸闷、心前区疼痛；以及冠心病心绞痛见上述证候者。

【注意事项】孕妇禁用。

3. 麝香保心丸

【组成】人工麝香、人参提取物、人工牛黄、肉桂、苏合香、蟾酥、冰片。

【性状】本品为黑褐色有光泽的水丸，破碎后断面为棕黄色；味苦、辛凉，有麻舌感。

【功效】芳香温通，益气强心。

【适应病证】用于治疗糖尿病合并心绞痛、胸闷及心肌梗死，用于寒凝血脉、心络痹阻所致的胸痹，症见心前区疼痛、固定不移；心肌缺血所致的心绞痛、心肌梗死。

【用法用量】口服，一次 1~2 丸，一日 3 次；或症状发作时服用。

【药性分析】此丸乃古方苏合香丸的变方，适于湿浊阻滞的胸痛，即胸痹之痰浊痹阻型。此丸偏宣窍，与速效救心丸比之偏温散。方中人工麝香香窜辛散温通，善活血通经、开窍止痛，为活血止痛之佳品，故为君药。人参提取物功似人参，其甘补微苦微温，善大补元气、强心复脉；肉桂辛甘大热，温补行散，善温阳通脉、散寒止痛；蟾酥辛香温散，善开窍止痛、强心；苏合香香窜辛散温通，善开窍温通止痛。四药合用，助君药芳香温通止痛、益气强心，故共为臣药。人工牛黄苦泄寒清，善开窍醒神；冰片辛散苦泄，香窜微寒，善开窍止痛、醒神化浊，并引药入心经，故共为佐药。全方配伍，辛香走窜，兼以补虚，共奏芳香温通、开窍止痛、益气强心之功，故善治气滞血瘀之胸痹，症见心前区疼痛、固定不移；或心肌缺血所致的心绞痛、心肌梗死见上述证候者。

【注意事项】舌下含服者偶有麻舌感。孕妇及对本品过敏者禁用。药品性状发生改变时禁止使用。

3. 速效救心丸

【组成】川芎、冰片。

【性状】本品为棕黄色的滴丸；气凉，味微苦。

【功效】芳香温通，行气活血，祛瘀止痛。

【适应病证】冠心病心绞痛。

【证候表现】气滞血瘀所致心胸满闷、时感隐痛，甚至心胸剧烈疼痛，为刺痛或绞痛，遇情志不畅加重，唇面紫暗，舌暗或有瘀斑。

【用法用量】含服，一次 4~6 粒，一日 3 次；急性发作时，一次 10~15 粒。

【药性分析】方中川芎辛温走散，为"血中之气药"，善活血行气、通络止痛，故为君药。冰片辛散苦泄，芳香走窜，微寒清凉，善通窍止痛、醒神化浊，又能引导诸药直达病所，故为臣药。全方配伍，辛香行散，共奏行气活血、祛瘀止痛之功，改善微循环，降低外周血管阻力，减轻心脏负荷，改善心肌缺血，增加冠脉血流量，缓解心绞痛，故善治气滞血瘀之冠心病、心绞痛。

【注意事项】遵医嘱。

4. 心宝丸

【组成】洋金花、人参、肉桂、附子、鹿茸、冰片、人工麝香、三七、蟾酥。

【性状】本品为黑色的小丸，除去包衣显棕褐色；气香，味甘、微苦，有麻舌感。

【功效】温补心肾，益气助阳，活血通脉。

【适应病证】用于治疗糖尿病合并心肾阳虚，心脉瘀阻引起的慢性心功能不全；心动过缓、病态窦房结综合征及缺血性心脏病引起的心绞痛及心电图缺血性改变。

【用法用量】口服。

（1）慢性心功能不全按心功能1、2、3级分别服用。

1级：每次120mg（2丸），一日3次。

2级：每次240mg（4丸），一日3次。

3级：每次360mg（6丸），一日3次。

一疗程为2个月，在心功能正常后改为日维持剂量60～120mg（1～2丸）。

（2）病态窦房结综合征病情严重者一次300～600mg（5～10丸），一日3次，疗程为3～6个月。

（3）其他心律失常（期外收缩）及房颤，心肌缺血或心绞痛一次120～240mg（2～4丸），一日3次，一疗程为1～2个月。

【药性分析】方中洋金花辛温止痛，能增加心率，加强心肌收缩力；人参大补元气，肉桂、附子温阳通脉，可增加冠脉血流量；鹿茸补肾益精血，加快窦房传导系统传导速度；冰片、麝香、蟾酥辛温开窍，用来拮抗洋金花的毒副反应，同时具有强心作用；三七活血化瘀。关于心宝丸的临床报道多集中在治疗病态窦房结综合征，以缓慢性心律失常最为有效。

【注意事项】阴虚内热、肝阳上亢、痰火内盛者以及孕妇、青光眼患者忌服。运动员慎用。

5. 活心丸

【组成】人参、灵芝、麝香、牛黄、熊胆、珍珠、附子、红花、蟾酥、冰片。

【性状】本品为黑色或金黄色的包衣水丸，除去包衣后显黑褐色；气香，味辛、麻。

【适应病证】用于治疗糖尿病合并胸痹，心痛，用于冠心病心绞痛。正气亏虚，饮食、情志、寒邪等所引起的痰浊、瘀血、气滞、寒凝痹阻心脉，以膻中或左胸部发作性憋闷、疼痛为主要临床表现。

【用法用量】口服，一次1～2粒，一日1～3次，或遵医嘱。

【药性分析】灵芝、人参补气安神，附子、蟾酥强心扶阳，红花、牛黄活血化瘀，麝香、冰片开窍止痛。诸药合用构成了活心丸益气强心、活血化瘀之功效。

【注意事项】可引起子宫平滑肌收缩，妇女经期及孕妇慎用。

6. 醒脑降压丸

【组成】黄芩、黄连、郁金、栀子、玄精石、珍珠母、辛夷、零陵香、朱砂、雄黄、冰片。

【性状】本品为朱红色光亮的水丸，除去包衣以后显黄褐色；气凉，味苦。

【功效】通窍醒脑，清心镇静，抗热消炎。

【适应病证】用于治疗糖尿病合并高血压病，言语不清，痰涎壅盛。

【用法用量】口服，一次10～15粒，一日1～2次。

【药性分析】方中黄芩、黄连、栀子清热泻火为主药；零陵香、辛夷、冰片芳香通窍醒脑，郁金行气解郁，化痰开窍，共为辅药；朱砂、玄精石、珍珠母滋阴潜阳，镇惊安神，雄黄豁痰解毒，共为佐使药。

诸药合用，以清热为主，兼有潜阳镇惊之功。

【注意事项】孕妇及胃肠溃疡者忌服。

第三类 益气通络类

1. 参松养心胶囊

【组成】人参、麦冬、山茱萸、丹参、酸枣仁（炒）、桑寄生、赤芍、土鳖虫、甘松、黄连、南五味子、龙骨。

【性状】本品为胶囊剂，内容物为棕褐色粉末；味苦。

【功效】益气养阴，活血通络，清心安神。

【适应病证】用于治疗糖尿病合并冠心病室性早搏，气阴两虚，心络瘀阻引起心悸不安、气短乏力、动则加剧，胸部闷痛，失眠多梦，盗汗，神倦懒言等。

【用法用量】口服，一次 2~4 粒，一日 3 次。

【药性分析】方中人参甘补微苦微温，善大补元气，益气以助血行、津生，并能安神定悸；麦冬甘补微苦微寒，善养心阴、清心热而安神；南五味子酸收甘补而温，善益气生津、滋肾养心、安神定悸。三药合用，共奏益气养阴、生脉安神之功，故同为君药。山茱萸酸敛甘温补虚，善补益肝肾、收涩固脱；桑寄生甘补苦泄性平，善补益肝肾；炒枣仁甘补酸敛性平，善养心安神；丹参苦泄散而微寒，善活血化瘀、通脉止痛、清心安神；赤芍苦泄散，寒清热，善清热凉血、散瘀止痛；土鳖虫咸入血，寒清泄，性走窜，善破血逐瘀。诸药合用，助君药活血通络、清心安神，故为臣药。黄连苦寒清泄，善清心火以安神定悸；龙骨甘微寒质重，善重镇安神；两药共佐君臣清心安神。甘松香窜辛行温通，善理气通脉、醒脾健胃，并防君臣补益之品滞腻碍胃。故此三药共为佐药。全方配伍，补中有行，共奏益气养阴、活血通络、清心安神之功，故善治冠心病室性早搏属气阴两虚、心络瘀阻证者。

【注意事项】个别患者服药期间出现胃胀。遵医嘱。

2. 脑心通胶囊

【组成】黄芪、赤芍、丹参、当归、川芎、桃仁、红花、乳香（制）、没药（制）、鸡血藤、牛膝、桂枝、桑枝、地龙、全蝎、水蛭。

【性状】本品为胶囊剂，内容物为淡棕黄色至黄棕色的粉末；气特异，味微苦。

【功效】益气活血，化瘀通络。

【适应病证】气虚血滞、脉络瘀阻所致中风中经络，半身不遂、肢体麻木、口眼歪斜、舌强语謇及胸痹心痛、胸闷、心悸、气短等；糖尿病合并冠心病、心绞痛属上述证候者。

【用法用量】口服，一日 3 次，每次 2~4 粒，或遵医嘱。

【药性分析】方中重用黄芪为君药，大补元气，使元气充盛，发挥益气活血之效，达气行则血行之功。臣药是虫类药地龙、全蝎、水蛭，取其药性善走破血逐瘀，能搜剔络中之邪，发挥通经透络之功。佐药当归、川芎、丹参、赤芍、红花等十味活血化瘀药，共助君、臣药疏通瘀阻。桂枝、桑枝可引药直达病所，温经通脉。牛膝逐瘀血，通经络，引血下行共为使药。诸药配伍，主次得当，标本兼治，益气活血、化瘀通络，既通脑络又通心络，发挥脑心同治作用。实验证明：脑心通胶囊对"血瘀"模型的全血高切、低切黏度、血浆黏度、还原黏度、血小板黏附率均有显著降低作用；可抑制 ADP 诱导的血小板聚集；可明显抑制血栓形成，有一定的量效关系；可明显增加脑血流量，明显降低脑血管阻力，明显延长凝血时间；可增加心肌供血，改善心功能；降低血清 LDH 和 CK 活性，缩小心肌梗死范围，提示脑心通胶囊具有抗急性心肌缺血作用。

【注意事项】孕妇禁用。胃病患者饭后服用。

3. 通心络胶囊

【组成】人参、水蛭、全蝎、赤芍、蝉蜕、土鳖虫、蜈蚣、檀香、降香、乳香（制）、酸枣仁（炒）、冰片。

【性状】本品为胶囊剂，内容物为棕色粉末；具冰片香气、微腥，味微咸、苦。

【功效】益气活血，通络止痛。

【适应病证】用于糖尿病合并冠心病心绞痛属心气虚乏，血瘀络阻证，症见胸部憋闷，刺痛，绞痛，固定不移，心悸自汗，气短乏力，舌质紫暗或有瘀斑，脉细涩或结代。亦用于气虚血瘀络阻型中风病，症见半身不遂或偏身麻木，口舌歪斜，言语不利。

【用法用量】口服，一次2～4粒，一日3次。

【药性分析】方中人参甘补微苦微温，善大补元气，益心气以助血行，故为君药。水蛭咸走血，苦能泄，力猛而性平，善破血通经、逐瘀消癥；土鳖虫咸寒泄散走窜，善破血逐瘀通经；赤芍苦泄寒清，善清热凉血、散瘀止痛；制乳香辛行香窜，苦泄温通，善行气活血、散瘀止痛；降香辛行温通，善活血行气止痛。诸药合用，善行气通络、活血止痛，故为臣药。全蝎、蜈蚣辛散走窜，相须为用，善通络止痛；檀香辛香温散，善理脾肺之气、散寒止痛；冰片辛散苦泄，香窜微寒，善开窍止痛、醒神化浊，并引药入心经；蝉蜕甘缓寒清，善息风止痉；炒酸枣仁甘酸性平，善养心安神。故共为佐药。全方配伍，行中有补，补而不滞，共奏益气活血、行气止痛之功，故善治心气虚乏、血瘀络阻证之冠心病心绞痛，亦用于气虚血瘀络阻型中风病。

【注意事项】出血性疾患，孕妇及妇女经期及阴虚火旺型中风禁用。胃部不适者宜饭后服用。

4. 稳心颗粒

【组成】黄精、党参、三七、琥珀、甘松。

【性状】本品为棕黄色至棕色的颗粒；味甜、微苦。

【功效】益气养阴，活血化瘀。

【适应病证】用于治疗糖尿病合并气阴两虚、心脉瘀阻所致的心悸。心悸不宁、气短乏力、胸闷胸痛；室性早搏、房性早搏见上述证候者。

【用法用量】开水冲服，一次1袋，一日3次；或遵医嘱。

【药性分析】方中黄精甘润平补，善滋肾润肺、补脾益气，为气阴双补佳品，故为君药。党参甘补平润，善益气养血、生津，以助君药益气之功，故为臣药。三七苦泄温通甘补，泄中兼补，善活血化瘀、通经止痛，以助君臣活血化瘀。琥珀甘平质重，善镇惊安神、活血散瘀。甘松辛香温散，善理气通脉、醒脾健胃，并防君臣补益之品滞腻碍胃，共为佐药。全方配伍，补中有行，共奏益气养阴、活血化瘀之功，故善治气阴两虚、心脉瘀阻所致的心悸，症见心悸不宁、气短乏力、胸闷胸痛；或室性早搏、房性早搏见上述证候者。

【注意事项】孕妇慎用。用前请将药液充分搅匀。

5. 舒心口服液

【组成】党参、黄芪、红花、当归、川芎、三棱、蒲黄。

【性状】本品为棕红色的澄清液体；气微香，味甜、微苦、涩。

【功效】补益心气，活血化瘀。

【适应病证】气虚血瘀，糖尿病合并冠心病、心绞痛，高脂血症。症见胸闷、胸痛，气短、乏力，心前区隐隐作痛，遇劳尤甚，声低气怯，脉沉细。

【用法用量】口服，一次20ml（1支），一日2次。

【药性分析】方中党参、黄芪益气强心，复脉固脱，气行则血行，气旺则血自生，共为主药。辅以红花活血化瘀；当归活血养血。佐以川芎行气活血，化瘀止痛；三棱行气破血；蒲黄化瘀止痛。诸药合用，共奏补益心气、活血化瘀之功。

【注意事项】孕妇慎用。

6. 利心丸

【组成】貂心、茯苓、地黄、天冬、防己、牡丹皮、琥珀、朱砂。

【性状】本品为黑褐色的大蜜丸；味甘。

【功效】补心安神。

【适应病证】用于治疗糖尿病合并风湿性心脏病、心动过速、心律不齐、心力衰竭等心脏疾病，心动过速，心律不齐，心力衰竭等

【用法用量】口服，一次1丸，一日3次。

【药性分析】方中以貂心补心安神为君药。茯苓利水消肿，健脾安神；朱砂、琥珀镇心安神，为臣药。防己利水消肿；地黄、天冬清火养阴；牡丹皮活血散瘀，共为佐药。诸药合用，共奏补心安神之功。

【注意事项】孕妇及肝肾功能不全者慎用。

7. 益心舒胶囊

【组成】人参、黄芪、丹参、麦冬、五味子、川芎、山楂。

【性状】本品为硬胶囊，内容物为黄棕色至棕褐色的粉末；气微香，味微苦。

【功效】益气复脉，活血化瘀，养阴生津。

【适应病证】用于治疗糖尿病合并气阴两虚，瘀血阻脉所致的胸痹，症见胸痛胸闷、心悸气短、脉结代；冠心病心绞痛见上述证候者。

【用法用量】口服，一次3粒，一日3次。

【药性分析】方中人参甘补微苦微温，善大补元气、生津复脉、安神定悸，故为君药。黄芪甘补微温，善补气行滞，使气旺而促血行、瘀消而不伤正；丹参苦泄微寒，善活血化瘀、通脉止痛、清心安神。两药合用，助君药益气行血，故为臣药。麦冬甘补微苦微寒，善养阴生津、清心安神；五味子酸收甘补而温，善益气生津、滋肾养心、安神定悸；两药合用，佐助人参益气养阴复脉、养心安神定悸。川芎辛温行散，善行气活血、化瘀通络；山楂酸甘微温，善活血散瘀消滞，两药合用，佐臣药活血化瘀通脉。故此四药为佐药。全方配伍，补行相兼，共奏益气复脉、活血化瘀、养阴生津之功，故善治气阴两虚、瘀血阻脉之胸痹，症见胸痛胸闷、心悸气短、脉结代；或冠心病心绞痛见上述证候者。现代实验表明，本品具有明显镇痛作用，可增加心脏冠脉流量，可改善微循环，并加快血流速度。

【注意事项】遵医嘱。

8. 心通口服液

【组成】黄芪、麦冬、丹参、葛根、海藻、党参、何首乌、淫羊藿、当归、皂角刺、昆布、牡蛎、枳实。

【性状】为棕红色的澄清液体；味甜、微苦。

【功效】益气活血，化痰通络。

【适应病证】气阴两虚、痰瘀痹阻所致的胸痹，冠心病心绞痛见上述证候者。糖尿病合并心肌缺血、心肌耗氧和冠脉阻力，血小板聚集，痰瘀交阻证之胸痹，症见心痛，心悸，胸闷，气短，心烦乏力，脉沉细，弦滑或结代。

【用法用量】口服，每次1~2支，一日2~3次，4周一个疗程。

【药性分析】方中黄芪、党参益气强心，复脉固脱，气行则血行，气旺则血自生，共为主药。辅以麦冬养阴清心；何首乌滋阴养肝肾，益精血，泻热通便；当归、丹参益阴，活血养血，化瘀通脉。主辅药相配，益气养阴，活血化瘀而通心脉。佐以淫羊藿祛风湿，补肾阳，意在阳中求阴；葛根解肌宣痹，解痉止痛，除烦；皂角刺消肿解毒；海藻、昆布清热消痰，软坚散结；枳实行气消积，化痰散痞；牡蛎重镇安神，潜阳补阴，软坚散结。诸药合用，共奏益气养阴、活血化瘀、化痰通络之功。

【现代药理】降低血黏度，降血脂。

【注意事项】个别病人服药后胃部不适泛酸，改为餐后服药即消失，孕妇禁用。

9. 诺迪康胶囊

【组成】圣地红景天。

【性状】本品为胶囊剂，内容物为浅黄棕色至棕黑色的粉末及颗粒；气香，味苦、涩。

【功效】益气活血，通脉止痛。

【适应病证】糖尿病合并气虚血瘀所致胸痹，胸闷、刺痛或隐痛，心悸气短，神疲乏力，少气懒言，头晕目眩；冠心病心绞痛见上述证候者。

【用法用量】口服，一次1~2粒，一日3次。

【药性分析】方中圣地红景天甘补苦泄凉清，功专益气活血、通脉止痛。单用补中有行，效专力宏，故善治气虚血瘀之胸痹，症见胸闷、刺痛或隐痛、心悸气短、神疲乏力、少气懒言、头晕目眩；或糖尿病合并冠心病心绞痛见上述证候者。

【注意事项】孕妇慎用。感冒发热病人不宜服用。忌辛辣、生冷、油腻食物。饭前服用。或遵医嘱。

10. 抗栓再造丸

【组成】红参、黄芪、胆南星、穿山甲（烫）、牛黄、冰片、水蛭（烫）、麝香、丹参、三七、大黄、地龙、苏合香、全蝎、葛根、穿山龙、当归、牛膝、何首乌、乌梢蛇、桃仁、朱砂、红花、土鳖虫、天麻、细辛、威灵仙、草豆蔻、甘草。

【性状】本品为朱红色的水丸；气微芳香，味辛、苦。

【功效】活血化瘀，舒筋通络，息风镇痉。

【适应病证】瘀血阻窍、脉络失养所致的中风及后遗症恢复期，手足麻木，步履艰难，瘫痪，口眼歪斜，言语不清。

【用法用量】口服，一次3g（1袋），一日3次。

【药性分析】方中烫水蛭、土鳖虫、烫山甲、地龙均为虫类药，善透骨搜风。其中水蛭、土鳖虫力猛，善破血逐瘀；烫山甲、地龙力稍缓，善活血祛瘀、舒筋通络。丹参、三七，能活血祛瘀而不伤血；牛膝、大黄、桃仁、红花、葛根，善活血化瘀、通经止痛。诸药合用，能活血化瘀、舒筋活络。麝香、冰片、苏合香辛香，善开窍醒神、活血通经；牛黄、胆南星苦寒清泄，善清热化痰、开窍息风；全蝎、乌梢蛇、天麻，善息风止痉、通络止痛；细辛、穿山龙、威灵仙，善祛风通络、通窍止痛。合而用之，能活血通络、化痰开窍、息风止痉。红参、黄芪、当归、何首乌，善补气养血、扶正固本，并兼活血；朱砂重镇安神；草豆蔻善行气、温中、开胃。合而用之，补而不滞，能益气、养血、活血。甘草甘平，既补气，又调和诸药。全方配伍，标本兼治，共奏活血化瘀、舒筋通络、息风镇痉之功，故善治瘀血阻窍、脉络失养之中风，症见手足麻木、步履艰难、瘫痪、口眼斜、言语不清；以及中风恢复及后遗症见上述证候者。

【注意事项】孕妇忌服。阴虚风动者不宜使用本品。年老体弱者慎服。本品所含朱砂有毒，不宜过服或久服。遵医嘱。

第二节　糖尿病与脑血管疾病

一、概述

糖尿病与脑血管疾病的关系，可分为糖尿病性脑血管疾病和糖尿病合并脑血管疾病，既有一定因果关系，又是并存的状态，故二者有区别亦有联系。20世纪60年代各国医学家们逐渐认识到糖尿病是脑血管病的重要病因，于是提出了糖尿病性脑血管病的命名，并认为它和其他非糖尿病患者的脑血管病有重大不同，值得特别重视。糖尿病性脑血管病的特点为：①以脑动脉粥样硬化所致缺血性脑病最为常见，而脑出血则极少见；②以中、小血管梗死多见，常呈多发性梗死灶，腔隙性梗死较多，卒中症状轻和易反复；③损害椎动脉及基底动脉较多见，故在临床上易引起智力减退、痴呆、步态障碍和震颤麻痹等症状；④血糖升高的程度有时与脑血管病变的程度不平行，故须提高警惕，注意检查餐后血糖或糖耐量；⑤在诊断时必须全面检测血糖、血钠、尿糖及尿酮体等，以注意是否并存了酮症酸中毒和（或）高渗性昏迷，不要仅仅满足于已被发现的脑血管病诊断而忽略了其他因素；⑥在治疗上除应及时使用胰岛素以控制高血糖外，还应照顾全面，对输注高渗糖及皮质激素、脱水剂等必须慎重，并要有相应的血糖监测及防范措施；⑦急性期或亚急性期．不可将血糖浓度降得太低，一般以控制在 11.1mmol/L 左右为宜，因为低血糖本身也能诱发脑血管病；⑧目前已经明确的是，使用活血化瘀中药或阿司匹林等抗血小板聚集的药，以防治糖尿病性脑血管病，其价值和意义大于非糖尿病患者；⑨糖尿病患者脑卒中的死亡率、病残率、复发率较高，病情恢复慢。

二、中成药治疗的优势

糖尿病与脑血管疾病，从大范畴说，疾病谱可覆盖脑动脉硬化、高血压脑病、高血压危象、短暂性脑缺血发作（TIA）、腔隙性脑梗死、多发性脑梗死、脑血栓形成、脑出血以及急性脑血管病的恢复期和后遗症期等等。中医常归属于"中风""偏枯""头痛"等范畴。而尤以脑动脉粥样硬化所致缺血性脑病最为常见。糖尿病脑血管病变的发病机制较为复杂，且尚未完全阐明，主要与糖尿病代谢紊乱，内分泌失调，血液高凝状态，微血管病变以及吸烟、肥胖等因素有关，发生脑动脉硬化后，脑部长期慢性供血不足，引起大脑功能减退。临床表现主要是高级神经功能障碍，例如头痛、视物昏花、耳鸣、听力减退、肢体麻木、困乏无力、睡眠障碍、智力减退以及认知和情感障碍等。病人早期以失眠为主，入睡较难，睡眠浅而易醒，到后期则表现为嗜睡。脑动脉硬化性精神病变还会出现痴呆症状，病人思维迟钝、联想缓慢、言语重复，并出现夸大、被害、嫉妒等妄想。此时，运用中医药方法积极预防卒中。对已发现的高危人群采用中医药进行干预，如对慢性脑供血不足、高脂血症、颈动脉硬化斑块病人，选用中药辨证治疗，可以减轻症状，预防斑块增大、脱落而逆转病程。

而一旦发生急性脑血管意外，则起病急骤，变化迅速，其转归预后常发生在一瞬之间。有条件接受溶栓治疗的患者很少，大部分脑梗死患者可以接受中医药治疗。中风病的研究已经从一方一药的研究发展到综合治疗方案的研究；其研究模式和研究成果与临床实际结合得更加紧密。多项研究结果表明，中医药在治疗脑梗死上具有一定优势，对于重症脑梗死出现气道阻塞及脑梗死的并发症，中医药的早期介入及中医非药物疗法的早期介入，中西医结合治疗，可以优化诊疗方案，降低病死率、减轻病残程度、提高患者生活质量等。

三、辨证使用中成药

脑血栓形成属中医中风范围，多起病急而渐进性加重，分为中经络和中脏腑，多因劳倦内伤，忧思恼怒，肥甘厚味，变生痰瘀，阻于脑脉，窍络窒塞，气血不相接续，神机失用；或阴亏于下，肝阳暴张，阳亢风动，血随气逆，夹痰夹火，横窜经隧，夹风动肝，风痰瘀血，上犯清空，神气闭阻，蒙蔽清窍，而形成上实下虚，阴阳互不维系，闭脑卒中，神机失用；或外邪侵袭等诱因，以致气血运行受阻，肌肤筋脉失于濡养所致。

急性期以内风、痰浊、瘀血、邪热为主要致病因素，多以邪实证候为主，常表现为肝阳暴亢、痰瘀阻络、风痰阻络、痰热腑实等证，当以平肝息风镇痉、清热化痰、息风通络、活血化瘀等治疗为主。若邪热亢盛，或痰浊、瘀血日久化热，则病势加重而呈窍闭神昏之重症。故治疗当以清热解毒、逐痰降火、镇惊醒脑、开窍开闭类为主。恢复期及后遗症则以气阴不足、肝肾亏虚为主，多属本虚标实之证，多以益气养血通络为主。

临床应抓住主症，辨明时期、病性，分清轻重缓急，以指导辨证论治。

第一类 开窍开闭类

1. 安宫牛黄丸

【组成】牛黄、水牛角浓缩粉、麝香、珍珠、朱砂、雄黄、黄连、黄芩、栀子、郁金、冰片。

【性状】本品为黄橙色至红褐色的大蜜丸或者为包金衣的大蜜丸，除去金衣显黄橙色至红褐色；气芳香浓郁，味微苦。

【功效】清热解毒，镇惊开窍。

【适应病证】可用于热病、邪入心包、高热惊厥、神昏谵语、小儿高热惊厥；中风昏迷及脑炎、脑膜炎、中毒性脑病、脑出血、败血症见上述证候者。糖尿病合并急性脑血管意外。

【用法用量】口服。一次 1 丸，一日 1 次；小儿 3 岁以内一次 1/4 丸，4～6 岁一次 1/2 丸，一日 1 次；或遵医嘱。

【不良反应】有文献报道不当使用本品致体温过低，亦有个别患者引起过敏反应。

【禁忌】尚未明确。

【注意事项】①本品为热闭神昏所设，寒闭神昏不得使用；②本品处方中含麝香，芳香走窜，有损胎气，孕妇慎用；③服药期间饮食宜清淡，忌食辛辣油腻之品，以免助火生痰；④本品处方中含朱砂、雄黄，不宜过量久服，肝肾功能不全者慎用；⑤在治疗过程中如出现肢寒畏冷，面色苍白，冷汗不止，脉微欲绝，由闭证变为脱证时，应立即停药；⑥高热神昏，中风昏迷等口服本品困难者，当鼻饲给药；⑦孕妇及哺乳期妇女、儿童、老年人使用本品应遵医嘱；⑧运动员慎用；⑨过敏体质者慎用；⑩儿童必须在成人的监护下使用；⑪如正在服用其他药品，使用本本品前咨询医师；⑫服用前除去蜡皮、塑料球壳及玻璃纸；本品可嚼服也可分份吞服；⑬安宫牛黄丸不宜与硝酸盐、硫酸盐类同服。因为安宫牛黄丸中含有雄黄，与亚硝盐类、亚铁盐类同服可生成硫代砷酸盐，可使疗效下降。同理，与硝酸盐、硫酸盐类同服，可使雄黄所含的硫化砷氧化，增加毒性。

【贮藏】密封。

2. 局方至宝丸

【组成】牛角、琥珀、牛黄、麝香、玳瑁、安息香、冰片、雄黄、朱砂。

【性状】本品为橘黄色的大蜜丸；气芳香浓郁，味微苦。

【功效】清热解毒，开窍镇惊。

【适应病证】用于温邪入里，逆传心包引起的高烧痉厥，烦躁不安，神昏谵语，小儿急热惊风。糖尿病合并急性脑血管意外等。

【用法用量】口服。一次 1 丸，小儿遵医嘱。

【药性分析】至宝丸集众多名贵药材于一身，疗效卓著，得到它的人如获至宝，故此得名。该方初见于《灵苑方》一书。至宝丹的古方原先不仅有麝香、犀角、琥珀等昂贵药材，还需要用金银箔各 50 片，这是为了加强药方中琥珀、朱砂的镇惊安神之效。如今，至宝丹中的犀角改成了水牛角浓缩粉，目前市面上常见的是"局方至宝丸"或"局方至宝散"，是中药"急救三宝"之一。

【不良反应】尚不明确。

【禁忌】孕妇忌服。

【注意事项】①运动员慎用；②服用前应除去蜡皮、塑料球壳；本品可嚼服，也可分份吞服。

3. 紫雪丹

【组成】石膏、寒水石、滑石、磁石、水牛角浓缩粉、羚羊角屑、沉香、青木香、玄参、升麻、炙甘草、丁香、芒硝、硝石、麝香、朱砂、金箔。

【功效】清热开窍，息风止痉。

【适应病证】热邪内陷心包，热盛动风证。高热烦躁，神昏谵语，痉厥，斑疹吐衄，口渴引饮，唇焦齿燥，尿赤便秘，舌红绛、苔干黄，脉数有力或弦数，以及小儿热盛惊厥。可用于乙型脑炎、流行性脑脊髓、猩红热等急性热病，见高热神昏、抽搐痉厥、口渴唇焦等证及小儿高热惊搐属热盛风动者。小儿麻疹，热毒内盛，疹色紫红，或透发不畅，见高热、喘促、昏迷，指纹紫红者。糖尿病合并脑血管病急性期证属热盛动风证者。

【用法用量】口服，冷开水调下。每次 1.5～3g，每日 2 次。周岁小儿每次 0.3g，每增 1 岁，递增 0.3g，一日 1 次，5 岁以上小儿遵医嘱，酌情服用。

【药性分析】本品以其色和用命名，言此药如法制成之后，其色呈紫，状似霜雪；又言其性大寒，清热解毒之方，犹如霜雪之性，故而称之曰"紫雪丹"。本证为温热病发展过程中，热邪炽盛，内陷心包，伤及津液，引动肝风所致，其中热邪炽盛为首要病因。方中石膏、滑石、寒水石清热泻火；羚羊角凉肝息风；水牛角清心凉血解毒；升麻、玄参、炙甘草清热解毒；芒硝、硝石清热散结；麝香开窍醒神；青木香、丁香、沉香宣通气机，以助开窍；朱砂、磁石、金箔重镇安神。

【不良反应】尚不明确。

【禁忌】孕妇忌服。

【注意事项】孕妇忌服。忌食辛辣食物。使用本方中病即止，不宜过用。还有运动员慎用，服用后会产生类似兴奋剂的作用。

【药物相互作用】尚不明确

【药理作用】尚不明确

【贮藏】密封。

4. 醒脑牛黄清心片

【组成】牛黄、麦冬、大枣、白芍、桔梗、干姜、黄芩、柴胡、白蔹、大豆黄卷、山药、白术、茯苓、当归、川芎、石菖蒲、苦杏仁、防风、石膏、肉桂、人参、蒲黄、六神曲、朱砂、冰片、阿胶、雄黄、水牛角浓缩粉、甘草。

【功效】镇惊安神，化痰息风。

【适应病证】用于心血不足，虚火上升引起的头目眩晕、胸中郁热、惊恐虚烦、痰涎壅盛、高血压症。

【用法用量】口服。一次 5 片，一日 2 次。

【不良反应】尚不明确。

【禁忌】孕妇忌服。

【注意事项】孕妇忌服。忌食辛辣食物。

【药物相互作用】尚不明确。

【药理作用】尚不明确。

【贮藏】密封。

5. 牛黄清心丸

【组成】牛黄、羚羊角、麝香、人参、白术（麸炒）、当归、白芍、柴胡、干姜、阿胶、桔梗、水牛角浓缩粉等味。

【性状】本品为红褐色的大蜜丸；气芳香，味微甜。

【功效】清心化痰，镇惊祛风。

【适应病证】用于风痰阻窍所致的头晕目眩、痰涎壅盛、神志混乱、言语不清及惊风抽搐、癫痫。可用于糖尿病合并脑血管病急性期等。亦可用于高血压、中风先兆、脑血管意外、脑血栓后遗症、神经衰弱症、冠心病、心绞痛等的治疗，对改善脑功能有明显作用。同时还可用于抗衰老、提神醒脑、醒脾醒酒，故又被誉为清补兼施的"科学凉茶"，所以也常被用作日常保健预防用药。

【用法用量】口服。一次 1～2 丸，一日 2 次，小儿酌减。

【不良反应】尚不明确。

【禁忌】尚不明确。

【注意事项】孕妇慎用。本品处方中含朱砂、雄黄，不宜过量久服，肝肾功能不全者慎用。服用前应除去蜡皮、塑料球壳；本品可嚼服，也可分份吞服。

【特殊人群用药】孕妇慎用。

【药物相互作用】如与其他药物同时使用可能会发生药物相互作用，详情请咨询医师或药师。

【药理作用】尚不明确。

【贮藏】密封。

6. 安脑丸

【组成】人工牛黄、猪胆粉、朱砂、冰片、水牛角浓缩粉、珍珠、黄芩、黄连、栀子、雄黄、郁金、石膏、赭石、珍珠母、薄荷脑。

【性状】本品为红棕色的小蜜丸；气芳香，味苦、凉。

【功效】清热解毒，醒脑安神，豁痰开窍，镇惊息风。

【适应病证】用于高热神昏，烦躁谵语，抽搐惊厥，中风窍闭，头痛眩晕。亦用于高血压及一切急性炎症伴有的高热不退，神志昏迷等。因痰火内盛，肝阳化风，风阳挟痰，上扰神明所致的糖尿病急性脑血管意外，症见突然昏仆，不省人事，两拳握固，牙关紧闭，面赤气粗，口舌歪斜，喉间痰声辘辘，舌质红，苔黄腻，脉弦滑而数者；脑梗死、脑出血见上述证候者。因痰热内蕴，肝阳偏亢，风热上扰，清窍不利所致的头痛、头胀，呈抽掣痛，甚则如裂，多伴有头晕、面红赤、咽喉肿痛、心烦易怒、失眠便秘，舌质红，苔薄黄者；脑梗死、脑出血、高血压见上述证候者。

【用法用量】口服。大蜜丸，一次 1~2 丸，一日 2 次，或遵医嘱，小儿酌减。小蜜丸，一次 3~6g，一日 2 次，或遵医嘱，小儿酌减。

【药性分析】方中牛黄、猪胆粉味苦而凉，功能清热解毒、息风止痉、豁痰开窍，水牛角清营凉血、解毒镇惊，三者合用得以清热解毒、息风止痉、开窍醒脑，共为君药。石膏、黄连、黄芩、栀子清热泻火、解毒除烦，冰片、郁金芳香辟秽，通窍开闭，雄黄解毒豁痰，共为臣药。佐以朱砂、珍珠、赭石、珍珠母平肝潜阳、镇心安神、清火除烦，薄荷脑疏肝解郁、清利头目，同为佐药。诸药合用，共奏清热解毒、醒脑安神、豁痰开窍、镇惊息风之功。

【现代药理】该药具有脑保护、镇静、降压、解热、抗炎等作用。

【禁忌】孕妇禁用。

【注意事项】①中风脱证神昏，舌苔白腻，寒痰阻窍者不宜用；②该药含有朱砂、雄黄，不宜过量久服，且不宜与硝酸盐、硫酸盐类同服；③肝肾功能不全者慎用；④服药期间饮食应清淡，忌食生冷、辛辣、油腻食物，忌烟酒、浓茶；⑤高热神昏、中风神昏等，口服困难者，可鼻饲给药。

【贮藏】密封，防潮。

7. 苏合香丸

【组成】苏合香、安息香、冰片、水牛角浓缩粉、人工麝香、檀香、沉香、丁香、香附、木香、乳香（制）、荜茇、白术、诃子肉、朱砂。

【性状】本品为赭色的大蜜丸；气芳香，味微苦、辛。

【功效】芳香开窍，行气止痛。

【适应病证】用于痰迷心窍所致的痰厥昏迷、中风偏瘫、肢体不利，以及中暑、心胃气痛。以神志昏厥，舌淡苔薄白为辨证要点。用于治疗冠心病、心绞痛，高脂血症，心肌梗死，乙型脑炎，流行性脑脊髓膜炎，肝昏迷，糖尿病急性脑血管意外、高血压脑病等病证。因痰湿蒙塞心神所致，症见神昏不语，痰涎壅盛，面色苍白或晦暗，四肢不温，肢体不用或松懈瘫软，舌质淡，舌苔白腻，脉沉缓或细滑。或因胸阳不振，痰瘀互阻，心脉不通所致，症见胸闷胸痛，气短喘促，舌质淡，舌苔白腻，脉滑。

【用法用量】口服。一次 1 丸，一日 1~2 次。

【药性分析】方中苏合香、安息香、麝香、冰片芳香走窜，开窍醒脑，共为君药。沉香、檀香行气止痛，散寒化浊，木香、香附理气解郁，和胃止痛，乳香活血定痛，丁香、荜茇温中降逆，散寒止痛，共为臣药。白术燥湿化浊，朱砂镇静安神，水牛角凉血清心，诃子温涩敛气，可防止诸药心散太过，耗伤正气，共为佐药。全方配伍，共奏芳香开窍、行气止痛之功。该方芳香辛散药与收敛益气药相伍，辛散而不伤正，收敛而不留恋邪气；芳香温燥药与寒凉药相伍，芳香开窍而不耗散，寒凉解毒而不寒凝。

【现代药理】该药具有兴奋中枢神经、扩张冠状动脉、抗心肌缺血缺氧、抗菌、抗病毒等作用。

【禁忌】孕妇禁用。对本品过敏者禁用。

【注意事项】①服用前应除去蜡皮、塑料球壳；②本品可嚼服，也可分份吞服；③热病、阳闭、脱证不宜用；④中风正气不足者慎用，或配合扶正中药服用；⑤服药期间饮食宜清淡，忌辛辣油腻食物；⑥本品香燥药物过多，易耗散正气，故不宜久服；⑦急性脑血管病服用本品，应结合其他抢救措施；⑧对昏迷而口服困难者，应鼻饲给药。

【贮藏】密封。

8. 礞石滚痰丸

【组成】金礞石（煅）、沉香、黄芩、熟大黄。

【性状】本品为棕色至棕褐色的水丸；味苦。

【功效】逐痰降火。

【适应病证】痰火扰心所致的癫狂惊悸，或喘咳痰稠、大便秘结。糖尿病急性脑血管病因痰火内盛所致，症见突然昏仆，不省人事，面色潮红，喉中痰鸣。

【用法用量】口服。一次 6~12g，一日 1 次。

【药性分析】方中以煅金礞石为君，取其猛悍重坠之性，坠痰下气，攻逐陈积伏逆之老痰。大黄苦寒直降，荡涤积滞，祛热下行，以开痰火下行之路，使痰积恶物，从大肠而出，为臣药。黄芩苦寒清肺，善清上焦之热，消成痰之因，并协大黄以泻火下行，使火降则痰降，热去浊消，故为佐药；沉香沉降下行，疏畅气机，为诸药先导，引痰火易于下行，加强坠痰之力，调中悦脾，兼制礞石重坠碍胃之弊，故为使药。四药相合，药专力宏，泻火逐痰之力甚猛，可使实热老痰迅速涤荡。诸药合用，共奏降火逐痰之效。方名滚痰，即是速去之意。

【禁忌】孕妇忌服。

【注意事项】①非痰热实证，体虚及小儿虚寒易惊者慎用；②癫狂重症患者，需要在专业医生指导下配合其他治疗方法；③服药期间忌食生冷、辛辣、油腻食物，忌烟酒、浓茶；④本品药性峻猛，易耗损气血，须中病即止，切勿久服过量。

【贮藏】密封，防潮。

第二类　平肝息风类

1. 松龄血脉康胶囊

【组成】鲜松叶、葛根、珍珠层粉。

【性状】本品为胶囊剂，内容物为浅褐色的粉末；气微，味苦。

【功效】平肝潜阳，镇心安神。

【适应病证】用于肝阳上亢所致的头痛、眩晕、急躁易怒、心悸、失眠；糖尿病合并高血压病、高脂血症见上述证候者，糖尿病脑动脉硬化、缺血性脑梗死，因肝阳上亢所致头痛、眩晕、耳鸣、心悸、失眠，症见头痛、耳鸣、心烦易怒、目赤、口苦、夜寐不安、舌红少苔、脉弦细数；或腰膝酸软、少寐多梦，心烦胸闷。

【用法用量】口服。一次 3 粒，一日 3 次，或遵医嘱。

【药性分析】方中鲜松叶苦降温通，平肝潜阳，镇心安神。《本草汇言》谓治"头风头痛"，为治疗肝阳上亢、浊脂阻络引起的高血压、高脂血症的有效药物，为方中君药。葛根甘平，性凉，入阳明经，能升举清阳、解肌止痛，主治清阳不升，头痛眩晕，配伍鲜松叶同用，可增强其平肝潜阳、疏通血脉、缓解头痛眩晕症状，为方中辅药。珍珠层粉咸寒，入肝、心二经，有平肝潜阳、镇惊安神之效，辅助鲜松叶平肝镇惊之功，且引药入心肝二经，为佐使。三药合用，共奏平肝潜阳、降压降脂、镇心安神之效。

【现代药理】药理研究显示，其能调节脂肪代谢，阻止血脂在血管内壁沉着，增强体液免疫及细胞免疫的功能。动物实验也表明，此胶囊可显著抑制高脂餐后的高脂血症形成，已形成高脂血症动物的血清 TC、TG、LDL−C 明显下降，而 HDL−C 明显升高。松龄血脉康胶囊具有可靠而稳定的降压作用，对正常血压无影响。其作用机理是舒张血管（对主动脉环有直接舒张作用），降压的同时改善血液流变学效应，如抗凝、抗血小板聚集等。松龄血脉康不仅可抗心绞痛、改善心肌缺血，而且可降低血黏度、调脂及降低凝血因子Ⅰ。对 1 级高血压（轻度）单用松龄血脉康可以降压达标，显著改善患者的头痛、眩晕、失眠等症状；对 2、3 级高血压（中、重度），松龄血脉康与降压西药联用可以减小血压波动，降低血压变异性，有助于减少心脑血管事件的发生，提高生活质量。松龄血脉康还可以降低血脂，尤其适合高血压合并高脂血症的患者，长期服用还有助于防治脑供血不足和缺血性脑卒中。

【不良反应】个别患者服药后可出现轻度腹泻、胃脘胀满等，饭后服用有助于减轻或改善这些症状。

【现代药理】高血压和高脂血症动物模型实验表明，本品具有降压和调血脂的作用。

【注意事项】气血不足者慎用、孕妇慎用。服药期间忌食生冷、辛辣、油腻食物，忌烟酒、浓茶。高血压持续不降者及出现高血压危象者应及时到医院就诊。

【贮藏】密封。

2. 丹珍头痛胶囊

【组成】高原丹参、夏枯草、熟地黄、珍珠母、鸡血藤、川芎、当归、白芍、菊花、蒺藜、钩藤、细辛。

【性状】本品为胶囊剂，内容物为棕色或棕黄褐色粉末；味微涩、微苦。

【功效】平肝息风，散瘀通络，解痉止痛。

【适应病证】用于肝阳上亢，瘀血阻络所致的头痛，背痛颈酸，烦躁易怒。糖尿病脑动脉硬化、缺血性脑梗死、高血压头痛，因肝阳偏亢或瘀血阻络所致，症见头胀痛或刺痛，头晕目眩，心烦易怒，失眠多梦或头痛经久不愈，日轻夜重，舌红苔薄黄，脉弦细或舌暗红有瘀斑，苔薄白，脉细涩者。

【用法用量】口服。一次 3～4 粒，一日 3 次；或遵医嘱。

【药性分析】方中丹参祛瘀止痛，清心安神，川芎行血活血，祛风止痛，上行头目，为治头痛之要药，二者共为君药。夏枯草、菊花可清肝热、泻肝火，熟地黄、白芍、鸡血藤、当归能补血滋阴，舒筋活络，化瘀止痛，合为臣药。钩藤、蒺藜、珍珠母能平肝息风，散瘀通络，解痉止痛之效。

【现代药理】本品具有调节脑血管平滑肌张力等作用。

【禁忌】肾脏病患者、孕妇、新生儿禁用。

【注意事项】本品含有马兜铃科植物细辛，在医生指导下使用，定期复查肾功能。忌食生冷、辛辣、油腻食物，忌烟酒、浓茶。痰浊头痛不宜单独使用。

【贮藏】密封。

3. 正天丸

【组成】钩藤、白芍、川芎、当归、地黄、白芷、防风、羌活、桃仁、红花、细辛、独活、麻黄、附片、鸡血藤。辅料为药用炭、淀粉、单糖浆、虫白蜡。

【性状】本品为黑色水丸；气微香，味微苦。

【功效】疏风活血，养血平肝，通络止痛。

【适应病证】用于外感风邪、瘀血阻络、血虚失养、肝阳上亢引起的偏头痛、紧张性头痛、神经性头痛、颈椎病型头痛、经前头痛，糖尿病脑血管病变、脑动脉硬化，症见头面疼痛经久不愈，痛处固定不移，或局部跳痛，舌质紫暗或瘀斑；或因肝阳上亢，上扰清空所致，头痛而眩，心烦易怒，面赤口苦，耳鸣胁痛，夜眠不宁，苔薄黄，脉弦有力。

【用法用量】饭后服用，一次 6g，一日 2~3 次，15 天为一个疗程。

【药性分析】方中川芎活血行气、祛风止痛，为君药。当归、桃仁、红花、鸡血藤活血祛瘀、通络止痛，附片、麻黄、白芷、防风、独活、羌活、细辛散寒祛风、除湿止痛，钩藤平肝止痉，共为臣药。地黄、白芍滋阴养血，共为佐使药。诸药合用，共奏疏风活血、养血平肝、通络止痛之功效。

【现代药理】本品有改善脑血流动力学的作用。

【不良反应】个别病例服药后谷丙转氨酶轻度升高；偶有口干、口苦、腹痛及腹泻。服用本品后有发生过敏性药疹的个案报道。

【注意事项】①忌烟、酒及辛辣、油腻食物；②高血压、心脏病患者慎服。有肝病、糖尿病、肾病等慢性病严重者应在医师指导下服用；③儿童、孕妇、哺乳期妇女及年老体弱者应在医师指导下服用；④高血压头痛及不明原因的头痛，应去医院就诊；⑤初发头痛服药 3 天症状无缓解，应去医院就诊。经常性头痛服药 15 天症状无缓解，应去医院就诊；⑥严格按用法用量服用，本品不宜长期服用；⑦对本品过敏者禁用，过敏体质者慎用；⑧本品性状发生改变时禁止使用；⑨儿童必须在成人监护下使用；⑩请将本品放在儿童不能接触的地方；⑪如正在使用其他药品，使用本品前请咨询医师或药师；⑫运动员慎用；⑬服药期间忌烟、酒及辛辣油腻食物。

【贮藏】密封。

4. 牛黄降压丸

【组成】羚羊角、珍珠、水牛角浓缩粉、人工牛黄、冰片、白芍、党参、黄芪、决明子、川芎、黄芩提取物、甘松、薄荷、郁金。辅料为蜂蜜。

【性状】本品为深棕色的水蜜丸，或为浅棕绿色至深棕色的大蜜丸；气微香，味微甜、苦，有清凉感。

【功效】清心化痰，平肝安神。

【适应病证】用于心肝火旺、痰热壅盛所致的头晕目眩、头痛失眠、烦躁不安；糖尿病合并高血压病，中风前兆见上述证候者。

【用法用量】口服。一次 2~4 丸，一日 1 次。

【药性分析】方中羚羊角入肝经，凉肝息风；珍珠平肝潜阳，清肝泻火；水牛角浓缩粉清热凉血；牛黄清热解毒，息风止痉；白芍、党参、黄芪益气生津，滋阴增液，柔肝舒筋；决明子清泻肝火，兼滋肾阴；川芎上行头目，祛风止痛；黄芩清热泻火，凉血；甘松行气止痛，开郁醒脾；薄荷清利头目，疏肝解郁；郁金解郁开窍，清心凉血。诸药合用，共奏清心化痰、镇静降压之功。

【不良反应】尚不明确。

【禁忌】①腹泻者忌服；②气血不足所致的头晕目眩、失眠患者忌服。

【注意事项】①孕妇慎用；②服药期间忌寒凉、油腻食品；③服用前应除去蜡皮、塑料球壳；④本品不可整丸吞服。

【贮藏】密封。

5. 安宫降压丸

【组成】牛黄、党参、黄连、郁金、黄芩、栀子、白芍、水牛角浓缩粉、川芎、麦冬、天麻、冰片等味。

【性状】本品为棕褐色的大蜜丸；气微香，味苦。

【功效】清热镇惊，平肝降压。

【适应病证】用于胸中郁热，肝阳上亢引起的头目眩晕、项强脑涨，心悸多梦，烦躁气急，高血压症。糖尿病合并高血压、腔隙性脑梗死等。

【用法用量】口服。一次 1~2 丸，一日 2 次。

【不良反应】尚不明确。

【禁忌】尚不明确。

【注意事项】无高血压症状时停服或遵医嘱。

【药物相互作用】尚不明确。

【药理作用】尚不明确。

6. 菊明降压丸

【组成】野菊花、决明子（炒）。

【功效】降低血压。

【适应病证】糖尿病脑缺血、糖尿病合并高血压及其引起的头痛、目眩。

【用法用量】口服。一次1袋（6g），一日3次。

【不良反应】尚不明确。

【禁忌】尚不明确。

【注意事项】孕妇慎服。若症状未缓解，应及时到医院就诊。

【贮藏】密闭，置阴凉干燥处。

7. 愈风宁心片（滴丸）

【组成】葛根。

【性状】本品为糖衣片或薄膜衣片，除去包衣后显棕褐色；味微苦、甜。或为棕黄色的滴丸；味微苦。

【功效】解痉止痛，增强脑及冠脉血流量。

【适应病证】用于高血压头晕，头痛，颈项疼痛，冠心病，心绞痛，神经性头痛，早期突发性耳聋。

【用法用量】片剂：口服，一次5片，一日3次。滴丸：口服，一次15丸，一日3次。4周一个疗程。

【药性分析】方中葛根甘、辛，凉，归脾、胃经。葛根解肌退热，生津，透疹，升阳止泻。用于外感发热头痛、项背强痛，口渴，消渴，麻疹不透，热痢，泄泻；高血压颈项强痛。

【不良反应】尚不明确。

【禁忌】尚不明确。

【注意事项】孕妇慎用。忌食生冷、辛辣、油腻食物。若症状未缓解，应及时到医院就诊。

【贮藏】密封。

8. 久强脑立清

【组成】磁石、赭石、牛膝、清半夏、酒曲、酒曲（炒）、薄荷脑、冰片、猪胆粉、朱砂。

【功效】清热平肝，降逆止痛。

【适应病证】用于肝热上升引起的头痛脑涨，眩晕耳鸣，烦躁易怒，失眠多梦，高血压症。

【用法用量】口服。一次10粒，一日2～3次。

【不良反应】尚不明确。

【禁忌】肝肾功能不全、造血系统疾病者，孕妇、哺乳期妇女、儿童及体弱虚寒者禁用。

【注意事项】①本品为处方药，必须在医生指导下服用；②本品含朱砂，不宜长期服用，并避免与含汞制剂同时服用，连续服用不宜超过两周；因特殊情况需长期服用，应检查血、尿中汞离子浓度和肝肾功能，超过规定限度者立即停用；③服用本品时应避免与茶碱、心得安类药物以及含溴、碘，如溴化物、巴氏合剂、三溴合剂、海带、海藻等物质同服。

【特殊人群用药】儿童注意事项：儿童禁用。妊娠与哺乳期注意事项：孕妇、哺乳期妇女禁用。

【贮藏】密封，防潮。

9. 久芝清心丸

【组成】大黄、黄芩、人工麝香、牛黄、丁香、冰片、桔梗、山药、薄荷脑、雄黄、朱砂。辅料为蜂蜜组成。

【性状】本品为棕黄色的大蜜丸，气芳香，味苦、辛。

【功效】清热，泻火，通便。

【适应病证】用于内热壅盛引起的头昏脑涨，口鼻生疮，咽喉肿痛，风火牙痛，耳聋耳肿，大便秘结。

【用法用量】口服。一次2丸，一日2次。

【不良反应】尚不明确。

【禁忌】孕妇忌服。

【注意事项】不宜在服药期间同时服用滋补性中药。

【药物相互作用】如与其他药品同时使用可能发生相互作用，用前请咨询药师或遵医嘱。

【药理作用】不明确。

第三类　息风通络类

1. 同仁大活络丸

【组成】安息香、白术、冰片、沉香、赤芍、大黄、当归、地龙、丁香、豆蔻、防风、甘草、葛根、骨碎补、贯众、广藿香、龟甲、何首乌、红参、豹骨（制）、黄连、黄芩、僵蚕、两头尖、麻黄、没药、木香、牛黄、蕲蛇（酒制）、羌活、青皮、全蝎、肉桂、乳香、麝香、熟地黄、松香、天麻、天南星（制）、威灵仙、乌梢蛇（酒制）、乌药、水牛角浓缩粉、细辛、香附、玄参、血竭、制草乌。

【性状】本品为黑棕色的大蜜丸或者为包金衣的大蜜丸，除去金衣显黑棕色；气香，味微甘、苦。

【功效】息风，舒筋，活络，除湿。

【适应病证】用于风寒湿痹引起的肢体疼痛，手足麻木，筋脉拘挛，中风瘫痪，口眼歪斜，半身不遂，言语不清。糖尿病合并脑血管病恢复期等。治疗中风偏瘫等症疗效显著，是脑血管后遗症患者恢复期的首选用药。

【用法用量】温黄酒或温开水送服。一次1~2丸，一日2次。

【药性分析】同仁大活络丸中包括祛风湿药、补气药、养阴药、活血药、助阳药、芳香化湿药、温化寒痰药和芳香开窍药等18大类50味药，各种药品珠联璧合，相得益彰，祛风湿寒、邪不伤正气，扶正气而不滞邪。处方特点是寒药热药并用，使苦寒药不伤脾胃，温补药不伤肝肾，且方中熟大黄活血化瘀，通行腑气，再配淡渗利湿之品使药力上下沟通。诸药协调，使息风除湿、舒筋活络之功效更明显。现代药理研究发现该药能扩张兔耳血管、增加灌流量；能增加狗脑血流量；对大鼠实验性血栓形成有抑制作用；能增加蟾蜍腓肠肌的收缩力。大活络丸治疗偏瘫的机制可能与脑血管病人病变部位的血液循环改善，使瘫痪肢体的神经功能得到恢复，减轻血栓形成及兴奋骨骼肌有关。

【不良反应】尚不明确。

【禁忌】孕妇忌服。

【注意事项】同仁大活络丸应该用温黄酒或温开水送服。服用前应除去蜡皮、塑料球壳及玻璃纸；本品不可整丸吞服。

2. 天麻丸

【组成】天麻、羌活、独活、杜仲（盐炒）、牛膝、粉草薢、附子（制）、当归、地黄、玄参。

【性状】本品为黑褐色的水蜜丸或黑色的大蜜丸；气微香，味微甜、略苦麻。

【功效】祛风除湿，通络止痛，补益肝肾。

【适应病证】用于风湿瘀阻、肝肾不足所致的痹病，症见肢体拘挛、手足麻木、腰腿疫痛。中风瘫痪，口眼歪斜，半身不遂，言语不清。糖尿病合并脑血管病恢复期等。

【用法用量】口服。一次1丸，一日2~3次。

【药性分析】方中天麻、羌活、独活散风胜湿，驱邪外出；草薢利湿下行；附子温经散寒；杜仲、怀牛膝补肝肾，强筋骨；重用当归、生地黄补血滋阴，达到扶正祛邪的目的。

【不良反应】尚不明确。

【禁忌】尚不明确。

【注意事项】孕妇慎用。服用前应除去蜡皮、塑料球壳。本品可嚼服，也可分份吞服。

【药物相互作用】如正在服用其他药品，使用本品前请咨询医师或药师。

【贮藏】密封。

第四类　活血化瘀类

1. 化瘀丸

【组成】水蛭、虻虫、土鳖虫、当归、赤芍、人参、黄芪、桃仁、牡蛎、王不留行（炒）、郁金、延胡索（醋炙）、拳参、砂仁、白芷。

【性状】本品为黄褐色或黑褐色的浓缩水蜜丸；气微香，味微苦。

【功效】益气活血，化瘀通络。

【适应病证】用于气虚血瘀型缺血性中风病中经络急性期，症见半身不遂、偏身麻木、口舌歪斜、语言謇涩等，脑梗死见上述证候者。

【用法用量】口服，一次1袋（5g），一日2次。

【现代药理】临床前药效学试验表明，本品可使局灶性脑缺血模型大鼠的脑梗死面积减小，神经症状评分降低，并可降低血浆ET含量；可降低实验性急性脑缺血大鼠的脑含水量和脑血管通透性；可使断头致急性脑缺血缺氧小鼠的呼吸维持时间有所延长、呼吸次数增加；可降低大鼠血小板聚集率；并对血瘀模型大鼠的血液流变学有改善作用。

【不良反应】尚不明确。

【注意事项】请遵医嘱。

2. 复方地龙胶囊

【组成】地龙（鲜品）、川芎、黄芪、牛膝。

【性状】本品为胶囊剂，内容物为淡黄色至棕黄色的粉末；味微甜。

【功效】化瘀通络，益气活血。

【适应病证】用于缺血性中风中经络恢复期气虚血瘀证，症见半身不遂，口舌歪斜，言语謇涩或不语，偏身麻木，乏力，心悸气短，流涎，自汗等。糖尿病脑血管病非急性期、恢复期等。

【用法用量】口服。一次2粒，一日3次，饭后服用。

【药理研究】①动物试验显示，本品可减少大脑中动脉结扎所致的大鼠脑梗死面积，增加麻醉犬的脑血流量，降低血管阻力，延长大鼠体内血栓形成的时间；②降低血小板的黏附率，降低血黏度，降低纤维蛋白原含量；③能显著增高高密度蛋白、高密度脂蛋白与低密度脂蛋白的比值。

【不良反应】个别患者服药2~3天后出现胃部不适感。

【禁忌】不宜用于痰热证、火郁证、瘀热证等有热象者。

【注意事项】尚不明确。

【药物相互作用】如与其他药物同时使用可能会发生药物相互作用，详情请咨询医师或药师。

【贮藏】密封。

3. 华佗再造丸

【组成】当归、川芎、白芍、红花、红参、五味子、马钱子、天南星、吴茱萸、冰片等。

【性状】本品为黑色的浓缩水蜜丸；气香，味苦。

【功效】活血化瘀，化痰通络，行气止痛。

【适应病证】痰瘀阻络之中风恢复期和后遗症，症见半身不遂、拘挛麻木、口眼歪斜、言语不清。临床用于治疗糖尿病合并心脑血管疾病，冠心病、心绞痛，血栓闭塞性脉管炎、血管性痴呆，顽固性头痛，特发性三叉神经痛等。糖尿病脑动脉硬化、缺血性脑梗死恢复期和后遗症期，由痰瘀阻络所致，症见半身不遂，口舌歪斜，言语不清，口角流涎，饮水呛咳，手足麻木，疼痛拘挛，肢体沉重疼痛或活动不利，舌质紫暗，舌下脉络迂曲。

【用法用量】口服。一次 4~8g，一日 2~3 次；重症一次 8~16g，或遵医嘱。常用量：每次 80g（48~50 粒丸），早晚各服 1 次。连服 10 天，停药 1 天，30 天为一疗程。可连服 3 个疗程。预防量与维持量每次 4g，早晚各服 1 次。

【药性分析】当归、川芎、白芍、红花养血活血，通经化瘀为君药。血不行者责之于气，故以红参益气助血运行，合五味子育阴强心，使心气旺、血脉活，共为臣药。马钱子温经通络、祛风散结；天南星祛风化痰，镇惊醒神，共为佐药。冰片芳香走窜，通窍清心，为使药。君臣佐使，全方共奏活血化瘀、芳香开窍、醒神通络、益气养阴等功效。方中当归、川芎为辛温之品，冉雪峰先生言川芎为"醒脑通络之本"，两药以芳香走窜之冰片为引导，可直入脑络，开窍醒神。天南星祛痰力较强，但正是"借其温、借其燥，借其毒，以资冲动而开阴霾"。

【现代药理】增加脑部血流量。抗凝血，抗血栓，改善血液流变性，抑制家兔血小板聚集。选择性增加颈总动脉、颈内动脉血流量。增加主动脉血流量，心脏指数，每搏输出量和每搏指数，提高心脏做功效率。促进脑出血后血肿病灶的清除与修复，有利于改善临床偏瘫症状。改善心功能，增加离体心脏冠状动脉的血流量。提高机体免疫功能，降低整体动物的耗氧量。改善脑梗死动物的神经行为障碍，缩小脑梗死动物的脑梗死范围。降低脑梗死动物的血浆内皮素含量，提高血清 SOD 含量，减少脑细胞凋亡，抑制毒性物质兴奋性氨基酸合成，可调节脑组织病变局部和血液中一氧化氮与内皮素的含量，保护脑细胞免受毒性损。提高中风大鼠的神经功能积分，可保护缺血时脑细胞的功能形态和细胞器完整，以增加突触的数量，可增加脑组织神经生长因子、成纤维细胞生长因子、脑源神经营养因子等神经营养因子家族物质的合成。最新研究表明，华佗再造丸还能促进中风时神经干细胞的增殖、分化和迁移，可选择性阻滞脑细胞及其突触体膜的钙通道，对缺血后脑细胞内钙离子增加有明显的抑制作用，从而保护脑细胞免受钙超载的损伤。华佗再造丸可能通过干预脑出血大鼠继发性纤溶亢进机制达到减少中枢神经二次损伤的作用。

【禁忌】脑出血急性期禁用。孕妇禁用。

【注意事项】中风痰热壅盛证，表现为面红目赤、大便秘结者不宜用。平素大便干燥者慎用。服药期间，忌辛辣、生冷、油腻食物，忌烟酒。

【贮藏】密封。

4. 银杏叶胶囊（片、滴丸）

【组成】银杏叶提取物。

【性状】胶囊剂：其内容物为浅棕黄色至棕褐色的颗粒和粉末；味微苦。片剂：薄膜衣片，除去薄膜衣后显浅黄棕色至棕褐色；味微苦。滴丸：为棕褐色的滴丸，味苦。

【功效】活血化瘀通络。

【适应病证】用于瘀血阻络所致的胸痹心痛，中风，半身不遂，舌强语謇；冠心病稳定型心绞痛、脑梗死，糖尿病脑动脉硬化、糖尿病脑血管病、高血压、血管性痴呆，因瘀血痹阻脑脉所致，症见头晕头疼，半身不遂，言语謇涩，口舌歪斜，舌暗红或紫暗，脉沉细涩。

【用法用量】胶囊：口服，一次 1 粒，一日 3 次；或遵医嘱。片剂：口服，一次 1~2 片，一日 3 次；或遵医嘱。滴丸：口服，一次 5 丸，一日 3 次；或遵医嘱。

【药性分析】方中银杏叶甘、苦、涩、平，归心、肺经，功效是活血化瘀，通络止痛，敛肺平喘，化浊降脂。

【现代药理】本品有扩张血管、抗心肌缺血、抗脑缺血和抑制血栓形成等作用。

【不良反应】个别患者服药后有胃部不适。有服用银杏叶片后出现过敏性皮炎、剥脱性皮炎和粒细胞减少的个案报道。

【禁忌】对本品过敏者禁用。

【注意事项】①药品性状发生改变时禁止使用；②请将此药品放在儿童不能接触的地方；③心力衰竭、孕妇及过敏体质者慎用；④忌食生冷、辛辣、油腻食物，忌烟酒、浓茶；⑤在治疗期间，心绞痛持续发作，宜加用硝酸酯类药物。若出现剧烈心绞痛、心肌梗死，见气促、大汗淋漓、面色苍白者，应及时救治。

5.银丹心脑通软胶囊

【组成】银杏叶、丹参、灯盏细辛、绞股蓝、山楂、大蒜、三七、艾片。

【性状】本品为软胶囊，内容物为棕色至棕褐色的膏状物；气辛，味微苦。

【功效】活血化瘀，行气止痛，消食化滞。

【适应病证】用于气滞血瘀引起的胸痹，症见胸痛，胸闷，气短，心悸等；冠心病心绞痛，高脂血症，脑动脉硬化，中风、中风后遗症见上述证状者。糖尿病脑血管病，糖尿病脑动脉硬化，因气滞血瘀所致，症见半身不遂、口舌歪斜、偏身麻木、言语謇涩，舌暗，脉涩。

【用法用量】口服。一次 2~4 粒，一日 3 次。

【药性分析】方中银杏叶味甘、苦、涩，性平，有活血化瘀、通络止痛之功；丹参味苦，性微寒，有活血祛瘀、通络止痛之功，二者共为君药。灯盏细辛，味辛，微温，有活血化瘀、通经活络止痛之功；三七味甘，微苦，温，有化瘀止血、活血定痛之功；绞股蓝味苦、微甘，性凉，能益气健脾；山楂微温，甘、酸，能健胃消食、活血化瘀；大蒜温、辛、甘，能温中健脾、消食理气；艾片辛、苦，微寒，能开窍醒神、清热止痛，共为佐使。诸药合用，共奏活血化瘀、行气止痛、消食化滞之功。

【现代药理】本品有抗心肌缺血，增加机体耐缺氧能力、调血脂等作用。

【禁忌】

【注意事项】①气虚血瘀、痰瘀互阻之胸痹、心悸者不宜单用；②孕妇慎用；③出血性疾病及有出血倾向者慎用；④服药期间忌食生冷、辛辣、油腻食物，忌烟酒、浓茶；⑤在治疗期间，心绞痛持续发作宜加用硝酸酯类药物，如果出现剧烈心绞痛，应及时救治；⑥中风急性期应综合救治，待病情稳定后方可用药。

【贮藏】密封。

6.脑安颗粒

【组成】川芎、当归、红花、人参、冰片。

【性状】本品为深棕色的颗粒；气清香，味苦。

【功效】活血化瘀，益气通络。

【适应病证】糖尿病合并脑血栓急性期、恢复期气虚血瘀证候者。急性起病，半身不遂，口舌歪斜，舌强语塞，偏深麻木，气短乏力，口角流涎，手足肿胀，舌暗或有瘀斑，苔薄白等。

【用法用量】口服，一次一袋，一日两次，四周为一疗程或遵医嘱。

【药性分析】方中是以川芎为君药，能起到行气开郁，法风燥湿，活血止痛；以当归为臣药，其能补血活血、止痛，协同川芎和血、筋通络；以红花、人参为佐药，红花能活血通经、散瘀止痛，人参能大补元气、益阴生津，助肌体祛邪；以冰片为使药，其有开窍功效，帮助药物输送全身，发挥药效。而且现代通过动物实验可证明，本品能抑制大鼠实验性血栓的形成，能抑制 ADP 诱导的小鼠血栓形成，并能选择性扩张家兔脑血管，降低脑血管阻力，增加脑血流量，改善脑部的血液循环。

【注意事项】①出血性中风慎用；②冰片，其作为通窍药物，会有导致流产的可能性，孕妇需要谨慎使用；③中风病痰热证、风火上扰者慎用；④用药期间，饮食宜清淡，不宜油腻辛辣刺激性食物。

7.血府逐瘀丸（胶囊、口服液）

【组成】桃仁（炒）、红花、赤芍、川芎、枳壳（麸炒）、柴胡、桔梗、当归、地黄、牛膝、甘草。

【性状】胶囊剂：为硬胶囊，内容物为棕色至棕褐色颗粒和粉末；气辛，味微苦。口服液：为深棕色液体，气辛，味微苦。

【功效】活血祛瘀，行气止痛。

【适应病证】血瘀证，气滞血瘀证。胸痹、头痛日久，痛如针刺而有定处、内热烦闷、心悸失眠、急躁易怒。

【用法用量】口服，一次 6 粒，一日 2 次，或遵医嘱。

【药性分析】方中炒桃仁苦泄甘润性平，善破血行瘀；红花辛散温通，善活血通经、散瘀止痛，两药相须为用，活血化瘀力强，故共为君药。地黄甘苦寒而滋养清泄，善凉血清热以除瘀热；川芎辛行温散，善行气活血、祛风止痛；赤芍苦泄寒清，善清热凉血、散瘀止痛；当归甘补辛行温通，善补血活血行瘀；牛膝苦泄酸甘性平，善逐瘀通经、引血下行。五药相合，既助君药活血化瘀、止痛，又滋养阴血使活血祛瘀而不伤正，故共为臣药。柴胡辛行苦泄微寒，善疏肝解郁、升举清阳；桔梗苦泄辛散而平，善宣散肺气，以利"宽中理气"，并载药上行；炒枳壳苦辛泄降而平，善理气宽中。三药同用，能升降上焦之气机而宽胸行气，气行则血行瘀散痛止，故共为佐药。甘草甘平，既调和诸药，又缓急止痛，故为使药。全方配伍，苦辛泄散，共奏活血祛瘀、行气止痛之功，故善治气滞血瘀之胸痹，头痛日久。

【现代药理】本品有抗心肌缺血、改善心功能、抑制血小板聚集、改善血液流变性、改善微循环、降血脂等作用。

【注意事项】忌食辛冷食物；孕妇禁用。

8. 脉血康胶囊

【组成】水蛭。

【性状】本品为肠溶胶囊，内容物为灰褐色颗粒或粉末；气微腥，味咸。

【功效】破血，逐瘀，通脉止痛。

【适应病证】糖尿病脑动脉硬化、糖尿病合并高血压脑病，糖尿病周围血管病变等证属血瘀阻络者，症见半身不遂，肢体麻木，言语謇涩，舌暗有瘀斑，脉弦涩。用于癥瘕痞块，血瘀经闭，跌打损伤。

【用法用量】口服，一次 2~4 粒，一日 3 次。

【药性分析】脉血康胶囊的活性成分为水蛭素，对凝血酶有极强的抑制作用，是迄今为止所发现最强的凝血酶天然特异抑制剂。临床研究表明，水蛭素能高效抗凝血、抗血栓形成，以及阻止凝血酶催化的凝血因子活化和血小板反应等进一步血瘀现象。此外，它还能抑制凝血酶诱导的成纤维细胞的增殖和凝血酶对内皮细胞的刺激。

【注意事项】孕妇禁用。

第五类　益气养血通络类

1. 偏瘫复原丸

【组成】黄芪、人参、当归、川芎、赤芍、熟地黄、丹参、三七、牛膝、天麻、僵蚕（炒）、全蝎、钩藤、白附子（矾炙）、秦艽、地龙、铁丝威灵仙、防风、杜仲（炭）、补骨脂（盐炙）、骨碎补、香附（醋炙）、沉香、肉桂、豆蔻仁、茯苓、泽泻、桂枝、白术（炒）、枳壳（炒）、麦冬、法半夏、安息香、甘草、冰片。

【性状】本品为黄褐色的大蜜丸；气芳香，味苦。

【功效】补气活血，祛风化痰。

【适应病证】用于气虚血瘀，风痰阻络引起的中风瘫痪，半身不遂，口眼歪斜，痰盛气亏，言语不清，足膝浮肿，行步艰难，筋骨疼痛，手足拘挛。糖尿病合并脑梗死恢复期、后遗症期等。

【用法用量】用温开水或温黄酒送服。一次 1 丸，一日 2 次。

【药理分析】偏瘫复原丸可迅速直达脑血管、失常肢体及面部神经系统，疏通梗死血管，促进脑血肿和脑水肿的吸收，建立有效的侧支循环，改善血管弹性及动脉硬化，改善血黏度及微循环，利于脑部新陈代谢。

【不良反应】尚不明确。

【禁忌】尚不明确。

【注意事项】阴虚火旺，肝阳上亢者禁服。服用前应除去蜡皮、塑料球壳；本品可嚼服，也可分份吞服。

【药物相互作用】如与其他药品同时使用可能发生相互作用，使用前请咨询执业医师或药师。

【贮藏】密封。

2. 人参再造丸

【组成】人参、蕲蛇（酒炙）、广藿香、檀香、母丁香、玄参、细辛、香附（醋制）、地龙、熟地黄、三七、乳香（醋制）、青皮、豆蔻、防风、制何首乌、川芎、片姜黄、黄芪、甘草、黄连、茯苓、赤芍、大黄、桑寄生、葛根、麻黄、骨碎补（炒）、全蝎、豹骨（制）、僵蚕（炒）、附子（制）、琥珀、龟甲（醋制）、粉萆薢、白术（麸炒）、沉香、天麻、肉桂、白芷、没药（醋制）、当归、草豆蔻、威灵仙、乌药、羌活、橘红、六神曲（麸炒）、朱砂、血竭、人工麝香、冰片、牛黄、天竺黄、胆南星、水牛角浓缩粉。

【性状】本品为黑色的大蜜丸；味甜、微苦。

【功效】益气养血，祛风化痰，活血通络。

【适应病证】气虚血瘀、风痰阻络所致的中风。

【证候表现】口眼歪斜、半身不遂、手足麻木、疼痛、拘挛、言语不清。

【用法用量】口服。一次1丸，一日2次。

【药性分析】方中人参、黄芪、炒白术、茯苓，善益气健脾；制何首乌、当归、熟地、龟甲，善滋养阴血；制豹骨、桑寄生、炒骨碎补，善补益肝肾、强筋壮骨。合而用之，善补气养血、强壮筋骨。天麻、胆南星、炒僵蚕、地龙、全蝎、天竺黄，善化痰息风、祛风通络；牛黄、水牛角浓缩粉、黄连、大黄、玄参，善清热泻火解毒、凉肝息风定惊；三七、川芎、赤芍、片姜黄、制乳香、制没药、血竭，善活血化瘀、通络止痛；麝香、冰片，善开窍醒神、活血通经、止痛；酒蕲蛇、白芷、羌活、威灵仙、麻黄、防风、细辛、葛根、粉萆薢，善祛风除湿、舒筋活络、止痛；制附子、肉桂，善温阳通络。合而用之，能祛风化痰、活血通络。朱砂、琥珀，既重镇安神定惊，又活血化瘀。母丁香、乌药、青皮、沉香、香附、檀香辛温芳香，善温中理气止痛；草豆蔻、豆蔻、橘红、广藿香、炒六神曲辛香温散，善化湿醒脾、调中和胃。合而用之，既行滞气、散脾湿，以杜绝生痰之源；又健脾开胃，以顾护脾胃，防众药伤中。甘草甘平，既补气，又调和诸药。全方配伍，补虚祛邪两相兼，共奏益气养血、祛风化痰、活血通络之功，故善治气虚血瘀、风痰阻络之中风，症见口眼歪斜、半身不遂、手足麻木、疼痛、拘挛、言语不清等。

【注意事项】①肝肾功能不全者慎用；②运动员慎用，或在医师指导下使用；③本品不可整丸吞服，服用前应除去蜡皮、塑料球壳；④过敏体质者慎用；⑤年老体弱者应在医师指导下服用；⑥服药期间宜进低盐、低脂饮食，清淡易消化食品，不要食用辛辣、油腻食物；⑦多吃水果及富含纤维食物，保持大便通畅；⑧服药期间，注意休息，避免劳累，保证充足的睡眠；⑨长期卧床者，保护局部皮肤，防止发生感染；⑩保持心情舒畅，避免忧思恼怒；⑪注意天气变化，防寒保暖。

3. 消栓再造丸

【组成】血竭、赤芍、没药（醋炙）、当归、牛膝、丹参、川芎、桂枝、三七、豆蔻、郁金、枳壳（麸炒）、白术（麸炒）、人参、沉香、金钱白花蛇、僵蚕（麸炒）、白附子、天麻、防己、木瓜、全蝎、铁丝威灵仙、黄芪、泽泻、茯苓、杜仲（炭）、槐米、麦冬、五味子（醋炙）、骨碎补、松香、山楂、肉桂、冰片、苏合香、安息香、朱砂。

【性状】本品为棕褐色的大蜜丸；气香，味甜、苦。

【功效】活血化瘀，息风通络，补气养血，消血栓。

【适应病证】用于气虚血滞，风痰阻络引起的中风后遗症，肢体偏瘫，半身不遂，口眼歪斜，言语障碍，胸中郁闷等症。用于脑血栓、脑出血、脑梗死引起的半身不遂、偏瘫、口眼歪斜、言语不清、肢体、手足、流涎不止、吞咽困难、大小便失禁等。

【用法用量】口服。一次 1~2 丸，一日 2 次。

【药性分析】前人称"医风痰、治瘫痪之力，故立名，功同再造"。《医学入门》卷五："动于肝，多眩晕头风，眼目瞤动昏涩，耳轮搔痒，胁肋胀痛，左瘫右痪，麻木蜷跛奇证，名曰风痰。"消栓再造丸以中医精髓"息风通络法"理论为指导，在古方再造丸和人参再造丸的基础上，根据脑血栓引起后遗症的病机，经反复研究而成的针对脑血栓性疾病治疗的首选药物。

【不良反应】尚不明确。

【禁忌】尚不明确。

【注意事项】本品处方中含朱砂，不宜过量久服，肝肾功能不全者慎用。服用前应除去蜡皮、塑料球壳；本品可嚼服，也可分份吞服。

【药物相互作用】如与其他药物同时使用可能会发生药物相互作用，详情请咨询医师或药师。

【贮藏】密封。

4. 养血清脑颗粒（丸）

【组成】当归、川芎、白芍、熟地黄、钩藤、鸡血藤、夏枯草、决明子、珍珠母、延胡索、细辛。颗粒剂辅料为：糊精、甜菊素。丸剂辅料为：微晶纤维素、薄膜包衣预混剂。

【性状】颗粒剂：为淡棕黄色至棕色无蔗糖型颗粒。丸剂：为包薄膜衣的浓缩丸，除去薄膜衣后显深棕色或棕黑色；气微，味特异。

【功效】养血平肝，活血通络。

【适应病证】用于血虚肝亢所致的头痛，眩晕眼花，心烦易怒，失眠多梦。

【用法用量】口服。一次 1 包，一日 3 次，饭后服用。

【药性分析】方中熟地黄甘、微温，归肝、肾经，能够补血滋阴、益精填髓；当归甘、辛，温。具有补血活血、调经止痛之功，二药合用，滋阴养血，补益肝肾，兼有活血通脉之能，共为君药。钩藤甘、微寒，能够息风止痉、清热平肝；珍珠母甘、咸，寒。能够潜阳安神、清热平息肝风；决明子甘、苦、微寒，归肝、大肠经，能够清肝明目、润肠通便；夏枯草苦、辛，寒。清肝火、解郁结，共为臣药。白芍滋阴养血，川芎活血行气，合归、芍而成养血和营之用，鸡血藤、延胡索补血活血，化瘀行气，舒筋活络，补而不滞，滋而不腻，为使药。诸药相合，标本兼治，共奏养血平肝、活血通络之功。

【现代药理】本品具有改善脑微循环、增加脑血流量、缓解血管痉挛和止痛作用。

【不良反应】偶见恶心、呕吐，罕见皮疹，停药后即可消失。

【注意事项】①忌烟、酒及辛辣、油腻食物；②本品有轻度降血压作用，低血压者慎用；③肝病、肾病、糖尿病等慢性病严重者应在医师指导下使用；④儿童、孕妇、哺乳期妇女、年老体弱者应在医师指导下使用；⑤服药 3 天症状无缓解，应去医院就诊；⑥严格按用法用量服用，本品不宜长期服用；⑦对本品过敏者禁用，过敏体质者慎用；⑧本品性状发生改变时禁止使用；⑨请将本品放在儿童不能接触的地方；⑩如正在使用其他药品，使用本品前请咨询医师或药师。

【药物相互作用】如与其他药物同时使用可能会发生药物相互作用，详情请咨询医师或药师。

【贮藏】密封。

5. 脑心通胶囊

【组成】黄芪、赤芍、丹参、当归、川芎、桃仁、红花、乳香（制）、没药（制）、鸡血藤、牛膝、桂枝、桑枝、地龙、全蝎、水蛭。

【性状】本品为胶囊剂，内容物为淡棕黄色至黄棕色的粉末；气特异，味微苦。

【功效】益气活血，化瘀通络。

【适应病证】气虚血滞、脉络瘀阻所致中风中经络，半身不遂、肢体麻木、口眼歪斜、舌强语謇及胸痹心痛、胸闷、心悸、气短等，脑梗死、冠心病心绞痛属上述证候者。

【用法用量】口服，一日 3 次，每次 2~4 粒，或遵医嘱。

【药性分析】方中重用黄芪为君药，大补元气，使元气充盛。发挥益气活血之效，达气行则血行之功。臣药是虫类药地龙、全蝎、水蛭，取其药性善走破血逐瘀，能搜剔络中之邪，发挥通经透络之功。佐药当归、川芎、丹参、赤芍、红花等十味活血化瘀药，共助君、臣药疏通瘀阻之功。桂枝、桑枝可引药直达病所，温经通脉。牛膝逐瘀血，通经络，引血下行共为使药。诸药配伍，主次得当，标本兼治，益气活血、化瘀通络，既通脑络又通心络，发挥脑心同治作用。实验证明：脑心通胶囊对"血瘀"模型的全血高切、低切黏度、血浆黏度、还原黏度、血小板黏附率均有显著降低作用；可抑制 ADP 诱导的血小板聚集；可明显抑制血栓形成，有一定的量效关系；可明显增加脑血流量，明显降低脑血管阻力，明显延长凝血时间；可增加心肌供血，改善心功能；降低血清 LDH 和 CK 活性，缩小心肌梗死范围，提示脑心通胶囊具有抗急性心肌缺血作用。

【注意事项】孕妇禁用。胃病患者饭后服用。

6. 通心络胶囊

【组成】人参、水蛭、全蝎、赤芍、蝉蜕、土鳖虫、蜈蚣、檀香、降香、乳香（制）、酸枣仁（炒）、冰片。

【性状】本品为胶囊剂，内容物为棕色粉末；具冰片香气、微腥，味微咸、苦。

【功效】益气活血，通络止痛。

【适应病证】冠心病、心绞痛，气虚血瘀络阻型中风病，糖尿病脑动脉硬化，椎基底动脉供血不足等，症见心气虚乏，血瘀络阻，胸部憋闷，刺痛，绞痛，固定不移，心悸自汗，气短乏力，舌质紫暗或有瘀斑，脉细涩或结代，半身不遂或偏身麻木，口舌歪斜，言语不利。

【用法用量】口服，一次 4 粒，每日 3 次。

【药性分析】方中以人参补益心气，使气旺以推动血液运行，是为君药。以水蛭活血化瘀，通经透络；以土鳖虫逐瘀通络；以全蝎、蜈蚣、蝉蜕等虫类药，取其善走之性，引诸药通经透络，且可解痉，是为臣药。以赤芍活血散血，行瘀止痛；以冰片芳香走散，使壅塞通利，则经络通畅，是为佐使药，诸药合用，相得益彰，共奏益气活血、通络止痛之效。

【现代药理】本品有抗心肌缺血、抗脑缺血，抑制血栓形成、改善血流动力学指标等作用。

【注意事项】出血性疾患，孕妇及妇女经期及阴虚火旺型中风禁用。胃部不适者宜改为饭后服用。遵医嘱。

第三节　糖尿病与周围动脉硬化性闭塞

一、概述

糖尿病并发的各种血管病中，以糖尿病动脉硬化闭塞症（DAO）最为严重。其发病率为非糖尿病患者的 11 倍，糖尿病的周围动脉硬化发展快、程度高，后果严重，糖尿病患者的糖化血红蛋白每增加 1%，相应动脉硬化闭塞风险增加 26%。一旦发生坏疽，其截肢率是非糖尿病患者的 40 倍。

1. 症状体征

患者往往首先出现类似动脉硬化闭塞症或血栓闭塞性脉管炎间歇性跛行的症状，但是病情较重或者坏疽合并感染者多产生静息痛，也可以出现肌痛等；严重的下肢缺血可出现缺血性静息痛、溃疡、坏疽等症状和体征，病程超过 2 周，严重程度取决于下肢缺血程度、起病时间以及有无诱发加重的因素。静息痛为在间歇性跛行基础上出现的休息时仍然持续存在的肢体缺血性疼痛。疼痛部位多位于肢端，通常发生于前足或足趾。当坏疽时，可出现高热、寒战、白细胞增高、血压变化等感染后的中毒症状。

下肢动脉硬化闭塞的起病过程一般较缓慢，但当其合并急性血栓形成或动脉栓塞时，由于肢体动脉灌注突然迅速减少，可出现急性下肢缺血。急性下肢缺血即可发生在已有动脉硬化闭塞临床表现的患者，也可发生在既往无典型症状的患者。急性肢体缺血的典型表现为"5P"症状，即疼痛（Pain）、苍白（Pallor）、无脉（Pulselessness）、麻痹（Paralysis）和感觉异常（Paresthesia）。也有将冰冷（poikilothermia）作为第 6 个"P"。症状的严重程度常常取决于血管闭塞的位置和侧支代偿情况。疼痛是最重要的表现，要及时鉴别和处理。

2. 发病特点

糖尿病血管病变的原因是多元性的。血糖、高血脂以及遗传、环境等多种因素均对血管病变的进展有影响。周围血管病变还与患者年龄及糖尿病的病期有关。40 岁患者糖尿病病期为 10～20 年者，其血管状态可能相当于 60 岁的非糖尿病患者。糖尿病周围血管病变往往累及整个血管系统，病变也可呈节段性分布，主动脉、髂动脉以及股动脉的近端甚至远侧动脉乃至微血管均可被累及。糖尿病患者发生周围动脉硬化性病变比非糖尿病患者血管钙化严重程度更重，而且侧支血管形成更差，所以症状与体征可能更严重。糖尿病患者的动脉硬化主要包括动脉粥样硬化和动脉中层硬化，前者引起动脉狭窄和闭塞，后者使血管形成坚硬的管道。

二、中成药治疗的优势

把糖尿病血管病变归属于中医"痹证""脉痹""脱疽""阴疽""消渴"的范畴。认为本病由于气血不畅、脉道不充、脉络瘀阻而成"脱疽"之证，后期日久不愈，气因亏虚，阴损及阳，阳气不达；或因毒邪侵袭，凝滞血脉，经脉瘀阻，则四末失于温煦濡养，有形寒肢冷、肢体麻木等症状，如果寒凝瘀久化热，湿热内盛，下注于肢体，可见肢端红肿溃烂，甚至变黑坏死，形成"脱疽"。

中医将血液的高凝状态、血栓形成、血管壁受损、脂斑形成，有包块刺痛，舌质青紫等视为血瘀证。动物实验和临床试验证明：多种活血化瘀药具有抗动脉硬化作用。常用的如三七、丹参、川芎、西红花、蒲黄、牡丹皮、桃仁、姜黄。三七性味甘、微苦，温。归肝、胃经。功能散瘀止血，消肿定痛。研究发现，三七有效成分能明显升高血清中血管内皮舒张因子、超氧化物歧化酶水平，降低内皮素、血浆脂质过氧化物活性水平，拮抗血小板黏附、聚集和血栓形成，保护动脉壁和扩张血管。一些有破血作用的虫类药如水蛭、蜈蚣等也有抗动脉硬化作用。

由于血管的粥样硬化，闭塞性周围动脉粥样硬化患者多会出现四肢不适的症状。对于后期可产生趾、足或小腿的干性坏疽和溃疡，传统中药药膏的应用十分重要，具有活血化瘀，消炎止血，祛腐生新，生肌长皮，防止创面加深，促进创口愈合功效，使用前用生理盐水棉球擦净溃疡创面，祛除坏死腐烂组织，再将溃疡膏摊涂在纱布敷料上，敷盖贴在创面上，胶布条固定，每天换药。配合临床用药，可取得较好的效果。

三、辨证使用中成药

治瘀贯穿周围血管疾病的始终。无论寒、热、虚、实何种始动因素，或气虚，或气滞，或痰浊，或寒湿，或热毒，只要能导致血管疾病，必先有瘀血而后发病，瘀血无论是作为病因或者病理产物，都是导致血管发病的直接原因；瘀血除，血流通，组织得血液滋养则病愈，所以必须抓住血瘀这个关键环节辨证施治，所以在治疗上，只要能辨清导致血瘀的原因，就找到了病本；能去除瘀血，保障组织血液灌流，就解决了周围血管疾病。故治疗上当以活血化瘀、祛风除湿止痛为先。动脉硬化闭塞症正虚寒实是病之本，未病之时，要注意养生，顾护正气，勿令克伐；既病之后，尤宜养护，治疗过程中更要时时注意保护正气。再者，动脉硬化闭塞症病程长，治疗期长，药物长期应势必影响脾胃收纳、运化功能，如果脾胃受损，不能服药，势必影响进一步治疗，温阳活血之品，多有温燥伤津之弊，所以临证必须时时注意顾脾胃、保津液，才是长治久安之道。故整个治疗应当注意益气养阴通络、补益肝肾、健脾化湿等。

第一类　活血化瘀、祛风止痛类

1. 木丹颗粒

【组成】黄芪、延胡索（醋制）、三七、赤芍、丹参、川芎、红花、苏木、鸡血藤。

【性状】本品为棕黄色至棕褐色的颗粒；气微，味微苦。

【功效】益气活血，通络止痛。

【适应病证】用于治疗糖尿病性周围神经病变属气虚络阻证，临床表现为四肢末梢及躯干部麻木、疼痛及感觉异常；或见肌肤甲错、面色晦暗、倦怠乏力、神疲懒言、自汗等。

【用法用量】饭后半小时服用，用温开水冲服。一次 1 袋，一日 3 次。4 周为一疗程，可连续服用两个疗程。

【现代药理】药效学试验结果表明，本品对链脲霉素糖尿病模型大鼠的尾神经传导速度有加快作用，对模型大鼠的坐骨神经、胰腺、视网膜组织病理学改变有改善作用；能降低急性血瘀模型大鼠的全血黏度、血浆黏度和红细胞比容；可抑制醋酸所致小鼠扭体反应。对于糖尿病病人存在的四肢麻木、疼痛等不舒服的表现都能起到显著改善作用。另外对人面色无华、浑身没劲、自汗等情况，也具有一定的改善功效。

【不良反应】偶见恶心、呕吐、腹泻等胃肠道反应，一般不影响继续治疗，如较严重请停止服用。偶见皮疹或转氨酶升高，如有发生请停止服用。

【禁忌】过敏体质及对本品过敏者禁用。

【注意事项】①本品适用于血糖得到有效控制（空腹血糖≤8mmol/L、餐后 2h 血糖≤11mmol/L）的糖尿病性周围神经病变患者；②本品尚无严重肝肾功能障碍、妊娠妇女、哺乳期妇女、18 岁以下青少年以及 70 岁以上老龄患者等特殊人群的研究数据，如需使用请在医师指导下服用；③定期监测血糖、糖化血红蛋白。

【贮藏】密封，阴凉干燥保存。

2. 大黄䗪虫丸

【组成】熟大黄、土鳖虫（炒）、水蛭（制）、虻虫（去翅足，炒）、蛴螬（炒）、干漆（煅）、桃仁、苦杏仁（炒）、黄芩、地黄、白芍、甘草。

【性状】本品为黑色的大蜜丸；气浓，味甘、微苦。

【功效】活血破瘀，通经消癥。

【适应病证】用于瘀血内停所致的癥瘕、闭经，症见腹部肿块、肌肤甲错、面色黯黑、潮热羸瘦、经闭不行。可用于糖尿病动脉粥样硬化性病变瘀血阻滞证型。

【用法用量】口服。一次 1～2 丸，一日 1～2 次。

【现代药理】大黄䗪虫丸具有疏通经络、破瘀生新、缓中补虚之功效，临床上起初主要用于肝炎肝硬化的治疗，近年来也用来治疗内有瘀血症的动脉粥样硬化。大黄䗪虫丸对大鼠动脉粥样硬化斑块及 CD40 的表达均有影响。研究发现大黄䗪虫丸具有抗动脉粥样硬化作用，其机制可能与降血脂和下调 CD40 表达有关。江玉娟等在对动脉粥样硬化模型大鼠的研究中发现，大黄䗪虫丸通过提高血清胰岛素样生长因子 IGF-1 表达，抑制血管平滑肌细胞的凋亡，发挥抗动脉粥样硬化的作用。李静莉等复制家兔早期动脉粥样硬化模型探讨大黄䗪虫丸抗早期动脉粥样硬化的机制，发现大黄䗪虫丸通过非降脂的作用机制抑制动脉粥样硬化的形成。李静莉等还从血管平滑肌细胞增殖和凋亡、血管壁胶原合成等方面探讨大黄䗪虫丸抗动脉粥样硬化的机制，提示大黄䗪虫丸可抑制血管壁胶原的合成，抑制血管平滑肌细胞的增殖并促进其凋亡，进而逆转血管重塑，这可能是其抗动脉粥样硬化的机制之一。姬媛媛等进一步观察大黄䗪虫丸各功效组分对家兔实验性动脉粥样硬化的作用，结果大黄䗪虫丸各功效组分均有一定的抗动脉粥样硬化的作用，这可能与其疏通经络、活血化瘀、破瘀生新等功效有关。

【不良反应】尚不明确。

【禁忌】孕妇禁用、皮肤过敏者停服。

【药物相互作用】如与其他药物同时使用可能会发生药物相互作用，详情请咨询医师或药师。

【贮藏】密封。

3. 脉血康胶囊

【组成】水蛭。

【性状】本品为肠溶胶囊，内容物为灰褐色颗粒或粉末；气微腥，味咸。

【功效】破血，逐瘀，通脉止痛。

【适应病证】用于癥瘕痞块，血瘀经闭，跌打损伤，中风，半身不遂，糖尿病周围动脉硬化闭塞引起的下肢麻木、发凉、疼痛、紫绀。

【用法用量】口服，一次2~4粒，一日3次。

【药性分析】水蛭苦咸性平，咸以入血，苦能泄降，功擅破瘀血、祛蓄血，盖瘀血去而营卫昌、经络活、血脉通、疼痛止，通痹解结，故可医中风、消癥瘕、通经闭、疗伤痛，有良好的破血逐瘀、通脉止痛之功。

【现代药理】该药具有抗凝血、降低血小板聚集率和黏附率、降低血黏度、提高纤溶活力、调血脂、延缓动脉硬化等作用。

【禁忌】孕妇禁用。

【注意事项】有出血倾向者慎用。阴血亏虚、气虚体弱者慎用。

【贮藏】密封。

4. 脉管复康片（胶囊）

【组成】丹参、鸡血藤、郁金、乳香、没药。

【性状】片剂：为薄膜衣片，除去包衣后显棕褐色；味甘、微苦，气微香。胶囊剂：为硬胶囊，内容物为棕褐色的粉末；味甘、微苦，气微香。

【功效】活血化瘀，通经活络。

【适应病证】用于瘀血阻滞，脉管不通引起的脉管炎、硬皮病、动脉硬化性下肢血管闭塞症。糖尿病周围动脉硬化闭塞表现为下肢麻木、酸胀疼痛、皮肤发凉干燥、皮肤暗红或紫暗，或见坏疽，证属气血凝滞、经络阻塞。对冠心病、脑血栓后遗症也有一定治疗作用。

【用法用量】口服，一次4片（粒），一日3次。

【药性分析】方中丹参养血活血、通经活络、祛瘀止痛、清心安神，针对病机，故为君药。鸡血藤养血活血、通络止痛，郁金行气活血、化瘀止痛、解郁安神，辅助君药增强行气活血、化瘀止痛之功，共为臣药。乳香、没药活血化瘀、通经活络、消肿止痛，有佐助之能，故为佐药。诸药合用，共奏活血化瘀、通经活络止痛的功效。

【现代药理】本品具有体外抑制大鼠血栓形成和抗血小板聚集作用，降低全血黏度和红细胞电泳时间，增加大鼠后肢血流量，并具有一定的镇痛作用。

【禁忌】孕妇禁用。

【注意事项】①经期减量；②气虚寒凝血瘀者慎用；③肺结核患者遵医嘱服用；④服药期间忌食辛辣油腻之品，忌烟酒。

【贮藏】密封。

5. 小活络丹

【组成】天南星、制川乌、制草乌、地龙各 180g，乳香（制）65g，没药（制）65g。

【功效】祛风除湿，化痰通络，活血止痛。

【适应病证】风寒湿痹证：肢体筋脉疼痛，麻木拘挛，关节屈伸不利，疼痛游走不定，舌淡紫，苔白，脉沉弦或涩。中风：手足不仁，日久不愈，腰腿沉重，或腿臂间作痛。临床常用于治疗慢性风湿性关节炎、类风湿关节炎、坐骨神经痛、急性软组织挫伤、骨质增生症以及中风后遗症、糖尿病周围神经病变、糖尿病下肢动脉缺血闭塞等属风湿痰瘀交阻于经络者，表现为肢体疼痛为主，或冷痛，或刺痛，或疼痛夜甚，伴有屈伸不利、畏寒明显。本方为治疗风寒湿痰瘀血，留滞经络而致痹证或中风的常用方。临床应用以肢体筋脉挛痛，关节屈伸不利，舌淡紫，苔白为辨证要点。小活络丹以祛风散寒除湿药配伍化痰、活血、通络之品组成，适用于邪实而正气不虚者，属纯为祛邪之方。

【用法用量】研细末，加炼蜜制成大蜜丸，每丸重 3g，每次 1 丸，每日 2 次，空腹时用陈酒或温开水送服；亦可作汤剂，用量按原方比例酌减，川乌、草乌先煎 30min。

【药性分析】本方证乃风寒湿邪与瘀血痰浊阻滞经络所致。风寒湿邪侵入经络，日久不愈，气血不得宣通，营卫不畅，津凝为痰，血停为瘀，经络痹阻，故见肢体筋脉疼痛，麻木拘挛，关节屈伸不利；疼痛游走不定，为风邪偏盛之征；舌淡紫，苔白，脉沉弦或涩，为风寒湿邪与痰瘀交阻之佐证。能治中风，手足不仁，日久不愈，腰腿沉重，或腿臂间作痛者，盖因其亦为湿痰死血阻滞经络也。方中制川乌、制草乌辛热峻烈，善祛风散寒，除湿通痹，止痛力宏，故用以为君。天南星辛温燥烈，祛风散寒，燥湿化痰，能除经络之风湿顽痰而通络，为臣药。乳香、没药行气活血止痛，以化经络中之瘀血；地龙善行走窜，功专通经活络，共为佐药。诸药合用，相辅相成，使经络之风寒湿得除，痰瘀得去，则经络通畅而诸症自解，故以"活络"名之。本方制丸为用，取"丸者，缓也"，亦即"治之以峻，行之以缓"之理。因风湿痰瘀阻于经络，非短时所为，虽需峻利之品搜剔，但亦不可过猛，否则非但有形之邪难除，反易耗伤正气。以酒送服者，取其辛散温通之性，以助药势，并引诸药直达病所。综观全方，有药峻力宏，功专止痛的配伍特点。若见疼痛游走不定者，加防风、秦艽以祛风止痛；腰腿沉重而痛者，加苍术、防己以去湿通经；肢节冷痛为主者，可加肉桂，并重用川乌、草乌以逐寒湿。

【现代药理】本品有抗炎、镇痛、抑制免疫功能等作用。

【不良反应】服用本品有引起心律失常、药疹、急性胃黏膜出血的个案报道。

【禁忌】阴虚有热者、孕妇禁用。

【注意事项】①方中川乌、草乌毒性较大，不宜过量；②湿热瘀阻，阴虚有热者慎用；③脾胃虚弱者慎用；④宜饭后服用，不宜长期、过量服用。

【贮藏】密封。

6. 大活络丹

【组成】白花蛇、乌梢蛇、威灵仙、两头尖（俱酒浸）、草乌、天麻（煨）、全蝎（去毒）、何首乌（黑豆水浸）、龟甲（炙）、麻黄、贯众、甘草（炙）、羌活、肉桂、藿香、乌药、黄连、熟地黄、大黄（蒸）、木香、沉香（用心）各 60g，细辛、赤芍（去油）、没药（去油）、丁香、乳香（去油）、僵蚕、天南星（姜制）、青皮、骨碎补、白豆蔻仁、安息香（酒熬）、附子（制）、黄芩（蒸）、茯苓、香附（酒浸焙）、玄参、白术各 30g，防风 75g，葛根、虎胫骨（炙）、当归各 45g，血竭 21g，地龙（炙）、犀角、麝香、松脂各 15g，牛黄、冰片各 4.5g，人参 90g。

【功效】祛风除湿，益气养血，活络止痛。

【适应病证】风湿痰瘀阻于经络，正气不足之中风瘫痪、痿痹、痰厥、拘挛疼痛，跌打损伤后期筋肉挛痛等。主治气血亏虚，肝肾不足，内蕴痰热，外受风邪，中风瘫痪，口眼斜，语言謇涩，昏迷不醒；或气血亏虚，肝肾不足，风湿痹痛，经久不愈，关节肿胀、麻木重着，筋脉拘挛，关节变形、屈伸不利；或平素痰盛，复因恼怒气逆，痰随气升，上闭清窍，突然昏厥，呼吸气粗，喉有痰声，即痰厥昏迷者；

或胸阳不振，痰浊阻络，气滞血瘀，痹阻心脉，胸部憋闷，或胸痛彻背，背痛彻心，喘息气短，即胸痹心痛等证。中风瘫痪，痿痹痰厥，拘挛疼痛，痈疽流注，跌扑损伤，小儿惊痛，妇人停经。西医诊为脑血管意外、癔病性昏厥、风湿性及类风湿性关节炎、冠心病心绞痛、糖尿病周围血管病变、下肢动脉闭塞等均可用此药。

【用法用量】此药为蜜丸制剂，每丸重3g。口服每服1丸，每日两次，温开水或温黄酒送服。

【药性分析】本方与小活络丹均有祛风散寒、活络止痛之功。但本方以温里除湿，祛风活血药配伍益气养血，滋阴助阳等扶正之品组方，适用于邪实正虚之证，属标本兼顾之剂。方中以人参、白术、茯苓、甘草、当归、赤芍、熟地黄补气生血以培本，收扶正祛邪之效，为主药，辅以虎胫骨、何首乌、龟甲、骨碎补以补肝肾，强筋骨，利关节；麻黄、细辛、葛根、肉桂、草乌、附子既散在表之风邪，又逐在里之冷湿；威灵仙、羌活、防风、两头尖、白花蛇、乌梢蛇透骨搜风，通络止痛；乳香、没药、血竭、松脂活血散瘀，舒筋止痛；香附、木香、乌药、青皮、沉香、丁香、藿香、白豆蔻仁理气和中，畅通气血；黄芩、黄连、大黄、贯众清热燥湿，泻火解毒；犀角、玄参清热凉血，解毒定惊；麝香、冰片、安息香芳香开窍，通经达络；天麻、僵蚕、天南星、地龙、全蝎平肝潜阳，化痰息风；牛黄清心凉肝，豁痰息风。全方配伍共奏调理气血、祛风除湿、活络止痛、化痰息风之功，为攻补兼施之剂。治疗风寒湿痹引起的肢体疼痛，手足麻木，筋骨不利，行动不便，口眼歪斜，言语不清等症。本品处方特点是寒热药并用，使苦寒药不伤脾胃，温补药不伤肝肾，且方中熟大黄活血化瘀，通行腑气，再配淡渗利湿之品使药力上下沟通。诸药协调，使祛风除湿、舒筋活络之功效更明显。

【现代药理】实验药理证明能改善小鼠心肌耗氧量和大鼠心肌缺血的程度，对小鼠有显著抗炎镇痛作用，对血小板的黏附性有一定抑制作用，对血栓形成有显著抑制作用。实验还提示对全身各部分组织器官的血管有扩张作用。本品对中风经络患者，显效率73%，总有效率100%；对风寒湿痹患者，显效率66.7%，总有效率96.7%。疼痛改善程度达96.7%，其中关节游走性疼痛改善率达100%，恶寒怕风改善率达90%。

【禁忌】忌生冷油腻，忌气恼寒凉。感冒发热、孕妇忌服。

【注意事项】不宜久服。

【贮藏】密封。

第二类　益气养阴通络类

1. 糖脉康颗粒

【组成】黄芪、地黄、赤芍、葛根、桑叶、淫羊藿。

【性状】本品为黄棕色至棕褐色的颗粒；气微香，味微苦。

【功效】养阴清热，活血化瘀，益气固肾。

【适应病证】用于糖尿病气阴两虚兼血瘀所致的倦怠乏力，气短懒言，自汗，盗汗，五心烦热，口渴喜饮，胸中闷痛，肢体麻木或刺痛，便秘，舌质红少津，舌体胖大，舌薄或花剥，或舌暗有瘀斑，脉弦细或细数，或沉涩等症。可治疗轻中度2型糖尿病周围神经病变、下肢动脉硬化见上述证候者。

【用法用量】口服。一次1袋，一日3次。

【药性分析】方中黄芪补益气血，地黄滋阴养血，赤芍凉血活血，葛根生津，桑叶润燥凉血，淫羊藿补肾阳、强筋骨。诸药合用，共奏养阴清热、活血化瘀、益气固肾之功。

【不良反应】临床中未见毒副作用。

【禁忌】尚不明确。

【注意事项】孕妇慎服或遵医嘱。

2. 渴络欣胶囊

【组成】黄芪、女贞子、水蛭、大黄、太子参、枸杞子。

【性状】本品为硬胶囊，内容物为棕黄色的颗粒；味微酸，微苦、涩。

【功效】益气养阴，活血化瘀。

【适应病证】用于糖尿病周围神经病变、糖尿病动脉硬化属气阴两虚兼夹血瘀证，症见咽干口燥，倦怠乏力，多食易饥，气短懒言，五心烦热，肢体疼痛，尿混或浑浊。

【用法用量】口服。一次 4 粒，一日 3 次，疗程 8 周。

【药性分析】黄芪益气固表，太子参益气健脾，生津润肺，常用于脾虚体倦，食欲不振，病后虚弱，气阴不足，自汗口渴，肺燥干咳。女贞子、枸杞子补肝肾，强腰膝，明目乌发，治消渴阴虚内热，头晕，目花，耳鸣，腰膝酸软。水蛭具有破血通经，逐瘀消癥的功效。用于消渴日久，脉络瘀阻，肢体麻木疼痛。诸药合用，共奏益气养阴、活血化瘀之功。

【不良反应】个别患者偶见腹痛、腹泻。

【禁忌】慢性腹泻者慎用。

【药物相互作用】如与其他药物同时使用可能会发生药物相互作用，详情请咨询医师或药师。

【贮藏】密封。

3. 芪蛭降糖胶囊

【组成】黄芪、地黄、黄精、水蛭。

【性状】本品为胶囊剂，内容物为棕褐色粉末；味腥、微涩。

【功效】益气养阴，活血化瘀。

【适应病证】用于气阴两虚血瘀引起的口渴、多饮、多尿、易饥、体瘦乏力、自汗盗汗、面色晦暗，肢体麻木；2 型糖尿病下肢动脉硬化病变有下肢感觉麻木、发凉、疼痛、间歇性跛行等表现的治疗。

【用法用量】口服。一次 5 粒，一日 3 次，疗程 3 个月。

【药性分析】芪蛭降糖胶囊中黄芪、地黄、黄精益气养阴，水蛭活血通络止痛。诸药具有益气养阴，活血化瘀的作用，能纠正糖代谢、脂代谢和血流动力学的异常；降解血液高黏、高凝、高聚以及低变形能力，改善动脉粥样硬化、闭塞性微循环障碍和临床症状。

【不良反应】尚不明确。

【禁忌】孕妇禁用。

【注意事项】有凝血机制障碍、出血倾向者慎用。

【贮藏】密封。

4. 通脉降糖胶囊

【组成】太子参、丹参、黄连、黄芪、绞股蓝、山药、苍术、玄参、水蛭、冬葵果、葛根。

【性状】本品为胶囊剂，内容物为灰棕色至深棕色的颗粒或粉末；气腥，味苦。

【功效】养阴清热，清热活血。

【适应病证】用于气阴两虚、脉络瘀阻所致的消渴，症见神疲乏力，肢麻疼痛，头晕耳鸣，自汗等。可用于 2 型糖尿病周围神经病变、下肢动脉硬化病变，下肢感觉麻木、发凉、疼痛、间歇性跛行等表现的治疗。

【用法用量】口服，一次 3 粒，一日 3 次。

【药性分析】君药：黄芪益气健脾，玄参滋阴降火，二药相配，益气滋阴以治本，清除燥热以治标。臣药：太子参益气健脾，生津润肺；葛根除烦生津止渴；黄连清热燥湿、泻火解毒；苍术燥湿健脾；水蛭破血逐瘀。共奏补气、生津、活血之功。佐药：山药健脾补肺，固肾益精；丹参养血活血，除烦安神；绞股蓝降脂降糖。共奏固肾、养血、降脂功效。使药：冬葵果利尿通淋，通便利水以助苍术除湿，使湿热之邪自小便而出。黄芪、丹参、水蛭可抗血小板聚集，降低血黏度，扩张血管，改善微循环，从而改善缺氧状态，同时增加四肢周围神经的供血与营养，促进损伤周围神经的修复，提高运动神经传导速度。

【不良反应】尚不明确。

【禁忌】尚不明确。

【贮藏】密封。

第三类 补益肝肾、除湿通络类

1. 独活寄生丸

【组成】独活、桑寄生、防风、秦艽、肉桂、细辛、川芎、当归（酒制）、白芍、杜仲（盐水制）、熟地、茯苓、人参（或党参）、牛膝、甘草。

【性状】本品为棕黑色的水蜜丸；味微甘而辛、麻。

【功效】养血舒筋，祛风除湿。

【适应病证】用于气血两亏之风寒湿痹，腰膝冷痛，畏寒喜暖，屈伸不利。糖尿病周围神经病变，糖尿病下肢动脉缺血、动脉闭塞，表现为肢体麻木发凉，伴有腰膝冷痛、酸重无力、舌淡苔白，肢节屈伸不利或麻木不仁等病症。本方还可用于慢性关节炎、类风湿性关节炎、风湿性坐骨神经痛、腰肌劳损、骨质增生症、小儿麻痹等属风寒湿痹日久，正气不足者。

【用法用量】口服，一次 6g，一日 2 次。

【药性分析】本方为治疗久痹而肝肾两虚，气血不足之常用方。其证乃因感受风寒湿邪而患痹证，日久不愈，累及肝肾，耗伤气血所致。风寒湿邪客于肢体关节，气血运行不畅，故见腰膝疼痛，久则肢节屈伸不利，或麻木不仁，正如《素问·痹论》所言："痹在于骨则重，在于脉则血凝而不流。"肾主骨，肝主筋，邪客筋骨，日久必致损伤肝肾，耗伤气血。又腰为肾之府，膝为筋之府，肝肾不足，则见腰膝痿软；气血耗伤，故心悸气短。《素问·逆调论》云："营气虚则不仁，卫气虚则不用，营卫俱虚则不仁且不用。"其证属正虚邪实，治宜扶正与祛邪兼顾，既应祛散风寒湿邪，又当补益肝肾气血。方中重用独活为君，辛苦微温，善治伏风，除久痹，且性善下行，以祛下焦与筋骨间的风寒湿邪。臣以细辛、防风、秦艽、桂心，细辛入少阴肾经，长于搜剔阴经之风寒湿邪，又除经络留湿；秦艽祛风湿，舒筋络而利关节；桂心温经散寒，通利血脉；防风祛一身之风而胜湿，君臣相伍，共祛风寒湿邪。本证因痹证日久而见肝肾两虚，气血不足，遂佐入桑寄生、杜仲、牛膝以补益肝肾而强壮筋骨，且桑寄生兼可祛风湿，牛膝尚能活血以通利肢节筋脉；当归、川芎、地黄、白芍养血和血，人参、茯苓、甘草健脾益气，以上诸药合用，具有补肝肾、益气血之功。且白芍与甘草相合，尚能柔肝缓急，以助舒筋。当归、川芎、牛膝、桂心活血，寓"治风先治血，血行风自灭"之意。甘草调和诸药，兼使药之用。纵观全方，以祛风寒湿邪为主，辅以补肝肾、益气血之品，邪正兼顾，祛邪不伤正，扶正不留邪。

【现代药理】该药主要有抗炎，镇痛，提高非特异性免疫功能，调节免疫平衡，扩张血管，改善循环等作用。

【禁忌】痹证之属湿热实证者忌用。

【注意事项】严重心、肝、肾功能损害者慎用。该药可以酒作为"药引"，取其引药入经之意。酒性辛窜，可载诸药之性速达病灶部位，使之产生速效。同时，酒又属温热之品，具有温寒壮阳的功能，对于寒盛和素体阳虚的痹证患者，酒能加强和提高独活寄生汤的功能和疗效。

【贮藏】密封。

2. 四妙丸

【组成】苍术、牛膝、黄柏（盐炒）、薏苡仁。

【性状】本品为黄褐色的水丸；气微，味苦、涩。

【功效】清热利湿。

【适应病证】湿热下注所致的痹病，症见足膝红肿，筋骨疼痛，肢体以灼热疼痛为主，伴有下肢沉重感、小便色黄、舌苔黄腻。临床用于治疗湿疹、丹毒、湿热痹、慢性渗出性关节炎、小儿急性肾炎，糖尿病动脉硬化闭塞表现为湿热证候的，以湿热型表现为主的多见疼痛为游走性，行走时酸胀、沉重、乏力，下肢常出现条索状肿块或结节，红肿热痛，或者患肢疼痛呈持续性，皮色紫红、暗红或青紫色，肢端皮肤有瘀点、瘀斑。

【用法用量】口服，一次 6g，一日 2 次。

【药性分析】方中以黄柏为君药，取其寒以胜热，苦以燥湿，且善除下焦之湿热。苍术苦温，健脾燥湿除痹，共为臣药。牛膝活血通经络，补肝肾，强筋骨，且引药直达下焦，为佐药。诸药合用，共奏清热利湿之功。

【不良反应】尚不明确。

【禁忌】尚不明确。

【注意事项】孕妇慎用。

【贮藏】密封。

3. 益肾蠲痹丸

【组成】骨碎补、熟地黄、当归、徐长卿、土鳖虫、僵蚕（麸炒）、蜈蚣、全蝎、蜂房（清炒）、广地龙（酒制）、乌梢蛇（酒制）、延胡索、鹿衔草、淫羊藿、寻骨风、老鹳草、鸡血藤、葎草、生地黄、虎杖。

【性状】本品为棕褐色的小丸；味微苦、涩。

【功效】温补肾阳，益肾壮督，搜风剔邪，蠲痹通络。

【适应病证】用于症见发热，关节疼痛、肿大、红肿热痛、屈伸不利，肌肉疼痛、瘦削或僵硬，关节畸形的顽痹（类风湿性关节炎）。

【用法用量】口服，一次 8~12g，一日 3 次。

【现代药理】①抗炎、消肿、镇痛；②调节机体细胞免疫和体液免疫；③能降低滑膜组织炎症、减少胶原纤维沉着、修复关节软骨细胞缺损部位；④降低血沉、抗"O"、促进类风湿因子转阴；⑤含有多种氨基酸和微量元素，直接参与合成各种酶和调节人体内的代谢平衡。

【不良反应】尚不明确。

【禁忌】妇女月经期经行量多停用。孕妇、婴幼儿及肾功能不全者禁用。过敏体质和湿热偏盛者慎用本品。

【注意事项】①对曾服用多种药物治疗的患者，在服用本丸疼痛减轻后才可逐渐递减原服用药物，不可骤停；②本品服用后偶有皮肤瘙痒过敏反应和口干、便秘、胃脘不适。如见皮肤瘙痒、丘疹。此与虫类药异体蛋白质过敏有关，可用地肤子 30g，徐长卿 15g，白藓皮 30g，煎汤服用。过敏者也可以选用抗过敏药（扑尔敏）对症治疗。过敏严重者停止服用；③胃脘不适，可用温水加蜂蜜分两次送服以减轻或消除不适症状，可用生黄芪 15g，莪术 6g，淮山药 20g，凤凰衣 6g，煎汤服用；④口干，可用麦冬 10g，肥玉竹 10g，北沙参 15g 泡茶饮用。肝肾阴虚患者可同服六味地黄丸；⑤便秘，可用麻仁丸 6g，口服；⑥对病程较长，久治难愈的病人，建议按疗程长期服用；⑦本品含寻骨风药材，该药材含马兜铃酸，马兜铃酸可引起肾脏损害等不良反应；⑧本品为处方药，必须凭医师处方购买，在医师指导下使用，并定期检查肾功能，如发现肾功能异常应立即停药；⑨儿童及老年人慎用。

【贮藏】密封。

四、辨证使用外用药

动脉硬化闭塞症以虚寒表现为主的多见患肢发凉、怕冷、麻木、疼痛，同时伴有疲乏感，局部胀紧压迫感，间歇性跛行，治宜温阳通络、活血化瘀、止痛。可选用生川乌、生草乌、独活、桂枝、防风、透骨草、艾叶、川椒、细辛、红花等适量，水煎熏洗患肢。有溃疡者不得使用。以湿热型表现为主的多见疼痛为游走性。行走时酸胀、沉重、乏力，下肢常出现条索状肿块和结节，红肿热痛，患肢多有浮肿，治宜清热凉血、消肿止痛、活血化瘀。可选金银花、蒲公英、地丁、野菊花、伸筋草、黄柏、茜草、当归、苏木、木鳖子、红花、土茯苓等适量洗浴患肢。热毒型表现为患肢疼痛呈持续性，皮色紫红、暗红或青紫色，肢端皮肤有瘀点、瘀斑。治宜活血化瘀，温经通络，止痛。可选威灵仙、生草乌、秦艽、木鳖子、桃仁、苏木、赤芍、归尾、姜黄、元胡、丝瓜络、丹参等适量，水煎熏洗患肢。

第一类　清热解毒、消肿止痛类

1. 如意金黄散

【组成】姜黄、大黄、黄柏、苍术、厚朴、陈皮、甘草、生天南星、白芷、天花粉。

【性状】本品为黄色至金黄色的粉末；气微香，味苦、微甘。

【功效】清热解毒，消肿止痛。

【适应病证】用于热毒瘀滞肌肤所致疮疖肿痛，糖尿病足，症见肌肤红、肿、热、痛，亦可用于跌打损伤。

【用法用量】外用。红肿，烦热，疼痛，用清茶调敷；漫肿无头，用醋或葱酒调敷；亦可用植物油或蜂蜜调敷。一日数次。

【药性分析】方中姜黄、大黄活血化瘀；黄柏、苍术、厚朴、陈皮、甘草、生南星清热除湿、化痰通络；白芷、天花粉消肿透脓止痛。

【禁忌】疮疡阴证者禁用，表现为疮疡起病较缓，疮形平塌散漫，不痛或隐痛，或抽痛，皮色不变，或紫暗或沉黑，不热或微热；疮疡难消、难溃；病程长，溃则脓水清稀。

【注意事项】①本品为外用药，不可内服；②用毕洗手，切勿接触眼睛、口腔等黏膜处。皮肤破溃处禁用；③忌烟酒、辛辣刺激性食物；④儿童、孕妇、哺乳期妇女、年老体弱者应在医师指导下使用；⑤疮疖较重或局部变软化脓或已破溃者应去医院就诊；⑥全身高热者应去医院就诊；⑦本品不宜长期或大面积使用，用药后局部出现皮疹等过敏表现者应停用；⑧用药3天症状无缓解，应去医院就诊；⑨对本品过敏者禁用，过敏体质者慎用；⑩本品性状发生改变时禁止使用；⑪儿童必须在成人监护下使用；⑫请将本品放在儿童不能接触的地方；⑬如正在使用其他药品，使用本品前请咨询医师或药师。

【药物相互作用】如与其他药物同时使用可能会发生药物相互作用，详情请咨询医师或药师。

【贮藏】密封。

2. 京万红软膏

【组成】地榆、当归、桃仁、紫草、金银花、五倍子、白芷、血竭、木鳖子、冰片、罂粟壳、地黄、黄连、血余炭、棕榈、半边莲、土鳖虫、白蔹、黄柏、红花、大黄、苦参、槐米、木瓜、苍术、赤芍、黄芩、胡黄连、川芎、栀子、乌梅、乳香、没药等。

【性状】本品为深棕红色的软膏，具特殊的油腻气。

【功效】活血解毒，消肿止痛，去腐生肌。

【适应病证】用于轻度水、火烫伤，疮疡肿痛，创面溃烂，糖尿病足、糖尿病动脉硬化闭塞溃破，由热毒壅滞所致局部红肿热痛、日久成脓、溃破。

【用法用量】用生理盐水清理创面，涂敷本品或将本品涂于消毒纱布上，敷盖创面，消毒纱布包扎，每日换药1次。

【药性分析】本方以黄连、黄芩、黄柏、栀子、大黄、地榆、槐米、半边莲、金银花、紫草、苦参、胡黄连、白蔹、地黄合用，以清热燥湿、凉血解毒、祛腐敛疮。以桃仁、红花、当归、川芎、血竭、赤芍、木鳖子、土鳖虫、乳香、没药、木瓜合用，以活血破瘀、溃痈生肌、消肿止痛。以罂粟壳、五倍子、乌梅、棕榈、血余炭合用，以收涩止血、敛疮消肿，促进成脓和溃脓，以达到毒随脓泄之目的。另用白芷、苍术、冰片辛香走窜、散结止痛、活血排脓，收散并用。诸药合用，共奏清热解毒、凉血化瘀、消肿止痛、祛腐生肌之功。

【现代药理】该药具有促进慢性溃疡创面愈合、抑菌（金黄色葡萄球菌、痢疾杆菌、部分真菌等）

作用。

【禁忌】对本品过敏者禁用。孕妇慎用。运动员慎用。

【注意事项】①本品为外用药，不可内服；②本药使用时应注意全身情况，如有高烧、全身发抖等症状时，应及时去医院就诊；③重度烧烫伤时不宜自我治疗，应去医院就诊；④烫伤局部用药一定要注意创面的清洁干净，在清洁的环境下最好采用暴露疗法；⑤轻度烧烫伤者，用药一天内症状无改善或创面有脓苔应去医院就诊；⑥对本品过敏者禁用，过敏体质者慎用；⑦药品性状发生改变时禁止使用；⑧儿童必须在成人监护下使用；⑨请将此药品放在儿童不能接触的地方；⑩如正在使用其他药品，使用本品前请咨询医师或药师；⑪不可久用。

【贮藏】密封，遮光，置阴凉干燥处。

第二类　温阳散结止痛类

1. 阳和解凝膏

【组成】牛蒡草、凤仙透骨草、生川乌、桂枝、大黄、当归、生草乌、生附子、地龙、僵蚕、赤芍、白芷、白蔹、白及、川芎、续断、防风、荆芥、五灵脂、木香、香橼、陈皮、肉桂、乳香、没药、苏合香、人工麝香。

【性状】本品为摊于纸上的黑膏药。

【功效】温阳化湿，消肿散结。

【适应病证】用于脾肾阳虚、痰瘀互结所致的阴疽、瘰疬未溃、寒湿痹痛。糖尿病下肢动脉缺血肢体发凉、酸痛明显者，伴有腰膝冷痛、酸重无力、舌淡苔白，肢节屈伸不利或麻木不仁等病症。

【用法用量】外用，加温软化，贴于患处，每日1次。

【药性分析】方中牛蒡草、凤仙透骨草消肿止痛；生川乌、桂枝、生草乌、生附子温阳通络；大黄、当归、地龙、僵蚕、赤芍、川芎、续断、五灵脂、乳香、没药等活血化瘀通络；白芷、白蔹、白及、防风、荆芥祛风通络；配余药以化痰、理气。

【不良反应】尚不明确。

【禁忌】本品含肉桂，不与赤石脂同用；含五灵脂，不宜与人参同用。

【注意事项】①运动员慎用，孕妇慎用；②本品性偏温热，疮疡阳证者慎用，表现为疮疡起病急，患处高肿局限，色红润泽，焮赤疼痛，7日内肿不消则成脓，溃后浓稠色润，易消、易溃、易敛、病程短；③本品含有毒、活血药物，不可久用；④患处红肿热或溃脓者忌用，贴后局部皮肤发红做痒者慎用。

【贮藏】密闭、置阴凉干燥处。

（王旭　孙平）

第二十五章

治疗糖尿病大血管病变常用中成药的基础及循证研究

第一节　复方丹参滴丸

复方丹参滴丸主要化学成分包括丹参、三七、冰片三种中药，其有效成分含有水溶性成分丹参素和三七总皂苷，具有活血化瘀、理气止痛、豁痰开窍的作用。复方丹参滴丸是根据中医基础理论，运用现代医药新技术而成功研制的一种新型纯中药滴剂。与原来的片剂相比，具有用量小、疗效好、作用突出、副作用少并可减少胃肠刺激等优点，是临床上常用的中药制剂。目前复方丹参滴丸已普遍用于冠心病心绞痛、心力衰竭、脑梗死、高血压、糖尿病、肝病、胃病、妇科病、肾病综合征及高脂血症等多种疾病的治疗。

一、基础研究

1. 复方丹参滴丸的有效成分及药代动力学研究

复方丹参滴丸自1998年起就连续收载进入《中国药典》，在2009年《中国药典》（2005版增补本）中成为首批采用指纹图谱质量标准的中药品种。复方丹参滴丸由丹参、三七、冰片3味中药组成，药效成分主要采用酚酸类成分（丹参素、原儿茶醛、丹酚酸U、丹酚酸T、丹酚酸D、迷迭香酸、丹酚酸B、丹酚酸A，即中国药典复方丹参滴丸对照指纹图谱1-8号峰）、皂普类成分（三七皂普R1、人参皂普Rbl、人参皂普Rgl和人参皂普Re等）以及冰片。其中，丹酚酸U和丹酚酸T为复方丹参滴丸中特有的活性成分。服用临床剂量的复方丹参滴丸后，在大鼠和人体的血液样品中均检测到了丹参及其主要代谢产物4-羟基-3-甲氧基苯基乳酸，原儿茶醛及其主要代谢产物原儿茶酸，三七皂普R、人参皂普Rg和人参皂普Rh等成分。其中，丹参素、4-羟基-3-甲氧基苯基乳酸、原儿茶酸、三七皂普R1及人参皂普Rgl的血药浓度达峰时均<1h，表明复方丹参滴丸口服后吸收迅速；人参皂普Rgl的吸收速度适中，且半衰期较长，保证了药物的持续有效。复方丹参滴丸具有活血化瘀、理气止痛的功效，主要由三七、冰片及丹参组成，而三七、丹参的有效成分是三七总皂苷、丹参素等水溶性酚酸类，在制作过程中需添加其他有效成分及辅料，采用现代特殊工艺，最终制成一种固体分散物。与传统复方丹参片口服药相比，复方丹参滴丸的生物利用度、纯度较高，分散均匀，溶出及吸收速度快，药效较强，可最大限度避免胃黏膜损伤。三七味苦、性温，具有活血化瘀、止痛的功效；丹参味苦，性微寒，具有凉血消痈、通络活血、祛瘀的功效，适用失眠多梦、心烦、月经不调、心绞痛及肝脾肿大的治疗；冰片味辛香，性寒凉，具有清热降火、理气止痛的功效。

2. 复方丹参滴丸的药理作用

现代药理学研究表明复方丹参滴丸其药理作用如下：①抗氧化，抗炎，保护血管内皮功能，抑制动脉粥样斑块形成及内膜增生降低心肌耗氧，改善能量代谢，保护心肌细胞；②抑制血小板的黏附和聚集；③改善微血管循环，对缺血再灌注损伤和其他原因引起的微循环障碍都具有良好的预防和治疗作用。其中，丹参提取成分具有抗过氧化损伤、心肌保护、改善心肌能量代谢、抗血小板聚集作用；三七提取成分具有抗凝血、抗炎、抑制脂质沉积以及抗血小板聚集作用。根据传统中医药理论，丹参、三七配伍后存在协同互补效应；冰片作为佐使药，可促进丹参、三七有效成分进入体内及组织器官，具有扩张冠状动脉的作用。

3. 复方丹参滴丸的剂型优势

滴丸剂是将药物与基质通过熔融分散、滴制、冷凝所形成的固体分散制剂，复方丹参滴丸的亲水性基质有助于药物快速溶出和释放，快速起效。复方丹参滴丸的药物与聚乙二醇基质熔融分散后，药物高度均匀地分散于基质中，5~7min 即可完全溶散，远远优于《中国药典》<60min 控制限度要求。复方丹参滴丸高载药、小剂量和亲水性的制剂特点，同样非常适合舌下含服，舌下含服时药效成分通过黏膜直接吸收入血，同时避免了肝脏首过效应和胃肠道消化液的降解，提高药物利用率，有利于急症患者迅速缓解病情。

4. 复方丹参滴丸的安全性研究

复方丹参滴丸上市 20 余年，经过数亿人次的应用，上万例患者大量的文献报道均证明其是安全的，不良反应仅为偶有胃肠道不适、头胀、颜面潮红等，而且大多数能自行缓解。复方丹参滴丸上市前及上市后已开展多项非临床安全性评价研究，结果显示复方丹参滴丸安全窗口宽，长期使用安全性好。动物实验显示，小鼠急毒最大耐受量为 26.7g 制剂/kg，大鼠 6 个月长毒未观察到不良反应剂量（NOAEL）为 4g 生药/kg；上市前及进行 FDA 新药申报中完成的比格犬 9 个月长毒 NOAEL 为 2.5g 制剂/kg；同时也进行了生殖与发育毒性观察，大鼠生殖毒 I 段 NOAEL 为 1.5g 制剂/kg，大鼠生殖毒 II 段和 III 段 NOAEL 为 4g 制剂/kg，均具有较好安全窗口；Ames、大鼠微核试验和促致癌研究结果显示复方丹参滴丸无致突变作用。体外与 CYP4501A2，2B6，2C8，2C9，2C19，2D6 和 3A4 共孵育，复方丹参滴丸均无抑制作用。冰片在临床上尤其是在心血管、脑病的治疗方面应用极为广泛，是常用的芳香开窍药，相关研究显示冰片无明显长期毒性和生殖毒性，无明显致突变作用。

治疗冠心病心绞痛 II 期临床研究显示，107 例患者中，有 1 例每次服药后轻度恶心，15min 后消失，个别患者偶有头胀，持续时间短暂，不影响连续服药。治疗糖尿病视网膜病变 II 期临床研究显示，研究期间未观察到与药物相关的不良事件，安慰剂组、高剂量组、中剂量组和低剂量组报告的轻微不良反应数分别为 2 例、3 例、1 例和 4 例，组间比较差异无统计学意义。美国 FDA II 期临床试验显示，3 组间不良事件发生差异无统计学意义，大多轻微且与治疗无关，无试验相关的严重不良事件。与复方丹参滴丸相关的不良事件仅为消化系统的轻度刺激症状，如腹胀及消化不良等，个别出现了轻微的面部潮红及头胀，与国内长期临床应用中发现的一致。此外，心率校正的 QT 间期分析表明复方丹参滴丸有良好的心脏安全性。该药和阿司匹林、氯吡格雷等抗血小板药物联合应用的文献也证明安全性良好，不会增加出血等不良反应。国家食品药品监督管理总局不良反应监测中心报告，在 2011 年 1 月 1 日至 2014 年 9 月 30 日期间，共收到复方丹参滴丸不良反应/事件 1413 例（此期间共计有 79 497 137 人次按照疗程服药，发生率为 0.0018%）。不良反应症状按照发生频率依次为：消化道症状（胃痛、恶心、嗳气、反酸、呃逆、胃部不适、消化不良、腹痛、腹泻、胀气），皮疹，头痛，胸闷，口干，心悸，乏力，潮红，多汗等。其中 18 例严重不良反应/事件，有 5 例属于用药方案不适宜（用于白内障 2 例，治疗颈椎病 1 例，治疗心肌炎 1 例，治疗高血压 1 例），其余考虑与原发疾病有关。以上不良反应/事件均痊愈或好转。余考虑与原发疾病有关。以上不良反应/事件均痊愈或好转。

5. 复方丹参滴丸对心血管作用

以高糖高脂饮食联合腹腔注射链脲佐菌素诱导制备 2 型糖尿病大鼠模型。将 2 型糖尿病大鼠模型随机分为复方丹参滴丸大、小剂量组和模型组，正常对照组普通饲料喂养。8 周后检测各组大鼠心肌组织超氧化物歧化酶（SOD）活性及丙二醛（MDA）含量、血清超敏 C 反应蛋白（hs-CRP）及肿瘤坏死因子-α（TNF-α）水平。结果与模型组比较，复方丹参滴丸组大鼠血清 hs-CRP、TNF-α 降低，心肌组织中

MDA 含量降低，SOD 活性有所恢复（$P<0.05$）。复方丹参滴丸可减轻 2 型糖尿病大鼠心肌组织的炎症及氧化应激，对糖尿病大鼠心肌组织有明确的保护作用。

二、循证研究

1. 复方丹参滴丸对 2 型糖尿病患者微血管的保护作用

一项随机、双盲、剂量平行对照、多中心临床试验入选 233 例非增殖性糖尿病视网膜病变患者，设置高、中、低 3 个剂量组和安慰剂组，分别每次给予 30 粒/次、20 粒/次和 10 粒/次复方丹参滴丸，3 次/日，治疗 24 周，24 周时行眼底荧光血管造影，高剂量组、中剂量组的"显著有效"和"有效"比例分别为 74%、77%，明显高于安慰剂组的 28%（$P<0.01$）。眼底检查表明高剂量组、中剂量组的"显著有效"和"有效"比例分别为 42%、59%，明显高于安慰剂组的 11%（$P<0.01$）。研究期间，未观察到具有临床意义的不良事件。一项以复方丹参滴丸作为主要干预药物治疗糖尿病视网膜病变的荟萃分析中，共计纳入 17 篇随机对照文章，1050 例患者，治疗组服用复方丹参滴丸 10 粒/次，3 次/日。结果显示治疗组临床综合疗效显著优于对照组（$P<0.01$），对视力的效应、视野灰度值的效应、血管瘤数量的效应、出血灶面积的效应均明显优于对照组（$P<0.01$）。

复方丹参滴丸对糖尿病肾病的治疗作用迄今为止，一共发表了 3 篇复方丹参滴丸防治糖尿病肾病荟萃分析的文章，共计纳入文献 47 篇，患者 3574 例，均表明复方丹参滴丸能显著减少尿微量白蛋白排泄率、减少 24h 尿蛋白定量、降低总胆固醇和甘油三酯，且安全性良好。其中一篇纳入了 19 项随机对照临床试验的 meta 分析文章中，共纳入 1491 例患者，试验组 740 例，在常规治疗基础上加用复方丹参滴丸 10 粒/次，3 次/日，对照组 751 例，仅给予常规治疗，疗程 4～36 周。结果显示，试验组总有效率明显优于对照组（$P<0.05$），试验组明显降低尿微量蛋白排泄率及 24h 尿蛋白定量（$P<0.01$）。证明复方丹参滴丸能显著降低尿蛋白水平，可用于糖尿病肾病的联合治疗，具有较高的临床应用价值。另一篇纳入 14 项随机对照试验，1050 例患者的 meta 分析文章中，联合应用复方丹参滴丸组治疗后尿微量白蛋白排泄率明显降低（$P<0.01$），并且治疗前后肝功能（谷丙转氨酶、谷草转氨酶）差异无统计学意义，表明复方丹参滴丸治疗糖尿病肾病疗效性、安全性较高，对肝功能无明显影响。

2. 复方丹参滴丸对 2 型糖尿病患者大血管的保护作用

一项复方丹参滴丸对 2 型糖尿病患者血管保护作用多中心、前瞻性研究，由安徽省 14 家医院参加，入组 744 例 2 型糖尿病患者，随机分组，对照组 360 人，治疗组 384 人。所有患者给予基础药物（常规口服降糖药物＋他汀类药物）治疗，治疗组采用基础药物＋复方丹参滴丸，疗程均为 24 周。观察复方丹参滴丸对 2 型糖尿病患者颈部血管内中膜厚度及斑块面积的有效性。结果：对照组有效率 73.33%；治疗组有效率 84.38%。治疗组优于对照组（$P<0.05$）；血清中 MMP$-$9 水平均比用药前显著降低（$P<0.01$），且治疗组降低程度明显优于对照组（$P<0.01$）；2 组 CIMT、斑块面积均降低（$P<0.05$ 或 $P<0.01$），治疗组 CIMT 低于对照组（$P<0.05$），结论提示复方丹参滴丸可以改善 2 型糖尿病血管病变动脉硬化程度，降低 IMT，从而发挥血管保护的作用，提高患者的生存质量。

599 例病程 1 年以内的 2 型糖尿病患者随机分为两组，治疗组 296 例，在强化降糖、降压、降脂治疗基础上加用复方丹参滴丸 10 粒/次，3 次/日，对照组 303 例，只给常规治疗。治疗组颈动脉内中膜厚度治疗前为（0.74 ± 0.14）mm，治疗 2 年后为（0.74 ± 0.19）mm，对照组治疗前为（0.73 ± 0.15）mm，治疗 2 年后为（0.76 ± 0.19）mm，治疗后组间比较差异有统计学意义（$P<0.05$），证明复方丹参滴丸对早期动脉粥样硬化有保护作用。130 例初诊糖尿病患者，随机分为 4 组，A 组 32 例，单纯控制血糖、血压，B 组 32 例，控制血糖、血压及血脂，C 组 32 例，控制血糖、血压及血脂加服维生素 E，D 组 34 例，控制血糖、血压及血脂加服复方丹参滴丸 10 粒/次，3 次/日，治疗 5 年。与本组治疗前比较，各组患者颈动脉内中膜厚度均逐渐增厚（$P<0.05$），但是 D 组的增厚较其他组明显延缓（与 A 组比较，$P<0.01$；与 B、C 组比较，$P<0.05$），且 D 组颈动脉内中膜异常及斑块的发生率明显低于其他各组（$P<0.05$）。

证明复方丹参滴丸治疗有延缓糖尿病大血管病变发生及发展的作用。

3. 复方丹参滴丸的临床应用建议

推荐临床下列情况使用复方丹参滴丸：①冠心病心绞痛患者标准化治疗基础上的长期联合治疗，尚适用于不能耐受硝酸酯类、服用阿司匹林或氯吡格雷血小板低反应性、运动耐量下降、PCI围手术期及无症状心肌缺血、X综合征的治疗；②冠心病心绞痛发作时的中成药急救用药；③糖尿病患者常规治疗基础上作为防治血管并发症的联合用药。

复方丹参滴丸的使用方法：①治疗冠心病，复方丹参滴丸常规推荐剂量为10粒/次，3次/日，口服或舌下含服。4周为1个疗程，根据病情可延长服用时间；②急救时，推荐剂量为10粒/次，舌下含服，5min后未缓解可再服用10粒或改用硝酸酯类；③治疗糖尿病微血管并发症时，建议10～20粒/次，3次/日，口服或舌下含服。24周为1个疗程，根据病情可延长服用时间；④如果患者服药后有胃部不适建议采用舌下含服方式，或饭后30min服用。

第二节　麝香保心丸

一、基础研究

1. 麝香保心丸的来源及有效成分

麝香保心丸来源于我国第一部成方药典宋代著名方书《太平惠民和剂局方》中的苏合香丸，自宋代以来以其为基础的组方一直为中医治疗胸痹心痛所采用，20世纪70年代以后上海华山医院戴瑞鸿教授等心血管病临床药理学专家和上海中药一厂（现上海和黄药业）在临床应用和药理学研究中对苏合香丸的组成和制剂进行了不断的改进，期间先后研制成冠心苏合丸、苏冰滴丸、人参苏合香丸，并进行临床疗效和安全性验证最终确定了改进后的处方和微粒丸剂型，于1981年通过专家鉴定，上海市卫生局批准，定名为麝香保心丸，从苏合香丸到麝香保心丸的改进主要是：在苏合香丸原组方的15味中药中，去除长期服用对人体可能有害的青木香（含肾毒性的马兜铃酸）和朱砂（含重金属汞），加入具有强心作用的人参提取物、清心作用的牛黄、温通作用的肉桂和强心止痛作用的蟾酥四味中药。保留苏合香、冰片、麝香三味中药，但其中冰片减少了用量以免长期使用伤胃。在原水丸蜜丸滴丸的基础上成功开发了独特的微粒丸制剂，麝香保心丸药丸体积明显缩小、吸收更快，舌下含服起效快，吞服也无喉头哽噎之虞，较苏合香丸更便于随身携带和老年人使用。组成麝香保心丸的味中药及其作用如下：

麝香芳香辛散开通诸窍，活血化瘀，温通心阳，为君药，近年来天然麝香不再用于中成药组方。已经将天然麝香改为人工麝香，经临床对照试验验证两者治疗冠心病心绞痛的临床疗效并无显著差异；苏合香辟秽开窍，芳香温通，人参补益心气，并有效弥补耗损正气的不足，共为臣药；佐以人工牛黄开窍醒神；肉桂温通补阳，益气温阳，强心通脉；蟾酥开窍止痛；冰片开窍清热止痛为使药。全方温寒并用，以温为主，以补为辅，通补兼施，均作用于心脉，共奏芳香温通、益气强心之功。麝香保心丸是经优化筛选的苏合香丸、人参苏合丸、苏冰滴丸、冠心苏合丸的处方研制开发的纯中药制剂。其中含人参提取物27%，麝香6%，蟾酥4%，苏合香酯8%，冰片19%，牛黄12%，肉桂24%。具有芳香温通、益气通心之功效。

2. 麝香保心丸化学物质组分析

Jiang等采用高效液相—二极管阵列检测器—电喷雾电离串联质谱的方法，通过各类化合物的紫外吸收特征及质谱裂解规律检测了麝香保心丸中的57种非挥发性组分，并鉴定了其中的47种成分，包含有20个来源于人参提取物的人参皂苷类成分，18个来源于蟾酥的蟾蜍甾烯类成分，5个来源于牛黄的胆酸类成分，2个来源于肉桂和苏合香的苯丙烯类成分以及另外2个其他类型的化合物。此外，姜鹏对麝香保心丸进行了 GC-MS 分析，并通过 NIST05 数据库的比对，共鉴定了麝香保心丸中 49 个化合物（包括肉桂醛、肉桂酸、龙脑、异龙脑等），完善了麝香保心丸中挥发性成分的化学信息。近年来，随着血清药理学、血清药物化学及代谢组学等技术方法的出现及发展，其在中药复方药效物质基础研究中逐渐被广泛应用。中药血清药物化学理论以中药给药后的血清为研究对象，认为中药的入血成分才可能是其发挥作用的成分，即为中药复方的药效物质基础。对于麝香保心丸的血清药物化学研究，Jiang 等建立了一种高效液相色谱-电喷雾离子化串联质谱的方法，通过分析大鼠血浆中麝香保心丸入血成分鉴定了 17 个原型成分和 3 个代谢产物（人参皂苷 Re、人参皂苷 Ra$_1$、人参皂苷 Rg$_1$、人参皂苷 Rb$_1$、人参皂苷 Rc、人参皂苷 Rb$_2$、人参皂苷 Rb$_3$、人参皂苷 Rd、蟾毒灵、蟾毒它灵、酯蟾毒配基、华蟾毒精、3-表蟾毒灵、胆酸、猪去氧胆酸、鹅去氧胆酸、去氧胆酸、1β-羟基蟾毒灵、17-羟基黄体酮、11-羟基黄体酮）。

3. 麝香保心丸药效动力学研究

宋洪涛等以大鼠心肌血流灌注量为指标测定了麝香保心丸的药效动力学参数。由于增加心肌血流灌注量仅是麝香保心丸药理作用的一个方面，为避免以此指标得到的药效动力学参数与其他指标的药效动力学参数可能会有所差异，所以将药效折算成生物相当体存量为基础的参数以求更接近真实。从时效曲线可以看出，麝香保心丸在体内呈一室模型特征，效应呈现半衰期为 0.53h，效应消除半衰期为 1.21h，效应达峰时间为 1.13h，药效作用期 3.48h；经对时间体存量过程处理判定，麝香保心丸的体存量过程也属于一室模型，其吸收半衰期为 0.23h，消除半衰期为 1.47h，达峰时间为 0.88h，说明该药在体内具有吸收快、消除快和作用维持时间较短等特点。

4. 麝香保心丸现代药理学研究

现代药理学研究表明麝香保心丸具有舒张血管、改善心肌缺血、缩小心肌梗死面积、促进血管新生、保护原代心肌细胞缺氧-复氧损伤及抑制血管钙化等药理作用。

（1）舒张血管 罗心平等采用定量 PCR 技术以高脂血症兔的动脉标本研究麝香保心丸对血管内皮一氧化氮（NO）代谢的影响。研究发现麝香保心丸（6 粒/d）可部分逆转高脂饮食造成动脉 NO 代谢紊乱，增强动脉壁内皮型一氧化氮合酶（eNOS）mRNA 的表达，提高动脉壁 eNOS 的活力，增加动脉组织 NO 代谢产物的浓度，提示麝香保心丸可以改善内皮依赖性舒张功能。

（2）改善心肌缺血、缩小心肌梗死面积 顾明晖等通过注射垂体后叶素制备家兔急性心肌缺血模型，检测家兔心肌缺血前后及舌下含服麝香保心丸（1 丸，溶于生理盐水 0.5ml）前后的心率变异功率指标。结果表明，麝香保心丸能调整急性心肌缺血时自主神经功能，尤其是调整交感神经和兴奋迷走神经，有益于心功能恢复，改善心肌缺血状态。王大英等通过对心肌梗死模型大鼠进行研究，通过检测心肌梗死面积和左心面积，发现麝香保心丸有减少梗死面积的作用，且高剂量组（50mg/kg）效果比低剂量组（15mg/kg）效果更明显。

（3）促进血管新生作用 汪姗姗等探讨麝香保心丸在鸡胚绒毛尿囊膜模型及培养的微血管内皮细胞系统中的促血管生成作用。以重组碱性成纤维细胞生长因子（bFGF）作为阳性对照，通过作用于绒毛尿囊膜，初步评价麝香保心丸的促血管生成活性；并通过观察其对培养的牛肾上腺微血管内皮细胞增殖及管腔结构形成的影响，验证了其促血管生成效应。吕超等通过建立细胞体外成管模型和大鼠主动脉环模型评价麝香保心丸及其入血单体成分的体外促血管新生活性。结果显示，不同浓度的麝香保心丸 [（1×10^{-4}～0.01）μg/ml]、人参皂苷 Rg$_3$（1～10μmol/L）和人参皂苷 Rh$_2$（1～10μmol/L）能够明显促进人脐静脉内皮细胞（HUVECs）增殖、迁移及管腔结构形成。此外，与对照组相比，高浓度麝香保心丸（0.01μg/ml）、人参皂苷 Rg$_3$（10μmol/L）和 Rh$_2$（10μmol/L）具有诱导主动脉环内皮细胞出芽的活性，提示了麝香保心丸及人参皂苷 Rg$_3$、Rh$_2$在体外均具有促进血管新生的活性。

5. 麝香保心丸系统生物学研究

（1）基因组学研究 基因组学是研究基因组结构和功能的科学，研究内容包括基因的结构、组成、存在方式、表达调控模式、功能及相互作用等，常用的技术包含基因表达谱、基因芯片等各种高通量技术以及实时荧光 PCR 等定量分析技术。基因芯片技术是核酸分子杂交原理与微电子技术相结合而形成的一种生物技术，对于中药复杂体系，基因芯片技术已应用于有效成分研究、配伍研究及毒理研究等。在麝香保心丸基因组学研究中，杨爱文等采用基因芯片技术在急性梗死大鼠模型上研究了蟾酥对心脏的急性毒性及其组方成麝香保心丸后的配伍减毒机制。通过表达谱芯片检测各组药物作用后的基因表达差异，再通过生物信息学结合实时荧光定量 PCR 研究差异表达基因。结果表明，蟾酥低剂量（16mg/kg）组可通过干扰离子稳态和肌动蛋白构建来影响心脏的收缩，同时还会导致心肌细胞的抗凋亡和脂类代谢等应激反应；蟾酥高剂量（128mg/kg）组除进一步干扰离子稳态和肌动蛋白构建外，还会引发铁离子蓄积，最终可能导致细胞凋亡。但在麝香保心丸组（蟾酥量同低剂量组）上述影响均不明显，主要影响血压调节和心肌修复等作用。该研究体现了麝香保心丸配伍的减毒作用。胡晶晶等以具有益气活血作用的麝香保心丸、双龙方为研究对象采用基因芯片技术研究了该类中药复方治疗心肌梗死的药效机制。建立大鼠左冠状动脉结扎心肌梗死模型，药物干预 7d 后取心肌梗死区边缘缺血组织，建立基因表达谱，筛选治疗前后的差异表达基因，再进行生物信息学分析，并采用定量 PCR 对芯片数据进行验证。结果表明，2 种益气活血方干预后大鼠心肌组织的基因表达谱发生改变，筛选得到 224 个共有的差异表达基因，其中麝香保心丸组较模型组上调基因 18 个，下调基因 206 个，涉及能量代谢相关的甘油三磷酸脱氢酶活性、糖酵解/糖异质新生等通路。心肌梗死是一种多基因表达异常的心血管疾病，益气活血中药在发挥中草药其治疗作用时，对 224 个共有差异表达基因具有相似调节作用，且主要通过改善大鼠心肌能量代谢异常，达到治疗心肌梗死的作用。

（2）代谢组学研究　代谢组学之父 Nicholson 称代谢组学为"在新陈代谢的动态过程中，系统研究代谢产物的变化规律，揭示机体生命活动的代谢本质的学科"。此后，克莱顿于 2006 年首次提出"药物代谢组学"，研究病人应用药物后的代谢组变化，药物代谢组学可以详细反映药物对某些代谢通路的影响。整体性是中医药理论特色，复方作为中医治病的主要方式，其疗效是体内多靶点协同作用的综合结果。相较于传统研究方法，代谢组学与中药复方的整体观相一致。Jiang 等建立了基于 LC-Q-TOF-MS 的代谢组学方法，通过对急性心肌梗死大鼠的血液和尿液的研究，全面地分析了心肌梗死相关的生物标志物，阐明了麝香保心丸治疗心肌梗死疾病的作用机制，即通过抑制炎症、心肌肥大及能量代谢紊乱过程多途径发挥作用。在早期急性心肌梗死大鼠血清中鉴定的 14 个生物标志物主要参与炎症、心肌肥大及氧化损伤相关的生物学过程，其中心肌肥大通路干扰严重。研究发现，麝香保心丸（14mg/kg）4d 对心肌梗死大鼠具有较好的预保护作用，并对心肌梗死标志物具有较好逆转效果，可将皮质酮、醛固酮、考地松以及肾上腺素调控到正常水平。麝香保心丸逆转的标志物中大部分参与心肌肥大过程，提示其可以通过抑制心肌梗死超急性期的心肌肥大过程，从而对心肌梗死的发生起到预保护作用。在急性心肌梗死大鼠尿液中鉴定了 16 个生物标志物，其中包括肌氨酸、尿苷、谷氨酸盐、泛酸、草酰琥珀酸、烟酰胺单核苷酸、苯乙酰甘氨酸、黄嘌呤核苷酸在内的 8 个生物标志物与能量代谢相关。研究表明，麝香保心丸（14mg/kg）15d 可将急性心肌梗死大鼠尿液的整体状态回调至正常水平，而且可通过调节部分受干扰的能量代谢标志物如肌酸、尿苷、谷氨酸盐、草酰琥珀酸和烟酰胺单核苷酸等，恢复紊乱的能量代谢过程，对心肌梗死产生疗效。

6. 麝香保心丸对血管粥样硬化的影响

陶彦谷等将新西兰雄性大耳白兔 60 只，随机分为 5 组，即空白对照组，模型组，麝香保心丸低、高剂量组，立普妥组。高脂饲料造模 4 周后再连续给药 6 周，末次给药后（空腹大于 12h）耳动脉采血，麻醉后取主动脉，检测血脂及炎症因子，观察各组动物动脉内膜病理形态的改变，检测 Ca^{2+}/钙调蛋白依赖性蛋白激酶 II（CaMK II）蛋白表达及 CaMK II 的活性。研究慢性炎症反应与动脉粥样硬化的关系及麝香保心丸防治动脉粥样硬化的作用机制。结果与模型组比较，麝香保心丸低、高剂量组及立普妥组的总胆固醇（TC）、甘油三酯（TG）、低密度脂蛋白胆固醇（LDL-C）、高密度脂蛋白胆固醇（HDL-C）、谷丙转氨酶（ALT）、谷草转氨酶（AST）、总胆红素（TBIL）、直接胆红素（DBIL）、肿瘤坏死因子 α

（TNF－α）、白细胞介素 6（IL－6）、白细胞介素 8（IL－8）水平及动脉粥样斑块数量、厚度均有明显降低，CaMK Ⅱ蛋白含量及活性均有明显下降，差异均有统计学意义（$P<0.05$，$P<0.01$）。证实麝香保心丸具有抗实验性新西兰大耳兔动脉粥样硬化的作用，并可能与降低 CaMK Ⅱ蛋白含量或活性，减轻或抑制慢性炎症反应有关。

二、循证研究

1. 麝香保心丸对血管粥样硬化的影响

一项研究探讨麝香保心丸治疗冠心病合并颈动脉粥样斑块患者血管内皮的影响，选择 80 例冠心病合并颈动脉粥样斑块患者随机分为对照组（常规治疗）和治疗组（常规治疗基础上加服 SXBXP）各 40 例，疗程 8 周。比较两组肱动脉介导内皮依赖性舒张功能（FMD）、一氧化氮（NO）、内皮素（ET－1）、6－酮－前列腺素 F_{1a}（6－Keto－PGF_{1a}）、血栓素 B_2（TXB_2）、血清肌酐（SCr）的情况。结果治疗结束后，治疗组 FMD、NO、6－Keto－PGF－1a 较同组治疗前及对照组治疗后均显著升高（$P<0.05$）；ET－1、TXB_2 分别较同组治疗前及对照组均显著降低（$P<0.05$），另外 SCr 治疗前后无差异（$P>0.05$）。证实麝香保心丸可以有效改善冠心病合并颈动脉粥样斑块患者的血管内皮功能。

卢思稼研究发现麝香保心丸对于颈动脉粥样硬化患者的 IMT 有明显改善作用，可减少粥样硬化斑块的发生，特别是软斑块的数量，从而减少心脑血管疾病发生的风险。将 180 例颈动脉粥样硬化患者随机分为两组，每组 90 例。对照组按照血脂检查结果给予标准调脂治疗，干预组在标准治疗的基础上加用麝香保心丸。结果治疗 12 个月后，两组患者颈动脉斑块总数、软斑总数比较，差异有统计学意义（$P<0.05$），两组颈动脉 IMT 比较，差异有统计学意义（$P<0.05$）。徐立新等研究发现，麝香保心丸对老年冠心病患者的血管内皮细胞具有保护作用。其通过对 44 例患者的临床观察发现，服用麝香保心丸的治疗组血清 E 选择素、P 选择素、血清细胞间黏附分子 1 和血管细胞黏附分子 1 较对照组明显下降，减少炎症细胞在动脉硬化过程中的进展。朱莉等也在对实验性动脉粥样硬化兔 LOX－1 蛋白及基因表达的研究中发现，麝香保心丸保护血管内皮细胞并具有抗动脉硬化的积极作用。李惠玲研究麝香保心丸促进斑马鱼血管生成作用，发现麝香保心丸在给斑马鱼胚胎发育 72h 后，血管面积与血管长度和对照组比较差异有统计学意义，表明麝香保心丸具有血管新生的作用。有研究发现，麝香保心丸能有效地抑制血管平滑肌的细胞表型转化和细胞增殖。对高血压、动脉粥样硬化以及血管成形术后再狭窄等多种心血管疾病能起到有效的控制作用。

2. 麝香保心丸对糖尿病合并冠心病的影响

2 型糖尿病是冠心病最常见的合并症，临床胸痛症状常不典型，但对患者的活动能力和生活质量有很大影响，需要积极控制。麝香保心丸用于这些患者治疗的有效性，在多项以合并糖尿病的冠心病心绞痛患者为研究对象的临床试验中，进行了防治心绞痛的疗效考核，结果显示，麝香保心丸口服（每次 2 丸，每天 3 次）能有效控制或辅助控制心绞痛发作，改善心肌缺血的心电图。临床试验并观察到患者在治疗糖尿病的基础上口服麝香保心丸，可以获得糖尿病相关指标（糖脂代谢、外周胰岛素抵抗、胰岛 β 细胞功能）的进一步改善。一些小规模的临床试验提示，麝香保心丸对冠心病合并 2 型糖尿病患者具有减少心血管事件的作用。麝香保心丸对冠心病合并糖尿病患者有益作用的可能机制包括减少心肌间质纤维化、改善心脏收缩和舒张功能、改善血管内皮功能以及改善血液流变学。

周波报道应用麝香保心丸治疗糖尿病并冠心病心绞痛的患者，治疗组有效率 73.33%，对照组有效率 53.33%。王军锋观察麝香保心丸联合替米沙坦、阿托伐他汀钙片治疗糖尿病性心肌病的疗效。将 98 例糖尿病性心肌病的患者，随机分为治疗组和对照组。对照组给予替米沙坦、阿托伐他汀钙片治疗，并控制血糖、血压，治疗组在常规治疗的基础上，加用麝香保心丸。疗程 6 个月，观察治疗效果和不良反应。治疗组总有效率明显高于对照组（$P<0.05$），均未见明显不良反应。麝香保心丸治疗糖尿病心肌病患者可显著改善其心功能，减轻患者心衰症状。

张红艳运用麝香保心丸联合曲美他嗪治疗糖尿病合并冠心病 60，疗程为 8 周。观察组给予曲美他嗪联合麝香保心丸治疗，麝香保心丸每日 2 粒，每天 3 次，对照组曲美他嗪剂量同观察组但不予麝香保心丸，疗程为 8 周。比较两组治疗后的临床疗效，观察两组治疗前后血脂、血液流变学变化。结果临床疗效：观察组临床总有效率为 90.0%，对照组临床总有效率为 78.3%，两组总有效率比较差异有统计学意义（$P<0.05$）。血脂水平：两组病人治疗后 TG、TC、LDL−C 低于治疗前，HDL−C 水平高于治疗前，但观察组血脂改善程度更为明显，差异有统计学意义（$P<0.05$）。血液流变学：两组病人治疗后血液流变学各指标较治疗前改善明显，糖尿病合并冠心病，可明显缓解心绞痛症状，改善血液流变，提高临床疗效。观察组优于对照组，差异有统计学意义（$P<0.05$）。

张晋对服用麝香保心丸的冠心病伴糖尿病患者随访一年，发现在常规西医治疗基础上加用麝香保心丸治疗冠心病伴糖尿病患者疗效确切，可有效预防心血管临床事件的发生，具有较高的应用价值。

3. 麝香保心丸安全性研究

据国家药品不良反应监测系统反馈的麝香保心丸药品不良反应/事件报告，2009—2013 年收集到的不良反应分别为 60 例次、98 例次、116 例次、272 例次、375 例次，不良反应发生率经估算分别为 0.001%、0.0009%、0.0005%、0.0005%、0.0004%，均小于 0.01%，属于罕见范围〔自发报告系统的药物不良反应报告率按 10% 计，用药频度按销售量/最大日用剂量计，则年度不良反应发生率=（当年报告例数×10/当年的用药频度×100%）〕。不良反应集中在麻舌感、口麻木、恶心、呕吐、胃肠不适、皮疹、瘙痒、头晕、心悸、胸闷。损害部位以口舌、胃肠道系统、皮肤及心血管系统最常见。

2005 年上海和黄药业有限公司与华山医院合作开展的麝香保心丸长期用药的安全性临床研究进一步验证了其长期受益和安全性，为麝香保心丸的冠心病二级预防提供有效的循证医学证据。该研究前期为前瞻性、随机、非盲对照临床试验，后期为队列研究。选择 2005 年 5 月～2006 年 6 月就诊的冠心病稳定型心绞痛患者 200 例，随机分为麝香保心丸组（治疗组）和对照组，每组 100 例。两组采用常规冠心病药物治疗，治疗组加用麝香保心丸（每次 2 丸，每天 3 次）至少 6 个月。所有患者随访终止时间为 2008 年 1 月，记录用药情况和临床事件等。主要终点为各类心血管事件的复合终点。试验结果显示长期服用麝香保心丸（至少 6 个月）可明显减少心绞痛事件及部分其他临床事件的发生，减少硝酸酯类药物的使用量。麝香保心丸服用期间，麝香保心丸组治疗后各时点的血常规无明显异常；治疗后各时点肝、肾功能无明显异常；血糖、血脂水平未见异常，无严重心律失常发生。麝香保心丸组出现口腔局部不良反应（唇舌麻木感）1 例（1.1%），轻度胃部不适 1 例（1.1%）；对照组出现局部疱疹 1 例（1.1%），患者转归良好，无严重不良事件发生。未观察到恶心、明显心率下降、荨麻疹以及其他不良反应。为进一步评估慢性冠心病患者长期服用麝香保心丸的风险及收益，2011 年在全国 100 家医院开展了随机、双盲、多中心、安慰剂平行对照评估麝香保心丸治疗慢性稳定性冠心病的临床转归的大规模循证医学研究。2 700 例慢性稳定型心绞痛患者，分为标准药物治疗+安慰剂及标准药物+麝香保心丸两组，随访 2 年。该临床试验目前尚未完成，截至 2014 年 2 月，全国 100 家临床研究中心入组 2 741 例，发生终点事件 99 例，严重不良事件 24 例。终点事件包括不稳定型心绞痛住院、心梗、脑卒中、心衰、死亡、GABG 手术等，其中不稳定型心绞痛住院最多，为 68 例。严重不良事件分别为多发性骨髓瘤、胃溃疡、膀胱上皮癌、破伤风免疫球蛋白过敏、急性肾盂肾炎、双上肢酸胀、肺癌、肺炎住院、慢性阻塞性肺气肿、左锁骨下动脉起始段闭塞、上呼吸道感染、肋软骨炎、头痛脑出血住院、复查冠脉造影住院、常规体检住院、PCI 术后一年住院复查、前列腺恶性肿瘤、转氨酶升高导致住院、胸闷胸痛住院（非冠心病）、腹壁脓肿导致住院、胆囊结石、胆囊炎、前列腺炎入院手术、2 型糖尿病住院、股骨颈骨折住院治疗、右前臂皮肤软组织割裂伤各 1 例次。目前该临床试验未发现与麝香保心丸有关的严重不良事件。可能与麝香保心丸有关的不良事件为胃部不适、口唇麻木、胃肠道反应等，与临床检测及文献报道类似，具体发生率及与对照组的比较尚未统计。

第三节　速效救心丸

一、基础研究

1. 速效救心丸的有效成分及药代动力学研究

速效救心丸由川芎和冰片组成，二药合用具有活血化瘀、理气止痛、宣痹通阳、行气化浊的功效。

川芎：中医学认为，川芎为"血中之气药"，性辛、温，入肝、胆、心包经，功效主要是活血行气，祛风止痛。现代药理学研究表明，其主要含生物碱川芎嗪（TMP）、挥发油（藁本内脂、香烯烯等）、酚脂类物质阿魏酸钠（SF）、内脂素、维生素A、叶酸、蔗糖、甾醇、脂肪油等，能通过抑制血管收缩，降低微循环的阻力，改善微循环的流速，增加微血管的开放数目，增加血液灌注量，从而改善微循环状态。川芎嗪具有抗凝血作用是通过抑制血栓素合成酶的活性，而抑制血小板聚集和释放。川芎嗪亦有钙拮抗作用，可抑制动脉粥样斑块的形成，提高动脉壁平滑肌细胞胆固醇还原酶的活性，促进细胞内脂质分解，预防AS形成，并能促进内皮细胞增殖，抑制内皮素，加速其分解脂肪颗粒，还能促进主动脉血管内皮细胞的合成。

冰片：冰片性辛、苦、微寒，入心、脾、肺经，功效主要是开窍醒神，清热止痛。现代药理学研究表明，其主要含右旋龙脑、β-榄香烯、石竹烯、齐墩果酸、麦珠子酸、积雪草酸、龙脑香醇、古柯二醇等，其中右旋龙脑具有透皮吸收促进作用，不仅能够迅速透过人体生物膜被吸收，而且能够迅速通过血脑屏障，同时能促进其他药物成分高效吸收，提高药物利用度。杨丽莉等用气相色谱-质谱法研究健康人舌下含服速效救心丸后冰片的药代动力学。其方法较为可靠、灵敏，冰片的平均回收率为97.32%；最低检测限为2ng/ml；日内及日间的相对标准偏差小于4%；其药动学过程符合开放二房室模型。冰片吸收迅速，10min左右达到最高血药浓度；体内其消除半衰期为（58.23±15.90）min。在服90min后，冰片浓度降至20ng/ml以下。

2. 速效救心丸的药理作用

陈卫平等人观察该药对垂体后叶素所致大鼠心肌缺血性心电图（ECG）的影响和对心肌缺血猫心外膜心电图及血流动力学的影响。结果表明速效救心丸对大鼠心肌缺血有明显的拮抗作用；速效救心丸剂量为0.18g/kg和0.36g/kg时均能显著抑制缺血心肌心外膜ECG的ST段抬高，提示有明显的抗心肌缺血的作用，且可降低血压，减慢心率，减少心输出量，降低心脏指数和全身血管阻力，并认为这种负性频率和负性肌力作用可有效地减少心肌对氧的需求。秦晓晨等指出速效救心丸可提高抗氧化酶活性，抑制及清除大量氧自由基，减轻钙超载，减少中性粒细胞炎性因子的释放，通过这些作用来对抗心肌缺血-再灌注产生的损伤。在大鼠的心肌再灌注损伤实验中，TMP可明显对抗心肌缺血再灌注所致的超氧化物歧化酶（SOD）、谷胱甘肽过氧化酶（GSH-Px）活性下降和对丙二醛（MDA）含量升高，从而保护抗氧化酶活性，提高机体清除氧自由基能力，减少脂质过氧化物的形成。黄志平等发现，TMP可降低血清中饱和脂肪酸，升高不饱和脂肪酸，从而明显提高血管壁中前列环素含量，降低血栓素A_2（TXA_2）含量，降低高血脂动物血清胆固醇、甘油三酯、低密度脂蛋白、极低密度脂蛋白含量，提高高密度脂蛋白含量，抑制实验性动脉粥样硬化的形成。周连发等发现速效救心丸2mg对去甲肾上腺素（NA）、氯化钾（Kcl）、组织胺（His）、乙酰胆碱（ACh）、5-羟色胺（5-HT）所致血管条收缩反应具有不同程度的拮抗作用。对由去甲肾上腺素引起收缩的主动脉条，加速效救心丸后NA量-效曲线非平行右移，表明速效救心丸对NA具有非常竞争性拮抗作用。李海红等人发现SF能竞争性地抑制肝脏中的羟戊酸-5-焦磷酸脱氢酶活性，抑制肝脏合成胆固醇从而降低血脂。韩玲等指出，较高剂量的TMP能通过阻断外钙内流及内钙释放两条途径，降低缺血-再灌注过程中心肌细胞的钙浓度，从而发挥保护作用。王松发现TMP在

α_1-肾上腺素受体上有竞争性抑制作用，可阻断心肌细胞膜上数量增加的 α_1-肾上腺素受体，进而抑制了钙超载及所致的损伤。TMP 还能不同程度地抑制缺血再灌注心肌 Fas、FasL、Capas8 及 Ca-pase-3 蛋白的表达，从而对缺血再灌注后心肌细胞凋亡有较好的拮抗作用。林萍等指出，SF 能显著降低炎性细胞因子 C 反应蛋白（CRP）、白介素-6（IL-6）和肿瘤坏死因子-α（TNF-α）水平，从而减轻心肌缺血再灌注过程中炎性因子所致的细胞损伤。

二、循证研究

1. 速效救心丸的临床疗效

《灵枢·本脏》曰："心脆则善病消瘅热中"，《灵枢·邪气脏腑病形》曰："心脉微小为消瘅"，《伤寒论》记载："消渴，气上撞心，心中疼热"，《医宗己任篇·消症》曰："消之为病，源于心火炎炽，然其病之路，皆由不节嗜欲，不慎喜怒"，《诸病源候论》载："消渴重，心中痛"。众所周知，冠心病是糖尿病最严重而常见的并发症之一，是糖尿病患者死亡的主要原因。其患病率及发病率增高多与胰岛素抵抗、高胰岛素血症、高血糖、高脂血症、高血压、自主神经病变、血小板及凝血功能异常、动脉硬化等诸多因素有关，临床表现以稳定型心绞痛、急性冠脉综合征、急性心肌梗死、心力衰竭、猝死等为主。王志同用速效救心丸治疗糖尿病冠心病 42 例，显效 11 例（26%），有效 25 例（60%），无效 6 例（14%），总有效率为 86%。张鸿升 38 例心律失常患者进行观察。对照组在发作后予以舌下含服硝酸甘油 0.5mg，不做其他治疗。结果表明，对照组在舌下含服硝酸甘油后心律失常无改善，仅有冠心病患者胸闷症状减轻或消失。治疗组中频发性室性早搏和阵发性室上性心动过速的有效率均明显高于对照组，均具有差异（$P<0.01$）。阵发性心房颤动和频发性房性早搏的有效率两组比较，也均有差异（$P<0.05$）。张鸿升等用速效救心丸治疗心律失常 38 例，以硝酸甘油为对照，结果显效 25 例，有效 10 例，总有效率 92.1%。其中室上性心律失常总有效率 90.9%，室性心律失常总有效率 93.8%。高靖观察了 98 例冠心病心绞痛患者，治疗组给予速效救心丸，对照组给予长效消心痛，观察六周，结果 $P<0.05$，说明治疗组疗效优于对照组。申建权观察急性冠脉综合征患者 100 例，对照组口服消心痛。结果显示，治疗组可明显缓解急性冠脉综合征胸部刺痛、少寝多梦、胸闷、心悸等症状（$P<0.05$），同时治疗组也可明显降低心前区疼痛次数，两组差异显著（$P<0.01$）。鲍文银等对 56 例冠心病患者进行观察，治疗组加大速效救心丸口服剂量，对照组给予常规剂量。结果显示，治疗组从心绞痛频率、心绞痛程度均比对照组大幅减少。治疗组疗效明显优于对照组。

3. 速效救心丸的临床应用建议

对糖尿病足的患者可采用舌下含服的方式，每天 3 次，每次 4~6 粒，1 个月为 1 个疗程，一般 3~4 个疗程。尿路结石、肾绞痛患者舌下含服速效救心丸 6 粒，同时服用排石冲剂 1 包，每日 3 次，每日饮水 1500~2000ml，并适当运动。绞痛发作时，增加舌下含服速效救心丸 6 粒，1~2 次，每次间隔 15min。若因生气或强烈精神刺激引起的突然抽风、口眼紧闭、呼吸困难、呼之不应者，速效救心丸 15 粒舌下含化，3min 后患者即可清醒，2h 后再含服 10 粒即愈。速效救心丸对胆结石、急性胃肠炎、胃痉挛、胆道蛔虫病等引起的急性胃肠痉挛性腹痛有较好的止痛效果。方法：疼痛剧烈发作时每次口服速效救心丸 10~15 粒，待疼痛缓解后，每次取 4~6 粒含服，每日 3 次，在该药治疗期间停用其他任何药物。速效救心丸中所含的冰片易伤阳耗气，不仅减弱心脏功能，也易造成对胃肠道的刺激，因此不可盲目多吃、滥吃。作为应急药物，速效救心丸可以暂时缓解疼痛，为患者进一步深入治疗提供了机会与可能，切不可因为一次服用无效而继续多次服用或者因为即时的服用起效而不去寻找病因，这样会导致治疗时机的延误。

第四节　芪参益气滴丸

一、基础研究

芪参益气滴丸是由黄芪、丹参、三七、降香 4 味中药组成，方中重用黄芪，取其大补元气，使得气旺以促血行，祛瘀而不伤正，气旺而以促津行，行津利尿，诸药合用起到益气活血、利水消肿、通络止痛的作用，治疗临床中病机为气虚血瘀的各种病证。现在药理以及临床研究表明芪参益气滴丸能增加缺血心脏的冠脉血流量和供氧量，可降脂、稳定动脉粥样硬化斑块，清除氧自由基，改善微循环，抗炎、抗纤维化，有效保护血管内皮细胞，能对冠心病、肺心病、慢性乙型肝炎、特发性肺纤维化、糖尿病微血管并发症等病证都有显著疗效。

1. 芪参益气滴丸方中单味药物研究

（1）黄芪对大血管的作用　石海莲等长期给予 SD 大鼠黄芪皂苷甲（As Ⅳ），观察其对高血压大鼠腹主动脉血管肥厚和血管舒张功能，以及血管一氧化氮（NO）含量和一氧化氮合酶（eNOS）蛋白表达的影响，发现 As Ⅳ 可改善 NO 介导的内皮依赖性舒张作用，升高血管组织 NO 含量，使血管组织 eNOS 的蛋白表达恢复到正常水平，从而降低血压，逆转压力过载引起的血管肥厚和血管内皮舒张功能失；还有研究表明黄芪皂苷可通过降低 ETA 受体和 ETB 受体蛋白水平，使胸主动脉组织 ET-1 含量下降，改善血管对 ET-1 诱导的血管收缩反应性，逆转压力过载引起的血管肥厚。

（2）丹参对大血管的作用　丹参具有活血化瘀的功效，随着现代药理学的研究，许多研究对丹参的成分及对血管的作用机制深入研究。研究表明，血管内皮细胞衰老与动脉粥样硬化密切相关，Wang 等采用分离正常大鼠肺动脉和缺氧肺动脉高老鼠肺动脉的方法，观察并记录了正常和低氧状态下等长张力及丹参酮ⅡA 干预下张力变化情况，实验结果发现丹参酮ⅡA 可通过抑制 Ca^{2+} 内流和释放来调节正常和（急慢性）低氧性肺动脉高压小鼠肺血管对低氧及收缩适应性。汪旻晖等对随机分为 5 组的雄性 SD 大鼠的血管进行切片染色，观察各组大鼠内皮完整胸主动脉环对内皮依赖型血管收缩剂杨梅黄酮、内皮依赖型血管舒张剂乙酰胆碱的反应性，实验结果显示丹参素可有效保护血管上缝隙连接蛋白表达，逆转受损信号转导，从而起到保护异丙肾上腺素引起的大鼠血管环收缩与舒张功能损伤的作用。

（3）三七对大血管的作用　三七为五加科植物三七的干燥根和根茎，具有散瘀止血、消肿定痛之功效，现代药学研究表明三七皂苷具有扩张血管、降低心肌耗氧量、清除自由基、抗炎、抗氧化等作用，已经广泛运用于心脑血管疾病的防治当中。三七花总皂苷对维生素 D 高脂饲料法复制的动脉粥样硬化大鼠血脂、血液流变学指标的影响，可降低动脉粥样硬化大鼠血清总胆固醇（TC）、甘油三酯（TG）、低密度脂蛋白（LDL），升高高密度脂蛋白（HDL）；显著降低动脉粥样硬化大鼠全血黏度（高、中、低切），血浆黏度，红细胞比容（$P<0.05$），从而防治动脉粥样硬化。三七粉还具有抑制或减轻动脉粥样硬化病变的发生、发展的作用。

（4）降香对大血管的作用　降香为豆科植物降香檀的干燥心材，降香性味辛温，归肝、脾经，具有行气活血、止痛、止血的功效，主要成分是挥发油和黄酮类，现代研究发现，降香具有抗血栓血小板聚集、舒张血管、抗氧化、抗炎、抗肿瘤等作用。紫铆花素是降香中的另一种成分，能抑制心肌和血管平滑肌细胞内 cAMP 磷酸二酯酶的活性，使细胞内 cAMP 含量增加，从而扩张去氧肾上腺素（$3\mu mol/L$）导致的大鼠主动脉。

2. 芪参益气滴丸复方药理研究

多种研究表明芪参益气滴丸可通过降低视网膜血管内皮生长因子（VEGF）及其 mRNA 的表达、增加色素上皮衍生因子（PEDF）及其 mRNA 表达以延缓糖尿病视网膜病变进展。金明等用链脲佐菌素腹腔注射建立 1 型糖尿病大鼠模，随机分为治疗组和对照组，治疗组予灌服芪参益气药液，实验结果显示：治疗组大鼠虹膜血流速度明显加快，荧光渗漏面积及虹膜血管治疗明显缩小（$P<0.01$）。说明芪参益气滴丸可改善加快虹膜微血管血液流速，抑制血管异常扩张并改善虹膜微血管的通透性异常增高状态。燕芳芳等采用 1％高胆固醇饲料喂养法建立 AS 斑块家兔模型，使用高分辨率超声血管成像技术测量用药前后实验兔的腹主动脉内中膜厚度、内中膜及外膜图像平均回声强度，实验结果显示治疗 A 实验组的内中膜及外膜图像校正值显著增大（$P<0.01$），而内中膜显著减少（$P<0.01$），后中药组和自然消退组内中膜厚度有显著差异（$P<0.01$），实验结果表明芪参益气滴丸可通过改变斑块的组织结构，增大斑块密度，从而起到稳定斑块作用。同时在观察芪参益气滴丸对实验性动脉粥样硬化超敏 C 反应蛋白的影响的研究中采用 20 只雄性新西兰大白兔，喂养高胆固醇饲料进行造模，随机分为自然消退组和中药组，分别于 12、24 周末检查 hs-CRP 水平，结果发现第 12 周末测得 hs-CRP 水平较造模前明显升高（$P<0.01$）；第 24 周末中药组 hs-CRP 水平明显降低，与用药前相比差异显著（$P<0.01$）。病理检测显示：中药组斑块厚度减小，泡沫细胞减少，体积变小，实验表明芪参益气滴丸可以降低 hs-CRP 水平，具有抗炎作用，从而可延缓和抑制动脉粥样硬化的进展。

二、循证研究

1. 芪参益气滴丸对冠心病的显著疗效

李兴渊等用芪参益气滴丸治疗冠心病合并糖尿病，研究表明芪参益气滴丸调节血脂及血糖并改善缺血性心电图。苗建波等用芪参益气滴丸（1 袋，每日 3 次）治疗气虚血瘀型 PCI 术后的患者，实验结果显示芪参益气滴丸可显著降低 PCI 患者术后 12 个月内 MACE 的发生率和 CRP 水平，可明显改善心绞痛及中医证候症状。糖尿病患者并发心血管疾病的发生率为正常人群的 2～3 倍，在西医学治疗糖尿病合并心血管病变效果欠佳和存在诸多副作用时，中医药治疗糖尿病合并心血管病变则凸显出其优势。宋润生用芪参益气滴丸治疗糖尿病心肌病心功能不全的 43 例患者，与对照组比较，观察组治疗总有效率明显增高（$P<0.05$），说明芪参益气滴丸治疗糖尿病心肌病心功能不全患者的临床疗效显著。覃松柏等观察芪参益气滴丸对糖尿病合并冠心病患者高迁移率族蛋白 B1（HMGB1）和血清网膜素 1（Omentin-1）水平的影响，发现组治疗后 TG、TC、LDL-C 水平均明显降低，HDL-C 水平明显升高，总有效率明显高于对照组（$P<0.05$），说明了芪参益气滴丸能下调 HMGB1、提高 Omentin-1 水平，调节脂代谢，提高临床疗效。安品凤将 62 例诊断为冠心病心绞痛（胸痹心痛）的患者随机分为两组，治疗组予芪参益气滴丸＋索尼特，对照组只给予索尼特口服，治疗 4 周后治疗组有效率为 87.5％，高于队长组 63.3％（$P<0.05$），说明芪参益气滴丸联合索尼特能提高冠心病心绞痛的疗效。李丽萍等用 RevMan 5.2 软件对检出的 385 篇文献中经筛选出并纳入分析的 12 篇关于芪参益气滴丸治疗冠心病心绞痛的随机对照研究进行 meta 分析，结果显示以心绞痛缓解为疗效尺度：$\chi^2=20.12$，$df=11$，$P=0.04$，合并 $OR=3.10$，$95\%CI$ [1.80，5.33]，$Z=4.09$（$P<0.0001$）。以心电图为疗效尺度：$\chi^2=28.31$，$df=11$，$P=0.003$，合并 $OR=2.86$，$95\%CI$ [1.67，4.88]，$Z=3.84$（$P=0.0001$）。研究结果显示芪参益气滴丸治疗冠心病心绞痛安全有效。雷斌等将 83 例冠心病心绞痛患者分为两组，观察组在对照组的西药常规治疗的基础上加用芪参益气滴丸。结果显示观察的心绞痛有效率 93.33％，高于对照组 83.67％，心电图有效率观察组 73.68％高于对照组 63.16％，得出芪参益气滴丸配合西药常规治疗冠心病心绞痛，疗效显著优于单纯西药常规治疗方案的结论。庄贺等在对芪参益气滴丸联合西药治疗冠心病心绞痛临床研究中观察了疗效、动态心电图缺血性 ST-T 改变的时间和对心功能的影响，发现芪参西药组有效率明显高于西药组，差异具有统计学意义（$P<0.01$），缺血性 ST-T 改变的时间程度高于西药组，性功能指标（CO、LVEF、LAVESD）均明显改善。韩璐等将 54 例冠心病稳定型心绞痛患者随机分为治疗组（A 组：西医常规治疗＋芪参益气滴丸）和对照组（B 组：西医常规治疗）治疗 3 个月，比较两组患者治疗前后抵抗素的变化。结果显示疗后，两组患者血清抵抗素水平较治疗前改善，且治疗组的抵抗素低于对照组（$P<0.05$），说明了芪参益气滴丸

能够降低冠心病稳定型心绞痛患者血清抵抗素水平，从而改善临床症状。

2. 芪参益气滴丸的临床应用前景

芪参益气滴丸在临床上广泛运用于各类心血管系统疾病如冠心病心绞痛、心肌梗死、慢性心功能不全等，运用芪参益气滴丸治疗糖尿病大血管病变可显著提高有效率，大量临床数据均表明，芪参益气滴丸在改善患者的症状体征及血液流变等各项指标方面具有一定的价值，可延长患者生存期，提高生活治疗，减少医疗费用，且副作用较少，安全性相对较高。但因为其成分构成复杂，中药相互作用机理尚未清晰，临床研究基数及样本量少，所以要将芪参益气滴丸广泛运用到临床当中去还需努力，增加基础药理研究和做到多中心、随机、盲法，为更好地指导临床用药而努力。

第五节　冠心舒通胶囊

冠心舒通胶囊主要成分包括广枣、丹参、丁香、冰片、天竺黄五种中药，具有活血化瘀、通经活络、行气止痛的作用。药理试验表明，冠心舒通胶囊能减轻犬心肌缺血程度并减小梗死范围，抑制血清肌酸磷酸激酶活性的升高，改善血液流变性，增加冠脉血流量，改善心肌供氧，调整心脏血管的顺应性。对大鼠心肌缺血再灌注损伤有保护作用，并可抑制 ADP、AA 诱导的兔血小板聚集，延长血栓形成时间。目前冠心舒通胶囊已普遍用于心血瘀阻型胸痹（心绞痛）引起的胸痛、胸闷、心慌、气短等症。

一、基础研究

1. 冠心舒通胶囊的有效成分及药代动力学研究

冠心舒通胶囊为蒙古验方，由广枣、丹参、丁香、冰片、天竺黄等药材按照一定的比例组成，是蒙医和中医理论结合的基础上而研制成的中成药。冠心舒通胶囊已知成分有槲皮素、柚皮素的奈酚－7－0－葡萄糖苷等黄酮类化合物及原儿茶酸、鞣桦酸 3、31－二甲氧基鞣花酸等酚性成分和胡萝卜甾醇、β－谷甾醇类化合物等，还有丹参酮 I、II A、II B 和丹参素等。药效学试验结果显示，该药能够显著减轻和减少心肌缺血的程度及其范围；明显缩小心肌梗死范围；显著抑制血清磷酸肌酸激酶活性；有效降低低切速下的血黏度，减少血浆纤维蛋白原的含量，抑制血小板黏附和聚集率。广枣味甘、酸，性平。具有行气活血、养心、安神、抗心肌缺血、保护心功能等作用。丹参味苦、性寒，具有活血祛瘀、通经止痛、清心除烦、凉血消痈的功效。丁香味辛、性温，具有温中降逆、散寒止痛、温肾助阳的功效。冰片味辛香，性寒凉，具有清热降火、理气止痛的功效。天竺黄味甘，性寒，具有清热豁痰、凉心定惊的功效。

2. 冠心舒通胶囊的药理作用

基础研究证实，冠心舒通胶囊具有扩张冠状动脉、改善大鼠急性心肌缺血损伤，可以降低动脉粥样硬化大鼠的血脂水平，调节血液流变学指标，从而保护血管，起到抗动脉粥样硬化的作用，对大鼠脑缺血再灌注和心肌缺血再灌注损伤具有保护作用；具有明显的保护心肌，改善心肌缺血、心肌梗死的作用，并对心肌缺血、心肌梗死所致血液流变性改变具有良好的改善作用，可通过抑制心肌组织基质金属蛋白酶－9（MMP－9）表达治疗慢性心力衰竭。冠心舒通胶囊中的丹参、冰片、天竺黄均能抑制 Ang II 引起的心肌细胞和动脉平滑肌细胞增殖，同时对 H/R 损伤的心肌细胞和动脉平滑肌细胞具有保护作用，该作用是通过提高细胞内 SOD 活性，增加 NO 含量，减少 LDH 漏出量和 MDA 含量，同时提高 NOS 活性，初步表明冠心舒通胶囊作用机制与抗脂质过氧化和舒张血管以及抑制细胞增殖有关；药理学实验研究表明这些成分具有保护心血管、心肌，调节免疫力和血脂等重要作用。从中医学观点看，广枣为君药，具有行气活血、养心安神之功效。丹参为臣药，有祛瘀止痛、活血通经、清心除烦之功效。丁香、冰片为佐药，丁香抗菌消炎、抗凝、保利肝胆，具有温中降逆、温神助阳之功效，冰片有开窍醒神、清热止痛之功效。天竺黄为使药，有清热化痰、清热止痛之功效。全方合用，可达活血化瘀、化痰通络、行气止痛等功效。

二、循证研究

1. 冠心舒通胶囊联合西药治疗糖尿病合并心绞痛

糖尿病合并心绞痛是临床内科的常见病，患者心绞痛症状常不典型，在年龄 40 岁以上的患者，症状不典型者尤其多见。严重者可发生无痛性心肌梗死，或仅有疲乏、胸闷、恶心、呕吐、充血性心衰，或心律不齐、心源性休克，甚至仅见疲乏等，预后差而易于漏诊、误诊。随机收治 62 例糖尿病合并心绞痛的住院患者。随机分为两组（对照组和治疗组）。排除肝硬化、肾功能衰竭或其他严重全身疾病患者。治疗前给予血、尿、便、肝肾功能、心肌酶、血流变、心电图等常规检查。对照组给予西药常规治疗，治疗组在对照组西药常规治疗的基础上加用中成药冠心舒通胶囊，观察并比较两组前后治疗的效果。研究治疗组总有效率为 96.77% 高于对照组的 80.65%，差异有统计学意义（$P<0.05$）。冠心舒通胶囊其成分有广枣、丹参、丁香、冰片、天竺黄，具有活血化瘀、通经活络、行气止痛的作用。广枣为君，是蒙古族习用药材，具有行气活血、养心、安神的作用，对气滞血瘀的胸痹效果尤佳。其含有广枣总黄酮，具有保护动物心肌免受缺血、缺氧的损伤，抑制血小板聚集等作用。臣药丹参加强心肌收缩力、扩张冠状动脉、抗血栓形成、促进心肌细胞的修复和再生及改善心肌缺血调整心律的作用。丁香温中助阳、抗氧化抗衰老，能够佐制丹参、冰片、天竺黄的寒凉之性，以防因寒而凝滞，有相反相成之意。冰片改善心肌缺血、行气止痛、醒神开窍。天竺黄清热化痰、清心定惊相使。诸药合用，具有活血化瘀、通经活络、行气止痛的作用。冠心舒通胶囊通过激活与心肌能量代谢有关的 PGC-1α、NrF-1、mtTFA 因子，增加线粒体的产能，从而改善和纠正心功能。目前临床应用主要用于口服治疗冠心病，在临床应用中取得了很好的效果。所以，冠心舒通胶囊无论从中医方面还是西医方面研究，对本病都有确切疗效，并且口服方便，值得推广。

2. 冠心舒通胶囊联合缬沙坦治疗高血压左室肥厚心肌缺血及与糖尿病的相关性

高血压患者血压长时间处于偏高状态，外周血管阻力增加、血容量增加，心脏负荷增加，导致左室肥厚心肌缺血。高血压左室肥厚心肌缺血是心脑血管事件发生的重要影响因素，严重影响患者心功能。使用冠心舒通胶囊联合缬沙坦治疗高血压左室肥厚心肌缺血，获满意疗效，与单纯使用缬沙坦治疗对照。使用随机平行对照方法，将 80 例住院患者按病志号抽签简单随机分两组。观察冠心舒通胶囊联合缬沙坦治疗高血压左室肥厚心肌缺血疗效。对照组 40 例缬沙坦，1 次/天，1 片/次，口服。治疗组 40 例冠心舒通胶囊，3 粒/次，3 次/天；缬沙坦治疗同对照组。连续治疗 6 个月为 1 个疗程。观测临床症状、收缩压、舒张压、LVDPWT（左心室舒张末期后壁厚度）、IVST（左心室舒张末期间隔厚度）、LVDD（左心室舒张末期内径）、LVMI（左心室质量指数）、不良反应。治疗 1 个疗程，判定疗效。治疗组显效 17 例，有效 20 例，无效 3 例，总有效率 92.50%；对照组显效 15 例，有效 15 例，无效 10 例，总有效率 75.00%；治疗组疗效优于对照组（$P<0.05$）。收缩压、舒张压、LVDPWT、IVST、LVDD、LVMI 两组均有改善（$P<0.05$），治疗组改善优于对照组（$P<0.05$）。临床研究证实：冠心舒通胶囊联合缬沙坦，冠心舒通胶囊能改善心肌缺血状况，减少梗阻面积，并能抑制 CPK 活性，降低血液中相关血浆纤维蛋白含量，抑制血小板聚集，改善患者血流状况；抑制血栓形成，增加血流，改善心肌缺氧缺血状况，从而改善患者左室肥厚状况。

3. 冠心舒通胶囊的临床应用建议

推荐临床下列情况使用冠心舒通胶囊：①用于胸痹心血瘀闭，痰瘀交阻。见胸痛、胸闷、心悸、气短、失眠等；②冠心病心绞痛者；③糖尿病患者常规治疗基础上作为防治血管并发症的联合用药。冠心舒通胶囊用法用量：口服，一次 3 粒，一日 3 次，温开水送服。4 周为 1 个疗程。如服用后有较明显的胃肠道不适感，将服用量改为：每天 2 次，每次 2 粒。重度心绞痛患者应与硝酸甘油等药物合用。

第六节　地奥心血康软胶囊

地奥心血康软胶囊是中国科学院成都生物研究所研制开发出来的一种预防和治疗心血管系统疾病的天然药物，是我国首个成功获准欧盟药品注册上市的纯中药制剂，临床广泛用于治疗心肌缺血性疾病。地奥心血康软胶囊是在地奥心康胶囊的基础上，采用优质的分散介质和先进的配方以及现代的制剂工艺精制而成，被四川省人民政府认定为四川省高新技术创新产品。

地奥心血康软胶囊具有抗心肌缺血，降低缺血程度和减少缺血范围的作用，可减慢心率、降低心脏收缩力，减少心脏做功，有效降低心肌耗氧量，改善受损心肌的营养与修复，降低血压，降低心脏负荷，改善冠心病患者微循环异常，同时具有扩张冠脉、抗氧自由基、降血脂等作用。目前地奥心血康软胶囊已普遍用于缺血性脑血管疾病、肾脏疾病、肾病综合征、消化性溃疡、冠心病与心绞痛、心律失常、梅尼埃病、偏头痛、缺血性头痛、肺结核、糖尿病、高脂血症、无症状性心肌缺血、白血病性心脏损害、脑血管闭塞症阻塞性输卵管炎等疾病的治疗。

一、基础研究

1. 地奥心康软胶囊的药物成分

地奥心血康软胶囊是从野生草本植物薯蓣科的黄山药、穿龙薯蓣的根茎提取物，根据中医基础理论，运用现代医药新技术而成功研制的一种新型中药制剂。其主要含有 8 种甾体皂苷，研究表明其具有活血化瘀、行气止痛、宣痹通阳、芳香温通、补益气血功能，降低心肌耗氧量、改善心肌缺血、降低血黏滞度、减少血小板聚集、降低甘油三酯水平等作用。其主要成分为原薯蓣皂苷、甲基原薯蓣皂苷和薯蓣皂苷。这些有效成分广泛地存在于百合科、石竹科、蔷薇科植物类中草药中，而在薯蓣科植物中含量最为丰富。

地奥心血康软胶囊相对于地奥心康胶囊，不仅仅单纯是剂型的改变。地奥心血康软胶囊采用优质的分散介质——聚乙二醇－400（PEG－400）。药物分散介质的选择是研制软胶囊的关键之一，它应能保证含量准确和制剂的稳定性，从而确保药品的安全性和有效性，不同于植物油、鱼油及其衍生物，这些分散介质只适用于疏水性药物，而中药软胶囊内容物大多是亲水性。因此，地奥心血康软胶囊采用优质的分散介质 PEG－400，使药物的有效成分以分子状态均匀地分散于其中，使地奥心血康软胶囊中的甾体皂苷类药物吸收更快、生物利用度更高、药效更好等。

2. 地奥心血康软胶囊的药理作用及基础研究

地奥心血康软胶囊中的有效成分甾体总皂苷可以明显改善心肌缺血再灌注损伤。其抗损伤的分子机制主要有以下认识：①增加 T－SOD、Mn－SOD 活性和心肌组织中 Mn－SOD mRNA 的表达，降低脂质代谢毒性终产物丙二醛的含量和 I/R 损伤所造成的氧化应激水平；②调节 Bcl－2/Bax、Fas/Fas L 等凋亡基因，降低心肌细胞的凋亡率；③降低血清钙浓度，抑制钙超载。可能的分子途径是对生物膜上各种离子泵活性的调整；④抑制 IL－1β、IL－6、TNF－α 等细胞因子的生成，降低 TXA_2，增加 PGI_2 含量，改善微循环。

有研究证实地奥心血康软胶囊中的主要成分薯蓣皂苷具有保护胰腺胰岛 β 细胞的作用，其机制可能与对抗炎性细胞的增殖有关。并且根据蛋白质印记法（Western blot）分析结果显示：薯蓣皂苷能够对抗高血糖导致 p－GSK3β 蛋白和 β－catenin 蛋白水平的表达，显著降低促炎细胞因子如肿瘤坏死因子 α（TNF－α）的水平。血小板活化后其黏附、聚集功能增高时，不仅可促进高血压、冠心病的发生，而且可增加血栓相关性疾病的危险性，如动脉粥样硬化、心肌梗死及脑血栓病等。

一项以异丙肾上腺素诱发的心肌损伤大鼠为模型的实验，观察了地奥心血康软胶囊对其血小板黏附、聚集功能及血浆血栓素和前列环素（PGI）的影响，而应用地奥心血康软胶囊后，则使 PGI 水平升高，血

栓素 A_2（TXA_2）水平下降，二者比值明显升高，血小板黏附、聚集功能下降，心肌微血管内血栓明显减少，提示地奥心血康软胶囊保护损伤心肌的机理与其抑制血小板功能及代谢均有关系。

脂质过氧化及内皮功能障碍是冠心病发生及病情恶化的重要机制，相关研究表明地奥心血康软胶囊治疗可增加患者血中超氧化物歧化酶（SOD）水平，减少 MDA 水平，因此降低氧自由基对心肌损伤可能是地奥心血康软胶囊有效治疗 CHD 的重要机制之一。

相关研究证实，地奥心血康软胶囊可在常规治疗基础上进一步提高冠心病患者的血浆 NO 水平，降低内皮素（ET）水平，调节 ET/NO 的失衡，进而减轻病变血管的收缩和痉挛，增加缺血区的血液供应，调整心肌细胞的代谢状态，减轻心肌组织的损伤，地奥心血康软胶囊可升高 CHD 患者血中 SOD 水平，降低丙二醛（MDA）含量；同时地奥心血康软胶囊可升高 CHD 患者血中 NO 水平，降低 ET 含量，调节 ET/NO 的失衡；由此推测，地奥心血康软胶囊对 CHD 患者的有益作用，其机制可能通过两方面的重要机制即抑制脂质过氧化和改善内皮细胞功能障碍有关。

有研究证明地奥心血康软胶囊具有诱导缺血预适应作用，它可以通过降低脂质过氧化物（LPO）含量，增加 Mn-SOD 活性，抑制钙超载，改善线粒体膜电位，降血脂，降低血黏度和血小板的聚集率来改善微循环；同时，可以通过降低前、后阻力，降低心肌细胞的耗氧量，提高心肌细胞耐受缺血缺氧的能力和改善心肌能量代谢等多种机制起到保护心肌缺血再灌注损伤的作用，地奥心血康软胶囊能够提高心肌的药理性预适应，减少心肌损伤。

相关研究表明：服用地奥心血康软胶囊 3 个月后 TG 有明显下降，血液流变学重要指数有明显好转，左室收缩功能亦有改善。结论：应用地奥心血康软胶囊治疗冠心病（心绞痛、心肌梗死）高脂血症，服药 3 个月以后发现，本药品在调血脂治疗方面可使 ApoA-Ⅰ水平升高，并使 ApoA-Ⅰ/ApoB 比值升高，能降低 TG 水平。应用本药品还可以使血液流变学发生良好改变，治疗和预防高黏血症的发生。观察到 PEP/LVET 比下降，说明其对改善左室收缩功能有良好作用。

二、循证研究

1. 地奥心血康软胶囊的相关临床研究

程冰洁进行的常规加地奥心血康软胶囊治疗慢性心力衰竭（CHF）的临床疗效观察，将临床确诊的 CHF 60 例，随机分为观察组和对照组各 30 例。对照组采用常规药物治疗，观察组在对照组治疗基础上加用地奥心血康软胶囊；观察两组心脏功能指标改善情况，并比较两组血清心型脂肪酸结合蛋白（H-FABP）水平。结果显示：观察组总有效率 93.3%，显著高于对照组的 70.0%（$P<0.05$）；两组治疗后每搏量（SV）、左室射血分数（LVEF）、心排血量（CO）、心脏指数（CI）均较治疗前显著改善（$P<0.05$），同时，观察组治疗后 SV、LEVF、CO、CI 水平均显著优于对照组治疗后（$P<0.05$）；两组治疗后血清 H-FABP 水平均非常显著低于治疗前（$P<0.01$），同时观察组治疗后 H-FABP 水平显著低于对照组治疗后（$P<0.05$）。这说明常规加地奥心血康软胶囊治疗慢性心力衰竭疗效优于常规治疗。

杜爱玲等进行的地奥心血康软胶囊治疗缺血性脑血管病的临床研究将 82 例脑梗死患者随机分为 2 组，治疗组 42 例，在常规治疗的同时给予地奥心血康软胶囊口服，连续治疗 1 个月；对照组 40 例，在常规治疗的同时给予低分子右旋糖酐静滴，连用 1 个月。观察治疗前后 2 组患者神经功能缺损程度、日常生活活动能力、临床疗效、血液流变学指标及血脂水平。结果显示 2 组治疗后神经功能缺损评分均下降及 BI 明显提高（$P<0.01$），而治疗组 NIHSS 评分下降及 BI 提高优于对照组（$P<0.05$）；治疗组治疗后血液流变学指标及血脂水平较治疗前均有明显改善（$P<0.01$），对照组红细胞比容及血脂水平治疗前后无明显变化（$P>0.05$），全血黏度治疗后有所改善（$P<0.01$）。2 组间治疗后各指标变化有显著性差异（$P<0.05$）。这说明地奥心血康软胶囊治疗缺血性脑血管病疗效显著。

朱桂华、刘庆飞等观察地奥心血康软胶囊对稳定型心绞痛患者的临床疗效。方法将 60 例稳定型心绞痛患者随机分为治疗组（地奥心血康软胶囊组）和对照组（硝酸异山梨酯组），每组各 30 例。治疗组口服地奥心血康软胶囊，每次 2 粒，每天 3 次；对照组口服硝酸异山梨酯片，每次 10mg，每天 3 次。疗程 4 周。结果疗程结束后，治疗组患者在心绞痛的临床疗效和心电图改变方面，相比对照组均有显著性差异（$P<0.05$）。

王松超认为地奥心血康软胶囊具有调整血脂、降低血黏度、增加红细胞变形能力，同时还具有抗血小板聚集、抗氧化、抗自由基等作用，通过临床试验，发现地奥心血康软胶囊对急性脑梗死具有良好的临床疗效。

林英忠将 STEMI 患者 50 例按随机数字表法分为对照组和治疗组，每组 25 例，两组患者均在急诊经皮冠状动脉介入治疗（PCI）后给予常规药物治疗，治疗组在此基础上加用地奥心血康软胶囊，对照组未加用地奥心血康软胶囊。对比两组患者常规药物治疗前和治疗 4 周后循环 miR-92a 表达量、左室射血分数（LVEF）变化。治疗后治疗组 miR-92a 表达量水平明显低于治疗前（$P<0.05$），亦低于对照组治疗后（$P<0.05$）。治疗后两组 LVEF 均明显高于治疗前（$P<0.05$），治疗前、治疗后两组 LVEF 分别比较，差异均无统计学意义（$P>0.05$）。治疗后随访 3 个月，治疗组主要不良心脏事件（MACEs）发生率为13.0%，对照组为 34.8%，两组比较差异无统计学意义（$P>0.05$）。说明 STEMI 患者 PCI 后应用地奥心血康软胶囊治疗，可下调外周血液循环 miR-92a 表达水平，未增加 MACEs 发生率，无明显不良反应。

胡秋燕将 84 例冠心病心绞痛患者随机分为治疗组（地奥心血康软胶囊组，43 例）和对照组（硝酸异山梨酯组，41 例）。治疗组口服地奥心血康软胶囊，每次 2 粒，3 次/天；对照组口服硝酸异山梨酯片，每次 10mg，3 次/天。疗程 4 周。结果治疗组患者在临床疗效和心电图改变好于对照组，差异均有统计学意义（$P<0.05$）。

一项讨论地奥心血康软胶囊治疗冠心病心绞痛（心血瘀阻型）的临床疗效的随机对照临床研究显示，用复方丹参滴丸作为对照观察血瘀型冠心病心绞痛患者 60 例，观察其疗前疗后临床症状和内皮功能变化水平。结果：治疗组患者心绞痛疗效总有效率、心电图有效率分别为 93.3%、73.3%。在中医症状疗效方面，地奥心血康软胶囊可以改善胸闷、胸痛、心悸、气短等血瘀型心绞痛主次症表现，内皮功能方面，治疗后两组 ET 水平均较前降低，与治疗前比较有显著性差异（$P<0.05$）。结论进一步证实了新剂型地奥心血康软胶囊是一种能够较好治疗稳定型心绞痛心血瘀阻型冠心病安全有效的药物制剂。

王群让将 100 例 2 型糖尿病患者随机分为治疗组和对照组。对照组 50 例采用糖尿病的常规治疗（控制饮食、体力锻炼、降糖药）；治疗组 50 例，在对照组的基础上加服地奥心血康软胶囊 2 粒，3 次/日，疗程为 1 个月。治疗组的血液流变学指标（高切点黏度、低切点黏度、血浆黏度、红细胞电泳指数及血细胞比容）均明显降低，与对照组相比，差异具有显著性（$P<0.05$）；地奥心血康软胶囊治疗组胰岛素、C肽及空腹血糖水平均显著降低，治疗前后比较，各项指标差异均具有显著性（$P<0.05$），而对照组治疗前后这几项指标差异无显著性（$P>0.05$）。说明地奥心血康软胶囊有增敏胰岛素的作用，从而使血糖降低。

大量研究显示地奥心血康软胶囊具有良好的舒张血管、改善心肌缺血、降血脂，抑制血小板聚集，降低血黏度，改善微循环的作用，可用于心脑血管等疾病的治疗。通过降血脂，抗凝，减小血管阻力，增加肾血流量，基底膜对蛋白漏出减少，从而使血浆蛋白升高，改善肾脏的微循环，能够改善血液流变学指标、血细胞比容、血沉、纤维蛋白原及血小板聚集率。

第七节　参附注射液

参附注射液是由红参、附子经现代工艺加工制备而成，主要成分为人参皂苷与乌头类生物碱。红参、附子合用，具有益气温阳、蠲化寒饮、振奋心阳、回阳救逆、益气固脱、温通心脉等多重功效，近年来被广泛用于治疗心力衰竭、休克、心律失常、急性心肌梗死、扩张性心肌病、病毒性心肌炎、肺心病等心血管疾病，疗效显著。

一、基础研究

1. 参附注射液有效成分相关研究

参附注射液有红参及附子组成。从红参提取物中分离鉴定了 12 种常见人参皂苷和十种稀有人参皂苷，分别为：人参皂苷 Rg_1、人参皂苷 Re、人参皂苷 Rf、人参皂苷 Rg_2、人参皂苷 Rb_1、人参皂苷 Rc、人参皂苷 Rb_2、人参皂苷 Rb_3、人参皂 Rd、人参皂苷 F_1、人参皂苷 F_3、人参皂苷 F_5、人参皂苷 Rk_1、人参皂苷 Rg_5、人参皂苷 Rk_3、人参皂苷 Rh_4、人参皂苷 Rg_6、人参皂苷 F_4、人参皂苷 Rg_3、人参皂苷20（R）$-Rg_3$、人参皂苷 Rh_1 和人参皂苷 20（R）Rh_1。从附子提取物中分离鉴定了 6 种乌头类生物碱，它们分别是：苯甲酰脱氧乌头碱、苯甲酰次乌头碱、苯甲酰乌头碱、苯甲酰新乌头碱、乌头原碱和次乌头碱。

因附子有毒，关于参附汤中附子成分及参附配伍对附子减毒作用的相关研究亦受到关注。附子中主要成分为生物碱，可分为双酯类生物碱、单酯类生物碱和胺基醇类生物碱。其中以双酯类生物碱毒性大，单酯类生物碱毒性小，仅为双酯类生物碱的 1/200；而胺基醇类生物碱毒性甚微，仅是双酯类生物碱的 1/2000。有研究对参附注射液中附子成分及炮制进行了分析。研究显示附子不同炮制加工方法对其生物碱成分的影响不同，《中华人民共和国药典（2000 年版）》中的炮制方法对附子双酯类生物碱有降低作用。在进行附片提取、精制的过程中，各生产环节特有的水解转化工艺条件，能使从附片中最后提出的成分仅保留生物碱水解产物，即水溶性的氨基醇类生物碱成分。有研究从动物、组织、细胞三个水平，对参附配伍对附子毒性减低作用进行了评价。研究采用静注乌头碱 $20\mu g/kg$ 诱发大鼠心律失常，观察参附及其配伍对心律失常的影响。结果显示随着附子给药剂量的增大，小鼠的死亡率呈上升趋势，且随着人参对附子的比例增大减毒作用呈现增强趋势。人参配伍附子能明显减轻其主要毒性成分乌头碱引起的实验性心律失常。

2. 参附注射液药理作用研究

（1）抗休克　18 只实验犬心源性休克模型，分 3 组，每组 6 只。对照组给予生理盐水 5ml/kg；参附组给予参附注射液 1ml/kg，先用 1/2 剂量静脉注射，继之以 1ml/min 的速度持续静脉滴注；多巴胺组以多巴胺 $10\mu g/$（kg·min）持续静脉滴注。观察参附注射液对血流动力学及氧代谢的影响。结果显示：本研究证明，参附注射液较多巴胺在增加 CO、降低外周阻力、PAWP 及 HR 方面有明显的优势；能够明显升高心源性休克的氧输送（DO_2）、氧消耗（VO_2），降低氧摄取率（ERO_2），具有增加氧代谢、提高组织氧摄取和利用的作用。

（2）保护血管内皮细胞　一项通过体外培养人脐静脉血管内皮细胞株，制作 H_2O_2 氧化应激诱导血管内皮细胞损伤模型，从离体细胞分子水平探讨了参附注射液对损伤保护作用及其机制的研究显示。参附注射液对 H_2O_2 氧化应激诱导损伤的血管内皮细胞抗氧化能力有保护作用；对血管内皮细胞凋亡有抑制作用；能保护血管内皮细胞抗凝血活性。

（3）改善微循环　有研究发现给予参附注射液后使大鼠肠系膜毛细血管开放数增加、微动脉管径扩大、血流速度增加。对肾上腺素所致肠系膜微循环障碍大鼠给予参附注射液后，可使该微循环障碍得到改善，表明参附注射液有显著改善微循环的作用。

（4）抑制心肌细胞凋亡　参附注射液能够抑制实验性心力衰竭大鼠心肌凋亡，与下调促凋亡基因 Bax、Fas 和 Fas L 表达。

（5）抗心肌缺血再灌注　参附注射液可以缩小心肌缺血再灌注大鼠心肌梗死面积，降低血清 LDH、CK 值及心肌组织 MDA 值，升高 SOD 值。光镜及透射电镜下心肌细胞变性坏死程度及心肌细胞超微结构形态改变显著减轻。且研究显示参附组明显优于单用红参组及单用附子组，提示参附注射液对大鼠心肌缺血再灌注损伤有保护作用。

二、循证研究

1. 参附注射液对 2 型糖尿病患者微血管保护作用

有研究观察了参附注射液对早期糖尿病肾病患者血液 D-二聚体、纤维蛋白原（Fib）、C 反应蛋白（CRP）的影响。选择 40 例 DN 患者随机分治疗和对照两组，两组均给予基础治疗。治疗组基础治疗基础上加用参附注射液 60ml 与胰岛素 4U 加入 5％葡萄糖溶液 250ml 中静脉滴注，治疗 14 天，停用 14 天后再给予 14 天治疗。同时选择 20 例健康体检者作为健康对照组。治疗后两组患者 24h 尿白蛋白、D-二聚体、Fib、CRP 明显下降，与治疗前比较，差异均有统计学意义，但治疗组比对照组改善更明显（$P<0.05$），结果提示参附注射液可以调节糖尿病肾病患者凝血纤溶系统，改善患者的微炎症状态。

一项研究将 40 例糖尿病足患者分为治疗组及对照组各 20 例，治疗组在常规治疗基础上给予参附注射液 50ml/d 静脉滴注；前列地尔脂微球载体制剂 10μg/d 静脉泵入，对照组给予前列地尔脂微球载体制剂 10μg/d 静脉泵入，治疗 14d。观察治疗前后糖尿病足溃疡愈合的疗效并对治疗前后血管超声及血凝指标进行分析。研究结果显示：治疗组总有效率达 90.0％，对照组 65.0％，2 组对比差异有显著性（$P<0.01$）；治疗组动脉及足背动脉管腔内径较治疗前均有显著性扩大（$P<0.05$）；治疗组用药后组织型纤溶酶原激活物显著升高，纤溶酶原激活抑制物-1 有显著降低。提示参附注射液联合前列地尔在糖尿病足治疗方面较单用前列地尔效果明显。

2. 参附注射液对 2 型糖尿病患者大血管保护作用

88 例合并糖尿病的急性心肌梗死患者，随机分为试验组和对比组各 44 例，对比组采取常规治疗（降脂药物选取辛伐他汀），试验组在常规治疗的基础上加用参附注射液，治疗 2 周。比较两组患者的血脂水平、左心功能、炎性标志物水平、药物不良反应、远期生存率。研究结果：治疗后，实验组的总胆固醇、甘油三酯以及低密度脂蛋白胆固醇均较对比组更低（$P<0.05$），试验组的 BNP 以及超敏 C 反应蛋白均较对比组明显更低（$P<0.05$）。与治疗前相比，治疗后两组患者的左室间隔厚度、左心后壁厚度、左室舒张末期内径以及左室射血分数均明显改善（$P<0.05$），且两组之间比较，差异均具有统计学意义（$P<0.05$）。随访 2 年发现，实验组的 2 年生存率为 95.45％，较对比组更高。提示在合并糖尿病且出现心力衰竭的急性心肌梗死患者治疗过程中，给予患者辛伐他汀、参附注射液治疗，可有效降低患者机体内的血脂水平、心肌损伤程度以及炎性反应，还可有效改善患者的左心功能，提高远期生存率。

3. 参附注射液不良反应相关研究

有学者对参附注射液的临床应用及不良反应进行调查，检索 1993 年 1 月至 2008 年 12 月国内发表的参附注射液的临床研究相关文献，依据纳入/排除标准，共纳入 576 篇文献，包括 21 496 例患者，8 例出现过敏反应，其中 1 例用于治疗感染性休克患者，出现寒战、血压下降，诊断为过敏性休克，经停药治疗好转，其余 7 例均经停药对症治疗好转。其余均为轻度不良反应，一般不经特殊处理，或经减慢输液速度，或停药则症状好转。表明参附注射液不良反应少、程度轻。此外，该研究还对参附注射液药用剂量进行了调查，结果显示用药剂量较说明书明显扩大，半数静脉推注≥20ml/次，最大剂量为 100ml/次，静脉滴注≥100ml/d 者 16 篇，最高用量高达 480ml/d 以上。由于使用剂量明显增大，存在发生不良反应的潜在危险因素。

另有研究检索了 1995—2013 年发表的中文医药学期刊，收集参附注射液致不良反应病例 130 例进行回顾性分析。结果显示：参附注射液用量 60ml 以上，发生不良反应的比例明显升高。且研究提示联合用药越多，越易发生不良反应；用药 30min 内不良反应发生比例明显较高；参附注射液致 ADR 涉及皮肤及其附件、心血管、呼吸、消化、神经等多器官/系统损害，表现为药疹、头痛、头晕、呃逆、震颤、呼吸困难、视觉异常、肝功能异常、尿潴留等。以一般性过敏反应为主，但需要警惕严重不良反应如严重心血管事件和过敏性休克等。

第八节　参麦注射液

参麦注射液源于《症因脉治》的参麦饮，由等量红参、麦冬提纯制备而成，有效成分是人参皂苷、麦冬皂苷、麦冬黄酮，以及微量人参多糖和麦冬多糖，具有强心升压、扩张冠脉、增加心肌供血、减少心肌耗氧量、消除氧自由基的作用。

一、基础研究

参麦注射液药理作用相关研究

(1) 心肌保护作用　有研究观察参麦注射液对 AMI 大鼠的心肌保护作用，实验结果显示，参麦注射液能够显著改善心肌梗死后左室心功能和心脏供血功能，降低血清 CK、CK－MB、LDH 及 MDA 水平，增加 SOD 活力。同时，降低心肌组织病变程度，包括减少炎性浸润，减少心肌纤维化。参麦注射液能够改善糖尿病大鼠心功能，使心肌细胞内 ROS 水平降低，胶原含量下降；同时发现，参麦注射液干预后能使其心肌组织内心肌内抗纤维化的重要成分 MMP－2 表达水平上升，其抑制 TIMP－2 表达水平下降。研究结果提示参麦注射液可能是通过其抗氧化活性抑制糖尿病心肌病纤维化的程度，可能通过激活 MMPs/抑制 TIMPs 降低心肌组织胶原含量，从而发挥对糖尿病心脏的保护作用。

(2) 脑损伤保护作用　神经元特异性烯醇化醇（NSE）神经元损伤最敏感的生化指标，水平变化能够反映神经元损伤程度；血管活性物质 NO 及 ET－1 在外伤性脑损伤病情发展及预后中起重要作用。研究显示，参麦注射液可通过减少 ET－1 的产生，调节血清 NO 含量达到减轻外伤性脑损伤作用。

二、循证研究

1. 参麦注射液对 2 型糖尿病患者微血管保护作用

64 例糖尿病周围神经病变患者分为观察组和对照组各 32 例。对照组予甲钴胺 0.5mg 肌注，每天 1 次并予控制血糖、血脂治疗。观察组在上述基础上加用参麦注射液 100ml 静滴，每天 1 次。疗程均为 28 天。观察治疗后相关生化指标并行神经传导速度测定。结果显示参麦注射液可降低血 FIB、D－Dimmer、HSCRP 水平，从而降低血黏度，改善神经滋养血管的缺血和神经细胞营养障碍，提高外周神经传导速度。

一项研究选取 2 型糖尿病并发视网膜病变的患者 168 例，随机分为对照组 84 例予以羟苯磺酸钙治疗，研究组 84 例在对照组治疗基础上予以参麦注射液离子导入治疗，观察并记录两组间视野及闪光视网膜电图相关指标、视网膜血流动力学指标、血清视网膜纤维化相关指标、血清炎症因子水平及临床疗效。结果显示：研究组治疗有效率 70.24%，高于对照组的 56.55%（$P<0.05$）。能有效降低患者 TGF－β_1、CTGF、SDF－1、VEGF 及 Hcy 水平，抑制视网膜纤维化及病情发展，减轻炎症反应，改善视网膜功能和血流动力学指标。

将 68 例糖尿病肾病患者随机分为两组。对照组 34 例给予低蛋白糖尿病饮食；口服药物控制血糖；钙离子拮抗剂或 β 受体阻滞剂等控制血压；前列地尔 10μg＋0.9%生理盐水 100ml 静滴，每日 1 次。治疗组 34 例在上述常规治疗基础上给予参麦注射液 40ml＋0.9%生理盐水 250ml 静滴，每日 1 次。连续治疗 14 天为 1 个疗程。观察临床症状、甘油三酯、总胆固醇、血肌酐、尿素氮、尿蛋白排泄率、不良反应。结果显示：治疗组总有效率 94.12%，对照组总有效率 73.53%，治疗组疗效优于对照组（$P<0.05$）。两组 Scr、BUN、UAER 均有改善（$P<0.01$），但治疗组优于对照组（$P<0.01$）。治疗组 TG、TC 均明显改善（$P<0.01$），对照组无明显变化（$P>0.05$）。提示参麦注射液联合西药治疗气虚血瘀糖尿病肾病疗效满意。

2. 参麦注射液对 2 型糖尿病患者大血管保护作用

62 例糖尿病性脑梗死患者随机分为治疗组 32 例，西药对照组 30 例。西药对照组给予常规治疗，治疗组在常规治疗基础上给予参麦注射液 40ml＋生理盐水 250ml 静点，每日 1 次，15 天为 1 个疗程，并给予中药汤剂口服。观察血中内皮素（ET）和降钙素基因相关肽（CGRP）、一氧化氮（NO）含量、脑血流量变化及临床疗效。研究结果显示：两组在改善脑动脉狭窄与供血不足及降糖调脂作用方面比较无统计学意义（$P>0.05$）；神经功能缺损、症状改善、降低 ET、升高 NO 与 CGRP、纠正 ET/CGRP 的失衡，与对照组比较有统计学意义（$P<0.05$）。表明参麦注射液合滋水清肝饮具有明显的降低 TC、TG、LDL-C、升高 HDL-C 作用，促进脑动脉收缩期峰值血流速度正常化，改善脑动脉硬化狭窄或供血不足。

3. 参麦注射液不良反应相关研究

有研究检索了 2007 年 1 月至 2017 年 6 月关于参麦注射液致不良反应的相关文献进行统计和分析，最终纳入 68 篇文献，共 8 123 例患者，其中男性 2 421 例，女性 3 096 例，女性所占比例略高于男性。经统计分析发现，大部分不良反应发生时间在用药后 10min 内。参麦注射液的不良反应以心血管系统和皮肤及其附件损害最为常见，构成比分别为 30.69％、15.93％，其他的不良反应主要涉及全身性损害、呼吸系统、神经系统、消化系统、过敏反应等。严重不良反应报告 100 例，绝大多数表现为过敏性休克，其中 1 例死亡。

第九节 丹参川芎嗪注射液

丹参始载于《神农本草经》："丹参，味苦，微寒。主心腹邪气，肠鸣幽幽如走水，寒热积聚，破癥除瘕，益气，止烦满"，具有活血通经、祛瘀止痛、凉血消痈、除烦安神的功效。《本草汇言》指出："丹参，善治血分，去滞生新"，说明丹参善治血分证，不仅能活血化瘀，还能化生新血，具有祛瘀而不伤正的特点。川芎见于《神农本草经》："芎䓖，味辛，温，主中风入脑头痛，寒痹筋挛缓急"，具有活血行气止痛的功效。《本草汇言》："芎，上行头目，下调经水，中开郁结，血中气药……尝为当归所使，非第止血有功，而治气亦神验也……味辛性阳，气善走窜而无阴凝黏滞之态，虽入血分，却能去一切风，调一切气。"川芎味辛性温，既可活血化瘀，又可行气止痛，是为"血中之气药"。

丹参川芎嗪注射液为复方制剂，临床上主要用于闭塞性脑血管疾病及其他缺血性心血管疾病，如冠心病、心绞痛、心肌梗死、缺血性中风、心力衰竭、血栓闭塞性脉管炎等。同时丹参川芎嗪注射液作为临床辅助用药已被用于慢性阻塞性肺病、糖尿病肾病和周围神经病变及视网膜病变等疾病的治疗。

一、基础研究

1. 丹参川芎嗪注射液的有效成分及药代动力学研究

丹参川芎嗪注射液的主要成分为丹参素和盐酸川芎嗪。

（1）丹参素 丹参素是从丹参水溶性部位分离得到的主要活性成分，周陆怡等对大鼠静脉注射复方丹参液，采用液液萃取法对 SD 大鼠血清和主要组织样品（肾、脾、心、肝、肺、腹部皮肤、背部皮肤和骨组织），以对羟基苯甲酸为内标，甲醇-1％冰醋酸（8∶92）为流动相，用高效液相色谱法于 280nm 处检测，液质联用进行定性分析。研究表明大鼠静脉注射复方丹参液后，可以在主要组织中（除脑外）快速分布，其动力学类型属二室模型，丹参素在心和肺组织中分布最为迅速，10min 时即可达峰值。潘坚扬等采用超高压液相色谱三重四级杆质谱联用法（UPLC-MS/MS）测定大鼠灌胃和静脉给予丹参素后不同时间点的血药质量浓度，测得大鼠灌胃或静脉注射后药物半衰期分别为（138.94±42.2）和（159.94±77.2）min，差异无统计学意义，说明灌胃和静脉给予丹参素后其在大鼠体内的生物半衰期是一致的；灌胃或静脉给予等量的丹参素后血药峰质量浓度 C_{max} 分别为 （14 194±439） 和 （2 778 904±61 617） ng/ml，口服生物利用度为 9.35%，说明丹参素在大鼠体内口服吸收较差。

（2）盐酸川芎嗪 川芎嗪又名川芎嗪 I 号碱，化学名为 2，3，5，6－四甲基吡嗪，简称四甲基吡嗪（TMP），我国首先从活血化瘀而兼有理气功用的常用中药川芎根茎中分得。TMP 的吸收：因 TMP 的盐酸盐及磷酸盐为酸性，pH 值为 2.0～3.0，故大鼠、小鼠、犬及正常人口服穿 TMP 后，自胃肠道很快吸收入血，在不同时间观察其胃肠组织含量，发现 TMP 在胃壁组织中含量最高，大肠及小肠中含量较少，说明 TMP 的主要吸收部位在胃壁。TMP 吸收进入肝脏后，可通过胆汁排泄途径进入消化道，被小肠及大肠上皮重吸收，形成肝肠循环。故 TMP 可在肝脏中持续较高含量。体内分布：体内分布大鼠、小鼠、犬、兔及正常人，经不同途径给药后，TMP 均可迅速分布于体内血流丰富的组织或器官，且易通过血脑屏障进入中枢神经系统。各组织器官分布中肝脏摄取率最高，其他依次为心脏、脾、脑、生殖腺、肺、肾、肌肉和血浆；各组织药物消除的速度依次为脾、血浆、肌肉、肺、脑、肾、肝、生殖腺及心脏。心脏消除最慢，这可能与该药对心脏有较强作用有关。同时有研究认为：大脑中的 MTP 含量在达到高峰后至 24h 期间下降非常缓慢，可较持久而稳定地存留于大脑内，提示大脑是其重要的靶器官之一，TMP 在脑内的高浓度分布可能为传统医学认为川芎性喜上行，善治头痛的物质基础。

2. 丹参川芎嗪注射液的药理作用

现代药理研究显示，丹参素具有降低血黏度，促进纤维蛋白溶解，降低血脂，改善血流动力学及微循环障碍，抗动脉粥样硬化，清除自由基等作用。川芎嗪是从中药川芎中提取的一种叫作"四甲基吡嗪"的生物碱，它能够降低血小板的表面活性和聚集性，防止血栓形成，具有扩张微血管，增加局部血流量，改善微循环，保护内皮细胞，抑制醛糖还原酶的活性，抗氧化等作用。

3. 丹参川芎嗪注射液对 2 型糖尿病患者微血管的保护作用

现代研究表明，丹参川芎嗪注射液具有改善微循环的作用，宋春宇等将雄性 Wistar 大鼠 48 只，随机分为正常组、模型组、丹参川芎嗪注射液低剂量组 ［1ml/（kg•d）］ 和高剂量组 ［2ml/（kg•d）］，每组 12 只。采用一次性腹腔注射链脲佐菌素 （STZ）50mg/kg 建立 DN 大鼠模型，同时各组给予相应药物，连续给药 14d，末次给药后检测空腹血糖 （FBG）、肾小球滤过率 （GFR） 和 24h 尿微量白蛋白 （24h mAlb） 水平；测定血中血栓素 （TX） B_2 的含量。研究显示丹参川芎嗪注射液在剂量 1～2ml/kg 范围内均可明显抑制糖尿病肾病大鼠的 FBG 水平；还可降低 GFR 水平、24h mAlb 及血液 TXB_2 的含量，改善肾血流动力学异常，改善肾脏微循环。王志玉等回顾性分析糖尿病性视网膜病变 76 例 152 眼，随机分为观察组和对照组。其中对照组 36 例 72 眼，单纯西医方法治疗；观察组 40 例 80 眼，在西药治疗的基础上，采用丹参川芎嗪联合复明片治疗。经 3 个月临床观察，丹参川芎嗪联合复明片观察组有效率为 72.5%，西药对照组为 33.34%，两组有效率比较有显著性差异 （$P<0.01$）。显示丹参川芎嗪联合复明片治疗较单纯西医治疗为优。

4. 丹参川芎嗪注射液对 2 型糖尿病患者大血管的保护作用

翟羽佳等将 68 例糖尿病合并冠心病患者随机分为观察组和对照组两个临床研究小组，对照组给予常规治疗：低盐、低脂饮食，要将患者空腹血糖控制在 6～8mmol/L 之内，并根据患者的实际情况予抑制血小板聚集药物、硝酸酯类药物、钙离子拮抗剂、他汀类药物、血管紧张素转换酶抑制药物以及 β－肾上腺能受体阻滞剂等常规治疗药物，观察组患者在常规治疗的基础上联合采用丹参川芎嗪注射液来进行治疗，将 10ml 的丹参川芎嗪加入 250ml 的生理盐水，对患者进行静脉滴注，1 次/日，对比两组患者的治疗总有效率，观察组患者的治疗总有效率 （97.06%） 明显优于对照组患者的治疗总有效率 （73.53%），两个临床研究小组之间产生的数据差异具有统计学意义 （$\chi^2=7.50$，$P<0.05$）。白新平等将 80 例急性脑梗死患者随机分为治疗组与对照组。对照组单用丹参川芎嗪注射液治疗，治疗组给予丹参川芎嗪注射液联合小牛血清去蛋白注射液治疗。比较两组患者治疗前后血液流变学的变化以及两组治疗的总有效率。治疗 14d 后，两组的血液流变学各项指标及神经功能缺损评分均明显减低 （$P<0.05$）；治疗后，观察组各项指标

均明显优于对照组（$P<0.05$），观察组总有效率为 80%，明显高于对照组的 67.5%（$P<0.05$）。结果显示丹参川芎嗪注射液联合小牛血清去蛋白注射液治疗急性脑梗死安全有效，能改善患者的预后。

5. 丹参川芎嗪注射液在人体内的药代动力学

在正常剂量下，丹参素可由胃肠道吸收入人体，并可以原型从肾脏排泄；服用复方制剂后，丹参素的尿药累积排泄率较单用丹参煎剂显著降低，而二者的消除半衰期无显著差异。人体内药代动力学研究表明，肌内注射约 40mgTMP 后，药物分布及消除迅速，0.25～0.5h 血药浓度达到高峰，血药浓度维持5～8h。急性脑血管病患者静点 80mgTMP 3～4h，平均峰值浓度为 407.49 ± 84.68ng/ml，停药后血药浓度在 3～8h 已检测不到。说明其吸收快，肌注和静滴后药物在体内分布广泛，主要分布在细胞内外液。两种给药途径均消除迅速。研究证实 TMP 在人体内药代动力学无明显性别差异，但具有一定个体差异。刘琦等采用尿药法研究丹参素的人体药代动力学，结果显示：健康志愿者口服含丹参素 20mg 的复方中药颗粒剂 A 和丹参水煎剂后，丹参素的消除半衰期 $T_{1/2}$ 分别为（0.92 ± 0.16）h 和（0.94 ± 0.21）h，8h 内丹参素尿药累积排泄率分别为（6.2 ± 2.8）% 和（14 ± 4）%。

第十节　丹红注射液

丹红注射液由丹参、红花组成，丹参味苦性微寒，红花味辛性温，二药相辅，具有活血化瘀、通脉舒络作用。临床上已被广泛应用于治疗多种心脑血管疾病。临床上已被广泛应用于治疗多种心脑血管疾病，是目前临床上使用较多的中药注射剂之一。

一、基础研究

1. 丹红注射液化学成分及药代动力学研究

丹红注射液是丹参和红花（3∶1）经水提、醇沉、超滤等现代制药工艺并采用基于过程轨迹的提取过程控制技术制成的红棕色澄明液体，中国药科大学"天然药物活性组分与药效"国家重点实验室采用 UHPLC-ESI-QTOF/MS 方法，鉴定了丹红注射液中的 63 个化合物，主要包括酚酸、C-糖基醌型查耳酮、黄酮糖苷、环烯醚萜苷、有机酸、氨基酸、核苷等。中国科学院上海药物研究所开展了丹红注射液在人体受试者、大鼠及犬体内的系统暴露和消除过程研究。丹红注射液给药后，丹参素/丹酚酸 D 和紫草酸是人体受试者和大鼠血中暴露显著的丹参成分，对香豆酸是暴露水平最高的红花成分，连续 7 天静脉输注给药后，这些成分在体内均无有明显蓄积。按 20ml/人静脉滴注 2h 给药后，原儿茶酸、丹参素、迷迭香酸、丹酚酸 D、丹酚酸 A、丹酚酸 B、紫草酸的体内暴露量药时曲线下面积依次为：（338 ± 91）、（3530 ± 560）、（298 ± 33）、（5739 ± 772）、（358 ± 125）、（667 ± 76）、（3783 ± 670）nmol/（L·h）；按 40ml/人静脉滴注 2h 给药后 $AUC_{0\sim\infty}$ 依次为（711 ± 116）、（2223 ± 788）、（10651 ± 2520）nmol/（L·h）。丹参素和丹酚酸 D 经尿排泄的累积排泄分数分别为 $76.5\%\pm21.4\%$ 和 $63.8\%\pm11.5\%$，原儿茶醛在体内可以转化成原儿茶酸，其他化合物经尿排出较低。

2. 丹红注射液的药理作用

现代药理学研究表明丹红注射液其药理作用如下：改善血液流变性和凝血功能、抗心肌缺血再灌注损伤、抑制炎症及氧化应激反应、促血管新生、保护血管内皮、抗脑缺血再灌注损伤、缓解脑血管痉挛。

3. 丹红注射液对 2 型糖尿病患者微血管的保护作用

一些随机对照试验和荟萃分析的结果提示，丹红注射液对糖尿病肾病、糖尿病周围神经病变有一定疗效，但尚需更大样本量的临床研究予以进一步验证。

4. 丹红注射液对 2 型糖尿病患者大血管的保护作用

一项随机对照试验将 600 例老年性冠心病不稳定型心绞痛合并脑梗死患者随机分为两组，对照组采取常规西药治疗，治疗组在常规治疗基础上加用丹红注射液，治疗 10 天后，治疗组心绞痛的总有效率 95％，异常心电图的总有效率 92.6％，显著高于对照组，9 个随机对照试验，包含 2 012 名患者和一项纳入 7 个随机对照试验，包含 7 906 例患者的 meta 分析结果均显示，丹红注射液联合西药常规治疗不稳定型心绞痛具有较好疗效，与单用西药常规治疗相比，心绞痛疗效总有效率提高 1.26 倍，心电图疗效总有效率提高 1.28 倍，并能够减少心绞痛发作频率和持续时间、降低低密度脂蛋白、降低高敏 C 反应蛋白水平。

一项纳入 8 个随机对照试验，共计纳入 16 469 例患者的 meta 分析结果显示，在常规西药治疗基础上联用丹红注射液可以使急性脑梗死的临床疗效提高 1.21～3.83 倍，患者病情恶化及病死率下降 33％，并可以显著减轻患者的神经功能缺损程度。一项纳入 15 个随机对照试验，纳入 1 641 例患者的 meta 分析结果也显示，在常规西药治疗的基础上联用丹红注射液治疗急性脑梗死的临床疗效是单用西药治疗的 4.36 倍，且能显著降低患者的神经功能缺损评分全血黏度和血浆黏度，一项纳入 25 个随机对照试验，包含 2 431 例患者和一项纳入 23 个随机对照试验，包含 2 001 例患者的 meta 分析结果均显示，丹红注射液联合依达拉奉治疗急性脑梗死的临床综合疗效比单用丹红注射液、单用依达拉奉分别提高 4.15 倍和 1.23 倍，患者神经功能缺损评分和日常生活能力评分也显著提高，不良反应发生率无显著差别。

二、丹红注射液的临床应用建议

1. 推荐临床下列情况使用丹红注射液

（1）急性缺血性心血管病：①急性冠脉综合征（包括不稳定型心绞痛和急性心肌梗死）；②冠状动脉介入治疗围手术期处理。

（2）急性缺血性脑血管病：①急性脑梗死；②短暂性脑缺血发作。以上适应证的中医证候均应属于瘀血闭阻证。

2. 丹红注射液的使用方法：

（1）给药途径：静脉滴注，1 次 20～40ml，加入 5％葡萄糖注射液，100～500ml，稀释后缓慢滴。每日 1～2 次，伴有糖尿病等特殊情况时，改用 0.9％氯化钠注射液稀释后使用。

（2）7 天为 1 个疗程，可根据病情决定用药时间。

第十一节　苦碟子注射液

苦碟子学名抱茎苦荬菜，为菊科苦荬菜属植物，主产于我国东北、华北等地。有记载，抱茎苦荬菜具有清热解毒、排毒、止痛之功效。苦碟子中的化学成分比较复杂，主要含黄酮、倍半萜内酯、三萜皂苷和腺苷化合物，除此之外还含有甾醇、香豆素、木脂素、维生素、氨基酸、糖等类化合物。苦碟子注射液原名碟脉灵注射液，是由单味药材抱茎苦荬菜提取精制而成的静脉注射液。临床用于治疗冠心病、心绞痛等病症。

一、基础研究

1. 苦碟子注射液的有效成分及药代动力学研究

苦碟子注射液是以苦碟子为原料提取精制而成的静脉注射液，其主要成分为黄酮类、倍半萜内酯类、有机酸类、核苷类等。尹然等给大鼠尾静脉注射苦碟子注射液，测定木犀草素－7－O－β－D－吡喃葡萄糖苷药代动力学参数，结果表明木犀草素－7－O－β－D－吡喃葡萄糖苷在大鼠体内消除较快，认为可能是苦碟子注射液中其他有效成分对木犀草素－7－O－β－D－吡喃葡萄糖苷的药代动力学行为产生影响，加快其在体内消除。目前有关苦碟子注射液药代动力学研究的较少，需进行进一步相关研究其药代动力学。

2. 苦碟子注射液的药理作用

现代药理学研究表明苦碟子注射液其药理作用如下：①能够有效地增加冠状动脉血流量，降低心肌耗氧量，减轻心肌缺血损伤；②具有扩张脑部血管，抑制血小板聚集，提高纤溶酶活性，抑制血栓形成的作用；能够增加脑血流量，改善缺血脑组织供血供氧，控制缺血病灶的进展，保护缺血的脑细胞，促进病变部位神经功能的恢复，清除自由基抗氧化的作用。

二、循证研究

1. 苦碟子注射液对 2 型糖尿病患者微血管的保护作用

一项研究将早期糖尿病肾病患者 180 例，随机分为对照组和治疗组，每组 90 例。对照组患者给予厄贝沙坦片 150mg qd；治疗组在此基础上加用苦碟子注射液 40ml qd，4 周为一个疗程。观察 2 组治疗前后空腹血糖、糖化血红蛋白、尿白蛋白排泄率、尿素氮、血清肌酐、尿 β_2-微球蛋白、平均动脉压的变化，并观察 2 组临床治疗有效性。结果 2 组治疗前后肾功能指标尿白蛋白排泄率，尿 β_2-微球蛋白，尿素氮，血清肌酐均显著下降；治疗组改善程度优于对照组，差异有统计学意义（$P<0.05$）。治疗组和对照组患者 MAP 治疗后均显著下降（$P<0.05$）。治疗组总有效率 92.22%，对照组为 81.11%，组间差异有统计学意义（$P<0.05$）。结论厄贝沙坦联合苦碟子注射液治疗早期糖尿病肾病可明显减少患者微量白蛋白尿水平，延缓糖尿病肾病进展。

另一项研究，将 51 例（97 眼）单纯糖尿病视网膜病变患者随机分为观察组 26 例（49 眼）和对照组 25 例（48 眼）。观察组采用激光光凝配合苦碟子注射液静滴治疗，对照组仅采用激光光凝治疗，结果显示：观察组患者视力提高和黄斑区水肿消退情况均优于对照组（$P<0.05$），激光光凝联合苦碟子注射液静滴治疗糖尿病视网膜病变疗效明显优于单纯激光光凝治疗。

2. 苦碟子注射液对 2 型糖尿病患者大血管的保护作用

一项运用倾向性评分方法探索苦碟子注射液治疗冠心病的疗效，该研究旨在评价苦碟子注射液治疗冠心病结局的疗效。从全国 18 家三甲医院信息管理系统（HIS）中提取数据，共获得 5597 例诊断为"冠心病"的患者住院信息，其中 4040 例为使用苦碟子注射液患者，1557 例为未使用苦碟子注射液的患者。基于 GBM 倾向评分加权法，平衡大量混杂因素偏倚，同时使用 3 种 Logistic 回归分析对比分析平衡后结果。2 组之间已知的 72 个在组间有差异的混杂因素，如性别、用药剂量、用药疗程等得以平衡。使用和不使用苦碟子注射液的 2 组人群治疗冠心病的疗效（治愈）通过 3 种 Logistic 方法回归方法检验，系数均为负值，且检验 $P<0.05$，从统计学分析上来说使用苦碟子注射液较之不使用苦碟子注射液有利于治疗冠心病。苦碟子注射液治疗冠心病有一定的疗效。由于该研究是一种回顾性分析方法，且倾向性评分方法无法对未知混杂因素进行分析，故分析结果有一定局限性。

一项研究将 72 例急性脑梗死患者按入院先后顺序分为两组，治疗组 37 例采用苦碟子注射液联合脑蛋白水解物治疗，对照组 35 例单纯给予脑蛋白水解物治疗，均每日 1 次，14d 为 1 个疗程．以脑血流动力学、血液流变学及临床表现的改善程度判定其疗效。结果显示治疗后两组患者椎基底动脉系统、颈内动脉系统平均血流速度均较治疗前明显增快，治疗组较对照组增长更加明显。治疗组临床总有效率明显高于对照组（86.5% 比 62.8%，$P<0.05$），苦碟子注射液联合脑蛋白水解物治疗急性脑梗死能够改善患者脑供血，降低血黏度，具有较好的临床疗效。

第十二节　生脉注射液

生脉注射液是由红参、麦冬、五味子等三味药物组成的中药制剂。具有保护心肌细胞，调节血压，提高免疫功能，增强抗氧化，抗癌及抑制病毒等作用。广泛应用于冠状动脉粥样硬化性心脏病、心力衰竭、休克等疾病的治疗及辅助治疗。

一、基础研究

1. 生脉注射液有效成分及药代动力学研究

有研究表明，生脉注射液对大鼠心肌梗死后的心力衰竭均具有明显保护作用，其主要药效物质是来源于红参的人参皂苷，而来源于五味子的木脂类成分对生脉注射液的药效没有协同或增效作用。一项对比生脉注射液与参麦注射液在健康人体内药代动力学的研究显示，生脉注射液的活性成分人参皂苷 Rg1、Re 在体内快速分布和消除，而人参皂苷 Rb1 在体内代谢较慢，半衰期高达 47h。因人参皂苷 Rb1 具有较长的半衰期，也说明了生脉注射液具有持续较长时间的功效。

心肌缺血模型大鼠静脉给予生脉注射液（10.8ml/kg），于给药后不同时间点采集大鼠血清，测定血清中人参皂苷 Rg1 和 Rb1 的浓度，计算药动学参数。研究结果显示人参皂苷 Rg1 和 Rb1 在大鼠体内的药动学过程均符合二房室开放模型，人参皂苷 Rg1 在体内表现出快消除的特点，人参皂苷 Rb1 表现出慢消除的特点。

2. 生脉注射液的药理作用

（1）保护心肌细胞：研究显示，生脉注射液可明显缩小心肌梗死面积，并降低血清 AST、CK 及 LDH 活性。提示其对缺血心肌具有明显保护作用。有学者观察了生脉注射液对大鼠烧伤后心肌细胞凋亡的影响，结果表明，早期应用生脉注射液可以有效地减少心肌细胞的凋亡，进而减轻心肌的损伤，起到保护心肌的作用。

（2）免疫调节功能：有研究通过建立 H22 荷瘤鼠模型以及通过检测小鼠外周血 CD3、CD4、CD8 以及 CD4/CD8 比值以及 IgA、IgG、IgM 来评价生脉注射液对肿瘤及其化疗后荷瘤鼠免疫功能的变化。结果显示：单纯应用 ADM 后外周血 CD3、CD4、CD4/CD8 比值降低，CD8 升高，伴有 IgA、IgG、IgM 降低。在使用阿霉素基础上联合生脉注射液，外周 D3、CD4、CD4/CD8 比值明显升高，CD8 降低，同时 IgA、IgG、IgM 明显升高，且抑瘤率明显提高。说明化疗药物联合生脉注射液，可使处于抑制状态的免疫功能得到恢复，从而增强抗肿瘤效果。

（3）抗休克：对失血性休克模型大鼠给予舌下静脉注射生脉注射液，与失血对照模型相比，给予生脉注射液的实验组能够明显提升失血性休克大鼠的收缩压、舒张压及平均动脉血压，改善休克状态，提高存活率，表明生脉注射液具有抗失血性休克的作用。

二、循证研究

1. 生脉注射液对 2 型糖尿病患者微血管的保护作用

一项研究纳入 56 例 2 型糖尿病并周围神经病变患者，给予生脉注射液静脉滴注治疗 4 周，观察治疗前后神经病变的临床症状、体征的改变，周围神经功能测定的改变。结果显示治疗前后比较临床症状改善率达 80% 左右，周围神经功能测定改变显著（$P<0.05$）。有研究观察了生脉注射液联合弥可保治疗糖尿病周围神经病变的临床疗效。将 64 例患者随机分为治疗组（生脉注射液+弥可保）及对照组（弥可保），治疗 30 天后观察 2 组血液流变学、神经传导速度等指标。结果显示治疗组总有效率 87.49%，对照组总有效率 59.37%，2 组比较差异显著（$P<0.01$）。

一项观察生脉注射液对糖尿病肾病微炎症状态的影响的研究，将 152 例病例随机分为治疗组 80 例，对照组 72 例，对照组在控制饮食、适当运动，用生物合成人胰岛素注射液控制血糖。治疗组在对照组基础上，加用大剂量生脉注射液每日总量 60ml 缓慢静脉滴注。两组疗程均为 28d。观察治疗前后 CRP、TNF-α、Scr 及 BUN；临床疗效；临床症状缓解情况，并观察是否有副作用的出现。研究结果显示：两组 Scr 及 BUN 结果无明显差异，治疗组 CRP、TNF-α 较对照组明显下降，差异有统计学意义。治疗组总有效率 92.5%，对照组总有效率 83.3%，两组比较，差异有统计学意义（$P<0.05$），结果提示：生脉

注射液具有一定的改善糖尿病肾病微炎症状态的作用。

56 例 2 型糖尿病肾病患者，随机分为治疗组、对照组各 28 例，同时选择 30 例健康体检志愿者作为正常组。治疗组给予生脉注射液治疗，对照组给予常规西药治疗，观察生脉注射液对 2 型糖尿病肾病患者血液 TNF$-\alpha$ 和 IL-6 的影响。于治疗前后检测患者血液中 IL-6 及 TNF$-\alpha$ 水平并与正常组对比。结果提示生脉注射液治疗 2 型糖尿病肾病总有效率 75%，对照组总有效率 43%，两组比较有显著性差异（χ^2 =5.976，P=0.028）。2 型糖尿病肾病患者 TNF$-\alpha$ 和 IL-6 水平明显高于正常组（$P<0.01$）。治疗前生脉注射液治疗组血液中 TNF$-\alpha$［（245.88±29.93）ng/L］和 IL-6［（213.45±32.76）ng/L］水平与对照组血液中 TNF$-\alpha$［（257.43±27.65）ng/L］和 IL-6［（203.87±34.15）ng/L］比较，无显著性差异，治疗后生脉注射液治疗组血液中 TNF$-\alpha$［（197.52±25.67）ng/L］和 IL-6［（145.83±26.67）ng/L］显著低于对照组血液中 TNF$-\alpha$［（243.76±28.52）ng/L］和 IL-6［（184.26±29.61）ng/L］水平（$P<$ 0.01）。研究结果显示：糖尿病肾病有显著疗效，可能与生脉注射液能调节炎性细胞因子的产生，抑制炎症反应有关。

2. 生脉注射液对 2 型糖尿病患者大血管的保护作用

108 例 2 型糖尿病合并冠心病的患者常规治疗基础上加用生脉注射液，治疗 15 天后，对比治疗前后心电图、心功能等指标，结果显示治疗后心电图 PtfV1 及异常 ST$-$T 改变明显好转，Q$-$T 间期缩短，心肌收缩功能指数下降，心脏指数及射血分数升高，外周血管阻力及射血前/左室射血时间，收缩功能指数，血管外周阻力下降，与治疗前各项指标比较，差异有统计学意义（$P<0.01$）。提示生脉注射液在糖尿病合并冠心病的治疗中，能够改善心肌供血，增强心肌收缩力，扩张外周血管。

一项研究纳入 42 例糖尿病合并冠心病患者，22 例为治疗组，在常规治疗基础上给予生脉注射液。20 例为对照组，给予丹参注射液。均治疗 14 天，观察期间均不用降脂、抗凝及扩血管药物。观察总胆固醇（TC）、甘油三酯（TG）、高密度脂蛋白胆固醇（HDL$-$C）、低密度脂蛋白胆固醇（LDL$-$C）和心电图的改善情况。结果显示治疗组与对照组治疗后 TC、TG、LDL$-$C 均明显下降，HDL$-$C 均升高，且治疗组较对照组改善更明显，差异有统计学意义。对比心电图改善情况，治疗组总有效率 86.4%，对照组总有效率 50%（$P<0.05$）。生脉注射液能有效改善 2 型糖尿病并发冠心病的临床症状及心肌供血。

第十三节 通心络胶囊

通心络胶囊是包含人参、全蝎、水蛭、蜈蚣、土鳖虫、蝉蜕、冰片、赤芍等成分的中药复方制剂。通心络是在中医络病理论指导下的通络方剂，具有益气活血、通络止痛、改善循环功能等作用。君药人参，使气旺血行，佐以虫类药（水蛭、蜈蚣、全蝎、土鳖虫、蝉蜕）搜络通瘀，配以赤芍活血散瘀，冰片芳香通窍，诸药合用，共奏益气活血、解痉通络、邪去正复之效。人参皂苷增强细胞反应性和脂质去氧化、增强心功能，水蛭提高血浆白蛋白、降血脂，减少纤维蛋白和血小板聚集率，土鳖虫降低红细胞比容率，缩短红细胞电泳时间。诸药合用有保护内皮细胞，增强纤溶活性，降低血黏度，促进侧支循环开放，维护血管通畅等作用。近年，该药用于治疗脑血管病、冠心病、糖尿病及并发症、动脉粥样硬化、高黏滞血症、高脂血症、肾功能不全疗效显著。

一、基础研究

1. 通心络胶囊的有效成分及药代动力学研究

通心络胶囊组方独特，它集中运用水蛭、土鳖虫、全蝎、蜈蚣、蝉蜕五种虫类药物，配以人参、赤芍、冰片等药物而成；水蛭、土鳖虫作为传统的活血化瘀药可以疏通络脉瘀阻、降脂抗凝、促进血流；而搜风解痉虫类通络药全蝎、蜈蚣、蝉蜕可以解除血管痉挛、维护血管内皮功能；人参补益心气，赤芍活血化瘀，冰片芳香通窍。数药并用共解中医络病之络脉瘀阻与络脉拙急两大病机，络脉瘀阻表达了血液的黏稠凝聚、动脉硬化阻塞，络脉拙急则表达了动脉血管的痉挛状态，是通心络胶囊组方的理论基础。在通心络胶囊临床逐渐被广泛应用的同时，围绕它的基础实验研究也在不断的进行当中，这些大量的基础实验结果为通心络的临床应用提供了强有力的支持。

通心络胶囊是常用的复方制剂，以全蝎、蜈蚣、水蛭、蝉蜕、人参、冰片以及土鳖虫为原材料精制而成，其中全蝎可通络活血，蜈蚣、水蛭、蝉蜕、土鳖虫擅走行，乃活血化瘀的要药，人参补益气血，冰片醒脑镇痛，各司其职，共奏活血化瘀、益气补血、醒脑开窍的功效。现代药理研究证实，通心络胶囊可以通过对线粒体凋亡酶产生良好的抑制作用，进而达到良好的恢复细胞代谢水平、改善神经功能缺损症状。此外，该药物还可恢复血流动力学及凝血功能，对于改善颅内血管损伤、减轻炎症反应、促进神经功能修复均具有良好的作用。大量研究证实，超氧化物阴离子的过量产生导致的氧化应激可损伤糖尿病动物的神经和血管组织的 DNA、脂质及蛋白质，导致神经传导速度下降，产生 DPN。HO－1 和 γ－GCS 是体内重要的氧自由基清除剂和抗氧化剂，中药通过上调 HO－1 和 γ－GCS 表达预防和治疗 DPN 也有大量文献报道。本实验结果显示，通心络胶囊给予小鼠灌胃 12 周后能降低 MDA 含量，提高 SOD、GSH－Px 活性，表明通心络胶囊改善 DPN 与有效减低 DPN 小鼠的氧化应激损伤有关。我们同时还观察到通心络胶囊能明显升高 DPN 小鼠坐骨神经 HO－1、γ－GCS mRNA 和蛋白表达，其中 HO－1 的活性直接影响到抗氧化损伤的能力的变化。谷胱甘肽 GSH 是一种重要的抗氧化剂，谷氨酰半胱氨酸合成酶（γ－GCS）为其关键限速酶，坐骨神经 HO－1、γ－GCS 表达的升高与血液中 MDA 含量下降，SOD、GSH－Px 活性升高二者互相印证，提示了通心络胶囊对 DPN 小鼠的抗氧化应激作用。通心络胶囊可通过抑制 p^{38} MAPK 途径，抑制 DPN 小鼠的氧化应激，从而保护神经细胞免受氧化应激损伤，提高神经传导速度，这可能是其保护 DPN 的作用机制之一。通心络胶囊为中药复方制剂，组方中的人参具有降糖、扩血管的作用，文献报道人参炔醇和人参环氧炔醇同时具有神经保护和神经营养作用，但是否在 DPN 中发挥作用尚需进一步研究。通心络胶囊对自发性 2 型糖尿病小鼠（KK/Upj－Ay 小鼠）视网膜病变的影响。给予通心络灌胃治疗后，提示通心络胶囊可通过抑制糖尿病小鼠视网膜组织 FN、LN 的合成，缓解糖尿病视网膜病变，为中医治疗 DR 提供了理论依据。基础研究均表明，通心络胶囊通过抑制血小板聚集和黏附、抗纤维化及改善血管内皮功能等作用减轻缺血性心脏损伤。

2. 通心络胶囊的药理作用及其机制

现代药理学研究表明通心络胶囊的药理作用及其机制如下：

（1）在治疗糖尿病性周围神经病变（DN）方面，刘兰芳观察证实通心络胶囊能够减轻 DN 患者的临床症状，改善病变神经传导速度，赵冬梅等的观察也得到了相同的结论；邹继红等通过对通心络对 2 型糖尿病伴高黏滞血症患者治疗的观察得出结论：通心络能全面改善全血黏度、血小板聚集率，降低白细胞介素－6（IL－6）、血糖、糖化血红蛋白、胰岛素、纤维蛋白原水平，且由于 IL－6 水平下降，使空腹胰岛素分泌减少，提高胰岛素的敏感性，从而改善胰岛素抵抗；戎健等观察到通心络胶囊可改善 2 型糖尿病伴高血压病患者血液流变学，改善血管内皮细胞功能，阻断代谢紊乱和高血压对 NO 的不利影响。

（2）在血管生成作用方面：王文健等利用鸡胚进行了通心络促血管生成作用的实验研究，通过实验他们得出结论：通心络胶囊可以促进鸡胚绒毛尿囊膜的血管增生，具有一定的促血管新生作用，其作用机制有待进一步的研究；而侧支循环的建立过程即是血管新生的过程，心脑血管疾病时侧支循环建立的重要性是众所周知的。

（3）有关冠心病方面的基础研究：在急性心肌梗死晚期再灌注治疗方面，杨跃进等利用大耳白兔进行了通心络、卡维地洛、缬沙坦对急性心肌梗死晚期再灌注血管内皮和微血管功能保护的对比研究，其结论显示：兔急性心肌梗死晚期再灌注时，心肌微血管内皮功能及完整性明显受损，伴有心肌灶性出血坏死增加和心肌梗死面积的增大；而通心络能明显增高急性心肌梗死晚期再灌注时的血 NO，降低血浆 ET 水平，减少循环内皮细胞（CEC）计数，减少心肌灶性出血发生率并缩小心肌梗死面积，说明在急性心肌梗死晚期再灌注治疗时，通心络有可能成为保护血管内皮功能，维护心肌微血管完整，保证冠脉再通后实现真正心肌再灌注的特效药。刘建勋研究了通心络对心脏血流动力学及心肌耗氧量的影响，未观察到其对心肌耗氧量有明显的降低作用，但有明显的抗心肌缺血作用，主要表现在显著增加冠脉血流量，扩张冠脉血管，改善心肌供血，增加左室做功，改善血管内血液的淤滞状态，从而明显调整和改善心脏功能。

（4）在对血管重构的作用方面：由于血管重构在 PTCA 后再狭窄发生中的作用日益受到重视，朱兴雷等对通心络在此方面的作用进行了实验，研究揭示：通心络在显著抑制受损血管内膜增生的同时，能明显抑制血管细胞外基质的合成和再分布，阻止损伤后期血管慢性回缩，防止血管内弹力膜环绕总面积（IEL）减少和管腔狭窄，提示通心络有明显抑制受损血管重构的作用，且这些作用可能与其调节基质金属蛋白酶/组织抑制因子（MMPs/TIMPs）平衡和抑制细胞核因子－κB 表达与活化有关。

（5）在治疗脑血管疾病方面的基础研究：在对脑缺血再灌注损伤的治疗和保护机制方面，陈生弟等的实验结果提示：通心络可以通过调节自由基、钙平衡、炎性反应、凋亡等多个途径，达到减轻脑水肿，减轻大鼠脑缺血再灌注损伤和减小脑梗死面积的作用，是治疗和预防缺血性脑卒中较有效的神经保护剂。蔡定芳等进行了通心络对急性缺血性卒中微小循环障碍的影响的实验研究，显示通心络能有效减少大脑中动脉血栓（MCAO）再灌注大鼠神经功能缺损与梗死面积，改善血脑屏障功能，抑制金属基质蛋白酶基因的表达，有较好的减轻微小循环障碍的作用。

3. 通心络胶囊的剂型优势

本品为胶囊剂，内容物为棕色粉末；具冰片香气、微腥、味微咸。通心络胶囊顺应性好，胶囊壳能掩盖药物的不良臭味，外形整洁、美观；生物利用度高，与片剂、丸剂相比，胶囊剂有较高的生物利用度；药物的稳定性强，胶囊壳的密封作用，提高了药物的稳定性；生产工艺简单；可制成肠溶、缓释、长效胶囊，以适应药物的不同释药特性；能弥补其他剂型的不足。

4. 通心络胶囊的安全性研究

（1）本品可改善急性心肌缺血程度，缩小心肌梗死范围。还可增加冠脉血流量，本品有缩小脑梗死面积的作用，本品有一定的降低血黏度，抑制血小板聚集，延长凝血时间的作用。

（2）冠脉结扎犬急性心肌缺血实验表明，本品可改善犬急性心肌缺血程度，缩小心肌梗死范围。还可增加正常犬的冠脉血流量，降低食饵性高脂大鼠血清总胆固醇和低密度脂蛋白含量。在结扎颈外动脉致大鼠局部脑缺血试验中，本品有缩小脑梗死面积的作用。动物试验还提示本品有一定的降低血黏度，抑制血小板聚集，延长凝血时间的作用。

二、循证研究

1. 通心络胶囊对 2 型糖尿病患者微血管的保护作用

柯明远等采用通心络胶囊治疗 40 例 2 型糖尿病并发症，两组均用磺酰脲类、双胍类、α－糖苷酶抑制剂类降糖药治疗，通心络组加用通心络胶囊 4 粒，每天 3 次，疗程 3 个月。通心络胶囊治疗后，空腹血糖、血浆胰岛素、胰岛素抵抗指数均明显降低。通心络胶囊治疗后反映髓鞘功能的神经传导速度和反映轴索功能的神经传导波幅有不同程度的改善，通心络胶囊可能通过改善多元醇的代谢发挥作用，它有效地提高 2 型糖尿病患者胰岛素敏感性。大量研究证明，其不仅能降脂、抗血小板聚集、增强纤溶活性、改善血液流变、保持血管畅通，而且还具有较强的改善神经滋养血管微循环的功能。

通心络胶囊降低糖尿病肾病患者血浆 ET－1 及 UAER 效果显著，并对肾小管－间质损伤的修复有一定作用。通心络胶囊还可通过扩张血管，增加血流而促进胰岛素生物效能，从而提高糖尿病患者胰岛素敏感性，降低血糖，能够有效的延缓糖尿病肾病进程，改善肾功能，并有一定的辅助降血糖作用。

有一项随机双盲的临床研究说明通心络胶囊具有一定改善糖尿病周围神经病变体征积分的作用，而且通心络胶囊对体征改善的趋势明显区别于尼莫地平片，如果试验周期延长，两组治疗后体征积分比较有可能出现明显统计学差异；而通心络胶囊和尼莫地平片对拇指振动觉的改善均不理想；通心络胶囊对双侧腓肠神经 SNCV 的改善作用的趋势优于尼莫地平片，但试验周期的限制可能影响了通心络胶囊对神经传导速度的疗效评价。通心络的独特组方既遵循中医理论指导，又符合现代药理研究结果达到了益气活血、搜风通络的目的，能更有效地保护血管内皮功能，抗动脉硬化，稳定易损斑块，解除血管痉挛，消除氧自由基和抗脂质过氧化，改善血液循环，保护微血管，拓展了中药治疗糖尿病周围神经病变的思路，临床试验充分证明了其临床应用的安全性和依从性，更取得了不错的临床效果，值得进一步研究。

2. 通心络胶囊联合激光治疗糖尿病性视网膜病变的观察

将 76 例Ⅲ－Ⅳ期糖尿病视网膜病变患者随机分为治疗组 40 例和对照组 36 例，2 组均行视网膜光凝治疗，治疗组同时加服通心络胶囊每日 3 次，每次 3 粒治疗。观察 2 组患者视力变化、眼底血管造影变化情况及血液流变学指标变化，随访观察 6 月。结果：治疗组总有效率 81%，优于对照组 63.5%（$P<0.05$），治疗组治疗后血液流变学多项指标均降低，与对照组比较有统计学意义（$P<0.05$ 或 $P<0.01$）。结论：通心络胶囊联合激光治疗糖尿病视网膜病变，较单用激光治疗疗效好。此次临床研究表明通心络胶囊与光凝结合可起到互补治疗作用，能更好地改善视网膜微循环，更有效的使新生血管萎缩或渗漏面积减少，防止或减少新生血管的产生，减轻视网膜及黄斑水肿，疗效确切，无不良反应，是一种安全有效的治疗方法。

3. 通心络胶囊治疗糖尿病性勃起功能障碍疗效观察

将糖尿病性勃起功能障碍患者随机分为 2 组，治疗组予通心络胶囊每次 4 粒口服，每日 3 次。对照组予甲钴胺 0.5mg 口服，每日 3 次；联合西洛他唑 100mg 口服，每日 2 次。2 组均治疗 2 个月后观察疗效。结果：治疗组总有效率 82%，对照组总有效率 63%，2 组比较有显著性差异（$P<0.05$）。结论：通心络胶囊治疗糖尿病性勃起功能障碍的疗效较好，是一项有益的尝试。此次研究说明通心络胶囊具有抗凝、增强纤溶活性、维护血管通畅的作用，同时还能纠正内皮功能紊乱，防止内膜增生，解除痉挛，维护血管正常功能等，对缺血性血管疾病具有较好的治疗作用。

4. 通心络胶囊对 2 型糖尿病患者大血管的保护作用

一项通心络胶囊治疗 72 例糖尿病心肌病的临床观察。将纳入对照研究的 72 例糖尿病心肌病患者按随机数字表法分成 2 组：对照组 36 例给予降血糖、降血压、调脂等常规治疗；观察组 36 例再口服通心络胶囊治疗。比较两组血糖水平、血液流变学、心脏结构及功能参数值的变化情况。结果：观察组治疗后的 FBG、PBG、HbA1c 血糖指标水平优于对照组（$P<0.05$）；观察组治疗后的 ηb、ηp、Fg 血液流变学指标水平的改善程度比对照组显著（$P<0.05$）；观察组治疗后的 LAd、LVEDd、IVSd、LVPWd 心脏结构指标水平和 EF、FS、PE、PA、E/A 心脏功能指标水平明显优于对照组（$P<0.05$）。结论：通心络胶囊佐治糖尿病心肌病能够改善血液流变学和心肌重构，促进心脏功能恢复和提高。本研究结果显示：治疗 4 周之后，观察组的血糖指标水平明显低于对照组、观察组的血液流变性明显优于对照组、观察组的心脏结构参数及心脏功能比对照组明显改善，表明临床应用通心络胶囊佐治糖尿病心肌病既可以促进血糖控制、血脂调节，还能改善血液流变性，纠正心脏结构改变，提高心脏功能。现代药理学研究表明，由诸多中药材复合而成的通心络胶囊可降低血黏度，抗血小板聚集、抗凝血、抑制血管内膜病理性增生，减少微血栓形成，同时还可解除血管痉挛，抑制血管收缩，纠正心肌间质重构，通过多种途径发挥药理作用，有效缓解糖尿病心肌病症状，改善心功能。由此可见，临床应用通心络中成药辅助常规西药治疗对糖尿病心肌病的疗效显著，值得推广。

5. 通心络胶囊对糖尿病合并不稳定型心绞痛患者心率变异性的影响

观察糖尿病合并不稳定型心绞痛患者的心率变异性（HRV）的特点，并比较口服通心络胶囊治疗前后 HRV 的变化。方法：将 78 例糖尿病合并不稳定型心绞痛患者在入院后进行 HRV 检测，随机分为 2 组，A 组 40 例，进行常规内科治疗，B 组 38 例在常规治疗基础上加用通心络胶囊口服，2 周后再次进行 HRV 检查。观察比较 2 组患者治疗前后 HRV 改变。结果 2 组患者在治疗前 HRV 较低，经过治疗后 2 周均有所提高，B组患者提高更明显，差异均有统计学意义。结论：通心络胶囊可以改善糖尿病合并不稳定型心绞痛患者 HRV。通过本次研究，我们发现，对于糖尿病合并心绞痛患者的处理除了控制危险因素外，还要应用抗血栓、扩张冠状动脉治疗，经过治疗 2 周后就可以改善 HRV，考虑与经过治疗后改善心肌对血流和氧代谢的需求有关；在此基础上，加用通心络胶囊可以进一步改善患者 HRV，与文献报道一致，考虑与以下因素有关：可以通过多种途径减少心肌耗氧，促进新生毛细血管生成，改善心肌重塑，使得迷走神经和交感神经系统达到一个新的平衡，这种平衡对于稳定患者的心电活动很重要，可以改善预后，值得早期应用。

6. 通心络胶囊对急性脑梗死合并 2 型糖尿病患者血脂及炎症因子的影响

研究通心络胶囊对急性脑梗死合并 2 型糖尿病患者血脂及炎症因子的影响。方法：将 154 例急性脑梗死合并 2 型糖尿病患者随机分为联合组（52 例）、辛伐他汀组（51 例）与通心络组（51 例）。3 组患者均采用急性脑梗死常规治疗方案。辛伐他汀组加用辛伐他汀，通心络组加用通心络胶囊，联合组加用辛伐他汀与通心络胶囊。3 组患者治疗 4 周后评价疗效。结果：治疗后，3 组患者 TC、TG、HDL-C 及 LDL-C 较治疗前均有明显改善（$P<0.01$）；治疗后，辛伐他汀组与通心络组 TC、TG 及 LDL-C 水平均高于联合组（$P<0.01$），而 HDL-C 水平低于联合组（$P<0.01$），通心络组 TC 及 TG 水平高于辛伐他汀组（$P<0.05$）；治疗后，3 组患者 hs-CRP、TNF-α、IL-1 及 IL-6 均较治疗前明显下降（$P<0.01$）；辛伐他汀组与通心络组治疗后 IL-1、IL-6、TNF-α 及 hs-CRP 均明显高于联合组（$P<0.01$），辛伐他汀组 IL-1、IL-6、TNF-α 及 hs-CRP 水平均低于通心络组（$P<0.05$）。结论：通心络胶囊可减轻急性脑梗死后炎症反应，具有调节异常血脂的功能，与辛伐他汀联用治疗急性脑梗死合并 2 型糖尿病具有更好的效果。现代药理研究认为通心络胶囊中人参中含有人参皂苷 Rb 类，具有中枢镇静作用，可降低急性脑梗死患者大脑耗氧量；人参总皂苷具有扩张脑血管、降低血压等作用；水蛭含有水蛭素，为多肽类物质，具有抗凝血、抑制血栓形成的功效；土鳖虫含有总生物碱，挥发油及多种氨基酸，其成分具有扩张血管、保护心肌及脑组织缺氧损伤、调节异常血脂水平、改善血流动力学的功效，与水蛭合用时具有降低血压的功效；全蝎所含成分具有降低血压，扩张血管功效，赤芍提取物不仅具有抗血小板聚集的功效，同时还具有降低血脂水平，抗动脉硬化的作用；蝉蜕水煎液具有免疫抑制及抗过敏作用，因此从组方成分上分析通心络胶囊具有调节免疫反应，改善血脂及血流动力学，保护急性脑梗死缺血性损伤，防止血栓再形成的功效。

7. 通心络胶囊联合丁咯地尔治疗 2 型糖尿病下肢血管病变的临床研究

选取 2015 年 3 月至 2016 年 3 月在柳州市工人医院接受治疗的 2 型糖尿病下肢血管病变患者 90 例，根据治疗方案的不同分为对照组和治疗组，每组各 45 例。对照组静脉滴注盐酸丁咯地尔注射液，0.2g 加入 5% 葡萄糖溶液 500ml，1 次/天。治疗组在对照组治疗的基础上口服通心络胶囊，4 粒/次，3 次/天。两组均连续治疗 14d。观察两组的临床疗效，同时比较两组治疗前后空腹血糖（FBG）、餐后 2h 血糖（2hPG）、糖化血红蛋白（HbA1c）、血浆黏度（CP）、血细胞比容（HCT）、血小板聚集率（PAR）、纤维蛋白原（FIB）、转化生长因子 α（TNF-α）、白细胞介素 6（IL-6）、高敏 C 反应蛋白（hs-CRP）、丙二醛（MDA）、超氧化物歧化酶（SOD）、踝肱指数（ABI 值）和足背动脉管径的变化情况。结果：治疗后，对照组和治疗组的总有效率分别为 82.22%、95.56%，两组比较差异有统计学意义（$P<0.05$）。治疗后，两组患者 FPG、2hPG、HbA1c、IL-6、TNF-α、hs-CRP、MDA、CP、HCT、PAR、FIB 水平均低于同组治疗前，SOD、ABI 值、足背动脉管径高于同组治疗前，同组治疗前后差异有统计学意义（$P<0.05$）；治疗组这些观察指标的改善程度优于对照组，两组比较差异具有统计学意义（$P<0.05$）。结论：通心络胶囊联合盐酸丁咯地尔治疗 2 型糖尿病下肢血管病变具有较好的临床疗效，可明显改善患者足背血流量和血液流变学指标，并可减轻机体炎症反应，具有一定的临床推广应用价值。有关研究显示，通心络胶囊可通过调节内皮功能，降低内皮素分泌，增加内皮细胞舒血管因子中一氧化氮的释放，扩张痉挛的血管，抑制血小板聚集作用，调节脂质代谢紊乱，起到保护与修护内皮功能的作用。

8. 通心络胶囊治疗 2 型糖尿病并动脉粥样硬化病变临床观察

探讨通心络胶囊治疗 2 型糖尿病并动脉粥样硬化病变的临床疗效。选取笔者医院自 2010 年 1 月至 2011 年 12 月收治的 100 例 2 型糖尿病并动脉粥样硬化患者作为研究对象，平均分为观察组和对照组各 50 例，对照组给予肠溶阿司匹林治疗，观察组在对照组的基础上加用通心络胶囊。结果：两组治疗前后比较动脉内膜－中层厚度及斑块面积均有改善（$P<0.05$），治疗后观察组的治疗效果优于对照组，差异有统计学意义（$P<0.05$）；治疗后两组患者 TC、TG 及 LDL－C 均降低，HDL－C 均升高，但观察组效果较显著（$P<0.05$）。结论：通心络胶囊治疗 2 型糖尿病并动脉粥样硬化可使内膜－中层厚度及斑块面积均显著改善，并可有效降低血脂水平。通心络胶囊是纯中药制剂，运用中医络病理论配置而成，具有益气活血、通络止痛的作用。现代药理研究证明其主要成分人参皂苷具有降低总胆固醇、甘油三酯及低密度脂蛋白，调节血脂的功能。高血脂是导致动脉粥样硬化的主要因素之一，降低血脂水平有利于增加斑块的稳定性、改善血管内皮功能、降低血黏度。水蛭、全蝎等虫类药物可有效降低血小板的聚集率，防止血栓形成。诸药合用共同起到调节血脂水平，改善血管内皮功能，逆转动脉粥样硬化的作用。从本研究中可以看出通心络胶囊在改善 2 型糖尿病合并动脉粥样硬化方面的效果明显优于肠溶阿司匹林，服药期间患者没有出现不良反应，临床推广应用安全有效。

9. 通心络结合中药足浴治疗糖尿病足的临床效果观察

选取 2010 年 2 月至 2014 年 3 月医院糖尿病科收治的 Wagner 分级 1~3 级的糖尿病足患者 106 例，随机分为 A 组和 B 组各 53 例，2 组均予常规治疗，A 组在此基础上给予中药足浴，比较 2 组临床效果。结果：A 组溃疡愈合率为 71.7%（38/53）明显高于 B 组的 56.7%（30/53），差异有统计学意义（$P<0.05$），A 组的总有效率为 84.9%要明显高于对照组的 67.9%，差异有统计学意义（$P<0.05$）。2 组空腹血糖及餐后 2h 血糖水平比较差异无统计学意义（$P>0.05$）。结论：通心络结合中药足浴疗效显著，可明显改善肢端血液循环，控制感染，促进溃疡的愈合，提高治愈的效果。值得临床推广使用。通心络胶囊有攻中寓补，祛瘀止痛作用，通心络胶囊不但可明显改善患者症状，包括发凉、发麻、足背动脉搏动减弱、间歇性跛行等，总有效率明显提高；另外，通心络胶囊还可以显著改善踝/肱指数，改善局部血流，而且服用方便，无明显不良反应。

10. 通心络胶囊的临床应用建议

推荐以下情况使用通心络胶囊：①急性心肌梗死、心肌缺血；②心功能不全；③脑梗死；④高脂血症、高黏血症；⑤用于冠心病心绞痛证属心气虚乏、血瘀络阻者。症见胸部憋闷，刺痛、绞痛，固定不移，气短乏力，心悸自汗，舌质紫暗或有瘀斑，脉细涩或结代；⑥亦用于气虚血瘀络阻型中风病，症见半身不遂或偏身麻木，口舌歪斜，言语不利等症的治疗；⑦糖尿病及其并发症的患者。

通心络胶囊的用法和用量：口服，一次 2~4 粒，一日 3 次。4 周为一个疗程。对轻度，中度心绞痛患者可一次 2 粒，一日 3 次；对较重度、重度患者以一次 4 粒，一日 3 次为优，心绞痛等症状明显减轻或消失，心电图改善后，可改为一次 2 粒，一日 3 次。不良反应：个别患者用药后可出现胃部不适或胃痛。禁忌：出血性疾患，孕妇及妇女经期禁用。注意事项：服药后胃部不适者宜改为饭后服。

第十四节　脑心通胶囊

脑心通胶囊是由黄芪、赤芍、丹参、当归、川芎、桃仁、红花、醋乳香、醋没药、鸡血藤、牛膝、桂枝、桑枝、地龙、全蝎、水蛭共 16 味中药组成的现代中药方剂。脑心通胶囊是在清代王清任《医林改错·卷下·瘫痿论》中经典名方补阳还五汤基础上加虫类药和活血化瘀药组成的，采用现代技术制成的复方中药口服制剂。具有益气活血、化瘀通络之功效，临床上主要用于脑卒中、脑梗死、血管性痴呆、缺血性脑血管病、短暂性脑缺血、冠心病、心绞痛、缺血性心肌病、糖尿病心肌病、心肌梗死、慢性心力衰竭、糖尿病慢性并发症、原发性高血压、高血脂等心脑血管类疾病的治疗，对上述疾病及其兼病和兼证均取得较好的疗效。其临床功效主要是通过对脑保护、神经保护、心脏保护、血液流变学等相关环节的改善而发挥作用的，所含的已鉴定的近200种化学成分是其发挥作用的重要物质基础。

一、基础研究

1. 脑心通胶囊的有效成分及药代动力学研究

脑心通胶囊组方源于清代王清任《医林改错》的补阳还五汤，是以补阳还五汤为基础加虫类药和活血化瘀药共16味中药组成的，由国家食品药品管理总局（CFDA）批准，并且被2015年版《中国药典》收录的现代中药方剂。该方剂具有益气活血、化瘀通络的作用，临床上主要用于治疗冠心病、心绞痛、脑卒中等心脑血管疾病。脑心通胶囊是"脑心同治"理论的代表性方药，也是年销售额超过10亿元的大品种之一，作为心脑血管疾病防治的现代专利中药基础用药。近年来，脑心通胶囊在临床研究上越来越受重视，物质基础和药理实验研究也取得了较大进展。张丽等以黄芪甲苷、丹参酮ⅡA、红花对照药材和桂皮醛为对照，采用薄层色谱法（TLC）对3批脑心通胶囊中的黄芪、丹参、桂枝、红花药材进行定性鉴别，结果发现3批脑心通胶囊中均能检出黄芪、丹参、桂枝和红花。张卫莲等以丹参酮ⅡA为对照，采用TLC法对脑心通胶囊中的丹参药材进行鉴别，结果发现丹参酮ⅡA能够很好的检出。但薄层色谱法的分离效果和重现性较差，且所使用的展开剂多为有毒试剂。近红外光谱法（NIR）属于无污染和无损伤低碳环保检测技术，样品不需特别的预处理，不使用有毒有害试剂，扫描过程迅速。Wang S S等采用UPLCLTQ-Orbitrap MS方法分析鉴定了脑心通胶囊中的178个成分，其中黄酮类21种，黄酮苷类6种，菲醌类18种，萜类22种。

脑心通胶囊含量测定供试品的制备方法均采用超声提取法，提取溶剂多为不同浓度的甲醇、乙醇；含量测定的方法目前有液相色谱法、液相色谱-质谱联用法、微乳毛细管电泳法。其中液相色谱法是应用最多的方法；与液相色谱法比较，液质联用技术具有更好的分离度、分析速度和灵敏度，近年来，该法也逐渐被用于脑心通胶囊中多成分含量的同时测定；微乳毛细管电泳法为脑心通胶囊中有效成分的含量测定提供了一种新颖分析方法，但由于该法仪器设备的特殊性，该法在中药及其制剂的含量测定中未得到广泛应用。

该方剂是在清代王清任益气活血经典名方补阳还五汤的基础上，结合现代人的体质及发病特点，加虫类药及活血化瘀药研制而成。方中重用黄芪为君药，性温味甘，能大补元气，使元气充盛，中医认为"气为血帅"，通过补气可以达到活血的目的。选用水蛭、地龙和全蝎3味虫类药作为方中臣药，加大了活血逐瘀、通经活络的作用。虫类药活血力量强劲，具有走窜之性，凡气血凝聚之处皆能开之，凡真气难达之死角，草木难攻之瘀滞皆能除之，为他药所不及。当归、川芎、赤芍、桃仁、红花用量增大，渗透了《医宗金鉴》中的桃红四物汤，其中强劲的破血之品桃仁、红花为主，力主活血化瘀，行气之力增强。加入桃仁、红花、赤芍、乳香、没药活血祛瘀止痛。鸡血藤、桑枝祛痰利窍。辛香走窜的桂枝，温通，入于营血，通心脉，可使诸药更好的作用于心、脑，为使药。由于其性温，可以配合君、臣药更有效的活血止痛。与君药相伍，具有益气活血、化瘀通络之效，扶正固本、攻补兼施、标本同治，有补而不滞祛瘀而不伤正之功，通瘀散结，使瘀散血行气畅，心脑络脉得以濡养，则病减痛安，身体康复。

2. 脑心通胶囊的药理作用及其机制

现代药理学研究表明脑心通胶囊的药理作用及其机制如下：

（1）治疗缺血性脑血管疾病的作用机制：脑心通胶囊能明显改善大脑中动脉缺血再灌注大鼠神经症状，减小脑缺血大鼠的脑梗死范围，抑制脑水肿形成，减少缺血区神经元的死亡，降低血脑屏障通透性，有明显的脑保护作用。其主要作用环节可能与抑制缺血再灌注损伤的炎症反应，减轻白细胞浸润，降低脑组织内细胞因子 IL-1，IL-6，TNF-α 的含量；减少脑组织黏附分子 ICAM-1，VCAM-1，E-selectin 的表达；增加 Na^+-K^+-ATP 酶、Ca^{2+}-ATP 酶和 Mg^{2+}-ATP 酶活性，改善能量代谢障碍；增加 SOD 活性，降低 MDA 和 NO 含量，抗氧化应激；抑制缺血再灌注后兴奋性氨基酸、NO 及自由基毒性损伤，上调紧密连接蛋白 occludin，claudin−5 的表达，下调 LOX−1，pERK1/2，NF−B 表达，增加抑制凋亡基因 Bcl−2 mRNA 的表达，减少促凋亡基因 Bax mRNA 表达，从而减少脑缺血再灌注损伤后细胞凋亡的发生有关。此外，脑心通胶囊还可通过促进内皮祖细胞（EPCs）的动员与归巢发挥促缺血组织损伤修复的作用。

（2）脑心通胶囊具有心脏保护作用，与抑制心肌缺血/再灌注模型动物中的 NLRP3 炎性体激活有关。脑心通胶囊还可通过增强心脏干细胞 CXCR4 蛋白的表达促进心脏干细胞的迁移进而帮助治疗缺血性心脏病；可通过 PPAR 介导的细胞自噬抑制 H9C2 心肌细胞肥大，来发挥保护心脏的作用。脑心通胶囊可以减少心肌梗死小鼠的心肌纤维化，增加心肌毛细血管密度；增加循环 Sca1＋/胎儿肝激酶 1（Flk1）＋单核细胞（MNCs）和骨髓的可溶性 Kit 配体（sKitL）；在移植有绿色荧光蛋白（GFP）骨髓细胞的小鼠中，脑心通胶囊可增加心肌梗死诱导的小鼠缺血边界区域中 GFP 阳性细胞数；增加组织里骨髓来源细胞中 eNOS 的表达量和心肌中 VEGF，KDR，p−eNOS，p−Akt 的表达。提示脑心通胶囊可动员和并入骨髓源 EPCs/循环血管生产细胞（CACs）通过 VEGF/eNOS 信号转导增强新血管形成介导心肌梗死小鼠的恢复。

（3）治疗动脉粥样硬化的作用机制：脑心通胶囊可以减少动脉粥样硬化并增强载脂蛋白 E 缺陷小鼠的斑块稳定性，其机制主要与影响血清脂质谱，增加主动脉壁病变造的平滑肌/胶原含量，减少病灶内埋藏的纤维帽、矿化、巨噬细胞集聚，增加平滑肌 22 mRNA 表达，抑制主动脉中基质金属蛋白酶−2 和 TNFmRNA 的表达有关；也可通过减少 iNOS mRNA 表达和血管壁中 NO 水平，降脂和抑制树突细胞（DCs）成熟，保护内皮细胞功能，从而达到抗动脉粥样硬化的作用。

（4）其他药理作用：脑心通胶囊可抑制糖尿病性视网膜病变的发展，与降低空腹血糖水平，阻止糖尿病引起的多层收缩（如视网膜中的感光层和外核/丛状层），抑制糖尿病诱导的视网膜中 CAS−3 蛋白和 mRNA，MMP−2/9 和 TNF−αmRNA 的表达，抑制碳水化合物大分子的积累和“无细胞毛细血管”的形成有关，为其临床上的新潜在应用提供实验依据。

（5）耿潇等采用血清蛋白质组学的方法对正常空白小鼠和连续灌胃给药 7d 脑心通胶囊的小鼠血清进行分析，得到差异表达蛋白 24 个。与对照组比较，脑心通胶囊组可显著上调 12 个蛋白，下调 12 个蛋白。差异蛋白的主要作用靶位为内皮细胞、炎症细胞及血小板等，所参与的通路涉及细胞凋亡信号通路、血管内皮生长因子信号转导通路等。提示脑心通胶囊在一定程度上可以改善冠心病及缺血性脑血管疾病，为脑心通胶囊未病先防的分子机制研究提供了潜在的生物标志物。

（6）脑心通胶囊由黄芪、丹参、红花、乳香、全蝎、地龙等组成，含有“血栓溶解因子”等，能够通过改变缺血区 pH 值和离子强度，减少补体 C3 的表达，从而可抑制受损的内皮细胞释放内因子，进一步抑制凝血过程的激活，起到溶解血栓、抗血小板聚集等作用，且该药能降低 LDL−C，升高 HDL−C，有稳定和预防粥样斑块形成、抗自由基、提高组织耐缺氧能力。

3. 脑心通胶囊的剂型优势

脑心通胶囊具有益气活血、化瘀通络之功效，在临床上用于心脑血管疾病的治疗，但其药效物质基础及作用机制目前尚不明确。中药成分极为复杂，一般来说，药物经过吸收入血后的成分才能发挥药效，通过对被吸收化学成分及吸收机制的研究，可以了解可能入血并作用于靶器官的成分。外翻肠囊法是由 Wilson 和 Wiseman 于 1954 年创建，最早用于研究葡萄糖和氨基酸在肠道的代谢、转运，后经不断改进，成为目前最常用的体外肠道吸收生物模型。4 个成分在小肠的转运机制，显示芍药苷、丹酚酸 B、阿魏酸、羟基红花黄色素 A 在小肠的空肠段和回肠段均有吸收，芍药苷、丹酚酸 B、阿魏酸在回肠和空肠后段的吸收大于空肠前段和中段，这种情况可能与主动运输中部位特异性有关，尚需进一步考察。药物在体内吸收的时候存在主动运输和被动运输 2 种方式，脑心通胶囊中的 4 个成分在转运过程中被动扩散和主动运输究竟哪个为主要方式还需进一步研究证实。

4. 脑心通胶囊的安全性研究

急性毒性实验显示，小鼠灌胃给药脑心通胶囊，累积剂量为 42g/kg，相当于临床用量的 525 倍，仍无法测出半数致死量。长毒试验显示脑心通胶囊对大鼠体质量、血常规、心、肝、肾功能等十余项生化指标及心电图均无明显影响，各脏器肉眼及镜下观察均未见中毒性病理改变。

一项 meta 分析显示：35 篇 RCT 中，有 13 篇文献报道不良反应类型。脑心通胶囊治疗组 1 270 例，发生不良反应 49 例，对照组 1188 例，发生不良反应 51 例，不良反应发生率 RR=2.46，95%CI：0.73~8.31，差异无统计学意义。另一项 meta 分析共纳入 11 项 RCT，其中 7 项研究显示治疗过程中未发现明显不良反应，4 项研究简要描述了服用药物后的不良反应，包括 4 例患者在服用脑心通胶囊的第 1 周有轻度上腹不适，未经特殊处理，继续用药后可耐受，无其他不良反应，3 例患者用药后自诉上腹部不适，服用雷尼替丁胶囊后症状缓解，治疗后血、尿、便常规及肝肾功能检查未见异常。7 例患者用药后出现胃部不适或胃痛，改为饭后服用上述不适消失。3 例患者诉上腹部不适，服用雷尼替丁胶囊后症状缓解。未见脑心通胶囊引起实验室检查指标如 ALT、BUN、Cr 和 CK 等异常的报道。

二、循证研究

脑心通胶囊具有益气活血、化瘀通络之功效。用于气虚血滞、脉络瘀阻所致中风中经络，半身不遂、肢体麻木、口眼歪斜、舌强语謇及胸痹心痛、胸闷、心悸、气短；脑梗死、冠心病心绞痛属上述证候者。随着对该药物质基础和药理作用研究的深入，该药在临床上的应用范围也逐渐扩大，目前该药主要应用于脑血管疾病、心血管疾病、代谢综合征相关疾病等的治疗。

1. 治疗脑血管疾病的临床应用

（1）脑心通胶囊治疗脑卒中　赵艳茹将 180 例脑卒中病人随机分为治疗组 90 例和对照组 90 例，2 组病人急性期均接受神经内科的常规药物治疗，治疗组加用脑心通胶囊。结果发现，治疗组在改善心电图、血液流变学方面明显优于对照组。说明脑心通胶囊治疗脑卒中有一定疗效。

（2）脑心通胶囊治疗脑梗死　孙雷焕等对 1995 年 1 月至 2011 年 4 月正式刊载的符合纳入标准的 58 篇有关脑梗死的步长脑心通治疗的随机对照试验（RCT）文献进行 meta 分析发现，脑心通胶囊的临床疗效有效率比对照组高 22%。陈东平等以 180 例脑梗死患者为研究对象，90 例对照组给予基础治疗；90 例治疗组在对照组基础上再给予脑心通胶囊，90d 为 1 个疗程。结果发现，对照组和治疗组的总有效率分别为 77.78% 和 92.22%，脑心通胶囊治疗后脑梗死患者神经功能缺损、血脂及血液流变等指标得到很大改善。

（3）脑心通胶囊治疗缺血性脑血管病　刘晓辉选择老年缺血性脑血管病患者 240 例，对照组和治疗组各 120 例。对照组给予阿司匹林肠溶片，治疗组在对照组基础上给予脑心通胶囊，2 组均观察半年。结果：治疗组和对照组的总有效率分别为 93.3% 和 80.8%。且脑心通胶囊具有明显的改善血黏度、抗凝、降低血脂以及辅助降压的作用，能够有效改善头晕、肢体麻木、记忆力减退等症状。脑心通胶囊联合缺血性脑血管病二级预防药物治疗脑梗死，能显著降低患者 2 年内的复发率，通过预防脑血管意外事件的发生可促进患者康复，提高生活质量。

（4）脑心通胶囊治疗短暂性脑缺血　余锋等通过对 260 例短暂性脑缺血患者观察脑心通胶囊的临床疗效，发现脑心通胶囊可显著改善血液流变学指标，并降低短暂性脑缺血发作频次。

2. 治疗心血管疾病的临床应用

脑心通胶囊治疗冠心病心绞痛　杨杨等通过对脑心通胶囊治疗冠心病心绞痛的 35 篇随机对照试验文献进行 meta 分析，发现脑心通胶囊的临床综合疗效和心电图疗效均明显优于对照组，且治疗组患者的心绞痛发作情况及血脂指标改善程度明显优于对照组（P<0.05）。

3. 治疗代谢综合征相关疾病的临床应用

（1）脑心通胶囊治疗糖尿病慢性并发症　脑心通胶囊具有降低 2 型糖尿病患者颈动脉中膜厚度及调节

血液流变学的作用，是预防和治疗 2 型糖尿病大血管并发症的有效药物。李文红等通过对 43 例糖尿病肾病患者观察脑心通胶囊的治疗效果发现，脑心通胶囊能有效降低糖尿病肾病患者 24h 尿微量白蛋白及 24h 尿蛋白定量，起到保护肾脏的作用。

（2）脑心通胶囊治疗原发性高血压　高会智等采用脑心通胶囊治疗老年人原发性高血压取得显著疗效，脑心通胶囊能明显降低患者的血压，临床适用性较好。

（3）脑心通胶囊治疗高血脂　李洪璠等将 175 例高脂血症患者随机分为治疗组 87 例和对照组 88 例。治疗组给予脑心通胶囊治疗，对照组给予辛伐他汀片进行治疗。治疗 4 周后，治疗组的总有效率 96.5%，明显高于对照组 87.5%（$P<0.05$）。与对照组比较，治疗组血脂水平的改善幅度明显优于对照组，有较好的临床效果。

此外，脑心通胶囊对上述 3 大类疾病的兼病和兼证均有较好疗效。除对上述 3 大类疾病的治疗外，脑心通胶囊尚可用于后循环缺血眩晕、下肢深静脉血栓复方、椎动脉颈椎病、腰椎间盘突出症、动脉粥样硬化等的治疗。

4. 脑心通胶囊的临床应用建议

（1）应用范围　推荐以下情况应用脑心通胶囊：①冠心病稳定型心绞痛、不稳定型心绞痛；②心肌梗死二级预防；③短暂性脑缺血发作；④脑梗死（包括急性期、恢复期和后遗症期）；⑤中风中经络或中风后遗症期伴有半身不遂、肢体麻木、口眼歪斜、舌强语謇等症状；⑥以上适应证的中医证候均应属于气滞血瘀、脉络瘀阻证。

（2）使用方法　常规应用，口服，2~4 粒/次，每日 3 次。疗程：4 周为 1 个疗程，一般适于多疗程用药。

（3）注意事项　正在使用双联、三联抗血小板聚集药物治疗的急性冠脉综合征或急性脑梗死患者应用过程中应动态监测相关凝血指标。出血倾向患者、过敏体质患者、孕妇、哺乳期妇女、月经期妇女不推荐使用。急性酒精中毒、活动性消化道溃疡等慎用；服药后出现胃痛或上腹部不适的患者建议饭后服用。少数患者用药过程中出现的轻度胃肠道反应，如胃痛、恶心、食欲减退等，可服用胃黏膜保护剂；个别患者出现皮肤瘙痒、脱皮、丘疹、嗜睡、心烦、头闷等不适时，建议停药，并密切观察病情变化，予以积极处理。

（邓德强　周　江　何　慧）

第二十六章

治疗糖尿病大血管病变常用单体中药有效成分及疗效机制

糖尿病大血管病变是糖尿病常见的并发症之一，涉及高血压、冠心病、脑血管病及下肢血管病等，是糖尿病致残和致死的主要原因。糖尿病大血管病变的病因复杂，常由多种因素联合作用所致，动脉粥样硬化是其病变的基础，且糖尿病大血管病变较一般动脉粥样硬化病变发生早、程度重、范围广，肥胖、高血压、炎症、胰岛素抵抗、脂代谢紊乱、血管新生及遗传易感性等均与糖尿病的动脉粥样硬化有关。在糖尿病的状态下，C反应蛋白、细胞间黏附因子－1等炎症相关因子高表达，氧化应激和内质网应激等，是动脉粥样硬化发生、发展的重要因素。研究表明，一些中药单体具有血管内皮生长因子类似作用，能调控血管的新生，对动脉粥样硬化斑块病理性新生血管的形成与发展起着抑制作用。

一、丹参酮ⅡA

中药丹参具有活血通络、凉血消痈、祛瘀生新、除烦安神等功效，是"活血化瘀"的代表药物。药理学研究表明，丹参可调节血脂、降低血小板及红细胞聚集性、降低血黏度、增强纤溶活性、改善血液流变性，还可清除自由基，抑制组胺递质的形成，降低血管阻力，扩展血管，在促进创伤修复及再生、舒张毛细血管、改善局部微循环、减轻组织缺血再灌注的损伤以及免疫调节等方面具有较好的作用。临床研究表明，中药丹参对糖尿病大血管病变的早期防治有着确切疗效。丹参酮是丹参的脂溶性有效单体，其中活性较强的是丹参酮ⅡA（TSN）是药用机理研究中最为集中的成分，具有抗缺血缺氧、改善微循环、抑制血小板黏附聚集功能和抗血栓形成的作用。丹参酮ⅡA经磺化而得的一种水溶性物质丹参酮ⅡA磺酸钠（sodium tanshinonⅡA，SilateA），具有抗氧

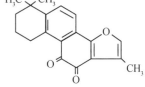

图26-1　丹参酮ⅡA结构

化、保护血管内皮、改善循环、降低血黏度、阻断血小板聚集、促进组织修复、降低血脂和抑制细菌生长等作用。丹参酮ⅡA作为中药丹参起效的物质基础成分，在动脉粥样硬化的防治中发挥了关键的作用。

（一）糖尿病心血管病变

1. 抑制氧化应激

丹参酮ⅡA磺酸钠能够降低血清中肌酸激酶（CK）、乳酸脱氢酶（LDH）和心肌肌钙蛋白I（cTnI）的含量，提高巯基（SH）、一氧化氮（NO）的含量及总抗氧化能力（TAC），抑制心肌氧化应激从而达到保护心肌的作用。丹参酮ⅡA具有自由基清除能力和抑制氧化作用，降低了糖尿病大鼠主动脉内皮细胞分泌非对称性二甲基精氨酸（ADMA），削弱其对内源性NOS的抑制作用，增加NO的释放而对血管内皮起到保护作用。此外，丹参酮ⅡA具有抗氧化活性，能够提高总抗氧化能力（T-AOC）、丙二醛（MDA）和谷胱甘肽－过氧化物酶（GSH-PX）含量及超氧化物歧化酶（SOD）活力，从而发挥抗氧化应激作用，进而起保护肾脏，延缓糖尿病肾病发生、发展。

2. 抑制游离 Ca^{2+} 的内流

丹参酮ⅡA对心脏血管具有较好的保护作用，可通过影响ATP依赖的K^+通道降低细胞钙内流，降

低细胞收缩力，达到降压效果，保护内皮细胞而延缓动脉粥样硬化的进展。

3. 降低炎症因子

丹参酮 II A 磺酸钠可能通过抑制 2 型糖尿病大鼠心肌组织中 NF－κB 通路，减少肿瘤坏死因子 (TNF) －αmRNA 表达，对 2 型糖尿病大鼠心肌提供保护作用。丹参酮 II A 通过降低 2 型糖尿病肾血管病变患者的炎症因子 P－选择素、CRP、TNF－α、IL－6，改善患者肾血液的循环，防止疾病进一步发展，减轻病人的临床症状。

（二）糖尿病下肢血管病变

1. 抗血小板聚集

丹参酮 II A 磺酸钠通过调节腺苷酸环化酶和磷酸二酯酶活性，促使细胞内环磷酸腺苷（cAMP）的浓度增加，激活依赖 cAMP 的一系列蛋白激酶，降低其载附性，使血液载稠度降低，改善血液流变。

2. 调节 PGE_2－TXA_2 平衡

丹参酮 II A 能减少内皮素释放，对抗前列腺素及血栓素的不平衡作用，调节 DGE_2/TXA_2 比例，预防糖尿病下肢血管病变发生。

其他，如丹参酮 II A 能降低大鼠病侧肾间质 TGF－$β_1$ 和 α－SMA 表达水平，减少炎性细胞浸润及 I 型胶原沉积，保护肾小管正常结构，延缓肾间质纤维化的发生。丹参酮 II A 磺酸钠能降低早期 DN 患者的血清转化生长因子 $β_1$（TGF－$β_1$）和 IV 型胶原（C IV）水平，并显著降低尿白蛋白排泄，进而减少 ECM 生成、延缓肾间质纤维化的发展，保护早期糖尿病肾病患者肾脏功能。这些作用，也可能在大血管病变的发生发展中起到类似的作用。

二、丹参多酚酸盐

1. 改善内皮功能

降低内皮素－1（ET－1）含量，升高 NO 水平，改善肱动脉血流介导的内皮依赖性血管舒张功能（FMD），从而改善 T2DM 患者内皮功能。

2. 抗炎抗氧化

通过改善糖尿病患者体内炎症和氧化应激反应，降低血管内皮细胞损伤，延缓 2 型糖尿病下肢血管病变。

三、红景天苷

红景天，别名蔷薇红景天，野生资源较少，属珍稀药用植物，东北道地药材之一，有"雪域人参"的称号。红景天的应用始于两千多年前，《神农本草经》中将其列为上品。中医认为，红景天归肺、心经，主治胸痹心痛、倦怠气喘，有养心、补肾、平喘等功效。红景天苷是从红景天的根茎中获得的酚苷类成分，也可以通过其他途径合成，是红景天有效活性成分之一，具有抗氧化、抗心肌缺血、抑制心肌细胞凋亡、促血管再生等多种功效。近年来，国内外基础研究实验表明，红景天苷可能通过抑制氧化应激反应、改善细胞能量代谢、纠正糖脂代谢紊乱等途径，发挥抗糖尿病功效。

糖尿病心肌病除与微血管有关外，也与动脉血管病变有一定关系。本品能抑制链脲佐菌素诱导的糖尿病心肌病（DCM）大鼠丝裂原活化蛋白激酶（MAPK）信号通路，减少心脏组织中细胞外信号调节激酶（ERK）、c－Jun 氨基末端激酶（JNK）以及 p38 丝裂原活化蛋白激酶（p38MAPK）的表达，上调 c－Jun mRNA、c－Fos mRNA 表达，减轻 DM 模型大鼠心肌细胞肿胀，抑制心肌胶原纤维异常增多，从而保护心肌。

研究表明，本品也能降低血肌酐、尿素氮及糖化血红蛋白水平，提高超氧化物歧化酶（SOD）的活性，增加机体消除自由基的能力，以防止过氧化反应；同时可以降低 C－反应蛋白（CRP）的水平，具有抗炎性反应及减轻心肌损伤作用。红景天苷对糖尿病肾病大鼠的治疗作用，可通过活化 Akt/GSK－3β 信号通路，降低糖尿病肾病大鼠的血糖、BUN、Scr、IL-1β、TNF-α 水平和肾组织 MDA 活性，增加 Akt、GSK-3β 蛋白磷酸化水平，增强肾组织中 SOD 活性，控制血糖、炎症和氧化应激反应，治疗糖尿病肾病。

四、刺五加皂苷

刺五加俗名刺拐棒、老虎镣子、刺老鸦子，多生长在山坡路及路旁灌丛中，耐旱、耐阴，可耐受低温，喜充足日照和富含腐殖质的肥沃土壤。刺五加主要分布在东北三省、河北、河南、山西及陕西北部，朝鲜、日本及俄罗斯也有分布。株高，根系发达，萌发力强。叶柄有细长倒刺生长，叶呈掌状，且有复叶互生，边缘具有锯齿，花序以伞形在顶生长。

刺五加药性温和，无毒，味略苦，主治失眠、多梦、腰膝酸软、食欲不振及体虚乏力，具有安神健脾、益气补肾和抗疲劳的功效，是病后康复、预防压力的自我调节药物。有研究表明，长期食用刺五加有补中益气、筋骨坚强、强智益脑的功效。现代医学证明刺五加有抗炎、免疫调节、抗肿瘤、抗衰老、抗辐射、抗损伤等作用。

1. 抗氧化应激

研究表明刺五加皂苷能降低空腹血糖、甘油三酯、血清胆固醇和脂质过氧化物的含量，增强全血超氧化物歧化酶的活性，调节血脂，改善机体氧自由基代谢紊乱。还可拮抗氧自由基所致的离体培养皮质神经元的损伤，增强神经细胞膜的稳定性。尚能够拮抗谷氨酸诱导的神经细胞损伤，抑制由谷氨酸引起的 NO 的释放，发挥其抗氧化作用。

2. 保护心肌作用

刺五加皂苷能改善糖尿病心肌的能量代谢障碍，增强心肌的乳酸脱氢酶（LDH）和异柠檬酸脱氢酶（ICDH）活性，增强心肌功能。

五、川芎嗪

川芎嗪（TMP）是从中药川芎总生物碱中分离的四甲基吡嗪，分子式为 $C_8H_{12}N_2$，是一种新型钙离子拮抗剂及自由基清除剂，具有抗血小板聚集、降低高血凝及全血黏度、降低血压、改善微循环作用。

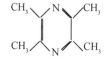

图 26-2 川芎嗪
分子结构

1. 保护血管内皮细胞

川芎嗪能抑制 ROS 活性，下调 PKB 和 eNOS 磷酸化，减少 NO 合成，通过干扰 RNA（siRNAs）抑制解耦联蛋白-2（UCP2）基因表达，从而保护高糖引起的血管内皮细胞损伤

2. 减轻炎性因子损伤

川芎嗪可减少心肌细胞中促炎因子 IL-1β、IL-6 和 TNF-α 的表达，降低炎症信号通路中的 IKKβ 和 NF-κB 的表达，改善心肌细胞结构，恢复组织间隙，使细胞排列整齐，从而改善糖尿病心肌炎病变。

3. 改善血管舒缩功能

川芎嗪能舒张主动脉，缓解主动脉痉挛，降低血管张力，增加后半体血流量。川芎嗪可降低血浆内皮素样免疫反应物（ir-ET）水平，通过钙通道阻滞及选择性减少 TXB2 等作用机理，减少内皮素（ET）释放，从而降低血浆 ET 水平，对抗 ET 的缩血管作用，改善糖尿病大鼠血管内皮依赖的舒缩反应功能，纠正糖尿病血管功能病变。

4. 提高 BKCa 通道活性

提高早期糖尿病大鼠胸主动脉 BKCa 通道的活性，增加其平均开放概率，延缓糖尿病血管病变进展。

5. 抗动脉粥样硬化

降低血清 TC 及血浆内皮素-1（ET-1），通过调节脂质代谢，改善和保护血管内皮细胞功能，预防动脉内膜增厚和动脉斑块的形成。

6. 促进血管新生

抑制糖尿病大鼠肾脏血管内皮细胞生长因子（VEGF）的过度表达，增加血管通透性，促进血管新生，增加黏附分子及细胞外基质产生，降低尿蛋白及内生肌酐清除率，从而对糖尿病肾病起治疗作用。

六、葛根素

葛根素是从葛根中提取的一种单体异黄酮化合物，分子式为 $C_{21}H_{20}O_9$，化学名为 $8-C-\beta-D-$葡萄糖基-7，$4'-$二羟基异黄酮。

1. 减轻动脉损伤

葛根素可降低糖尿病大鼠血清中胰岛素、前列腺素 E_2、内皮素、HbA1c、H_2O_2 和 NO 水平，抑制 ICAM、LOX-1、NOX_2 和 NOX_4 在 mRNA 和蛋白水平的表达，减轻 NADPH 氧化酶衍生的氧化应激，改善糖尿病性主动脉损伤。可改善 T2DM 合并颈动脉硬化患者的血液流变学，调节免疫细胞黏附分子和炎症因子表达，保护血管。

2. 改善胰岛素抵抗

葛根素能改善乙酰胆碱和胰岛素介导的血管舒张和胰岛素刺激的 Akt/NO 信号，同时抑制 NF$-\kappa$B 炎症通路，改善心脏和主动脉肥厚，减轻心脏纤维化和磷酸化 ERK1/2，降低 SBP，保护心血管。

3. 保护血管内皮细胞

葛根素能降低人血管内皮细胞（HUVECs）的 MDA 水平、细胞凋亡率、caspase-3 阳性率及线粒体损伤率，能够显著提高 HUVECs 的 SOD 水平，对氧化应激诱导 HUVECs 损伤具有一定的保护作用。尚能抑制由高糖诱导的内皮细胞凋亡，缓解高糖诱导的完整血管环反应性收缩能力下降，其机制可能与激活血红素加氧酶-1（HO-1），抑制钙蛋白酶，促进 eNOS 和单核细胞趋化蛋白（MCP-1）基因启动子区的组蛋白甲基化有关。

另有研究表明，葛根素抑制 p38 MAPK 信号通路从而抑制细颗粒物（PM2.5）诱导的血管平滑肌细胞（VSMCs）增殖，下调 p$-$p38 MAPK 和 PCNA 的蛋白表达，降低 ET-1，VCAM-1，IL-6，TNF$-\alpha$ 和 MDA 水平，升高 NO 和 SOD 水平。

4. 抗动脉粥样硬化

葛根素通过抑制 visfatin 表达，降低血脂，减小动脉粥样硬化（AS）斑块面积，降低 IL-6 及 TNF$-\alpha$ 等炎症细胞因子含量，发挥抗 AS 效应。

七、黄芪甲苷

黄芪为豆科植物蒙古黄芪或膜荚黄芪的根，为补中益气要药，具有补气健脾、升阳举陷、益卫固表、利尿消肿、脱毒生肌等功效。药理学研究表明，黄芪具有保护心肌细胞、抗心肌缺血、抑制心肌肥厚和心肌纤维化、保护血管内皮细胞、促进血管形成、抑制血管平滑肌增殖细胞增殖、降血压等作用。黄芪甲苷是从黄芪上提取出来的一种高纯度化合物，分子式为 $C_{41}H_{68}O_{14}$，是黄芪主要有效成分之一，由于含量少、效果好，更是有"超级黄芪多糖"之称。大量研究表明，黄芪甲苷具有抗氧化、改善肾、脑血管疾病、增强心肌收缩力、改善心肌能量代谢、抑制心肌纤维化和心肌细胞凋亡等作用，并对异丙肾上腺素诱导的心肌细胞肥大有保护作用。

1. 调控线粒体代谢合成

黄芪甲苷通过提高过氧化体增殖物激活型受体 γ 共激活因子 1α（PGC-1α）和核呼吸因子（NRF-1）的表达，促进 1 型糖尿病大鼠心肌细胞内线粒体的生物合成，提高能量代谢，改善糖尿病心肌病的症状。

2. 抑制心肌蛋白质合成

肥厚的心肌细胞中，蛋白质合成的增加促进了单个心肌细胞的生长，蛋白质合成受 PI3K$-$AKT 和 AMPK/mTOR 信号通路的调控。黄芪甲苷可以通过活化 AMP 活化蛋白激酶（AMPK），抑制西罗莫司靶蛋白（mTOR）通路的激活，减轻心肌肥厚程度。

3. 保护血管内皮细胞

黄芪甲苷可下调 Nox4 的表达和活性氧水平，降低 TGF-β_1 和 Smad2 的表达，抑制凋亡相关基因的表达，减少糖尿病中血管内皮细胞的凋亡。

此外，黄芪甲苷能抑制氧化应激和内质网应激。如研究表明，黄芪甲苷能降低 DM 大鼠血清中丙二醛（MDA）的含量，增加血清总超氧化物歧化酶（T-SOD）、谷胱甘肽过氧化物酶（GSH-Px）活性，降低肾皮质转化生长因子-β_1（TGF-β_1）表达水平，激活核转录因子 E_2 相关因子 2（Nrf2）通路并启动血红素氧合酶 1（HO-1）的转录和表达，减轻抗氧化应激对肾脏损伤。下调 Akt/NF-κB 信号通路 p-Akt 蛋白表达，上调 p-IκBα 蛋白表达相关，调节高糖环境下肾小球系膜细胞 ROS 表达水平，抑制氧化应激反应。也能抑制 PERK-ATF4-CHOP 通路，减轻内质网应激对肾脏细胞的损伤，降低蛋白尿，改善糖尿病肾病症状。

八、人参皂苷

人参为五加科植物人参的根，被称为"百草之王"，是临床重要的补气药，具有大补元气、补脾益肺、生津、安神益智等功效。药理学研究表明，人参能改善脑细胞、双向调节神经系统、强心、扩张血管、调整血压、抑制红细胞及血小板聚集，并增强人体免疫力，在糖尿病大血管病变中也起到一定作用。人参皂苷是人参主要活性成分之一，在心血管系统和神经系统中应用较为广泛，具有治疗神经退行性疾病、改善记忆功能、保护脑组织、抗心律失常、抗心肌肥厚、抗心肌缺血、抗心肌细胞凋亡等作用。

（一）糖尿病心血管病变

1. 抑制氧化应激

降低糖尿病大鼠血清肌钙蛋白（cTnI）和肌酸激酶同工酶（CK-MB）水平，改善心肌细胞超微结构，减少心肌细胞凋亡，降低大鼠血清和心肌组织中丙二醛（MDA）含量，提高超氧化物歧化酶（SOD）、过氧化氢酶（CAT）和谷胱甘肽过氧化物酶（GSH）水平，降低凋亡蛋白 CASP3 的表达，同时提高 Bcl-xL 蛋白表达。人参皂苷也能提高血清中的超氧化物歧化酶（SOD）和谷胱甘肽过氧化物酶（GSH-Px）活性，减少脂质过氧化物丙二醛（MDA）的产生，增强机体抗氧化能力，减轻肾脏细胞凋亡。

2. 抑制游离钙离子

人参皂苷通过对心肌细胞内 $[Ca^{2+}]$ i 瞬变的抑制作用，从而改善心肌损伤。

3. 保护血管内皮细胞

人参皂苷可促进 eNOS 的激活，上调 VEGF 的表达，抑制细胞凋亡，保护血管内皮细胞，改善糖尿病缺血性血管损伤。

（二）糖尿病脑血管病变

1. 抑制炎症反应

人参皂苷能缓解卒中后炎症反应，降低卒中后高迁移率族蛋白 1（HMGB1）的表达，从而降低糖尿病大鼠卒中后大脑梗死率及行为学评分，减轻脑水肿系数。又能减少肾组织转化生长因子-β_1（transforming growth factor-β_1，TGF-β_1）水平和抑制炎症因子 C-反应蛋白（CRP）、肿瘤坏死因子-α（TNF-α）单核细胞趋化因子蛋白-1（MCP-1）水平，改善糖尿病肾病大鼠足细胞及肾脏的病理损害。

2. 改善胰岛素信号转导通路

人参皂苷可提高 2 型糖尿病性记忆障碍小鼠的学习、记忆能力，减弱大脑海马组织中 PI-3K/p85 表达，提高 PI-3K/Akt 水平，降低 GSK-3β 活性，纠正 Tau 蛋白的过度磷酸化，改善大脑组织中胰岛素信号转导通路。

此外，人参皂苷尚能抑制 P44/42、p38MAPK、JNK/SAPK 和 Akt 的磷酸化水平，阻止高葡萄糖诱导的肾小球系膜纤维连接蛋白表达的增加。

九、栀子苷

中药栀子始载于《神农本草经》，列为中品，具有泻火除烦、清热利湿、凉血解毒的功效。《本草纲目》记载栀子具有利五淋、通小便、解消渴、明目的功效。栀子苷是从茜草科植物栀子的干燥成熟果实中运用高科技生产工艺提取精制而成的产品，为环烯醚萜苷类化合物，异名京尼平苷，有多种用途，不同条件的发酵，可以制成天然食用着色剂栀子蓝和栀子红，也是用于治疗心脑血管、肝胆等疾病及糖尿病的原料药物。

1. 抗炎作用

栀子苷通过阻断分裂原激活蛋白激酶（MAPK）家族成员，如 MAPK P38 和 ERK1/2 信号通路，减少 $I\kappa B-\alpha$ 的解离，抑制了 $NF-\kappa B$ 的活性，使前炎症因子 $TNF-\alpha$、$IL-1\beta$、$IL-6$、$IL-8$ 以及细胞间黏附分子-1（ICAM-1）、VCAM-1 和单核细胞趋化因子（MCP-1）等的表达下降，直接阻断 $NF-\kappa B$ 通路发挥抗炎作用。也能抑制 $NF-\kappa B$ 活性进一步抑制 $iN-OS$ 表达和 NO 合成，间接达到抗炎目的。

2. 抗氧化应激

栀子苷通过捕获自由基，直接清除活性氧自由基，抑制产生自由基酶的活性及脂质过氧化反应，提高抗氧化酶的活性，减少脂质过氧化物生成，增强抗氧化能力。

3. 抗血管增生

栀子苷能抑制内皮细胞活性氧族（ROS）产生和内皮细胞核转录因子（$NF-\kappa B$）的活性，降低高糖诱导的脐静脉内皮细胞与单核细胞的血管细胞黏附分子-1（VCAM-1）和 E-选择素的表达，发挥抗血管增生作用。

4. 抗血栓作用

栀子苷及其代谢产物京尼平能够显著延迟生化反应中大鼠股动脉血栓闭塞时间，影响体内血栓因子及血小板的聚集，抑制磷脂酸酶 A_2（PLA_2）的活性，通过抑制 PLA_2 的活性进而抑制血小板聚集，延迟生化反应中大鼠股动脉血栓闭塞时间，影响体内血栓因子及血小板的聚集，改善凝血机制异常，从而达到抗血栓作用。

5. 降脂作用

栀子苷通过促进胆汁分泌而达到降脂的效果，降低高糖高脂大鼠的总胆固醇和甘油三酯的含量，改善脂代谢紊乱。

十、水飞蓟宾

水飞蓟又名水飞锥，是菊科水飞蓟属植物，以瘦果入药，具有保肝、降血脂、防止糖尿病、保护心肌、抗血小板聚集等生理活性，临床多用于肝病的治疗。水飞蓟宾（silymarin）是从水飞蓟提取的一种单体有效成分，分子式为 $C_{25}H_{22}O_{10}$。

1. 降低糖化终产物含量

高血糖是各种慢性并发症的始动因素，高血糖导致糖化终产物（AGE_S）的大量形成和积累，常沉积于肾小球基底膜、主动脉等。AGE_S 在肾脏的不断积累促进糖尿病肾病并发症的发生发展，而 AGE_S 在血管壁的不断积累则促进糖尿病血管并发症的发生发展。糖尿病大鼠服用水飞蓟宾 8 周后，可明显降低主动脉糖化终产物的含量。

2. 抑制醛糖还原酶

醛糖还原酶（AR）以还原型辅酶Ⅱ（NADPH）为辅酶，是聚醇代谢通路中的关键限速酶。它催化己糖的还原反应，可以将葡萄糖和半乳糖转化成相应的还原产物山梨醇和半乳糖醇。当高血糖状态时，葡萄糖可以引起组织蛋白 ε-氨基上的非酶糖化并影响蛋白的正常结构与功能，催化葡萄糖转化成 6-磷酸葡萄糖的己糖激酶饱和，激活 AR，而山梨醇脱氢酶的活力并未相应增加，而在胞内造成山梨醇的聚集。水飞蓟宾是大蓟的活性成分，具有较强的醛糖还原酶抑制作用，给糖尿病大鼠灌服水飞蓟宾可降低红细胞中的山梨醇含量，使之接近正常。水飞蓟宾具有醛糖还原酶的作用，用其治疗糖尿病大鼠，发现糖尿病大鼠主动脉胶原 AGE 荧光明显减少，R－Lp（相当于 LDL）的糖化明显减少，主动脉胶原含量下降。

3. 抗氧化应激

水飞蓟宾能抑制主动脉组织脂质过氧化物（LPO）及晚期糖氧化终产物（AGEs）糖氧化产物 Pentosidine 及脂质过氧化物加合物荧光产物形成，发挥抗氧化作用，减少蛋白排泄量，降低糖尿病慢性血管并发症的发生率，其作用机理为水飞蓟素通过抑制糖尿病大鼠主动脉组织氧化从而控制糖尿病慢性血管并发症。

4. 调节脂质代谢

水飞蓟宾可调节糖尿病大鼠的血清脂质谱，改善心脏组织改变，从而改善心血管的症状。水飞蓟宾抑制动脉血管胶原组织及血浆低密度脂蛋白（LDL）的糖化，降低血管通透性，减少蛋白及炎细胞外渗，调节脂质代谢，发挥动脉粥样硬化作用。

十一、白藜芦醇

白藜芦醇（RSV）主要来源于花生、葡萄（红葡萄酒）、虎杖、桑葚等植物，具有抗炎、抗氧化、抗肿瘤、抗血小板聚集等多种生物学活性。白藜芦醇化学名称为（E）—3，5，4—三羟基二苯乙烯，是非黄酮类的多酚化合物，分子式为 $C_{14}H_{12}O_3$，相对分子质量为 228.25。

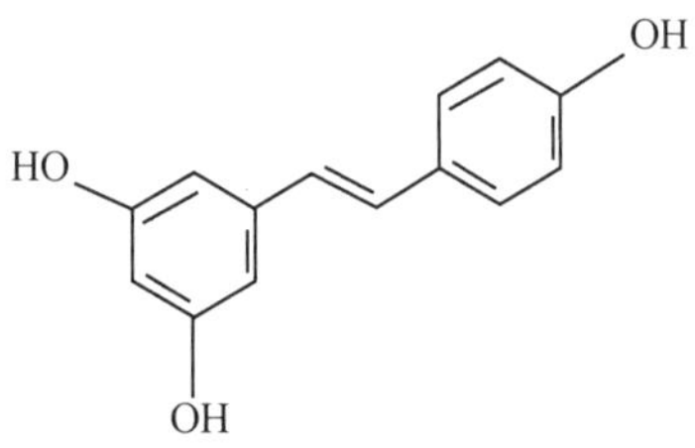

图 26－3　白藜芦醇分子结构

1. 改善脑组织病变

白藜芦醇能够有效降低血糖，增强脑组织中抗氧化酶活性，降低氧化应激损伤，改善脑组织病变并抑制神经细胞凋亡，对妊娠期糖尿病大鼠脑组织氧化应激和细胞凋亡具有抑制作用。

2. 改善心功能障碍

白藜芦醇可调控 ASMase－ceramide 通路，抑制氧化应激，减轻心肌脂毒性，改善心肌线粒体功能，改善糖尿病诱导的心功能障碍和心肌纤维化。

3. 提高抗氧化能力

白藜芦醇通过 SIRT1 促进心肌细胞自噬，提高心肌线粒体抗氧化能力，活化 Notch1/Hes1 信号通路抑制高糖引起的 H_9C_2 心肌细胞肥大。

十二、三七总皂苷

三七，为五加科植物三七的干燥根和根茎，性温，味甘、苦，具有止血散瘀、消肿定痛之功效。三七总皂苷是根据提取、分离技术从优质三七中提取有效的药用成分，分子式 $C_{47}H_{80}O_{17}$。

1. 心肌保护作用

三七总皂苷能促进糖尿病性心肌病大鼠心脏谷胱甘肽转移酶（GST）基因表达，催化谷胱甘肽与亲电子物质发生结合反应，改善心肌细胞能量代谢，减轻心肌损害。

2. 抑制血管平滑肌细胞增殖

三七总皂苷通过抑制 NF－κB 的激活进而三七总皂苷呈剂量依赖性抑制糖尿病大鼠胸主动脉中膜血管平滑肌细胞（VSMC）增殖。

十三、灯盏花素

灯盏细辛，系菊科植物短葶飞蓬的干燥全草。性寒，味苦、微辛，具有散寒解表、祛风除湿、活络止痛之功效。主要有效成分为灯盏花素（breviscapine，Bre），分子式 $C_{21}H_{18}O_{12}$。

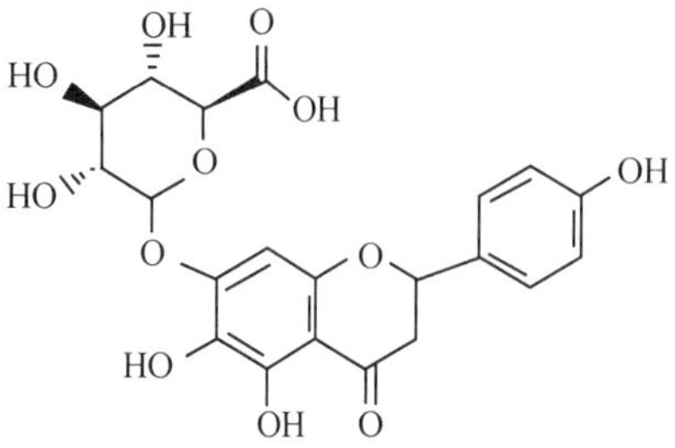

灯盏花素能通过上调循环血中脂联素（APN）浓度及心肌细胞 APN 的表达，调节糖脂代谢，改善胰岛素抵抗，发挥对 2 型糖尿病大鼠缺血心肌的保护作用。还能降低血浆神经肽 Y（NPY）水平，改善糖尿病大鼠心功能、心肌细胞肥大现象。

图 26-4　灯盏花素结构

第二十七章

名医名家诊治糖尿病大血管病变经验

第一节　糖尿病合并脑血管疾病

一、概述

中医古代文献中没有"糖尿病合并脑血管病"的病名及相关记载，对于该病的认识主要集中在"中风"或"消渴"的文献资料中。目前将糖尿病合并脑血管病归属于中医"中风""偏枯""消渴厥"等范畴，称为消渴病中风。中风指因气血逆乱、脑脉痹阻或血溢于脑所致。以昏扑、半身不遂、肢体麻木、舌謇不语等为主要表现的脑神经疾病。偏枯即半身不遂，又称为偏瘫或偏风。指一侧肢体偏瘫或不能随意运动。久病则患肢比健侧枯瘦，麻木不仁，故称为偏枯或偏废不仁。多属中风后遗症等疾患。消渴厥是指消渴发展至严重阶段，脏器衰败，阴津亏竭，痰湿浊毒内蕴，虚火上扰，清窍被蒙，神明失主。在消渴症状基础上，出现以神识昏蒙为主要表现的脾病及脑的厥病类疾病。中医对消渴并发中风的认识最早源于《黄帝内经》，对消渴并发中风的发生，责之于饮食不节，过食肥甘厚味，导致脾胃运化失司，脾失健运，聚湿成痰，痰郁化热，引动肝风，风痰上扰，痹阻脉络则发为中风。如《素问·通评虚实论》中就有："病消瘅，仆击偏枯"，导致本病的病因《素问·生气通天论》中指出："血之与气并走于上则为大厥，厥则暴死，气复反则生，不反则死"中对中风的病因、病机已有一定的认识。沈金鳌在《杂病源流犀烛》一书中指出："肥人多中风。"另外，消渴日久，肝肾亏虚，阴血不能濡养筋脉，风阳内动，亦可出现中风偏瘫，手足偏废，如明朝戴思恭的《证治要诀类方·消瘅》中记载："三消久之，精血既亏，或目无见，或手足偏废，如风疾然。"

二、古代医家对糖尿病合并脑血管疾病的认识

历代医家对糖尿病合并脑血管疾病的论述不同：唐宋以前多以外风立论，认为中风的发病，由外风所致，立论"内虚邪中"。《金匮要略》指出："经脉空虚，风邪乘虚入中"相当于真中风。唐代以后立论于"内风"，刘河间认为"心火暴甚"所致；李东垣力主"正气自虚"学说；朱丹溪提倡"湿痰生热"论；王履提出"真中""类中"之分，认为真中风以外风为主，为感受外界异常的风寒之邪，而导致口眼歪斜，外有六经之形症。类中风以内中风为主，与外界六淫之风无关，为机体之病理变化所致。张景岳创立"非风"学说，认为中风系"内伤积劳"所致；李中梓将中风分为闭、脱两证。清代叶天士提倡"阳化动风"观点，为"精血衰耗，水不涵木，内风时起"。具体观点如下：

金·李杲《兰室秘藏》记载：消渴病者出现"上下齿"皆麻，舌根强硬，肿痛，四肢萎弱。

年老气虚是消渴病并发中风的易发因素，如王履《医经溯洄集》所云："中风者，年逾四旬气衰之际，或因忧喜忿怒伤其气者，多有此疾，壮年之时无有也，若盛肥肥则兼有之。"

明代张景岳《景岳全书》指出："消渴病，其为病之肇端，皆高粱肥甘之变，酒色劳伤之过，皆富贵人病之而贫贱者少有也。"

清代叶天士认为，肝为刚脏，主升主动，性喜调达恶抑郁，肝"体阴而用阳"，主疏泄、主藏血，以

血为体，以气为用，肝主疏泄，具有调畅情志的作用，情志异常，气机抑郁，最易伤肝，本病的基本病机是阴虚为本，肝脏阴血亏虚，肝阳上亢，刚暴横逆，夹风夹火，故"柔肝"一法最为恰当，并提出"治肝不越三法……辛散以理肝，疏泄以体肝，甘缓以益肝，肝宜辛甘温润之补，盖肝为刚脏，必柔以济之"。又有吴仪洛提出"肝为将军之官，其志怒，其气急，急则自伤，反为所苦，故宜实肝以缓之，则急者可平，柔能治刚也"。

三、吕仁和对糖尿病合并脑血管病临床诊治认识

吕仁和认为，糖尿病脑血管病变，典型表现为中风病，中风发病前，可有先兆，发病后又有急性期、恢复期、后遗症期不同阶段。急性期中医又有中经络、中脏腑之分。所以在此仅对中风先兆、中风中经络、中风中脏腑、中风后遗症的辨证论治分而述之。

（一）中风先兆

1. 肝阳上亢证

临床表现：平素头晕耳鸣，口干咽燥，失眠多梦，急躁易怒，突然眩晕或发作性偏身麻木或一过性偏身瘫痪，短暂性言语謇涩，舌红少苔，脉弦数或弦细数。

治法：平肝潜阳，息风通络。

处方：天麻钩藤饮加减。

药物：天麻 10g，钩藤 15g，怀牛膝 15g，杜仲 15g，桑寄生 15g，石决明 20g。

加减：临床应用阴虚者可加白芍 15g，生地黄 15g，以滋阴潜阳；肝火偏旺者加栀子、牡丹皮；失眠者加龙齿 15g，生龙骨 15g，生牡蛎 15g。

2. 痰湿内阻证

临床表现：平素头重如蒙，胸闷，恶心，食少多寐，突然出现阵发性眩晕，发作性偏身麻木无力，舌苔白腻，脉濡缓。

治法：宽胸祛湿，化痰通络。

处方：半夏白术天麻汤加减。

药物：半夏 10g，白术 15g，天麻 10g，茯苓 15g，陈皮 10g，甘草 5g。

加减：眩晕较甚，呕吐频作者加赭石 15g，旋覆花 10g，胆南星 6g，以除痰降逆；出现短暂性言语謇涩者加石菖蒲 10g，郁金 15g；痰盛者加全瓜蒌 15g。

3. 气虚血瘀证

临床表现：平素头晕，气短懒言，失眠多梦，急躁易怒，突然出现短暂性言语謇涩，发作性偏身麻木无力，舌苔白，脉细涩。

治法：益气活血，化瘀通络。

处方：补阳还五汤加减。

药物：黄芪 15g，当归尾 10g，赤芍 15g，地龙 10g，川芎 12g，桃仁 10g，红花 10g。

加减：气虚甚者加党参 15g，茯苓 15g；瘀血明显者加三棱 10g，莪术 10g。

4. 虚精亏证

临床表现：平素精神萎靡，腰膝酸软，头晕耳鸣，突然眩晕或发作性偏身麻木或短暂性言语謇涩，舌红少苔，脉细弱。

治法：补肾益精通络。

处方：河车大造丸加减。

药物：党参 15g，茯苓 15g，熟地黄 20g，天冬 10g，麦冬 10g，龟甲 15g，杜仲 15g，怀牛膝 15g，黄柏 10g，紫河车粉 3g（冲）。

加减：眩晕明显者加夏枯草 15g，川芎 10g；腰膝酸软者加川续断 15g，桑寄生 12g。

（二）中风·中经络

1. 风痰阻络证

临床表现：半身不遂，口眼歪斜，舌强语謇，肢体麻木或手足拘急，头晕目眩，舌苔腻，脉弦滑。

治法：化痰息风。

处方：导痰汤合牵正散。

药物：制半夏10g，陈皮10g，枳实10g，茯苓10g，甘草6g，制南星10g，白附子10g，僵蚕10g，全蝎10g。

加减：苔黄腻、脉滑数，加天竺黄10g；语言謇涩，加远志6g，石菖蒲10g，木蝴蝶10g。

2. 痰热腑实证

临床表现：突然半身不遂，口眼歪斜，语言謇涩，形体壮实，便秘腹胀，口干口苦，小便黄，苔黄干，脉沉弦。

治法：清热攻下，平肝息风。

处方：三化汤加味。

药物：熟大黄10g，枳实10g，厚朴12g，羌活10g。

加减：头痛、面赤，加怀牛膝15g，赭石15g，白芍10g；发热、口渴，加黄芩10g，栀子10g，牡丹皮10g；偏瘫、失语，加白附子10g，地龙10g，僵蚕10g，全蝎10g。

3. 气虚血瘀证

临床表现：半身不遂，肢体麻木或痿软，神疲乏力，气短懒言，语言謇涩，头晕头痛，舌淡嫩，脉弱而涩。

治法：补气行血。

处方：补阳还五汤加减。

药物：黄芪15g，当归尾10g，赤芍15g，地龙10g，川芎12g，桃仁10g，红花10g。

加减：该方可选加石菖蒲10g，鸡血藤15g，白附子10g，僵蚕10g等；吐痰流涎，加制半夏10g，石菖蒲10g，制南星10g，远志6g。

4. 阴虚风动证

临床表现：半身不遂，肢体麻木，舌强语謇，眩晕耳鸣，心烦失眠，手足拘急或蠕动，舌红，苔少或光剥，脉细弦。

治法：滋阴息风。

处方：大定风珠加减。

药物：干地黄15g，白芍10g，麦冬10g，五味子6g，甘草6g，龟甲15g，生牡蛎15g，鳖甲15g，鸡子黄1枚。

加减：头痛、面赤，加怀牛膝15g，赭石15g；口歪、偏瘫，加白附片10g，地龙10g；语言謇涩，加远志6g，石菖蒲10g，僵蚕10g。

（三）中风·中脏腑

1. 风阳暴亢证

临床表现：猝然剧烈头痛，眩晕，呕吐，肢体瘫痪，震颤或见抽搐，烦躁不安，面部潮红，或见昏迷，舌红、舌体震颤，苔黄，脉弦劲。

治法：潜阳息风。

处方：镇肝息风汤。

药物：龟甲15g，玄参10g，天冬10g，白芍15g，甘草6g，龙骨10g，牡蛎15g，怀牛膝10g，赭石15g，川楝子10g，麦芽10g，茵陈12g。

加减：夹有痰热者，加天竺黄10g，竹沥6g，川贝母10g；烦躁不宁，加栀子10g，黄芩10g，珍珠母 15g；头疼甚，加石决明 15g，夏枯草 12g；便秘加大黄 6g。

2. 痰火闭窍证

临床表现：突然昏仆，不省人事，两手握固，牙关紧闭，面赤息粗，舌红，苔黄腻，脉弦滑数。

治法：清热涤痰开窍。

处方：导痰汤，送服至宝丹或安宫牛黄丸。

药物：制半夏 10g，陈皮 10g，枳实 10g，茯苓 12g，甘草 6g，制南星 10g。

加减：抽搐强直，加山羊角 15g，珍珠母 15g，僵蚕 10g，全蝎 10g；便秘，加大黄 6g，芒硝 3g，瓜蒌 15g；热象明显，加黄芩 10g，栀子 10g，龙胆草 10g。

3. 风痰蒙窍证

临床表现：突然昏仆，肢体瘫痪，鼾睡痰鸣，或见抽搐，苔白腻，脉弦滑。

治法：搜风，祛痰，开窍。

处方：涤痰汤合苏合香丸。

药物：制半夏 10g，陈皮 10g，茯苓 15g，竹茹 10g，枳实 10g，甘草 6g，生姜 3 片，大枣 2 枚，制南星 10g，石菖蒲 10g，人参 10g。

加减：苔黄腻、脉滑数，加天竺黄 10g，鲜竹沥 15ml。

4. 元阳亡脱证

临床表现：中风之后，突然出现面色苍白，四肢厥冷，冷汗淋漓，气短息弱，神志恍惚，舌淡，脉微或浮大无根。

治法：温阳固脱。

处方：参附汤。

药物：人参 15g，炮附子 10g，生姜 3 片，大枣 5 枚。

加减：汗出不止，加山茱萸 6g，黄芪 12g，煅龙骨 15g，煅牡蛎 15g；有瘀血，加桃仁 10g，红花 10g 等。

（四）中风后遗症

1. 风痰阻络证

临床表现：肢体痿软无力，半身不遂，或口眼㖞斜，头目眩晕，咳吐泡沫痰涎，舌质淡胖，苔白腻，脉濡。

治法：祛风化痰，和营通络。

处方：半夏白术天麻汤。

药物：半夏 10g，白术 15g，天麻 10g，茯苓 15g，陈皮 10g，甘草 5g。

加减：关节不利，加全蝎 10g，僵蚕 10g；半身不遂，加黄芪 12g，地龙 10g，鸡血藤 15g；痰多胸闷，加制胆南星 10g，青皮 6g，枳实 10g，白芥子 10g。

2. 气虚血瘀证

临床表现：肢体瘫痪，肌肤甲错，面色不荣，少气懒言，神疲乏力，唇甲色淡，舌质淡或暗，脉细涩。

治法：益气活血。

处方：补阳还五汤。

药物：黄芪 15g，当归尾 10g，赤芍 15g，地龙 10g，川芎 12g，桃仁 10g，红花 10g。

加减：肢体麻木，加蜈蚣 2 条，全蝎 10g；气虚甚者，加人参 10g，山药 15g，黄精 10g；瘀血甚者，加三棱 10g，莪术 10g，乳香 10g，没药 10g。

3. 肝肾阴虚证

临床表现：半身不遂，肢体僵硬，腰脊酸软，眩晕，咽干耳鸣，遗精或遗尿，或妇女月经不调，甚至步履全废，腿胫大肉渐脱，舌红绛，少苔，脉细数。

治法：补益肝肾，舒筋活络。

处方：壮骨丸。

药物：狗骨15g，干姜6g，陈皮10g，白芍12g，锁阳10g，熟地黄12g，龟甲15g，知母10g，黄柏10g。

加减：久病气虚，加人参10g，黄芪12g；阴虚甚者，加女贞子10g，何首乌12g，黄精10g，枸杞子10g；肌肉瘦削，加阿胶10g，白术10g，黄芪15g，人参10g。

4. 气血两虚证

临床表现：半身不遂，肢体痿软无力，面色萎黄不华，心悸怔忡，舌淡，脉弱。

治法：补益气血。

处方：圣愈汤。

药物：当归12g，川芎10g，熟地黄15g，白芍12g，党参15g，黄芪15g。

加减：筋脉不舒，加牛膝12g，鸡血藤15g；心悸怔忡，加阿胶10g，远志6g，酸枣仁15g。

四、南征对糖尿病合并脑血管病临床诊治认识

南征认为，消渴病脑病的基本病理是气阴两虚，痰浊瘀血痹阻脉络，气血逆乱于脑所致。主要诱因为酗酒饱食、情志郁怒、劳累过度等。病位在脑，涉及经络、血脉及心、肝、肾、脾诸脏。南征总结临床经验，将其分为6型：

1. 阴虚风动，瘀血阻络证

临床表现：突发半身不遂，或偏身麻木，口角歪斜，舌强语謇，烦躁不安，失眠，眩晕耳鸣，手足心热，烦渴多饮，多食，尿赤便干，舌红绛少津或暗红，少苔或无苔，脉细数或弦细数。

治法：育阴息风，化瘀通络。

处方：育阴通络汤加减。

药物：生地20g，玄参15g，天花粉20g，川石斛15g，钩藤30g，甘菊花10g，女贞子15g，桑寄生30g，枸杞子9g，赤芍15g，白芍15g，丹参15g，广地龙15g。

消渴病脑病患者以阴虚风动，络脉瘀阻为多见。本方治在标本兼顾。方中以生地、玄参、天花粉、川石斛滋阴清虚热，生津止渴；女贞子、桑寄生、枸杞子滋肝肾之阴，以滋水涵木；钩藤、甘菊花以平肝息风治其标，以赤芍、白芍、丹参、广地龙活血通经。

加减：若虚弱征象不明显者，可酌减滋阴清热之品的用量及药味；风象突出，发病急，病情发展迅速，眩晕耳鸣者，可重用息风药，加天麻10g，潼、白蒺藜各15g，生石决明15g；肝肾阴虚明显，表现为失眠多梦、双目干涩、腰膝酸软无力者，可加龟板胶10g，鹿角胶10g，或用六味地黄丸合血府逐瘀汤加减治疗。

2. 气阴两虚，脉络瘀阻证

临床表现：半身不遂，偏身麻木，或口角歪斜，或舌强语謇，倦怠乏力，气短懒言，口干渴，自汗，盗汗，五心烦热，心悸，失眠，小便或黄或赤，大便干，舌体胖大，边有齿痕，舌苔薄或见剥脱，脉弦细无力或弦细数。

治法：益气养阴，活血通络。

处方：补阳还五汤合生脉散加减。

药物：黄芪25g，党参15g，山药20g，玄参20g，麦冬15g，葛根9g，五味子15g，当归15g，川芎15g，桃仁10g，红花10g，赤芍10g，白芍10g，鸡血藤30g，牛膝10g，桑寄生20g。

此证型在消渴病脑病中亦较多见，系消渴病日久气阴耗伤，络脉瘀阻所致，病情进展较为缓慢，其肢体偏瘫程度有轻有重。治疗时既要注重其肢体瘫痪，口角歪斜等中风症状，又要兼顾其原发病症状。

治疗中以补阳还五汤益气活血，通经活络治疗新发病，以生脉散兼顾其阴虚之本。方中黄芪、党参、山药益气扶阳；玄参、麦冬养阴生津；葛根益胃生津；当归、川芎、桃仁、红花、赤芍、白芍活血化瘀；鸡血藤、当归养血活血通经；牛膝、桑寄生滋补肝肾之阴以治本。

加减：若气虚明显且有阳虚表现者，酌加鹿茸末 1.5g 冲服，以温阳化气；伴言语謇涩者，加九节菖蒲 12g，郁金 12g；手足肿胀者，加茯苓 30g，桂枝 10g，以健脾温阳通络。

3. 风痰瘀血，痹阻脉络证

临床表现：半身不遂，偏身麻木，口角歪斜，或舌强语謇，头晕目眩，舌质暗淡，舌苔薄白或白腻，脉弦滑。

治法：化痰息风，活血通络。

处方：化痰通络汤加减。

药物：法半夏 10g、生白术 10g、天麻 10g、胆星 6g、丹参 30g、香附 15g、酒大黄 5g。

本证型在急性期多见，症状表现也较突出，治疗之时当抓住风、痰、瘀、阻四个关键。方中以半夏、生白术、胆南星、天麻以化痰息风；丹参活血通经；香附行气以助血行。

加减：若风象突出，病情数变，肢体拘急不安，脉象弦者，可加钩藤 30g，白蒺藜 10g，白僵蚕 15g，以平肝息风；若痰象明显，神志迷蒙，头昏沉，言语涩滞，舌苔白厚腻者，加陈皮 10g，茯苓 20g，竹茹 15g，或口服鲜竹沥水以增强化痰之力；若瘀血征象明显，肢体瘫痪较重，唇紫暗，舌下脉络迂曲紫暗，脉行不畅者，可加用当归 10g，川芎 15g，赤芍 15g，白芍 15g，或用水蛭 10~15g，蛴螬 6~10g 等力猛之虫药，以破血行瘀。对此两味虫药，人们常畏其力峻而应用较少，但临床研究证实将它们合用于治疗瘀血重证，往往收效甚捷，只是应注意，部分患者用量过大时可出现胃肠道反应。

4. 痰热腑实，风痰上扰证

临床表现：突发半身不遂，偏身麻木，口角歪斜，语言謇涩，或见神昏谵语，烦扰不宁，头晕或痰多，气粗口臭，声高气促，大便 3 日以上未行。舌苔黄厚或黄褐而燥，脉弦滑，偏瘫侧脉弦滑而大。

治法：通腑化痰。

处方：通腑化痰汤加减。

药物：生大黄 10g，芒硝 10g，全栝蒌 30g，胆星 10g，丹参 30g。

本型在急性期多见。方中以生大黄、芒硝通腑导滞，胆南星、全瓜蒌清化痰热，丹参活血化瘀。如药后大便通畅，则腑气通，痰热减，神志障碍及偏瘫均可有一定程度的好转。本方用硝、黄应视病情及体质而定，消渴病患者素体多阴虚气虚，用量过猛过大，对治疗不利，一般用量宜控制在 8~10g，以大便通泄、涤除痰热积滞为度，不可过量。

加减：服上方腑气通后，应予清化痰热，活血通络，上方去硝、黄加赤芍 15g，鸡血藤 30g；若头晕严重者，可加钩藤 15g，珍珠母 30g；若腑气已通，而见烦躁不安，彻夜不眠，舌红，脉弦细数者，为痰热内蕴而阴虚已见，可酌选鲜生地 15g，沙参 10g，麦冬 15g，夜交藤 30g 等育阴安神之品，但亦不宜过多。

5. 痰湿内蕴，蒙塞心神证

临床表现：素体肥胖，病发神昏，半身不遂而肢体松懈瘫软不温，面白唇暗，痰涎壅盛，舌暗淡，苔白厚腻，脉沉滑或沉缓。

治法：涤痰化湿，开窍醒神。

处方：涤痰汤加减送服苏合香丸。

药物：法半夏 10g，胆南星 10g，枳实 10g，橘红 5g，党参 10g，茯苓 15g，石菖蒲 12g，竹茹 12g，全栝蒌 30g。苏合香丸 1 丸冲服。

本证型患者多形体肥胖，痰湿内蕴。多在清晨空腹劳作而发病。方中以法半夏、胆南星、橘红燥湿化痰浊；全瓜蒌化痰清热；党参、茯苓健脾益气；竹茹、枳实和胃降浊；石菖蒲祛痰开窍；苏合香丸芳香开窍。若痰湿蕴久化热，痰热内闭，神昏谵语者，可用安宫牛黄丸1丸冲服以清化痰热、开窍醒神；痰黄稠者，加竹沥、黄芩、贝母等。

加减：若属风痰闭阻，其症兼见舌强语謇，脉弦滑数者，可加天麻、生石决明、钩藤、全蝎各10g，祛痰息风。待痰浊或痰热祛除，神志转清，可据临床证候的转变，以活血通络为法处方。

清开灵注射液系传统名贵中成药安宫牛黄丸的新制剂，主要成分为牛胆酸、牛角粉、珍珠母粉、黄芩素、金银花提取物、栀子、板蓝根等。具有清热解毒，镇静安神，活血化瘀，豁痰开窍等功效，临床应用十分广泛。尤其对脑血管病及糖尿病性脑血管病急性期痰热证有较好的疗效。有报道应用清开灵注射液治疗缺血性中风154例，显效54.5%，总有效率83.1%；治疗出血性中风58例，显效率为50%，总有效率为81%，无论出血性还是缺血性中风，清开灵均有较好的疗效。对中风痰证疗效更好。实验研究表明，清开灵注射液有改善血流变学指标、调节微量元素代谢、改善脑供养、清除自由基、缩小坏死面积、促进血肿吸收等作用。总之研究资料表明清开灵注射液有适应证广泛、疗效高、安全、使用方便的特点，适用于急性脑血管病及糖尿病性脑血管病急性期痰热证的抢救和治疗。

6. 气虚血瘀证

临床表现：半身不遂，肢体偏瘫，偏身麻木，口角歪斜，口流清涎，言语謇涩，寡言少语，面色㿠白，气短乏力，自汗出，心悸，大便溏，小便清长而多，手足肿胀，舌质暗淡，边有齿痕，舌下脉络暗紫，苔薄白或白腻，脉沉细或细弦。

治法：益气活血，通经活络。

处方：补阳还五汤加减。

药物：生黄芪45g，当归15g，赤芍10g，川芎10g，桃仁10g，藏红花6g，穿地龙15g，丹参15g，鸡血藤30g，川牛膝12g。

本方是益气活血的有效方药，多用于消渴病脑病后遗症期以半身不遂为主者。方中以大量黄芪甘温升阳益气，原方用量达120g，用意颇深，现一般多用45~60g，配当归养血，合赤芍、川芎、红花、地龙以活血化瘀，鸡血藤以通经活血。

加减：原方中活血药较多，均具有活血通络之功，用时知其义即可，不必拘泥于其方其药，橘络、桑枝、炮山甲等均可酌选。方中当归合川芎名佛手散，唐荣川认为本散治经络脏腑诸瘀。临床应用佛手散，并重用当归治疗气虚血瘀之半身不遂，获良好效果。若偏瘫肢体属低张力型，松弛无力者，可在方中加用党参30g，增强益气之力；病情更重者，可加用鹿茸粉0.3g冲服，首乌15g，山萸肉、肉苁蓉各10g，补益肝肾，助阳化气，推动气血运行；若兼语言不利者，可加菖蒲、远志、郁金、茯苓各10g，祛痰开窍；若瘀血征象明显，舌有瘀斑或瘀点，舌下脉络紫暗怒张者，可加服活血散（三七、水蛭、蜈蚣粉以2：2：1比例研末），每次服3g，每日3次，以增强化瘀通络之功。

另外，在消渴脑病急性期亦可配合中药清开灵、血栓通、丹参注射液静脉滴注，每日1次，14天为1个疗程。在消渴病脑病后遗症期，可选用中成药消栓再造丸、消栓口服液、大活络丹、再造丸、华佗再造丸等服用，均有一定疗效。

五、林兰对糖尿病合并脑血管病临床诊治认识

林兰总结临床经验，对糖尿病并发中风中经络、中脏腑分别提出了如下几个证候分型：中经络有阴虚阳亢，风阳内动；气虚痰盛，痰浊阻络；气血不足，脉络瘀阻3个证型。中脏腑之阳闭有肝阳炽盛，风阳升动；痰火搏结，蒙蔽清窍2个证型；阴闭有痰蒙清窍1个证型；脱证有元阳衰微1个证型。中风经救治后，常伴有半身不遂、口眼歪斜、言语謇涩等后遗症谓之偏枯。

（一）中经络

发病初起以口眼歪斜，肢体麻木，活动不利或半身不遂为主症，而无神志改变者。按不同的病因和发病特点，可分下列证型：

1. 证治分类

（1）阴虚阳亢，风阳内动证

临床表现：头晕目眩，耳鸣失聪，心烦健忘，失眠多梦，急躁易怒，肢体麻木，腰膝酸软，骤见口眼歪斜，手抖舌颤，语言謇涩，舌红苔薄白，脉弦数。

本证系为肝肾阴虚之体，肝失涵养，肝阳偏亢，风阳内动而见眩晕，手抖舌颤；肾阴不足，水火不济，心肾不交而见心烦健忘，失眠多梦；肝阳上扰而见急躁易怒；腰为肾之府，肾开窍手耳，肾虚则耳鸣失聪，腰膝酸软；风挟痰阻滞经络而口眼歪斜，肢体麻木。证属消渴病中风，以肝肾阴虚为本，肝阳上亢为标，上实下虚。多见于脑动脉硬化症，一过性脑缺血（脑血管痉挛）。

治法：育阴潜阳，镇肝息风。

处方：镇肝息风汤合天麻钩藤饮加减。

药物：白芍、玄参、天冬、牛膝、生龙牡、天麻、钩藤、生地、代赭石、龟甲。取方中生龙牡、代赭石重镇潜阳为君药；钩藤、天麻平肝息风为臣药；白芍、天冬、生地、龟甲滋补肝肾，育阴潜阳为佐药；牛膝益肾，引药下行为使药，诸药合用共达育阴潜阳，镇肝息风之效。

加减：风痰重加天竺黄、川贝母、胆南星；头晕头痛甚者加石决明、菊花、夏枯草；腰酸耳鸣甚加灵磁石、桑寄生；面红目赤，急躁易怒等肝火旺盛者加龙胆草以清泻肝胆之火。

（2）气虚痰盛，痰浊阻络证

临床表现：头晕头昏，肢体麻木重着，突然口眼歪斜，口角流涎，舌强语謇，半身不遂，舌淡苔白腻，脉弦滑为主。

本证多见于脾虚湿盛肥胖之体，脾虚不能运化水谷精微，聚湿蕴痰，痰浊阻络，血行不畅，经脉失养，则四肢麻木不仁，半身不遂，口眼歪斜，言语謇涩；痰涎壅盛致口角流涎。证属消渴病中风，以脾虚为本，痰湿为标。多见于脑血栓形成，局灶性脑梗死者。

治法：健脾燥湿，化痰通络。

处方：半夏白术天麻汤加减。

药物：天麻、半夏、白术、陈皮、党参、茯苓、钩藤、地龙、全瓜蒌。取方中半夏、陈皮和中燥湿化痰为君药；党参、白术、茯苓以益气健脾为臣药；天麻、钩藤平肝息风为佐药；地龙利水通络，全瓜蒌宽胸化痰为使药。诸药合用以达平肝潜阳，益气健脾，燥湿化痰之效。

加减：眩晕较重伴恶心呕吐者加代赭石以重镇降逆；郁痰化火胸闷心烦，口苦苔黄腻者加黄连、枳实、竹沥水，以清心泻火，化痰宽胸；神昏嗜睡加石菖蒲、省头草以芳香开窍。

（3）气血不足，脉络瘀阻证

临床表现：面色苍白，头晕目眩，神情痴呆，气短懒言，失眠多梦，健忘纳呆，肢体麻木，骤然半身不遂，口眼歪斜，舌质暗淡或有瘀斑，苔薄白，脉濡细。

本证为消渴病缠绵，久病必虚，气血不足，清阳不升，脑失所养而头晕目眩，神情痴呆；心血不足，神失所养则失眠多梦；气血亏虚不能荣养四肢而肢体麻木；气虚血行不畅，血脉瘀阻则半身不遂，口眼歪斜。证属消渴病中风，气血虚为本，血瘀为标。见于脑血栓形成、脑梗死、局灶性脑软化。

治法：益气补血，活血通络。

处方：四君子汤合桃红四物汤加减。

药物：党参、白术、云苓、甘草、当归、川芎、生地、丹参、红花、桃仁、白芍、赤芍。取方中党参、白术、云苓、甘草健脾益气为君药；当归、川芎、生地、赤白芍养血活血为臣药；丹参功同四物，加强养血活血之功为佐药；红花活血化瘀以通络为使药；诸药合用气血双补，以奏益气补血，活血通络之效。

加减：气虚显著者加黄芪；肌肤甲错重用当归、川芎、三棱、莪术以祛瘀生新。

2. 典型病例

糖尿病缺血性脑血管病变病案 2 例。

案 1：

刘某，男，63 岁，退休职员，于 2003 年 6 月 5 日就诊。

主诉：反复咽干口燥、乏力便秘 3 年，头晕急躁 2 年，加重半年。

病史：患者于 2000 年春天感咽干口渴，乏力倦怠，大便秘结，检测空腹血糖为 6.8mmol/L，当时确诊为空腹血糖受损。嘱其饮食控制，加强运动。2002 年头晕头痛，性情急躁，血压 140/90mmHg，考虑为早期高血压，予以寿比山治疗。近半年经常出现眩晕欲仆，眼花视物不清，语言不利，数秒钟自行缓解。新近发作频繁，症状加重，有时倒扑，肢体颤抖，意识短暂消失，10～30min 缓解。血压波动于 (130～150) / (80～90) mmHg，空腹血糖 6.5～7.6mmol/L。

既往史：既往健康，一贯食欲较强。

家族史：母亲有糖尿病，父亲有高血压史。

体检：面色红润，体形偏胖，神清，对答切题。血压 150/92mmHg，身高 175cm，体质量 83kg，BMI 27.5kg/m²。舌红苔薄黄腻，脉弦滑数。

理化检查：FBG 7.9mmol/L，PBG 10.8mmol/L，HbA1c 7.8%；TC 7.2mmol/L，TG 7.5mmol/L，LDL 3.8mmol/L，HDL-C 0.83mmol/L。尿糖 28mgol/L，尿酮体 (－)。

脑血管 B 超提示椎基底动脉粥样硬化、管腔狭窄，血流加速；X 片显示颈椎 2～5 骨质增生。

分析：患者痰湿之体，复因饮食不节，湿浊内蕴，化热伤阴，肝阴内耗，风阳夹痰上扰清空则头晕目眩，甚则跌仆，肢体颤抖；肝阴不足，目失濡养而眼花视物不清；肝经系于舌下，阴虚肝旺，舌脉失养而语言不利，风阳内动发为中风－中经络。鉴于成年发病，阳性家族史，高血压、高血脂、脑血管 B 超、X 线片等检测指标以及临床发病等特点为诊断提供依据。

中医诊断：消渴病中风，气阴两虚；中风－中经络，阴虚阳亢。

西医诊断：2 型糖尿病，1 级高血压，一过性脑缺血，代谢综合征。

处理：低分子右旋糖酐 500ml/d 内加 12U 普通胰岛素静滴 7 天，改为阿司匹林口服 0.1g/d；雅施达 4mg 每日 2 次，拜糖平 50mg，每日 3 次。

治法：育阴潜阳，平肝息风。

处方：以天麻半夏白术汤合天麻钩藤饮加减。

药物：天麻 10g，半夏 10g，白术 10g，生龙骨 30g，龟甲 10g，白芍 10g，钩藤 10g，生地 15g，牛膝 10g，灵磁石 20g，枸杞 10g。

方解：取方中天麻、钩藤、生龙骨以平肝息风为君药；生地、白芍、枸杞、龟甲、灵磁石甘寒濡润，育阴潜阳为臣药；白术、半夏燥湿和中，健脾燥湿为佐药；牛膝滋肾，引药下行为使药。诸药合用以奏育阴潜阳，平肝息风之效。风痰重加天竺黄、川贝母、胆南星；头晕头痛甚加石决明、决明子、菊花。

案 2：

张某，女，68 岁。纺织工人。于 2002 年 10 月 6 日就诊。

主诉：反复口渴多食、乏力消瘦 12 年，头晕目眩、记忆力减退、反应迟钝 4 年，加重半年。

病史：患者于 1990 年春天因口渴多食，乏力消瘦外院确诊为 2 型糖尿病，予以降糖灵 0.25g，每日 3 次，血糖波动于 6.1～8.3mmol/L。2 年后血糖逐渐升高，于 1992 年加用优降糖 2.5mg，每日 3 次，经常出现头晕心慌，出汗，饥饿感加餐后可自行缓解。1998 年出现头晕目眩，记忆力显著减退，反应较前迟钝，肢体麻木，血压升高 160/100mmHg，近半年加重。平素常服滋补品。既往无特殊病史，其父健在，母亲因糖尿病已故，三子女健康。

体检：体形偏胖，神情痴呆，舌强语謇，认知能力低下，口眼轻度歪斜，口角流涎，右侧视野缺损，步履蹒跚，感觉障碍；跟、膝反射减弱，巴宾斯基征 (＋)，布氏征 (＋)；BP 152/90mmHg，心肺 (－)、舌红苔薄黄腻、脉弦滑数。

理化检查：FBG 7.6mmol/L，PBG 11.6mmol/L，HbAlc 7.6%；TC 7.4mmol/L，TG5.5mmol/L，

LDL 3.8mmol/L，HDL－C 0.83mmol/L。尿糖 28mmol/L，尿酮体（－）。

头颅 CT 提示多发性腔隙性脑梗死、脑软化、脑萎缩；B 超提示椎基底动脉粥样硬化、管腔狭窄，血流加速。

分析：患者素食膏粱厚味，湿浊内蕴，化痰化风，风阳夹痰蒙蔽清窍，则神情痴呆，反应迟钝，舌强语謇；痰瘀交阻，血脉失养而肢体麻木，两膝酸软，肢体麻木，感觉障碍。本案鉴于成年发病，阳性家族史，血脂异常、头颅 CT、脑血管 B 超以及临床表现等为诊断提供依据。

中医诊断：消渴病中风－中脏腑，证属肝旺侮脾，痰瘀阻络。

西医诊断：2 型糖尿病，2 级高血压，脑梗死，血管性痴呆，代谢综合征。

处理：清开灵 40ml 入生理盐水静脉滴注 250ml/d，连续 10 天后，配合华法林口服，头两天 4mg/d，以后减为 2mg/d，连服 10 天；雅施达 4mg 每日 2 次，诺和龙 1mg 每日 3 次。

治法：拟祛风化痰，活血通络。

处方：以大秦艽汤合补阳还五汤加减。

药物：秦艽 10g，防风 10g，生地 15g，当归 10g，川芎 10g，赤芍 10g，红花 10g，桃仁 10g，地龙 12g，菖蒲 10g，半夏 10g，黄芪 20g。日 1 剂，水煎服。

方解：取方中秦艽、防风、生地、当归、黄芪以益气养血，祛风通络为君药；川芎、赤芍、红花、桃仁、地龙以活血化瘀，和营通络为臣药；半夏燥湿化痰，菖蒲芳香开窍为佐使药。诸药合用以奏祛风化痰，活血通络之效。

加减：口眼歪斜显著者加白附子、全蝎、胆南星以加重祛风涤痰之效；颈项作强者加葛根、桂枝以疏风解肌。下肢软瘫者加牛膝、续断、杜仲强壮筋骨；小便失禁加益智仁、桑螵蛸以温肾缩尿。

2 周后复诊，BP120/80mmHg，FBG 6.2～7.2mmol/L，PBG 8.0～9.0mmol/L。

（二）中脏腑

中脏腑特点为发病急、变化快、病情重、骤然昏仆不省人事。有闭证、脱证之分：其中闭证主要为外邪内闭以实证为主；脱证以阳气欲脱之重症以虚证为主。

1. 闭证

症以突然仆倒，不省人事，牙关紧闭，口噤不开，两手紧握，大便闭结，肢体强痉拘急等特点。按其有无热象而分为阳闭、阴闭。

（1）阳闭证：主要有肝阳炽盛，风升阳动和痰火搏结，蒙蔽清窍两证。

①肝阳炽张，风升阳动证

临床表现：突然仆倒，不省人事，牙关紧闭，口噤不开，两手紧握，大便闭结，肢体强痉拘急，伴面红，身热，气粗口臭，躁扰不宁，舌红苔黄燥，脉弦滑数而有力。

本证多因七情所伤，气郁化火，耗血伤阴，肝阳偏亢或暴怒气乱，肝阳嚣张，风升阳动，血随气逆，兼挟痰火上蒙清窍而骤然倒扑，不省人事发为中风。正如《中风急证》说："肝火自旺，化风煽动，激其气血并走于上，直冲犯脑，而为昏不知人。"肝主筋，风火相煽则筋脉拘急，牙关噤闭不开，两手紧握，大便闭结，肢体强痉拘急。证属消渴病中风，系风热痰火上扰，内闭清窍之标实证。多见于脑血栓形成，脑梗死，脑桥局灶性脑出血。

治法：辛凉开窍，清肝息风。

处方：先用局方至宝丹一粒化服，继用羚羊角汤加减。

药物：羚羊角、生地、丹皮、白芍、夏枯草、石决明、钩藤、龟甲、菊花。取至宝丹辛凉开窍；方中羚羊角清泄肝热，镇静息风；生地、白芍、龟甲滋阴柔肝；菊花、夏枯草、钩藤平等肝潜阳息风。

加减：面赤甚者加牛膝以引经下行；抽搐作强重加全蝎、僵蚕以祛风止痉；痰涎壅盛加天南星、天竺黄、竹沥水以化痰开窍；口臭加藿香芳香化浊辟秽；便秘加生大黄、枳实通腑泄热。

②痰火搏结，蒙蔽清窍证

临床表现：形体肥硕，痰热气盛，骤然倒扑，不省人事，牙关紧闭，声高气粗，痰声辘辘，面目红赤，两手紧握，抽搐瘛疭，舌强语謇，口眼歪斜，半身不遂，大便秘结，舌红苔黄腻者。

本证多系气虚痰盛，由于气不化津，湿泛为痰，阴不济阳，阳盛化火，痰火内蕴，化热化风，风阳痰火相搏于清宫而骤然倒扑，不省人事；火性上炎，痰火阻络而面目红赤，两手紧握，舌强语涩，口眼歪斜，面目红赤；痰火上炎而声高气粗，痰声辘辘，证属消渴病痰浊蔽窍，风阳内动。多见于糖尿病高血压并发局灶性出血，或脑血栓形成，或较大面积的脑梗死。

治法：豁痰开窍，通腑涤浊

处方：安宫牛黄丸温开水灌胃或鼻饲、三化汤合涤痰汤。

药物：大黄、厚朴、枳实、半夏、胆星、陈皮、人参、茯苓、菖蒲、竹茹、甘草、生姜。取安宫牛黄丸中牛黄、犀角（现用水牛角代）清心护神，化痰开窍；黄连、山栀、黄芩清热泻火，燥湿祛痰；麝香、冰片芳香醒脑；朱砂、珍珠安神镇惊；雄黄解毒辟秽，郁金化痰解郁。本药以清热豁痰，醒脑开窍为应急之用；取三化汤与涤痰汤中大黄苦寒泄热通便，荡涤痰浊；厚朴、枳实行气散结；陈皮、清半夏、胆星理气化痰；人参、茯苓益气健脾，补虚利湿；菖蒲、竹茹宣浊开窍；生姜和中；甘草调和诸药。

加减：腹胀便秘，舌质红苔黄腻而燥者，重用大黄、芒硝以急下存阴；痰盛者加瓜蒌、天竺黄以助豁痰宽胸之功；四肢抽搐者加羚羊角、钩藤以平肝息风；半身不遂加僵蚕、全蝎以祛风通络。

（2）阴闭证

临床表现：突然仆倒，不省人事，牙关紧闭，口噤不开，两手紧握，大便闭结，肢体强痉拘急，兼有痰涎壅盛，四肢欠温，静卧不烦，口唇青紫，舌紫暗或有瘀斑，苔白腻，脉沉滑。

本证为脾虚痰湿之体，湿浊内盛，痰浊上蒙清窍致突然仆倒，不省人事；浊阴内盛，络脉阻滞，阳失其柔，筋脉失养则牙关紧闭，两手握固，肢体强痉；脾虚痰盛，阳气不能布达，则四肢欠温；痰瘀交阻而见舌质紫暗。本证为消渴病中风，中脏腑痰瘀壅盛之标实证。多见于大脑、中脑、间脑局灶性出血或血栓形成。

治法：辛温开窍，豁痰息风。

处方：苏合香丸温水化服，继服导痰汤加减。

药物：清半夏、陈皮、竹茹、枳实、茯苓、菖蒲、钩藤、天麻、胆南星。取方中苏合香丸芳香化浊，辛温开窍；清半夏、陈皮燥湿化痰理气；茯苓健脾渗湿；菖蒲、竹茹、胆南星豁痰开窍；枳实宽中利气；天麻、钩藤平肝息风。诸药合用以达化痰开窍，平肝息风。

加减：肢体强痉加僵蚕、全蝎、生石决明加强平肝息风之效；痰涎壅盛加川贝母、天竺黄、猴枣散以助化痰开窍之功。

2. 脱证

临床表现：骤然昏仆，不省人事，鼻鼾息微，手撒遗尿，肢体软瘫，汗多肢冷，目闭口开，舌淡苔白，脉微欲绝为主者。

本证为元阳衰微，阴阳有离决之势，故症见目合口开，手撒遗尿；阳气虚脱无以温煦，则肢软逆冷；肌表不固大汗淋漓，系元阳亡脱之危证，属消渴病亡阳证。见于较大面积脑出血、脑梗死，以脑桥部位为多。

治法：急予回阳固脱。

处方：参附汤加味。

药物：人参、附子、五味子。取方中人参大补元气，附子温补元阳，两药合用大补大温，配五味子酸收敛阴，共达回阳救逆，益气固脱之效。《中风篝诠》中说："参附为回阳救急要剂，盖阴脱于里，阳亡于外，独参忧恐不及，故必合之气雄性烈之附子，方能有济。"

加减：四肢厥逆阳脱阴竭，急予扶阳救阴，加山萸肉、熟地、甘草；元阳失守加肉桂、童便，重用附子；汗出不止者加黄芪、煅龙牡以益气敛汗；神昏加菖蒲、远志以开窍化痰。

3. 典型病例

糖尿病出血性脑血管病病案 1 例。

刘某，女，51 岁，勤杂工，于 2001 年 10 月 8 日以急诊住院。

主诉：多食、多饮 6 年，突然昏倒、大小便失禁 1h。

病史：患者平素食量较大，嗜好饮茶，饮水量多，于 1995 年发现空腹血糖 9.2mmol/L，开始服用二甲双胍 250mg，每日 3 次。1998 年头晕头痛，血压升高 150/100mmHg，服用复方降压片。今天上午 9 时搞卫生时感头晕目眩，约 10 时 20 分钟突然倒扑，不省人事，大小便失禁于急诊住院。既往无特殊病史，否认有阳性家族史。

体检：神志朦胧，体形偏胖，面色潮红，气粗口臭，口噤不开，两手紧握，肢体强痉拘急，四肢欠温，躁扰不宁而有力，瞳孔对称，角膜反射存在，反应较迟钝；克氏征、戈登征、巴氏征等病理反射阳性；血压 166/110mmHg；舌紫暗红，苔黄燥，脉弦滑数。

理化检查：血糖 11.8mmol/L，尿素氮，血肌酐，二氧化碳结合力均正常；尿糖 56mmol/L，酮体（－）。

脑脊液压力偏高，少量红细胞。

心电图提示 ST-T 改变。头颅 CT 提示间脑有少量出血。

分析：患者系劳力之人，饮食不节，嗜好饮茶，湿聚中焦；酿痰生风。肝阳亢盛而头晕目眩；过劳耗伤肾阴，肝为将军之脏，体阴而用阳，有赖肾水以滋养，肾阴被耗，肝阳暴张，阳化风动，气血逆乱，并走于上，闭塞清窍，骤见意识昏蒙不清；痰浊内盛，络脉阻滞，阳失其柔，筋脉失养则口噤不开，两手握固，肢体强痉；痰盛阳气不达，则四肢欠温；痰瘀交阻，脉络不通而见舌质紫暗。系为消渴病中风—中脏腑—闭证，属痰瘀壅盛，清窍蒙蔽。鉴于患者多年患有高血压、糖尿病冠心病，在活动中突然发病，CT 及病理反射，诊为 2 型糖尿病并发 3 级高血压、脑出血。

处理：

(1) 20％甘露醇 250ml，30min 内静脉滴完以预防脑疝形成。

(2) 6－氨基己酸 4g，溶于 5％葡萄糖溶液 500ml 静脉滴注，加 12U 胰岛素。

(3) 脑活素 10ml 溶于生理盐水 250ml 中静脉慢滴 60min 滴完，日一次，连续 10 天。

(4) 监测神志、呼吸、血糖、血压、脉搏、出凝血时间、电解质。

治法：拟辛温开窍，豁痰息风。

处方：以苏合香丸合导痰汤加减。

药物：半夏 10g，陈皮 6g，竹沥水 10ml，枳实 10g，天麻 10g，藿香 10g，茯苓 10g，胆南星 10g，菖蒲 10g，钩藤 10g。

苏合香丸用温水化服。

方解：取方中苏合香丸芳香化浊，辛温开窍为君药；半夏、陈皮燥湿化痰理气，藿香、茯苓以健脾渗湿，芳香化浊为臣药；菖蒲、竹沥水、胆南星豁痰开窍，枳实宽中利气为佐药；天麻、钩藤平肝息风为使药。诸药合用以达化痰开窍，平肝息风之效。

加减：肢体强痉甚加僵蚕、全蝎、生石决明以加强平肝息风之效；痰涎壅盛加川贝母、天竺黄、猴枣散以助化痰开窍之功；小便失禁者加益智仁、桑螵蛸以温肾缩尿，大便秘结者加川大黄以荡涤腑实。

经上述处理后于第 2 天患者神志逐渐清醒，2 周后下地活动，残留左侧肢体活动不利。改为雅施达 4mg 每日 2 次，美吡达 5mg 每日 3 次，富路通 10mg 每日 3 次；中药以补阳还五汤加味、病情控制平稳后改为降糖通脉宁，配合针灸治疗。

附病案分析：

脑血管病变病案 3 则病案均系 2 型糖尿病并发脑动脉硬化症、糖尿病高血压、糖尿病脑血管病变、伴

0722 糖尿病大血管病变中西医结合诊疗学

胰岛素抵抗。鉴于发病轻、重、缓、急各异、预后不同。中经络两案中案1为2型糖尿病并发1级高血压、一过性脑缺血，其特点呈阵发性眩晕，发病快，缓解快，相当于中医消渴病中风－中经络，证属阴虚阳亢，治拟育阴潜阳，平肝息风，一般不留后遗症。案2为2型糖尿病并发2级高血压、糖尿病脑梗死，病情进展缓慢，经常头晕目眩，记忆力逐渐减退，反应迟钝，最后导致糖尿病血管性痴呆症；相当于中医消渴病中风－中脏腑，证属肝血不足，痰瘀阻络，治拟祛风化痰，活血通络佐以清脑开窍。中脏腑案为2型糖尿病并发3级高血压、糖尿病冠心病、糖尿病脑血管病，脑出血，残留半身不遂。相当于中医消渴病中风－中脏腑－闭证，属痰瘀壅盛，蒙蔽清窍，治拟芳香化浊，辛温开窍，缓解期改为养血活血，祛风通络，补益肝肾。

（三）后遗症

1. 半身不遂

古称"偏枯"，临床可分虚、实两类。实者多为肝阳上亢，脉络瘀阻；虚者多为肝肾阴亏。

（1）肝阳上亢，脉络瘀阻证

临床表现：头晕头痛，面红目赤，腰酸耳鸣，肢体偏废，强痉挛急，舌红苔薄黄，脉弦劲有力为主。

本证系消渴病中风日久，耗伤肝肾之阴，肝主筋，肝阴不足，筋失濡养而肢体僵痉挛急；阴虚阳亢则头晕头痛，面红目赤；肾阴亏虚而腰酸耳鸣，风阳内动，耗伤阴血，血行不畅，脉络瘀阻则肢体偏废。证属消渴病中风，阳亢血瘀之实证。见于糖尿病脑卒中后遗症。

治法：平肝息风，活血通络。

处方：天麻钩藤饮加减。

药物：天麻、钩藤、石决明、牛膝、丹参、生地、赤芍、白芍。取方中石决明、天麻、钩藤平肝息风为君药；白芍、丹参、赤芍养血柔肝，活血通络，与生地养阴生津、清热凉血共为臣药；牛膝引热下行为佐使药，诸药合用以奏益气补血，活血通络之效。

加减：肝火旺者加龙胆草，肢体僵痉挛急重者加鸡血藤、伸筋草以疏经活络；舌质紫暗边有瘀斑加桃仁、红花、地龙；肢体麻木不仁者加胆南星、茯苓以化痰通络。

（2）气血两虚，血瘀阻络证

临床表现：面色萎黄，体倦神疲，患侧肢体缓纵不收，软弱无力，舌胖质紫暗，苔薄白，脉细无力为主者。

本证素体气虚，消渴病中风日久，更耗气血。气不生血，血不养气而致气血两虚则面色萎黄，体倦神疲；气虚血不畅，血脉瘀阻而肢体偏废，缓纵不收。证属消渴病中风，气血两虚，血瘀阻络；见于糖尿病脑卒中后遗症。

治法：益气养血，活血通络。

处方：补阳还五汤加味。

药物：黄芪、当归尾、赤芍、川芎、地龙、土鳖、红花、桃仁、丹参。取方中黄芪甘温益气，气能生血，气行血行为君药；当归尾、赤芍、川芎、红花、桃仁养血活血，祛瘀通络为臣药；丹参、地龙和血通络为佐使药；诸药合用以奏益气养血，活血通络之功。

加减：言语不利加菖蒲、远志以开窍化痰通络；下肢软弱无力加牛膝、杜仲、桑寄生补肝肾，强筋骨；大便秘结加郁李仁、火麻仁以润肠通便；小便失禁或夜尿多加覆盆子、益智仁、桑螵蛸补肾固涩。

2. 音喑

言语謇涩或失语，多与半身不遂，口眼㖞斜并存。临床可分虚、实两型：

（1）肾虚音喑

临床表现：音喑不清，伴心悸气短，下肢软弱，阳痿不举，遗精早泄，腰膝酸软，耳鸣耳聋，夜尿频多，舌质淡体胖，苔薄白，脉沉细。

本证多系消渴病经久不愈，肾精亏虚。肾之经脉上连舌本，肾脉虚则舌窍不利，音喑不清；肝肾不足，筋脉失养则下肢软弱；肾虚则腰膝酸软，耳鸣耳聋，阳痿不举；肾精虚亏，精关不固则遗精早泄、夜尿频多。证属消渴病中风，肾虚音喑；见于糖尿病脑卒中后遗症失语。

治法：滋阴补肾，开音利窍。

处方：地黄饮子加减。

药物：熟地、巴戟天、五味子、远志、附子、山萸肉、麦冬、肉桂、茯苓、肉苁蓉、菖蒲。取方中熟地、山萸肉滋肾养肝为君药；肉苁蓉、肉桂、附子、巴戟天温补肾阳，使肾火归于阴精为臣药；麦冬、五味子等滋阴敛液为佐使药，诸药合用以奏滋阴补肾、开音利窍之效。

（2）痰阻音喑

临床表现：舌强语涩，肢体麻木，或半身不遂，口角流涎，舌红苔黄，脉弦滑。

本证为消渴病耗伤阴精、肝阳挟风痰上壅，阻滞于廉泉之窍，声道不通则舌强语涩。

治法：祛风化痰，宣窍通络。

处方：解语丹加减。

药物：胆南星、远志、石菖蒲、天麻、白附子、全蝎、天竺黄、郁金。取方中天麻、胆南星、天竺黄以化痰开窍为君药；全蝎、白附子平肝息风为臣药；远志、石菖蒲、郁金芳香开窍，理气化痰为佐使药。诸药合用共达祛风化痰，宣窍通络之效。

加减：伴头痛加钩藤、菊花、生龙牡以平肝息风；口角流涎如丝，痰声辘辘加竹沥水、半夏。

3. 口眼歪斜

临床表现：口眼歪斜，语言謇涩不利，舌红苔薄，脉弦细。

本证为消渴病日久，肝风挟痰阻滞经络，经气闭塞则口眼歪斜，语言謇涩不利为主者。

治法：祛风、化痰、通络。

处方：解语丹加减。

药物：白附子、全蝎、川芎、当归、制南星、僵蚕、白芷。取方中白附子温经通络，祛除头风为君药；僵蚕、制南星化痰通络为臣药；川芎、当归养血活血，血行风自灭为佐药；全蝎、白芷、息风通络为使药。诸药合用共达祛风、化痰、通络之功。

加减：面部抽搐加蜈蚣以祛风止痉；肢体作强不利加地龙、白芥子、半夏、防风、丹参以祛风化痰，养血通络。

（四）糖尿病脑血管病单味中药的研究

1. 川芎

含川芎嗪具有抑制平滑肌收缩，增加心脑动脉血流量，改善心脑血液循环，降低血压降低血小板表面活性的作用。川芎嗪注射液，每支 2ml，内含本品 40mg，每次 80mg 加入生理盐水 500ml 内静滴，每日一次，7~10 天为一个疗程。

2. 丹参

含丹参酮具有扩张血管，增加脑血流量，改善血液循环，促进纤维蛋白原的溶解，有抗凝血作用。丹参注射液，每支 2ml，内含生药 4g，每次 10g 加入 5％葡萄糖溶液 250ml 内静滴，每日一次，10 天为一个疗程。

3. 灯盏细辛

灯盏细辛含有灯盏花素，能增加动脉血流量，降低血压及周围血管阻力，改善脑血液循环。灯盏花素注射液，每支 10mg，每次 10~20mg 加入生理盐水 500ml 内，静脉滴注，每日一次，10 天为一个疗程。

4. 红花

具有降低血管阻力，改善微循环，抑制血小板聚集作用，能激活脑组织中某些酶类的活性。红花注射液：每支 2ml，每次 10~15ml 加入生理盐水 250~500ml 中，每日一次，2 周一个疗程。

（五）糖尿病脑血管病的中成药及单验方

1. 大活络丹

理气豁痰，舒筋活络。每次一丸，每日 2 次。

2. 脑血康

活血化瘀，疏通血脉。每次 1 支，每日 3 次。

3. 华佗再造丸

活血化瘀，化痰通络。每次 8g，每日 3 次。

4. 消栓通络片

活血消栓，温经通络。每次 8 片，每日 3 次。

5. 人参再造丸

祛风化痰，活血通络。每次 1 丸，每日 3 次。

6. 桑枝煎

祛风，舒筋，通络。鲜桑枝一束，切碎煎汤饮服，每日 1 剂。

7. 竹沥汤

鲜竹沥、生姜汁、生葛汁。化痰通络。水煮服，每日 1 剂。

8. 健脑散

益气化瘀，补肾健脑，治疗脑梗死后痴呆症。方药人参、土鳖虫、当归、枸杞子、川芎、三七、乳香、没药、地龙、紫河车、全蝎、鸡内金。上药共研细末装胶囊。每次 4～5g，每日 2 次。

（六）药膳、针刺

1. 药膳

（1）牛蒡根粥：牛蒡根研细和大米煮粥。治老年脑卒中。

（2）冬麻子粥：冬麻子、荆芥、薄荷、白粟米。煮粥空腹食用，治疗脑卒中。

2. 体针

（1）肢体瘫痪：上肢取大抒、肩髎、肩髃、曲池、手三里、外关、合谷、三间、尺泽、曲泽、内关、大陵。下肢取环跳、风市、内关、伏兔、阳陵泉、悬钟、昆仑、丘墟、委中、曲泉、商丘、三阴交等穴。每次取 3～5 穴，用平补平泻法，以通调经气。

正气虚者手法宜轻，拘急强硬部位可用较强刺激，以舒缓挛急之筋脉。病久者可配合灸法。

（2）吞咽困难：取廉泉、扶突、风池、合谷、丰隆等穴。廉泉可向左右两侧轻刺，得气后，反复行针；风池稍深刺插，用泻法；扶突浅刺，平补平泻；丰隆可用提插泻法。

（3）失语：取廉泉、哑门、通里、三阴交、太溪，舌强加金津、玉液等穴。廉泉刺法同上；行捻转法，得气后出针，不留针；金津、玉液沿舌下两侧刺入 1 寸左右，得气后出针，其他穴位平补平泻，留针 30min。

3. 耳针

取皮质下、脑点、三焦、降压沟，失语加心、脾；吞咽困难加口、咽喉穴。直刺法强刺激，留针 30min，隔日一次。也可用王不留行籽穴位压豆。

4. 头皮针

取运动区、足运感区、语言区等穴。沿皮肤刺入 0.5～1 寸，频频捻针。适用于肢体瘫痪者，一般隔日一次。

（七）预防与康复

1. 积极治疗糖尿病

严格控制血糖，另外一方面也需要严防低血糖，需要根据病人的个体情况制定个体化的血糖控制目标。

2. 积极控制高血压

控制高血压是防治脑血管病变中心环节，急性期血压不宜过低，亦需要制定个体化的控制目标。

3. 注意饮食

宜低盐、低脂、低胆固醇饮食；控制食量，忌辛辣等刺激食品；戒烟戒酒。

4. 调节情志

避免激动，树立战胜疾病的信心，保持心情舒畅，加强社会交往。

5. 注意先兆症状

老年糖尿病患者出现一过性肢体麻木，晕厥者应及时到医院就医。

6. 加强活动

鼓励患者早期活动，加强体能锻炼，脑力锻炼等。

六、丁学屏对糖尿病合并脑血管病临床诊治认识

丁学屏认为，消渴初期，肺胃燥热或脾胃湿热居多，燥伤津液，热铄气液，湿热化火，更易劫铄津液。津不化气，气不摄水，饮一溲一，渐成下消，病由肺胃而及肝肾，津血既耗，风阳上僭，则眩晕头痛；液亏风动，乘窍窃络，遂病中风。津血同源，津亏血少，津不载血，不能循经畅行，故可致血瘀；燥热内炽，煎熬津液，耗灼阴血，使血液黏滞、血脉壅塞而致血瘀；消证日久，燥热炽盛，不仅伤津，而且耗气，气虚则无力推动血行，也可致瘀血内阻。故其本质是因虚致瘀。瘀血阻滞，络脉不通可发为本病。故丁学屏总结临床经验，将其分为 4 型：

1. 风阳上僭证

临床表现：顾盼之间，辄作眩晕，甚则起坐躺卧，视物旋转，如坐舟车，欲恶泛漾，间或头痛，舌红少苔，脉行缓滑。此类证候，以糖尿病基底节腔隙性脑梗死患者，最为多见。

病机：燥伤精血，风阳上亢。

治法：毓养肝肾，平肝潜阳。

处方：镇肝息风汤加减。

药物：代赭石（先煎）30g，生牡蛎（先煎）30g，灵磁石（先煎）30g，苍龙齿（先煎）18g，明天麻 6g，杭白芍 15g，京玄参 15g，天冬 15g，麦冬 15g，炙龟甲（先煎）18g，大生地 12g，怀牛膝 30g，茵陈 9g，生麦芽 12g。

方解：肝主左升，肺主右降，此人身阴阳气血升降之理也。肝为刚脏，相火内寄，意义永阳，肝体不足，肝用有余，气火升浮，厥阴化风上僭，充气上逆，胃气亦因之上逆，而成左升太过，右降不及之势，则人体之气血逆乱，自不待言。《素问》所谓"血之与气，并走于上，则为大厥"是矣。镇肝息风汤为清上实下之范例。方中龟、芍滋柔酸寒，涵育真阴；龙、牡潜摄扶阳，代赭镇冲降胃，牛膝引血下行，则为清上摄下之用；玄参、天冬助肺之肃，抑肝之强；更借茵陈、麦芽生发之气。临床视病情加减应用。每多获效。

2. 液亏风动证

临床表现：言语謇涩，口角歪斜，一侧肢体废用，口干便难，舌光红少苔，脉小弦。此类证候，于颈内动脉系统脑血栓形成的病人，最为多见。

病机：燥伤精血，内风窍络。

治法：滋阴泻热，息风通络。

处方：黄连阿胶汤、三甲复脉汤复合。

药物：小川连 3g，大生地 12g，陈阿胶（烊冲）9g，杭白芍 15g，玄参 9g，麦冬 15g，制鳖甲（先煎）18g，生牡蛎（先煎）18g，广地龙 9g，小胡麻（杵）9g，知母 6g。

方解：《伤寒论》一书，专论寒邪胜复之大法也。麻黄、桂枝治寒之胜气；白虎、承气治寒之复气。黄连阿胶汤治少阴邪从火化，亦寒之复气也。是方为邪热伤阴、虚阳外浮者，立一法门。后世之大、小定风珠，三甲复脉汤等方，莫不由此脱胎。方中阿胶、鸡子黄涵育真阴；芍药和营敛阴；黄连、黄芩清心肺膈上之热。合而成方，以为滋阴泻热之用。

3. 风痰入络证

临床表现：舌强语謇，言语含糊，口舌歪斜，一侧握拳不紧，步履倚侧，甚或神志昏昧，素体丰腴，舌胖嫩，边有齿痕，苔浊腻，脉弦滑。此类证候，于糖尿病大脑中动脉栓塞的病人，最为多见。

病机：阳化内风，夹痰窃络。

治法：涤痰开窍，息风通络。

处方：涤痰汤、羚角钩藤汤、钩藤饮复合。

药物：羚羊角粉（分吞）0.6g，全蝎粉（分吞）4.5g，僵蚕 9g，茯苓 12g，石菖蒲 9g，广郁金 9g，炮远志 6g，陈胆星 6g，滁菊 9g，桑叶 9g，竹沥半夏 9g，天竺黄 6g，茯神 12g。神志昏蒙者，安宫牛黄丸 1 粒（化服）。

方解：桑叶、菊花、羚羊角、钩藤凉肝息风、清头目而止眩晕。羚羊角主要含角质蛋白、磷酸钙、维生素 A 等，其中角质蛋白含量最多。山羊角含有角质蛋白及甾体物质。角质蛋白经水解后含 17 种游离氨基酸及多肽物质，其中一种多肽为胆甾醇。羚羊角煎剂能使麻醉猫的血压下降，切断两侧迷走神经后，降压作用有所减弱，说明降压反应可能与中枢神经有关。钩藤的主要成分为生物碱，有钩藤碱、异钩藤碱、科诺辛因碱等，钩藤煎剂静注于麻醉兔或犬均可使血压下降 30％～40％，持续 3～4h 以上。钩藤的降压机制涉及到多个环节。钩藤能抑制高血压大鼠纹状体，视丘及海马区域内的钙离子通道而发挥降压作用。钩藤碱能明显抑制 AA、ADP 诱导的大鼠血小板聚集，而不影响 PGI_2 的生成和血小板利用外源性 AA 合成血栓素 A_2，但可抑制胶原诱导的血栓素 A_2 生成。近有报道，钩藤碱浓度为 0.325～1.30mmol/L 时，对 ADP 诱导的兔血小板聚集有明显的解聚作用，此作用较阿司匹林略强，且对正常血小板内 cAMP 浓度无明显影响，但显著抑制血小板聚集、凝血酶及 ADP 所引起的 cAMP 浓度下降。钩藤碱还能明显改善红细胞变形能力，这可能是钩藤防止血栓形成的积极因素。全蝎、僵蚕息风通络。全蝎有息风通络及止痉作用，僵蚕有息风止痉和化痰散结的作用。全蝎提取液对心血管系统有多种作用，可扩张多种血管（中枢和局部作用），可抑制实验大鼠的下腔静脉的血栓形成，可调节机体抗凝和纤溶功能；石菖蒲、炮远志、广郁金涤痰开窍；竹沥半夏、胆南星、天竺黄、茯神，善化风痰。天南星的块茎中含三萜皂苷、生物碱（掌叶半夏碱等 10 多种生物碱），尚含有强心苷。掌叶半夏碱（腺嘌呤合成品）对犬、猫及大鼠均有降压作用，而对心率无明显影响，掌叶半夏碱还能抑制 ADP 和胶原引起的血小板聚集作用。神志昏蒙者，更借安宫牛黄丸清心开窍，幽香通灵之用，复其神明机窍焉。

4. 瘀阻脉络证

临床表现：神情默默，表情木然，舌强言謇，一侧肢体瘫痪，舌质紫暗，或有瘀斑，脉小弦或细涩。此类证候于糖尿病多发性脑梗死病人最为多见。

病机：津不载血，脉络瘀阻。

治法：化瘀通络。

处方：增损三甲散化裁。

药物：僵蚕 9g，地鳖虫 12g，炮甲珠 6g，炙鳖甲（先煎）18g，泽兰叶 15g，桃仁 12g，川芎 6g，广地龙 6g，柴胡 4.5g。

方解：方中鳖甲入厥阴，用柴胡引之，俾阴中之邪，尽达于表。地鳖虫入血，用桃仁、泽兰叶引之，俾血分之邪，尽泄于下。山甲入络，用僵蚕引之，俾络中之邪，亦从风化而散。缘病久气钝血滞，非拘泥于恒法所能愈也。

典型病例：

案1：

许某，男性，73岁，2000年11月28日入院。

主诉：左侧肢体活动不利伴语謇1天。

现病史：患者有2型糖尿病病史16年，平时用胰岛素控制血糖，空腹血糖在7.8mmol/L左右。1999年1月"脑梗死"，在我院诊治后出院，未留下后遗症。昨日下午5时被家属发现跌倒在地，左侧肢体活动不利伴语謇，神志尚佳，无二便失禁。入院时嗜睡，气平，精神弱，左侧肢体活动不利，言语不清。

体格检查：形体消瘦，神志时清时糊，伸舌困难，左侧肢体肌力0级，右侧肢体肌力5级。左侧巴氏征、查多克征、戈登征、奥本海姆征均阳性，肌张力明显降低，血压160/70mmHg，舌嫩红，苔浊腻而黄，脉弦劲。

理化检查：FPG 11.1mmol/L，2hPG 9mmol/L，HbA1c 5.7％。

头颅CT示右小脑梗死，右颞。顶部陈旧性脑梗死。

中医诊断：消渴（湿热互蕴）；中风，中脏腑（风痰入络）。

西医诊断：2型糖尿病，再次脑卒中（右小脑梗死）。

治疗：予血塞通、醒脑净化瘀通络、开窍醒神；甘露醇脱水；β－七叶皂苷钠营养脑细胞；优泌林70/30皮下注射，控制血糖。

辨证分析：消证日久，精血日耗，厥阴化风，夹痰浊乘窍窜络，故神志时清时昧，左侧肢体半身不遂，苔浊腻而黄，脉弦劲。

治法：息风涤痰，醒脑开窍。

处方：羚羊角粉（分吞）0.6g，全蝎4.5g，僵蚕9g，地龙9g，石菖蒲9g，远志6g，郁金9g，天竺黄6g，瓜蒌皮12g，天麻6g，陈胆星6g。

出院：诸证转好，左侧肌力1级，病理反射阴性，肌张力轻度下降，血压150/70mmHg。

案2：

王某，女性，64岁。2001年7月10日入院，8月9日出院。

主诉：左侧肢体活动不利半日。

现病史：糖尿病史8年，入院前2天出现头晕，行走不利，如踩棉垫，当时未予重视，第二天出现左下肢活动不利，手足重滞，口眼歪斜，遂来我院就诊，收入病房。刻下：左侧肢体活动不利，口眼歪斜。

体检：神清气平，左鼻唇沟略浅，心肺（－），全腹软，无压痛，肝脾肋下未及，左侧肢体偏瘫，左上肢肌力Ⅲ°，左下肢肌力Ⅰ°～Ⅱ°，左巴氏征（＋），查多克征（＋），血压110/90mmHg。舌淡紫，边有齿印，苔薄，脉濡细。

理化检查：空腹血糖10.6mmol/L，餐后2h血糖13.6mmol/L，HbA1c9.7％。

MRI示右侧内囊及丘脑区脑梗死灶。

中医诊断：中风（肝阳化风），消渴（肝肾阴亏）。

西医诊断：脑梗死，2型糖尿病。

治疗：血塞通400mg静滴7天，β－七叶皂苷钠200mg静滴脱水，诺和灵30R皮下注射，拜糖平、二甲双胍口服控制血糖。

辨证分析：消证既久，肝肾精血日耗，厥阳化风，乘窍踞络，脉络失于瑞和，舌淡紫苔薄脉濡细。

治法：息风通络，和营祛瘀。

处方：羚羊角（分吞）0.6g，全蝎4.5g，僵蚕9g，地龙9g，天麻6g，地鳖虫12g，炙甲片9g，卫矛30g，怀牛膝30g，潼蒺藜9g，白蒺藜9g，鸡血藤12g，络石藤12g。

出院：诸症好转，左上肢肌力Ⅲ°～Ⅳ°，左下肢肌力Ⅲ°。

七、仝小林对糖尿病合并脑血管病临床诊治认识

仝小林认为，糖尿病合并脑血管病的发生，主要在于糖尿病日久，气阴两虚，气虚运血无力，气虚运化无力，变生痰瘀，阻于脑脉，窍络窒塞，气血不相接续，神机失用；或阴亏于下，肝阳暴张，阳亢风动，血随气逆，夹痰夹火，横窜经隧，夹风动肝，风痰瘀血，上犯清空，蒙蔽清窍，而形成上实下虚，阴阳互不维系，闭脑卒中，神机失用。仝小林等总结临床经验，对糖尿病合并脑血管病总结了以下证型：

（一）中经络

1. 肝阳暴亢证

临床表现：半身不遂，舌强言謇，口舌歪斜，眩晕头痛，面红目赤，心烦易怒，口苦咽干，便秘尿黄，舌红或绛，苔黄或燥，脉弦有力。

治法：平肝潜阳。

处方：天麻钩藤饮（《杂病证治新义》）加减。

药物：天麻、钩藤、石决明、栀子、黄芩、川牛膝、杜仲、桑寄生、益母草、夜交藤、朱茯神。

加减：面红烦热加栀子、丹皮；失眠加龙齿、生牡蛎。

2. 风痰阻络证

临床表现：半身不遂，口舌歪斜，舌强言謇，肢体麻木或手足拘急，头晕目眩，舌苔白腻或黄腻。

治法：化痰息风。

处方：导痰汤（《校注妇人良方》）合牵正散（《杨氏家藏方》）加减。

药物：半夏、陈皮、枳实、茯苓、制天南星、白附子、僵蚕、全蝎。

加减：痰涎壅盛，苔黄腻，脉滑数，加天竺黄、竹沥；头晕目眩加天麻、钩藤。

3. 痰热腑实证

临床表现：半身不遂，舌强不语，口舌歪斜，口黏痰多，腹胀便秘，午后面红烦热，舌红，苔黄腻或灰黑，脉弦滑大。

治法：清热攻下，化痰通络。

处方：星蒌承气汤（《验方》）加减。

药物：生大黄、芒硝、胆南星、全瓜蒌。

加减：腹胀便秘加枳实、厚朴；偏瘫、失语，加白附子、地龙、全蝎。

4. 气虚血瘀证

临床表现：半身不遂，肢体软弱，偏身麻木，舌喎语謇，手足肿胀，面色㿠白，气短乏力，心悸自汗，舌质暗淡，苔薄白或白腻，脉细缓或细涩。

治法：补气行瘀。

处方：补阳还五汤（《医林改错》）加减。

药物：生黄芪、当归尾、川芎、赤芍、桃仁、红花、地龙。

加减：语言謇涩可选加石菖蒲、白附子、僵蚕等；吐痰流涎，加制半夏、石菖蒲、制天南星、远志。

5. 阴虚风动证

临床表现：半身不遂，肢体软弱，偏身麻木，舌喎语謇，心烦失眠，眩晕耳鸣，手足拘挛或蠕动，舌红或暗淡，苔少或光剥，脉细弦或数。

治法：滋阴息风。

处方：大定风珠（《温病条辨》）加减。

药物：白芍、阿胶、生龟板、生鳖甲、生牡蛎、五味子、干地黄、鸡子黄、火麻仁、麦冬、甘草。头痛、面赤，加牛膝、代赭石。

（二）中脏腑

1. 痰火闭窍证

临床表现：突然昏倒，昏聩不语，躁扰不宁，肢体强直，项强；痰多息促，两目直视，鼻鼾身热，大便秘结；甚至抽搐，拘急，角弓反张，舌红，苔黄厚腻，脉滑数有力。

治法：清热涤痰开窍。

处方：导痰汤（《校注妇人良方》）送服至宝丹（《太平惠民和剂局方》）或安宫牛黄丸（《温病条辨》）加减。

药物：半夏、制天南星、陈皮、枳实、茯苓、甘草。

加减：抽搐强直，合镇肝息风汤（《医学衷中参西录》）加减，或加山羊角、珍珠母，大便干结加大黄、芒硝、瓜蒌仁。

2. 痰湿蒙窍证

临床表现：神昏嗜睡，半身不遂，肢体瘫痪不收，面色晦垢，痰涎涌盛，四肢逆冷，舌质暗淡，苔白腻，脉沉滑或缓。

治法：燥湿化痰，开窍通闭。

处方：涤痰汤（《奇效良方》）合苏合香丸（《太平惠民和剂局方》）加减。

药物：制天南星、制半夏、枳实、陈皮、竹茹、石菖蒲、党参、甘草。

加减：痰涎壅盛，苔黄腻，脉滑数，加天竺黄、竹沥。

3. 元气衰败证

临床表现：神昏，面色苍白，瞳神散大，手撒肢厥，二便失禁，气息短促，多汗肤凉，舌淡紫或萎缩，苔白腻，脉散或微。

治法：温阳固脱。

处方：参附汤（《校注妇人良方》）加减。

药物：人参、炮附片、生姜、大枣。

加减：汗出不止加山茱萸、黄芪、煅龙骨、煅牡蛎。

（三）后遗症期

1. 半身不遂

（1）肝阳上亢，脉络瘀阻证

临床表现：眩晕目眩，面赤耳鸣，肢体偏废，强硬拘急，舌红，苔薄黄，脉弦有力。

治法：平肝息风，活血舒筋。

处方：天麻钩藤饮（《杂病证治新义》）加减。

药物：天麻、钩藤、石决明、栀子、黄芩、川牛膝、杜仲、桑寄生、益母草、夜交藤、朱获神。

（2）气血两虚，瘀血阻络证

临床表现：面色萎黄，体倦神疲，患侧肢体缓纵不收，软弱无力，舌体胖，质紫暗，苔薄。

治法：补气养血，活血通络。

处方：补阳还五汤（《医林改错》）加减。

药物：生黄芪、川芎、赤芍、桃仁、红花、地龙。

2. 音喑

（1）肾虚音喑

临床表现：音喑，心悸气短，下肢软弱，阳痿、遗精、早泄，腰膝酸软，耳鸣，夜尿频多，舌质淡体胖，苔薄白，脉沉细。

治法：滋阴补肾，开音利窍。

处方：地黄饮子（《黄帝素问宣明论方》）加减。

药物：熟地黄、巴戟天、山茱萸、五味子、肉苁蓉、远志、附子、肉桂、茯苓、麦冬、石菖蒲。

（2）痰阻音喑

临床表现：舌强语謇，肢体麻木，或见半身不遂，口角流涎，舌红，苔黄，脉弦滑。

治法：祛风化痰，宣窍通络。

处方：解语丹（《医学心悟》）加减。

药物：胆南星、远志、石菖蒲、白附子、全蝎、天麻、天竺黄、郁金。

3. 口眼歪斜

临床表现：口眼歪斜，语言謇涩不利，舌红苔薄，脉弦细。

治法：化痰通络。

处方：牵正散（《杨氏家藏方》）加减。

药物：白附子、僵蚕、全蝎。

4. 痴呆

（1）髓海不足证

临床表现：头晕耳鸣，腰脊酸软，记忆模糊，神情呆滞，动作迟钝，肢体瘫软，舌淡苔白，脉沉细弱，两尺无力。

治法：补精益髓。

处方：补天大造丸（《杂病源流犀烛》）加减。

药物：紫河车、熟地黄、枸杞子、杜仲、白术、生地黄、牛膝、五味子、黄柏、茴香、当归、党参、远志。

（2）肝肾亏损证

临床表现：头晕眼花，耳鸣，腰膝酸软，颧红盗汗，舌红少苔，脉弦细数。

治法：滋补肝肾，安神定志。

处方：左归丸（《景岳全书》）加减。

药物：熟地黄、鹿角胶、龟板胶、山药、枸杞子、山茱萸、牛膝、菟丝子。

（四）其他疗法

1. 中成药

（1）口服药物：银杏叶片，适用于瘀血阻络引起的胸痹、心痛、中风、半身不遂等。

（2）中药注射液：清开灵注射液，用于热病神昏，中风偏瘫，神志不清等。醒脑静注射液，用于热入营血，内陷心包，高热烦躁，神昏谵语等。

2. 针灸

（1）体针：取内关、神门、三阴交、天柱、尺泽、委中等穴。语謇加金津、玉液放血；口㖞流涎，配颊车透地仓、下关透迎香；上肢取肩髃、曲池、外关、合谷；下肢加环跳、阳陵泉、足三里、昆仑；血压高加内庭、太冲。

（2）耳针：取皮质下、脑点、心、肝、肾、神门及瘫痪等相应部位，每次 3~5 穴，中等刺激，每次 15~20min。

（3）头针：取对侧运动区为主。

（4）穴位注射：取穴肩髃、曲池、合谷、手三里、环跳、阳陵泉、髀关、解溪等，轮流选用，每穴注射当归注射液、丹参注射液等 1~2ml。

3. 推拿

上肢取大椎、肩髃、臂臑、曲池、手三里、大陵、合谷；下肢取命门、阳关、居髎、环跳、阴市、阳陵泉、足三里、委中、承山、昆仑。用推、拿、按、搓、摇等手法。

八、李瑛对糖尿病合并脑血管病临床诊治认识

李瑛认为，消渴日久，伤阴耗气，气阴两虚，肝肾不足，变生痰瘀，阻于脑脉，窍络闭塞，神机不利，为糖尿病性中风的主要病机。气阴两虚贯穿于整个病程中。李瑛总结临床经验，将其分为4型：

1. 阴虚风动，瘀血阻络证

临床表现：突发半身不遂或偏身麻木，口角歪斜，舌强语謇，烦躁不安，失眠，头晕耳鸣，手足心热，烦渴，易饥多食，尿赤便干，舌红绛少津或暗红，少苔或无苔，脉细数或弦细数。

治法：育阴息风，化痰通络。

处方：育阴通络汤加减。

药物：生地黄20g，玄参15g，天花粉20g，石斛15g，钩藤30g，菊花10g，女贞子15g，桑寄生30g，枸杞子9g，赤芍15g，白芍15g，丹参15g，地龙15g。

2. 气阴两虚，痰瘀阻络证

临床表现：半身不遂或痿软无力，口眼歪斜，言语謇涩，面色少华或晦暗，倦怠神疲或头晕，口干或口黏，便干，食不知饱或纳呆，小便混浊，舌瘦色红或舌胖苔厚，舌下静脉曲张，脉沉细弦或沉缓，血糖值高。

治法：益气养阴，滋补肝肾，祛瘀化痰。

处方：六味地黄汤合补阳还五汤加减。

药物：熟地黄30g，山药15g，山萸肉12g，茯苓15g，丹参30g，黄芪30g，太子参30g，赤芍15g，川芎9g，桃仁9g，红花9g，地龙12g，僵蚕9g，石菖蒲9g。

加减：阴虚火旺者加知母、黄柏、地骨皮、玄参；气虚甚者重用黄芪；痰浊甚者加苍术、清半夏、藿香；血压高者加生龙牡、石决明、天麻、牛膝。

3. 痰热腑实，风痰上扰证

临床表现：突发半身不遂或偏身麻木，口角歪斜，言謇，或神昏谵语，烦扰不宁或气粗痰鸣，大便秘结，舌尖红少苔，根部黄厚或黄褐而燥，脉弦滑，血糖值高。

治法：滋阴通腑化痰。

处方：增液汤合通腑化痰汤加减。

药物：生地黄30g，玄参30g，麦冬3g，生大黄10g，芒硝10g，全瓜蒌30g，胆南星10g，丹参30g，黄连10g。

4. 痰湿内蕴，蒙塞心神证

临床表现：素体肥胖，痰湿闭窍，病发神昏，半身不遂而肢体松懈，瘫软不温，面白唇暗，痰涎壅盛，舌暗淡、苔白厚腻，脉沉滑或沉缓，血糖值高。

治法：涤痰化湿，开窍醒神

处方：涤痰汤加减送服苏合香丸。

药物：法半夏10g，胆南星10g，枳实10g，橘红10g，党参10g，茯苓15g，菖蒲12g，竹茹10g，全瓜蒌30g，泽泻20g，苏合香丸冲服。

九、祝谌予对糖尿病合并脑血管病后遗症临床诊治经验

祝谌予总结临床经验，对糖尿病合并脑血管病后遗症者作出以下总结：

临床表现：糖尿病合并脑血管病后遗症者症见半身不遂，口眼歪斜。

病机：多为气虚血瘀之类。

治法：宜益气养阴、化瘀通络。

处方：补阳还五汤加味。

加减：神志不清者加菖蒲、远志养心开窍，上肢麻木者加桑枝、姜黄祛风通络、活血止痛，下肢麻木者加桑寄生、鸡血藤调补肝肾、养血通络，语言謇涩者加生蒲黄、白术、菖蒲。

祝谌予认为生蒲黄为治疗舌疾之效药，口眼歪斜者加全蝎、白僵蚕搜风平肝通络，痰涎壅盛者加胆南星、半夏、橘红燥湿化痰。

合并症治疗：合并高血压者，治宜益气养阴、活血化痰、重镇降逆，常用降糖基本方合血府逐瘀汤再加灵磁石等。

十、赵进喜对糖尿病合并脑血管病临床诊治认识

赵进喜认为糖尿病合并脑血管病变属于中医的"消渴病·中风"范畴，临床上在辨病分期论治基础上，常分七型论治。急性期可应用安宫牛黄丸，安脑丸口服或鼻饲。恢复期和后遗症期，可应用华佗再造丸、天麻丸、复方丹参片。阴虚风动，络脉瘀阻证，治宜育阴息风、化瘀通络为法，常用天麻钩藤饮、建瓴汤化裁，药用天麻、钩藤、生地、玄参、白芍、怀牛膝、玉竹、豨莶草、葛根、丹参、黄芩、夏枯草、生石决明、生龙骨、生牡蛎、磁石、桑枝；气阴两虚，络脉瘀阻证，治宜益气养阴，活血通络为法，常用补阳还五汤合生脉散化裁，药用生黄芪、沙参、生地、赤芍、白芍、桃仁、红花、当归、川首、地龙、水蛭、土鳖虫、葛根、丹参、鬼箭羽、豨莶草、桑枝、鸡血藤；风痰内扰，脉络痹阻证，治宜息风化痰，活血通络为法，常用半夏白术天麻汤、温胆汤化裁，药用天麻、清半夏、白术、茯苓、陈皮、玉竹、豨莶草、葛根、丹参、夏枯草、生龙骨、生牡蛎、磁石、桑枝；痰热腑实，风痰瘀阻证，治宜通腑化痰，息风清热为法，常用星蒌承气汤、调胃承气汤、小陷胸汤、三化汤等化裁，药用栝楼、胆南星、天麻、大黄、生地、玄参、白芍、怀牛膝、玉竹、豨莶草、葛根、丹参、夏枯草、生石决明、生磁石、桑枝；痰湿蒙窍，心神失用证，治宜涤痰化湿，醒神开窍为法，常用涤痰汤化裁，药用人参、胆星、半夏、茯苓、甘草、橘红、竹茹、枳实、菖蒲；气虚血瘀，脉络痹阻证，治宜益气活血，通络活络为法，常用补阳还五汤化裁，药用生黄芪、地龙、水蛭、赤芍、白芍、当归、川芎、桃仁、红花、土鳖虫、茺蔚子、豨莶草、鸡血藤、仙鹤草；阴阳两虚、虚阳化风证，治宜滋阴助阳，潜镇息风为法，常用潜阳汤化裁，药用熟地、茯苓、茯神、山药、泽泻、丹皮、山茱萸、当归、肉桂、巴戟天、仙茅、淫羊藿、寄生、续断、炙龟板、炙鳖甲、生牡蛎、莲子。

十一、总结

糖尿病合并脑血管病的发生，主要在于糖尿病日久，气阴两虚，气虚运血无力，气虚运化无力，变生痰瘀，阻于脑脉，窍络窒塞，气血不相接续，神机失用；或阴亏于下，肝阳暴张，阳亢风动，血随气逆，夹痰夹火，横窜经隧，夹风动肝，风痰瘀血，上犯清空，蒙蔽清窍，而形成上实下虚，阴阳互不维系，闭脑卒中，神机失用。糖尿病合并脑血管病病位在脑，涉及心、肝、肾诸脏；其病理因素有虚、火、风、痰、气、血六端，病性多为本虚标实，上盛下虚。

第二节　糖尿病性心脏病

一、概述

糖尿病性心脏病，相当于中医学中"消渴"合并"心悸""胸痹""真心痛""喘证""水肿""厥证""脱证"等范畴。

中医学中虽无糖尿病性心脏病的明确病名，但从《黄帝内经》起就有相关的记载，《素问·通评虚实论》中记载："凡治消瘅……气满发逆……"《素问·师传》："胃中热则消谷，令人悬心善饥……"《灵

枢·本脏》："心脆则善病消瘅热中"《灵枢·邪气脏腑病形》："心脉微小为消瘅"；张仲景在《伤寒论》中有"消渴，气上撞心，心中疼热……"之描述；巢元方在《诸病源候论》中提出："消渴病，心中疼……"陈无择《三因极一病证方论》中阐明："消渴属心，故烦心，使心火散漫，渴而引饮"；《景岳全书卷之十八理集·杂证谟》云："消渴属心……心火散漫，渴而引饮……"《医宗己任编·消症》中记载："消之为病，源于心火炎炽……"以上论述记录了消渴病与心病之间的密切联系。

二、古代医家对糖尿病性心脏病的认识

（一）病因

历代医家对糖尿病性心脏病的认识各有论述，其病因主要包括：

1. 禀赋不足，五脏柔弱

《灵枢·五变》："五脏皆柔弱者，善病消瘅"，消渴日久，营阴虚损，营卫失和，易感虚邪贼风，两虚相得，由此致病。《素问·阴阳应象大论》中提到："壮火食气"，素体阴虚之人，最易耗伤津气，耗气则血运无力，瘀血阻滞，伤津则炼液为痰，痰浊凝滞，痰瘀互结，心脉痹阻，则发胸痹；或素体心气亏虚，气血不荣，心失所养，发为心悸。

2. 饮食失节，心脾亏损

《素问·通评虚实论》中云："凡治消瘅……气满发逆，肥贵人，则膏粱之疾也。"长期饮食不节，过食肥甘厚味，则损伤脾胃，生化乏源，心脉失养，发为心悸；脾失健运，痰浊内生，闭阻心脉，导致胸痹。

3. 毒邪侵袭，心脉受损

消渴日久，气虚而卫外不固，阳虚致心脉失于温煦，外邪侵袭（以感受寒邪最为常见），或痰毒瘀血阻滞心脉，心脉受损，而致胸痹。叶天士《临证指南医案》中有"邪与气血两凝，结聚络脉""百日久恙，血络必伤……"的记载。

4. 七情内伤，心脉郁滞

《临证指南医案·三消》："心境愁郁，内火自燃，乃消症大病"，消渴之人，平素精神紧张或情志不遂，致肝气郁滞，气机不畅，心脉郁滞，发为胸痹。《周慎斋遗书·渴》中提出："心思过度……此心火乘脾，胃燥而肾无救"，说明情志因素不仅是消渴病发生的主要因素，还因心火亢盛，耗伤心阴，血不养心，发为心悸。

（二）病机

1. 阴虚燥热是糖尿病性心脏病的病理基础

糖尿病性心脏病是在消渴的基础上发展而成。消渴的根本病机责之于阴虚燥热，《素问·阴阳别论》："二阳结，谓之消"；孙思邈《备急千金药方》中提出："三焦猛热，五脏干燥"；刘完素的《三消论》中写道："消渴之病者，本寒湿之阴气极衰，燥热之阳气太过"，指出了本病的病机特征；沈金鳌在《杂病源流犀烛》中总结道："三消之成，总皆水火不交，偏胜用事，燥热伤阴之所致。"这些都说明了阴虚燥热为消渴之病机关键。而阴虚与燥热又互为因果，《丹台玉案》中有"火因水竭而益烈，水因火烈而益干"的说法。病人素体阴虚，或因饮食不节，化热伤阴；或因年老体虚，精血耗伤；或因外感虚邪，营卫不和；或因五志化火，灼伤阴液，均可引起阴精亏耗，燥热内生，二者相互影响，日久必成消渴，消渴日久，必致气阴两虚、心脾俱伤，五脏脆弱，百病始生。阴虚燥热，炼津成痰，或脾虚湿困，运化失司，致痰湿阻滞；阴虚燥热，热伤血络，血溢脉外，离经之血谓之瘀，或气虚无以推动血行，瘀血阻滞。痰瘀互结，郁结于心脉，而成心悸胸痹。由此可见，糖尿病性心脏病是在阴虚为本的基础上，由虚致实，变生痰浊血瘀，又因实致虚，损伤心用，虚、火、痰、瘀累及心脉而成本病。故阴虚燥热既是消渴的基本病机，也是糖尿病性心脏病的病理基础。

2. 心脾两虚是糖尿病性心脏病的病机关键

糖尿病性心脏病是消渴日久，或治疗不及时而进一步发展演变而成。消渴的基本病机为阴虚燥热，阴虚燥热，耗气伤阴，久则气阴两虚。先天禀赋不足，或年老体虚，或劳倦内伤，均可致心肾亏损，气血运行失畅，痰瘀内停；或阴虚燥热，煎熬津液，痰瘀交阻，痹阻心脉，心体受损，心用失常，心神不安，发为本病。《素问·举痛论》曰："寒气克于背俞之脉则脉泣，脉泣则血虚，血虚则痛，其俞注于心，故相引而痛"；《金匮要略·胸痹心痛短气病脉证第九》中言："阳微阴弦，即胸痹而痛"；《诸病源候论·胸痹候》："胸痹之症，因虚而发"，都指出了胸痹心痛的发病基础为心气心阳受损。心阳受损为胸痹心痛之基础，然后才是血脉受损。脾居中州，主司运化，《素问·经脉别论》："脾气散精，上归于肺，通调水道，下输膀胱，水精四布，五经并行。和于四时五脏阴阳，揆度以为常也。"脾气充足，运化正常，发挥其濡养作用，脾气不足，运化失常，则水津不布，见脾虚湿阻，痰浊内生。消渴之人，多饮多食，必损伤中土，由此痰湿内生，阻滞气机，痰气交阻，痹结心脉，发为本病。由此可见，消渴日久，气阴耗伤，致心脾两虚，心气不足，血瘀心脉，或脾失健运，痰浊内生，气机郁结，阻滞心脉，致心阳虚损，发为本病。故心脾两虚为本病的发病关键。

3. 心血瘀阻是糖尿病性心脏病的必要因素

心血瘀阻是糖尿病性心脏病发生发展过程中的必要因素，并且贯穿于整个病程始终，它既是消渴的常见病症，又是胸痹的主要病因。消渴日久，正气耗伤，致气阴两虚，气虚则推动无力，阴虚则血脉空虚，涩滞成瘀，痹阻心脉，而成本病。无论是七情内伤，饮食失节，外感时邪，还是病久气阴两虚，心脾受损，其病理发展过程中都存在心血瘀滞，心脉痹阻，发为本病。需要注意的是，糖尿病性心脏病之心血瘀阻，乃因虚致瘀，是消渴日久气阴两虚，血运无力之血瘀。因此，心血瘀阻是糖尿病性心脏病的必要因素。

4. 痰湿瘀郁是糖尿病性心脏病的重要环节

消渴日久，气血阴阳不足，脏腑功能衰退，必然影响气血津液正常输布，由此产生痰浊、瘀血等病理产物。中医学认为，痰瘀同源互结，互为因果，相顾相兼。痰源于津，瘀本于血，生理上有"津血同源"之称，则病理上可有"痰瘀相关"之意，二者相互转化，相兼而病。《景岳全书·杂证谟》中有"痰涎本皆血气，若化失其正，则脏腑损，津液败，而血气即成痰涎"之论述。故正气不足，脾气虚弱，运化失权，水谷精微不化，痰浊内生；心气亏损，不通达于血脉，血运无力，停留为瘀，痰瘀互结，痹阻心脉，发为本病。情志失调是糖尿病性心脏病发病和预后不佳的重要原因。刘河间《三消论》中明确提出："消渴者……耗乱精神，过违其度，而燥热郁胜之所成也。此乃五志过极，皆从火化，热盛伤阴，致令消渴"；《灵枢·五变》："五脏皆柔弱者，善病消瘅……其心刚，刚则多怒，怒则气上逆，胸中蓄积，血气逆流，血脉不行，转而为热，热则郁怒，气逆化火，消灼津液，血脉不行。"说明情志不遂是糖尿病性心脏病的主要病因。消渴日久，病人多有心境恶劣，七情不畅，气机郁滞，致肝郁脾虚，痰浊内生，心气郁结，血液瘀阻，反过来又可加重气机郁滞，即因郁致病，又因病致郁，因果相循。痰湿瘀郁，互结于心脉，则发本病。因此，痰湿瘀郁是糖尿病性心脏病的重要环节。

总的来说，糖尿病性心脏病是由于先天禀赋不足，久病体虚，饮食不节，毒邪侵袭，七情内伤等，导致气阴两虚，一则不能濡养心脉，不荣则痛；二则痰凝血瘀，阻滞心脉，不通则痛。病位在心，与肝、脾、肾等密切相关。其病机关键不外乎气虚、阴虚、痰浊、血瘀，其中气虚、阴虚为本，痰浊、血瘀为标。病理性质属本虚标实，虚实夹杂。日久可出现水气内停，或阴阳俱虚，危及生命。

（三）论治

历代中医文献对本病的症状和方药也有相关描述，如《杂病源流犀烛》中人参宁心汤"治消渴心悸"；《普济方·消渴门》中"麦门冬丸治消渴惊悸不安""天麦冬煎治消渴惊悸不安""枸杞根饮治消渴心中热闷烦躁""赤茯苓煎治消渴心神烦乱""治热渴心闷，橘皮、甘草等分煮饮"；《证治准绳》中"宣明麦冬饮子治心移热于肺传为膈消，胸满心烦精神短少"等。

三、林兰诊治糖尿病合并冠心病临床经验

（一）证机论述

林兰总结临床经验，通过辨病辨证，将糖尿病性心脏病分为糖尿病冠心病、糖尿病心肌病、糖尿病心脏自主神经病变等类型，其研究主要集中在糖尿病冠心病方面，相当于中医学的消渴合并胸痹、真心痛。林兰认为糖尿病冠心病是在糖尿病阴虚为本的基础上，兼夹痰浊、血瘀、寒凝等因素因虚致实、虚实夹杂的病症。糖尿病心脏病是虚实夹杂病证，是最常见的并发症，其病位在心，与肝、肺、脾、肾相关。病初多为气阴两虚，痰浊血瘀，此后发展为阴阳两虚，阳虚水泛，危及生命。其病理性质在于本虚标实，气阴两虚为本，痰浊血瘀为标。治当扶正祛邪，攻补兼施，以益气养阴，活血化瘀，宽胸宣痹为主。林兰在临床应用中，以太子参、黄芪、枳实、丹参、砂仁、水蛭等为主。其中黄芪益气固表，与太子参配伍，既能补心气，又能补心阴；枳实行气祛痰，丹参活血养血；砂仁与丹参合用，活血祛瘀，行气止痛之功益彰；《医学衷中参西录》中言水蛭有"但破瘀血而不伤新血"的功效，其破血消瘀功效可见一斑。

（二）分证论治

1. 气滞血瘀型

临床表现：症见胸闷憋气，郁闷善太息，头晕目眩，心烦易怒，两胁刺痛，痛引肩背，发无定时，每遇情志不遂而加重，舌质淡红或暗红，苔薄白或薄黄，脉弦或弦数。

证机概要：本型多见于中年女性，病位在心、肝。多因情志不遂，肝气郁结，气机不畅，故见胸闷憋气；肝失调达，疏泄失常，故见郁闷善太息；胸胁为肝之分野，故见两胁刺痛，痛引肩背，发无定时；肝郁日久，化热伤阴，肝阴不足，肝阳上扰清窍，故见头晕目眩；母病及子，肝火扰及心火，心火偏亢，心烦易怒。

治法：益气养阴，疏肝理气，宣痹止痛。

处方：四逆散合丹参饮加减。

药物：太子参、黄芪、五味子、柴胡、白芍、枳实、甘草、檀香、砂仁、郁金、丹参、瓜蒌等。

2. 痰浊瘀阻型

临床表现：症见胸闷憋气，心下痞满，胸脘作痛，痛引肩背，伴头昏头晕，倦怠乏力，肢体重着，舌体胖大边有齿痕，舌质暗淡苔白腻，脉弦滑。

证机概要：本型多见于体型肥胖者，病位在心脾。系因脾虚湿盛，痰浊中阻，清阳被遏，故见胸闷憋气，心下痞满；湿浊上蒙清窍，则头昏头晕；湿困四肢则感倦怠乏力，肢体重着；湿浊内阻，气机不利，血行不畅，故见胸脘作痛，痛引肩背；舌胖质暗，苔白腻，脉弦滑均为痰湿瘀血之象。

治法：益气养阴活血，化痰宽胸，宣痹止痛。

处方：瓜蒌薤白半夏汤加味。

药物：党参、黄芪、水蛭、麦冬、全瓜蒌、薤白、半夏、陈皮、云茯苓、枳实、甘草等。

3. 寒凝血瘀型

临床表现：症见心胸疼痛，痛甚彻背，背痛彻心，痛有定处，痛剧伴四肢厥逆，面色苍白，气短喘促，或面色紫暗晦涩，爪甲青紫，遇寒尤甚，唇舌紫暗，苔薄白，脉沉迟或脉结代。

证机概要：本型多见于先天禀赋不足，或后天失调，阳虚之体，病位在心、肺。多因感寒而诱发，疼痛较为严重。《素问·举痛论》有"寒气客于背俞之脉，其俞注于心，故相引痛"的记载，因此心胸疼痛，心痛彻背，背痛彻心，相引而痛；阳虚则阴寒内生，心阳不足，不能布散周身，故见心胸疼痛，四肢厥冷；寒邪客肺，肺失宣肃，即见气逆喘促。

治法：益气养阴活血，温阳通痹，散寒止痛。

处方：瓜蒌薤白半夏汤加味。

药物：黄芪、太子参、五加皮、干姜、薤白、枳实、半夏、丹参、桂枝、制附子、甘草等。

4. 气虚血瘀型

临床表现：症见心胸隐痛或憋闷，活动劳累后加重，或无明显心前区疼痛，多伴有乏力，心悸，面色无华，自汗多，舌淡，苔薄，脉细弱。

证机概要：本型多见于年老体弱或久病之后，劳累诱发，病位在心、脾。系由心气不足，鼓动无力，血运迟缓，瘀阻心脉，故可见心胸隐痛或憋闷；劳则气耗，故活动劳累后症状加重；乏力、气短、心悸、自汗，均为气虚之候。

治法：益气活血化瘀。

处方：补阳还物汤加减。

药物：黄芪、太子参、麦冬、五味子、当归、川芎、水蛭、桂枝、甘草等。

（三）典型病例

患者某，女，46 岁，2002 年 11 月 6 日初诊。

临床表现：糖尿病 2 年，心胸作痛 1 个月，伴心慌心悸，气逆喘促 1 天，含硝酸甘油不能缓解。症见：面色苍白，嘴唇发绀，体型肥胖，舌质淡暗，苔白厚，舌边尖有齿痕，脉沉迟。

理化检查：FPG 7.2mmol/L，PPG 10.6mmol/L，HbA1c 6.8%，CHO 5.12mmol/L，TG 2.6mmol/L，HDL 0.91mmol/L，LDL 3.4mmol/L，VLDL1.17mmol/L。

EKG 提示 Ⅱ、Ⅲ、aVF T 波倒置，V1~V4 ST 段抬高。

动态心电图提示窦性心动过缓，房室传导阻滞。

心脏彩超示左室轻度肥厚，三尖瓣轻度关闭不全，LVEF：60%。冠脉造影显示：LADd 60%局部狭窄，RCAp-m50%~60%局部狭窄。

中医诊断：消渴病、胸痹，证属阴阳两虚，寒凝血瘀。

西医诊断：2 型糖尿病并发冠心病，变异型心绞痛，心律失常，Ⅱ度房室传导阻滞。

治疗：

西医予阿卡波糖 50mg，tid；单硝酸异山梨酯缓释注射液 20mg（20ml）加生理盐水内静脉滴注。

辨证论治：

治法：益气养阴，温阳通痹，散寒止痛。

处方：以生脉散合瓜蒌薤白半夏汤加味。

药物：太子参 15g，麦冬 12g，五味子 10g，瓜蒌 15g，半夏 10g，丹参 15g，桂枝 10g，郁金 10g，制附子 6g，干姜 3g，薤白 10g，枳实 10g。水煎服，每日 1 剂。共 14 剂。

2 周后复诊，胸闷憋气，胸痛喘急好转，血糖控制尚满意，EKG 示 ST-T 段改善。门诊随诊观察，病情稳定。

按：本患者因先天禀赋不足，素体亏虚，阴阳失调，阳虚生内寒，胸阳被遏，寒凝血瘀，痹阻心脉，不通则痛，故见心胸疼痛，甚则彻背；气血亏虚不荣于头面，阳虚失于温煦，故见面色苍白，四肢欠温；兼之消渴缠绵不休，更耗气阴，气虚肌表不固，寒邪乘虚而入，首先犯肺，肺失宣降，见气逆喘促。本案病位在心、肺，方以生脉散益气养阴，治疗消渴病导致心脏病表现胸闷心悸者，是为君药；附子、干姜为辛热之品，以祛寒止痛，瓜蒌、薤白、桂枝以温通心脉，宽胸宣痹，是为臣药；枳实利气宽中，半夏和中降逆，是为佐药；丹参、郁金活血化瘀，行气止痛，是为使药；诸药合用，共奏益气养阴，温阳通痹，散寒止痛之效。

四、吕仁和对糖尿病性心脏病临床诊治认识

吕仁和认为，消渴病心病是消渴病的并发症之一，故其既具有消渴病特征，同时又有心病的特点。吕仁和总结临床经验，将其分为四型七候进行辨治，主要内容如下：

（一）分型论治

1. 阴虚燥热，心神不宁型

临床表现：口舌干燥，烦渴多饮，消谷善饥，便结尿赤，偶有心悸，五心烦热，失眠多梦，舌质红，苔薄白而干，脉细数。

治法：滋阴清热，养心安神。

方药：生地 10g，玄参 10g，麦冬 10g，葛根 10g，天花粉 30g，黄连 10g，炙远志 10g，丹皮 10g，当归 10g，丹参 30g，柏子仁 20g，珍珠母 15g。

2. 心气阴虚型

临床表现：口干乏力，偶见心悸或胸闷，气短，五心烦热，失眠健忘，面色少华，视物模糊，双目干涩，大便秘结，尿浊，舌质暗，苔薄白，脉细数或偶见结代。

治法：益气养阴。

方药：太子参 30g，麦冬 15g，五味子 15g，细生地 15g，首乌 15g，黄精 30g，丹参 30g，葛根 15g，天花粉 20g，酸枣仁 15g，川芎 15g。

3. 心气阳虚型

临床表现：神疲乏力，心悸胸闷，或有胸痛，肤色苍黄，畏寒肢冷，视物模糊，肢体麻木，下肢浮肿，大便溏，舌淡胖，边有齿痕，苔薄白，脉弦滑或结代。

治法：补气助阳。

处方：生黄芪 30g，当归 12g，太子参 30g，葛根 12g，五味子 10g，麦冬 10g，丹参 30g，桂枝 6g，全瓜蒌 20g，茯苓 30g，半夏 12g，陈皮 10g。

4. 心阴阳两虚型

临床表现：气短乏力，心悸怔忡，时有心痛，全身浮肿，咳逆倚息，不能平卧，纳谷不香，畏寒肢冷，腰膝酸软，泄泻，舌淡胖，质暗，脉沉迟或细数。甚者阴阳离决，四肢厥冷，冷汗淋漓，胸痛彻背，朝发夕死。

治法：益气滋阴温阳。

方药：人参 10g，黄芪 30g，麦冬 10g，五味子 10g，金樱子 10g，芡实 10g，女贞子 10g，墨旱莲 10g，丹参 30g，川芎 10g，郁金 10g，桑白皮 30g。

（二）分候论治

1. 肝郁气滞

临床表现：见口苦咽干，胸胁苦满，纳饮不香，舌暗苔黄，脉弦。

治法：疏肝解郁法。

处方：以四逆散为主方。

药物：柴胡 10g，赤芍 20g，白芍 20g，枳壳 10g，枳实 10g，炙甘草 6g，丹皮 10g，栀子 10g，当归 10g，白术 10g，茯苓 20g，厚朴 6g。

2. 血脉瘀阻

临床表现：口唇、舌质暗，甚则胸部刺痛，肢体麻木疼痛，舌下络脉曲张，脉细涩。

处方：四逆散主方中加入丹参、三七、鬼箭羽。

加减：偏寒者还可选用川芎、山楂、桃仁、红花、归尾；偏热者选用地龙、皂角刺、生蒲黄、五灵脂等。

3. 湿热内停

临床表现：见脘腹胀满，纳饮不香，时有恶心，身倦头胀，四肢沉重，大便秘结，舌胖嫩红，舌苔黄腻，脉弦滑之症，属湿热中阻。

治法：燥湿通腑。

处方：用平胃散和茵陈蒿汤。

药物：苍术 10g，陈皮 10g，厚朴 10g，生甘草 6g，茵陈 30g，山栀子 10g，大黄(后下)10g（大便转溏后减量）。

加减：若湿热下注，见大便秘结，腰腿沉重，小便不爽，舌胖嫩红，苔黄白厚腻，脉弦滑数之症，当用化湿清利之二妙、四妙加味，方用：黄柏 10g，苍术 10g，牛膝 30g，生薏米 30g，狗脊 15g，川断 10g，木瓜 30g，大黄(后下)10g（便畅后减量）。

4. 热毒侵袭

临床表现：见喉咙肿痛，发热恶寒，便干尿黄，或下肢出现溃疡、破损，舌红苔黄，脉数。

治法：清热解毒。

处方：银翘解毒散。

药物：银花 20g，连翘 20g，菊花 10g，桑叶 10g，黄芩 10g，地丁 20g，黄连 10g，生大黄(后下)8g（便畅后减量）。

5. 痰浊中阻

临床表现：见心胸闷痛，形体肥胖，全身困倦，头晕目眩，脘腹胀满，纳呆呕恶，苔白腻，脉弦滑之症。

治法：化痰祛浊。

处方：当用二陈汤加减。

药物：半夏 12g，陈皮 10g，茯苓 30g，甘草 6g，全瓜蒌 25g，枳实 10g，竹茹 10g。

6. 水饮内停

临床表现：见心悸怔忡，咳逆倚息不能平卧，咯吐白色泡沫痰涎，下肢浮肿，泄泻，舌淡暗，体胖，边有齿痕，苔白滑，脉弦数滑之症。

治法：泻肺行水。

处方：以葶苈大枣泻肺汤为主方治疗。

药物：葶苈子 30g，大枣 5 枚，桑白皮 15g，全瓜蒌 30g，葛根 15g，防己 6g，车前子(包煎)30g，茯苓 30g。

7. 阴寒凝结

临床表现：见突发心胸剧痛，得温则减，四肢厥冷，苔白，脉沉迟或沉紧之症。

治法：温肾益阳。

处方：以四逆汤为主方加减。

药物：附子 10g，干姜 12g，桂枝 10g，赤石脂 12g，杜仲 15g，川断 15g，牛膝 12g。

（三）典型病例

马某，女，57 岁。

临床表现：消渴病史 5 年，时有心悸胸闷，胸前区刺痛，痛连左臂，叹气后得畅，口干咽燥，夜寐不安，大便干燥，舌质紫暗，苔薄白，脉弦。

心电图示：ST－T 段改变。

中医诊断：消渴病胸痹，证属气滞血瘀型。

治法：理气行血祛瘀。

处方：柴胡 8g，赤、白芍各 30g，枳壳、枳实各 6g，炙甘草 6g，香橼 10g，佛手 10g，柳梗 10g，当归 8g，丹参 20g，川芎 10g，生地 10g，葛根 20g，玄参 12g。

水煎服，每日 1 剂。

服药 12 剂，症状显著好转。再服 10 剂后症状消失。复查心电图示 ST－T 段恢复正常。

按：消渴病久则入络而气阴耗伤，血脉耗动无力，阴液亏损，脉管空虚，滞而为瘀，气滞血瘀，心脉痹阻不通，出现胸部憋闷，喘息不得平卧，甚则心痛彻背。气郁者用加味四逆散为主方治疗，胸部胀闷，叹息后得舒者，加香附、苏梗、香橼、佛手、郁金等；心悸失眠烦热者，加太子参、麦冬、五味子、枣仁等；早搏者，加黄连、丹皮、赤芍等；喘息不得平卧者，加葶苈子、桑白皮、车前子、大枣等。

五、魏执真对糖尿病性心脏病临床诊治认识

（一）证机概述

魏执真认为本病的病因为消渴病不及时治疗，导致病情进一步发展演变而成，其主要病机为肺脾肾之阴虚燥热，日久不及时治疗，不断耗气伤阴，进而涉及于心，心脏气阴耗伤，心体受损，心用失常，心脉瘀阻，心神不安，遂成本病；此外，消渴病患者多饮多食，损伤中土，脾失健运，痰湿内生，阻滞气机，痰气互结，心脉不通，而成本病。其中，心气阴虚、郁瘀阻脉或心脾两虚、痰瘀阻脉者，形成消渴病胸痹；心气阴虚、心脉瘀阻、瘀郁化热或心脾两虚、痰湿阻脉者，形成消渴病心悸；若进一步发展而形成心用衰微，心脉瘀阻，脏用失常者，形成消渴病心衰；晚期阴阳虚衰，心气衰微，甚则阴阳离决，则会出现消渴病厥证或脱证。其辨证论治思想各有不同，论述如下：

（二）消渴病胸痹的辨治经验

1. 心气阴虚，郁瘀阻脉

临床表现：症见心痛时作，心悸气短，胸憋，疲乏无力，口干欲饮，大便偏干，舌暗红或嫩红裂，少苔或薄白苔，脉细说或细弦数。

治法：益气养心，理气通脉。

处方：通脉理气汤。

药物：太子参、麦冬、五味子、生地、天花粉、白芍、香附、香橼、佛手、丹参、川芎、三七粉。

方中太子参、麦冬、五味子益气养心，生地、天花粉、白芍养阴生津、补而不燥，香附、香橼、佛手宽胸理气，丹参、川芎、三七活血化瘀。

2. 心脾不足，痰气阻脉

临床表现：症见心痛时作，心悸气短，乏力，胸胁苦满，脘腹痞胀，二便不爽，纳谷不佳，舌胖质淡暗，苔白厚腻，脉滑。

治法：疏气化痰，益气通脉。

处方：疏化活血汤。

药物：苏梗、香附、乌药、厚朴、陈皮、半夏、草蔻、太子参、白术、茯苓、川芎、丹参、白芍。

方中苏梗、香附、乌药、厚朴疏郁行气，陈皮、半夏、草蔻行气化痰，太子参、白术、茯苓健脾益气，川芎、丹参活血通脉，白芍育阴防燥。

（三）消渴病心悸的辨治经验

1. 阳热类

（1）心气阴虚，血脉瘀阻，瘀郁化热

临床表现：心悸气短，疲乏无力，胸闷或胸痛，面色少华，急躁怕热，舌质暗红、碎裂，苔黄，脉数、疾、促、细。

证机概要：患者多因阴虚燥热之消渴日久，致心脏气阴耗伤，心主血脉，心气不足，不能帅血畅行，致心脉瘀阻，瘀久化热。

治法：益气养心，理气通脉，凉血清热。

处方：清凉滋补调脉汤。

药物：太子参、麦冬、五味子、丹参、川芎、香附、香橼、佛手、丹皮、赤芍、黄连、葛根、天花粉。

方中以太子参、麦冬、五味子益气养阴，丹参、川芎活血通脉，丹皮、赤芍、黄连清热凉血，香附、香橼、佛手理气助通脉，再加葛根、天花粉养阴以顾其本。全方共奏益气养心，理气通脉，凉血清热之功，以使气阴足，血脉通而瘀热清，数、疾、促脉平，心悸即止。

（2）心脾不足，湿停阻脉，瘀郁化热

临床表现：症见心悸气短，疲乏无力，胸闷或疼痛，口苦，纳差，脘腹痞满，大便溏，黏而不爽，舌质暗红，苔白厚腻或兼淡黄，脉数、疾、促、滑。

证机概要：患者多因脾虚痰湿停滞之消渴日久，致痰湿阻脉，心脉不通，且心气耗损，痰气瘀阻，郁久化热。

治法：理气化湿，凉血清热，补益心脾。

处方：清凉化湿调脉汤。

药物：苏梗、陈皮、半夏、白术、茯苓、厚朴、香附、乌药、川芎、丹皮、赤芍、黄连、太子参、白芍。

方中以白术、茯苓健脾化湿，陈皮、半夏温化痰湿，苏梗、厚朴、香附、乌药理气宽胸，温化理气，川芎活血通脉，丹皮、赤芍、黄连清热凉血，太子参主益心脾，再加白芍滋阴以防津伤。全方共奏理气化湿，凉血清热，补益心脾之功，使心脾气足，停湿消退，心脉通畅，瘀热化解而数、疾、促脉得以平复。

（3）心气衰微，血脉瘀阻，瘀郁化热

临床表现：症见心悸气短，疲乏无力，胸闷或有疼痛，劳累后心悸气短尤甚，舌胖淡暗或暗红，苔薄，脉促代。

证机概要：本证多由上述两种证型进一步发展而来。代脉主脏气虚衰，因此患者证属心气虚衰，血脉瘀阻，瘀郁化热。

治法：补气通脉，清热凉血。

处方：清凉补气调脉汤。

药物：黄芪、太子参、人参、麦冬、五味子、丹参、川芎、香附、香橼、佛手、丹皮、赤芍、黄连。

方中以黄芪、太子参、人参大补心气，麦冬、五味子养心阴以助补气，丹参、川芎活血通脉，香附、香橼、佛手理气以助通脉，丹皮、赤芍、黄连清热凉血。本方为清凉滋补调脉汤加用黄芪、人参大补元气之品而成，与前方相比，重补心气，通脉凉血。

（4）心阴血虚，血脉瘀阻，瘀郁化热

临床表现：症见心悸气短，胸闷胸痛，面色不华，疲乏无力，大便秘结，舌质红暗，碎裂，苔薄白或少苔，脉涩而数。

证机概要：患者多因心阴精血亏虚，加之寒湿之邪痹阻心脉，故见细迟而叁伍不调之涩脉。此型与上一类型相比，心阴精血耗伤更甚。

治法：滋阴养血，理气通脉，清热凉血。

处方：清凉养阴调脉汤。

药物：太子参、麦冬、五味子、白芍、生地、丹参、川芎、香附、香橼、佛手、丹皮、赤芍、黄连。

方中以麦冬、五味子、白芍、生地滋补心之阴血，太子参补气以助生血，丹参、川芎活血通脉，丹皮、赤芍、黄连清热凉血，香附、香橼、佛手理气以助活血通脉。全方共奏滋阴养血，理气通脉，清热凉血之功。本方主治心阴血亏虚，血脉瘀阻，瘀郁化热而致之涩数脉。

（5）心气阴虚，肺瘀生水，瘀郁化热

临床表现：症见心悸气短，胸闷胸痛，咳嗽，甚则不能平卧，尿少，水肿，舌质红暗，苔薄白或薄黄，脉细数。

证机概要：本类型患者除因心气不足，血脉瘀阻，瘀郁化热之外，兼有肺失肃降，水饮停聚，故除心悸气短，胸闷胸痛之外，尚见咳嗽，甚则不能平卧，尿少肢肿。

治法：补气养心，肃肺利水，凉血清热。

处方：清凉补利调脉汤。

药物：黄芪、太子参、麦冬、五味子、丹参、川芎、桑皮、葶苈子、泽泻、车前子、丹皮、赤芍、黄连。

方中以黄芪、太子参大补心气，麦冬、五味子滋补心阴，丹参、川芎活血通脉，桑皮、葶苈子、泽泻、车前子泻肺利水，丹皮、赤芍、黄连清热凉血。全方共奏补气养心，肃肺利水，凉血清热之功，使得心气充足，血脉畅行，肺脉流通，水道通利，瘀热消退，心悸平复数脉调整。

2. 阴寒类

（1）心脾气虚，血脉瘀阻，血流不畅

临床表现：症见心悸气短，胸闷或胸痛，乏力，怕热，不怕冷，肢温不凉，舌质暗淡，苔薄白，脉缓而细弱。

证机概要：患者多因阴虚燥热之消渴日久，进一步发展累及于心，致使心脏气阴耗伤，迁延失治，进一步进展，气虚更甚，同时累及于脾，致使心脾气虚，血脉瘀阻，血行不畅。

治法：健脾补气，活血升脉。

处方：健脾补气调脉汤。

药物：太子参、黄芪、白术、陈皮、半夏、茯苓、羌活、独活、防风、升麻、川芎、丹参。

方中以白术、茯苓健脾化湿，太子参、黄芪大补心脾之气，配以防风、羌活、独活祛风之品，半夏、陈皮健脾化痰，川芎、丹参活血通脉。全方共奏健脾补气，活血升脉之功，使缓脉平复。

（2）心脾气虚，湿邪停聚，心脉受损

临床表现：症见心悸气短，胸闷或胸痛，乏力，不怕冷，肢温，脘腹胀满，纳差，大便不实不爽，头晕而胀，舌质淡暗，苔白厚腻，脉缓而弦滑。

证机概要：患者因消渴病失治日久，心脾两伤，脾失健运，湿邪停聚，湿停阻脉，脉流失畅，形成缓脉，病位在心脾，未及于肾。

治法：化湿理气，活血升脉。

处方：理气化湿调脉汤。

药物：苏梗、陈皮、半夏、白术、茯苓、厚朴、香附、乌药、羌活、独活、川芎、丹参、太子参。

方中以白术、茯苓、陈皮、半夏健脾化湿，苏梗、香附、乌药理气化湿，羌活、独活祛风以助化湿，厚朴下气燥湿，川芎、丹参活血通脉，太子参补益心脾，全方共奏化湿理气，活血升脉之功，使湿邪化，心脉通，心气足，缓脉愈。

（3）心脾肾虚，寒邪内生，阻止心脉

临床表现：症见心悸气短，胸闷胸痛，乏力，怕冷，肢冷，便溏，腰腿酸软无力或伴头晕耳鸣，阳痿等，舌质淡暗，苔薄白或白滑，脉迟。

证机概要：患者多因消渴病失治日久而致心肾阳虚，阴寒之邪内生，阻滞心脉，致使脉迟而非缓、非结，病位不仅在心脾，且涉及于肾。

治法：温阳散寒，活血升脉。

处方：温阳散寒调脉汤。

药物：黄芪、太子参、白术、茯苓、附片、肉桂、鹿角、桂枝、川芎、丹参、干姜。

方中以附片、肉桂、鹿角、干姜、桂枝温阳散寒，黄芪、太子参、白术、茯苓健脾益气、助温阳散寒，以川芎、丹参活血通脉，全方共奏温阳散寒，活血升脉之功效。

（4）心脾肾虚，寒痰瘀结，心脉受损

临床表现：症见心悸气短，乏力，胸闷胸痛，怕冷或不怕冷，肢温或肢冷，舌质淡暗，苔薄白，脉结（缓而间歇或迟而间歇）、结代。

证机概要：患者因消渴病失治日久，若因心脾气虚加之湿痰与气血凝结，阻滞心脉，即见脉缓而时止；若因心脾肾阳虚，寒痰瘀气血凝结阻滞心脉，见脉迟而时止；若气虚更甚，达到衰微地步，即见脉结代。

治法：温补心肾，祛寒化痰，活血散结。

处方：温化散结调脉汤。

药物：黄芪、太子参、白术、茯苓、肉桂、鹿角、干姜、白芥子、莱菔子、陈皮、半夏、川芎、三七粉。

方中以干姜、肉桂、鹿角温阳散寒，白芥子、莱菔子、陈皮、半夏、白术、茯苓化痰湿，黄芪、太子参补气以助通阳散寒化痰湿之力，川芎、三七粉活血通脉散结，全方温补，散寒化痰，活血通脉散结，治疗心脾肾虚，寒痰瘀结，心脉受损之脉结。

（5）心肾阴阳俱虚，寒湿瘀阻，心脉涩滞

临床表现：症见心悸气短，胸闷胸痛，乏力，大便偏干，舌暗红或兼碎裂，苔薄白，脉细涩。

证机概要：患者因心脾肾之阴精及气阳俱虚，以阴津精血不足为主，阴血不足，心脉失其濡养，气阳不足，心脉失其温煦，兼寒湿之邪阻滞心脉，诸多因素致心脉受损。

治法：滋阴温阳，化湿散寒，活血通脉。

处方：滋养温化调脉汤。

药物：黄芪、太子参、茯苓、陈皮、半夏、干姜、肉桂、阿胶、当归、白芍、生地、川芎、丹参。

方中以白芍、茯苓、陈皮、半夏健脾化湿，干姜、肉桂温阳散寒，黄芪、太子参补气，以助散寒化湿，当归、生地、阿胶滋补心肾之阴，川芎、丹参活血化瘀，全方共使寒湿消散，心肾阴阳充足，心脉得以温煦濡润，心血得以畅通，涩脉得以纠正。

六、于作盈诊治糖尿病性心病临床经验

（一）证机述要

于作盈认为本病的主要病因在于痰浊瘀血等有形实邪羁留心胸脉络，发为以邪实为主的消渴病心病，对于久病消渴者，五脏正虚，常合并心阴亏虚，易发以心阴虚为主要病因类型的胸痹心痛，认为消渴病心病以正虚兼痰瘀证型多见。其临床辨证加减如下：

（二）脏腑辨治经验集萃

1. 阴虚炎旺

阴虚火旺素体患者多易患消渴病心病，常因津液耗伤而加重阴虚津亏见五心烦热，烦渴等证。治疗可加用葛根、山药等以益气养阴、生津止渴。

2. 虚火上炎

见舌红，苔黄，脉虚大，口苦等症，常加用知母、石膏清降阳明伏火。

3. 津液亏虚

津亏则经脉气血运行不足，又易加重瘀血羁心胸见刺痛等瘀血证，加用黄芪、党参、沙参等益气生津。

4. 燥热内结

热甚见大便不通等症，则为燥热内结。加用黄连、大黄等清热祛火通便。

5. 痰浊湿盛

患者有肢体困重，形体虚胖等症，常加用苍术、白术、薏苡仁等健脾除湿。

6. 病久瘀血

久病入络，见舌暗红，脉迟涩，夜间心胸刺痛加重等症，常酌加三棱、莪术等破血逐瘀。

（三）三消辨治糖尿病性心病经验

1. 主方构建思路

于作盈在临床上常用芳香通络饮为主方进行加减治疗，重视厥阴肝经气血在消渴病心病的病因病机中的作用，值得大家加以学习。芳香通络饮以丹参20g为君药，臣以芳香通络药物沉香、檀香、乳香等以活血止痛，佐以三七、桃仁、红花、香附、郁金扶正兼以活血化瘀，枳壳、没药行气化痰逐瘀，甘草调和诸药。于教授认为，丹参一物，为治各种胸痹心痛病证的首选君药，丹参气味苦而寒，则其体阴使其药性入手少阴、手厥阴之经，其活血化瘀之用主心腹邪气，原其破癥除瘕之功效却属阳。以沉香、檀香、乳香等芳香通络之品为臣，其中，沉香为除胸痹心痛的佳品，且升降气机，又能"补脾胃……益气和神"；檀香通行阳明经脉，又能除心腹邪气；乳香活血定痛，芳香活血定痛，芳香走窜入心经，顾护心主正气又能驱逐伏留心胸之邪气。对于消渴病心病而言，沉香、檀香、乳香3种芳香药物合用攻补兼施，能够运化中焦脾胃气机，主扶正通络。唐容川《血证论》创立瘀血消渴病因病机学说："瘀血发消渴者，以津液之声，其根出于肾水，水与血，交会转运，皆在胞中，胞中有瘀血，则气为血阻，不得上升，水津因不能随布"，为活血化瘀法诊治消渴以及消渴病心病提供了理论指导。唐容川注重祛除下焦瘀血的思想，在于作盈对消渴并心病的诊治中亦有体现。

2. 突出活血化瘀

于作盈遵医圣张仲景"厥阴之为病，消渴……"之观点，方中以三七、香附、郁金共奏调理肝经气血以疗消渴之功。三七活血化瘀，入足阳明及厥阴经，主一切瘀血之症，对于瘀血明显的消渴病心病，不可替；郁金功以除恶血，且除痰浊，与香附合用疏肝理气，与诸芳香之品合用增加活血理气散瘀之功效；红花功用既能通经又主养血，与桃仁合用增加活血化瘀功效；枳壳行气，通关过气，消散留结于胸膈之痰浊；没药破血除瘀止痛又能除癥瘕宿血。

3. 加减化裁经验

消渴病心病，以上消肺胃热盛为主证者，常加天冬、麦冬、天花粉等润肺生津，开水之上源；中消阳明燥热者，常加用生地黄、石膏、知母等；若以中焦脾胃气虚痰湿证为主，可以参苓白术散健运脾胃以除湿；对于下消肝肾阴虚火旺，见溺多，腰膝酸软，甚则足痿不用者，常合六味地黄汤化裁加减；若下焦阴亏，见心肾不交等证者，常以交泰丸合用夜交藤、酸枣仁等引水火既济，养心安神。

七、李玉奇诊治糖尿病性心脏病临床经验

李玉奇认为消渴病发展到后期，肾水渐涸，肾精匮乏，除肺脾肾受邪外，还可累及心、肝，五脏俱病，出现心悸、怔忡等诸多变证。

证机述要：燥热伤津，肾水不能上济心火，阴火独亢，暗耗心血，心阴不足。

临床表现：可见患者心悸怔忡，气短乏力，神疲少寐，甚则惊恐胆怯，如履薄冰，如临深渊，昼夜无眠。

治法：宜补心阴，宁心神。

处方：苦参10g，远志15g，五味子10g，西洋参15g，川芎10g，炒枣仁20g，柏子仁15g，竹茹10g，半夏10g，麦冬15g，石菖蒲15g，山药10g，升麻10g，生地10g，当归25g。

八、孙光荣诊治糖尿病性心肌病临床经验

（一）证机述要

孙光荣以"瘀热毒结"理论对糖尿病性心肌病进行辨证论治，认为糖尿病性心肌病与血瘀、郁热、痰毒关系密切，久病不愈，则三者聚结，而致胸闷、胸痛、心悸、水肿等病症。治疗首当按照"三联药对"组方学术思想益气活血，开郁清热，化痰解毒，软坚散结，再根据患者的伴随症状运用"补、引、纠、和"的方法加减用药，以达到治疗的目的。

（二）治疗经验

1. 针对"瘀"

"瘀"者，气虚血瘀是也。糖尿病性心肌病属于中医学"消渴心病"等范畴，其最基础的病机是"气虚血瘀"，随着病情进展，最终形成"瘀""热""痰""毒"，其病机特点为本虚标实，本虚为气血亏虚，标实为瘀血、郁热、痰毒等。《中藏经·论水肿脉证生死候第四十三》云："消渴者，因冒风冲热，饥饱失节，饮酒过量，嗜欲伤频，或饵金石，久而积成，使之然也。"即消渴病多因先天正气不足，后天脾胃虚弱，饮食失于节制，纵欲过度，损伤气血；或湿热痰浊羁留脾胃，血脉瘀滞，久则为热毒，发于三焦，而成消渴。消渴病进一步发展，导致消渴心病，即出现胸闷、胸痛、心悸、水肿等症状。孙教授善用人参、黄芪、丹参组成"三联药对"，以诸参补中气，黄芪补脾胃之气，丹参活血化瘀，其主张治疗人体百病皆离不开调理气血，只有紧紧扣住"气血"二字，才能提高临床疗效。

2. 针对"热"

"热"者，肝胃郁热是也。若糖尿病性心肌病患者见胸胁胀满，心悸怔忡，烦热不寐，口干口苦，乃肝胃郁热之证。《内经》中病机十九条之论述，大多与火邪相关，火邪其性燥热，治疗当滋阴降火。孙教授认为，膏粱厚味，必损伤脾胃，导致脾胃积热，发为消渴，病久不愈，损伤厥阴心包，故见胸闷心悸；现代人嗜欲无度，所求不得则肝郁气滞，若与脾胃积热相合，即见肝胃郁热证，治疗当开郁清热，孙教授善用柴胡、黄芩、郁金之"三联药对"。对于心悸、失眠症状明显的患者，配伍麦冬、五味子、生磁石、酸枣仁、龙眼肉、灯心草、炒枳壳、生龙齿等滋阴清热，敛心安神。

3. 针对"毒"

"毒"者，痰毒、浊毒是也。毒邪有内外之分，外毒指外来侵袭机体并造成损害的一类病邪，内毒主要是因脏腑功能与气血运行紊乱使机体内生病理产物不能及时排除，蕴积于内化生内毒。浊亦有内外之分，外者乃自然界秽浊之气，内者为人体异生之病理产物，其性黏滞，易结滞脉络，阻滞气机，缠绵难愈。浊毒性质类同，又极易相生互助为虐，故并称"浊毒"。孙教授认为，糖尿病患者之高血糖、高血脂、血黏度增高，均可认为是痰毒、浊毒，治疗应以化痰解毒，清热解毒之法，多采用法半夏、广陈皮、淡竹茹，或生山楂、玉米须、荷叶之"三联药对"。

4. 针对"结"

"结"者，邪气结聚是也。糖尿病性心脏病与气虚、血瘀、郁热、痰毒关系密切，久病不愈，则数敌聚结，而致胸闷、胸痛、心悸、水肿等症，且"虚""瘀""热""痰"相生互助为虐，循环无端，治疗当益气活血，清热解毒，化痰散结，孙教授擅用山慈菇、猫爪草、半支莲，或珍珠母、菝葜根、延胡索等组成"三联药对"联合应用，达到清热解毒，软坚散结的治疗效果。

（三）典型病例

患者，女，60岁。2013年4月15日初诊。

病史：患者2型糖尿病病史11年，就诊时仍使用胰岛素每日4次皮下注射治疗，每日胰岛素用量60U，空腹血糖控制在7.0～11.0mmol/L，餐后血糖11.0～20.0mmol/L。高血压病史20年，现口服苯磺酸左旋氨氯地平5mg，每日1次；福辛普利钠10mg，每日1次，血压控制在140/80mmHg左右，否认既往冠心病史。

临床表现：近1月患者间断性心悸、胸闷、活动后喘息，下肢轻度水肿，纳呆，恶心，眠差，尿少，便溏。唇舌暗淡，舌下瘀斑，苔黄腻，脉弦滑。

理化检查：糖化血红蛋白10.17%。血生化：肝肾功能正常，血脂正常。

心电图无明显 ST-T 改变，无左室高电压。

心脏 M 型超声示室壁厚度正常，左室射血分数68%，左室周径缩短速率38%。

心脏多普勒超声示二尖瓣口 E 峰：61cm/s，二尖瓣口 A 峰110cm/s，E/A<1。诊断印象：左室舒张功能减低。

腹部 B 超示肝胆脾胰肾输尿管未见异常。

中医诊断：消渴病心病；辨证气虚血瘀，痰热浊毒证。

治法：益气活血，养心安神，清热化痰，泻浊解毒。

处方：西洋参 10g，生黄芪 15g，紫丹参 10g，益气活血为君；云茯神 15g，炒枣仁 10g，灵磁石 10g，养心安神为臣；法半夏 10g，广陈皮 10g，淡竹茹 6g，清热化痰为佐；玉米须 15g，北山楂 10g，干荷叶 10g，泻浊解毒为使；车前仁 15g，生甘草 6g，补引纠合俱全。水煎服，日 1 剂。7 剂。

服药后患者心悸、胸闷诸症缓解，下肢水肿消退，饮食正常，眠安，二便调。实验室检测：空腹血糖 7.0～8.0mmol/L，餐后血糖 7.2～10.0mmol/L。2013 年 6 月 19 日随访患者，诉无明显不适症状。心电图、心脏 M 型超声及心脏多普勒超声复查均为正常。

按：本患者否认既往冠心病病史，同时心电图不支持高血压心脏病诊断，结合患者糖尿病病史及心脏彩超等检查结果，明确糖尿病性心肌病诊断，运用"瘀热毒结"理论治疗，在以西洋参、生黄芪、紫丹参、麦冬等益气养阴中药基础上加减治疗而收效。

九、高天舒诊治糖尿病合并冠心病临床经验

（一）证治经验

高天舒认为，糖尿病合并冠心病属于祖国医学"心悸""胸痹""真心痛"等范畴，是由于消渴病日久，脾胃功能失调，阴损及阳，胸阳不振，阴寒之邪上乘，痹阻于胸而表现出胸闷、气短；重者痰浊、血瘀、寒凝交织为患，壅塞胸中，气机痹阻而表现出不得卧、胸痛彻背、背痛彻心，是一种本虚标实证。治疗当在调理脾胃的基础上，辅以通阳化痰，活血化瘀为原则，进行辨证论治，分型治疗。

1. 脾虚湿盛，痰热痹阻心脉证

临床表现：胸部闷痛，痰多气短，肢体困重，形体肥胖，遇阴雨天易发作或者加重，伴纳呆，便溏，舌质胖大边有齿痕，舌苔薄白或者黄厚，脉濡缓或滑数。

证机概要：肥胖型糖尿病患者多为脾虚痰湿体质，脾为生痰之源，消渴病日久，脾胃功能失调，水湿内生，脾喜燥而恶湿，同气相求，故湿邪容易侵犯脾胃，湿性重浊、黏滞，湿为阴邪，易阻滞气机，脾胃功能失调，气机升降失常，气滞、痰浊、瘀血等病理产物容易滋生，痹阻心脉，发为胸痹心痛。

治法：醒脾化湿，化痰通络。

处方：瓜蒌薤白半夏汤合小陷胸汤、二陈汤加味。

方中以瓜蒌善入肺经，既可清热化痰除胸中痰热之气，又可以宽胸散结；薤白性温，通阳散结，行气导滞；半夏苦辛，祛痰降逆，散结除痞，三药合用，通阳散结，理气化痰。小陷胸汤中黄连清热燥湿，与瓜蒌配合，清热化痰之力更强，与二陈汤中半夏配伍，辛开苦降，既能清热化痰，又能开郁除痞。由于痰湿的生成多因气机郁滞而成，而痰湿形成之后又会加重气机郁滞，遂臣以橘红理气燥湿化痰，体现了"治痰先治气，气顺痰自消"之意。茯苓理气健脾，利水消肿，使痰无以生，湿无所聚，即"燥湿渗湿则不生痰"之意。

加减：若见痰郁化热者，症见胸闷心烦，口渴喜饮，小便黄，大便秘结，苔黄腻者，可用黄连温胆汤加郁金以清热化痰，理气和血。若病人体弱，痰浊之邪不甚，可改用三仁汤，方中杏仁、桔梗宣利肺气，气化则湿亦消；砂仁、白蔻仁芳香化湿，理气宽中利膈；薏苡仁利水渗湿健脾；山药益气健脾。

2. 心脾两虚，痰瘀痹阻心脉证

临床表现：胸闷隐痛，心悸气短乏力，头晕倦怠，面色萎黄，食少便溏，舌质暗，苔黄，脉沉缓。

证机概要：《灵枢·邪客》"宗气积于胸中，出喉咙，以贯心脉而行呼吸焉"，宗气乃脾胃化生的水谷之气和肺吸入自然界之清气结合形成，所以脾胃运化功能的强弱决定胸中之宗气的盛衰。消渴病日久，脾失健运，气血生化乏源，宗气生成匮乏，无力贯注心脉推动血行，心失所养，心血运行不畅，气机郁闭，痰浊、瘀血等病理产物内生，进而痹阻心阳，发为胸痹心痛。

治法：温补心脾，活血化瘀。

处方：归脾汤合血府逐瘀汤、瓜蒌薤白半夏汤加减。

归脾汤益气补血，健脾养心，方中黄芪益气健脾，龙眼肉既能补益脾气，又能养心安神，共为君药；白术、人参大补脾气，脾气旺盛，则心血生化充足，心神得以濡养；当归补血行血，酸枣仁养血补心，二者与龙眼肉配伍，共奏补血、养心、安神之功；佐以理气醒脾之木香，使诸药补而不滞；生姜、大枣调补脾胃，使气血生化有源，诸药合用，心脾同调，气血双补。血府逐瘀汤活血化瘀通脉。瓜蒌薤白半夏汤宣痹通阳散结，行气化痰，标本兼治，共奏健脾活血，化痰通脉之效。

加减：若出现短气不足以吸，或者出现努力呼吸，甚至脏器下垂的症状，为大气下陷，可改用升陷汤以益气升陷。若脾阳虚较甚，症见脘腹冷痛，四肢厥寒，下利清谷，可配伍附子理中汤温阳散结，理气健脾。

3. 脾肾两虚，水气凌心证

临床表现：心悸胸痛，胸闷气短，动则喘促，头晕，面色㿠白，倦怠无力，四肢欠温甚至水肿，腰以下尤甚，按之凹陷，伴随尿少，便溏，舌质淡白或紫暗，苔白滑，脉沉迟。

治法：温补脾肾，化气行水。

方药：真武汤或苓桂术甘汤加减。

方中真武汤温阳利水，适用于肾阳虚，无以蒸腾气化水液，水饮上凌心肺，表现为心悸，喘促，水肿者。后方苓桂术甘汤温阳化饮，健脾利水，适用于中阳不足，饮停心下，凌心犯肺，症见胸胁支满，心悸目眩，头晕，舌苔白滑，脉弦滑者。

加减：若气虚甚者，可配伍人参大补元气；若脾肾阳虚日久，阳气虚极欲脱，可急煎参附汤大补元气；若兼见血瘀，可配合血府逐瘀汤活血化瘀通络。

4. 正气亏虚，久病入络证

临床表现：胸闷、心痛日久不愈，时作时止，反复发作，心悸，心慌，气短，乏力，舌质暗或有瘀斑，脉沉细或结代。

证机概要：叶天士提出"久病入络""久病必虚"。糖尿病日久不愈，脾胃功能衰退，气血生化不足，脏腑功能失调，正气亏虚，痰浊、瘀血等病理产物交织为患，经络不通，心阳痹阻，发为胸痹心痛。

治法：益气健脾，豁痰化瘀通络。

处方：香砂六君子汤合桃红四物汤、血府逐瘀汤加减。

香砂六君子汤益气健脾，行气化痰；桃红四物汤养血行血，滋补气血又不留瘀滞；血府逐瘀汤活血化瘀，行气止痛。临证之时，加入佛手、香橼、降香、木香等芳香之品，以达辛香通络的作用，即"辛香可入络通血"。

加减：对于胸痹心痛日久不愈的患者，常添加虫类药物，如地龙、穿山甲、蜈蚣等，以借助其走窜善行、搜剔血络的特点。

（二）典型病例

病例1：

王某，女，65岁。

主诉：口渴喜饮伴乏力12年，胸闷伴心前区不适2年，加重5天。

病史：患者12年前无明显诱因出现口渴，喜饮，乏力症状，于笔者所在医院门诊诊断为"2型糖尿病"，12年来，间断口服各种降糖药，未予系统监测血糖，2年前患者出现胸闷，气短，心前区疼痛症状，休息后可以缓解，就诊于外院，诊断为"冠状动脉粥样硬化性心脏病"，2年期间未曾系统服用心脏病药物。3天前患者因过度劳累后出现左前胸憋闷疼痛，短气不足以吸，咽部有紧缩感，遂来医院就诊。

查体：血压130/85mmHg，心率72次/分。

临床表现：心胸憋闷，短气不足以吸，咽部有紧缩感，偶有嗳气，伴后背酸痛，食欲减退，小便黄，大便正常。舌质暗，苔黄腻，脉弦滑。

理化检查：随机血糖 13.1mmol/L。

心电图示 ST-T 改变。

中医诊断：消渴病合并胸痹（心脾两虚，痰瘀痹阻心脉证）。

处方：半夏 15g，薤白 15g，瓜蒌 15g，黄连 10g，黄芪 30g，柴胡 15g，桔梗 10g，升麻 10g，知母 10g，麦冬 15g，葛根 20g，生龙骨 30g（先煎），生甘草 10g。水煎服，每日 1 剂，分早中晚 3 次服用。7 剂。

二诊：患者胸闷气短症状有所好转，口渴喜饮症状消失，但仍时有嗳气，胃脘部憋闷感。在上方基础上加枳壳 15g，香附 12g，厚朴 15g。10 剂，水煎服，用法同前。

三诊：患者上述症状基本消失。心电图示 ST-T 段恢复正常。

按：原方为瓜蒌薤白半夏汤合升陷汤加减。前方中瓜蒌清热化痰，又宽胸散结；薤白辛温，通阳散结，行气导滞；半夏苦辛，功能燥湿化痰，散结消痞；黄连清热燥湿，与瓜蒌相配，清热化痰之力更强，配半夏开郁除痞；麦冬、葛根生津止渴；生龙骨镇惊安神，甘草调和诸药。后方出自《医学衷中参西录》，以黄芪、知母、柴胡、升麻、桔梗组成，用治胸中大气下陷证。

病例 2：

张某，男，75 岁。

主诉：口渴喜饮伴乏力 30 年，反复发作胸闷，气短，心前区疼痛 10 年，加重 3 天。

病史：患者 30 年前因嗜食甜辣油腻食物而出现口渴喜饮，伴乏力症状，后就诊于中国医大一院，诊断为"2 型糖尿病"，予口服二甲双胍，配合控制饮食、运动方法降糖。30 年来，患者间断监测血糖，后改用皮下注射胰岛素来控制血糖，自述血糖控制尚可。10 年前无明显诱因出现心前区疼痛，持续 1～2min，休息后可自行缓解，伴有胸闷、憋气、不耐劳力，就诊于外院，理化检查：心电图示：ST-T 改变，血压：160/80mmHg，随机血糖：11.0mmol/L。诊断：2 型糖尿病；糖尿病合并冠心病（不稳定型心绞痛）；高血压（极高危），予继续胰岛素皮下注射以降糖，口服欣康以扩冠，必要时可舌下含服硝酸甘油以缓解胸闷，心痛症状，予代文控制血压，嘱患者注意休息，适量运动，注意控制饮食。近 3 天来，患者心前区疼痛症状较前加重，并且发作次数频繁，持续 3～4min，舌下含服硝酸甘油效果并不明显，遂来就诊。

查体：血压：135/80mmHg，心率：64 次/分。

理化检查：随机血糖 9.0mmol/L。心电图示 ST-T 改变。

临床表现：心前区偶有疼痛感，向后背部放散，胸闷，气短，心下痞满，四肢不温，食欲减退，小便清长，大便溏泻，睡眠较差。舌质暗淡，苔白，脉沉细。

中医诊断：消渴病合并胸痹（心脾两虚，痰瘀痹阻心脉型）。

处方：瓜蒌 15g，薤白 15g，半夏 15g，川黄连 5g，炮附子 10g，白参 10g（另煎），白术 15g，桂枝 12g，枳实 15g，厚朴 12g，葛根 20g，生龙骨 30g（先煎），甘草 12g。水煎服，每日 1 剂，早中晚餐后半小时温服。7 剂。

二诊：患者服药后，心前区疼痛，四肢欠温，便溏，睡眠较差有所缓解。自述仍偶感有憋闷感，后背部怕冷。在原方基础上加羌活 15g，桔梗 12g，丹参 20g，砂仁 12g，檀香 15g。7 剂水煎温服。

三诊：患者自述上述症状均有所缓解，欲巩固一段疗程，予瓜蒌薤白半夏汤合六君子汤加减，14 剂水煎温服。

四诊：经过两周巩固，患者自述心痛，胸闷症状明显缓解，后背冷痛感消失，体力亦较前有明显改善，睡眠良好。复查心电图：大致正常。

按：本病患者病程较长，糖尿病日久阴损及阳，导致脾肾阳虚，遂感乏力，四肢不温，小便清长，大便溏泻；脾胃运化失常，气血生化乏源，宗气形成匮乏，导致胸中阳气不足，阴寒之邪上乘阳位，痰浊、瘀血痹阻心阳，胸中气机郁滞，发为胸痹心痛。原方为附子理中汤合瓜蒌薤白半夏汤加减，其中附子理中汤温阳祛寒，补气健脾；瓜蒌薤白半夏汤通阳宣痹，行气化痰，使得脾阳渐复，寒散络通，胸痹即止。

十、卢芳诊治糖尿病性心脏病临床经验

卢芳认为湿热瘀相兼为患，既是消渴病的重要病因，又是消渴日后发展变化的病理基础，尤其是病变后期，三者胶结更甚，病变日渐加剧，最终导致变证丛生。

湿为有形之邪，其形成之后，随气机升降流动，又与热瘀相兼夹，而使湿热瘀之邪无处不到，或阻于肺，或停于胃，或蒙心窍，或流窜经络，或郁于脑络，变证丛生，《杂病源流犀烛》言"其为害，上至巅顶，下至涌泉，随气升降，周身内外皆到，五脏六腑俱有"，若湿热瘀痹阻心脉，气血运行不畅则发为胸痹心痛。卢芳在其"湿热瘀"病机认识的基础上，提出了"清热祛湿活血法"，以肃清体内湿热瘀之病理产物，使气畅血型，水液归其正化，临证之时，每收桴鼓之效。

十一、查玉明对糖尿病性心脏病临床经验

查玉明认为，消渴病之始，就夹杂着瘀血的征象，随着病程的进展，可出现多种表现，但因瘀血部位的不同，表现亦不同，若瘀血痹阻于心脉，即发胸痹，多因久病入络，病久致瘀，脉络失养，脉道无力，血行瘀滞，故消渴病兼胸痹当从瘀论治。

《金匮要略·胸痹心痛短气病》云："阳微阴弦，即胸痹而痛。"高度概括了消渴病兼胸痹的病机：消渴日久，久病入络，气血运行瘀滞，痹阻于心脉，不通则痛，严重者可发为真心痛；消渴日久，久病致虚，燥热耗气伤阴，心脉失荣，不荣则痛。主要临床表现为：心悸怔忡，胸闷胸痛，五心烦热，气短乏力等。治疗上当以"活血化瘀，行气养阴"为主，代表方：血府逐瘀汤化裁，药用：生地黄、桃仁、红花、当归、炙甘草、桔梗、枳壳、赤芍、柴胡、川芎、怀牛膝、丹参、葛根等。

十二、程益春诊治糖尿病心病临床经验

程益春总结几十年临床经验，认为"脾虚"是消渴病重要的病理基础，提出"健脾降糖法"治疗糖尿病，认为人体津液由精微物质气化所生，中焦气化不足，不能化生气血津液为机体所用，而排出体外，因此治疗糖尿病及其慢性并发症应以益气健脾为主，辅以滋阴清热，化痰除湿，活血化瘀，做到辨病与辨证相结合。

程益春治疗糖尿病心病，在祝湛予"丹参＋葛根"这组降糖药对的基础上，加入瓜蒌，三药合用以活血化瘀。其中，丹参既能活血化瘀，祛瘀生新，又可养血安神，中医常有"一味丹参饮，功同四物汤"的说法，由此可见一斑；葛根轻扬升发，生津止渴，濡润筋脉。两药参合，相互促进，活血化瘀作用明显增强，从而达到降低血糖之目的。临床适用于有瘀血证候的糖尿病及其并发症患者。糖尿病心病患者典型临床表现是胸闷，但胸痛不明显，这是因为糖尿病导致的神经损伤引起的，往往并不能引起患者的高度重视，导致失治误治，所以程教授强调特别重视胸闷的糖尿病患者，以防止漏诊糖尿病无痛性心肌梗死。瓜蒌性寒，味甘、微苦，清热涤痰，宽胸理气，用于胸痹心痛，《金匮要略》中瓜蒌薤白半夏汤至今应用广泛。

十三、熊曼琪诊治糖尿病心肌病临床经验

熊曼琪认为，糖尿病证候主要是阴虚燥热，阴虚为本，燥热为标，互为因果。总的治则为泄热、降火、生津、滋阴，根据所出现的并发症相应的予以益气、活血、解毒、温阳、祛湿、养肝、息风等治法。熊教授在长期的临床实践中，根据糖尿病及其并发症以脾虚为主，气血两虚兼血瘀的病机，活用经方时方，以活血降糖饮和加味桃核承气汤为著。

糖尿病心肌病是原发于糖尿病引起的心肌组织代谢和结构紊乱的常见并发症，以心肌细胞和心脏血管病变为主，主要表现为心脏舒缩功能障碍，是糖尿病患者合并心血管病变，如充血性心力衰竭的原发病理基础，熊教授在临床治疗中采用由加味桃核承气汤化裁而来的三黄降糖方，具有益气养阴，泻热通下，逐瘀活血之效，补虚祛邪，标本兼治。

十四、祝谌予诊治糖尿病性心脏病临床经验

祝谌予强调辨证与辨病相结合，在临证中突出气血辨证，开创活血化瘀法治疗糖尿病之先河，祝教授认为，叶天士首创卫气营血辨证，虽为外感热病所设，然究其实质，还是要辨清邪热伤人气血的深浅层次，内伤杂病亦可辨出气分病、血分病和气血同病，药物也有入气分和血分之别，故以气血辨证指导证更有意义。

祝教授在临床实践中发现，糖尿病发展到一定程度，尤其是合并有慢性血管、神经病变（冠心病、脑血管意外后遗症、脉管炎等）或长期使用胰岛素治疗者，常伴有瘀血表现，又结合《灵枢·五变》中"血气逆流，脆皮充肌，血脉不行……转为消瘅"；《医学入门》中"三消……熏蒸日久，气血凝滞"；《血证论》中"血渴"等论述，参考当时西医学病理解剖，提出了以活血化瘀法治疗血瘀证糖尿病患者，开创了活血化瘀法治疗糖尿病新思路。

祝谌予教授认为，糖尿病瘀血证主要为气阴两虚所导致：气为血之帅，血为气之母，气虚推动无力，血液运行不畅，缓慢涩滞，而成瘀血，即所谓"气虚浊留"；阴虚火旺，煎熬津液，津血同源，津亏液少，则血液黏稠不畅亦可成瘀，即所谓"阴虚血滞"。瘀血形成后又可阻滞气机，使津液失于输布，加重糖尿病病情而出现多种晚期合并症或并发症，如：瘀血阻于心脉，可致胸痹心痛。在治疗上除创立了著名的活血化瘀、生津止渴的葛根、丹参药对外，还拟立了调气活血方（广木香、当归、益母草、赤芍、川芎），或用五香散（五灵脂、香附、牵牛子），在此基础上加用当归、丹参等，进而形成了一整套糖尿病合并胸痹心痛的活血化瘀治法，不仅能消除或改善临床症状，降低血糖、尿糖，还可以纠正异常的血液流变性指标，预防和减少糖尿病慢性并发症的发生。

祝教授强调，使用活血化瘀法必须辨证，气血相关，不可分离，气虚血瘀宜益气活血，气滞血瘀宜行气活血，阴虚血瘀宜养阴活血，不可脱离中医辨证论治原则。

十五、仝小林诊治糖尿病合并冠心病临床经验

（一）病因分析

仝小林认为，糖尿病迁延日久，早已致"瘀、热、虚、损"四个阶段中的后两个阶段，耗伤气阴，损及肾脏，肾阳不足则全身温煦力量不足，胸阳不振，血液在脉管中流通不畅，产生瘀血；此外，心阳不振，痰浊、水饮内生，聚而成邪，阻滞胸阳，使胸阳气机不畅，发为胸痹，正如《证因脉治》谓"胸痹之因……痰凝血滞"；《王旭高医书六种·退思集类方歌注》云："胸中阳也，而反痹，则阳不用矣……其津液必凝滞而为痰，故喘息咳唾，胸背痛等证见矣，故主以通阳。"张仲景在《金匮要略》中提出"阳微阴弦"是发生胸痹、真心痛的原因之一，阳微是指上焦阳气不足，胸阳不振之象，阴弦是指阴寒太盛，水饮内停之象，并创瓜蒌薤白半夏汤，作为主治痰饮壅盛、痹阻胸阳、阴乘阳位所致之"胸痹不得卧，心痛彻背"。

（二）治疗思想

仝小林认为，糖尿病合并冠心病者，应"以证为基，以病为参，以症为靶，证病症结合"，根据其标本缓急，灵活施治，燥湿、清热、活血贯穿于方药始终。仝教授指出，在临床上治疗糖尿病合并冠心病、心绞痛等疾病，常以瓜蒌薤白白酒汤、瓜蒌薤白半夏汤、枳实薤白桂枝汤为效方；常用治法即通阳行气、消痰化浊、活血化瘀等。通阳常以薤白配桂枝；行气常以枳实配降香；消痰化浊则分虚实，实者调理脾胃，以半夏配陈皮，虚者健脾和胃，可以六君子汤中人参配伍白术；活血化瘀的常用药对为丹参配伍三

七；如遇老年患者，当注重培补肾气，从肾论治冠心病，肾气分阴阳，根据情况可选择淫羊藿配枸杞子，或附子配熟地等。临证用药，不必拘泥一法一方，强调"药少而精，效专力宏"。

（三）典型病例

患者，女，66岁，2012年10月24日初诊。

主诉：胸闷、胸痛、大汗1周。

病史：患者于2011年10月17日无明显诱因出现胸闷、胸痛，以急诊收入院，诊断为急性心肌梗死。心电图见：急性广泛前壁、下壁心肌梗死；心功能Ⅳ级。检查 CK：736.0IU/L↑；CKMB：46IU/L↑；LDH：770.0IU/L↑；ALT：58.0IU/L↑；AST：113.0IU/L↑；白蛋白：30g/L↓；白球比：0.86↓；TBIL：30.0μmol/L↑；TDBIL：8.90μmol/L↑；IDBIL：21.10μmol/L↑；BUN：11.1mmol/L↑；CRP：49.2mg/L↑；CO_2CP：17.7μmol/L↓；FPG：9.5mmol/L↑。心脏超声见：①左心室功能减低；②超声所见符合前壁、心尖部心梗表现；③左室心尖部室壁瘤形成。患者在院内行中西医结合治疗，病情稳定后出院，出院诊断：①冠心病，急性广泛前壁、下壁心肌梗死，心功能Ⅳ级（Killip 分级）；②2型糖尿病；③脑梗死后遗症；④肥胖症。现用药：阿托伐他汀钙片20mg，每天晚上1次；盐酸帕罗西汀20mg，每天晚上1次；单硝酸异山梨醇酯（鲁南欣康）20mg，每天3次；酒石酸美托洛尔片（倍他乐克）12.5mg，每天2次；阿卡波糖片（拜唐苹）50mg，每天3次；氢氯噻嗪片20mg，隔天1次；螺内酯40mg，隔天1次。刻下症：胸闷、胸痛、出汗、纳眠可，二便调；舌胖大，紫暗，苔水滑、白腻，脉滑数。

西医诊断：糖尿病，心绞痛，心肌梗死，脑梗死，糖尿病肾病（Ⅴ期）。

中医诊断：消渴，胸痹，中风。

中医辨证：痰瘀交结，痹阻心阳。

治法：通阳泻浊，豁痰宣痹，活血化瘀。

处方：瓜蒌仁30g，干薤白30g，清半夏30g，丹参30g，三七9g，西洋参9g，五味子9g，酒大黄3g。水煎服，每日1剂。14剂。

2012年11月7日二诊：

临床表现：胸闷、胸痛、大汗症状消失。头晕欲呕，纳眠可，二便调。

检查 ALT：16.0IU/L；AST：17.0IU/L；TBIL：19.0μmol/L↑；TDBIL：5.9μmol/L；IDBIL：13.1μmol；CHO：4.66mmol/L；TG：3.41mmol/L↑；BUN：8.30mmol/L↑；Cr：115μmol/L↑；UA：437μmol/L↑；LDH：494IU/L↑；HBDH：470IU/L↑；CRP：25.9mg/L↑。

处方：在一诊方基础上，加川桂枝9g，改西洋参15g，三七15g。水煎服，每日1剂。60剂。

2012年1月15日三诊：

FPG：8.5~10.0mmol/L。现用药：诺和灵R：早14U，中16U，晚18U；诺和灵N：36U 睡前。

临床表现：坐起时间超过20min 即头晕欲吐，纳眠可，大便稍干，小便可，夜尿2~3次。

处方：在一诊方的基础上，加桂枝9g，酒大黄6g，水蛭粉3g分冲，红曲3g，葛根30g，生姜5大片自备。水煎服，每日1剂。28剂。

2012年2月19日四诊：

检查 ALT：23IU/L；AST：41IU/L；Cr：145μmol/L；BUN：8.9mmol/L；CHO：4.84mmol/L；TG：2.3mmol/L；UA：145μmol/L。

临床表现：服药期间心绞痛未发作，坐起时左腿颤抖，纳眠可，全身瘙痒，皮肤干燥，小便可，夜尿2~3次。

处方：在一诊方基础上，加水蛭3g分冲，黄芪30g，半夏15g，红曲9g。水煎服，每日1剂。28剂。

2012年3月16日五诊：

2012年3月14日检查：CHO：5.2mmol/L；TG：1.12mmol/L；HDL－C：1.27mmol/L；Cr：

72μmol/L；BUN：9.2mmol/L；UA：280μmol/L。

临床表现：近 1 月心绞痛未发作，以前只能卧床平躺，近半年可在轮椅上坐 1h 左右。坐起时仍左腿颤抖，全身瘙痒，皮肤干燥，纳食可，夜尿 1～2 次。

治疗：在一诊方的基础上，加黄芪 30g，鸡血藤 30g。水煎服，每日 1 剂。

按：首诊时，仝小林所组方药包含三个常用"功能团"：一以瓜蒌薤白半夏汤作为治疗的基础方，二以大剂量丹参、三七祛瘀止痛，兼有补虚养血之效；三以西洋参、五味子取生脉散之意，大补气阴，敛汗生津。瓜蒌仁味甘性寒，功专荡热涤痰通痹，润燥开结，李时珍《本草纲目》载："张仲景治胸痹痛引肩背……皆用瓜蒌实，乃取其甘寒不犯胃气，能降上焦之火，使痰气下降也。"薤白性辛温味苦，归肺、胃、大肠经。通阳散结，温通滑利，善治阴寒之凝结，行胸阳之壅结，为治疗寒痰阻滞，胸阳不振的胸痹要药，当为"病痰饮者，当以温药和之"的具体体现；清半夏可燥湿化痰，消痞散结，《主治秘药》曰其"除胸中痰涎"，三药共奏豁痰宣通之功。现代药理研究表明，瓜蒌薤白半夏汤具有扩张冠状动脉、增加心脏供血、抑制血小板聚集、抗动脉硬化等作用。丹参、三七相配是仝教授祛瘀止痛常用药对，丹参重用至 30g，三七 6～9g 用量不等，广泛应用于各种瘀血病证的治疗，即所谓凡"血虚血瘀之候……实有神验"。现代药理证明，丹参、三七可直接扩张冠状动脉，增加冠状动脉血流量，减轻心肌缺血的程度，改善微循环障碍，对治疗糖尿病冠状动脉粥样硬化性心脏病及其他血管并发症有积极意义。西洋参性甘、微苦，凉，归肺、心、肾、脾经，具有补气养阴，清热生津之功效，《医学衷中参西录》："能补助气分，兼能补益血分，为其性凉而补"，五味子酸敛，可以敛汗生津，补肺中元气不足。另外，仝教授使用此药意在降低转氨酶、心肌酶等一系列异常指标，现代药理研究表明五味子既能抗肝损伤，又可诱导肝脏药物代谢酶。

二诊时患者胸闷、胸痛、大汗症状基本消失，且心肌酶等化验指标较之前相比下降许多，守方继进，进一步巩固治疗，张仲景在阐述胸痹病机时提出"即胸痹而痛，所以然者，责其极虚也"，痰浊瘀血之邪在体内得到肃清，本虚又可分为气虚、阳虚、阴虚之不同，增大西洋参、三七用量，补虚以固其本，增强滋阴与活血化痰之力；桂枝性辛温，与干薤白等药共助阳气，增强温通经脉之力。

三诊时患者胸痹等不适症状并不明显，结合糖尿病肾病的疾病特点，须将活血通络贯穿全程，仝教授常以酒大黄、水蛭粉治疗糖尿病肾病，故原方加入水蛭粉，合酒大黄之力，起到活血化瘀通络的作用，患者便干，将酒大黄用量增至 6g，可保护肾脏，延缓肾功能衰竭的进展；另外，仝教授拟从其异常的血糖、血脂指标为客观症状靶向治疗，三诊时加入葛根、红曲等，发挥二者降糖、降脂功效。

四诊时，针对患者明显增高的肌酐，仝教授以黄芪 30g 同时配伍丹参、鸡血藤养血活血，疏通肾络，有效地控制血肌酐、尿素氮、尿微量白蛋白排泄率，同时可以减少夜尿；同时继续以半夏、红曲配伍，消膏降浊。

五诊时，甘油三酯、肌酐明显下降，继用原方加黄芪、鸡血藤治疗，继服 3 月余，诸症明显好转，病情稳定。

十六、陈镜合诊治糖尿病无症状性心肌缺血临床经验

糖尿病无症状性心肌缺血是指糖尿病患者具备冠心病的病理基础，存在心肌缺血发作的客观证据，但不伴有心绞痛或心绞痛等同症状的临床表现。陈镜合认为，本病的发病机理不外乎正虚与邪实之争，正虚以阳虚、阴虚、气虚为主；邪实以气、血、痰、食、湿、火郁结为主。临床上以补益气血、温通心阳或行气活血、祛湿化痰。

陈教授认为，糖尿病无症状性心肌缺血发作隐匿，心绞痛症状不明显，主要是由于本病或为年老体虚、消渴迁延多年阴阳虚损的老年人，因心气虚衰不能助血脉运行，甚至心阳或心阴也同受耗损，正气虚弱不足以与邪实抗争，故不表现疼痛症状；肾阳不足，水湿不得气化，停聚成痰，致痰浊蕴结；或虽为新患消渴者，但嗜食烟酒肥甘，痰浊内生，痹阻心脉，故心绞痛症状亦不明显。但客观上本病确有心

肌缺血存在，其病位在心肾，病性多属本虚标实，虚实相兼。本病之所发，是因患者"消渴"日久加之起居不慎，或嗜食肥甘、劳倦纵欲、情志所伤等因素伤及心阳所致。

糖尿病无症状性心肌缺血从中医辨证分型来看，以痰浊蕴结型最为常见，其次为心肾阳虚型，脾虚湿蕴型与肝气郁结型，且往往表现为虚实夹杂、纯虚纯实者较少，临证要细致分析病情的虚实变化，把握病机关键，注重调理肝脾，权衡虚实补泻，灵活随证加减，方能取得满意的疗效。

十七、栗德林诊治糖尿病冠心病临床经验

栗德林认为糖尿病冠心病是糖尿病主要慢性大血管并发症之一，是以虚为本，兼夹痰浊、血瘀等因素以实致虚，虚实夹杂的病症，以气阴两虚为本，瘀阻痰凝为标，痰浊血瘀痹阻心脉为本病的主要因素，病位虽然在心，但与脾、肺、肾关系密切，尤以脾肾最为关键。

栗教授认为，脾虚生痰为本病的主要病变机制，痰浊血瘀为本病的中心环节。脾居中州，乃气机升降出入之枢纽，津液生化输布之枢机。消渴日久，脾胃损伤较重，致脾气虚弱，健运失职，津液疏布异常，水湿内停，水聚为饮，饮凝成痰。李中梓《医宗必读》中有"惟脾土虚弱，清者难生，浊者难降，留中滞膈，瘀而成痰"的论述。痰浊瘀血既是消渴最常见的病理产物，也是消渴并发症发生的根源，二者相互影响、相互转化。一方面，血瘀气滞，津液运行受阻，聚而成痰，如唐容川《血证论》"瘀血既久，亦能化痰水"之论述；另一方面，痰阻则血难行，血瘀则痰难化，血瘀痰凝，阻碍气血津液的运行和输布，痰瘀痹阻心脉，则胸痹心痛发生。

栗教授认为，糖尿病冠心病症机为"奇恒柔弱、内热熏蒸、伤津耗气、血稠液浓、瘀阻痰凝"，治以益气养阴、活血化痰为法，自拟经验方并研制芪玄益心胶囊，中药组方：人参、麦门冬、五味子、黄连、葛根、丹参、山楂、降香、冰片、黄芪、苍术、山药、玄参、生地黄、天花粉、赤芍 16 味药。功效：益气养阴，活血化痰。主要用于治疗糖尿病并发症的高脂血症、冠心病等引起的心悸，时伴胸闷、气短，动则尤甚，乏力，口渴，头晕肢重，舌紫等症。

十八、总结

综上所述，历代名医名家对于糖尿病性心脏病的临床诊治思想虽然各有不同，但总体来说，糖尿病性心脏病是由于先天禀赋不足、久病体虚、饮食不节、毒邪侵袭、七情内伤等，导致气阴两虚，一则不能濡养心脉，不荣则痛；二则痰凝血瘀，阻滞心脉，不通则痛，其病理因素不外乎气滞、痰浊、湿阻、血瘀，尤以血瘀为甚；在病机方面，多责之于消渴日久，脾胃功能失调，气阴两虚，痰浊血瘀内生，阻滞脉道，发为胸痹；其病理性质在于本虚标实，以气阴两虚为本，痰浊血瘀为标，病情变化错综复杂。在治疗方面，历代名医名家擅用经方时方，加减变化，以补益心脾，益气养阴为本，结合临床辨证，兼以疏肝解郁、理气化痰、燥湿渗湿、活血化瘀等。临证之时，各位医家都着重强调要重视辨证与辨病相结合，不可拘泥于一方，为指导临床糖尿病性心脏病的辨证论治提供了多种思路和方法。

第三节　糖尿病足

一、概述

中医文献中并没有糖尿病足的病名，但根据其临床表现应归于中医学"脱疽""脱疽""血痹"的范畴。本病最早的名称为"脱痈"说，记载于《灵枢·痈疽篇》："发于足指名曰脱痈。其状赤黑，死不治。不赤黑，不死。不衰，急斩之，不则死矣。"此外，《素问·生气通天论》中提到"高粱之变，足生大丁，受如持虚"。《诸病源候论·卷二十三·痈疽论诸侯》中记载"少苦消渴，年四十以外，多发痈疽。所以

然者体虚弱而荣卫瘀涩故也"。"脱疽"其名最早出现在《针灸甲乙经》中"发于足趾名曰脱疽，其状赤黑不死，治之不衰，急渐去之，治不去，必死矣"。薛己在《外科发挥·脱疽》中写道："疗生于足趾，或足溃而自脱，故名脱疽。"其中亦记载全身症状有兼"烦躁大渴，尺脉大而涩"者，有兼"饮食如常"者等。清代王维德《外科证治全生集·脱骨疽治法》云："凡手足之无名指，患色白而痛者，脱骨疽也。"清·陈士铎《洞天奥旨》中提到脱疽"此证多得之膏粱之客，而又用丹石房术之药……烁干骨髓，日积月累乃发此疽"。《金匮要略》中提到血痹的病因"夫尊荣人，骨弱肌肤盛，重因疲劳汗出，卧不时动摇，加被微风，遂得之"。其表现为："外证身体不仁，如风痹状，黄芪桂枝五物汤主之。"在治疗上，明·薛己强调隔蒜灸在治疗脱疽上的作用，清代王洪绪在《外科证治全生集》中主张"大人以阳和汤，幼孩以小金丹，最狠者以犀黄丸皆可消之"。清代鲍相璈《验方新编》中主张用四妙勇安汤治疗脱疽。可见在古代论著中，"脱痈""脱疽""脱骨疽""血痹"等都与糖尿病足有关，且中医对糖尿病并发足部坏疽在临床表现、病因病机、治法方药等方面有了较早的记载。

二、古代医家对糖尿病足的认识

古代医家从两千多年前就开始认识脱疽，随着时代发展，对其病名、病因病机、发病特点、治疗处理等方面的论述逐渐丰富。早期仅有对其症状的描述而未提及明确的方药，到明清时期已有对病因病机、治疗方法等的详细记载。隋·巢元方认为，本病的病机关键在于"体虚热而荣卫瘀涩"，其发病主要与阴虚内热，气虚血瘀有关，治之不衰者当用外治法"急斩去之"。

宋·陈言的《三因极一病证方论·痈疽叙论》曰："痈疽……又尽力房室精虚气节所致者，此乃因不内外所伤而成也，故知三因备矣。"他认为此病与外伤、饮食失宜、肾水亏虚均有关。

明·薛己认为此病发病的主要原因是"肾水涸，不能制火""此证因膏粱厚味，酒面炙煿，积毒所致；或不慎房劳，肾水枯竭；或服丹药补石。致有先渴而后患者，有先患而后渴者，皆肾水涸，不能制火故也"。可见此病与肾精亏虚关系密切，与饮食不节、过食肥甘亦有关系。在治疗上分内治和外治，内治法主以清热祛湿解毒，口渴者加以滋阴降火，方药多用人参败毒散、仙方活命饮、加减八味丸、十宣散；外治不问肿溃，唯隔蒜灸有效，肉死色黑者，急斩去之。

明·陈实功认为"夫脱疽者，外腐而内坏也""此因平昔厚味膏粱熏蒸脏腑，丹石补药消烁肾水，房劳过度，气竭精伤……其蕴蓄于脏腑者终成燥热火症，其毒积于骨髓者，终为疽毒阴疮"，其发病与饮食失宜，湿热内蕴，肾精不足，虚热内生有关。按病情的发展对脱疽进行内服与外治结合的治疗，注重外治法，主张早期截趾。其所著《外科正宗》详细记载了脱疽截趾的方法，在脱疽早期"乘其未及延散时，用头发十余根缠患指本节尽处，绕扎十余转，渐渐紧之，毋得毒气攻延良肉。随用蟾酥饼，放原起粟米头上，加艾灸至肉枯疮死为度。次日本指尽黑，方用利刀寻至本节缝中，将患指徐顺取下，血流不止，用金刀如圣散止之，余肿以妙贴散敷之。次日尚有黑气未尽，单用蟾酥锭研末掺之膏盖，黑气自退。患上生脓，照常法用玉红膏等药生肉护骨完口，此为吉兆"截趾之后内服中药调理，"既割取之后，血水淋漓，疼痛不减，和气血，补脾胃。已成饮食减少，身体倦怠，便数口干，滋津液、壮肾水。破后气血受伤脾胃虚弱自汗盗汗，恶心干呕，睡卧不宁，日晡发热，疼痛苦楚，烦闷谵妄，俱宜大补气血"。在内治法上亦有较详细的论述：脱疽初起，恶寒体倦，发热作渴，或肿或紫，或麻或痛，四肢倦怠，心志恍惚不宁者用解毒济生汤；肾水亏虚，口干咽燥，阴虚火旺者用阴阳二气丹；毒邪积甚，腠理发越不尽，烦躁闷乱，谵语，呕吐不食者用清神散；多饮口干，消瘦多食，惊悸健忘等有胃阴不足、肾水亏虚之症者，可服金液戊土丹预防脱疽的发生。

明·申斗垣认为脱疽的病机是"脾经积毒下注"，治疗上外用蒜灸，内服人参败毒托里之剂，若患处肤色紫黑者截趾。

清·高秉钧认为脱疽的发生多与湿热壅盛，肾精亏虚有关。其所著《疡科心得集》中记载："（脱疽）此由膏粱浓味，醇酒炙煿，积毒所致；或因房术涩精，丹石补药，销烁肾水，房劳过度，气竭精枯而成"，治疗上外用隔蒜灸法，因其病机不离湿热内盛、肾精亏虚，故在内服药选用上，色赤肿痛者，用活命饮，托里散以清热解毒，合用十全大补汤、加减八味丸以补气养血。兼有口渴者用滋阴降火之品。

三、吕仁和诊治糖尿病足临床经验

吕仁和总结临床经验，将其分为 3 期，其分期标准是：参照中华医学会糖尿病学会第一届糖尿病足学术会议制定的糖尿病足（肢端坏疽）检查方法及诊断标准，将西医诊断为糖尿病足 0 期、1 期的患者归为早期；将 2 期、3 期的患者归于中期；将 4 期、5 期的患者归于晚期。

（一）早期

足部临床表现：皮肤无开放性病灶，常表现肢端供血不足，皮肤凉，颜色紫褐，麻木、刺疼灼疼、感觉迟钝或丧失，兼有足趾或足的畸形等高危足表现。或肢端皮肤有开放性病灶，水疱、血疱、鸡眼或胼胝、冻伤或烫伤及其他皮肤损伤所引起的皮肤浅表溃疡，但病灶尚未波及深部组织。

1. 气阴两虚、脉络不和型

临床表现：神疲乏力，少气懒言，手足心热或五心烦热，手足麻木，感觉迟钝，局部皮肤色暗或干裂，舌淡暗，脉细或脉细数。

治法：益气养阴，和血通脉。

处方：增液汤加减。

药物：黄芪、生地、麦冬、党参、丹皮、赤芍、桃仁、白芍。

2. 阳虚血瘀型

临床表现：畏寒肢冷，面色㿠白，夜尿频多，局部皮肤温度下降，发凉，甚则间歇性跛行或夜间疼痛，跗阳脉搏动减弱，局部皮肤色暗或干裂，口唇舌暗或舌胖暗，脉细涩。

治法：温经通阳，活血化瘀。

处方：四逆散加减。

药物：制川乌、制草乌、细辛、桂枝、当归、赤芍、丹参、木瓜。

（二）中期

足部临床表现：感染病灶已侵犯深部肌肉组织。常有蜂窝织炎、多发性脓灶及窦道形成，或感染沿肌间隙扩大造成足底足背贯通性溃疡，脓性分泌物较多，但肌腱韧带尚无破坏。或肌腱韧带组织破坏，蜂窝织炎融合形成大脓腔，脓性分泌物及坏死组织增多，但骨质破坏尚不明显。

1. 热毒炽盛、胃肠结热型

临床表现：发热或壮热而不恶寒但恶热，局部皮肤红肿、灼热、疼痛明显，脓液色黄浓稠，舌红，苔黄，脉滑数。

治法：清热解毒，消肿排脓。

处方：四妙勇安汤加减。

药物：金银花、玄参、白芷、黄柏、大黄（后下）、枳实、知母、蒲公英、败酱草。

2. 气血亏虚、热毒内蕴型

临床表现：神疲乏力，少气懒言，创口肉芽色淡暗，分泌物不多，清稀，或久不收口，舌淡暗，苔薄，脉细弱。

治法：益气养血，化瘀通脉。

处方：当归补血汤加减。

药物：生黄芪、当归、党参、土茯苓、土贝母、黄柏、生薏苡仁、天花粉、皂角刺。

3. 肝胆湿热型

临床表现：急躁易怒，口苦泛恶，带下黄臭或甲目发黄，舌红苔黄腻，脉弦滑数。

治法：清热利湿。

处方：龙胆泻肝汤加减。

药物：柴胡、黄芩、栀子、龙胆草、土茯苓、青黛、枳实、泽泻。

（三）晚期

足部临床表现：严重感染已造成骨质缺损、骨盆炎及骨关节破坏或已形成假关节。部分指趾或部分手足发生湿性或干性严重坏疽。或足的大部或足的全部感染或缺血，导致严重的湿性或干性坏死，肢端变黑、尸干，常波及踝关节及小腿。

1. 肝肾阴虚、痰阻血瘀型

临床表现：腰膝酸疼，双目干涩，耳鸣耳聋，手足心热或五心烦热，局部病变已伤及筋、脉、骨质、皮色暗红、久不收口，舌红瘦，有瘀点或瘀斑，脉沉细。

治法：补益肝肾，化瘀祛痰。

处方：六味地黄丸加减。

药物：熟地、山药、山萸肉、土茯苓、生薏苡仁、土贝母、三七粉、水蛭粉。

2. 脾肾阳虚，经脉不通型

临床表现：腰膝酸软，畏寒肢冷，耳鸣耳聋，肌瘦无力，四末冷凉，溃口已及筋脉骨质，肉芽色暗，久不收口，跌阳脉搏动减弱或消失。

治法：调补脾肾，活血通脉。

处方：右归丸加减。

药物：杜仲、菟丝子、枸杞子、狗脊、川断、制附片（先煎）、白芷、木瓜、血竭粉、穿山甲。

（四）典型病例

病案1：

马某，女，58岁。

病史：因多饮、多尿10年，双下肢麻痛1年就诊。

临床表现：双下肢麻木疼痛，双手麻木，腰膝酸软，耳鸣，怕热，舌红，有瘀点，脉弦细。

病机辨证：肝肾阴虚，瘀血内阻。

治法：滋补肝肾，破血逐瘀。

处方：桑寄生10g，黄精20g，川续断10g，秦艽15g，丹参30g，川芎15g，生地30g，木瓜30g，乌蛇6g，䗪虫3g，地龙10g，蜈蚣6g。水煎服，每日1剂。治疗1周。

复诊：诉服药后四肢较舒服。继服上方，经治2月余，手足麻木症状减轻。

病案2：

刘某，女，68岁。

病史：因间断多饮20余年，手足冷痛两年，由家属搀扶前来就诊。

临床表现：手足冷痛，时值10月上旬，已着棉裤，戴棉手套，双下肢无力，肌肉瘦削，舌体胖，质暗，苔白腻，脉沉滑。

病机辨证：脾肾阳虚，痰瘀阻络。

治法：温补脾肾，化痰消瘀通络。

处方：党参20g，生黄芪20g，肉桂3g，附子6g（先煎），巴戟天15g，淫羊藿12g，山药20g，牛膝30g，乌蛇6g，蜈蚣6g，地龙10g，䗪虫6g，半夏12g，白芥子6g。水煎服，每日1剂。并加用外洗方，每日1剂。

治3个月后，畏寒症状减轻，双下肢较前有力，能扶杖行走数步，但仍有麻痛症状。

病案3：

吕氏治疗1例糖尿病并小趾坏疽者，辨证为阴伤化热，瘀阻受寒。治疗拟养阴清热，化瘀通络剂内服，药物选用：生地、玄参、牛膝、木瓜、丹参各30g，黄柏、莪术各10g，水煎取汁，三七粉3g（另包，冲服）。每日一次，水煎分服。同时配合中药外洗，药用：川乌、草乌、伸筋草、芒硝、苏木各 30g，水煎取汁外洗患处，每日一剂，熏洗 3 次。其他基础治疗，如原饮食治疗，胰岛素控制高血糖不变。患者坚持内服药 35 剂，外洗 22 剂治疗后，足部症状完全消失，临床治愈。

四、唐汉钧对糖尿病足临床诊治认识

唐汉钧总结临床经验，以扶正活血法为主，分期辨证，内外结合综合治疗糖尿病足。尤重以脾虚湿热论治，内治以健脾燥湿、清热化浊，外治以祛瘀补虚生肌：

（一）内治法

1. 急性发作期，湿热毒盛证

临床表现：局部红肿热痛，边界不清或患趾色黑，破溃湿烂，肉色不鲜，脓液大量稀薄呈棕褐色，气味腥秽恶臭，或混有气泡，疼痛剧烈，发展迅速，坏疽常蔓延至足部或小腿，或见多个穿通性窦道，伴发热，血糖、血白细胞显著升高，舌质暗红或红绛，舌苔黄腻或光薄少苔，脉弦数或滑数。

治法：清热利湿解毒，活血消肿止痛。

处方：四妙勇安汤合四妙丸加减。

药物：生地黄、赤芍、丹皮、当归、玄参、银花、黄连、黄柏、土茯苓、苍术、生薏苡仁、牛膝、蒲公英、生黄芪等。

临床配合清开灵或脉络宁注射液等中药制剂静脉滴注。

2. 好转缓解期证，湿滞络瘀证

临床表现：局部红肿消退，坏疽蔓延趋势已控制，患趾干黑，脓液减少，臭秽之气渐消，坏死组织与正常组织分界渐趋清楚，疼痛缓解，发热已退，血糖已控制，外周血白细胞恢复正常，舌苔薄白或腻，脉细数或弦。

治法：清热利湿，和营托毒。

处方：补阳还五汤合四妙丸加减。

药物：生黄芪、太子参、苍术、白术、茯苓、山药、黄精、当归、桃仁、丹参、生地黄、赤芍、忍冬藤、皂角刺、蛇舌草、黄柏、生薏苡仁、牛膝等。

临床配合丹参或脉络宁注射液等中药制剂静脉滴注。

3. 恢复期，气虚血瘀证

患趾破溃日久，局部无红肿热，腐肉已脱，脓液清稀，疮面经久不敛，疼痛较轻，伴神疲倦怠，口干，舌质淡胖或暗红，舌苔薄腻，脉虚细。

治法：益气活血，托里生肌。

处方：补阳还五汤合人参养荣汤加减。

药物：生黄芪、党参、苍术、白术、茯苓、山药、当归、生地黄、桃仁、丹参、赤芍、黄柏、生米仁、牛膝、忍冬藤、鹿衔草等。

临床配合黄芪或丹参注射液等中药制剂静脉滴注。

（二）外治法

1. 外敷法

局部红肿热痛，外用金黄膏或青黛膏外敷；腐黑坏趾，外用红油膏、九一丹。

2. 切开引流法

适用于脓肿形成或脓出不畅者。应果断、适时和充分地低位多处切开或对口引流，包括皮肤、筋膜和腱鞘。足趾感染应拔甲，必要时趾两侧切开；感染在足背和足底，可行纵向切开以通畅引流。切开引流宁早勿晚，一般不会因手术创伤而加重坏疽。只有通畅引流才能控制感染。在有气性坏疽时，要根据原则进行有效处理。切开后可予药线蘸九一丹引流。

3. 浸渍疗法

适用于脓水多而臭秽重、引流通畅者。可用土茯苓、马齿苋、苦参、明矾、黄连、蚤休等煎汤待温浸泡患足 30min。

4. 祛腐生肌法

疮面腐肉难脱，创口内予九一丹薄撒疮面，外盖红油膏纱布以提脓祛腐，但在有骨、肌腱、神经等组织裸露的创面上宜慎用含汞的祛腐剂；腐脱新生时，用生肌散薄撒疮面，外盖白玉膏、复黄生肌愈创油膏纱布以生肌收口，直至创口愈合。

5. 拖线法

适用于窦道或袋脓者。在常规消毒、麻醉下，可采取低位辅助切口，以银丝球头探针探查后，将 4 号丝线 4~6 股贯通管腔，每天搽九一丹于丝线，将丝线来回拖拉数次，使九一丹拖入窦道内，10~14 天后拆除拖线，加垫棉绷缚法 7~10 天，管腔即可愈合。

6. 垫棉绷缚法

适用于疮面腐肉已尽，新肉生长，周围组织有窦腔者。在使用提脓祛腐药后，创面脓液减少，分泌物转纯清，无脓腐污秽，脓液涂片培养提示无细菌生长，可用棉垫垫压空腔处，再予加压绷缚，使患处压紧，每天换药 1 次，促进腔壁粘连、闭合。7~10 天管腔收口后，继续垫棉加压绷缚 10~14 天，以巩固疗效，避免复发。

7. 冲洗疗法

对疮腔较深或筋膜下、肌间隙感染灶相通，或疮口小而基底脓腐未尽者，用 0.5% 甲硝唑，或根据脓液培养结果选择高度敏感抗生素溶液短期冲洗疮腔；对后期脓腐尽，肉芽组织高突者，用 3% 生理盐水溶液冲洗。

8. 蚕食疗法

对疮面大而深，腐肉组织难以脱落者，在感染控制，血液循环改善，坏疽转成干性、坏死界线清楚的基础上，应分期分批逐步进行"蚕食疗法"清除。一般远端的先除，近端的后除；疏松的先除，牢固的后除；坏死的软组织先除，腐骨后除，并尽量保护筋膜及肌腱组织。

9. 截趾术

适用于趾端发生干性坏疽，趾端骨质暴露或骨髓炎形成，疮口难以愈合者。在全身状况稳定，感染控制，血糖稳定，坏疽分界清楚时，可在局麻下切除患趾。

（三）典型病例

黄某，60 岁。2002 年 8 月 13 日入院。

病史：因左足第 3 趾溃烂疼痛 10 月余，反复不愈，至某医院诊断为糖尿病足溃疡而住院，经抗炎、降糖、敷药治疗月余仍疼痛，溃烂处结痂而不生新肉，血糖波动幅度大，拟手术切除病趾，病人惧怕不允故转院。

临床表现：左足第 3 趾痛不能触按，甲沟至第一关节处皮肤如紫葡萄皮，无红肿，趾尖有一黄豆大凹陷，顶部有结痂，微有渗出。舌红暗，苔黄腻，脉弦滑。

空腹血糖：4.5mmol/L。

辨证：气阴两亏，脾虚湿热，脉络瘀阻。

治疗：原用格列本脲减量为 2.5mg，每日 1 次，晨服。清开灵注射液 40ml 加林格液 250ml，静滴每日 1 次，12 天为 1 疗程。

治法：健脾燥湿、清热化浊为法，佐以益气养阴活血。

处方：黄芪、苍术、薏苡仁、白花蛇舌草、鹿衔草各 15g，石菖蒲、黄芩、银花各 12g，苦丁茶、厚朴、白术、茯苓、姜夏、陈皮、苏梗各 9g，砂仁、黄柏各 6g。水煎服，日 1 剂。

外治法：用九一丹撒布创面。

经上述方案治疗 1 疗程后疼痛缓解，痛处皮肤转紫红润，结痂处无渗出。

第二疗程：停用九一丹，改用复黄生肌愈疮油膏外敷。治疗 24 天，历 2 疗程疼痛止，皮肤色基本正常，唯趾顶结痂处按之微痛。

第三疗程：治疗同第二疗程。经 3 疗程，结痂自行脱落，生有新肉，皮色转为正常。前后共服中药 36 剂，溃疡痊愈。复查空腹血糖 5.8mmol/L。9 月 20 日出院。

五、奚九一诊治糖尿病足临床经验

奚九一总结多年的临床经验，认为糖尿病足筋疽属本虚标实之证，既有糖尿病气阴两虚之本，又有患足红肿灼热湿热实证之标。急则治标宜以"清法"为主，"清法"包括了清热解毒化湿的内治法和清创祛腐的局部外治法。

（一）内治法

1. 急性期：湿热蕴结，筋腐成疽证

临床表现：足趾或足背、足掌出现肿胀溃破，疮口多腐坏，组织肌腱肿胀失去弹性，灰白无光泽，呈败絮样，分泌物呈脓血性，恶臭，患足红肿明显，皮温增高。伴有发热、烦渴大便秘结，舌红苔黄腻，脉滑数。

治法：清热解毒化湿。

处方：选陈兰花冲剂。

药物：茵陈、泽兰、苦参、紫丁、菊花等。

加减：偏于热重者加用黄芩、黄连、黄柏、山栀；偏于湿者加用胡黄连、萆薢、车前子等。

2. 缓解期：气阴两虚证

临床表现：疮面有肉芽组织和上皮生长，肌腱等腐坏组织已净或残存少量分泌物，分泌物清稀，略带腥味，患足略肿，皮温基本正常。伴有口渴，心悸气短，舌红苔剥，脉细。

治法：益气补阴，除消养筋。

处方：除消通脉冲剂。

药物：黄芪、党参、麦冬、生地、玉米须、菝葜等。

加减：血虚者加用当归、熟地、鸡血藤等；阳虚者加用金匮肾气丸等。

同时配合以下治疗：

（1）急性期有感染者，宜选用胰岛素有效控制血糖至 10mmol/L 以下，随着病情的好转，应及时减小剂量，或酌情改为口服降糖，药物使血糖降至 10mmol/L 以下，避免低血糖。

（2）严重感染伴高热者，选用有效抗生素治疗。抗生素的应用时间不宜过长，患足红肿减退，热退血白细胞趋于正常者即止，以防真菌或混合感染。

（3）根据患者全身状况及时纠正水、电解质紊乱、酸碱失衡以及严重的低蛋白血症或贫血等。

（二）局部处理

1. 清创方法

常规铺巾消毒局麻，探查创面和窦道等，切开皮肤或扩展疮面，暴露坏死肌腱。创面周围用苯扎溴铵酊消毒，用"啄食法"清除病灶处肌腱、筋膜及周围已发生坏死的组织。消灭潜行的无效腔，排除深部积脓及分泌物，用双氧水或甲硝唑注射液冲洗创面，纱条引流或填塞加压包扎。术后观察创面渗液、渗血情况及体温血压。

2. 换药方法

渗出较多的创面用双氧水或甲硝唑注射液冲洗，创周用苯扎溴铵酊消毒，探查创面有无脓腔，按压有无渗脓、波动感，观察皮温，动脉搏动等。蚕食清除松动的腐坏组织及变性坏死的肌腱，用消毒中药棉球清理创面，用甲硝唑注射液冲洗、湿敷保持引流通畅。无菌敷料包扎，肿胀明显皮温高者以芙蓉膏箍围消肿。换药每日一次，渗出多者每日 2 次或多次，腐去肌生，皮平肉长可 2 天 1 次。创面周围红肿明显，皮温高者给予芙蓉膏箍围消肿，腐去脓尽、给予生肌之药或行植皮术。

（三）典型病例

柏某某，女，44 岁。干部。1996 年 5 月 18 日初诊。

病史：糖尿病史半年，始住内分泌科治疗，经磺酰脲类和双胍类联合降糖，无效，改用胰岛素治疗后，血糖反由 9.6mmol/L 上升至 16.43mmol/L，一天后出现左跗趾端外缘和左 2 趾端紫血疱，2 天后破溃，渐成溃疡。由于血糖居高不降，创面日趋加重，遂自动出院。经多方中西医结合治疗，无效。其母 1 年前死于糖尿病足。

临床表现：面色㿠白，神疲乏力，体丰，无三多症。舌胖嫩红，苔薄黄微腻，脉细数。

局部检查：左足前距部红肿、发热，左跗趾外缘有 2cm×3cm、深 0.3cm 溃疡，上覆有坏死组织及脓性分泌物，左 2 趾端有 1.5cm×2cm 的浅溃疡，渗液较多。

查血糖 14.6mmol/L。

诊断：糖尿病足。

辨证：气阴不足，湿毒下注证。

1. 内服

基本方：黄芪、黄精、山药、天冬、麦冬、田基黄、垂盆草各 30g，怀牛膝、蚤休各 15g，甘草 4g。加丹皮、虎杖各 15g，生石膏 45g。

2. 局部治疗

清创疗法，在创面常规消毒后，清除坏死组织，用中药煎剂冲洗创面，然后用 0.5％甲硝唑纱布湿敷包扎，每日换药 1 次。

3. 外洗

中药煎剂外洗。处方：紫草、虎杖、伸筋草、川楝子各 3g。每天 1 次。

上述方法治疗 3 天后，患足红肿消退，创面分泌物明显减少。

复诊：于上内服方中去石膏，更进 7 剂。10 天后左 2 趾溃疡结干痂，跗趾溃疡面明显缩小，肉芽鲜红，无分泌物。内服基本方更进 7 剂。

17 天后复查血糖 7.8mmol/L，创面愈合。

随访 1 年来，患者自行服用原方不间断，每月复查血糖基本稳定在 7.4～7.8mmol/L，溃疡未再发。

六、程益春对糖尿病足临床诊治认识

程益春在诊治糖尿病足方面经验丰富，他认为瘀血阻络是导致糖尿病足病情发展变化的主要原因，而致瘀因素多端。因此，在治疗过程中，必须抓住活血化瘀这一关键，然后针对不同病因辨证施治，主要将其分为五型。

1. 瘀血阻络型

临床表现：患肢发凉、麻木疼痛，痛有定处，如针刺，足部皮肤色暗红或紫斑，或间歇性跛行，舌质暗有瘀斑，苔薄白，脉沉细或涩。此型多为糖尿病足的早期。

治法：活血化瘀、通络止痛。

处方：血府逐瘀汤加减。

药物：桃仁、红花、当归、生地、川芎、赤芍、川牛膝、地龙、水蛭、苏木、路路通、鸡血藤等，痛甚加全蝎、蜈蚣。

2. 阴虚热盛型

临床表现：患肢疼痛，昼轻夜重，痛如针刺，腰酸耳鸣，五心烦热，重则烦躁易怒，局部红肿热痛，肢端坏疽或足趾溃烂、疼痛剧烈，舌红少苔，脉细弦或数。此型多见于消渴日久，相火亢盛，邪热旺盛者。

治法：活血化瘀、滋阴清热。

处方：四物汤合知柏地黄汤及四妙勇安汤加减。

药物：生地、川芎、赤芍、白芍、当归、牡丹皮、知母、黄柏、山茱萸、玄参、金银花、蒲公英、地丁、地龙、甘草。

加减：大便秘结加熟大黄，肿甚加穿山甲、皂刺，痛甚加蜈蚣两条，阴虚口渴、低热加天花粉、地骨皮。

3. 热毒聚结，气血壅滞型

临床表现：表现为患肢皮肤暗红胀痛，趺阳脉搏动消失，足端紫红，皮肤起水疱，重者足趾溃烂，脓液黄稠，舌质暗红，苔黄腻，脉滑数，常伴有发热、口渴、便秘、尿黄浊等症。

治法：活血化瘀，清利湿毒。

处方：大黄䗪虫丸合三妙散及五味消毒饮加减。

药物：桃仁、川芎、赤芍、水蛭、黄柏、苍术、川牛膝、金银花、地丁、蒲公英、黄连、马齿苋、车前子、白芷等。

加减：苔腻明显加佩兰叶，瘀血证重者加三棱、莪术。

4. 阳虚寒凝型

临床表现：患肢冷痛，夜间尤甚，趺阳脉搏动减弱或消失，局部皮肤苍白，触之冰凉，舌质淡胖、苔薄白，脉沉迟而细。此型常见于消渴日久，阴虚及阳，阳气耗损，阴寒内生，血因寒而凝，阳气不达四末者。

治法：活血通络，温阳散寒。

处方：补阳还五汤合阳和汤加减。

药物：生黄芪、当归、川芎、桃仁、红花、地龙、苏木、熟地、鹿角胶、肉桂、白芥子、路路通等。

加减：下肢逆冷、皮肤青紫加制附子、川牛膝，下肢紫暗则选用鸡血藤、水蛭，痛重加全蝎、蜈蚣、穿山甲，气虚重者加党参或人参，寒凝痛甚加用制川乌、细辛。

5. 气虚血瘀，脉络瘀阻型

临床表现：精神倦怠，萎黄消瘦，患肢疼痛较轻，疮口脓汁清稀，经久不愈，舌淡胖，苔薄白，脉弱或趺阳脉消失。此型常见于消渴日久，气血亏虚，血行不畅，瘀阻脉络者。

治法：益气养血，活血通络。

处方：黄芪桂枝五物汤合八珍汤加减。

药物：生黄芪、桂枝、党参、当归、白术、茯苓、川芎、熟地、白芍、陈皮、白及、鸡血藤、苏木、甘草。

加减：兼阴虚加枸杞子、女贞子、龟板、天花粉、石斛，兼阳虚加鹿衔草、补骨脂、淫羊藿、鹿角胶，痛甚加乳香、没药，肢冷重于疼痛者加细辛。若以气阴两虚，瘀血阻络为主，也可选用生黄芪合生脉散及四物汤加减。

除应用内服法外，同时配合外治法，最常用的方法是马勃粉适量或麝香粉适量外敷。《名医别录》称马勃"主恶疮马疥"，麝香能活血散结，走窜力极强，二药外用治疗本病，疗效显著。

七、蔡炳勤诊治糖尿病足临床经验

蔡炳勤在总结分析各种中医外治法的基础上，根据糖尿病足筋疽不同时期的发病特点，在内科综合治疗的基础上，采用分急性感染期、好转缓解期、恢复期三个时期外治方法。具体方案如下：

（一）急性感染期（发病至术后第4天）

临床表现：患肢局部症状明显，患足肿胀，或呈巨趾、巨跖性肿胀，张力较高，无波动感；局部色红、灼热，逐渐皮下积液，波动感增强，有稀薄棕褐色、腥臭脓液溢出，其病情发展急骤，有明显炎性反应，可蔓延至全足及小腿，有不同程度的肌腱变性、水肿、坏死现象。患者往往伴有高热、精神疲倦等全身中毒症状和高血糖、酮症、脓毒血症等严重并发症，患者需住院治疗。

外治原则：纵深切开、充分引流。

基础治疗：控制血糖，使用敏感抗生素，治疗合并症等。

治疗方法：

1. 腰麻或静脉全麻下沿肌腱走形行纵向切开，不留无效腔，并用胶片贯穿引流。

2. 术后第 1～4 天采用中药"渴疽洗方"足浴，渴疽洗方：大黄、乌梅、五倍子各 30g。以升水煎至 1.5L，每次足浴 20～30min，每日 1～2 次，需严格控制外洗溶液的温度，控制在 38～42℃。

3. 中药足浴后，行局部换药：双氧水、生理盐水外洗后，适当剪除部分坏死组织，用消炎油纱，局部外敷创面，日一次。

（二）好转缓解期（术后第 5～14 天）

临床表现：局部胖胀逐渐消退，坏死组织开始脱落。患者已无发热、精神好转，高血糖、酮症、全身中毒感染等严重并发症得到有效控制，以住院治疗为主。

外治原则：蚕食清创、持续灌注。

基础治疗：控制血糖，治疗合并症等，可停用抗生素。

治疗方法：

1. 术后第 5 天拔除胶片引流。

2. 按急性期中药渴痕洗方足浴方案实施。

3. 足浴后，用生理盐水外洗创面，用祛腐生肌油膏（或祛腐生肌油纱）局部外敷创面，日一次。

（三）恢复期

临床表现：患者无明显全身症状，遗留足部疮面、窦道。

外治原则：祛腐生肌。

基础治疗：控制血糖等。

治疗方法：中药足浴后行局部换药：双氧水、生理盐水外洗后，适当剪除部分坏死组织后包扎创面，每天 1 次。用祛腐生肌油膏（或祛腐生肌油纱）外敷，至疮面、窦道愈合。

典型病例

患者张女性，51 岁，因"口干、多饮多尿 10 余年，左足红肿疼痛 10 天"入院。入院时间：2007 年 11 月 16 日。入院时症见神清，精神疲倦，高热，体温 39.6℃，左足红肿热痛，无破溃，无水疱，口干，饮水多，眠纳一般，二便调。舌暗红、苔黄干，脉滑体温。查体左足红肿，肤温高，压痛范围至左足踝部，足底前处压痛明显，波动感（±），范围大约 4cm×4cm。双足背动脉搏动可。入院检查血常规，WBC：$27×10^9$/L，中性粒细胞百分比：0.89；羟丁酸：2.010mmol/L，GLU：14.98mmol/L。

入院诊断：中医诊断：糖尿病足（筋疽型）。

西医诊断：①糖尿病足并左足感染；②糖尿病酮症，2 型糖尿病。

入院后给予控制血糖，纠正酮症，控制感染等对症处理，并在腰麻下左足沿肌腱走形行纵深切开排脓，不留无效腔，并用胶片贯穿引流。脓液做细菌培养为金黄色葡萄球菌。术后每日采用中药筋疽外洗方泡脚，泡脚后局部换药：双氧水、生理盐水外洗后，适当剪除部分坏死组织，用消炎油纱局部外敷创面。术后第一天，患者仍有发热，体温 38.5℃，检查血常规，WBC：$20.51×10^9$/L、中性粒细胞百分比：0.87，羟丁酸：0.88mmol/L，GLU：13.21mmol/L，较入院时已有下降。术后第四天，患者左足肿胀已有消退，发热降低，体温 38.2℃。检查血常规：WBC：$12.49×10^9$/L、中性粒细胞百分比：0.82，羟丁酸：0.88mmol/L，GLU：10.5mmol/L。术后第七天，患者左足肿胀已明显消退，无发热，体温 38.2℃。检查血常规：WBC：$10.2×10^9$/L、中性粒细胞百分比：0.81，羟丁酸：0.88mmol/L，GLU：

7.5mmol/L。出院后，嘱患者在家自行换药，生肌油纱外敷，门诊定期复查，月余创面愈合。

八、崔公让诊治糖尿病足临床经验

崔公让通过临床观察和经验总结，认为缺血和感染是引起糖尿病溃疡的两大方面原因，并将糖尿病足溃疡分为两型，其分述如下。

1. 阴寒血瘀型（缺血型）

临床表现：患肢明显变凉、凉冷，麻木疼痛，遇寒冷则症状加重，皮温偏低，肢端苍白、潮红或发绀，跛行明显，溃疡面脓水量少，肉芽色淡，生长缓慢，舌质淡暗，可有瘀点、瘀斑，苔薄白，脉沉涩或迟缓。

治则：温阳散寒，活血化瘀。

处方：通脉活血汤加减。

中医外治：选用自制抗绿生肌散涂于溃疡面，并用仲景药膏外敷，最后用无菌纱布加压包扎，一般隔 2~3 日换药。

2. 湿热血瘀型（感染型）

临床表现：患足局部高度肿胀，灼热疼痛，皮色潮红或紫红，溃疡面渗出物秽臭，量多，湿性溃烂伤口可呈穿透性，内有腐败变性肿胀肌腱，或伴发热口苦便秘，舌质红绛，苔黄腻或黄燥，脉滑数或弦数。

治则：清热祛湿，活血化瘀。

处方：四妙勇安汤加减。

中医外治法：外用过氧化氢溶液稀释液、生理盐水冲洗溃疡面后，根据药敏实验结果选用敏感抗生素交替局部湿敷，也可用九一丹外涂。

九、邓铁涛诊治糖尿病足临床经验

邓铁涛行医多年，临床经验丰富，常以内服与外治结合的方法治疗糖尿病足。充分注意糖尿病足局部与整体的关系，糖尿病坏疽急性期局部症状与全身症状表现常不一致，临床上真热假寒证和真寒假热证多见且易混淆。邓老提出可通过特有的脉象以鉴别寒热真假证，临床运用可达事半功倍的效果。具体辨证如下：

1. 真热假寒证

临床表现：患者局部出现患肢苍白、厥冷、剧痛、发黑坏疽等一派"寒"象。仔细审查，患者肢体剧痛喜冷，不能盖衣被或着鞋，肢体厥冷而某一局部灼热，肢体苍白与浅表红肿、灼痛、硬索状物并存；全身症见面目唇口红色，精神不倦，张目不眠，声音响亮，口臭气粗，身轻恶热，二便不利，口渴饮冷，舌苔干黄或黑黄，全无津液，或见芒刺满口，烦躁谵语，或见潮热盗汗，干咳无痰，饮水不休等症状。常见寸口脉轻取无力，重按有力，特别是尺脉有力。患肢局部冷痛越明显，寸关脉越无力而尺脉重按越有力。

2. 真寒假热证

临床表现：患者局部出现患肢疼痛剧烈、暗红发热、脓液恶臭，皮色暗红而肿，趾（指）渐变紫黑等一派"热"象。全身则表现为一派阳虚寒凝征象，如面色憔悴，唇口青白无神，目暝蜷卧，声低息短，少气懒言，身重畏寒，口吐清水，饮食无味，舌青滑或黑润青白色，或滑润淡黄色，满口津液，不思水饮，饮则喜热饮，二便自利，自汗肢冷，腹痛囊缩。此时的脉象，虽然有大、弦、滑等，必见沉取无力。随着脏腑功能虚弱程度的加重，脉轻取时散大程度就更明显，沉取时更弱。

3. 外治法

（1）拂痛外洗方

药物组成：生川乌 12g，吴茱萸、艾叶、海桐皮各 15g，川断、独活、羌活、防风各 10g，川红花、当归尾、荆芥各6g，细辛5g，生葱4条（全株洗净）切碎，米酒、米醋各30g。

功效：活血，通络，生新。

用法：将药液煎成2000ml，分两次，每次用1000ml，药液不重复使用。

熏洗法：适用于糖尿病足0级（指无开放性病变，但有明显供血不足）。测药液温度40℃，浸洗患足及下肢20min。水温下降时，可随时加温，使药液保持温度。每天2次。根据病情需要，药汤可浸到踝关节或膝关节以上部位。

湿敷法：适用于有开放性伤口需要避开伤口者。用消毒纱布7～8层或干净软布数层蘸药汤，趁热摊敷在患处，注意不要烫伤，另用一块消毒纱布不断地蘸药汤淋渍患处，持续淋渍20min。

（2）白糖外敷

药物组成：木耳一两（焙干研末），白砂糖一两（和匀）。

用法：将二粉撒于患处，外以纱布包扎。

典型病例：

1. 曹某，男，50岁，司机。患2型糖尿病，双下肢麻木疼痛一月，每晚痛如火烧，不能入睡。

诊断为糖尿病足0级，皮肤无开放性伤口。

用拂痛外洗方药液浸泡治疗，连续30天，配合内服益气化瘀祛湿的中药，疼痛消失，行走自如。

此后用中西医结合治疗控制血糖、血脂在正常范围之内，随访两年未复发。

2. 杨某，女，72岁，因2型糖尿病合并右下肢烫伤2周，于2002年2月20入住广州中医药大学第一附属医院。全身症见：恶寒发热，体温39℃，无汗，心悸气促，神疲乏力，纳呆，口苦，咽中生疮，夜尿多，4～5次/晚，大便3日未行，舌淡红苔薄白，脉左寸关浮，右尺浮，右寸无力；局部症见右下肢踝部6cm×20cm疮口，流恶臭脓液，质较清稀，周围皮肤暗红，发热。清创时见一条腿已变黑，止血钳可深探及骨；X线片显示未见骨膜感染征象。局部分泌物培养为金黄色葡萄球菌，口腔分泌物培养为白色念珠菌。

中医诊断：糖尿病坏疽。

西医诊断：糖尿病足，3级。

分析：入院时患者年高，外因为烫伤，全身症状见恶寒发热，口苦，咽中生疮，脉象见左寸浮数。追问家属，称患者有外感风寒史。

四诊合参，辨证为邪郁少阳表证，予以小柴胡汤和解少阳，未用抗生素及抗真菌药物；患肢局部用皮维碘纱条引流。

二剂汤药后，全身症状明显改善，寒热解，神智清，口腔溃疡大减。全身症状改善后，局部分泌物也大为减少。表解后，症见全身疲倦乏力，纳呆，口渴喜饮热水，舌淡红嫩苔薄滑，脉以尺部为主，寸关皆弱，局部症状见脓液清晰，恶臭已消。此时辨证抓住脾肾阳虚这一主要病机，运用真武汤为主，合二陈汤兼化痰湿，重用黄芪以补气升提拔脓。服药1个月后，全身症状得以改善；局部分泌物消失，肉芽嫩红色。此时辨证为阴阳两虚，继续与金匮肾气丸加田七片加减，局部与白糖外敷以生肌长肉，持续用药至出院。前后共治疗120天，局部伤口完全愈合出院。随访1年未见复发。

3. 曹某，男，40岁。患者于2001年12月至南海市人民医院就诊，查血糖为14.5mmol/L，诊断为"2型糖尿病"，遂住院治疗，期间出现双脚趾烧灼样疼痛。住院1周余，血糖控制良好，但双脚趾烧灼样疼痛未改善，遂来我院就诊。

入院时症见：神志清，精神可，双脚趾烧灼样疼痛，日夜均作，以夜间更加明显。因疼痛难以忍受，夜间不能入睡，服卡马西平、地西泮均无效。舌暗红、舌边尖有大量瘀斑，脉象以双尺脉弦大有力，余处脉象无。

体格检查：双下肢肤色紫暗，踝关节以下显著。10g尼龙丝检查（＋），双侧足背动脉搏动明显，双侧腘窝动脉搏动明显。踝臂血压指数0.87，BMI 20.44kg/m²，追问患者糖尿病发病前有十余年饮酒史，日 500ml。四诊合参，患者长期饮酒致使湿热逐渐深入血分，虽然糖尿病发现史很短暂，邪气已经深入血分，临证见血糖控制良好而下肢缺血所致的疼痛难以改善，符合叶天士久病入络学说。

治法当以养血活血通络为原则，用仲景当归芍药散、大黄䗪虫丸加减，配合邓铁涛教授的拂痛外洗方外洗下肢。用药当天晚上可以入睡 2h。住院一个月后，下肢疼痛症状可以忍受，不再影响睡眠，下肢肤色也由暗红色变浅，出院门诊调理。

门诊调理半年后，疼痛基本不发作，偶遇劳累受凉或外感，疼痛发作，可以忍受范围。

一年后，患者嘴唇颜色变浅，一年半后，脉象才由最初的尺脉沉弦有力变为寸关脉具出。此患者一直在门诊随诊。

2005 年 10 月患者工作中右脚意外烫伤，来住院。当时证见：右足背多处创面，创面色白，疼痛，无渗出，周围烫伤表皮呈紫暗色。足背有 2 个 2cm×3cm 大小水疱，色淡黄。双下肢肢端偶尔呈烧灼样疼痛，皮温可，10g 尼龙丝检查感觉迟钝。双侧足背动脉搏动明显，双侧腘窝动脉搏动明显。踝臂血压指数 0.87，BMI 20.44kg/m²。住院一周后，伤口无感染化脓，水疱消失，表皮有新皮肤生长，出院调理。此次烫伤之所以恢复如此迅速，皆因患者以往坚持治疗，下肢血供改善良好。

十、唐祖宣诊治糖尿病足临床经验

唐祖宣经过多年的临床实践认为，糖尿病坏疽基本病机为素体阴虚燥热，瘀血为患，治疗当以益气清热，活血化瘀为法，根据全身症状的表现加减变化。

处方：养阴化瘀汤。

药物：熟地、山茱萸、山药、牡丹皮、茯苓、泽泻、知母、黄柏、薏苡仁、苍术、金银花、玄参、当归、黄芪。

加减：口干舌燥者，加麦冬、石膏、生地黄，加大玄参的用量；常有饥饿感的患者加人参；易心烦失眠者加炒枣仁、加大知母用量；属于湿性坏疽者，加蒲公英、连翘等，重用金银花、玄参；属于干性坏疽者，加水蛭、桃仁、红花；舌苔黄腻、脉象沉数者，加大黄柏、薏苡仁的用量。

十一、李桂文诊治糖尿病足临床经验

李桂文结合多年临床经验多采用中西医结合，内外并治的方法治疗糖尿病足。自拟糖尿病足外洗方，治疗湿热下注，兼气滞血瘀、经络痹阻型糖尿病足疗效显著。

湿热下注，经络痹阻型

临床表现：患肢灼热，皮色紫红或暗红，或有瘀斑、瘀点，持续性疼痛，烦渴多饮，肢端坏疽，灼热肿痛，创面溃烂脓液渗出，舌质绛红、边有瘀斑、苔黄腻，脉弦数。

1. 内治法

严格控制血糖，根据患者血糖情况，予口服降糖药或应用胰岛素治疗。控制感染，可选择临床常用的敏感抗生素，如庆大霉素、阿米卡星、林可霉素及甲硝唑等，或根据患者的细菌培养及药敏结果使用抗生素。

改善微循环：0.9% 生理盐水 250ml 加银杏达莫注射液 2 支（10ml/支）静脉滴注；或 0.9% 生理盐水 250ml 加疏血通（水蛭素）注射液 2～4 支（2ml/支）静脉滴注；或 0.9% 生理盐水 250ml 加复方丹参液 20ml 静脉滴注，日 1 次。配合营养支持及其他治疗。

2. 外治法

糖尿病足外洗方组成：大黄 30g，黄柏 20g，黄芩 20g，蛇床子 10g，苦参 15g，五倍子 15g，路路通 15g，防风 15g，独活 15g，王不留行 15g，宽筋藤 50g。将上述中药煎水 2000ml，水温 35～37℃，每日泡洗患足，早晚各 1 次，每次 30min。泡洗患足后行局部清创，尽量清除坏死组织，生理盐水冲洗，用 1% 聚维酮碘棉球消毒局部，无菌纱布包扎，视局部组织坏死情况每 1～3 日清创 1 次。视病情轻重，治疗 1～

8周。

十二、林兰诊治糖尿病足临床经验

林兰认为糖尿病肢体血管病以闭塞性血管病为主，为大、中、小血管循环障碍，其中微血管病伴有感染是引起足坏疽的一个重要原因，总结多年临床经验将其分为四型：

1. 瘀血阻络型

临床表现：患肢发凉，麻木不仁，酸楚疼痛，痛有定处，疼如针刺，下肢肌肤暗红或青紫，肢端有瘀斑，活动后皮肤呈苍白色，跛行，太溪脉细微。舌紫暗或有瘀斑，苔薄白，脉沉细而涩。

治则：行气活血，化瘀止痛。

处方：血府逐瘀汤加减。

药物：当归10g，生地12g，川芎、赤芍、桃仁、红花各10g，黄芪20g，牛膝10g。

2. 阴虚毒盛型

临床表现：患肢剧痛，昼轻夜重，神疲乏力，渴喜冷饮，下肢局部红、肿、热、痛，脓液恶臭，趾端坏疽，烦躁易怒。舌黯红或红绛苔薄黄或灰黑，脉弦数或洪数。趺阳脉、太溪脉细微或消失。

治则：清热解毒，活血止痛。

处方：四妙勇安汤加减。

药物：玄参10g，金银花、连翘各12g，当归、甘草、赤芍、丹皮各10g，生地15g，蒲公英、紫花地丁各12g，白芷10g。

3. 阳虚血瘀型

临床表现：患肢冷痛，夜间痛甚，形寒怕冷，局部漫肿，肤色不变或色白，触之微热。舌淡胖、苔薄白，脉沉迟而细，趺阳脉微弱。

治则：温阳散寒，活血通脉。

处方：阳和汤加味。

药物：熟地、鹿角胶各12g，白芥子10g，麻黄4g，姜黄3g，当归、赤芍、桂枝各10g。

4. 气阴两虚型

临床表现：患肢疼痛较轻，疮口脓汁清稀，经久不愈合，神疲倦怠，面色苍白或萎黄，心悸失眠，少气懒言。舌淡胖苔薄白，脉虚细，趺阳脉消失。

治则：补养气血，托里生肌。

处方：八珍汤加味。

药物：党参10g，黄芪20g，白术10g，茯苓12g，当归、川芎、白芍各10g，生地12g，陈皮、甘草各6g。

林兰在辨证论治的基础上，常根据患者体表气血阴阳诸不足，适当选择外治法，每每效如桴鼓。

外治法

1. 下肢血管尚未破溃

如见肢体麻木，发凉，疼痛较剧，选用解毒通络，活血散寒外药用：花椒、红花、制乳没各10g。加水煎汁200~300ml，离子透入每日1次，每次30min。若患肢局部红、肿、热、痛，可以黄柏10g，金银花、紫花地丁、蒲公英各12g，红花10g。加水煎汁500~800ml趁热熏洗，每日1~3次，每次30min。熏洗后局部可外敷如意金黄散（用香油和）。

2. 局部溃破后

若疮口大量流脓，气味恶臭，宜用大量清热解毒之品。可将黄连、黄柏、黄芩、大黄各10g煎汁，清洗疮面后，用黄连膏纱布或紫草膏纱布外敷，每日换药1次。若流脓较多，疼痛剧烈者，可用黄连、马钱子各6g，浸泡于75％酒精500ml中，1周后，湿敷患处，蛋黄油纱条适用于新鲜疮面，助于疮面收口；

或用生肌玉红膏。

十三、魏子孝诊治糖尿病足的临床经验

魏子孝总结多年临床经验，多将糖尿病坏疽分为4型进行治疗。

1. 湿热壅盛证

临床表现：局部红肿热痛，边界不清或患趾色黑，破溃湿烂，有分泌物，舌质暗红或红绛，舌苔黄腻或光薄少苔，脉弦数或滑数。

治则：清热化湿。

处方：四妙散合四妙勇安汤加减。

药物：苍术、黄柏、苦参、土茯苓、忍冬藤、玄参、赤芍、生甘草、水蛭。

2. 脉络瘀滞证

临床表现：疼痛剧烈，活动后、足下垂可缓解，静息卧位疼痛加重，甚则夜间痛剧不得眠，疼痛难忍。

治则：活血止痛。

处方：当归补血汤合活络效灵丹加味。

药物：生黄芪、鸡血藤，当归、丹参、制乳没、徐长卿、白芍、炙甘草、白芷。

3. 气虚血弱证

临床表现：周围组织萎缩或溃疡分泌物基本吸收而久不收口，局部无红肿热痛等热象者。

治则：补气养血，托脓生肌。

处方：四物汤合保元汤加减。

药物：生黄芪、党参、肉桂、炙甘草、鸡血藤、当归、赤芍、白芍、川牛膝。

若尚有热象者，补气血而暂避温热，去党参、肉桂、炙甘草、当归，加太子参、生甘草、丹参。

4. 阳气衰微，阴寒痹阻证

临床表现：局部溃疡无臭味，浅层组织干枯、质脆。失活的组织和存活的组织之间，有明显的分界线。

治则：温阳通痹。

处方：阳和汤合当归补血汤加减。

药物：熟地、砂仁、鹿角胶、生黄芪、当归、炙麻黄、白芥子、桂枝、水蛭、白芷。

十四、亓鲁光诊治糖尿病足临床经验

亓鲁光结合自己多年临床经验，将糖尿病足溃疡分为干性、湿性及混合性坏疽。在西医基础治疗同时，根据临床表现中医辨证分为急性期与缓解期论治。

1. 急性期

临床表现：多表现为局部红肿热痛，疮面较多脓性分泌物或较多坏死组织、味臭，舌红或绛或暗，或有瘀斑、瘀点，舌苔多表现为苔少或黄厚腻，脉多细数或滑数。治以脉通方为基础方，同时根据临床表现不同又可分为3型加减治疗：

（1）阴虚燥热，脉络痹阻型

临床表现：口干口苦，多饮，足红肿热痛，或足趾发黑、溃烂，小便频数，舌红绛、无苔，脉细数。

治则：养阴清热，活血解毒。

处方：生脉散或沙参麦冬汤加活血化瘀药。

药物：黄芪、沙参、麦冬、五味子、丹参、川芎、生地黄、忍冬藤、葛根、甘草等。

（2）热毒内蕴，脉络痹阻型

临床表现：患肢暗红微肿，皮肤灼热，或溃烂腐臭，疼痛剧烈，伴口干口渴，发热，小便短赤，大便干结，舌红，苔黄，脉数。

治则：清热解毒，活血化瘀，通络止痛。

处方：五味消毒饮和脉通方加减。

药物：忍冬藤、紫花地丁、蒲公英、黄芪、红花、当归、丹参、穿山甲珠等。

（3）湿热下注，脉络痹阻型

临床表现：筋骨疼痛，或红肿热痛、麻木，痿软无力，或下部湿疮、湿疹，分泌物多，小便短赤，舌苔黄腻，脉滑数。

治则：清热祛湿，通络止痛。

处方：四妙散或四妙勇安汤合脉通方加减。

药物：苍术、黄柏、薏苡仁、川牛膝、忍冬藤、玄参、当归、延胡索、丹参、赤小豆、紫花地丁、连翘等。

2.缓解期，气血两虚，络脉瘀阻型

临床表现：多为急性期经积极处理后，局部肿痛消退，分泌物消失或有清稀分泌物，坏死组织脱落干净，或肉芽上皮组织开始生长，臭味消失，全身神疲乏力，少气懒言，肢体疼痛或肢冷肢麻，肌肤甲错，舌紫黯或舌体瘀斑、瘀点，脉细涩。

治则：益气活血，托疮生肌。

处方：黄芪桂枝五物汤、托里消毒散等加减。

亓教授在上述分期辨治的同时，又常辨证加用以下活血通络药，如水蛭、全蝎、血竭、苏木、乌梢蛇、三七、红花、仙鹤草、丝瓜络等；伴有皮肤瘙痒者常加僵蚕、蝉蜕、蛇蜕、露蜂房、白鲜皮、地肤子、紫花地丁、牡丹皮；伴肢体麻木者常加桂枝、桑枝、赤芍、地龙、乌梢蛇、鸡血藤、姜黄等。

外治法：

针对糖尿病足，亓教授常配合外洗法，常用的中药外治剂型有外洗剂、湿敷剂、膏剂、散剂等。外洗剂、散剂在糖尿病足清创期较常用；湿敷剂、膏剂则对肉芽生长较有利，能为伤口提供较适合的平衡湿润的环境。所用外治药物归纳起来大体可分为清热解毒、祛腐生肌、活血化瘀和温通经脉等几类。

中药外洗：多用黄芪、忍冬藤、白芷、地肤子、大黄、红花、乳香、没药、蒲公英、苦参、鸡血藤、冰片、珍珠粉等，药物煎汤外洗患处或创面周围。

散剂应用：患足局部或下肢或创面周围红、肿、热、痛为著者，即相当于蜂窝织炎者，可用金黄散外敷局部或创面周围以清热解毒消肿；若颜色发暗，皮色不鲜活者可以活血散外敷；创面提脓可用七星丹；生肌可用生肌散等外敷。

湿敷剂：创面脓腐已尽，可见肉芽组织生者，多用利凡诺泡黄纱条外敷创面，或用胰岛素加抗生素混合液外敷，也可用贝复济外涂，保持创面湿润，降低局部血糖，有利于肉芽组织生长；有窦道者也可用其引流。

膏剂：创面干净见肉芽组织生长者可用西药速愈平外敷。

病案举例

王某，男，57岁，2008年1月22日就诊。

病史：确诊糖尿病史5年，双足麻木疼痛，足第一、二趾紫绀，趾尖发凉，刺痛、麻木。

诊见：神疲乏力，舌淡暗边有齿痕、苔薄白，脉细弱。

查体：皮温较低，足背动脉搏动减弱。双下肢血管多普勒检查示：右ABI 0.82，左ABI 0.95，双侧TBI不能测出。

西医诊断：糖尿病，糖尿病足（0级）。

中医诊断：消渴、痹证，辨证属气虚血瘀，脉络痹阻。

治宜益气通络，活血化瘀。

药物：黄芪 40g，山药 30g，鸡血藤 30g，桂枝 10g，赤芍 10g，地龙 10g，山茱萸 10g，桑枝 10g，乌梢蛇 10g，丹参 10g，甘草 3g，14 剂，每天 1 剂，水煎，分 3 次服。并用此方药渣浓煎 200ml，兑温水泡脚外洗，每天 1 次。

2 月 7 日二诊：乏力、疼痛有所减轻，仍麻木，趾尖发凉，右足第一、二趾颜色无明显变化，舌淡暗边有齿痕，苔薄白，脉细弱。守前方加苏木 10g，水蛭 6g。共 14 剂，煎服法同前，外洗法亦同前。

2 月 21 日三诊：乏力不显，疼痛、趾尖发凉、麻木明显减轻，趾尖发胀，右足第一、二趾颜色较前有所变淡，舌淡，苔薄白，脉细。双肢血管多普勒检查示：右 ABI 1.00，左 ABI 1.10，右 TBI 0.41，左 TBI 0.48。仍守前方去苏木 10g，桂枝 10g，加鸡内金 10g，川芎 10g，枸杞子 10g，14 剂，煎服法同前，外洗法亦同前。

3 月 7 日四诊：麻木不显，无趾尖发胀、发凉，右足第一、二趾偶微痛，颜色明显变淡，舌淡红、苔薄白，脉细。双下肢血管多普勒检查示：右 ABI 1.17，左 ABI 1.17，右 TBI 0.7，左 TBI 0.75。守前方继服 14 剂，外治法亦同前，药毕诸症俱消。

十五、阙华发诊治糖尿病足临床经验

阙教授认为糖尿病性坏疽的发病以正气不足，气血瘀滞，脉络瘀阻为本，湿热火毒炽盛为标。在全身分期辨证论治调节整体的同时，注重并细化疮面的局部辨证，形成内外结合的综合治疗方案。将糖尿病坏疽分为早期、后期治疗，早期多辨为湿热毒盛证，后期多辨为气虚血瘀证。

1. 内治法

（1）湿热毒盛证

临床表现：患肢破溃，腐肉不鲜，脓液量多，味恶臭，局部红肿、灼热，迅速蔓延至多个足趾或足跟、小腿，甚至深及筋骨，伴发热，口干，小便短赤，大便秘结，舌红，苔黄腻等表现。

治则：清热利湿解毒。

处方：犀角地黄汤加减。

药物：生地、赤芍、丹皮、皂刺、生黄芪等清热和营，托毒扶正之品。

（2）气虚血瘀证

临床表现：溃疡面脓腐已去十之八九，舌淡红、苔薄，脉细弱。

治则：益气化瘀生肌。

处方：八珍汤、补阳还五汤加味治疗。

药物：生黄芪、太子参、白术、茯苓、当归、生地、川芎、赤芍等。

根据邪毒残留与否酌加清热托毒之品。且糖尿病久消，气阴两虚，筋经失养，久病阴损及阳，可导致阳虚。故治疗详辨寒热，根据患者体质，或益气养阴，或温肾填精，酌情加入淫羊藿、附子、熟地、山茱萸等以健脾温肾填精，使皮肤肌肉生化有源，而助新生。

2. 外治法

（1）早期则以"清"为主，多外用九一丹、红油膏等提脓祛腐，运用药线引流、冲洗灌注法等保持引流通畅。

（2）后期则多用生肌散、白玉膏、复黄生肌愈创油等促进疮面愈合。且适时运用脉血康及蝎蜈胶囊等，取水蛭、全蝎、蜈蚣等虫类药物破血逐瘀通经络之功，内药外用，分别在不同阶段或祛瘀化腐，或活血生肌，从而加速疮面腐脱新生。

典型病例

1. 陈某，男，83 岁，2008 年 5 月 12 日入院。主诉：左足跟红肿溃破不愈 1 月。患者既往有糖尿病史 10 余年，血糖控制不理想。于 4 月 13 日在无明显诱因下出现左足跟溃破伴疼痛。外院诊断为糖尿病足。予以抗感染治疗及激光理疗 2 周后无明显疗效。此后自行在家中以金霉素眼药膏外用，左足跟溃烂进行性加剧，至本院诊治，遂收入本科住院部。

入院检查，体温：38.5℃，脉搏：85 次/分，呼吸：20 次/分，血压：144/88mmHg。左足掌后 1/2 全部发黑坏死，范围约 12cm×10cm，大量坏死筋膜肌腱组织暴露，秽臭脓水积聚，疮周皮肤潮湿糜烂，触痛明显，左足背肿胀，肤色暗红，肤温稍高，足背动脉搏动可。

实验室辅助检查：快速血糖 20.7mmol/L，尿酮体（+），血常规：白细胞 20.3×10^9/L。

诊见：左足跟溃烂不敛，渗出量多，味臭秽，口干，胃纳欠馨，夜寐欠安，小便尚调，大便较干，舌红，苔黄腻，脉细数。

四诊合参，中医诊为消渴、脱疽，证属湿热毒盛。

治拟凉血清热解毒，和营利湿消肿。

方取犀角地黄汤合萆薢胜湿汤加减。

处方：生黄芪、土茯苓、白花蛇舌草、鹿衔草各 30g，生地黄、赤芍、萆薢、薏苡仁、葛根、虎杖、威灵仙、牛膝各 15g，黄柏、皂角刺各 12g，牡丹皮、当归、泽兰、炙甘草各 9g。每天 1 剂，水煎服。

外治以甲硝唑冲洗，九一丹、金黄膏外敷，并以"蚕食"疗法逐步修剪坏死组织。同时给予诺和灵皮下注射控制血糖，头孢他啶积极抗感染。1 周后，疮面脓液渗出稍减，足背肿胀缓解，仍有较多坏死筋膜组织积聚。续予"蚕食"清创，并加用蝎蜈胶囊（由蜈蚣、全蝎等组成）药粉掺于疮面，以虫类药物通络搜剔之功加速祛腐而生新。

患者体温已复常，复查血常规：白细胞 8.8×10^9/L，停用抗生素。

守方守法治疗近 2 月后，血糖控制稳定，停用胰岛素，改为优哒灵口服。患者纳可，便调，寐安，无口干口苦，左足肤色肤温正常，肿胀消失，左足跟部见约 10cm×8cm 疮面，脓腐已尽十之六七，疮面中央见红色肉芽显露。舌淡红、苔薄白，脉细，证已转属气虚血瘀。治益气化瘀生肌，方拟补阳还五汤加减。处方：生黄芪、丹参、葛根各 30g，太子参、赤芍、淫羊藿、鹿衔草各 15g，熟地黄、当归、泽兰、茯苓、薏苡仁、皂角刺各 12g，苍术、白术、黄柏、桃仁、柴胡、山萸肉、炙甘草各 9g。如法煎服。局部脓腐处先后给予九一丹、脉血康、生肌散、红油膏、白玉膏等外敷脱腐，并给予生肌敛疮中药（组成：黄芪、黄精、当归、丹参、红花、大黄、乳香、没药、桂枝）熏洗。

疮面日渐腐祛新生，肉芽抬升，上皮生长，共治疗 3 月，溃疡愈合而愈。

2. 刘某，男，80 岁，2008 年 7 月 8 日入院。主诉：左足肿痛 3 周，破溃不敛 2 周。患者 10 年前发现血糖升高，平时未规律监测血糖及服药。3 周前在无明显诱因下出现左足红肿疼痛，并伴发热，体温 38℃左右，遂自行服退热药，3 天后体温复常，但足部红肿疼痛未缓解，2 周前左足内踝、足根部、外踝多处破溃出脓。至外院就诊，诊断为糖尿病足。予左氧氟沙星、青霉素静脉滴注，胰岛素皮下注射治疗，无明显好转。来本院急诊，收入院治疗。

入院检查：左足内踝、外踝处及跟腱部位可见 5 处溃口，球头银丝探查均可及皮下空腔，并部分相通，最深为左足内踝处破溃口，探查可及沿皮下向上方深约 8cm，5 处溃口均见脓腐组织覆盖，触痛明显。左足部全足红肿并延及内外踝上方，压痛明显，肤温高。

诊见：左足红肿，溃破，疼痛剧烈，纳可，口干，小便较多，大便 3~4 天 1 次，夜寐欠安，舌红，苔少，脉细数。

四诊合参，中医诊为消渴、脱疽，证属湿热毒盛。

治拟养阴清热，利湿解毒，犀角地黄汤合四妙丸、增液汤加减。

处方：土茯苓、生黄芪、生地黄、白花蛇舌草、鹿衔草、赤芍各 30g，玄参、金银花、薏苡仁、皂角刺各 15g，黄柏 12g，麦冬、牡丹皮、苍术各 9g，生甘草 6g。每天 1 剂，水煎服。

各处溃疡口予九一丹药线引流、金黄膏外敷。并于 2 周后行扩创引流术加拖线术，酌情延伸溃口，打开部分皮下空腔，并予相通溃疡口处置入拖线。术后先后予九一丹混悬液冲洗，九一丹、红油膏纱条填塞以提脓祛腐，金黄膏外敷。治疗2月后，疮面脓腐十去八九，红肿消退。舌淡红，苔薄白，脉细涩。

患者病程已久，年迈体虚，四诊合参，辨证为气血两虚，络脉瘀阻。治拟益气养血，化瘀生肌。处方：生黄芪、丹参各30g，太子参、茯苓、薏苡仁、赤芍、淫羊藿各15g，苍术、白术、桃仁、山茱萸各9g，当归、附子、熟地黄、皂角刺各12g，生甘草3g。如法煎服。

外用脉血康化瘀通络，生肌散生肌敛疮。再治疗1月后，各处溃疡面愈合，出院。

3. 徐某，男，73岁，2008年10月17日入院。主诉：右足趾发黑坏死2周。患者1995年起即有多饮、多食、多尿伴体质量减轻等症，未予重视，后因视物模糊于外院就诊，诊断为糖尿病，经治疗血糖控制情况尚可。3周前患者在国外旅游时无明显诱因下出现寒战发热伴呕吐，口服"消炎片"后体温恢复正常，约2周后右足部出现红肿疼痛，后因穿皮鞋后局部受挤压导致足背部第2、3跖骨处出现破溃，病情迅速恶化，第2、3足趾迅速发黑坏死，国外医生建议截肢，患者即回国治疗。于外院口服头孢类抗生素，并换药外治，病情未见明显好转。至本院求治，遂收入本科住院部。

入院检查：右足背及足踝部暗红肿胀，肤温稍高，第2、3趾发黑坏死延及足背中部，足背第2、3跖骨处破溃，可见大小约4cm×4cm溃疡面，上覆大量灰褐色坏死组织，味臭秽，各足趾间糜烂，足底部浸渍肿胀。

诊见：右足坏死疼痛，身热平，无明显口干口苦，纳寐可，二便尚调，舌红，苔薄黄中剥，脉滑数。

四诊合参，中医诊为消渴、脱疽，证属湿热毒盛。治拟清热利湿，和营解毒，方取犀角地黄汤合四妙丸加减。处方：生地黄、虎杖、白花蛇舌草、忍冬藤、生黄芪各30g，赤芍、牛膝、皂角刺、补骨脂各15g，黄柏、生薏苡仁各12g，苍术、白术、牡丹皮各9g，升麻3g，生甘草6g。每天1剂，水煎服。

溃疡面予九一丹外用、金黄膏外敷。于2周后行右足扩创引流术加右足第2、3足趾截趾术。术后予九一丹、红油膏纱条内嵌引流，金黄膏外敷并酌情配合蚕食疗法修除发黑坏死之筋膜组织。内服药随症酌减清热凉血之品，而渐增黄芪、丹参、当归等补气化瘀托毒之类。

经治疗1月余后，溃疡面脓腐已去十之八九。舌淡红，苔薄，脉濡。证属气虚瘀。治拟益气活血，少佐清热利湿，并根据久病及肾理论，佐以补肾温阳之品促进溃疡愈合。

处方：生黄芪、丹参、忍冬藤、鹿衔草各30g，太子参、薏苡仁、牛膝、赤芍、补骨脂、白芍各15g，苍术、白术、黄柏各9g，茯苓、姜半夏、当归、桃仁、熟附子、炙甘草各12g，陈皮6g。如法煎服。

先后外用生肌散、复黄生肌愈创油、白玉膏等，并辅以垫棉压迫、缠缚等外治疗法。再治2月后空腔逐渐闭合，上皮爬生而愈。

十六、魏佳平诊治糖尿病足临床经验

魏佳平结合多年临床经验，主张从瘀论治0期糖尿病足，临床治疗上多采用内外结合的方法。

1. 内治法

寒凝血瘀证

临床表现：患肢发凉，麻木、酸胀或刺痛，间歇性跛行，患肢局部皮温下降，皮肤颜色苍白或暗沉，大中动脉搏动正常或减弱，乏力，口渴，舌质紫暗，脉弦涩。

治则：温经通络，活血化瘀。

处方：桂枝、制川乌、吴茱萸、黄芪、当归、赤芍、川芎、牛膝、鸡血藤、红花为基础方，皮肤发凉麻木感明显者加肉桂、制附子、熟地、威灵仙、独活；疼痛明显者加制延胡索、乳香、制没药、穿山甲片；间歇性跛行，疼痛夜间较甚者加丝瓜络、蜈蚣、天龙、土鳖虫；舌苔黄或腻，脉滑数，酌加忍冬藤、川连、薏苡仁、黄柏；舌淡，脉沉细，酌加熟地、鳖甲、补骨脂。

2. 外治法

足浴：方以红花、乳香、丹参、丁香、鸡血藤、没药、虎杖根、鬼箭羽为基本方，皮肤发凉麻木感明显加冰片、附子、炮姜、五灵脂、急性子，疼痛较甚加红藤、附子、当归、红花、冰片。

典型病例

武某，男，63岁，2014年1月9日初诊。主诉：间歇性跛行1月余。患者口干多饮6年，近1个月来自觉双下肢麻木、酸胀，渐有刺痛，夜间明显，伴皮温降低，皮色紫暗，足趾甲增厚、变形，足背动脉搏动减弱，舌质暗淡、舌下瘀筋，脉弦涩。

辨证：寒凝血瘀。

治法：温经通络，活血化瘀。

方用温经汤加减：吴茱萸3g，当归、赤芍各12g，川芎9g，黄芪15g，桂枝、炮姜各6g，生地、牛膝各12g，甘草3g。水煎分2次内服。

中药足浴方：红花15g，乳香、丹参、鸡血藤、没药、虎杖根、鬼箭羽各30g，丁香9g。水煎热浴，温度控制在36.5～37.5℃，45～60min，每天1次，14天为1疗程。

二诊（2014年1月23日）：上方服14剂后，双下肢麻木、酸胀、渐有刺痛较前明显好转，足背动脉搏动增强，舌质软，脉象弦滑。

效不更方，继原方基础上酌加舒筋活络之味，服药14剂。拟方：吴茱萸3g，当归、赤芍各12g，川芎9g，黄芪15g，桂枝、炮姜各6g，生地12g，鸡血藤30g，威灵仙6g，牛膝12g，甘草3g。水煎2次内服。中药足浴方：乳香、没药、丹参、红藤、附子、当归、红花各30g，冰片15g。水煎热浴，方法如前，15剂个疗程。

三诊（2014年2月10日）：服药14剂，后诸症减，已可正常行走。继服14剂及足浴，嘱饮食清淡以善后。

之后坚持足浴3个月，定期复查，足部均无明显异常，余诸症亦改善显效。

十七、袁占盈诊治糖尿病足临床经验

袁占盈总结多年临床经验，认为糖尿病足之病因病机虽可见气虚、血虚、阴虚、阳虚诸本之分，血瘀、湿瘀、痰瘀、热瘀、毒瘀诸标之别，但追其根本，总由气虚血瘀为其基本病机，在治疗上以补气活血，祛瘀通络为贯穿治疗糖尿病足始终的大法。

气虚血瘀证

典型临床表现：患肢末端凉、麻、刺痛，趺阳脉沉伏不出，舌质暗，脉细或涩。随病程进展以及虚实寒热或夹湿夹痰之不同可有倦怠乏力，疼痛夜甚，肢端或干枯发黑，或溃烂流水，或红肿热痛等不同见症。

治则：益气活血温经。

处方：补阳还五汤加牛膝、全虫、蜈蚣等。

药物：黄芪、当归、赤芍、川芎、地龙、全虫、蜈蚣、牛膝。

凡无明显热毒之症者均可适当加入桂枝、附子以温经活血，通络止痛，对于有明显热毒之症者，也尽量不用过寒过凉之品，以防寒凉伤气伤阳，有悖补气活血之旨。

典型病例

李某某，女性，60岁。初诊：2009年3月10日，以"糖尿病13年，右下肢截肢术后3年，左足疼痛3月"为主诉来诊。患者于13年前发现患有糖尿病未正规治疗，间断服用二甲双胍片，剂量不定，不定期查空腹血糖8.5mmol/L左右。3年前出现右足部疼痛、麻木，并迅速发展至坏疽，于当地医院行右膝下15cm以下截肢术。术后正规服用西药降糖药，定期测空腹血糖控制在6.5mmol/L左右。3个月前，不明原因出现左足疼痛、发凉并渐麻木，当地医院诊断为糖尿病足。西医给予抗凝、扩血管药静脉点滴半月未效。患者极度担心被再次截肢，遂求中医诊治。

刻诊，左足色黑，五趾尤甚，姆趾及足背皮肤溃烂，流水，足凉，麻木，乏力，下肢重着，疼痛夜甚，影响睡眠，大便数日一行，痛苦异常。

诊见肌肤甲错，双手爪甲枯萎，趺阳脉沉伏，舌质暗，舌苔白腻，脉沉细。

辨证为气虚寒凝，血瘀湿阻。治以补气活血，温经化湿，祛瘀通络为法。方用补阳还五汤加味：生黄芪45g，当归15g，赤芍15g，地龙20g，川牛膝30g，桃仁15g，红花15g，川芎15g，全虫6g，蜈蚣2g，附子6g，桂枝6g，木瓜15g。水煎服，每日一剂。

二诊：2009年3月20日。服上方10剂，足痛及凉麻减轻，足背溃烂面缩小，已无流水，足部皮色稍润，大便每日1次，舌质暗红，苔白不腻，脉细。上方减木瓜，继服10剂。

三诊：2009年4月2日。足痛明显减轻，能正常睡眠，已不凉不麻，足部溃烂基本愈合，趺阳脉应指明显。守上方再进10剂。

四诊：2009年5月8日。足坏疽基本痊愈，精神好，肤色润。守前方共为细面，每服5g，每日2次以巩固疗效。

十八、张庚扬诊治糖尿病足临床经验

张庚扬认为"瘀""热"是糖尿病足发展的重要致病因素，其病机为本虚标实。在治疗上主张中西医并用，内医外治结合的疗法，加速疮面愈合。在中医辨证上，张教授总结多年临床经验将糖尿病足分为气阴两虚，湿热毒盛，气血两虚型治疗，并认为益气养阴，补养气血应贯穿治疗的全过程，扶正祛邪是全身治疗的重要环节。

1. 内治法

（1）气阴两虚型

临床表现：患足暗红肿胀，疼痛剧烈，干枯焦黑，溃破腐烂，疮流血水，跟腱坏死则血水巨臭，伴高热寒战，口渴汗出，心悸气短，大便秘结，舌红苔剥，脉弦细无力而数。

治则：益气养阴，和营解毒。

处方：消疽合剂1号。

药物：黄芪、人参、玄参、当归、牛膝、丹参、金银花、白花蛇舌草等。

（2）湿热毒盛型

临床表现：患足紫红紫胀，足趾坏疽溃烂，迅速向四周扩散，疮色灰黑，脓为污浊秽水，腥臭难闻，疼痛剧烈，伴壮热口渴，烦躁，便秘溲赤，舌红苔黄腻，脉滑数。

治则：滋阴降火，解毒和营。

处方：消疽2号。

药物：黄芪、当归、川芎、赤芍、白芍、生地、白花蛇舌草等。

（3）气血两虚型

临床表现：患足疼痛肌肉萎缩，皮肤干燥或水肿，坏疽溃烂，疮色棕灰，脓似粉浆污水，气味恶臭，脓腐难脱，肉芽组淡红，久不敛口，伴发热寒战，面黄肌瘦，不思饮食，神疲乏力，心悸气短，自汗，溲清便溏，舌淡有齿痕，苔腻，脉沉细无力。

治则：气血双补，托毒外出。

处方：消疽3号。

药物：黄芪、当归、川芎、生地、党参、白术、白花蛇舌草等。

2. 外治法

（1）切开引流：积极处理局部病变组织是伤口愈合的关键，局部应及时切开引流，尽早尽快采用糖尿病足坏疽扩创术，祛除脓腐，清除坏死组织，减轻中毒症状。如扩创术后创面过大，使用点状植皮术，加速创面愈合。

（2）外用中药（提脓散、祛腐散、珠母粉、生肌象皮膏等），祛腐生肌，改善局部血流，促进肉芽健

康生长，使伤口愈合顺利进行。

（3）控制血糖

大剂量胰岛素的应用，解决了糖尿病并发坏疽感染治疗上的难题。由于坏疽感染或创伤使机体发生应激反应，在应激过程中，肾上腺糖皮质激素、胰高血糖素等对胰岛素均有拮抗作用，这样就势必加大胰岛素用量，才能降低血糖浓度，故在临床中应用胰岛素的剂量较平时用量大。在感染得到控制的过程中，要密切观察患者临床表现及血糖下降情况，应及时调整用量，防止低血糖发生。

典型病例

患者男，58 岁，2012 年 1 月 6 日初诊。主诉：右足溃烂迁延不愈 1 年余，红肿疼痛 1 周。

患者右足足底外侧 1 年前因摩擦溃烂，先后于多家医院门诊就诊，诊断为"糖尿病足坏疽"，给予创面局部处理，创面略好转，但一直迁延不愈。近 1 周来，右足原创面出现红肿疼痛，分泌物增多、臭秽，伴口干欲饮，尿少，便秘，舌暗有瘀斑，苔剥、燥，脉弦细而数。

既往史：糖尿病病史 10 余年，血糖控制良好；排除冠心病、高血压、脑梗死等内科疾患。

查体：右足足底第 5 跖趾关节处可见一溃烂创面，大小约 1cm×1cm，创面周围轻度红肿，创缘无潜行，创面基底部肉芽老化、水肿、质硬，并可见少许灰色坏死组织外露。右足皮肤变薄，汗毛脱落，趾甲增厚、生长缓慢，皮温与左足无明显差距，足背动脉搏动（±），胫后动脉搏动（＋）。

诊断：消渴脱疽。

治当益气养阴，化瘀解毒。

处方：黄芪 15g，党参 20g，玄参 15g，当归 20g，牛膝 10g，金银花 30g，丹参 30g，白花蛇舌草 20g，甘草 6g。7 剂，水煎 300ml，分两次温服。

局部创面处理：中医综合外治法。

2012 年 1 月 13 日二诊。患者口干明显减轻，舌红，苔剥不燥，有瘀斑，脉弦细而数。查体同前。上方黄芪 30g，金银花 60g，加地骨皮 20g，白薇 20g，14 剂。局部创面处理同前。

2012 年 1 月 27 日三诊，患者口干不明显，舌红，苔少略湿，脉弦细。创面完全愈合。初诊方继服 7 剂，3 个月后电话随访未复发。

十九、赵尚华诊治糖尿病足临床经验

赵尚华治疗糖尿病足坏疽疗效显著，临床上将糖尿病坏疽分为寒凝血瘀，湿热下注，气阴两虚三种常见证候。

1. 寒凝血瘀证

临床表现：肢端坏疽，颜色发黑，创面渗出物较少，肢体发凉怕冷，疼痛麻木，感觉迟钝，皮肤苍白，舌苔薄白，舌暗红，脉沉细弱。

处方：和通脉汤加减。

药物：制附子、桂枝、麻黄、丹参、鸡血藤、川牛膝、红花、地龙、当归、赤芍、炮甲珠。

若寒重者，加鹿角霜、肉桂、细辛；肌肉萎缩者，加淮山药、苍术。血糖控制欠佳的加生黄芪、麦冬、五味子、五倍子等。

2. 湿热下注证

临床表现：肢端坏疽，溃烂肉腐，颜色紫红，疮面渗出物较多，肢体肿胀，疼痛剧烈，皮肤发红，小便黄赤，舌暗红、苔黄腻，脉濡数。

处方：清利通络汤加减。

药物：金银花、地丁、丹参、鸡血藤、炮甲珠、车前子、生薏苡仁、茯苓、白花蛇舌草等。

若肿胀明显又皮肤光亮者，加土茯苓；痛甚者加乳香、没药；气虚者加生黄芪，阴虚加麦冬、山萸肉、五味子。

3. 气阴两虚证

临床表现：肢端溃烂，新肉不生，愈合迟缓，患者皮肤干燥，肌肉萎缩，或头晕，乏力，口干，目涩，舌暗淡，脉细弱或细涩。

处方：益气养阴汤加减。

药物：生黄芪、麦冬、五味子、茯苓、生龙骨、丹参、鸡血藤、生薏苡仁、车前子。

典型病例

刘某，男，75岁。一诊：2006年12月12日。主诉：患者两趾溃破，肿胀两年。病史：患有糖尿病数十年，而且足溃破十余年。自1993年始，左蹒趾下方、右蹒趾下方开始溃破成口，现加重已两年，两足肿，患者自觉系食羊肉诱发加重。尿糖（＋）～（＋＋），时好时坏；但饮食控制较好，血压120/80mmHg，足背动脉（＋＋）。同时患者伴有口干，口苦，喜饮水，尿量多等。患者自诉曾用柿子叶治愈溃疡。舌质红，苔白。脉细滑。

诊断：糖尿病足。

中医辨证：气阴两虚证。

处方：生黄芪30g，麦冬10g，丹参30g，川牛膝10g，地龙10g，炮甲珠10g，当归10g，银花30g，鸡血藤30，五味子10g，生龙骨30，云苓10g，车前子10g。

上方15剂，2007年1月3日患者来电自诉双脚肿消，已有一个创面愈合，又电话索方，恐其有变，故约其亲诊。

二诊：2007年1月7日，患者来诊，其腿肿已消，右蹒趾溃口愈合，现仍有口干、苦，饮水多，尿多，尿糖（＋）脉滑大，舌红，苔白。效佳改上方黄芪45g，生薏苡仁15g。继服15剂。

三诊：2007年2月22日，患者左脚溃口将愈，右脚溃口已愈，但右小腿肿胀严重，有皮肤紫斑，粗糙，尿糖（＋＋），心电图示轻度供血不足，舌红苔薄白，脉滑。生黄芪36g，麦冬10g，山萸肉10g，五味子10g，川牛膝10g，鸡血藤30g，丹参30g，车前子10g，土茯苓30g，茯苓10g，地龙10g，桂枝10g，甘草6g，水煎服15剂。后电话随访，溃足痊愈。

二十、总结

总之，糖尿病足溃疡是糖尿病患者由于合并神经病变及各种不同程度的末梢血管病变而致的足部感染、溃疡形成和（或）深部组织破坏。其临床特点为早期肢端麻木、疼痛和（或）有间歇性跛行、静息痛或痛觉不明显，足部温暖但有麻木感、皮肤干燥、干裂进而出现皮肤溃疡，继而出现水疱、血疱、糜烂、溃疡、肌腱变性坏死、脱疽等表现。本病属于中医学"脱疽"等范畴，发生以脾胃亏虚为本，寒湿外伤为标，而气血凝滞经脉阻塞为其主要病机，具有本虚标实、毒浸迅速、腐肉难去、新肌难生的特点。临证辨治时要注意整体辨证与局部辨证相结合，在临床实践中可以看到糖尿病足患者的全身表现与患足局部症状有时并不统一，虽然全身表现为一派虚象，局部表现却可能是实证，故对扶正药物与祛邪药物的选择，有时是同时并用，有时则根据正邪之轻重而有主次之分，或以扶正为主，或以祛邪为主，或扶正祛邪并重。且糖尿病足溃疡的发病、复发、加重与众多因素有关，护理也应从多方面入手如：健康教育、饮食护理、心理护理、足部护理、运动护理等，尤其是预见性健康教育，可以尽早消除糖尿病足溃疡的危险因素。

第四节　糖尿病并下肢动脉硬化闭塞症

一、概述

糖尿病并下肢动脉硬化闭塞症（DLASO）是糖尿病的常见大血管并发症之一。近年来，由于糖尿病发病率增高，并发下肢动脉动脉硬化闭塞症日益受到广泛重视。

糖尿病是由于胰岛素分泌不足或缺乏，引起糖、蛋白质、脂肪代谢紊乱的一组代谢疾病，因高血糖、高血脂、血液高凝状态以及血管内皮细胞损伤，血管基底膜增生，而发生全身和肢体动脉粥样硬化，导致血管狭窄和闭塞。主要为肢体大血管病变和微血管病变，同时常伴周围神经病变，病残率、截肢率和死亡率都比较高，治疗相当困难。

患者一般病程长，年龄大。四肢发病，下肢病变较上肢重。发病缓慢，肢体大血管和微血管同时受累，肢体缺血表现逐渐加重，因此未能够引起患者的足够重视。

发病早期，患者肢体麻木、疼痛，或灼热痛，喜凉怕热，或遇寒冷加重，间歇性跛行，下肢疲累无力。此后症状加重，患足呈苍白色或紫红色，皮肤和趾端出现微小瘀血斑（微动脉血栓形成），皮肤干燥、皲裂，汗毛脱落，趾甲干厚变形，足和小腿肌肉萎缩，足部干缩，如同包裹一层薄纸。病至后期，严重肢体缺血，周围神经功能障碍加重，感觉痛觉迟钝，甚至出现麻痹，无痛足。由于患肢抗感染能力降低，轻微外伤，就容易发生感染，感染多从足趾、足蹼、足跟部开始，发生溃疡和坏疽，多为湿性坏疽，有较多坏死组织和脓液，坏疽感染扩展较快，可累及全足部及小腿，病情严重。同时常伴有心、脑、肾、眼底血管疾病。查体：患肢动脉搏动减弱或消失。

糖尿病并下肢动脉硬化闭塞症临床分为三期3级。一期（局部缺血期）：有慢性肢体缺血表现，以间歇性跛行为主，有发凉、麻木、胀痛、抗寒能力减退。二期（营养障碍期）：肢体缺血表现加重，皮肤粗糙、汗毛脱落、趾甲肥厚、脂肪垫萎缩、间歇性跛行、静息痛等。三期（坏死期）：具有慢性肢体缺血表现，如除间歇性跛行、静息痛之外，发生肢体溃疡及坏疽。根据坏死范围，又分为三级。一级：坏死（坏疽）局限于足趾或手指。二级：坏死（坏疽）扩延至足背及足底，超过趾跖或指掌关节。三级：坏死（坏疽）扩散至踝关节及小腿，手部及腕关节者。

中医学中没有DLASO的确切病名，结合其临床下肢疼痛、麻木、发凉、间歇性跛行、足背动脉减弱的症状，可归属于"消瘅""脱疽""脉痹"的范畴。

消瘅，首见于《内经》，《灵枢·本脏》云："心脆，则善病消瘅热中。肺脆，则善病消瘅易伤。肝脆，则善病消瘅易伤。脾脆，则善病消瘅易伤。肾脆，则善病消瘅易伤。"《灵枢·五变》云："黄帝曰人之善病消瘅者，何以候之？少俞答曰：五脏皆柔弱者，善病消瘅。黄帝曰：何以知五脏之柔弱也？少俞答曰：夫柔弱者必有刚强，刚强者多怒，柔弱者易伤也。黄帝曰：何以知柔弱之与刚强？少俞答曰：此人薄皮肤，而目坚固以深，长冲直扬，其心刚。刚则多怒。怒则气上逆，胸中蓄积，气血逆留，宽皮充肌，血脉不行，转而为热，热则消肌肤，故为消瘅。此言其人暴刚而肌肉弱者也。"《素问·通评虚实论篇》云："凡治消瘅、仆击、偏枯、痿厥、气满发逆，肥贵人则高粱之疾也，隔塞闭绝，上下不通则暴忧之疾也。"前者指出心肺脾肝肾诸脏脆弱，则消渴病会进一步损伤相应内脏"消瘅易伤"；后者则把消瘅位列于仆击、偏枯、痿厥、气满发逆等消渴病常见继发病证之首，提示消瘅是消渴病进一步发展，即为糖尿病并发症期阶段，主要病机是"血脉不行"，其病理则是"隔塞闭绝，上下不通"。其发病的因素则与"暴忧"有关。可见，消瘅实际上是糖尿病并发症阶段的总称。

"脱疽"最早见于《黄帝内经》，《灵枢·痈疽篇》谓："发于足指，名曰脱痈。其状赤黑，死不治；不赤黑，不死。不衰，急斩之，不则死矣"，描述了脱痈后期腐烂、坏死、发黑的症状特点，以及预后判断和治疗的方法。书中关于"脱痈"的记载，西晋皇甫谧在其《针灸甲乙经》中将其解释注为"脱疽"。脱疽病名最早见于龚庆宣的著作《刘涓子鬼遗方·卷四·黄父痈疽论》，称："发于足趾，名曰脱疽。"汪机的《外科理例·卷六》共记载了15例脱疽的病案，如："一膏粱年逾五十亦患此，色紫黑，脚火欣痛……喜其饮食如故，动息自宁，为疮善症……次年忽发渴，服生津等药愈盛，用八味丸而愈"描述了典型的糖尿病伴发脱疽者。明清以来有关"脱疽"的文献记载逐渐增多，陈实功的《外科正宗·卷二·脱疽论》："夫脱疽者，外腐而内坏也。此因平昔厚味膏粱，熏蒸脏腑；丹石补药消烁肾水；房劳过度，气竭精伤……凡患此者，多生于手足，故手足乃五脏枝干，疮之初生，形如粟米，头便一点黄泡，其皮犹如煮熟红枣黑气侵漫，相传五指，传遍上至脚面，其疼如汤泼火燃……"是记载"脱疽"最详细的著作。

"脉痹"最早见于《素问·痹论》，"脉痹之血凝不行""邪客于经络而为经痛者……不从气而转入，乃直中于脉而为脉痹""心痹者，脉不通""痹在于脉则血凝而不流""痹或痛，或不痛，或不仁……其不痛不仁者，病久入深，营卫之行涩，经络时疏，故不通"。详述了脉痹演变过程。"多食咸则脉凝泣而色变""咸走血""咸伤血""血与咸相得则凝""人蕴湿，积热生风，致为暴仆偏枯，猝然而发"。先人阐明了脉痹的病因包括饮食不节，即偏嗜咸及嗜食肥甘厚腻。中医学认为人体气血运行"如环无端""血脉营卫，周流不息""以营四末，内注五脏六腑"。血在脉中循环往复，肩负着维持机体正常机能并濡养脏腑和经脉肌肤的作用。血脉只有处于"如水之流"状态才能发挥正常作用。因此，凡以血脉瘀滞为主要病症者，均应属于脉痹范围。

二、古代医家对糖尿病并下肢动脉硬化闭塞症的认识

历代医家在不同时期对糖尿病合并下肢动脉硬化闭塞症的临床实践和学术观点不同，丰富和发展了中医学关于糖尿病合并周围血管疾病独特的理论体系和特有的治疗方法，积累了丰富的临床经验。

我国最早的医学经典著作《内经》，将肢体动脉闭塞性疾病（闭塞性动脉硬化症等）的早期，尚未发生肢体坏疽者，则称为"痹"。《素问·平人气象论》称："脉涩曰痹。"《素问·痹论》指出"痹""在于脉则血凝而不流"；《素问·五脏生成》谓："血凝于肤者为痹，凝于脉者为泣，凝于足者为厥。"这是由于气血瘀滞，血脉凝泣，营卫失调，而发生"脉痹""血痹"（肢体动脉闭塞性疾病），出现肢体血液循环障碍和微循环障碍，即瘀血痹证。因此，《内经》总结这些血瘀症疾病的活血化瘀法治疗经验是：①调和气血是治疗血瘀症的理论基础。《素问·至真要大论》强调："疏其血气，令其调达。"《素问·调经论》指出："病在脉，调之血；病在血，调之络。"确立调和气血，疏通血脉，保持气血运行的理论，对临床治疗闭塞性动脉硬化症等周围血管疾病具有重要指导意义。②消除瘀血是治疗瘀症的基本原则。《素问·三部九候论》谓："必先去其血脉，而后调之。"《素问·至真要大论》："结者散之，留者攻之。"《素问·调经论》指出：经络有"留血""视其血络，刺出其血，无令恶血得入于经，以成其疾"。这些都是强调以活血散结祛瘀法，以清除"恶血""留血"。③温通活血法是治疗血瘀症的主要法则。《素问·调经论》指出："血气者，喜温而恶寒，寒则泣不能流，温则消而去之。"这是指出血气宜温通，寒则凝泣的重要理论，故治疗周围血管疾病（闭塞性动脉硬化症等）应重视温通活血法，以消除瘀血，流通气血，改善肢体血液循环障碍和微循环障碍。

汉代，张仲景《伤寒论》和《金匮要略》首先立"瘀血"病名，创立辨证论治体系，应用10多首著名活血化瘀方剂，主要有3个治疗大法。①温通化瘀法：用黄芪、桂枝等，以温通散寒，益气活血，如治疗"血痹"用黄芪桂枝五物汤等；②泻热通瘀法：主要用大黄、芒硝，治疗"瘀热在里""热结蓄血"，如桃仁承气汤、抵当汤等；③活血破瘀法：主要应用虫类药物（水蛭、虻虫、蟅虫、蜣螂、蛴螬等），以破瘀活血，软坚散结，治疗瘀血重症，如鳖甲煎丸、大黄蟅虫丸等。张仲景总结血瘀症的辨证论治规律，对现代治疗周围管疾病有重要价值，提供了宝贵的经验。华佗《神医秘传》指出肢体缺血性坏疽："此症发生于手指或足趾之端，先痒而后痛，甲现黑色，久则溃败，节节脱落，宜用生甘草，研成细末，麻油调敷……内服药用金银花三两，玄参三两，当归二两，甘草一两，水煎服……"这是最早期总结的"脱疽"综合征内服药物疗法和外治疗法，这四味大剂量解毒养阴活血药物，被近代誉称为"四妙勇安汤"。

晋代，陈延之《小品方》提出热病"内瘀有蓄血者"，应用芍药地黄汤［芍药、地黄、犀角（水牛角代）、丹皮、黄芩］。唐代，孙思邈收录于《千金要方》更易方名为犀角地黄汤，具有凉血解毒，活血化瘀作用，治疗瘀热在里。

隋代，巢元方著《诸病源候论》，指出"脱疽"发病与脏腑、经络营卫气血功能失调有密切关系。同时指出："脉痹，则血凝不流""血痹者……于血而痹""得温则宣流，得寒则凝结"。

唐代，孙思邈由于受《内经》强调施行手术治疗"脱疽"的思想影响，也主张"毒在肉则割，毒在骨则切"的手术治疗方法。

宋代，出现了外科学专著。王怀隐的《太平圣惠方》和赵佶的《圣济总录》载有许多外科疾病，重视整体与局部治疗相结合，突出外科疾病辨证论治；同时创立"内消法"和"托里法"，应用于外科疾病的治疗。《圣济总录》还指出："脉痹血道壅涩""血凝不流""治脉痹，通行血脉"，应用黄芪汤、芍药汤等，为益气活血方剂。

金元时期，朱丹溪著《丹溪心法》《脉因证治》等，创立气、血、痰、湿、热、食六郁之说，指出："人身诸病，多生于郁""血郁者，四肢无力""病得之稍久则成郁"。"血郁"实际是血瘀。治疗血瘀证，很重视行气活血法。同时，创立"痰挟瘀血"发病学说，重视活血软坚法治疗。

明代，中医学对周围血管疾病的认识，已积累了相当丰富的临床经验，并有了新的发展。薛己的《外科发挥》和《外科枢要》均有"脱疽"专论，对肢体缺血性坏疽等疾病论述精当"有先渴而后患者，有先患而后渴者……初发而色黑者，不治"。关于治疗明确指出"色黑痛托里消""作渴者，阴降火""若色黑，急割去"。重视托里消毒法治疗，根据病情应用真人活命饮、托里散、人参败毒散、十全大补汤、加减八味丸等，并用隔蒜灸治疗和施行手术治疗。汪机著《外科理例》认为肢体缺血性坏疽是"毒气盛""气血准达"。应用真人活命饮、连翘败毒散、人参败毒散、托里消毒散等治疗。申斗垣的《外科启玄》主张"脱疽"早期可应用针灸和内服中药治疗，至晚期发生紫黑坏疽者应施行手术切除。王肯堂《证治准绳》有"脱疽"记载，认为"脱疽"是由于气血壅滞，"血气难达"四肢所致，并重视活血化瘀疗法。陈实功《外科正宗》对"脱疽"的病因和发病机制、症状、预后和治疗均有记载，除内服中药治疗（解毒济生汤、人参养荣汤、补中益气汤、十全大补汤等）外，还应用针灸、熏洗和外用药粉等疗法。并指出肢体坏疽发展的严重性："若割取之后，黑色仍漫，痛肿尤甚．败恶无脓，口干舌硬，精神不爽，食不知味者终死。"

至清代，王洪绪《外科证治全生集》强调外科疾病"以消为贵，以托为畏"，主张"脱骨疽"以内服阳和汤、犀黄丸和小金丹治疗。叶天士著《临证指南医案》，提出新的理论："凡久恙必入络""久痛必入络""瘀血必结在络"，创立"通络之法"，善用全蝎、地龙、䗪虫、水蛭、蜣螂、蜂房、穿山甲等。高秉钧的《疡科心得集》指出："脱疽者，足指生疔，重者溃而紫黑……亦有患于手指者，名曰蛀节疔……""指疔色紫黑者，其毒必恶""如不溃无脓，黑色过节者险"应用黄连解毒汤、犀角地黄汤、真人活命饮等治疗。鲍相璈的《验方新编》谓："脱骨疽……黑色不退，久则溃烂，节节脱落，延至足背腿膝，腐烂黑陷，痛不可忍。"主张应用"四妙勇安汤"治疗。过玉书的《增订治疗汇要》中有"脱骨疔"专节论述，载有顾步汤、除湿保脱汤和顾步保脱汤等治疗方剂。王清任著的《医林改错》，实为血瘀证专著，其主要贡献为：①重视调理气血，认为"气有虚实""血有亏瘀"，创立著名活血化瘀方剂33首，治疗外科等各种瘀血病证50多种；②总结治疗血瘀证的补气消瘀法和活血逐瘀法两大治疗法则，是王氏的突出治疗特点。尤其是补气消瘀法，常重用黄芪为主加活血化瘀药，如应用补阳还五汤治疗气虚血瘀证。

三、尚德俊诊治糖尿病并下肢动脉硬化闭塞症临床经验

国医大师尚德俊在长期的临床实践中，根据周围血管疾病有明显血瘀表现的特点，总结周围血管疾病的活血化瘀疗法。在具体应用中强调辨证论治，整体与局部辨证相结合，将其分为五型：

1. *血瘀型*

临床表现：肢体发凉怕冷，疼痛，肢端有瘀斑，或足呈紫红色（或青紫色），舌有瘀斑或舌质绛，脉弦涩。

治则：益气活血，化瘀通络。

处方：活血通脉饮或丹参通脉汤。

药物：丹参、赤芍、当归、鸡血藤、桑寄生各30g，川牛膝、川芎、黄芪、郁金各15g。

2. 阴寒型

临床表现：肢体明显发凉，触之冰凉，呈苍白色，遇冷则症状加重，舌质淡苔薄白，脉沉迟。

治则：温阳散寒，活血通脉。

处方：当归四逆汤合阳和汤加减。

药物：熟地、炙黄芪、鸡血藤各30g，党参、当归、干姜、赤芍、怀牛膝各15g，肉桂、白芥子、熟附子、炙甘草、鹿角霜[神]各10g，地龙12g，麻黄6g。

3. 湿热下注型

临床表现：肢体坏疽，轻度感染，发红、肿胀、疼痛、有低热，舌苔白腻或黄腻，脉滑数。

治则：清热利湿，活血化瘀。

处方：四妙勇安汤加味。

药物：金银花、玄参各30g，当归、赤芍、牛膝各15g，黄柏、黄芩、栀子、连翘、苍术、防己、紫草、生甘草各10g。

4. 热毒炽盛型

临床表现：肢体严重坏疽，继发感染，红肿热痛，高热，神志模糊，谵语，舌苔黄燥或黑苔，脉洪数。

治则：清热解毒，活血化瘀。

处方：四妙活血汤、清营解毒汤，兼服犀黄丸、安宫牛黄丸。

药物：金银花、蒲公英、紫花地丁各30g，玄参、当归、黄芪、生地、丹参各15g，牛膝、连翘、漏芦、防己各12g，黄芩、黄柏、贯众、红花各10g，乳香、没药各3g。

5. 脾肾阳虚型

临床表现：肢体发凉、乏力，全身畏寒怕冷，腰膝酸软，胃纳减退，小便不利，舌质淡，脉沉细。

治则：补肾温脾，益精活血。

处方：补肾活血汤。

药物：熟地30g，川续断、怀牛膝、桑寄生、鸡血藤、山药、淫羊藿、补骨脂、茯苓各15g，当归、川芎、威灵仙、丹参、赤芍各12g，白术10g。

其他疗法：

1. 药物静脉滴注疗法

应用丹参注射液、川芎嗪注射液、前列腺素E$_1$注射液、654－2注射液等，静脉滴注治疗。

如应用0.9％生理盐水250ml，加入丹参注射液20ml，654－2注射液10～20mg，静脉滴注，每日1次，15次为1疗程。同时，应用654－2片口服，或654－2患肢动脉注射治疗，增强疗效。654－2具有显著的扩张血管作用，促进侧支血管形成，明显改善血液循环和微循环，较快控制病情发展。

2. 药物动脉注射疗法

应用川芎嗪注射液、654－2注射液、尿激酶等，患肢动脉注射治疗。

如应用1.0％普鲁卡因20ml，加入川芎嗪40mg、654－2 10mg，患肢股动脉注射，每日或隔日1次，15次为1疗程。见效快，效果好。应用前，应先进行普鲁卡因试敏。

3. 外治疗法

肢体发凉，疼痛，呈紫红色，有瘀斑，皮肤营养障碍改变，应温通活血，应用温脉通洗药，解毒散瘀洗药煎汤患肢，可以改善血液循环。肢体坏疽继发感染，尤其是湿性坏疽，有坏死组织，脓液较多，应清热解毒，应用解毒洗药或洗药汤温洗浸泡患处和创口，具有解毒消炎，祛腐生肌，清洁创口的良好作用。或者用全蝎膏外敷创口，具有祛腐止痛作用。创口四周炎症浸润红肿热痛区，外涂黄马酊、丹参酊等，具有解毒消炎作用。

4. 药物穴位注射疗法

应用维生素B$_1$ 100mg，加入维生素B$_{12}$ 250μg，取足三里、阳陵泉、绝骨、三阴交等穴，选2穴，交替轮流注射，每日一次，30次为1疗程。应用维生素B族穴位注射，对改善患肢缺血性营养障碍和周围神经功能障碍，缓解缺血性、神经性疼痛，促进创口愈合等，均可取得显著效果。

5. 手术处理

足趾端坏疽感染，感染往往沿着肌腱、腱鞘向足后部扩展，在足背、足底形成脓肿，应及时切开引流，切除坏死组织。

足趾部坏疽感染，坏疽分界线清楚，已经局限、稳定，可施行坏死组织切除，创口顺利愈合，保住肢体。

严重肢体坏疽感染（三期2级、3级坏死），应施行股部截肢术。截肢率高达40%。

典型病例：

案1

张某，男，69岁。因双下肢间歇性跛行，双足静息性疼痛、发凉、怕冷1个月，以糖尿病肢体动脉闭塞症（三期1级）于2005年11月25日住院。

初诊：1个月前无明显原因出现间歇性跛行，双足静息性疼痛、发凉、怕冷，以右侧为甚，进行性加重，自行用热水烫洗。约半月前，右足第二趾外的皮肤溃破，自行处理不愈合。伴乏力、多汗，大便干，三消（上消、中消、下消）症状不明显。患者有高血压病史20余年，糖尿病史13年。

症见右足皮温低，前半部潮红，第二、三趾及其近端足背肿胀、触痛，第二、三趾间糜烂，第二趾外侧干黑坏死，第三趾呈紫绀色，瘀斑明显，外侧有0.5cm×1.5cm浅表溃疡，肉芽呈淡红色，有少量渗液。右侧股动脉以下搏动消失，左侧股、腘动脉搏动减弱，足背、胫后动脉搏动消失。血液检测示：纤维蛋白原：5.61g/L，葡萄糖：8.61mmol/L，低密度脂蛋白：4.36mmol/L。舌质淡，苔白，脉沉。

此为患消渴病多年，气血虚弱，肾阳不足，气虚无力行血而导致血液瘀阻脉络，久而化热，不能运化水谷精微，聚而为湿，湿热下注而导致本病。

治法：清热利湿，活血化瘀。

处方：四妙勇安汤加味。

药物：金银花、玄参各30g，当归、赤芍、牛膝各15g，黄柏、黄芩、山栀、连翘、苍术、防己、紫草、生甘草各10g，红花、木通各6g。12剂。水煎服，日1剂。

同时应用活血通脉片，每次10片，每日3次，以活血化瘀，通脉止痛；降纤酶10IU静脉点滴，隔日1次，以降低血液纤维蛋白原；丹参注射液20ml，静脉点滴，每日1次；疏血通注射液6ml，静脉点滴，每日1次，以加强活血化瘀之力；尿激酶10万IU，静脉点滴，每日1次，以溶栓；黄马酊，涂搽患处，以清解热毒；同时使用降糖药和胰岛素以控制血糖。

二诊：2005年12月5日。经上治疗后右足皮温较前有所好转，皮色潮红，皮肤干燥，第2、3足趾呈干性坏疽，趾间糜烂减轻。诸症仍为湿热下注之象，继服5剂。

三诊：2005年12月10日。用药治疗后右足皮温有所好转，皮色暗红，皮肤干燥，第2、3足趾坏疽稳定。舌质淡，苔白，脉沉。诸症为湿热血瘀之象，效不更方，继服。

四诊：2005年12月20日。经过上述治疗，右足皮温有所好转，皮色暗红，第2、3足趾坏疽与周围组织间出现明显分界线。舌质淡红，苔白，脉沉。改服顾步汤加味益气养阴，活血祛瘀，药用黄芪30g，党参30g，鸡血藤30g，石斛30g，当归15g，丹参15g，赤芍15g，牛膝15g，白术15g，甘草10g。水煎服，日1剂。活血通脉片20片，日3次。可出院继服中药顾步汤加减调补气血，活血通络，巩固疗效。择期行坏疽组织部分切除缝合术，以祛除坏死灶，缩短疗程。

按：糖尿病肢体动脉闭塞症肢体坏疽（三期1级），为瘀久化热，属中医学脱疽病范畴，是难治性疾病，以中西医结合治疗（包括手术处理），保存患者肢体。该例初诊属于湿热下注之证，治以清热利湿，活血化瘀，应用尚教授所创四妙勇安汤加味，同时应用丹参注射液、疏血通注射液静脉滴注，以增强活血化瘀之力，局部外涂黄马酊清热消肿止痛，配合应用抗生素、胰岛素控制感染和血糖，二、三诊根据坏死范围局限，继续改善患肢血运，待四诊时见坏死组织与周围组织形成分界线时，即可择期行足趾部分切除缝合术，方能保证伤口愈合。本案体现了尚教授对外科血瘀证辨病与辨证相结合，整体辨证论治与药物静脉滴注相结合，药物治疗与手术治疗有机结合，活血化瘀疗法贯穿治疗始终的临床思辨特点。

案2

孟某，女，75岁。因右足反复破溃2年，红肿、疼痛半月，以糖尿病肢体动脉闭塞症（三期2级），于2006年2月10日住院治疗。

初诊：患者有糖尿病史20余年，间断服药物治疗。2年前，患者右足第1跖趾关节内侧出现破溃，有少许渗液，未经系统治疗。双足底麻木，右足红肿、疼痛，伴发热，口渴，多饮，尿频，纳眠可，大便干。

症见：双下肢肌肉萎缩，双小腿肌肤甲错，色呈淡褐色。双足色苍白，皮肤光薄，趾甲增厚无光泽。右足背红肿，足底第1趾间糜烂，足底第2跖趾关节下方有一脓肿，约3cm×2cm大小。右侧股动脉以下动脉搏动减弱，左侧腘动脉以下动脉搏动减弱。舌红绛，苔黄，脉弦。血液检查示纤维蛋白原：5.15g/L，葡萄糖：14.17mmol/L，甘油三酯：2.42mmol/L。

中医辨证：此为久病耗伤气血，气血运行不畅，血瘀脉络，日久化生湿热，湿热下注，热盛肉腐，发为本病。

治法：清热利湿，活血化瘀。

处方：四妙勇安汤加味。

药物：金银花、玄参各30g，当归、赤芍、牛膝各15g，黄柏、黄芩、栀子、连翘、苍术、防己、紫草、生甘草各10g，红花、木通各6g。6剂，水煎服，日1剂。

同时应用丹参注射液静脉点滴，以活血通脉。应用抗生素控制感染，使用胰岛素以控制血糖。脓肿处以尖刀挑开排脓，疮面以庆大霉素纱布湿敷换药。

二诊：经上治疗后右足背红肿及疼痛明显减轻，第1趾间糜烂处已结痂，第2跖趾关节处溃疡脓液减少，肌腱裸露。大便干，尿频，舌暗红，苔薄黄，脉沉。诸症仍为湿热下注之象，继服四妙勇安汤加味。疮面以大黄油纱换药。应用抗生素控制感染，使用胰岛素以控制血糖。

三诊：经以上治疗后在右足背红肿及疼痛消退，第1趾间糜烂处已愈合，第2跖趾关节处溃疡肉芽生长，色泽鲜红。纳眠可，二便调，舌暗红，苔薄白，脉弦。诸症为血瘀之象，服丹参通脉汤（丹参、赤芍、黄芪、桑寄生、当归、鸡血藤各30g，郁金、川芎、川牛膝各15g）加金银花30g，蒲公英30g。疮面应用生肌玉红油纱布换药。使用胰岛素以控制血糖。

按：该案初诊辨证属于湿热下注之证，治以清热利湿，活血化瘀，应用尚教授所创四妙勇安汤加味，同时及时切开排脓，清洁换药，并应用丹参注射液静脉滴注，以增强活血化瘀之力，配合应用抗生素控制感染和血糖；二诊根据疮面情况局部应用大黄油纱换药；三诊见脓腐已净，改用生肌玉红油纱换药，中药改服丹参通脉汤益气活血，体现了尚教授重视局部处理，以清洁换药为主，避免使用刺激性和腐蚀性药物，以中西医结合治疗，保存患者肢体。体现了尚教授对外科血瘀证异病同治、整体辨证与局部辨证相结合、辨证论治与药物静脉滴注相结合、内治疗法与外治疗法相结合、药物治疗与手术治疗相结合的临床思辨特点。

案3

郑某，女，56岁。2005年11月24日初诊。两下肢麻木、发凉、疼痛4年。

初诊：两下肢麻木、发凉、疼痛，间歇性跛行，仅能行走20m。有糖尿病、脑血管病、高血压病史。

症见：两足凉，足背动脉、胫后动脉搏动减弱。舌质红，苔白，脉弦涩。

西医诊断：糖尿病肢体动脉闭塞症（血瘀型）。

中医辨证：血瘀。

治法：活血化瘀通络。

处方：活血通脉饮。

药物：丹参、金银花各 30g，赤芍、土茯苓各 60g，当归、川芎各 15g。水煎服，日 1 剂。同时应用通塞脉片、四虫片、活血通脉片，654－2 片等内服，活血止痛散外洗。

复诊：下肢麻木、疼痛减轻，行走能力增强，间歇性跛行渐缓解。舌质红绛，苔薄黄，脉弦涩。仍以上述方案治疗，1 个月后病症缓解。

按：糖尿病肢体动脉闭塞症（血瘀型），治疗相当困难。在治疗本病时应用活血化瘀法，结合莨菪药物疗法，中药外洗等，颇有疗效。

四、唐祖宣诊治糖尿病并下肢动脉硬化闭塞症临床经验

国医大师唐祖宣，结合中医中和思想，深入领悟《伤寒论》及《金匮要略》中经方，详细研究中医学中糖尿病的病症范畴及糖尿病并发症，将其分为四型：

1. 阴虚瘀阻型

临床表现：患肢发凉，麻木，疼痛，腓肠肌痉挛不舒，间歇性跛行，皮色苍白或紫暗，干燥无汗，汗毛稀，脱落，舌质淡苔白，脉沉细。形体消瘦，伴见烦渴多饮、多尿、多食。血糖，尿糖增高。

治则：滋阴养血，活血通络。

处方：生地 24g，山萸、山药、泽泻、丹皮 12g，茯苓、玄参、黄芪各 30g，川芎、赤芍、当归、知母各 15g。

2. 气虚血瘀型

临床表现：患肢畏寒怕冷，麻木发凉，皮肤枯槁，疼痛入夜加重，皮色苍白无华，紫暗或有瘀斑，汗毛脱落，爪甲不荣，舌淡紫有瘀斑，脉细涩，伴见形体消瘦，面容憔悴，疲乏无力，多饮、多食、多尿。血糖、尿糖增高。

治则：益气养血，通络止痛。

处方：党参、茯苓、黄芪各 30g，川芎、丹参、赤芍、当归、水蛭各 15g，生地 24g，山药、丹皮、泽泻、红花、山茱萸各 12g。

3. 热毒型

临床表现：肢端坏疽，溃破流脓。剧烈疼痛，夜难入眠，部分患者虽坏疽严重但不疼痛，皮肤枯槁，肌肤甲错，脓腐恶臭，肢体肿胀，舌红，苔黄腻，脉滑数，形瘦神疲，面容憔悴，多饮、多食、多尿。血糖和尿糖增高。

治则：清热解毒，凉血化瘀。

处方：当归、玄参、薏苡仁、茯苓、蒲公英各 30g，金银花 60g，甘草 10g，苍术、黄柏、连翘各 15g，生地 24g，山萸、山药、丹皮、泽泻各 12g。

4. 阴阳两虚型

临床表现：肢体发凉，畏寒怕冷，遇热痛减，遇寒加重，腰膝酸软，疲乏无力，伤口白腐，久不能敛，食欲不振，形体消瘦，舌质淡脉沉细。血糖、尿糖增高。

治则：温阳健脾，活血化瘀。

处方：金银花、黄芪各 60g，人参、云苓各 30g，金石斛 10g（另煎），川芎、川牛膝、炮附片、丹参、当归、白术各 15g，甘草 12g。

其他疗法：

1. 中医外治

（1）熏洗疗法

利用中药煎汤熏蒸和浸洗患肢，应严格控制水温，以患者感到适宜为度。对于肢体坏疽处在进展阶段或干性坏疽已稳定者，不宜应用熏洗疗法。

①阴虚瘀阻、气虚血瘀、阴阳两虚型：伸筋草、炮附子、苏木、刘寄奴各 30g，桃仁、川芎、红花各 15g，川椒 10g。将上述药物放入砂锅中，加水煎煮后滤去药渣，药液倒入盆中，熏蒸患肢，待水温适度后浸泡患肢，每日 1～2 次，30 天为 1 个疗程。

②热毒型：金银花、板蓝根、蒲公英、连翘各 30g，黄柏、黄连、丹皮、生甘草各 15g，用法同上。

（2）湿敷法

黄马酊湿敷：清热解毒、消肿止痛，可消除炎症，减轻疼痛，控制感染。配制方法：黄连 100g，生马钱子 240g，加入 75% 酒精 1000ml 中泡一周后备用。用时取纱布数块，浸透药液，放在坏疽周围红肿部位，每日换药一次。用于溃疡、坏疽继发感染，周围炎症明显、疼痛剧烈者。

2. 针灸疗法

（1）针刺法

取穴：曲池、支沟、阳陵泉、三阴交、关元、内关。

上消加鱼际、复溜；中消加中脘、内庭；下消加带脉；眩晕或高血压加风池、太冲；心悸、胸闷加间使。

方法：针刺得气后留针 20min，每日 1 次，连针 10 次，停针 1 日，30 次为 1 个疗程。

（2）针刺加灸法

取穴：肺俞、脾俞、肾俞。平补平泻，得气后留针 20min，每 5min 行针 1 次，同时施艾条温和灸，每日 1 次，10 次为 1 个疗程，疗程间休息 3 天，使用 3 个疗程。

典型病例：

案 1

凌某，男，64 岁。于 1982 年 2 月 6 日诊治。

主诉：双下肢剧烈疼痛已两个月，足趾发黑坏死已半月。

现病史：久患高血压、心脏病。1976 年脑血栓形成，现仍左半身不遂，语言謇涩，同年又发急性心肌梗死并发休克，经抢救好转。1978 年并发糖尿病先后多次住院，已十余年不能工作。1981 年 11 月，原因不明突觉双下肢变色、发凉、麻木、疼痛。经某医院检查，诊断为"动脉硬化闭塞症坏疽"。继之双足渐呈暗紫色，疼痛剧烈，彻夜难眠，双趾端坏死，服中西药无效。某院建议其截肢，患者不接受手术治疗，故求治于我院。

检查：形体肥胖，面色潮红，表情痛苦，双下肢踝关节以下紫暗，足趾紫黑，干性坏死，双足足趾端溃破，色黯黑。下肢腓肠肌肌肉萎缩，皮肤枯槁，汗毛不长，患肢无汗，双下肢足背、胫后、腘、股动脉搏动均消失。左半身偏瘫，言语不清。心绞痛频繁发作，每日 1～2 次。舌红，苔薄黄，脉弦滑数。脉率 96 次/分。血压 150/109mmHg。

实验室检查：血红细胞计数 $4.6×10^{12}/L$，血红蛋白 100g/L，白细胞计数 $16.4×10^9/L$，嗜中性粒细胞 0.88，淋巴细胞 0.10，嗜酸性粒细胞 0.02，血小板计数 $120×10^9/L$，血沉 26mm/h，尿糖（＋＋＋＋）。

心电图检查：陈旧性心肌梗死。

诊断：消渴脱疽（糖尿病坏疽），中风，胸痹。

辨证：素体虚弱，气血虚少，脉络瘀阻，发为坏疽。

治则：活血化瘀，益气养阴。

处方：川芎、降香各 15g，红花、红参各 10g，丹参、赤芍、当归、玄参、云苓各 30g，黄芪、金银花各 60g，桑寄生 20g，五味子、水蛭各 12g，三七 5g（冲服）。

服药 20 剂，静止痛减轻，肿胀消退。上方稍有增减，改服 85 剂后，双足踝关节以下脱一层黑皮，左半身有力，可站立行走，静止痛消失，趾甲开始生长，趾端部脱黑皮 3 层，伤口愈合，心绞痛已不发作，血压 140/96mmHg。

实验室检查：血红细胞计数 $5.4×10^{12}/L$，血红蛋白 130g/L，白细胞计数 $9.4×10^9/L$，嗜中性粒细胞

0.87，淋巴细胞 0.12，嗜酸性粒细胞 0.01，血小板计数 $220 \times 10^9/L$，血沉 8mm/h；尿糖（＋＋），心电图检查无改变。

按：患病繁多，病程日久，阳虚及阴，气血虚少，脉络受阻，瘀滞不通；消渴日久，阴液大伤。其病机阴伤为本，脉络瘀阻为标。方用标本兼治之法，用冠心号Ⅱ活血化瘀，以红参、五味、玄参、黄芪益气养阴，疗效颇佳。

案 2

乔某，男，77 岁，干部。于 1981 年 5 月 16 日诊治。

主诉：双下肢发凉麻木、变色疼痛已两月，右足趾溃破已半月。

现病史：患糖尿病 20 年，经常口渴、善饥、小便频数。尿糖经常持续在（＋＋＋）～（＋＋＋＋），间断性注射胰岛素可控制症状。1981 年 3 月，双下肢感发凉、麻木、皮色苍白，肌肉萎缩。4 月底右足第四趾溃破坏死，伤口白腐，足前半部紫暗，疼痛剧烈。曾用低分子右旋糖酐等药物治疗无效。

有高血压病史 15 年，血压经常持续在 180/100mmHg 之间；有糖尿病病史 20 余年。

检查：形体消瘦，面色青黄，表情痛苦，口有腥臭味，舌红、无苔、脉沉细迟。脉率 60 次/分。双下肢发凉麻木，色呈苍白。右足第四趾溃破坏死，伤口白腐，伤口面积 2cm×1cm，双足前半部暗紫，汗毛脱落，趾甲增厚不长，双下肢足背、胫后动脉搏动均消失。血压 180/90mmHg。

诊断：消渴脱疽（糖尿病性坏疽）。

辨证：素体阴虚，长期恣食甘肥，日久酿成内热，阴虚热郁，络脉瘀阻，发为坏疽。

治则：阴阳俱补，益气活瘀。

处方：茯苓、泽泻、丹皮各 12g，桂枝、麦冬、当归、山萸、山药各 15g，炮附子、红参各 10g，黄芪 60g，白芍、生首乌各 30g，熟地 24g。

服 25 剂后，疼痛减轻，皮肤色泽有所改变。小便频数、量多，大便干燥，伤口白腐，流黄水。舌红，苔黄。此为阴虚热郁，治宜养阴清热，益气祛湿。改服：苍术、黄柏各 15g，薏苡仁、当归、白芍、石斛各 30g，玄参 45g，黄芪 60g，红参 10g，生地 24g。伤口处理：黄连油纱布、雷弗奴尔纱条交替外敷，每日换药 1 次。

上方服 40 剂后，伤口黄水消失，色由白变为红润，静止痛减轻，小便仍量多频数，善饥口渴。上方加首乌、黄精各 30g。又服 60 剂后，静止痛基本消失，伤口缩小，大小便趋于正常。继服 60 剂后，静止痛消失，伤口愈合，色转红润，大小便转为正常，可连续行走 2000m，趾甲汗毛开始生长，临床治愈。

按：本案素体虚弱，患病日久，阴阳俱伤，治应阴阳俱补，方用肾气汤滋阴补阳，使症状改善，由于此病以阴虚为本，故随之而来的症状则为阴虚热郁，故用益气养阴、清热解毒之剂。实践体会，疾病的发展并不是一成不变的，类型可以相互转化，治疗也必须符合病情的变化。消渴脱疽的病机为阴虚，但它可以转化为阴损及阳，形成阴阳俱虚，也可以阳虚热郁，形成热毒证。治疗须根据病情，才能收到较好疗效。

五、陈淑长诊治糖尿病并下肢动脉硬化闭塞症临床经验

著名中医周围血管病专家陈淑长对本病的经验加以总结，认为本病病机以正气渐虚，邪气渐盛，在辨证时要注重整体辨证与局部辨证相结合，治疗时当分清标本缓急，扶正与祛邪、整体与局部相结合，并注重局部证候，内治与外治并重，将其分为五证：

1. 脉络气虚证

临床表现：双下肢容易疲劳，或时有酸胀麻木，无明显发凉及疼痛，肤色正常欠润泽，趾甲部分略增厚或变黄，汗毛略少，动脉搏动正常或略减弱。舌质多胖大而淡，脉多弦细。

治则：益气为主，佐以通脉。

处方：补阳还五汤加减。

药物：生芪、党参、地龙、桃仁、红花、当归、生地、柴胡、牛膝、桂枝。

2. 脉络寒凝证

临床表现：多由上证发展而来，表现为患肢发凉、麻木，酸胀或疼痛，间歇性跛行。患肢局部皮肤温度下降，皮肤颜色正常或苍白或苍黄，大、中动脉搏动正常或减弱。舌质淡紫，舌苔白润，脉弦紧。

治则：益气活血，温经通脉。

处方：黄芪桂枝五物汤加减。

药物：生芪、党参、桑桂枝、赤芍、白术、茯苓、川芎、川草乌、陈皮、地龙、川牛膝、炙甘草。

3. 脉络血瘀证

临床表现：多由脉络气虚证，脉络寒凝证发展而来，可见患肢发凉、麻木、酸胀较重，持续性疼痛，夜间加剧，间歇性跛行严重。皮肤可呈紫绀色，或见紫褐斑，趾（指）甲增厚，变形，生长缓慢，汗毛稀少，或肌肉萎缩。大、中动脉搏动减弱或触不清。舌质青紫有瘀点，或瘀斑，苔白润，脉沉紧或沉迟。

治则：益气活血，化瘀止痛。

处方：四物汤合四虫汤加减。

药物：当归、川芎、赤芍、丹参、生芪、党参、地龙、全蝎、土鳖虫、蜈蚣、川牛膝、茯苓、赤小豆、泽泻、白术、陈皮、桂枝。

4. 脉络瘀热证

临床表现：患肢酸胀，麻木，烧灼疼痛，遇热痛甚，遇冷痛缓，夜间痛剧。皮肤呈紫红色，干燥，脱屑，光薄或皲裂，趾（指）甲增厚、变形，生长缓慢，汗毛稀少或脱落，肌肉萎缩。大、中动脉搏动减弱或触不清。舌质红或绛，苔黄，脉沉涩或细涩。

治则：活血化瘀，滋阴清热，佐以益气，慎用大寒。

处方：四物汤合四虫汤加味。

药物：当归、川芎、赤芍、生地、玄参、地龙、蜈蚣、全蝎、土鳖虫、黄芪、党参、白术、云苓、丹参、牛膝、桑桂枝、生甘草。

5. 脉络热毒证

临床表现：患部皮肤紫黑，溃破，脓水恶臭，腐肉不鲜，疼痛难忍，夜间痛甚，腐溃可很快蔓延至小腿或小腿以上，范围渐见增大，并深至筋骨，以及患部严重营养障碍。严重者可伴发热，口渴喜冷饮，大便秘结，小便短赤。大、中动脉搏动减弱或消失。舌质红绛有裂纹，苔黄燥或黄腻，脉弦细或滑数。

治则：清热解毒，通络止痛，佐以益气养血，戒用温燥，中病即止。

处方：四妙勇安汤合四物汤加味。

药物：玄参、当归、忍冬藤、生甘草、连翘、紫花地丁、牛膝、丹参、全蝎、地龙、土鳖虫、蜈蚣、炙乳香、制没药、元胡、荆芥、防风、生芪、泽泻、赤小豆。

外治法：

未溃破或坏死者，当以药浴洗之，以驱病邪。用熏洗疗法，以温经散寒活血化瘀：方用桂枝、红花、乳没、干姜、花椒、透骨草、千年健、鸡血藤、樟脑后下外洗。已溃破者，如溃疡面积小者，可用雷夫奴尔浸泡后，外敷生肌玉红膏；溃疡面积较大，坏死组织难以脱落者，可用蚕食方式清除坏死组织。如创面有硬结痂皮者，可用冰片锌氧油以软化。如局部红肿热痛逐渐消退，坏死组织开始软化，即可作分期清除，疏松的先除，牢固的后除，坏死的软组织先除，腐败骨后除；彻底的清创术必须坏死组织与健康组织分界形成，近端炎症控制后，可行坏死组织清除，或坏死组织清除缝合，或截趾术。

典型病例：

案 1

李××，男，64 岁。于 1996 年 2 月 7 日来诊并收治。

主诉：双足凉痛 5 年，加重 1 年。

症状：间歇性跛行，行数米即痛，有时夜间疼痛。既往有高血压、冠心病史。

查体：双足苍白、皮温降低，左足趾紫暗，第 4 趾顶端覆一黑痂，皮肤干燥、脱屑。双足背动脉搏动消失。舌紫有瘀斑，脉沉细涩。

入院检查：胆固醇、甘油三酯增高，腹平片示腹主动脉钙化阴影，眼底动脉硬化Ⅱ度，血流图示双下肢中、重度供血不足。

诊断：动脉硬化性闭塞症。

处方：六味地黄汤加减。

药物：黄芪 60g，当归 20g，川芎 10g，桂枝 15g，牛膝 15g，地龙 10g，蜈蚣 1 条，全蝎 10g，土鳖虫 10g，丹参 30g，党参 15g，茯苓 30g，山萸肉 15g，熟地黄 15g，五味子 10g，泽泻 40g，陈皮 10g，甘草 10g。

治疗 20 天后，痛减，痂脱。6 周后疼痛明显减轻，间歇跛行距离为 400m，足趾色由紫暗转为略苍白，带药出院调理。

按：陈教授认为动脉硬化闭塞症多属虚证，因虚致邪内生，故当攻补兼施。此病人当时已出现静息痛，病至中期，血瘀较重但未化热。宜标本同治，大量活血化瘀同时补益气血，以期挽救肢体。至于用六味地黄汤补肾是考虑老年先天之本亦衰，影响后天气血化生，故补肾气以固后天之本。本病发病机制是气血凝滞、血脉阻塞。正如《素问·举痛论》所云："寒气入经而稽迟，泣而不行，客于脉外则血少。客于脉中则气不通。"气血不行，肢端失养则发病。因而此病一般病程长，痛苦大，治疗棘手，但遵循益气活血，通脉化瘀，有望取得可靠疗效。同时应当积极早期治疗，早期预防，防止疾病的发展，将其消灭于萌芽时期。

案 2

张××，男，63 岁。1981 年 11 月 8 日诊。

左足麻痛 11 年，曾服用脉通 3 年，仍趋严重，自觉脚凉，间歇性跛行明显，出现跛行时间仅 2～3min，1974 年有高血压病，至今未愈。检查：双足肤色、肤温及左足背动脉搏动均正常，右足背动脉搏动消失，并趾甲干燥、增厚，皮肤粗裂，舌有瘀斑，脉沉涩。眼底检查可双眼底动脉硬化。血流图检查：双小腿及足背搏动性血流量减少，双上肢弹性略减退，搏动性血流量明显减少，双额乳弹性略减退、双椎乳阻力增强，搏动性血流量增多。服药近两年，现可步行 2500m 路无不适感，若路程更远，唯觉小腿发沉，慢走即可缓解。趾甲正常，足部硬皮脱落后皮肤细润光泽，足背动脉亦可触及。经 7 次血流图检查，弹性减退均消失，双上肢搏动性血流量比正常略减少，双小腿及足背搏动性血流量略增多，双额乳、椎乳搏动性血流量增多。麻痛感消失，余症悉平。

治疗方法：本患者气滞血瘀，络脉瘀阻，治以活血化瘀，温经通结。予服自拟脱疽一号，方由桂枝、当归、赤芍、熟地各 195g，川芎、怀牛膝、制川乌、干姜各 130g，制乳香、制没药各 78g，鸡血藤 390g，黄芪 156g，分别提纯，合成片剂（每片重 0.1g，含生药 0.3g），每次服 10 片，日服 3 次。间服汤剂：当归、熟地黄、络石藤、黄芪各 15g，赤芍、川芎、苏木、地龙、牛膝、郁金、制川乌、干姜、桂枝各 10g，制乳香、制没药、红花各 6g，鸡血藤 30g。

按：本医案以温通的方法治疗，为陈淑长治疗本病早期病案，陈淑长治疗动脉硬化性闭塞症特别重视早期诊断和治疗，她认为早期治疗是关键，对阻止病情发展至后期有重要作用。陈淑长治疗本病强调"温"和"通"，认为本病是本虚而标实的疾病，气虚、阳虚是本，寒凝、血瘀是标，治疗标本兼治，以制川乌、干姜、桂枝温阳散寒，以黄芪补气，以赤芍、川芎、苏木、地龙、牛膝、郁金、制乳香、制没药、红花、鸡血藤活血通脉，则疾病可除。

案 3

国×，男，55 岁。

双足疼痛半年于 1996 年 1 月 3 日收入院。

症见双足掌部疼痛，行走 250m 时疼痛、麻木，右大趾变黑。夜间双足疼痛、蚁行感。既往：冠心病 4 年，高血压 5 年。查体：双足皮色暗红，足趾水肿、瘀斑，右大趾紫黑。右足皮温降低。双足背、胫后动脉搏动消失。舌紫暗，脉细数。

实验室检查：胆固醇 6.5mmol/L，低密度脂蛋白 4.4mmol/L，双下肢动脉血流图示双小腿、足背动脉弹性消失，足动脉血流信号消失。平片示主动脉钙化阴影。

诊断：动脉硬化性闭塞症。

处方：玄参 15g，当归 20g，忍冬藤 40g，生甘草 10g，黄芪 60g，丹参 30g，赤小豆 30g，牛膝 15g，地龙 10g，蜈蚣 1 条，全蝎 10g，土鳖虫 10g，茯苓 20g，生熟地各 15g，丹皮 10g。

经治 1 周，肿痛减半。连续服药 2 月，黑痂脱落，新甲生长，肿痛全失。原方加党参 10g，陈皮 10g，出院回家调理。

按：本医案患者动脉硬化闭塞症已至病变晚期，此期肢体救治率较低，最终往往需要做截趾（肢）手术。陈教授治疗这类病多用四妙勇安汤清热宁络，辅以峻猛活血药，特别习用虫类药以通畅脉络、挽救患肢。大量黄芪补气以助血行，且防清热药过寒凝滞，熟地养血且制虫类药温燥耗阴。但以上 3 例均非糖尿病患者，因此临床中处方时还需根据患者实际情况加减。

六、林兰诊治糖尿病并下肢动脉硬化闭塞症临床经验

林兰认为该病其本在肝肾阴虚，营卫不足，所谓"大脉空虚，发为脉痹"。其标在血瘀、热毒、痰湿。阳虚毒陷乃日久成为本病，根据其临床症状特点，将其分为四型：

1. 瘀血阻络型

临床表现：患肢发凉，麻木不仁，酸楚疼痛，痛有定处，状如针刺，下肢肌肤暗红或青紫，肢端有瘀斑。活动后皮肤呈苍白色，步态跛行，太溪脉细微。舌紫暗或有瘀斑，苔薄白，脉沉细而涩。

治则：行气活血，化瘀止痛。

处方：血府逐瘀汤加减。

药物：当归 10g，生地 12g，川芎 10g，赤芍 10g，桃仁 10g，红花 10g，黄芪 20g，牛膝 10g。

随证加减：下肢红肿热痛加蒲公英、紫花地丁、丹皮、金银花、黄连以清热解毒，防热毒内蕴，而致成脓溃烂。肢体发凉，疼痛剧烈，舌质淡红者加桂枝、乳香、没药、丹参以温经通络，活血止痛。

2. 阴虚毒盛型

临床表现：患肢剧痛，昼轻夜重，神疲乏力，渴喜冷饮，下肢局部红、肿、热、痛，脓液恶臭，趾端坏疽，烦躁易怒。舌质暗红或红绛，苔薄黄或灰黑，脉弦数或洪数；趺阳脉、太溪脉细微或消失。

治则：清热解毒，活血止痛。

处方：四妙勇安汤加减。

药物：玄参 10g，甘草 10g，金银花 12g，赤芍 10g，连翘 12g，丹皮 10g，当归 10g，生地 15g，蒲公英 12g，紫花地丁 12g，白芷 10g。

随证加减：大便秘结者加生大黄、芒硝以通腑泄热；发热者加连翘、黄柏、荆芥以清热解毒透表；疼痛剧烈者加皂角刺、乳香、没药以活血排脓止痛，苔黄腻者加藿香、佩兰。

3. 阳虚血瘀型

临床表现：形寒怕冷，患肢冷痛，夜间尤甚。局部漫肿，肤色不变或色白，触之微，舌淡胖，苔薄白，脉沉迟而细，趺阳脉微弱。

治则：温阳散寒，活血通脉。

处方：阳和汤加味。

药物：熟地 12g，鹿角胶 12g，姜炭 3g，当归 10g，白芥子 10g，赤芍 10g，麻黄 4g，桂枝 10g。

随证加减：下肢厥冷，皮肤青紫者加附子、牛膝以加强温经通脉之力；下肢紫暗瘀斑甚者加红花、

桃仁、鸡血藤以加强活血化瘀之功；疼痛剧烈者加乳香、没药以加强止痛之效。

4. 气阴两虚型

临床表现：患肢疼痛较轻，疮口脓汁清稀，经久不愈合；神疲倦怠，面色苍白或萎黄，心悸失眠，少气懒言，舌淡胖，苔薄白，脉虚细，趺阳脉消失。

治则：补养气血，托里生肌。

处方：八珍汤加味。

药物：党参 10g，黄芪 20g，当归 10g，川芎 10g，陈皮 6g，甘草 6g，白术 10g，白芍 10g，云苓 12g，生地 12g。

随症加减：形寒肢冷，肾阳虚亏者加鹿角胶、肉桂以温补肾阳；口干心悸者加麦冬、龟板，以坚阴培元。

其他疗法：

1. 外治法

（1）下肢血管尚未破溃者：可辨证选用解毒通络，活血散寒外用方。

①洋金花 1g，花椒 6g，红花 10g，乳香 6g，没药 6g。

适应证：肢体麻木、发凉，疼痛较剧者。

方法：加水煎汁 200～300ml，行离子透入治疗；每日 1 次，每次 30min。

②生姜 120g，甘草 60g，葱根 7 个。

适应证：肢体麻木、发凉者。

方法：加水煎汁 500～800ml 趁热熏洗；每日 1～3 次，每次 30min。

③黄柏 10g，金银花 12g，紫花地丁 12g，蒲公英 12g，红花 10g。

适应证：患肢局部红、肿、热、痛者。

方法：加水煎汁 500～800ml 趁热熏洗，每日 1～3 次，每次 30min。熏洗后局部可外敷如意金黄散用麻油调和。

④白芷 10g，甘草 10g。

适应证：周围红肿不明显，脓肿未破溃，病灶局限于趾端。

方法：上述两药研细末，用麻油或茶水调和外敷，可促进脓液吸收。

（2）破溃后：用清热解毒方外用。

①黄连 6g，黄柏 10g，黄芩 10g，大黄 10g。

适应证：疮口溃破，大量脓性分泌物，气味恶臭者。宜用大剂量苦寒清热解毒之品。

方法：上药煎汁，清洗疮面后，用黄连膏纱布或紫草膏纱布外敷，每日换药 1 次。

②黄麻酒：黄连 6g，马钱子 6g。

适应证：脓液较多，疼痛剧烈者。

方法：上两药浸泡于 75% 酒精 500ml 中，1 周后湿敷患处。蛋黄油纱条适用于新鲜疮面，有助于疮面收口；或用生肌玉红膏。

③疮面脓腐难脱，脓汁稀薄，肉芽不鲜，疼痛明显者，可用全蝎膏敷于疮面。

④疮面水肿者可用蛤蚧粉撒于疮面促其收口。

2. 单味中药治疗

（1）当归注射液：可用于肌内或穴位注射。消除血管痉挛，增加血流量，促进侧支循环建立，从而改善肢体供血、营养，促进疮面愈合；抑制血小板聚集，减少毛细血管通透性，有利于肢体的恢复。

（2）丹参片或丹参注射液：具有改善微循环，抑制凝血，激活纤溶作用。

3. 针灸治疗

（1）体针

取穴：足三里、阳陵泉、委中、三阴交、昆仑、太溪、解溪、陷谷、八邪、血海、照海等穴。

手法：足三里用补法，余穴均用平补平泻法或泻法。委中可点刺放血。下肢厥冷者，足三里、阳陵泉可姜灸。每次取 3~5 穴，日 1 次，留针 15~30min，10 次 1 个疗程。

（2）耳针

取穴：交感、肾、皮质下、心、肺、肝、脾等。

手法：每次选 2~4 穴，连续捻转 1~2min；留针 1~2h；每 30min 捻转 1 次；每日 1 次；或用王不留行子穴位压豆，7d 为 1 个疗程。

七、李廷来诊治糖尿病并下肢动脉硬化闭塞症临床经验

李廷来重视辨证论治活血化瘀疗法，以消除瘀血，疏通血脉，在改善患者全身情况和患肢血液循环的基础上，根据局部辨证用多种外治疗法进行处理。将其分为四型：

1. 血瘀型

临床表现：患肢发凉怕冷，麻木，疼痛，肢端或小腿有瘀血斑点，皮肤苍白或潮红。舌苔薄白，舌质红绛或有瘀斑，脉沉细或弦涩。

治则：益气活血，温经通脉。

处方：益气通脉汤。

药物：生黄芪 18~30g，当归、牛膝、赤芍各 15g，川芎 6g，桃仁、红花、地龙各 10g，桂枝 6~10g，丹参 30g，鸡血藤 15~30g。

临床加减：患肢凉甚，舌苔薄白者，加熟附子 6~10g；体弱气虚，四肢乏力者，可用顾步汤加桃仁、红花、地龙、鸡血藤治之。

2. 湿热下注型

临床表现：患肢肿胀，灼热疼痛，畏热喜凉，或有轻度坏疽，小便黄赤，舌苔白腻或黄腻，脉象滑数或细数。

治则：清热利湿，活血通络。

处方：茵陈赤小豆汤加减。

药物：茵陈、赤小豆、滑石各 18g，生薏仁、金银花各 18~30g，苍术、黄柏、苦参、泽泻、防己、白蔻各 10g，赤芍、牛膝各 15g。

临床加减：患无明显肿胀，舌黄腻者，可用五神汤合四妙丸加减。

3. 热毒型

临床表现：患肢坏疽继发感染较重，灼热肿痛，伴有发热，神志昏聩。舌苔黄燥或有黑苔，脉弦数或洪数。

治则：清热解毒，滋阴降火。

处方：四妙勇安汤加减。

药物：金银花 30~60g，玄参、蒲公英、丹参、鸡血藤各 30g，当归、牛膝、连翘各 15g，石斛 12g，赤芍 15~30g。

临床加减：高热昏迷者，应内服犀角地黄汤加减，兼服安宫黄丸或紫雪丹，以清营开窍、凉血解毒。

4. 气血两虚型

临床表现：发病后期，热毒已去，病情稳定，病人面色萎黄，疮面愈合迟缓，患肢肌肉萎缩。舌苔薄白，舌质红，脉眩细或弱。

治则：益气养血为主，佐以活血通脉法。

处方：顾步汤或人参养荣汤加减。

以上各型治疗，均可兼服四虫片、活血通脉片，或用丹参注射液静脉滴注，以提高疗效。如兼有血压病，头晕目眩，眼干耳鸣，口咽干燥，肝肾亏损者，可用归芍地黄汤或用杞菊地黄汤为主；如高血压

病，头痛晕眩，烦躁口苦者，此乃肝火上亢，宜用天麻钩藤饮加减。伴有冠心病，症见胸闷痰多，阵发性心前区隐痛、心悸、睡眠欠佳者，乃痰湿阻络，血脉瘀滞为患，可用温胆合桃红四物汤，或合瓜蒌薤白桂枝汤，常可取得较好的效果。如肾气不固，阴亏液涸，而伴有糖尿病者，不论肢端有无坏死，宜先治疗糖尿病为主，可用六味地黄汤加覆盆子、益智仁、牛膝、鸡血藤。

临床诊断时需四诊合参，在明确诊断的基础上，以中医理论辨证分型，指导选方用药。活血化瘀是治疗本病的主要法则，具有抗凝、解痉、溶血栓、降血脂等作用。不论何型均有血脉瘀阻证，选用恰当的活血化瘀药甚为重要。如偏热者，用丹参、赤芍、益母草、茜草、土鳖虫等寒性活血药；偏寒者，用川芎、红花、当归、鸡血藤等温性活血药，牛膝、桃仁性平，各型均可适用。

典型病例：

案1

周某，女，57岁。初诊：1983年2月8日。

主诉及病史：患糖尿病已数年之久，近年来病情加重，面黄浮肿，双目失明，口渴引饮，食量不多，肢体羸瘦，虚热心烦，腰痛腿酸，两脚浮肿，行动困难，右脚五趾末端均有溃疡，左足二趾、三趾及小趾已干枯坏死。

诊查：血糖14.4mmol/L、尿糖（++++），血常规：白细胞总数11.8×10^9/L，中性0.78。脉象濡弱，苔少而质红。便溏，溲浊。

辨证：病属糖尿病性坏疽。

治则：养阴清热，佐以扶正固本。

处方：生脉散合大补阴丸方化裁。

药物：北沙参15g，麦门冬12g，五味子3g，熟地30g，（盐）知母9g，（盐）黄柏9g，牡丹皮12g，山茱萸9g，黄精草12g，天花粉18g，甘草3g。

上方汤药连服20余剂未应，坏疽有所发展，疼痛日增，脉象虚数，唯舌质红稍退。

处方：杞菊地黄加减，兼服麦味地黄丸。

药物：枸杞子30g，菊花12g，茺蔚子9g，牡丹皮12g，玄参45g，蝉蜕9g，甘草3g，兼服麦味地黄丸，早晚服1粒。玉米须30g煎汤冲服。

药后2个多月，双目复明，但视物仍模糊不清，尿糖（++），血糖8.1mmol/L，口渴已解，虚烦已除，右脚坏疽已渐干燥。左足趾呈现剥离，但仍面黄肌瘦，腰酸乏力，脉象浮虚。此为正气不足，阴阳俱虚之候。以八珍汤调理阴阳，兼服金匮肾气丸以固肾源，局部以全蝎膏促其坏疽脱落。又经3个多月的上述治疗，患者基本痊愈，坏疽自脱，疮口愈合。

案2

李某，男，67岁。初诊：1985年4月6日。

主诉及病史：因脱疽住院，素有糖尿病史。多饮善饥，尿多。

诊查：患者体形肥胖，发热，右脚背红肿，右足第二趾溃烂坏死，根部溃疡向足背发展，紫黑色呈条状块约2cm×5cm。患腿肿胀按之凹陷，脉象滑数，舌苔白腻，舌边有瘀血斑。查血糖12.8mmol/L，尿糖（+++），血象：白细胞总数15.6×10^9/L，中性0.87。

辨证：此乃阴虚火旺兼有湿热下注。

治法：治宜先清湿热，再议他症。

处方：茵陈赤小豆汤加减，局部用白灵药、黄连膏纱布换药。

药物：茵陈18g，赤小豆12g，薏苡仁30g，泽泻9g，（炒）黄柏9g，（炒）苍术9g，苦参12g，栀子9g，金银花30g，蒲公英30g，豆蔻6g，佩兰9g，滑石30g，甘草3g。

10天后腿肿减轻，脚背红肿有增，坏疽继续发展，溃面向足背扩大，疼痛较甚，夜眠不宁，再以四妙勇安汤加板蓝根、紫花地丁养阴清热、解毒，局部用抗生素滴浸，经治疗月余未应。右足腐烂组织已至前跖骨，溃疡面宽约 3cm，长约 5cm，筋骨暴露，脓液增多，予以残端清除。改用"五神汤"加栀子、连翘、黄柏，重用紫花地丁。10 日后病情趋向稳定，但尿糖未减，血糖仍高，疮口长期不愈，肉芽亦无生机。

处方：改知柏地黄汤加减，以冀其效。外用紫草膏纱布合生肌玉红膏纱布交替换药。

药物：生地、熟地各 30g，茯苓 9g，怀山药 12g，牡丹皮 9g，山茱萸 12g，泽泻 9g，（盐）黄柏 9g，（盐）知母 9g，金银花 18g，紫花地丁 30g。

兼服麦味地黄丸，早晚各 9g。而后以扶正固本，标本兼施、生肌敛口为法，嘱其长期服用知柏地黄丸或六味地黄丸及金匮肾气丸，以固肾阴。患者共住院 10 个月，痊愈出院。

按：糖尿病性坏疽属中医的"脱疽"范围。本病的主要原因是"肾阴虚，不能抑火"。如《疡科心得集》说："有先渴而后患者，有先患而后渴者，皆肾水亏涸，不能制火也。"又如《医宗金鉴·外科心法要诀》云："盖手足十指乃脏腑枝干，未发疽之先，烦躁发热，颇类消渴，日久始发此患。"都阐明了本病的病因及其发展过程。今患者足趾溃烂坏死，多成湿性坏疽，因肾主水，肾之功能失调，故水湿泛滥，多为湿性。故治疗之法，先以清热利湿治其标，后以滋补肾阴固其本，往往取效。

八、唐汉钧诊治糖尿病并下肢动脉硬化闭塞症临床经验

唐汉钧认为，本病的病因以肝脾肾亏虚为本，寒、湿、热瘀阻为标。脱疽临床表现复杂，证型多变，但各型均有共同的病理基础"脉络瘀阻"，无论是气虚血瘀、寒凝血瘀还是热结血瘀、痰阻血瘀，"瘀"贯穿于疾病始终，治疗以"通"法为基础，疾病早、中期以"通"为主，后期以"补"为主，通、补结合。临床将其分为三期：

1. 早期

临床表现：患肢皮肤发白、发冷、麻木，间歇性跛行，足背动脉搏动减弱或消失。

治则：温经散寒，活血通络。

处方：阳和汤合补阳还五汤加减。

药物：附子 6g，肉桂 6g，鹿角片 9g，独活 9g，牛膝 9g，生黄芪 30g，桃仁 12g，红花 9g，木瓜 9g，鸡血藤 15g，丝瓜络 9g。

临床加减：疼痛明显者加乳香 6g，没药 6g，元胡 12g；瘀肿明显者加地龙 9g，水蛭 9g。

2. 中期（湿热内盛，脉络瘀阻证）

临床表现：疾病继续发展，表现为皮肤暗红而肿，疼痛昼轻夜重，彻夜不能眠，患者常弯膝抱足而坐，患趾如煮熟的红枣，溃破腐烂，甚则肢端焦黑坏死，溃烂流脓，常伴有发热恶寒、口干，尿少，舌红，苔黄腻，脉濡数。

治则：清热利湿，活血通络。

处方：四妙勇安汤合补阳还五汤加减。

药物：金银花 12g，玄参 12g，蒲公英 30g，黄柏 12g，白花蛇舌草 15g，生黄芪 30g，红花 9g，当归 12g，赤芍 9g，泽兰 12g。

临床加减：湿重者加茯苓 15g，泽泻 12g，薏苡仁 15g；脉络瘀阻明显者加地龙 9g，水蛭 9g 等虫类走窜之品以搜剔脉络瘀血。

3. 晚期（气血亏虚，脉络受阻证）

临床表现：足趾脱落，创面日久不愈，颜色苍白，伴有面色萎黄，神疲乏力，纳差便溏，患肢肌肉萎缩。

治则：补益气血，活血通络。

处方：八珍汤加减。

药物：生黄芪 30g，党参 24g，茯苓 15g，白术 15g，当归 12g，川芎 12g，赤芍 12g，生地 18g，桃仁

12g，红花 9g，地龙 9g，丝瓜络 12g，甘草 6g。

临床加减：大便稀薄加山药 15g，白扁豆 12g；纳差加谷麦芽各 15g，鸡内金 15g。

典型病例：

患者，男，76 岁，主因"两足发冷、疼痛半年，左足蹈趾溃疡 3 月"于 2000 年 6 月 12 日就诊。患者半年前无明显诱因出现双足发凉，麻木，时有抽痛感，未引起重视，3 月前由于外伤致左足蹈趾内侧溃破，约 1cm×0.5cm，多家医院治疗无效，疮面逐渐增大。患者来时症见：双足皮肤发凉，色暗红，左足蹈趾内侧溃疡，约 1.5cm×1.0cm，创面上有少量的脓腐，双足背动脉搏动减弱。舌红苔白腻，脉濡。

诊断：脱疽。

治疗原则：利湿化痰，活血通络。

方用草薢渗湿汤和补阳还五汤加减：草薢 12g，苍术 12g，黄柏 12g，薏苡仁 15g，牛膝 9g，泽兰 12g，野赤豆 15g，黄芪 30g，桃仁 12g，红花 9g，当归 12g，川芎 12g，地龙 9g，丝瓜络 9g，生甘草 6g。日 1 剂，前 2 煎早晚服，中药第 3 煎浸足，外用生肌散、白玉膏。

6 月 19 日二诊：患者双下肢发凉减轻，颜色变淡，溃疡面较前清爽，上方去泽兰、野赤豆，加用鸡血藤 15g，天花粉 15g，外用药同前。

三诊时（14 剂后）患者下肢症状明显减轻，溃疡面变小变浅，二诊方去苍术、黄柏，加白花蛇舌草 15g，茯苓 15g，白术 15g，其他治疗同前。再服 14 剂，患者下肢肤温正常，双足背动脉搏动基本正常，溃疡面愈合结痂。继续服用前方 7 剂巩固治疗。

九、南征诊治糖尿病并下肢动脉硬化闭塞症临床经验

南征等长期从事糖尿病的医疗、教学与科研工作，对糖尿病并下肢动脉硬化闭塞症有较为深入的研究，在中医辨证上分为五种类型：

1. 脉络寒凝型

临床表现：患肢发凉、麻木、酸胀或疼痛，间歇性跛行，患肢局部皮肤温度下降，皮肤颜色正常或苍白，大、中动脉搏动正常或减弱，口干，乏力，舌质淡黯，舌苔白，脉沉弦细。

治则：温经通络，益气活血。

处方：桂枝 10g，制川乌 10g，黄芪 20g，当归 12g，赤芍 15g，川芎 12g，牛膝 10g，鸡血藤 30g，红花 6g。

按语：脉络寒凝型多见于糖尿病性闭塞性动脉硬化症早期，以患肢发凉，间歇性跛行为辨证要点。方中桂枝、川乌、鸡血藤温经散寒，活血通络；黄芪、当归、赤芍、川芎、红花益气活血。

临床加减：若皮肤冷感明显者加肉桂、制附片各 10g；若疼痛较甚者加制乳香 6g，制没药 6g；若口干者加葛根、沙参、天花粉以生津止渴。

2. 脉络血瘀型

临床表现：患肢发凉、麻木、酸胀较重，持续性疼痛，夜间加剧，间歇性跛行严重，皮肤可呈紫绀色，或见紫褐斑，趾（指）甲增厚、变形、生长缓慢，汗毛稀少，或伴肌肉萎缩。大、中动脉搏动减弱或触不清，口干，乏力，舌质紫黯或有瘀斑、瘀点，苔白润，脉沉细涩。

治则：活血止痛，温经通络。

处方：当归 12g，赤芍 15g，川芎 15g，水蛭 10g，红花 10g，制乳香 6g，制没药 6g，桂枝 10g，络石藤 30g，炙黄芪 20g，太子参 15g。

按语：脉络血瘀型以患肢持续性疼痛，夜间加剧，皮色紫黯，舌质紫黯为辨证要点，多见于糖尿病性闭塞性动脉硬化症的中期。

临床加减：若患肢肢凉甚者加肉桂、附子各 10g；疼痛较甚者加元胡 10g 或加服四虫丸。

3. 脉络瘀热型

临床表现：患肢酸胀、麻木、烧灼疼痛，遇热痛甚，遇冷痛缓，夜间痛剧，皮肤呈紫红色、干燥、

脱屑、光薄或皲裂，趾甲增厚、变形，汗毛稀少或脱落，肌肉萎缩，大、中动脉搏动减弱或触不清，口干多饮，舌质红，苔黄，脉沉细数。

治则：滋阴清热，活血通络。

处方：细生地 2g，玄参 20g，石斛 12g，天花粉 30g，忍冬藤 30g，当归 12g，赤芍 15g，白芍 15g，牛膝 12g，泽兰 15g，红花 10g，地龙 10g，蜈蚣 3 条，制乳香 6g，制没药 6g。

按语：脉络瘀热型以患肢灼疼，喜冷恶热，舌红苔黄为辨证要点。方中生地、玄参、石斛、天花粉、忍冬藤滋阴清热；当归、赤芍、红花、泽兰、地龙、牛膝活血化瘀；蜈蚣、乳香、没药通络止痛。

4. 脉络热毒型

临床表现：患部皮肤紫黑、溃破，脓水恶臭，腐肉不鲜，疼痛难忍，夜间痛甚，腐溃范围渐见增大并深至筋骨，患部严重营养障碍，严重者可伴发热，口渴喜冷饮，大便秘结，大、中动脉搏动减弱或消失，舌质红绛有裂纹，苔黄燥或黄腻，脉弦细或滑数。

治则：清热解毒，活血止痛。

处方：忍冬藤 30g，紫花地丁 30g，蒲公英 30g，连翘 15g，当归 15g，玄参 20g，红花 6g，赤芍 15g，牛膝 15g，生甘草 6g，赤小豆 30g。

按语：脉络热毒型多见于糖尿病性肢端坏疽合并感染。治疗上应以清热解毒为主，佐以活血化瘀。方中重用忍冬藤、紫花地丁、蒲公英、连翘以清热解毒，当归、红花、赤芍、牛膝活血化瘀；玄参滋阴清热；赤小豆清利湿热。

临床加减：若烦渴多饮加生石膏 30g、知母 10g、天花粉 30g 以清热生津止渴；若大便秘结加瓜蒌 15g、酒军 10g、生地 30g；若脓水淋漓，分泌物增多，舌苔黄腻者为湿热下注，可加薏苡仁、泽泻、茵陈蒿、车前子、黄柏、虎杖以清热利湿；血瘀明显者加水蛭、丹参、鸡血藤、三棱、莪术以活血化瘀。

5. 气血亏虚型

临床表现：患肢皮肤干燥，肌肉萎缩，创口久不愈合，肉芽灰淡、黯红，脓液清稀，形体消瘦，乏力，舌淡苔白，脉沉细无力。

治则：益气养血。

处方：黄芪 30g，太子参 15g，当归 10g，白芍 15g，鹿角胶 10g，山药 15g，陈皮 10g，熟地 12g，炙甘草 6g，白术 10g，金银花 15g。

按语：气血两虚型多见于糖尿病性肢端坏疽日久气血耗伤，创口久不愈合的患者。方中黄芪、白术、太子参、山药、甘草补气养阴，当归、白芍、鹿角胶、熟地补血滋阴，陈皮理气以防诸药滋腻，金银花清热解毒。

临床加减：若肢体凉甚加桂枝、制附子；若胃纳呆滞加神曲、炒麦芽、砂仁、焦山楂。

外治法：

应用熏洗疗法可促进患肢侧支循环的建立，改善肢体局部血液循环，解除血管痉挛，能使患肢发凉疼痛减轻，肿胀消退，改善皮肤颜色，并有消炎祛腐，清洁创口作用，以促进创口愈合。

1. 温经通络洗方

组成：透骨草 15g，伸筋草 15g，艾叶 15g，独活 15g，桂枝 15g，干姜 10g，红花 10g，花椒 5g，附子 5g。

用法：水煎熏洗患处，每日 2 次。

功效：温经散寒，通络止痛。

主治：脉络寒凝型。

2. 活血化瘀洗方

组成：透骨草 15g，当归尾 15g，牛膝 15g，红花 15g，赤芍 15g，苏木 15g，茜草 15g，桂枝 10g，乳香 10g，没药 10g。

用法：水煎熏洗患处，每日 2 次。

功效：活血化瘀，通络止痛。

主治：脉络血瘀型。

3. 活血止痛散

组成：透骨草 30g，川楝子 15g，当归尾 15g，姜黄 15g，威灵仙 15g，川牛膝 15g，羌活 15g，白芷 15g，苏木 15g，五加皮 15g，红花 15g，土茯苓 15g，川椒 6g，乳香、没药各 6g。

用法：水煎熏洗患处，每日 2 次。

功效：活血化瘀，通络止痛。

主治：糖尿病性闭塞性动脉硬化症肢体未溃者。

4. 清热解毒洗方

组成：金银花 30g，蒲公英 30g，苦参 30g，大黄 15g，黄柏 15g，赤芍 15g，黄连 10g，紫草 10g，硼砂（后下）3g。

用法：水煎熏洗患处，每日 1 次。

功效：清热解毒，活血止痛。

主治：糖尿病性肢端坏疽合并感染，肢体溃破、腐肉恶臭者。

5. 益气补血洗方

组成：当归 30g，鸡血藤 30g，党参 15g，黄芪 15g，旱莲草 15g，益母草 15g，何首乌 10g，蛇床子 10g，甘草 10g。

用法：水煎熏洗患处，隔日一次。

功效：益气补血，活血通络。

主治：糖尿病性肢端坏疽气血亏虚，创口久不愈合、肉芽灰淡、脓液少而清稀者。

十、奚九一诊治糖尿病并下肢动脉硬化闭塞症临床经验

奚九一主张"因邪致瘀，祛邪为先"的理论，提出软坚清脉法，并依据 DLASO 的临床表现、患肢缺血综合征的进退、体征以及实验室等指标，将本病分为急性期、慢性稳定期进行分期辨治：

1. 急性期

临床表现：肢体缺血综合征进行性加剧，肢冷、麻木、疼痛症状加剧，坏疽或溃疡扩展，分泌物多、疮周红肿或湿烂等。本期痰瘀久郁化热，可兼夹湿热、湿毒或热毒为患，为邪盛新瘀发生阶段。

治则：祛邪为先，清通为主，清解湿毒，软坚化痰。

处方：垂盆草、茵陈蒿、海藻、牡蛎、豨莶草等。

临床加减：湿毒重者，先予茵陈蒿、栀子、泽兰、黄芩、胡黄连等；大便不通者，加用大黄、玄明粉。同时配以外洗方（海桐皮、威灵仙、苦参）能有效地减轻肿胀缓解疼痛。

按语：此期肢体缺血严重，清创或截趾手术的时机把握极其重要，宜晚不宜早，否则易致病情恶化。急性期是保肢的关键，治疗重在祛邪，"邪去则气血自通"。此时忌过早应用大剂活血攻瘀，而激惹反应引起病情恶化。要针对病因病理变化，根据致病主邪选择主药，集中药力，药味宜少而精，避免多法、多药使作用分散。不泥于瘀，不惑于虚，不迷于寒。此外对本期所出现的虚证及瘀证，在一般情况下初虚不必骤补；大剂量活血药更应慎用。

2. 慢性稳定期

临床表现：疮面溃疡尚未愈合，坏疽已停止发展，渐趋分界。肢体缺血综合征趋向好转缓解，静息痛缓解，皮温稍复，为邪退生新正虚瘀留阶段。

治则：扶正补虚，软坚通脉为主，清通为辅。

处方：黄芪、党参、白术、制首乌、石斛、海藻、牡蛎、山楂、泽泻、豨莶草、桃仁、酒大黄、土

鳖虫、当归、石斛、生地黄、补骨脂、附子、肉桂等。

临床加减：以细辛、肉桂、五加皮、威灵仙等煎汤温洗患肢，如仍存肢端紫绀发凉麻痛，可加川乌、草乌。

按语：若病情平稳，血运改善，溃疡愈合，坏疽完全分界，则为手术的有利时机，术式可据情况选用坏死组织清除术或坏死组织切除缝合术。彻底消除足癣、防寒保暖、调理饮食、积极锻炼以增强体质、巩固疗效、防止复发。

奚九一经验方——软坚清脉饮

由豨莶草、海藻、蒲黄、大黄等组成。海藻苦咸寒，有软坚消痰，利水泄热之效。大黄苦寒而具逐瘀通经、凉血解毒、泻热通便之功，可"荡涤肠胃，推陈致新"，是治疗动脉硬化的重要药物。蒲黄具活血祛瘀止痛的功效。豨莶草为祛风湿强筋骨之良药，能直入至阴，导其湿热；平肝化瘀，通其络脉，奚九一教授亦认为，该品具有明显扩张肢端小动脉，有通络之功，故常大剂量使用，用量在 30～60g。

典型病例：

案1

陈某，男，72 岁，1997 年 2 月 26 日初诊。有高血压、冠心病史 20 余年，2 月前左下肢出现麻木，伴有间歇性跛行（跛距 20～50m）。近 1 月来左足冷痛，夜间尤甚，常需弯膝抱足按摩而坐，左足趾端发黑。检见：双足皮肤变薄，汗毛脱落，左足背皮肤青紫瘀斑散在分布且皮温偏凉，左足趾前半部紫绀，趾端发黑湿糜，趾间浸渍，足底脱皮。双足背动脉、胫后动脉搏动消失，双腘动脉搏动减弱，抬高苍白试验左＋/20s、右±/30s。PVL 示："左股动脉、两腘动脉血流明显减慢，两胫后动脉、足背动脉血流均消失。"舌淡苔薄，脉弦滑。

证属痰凝瘀滞，复感湿热之邪。

治拟清热除湿，软坚化痰。

内服：蚤休 15g，黄连 10g，大黄 10g，黄柏 10g，虎杖 15g，海藻 30g，豨莶草 30g，牡蛎 30g。

外用：一枝黄花 15g，半边莲 15g，黄精 15g，紫草 15g 煎汤冷置后浸洗，每日 1 次，洗后用片剂甲硝唑、吲哚美辛、654-2、泼尼松及云南白药等分研细末白酒调敷。

治疗 2 周后静息痛减轻，室内可步行。检见：五趾端干黑坏死，趾丫干燥。此乃湿热之邪已除，治拟益气活血，软坚通脉。内服：生黄芪 30g，制首乌 30g，黄精 30g，海藻 30g，豨莶草 30g，泽兰 12g，失笑散 15g（包煎）；另白参 5g/d（代茶）；外治同前。3 周后诊见：左足前趾跖干黑分界清楚，静息痛缓解。症已稳定，嘱长期服用阳和通脉片（由熟地、淫羊藿、怀牛膝等组成）和软坚清脉饮（由海藻、豨莶草、牡蛎等组成）以巩固治疗，同时行左足前跖位截除术，术后切口 1 级愈合，令其坚持长期锻炼以养正气，利于固本康复。

案2

李某，男，85 岁。主诉：右足冷痛伴趾端破溃发黑 2 周余。病史：患者有高血压、冠心病史 20 余年，有间歇性跛行史 3 年（跛距 20～50m），伴麻木冷痛感，有足癣史。二周前右足 1～5 趾趾丫间湿糜溃破，继而足趾发黑，静息痛加剧，常需弯膝抱足按摩而坐。查体：双足皮肤变薄，汗毛脱落，右足 1～5 趾端发黑湿糜，侵及趾跖关节，右足前半跖皮温略高，右下肢皮温低，足趾前半部紫绀，右足肿胀。双足背动脉、胫后动脉搏动消失，双踝动脉搏动减弱（±），双股动脉搏动尚好。抬高苍白试验左±/20s、右（＋＋）/15s。舌淡苔薄，脉弦滑。辅助检查：多普勒血管超声检查（PVL）示：两胫后动脉、足背动脉血流均消失。股浅动脉动脉血流明显减慢，广泛硬化斑块，踝/肱指数为 0。

诊断：肢体动脉硬化闭塞症——右足坏疽Ⅲ级，急性期：脱疽。

中医辨证：湿毒为患，痰凝瘀滞。

治则：清热解毒，祛湿通脉，软坚化痰。

内服方：茵陈蒿 15g，泽兰 15g，垂盆草 30g，制大黄 10g，黄柏 10g，虎杖 15g，昆布 30g，豨莶草

30g，牡蛎 30g。

外用方：一枝黄花 15g，半边莲 15g，黄精 15g，海桐皮 20g，煎汤冷置后浸洗每日 1 次，每次 10min，拭干后湿糜处用奚氏清膏粉，以消肿止痛。

治疗 1 周后静息痛减轻，肿胀减退，室内可步行。检查见：五趾端干黑坏死，趾丫干燥，有分界趋势。此乃湿热之邪已除，治拟软坚通脉、益气活血。

内服：生黄芪 30g，牡蛎 30g，益母草 15g，海藻 30g，豨莶草 30g，泽兰 12g，失笑散 15g（包煎）；另白参 5g/d（代茶）；外治同前。

继服 8 周后诊见：右足前趾跖干黑分界清楚。述静息痛明显缓解，症已稳定，遂行右足前跖位截除术，术后切口一级愈合，嘱长服阳和通脉片（由熟地、淫羊藿等组成）和软坚清脉饮（由海藻、豨莶草等组成），以巩固治疗，令其坚持长期锻炼以利固本康复。随访 3 年，未复发。

十一、丁学屏诊治糖尿病并下肢动脉硬化闭塞症临床经验

丁学屏认为该病由于燥热久羁，气阴不足，日久伤阳，脉络阻塞，复感湿热邪毒，客于肌肤，腐肉而成。气阴不足，日久伤及脾肾之阳，阳气不能温养四肢，推动营血在脉络中循行，气血凝滞，经络阻遏，不通则痛，四肢气血失于濡养，则皮肉枯槁不荣，复感湿热之邪，腐肉成脓；脓为气血所化，脓出日久，耗伤气血，引起气血二虚证。结合临床经验，将该病分为三型：

1. 气虚血瘀型

临床表现：坏疽局部破溃不收口，肉芽不生长或肉芽色暗，伴短气乏力，口唇色淡或萎黄不泽，舌暗或有瘀斑、瘀点，脉细涩。

治则：益气活血生肌。

处方：内托生肌散加减。

药物：生黄芪 30g，白芍 15g，丹参 30g，乳香 9g，没药 9g，天花粉 30g，鸡血藤 30g，当归尾 15g，桃仁 12g。

2. 肝肾阴虚型

临床表现：坏疽局部发凉，溃后久不收口，伴腰膝酸软，头昏耳鸣，少眠，健忘，舌红少苔，脉细无力。

治则：滋养肝肾。

处方：知柏地黄丸加减。

药物：知母 15g，黄柏 12g，丹皮 15g，山茱萸 15g，山药 15g，泽泻 15g，茯苓 15g，熟地 15g，当归 15g，红花 6g，鸡血藤 30g，牛膝 12g。

3. 脾肾阳虚型

临床表现：坏疽肢体明显变冷，溃疡疮面淡白，肉芽不长，伴面色㿠白，腰酸腿软，形寒肢冷，尿频，舌淡苔白，脉细沉。

治则：温阳益肾。

处方：济生肾气丸加减。

药物：熟地 15g，山药 12g，山茱萸 12g，泽兰、泽泻各 15g，茯苓 12g，丹皮 15g，车前子[包] 15g，牛膝 12g，桂枝 9g，制附子 12g，当归 12g，红花 6g。

此外，糖尿病肢端坏疽还需合理饮食，增强体质，常需用足够胰岛素控制血糖，局部治疗必须在清创的基础上用生肌长肉的外用药。

十二、程益春诊治糖尿病并下肢动脉硬化闭塞症临床经验

程益春通过多年的研究，认为本病主要是由于消渴日久，气阴两虚，经脉瘀阻，肢端失养，肌肤溃

烂而脱疽。若感染邪毒，湿热壅盛，邪毒内侵，则脱疽更为严重；若迁延日久，阴伤气耗，精血大亏，可致脱疽久不收口，新肉不生，使病情缠绵难愈。本病属本虚标实之证，本虚为气阴两虚，标实为瘀血阻络及邪毒内侵。临证常以以下5型论治：

1. 气虚血瘀型

临床表现：患肢麻木疼痛，疼有定处，足部皮肤暗红或见紫斑，或间歇性跛行。伴神疲乏力，少气懒言，舌暗，有瘀斑，脉细涩。此型多见于本病的初期。

治则：益气养阴，活血化瘀。

处方：补阳还五汤合血府逐瘀汤加减。

药物：黄芪30g，桃仁12g，当归15g，川芎12g，赤、白芍各15g，牛膝30g，水蛭9g，地龙12g，苏木12g，蜈蚣3条，生地12g。

2. 阳虚血瘀型

临床表现：患肢发凉、冷痛、麻木，局部皮肤苍白或紫暗，跌阳脉搏动减弱或消失，舌淡暗，苔白，脉沉迟或细涩。本型因消渴日久，阴虚及阳，阳气耗损，不能鼓动及温煦血脉，或外感寒邪，血因寒而凝滞，多见于本病的初期或恢复期。

治则：益气温阳，活血通脉。

处方：方选阳和汤加减。

药物：黄芪3g，桂枝12g，鹿角胶[烊化]9g，肉桂6g，白芥子15g，当归15g，川芎15g，牛膝30g，葛根15g，丹参3g，细辛5g，穿山甲12g。

3. 湿热蕴结型

临床表现：肢端溃烂肉腐，疮面渗出物较多，足端紫红肿胀，跌阳脉搏动消失，舌暗红，苔黄腻，脉弦数。本型多见于湿性坏疽，为湿热内蕴，热毒结聚，气血瘀滞不通。

治则：清利湿热，活血通络。

处方：大黄䗪虫丸合四妙勇安汤加减。

药物：黄芪30g，当归15g，黄柏12g，玄参15g，金银花30g，桃仁12g，赤芍15g，牛膝3g，苍术15g，泽兰15g，地龙12g，水蛭9g，大黄6g，土茯苓15g。

4. 热毒炽盛型

临床表现：肢端肉腐，灼热肿痛，脓性渗出，肢体痛剧，皮肤紫暗，常伴发热，便秘，烦渴等，舌暗红，苔薄黄或黄燥，脉细数。此型多见于肢体坏疽，感染较重。

治则：清热解毒，活血通脉。

处方：四妙勇安汤合五味消毒加减。

药物：金银花30g，玄参15g，黄柏12g，葛根15g，丹参30g，赤芍15g，蒲公英30g，野菊花15g，牡丹皮12g，地丁15g，牛膝30g，当归15g，大黄6g。

5. 气血亏耗型

临床表现：肢端溃烂，新肉不生，愈合迟缓，肉芽淡红或暗红，渗出较少，伴面色无华，周身乏力，皮肤干燥等，舌淡暗，苔白，脉细涩无力。此型多见坏疽的恢复阶段。

治则：益气养血，托毒生肌。

处方：顾步汤合人参养营汤加减。

药物：黄芪30g，当归15g，人参9g，茯苓15g，白术15g，牛膝30g，川芎15g，丹参30g，赤白芍各15g，山萸肉12g，穿山甲12g，金银花30g。

程益春经验方——降糖通脉解毒方：

程教授集多年治疗本病的经验，自拟"降糖通脉解毒方"为基本方，随证化裁，取得了显著的疗效。

组成：黄芪60g，生地15～30g，赤白芍各15g，玄参12～15g，当归15g，牛膝30g，桃仁9～12g，

水蛭 9g，地龙 9g，穿山甲 12～15g，金银花 30g，黄柏 12～15g。

黄芪益气通脉，托毒生肌为君药，生地、白芍养阴益精，荣养筋脉；当归、赤芍、牛膝、桃仁活血养血，化瘀通脉；水蛭、地龙、穿山甲通利脉络，攻逐血瘀，散结透达；黄柏、玄参、金银花清热利湿，祛除邪毒。诸药配合，相得益彰，共奏益气养阴，活血通脉，清解邪毒之功。

辨证加减：痛甚者，加细辛 3～5g，制乳没各 9～12g，元胡 15g；湿热内蕴者，加苍术 15～30g，黄连9～12g；热毒炽盛者，加连翘 9～15g，蒲公英 15～30g，地丁 12～15g；肢体发凉者，加桂枝 9～12g，威灵仙 12～15g，肉桂 6～9g；新肉不生，久不收口者，加白及 12g，鹿角胶[烊化]9g，党参 30g。

典型病例：

患者，男，67 岁。1996 年 5 月 6 日初诊，确诊糖尿病已 8 年，近两个月来右足背外侧因生水疱破损后出现坏疽，溃疡面 1.5cm×2.0cm，曾在其他医院经抗生素及局部换药治疗，效果不明显。

诊见：口干渴，周身乏力，气短失眠，双下肢皮肤甲错，有瘀斑，伴麻木、疼痛，舌暗红，苔腻稍黄，脉弦数。右下肢轻度浮肿，皮温下降，足背动脉搏动减弱，右足背外侧见 1.5cm×2.0cm 的溃疡面，有脓性分泌物，未侵及肌肉、肌腱等深层组织，查空腹血糖为 13.3mmol/L，血白细胞为 $13×10^9$/L，血黏度升高。

中医诊断：消渴病并发脱疽，证属气阴两虚、瘀毒湿热浸淫。

处方：降糖通脉解毒方加苍术 30g，黄连 12g，虎杖 15g，蒲公英 30g，水煎服，日 1 剂；外敷马勃粉，适量，2～3 天换药一次。

治疗 3 周后，感染已控制，溃疡面脓性分泌物基本消失，并开始萌生新的组织。用上法继续治疗 4 周后，疡面已基本愈合，临床诸症大多消失或明显改善，空腹血糖已降为 8.1mmol/L。随访半年，病情稳定，未再发生坏疽。

十三、李振中诊治糖尿病并下肢动脉硬化闭塞症临床经验

李振中总结临床经验，认为无论何种类型日久必致痰瘀阻络，需在分证治疗的基础上，予以化痰散结，活血化瘀之品加强疗效，将 DLASO 临床辨证为三种类型：

1. 阴虚燥热型

临床表现：下肢血管病变早期，肢端时有麻木疼痛，可伴见口舌干燥或黏腻，五心烦热，舌边尖红，苔薄黄或黄腻，脉细数或滑数。

治则：滋阴清热，化痰散结，活血化瘀。

处方：一贯煎加味。

药物：沙参 15g，麦冬 15g，生地 15g，枸杞子 15g，当归 15g，川楝子 15g，僵蚕 15g，半夏 15g，白芥子 15g，泽泻 15g，海藻 15g，丹参 25g，葛根 15g，泽兰 15g，水蛭 2g[冲服]。

2. 气阴两虚型

临床表现：此证 DLASO 患者最为多见，可贯穿病程始终，肢体持续麻凉疼痛，伴见周身乏力，纳差或能食与便溏并见，舌质暗红或暗淡，苔薄白或白腻，脉沉细。

治则：益气养阴，化痰散结，活血化瘀。

处方：祝堪予先生之降糖对药方加味。

药物：黄芪 25g，生地 15g，元参 15g，苍术 15g，丹参 25g，葛根 15g，太子参 15g，僵蚕 15g，半夏15g，白芥子 15g，泽泻 15g，海藻 15g，泽兰 15g，水蛭 2g[冲服]。

3. 阴阳两虚型

临床表现：常见于疾病后期。肢体凉痛，入夜尤甚，可伴见下肢浮肿，腰膝酸软，畏寒乏力，皮肤干燥，舌质暗淡，苔白少津，脉沉细无力。

治则：温阳育阴，化痰散结，活血化瘀。

处方：桂附地黄汤加味。

药物：肉桂 15g，制附片 15g，熟地 15g，山药 15g，山黄肉 15g，茯苓 15g，丹皮 15g，泽泻 15g，僵蚕 15g，半夏 15g，白芥子 15g，海藻 15g，丹参 25g，葛根 15g，泽兰 15g，水蛭 2g[冲服]。

十四、庞鹤诊治糖尿病并下肢动脉硬化闭塞症临床经验

庞鹤总结临床经验，提出其主要病机为"正气虚、血瘀、浊邪（痰、湿、热、浊）化毒阻络"，即气虚血瘀，浊毒阻络。主张益气扶正，逐瘀祛浊，化毒通络的基本治疗原则，其临症以《金匮要略》之脏腑经络辨证为基础特点，强调病症相合、脉证互参的辨证方法。由于本病的复杂性，普遍存在着治疗周期长的特点，应避免单纯活血化瘀，应根据病症采取"益（气）、祛（瘀）、解（毒）、通（络）"之法，达到顾护正气，湿化毒消，使血脉通畅，疮敛肌生而愈，以达邪去正安之目的。具体治疗经验如下：

1. 益气活血贯穿始终

本病正气不足为本，经脉瘀阻，浊毒阻络为基本病机，病位在血脉。《素问·调经论篇》云："病在脉，调之血。"因此益气活血祛瘀贯穿治疗的始终。益气药物可鼓舞正气，气旺血行则血脉通。常用药物为黄芪，常以黄芪桂枝五物汤为主方补气活血。病程久者，重用善破血分瘀滞而消肿的虫类药物，如土鳖虫、水蛭等。

2. 补血以增强活血化瘀

"增血行瘀"是庞鹤在治疗周围血管病的一个重要特点，血瘀阻脉不能一味活血化瘀，当旧血瘀阻，新血不生，脉道虚涩，血也不能通行。此时除了用活血祛瘀破血药物以外，应当再加一些养血药，犹如河道阻塞，疏通之后需增水以行舟。此谓"增血行瘀"。如大黄䗪虫丸方中用生地之意，药物多用当归、白芍、鸡血藤等。

3. 重视清热解毒药物的应用

动脉粥样硬化是下肢动脉硬化闭塞症发生的病理基础，目前炎症—损伤—反应学说日益受到重视。各种因素对动脉内皮损伤导致炎症是病灶形成的始动环节，血管内皮炎症的干预治疗对本病的治疗至关重要。庞鹤认为浊邪化毒的病机与炎症—损伤—反应学说具有一致性。清热解毒类中药的抗炎作用成为治疗下肢动脉硬化闭塞症的药理作用基础。庞鹤治疗下肢动脉硬化闭塞症以清热、凉血、解毒药物居多，常用有金银花、连翘、栀子、白花蛇舌草、牡丹皮、赤芍等。

4. 止痛药物的应用

本病发展到一定程度，常有肢体疼痛表现。表现有运动性疼痛，静息痛，一般遇冷加重。庞鹤治疗下肢缺血疼痛者，除了活血止痛外，常常配伍温通、祛风湿、舒筋等止痛药物。下肢动脉硬化闭塞症缺血引起的肢体疼痛，常因疼痛运动减少，日久关节不利。《金匮要略》言："湿流关节。"使用祛风湿药，可使关节筋肉能够屈伸、舒缓，加强对疼痛的缓解。当局部肌肉疼痛时，一般都会加地龙、葛根、天麻解肌通络以止痛。葛根、地龙有松弛平滑肌的作用。又以疼痛伴肌肉紧张者，可用甘松；足趾疼痛者，可加苏木。治疗缺血引起的周围神经病变所致疼痛时，加用天麻、蜈蚣、地龙等加强通络。

庞鹤治疗本病以《金匮要略》之脏腑经络辨证为基础，活用经方，结合现代药理研究，以益气扶正，逐瘀祛浊，化毒通络为治法。常用组方由黄芪、当归、川牛膝、鸡血藤、金银花、土鳖虫、地龙、三七、赤芍等组成。益气活血贯穿始终，早期即重视应用清热解毒药物，加强补血以"增血行瘀"，灵活应用止痛药物缓解病痛。

典型病例：

案 1

患者，男，74 岁，主因"双下肢间歇性跛行 1 年，双足静息痛 1 个月"就诊。查体：双下肢间歇性跛行距离约 50 米；双足背动脉搏动消失，双胫后动脉搏动减弱。舌质紫暗，苔薄黄腻、脉弦滑。下肢动脉彩超：双下肢动脉硬化伴斑块，双股浅、腘动脉、胫后动脉狭窄，双胫前动脉节段性闭塞。踝臂指数

（ABI）：左 0.35，右 0.48。经皮氧分压：左足 30mmHg，右足 35mmHg。

西医诊断：下肢动脉硬化闭塞症。

中医诊断：脱疽。

证型：气虚血瘀，浊毒阻络。

治疗原则：益气活血，解毒通络止痛。

处方：生黄芪 30g，桂枝 10g，制附子 10g，当归 15g，川牛膝 15g，鸡血藤 15g，三七 10g，土鳖虫 10g，水蛭 10g，地龙 10g，栀子 10g，茯苓 12g，牡丹皮 12g，金银花 15g，路路通 10g，苏木 10g。

服 14 剂后，患者双足静息痛缓解减轻，以此为主方调理 3 个月，双足静息痛消失，间歇性跛行距离延长至 400m。复查 ABI 左 0.40，右 0.58。经皮氧分压：左足 42mmHg，右足 48mmHg。间断服用后本方巩固疗效，两年后随访正常行走至 1000m。

按：方中有黄芪桂枝五物汤加土鳖虫、水蛭活血药物，水蛭有助于降低动脉硬化症患者的血小板活化程度，改善其血液流变学指标。《素问·调经论》说："气血者，喜温而恶，寒则涩不能流，温则消而去之。"故以附子、桂枝温阳行血，老年人脉道虚涩，以当归、鸡血藤"增血行瘀"。患者足趾暗红，苔薄黄腻为化毒损络表现，以金银花、丹皮清热凉血解毒，金银花具有清热解毒、抗炎、补虚疗风的功效，对血管平滑肌细胞增殖具有抑制作用。即使下肢动脉硬化闭塞，肢体发凉时，也要根据情况加用解毒药物。路路通、苏木以舒筋止痛。本例治以益气祛瘀，解毒通络为法，可降低血管炎症反应，扶正祛邪（瘀、毒），使血脉通畅，病去身安。

案 2

患者，女，89 岁，主因"双下肢间歇性跛行 6 月，双足踝浮肿 3 月"就诊。查体：双下肢间歇性跛行距离约 200m；双足背动脉搏动消失，双胫后动脉搏动减弱，双踝轻度可凹性水肿。舌质紫黯，苔薄白，脉滑。下肢血管彩超：双下肢动脉硬化伴斑块，双股浅、腘动脉、胫后动脉狭窄，双胫前动脉节段性闭塞，双下肢静脉无明显异常。

西医诊断：下肢动脉硬化闭塞症。

中医诊断：脱疽。

证型：气虚血瘀，痰湿阻络。

治则：益气活血，祛湿通络。

处方：炙黄芪 50g，生黄芪 50g，桂枝 12g，当归 15g，赤芍 15g，川芎 12g，三七 6g，丹参 15g，地龙 6g，土鳖虫 6g，水蛭 6g，茯苓 15g，薏苡仁 15g，苍术 15g，鸡血藤 20g，干姜 10g，大枣 3 枚。

服 14 剂后，患者双足踝肿胀缓解，以此为主方加减进行调理 3 个月，间歇性跛行距离延长至 600m。间断服用后本方巩固疗效，1 年后随访正常行走至 1000m。

按：庞老辨证本案，首重年龄，患者耄耋之年，主要在于本虚，阳气日衰，荣血亏虚，以黄芪桂枝五物汤为主方，重用黄芪补虚之力，非重剂无以起沉疴，庞老应用黄芪益气行血皆量大，而本案患者年高，且下肢肿胀，生、炙黄芪并用，剂量达 50g，以收行气消肿之功；脉道虚涩，痰湿蕴结，瘀阻脉络，桂枝温阳助气行血。患者苔薄白，脉滑，下肢水肿，可见脾虚生痰，干姜、甘草温中和胃，助脾运化，顾护患者后天之本，与陈实功"治外本于内，重视脾胃"之意不谋而合，老年患者更应该注重脾胃的调养；茯苓、薏苡仁、苍术健脾祛湿，当归、鸡血藤增血行瘀，土鳖虫、水蛭、地龙血肉有情之品，加强破血逐瘀通络，诸药共用，补气温阳通脉，祛湿化痰散瘀，脉络得以通行。同样，上述 2 例患者均非糖尿病患者，在脱疽合并糖尿病时，应在此方上加减。

十五、秦学贤诊治糖尿病并下肢动脉硬化闭塞症临床经验

秦学贤总结临床经验，认为脾气不健，肾阳不足，加之外邪侵袭，最终导致脉络瘀阻，发为本病。强调邪、瘀、虚三者互为因果的变化关系，因此治疗上不能一味地活血化瘀，要在祛邪、扶正的基础上

使用活血化瘀药物。把中医外科特有的消、托、补法贯穿在本病的治疗过程中：

1. 消法

用于病情在急性发展时期、血栓形成阶段，使用清热活血，利湿活血的方法以稳定、控制病情。分为热毒证和湿热证：

（1）热毒证

临床表现：足部潮红，足趾坏死，疼痛剧烈。

治则：清热解毒、活血通络。

处方：四妙勇安汤加减。

药物：金银花、元参、赤芍、当归、黄芪、牛膝、元胡、石斛、花粉、野菊花、鸡血藤、白术、茯苓、甘草；热毒炽盛加用蒲公英、地丁、天葵子。

（2）湿热证

临床表现：足部红肿，足趾破溃，脓水淋漓，疼痛。

治则：清热利湿、活血通络。

处方：五神汤加减。

药物：车前子、茯苓、金银花、地丁、牛膝、元参、赤芍、当归、黄芪、元胡、陈皮、鸡血藤、甘草。

2. 托法

临床表现：用于病情稳定阶段，伤口腐肉未脱，肉芽未生；患肢疼痛剧烈，影响饮食和睡眠；因在前期治疗时，需大量服用清热药，又耗伤正气。

治则：补益气血，托毒外出。

处方：托里消毒散加减。

药物：党参、黄芪、当归、白芍、生地、茯苓、白术、金银花、皂刺、甘草等。

3. 补法

用于本病后期，气血衰弱，久溃不敛，肉芽不鲜，此时使用补益药物，扶助正气，助养新生，利于疮口早日愈合。常根据辨证使用八珍汤、归脾汤、杞菊地黄丸、左归丸加减。

秦老在治疗本病时，方方不离当归、黄芪。认为有形之血，不能自生，生于无形之气，气能生血。气旺血自生，气盛则血行，以当归补血，黄芪补气，补血以化瘀。同时遣方用药时非常注重保护气阴和对脾胃的调理，本病患者多长期服用活血化瘀药物，其性多温燥，久服亦损耗气阴；脾胃为后天之本，主运化水谷精微，为气血之源，脾胃虚弱影响气血化生，因此佐以石斛、花粉、白术、茯苓等滋阴药和调理脾胃药物，同时避免长时间、大量使用猛烈的活血化瘀药。对于急性期活血药物的使用，秦老不主张使用助热者，而使用凉血活血药，如赤芍、当归、鸡血藤、丹参、牛膝、元胡等。急性期禁用活血破瘀药，如土鳖虫、地龙、水蛭等，活血破瘀药不但不能改善局部症状，反而还会加速毒素吸收，致使伤口扩大。

外治法：

动脉硬化性闭塞症的坏疽是缺血性的坏疽，秦老主张对坏疽的清创处理不同于其他外科疾病，清创时机的选择一定程度上影响着疾病的发展和预后，因此需适时选择蚕食法和鲸吞法。急性发展期不做清创处理，可用清热解毒中药膏外敷红肿处，此时强行清创，坏死则会继续扩大，使病情加重；病情得到控制后，外用化腐药，此时需用蚕食法逐步清除坏死组织；在坏死组织彻底分界后，红肿消退，疼痛消失，患肢的供血情况及全身情况得到改善，在分界处用鲸吞法清除坏疽。

典型病例：

患者，男，66岁，2006年5月10日初诊。患者双下肢间歇跛行1年，20天前右足趾出现紫暗、疼痛剧烈，夜不能寐，曾在当地医院就诊，服用止痛药物无减轻，3天前右足2、3趾破溃。刻下症：右足皮色潮红，轻度肿胀，2、3趾色紫黑，破溃渗出，屈膝抱足，痛苦面容，右足皮温低，足背、胫后动脉未及搏动，腘、股动脉搏动减弱。舌质红，苔黄厚，脉弦数。患者有高血压病史20年，冠心病、心梗病史7年。

西医诊断：动脉硬化闭塞症。

中医诊断：脱疽。

辨证：热毒型。

治法：清热解毒，活血通络。

处方：金银花60g，野菊花30g，蒲公英30g，赤芍30g，当归30g，牛膝30g，鸡血藤30g，元胡30g，白术30g，茯苓30g，黄芪15g，元参12g，甘草12g。14剂，水煎服。外用脉4号膏。

药后复诊，患者右足肿胀消失，自觉疼痛较前缓解，但夜间仍影响睡眠，2、3趾端出现黑色坏死，舌质红苔黄，脉弦。原方金银花减至30g，继服14剂，外用脉4号膏。

2006年6月7日三诊，右足疼痛减轻，夜间间断入睡，前方改金银花30g，野菊花12g，蒲公英15g，加石斛30g，焦三仙30g，予30剂。

2006年7月5日四诊，疼痛消失，右足皮色正常，2、3趾干黑坏死，清除少量坏死腐肉，外用海马膏化腐生肌。舌质暗，苔薄黄，脉细。治以补益气血，托毒外出。

处方：党参12g，生芪30g，当归30g，赤芍12g，牛膝12g，生地12g，茯苓30g，白术30g，金银花12g，皂刺12g，石斛12g，花粉12g，甘草12g，30剂，水煎服。

2006年8月2日五诊，右足2、3趾坏死分界，行咬骨术，清除坏死足趾，脉1号膏外敷，生肌长肉舌暗淡，苔薄白，脉细。治以补气养血。

处方：党参12g，茯苓12g，白术12g，当归12g，赤芍12g，牛膝12g，黄芪30g，焦三仙15g，甘草12g，14剂水煎服。

患者电话复诊，5周后疮面结痂。

十六、于世家诊治糖尿病并下肢动脉硬化闭塞症临床经验

于世家从事内分泌临床研究工作20余年，积累了丰富的临床治疗经验，在糖尿病及其慢性并发症方面有其独特的见解，认为治疗糖尿病并下肢动脉硬化闭塞症益气活血是其根本，具体经验如下：

于教授认为消渴日久，耗气伤阴，气虚则行血无力，阴虚则血行艰涩。病变阶段不同，病因病机不尽相同，但总以瘀血阻滞为根本。所以，组方用药上，将益气治疗贯穿于治疗的始终，于教授对黄芪的用量通常是从30g开始，逐渐加量，最多的可用至120g。重用黄芪，益气行血，气行则血行，血行则痛止；又配以当归养血活血，以气血相生之意使气充血旺，从而养筋充脉、荣肢，则麻、痛尽释。同时，大剂量益气加小量活血药亦是于教授治疗该证的特点，对于活血化瘀药的应用贯穿于治疗的始终，但用量通常不大，如红花、桃仁、赤芍用15~20g，而对于延胡索于教授常用至15~20g。配合水蛭、蝱虫、地龙等血肉有形之品，兼有去瘀生新之功，加用桂枝、淫羊藿以温阳暖络，牛膝以补肝肾，强筋骨，引诸药下行，全方攻补兼施，共奏补气活血，消瘀通络之功，使元气畅旺，瘀消络通，诸症向愈。

典型病例：

李某，男，56岁，于2004年4月25日初诊。糖尿病史1余年，血糖控制不利，于年前开始自觉双下肢沉重而凉，近5个月渐出现双下肢麻木疼痛、间歇性跛行，持续行走距离小于100m，夜不能寐，二便调，纳可。舌质暗、苔薄黄腻，脉沉细。理化检查：空腹血糖8.4mmol/L，餐后2h血糖13.5mmol/L，甘油三酯5.75mmol/L，总胆固醇9.87mmol/L，高密度脂蛋白1.47mmol/L，低密度脂蛋白6.16mmol/L，血压175/95mmHg，踝/肱指数0.48，BMI 31.2kg/m²。双下肢动脉彩超示双下肢股动脉、腘动脉、胫前动脉、胫后动脉、足背动脉血管内膜明显增厚，不光滑，双侧股动脉内均可见斑块状强回声，彩色血流充盈缺损，左侧胫前动脉，双侧胫后动脉及足背动脉血管内径变细，内可见点状强回声，彩色血流不连

续，左侧足背动脉未探及彩色血流信号，符合双下肢动脉硬化闭塞症诊断。

西医诊断：2 型糖尿病，高血压病 3 级，极高危组，血脂异常症，糖尿病合并双下肢动脉硬化闭塞症。

中医诊断：消渴，气阴两虚兼血瘀，脉痹寒凝血瘀。

治疗原则：予严格控制血糖、血脂、血压，同时以益气养阴，活血化瘀，温阳通络。

药物：生黄芪 30g，当归、桃仁各 12g，红花 9g，赤芍、白芍各 25g，牛膝、木瓜各 15g，玄参 25g，丹皮 15g，淫羊藿 10g，桂枝 6g，忍冬藤 25g，延胡索 15g，水蛭 12g，䗪虫 9g，地龙 15g。配以脉络宁 40ml 日 1 次及盐酸丁咯地尔 150mg 日 1 次，上下午交替静点。

2 周后双下肢麻、凉、痛症状明显缓解，夜寐可，舌暗红苔薄白，脉沉细。效不更方，3 周后间歇性跛行改善，持续行走大于 500m，复查彩超提示双下肢动脉血流情况改善。随访半年，已可正常行走。

十七、总结

糖尿病肢体动脉硬化闭塞症是糖尿病大血管并发症之一，中医认为本病主要病机在消渴病阴津亏损，燥热偏盛的病机基础上发展来的气血不畅，脉道不充，经脉瘀阻，而出现各种并发症候。

糖尿病肢体动脉硬化闭塞症病因病机变化主要涉及肝、脾、肾三脏和气血经络，消渴病日久耗气伤阴，以气虚、阴虚或气阴两虚为其本，脏腑代谢紊乱产生的病理产物瘀血、痰浊、水湿常相互交阻，留置于经络，复感六淫之邪，寒湿侵袭，正不胜邪，寒滞经脉，阻遏脉道，血泣不行，经脉肌肤失养，瘀久化热，热盛肉腐，热毒内蕴，发为本病，最后可转化为阴阳两虚而进入疾病终末阶段。特征是气血不畅，脉道不通。病性属本虚标实，本虚以阴阳气血不足为主，标实以瘀血、痰浊、寒邪、湿热、火毒为主。病位在经络血脉，与肝脾肾关系密切。病机关键在于瘀阻经脉，血行不畅。

（辽宁中医药大学附属医院　高天舒）

第二十八章

痰瘀同治法多层次多靶点干预糖脂代谢紊乱疾病研究

第一节　痰瘀同治法多层次干预糖脂代谢紊乱

一、未病先防

（一）传统中医预防学思想

在我国古代传统医学中，"治未病"理论是中医学术思想的重要内容。"治未病"是古代医家几千年来在中医预防和治疗疾病的过程中不断总结和完善的"未病先防、既病防变"的思想。同时提出了"治未病"在中医预防上的优势，即整体预防和利用资源丰富、中医中药来预防疾病，其特色强调人与自然息息相关，要不断适应环境的变化；增强身体内在因素，提高正气，抵御外邪等。

古代医籍《黄帝内经》中首次提出治未病的概念，其中就有"圣人不治已病治未病，不治已乱治未乱，此之谓也。夫病已成而后药之，乱已成而后治之，譬犹渴而穿井，斗而铸锥，不亦晚乎！"的经典论述。《素问·刺热论篇》记有："病虽未发，见赤者刺之，名曰治未病"等。

"治未病"一词，在医书中虽首见于《内经》，但其学术渊源可追溯到春秋乃至周代的多部文献。如《周易》云："水在火上，既济。君子以思患而豫防之"，即反映了防患于未然的思想；《国语·楚语》曰："夫谁无疾眚？能者早除之……为之关藩篱而远备闲之，犹恐其至也，是之为日惕。若召而近之，死无日矣"，强调了早期治疗，防止传变的重要性。《礼纬·含文嘉》曾载："燧人始钻木取火，炮生为熟，令人无腹疾"，说明烧熟的食物可预防消化系统疾病的发生。这些朴素而原始的防病思想，虽然还未形成系统的理论体系，然观其主旨，实为"治未病"理论之先驱。

《内经》在总结前人养生防病经验的同时，注意吸收古代哲学中未雨绸缪、防微杜渐的先进思想，初步奠定了"治未病"学说的理论基础。历代医家乃至现代医学对"治未病"思想都极为重视。《素问·刺热》篇有："肝热病者左颊先赤，心热病者颜先赤，脾热病者鼻先赤，肺热病者右颊先赤，肾热病者颐先赤。病虽未发，见赤色者刺之，名曰治未病。"的论述，此"病虽未发"，结合上文是指机体已受邪但尚处于无症状或症状尚较少、较轻的阶段，这种潜病态可发展成为某种具有明显症状和体征的疾病。因而，"治未病"就是指通过一定的防治手段以阻断其发展，从而使这种潜病态向健康方向转化，属于疾病早期治疗的范围。《灵枢·逆顺》说："上工，刺其未生者也。其次，刺其未盛者也。其次，刺其已衰者也……上工治未病，不治已病。"此处"治未病"对医生的治疗经验和水平提出了要求，要想成为一名高明的医生，要善于预防疾病，防患于未然。在《黄帝内经》中关于"治未病"类似的论述还有很多。

历代医家对于"治未病"的思想和内容进行了继承和发扬，在他们的著作中常常可以见到"治未病"的理论和应用，并有对其内涵的进一步传承和发展，足见古人对于"治未病"思想之重视，从而也从另一个角度说明防病防变的重要性。

《难经》提出了治未病的另一重要含义，即治未病的脏腑。《七十七难》云："所谓治未病者，见肝之病，则知肝当传之于脾，故先实其脾气，无令得受肝之邪，故曰治未病焉。"这是运用五行乘侮规律得出的治病防变的措施，是既病防变的具体体现，是对"治未病"思维的经典认识。

张仲景将《黄帝内经》《难经》中的"治未病"思想融合，在临床医学实践中贯彻"治未病"思想，并在临床实践中予以发挥，使之作为仲景学说的精髓，贯穿于《伤寒杂病论》中，如"以病新瘥，人强与谷，脾胃气尚弱，不能消谷"，强调新愈防覆。

唐代医家孙思邈提出了"上医医未病之病，中医医欲病之病，下医医已病之病"，将疾病分为"未病""欲病""已病"三个层次。在《备急千金要方》中提出用针刺预防中风的具体方法："惟风宜防尔，针耳前动脉及风府神良。"

元代朱丹溪指出："与其求疗于有疾之后，不若摄养于无疾之先。盖疾成而后药者，徒劳而已。是故已病而不治，所以为医家之法，未病而先治，所以明摄生之理。夫如是，则思患而预防之者，何患之有哉？"提出了预防与养生的重要性。明代的杨继洲《针灸大成》中有以艾灸预防中风的详细记载，如："但未中风时，一两月前，或三四月前，不时足胫发酸发重，良久方解，此将中风之候也，便宜急灸三里、绝骨四处，各三壮……如春交夏时，夏交秋时，俱宜灸，常令二足灸疮妙。"

清代温病学家叶天士根据温病的发展规律和温邪易伤津耗液的特点，提出对于肾水素虚的患者应防病邪乘虚深入下焦，损及肾阴，在治疗上主张在甘寒养胃同时加入咸寒滋肾之品，以"先安未受邪之地"，是既病防变法则的典范。

随着历代医家的传承及发展，中医治未病理念也不断完善，该思想形成了包含未病先防、欲病早治、既病防变、愈后防复等多方面的内容，并在晚期的疾病的预防和治疗上起着重要的作用。

根据现代医学理论，将人群的健康状态分为三种：一是健康未病态，二是欲病未病态，三是已病未传态。根据以上的三种健康状态，中医学"治未病"理论主要有三方面的处理方法：一是未病养生、防病于先：指未患病之前先预防，避免疾病的发生，是健康未病态的治疗原则，也是一名高明医生应该追求的最高境界；二是欲病施治、防微杜渐：指在疾病无明显症状之前要采取措施，治病于初始，避免机体的失衡状态继续发展，这是潜病未病态的治疗原则；三是已病早治、防止传变：指疾病已经存在，要及早诊断，及早治疗，防其由浅入深，或发生脏腑之间的传变，这是欲病未病态、传变未病态的治疗原则。另外，还有瘥后调摄、防其复发：指疾病初愈正气尚虚，邪气留恋，机体处于不稳定状态，机体功能还没有完全恢复之时，此时机体或处于健康未病态、潜病未病态，或欲病未病态，故要注意调摄，防止疾病复发。

（二）痰瘀同治法早期干预糖尿病心血管危险因素研究

1. 痰瘀同治法预防和干预肥胖

肥胖是一种体内脂肪过度蓄积以至影响健康的慢性疾病。肥胖是代谢性疾病的开始，及时控制体质量的增加，早期预防和干预肥胖，就有可能延缓甚至阻断代谢性疾病的发生和发展。

根据发病机制和病因的不同，肥胖可分为原发性和继发性两类。以"脂肪分布"为线索，肥胖又分为均一性肥胖和腹型肥胖。近年来的研究表明：肥胖，尤其是腹型肥胖，与高血压、糖尿病、高脂血症等心血管疾病危险因素及心脑血管疾病关系密切。肥胖同时也是骨关节病、某些肿瘤等慢性病和社会心理障碍的重要危险因素，是导致早死、致残、影响生命质量和增加各国财政负担的重要公共卫生问题。

腹型肥胖又称内脏脂肪积蓄性肥胖、上身性肥胖，以脂肪向腹部集中，常见于成年以后发胖者，且嗜食肥甘酒酪之品，大都体质较差。医学常用腰围、腰臀比、腰围指数（腰围/身高）等指标测量腹型肥胖。这类肥胖患者临床证候常见痰多兼瘀型。如学者将肥胖分为实胖（年轻，食欲旺盛，不节制饮食，体质较强壮，精力充沛，肥胖度不是很高，形体较均称，男性多见）和虚胖（年纪较大，饮食量不是很大，体质较差，肥胖度较高，腹型肥胖明显，女性居多）两型后，认为虚胖者痰湿、血瘀的证候表现较实胖者更加明显。另外，体质方面的研究也提供了佐证，王琦在痰湿体质四个维度的表述中明确表示其形态特征为"腹部肥满松软"，即"肥胖"，提出痰湿体质是超重和肥胖的最主要体质影响因素，进一步的研究提示：肥胖痰湿体质者有出现血瘀的趋势。

目前对肥胖的发病机制、危险因素以及诊治等各方面都进行了系列的研究，取得了一定的成就，但治疗仍缺乏特异性，且费用大，治疗后易反弹，对控制肥胖本身及相关疾病仍不理想。而中医药对肥胖的治疗有着重要的作用，中医认为，肥胖多兼痰湿、血瘀；自古就有"胖人多痰湿""痰多加瘀""痰瘀相关"的记载，因此肥胖与痰瘀有相当密切的联系，痰瘀证是肥胖患者一个重要的中医证型。且多项研究表明，冠状动脉粥样硬化程度与颈动脉硬化程度有着密切的关系，颈动脉内膜中层厚度增加是动脉粥样硬化的早期标志，可预测大血管和周围血管疾病的发生，有利于早期防治糖尿病血管病变。有人对 100 例肥胖人群痰瘀证与颈动脉内膜中层厚度相关性进行了分析，表明肥胖人群痰瘀证与颈动脉内膜中层厚度的病变程度呈直线相关上升趋势，提示肥胖人群颈部血管内膜变化随痰瘀证轻重程度加重而加重；肥胖伴腹型肥胖的痰瘀证轻重程度及颈动脉内膜病变的严重程度较不伴腹型肥胖者为重。

瘦素作为脂肪组织和中枢神经系统间联系的外周信号，通过影响摄食行为和调整自主神经系统活动参与保持机体脂肪量恒定的自稳态调节机制，在人体内高瘦素水平与体脂含量呈正相关，大多数肥胖患者存在着高瘦素血症。肥胖患者普遍存在着瘦素抵抗，瘦素抵抗与人类肥胖的发生密切相关。肥胖发病的遗传因素与高胰岛素血症呈家族簇集有一定联系，瘦素抵抗是高胰岛素血症和胰岛素抵抗的间接结果。有研究以痰瘀并治法对单纯性肥胖大鼠治疗作用的实验观察，以活血方（组成：丹参、赤芍、茜草、山楂）、化痰方（组成：苍术、白术、陈皮、半夏、香附）和痰瘀并治方（组成：苍术、白术、陈皮、半夏、丹参、赤芍、茜草、山楂、香附）对单纯性肥胖造模大鼠治疗 4 周，发现痰瘀并治可明显降低单纯性肥胖大鼠体质量、体质量指数、瘦素、胰岛素水平，升高生长激素水平。说明痰瘀并治法治疗单纯性肥胖较单纯化痰、活血法疗效好，在能量摄取增加的情况下，胰岛素分泌增加，生长激素分泌减少，可促进脂肪的合成。痰瘀并治能降低瘦素及胰岛素水平，提高生长激素水平，从而减轻体质量。

肥胖病机总属痰湿偏盛。肥胖由多种原因及脾肾气虚引起运化转输无力，水谷精微失于输布，化为膏脂和水湿，血液鼓动无力，水液失于蒸腾气化，致血行迟缓，水湿内停留滞体内而致肥胖；本病多属标实本虚之候，初起以气虚为主，多无临床症状，随着膏脂、痰浊增多为患则表现为标实为主，遂发为肥胖。标实为痰湿膏脂内停，或兼水湿、血瘀、气滞等。肥胖在发生发展过程中常发生病机转化，一是久病损伤脾胃，致脾虚不运，甚至脾病及肾，导致脾肾两虚，从而由实证转为虚证。而脾虚日久，运化失常，湿浊内生；或脾病及肾，肾阳虚衰，不能化气行水，以致水湿内停，泛溢于肌肤，阻滞于经络，使肥胖加重，从而由虚证转为实证或虚实夹杂之证。二是各种病理产物之间也可发生相互转化，主要表现为痰湿内停日久，阻滞气血运行，可致气滞或血瘀。而气滞、痰湿、瘀血日久，常可化热，而成郁热、痰热、湿热、瘀热。

陈秋认为健脾通腑，通调气血津液流通之道为肥胖主要治法，以"通"为法，既通脾腑，又通气血精微运行之道，并根据不同体质、病情等辨证加减用药，并强调饮食有节，充分锻炼之必要性。其代谢方具体组方如下：生黄芪、生地、丹参、川芎、生山楂、桂枝、泽泻、茯苓、生白术、陈皮、酒大黄、生甘草。肥胖之人，脾气虚弱，运化失司，故多选取健脾之药，茯苓、白术、陈皮均可健脾，桂枝温助中阳，使中焦之运复常，生山楂可健胃消脂，升降相应；肥胖之人气血津液之路欠通畅，湿痰瘀多阻滞经络，故易致膏脂积滞。方用泽泻、茯苓、生白术利水渗湿，使诸邪从膀胱而出；选用生大黄泻下通便，使邪从肠腑而去；丹参、川芎行气活血祛瘀。

近年来，肥胖人群糖尿病患病率升高了 2 倍，2013 年按 BMI 分层显示，BMI＜25 者糖尿病患病率为 7.8％、25≤BMI＜30 者患病率为 15.4％，BMI≥30 者患病率为 21.2％。肥胖型 2 型糖尿病患者占 2 型糖尿病 75％～80％。肥胖是导致 2 型糖尿病的独立危险因素，对肥胖疾病的有效管理对糖尿病具有直接的影响。肥胖型 2 型糖尿病患者临床表现常以多食、肥胖、多尿、多饮及视力下降等为主，给患者的生存质量造成严重影响，其发病原因比较复杂，是机体能量代谢失调的结果，其确切发病机制尚未完全明了，目前认为与遗传、中枢神经系统异常、内分泌功能紊乱、代谢因素和营养不平衡等有关，与环境因素也有密切关系。据相关文献报道，大部分肥胖型 2 型糖尿病患者体内存在不同程度的胰岛素抵抗，若能有效控制体质量指数，可改善胰岛素敏感度。

传统理论中的消渴病机阴虚燥热，完全不能将目前糖尿病的病机特点充分概括，特别是肥胖 2 型糖尿病。相关研究显示：此病常见的证型之一气虚痰瘀证，就是此证的基本病机。中医一般采用健脾化湿祛痰法以及柔肝补肾法等对肥胖 2 型糖尿病进行治疗。有研究采用参芎荷叶汤治疗肥胖 2 型糖尿病，方剂药物有川芎、荷叶、白术、法夏以及党参等，其中党参具有补脾肺气的功效，川芎具有活血行气的作用，荷叶具有清暑利湿与升阳止血的效果，三种药物配伍能够起到补气化湿活血的作用；白术与茯苓具有健脾利湿的作用，丹参与鬼箭羽具有活血祛瘀的效果，产生健脾燥湿与活血祛瘀的作用；法夏具有燥湿化痰的作用，泽兰有活血利水的效果，葛根具有养阴生津的作用，全方具有益气活血，化痰除湿的作用。认为肥胖 2 型糖尿病气虚痰瘀证患者采用参芎荷叶汤的治疗效果显著，有调节血脂，改善血液流变学指标作用。

尚祥岭以自拟健脾降糖汤治疗肥胖型 2 型糖尿病痰瘀气虚证 68 例观察临床疗效。健脾降糖汤的组成成分为山楂、葛根、鬼箭羽、白术、苍术、生黄芪、佩兰、丹参、怀山药、黄连及干姜，具有健脾益气，活血化瘀之功。研究显示，观察组临床疗效较对照组明显更好，提示健脾降糖汤治疗肥胖型 2 型糖尿病痰瘀气虚证患者临床疗效显著。本研究中，与治疗前比较，两组患者 HbA1c、2hPG、FPG、TG、TC、BMI 及中医证候积分在治疗后均降低，且观察组降低幅度更大。进一步提示，健脾降糖汤可有效改善肥胖型 2 型糖尿病痰瘀气虚证患者临床症状，改善血糖、血脂水平，降低体质量指数。

2. 痰瘀同治法预防和干预脂肪肝

1）痰瘀同治法预防和干预脂肪肝的研究

非酒精性脂肪肝（NAFLD）是代谢性疾病的基础，糖尿病、高脂血症、高尿酸血症乃至高血压及后期的动脉硬化等疾病都与之有密切关系。随着现代生活方式的改变，NAFLD 发病率迅速增加，且有在青少年发病率增高的趋势，已成为仅次于病毒性肝炎的第二大肝病。本病可导致肝纤维化、肝硬化，甚至肝癌，严重危害人民群众健康。

有学者以复方葛根芩连汤治疗脾虚肝郁，痰瘀内阻型糖尿病合并非酒精性脂肪肝 30 例，治疗组在基础治疗方案之上加用复方葛根芩连汤（生白术 20g，太子参、葛根各 15g，陈皮、红花各 12g，半夏、黄连、竹茹、黄芩、地龙各 9g）颗粒剂，对照组加用非诺贝特口服，治疗 3 个月为 1 疗程。治疗后两组患者中医证候评分均低于治疗前，但治疗组比观察组更显著；临床疗效治疗组也优于对照组；治疗后两组患者血清 FPG、HbA1c、FINS、HOMA－IR 水平均低于治疗前（$P<0.05$），治疗组患者血清 FPG、HbA1c、FINS、HOMA－IR 降低值均显著大于对照组（$P<0.05$）；治疗后两组患者血清 TC、TG、LDL－C 水平均低于治疗前（$P<0.05$），HDL－C 高于治疗前（$P<0.05$），治疗组血清 TC 降低值和 HDL－C 升高值均大于对照组（$P<0.05$）；治疗组患者治疗后肝脏 B 型超声分级较治疗前明显好转（$P<0.05$），对照组患者肝脏 B 型超声分级较治疗前无明显好转（$P>0.05$）。复方葛根芩连汤是在原方基础上加健脾行气，祛痰化瘀之品化裁而成，具有健脾疏肝，化痰祛瘀之功效，能改善 T2DM 合并 NAFLD 患者的临床症状，降低血糖血脂，改善 IR 及肝脏 B 型超声分级。其对 T2DM 合并 NAFLD 的治疗机制可能与该方能降低血脂，减轻 IR，增加氧化应激和肝毒性细胞因子的上调等有关。

"痰、瘀"既是非酒精性脂肪肝的病因病机也是其病理产物，各医家博采古方、自拟验方，或以化痰为主，或以祛瘀为主，或痰瘀兼治，辅以疏肝、理气、健脾、补肾等，在临床实践中取得了较好疗效。

祛痰化瘀法治疗非酒精性脂肪肝不一定拘泥于中药口服，膏药、针灸等独具中医特色的治疗方式若基于"痰、瘀"理论治疗非酒精性脂肪肝，疗效颇佳。董宏强等使用降脂膏（石菖蒲、茵陈、丹参、吴茱萸、枳实）贴脐治疗单纯性非酒精性脂肪肝患者，有效率达 94.4%。何为等采用针灸（曲池、支沟、合谷、中脘、足三里、阴陵泉、丰隆、三阴交、血海、太冲）联合中药汤剂健脾化痰方（党参、白术、茯苓、泽泻各 15g，陈皮 10g，半夏 10g，茵陈 30g，生山楂 20g，丹参 15g，绞股蓝 15g，炙甘草 6g）治疗非酒精脂肪肝及胰岛素抵抗患者，能有效改善患者肝功能、血脂指标及胰岛素抵抗，有效率达94.44%。张汪来予针刺合辛伐他汀治疗 NAFLD，取丰隆、肝俞、太冲、足三里、三阴交等穴，治疗后肝酶、血脂情况明显好转，肝彩超脂肪肝也显著减轻，总有效率达 90.91%。陈建权等采用腹部推拿穴位（中脘、关元、水分、天枢）治疗非酒精性脂肪肝患者，使患者肝脏脂质沉积、血脂、肝功能和临床症状均得到改善，治疗总有效率为 90.7%。

2）丹瓜方预防和干预脂肪肝的理论基础

美国运动医学院与美国糖尿病学会联合声明指出，运动在预防和控制胰岛素抵抗、糖尿病前期、2 型糖尿病等与糖尿病相关的合并症中起重要作用。有氧运动和阻力运动两者至少能即刻改善胰岛素作用，并能帮助控制血糖、血脂等，提高生活质量。糖尿病患者的体质量指数和腰围越大，并发脂肪肝的可能性越大，运动在糖尿病防治过程中起着重要作用，有氧运动可改善血糖、提高胰岛素敏感性及最大摄氧量等。由此可知饮食与运动对糖尿病与 NAFLD 发病有至关重要的作用，均衡饮食、适当运动在糖尿病及NAFLD 各个阶段都有重要意义，也是有效防治 NAFLD 引起糖尿病或糖尿病并发 NAFLD 的重要途径。

能量过剩已经成为日益严峻的危害我国人群健康的主因。以糖脂代谢异常为核心，涉及非酒精性脂肪肝（NAFLD）、2 型糖尿病、高尿酸血症与痛风、高血压病、冠心病及脑卒中等，都与能量过剩密切相关。人类的健康繁衍离不开能量代谢。糖、脂肪、蛋白质三大物质都可为人体提供能量，但以脂类和糖类为主。如果人体脂肪过量，主要仍然以脂肪的形式首先在脂肪组织堆积。在脂肪组织的贮备功能达到极限时，过多脂肪则被转移到非脂肪组织沉积，即所谓"异位沉积"。脂肪的异位沉积会带来多种致病后果，包括氧化应激、胰岛素抵抗、器官功能受损如胰岛功能下降、肝功能异常等，称为"脂毒性"。如果长期能量的贮备大于利用，肝脏贮备了过多的脂肪，就会进展为不同程度的 NAFLD。脂肪肝通过增加额外的线粒体脂肪酸氧化和激活蛋白展开反应以触发氧化和氮化应激（ONS）损伤肝细胞，并因脂毒性而产生胰岛素抵抗，ONS 激活过氧化物酶体增殖物激活受体使线粒体解偶联蛋白 2 表达，导致细胞内贮存的 ATP 耗空，此过程又加重 ONS 且损伤肝细胞，并因脂毒性而产生胰岛素抵抗。胰岛素抵抗导致高胰岛素血症，反过来又增加食欲、抑制脂肪的分解并促进甘油三酯的合成，从而加重脂肪肝。

《中医内科常见病诊疗指南》指出，非酒精性脂肪肝（NAFLD）的主要病机为肝失疏泄，脾失健运，湿热内蕴，瘀血阻滞。痰湿是瘀血形成的病理基础，是脂肪肝发病的重要病机，痰瘀不同程度地贯穿于脂肪肝的整个过程，饮食不节及过逸少动是重要的诱发因素。《素问·通评虚实论》曰："凡治消瘅……甘肥贵人，则膏粱之疾也"，《素问·奇病论》云："甘者令人中满，故其气上溢，转为消渴"，《景岳全书》载有"消渴病，其为病之肇端，皆膏粱肥甘之变"。可见，饮食不节，过食肥甘，损伤脾胃，易致脾失健运，水湿内停，凝聚成痰，故生痰生湿在脾。因而痰湿入肝，最宜在肝中停聚，故贮痰在肝，痰湿瘀血停滞于肝，肝癖渐成，病情进展反复，极易引发其他相关代谢病。NAFLD 是代谢性疾病的基础，糖尿病、高脂血症、高尿酸血症乃至高血压及后期的动脉硬化等疾病，都与之有密切关系。

福建中医药大学附属人民医院衡先培教授认为痰瘀同治法是针对代谢病脂肪肝"肝病传脾"的治疗方法。其中丹瓜方为基于"痰瘀同治法"思路探索治疗 2 型糖尿病的经验方，主要由丹参、瓜蒌、郁金、川芎、法半夏等组成。衡先培教授认为：NAFLD 的基本病机是痰瘀互结、痹阻于肝脏脉络。因此针对"肝病"治疗当以活血化瘀，祛痰通络为法，痰瘀同治。脾瘅（消渴前期）的基本病机是痰浊困脾。NAFLD 的肝之痰浊不传脾，痰瘀同治法又兼有实脾防痰之效，就可预防痰浊困脾之病机，以预防脾瘅的发生从而实现早期预防 2 型糖尿病的效果。丹瓜方具有清润活血，化痰通络而兼实脾之效，因此体现了 NAFLD"肝病传脾"的用药组方原则。总之，丹瓜方其首重治肝病之本；通过法半夏直走太阴、瓜蒌和薤白泄阳明而升太阴、及四味化痰走肺经之药清肃肺气以制脾之"所不胜"，共同达到"实脾"和防"肝病传脾"的效果，亦即实现既治疗 NAFLD，又预防了 IGR 的发生和发展。化痰祛湿，活血化瘀法治疗脂肪肝对保护肝脏、调节血糖具有重要意义。

3）丹瓜方预防和干预脂肪肝的实验研究

（1）痰浊是导致糖脂代谢紊乱及脂肪肝的基本病机研究

2型糖尿病属于中医津液代谢紊乱疾病。津液乱则为痰，气血乱则常生瘀，气血津液均行于脉中，故痰瘀之邪最易伤血脉，而生变证，可能发展成足部溃疡、坏疽、中风、胸痹等。可见，在消渴病理过程中生痰生瘀几乎是疾病进展的常态，随着痰与瘀作为病理产物逐渐产生，同时也作为致病因素导致或加重了糖尿病慢性并发症的发生或发展。痰与瘀在糖尿病进程中具有进展性、普遍性和病程相关性等特点。在病变发展过程中，痰瘀可互生，痰停体内，痰阻则气血运行不畅，久必成瘀；瘀血内阻，津血凝聚则痰浊内生。此时痰因瘀结而更牢，瘀因痰黏而难化，如只化瘀则痰邪不散，瘀亦难去；如只散痰则瘀结不化，痰亦难消。因此治当活血化瘀与化痰散结并举，及时合理应用痰瘀同治法，能有效地预防和治疗糖尿病血管损伤。

关于痰浊、痰瘀产生的病机，中医认为脾为生痰之源，脾虚失于运化导致痰浊内生，痰瘀互生而致瘀血形成。而过食甘美、酿成痰湿导致非酒精性脂肪肝（NAFLD），进而痰瘀互结，发展为脾瘅。徐睿熙等以高糖及高糖低代谢饲料模拟过食甘美的大鼠，观察其对肝脏、血糖、胰岛素抵抗及胰岛素功能的影响，借以作为饮食防治 NAFLD、调节血糖、预防糖尿病提供依据，为化痰祛湿、活血化瘀法治疗 NAFLD、糖尿病提供病因学参考。实验以 30 只正常雄性 SD 大鼠，按体质量随机分成高糖1组、高糖2组和对照组，其中高糖1组喂以高糖低代谢饲料，模拟脾阳气不足、内生痰浊病机。高糖2组喂以高糖饲料，对照组喂以普通饲料。结果发现，高糖低代谢组体质量显著减轻，OGTT 1h、2h 血糖显著高于对照组和单独高糖饲养组（表28-1），同时低代饲料组脂肪肝显著加重（图28-1）。表明脾阳不足、痰浊内生是代谢糖脂代谢紊乱的关键因素。

表 28-1　各组大鼠体质量、血糖情况（$\bar{x} \pm s$）

组别	体质量/g	FBG/（mmol·L^{-1}）	1hBG/（mmol·L^{-1}）	2hBG/（mmol·L^{-1}）
对照组	669.20±51.32	6.50±1.68	8.68±1.16	7.12±0.58
高糖1组	342.08±11.36△△	5.98±0.89	13.94±2.66△△	10.66±2.43△△
高糖2组	577.28±18.54△△※※	8.24±2.06※	10.76±1.7⁸△※※	8.66±2.35

注：与对照组比较，△$P<0.05$，△△$P<0.01$；与高糖1组比较，※$P<0.05$，※※$P<0.01$。

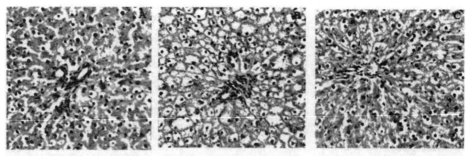

各组肝组织比较HE×200(图ABC分别为对照组、高糖1组、高糖2组)

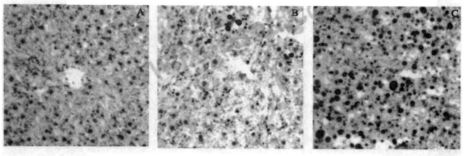

各组肝组织比较油红O×200(图ABC分别为对照组、高糖1组、高糖2组)

图 28-1　肝脏形态学比较，上图为 HE 染色比较细胞病理，下图为油红 O 染色比较肝细胞脂肪化情况

高糖饮食能导致肝脏一定程度的脂肪变性，并能导致胰岛素抵抗，对胰岛功能有损伤作用；过食甘美是酿成痰湿，郁久化瘀则痰瘀互结损伤肝脏、导致血糖升高的重要原因。痰湿是糖尿病及脂肪肝发病的关键病机，又是瘀血形成的病理基础，痰瘀不同程度地贯穿于糖尿病的整个过程，饮食是重要的诱发因素。

（2）丹瓜方防治非酒精性脂肪肝的实验研究

丹瓜方全方有清润活血，化痰通络而兼实脾之功。丹瓜方中丹参活血化瘀兼养营血，瓜蒌走阳明而降浊之性向下；郁金、赤芍、川芎助血行瘀散而不易生痰，法半夏直走太阴，薤白泄阳明而升太阴，僵蚕走肝以化痰散结。丹瓜方能显著改善肝脏脂代谢，减轻肝脏脂肪沉积和纤维化。

2型糖尿病又被称作糖脂病，其本质是葡萄糖与脂肪的代谢紊乱。"脂代谢紊乱－脂肪肝－氧化应激－糖代谢紊乱及糖尿病"的起病方式目前已经引起重视，在本病序贯的进展过程中，有效地干预脂肪肝，对糖尿病具有防和治的双重意义。载脂蛋白E基因敲除（ApoE−/−）小鼠是具有自发高血脂代谢紊乱的转基因小鼠，通过造模可以成为具有自发性高血脂、高血糖、脂肪肝及动脉硬化的特征，是研究代谢综合征的良好模型。本项目团队以此模型研究了丹瓜方干预脂肪肝的效果。

方法：连续3d称取小鼠空腹状态下的体质量，再以第3d所称取的体质量为准，清晨空腹腹部皮下注射STZ（40mg/kg），连续注射3d。于最后一次注射后的48h和72h分别测定小鼠的空腹血糖（FBG），分别选出两次血糖值均≥11.1mmol/L的小鼠，血糖未达标的小鼠再按上述方法连续注射两日同等剂量的STZ，然后再测定FBG，再选出两次FBG均≥11.1mmol/L的小鼠，通过两次筛选，FBG均达标的小鼠被视为糖尿病成模鼠。为了尽量减少分组干预时灌胃失败可能导致的动物死亡，将所有成模小鼠进行适应性灌胃1周并观察其反应。1周后再次测定所有糖尿病成模小鼠的FBG，连续测定两天，再以这两次FBG的平均值作为基线血糖。1周的适应性灌胃期间，共有2只糖尿病成模小鼠因灌胃失败而导致死亡。最后共有32只糖尿病模型ApoE−/−小鼠进入后期实验。在测定基础血糖次日测定糖尿病成模鼠空腹状态下的体质量，按体质量分层，再按血糖水平由高至低，按随机数字表法，随机分为模型对照组、丹瓜方组、吡格列酮组、联合治疗组，每组8只。所有小鼠用药量都按照体质量60kg的成年人每日常规服用药量换算。通过公式：［动物体质量/人的体质量（kg）］×人用药量×8.65计算而来。15只C57 BL/6J小鼠连续测定FBG两天，计算2次FBG的平均值，选出FBG值正常的8只C57 BL/6J鼠作为C57组。模型对照组和C57组小鼠每日灌服无菌水15ml/kg，丹瓜方组小鼠每日灌服丹瓜方液15ml/kg，吡格列酮组每日灌服吡格列酮混悬液4.3mg/kg，联合治疗组小鼠每日灌服吡格列酮混悬液4.3mg/kg加丹瓜方液15ml/kg的混合液。所有小鼠均以常规饲料喂养。干预12周后，禁食但不禁水12h后取材。

结果：

①各组血脂血糖比较：干预结束后，丹瓜方组和联合治疗组FBG均显著低于模型对照组（$P<0.01$）。与C57组比较，ApoE−/−模型小鼠TC、LDL−C水平均显著升高（$P<0.01$）；与模型对照组比较，各药物干预组中仅丹瓜方组TC、LDL−C水平有明显降低（$P<0.05$），吡格列酮组TC、LDL−C明显高于丹瓜方组（$P<0.05$，$P<0.01$）（表28−2）。

表28−2　各组糖脂比较（$\bar{x}\pm s$）

组别	n	FBG/（mmol·L^{-1}）	TC/（mmol·L^{-1}）	LDL−C/（mmol·L^{-1}）
C57	8	8.84±1.36	1.85±0.73	0.16±0.05
模型对照	8	16.24±2.66*	13.74±1.14*	10.91±1.68*
丹瓜方	8	11.01±2.74△△	12.37±0.87△	8.89±1.90△
吡格列酮	8	13.28±4.87	14.19±1.32▲	11.35±2.17▲▲
联合治疗	8	11.60±3.37△△	12.88±1.87	10.13±1.68

注：与C57组比较，*$P<0.01$；与模型对照组比较，△$P<0.05$，△△$P<0.01$；与丹瓜方组比较，▲$P<0.05$，▲▲$P<0.01$。

②各组肝脂肪变肉眼观察：给小鼠剖腹后，充分暴露肝脏，观察肝脏形态及色泽并照相留存，同时对肝脂肪变程度进行分组（如图28-2）。A：整体"白肝"，肝质地变韧，可伴各肝叶不均衡增大或相邻肝叶融合，甚至伴脾大，提示重度脂肪变；B："次白肝"，整肝白变呈淡白红色，色泽鲜艳光亮，质地稍韧，可有各肝叶不均衡增大，提示肝中度脂肪变；C："部分白肝"，淡白红色肝与紫肝交错相嵌，提示肝轻度脂肪变；D：正常肝质地柔软，色泽均一正常，无脂肪变迹象。结果各组间肝脂肪变程度比较，差异有统计学意义，与对照组比较模型组肝脂肪变程度明显加重。与模型组比较，丹瓜方组脂肪肝程度明显减轻。吡格列酮组脂肪肝程度较丹瓜方组显著加重（表28-3）。

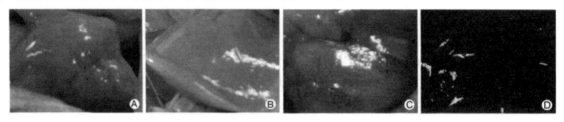

注：A为整体"白肝"；B为"次白肝"；C为"部分白肝"；D为正常肝组织。

图 28-2　小鼠肝脂肪变肉眼观察

表 28-3　各组小鼠肝脏脂肪病变程度比较（例）

组别	n	重度脂肪肝	中度脂肪肝	轻度脂肪肝	无脂肪肝
对照	8	0	0	2	6
模型	8	0	2	5	1
丹瓜方	8	0	0	1	7
联合用药	8	0	2	3	3
吡格列酮	8	2	4	2	0

③各组小鼠肝脏组织光镜观察结果（图28-3，图28-4，图28-5）

HE染色：C57组小鼠肝小叶结构稍松散，肝板尚呈放射状排列，细胞核居中，少量肝细胞质中可见少许小泡样脂肪颗粒，可见少许炎性细胞浸润，肝细胞无肿胀、变性或坏死。模型对照组、丹瓜方组、吡格列酮组和联合治疗组小鼠的肝小叶结构比较松散或混乱，肝细胞无或轻度肿胀，细胞核尚居中，呈不同程度小泡性脂肪样变，可见少量炎性细胞浸润，未见明显坏死，模型对照组和吡格列酮组病变程度明显重于丹瓜方组和联合治疗组。

红油O脂肪染色：C57组小鼠肝细胞内未见明显红色脂滴，模型对照组、丹瓜方组、吡格列酮组和联合治疗组小鼠的肝细胞内均可见不同程度和数量的红色脂滴，其中模型对照组和吡格列酮组病变程度明显重于丹瓜方组和联合治疗组。

Masson染色：C57组小鼠肝组织肝内血管壁、肝血窦壁可见少量被染成蓝色的胶原纤维，模型对照组、丹瓜方组、吡格列酮组和联合治疗组小鼠的肝小叶汇管区、狄氏间隙以及部分肝细胞外缘均可见明显蓝色胶原纤维沉积，模型对照组和吡格列酮组病变程度明显重于丹瓜方组和联合治疗组。

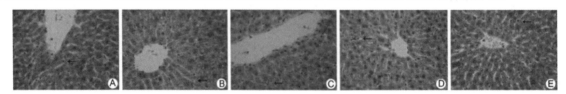

图 28-3　各组小鼠肝脏组织 HE 染色结果（×400）

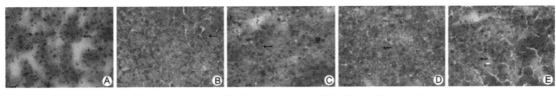

图 28-4　各组小鼠肝脏组织红油 O 脂肪染色结果（×400）

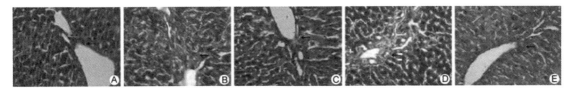

图 28-5　各组小鼠肝脏组织 Masson 染色结果（×400）

注：A 为 C57 组；B 为模型对照组；C 为丹瓜方组；D 为吡格列酮组；E 为联合治疗组。

4）丹瓜方干预代谢相关细胞因子研究

（1）脂联素是由脂肪细胞分泌的一种特异性蛋白质，大量研究显示脂联素具有改善胰岛素抵抗、抗炎、抗动脉粥样硬化等作用，与肥胖、胰岛素抵抗、2 型糖尿病、代谢综合征、冠状动脉粥样硬化性心脏病等有密切关系。骨骼肌是脂联素的分泌器官之一。陈玲等研究丹瓜方对 2 型糖尿病 GK 大鼠骨骼肌脂联素表达及对糖脂代谢的影响，结果（表 28-4）：丹瓜方和二甲双胍在控制 GK 大鼠血糖上无显著差别；丹瓜方能明显降低 CHOL、TG 和 LDL-C，升高 HDL-C，效果明显优于辛伐他汀和二甲双胍；丹瓜方能明显促进 GK 大鼠骨骼肌脂联素的表达，优于二甲双胍及辛伐他汀。结论：丹瓜方在降低高脂饲养的 2 型糖尿病 GK 大鼠的血糖血脂同时能显著提高骨骼肌脂联素水平。丹瓜方具有化痰祛瘀的功效，细胞学研究发现丹瓜方具有逆转细胞内高糖毒性的作用，丹瓜方在控糖和调脂方面具有一定作用，而且能够降低 2 型糖尿病患者血清 TNF-α 水平。痰浊瘀血贯穿于 2 型糖尿病疾病发展过程的始终，实验发现丹瓜方在控糖和调脂上具有非常明显的效果。丹瓜方在改善 2 型糖尿病 GK 大鼠糖脂代谢的同时，能明显提高 GK 大鼠骨骼肌细胞脂联素的表达，这是其发挥骨骼肌保护的作用机制。

表 28-4　痰瘀同治法对 GK 糖尿病大鼠骨骼肌脂联素的影响

组　别	n	APN/（ng·mL^{-1}）
空白对照组	8	256.10±62.68
二甲双胍组	8	117.47±16.37[1)3)4)]
模型对照组	8	80.01±14.19[1)]
丹瓜方组	8	156.11±23.16[2)]
辛伐他汀组	8	121.20±27.82[1)3)4)]

注：与空白对照组比较，1）$P < 0.01$；与模型对照组比较，2）$P < 0.01$，3）$P < 0.05$；与丹瓜方组比较，4）$P < 0.05$。

（2）脂联素受体：以载脂蛋白 E 基因敲除小鼠的糖尿病模型研究了痰瘀同治法对肝脏脂联素受体基因及蛋白表达的影响。结果表明各组小鼠肝脏丹瓜方组 AdipoR2 mRNA 表达显著高于模型对照组（$P < 0.01$）和吡格列酮组（$P < 0.05$）。AdipoR2 蛋白表达 C57 组明显高于模型对照组（$P < 0.01$）；而模型对照组均低于丹瓜方组（$P < 0.01$）、吡格列酮组（$P < 0.05$）和联合治疗组（$P < 0.01$）；而丹瓜方组表达优于吡格列酮组和联合治疗组（$P < 0.01$，$P < 0.05$）（表 28-5，图 28-6）。

表 28-5　痰瘀同治法对 ApoE-/-糖尿病小鼠肝脂联素受体 R2 的影响

组别	n	AdipoR2 mRNA	AdipoR2 蛋白
C57	6	55.85±13.23	0.56±0.11
模型对照	6	44.51±9.88	0.23±0.05**
丹瓜方	6	68.82±10.68△△	0.47±0.09△△
吡格列酮	6	50.26±11.64▲	0.34±0.04△▲▲
联合治疗	6	59.93±17.61	0.37±0.07△△▲

注：与 C57 组比较，$^*P<0.05$，$^{**}P<0.01$；与模型对照组比较，$^{△}P<0.05$，$^{△△}P<0.01$；与丹瓜方组比较，$^▲P<0.05$，$^{▲▲}P<0.01$。

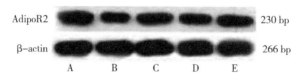

注：A 为 C57 组；B 为模型对照组；C 为丹瓜方组；D 为吡格列酮组；E 为联合治疗组；下图同。

图 28-6　各组小鼠肝脏 AdipoR2 蛋白表达电泳图

（3）肝脏 AMPKα：肝腺苷 5'-单磷酸（AMP）激活蛋白激酶（AMPK）是调节糖和脂代谢的枢纽，通过调节信号转导途径影响糖脂代谢相关基因和蛋白的表达。肝脏在维持血糖和脂肪稳定状态方面起着重要作用。肝脏胰岛素抵抗、糖原释放增加、脂肪沉积和脂肪肝是肝脏储存与释放、合成和氧化之间能量失衡的结果。肝脏葡萄糖和脂代谢的稳态在 T2DM 等代谢疾病的发病机制中起着重要作用。AMPK 是一种高度保守的丝氨酸/苏氨酸蛋白激酶，被称为"细胞能量代谢的主要开关"。一方面，激活的 AMPK 能减少肝脏中的糖异生，抑制糖酵解。另一方面，AMP 能抑制脂肪酸和胆固醇的合成，并促进脂肪酸的氧化和利用。AMPK 通过调节葡萄糖和脂肪酸代谢的短期效应和调节参与这些过程的基因表达的长期效应在肝脏能量代谢中发挥重要作用。因此，AMPK 是连接肝脏葡萄糖和脂代谢与 T2DM 等代谢疾病的桥梁，是治疗 T2DM 和代谢综合征等疾病的理想靶点。结果表明，丹瓜方在诱导 AMPKα 转录、增加 AMPKα 和 α 蛋白表达、改善糖和脂代谢方面优于二甲双胍和辛伐他汀。此外，丹瓜方对糖酵解所致靶器官损伤也有较好的保护作用。蓝元隆等应用丹瓜方促进糖尿病大鼠肝腺苷 5'-单磷酸激活蛋白激酶表达改善糖脂代谢紊乱，以探讨丹瓜方对高脂饮食大鼠肝脏 AMPKα 表达的影响，以及随后糖、脂代谢的变化，以促进糖尿病的改善（图 28-7，图 28-8）。

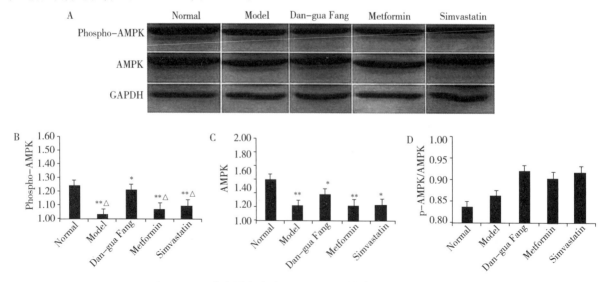

图 28-7　痰瘀同治法对肝 AMPKα 及其磷酸化水平的影响

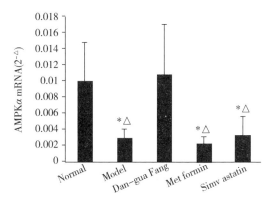

图 28-8　荧光定量 RT-PCR 检测痰瘀同治法对肝 AMPKα-mRNA 表达的影响

（4）丹瓜方干预代谢相关炎症因子研究：研究表明，川芎多糖、赤芍多糖均具有清除羟自由基、清除超氧阴离子作用。丹参山楂药对及单药，都能抗大鼠动脉硬化并增加超氧化物歧化酶（SOD）和降低丙二醛（MDA）水平。以丹参为主要成分的中成药复方丹参滴丸，能降低代谢综合征模型鼠胸骨舌骨肌 MDA 含量，并升高 SOD 含量。栝蒌和川芎能抑制过氧基异丙苯、四氯化碳/辅酶Ⅱ等多种因素激发的脂质过氧化模型中的 MDA 的生成。僵蚕不但有降糖、降脂、抗凝、抗血栓、促纤溶等作用，其水煎剂可以减轻淀粉样蛋白对体外培养的星形胶质细胞的毒性作用，机制在于抑制脂质过氧化和保护抗氧化的酶。细胞培养研究显示，丹瓜方显著降低高糖培养内皮细胞内 ROS 的水平。基于 ApoE-/-糖尿病小鼠的实验研究表明，痰瘀同治法显著降低肝脏细胞 ROS 水平，升高 SOD 和还原型谷胱甘肽（GSH）水平（表28-6）。

表 28-6　痰瘀同治法对 ApoE-/-糖尿病小鼠肝 ROS、SOD、GSH 的影响

组　别	小鼠/只	ROS/（μg·ml⁻¹）	SOD/（U·mg⁻¹ port）	GSH/（mg prot）
正常对照组	8	28.61±0.28	94.94±6.91	26.57±2.56
模型组	8	30.29±0.54[2]	74.76±2.69	24.048±2.13
丹瓜方组	8	28.57±0.34[3]	95.03±4.31	35.96±3.81[1)3]
联合用药组	8	28.79±0.44[3]	97.55±5.34	39.268±6.08[1)2]
吡格列酮组	8	29.29±0.85[1)3]	86.47±5.64	26.022±4.89

黄雯晖等用痰瘀同治法治 2 型糖尿病痰瘀证，并观察了患者血浆 TNF-α、CRP 水平，本研究观察到以痰瘀同治立法的芎蒌通脉方虽无明确的降糖作用，但可显著改善患者的临床症状，明显降低患者血浆相关炎症因子 TNF-α 水平，同时有助于降低相关炎症因子 CRP 水平，从而改善患者血管炎症反应。这表明单纯降血糖的治疗作用有限，而痰瘀同治方药有着整体治疗优势，其作用机理可能与调节炎症因子的产生，抑制炎症反应有关，而各炎症环节均可能是中药发挥其作用的靶点，这对防治糖尿病血管损伤有重要意义。此外，丹瓜方可适度促进糖尿病鼠脑组织中 IGF-1 表达，这为丹瓜方防治糖尿病脑病提供了思路。

丹瓜方的急性毒理研究也表明：用丹瓜方最大给药浓度和最大灌胃容积给药后小鼠出现轻微体质量减轻和（或）增长缓慢，但未出现死亡和明显毒副反应，即为丹瓜方最大耐受量；该组用药量相当于临床成人用药的 262 倍，可见丹瓜方临床用药安全可靠。

5）丹瓜方干预肝脏代谢相关因素的临床研究

（1）透明质酸

透明质酸（HA）是一种大分子葡萄氨基多糖，分子量为 4 000 万～8 000 万，主要由间质细胞合成。HA 主要存在于结缔组织、皮肤、关节液、软骨及玻璃体液等处。构成该部位的组织基质。血清 HA 是反映肝内皮细胞功能，反映活动性纤维化。项目组观察了 2011 年 1 月至 2012 年 12 月就诊于内分泌科门诊

及住院的 120 例确诊为 2 型糖尿病患者，按随机单盲法分成两组治疗组 84 例，对照组 36 例。所有患者均给予糖尿病饮食治疗，进行适当的体力活动，并接受相关糖尿病知识教育。对照组采用常规西医内科降糖治疗，根据患者需要，选用任意口服降糖药或使用胰岛素。合并高血压、高血脂者需予以降压降脂治疗。治疗组的常规治疗同对照组。中医治疗则服用痰瘀同治方煎剂（组方药物包括川芎、瓜蒌、丹参、薤白、郁金、法半夏等），由中药制剂室统一煎制成 300ml 药液，分装为两袋，早晚各 1 袋顿服，每日 1 剂，疗程为 14 天。煎药仪器采用东华煎药机 13－7－7024（北京东华原医疗设备有限公司生产）。结果（表 28－7）显示治疗组的治疗后血透明质酸水平显著低于治疗前（$P<0.05$）；对照组治疗后透明质酸水平显著高于治疗前（$P<0.05$）。两组治疗前后的差值比较，差异显著（$P<0.05$），提示痰瘀同治法有降低透明质酸水平的作用。

表 28－7 　两组糖尿病患者血浆透明质酸酶水平比较

组别	例数（n）	治疗前/（ng·ml^{-1}）	治疗后/（ng·ml^{-1}）	治疗前－治疗后/（ng·ml^{-1}）
治疗组	84	66.89（32.54）	61.10（32.58）	5.70（29.57）
对照组	36	57.79（30.72）	67.60（38.27）	－9.80（21.40）

注：两组治疗前后比较，$P<0.05$。

（2）腺苷脱氨酶

腺苷脱氨酶（ADA）是能较灵敏地反映肝细胞的损害程度。ADA 活力对于了解肝脏的损害，纤维化程度具有较高的敏感性。2 型糖尿病患者血清 ADA 活性较健康对照组明显升高，且 ADA 与糖化血红蛋白呈显著正相关，甚至有人认为 ADA 可作为除 HbA1c 以外监测糖尿病患者长期血糖控制情况的一个很好指标。课题组观察了 2011 年 1 月至 2012 年 1 月收治的 60 例糖尿病患者，其中男 29 例，女 31 例，平均年龄 58（28~70）岁，糖尿病病史 5~10 年。60 例患者随机分为治疗组与对照组，治疗组：30 例，男 14 例，女 16 例，平均年龄 57.07（±7.72）岁，平均病程 7.13（±1.91）年。对照组：男 15 例，女 15 例，平均年龄 57.87（±8.64）岁，平均病程 7.07（±1.87）年。两组患者性别、年龄、病情方面差异均无显著性意义（$P>0.05$）。两组所有患者均给予糖尿病饮食、运动治疗，并接受糖尿病教育等一般治疗。对照组结合临床情况治疗，包括降糖、降压、降脂等治疗；有并发症者积极治疗并发症。治疗组在对照组基础上加服化痰祛瘀中药煎剂瓜蒌通脉方，方剂组成包括丹参、瓜蒌、川芎、赤芍、郁金、僵蚕、薤白等药物。两组均以 15 天为 1 个疗程，治疗 2 个疗程后评定疗效。治疗期间监测血糖、肝肾功能、糖化血红蛋白及血尿常规，调整降糖药物，保持血糖稳定。结果表明（表 28－8），痰瘀同治法能显著降低糖尿病患者血浆腺苷脱氨酶水平，治疗后痰瘀同治法组腺苷脱氨酶水平显著低于对照组。

表 28－8 　两组糖尿病患者血浆腺苷脱氨酶水平比较

组别	例数（n）	治疗前/（U·L^{-1}）	治疗后/（U·L^{-1}）	治疗前－治疗后/（U·L^{-1}）
治疗组	30	12.11±1.77	9.16±1.27ab	2.95±1.37b
对照组	30	11.84±1.50	10.94±1.60a	－0.90±1.10

注：与治疗前比较，a $P<0.01$；与对照组比较，b $P<0.01$。

（三）痰瘀同治法预防和干预糖尿病血管损伤研究

糖脂代谢紊乱是 T2DM 和代谢综合征中最关键的问题，是糖尿病及其心血管并发症的主要危险因素。糖尿病心血管风险控制行动（ACCORD）研究证实，单纯通过降脂更严格的治疗不能完全恢复糖尿病患者的心血管特性。衡先培等认为氧化应激在糖尿病大血管病变和微血管病变的发生、发展进程中具有重要意义。糖、脂代谢紊乱及其诱生的氧化应激，是 2 型糖尿病发生血管变的病理基础。分别针对高糖、高脂、氧化应激及不同血管病变用药的治疗模式，具有用药复杂并且派生高耗资、多重药物不良作用高风险、患者依从性差等缺点。氧化应激是糖尿病发生血管病变的共同机制和启动因素。高糖、高脂均可刺激产生过氧化产物，过氧化产物损伤血管内皮细胞是糖尿病并发症发病机制中的关键起步。ACCORD 提示，对于糖尿病患者即使希望安全获得接近正常水平的血糖控制都难以做到。因此从氧化应激的中间环节着手干预是防治糖尿病并发症的重要选择，是中医药实现"高糖无害化"作用的重要机制之一。

研究采用高脂饲料喂养 GK 自发性糖尿病大鼠制备 2 型糖尿病动脉硬化复合模型，制造了高糖高脂的内环境和病理基础，完全符合中医学提出的 2 型糖尿病"痰瘀同病"的病因病机。丹瓜方具有较强控制血糖、食量和体质量的作用。与其祛瘀化痰，改善周身血液循环，促进营养物质的吸收、利用和转化，改善糖脂代谢等机制有关。研究观察到丹瓜方改善 GK 复合模型大鼠血管炎症及损伤标志物，有望为降低 2 型糖尿病和糖尿病性动脉粥样硬化性疾病的发生发展提供参考依据。

1. 基于 GK 大鼠的实验研究

GK 大鼠是一种自发性非肥胖 2 型糖尿病模型，它是 1973 年由日本的两性学者从 Wstar 大鼠近交繁殖重复数代而来，以此二学者名字首字母命名。研究采用高脂饲养的 GK 糖尿病鼠联合代谢抑制及一氧化氮合酶（NOS）抑制剂 24 周，能造成典型的动脉硬化形态学改变，丹瓜方对此模型具有显著抗动脉硬化作用。

实验用 SPF 级 GK 大鼠 40 只，13 周龄，雄性，体质量（347±25）g，上海斯莱克实验动物有限责任公司提供。加 SPF 级 Wistar 大鼠 10 只，13 周龄，雄性，体质量（363±12）g，上海斯莱克实验动物有限责任公司提供。按 5 只/笼饲养于独立通气笼具（IVC）系统内。温度（22±1）℃，湿度 50%±5%，每天光照与黑夜时间各 12h。普通饲料由上海斯莱克实验动物有限公司提供。高脂饲料：普通饲料 87.63%、精炼猪油 10.00%、胆固醇 2.00%、猪胆盐 0.30%、丙基硫氧嘧啶 0.07%，由福建省医学科学研究所实验动物中心提供。所有饲料均进行高温消毒与辐射照射处理。大鼠适应性驯养 2 周后，连续 2 天测定随机血糖。2 次快速血糖（FBG）均值≥11.1mmol/L 的 GK 大鼠被作为糖尿病成模大鼠。40 只 GK 大鼠全部成模（首测血糖）。全部 GK 大鼠均每日喂饲含代谢抑制剂丙硫氧嘧啶（PTU）的高脂饲料，并腹腔注射 NOS 抑制剂 N-硝基-L-精氨酸甲酯（L-NAME）10mg/（kg·d），连续 14d，诱导产生动脉粥样硬化。24 周后，经显微形态观察及超微结构分析，目标鼠动脉粥样硬化成模率 100%。分组时 GK 糖尿病鼠 FBG 过高，大多数血糖在 30mmol/L 以上，且出现不同程度烦躁不安、易激惹等不良征象。故于分组后第 4 天开始，予皮下注射诺和灵 N 每只 2U/d，连续 10d，大鼠易激惹逐渐缓解。第 14 天测得 FBG（基线 FBG）大多在 10.0mmol/L 左右后，全部停止注射胰岛素。将 GK 糖尿病成模鼠按体质量分层，按 FBG 浓度，根据随机数字表法分为丹瓜方组［丹瓜方，8ml/（kg·d）］、二甲双胍组［二甲双胍，150mg/（kg·d）］、模型组［无菌水，8ml/（kg·d）］、辛伐他汀组［辛伐他汀，150mg/（kg·d）］，每组各 10 只；以上药物用量均为 50kg 成人每日常规用药量 5 倍灌胃给药；另取同龄、体质量可比 Wistsr 大鼠 10 只作为正常对照组（正常组）。正常组喂饲普通饲料。基于预实验干预 24 周后，禁食不禁水 12h 取标本。

研究结果：

（1）血脂、ROS 水平比较见表 28-9；对血清炎性标志物的影响见表 28-10。

表 28-9　各组血脂及 ROS 水平比较

组别	n	剂量	TC	TG	LDL-C	HDL-C	ROS
正常	10	—	2.4±0.2**	2.1±0.5	0.6±0.3**	0.8±0.1**	22.3±2.3
模型	8	8ml/（kg·d）	16.4±1.1	1.7(1.5, 2.5)	13.7±1.3	2.0±0.3	22.2±1.9
丹瓜方	10	8ml/（kg·d）	9.9±0.8**△	0.8±0.2*	7.3±1.1**△	2.3±0.2▲	18.9±3.1**
辛伐他汀	9	2mg/（kg·d）	10.6±1.9**	1.3±0.4	8.2±1.9**	1.8±0.2	17.6±3.2**
二甲双胍	8	150ml/（kg·d）	11.7±0.9**	1.0±0.4	9.2±0.9**	2.1±0.2	17.0±1.9**

注：与模型组比较，*P<0.05，**P<0.01；与二甲双胍组比较，△P<0.01；与辛伐他汀组比较，▲P<0.01

表 28-10 血清炎性标志物比较 $[\bar{x}\pm s/M(IQR)]$

组别	n	hs-CRP /$(\mu g \cdot L^{-1})$	TNF-α /$(pg \cdot ml^{-1})$	IL-6 /$(pg \cdot ml^{-1})$	NO /$(\mu mol \cdot L^{-1})$	ET-1 /$(pg \cdot ml^{-1})$
正常	8	1.87±0.24	59.60±16.55	1.77 (1.09, 3.91)	6.73±1.34	1.39±0.58
模型	8	2.57±0.17*	89.59±16.27*	2.01 (1.15, 2.59)	4.01±0.87*	2.41±0.81
二甲双胍	8	2.24±0.18△△	61.15±32.96△△	1.55 (0.64, 2.48)	5.53±1.32△	2.00±0.97
辛伐他汀	8	2.39±0.27	74.55±10.20	2.52 (2.06, 4.29)	5.05±1.66	2.37±1.39
丹瓜方	8	2.29±0.21△	65.59±15.40△	1.70 (1.23, 2.01)	5.01±1.30△△	1.71±0.32

注：与正常组比较，*$P<0.01$；与模型组比较，△$P<0.05$，△△$P<0.01$；试剂盒设置每列 8 孔，故每组取 8 个标本。

（2）胸主动脉 NF-κB 对鼠胸主动脉 NF-κB 阳性表达比较见图 28-9，对其蛋白阳性表达和 mRNA 表达见表 28-11。图表中示各组大鼠干预 24 周后 NF-κB 阳性表达及 NF-κB mRNA 表达比较与正常组比较，模型组 NF-κB 及 NF-κB mRNA 阳性表达率均升高（$P<0.01$）；与模型组比较，丹瓜方组、二甲双胍组 NF-κB 及 NF-κB mRNA 阳性表达率均降低（$P<0.05$，$P<0.01$），辛伐他丁组 NF-κBmRNA 阳性表达率也降低（$P<0.01$）。与二甲双胍组比较，辛伐他丁组、丹瓜方组 NF-κBmRNA 阳性表达率降低（$P<0.01$）。显微镜下 NF-κB 的阳性表达主要位于内膜内皮细胞及中膜平滑肌细胞的胞核中，可见褐色染色颗粒。正常组血管内膜与中膜偶见阳性表达；模型组为强阳性表达，内膜与中膜均可见密集的褐色染色颗粒；辛伐他汀组呈阳性，内膜可见较多的褐色染色颗粒，较模型组略弱；二甲双胍组与丹瓜方组呈弱阳性表达，可见散在褐色染色颗粒。

表 28-11 各组大鼠胸主动脉 NF-κB 阳性及 mRNA 表达水平比较

组别	n	剂量	NF-κB	NF-κB mRNA
正常	10	—	1.51±0.28**	20.21±3.21**
模型	8	8ml/（kg·d）	10.76±0.87	44.00±0.42
丹瓜方	10	8ml/（kg·d）	6.23±0.82*	32.21±0.20**△
辛伐他汀	9	2mg/（kg·d）	7.58±0.85	16.29±0.08**△
二甲双胍	8	150mg/（kg·d）	6.86±0.80*	36.91±0.22**

注：与模型组比较，*$P<0.05$，**$P<0.01$；与二甲双胍组比较，△$P<0.01$。

（3）胸主动脉 TNF-α TNF-α 的阳性表达及 mRNA 表达水平（见表 28-12 及图 28-10）。图表中示主要位于内膜内皮细胞及中膜平滑肌的胞质中，可见褐色染色颗粒。正常组内膜与中膜呈阴性。模型组为强阳性，内膜与中膜均可见密集成片的深褐色颗粒。辛伐他汀组呈阳性，内膜可见较多的褐色染色颗粒，与模型组比较略弱。二甲双胍组与丹瓜方组呈弱阳性，可见散在褐色染色颗粒。与正常组比较，模型组 TNF-α 免疫组化阳性率及 TNF-α mRNA 的表达升高（$P<0.01$）；与模型组比较，辛伐他汀组及丹瓜方组 TNF-α 免疫组化阳性率降低，3 组 TNF-α mRNA 的表达降低（$P<0.05$）。

表 28-12 各组胸主动脉 TNF-α 阳性及 mRNA 表达水平比较（$\bar{x}\pm s$）

组别	n	TNF-α	TNF-α mRNA
正常	10	11.18±0.94	32.92±0.11
模型	8	24.85±2.59	39.10±0.39
二甲双胍	8	20.33±2.09	33.13±1.89
丹瓜方	10	16.63±4.03	32.99±0.03

（4）胸主动脉 vWF

TNF-α 的阳性表达及 mRNA 表达水平见表 28-13 及图 28-11。图表中示各组 vWF 免疫组化阳性表达及 vWF mRNA 表达主要位于内膜内皮细胞及中膜平滑肌的胞质中。正常组内膜与中膜呈弱阳性；模型组为强阳性，内膜与中膜均见密集成片的深褐色染色颗粒；辛伐他汀组、二甲双胍组与中药组呈阳性，内膜可见较多的褐色染色颗粒，但较模型组略弱。与正常组比较，模型组 vWF 免疫组化阳性率升高（$P<0.01$），vWF mRNA 表达则差异无统计学意义（$P>0.05$）。与模型组比较，二甲双胍组 vWF mRNA 表达升高（$P<0.05$）。

表 28-13　各组胸主动脉 vWF 阳性及 mRNA 表达水平比较（$\bar{x}\pm s$）

组别	n	vWF	vWF mRNA
正常	10	5.67±1.50	29.06±2.42
模型	8	13.47±0.25*	26.36±0.93
二甲双胍	8	12.01±0.83	29.40±2.17△
辛伐他汀	9	13.18±1.52	27.78±1.40
丹瓜方	10	11.87±0.43	26.74±1.57

注：与正常组相比较，* $P<0.01$；与模型组比较，△$P<0.05$。

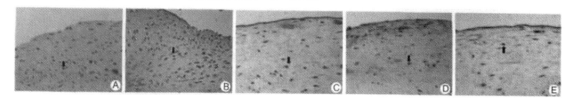

注：箭头所示为 NF-κB 阳性表达；A 为正常组；B 为模型组；C 为丹瓜方组；D 为辛伐他汀组；E 为二甲双胍组。

图 28-9　各组大鼠胸主动脉 NF-κB 阳性表达比较

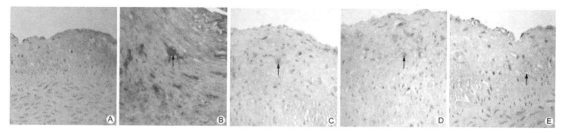

注：A 为正常组；B 为模型组；C 为二甲双胍组；D 为辛伐他汀组；E 为丹瓜方组；箭头所指为典型病变处。

图 28-10　各组大鼠胸主动脉 TNF-α 阳性表达比较

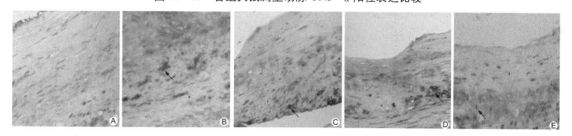

注：A 为正常组；B 为模型组；C 为二甲双胍组；D 为辛伐他汀组；E 为丹瓜方组；箭头所指为典型病变处。

图 28-11　各组大鼠胸主动脉 vWF 阳性表达比较

2. 基于 ApoE-/-小鼠的实验研究

实验用动物为 ApoE-/-小鼠，雄性 8 周龄，SPF 级，共 60 只，体质量（21±2）g，购于北京大学医学部，系美国 Jackson 实验室引进。并同时购入与上述小鼠同品系的同龄、同性别的 C57 小鼠 15 只，体质量（22±2）g。分笼饲养于独立的通气笼具。自由摄取常规饲料（由福建省医学科学研究所实验动物中心提供），并经高温消毒与辐射照射处理。自由饮用清洁自来水。环境温度：（21±2）℃，环境湿度50%±5%。每日更换鼠笼的垫材木屑以保持干燥。每日光照与黑夜交替 12h 交替 1 次。

药物及试剂丹瓜方由丹参、栝蒌、川芎、郁金、薤白、赤芍、白僵蚕等组成。制剂由福建中医药大学附属人民医院药剂科生产，原生药药液；链脲佐菌素（购自 Sigma 公司）；盐酸吡格列酮由日本武田药品工业株式会社生产，天津武田药品有限公司分装。

研究进一步探讨丹瓜方对转基因小鼠复合糖尿病模型糖脂代谢的影响，并借助 qPCR 等新技术观察所伴随的血管功能变化。通过几组间不同药物对糖脂代谢指标、血管细胞黏附分子-1（VCAM-1）及其 mRNA 表达水平的影响，探讨丹瓜方防治糖尿病合并血管病变的部分机制。结果（见表 28-14、表 28-15）：各治疗组 TC、LDL-C 和 ET-1 的水平均有下降；与模型组比较，丹瓜方、吡格列酮及联合用药组 VCAM-1 及 VCAM-1 mRNA 表达水平均显著降低。进一步明确丹瓜方调节糖脂代谢、抗脂肪肝、抗动脉硬化的内在机制，及这一作用在早期防治的意义。

表 28-14　各组小鼠 TC、LDL-C、NO 及 ET-1 水平比较（$\bar{x}\pm s$）

组别	n	TC/（mmol·L^{-1}）	LDL-C/（mmol·L^{-1}）	NO/（μmol·L^{-1}）	ET-1/（pg·ml^{-1}）
对照	8	1.85±0.73	0.16±0.05	54.25±23.09	23 677.23±641.33
模型	8	13.74±1.14※	10.91±1.68※	57.20±27.94	30 309.50±834.37※
丹瓜方	8	12.37±0.87△	8.89±1.90△	70.32±8.97	28 560.45±615.75△△
联合用药	8	12.88±1.87	10.13±1.68	58.18±25.57	29 136.91±811.80△△
吡格列酮	8	14.19±1.32▲	11.35±2.17▲▲	68.88±23.31	28 952.24±1 006.77△△

注：与对照组比较，※ $P<0.01$；与模型组比较，△ $P<0.05$，△△ $P<0.01$；与丹瓜方组比较，▲ $P<0.05$，▲▲ $P<0.01$。

表 28-15　各组小鼠 VCAM-1 及 VCAM-1 mRNA 表达水平比较（$\bar{x}\pm s$）

组别	n	VCAM-1/（mg·dl^{-1}）	VCAM-1 mRNA
对照	8	248.55±50.18	—
模型	8	258.27±61.91	3.41±0.80
丹瓜方	8	173.98±60.47※※	048±0.42※※
联合用药	8	240.54±61.81△	2.22±1.14※△△
吡格列酮	8	213.18±34.52	1.64±0.49※※※△

注：与模型组比较，△ $P<0.05$，△△ $P<0.01$；与丹瓜方组比较，▲ $P<0.05$，▲▲ $P<0.01$。

二、既病防变

（一）糖尿病大血管病变的病机与痰瘀

糖尿病大血管并发症是糖尿病患者最主要的死亡原因，动脉粥样硬化是糖尿病大血管病变的基本病理改变。糖尿病糖脂代谢紊乱导致的血管内皮功能障碍是动脉粥样硬化的早期改变，是动脉粥样硬化的启动因素。高糖高脂能加速动脉粥样硬化的形成，是糖尿病大血管病变的病理生理基础。有研究表明，糖尿病患者冠状动脉粥样硬化性心脏病的发病率是非糖尿病患者的 4 倍，因此，改善糖尿病造成的糖脂代谢紊乱是治疗糖尿病及其心血管并发症的首要措施。痰浊、瘀血不仅是 2 型糖尿病病理产物，也是进一步导致变证的原因。临床上观察到绝大多数 2 型糖尿病患者都具有痰瘀互结的特征，说明痰瘀互结贯穿于糖尿病过程的始终。

有研究表明，炎症参与了动脉硬化的发生和发展，其发病机制主要涉及细β胞外基质（ECM）降解和血管壁重构；炎症介质可刺激血管平滑细胞促使其分泌组织蛋白酶 S、K 和半胱氨酸蛋白酶等。颈动脉内膜中层厚度（IMT）是目前用于评价动脉粥样硬化的重要指标之一，可以反映动脉粥样硬化的负荷程度，而多危险因素共同干预能显著延缓 2 型糖尿病患者颈总动脉内膜中膜厚度的进展，减少动脉粥样硬化及心血管终点事件的发生。血清胱抑素 C（Cys-C）的生理功能是调节半胱氨酸蛋白酶的活性，影响中性粒细胞的迁移，参与炎性反应，抑制酶和激素前体的活性，参与细胞外基质的产生与降解、血管壁蛋白酶与抗蛋白酶的动态平衡，抑制组织蛋白酶，参与血管壁基质重构。研究表明，在 2 型糖尿病合并大血管病变的患者其 Cys-C 水平升高。而血糖的控制可使 T2DM 患者 IMT 减少、Cys-C 降低，从而进一步促使大血管血流动力学改善，并且胰岛素强化治疗能够更有效控制 2 型糖尿病患者血糖水平。另外，hs-CRP 与颈部 IMT 存在正相关的关系，随着 hs-CRP 浓度的升高，颈部 IMT 的厚度随之增厚，二者共同促进了动脉粥样硬化的发生发展。在 2 型糖尿病发生急性心脑血管事件中，大部分是由动脉硬化斑块破裂和继发管腔内血栓所致。根据斑块的性质，临床上常将其分为稳定性（易损斑块）及不稳定性两种斑块。稳定性斑块是指脂核小、已钙化、不易破裂、无溃疡、炎症轻等特点，较不易发生大血管事件；不稳定性斑块是多以脂质为主的软斑块，或者斑块表面有炎性反应，或有溃疡，容易诱发急性的大血管事件，且预后较差。

2 型糖尿病动脉硬化属中医"脉搏坚病""脉痹""血痹"范围。关于动脉硬化类似症候的描述，在《内经》中有相关记载，《素问·脉要精微》详细描述了五脏脉搏坚的症候特征，搏坚即"搏动坚硬、挺直"之意，与动脉硬化的表现相符合。《医宗金鉴》提到"脉痹，脉中血不流行而色变也"，有的文献把动脉硬化称为"脉痹"出于"痹"即闭阻而不通畅的之意，有一定的合理性。《金匮悬解》曰："血痹者，血闭痹而不行也"，血行不畅故为血痹。从糖尿病的临床发展过程中可以看出，糖尿病之病机，可概括为：初期为阴虚燥热，病进则气阴两虚，日久伤阳致阴阳两虚，后期则涉及脏腑，总以肾虚为本，涉及肺脾，因虚致瘀、生痰在病变发展中具有重要作用，故糖尿病血管并发症与痰瘀关系密切。

李艺敏研究了 2 型糖尿病中医各证型颈部动脉内膜中层厚度（IMT），颈内动脉流速，颈部、双下肢动脉斑块，斑块回声性质，斑块厚度，观察 T2DM 不同证型动脉硬化、斑块分布规律，以分析 T2DM 不同证型与动脉硬化特点关系。共纳入了 T2DM 300 例，经彩色多普勒超声诊断为动脉硬化（AS）通过中医辨证，分为阴虚热盛型、气阴两虚型、阴阳两虚型、血瘀气滞型、痰瘀互结型五组证型，记录五组不同证型患者的病程、BMI，采用终点法检测 TG、TC、LDL-C、HDL-C、FBG，高效液相色谱法检测 HbA1c，免疫比浊法检测 hs-CRP，依据颈部、双下肢血管彩超得出结果。

（1）动脉硬化分布规律：在 T2DM 合并 AS 患者中，痰瘀互结型和血瘀气滞型最常见，分别占 32% 和 24%。

（2）斑块检出率：颈部斑块检出率为痰瘀互结型 84%，血瘀气滞型 68%；双下肢斑块检出率为痰瘀互结型 79%，血瘀气滞型 67%。

（3）溃疡型斑块检出例数：痰瘀互结型的溃疡型斑块检出例数相对阴虚热盛型、气阴两虚型、阴阳两虚型、血瘀气滞型显著性增多（$P<0.05$）。

（4）颈部 IMT：痰瘀互结型、血瘀气滞型均较阴虚热盛型、气阴两虚型、阴阳两虚型增厚，差异具有统计学意义（$P<0.05$）。

（5）斑块厚度：颈部斑块厚度痰瘀互结型明显高于气阴两虚型、阴阳两虚型（$P<0.05$）。

（6）血液检查：①HbA1c 与阴虚热盛型和气阴两虚型比较，痰瘀互结型、血瘀气滞型更高，差异有统计学意义（$P<0.05$）；②LDL-C 与阴阳两虚型、血瘀气滞型比较，痰瘀互结型升高，差异有统计学意义（$P<0.05$）；③hs-CRP 与阴虚热盛型、气阴两虚型、阴阳两虚型比较，血瘀气滞型、痰瘀互结型更高，差异有统计学意义（$P<0.05$）。

从而得出结论：①在 T2DM 不同中医证型中，动脉硬化分布规律由高到低为痰瘀互结型＞血瘀气滞型＞阴阳两虚型＞气阴两虚型＞阴虚热盛型，最常见的为痰瘀互结型。②颈部、下肢斑块检出率，在 T2DM 不同中医证型中，痰瘀互结型最多，阴虚热盛型最少。颈部、下肢溃疡斑块检出率，痰瘀互结型最高，提示痰瘀互结型是 T2DM 动脉硬化的高危证型。③颈部 IMT、斑块厚度在痰瘀互结型、血瘀气滞型增厚较为显著。同样，有研究在中医辨证论治理论指导下，充分挖掘痰瘀互结证与非痰瘀互结证两组证型与外周动脉 B 超之间的关系得出：与非痰瘀互结组相比，痰瘀互结组出现颈动脉斑块、下肢动脉斑块、颈动脉狭窄、下肢动脉狭窄及同时存在两个部位斑块的比例均较高，差异有统计学意义（$P<0.05$）。众多研究提示痰瘀互结和血瘀气滞可能是 2 型糖尿病合并动脉硬化重要病理机制，在 T2DM 合并 AS 中

痰瘀互结证型发生率高，故临床治疗应在调整机体脏腑气血阴阳的基础上，重视祛瘀化痰行气的治疗方法。

（二）痰瘀同治法是干预糖尿病动脉硬化的基本治法

糖尿病常见病因有禀赋不足，饮食不节，劳欲过度，情志失调等，这些病因可直接或间接地影响到脾，使脾虚失运，运化功能障碍，水湿内生，聚而为痰。糖尿病以气阴两虚为本，气虚血瘀或者阴虚血滞，都会导致血行瘀滞。气虚则无力推动血液运行而致血流迟缓，运行涩滞，脉络瘀痹，形成瘀血。王清任尤其强调气虚致瘀，在其《医林改错》中云："元气既虚，必不能达于血管，血管无气，必停留而瘀。"瘀血与痰浊留滞在脉络中，日久瘀血和痰浊互结并沉积于脉络壁中，形成了固定不移的脉络之痕，致使血管壁增厚，血管腔狭窄，从而引发了糖尿病大血管并发症。孙少卫提出动脉粥样硬化的病机当以脾虚肝郁为本，其标者有痰湿、瘀血、热毒等之别，其中本病的关键环节系痰瘀交结，病理核心为心脉闭阻。由此可见，现代中医学对于动脉粥样硬化大多认为其属本虚标实之证，病位主要在肝、脾、肾、血管脉络，主要病理因素为痰、瘀、毒，基本病机大多属正气亏虚、痰瘀浊毒阻滞脉络。衡先培认为：栝蒌薤白半夏汤自古就是治痰症之主方，现代广泛用于冠心病、脑动脉硬化及脑卒中等的治疗；新四物汤（丹参、赤芍、川芎、当归），具有改善微循环、降黏、降纤等效果，也是治疗动脉粥样硬化性疾病的常用药物，以此二方为基础加减形成了体现痰瘀同治法的丹瓜方，对糖尿病合并冠心病（稳定或不稳定）、脑动脉硬化及脑梗死、周围动脉硬化性闭塞等疾病，都有可靠的治疗效果。

很多学者认为，痰浊和瘀血、瘀毒互为因果，相互影响，恶性循环，从而使糖尿病大血管病变进行性发展以致加重。故在治疗糖尿病动脉硬化大血管病变时，应用中医中药予化痰行气，活血化瘀为主要的治疗方法，抓主要矛盾，辅以滋阴清热，益气补血，调理阴阳等，以达到痰瘀得化，气血通畅，阴阳平衡的治疗目的。

（三）痰瘀同治法干预糖尿病大血管病变的实验研究

冠状动脉富含脂质部分的 AS 斑块中都有 TNF-α 阳性物质，TNF-α 诱导黏附分子（VCAM-1、ICAM-1）表达上调，并促进细胞内 ROS 的产生和 p38 磷酸化，及 NK-κB 转位。Nur77 是巨噬细胞和动脉硬化斑块中表达的一种核因子受体，能调节单核细胞的趋化尤其监视 Ly6C（-）单核细胞。动脉硬化与巨噬细胞分化朝向炎症表型转变相关，并伴随 TNF-α 和 NO 的高表达和 Arginase-I 的低表达。同时动脉硬化 Nur77（-/-）巨噬细胞中有增加的 Toll 样受体 4 的 mRNA 表达和 NF-κB 的 p65 亚单位磷酸化。抑制 NF-κB 活性可阻断 Nur77（-/-）巨噬细胞过度激活。山药提取物通过下调 MAPK/Akt/NF-κB 信号通路以阻断 TNF-α 诱导的黏附分子的表达。当归中的海松酸可抑制 TNF-α 诱导的 MMP-9 产生，并通过下调 NF-κB 和 AP-1 以抑制人主动脉平滑肌细胞（HASMC）的迁移。丹瓜方同时下调 TNF-α 与 NF-κB，可能在糖尿病动脉硬化病理中形成良性循环。以上研究表明丹瓜方降低高脂糖尿病动脉硬化模型鼠升高 vW 免疫组化阳性表达较二甲双胍更为显著。

（四）痰瘀同治法有效干预糖尿病大血管病变的临床研究

丁道霞治疗观察 29 例糖尿病合并脑动脉硬化患者，即在诊断糖尿病同时符合《脑动脉粥样硬化筛查与诊断规范（2014 版）》诊断标准。脑力体力衰退，且肱动脉、颞动脉等体表动脉变宽、变硬；脑动脉粥样硬化，颈动脉听诊结果呈阳性；或双臂血压相差数值>20mmHg；或踝肱指数（ABI）<0.9；颈动脉超声发现 CIMT 增厚，并形成不规则斑块，且存在血管狭窄现象。观察组在常规治疗基础上予以疗以滋阴益气，活血化瘀为基础，采用六味地黄丸和通窍活血汤加减，肝阳上亢证可加天麻、钩藤、牛膝等；痰浊上蒙可加半夏、陈皮、茯苓等；气血两虚证可加黄芪、白术、当归等，总有效率达 96.55%。

有临床研究脑卒中痉挛性瘫痪患者血液指标突出表现为 hs-CRP、同型半胱氨酸（HCY）水平增高，血脂代谢紊乱等变化，提示痰瘀互结在脑卒中发病及复发中起着重要的作用。《本草新编》言："中风未有不成痰瘀者也。"从疾病全程来看，中风致病因素不外气虚、阴虚阳亢、火、痰、风、瘀六种，此六种因素在进入恢复期后，如病情较重，或治疗不当，或训练不足，可表现为风邪横窜经络，结痰挟瘀，阻遏气血运行，气血不能上充营养四肢，引起半身不遂，日久形成痉挛性瘫痪，痰瘀互结是卒中后肢体痉挛性瘫痪的重要原因。

针对 2 型糖尿病合并颈动脉硬化者予以在对照组基础上，加服培补疏脉方中药汤剂，中药组成：黄芪 30g，葛根 12g，知母 12g，丹参 15g，当归 15g，桑葚 15g，地龙 9g，茶树根 10g，石菖蒲 9g，泽泻 9g。连续服用 8 周后，总有效率达 76.7%，两组斑块总积分均明显变小，治疗组斑块总积分下降较对照组更为明显，组间比较有统计学差异。研究认为，人至中年肾气渐亏，脏腑精气渐减，肾阳不足，则开合失调，水液疏泄紊乱，聚湿生痰；肾阴不足，则虚火灼伤津液，炼而成痰。另一方面，血脉中之瘀亦可致痰。即如《血证论》所言"瘀血既久亦可化痰水"，《诸病源候论·诸痰候》中说："诸痰者，此由血脉壅塞，饮水积聚而不消散，故成痰也。"痰乃津液之变，瘀为血液凝滞，由于津血同源，因此痰瘀互为因果，相互转化，痰瘀互结，杂合为患。痰凝和血瘀是动脉粥样硬化病理关键。培补疏脉方诸药共用有益气养阴，化痰泄浊，活血通络之功，通过研究其有延缓 2 型糖尿病颈动脉粥样硬化进程，呈现该方有缩小斑块及改善动脉内膜中层厚度的趋势。

衣卫东等用益气活血通脉方治疗糖尿病下肢动脉硬化闭塞症 150 例与对照组进行临床观察，观察组在对照组常规治疗基础上给予益气活血通脉方，方药组成：炙黄芪 30g，麦冬 15g，当归 15g，川芎 15g，丹参 30g，地龙 15g，水蛭 15g，生地 15g，赤芍 15g，党参 30g，鸡血藤 15g，牛膝 15g，土鳖虫 10g，全蝎 10g，蜈蚣 1 条，炙甘草 6g。诸药合用，共奏通络止痛，活血化瘀，补肾壮骨之功。结果：治疗后，观察组患者血黏度改善程度与对照组比较，差异有统计学意义（$P<0.05$），观察组患者空腹血糖和餐后 2h 血糖改善程度与对照组比较，差异有统计学意义（$P<0.05$），观察组下肢血管动脉硬化改善程度与对照组比较，差异有统计学意义（$P<0.05$）。益气活血通脉方联合常规治疗方法治疗糖尿病下肢动脉硬化闭塞症效果明显，能够改善血液高凝状态，稳定血流动力学，降低血小板 cAMP、cGMP 水平。糖尿病下肢动脉硬化闭塞症属于糖尿病常见的临床并发症，主要是多种危险因素引发造成了肢体中、小动脉硬化狭窄和阻塞，容易发生感染和湿性坏疽。中医学认为本病属于"坏疽""脉痹"疾病范畴。《医林改错》记载："元气既虚，必不能达于血管，血管之气，必停留而瘀。"提示了气滞血瘀、动脉粥样硬化是其病变基础。本病的发生与饮食不节、营卫不和等多种因素有关，患者年老体衰、正虚寒袭、肾阳衰微、阳虚寒盛、气虚无法鼓动、痰浊瘀滞脉道，造成脉痹形成。

（五）痰瘀同治对 2 型糖尿病抗氧化应激的作用

糖尿病发生大、小血管并发症的原因可分为两类，一类与伴随高血脂、高血压等密切相关，另一类主要源于高血糖损害。虽然这两类病因在糖尿病血管并发症中同时存在并不可分割，但却有着显著的区别。目前大量关注的是前一类，而我们应该更着重研究后一类，或称为糖尿病性血管病变，分别可叫糖尿病性动脉粥样硬化或糖尿病性微血管病变等。持续有效降糖并达标是防治糖尿病性血管并发症包括糖尿病性动脉硬化的最佳方法，但实际上全世界糖尿病血糖的达标率都极低。深入研究高糖本身的影响，对于提早介入糖尿病并发症的防治具有积极意义。

氧化应激是引起糖尿病慢性并发症的重要因素。高糖时产生大量 ROS 是导致动脉微炎症进而发生动脉粥样硬化的始动因子。衡先培等对高糖培养 ECV304 内 ROS 含量变化及丹瓜方对其的影响做了深入的研究。发现血管内皮细胞经高糖培养可显著升高其胞内 ROS 含量，且适当浓度丹瓜方对高糖培养血管内皮细胞内 ROS 含量具有显著降低作用。丹瓜方具有强大的细胞内抗氧化活性，这可能是其防治糖尿病慢性并发症尤其血管并发症，包括动脉粥样硬化等的重要机制，且丹瓜方的抗 ROS 与浓度有密切关系。氧化应激是糖尿病大血管和微血管并发症的共同特征。自由基损伤是导致糖尿病患者血管内皮慢性进行性低级别炎症的根源，在糖尿病血管并发症的发生发展中起着中心作用。高糖刺激细胞可产生大量 ROS。新产生的 ROS 同时又损伤胰岛功能、增加胰岛素抵抗而升高血糖，并伴随着激活糖尿病慢性并发症的多种病理生理过程。因此有效控制高糖作用于细胞所产生的大量 ROS，对于防治糖尿病慢性并发症、保护高糖环境中各种细胞及延缓糖尿病的进展，都具有重大意义。

（六）痰瘀同治对 2 型糖尿病内皮损伤的影响

1. 痰瘀同治法临床广泛用于糖尿病慢性并发症的治疗

糖尿病病人痰瘀同病者相当常见，是导致糖尿病慢性并发症泛发的基础。及时合理应用痰瘀同治法，能有效地预防和治疗糖尿病的多种慢性并发症，尤其是慢性血管并发症。高浓度的葡萄糖培养血管内皮细胞可破坏细胞形态，抑制细胞的增殖，促进细胞凋亡。衡先培等研究了痰瘀同治法的中药复方丹瓜方对培养人脐静脉内皮细胞（ECV304）增殖及形态的影响，以揭示丹瓜方在防治糖尿病高血糖致血管内皮细胞损伤中的作用。材料：人脐静脉内皮细胞（ECV304），购于武汉大学典型物保藏中心（美国 ATCC 产品）；丹瓜方组方：丹参、川芎、瓜蒌、薤白等按等比组成，所有中药材均经专业人士鉴定，由福建中医学院附属人民医院制剂室制成 1∶1 药液，加压蒸汽灭菌。该制剂电解质经测定均在人血液电解质正常值波动范围，不含重金属。

通过实验可初步得出下列认识：①不同浓度丹瓜方对培养 ECV304 细胞的形态、增殖都具有明显影响，浓度越高对细胞的抑制作用越显著；②不同浓度丹瓜方均具有促进培养的 ECV304 细胞多形性及伪足样结构形成作用，适当丹瓜方浓度（如 1/450）这种作用极为显著；③过高糖（22.22mmol/L，相当于临床重度高血糖的糖尿病病人）对培养的 ECV304 也具有抑制作用；④丹瓜方和过高糖对细胞的抑制作用不形成叠加。进一步的实验发现具有伪足样结构的细胞对秋水仙碱细胞毒的耐受性显著增加。

高糖的内皮细胞毒性与其浓度呈显著的线性相关。高血糖细胞毒作用的统计学意义为棘点浓度为 22.2mmol/L；丹瓜方能逆转不同浓度的高血糖对内皮细胞的毒性作用。研究结果表明，丹瓜方对高血糖环境下的内皮细胞有较强的保护作用。这对于早期预防和治疗糖尿病心血管并发症非常有意义。

2. 糖尿病是心血管疾病的独立危险因素

炎症反应是糖尿病并发症发生发展的重要途径，血管内皮损伤是糖尿病动脉粥样硬化的始动环节。氧化低密度脂蛋白（ox-LDL）、转化生长因子 β_1（TGF-β_1）是参与糖尿病动脉硬化的重要因子。TGF-β_1 广泛分布于血管内皮细胞、平滑肌细胞、淋巴细胞、脂多糖激活的巨噬细胞、单核细胞和血小板中，调节细胞的增殖、分化、凋亡及机体的免疫、炎症等生理病理过程。其中 TGF-β_1 在血管壁表达最高，活性最强，可加速动脉粥样硬化的形成；血管内皮损伤是动脉粥样硬化形成的始动因素，高糖高脂损伤内皮并促进 ox-LDL 的形成；ox-LDL 亦可导致内皮损伤，而内皮的损伤又为 ox-LDL 在内皮下的沉积创造条件。ox-LDL 以及损伤的内皮细胞能刺激多种细胞因子（如黏附分子）及炎症因子的表达，其中 MCP-1、ICAM-1、TNF-α 的表达具有显著的致动脉粥样硬化作用。

有学者研究了丹瓜方对痰瘀型 2 型糖尿病患者血清 TGF-β_1、ox-LDL 的影响，从而探讨丹瓜方防治糖尿病及其血管并发症的机制。选取 2014 年 1 月至 2016 年 12 月住院的痰瘀型 2 型糖尿病患者 144 例，采用统计软件 SPSS 20.0 产生随机数分为对照组和观察组各 72 例。对照组男 39 例，女 33 例；平均年龄 64.88（±10.79）岁；平均病程 9.41（±4.16）年。观察组男 37 例，女 35 例；平均年龄 61.15（±9.68）岁；平均病程 8.27（±3.59）年。参照中国中西医结合学会糖尿病专业委员会 2005 年制定的《中西医结合糖尿病诊疗标准（草案）》中痰瘀证辨证标准，主症：心胸窒闷、头晕目眩、肢沉体胖、舌暗红有齿痕、苔浊腻、脉弦滑；次症：嗜睡、痰多口黏、胸闷气短、肢体酸痛。按症候的重度、中度、轻度、无，分别给予 6 分、4 分、2 分、0 分。判断：主症≥6 分，或主症≥4 分＋次症≥4 分即痰瘀证成立。纳入标准①符合上述诊断及辨证标准；②年龄：男性＞50 岁，女性＞60 岁；③TC≥5.2mmol/L 或 LDL≥2.6mmol/L；④收缩压≥130mmHg 和（或）舒张压≥80mmHg；⑤同意参加本研究并签署知情同意书。对照组对患者进行降糖、降压、调脂治疗，力求控制空腹血糖≤7mmol/L，非空腹血糖≤10mmol/L，糖化血红蛋白＜7％。给予糖尿病教育，指导饮食和运动。血压≥140/80mmHg 给予降压药择性 β 受体阻滞剂。常规给予阿司匹林 100mg qd。观察组在对照组治疗基础上联合丹瓜方（丹参、瓜蒌、川芎、赤芍、法半夏等）口服治疗，水煎服，每日 1 剂，分早晚 2 次服用，每次服用 200ml。两组均治疗 4 周。

表 28-16　2 组治疗前后血糖水平比较 ($\bar{x}\pm s$)　　　单位：mmol/L

组别	n	时间	FBG	2hPG
对照组	70	治疗前	9.38±2.42	12.47±2.47
		治疗后	8.11±1.21	12.45±1.79
观察组	69	治疗前	9.58±2.37	12.25±2.09
		治疗后	6.89±0.91	8.22±1.41[1]

注：与对照组比较，[1]$P<0.05$

表 28-17　2 组治疗前后血脂水平比较 ($\bar{x}\pm s$)　　　单位：mmol/L

组别	n	时间	TC	TG	LDL
对照组	70	治疗前	6.35±1.46	3.62±1.71	4.67±1.01
		治疗后	5.58±1.08	2.37±1.07	3.99±1.05
观察组	69	治疗前	6.32±1.18	3.42±1.52	4.42±0.99
		治疗后	5.21±0.75[1]	2.22±1.10	3.05±0.81[1]

注：与对照组比较，[1]$P<0.05$

表 28-18　2 组治疗前后血清 TGF-β_1、ox-LDL 水平比较 ($\bar{x}\pm s$)

组别	n	时间	TGF-β_1/（ng/ml）	ox-LDL/（MU/L）
对照组	70	治疗前	19.85±2.13	16.35±2.04
		治疗后	18.08±0.90	16.24±1.91
观察组	69	治疗前	19.27±3.11	16.64±1.93
		治疗后	14.36±1.14[1]	12.24±1.24[1]

注：与对照组比较，[1]$P<0.05$

表 28-19　2 组治疗前后证候积分比较 ($\bar{x}\pm s$)

组别	n	治疗前	治疗后
对照组	70	19.85±7.13	11.89±1.58
观察组	69	18.27±6.51	8.25±1.36[1]

注：与对照组比较，[1]$P<0.05$

结果显示：丹瓜方可改善 2 型糖尿病痰瘀证患者 2hPG、TC、TG 水平，降低 ox-LDL、TGF-β_1 水平，改善 2 型糖尿病痰瘀证患者糖脂代谢，抑制糖尿病炎症反应并减轻血管内皮损伤，具有抗动脉粥样硬化的作用。

三、已变延寿

（一）痰瘀同治对心血管的保护作用研究

1. 对离体心脏垂体后叶素缺血模型

邹平平等观察了中药复方丹瓜方对高脂糖尿病大鼠离体心脏的垂体后叶素所致心肌缺血模型的影响，并探讨其可能的作用机制。通过垂体后叶素能直接使小动脉及冠状动脉收缩，使血压升高，从而造成心肌缺血缺氧；同时由于能收缩全身小血管，而导致心脏负荷加重，心肌耗氧增强。研究选健康清洁级 SD 大鼠，8 周龄，雄性，体质量皆为（220±10）g。由上海斯莱克实验动物有限责任公司提供。分笼饲养于动物实验中心 SPF 级动物房内。饲养情况：温度：（22±1）℃；湿度：（50±5）%；12h 明暗周期。动物食用高脂饲料（普通饲料 87.63%、精炼猪油 10%、胆固醇 2%、猪胆盐 0.3%、丙基硫氧嘧啶 0.07%。由福建省医学科学研究所实验动物中心提供。所有饲料均进行高温消毒与辐射处理）。饮用水为清洁自来水，自由饮水和摄食，定时更换托盘。中药复方丹瓜方药液：由丹参、瓜蒌、川芎、薤白、赤芍等组成，由福建中医药大学附属人民医院药剂科按原生药浓度 1g/ml、2g/ml、3g/ml 三种规格配制；糖脉康颗粒：四川升和药业有限公司；垂体后叶素：宁波第二激素厂，兽药字（2012）110254519。

选取雄性 SD 大鼠 48 只，于早上 7 点撤去大鼠食物，禁食不禁水，8h 后称量大鼠空腹体质量。将体质量值由低到高排列，用随机数字表法分出正常大鼠 8 只，以普通饲料饲养。其余 40 只以上述高脂饲料饲养 4 周后，禁食不禁水，8h 后称量大鼠空腹体质量。且在大鼠空腹状态下进行腹腔注射 STZ，注射量按 30mg/（kg·d），1 次/天，连续注射 2d，并于第 2 次 STZ 注射结束后的 48h 及 72h 检测 FBG。选出 2 次 FBG 均≥11.1mmol/L 的大鼠，即为糖尿病模型造模成功大鼠。造模成功 35 只，成功率为 87.5%。

将造模成功的大鼠先按体质量分层，再按 FBG 水平由低到高排序，依据随机数字表法分为丹瓜方低、中、高剂量组，糖脉康组以及模型组，且每组各 7 只。各组均于每日上午 9 点灌胃给药。糖脉康组以 0.19g/ml 糖脉康颗粒配制药液灌胃；模型组以无菌水按灌胃；丹瓜方低、中、高剂量组分别以 1、2、3g/ml 丹瓜方药液灌胃；以上各组大鼠分别按 6.8ml/（kg·d）灌胃，即药物用量均为 60kg 成人每日常规用药量 5 倍给药。在干预过程中，丹瓜方高、低剂量组中各有 1 只大鼠因灌胃失误而致死亡。正常组即为先前已分出的 8 只大鼠。各组糖尿病模型大鼠均以相同的高脂饲料喂养，正常组以普通饲料喂养。

12 周药物干预期结束后，先给大鼠腹腔注射肝素钠溶液（0.25ml/100g），行肝素化 20min 后，再以 10% 水合氯醛（0.5ml/100g）行腹腔注射以麻醉，待大鼠麻醉后，用手术剪与镊子迅速打开胸腔，适当暴露胸腔并迅速分离出心脏，即刻将其置于 4℃ 改良 Krebs-Henseleit（K-H）液中，漂净血液，剪去肺组织、食管等多余组织，留出长度约 2cm 主动脉胸段，逆行插管，迅速转移，将离体心脏固定于 Langendorff 灌流装置中，以改良 K-H 液行在恒流恒温（泵速 7.0，水浴循环 37.0℃）条件下灌流。改良 K-H 液成分如下（g/L）：NaCl 6.896、KCl 0.35、K_2HPO_4 0.163、$MgSO_4 \cdot 7H_2O$ 0.296、$NaHCO_3$ 2.10、$CaCl$ 20.139，葡萄糖 1.982，pH 值 7.3~7.4，通以 95%O_2+5%CO_2 混合气体饱和。先以改良 K-H 液灌流 5min，即待心脏搏动稳定，然后将含有垂体后叶素（按 40U/1 000ml）的改良 K-H 液继续进行灌流。从使用含有垂体后叶素的改良 K-H 液心脏灌流开始计时，通过生物信号采集系统分别记录灌流后第 5、10、15、20、30min 时点的心率、心肌收缩幅度值、冠脉流量。

表 28-20　各组不同时点冠脉流量比较（ml/min，$\bar{x}\pm s$）

组别	n	5min	10min	15min	20min	30min
低剂量组	6	13.15±0.61	13.070.25	13.05±0.19	13.01±0.42	12.98±0.14
中剂量组	7	12.91±0.56	12.850.35	13.14±0.53	13.14±0.30	12.89±0.20
高剂量组	6	13.13±0.59	12.93±0.50	13.32±0.81	12.98±0.33	12.98±0.40
糖脉康组	7	12.71±0.63	13.20±0.43	13.16±0.31	13.06±0.19	13.16±0.36
正常组	8	12.57±0.26	13.01±0.44	12.96±0.49	13.07±0.36	13.19±0.65
模型组	7	12.60±0.69	12.78±0.42	13.00±0.40	12.93±0.48	12.81±0.27

注：各时点组间各组离体心脏灌流冠脉流量比较无显著差异（$P>0.05$）。

表 28-21　各组不同时点心率比较（次/分，$\bar{x}\pm s$）

组别	n	5min	10min	15min	20min	30min
低剂量组	6	171.67±18.31	167.00±19.91[#]	175.33±22.30	171.00±26.86	161.33±21.23[#]
中剂量组	7	176.29±36.67	188.29±20.44	186.86±30.28	189.14±30.09	190.29±21.95
高剂量组	6	172.33±31.43	195.67±15.88	198.33±51.00	203.00±32.83	201.33±13.31
糖脉康组	7	187.43±40.23	187.71±33.87	185.14±29.82	197.14±39.19	200.86±28.66
正常组	8	182.00±38.35	172.50±28.42	170.75±26.23	181.13±17.64	172.25±14.32[#]
模型组	7	169.43±21.09	166.29±11.79[#]	174.29±32.55	175.71±32.70	176.86±5.43[#]

注：与高剂量组比较，[#]$P<0.05$。

表 28-22　各组不同时点心肌收缩幅度值比较（g，$\bar{x}\pm s$）

组别	n	5min	10min	15min	20min	30min
低剂量组	6	1.40±0.61	1.44±1.54	1.57±1.07	1.35±1.14	1.55±0.83
中剂量组	7	1.59±1.56	1.53±1.43	2.16±0.72	1.91±0.71	1.96±1.56b#
高剂量组	6	1.36±0.90	1.24±0.57	1.28±0.72	1.39±1.06	1.80±0.49b#
糖脉康组	7	0.76±0.51	0.68±0.56	1.36±1.08	1.44±1.09	1.46±1.45
正常组	8	1.05±0.46	1.21±0.54	0.84±0.59a*	1.10±0.99	0.67±0.18
模型组	7	1.12±0.94	0.73±0.65	1.21±0.76a#	1.26±0.59	1.46±0.88

注：与中剂量组比较，a# $P<0.05$，a* $P<0.01$；与正常组比较，b# $P<0.05$；单位 g 即表示相应质量的重物所带来的重力。

结论：本次研究主要在运用加有垂体后叶素 K-H 液离体心脏灌注，即在心肌缺氧的基础上心脏灌流，结果显示丹瓜方中、高剂量组的心肌在缺血缺氧状态下的心肌收缩幅度和心率能维持一定稳定趋势。尤其是第 20、30min 时段，丹瓜方中、高剂量组的心肌收缩幅度及心率优势明显，心肌活力及心脏工作能力更强，故进一步说明丹瓜方对糖尿病心肌缺氧应激有一定的保护性。丹瓜方还能抗冠状动脉硬化，改善心肌细胞间信息传导，具有洋地黄改善心肌收缩力作用但又不具有洋地黄不良作用。丹瓜方对心肌的保护作用也离不开其降糖、调脂机制，这些作用能减轻由于高糖毒性、脂毒性对心肌细胞的损伤作用，从而使心肌抗氧化应激功能增强、心肌收缩功能改善以及心肌细胞的凋亡减轻。这些作用可为以后防治糖尿病心脏病提供参考依据。

丹参、川芎在现代药理研究中发现具有改善心肌收缩力、及心肌功能的作用。还有研究认为瓜蒌、薤白可以通过清除氧自由基、减轻氧化反应而抑制 p38、JNK、ERK 蛋白磷酸化以减轻缺血损伤，对心肌具保护作用。丹瓜方还可以阻抑高糖、高脂产生 ROS，调控 NF-κB 阳性表达及 NF-κB mRNA 表达水平，从而阻断氧化应激所致炎症反应。

2. 对冠脉血流量的影响

有研究运用离体心脏灌流研究丹瓜方对正常大鼠心血管的影响，选 8 周龄 SPF 级雌性 SD 大鼠 100 只，体质量（240±10）g，由上海斯莱克实验动物有限责任公司提供。大鼠自由饮食，饮水，12h 明暗交替，室温 21～23℃；相对湿度：50%～60%。丹瓜方药液按原生药浓度分为 1、2、3g/ml 3 种规格，批号：120928。糖脉康颗粒：主要成分为黄芪、生地、赤芍、丹参、牛膝、麦冬、黄精，四川升和药业有限公司生产。垂体后叶素（Pit）：宁波第二激素厂。

SD 大鼠按体质量分层，随机分为糖脉康组，丹瓜方低、中、高剂量组，空白对照组。丹瓜方低、中、高剂量组分别按丹瓜方原生药相当于每千克成人体质量的 5、10、15 倍给药，糖脉康组相当于低剂量药量（1.25g 颗粒剂/kg 大鼠体质量），配制容积相等糖脉康药液，都按 6.83ml/（kg·d）的灌胃量给药。

处理方式：各组大鼠普通饲料喂养，每日上午 9：00 按分组处理灌胃给药，连续干预 2 周。于第 15 天禁食 10h 测空腹血糖（FBG）及体质量。次日腹腔注射 1 000IU/ml 肝素钠 2.5ml/kg，20min 后腹腔注射 10%水合氯醛 5ml/kg，麻醉后取出心脏，连接到 Langendorff 等流灌流装置上，检测大鼠 5、10、15、20、30min 心率、冠脉流量、心肌收缩幅度。其中，50 只用加 40U/L Pit 灌流液灌注，模拟冠脉收缩心肌缺血模型，并且以幅度 1V、波宽 5ms 刺激波刺激；50 只用不加 Pit 灌流液灌注。结果：

（1）丹瓜方对正常大鼠体质量及 FBG 的影响见表 28-23。

表 28-23　各组大鼠体质量及 FBG 比较（$\bar{x}\pm s$，$n=20$）

组别	体质量/g	FBG/（mmol·L^{-1}）
空白对照组	426.15±49.43	6.275±0.782
丹瓜方低剂量组	414.75±33.41	6.055±0.466
丹瓜方中剂量组	414.40±41.08	6.265±0.838
丹瓜方高剂量组	370.554±32.57**	5.785±0.921*
糖脉康组	385.10±44.72**	6.055±0.589

注：与空白对照组比较，* $P<0.05$，** $P<0.01$；表 28-24、表 28-25 相同。

（2）各组大鼠心率变化见表 28-24、表 28-25。各时间段（5、10、15、20、30min）灌流液不加 Pit 时，各用药组心率均明显高于空白对照组（$P<0.01$）；前 3 个时间段（5、10、15min）灌流液加 Pit 时，丹瓜方高剂量组心率均高于空白对照组，且在 5min 时段差异有统计学意义（$P<0.01$）。

表 28-24 灌流液不加 Pit 各组大鼠心率比较（$\bar{x}\pm s$，$n=10$，次/分）

组别	5min	10min	15min	20min	30min
空白对照组	110.00±31.70	111.80±27.76	104.60±27.44	103.70±21.06	110.20±29.08
丹瓜方低剂量组	160.40±36.23**	160.40±28.00**	155.50±25.851**	147.30±32.25**	152.40±19.16**
丹瓜方中剂量组	198.00±9.84**	181.30±11.47**	161.10±29.47**	164.20±18.68**	161.30±21.24**
丹瓜方高剂量组	168.20±22.02**	160.40±7.93**	183.10±12.00**	160.60±8.91**	171.30±19.09**
糖脉康组	156.60±20.98**	138.20±22.99**	136.00±22.35**	137.10±24.57**	139.30±16.71**

表 28-25　灌流液加 Pit 各组大鼠心率比较（$\bar{x}\pm s$，$n=10$，次/分）

组别	5min	10min	15min	20min	30min
空白对照组	124.30±25.210	145.30±30.71	135.40±17.49	125.30±16.60	126.20±20.41
丹瓜方低剂量组	161.50±39.25	143.10±13.50	137.10±21.62	140.4.9±28.31	131.10±23.15
丹瓜方中剂量组	183.00±18.39	131.10±29.20	103.30±29.66	115.50±16.19	119.10±15.03
丹瓜方高剂量组	170.40±25.37**	150.70±38.23	138.40±31.48	124.60±28.86	118.60±26.67
糖脉康组	154.60±18.28	142.20±22.00	131.30±20.47	125.50±24.13	131.10±21.61

（3）各组大鼠冠脉流量变化见表 28-26、表 28-27。灌流液不加 Pit 时，15min 时间段，丹瓜方高剂量组冠脉流量较其他 4 组高，差异有统计学意义（$P<0.01$）。灌流液加 Pit 时，各时间段丹瓜方低剂量组冠脉流量较其余 4 组高，且 5、20min 时间段，与空白对照组比较差异有统计学意义（$P<0.05$）；10min 时间段，丹瓜方低剂量组与糖脉康组比较有显著性差异（$P<0.05$）；5min 时间段，丹瓜方高剂量组冠脉流量高于空白对照组（$P<0.05$）。

表 28-26　灌流液不加 Pit 各组大鼠冠脉流量比较（$\bar{x}\pm s$，$n=10$，ml/min）

组别	5min	10min	15min	20min	30min
空白对照组	12.44±0.29	11.90±0.21	11.94±0.24**	12.15±0.38	12.06±0.23
丹瓜方低剂量组	12.02±0.48	11.824±0.35	12.18±0.32**	11.93±0.46	12.08±0.27
丹瓜方中剂量组	13.02±2.33	12.80±0.47	10.95±1.18**	12.33±0.50	11.59±0.83
丹瓜方高剂量组	12.43±1.42	12.72±2.68	13:06±0.72	12.08±1.57	11.90±1.84
糖脉康组	12.67±0.38	11.92±0.11	12.00±0.27**	11.82±0.68	11.95±0.28

注：与丹瓜方高剂量组比较，** $P<0.01$。

表 28-27 灌流液加 Pit 各组大鼠冠脉流量比较（$\bar{x}\pm s$，$n=10$，ml/min）

组别	5min	10min	15min	20min	30min
空白对照组	12.61±0.33	12.96±1.03	12.56±0.61	12.56±0.61	13.25±0.51
丹瓜方低剂量组	13.93±0.97*	13.70±0.72△	12.97±0.23	12.97±0.23*	13.29±1.04
丹瓜方中剂量组	12.71±0.43	12.73±0.40	12.54±0.42	12.54±0.42	12.94±0.74
丹瓜方高剂量组	13.20±0.53*	12.92±0.84	12.70±0.43	12.70±0.43	13.26±0.82
糖脉康组	12.79±0.40	12.54±0.46	12.67±0.57	12.67±0.57	12.84±0.93

注：与空白对照组比较，* $P<0.05$；与糖脉康组比较，△ $P<0.05$。

（4）各组大鼠心肌收缩幅度变化见表 28-28、表 28-29。灌流液不加 Pit 时，各时间段丹瓜方高剂量组心肌收缩幅度高于空白对照组（$P<0.01$）；糖脉康组在 15、20min 时间段内心肌收缩幅度高于空白对照组（$P<0.01$）。在 5、10、30min 时间段内，丹瓜方高剂量组心肌收缩幅度高于糖脉康组，差异有统计学意义（$P<0.01$）。灌流液加 Pit 时，在 10、15、20、30min 时间段内丹瓜方高剂量组心肌收缩幅度高于其他各组，且丹瓜方高剂量组较空白对照组差异有统计学意义（$P<0.01$）。各时间段内，丹瓜方高剂量组的心肌收缩幅度均高于糖脉康组，且 10、15、20、30min 时间段内两者差异有统计学意义（$P<0.01$）。

表 28-28 灌流液不加 Pit 各组大鼠心肌收缩幅度比较（$\bar{x}\pm s$，$n=10$，g）

组别	5min	10min	15min	20min	30min
空白对照组	0.85±0.39	1.20±0.44	1.62±0.58	1.76±0.67	2.54±1.33*
丹瓜方低剂量组	1.60±0.28	0.96±0.95	0.87±0.66	1.11±1.10	2.21±1.15
丹瓜方中剂量组	2.95±1.44	3.26±1.07	1.55±0.69	1.51±1.63	3.05±1.01
丹瓜方高剂量组	3.72±1.06**aa	4.02±1.89**aa	3.81±1.02**	3.71±1.35**	5.17±2.39**△△
糖脉康组	1.36±0.96	1.80±0.71	5.43±2.09**	4.75±1.35**	2.12±1.58

注：与空白对照组比较，** $P<0.01$；与糖脉康组比较，△△ $P<0.01$。下表同。

表 28-29 灌流液加 Pit 各组大鼠心肌收缩幅度比较（$\bar{x}\pm s$，$n=10$，g）

组别	5min	10min	15min	20min	30min
空白对照组	0.98±0.55	1.77±1.25	2.71±1.93	2.14±1.11	2.12±1.05
丹瓜方低剂量组	3.41±2.94	3.75±2.07	4.25±1.47	5.27±1.55	3.89±1.42
丹瓜方中剂量组	0.92±0.47	1.63±1.53	2.49±1.53	2.67±2.07	2.62±1.88
丹瓜方高剂量组	2.234.0.88	4.14±1.85**△△	25.844±2.73**△△	7.56±2.72**△△	21.31±5.97**△△
糖脉康组	1.32±0.61	1.46±0.58	0.91±0.19	2.12±1.04	2.55±1.54

研究结果显示：丹瓜方在心率及心肌收缩幅度方面具有维持稳定及改善作用，不同浓度的丹瓜方作用不一致，高剂量效果更佳。该研究还表明丹瓜方改善心肌传导，降低循环内皮素含量，并具有显著的抗氧化应激及抗细胞微丝、微管解聚作用。这些作用机制，与丹瓜方改善离体心肌收缩幅度和心率有密切的关系。无论是对非缺血性心脏，还是对缺血性心脏模型，丹瓜方都可以增加离体心脏心率、心肌收缩幅度及冠脉流量，表明丹瓜方具有确切的抗心肌缺血缺氧，改善心脏功能的作用。

第二节　痰瘀同治法多靶点干预糖脂代谢紊乱

一、肝脏靶点

1. 抗肝脏氧化应激

糖尿病存在明显的氧化应激损伤，进一步引起糖尿病并发症的发生。多种病理条件之下，多种途径刺激机体产生大量氧自由基，当超出其消除能力时，抗氧化能力平衡打破，致使活性氧含量增多，产生氧化应激状态，诱发糖尿病血管病变。Brownlee 提出氧化应激是高血糖相关的血管病变的共同上游机制，可激活包括多元醇、己糖胺以及糖基化终末产物形成等与糖尿病血管并发症发生发展有关的信号转导通道。活性氧簇（ROS）在血管病理生理过程起重要作用，过剩的 ROS 通过激活线粒体、DNA 氧化损伤等途径诱导细胞凋亡，促进 DM 的发生发展。ROS、超氧化物歧化酶（SOD）、还原型谷胱甘肽（GSH）与糖尿病血管病变关系密切，其在机体内水平的变化对糖尿病及其血管病变有较大影响。研究结果表明，丹瓜方可降低转基因糖尿病小鼠肝脏 ROS 活性，升高 SOD、GSH 活性，达到抗氧化应激的作用。

2. 抗肝脏糖基化

糖尿病慢性并发症大多与高血糖和晚期糖基化终末产物（AGEs）形成增多有关。研究表明，AGEs 参与糖尿病肝脏以及心、脑血管纤维化的发病，其机制可能涉及细胞、细胞因子、细胞外基质（ECM）及其降解酶等方面。此外，透明质酸与肝纤维化病变程度呈正相关。长期高血糖可引起组织损伤，而组织损伤是促进纤维化发展的主要因素，可导致 ECM 的积累。急性和慢性高血糖都是一种前炎症状态，能引起多种炎性细胞因子表达增加，导致纤维化的发生。高血糖时，AGEs 可以直接通过形成蛋白质交联而改变 ECM 的结构和功能，也可以与细胞表面特异性受体结合而发挥作用，因此细胞因子对肝纤维化的形成有重要的促进作用。

3. 抗肝细胞损伤

国内外学者也已普遍接受和证实氧化应激带来的脏器损伤是糖尿病及其多种并发症发病机制的共同通道。在高糖环境中，机体清除氧自由基的因素如 SOD、GSH 活性降低，导致机体抗氧化能力降低；另一方面，体内的氧化应激作用增强，MDA 含量明显升高，造成体内大量活性氧自由基的积聚，H_2O_2 和 O_2 可通过一系列链锁式自由基反应生成更多的其他形式的自由基，使自由基含量进一步升高，从而促进糖尿病及其并发症的发生发展。肝脏是糖代谢的主要脏器，也是摄取、储存、合成葡萄糖的主要场所。高血糖不仅引起大血管、心脏、肾脏、视网膜、周围神经等慢性病变，也常累及肝脏。高血糖可通过上述氧化途径直接造成肝细胞损伤，如肝脏脂肪变性、肝纤维化及酶学异常等。糖尿病的各种慢性并发症都与肝脏的糖脂调节密切相关，而且也对肝脏产生相应的影响。

腺苷脱氨酶（ADA）能较灵敏地反映肝细胞的损害程度。糖尿病血管、肝脏并发症的一系列病理变化与中医"痰、瘀"病理变化相一致。中医治疗糖尿病，注重整体调理，祛邪扶正，重在调节脏腑，恢复胰岛功能，调节胰岛素分泌，增加胰岛素敏感性，以达到更佳的治疗目的。通过中医理论拟定的痰瘀同治方药有着整体治疗优势，其作用机理可能与调节糖、脂代谢，抗氧化应激，清除氧自由基等因素有关，发挥其多靶点、多途径作用的特色，这对防治糖尿病血管、肝脏并发症有重要意义。

二、胰腺靶点及胰岛素相关研究

1. 基于血糖控制

痰瘀同治法干预胰腺靶点，重要改善胰岛功能、改善胰岛素抵抗，以达到更好的血糖控制。李亮以痰瘀同治法保护转基因小鼠糖尿病模型为研究对象，选择体质量约 20g 的 8 周龄雄性转基因 ApoE－/－小鼠在空腹状态下连续称重 3 天，以第 3 天体质量作为标准，按 40mg/（kg·d）量在每日早上 8：00 小鼠空腹状态下腹腔注射 STZ，连续 3 天，并于末次 STZ 注射后 48h 及 72h 分别测定 FBG。选取出两次 FBG 均≥11.1mmol/L 者，余下则再次用同一方法连续注射 STZ 两日并于末次 STZ 注射后 48h 及 72h 分别测定 FBG。选取出两次 FBG 均≥11.1mmol/L 者视为转基因 ApoE−/− 糖尿病模型鼠。适应性灌胃观察 1 周，1 周后再次连续测 FBG2 天，并以此两次 FBG 均值为基础血糖。适应性灌胃期间有 2 只小鼠由于灌胃失败而死亡，共建立模型鼠 32 只。

分组：将确定的糖尿病模型 ApoE−/− 小鼠在测定基础血糖次日在空腹状态下测定体质量，并按体质量进行分层，再按血糖水平高低依序标号，用随机数字表取随机数字，将尾数为 1、5 者归入①模型组 [无菌水（SW），15ml/（kg·d）]；尾数 2、6 归入②吡格列酮组 [PG，4.3mg/（kg·d）]；尾数 3、7 者归入③丹瓜方组 [丹瓜方（DG，15ml/（kg·d）]；尾数 4、8 者归入④联合用药组 [吡格列酮（PG，4.3mg/（kg·d）+DG，15ml/（kg·d）] 每组 8 只。另取同龄，体质量可比的 C57、BL/6J 小鼠 15 只连续测定 FBP 两天，根据 2 次血糖的平均值，选取 FBG 平均值正常的 8 只作为⑤正常对照组，放置于福建中医药大学实验动物中心饲养。

表 28−30　各组小鼠空腹血糖情况 $(\bar{x}\pm s)$

	n	剂量	干预前血糖/（mmol·L^{-1}）	干预前血糖/（mmol·L^{-1}）
C57	8	—	6.44±1.39	8.84±1.36
模型	8	SW 15ml/（kg·d）	13.36±1.44$^{△△}$	16.24±2.66$^{△△}$
丹瓜方	8	DG 15ml/（kg·d）	12.44±1.37$^{△△}$	11.01±2.74**
联合	8	DG 15ml/（kg·d）PG 4.3ml/（kg·d）	12.73±1.56$^{△△}$	11.6±3.37**
吡格列酮	8	PG 4.3ml/（kg·d）	12.83±1.09$^{△△}$	13.28±4.87$^{△△}$

注：与 C57 比较：$^{△}P<0.05$，$^{△△}P<0.01$；与模型组比较：$^{*}P<0.05$，$^{***}P<0.01$；与丹瓜方组比较：$^{□}P<0.05$，$^{□□}P<0.01$。下 3 个表同。

表 28−31　各组小鼠组间 HbA1c 比较 $(\bar{x}\pm s)$

	n	剂量	HbA1c/%
C57	8	—	4.66±0.29
模型	8	SW 15ml/（kg·d）	5.24±0.29$^{△△}$
丹瓜方	8	DG 15ml/（kg·d）	4.73±0.41**
联合	8	DG 15ml/（kg·d）PG 4.3ml/（kg·d）	4.78±0.34**
吡格列酮	8	PG 4.3ml/（kg·d）	4.63±0.29**

表 28−32　各组小鼠组间 FIns、CP 水平比较 $(\bar{x}\pm s)$

	n	剂量	FIns/（pmol·L^{-1}）	CP/（ng·ml^{-1}）
C57	8	—	0.09±0.04	0.15±0.55**
模型	8	SW 15ml/（kg·d）	0.18±0.18$^{□}$	0.23±0.73$^{△△□}$
丹瓜方	8	DG 15ml/（kg·d）	0.07±0.04*	0.18±0.15*
联合	8	DG 15ml/（kg·d）PG 4.3ml/（kg·d）	0.06±0.04**	0.18±0.57
吡格列酮	8	PG 4.3ml/（kg·d）	0.06±0.04**	0.15±0.51$^{△△}$

表 28-33 干预后各组小鼠组间 FIRI 水平比较（$\bar{x} \pm s$）

	n	剂量	FIRI
C57	8	—	1.62±0.37**
模型	8	SW 15ml/（kg·d）	2.70±0.90□
丹瓜方	8	DG 15ml/（kg·d）	1.47±0.84*
联合	8	DG 15ml/（kg·d） PG 4.3ml/（kg·d）	1.77±0.68**
吡格列酮	8	PG 4.3ml/（kg·d）	1.69±0.75**

如表 28-30 至表 28-33 所示：丹瓜方与联合组血糖在 8 周后对血糖的调控趋于稳定，而吡格列酮组虽仍有波动，但各药物干预组 HbA1c 均低于模型组。研究证实了丹瓜方与吡格列酮同等的有类似改善糖代谢作用，且长期降糖效果较吡格列酮稳定；同时丹瓜方对 TC 和 TG 也有明显的调节作用。吡格列酮组、联合组和丹瓜方组空腹胰岛素水平均低于模型组，本试验空腹 C 肽水平亦与胰岛素 β 水平统计结果有类似性：模型组空腹 C 肽水平均高于吡格列酮组和丹瓜方组，但与联合组的差异无统计学意义。而通过计算发现模型组的胰岛素抵抗水平均高于吡格列酮组、联合组和丹瓜方组。

2. 基于胰岛素抵抗

吡格列酮作为 TZD 类药物通过过氧化物酶增殖体激活受体-γ（PPAR-γ）诱导脂肪循环作用增强，减少肝糖输出，防治胰岛素抵抗且增加葡萄糖激酶表达，修复胰岛素细胞，改善胰岛功能。而丹瓜方组和吡格列酮组的空腹胰岛素、C 肽、胰岛素抵抗指数均同样与模型组存在统计学差异，这提示了丹瓜方可能有与吡格列酮类似的改善胰岛素功能的作用。研究表明丹瓜方具有明显促进大鼠骨骼肌脂联素的表达的作用，骨骼肌是体内胰岛素转运的重要靶点，影响外周胰岛素抵抗水平，脂联素表达增强，能调节脂肪酸氧化，避免其异常蓄积，从而达到改善胰岛素抵抗的目的。丹瓜方具有消痰散瘀，共奏痰瘀同治之效。痰瘀同治者，包括了祛痰降浊与活血化瘀，痰浊和瘀血是相互交结而为病的，若只是只祛痰则瘀结不化，痰亦难消，若只是化瘀则使痰浊不散，瘀亦难去，只有真正把化瘀与祛痰并举，才能达到事半功倍的效果。

第五永长等认为痰浊、瘀血、痰瘀毒交结是 IR 发生的基本因素。陈筱云教授在多年的临床工作中发现，大多数糖尿病前期和早期患者属于形盛气衰，脾气不足，痰瘀内阻的体质类型，存在着高 IR 的特点。认为糖尿病发病与脾关系最为密切，痰浊，瘀血内阻贯穿糖尿病的始终。2 型糖尿病胰岛素抵抗患者多形体肥胖，且伴有明显的高脂血症、血黏度高、微循环障碍等痰瘀阻滞之证，是发生高血压、高血脂、心脑血管疾病的重要危险因素。脾气虚弱，运化失司，水精输布失常，津液停滞，化为痰浊、瘀血。脾虚与痰瘀互为因果，痰瘀既是病理产物，又是致病因素，并发变证。

闫镛教授也认为脾虚痰湿，瘀血内阻是 IR 形成的重要病机。脾虚痰湿存在于 IR 的早期阶段，痰瘀的形成贯穿于整个 IR 的发生发展过程中，痰瘀互阻证可作为 IR 发生发展过程中的独立证型或兼证存在，并可参与 2 型糖尿病并发症的形成过程中。而解决好脾虚痰湿，痰瘀互阻的问题具有重大的临床意义。因此，健脾化痰，活血祛瘀法具有改善 IR、防止和延缓 2 型糖尿病发展和并发症形成的重要作用。

段公等予加味代抵挡汤治疗 72 例痰瘀型 2 型糖尿病，治疗组在对照组基础上加用加味代抵挡汤（法半夏 9g，生白术 12g，水蛭 6g，桃仁 10g，熟大黄 15g，茯苓 20g，陈皮 10g），每日一剂，疗程 8 周。结果：中药组治疗后 FPG、Hb A1c、FIns、HOMA-IR、ISI、HOMA-β 水平均明显改善，与对照组相比改善更明显，说明加减抵挡汤能进一步改善糖尿病患者 IR。加减抵挡汤由法半夏、生白术、水蛭、桃仁、熟大黄、茯苓、陈皮组成，具有祛瘀活血通络，健脾化痰利湿之功效。加减抵挡汤能够改善 IR，也就为控制外源性胰岛素用量提供了可能。祛痰化瘀药物可能具有稳定细胞膜、清除自由基、抑制血小板凝聚、改善微循环功能。所以加减抵挡汤治疗有助于预防糖尿病的并发症。

有研究应用益气化浊胶囊治疗气阴两虚，痰瘀互结型 2 型糖尿病胰岛素抵抗患者 45 例，益气化浊胶囊是根据 T2DM 患者痰瘀互结，本为气阴两伤的特点而设，选用黄芪、黄精、女贞子、苍术、蚕茧、丹参、鬼箭羽等药味组成。采用益气化浊胶囊辅助治疗 2 型糖尿病后，患者血糖指标、FINS、HOMA－IR 水平控制更佳，提示益气化浊胶囊具有调节血糖和改善胰岛素抵抗的功能。同时，益气化浊胶囊有效改善倦怠乏力、多饮、汗出等临床症状，有利于提高患者的生活质量。

三、心脏靶点

1. 血清反应因子（SRF）

血清反应因子是一种磷酸化 DNA 结合蛋白，也是一种细胞转录调控因子。鼠的 SRF 水平在成年骨骼肌和心肌中最高，而在肝、肺、脾组织中则很少发现。血清反应因子的调控变化与人类心血管疾病有显著的相关性。黄苏萍等研究丹瓜方对转基因糖尿病小鼠心脏 SRF 的作用，并从形态学观察探讨丹瓜方对糖尿病小鼠心脏的影响。该研究对小鼠冠状动脉形态学观察显示，丹瓜方组的冠状动脉内膜基本上没有增厚，内皮下细胞浸润及脂质沉积不明显，弹力板整齐连续，与模型组、吡格列酮组的冠状动脉形态学相比，均有明显的优势，可知丹瓜方能够很好地保护糖尿病小鼠的冠状动脉血管内皮，改善糖尿病模型形态情况。研究显示中药复方丹瓜方可降低 SRF 活性，保护糖尿病小鼠冠状动脉血管内皮细胞，达到抗氧化应激的作用。可见，丹瓜方对于糖尿病小鼠的心脏具有保护作用，在一定程度上揭示中药治疗糖尿病及其并发症的机理和作用靶点。

2. NF－κB

糖尿病心肌损害的发生与能量代谢异常密切相关。徐睿熙等应用丹瓜方对糖尿病大鼠心肌 ATP、PPAR－α、GLUT－4 及形态的影响做了研究，证明丹瓜方干预对糖尿病大鼠心肌损害有治疗获益，机制之一是有效改善其能量的利用方式，痰瘀互结可能是糖尿病心肌损害的主要病机。实验还选用益气养阴化瘀的糖脉康作为对照，以药测证。本次实验中，丹瓜方干预糖尿病大鼠心肌损害在血糖、ATP、LDH、PPAR－α 蛋白、GLUT－4 及心肌组织形态上优于益气养阴化瘀的糖脉康。故推断糖尿病心肌损害的病机可能与痰瘀互结相关性更为密切。在既往的基础研究中，证明丹瓜方抑制 ET－1 产生，并显著调控人磷酸化腺苷酸活化蛋白激酶（AMPK）蛋白表达及磷酸化，也抑制其 mRNA 表达，综合调控血糖、血脂、体质量，可阻抑高糖、高脂生成活性氧簇（ROS），调控 NF－κB 阳性表达及 NF－κB mRNA 表达水平从而阻断氧化应激所致炎症反应，抑制细胞毒物质所导致的微丝微管解聚，从多途径抑制葡萄糖毒性以实现"高糖无害化"，达到对糖尿病大血管病变的干预作用。丹瓜方痰瘀同治可改善糖尿病的能量代谢紊乱，并可遏制心肌纤维化与氧化应激反应。

3. 干预心绞痛

2 型糖尿病合并心绞痛在祖国医学归属"消渴""胸痹"范畴，《诸病源候论》中已有"消渴重，心中痛"的论述。2 型糖尿病合并心绞痛临床常见证型为气虚痰瘀互阻型，属本虚标实之证，气虚为本，血瘀痰阻为标。本病病位在心、脾、肾，基本病理变化为气阴两虚，瘀血痰浊阻滞心脉。

有研究应用舒心通胶囊治疗气阴两虚兼痰瘀证糖尿病合并冠心病患者 126 例，总有效率达 82.54%，且血糖、血脂均较治疗前明显好转。中医依据糖尿病合并冠心病有关的患病机制与临床表现等，把其归类至"胸痹与消渴"的范围之中，阴虚而产燥热，热而损耗津液，津较少而脉道涩，所以，患者身体之中的血液过于黏稠，堵塞脉道，使得心脉血运受堵而产生胸痛、胸闷、心悸等临床表现。舒心通胶囊即经由麦冬、人参、薤白、瓜蒌、水蛭、丹参、茯苓、白术、川芎、半夏、郁金、五味子、甘草而构成，这一药方药性温和，标本兼具，具备补气养阴，化痰去瘀的功效。

曹丽云用黄连温胆汤联合西药治疗 2 型糖尿病合并（气虚痰瘀互阻型）心绞痛 65 例，并与基础治疗作为对照，结果总有效率为 87.5%，治疗组治疗后患者血糖及糖化血红蛋白水平、心绞痛临床症状积分、心电图明显改善，且明显优于对照组，差异有统计学意义（$P<0.05$）。黄连温胆汤方药组成：黄连 15g，黄芪 10g，半夏 10g，竹茹 12g，枳实 12g，陈皮 10g，茯苓 10g，天花粉 15g，川芎 15g，桃仁 10g，炙甘

草 10g。诸药联用具有益气活血化瘀，祛痰通络之功。从痰瘀论治可改善 2 型糖尿病合并心绞痛患者的临床症状，控制患者病情发展，明显提高疗效。

有人采用盐酸二甲双胍缓释片联合单硝酸异山梨酯片治疗的基础上加用中药参芪瓜蒌薤白半夏汤合消渴汤加减（西洋参 10g，黄芪 30g，黄连 5g，半夏 15g，瓜蒌 15g，薤白 15g，生地 10g，天花粉 20g，麦冬 10g，竹茹 15g，知母 15g，乌梅 15g，桃仁 15g，红花 15g，丹参 30g，甘草 10g）治疗气阴两虚兼痰瘀互结型冠心病合并糖尿病 60 例，SF-36 是衡量患者生理、心理的重要简表，能够评估患者的生活质量，与患者的健康和生活质量成正相关，干预后，患者的生活质量各项评分与干预前比较，差异有统计学意义（$P<0.05$），结合组患者生活质量各项评分优于西药组，差异有统计学意义（$P<0.05$）。实验全方共奏补气养阴，宽胸理气之功，能够改善患者的生活质量、血糖、血脂、血压，有效控制冠心病合并糖尿病的发展。

四、动脉粥样硬化

1. 糖尿病下肢血管病变（LLPAD）

LLPAD 是糖尿病主要的慢性大血管并发症之一，我国 50 岁以上患者中 LLPAD 的患病率已达 19.5%。LLPAD 主要表现为下肢麻木、疼痛、发凉、间歇性跛行等。据报道，LLPAD 使患者发生截肢的风险增加，在所有非外伤性低位截肢中糖尿病患者的截肢率占 40%~60%，是导致患者残疾、死亡的主要原因。根据其临床表现和特点，可以将其归于"消渴病""筋疽""脱疽""脉痹""痛痹""血痹"等范畴。其主要病机为痰瘀互结，痹阻下肢脉络。消渴初期阴虚燥热，日久则耗气伤津，导致气阴两虚，气虚则水湿不得运化，血液运行不畅，致痰瘀互结，阻滞下肢脉络，表现为下肢疼痛、麻木，甚则溃疡、坏疽。痰瘀互结贯穿于糖尿病血管病变的始末，活血散瘀，化痰泄浊是治疗 LLPAD 的基本治法。翁苓等以丹瓜护脉口服液治疗糖尿病下肢血管病变 50 例，方中丹参、瓜蒌共为君药，活血散瘀，化痰泄浊而不耗伤正气；川芎、薤白、赤芍、法半夏共为臣药，具有祛瘀化痰，行气止痛之效；郁金、白僵蚕共为佐使之药，加强活血祛瘀、化痰散结，共奏活血化痰之效，恢复血脉之通利。研究结果提示，丹瓜护脉口服液能够提高痰瘀互结型 LLPAD 患者的 25（OH）D_3 水平，降低 2hPG、HbA1c、TG、TC 水平，并能够改善其症状，对痰瘀互结型 LLPAD 具有一定防治效果，且安全性好，为中西医结合治疗 LLPAD 提供新的方法。

2. 改善血管结构

2 型糖尿病治疗不应仅仅局限于对血糖的控制，单纯的血糖管理并不能改变糖尿病血管事件的结局。UKPDS、VADT、ADVANCE 以及 ACCORD 等研究显示：强化降糖能使糖尿病微血管并发症获益，但是强化降糖对糖尿病大血管并发症的获益存在不确定性。心血管疾病如心肌梗死、脑卒中、外周动脉硬化等，是 2 型糖尿病最主要最常见的大血管并发症，其中，心血管病变是 2 型糖尿病患者死亡的首要原因。因此对 2 型糖尿病患者的内皮功能紊乱、血压、血脂、同型半胱氨酸、尿蛋白等多重心血管危险因素的综合管理，才能降低死亡率，提高寿命。痰瘀互结是糖尿病大血管病变的基本病机。郭芳等观察丹瓜护脉口服液治疗痰瘀互结型 2 型糖尿病大血管病变 65 例，治疗后同型半胱氨酸、尿微量白蛋白、超敏 C 反应蛋白、糖化血红蛋白、空腹血糖、总胆固醇、甘油三酯水平均明显下降（$P<0.05$），结论显示在常规西药治疗的基础上加服丹瓜护脉口服液治疗 2 型糖尿病大血管病变痰瘀互结证具有良好的中医证候疗效及用药安全性，且在降低血糖、改善血脂水平以及改善炎症指标方面有良好的效果。丹瓜护脉口服液，方中丹参、瓜蒌为君，二者配合清热祛邪又能护营阴，活血化痰，标本同治。现代研究表明：丹参具有抗血栓、抗心肌缺血、降血脂、抗动脉粥样硬化及抗氧化等作用。而瓜蒌含有的油脂类、甾醇、氨基酸、蛋白质和挥发油等化学成分，具有改善心血管疾病、抗炎、抗肿瘤、降血糖和泻下等作用。白僵蚕、郁金、赤芍、川芎合而为臣，共同作用可以增加活血化痰之力；薤白等辛通开痹之品为佐使。诸药共奏清润通络，痰瘀同治之功。丹瓜护脉口服液不仅可以调控糖尿病患者的血糖，降低观察组糖化血红蛋白，

改善其脂毒性，而且能够降低炎症因子，保护血管内皮细胞功能，减少尿蛋白的排出，进而延缓糖尿病大血管并发症的进展，从而提高糖尿病患者生命质量，减少因心、脑、外周血管并发症导致的致残率和死亡率。痰瘀同治法为糖尿病患者并发症的防治寻找更多的治疗靶点及途径。

3. 保护血管细胞

血管病变是糖尿病的主要慢性并发症。英国前瞻性糖尿病研究 UKPDS 研究证实，新诊糖尿病患者近 50％出现大血管并发症的临床证据，大血管并发症是糖尿病患者死亡最常见的原因。黄苏萍等通过对 GK 大鼠腹腔注射 L－NAME 2 周及全程的高脂饮食，电镜观察显示，模型组大鼠具有 2 型糖尿病动脉粥样硬化的早期慢性大血管病变的特征，后予丹瓜方干预后大鼠胸主动脉的内皮细胞、内膜与中膜弹力膜、平滑肌细胞、胶原纤维等的超微结构得到改善，内膜表面未见明显突起；内弹力膜连续厚薄接近，平滑肌细胞层连续，效果与对照的西药二甲双胍组、辛伐他汀组相当，甚至更好。可见丹瓜方能够明显地抑制糖尿病大鼠胸主动脉的病变进程，改善病变程度，保护血管内膜，提示丹瓜方能延缓动脉粥样硬化病变的进展，使其较长时间停留在早期阶段。临床研究证实，丹瓜方有一定的降糖、改善血黏度作用，对防治糖尿病血管并发症，改善临床症状，有确切的疗效。

五、脂肪靶点及体质量

糖尿病肝损害的形成机制目前并未明确，一方面糖尿病存在胰岛素抵抗，从而抑制了对脂肪的分解作用，使游离脂肪酸增多，肝细胞摄取过多的游离脂肪酸从而合成甘油三酯，另一方面脂蛋白酯酶的活性减弱，也会使 TG 降解减少，积聚肝脏造成肝脏脂肪堆积，进一步影响人体糖脂代谢及转氨酶升高。李亮等应用丹瓜方研究对糖尿病大鼠糖脂代谢、肝功能的影响，研究应用的糖尿病模型大鼠空腹血糖、OG-TT－1hPG、OGTT－2hPG、TG、TC 显著升高，提示糖脂代谢异常，同时伴有 ALT、AST 显著升高的肝功能异常。通过丹瓜方干预，能有效降低糖尿病大鼠空腹血糖、TG、TC 及 ALT、AST，证实了丹瓜方干预能有效改善糖脂代谢及保护肝功能的作用，为临床防治糖尿病肝损害提供了新的思路及实验依据。

中医认为：糖尿病不仅仅局限于消渴的范畴，兼之而见"胁痛""郁证""黄疸""积聚"等的肝损害亦日益受到重视。丹瓜方中丹参性味苦，归肝、心、心包经，活血化瘀养营血；瓜蒌味甘，走阳明而降浊，阳明与太阴相表里，助太阴脾之升清。两者为君，治肝实脾。郁金行气而解肝郁、赤芍归肝经清热凉血、川芎归肝经活血行气、半夏祛湿消痰助脾之运化，均助君药治肝实脾。丹瓜方治肝之本，具有防治糖尿病肝损害，保肝护肝之功。

六、脑靶点

1. 抗脑细胞凋亡

陈依楚等研究了丹瓜方对 ApoE－/－糖尿病模型小鼠脑组织 Bcl－2 和 Bax mRNA 及 Caspase－3 蛋白表达水平的影响，为痰瘀同治法防治糖脂代谢紊乱合并脑损害的提供借鉴。细胞凋亡或程序性细胞死亡在糖尿病脑损害的发病中有着极其重要的位置。2 型糖尿病病程中，糖、脂代谢障碍加剧氧化应激及线粒体膜功能失调，促进中枢神经系统的细胞凋亡，造成血管及脑萎缩等病理改变，终致脑缺血性损伤、痴呆、抑郁症等疾病，严重影响和威胁糖尿病患者的生存质量。神经细胞凋亡与线粒体功能失调相关，是促进糖尿病脑损害发生与发展的重要因素，也与高血糖、高血脂、胰岛素抵抗及胰岛素信号通路障碍相关。结论：丹瓜方可在调节糖脂代谢的同时，还可调整 Caspase－3 蛋白及 Bcl－2、Bax mRNA 的表达，有助于防治糖尿病造成的脑损害，可能与丹瓜方抗氧化应激从而阻断线粒体凋亡相关。丹瓜方不仅对血糖、TC、LDL 有较好的调控，并对脑细胞凋亡有一定的拮抗作用，其机制可能是抑制氧化应激，保护线粒体功能，从拮抗线粒体途径的细胞凋亡。

2. 调控脑组织 IGF－1 蛋白表达

糖尿病脑病（DE）是糖尿病慢性并发症之一，主要表现为认知功能障碍、痴呆、精神性疾患等慢性脑病症状。胰岛素样生长因子-1（IGF-1）是一类结构上与胰岛素部分同源的多肽，能促进细胞生长并具有胰岛素样代谢效应。有研究显示，IGF-1可能参与了糖尿病脑病的发生发展过程。IGF轴可能对糖尿病产生影响。其中IGF-1是重要因素。IGF-1能刺激肌肉组织中蛋白质合成；促进游离脂肪酸的利用；改善糖尿病病人胰岛素抵抗；生理剂量间接抑制生长激素的分泌，超过生理剂量抑制胰岛素分泌；并联合胰岛素、生长激素对糖、脂肪、蛋白质代谢中间环节产生直接影响。但在糖尿病患者中，IGF-1活性明显异常。

颜群芳等以丹瓜方干预ApoE-/-糖尿病模型小鼠脑组织IGF-1表达，揭示丹瓜方防治糖尿病脑病的部分机制。选载脂蛋白E（Apo E）基因敲除小鼠（Apo E·-/-），与C57小鼠对照。实验结果见表28-34：

表28-34　5组小鼠干预12周后IGF-1比较（$\bar{x}\pm s$，$n=6$）

组别	IGF-1/（ng·ml^{-1}）
C57组	19.89±0.95
模型组	7.25±0.42△△
丹瓜方组	14.31±0.99△△□□
联合用药组	11.58±0.92△△□□##
吡格列酮组	8.38±0.90△△

注：与C57比较：△△$P<0.01$；与模型组比较：□□$P<0.01$；与丹瓜方组比较：##$P<0.01$。

研究揭示，IGF-1在糖尿病小鼠脑组织中表达降低，丹瓜方能适度上调脑组织中IGF-1的表达水平，其作用亦较吡格列酮显著。

第二十九章

控制体质量对糖尿病大血管病变的意义及合理策略

第一节　体质量对于糖尿病大血管病变的意义

糖尿病大血管病变是糖尿病患者致死、致残的主要原因之一。糖尿病患者发生的大动脉粥样硬化在组织病理学上并没有特殊性，但发生早、进展快。糖尿病大血管病变的发生与血脂、血压、血糖、血凝异常、氧化应激、胰岛素抵抗、炎症反应、吸烟等因素有关。而肥胖又与糖代谢、血脂调节、胰岛素敏感性、血压、内皮功能、炎性介质等血管病变危险因素相关，与 2 型糖尿病及其大血管病变的发生、发展具有密切的关系。

一、体质量与血糖控制

随着生活方式的改变及人口老龄化的加速，2 型糖尿病和肥胖的患病率呈快速上升趋势，并且已经成为全球性公共卫生问题。肥胖和 2 型糖尿病关系密切：一方面，体质量增加是 2 型糖尿病的独立危险因素，肥胖尤其是中心性肥胖易引起胰岛素抵抗，促使胰岛 β 细胞高负荷工作，进而损伤胰岛功能，导致 2 型糖尿病。流行病学资料显示，中国超重与肥胖人群的糖尿病患病率分别达 12.8% 和 18.5%；另一方面，糖尿病中肥胖患者比例也不容乐观。在糖尿病患者中超重和肥胖比例分别高达 41%、24.3%，腹型肥胖［腰围≥90cm（男）或≥85cm（女）］患者占 45.4%。再者，超重和肥胖影响 T2DM 患者的血糖控制，增加降糖药物的需求，同时也是高血压、心脑血管疾病、血脂紊乱、高尿酸血症、睡眠呼吸暂停综合征等代谢疾病的危险因素，肥胖与 T2DM 患者存在的其他代谢异常协同作用可进一步加剧慢性并发症的发生发展。因此，肥胖合并糖尿病的管理形势非常迫切且日益严峻，在控糖同时加强体质量管理已刻不容缓。

对中国体质量正常成人（BMI$<$25kg/m^2）的国家代表性样本进行的一项研究横断面研究也发现，随着 BMI 的增高，参与者的空腹血糖和负荷后 2h 血糖水平相应增高，但腰围作为代表内脏脂肪堆积（腹型肥胖）的参数，与糖代谢异常的相关性较 BMI 更强。研究提示，与全身性肥胖指标相比，内脏脂肪堆积与糖代谢异常之间具有更强的相关性。另有研究显示，除腹部脏器脂肪堆积之外，脂肪也可堆积于肝脏和肌肉，肝内和肌肉内脂肪储存也与胰岛素抵抗和不良代谢表型相关。

具体管理策略方面，生活方式干预应当作为所有 2 型糖尿病合并肥胖患者治疗的基石并长期坚持。在选择降糖药物时，应优先考虑有利于减轻体质量或对体质量影响中性的药物，此类药物主要有胰高血糖素样肽−1（GLP−1）受体激动剂、二甲双胍、α−糖苷酶抑制剂、二肽基肽酶−4（DPP−4）抑制剂和钠−葡萄糖共转运蛋白−2（SGLT−2）抑制剂。对于需要胰岛素治疗的患者，可以联合使用至少一种其他降糖药物，如二甲双胍、GLP−1 受体激动剂、α−糖苷酶抑制剂、DPP−4 抑制剂等，从而减轻因胰岛素剂量过大而引起的体质量增加；对于体质量控制仍不理想者，可短期或长期联合使用对糖代谢有改善作用且安全性良好的减肥药；对于采取非手术方式治疗后体质量或血糖控制效果仍不理想者，可以考虑手术治疗。手术治疗 2 型糖尿病的前提是患者尚具备足够的胰岛 β 细胞功能。严格掌握适应证，选择合理的手术方式，充分进行术前评估及术前准备并加强术后随访和营养、运动指导，是提高手术治疗有效性和安全性的关键。

随着认识的逐步深入，传统以降糖为主的血糖管理模式逐渐转变为综合管理，包括改变生活方式、控制体质量、降糖、降压、调脂的模式。心血管疾病危险因素的评估和及时干预也不容忽视。因此，对所有患者，除血糖控制和体质量管理外，还需定期全面评估心血管疾病危险因素，并进行合理的降压、调脂和抗血小板治疗，以降低心脑血管疾病和死亡的发生风险。

需要强调的是，为实现2型糖尿病合并肥胖患者的良好管理，患者的积极配合及坚持也至关重要。在临床工作中，要树立"以患者为中心"的治疗理念，重视以患者个人习惯为基础，医患共同决策，设立并实现满足个人需求的管理目标，以达到2型糖尿病合并肥胖患者的良好管理。

二、体质量与其他糖尿病心血管风险细胞因子

肥胖及其伴发的胰岛素抵抗是代谢综合征起病的核心因素，也是糖尿病患者心血管疾病的危险因素。慢性低度炎症参与肥胖和代谢综合征的发病过程。脂肪组织作为内分泌器官，分泌的脂肪因子在肥胖、代谢综合征以及糖尿病相关的心血管疾病发病过程中也发挥关键性作用。研究发现，脂肪组织分泌许多生物活性物质来调节自身和其他组织的功能。脂肪组织在维持能量及心血管的内环境稳定、葡萄糖及脂质代谢、免疫应答等方面发挥重要作用，并且与肥胖、糖尿病及其心血管并发症有着紧密的联系。炎症状态下脂肪组织分泌的促炎因子和抗炎因子平衡紊乱，促炎因子异常增多，抗炎因子减少，干扰胰岛素信号转导通路，导致胰岛素抵抗，引起代谢综合征的发生，进而促进糖尿病患者心血管疾患的发生。

1. 视黄醇结合蛋白4（RBP4）

RBP4是体内将维生素A从肝中转运至靶组织的特异运载蛋白，是疏水小分子结合蛋白家族的成员。2005年，美国哈佛大学医学 Beth Israel Deaconess 医学中心 Yang 等鉴定出了一种新的参与胰岛素抵抗的脂肪细胞因子RBP4。研究发现，脂肪组织特异性敲除 GLUT4 小鼠的血清 RBP4 升高，而且在一些胰岛素抵抗的鼠和人类中血清 RBP4 同样也是升高的。这一研究结果揭开了 RBP4 作为新的参与胰岛素抵抗的脂肪细胞因子的序幕。

肥胖人群的循环 RBP4 水平显著高于瘦小人群，病理性肥胖患者 RBP4 亦升高。循环 RBP4 被发现与体质量指数（BMI）、腰围、腰臀比呈正相关，提示 RBP4 与腹型肥胖关系密切。此外，在肥胖患者的内脏及腹部皮下脂肪组织中，RBP4 mRNA 的表达也显著上升。

随后多项研究表明其可诱导胰岛素抵抗，并且发现血浆 RBP4 水平在2型糖尿病、代谢综合征以及心血管疾病中均有升高。同时国内外一些研究报道了它与脂质代谢、动脉粥样硬化、糖代谢、胰岛素抵抗、高血压、心力衰竭等心血管疾病相关危险因素的相关性。

2. 瘦素

瘦素（Leptin）是由白色脂肪细胞合成分泌的多肽激素，由167个氨基酸残基组成。人瘦素基因位于染色体 7q31.3。瘦素在血液循环中有游离和与载体蛋白结合2种形式，但只有游离型瘦素具有生物学活性。人类瘦素受体广泛分布在身体的多个部位，与糖尿病密切相关的胰岛B细胞中也有瘦素受体的表达。研究表明，瘦素和胰岛素敏感指数之间呈明显负相关，瘦素受体中 Q223R 基因的多态性与胰岛素敏感指数和葡萄糖清除率有关。瘦素与胰岛素之间存在双向调节作用，胰岛素刺激瘦素分泌，瘦素可以直接作用于胰岛B细胞的瘦素受体而抑制胰岛素的分泌，形成脂肪—胰岛素反馈轴。

瘦素除了由脂肪细胞合成和分泌外，脑、胎盘、胃肠黏膜和骨骼肌也有少量分泌。瘦素主要通过与位于下丘脑弓状核的受体结合来引起食欲下降、刺激脂肪细胞分解代谢和产热，从而达到控制体质量和减少脂肪沉积的目的。

近年来发现，瘦素调节新陈代谢的机制是通过作用于中枢神经系统和直接作用于肌肉和肝脏激活其组织中的腺苷酸活化蛋白激酶（5'AMP，AMPK）来发挥作用的。随着研究的深入，人们意识到瘦素不仅是一个抗肥胖激素，而且能够影响神经内分泌系统和调节多个下丘脑—垂体轴。

近来有学者发现瘦素与肾脏的钠排泄、交感神经的兴奋性、血管紧张度及 NO 合成有关，因此，瘦素对肥胖所致的高血压可发挥一定的作用。瘦素能够增强血小板的聚集，促进血栓的形成及调节免疫炎症反应；而且还能促进血管内皮细胞的增殖和迁移。而这些因素对于动脉粥样硬化的发生发展有重要的作用。Schafer 等研究发现在小鼠动脉损伤模型中瘦素能够调节血管的重构，颈动脉损伤小鼠给予外源性瘦素可抑制损伤部位血栓的形成从而加强血管的损伤，位于血管内皮细胞、平滑肌细胞及巨噬细胞上的瘦素受体在动脉损伤部位的表达明显增加。

3. 脂联素

脂联素是由脂肪组织分泌的脂肪细胞因子，在细胞葡萄糖和脂肪酸等能量代谢过程中发挥重要的调节作用，并参与细胞增殖和免疫功能的调控。血清脂联素有 3 种存在形式：①由 2 个三聚体组成的低分子量复合体；②由 6 个三聚体组成的高分子量复合体；③球形的三聚体。人脂联素由 244 个氨基酸组成，进入血液循环作用于相应的靶组织而发挥作用。

脂联素是目前最明确和最重要的一个具有抗胰岛素抵抗作用的脂肪细胞因子，参与糖、脂的代谢。人脂联素定位于 3q27。该位点与 2 型糖尿病和代谢综合征密切相关。所以它具有抗糖尿病的特性。2 型糖尿病患者其血清脂联素水平明显降低，而当体质量降低时则明显地升高。近来发现年轻的肥胖男性其血清脂联素水平也明显地降低。

脂联素除在机体代谢方面发挥作用外，还有抗动脉粥样硬化及抗炎作用。进一步研究发现脂联素能降低巨噬细胞的吞噬活性及脂多糖介导的 $TNF-\alpha$ 生成。并且体外试验发现脂联素介导的信号途径能够抑制生长因子引起的人主动脉平滑肌细胞的增殖及迁移。

随着研究的进展，人们对其结构特性、生物学功能、介导的信号转导通路以及表达调控有了更加深入的认识。在疾病过程中，脂联素受体含量以及功能的变化可以引起细胞对脂联素的敏感性发生改变，成为影响疾病发生与发展的重要机制之一；开发调控脂联素受体表达的药物并明确其作用的机制将会有力地促进对代谢紊乱和心血管疾病的防治。

4. 内脂素 （Visfatin）

内脂素是由日本大阪大学 Atsunori Fukuhara 在 2005 年 1 月发现。Visfatin 是一种由脂肪组织分泌的蛋白质细胞因子，其相对分子质量为 52kDa，基因编码区由 491 个氨基酸组成。内脂素通过激活胰岛素信号转导通路而发挥作用，它诱导肝脏的胰岛素受体、胰岛素受体底物 1 和 2 （IRS-1 和 IRS-2） 的酪氨酸残基磷酸化，从而激活蛋白激酶 B （PKB） 和促分裂原活化的蛋白激酶信号转导通路。

大量的临床研究显示，Visfatin 可以促进动脉粥样硬化的发生和发展，并且为冠心病的独立危险因素，所以对其研究越发广泛和深入。现在的研究表明，血清 Visfatin 水平不仅与冠脉病变严重程度、心肌损伤标志物 （肌钙蛋白 I、肌酸激酶同工酶等） 具有显著的相关性，而且作为炎性介质高表达于巨噬细胞中，导致胆固醇在巨噬细胞中蓄积，形成泡沫细胞，从而促进动脉粥样硬化的发生和发展。内皮的功能障碍及损伤是动脉粥样硬化的始动环节，Visfatin 在炎症反应中可上调白介素 6、$TNF-\alpha$ 的表达，加速血管内皮的损伤。近几年的研究证实 Visfatin 可通过 AKT、ERK1/2、AMPK 等途径促进血管再生，使冠脉中的斑块稳定性下降，而国内的学者证实 Visfatin 水平与 hs-CRP 成正相关，hs-CRP 水平越高表明动脉斑块的稳定性越差。血栓的形成是冠心病发病中另一重要的机制，稳定型心绞痛患者是由于冠脉狭窄基础上血栓形成，导致管腔完全闭塞或不完全闭塞，发展为急性冠脉综合征。通过激活 NK-κB 通路，Visfatin 诱导冠脉内皮细胞组织因子转录和具有功能活性的组织因子从头合成，引起外源性凝血途径启动血栓形成。综上，内脂素在心血管疾病中的研究已经取得了显著的进步，但在某些特殊的情况下尚存在一定的争议，还需要进一步研究。但内脂素为糖尿病心血管疾病的诊断和治疗提供了新的思路。

5. 血清分泌型卷曲相关蛋白-5 （SFRP5）

血清分泌型卷曲相关蛋白-5 主要由白色脂肪组织分泌，基因定位于染色体 10q24。SFRP5 可以拮抗炎症反应和胰岛素抵抗在冠脉病变中的损伤作用。SFRP5 含有与 Wnt 的跨膜受体卷曲蛋白结构相似的半胱氨酸富集区域，两者具有高度的同源性。因此 SFRP5 可以竞争性结合 Wnt 信号通路胞外配体 Wnt5a 蛋白，进而抑制 Wnt 通道作用，发挥负调控作用。而 Wnt5a 可以通过激活 c - Jun 氨基末端激酶（JNK）- 1，损害胰岛素受体底物 - 1 的活性，抑制巨噬细胞肿瘤坏死因子 - α、白介素 6 等炎性因子的释放，从而减少胰岛素信号的转导并促进胰岛素抵抗的发展。Nakamura 等学者发现在敲除 SFRP5 基因的小鼠中，其心肌缺血再灌注损伤的严重程度明显高于正常的小鼠，且其巨噬细胞等炎症细胞的活化受到一定的限制，说明 SFRP5 对心肌具有一定的保护作用。但目前床上对于 SFRP5 在心血管疾病发生过程中的作用机理研究相对较少，还需要大范围的临床流行病学调查和进一步的研究。

6. 其他脂肪分泌的细胞因子

目前已发现 600 多种脂肪分泌的细胞因子参与机体的病生理过程及功能调节，研究脂肪分泌的细胞因子与肥胖及糖尿病患者心血管疾病起病的相关关系，将为肥胖及糖尿病患者心血管疾病的诊治开辟全新的思路和广阔的前景。

综上所述，所有的脂肪细胞因子在糖尿病心血管疾病的发病中都与脂质代谢异常、胰岛素抵抗等相关，但各自具有不同的作用靶点。且有些脂肪细胞因子在糖尿病患者中的浓度会降低，也有些会呈现升高。目前的研究对各种脂肪细胞因子间是否存在相互协同或抑制作用缺乏相应的研究，同时脂肪细胞因子在脂质代谢、胰岛素抵抗及炎症反应中的研究相对较多，但对糖尿病心血管疾病其他危险因素，如：血清同型半胱氨酸、胱抑素 C 及尿酸等相互作用机制研究较少。脂肪细胞因子对糖尿病心血管疾病的危险预测尚存在一定的争议，需进一步的大规模临床试验去得到验证。相信随着科研的深入，上述问题必将成为我们又一研究的热点。相信脂肪细胞因子不仅会在糖尿病心血管疾病的诊断、治疗及预后中提供新的思路，同时也会在其他心血管疾病中得到应用。

三、体质量与微炎症状态

超重和肥胖是 2 型糖尿病、高血压、心脑血管疾病等多种疾病的重要危险因素，已成为全球主要的公共健康问题。大量研究表明免疫系统不仅在宿主防御中发挥关键作用，还参与脂肪储存、代谢调节和肥胖相关疾病的发生与发展。基础研究表明肥胖患者处于持续慢性炎症状态，并且这种炎症介导肥胖相关疾病尤其是 2 型糖尿病的发生与发展。肥胖患者体内多种器官或者组织存在免疫细胞和炎性因子的浸润，有学者甚至提出肥胖相关的 2 型糖尿病本质上是一种炎症性疾病。随着对炎性机制的深入探究，阐明这一炎症反应的触发因素将为减轻肥胖及其相关疾病风险提供新的干预策略。

肥胖相关炎症与胰岛素抵抗和 2 型糖尿病之间的关系已被逐渐认可。Hotamisligil 等，首次报道了 TNF - α 通过抑制胰岛素受体的酪氨酸激酶活性介导胰岛素抵抗，奠定了胰岛素抵抗炎症机制的分子基础。令人意外的是，通过抑制炎症因子 TNF - α，在临床试验中，其效果并不乐观。暗示着炎症反应和胰岛素抵抗之间存在复杂的关系。

首先，慢性炎症过程涉及多种具有不同功能的免疫细胞和炎性介质。在肥胖状态下，中性粒细胞、巨噬细胞、树突状细胞、自然杀伤细胞和淋巴细胞都参与脂肪组织慢性炎症反应的进展。动物实验揭示了这些免疫细胞在胰岛素抵抗中所扮演的角色。在高脂喂养下，缺乏单类免疫细胞，如 T 淋巴细胞、B 淋巴细胞、自然杀伤细胞，甚至是库普弗细胞的小鼠，与正常小鼠相比，其局部及全身炎症反应均显著改善并伴胰岛素敏感性的提高。而与此相反，缺乏恒定自然杀伤细胞或者穿孔素阳性的树突状细胞的小鼠在高脂喂养后却表现出严重的免疫炎症反应以及胰岛素抵抗。此外，同时去除小鼠体内 B 淋巴细胞和 T 淋巴细胞，高脂喂养后，这种炎症和胰岛素抵抗的缓解作用则不复存在。因此，推测多个免疫细胞群可能参与肥胖相关的炎症过程，但每个免疫细胞群在不同的组织和（或）不同的病理过程中可能有不同的贡献。如不同程度的组织缺氧可能导致不同类别的免疫细胞参与，进而分泌不同的细胞因子谱。脂肪细胞和免疫细胞分泌多种细胞因子，如脂联素、瘦素、单核细胞趋化蛋白 1（MCP-1）、IL-6 和 TNF-α 在胰岛素抵抗中发挥重要作用。肥胖状态下，脂肪细胞分泌的抗炎性因子脂联素水平下降，而促炎性因子瘦素水平则升高。脂联素通过激活腺苷激活蛋白激酶，减少脂肪酸通量和肝葡萄糖输出，促进肝脏和肌肉中脂肪酸的氧化，同时调节脂肪炎症和胰岛素的敏感性。瘦素触发大脑中的摄食行为控制中心，以促进新陈代谢和稳态，还能促进 IL-2、IFN-γ 和 IL-4 的产生，从而促进 T 细胞向促炎型发展。MCP-1 是巨噬细胞最重要的趋化因子，IL-6 和 TNF-α 则阻碍胰岛素信号的传导。

其次，细胞之间的相互作用和协调进一步将炎症过程复杂化。应激的脂肪细胞表达自然杀伤细胞激活受体（NCR1）的配体，刺激自然杀伤细胞增殖并分泌 IFN-γ，而 IFN-γ 则能促进巨噬细胞向 M1 型分化。巨噬细胞产生的趋化因子如趋化因子配体 3（CCL 3）、趋化因子配体 4（CCL 4）、CXC 趋化因子配体 10（CXCL 10）和 IL-15 又能促进自然杀伤细胞增殖和浸润。LTB4/LTB4R1 轴对巨噬细胞的活化和募集中起着重要作用，而 LTB4R1 蛋白在脂肪组织 B2 细胞表面的表达也增加，促进了 B2 细胞的趋化性，B2 细胞又能够促进脂肪组织巨噬细胞的募集与激活。因此，各种免疫细胞相互作用、自我延续，促进炎症向慢性过程发展。

第三，在肥胖状态下，除脂肪组织外，其他参与代谢的主要器官和组织，包括肝脏、肌肉、胃肠道、胰腺，甚至是大脑。全都表现出不同程度的炎症反应。肝脏中库普弗细胞被激活并产生多种炎症因子，骨骼肌中巨噬细胞和 T 细胞聚集，炎症因子 TNF-α，IL-6 和 C-C 趋化因子受体-2（CCR 2）表达增高，二者均介导胰岛素抵抗的发生与发展。$\gamma\delta$T 细胞是一种因有免疫 T 细胞，是 IL-17 的重要来源。肠道固有层中，免疫细胞向促炎表型发展，$\gamma\delta$ T 细胞、Th1 细胞和 CD8 细胞数量增多，而 Th17，Th22 和 Treg 细胞数量下降，肠道免疫系统是否及如何介导肥胖相关的代谢紊乱是目前研究的热点。越来越多的证据表明胰岛炎在 2 型糖尿病的发病机制中也起着重要作用，高脂喂养的小鼠其胰岛中多种炎性细胞因子，如 IL-6，IL-8、趋化因子 KC、粒细胞集落刺激因子和巨噬细胞迁移抑制因子 1α（MIP1α）表达增加以及巨噬细胞的浸润增加，这些炎症因子损伤胰岛 β 细胞而影响胰岛素的分泌。有趣的是，肥胖者下丘脑同时表现出胰岛素和瘦素抵抗，降低对摄食行为和食欲的控制，研究表明下丘脑中 IKKβ/NF-κB 通路的特异性激活在炎症发病机制中具有重要作用。目前尚不清楚各个组织与器官的炎症反应之间是否存在联系以及是如何联系的。

综上所述，肥胖相关性炎症是一个复杂的过程，涉及多种免疫细胞、炎症介质和组织/器官，它们共同促进胰岛素抵抗，导致代谢紊乱。目前，尚无高效且特异的抗炎治疗靶点，且其长期疗效以及所带来的免疫力下降等问题也悬而未决，抗炎治疗可能牵一发而动全身。因此深入研究其起始信号，通过介导触发过程，或许能更有效的抑制炎症的发生与发展，达到治疗肥胖及相关疾病的目的。

肥胖相关炎症的触发机制不同于传统的感染性疾病通过病原体及其代谢产物触发经典炎症反应。对于肥胖相关的炎症而言，其起始信号仍不清楚。研究发现过量的营养物质能引起人类和小鼠的炎症反应。例如，与单纯饮水相比，摄食（900cal）刺激人类外周血单核细胞中活性氧的生成和核因子 NF-κB 的活化。在动物实验中，给小鼠输注脂肪 2h 后，肌肉与肝脏中 JNK 被激活，小鼠胰岛素敏感性降低。在正常生理条件下，这种炎症反应只持续几个小时，并且被前列腺 6 次跨膜蛋白（STAMP2）所抑制，而在肥胖状态下，脂肪组织中 STAMP2 的表达不受摄食刺激，导致不可控制的炎症反应。营养物质或者其中的某些成分是否是介导慢性炎症的起始信号仍需要进一步研究。

在肥胖状态下，脂肪组织炎症表现为免疫细胞表型失衡，分泌大量的炎症因子，并且与胰岛素抵抗、2 型糖尿病、心血管疾病等的发生密切相关。研究肥胖相关炎症的触发机制的重点还在于弄清楚免疫细胞是如何被募集及激活的。大量巨噬细胞的浸润是脂肪组织炎症最为显著的特征。在肥胖个体的脂肪组织中，坏死与凋亡脂肪细胞增多，释放出脂肪酸以及无细胞 DNA 作为内源性配体与巨噬细胞表面 Toll 样受体 2（TLR2）或 Toll 样受体 9（TLR9）结合，刺激巨噬细胞表达 MCP-1，从而促进巨噬细胞在脂肪组织的募集。被募集的巨噬细胞多位于死亡的脂肪细胞周围，形成皇冠样结构（CLS），而且进一步研究表示巨噬细胞聚集于缺氧部位。提示脂肪细胞的死亡与局部组织缺氧有关。2004 年，有学者提出缺氧是引起肥胖组织炎症的一个重要因素，但是直至 2007 年才有直接的证据表明肥胖者脂肪组织氧分压降低，供氧不足。在缺氧条件下，一方面脂肪细胞分泌的 MIP 增加，阻碍巨噬细胞的迁移；另一方面，脂肪细胞与巨噬细胞中转录因子 NF-κB 被激活，刺激细胞分泌大量炎症因子，如 TNF-α、IL-6、MIP 等，抑制抗炎因子脂联素的表达，进一步放大炎症反应。而通过减轻体质量如饮食控制等则能改善患者氧供，缓解炎症反应。最近的一项研究更是颠覆了人们对于脂肪组织中 T 淋巴细胞激活机制的认知。众所周知，T 淋巴细胞的激活需要通过 T 细胞抗原受体（TCR）识别抗原递呈细胞抗原肽—MHC 复合物，而巨噬细胞与树突状细胞是最经典的抗原递呈细胞，被认为参与了 T 淋巴细胞的激活。但是研究者却发现在肥胖人群或小鼠中，脂肪细胞内主要组织相容性复合物 Ⅱ（MHC Ⅱ）及共刺激分子 CD80，CD86 的表达增高，且与 T 细胞的激活同步，提示脂肪细胞参与适应性免疫炎症的激活。

肥胖相关性炎症的发生机制及其作用通路已成为国际上研究肥胖及其相关疾病的热点。而以炎性介质为靶点的抗炎治疗虽备受争议，但部分研究也显示了治疗的潜在前景。即便目前尚缺乏特异性的治疗靶点，但随着对慢性炎症的深入研究，靶向治疗以及个性化治疗定将为肥胖及其相关代谢疾病的治疗带来新的思路。

四、体质量与心血管事件预测因子

在过去十年中新型心血管事件预测因子在心血管疾病中的研究不断延伸。新型心血管事件预测因子在心血管疾病的诊断和预后方面存在很大的价值，在临床及科研应用中多采用血液或体液分泌物进行检测。心血管事件预测因子的检测应有助于提高诊断的速度和准确度，并且具有重复性好、廉价等特点，同时他们也应有助于疾病的预后判断及临床治疗方案的决策。研究显示肥胖能影响血液循环中心血管事件预测因子的水平。

心血管事件预测因子主要分为参与心肌张力及重构因子、参与心肌损伤的因子、参与体内慢性炎症反应的因子、和体内代谢相关的因子、和肾功能相关的因子、新型非蛋白标志物如 microRNA 及参与基质与细胞重构的因子等。现有的临床及基础研究均提示体质量水平和循环中心血管事件预测因子水平密切相关。

心力衰竭是各类心血管疾病的严重阶段，是一个复杂、连锁动态的发展过程，不仅与心脏超负荷或损伤有关，神经激素、促炎性细胞因子、氧化应激以及心肌细胞损伤等也在心衰发生过程中扮演着重要角色，在这些过程中多种生物标志物可用于早期诊断、治疗和预后评估。超重和肥胖可影响心脏的结构和功能，包括心脏的左心腔、右心腔，特别是左心房，并对心脏舒张和收缩功能产生不利的影响。

B 型利钠肽（BNP）和 N 末端 B 型利钠肽（NT-proBNP）作为利钠肽家族的重要成员，是主要由心脏分泌的心脏血管神经激素，其血浆浓度能够反映心脏容量和压力负荷的变化，其浓度的增高已成为公认的诊断心衰的客观指标，作为心衰诊断预后判断，他们的测量以 Ⅰ 类推荐被纳入 2013ACC/AHA 心衰管理指南。血浆 NT-proBNP 浓度受多种生理病理因素的调节，包括年龄、性别、种族、高血压、肾功能及甲状腺疾病等。

近来研究发现，超重和肥胖状态可能影响血浆 NT-proBNP 浓度。在急性或慢性心衰、急性冠状动脉（冠脉）综合征或严重冠脉病变等患病人群及 Framingham 研究的普通人群，体质指数（BMI）较高者血浆 NT-proBNP 浓度较低，BMI 与血浆 NT-proBNP 浓度呈负相关。另有研究发现血 NT-proBNP 及 BNP 浓度与内脏脂肪组织含量有关，与外周脂肪组织无关。

关于 BMI 与血浆 NT-proBNP 浓度呈负相关这一现象的发生机制目前尚不清楚。有研究认为，脂肪细胞表达利钠肽清除受体，肥胖状态下脂肪细胞数量增加导致利钠肽清除受体表达增加、引起血利钠肽清除增加、血 BNP 浓度降低。但是，BNP 是通过其氨基酸环上的二硫键与利钠肽清除受体结合，NT-proBNP 末端氨基酸并无此结构，无法与利钠肽清除受体结合，因此血浆 NT-proBNP 浓度降低可能与利钠肽清除受体途径有关。以往发现，肥胖患者的血浆 NT-proBNP 及 BNP 浓度下降程度是平行的；同时 Framingham 心脏研究结果提示，肥胖患者的 N-末端心房利钠肽水平亦明显降低，而 N-末端心房利钠肽同样不经利钠肽清除受体途径清除。这些结果提示，肥胖引起的心脏激素合成与分泌减少很可能是血浆 NT-proBNP 浓度降低的原因，但确切的机制仍需进一步深入研究。

近年来内分泌领域最引人注目的研究进展之一，是发现脂肪组织不仅是被动的能量储存器官，还是人体最大的内分泌器官。研究发现脂肪组织能产生多种具有生物学活性的脂肪细胞因子，如肿瘤坏死因子-α（TNF-α）、白介素-6（IL-6）、瘦素、脂联素等，目前发现的已有 200 多种。

脂联素是脂肪组织特异性分泌的一种激素蛋白，众多研究表明其具有抗动脉粥样硬化、抗炎、改善胰岛素抵抗等作用。在冠心病、胰岛素抵抗、高脂血症、2 型糖尿病和肥胖等疾病及存在胰岛素抵抗的病人中，脂联素水平明显下降，低脂联素可作为动脉粥样硬化的新型危险因子，同时是代谢综合征的独立危险因子和生物标记，高脂联素血症可能是充血性心力衰竭一个独立的预后预测因子，脂联素水平越高其预后越差。目前的观点认为脂联素是心血管疾病新的危险预测因子。而近来的研究提示许多新发现的脂肪因子可能是潜在的心血管事件预测因子。

过去对于肥胖与心血管事件预测因子的研究使我们对这些疾病的病理生理过程有了新的认识，这对疾病的诊断、预后的评估及治疗方案的选择都具有重要意义。尽管如此，未来仍有很多亟待研究的方向：一方面，以往的心血管事件预测因子仍需进一步大样本验证；另一方面，有很多新的心血管事件预测因子仍需临床研究。这些研究对于更为深入地认识疾病及心血管疾病的精准医疗有重要意义。

第二节　降糖药与体质量

一、体质量变化与心血管疾病

Hafner 等做了一项著名的研究，把糖尿病和非糖尿病患者，根据既往是否发生过急性心梗，分为四组进行为期 7 年的前瞻性随访，观察再发心梗的情况。结果表明，既往未发生心梗的糖尿病患者与既往已发生过心梗的非糖尿病患者，在随访的 7 年间的发生急性心梗或心梗死亡的风险一致。此结果表明糖尿病是冠心病的等危症。研究表明，2 型糖尿病患者大约 80% 死于冠心病。因此，在 2 型糖尿病防治中，必须重视血糖控制之外的心血管危险疾病危险因素。

肥胖既是心血管疾病的危险因素，也是诱发 2 型糖尿病最主要的危险因素。估计 60%～90% 的患者在诊断 2 型糖尿病之前体质量超重或肥胖。美国疾病控制中心资料表明，2 型糖尿病患者超重或肥胖的比例高达 86%。另一项针对 44 000 例 2 型糖尿病患者的横断面研究显示超重者占 80%，肥胖者占 37%。超重或肥胖会增加健康人群冠心病的危险。如合并糖尿病则使发生冠心病的风险倍增。因为肥胖合并糖尿病不仅加重所伴随的胰岛素抵抗，还容易合并其他心血管的危险因素。Ridderstrale 等提供的证据表明，肥胖 2 型糖尿病患者与正常体质量 2 型糖尿病相比，前者伴随更高比例的高血压（88%）、高脂血症（81%）和微白蛋白尿（29%）。

2 型糖尿病中常合并高血压和高脂血症，更重要的是脂肪在体内聚集对健康带来严重的后果。脂肪，尤其是内脏脂肪，肝脏、肌肉、胰岛 β 细胞内脂肪聚集会加重 2 型糖尿病的胰岛素抵抗和葡萄糖不耐受性，从而使血糖更难以控制。此外，肥胖患者甘油三酯与高密度脂蛋白胆固醇的比值较非肥胖者也更高。肥胖 2 型糖尿病患者上述种种病理生理的变化，促使冠状动脉粥样硬化的发生和发展，其病变也更加严重和广泛。据估计，体质量每增加 5kg 冠心病危险会增加 30%，并使血压和血脂进一步升高 20%，糖尿病单伴有高血压也使冠心病风险加倍。

心血管疾病是 2 型糖尿病患者的主要死亡原因。肥胖是体内脂肪大量堆积所致的代谢性疾病，其患者多伴有血糖、血脂异常及胰岛素抵抗等表现。肥胖患者伴有胰岛素抵抗，而后者是 2 型糖尿病与心血管疾病共同的病理基础。超重/肥胖促进动脉硬化的可能包括：

（1）促进胰岛素抵抗和高胰岛素血症的发生　研究表明，胰岛素通过刺激 PI3K/AKT 通路从而活化内皮型一氧化氮合酶（eNOS），促进血管内皮细胞合成一氧化氮。在胰岛素抵抗状态该通路被选择性抑制。肥胖和胰岛素抵抗导致游离脂肪酸大量升高，升高的游离脂肪酸诱导烟酰胺腺嘌呤二核苷酸磷酸（NADPH）氧化酶过表达和活性氧（ROS）生成增加，并促进氧化应激的发生。以上机制共同导致了血管内皮功能异常，而血管内皮功能异常是动脉粥样硬化的早期关键步骤；

（2）促进多种炎症因子的表达　如 C 反应蛋白（CRP）、白细胞介素－6（IL-6）及肿瘤坏死因子－α（TNF-α）等，CRP 可以诱导单核细胞趋化蛋白－1 表达，促进泡沫细胞形成，加速动脉粥样硬化斑块的形成。TNF-α 可以诱导细胞间黏附分子－1（ICAM-1）、血管细胞黏附分子－1（VCAM-1）表达，使单核细胞与内皮细胞黏附增加，加速血管内皮功能障碍的发生；

（3）调节脂肪因子的表达　目前研究发现肥胖和 2 型糖尿病患者血清脂联素明显下降。脂联素可以上调 eNOS 和一氧化氮水平，同时可以抑制 TNF-α，从而减少 ICAM-1、VCAM-1 表达，改善小鼠的内皮功能。脂联素可通过腺苷酸激活蛋白激酶（AMPK）途径，增加脂肪酸氧化，减少葡萄糖 6－磷酸酶表达从而改善胰岛素抵抗；

（4）其他　促进多种心血管事件危险因素，如高血压、阻塞性呼吸睡眠暂停低通气综合征等疾病的进展。在针对心血管疾病的临床研究中印证了这一点。Framingham 心脏研究结果提示，肥胖是心血管疾病的独立危险因素和冠心病死亡的预测因素。而亚洲的数据同样表明，BMI≥25kg/m² 时，超重和肥胖与心血管疾病的死亡率呈现正相关，其风险随着 BMI 的增加而逐级升高。以上基础和临床研究证明，体质量与心血管疾病的发病机制、病程和死亡风险密切相关。

体质量控制有利于改善 2 型糖尿病血糖的控制。先前的数项研究证据表明，中度减少 2 型糖尿病患者的体质量可改善其血糖控制并减少心血管的危险。另有研究表明，包括饮食控制和运动，改善了胰岛素敏感性并减少冠心病风险。一项为期 12 个月的研究显示患者降低 BMI 4.8kg/m²。其 HbA1c 则降低 2% 并伴随着血脂谱的改善。荟萃研究分析表明，肥胖的 2 型糖尿病患者其体质量每减少 10kg，则伴随着血总胆固醇下降 9.9%，低密度脂蛋白胆固醇水平下降 6.8%，甘油三酯水平下降 19.3%，而收缩压和舒张压则分别下降 4.9% 和 3.8%，和空腹血糖下降。而前瞻性研究表明，强制减重达 5kg/m²，则总死亡率下降 25%，冠心病风险减少 28%。因此，糖尿病患者减重则使发生心血管疾病风险减少，使预期寿命得到延长。

二、心血管获益降糖药的共有特征

肥胖与糖尿病关系密切，是 2 型糖尿病的危险因素之一。多数 T2DM 患者体型肥胖或超重，流行病学研究表明，在 2 型糖尿病自然病程早期，肥胖者常表现有胰岛素抵抗（IR）和糖调节受损。减轻体质量有助于控制血糖、降低糖尿病并发症发生率和死亡率。肥胖的 2 型患者在选择降糖药物时，不仅要能有效地降糖，且应不增加体质量甚至降低体质量。心血管获益降糖药的共有特征是使得 2 型糖尿病患者体质量出现不同程度的减轻，正如前言，减轻体质量能改善糖尿病患者的胰岛素抵抗水平，作为代谢综合征的发病基础，胰岛素抵抗在糖尿病患者心血管疾病发病过程中发挥重要作用。

三、增加体质量降糖药与心血管预后

超重或肥胖不仅是发生 2 型糖尿病最重要的诱发因素，更是发生大血管并发症如冠心病的重要危险因素；相反，减轻体质量可以降低心血管疾病的发病风险。大量的循证医学证据均表明胰岛素、磺酰脲类、格列奈类及噻唑烷二酮类药物在各类降糖药物中具有较强的降糖作用，单药治疗 2 型糖尿病可使高血糖患者的 HbA1c 平均下降 1%~2%，以及由此带来减少或延缓 2 型糖尿病患者慢性并发症的发生和发展，特别是微血管并发症，但大血管并发症的获益仍受到质疑。这些降糖药物在降糖的同时，同样使得患者体质量获得不同程度的增加。

1. 磺酰脲类

磺酰脲类药物是最早开发并仍广泛用于治疗 2 型糖尿病的口服降糖药。该类药物作为胰岛素促泌剂，其与胰腺胰岛 β 细胞表面磺脲受体结合，然后刺激胰岛素分泌。它们与细胞表面 ATP 敏感的钾通道亚单位（磺酰脲类受体，SUR）相结合。使钾离子内流减少而改变细胞膜的电位，由此启动电压依赖的钙通道开放使钙离子内流增加细胞内游离钙，最终使胰岛素颗粒以胞吐形式释放以达到降低血糖的目的。目前．应用于临床已有多种磺酰脲类药物，如第一代的甲苯磺丁脲、氯磺丙脲，第二代的格列本脲、格列奇特、格列吡嗪、格列喹酮，以及第三代的格列美脲等。

长期使用磺酰脲类降糖药会明显增加体质量。长达 10 年的 UKPDS 研究中，氯磺丙脲组体质量平均增加 3.5kg，格列本脲组体质量平均增加 4.8kg。Campbell 等比较格列吡嗪和二甲双胍对体质量的影响，发现前者增加体质量 2.6kg，后者降低体质量 2.0kg。Bautista 等报道格列美脲治疗经饮食和运动未能控制的 2 型糖尿病 14 周 HbA1c 降低 2.3%，体质量增加了 2.3kg。GUIDE 研究中随机分为达美康缓释片组和格列美脲组治疗 27 周，HbA1c 分别下降 1.1% 和 1.0%。体质量增加分别为 0.5～0.6kg。来自一项比较格列齐特、吡格列酮或二甲双胍治疗超过 3700 例 2 型糖尿病为期一年的双盲研究资料表明，前两组体质量分别增加 1.9kg 和 2.8kg。后者体质量减少 2.5kg。然而，许多临床研究比较一代、二代和长效磺酰脲类制剂对体质量的影响，发现长效制剂对体质量的影响较少，如果同时饮食和运动指导还可以使体质量减轻。

了解胰岛素增加体质量的作用有助于深刻理解磺酰脲类药物影响体质量的机制。磺酰脲类药物作为胰岛素促泌剂，其增加体质量的机制应该与胰岛素类似。胰岛素是体内唯一的促合成激素，它通过多种途径使体质量增加。首先，2 型糖尿病患者在胰岛素作用下血糖得到控制，随之尿糖减少，使能量得以保存；进而胰岛素促进脂肪和肌肉组织中脂肪生成。另外，无论磺酰脲类药物还是胰岛素治疗，由于较高的低血糖风险，可能刺激食欲或不自觉添加副食，被认为可能是体质量增加的一个重要因素。此外．正常人胰岛素对中枢系统食欲控制具有重要的作用，它作为饱感信号而抑制食欲。然而有报道，在 2 型糖尿病患者中此机制受到损害。但是，在相同血糖控制下．胰岛素所致体质量增加比磺酰脲类更严重，其原因尚不清楚。

现有的研究结果提示磺酰脲类药物可能影响心血管系统的功能，尤其在缺血、缺氧等病理生理状态下，但还不能明确磺酰脲类药物治疗是否最终增加 2 型糖尿病患者，尤其是合并心血管疾病患者的死亡率。虽然不同磺酰脲类药物类型可能对心血管潜在的不良影响有差别，但尚不能肯定某一种磺酰脲类药物具有独特的心血管益处。考虑到众多 2 型糖尿病患者服用磺酰脲类药物，其中相当一部分合并缺血性心脏病，设计大规模多中心的临床研究评估磺酰脲类药物对 2 型糖尿病患者的安全性无疑具有重要的意义。目前国内外大多数学者认为对没有明显缺血性心脏病的 2 型糖尿病患者，磺酰脲类降糖药仍然是重要的治疗方法。但对于存在心绞痛或心肌梗死的患者，使用胰岛素治疗更为合理。

2. 胰岛素

胰岛素是治疗糖尿病最有效降低血糖的药物，尤其当 2 型糖尿病患者口服降糖药物失效的情况下。但是，在血糖改善的同时胰岛素往往使 2 型糖尿病患者体质量进一步增加，且超过口服降糖药物。在著名的 DCCT 和 UKPDS 研究中，胰岛素治疗使平均体质量增加分别为 6.8kg 和 4kg。与人胰岛素相比，胰岛素类似物如长效和超短效联合使用，能提供与正常生理学胰岛素接近的水平，即由长效胰岛素类似物提供一个基础的、低平的胰岛素分泌水平；超短效胰岛素类似物提供类似于生理性进餐时胰岛素分泌脉冲。因此，能获得更好的血糖控制和较低的低血糖发生率，同时对体质量的影响较少。甘精胰岛素与 NPH 胰岛素治疗 1 型糖尿病对体质量影响的比较研究中，前者比后者引起体质量的增加明显减少。相同的观察见于 2 型糖尿病。地特胰岛素似乎比其他各种胰岛素对体质量的影响更少。一项超过 1 万名糖尿病患者参与的研究中，经过 14 周半的治疗，地特胰岛素组的体质量与基线水平无明显的变化。地特胰岛素对体质量的中性作用机制尚不清楚。超短效胰岛素类似物作用持续时间明显短于常规人胰岛素。据报道，门冬胰岛素或赖脯胰岛素对体质量的影响较小，但也有报道赖脯胰岛素对体质量的影响与常规人胰岛素相似。

发表于 2005 年 DIGAMI 2 研究发现合并急性心梗的 2 型糖尿病患者，与常规治疗相比，应用胰岛素强化治疗不能降低全因死亡率。ORIGIN 研究发现对于空腹血糖受损、糖耐量受损或新发糖尿病患者，与常规治疗相比，应用甘精胰岛素控制血糖对主要心血管事件发生率无影响。

3. 格列奈类

作为非磺酰脲类药物胰岛素促进分泌剂。其降糖机制与磺酰脲类药物类似，也是关闭胰岛 B 细胞上的 K$_{ATP}$ 通道，促使胰岛素释放，但与磺酰脲类药物受体结合的位点不同。其特点是吸收快，起效迅速和作用时效较短，可加强第一时相胰岛素分泌和胰岛素脉冲。

格列奈类对体质量的影响因研究不同而有不同的结果，但总体上具有增加体得的趋势。多项临床研究显示格列奈类药物对体质量的影响较小，米格列奈治疗 12 月后患者体质量前后对比无明显增加；瑞格列奈使体质量增加 0.35kg。另外的研究证实瑞格列奈体质量增加较那格列奈显著（1.8kg 及 0.7kg）。在米格列奈与那格列奈的头对头研究中，两种药物治疗对 BMI 的影响无统计学意义。

近年来，诸多研究认为格列奈类药物不会增加心血管疾病风险。一项随机交叉平行对照研究，将瑞格列奈和格列美脲进行了对比研究，发现了两种药物均明显降低血糖，但瑞格列奈组 PAP、PAI-1、纤维蛋白原、凝血酶-抗凝血酶复合物（TAT）、脂质过氧化物终末产物（TBARS）、游离脂肪酸较格列美脲组下降更为显著，血糖的 AUC 面积也较格列美脲组下降，这些发现均提示了瑞格列奈在控制餐后血糖的优势及其在降低心血管疾病危险因子方面的获益。血管内皮功能的损伤与餐后的高血糖关系密切，餐后高血糖加速了动脉粥样硬化的形成，从而使心血管疾病风险增高。一项前瞻性开放随机交叉研究显示，对 IGT 患者应用瑞格列奈，发现 OGTT 两小时血糖显著下降，并且糖负荷后肱动脉超声发现 FMD 指数明显下降，与对照组相当，提示了瑞格列奈对血管内皮功能的保护作用，可能会降低心血管事件的风险，但由于其样本量较少，可靠性有待进一步的研究证实。有动物研究将米格列奈与格列本脲、格列美脲对心血管的影响进行了对比，发现使大鼠离体灌流心脏经历 12min 的局部缺血，之后进行 30min 的再灌注，米格列奈组大鼠心脏的冠状动脉血液灌流及再灌注相关的心脏功能均未发生改变，而格列本脲、格列美脲组缺血再灌注损伤明显，这提示了米格列奈（至少在大鼠中）对心肌的缺血预试应无明显抑制作用。米格列奈由于对 SUR1 的高选择性，几乎对心肌缺血预适应保护无影响，另有研究显示，对缺血再灌注处理的大鼠离体心脏，给予米格列奈和格列本脲处理，发现米格列奈组缺血再灌注后室性快速型心律失常的时间较对照组明显缩短，而格列本脲组明显延长，提示米格列奈可使糖尿病合并心肌缺血患者得到长期获益。

4. 噻唑烷二酮类

主要制剂有吡格列酮、罗格列酮。噻唑烷二酮类药物的主要作用机制是结合并激活过氧化物酶体增殖物激活受体 γ（PPARγ），增强一系列改善胰岛素敏感性的蛋白质基因表达，如脂肪、肌肉等组织的葡萄糖转运体 4（GLUT-4）的基因表达增加，促进骨骼肌葡萄糖摄取、糖原合成和葡萄糖氧化；上调能量代谢调节因子解偶联蛋白 UCP-2 的表达；增加脂肪合成途径所需酶类的基因转录和蛋白合成，调节脂肪细胞源性信号因子的储存和释放。最终增加外周组织的胰岛素敏感性，降低空腹、餐后血糖及循环胰岛素水平。

PPARγ 激活后还具有降糖外的作用。噻唑烷二酮类药物可抑制炎症过程，干扰 NF-κB 和 AP-1 信号传导，减少 NF-κB 靶基因表达。噻唑烷二酮类药物调节内皮一氧化氮合酶磷酸化状态，增加其活性，增加一氧化氮的释放，降低血管紧张度并保护血管内皮功能。动物实验表明血管损伤性刺激引起血管活性因子分泌以调节血管紧张度和血管重塑，而噻唑烷二酮类药物治疗可促进血管内皮分泌 C 型利钠肽（一种内皮源性松弛肽）引起血管舒张。TNF-α 可加强氧化应激，抑制 PPARγ 表达，而噻唑烷二酮类药物剂量依赖性恢复 TNF-α 介导 PPARγ mRNA 表达水平的下调。离体大鼠心脏缺血再灌注实验中显示噻唑烷二酮类药物在缺血和再灌注时激活 PI3K/P42/44MAPK，保护心肌组织，显著减少梗死面积。

在 PROactive 研究中，研究对象为伴大血管并发症的 2 型糖尿病患者。在常规治疗基础上加用吡格列酮或安慰剂治疗，结果显示两组复合终点事件发生率无差异。RECORD 研究发现，经过二甲双胍或磺酰脲类药物充分治疗后血糖不能达标者，在二甲双胍或磺脲治疗基础上加用罗格列酮，或联合应用二甲双胍与磺酰脲类药物，对复合心血管终点事件发生率无影响。发表于 2009 年的 BARI 2D 研究，研究对象为伴冠心病的糖尿病患者，比较应用胰岛素增敏剂抑或胰岛素治疗可否延缓或阻止冠状动脉粥样硬化病变的发展。胰岛素增敏剂治疗组与胰岛素治疗组主要终点发生率分别为 11.8% 与 12.1%（$P=0.89$），主要不良心脏事件发生率分别为 22.3% 与 24.6%，$P=0.13$）。而最近的一项研究表明，在近期发生缺血性卒中或短暂性脑缺血发作、有胰岛素抵抗的非糖尿病患者中，吡格列酮可降低卒中和心肌梗死风险（HR＝0.76，95%CI 0.62～0.93，$P=0.007$），同时亦可降低罹患 T2DM 风险。

四、不增加体质量降糖药与心血管预后

随着我国超重和肥胖 2 型糖尿病（T2DM）患者的不断增加，传统以降糖为主的血糖管理模式逐渐转变为包括降糖、降压、调脂、控制体质量和改善生活方式的综合管理模式。大多数传统降糖药物在降糖的同时可能增加体质量，而体质量增加带来的胰岛素抵抗加剧，又进一步影响降糖效果。因此，能够降低体质量的降糖药物越来越受重视。

目前具有降低体质量的降糖药包括双胍类、α－糖苷酶抑制剂、胰高血糖素样肽－1 受体激动剂（GLP－1RA）及钠－葡萄糖共转运蛋白－2（SGLT－2）抑制剂。二甲双胍能长期有效降糖、减重，具有明确的心血管保护作用。α－糖苷酶抑制剂降低餐后血糖效果明显，具有轻度减重作用，可降低糖耐量受损（IGT）人群的心血管事件及新发高血压风险。GLP－1RA 降糖疗效持久，减重效果最佳，还能改善血压、血脂、胰岛 β 细胞功能，有一定心血管保护作用。上述 3 类药物的主要不良反应均为胃肠道反应，低血糖风险小。SGLT－2 抑制剂不仅有良好的降糖及减重效应，还有降压及心血管保护作用，可能对肾脏有保护。

1. 双胍类

作为目前临床上用得最多的是二甲双胍，其调节代谢的主要机制包括：①作用于肝脏，抑制糖异生，减少肝糖输出，其分子机制主要与腺苷酸激活蛋白激酶（AMPK）信号通路的激活有关。AMPK 是细胞内能量感受器，在细胞内能量应激时被激活，启动分解代谢，抑制合成代谢。②作用于肠道，抑制肠壁细胞摄取葡萄糖，提高 GLP－1 水平。③改善胰岛素敏感性。④改善脂肪合成与代谢，改善血脂谱（甘油三酯、低密度脂蛋白胆固醇及总胆固醇）。⑤改善非酒精性脂肪肝（NAFLD）患者的肝脏血清学酶谱及代谢紊乱。

二甲双胍能预防或延缓糖尿病的发生，且具有轻度减轻体质量的作用。美国糖尿病预防计划研究（DPP）及 DPP 结局研究（DPPOS）显示，糖尿病前期患者使用二甲双胍干预（1750mg/d）可平均减重 2.1kg，降低糖尿病发生风险 31%；长期使用二甲双胍能够产生持久而显著的体质量下降，相对基线时平均体质量下降 1.9～3.1kg，与对照组相比，二甲双胍干预组糖尿病风险能够降低 18%。中国 2 型糖尿病患者中二甲双胍 1500mg/d 治疗 48 周后体质量可减轻 1.9kg。研究还显示二甲双胍联合胰岛素可进一步降低 HbA1c 水平，减少胰岛素用量、体质量增加和低血糖风险。meta 分析显示，二甲双胍可使体质量减轻约 1.1kg。基于二甲双胍的减重效果，有学者提出增加二甲双胍作为治疗肥胖的适应证。无论对于超重、肥胖还是体质量正常的患者，二甲双胍均被国内外主要指南推荐为 2 型糖尿病的首选用药。

从循证医学已证实二甲双胍具有明确的心血管保护作用，可减少新诊断及已经发生心血管疾病（CVD）的 T2DM 患者的 CVD 发生风险。这一结论在 UKPDS 及 SPREAD 研究中已得到证实。meta 分析提示，二甲双胍本身不会导致心力衰竭，也不会对心力衰竭患者造成不良影响，且可能与糖尿病患者心力衰竭和死亡发生风险的减少有关，故 2018 ADA 指南提出二甲双胍可用于肾功能正常、病情稳定的充血性心力衰竭患者。

2. α-糖苷酶抑制剂

目前临床上应用的主要是阿卡波糖、伏格列波糖及米格列醇，其主要作用机制是抑制碳水化合物在小肠上部的吸收，进而降低餐后血糖。新的研究表明，α-糖苷酶抑制剂能提高肠道激素尤其是GLP-1水平。该类药物一般不增加体质量，大剂量时还能减轻体质量。

MARCH研究提示，阿卡波糖降低餐后血糖效果更好，且其降糖疗效不依赖体质指数（BMI）水平。治疗48周时，阿卡波糖可降低空腹血糖1.37mmol/L，降低餐后2h血糖3.34mmol/L体质量减轻2.47kg，且显著降低腰围、臀围，其减重效果可能与内源性GLP-1水平升高相关。日本一项研究比较3种α-糖苷酶抑制剂在肥胖T2DM患者中干预12周的降糖疗效及体质量减轻情况，结果显示，米格列醇（150mg/d）组HbA1c下降最显著，且体质量及BMI下降最明显，其次为伏格列波糖组（0.9mg/d），而阿卡波糖（300mg/d）组HbA1c无明显变化。该研究时间相对较短，样本量较小，与既往对阿卡波糖的疗效报道有差异。阿卡波糖联合胰岛素治疗可以减少每日胰岛素用量0.2IU/kg，减少血糖变异率及降低低血糖发生率。

STOP-NIDDM研究提示，阿卡波糖可显著降低糖耐量异常人群的CVD事件及新发高血压风险。meta分析表明，阿卡波糖可使T2DM患者的任一CVD相对风险降低35%，心肌梗死相对风险降低64%。目前尚无证据表明阿卡波糖能够减少中国2型糖尿病患者CVD风险，但有证据表明阿卡波糖可降低CVD相关危险因素，包括血糖、血压、血脂及体质量。而旨在评估阿卡波糖对中国人群心血管保护作用的大型多中心研究（ACE）最新结果显示，主要终点——复合心血管事件未达到阳性结果，但也未观察到不利影响。

ACE试验是一项双盲、随机、安慰剂对照试验，其结果于2017年第53届欧洲糖尿病研究协会年会（EASD）上发布。试验共纳入6526名年龄≥50岁并确诊伴有糖耐量受损的冠心病或急性冠脉综合征的中国患者，将其随机分为两组，患者在接受标准化心血管二级预防治疗的基础上，分别接受每日3次50mg阿卡波糖或安慰剂治疗，中位随访时间为5年。试验主要复合终点为非致死性心肌梗死、非致死性卒中、心血管死亡、因不稳定型心绞痛或心力衰竭住院，次要终点有新发糖尿病发生率、全因死亡率和至个体心血管事件或死亡的时间等。结果显示阿卡波糖组较安慰剂组复合心血管事件发生率未显著下降，阿卡波糖组的新发糖尿病发生率较安慰剂组显著下降。试验表明在伴有糖耐量受损的冠心病或急性冠脉综合征的中国患者中，应用阿卡波糖能够降低新发糖尿病风险，但未能降低主要心血管不良事件风险。

3. GLP-1受体激动剂

目前国内上市的最常用使用的药物是艾塞那肽和利拉鲁肽，二者均需皮下注射给药。GLP-1受体激动剂以葡萄糖浓度依赖的方式增强胰岛素分泌、抑制胰高血糖素分泌，并能延缓胃排空，通过中枢性的食欲抑制来减少进食量。该类药物在降低患者体质量方面独树一帜，特别适用于肥胖糖尿病患者，而且美国食品药品监督管理局（FDA）已经批准利拉鲁肽（3.0mg）作为减肥药上市。

LEAD系列研究提示，利拉鲁肽单药治疗（1.8mg/d）较基线能够降低HbA1c 1.6%，联合二甲双胍、磺酰脲类、噻唑烷二酮类等，能使HbA1c降低1.0%～1.5%，体质量下降1.8～3.2kg，且以内脏脂肪减少为主，收缩压下降2.6～3.3mmHg。随访2年时，利拉鲁肽单药治疗仍能使HbA1c降低1.1%，空腹及餐后血糖分别降低0.88、2.20mmol/L，体质量降低2.7kg，疗效优于格列美脲。国内研究表明，在新诊断超重或肥胖T2DM患者中，利拉鲁肽治疗能有效降低血糖，减轻体质量，改善血脂、胰岛β细胞功能及胰岛素抵抗；在HbA1c>9.0%的患者中疗效优于甘精胰岛素。中国T2DM患者在二甲双胍基础上联合利拉鲁肽，降低HbA1c效果优于西格列汀，且低血糖风险小。系统评价也提示，与二肽基肽酶-4（DPP-4）抑制剂相比，GLP-1RA能更有效地降低HbA1c、空腹血糖、体质量，且HbA1c达标率更高。

艾塞那肽每日两次可以改善空腹及餐后血糖控制，在安慰剂对照试验中可降低HbA1c 0.8%～1.0%，在开放标签试验中可降低HbA1c 1.0%～1.4%，且能够维持3年（-1.0%），体质量减轻5.3kg，

HbA1c<7.0% 的达标率为 46%，血压、血脂也得到改善。DURATION 研究随访 6 年结果提示，艾塞那肽每周 2mg 单药治疗可以降低 HbA1c 1.7%～2.4%、空腹血糖 1.44～2.68mmol/L，减轻体质量 3.7～6.1kg；联合其他降糖药治疗，可降低 HbA1c 1.6%～2.2%、空腹血糖 1.53～2.65mmol/L，减轻体质量 1.5～4.7kg，HbA1c<7.0% 的达标率为 46.3%～79.4%（逐年递减），血压、血脂也得到明显改善。

头对头的研究分析表明，GLP-1RAs 均能有效降低 HbA1c，利拉鲁肽降糖疗效比艾塞那肽似乎更佳，短效 GLP-1RAs 降低餐后血糖优于长效 GLP-1RAs；利拉鲁肽减重效果与短效艾塞那肽相似，但优于长效艾塞那肽。临床证据显示，GLP-1RAs 降糖疗效与胰岛素、DPP-4 抑制剂、磺酰脲类、噻唑烷二酮类、二甲双胍相似，其降低基线 HbA1c 的效果优于或类似于胰岛素治疗；在降低体质量方面比所有口服降糖药都更加有效、持久，并且能够改善心血管危险因素。

利拉鲁肽心血管结局研究提示，与安慰剂组相比，利拉鲁肽治疗组主要不良心血管事件（MACE），包括心血管死亡、非致死性心肌梗死、非致死性卒中的发生风险下降 13%。meta 分析显示，GLP-1RAs 能够降低全因死亡率、心血管死亡率及心肌梗死发生率，但对 MACE、卒中及心力衰竭无影响。结合目前证据来看，GLP-1RAs 具有一定的心血管保护作用。

4. SGLT-2 抑制剂

SGLT-2 抑制剂是一类新型口服降糖药物。目前全球批准上市的药物，包括达格列净、坎格列净、恩格列净、依格列净、鲁格列净及托格列净，国内获批上市的是达格列净、坎格列净、恩格列净。SGLT-2 抑制剂的作用机制为通过抑制肾脏对葡萄糖的重吸收，降低肾糖阈而促进尿葡萄糖排泄，从而达到降低血糖的作用。这种降糖作用不依赖于胰岛素的分泌和功能，且具有明显的减重效果。

无论单药还是联合治疗，SGLT-2 抑制剂均能够有效降低 HbA1c 和空腹血糖水平，提高 HbA1c 达标率。2 年以上的头对头研究显示，SGLT-2 抑制剂降糖疗效与二甲双胍、磺酰脲类或西格列汀的疗效相当。SGLT-2 抑制剂降低 HbA1c 0.5%～1.0%，降低空腹血糖 0.83～1.94mmol/L，减轻体质量 1.5～3.5kg，降低收缩压 3～5mmHg。与胰岛素联合使用时，还可减少每日胰岛素用量 5.9～9.7IU。另外，SGLT-2 抑制剂可降低血压、尿酸水平，减少尿蛋白排泄，降低 TG 同时升高 HDL-C 和 LDL-C 水平。

针对亚洲人群的研究显示，达格列净 5mg、10mg 单药治疗能够降低 HbA1c 1.04%～1.11%，降低空腹血糖 1.39～1.75mmol/L，降低餐后 2h 血糖 2.6～3.05mmol/L；减轻体质量 1.64～2.25kg，体质量减轻>5% 的比例为 20.8%～29.6%；HbA1c<7.0% 的达标率为 42.6%～49.8%。meta 分析显示，去除安慰剂效应，达格列净 5mg、10mg 单药治疗 24 周能够降低 HbA1c0.52%～0.58%，减轻体质量 1.34～1.80kg，血压也有轻度下降，提示达格列净在亚洲人群中具有良好的降糖、减重及降压效应。

meta 分析显示，达格列净和坎格列净均不增加心血管事件风险。EMPA-REG Outcome 研究提示，恩格列净能够降低心血管高危 T2DM 患者的 MACE、全因死亡、心血管死亡、因心力衰竭住院的风险，延缓肾脏病变的进展，降低终末期肾病发生的风险，提示恩格列净具有心血管及肾脏保护作用。CVD-REAL 研究纳入超过 30 万例使用 SGLT-2 抑制剂（包括坎格列净、达格列净和恩格列净）的 T2DM 患者，回顾性分析结果提示，SGLT-2 抑制剂可降低 T2DM 患者因心力衰竭住院及死亡的风险。

总而言之，胰岛素抵抗是 2 型糖尿病发病的根源和基础，而肥胖又是导致胰岛素抵抗的重要因素，肥胖与 2 型糖尿病紧密联系。糖尿病是伴随多种代谢性疾病的综合征，为患者制定个体化治疗方案，并使患者维持合理的体质量。肥胖的 2 型糖尿病患者应避免使用可增加体质量的药物，优先考虑选用可减重的糖尿病治疗药物。从药学的角度，亦要继续研究肥胖、脂代谢、糖代谢等多方面机制，寻求新的治疗靶点，为糖尿病患者的规范化管理提供更好的选择。

第三节　身体质量与糖尿病心血管危险因素的控制

随着社会经济的不断发展，全球肥胖症的患病人数持续增加。肥胖症患者由于过大的身体质量负荷而使死亡率倍增，而且易合并 2 型糖尿病、高血压病、血脂异常、阻塞性睡眠呼吸暂停、心血管疾病和卒中等多种疾病。肥胖症作为增加心血管风险和病死率的独立的危险因素得到了广泛的认可和关注。目前的观点认为肥胖症作为心血管风险的预测因子，与心血管不良事件密切相关。肥胖与 2 型糖尿病的关系最为密切。肥胖与 2 型糖尿病如影随形，中国超重与肥胖人群的糖尿病患病率分别为 12.8% 和 18.5%；而在糖尿病患者中超重比例为 41%、肥胖比例为 24.3%、腹型肥胖〔腰围≥90cm（男）或≥85cm（女）〕患者高达 45.4%。对于 2 型糖尿病患者，特别是肥胖的 2 型糖尿病患者来说，其易发生心血管疾病的病理生理学机制十分复杂，多种细胞因子分泌异常引起的炎症反应、血脂异常、高血压、胰岛素抵抗和交感神经系统激活等多种因素参与其中。因此 2 型糖尿病患者身体质量的控制对于预防心血管疾病的发病而言至关重要。

一、身体质量与血脂

2 型糖尿病患者具有独特的血脂特点，主要表现为 TG 水平升高、HDL-C 水平下降，LDL-C 水平正常或轻度升高，小而密的低密度脂蛋白胆固醇（sdLDL-C）颗粒增多。血脂异常与胰岛素抵抗和代谢综合征密切相关，其不仅只是代谢紊乱的一种伴随疾病，而且是 2 型糖尿病的病因之一。目前研究认为，血 TG 与 HDL-C 比值（TG/HDL-C）可作为预测胰岛素抵抗的血脂指标，同时 TG/HDL-C 升高提示胰岛 β 细胞分泌功能较差。在肥胖合并 2 型糖尿病的患者中，肥胖可加重血脂紊乱。因此，在肥胖合并 2 型糖尿病的患者中，血脂管理对于改善胰岛素抵抗、胰岛 β 细胞分泌功能意义重大。

肥胖、2 型糖尿病均是心血管疾病的高危因素。肥胖是 2 型糖尿病的重要危险因素，并可增加 T2DM 患者冠状动脉心脏病的发生风险。研究表明，肥胖合并 2 型糖尿病的患者血脂达标率较低，加强对此类人群血脂管理意义重大。

LDL-C 是动脉粥样硬化发生的必备因素和斑块的主要组成成分。因被糖基化的胆固醇和 sdLDL-C，糖尿病患者动脉粥样硬化进展更迅速、病变更复杂、部位更弥漫、管腔更狭窄。荟萃研究证实，LDL-C 水平每降低 1mmol/L，糖尿病患者心血管事件发生风险降低 20%。目前，肥胖合并 2 型糖尿病的患者 LDL-C 的达标率仍然偏低。基于波兰人群的研究表明，肥胖合并 2 型糖尿病的患者 LDL-C 达标率仅为 3.0%。UKPDS 认为 LDL-C 是糖尿病患者最重要的心血管事件危险因素。美国糖尿病学会（ADA）指南、美国临床内分泌医师协会（AACE）指南均将 LDL-C 设为糖尿病患者血脂管理的首要目标。

流行病学研究表明，HDL-C 降低与心血管风险增高之间存在密切联系。Strong Heart Study（SHS）证实，糖尿病患者 HDL-C 水平每降低 0.26mmol/L，冠心病风险增加 22%。但应用烟酸升高 HDL-C 水平被证实不能使患者获益。因此，ADA 指南和 AACE 指南均未就 HDL-C 水平下降提出任何治疗建议，ADA 指南甚至不推荐他汀和烟酸联合治疗。

肥胖患者常伴有 TG 升高，高 TG 是糖尿病发病的独立危险因素，且高 TG 与血糖控制不佳显著相关。日本糖尿病并发症研究（JDCS）表明，2 型糖尿病人群中高 TG 伴随的冠心病风险与 LDL-C 相当。多因素变量分析发现，TG 水平每增加 1mmol/L，冠心病风险增加 63%，而 LDL-C 每增加 1mmol/L，冠心病风险增加 64%。高 TG 与糖尿病心肌梗死后患者冠脉事件再发生显著增加。非诺贝特干预降低糖尿病事件研究（FIELD）表明，非诺贝特可使糖尿病患者 TG 水平降低 28.6%，但不能明显减少冠心病风险。ACCORD 研究证实，在他汀基础上加用非诺贝特不能进一步减少糖尿病患者心血管事件，但可使致动脉粥样硬化血脂异常的糖尿病患者主要心血管事件进一步下降 31%。

ADA 指南和 AACE 指南建议，对高 TG 血症进行包括贝特类药物在内的药物治疗，仅为减少胰腺炎发生风险，并不是为了减少心血管风险。

生活方式干预是血脂管理的重要手段，包括饮食、运动、心理干预三大方面，总体目标是通过减轻身体质量来改善血脂，减少心血管疾病的发生风险。但与单纯肥胖患者相比，肥胖合并 2 型糖尿病的患者胰岛素抵抗增加，抑制脂肪分解、促进脂肪合成，血脂异常较明显。因此，生活方式干预应当作为所有肥胖合并 2 型糖尿病的患者血脂管理的基础性措施并长期坚持。

身体质量减幅大于 5％时可明显改善 HbA1c、血脂、血压水平，而小于 5％并不能产生显著的代谢指标改善。国内外指南均推荐超重或肥胖 2 型糖尿病患者以减重为基础治疗，并应贯穿于治疗始终。既往研究也证实，短期减重可改善多种代谢指标，包括血糖、血脂等，但长期减重的益处及各种指标改善后是否一定能减少心血管危险因素或心血管事件的发生，目前尚无证据证实。Look AHEAD 研究是一项评估长期减重对心血管影响的研究，其研究结果显示，强化减重组的 HbA1c 和血压显著降低，血脂成分中 HDL-C 和 TG 均得到显著改善，但 LDL-C 达标率强化减重组与对照组无差异。调整药物影响，减重还可导致 LDL-C 水平的轻微增加，提示血糖、血压、HDL-C 和 TG 是身体质量相关性的，而身体质量对 LDL-C 的影响很小。但 Look AHEAD 研究的研究人群为年龄＞45 岁的糖尿病患者，在年轻人群中，强化减重对 LDL-C 的影响仍然未知。

饮食与运动相结合与单纯的饮食控制相比，被认为是更为有效的减重方式。在众多关于减重方式的研究中，地中海生活方式和 Look AHEAD 研究中的强化生活方式干预是将饮食管理与运动相结合。地中海生活方式的饮食以蔬菜、全麦、橄榄油为主，女性能量摄入限制在 1 500kcal/d、男性为 1 800kcal/d，每周运动 150min；Look AHEAD 研究中的强化生活方式干预以代餐为主，每周运动 175min。与单纯的饮食控制相比，地中海生活方式及强化生活方式干预 12 月内可使身体质量减轻大于 5％，可明显改善 HbA1c、血脂、血压。

肥胖合并 2 型糖尿病的患者血脂多数存在血 TG 升高，目前指南认为，当 TG 在 1.70～2.25mmol/L，应首先开始治疗性生活方式干预；如 TG 在 2.26～4.5mmol/L，应在治疗性生活方式干预的同时使用贝特类药物；如 TG＞4.5mmol/L，应首先考虑使用贝特类迅速降低 TG 水平，以预防发生急性胰腺炎。

GLP-1RA 可显著改善肥胖合并 2 型糖尿病的患者的血脂状况。GLP-1RA 可降低肥胖、2 型糖尿病、非酒精性脂肪肝患者的血脂水平，减轻中心型肥胖（腰围、肝脏脂肪含量）。

总之，肥胖合并 2 型糖尿病的患者心血管风险明显增加，血脂管理的首要目标是降低 LDL-C 水平，同时强调降低 TG 水平以减少胰腺炎的发生风险，并特定升高 HDL-C 水平。治疗方面，以减重为目的的生活方式干预应作为肥胖合并 2 型糖尿病的患者治疗的基础性措施并长期坚持。以降低 LDL-C 水平为目的的他汀类和以降低 TG 水平为目的的贝特类药物分别对于减少心血管事件、预防胰腺炎发生率起到重要作用。SGLT2、GLP-1RA 类降糖药对于肥胖合并 2 型糖尿病的患者在降糖、降低身体质量的同时均有不同程度地改善血脂的作用。降脂药物、降糖药物治疗在肥胖合并糖尿病患者的血脂管理中均起到至关重要的作用。

二、身体质量与血压

肥胖与高血压有密切关系，大量的研究证实高血压与肥胖存在相关性，肥胖是高血压的独立危险因素之一，肥胖的不均匀性和体脂分布的不同方式对血压有着独特的影响。流行病学数据表明高血压患者半数以上有肥胖或超重。而糖尿病患者至少 1/3 合并高血压，并发肾脏损害者高血压患病率达70％～80％，这类患者有明显的代谢紊乱和较严重的靶器官损害，降压药的疗效减低，控制血压的能力受影响，构成一种特殊类型高血压。从心血管病事件链引出的心血管危险角度，这类患者属于心血管危险的高危群体；从多重心血管危险因素控制的角度，反映肥胖程度的身体质量指数（BMI）越高，平均危险因素数目越多，这类患者就是这种多重心血管危险因素的集合体。

流行病学的研究早就证实人群平均动脉压与身体质量、体脂、腰围及脂肪细胞重量明显正相关。Framingham 的人群调查也表明 BMI、腰围、臀围和皮褶厚度与血压呈正相关。Khaodhiar 等认为在高血压中肥胖的各种危险性明显增加，而 Almamv 等则发现腹型肥胖是代谢紊乱综合征最早出现的症状，早期预防和治疗腹型肥胖可有效地阻止高血压等相关疾病的发生和发展。最近的一项研究进一步阐明：45～54 岁中度肥胖的男性高血压相关疾病的危险性比非肥胖组大约高 2 倍，医疗费也随 BMI 的增加而增加，如果身体质量持续减轻10%，就可降低高血压患者健康寿命损失1.2~2.9年。另外，儿童肥胖也呈上升趋势，Falkner等认为，与正常身体质量的儿童相比，肥胖儿童的高血压明显增多。

20%~30%患者在诊断2型糖尿病时已有高血压。2型糖尿病与这种类型高血压有共同的发病机理，即胰岛素抵抗，但发现高血压往往较容易些，而发现糖尿病前期糖耐量异常相对较困难些，因此，凡肥胖高血压者应尽可能做糖耐量试验。另外，有些糖尿病患者在病程发展一定阶段后血压升高，这种血压升高更多地与肾脏损害有关，需定期检测尿微量白蛋白和临床常规尿蛋白。

减轻身体质量对这类患者降低血压是最有效的治疗策略之一。WHO/ISH治疗指南建议至少减轻身体质量5kg。HOT研究显示，减轻身体质量后达到血压控制目标值所需的降压药数目和剂量都显著减少。临床上也可见一些有胰岛素抵抗的顽固性或难治性高血压，当发展到临床糖尿病阶段时血压反而明显下降。然而。通过改变生活行为长期减轻身体质量并维持具有相当难度。许多肥胖患者多需药物干预。

在肥胖的2型糖尿病患者降压药的选择主要根据病理生理特征、药物不良反应状况与药代动力学，同时尽可能最低限度地减少或避免降压药治疗对糖尿病治疗的干扰，临床试验获得的证据也日益成为选择的主要依据。糖尿病并不是使用利尿剂或β阻滞剂的绝对禁忌证，但大剂量利尿剂加重胰岛素抵抗和引起低血钾症，β阻滞剂也增加胰岛素抵抗并掩盖和延长低血糖症，所以必须使用时应采用小剂量利尿剂或选择性β_1受体阻滞剂。临床上不少患者仍不能避免使用利尿剂，因为利尿剂减少容量能有效地降低这类患者血压，并减轻身体质量。α阻滞剂尽管能改善胰岛素抵抗，但相对有心力衰竭发生增加的可能，在肥胖、2型糖尿病患者容量增高时并不很有益。通常情况下使用血管紧张素Ⅱ受体拮抗剂或转换酶抑制剂、长效钙通道阻滞剂和小剂量利尿剂是较合理的选择。

随着高血压诊断和治疗水平提高，影响血压有效控制的原因发生了变化，胰岛素抵抗是目前难治性或顽固性高血压的主要原因。肥胖2型糖尿病合并高血压患者在控制血压时常需要比一般高血压患者使用较多的药物和较高的剂量。已发表的顽固性高血压病例分析表明，继发性原因仅占18%，胰岛素抵抗却占62%。在顽固性高血压伴胰岛素抵抗的患者，采用降压药与二甲双胍联合治疗，发现血压有明显下降。胰岛素抵抗增加了大血管病变的危险性，在胰岛素抵抗的情况下，机体会出现内皮功能障碍，黏附因子增多，平滑肌细胞增生及血管扩张状态下降，从而促进动脉粥样硬化的形成。机体还可出现高凝状态，极易引发血栓形成。另外，脂代谢紊乱及慢性炎症反应均促进了机体动脉粥样硬化的进程，使大血管病变的风险明显增加。肥胖尤其是中心性肥胖已成为胰岛素抵抗的标志，而代谢综合征的核心是胰岛素抵抗，心血管疾病是代谢综合征的临床终点。英国糖尿病前瞻性研究（UKPDS）试验证明，收缩压降低10mmHg，心血管事件可降低12%。HOT试验证明，只有当舒张压降低到<80mmHg，心血管死亡的风险才能降低67%。

三、身体质量与吸烟

吸烟和肥胖是相关疾病发生的危险因素。吸烟和肥胖同时出现无疑是对健康的一大损害。研究发现肥胖的吸烟者比身体质量正常的不吸烟者预期寿命少13年，肥胖的吸烟者有33%~50%在40~70岁时去世，而身体质量正常的不吸烟者这个比例大约为10%。吸烟与肥胖之间的关系并不完全清楚。一方面，尼古丁可以增加能量的消耗并减少食欲，使吸烟者比不吸烟者身体质量轻，戒烟后身体质量常常增加。另一方面，过量吸烟会使身体质量升高。越来越多的研究显示，吸烟与身体脂肪的分布、向心性肥胖以及胰岛素抵抗相关。

大多数研究表明吸烟者比不吸烟者身体质量或身体质量指数要低。吸烟使身体质量减少主要是增加代谢率、降低代谢效能或减少能量的吸收（降低食欲），这些都与尼古丁的作用有关。已证实，吸一支烟在30min内可以增加3%的能量消耗，吸4支每支含尼古丁0.8mg的香烟，在3h内会增加3.3%的能量消耗。1天吸烟量达到24支的人，能量消耗会从2 230kcal/d增加到2 445kcal/d，同时使交感神经兴奋。尼古丁除了影响代谢作用，还可以诱导出很强的厌食效应。在2h中逐渐增加尼古丁的剂量，饥饿感和食物消耗。与其呈负相关，而饱胀感与其成正相关。尼古丁没有改变人们对饥饿的敏感性，只是减少了吸烟者膳食中的能量摄取。体力活动可以增加代谢率，有助于控制身体质量，但吸烟者的体力活动通常较少，因此过量吸烟与身体质量增加有相关性。

在对年龄进行标准化后的研究中发现，不吸烟者的 BMI 为 25.3，而轻度吸烟者（<20 根香烟/天）、适度吸烟者（20~40 根香烟/天）、过量吸烟者（>40 根香烟/天）的 BMI 分别为 24.7、24.7 和 26.2，过量吸烟者与肥胖有高度相关性。吸烟与身体质量呈正相关，过量吸烟者比轻度吸烟者更容易超重或肥胖的结果已被大家所公认。为什么过量吸烟者比轻度吸烟者或不吸烟者更容易超重，这个问题至今仍不清楚。但是过量吸烟者比轻度吸烟者或不吸烟者有更多易于增加身体质量的行为，如较少的体力活动、不健康的饮食习惯、长期饮酒和过高尼古丁的摄取等。这些不健康的行为习惯与香烟的消费水平密切相关，而吸烟者长期的代谢和行为变化可能影响到每天吸烟数量的猜测还缺乏长期的观察研究。

许多研究表明，戒烟后更容易增加身体质量，把当前的身体质量与 10 年前记录下的身体质量相比较，戒烟者比连续吸烟者身体质量增加了 4.4kg（男性）和 5.0kg（女性），戒烟导致身体质量增加达 13kg 的发生率为 9.8%（男性）和 13.4%（女性），大多数戒烟者的身体质量增加<3kg 戒烟后造成身体质量增加的机制目前仍不清楚，或许由于增加了能量摄入，减少了能量消耗。戒烟后与食物摄取和能量消耗有关的神经肽（如脂联素、神经肽 Y、食欲素）和单胺（如去甲肾上腺素、多巴胺）的变化、脂肪氧化作用和脂肪组织代谢的改变都与身体质量的增加有关。戒烟后身体质量长期的变化很少有令人信服的资料。

对吸烟如何影响身体质量仍有些未知因素，但越来越多的证据显示吸烟可以积累大量内脏的脂肪，造成胰岛素抵抗，增加了患代谢综合征和 2 型糖尿病的危险。内脏脂肪组织增多与代谢综合征、糖尿病以及心血管疾病发病密切相关。研究表明吸烟者的腰臀比不吸烟者高，腰臀比与吸烟的数量和时间呈正相关，并且腰臀比与吸烟的数量有剂量反应关系。戒烟者腰臀比与戒烟时间呈负相关而吸烟者相对于不吸烟者有较大的腰围和较小的臀围，因此会出现腹部脂肪的堆积。高腰臀比和低 BMI 的结合，一些专家把它称为"颠倒现象"，这在吸烟者中常见。腰围与内脏脂肪的积聚密切相关，而内脏脂肪受氢化可的松浓度的影响。吸烟会刺激交感神经兴奋，引起氢化可的松浓度升高，因此，吸烟者血浆可的松浓度较高。另外，性激素也与之相关，女性绝经期后雌激素浓度下降，睾酮浓度升高，内脏脂肪的积聚随之增加。当女性缺乏雌激素且雄激素过剩时会造成内脏脂肪的蓄积。女性吸烟者相对于不吸烟者在雌激素浓度上没有变化但雄激素浓度升高，雌激素的生物学效应降低。目前资料对吸烟可能会影响睾酮的浓度还有些相互矛盾。在男性，当睾酮浓度下降时，内脏脂肪增加，若在中年男性中给予睾酮，会因为脂解作用增加而减少内脏脂肪。吸烟可能会造成男性睾酮的浓度减少。总之，这些结果表明，除了过剩的氢化可的松，女性雄激素和雌性激素的分泌失调，男性睾酮的下降可能在吸烟对内脏脂肪的影响中有重要的作用。

胰岛素抵抗、代谢综合征和糖耐量异常都被认为是机体功能紊乱，相互间存在密切关系。吸烟造成胰岛素抵抗且呈剂量依赖性。健康的男性，长期吸烟即使没有其他因素影响胰岛素敏感度，也会造成血浆胰岛素浓度升高引起高胰岛素血症和胰岛素抵抗。身体质量正常的男性，戒烟 8 周后身体质量增加的同时胰岛素敏感度得到改善。此外，吸烟者还有胰岛素抵抗综合征的特征，包括高密度脂蛋白胆固醇降低、血清甘油三酯升高、极低密度脂蛋白升高、葡萄糖升高、纤溶酶原激活物抑制剂增加和微白蛋白尿。

此外，研究表明，男性吸烟者患代谢综合征的比率比不吸烟者高。在对美国 12~19 岁青少年的调查发现，代谢综合征患病率随着对烟草的接触程度而增高：没有接触到环境性吸烟（ETS）的患病率为 1.2%，暴露于 ETS 的患病率为 5.4%，吸烟者的患病率为 8.7%。在对年轻人发生冠状动脉危险性的前瞻性研究中发现，15 岁没有接触到 ETS 的不吸烟者葡萄糖耐受不良的患病率为 11.5%，戒烟者为 14.4%，暴露于 ETS 的不吸烟者为 17.2%，吸烟者为 21.8%。

总之，过度吸烟者更容易超重或肥胖，吸烟者的身体质量减轻不但不能阻止肥胖的发生，还会导致内脏脂肪的堆积，增加发生代谢综合征和糖尿病的危险，而关于吸烟、身体质量和身体脂肪分布关系的研究仍待深入。近年来，肥胖的人数逐年增加，吸烟在很多国家盛行并呈增长的趋势，尤其是在发展中国家，这二者的累加效应，将对人类的健康造成破坏性的影响。

四、身体质量与尿微量白蛋白

尿微量白蛋白是诊断早期或轻微肾脏损害的敏感指标，也是糖尿病患者发生心脑血管事件的独立预测因子。多种危险因素（如高血压、糖尿病、肥胖、吸烟、胰岛素抵抗等）均可引起尿微量白蛋白的增加。尿微量白蛋白的出现意味着各种危险因素所致的心血管系统损害已在进展，在此阶段积极控制相关危险因素可能延缓甚至阻止临床型靶器官损害以及心血管终点事件的发生。

所谓尿微量白蛋白，是指 24h 尿白蛋白排泄率在 $30\sim300mg$（$20\sim200\mu g/min$）范围内。由于留取 24h 尿比较麻烦，因此有学者提出应用尿白蛋白/肌酐（UACR）可以更准确地反映早期肾功能损害。

多种疾病可以导致肾功能损害并引起尿微量白蛋白，其中高血压是其较常见的原因之一。研究表明，高血压患者中尿微量白蛋白的发生率为 $30\%\sim40\%$。尿蛋白的发生与高血压持续的时间及其严重程度相关。i-SEARCH 研究对 22 000 例伴或不伴心血管疾病的高血压患者的尿微量白蛋白发生率进行调查，结果表明高血压患者尿微量白蛋白的发生率明显高于早期的报道，达到 $53\%\sim71\%$。在血压控制不佳的高血压患者中其发生率更高。

糖尿病是引起尿微量白蛋白的另一种重要危险因素。虽然糖尿病与高血压的发病机制与病理生理过程明显不同，但在临床结局方面二者却具有共同特征，即均会引起动脉粥样硬化性心脑肾等靶器官损害。肾脏是糖尿病最早累及的脏器之一，因此尿微量白蛋白也被视为糖尿病早期肾脏损害的重要标志。一项针对 39 000 余例糖尿病患者的调查发现，近 35% 的患者出现尿微量白蛋白，而有糖尿病并发症［如高血压，微血管和（或）大血管并发症］的患者尿微量白蛋白的发生率更高。

尿微量白蛋白的其他危险因素还有：肥胖、吸烟、胰岛素抵抗、左心室肥厚、左心室收缩功能不良和 C 反应蛋白升高。对 207 例无糖尿病或肾病的肥胖者进行尿白蛋白检测发现，12.1% 肥胖者尿白蛋白增高（$>30mg/24h$），而肥胖伴有高血压的患者中有 19.2% UAE 升高；肥胖人群与非肥胖者相比尿白蛋白显著增高。

已有许多研究证实尿微量白蛋白是反映全身广泛血管内皮损伤与血管通透性增加的一个标志。BEN-EDICT 试验是一项多中心、随机、双盲研究。共纳入 1 204 例年龄 >40 岁、尿白蛋白排泄率 $<20\mu g/min$、合并高血压的 2 型糖尿病患者。研究发现组织中血管紧张素转换酶活性升高、血管紧张素转换酶水平升高、缓激肽水平降低以及氧化应激反应增强等，均会引起血管内皮功能紊乱，导致 MAU 的发生，从而引发高血压、糖尿病、胰岛素抵抗等临床事件。因此，尿微量白蛋白是反映内皮功能紊乱和心血管事件危险性的重要指标。

大量流行病学和临床研究证实，尿微量白蛋白与心血管事件的危险性紧密相关。Wachtell 等以 LIFE 研究人群为基础探讨了尿微量白蛋白是否为左心室肥厚患者的独立危险因素。该试验共选入 8 029 例高血压伴左心室肥厚但无明显肾衰的患者。经多元回归分析表明，左心室肥厚患者尿微量白蛋白的发生率增高 $1.6\sim2.6$ 倍（$P<0.001$）。这表明心肌结构改变与尿微量白蛋白的程度呈正相关。LIFE 试验的心电图亚组也显示，在校正 Framingham 风险计分、糖尿病、脑血管病后，MAU 仍为心血管事件风险的显著预测因子（与左心室质量无关）。UACR 高于均值的患者其复合终点（心血管相关死亡、非致死性卒中及非致死性心肌梗死发生率）较 UACR 低于均值的患者明显增高。

第四节　身体质量是评价糖尿病治疗净获益的关键因素

糖尿病已成为继心脑血管疾病、肿瘤之后第三位危害人类健康的重要慢性非传染性疾病。2 型糖尿病的发生发展与超重/肥胖密不可分。根据我国糖尿病患病率最新调查显示：当身体质量指数 BMI<

18.5kg/m² 时，糖尿病患病率为 4.5%，当 BMI 分别为 18.0～24.9kg/m²、25～29.9kg/m² 和>30kg/m² 时，糖尿病患病率增长为 7.6%、12.8% 和 18.5%。目前认为肥胖及其导致的胰岛素抵抗是 2 型糖尿病发病的重要病因之一，降低身体质量已成为 2 型糖尿病管理的重要组成部分。循证医学提示身体质量是评价糖尿病治疗净获益的关键因素。

一、身体质量与糖尿病大血管病变预后的关系

世界卫生组织调查发现 44% 的糖尿病负担，23% 缺血性心脏病负担以及 7%～41% 某些癌症负担可归因于超重/肥胖。糖尿病患者在诊断后的第一年 BMI 增长≥1kg/m²，心血管死亡风险增加 63%，全因死亡风险增加 33%。UKPDS 研究显示超重/肥胖的 2 型糖尿病患者，即使身体质量减少 5% 也可有效的改善空腹血糖和糖化血红蛋白的水平，降低糖尿病患者心血管事件风险及全因死亡率。

尽管已明确肥胖与 2 型糖尿病和心血管疾病之间存在密切关联，但实际上，一些轻微超重，甚至身体质量正常的个体身体脂肪分布也会发生异常，发生代谢性疾病和心血管风险增高，而一些肥胖患者并未发生代谢性疾病，这表明肥胖本身并不能充分解释 2 型糖尿病和心血管疾病之间的风险变化。近期研究发现，脂肪异常分布对心、肾代谢风险的预测价值可能比肥胖本身更大。内脏脂肪堆积与冠状动脉粥样硬化性心脏病、糖尿病等代谢疾病的发病相关。另有研究显示，腹部脂肪堆积与无征兆炎症、异常激素分泌和各种代谢障碍相关，可导致胰岛素抵抗和胰岛素分泌缺陷，促使发生 2 型糖尿病，并诱导一种导致心血管疾病、肝脏疾病和癌症发生的趋势。腹部脂肪堆积患者发生 2 型糖尿病和心血管疾病的风险显著增高，并且总死亡率增加。以上说明内脏脂肪堆积是真正诱导糖尿病和心血管疾病的病理性肥胖。

钠-葡萄糖协同转运蛋白 2 抑制剂，主要是通过减少肾脏对葡萄糖重吸收，增加尿糖的排泄，从而在降低血糖水平的同时，能使糖尿病患者身体质量减轻。EMPA-REG 研究入选 7 028 例伴有心血管高危因素的 2 型糖尿病患者，研究表明接受恩格列净治疗患者的心血管死亡风险降低 38%，心力衰竭住院相对风险降低 35%，且全因死亡率降低 32%。CANVAS/CANVAS-R 研究纳入 4 330 例确诊心血管疾病或具有心血管事件高危因素的 2 型糖尿病患者，结果显示，与安慰剂组相比，坎格列净治疗组受试者主要复合终点事件发生率、全因死亡率、心血管死亡率以及因心衰住院率均明显降低。最近的荟萃分析提示 SGLT2 抑制剂可显著减少糖尿病患者主要心血管事件、心力衰竭、肾功能严重下降和全因死亡。

胰高血糖素样肽-1（GLP-1）受体激动剂在 2 型糖尿病治疗中显示出在改善血糖控制的同时促进身体质量减轻的特点，这相对于传统降糖药是一个很大的优势。SUSTAIN-6 研究一项国际性、多中心、随机、双盲、安慰剂对照的长期随访临床试验，共纳入 3 297 例 50 岁的伴有心血管高危因素的 2 型糖尿病患者，随机分为 4 组，分别给予索马鲁肽 0.5mg 治疗组和索马鲁肽 1.0mg 治疗组及剂量相当的安慰剂组，随访 104 周时结果显示，索马鲁肽 0.5mg 治疗组和索马鲁肽 1.0mg 治疗组患者身体质量分别降低 3.6 与 4.9kg，两个安慰剂组患者身体质量分别降低 0.7 与 0.5kg，与安慰剂组相比，接受索马鲁肽治疗的患者主要终点事件发生率降低 26%（8.9% 或 6.6%，非劣效检验 $P<0.001$，优效性检验 $P=0.02$）。其中心血管死亡率分别为 2.8% 与 2.7%（$P=0.92$），非致死性心梗分别为 3.9% 与 2.9%（$P=0.12$），非致死性卒中分别为 2.7% 与 1.6%（$P=0.04$）。上述结果显示，与接受传统降糖药物治疗的患者相比，心血管高危的 2 型糖尿病患者接受索马鲁肽治疗可以显著降低由心血管死亡、非致死性心梗和非致死性卒中所组成的主要复合终点事件发生率。LEADER 研究是一项国际性、多中心、随机、双盲、安慰剂对照的长期随访 3B 期临床试验，共入选 32 个国家（包括中国）9 340 例伴有心血管高危因素的 2 型糖尿病患者，随机分为两组：标准治疗联合利拉鲁肽最高 1.8mg 每日 1 次（$n=4\,668$）或标准治疗联合安慰剂治疗（$n=4\,672$），中位随访时间为 3.8 年。与安慰剂组相比，利拉鲁肽组患者身体质量减轻 2.3kg（$P<0.001$），利拉鲁肽组患者心血管死亡风险显著下降 22%（$P=0.007$）；非致死性心肌梗死和非致死性卒中风险呈下降趋势。新分析发现，与安慰剂组相比，利拉鲁肽组患者主要复合终点的复发风险显著下降 14%（$P=0.004$）。

对于肥胖的 2 型糖尿病患者，减重手术可以降低心血管疾病的发病风险，降低患者的远期死亡率。

Romeo 等对 SOS 研究中伴有 2 型糖尿病的肥胖患者分析发现减重手术对降低糖尿病患者心肌梗死的发病率更有效，研究共纳入 670 例患者，平均随访 13.3 年，结果显示手术组与对照组心肌梗死的发病率校正风险比为 0.56。2015 年 Mingrone 等发表了关于减重手术与药物治疗对肥胖伴 2 型糖尿病患者的 5 年的随机对照结果，术后 5 年结果显示手术组心血管药物的使用（降脂、降压药）明显减少，无一例发生致死性的心肌梗死，而药物组致死性心肌梗死的发生率为 7%，但是该研究纳入的人数较少，仍需要大样本人群证实。

二、身体质量变化预测药物对心血管疾病预后的影响

2 型糖尿病与动脉粥样硬化性心血管疾病关系密切，两者共存可进一步增加心血管事件和死亡风险，半数以上糖尿病患者的死亡与动脉粥样硬化性心血管疾病相关。近年来，随着临床研究证据的不断积累和更新，关于降糖药物与 2 型糖尿病患者心血管结局之间的关系也日益明确。临床上通过控制 2 型糖尿病患者多种代谢异常和高血压，预防和延缓糖尿病的大血管病变和微血管病变、提高患者生活质量，延长患者寿命是治疗 2 型糖尿病的目标。临床研究发现那些能有效降低 2 型糖尿病患者身体质量的降糖药物，在伴有心血管疾病或高危因素的 2 型糖尿病患者中，可显著降低心血管事件和死亡风险。

减轻身体质量有助于控制血糖、降低 2 型糖尿病并发症发生率和死亡率。肥胖的 2 型糖尿病患者在选择降糖药物时，不仅要能有效地降糖，而且应不增加身体质量甚至降低身体质量。

对于 2 型糖尿病合并动脉粥样硬化性心血管疾病患者，血糖管理的总原则是必须兼顾降糖有效性和心血管安全性，并且优先考虑选择具有心血管获益证据的降糖药物。2008 年，美国食品药品监督管理局（FDA）发布了强制性指导意见，要求所有新批准上市的降糖药都必须进行心血管安全性评估。根据这一要求，目前全球已开展了一系列新型降糖药物的心血管结局研究（COVT）。传统降糖药物由于不受这条强制性要求的制约，故缺少 COVT 证据，其心血管安全性评估通常基于针对降糖治疗策略的大型 RCT 数据或基于针对降糖疗效的多项 RCTs 的荟萃分析结果。

2017 年美国 AACE/ACE 共识联合声明提出：减重应作为一个长期目标，对于存在超重或肥胖的糖尿病前期和 2 型糖尿病患者，均应进行生活方式干预，必要时可应用减重药物，该声明强调了减重在糖尿病管理中的重要性。减重可带来多重获益，包括减少胰岛素抵抗、增加降糖效果、改善脂代谢及降低血压。

减重药物可用于接受强化治疗联合生活方式干预的所有身体质量指数（BMI）≥27kg/m² 且伴有并发症的 2 型糖尿病患者或 BMI≥30kg/m² 的 2 型糖尿病患者。截至 2016 年，美国食品药品监督管理局共批准 8 种药物作为超重或肥胖患者生活方式干预的辅助药物，其中芬特明和安非拉酮仅用于短期治疗（3 个月），而胃肠和胰腺脂酶抑制剂奥利司他、中枢神经受体作用药物托吡酯、氯卡色林和纳曲酮，以及 GLP-1 受体激动剂利拉鲁肽（3mg）已被批准用于长期减重治疗。对于 BMI≥35kg/m²，特别是使用其他治疗方法仍未达到治疗目标的成年患者，应考虑进行减重手术。

二甲双胍是 2 型糖尿病治疗的首选药物。若无禁忌证，二甲双胍应一直保留在 2 型糖尿病患者的治疗方案中。二甲双胍能使肥胖的 2 型糖尿病患者身体质量得到不同程度的减轻，且与其他降糖药物联用时，亦可减轻其他药物对身体质量的不良影响，多国指南就此保持了高度的一致性。

二甲双胍可参与多种能量调节途径来改善体内脂肪的合成和代谢，降低患者的总胆固醇和低密度脂蛋白胆固醇水平，减轻肥胖患者体质量，是肥胖或超重 2 型糖尿病患者的首选治疗用药。临床研究发现新诊断 2 型糖尿病患者在使用二甲双胍单药治疗 16 周后，可使正常、超重、肥胖患者的身体质量分别下降 1.47、2.81、2.92kg，疗效显著。二甲双胍联用胰岛素时，可减少胰岛素治疗引起的身体质量增加。临床上当以二甲双胍为基础联合胰岛素治疗 2 型糖尿病患者，可使身体质量少增加 2.28～3.85kg。二甲双胍也可减轻非 2 型糖尿病肥胖患者的体质量。Park 等证实短期应用二甲双胍对降低肥胖儿童及青少年的 BMI 值、减轻高胰岛素血症有一定疗效。心血管方面的作用，二甲双胍有效改善糖脂代谢，降低基础和

负荷后胰岛素水平，起到直接或间接的心血管保护作用。

作为 2 型糖尿病降糖治疗的一线药物，二甲双胍心血管安全性证据来自 UKPDS 及其后续的 10 年随访研究。UKPDS 研究纳入 1 704 例合并超重或肥胖的新诊断 2 型糖尿病患者，随机分为给予传统治疗（饮食控制为主，$n=411$）、二甲双胍强化降糖治疗（$n=342$）或其他药物（磺酰脲类或胰岛素）强化降糖治疗（$n=951$），中位随访时间为 10.7 年。结果显示，与传统治疗相比，二甲双胍可显著降低心血管事件风险，其中心肌梗死风险下降 39%（$P=0.01$），心血管事件复合终点（心肌梗死、猝死、心绞痛、卒中或周围血管疾病）风险下降 30%（$P=0.02$）；二甲双胍与其他药物的两种强化降糖治疗方案之间相比，心血管事件风险差异无统计学意义。UKPDS 研究结束后继续随访 10 年仍发现，二甲双胍的心血管获益具有延续效应，与传统治疗相比，其心肌梗死风险下降 33%（$P=0.005$）。

GLP-1 受体激动剂通过模拟天然 GLP-1 激活胰岛 β 细胞上 GLP-1 受体而发挥作用，且不易被 DPP-4 快速降解，具有促进胰岛素基因转录、增加胰岛素合成和分泌、增加胰岛 β 细胞数量等作用。根据药代动力学特征 GIP-1 受体激动剂分为短效和长效两种。短效艾塞那肽，53% 的氨基酸序列与人 GLP-1 相符，半衰期为 2.4h，可显著降低患者糖化血红蛋白（HbA1c）水平。对胃排空作用较强，明显降低餐后血糖，但因其半衰期较短，对空腹和夜间血糖的作用较弱。艾塞那肽注射液起始剂量每次 $5\mu g$，2 次/天，于早餐和晚餐前 60min 内皮下注射，治疗 1 个月后剂量可增至每次 $10\mu g$，2 次/天。美国食品药品监督管理局（FDA）所批准的 2 mg 长效艾塞那肽缓释注射混悬剂，半衰期为 4d，是治疗成人 T2DM 的首个 1 次/周的药物。长效利拉鲁肽，97% 的氨基酸序列与人 GLP-1 相符，非同源所致免疫反应较小，半衰期为 13h。长效 GLP-1 受体激动剂由于在夜间和清晨仍有较高的血药浓度，对空腹血糖的降低效应强，但对餐后血糖的降低作用弱于短效 GLP-1 受体激动剂。利拉鲁肽注射液起始剂量每次 0.6mg，每日在相同时间皮下注射 1 次，至少 1 周后剂量应增至每次 1.2mg，1 次/天，至少 1 周后酌情增至每次 1.8mg，1 次/天。

GLP-1 受体激动剂主要抑制消化液分泌和胃肠道蠕动，引起食欲下降，同时延缓胃排空，还可作用于中枢神经系统使患者产生饱腹感，从而减轻患者的身体质量。艾塞那肽能降低大部分患者的身体质量，经 16～30 周的治疗可使患者身体质量平均减少 1.5～3.0 kg。Diamant 等报道基础胰岛素＋艾塞那肽方案在强化血糖控制的同时不增加低血糖事件，且具有减轻身体质量的潜在获益。对中心性肥胖的 2 型糖尿病患者分别在胰岛素治疗基础上，调整胰岛素用量或追加利拉鲁肽治疗 12 周。结果利拉鲁肽组身体质量、腰围和 BMI 分别较基线平均减少 $5.62kg/m^2$、$5.70kg/m^2$ 和 $1.93kg/m^2$。而胰岛素组则平均增加 $2.0\,kg/m^2$、$1.76kg/m^2$ 和 $0.70kg/m^2$。经胰岛素治疗的肥胖 2 型糖尿病患者加用利拉鲁肽降糖效果与胰岛素加量效果相当，且经利拉鲁肽治疗后身体质量减轻，胰岛素日用量减少，具有良好的安全性。

更高剂量（3mg）的利拉鲁肽制剂，2014 年获 FDA 批准，作为长期减肥药物在美国上市，适用于 BMI$\geq 30kg/m^2$ 或 BMI$\geq 27kg/m^2$ 但有肥胖相关并发症的成年肥胖患者。每日皮下注射 1 次 3mg 剂量的利拉鲁肽在降低身体质量方面的效果显著优于 1.8mg 剂量。

研究认为 GLP-1 受体激动剂可与心血管组织的 GLP-1 受体结合，改善内皮细胞功能，增加射血分数，增加心肌对葡萄糖的摄取，促进心肌功能恢复。利拉鲁肽可降低甘油三酯、低密度脂蛋白胆固醇、游离脂肪酸水平，降低脑钠肽、高敏 C 反应蛋白等心血管危险标志物水平，对于降低大血管疾病的发生有积极作用。

GLP-1 受体激动剂利拉鲁肽是目前被心血管结局研究证实具有心血管获益的降糖药物。利拉鲁肽在糖尿病患者中的心血管结局评估（LEADER）研究纳入 9 340 例伴有心血管疾病或心血管危险因素的 2 型糖尿病患者，其中 81.3% 的患者既往有心血管病史（包括心肌梗死、卒中或短暂性脑缺血发作、曾行血运重建术、冠状动脉或颈动脉或下肢动脉狭窄$\geq 50\%$），中位随访时间为 3.8 年。结果显示，在常规治疗基础上，与安慰剂相比，利拉鲁肽可使终点 MACE 风险降低 13%（$P<0.001$），心血管死亡风险降低 22%（$P=0.007$），扩展的心血管事件复合终点（心血管死亡、非致死性心肌梗死、非致死性卒中、血运

重建、不稳定型心绞痛住院或心力衰竭住院）风险降低 12%（$P=0.005$），且不增加心力衰竭住院风险。

钠-葡萄糖协同转运蛋白（SGLT）2 抑制剂是独立于葡萄糖依赖的胰岛素途径的 2 型糖尿病治疗新靶点，与传统的补充和诱导胰岛素分泌，改善 IR，促进葡萄糖利用等机制不同，SGLT2 抑制剂通过选择性抑制葡萄糖在肾脏近曲小管的重吸收来促进葡萄糖在尿中的排泄，从而达到降糖目的，这类药物在减少身体质量方面亦具有积极效果。

SGLT-2 抑制剂减少身体质量作用与排糖量有关，亦可减缓胰岛素、磺酰脲类引起的身体质量增加。Bailey 等研究表明，对于接受二甲双胍治疗而无法控制血糖的患者，经达格列净（$\leqslant 10mg/d$）治疗 52 周，身体质量平均减少 3.2kg，达格列净具有持续和稳定的减肥作用。在 Rosenstock 等研究中，451 例正在服用二甲双胍的患者分别接受西格列汀 100mg，1 次/天和坎格列净 50mg、100mg、200mg、300mg，1 次/天和 300mg，2 次/天连续治疗 12 周，坎格列净组身体质量比治疗前降低了 2.3%～3.4%，西格列汀组仅降低 0.6%。Ferrannini 等组织的一项关于伊格列净为期 24 周的临床试验，对于单用二甲双胍血糖控制不佳的 2 型糖尿病患者身体质量平均减少 2.3kg。

SGLT2 抑制剂恩格列净是第一个通过 CVOT 证实具有明确心血管获益的新型降糖药物。恩格列净心血管结局（AEMPA-REGOUTCOME）研究纳入 7 020 例伴有心血管疾病的 2 型糖尿病患者，中位随访时间为 3.1 年。结果显示，在常规治疗基础上，与安慰剂相比，恩格列净可显著降低终点的主要心血管不良事件（终点 MACE，包括心血管死亡、非致死性心肌梗死或非致死性卒中）风险 14%（$P=0.04$），降低心血管死亡风险 38%（$P<0.001$），降低心力衰竭住院风险 35%（$P=0.002$）。

人胰淀粉样多肽是胰岛 β 细胞的分泌产物，正常情况下在餐后随胰岛素共同释放，具有调节糖脂代谢的作用，但同时可引起胰岛淀粉样沉积，诱导胰岛 β 细胞凋亡，加重 2 型糖尿病患者病情。普兰林肽是合成的 IAPP 类似物，被 FDA 批准用于 1 型糖尿病和 2 型糖尿病的辅助治疗，作为胰岛素的补充疗法，用于使用胰岛素治疗但血糖控制不理想的 DM 患者。普兰林肽通过延迟胃排空，降低餐后胰高糖素水平，使病人产生饱食感而控制血糖，并起到减轻体质量的效果。Hollander 等对接受胰岛素治疗的 2 型糖尿病患者进行研究，52 周后普兰林肽组 HbA1c 显著下降，且维持体质量减轻，而安慰剂组身体质量增加。但目前关于普兰林肽对 2 型糖尿病患者心血管结局的影响方面的研究证据尚缺乏。

综上，胰岛素抵抗是 2 型糖尿病发病的根源和基础，而肥胖又是导致胰岛素抵抗的重要因素，肥胖与 2 型糖尿病紧密联系。为患者制定个体化治疗方案，并使患者维持合理的身体质量。肥胖的 2 型糖尿病患者应避免使用可增加身体质量的药物，优先考虑选用可减重的 2 型糖尿病治疗药物。使得 2 型糖尿病患者获得远期心血管获益。

三、身体质量是糖尿病预后评价的关键因素

国内外众多流行病学研究和试验研究表明，肥胖在糖尿病的发生和发展过程中都起着十分重要的作用。肥胖相关性 2 型糖尿病，占糖尿病总数的 60%～70%，以能量过剩为其特征表现。心脑血管疾病和肿瘤在这一人群中高发，目前治疗尚不令人满意。目前，根据对能量代谢的影响，可以将 2 型糖尿病的治疗方法分三大类：①能量丢失型（包括低碳、极低能量饮食，肌肉训练性运动治疗，SGLT2 抑制剂，GLP-1 受体激动剂，代谢手术）；②能量平衡型（包括二甲双胍、DPP-4 抑制剂、糖苷酶抑制剂）；③能量储存型（包括胰岛素、磺酰脲类药物、格列奈类药物、TZD）。能量丢失型（即身体质量减轻）的治疗措施针对此肥胖相关性 2 型糖尿病，不仅疗效好而且预后佳，是治疗的首选。因此，可以说身体质量是糖尿病预后评价的关键因素。

向心性肥胖更能反映糖尿病的危险性。亚洲心血管病国际合作研究（Inter ASIA）于 2000—2001 年在全国抽取有代表性的 35～74 周岁的 15 236 人进行横断面研究。结果显示，与全身性肥胖相比，中国成年人群中向心性肥胖与 2 型糖尿病和糖耐量异常的关系更密切，腰围和腰/臀比对肥胖的预测能力相似。究其原因可能是向心性肥胖者腹内脂肪积聚，该部位脂肪溶解增加，游离脂肪酸释放增多，而游离脂肪

酸肝内转换率增加抑制了门静脉对胰岛素的摄取，使胰岛素代谢异常，进而呈现出明显的胰岛素抵抗和高胰岛素血症，形成了2型糖尿病。

减重是防控糖尿病的基础，身体质量下降可减轻患者的胰岛素抵抗，改善血糖代谢。不仅肥胖的2型糖尿病患者需要以减轻身体质量来控制病情，正常体型者也要注意控制身体质量。有些轻型糖尿病患者，通过控制饮食和加强运动减轻身体质量后，不用服用降糖药就能很好地控制血糖。中、重度肥胖的患者，可以通过减重提高降糖药的疗效，减少降糖药的使用量，降低药物可能带来的不良反应。国外研究指出，肥胖2型糖尿病患者身体质量下降10%，可使空腹血糖下降60%、糖尿病相关死亡率下降30%、相关肿瘤死亡率下降40%，所有原因导致的死亡率下降20%。严重肥胖（BMI＞35kg/m²）和极严重肥胖（BMI＞40kg/m²）的2型糖尿病患者，通过手术减重30kg后，可使糖尿病的死亡率下降75%～80%。另有一项老年糖尿病患者的回顾性研究表明，每减轻身体质量1kg，患者的寿命就可能延长3～4个月。因此，减重对肥胖2型糖尿病患者的健康十分重要，不仅能有效的增加机体对胰岛素的敏感性，增加降糖药物本身的效力，改善空腹及餐后血糖，而且长远观察发现，减重还有助于保护患者的胰岛细胞功能，甚至延长寿命。

肥胖与2型糖尿病的发生、结局都密切相关，而在糖尿病的发展过程中，肥胖也是疾病进展的主要推手。我们以病程相同的糖尿病患者为研究对象，结果发现，同样的病史，BMI值高的患者，糖尿病并发症的发生率和严重程度也相对较高。究其原因，糖尿病是一种炎症性疾病，与机体的氧化应激水平、炎性因子水平如IL-1、TNF-α等的浓度密切相关，而BMI值高的肥胖患者体内氧化应激水平、炎性介质浓度较低BMI值患者明显升高，且多合并血脂、尿酸及血压的问题，进而加大了高BMI值患者糖尿病并发症发生率的明显升高。

在血糖控制方面，BMI值高的糖尿病患者的血糖达标比BMI值低的患者更加困难。这是由肥胖本身和肥胖带来的一系列并发症所决定的。前面已经提到，肥胖是由遗传、生活方式和内分泌紊乱等多种原因引起的，而仅生活方式这一点，就给肥胖2型糖尿病患者提出了很大的挑战。肥胖患者因基础身体质量较重，多有摄入多而消耗少的问题，而这种能量上的不平衡，即刻就会带来严重的高血糖，而后是脂肪的堆积、胰岛素抵抗的加重、胰岛β细胞功能衰减进而导致血糖的进一步升高。

糖尿病患者的饮食管理对于控制糖尿病患者的身体质量方面十分重要。目前的理论认为，极低能量饮食，能有效患者肥胖的2型糖尿病患者的血糖，在肥胖伴2型糖尿病确诊之后应尽早实施极低能量饮食。共入选298名身体质量指数（BMI）27～45kg/m²的2型糖尿病受试者进行为期12个月的试验。分为对照组进行传统方法治疗；干预组将减肥作为目标，3～5个月的极低热卡饮食（825～853kcal/d）。身体质量下降后，适当调整能量，保持身体质量。试验前停用降糖药和降压药。主要终点：减重15kg，HbA1c＜6.5%。结果表明，干预组平均减重10.6%患者完全缓解（HbA1c＜6.5%），74%患者不再需要服药控制血糖，而对照组只有4%和18%。减重越多，逆转和缓解糖尿病的比例越高。减重＞15kg，实现86%的缓解率。

对于肥胖2型糖尿病患者，选择降糖药物的原则，首先要能够有效地降糖，其次是不增加身体质量甚至降低身体质量。目前我们临床上常用的降糖药物，根据它们对身体质量的影响，可以分为3类，即减轻身体质量、不影响身体质量和增加身体质量。目前临床上能帮助患者减轻身体质量的药物包括二甲双胍和胰高血糖素样肽-1（GLP-1）受体激动剂以及SGLT2类药物。

目前减重手术治疗2型糖尿病的疗效确切，并已纳入相关诊疗指南。临床研究证实减重手术对2型糖尿病相关慢性血管并发症如糖尿病视网膜病变、糖尿病肾病、糖尿病周围神经病变及心血管疾病同样也有一定的疗效。

2017年2月，一项研究单独强化内科治疗与联合减重手术对糖尿病患者预后影响的试验（STAMPEDE试验）公布了其5年随访结果。结果提示，对于BMI为27～43kg/m²的2型糖尿病患者，药物治疗联合减重手术比单独药物治疗更有效地改善高血糖问题。该试验共纳入150例患者并随机分组，在随访

1 年与 3 年的结果中均显示联合胃旁路术或袖状胃切除术较单独药物治疗能更加显著地改善 2 型糖尿病患者的血糖控制、降低心血管风险、提高生活质量并减少药物使用，此次随访 5 年的结果旨在探究联合减重手术对于 2 型糖尿病患者的长期影响。研究结果显示，主要研究终点（HbA1c≤6.0%）的达标率中，联合胃旁路手术的患者达标率为 29%，联合袖状胃切除术的患者为 23%，单独药物治疗的患者为 5%；此外，在减重、TG 水平、HDL-C、胰岛素用量和改善生活质量上，联合减重手术治疗的患者亦优于仅接受药物治疗的患者。

目前多数研究都认可减重手术能够使蛋白尿明显降低或 UACR 下降，但对血清肌酐（Scr）的改变仍有争议。Heneghan 等发表减重手术对 DN 患者（$n=52$）长期随访结果，结果显示术后 5 年 DN 的患病率下降 5.2%，缓解率达 58.3% 并且能够维持 UACR 的正常水平；相关分析发现 UACR 变化主要与 DN 的严重程度有关（$P=0.013$）；而术后尿素氮（BUN）及 Scr 水平变化没有统计学意义（P 分别为 0.397、0.899）。2015 年 Miras 等发表 GBP 对糖尿病的微血管并发症的前瞻性对照研究，进一步证实仅通过减重手术仍能够明显降低患者的 UACR，该研究显示术后 1 年手术组 UACR 明显降低，而药物组却显著增加。此外，最近一项有关减重手术糖尿病肾病尿白蛋白分泌影响的 meta 分析也支持手术能够改善 DN，UACR 在减重术后平均减少 6.60mg/g（$P<0.001$），但是该研究主要是对 15 个研究中 1 839 名糖尿病患者定性分析，缺乏随机对照研究及药物对比的观察。

目前有关减重手术对 DN 疗效的研究多为小样本、回顾性研究，而且多数患者术前 DN 属于Ⅲ期（早期糖尿病肾病期），有关减重手术对Ⅳ期（临床糖尿病期）疗效的报道很少。从 UACR 或尿蛋白观察，减重手术可以使 DN 得到改善，延缓 DN 向终末期肾病发展。未来需要大样本研究进一步证实减重手术对 DN 的疗效，同时还应纳入其他肾功能指标，如 BUN、血清肌酐、血清半胱氨酸蛋白酶抑制剂 C、肾小球滤过率等进一步分析减肥手术对糖尿病患者肾脏功能的影响；此外对于较严重的 DN（Ⅲ期以上）疗效也应密切关注。

Müllerstich 等报道了减重手术对 2 型糖尿病患者神经病变的前瞻性研究结果，研究共纳入 20 名 BMI 在 25～35kg/m² 患者，通过神经症状评分（NSS）及神经瘫痪评分（NDS）评估减重手术术后半年 2 型糖尿病患者的周围神经病变。研究显示患者（$n=12$）术前术后 NSS 的中位评分分别为 8 和 0（$P=0.004$），NDS 中位评分分别为 6 和 4（$P=0.027$），67% 的患者的症状性神经病变完全可逆。而 Miras 等对 54 例 2 型糖尿病患者进行神经传导研究，研究发现减重手术术后 1 年患者的神经传导变量没有显著的变化。目前减重手术对 DPN 的疗效还不确切，尚缺乏多样本的研究。由于 2 型糖尿病患者的周围神经病变病理严重程度与临床症状不成正比，多数患者长期处于无症状潜伏期，未来有关减重手术对 2 型糖尿病患者的周围神经病变的疗效不仅需要多样本研究，还需要长期的临床试验观察。

减重手术开展 60 多年来，很多的研究都证实减重手术可以降低 2 型糖尿病患者心血管疾病的发病风险，降低患者的远期死亡率。2007 年 Adams 等大样本研究报道显示 GBP 能够降低冠心病引起的死亡率。该研究纳入 7 925 名行 GBP 的患者，同时匹配 7 925 名严重肥胖受试者作为对照组，平均随访 7.1 年。校正结果显示冠心病引起死亡率比对照组降低 56%，但该研究并没有对糖尿病患者的心血管疾病发病率进行单独报道。2011 年 Heneghan 等发现减重手术能够明显降低慢性心脏病的发病风险，通过回顾分析 52 个研究中的 16 876 例接受减重手术治疗的患者资料，其中 49% 有高血压，28% 有糖尿病，46% 合并血脂异常，研究显示术后三种伴随疾病分别获得 68%、75%、71% 缓解，10 年慢性心脏病相对发病风险降低 40%，与心脏病相关的危险因素明显改善。Sjöström 等基于 SOS（瑞典肥胖受试者研究）进一步证实同常规治疗相比减重手术可以降低肥胖患者心血管事件（第一次出现心肌梗死、中风）的发病率，对随访平均长达 14.7（0～20）年的结果分析显示，手术组与对照组发生致死性心血管事校正危险比为 0.47；第一次出现心血管事件（致死性或非致死性）校正风险比为 0.67。

总之，减重能够有效改善 2 型糖尿病患者的血糖水平，增加治愈 2 型糖尿病的概率。虽然减重对 2 型糖尿病相关慢性血管并发症的疗效仍缺乏大样本、长时间的随机对照研究，但从目前的临床试验观察，减重在延缓糖尿病并发症的进展、降低致残率和病死率、改善患者的生存质量方面仍有积极疗效。

第五节 合理有效控制身体质量提高心血管获益

一、糖尿病患者的身体质量控制标准

随着人类生活水平的提高和平均寿命的延长，2 型糖尿病患者人数在全球范围内呈显著上升趋势。我国 2 型糖尿病患病率已达到 11.6％。而心血管疾病是 2 型糖尿病患者的主要死亡原因。超重/肥胖是 T2DM 患者的重要临床特点，其与胰岛素抵抗密切相关，同时也是冠心病危险因素之一。《中国成人肥胖症防治专家共识》定义，$24kg/m^2 \leqslant BMI < 28kg/m^2$ 为超重；$BMI \geqslant 28kg/m^2$ 为肥胖。我国的研究表明，超重与肥胖人群的 2 型糖尿病患病率分别为 12.8％和 18.5％，而 T2DM 患者中超重比例为 41％，肥胖的比例为 24.3％。减轻身体质量带来的获益是显而易见的。大庆糖尿病研究等多个临床研究发现，通过积极的生活干预控制身体质量可以预防糖尿病的发生和进展，因而生活方式干预在预防和治疗糖尿病中具有重要的地位。研究显示在 2 型糖尿病患者中，以合理有效控制身体质量为目标的生活方式干预和药物治疗能显著降低心血管疾病发生率和死亡率。

在糖尿病的治疗中，通过生活方式干预减轻身体质量历来是重要的手段之一。以减轻身体质量为目的的生活方式干预对于 2 型糖尿病的预防具有重要意义。中国的大庆糖尿病预防研究、美国和芬兰糖尿病预防研究均已证实有效的生活方式干预可以有效降低 2 型糖尿病发病率，而随着 BMI 的增加，2 型糖尿病患病率相应增加。目前美国糖尿病学会（ADA）指南推荐肥胖和超重个体应将身体质量减轻 5％以上。身体质量减少可以明显降低 T2DM 患者的心血管风险因素。在本课题组进行的一项研究中，新诊断 T2DM 患者经艾塞那肽单药治疗平均身体质量下降 7.3kg 后，总胆固醇（TC）、低密度脂蛋白胆固醇（LDL－C）、非高密度脂蛋白胆固醇（non－HDL－C）以及血管内皮功能均有统计学意义的好转。在 Look Ahead 研究中发现，强化生活方式干预组血糖、血压、阻塞性呼吸睡眠暂停的改善幅度明显优于糖尿病支持和教育组，在控制心血管风险因素方面具有显著益处。

在临床工作中，合理有效控制身体质量的指导至关重要。《中国 2 型糖尿病防治指南（2013 年版）》明确提出，对于超重/肥胖的 T2DM 患者应在 3～6 个月减轻身体质量的 5％～10％。另外在 2016 年《中国 2 型糖尿病合并肥胖综合管理专家共识》中指出，对于超重/肥胖的患者应优先选择有利于减轻身体质量或对身体质量中性影响的药物，可导致患者身体质量下降的药物包括二甲双胍、阿卡波糖、胰高血糖素样肽－1（GLP－1）受体激动剂及钠－葡萄糖共转运蛋白－2（SGLT－2）抑制剂，身体质量增加的药物包括胰岛素、胰岛素促泌剂和噻唑烷二酮类药物，二肽基肽酶－4（DPP－4）抑制剂对身体质量的影响为中性。

二、有利于心血管获益的身体质量

糖尿病患者控制身体质量的目的是心血管获益。控制身体质量不单是控制肥胖，也包括促进身体质量不足的糖尿病患者把增加身体质量至理想范围。

目前对于肥胖 2 型糖尿病患者减轻身体质量所导致心血管结局的研究尚无确切结论。在基础研究中，肥胖虽然导致血管内皮功能异常、血脂异常、胰岛素抵抗、氧化应激等多种心血管事件的危险因素发生；在动物实验中，适当的运动可以改善血管内皮功能和动脉粥样硬化程度，但是减轻身体质量为目的的生活方式干预能否降低 2 型糖尿病患者心血管事件的发生，目前研究结果并不一致。2013 年 Bodegard 的一项研究纳入 8 486 例新诊断的初发糖尿病患者，研究结果提示 BMI 增加使患者的心血管事件死亡和全因死亡风险增加。2009 年瑞典的一项对 13 087 名 2 型糖尿病患者的研究表明，校正了糖化血红蛋白

(HbA1c)、血压、降压和降脂药物后，在基线水平，BMI 每增加 1 单位，心血管疾病发生率增加 7%、全因死亡率增加 20%；而在之后的 5.6 年随访中，BMI 每增加 1 单位，冠状动脉粥样硬化性心脏病的相对危险度为 1.13（1.04～1.23，$P=0.005$）。meta 分析结果显示，强化降糖会导致身体质量平均增加 2.5kg，非致死性心肌梗死降低 17%，冠心病事件降低 15%。然而，Look AHEAD 研究提示，超重或肥胖的 T2DM 患者通过强化生活方式干预，除空腹血糖、收缩压水平的降低幅度和 HDL-C 的升高幅度明显高于对照组，胰岛素、他汀类药物需求量减少，阻塞性呼吸睡眠暂停低通气综合征程度减轻外，两组心血管事件的发生率并无明显差异。在 Proactive 研究中，吡格列酮干预 3 年可使主要终点事件降低 10%，次要终点事件减少 16%。对于合并心肌梗死的患者，降低致死性/非致死性心肌梗死再发风险达 28%。就身体质量而言，吡格列酮组身体质量增加 3.6kg。在后续分析中发现身体质量增加是心血管事件的保护因素。2016 年发表的一项总结了 16 项队列研究总样本量 445 125 人的荟萃分析同样发现，2 型糖尿病患者心血管疾病死亡率和全因死亡率呈"U"形分布，与正常身体质量的患者相比，超重和轻度肥胖的 2 型糖尿病患者全因死亡风险较低，身体质量不足的糖尿病患者全因死亡风险较高。此外，还有多项研究发现 BMI 与 2 型糖尿病患者急性心力衰竭、慢性肾功能不全终末期、高血压等负相关。

据此，部分学者提出"肥胖悖论"，认为超重和肥胖可以增加心血管事件及其他不良健康事件的风险，但是在 2 型糖尿病患者中，身体质量增加反而对心血管疾病的发生有一定的保护作用。在 UKPDS、ADVANCE、VADT 等大规模临床研究中，强化降糖治疗对于心血管事件风险并没有统计学意义，而 ACCORD 研究中强化降糖治疗甚至增加了心血管死亡率。强化降糖治疗无一例外地较常规方案增加了身体质量，而增加身体质量所带来的心血管风险在以上研究中并没有分析。肥胖悖论的具体机制尚不清楚，目前可能的解释有：①脂肪组织被认为是内分泌器官，具有一定的抗炎作用，可以在一定程度上减少氧化应激；②在慢性疾病时，身体的能量需求增加，超重或肥胖人群有更多的能量代谢适应这种状态；从生理学的角度看，高龄或疾病状态下脂肪组织增加的优点如下：通过减少氧化应激和炎症反应，降低 B 型钠尿肽的水平；改变区域性交感神经活性；提供有利的功能性脂类谱，诱捕脂溶性的内环境废物；分泌有心血管益处的脂肪因子，如 Apelin；③超重的糖尿病患者可能需要更早地进行代谢性疾病筛查，并接受早期治疗以预防严重的心血管疾病，这可能会降低全因死亡的风险。

肥胖悖论及以上解释尚未被完全证实，在后续的研究中不断遭遇挑战。2015 年一项发表在 Annals of Internal Medicine 上的纳入 10 568 名 2 型糖尿病患者的研究，历经 10.6 年随访发现，超重或肥胖者的心脏事件的发生率更高，而在死亡风险上肥胖者与正常身体质量者相当，超重者死亡风险降低了 13%，低身体质量组的患者预后最差。而 2014 年发表在新英格兰杂志上的一篇纳入 11 427 名糖尿病患者的研究中发现，吸烟可能干扰了糖尿病的死亡风险计算。在无吸烟史的患者中，BMI 和全因死亡率呈现线性关系，在超重的 2 型糖尿病人群中随着 BMI 的增加，死亡风险比值从 1.00 逐渐增加至 1.56；在有吸烟史的人群中 BMI 和全因死亡率无明显关系。因此，目前对"肥胖悖论"的认识还只是一种统计学现象，尚待进一步的研究证实。

三、控制身体质量的心血管获益与多因素相关

减轻身体质量的同时应兼顾考虑对心血管疾病的利弊。目前各类大型临床研究对于减重所导致的心血管风险莫衷一是，故应针对患者具体情况进行个体化的生活方式干预及药物治疗。临床上，应该明确患者的身体质量变化和疾病的因果关系。糖尿病的血糖控制不佳、胰岛功能进行性衰退等病程进展或合并其他慢性消耗性疾病所导致的身体质量减轻，应尽早起始胰岛素治疗以控制血糖，血糖控制平稳可能带来更好的心血管获益。而对于无合并症的中青年 2 型糖尿病患者，则应采取积极的生活干预及有利于减轻身体质量的药物进行治疗。明确患者的脂肪分布类型。单纯使用 BMI 参数定义肥胖可能会有一定的偏差。研究表明中国人的脂肪分布表现为肥胖程度轻而体脂趋于在腹腔聚集，故腹型肥胖较为常见，而腹型肥胖患者更易患有心血管疾病。故在对肥胖患者诊治时不应单纯考虑 BMI，要同时结合腰围、腰臀比、

必要时测定腹内脂肪面积以判断肥胖类型，对于腹型肥胖的 2 型糖尿病患者进行积极的减重更为必要。明确其他因素导致的身体质量变化，如吸烟史。长期大量吸烟的患者多较消瘦，而戒烟可能带来身体质量增加。而吸烟本身就是心血管疾病的危险因素，均应予以积极干预。另外，部分患者采用不科学减重方法以求尽快身体质量达标，反而容易导致原有潜在的心血管疾病恶化，增加全因死亡率。身体质量增加导致的其他心血管疾病高危因素的干预，如超重/肥胖患者可能合并的高血压、高脂血症、阻塞性呼吸睡眠暂停低通气综合征等，在专科干预的同时，积极减重治疗对于减少其心血管疾病风险是有益的。此外，研究发现均衡饮食，通过饮食成分的协同作用可起到降血压、降血脂、减轻身体质量和降低胰岛素抵抗、预防代谢综合征的作用；同时通过其抗炎症氧化、抑制血栓形成、保护血管内皮功能而预防及降低冠心病的发生。

总之，在临床实践中，应根据患者的 BMI、脂肪分布、心血管风险及合并证综合评估，进行个体化治疗，合理有效控制 2 型糖尿病患者身体质量，提高心血管获益。

（苏青　杨震）

第三十章

糖尿病大血管病变饮食疗法

第一节 糖尿病饮食治疗的价值及原则

一、糖尿病饮食治疗的作用

糖尿病饮食治疗是糖尿病的基础治疗手段，包括对患者进行个体化营养评估、营养诊断、制定相应营养干预计划，并在一定时期内实施及监测。饮食治疗通过调整患者饮食总能量、饮食结构及餐次分配比例，有利于控制血糖、维持理想体质量并预防营养不良发生。饮食治疗是糖尿病及其并发症的预防、治疗、自我管理以及健康教育的重要组成部分。

糖尿病饮食治疗可在科学指导糖尿病患者摄入必要营养成分特别是碳水化合物的同时，不加重胰腺负担，利于保护残存的胰腺胰岛 β 细胞功能，改善糖代谢紊乱，促进患者血糖达到或接近正常水平。此外，饮食治疗对肥胖患者减重具有积极意义，并在一定程度上增加患者胰岛素受体数目和增强胰岛素敏感性。通过饮食治疗，维持糖尿病患者健康体质量，供给营养均衡的膳食，满足对微量营养素的需求；达到并维持理想的血糖水平，降低 HbA1c 水平；饮食治疗包括对血脂异常和高血压等危险因素的控制，可降低患者心血管疾病的发生风险。但是，过分限制饮食特别是减少主食的摄入，使得机体葡萄糖利用减少，可能会增加产生酮症的风险。因此，糖尿病治疗应在科学、合理的饮食治疗基础上，配合必要的药物治疗，方能实现对糖尿病的全面有效管理。

二、饮食治疗的原则

世界卫生组织 2015 年发布的健康膳食建议指出：①作为健康膳食的一部分，碳水化合物的摄入量应低于总能量的 10%，将碳水化合物的摄入减少到总能量的 5% 将产生更多的健康效益；②能量摄入应与能量消耗相平衡，为了避免不健康的体质量增长，总脂肪不应该超过能量总摄入量的 30%，脂肪的消费应从饱和脂肪向不饱和脂肪转变，消除反式脂肪；③保持食盐摄入量低于 5g/d 可帮助成年人群预防高血压，降低心脏病和中风的风险。

糖尿病患者的饮食应在上述膳食基础上，结合糖尿病自身特点进行制定。首先，糖尿病患者的饮食治疗应结合患者自身情况进行个性化制定，坚持膳食成分的多样性，在保证患者日常供能基础的同时，又能维持健康体质量，即坚持个体化、多样性、能量适当的总原则；其次，根据各主要营养成分在膳食结构中的不同比重，树立以碳水化合物为主、低脂肪、低胆固醇、适量优质蛋白、高膳食纤维的饮食结构；再者，根据糖尿病疾病本身特点，坚持低糖、低盐、定时定餐饮食；此外，应注重补充适量微量元素等。

（一）个体化、多样性

不同的膳食干预模式要求在专业人士的指导下，结合患者的代谢目标和个人喜好（如风俗、文化、宗教、健康管理、经济状况等），设计个体化的饮食治疗方案。合理的膳食模式以谷类食物为主，高膳食纤维、低盐、低糖、低脂肪等多成分、多样性并存。

2018年英国糖尿病预防及管理的循证营养指南强调：没有一种饮食模式能适合所有人，尽可能应用食物而非营养素，强调糖尿病患者的饮食、体力活动及外科和（或）药物治疗均需要个体化，推荐2型糖尿病患者确诊后应积极减重以延缓疾病进展。高危人群应尽可能减重至少5%，其主要干预措施包括限制能量摄入、增加膳食纤维摄入、减少总脂肪及饱和脂肪摄入、增加体力活动。一般糖尿病人群可选择的饮食模式有地中海饮食（以蔬菜水果、鱼类、五谷杂粮、豆类和橄榄油为主的饮食风格）、DASH饮食（即高血压患者饮食：摄食足够的蔬菜、水果、低脂或脱脂奶，以维持足够的钾、镁、钙等离子的摄取，并尽量减少饮食中油脂量，特别是富含饱和脂肪酸的动物性油脂）、北欧健康饮食、适当限制碳水化合物等，积极摄入能降低糖尿病风险的食物（如粗粮、某些水果、绿叶蔬菜、酸奶、奶酪、茶、咖啡等），减少加工肉类、红肉、土豆、含糖饮料及精制碳水化合物的摄入。少数民族裔人群需通过根据其文化背景量身定制的生活方式干预来降低2型糖尿病风险。

饮食的高度个性化是糖尿病饮食治疗的基本原则，主要包括以下六个方面：

（1）根据病情定方案，糖尿病肾病患者要少吃豆制品，注重优质动物蛋白的摄入；合并高血压者，严格限制盐的摄取；合并高血脂者，需要注意低脂饮食。

（2）根据血糖情况定方案，餐后血糖高者，少吃稀粥等易消化吸收食物，多吃富含膳食纤维的食物，延缓食物在胃肠的消化吸收；空腹血糖高者，晚餐后不宜加餐。

（3）根据生活习惯定方案，因工作需要或其他原因需要加班、熬夜，生活饮食欠规律者，注意少食多餐，避免发生低血糖。

（4）根据年龄大小定方案，青少年应平衡膳食，适当多补充能量，适应生长发育需求；中年人应避免油腻肥厚，暴饮暴食，适宜粗粮；老年人膳食种类应适当丰富多样，以易消化吸收食物为主。

（5）已诊断为糖尿病的妇女在备孕时，适当多摄入菠菜等富含叶酸的蔬菜和水果，并建议每日服用叶酸54mg直至妊娠结束；妊娠期间鼓励患者血糖尽量达到正常值，并基于孕前体质量指数，鼓励适当增重；产后对于使用胰岛素控制血糖并哺乳的患者，需减少胰岛素用量，额外增加碳水化合物的摄入，制定切合实际的饮食习惯和血糖控制目标，并在产后适当考虑体质量管理。

（6）青少年糖尿病患者避免食用洋快餐、油炸食物、含有咖啡因的饮料等高糖、高热卡食物；注意适当多摄入绿叶蔬菜、豆类、块根类、粗谷物、含糖成分低的水果等，上述食物在提供丰富的膳食纤维和维生素的同时，有助于血糖的控制，同时对青少年的生长发育有利。

（二）能量适当

营养学上所称的热卡，又叫热能，是指食物中可供热能的营养素，经过消化道进入体内代谢释放，成为机体活动所需要的能量。食物中的糖类、脂肪、蛋白质在体内代谢后产生的能量是人体能量的主要来源。通常用卡或千卡来表示人体能量的需要量和消耗量，以及食物中热能的供应量。

人体所需总热能，由基础代谢、体力劳动以及食物在吸收消化代谢过程中所需要能量三部分组成。当每日膳食中供给的能量不足时，机体会消耗组织内贮存的蛋白质、脂肪等以供给能量，日久则引起体质量降低。反之，当膳食中所供能量超过身体需要时，多余的热能将转化为脂肪贮存起来，长此以往，则会造成体质量增加，身体趋于肥胖。

总能量＝基础代谢热能＋体力活动热能＋食物消化吸收代谢所需能量

碳水化合物、蛋白质和脂肪是三大产能营养素，三者的比例均衡对糖尿病患者的健康至关重要。其中碳水化合物和蛋白质每克可供热能4kcal，脂肪每克供热能9kcal。糖尿病患者应当接受个性化能量平衡计划，以达到或维持理想体质量、满足不同情况下营养需求为目标。糖尿病患者的能量供给以能维持正常体质量为宜，过高或过低均不利于糖尿病患者的健康和治疗。超重或肥胖的糖尿病患者在限制能量摄入的同时，应加强体育锻炼，尽可能达到理想体质量。

总热能简便计算方法：

1. 计算出理想体质量

理想体质量（kg）＝身高（cm）－105

2. 根据年龄、性别、职业、理想体质量估计每日所需总能量

能量供给量（kcal）＝理想体质量（kg）×能量供给标准［kcal/（kg·d）］

糖尿病成人患者四种状态下每日能量供给标准   单位：kcal/kg

状态	消瘦	正常	肥胖
休息状态	20～25	15～20	15
轻体力劳动	35	30	20～25
中体力劳动	40	35	30
重体力劳动	40～45	40	35

注：年龄超过 50 岁者，每增加 10 岁，能量减少 10% 左右

3. 肥胖患者能量供给标准

BMI 在 25～29.9kg/m² 属于肥胖前期，总能量供给取供给标准范围下限值；BMI＞30kg/m² 为中度肥胖，在下限值基础上减去 500kcal。一般来说，男性比女性每天所需能量要高约 5%。年龄大小不同所需能量也存在着差异：一般是每公斤体质量需要能量千卡数为青少年＞中年人＞老年人，平均各高 5%～10% 每公斤体质量/日；孕妇、乳母、营养不良者及消耗性疾病应酌情增加。

碳水化合物所提供的热卡占饮食总能量的 50%～55%，脂肪约占 30%，蛋白质占 15%～20%。糖尿病患者可根据自身实际需要的能量，一日三餐并有适当分餐。三餐能量分布为早餐 1/5，午餐、晚餐各 2/5。例如：一个理想体质量 60kg 的中等体力劳动者，正常体型的成年糖尿病患者，按每日每公斤体质量 35kcal 的能量计算，一天总能量为 2 100kcal；按以上比例分配即 1 050kcal 能量来自碳水化合物，420kcal 能量来自蛋白质，630kcal 来自脂肪；提供这些能量需供给 262.5g 碳水化合物，105g 蛋白质，70g 脂肪。需要注意的是不得随意对已制定过饮食方案的糖尿病患者进行调整，若饥饿难忍，且病情许可时，可添加体积大、能量低的食物，如青菜、白菜、黄瓜、冬瓜、番茄等；干果一般不宜食用，如病情稳定，可在两餐之间进食含糖 10% 以下的水果，如柠檬、橙子、梨等，当水果的食用量大时需根据摄入量适当减少主食量。

（三）碳水化合物以多糖为主

相对于其他营养成分，碳水化合物的摄入对血糖水平的影响立竿见影，部分患者为了控制血糖甚至不吃主食，但作为能量供给的重要组成部分，糖尿病患者也需要碳水化合物供给机体能量，对碳水化合物数量和质量的把控是血糖控制的关键环节。

根据碳水化合物分子的结构，碳水化合物可分为单糖、低聚糖和多糖。其中，单糖包括葡萄糖、果糖，单糖分子量小，味道甜，可以直接就被肠道吸收，并且可以直接被机体利用，是机体重要的能量物质。低聚糖是 2～4 个单糖分子紧密排列所组成的一条短链，是双糖、三糖、四糖的总称，机体需要酶的作用把它们降解成单糖才能够吸收利用；该类糖的吸收也较快，日常生活中的蔗糖、麦芽糖就是低聚糖。多糖是许多单糖按照不同形式连接在一起形成的大分子，有的形成链状结构，有的可以形成网状结构，我们日常食用的米、面等以淀粉为主要营养成分的食物，属于多糖。根据碳水化合物分子的特点，其吸收速度不同，吸收速度由快到慢依次为：单糖＞低聚糖＞多糖。

日常生活中，糖尿病患者在摄入碳水化合物时应有意识避免单糖、低聚糖的摄入，尽可能以摄入多糖为主。碳水化合物的来源以粮谷类为主，选用时应遵循宁粗勿细的原则，要注意粗细搭配，经常吃一些富含膳食纤维的粗粮、杂粮等。要选择对血糖影响小的碳水化合物，应尽量避免吸收快的单糖和低聚糖类的碳水化合物如红糖、白糖、各式甜点心和甜饮料、蜂蜜、果酱等的摄入，而是尽量选择以淀粉为主要营养成分的含多糖类的碳水化合物，尤其是小米、玉米、薏米、燕麦、荞麦、糙米等粗杂粮。特别需要指出的是，燕麦中的可溶性膳食纤维（β-葡聚糖）含量非常丰富，具有非常好的降低血糖血脂的作用，而且对胃黏膜损害小，糖尿病患者可适当多摄取燕麦。需要说明的是，多糖的淀粉包括直链淀粉和

支链淀粉两种。支链淀粉升高血糖的作用比直链淀粉强，糯米比普通粳米中含有更多的支链淀粉，故糖尿病患者需要慎重选择糯米食物如汤圆、年糕、粽子等。部分淀粉含量比较高的蔬菜如土豆、莲藕、山药、芋头、红薯、荸荠、鲜百合等对于糖尿病患者来说可以选择，但食用较多时，需要减少相应主食量。

（四）低脂肪、低胆固醇

膳食中脂肪提供的能量应占机体总供能的 20%～30%，单不饱和脂肪酸是较好的膳食脂肪酸来源，在总脂肪摄入中的供能比达到 10%～20%；饱和脂肪酸摄入量不应超过饮食总能量的 7%。高血脂与糖尿病肾病密切相关，血脂升高导致肾小管微小脂栓的形成，产生系膜毒性作用，导致肾小球滤过率降低；同时，过量脂肪的摄入会导致外周组织血液中的高胰岛素血症，产生胰岛素抵抗。饮食中饱和脂肪酸和总胆固醇摄入的增加会增加糖尿病出现动脉硬化等并发症的风险。脂类主要作用是提供热能和必需脂肪酸，同时也是脂溶性维生素吸收的物质载体。但脂肪是高热能物质，每单位脂肪产热是碳水化合物和蛋白质产热的 2.25 倍；且高脂饮食在妨碍糖吸收的同时，其代谢本身产生的酮体，易诱发和加重酸中毒。脂肪日用量超过 100g 为高脂肪饮食，低于 50g 为低脂肪饮食。超重或肥胖糖尿病患者更应该严格限制脂肪的摄入，每日不宜超过 40g；消瘦患者由于糖类限量，可能存在供能不足，可适量增加脂肪摄入量。

烹调用油是日常生活最常见的脂肪摄入来源。油脂的摄入量不宜过多，烹调用油不应超过 25g/d，建议选用豆油、花生油、菜籽油等植物油，并限制高脂肪、高胆固醇食物如蛋黄、肥肉、动物内脏、鱼子；改变烹饪的方式，少吃油炸食物；避免食用含有反式脂肪的加工食品，用其他食品代替黄油；限制奶酪、冰淇淋等含有高饱和脂肪食品的摄入。花生、瓜子、核桃、芝麻（酱）等富含油脂的食品，过量食用同样会造成能量超、破坏膳食平衡、引起健康损害；因此，应将上述食品列入油脂类食品中综合考虑，而不应单独、片面强调某一方面的特殊作用。此外，糖尿病饮食中可适量选食有降血脂作用的菌藻类食品如海带、紫菜、香菇、木耳等。

胆固醇是组织细胞所不可或缺的重要物质，其不仅参与形成细胞膜，而且是合成胆汁酸、维生素 D 以及甾体激素的原料。人体内胆固醇分为高密度脂蛋白胆固醇和低密度脂蛋白胆固醇，前者对心血管具有积极保护作用，后者是导致动脉粥样硬化和冠心病的发生与发展的重要高危因素。因此，胆固醇对机体来说是一把双刃剑，不可盲目排斥一切富含胆固醇食物。糖尿病患者往往具有代谢综合征，因此糖尿病饮食中要注意适量减少胆固醇摄入，防止心脑血管并发症的发生。

蛋黄、黄油、甲壳类及动物内脏是较为常见的胆固醇来源，但食物中的胆固醇并不一定会引起血清中胆固醇的升高。食物中胆固醇对血清中胆固醇的影响与食物中所含的饱和脂肪酸和不饱和脂肪酸密切相关。饱和脂肪酸将升高血清中胆固醇含量，不饱和脂肪酸则降低血清胆固醇。因此，糖尿病饮食中在摄取足量胆固醇的同时，可适量增加不饱和脂肪酸的摄入，以对抗高胆固醇血症。不饱和脂肪酸多存在于红花籽油、沙棘籽油、印加果油、茶油、橄榄油、阿甘油、芥花籽油、葵花子油、玉米油和大豆油等植物油中。其中，沙棘籽油是典型的不饱和酸植物油，在所有植物油中不饱和酸种类及含量都相当高，同时富含的天然稳定剂维生素 E 可控制不饱和脂肪酸易变质的特性，药用、食用价值相当高。此外，乌鸡、鸽肉、鸭肉等肉制品除含有丰富的优质蛋白外，胆固醇含量较低；且含有多种维生素及镁、铁、锌、磷、硒等矿物质，一般糖尿病患者可适当食用；但鸭肉性寒凉，脾胃虚寒者慎用；鸽肉蛋白质含量较高，在体内代谢会加重肾脏负担，糖尿病肾病患者不宜食用。

（五）适量优质蛋白

保证充足的优质蛋白质摄入是机体健康的基础，但过多的膳食蛋白质不仅会妨碍钙的吸收、促进机体钙的流失，同时还会增加肝肾负担。

糖尿病患者宜选用必需氨基酸含量高的优质动物蛋白，如鱼肉、虾、牛奶、鸡肉、鸡蛋等，少食用黄豆、绿豆、豆浆等豆类植物蛋白。

肾功能正常的糖尿病患者，蛋白质的摄入量可占供能比的 15%～20%，保证优质蛋白比例超过三分之一。针对糖尿病肾病进行透析的患者，蛋白摄入量可适当增加，蛋白质来源应以优质动物蛋白为主，如瘦肉、鱼、禽、蛋清等。若每周进行 3 次血液透析，食物蛋白质每天最低需要量为 1.0g/kg，可供给蛋白质 1.2~1.4g（kg/d），其中优质蛋白质应占 50%。每周接受血液透析 1 次，宜采用优质低蛋白饮食，蛋白质供给量为 0.6g（kg/d）。腹膜透析治疗时，蛋白质宜为 1.2~1.5g/kg，其中优质蛋白质占 60%~70%。同时，需注意适量补充钾，补充维生素 B 族维生素，如维生素 B_1、B_2、B_6 等；此外，糖尿病肾病患者应尽可能多摄入必需氨基酸，必要时可补充复方 α－酮酸制剂。

（六）高膳食纤维

膳食纤维是公认的第七大营养素，膳食纤维的摄入可延缓食物在肠道内的吸收，减慢葡萄糖进入血液的速度，降低餐后血糖波动幅度；具有明显的饱腹感，有助于减重，改善胰岛素敏感性，对糖尿病患者大有裨益。此外，膳食纤维可以清洁消化壁和增强消化功能，稀释和加速食物中的致癌物质和有毒物质的移除，减缓消化速度和最快速排泄胆固醇。富含膳食纤维的食品虽然有上述种种好处，但也不可偏食。建议糖尿病患者膳食纤维每日推荐摄入量 10~14g/kg，平时适当吃一些谷类等粗粮、菌类、茎叶蔬菜、带皮水果和纤维含量高的豆类。需要注意的是粗纤维食物可能导致无机盐和氨基酸丢失，长期食用富含膳食纤维食物的糖尿病患者，应定期监测血钠、钾、钙、铁、镁、磷等。

糖尿病患者可从以下几方面着手，适当增加膳食纤维的摄入。

首先，多选择谷类等粗粮，尽量选择高粱、玉米、全麸谷类等未经过细加工的粗粮代替大米作为主食，或者在细作粮食中添加粗粮；做到主食多吃带麸的面粉、面包和糙米及带壳类的食物。

其次，水果和蔬菜是膳食纤维的重要来源，要选择富含膳食纤维的食物，如芹菜、白菜、青菜、萝卜、丝瓜、番茄、青笋、豆芽、香椿等蔬菜；蔬菜中膳食纤维含量的排名是：菌类＞茎叶类蔬菜＞茄果类蔬菜，日常做菜可适量增加冬菇、黄菇、干蘑菇、黑木耳等菌类食材。

再者，水果和蔬菜的果皮膳食纤维含量高于中心部分。蔬菜尽量带叶、皮、茎、根，吃瓜果类也要尽量带皮，食柑橘类还要带内皮、皮上的白膜，食花生、核桃带壳果品要带果仁内衣等。

此外，多吃纤维含量高的豆类。干豆类的纤维含量约为 5%，鲜豆类纤维含量在 2%~4%，可选择扁豆、黄豆、芸豆、黑豆、青豆等豆类；但豆腐、豆浆等豆制品纤维含量比较低。需要注意的是豆类虽然是膳食纤维的重要来源，但其所含的人体非必需氨基酸较多，且生物利用率低；因此，糖尿病肾病患者应慎重进食豆类。

（七）选择低血糖生成指数的食品

血糖生成指数（简称血糖指数）是衡量食物引起餐后血糖反应的一项有效指标，指含 50g 有价值的含糖食物与相当量的葡萄糖和面包，在一定时间内体内血糖应答水平的百分比值。食物血糖指数在 75 以上的为高血糖指数，55~75 为中等血糖指数，55 以下为低血糖指数。根据血糖指数选择食品，可以帮助糖尿病患者更加简便合理地安排饮食，有效控制血糖与血脂水平。高血糖指数的食品消化吸收快，可引起餐后血糖快速升高，也易发生低血糖。血糖指数高的食品有精白面馒头、面条、土豆泥等。低血糖指数的食品在消化道停留时间长，吸收率低，葡萄糖释放缓慢，可抑制餐后血糖和胰岛素的升高，有利于餐后血糖的平稳。低血糖指数的食品有粗杂粮、豆类、奶类、蔬菜、菌菇、低糖水果等。

（八）控制食盐的摄入

内皮素是血管收缩较强的生物因子，高盐饮食可使血中内皮素增加，进而升高患者血压。大多数人通过食盐摄入过多的钠（平均每天 9~12g 盐）和不充足的钾（低于 3.5g）。高食盐消费和不充足的钾摄入易引起高血压，进而会升高心脏病和中风的风险。世界卫生组织的食盐消费量推荐水平为 5g/d，每日钠摄入量不超过 2 000mg，合并高血压患者更应严格限制摄入量。

日常饮食中应时常提防潜在的食盐摄入，多数的潜在食盐来自于加工食品（如方便快餐、培根、火腿、香肠、奶酪和咸的零食等）或者是日常消费量大的食品（例如面包）；此外，在烹饪时（例如牛肉汤、浓缩固体汤料）或者调料（调味盐、味精、酱油和鱼露）的使用也在不知不觉中增加对食盐的摄入。

日常生活中可通过以下方式减少食盐的消费：准备食物时不添加或有意识地少添加食盐、酱油和鱼露；限制咸味零食的消费；选择钠盐含量较低的产品；购买食物时注意检查食品营养标签，估算产品中钠盐含量。

在限制钠盐的同时，日常中应适当多选择高钾水果或蔬菜的摄入，以对抗高钠摄入对血压的负面影响。针对糖尿病肾病患者，由于肾脏对钾的排泄功能降低，若出现高血钾时，常对机体造成危害甚至危及生命，需适当限制含钾高的食物，每日应低于 1 500～2 000mg。一般瓜果类蔬菜，如南瓜、冬瓜、葫芦、苹果、梨、菠萝、西瓜、葡萄含钾量都比较低，而含钾高的食品，如油菜、菠菜、韭菜、番茄、海带、香蕉、桃子等应适当限制；但并不意味着绝对不能吃，而是应该在总量范围内有选择地吃，同时避免食用浓缩果汁、肉汁；当出现低血钾时，则应多选择含钾高的食品。

（九）定时定量

糖尿病患者应尽量保持血糖的平稳，避免血糖较大波动，尤其是使用降糖药物和胰岛素治疗的患者，降糖不可急功近利。为了降糖而盲目节食或某一顿饭不吃都是不可取的，不规律的饮食不利于医生调整药物的剂量，还会引起低血糖。所以饮食应定时、定量，合理加餐。

进餐时间建议早餐在 6：30～8：30，午餐 11：30～13：30，晚餐 18：00～20：00，在此基础上最好能将正餐中的部分主食作为分餐，在两餐之间食用。三餐能量分布为早餐 1/5，午餐、晚餐各 2/5。

每餐要严格按照规定量吃，且要均匀地吃，即每顿饭都要有碳水化合物、脂肪和蛋白质，并含有适量的水果、蔬菜，其中水果可以作为加餐。每餐饮食按照计划分量进食，不可任意增减。烹调宜用植物性油脂，少吃油煎、炸、油酥及猪皮、鸡皮、鸭皮等含油脂高的食物；烹调宜采用清蒸、水煮、凉拌、涮、烤、烧、炖、卤等方式。食盐摄入量 6g 以下为宜，避免或尽量减少调味料的使用；少吃胆固醇含量高的食物，例如腰花、肝、肾等动物内脏类食物。经常选用含纤维质高的食物，如未加工的蔬果等。少吃精制糖类的食物，如炼乳、蜜饯。含淀粉质高的食物及中西式点心均应按计划的分量食用，不可随意吃，以免过量摄取。

（十）适量微量元素

糖尿病患者容易缺乏 B 族维生素、维生素 C、维生素 D 以及铬、锌、硒、镁、铁、锰等微量元素，可根据自身营养评估结果适量补充。对于一般的糖尿病患者，只要饮食合理，就可以弥补微量元素缺乏的问题。因此，原则上不推荐口服微量营养素制剂。少食、偏食、挑食的患者则可以适当补充，但根本解决方案还要靠进食习惯和进食水平的改善。长期使用二甲双胍者应注意预防维生素 B_{12} 缺乏。不建议补充维生素 E、维生素 C 及胡萝卜素等具有抗氧化作用的制剂，其长期安全性有待进一步验证。

第二节 有益于糖尿病大血管病变的植物性食物

植物性食物除了能提供人体所需的蛋白质、碳水化合物、脂类三大营养素外，还富含膳食纤维、维生素及矿物质，营养价值颇高。那么，对于糖尿病合并心血管疾病患者而言，究竟摄入哪些植物性食物既能有效控制血糖，又能降低心血管疾病的发病风险？

一、水果类

1. 苹果

性平，味甘、微酸。入脾、肺经。有生津止渴，清热除烦，健胃消食的功效。苹果中含有的铬能提高糖尿病患者对胰岛素的敏感性；苹果酸可以稳定血糖，还能有效降低体内胆固醇含量，同时对高血压也有一定的调控作用。

2. 木瓜

性温，味酸。入肝、脾经。有舒筋活络，清热祛风，和胃化湿的功效。木瓜中含有大量水分、糖类、蛋白质、脂肪、维生素及人体必需的氨基酸，能有效补充人体内的养分，增强免疫力；木瓜中含有的蛋白分解酶有助于分解蛋白质和淀粉质，降低血糖；此外，木瓜还含有独特的番木瓜碱，有助于糖尿病患者增强体质。

3. 柚子

性寒，味甘、酸。入肝、脾、胃经。有下气消痰，健胃消食的功效。柚子中含有铬，可增强胰岛素活性，增加胰岛素受体数量；还含有柚苷配基，有助于消化分解脂肪，减少胰岛 B 细胞的负荷。

4. 柠檬

性寒，味甘、酸。入肺、胃经。有生津解暑，和胃安胎的功效。柠檬中不仅富含维生素 A、维生素 B、维生素 C 等多种维生素，同时还含有镁、钠和可溶性纤维等营养元素，可以帮助控制血糖，限制血液中摄入糖分的含量。

5. 橘子

性温，味甘、酸。入肺、胃经。有开胃理气，止咳润肺，解酒醒神的功效。橘络中富含的维生素 P 能有效防治高血压；橘皮苷可以加强毛细血管韧性；果胶能促进通便，降低胆固醇含量。

6. 橙子

性凉，味甘、酸。入肺经。有生津止渴，开胃下气的功效。橙子的含糖量低，经常食用有助于预防糖尿病及增强抵抗力，对糖尿病患者的口渴症状也有不错的改善效果。橙子中含有橙皮苷、柠檬酸、苹果酸、琥珀酸、果胶和维生素等营养成分，能增加毛细血管的弹性，降低血液中胆固醇含量。

7. 桃子

性温，味甘、酸。入肺、大肠经。有生津润肠，活血消积的功效。桃子中富含维生素 A、维生素 C 及膳食纤维。

8. 猕猴桃

性寒，味甘、酸。入胃、肝、肾经。有生津润燥，健胃止渴，清热通淋的功效。猕猴桃中的膳食纤维和维生素 C 含量丰富。果胶作为猕猴桃中所含膳食纤维的主要成分，能降低血液中胆固醇含量。

9. 杨桃

性平，味甘、酸。入肺经。有清热解毒，消滞利咽，生津止咳的功效。杨桃水分多、能量低，含有大量柠檬酸、苹果酸，可以促进食物消化，增进食欲，减少机体对脂肪的吸收。

10. 梨

性凉，味甘、微酸，入肺、胃经，有生津润燥，清热化痰，解酒的功效。梨中含有的 B 族维生素能保护心脏。梨中还含有多种营养和纤维物质，富含不饱和脂肪酸、可溶性膳食纤维和不可溶性膳食纤维，能控制糖尿病患者食欲。

11. 番石榴

性平，味甘、涩。入大肠经。有健脾消积，涩肠止泻的功效。番石榴果实营养丰富，富含蛋白质、脂质、维生素 A、维生素 C、纤维质及磷、钾、钙、镁等微量元素。番石榴中含有的黄酮类化合物能与糖结合，提高周围组织对葡萄糖的利用，促进糖类和脂类的代谢，在一定程度上改善糖脂代谢紊乱。

12. 无花果

性平，味甘。入心、脾、胃经。有健脾，滋养，润肠的功效。无花果虽然很甜，但是它属于高纤维果品，含有丰富的酸类及酶类。无花果富含食物纤维，其中的果胶和半纤维素吸水膨胀后能吸附多种化学物质，使肠道内各种有害物质被吸附排出，净化肠道，促进有益菌类在肠道的繁殖。

13. 火龙果

性凉，味甘、酸。入胃、大肠经。有排毒、抗衰老的功效。火龙果具有高纤维、低糖分、低能量的特性，果实中的花青素含量较高，具有良好的抗氧化作用。

14. 草莓

性凉，味甘、微酸。入肺、脾、胃经。有清凉止渴，健胃消食的功效。草莓能量较低，其中的胡萝卜素能转化为维生素 A。

15. 蓝莓

性凉，味甘、酸。入心、大肠经。有抗癌，明目，强心健体的功效。蓝莓中的花色苷有很强的抗氧化性，可清除体内多余自由基，防止细胞的退行性改变；蓝莓中的果胶丰富，并含有黄酮类物质。

16. 菠萝

性平、微寒，味甘、微酸、微涩。入胃、肾经。有清暑解渴，消食止泻，补脾益气，消食，祛湿的功效。

17. 橄榄

性平，味甘、酸、涩。入肺、胃经。有清热利咽，解酒毒的功效。橄榄营养丰富，果肉内含蛋白质、碳水化合物、脂肪、维生素 C 以及钙、磷、铁等矿物质。

18. 桑葚

性寒，味甘、酸。归心、肝、肾经。有补血滋阴，生津润燥的功效。桑葚中含有大量的水分、碳水化合物、维生素、胡萝卜素及人体必需的微量元素等；其中的脂肪酸主要由亚油酸、硬脂酸及油酸组成。

19. 杨梅

性平，味酸、甘。入肺、胃经。有生津止渴的功效。杨梅含有多种机酸，维生素 C 的含量也十分丰富。

20. 李子

性平，味甘、酸。入肝、肾经。有清热生津的功效。李子升糖指数低。李子核仁中含苦杏仁苷和大量的脂肪油，有一定的利水降压作用；李子中含有的番茄红素，能减轻由体内过氧化物对淋巴细胞 DNA 的氧化损害。

21. 山楂

性微温，味甘、酸。入脾、胃经。有消食健胃，活血化瘀，驱虫的功效。山楂含有丰富的钙、维生素 C、胡萝卜素、黄酮类物质、胆碱等。山楂中的山楂酸能对抗肾上腺素、葡萄糖引起的血糖升高，增加肝糖原储备，且不影响正常血糖。

22. 芦柑

性凉，味甘、酸。入脾、胃经。有生津止渴，和胃利尿的功效。芦柑中的橘皮苷可以增强毛细血管韧性。

二、种子种仁类

1. 大麦

性凉，味甘、微咸。入脾、胃经。有益气宽中，消渴除热，平胃止渴的功效。据测定，每 100g 大麦含碳水化合物 73.3g，蛋白质 10.2g，脂肪 1.4g，属于低热能食品。大麦是可溶性纤维极佳的来源。古代中医认为大麦主治消渴。

2. 陈粟米

性寒，味苦。入脾、胃、肾经。有除烦，止痢，利小便的功效。陈粟米营养丰富，据测定，每 100g 陈粟米中含碳水化合物 75.1g，蛋白质 9g，脂肪 3.1g，钙 41mg，磷 229mg，铁 4.7～7.8mg，另外，还含有丰富的镁、锌、硒等元素。

3. 玉米

性平，味甘、淡，入脾、胃经。有益肺宁心，健脾开胃，利水通淋的功效。玉米中还含有的维生素 E。

4. 粳米

性平，味甘。入脾、胃经。有补中益气，健脾养胃，养阴生津，除烦止渴，固肠止泻的功效。粳米中富含蛋白质、氨基酸，还有脂肪、钙、磷、铁及 B 族维生素等多种营养成分且血糖指数较低，食用后人体的血糖代谢反应低于面包、土豆等食物。

5. 黑米

性平，味甘。入脾、胃经。有滋阴补肾，健脾活血，明目的功效。黑米含蛋白质、脂肪、碳水化合物、B 族维生素、维生素 E、钙、磷、钾、镁、铁、锌等营养元素，营养丰富。

6. 荞麦

性凉，味甘。入脾、胃、大肠经。有健脾益气，开胃宽肠，消食化滞，除湿的功效。荞麦含有丰富的维生素 E 和可溶性膳食纤维，同时还含有一定量的芸香苷、烟酸和镁。

7. 燕麦

性平，味甘。入肝、脾、胃经。有补益脾胃，润肠止汗，止血的功效。燕麦粥富含镁和维生素 B_1，也含有磷、钾、铁、泛酸、铜和膳食纤维。北京大学医学部专家组开展了一项全胚芽裸燕麦米调理干预 2 型糖尿病患者的科学研究，来自全国 15 个省市的 404 位糖尿病患者，有 96.5% 的糖尿病患者餐前餐后血糖、糖化血红蛋白、脂肪肝以及胰岛细胞的修复等身体各项指标均得到改善。

8. 麦麸

性寒，味甘。入脾、胃经。有清热解毒，补虚敛汗，抗癌，通便的功效。麦麸营养丰富，能量较低。

9. 青稞

性平，味咸。入肝、脾、肺经。有补中益气的功效。青稞中富含 β−葡聚糖和一种专门的胆固醇抑制因子。

10. 绿豆

性凉，味甘。入心、胃经。有清热解毒，消暑除烦，健胃止渴，利尿的功效。

11. 白扁豆

性微温，味甘。入脾、胃经。有健脾化湿，和中消暑的功效。白扁豆营养成分丰富，包括蛋白质、脂肪、糖类、钙、磷、铁及食物纤维、维生素 A、B 族维生素、氰苷、酪氨酸酶等。

12. 黄豆

性平，味甘。入脾、大肠经。有健脾益气，润燥消水，清热解毒的功效。黄豆含有丰富的蛋白质及多种人体必需的氨基酸以及卵磷脂。

13. 黑豆

性平，味甘。入脾、肾经。有补血安神，明目健脾，补肾益阴，解毒的功效。黑豆中富含锌、铜、镁、钼、硒、氟等微量元素。

14. 豌豆

性平，味甘。入脾、胃经。有益气止泻，调和营卫，利小便的功效。豌豆中富含人体所需的各种营养物质如止杈酸、赤霉素和植物凝素等物质，有抗菌消炎，增强新陈代谢的功能；以及微量元素铬、胆碱、蛋氨酸等。

15. 蚕豆

性平，味甘。入脾、胃经。有补中益气，涩精实肠的功效。

16. 赤小豆

性平，味甘、酸。入心、小肠经。有健脾利水，解毒消痈，消利湿热的功效。

17. 核桃仁

性平，味甘。入心、肺、肾、大肠经。有补肾固精强腰，温肺定喘，润肠通便的功效。

18. 杏仁

性微温，味苦。入肺、大肠经。有止咳平喘，润肠通便的功效。杏仁含有丰富的维生素 C、脂肪油及多酚类成分。

19. 花生仁

性平，味甘。入脾、肺经。有补脾，润肺，和胃的功效。

20. 葵花子

性平，味甘。入大肠经。有补虚，降脂，抗癌的功效。葵花子富含不饱和脂肪酸、多种维生素和微量元素。

21. 榛子

性平，味甘。入脾、胃经。有健脾和胃，润肺止咳的功效。榛子中的镁、钙和钾等微量元素的含量丰富。

22. 松子

性温，味甘。入肝、肺、大肠经。有滋阴养液，补益气血，润燥滑肠的功效。松子中富含亚油酸、亚麻油酸等多种不饱和脂肪酸。

23. 莲子

性平，味甘、涩。入心、脾、肾经。有补脾止泻，益肾涩精，养心安神的功效。莲子能通利十二经脉气血，使气血运行通畅；莲子所含非结晶形生物碱 N-9 有降血压作用；莲子心所含生物碱具有强心作用。

24. 黑芝麻

性平，味甘。入肝、肺、肾、大肠经。有滋补肝肾，生津润肠，润肤护发，明目的功效。

25. 白果

性平、味甘、苦、涩。入肺经。有敛肺平喘，收涩止带的功效。白果含有蛋白质、脂肪、糖类、维生素 C、维生素 B_2、胡萝卜素、钙、磷、铁、钾、镁、银杏酸、白果酚、多糖等多种营养元素。

26. 开心果

性温，味甘。入肺、脾经。有宽中理气，润肠通便的功效。开心果富含膳食纤维、维生素、矿物质和抗氧化元素，具有低脂肪、低卡路里、高纤维的特点。

27. 腰果

性平，味甘。入脾、肾经。有护肤美容，软化血管，消除疲劳，抗癌的功效。腰果营养丰富，含脂肪高达 47%，蛋白质 21.2%，碳水化合物 22.3%，尚含多种维生素、微量元素、不饱和脂肪酸及矿物质。

28. 沙棘

性温，味酸、涩。入心、肺、脾、胃经。有健脾消食，止咳祛痰，活血散瘀的功效。沙棘果中所提炼的沙棘油具有很高的药用价值，可以降低血浆胆固醇含量，防治高脂血症及冠状动脉粥样硬化。

29. 板栗

性温，味甘。入脾、胃、肾经。有养胃健脾，补肾强筋，活血止血的功效。板栗中含有丰富的不饱和脂肪酸、维生素及矿物质。

三、蔬菜类

1. 芹菜

性凉，味甘。入肝、肺、胃经。有平肝清热，祛风利湿，除烦消肿的功效。叶茎中含有芹菜苷、佛手苷内酯和挥发油等药效成分，可以扩张血管。

2. 菠菜

性凉，味甘。入胃、大肠经。有补血活血，通利五脏，助消化的功效。菠菜中含有丰富的胡萝卜素、维生素 C、维生素 E 等有益成分以及钙、磷、铁等微量元素。

3. 韭菜

性温，味辛。入肝、肾、胃经。有温中开胃，行气活血，补肾助阳，散瘀的功效。韭菜的主要营养成分有维生素 C、维生素 B_1、维生素 B_2、尼克酸、胡萝卜素、碳水化合物及矿物质，还含有丰富的纤维素。

4. 空心菜

性寒，味甘。入心、肝、小肠、大肠经。有清热凉血，润肠通便，利尿的功效。空心菜中有丰富的维生素 C 和胡萝卜素、烟酸。

5. 油菜

性温，味辛。入肝、脾、肺经。有散血，消肿，解毒的功效。油菜为低脂肪蔬菜，含有大量胡萝卜素和维生素 C。

6. 白菜

性平，味甘。入胃、大肠经。有消食下气，清热除烦的功效。白菜中含有的果胶可以帮助人体排除多余的胆固醇，含钠量很少。

7. 花椰菜

性平，味甘。入脾、胃、肾经。有补肾填精，健脑壮骨，补脾和胃的功效。花椰菜含有异硫氰酸盐化合物和微量元素，具有抗氧化作用；花椰菜中的类黄酮化合物，可以防止感染，对心血管系统有一定的保护作用。

8. 西兰花

性平，味甘。入脾、胃、肾经。有补肾填精，健脑壮骨，补脾和胃的功效。西兰花中维生素 C 含量极高，亦含黄酮。

9. 马齿苋

性寒，味酸。入心、肝、脾、大肠经。有清热解毒，利水去湿，散血消肿的功效。马齿苋含有丰富的二羟乙胺、苹果酸、葡萄糖、钙、磷、铁以及维生素 E、胡萝卜素、维生素 B、维生素 C 等营养物质，食用价值颇高。马齿苋中的 $\omega-3$ 脂肪酸能抑制人体对胆固醇的吸收。

10. 白萝卜

性凉，味辛、甘。入肺、胃、大肠经。有清热生津，凉血止血，消食化滞的功效。白萝卜含丰富的维生素 C 和微量元素锌。

11. 胡萝卜

性平，味甘。入肺、脾经。有健脾消食，润肠通便，明目，行气化滞的功效。胡萝卜中的胡萝卜素可转变成维生素 A，能和木质素发挥协同作用。

12. 南瓜

性温，味甘。入脾、胃经。有补中益气，消炎止痛，解毒杀虫，降糖的功效。南瓜中含有南瓜多糖、钴、果胶。

13. 冬瓜

性凉，味甘。入肝、肺、胃经。有清热利水，消肿解毒，生津除烦，利胆的功效。冬瓜不含脂肪，膳食纤维含量高达 0.8%，营养丰富且结构合理，属典型的高钾低钠型蔬菜。

14. 黄瓜

性凉，味甘。入脾、胃大肠经。有清热利尿，降脂，美容，减肥的功效。黄瓜中含葫芦素 C、葡萄糖苷、果糖等。

15. 苦瓜

性寒，味苦。入心、肝、脾、肺经。有清热利尿，清心明目，壮阳的功效。苦瓜粗提取物含有苦瓜苷，有一定刺激胰岛素分泌的作用。

16. 番茄

性凉，味甘、酸。入肝、肺、胃经。有清热消暑，生津止渴，健胃消食，补肾利尿的功效。番茄富含维生素 C、维生素 E、维生素 P、番茄红素及铁元素等多种营养物质。

17. 洋葱

性温，味辛、甘。入肝、脾、肺、胃经。有润肠，理气和胃，健脾消食，发散风寒的功效。洋葱是目前所知唯一含有前列腺素 A 的蔬菜，前列腺素 A 能扩张血管，降低血黏度，增加冠状动脉的血流量，从而降低血压，预防血栓形成；洋葱中还含有槲皮素、二烯丙基硫化物、黄酮。

18. 黑木耳

性平，味甘。入肝、胃、大肠经。有润肺止咳，养血，抗凝血，降压的功效。木耳含有维生素 K、木耳多糖。

19. 白木耳

性平，味甘、淡。入肺、胃经。有滋阴润肺的功效。白木耳含有多种氨基酸、蛋白质、脂肪和矿物质。

20. 金针菇

性凉，味甘、咸。入脾、大肠经。有补肝，益肠胃，抗癌的功效。金针菇是一种高钾低钠食品。

21. 香菇

性平，味甘。入肝、胃经。有扶正补虚，健脾开胃，祛风透疹，化痰理气，解毒，抗癌的功效。香菇多糖能提高辅助性 T 细胞的活力，并含有多种维生素和矿物质。

22. 猴头菇

性平，味甘。入心、脾、胃经。有健胃，补虚，抗癌，益肾精的功效。猴头菇是一种高蛋白、低脂肪、富含矿物质和维生素的优良食品。

23. 平菇

性凉，味甘。入肝、胃经。有补虚，抗癌的功效。平菇含有的多种维生素及矿物质，并含有人体很难消化的粗纤维、半粗纤维和木质素。

24. 茄子

性凉，味甘。入脾、胃、大肠经。有清热止血，消肿止痛的功效。茄子含丰富的维生素 P、维生素 C 和皂草苷。

25. 大蒜

性温，味辛。入肺、脾、胃经。有温中消食，暖脾胃，消积解毒，杀虫的功效。大蒜中含硒较多。

26. 蒜苗

性温，味辛。入肺、脾、胃经。有醒脾消食的功效。

27. 芦笋

性凉，味甘、苦。入脾经。有润肺镇咳，祛痰杀虫的功效。

28. 莴笋

性凉，味甘，入胃、大肠经。有利五脏，通经脉，清胃热，清热利尿的功效。莴笋含钾量较高。

29. 竹笋

性微寒，味甘。入肺、胃经。有滋阴凉血，和中润肠，清热化痰的功效。竹笋具有低糖、低脂的特点，富含植物纤维。

30. 绿豆芽

性寒，味甘。入心、胃经。有清热解毒，醒酒利尿的功效。绿豆芽能量低，而水分和纤维素含量很高，还有丰富的维生素 B_2、胡萝卜素、磷、锌等物质。

31. 莲藕

性寒，味甘。入心、脾、胃经。有清热生津，凉血散瘀，补脾开胃的功效。莲藕富含铁、钙等微量元素，植物蛋白质、维生素及淀粉含量也很丰富。

32. 土豆

性平，味甘。入胃、大肠经。有益气健脾，调中和胃的功效。

33. 豇豆

性平，味甘、咸。入脾、胃经。有健脾解热，利湿解毒，止血止带，消积的功效。豇豆含有多种易于消化吸收的优质蛋白质、维生素、微量元素及适量的碳水化合物。

34. 红薯

性平，味甘。入肺、脾、胃、大肠经。有补脾益胃，益气生津，润肺滑肠的功效。

第三节　有益于糖尿病大血管病变的动物性食物

动物性食物含有优质蛋白、较多的脂肪及微量元素，人体生长所需蛋白质绝大部分来自于动物性食物，儿童、青少年生长发育、孕妇、乳母及久病体虚的都需要依赖动物性食物以补充机体所需的蛋白质。

一、哺乳动物类

1. 羊肉

性温，味甘。入脾、肾经。有补虚祛寒，温补气血，益肾开胃，通乳治带，助阳益精的功效。羊肉是人类重要的肉食品来源之一。山羊肉色泽鲜红，山羊肉中含有较高的钙、钾、钠、维生素 B_1、蛋白质丰富，含脂肪少，胆固醇含量也低。

2. 驴肉

性凉，味甘、酸。入心、肝经。有补气养血，滋阴壮阳，安神去烦的功效。驴肉中含有较多高级不饱和脂肪酸，尤其是亚油酸和亚麻酸。

3. 猪蹄

性平，味甘、咸。入脾、胃、肾经。有补虚弱，填肾精，健腰膝，美容的功效。

二、禽类

1. 乌鸡

性平，味甘。入脾、胃经。有滋阴清热，补肝益肾，健脾止泻的功效。乌鸡内含有丰富的黑色素、蛋白质、B 族维生素、氨基酸及多种微量元素，且胆固醇和脂肪含量偏低。

2. 鸡蛋

性平，味甘。入脾、胃经。有补肺养血，滋阴润燥的功效。

3. 鸭肉

性微凉，味甘、咸。入胃、肾经。有补阴益血，清虚热，利水的功效。一般人群皆可食用，特别是体内有热，上火，低热，体质虚弱，食欲不振，大便干燥和水肿的人，食之更佳。

4. 鸽肉

性平，味咸。入肺、肝、肾经。有滋肾益气，祛风解毒，调经止痛的功效。鸽子不仅味道鲜美，而且营养丰富，富含维生素 A、维生素 B_1、维生素 B_2、维生素 E 及造血用的微量元素。

5. 鹅肝

性平，味甘，入脾经，有补虚强体的功效。鹅肝中含有大量不饱和脂肪酸和卵磷脂。

6. 鹌鹑

性平，味甘，入心、肝、脾、肺、肾、大肠经，有补脾益气，强筋骨，利水除湿的功效。

三、药食类

1. 地龙

性寒、味咸。入肝、脾、膀胱经。有清热定惊，通经活络，平喘利尿的功效。地龙中富含多种氨基酸，且地龙提取物研发品如微络康地龙蛋白、地龙蛋白软胶囊等，目前已用于心脑血管、内分泌、呼吸系统等疾病的防治。

2. 水蛭

性平，味咸、苦。入肝经。有破血通经，逐瘀消症的功效。

3. 蚕蛹

性平，味甘、咸。入脾、胃经。有生津止渴，消食理气的功效。蚕蛹富含蛋白质、脂类物质。

4. 虻虫

性凉，味苦。入肝经。有逐瘀，破积，通经的功效。虻虫提取液对纤溶系统具有活化作用，且具有弱的抗凝血酶作用，能在一定程度发挥溶解血栓。虻虫水浸液可显著减少家兔血浆中纤维蛋白原含量，抑制血小板黏附性，降低全血黏度比和血浆黏度比，并可降低血细胞压积，减慢血沉速度，说明虻虫水浸液具有抑制血液"浓、黏、凝、聚"的作用。

四、水产类

1. 鳝鱼

性温，味甘。入肝、脾、肾经。有补中益气，养血固脱，温阳益脾的功效。鳝鱼所含的特种物质"鳝鱼素"，能降低血糖和调节血糖，且所含脂肪极少。

2. 鲫鱼

性温，味甘。入脾、胃、大肠经。有利水消肿，益气健脾，通乳利水的功效。

3. 鲤鱼

性平，味甘。入脾、肾、肺经。有补脾益胃，利水消肿，通乳，清热解毒，止嗽下气的功效。

4. 水蛇

性寒，味甘、咸。入心、肝、胃经。有滋阴清热，凉血止痢的功效。

5. 泥鳅

性平，味甘。入肝、脾经。有补中益气，除湿退黄，益肾助阳的功效。泥鳅所含脂肪成分低，胆固醇更少，属高蛋白低脂肪食品，且含一种类似甘碳戊烯酸的不饱和脂肪酸。

6. 田螺

性寒，味甘、咸。入肝、脾、胃、大肠经。有清热利水，除湿解毒的功效。螺肉含有丰富的维生素A、蛋白质、铁和钙。

7. 蛤蜊肉

性寒，味咸。入胃经。有滋阴，化痰，软坚，利水的功效。蛤蜊具有高蛋白、高微量元素、高铁、高钙、少脂肪的营养特点，蛤蜊肉含一种具有降低血清胆固醇作用的代尔太 7-胆固醇和 24-亚甲基胆固醇，它们兼有抑制胆固醇在肝脏合成和加速排泄胆固醇的独特作用。

8. 乌龟肉

性温，味甘、酸。入肝、肺、肾经。有除湿痹，补阴虚，滋肾水，止血，解毒的功效。

9. 甲鱼

性平，味甘。入肝经。有滋阴凉血，补益调中，补肾健骨，散结的功效。

10. 鱿鱼

性平，味咸。入肝、肾经。有滋阴养胃，补虚润肤的功效。鱿鱼具有高蛋白、低脂肪、低能量的特点，富含蛋白质，牛磺酸，钙、磷、铁、硒、碘、锰等元素，还含有丰富的 DHA、EPA 等高度不饱和脂肪酸。

11. 对虾

性温，味甘、咸。入肝、脾、肾经。有补肾壮阳，通乳，养血固精的功效。虾中含有丰富的镁。

12. 鲍鱼

性平，味甘、咸。入肝经。有养血柔肝，滋阴清热，明目的功效。鲍鱼含有丰富的蛋白质，还有较多的钙、铁、碘和维生素 A 等营养元素。

五、海产类

1. 干海带

性寒，味咸。入肝、胃、肾经。有消痰软坚，泄热利水，止咳平喘，祛脂降压，散结抗癌的功效。海带中含有多种有机物和碘、钾、钙、铁等元素，还含有蛋白质、脂肪酸、糖类、多种维生素和尼克酸等，可防治地方性甲状腺肿。

2. 海藻

性寒，味苦、咸。入肝、胃、肾经。有软坚散结，消痰利水的功效。

3. 昆布

性寒，味咸，入肝、胃、肾经，有软坚散结，消痰利尿的功效。昆布中含有的昆布素为多糖类，其低浓度的硫酸化合物与肝素相似。

4. 淡菜

性温，味甘。入肝、肾经。有补肝肾，益精血，助肾阳，消瘿瘤，调经血，降血压的功效。

5. 海参

性温，味甘、咸。入心、肾、脾、肺经。有滋阴补肾，壮阳益精，养心润燥，补血的功效。

6. 海蜇

性寒，味咸。入肝、胃、肾经。有软坚散结，清热化痰，利水的功效。

第四节　健康食疗谱精选

一、适用于一般糖尿病患者的食谱

（一）菜肴类

1. 玉竹炒藕片

原料：玉竹 20g，莲藕 200g，胡萝卜 50g，菜籽油 10g，姜汁、胡椒粉、盐等各适量。

功效：养阴润肺，生津止渴，降糖。

适用人群：适用于燥热伤肺型糖尿病。

营养成分及计算：1 个食品交换份（90kcal）＝200g 玉竹＝150g 莲藕＝500g 胡萝卜＝10g 菜籽油。本品蔬菜类约合 1.4 个食品交换份，油脂类约合 1 个食品交换份。

总计：2.4 个交换份。

2. 洋葱炒牛肉丝

原料：洋葱 150g，牛肉 100g，菜籽油 10g，湿淀粉、料酒、葱花、姜末、酱油、盐、味精、五香粉等各适量。

功效：补虚益气，养阴清热，降糖。

适用人群：适用于各型糖尿病，对阴阳两虚型糖尿病尤为适宜。

营养成分及计算：1个食品交换份（90kcal）＝250g 洋葱＝50g 牛肉＝10g 菜籽油。本品蔬菜类约合0.6个食品交换份，肉类约合2个食品交换份，油脂类约合1个食品交换份。

总计：3.6个交换份。

3. 芹菜炒肉丝

原料：芹菜200g，牛（猪）肉丝125g，芝麻油5g，菜籽油10g，姜片、淀粉、盐、酱油等各适量。

功效：补虚益气，养阴清热，降糖。

适用人群：适用于各型糖尿病。

营养成分及计算：1个食品交换份（90kcal）＝500g 芹菜＝50g 牛（猪）肉＝10g 芝麻油＝10g 菜籽油。本品蔬菜类约合0.4个食品交换份，肉类约合2.5个食品交换份，油脂类约合1.5个食品交换份。

总计：4.4个交换份。

4. 素炒洋葱丝

原料：洋葱300g，菜籽油10g，盐、料酒、酱油、食醋等各适量。

功效：清热化痰，解毒利尿，降糖。

适用人群：适用于各型糖尿病。

营养成分及计算：1个食品交换份（90kcal）＝250g 洋葱＝10g 菜籽油。本品蔬菜类约合1.2个食品交换份，油脂类约合1个食品交换份。

总计：2.2个交换份。

5. 苦瓜炒肉丝

原料：苦瓜250g，猪瘦肉50g，菜籽油10g，葱末、姜末、盐、鸡精、料酒等各适量。

功效：养阴清热，降糖。

适用人群：适用于各型糖尿病，对阴虚阳浮型糖尿病尤为适宜。

营养成分及计算：1个食品交换份（90kcal）＝500g 苦瓜＝50g 猪瘦肉＝10g 菜籽油。本品蔬菜类约合0.5个食品交换份，肉类约合1个食品交换份，油脂类约合1个食品交换份。

总计：2.5个交换份。

6. 干煸苦瓜

原料：新鲜苦瓜250g，菜籽油10g，豆豉、辣椒丝、豆酱、姜末、葱花、盐、味精等各适量。

功效：清热祛湿，降糖。

适用人群：适用于各型糖尿病。

营养成分及计算：1个食品交换份（90kcal）＝500g 苦瓜＝10g 菜籽油。本品蔬菜类约合0.5个食品交换份，油脂类约合1个食品交换份。

总计：1.5个交换份。

7. 素炒空心菜

原料：空心菜250g，菜籽油10g，盐、味精等各适量。

功效：清热凉血，解毒利尿，降糖。

适用人群：适用于各型糖尿病，对伴有热淋，便秘者尤为适宜。

营养成分及计算：1个食品交换份（90kcal）＝500g 空心菜＝10g 菜籽油。本品蔬菜类约合0.5个食品交换份，油脂类约合1个食品交换份。

总计：1.5个交换份。

8. 胡萝卜炒肉丝

原料：胡萝卜250g，猪肉丝100g，菜籽油10g，芝麻油5g，葱花、姜丝、芫荽段、盐、酱油、味精等各适量。

功效：养肝明目，降糖。

适用人群：适用于各型糖尿病。

营养成分及计算：1 个食品交换份（90kcal）＝200g 胡萝卜＝50g 猪肉丝＝10g 菜籽油＝10g 芝麻油。本品蔬菜类约合 1.25 个食品交换份，肉类约合 2 个食品交换份，油脂类约合 1.5 个食品交换份。

总计：4.75 个交换份。

9. 清炒马齿苋

原料：鲜马齿苋 500g，菜籽油 10g，芝麻油 5g，葱花、蒜泥、盐、味精、料酒等各适量。

功效：清热解毒，降糖。

适用人群：适用于各型糖尿病。

营养成分及计算：1 个食品交换份（90kcal）＝500g 马齿苋＝10g 菜籽油＝10g 芝麻油。本品蔬菜类约合 1 个食品交换份，油脂类约合 1.5 个食品交换份。

总计：2.5 个交换份。

10. 马齿苋炒黄豆芽

原料：马齿苋 100g，黄豆芽 250g，菜籽油 10g，盐、味精、酱油、湿淀粉等各适量。

功效：清热解毒，活血消肿，降糖。

适用人群：适用于各型糖尿病。

营养成分及计算：1 个食品交换份（90kcal）＝500g 马齿苋＝500g 黄豆芽＝10g 菜籽油。本品蔬菜类约合 0.7 个食品交换份，油脂类约合 1 个食品交换份。

总计：1.7 个交换份。

11. 牛肉干炒马齿苋

原料：鲜马齿苋 400g，牛肉干 25g，菜籽油 10g，鲜汤、盐等各适量。

功效：清热利湿，降糖。

适用人群：适用于各型糖尿病。

营养成分及计算：1 个食品交换份（90kcal）＝500g 马齿苋＝50g 牛肉干＝10g 菜籽油。本品蔬菜类约合 0.8 个食品交换份，肉类约合 0.5 个食品交换份，油脂类约合 1 个食品交换份。

总计：2.3 个交换份。

12. 蒜泥苋菜

原料：苋菜 500g，菜籽油 10g，蒜泥、辣椒油、酱油、盐、食醋、白糖、味精等各适量。

功效：凉血养血，滋阴润燥，降糖。

适用人群：适用于各型糖尿病。

营养成分及计算：1 个食品交换份（90kcal）＝500g 苋菜＝10g 菜籽油。本品蔬菜类约合 1 个食品交换份，油脂类约合 1 个食品交换份。

总计：2 个交换份。

13. 清蒸茶鲫鱼

原料：鲫鱼 500g，绿茶适量。

功效：补虚益气，除烦止渴，降糖。

适用人群：适用于一般糖尿病患者。

营养成分及计算：1 个食品交换份（90kcal）＝80g 鲫鱼。本品鱼肉类约合 6.25 个食品交换份。

总计：6.25 个交换份。

14. 土豆瘦肉丝

原料：土豆 150g，猪瘦肉 50g，菜籽油 10g，盐、味精等调料各适量。

功效：益气健脾，扶正补虚，降糖。

适用人群：适用于糖尿病人多食易饥，身体肥胖，精神不佳。

营养成分及计算：1 个食品交换份（90kcal）＝100g 土豆＝50g 猪瘦肉＝10g 菜籽油。本品蔬菜类约合 1.5 个食品交换份，肉类约合 1 个食品交换份，油脂类约合 1 个食品交换份。

总计：3.5 个交换份。

15. 粉蒸萝卜丝

原料：白萝卜 350g，生粳米粉 40g，五花肉 100g，菜籽油 10g，盐、淀粉、味精等各适量。

功效：止渴宽中，降气养胃，降糖。

适用人群：适用于糖尿病见口干口渴，腹胀不适，精神疲乏患者。

营养成分及计算：1 个食品交换份（90kcal）＝400g 白萝卜＝25g 粳米粉＝25g 五花肉＝10g 菜籽油。本品蔬菜类约合 0.88 个食品交换份，肉类约合 4 个食品交换份，谷薯类约合 1.6 个交换份，油脂类约合 1 个食品交换份。

总计：7.48 个交换份。

16. 瘦肉笋丝

原料：猪瘦肉 50g，竹笋 100g，菜籽油 10g，盐、味精等各适量。

功效：清热和中，消食除烦，降糖。

适用人群：适用于糖尿病身体肥胖，心胃有热，烦热口渴，大便不畅，小便不利。

营养成分及计算：1 个食品交换份（90kcal）＝50g 猪瘦肉＝400g 竹笋＝10g 菜籽油。本品蔬菜类约合 0.25 个食品交换份，肉类约合 1 个食品交换份，油脂类约合 1 个食品交换份。

总计：2.25 个交换份。

17. 冬瓜鹅肉煲

原料：冬瓜 500g，鹅肉 100g，薏苡仁 15g，山药 15g，菜籽油 5g，盐、味精等各适量。

功效：补虚扶正，利尿止渴，降糖。

适用人群：适用于糖尿病身体虚弱，精神不振，食纳不佳。

营养成分及计算：1 个食品交换份（90kcal）＝500g 冬瓜＝50g 鹅肉＝25g 薏苡仁＝150g 山药＝10g 菜籽油。本品蔬菜类约合 1.1 个食品交换份，肉类约合 2 个食品交换份，谷薯类约合 0.6 个食品交换份，油脂类约合 0.5 个食品交换份。

总计：4.2 个交换份。

18. 香菇豆腐

原料：嫩豆腐 250g，香菇 100g，菜籽油 10g，盐、味精等各适量。

功效：清热益胃，益气活血，降糖。

适用人群：适用于糖尿病以中消为主，消谷善饥，烦热。

营养成分及计算：1 个食品交换份（90kcal）＝150g 嫩豆腐＝100g 香菇＝10g 菜籽油。本品蔬菜类约合 2.67 个食品交换份，油脂类约合 1 个食品交换份。

总计：3.67 个交换份。

19. 枸杞子肉丝

原料：枸杞子 20g，猪瘦肉 100g，青笋 20g，菜籽油 10g，淀粉、酱油、精盐、黄酒、味精等各适量。

功效：滋阴补血，益肝助肾，降糖。

适用人群：适用于糖尿病患者。

营养成分及计算：1 个食品交换份（90kcal）＝50g 猪瘦肉＝400g 青笋＝10g 菜籽油。本品蔬菜类约合 0.05 个食品交换份，肉类约合 2 个食品交换份，油脂类约合 1.5 个食品交换份。

总计：3.55 个交换份。

20. 玉竹蒸海参

原料：玉竹15g，天冬15g，水发海参50g，火腿肉25g，香菇15g，菜籽油10g，鸡汤、精盐、味精、酱油等各适量。

功效：滋补肝肾，润燥止渴，降糖。

适用人群：适用于燥热伤肺型糖尿病。

营养成分及计算：1个食品交换份（90kcal）＝350g海参＝20g火腿肉＝100g香菇＝10g菜籽油。本品蔬菜类约合0.2个食品交换份，肉类约合1.4个食品交换份，油脂类约合1个食品交换份。

总计：2.6个交换份。

21. 枸杞子苦瓜

原料：枸杞子30g，苦瓜200g，菜籽油10g，葱、精盐、味精等各适量。

功效：补肾养肝，清火明目，降糖。

适用人群：适于肝肾阴虚型糖尿病患者食用，还可防治糖尿病眼病。

营养成分及计算：1个食品交换份（90kcal）＝500g苦瓜＝10g菜籽油。本品蔬菜类约合0.4个食品交换份，油脂类约合1个食品交换份。

总计：1.4个交换份。

22. 洋葱叉烧煎蛋

原料：洋葱头1个（约250g），叉烧肉100g，鸡蛋1个，菜籽油10g，葱丝、精盐、料酒等各适量。

功效：温阳补虚，降糖。

适用人群：适用于各型糖尿病。

营养成分及计算：1个食品交换份（90kcal）＝250g洋葱头＝50g叉烧肉＝1个鸡蛋＝10g菜籽油。本品蔬菜类约合1个食品交换份，肉蛋类约合3个食品交换份，油脂类约合1个食品交换份。

总计：5个交换份。

23. 洋葱胡萝卜

原料：胡萝卜150g，洋葱150g，菜籽油10g，芝麻油5g，米醋、精盐等各适量。

功效：健胃消食，降糖。

适用人群：适用于各型糖尿病。

营养成分及计算：1个食品交换份（90kcal）＝200g胡萝卜＝250g洋葱＝10g菜籽油＝10g芝麻油。本品蔬菜类约合1.4个食品交换份，油脂类约合1.5个食品交换份。

总计：2.9个交换份。

24. 生菜胡萝卜卷

原料：胡萝卜250g，生菜250g，菜籽油10g，芝麻油5g，精盐、味精、淀粉等各适量。

功效：清热养阴，降糖。

适用人群：适用于胃燥津伤型糖尿病。

营养成分及计算：1个食品交换份（90kcal）＝200g胡萝卜＝500g生菜＝10g菜籽油＝10g芝麻油。本品蔬菜类约合1.8个食品交换份，油脂类约合1.5个食品交换份。

总计：3.3个交换份。

25. 红烧丝瓜

原料：丝瓜200g，菜籽油10g，芝麻油5g，面粉、精盐、味精、料酒、姜末等各适量。

功效：凉血解毒，通络行血，降糖。

适用人群：适用于各型糖尿病。

营养成分及计算：1个食品交换份（90kcal）＝500g丝瓜＝10g菜籽油＝10g芝麻油。本品蔬菜类约合0.4个食品交换份，油脂类约合1.5个食品交换份。

总计：1.9 个交换份。

26. 冬瓜鸡块

原料：冬瓜 250g，鸡肉 50g，菜籽油 10g，姜片、葱末、芫荽、味精、精盐、料酒等各适量。

功效：益气健脾，调脂降糖。

适用人群：适用于各型糖尿病，对体质虚弱者尤为适宜。

营养成分及计算：1 个食品交换份（90kcal）＝500g 冬瓜＝50g 鸡肉＝10g 菜籽油。本品蔬菜类约合 0.5 个食品交换份，肉类约合 1 个食品交换份，油脂类约合 1 个食品交换份。

总计：2.5 个交换份。

27. 黄瓜卷

原料：黄瓜 600g，虾米 20g，菜籽油 10g，酱油、食醋、辣椒、花椒、味精、精盐等各适量。

功效：补虚养颜、开胃消食、降糖。

适用人群：适用于各型糖尿病。

营养成分及计算：1 个食品交换份（90kcal）＝500g 黄瓜＝80g 虾米＝10g 菜籽油。本品蔬菜类约合 1.2 个食品交换份，肉类约合 0.3 个食品交换份，油脂类约合 1 个食品交换份。

总计：2.5 个交换份。

28. 山药卷

原料：山药 250g，糯米粉 150g，猪肉 150g，冬笋 50g，鸡蛋 1 个，虾肉 50g，香菇 15g，菜籽油 10g，芝麻油 5g，精盐、酱油、料酒、葱丝、姜丝等各适量。

功效：健脾暖胃，补肺益气，降糖。

适用人群：适用于各型糖尿病。

营养成分及计算：1 个食品交换份（90kcal）＝150g 山药＝25g 糯米粉＝50g 猪肉＝400g 冬笋＝1 个鸡蛋＝80g 虾肉＝100g 香菇＝10g 菜籽油＝10g 芝麻油。本品谷薯类约合 6 个食品交换份，蔬菜类约合 2 个食品交换份，肉蛋类约合 4.63 个食品交换份，油脂类约合 1.5 个食品交换份。

总计：14.13 个交换份。

29. 蒜酱冬瓜块

原料：冬瓜 500g，菜籽油 10g，豆瓣酱、酱油、蒜末、精盐、味精等各适量。

功效：养阴清热，解毒利尿，降糖减肥。

适用人群：适用于各型糖尿病。

营养成分及计算：1 个食品交换份（90kcal）＝500g 冬瓜＝10g 菜籽油。本品蔬菜类约合 1 个食品交换份，油脂类约合 1 个食品交换份。

总计：2 个交换份。

30. 芦笋扒冬瓜

原料：芦笋 250g，冬瓜 300g，菜籽油 10g，精盐、味精、淀粉、鲜汤等各适量。

功效：健胃消食，降糖，降脂。

适用人群：适用于各型糖尿病。

营养成分及计算：1 个食品交换份（90kcal）＝500g 芦笋＝500g 冬瓜＝10g 菜籽油。本品蔬菜类约合 1.1 个食品交换份，油脂类约合 1 个食品交换份。

总计：2.1 个交换份。

31. 马齿苋煎鱼

原料：鲜马齿苋 250g，鳊鱼 500g，菜籽油 10g，胡椒粉、酱油、精盐、姜末、葱花、红辣椒丝、淀粉、白糖等各适量。

功效：健脾利湿，降糖。

适用人群：适用于各型糖尿病。

营养成分及计算：1 个食品交换份（90kcal）=500g 鲜马齿苋=80g 鳊鱼=10g 菜籽油。本品蔬菜类约合 0.5 个食品交换份，肉类约合 6.3 个食品交换份，油脂类约合 1 个食品交换份。

总计：7.8 个交换份。

32. 苦瓜炒鳝鱼

原料：苦瓜 200g，鳝鱼 100g，菜籽油 10g，五香粉、葱花、大蒜、盐各适量。

功效：降糖，降脂。

适用人群：适用于一般糖尿病患者。

营养成分及计算：1 个食品交换份（90kcal）=500g 苦瓜=80g 鳝鱼=10g 菜籽油。本品蔬菜类约合 0.4 个食品交换份，鱼肉类约合 1.25 个食品交换份，油脂类约合 1 个食品交换份。

总计：2.65 个交换份。

33. 南瓜炒肉片

原料：老南瓜 120g，瘦肉 50g，菜籽油 10g，生姜、盐、调料粉适量。

功效：补中益气，除烦止渴。

适用人群：适用于一般糖尿病患者。

营养成分及计算：1 个食品交换份（90kcal）=350g 南瓜=50g 瘦肉=10g 菜籽油。本品蔬菜类约合 0.34 个食品交换份，肉类约合 1 个食品交换份，油脂类约合 1 个食品交换份。

总计：2.34 个交换份。

34. 冬菇扒空心菜

原料：空心菜 500g，冬菇 50g，菜籽油 25g，芝麻油 10g，盐、味精、葱、姜、蒜各适量。

功效：解热凉血，润肠通便。

适用人群：适用于一般糖尿病患者。

营养成分及计算：1 个食品交换份（90kcal）=500g 空心菜=100g 冬菇=10g 菜籽油=10g 芝麻油。本品蔬菜类约合 1.5 个食品交换份，油脂类约合 3.5 个食品交换份。

总计：5 个交换份。

35. 辣椒炒南瓜丝

原料：南瓜 600g，甜柿椒 30g，红辣椒 2 个，花生油 25g，芝麻油 5g，盐、味精、料酒、葱、蒜各适量。

功效：温中益气。

适用人群：适用一般糖尿病患者。

营养成分及计算：1 个食品交换份（90kcal）=350g 南瓜=400g 甜柿椒=10g 花生油=10g 芝麻油。本品蔬菜类约合 1.79 个食品交换份，油脂类约合 3.0 个食品交换份。

总计：4.79 个交换份。

36. 洋葱猪肉

原料：鲜洋葱 100g，瘦猪肉 50g，菜籽油 10g，酱油、盐、胡椒粉各适量。

功效：清热止渴，润肺。

适用人群：适用于一般糖尿病患者。

营养成分及计算：1 个食品交换份（90kcal）=250g 洋葱=50g 瘦猪肉=10g 菜籽油。本品蔬菜类约合 0.4 个食品交换份，肉类约合 1 个食品交换份，油脂类约合 1 个食品交换份。

总计：2.4 个交换份。

37. 木耳炒豆皮

原料：水发木耳、豆皮各 100g，菜籽油 10g，料酒、葱、精盐、鸡精、调料粉各适量。

功效：滋阴润燥，生津止渴，降糖。

适用人群：适用各种糖尿病患者。

营养成分及计算：1 个食品交换份（90kcal）＝100g 水发木耳＝50g 豆皮＝10g 菜籽油。本品蔬菜类约合 1 个食品交换份，豆类约合 2 个食品交换份，油脂类约合 1 个食品交换份。

总计：4 个交换份。

38. 兔肉炒瓜片

原料：黄瓜 350g，兔肉 100g，水发木耳 50g，菜籽油 10g，料酒、精盐、鸡精、调料粉各适量。

功效：健脾滋阴，清热止渴，降糖。

适用人群：适用各种糖尿病患者。

营养成分及计算：1 个食品交换份（90kcal）＝500g 黄瓜＝100g 兔肉＝100g 水发木耳＝10g 菜籽油。本品蔬菜类约合 1.2 个食品交换份，肉类约合 1 个食品交换份，油脂类约合 1 个食品交换份。

总计：3.2 个交换份。

39. 土豆炒牛肉

原料：土豆 100g，牛肉 50g，花生油 10g，姜、葱、鸡精、精盐各适量。

功效：补虚益气，降糖。

适用人群：适用于一般糖尿病患者。

营养成分及计算：1 个食品交换份（90kcal）＝100g 土豆＝50g 牛肉＝10g 花生油。本品蔬菜类约合 1 个食品交换份，肉类约合 1 个食品交换份，油脂类约合 1 个食品交换份。

总计：3 个交换份。

40. 香菇木耳炖豆腐

原料：豆腐 150g，香菇 30g，黑木耳 30g，菜籽油 10g，葱、姜、鸡精、调料粉各适量。

功效：清肺养胃，降脂，降糖。

适用人群：适用于一般糖尿病患者。

营养成分及计算：1 个食品交换份（90kcal）＝100g 豆腐＝100g 香菇＝100g 黑木耳＝10g 菜籽油。本品蔬菜类约合 0.6 个食品交换份，豆类约合 1.5 个食品交换份，油脂类约合 1 个食品交换份。

总计：3.1 个交换份。

41. 丝瓜肉末

原料：瘦肉 25g，丝瓜 250g，鸡蛋清 30g，香油 5g，鸡精、盐、调料粉各适量。

功效：清热化痰，凉血解毒，滋补肾阴。

适用人群：适用一般糖尿病患者。

营养成分及计算：1 个食品交换份（90kcal）＝50g 瘦猪肉＝500g 丝瓜＝150g 鸡蛋清＝10g 香油。本品蔬菜类约合 0.5 个食品交换份，肉类约合 0.5 个食品交换份，蛋类约合 0.2 个食品交换份，油脂类约合 0.5 个食品交换份。

总计：1.7 个交换份。

42. 菠菜木耳炒鸡蛋

原料：菠菜 100g，水发木耳 100g，胡萝卜 20g，鸡蛋 2 个，生姜少许、精盐、味精、白醋少许、香油、蒜油各适量。

功效：养阴清热，降糖，降压。

适用人群：适用于一般糖尿病患者。

营养成分及计算：1 个食品交换份（90kcal）＝500g 菠菜＝100g 水发木耳＝200g 胡萝卜＝1 个鸡蛋＝10g 菜籽油。本品蔬菜类约合 1.3 个食品交换份，肉蛋类约合 2 个食品交换份，油脂类约合 1 个食品交换份。

总计：4.3 个交换份。

（二）汤羹类

1. 枸杞山药炖兔肉

原料：枸杞子 15g，山药 25g，兔肉 250g，细盐适量。

功效：滋阴润燥，健脾益气，降糖。

适用人群：适用于各型糖尿病。

营养成分及计算：1 个食品交换份（90kcal）＝150g 山药＝100g 兔肉。本品蔬菜类约合 0.17 个食品交换份，肉类约合 2.5 个食品交换份。

总计：2.67 个交换份。

2. 枸杞麦冬炖兔肉

原料：枸杞子 15g，麦冬 20g，兔肉 250g，细盐适量。

功效：养阴除烦，生津止渴，降糖。

适用人群：适用于各型糖尿病。

营养成分及计算：1 个食品交换份（90kcal）＝100g 兔肉。本品肉类约合 2.5 个食品交换份。

总计：2.5 个交换份。

3. 山药枸杞煲苦瓜

原料：怀山药 15g，枸杞子 12g，苦瓜 100g，菜籽油 5g，葱段、姜丝、精盐、酱油、味精、鸡汤等各适量。

功效：养阴清胃，降糖。

适用人群：适用于胃燥津伤型糖尿病。

营养成分及计算：1 个食品交换份（90kcal）＝150g 山药＝500g 苦瓜＝10g 菜籽油。本品蔬菜类约合 0.3 个食品交换份，油脂类约合 0.5 个食品交换份。

总计：0.8 个交换份。

4. 鲜藕煲兔肉

原料：鲜藕 200g，兔肉 200g，天门冬 20g，菜籽油 5g，料酒、生姜、葱段、精盐、胡椒粉等各适量。

功效：滋阴补肺，清热生津，降糖。

适用人群：适用于燥热伤肺型糖尿病。

营养成分及计算：1 个食品交换份（90kcal）＝150g 鲜藕＝100g 兔肉＝10g 菜籽油。本品蔬菜类约合 1.33 个食品交换份，肉类约合 2 个食品交换份，油脂类约合 0.5 个食品交换份。

总计：3.83 个交换份。

5. 黄精煲兔肉

原料：兔肉 150g，黄精 20g，麦冬 15g，火腿肉 50g，香菇 15g，葱、姜、精盐、味精、五香粉、黄酒等各适量。

功效：润肺生津，除烦止渴，降糖。

适用人群：适用于燥热伤肺型糖尿病。

营养成分及计算：1 个食品交换份（90kcal）＝100g 兔肉＝20g 火腿肉＝100g 香菇。本品蔬菜类约合 0.15 个食品交换份，肉类约合 4 个食品交换份。

总计：4.15 个交换份。

6. 葛根山楂炖牛肉

原料：葛根 30g，山楂 15g，牛肉 100g，白萝卜 200g，香油 5g，姜、精盐、黄酒、味精、五香粉等各适量。

功效：健脾养胃，清热润肺，降糖。

适用人群：适用于胃燥津伤，燥热伤肺型糖尿病。

营养成分及计算：1 个食品交换份（90kcal）＝50g 牛肉＝400g 白萝卜＝10g 香油。本品蔬菜类约合 0.5 个食品交换份，肉类约合 2 个食品交换份，油脂类约合 0.5 个食品交换份。

总计：3 个交换份。

7. 玉米须炖猪肉

原料：玉米须 30g，猪瘦肉 120g，盐、鸡精各适量。

功效：补中益气，清热凉血，降糖。

适用人群：适用于一般糖尿病患者。

营养成分及计算：1 个食品交换份（90kcal）＝50g 猪瘦肉。本品肉类约合 2.4 个食品交换份。

总计：2.4 个交换份。

8. 山药南瓜汤

原料：山药 250g，嫩南瓜 250g，菜籽油 5g，葱花、姜末、精盐、味精等各适量。

功效：益气养血，生津止渴，降糖。

适用人群：适用于各型糖尿病，对肾阴亏虚型糖尿病尤为适宜。

营养成分及计算：1 个食品交换份（90kcal）＝150g 山药＝350g 嫩南瓜＝10g 菜籽油。本品蔬菜类约合 2.38 个食品交换份，油脂类约合 0.5 个食品交换份。

总计：2.88 个交换份。

9. 黄瓜鸡蛋汤

原料：鲜黄瓜 400g，鸡蛋 3 个，菜籽油 5g，姜片、葱花、蒜片、黄花菜、白糖、精盐、酱油、食醋、料酒、味精、淀粉等各适量。

功效：养阴清热，明目清肝，降糖。

适用人群：适用于各型糖尿病。

营养成分及计算：1 个食品交换份（90kcal）＝500g 鲜黄瓜＝1 个鸡蛋＝10g 菜籽油。本品蔬菜类约合 0.8 个食品交换份，肉蛋类约合 3 个食品交换份，油脂类约合 0.5 个食品交换份。

总计：4.3 个交换份。

10. 山药排骨汤

原料：新鲜山药 500g，排骨 200g，葱花、香菜、精盐、胡椒等各适量。

功效：滋补脾肾，养阴润燥，降糖。

适用人群：适用于各型糖尿病，对肾阴亏虚型糖尿病尤为适宜。

营养成分及计算：1 个食品交换份（90kcal）＝150g 山药＝50g 排骨。本品蔬菜类约合 3.33 个食品交换份，肉类约合 4 个食品交换份。

总计：7.33 个交换份。

11. 山药丝瓜芦笋汤

原料：山药 30g，丝瓜 100g，芦笋 30g，盐、鸡精各适量。

功效：健脾益气，滋阴润燥，降糖。

适用人群：适用于胃燥津伤型糖尿病。

营养成分及计算：1 个食品交换份（90kcal）＝150g 山药＝500g 丝瓜＝500g 芦笋。本品蔬菜类约合 0.46 个食品交换份。

总计：0.46 个交换份。

12. 竹笋汤

原料：鲜竹笋 100g，精盐、味精各适量。

功效：清热生津，益气化痰，降糖。

适用人群：适用于各型糖尿病。

营养成分及计算：1 个食品交换份（90kcal）＝400g 鲜竹笋。本品蔬菜类约合 0.25 个食品交换份。

总计：0.25 个交换份。

13. 白鸭冬瓜汤

原料：白鸭 1 只（约 1500g），猪瘦肉 100g，冬瓜 2000g，海参 50g，葱段、姜片、精盐、味精等各适量。

功效：健脾益气，滋阴清暑，降糖。

适用人群：适用于各型糖尿病，对伴有头痛、失眠、肾炎水肿者尤为适宜。

营养成分及计算：1 个食品交换份（90kcal）＝50g 鸭肉＝50g 猪瘦肉＝500g 冬瓜＝350g 海参。本品蔬菜类约合 4 个食品交换份，肉类约合 32.14 个食品交换份。

总计：36.14 个交换份。

14. 苦瓜瘦肉汤

原料：鲜苦瓜 200g，猪瘦肉 100g，精盐适量。

功效：健胃消食，降糖，降压。

适用人群：适用于各型糖尿病。

营养成分及计算：1 个食品交换份（90kcal）＝500g 鲜苦瓜＝50g 猪瘦肉。本品蔬菜类约合 0.4 个食品交换份，肉类约合 2 个食品交换份。

总计：2.4 个交换份。

15. 山药炖甲鱼

原料：甲鱼 1 只（约 800g），怀山药 60g，枸杞子 30g，女贞子 20g，熟地 30g，猪肥瘦肉 100g，香油 5g，大蒜、姜块、葱段、酱油、精盐、味精、胡椒粉、肉汤、料酒等各适量。

功效：滋补肝肾，降糖。

适用人群：适用于各型糖尿病，对肾阴亏虚型糖尿病尤为适宜。

营养成分及计算：1 个食品交换份（90kcal）＝80g 甲鱼＝150g 山药＝25g 猪肥瘦肉＝10g 香油。本品蔬菜类约合 0.4 个食品交换份，肉类约合 14 个食品交换份，油脂类约合 0.5 个食品交换份。

总计：14.9 个交换份。

16. 山药麦冬煲丝瓜

原料：丝瓜 150g，山药 20g，麦门冬 20g，猪瘦肉 50g，菜籽油 5g，葱花、姜末、料酒、精盐、味精、五香粉、鲜汤等各适量。

功效：益脾补肾，生津止渴，降糖。

适用人群：适用于各型糖尿病，对阴阳两虚型糖尿病尤为适宜。

营养成分及计算：1 个食品交换份（90kcal）＝500g 丝瓜＝150g 山药＝50g 猪瘦肉＝10g 菜籽油。本品蔬菜类约合 0.43 个食品交换份，肉类约合 1 个食品交换份，油脂类约合 0.5 个食品交换份。

总计：1.93 个交换份。

17. 山药炖萝卜

原料：山药 20g，白萝卜 200g，胡萝卜 200g，猪瘦肉 100g，精盐、生姜、葱段等各适量。

功效：养阴润肺，清热化痰，降糖。

适用人群：适用于各型糖尿病，对燥热伤肺型糖尿病尤为适宜。

营养成分及计算：1 个食品交换份（90kcal）＝150g 山药＝400g 白萝卜＝200g 胡萝卜＝50g 猪瘦肉。本品蔬菜类约合 1.63 个食品交换份，肉类约合 2 个食品交换份。

总计：3.63 个交换份。

18. 归参鳝鱼羹

原料：鳝鱼 500g，当归 15g，党参 15g，精盐、葱、姜各适量。

功效：滋阴润燥，生津止渴，降糖。

适用人群：适用于肾阴亏虚，胃燥津伤型糖尿病。

营养成分及计算：1个食品交换份（90kcal）＝80g 鳝鱼。本品肉类约合 6.25 个食品交换份。

总计：6.25 个交换份。

19. 黄瓜枸杞子鸡蛋汤

原料：鲜嫩黄瓜 250g，枸杞子 30g，鸡蛋 1 个，香油 5g，淀粉、葱、精盐、味精等各适量。

功效：养阴清热，降糖。

适用人群：适用于肾阴亏虚型糖尿病。

营养成分及计算：1个食品交换份（90kcal）＝500g 鲜嫩黄瓜＝1 个鸡蛋＝10g 香油。本品蔬菜类约合 0.5 个食品交换份，肉蛋类约合 1 个食品交换份，油脂类约合 0.5 个食品交换份。

总计：2 个交换份。

20. 鳝鱼炖猪肉

原料：鳝鱼 500g，瘦猪肉 200g，山药 30g，天花粉、生地各 15g，黄精 20g。

功效：滋阴补肾，生津止渴，补脾养心，降糖。

适用人群：适用于老年糖尿病患者。

营养成分及计算：1个食品交换份（90kcal）＝80g 鳝鱼＝50g 猪肉＝150g 山药。本品鱼肉类约合 10.25 个食品交换份，蔬菜类约合 0.2 个交换份。

总计：10.45 个交换份。

（三）药粥类

1. 天花粉粥

原料：天花粉 30g，粳米 100g。

功效：滋阴润肺，生津止渴，降糖。

适用人群：适用于糖尿病兼有肺热咳嗽患者。

营养成分及计算：1个食品交换份（90kcal）＝25g 粳米。本品谷薯类约合 4 个食品交换份。

总计：4 个交换份。

2. 生芦根粥

原料：生芦根 30g，粳米 50g，粟米 50g。

功效：清热除烦，养胃生津，滋养肾气，降糖。

适用人群：适用于心烦燥热，消渴多饮，呕吐，善饮的糖尿病患者。

营养成分及计算：1个食品交换份（90kcal）＝25g 粳米＝25g 粟米。本品谷薯类约合 4 个食品交换份。

总计：4 个交换份。

3. 竹叶粳米粥

原料：生石膏 60g，竹叶 30g，粳米 60g。

功效：清胃泻火，生津止渴，降糖。

适用人群：糖尿病患者见心胃燥热，心烦口渴，多饮多尿，善饥。

营养成分及计算：1个食品交换份（90kcal）＝25g 粳米。本品谷薯类约合 2.4 个食品交换份。

总计：2.4 个交换份。

4. 地黄粥

原料：地黄花 20g，粟米 100g。

功效：滋养肾气，清热除烦，生津止渴，降糖。

适用人群：适用于糖尿病兼有肾虚腰痛者。

营养成分及计算：1 个食品交换份（90kcal）=25g 粟米。本品谷薯类约合 4 个食品交换份。

总计：4 个交换份。

5. 海带粟米粥

原料：海带 50g，粟米 100g，精盐、味精各适量。

功效：清热解毒，补虚止渴，降糖。

适用人群：适用于各型糖尿病。

营养成分及计算：1 个食品交换份（90kcal）=500g 海带=25g 粟米。本品蔬菜类约合 0.1 个食品交换份，谷薯类约合 4 个食品交换份。

总计：4.1 个交换份。

6. 玉米须山药粟米粥

原料：玉米须 50g，山药 100g，粟米 50g。

功效：清热解毒，滋阴润燥，降糖。

适用人群：适用于各型糖尿病。

营养成分及计算：1 个食品交换份（90kcal）=150g 山药=25g 粟米。本品蔬菜类约合 0.67 个食品交换份，谷薯类约合 2 个食品交换份。

总计：2.67 个交换份。

7. 黄芪粟米粥

原料：黄芪 20g，甘草 3g，粟米 100g。

功效：益肾补虚，清热止渴，降糖。

适用人群：适用于各型糖尿病，对年老久病，阴虚伤肺者尤宜。

营养成分及计算：1 个食品交换份（90kcal）=25g 粟米。本品谷薯类约合 4 个食品交换份。

总计：4 个交换份。

8. 玉竹粥

原料：玉竹 20g，粳米 100g，甜叶菊糖适量。

功效：滋阴润肺，生津止渴，降糖。

适用人群：适用于各型糖尿病。

营养成分及计算：1 个食品交换份（90kcal）=25g 粳米。本品谷薯类约合 4 个食品交换份。

总计：4 个交换份。

二、适用于糖尿病合并高血压患者的食谱

（一）菜肴类

1. 苦瓜拌芹菜

原料：苦瓜 150g，芹菜 150g，芝麻酱、蒜泥各适量。

功效：降糖，降压。

适用人群：适用于糖尿病合并高血压患者。

营养成分及计算：1 个食品交换份（90kcal）=500g 苦瓜=500g 芹菜。本品蔬菜类约合 0.6 个食品交换份。

总计：0.6 个交换份。

2. 芹瓜蛋羹

原料：鲜芹菜 100g，嫩丝瓜 100g，鹌鹑蛋 5 个。

功效：降压，降脂。

适用人群：适用于糖尿病合并高血脂患者。

营养成分及计算：1个食品交换份（90kcal）＝500g 芹菜＝500g 丝瓜＝6个鹌鹑蛋。本品蔬菜类约合0.4个交换份，肉类约合0.83个交换品。

总计：1.23个交换份。

3. 苦瓜炒胡萝卜

原料：苦瓜300g，胡萝卜100g，菜籽油10g，葱花、盐、味精各适量。

功效：清热解毒，明目解渴，降压，降脂。

适用人群：适用于糖尿病合并高血脂、眼病患者。

营养成分及计算：1个食品交换份（90kcal）＝500g 苦瓜＝200g 胡萝卜＝10g 菜籽油。本品蔬菜类约合1.1个交换份，油脂类约合1个交换份。

总计：2.1个交换份。

4. 芦笋炒肉片

原料：芦笋200g，猪里脊肉200g，香菇15g，菜籽油10g，蒜、盐、酱油、味精等各适量。

功效：降糖，降压。

适用人群：适用于糖尿病合并高血压患者。

营养成分及计算：1个食品交换份（90kcal）＝500g 芦笋＝50g 猪里脊肉＝500g 蘑菇＝10g 菜籽油。本品蔬菜类约合0.43个交换份，肉类约合4个交换份，油脂类约合1个交换份。

总计：5.43个交换份。

5. 猪肉炒洋葱

原料：洋葱150g，猪瘦肉50g，菜籽油5g，盐、味精、料酒各适量。

功效：益气，降压，降脂，降糖。

适用人群：适用于糖尿病合并高血压患者。

营养成分及计算：1个食品交换份（90kcal）＝250g 洋葱＝50g 猪瘦肉＝10g 菜籽油。本品蔬菜约合0.6个交换份，肉类约合1个交换份，油脂类约合0.5个交换份。

总计：2.1个交换份。

6. 芹菜炒腐竹

原料：芹菜450g，腐竹100g，猪肉60g，菜籽油10g，盐、味精、料酒各适量。

功效：清热平肝，降糖。

适用人群：适用于糖尿病合并高血压的患者。

营养成分及计算：1个食品交换份（90kcal）＝500g 芹菜＝20g 腐竹＝50g 猪肉＝10g 菜籽油。本品蔬菜类约合0.9个食品交换份，肉类约合1.2个食品交换份，油脂类约合1个食品交换份，豆乳类约合5个交换份。

总计：8.1个交换份。

7. 芹菜烧豆腐

原料：芹菜350g，豆腐250g，10g 菜籽油，盐、味精、料酒各适量。

功效：益气降糖，清热平肝，降压。

适用人群：适用于糖尿病合并高血压的患者。

营养成分及计算：1个食品交换份（90kcal）＝500g 芹菜＝100g 豆腐＝10g 菜籽油。本品蔬菜类约合0.7个食品交换份，豆乳类约合2.5个食品交换份，油脂类约合1个食品交换份。

总计：4.2个交换份。

8. 蒜苗炒豆腐

原料：蒜苗120g，豆腐250g，菜籽油10g，花椒水、生姜末各适量。

功效：益气和中，解毒行滞。

适用人群：适用于糖尿病合并高血压，高脂血症的患者。

营养成分及计算：1 个食品交换份（90kcal）＝250g 蒜苗＝100g 豆腐＝10g 菜籽油。本品豆乳类约合 2.5 个交换份，蔬菜类约合 0.5 个交换份，油脂类约合 1 个交换份。

总计：4 个交换份。

9. 洋葱炒牛肉丝

原料：洋葱 350g，牛肉 120g，菜籽油 10g，葱末、生姜丝、精盐、味精、酱油各适量。

功效：益气，降糖，降压，降脂。

适用人群：适用于糖尿病合并高血压、高脂血症的患者。

营养成分及计算：1 个食品交换份（90kcal）＝250g 洋葱＝50g 牛肉＝10g 菜籽油，本品蔬菜类约合 1.4 个交换份，肉类约合 2.4 个交换份，油脂类约合 1 个交换份。

总计：4.8 个交换份。

10. 三鲜丝瓜

原料：鲜嫩丝瓜 350g，西红柿 150g，嫩毛豆 60g，菜籽油 10g，葱花、姜末、精盐、味精、湿淀粉、芝麻油各适量。

功效：清心除烦，凉血解毒，生津止渴，降压。

适用人群：适用于糖尿病合并高血压，眼底出血的患者。

营养成分及计算：1 个食品交换份（90kcal）＝500g 丝瓜＝500g 西红柿＝70g 毛豆＝10g 菜籽油。本品蔬菜类约合 1.86 个食品交换份，油脂类约合 1 个食品交换份。

总计：2.86 个交换份。

11. 鸡鱼嫩玉米

原料：鱼肚 60g，鸡脯肉 120g，嫩玉米粒 45g，香菇 25g，胡萝卜、芹菜梗各 30g，鲜汤、黄酒、酱油、精盐、胡椒粉、湿淀粉各适量。

功效：补益气血。

适用人群：适用于糖尿病合并高血压的患者。

营养成分及计算：1 个食品交换份（90kcal）＝80g 鱼肚＝50g 鸡脯肉＝200g 玉米＝100g 香菇＝200g 胡萝卜＝500g 芹菜。本品蔬菜类约合 0.69 个食品交换份，肉类约合 3.15 个食品交换份。

总计：3.84 个交换份。

12. 洋葱炒豆腐

原料：豆腐 450g，洋葱 250g，菜籽油 10g，花椒粉、大茴香、桂皮粉、生姜、酱油、黄酒、鸡汤、湿淀粉、味精、精盐各适量。

功效：健脾益气，降压。

适用人群：适用于糖尿病合并高血压的患者。

营养成分及计算：1 个食品交换份（90kcal）＝100g 豆腐＝250g 洋葱＝10g 菜籽油。本品蔬菜类约合 1 个食品交换份，豆乳类约合 4.5 个食品交换份，油脂类约合 1 个食品交换份。

总计：6.5 个交换份。

13. 香椿拌豆腐

原料：鲜嫩香椿 100g，嫩豆腐 500g，芝麻油 5g，精盐、味精、葱花、生姜末各适量。

功效：清热生津，平肝明目，降糖，降压。

适用人群：适用于糖尿病合并高血压、动脉粥样硬化症的患者。

营养成分及计算：1 个食品交换份（90kcal）＝500g 香椿＝150g 嫩豆腐＝10g 芝麻油。本品蔬菜类约合 0.2 个食品交换份，豆乳类约合 3.33 个食品交换份，油脂类约合 0.5 个食品交换份。

总计：4.03 个交换份。

14. 枸杞子拌豆腐

原料：新鲜嫩豆腐 500g，新鲜枸杞子 100g，香油 5g，精盐、味精、酱油、白糖各适量。

功效：滋补肝肾，降压。

适用人群：适用于糖尿病合并高血压的患者。

营养成分及计算：1 个食品交换份（90kcal）=150g 嫩豆腐=10g 香油。本品豆乳类约合 3.33 个食品交换份，油脂类约合 0.5 个食品交换份。

总计：3.83 个交换份。

15. 豌豆炒蘑菇

原料：鲜蘑菇 350g，豌豆 500g，菜籽油 10g，料酒、精盐、鸡汤、鸡油各适量。

功效：益气生津，降脂，降压。

适用人群：适用于糖尿病合并高血压的患者。

营养成分及计算：1 个食品交换份（90kcal）=500g 鲜蘑菇=70g 鲜豌豆=10g 菜籽油。本品蔬菜类约合 7.8 个食品交换份，油脂类约合 1 个食品交换份。

总计：8.8 个交换份。

16. 苡仁大蒜拌茄子

原料：薏苡仁 20g，大蒜 30g，茄子 250g，香油 5g，醋、盐、酱油、味精、大葱各适量。

功效：清热和胃，健脾除湿，降压。

适用人群：适用于糖尿病合并高血压的患者。

营养成分及计算：1 个食品交换份（90kcal）=250g 大蒜=500g 茄子=10g 香油。本品蔬菜类约合 0.62 个食品交换份，油脂类约合 0.5 个食品交换份。

总计：1.12 个交换份。

17. 枸杞炒芹菜

原料：枸杞子 30g，芹菜 350g，菜籽油 10g，酱油、大葱、精盐各适量。

功效：清热利水，降压。

适用人群：适用于糖尿病合并高血压的患者。

营养成分及计算：1 个食品交换份（90kcal）=500g 芹菜=10g 菜籽油。本品蔬菜类约合 0.7 个食品交换份，油脂类约合 1 个食品交换份。

总计：1.7 个交换份。

18. 芡实煮老鸭

原料：芡实 120g，老鸭 500g，菜籽油 10g，精盐适量。

功效：滋阴补肾，健脾养胃，降压。

适用人群：适用于肾阴亏虚型糖尿病合并高血压的患者。

营养成分及计算：1 个食品交换份（90kcal）=50g 鸭肉=10g 菜籽油。本品肉类约合 10 个食品交换份，油脂类约合 1 个食品交换份。

总计：11 个交换份。

19. 玉参焖鸭

原料：玉竹 50g，沙参 60g，老鸭 500g，菜籽油 10g，精盐适量。

功效：滋阴补肺，降压。

适用人群：适用于肺热津伤型糖尿病合并高血压的患者。

营养成分及计算：1 个食品交换份（90kcal）=50g 鸭肉=10g 菜籽油。本品肉类约合 10 个食品交换份，油脂类约合 1 个食品交换份。

总计：11 个交换份。

20. 生煸豌豆苗

原料：豌豆苗 350g，菜籽油 30g，精盐、味精、黄酒各适量。

功效：清热生津，健脾和胃，降压。

适用人群：适用于胃热炽盛型糖尿病合并高血压的患者。

营养成分及计算：1 个食品交换份（90kcal）＝500g 豌豆苗＝10g 菜籽油。本品蔬菜类约合 0.7 个食品交换份，油脂类约合 3 个食品交换份。

总计：3.7 个交换份。

21. 金樱子煲鲫鱼

原料：金樱子 30g，鲫鱼 500g，菜籽油 5g。

功效：健脾固肾，养阴止渴，降压。

适用人群：适用于阴阳两虚型糖尿病合并高血压的患者。

营养成分及计算：1 个食品交换份（90kcal）＝80g 鱼肉＝10g 菜籽油。本品肉类约合 6.25 个食品交换份，油脂类约合 0.5 个食品交换份。

总计：6.75 个交换份。

22. 韭菜煮蛤蜊肉

原料：韭菜 120g，蛤蜊肉 100g，菜籽油 10g。

功效：滋阴助阳，降压。

适用人群：适用于阴阳两虚型糖尿病合并高血压的患者食用。

营养成分及计算：1 个食品交换份（90kcal）＝500g 韭菜＝80g 蛤蜊肉＝10g 菜籽油。本品蔬菜类约合 0.24 个食品交换份，肉类约合 1.25 个食品交换份，油脂类约合 1 个食品交换份。

总计：2.49 个交换份。

23. 杞子炒苦瓜

原料：枸杞子 50g，苦瓜 350g，菜籽油 10g。

功效：滋阴清热，降糖，降压。

适用人群：适合肾阴亏虚型糖尿病合并高血压的患者食用。

营养成分及计算：1 个食品交换份（90kcal）＝500g 苦瓜＝10g 菜籽油。本品蔬菜类约合 0.7 个食品交换份，油脂类约合 1 个食品交换份。

总计：1.7 个交换份。

24. 黑豆炖猪肉

原料：黑豆 100g，猪瘦肉 180g，菜籽油 10g。

功效：健脾补肾，利水消肿，降压。

适用人群：适合肾阴亏虚型糖尿病合并高血压的患者食用。

营养成分及计算：1 个食品交换份（90kcal）＝25g 黑豆＝50g 猪瘦肉＝10g 菜籽油。本品蔬菜类约合 4 个食品交换份，肉类约合 3.6 个食品交换份，油脂类约合 1 个食品交换份。

总计：8.6 个交换份。

25. 芹菜香干炒鳝鱼丝

原料：芹菜 250g，鳝鱼丝 180g，豆腐干 60g，菜籽油 10g，葱花、生姜末、鲜汤、酱油、精盐、味精、黄酒各适量。

功效：清热平肝，降糖，降压。

适用人群：适用于胃燥津伤型糖尿病合并高血压的患者。

营养成分及计算：1 个食品交换份（90kcal）＝500g 芹菜＝80g 鳝鱼＝50g 豆腐干＝10g 菜籽油。本品蔬菜类约合 0.5 个食品交换份，肉类约合 2.3 个食品交换份，豆乳类约合 1.2 个交换份，油脂类约合 1 个食品交换份。

总计：5 个交换份。

26. 枸杞子丝瓜烩豆腐

原料：嫩丝瓜 150g，枸杞子 30g，嫩豆腐 200g，芝麻油 5g，葱花、生姜末、酱油、精盐、味精、湿淀粉各适量。

功效：清热养阴，生津止渴，降糖，降压。

适用人群：适用于燥热伤肺型糖尿病合并高血压的患者。

营养成分及计算：1 个食品交换份（90kcal）=500g 丝瓜=150g 嫩豆腐=10g 芝麻油。本品蔬菜类约合 0.3 个食品交换份，豆乳类约合 1.33 个食品交换份，油脂类约合 0.5 个食品交换份。

总计：2.13 个交换份。

27. 二冬小炒

原料：冬瓜 300g，水发冬菇 100g，菜籽油 10g，芝麻油 5g，葱花、姜末、盐、味精、料酒、湿淀粉、鲜汤等各适量。

功效：益气补虚，生津止渴，降糖，降压。

适用人群：适用于各型糖尿病，对胃燥津伤型糖尿病及伴有高血压病者尤为适宜。

营养成分及计算：1 个食品交换份（90kcal）=500g 冬瓜=100g 水发冬菇=10g 菜籽油=10g 香油。本品蔬菜类约合 1.6 个食品交换份，油脂类约合 1.5 个食品交换份。

总计：3.1 个交换份。

28. 芹菜炒鳝丝

原料：芹菜 200g，豆腐干 50g，鳝鱼丝 150g，菜籽油 10g，葱花、姜末、料酒、酱油、盐、鸡精、鲜汤等各适量。

功效：清热平肝，降糖，降压。

适用人群：适用于阴虚阳浮型糖尿病，对伴有高血压病患者尤为适宜。

营养成分及计算：1 个食品交换份（90kcal）=500g 芹菜=50g 豆腐干=80g 鳝鱼丝=10g 菜籽油。本品蔬菜类约合 0.4 个食品交换份，肉类约合 1.9 个食品交换份，豆乳类约合 1 个食品交换份，油脂类约合 1 个食品交换份。

总计：4.3 个交换份。

29. 芹菜瘦肉炒腐竹

原料：芹菜 200g，腐竹 50g，猪瘦肉 50g，菜籽油 10g，姜末、葱花、料酒、盐、鸡精、酱油、鲜汤等各适量。

功效：清热润燥，平肝潜阳，降糖，降压。

适用人群：适用于阴虚阳浮型糖尿病，对伴有高血压病患者尤为适宜。

营养成分及计算：1 个食品交换份（90kcal）=500g 芹菜=20g 腐竹=50g 猪瘦肉=10g 菜籽油。本品蔬菜类约合 0.4 个食品交换份，豆乳类约合 2.5 个食品交换份，肉类约合 1 个食品交换份，油脂类约合 1 个食品交换份。

总计：4.9 个交换份。

30. 降压菜

原料：芹菜 100g，西红柿 100g，茄子 100g，菜籽油 10g，葱丝、花椒水、盐、油各适量。

功效：清热平肝，降糖，降压。

适用人群：适用于糖尿病合并高血压患者。

营养成分及计算：1 个食品交换份（90kcal）=500g 芹菜=500g 西红柿=500g 茄子=10g 菜籽油。本品蔬菜类约合 0.6 个食品交换份，油脂类约合 1 个食品交换份。

总计：1.6 个交换份。

31. 芹菜炒苦瓜

原料：苦瓜 100g，芹菜 100g，豆油 10g，葱花、大蒜、花椒水、盐、酱油各适量。

功效：清热利尿，降糖，降压。

适用人群：适用于糖尿病合并高血压患者。

营养成分及计算：1 个食品交换份（90kcal）＝500g 苦瓜＝500g 芹菜＝10g 菜籽油。本品蔬菜类约合 0.4 个食品交换份，油脂类约合 1 个食品交换份。

总计：1.4 个交换份。

32. 三色炒芦笋

原料：芦笋 150g，胡萝卜 30g，红、青椒各 30g，菜籽油 10g，生姜、蒜、鸡精、花椒粉各适量。

功效：滋阴潜阳，降压，降糖，调脂。

适用人群：适用于糖尿病合并高血压患者。

营养成分及计算：1 个食品交换份（90kcal）＝400g 芦笋＝200g 胡萝卜＝400g 红（青）椒＝10g 菜籽油。本品蔬菜类约合 0.68 个食品交换份，油脂类约合 1 个食品交换份。

总计：1.68 个交换份。

33. 烩素宝

原料：莴笋 40g，胡萝卜 20g，芹菜 40g，白菜 40g，菜籽油 10g，葱、蒜、姜、盐、鸡精各适量。

功效：健脾和胃，壮阳补肾，降压。

适用人群：适用于糖尿病合并高血压患者。

营养成分及计算：1 个食品交换份（90kcal）＝500g 莴笋＝200g 胡萝卜＝500g 芹菜＝500g 白菜＝10g 菜籽油。本品蔬菜类约合 0.34 个食品交换份，油脂类约合 1 个食品交换份。

总计：1.34 个交换份。

34. 辣味冬笋

原料：鲜冬笋 250g，红椒 40g，菜籽油 10g，蒜、葱、盐、鸡精、花椒粉各适量。

功效：降压，降脂。

适用人群：适用于糖尿病合并高血压、肥胖患者。

营养成分及计算：1 个食品交换份（90kcal）＝400g 冬笋＝400g 红椒＝10g 菜籽油。本品蔬菜类约合 0.7 个食品交换份，油脂类约合 1 个食品交换份。

总计：1.7 个交换份。

35. 豆腐干炒青菜

原料：豆腐干 50g，油菜 200g，菜籽油 5g，盐、葱、花椒粉各适量。

功效：益气和中，清热解毒，降压。

适用人群：糖尿病合并高血压、高血脂患者。

营养成分及计算：1 个食品交换份（90kcal）＝50g 豆腐干＝500g 油菜＝10g 菜籽油。本品蔬菜类约合 0.4 个食品交换份，豆类约合 1 个食品交换份，油脂类约合 0.5 个食品交换份。

总计：1.9 个交换份。

36. 竹笋香菇

原料：竹笋 150g，鲜香菇 100g，菜籽油 5g，盐、鸡精各适量。

功效：清热化痰，益气和胃，生津止渴。

适用人群：糖尿病合并高血压、高血脂患者。

营养成分及计算：1 个食品交换份（90kcal）＝400g 竹笋＝100g 香菇＝10g 菜籽油。本品蔬菜类约合 1.38 个食品交换份，油脂类约合 0.5 个食品交换份。

总计：1.88 个交换份。

37. 菠菜拌豆芽

原料：豆芽 200g，菠菜 200g，瘦猪肉 100g，黄瓜 100g，盐、味精、酱油、醋、辣椒油、蒜、芝麻酱、香菜末、芥菜末、香油各适量。

功效：利湿清热，滋阴止渴，润肠通便，降压，降脂。

适用人群：糖尿病合并高血压、肥胖患者。

营养成分及计算：1 个食品交换份（90kcal）＝240g 豆芽＝500g 菠菜＝50g 瘦猪肉＝500g 黄瓜。本品蔬菜类约合 1.4 个食品交换份，肉类约合 2 个食品交换份。

总计：3.4 个交换份。

38. 洋葱炒鳝鱼

原料：鳝鱼 160g，洋葱 200g，青椒、红椒各 20g，菜籽油 10g，酱油、调料粉、鸡精、盐各适量。

功效：健脾开胃，降糖，降压，降脂。

适用人群：适用于糖尿病合并高血压、高血脂患者。

营养成分及计算：1 个食品交换份（90kcal）＝80g 鳝鱼＝250g 洋葱＝400g 青（红）椒＝10g 菜籽油。本品蔬菜类约合 0.9 个食品交换份，肉类约合 2 个食品交换份，油脂类约合 1 个食品交换份。

总计：3.9 个交换份。

39. 素烧魔芋

原料：魔芋 350g，酱油、姜、葱花各适量。

功效：润肠通便，降压，降脂。

适用人群：适用于糖尿病合并高血压、肥胖患者。

营养成分及计算：1 个食品交换份（90kcal）＝150g 魔芋。本品蔬菜类约合 2.3 个食品交换份。

总计：2.3 个交换份。

40. 黄豆拌茄块

原料：茄子 500g，黄豆 100g，花生油 15g，香菜、葱、酱油、味精、盐各适量。

功效：清热解毒，利尿消肿，降压。

适用人群：适用于糖尿病合并高血压患者。

营养成分及计算：1 个食品交换份（90kcal）＝500g 茄子＝25g 黄豆＝10g 花生油。本品蔬菜类约合 5 个食品交换份，油脂类约合 1.5 个食品交换份。

总计：6.5 个交换份。

41. 枸杞海参炒笋片

原料：海参 150g，竹笋 150g，枸杞子 50g，菜籽油 10g，姜、葱花、料酒、盐、酱油、胡椒粉各适量。

功效：益气补肾，通便排毒，降压，调脂。

适用人群：适用于体质虚弱伴有高血压、血脂紊乱、动脉硬化的糖尿病患者。

营养成分及计算：1 个食品交换份（90kcal）＝350g 海参＝500g 竹笋＝10g 菜籽油。本品蔬菜类约合 0.3 个食品交换份，海鲜类约合 0.43 个食品交换份，油脂类约合 1 个食品交换份。

总计：1.7 个交换份。

（二）汤羹类

1. 冬瓜青鱼汤

原料：冬瓜 500g，青鱼 250g，姜、盐、味精各适量。

功效：清热利水，解毒生津，降压。

适用人群：适用于糖尿病合并高血压患者。

营养成分及计算：1 个食品交换份（90kcal）＝500g 冬瓜＝80g 青鱼。本品蔬菜类约合 1 个食品交换份，肉类约合 3.1 个食品交换份。

总计：4.1 个交换份。

2. 西芹煲兔肉

原料：兔肉 200g，西芹 50g，菜籽油 10g，姜、葱、精盐、鸡汤各适量。

功效：养阴补虚，降压，降糖。

适用人群：适于糖尿病合并高血压患者。

营养成分及计算：1 个食品交换份（90kcal）＝100g 兔肉＝500g 芹菜＝10g 菜籽油。本品蔬菜类约合 0.1 个食品交换份，肉类约合 2 个食品交换份，油脂类约合 1 个食品交换份。

总计：3.1 个交换份。

3. 西红柿豆腐鱼丸汤

原料：西红柿 350g，豆腐 250g，鱼肉 250g，菜籽油 5g，葱、姜、精盐、味精各适量。

功效：生津止渴，降压。

适用人群：适用于糖尿病合并高血压的患者。

营养成分及计算：1 个食品交换份（90kcal）＝500g 西红柿＝100g 豆腐＝80g 鱼肉＝10g 菜籽油。本品蔬菜类约合 0.7 个食品交换份，肉类约合 3.1 个食品交换份，豆乳类约合 2.5 个食品交换份，油脂类约合 0.5 个食品交换份。

总计：6.8 个交换份。

4. 干豆腐皮冬笋汤

原料：干豆腐皮 120g，香菇、冬笋各 60g，芝麻油 10g，味精、鲜汤、精盐各适量。

功效：清热利尿，补虚，降脂，降压。

适用人群：适用于糖尿病合并高血压的患者。

营养成分及计算：1 个食品交换份（90kcal）＝50g 豆腐皮＝500g 香菇＝400g 冬笋＝10g 芝麻油。本品蔬菜类约合 0.3 个食品交换份，豆乳类约合 2.4 个食品交换份，油脂类约合 1 个食品交换份。

总计：3.7 个交换份。

5. 苦瓜荠菜瘦肉汤

原料：荠菜 60g，苦瓜 250g，猪瘦肉 120g。

功效：清心解暑，清肝泄热，降压。

适用人群：适用于糖尿病合并高血压的患者。

营养成分及计算：1 个食品交换份（90kcal）＝150g 荠菜＝500g 苦瓜＝50g 猪瘦肉。本品蔬菜类约合 0.9 个食品交换份，肉类约合 2.4 个食品交换份。

总计：3.3 个交换份。

6. 粉葛鲮鱼汤

原料：粉葛 250g，鲮鱼 1 条（重约 250g），菜籽油 10g，生姜 3 片，蜜枣 3 枚。

功效：清热祛湿，生津解渴，降压。

适用人群：适用于糖尿病合并高血压的患者。

营养成分及计算：1 个食品交换份（90kcal）＝150g 粉葛＝80g 鱼肉＝10g 菜籽油。本品蔬菜类约合 1.67 个食品交换份，肉类约合 3.13 个食品交换份，油脂类约合 1 个食品交换份。

总计：5.8 个交换份。

7. 粉葛瘦肉汤

原料：新鲜粉葛 40g，猪瘦肉 350g，菜籽油 5g，生姜 5 片，蜜枣 5 枚。

功效：生津止渴，清热解肌，降压。

适用人群：适用于糖尿病合并高血压的患者。

营养成分及计算：1个食品交换份（90kcal）=150g 粉葛=50g 猪瘦肉=10g 菜籽油。本品蔬菜类约合0.27个食品交换份，肉类约合7个食品交换份，油脂类约合0.5个食品交换份。

总计：7.77个交换份。

8. 三鲜冬瓜汤

原料：冬瓜350g，冬菇60g，西红柿100g，冬笋60g，绿叶菜60g，鲜汤800g，花生油10g，香油10g，精盐、味精各适量。

功效：清热利尿，降糖，降压。

适用人群：适用于糖尿病合并高血压的患者。

营养成分及计算：1个食品交换份（90kcal）=500g 冬瓜=100g 冬菇=500g 西红柿=400g 冬笋=500g 绿叶菜=10g 花生油=10g 菜籽油。本品蔬菜类约合1.77个食品交换份，油脂类约合2个食品交换份。

总计：3.77个交换份。

9. 冬瓜肉汤

原料：冬瓜1500g，熟火腿50g，鸡脯肉30g，菜籽油10g，料酒、精盐、味精、鸡汤、葱、姜各适量。

功效：清热利尿，化痰解渴，降压。

适用人群：适用于糖尿病合并高血压的患者。

营养成分及计算：1个食品交换份（90kcal）=500g 冬瓜=20g 熟火腿=50g 鸡脯肉=10g 菜籽油。本品蔬菜类约合3个食品交换份，肉类约合3.1个食品交换份，油脂类约合1个食品交换份。

总计：7.1个交换份。

10. 三鲜汤

原料：鸡丝120g，冬笋丝60g，香菇丝30g，菜籽油5g，豌豆苗、高汤、料酒、味精、酱油各适量。

功效：滋阴补虚，降糖，降压。

适用人群：适用于糖尿病合并高血压及动脉粥样硬化的患者。

营养成分及计算：1个食品交换份（90kcal）=50g 鸡肉=400g 冬笋=150g 香菇=10g 菜籽油。本品蔬菜类约合0.35个食品交换份，肉类约合2.4个食品交换份，油脂类约合0.5个食品交换份。

总计：3.25个交换份。

11. 菠菜根银耳汤

原料：新鲜菠菜根180g，银耳20g，菜籽油10g。

功效：滋阴润燥，降压。

适用人群：适用于糖尿病合并高血压或伴有脑血管硬化的患者。

营养成分及计算：1个食品交换份（90kcal）=500g 菠菜根=500g 银耳=10g 菜籽油。本品蔬菜类约合0.4个食品交换份，油脂类约合1个食品交换份。

总计：1.4个交换份。

12. 豇豆汤

原料：豇豆100g。

功效：滋阴补肾，生津止渴，降压。

适用人群：适用于肾阴亏虚型糖尿病合并高血压的患者。

营养成分及计算：1个食品交换份（90kcal）=250g 豇豆。本品蔬菜类约合0.4个食品交换份，

总计：0.4个交换份。

13. 鳕鱼汤

原料：鳕鱼1条（重约500g），菜籽油10g，葱、姜、盐、味精各适量。

功效：滋阴清热，降压，降糖。

适用人群：适用于糖尿病合并高血压的患者。

营养成分及计算：1个食品交换份（90kcal）＝80g鱼肉＝10g菜籽油。肉类约合6.3个食品交换份，油脂类约合1个食品交换份。

总计：7.3个交换份。

14. 菠菜根内金山药汤

原料：菠菜根60g，山药50g，鸡内金15g，菜籽油10g。

功效：生津止渴，清热除烦，降压。

适用人群：适合胃热炽盛型糖尿病合并高血压的患者。

营养成分及计算：1个食品交换份（90kcal）＝500g菠菜根＝150g山药＝10g菜籽油。本品蔬菜类约合0.45个食品交换份，油脂类约合1个食品交换份。

总计：1.45个交换份。

15. 山药芪粉汤

原料：山药30g，生黄芪50g，天花粉15g，知母、山茱萸各12g。

功效：益气养阴、止渴缩尿，降压。

适用人群：适用于气阴两虚型糖尿病合并高血压的患者饮用。

营养成分及计算：1个食品交换份（90kcal）＝150g山药。本品蔬菜类约合0.2个食品交换份。

总计：0.2个交换份。

16. 瓜蒌根冬瓜汤

原料：瓜蒌根30g，冬瓜250g，菜籽油10g，盐少许。

功效：清胃热，止烦渴，降压。

适用人群：适用于胃热炽盛型糖尿病合并高血压的患者。

营养成分及计算：1个食品交换份（90kcal）＝500g冬瓜＝10g菜籽油。本品蔬菜类约合0.5个食品交换份，油脂类约合1个食品交换份。

总计：1.5个交换份。

17. 鸭蛋银耳汤

原料：鸭蛋1个，银耳30g，冰糖适量。

功效：滋阴润肺，降压。

适用人群：适用于肺热津伤型糖尿病合并高血压的患者。

营养成分及计算：1个食品交换份（90kcal）＝1个鸭蛋。本品肉蛋类约合1个食品交换份。

总计：1个交换份。

18. 玉米豌豆汤

原料：玉米粒60g，嫩豌豆250g。

功效：生津止渴，清热利尿，降压。

适用人群：适用于胃热炽盛证型糖尿病合并高血压的患者。

营养成分及计算：1个食品交换份（90kcal）＝200g玉米＝40g豌豆。本品蔬菜类约合6.6个食品交换份。

总计：6.6个交换份。

19. 兔肉炖山药汤

原料：兔肉300g，山药100g，菜籽油10g，调料适量。

功效：益气养阴，止渴生津，降压。

适用人群：适用于气阴两虚型糖尿病合并高血压的患者。

营养成分及计算：1个食品交换份（90kcal）＝100g兔肉＝150g山药＝10g菜籽油。本品蔬菜类约合0.67个食品交换份，肉类约合3个食品交换份，油脂类约合1个食品交换份。

总计：4.67个交换份。

20. 苦瓜蚌肉汤

原料：苦瓜250g，蚌肉80g，菜籽油10g，精盐等各适量。

功效：养阴润燥，清热止渴，降压。

适用人群：适合肺热津伤型糖尿病合并高血压的患者食用。

营养成分及计算：1个食品交换份（90kcal）＝500g苦瓜＝80g蚌肉＝10g菜籽油。本品蔬菜类约合0.5个食品交换份，肉类约合1个食品交换份，油脂类约合1个食品交换份。

总计：2.5个交换份。

21. 猪肉花粉玉米须汤

原料：猪瘦肉60g，玉米须50g，天花粉15g，菜籽油10g。

功效：滋阴润燥，清热止渴，降压。

适用人群：适用于糖尿病合并高血压的患者。

营养成分及计算：1个食品交换份（90kcal）＝50g猪瘦肉＝10g菜籽油。本品油脂类约合1个食品交换份，肉类约合1.2个食品交换份。

总计：2.2个交换份。

22. 玉米须甲鱼汤

原料：玉米须120g，甲鱼200g，菜籽油10g，盐等各适量。

功效：滋阴补肾，降压。

适用人群：适合肾阴亏虚型糖尿病合并高血压的患者食用。证见口渴神倦，头晕目眩，心烦失眠。

营养成分及计算：1个食品交换份（90kcal）＝80g甲鱼＝10g菜籽油。本品肉类约合2.5个食品交换份，油脂类约合1个食品交换份。

总计：3.5个交换份。

23. 兔肉汤

原料：兔肉300g，菜籽油10g，葱、盐各适量。

功效：生津止渴，补中益气，降压。

适用人群：适合气阴两虚型糖尿病合并高血压的患者饮用。

营养成分及计算：1个食品交换份（90kcal）＝100g兔肉＝10g菜籽油，肉类约合3个食品交换份，油脂类约合1个食品交换份。

总计：4个交换份。

24. 芸豆汤

原料：芸豆（又叫四季豆）120g。

功效：养阴润肺，生津止渴，降压。

适用人群：适合治疗肺热津伤型糖尿病合并高血压的患者。

营养成分及计算：1个食品交换份（90kcal）＝25g芸豆。本品蔬菜类约合4.8个食品交换份。

总计：4.8个交换份。

25. 赤豆天花粉鲤鱼汤

原料：赤小豆30g，天花粉15g，鲤鱼1条（重约600g），菜籽油10g。

功效：健脾益胃，除湿消肿，降压，降糖。

适用人群：适合治疗糖尿病合并高血压的患者。

营养成分及计算：1个食品交换份（90kcal）＝25g赤小豆＝80g鲤鱼＝10g菜籽油。本品谷薯类约合

1.2 个食品交换份，肉类约合 7.5 个食品交换份，油脂类约合 1 个食品交换份。

总计：9.7 个交换份。

26. 番薯叶花粉冬瓜汤

原料：番薯叶 120g，天花粉 20g，黄芪 30g，冬瓜 250g，菜籽油 10g。

功效：清热解毒，利水消肿，降糖，降压。

适用人群：适用于老年糖尿病合并高血压的患者。

营养成分及计算：1 个食品交换份（90kcal）＝500g 番薯叶＝500g 冬瓜＝10g 菜籽油。本品蔬菜类约合 0.74 个食品交换份，油脂类约合 1 个食品交换份。

总计：1.74 个交换份。

27. 天麻胡萝卜汤

原料：天麻 10g，胡萝卜 100g，山楂 30g，绿豆 50g。

功效：健脾化湿，降压，降糖。

适用人群：适用糖尿病合并高血压、冠心病患者。

营养成分及计算：1 个食品交换份（90kcal）＝400g 胡萝卜＝200g 山楂＝50g 绿豆。本品蔬菜类约合 0.25 个食品交换份，谷薯类约合 1 个食品交换份，果品类约合 0.15 个食品交换份。

总计：1.4 个交换份。

28. 夏枯草瘦肉汤

原料：猪瘦肉 500g，夏枯草 10～15g，蝉衣 3g。

功效：祛风清热，降压。

适用人群：适用于糖尿病合并高血压患者。

营养成分及计算：1 个食品交换份（90kcal）＝50g 瘦猪肉。肉类约合 10 个食品交换份。

总计：10 个交换份。

（三）药粥类

1. 车前玉米粥

原料：车前子 15g，玉米粉 50g，粳米 50g。

功效：清热利湿，降压。

适用人群：用于糖尿病合并高血压属下焦湿热者。

营养成分及计算：1 个食品交换份（90kcal）＝25g 玉米粉＝25g 粳米。本品谷薯类约合 4 个食品交换份。

总计：4 个交换份。

2. 燕麦粥

原料：燕麦片 50g。

功效：补脾益胃，降脂、降糖。

适用人群：糖尿病合并高血脂、冠心病患者。

营养成分及计算：1 个食品交换份（90kcal）＝25g 燕麦。本品谷薯类约合 2 个食品交换份。

总计：2 个交换份。

三、适用于糖尿病合并高血脂患者的食谱

（一）粥疗类

1. 洋葱花粉粥

原料：洋葱 350g，天花粉 30g，粟米 120g。

功效：清热解毒，生津止渴，降脂，降糖。

适用人群：适用于糖尿病合并高脂血症的患者。

营养成分及计算：1 个食品交换份（90kcal）＝250g 洋葱＝25g 粟米。本品谷薯类约合 4.8 个食品交换份，蔬菜类约合 1.4 个食品交换份。

总计：6.2 个交换份。

2. 紫皮大蒜粥

原料：紫皮大蒜 60g，粳米 120g。

功效：清热解毒，降脂，降糖。

适用人群：适用于糖尿病合并高脂血症的患者。

营养成分及计算：1 个食品交换份（90kcal）＝250g 紫皮大蒜＝25g 粳米。本品谷薯类约合 4.8 个食品交换份，蔬菜类约合 0.2 个食品交换份。

总计：5 个交换份。

3. 麦麸南瓜粥

原料：青嫩南瓜 500g，粟米、麦麸各 100g。

功效：滋阴补肾，健脾止渴，降糖。

适用人群：适用于糖尿病合并高脂血症的患者。

营养成分及计算：1 个食品交换份（90kcal）＝350g 青嫩南瓜＝25g 粟米＝25g 麦麸。本品谷薯类约合 8 个食品交换份，蔬菜类约合 1.4 食品交换份。

总计：9.4 个交换份。

4. 麦麸花粉粥

原料：麦麸 100g，粟米 200g，天花粉 20g，红枣 30 枚。

功效：补虚健脾，止渴解毒，降糖，降脂。

适用人群：适用于糖尿病合并高脂血症的患者。

营养成分及计算：1 个食品交换份（90kcal）＝25g 麦麸＝25g 粟米。本品谷薯类约合 12 个食品交换份。

总计：12 个交换份。

5. 黄豆粥

原料：黄豆 100g，粟米 200g。

功效：益气健脾，活血通脉，降脂，降糖。

适用人群：适用于糖尿病合并高脂血症的患者。

营养成分及计算：1 个食品交换份（90kcal）＝25g 黄豆＝25g 粟米。本品谷薯类约合 8 个食品交换份，豆乳类 4 个交换份。

总计：12 个交换份。

6. 首乌降脂粥

原料：何首乌 50g，芹菜 100g，猪瘦肉末 50g，粳米 100g，盐、味精各适量。

功效：润肠通便，解毒，降糖，降脂。

适用人群：适用于糖尿病合并高脂血症的患者。

营养成分及计算：1 个食品交换份（90kcal）＝500g 芹菜＝50g 猪瘦肉末＝25g 粳米。本品谷薯类 4 个食品交换份，蔬菜类约合 0.2 个食品交换份，肉蛋类约合 1 个食品交换份。

总计：5.2 个交换份。

7. 冬瓜粥

原料：新鲜连皮冬瓜 100g，粳米 100g。

功效：利尿消肿，降糖，降脂。

适用人群：适用于糖尿病合并高脂血症者。

营养成分及计算：1 个食品交换份（90kcal）＝500g 冬瓜＝25g 粳米。本品谷薯类约合 4 个食品交换份，蔬菜类约合 0.2 个食品交换份。

总计：4.2 个交换份。

8. 薏苡仁赤豆粥

原料：薏苡仁、红小豆、泽泻各 50g。

功效：清热利湿，降浊，降脂。

适用人群：适用于肥胖型糖尿病湿热壅盛者。

营养成分及计算：1 个食品交换份（90kcal）＝25g 薏苡仁＝25g 红小豆。本品谷薯 4 个食品交换份。

总计：4 个交换份。

9. 荷叶粥

原料：鲜荷叶 1 张（约 200g），粳米 100g。

功效：清暑，生津止渴，降脂。

适用人群：适用于糖尿病合并高脂血症者。

营养成分及计算：1 个食品交换份（90kcal）＝25g 粳米。本品谷薯类约合 4 个食品交换份。

总计：4 个交换份。

10. 荷叶绿豆粥

功效：升清降浊，降脂。

原料：绿豆 20g，粳米 50g。

适用人群：适用于糖尿病合并高脂血症者。

营养成分及计算：1 个食品交换份（90kcal）＝25g 绿豆＝25g 粳米。本品谷薯类约合 2.8 个食品交换份。

总计：2.8 个交换份。

（二）菜肴类

1. 素炒洋葱

原料：洋葱 350g，菜籽油 10g，酱油、香醋、精盐、味精各适量。

功效：生津止渴，行气，降脂，降糖。

适用人群：适用于糖尿病合并高脂血症的患者。

营养成分及计算：1 个食品交换份（90kcal）＝250g 洋葱＝10g 菜籽油。本品蔬菜类约合 1.4 个食品交换份，油脂类约合 1 个食品交换份。

总计：2.4 个交换份。

2. 鲜汁春笋

原料：嫩春笋尖 600g，菜籽油 10g，鲜汤、葱姜汁、干虾仁、精盐、味精、黄酒、湿淀粉各适量。

功效：养阴益气，降脂，降压。

适用人群：适用于糖尿病合并高脂血症的患者。

营养成分及计算：1 个食品交换份（90kcal）＝400g 嫩春笋尖＝10g 菜籽油。本品蔬菜类约合 1.5 个食品交换份，油脂类约合 1 个食品交换份。

总计：2.5 个交换份。

3. 凉拌胡萝卜丝

原料：胡萝卜 350g，香油 10g，生姜丝、酱油、白糖、精盐、味精各适量。

功效：清热明目，降糖，降脂，降压。

适用人群：适用于糖尿病合并高脂血症、高血压的患者。

营养成分及计算：1 个食品交换份（90kcal）＝200g 胡萝卜＝10g 香油。本品蔬菜类约合 1.8 个食品交换份，油脂类约合 1 个食品交换份。

总计：2.8 个交换份。

4. 熟豆腐拌黄瓜丝

原料：豆腐 500g，黄瓜 500g，芝麻油 10g，香菜末、酱油、香醋、精盐、味精、大蒜泥、辣椒油、芝麻酱、芥末各适量。

功效：清热生津，健脾和胃，降脂。

适用人群：适用于糖尿病合并高脂血症的患者。

营养成分及计算：1 个食品交换份（90kcal）＝100g 豆腐＝500g 黄瓜＝10g 芝麻油。本品蔬菜类约合 6 个食品交换份，油脂类约合 1 个食品交换份。

总计：7 个交换份。

5. 木耳炒黄瓜片

原料：黄瓜 350g，黑木耳 50g，菜籽油 10g，精盐、葱花、生姜末各适量。

功效：清热利尿，滋阴润燥，降脂。

适用人群：适用于糖尿病合并高脂血症的患者。

营养成分及计算：1 个食品交换份（90kcal）＝500g 黄瓜＝100g 黑木耳＝10g 菜籽油。本品蔬菜类约合 1.2 个食品交换份，油脂类约合 1 个食品交换份。

总计：2.2 个交换份。

6. 腐竹炒黄瓜片

原料：黄瓜 450g，腐竹 200g，菜籽油 10g，湿淀粉、葱花、生姜丝、大蒜片、精盐、味精、酱油、醋、鲜汤各适量。

功效：补益脾胃，清热利尿，降脂。

适用人群：适用于糖尿病合并高脂血症的患者。

营养成分及计算：1 个食品交换份（90kcal）＝500g 黄瓜＝20g 腐竹＝10g 菜籽油。本品蔬菜类约合 0.9 个食品交换份，豆乳类约合 10 个食品交换份，油脂类约合 1 个食品交换份。

总计：11.9 个交换份。

7. 笋干丝黄豆

原料：黄豆 1000g，笋干 300g，酱油、精盐、味精各适量。

功效：消食开胃，祛瘀，降脂。

适用人群：适用于糖尿病合并高脂血症的患者。

营养成分及计算：1 个食品交换份（90kcal）＝25g 黄豆＝400g 笋干。本品蔬菜类约合 0.8 个食品交换份，豆乳类约合 40 个食品交换份。

总计：40.8 个交换份。

8. 素烧油豆腐

原料：油豆腐 350g，青菜 250g，菜籽油 10g，葱段、生姜片、黄酒、精盐各适量。

功效：清热解毒，益气散瘀，降脂。

适用人群：适用于糖尿病合并高脂血症、脂肪肝、单纯性肥胖症的患者。

营养成分及计算：1 个食品交换份（90kcal）＝50g 油豆腐＝500g 青菜＝10g 菜籽油。本品蔬菜类约合 0.5 个食品交换份，豆乳类约合 7 个食品交换份，油脂类约合 1 个食品交换份。

总计：8.5 个交换份。

9. 白菜心拌豆腐干

原料：豆腐干 350g，大白菜心 300g，蚕豆酱、甜面酱、大葱、花椒油各适量，食用碱少许。

功效：清热解毒，消食，降脂。

适用人群：适用于糖尿病合并高脂血症的患者。

营养成分及计算：1 个食品交换份（90kcal）＝100g 豆腐干＝500g 大白菜心。本品蔬菜类约合 0.6 个食品交换份。

总计：4.1 个交换份。

10. 蒜泥芝麻酱拌黄瓜

原料：紫皮大蒜 60g，鲜嫩黄瓜 300g，芝麻酱 15g，芝麻油、香醋、味精、精盐各适量。

功效：清热利湿，降糖，降脂。

适用人群：适用于糖尿病合并高脂血症的患者。

营养成分及计算：1 个食品交换份（90kcal）＝250g 紫皮大蒜＝500g 鲜嫩黄瓜。本品蔬菜类约合 0.8 个食品交换份。

总计：0.8 个交换份。

11. 黑木耳烩豆腐

原料：豆腐 200g，黑木耳 25g，菜籽油 20g，精盐、湿淀粉、味精各适量。

功效：健脾升清，祛湿降浊，降脂。

适用人群：适用于糖尿病合并高脂血症者。

营养成分及计算：1 个食品交换份（90kcal）＝150g 豆腐＝100g 黑木耳＝10g 菜籽油。本品蔬菜类约合 0.4 个食品交换份，豆乳类约合 1.3 个食品交换份，油脂类约合 2 个食品交换份。

总计：3.7 个交换份。

12. 天冬鲜藕煲兔肉

原料：天冬 20g，鲜藕 200g，兔肉 200g，料酒、姜、葱节、精盐、胡椒粉各适量。

功效：滋阴补肺，清热解毒，降脂、降糖。

适用人群：适用于糖尿病合并高脂血症的患者。

营养成分及计算：1 个食品交换份（90kcal）＝150g 鲜藕＝100g 兔肉。本品蔬菜类约合 1.3 个食品交换份，肉类约合 2 个食品交换份。

总计：3.3 个交换份。

13. 泥鳅荷叶粉

原料：泥鳅 10 条（约 200g），干荷叶 3 张。

功效：滋补肾阴，生津止渴，降脂、降糖。

适用人群：适用于糖尿病合并高脂血症的患者。

营养成分及计算：1 个食品交换份（90kcal）＝80g 泥鳅。肉类约合 2.5 个食品交换份。

总计：2.5 个交换份。

14. 黄精蒸海参

原料：黄精 12g，水发海参 50g，火腿肉 20g，冬菇 20g，酱油、精盐、鸡汤各适量。

功效：滋补肝肾，润燥止渴，降脂、降糖。

适用人群：适用于糖尿病合并高脂血症的患者。

营养成分及计算：1 个食品交换份（90kcal）＝350g 水发海参＝20g 火腿肉＝500g 冬菇。本品蔬菜类约合 0.04 个食品交换份，肉类约合 1.14 个食品交换份。

总计：1.18 个交换份。

15. 竹笋炒豆腐

原料：鲜竹笋 20g，豆腐 150g，胡萝卜 25g，黄瓜 25g，菜籽油 5g，葱、蒜、盐、花椒粉各适量。

功效：滋阴清热，降脂、降糖。

适用人群：适用于糖尿病合并高血脂患者。

营养成分及计算：1 个食品交换份（90kcal）＝400g 竹笋＝100g 豆腐＝200g 胡萝卜＝250g 黄瓜＝10g 菜籽油。本品蔬菜类约合 0.275 个食品交换份，豆类约合 1.5 个食品交换份，油脂类约合 0.5 个食品交换份。

总计：3.3 个交换份。

16. 冬笋炒香菇

原料：冬笋 250g，香菇 50g，红（青）椒各 20g，花生油 10g，酱油、盐、调料粉各适量。

功效：清热降浊，降脂，降糖。

适用人群：适用于糖尿病合并高脂血症患者。

营养成分及计算：1 个食品交换份（90kcal）＝400g 冬笋＝100g 香菇＝400g 红（青）椒＝10g 菜籽油。本品蔬菜类约合 1.23 个食品交换份，油脂类约合 l 个食品交换份。

总计：2.23 个交换份。

17. 芹菜炒香菇

原料：芹菜 200g，香菇 50g，红椒 20g，菜籽油 5g，盐、调料粉、鸡精各适量。

功效：清热利尿，降脂，降糖。

适用人群：适用于糖尿病合并血脂异常患者。

营养成分及计算：1 个食品交换份（90kcal）＝500g 芹菜＝100g 香菇＝400g 红椒＝10g 菜籽油。本品蔬菜类约合 0.95 个食品交换份，油脂类约合 1 个食品交换份。

总计：1.95 个交换份。

18. 冬瓜炖羊肉

原料：羊肉 100g，冬瓜 150g，白萝卜 100g，生姜、五香粉、葱花、蒜末、盐各适量。

功效：温中祛寒，润燥，降脂。

适用人群：适用于糖尿病合并血脂异常患者。

营养成分及计算：1 个食品交换份（90kcal）＝500g 冬瓜＝25g 羊肉＝500g 白萝卜。本品蔬菜类约合 0.5 个食品交换份，肉类约合 4 个食品交换份。

总计：4.5 个交换份。

19. 红烧鳝鱼

原料：鳝鱼（约 500g），盐、味精、黄酒、葱花、酱油、大蒜各适量。

功效：补肝肾，强筋骨，降糖，降脂。

适用人群：适用于糖尿病合并高脂血症患者。

营养成分及计算：1 个食品交换份（90kcal）＝80g 鳝鱼。本品鱼肉类 6.25 个食品交换份。

总计：6.25 个交换份。

（三）汤羹类

1. 紫菜白萝卜汤

原料：白萝卜 350g，紫菜 30g，陈皮 10g，精盐适量。

功效：健脾补虚，降脂，降糖。

适用人群：适用于糖尿病合并高脂血症的患者。

营养成分及计算：1 个食品交换份（90kcal）＝400g 白萝卜。本品蔬菜类约合 0.9 个食品交换份。

总计：0.9 个交换份。

2. 山药豆腐汤

原料：山药 350g，豆腐 450g，菜籽油 10g，芝麻油 10g，大蒜蓉、葱花、酱油、精盐、味精各适量。

功效：补中益气，清热利尿，降脂。

适用人群：适用于糖尿病合并高脂血症的患者。

营养成分及计算：1 个食品交换份（90kcal）＝150g 山药＝150g 豆腐＝10g 菜籽油＝10g 芝麻油。本品蔬菜类约合 2.3 个食品交换份，豆乳类约合 3 个食品交换份，油脂类约合 2 个食品交换份。

总计：7.3 个交换份。

3. 苦瓜荠菜瘦肉汤

原料：猪瘦肉 80g，鲜苦瓜 180g，荠菜 60g。

功效：清凉解暑，降脂。

适用人群：适用于糖尿病合并高脂血症的患者。

营养成分及计算：1 个食品交换份（90kcal）＝50g 猪瘦肉＝500g 苦瓜＝500g 荠菜。本品蔬菜类约合 5.36 个食品交换份。肉类约合 1.6 个食品交换份。

总计：2.08 个交换份。

4. 黄芪红薯叶泥鳅汤

原料：生黄芪 30g，红薯叶 100g，泥鳅 200g，鲜汤、黄酒、葱花、生姜末、精盐、味精、五香粉各适量。

功效：健脾和胃，补养气血，降糖，降脂。

适用人群：适用于糖尿病合并高脂血症患者。

营养成分及计算：1 个食品交换份（90kcal）＝500g 红薯叶＝80g 泥鳅。本品蔬菜类约合 0.2 个食品交换份，肉类约合 2.5 个食品交换份。

总计：2.7 个交换份。

5. 芹菜红枣汤

原料：芹菜 300g，红枣 50g。

功效：祛湿利尿，理中和胃，降脂。

适用人群：适用于糖尿病合并高脂血症患者。

营养成分及计算：1 个食品交换份（90kcal）＝500g 芹菜。本品蔬菜类约合 0.6 个食品交换份。

总计：0.6 个交换份。

6. 鲤鱼汤

原料：鲜鲤鱼 100g，荜茇 5g，川椒 15g，生姜、香菜、料酒、葱、醋、味精各适量。

功效：益肾温中，降脂。

适用人群：适用于糖尿病合并高脂血症患者。

营养成分及计算：1 个食品交换份（90kcal）＝80g 鲜鲤鱼。肉类约合 1.25 个食品交换份。

总计：1.25 个交换份。

7. 草决明海带汤

原料：草决明 10g，海带 20g。

功效：平肝息风，降脂，降压。

适用人群：对糖尿病合并高脂血症伴头晕目眩、视物昏花者。

营养成分及计算：1 个食品交换份（90kcal）＝500g 海带。本品蔬菜类约合 0.04 个食品交换份。

总计：0.04 个交换份。

8. 芹菜香菇汤

原料：芹菜 400g，香菇 50g，菜籽油 15g，食盐适量。

功效：清热平肝，降浊利尿，降脂，降压。

适用人群：适用于糖尿病合并高脂血症、高血压患者。

营养成分及计算：1 个食品交换份（90kcal）＝500g 芹菜＝500g 香菇＝10g 菜籽油。本品蔬菜类约合

0.9 个食品交换份，油脂类约合 1.5 个食品交换份。

总计：2.4 个交换份。

9. 番茄肉片汤

原料：西红柿 100g，猪瘦肉 100g，香油 5g，葱、盐、调料粉各适量。

功效：补益脾胃，降糖，降脂。

适用人群：适用于糖尿病合并高血脂患者。

营养成分及计算：1 个食品交换份（90kcal）＝500g 西红柿＝50g 猪瘦肉＝10g 香油。本品蔬菜类约合 0.2 个食品交换份，肉类约合 2 个食品交换份，油脂类约合 0.5 个食品交换份。

总计：2.7 个交换份。

10. 黄豆海带汤

原料：黄豆 30g，海带 150g，猪瘦肉 80g，枸杞子少许，葱、姜、盐、味精各适量。

功效：清热化痰，降糖，降脂。

适用人群：适用于糖尿病合并高脂血症患者。

营养成分及计算：1 个食品交换份（90kcal）＝25g 黄豆＝500g 海带＝50g 猪瘦肉。本品蔬菜类约合 0.3 个食品交换份，豆乳类约合 1.2 个食品交换份，肉类约合 1.6 个食品交换份。

总计：3.1 个交换份。

四、适用于糖尿病合并肾病患者的食谱

（一）菜肴类

1. 芡实蒸山药

原料：芡实 100g，鲜山药 60g，嫩公鸡 250g，盐、味精各适量。

功效：降糖，降蛋白尿。

适用人群：适用于糖尿病伴有蛋白尿患者。

营养成分及计算：1 个食品交换份（90kcal）＝60g 芡实＝150g 山药＝50g 鸡肉。本品谷薯类约合 1.7 个食品交换份，蔬菜类约合 0.4 个食品交换份，肉类约合 5 个食品交换份。

总计：7.1 个交换份。

2. 枸杞蒸鲫鱼

原料：枸杞子 10g，鲫鱼 250g，盐适量。

功效：滋补肝肾，降糖。

适用人群：适用于糖尿病肝肾阴虚、头晕耳鸣、腰膝酸软患者。

营养成分及计算：1 个食品交换份（90kcal）＝80g 鲫鱼。本品肉类约合 3.1 个食品交换份。

总计：3.1 个交换份。

3. 黄精鳝片

原料：黄精 10g，黄鳝 300g，莴笋 150g，香油 5g，姜、盐、料酒、味精各适量。

功效：滋阴补肾，降糖。

适用人群：适用于糖尿病肾阴亏虚、腰膝酸软患者。

营养成分及计算：1 个食品交换份（90kcal）＝80g 黄鳝＝500g 莴笋＝10g 香油。本品肉类约合 3.8 个食品交换份，蔬菜类约合 0.3 个食品交换份，油脂类约合 0.5 个食品交换份。

总计：4.6 个交换份。

4. 三色烩鳝鱼

原料：鳝鱼 200g，胡萝卜 15g，黄瓜 15g，花生油 10g，姜、蒜、绍酒、盐、味精各适量。

功效：滋阴补肾，降糖。

适用人群：适用于糖尿病肾阴亏虚，腰膝酸软患者。

营养成分及计算：1个食品交换份（90kcal）＝80g鳝鱼＝200g胡萝卜＝500g黄瓜＝10g花生油。本品肉类约合2.5个食品交换份，蔬菜类约合0.1个食品交换份，油脂类约合1个食品交换份。

总计：3.6个交换份。

（二）汤羹类

1. 黄芪炖鳖

原料：生黄芪25g，鳖肉250g，盐、味精各适量。

功效：补益气血。

适用人群：适用于糖尿病气血亏虚、面色苍白、倦怠乏力患者。

营养成分及计算：1个食品交换份（90kcal）＝80g鳖肉。本品肉类约合3.1个食品交换份。

总计：3.1个交换份。

2. 黄芪鲤鱼汤

原料：生黄芪25g，鲤鱼250g，盐、味精各适量。

功效：补气健脾，利水消肿。

适用人群：适用于糖尿病脾虚水肿患者。

营养成分及计算：1个食品交换份（90kcal）＝80g鲤鱼。本品肉类约合3.1个食品交换份。

总计：3.1个交换份。

3. 杜仲煮白菜

原料：白菜300g，杜仲20g，姜、蒜、盐、味精各适量。

功效：健脾益肾，利水消肿。

适用人群：适用于糖尿病畏寒肢冷或伴有水肿患者。

营养成分及计算：1个食品交换份（90kcal）＝500g白菜。本品蔬菜类约合0.6个食品交换份。

总计：0.6个交换份。

4. 蛤蜊炖山药

原料：蛤蜊150g，山药150g，黄酒、葱、姜、盐各适量。

功效：滋阴补肾，生津止渴。

适用人群：适用于糖尿病口干、腰膝酸软患者。

营养成分及计算：1个食品交换份（90kcal）＝300g蛤蜊＝150g山药。本品肉类约合0.5个食品交换份，蔬菜类约合1个食品交换份。

总计：1.5个交换份。

5. 冬瓜枸杞炖鲤鱼

原料：鲤鱼200g，冬瓜200g，枸杞子10g，盐、醋、味精各适量。

功效：健脾益肾，利水消肿，降糖。

适用人群：适用于糖尿病脾肾亏虚、水肿患者。

营养成分及计算：1个食品交换份（90kcal）＝80g鲤鱼＝500g冬瓜。本人肉类约合2.5个食品交换份，蔬菜类约合0.4个食品交换份。

总计：2.9个交换份。

（三）药粥类

1. 山药粥

原料：鲜山药500g，荞麦面粉50g。

功效：健脾益肾，降糖，降蛋白尿。

适用人群：适用于糖尿病脾肾亏虚、倦怠乏力、腰膝酸软或伴有蛋白尿患者。

营养成分及计算：1个食品交换份（90kcal）＝150g 山药＝25g 荞麦面粉。本品谷薯类约合 2 个食品交换份，蔬菜类约合 3.3 个食品交换份。

总计：5.3 个交换份。

2. 南瓜粥

原料：南瓜 500g，小米 30g。

功效：利水消肿，降糖。

适用人群：适用于糖尿病伴有水肿患者。

营养成分及计算：1个食品交换份（90kcal）＝500g 南瓜＝25g 小米。本品谷薯类约合 1.2 个食品个交换份，蔬菜类约合 1 个食品交换份。

总计：2.2 个交换份。

3. 利水消肿粥

原料：薏苡仁 30g，红豆 30g，莲子 30g，银耳 50g。

功效：利尿消肿。

适用人群：适用于糖尿病水肿患者。

营养成分及计算：1个食品交换份（90kcal）＝25g 薏苡仁＝25g 红豆＝25g 莲子＝50g 银耳。本品谷薯类约合 3.6 个食品交换份，蔬菜类约合 1 个食品交换份。

总计：4.6 个交换份。

五、适用于糖尿病合并胃肠病变患者的食谱

（一）菜肴类

1. 炒甘薯叶

原料：甘薯叶 500g，菜籽油 10g，盐、味精各适量。

功效：润肠通便。

适用人群：适用于糖尿病便秘患者。

营养成分及计算：1个食品交换份（90kcal）＝500g 甘薯叶＝10g 菜籽油。本品蔬菜类约合 1 个食品交换份，油脂类约合 1 个食品交换份。

总计：2.0 个交换份。

2. 山药炒肉片

原料：山药 100g，猪瘦肉 50g，香油 5g，葱、蒜、姜、盐、味精、醋各适量。

功效：补益肾阴，健运脾胃。

适用人群：适用于糖尿病胃肠神经病变患者。

营养成分及计算：1个食品交换份（90kcal）＝150g 山药＝50g 猪瘦肉＝10g 香油。本品蔬菜类约合 0.7 个食品交换份，肉类约合 1 个食品交换份，油脂类约合 0.5 个食品交换份。

总计：2.2 个交换份

3. 肉酱菠菜

原料：菠菜 300g，猪瘦肉末 100g，盐、味精、酱油、料酒各适量。

功效：补血润肠。

适用人群：适用于糖尿病便秘患者。

营养成分及计算：1个食品交换份（90kcal）＝500g 菠菜＝50g 猪瘦肉。本品蔬菜类约合 0.6 个食品交换份，肉类约合 2 个食品交换份。

总计：2.6 个交换份。

4. 冬笋香菇

原料：冬笋 250g，香菇 50g，酱油、醋、盐各适量

功效：开胃健脾，和中润肠。

适用人群：适用于糖尿病合并胃肠神经病变患者。

营养成分及计算：1个食品交换份（90kcal）＝400g 冬笋＝100g 香菇。本品蔬菜类约合 1.1 个食品交换份。

总计：1.1 个交换份。

5. 肉丝马齿苋

原料：猪瘦肉 150g，马齿苋 300g，菜籽油 10g，蒜、盐各适量。

功效：祛湿止泻，开胃和中。

适用人群：适用于糖尿病泄泻患者。

营养成分及计算：1个食品交换份（90kcal）＝50g 猪瘦肉＝300g 马齿苋＝10g 菜籽油。本品肉类约合 3 个食品交换份，蔬菜类约合 1 个食品交换份，油脂类约合 1 个食品交换份。

总计：5.0 个交换份。

6. 竹笋牛肉

原料：竹笋 200g，牛肉 150g，菜籽油 10g，盐、味精各适量。

功效：健脾补肾，益气通便。

适用人群：适用于糖尿病便秘患者。

营养成分及计算：1个食品交换份（90kcal）＝400g 竹笋＝50g 牛肉＝10g 菜籽油。本品蔬菜类约合 0.5 个食品交换份，肉类约合 3 个食品交换份，油类约合 1 个食品交换份。

总计：4.5 个交换份。

7. 清炒魔芋丝

原料：魔芋 250g，火腿 50g，菜籽油 10g，葱、姜、盐各适量。

功效：解毒通便，降糖。

适用人群：适用于糖尿病便秘患者。

营养成分及计算：1个食品交换份（90kcal）＝35g 魔芋＝20g 火腿＝10g 菜籽油。本品蔬菜类约合 7.1 个食品交换份，肉类约合 2.5 个食品交换份，菜籽油约合 1 个食品交换份。

总计：10.6 个交换份。

8. 藕藏花生

原料：莲藕 500g，花生米 150g。

功效：补脾润肺，润肠通便。

适用人群：适用于糖尿病便秘患者。

营养成分及计算：1个食品交换份（90kcal）＝150g 莲藕＝25g 花生米。本品蔬菜类约合 3.3 个食品交换份，油脂类约合 6 个食品交换份。

总计：9.3 个交换份。

9. 黄鳝炒芹菜

原料：黄鳝 150g，芹菜 100g，菜籽油 10g，葱、姜、盐、调料粉各适量。

功效：补中益气，降血糖。

适用人群：适用于糖尿病气虚乏力患者。

营养成分及计算：1个食品交换份（90kcal）＝80g 黄鳝＝500g 芹菜＝10g 菜籽油。本品肉类约合 1.9 个食品交换份，蔬菜类约合 0.2 个食品交换份，油脂类约合 1 个食品交换份。

总计：3.1 个交换份。

10. 葱炒海参

原料：海参 150g，菜籽油 10g，葱、盐、酱油、料酒各适量。

功效：润肠通便。

适用人群：适用于糖尿病便秘患者。

营养成分及计算：1 个食品交换份（90kcal）＝350g 海参＝10g 菜籽油。本品肉类约合 0.4 个食品交换份，油脂类约合 1 个食品交换份。

总计：1.4 个交换份。

（二）汤羹类

1. 葛根炖牛肉

原料：葛根 10g，牛肉 100g，白萝卜 200g，姜、盐、料酒各适量。

功效：健运脾胃，清肺泄热。

适用人群：适用于糖尿病胃肠神经病变患者。

营养成分及计算：1 个食品交换份（90kcal）＝50g 牛肉＝400g 白萝卜。本品肉类约合 2 个食品交换份，蔬菜类约合 0.5 个食品交换份。

总计：2.5 个交换份。

2. 白菜炖豆腐

原料：白菜 200g，豆腐 50g，菜籽油 10g，姜、盐、味精各适量。

功效：生津润燥，解热除烦，通利肠胃。

适用人群：适用于糖尿病胃肠神经病变患者。

营养成分及计算：1 个食品交换份（90kcal）＝500g 白菜＝100g 豆腐＝10g 菜籽油。本品蔬菜类约合 0.4 个食品交换份，大豆类约合 0.5 个食品交换份，油脂类约合 1 个食品交换份。

总计：1.9 个交换份。

3. 凉拌油菜

原料：嫩油菜 500g，香油 5g，盐、味精各适量。

功效：宽肠通便，降糖。

适用人群：适用于糖尿病便秘患者。

营养成分及计算：1 个食品交换份（90kcal）＝500g 油菜＝10g 香油。本品蔬菜类约合 1 个食品交换份，油脂类约合 0.5 个食品交换份。

总计：1.5 个交换份。

4. 鲜拌莴笋

原料：莴笋 250g，料酒、盐、味精各适量。

功效：健脾利尿。

适用人群：适用于糖尿病胃肠神经病变患者。

营养成分及计算：1 个食品交换份（90kcal）＝500g 莴笋。本品蔬菜类约合 0.5 个食品交换份。

总计：0.5 个交换份。

5. 三鲜豆腐汤

原料：豆腐 200g，胡萝卜 50g，鲜虾仁 30g，水发海参 30g，菜籽油 10g，姜、盐、料酒、味精各适量。

功效：健脾益肾。

适用人群：适用于糖尿病食欲不振、四肢乏力患者。

营养成分及计算：1 个食品交换份（90kcal）＝100g 豆腐＝200g 胡萝卜＝80g 鲜虾仁＝350g 水发海参＝10g 菜籽油。本品豆类约合 2 个食品交换份，蔬菜类约合 0.3 个食品交换份，肉类约合 0.5 个食品交换份，油脂类约合 1 个食品交换份。

总计：3.8 个交换份。

6. 香菜黄瓜汤

原料：黄瓜 300g，香菜 30g，香油 5g，姜、盐、味精、胡椒粉各适量。

功效：健运脾胃，降血糖。

适用人群：适用于糖尿病便秘患者。

营养成分及计算：1 个食品交换份（90kcal）＝500g 黄瓜＝500g 香菜＝10g 香油。本品蔬菜类约合 0.7 个食品交换份，油脂类约合 0.5 个食品交换份。

总计：1.2 个交换份。

7. 鸡丝冬瓜汤

原料：鸡肉 100g，冬瓜 200g，党参 3g，盐、料酒、味精各适量。

功效：健脾利水。

适用人群：适用于糖尿病胃肠神经病变患者。

营养成分及计算：1 个食品交换份（90kcal）＝50g 鸡肉＝500g 冬瓜。本品肉类约合 2 个食品交换份，蔬菜类约合 0.4 个食品交换份。

总计：2.4 个交换份

8. 大蒜豆腐鱼头汤

原料：鲜鱼头 500g，大蒜 100g，豆腐 50g，菜籽油 10g，盐、味精、调料粉各适量。

功效：健脾消食。

适用人群：适用于糖尿病胃肠神经病变患者。

营养成分及计算：1 个食品交换份（90kcal）＝80g 鱼头＝250g 大蒜＝100g 豆腐＝10g 菜籽油。本品鱼肉类约合 6.3 个食品交换份，蔬菜类约合 0.4 个食品交换份，豆类约合 0.5 个食品交换份，油类约合 1 个食品交换份。

总计：8.2 个交换份。

9. 萝卜炖鲍鱼

原料：白萝卜 500g，干鲍鱼 60g，盐、味精各适量。

功效：清胃泻火。

适用人群：适用于糖尿病便秘患者。

营养成分及计算：1 个食品交换份（90kcal）＝400g 白萝卜＝80g 鲍鱼。本品蔬菜类约合 1.3 个食品交换份，肉类约合 0.75 个食品交换份。

总计：2.05 个交换份。

（三）药粥类

1. 马齿苋粥

原料：马齿苋 50g，大米 100g。

功效：健脾益胃，祛湿止泻。

适用人群：适用于糖尿病泄泻患者。

营养成分及计算：1 个食品交换份（90kcal）＝300g 马齿苋＝25g 大米。本品蔬菜类约合 0.2 个食品交换份，谷薯类约合 4 个食品交换份。

总计：4.2 个交换份。

2. 菠菜粥

原料：菠菜 100g，大米 100g，盐、味精各适量。

功效：补血止血，润肠通便。

适用人群：适用于糖尿病便秘患者。

营养成分及计算：1 个食品交换份（90kcal）＝500g 菠菜＝25g 大米。本品蔬菜类约合 0.2 个食品交换份，谷薯类约合 4 个食品交换份。

总计：4.2 个交换份。

3. 花生菠菜粟米粥

原料：花生仁 100g，菠菜 250g，粟米 150g，盐、味精各适量。

功效：养血止血，润肠通便。

适用人群：适用于糖尿病便秘患者。

营养成分及计算：1 个食品交换份（90kcal）＝25g 花生仁＝500g 菠菜＝25g 粟米。本品油脂类约合 4 个食品交换份，蔬菜类约合 0.5 个食品交换份，谷薯类约合 6 个食品交换份。

总计：10.5 个交换份。

4. 健脾冬瓜粥

原料：大米 50g，冬瓜 150g，羊肉末 50g，山药 100g，盐、味精各适量。

功效：健运脾胃，降糖。

适用人群：适用于糖尿病胃肠神经病变患者。

营养成分及计算：1 个食品交换份（90kcal）＝25g 大米＝500g 冬瓜＝50g 羊肉＝150g 山药。本品谷薯类约合 2 个食品交换份，蔬菜类约合 1 个食品交换份，肉类约合 1 个食品交换份。

总计：4 个交换份。

5. 薏苡仁翠衣粥

原料：薏苡仁 30g，西瓜皮 250g，大米 150g，盐适量。

功效：健脾利湿。

适用人群：适用于糖尿病胃肠神经病变患者。

营养成分及计算：1 个食品交换份（90kcal）＝25g 薏苡仁＝600g 西瓜皮＝25g 大米。本品谷薯类约合 7.2 个食品交换份，蔬菜类约合 0.4 个食品交换份。

总计：7.6 个交换份。

六、适用于其他糖尿病并发症类的食谱

（一）菜肴类

1. 青笋枸杞猪肉丝

原料：猪瘦肉 250g，枸杞子 50g，冬笋 50g，菜籽油 10g。

功效：滋补肝肾，滋阴润肺。

适用人群：适用于糖尿病合并视网膜病变见视力减退的患者。

营养成分及计算：1 个食品交换份（90kcal）＝50g 猪瘦肉＝400g 冬笋＝10g 菜籽油。本品蔬菜类约合 0.13 个食品交换份，肉类约合 5 个食品交换份，油脂类约合 1 个食品交换份。

总计：6.13 个交换份。

2. 葱菇炒肉末

原料：洋葱 150g，鲜蘑菇 400g，猪肉末 250g，姜、料酒、味精、盐、红葡萄酒各适量。

功效：开胃化湿，降脂，降糖。

适用人群：适用于糖尿病合并心血管疾病患者。

营养成分及计算：1 个食品交换份（90kcal）＝250g 洋葱＝100g 鲜蘑菇＝50g 瘦猪肉。本品蔬菜类约合 4.6 个食品交换份，肉类约合 5 个食品交换份。

总计：9.6 个交换份。

3. 魔芋黄瓜肉丝

原料：魔芋 50g，猪瘦肉 50g，黄瓜 100g，盐、料酒各适量。

功效：清热解毒，降血糖。

适用人群：适用于糖尿病发热患者。

营养成分及计算：1 个食品交换份（90kcal）＝35g 魔芋＝50g 猪瘦肉＝500g 黄瓜。本品蔬菜类约合 1.6 个食品交换份，肉类约合 1 个食品交换份。

总计：2.6 个交换份。

4. 黑木耳炒鸡丝

原料：黑木耳 100g，鸡脯肉 250g，葱花、盐、酱油各适量。

功效：补虚益脏，降血糖。

适用人群：适用于糖尿病体质虚弱患者。

营养成分及计算：1 个食品交换份（90kcal）＝100g 黑木耳＝50g 鸡脯肉。本品蔬菜类约合 1 个食品交换份，肉类约合 5 个食品交换份。

总计：6.0 个交换份。

5. 百合炒西芹

原料：百合 50g，西芹 150g，菜籽油 5g，盐、味精各适量。

功效：润肺止咳，降糖，降血压。

适用人群：适用于糖尿病并发肺结核患者。

营养成分及计算：1 个食品交换份（90kcal）＝100g 百合＝500g 西芹＝10g 菜籽油。本品蔬菜类约合 0.8 个食品交换份，油脂类约合 0.5 个食品交换份。

总计：1.3 个交换份。

6. 蘑菇炒肉

原料：蘑菇 250g，猪瘦肉 100g，菜籽油 10g，葱、姜、胡椒、盐、料酒各适量。

功效：补益胃肠，补气养血。

适用人群：适用于糖尿病性慢性脂肪肝患者。

营养成分及计算：1 个食品交换份（90kcal）＝500g 蘑菇＝50g 猪瘦肉＝10g 菜籽油。本品蔬菜类约合 0.5 个食品交换份，肉类约合 2 个食品交换份，油类约合 1 个食品交换份。

总计：3.5 个交换份。

7. 洋葱炒胡萝卜

原料：洋葱 150g，胡萝卜 200g，菜籽油 10g，盐、味精各适量。

功效：健脾养肝。

适用人群：适用于糖尿病足患者。

营养成分及计算：1 个食品交换份（90kcal）＝250g 洋葱＝200g 胡萝卜＝10g 菜籽油。本品蔬菜类约合 1.6 个食品交换份，油类约合 1 个食品交换份。

总计：2.6 个交换份。

8. 韭菜炒核桃仁

原料：韭菜 250g，核桃仁 50g，菜籽油 10g，盐各适量。

功效：补肾益气。

适用人群：适用于糖尿病并发性冷淡患者。

营养成分及计算：1 个食品交换份（90kcal）＝500g 韭菜＝25g 核桃仁＝10g 菜籽油。本品蔬菜类约合 0.5 个食品交换份，油类约合 3 个食品交换份。

总计：3.5 个交换份。

9. 荸荠烧茄子

原料：荸荠 100g，茄子 300g，菜籽油 10g，葱、姜、蒜、盐各适量。

功效：清热解毒，疏肝行气，降糖。

适用人群：适用于糖尿病口苦，烦躁易怒患者。

营养成分及计算：1 个食品交换份（90kcal）＝150g 荸荠＝500g 茄子＝10g 菜籽油。本品蔬菜类约合 1.3 个食品交换份，油脂类约合 1 个食品交换份。

总计：2.3 个交换份。

10. 干炒牛肉

原料：嫩牛肉 150g，菜籽油 10g，料酒、姜、盐、酱油、味精各适量。

功效：补益脾胃，强壮筋骨。

适用人群：适用于糖尿病合并贫血、骨质疏松患者。

营养成分及计算：1 个食品交换份（90kcal）＝50g 牛肉＝10g 菜籽油。本品肉类约合 3 个食品交换份，油脂类约合 1 个食品交换份。

总计：4.0 个交换份。

11. 茴香芹菜饺子

原料：茴香菜 100g，芹菜 100g，猪瘦肉 300g，面粉 250g，香油 5g，盐、调料粉各适量。

功效：疏肝理气。

适用人群：适用于糖尿病并发前列腺炎患者。

营养成分及计算：1 个食品交换份（90kcal）＝500g 茴香菜＝500g 芹菜＝50g 猪瘦肉＝25g 面粉＝10g 香油。本品蔬菜类约合 0.4 个食品交换份，肉类约合 6 个食品交换份，谷薯类约合 10 个食品交换份，油脂类约合 0.5 个食品交换份。

总计：16.9 个交换份。

12. 三丝拌凉面

原料：面条 100g，黄瓜 50g，绿豆芽 50g，香油 5g，葱、盐、味精各适量。

功效：清热解暑。

适用人群：适用于糖尿病兼暑热证患者。

营养成分及计算：1 个食品交换份（90kcal）＝35g 面条＝500g 黄瓜＝500g 绿豆芽＝10g 香油。本品谷薯类约含 2.9 个食品交换份，蔬菜类约合 0.2 个食品交换份，油脂类约合 0.5 个食品交换份。

总计：3.6 个交换份。

（二）汤羹类

1. 清炖甲鱼

原料：活甲鱼 500g，葱、姜、笋、盐、料酒各适量。

功效：滋阴养肝。

适用人群：适用于糖尿病伴有耳鸣、盗汗、腰膝酸软者。

营养成分及计算：1 个食品交换份（90kcal）＝80g 甲鱼。本品鱼肉类约合 6.3 个食品交换份。

总计：6.3 个交换份。

2. 三七炖乌鸡

原料：乌鸡肉 500g，三七 10g，葱、姜、盐、料酒、味精各适量。

功效：养血活血。

适用人群：适用于糖尿病合并贫血患者。

营养成分及计算：1 个食品交换份（90kcal）＝50g 乌鸡。本品肉类约合 10 个食品交换份。

总计：10.0 个交换份。

3. 胡萝卜炖木耳

原料：胡萝卜 250g，黑木耳 150g，花生油 5g，葱、姜、盐、料酒、味精各适量。

功效：养肝明目，降糖。

适用人群：适用于糖尿病眼病患者。

营养成分及计算：1 个食品交换份（90kcal）=200g 胡萝卜=100g 黑木耳=10g 花生油。本品蔬菜类约合 2.8 个食品交换份，油脂类约合 0.5 个食品交换份。

总计：3.3 个交换份。

4. 排骨汤

组成：猪排骨 250g，葱、姜、盐、味精、料酒各适量。

功效：补阳益髓，强筋健骨。

适用人群：适用于糖尿病伴骨质疏松患者。

营养成分及计算：1 个食品交换份（90kcal）=50g 排骨。本品肉类约合 5 个食品交换份。

总计：5.0 个交换份。

5. 鸡蛋枸杞汤

原料：鸡蛋两个约 100g，枸杞子 10g，盐适量。

功效：养肝明目。

适用人群：适用于糖尿病并发眼病患者。

营养成分及计算：1 个食品交换份（90kcal）=60g 鸡蛋。本品肉蛋类约合 1.7 个食品交换份。

总计：1.7 个交换份。

6. 鲫鱼川贝汤

原料：鲫鱼 1 条约 100g，川贝 6g，姜、陈皮、盐、胡椒各适量。

功效：滋阴润肺，活血通络。

适用人群：适用于糖尿病并发肺结核患者。

营养成分及计算：1 个食品交换份（90kcal）=80g 鲫鱼。本品肉类约合 1.3 个食品交换份。

总计：1.3 个交换份。

7. 苦瓜兔肉汤

原料：苦瓜 150g，兔肉 250g，盐、味精各适量。

功效：清暑泄热，益气生津。

适用人群：适用于糖尿病发热患者。

营养成分及计算：1 个食品交换份（90kcal）=500g 苦瓜=100g 兔肉。本品蔬菜类约合 0.3 个食品交换份，肉类约合 2.5 个食品交换份。

总计：2.8 个交换份。

8. 百合鲤鱼汤

原料：鲤鱼 500g，百合 30g，盐、味精各适量。

功效：补益心肾，宁心安神。

适用人群：适用于糖尿病并发失眠患者。

营养成分及计算：1 个食品交换份（90kcal）=80g 鲤鱼=100g 百合。本品鱼肉类约合 6.3 个食品交换份，蔬菜类约合 0.3 个食品交换份。

总计：6.6 个交换份。

9. 海带排骨汤

原料：猪排骨 300g，海带 100g，葱、姜、盐、料酒各适量。

功效：益肝补血，软坚散结。

适用人群：适用于糖尿病性慢性脂肪肝患者。

营养成分及计算：1 个食品交换份（90kcal）=50g 猪排骨=500g 海带。本品肉类约合 6 个食品交换份，蔬菜类约合 0.2 个食品交换份。

总计：6.2 个交换份。

10. 黄瓜豆腐汤

原料：黄瓜 250g，豆腐 500g，盐、味精各适量。

功效：清肺胃热，止痛固齿。

适用人群：适用于糖尿病并发牙周病患者。

营养成分及计算：1 个食品交换份（90kcal）=500g 黄瓜=100g 豆腐。本品蔬菜类约合 0.5 个食品交换份，豆类约合 5 个食品交换份。

总计：5.5 个交换份。

11. 冬荷瘦肉汤

原料：猪瘦肉 200g，冬瓜 400g，荷叶 2 片，盐、味精各适量。

功效：清暑祛湿。

适用人群：适用于糖尿病兼见暑热证患者。

营养成分及计算：1 个食品交换份（90kcal）=50g 瘦猪肉=500g 冬瓜。本品肉类约合 4 个食品交换份，蔬菜类约合 0.8 个食品交换份。

总计：4.8 个交换份。

12. 白萝卜海带汤

原料：海带 50g，白萝卜 250g，香油 5g，蒜、盐、味精各适量。

功效：健脾化痰。

适用人群：适用于糖尿病脾虚湿盛，形体肥胖患者。

营养成分及计算：1 个食品交换份（90kcal）=500g 海带=400g 白萝卜=10g 香油。本品蔬菜类约合 0.7 个食品交换份，油脂类约合 0.5 个食品交换份。

总计：1.2 个交换份。

13. 兔肉煲山药

原料：兔肉 250g，山药 100g，菜籽油 5g，盐、味精各适量。

功效：益气养阴。

适用人群：适用于糖尿病体质虚弱患者。

营养成分及计算：1 个食品交换份（90kcal）=100g 兔肉=150g 山药=10g 菜籽油。本品肉类约合 2.5 个食品交换份，蔬菜类约合 0.7 个食品交换份，油脂类约合 0.5 个食品交换份。

总计：3.7 个交换份。

（三）药粥类

南瓜百合粥

原料：大米 200g，南瓜 150g，百合 100g，盐、味精各适量。

功效：滋阴明目。

适用人群：适用于糖尿病视网膜病变患者。

营养成分及计算：1 个食品交换份（90kcal）=25g 大米=500g 南瓜=100g 百合。本品谷薯类约合 8 个食品交换份，蔬菜类约合 1.3 个食品交换份。

总计：9.3 个交换份。

（黄苏萍）

第三十一章

糖尿病大血管病变的运动治疗

　　糖尿病大血管病变是糖尿病患者致残和致死的主要原因，它的发生与糖尿病患者长期血糖控制不佳、慢性高血压、血脂代谢紊乱、内皮细胞功能紊乱、血流变学改变有关，因此控制以上因素对糖尿病大血管病变有很好的效果。糖尿病的治疗离不开药物治疗、饮食、运动、血糖监测、糖尿病教育。运动疗法是指除了围绕生存、生活、工作的基本活动之外而特意设计的运动而言，是指在医生指导下长期坚持的体育锻炼。运动治疗是糖尿病的基本治疗方法之一。许多病情较轻的患者，仅通过饮食和运动就可以使病情得到有效的控制，甚至可以预防糖尿病高危人群发展为糖尿病。运动还可改善心肺功能，促进新陈代谢，强壮身体，提高身体的抵抗力及免疫功能，因而对糖尿病各种急慢性并发症有一定的预防作用。我国是世界上最早提出运动疗法治疗糖尿病（消渴病）的国家，早在 1 300 多年前，我国隋朝医学家巢元方就提出糖尿病（消渴病）患者应进行适当的运动锻炼。随后唐朝医学家王焘进一步提出散步和体力活动对治疗的重要性。20 世纪 20 年代 Lawrence 证实运动能降低糖尿病患者的血糖，并加强胰岛素的降糖作用。直至 1935 年著名糖尿病学家 Joslin 在他的《糖尿病手册》首页画有一枚"三驾马车"图案标志，形象概括了糖尿病治疗的三个方面：饮食治疗、运动治疗和药物治疗，3 方面相互配合，不应偏废。1995 年世界糖尿病日把饮食治疗、运动治疗、药物治疗、血糖监测及糖尿病教育作为现代糖尿病治疗的 5 个方面，现称为糖尿病治疗的 5 驾马车，每一个方面都很重要，缺一不可，不能相互取代，但相互之间可能有协同作用，达到更好的疗效。国内外研究也已表明，随着人民物质生活水平的提高，"运动不足"是导致糖尿病发生的重要因素。

第一节　运动治疗对糖尿病大血管病变的影响

　　1. 增强组织对胰岛素的敏感性

　　胰岛素敏感性受胰岛素受体的亲和力及胰岛素受体数目的影响，胰岛素受体亲和力下降或胰岛素受体数量减少，就会出现胰岛素抵抗（IR）。在 2 型糖尿病（T2DM）早期，并非由于胰岛素缺乏，相反其血中的胰岛素水平处于正常甚至是较高水平，但其生理效应低于正常，胰岛素的敏感性下降，导致血糖升高，IR 是导致 T2DM 及心血管病的重要原因。提高胰岛素敏感性，可减少糖尿病和心血管病的发生，使 2 型糖尿病得到很好的控制。糖尿病病人通过运动可增强组织对胰岛素的敏感性，使血中胰岛素水平明显下降，糖负荷后胰岛素释放曲线面积减少和糖耐量改善，有利于减少高胰岛素血症对大血管的损害。而且有规律的运动对依赖胰岛素治疗的患者可以减少胰岛素的用量，对不依赖胰岛素治疗的患者，也可以提高组织细胞利用胰岛素的能力，减轻胰岛素抵抗。2 型糖尿病经长期运动锻炼，在降低血糖的同时也可能降低空腹和餐后胰岛素水平，改善胰岛素敏感性，其机制可能是通过增加胰岛素受体数目，提高胰岛素与受体的结合力。故运动锻炼被认为是与 IR 相关疾病最有效的治疗方法之一。使用葡萄糖钳夹技术也发现，有氧运动可增强肌肉和肝脏组织胰岛素介导的葡萄糖利用，增加胰岛素的敏感性，停止运动后上述作用消失。运动锻炼可能通过以下机制来提高胰岛素敏感性：①葡萄糖进入细胞内被利用有赖于细胞膜上葡萄糖转运蛋白（GLUT），不同组织 GLUT 结构有一定差别，肌肉和脂肪组织中 GLUT 主要为GLUT-4。有规律中等强度的有氧运动（耐力运动），如跑步、爬山等，可增加 T2DM 患者肌肉细胞内GLUT-4 基因转录，增加膜上 GLUT-4 含量。动物研究表明，一次运动持续 3h，可使大鼠肌细胞GLUT-4 含量增加，并持续到停止运动后一周，从而提高肌细胞对葡萄糖的转运和利用。②增加肌细胞膜上胰岛素受体的数量，提高胰岛素与受体的结合力。③增加肌细胞内糖原合成酶和糖氧化代谢酶的活性，使肌糖原贮存能力和糖氧化代谢能力增强。运动可使肌糖原合成增加两倍，能最大限度地消耗肌糖原；可使肌细胞内胰岛素刺激的葡萄糖磷酸化作用加强，从而达到使胰岛素敏感性增加的效果。2 型糖尿病和正常人一样，单次运动后，胰岛素的敏感性可明显增加，并维持达 16h 之久。而长期有规律地运动后，葡萄糖利用的改善可维持数月。④改善血浆脂蛋白，改善纤维蛋白活性，使胰岛素数量减少，活性增加。研究发现，轻、中度运动均可提高胰岛素的敏感性，降低血糖，达到治疗的目的，中度运动能进一步降低血糖，所以，糖尿病人应根据自己的身体状况选择合适的运动强度。

2. 有利于控制血糖和糖化血红蛋白（HbA1c）

运动可以消耗葡萄糖，使血糖降低。运动可使肌肉和肝脏消耗大量糖原，组织消耗血糖，随后肌肉和肝脏还将摄取大量的葡萄糖以补充糖原的消耗，从而降低血糖，减少高血糖引起的大血管损害。运动的即时（急性运动）常能降低运动时和运动后的血糖水平，运动 2h 后可见 2 型糖尿病非胰岛素依赖组织的葡萄糖摄取增加，这一作用可持续数小时或数天，长期规律运动可将单次运动的效果累加，葡萄糖利用的改善可维持数月，HbA1c 可下降 1.0%～1.5%，从而使血糖长期得到控制。HbA1c 每下降 1% 会使大血管事件的发生率降低 15%～20%，微血管病变危险降低 37%，由糖尿病导致的死亡风险降低 21%。运动时肌肉的收缩需要能量，耗能增加 7～40 倍，最初运动所消耗的能量物质主要是血糖和内源性糖原，随运动持续血糖下降，这时肝糖原异生和脂肪分解才成为主要能量物质。运动时虽胰岛素分泌减少，但由于肌肉收缩其血流供应增加，血流增快及毛细血管的普遍扩张，因此到达肌肉组织的胰岛素并未减少。运动还可使胰岛素与肌细胞膜上的受体相结合，增加外周组织对胰岛素的敏感性。研究还发现运动可促进肌肉的活动因子（一种类胰岛素结构的肽类，具有类胰岛素样作用）的释放，增强胰岛素的作用。

长期运动（慢性运动）可使血浆去甲肾上腺素反应减弱，同时增加对糖的利用和分解能力，有利控制血糖和改善代谢。长期运动锻炼可增加代谢中各种酶的活性，改善肌细胞对糖有氧代谢能力。研究表明经 6 个月运动可使己糖激酶活性增加 35%，琥珀酸脱氢酶活性增加 75%。经长期运动，机体糖原合成酶活性提高，肌糖原的贮存能力增强，血糖波动减少。另一方面，维持血糖稳定的激素如儿茶酚胺变动较小，在运动时增加的幅度也较少，这样有利于维持糖代谢稳定。长期运动对糖耐量低减和具有一定胰岛功能的 2 型糖尿病（空腹血糖≤11.1mmol/L）以及伴有高胰岛素血症的 T2DM 患者尤为有效，有改善其糖耐量的作用。运动不仅可降当时的血糖，而且运动结束后血糖还会持续下降，中等量运动的降糖作用可持续 12～17h。对 40 例能耐受并愿意接受中等强度运动疗法的糖尿病患者进行持续 1 个月的干预研究，患者每次运动后的脉搏均符合中等强度运动量的测量值。实施中等强度运动干预前及干预 1 个月后患者空腹血糖分别为 6.28±0.22mmol/L、5.0l±0.45mmol/L，餐后 2h 血糖分别为 8.87±0.21mmol/L、7.55±0.31mmol/L，干预前后比较，差异有统计学意义（$P<0.01$）。所谓中等强度的运动是运动时使最大摄氧量为 40%～60%，以心率为运动强度的指标。根据年龄计算靶心率，运动中脉率（次/分）＝基础脉搏＋（运动中最大脉率－基础脉搏）×（40%～60%），最大心率是 220－年龄。目前怎样开出个体化的运动处方是迫切需要解决的问题。

3. 改善脂代谢紊乱

运动锻炼可促进肾上腺素和去甲肾上腺素分泌，提高肌肉脂蛋白脂酶的活性，使肌肉更多地利用脂肪酸，促进脂肪的分解，降低血中对大血管有损害的甘油三酯（TG）、胆固醇（TC）和低密度脂蛋白胆固醇（LDL-C）等容易引起冠心病的有害成分的水平，同时又能升高血中有大血管保护作用的高密度脂蛋白胆固醇（HDL-C）水平，改善脂代谢紊乱引起的大血管损害，减少脂肪在血管壁内沉积，预防血管粥样硬化及心脑血管病变。王萍等研究表明，选择102例患者为研究对象，其中男57例，女45例，将入选病例随机分为两组，运动类型选择有氧运动，运动形式以24式简化太极拳和交谊舞为主，运动强度的选择：相当于50%～60%的最大摄氧量或以70%～80%最大心率作为运动中的靶心率，利用靶心率＝安静心率＋安静心率×（50%～70%）来推算。每次运动持续时间为45～60min（包括运动前准备和运动后整理时间），以达到靶心率的累计时间20～30min为标准，运动后心率在休息5～10min内恢复到运动前水平。运动时间安排在早餐后，以餐后90min开始运动最适宜。每周锻炼3～5次，干预时间为6个月。有氧运动干预前后患者自身血糖比较，空腹血糖分别为11.13±4.13mmol/L、6.18±1.59mmol/L，餐后2h血糖分别为15.76±6.51mmol/I、9.86±4.47mmol/L，HbA1c别为10.57%±1.87%、6.57%±1.26%，差异均有显著性（$P<0.01$），血清总TC分别为5.80±0.91mmol/L、4.11±0.24mmol/L，TG分别为2.50±0.89mmol/L、1.38±0.46mmol/L，LDL-C分别为3.18±0.81mmol/L、2.08±0.47mmol/L和HDL-C分别为1.41±0.23mmol/L、1.59±0.32mmol/L，差异均有显著性。李晓霞等将92名中老年（50～65岁）单纯性肥胖患者，随机分为实验组（70人）和对照组（22人），经过3个月的健步走训练后，肥胖组的变化与总体组相似：总TC、LDL-C显著下降（$P<0.01$），HDL-C显著升高（$P<0.05$），脂联素水平显著升高、游离脂肪酸（FFA）出现显著下降（$P<0.01$）。王松涛等认为，随着运动强度的增加，运动降低血脂的效果趋于减弱，中、小强度有氧运动（30%～60%心脏功能能力）降低血脂的效果好于大强度有氧运动（61%～75%心脏功能能力）。由此可见，适当运动可以控制血糖、降低血脂，从而保护血管。

4. 运动可改善血管功能

血管是非常富有弹性的，为了使血液流动顺畅，所以内壁很柔软。随着年龄的增长，受脂类的不断侵蚀，动脉的弹性会逐渐变差。脂类食物越多，血管越易硬化，血液流速越缓慢，甚至被堵而发生脑血管意外、心绞痛及心肌梗死等而危及生命。现已明确，体力活动过少是动脉硬化的一个危险因素，参加体育锻炼对于预防和治疗动脉硬化均有益处。长期坚持适当运动锻炼，可促使冠状动脉侧支循环开放，改善心肌供血和心肌功能。美国马里兰国家研究院老年医学研究中心选择了146名21～96岁的健康男女作为受试者。受试者无人吸烟，但也没有坚持有规律的户外锻炼。他们首先用两种对人无害的方法测量了每位受试者休息时的"动脉硬化指数"，然后指导受试者进行"踏车锻炼"，并不断地测量上述指数。结论是"动脉的弯曲性与每个受试者的健康状况呈正比"。他们又观察了一组54～75岁的运动员，结果发现，这些人的血管比同龄其他职业者的血管硬度要低30%。研究发现，长期中等强度有氧运动可以提高机体抗氧化能力，降低体内脂质过氧化物含量和自由基水平，从而增加内皮前列腺素合成酶和抑制血小板环氧合酶活性，促进前列环素合成与释放，降低血小板血栓素A合成，改善前列环素/血栓素A平衡，从而发挥抗血小板聚集和血管痉挛作用，降低动脉粥样硬化（AS）和其他心血管疾病（CVD）的发病率。

5. 运动还可以降低血压

原发性高血压以及AS的始动因素被认为是内皮功能的异常，生理状态下内皮细胞分泌多种血管活性物质调节血管舒缩、细胞生长等。当内皮受损时，许多活性物质〔如一氧化氮（NO）、内皮素〕发生改变，进而导致血管收缩、血管重塑等内皮功能紊乱。高血压是内皮受损的危险因素，而内皮功能紊乱促进了高血压的发生发展，两者形成恶性循环。研究发现，有氧运动可以改变健康人和原发性高血压及冠心病患者的内皮功能。大量研究证实原发性高血压患者经过长期运动训练后其血浆内皮素水平明显下降，血压随之下降。运动对轻、中度原发性高血压疗效最好，可以明显降低血压，减少或停用降压药物；对重度原发性高血压可减少降压药剂量。有规律地进行中等强度的有氧运动，可使轻度原发性高血压患者的收缩压下降6～10mmHg，舒张压下降4～8mmHg。轻中度有氧运动训练可使收缩压、舒张压分别下降2%和1%。

运动降压的机制可能是运动首先作用于大脑皮质和皮质下血管运动中枢，改变其反应性过高的状态，从而起到降压的作用。运动训练使血管扩张，毛细血管密度或数量增加，血液循环和代谢改善，降低外周阻力，特别降低舒张压。长期耐力训练或有氧训练可降低交感神经系统兴奋性，使交感神经传导速度减慢，血浆儿茶酚胺含量下降。提高迷走神经兴奋性，促进外周血管扩张，改善血管内皮功能，使得内皮细胞的 NO 合酶信使核糖核酸的表达和磷酸化增多，进而增加 NO 生物利用度，增加前列环素/血栓素 A，表现为动脉弹性的改善，并引起血压降低。另外运动后多巴胺、前列腺素 E 含量增加，这些激素具有利尿、扩血管作用，促进尿钠的排泄，减少血容量，进一步降压。

6. 运动可以降低血尿酸

现有研究表明 2 型糖尿病患者中有 30％存在肾功能的损害。胰岛素抵抗可引起高尿酸血症，与糖尿病共同加重肾损害。高尿酸血症还是发展为轻度高血压的独立危险因素。高尿酸血症、胰岛素抵抗共同参与高血压的发生、发展，进而参与冠心病的发生、发展。有研究发现，运动疗法后老年 T2DM 患者的血尿酸有显著下降，与运动前比较有显著性差异（$P<0.05$），其治疗有效率在 86％以上。表明运动疗法能显著降低 2 型糖尿病患者的血尿酸。修复早期受损的肾功能，从而预防或减缓高血压、冠心病的发生、发展、延长寿命、提高生命质量。运动疗法改善血尿酸的机理可能为：①运动疗法可以减轻胰岛素抵抗，从而促进尿酸的排泄；②运动疗法可以较好地控制血糖，减缓高血糖产生的肾损害。

7. 调节体质量

运动治疗可使肥胖的 T2DM 者体质量减轻。肥胖是高血压及 AS 等大血管病变的危险因素之一，运动可使体质量减轻，降低糖尿病大血管病变的危险度。长期运动锻炼还可使脂肪组织中肥胖基因表达增加，瘦素产生增加，抑制下丘脑饮食中枢，减少食物摄入，增加机体产热，起到减肥降脂的作用。与饮食控制相结合，可降低血糖、减少胰岛素和口服降糖药物的用量，并使减肥的效果更好。

8. 改善糖耐量异常（IGT）

IGT 是 2 型糖尿病的前期阶段，由于 IGT 患者胰岛 β 细胞仍有足够的代偿能力，所以在此阶段进行合理的干预治疗，可使绝大多数糖耐量减低患者的血糖控制在正常范围，非药物干预治疗可使发生糖尿病的危险下降 20％～50％。IGT 患者如果不进行干预治疗，则每年以 10％～15％的自然转归而发展到糖尿病。有研究表明采用饮食和运动对 IGT 患者进行干预治疗，结果空腹血糖和口服 75g 葡萄糖后 2h 血糖显著降低，不仅使糖耐量减低患者的糖尿病发病率显著降低，而且有 60.53％的 IGT 患者转为糖耐量正常者，阻止和逆转了糖尿病的发生和发展。而未进行干预治疗的对照组空腹血糖和服 75g 葡萄糖后 2h 血糖显著升高，糖尿病 5 年发病率达 36％，年发病率 7.20％，说明 IGT 患者如果不采取积极的防治措施，就有可能在近几年内迅速发展成糖尿病。通过对 IGT 患者的饮食和运动干预治疗，空腹胰岛素和口服 75g 葡萄糖后的胰岛素均显著下降，提示胰岛素抵抗减轻，缓解了高胰岛素血症。干预后 IGT 患者的体质量、TC、TG、血压均有降低，如果长期坚持将收到更显著的成效，达到消除引起糖尿病、高血压、冠心病的多种危险因素的目的。而口服 75g 葡萄糖后胰岛素在对照组显著升高，提示胰岛素抵抗加重，血脂显著升高说明糖代谢异常影响了脂肪代谢紊乱。

9. 运动可以预防糖尿病

随着年龄的增长，患 2 型糖尿病的危险性也增加，若能每天坚持锻炼，可使患糖尿病的危险性下降。李光伟等"在中国大庆糖尿病预防研究中生活方式干预预防糖尿病的长期效果——20 年随访"，以 577 名 IGT 者作为研究对象，将其随机分配到对照组和三个干预组（饮食、运动和饮食加运动组）。研究仅仅进行了 6 年的生活方式干预，在 20 年后仍可见在干预组糖尿病发生率有 43％的下降。全组发生糖尿病时间平均可以推迟 3.6 年。对 6 个糖尿病前期病例干预 6 年可以使其中 1 人在 20 年内不发生糖尿病。强烈提示生活方式干预预防糖尿病的作用是长期而持久的。这不仅是因为这种干预在强化干预期间有效地降低了血糖，而且也许正是干预期间所养成的良好的生活习惯才使人们终身受益。因此我们认为：以小组形式开展的以饮食和运动为内容的生活方式干预，可以长期持久地减少糖尿病的发生。芬兰的研究曾显示这种干预在强化干预停止后 3 年还在起作用。中国的大庆研究则首次证明这种预防作用可延续到强化干预停止后 14 年。表明生活方式干预预防糖尿病的作用是跨越国家、种族、年龄的，对肥胖或非肥胖患者均适用，适用于发展中国家也适用于发达国家。

运动还可以改善心肺功能、促进新陈代谢、强壮身体、提高身体的抵抗力及免疫功能，因而对糖尿病各种急慢性并发症有一定的预防作用。长期而有规律的运动可改善心、脑、肺功能，促进血液循环，增加冠脉供血量及血管弹性；运动还可通过上述降血压、降体质量，增加胰岛素敏感性，防治"代谢综合征"，有利于防治糖尿病大血管及微血管病变的发生。

（李健榕　黄国良）

第二节　运动治疗的方法

糖尿病患者往往合并多种心、脑血管并发症，如何保证运动的安全性显得尤为重要。运动治疗应基于安全性、科学性、有效性和个体化这四个原则。糖尿病患者尤其是合并大血管病变者开始运动前应接受医生的专业评估，有条件的患者还应根据自身血糖控制、体能、用药和并发症筛查状况决定是否需要进行运动前心电运动应激试验，以避免因运动不当诱发心血管疾病急性事件。2018 年 ADA 指南关于合理运动指出：应鼓励 1 型糖尿病或 2 型糖尿病及糖尿病前期的儿童和青少年每天参加 60min 或以上中等强度或更剧烈的有氧体力活动，每周至少 3 天；应鼓励大多数 1 型糖尿病或 2 型糖尿病的成年患者每周至少进行 150min 中等强度有氧体力活动（最大心率的 $50\%\sim70\%$），每周至少 3 天，不能连续超过 2 天不运动；持续时间更短（至少每周 75min）的高强度的或间隔训练对年轻的或体力合适的患者或许是足够的；应鼓励成年 1 型糖尿病或 2 型糖尿病患者每周进行至少 2 次不连续耐力锻炼；所有成人尤其是那些 2 型糖尿病患者，应减少静坐时间；长时间静坐应每 30min 间断一次，以便使血糖获益，尤其是成年 2 型糖尿病患者；建议老年糖尿病患者每周进行 2～3 次灵活性和平衡性训练，可根据个人偏好选择瑜伽和太极拳活动等以增加柔韧性、肌肉力量和平衡。具体的实施如下。

一、制定运动处方

运动处方必须按病情制定，糖尿病患者运动治疗前应进行全面体格检查，包括心电图等，然后根据个人身体状况制定出运动治疗的类型、强度、时间、频率。目的是通过运动治疗，达到增大能量消耗、增强体质、改善全身状况、通过运动促进代谢及防治并发症，使糖尿病患者健康，长寿并和正常人一样工作。

糖尿病病人参加比赛和剧烈运动须慎重，因为剧烈运动会使升糖激素水平升高，从而导致血糖升高；过量运动还可使脂肪分解生成酮体，导致酮症酸中毒。运动的原则是循序渐进，持之以恒。运动应选择空气新鲜、路面平整的场地。最好与其他人一起运动，并告知你患有糖尿病，若出现意外给予如何处理。如无运动禁忌证，病人可自行选择喜爱的运动项目，一般好的项目应该是运动强度易判定，有利于全身肌肉运动，不受时间地点限制，可操作性强，可以长期坚持，能达到目的。一般以适量、全身性、有节奏的项目为好。运动疗法需要长期坚持才能达到治疗目的。因此，选择运动项目的前提是既要达到治疗目的（如减肥或降糖），又要便于实施。

选择运动项目的参考依据有：①运动强度较易掌握；②有利于全身肌肉活动；③个人能进行；④有节奏、能激发个人兴趣；⑤不受时间、地点、设备限制；⑥根据社会、经济、文化背景以及糖尿病类型与并发症等不同而酌情选择。如步行对于肥胖型糖尿病或有糖尿病慢性并发症的患者、血压值在较高水平的患者，是非常合适的运动方式。在改善女性 T2DM 伴 2 级以下高血压患者的生物学指标和血生化指标上，社区舞蹈比快步行走效果更好。对能够参加较多运动方案的 T2DM 患者来说，有氧耐力训练与抵抗性训练结合是较好的选择。

二、选择运动类型

运动类型包括有氧运动和无氧运动：①所谓有氧运动，又称有氧代谢运动，是指以增加体内氧气的吸入、输送及利用为主要目的的耐久性运动，运动时体内代谢有充足的氧气供应。它可以提高人体的摄氧量，提高心肺功能。在运动中，人体的代谢水平增高，对血和氧的需求相应增高，而经过加快跳动的心脏和加快呼吸的肺脏，可供应人体对血与氧增加的需求，实现运动中血与氧供需的平衡。它的特点是：强度低、有节奏、不中断、持续时间较长。一般来讲，有氧运动对技巧的要求不高，具有代表性的有氧运动包括如步行（散步、快走）、慢跑、游泳、骑自行车、跳舞、跳绳、滑雪、健身操、健美操、打球、爬楼梯、太极拳等。而平时的散步、做家务等轻微的运动由于达不到一定强度，都不是有氧运动。②无氧运动，使体内代谢处于缺氧状态。如举重、赛跑、拳击、拔河、肌力训练等高强度剧烈运动的项目，这些运动可能会导致血压升高，因此我们提倡做有氧运动。

1. 有氧运动

如步行（散步）、慢跑、游泳、太极拳、体操、跳舞、打球、爬楼梯、骑自行车等。常见的有氧运动方式：

（1）步行：在众多的运动方式中，最容易做到并能坚持的方法是步行运动。特点是简便易行、有效、不受时间、地点限制，同时步行运动强度较小，老少皆宜，比较安全，特别适合年龄较大、体弱的糖尿病患者。步行可结合工作和生活的具体情况灵活实施，可选择上下班路上，也可选择在公园、花园、林荫道等环境幽雅处进行，当然也可以选择住家附近、逛街途中，把运动治疗融入平时工作、娱乐中，使之在不知不觉的平时生活中获得有益治疗效果。步行的缺点是运动强度较小，要想取得运动治疗的效果，步行的运动量要达到一定的强度。步行的运动量由步行速度与步行时间决定。刚开始步行锻炼宜以慢速步行开始，适应后逐渐增加步行速度。步行的时间也可以从开始的10min，渐延长至30~60min，中间可以穿插一些爬坡或登台阶等，可根据个人实际运动能力调整运动量。可根据步行或慢跑等的速度和时间推测其消耗能量，即可推算出其运动量。步行30min约耗能418.4kJ（100kcal），快速步行1h可耗能1255.2kJ（300kcal），骑自行车与快速步行耗能相当，跳舞1h耗能1387.2kJ（330kcal），球类运动每1h耗能1673.6~2092kJ（400~500kcal），划船每1h耗能4184kJ（1000kcal）。具体见表31-1。

表31-1　体育活动的能量消耗

程　　度	体育活动	能量消耗/（J·min⁻¹）	能力消耗/（kcal·min⁻¹）
中等强度	步行（4km/h）	14.6	3.5
	自行车（9km/h）	14.6	3.5
	划船（4km/h）	15.9	3.8
	高尔夫球	17.6	4.2
高强度	击剑	20.9	5.0
	游泳（0.4km/h）	20.9	5.0
	羽毛球	24.7	5.9
	骑马	24.7	5.9
	排球	24.7	5.9
	乒乓球	25.5	6.1
剧烈运动	滑冰（16km/h）	28.0	6.7
	网球	29.7	7.1
	登山（0.9km/h）	33.9	8.1
	手球	41.84	10.0
	自行车比赛（21km/h）	46.9	11.2
	跑步比赛（16km/h）	62.8	15.0

能量消耗/（J·min⁻¹）

缓步：每分钟行 60～80 步。此种方式特别适合于 60 岁以上的老年人及血糖控制尚不稳定者。饭后缓步走，利脾、助消化，且不易引起低血糖反应，但运动强度偏小。

快步：每分钟行走 120 步左右。适合于 60 岁以下者，但需注意预防低血糖反应，应预备糖或饼干。一般应在缓步的基础上逐渐过渡到快步。

疾步：每分钟 150 步以上。速度接近竞走，消耗较大。适合于健康状况较好的糖尿病患者。

逍遥步：散步时且走且停，时快时慢，有同行者则边走边谈。这种方式对各种糖尿病患者都适合，轻松自如。

（2）慢跑：优点是较为轻松、跑步中不至于出现明显气喘等不适，属中等强度。适合于较年轻，身体素质较好，有一定锻炼基础的糖尿病患者。效果明显，运动量易于控制，也不受时间、地点和运动器械的限制。缺点是下肢关节受力较大，易引起膝关节或踝关节疼痛。对于缺乏锻炼基础的糖尿病患者，宜先步行，再过渡到走跑交替，使机体慢慢适应，最后进行慢跑锻炼。慢跑所消耗的能量除了可根据表 31-1 进行测算外，还可根据运动中脉搏数计算：能耗（kJ/min）＝（0.2×脉搏－11.3）×4.184/2。慢跑有：①间歇跑，这是慢跑和步行相交替的一种过渡性练习。跑 30s，步行 30～60s，渐渐延长跑步时间，重复进行 10 次左右，总时间 10～30min，并根据体力情况逐步增加运动量。②常规慢跑，从 50m 开始，渐渐增至 100m、200m、400m，速度一般为 100m/30s，每 5～7d 增加一次，距离达 1 000m 时不再增加，而以加快跑速来增加运动强度。上述慢跑宜每日或隔日进行 1 次，若间歇 4 天以上应从低一级重新开始。

（3）太极拳：太极拳运动对肥胖的 T2DM 患者有良好的作用。因其动作形式多样，热能消耗量比单一的周期性运动多，因而有利于体脂的消耗，控制体质量。太极拳动作柔和，可以避免剧烈运动对糖尿病并发症的危害；另外，太极拳讲究心气平和，又可以缓解糖尿病人的心理焦虑。它动作轻松柔和、连贯均匀、圆活自然、协调完整，运动中意识、呼吸和动作三者密切配合，以达到强身健体的目的，经常练习有调整脏腑、疏通经络、补气益血等作用，从而达到强身健体的目的。在当前的健身活动中，太极拳以其独特的健身功能对促进人们的身心健康起到了很大的作用。其以动作缓慢平稳为特点，没有体力和精神上的高度紧张，最适于中老年人及体弱者练习。长期太极拳运动能在维持正常胰岛素分泌水平的基础上有效降低血糖水平，促进糖代谢，即太极拳运动主要是通过改善 IR 机制而改善血糖以及血脂等代谢指标。且胰岛素受体活性的增加可能是太极拳运动对 T2DM 产生疗效的一种机制。

（4）登楼梯：也是一种有氧运动项目，无论是在住处还是工作场所均可进行。登楼梯运动可锻炼心肺功能，提高机体耐力，减少心血管疾病的发生。有人做过一项研究，发现每天登 5 层楼梯，坚持不懈，持之以恒，可使心脏病发生率比乘电梯的人减少 25%；每天登 6 层楼梯 3 次，其死亡率比不运动者减少 1/3～1/4。登楼梯的方法有：走楼梯、跑楼梯和跳台阶三种形式，可根据患者体力选用。开始时先选走楼梯，当能在 1min 内走完 5～6 层楼梯时或能连续进行 6～7min 时，即可进行跑楼梯锻炼，但每次以不感明显劳累为度。登楼梯的能量消耗比静坐多 10 倍，比步行多 1.7 倍，下楼的能量消耗为上楼的 1/3。

2. 无氧运动

特定肌肉训练，如举重或 100m 赛跑：可使氧气不足、乳酸生成增加、气急、肌肉酸痛，此种运动不主张采用，也易引起骨关节和心血管并发症。

T2DM 患者可以参加中等至高强度的力量运动，每次 5～10 个由多关节参与的大肌肉群力量运动，每个运动做 3 组，每组重复 10～15 次，组间间隔 1～2min，每周不连续 2 次累计力量运动时间 60min。

老年糖尿病患者每周可进行 2～3 次灵活性和平衡性训练，可根据个人偏好选择瑜伽和太极拳活动等以增加柔韧性、肌肉力量和平衡。理想的运动组成应包括有氧运动、柔韧运动、力量运动等多种形式，还应该限制静坐时间。

三、运动时间

1. 运动实施时间

2 型糖尿病患者的运动一般安排在餐后 1~2h 内进行，国内有研究报道认为餐后 90min 进行运动较好，其降糖效果最好。

2. 运动持续时间

运动时间长短是保证运动疗效和安全的关键。运动时间太短，达不到体内代谢效应；运动时间过长，如再加上运动强度过大，易产生疲劳，诱发酮症，加重病情。一般刚开始实施运动疗法时应循序渐进，开始时运动时间可以 5~10min 开始，如病人自我感觉良好，再逐渐延长，可延长至 30~40min，包括 5~10min 的热身和放松运动。间歇中间可穿插必要的低强度运动，甚至可延长至 45~60min，但若运动中出现头晕、胸闷、大汗、脸色苍白等现象应立即停止。一般每次运动达到靶心率的累计时间以 20~30min 为佳。运动强度和运动持续时间共同决定每次的运动量，总运动量确定后，运动强度如较大则持续时间可相应缩短，反之强度低的持续时间可以相应延长，前者适合于年轻或体力较好的糖尿病患者，后者适用于年老体弱的患者。

四、运动频率

要改善胰岛素的敏感性和取得良好的血糖控制效果，每周运动至少 3 次或隔日 1 次。有资料表明终止运动锻炼 3 天，已获得改善的胰岛素敏感性会随之消失，故运动频率以 3~5 天/周为宜，不能连续超过 2 天不运动，则运动效果及积累作用就会减少，就起不到有效的疗效。有条件者可以每天定时运动，以利于血糖控制。肥胖型患者可以每日运动 2 次以减轻体质量。

五、运动强度

糖尿病人可根据自己身体情况酌情制定运动强度。考虑运动的安全性、有效性，最重要的是确定运动强度，运动负荷不能过小也不能过大，要比日常活动强。研究表明低中度的运动强度在改善血糖控制和机体功能状态的持久性上并不亚于高强度运动，并可使患者保持良好的心情。T2DM 患者运动时的运动强度以采用中等强度较为适宜，这对降低血糖和尿糖有明显作用。运动强度可以从心率、最大氧摄取量、主观感受等方面来把握。

1. 最大摄氧量

最大摄氧量是指人体在进行大量肌群参加的力竭性运动中，当氧运输系统中的心泵功能和肌肉的用氧能力达到本人极限水平时，人体每单位时间内所能摄取的氧量。运动生理学和运动医学一般规定，运动的中等强度相当于最大摄氧量的 50%~60%。如 24 式简化太极拳的运动强度对于中老年人来说相当于他们运动强度的 50%~80%。而肥胖型糖尿病患者运动时的运动强度以采用较低强度为好，以利于体内脂肪的利用和消耗，即相当于最大摄氧量的 40%~50%。在此强度的基础上，以后随着体力的改善、病情的好转、运动能力的提高，运动强度逐步加大，但不可超过最大运动强度，即 70%最大心率（最大心率=220-病人年龄）。

2. 心率

运动强度是否合适可以用脉（心）率变化作评估。其目标要合乎改善代谢和心血管功能，运动后脉（心）率的变化直接反应人体对运动强度的耐受能力。通常可以以运动中的有效心率——靶心率来反应运动强度的指标。美国运动医学会原则上要求糖尿病患者年龄大于 40 岁、病程超过 10 年、有心血管病症状与体征应当通过运动试验获得靶心率。一般以脉（心）率小于"170-年龄"为适中的运动量。例如：60 岁患者（170-60=110 次/分），即运动后的脉（心）率不超过 110 次/分为宜。

运动强度分级及判定，不同年龄组不同运动强度最大耗氧量的脉率见表 31-2。运动种类与能量消耗的关系见表31-3。

表31-2 不同年龄组不同运动强度 VO_{2max} 的脉率（次/分钟）

年龄（岁）	100%	80%	60%	40%	20%
10~<20	193	166	140	113	87
20~<30	186	161	136	110	85
30~<40	179	155	131	108	84
40~<50	172	150	127	105	82
50~<60	165	144	123	102	81
60~<70	158	138	119	99	80
70以上	151	133	115	96	78

表31-3 运动交换表

运动强度	相当于1单位的时间	运动类型
最轻度（Ⅰ）	持续30min	散步、乘车（站立）、做饭、家务洗涤清扫、一般事务、购物、园艺
轻度（Ⅱ）	持续20min	散步、洗澡、下楼梯，擦桌椅、窗户等，广播体操、平地骑自行车
中度（Ⅲ）	持续10min	慢跑、上楼梯、上坡蹬自行车、滑雪滑冰、打排球、登山
强度（Ⅳ）	持续5min	马拉松长跑、跳绳、打篮球、游泳、打橄榄球、击剑

虽然运动强度可以按上述方法计算，但因个体差异大，实际应用时必须结合患者的具体情况给予灵活安排。每次运动前和运动结束后最好能进行相当于最大耗氧量的30%的强度的准备运动和调整运动，如步行、伸展肢体或其他缓慢而节律的运动各5~10min，有利于减少骨骼肌损伤或运动后心脏并发症。

3. 主观感觉

运动治疗中，主观感觉是身体对运动治疗的反应。在运动后有微汗、稍微有气喘但呼吸节律不紊乱，且无持久气短、胸闷、心慌的感觉，血压平稳，感到轻松愉快、精神放松、食欲及睡眠良好，虽稍感疲乏、肌肉酸痛，但休息后可消失，次日体力充沛，并且有运动的愿望，超重或肥胖者体质量逐渐下降，那么这样的强度是合适的。

值得注意的是，T2DM患者多为中老年人，体力较弱，运动水平低，个体差异大。因此，在实际运动中有效心率范围最好是按运动耐力试验的结果来制定。

六、肥胖型糖尿病患者运动处方

这类患者为心血管疾病的高危人群，特别适合进行运动疗法，因运动可提高靶器官对胰岛素的敏感性，增加靶细胞对葡萄糖的摄取和利用，增加肌糖原、肝糖原的贮备，减轻胰岛素抵抗，并通过消耗体内脂肪，减轻体质量，也有利于降糖、降压。因此对肥胖型糖尿病应尽早行运动疗法，并与饮食疗法相结合，减轻体质量，改善外周组织对胰岛素的敏感性，纠正糖脂代谢紊乱。

为了达到消耗体内脂肪的目的，运动强度可偏低，可选40%~50%最大耗氧量，但运动时间要长，应为40~50min。这是因为运动的持续时间与消耗的能量物质有关，开始运动时消耗的主要是碳水化合物，随时间延长脂类氧化提供能量比例逐渐上升。运动持续30min，脂肪酸的氧化供能占50%，如运动持续2h，脂肪酸氧化供能占62%，而糖的氧化供能下降到30%。因此对肥胖糖尿病应采用低至中等强度、较长时间的运动锻炼方法。

运动锻炼可能会使食欲增加，这时应特别注意对饮食的控制和调整，否则运动消耗的能量还不如食欲增加后能量摄入的增加。运动疗法一定要和饮食控制相结合，缓慢减肥。一般主张每日减重50~70g，每周减重400g为宜。具体实施时可做一个计划，如某患者每周欲减400g，而每克脂肪产能37.7kJ

（9kcal），即为15 062.4kJ（3 600kcal）。如中等强度的慢跑每次30min，消耗836.8kJ（200kcal），每周运动5次，共耗能4 184kJ（1 000kcal），这样每周还需减少能量摄入10 878.4kJ（2 600kcal），即每天需减少能量摄入1 552kJ（371kcal）。若运动时间每次从30min渐延长到1h，每周运动6次，则不需严格限制能量摄入即可达到减重目的。运动减重主要减去的是脂肪组织，不影响机体其他组织，是有健身效果的。

七、糖尿病合并特定的大血管并发症的运动处方

1. 脑血管并发症

运动训练可促进脑血管疾病后患者自发性神经功能恢复及脑功能重塑。加快患者的功能恢复进程。它可通过不同的训练计划，针对患者特殊的运动功能损伤进行康复治疗，使患者的运动学习能力得以保留，从而获得最佳的疗效。随着运动学习理论的深入探讨，肌电生物反馈、强制性运动疗法、减重训练、运动想象等运动治疗方法的出现。

（1）肌电生物反馈电刺激：肌电生物反馈电刺激是一种由肌电生物反馈介导的低频电刺激，当来自患者肌肉自主收缩产生的微弱的肌电信号达到或超过某一设定阈值时，可立即转化为多种可视可听的感官信号，并同步启动神经肌肉电刺激，使患者肌肉进一步收缩。这种治疗方法的运动学习原理涉及重复训练与感觉运动整合，既可产生由随意运动诱发的模式化的、反复的被动活动，又可加强本体感觉的生物反馈，有助于运动皮质功能的重组。肌电生物反馈电刺激可有效增强肌力、抑制痉挛，促进脑卒中后各期患者偏瘫肢体的功能恢复。

（2）强制性使用运动疗法：强制性使用运动疗法是一种对偏瘫患者固定健侧上肢，同时强迫性反复使用患侧上肢，从而促进患肢功能恢复的方法。脑损伤后患者偏瘫肢体的运动功能有所恢复时，由于代偿性健肢的替代使用，导致患肢失用。克服这种习得性失用就是强制性使用运动疗法的康复机制。近年来，强制性使用运动疗法对脑损伤慢性期（>6个月）患者偏瘫上肢功能恢复的显著疗效备受关注。应用经颅磁刺激、正电子发射X线层析照相术及功能性磁共振等技术的研究显示，在接受强制性使用运动疗法前后，脑损伤同侧感觉运动皮质、脑损伤对侧运动皮质及脑损伤周围皮质的激活改变，提示强制性使用运动疗法能取得康复疗效可能与大脑皮质的功能重组有关。

（3）步行训练：减重、步行训练是利用悬吊装置不同程度地减少体质量对下肢的负荷，减轻因负荷过重而引起的痉挛状态，为支撑能力不足的患者提供步行训练的机会，有利于患者全身各系统生理功能的恢复。并通过反复训练强化大脑重塑，以帮助患者建立正常步态。研究证明，反复进行减重步行训练可改善患者的下肢运动功能评分、步行速度、平衡能力及地面行走耐力。

（4）运动想象：运动想象是指运动活动在内心反复地模拟、排练，而不伴有明显的身体运动。这是一种特殊的运动治疗方式，它不同于一般的主动或被动活动，主要通过形成独立于受损初级运动皮质的运动神经网络系统来促进运动功能的恢复，可应用于脑血管疾病后的各期康复中。

2. 心血管疾病

心血管疾病可引起冠心病、心肌梗死等。以前认为冠心病慢性心功能不全患者运动锻炼是有害的，可引起症状加重和心功能进一步损害。在过去十几年间，一些研究显示，有计划地运动对心功能没有损害反而有益，其运动能力、耐力及最大氧消耗均有增加，并伴有外周情况改善，运动还对心血管系统有良好的作用，能提高骨骼肌利用氧的能力，降低心肌耗氧量，提高心肌缺血阈值，长期锻炼还可提高心力储备，有助于冠脉硬化斑块消退。有报道称每日运动量相当于步行或慢跑2km的运动组中，一年后冠脉造影显示粥样硬化消退者（消退>10%）占28%，不变者占62%，加重者10%。而不运动组则分别为6%、49%及45%，两组比较有显著性差异，而在运动量相当于步行或慢跑3km者几乎全部呈现粥样硬化斑块消退现象。2015年《冠心病患者运动治疗中国专家共识》通过大量的流行病学和循证医学的证据证实有氧运动的心血管获益。证据显示，有氧运动和有规律的身体运动明显增加心肺运动耐量，改善心血管功能。有规律的身体运动可降低冠状动脉事件发生率，改善冠状动脉疾病的预后。糖尿病合并冠心病

患者由于存在器质性心脏疾病，心功能个体差异很大，因此在进行身体活动和运动之前要充分进行风险评估。评估内容包括6个部分：

①心血管病史及其他器官疾病病史；②体格检查，重点检查心肺和肌肉骨骼系统；③了解最近的心血管检查结果，包括血生化检查、12导联心电图、冠状动脉造影、超声心动图、运动负荷试验、血运重建效果和植入起搏器/植入式除颤器功能；④目前服用的药物，包括剂量、服用方法和不良反应；⑤心血管病危险因素控制是否达标；⑥日常饮食习惯和运动习惯。在完成上述评估后，根据运动危险分层进行风险评估，为制定运动处方提供安全保障，其中运动负荷试验和危险分层是运动风险评估中的重点内容，临床医生应掌握相关适应证和禁忌证。每一运动处方应遵循 FITT 原则（即 frequency, intensity, type, time），包括运动形式、运动时间、运动强度和运动频率。除外禁忌证，大多数患者可在出院后 1～3 周内开始运动康复。主要分为三个步骤：第一步：准备活动，即热身运动，多采用低水平有氧运动和静力拉伸，持续 5～10min。目的是放松和伸展肌肉，提高关节活动度和心血管的适应性，帮助患者为高强度锻炼阶段做准备，通过逐渐增加肌肉组织的血流量和关节的运动准备来帮助降低运动损伤的风险。第二步：训练阶段，包含有氧运动、抗阻运动和柔韧性运动等，总时间 30～60min。其中，有氧运动是基础，抗阻运动和柔韧性运动是补充。第三步：放松运动，放松运动是运动训练必不可少的一部分。通过让运动强度逐渐降低，可以保证血液的再分布，减少关节和肌肉组织的僵硬和酸痛，避免静脉回流突然减少导致运动后低血压和晕厥的风险。放松方式可以是慢节奏有氧运动的延续或是柔韧性训练，根据患者病情轻重可持续 5～10min，病情越重放松运动的持续时间宜越长。在运动过程中，要遵守以下操作规范：①在开始运动康复之前需向患者详细介绍运动处方内容；②在患者每次运动康复的前、中、后给予评估；③准备心脏急救应急预案。所有参加心脏康复的医务人员需定期接受心脏急救训练，定期参与病例讨论；④运动场地需备有心电监护和心肺复苏设备，包括心脏电除颤仪和急救药物。临床医生需首先向患者解释运动的步骤以及运动对患者身体有利和可能不利的影响，帮助患者辨别和评估症状与所完成的负荷的联系。因此糖尿病合并 CVD 患者的运动康复治疗需要具备基础设备、专业的人员资质和场地，才能保证其安全有效的实施。

3. 糖尿病

周围血管病变以下肢动脉病变为主，可致局部供血不足而引起皮肤紫绀、溃疡甚至坏死。其主要的病理改变是动脉粥样硬化（AS），表现为血管壁增厚变硬，失去弹性及管腔狭窄、血流减慢。从而使血小板聚集形成血栓。这种改变是广泛的，累及神经滋养血管，可引起神经缺血性改变而致周围神经病变。表现为肢体疼痛、感觉异常、严重供血不足会导致肢端坏疽，甚至会造成截肢。严重的下肢血管病变（有感觉异常或溃疡）不宜运动，糖尿病足是糖尿病常见的慢性并发症，它有两种情况：一是有开放性或严重病变如溃疡、感染、坏疽的足；二是没有上述情况，但有发生上述情况的危险，如有下肢神经病变或下肢血管病变的足。原则上第一种情形不适合运动疗法，因为运动时足的负重受压会使原来病变进一步加重；第二种情况可以适当运动，可以改善下肢与足的血液循环，但应特别注意对足的保护和护理。血管有病变时，容易发生足部溃疡，且一旦发生很难愈合，最好选择轻运动量如散步或平道骑自行车，如果运动后出现下肢或足的疼痛，说明血管病变严重，应终止原来的运动，及时到医院就诊，可改为上肢为主的运动方式。

八、1 型糖尿病患者的运动处方

与 T2DM 不同，T1DM 应在病情控制较稳定后才开始运动疗法。运动锻炼不仅可促进患儿生长发育，而且可增加胰岛素的作用，有利于血糖控制。有人做过临床研究发现，经常参加运动的 1 型糖尿病患者 10～30 年后并发症发生率和病死率都低于不参加运动锻炼的 1 型糖尿病患者。运动强度可选择 50%～60% 最高心率，以中、低强度运动为主；运动时间可从 15min 开始，每周 3～4 次，再渐增加运动时间和次数，每次运动不要过度劳累，持续时间最好不要太长，以不超过 30min 为宜，以免加重病情。因

T1DM 多为儿童或青少年，因此要注意运动的兴趣和直观性，要不断变换运动的内容，使之能长期坚持。1 型糖尿病需注射胰岛素，要处理好运动与使用胰岛素和饮食的关系，要注意运动后出现血糖过高或过低，注射部位应尽量避开运动的肢体，否则会加快胰岛素的吸收，易出现低血糖，同时每次运动应避开胰岛素作用的高峰期。如运动量较大，时间较长，则需补充额外食物，并随身带些饼干或糖果，随时备用，当然 1 型糖尿病患者在正式运动开始前应进行 5～10min 的有氧热身运动，这样能有效预防肌肉和骨骼的损害，适当的生长运动也有助于预防运动损伤。

（李健榕　黄国良）

第三节　运动治疗的注意事项

运动治疗应遵循医生指导、科学计划、量力而行、持之以恒、循序渐进及注意监测这几个原则。同时应将运动治疗与药物、饮食疗法有机结合，达到综合治疗的目的。

一、运动治疗的适应证

（1）中度以下 2 型糖尿病患者，空腹血糖在 11.0～16.7mmol/L 以下者，尤其是合并轻到中度大血管病变的患者。

（2）肥胖的 2 型糖尿病患者为最佳适应证。

（3）经适当治疗，病情稳定的 1 型糖尿病患者。

二、运动治疗的禁忌证

（1）血糖控制很差，病情波动较大情况下应暂时停止体育锻炼。

（2）有严重感染、发热、活动性肺结核时，应禁止体育锻炼。

（3）伴有酮症、酸中毒等急性并发症以及伴有严重心、肾病变、高血压等慢性并发症时，应禁止体育锻炼。因运动会使肾血流量减少，毛细血管对蛋白质的通透性增高，可使蛋白尿增加，使糖尿病肾病病情加重。

（4）足部溃疡及糖尿病严重神经病变者，不宜进行体育锻炼。

（5）在胰岛素作用最强时和在注射胰岛素后还没有吃饭时，都应避免体育锻炼，以防止出现低血糖。如果必须在胰岛素作用最强时进行劳动等活动，则应少量加餐。

（6）妊娠、呕吐、腹泻及有低血糖倾向者，宜避免体育锻炼。

（7）新近发生的血栓，严重的下肢大血管病变。

（8）有冠心病伴心功能不全的糖尿病人，应禁止体育锻炼。

（9）严重自主神经病变者，如直立性低血压者。

（10）有慢性并发症在进展期的患者，如心绞痛频繁发作，肾病者尿蛋白增加，肾功能不全，增殖期视网膜病变等不宜进行运动。

三、遵循原则

1. 个体化

糖尿病的类型不同，发病年龄不同，并存疾病不同，并发症不同，病情严重程度不同，个人爱好、运动习惯也不同，这就要求运动项目选择、运动强度、持续时间、运动的频率都要因人而异。

2. 循序渐进

运动的内容应该由少到多、由弱到强、由易到难，运动量由小到大，并逐渐适应，尽量避免人际竞争性的运动。

3. 持之以恒

运动的目的就是要更好地控制血糖，要想血糖控制在稳定水平上，就需要持之以恒，每天都要维持一定量的运动时间、运动强度。

4. 及时调整

人每天机体状态在变化，病情也是在不断地变化，所以运动项目的选择及运动强度都是要随之而变的。

四、运动前注意事项

运动疗法对1型糖尿病和2型糖尿病患者都有治疗作用，但为了安全起见，运动前最好对将实施运动治疗的糖尿病患者进行全面体格检查，查清是否有各种并发症，根据检查结果选择适宜的运动项目。病情较重者应停止运动治疗。最好进行一次心电图运动负荷试验，以发现潜在的心血管疾病，判断患者心血管系统对运动的反应能力，以此作为判定运动方案的依据。运动量的判定应考虑运动的有效性和安全性。选择下肢运动应指导他们保护足部，选择合适的鞋，鞋底要厚些，要有较好的弹性，以减少下肢关节的撞击应力，避免在过热或过冷的气候或代谢控制较差时运动；对使用胰岛素或口服降糖药患者应注意监测血糖，并根据运动量适当减少或调整药物；如有较剧烈或较长时间的运动，可根据运动强度和时间以及运动前血糖水平等因素临时加餐，以防低血糖发生，如运动前血糖在 5.6mmol/L 以下，可适当进食 15~20g 碳水化合物或 250g 苹果；如运动前血糖在 5.6~8mmol/L，则应根据运动后血糖情况决定是否加餐。在运动前应适当喝些水，以防脱水。为防止低血糖应注意以下几点：运动宜在餐后 1h 左右进行，尽量不要在空腹进行；长时间、中等强度以上运动，在运动前可适当进食，或减少药物剂量；随身携带含糖食品以备急用；运动时应随身携带糖尿病卡，卡上应有患者姓名、疾病名称、家庭电话及目前使用治疗药物名称和剂量，如出现意外，其他人发现后可帮助处理。

五、运动中的注意事项

（1）运动时间应相对固定。饭后 1~2h 运动较为合适，因为此时血糖较高，运动时不易发生低血糖。运动量也要相对固定，不要忽高忽低，以免血糖波动。

（2）运动前后测血糖。运动时血糖过低或过高均对病人不利，因此有血糖仪者应做到运动前后各测一次血糖。

（3）注意心率变化，掌握运动强度，避免过强的运动引发心血管并发症。

（4）运动中出现胸痛胸闷的症状，应立刻停止运动，原地休息，口含硝酸甘油或速效救心丸，若不能缓解应尽快去医院就诊。

（5）注射胰岛素的病人最好将胰岛素注射在腹部，因为肢体的活动使胰岛素吸收加快，作用加强，易发生低血糖。

（6）尽量避免空腹运动，运动前后要注意补充水分，运动时身边要备有糖、饼干、点心等，防止低血糖发生。低血糖的症状，早期可有饥饿感、心慌出汗、头晕、四肢无力或颤抖，此时应立即停止运动，原地服糖休息 10min 若不能缓解，应立即去医院治疗。

（7）由于运动可加重心脑负担，使血浆容量减少，血管收缩，有诱发心绞痛、心肌梗死和心律失常的危险，还可使肾血流减少，使糖尿病肾病加重。运动时血压上升，增加玻璃体视网膜出血的可能性，因此在运动中若出现胸闷、胸痛、视力模糊等，应立即停止并及时处理。

（8）如有周围血管病变选择运动形式为走—息—走；如有严重视网膜病变不举重、不潜水、头不低于腰；有周围神经病变避免过度伸展，不负重。

（9）运动疗法要与饮食和药物疗法互相配合，才能获得满意的效果。

（10）随身携带糖尿病卡，上面有姓名、住址、电话号码，以便发生意外时他人可以根据卡片给予救助。

（11）运动方式、运动强度一定要因人而异，要循序渐进，持之以恒，切不可操之过急，盲目进行大运动量的、激烈的活动。整个运动过程中及运动后，要注意自我感觉，如有严重的呼吸费力、胸前压迫感、头晕、眼花、出大汗等症状时，应立即停止运动并及时向医生咨询。

（12）运动即将结束时，再做10min左右的恢复整理运动，不要突然停止运动。运动时间、运动强度相对固定，切忌运动量忽大忽小。

六、运动后注意事项

运动后应做放松运动，以加速代谢产物的清除，促进体力恢复。放松运动最好是将脉搏控制在平静心率±（10～15）次/分，并维持5～10min，运动后如出汗较多，不宜马上洗冷水澡或热水澡，应在运动后心率恢复正常后，擦干汗，再洗温水浴。每次运动后可根据自我感觉对运动方案进行调整。运动后心率在休息后5～10min内恢复，并自我感觉轻松愉快，虽有些疲乏，肌肉酸痛，但短时休息即可消失，次日体力充沛为运动量适宜。如运动后10～20min心率仍未恢复，且出现心慌、胸闷、气短、食欲睡眠不佳等状况，次日周身乏力，说明运动量过大，应减少运动量或暂停运动。如运动后周身无发热感，无汗，脉搏无明显变化或在2min内恢复，表明运动量过小。运动后仔细检查双脚，发现红肿、青紫、水疱、血疱、感染等，应及时处理。

七、重视静态生活方式改变及饮食控制

静态生活方式（包括久坐行为和低能量消耗活动）是T2DM发生的独立危险因素。久坐行为，即清醒状态下保持坐姿或躺姿的行为，其特点是能量消耗不高于1.5MET［1MET＝3.5ml氧/（kg·min）］；常见的久坐行为包括静坐、看电视、操作电脑、开车和读书等。研究表明，久坐时间与糖尿病、心血管疾病及全因死亡率密切相关；即便在一些已经达到运动指南推荐运动量的人群里面，久坐时间依旧是T2DM发病的独立危险因素。因而，重视静态生活方式改变则意义重大。建议T2DM患者增加日常身体活动和低强度运动，减少静坐时间和静态生活方式，每天静坐的时间不超过2h。如辅以直接针对久坐行为改变的干预措施（如对于经常伏案工作的T2DM患者，可让其设定闹铃打破久坐，或在其办公室张贴醒目的提醒打破久坐习惯的标示，或在其工作电脑中安装具有提醒功能的计时软件——每隔30min可提醒其需要适当步行，进而打破久坐习惯），以期最大限度减少久坐时间，打破久坐习惯。糖尿病有并发症者应尽量避免长期卧床少动，在病情允许的情况下，鼓励运动，有适应证或有条件者应进行运动疗法，但必须加强指导和监护，保持运动的长期性、规律性和安全性。运动治疗有利于降低T2DM患者体质量，改善血脂控制；但越来越多的证据表明，那些"成功"降低体质量、改善血脂的"有效"运动治疗方案，往往联合了饮食控制，因为运动治疗引起的能量消耗（"饥饿感"）会导致部分患者摄入更多能量，继而抵消了运动治疗产生的"积极"效应。因此，在运动治疗的管理过程中，也应重视2型糖尿病患者的饮食、热卡摄入情况，并需积极、耐心地向患者讲解运动治疗中应如何科学饮食，如运动前为防止发生低血糖可进食少许以碳水化合物为主的食物，运动后需注意补充水分、维生素、矿物质及蛋白质等，同时在运动治疗阶段，切忌无计划地饮食，而应基本遵循糖尿病的饮食治疗原则。

八、运动并发症的处理

不恰当的运动可能会带来不良运动反应，最常发生的是低血糖事件。急救和预防措施如下：①现场处理：运动中低血糖和迟发性低血糖，均应立即进食含10～15g糖类的食物，15min后血糖如果仍<3.9mmol/L，再予同等量食物。进食后未能纠正的严重低血糖应送医疗中心抢救；②预防措施：进行糖尿病和运动相关教育，告知低血糖的紧急处理方式，运动前药物未减量者，运动中需注意补充糖分

（如糖水或甜饮料等），胰岛素注射部位原则上以腹壁脐周为佳，尽量避开运动肌群。长时间运动者，可以在运动过程中进食缓慢吸收的糖类。低血糖的发生与运动前的血糖有关，若运动前血糖<5.6mmol/L，应进食糖类后再运动；睡前血糖<7.0mmol/L，预示夜间可能会发生低血糖，建议睡前进食一定量的糖类。

运动疗法有可能使有糖尿病合并症的患者病情加重。合并糖尿病肾病者，由于运动时肌肉血流量增加，肾血流量减少，毛细血管对蛋白通透性增加，可造成尿蛋白增加。合并增殖性视网膜病变的糖尿病患者，运动时血压可能升高，某些运动增加头部血管压力或头低位可引起眼底出血。下肢感觉减退的糖尿病患者，运动可能造成外伤。有合并冠心病者，运动过度可引起心绞痛或心肌梗死。因此对有严重高血糖及有严重急慢性并发症的糖尿病患者禁忌运动治疗。

总之，我国糖尿病患者数量越来越多，这是一个不容回避的问题，而作为糖尿病治疗的五大方法之一的运动疗法更应该引起医护人员和糖尿病患者的重视，将其作为防治糖尿病及其并发症的重要干预手段，把运动治疗推广到糖尿病患者、易患人群以及健康人群中去。

（李健榕　黄国良）

第三十二章

高糖无害化干预思路与具体方法

第一节 提出"高糖无害化"的背景

血糖高会显著增加糖尿病患者的心血管风险。但多项国际大型研究证实强化降糖对糖尿病患者的心血管风险得益有限，对于心血管高危和长期血糖控制差，尤其是老年的糖尿病患者甚至可能有害。AC-CORD证实对心血管高危的2型糖尿病患者，更加积极地强化降压和强化降脂，也不能进一步提高糖尿病患者的心血管得益。现代医学在干预糖尿病患者心血管风险方面面临降糖悖论！中医药不但调节血糖、血脂、血压，更能多靶点作用，通过抗炎、抗氧化、调节细胞因子及AMPK等多信号通路，维护细胞活力及增殖周期等，从而消除高糖细胞毒性以取得心血管获益，使高糖状态与正常的生命状态和谐共存，达成"高糖无害化"目的，而不囿于降低血糖。这既避免了因过急强化降糖带来的心血管危害，又能降低高糖带来的心血管风险。

一、高血糖与心血管风险

已经公认糖尿病是心血管事件风险的独立危险因素，动脉粥样硬化性疾病是糖尿病的主要致死原因。糖尿病具有导致动脉粥样硬化的病理生理基础，关于糖尿病性动脉硬化的认识已经被国际学者接受。UK-PDS系列研究证实高血糖是2型糖尿病发生大血管和微血管并发症的原因。UKPDS 35证实HbA1c每下降1%，糖尿病相关的任何终点下降21%，糖尿病相关的死亡下降21%，心肌梗死下降14%，微血管并发症下降37%。而且以上任何终点均未观察到阈值存在。在美国，糖尿病流行正在增加，心血管疾病伴随糖尿病的流行成为急切的公共健康问题。其2型糖尿病患者心血管死亡较具有相同人口学特征的非糖尿病患者高2~4倍。流行病学分析显示，HbA1c每增加1%，CVD风险增加大约18%。重要的问题是关于在糖尿病患者中预防心血管疾病的问题仍未解决。包括血糖控制到接近正常的益处，综合治疗糖尿病相关的脂代谢紊乱及最佳的血压控制的得益。DCCT的后续研究证实，HbA1c的变化与1型糖尿病CAD的强烈相关，是CAD的一个独立预测因子。DCCT研究结束后11年随访发现，强化控糖可使1型糖尿病患者心血管事件风险下降50%。

在芬兰进行的一项队列研究中，对无糖尿病史的居民做OGTT，筛查出糖尿病、IGT和IFG，并进行12年随访（1996—2008年）。发现当HbA1c≥6.5%时，可以预测女性糖尿病患者的心血管疾病风险。韩国在一项涉及370例2型糖尿病患者的研究中发现，HbA1c与颈动脉斑块的数量和周围动脉病变（踝臂指数）显著相关。美国全国健康和营养检查调查（NHANES）显示，在基线没有冠心病（CHD）的糖尿病患者中，糖尿病增加CHD风险的危害比（HR）为1.95。基线没有CHD的糖尿病患者，冠心病10年累积发病率为25.9%（男）及19.1%（女）。一项347 978例患者参与的多危险因素干预试验（MR-FIT）的结果显示，糖尿病患者发生卒中的风险增加3倍，尤其在<55岁的卒中患者中，糖尿病增加卒中的风险达到10倍（OR=11.6），提示糖尿病本身是卒中的独立预测因子。根据Framingham心脏研究，糖尿病患者发生间歇性跛行的风险增加了3.5~8.6倍并与糖尿病的严重程度和病程有关；糖尿病患者发生严重肢体缺血的风险明显高于非糖尿病患者；与非糖尿病PAD患者相比，糖尿病下肢PAD患者接受

大截肢的概率增加 7～15 倍。

可见，糖尿病中高血糖与心血管事件之间存在直接因果关系。

二、强化降糖具有显著的局限性

有效控制血糖能使糖尿病血管并发症获得显著益处。UKPDS 33 研究纳入 3 867 例新诊断 2 型糖尿病患者，均为经 3 个月饮食控制后测定 2 次 FPG，其平均值为 6.1～15mmol/L。随机分为两组，强化策略组，予磺酰脲类或胰岛素降糖（后期对肥胖者使用了二甲双胍），目标为空腹血糖<6mmol/L；传统策略组，只需控制饮食，只有 FPG 超过 15mmol/L 或有高血糖症状才给予降糖药。结果：10 年后，强化策略组 HbA1c 为 7%（6.2%～8.2%），传统组为 7.9%（6.9%～8.8%），两组相差 11%，差异没有显著性。与传统组相比，强化组任何糖尿病相关终点下降 12%，任何糖尿病相关的死亡下降 10%，全因死亡下降 6%。任何糖尿病相关的集合终点的降低都主要来源于微血管终点下降 25%。强化组低血糖风险显著高于传统组，强化组体质量平均增加 2.9kg，显著超过传统组。其中胰岛素组增重平均达 4kg，远远超过氯磺丙脲的 2.6kg 和格列本脲的 1.7kg。说明为期 10 年的相对强化血糖控制所带来的大血管获益有限。UKPDS 80 对早期的队列进行了另一个 10 年的远期随访，涉及观察期最长达 30 年。其中 3 277 例患者纳入了随访。结果在磺酰脲类－胰岛素组，任何糖尿病相关终点的风险下降 9%，微血管疾病下降 24%，心肌梗死风险下降 15%，观察期内任何原因死亡下降 13%；而二甲双胍组任何糖尿病相关终点的风险下降 21%，心肌梗死下降 33%，任何原因的死亡下降 27%。从而使有效降糖可防治大血管病变的事实获得直接依据。

UKPDS 有以下几点值得关注：一是研究中被纳入的病例均为初诊糖尿病者；二是强化控糖的目标缓和而不急进，包括其 FPG 靶标和实际达到的 HbA1c 水平以及降糖力度；三是对照组以非药物治疗为主，任何降糖药都使用较少；四是其真正的心血管获益来源于远期观察。

ACCORD 是与 UKPDS 具有等同里程碑价值的糖尿病专门研究。ACCORD 试验采用的是随机、双盲、多中心的 2×2 析因设计。其主研究为强化血糖控制部分，同时还进行了联合降脂研究和强化降压研究两个部分的亚试验。分为两个阶段进行：第一阶段从 2001 年 1～7 月，在美国和加拿大的 58 个诊所招募了 1 174 例 2 型糖尿病患者。第二阶段主试验招募开始于 2003 年 2 月，在 77 个诊所进行，再招募到 9 077 例 2 型糖尿病患者，使纳入患者的总人数达到 10 251 例。这些患者都是具有确诊的心血管疾病或其他多个心血管危险因素的心血管事件高风险的中老年 2 型糖尿病患者。主研究部分随机分为两组：强化组血糖控制目标为 HbA1c 水平<6.0%，对照组目标为 7.0%～7.9%。血脂研究纳入 5 518 例，随机双盲平行对照，在辛伐他汀治疗的基础上，再给予非诺贝特或安慰剂，目的是观察在良好血糖控制和使用他汀降低 LDL－C 的基础上，同时用贝特类升高 HDL－C 和降低 TG 水平是否能更好地降低心血管事件发生率。血压试验经纳入 4 733 例，目的是观察在良好血糖控制基础上，收缩压<120mmHg 与收缩压<140mmHg 相比，是否能减低心血管事件发生率。这三项研究的最初结果评价依据，是成年人心血管事件的首次发生情况，尤其是非致死性心肌梗死、非致死性卒中或心血管死亡。

ACCORD 设计的降糖策略：纳入者均给予糖尿病教育、血糖监测仪及抗糖尿病药。强化组以≥2 组降糖药为起始治疗。如果 HbA1c≥6%，或者餐前毛细血管>5.6mmol/L 或餐后毛细血管血糖>7.8mmol/L，则增加降糖药用量或加入另一类降糖药。所有药物联合都是允许的，只有在出现明显副作用或禁忌证时才减少降糖药物。在标准组只有 HbA1c≥8% 才增加降糖力度；或者在发生低血糖风险的背景下 HbA1c 持续<7%，可减少有促发低血糖风险的降糖药如胰岛素或促泌剂。

ACCORD 采取了多个措施来预防严重的低血糖事件发生，包括监测低血糖发生频率，避免低血糖反复。其中界定了严重低血糖的定义：低血糖发作需要他人的帮助，并有检测数据证实血浆葡萄糖低于 2.8mmol/L，或者在摄入糖类或静脉给予葡萄糖或应用胰高血糖素后低血糖症状迅速消失。对被招募者及全体工作人员进行预防低血糖及继发严重事件的知识培训，应用监测系统鉴别严重低血糖和阻止其再发生。并由临床研究点和工作人员评估严重低血糖个体脱落情况，监测严重低血糖发生的比率。

ACCORD因增高的全因死亡率而提前终止，中位数随访时间为3.5（3.4）年。10251例2型糖尿病，平均年龄62.2岁，平均糖尿病病程10年，中位数HbA1c 8.1%。其中女性患者占38%，既往曾经发生过心血管事件者占35%。研究观察第1年结束时，强化组HbA1c中位数稳定于6.4%，标准组为7.5%。随访期间，主要终点事件在强化组发生于352例患者，标准组为371例。同时强化组257例死亡，标准组死亡203例。强化组需要帮助的低血糖事件和体质量增加超过10%的人数更多见。结果表明，与标准治疗比较，3.5年强化治疗把HbA1c目标控制在正常水平的治疗策略增加死亡率，也没有显著降低主要心血管事件。此试验获得了一个新知：对高风险的2型糖尿病患者强化治疗有害。

ACCORD研究者对患者的死因进行了系列的事后分析，企图找到强化组死亡率高于标准组的原因。发现基线时病人的不同特征和研究点，与死亡风险显著相关。无论在调整变异因素之前或之后，如果与随访的最后阶段的HbA1c或第1年HbA1c的降低幅度相比，治疗过程中更高的平均HbA1c水平都是死亡的预测因子。这就是说，预测死亡风险更有力的指标是被预测阶段之前的HbA1c高水平，而不是被预测阶段之后的HbA1c水平或者HbA1c的下降幅度。在HbA1c 6%～9%时，强化组死亡风险的增加与HbA1c呈近似线性的正相关。但只有在平均HbA1c>7%时，强化组死亡风险才高于标准组。因此作者认为是持续更高的HbA1c水平，而不是每年HbA1c下降的幅度，导致了强化组死亡风险的增加。

另外的分析发现，在ACCORD这个高风险的2型糖尿病队列中，心脏自主神经病变与增加的死亡率相关。但基线时强化组与标准组的心脏自主神经病变（CAN）患者的构成相似，显示强化组死亡率增加与CAN无关。后续分析也比较了基线时两组的其他特征。结果表明自我报告的神经病变史、HbA1c的差异及是否使用阿司匹林在对死亡率的贡献方面没有明显的交互作用。而患者年龄、糖尿病病程、既往心血管疾病史等特征，则有助于鉴别强化降糖组中高致死风险的2型糖尿病患者。

强化组更高的低血糖风险是否为死亡率增加的原因一直备受关注。有幸的是，在ACCORD研究中一开始就对低血糖事件及其风险给予了重点关注。后续分析结果表明，在强化组需要医疗救助的低血糖的年发生率为3.14%，标准组为1.03%。低血糖风险增加的情况包括：女性患者（$P=0.03$），非裔美国人（$P<0.0001$），高中以下教育程度者（$P<0.05$），老年受试者（$P<0.0001$），试验中使用胰岛素治疗者（$P<0.0001$）。从基线到随访的4个月，HbA1c更大的下降幅度与低血糖风险的增加无关。无论强化组或普通组，血糖控制更差的患者具有更高的低血糖风险。

在ACCORD回顾性流行病学分析中，进一步剖析了在2型糖尿病中有症状的严重低血糖和死亡率之间的关系。在随访期间，ACCORD研究10251例患者中有10194例因发生过重大事件而进行了至少一次低血糖评估。一方面，强化组未矫正的年死亡率在发生过至少一次需要任何帮助的低血糖事件的患者中为2.8%（每1924人年数中死亡53例），在未发生过低血糖事件的患者中为1.2%（每16315人年数中死亡201例），校正后的HR为1.41；标准组为3.7%（每564人年数中死亡21例）和1.0%（每17297人年数中死亡176例），矫正后的HR为2.30。另一方面，在至少发生过一次需要任何帮助的低血糖事件的患者中，强化组的死亡风险稍低于标准组。在发生过至少一次需要医疗救助的低血糖的患者中，强化组的死亡风险显著低于标准组。到强化组被关闭时，ACCORD中有451例死亡患者的死因被明确认为与低血糖有关。结论：两组死亡风险的增加都与严重的有症状低血糖相关，但严重的低血糖似乎不是造成两组死亡率差异的原因。

在上述系列研究分析结果中可以看到，ACCORD中，血糖控制的速度或幅度、是否合并神经并发症包括心脏自主神经病变是高风险2型糖尿病患者的死亡原因，但不是强化组死亡率高于标准组的原因。强化组低血糖事件与体质量增加都更多，前者虽然也与高风险2型糖尿病患者的死亡风险相关，但却不是强化组死亡率高于标准组的原因。女性患者、非裔美国人、文化程度较低、老年、使用胰岛素是发生低血糖的高风险人群。神经病变病史、HbA1c的差异、是否使用阿司匹林在对死亡率的贡献上没有明显的交互作用。而患者年龄、糖尿病病程、既往心血管疾病史可能是强化降糖的制约因素。治疗前或治疗过程中过高的 HbA1c 水平是预测强化组死亡率增加的因素之一。

在实际临床工作中，更多面对的是长期的糖尿病患者，而且不少人血糖一直控制差，并往往不同程度合并心血管疾病。因此，ACCORD 研究对象更加符合临床病人的普遍特点。同时其设计的治疗方案也更加符合日常临床工作实践。并且其研究方案严格，干扰因素少。ACCORD 有以下几点重要信息：一是纳入病例均有糖尿病史 10 年以上；二是均为老年患者；三是已经诊断心血管疾病或有两个以上心血管危险因素；四是强化降糖组方案比较激进，降糖速度较快；五是强化组低血糖发生率较高；六是强化组总的死亡风险显著高于标准组。

如果将 UKPDS 与 ACCORD 进行对照，可以认为以下患者不宜急于强化降糖：一是老年且有多个心血管危险因素者；二是老年合并心血管病史者；三是 HbA1c 显著升高的老年糖尿病患者（HbA1c＞7％）；四是微血管并发症迅速进展（提示大血管并发风险增高）的糖尿病患者；五是糖尿病病史 10 年以上的老年患者。

同时可得出强化降糖在方法学上的几个要点：一是降糖速度不宜过于激进，以逐渐下降为宜，尤其是 HbA1c 更高者；二是 HbA1c 下降的速度不宜超过 4 个月下降 1％；三是用药不宜过于复杂；四是以降糖为主，与使用特定的降糖药物关系不大；五是使用有更大低血糖风险的降糖药需更加谨慎；六是以着眼长远为主，不宜急于从降糖中获得心血管好处。

下列情况可识别死亡高风险的 2 型糖尿病患者：一是糖尿病史长且有心血管疾病者；有自主神经病变的老年糖尿病患者；HbA1c 更高的老年糖尿病患者；反复发生低血糖的老年患者。

三、强化降糖干预心血管风险的悖论

从前面的内容可知，强化降糖既可以带来心血管获益，同时也可以带来心血管风险。2008 年公布的三大国际著名研究 ADVANCE（强化降糖、降压对 2 型糖尿病血管病变防治研究）、ACCORD（控制糖尿病心血管危险因素行动）、VADT（美国退伍军人糖尿病研究）是国际糖尿病联盟制定最新糖尿病防治策略的重要证据。ADVANCE 研究进一步肯定了强化控糖对微血管终点带来了显著得益，但对大血管得益并不明显；ACCORD、VADT 甚至发现，糖尿病强化治疗启动较晚、已经合并心血管疾病的患者，强化降糖治疗对患者心脑血管不但无益，甚至可能有害。强化降糖本身有其固有的缺陷，世界各国糖尿病达标率都很低，绝大多数糖尿病患者长期都处于实际上的高血糖状态。这一困境在我国显得尤其突出。

2008 年，在 Medline 刊源《中国中西医结合杂志》第六、第七期上发表连载论文《糖尿病强化治疗与血管病变》，明确提出个体化降糖治疗的学术观点，避免一刀切的降糖目标，才有助于让不同具体情况的糖尿病患者获得最大治疗得益。2009 年 Ray 等在国际著名的《柳叶刀》（*The Lancet*）杂志上发表了基于 5 项国际大型研究的荟萃分析结果，明确指出应根据病人的病程、年龄、既往血糖控制情况、并发症及合并症情况、预期寿命等个体化决定血糖控制目标。美国心脏病学会基金会/美国心脏学会/美国糖尿病学会（ACCF/AHA/ADA）在 2009 年发表联合声明，指出糖尿病患者血糖管理应遵循个体化原则，包括个体化决定降糖方案、降糖速度、控糖目标，慎防低血糖，尤其是长期血糖控制差、合并（伴发或并发）心血管疾病的糖尿病患者。这类患者主要包括糖尿病病程长、已发生明显微血管或大血管并发、严重低血糖史、预期寿命较短、有多种合并症的患者，以及通过良好的糖尿病自我管理教育、合理的血糖监测、多种有效剂量降糖药物（含胰岛素）治疗后血糖仍未达标者，应采取较宽松的降糖治疗策略（ADA 指南：C 级推荐；ACC/AHA 指南：Ⅱa/C 类推荐）。我国糖尿病专家于 2009 年 12 月提出的 REACH 共识，使个体化降糖原则具体化，并全面控制血压、血脂、体质量等。目前，个体化降糖已经成为国际共识。这就意味着为了让糖尿病治疗有最大获益，应当允许部分患者存在相对较高的血糖，同时全面控制心血管危险因素。

在 2010 年 3 月 14 日的第 59 届美国心脏学会（ACC）年会上，公布了 ACCORD 降压分支和降脂分支的试验结果。结果表明，强化降压对改善糖尿病患者心脏事件也无益，但可减少卒中；强化降脂无

法在降低患者心血管事件发生风险方面带来了额外益处。这项研究可靠地结束了过去对强化降糖、强化降脂、强化降压益处的过分渲染。

另外，虽然强化降糖治疗常可获得相对更好的血糖控制，整体水平上，强化降糖必定使用更多的降糖药。其中包括了降糖药物单药使用的剂量更大和应用的降糖药种类更多。更大剂量的单药，常常具有更多和更显著的不良作用，如二甲双胍的消化道反应，更多地影响钙及维生素 B_{12} 的吸收进而可能增加缺乏的发生率。并且最新的研究表明，二甲双胍抑制 NADH 从而间接地抑制 NAD^+ 的活性，进而抑制三羧酸循环代谢通量，降低代谢率。同时二甲双胍又促进脂解，这就导致更多的中间代谢产物在体内积聚，从而增加酸中毒的风险。老年人、长期糖尿病患者可能伴有不同程度的肾功能下降、慢性贫血以及合并其他可导致缺血缺氧的疾病，因中间代谢产物包括乳酸产生更多或者排出不畅，使发生酸中毒尤其乳酸酸中毒的风险增加。二甲双胍直接的肝毒性，在较大剂量的情况时应加以关注。大多数老年糖尿病患者的肾功能存在不同程度的下降，磺酰脲类降糖药用量过大可能增加多种风险，如药物的蓄积导致严重的低血糖事件，由此增加心血管风险；同时增加肾脏负担，以及对缺血预适应的不良影响和可能存在轻微的骨髓抑制。磺酰脲类药对缺血心肌预适应的干扰，也是学者应关注的重要话题。磺酰脲类药在剂量过大的情况下，其对受体的选择性可能进一步丧失，从而可能增加其对缺血心肌的负面影响。糖苷酶抑制剂、噻唑烷二酮类、格列奈类等降糖药，在过大剂量情况下，同样增加其多方面风险。

强化降糖往往离不开胰岛素。而过量胰岛素所带来的各种风险，尤其是增加食量、增加体质量的缺陷以及最高的低血糖发生风险，在很大程度上抵消了其所所带来的降糖得益。正如 Niswender 所指出，抗糖尿病药引起体质量增加可加重糖尿病相关的其他心血管风险。一例女性糖尿病患者，在美国用胰岛素治疗每天 110U（早 56U，晚 54U），自述血糖控制不错。来诊所时体质量 86kg，其身高 156cm。伴高血压、高血脂及脂肪肝。述其胰岛素治疗前体质量仅 51kg。我们将其胰岛素用量逐渐减少，最终胰岛素用量调整为早餐前 18U，晚餐前 14U，并先后加用西格列汀 100mg，qd，二甲双胍 0.5g，tid。血糖谱：早餐前 6.2mmol/L，早餐后 8.2mmol/L，午餐前 5.6mmol/L，午餐后 7.6mmol/L，晚餐前 5.3mmol/L，晚餐后 8.4mmol/L，22：00 血糖 7.2mmol/L，凌晨 1：00 血糖 6.2mmol/L，3：00 血糖 6.2mmol/L。在没有增加降糖药的情况下，血压控制显著进步，病人精神状态、体力也显著改善。体质量增加的长期心血管负得益，更应引起重视，这在年轻的 2 型糖尿病患者中显得尤其重要。Aviles-Santa 等研究发现，在年轻的 2 型糖尿病患者中，胰岛素治疗 52 周和 104 周，虽然 HbA1c 降低 22.2%，但体质量、BMI、腰围及体脂百分比平行增加且达显著性。血脂和脂蛋白谱、HsCRP／白细胞黏附分子及其他非传统的心血管危险因素均没有显著变化。

一般认为，强化降糖可降低多种细胞因子包括部分炎性细胞因子，从而为防治糖尿病大血管并发症带来益处。实际上，强化降糖同时也可升高一些细胞因子甚至炎症因子。如在著名的 DCCT 研究中，观察了 1 型糖尿病强化控糖对炎症标志物水平的影响。结果发现在 1 型糖尿病中，3 年强化降糖增加体质量，且同时增加炎症标志物高敏 C 反应蛋白（hsCRP）及可溶性 TNF 受体 1（sTNF-R1）水平，而这两种细胞因子都是比较明确的心血管危险因素。提示强化降糖同时存在增加心血管风险的可能。但可降低可溶性血管细胞黏附分子（sVCAM-1）和（sICAM-1）水平。

结合上述内容，不难得出这样的悖论：一方面，血糖高增加患者的心血管风险；另一方面，对于长期血糖控制差、已经合并心血管疾病的糖尿病患者，又必须允许其存在一定的高血糖状态。对于这些治疗两难的糖尿病患者，如何更好地防治其心血管病变，尤其更好地防治由于持续高血糖所带来的心血管损害，是我们需要进一步研究的。

四、克服强化降糖悖论，践行"高糖无害化"干预策略

ACCORD 研究结果公布，关于强化降糖、强化降脂、强化降压过分渲染的时代已经结束。合理的、现实的、实事求是的个体化治疗策略必须得到重视。对于不宜强化降糖者必须允许其存在一定的高血糖

状态，糖尿病患者的血压并非降得越低越好，联合多种降脂药的强化降脂策略并不能增加其对糖尿病患者的心血管获益。

中医药从多个方面、多方位干预，多途径协同作用，几无副作用地为糖尿病患者带来了心血管净得益。这些净得益不只体现在已经发生心血管事件者，且更多的是体现在糖尿病的一级预防、二级预防中。使用中医药，在预防糖尿病发生的同时，实际上就已经开始了其心血管风险的预防；同样是使用中医药，在治疗糖尿病高血糖时，实际上也开始了其心血管事件风险的预防。这两个层次的心血管预防，是独立于糖尿病本身的。只要使用了中医药的防治措施，即使受药对象终生未发生糖尿病，其心血管仍然可从中获益。可以说，只要合理应用中医药的措施，最终都会有心血管得益。

糖尿病的各种并发症风险，最终来源于高血糖。高血糖的危害来源于高糖的毒性。要在真正意义上消除糖尿病带来的危害，就要做到"高糖无害化"。所谓高糖无害化，就是经过适当的干预，使高糖状态即使持续存在也不会导致各种器官、组织、细胞等结构、功能异常，使高糖状态与正常的生命状态和谐共处，因而从根本上控制糖尿病的并发症，并减少因控糖所带来的各种风险。要使高糖无害化，就必须消除高糖毒性。

第二节　高糖无害化干预的策略与方法

一、高糖无害化干预的基本策略研究

高血糖的毒性已经被广泛知晓，它包含了多层次、多角度内容，既有组织水平的毒性，也有细胞水平的毒性，更有分子水平的毒性，甚至可影响多种基因的表达。其危害影响全身所有的器官、组织、细胞。干预如此广泛的危害，可以有两条思路：一是针对每一项危害给予一个干预措施，二是用少数且最好是一个干预措施来解决绝大多数的主要问题。显然第一条路是不可行的，因为这需要无数多的干预措施及干预用药。第二种方法，干预措施必须要有多靶点、多途径作用的特点，作用必须十分广泛。就化学药物来看，目前尚未有这样的产品或这样的潜在产品。中药单味药就有多种成分可以作用于多个靶点。中药复方由多个单味中药组成，再加上药品的炮制、加工、煎煮等，其成分可以说是无限复杂，无法用个数来准确说明。而这些无限复杂的成分所带来的是无限复杂的作用机制，这些作用机制具有真正意义上的多靶点、多层次、多角度的作用特点，最能充分满足抗高糖毒性的需要。当然，这是理想化的假设。实际上，这种假设已经有了一些事实的支持。下面具体介绍一个关于丹瓜方干预高糖毒性的实验研究事例。这一研究成果还是初步的，更多的研究需要继续开展，但其所说明的问题还是充满希望的。

一是研究了葡萄糖浓度与高糖内皮细胞毒性的关系及丹瓜方对高糖内皮细胞毒性的防治作用。方法：①以标准 M199 培养基（葡萄糖 5.55mmol/L）进行丹瓜方的细胞毒性实验，找出合适的实验用浓度；②以含有不同浓度的葡萄糖（G1～G11 组，葡萄糖 5.5～99.9mmol/L）的培养基培养 huVEC 细胞 72h，以 MTT 法测定细胞 OD 值；③重复实验②但各组（Y1～Y11）培养基均含 1/300 丹瓜方。以 MTT 法检测细胞活力。MTT 分析法以活细胞代谢物还原剂噻唑蓝为基础。MTT 实验所测得的 OD 值反映了细胞的总活力。细胞总活力越高，所测得的 OD 值就越大。反之亦然。结果表明：高浓度葡萄糖降低细胞 OD 值，且 OD 值与葡萄糖深度呈显著负相关。如果将培养基葡萄糖浓度 5.5mmol/L 视为正常糖浓度，当葡萄糖浓度为 22.2mmol/L 时，OD 值差异达到显著性。表明高糖具有显著内皮细胞毒性，其毒性大小与葡萄糖浓度呈显著正相关，葡萄糖浓度越高毒性越大。将丹瓜方制成 1∶1 药液，再配制成 1∶300 培养基。以此培养基重复上述实验，发现 1∶300 丹瓜方培养基完全逆转了 5.5mmol/L 以上，100mmol/L 以下任何高糖浓度的内皮细胞毒性。本实验提示丹瓜方消除了高糖的内皮细胞毒性。

另一项研究是探讨中药复方丹瓜方对不同糖浓度培养的血管内皮细胞（ECV304）增殖及对秋水仙碱

细胞毒的影响，以揭示丹瓜方在防治糖尿病高血糖致血管内皮细胞损伤中的价值。方法：实验分三个阶段，在含或不含丹瓜方液的不同浓度葡萄糖培养液中，加或不加秋水仙碱，观察细胞的生长情况及形态学的改变。结果：①各浓度丹瓜方均能减少高糖培养 ECV304 的漂浮细胞数目；②高糖及各浓度丹瓜方均具有促进培养的 ECV304 "伪足样" 结构形成作用，但高糖与丹瓜方促进伪足形成的作用不发生叠加；③秋水仙碱使高糖或丹瓜方培养的内皮细胞伪足样结构显著减少或消失；移除秋水仙碱后丹瓜方培养的内皮细胞 "伪足样" 结构迅速出现，但单独高糖培养细胞无此表现；④丹瓜方能减少含秋水仙碱的培养液中细胞的死亡；移除秋水仙碱后丹瓜方培养液中细胞恢复迅速。说明丹瓜方具有促进细胞骨架形成，对抗秋水仙碱细胞毒作用。

此外也探讨了高糖的内皮细胞周期毒性特点及中药复方丹瓜方对高糖培养的血管内皮细胞增殖周期的影响，目的是揭示丹瓜方防治糖尿病高血糖致血管内皮细胞损伤的部分机制，为防治长期血糖不达标的糖尿病患者的血管并发症提供借鉴。方法：根据既往 MTT 实验，按照葡萄糖及丹瓜方液浓度的不同，将血管内皮细胞（ECV304）分为标准培养组（A 组，葡萄糖 5.56mmol/L）、1/300 中药标准组（B 组）、高糖培养组（C 组，葡萄糖 16.67mmol/L）、1/150 中药高糖组（D 组）、1/300 中药高糖组（E 组）、1/600 中药高糖组（F 组）。分别在目标培养液培养 36h、72h、108h 后，用流式细胞仪进行细胞周期测定。结果：①与 A 组比较，C 组 G_0/G_1 期细胞百分比显著增加（$P=0.034$），此差异与细胞在高糖环境中生长时间长短无动态关系；S 期细胞百分比显著减少（$P=0.021$），此差异与细胞在高糖环境中的生长时间长短有动态性变化；②A 组 S 期细胞百分数从 36h 到 72h 下降了 30.25%，由 72h 到 108h 下降了 12.33%；而 C 组这两个数字为 23.05% 和 21.87%。这两组的差异具有显著性（$P=0.029$）；③C 组与 A 组 G_2/M 期细胞百分数差异没有达到统计学显著性；④C 组在 72h 的 G_2/M 期细胞百分数与 A 组的差异达到显著性（$P=0.009$），但在 36h 和 108h 均无统计学意义；⑤1/300 丹瓜方完全逆转 16.67mmol/L 高糖对细胞增殖周期的不良影响，并且对 5.56mmol/L 葡萄糖中细胞增殖周期没有明显影响；⑥1/150 丹瓜方和 1/600 丹瓜方都没有显著逆转高糖环境中细胞增殖周期的异常变化。结论：高糖对内皮细胞增殖周期有动态影响，其特点是将细胞增殖持续阻滞在 G_0/G_1 期；该阻滞的对应改变主要出现在 S 期。1/300 丹瓜方解除了高糖对细胞增殖周期的阻滞。

其他研究表明，高糖培养的血管内皮细胞内活性氧族（ROS）含量显著升高；适当浓度的丹瓜方对高糖培养血管内皮细胞内 ROS 含量具有显著降低作用。丹瓜方还能调节高糖环境中内皮细胞所产生的 NO 水平；改善糖尿病患者的胰岛功能，降低糖尿病患者血液 TNF$-\alpha$ 水平和 CRP 水平，改善血液流变性，降低患者升高了的血浆纤维蛋白原及层黏蛋白的水平。初步显示出中药复方丹瓜方具有多靶点、多层次抗高糖毒性作用，为高糖无害化研究奠定了基础。

二、基于化学药物的高糖无害化干预思路（西药复方干预思路）

（一）化学药物实施高糖无害化干预的条件

葡萄糖的毒性涉及复杂的生理病理通路及众多的靶点，这与化学药物的单靶点作用是难以契合的。同时，葡萄糖毒性还具有多器官影响的特点。要用单靶点药物或单体药物来实现高糖无害化，必须使用复方制剂或复合物。从临床来看，一般是指几种同类别的药物组成的制剂，如复合维生素 B 以维生素 B_1、B_2、B_6 为主，含烟酰胺、泛酸钙等。复合磷酸酯酶片，是由麦芽中提取的多种酶如磷酸二酯酶、磷酸单酯酶等组成，这些成分都具有磷酸酯酶活性。因系复合制剂难以用来实验高糖无害化治疗。

复方制剂一般是由几种不同类别的药物混合而成，多以主药命名。如复方碘溶液，是由碘和碘化钾组成，而起作用的是碘，碘化钾只是在配制过程中增加碘的溶解度。复方地芬诺酯片，由地芬诺酯、阿托品等组成，两者皆有治疗作用，但以地芬诺酯为主。去痛片、复方降压片等都是属于此类。复方药虽然所含成分的作用靶点和作用机制都有所不同，但同一个复方药中的成分干预的目标都是一致的，从不同角度来解决一个问题。这一特点，正好与高糖无害化干预思路具有相似之处。因此，从推论来说，单靶点化学药物通过合理组合，也可以不同程度地实现高糖无害化。

世界卫生组织（WHO）在 2005 年发布的 929 号技术报告《固定剂量复方制剂注册指导原则》中，将"复合治疗"定义为将两种或更多活性物质以固定剂量比例组合，制成的复方制剂组合进行的治疗；将"固定剂量复方制剂"定义为含有两种或更多活性物质的制剂成品。

FDA 规定新开发复方制剂应符合下述四方面要求：一是要以治疗严重疾病和症状为目的；二是复方制剂与单方制剂相比应有明确的生物活性优势；三是复方制剂的优势应当体现在该药能在临床上体现"协同"作用或延长作用时间，而不是简单的单组分"加和"效应；四是复方制剂的安全性以及可能产生的副作用、单药生物活性的有限性等因素必须严格考虑。

此外，国外还有一种"多效药片"。有人在 2002 年研究阐述了用一种组合药片来预防心血管事件以方便服用的观点；2003 年《英国医学杂志》发表的研究阐述了以名为"POLYPILL"的复方药片，来预防心血管疾病的设想。POLYPILL 即多效药片或药丸，实际上就是复方制剂。但"组合药物""组合包装药品"当属于配方药范围。

（二）化学药物实施高糖无害化干预的设想

根据高糖毒性特点，实现高糖无害化干预的药物，必须是多成分、多靶点作用的药物。从化学药物来讲，必须是复方制剂或者用多效药片或药丸。这类复方药的组分，必须根据高糖毒性特点来设计，根据不同需要选择多个靶点作为干预对象来选择组合成分。如以防治大血管事件为主要目标，就应当涉及调脂药尤其是他汀、抗血小板药如阿司匹林、交感抑制药如 β 受体阻滞剂或螺内酯，或者血管解痉剂如钙拮抗药或山莨菪碱，或者利尿药等，或者还可加抗氧化剂或其他成分。如主要针对肾脏，那么 ACEI 或 ARB 就不可少。但成分越多，提示药物的相互作用也越复杂，可能潜在的风险也更大。国外设计了一种 POLYPILL 由一种他汀类降脂药、3 种抗高血压药、叶酸和阿司匹林组成。这种药由于服用相对简单和更方便，对糖尿病大血管病变患者可以减少服药片数，提高患者在服用药物时的依从性，有助于提高疗效的最终净获益。

（三）形似而神异：化学药物和中药实施高糖无害化干预存在差异

复方化学制剂虽然也可以从多个靶点干预，来阻断高糖相应方面的致病作用，可以保护大血管等，间接达到高糖无害化干预效果，但是，由于化学药物本身是单靶点的，每个成分作用的靶点固定。复方药组成成分也是有限的，因此其干预的靶点也仅仅是所选择的少数几个，并且固定。但高糖毒性所涉及的靶点是很多的，再加上靶点之间的相互影响，几乎整个人体的靶点都可能不同程度地被波及。因此基于分析还原论的化学药物，是很难满足高糖毒性这样复杂的模式的，更不用说糖尿病患者个体之间都存在着差异，化学药物复方制剂更不可能满足这种个体化差异治疗。更深层次的是，复方化学药物虽然可能做到一定程度的"多靶点"干预，但其本质仍然是单靶点干预，只是在单靶点干预的同时进行。与中医辨证论治中复方中药的多靶点干预具有本质的不同。

三、中医实现高糖无害化干预的治疗学基础

通过辨证论治，复方中成药，复方汤药，单药，通过中医理论来调节阴阳平衡，气血平衡，内环境平衡等。

（一）病机与辨证论治

虽然我国人群平均寿命越来越高，但是糖尿病发病率越来越高，并且治疗复杂，加上多重用药且治疗效果总体并非十分理想，患者并发症十分常见，导致患者生活质量却不尽如人意。这个严重的公共健康问题引发了一系列的思考，最主要的是，糖尿病是如何发病的，又该如何控制呢？其实，早在几千年前，我国医学经典《黄帝内经素问·奇病论》即给出了解释："此肥美之所发也，此人必数食甘美而多肥也，肥者令人内热，甘者令人中满，故其气上溢，转为消渴，治之以兰，除陈气也"。

糖尿病属于"消渴"范围。目前，消渴的中医辨证分型分为阴虚热盛、气阴两虚、阴阳两虚型。一般阴虚热盛型病程短、病情轻、并发症少而轻，表现为以胰岛素抵抗为主的早期阶段；气阴两虚型病程较长、发病年龄较大、有诸多较轻并发症，表现为以胰岛素抵抗为主的中期阶段，为糖尿病病情转机的关键证型；阴阳两虚型病程长、年龄较大、并发症多且严重，表现为胰岛功能衰竭，为糖尿病晚期阶段。

1. 关于糖尿病大血管病变的病机"伏邪"说

高泓等采用中药参芪复方探讨抑制代谢记忆保护糖尿病大血管中的作用机制研究中认为，高血糖造成的"糖毒性"造成血管内皮细胞损伤、功能紊乱、促成动脉粥样硬化形成，最终导致糖尿病大血管并发症的发生发展。目前临床对于糖尿病大血管病变的防治手段主要还是通过控制血糖水平进行。但近来ACCORD、ADVANCE等大型临床研究结果显示，由于长期高糖刺激对机体造成了代谢记忆，即使机体的高血糖能够得到有效控制，而代谢记忆对血管的损伤却持续存在，最终引发了糖尿病大血管病变的发生。代谢记忆的持续存在是伏匿毒邪伏藏体内的过程，"伏"是痰浊瘀血等毒邪在正气亏虚下量的积累过程。脏腑功能失调，正气亏虚，痰浊瘀血伏毒孳生隐匿、氤氲蔓延，更加重正气虚损，当正虚邪实，毒邪鸱张，显现发病，最终导致大血管病变的质变，表现出明显的临床症状及临床指标的异常。代谢记忆的高糖现象只是脏腑功能失调的一种表现形式，还有多种病理情况隐匿未显，仅通过降糖使升高的血糖恢复正常，然而其他病理因素并没有完全得到纠正，代谢记忆的现象就会持续存在，最终引发了糖尿病大血管病变。参芪复方主要由人参、黄芪、生地、天花粉等八味中药组成，具有养阴益气、活血祛浊之功。以参芪复方为代表的养阴益气活血法体现了我们对代谢记忆的中医思维认识，良好地贯彻了代谢记忆-伏毒的治疗原则，理法相合，方药相从，在实践中充分证实了其临床作用。

2. 糖尿病心脏大血管病变病机研究

糖尿病伴发或并发的心脏病，包括糖尿病性冠心病、糖尿病性心肌病及糖尿病自主神经病变等。它严重地影响了糖尿病患者的生存质量，据统计70%~80%的糖尿病患者死于心脏病变。

陈方敏在糖尿病心脏病中医药文献研究与方药证治规律探微中，把古代医家对消渴病并发心病的论述进行归类，总结本病病因为禀赋虚弱、饮食不节、过服丹石、情志失调、劳欲过度，病机为肾阴亏虚、心火亢盛，消渴致瘀、瘀血阻络，脾虚生痰、痰浊内阻。发病初期：心阴不足、心阳气不足；发病中期：心血瘀阻、痰浊内阻、瘀热互结；发病后期：心肾阳虚、水饮凌心。并总结出本病的治法为益气养阴、清泻心火法，镇惊定志、养心安神法，心肾同治法，健脾化湿、行气利水法。

王志程等从络病理论的角度探讨该病的发病机制，认为糖尿病心脏病的病机是以气阴两虚为本，瘀血为标，常兼夹气滞、痰浊、寒凝等证候。所以从瘀论治是目前防治糖尿病心脏病的主要研究方向。

早期多因气阴两虚，气虚则无力推动血液运行而致血瘀，阴虚燥热，煎熬津液，津亏液少，不能载血运行，导致瘀血内停。气阴两虚最终引起脉络不和，患者出现胸闷、心悸、心痛等，但功能尚可代偿，能维持原有的工作和生活。中期津液不能正常输布，而津凝为痰，痰阻脉道，致痰瘀阻络。晚期阴损及阳导致阴阳两虚，更加重瘀血阻络，甚至引起络脉完全闭塞不通，临床上病情恶化危及生命，出现心肌梗死，严重心律失常，心力衰竭。

3. 糖尿病脑大血管病变病机研究

糖尿病伴发或并发的脑血管病变，糖尿病患者的脑血管症状重、预后差、死亡率高。本病当属于中医学"消渴""中风""眩晕"等范畴。

曹晓岚等认为"气虚血瘀"是糖尿病脑梗死的基本病机。"毒损脑络"是2型糖尿病脑梗死的病机关键。"清热解毒，益气活血"为糖尿病脑梗死的基本治则。倪青认为糖尿病并脑血管病变的中医辨证分为中经络、中脏腑两大类。中经络临床分为3型：①阴虚阳亢，风阳上扰；②气虚痰盛，痰浊阻络；③气血不足，脉络瘀阻。中脏腑分为A.闭证。a.肝阳嚣张，风升阳动（阳闭）；b.痰火搏结，蒙蔽清窍（阳闭）；c.痰蒙清窍（阴闭）；B.阳气暴脱证。

张婷等认为通腑化瘀是治疗糖尿病并脑梗死的治疗大法。通腑乃是糖尿病脑梗死的重要环节，通腑法治疗中风病急性期，可以改善新陈代谢，排除毒素，降低机体应激状态，降低颅内压，减轻脑水肿，改善脑循环。痰瘀同源，活血化瘀有益于化痰，化痰易使瘀祛络通，痰瘀化解，肾络通畅，此不仅有利于语言、肢体功能恢复，且利于脑髓的培补。活血化瘀中药和方法可广泛应用中风的治疗，改变血瘀患者血液的浓、黏、凝、聚状态，急性期可使病情稳定，恢复期和后遗症期可促进语言和肢体功能恢复。

李琳在糖尿病合并脑梗死的中医临床与实验研究中，通过临床与动物实验，观察益气滋阴活血法对糖尿病合并脑梗死的疗效，实验研究表明益气滋阴活血法能降低大鼠脑组织中一氧化氮含量、提高血中超氧化物歧化酶含量，对抗自由基的损伤有明显改善作用。同时可以降低大鼠血糖，减轻脑组织含水量。从而发现：益气滋阴活血法具有明显改善临床症状，降低血黏度，改善血流状态，降低血脂，改善微循环，增加脑血流量的作用。

4. 糖尿病合并外周大血管病病机研究

2 型糖尿病动脉粥样硬化患者多年过半百，脏器虚损，机能紊乱，脏腑阴阳气血亏虚，而诸虚中又以气阴两虚为主，故治疗上主张益气养阴为基本治则。益气养阴方是在经典名方生脉散基础上加减化裁而来，由黄芪、党参、麦冬、五味子、枸杞子、桑寄生 6 味中药组合而成。方中黄芪味甘，性微温，可健脾益气，壮养后天，充养先天；党参味甘，性平，健脾补气，补肺益气；麦冬入肺、胃经，养阴生津，润肺清心；五味子滋阴养心；桑寄生、枸杞子补肝血，滋肾阴，温肾阳，达水火相济，心肾相交，培阴精之本，诸药合用，共奏益气养阴，滋补肝肾之功。动脉粥样硬化常伴有炎症病变，白细胞介素-6（IL-6）能促进巨噬细胞表面 LDL 受体的合成及巨噬细胞对 LDL 摄取，从而加速了脂质的沉积，激活巨噬细胞分泌单核细胞趋化蛋白，募集单核细胞进入血管内皮下参与斑块的形成及刺激血管平滑肌细胞增生，Seino 等在冠状粥样硬化局部和粥样硬化损伤的动脉壁上均发现有 IL-6 的表达，且表达量是正常组织的 10～40 倍。核因子 Kappa B（NF-κB）是一种广泛存在于多种细胞中的一个氧化还原敏感性转录因子，调控着包括细胞因子、炎症因子、趋化因子等在内的诸多炎症介质的基因表达，能与调控免疫应答、炎症反应、细胞分化和生长、细胞黏附和细胞凋亡所必需的许多细胞因子、黏附因子等基因启动子或增强子部位的 KB 位点发生特异性结合，启动和调节这些基因的转录，在机体的免疫应答、炎症反应和细胞的生长发育等方面发挥重要作用。谢心等研究旨在通过观察益气养阴方对 2 型糖尿病动脉粥样硬化（AS）患者在 IL-6、NF-κB 表达水平及中医证候疗效的影响，探讨益气养阴法在 2 型糖尿病 AS 患者中的临床疗效，为中医药防治 2 型糖尿病患者 AS 的进展寻找有效的研究方向，以减少急性心血管事件的发生。采用随机对照方法，将 63 例中医辨证为气阴两虚型 2 型糖尿病 AS 患者随机分为治疗组和对照组。治疗组在常规治疗基础上加用益气养阴方，对照组予以常规治疗。6 周后观察 IL-6、NF-κB 表达水平及中医证候疗效影响的变化。结果表明治疗组治疗后 IL-6、NF-κB 表达水平明显降低（$P<0.05$），对照组治疗后 IL-6、NF-κB 表达水平较前降低，无统计学意义（$P>0.05$），但治疗后两组在 IL-6、NF-κB 表达方面经统计学分析有显著性差异（$P<0.05$）。且治疗后治疗组总有效率为 93.75％；对照组总有效率为 89.66％；治疗组与对照组有效率经 χ^2 检验 $P=0.038$，两组差异均有显著性意义（$P<0.05$）。本研究发现，益气养阴方对 2 型糖尿病 AS 患者治疗前后在 IL-6、NF-κB 的表达水平方面有明显下降作用，且与对照组比较有统计学差异（$P<0.05$），明显改善糖尿病患者的中医临床证候，对咽干口燥及倦怠乏力等中医证候主证有明显的改善作用，与对照组相比有统计学差异（$P<0.05$），说明益气养阴固本治疗体现了"治病必求于本"的原则，正中了"消渴病""气阴两虚"的基本病机，这为我们挖掘干预糖尿病 AS 患者免疫炎症损伤进展的有效中药复方提供了一个研究思路。

5. 糖尿病大血管病变治疗研究

尽管糖尿病并发症损伤组织较多，譬如心、脑、肾、周围神经、眼、足等，但这些损伤均从内皮细胞开始，在大血管中内皮细胞的损伤加剧动脉粥样硬化，在微血管中，内皮细胞损失导致毛细血管稀疏和局部缺血，这些变化推进了糖尿病并发症的发生发展。掌握内皮功能障碍的发生机制对预防糖尿病大血管病变的发生发展有重大意义。随着中药在心血管疾病的预防和治疗中的应用越来越成功，中药的作用机制也在逐步被揭示。吴梦颖等对近 20 年以来的临床治疗糖尿病有良好疗效的中药复方进行研究和分析，对当中的用药规律进行总结。结果显示：在该次选择的共 50 首复方当中，共涉及 95 种中药，其中主要以补气、补阴和清热活血类的药物为主，使用频率比较高。通过该次研究的结果所能体现出糖尿病的病机当中，气阴两虚是糖尿病的病机关键所在，在患者发病初期主要表现为阴虚燥热，而血瘀则存在与糖尿病的整个疾病过程中。近年来我国医学发展已经比较快，在中药治疗糖尿病方面的相关研究数量也在不断的上升，无论是从研究的深度上来说，还是在内容上都已经开始有所突破。该次研究当中通过对 50 首中药复方的研究发现，中药在治疗糖尿病方面的效果还是比较好的。一方面通过中药治疗糖尿病能够起到长时间的降低血糖的效果，也能起到抑制血小板聚集的效果，从而帮助患者逐渐地改善临床症状，促使患者的生活质量提升，并减少并发症的发生。在治法方面，所用中药复方主要以清热祛瘀为主，治疗原则上是以降火和生津为主。每一个患者在个体的情况上都是有所不同的，在治疗的过程中所采取的方法和侧重点也有所不同。因此出现了三消论治方法：上消以烦渴多饮为主证，患者主要表现出情绪上的烦躁性并且饮食和饮水量比较多，说明其属肺胃津伤，在治疗的过程中应当以白虎加人参汤，或使用麦门冬汤以及玉泉散为主方进行加减治疗。中消以多食善饥为主证，患者食欲比较旺盛，容易饥饿。胃主受纳和腐熟水谷。因此患者病机属胃热炽盛。处方以白虎汤、玉女煎、调味承气汤为主方进行加减治疗和调节。下消以多饮、多尿为主证，患者主要表现出饮水量多、尿量多的症状，属阴精亏损，治疗当主要以六味地黄丸、知柏八味丸为主方。

　　临床上也有主张从病因方面入手治疗的，对于阴虚阳盛的患者主要使用玉泉散合白虎加人参汤，气阴两虚的患者则主要使用生脉散合六味地黄丸，阴阳俱虚的患者用金匮肾气丸治疗。对于瘀血内阻的患者，则需要使用桃核承气汤合生脉散。在治疗的过程中需要注意，务必根据患者的实际状况来个体化、合理确定药物使用剂量，以便于能够促使药物更好地发挥出实际效果，为临床糖尿病的治疗提供更细致的技术保障。该次的研究当中共对 50 首药物组方进行了研究，从研究的结果中可以看出，对于糖尿病患者的治疗，主要是利用补虚类药、清热类药和活血化瘀药治疗。其中使用次数比较多的有黄芪。黄芪具有突出的益气功效，能补五脏之气，并使气能生血。清热类药物使用频率较高的是天花粉。天花粉清热兼能生津，主走肺胃，很契合早中期糖尿病患者的病机。丹参、川芎等药物则能起到活血祛瘀的效果。随着患者病症的变化，临床治疗需要进行适当的加减化裁，保证药物搭配的合理性，有助于以充分发挥中药的治疗效果，展示出中医药多层次、多成分、多靶点的疗效特点。

　　综上，临床上中医对于糖尿病以及糖尿病大血管病变的治疗主要以益气补血、养阴清热和活血化瘀、化痰通络为主要原则进行治疗，因此药物使用上也主要以益气补血、养阴清热和活血化瘀、化痰通络药物为主。同时，在对糖尿病患者进行治疗当中需要全面地结合患者的实际情况例如年龄和病情发展状况等来进行综合性的分析，从而找到更加适合患者的药物组方，促使治疗效果能得到根本性的提升。这不仅能为患者的未来身体健康提供更加可靠的保障，也能为我国的医学发展创造更好的条件，对此一定要加以重视，并积极进行研究。

　　（二）中西药联合增效减副

　　近年来糖尿病药物研发领域进展迅速，1 型糖尿病药物以研发长效缓释胰岛素制剂为主，2 型糖尿病药物多针对单靶点进行研发，但是长期服用不少会导致肥胖等，对心脑血管病变的益处也难以确定，少数情况还可能与酮酸中毒有关。考虑到对复杂慢性疾病的长期治疗，多活性成分针对多靶点多通路更易产生协同加合作用，从而减毒增效，目前降糖西药研发加强多靶点复方制剂开发，不断有新的西药降糖复方制剂获批上市，这提示复方制剂在糖尿病治疗上的合理性和必要性。基于多活性成分的中药单体复方制剂具有多成分单靶点的加合作用，多成分多靶点的协同作用及毒性分散效应，有助于恢复机体血糖稳态，且作用温和副作用小，在糖尿病长期治疗中取得不错的临床疗效。近年来复方中药治疗糖尿病的临床进展，以经典复方、现代复方和中西药复方干预途径及靶点为切入点，强调机制互补和强强组合来减毒增效，为合理利用复方中药治疗糖尿病提供理论依据，并有效指导新型复方降糖中药研发。

中药复方与西药联合应用增效减副的效果已经获得临床研究证实。如王旭等治疗 105 例患者疗效显著，FBG、2hPG、HbA1c 均呈下降趋势，联合二甲双胍治疗 T2DM 总有效率达 94.64%，降糖降脂优于单用二甲双胍，并且改善单用降糖药带来的胃肠道不耐受、血脂、肥胖等不良反应。消渴丸联合二甲双胍改善新诊老年 T2DM 患者，降低 BMI 及 HbA1c 水平，改善口渴喜饮、纳呆便溏、体倦乏力，无低血糖症状，效果优于二甲双胍联用格列本脲，安全性高。

张建勋通过观察脑心通胶囊和氯吡格雷联合治疗糖尿病合并脑梗死的临床效果，发现脑心通胶囊和氯吡格雷联合治疗糖尿病合并脑梗死疗效可靠，神经功能缺损改善程度优于单用氯吡格雷，且服用方便，无不良反应，是治疗糖尿病合并脑梗死的可行方法。

贾秀丽在麝香保心丸和阿司匹林、氯吡格雷联用治疗心肌梗死合并糖尿病患者的效果分析中发现，采用麝香保心丸和阿司匹林、氯吡格雷联用治疗心肌梗死并糖尿病患者，具有明显提高冠脉血流灌注，降低心血管不良事件的发生，改善患者的心功能，且不会对患者的血糖水平造成影响。另外，该研究显示患者发生肺水肿、心律失常、心绞痛和再生心肌梗死等心血管不良事件明显减少，治疗后患者的预后较好。

糖尿病下肢动脉硬化闭塞症属于中医"消渴""脱疽"的范畴，余渊等通过观察脉管复康片联合前列地尔治疗糖尿病动脉硬化闭塞症，发现治疗后患者股浅动脉、足背动脉血管内径和血流量均有明显增加；且联合治疗组增加程度高于单用前列地尔组。结论：脉管复康片联合前列地尔治疗糖尿病下肢动脉硬化闭塞症疗效显著。

中西药复方制剂是更为方便使用的中西医结合策略。降糖中药制剂中添加西药制剂，符合我国药品监管要求的公开中西药复方降糖制剂，其代表药物是消渴丸。消渴丸是由黄芪、地黄、天花粉、葛根、五味子、山药、玉米须 7 味中药与西药格列本脲组成。从中医角度上看，消渴丸具有滋阴补肾、益气生津等功效；从西医的角度来看，消渴丸中定量的格列本脲有强效降血糖作用，减轻糖毒性，保护胰岛 β 细胞功能，改善患者倦怠乏力、多食易饥等症状。

消渴丸的有效性已经获得高水平的随机双盲临床试验的确证。机制研究表明，消渴丸中药成分抑制 Wistar 大鼠小肠上端促进葡萄糖吸收的葡萄糖苷酶活性，作用强弱程度与给药浓度呈线性关系，其西药成分格列本脲通过刺激胰岛 β 细胞释放 Ins，多重途径协同降糖。消渴丸及其中药组分可以降低糖尿病 GK 鼠 LDL、TC、FFA 水平，以高剂量组 2.8g/kg 最为显著，升高心肌细胞 $Ca^{2+}-ATP$ 酶含量，改善心肌细胞结构，调节糖脂代谢保护胰岛 β 细胞，并减轻格列本脲带来低血糖副作用。

巩向军采用中西医结合治疗糖尿病冠状动脉粥样硬化性心脏病的临床研究中发现：通心络胶囊药方中人参能够帮助患者补脾胃元气，消除体内的氧自由基，具有扩张血管等功能；水蛭、全蝎等药物能够抑制血管平滑肌细胞增殖，干扰血小板的聚集；赤芍具有行瘀、止痛、凉血等作用；蝉蜕具有抗惊厥、解热、透疹等作用；药物具有破血逐瘀、通络、理伤等作用。诸药共奏，可以降低血小板黏滞性和血液高黏状态，解除血管痉挛，增加冠状动脉血流量，改善微循环作用。临床上，将中医和西医结合起来能够充分发挥中西医的联合作用，发挥各自的优势，并取得理想效果。药物具有很强的益气补虚、养阴生津和活血化瘀等作用，能够有效地改善患者冠状动脉血供等作用，并且药物使用后不良反应相对较少。

随着西药复方降糖药物不断临床获批上市，显示降糖复方制剂对基因与环境共同影响的糖尿病长期治疗更为有效。中药复方含有多种生物碱类、黄酮类、萜类和多糖类降糖活性成分，通过调节糖脂代谢、炎症通路、氧化应激水平、氨基酸代谢，修复与再生胰岛 β 细胞等多途径多环节增强 Ins 敏感性的作用特点，降糖机制协同互补，强强联合，减毒增效，因而降糖中药复方制剂已经成为国内糖尿病药物研发的重点，加强其作用机制的基础研究，可充分发挥复方临床用药优势，有效控糖并缓解糖尿病患者的并发症，提高全民公共健康水平。

1 型糖尿病是一种导致胰岛 β 细胞破坏的自身免疫性疾病，占糖尿病患者的 5%～10%，主要依赖胰岛素（Ins）药物治疗，长效缓释 Ins 制剂是各大制药公司研发重点；90% 以上为 2 型糖尿病（T2DM），由基因和环境共同导致，胰岛素抵抗（IR）是其主要病理机制。近年来 2 型糖尿病发病呈快速上升趋势。针对 T2DM 治疗，西药降糖作用效果明显，但长期使用都有不同程度的不良反应。寻找机制互补，减毒增效的降糖药组合形成降糖复方制剂，成为糖尿病药物治疗的趋势。2000 年 FDA 批准施贵宝研发的格列本脲和盐酸二甲双胍复合片是第一个上市的西药降糖复方制剂。近年来大型药物公司加强对降糖复方制剂研发，西药复方制剂降糖药物不断获批上市，如勃林格殷格翰和礼来公司欧双宁（利格列汀二甲双胍片）、阿斯利康安立格（沙格列汀二甲双胍缓释片）和 Qtern（达格列净和沙格列汀片）等多个复方制剂。

高糖无害化经方治疗糖尿病：中药复方注重整体治疗，复方成分复杂，且不同成分按中医配方理论进行协同，在加工煎熬过程中还可能发生复杂的相互影响和成分变化，在适应证的前提下应用可优先偏向于纠正人体平衡紊乱方向发生作用，且多靶点协同作用及毒性分散效应多途径干预疾病发生发展，起到减毒增效的治疗作用，尤其适用于干预基因与环境因素共同影响的复杂性 T2DM 发生发展。同时，复方具有多个活性成分，也具有多单靶点的加合作用。因此从中药复方中找寻新的糖尿病治疗药物，成为降糖药研发中值得考虑的选项。传统中医治疗消渴已经有上千年历史，形成了系列有效良方。这些复方完全基于中医相关理论形成，代表了中医治疗糖尿病的特色。通过辨证论治合理应用，可起到高糖无害化效果。同时，现代中医学融合中西医理论，将中医整体思维、形与神俱的特色，与现代医学的有效成分明确靶点的思路结合起来，开发了一系列现代中药复方，也是高糖无害化的重要选择。

经典古方治疗糖尿病

中医辨证论治使用多种经典名方治疗消渴病，病机总体为本虚标实，临床表现多为"多饮、多食、多尿、消瘦"的三多一少症状，与现代医学的糖尿病类似。通过对近 5 年的知网文献调研可知，除六味地黄丸等滋补肝肾类复方长期使用有一定降糖效果外，近年来研究较多的中药经典方剂为黄连解毒汤、葛根芩连汤和补阳还五汤。糖尿病的发生与发展是一个长期过程，经历由实到虚的转变，如黄连解毒汤及葛根芩连汤在实热的阶段清胃热、利肠湿，补阳还五汤在虚的阶段补气活血。在后期既可虚实夹杂，也可纯虚无实，纯实无虚都较少。但治疗可根据病情，选择虚实同治，或补虚与泻实分治，或者不同病机先后治等。

1）黄连解毒汤

经典名方黄连解毒汤源于《肘后备急方》："烦呕不得眠"，由黄连、黄芩、黄柏、栀子按 3∶2∶2∶3 的比例组成。具有清热解毒之功效，主治三焦火毒之消渴证。主药为黄连，现代研究表明其降糖主要活性成分为小檗碱、药根碱、黄连碱等生物碱成分，还有黄芩苷、黄芩素、汉黄芩苷等黄酮类成分。

（1）黄连解毒汤的临床试验：多个临床试验结果显示，黄连解毒汤有一定的临床降糖药效。林菁选取 146 例 T2DM 患者研究发现黄连解毒汤降低空腹血糖（FBG）和餐后 2h 血糖（2hPG）。meta 分析发现单独使用黄连解毒汤疗效与二甲双胍相似，适用于治疗早期 T2DM。临床研究表明，联用二甲双胍降糖降脂效果优于单用二甲双胍；联合复方丹参滴丸改善患者胰岛 β 细胞功能及血清炎性因子水平，安全性较高。

（2）黄连解毒汤的微观作用机制：研究发现，黄连解毒汤下调转化生长因子-β_1（TGF-β_1），及 p38 丝裂原活化蛋白激酶（p38MAPK）、半胱氨酸天冬氨酸蛋白酶 3（caspase-3）表达，降低血糖，抑制氧化应激及细胞凋亡，改善糖尿病肾病（DN），降低胰岛素抵抗（IR）大鼠棕色脂肪组织中乳酸、胆碱类代谢物及肌酸酐/肌苷、牛磺酸含量，减轻细胞膜受损及肝肾损伤，抑制 T2DM 大鼠肠胰脂肪酶活性。苏虹霞应用分子对接技术，预测黄连解毒汤中 9 种成分可与过氧化物酶体增殖物激活受体 γ（PPARγ）、酪氨酸磷酸酶 1B、醛糖还原酶、糖原合酶 3、α-糖苷酶 5 个靶蛋白结合，起到降糖作用。衡霞等采用网络药理方法，预测黄连解毒汤中小檗碱、栀子苷和黄芩苷与 MAPK8、氧化型胆固醇受体 LXRβ、巨噬细胞移动抑制因子、PPARδ/γ 具有较好的结合活性。主药黄连降糖活性成分小檗碱上调脂联素（ADPN），下调抵抗素和瘦素表达，激活腺苷酸活化蛋白激酶（AMPK）活性来增强胰岛素敏感性，改善脂肪 IR；药根碱干预上调胰岛素受体底物 2（IRS2）、磷脂酰肌醇 3-激酶调节亚基 1（PI3KR1）、磷酸化蛋白激酶 B

（PKB/AKT）、p-AMPK（Thr172）、葡萄糖转运蛋白（GLUT4/1/2）等胰岛素降糖通路基因表达，增强葡萄糖摄取和消耗来减轻脂肪 IR。由此可见，黄连解毒汤中多个活性成分通过多个靶点能有效调节糖脂代谢、抑制氧化、减轻炎症等，多途径改善脂肪 IR 治疗糖尿病，表现为典型中药复方制剂协同作用的治疗机制。

2）葛根芩连汤

葛根芩连汤出自张仲景《伤寒论·太阳病脉证并治》："太阳病，桂枝证，医反下之，利遂不止。脉促者，表未解也；喘而汗出，葛根芩连汤主之"。处方由葛根、黄芩、黄连、甘草按 8：3：3：2 的比例组成，具有解表清里之功效，主治泻热下利。葛根芩连汤降糖脂主要有效成分为葛根素、黄芩苷等黄酮类以及小檗碱、黄连碱、药根碱等生物碱类成分。

（1）葛根芩连汤的临床试验：大规模随机双盲、安慰剂对照临床试验的结果表明，葛根芩连汤给药 12 周，能显著降低糖尿病患者 FBG 和 Hb1Ac，增加肠道有益细菌数量，并改善胰岛细胞稳定性。冯新格等的研究表明，T2DM 属湿热证的患者，血糖降低是与肠道菌群变化相关的。临床研究显示，此方改善 InsR 水平缺陷，增加肝细胞膜 InsR 数量，降低患者炎症因子水平。大量临床试验显示葛根芩连汤降糖疗效确切，长期使用副作用小，值得进一步深入研究效应机制。

（2）葛根芩连汤的作用机制：采用生物信息学软件 IPA 分析，预测视黄醛 X 受体和 PPARγ 可能是葛根芩连汤主要作用靶点。研究表明，葛根芩连汤可激活 PPARγ 上调 ADPN 和 GLUT4 基因表达水平，改善脂肪 IR。王烨等研究显示，葛根芩连汤降低血清游离脂肪酸（FFA）及核因子（NF）-κB，升高 IRS2 表达，提高外周组织对 Ins 的敏感性。有研究表明，提高 IRS2/PI3K/AKT 信号转导通路活性，升高胰腺 IRS2、PI3K 调节亚基 p85、AKT2 等基因 mRNA 及蛋白表达，可能是葛根芩连汤保护胰岛 β 细胞的机制。章常华等发现葛根芩连汤调节 AMPK/PI3K/AKT 信号通路，并促进 GLUT4 蛋白转位以改善脂肪 IR。此外，葛根芩连汤可激活 db/db 小鼠胃肠道苦味受体，剂量依赖性诱导胰高血糖素样肽-1 分泌，改善回肠和胰腺组织的病理状况。通过"焦点"模式分析葛根芩连汤治疗 T2DM 量效关系，发现胰岛功能和花生四烯酸代谢在治疗 T2DM 中起着重要作用。均匀设计大规模配伍的糖尿病 SD 大鼠实验，研究表明降糖作用主药应是葛根。体外研究显示葛根激活 PPARγ 上调 ADPN、GLUT4、脂肪酸合成酶、脂蛋白酯酶等脂肪中糖脂代谢相关基因表达，下调脂肪酸结合蛋白，以改善脂肪 IR；激活肝瘦素受体和 IRS2 等胰岛素降糖通路，上调 GLUT1/2 加速糖转运，改善肝脂肪 IR。在黄芩苷、小檗碱和葛根素对 GLUTs 蛋白表达影响的研究中，揭示多成分影响同一蛋白的叠加作用，与多成分作用于多靶点的协同作用，可部分解释不同成分组方比例是带来不同降糖药效的原因之一。概括以上研究，葛根芩连汤采用多成分干预多靶点调节糖脂代谢、氨基酸代谢、炎症通路及氧化磷酸化等多重途径以治疗 T2DM，符合机制互补来减毒增效的中医组方原则。

3）补阳还五汤

《医林改错》记载："（补阳还五汤）此方治半身不遂，口眼歪斜，语言謇涩，口角流涎，下肢痿废，小便频数，遗尿不禁。"处方由黄芪（生）、当归尾、赤芍、地龙（去土）、川芎、红花、桃仁按 120：6：5：3：3：3：3 的比例组成，具有补气活血通络之功效，主治中风之气虚血瘀证。补阳还五汤降血糖、抗氧化活性成分，主要为黄酮类和萜类，包括毛蕊异黄酮苷、芍药苷和黄芪甲苷。

（1）补阳还五汤的临床试验：补阳还五汤减轻机体炎症反应，联合八珍汤降低糖尿病肌萎缩患者的血糖水平，改善脂肪 IR。联合小陷胸汤明显改善糖尿病患者肾功能，延缓糖尿病肾病的发展，疗效优于替米沙坦。补阳还五汤可修复糖尿病患者受损神经，降低血糖水平。张宏艳等选取 60 例糖尿病肾病患者作为研究对象，证实补阳还五汤能显著改善患者血脂指标、调节蛋白尿和血黏度。

（2）补阳还五汤的作用机制：补阳还五汤剂量依赖性降低糖尿病大鼠丙二醛（MDA）水平，增强抗氧化作用，改善糖脂紊乱状态，降低炎性因子水平，从而抑制肾脏炎性损伤，达到改善气虚血瘀型大鼠脂肪 IR 的效果。李阳等研究显示，补阳还五汤增加糖尿病鼠 PPARγ 蛋白表达，调节糖脂代谢，减轻脂毒性，从而预防糖尿病血管病变。补阳还五汤还可增加糖尿病周围神经病变大鼠神经传导速度，降低氧化应激水平。单体化合物黄芪甲苷抑制肝糖原磷酸化酶和葡萄糖-6-磷酸酶表达及活性，降低糖尿病大鼠血糖水平。芍药苷降低高脂血症大鼠羟甲基戊二酸单酰辅酶 A 还原酶活性，上调 PPARα、核因子 E2 相关因子 2（Nrf2）、细胞色素 7A1 蛋白的表达，升高超氧化物歧化酶（SOD），降低 MDA 水平，进而减少肝脏脂肪变性。芍药苷也可增强 AMPK 和 PKB/AKT 的磷酸化水平，抑制脂肪生成基因表达，促进脂肪 β-氧化和糖原生成，同样达到改善脂肪 IR 和肝脂变性的疗效。通过对降糖活性成分干预的多个作用途径的解读，有助于我们理解降糖复方如何强强联合以增强协同能力的复杂效应机制。

4）桃核承气汤

桃核承气汤是张仲景为治疗邪热传入下焦与瘀血互结形成下焦蓄血证而创制的方剂，由桃仁、大黄、桂枝、甘草、芒硝组成。药味虽简，若配伍得当，有活血化瘀、破血消癥之效。凌家杰观察加味桃核承气汤及其配伍组方对体外培养糖尿病损伤血管内皮细胞的干预作用，发现加味桃核承气汤活血组改善内皮作用最为全面，能有效改善组织型纤维蛋白溶解原激活物（tpA）、纤维蛋白溶解原激活物抑制剂-1（PAI-1）、细胞间黏附分子-1（ICAM-1）三个与血液流变学相关的指标。李赛美等探讨加味桃核承气汤及其拆方对糖尿病损伤人脐静脉内皮细胞（HUVEC）培养液中内皮素-1（ET-1）、一氧化氮（NO）、ICAM-1 含量影响。发现加味桃核承气汤能显著升高体外 HUVEC 培养液中 NO 含量，降低 ET-1 含量，可能对糖尿病血管内皮功能障碍有较好的改善作用。

5）抵挡汤

抵挡汤是仲景治疗蓄血证的经典名方，由大黄、桃仁、水蛭、虻虫组成，具有活血、通络、逐瘀之效。高悉航等研究发现抵挡汤能抑制糖尿病大鼠下肢血管 ICAM-1 及 VCAM-1 表达，可能是其防治糖尿病下肢血管病变发生发展的机理之一。常柏、甄仲等研究发现抵挡汤及罗格列酮干预均下调糖尿病模型大鼠主动脉 CD68、单核细胞趋化蛋白-1（MCP-1）、E 选择素表达。

抵挡汤在早期干预可以有效降低实验 2 型糖尿病大鼠 MCP-1、CD68、E 选择素表达，延缓糖尿病大血管病变进展。常柏、潘从清等观察抵挡汤对 80 例糖尿病患者作用，发现该方有效使患者肱动脉舒张率明显增加，血清 ET-1 水平下降，NO 表达上调，对糖尿病患者血管内皮功能具有较好的干预作用。

6）鳖甲煎丸

鳖甲煎丸具有消癥化积、活血化瘀、疏肝解郁的作用。宰军华等研究发现鳖甲煎丸具有降低糖尿病模型大鼠的 C 反应蛋白（CRP）和肿瘤坏死因子-α（TNF-α）含量，胸主动脉免疫组化检测基质金属蛋白酶-9（MMP-9）表达水平作用，具有抗糖尿病合并动脉粥样硬化病变，改善血管内皮功能障碍，稳定斑块的作用。而符宇等亦实验研究发现鳖甲煎丸能明显降低糖尿病模型大鼠的血脂，降低 ET-1 含量和基质金属蛋白酶 9 表达，提高一氧化氮含量，可能通过调脂、保护血管内皮细胞、稳定斑块等作用起到抗动脉粥样硬化的作用。

7）当归补血加味汤

高德宏等研究发现当归补血汤加三七能降低糖尿病模型大鼠的血糖、血脂，并能降低大鼠 ICAM-1 或 VCAM-1，抑制内皮细胞迁移和增殖。赵红心、孙文森用具有活血化瘀作用的当归补血加味汤（黄芪、当归、川芎、水蛭、丹参、三七）观察其早期治疗糖尿病肾病的临床疗效，发现该药能有效保护肾血管。

（四）现代成方新药高糖无害化治疗糖尿病

现代复方是在中医理论指导下，对传统古方的组方进行优化，以适应病人症状分型，改进临床治疗糖尿病及其并发症疗效。组方原则充分体现机制互补、强强联合的特点。以下列举主要药物进行阐述。

1. 金芪降糖片

金芪降糖片是由金银花、黄芪和黄连组成的纯中药制剂，具有清热益气、生津止渴之功效。降血糖成分与黄芪多糖、黄芪皂苷、绿原酸及黄连生物碱有关。

（1）金芪降糖片的临床试验：朱磊等的临床研究显示，金芪降糖片可有效降低 FBG、HbAlc、FINS、TC、TG 等糖脂指标，减小血糖波动幅度和低血糖时间比例。金芪降糖片联合西药治疗，改善糖代谢紊乱，降低同型半胱氨酸、血管内皮素、可溶性细胞间黏附分子，显示能改善血管内皮功能，预防并发症发生，且具有较好耐受性。

（2）金芪降糖片的作用机制：金芪降糖片改善糖尿病 KKAy 小鼠糖脂代谢，其机制可能是上调 AKT 磷酸化水平，增强葡萄糖摄取，改善 Ins 信号转导，减轻炎症反应以及氧化应激，激活 AMPK 信号通路改善胰岛 β 细胞功能。此外，该药降低 T2DM 模型鼠血糖，增加胰岛素受体敏感性，抑制辅助性T细胞17活性，下调 IL-23 和 IL-17 表达，减轻糖尿病肾病；联合胰岛素给药，可上调肝脏 PPARα 表达，升高血清成纤维细胞因子 21 含量，从而改善脂肪 IR。

2. 养阴降糖片

养阴降糖片是由黄芪、党参、葛根、枸杞子、玄参、玉竹、地黄、知母、牡丹皮、川芎、虎杖、五味子等多味中药组成，具有养阴益气和清热活血之功效，可治疗气阴虚、阴虚火旺类型 T2DM 患者。主要活性成分为黄酮类、蒽醌类和苯丙酸类：葛根素、大黄素、虎杖苷和阿魏酸。

（1）养阴降糖片的临床试验：养阴降糖片可降低糖尿病患者 FBG 和 2hPG，改善口干口苦、神疲乏力、头昏耳鸣、脘闷纳呆等症状。养阴降糖片联合银杏叶片可改善早期 T2DM 患者氧化应激损伤。联用二甲双胍治疗 120 例 T2DM 阴虚兼燥热患者，患者血液糖脂指标有所下降，较少发生低血糖症。

（2）养阴降糖片的作用机制：黄平等研究显示，养阴降糖片明显提高糖尿病大鼠胰岛素样生长因子 2 水平，促进葡萄糖吸收，抑制肝糖输出，降低血液脂肪和氨基酸含量，加强脂肪葡萄糖代谢并抑制脂解，增强糖原、核酸和蛋白质合成来改善外周 IR，修复与再生损伤胰岛 β 细胞。方中虎杖提取物虎杖苷能通过促进 Nrf2 作用/抗氧化反应途径，以减轻肾小球系膜细胞损伤，有效延缓糖尿病小鼠肾纤维化。川芎中阿魏酸抑制氧化应激、促炎细胞因子表达和细胞凋亡，降低糖尿病大鼠血糖血脂、肌酸酐、尿素等水平，抑制 TGF-β₁ 和 IL-1β 表达，增加抗氧化酶活性。

3. 复方丹参滴丸

复方丹参滴丸由丹参、三七和冰片三味药组成。其中丹参为君药，三七为臣药，冰片为佐使药，适用于瘀血痹阻型冠心病。该方不仅活血止痛，还可改善血流变性，降低血脂，保护血管及心肌，改善心功能。复方丹参方主要包含 4 大类活性成分，分别是丹参滴丸水溶性成分（丹参素、丹酚酸B、原儿茶醛等）、丹参脂溶性成分（丹参酮ⅡA、隐丹参酮等）、三七皂苷类成分（人参皂苷 Rg1、人参皂苷 Rb1、三七皂苷 R1）以及冰片中的龙脑。

（1）复方丹参滴丸的临床试验：徐庆前通过临床研究发现该药物用药后具有明显的活血化瘀的作用，能够改善患者临床症状。用药后患者的冠脉血流情况会出现明显变化，血流量明显增多，在一定程度上控制病情发展，促进患者身体恢复。将复方丹参滴丸应用于糖尿病合并无症状性心肌缺血患者的临床治疗中，用药后能够有效抑制患者血清中脂质过氧化物活性，能够将其予以清除，以此改善患者高血脂情况，控制血糖水平升高，提高临床治疗效果。目前临床上通过培哚普利与复方丹参滴丸的联合使用来治疗糖尿病合并高血压疾病，二者的联合应用在高血压合并糖尿病疾病治疗方面疗效确切，并能遏制血管壁重塑，有效保护心血管内皮细胞，延缓靶器官损害，减少并发症。

（2）复方丹参滴丸的作用机制：复方丹参滴丸可使血管壁 MMP-2、ET-1 表达减少，LN 表达增加，继之产生 VSMC 及 WT 增长率减慢，能改善血管壁重建，对高血压的靶器官保护具有较大的临床意义；还能抗血小板聚集，使血浆高黏度、全血黏度、血细胞比容及纤维蛋白原显著降低；能抑制内源性胆固醇的合成，减少 TC、TG、LDL-C 的含量，使 HDL-C 上升，同时，抑制炎症反应。另外，还能清除氧自由基，可以对血管内皮细胞起到保护作用。

4. 复方血栓通胶囊

复方血栓通胶囊是纯中药复方制剂，由四味中药组成，包括君药三七、臣药丹参、佐使药黄芪和玄参，具有活血化瘀、益气养阴的功效，用于中风偏瘫、瘀血阻络证，以及动脉粥样硬化性血栓性脑梗死、脑栓塞、视网膜中央静脉阻塞属瘀血阻络证者。该复方中起作用的主要化学成分为三七皂苷、丹参酮、黄芪甲苷和哈巴俄苷。

（1）复方血栓通胶囊的临床试验：林小劲通过临床研究发现复方血栓通胶囊在糖尿病微血管病变中应用具有确切临床价值，能够有效提高临床治疗效果，促进症状改善，有效降低高敏C反应蛋白、内皮素、全血高切黏度、全血低切黏度、血浆黏度、红细胞比容、红细胞聚集指数水平，其作用机制与改善血液流变学、减轻炎症反应、改善血管内皮依赖性舒张功能有关。

（2）复方血栓通胶囊的作用机制：复方血栓通对血管的抑制作用主要通过抑制血管内皮生长因子（VEGF）和上调色素上皮衍生因子（PEDF）表现；在微循环保护方面复方血栓通过超微颗粒通过影响肾素－血管紧张素系统并上调血管紧张素Ⅱ水平从而对糖尿病微血管并发症起到保护作用；在氧化损伤减轻作用中复方血栓通胶囊还可通过提高SOD活性和还原型GSH的浓度含量，改善组织缺血和缺氧状态，提高铜锌超氧化物歧化蛋白的表达等多种方式提高患者的视网膜组织抗氧化的能力，对抗组织缺氧，从而起到阻止DR的病理发展的作用。

5. 脑心通胶囊

脑心通胶囊由黄芪、丹参、赤芍、当归、桃仁、红花、乳香、没药、地龙、水蛭等16味中药组成。现代医学研究表明，黄芪能够显著抑制氧自由基引发的脂质过氧化反应，抗氧化可以保护神经细胞；丹参能够提高抗氧化酶活性，清除自由基，抗缺氧改善微循环；当归、赤芍能够降低血黏度，降低血小板聚集，扩张血管，增加血流量，改善脑循环；地龙、水蛭能活血、化瘀、通络，可降低血黏度。

（1）脑心通胶囊的临床试验：研究表明脑心通胶囊对"血瘀"模型的全血高切、低切黏度、血浆黏度、还原黏度、血小板黏附率均有显著降低作用；可抑制ADP诱导的血小板聚集；可明显抑制血栓形成，且有一定的量效关系；可明显增加脑血流量，明显降低脑血管阻力，明显延长凝血时间；可增加犬心肌供血，改善心功能；降低血清LDH和CK活性，缩小心肌梗死范围，提示脑心通胶囊具有抗急性心肌缺血作用。李可建对脑心通胶囊治疗缺血性中风急性期随机对照研究的系统评价显示脑心通胶囊具有改善缺血性中风急性期患者神经功能缺损状况的作用，且安全性较高。

（2）脑心通胶囊的作用机制：脑心通胶囊含有"血栓溶解因子"等，能够通过改变缺血区pH值和离子强度，减少补体C3的表达，从而可抑制受损的内皮细胞释放内因子，进一步抑制凝血过程的激活，起到溶解血栓、促进侧支循环建立、抗血小板聚集等作用。另有资料证明该药能降低LDL－C、TG，升高HDL－C，稳定和预防粥样斑块形成，抗自由基，提高组织耐缺氧能力，从而达到改善大鼠的神经功能缺损，对脑细胞具有保护功效。

6. 麝香保心丸

当前治疗心肌缺血的药物很多，应用较多的为硝酸酯类，其能扩张静脉以降低前负荷，扩张冠状动脉以增加心肌供血，具有作用快的特点，但有引起心率加快及持效短等缺点。麝香保心丸则无上述缺点，该药是一种纯中药制剂，由芳香温通药麝香、苏合香脂、冰片和补气强心药人参以及蟾酥、牛黄等组成。具有益气、温阳、芳香、开窍之功效。苏合香脂、冰片有解除冠脉痉挛的作用，麝香提取物有扩张血管、强心的作用，人参皂苷有抗氧化、正性肌力、降低血脂的作用，蟾酥则有强心的效果。全方具有芳香温通、益气通心之功效。麝香保心丸不仅能有效地保护血管内皮阻遏动脉粥样硬化的进展，促进缺血部位血管新生，同时具有抗心肌纤维化的作用，具有增加心排出量、强心、抗心肌缺血、保护心肌、清除氧自由基的作用。

（1）麝香保心丸的临床试验：罗心平等实验研究发现，麝香保心丸可降低心肌梗死大鼠的心肌血管紧张素Ⅱ及血浆醛固酮水平，减少非梗死区左室心肌胶原的含量。武多娇等实验研究表明，麝香保心丸可降低心肌成纤维细胞和TGF－β_1的表达量，从而减少心肌胶原的合成及细胞外基质沉积。

（2）麝香保心丸的作用机制：刘小燕等在麝香保心丸对糖尿病大鼠心肌纤维化的影响研究中发现，

麝香保心丸对糖尿病大鼠心肌纤维化的干预作用可能的机制是抑制心肌组织内的肾素－血管紧张素－醛固酮系统（RAAS）的活性，从而降低局部的 Ang Ⅱ 水平及抑制 TGF－β₁ 的表达，预防和逆转心肌纤维化，延缓糖尿病心肌病的发展。

7. 丹蛭降糖胶囊

李中南、张培培等研究具活血化瘀作用的丹蛭降糖胶囊对糖尿病模型大鼠血管内皮生长因子（vascular endotnelial growth factor，VEGF）及血小板参数的影响，发现其可控制 VEGF 的高表达，调节血小板参数，降低血糖及甘油三酯水平。而王君、方朝辉等研究该胶囊能降低糖尿病模型大鼠血浆可溶性血栓调节蛋白（sTM）、可溶性内皮细胞 C 受体（sEPCR）水平，有效改善凝血功能。其防治糖尿病血管病变的机制可能是通过降低 sTM、sEPCR 含量，增强抗凝与纤溶活性，调节凝血功能来改善血液高凝状态，从而保护血管内皮功能。

方朝辉、倪英群研究发现该胶囊能有效降低糖尿病患者游离脂肪酸（FFA）、丙二醛（MDA）水平，提高 SOD 水平及谷胱甘肽过氧化物酶（GSH－PX）活性，提高机体清除异常产生的氧自由基的能力，改善机体代谢。干预 2 型糖尿病患者血管内皮氧化应激状态，改善内皮损伤。

8. 降糖通脉饮

林兰、张鸿恩等采用具有活血化瘀作用的降糖通脉饮胶囊对气阴两虚为主兼夹血瘀之糖尿病血管合并症患者 625 例进行了治疗，发现该胶囊能纠正血液流变性异常，降低全血比黏度、红细胞比容、血沉、血小板聚集、纤维蛋白原和纤维蛋白降解产物（FDP），改善脂代谢，提高胰岛功能，降低血糖，并改善临床症状，其有效率为 77.28%。对主要血管合并症的临床观察结果表明，该品有改善心肌缺血缺氧状况作用。颅脑 CT 证实该药具有抗凝作用，可以改善脑组织的血流状况。超声多普勒证实，该药可扩张下肢动脉内径，改善血流，对治疗下肢血管病变发挥了积极作用。此外陈如泉观察中药降糖通脉方对糖尿病大鼠血管病变的作用，证明该药具有改善血管内皮细胞作用。徐健众等对降糖通脉无糖型颗粒治疗 2 型糖尿病的临床研究，发现该药能改善糖尿病患者血黏度，从而延缓血管损害，预防和减轻糖尿病并发症。

9. 糖脉宁

邓晓明等研究发现糖脉宁具有降 STZ 所致糖尿病大鼠血脂，降低血黏度及血浆 ET 水平，提高心、肾组织 SOD 活性，降低 LPO 水平的作用，并可防止肾组织病理改变发生。王芳、刘子冬等研究发现该药能显著降低造模大鼠的血糖、血脂水平，对视神经损伤的大鼠有一定的疗效。邓晓明、翟绍忠等用糖脉宁胶囊对糖尿病合并血管并发症者共 147 例进行了治疗，发现其能有效改善患者血液流变学、改善自由基及抗氧化酶活力。郑承红等发现其可以降低糖尿病大鼠 ET－1，增加 NO 的合成或释放，可以改善内皮细胞功能。

10. 蜂贝化瘀胶囊

孙晓东等发现该药在改善 2 型糖尿病患者眼底病变、降低血糖、抑制脂蛋白非酶基糖化、改善血脂方面均具有较好的疗效。段文卓、宫海民等研究发现蜂贝化瘀胶囊能有效地降低糖尿病模型大鼠血糖、甘油三酯、糖化血红蛋白、醛糖还原酶（AR）活性、丙二醛含量和 T 细胞凋亡率，减少 T 细胞中 Fas 配体（FasL）、脂肪细胞中 TNF－α 基因表达，对 T2DM 血管病变有较好的治疗作用。金光香等亦研究发现蜂贝化瘀胶囊可降低糖尿病大鼠血醛糖还原酶活性、糖化血红蛋白和尿蛋白含量，提高血浆亚硝酸盐含量，降低血管平滑肌细胞内 3H－胸腺嘧啶核苷掺入率，减轻大鼠肾脏结构和血管、视网膜血管炎性浸润性增生改变，且能明显减轻其肾及视网膜微血管并发症。

11. 芪黄疸愈方

葛建立等观察芪黄疸愈方对糖尿病肢体动脉闭塞症（DLAO）患者踝肱指数、跛行指数及跛行距离的影响的研究发现，DLAO 的主要病机是气阴两虚，主要原因为经络瘀积瘀结（痰、瘀），其病位在血脉，属本虚标实之证，治疗应以益气养阴、消瘢散结、通经活络为法。芪黄疸愈方中黄芪、黄精为君，黄芪补气固表、托疮生肌，黄精补气养阴、益肾健脾；红花、鸡血藤行血活血兼以补血；鬼箭羽、土鳖虫、海藻破血通络、豁痰消癥。全方组方严谨，既可益气养阴治消渴之本，又可活血通络治瘀血之标，祛瘀豁痰而不伤正，益气养阴而不留邪，诸药合用，配伍精当，全方共举，共奏标本兼治之功。

现代药理研究表明：黄芪可保护红细胞的变形能力，降低血小板黏附率，减少血栓的形成。黄精具有抗衰老、降血糖、降血脂、预防动脉粥样脉硬化等多种作用。鸡血藤可抑制血小板聚集，显著降低血栓形成，具有明显的抗血栓形成作用。红花能抑制血小板的聚集，抗氧化、抗凝血、抗血栓，改善微循环等。

12. 祛痰活血方

张华丽等在采用祛痰活血方对老年糖尿病性冠心病患者的血糖、血脂及血液流变学影响的研究中认为：糖尿病性冠心病为糖尿病晚期重症。消渴日久，复加患者年事已高，肝肾亏虚，脏腑功能亏损不足，多表现为虚实夹杂的复合病证，病机复杂。痰浊、瘀血通常为其病理产物，标实所见，痰瘀内阻、心脉不通，是其主要病机，治疗宜祛痰活血治其标。祛痰活血方中瓜蒌开郁利气、宽胸散结，尤善治疗痰气互结之胸痹；薤白辛温通阳、豁痰下气，现代研究证明瓜蒌可治疗冠心病，能降低血糖并改善糖耐量，还能缓解冠心病稳定型心绞痛合并 2 型糖尿病患者症状，与薤白配伍可扩张冠状动脉，增加心肌供血，提高耐缺氧能力，并抑制血小板聚集，抑制动脉斑块形成，抗动脉硬化；茯苓利水渗湿、健脾，现代研究茯苓能降低大鼠血脂含量，茯苓多糖具有抗脂质过氧化及降低血糖的作用；黄连泻火燥湿，现代研究证实黄连能够调节血糖，抗心律失常、抗心力衰竭等；山楂活血化痰，具有抗心肌缺血-再灌注损伤、降血压以及调节脂质代谢等作用；决明子润肠通便，具有明显的降脂作用；丹参活血化瘀、理气止痛。研究结果显示：祛痰活血方有益于老年糖尿病性冠心病患者血脂、血糖的控制以及血液流变学指标的改善，可明显提高疗效。

（五）基于药食同源的中药高糖无害化干预

不少中药本身就是人们日常生活作为食物的食材。中医利用这些食材的特性来治疗疾病，就是药食同源。能够作为药食同源的中药，其使用更为方便和安全。由于糖尿病具有终身性特点，长期治疗更要关注药物的安全性和便利性。对于糖尿病而言，中医治疗方法基于辨证论治和病机有多种选择，如清热生津、补阴益肾、益气养阴等。而基于微观指标又注重降血糖。目前研究具有确切降糖作用的药食两用的中药有 10 多种。

1. 山茱萸

陈建毅等研究指出：山茱萸环烯醚萜总苷（ICO）对 2 型糖尿病患者的胰岛素抵抗能力具有显著的改善作用，其能够有效调整机体内的血脂水平，使心肌肥大程度得到控制，且能避免该型糖尿病患者出现心脏病变等并发症。相关报道表明：ICO 能够有效促进氧化氮和内皮素的动态平衡，进而阻止糖尿病患者出现早期心脏病变。

2. 枸杞

张新颖等研究中将枸杞泡水煎液，为患有四氧嘧啶糖尿病的小白鼠进行灌胃治疗。结果显示：枸杞能够显著降低血糖值，且降糖效果不随枸杞水的煎液剂量发生变化，二者不呈相关性。其中，与低剂量、高剂量组相比，中剂量组的降糖效果最佳，并能小幅提高血清胰岛素水平。经胰腺组织形态学临床检查证实，枸杞对受损的胰岛 β 细胞具有明显修复作用，且能加快胰岛 β 细胞的再生速度。宋清武等指出，枸杞多糖（LBP）能够有效提高病鼠胰岛细胞内部的 SOD 活性，使胰岛细胞受损的抗氧化功能得到增强，进而避免过氧化物损伤细胞，减少 MDA 的实际生成量。这从一定程度上证实，LBP 能够保护病鼠的胰岛细胞。

3. 苦瓜

有数据证明，苦瓜的水提取物对糖尿病鼠的血糖水平具有明显的降低作用，且能直接调节病鼠的血脂代谢能力。在口服苦瓜降糖多肽 PA 以后，患者的血糖值显著下降，血清胰岛素值明显升高。

4. 黄精

黄精多糖（PSP）由黄精的根茎提取而来，其对正常白鼠的血糖值不会产生影响，却能明显降低因肾上腺素导致的高血糖。实验证明，PSP 剂量为 500mg/kg 时，降糖效果最佳，对病鼠肝脏内部的环磷酸腺苷（cAMP）含量也有降低作用。

吴荣等研究认为：黄精多糖能抑制糖尿病鼠脑组织糖基化终产物 mRNA 的表达，对高血糖及糖基化终产物造成的脑组织损伤具有保护作用。黄精对人是可药可食的。据研究统计，常食黄精者（即在日常食物中掺加黄精），其高血压、冠心病、糖尿病的发病率明显低于普通饮食者。

5. 荔枝核

荔枝核中含有氨基酸、糖类、蛋白质及各种微量元素。荔枝核经过水煎、乙醇提取，所得产物能够使糖尿病大鼠模型和正常小鼠的血糖降低，可见荔枝核有很好的降血糖作用。朱晓莹等研究发现，荔枝核的提取液对 DM 模型小鼠的血糖、血脂等许多项指标有干预效应，证实了荔枝核的提取液能够降低糖尿病小鼠的血糖，在一定程度上调节血脂紊乱。动物实验研究通过 2 型糖尿病模型的建立，然后随着醇提取荔枝核提取物的浓度，结果表明，能显著抑制 α-糖苷酶的活性，降血糖的作用比较显著。综合分析表明，该化合物具有调节糖尿病大鼠血糖和血脂的作用。

6. 女贞子

女贞子是木犀科植物女贞成熟后的干燥果实，味甘苦、性平。该种中药成分主要用于治疗头晕目眩、头发早白、老年习惯性便秘、肝肾阴虚等症状，相对于其他中药临床应用价值更大。随着女贞子在疾病治疗方面所表现出的优势越来越明显，关于女贞子药理作用以及临床应用方面的研究也越来越多。

女贞子主要用于葡萄糖和肾上腺素所致的糖尿病治疗中，其对血糖升高的抵抗作用明显，对四氧嘧啶糖尿病病鼠的血糖水平有理想的控制效果，且能治疗高血糖合并血清甘油三酯上升等疾病，不对正常血糖造成影响。

研究发现，使用 100% 的女贞子水煎醇溶液能够使离体的兔心冠脉流量在原来的基础上增加，与此同时能够有效地对心肌收缩力起到抑制作用，但是却不会对心率产生较为明显的影响。将女贞叶醋酸乙酯总提取物 50mg/kg 注射到实验用的家兔静脉中，能够对由垂体后叶素所导致的急性心肌缺血起到保护作用，使得心肌缺血心电图得以改善。可见女贞子对心血管系统有着明显的作用。

7. 夏枯草

夏枯草醇提物（AEP）对链脲佐菌素糖尿病具有较好的降糖效果，能降低该病鼠的尿蛋白值，低剂量时治疗效果最佳。AEP 剂量为 100mg/kg 时对病鼠的肌酐含量和血清尿素氮含量具有降低作用。对病鼠的肾组织醛糖还原酶（AR）活性有降低作用，且能防止肾脏病变的发生。

8. 地骨皮

徐静等将四氧嘧啶糖尿病病鼠作为研究主体，选用苯乙双胍作为对照药，评估地骨皮水煎剂的临床降糖效果。通过葡萄糖氧化酶法（GOD 法）测定病鼠在治疗前后的血糖值。研究结果为：与治疗前相比，服用地骨皮水煎剂与苯乙双胍后，病鼠的血糖值显著降低，对比差异有统计学意义（$P<0.05$）。而组间对比差异不具有统计学意义（$P>0.05$）。说明两种药物的降糖效果均较佳。治疗后，地骨皮组的死亡率低于苯乙双胍组，说明地骨皮的治疗安全性高，可提高病鼠生存率。

9. 绞股蓝

陈丹等将优降糖作为对照药，评估绞股蓝的临床降糖效果。结果显示：治疗 14d 后，绞股蓝组患者的血糖值显著降低，与优降糖组对比差异无统计学意义（$P>0.05$）。说明绞股蓝同样具有理想的降糖效果。毛黎黎等使用 GP（绞股蓝皂苷）治疗糖尿病病鼠，结果表明：GP 对病鼠的肾脏氧化应激具有较佳的改善作用，能够减轻糖尿病对肾脏的损伤程度。

10. 人参

朱五庚等将人参糖肽注射液作为 2 型糖尿病的治疗药物，对比患者治疗前后的空腹血糖、餐后 2h 血糖、血常规、糖化血红蛋白、24h 尿糖定量与肝肾功能等指标。结果为：治疗后，患者的糖化血红蛋白、血糖与尿糖显著改善，与治疗前相比差异有统计学意义（$P<0.05$）；肝肾功能与血常规等无明显变化，

与治疗前相比差异无统计学意义（$P>0.05$）。说明人参糖肽注射液可有效治疗 2 型糖尿病。另有研究指出：使用人参精晶胶囊（主要活性成分是人参总皂苷）治疗糖尿病（脾肾两虚型）的效果极佳，且长期服用无明显副作用。

11. 丹参

左文标等利用转化生长因子 $β_1$（TGF2$β_1$）、纤溶酶激活抑制物 1（PAI21）和结缔组织生长因子（CTGF）等研究糖尿病肾病病鼠的肾脏结构与肾脏功能间变化，结果为：丹参治疗组病鼠的尿白蛋白排泄率（UAER）、平均肾小球体积、肾脏肥大指数均低于对照组，对比差异有统计学意义（$P<0.05$）；但是病鼠的血糖水平和体质量与对照组相比，差异无统计学意义（$P>0.05$）。说明丹参能延缓糖尿病肾病的发展速度，但对血糖和患者体质量无影响。何志明等将雷氏丹参片作为糖尿病患者的治疗药物，结果为：该药可显著减轻患者的头晕、心悸、气短和胸闷等症状，且能改善该病患者的高凝状态与高血脂情况。史秀明等将丹参注射液作为糖尿病患者的治疗药物，结果为：丹参注射液能够使血小板的活化度明显下降，进而预防微血管病变发生。史丽谨等在糖尿病大鼠丹参素治疗一周后，应用自体血栓注入大鼠脑动脉制成糖尿病脑梗死模型。ELISA 方法检测血浆中 t－PA、PAI－I 含量，RT－PCR 方法测定脑组织中 t－PA 与 PAI－I，u－PA 与 NSP 的 mRNA 表达。结果为：丹参素治疗组促纤溶因子 t－PA 含量及 mRNA 表达升高，抑制因子 PAI－I 含量及 mRNA 表达降低。作用强度随丹参素浓度的增大而增强。u－PAmRNA、NSPmRNA 的表达无显著性变化。说明丹参素可显著改善糖尿病脑梗死大鼠血浆纤溶功能，通过促进 t－PA 含量及其 mRNA 表达和抑制 PAI－I 含量及其 mRNA 表达，而提高鼠脑纤溶功能。

12. 桑叶

张舒媛等认为，桑叶中的 TPM（桑叶多糖）、总黄酮和总生物碱等活性成分能够有效对抗糖尿病，能够促进糖在外周组织的利用效率，对 $α$－糖苷酶的活性起到抑制作用，且能增加胰岛素的释放量和动物肝糖含量，进而发挥降血糖功效。桑叶中的总黄酮能够直接阻断蛋白非酶糖化，能够阻止或是减少糖尿病的并发症发生。卢渊等研究指出：为糖尿病患者注射桑叶提取液能够终止血脂、蛋白质糖化终末物和血脂的实际变化。研究结果为：桑叶提取液和蒸馏水相比，能够显著降低血脂、血糖与蛋白质糖化终末物水平，对比差异有统计学意义（$P<0.05$）。说明桑叶提取液可调节机体内的代谢紊乱。

13. 葛根

孙丽敏等认为，PLIS 有降低糖尿病模型大鼠血糖和保护脑缺血再灌注损伤的作用。葛根总黄酮能降低模型大鼠血糖、糖化血清蛋白水平，降低 NO、NOS、MDA 水平，显著提高 SOD 水平，神经症状评分下降，使病理损伤得到明显改善。苗明三等研究指出：PLIS 可显著提高钠钾 ATP 酶、钙镁 ATP 酶活性，降低 LD、LDH 水平，降低脑含水量，对模型所致神经细胞和胶质细胞损伤有显著的拮抗作用和增强细胞耐缺氧作用。说明 PLIS 可改善糖尿病性脑缺血小鼠模型脑能量代谢及脑水肿情况，能明显改善脑组织的病理情况，有保护脑缺血再灌注损伤作用。

14. 薏苡仁

徐梓辉等采用链脲佐菌素腹腔注射（75mg/kg）和高能量饲料喂养建立 2 型糖尿病并发动脉粥样硬化大鼠模型，应用 RT－PCR 半定量分析大鼠主动脉 ET－1 mRNA 的表达变化。结果显示：模型组大鼠主动脉 ET－1 mRNA 表达量为 $0.72±0.10$，明显高于正常组的 $0.39±0.01$（$P<0.01$），经给药处理 6 个月后，与模型组的表达量比较，各给药组大鼠主动脉 ET－1 mRNA 有不同程度的下调（$P<0.05$），其中薏苡仁多糖注射组的表达量 $0.49±0.12$ 与模型对照组比较有非常显著性差异（$P<0.01$）。说明糖尿病血管并发症的发生可能与 ET－1 mRNA 表达上调有关，薏苡仁多糖保护糖尿病血管内皮损伤可能与其下调 ET－1 mRNA 表达的作用相关。

15. 冬虫夏草

Kiho 等发现从冬虫夏草中提取的多糖成分 CS－F30 经口服或腹腔给药，可以降低链脲佐菌素诱导的实验性糖尿病小鼠的血糖，同时还可降低血清甘油三酯和胆固醇的水平。

16. 水芹

Yang 等通过小鼠静脉注射四氧嘧啶 90mg/kg 诱导糖尿病。用自动生化分析仪测定血糖、血清脂质和胰淀粉酶，通过放射免疫测定法测定血清胰岛素，在显微镜下检查胰腺和胰岛。最终发现，从水芹中提取的抗糖尿病活性成分水芹黄酮，除了能显著降低四氧嘧啶所致的糖尿病小鼠血糖之外，还能明显降低其血清甘油三酯的水平。说明水芹黄酮具有降低血糖和甘油三酯的作用。

17. 藜芦

Huo 等人发现白藜芦醇可保护胰腺组织，因此降低了血清中葡萄糖和甘油三酯、甘油酯的含量。白藜芦醇也抑制了炎症因子。白藜芦醇处理后 TLR4/MyD88/NF－κB 信号通路被下调。说明白藜芦醇对糖尿病大鼠冠心病模型心血管组织具有保护作用。这些作用是通过下调 TLR4/MyD88/NF－κB 信号转导途径介导的。

临床中常采用西药进行降糖治疗，但是西药的治疗周期较长，且会引发不良反应，具有一定的局限性，仅能有效控制血糖水平。目前西药中并不存在糖尿病的根治性药物。中药对于糖尿病具有显著的治疗效果，且能防治糖尿病，有极良好的发展前景。单味中药的降糖机制较多，可直接预防糖尿病合并症发生，可改善患者的临床症状，且对患者的免疫功能、胰岛素分泌水平具有调节作用。在现代药效学与中医理论的指导下，单味中药的应用安全性较高，原因是其对中药抗糖尿病的主要机理、作用机制有明确阐述，并直接筛选出中药中具有降糖作用的活性部位与活性成分，为新型抗糖药物的研发提供了理论支持。

四、中药实现高糖无害化的药理学基础

（一）中药及复方药理学研究是必要的

中药组方是由多成分、多药味组成的，其特点是多向性、多靶点、标本兼顾，如今在全球已经受到广泛的关注。比如消渴丹、天芪降糖胶囊、黄芪胶囊、血脂康、降糖消脂片、参虫胶囊等中药组方已经经过临床和药理验证，疗效良好。在现代社会，只有疗效是不够的。按传统中医来认识分析疗效是一个方面，还必须适应现代人们的认知方式，用现代科学分析还原论的方法，来对疗效进行合理的解释。以天芪降糖胶囊为例，它的活性成分组成是什么？都作用于哪些靶点？是否还有其他作用机制尚未被发现？如何从分子水平全面阐释天芪降糖胶囊的通路全景？……成为学界需要回答的问题。

针对上述重要科学命题，石康乐以糖尿病前期指南推荐药物天芪降糖胶囊活性成分及其作用机制为主要研究内容，在中药有效性和安全性评价研究领域中，采用液－质联用方法，测定天芪降糖胶囊活性成分，进而综合利用开源数据库，识别活性成分的作用靶点；构建药物－靶点－疾病网络；在此基础上，识别组分、作用、靶点之间的相互作用及其生物学通路。最后发现：①液质联用实验结果表明，天芪降糖胶囊中的主要活性组分包括有：花木兰碱、小檗红碱、非洲防己碱、甲基黄连碱、小檗碱、巴马汀、红景天苷、咖啡酸、新绿原酸（5－咖啡酰奎尼酸）、绿原酸（3－咖啡酰奎尼酸）、隐绿原酸（4－咖啡酰奎尼酸）、3－阿魏酰奎尼酸、4－阿魏酰奎尼酸、5－阿魏酰奎尼酸、黄芪甲苷、异阿魏酸、山奈酚－3－0－鼠李糖苷、山奈酚－7－0－葡萄糖苷、毛蕊异黄酮、人参皂苷 Rgl、人参皂苷 Ro、阿魏酸、人参皂苷 Rg6/F4/isomer、人参皂苷 Rg3、人参皂苷 Rf、人参皂苷 Rg5/RKl/isomer、人参皂苷 Ro、獐牙菜苷、黄柏内酯 29 种。通过查阅文献，我们补充丰富了其基本信息、物化信息、结构信息，为天芪降糖胶囊的有效成分筛查与评价研究提供了基础资料。②本文筛选得到众多靶点，均可查文献报道，据其体内作用，其对应组分小檗碱、小檗红碱、咖啡酸、新绿原酸、绿原酸、隐绿原酸、山奈酚－7－0－葡萄糖苷、阿魏酸、人参皂苷 Rg3 可能为天芪降糖胶囊治疗糖尿病及糖尿病前期的主要活性成分。综合整个研究的各项结果，他认为：天芪降糖胶囊可改善胰岛素抵抗，调控糖原的合成、分解与代谢，调节糖皮质激素，调控血压。基本说明了天芪降糖胶囊的药效作用机制。

以黄酮类化合物为例，它具有广泛的药理活性，许多中草药如葛根、黄芩、银杏叶和野菊花等，其

发挥药理作用的主要有效成分是黄酮类化合物。植物黄酮研究热点之一是其显著的抗氧化和清除体内自由基作用，即大多数植物黄酮对糖尿病有较好的防治作用。通过对中药桑枝有效成分的动物降血糖药效学试验，期望为推动单味中药降糖药理的研究探索一条有效途径。研究比较了桑树中三种中药桑白皮、桑叶、桑枝和桑皮对 STZ 高血糖小鼠的降血糖百分率，结果表明，中药桑枝的降糖效果最为明显，其下降百分率为 64.09%，接近阳性对照组（格列本脲）69.88% 的水平。以芦丁为对照品，运用正交设计试验及分光光度法，对桑枝总黄酮（RMTF）的提取工艺、含量测定进行了探索；然后，采用植物化学方法提取并定性检测桑枝总黄酮，进而开展动物降血糖药理试验。研究结果表明，桑枝总黄酮能使 STZ 高血糖小鼠血糖值明显下降，对高血脂（胆固醇、甘油三酯）有一定的降低趋势，小鼠胰腺组织中的胰岛数量及胰岛细胞数明显增多；对由肾上腺素和葡萄糖诱发的小鼠高血糖都有一定的抵抗作用；对正常小鼠血糖无明显影响，急性毒性试验未见毒副作用。推测桑枝总黄酮是中药桑枝降血糖的有效部位。

（二）传统途径药理学基础——辨证论治

治疗糖尿病时常参照消渴证治。历代医家对消渴辨治论述宏富，温清补消，靡不赅备。古今良医，多精操四诊，以索本求源，有是证则用是药，每多获效。然至《河间六书》将消渴病分为三消，云："消渴之疾，三焦受病也，有上消中消肾消。"其后医家多从此说。力倡上中下三消均应立足滋肾养阴；燥热较甚时，可佐以清热；下消病久，阴损及阳者宜阴阳双补之论。然验之临床有效者虽有，不效者亦甚多见。特别是清代受日趋鼎盛的温病学说影响，医者多偏重于阴虚液涸，火热炽盛之说，《临证指南医案·三消》按语中说："三消一证，虽有上中下之分，其实不越阴虚阳亢，津涸热淫而已。"此类观点对后人影响很大，终成偏执阴虚燥热论消渴之流弊。近代很多书籍教材，论及消渴，亦多偏执阴虚燥热之说，使滋阴清热一法，已成治消渴唯一正治大法。此观点有失偏颇，多受非议。

经过多年临床实践发现，阴虚燥热证型只是糖尿病整个发病过程前中期一部分，不能代表其演化所有状态，不能以偏概全。大多认为，糖尿病证型应大体分为阴虚燥热型、气阴两虚型和阴阳两虚型三类。辨证论治时应从整体性、系统性高度看待整个病机，三者之间既有区别，同时又不能完全割裂开。把整个病机演化过程分成三个较明显不同状态，有利于辨证明细，有利于抓住疾病演化规律和疾病本质；实际操作中三者并不是截然分开，它们之间还有千丝万缕的联系，必须考虑有其病机症状相互交叉性和病机演化延续性，如此方能辨证完整准确，细节完备。应从大局观整体性和系统灵活性出发，不能刻舟求剑，画地为牢，认识到这是人为划分，为方便起见把病理演化流动性过程归结为易于区分的三段，所以，应从整体性和系统性来把握辨证论治，方能游刃有余。医患相应，方药与病相应，这就是感应灵动。莫要把辨证论治看小了、看浅了。

阴虚燥热、气阴两虚和阴阳两虚，这三个糖尿病不同病机状态也代表其体质不同，这不仅是其先天遗传性，同时也是外界偶然因素及个人嗜好共同作用形成的个体化病机之路径，偶然因素和个人嗜好是其变量。气阴两虚和阴阳两虚两种体质也可直接演化为糖尿病，也可由阴虚燥热型演化为气阴两虚型和阴阳两虚型糖尿病。以阴虚燥热型来完整阐发糖尿病病机演化，也涵盖了上述两型。

1. 病因病机

其病因主要是恣啖肥甘、五志过极、劳欲过度，尤以恣啖肥甘为其主要原因。嗜食肥甘酒醴，积热于内，燥热内蕴；情志失调，五志过极，气郁化火；劳欲体虚，肾精亏损，水亏火旺，亦可致燥热内生。燥热内盛，则阴津更加亏损；阴津不足，则燥热更甚，两者互为因果，恶性循环，致使阴不抱阳，水不济火，龙雷之火势必上炎，火炎于上，阴亏于下，水火不相既济。真阴亏耗，水源不充，相火独亢，虚热妄炎，耗损肺、胃（脾）、肾诸脏。此时阴虚阳亢不是指哪一个脏器，而是所有器官组织整体如此。表面上看此时阴虚阳亢，炎火消烁津液，但真阳耗散更多和更快。"亢"就是过多外现和释放，本质来讲就是过度消耗，阴阳互相消耗纠结。迁延日久，消耗的阳气与消烁的阴津达到一个新的平衡，形成一个新的病理性动态平衡——气阴两虚型，这也证明了阳气消耗更多更快，所有器官组织也相应下降为气阴两虚。这个状态继续演化，阳气——动力削弱，血和津液——有形的生理因素被消伐。身体机能很弱，脾胃运化无力不能提供能量，气血运行无力，不能运送营养也不能排除代谢产物，同时还可造成血涩血瘀，产生大量水湿痰浊、瘀血甚至"糖毒"等病理垃圾，这些病理产物反过来又要消耗更大量的阳气，致使阳气变得更弱，气阴两虚之动态平衡被打破，转化为新的病理性动态平衡——阴阳两虚型，其他脏器也处于阳虚状态，这再次证明在这一过程中消耗的阳气更快和更多。

病理演化本质是肾气由强到衰，病理演化状态是阴虚燥热、气阴两虚和阴阳两虚。肾气虚衰，特别是在发病后肾阳衰竭自始至终比较快，导致脏腑升降疏布利用血糖动力衰弱，所以肾气衰竭是整个病机核心，应格外关注肾阳由强到衰快速转变。

2. 治疗原则

引用程钟龄看法："大法治上消者，宜润其肺；治中消者，宜清其胃，兼滋其肾；治下消者，宜润其肾，兼补其肺。"其又指出："夫上消清胃者，使胃火不得伤肺也；中消滋肾者，相火不得攻胃也；下消清肺者，滋上源以生水也。三消之法，不必专执本经，而滋其化源则病易痊矣。"此段论述揭示糖尿病治疗应秉持辨证论治整体观和系统观，脏腑之间生克制化；生理因素相生，病理因素相克。《石室秘录》云："消渴之证，虽分上、中、下，而肾虚以致渴，则无不同也。故治消之法，以治肾为主，不必问其上、中、下之消也。"本段说明糖尿病根本原因是肾虚。国医任继学先生认为，治疗本病必须调整机体阴阳、水火之平衡，使脏腑气血协调冲和，相互为用。治疗时阳虚补阳，阴中求之；阴虚补阴，阳中求之，阴阳互求，动静结合，则阴生阳旺，津液乃充。因此，前期当滋阴以涵阳，清热以降火；中期当益气滋阴，壮元培根；后期当温阳补肾，兼以化气固涩。始终围绕肾虚这个核心，透彻这个核心与三个病理演化状态之间相互因果关系。辨证大法：一切随机。

3. 证治方药

（1）（初期）阴虚燥热型：临床表现为烦渴多饮，口舌干燥，大便正常或秘结，小便频数，消谷善饥，或微有困倦乏力，舌苔黄燥，脉滑数有力。分析：以整体性系统性辨治，病理表现为阴虚燥热，但本虚之象渐显。治疗中宜清燥热为主兼顾下虚。壮水之主以制阳光，兼引火归元。善补阴者，必于阳中求阴。治则：滋阴以涵阳，清热以降火。方用：沙参麦冬饮、玉女煎、人参白虎汤加减。在此基础上，可少加滋补下虚的女贞子、墨旱莲以防耗水，加牛膝、龙骨、牡蛎、巴戟天、肉桂以引火归元。

（2）（中期）气阴两虚型：临床表现为渴而多饮，食多消瘦，小便数甜，尿如膏脂，气短乏力，舌质嫩红，脉沉细滑数。分析：以整体性系统性辨治，是燥热与下虚并重，多见于糖尿病中期，或中年或体质偏虚者。需清剩余之燥热，补中焦之运化乏力，兼充下虚之元。治则：益气滋阴，壮元培根。方用：二冬汤加白术、茯苓、山药、生地黄、山萸肉。

（3）（末期）阴阳两虚型：临床表现为小便频数量多，尿如膏脂，男子阳痿不举，女子带下清稀，舌淡苔白，脉细无力。分析：以整体性系统性辨治，此为肾虚阳亏，一派寒而气弱，不升不收气化无力，当益火之源以消阴翳，善补阳者，必于阴中求阳。治则：温阳补肾，气化固涩。方用：肾气丸加山萸肉、女贞子、制何首乌。应以鹿角霜、淫羊藿、仙茅易附子、桂枝，防其燥烈伤阴。

（4）加减治疗：中医在辨证论治中选方用药是有一定原则的，也有一定空间框架的，同时临床运用又是灵活生动的。疾病是不可能完全按照我们的设想发生和演化，临证中一定按整体性系统性之大局观辨证，辨证论治为大法，每个证型有定方，这个方剂是有一定结构和空间的，同时又是动态灵活的，君臣之主次位置及各药之间比例是可以在此框架下调整的。如：肾阳亏虚，阳虚水泛，可直接将主方易为真武汤；防止气机阻滞加枳实（枳壳）、郁金、川楝子、厚朴；水湿痰浊阻滞加半夏、陈皮、藿香、佩兰、苍术、胆南星、茯苓、砂仁、竹茹、石菖蒲；多尿混浊如膏脂加益智仁、桑螵蛸、覆盆子；四肢麻木刺痛加丹参、鸡血藤；多发疖肿加忍冬藤、甘草；目花视弱有白内障者加蝉蜕、密蒙花、茺蔚子、决明子、女贞子、薏仁；虚热者加地骨皮、焦栀子、黄精。

（5）瘀血治疗：气虚无以运血，阴虚则血行艰涩，渐成久病入络、久虚入络之血瘀证候。用药：桃仁、红花、鬼箭羽、鸡血藤、鸡内金、酒大黄、郁金、丹参、血竭，正如《读医随笔》言："每加行血药于补剂中，其功倍捷。"常用方剂：调气活血方、五香散、血府逐瘀汤、补阳还五汤。

（6）降糖治疗：血糖高乃是脾失健运和郁火内蕴，伤及气分营血所致。正气虚弱，血糖代谢链条的自控能力减弱，无序失代偿，大量血糖久积成"糖毒"，系统功能不堪负重导致崩溃，糖尿病发生了。所以，补其正气，增强血糖代谢和利用率，调整恢复自控能力、消除糖毒在糖尿病治疗中尤为重要。对于顽固性血糖不降者加蚕茧百克之内，施今墨先生之玄参配苍术或用人参白虎汤、生石膏、知母均有降糖作用；王季儒先生降血糖崇尚大剂山萸肉；张锡纯《医学衷中参西录》云："用鸡内金，因此证中皆含有糖质，用之以助脾胃强健，化饮食中糖质为津液。"胡永盛之以脏补脏，用猪胰填补真阴，补脾胃，润燥清热；尿糖不降者知母可用百克之内；施今墨之黄芪配山药，重用花粉、生地黄或加乌梅、五味子；汪履秋先生之二地苦清汤方专降血糖。

（7）并发症治疗：糖尿病病理产物如瘀血、水湿痰浊；特别是"糖毒"，长期不祛，流散各脏腑组织器官，使组织变性，功能丧失。祛除病理产物，恢复机体功能是治疗并发症正途。冠心病中医属胸痹范畴，肺脾肾虚，痰浊内生，瘀血阻滞，胸阳闭阻所致，治疗宜化痰祛瘀，通阳散结。药用瓜蒌皮、薤白、半夏、丹参、红花、郁金等。脑血栓形成，半身不遂者，以补气行瘀为主，补阳还五汤为首选。并发肾小球硬化者，每见浮肿，蛋白尿，多属脾肾亏虚，气不化火，精微下泄所致，治疗应健脾温肾，常用药物如黄芪、白术、山药、茯苓、淫羊藿、仙茅、芡实、金樱子等。并发视网膜病变、白内障者，主要是由于肾水不足，水不涵木，精血不能上承所致，治疗以杞菊地黄丸、石斛夜光丸等滋养肝肾。并发周围神经炎，主要由于阴血亏虚、肢体失养所致，可选用黄芪桂枝五物汤化裁，药如黄芪、当归、白芍、桂枝、豨莶草、鸡血藤、威灵仙等，养血活血，祛风通络。并发痈疮疖等皮肤化脓感染，应以补气托毒为主，药如黄芪、金银花、连翘、蒲公英、赤芍、地锦草。并发尿路感染者，在清热利湿同时，要重视健脾益肾，培本治疗，可选用知柏地黄丸加减。合并肺结核者，可用麦门冬汤、地骨皮饮，既能补肺抗痨，又能降糖除消。如皮肤瘙痒，若属全身性的，可于清上补下法中加地肤子；上半身瘙痒者加僵蚕、蝉蜕；下半身瘙痒者加白鲜皮、木瓜。若并发溃疡感染，用五味消毒饮治疗。以上加减治疗、瘀血治疗、降糖治疗和并发症治疗必须以上三证型为基础，以整体性系统性观念辨证论治。

糖尿病中医治疗首先应对其病机演化有一个整体性系统性认识和把握，辨识其发展阶段，阴虚燥热型、气阴两虚型和阴阳两虚型，认清其病机本质——肾气亏虚。病理演化分上述三阶段，涉及脏腑肺、脾（胃）、肾生克制化；生理因素还有阴、阳、气、血、津液，病理因素为阴阳亏损、气虚、血瘀、痰浊水湿，特别是"糖毒"。

治疗以辨证论治三个病理阶段为证型基础选方用药加减，并结合辨证和辨病酌加降糖药、化瘀药、并发症药进行治疗。糖尿病病机和"糖毒"久积与并发症之间联系如何去研究，这要从整体系统地看，既要从宏观上认识，又要从微观上认识，既有功能层次又有物质层次把握。疾病具有系统渐次联动性，任何一点发生病变，其他部分无论从宏观还是微观，无论是功能层次还是物质层次都会逐渐地有序地潜移默化地发生改变，量的积累达到一定程度，便会突破原有框架，发生质变，进入另一个疾病状态。所以，绝不能机械、孤立、静止地看问题。病因、病患体质及病理演化层次多样性决定了病理状态多样性，也就决定了糖尿病治疗想通用一种或数种药物全部治愈是不现实的；同时条条大路通罗马，不同病理状态其病理结果（血糖指标）一致，这恰是西药降糖药高纯度控制血糖值有效性根据，但也只限于近期控制，远期效果不佳，不能调整整体状态和改善生活质量；而中医中药辨证论治个性化治疗糖尿病远期疗效好，能改变疾病状态，改善生活质量。所以，中西医结合辨证辨病治疗糖尿病是非常有前景的。

（三）中西医结合药理学基础

糖尿病治疗的关键是强化血糖控制，UKPDS和DCCT研究均证实，良好的血糖控制能减少糖尿病微血管并发症、心血管并发症的发生，提高患者的生活质量，减少病死率。临床上降糖西药种类繁多，降糖疗效比较肯定，但容易出现消化道不适及低血糖反应，部分药物还可能继发性失效。现代中药药理学研究表明，许多中药具有良好的降血糖作用，能显著降低高血糖模型动物的血糖水平。中药降糖的机制研究表明，具有降血糖作用的中药发挥降糖作用的有效活性成分主要为多糖、皂苷、黄酮、生物碱等。

1. 单味中药降糖药理

1）胰岛素样作用或修复胰岛功能作用

（1）类似胰岛素样的中药：苦瓜皂苷被称为植物胰岛素，有直接类似胰岛素作用；西洋参、人参总皂苷可以刺激大鼠分泌胰岛素；鬼箭羽、桑叶可促进胰岛β细胞分泌功能，通过胰岛素增加而降低血糖；芦荟提取物、火绒草能减轻四氧嘧啶对胰岛β细胞损伤或改善其功能。

（2）清除自由基抗氧化作用：糖尿病患者体内产生大量的氧自由基，可导致内皮细胞损伤，从而使内皮素分泌增多，一氧化氮产生减少，而氧自由基与一氧化氮结合可形成过氧亚硝酸阴离子，使一氧化氮进一步减少，造成胰岛细胞特异性损伤。自由基还可抑制蛋白质的功能和线粒体生成三磷酸腺苷（ATP）的功能，造成细胞信号转导障碍和物质能量代谢紊乱，它破坏核酸及染色体的作用还使细胞结构和功能发生改变。自由基损害产生的过氧化脂质也可造成胰岛β细胞的损伤，导致胰岛功能下降，使血糖升高；同时自由基所造成的脂质氧化损伤在糖尿病血管并发症进程中起着重要作用。谷胱甘肽过氧化物酶、超氧化物歧化酶及过氧化氢酶等均可减轻自由基对胰岛β细胞的损害或促进受损胰岛β细胞的修复。许多补益药具有抗氧化作用，刺五加皂苷可降低糖尿病大鼠血清LPO而升高SOD；人参茎叶皂苷和大豆皂苷均能通过增加糖尿病大鼠SOD的含量降低LPO，清除自由基，从而减轻自由基的损伤作用而防治糖尿病并发症的发生发展；人参不仅可以降低血糖、改善临床症状，还可望在防治糖尿病血管并发症方面起重要作用。山茱萸的提取物能使四氧嘧啶糖尿病大鼠清除自由基的重要物质SOD含量显著升高，同时使过氧化脂质减少伴随血糖降低，SOD则相反，由此可见山茱萸可促进自由基清除和糖尿病康复。通过这些机制修复胰岛β细胞，防止胰岛β细胞凋亡，恢复或改善其功能，达到降低血糖的效果。清除自由基和抗脂质过氧化是其保护胰岛功能的重要机制之一。

2）对糖代谢的影响

（1）促进糖的有氧氧化，促进脂肪组织对糖的摄取：人参糖肽具有降血糖作用，人参对血糖的调整作用能促进胰岛素的分泌，从而促进糖的有氧氧化；知母能促进脂肪组织对葡萄糖的摄取，从而达到降低血糖的目的。

（2）提高耐糖能力，增加肝糖原含量，抑制糖原的分解：南瓜降糖作用和铬有关，而缺铬则是2型糖尿病的重要发病机制之一。南瓜可通过补充铬元素，从而使2型糖尿病患者体内缺乏的一种含铬复合物即糖耐量因子（GTF）得到补充，进而起到降糖作用；桑叶提取物对四氧嘧啶模型糖尿病小鼠有显著的降血糖作用，它通过对糖尿病小鼠糖代谢的调整，以提高耐糖能力，增加肝糖原含量而降低肝葡萄糖；火绒草可抑制肾上腺素对糖原的分解；山茱萸、大蒜可影响肝糖原合成，有一定的升高肝糖原的作用；黄连素能升高胰岛素抵抗大鼠的肝糖原含量。

（3）葡萄糖苷酶抑制作用及延缓肠道对糖与脂质的吸收作用：饮食中的糖类在葡萄糖苷酶的作用下释放葡萄糖，并经小肠吸收进入血液，这是餐后血糖升高的主要原因。因此通过对葡萄糖苷酶的活性调节，可延缓糖类消化吸收，从而控制餐后血糖。五味子、虎杖有很强的葡萄糖苷酶抑制剂作用；南瓜中的果胶可延缓肠道对糖及脂质的吸收；豌豆粗提物有很强的抑制胰淀粉酶活性的作用，可通过抑制肠道内糖类的消化而降低血糖。

3）增加胰岛素敏感性，改善胰岛素抵抗

胰岛素抵抗是2型糖尿病发病机制的重要环节和显著特征，较多的2型糖尿病并不是由于胰岛素缺乏，而是单位胰岛素的生物效应降低，即胰岛素促进组织对葡萄糖的摄取作用发生抵抗，即胰岛素敏感性降低。中药可增加胰岛素受体的数目和亲和力，并可能对胰岛素受体后作用机制有保护作用。如黄连可作用于GLUT-4而增加胰岛素促进葡萄糖利用的作用。玉竹甲醇提取物和番石榴叶中的单黄酮苷有明显促进靶细胞胰岛素受体结合的作用，主要是通过提高胰岛素敏感性而达到降低血糖作用。中药黄芪、金银花、黄连、水飞蓟皆有增强胰岛素敏感性的作用。黄连素能够显著增强大鼠的胰岛素敏感性，其作用强度与二甲双胍相似。

有报道表明，大黄治疗 2 型糖尿病大鼠 4 周后，血胰岛素水平降低，而红细胞胰岛素受体结合力恢复正常；根皮苷皮下注射治疗部分切除胰腺的糖尿病大鼠，使其糖耐量异常恢复正常，胰岛素水平并未显著上升，这是通过恢复机体对胰岛素的敏感性而产生的作用。桑叶中含有蜕皮甾酮，能够促使葡萄糖转变为糖原。桑丝蛋白的氨基酸能作用胰岛素分泌和释放调节因素，从而刺激胰岛素的分泌以降低血糖。桑叶中的甘氨酸、亮氨酸可以降低血液中的血糖值，预防和治疗糖尿病，蛋氨酸主要促进胰岛素的合成，桑叶多糖对四氧嘧啶所致大鼠实验性高血糖有明显的降低血糖值的作用，桑叶中脱氧野尻霉素是一种 α_2 糖苷酶抑制剂，能减慢肠道吸收葡萄糖的速度。

4）抑制葡萄糖的吸收

α-糖苷酶通过水解 $\alpha-1，4$ 糖苷键从淀粉和多糖的非还原端切下葡萄糖，人体对于淀粉等糖类的利用吸收依赖于小肠刷状缘上该酶的活性。药物在小肠上段抑制了 α-糖苷酶的活性，使糖类分解为葡萄糖受阻，从而抑制餐后血糖的急剧上升，改善血糖控制。研究已经证实具有确切糖苷酶抵制剂样作用的中药如蚕沙、桑白皮等。实际上，中药抑制葡萄糖吸收的机制可能更为复杂，如一些中药的抗菌作用，可能通过抗菌而抑制食物的酶解；一些中药可能促进肠道运动而缩短食物在小肠中停留的时间，从而减少了食物的吸收总量；一些中药可能作用于食欲中枢而增加饱感，抑制食量；一些中药可能由于其特殊的味觉刺激而降低食欲。此外，中药餐前服还可占据胃的容量，同时抑制胃排空，从而减少食量。

2. 中药复方降糖的药理学基础

1）保护胰岛 β 细胞功能，提高胰岛素的分泌

与单味中药一样，中药复方保护胰岛功能的重要机制也是清除自由基及抗脂质过氧化过程作用。如由人参皂苷、黄芪、麦冬、五味子、淮山药等组成的复方对四氧嘧啶致糖尿病鼠，可增强其红细胞 SOD 活力，降低 LPO、MAOB 水平，对胰岛细胞的损伤有明显保护作用，并减少糖代谢异常后脂质过氧化物的生成。体外培养发现其对晚代细胞增殖和细胞内糖原含量有正向促进作用。八仙降糖药（何首乌、黄芪、麦冬、生地黄等）可使糖尿病鼠肝组织 LPO 含量明显降低，升高尾静脉血中 SOD 水平。糖尿宁（生大黄、肉桂、黄连素等）可增强胰岛素生物活性，促脂类分解代谢，明显增强肝 SOD 活性，降低 LPO 水平，提高机体抗氧化水平而达到治疗作用。降糖颐寿饮（枸杞子、山药、茯苓、红花、山楂、桑椹子、黑芝麻等）可降低四氧嘧啶糖尿病小鼠血糖水平；降低高脂大鼠的甘油三酯、总胆固醇、低密度脂蛋白水平，升高高密度脂蛋白水平；降低高龄大鼠血清 LPO 水平，升高血清 SOD 水平。健脾降糖饮（黄芪、黄精、白术、山药、葛根等）对四氧嘧啶糖尿病小鼠血糖有明显降低作用（$P<0.001$），对正常家兔胰岛素分泌和血糖水平无显著影响，其降糖机制在于促胰岛 β 细胞再生和修复，提高其对葡萄糖的反应性，促进被损伤的胰岛 β 细胞分泌更多的胰岛素。消渴宁（葛根、玉竹、枸杞子、丹参、益母草、麦冬、炒麦芽、牡丹皮等）可显著降低实验性糖尿病的血糖水平，升高血清胰岛素水平（$P<0.01$），并可调整脂质代谢，降低血清胆固醇、甘油三酯、β 脂蛋白水平，升高高密度脂蛋白水平，改善血液流变性，其作用优于玉泉丸（$P<0.01$）。降糖粉（莜面、豆类、粗纤维等）对四氧嘧啶糖尿病大鼠有明显降糖作用，各时相胰岛素的释放相应提高，病理切片示糖尿病兔胰岛数目增加，胰岛 β 细胞颗粒亦增加且着色正常。

2）增加胰岛素受体数目或提高其亲和力

由人参、黄芪、生地黄、枸杞子、茯苓等组成的复方对肾上腺素高血糖大鼠和四氧嘧啶糖尿病小鼠都有明显降血糖作用，能增加 18 个月龄小鼠骨髓细胞的胰岛素受体数目。左归降糖饮（熟地黄、山药、枸杞子、牛膝、茯苓、鹿角胶、麦冬、黄芪等）可明显降低四氧嘧啶糖尿病小鼠血糖水平，且具有量效关系，并可减少动物进食量，其作用机制与改善机体胰岛素受体或抑制胰高血糖素分泌有关。参芪降糖片可增加小鼠骨髓细胞的胰岛素受体数目，恢复老龄小鼠的胰岛素受体数目。芪药消渴胶囊可降低四氧嘧啶糖尿病大鼠血糖水平，病理结果显示对损伤的胰岛 β 细胞具有一定的修复作用，提高肝糖原含量，降低血中乳酸含量，其作用机制是抑制 α 细胞分泌胰高血糖素，刺激胰岛 β 细胞分泌胰岛素，增加血清胰岛

素含量。

3）抑制胰岛素拮抗激素如胰高血糖素等的分泌

由黄芪、山茱萸、生地黄、桃仁、大黄、水蛭、玄参等组成的糖复康对四氧嘧啶致糖尿病家兔可明显降低血糖水平，抑制胰高血糖素释放，促进胰岛素释放，其作用随剂量增大而增强。由黄芪、天花粉、生地黄、石膏等组成的复方可明显降低糖尿病小鼠血糖水平，降低胰高血糖素水平，升高胰岛素水平，延长糖尿病小鼠游泳时间和缺氧状态下的存活时间。加味桃核承气汤（桃仁、桂枝、黄芪、生地黄、大黄等）可有效降低糖尿病及正常大鼠空腹血糖水平（$P<0.01$），抑制胰及胰外组织分泌胰高血糖素，病理检查发现胰岛内被 STZ 破坏的内分泌细胞有一定修复作用，并增加胰岛 β 细胞的分泌颗粒。由西洋参、黄精、黄连等组成的胶囊对兔肾上腺素性高血糖和小鼠四氧嘧啶性高血糖有明显降低作用，其机制可能是改善了胰岛素受体的状态，提高了胰岛素受体敏感性或抑制了 α 细胞分泌胰高血糖素。

4）增加靶器官的糖转化

五子衍宗丸可明显降低 STZ 糖尿病大鼠血糖、胆固醇和甘油三酯水平，增加肝糖原含量，促肝糖原恢复至正常水平。由黄芪、天花粉、山茱萸、山药、丹参等组成的复方明显降低四氧嘧啶糖尿病大鼠血糖水平（$P<0.01$），有剂量和时间依赖性；明显增加肝糖原含量（$P<0.01$）。消渴平（人参、地骨皮等）对实验性糖尿病小鼠血糖水平可明显降低（$P<0.05$），研究提示可促进葡萄糖酵解，提高能量代谢。芪蓉降糖冲剂（黄芪、肉苁蓉、地黄、丹参等）对正常小鼠血糖无影响，但可促糖原的合成，对四氧嘧啶糖尿病小鼠可显著降低血糖（$P<0.05$），升高肝糖原含量（$P<0.01$），随给药时间延长，其降糖及促肝糖原合成作用也渐增强。

中药复方的降糖机制总体说来较单味药更复杂，可能涉及多层次、多靶点。虽然某单方面的作用强度并不大，但多靶点作用在形成合力时，其作用效果就不容忽视了。如既具有抗氧化作用，又可增强胰岛素受体的敏感性，同时抑制肝糖的输出和促进糖原的合成，并减低食欲和抑制胃蠕动及糖类在肠道的吸收，还可能促进肌肉葡萄糖的降解等。有时，中药的一些可能与糖代谢根本没有关系的功能，对血糖水平的恢复具有重要的影响，如通过理气、疏肝、宁心、安神等治疗，改善病人的心境，使其身心得到更好休养，从而有助于血糖的控制。因此企图从单个方面来认识中药的全部降糖效果，都可能具有相当的片面性。

3. 降糖相关活性成分

关于中药降糖活性成分的研究，长期是中药有效成分研究的重点内容。目前认可的降糖相关活性成分，可概括为萜类、胰岛素、肽、氨基酸，黄酮类，多糖类，硫键化合物，不饱和脂肪酸，生物碱和甾体类。

1）萜类主要影响血糖代谢

（1）三萜式皂苷类：经过水解，除生成糖和皂苷元外，还可能有有机酸，如糖醛酸、苯甲酸、桂皮酸等。含三萜式皂苷的中草药有人参、田七、辽东楤木、桔梗等。

（2）一萜类：主要是环烯醚萜苷。如地黄中的梓醇、地黄苷等均有一定的降糖作用。

（3）二萜类：如菊叶中的甜叶菊苷等。

（4）三萜类：台湾唇形科植物匍匐凉粉草、大花直管草、石榴皮及山茱萸中的乌索酸；茯苓、泽泻中的茯苓酸、泽泻醇 A、泽泻醇 B；苦瓜果实、种子及藤叶中的葫芦素衍生物——三萜烯苷等。

2）胰岛素、肽、氨基酸　降糖作用快（4h），其降糖作用活性取决于二硫键

（1）胰岛素、肽类：苦瓜果实、种子中的 P-胰岛素，化学结构是 166 个残基，由 17 个氨基酸组成，分子量是 11 000。在给患有糖尿病的沙鼠、猴和人用 P-胰岛素皮下注射后，均显示降糖活性，作用高峰出现在注射后 4~8h。

（2）氨基酸类：日本香豌豆种子中分离出的香豌豆素及其衍生的 γ-L-谷氨酰胺、L-香豌豆素均对小鼠显示降低血糖作用；双花耳草的干燥全草水提取物经过层析得到一个降糖活性成分，由 13 种游离氨

基酸、肽或蛋白质组成，对四氧嘧啶糖尿病兔显示有降低血糖作用。

3）黄酮类

作用缓慢而持久，主要影响胰岛β细胞功能。如皱纹枣树皮中的山柰酚、槲皮素、杨梅树皮素；葛根中的葛根素、大豆黄酮；淫羊藿中的淫羊藿苷；桑叶中的芸香苷、槲皮素等，均有抗高血糖作用。

4）多糖类

作用较强。人参多糖 A、B、C、D、E、F、G 和 H（前 5 种是同质多糖，后 3 种是异质多糖）对正常小鼠和四氧嘧啶糖尿病小鼠显示明显的降低血糖作用。薏苡仁的种子中分离出的薏苡多糖 A、B、C，对正常小鼠和四氧嘧啶高血糖小鼠显示明显的降低血糖作用。此外还有知母多糖、苍术多糖、桑白皮多糖、山药多糖等。果胶和桃胶中也含有多糖。

5）硫键化合物

洋葱蒸气蒸馏得到的洋葱油对正常禁食的小鼠产生明显的降低（20%）血糖作用，接近甲苯磺丁脲对实验动物的降低血糖作用。大蒜汁能够降低正常兔与四氧嘧啶糖尿病兔的禁食血糖，在给葡萄糖1h以前给大蒜汁可以明显地改善葡萄糖耐受性，降低血糖活性与 D860 相接近。大蒜汁可以增强动物的血浆胰岛素样活性，大蒜降低血糖的有效成分是大蒜辣素。

6）不饱和脂肪酸

起效特慢，需 20d，但是作用强。玉米须对家兔有非常显著的降低血糖作用，其有效成分的化学结构含有两个双键的亚油酸；向日葵有降低血糖作用，其种子中含有亚油酸。

7）生物碱

降低血糖作用显著。黄连和黄柏中含有的小檗碱，除了有抗菌消炎作用外，尚有显著的降低血糖作用。墨西哥植物 Tecoma stans Jugs 叶中含有的太可斯塔宁与太可马宁属于吡啶生物碱，具有显著的生物活性，可以降低血糖。我国产的萝芙木中也含有类似的成分。长春花茶剂及其产品在南非、尼泊尔、澳大利亚、越南和老挝被用作胰岛素的口服代用品。其粗提物制剂中含有生物碱文多林、文多里宁和洛诺生有较强的降低血糖活性。

8）甾体类

降糖作用类似磺酰脲类。知母水提取物能够降低正常兔特别是四氧嘧啶糖尿病家兔的血糖水平，知母水提物静脉注射能够降低四氧嘧啶糖尿病小鼠的血糖，并使其尿酮体减少。麦冬的水、醇提取物能够降低正常兔的血糖，静脉注射能够降低四氧嘧啶糖尿病兔的血糖水平，并且能够促进其胰岛β细胞的恢复，肝糖原较对照组增加。

随着降糖中药研究的不断深入，在有效成分及作用机理的研究方面不断细化，发现中药对于糖尿病及其并发症的治疗及预防方面疗效确切。中药成分相比普通降糖西药而言其降血糖作用在以下方面具有明显优势：第一，降血糖中药成分中多数可双向调节血糖，既可降低血糖，又能有效防止出现低血糖；第二，中药降糖效果明确，作用持久，毒性相对小，且肝肾功损伤也较小；第三，多数降糖中药具有多靶向调节的特性，在积极控糖的同时还能延迟或降低并发症的出现。当前，由于中药降糖的推广力度不足、缺乏大型中药降糖疗效循证医学证据及患者对中药降糖安全性及疗效的怀疑导致的医患配合差等种种原因，中药降糖在临床的应用还远远不够。故我们未来要继续在中医药基础理论的指导下，开拓新思路，研究新的治疗方法，不断开发并探索治疗糖尿病及其并发症的有效中药，并配合中医特色疗法（穴位贴敷、针刺等），逐渐推进临床应用，延缓糖尿病发展进程，不断提高患者生存质量。

第三节　高糖无害化的任务与目标

一、高糖无害化干预的本质是综合平调

中医药防治疾病的特色在于从整体上认识疾病，认为糖尿病的发生与脾、胃、肺、肾、肝等多个脏腑有关，将其主要分为脾瘅、消渴、消瘅三个阶段，与糖尿病的不同阶段具有一定关系。针对三个阶段的不同致病特点，强调未病先防、既病防变以及因时、因地、因人制宜，从饮食作息、运动、调节情志、药物干预等多个方面进行综合调理。

中医在治疗上强调阴阳平衡，整体调节，不但降低胰岛素的抵抗作用，还有保护胰岛 β 细胞功能，促进胰岛素分泌等，从而恢复胰腺功能，起到双向调节作用，既降糖，又可防止低血糖。中医重视辨证施治，坚持个体化治疗原则，根据病人不同的体质、病症，因人而异论治，具有明显改善患者的临床症状、调整血糖、降低血黏度、抗凝、调节血脂、改善微循环、保护肝肾功能等作用。可见中医药具有整体调节、多成分、多靶点的特点，在现代疾病的治疗上有着独特的优势。

张仲景在《金匮要略》中说："病者如热状，烦满，口干燥而渴，其脉反无热，此为阴伏，是瘀血也。""病人胸满，唇痿舌青，口燥但欲漱水，不欲咽，无寒热，脉微大来迟，腹不满，其人言我满，为有瘀血。"提出瘀血可致消渴的理论。血管内皮损伤是糖尿病血管病变产生的启动环节和发展的重要原因，炎症及血小板功能在本病的发生发展中也起着不可忽视的作用。从传统中医理论看，低度的血管炎症必然导致瘀血内停。低度炎症过程中，血管中和血管外多种有形成分的聚集，如血小板黏附、聚集及血栓形成，单核细胞转化为泡沫细胞，继而在内皮下沉积，结缔组织形成、纤维斑块、平滑肌细胞增生及免疫功能调节失常等均是中医瘀血的具体表现。在辨证消渴的同时，兼顾活血化瘀法对糖尿病患者血管病变发挥的作用主要体现在其对血液系统的作用机制之上，通过具有活血化瘀作用的方药在改善血流动力学、改善血液流变学、改善血管内皮细胞、抑制组织异常增生、抑制炎症、改善血液循环从而达到减轻糖尿病血管病变患者症状进一步加重的目的。

二、高糖无害化干预避免低血糖困局

西药降糖作用迅速，但多具有一定副作用，尤其是对肝、肾功能不良者使用受限。大多西药降糖容易导致低血糖反应，一次低血糖反应的危害不亚于高血糖对血管的损害。此外，西药在改善患者临床症状方面效果也不尽理想。临床上常见患者服用降糖药物后，血糖在短时间内虽趋于正常水平，但口干口渴、恶心呕吐、腹胀不适、便秘腹泻、视物模糊、皮肤瘙痒、四肢末梢麻木等症状仍然存在，对此西医常感束手乏策。

中医药通过辨证，针对患者病情采取个体化的综合疗法，如中药内服、针灸、足疗、中药外治、食疗及其他一些非药物疗法，从而使患者血糖控制稳定而持久，提高生活质量。中医药与西药降糖药或胰岛素合用，可明显增强其降糖作用，并减少其药物用量及副作用，因此避免了低血糖的困局。如有些经过综合治疗后血糖控制良好的患者，仍存在疲乏无力、体弱多汗等气阴两虚的症状，对此，即可充分发挥中医辨证论治的优势，采用益气养阴、填补肝肾、清热利湿等对症治疗的方法，常能取得良好的疗效。

三、高糖无害化干预避免化学药物的过度使用

糖尿病是以持续性高血糖为基本特征的代谢性疾病，常伴随高血脂、高血黏等疾病，糖尿病发展到后期也常合并大血管、微血管及周围神经病变，西医在防治糖尿病并发症方面尚无疗效确切的药物，治疗时多在降糖药物的基础上，联合降脂、抗血小板、营养神经、降低血黏度、抗氧化剂等化学药物治疗。

长期过度使用化学药物，不但增加对肝肾功能、胃肠黏膜的损害，而且增加病人的经济及心理负担，这也是不可忽视的一个方面。

中医药具有简便廉效的传统优势，在整体观念的基础上，进行辨证论治，运用中医综合疗法的优势，如中药内服、针灸、推拿、按摩、气功乃至中药外洗、敷贴、耳穴等方法，通过多途径干预，可以避免化学药物的过度使用。如对于糖尿病大血管病变，现代医学研究发现内皮功能紊乱和炎症相关细胞因子参与了粥样硬化的形成，中医认为其病因与五脏受邪、饮食失宜、阳热失常、情志失节有关，病机多为气虚、痰阻、血瘀等，采用益气活血、清热化痰等法，则可以降低炎症相关细胞因子和减少活性氧类（ROS）对血管内皮的氧化应激损伤，从而减少或延迟大血管并发症的发生发展。

四、高糖无害化干预提高患者生活质量

糖尿病患者生活质量显著降低，其关键原因在于合并大血管病变，包括脑卒中、冠心病、糖尿病足等。随着人类生活水平的提高，生存质量越来越受到关注。糖尿病患者对提高生存质量的要求也越来越迫切。现代医学各种强化治疗方案，基本上都不同程度地降低患者生存质量，更多的用药、更重的经济负担，以及复杂用药的相互作用，都与降低生存质量相关。中医通过辨证论治，辨证论治本身就是辨病人的生存质量，辨病人的生活能力、精神和心理状态、自我判断、自适应能力等。只要通过中医的综合治疗，改善了病人的症状，减轻了病人任何方面痛苦，都是对病人生存质量的提高。可以认为，辨证论治就是辨病人的生存质量并加以提高。

糖尿病疾病的发生发展与许多因素有关，如生活状态的改变、饮食方式的改变、快速的老龄化等。由于胰岛素相对或绝对分泌不足，造成靶细胞对胰岛素的敏感性降低，代谢功能障碍，长此以往，会损害多个系统，甚至导致患者残疾、死亡，故通过中医理论，探讨糖尿病的发病规律，给予糖尿病患者有效的干预措施，对控制病情进展及改善生存质量有着显著的作用。

新的医学模式的开展，使现代医学逐渐步入"生物社会心理"的新模式，人们对健康的要求逐渐提高。糖尿病患者属于一种身心疾病，控制糖尿病的发展，提高患者的生存质量亦是重要的治疗目标。随着生存质量特异性量表研究逐渐深入，以及中医药的发展，生存质量量表评价开始运用于中医药领域。吴大嵘等讨论了生存质量量表在中医药疗效评价中的应用范围。刘华等探讨活血降糖胶囊对糖尿病患者生存质量的影响，采用的糖尿病患者生存质量特异性量表，结果显示治疗后生存质量综合评分、生理、心理、社会关系、治疗状态等维度均有明显改善。糖尿病肾病的治疗尚无特效药，西医方面主要以药物治疗控制血糖、血压及血脂为主，结合控制饮食、适量运动、改变生活方式。

糖尿病血管并发症是糖尿病的主要并发症，包括大血管并发症和微血管并发症。其中大血管并发症主要表现为心、脑、下肢大血管及糖尿病足的病变。国外一项荟萃分析显示，因心脑血管事件导致2型糖尿病死亡的年发生率为2.7%；约80%的2型糖尿病患者死于心血管并发症。大血管在体内呈直行分布，主要作用是运行血液，与中医学"脉"的功能相似，可归为"脉"的范畴，微血管则纵横交错，功能相对复杂，不仅仅是血液循环的通路，更重要的是其物质交换功能，其分布特点、生理功能与"络脉"更为相似。大、小血管属中医脉和络的范畴，尽管两者的病变皆以"瘀"为核心，治疗皆以活血化瘀为基本，然而在病理特点上又略有不同。大血管多痰瘀稽留，胶着痼结，因而往往顽固难消。在治疗上，所需时间较长，且多选用破瘀、逐瘀等力大之品，同时配合化痰、消积之品，以助破瘀通脉；并且治疗非一日之功，需持久而治方能收效，这种持久而治称为"蚕食疗法"。如治大血管斑块，常需用三棱、莪术、海藻等破瘀消斑，且需持续治疗半年以上。糖尿病血管并发症归属中医"络病"范畴，分为脉病和络病，活血化瘀是基本治疗原则，消瘦型糖尿病多发络病，肥胖型糖尿病多见脉病。在治疗上，血瘀是糖尿病大血管并发症的致病因素也是病理产物，是中医学中糖尿病大血管病变的重要病理机制。活血化瘀行气中药是近年来研究用于治疗糖尿病大血管病变的主要目标。具有抗炎、抗氧化作用的中药及单体对改善糖尿病大血管病变的ED进展也有效用。活血化瘀的治法需要根据病情轻重程度及病程发展选择不

同功效的活血化瘀药。需要注意的是，脉病往往需要痰瘀并治，化浊消癥，并且治疗周期较长。

研究发现，白藜芦醇 50mg/kg 灌胃给予 2 型糖尿病大血管病变大鼠 24 周，可抑制 GSA 诱导 VSMC 中 IL-8 的表达与上调，激活 NAD 依赖性去乙酰化酶 sirtuin 1（SIRT1），导致 SIRT1 靶分子如 NF-κB 和 FOXO 转录因子的脱乙酰化。抑制 NF-κB 减少了炎症介质的表达，FOXO 因子可上调抗氧化酶和 eNOS 水平和表达。此外，白藜芦醇通过激活核因子 E2 相关因子-2（Nrf2）并通过已知机制下调 NAD-PH 氧化酶来上调抗氧化酶，阻止 ROS 的产生。

苦参碱类生物碱是从苦参中提取的生物活性成分，用于治疗糖尿病。苦参碱 200mg/kg、氧化苦参碱 120mg/kg、槐果碱 40mg/kg 分别腹腔注射给予大鼠 10 天，分离培养主动脉内皮细胞，发现苦参碱类生物碱通过增强 MAPK 激酶、MKK3 和 MKK6 的磷酸化，Nrf2 核易位和抗氧化应答元件结合活性以及血红素加氧酶/NADPH 醌氧化还原酶的表达水平，抑制主动脉内皮细胞内活性氧的产生并抑制体内、外的内皮细胞凋亡。因此可推测 MKKs/p38 MAPK/Nrf2 信号通路参与苦参碱类生物碱抑制 AGEs 诱导的氧化应激介导的糖尿病内皮细胞凋亡的作用。

Battson ml 等采用牛磺熊去氧胆酸 250mg/kg 腹腔注射给予 2 型糖尿病小鼠 4 周，体外压力肌电描记评估主动脉内皮功能僵硬度，发现牛磺熊去氧胆酸降低了 2 型糖尿病小鼠动脉僵硬度，这与主动脉和血管周围脂肪组织中 ER 应激标志物的减少有关。

人参皂苷分别以 14mg/kg、28mg/kg、56mg/kg 灌胃给予 2 型糖尿病大鼠 8 周，发现各浓度均可降低 ROS 浓度，下调氧化应激，抑制 MCP-1、TNF-α 的表达，对高血糖所致血管病变有保护作用。丹参酮 IIA 0.5mg/kg 灌胃给予 2 型糖尿病大鼠 2 周，通过靶向抑制 NADPH 氧化酶，HSP90，GTP 环-1（GT-PCH1）和二氢叶酸还原酶（DHFR）以及 PI3K 途径恢复了高糖诱导的 eNOS 解偶联，改善了糖尿病大鼠内皮细胞内氧化应激和内皮依赖性舒张的异常变化，并在转录水平启动了 eNOS 表达，NO 生成增多，发挥内皮功能保护作用。葛根素 45mg/kg 腹腔注射给予 2 型糖尿病大鼠 3 周，发现可以调节 NF-κB 并抑制 NADPH 氧化酶 NOX2 和 NOX4 介导的氧化应激，随后抑制细胞黏附分子表达，进而保护糖尿病大鼠主动脉。

综上所述，中医药干预方案对改善糖尿病患者生存质量具有积极作用，临床效果显著。但由于研究持续时间较长，入选病例数较少等原因，该研究尚未对患者的家庭、学历等各方面因素对生存质量的影响进行进一步的组内比较分析，尚需更多的临床研究数据支持。

五、高糖无害化干预改善心血管预后

中医药所带来的心血管获益，不能像化学药物他汀类降脂药、降压药等那样去理解。中药对心血管的益处也是多靶点、多层次协同作用的。中药不但具有程度不同的降脂、降压作用，还具有血管调节作用，保护血管内皮细胞的结构和功能，抗血管平滑肌细胞增殖，调节缩血管物质与舒血管物质之间的平衡；改善心肌缺血、增强心肌舒缩能力；可疏通微循环，降低血液的浓、黏、凝、聚状态和血管阻力，增加外周血流量，降低毛细血管通透性，改善组织缺氧。中药可显著降低绝大多数致动脉硬化细胞因子，并升高抗动脉硬化细胞因子，降低血液炎症标志物如 hsCRP 及 TNF-α。既可直接保护血管，也为血管的生理活动提供一个理想的工作环境。Luo 等研究表明，野黄芩苷阻断高糖介导的血管炎症。在实际工作中，强化降糖带来的风险和益处孰优，这就取决于强化降糖的方法、力度、选择的对象。总之，强化降糖不合理或太过，将使其带来的风险超过获益。脂联素具有抗糖尿病、抗炎和抗动脉硬化的作用。在肥胖者中脂联素降低是糖尿病和心血管并发症的独立危险因素。Xu 等研究表明：黄芩苷 II 和异黄芪皂苷 I（黄芪提取物）具有升高糖尿病患者血脂联素作用。环磷酸腺苷激动蛋白激酶（AMPK）具有抗缺血性损伤的心脏保护效果。叉头转录因子 3（FOXO3）是 AMPK 的下游标志物。美国怀俄明州学者研究显示，齐墩果酸可通过损耗线粒体的膜电位来激活 AMPK，同时也可促发 FOXO3 的磷酸化，从而激活 AMPK 信号通路。Bakirel 等研究了草药芦荀抗四氧嘧啶糖尿病鼠的糖尿病及抗氧化活性，结果表明该品可显著降低血糖，并具有阻断脂质过氧化和激活抗氧化物酶的能力，认为其抗氧化性能可能是其抗糖尿病的机制。Chen 等研究了黄芪多糖对糖尿病心肌病仓鼠 ACE 和血管紧张素 Ⅱ 的影响，结果表明黄芪多糖能阻断心肌局部的血管紧张素 Ⅱ 系统。中药对心血管风险细胞因子具有广泛的干预作用，成为中药防治糖尿病心血管风险重要机制。而且中药安全性很好，正如复方丹参滴丸在美国完成的临床研究所证实的那样，其不良作用非常小，甚至可以认为适当的中药复方没有具有临床意义的副作用，这就意味着中医药治疗所带来的得益是净得益，这种得益无论多小，它都是一个正值，这完全不同于强化降糖的结果。这为中药的长期应用提供了化学药物不可比拟的条件。

第四节　高糖无害化：突破强化降糖干预糖尿病心血管风险的悖论

一、心血管疾病的渐进性与心血管事件的偶然性

ACCORD 研究结果公布，关于强化降糖、强化降脂、强化降压过分渲染的时代已经结束。合理的、现实的、实事求是的个体化治疗策略必须得到重视。对于不宜强化降糖者必须允许其存在一定的高血糖状态。糖尿病患者的血压并非降得越低越好。联合多种降脂药的强化降脂策略并不能增加其对糖尿病患者的心血管得益。

在目前的临床治疗观察和流行病学的调查中已经明确证实：糖尿病与心血管病具有显著的相关性，糖尿病能够直接影响心血管病的发病率和死亡率。相关数据显示，大约有 65％ 的糖尿病患者会死于各种类型的心血管类疾病，尤其是有心肌梗死和心肌梗死病史的患者。已经明确，糖尿病是心血管疾病的独立危险因素。研究表明，糖尿病患者的颈总动脉和颈内动脉内中膜厚度明显增加。颈动脉内中膜厚度与动脉硬化程度密切相关，这与糖尿病患者的动脉粥样硬化进程明显加速且范围广的特点相符合。经统计，50％~80％ 的糖尿病患者存在心血管并发症；约 70％ 的糖尿病患者死于心血管并发症；糖尿病患者的心脏病风险增加 2~4 倍，卒中险增加 2~4 倍，外周动脉疾病风险增加 3~5 倍。而冠心病是引起糖尿病患者死亡的首要原因。然而最新的研究表明，心血管病的风险已经远远不再局限于临床糖尿病，而是延伸到了糖尿病前期的阶段。根据调查，糖耐量受损（IGT）人群也容易出现心血管疾病。糖耐量受损（IGT）人群和空腹血糖受损（FG）人群都是心血管疾病高发人群。国外资料显示，男性糖化血红蛋白升高与心血管疾病的病死率上升直接相关，非糖尿病患者也存在这样的关系。

长期以来，低血糖对于心血管系统的潜在生命威胁常常被忽视，很多人错误地认为糖尿病患者不太可能出现需要长期依赖康复治疗的重度低血糖。但是最近多项研究证实伴有心血管疾病的 2 型糖尿病患者强化胰岛素治疗及严格血糖控制存在潜在危险，低血糖与一些临床试验中过高的死亡率有关。低血糖反应可能促使严重心血管事件如心肌梗死及脑卒中的发生，且与心血管疾病的不良预后密切相关。多项研究表明低血糖激活自主神经系统导致儿茶酚胺大量释放，诱发心律失常、心脑血管病发作，增加心血管事件风险，与临床死亡率增加有关。严格血糖控制在减少微血管病变的同时，不可避免地增加低血糖和严重低血糖的发生，进而可能增加心血管事件，给患者带来不利影响。因此，临床工作中应根据患者的具体情况选择合适的降糖方案，避免盲目地使用强化降糖方案，特别是对于已合并明确心血管系统疾病的患者或重症患者应采用个性化的血糖控制方案，以减少更多心血管事件或死亡的发生。

对于不宜强化降糖者必须允许其存在一定的高血糖状态，并使用经现代药理研究能抗氧化、扩血管、抗动脉粥样硬化、降血脂、降低血黏度、清除自由基等的组方中药，中医通过辨证论治，根据实际情况益气养阴、清泻心火，镇惊定志、养心安神，健脾化湿、行气利水、活血化瘀等有效提高患者机体的抗病能力，对糖尿病并发心血管疾病起到了一定的控制和改善作用，在某种程度上也降低了心血管病变的发生率。让糖尿病心血管事件的发生成为偶然将是现代中医药的使命。

二、形神与俱——长期应对心血管疾病和预防心血管事件

中医学认为，人体是一个有机的整体，形与神是人体不可分割的两个方面，二者相互影响，互为健康的条件，也互为致病原因。体内脏腑、气血功能失调会相应表现出情志的异常，即由形伤而导致神伤。如脾胃不和可致失眠多梦，心脾两虚可致悲伤欲哭，肝阳上亢可致昏仆晕厥，痰蒙心窍可致神昏谵语，心胆虚怯可致惊惕不安等。验之于临床，无论患者患有何种疾病，伴随着体内脏腑、气血功能的紊乱，患者情绪多表现出忧郁、烦躁、恐惧及悲伤。因此，糖尿病患者常常伴随焦虑、抑郁等负性情绪的出现。同时，中医认为心主神志，肝主疏泄，长期精神心理的异常，可引起心神紊乱、肝气郁结，久则引起心脏疾病或肝病。

卢伟等从中医学的形神治疗观察糖尿病患者的负性情绪对疾病的影响，研究结果显示：糖尿病患者的焦虑、抑郁状况较健康人明显严重。目前，对于糖尿病尚缺乏彻底根治的方法，患者多依赖于饮食控制或服用药物、注射胰岛素等措施控制血糖，延缓病情进展。造成糖尿病患者出现焦虑、抑郁的原因，主要有饮食习惯的改变、担心出现并发症、害怕长期服药的副作用以及由此带来的经济压力等。这些无疑都给糖尿病患者造成极大的心理压力，使其较健康人容易出现焦虑、抑郁等负性情绪反应。同时，负性情绪的出现又非常不利于血糖的控制，无形中给糖尿病的治疗增加了难度。已有研究表明，负性情绪使糖尿病患者处于应激状态，可引起一系列升糖激素升高，或使患者对胰岛素的敏感性减弱，进而诱发胰岛素抵抗状态，对血糖控制极为不利。而高血糖的毒性已经被广泛知晓，它包含了多层次、多角度内容，既有组织水平的毒性，也有细胞水平的毒性，更有分子水平的毒性，甚至可影响多种基因的表达。其危害影响全身所有的器官、组织、细胞。

《素问·阴阳应象大论》云："人有五脏化五气，以生喜怒悲忧恐。"心"在志为喜"，肝"在志为怒"，脾"在志为思"，肺"在志为忧"，肾"在志为恐"。《灵枢·本神》云："血、脉、营、气、精神，此五藏之所藏也。至其淫，离藏则精失，魂魄飞扬，意志恍乱，智虑去身。"又云："肝藏血，血舍魂，肝气虚则恐，实则怒。脾藏营，营舍意……心藏脉，脉舍神，心气虚则悲，实则笑不休。肺藏气，气舍魄……肾藏精，精舍志。"均说明人体正常的精神、意识、思维活动以及七情五志的发生，与五脏六腑的功能活动息息相关，与气血的是否充盈流行有着密切的联系。脏腑、气血功能正常则七情调和、神色昌明；反之，则七情失调、神伤色败。也就是说，正常情志活动产生的前提是人体脏腑功能活动正常。若脏腑功能受损，气血运行失调，往往会导致不良情绪的发生。而不良情绪的产生，又会反作用于人体脏腑气血，进一步对脏腑气血造成损害，使形伤与神伤之间形成恶性循环。从临床实际来看，每当病魔缠身、病情危重时，病人往往容易情绪波动、意志消沉；但当病情好转、病痛减轻时，病人又往往精神振作、情绪变佳。同样，积极向上的心态有助于病人摆脱病魔的困扰，而消极悲观的心境非常不利于医生的临床治疗。患同样的疾病，从容乐观、配合治疗者容易好转，而怨天尤人、唉声叹气者常常给治疗增加难度。因此，鼓励病人树立战胜疾病的信心历来是临床治疗不容忽视的重要环节。基于中医学的形神治疗观，临床治疗时通过调形可以治神，通过调神亦可以治形。因此，通过服用药物，恢复人体内气血阴阳以及脏腑功能的协调平衡，可以使人体精神状态明显好转；而通过调节人体的精神状态亦能使脏腑、组织、器官的功能活动得到改善，使人体的形体损伤得到修复。可见，调形与调神二者在中医临床诊治疾病的过程中相辅相成、不可偏废。

因此，糖尿病患者负性情绪的出现，非常符合中医学的形神理论。在以往控制饮食或服用药物、注射胰岛素等降血糖治疗的同时，用中医学的形神治疗观指导糖尿病的临床治疗，在糖尿病人群中开展相关健康教育，特别是心理教育和行为辅导，在对患者进行适当心理评估的基础上，尽早发现可能存在的精神障碍并给予积极有效的干预，不仅有利于更好地控制血糖和预防并发症，同时也符合当前生物－心理－社会医学模式的要求。

三、中药双途径结合及时干预心血管事件重在早防

根据国家心血管病中心发布的《中国心血管病报告 2013》显示，目前我国心血管病患者约有 2.9 亿人，发病人数仍在持续增加。心血管疾病是我国居民最主要的死亡原因，每年约有 350 万人死于各类心血管病。同时，动脉粥样硬化（Atherosclerosis，AS）的危险因素在增长，我国人口老龄化趋势也在加快，老年动脉粥样硬化性心血管病特别是老年冠心病日益突出，AS 成为威胁人类生命及健康的严重疾病之一。因此开展心血管疾病防治，尤其是动脉粥样硬化防治研究具有重要意义。西医在防治 AS 方面取得了一定的成果，但仍有多方面的不足，心血管事件发生率仍呈上升趋势。近年来，中医依据自身的理论体系和科学的试验方案，对 AS 疾病进行了大量研究。通过对 AS 进行辨证论治，发挥中医药整体调节机体，和多途径、多环节、多靶点干预的优势。通过调血脂、抗氧化、抗血小板黏附聚集、抗血栓及抗血管中膜平滑肌细胞（SMC）增殖等，全面干预 AS 的发生、发展。

中医学辨证论治可在辨病论治的框架下进行。一方面，辨证论治具有一定的灵活性，在明确的疾病中辨证，既保证其整体性，又突出了个体性、阶段性和动态性的特点。只有将二者充分结合，才能全面及时反应疾病的本质属性，提高疾病的诊疗效果。所谓病，是指在病理因素作用下，人体阴阳、脏腑失衡而引起的一个复杂的、动态的、具有规律性的病变全过程，是贯穿始终的基本矛盾。证则是以症状和体征为依据，对疾病一定阶段的病理表现的总括，可依附于病来辨证，是当前疾病的主要矛盾。同一种病包含多种不同的证，而同一种证也可能存在于不同疾病中。每一种疾病的发生发展都有其规律性，这种规律性是辨病的基础；同一种疾病因所处阶段、个体、环境的差异，导致其表现形式不同，这即为辨证的依据。虽然证的内容是客观的，但由于医者所接触的疾病群、个人体质、生活环境及自身临床经验等的不同，导致证的客观指标缺乏具体性，造成论治的相对主观性。

随着现代医学的发展，中医临床面临的是经现代医学诊断基本明确的疾病群，如何运用中医理论辨治现代医学疾病尤为重要。清代徐灵胎《医书全集·兰台轨范序》云："欲治病者，必先识病之名，能识病之名而后求其病之所由生，知其所由生，又当辨其生之因各不同，而病状所由异，然后考虑其治之法，一病必有一主方，一病必有一主药。"说明每个病都有其基本病因、病机、变化规律、主要治疗方法及药物。中医认识及治疗心血管病，在辨病后必须重视辨证，既识病又辨证，既把握疾病基本发展变化全局制定治疗方法，又根据疾病在不同发展阶段的症候进行辨证施治，做到辨病基本方与辨证方药结合，可取得满意的疗效。有人研究，高血压中医诊断为眩晕，以本虚证及虚实夹杂常见，肾虚为本，风火痰瘀为标；基本方治以平补肝肾，兼顾潜阳息风、祛痰化瘀，结合辨证论治，降压和缓平稳，显著改善症状，减少并发症。冠心病心绞痛型中医诊断胸痹，病机为心脉瘀阻；按急治其标、缓治其本的原则，基本方治以活血理气止痛，辅以温阳化浊，结合辨证论治，胸痹缓解迅速，减少复发率，降低真心痛风险。慢性心力衰竭中医诊断心衰，病机为本虚标实，心气阳虚为本，血瘀水停为标；基本方治以益气活血、温阳利水，结合辨证论治，有效改善心功能及症状，稳定病情，提高生活质量。

现代医学心血管病病理基础为功能性血管收缩、动脉粥样硬化、血管狭窄、高脂血症、高黏滞血症、水钠潴留、冠状动脉痉挛或狭窄、心肌缺血、心肌重构、心室舒缩功能减退等。现代药理研究表明，选取治疗心血管疾病的中药多具有降血压、扩血管、降血脂、抗动脉硬化、稳定动脉粥样硬化斑块、抗血小板聚集、降血黏度、抗血栓形成、抗氧化、清除自由基、保护血管内皮细胞、增加冠状动脉血流、抗心律失常、减轻心肌耗氧、改善心肌代谢、抑制心肌纤维化、正性肌力作用及利尿等功效，对心血管病的疗效确切。中医辨病辨证治疗心血管病，疗效良好，可显著缓解症状，降低复发率，改善预后，不良反应少，具有临床广泛应用及推广价值。

四、中医药干预糖尿病多靶点作用寓防于治

中医药可从多个方面干预糖尿病并从中获益。首先，中医药多种复方和单体都具有明确的降糖作用，

如上市中成药糖脉康、消渴康、玉泉丸等。降糖机制也有较多研究，包括胰岛素样作用或修复胰岛功能作用，清除自由基及抗氧化作用，促进糖的有氧氧化，促进脂肪组织对糖的摄取，提高耐糖能力，增加肝糖原含量，抑制糖原的分解，糖苷酶抑制作用及延缓肠道对糖与脂质的吸收作用，增加胰岛素敏感性，改善胰岛素抵抗，抑制胰岛素拮抗激素的分泌，增加靶器官的糖转化等。其中自由基及氧化应激等，本身就是心血管疾病和心血管事件的危险因素。中医药治疗糖尿病消除了这些不良因素，同时也就起到了预防心血管疾病和心血管事件的作用，体现了"寓防于治"的治疗思想。已经发现中药的降糖活性成分包括萜类，胰岛素，肽，氨基酸，黄酮类，多糖类，硫键化合物，不饱和脂肪酸，生物碱，甾体类。这些成分的降糖效果有强有弱，作用时间有长有短，起效有快有慢，各自的作用和途径也不尽相同。在一个降糖中药复方中，可能同时具有上述多个成分起协同作用。其每个独立的成分短期内效果可能很微弱，但多成分合力尤其长时间的协同，其带来的益处是不可小视的；其更大的益处还在于降糖或调节糖代谢，但极少甚至不会导致明显低血糖，并且在降糖的同时，还可带来不少心血管收益。

（聂　焱）

第三十三章

调脂治疗

　　美国国家胆固醇教育计划（The National Cholesterol Education Program，NCEP）显示，40％以上的2 型糖尿病患者存在血脂代谢异常。中华医学会内分泌学分会脂代谢学组 2017 年发布的《中国 2 型糖尿病合并血脂异常防治专家共识（2017 年修订版）》指出，中国 2 型糖尿病患者存在合并血脂异常的比例高、治疗率和达标率低的特点。脂代谢异常是糖尿病大血管病变的重要危险因素之一，在糖尿病大血管病变发病发展中占重要地位。糖尿病状态下典型的血脂代谢异常以混合型多见，其特点为低密度脂蛋白胆固醇（LDL-C）增高，高密度脂蛋白胆固醇（HDL-C）降低，甘油三酯（TG）增高，共同构成脂质三联征，也称为致动脉粥样硬化血脂谱。血脂代谢异常可导致血浆中脂质含量增加，致动脉内膜脂质沉着，血管平滑肌细胞增生、迁移，形成泡沫细胞、脂斑和纤维斑块，进而引起管壁变硬、管腔狭窄和血栓形成。英国糖尿病前瞻性研究（The United Kingdom Prospective Diabetes Study，UKPDS）的结果显示，血脂代谢紊乱尤其是 LDL-C 水平升高，是 2 型糖尿病患者发生冠心病的首要危险因素。糖尿病患者发生致死性和非致死性心肌梗死的危险因素中，第一、二位分别是 LDL-C 水平升高和 HDL-C 水平降低，其次为舒张压增高和吸烟。

　　对伴有血脂谱异常的糖尿病大血管病变患者，适宜的个体化降脂治疗非常重要。UKPDS 显示，强化降糖治疗虽可减少视网膜病变等微血管病的发生，但并不能显著降低大血管病变发生风险，其原因可能与忽视了对糖尿病患者血脂异常和高血压的治疗有关。斯堪的纳维亚辛伐他汀生存试验（Scandinavian Simvastatin Survival Study，4S）和胆固醇和复发事件试验（Cholesterol And Recurrent Events，CARE）等大型临床研究证明长期进行降脂调脂治疗可显著降低心脑血管的意外事件。而中国 2 型糖尿病患者心血管疾病危险因素——血糖、血压、血脂的全国性评估研究（China Cardiometabolic Registries on blood pressure，blood lipid and blood glucose in Chinses T2DM patients，CCMR-3B）对我国 104 家医院的25 817 例 2 型糖尿病患者进行了调查发现，仅有 55％的血脂异常患者接受了调脂治疗。因此，降脂调脂治疗是防治糖尿病大血管并发症、延缓并发症进展的重要措施。

　　糖尿病大血管病变伴血脂异常目前多使用他汀类药物，但大剂量、高强度、不合理用药等导致的肝肾损害、肌毒性等不良反应一直备受临床关注。糖尿病大血管病变与脂代谢紊乱的发病及治疗密切相关。糖尿病大血管病变属于中医学"消渴""胸痹""中风""痹症"等范畴，脂代谢紊乱与"膏、脂、痰、浊"等病理因素相关。中医药在辨证论治及整体观念的基础上防治糖尿病大血管病变具有灵活性、整体性、个体化、安全而简便廉验等优势，能实现糖脂同调、保护血管等多重效应，中西医结合防治糖尿病大血管病变是未来方向。

第一节 治疗目标

一、心血管疾病危险因素分级

1. 极度高风险

糖尿病伴明确心血管疾病（cardiovascular disease，CVD）病史，或其他心脏代谢危险因素如年龄（男性≥45岁或女性≥55岁）、吸烟、高血压、慢性肾脏病或微量白蛋白尿、HDL−C<1.04mmol/L、肥胖、早发缺血性心血管病家族史等。

2. 高风险

糖尿病患者无动脉粥样硬化性心血管病（atherosclerotic cardiovascular disease，ASCVD）病史，男性≥45岁或女性≥55岁，或糖尿病史超过10年，伴有一项ASCVD发生的风险因素；或伴有多项AS-CVD发生的风险因素者。

3. 中度或低风险

糖尿病患者年龄<40岁，无慢性糖尿病的并发症和其他ASCVD风险因素。

二、糖尿病大血管病变脂代谢的监测

1. 血脂谱的监测

在患者确诊糖尿病大血管病变或伴有多重心血管风险因素时均应检测患者的空腹血脂谱，包括TG、总胆固醇（TC）、HDL−C和LDL−C等，并在确诊后每3个月监测血脂谱1次（见图33−1）。

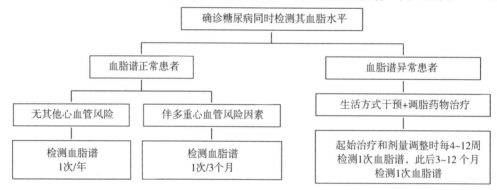

图33−1　2型糖尿病患者血脂检测时机及监测频率

2. 动脉彩色多普勒超声检查的监测

糖尿病的血管病变主要累及动脉内膜中层厚度（intima media thickness，IMT），而颈动脉粥样硬化（carotid atherosclerosis，CAS）早期尚无明显的临床表现时，病理改变已经出现，表现为颈动脉内膜中层厚度（carotid intima media thickness，CIMT）增加，因此CIMT是评估2型糖尿病患者大血管病并发症的重要指标，也是CAS斑块形成的一个独立指标，被认为是CAS形成的标志，能反映全身动脉硬化的整体情况。目前指南一致推荐，可通过检测CIMT和斑块的性质，来协助预测2型糖尿病患者大血管病并发症风险。同时，CIMT已经作为多类药物试验研究的临床终点，包括降脂类药、抗高血压药等，并且发现因药物治疗引起的CIMT降低也与血管事件的发生率减低有关。

三、治疗目标

2015年美国心脏协会（American Heart Association，AHA）和美国糖尿病学会（ADA）联合发布的成人2型糖尿病患者预防心血管疾病更新版指南（*Update on Prevention of Cardiovascular Disease in A-*

dults With Type 2 Diabetes Mellitus in Light of Recent Evidence：A Scientific Statement From the A-merican Heart Association and the American Diabetes Association）中提出，建议不再使用 LDL－C 作为目标，而是基于总体心血管疾病风险给予他汀类药物治疗，其中大多数 2 型糖尿病患者均应接受中或大剂量他汀类药物治疗。而 2017 年美国临床内分泌医师协会（American Association of Clinical Endocrinol-ogists，AACE）与美国内分泌学会（American College of Endocrinology，ACE）联合发布的血脂异常管理与动脉粥样硬化疾病预防指南则继续强调降低 LDL－C 的重要性，并建议将冠状动脉钙化评分、颈动脉内膜中层厚度和炎性标志物纳入心血管病危险分层依据。2017 年波兰糖尿病协会（Polskie Towarzystwo Diabetologicz，PTD）发布的糖尿病病人管理指南（*Guidelines on the Management of Diabetic Patients*）中提出，建议 ASCVD 极高危者 LDL－C 目标为<1.9mmol/L，若 LDL－C 基线为 1.9～3.5mmol/L 应至少降低 50%；高危者 LDL－C 水平应<2.6mmol/L，若 LDL－C 基线为 2.6～5.2mmol/L 应至少降低 50%；低或中度风险者 LDL－C 目标为低于 3mmol/L。而非高密度脂蛋白胆固醇（non－high－density lipoprotein cholesterol，non－HDL－C）的控制目标按以上各组要求分别为<2.6mmol/L、<3.4mmol/L 和<3.7mmol/L。

参考欧美国家经验、国内外最新循证证据及指南并根据中国人血脂特点，结合 2017 年中华医学会糖尿病学分会（China Diabetes Society，CDS）发布的《中国 2 型糖尿病防治指南》、中华医学会内分泌学分会脂代谢学组发布的《中国 2 型糖尿病合并血脂异常防治专家共识（2017 年修订版）》，我们提出血脂异常治疗的切点及目标值：建议 2 型糖尿病患者全面控制血脂，仍然将降低 LDL－C 水平作为首要目标，依据 ASCVD 发病风险进行分层并据此确立目标，极高危患者 LDL－C 应降至 1.8mmol/L（70mg/dL）以下；高危患者 LDL－C 应降至 2.6mmol/L（100mg/dL）以下。若 LDL－C 基线值较高且标准治疗三个月后难以降至目标值，可将 LDL－C 降低 50% 作为替代目标；若极高危患者 LDL－C 基线值已在基本目标值以内，可将 LDL－C 降低 30% 作为目标。次要目标为 non－HDL－C，极高危患者应<2.6mmol/L，高危患者应<3.4mmol/L。其他目标为 TG<1.7mmol/L（见表 33－1）。

表 33－1 我国 2 型糖尿病患者 ASCVD 风险分层及血脂管理目标

ASCVD 风险程度	临床疾患和（或）危险因素	主要目标 / (mmol · L⁻¹)	次要目标 / (mmol · L⁻¹)	其他目标 / (mmol · L⁻¹)
极高危	2 型糖尿病合并血脂异常，并具有≥1 项其他危险因素：年龄（男性≥45 岁或女性≥55 岁）、吸烟、高血压、慢性肾脏病或微量白蛋白尿、HDL－C<1.04mmol/L、肥胖、早发缺血性心血管病家族史	LDL－C<1.8	non－HDL－C<2.6	
高危	2 型糖尿病合并血脂异常	LDL－C<2.6	non－HDL－C<3.4	TG<1.7

四、长期维持治疗

由于炎症和不稳定状态会持续一段时间，糖尿病大血管病变患者的调脂治疗在血脂达标后，仍需长期维持治疗。如 2 型糖尿病患者发生急性冠状动脉综合征事件后他汀类药物强化治疗应至少坚持 2 年，此后用有效剂量长期治疗。已有证据表明，长期调脂治疗可给患者带来更大的获益。不依从用药可占据治疗失败的 30%～50%，在治疗期间，需加强患者的健康教育与管理，强调血脂异常的危害、达标及长期治疗的获益等，提高患者长期治疗依从性。

第二节 非药物治疗

糖尿病及糖尿病大血管病变是一种慢性疾病，患者日常行为和自我管理能力是糖尿病控制与否的关键之一，因此，糖尿病大血管病变的防治不是传统意义上的治疗而是系统的管理。糖尿病大血管病变患者的血脂管理应以生活方式干预为基础，并贯穿治疗全过程。生活方式干预不仅有助于降低胆固醇水平，还可对血压、血糖以及整体心血管健康状况产生有益的影响，因此是血脂管理的基础。糖尿病大血管病变患者属极高危症，在使用药物治疗的同时须结合非药物疗法改善血脂异常状况，才能达到比较好的治疗效果，积极的生活方式干预也有助于减少用药剂量。

非药物治疗是调脂药物治疗的基础，广义的非药物治疗包括除调脂药物治疗以外的所有治疗手段，如健康教育、饮食治疗、生活方式治疗、血浆净化治疗、外科治疗及基因治疗等。但最常见的非药物治疗主要包括健康教育、饮食控制、适量运动、戒烟限酒以及注重心理健康、保持乐观豁达的生活态度等。良好的生活方式包括坚持心脏健康饮食、规律运动、远离烟草和保持理想体质量。生活方式干预是一种最佳成本/效益比和风险/获益比的治疗措施。在结合实施非药物治疗过程中需加强患者血脂水平的定期监测。糖尿病大血管病变患者通过结合教育、饮食控制、运动锻炼以及戒烟限酒等多方面的调整，多数伴有血脂异常患者的血脂水平可以有明显的改善，必须持之以恒，才能取得最佳效果。

一、糖尿病大血管病变降脂调脂的健康教育

多项国内外研究表明，血脂异常是糖尿病患者死于卒中和心肌梗死等大血管病变的重要原因，因此，必须加强对糖尿病大血管病变患者对血脂异常危害性的认识，使患者听从医生指导，配合药物治疗，定期到医院复诊，并根据病程进展及时调整治疗方案，在一定程度上控制糖尿病大血管病变的进展。自我管理教育的方式包括个体教育、集体教育（包括大课堂式、小组式）、远程教育等，内容包括饮食、运动、血糖监测和自我管理能力的指导。自我管理教育应以患者为中心，注重个体化，尊重和响应患者的个人爱好、需求和价值观，并考虑治疗负担和患者自我管理的自我效能和社会与家庭支持的程度，规范化专科糖尿病教育护士的培养，以此指导临床决策。患者自我管理教育可促进患者不断掌握疾病管理所需的知识和技能，结合不同糖尿病患者的需求、目标和生活经验，并受循证指导。在健康教育目标制定时应重视患者的参与，在方案实施过程中，细化行为改变的目标，重视患者的反馈，以随时对方案做出调整。

二、适当调节饮食

糖尿病所引起的血脂代谢异常是导致动脉粥样硬化、冠心病和脑血管疾病等糖尿病大血管病变的重要因素。合理的饮食作为纠正血脂异常的关键措施，即便对于已经接受调脂药物治疗的患者来说也同样重要。因此，应教育患者调整膳食结构，注重饮食平衡，控制总能量，保持能量摄入与消耗的平衡，并提倡健康生活方式。调整膳食结构包括控制总能量，减少饱和脂肪酸、反式脂肪酸及胆固醇的摄入，增加富含维生素、纤维 n-3 多不饱和脂肪酸、黏性纤维、植物固醇/甾醇的摄入，做到少吃动物内脏、肉类、蛋黄，尽量多进食蔬菜、水果及鱼类等低能量、低糖、低脂食物，尤其不要过食肥甘厚味，饮食宜清淡。糖尿病大血管病变患者的饮食调节，首先要注意合理的饮食结构，人体的能量供应一般 50%～55% 应来源于主食，20%～30% 来源于蛋白质，10%～20% 来源于脂肪。如果脂肪摄入量超过 30%，则容易导致脂肪在体内的蓄积，从而出现高脂血症。需指出，食入不饱和脂肪酸有益于血脂的调节这种错误的认识目前尚存在于许多患者甚至医生之中，但实际上不饱和脂肪酸的益处是相对于饱和脂肪酸而言的，大量摄入不饱和脂肪酸同样会使膳食总能量过剩而引起或加重血脂异常。过量进食高脂、高饱和脂肪酸和反式脂肪酸的食物，易诱发血脂升高，同时摄入能量过多的食物可使血清 TG 水平升高。同时，改善生活方式，加强锻炼，戒烟，限酒，规律作息，可有效降低 TG，促进 TC 排泄，以减少高脂血症的发生。

三、适当运动锻炼

运动锻炼可以增加机体能量消耗，改善人体能量供需平衡，从而减轻体质量，调节血脂水平。研究

表明，长期、规律的运动锻炼对血脂有明显的调节作用。2 型糖尿病患者大于 150 分钟/周的中度～重度有氧运动可尽可能降低 CVD 风险。但是运动方案的制定要因人而异，要考虑患者的年龄、职业、体质、饮食习惯、疾病状态等因素。不恰当的运动方式、强度和时间会给糖尿病患者带来骨骼肌损伤、关节损伤、低血糖、心肌缺血等不同程度的损害。

对于糖尿病大血管病变的患者尤其是心脑血管并发症患者，应注意适量、适度运动，推荐进行中低强度运动（运动强度的控制可使用心率储备法：心率储备＝最高心率－静息心率），且在医生指导下进行，并最好由医务人员进行运动负荷试验以评估运动安全性。有氧运动和阻力训练都可以改善血管内皮功能，有氧运动每周应至少进行 3 天，每次至少持续 10min，每周应进行至少 150min 的中低等强度运动；步行、曲臂、骑自行车等运动可提高四肢的柔韧性、功能性，下肢的阻力训练提高相关运动的能力；太极拳和散步等轻松、自然、舒展、柔和的运动很适合糖尿病大血管病变患者，散步应在 30～45min/d，并在运动开始前做 5～10min 的预备动作使脉率缓慢升至适应范围，运动终止前也应有 5～10min 的减速期，使血液从四肢逐渐返回心脏，避免出现不适的症状。

四、戒烟限酒

吸烟不仅作为独立因素可影响空腹血糖、餐后血糖、糖化血红蛋白，也对脂代谢及大血管病变造成严重影响。吸烟者的血脂平均水平及血脂异常检出率均高于不吸烟者，且血脂水平随每日吸烟量的增多和吸烟年限的增长而升高。大量的证据表明，长期吸烟可以使 TC、LDL－C、TG 水平增高，使 HDL－C 水平降低，加重心脏缺血，从而大大增加心血管疾病发生风险。烟草烟雾中的尼古丁和一氧化碳等可导致 TG 升高，尼古丁使体内游离脂肪酸增加，后者涌入肝脏，刺激肝脏大量合成 TG 和极低密度脂蛋白胆固醇（VLDL－C）。烟草中的有毒物质可促进血小板聚集和黏附、形成附壁血栓等，直接损伤血管内皮细胞，增加血栓形成机会，同时增加胰岛素抵抗，构成大血管并发症危险因素，并可引起血管痉挛，加速血管壁的破坏，同时导致血管内皮祖细胞减少，阻碍损伤的大血管修复。吸烟不仅是血管斑块形成的独立危险因素，也可通过造成血脂谱异常而加重血管损害。因此，糖尿病大血管病变者要提倡戒烟并避免吸入二手烟。

研究显示，习惯少量饮酒（男性每天 20～30g 乙醇，女性每天 10～20g 乙醇）可使 HDL－C 水平增高，LDL－C 水平降低，从而改善脂代谢，降低心血管疾病风险。酒精与促进 HDL－C 在肝内合成与代谢中参与的脂蛋白酶活性存在关联，在一定程度上影响肝脏代谢，从而导致 HDL－C 升高。但《柳叶刀》（The Lancet）刊登的文章 "Alcohol use and burden for 195 countries and territories, 1990—2016: a systematic analysis for the Global Burden of Disease Study 2016" 通过分析 1990—2016 年间来自 195 个国家和地区的 694 个关于个人和人群饮酒量数据源以及 592 个关于酒精摄入风险的前瞻性和回顾性研究，综合系统地分析了全球范围内酒精摄入与死亡、残疾及疾病之间的关系，是目前关于全球酒精摄入引起的健康负担最全面的评估及研究。该研究对酒精的危害进行全面评估和研究后提出："喝酒不能带来任何健康收益。"此观点与传统持适度饮酒有益健康的观点相悖，可进行进一步深入研究以验证。国内外学术界普遍同意长期大量饮酒可能使血清 TG 水平升高，从而增加血脂异常的患病率及动脉粥样硬化的危险性。长期饮酒或酗酒，乙醇刺激人体脂肪组织的脂解作用，使体内脂蛋白酯酶的活力降低，从而使 TG 的分解代谢速度减慢，肝脏合成的内源性 TG 增加，LDL－C 浓度增高，最终导致血脂异常的发生并加速动脉粥样硬化。TC 异常与大量饮酒（＞80g/d）有关，而 TG 异常对饮酒量的变化更加敏感，故需限制酒精摄入，戒烈性酒。

五、饮茶与咖啡

经常饮茶有利于预防及治疗血脂异常，并能降低心血管病风险，主要是因为茶叶中的茶多酚、生物碱等有降低 TC 和 TG 的功效，茶叶中的表没食子儿茶素没食子酸酯（epigallocatechin gallate, EGCG）

具有降低血液中 LDL-C 和提高 HDL-C 的功效，对血脂水平产生有益的影响，且茶叶富含多酚类抗氧化物质，研究显示饮茶或服用茶提取物可改善血管内皮功能、降低血压、抗氧化、扩张冠状动脉、改善 TC 代谢等，从而降低心血管病风险。茶红素可以有效地分解 TC，防止其在血管沉积加速动脉粥状硬化。不同的茶类具有不同的效果，乌龙茶和普洱茶降 TG 效果优于红茶和绿茶，普洱茶和绿茶降 TC 效果优于乌龙茶和红茶。男性中经常饮茶者与不经常饮茶者相比，LDL-C 较低，TG 较高；女性中经常饮茶者 HDL-C 较高。但是浓茶则可能对心血管系统及神经系统产生不良影响，故应避免饮用浓茶，且不宜在空腹及睡前饮茶。

研究发现，咖啡具有抗氧化、保护肝脏、消脂消积等作用。咖啡中含有丰富的咖啡因及绿原酸等活性成分，咖啡因能加速人体新陈代谢，具有降脂、利胆、清除体内自由基、预防心血管疾病的作用，对血清中 TC、TG、LDL-C 水平影响显著，对升高 HDL-C 水平也有较好的改善作用。但喝大量咖啡可能使血中的游离脂肪酸增加，进而升高血清总 TC 水平，《循环》（Circulation）发表的一项荟萃分析表明，咖啡应用与心血管疾病风险具有非线性相关性；适度喝咖啡能够降低心血管疾病风险，每天 3~5 杯咖啡降低心血管疾病风险最明显。

六、控制体质量

肥胖是血脂代谢异常的重要危险因素。血脂代谢紊乱的超重或肥胖者的能量摄入应低于身体能量消耗，以控制体质量增长，并争取逐渐减少体质量至理想状态。减少每日食物总能量（减少 $300\sim500kcal/d$），改善饮食结构，增加身体活动，可使超重和肥胖者体质量减少 10% 以上。维持健康体质量（BMI $20.0\sim23.9kg/m^2$）有利于血脂控制。

第三节　西药降脂调脂

糖尿病大血管病变患者血脂异常的治疗应根据患者血脂异常的类型及特点选用适当的药物。机体中血脂增高，尤其是 TC 和 LDL-C 水平的增高是动脉粥样硬化的中心环节。目前临床上已经投入广泛应用的降脂药物分为五大类，包括他汀类、胆酸螯合剂、贝特类、烟酸类以及胆固醇吸收抑制剂。

一、糖尿病大血管病变降脂调脂治疗流程

所有糖尿病大血管病变患者均应进行生活方式干预，在此基础上血脂仍未达标者接受中等强度以上的他汀类药物治疗。若已伴发非心源性缺血性卒中或短暂性脑缺血发作患者，无论是否伴有其他动脉粥样硬化证据，均推荐给予他汀类药物长期治疗，以减少卒中和心血管事件危险。若他汀类药物不耐受，则换用另一种他汀类药物、减少他汀剂量或给药频次，或小剂量他汀合用胆固醇吸收抑制剂依折麦布或人类前蛋白转化酶枯草溶菌素 9（proprotein convertase subtilisin/kexin 9，PCSK9）抑制剂。若 LDL-C 未达到预期目标，则在进一步强化调整生活方式的基础上，采用中等强度他汀合用胆固醇吸收抑制剂依折麦布或 PCSK9 抑制剂。TG 增高或 HDL-C 降低可首选生活方式干预，若他汀治疗后 TG 仍不达标，可在他汀类药物治疗基础上合用降 TG 药物（如贝特类或高纯度鱼油）；若他汀治疗前 TG>5.6mmol/L，应立即服用降 TG 药物，以减少发生急性胰腺炎的风险。

二、应以降低 LDC-C 作为首要治疗目标

UKPDS 结果确定 LDL-C 是糖尿病患者最强的冠心病危险预测因子，是糖尿病血管斑块形成的独立危险因素，LDL-C 每上升 1mmol/L，冠脉事件发生率增加 57%。糖尿病患者血脂异常是大血管病变发生发展的主要因素。降低 LDL-C 水平一般首选他汀类药物，即 3-羟基-3-甲基戊二酰辅酶 A（3-hydroxy-3-methylglutaryl coenzyme A，HMG-CoA）还原酶抑制剂，HMG-CoA 还原酶作为体内胆固醇合成的重要限速酶，可抑制体内 TC 和 HGM-COA 还原酶在肝内的生物合成达到降低 TC 生成，增加 LDL-C 受体，促进 LDL-C 分解。他汀类药物在调脂、抗炎、稳定动脉粥样斑块、改善血管内皮功能等方面的作用已被大量临床和基础医学研究证实，4S 研究、英国心脏保护研究（Heart Protection Study，HPS）、协作阿托伐他汀糖尿病研究（Collaborative Atorvastain Diabetes Study，CARDS）、胆固醇治疗试验协作组（Cholesterol Treatment Trial，CTT）进行的 meta 分析等多项研究均证实他汀拥有充分的循证证据证明可显著降低 2 型糖尿病患者发生大血管病变风险，明显延缓 AS 进展，减少及稳定斑块；他汀治疗后，LDL-C 每降低 1mmol/L，主要心血管事件相对危险减少 20%，全因死亡率降低 10%。

一般常规剂量的他汀类药物可使 TC 下降 30%～40%，LDL-C 下降 25%～50%，TG 中等度下降，HDL-C 轻度上升。中国国家糖尿病和代谢紊乱研究表明，中国居民的平均 LDL-C 水平为 2.68mmol/L，明显低于欧美国家，大多数中国患者经过中等强度他汀类药物治疗即可使 LDL-C 达标（中等强度他汀可使 LDL-C 水平降低 30%～50%）。此外，中国患者对于高强度他汀类药物治疗的耐受性也较差，心脏保护研究发现，中国患者应用高剂量他汀时肝酶升高和肌痛发生率都明显高于欧美患者，发生肝毒性、肌肉毒性的风险更大。中国急性冠脉综合征患者强化降脂干预研究（China Intensive Lipid Lowering with Statinsinacute Coronary Syndrome，CHILLAS）显示，他汀类剂量翻倍对心血管疾病无更多获益。基于疗效、耐受性及治疗费用的考虑，效价比高的中等强度他汀类药物治疗适合于我国多数糖尿病大血管病变患者。因此，血脂异常防治专家建议不推荐高剂量他汀治疗。

绝大多数的胆固醇合成都在夜间进行，故若日服 1 次，则建议每日晚餐后服用。有 2%～3% 的患者服药后可出现恶心、腹胀、腹泻或便秘、头痛等，夜间服用有助于减轻患者的反应。出现皮疹、肌病及肝功能异常等比较严重的副作用者，应及时调整用药。初次使用他汀的患者注意在用药 1～3 个月内监测肝酶和肌酶。儿童、孕妇及哺乳期妇女不宜使用此类药物。他汀类药物与胆酸螯合剂合用可使 LDL-C 水平降低 50%～60%，其用药剂量亦可因此而减少；但如与烟酸、吉非罗齐、环孢霉素、环磷酰胺及雷公藤等药物联合使用则会引起严重的肌病和肝肾损害。常用他汀类药物如下：

1. 阿托伐他汀（Atorvastatin）

商品名：立普妥、阿乐等。

推荐用法：阿托伐他汀的剂量范围为 10～80mg/d，推荐起始剂量为 10mg/d，中等强度剂量为 10～20mg/d，高强度剂量为 40～80mg/d。

不良反应：阿托伐他汀的不良反应多为轻度和一过性，因不良反应停药者少于 2%。最常见的不良反应是便秘、腹胀、消化不良和腹痛，丙氨酸转氨酶（alanine aminotransferase，ALT）升高的发生率约 0.7%，多发生在用药 16 周内。

2. 洛伐他汀（Lovastatin）

商品名：美降之、罗华宁、乐福欣等。

推荐用法：推荐起始剂量为 20mg/d，中等强度剂量为 40～80mg/d，最大剂量可至 80mg/d，一次服用或早、晚餐分服；如需调整剂量应间隔 4 周以上。

不良反应：洛伐他汀的不良反应轻微且短暂，最常见的不良反应是消化不良、肌痛、皮疹、疲乏和口干等。

3. 辛伐他汀（Simvastatin）

商品名：理舒之、舒降之等。

推荐用法：推荐起始剂量为 10mg/d，晚间顿服，中等强度剂量为 20～40mg/d；若需调整剂量应间隔 4 周以上。当 LDL-C 水平降至 1.94mmol/L（75mg/dL）或 TC 水平降至 3.6mmol/L（140mg/dL）以下时，应减低辛伐他汀的服用剂量。

不良反应：辛伐他汀的副作用轻微且为一过性，多为腹痛、便秘、胃肠胀气，极少见疲乏无力，头痛，罕见的有过敏反应综合征，表现为血管神经性水肿、狼疮样综合征、风湿性多发性肌痛、脉管炎、血小板减少、关节痛、荨麻疹、发热、呼吸困难等症状。

备注：40mg 辛伐他汀可使患者的 LDL-C 降低 40%～50%，TG 降低 30%，HDL-C 升高 5%～9%。HPS 糖尿病亚组研究分析显示，每日辛伐他汀 40mg 使 2 型糖尿病患者 5 年发生主要冠状动脉事件的风险下降 26%，卒中发生风险降低 24%，血运重建发生风险降低 17%。基于此，辛伐他汀是目前唯一列入《国家基本医疗保险、工伤保险和生育保险药品目录（2017 年版）》的甲类药物（列入国家基本医保目录的乙类他汀类药物包括：阿托伐他汀、氟伐他汀、洛伐他汀、匹伐他汀、普伐他汀和瑞舒伐他汀）。

4. 普伐他汀（Pravasatin）

商品名：普拉固、美百乐镇等。

推荐用法：推荐起始剂量为 10mg～20mg/d，临睡前服用，中等强度剂量为 40mg/d。

不良反应：普伐他汀的不良反应主要为肝损害，且与药物剂量有关；其他不良反应可见皮疹、肌痛、头痛、胸痛、恶心、呕吐、腹泻、疲乏等。

5. 瑞舒伐他汀（Rosuvastatin）

商品名：可定。

推荐用法：剂量范围个体化，推荐起始剂量为 5mg/d，中等强度剂量为 10mg/d，最大剂量为 40mg/d。

不良反应：瑞舒伐他汀的不良反应通常轻微易耐受，多为皮疹、咽炎、疼痛等，极少发生肝肾功能损害等严重不良反应。

备注：瑞舒伐他汀在调节脂质代谢、改善斑块及动脉硬化等方面作用显著，可用于治疗高 TC 血症，预防心血管疾病。大量药理研究表明，瑞舒伐他汀能够减少胆固醇合成的重要中间体甲羟戊酸的合成，并使肝脏产生更多的 HDL-C，还能够通过降低机体血管紧张素的生成、阻止血管炎症的发生、保护血管内皮等作用机制改善心血管功能，促进冠状动脉扩张，调节心肌细胞的功能状态，降低心脏疾病的发生率。瑞舒伐他汀被人体摄入后很快进入到动脉内膜系统，在保护血管及改善动脉粥样硬化方面发挥作用，其选择性好，肝脏代谢少，药物相互作用少。

胆固醇吸收抑制剂依折麦布和 PCSK9 抑制剂可作为他汀不耐受或单药治疗 LDL-C 不能达标时的联合用药。终止糖尿病患者动脉粥样硬化研究（Stop A therosclerosisin Native Diabetics Study，SANDS）、依折麦布/辛伐他汀疗效国际试验（IMProved Reduction of Outcomes：Vytorin Efficacy International Trial，IMPROVE-IT）研究显示，依折麦布联合他汀治疗可进一步降低主要心血管终点事件风险（HR：0.936，$P=0.016$），且安全性良好。依折麦布能有效抑制肠道内胆固醇的吸收。依折麦布的推荐用法为 10mg/d，其安全性和耐受性良好，不良反应轻微且多为一过性，主要表现为头疼和消化道症状，与他汀联用可发生转氨酶增高和肌痛等不良反应。PCSK9 抑制剂是一类新型的降胆固醇治疗药物，通过抑制 PCSK9 阻止 LDL-C 受体降解，促进 LDL-C 的清除。研究结果显示 PCSK9 抑制剂无论单独应用或与他汀类药物联合应用均明显降低血清 LDL-C 水平，同时可改善其他血脂指标，包括 HDL-C，Lp（a）等。研究结果表明，PCSK9 抑制剂可使 LDL-C 降低 40%～70%，并可减少心血管事件，可降低心肌梗死（OR：0.49，$P=0.03$）和全因死亡率（OR：0.45，$P=0.015$），且至今尚无严重或危及生命的不良反应报道。欧盟医管局和美国食品药物监督管理局（Food and Drug Administration，FDA）已批准 evolocumab 与 alirocumab 两种注射型 PCSK9 抑制剂上市，目前国内尚处于临床试验阶段。尽管 PCSK9 抑制剂尚未在中国上市，他汀类与 PCSK9 抑制剂联合应用已成为欧美国家治疗严重血脂异常的联合方式，可较任何单一的药物治疗带来更大程度的 LDL-C 水平下降，提高达标率。

三、以降低高 TG 作为治疗目标

前瞻性流行病学研究和 meta 分析均证实高 TG 水平与糖尿病大血管事件风险发生相关。多项随机对

照试验及 meta 分析检验了贝特类药物预防冠状动脉粥样硬化性心脏病（Coronary Heart Disease，CHD）的作用，表明贝特类药物可使 CHD 风险降低约 25%，死亡率降低约 10%。经过中等强度的他汀类药物治疗后 non－HDL－C 仍不达标者，可在他汀类药物治疗基础上加用贝特类药物。如果患者 TG＞5.6mmol/L 时，可在生活方式干预的基础上首选降 TG 药物治疗（如贝特类，高纯度鱼油）以减少发生急性胰腺炎的风险。高纯度鱼油制剂的主要成分为 n－3 脂肪酸即 ω 肪酸脂肪酸，常用剂量为 0.5～1.0g/次，每天三次，其不良反应少见，发生率为 2%～3%，多为消化道症状，偶有转氨酶或肌酸激酶轻度升高，偶见出血倾向。有临床研究显示高纯度鱼油制剂可降低心血管事件发生风险，但暂未被随机对照试验证实。

常用贝特类药物如下：

1. 吉非罗齐（Gemfibrozil）

商品名：诺衡、康利脂等。

推荐用法：常用剂量为 0.6g/次，每日 2 次，早餐及晚餐前 30min 服用。吉非罗齐可降低冠心病的发生，降胆固醇作用较低。

不良反应：最常见的不良反应为胃肠道不适，如消化不良、厌食、恶心、呕吐、饱胀感等，其他较少见的不良反应有头痛、头晕、乏力、皮疹、瘙痒、阳痿等，偶有胆石症、肌炎、肝功能异常（停药后可恢复正常）、轻度贫血及白细胞计数减少，个别可出现严重贫血、白细胞减少、血小板减少和骨髓抑制等。

备注：鉴于本品对人类有潜在致癌的危险性，使用时应严格限制在指定的适应证范围内，且疗效不明显时应及时停药。

2. 苯扎贝特（Bezafibrate）

商品名：阿贝他、必降脂等。

推荐用法：常用剂量为 0.2g/次，每日 3 次，可在饭后或与饭同服。疗效佳者维持量可为每日 2 次，0.4g/次。

备注：苯扎贝特心肌梗死预防研究和苯扎贝特冠状动脉粥样硬化干预研究证实，苯扎贝特治疗可以缓解 ASCVD 的进展。

3. 非诺贝特（Fenofibrate）

推荐用法：常用剂量为 0.2g/次，因药物半衰期可达 20h，所以每日一次即可。非诺贝特口服后胃肠道吸收良好，与食物同服可使其吸收增加。

不良反应：约 5% 的患者服用后可出现胃肠道反应，多为腹部不适、腹泻、便秘等，一般 4 周后可消失；约 2% 的患者服用后可出现皮疹；有 3%～4% 的患者服用后可出现神经系统不良反应，如乏力、头痛、性欲丧失、阳痿、眩晕、失眠等；可有肝功能异常及胆石症倾向。

备注：非诺贝特干预及减少糖尿病心脏事件研究和糖尿病患者心血管风险干预研究（the Action to Control Cardiovascular Risk in Diabetes，ACCORD）的亚组分析均提示在高 TG/低 HDL－C 的糖尿病患者中，非诺贝特治疗可使 ASCVD 风险减少 30% 左右。

四、以升高降低了的 HDL－C 作为治疗目标

HDL－C 低于 1.04mmol/L 是冠心病的独立预测因素。HDL－C 低的患者如果 LDL－C 水平较高，治疗的首要目标是降低 LDL－C。LDL－C 达标后，如存在高甘油三酯血症，下一个目标应是纠正高甘油三酯血症。由于低 HDL－C 与胰岛素抵抗密切相关，使 HDL－C≥1.04mol/L 应作为已经确诊心血管疾病或心血管疾病高危患者的治疗目标。贝特类药物有一定疗效，但与他汀类药物合用需慎重，后面章节将详细描述。有报道可与 B 族维生素烟酸合用。烟酸可升高 HDL－C 同时可降低 TG、LDL－C、脂蛋白 α，具有抗动脉粥样硬化的作用。但烟酸可导致糖代谢异常或糖耐量恶化，一般不推荐在糖尿病患者中使用，

若必须使用,应该定期监测血糖水平。

五、将控制体质量指数作为其他目标

肥胖与 2 型糖尿病发病密切相关,也是高血压、心脑血管疾病、脂代谢紊乱等疾病的危险因素,因此肥胖管理可从多方面益于糖尿病大血管病变的防治。诊断和评估肥胖严重程度最重要的指标是体质量指数(body mass index,BMI)。中国肥胖诊断标准目前仍参考《中国成人肥胖症防治专家共识》:$BMI \geqslant 24kg/m^2$ 为超重,$BMI \geqslant 28kg/m^2$ 为肥胖。控制体质量的非药物疗法已在前文叙述。超重或肥胖的糖尿病大血管病变患者应尽可能减少使用增加体质量的药物,如胰岛素促泌剂、噻唑烷二酮类和胰岛素等,优先考虑减轻体质量或不增加体质量的降糖药物,如二甲双胍、胰高血糖素样肽-1(GLP-1)受体激动剂、α-糖苷酶抑制剂、二肽基肽酶-4(DPP-4)抑制剂、钠-葡萄糖协同转运蛋白-2(SGLT-2)抑制剂等。其中 GLP-1 受体激动剂是目前降糖药物中减重效果最明显的药物,研究证实利拉鲁肽可通过控制血糖、降低血压、减轻体质量全面干预多种糖尿病大血管病变的危险因素。

目前经 FDA 先后批准使用的减肥药物主要有脂肪酶抑制剂(奥利司他)、选择性 5 羟色胺 2C 受体激动剂(盐酸氯卡色林)、拟交感神经胺厌食/抗癫痫药组合(苯丁胺/托吡酯)、阿片拮抗剂/氨基酮抗抑郁药组合(纳曲酮/安非他酮)等。国内外研究均证实奥利司他能改善糖代谢紊乱,并通过减重、降脂从而改善与大血管疾病相关的危险因素,故对防治糖尿病大血管病变有益。但奥利司他因涉及可能会引起肠癌风险,目前在欧美已退市,国内尚有仿制药在市场上销售。

六、调脂药物用药注意事项

2 型糖尿病患者常为混合型血脂异常,糖尿病合并大血管病变患者伴发高 TG 或低 HDL-C 时,应考虑他汀类与贝特类合用,以全面纠正血脂异常,减少再发大血管病变事件的危险。两者联用能更有效降低 LDL-C 和 TG 水平及升高 HDL-C 水平,其中他汀与非诺贝特联用可使高 TG 伴低 HDL-C 水平患者心血管获益。联合用药时要特别注意药物的不良反应,特别是肝功能异常,以及增加肌病和横纹肌溶解的危险性。主要注意以下几个方面:

1. 他汀类、贝特类药物联用的潜在风险

由于他汀类和贝特类药物代谢途径相似,均有潜在损伤肝功能的可能,并有发生肌炎和肌病的危险,合用时发生不良反应的机会增多,因此,他汀类和贝特类药物联合用药的安全性应高度重视。他汀类与贝特类合用加重对肌病的影响,其原因可能来自两方面,一方面经细胞色素 P_{450} 代谢的药物相互作用,另一方面可能由于贝特类抑制他汀类的葡萄糖醛酸化,从而影响其代谢,使血药浓度升高而导致药物的不良反应。贝特类药物中非诺贝特对他汀类代谢的影响较小,相比之下,与他汀类合用引起肌病和横纹肌溶解症的危险明显低于吉非罗齐,所以非诺贝特应作为联合用药的首选。可采取晨服贝特类药物、晚服他汀类药物的方式,避免血药浓度的显著升高,并密切监测肌酶和肝酶,如无不良反应,可逐步增加他汀剂量。但在老年、严重肝肾疾病、甲状腺功能减退等特殊情况者,应慎用他汀联合贝特类药物,并严密监测和随访,一旦出现异常,应及时停药。

2. 他汀类、烟酸类药物联用的潜在风险

在临床应用中,为使非 HDL-C 达标,可先用他汀类,如未能达标可加用贝特或烟酸类。他汀与烟酸合用的安全性优于他汀与贝特合用,但糖尿病患者使用烟酸需要监测血糖,这是由于烟酸会影响糖尿病患者的胰岛素敏感性。他汀类和烟酸类需从各自较小剂量(约单独应用时半量)开始,采用早服烟酸、晚服他汀的方法,避免用于肾功能不全的患者,并且尽量避免与环孢霉素、伊曲康唑类抗霉菌药、红霉素等大环内酯类抗生素、胺碘酮、维拉帕米等药合用。

3. 不良事件的监测

他汀类药物初始用药 4~8 周后或贝特类药物初始用药 2 周后,均需复查血脂和安全性指标,包括肝功能如 ALT、天冬氨酸转氨酶（AST）和肌酸激酶（CK），以后仍需注意复查安全性指标，联合用药者应密切监测安全性，特别在高龄、低体质量、多系统疾病、同时使用多种药物、围手术期等患者更应加强监测。

（1）肝功能异常的监测：极少数病例服用他汀类药物后发生肝脏转氨酶如 ALT 或 AST 升高，且呈剂量依赖性。轻度的肝酶升高小于正常值上限 2.5 倍并不是治疗的禁忌证，患者可以继续服用他汀，如 ALT 或 AST 超过正常上限 3 倍，应暂停给药，且仍需每周复查肝功能，直至恢复正常。由药物引起的肝功能损害一般出现在用药 3 个月内，停药后可逐渐消失。

（2）肌病的监测：在服用他汀类药物期间出现肌肉触痛、压痛或无力症状以及排褐色尿时，应及时监测 CK，注意排除甲状腺功能低下、过度运动等导致的肌肉症状或肌酶升高。用药过程仅有血 CK 升高而不伴肌痛或肌无力等其他肌损伤证据，则不考虑他汀所致肌损伤。如果患者有肌肉触痛、压痛或疼痛，CK 不升高或中度升高，应进行随访，每周检测 CK 水平，直至排除药物作用。如果患者有肌肉不适症状且连续检测 CK 呈进行性升高，应慎重考虑减少他汀剂量或暂时停药。如果血 CK 升高超过正常上限 5 倍，或高度怀疑肌炎，应立即停止他汀治疗。一旦患者发生横纹肌溶解，应停止他汀类药物治疗，必要时住院进行静脉内水化治疗。应注意教会患者认识肌痛、肌无力等肌病的早期症状，及时就诊并复查血 CK。治疗期间如有其他可能引起肌溶解的急性或严重情况，如创伤、大手术、败血症、低血压、抽搐等，应暂停给药。

（3）肾功能异常的监测：荟萃分析结果显示单用他汀类药物对肾功能无不良影响，若联合用药则需重视血肌酐等肾功能指标的监测，若出现肌酐显著升高，应暂停用药。

七、特殊情况下的血脂管理

1. 糖尿病大血管病变合并慢性肾脏病

当患者合并慢性肾脏病（CKD）1～2 期，他汀类药物的使用无须减量；当合并 CKD 3 期，除普伐他汀限制使用，阿托伐他汀、辛伐他汀、氟伐他汀、瑞舒伐他汀均无须减量；当合并 CKD 4 期，阿托伐他汀可无须减量，辛伐他汀应减量使用，而氟伐他汀、瑞舒伐他汀、普伐他汀均应限制使用；当合并 CKD 5 期，透析前使用他汀治疗的患者，他汀类药物谨慎续用；不推荐在此期起始他汀治疗。CKD 患者是他汀引起肌病的高危人群，尤其是在肾功能进行性减退或肾小球滤过率<30ml/（min·1.73m^2）时，并且发病风险与他汀剂量密切相关，故应避免大剂量应用，故中等强度他汀治疗 LDL-C 不能达标时，推荐联合应用依折麦布。

2. 糖尿病大血管病变老年患者

老年患者常患多种慢性疾病需服用多种药物，要注意药物间的相互作用和不良反应；且大多有不同程度的肝肾功能减退，调脂药物剂量的选择需要个体化，起始剂量不宜太大。当老年患者年龄>75 岁时，不推荐高强度他汀治疗，推荐中等强度他汀治疗，并根据治疗效果调整调脂药物剂量，并监测肝肾功能和肌酸激酶。因尚无高龄老年患者他汀类药物治疗靶目标的随机对照研究，对高龄老年人他汀类药物治疗的靶目标不做特别推荐。已有研究表明，老年糖尿病大血管病变合并高胆固醇血症患者可从调脂治疗中获益。

八、关注餐后血脂水平

以往血脂与糖尿病大血管并发症关系的研究大多基于空腹血脂水平测定，然而因为饮食习惯的原因，人体的大部分时间均处于餐后状态，因此，空腹状态下测得的血脂参数并不能准确反映生理条件下的血脂代谢状况。进食主要含有碳水化合物的饮食后，2～3h 内可恢复到空腹状态；进食混合餐后，3～5h 恢复到基础状态；进食富含脂肪的饮食后，6～8h 可恢复到基础状态。故糖尿病患者的血脂代谢紊乱，不仅表现在空腹状态，也存在餐后血脂代谢异常。早在 1979 年国外已有学者提出了"餐后阶段是致动脉粥样硬化的关键时期"。Teno S、Braschi S 等学者研究发现，糖尿病患者即使空腹血脂代谢正常，餐后 TG 水平升高仍是致动脉粥样硬化的独立危险因素，且餐后 TG 水平对动脉硬化的预测强度高于空腹 TG 水平。因此，就糖尿病患者而言，即使空腹血脂水平正常，也需密切监测其餐后血脂代谢状况，必要时可行饮食控制甚至药物干预，从而减少糖尿病患者心血管事件的发病率。国内外均有学者提出有必要检测糖尿病患者餐后血清 TG 水平，以此反映餐后 TG 代谢是否存在异常，以便全面反映受试者 TG 的代谢情况，尽早发现血脂代谢紊乱，有针对性地进行干预治疗，及早防治大血管病变的发生。

第五节　中医辨证论治

中医认为糖尿病属于"消渴"的范畴，糖尿病大血管病变属于中医消渴之变证，其发生是因消渴日久，气阴两虚，以致气虚血行无力，阴虚脉道失濡而滞涩，终致瘀血阻滞脉道而成。气阴两虚，瘀血阻滞是糖尿病血管病变发生、发展的基本病机。

中医典籍中无"糖尿病大血管病变伴见血脂异常"对应病名，仅有与现代医学脂质代谢相关的"膏""脂"等论述，如《灵枢·卫气失常》记载："人有肥、有膏、有肉……脂者，其肉坚，细理者热，粗理者寒"，这是最早论及脂的记载。《灵枢·五癃津液别》中有："五谷之津液，和合而为膏者，内渗于骨空，补益脑髓，而下流于阴股。"明代张景岳在其《景岳全书》中指出："脂者，血清而气滑大，故不能大，虽肥盛皆别于众人，而脂者之气似不及膏，肉也。"记载的"脂者""膏者"与现代医学中的脂代谢异常相近或相似。现一般将糖尿病大血管病变伴见血脂异常归属中医"膏浊""眩晕""血浊""血瘀"等范畴。血脂同类，均来源于饮食水谷，化生于脾胃。中医药治疗糖尿病大血管病变伴见血脂异常积累了丰富的经验。

对于糖尿病大血管病变伴见血脂异常的患者而言，病因主要为年迈体虚，饮食不节，情志不畅。病机主要为脾失健运，痰湿内生；年老体衰，肾精不足；肝失疏泄，胆枢不利；痰浊血瘀，积于脉道。脾为"后天之本""气血生化之源"，脾失健运，则生化乏力，痰浊内生。人中年以后肾气渐衰，肾为"先天之本"，肾气推动无力，肾阳失去温煦，肾阴失于润泽，脉道不利，则血脉瘀滞，痰浊凝聚，形成膏脂。肝主疏泄和藏血，肝气疏泄功能正常则气能行血，血液运行畅达则无瘀血。若肝失疏泄，气机郁结，则血行不畅而为瘀血。痰浊瘀血氤氲互结，积于脉道，则变生消渴脉痹伴发血浊，即糖尿病大血管病变伴血脂异常。临床辨证从"虚""痰""瘀""湿""浊""毒"等方面入手，此论切合本病病机，指导临床治疗也颇为奏效。其病变脏腑主要关乎肝、脾、肾。从中医而言，所谓血脂异常，属人体的气血津液输布障碍，气血津液不归正化，郁积于体内，形成痰、瘀、湿、浊、毒等病理产物，影响脏腑功能正常发挥，导致血中膏脂痹阻脉道。同时，糖尿病大血管病变作为糖尿病的并发症，多由于糖尿病日久渐积而成，势必存在脏腑功能失调，其中尤以肝、脾、肾三脏为主，脏腑功能失调后又加剧了痰、瘀、湿、浊、毒等病理因素的产生，加重血脂异常。本病属本虚标实，虚实夹杂之证，临床治疗也当注意分清标本虚实，孰轻孰重，辨证施治。基于上述认识，结合目前临床治疗的概况，我们将糖尿病大血管病变伴血脂异常分为如下几种证型。

一、脾失健运，痰湿阻滞

1. 证机概要

脾主运化，为生痰之源。若素体脾虚，或嗜食厚味，或饥饱劳倦，以致脾失健运，水液代谢失常，聚而为痰，津液不得输布，日久浊脂形成，是以发病。

2. 症状

形盛体胖，神疲嗜卧，身体困重，肢体倦怠，胸脘满闷，咳嗽，痰多，色白或黄，舌淡胖边有齿痕，苔白腻或白滑，脉滑或濡。

3. 治法

健脾益气，燥湿化痰。

4. 代表方

参苓白术散合导痰汤。常用药有党参、黄芪、茯苓、白术、大枣、桔梗、山药、扁豆、薏苡仁、莲子肉、半夏、制南星、橘红、枳实、甘草等。参苓白术散以四君子汤补脾胃之气为主药，脾胃健旺，则运化有力，自无痰浊血瘀之患；配以甘淡之白扁豆、薏苡仁、山药，甘涩之莲子，辅助白术健脾；加辛温芳香之砂仁醒脾而助中州运化，免痰浊困脾之弊；桔梗为手太阴肺经引经药，配入本方，如舟楫载药上行，达于上焦以益肺。各药合用，补其虚，除其湿，行其滞，调其气。再配导痰汤燥湿化痰以增健脾化痰降脂之力。

5. 加减

乏力显著者，加黄芪；饮食积滞者，加神曲、麦芽、山楂；眩晕者，加天麻；肢体肿者，加黄芪；胸闷甚者，加檀香、丹参。

二、肝脾不调，气滞血瘀

1. 证机概要

肝主疏泄，脾主运化，若平素多抑郁，以致木不疏土，或嗜食厚味，以致土壅木郁，则气机为之壅滞，气病及血，久则血瘀，血瘀则气机不畅更甚。气血运行不畅，则肝脾不调更甚，久则发病。

2. 症状

头晕眼花，胸闷心悸，胁肋胀痛或心胸刺痛，心烦易怒，夜寐不安，纳差便溏或大便秘结，舌暗红，或有瘀点、瘀斑，脉沉弦或涩。

3. 治法

调理肝脾，理气化瘀。

4. 代表方

柴胡疏肝散合血府逐瘀汤。常用药有柴胡、枳实、赤芍、生地、当归、川芎、桃仁、红花、丹参、泽兰、益母草、牛膝等。方中桃仁破血行滞而润燥，红花活血祛瘀以止痛，共为君药。赤芍、川芎助君药活血祛瘀；牛膝活血通经，祛瘀止痛，引血下行，共为臣药。生地、当归养血益阴，清热活血；桔梗、枳实，一升一降，宽胸行气；柴胡疏肝解郁，升达清阳，与川芎、香附同用，尤善理气行滞，使气行则血行，以上均为佐药。甘草调和诸药，亦为使药。合而用之，使肝脾调和，血行气畅，脉道通利。

5. 加减

头目眩晕属肝火上炎者，加决明子、菊花等；胁肋胀痛、口苦口臭者，加夏枯草、栀子；舌质紫暗、胸痛甚者，加延胡索、水蛭、三七等。

三、胃强脾弱，浊毒内蕴

1. 证机概要

胃主受纳，脾主运化，脾主乎升，胃主乎降。若素体脾虚，或忧思伤脾，或饮食不节，久则脾胃升降失司，腹部为之胀满，郁而化热，乃致浊毒内蕴，是以发病。

2. 症状

多食，消谷善饥，形体肥胖，脘腹胀满，口干口苦，胃脘灼热疼痛，嘈杂泛酸，得食则缓，舌红苔黄腻，脉弦滑。

3. 治法

清胃泻火，解毒泄浊。

4. 代表方

小承气汤合保和丸。常用药有大黄、黄连、枳实、厚朴、山楂、神曲、连翘、莱菔子、陈皮、半夏、茯苓等。以焦山楂为君药，以消一切饮食积滞，尤擅消肉食油腻之积，化瘀降脂。臣以神曲消食和胃，化酒食陈腐之积；莱菔子消食下气，并长于消面食痰气之积。佐以半夏、陈皮行气化滞，茯苓健脾利湿，大黄、枳实、厚朴行气通腑，连翘清热散结，诸药合用，共奏通腑泄热、消食导滞、行气泄浊之功。

5. 加减

口渴多饮者，加生石膏、沙参、石斛、玉竹等；脘腹胀满不舒者，加枳壳、厚朴；若胸闷心烦，口干欲饮，溲少色黄，大便干结，舌胖质红，苔黄腻，脉弦滑者，治宜清热利湿，宜黄连温胆汤加减。

四、脾肾阳虚，浊瘀互结

1. 证机概要

禀赋不足，或年老体虚，或久病劳倦，脾肾渐衰，脾虚失于运化，肾虚失于推动，肾阳不能温煦，水液蒸化无权，痰浊凝聚，脉道不利，血脉瘀滞，日久浊瘀互结，是以发病。

2. 症状

颜面虚浮，形体肥胖，神倦嗜卧，乏力气短，胸闷胸痛，入夜尤甚，脘腹痞满，头晕头痛，肢体沉重，腹胀便溏，腰膝酸软，畏寒肢冷，下肢浮肿，夜尿频多，舌淡胖或有瘀斑，苔薄白，脉沉细涩。

3. 治法

温补脾肾，泄浊化瘀。

4. 代表方

真武汤合苓桂术甘汤。常用药有附子、桂枝、茯苓、白术、白芍、甘草、生姜。方取附子、桂枝辛甘性热，用之温肾助阳，化气行水，兼暖脾土，温运水湿；茯苓健脾利水渗湿，使水邪从小便去；佐以白芍活血脉、利小便、敛阴和营，且制姜、附刚燥之性；生姜温散，助附、桂温阳散寒，合苓、术宣散水湿；炙甘草益气，共奏温补脾肾、泄浊化瘀之效。

5. 加减

肾阳虚衰，不能制水，水气凌心，症见心悸、喘不得卧、肢体浮肿者，加泽泻、猪苓、车前子等；四肢麻木或疼痛者，加全蝎、姜黄；阳损及阴，阴阳两虚者，加麦冬、五味子。

五、肝肾不足，痰瘀互结

1. 证机概要

肝主疏泄，肾主水液，肝肾同源。若年老肝肾渐衰，或平素情志失调，肝阴暗耗，久则下及于肾，或肾精不足，肝阴失养，均可致肝肾不足，由虚致瘀，因虚生痰，日久痰瘀互结，是以发病。

2. 症状

视物模糊，情志抑郁，喜太息，胸闷胸痛，入夜尤甚，脘腹痞满，头晕头痛，肢体沉重，腰膝酸软，畏寒肢冷，下肢浮肿，夜尿频多，舌暗红或有瘀斑，苔薄白或腻，脉沉弦细涩。

3. 治法

补益肝肾，祛痰散瘀。

4. 代表方

六味地黄丸合双合汤。常用药有熟地黄、山萸肉、牡丹皮、山药、茯苓、泽泻、当归、白芍、川芎、桃仁、红花、陈皮、半夏、白芥子等。方中用熟地黄、山萸肉、山药三药同用，可填精益髓，滋补阴精，补养肝肾，因熟地黄用量独重，以补肾为主；又以泽泻利湿泄浊，并可防熟地黄滋腻太过；茯苓健脾渗湿，配山药补脾而助健运；牡丹皮清泄虚热，并可制山萸肉之温涩；当归活血养血，白芍养阴生津；川芎、桃仁、红花活血化瘀；陈皮、法半夏、白芥子燥湿化痰。诸药合用，共奏补益肝肾、滋阴养血、活血化痰之功效。

5. 加减

五心烦热、潮热颧红者，加鳖甲、知母、黄柏、地骨皮等；失眠、多梦、健忘，加阿胶、鸡子黄、酸枣仁等；心悸、喘不得卧、肢体浮肿者，用真武汤加泽泻、猪苓、车前子等；四肢麻木或疼痛者，加全蝎、姜黄等。

第六节 调脂中药

相关文献显示，有记载具有调脂作用的单味中药有 60 余种，降低血脂的中药大多也属于抑制外源性脂质吸收和降低体内脂质转运合成两大类，并对大血管起到保护作用。据调脂中药用药规律分析，调脂中药药味以甘、苦、辛为主。由于糖尿病大血管病变伴血脂异常的发病基础为积损正衰，脾肾不足，而甘味药能补、能缓，切中病机，故居于用药之首；其次，苦味药能泄、能燥，可清热泄浊；再则辛味能行、能散，可助气血通利。

一、单味药物

多项实验及临床研究显示，许多单味中草药具有降脂作用，常见的有桃仁、丹参、当归、蒲黄、红花、三七、没药、决明子、何首乌、甘草、茯苓、泽泻、柴胡、芍药、川芎、白术、黄芪、菊花、大黄、茵陈、虎杖、黄连、黄芩、葛根、荷叶、银杏叶、刺五加叶、山楂、姜黄、党参、人参、绞股蓝、生地黄、枸杞子、灵芝、女贞子、花粉、冬虫夏草、怀牛膝、杜仲、桑寄生、桔梗、薤白、水蛭、陈皮、半夏、漏芦、火麻仁、马齿苋等。综上可以看出降脂药物功效多属健脾益肾、活血化瘀及清热除湿、消痰利水等。

二、中药有效成分

目前研究发现有 30 余种活性成分具有良好的降脂作用，如：①皂苷类，具有降脂作用的有效成分以皂苷类居多，主要有人参皂苷、绞股蓝总皂苷、刺五加叶皂苷、柴胡皂苷、大豆皂苷等，其降脂机制主要为促进体内脂质的转运和排泄；②黄酮类，其降脂机制主要为抗氧化、抗自由基；③酚类，主要有茶多酚、决明子大黄酚等；④蒽醌类，其机制主要是促进肠道蠕动，减少胆固醇吸收。该成分广泛存在于天然药物中，以蓼科、豆科植物居多，主要有大黄蒽醌、何首乌蒽醌、虎杖蒽醌等；⑤生物碱类，生物碱是天然药物中存在最多的一类化学成分，具有较强的生理活性，主要有荷叶生物碱等；⑥蛋白质类成分，主要指一些活性蛋白质、活性肽及氨基酸等富有特殊生物活性的物质，此类物质可与胆汁酸相结合从而抑制胆固醇的吸收和蓄积，如大豆蛋白、决明子蛋白质等；⑦多糖类，主要有灵芝多糖、枸杞多糖、北虫草多糖等，其降脂机理与蛋白质类成分相似。其他还有挥发油及脂肪油类、不饱和脂肪酸等。

三、常用中药现代研究

1. 红曲

红曲是首先被发现且被证实具有良好调脂作用的中药，其主要成分"莫奈可林"系他汀类药物之同系物，可显著降低 TC 水平。此外，红曲中尚含有麦角甾醇、生物黄酮、皂苷、氨基多糖、不饱和脂肪酸等多种生物活性成分，具有降糖、降压、增强免疫力等广谱药理作用。

2. 山楂

其主要化学成分为黄酮类有机酸及三萜类物质等，调脂作用肯定。山楂黄酮及三萜类物质具有明显的调脂和提高血清 SOD 活性等药理作用。另外，在防治血脂异常、防止血管内皮损伤及延缓动脉粥样硬化等方面亦具有重要作用。此外，山楂还具有降压、强心、抗氧化等作用。

3. 决明子

其具有调脂作用的成分主要为蒽醌类衍生物，其显著的导泻作用能有效减少肠道对胆固醇的吸收并增加排泄，通过抑制外源性脂质吸收而实现调脂作用，并具有扩动脉血管、抑制血管硬化等作用。

4. 人参

人参有效成分人参皂苷能刺激脂质代谢，一方面能显著促进大鼠胆固醇及血中脂蛋白的生物合成，另一方面也能加速其分解。此外，人参还具有抗氧化、抗血管衰老等作用。

5. 泽泻

有效成分为三萜类化合物，能影响脂肪分解，使合成胆固醇的原料减少，从而具有降血脂、防治动脉粥样硬化和脂肪肝的功效。此外，泽泻还具有降血压、降血糖、抗炎、抗氧化、保护血管内皮等功效。

6. 何首乌

有大黄酸、大黄素、大黄酚、芦荟大黄素等蒽醌类物质，能促进肠道蠕动，减少 TC 吸收并加快 TC 排泄，从而起到降低血脂、抗动脉粥样硬化的作用。

7. 红花

含有红花苷、红花油、红花黄色素、亚油酸等，有扩张冠状动脉、降血压及降低 TC 和 TG 的作用。

8. 银杏叶

含莽草酸、白果双黄酮、异白果双黄酮、街醇等成分。实验研究和临床证明，银杏叶有降低 TC、扩张冠状动脉的作用。

四、中药复方

目前对于降脂调脂的复方制剂研究和应用主要根据高脂血症的不同中医证型来设立。有降脂作用的方剂有：

1. 茵陈五苓散

茵陈五苓散（茵陈、泽泻、猪苓、茯苓、白术、桂枝）出自《金匮要略》，系张仲景治湿热黄疸名方，可不同程度降低大鼠 TC、TG、LDL－C 水平，具有良好的调脂作用。

2. 大柴胡汤

大柴胡汤（柴胡、白芍、黄芩、枳实、大黄、半夏、大枣、生姜）出自《伤寒论》，不仅对多个血脂指标有不同程度改善，还可调节血液流变，改善血黏度。

3. 右归丸

右归丸（熟地、附子、肉桂、山药、山茱萸等）出自《景岳全书》，可显著降低高脂血症肾阳虚证大鼠 TG、TC 水平，且可明显改善肝细胞脂肪变性。

4. 防风通圣散

防风通圣散（熟地、附子、肉桂、山药、山茱萸、菟丝子、鹿角胶、枸杞、当归、山茱萸）出自《宣明方论》，不仅在控制体质量、降低体脂、改善脂肪代谢紊乱等方面有良好的效果，而且具有改善体脂异位沉积和调节脂肪分泌因子的作用。

5. 补阳还五汤

补阳还五汤（黄芪、桃仁、红花、地龙、当归尾、赤芍、川芎）出自《医林改错》，可显著改善高脂血症大鼠血脂指标，并对血管硬化等具有防治作用。

此外，小柴胡汤、桃核承气汤、三黄泻心汤、肾气丸、柴胡加龙骨牡蛎汤、血府逐瘀汤等多首方剂均有调脂的作用。

一项纳入 20 篇临床随机对照试验的 meta 分析结果显示，以益气活血为主要功效的中药复方治疗糖尿病大血管病变有效，并可显著降低患者空腹及餐后血糖、糖化血红蛋白、TG、LDL－C 等指标并改善中医证候积分。目前研究的现代复方降血脂中药制剂有：

1. 参芪复方

参芪复方（人参、黄芪、山药、山茱萸、生地、天花粉、丹参、制大黄）能有效降低糖尿病大血管病患者的血脂水平，减轻血脂毒性，对保护血管内皮细胞及延缓斑块形成具有积极意义。

2. 健脾活血散浊汤

健脾活血散浊汤（党参、茯苓、泽泻、法半夏、山楂等）可显著改善患者血清 TC、TG、LDL－C 水平，且可降低全血黏度及血浆黏度水平，治疗高脂血症疗效较好。

3. 三参调脂汤

三参调脂汤（七叶参、党参、山楂、丹参等）可显著改善患者 TC、TG、LDL－C 水平。

4. 复方山楂汤

复方山楂汤（丹参、白术、山楂、茯苓等）可有效降低高脂血症患者 TC、TG、LDL－C 水平，且可以减轻机体炎症程度。

此外，糖平煎、消糖优复方、参芪降糖颗粒、糖克宁颗粒、参葛颗粒等多方均有调脂的作用。

五、中成药

目前研究的复方调血脂中药制剂有多种中成药。

1. 脂必妥

脂必妥由红曲、山楂组成，可有效降低 TC、TG，升高 HDL－C。同时对动脉粥样硬化、高血压等具有辅助治疗作用。适用于糖尿病大血管病变伴血脂异常痰瘀互结型。

2. 血脂康

血脂康由特制红曲经发酵而成，含 Monaco－lin K 酸式和酯式等有效成分，Monacolin K 酯式系他汀同系物，除有效调脂外，同时具有降糖作用。适用于糖尿病大血管病变伴血脂异常痰湿内阻型。

3. 脂必泰

脂必泰主要由红曲、山楂、白术、泽泻等中药提取物配制而成。临床研究表明，脂必泰与西药他汀类药物疗效相当，能显著改善患者 TC、TG、LDL－C 水平，适用于糖尿病大血管病变伴血脂异常痰瘀互结型。

4. 松龄血脉康胶囊

松龄血脉康胶囊主要由鲜松叶、葛根、珍珠层粉等精制而成。现代药理研究表明，松龄血脉康胶囊具有良好的调脂作用，不仅能有效调节脂质代谢，还可阻止脂质在血管内壁沉积。适用于糖尿病大血管病变伴血脂异常痰瘀互结型。

5. 降脂灵片

降脂灵片主要由制何首乌、枸杞子、黄精、山楂、决明子等组成，其有效部位及药效组分均能降低细胞内 TC 含量，抑制 TC 合成并促进其转化，增加细胞内胆汁酸含量。适用于糖尿病大血管病变伴血脂异常肝肾不足、痰瘀互结型。

此外，通脉降脂片（笔管草、三七、川芎、花椒、荷叶）、通泰胶囊、软脉灵、血脂宁胶囊、乌龙降脂茶、玉楂冲剂、健脾降脂冲剂等均可以有效降血脂。

第六节　中医特色治疗

一、针灸疗法

针刺疗法通过脏腑经络辨证，能疏通经络、调节脏腑、运行气血。现代研究认为，针刺疗法具有调节内分泌功能、逆转异常代谢、兴奋 β 受体、改善胰岛素抵抗状态、降低血糖、调节血脂、降压等功效，且在联合药物治疗时疗效更佳。由于消渴病病位在肝脾肾，故取足厥阴、足少阴、足太阴、足阳明经等。

1. 痰瘀互结

治拟化痰活血，取丰隆、中脘、血海、三阴交等穴位。口苦口臭者加曲池、承山、天枢；大便秘结者加支沟；胸闷者加内关。

2. 脾失运化

治拟健脾助运，取脾俞、胃俞、足三里、丰隆、三阴交等穴位。神疲乏力者加气海、关元；头晕者加听会、翳风；腹胀者加中脘、天枢。

3. 肝肾不足

治拟补益肝肾，取肾俞、肝俞、太溪等穴位。头痛头晕、耳鸣耳聋者加三阴交、听会、翳风；腰膝酸软者加腰俞、志室；夜尿频多者加命门、中极、肾俞。

二、推拿疗法

推拿疗法具有疏通经络、改善脾胃功能、增加肠道蠕动的功效。推拿先按腹、运腹、揉腹，再依次顺着任脉、胃经、脾经的腹部循行线按摩，再以拇指端对天枢、大横、足三里、关元、丰隆、中脘等穴位进行点压。

其他中医特色治疗还有穴位注射、埋线、贴敷等，通过疏通经络、协调脏腑功能，从而调控糖脂代谢。

第七节　预防调护

一、饮食疗法

1. 饮食的基本要求

遵循《素问·脏气法时论》提出的"五谷为养，五果为助，五畜为益，五菜为充，气味合而服之，以补益精气"的饮食调养原则，做到饮食有节，饮食有方，谨和五味，少食肥膏。

2. 降脂调脂食物

（1）豆类：大豆（黄豆、黑豆、红豆、青豆等）、蚕豆、豌豆、绿豆等及豆制品含有丰富的不饱和脂肪酸、维生素 E 和卵磷脂，三者均可降低 TC、LDL－C 及 TG 水平，而不影响 HDL－C 水平。大豆及其制品中还含有大量的皂苷，不仅能有效降低血脂，还具有减轻和预防动脉硬化的作用。

（2）大蒜：英国科研人员研究发现，新鲜的大蒜或大蒜提取物，可使 TC 降低 15％。大蒜的降脂效能与大蒜内所含的物质——蒜素有关，而且这一有效成分又有抗炎、抗肿瘤作用，能预防动脉硬化，降低血糖和血脂。

（3）洋葱：其降血脂效能与其所含的烯丙基二硫化合物及少量硫氨基酸有关，除降血脂外，还可预防动脉粥样硬化，对动脉血管有保护作用。此外，洋葱中还含有前列腺素 A，是一种较强的血管扩张剂，可以降低人体外周血管和心脏冠状动脉的阻力，预防血栓形成。

（4）玉米：其含有丰富的钙、镁、硒等矿物质以及卵磷脂、亚油酸、维生素 E，特别是亚油酸的含量在 60％以上，具有降低 TC 的作用。长期食用玉米油可降低血 TC，软化动脉血管，适于糖尿病大血管病变脂代谢异常患者食用。多食玉米还可预防高血压、冠心病、心肌梗死的发生，并具有延缓细胞衰老和脑功能退化的作用。

（5）山药：山药中的黏液蛋白能预防心血管内的脂肪沉积，保持血管弹性，防止动脉硬化，并减少皮下脂肪沉积，避免肥胖。

除上述食物外，黄瓜、菠菜、胡萝卜、茄子、香菇、燕麦、米糠等均有一定的降血脂作用。

3. 食疗验方

（1）消脂减肥茶：生首乌 30g、生山楂 15g、决明子 15g、冬瓜皮 20g、乌龙茶 3g。先将前四味中药共煎，去渣，以其汤液冲泡乌龙茶，代茶饮用，每日 1 剂。连续饮用 2 个月为一个疗程，一般服用 3~5个疗程。此方有降脂、活血、降压、利水等功用，适用于糖尿病大血管病变伴血脂异常痰瘀互结者。

（2）决明子海带汤：决明子 20g、海带 30g。水煎滤药除渣，吃海带饮汤，1 次/天，一月为一个疗程，一般服用 1~3 个疗程。此方有祛脂降压作用，适用于糖尿病大血管病变伴血脂异常痰瘀互结者。

（3）紫菜荷叶汤：紫菜、荷叶、鸡汤各适量，把紫菜、荷叶放入鸡汤中煮沸即可，经常饮用，连续二月为一个疗程，一般服用 3~5 个疗程。此方具有软坚散结、利水消肿的作用，适用于糖尿病大血管病变伴血脂异常痰湿内阻者。

（4）冬瓜汤：冬瓜 200g，植物油、葱末、精盐、鸡精各适量。冬瓜去皮、瓤和籽，切成块。锅内注油烧热，加入冬瓜块，加适量水，熟时加入葱末、精盐、鸡精即可，宜常服。具有清热解毒、调脂减肥的作用，适用于糖尿病大血管病变伴见血脂异常属湿浊阻滞者。

（5）山楂降脂茶：山楂 30g、益母草 10g、茶叶 5g。将三味放入壶中，注入沸水，回冲数次至味渐淡，每天 1 剂，连续饮服 90 天。此方具有活血降脂、清热化痰的作用，适用于糖尿病大血管病变伴血脂异常痰瘀互结者。

（6）荷叶山楂茶：荷叶 60g，生山楂、生米仁各 10g，橘皮 5g。将 4 味共研细末，混合，沸水冲泡后代茶饮。每天 l 剂，连续饮服 90d，适用于糖尿病大血管病变伴血脂异常痰瘀互结者。

（7）蘑菇烩春笋：春笋 200g、鲜蘑菇 200g。先将春笋去壳洗净，放入水中煮熟，出锅晾凉后切成片状，再将蘑菇洗净，切成片。二者同放入热油锅内煸炒，加少许食盐调味，后加入清水 100ml，待烧沸后，用淀粉勾上芡，即可起锅入碗食用。适用于糖尿病大血管病变伴血脂异常痰浊内阻者。

二、传统健身功法治疗

糖尿病大血管病变合并血脂异常患者常常缺乏运动，而运动可改善糖尿病大血管病变患者的血脂代谢，增强胰岛素的敏感性，增加冠状动脉供血量及提高血管弹性，改善生存质量。传统功法的导引术、五禽戏、八段锦、易筋经、太极拳等具有舒缓情志、促进气血周流的功效。实践证明，运动疗法能改善糖尿病大血管病变伴血脂异常患者的血脂水平，且远期效果更佳，不容易复发。如 312 经络锻炼法具有调理阴阳、通畅气血、调节自主神经功能、增强脏器功能等多重效果。312 经络锻炼法是由中国科学院生物物理研究所、北京炎黄经络总研究中心祝总骧教授 20 年来所倡导的一套融合"3"个穴位（合谷、内关、足三里）按摩、"1"个腹式呼吸和以"2"条腿为主的下蹲体育运动为一体的多方位锻炼方法来达到强身健体、防病治病的目的。研究表明，312 经络锻炼法能够显著降低血液中的 TC、TG、LDL-C 水平，升高 HDL-C 水平。其操作步骤如下：

（1）拇指垂直向下，分别按揉合谷、内关、足三里；适当用力按至穴位出现酸、麻、胀，即"得气"，其中酸、麻、胀的感觉有一种即可，每天操作 3 次，频率为每分钟约 30 次；每个穴位按摩 5min；每天 30min。

（2）腹式呼吸，取平躺或者端坐位，两膝半屈，两手分别放于前胸部和腹部；舌头抵上腭，用鼻腔将空气慢慢吸进，使膈肌最大程度下降，腹肌松弛，腹部手感向上抬起，胸部手在原位不动，吸气时默数"吸-吸-吸-吸"；当气体吸入后再徐徐由鼻腔呼出，腹部手感下降，腹肌有意识地、柔和地内收，会阴部肌肉上提，呼气时默数"呼-呼-呼-呼-呼"，至此完成 1 次呼吸；吸呼时间比为 4：5，3 次/天，每次 20min，呼吸频率为 10 次/分。

（3）下蹲运动，在安静状态下，两脚并立，与肩同宽，下蹲同时两臂向前平举，下蹲困难者可以两手抓支持物（如桌、椅、床栏杆等）做下蹲运动，每天 3 次，每次 30 个蹲起，心率控制在每分钟 120 次以下。

此外，糖尿病大血管病变患者存在着行动不便、活动耐量下降等问题，运动锻炼时应注意以下方面：①进行完善的运动评估，主要包括血压、血糖、心电图等，排除相应的禁忌证；②运动时随身携带糖果，告知低血糖的相关表现，避免低血糖的发生；③运动前先进行必要的热身运动，后逐步增加运动强度；④运动需循序渐进，寻找自己的较为舒适的良好状态，做好相应记录，不断完善运动处方。

三、音乐疗法

糖尿病大血管病变伴见血脂异常患者极易出现抑郁、焦虑、烦躁的状态。而肝的疏泄功能在糖尿病大血管病变伴血脂异常发病过程中具有重要意义，故患者应该保持平稳、和缓、乐观的心态。音乐疗法是以心理治疗的理论和方法为基础，运用音乐特有的情绪心理效应，使患者经历音乐体验，达到消除心理障碍，恢复和促进身心健康的目的。中国传统音乐分为宫、商、角、徵、羽五种民族调式，并认为"宫动脾、商动肺、角动肝、徵动心、羽动肾"，其特性与五脏相对应，直接或间接影响人的情绪和五脏五行的关系，通过五音产生的不同效果可激发不同脏腑功能的改变，根据辨证给予相应的乐曲，对糖尿病大血管病变伴血脂异常患者具有明显的益处。

（谢春光）

第三十四章

降压

目前，人们已经普遍认识到高血压与糖尿病的多种慢性并发症及其预后有着密切的关系。二者间存在共同易感性，糖尿病病人高血压的患病率是同龄非糖尿病患者的3倍；高血压患者患糖尿病的危险性是非高血压患者的2~3倍。1型糖尿病多在并发肾脏病变后出现高血压，2型糖尿病往往合并原发性高血压，可以在2型糖尿病发病之前、同时或之后出现。我国门诊就诊的2型糖尿病患者中约30%伴有高血压。高血压作为糖尿病大血管并发症致死的危险因素之一，主要累及心脑血管和下肢，发病年龄轻，病程进展快，其危害远远超过诸如吸烟、肥胖和家族史等危险因素。

糖尿病大血管并发症危害性大，其中动脉粥样硬化性心血管疾病（atherosclersosis cardiovascular disease，ASCVD）是导致糖尿病患者死亡或失能的首要原因，也是造成糖尿病患者经济负担的最大因素，而高血压则是ASCVD的高危因素之一。高血压和糖尿病合并存在对心脑血管的危害具有协同效应，高血压是糖尿病大血管并发症的重要危险因素。高血压和糖尿病的共存使心血管病、卒中、肾病及视网膜病变的发生和进展风险明显增加，心血管疾病的患病率可高达50%，其中冠心病可高达25%。因此对于糖尿病合并高血压患者进行合理的降压治疗，可使靶器官获得一定程度的保护，有效降低糖尿病大血管病变发生和发展的风险，改善患者预后，提高生活质量。在糖尿病大血管病变的治疗方面，有效的降压治疗甚至比控制血糖更为重要。因此，高血压合并糖尿病患者的治疗刻不容缓，需引起医生广泛关注。为患者制定个体化降压目标与治疗方案，以延缓心脑血管并发症的发生与发展显得尤为重要。

糖尿病与高血压的发病及治疗的密切关系，与中医学整体观念、异病同治等观念相互吻合。糖尿病大血管病变伴高血压病属于中医学"消渴""眩晕""头痛"等范畴，并和心悸、胸痹、中风都有一定关系。中医学对于上述两种疾病的辨证论治多为分开阐述，故从整体上总结糖尿病大血管病变伴高血压的中医病因病机、辨证分型、证治方药、中医特色治疗，对于进一步发挥中医药优势防治该病具有重大意义。

第一节 糖尿病大血管病变患者血压特点

糖尿病大血管病变患者具有两大血压特点：血压昼夜节律消失、血压变异性（BPV）增大。血压昼夜节律改变及BPV增大可能与颈动脉硬化形成密切相关。

糖尿病患者的动态血压常表现为：血压的昼夜节律出现明显改变，夜间脉压增高、夜间收缩压负荷增加、BPV增大等。在糖尿病患者中，非杓型血压节律较常见。Nakano等发现糖尿病人群出现非杓型血压的比例为70%，且非杓型血压的糖尿病患者中出现相关并发症的比例高于杓型者。有研究显示，非杓型血压的糖尿病人群比杓型患者发生心血管事件的风险显著增高。糖尿病患者出现血压昼夜节律异常可能与其自主神经功能异常、体液调控紊乱有关。正常人在白天交感神经活动占主导地位，而夜间迷走神经的张力增加，但糖尿病伴自主神经功能紊乱的人群夜间交感神经活动增加，心率加快，心输出量增加，血压偏高，进而靶器官损害加重。脉压增大，是大动脉硬化的预测指标，是心血管事件的独立危险因素，对血管发挥着"锤击"作用，使血管壁弹性成分较易发生疲劳、断裂，继而促进动脉粥样硬化性疾病的发生与发展。动脉硬化使动脉结构改变，致动脉顺应性降低，引起血压昼夜节律改变。24h平均脉压与心血管事件的发生风险明显相关。脉压每增加5mmHg，冠心病的发病率增高18%。

第二节　治疗目标

　　高血压是糖尿病患者发生大血管病变的独立危险因素，糖尿病伴高血压患者较非糖尿病且血压正常者心血管事件危险性高4倍。英国前瞻性糖尿病研究（United Kingdom Prospective Diabetes Study，UKPDS）结果显示：严格控制血压，可使糖尿病相关的终点事件（心肌梗死、脑卒中等）降低24%，糖尿病相关死亡率下降32%。其中，脑卒中发病下降44%，微血管病变降低37%，心力衰竭降低56%；而严格控制血糖，与糖尿病相关的终点事件只降低12%，其中微血管病变降低25%，心肌梗死减少16%。UKPDS试验证实，控制血压比控制血糖对降低糖尿病并发症的发生率和有关的死亡率有更多获益。因此，对糖尿病人降压治疗同降糖治疗一样重要，其降低大血管并发症危险性的疗效甚至超过了严格的血糖控制。

　　UKPDS研究显示，收缩压（Systolic blood pressure，SBP）和舒张压（Diastolic blood pressure，DBP）每升高10mmHg，相应增加新发糖尿病风险52%；SBP和DBP每升高20mmHg，相应增加新发糖尿病风险58%。国外荟萃分析也显示，收缩压每升高20mmHg，糖尿病相对风险为1.77。而在《中国高血压防治指南》修订委员会2018年发布的《中国高血压防治指南（2018版）》中指出糖尿病合并高血压患者SBP每下降10mmHg，糖尿病相关的任何并发症风险下降15%。所以，对糖尿病合并高血压的病人严格控制血压可明显减少心血管事件和微血管病变的发生率，因此强化降压是糖尿病大血管病变治疗的关键。

　　参照《中国高血压防治指南》修订委员会2018年发布的《中国高血压防治指南（2018版）》，凡合并糖尿病的高血压其危险分层均在"高危"之上（见表34-1），且糖尿病本身往往伴有多个危险因素，发生的眼、肾和心脑血管并发症与高血压有重叠，因此二者并存的危险分层常常能达到"极高危"水平。UKPDS研究显示，糖尿病患者合并高血压时，血压每升高10mmHg，糖尿病相关死亡率增加19%，心肌梗死和脑卒中的发病率增加13%，外周血管疾病患病率增加30%。因此，糖尿病患者积极控制血压具有重要意义。

表34-1　血压升高患者心血管风险水平分层

其他心血管危险因素和疾病史	血压/mmHg			
	SBP130~139和（或）DBP85~89	SBP140~159和（或）DBP90~99	SBP160~179和（或）DBP100~109	SBP≥180和（或）DBP≥110
无	低危	低危	中危	高危
1~2个其他危险因素	低危	中危	中/高危	很高危
≥3个其他危险因素，靶器官损害，或CKD* 3期，无并发症的糖尿病	中/高危	高危	高危	很高危
临床并发症，或CKD≥4期，有并发症的糖尿病	高/很高危	很高危	很高危	很高危

* CKD：chronic kidney disease，慢性肾脏疾病。

　　中华医学会糖尿病学分会2017年发布的《中国2型糖尿病防治指南（2017年版）》指出，对糖尿病患者血压升高的初始干预方案应视血压水平而定。糖尿病患者的血压水平如果超过120/80mmHg即应开始生活方式干预以预防高血压的发生。血压≥140/90mmHg者可考虑开始药物降压治疗。糖尿病患者血压≥160/100mmHg或高于目标值20/10mmHg时应立即开始降压药物治疗，并可以采取联合治疗方案。

对于糖尿病患者的降压目标值，美国糖尿病学会（American Diabetes Association，ADA）2018 年发布的《ADA 糖尿病诊疗标准》两步推荐，即首先达到<140/80mmHg，若患者可以耐受，进一步使 SBP 降至 120~130mmHg，DBP 降至 70~80mmHg。中华医学会糖尿病学分会 2017 年发布的《中国 2 型糖尿病防治指南（2017 年版）》以及《中国高血压防治指南》修订委员会 2018 年发布的《中国高血压防治指南（2018 版）》纳入了最新的中国人群的研究证据，指出一般糖尿病合并高血压患者的降压目标应低于 130/80mmHg。老年或伴严重冠心病、心力衰竭及肾功能不全的糖尿病患者，可采取相对宽松的降压目标值，控制在不高于 140/90mmHg。

对于老年高血压合并糖尿病患者，多项研究显示将收缩压降至 130mmHg 以下没有发现进一步的获益。因此目前的指南不推荐将血压降至 130/80mmHg 以下。由于老年糖尿病伴高血压的患者常并存心、脑、肾等器质性病变，对于这些已经合并主要器官病变的患者，过于激进的降压治疗可能会对患者产生不利影响，因而 2016 年 ADA 发布的《糖尿病医学诊疗标准》为其明确了降压药物治疗的血压低限：舒张压<70mmHg 可能会增加死亡率。

国家卫生计生委合理用药专家委员会 2017 年发布的《高血压合理用药指南（第 2 版）》指出，高血压合并冠心病患者血压的降压目标值为：2015 年美国心脏病学院（ACC）/美国心脏协会（AHA）/美国高血压学会（ASH）发布的《冠心病患者高血压治疗的科学声明》推荐年龄>80 岁人群的目标血压为<150/90mmHg；其他年龄冠心病合并高血压人群、急性冠脉综合征合并高血压人群及心力衰竭合并高血压人群的目标血压为<140/90mmHg；心肌梗死后、卒中/短暂性脑缺血发作（TIA）、颈动脉疾病、外周动脉疾病及腹主动脉瘤合并高血压人群的目标血压为<130/80mmHg。

《中国高血压防治指南》修订委员会 2018 年发布的《中国高血压防治指南（2018 版）》指出，高血压合并卒中患者的血压目标值一般为<140/90mmHg，如患者不能耐受，则应降至可耐受的最低水平。高血压合并下肢血管病变患者血压应控制在<140/90mmHg。

在临床工作中应结合患者具体情况，不能简单地一刀切。如果患者非老年，一般健康状况良好，且没有明显的靶器官损害，可以考虑将血压降得更低一些。如果患者高龄，衰弱，血压波动大，已经存在严重的心、脑、肾并发症，可能难以耐受较低的血压水平，这些患者的血压控制目标就应该适当宽松一些，以免舒张压过低对冠状动脉血液灌注产生不利影响。故对于糖尿病大血管病变合并高血压患者而言，应以降低发生心、脑、下肢血管等并发症和死亡为根本目标，结合患者糖尿病及大血管病变程度，制定标准化、个体化的血压目标值。

第三节　非药物治疗

糖尿病大血管病变患者不论是否存在高血压，都能从常规的控制高血压的非药物疗法中受益。一般轻度高血压患者，首先的治疗方法是非药物疗法，而中、重度高血压患者，应用药物治疗的基础上辅以非药物治疗，尽可能地减少用药剂量，而达到较理想的治疗效果，使血压控制达标。2017 年 AHA/ACC 发布的高血压指南更加强调以生活方式干预为主的非药物治疗措施在防控高血压中的重要地位。生活方式干预是防治高血压的基石，积极有效的生活方式干预完全可能使血压轻度升高的患者血压恢复到正常水平。对于血压明显升高者，生活方式干预则有助于减少降压药物的种类与剂量。此外，健康的生活方式还具有降低血糖与血脂的作用，进而降低高血压患者整体心血管危险水平。在我国的临床实践中，对糖尿病大血管病变合并高血压患者生活方式干预的健康教育仍是薄弱环节，今后需重点加强。

同时要反复强化病人教育，提高其对疾病的认识，使其自觉地配合治疗。目前糖尿病大血管病变采用的非药物疗法，一般都是参照高血压及糖尿病的方法，从健康教育、自我监测、保持情绪乐观、适当运动、控制体质量、限酒戒烟、限制食盐以及适量补钾等几个方面进行，这些作为糖尿病大血管病变的基础疗法，应长期坚持下去。

一、健康教育

糖尿病大血管病变合并高血压患者应在诊断后接受糖尿病、高血压健康教育，掌握相关的知识和技能，并不断学习。健康教育的目标是使患者充分认识糖尿病、高血压并掌握其自我管理能力。健康教育包括饮食指导、运动指导、药物指导、心理指导等，医护人员积极与患者加强沟通和交流，对其加强健康教育和心理教育，帮助其排解不良情绪，树立治疗自信心，以更好配合医护工作者开展治疗工作，对缩短患者康复时间发挥积极的影响。可通过语言交流、电话、图片、发放资料、视频等途径，向患者、家属、陪护保姆讲解糖尿病合并高血压是慢性终生疾病，由浅入深宣传健康知识，并以提问的形式加深他们对疾病的进一步了解，让患者及家属认识到控制血压与控制血糖同等重要，明白及早发现和控制高血压，有利于防止和延缓冠心病、脑卒中和糖尿病肾病的发生、发展，显著降低心血管事件的风险及总体病死率，并有靶器官保护作用。

二、自我监测

血糖、血压的自我监测是糖尿病大血管病变合并高血压患者疾病管理中的重要组成部分，其结果有助于评估患者糖尿病、高血压的控制程度，制定合理的降糖控压方案，反映治疗的效果并指导方案的调整。血糖检测包括空腹血糖、餐后 2h 血糖及糖化血红蛋白等。在《中国高血压防治指南》修订委员会 2018 年发布的《中国高血压防治指南（2018 版）》中强调了血压监测的重要性，更加侧重诊室外血压的测量，认为其预测心血管风险能力优于诊室血压，确立了动态血压监测与家庭血压监测的意义。

自我血压监测推荐使用经过验证的上臂式家用电子血压计。由于腕式血压计受动脉硬化、血流等多方面的影响，不推荐糖尿病人使用。为安全考虑不推荐水银柱血压计。对初诊高血压患者或血压不稳定患者，建议每天早晨和晚上测量血压；对于血压控制平稳且达标者，可每周自测 1~2d 血压。欧洲心脏病学会（European Society of Cardiology，ESC）2018 年发布的《高血压的管理》推荐应用诊室外血压测量，尤其是家测血压，辅助高血压的诊断和治疗。推荐采用诊室外血压测量辅助诊断白大衣高血压、轻度血压升高。2017 年 ADA 发布的《关于糖尿病与高血压的声明》也推荐将电子血压计作为血压测量的首选，并推荐诊室外血压测量结合远程医疗对高血压患者进行管理。传统的诊室血压测量与动态血压监测和家庭血压监测相比，诊室血压测量数值偏高，容易导致白大衣高血压，但其主要表现在血压偏高时。即血压越高，每种血压测量方法所得结果差值越大。当血压≤130/80mmHg 时，不同的血压测量方法之间所得结果差值很小。糖尿病自主神经病变或血容量降低可导致体位性低血压，使用降压药可能会加重该情况。体位性低血压指体位从坐位或卧位改变为站立位的 3min 内，患者收缩压降低 20mmHg 或舒张压降低 10mmHg。体位性低血压在糖尿病患者和高血压患者中较常见，并且与死亡和心衰风险增高有关。

三、保持情绪乐观

现代医学研究证明，一切忧愁、悲伤、焦虑、烦躁等不良精神刺激，可使血液中儿茶酚胺等血管活性物质分泌增多，血压升高。因此，糖尿病大血管病变的病人发现自己患有高血压，千万不要恐惧、紧张，也不要操之过急地乱用药物。研究证实焦虑是高血压的独立危险因素之一，可增加高血压患者的心血管病死亡率。来自动物实验和临床研究的证据表明，焦虑与高血压存在紧密联系，互为因果，相互影响并形成恶性循环。一方面，焦虑与心血管危险因素的形成有关，如吸烟、过度饮酒及运动减少等，降低医疗依从性和信任度，引发下丘脑－垂体－肾上腺轴和自主神经功能紊乱，形成血管舒张与收缩因子表达失衡、内皮功能障碍、肾素－血管紧张素－醛固酮系统（renin－angiotension－aldosterone system，RAAS）激活和容量负荷过重等，从而启动或恶化高血压的病理生理过程。另一方面，高血压能够使患者（尤其是年轻患者）产生紧张不安、过分担心及烦躁易怒，而且随着病程的延长和疾病认知与适应不足，会加重病情。

理论上来讲，医学模式已由生物医学模式转变为生物-心理-社会综合医学模式，但在临床实践中，医疗工作者常常仅将以躯体症状为主诉的高血压患者作为一个生物体进行诊治，而忽视其因心身反应和社会角色而存在的心理障碍，从而导致患者产生焦虑、烦躁等不良情绪。故应保持乐观豁达的精神，尽量避免动怒和生气，保持心情舒畅和心理平衡，防止剧烈情绪变化，不至于因情绪波动、精神压力而导致血管收缩和血压升高。

四、适当运动

运动锻炼是糖尿病大血管病变合并高血压患者生活干预的基础措施之一。流行病学研究结果显示：规律运动 8 周以上可将 2 型糖尿病患者糖化血红蛋白降低 0.66%；坚持规律运动 12~14 年的糖尿病患者病死率显著降低。坚持规律的有氧运动，可以控制血糖，降低血压，调节血脂，延缓心脑血管并发症。运动可加强血液循环，促进新陈代谢和葡萄糖的氧化利用，增加细胞膜上胰岛素受体的数量，增强胰岛素受体对胰岛素的敏感性，从而减少降糖药物的用量。通过体育锻炼还可调节自主神经功能，使患者保持良好的心态。运动还可以有效降低血小板表面糖蛋白受体的表达，降低血小板聚集率，改善患者血栓前状态。美国哈佛大学的一项研究成果表明，至少 3 次/天，每次 20min 做体操或运动，能改善血压情况。因此对糖尿病大血管病变伴见高血压的病人，应避免过度劳累和紧张，适度参与体育活动。中华医学会糖尿病学分会 2017 年发布的《中国 2 型糖尿病防治指南（2017 版）》指出，运动时应遵循以下原则：①运动治疗应在医师指导下进行。运动前要进行必要的评估，特别是心肺功能和运动功能的医学评估（如运动负荷试验等）；②成年 2 型糖尿病患者每周至少 150min（如每周运动 5d，每次 30min）中等强度（50%~70% 最大心率，运动时有点用力，心跳和呼吸加快但不急促）的有氧运动。研究发现即使一次进行短时的体育运动（如 10min），累计 30min/d，也是有益的；③中等强度的体育运动包括快走、打太极拳、骑车、乒乓球、羽毛球和高尔夫球。较大强度运动包括快节奏舞蹈、有氧健身操、慢跑、游泳、骑车上坡、足球、篮球等；④如无禁忌证，每周最好进行 2~3 次抗阻运动（两次锻炼间隔≥48h），锻炼肌肉力量和耐力。锻炼部位应包括上肢、下肢、躯干等主要肌肉群，训练强度为中等。联合进行抗阻运动和有氧运动可获得更大程度的代谢改善；⑤运动项目要与患者的年龄、病情及身体承受能力相适应，并定期评估，适时调整运动计划。记录运动日记，有助于提升运动依从性。运动前后要加强血糖监测，运动量大或激烈运动时应建议患者临时调整饮食及药物治疗方案，以免发生低血糖；⑥养成健康的生活习惯。培养活跃的生活方式，如增加日常身体活动，减少静坐时间，将有益的体育运动融入日常生活中；⑦空腹血糖>16.7mmol/L、反复低血糖或血糖波动较大、有糖尿病酮症酸中毒等急性代谢并发症、合并急性感染、增殖性视网膜病变、严重肾病等情况下禁忌运动，病情控制稳定后方可逐步恢复运动。糖尿病大血管病变伴高血压患者应视自身情况适当调整运动强度，并行运动前负荷试验以评估其安全性，若伴发严重心脑血管疾病（不稳定型心绞痛、严重心律失常、一过性脑缺血发作等）应禁止运动。

五、控制体质量

控制体质量可带来多重获益，包括减少胰岛素抵抗、增加降糖效果、改善脂代谢及降低血压。肥胖者高血压的患病率是正常体质量者的 2~6 倍。日本的研究资料也认为，肥胖是高血压的主要致病因素，80% 的高血压患者通过减肥，可以使血压不同程度下降。减肥使血压降低的机制，可能与胰岛素减少、交感神经的抑制和 RAAS 的抑制等有关。同时，减肥也有助于改善胰岛素抵抗，从而更好地控制糖尿病。《中国高血压防治指南》修订委员会 2018 年发布的《中国高血压防治指南（2018 版）》指出，推荐将体质量维持在 BMI 18.5~23.9kg/m²，男性腰围<90cm，女性腰围<85cm。中国营养学会糖尿病营养工作组 2017 年发布的《中国 2 型糖尿病膳食指南及解读》指出，科学饮食是糖尿病、糖尿病大血管病变治疗以及治疗的基础，糖尿病合并高血压的患者饮食要遵循平衡膳食的原则，在控制总能量的前提下调整饮食

结构，满足机体对各种营养素的需求，并达到平稳控糖控压、降低血糖、血压波动的目的。应向患者说明改变饮食的必要性和重要性，需严格控制总能量，粗细搭配，定时定量，结构合理。不吃油炸食品，宜选低盐、低糖、低脂肪、高蛋白（若伴发糖尿病肾病者应减少蛋白摄入以延缓肾病的进展）、高纤维素、清淡易消化的食物，如莜麦面、薏苡仁、苦瓜、黄瓜、红小豆、冬瓜、萝卜、芹菜、樱桃、杨梅、柚子等。

六、限酒戒烟

饮酒可通过皮质激素儿茶酚胺升高，影响血管紧张素、血管加压素及醛固酮的作用，影响细胞膜的流动性等机制，使血压升高。同时经常饮酒也影响药物治疗，使血压不易控制，因此，高血压病人应限制饮酒，或最好不饮酒，低酒精类的啤酒也应控制。《中国高血压防治指南》修订委员会 2018 年发布的《中国高血压防治指南（2018 版）》中指出，每日酒精摄入量男性不超过 25g，女性不超过 15g；每周酒精摄入量男性不超过 140g，女性不超过 80g。流行病学调查发现，吸烟者恶性高血压的发病率明显增高，亦可增加冠心病与猝死的危险性，一旦发现血压高，应立即戒烟，并避免被动吸烟。戒烟虽不能降低血压，但戒烟可降低糖尿病大血管病变的风险。研究表明糖尿病患者戒烟有助于改善代谢指标，降低蛋白尿。吸烟可刺激抗利尿激素的释放而引起血糖升高。有学者研究发现，吸一支香烟，可使收缩压升高 $10\sim30$mmHg，长期大量地吸烟，可引起小动脉持续性收缩，形成小动脉硬化，容易发生急进性恶性高血压、蛛网膜下腔出血。

七、限制食盐

高盐摄入是高血压的主要危险因素，糖尿病合并高血压存在盐敏感性增加，实验研究显示肥胖合并糖尿病的小鼠予以高盐后，明显升高血压，导致其肾脏排钠机制障碍。国外研究显示，限盐可改善糖尿病患者胰岛素抵抗、血压水平和肾功能。正常情况下，人体对钠的生理需要量每天仅为 5.0g，但实际膳食中含盐量可为 $10\sim15$g。研究资料表明，凡每日摄入食盐 20g 以上的人群，高血压的患病率达 30%，我国东北、华北地区高血压的发病率明显高于南方，与这些地区的人群普遍口味较重有关。所以伴见高血压的病人要强调低盐饮食，每天的食盐量宜控制在 $2\sim5$g。参照《中国高血压防治指南》修订委员会 2018 年发布的《中国高血压防治指南（2018 版）》，所有高血压患者均应采取各种措施，限制钠盐摄入量。主要措施包括：①减少烹调用盐及含钠高的调味品（包括味精、酱油）；②避免或减少含钠盐量较高的加工食品，如咸菜、火腿及各类炒货、腌制品；③建议烹调时尽可能使用定量盐勺，以起到警示的作用。

八、适量补钾

目前钾的降压作用已被人们所重视，有人报告每日摄入 $5\sim7$g 钾，可使血压降低 $4\sim9$mmHg。另有人在动物实验中发现，增加钾的摄入量即使不显示降低血压的作用，亦可预防脑卒中、心室肥大、肾功能低下的发生，降低由高血压合并症所致的死亡率。《中国高血压防治指南》修订委员会 2018 年发布的《中国高血压防治指南（2018 版）》指出，适当补钾的主要措施为：①增加富钾食物（水果、蔬菜、豆类）的摄入量；②肾功能良好者可选择低钠富钾替代盐。不建议服用钾补充剂来降低血压。肾功能不全者补钾前应咨询医生。

伴有高血压患者如果经过上述非药物治疗 $3\sim6$ 个月，血压控制良好，则可继续维持。如无效，则应口服降压药物，在服用西药控制血压的同时，也必须同时配合非药物疗法，这样才能提高和巩固疗效。良好的综合管理可以在一定程度上延缓糖尿病大血管事件的发展，提高生活质量，改善远期预后。

第四节 西药降压

对糖尿病大血管病变伴见高血压的患者降压药物选择时应综合考虑降压疗效、心脑肾的保护作用、安全性和依从性以及对代谢的影响等因素。由于不同类型降压药对代谢、血糖水平、合并症等的影响有差异，故合理选择患者的降压药将对这些患者的病情控制、合并症预防和预后产生重要影响。为保证用药合理、安全，糖尿病大血管病变合并高血压患者应用降血压药物需坚持以下几点原则：①降压效果显著、持续，能减少并发症发生风险及死亡率；②不增加心脑血管意外发生概率；③不良反应少；④对糖脂代谢无不良影响；⑤能保护靶器官或逆转心肾功能损害；⑥价格便宜。且降压药物治疗还应遵循小剂量开始、优选长效制剂、联合用药和个体化等四项基本原则。小剂量降压药应用于疾病初期，随后根据病情逐步调整，避免血压过度波动。长效制剂具有和缓平稳降压的特点，对于夜间血压与晨峰血压的控制效果良好，这样可以降低血压昼夜波动，从而减少心脑血管事件发生。

五大类降压药物血管紧张素转换酶抑制剂（ACEI）、血管紧张素Ⅱ受体拮抗剂（ARB）、钙通道阻滞剂（CCB）、利尿剂、β受体阻滞剂等均可用于糖尿病大血管病变合并高血压的治疗，但是 ACEI 或 ARB 为首选的核心药物。糖尿病大血管病变合并高血压患者血压节律多为非杓型甚至反杓型，夜间高血压或血压晨峰，建议选用长效降压药，必要时睡前服一种降压药有助于控制夜间血压，抑制血压晨峰。

一、血管紧张素转化酶抑制剂（ACEI）

ACEI 是治疗糖尿病合并高血压患者常用的降压药物，国内外众多指南均推荐 ACEI/ARB 作为高血压伴糖尿病患者降压治疗的首选药物，足剂量 ACEI/ARB 有助于提高降压效果，保护靶器官。ACEI 能够有效扩张肾小球的出球小动脉，使其毛细血管压显著下降，进而防止动脉粥样硬化等不良后果发生。其对糖尿病肾病的预防与控制效果较佳，且能防治视网膜病变或肾功能下降等并发症。有研究发现，ACEI 可改善胰岛素抵抗，降低高胰岛素血症，在安全有效降压的同时还能保护肾脏、减少尿蛋白，延缓糖尿病性肾小球硬化的进展，延缓和阻止终末期肾病的发生。ADA 认为 ACEI 可降低尿蛋白，更适于糖尿病肾病的高血压患者，且对糖、脂肪代谢无不良影响，但该类药不适用于明显肾功能不全病人，避免其促使高钾血症发生。对于糖尿病大血管病变的患者来说，近年大量临床研究证实，ACEI 有逆转左室肥厚及降低心力衰竭、病死率等作用，它还通过减少血管平滑肌细胞增殖，增强其内部纤维蛋白溶解，稳定斑块、减少斑块破裂和在血管损伤后的血管重塑中起到有利的作用等机制，从而减少得缺血性血管疾病的风险。

目前临床常用的 ACEI 类药物有卡托普利（开博通）、依那普利（悦宁定）、贝那普利（洛丁新）、福辛普利（蒙诺）、赖诺普利（捷赐瑞）、喹那普利等，一般为避免出现低血压，均应从小剂量开始，逐渐增加剂量。

在临床中，采用 ACEI 治疗时也会产生一些不良反应，主要包括干咳、神经性水肿、高血钾、粒细胞减少和一过性肌酐升高，所以用药的早期必须注意监测患者的肾功能和血钾。最常见的是刺激性干咳，多数情况下干咳会在停药两周以内逐渐消失。如果出现顽固性干咳，可换用其他降压药物。妊娠和肾动脉狭窄、肾功能衰竭（血肌酐>265μmol/L 或 3mg/dL）患者禁用。

二、血管紧张素Ⅱ受体阻滞剂（ARB）

ARB 通过选择性阻断血管紧张素Ⅱ受体中的 1 型而抑制 RAAS，发挥其降压作用，可较 ACEI 更充分有效地阻断血管紧张素对血管收缩、水钠潴留及细胞增生等不利作用。降压程度与剂量呈线性相关关系，能持久而稳定地降压，且疗效没有种族、年龄或性别差异。还可改善糖尿病肾病的蛋白尿和肾功能，发挥保护肾脏作用。ACEI 与 ARB 两类药物的降压和减少蛋白尿作用基本相似，而 ARB 降压效果似乎优于 ACEI，无咳嗽及咽部不适等不良反应。研究认为，ACEI/ARB 类药物肾脏保护机制并非仅依赖于降血压作用，同时发现，ACEI/ARB 对正常血压几乎无影响，低血压发生率很低，因此，糖尿病肾病患者即使血压正常，ACEI/ARB 类药物仍应作为首选用药。单纯使用 ARB 能够显著治疗轻、中度高血压，其血压控制有效率为 50% 左右。若联合利尿剂小剂量治疗，其血压控制有效率可达 70%。主要适用于 ACEI 不能耐受的患者，常用药物有氯沙坦、缬沙坦、替米沙坦。

三、钙通道阻滞剂（CCB）

大量临床试验证实，长效钙离子拮抗剂在降低心血管事件的发生方面会带来更多的益处，较 ACEI、利尿剂、β 受体阻断剂更能降低卒中的相对风险，在降压以外还有抗动脉粥样硬化作用。CCB 可作用于血管平滑肌细胞钙通道，它通过阻滞细胞外钙离子经电压依赖的 L 型钙通道进入血管平滑肌细胞，减弱钙诱导的肌浆网钙释放，从而降低兴奋－收缩耦联，降低血管阻力，使血管扩张。CCB 还可以减轻血管紧张素 II 和肾上腺素能 α_1 受体介导的缩血管反应，因此小剂量的 CCB 就能起到良好的降血压作用。从药理学角度来看，一方面，钙通道阻滞剂无法抑制胰岛 β 细胞胰岛素的第二相分泌，会影响到患者的糖代谢能力。但另一方面，钙通道阻滞剂也能够有效抑制胰高血糖素分泌，提高肝细胞膜的葡萄糖通透性，加强对糖原分解酶以及糖异生酶活性的抑制，改善患者的糖代谢能力。很多该领域的学者认为，CCB 对血脂和血糖代谢并没有影响，而且不影响胰岛素的敏感性，较适用于糖尿病大血管病变的患者。CCB 对大多数患者都具有良好的耐受性，临床上常把 CCB 作为糖尿病大血管病变合并高血压患者的二线用药，特别是将 CCB 与 ACEI/ARB 联合使用效果更好。ACEI 和 CCB 合用在有效控制血压的同时，还能降低微白蛋白尿，且后遗作用并不依赖于血压降低。

目前临床常用的 CCB 类药物有二氢吡啶类如硝苯地平、氨氯地平、尼莫地平、尼群地平、非洛地平等；非二氢吡啶类如苯并噻氮䓬类如地尔硫䓬等，苯烷胺类如维拉帕米等，三苯哌嗪类如氟桂利嗪、桂利嗪、利多氟嗪等。

常见的不良反应包括体位性低血压、心动过速、头痛、颜面潮红、多尿、便秘，胫前、踝部水肿必要时减量、停药或换用其他药物。可致心动过缓或传导阻滞，抑制心肌收缩力，对存在窦房结、房室结病变的患者，禁止或不推荐使用非二氢吡啶类钙通道阻滞剂。此外，还可以见到皮疹和过敏反应，一般发生率很低，出现后应停药。近年来二氢吡啶类缓释、控释等长效制剂不断问世，使上述副作用显著减少，可用于长期治疗。

四、利尿剂

利尿剂特别是广泛使用的噻嗪类利尿剂，是被报道最多的对糖代谢具有不良影响的降压药。其主要不良影响为可引起低血钾，升高血糖、胆固醇、甘油三酯及血尿酸水平，加重高血糖和脂代谢紊乱。噻嗪类利尿剂具有抑制胰岛素分泌，降低周围组织胰岛素敏感性，增加肝糖生成并刺激胰高血糖素分泌的作用，对糖尿病患者血糖控制产生不利影响。对糖尿病患者应尽量避免单一用药，如与 ACEI 合用，则可加强降压作用，同时抵消各自的副作用。近几年欧美多国完成的相关临床试验，如 EWPHE、SHEP、STOP、MRCE 等结果显示，应用小剂量噻嗪类利尿剂可以明显减少冠心病、脑卒中的发生，并且能逆转左心室肥厚，未发现对糖、脂肪及电解质代谢有不良影响。

目前临床常用的利尿剂有噻嗪类、袢利尿剂和保钾利尿剂三类。其中噻嗪类应用最普遍，但长期应用可引起血钾降低及血糖、血尿酸、血胆固醇增高，糖尿病、痛风及高脂血症患者宜慎用；保钾利尿剂可引起高血钾，不宜与 ACEI 合用，肾功能不全者禁用；袢利尿剂利尿迅速，肾功能不全时应用较多，但过度使用可致低血钾、低血压。此外，吲达帕胺具有利尿和钙拮抗双重作用，平稳降压，对糖、脂质代谢无不良影响，对心脏有保护作用，为一理想的长效降压药，可长期服用，但少数患者服用后会引起眩晕、头痛、失眠、嗜睡、恶心、腹泻、皮疹等。对磺胺类药物过敏、严重肝功能不全、急性脑血管意外患者不宜选用。个别患者会引起血尿酸升高，甚至诱发痛风，有的会出现低血钾，故长期服用应注意监测血尿酸及血钾水平。

目前认为，利尿剂不宜作为糖尿病患者首选降压药，尤其不适用于代谢综合征或有糖尿病患病危险的人群，如糖耐量异常等。利尿剂具有价格低廉、耐受性佳等优势，主要用于糖尿病合并高容量性高血压、水钠潴留、水肿等，心功能不全者可慎重应用，一般在 ACEI/ARB 和（或）CCB 联合应用基础上，加用小剂量噻嗪类利尿剂。

五、β 受体阻滞剂

β 受体阻滞剂用于治疗高血压，可以改善患者的长期临床转归，包括减少心力衰竭和脑卒中的发生，降低死亡率，临床许多试验都可以为上述结论提供充分的证据。本类药虽对糖代谢影响较小，但也有引起胰岛素敏感性降低的报道，且可掩盖糖尿病患者的低血糖反应，并使血脂升高，故宜酌情应用。也有相反的研究结果认为 β 受体阻滞剂有减慢心率、增加心血管事件的危险性，因此对糖尿病大血管病变伴高血压患者尤其应慎重使用。但不同类型的 β 受体阻滞剂对代谢的影响不尽相同，临床特点的差异也非常大，如果不加区别地否定 β 受体阻滞剂的功效是不可取的。且糖尿病合并高血压患者的降压治疗常需联合用药，β 受体阻滞剂在此类患者治疗中的作用仍然不可替代。

根据 β 受体阻滞剂的作用靶点受体不同，可分为三类：第一类为非选择性的，同时作用于 β_1 和 β_2 受体，常用药物为普萘洛尔（心得安）。普萘洛尔同时阻断 β_1、β_2 受体，使 α_1 受体介导的血管收缩占优势，外周血管阻力增加，影响其降压效果的同时，骨骼肌血管收缩，血流下降，致机体利用葡萄糖能力下降，可能导致胰岛素抵抗和高血糖等一系列代谢异常，目前已较少应用。第二类为选择性的，主要作用于 β_1 受体，常用药物为美托洛尔、阿替洛尔、比索洛尔等。美托洛尔、阿替洛尔和比索洛尔的 β_1 选择性依次升高，比索洛尔的高选择性和水脂双溶的良好的药代动力学特性，使其对糖代谢无不良影响。美托洛尔的 β_1 选择性虽然稍逊于阿替洛尔，但却是脂溶性制剂，且琥珀酸美托洛尔是缓释剂型，其优良的药代动力学特性和其自身的选择性保证了它良好的临床效果。阿替洛尔的 β_1 选择性虽然较高，但却是水溶性制剂，血药浓度不稳定，由于 β_1 选择性的剂量依赖性，在血药浓度较高时会增加对 β_2 受体的阻滞，从而造成对糖、脂代谢的不利影响。第三类也为非选择性的，可同时作用于 β 和 α_1 受体，具有外周扩血管作用，常用药物为卡维地洛、拉贝洛尔。卡维地洛为具有 α 受体阻滞作用的 β 受体阻滞剂，在阻滞 β 受体的同时阻断 α_1 受体，可以舒张外周血管，增加骨骼肌血流，促进骨骼肌对葡萄糖的利用，提高胰岛素敏感性，有利于代谢和血糖控制。因此，高度选择性的或者有良好药代动力学的 β 受体阻滞剂对糖、脂代谢并不一定产生不良影响。

β 受体阻滞剂应用于糖尿病患者的主要问题是可掩盖低血糖症状。但迄今大量的临床研究证实，β 受体阻滞剂用于冠心病和心力衰竭患者可以显著改善这些患者的预后，并且 UKPDS 研究也证实了在糖尿病患者中应用 β 受体阻滞剂的安全性和有效性。β 受体阻滞剂给糖尿病患者带来的获益远远大于其副作用所引起的不良后果。因此对于糖尿病大血管病变患者，有明确 β 受体阻滞剂治疗适应证（如冠心病后、心力衰竭）的患者，应根据病情正常使用 β 受体阻滞剂。其他常见不良反应有体位性低血压、加重心力衰竭、抑郁，必要时可减量或停药。大剂量长期用药时还可致乏力、阳痿等。此外，哮喘、慢性阻塞性肺病应慎用或禁用。

六、α 受体阻滞剂

α 受体阻滞剂主要包括特拉唑嗪、哌唑嗪、多沙唑嗪、布那唑嗪、曲马唑嗪等。虽有明确降压作用、可改善胰岛素敏感性及降脂作用，但易引起体位性低血压，并且会产生耐药性，因而应用受到限制，近年来临床应用逐渐减少。且在降压和降脂治疗预防心脏病发作的研究中发现，α_1 受体阻滞剂多沙唑嗪增加了心力衰竭的发生。所以在糖尿病大血管病变伴高血压的治疗中，必须考虑 α 受体阻滞剂对糖、脂肪代谢和肾功能带来的影响，以期达到既减少对预后起决定作用的大血管并发症发病的危险因素，同时又不使其恶化的目的。

七、联合用药

中华医学会糖尿病学分会 2017 年发布的《中国 2 型糖尿病防治指南（2017 版）》指出：为达到降压目标，通常需要多种降压药物联合应用。对糖尿病患者联合用药推荐以 ACEI 或 ARB 为基础的降压药物治疗方案，可以联合 CCB、小剂量利尿剂或选择性 β 受体阻滞剂。在联合用药降压方案中，推荐使用单片固定复方制剂，有助于提高病人对治疗的依从性。各国指南均指出在单药治疗达不到降压目标值时，优先的推荐方案是以 ACEI/ARB 为基础的联合降压方案，其中降压效果更好的是 ACEI/ARB 联合 CCB 的方案。

联合用药需要能够发挥各个药物的治疗优势，提高降压疗效，并尽可能联合能相互防止不良反应的降压药。目前被推荐的联合用药方案：①ACEI/ARB＋CCB：其可用于所有高血压合并糖尿病患者，可改善患者的糖代谢能力，降低尿蛋白的排泄量，且不对血脂、尿素氮和肌酐产生不利影响。此外，其具有保护肾脏的功能，常见的复方制剂为尼群地平联合卡托普利。但这种联合可增加下肢水肿的发生风险；②ACEI/ARB＋利尿剂：利尿剂可激活 RAS，进而提高 AT－Ⅱ受体拮抗剂或 ACEI 对于 RAAS 的阻断效用。ACEI 的贮钾作用可与利尿剂的排钾作用相互弥补，减少电解质紊乱的发生；③单片复方制剂：在联合方案中推荐单片固定复方制剂。固定复方制剂在疗效、依从性和安全性方面可靠。

①和②是优先推荐的联合方案，单片复方制剂可提高患者服药依从性。三种联合降压方案可根据病人临床病情需要，如合并水钠潴留可优选 RAAS 抑制剂＋CCB＋利尿剂；合并冠心病快速型心律可选 RAAS 抑制剂＋CCB＋选择性 β 受体阻滞剂。

目前不被推荐的联合用药方案：①β 受体阻滞剂与利尿剂联合，可能加重糖尿病或代谢异常；②ACEI 与 ARB 联合应用，因为本联合用药对 ASCVD 的获益没有增加，不良事件发生率却增加，包括高钾血症、晕厥及肾功能不全；③大剂量噻嗪类利尿剂，尤其与 β 受体阻滞剂联用，可能对糖脂代谢或电解质平衡有影响。因此对糖尿病患者不建议大剂量应用噻嗪类利尿剂或与 β 受体阻滞剂联用。合并高尿酸血症的患者应慎用大剂量噻嗪类利尿剂，痛风患者应禁用利尿剂。

第五节　中医辨证论治

糖尿病大血管病变合并高血压，在中医古籍记载中并没有针对性的探讨和定义，相关描述多见于消渴引起的眩晕，如清代医家沈金鳌在《杂病源流犀烛·三消源流》中已认识到消渴病可"有眼涩而昏者"。糖尿病大血管病变属于中医学"消渴"范畴，高血压病早期无明显临床症状，随着病情的发展，可据患者临床上常常出现头晕头痛，时发时止，或头重脚轻、耳鸣心悸等症状，将其纳入"眩晕""头痛"等范畴。

近年来，随着对消渴病病机研究的深入，一些学者提出了消渴病的发展过程可分为 3 个阶段：①即病变早期，阴津亏耗，燥热偏盛；②病程迁延气阴两伤，脉络瘀阻；③病变后期，阴损及阳，阴阳俱虚。消渴病的病机演化趋势是由轻渐重，阴损及阳，变证百出。糖尿病大血管病变合并高血压即是在这种病理过程中形成的。

本病的病因病机比较复杂，先天禀赋不足、饮食失宜、情志失调、劳欲过度、内伤虚损等均可导致糖尿病大血管病变合并高血压。消渴以阴虚为本，燥热为标，内热中满而耗气伤阴，日久则肝肾阴虚，水不涵木，肝阳上亢，甚至化火生风，风夹痰瘀上行，扰动清窍；或因久病入络，痰浊、瘀血痹阻，致脉络不畅；或因气血亏虚，肾精不足，致髓海失养而发病。《灵枢·五变》曰："五藏皆柔弱者，善病消瘅"，明代医家张介宾强调"无虚不作眩"，糖尿病大血管病变和高血压的整个病程发展都贯穿"虚"的特点。《临证指南医案·三消》也指出："三消一证，有上、中、下之分，其实不越阴亏阳亢、津涸热淫而已"。相关研究发现，素体肝旺、阴虚阳亢的糖尿病患者，更容易合并高血压。

糖尿病和高血压都是 ASCVD 的主要独立危险因素。《素问·脉要精微论》言："夫脉者，血之府也"，西医的血管类似于中医的"脉"。人体的血液流通全身各处，内贯五脏六腑，外濡肌肤腠理，运行气血津液，滋润灌溉全身。若气血阴阳失衡，运行不利，会导致气滞血瘀，甚至积聚成有形瘤结附着于脉道，损伤血络，而这一过程又进一步加重了脉道内气血津液输布不均，络脉失养，气血难以充盈脉道，脏腑失于濡养而致功能失调，二者相互影响，形成恶性循环。结合糖尿病大血管病变与高血压两种病的病因与病机，本病病机为脏腑阴阳平衡失调，病位涉及五脏，以肝、肾、脾、心为主，其病性多为本虚标实，虚实夹杂。阴虚阳亢或精亏血少是致病之本，风、火、痰、瘀为发病之标。

糖尿病大血管病变合并高血压病的发生、发展过程较长，病情复杂，临床症状常随病情发展而表现不同。疾病早期以阴虚阳亢为主，中期以气阴两虚、痰瘀互结为主，疾病晚期为阴阳俱虚、血瘀络阻。其中血瘀贯穿于病程始终，瘀血的形成既是多种致病因素所致的一种高凝状态，亦是产生其他心脑血管疾病的重要发病因素。遂应当根据疾病进展的程度加以论治，首辨脏腑，分清气血阴阳，再辨标本虚实。本病的治疗总以补虚泻实，调整气血阴阳为基本原则。本病发生多以阴虚阳亢者居多，治疗当以清火滋阴潜阳，同时注重活血通络之法。虚者以精气亏虚居多，精虚者填精生髓，滋补肾阴；气血虚者宜益气养血，调补脾肾为主。实证以痰火常见，痰湿中阻者，宜燥湿祛痰；肝火偏盛者，则当清肝泻火；肝阳上亢，化火生风者，则宜清镇潜降。虚实夹杂者，或由因虚致实，或由邪实致虚，当以扶正祛邪，或祛邪以安正，临证应权衡相关脏腑、标本虚实，酌情论治。基于上述认识，我们将糖尿病大血管病变伴见高血压者分为如下几种证型：

一、肝阴亏虚，肝阳上亢

1. 证机概要

肝为风木之脏，体阴而用阳，主动主升。若素体阴虚，或阴亏于下，阳亢于上，肝阳上扰头目则眩；或忧思恼怒，情志不遂，致肝气郁结，气郁化火伤阴，风阳易动，上扰头目。或肾阴素亏，水不涵木，阴不潜阳，肝阳上亢，肝风内动上扰而发病。

2. 临床表现

头晕头痛，眩晕头胀，或巅顶掣痛，每因烦劳或恼怒而加重，多食易饥，面红目赤，烦躁易怒，头筋跃起，脑响耳鸣，或多梦失眠，口干口苦，大便秘结，小便短黄，舌红苔黄，脉弦数有力。

3. 治法

养阴清火，平肝息风。

4. 代表方

天麻钩藤饮合一贯煎加减。

常用药有天麻、钩藤、石决明、夜交藤、杜仲、川牛膝、桑寄生、野菊花、夏枯草、白芍、枸杞子、沙参、当归、川楝子等。取方中天麻、钩藤、石决明平肝潜阳为君药；牛膝引血下行折其阳亢，滋养肝肾为臣药；生地、麦冬、白芍、枸杞子以滋养阴液，养肝柔肝为佐药；当归养血和血，川楝子苦寒，入甘寒养阴药中以疏泄肝气为使药。诸药合用，使肝阴得养，肝气调达，肝阳潜降。

5. 加减

头晕甚、头痛明显者，加龙骨、珍珠母、夏枯草；心烦失眠明显者，加栀子、黄连、合欢皮；两目干涩者，加枸杞、决明子、青葙子；口干舌燥者，加石斛、玄参；大便闭结者，加大黄、火麻仁、竹茹。

二、肝肾阴虚，虚火上炎

1. 证机概要

肾为先天之本，阴阳之根，主纳气藏精属水。肝主疏泄藏血属木。久病伤肾，或禀赋不足，或年老肾亏，或房劳过度，或过服温燥劫阴之品，皆可致肾阴亏虚。若肾阴亏虚，可累及肝阴，肝肾阴虚，阴不制阳，水不涵木，木气亢盛，气血妄行则发病。正如叶天士所云："水亏不能涵木，厥阳化风鼓动，烦劳阳升，病期发矣"。

2. 临床表现

眩晕耳鸣，尿量频数，混浊如膏，目涩视糊，咽干，心悸失眠，烦热面赤，腰膝酸软，五心烦热，盗汗，或肢体麻木，昏晕欲仆，不寐多梦，大便干涩，小便热赤，舌红少苔或无苔，脉弦细而数。

3. 治法

滋补肝肾，滋阴潜阳。

4. 代表方

镇肝息风汤加减。

常用药有怀牛膝、生赭石、生龙骨、生牡蛎、生龟板、生杭芍、玄参、天冬、川楝子、生麦芽、茵陈等。方中怀牛膝归肝肾经，入血分，性善下行，故重用以引血下行，并有补益肝肾之效为君。代赭石之质重沉降，镇肝降逆，合牛膝以引气血下行，急治其标；龙骨、牡蛎、龟板、白芍益阴潜阳，镇肝息风，共为臣药。玄参、天冬下走肾经，滋阴清热，合龟板、白芍滋水以涵木，滋阴以柔肝；肝为刚脏，性喜条达而恶抑郁，过用重镇之品，势必影响其条达之性，故又以茵陈、川楝子、生麦芽清泄肝热，疏肝理气，诸药合用共奏镇肝息风、滋阴潜阳之效。

5. 加减

口干心烦、舌质红绛者加石斛、玄参、玉竹等；骨蒸潮热、颧红盗汗、五心烦热者加黄柏、知母；心火偏旺、失眠较重者加黄连、夜交藤、莲子心；气虚，加太子参；舌光无苔，加麦冬、生地。

三、脾失健运，痰浊内盛

1. 证机概要

脾主运化水谷，为生痰之源。嗜酒肥甘，饥饱劳倦，或忧思过度，可致脾失健运，水液代谢失常，聚而为痰，痰浊内生，阻滞凝结于脉道，引起气血循行不畅，清阳不升，浊阴不降，蒙蔽清窍，或痰浊日久化火，上扰脑窍则发病。

2. 临床表现

眩晕如蒙，头重如裹，口渴，形体肥胖，胸痞满闷，恶心呕吐，呕吐痰涎，纳呆，肢体困重、麻木，多寐，大便溏薄，舌胖嫩，舌边有齿痕，苔白腻或浊腻，脉濡或弦滑。

3. 治法

化痰降逆，健脾燥湿。

4. 代表方

半夏白术天麻汤加减。

常用药有半夏、白术、天麻、茯苓、陈皮等。取半夏之辛温以燥湿、化痰降逆，天麻平肝息风，二者合为君药，止风定眩之力倍增；白术、茯苓健脾利湿，陈皮化痰燥湿，全方共用，可健脾燥湿、化痰降逆。

5. 加减

脘闷纳呆甚者，加鸡内金、炒麦芽；身重麻木者，加胆南星、僵蚕；烦热呕恶、胸闷苔黄腻者，加天竺黄、黄连、竹茹；痰火上扰者，加夏枯草、白蒺藜。眩晕甚，或有呕吐恶心者，非生龙牡、磁石重坠之品不可。肢体沉重、苔腻者，加藿香、佩兰、石菖蒲等；耳鸣、重听者，加葱白、郁金、石菖蒲。

若痰浊郁而化热，痰火上扰清窍，眩晕、苔黄腻、脉弦滑者，用黄连温胆汤清化痰热；若素体阳虚，痰从寒化，痰饮内停，上扰清窍者，用苓桂术甘汤合泽泻汤温化痰饮。

四、气滞痰凝，瘀血阻窍

1. 证机概要

病久入络，血脉瘀滞。阴虚燥热，耗气伤津，炼液为痰，又血脉瘀滞，痰瘀阻于脉络，并及于上下，上不能散精于肺，中不能为胃行其津液，下不能充养先天肾精，使五脏失养，清窍闭塞则发病。

2. 临床表现

眩晕头痛，痛如针刺，胁肋刺痛，四肢麻木，耳鸣耳聋，肌肤甲错，心悸健忘，精神不振，胸胁闷痛，面唇色黯，舌质紫黯或有瘀斑、瘀点，脉弦涩或结代。

3. 治法

化痰散结，活血通脉。

4. 代表方

小陷胸汤合血府逐瘀汤加减。常用药有瓜蒌、黄连、半夏、赤芍、桃仁、红花、川芎、当归、生地、牛膝、柴胡、枳壳、桔梗、地龙等。方中瓜蒌为君，其性甘寒且润，宽胸散结、清热涤痰却不燥；半夏化痰散结，黄芩清热燥湿，共为臣药。又配以桃仁破血祛瘀；红花、当归、赤芍、川芎、牛膝相伍助活血之功，牛膝且利血脉，引瘀下行；枳壳、桔梗、柴胡调畅气机，令肝气调达，肺气宣通；生地黄滋阴清热，祛瘀热而不伤正气。全方共奏化痰祛瘀、活血通脉之功。

5. 加减

气短乏力，动辄汗出，肢体麻木呈现气虚血瘀之征象者重用黄芪、党参；见形寒肢冷者，加制附子、桂枝。治疗本证在活血化瘀的同时，要适当兼以搜邪通络之品如僵蚕、全蝎、蜈蚣。

五、心脾失养，气血两虚

1. 证机概要

心主血脉，气血在脉道运行，依赖于心气充沛，脉道通利。劳心过度，可致心气不足，无力推动血液运行脉中，脉道不充或血液运行失去动力，易致清窍失养；脾胃为气血生化之源，饮食劳倦伤脾，气血生化乏源，血海空虚，清窍失养则发病。

2. 临床表现

眩晕时作，口渴引饮，短气乏力，口干心烦，兼见面白，自汗或盗汗，心悸失眠，纳呆，腹胀便溏，舌淡，脉细或弱。

3. 治法

补益气血，调养心脾。

4. 代表方

归脾汤加减。

常用药有党参、白术、黄芪、当归、龙眼肉、大枣、茯神、远志、酸枣仁等。归脾汤兼补心脾，而意专治脾，方中龙眼肉、枣仁、当归补其心血；人参、黄芪、茯苓、白术、甘草，补气健脾。加入远志，又以肾药之通乎心者补之，是两经兼肾合治矣。其药一滋心阴，一养脾阳，取乎健者，以壮子益母；然恐脾郁之久，伤之特甚，故有取木香之辛且散者，行气醒脾，使能急通脾气，以上行心阴。

5. 加减

兼纳少神疲，便溏，脉象无力，可合用补中益气汤；自汗出，易于感冒，当重用黄芪、防风、浮小麦；腹泻或便溏，腹胀纳呆，舌淡胖，边有齿痕，当归宜炒用，加薏苡仁、白扁豆、泽泻；兼形寒肢冷，腹中隐痛，脉沉，加桂枝、干姜；血虚较甚，面色㿠白，唇舌色淡，加阿胶、紫河车粉；兼心悸怔忡，少寐健忘，加柏子仁、合欢皮、夜交藤。

六、阴损及阳，阴阳两虚

1. 证机概要

阴阳互根互用。由于病情绵长，迁延反复，故以气阴两虚为先，日久则阴损及阳，阴阳转化失于制衡，故疾病晚期阳气同样出现虚损，而导致阴阳俱虚。

2. 临床表现

病程迁延，老年居多，头晕目眩，小便频数，混浊如膏，甚至饮一溲一，神疲乏力，站立或行走为甚，喜静喜卧，伴心悸怔忡，口干咽干，腰膝酸软，多梦易醒，心烦气急，自汗盗汗，手足不温，大便无力或便软，舌淡胖苔白或舌红苔少，脉沉细或结代。

3. 治法

滋阴温阳，填精生髓。

4. 代表方

肾气丸加减。

常用药有熟地黄、山茱萸、枸杞子、菟丝子、山药、茯苓、丹皮、泽泻、附子、肉桂等。方中重用熟地黄滋补肾阴，益精填髓；山茱萸不仅能补肾固精，又有收敛固涩的功效。因为肾中之精气还赖于水谷精微的补充与化生，方中同时佐以山药、茯苓，其作用在于健脾益肾，助后天之本。以上诸药可充肾气化生之形质，使肾气化生有源。泽泻利水渗湿，少量附子、肉桂引火归元，散肾内之阴寒，纵观全方有滋阴温阳、填精生髓之功。

5. 加减

胸闷气短甚者，加红景天、蜜黄芪、佛手、郁金；心悸怔忡较甚，加酸枣仁、柏子仁；下肢水肿甚者，加猪苓、茯苓、车前子、薏苡仁；大便不畅者，加瓜蒌仁、郁李仁；尿多而浑浊者，加益智仁、桑螵蛸、覆盆子、金樱子等；阳虚畏寒者，可酌加鹿茸粉冲服。

第六节　降压中药

中医药立足于整体，在降压的同时还可恢复机体代谢紊乱，具有独特的疗效优势，对防治高血压病有很大潜力。中药治疗高血压的研究日趋增多，现代药理研究和临床研究均表明，中药可通过改善血管内皮功能、调节 RAAS、调节免疫机能、改善胰岛素抵抗以及调节中枢神经系统来发挥作用。部分学者对高血压病的用药规律分析发现，在治疗高血压病时多选用性味为苦、甘、辛的寒凉药物，并选择性重用清热泻火、滋阴潜阳、活血化瘀、化痰类中药，以达到良好的降压效果。以下分别从单味中药、中药复方、中成药等方面提供参考。

一、单味药

1. 葛根

其主要化学成分有葛根素、葛根素木糖苷、大豆黄酮、大豆黄酮苷等。现代药理研究表明，葛根具有改善心脑血管循环、降糖、降压、降脂、解痉等作用。葛根可通过扩张血管增加其血液流速、抑制血栓形成，达到降血压作用；通过调节胰腺相关蛋白酶表达，达到降低血糖、血脂作用。如张军霞研究表明，葛根素注射液能够抑制脑梗死患者脑部血管内血栓形成，通过扩张脑部血管加快血液流速，从而达到调节颅内压的作用。

2. 夏枯草

主要含有三萜及其苷类、甾醇及其苷类、黄酮类、香豆素、有机酸、挥发油及糖类等成分，药理作用涉及降糖、降压、抗炎、抗动脉粥样硬化等，对心血管疾病具有良好效果。如夏枯草醇提物可降低糖尿病模型小鼠血糖水平，该提取物可对抗肾上腺素升高血糖的作用，并具有改善糖耐量、增加肝糖原合成作用。夏枯草的降压机制与降低血管紧张素Ⅱ含量，升高一氧化氮（NO）含量，且能抑制细胞内钙离子释放和细胞外钙离子的内流等有关。

3. 黄连

含有小檗碱、黄连碱及掌叶防己碱等主要有效成分，特别是其中的盐酸小檗碱，对心血管系统、内分泌系统有显著作用。小檗碱有明显的降压作用，降压同时伴有后负荷和心率下降，左室心肌收缩力加强，其作用主要是通过竞争性阻断 n－肾上腺素受体、减缓心率及降低外周血管阻力所致。其小檗碱也能通过抑制糖原异生或促进葡萄糖酵解作用产生降血糖的作用，而且对糖尿病性大血管病变并发症也有一定的保护作用。

4. 泽泻

化学成分主要包括三萜类成分、倍半萜类成分、二萜类成分等。泽泻的药理作用集中在降血脂、降血压、降血糖、利尿、抗草酸钙结石、免疫调节与抗炎、抗氧化保护血管内皮等。研究发现泽泻醇可以促进胰岛素的释放，并且泽泻中的萜类化合物还可以产生 Ca^{2+} 阻滞作用，从而发挥其降血压的作用。泽泻还对血管内皮抗氧化损伤机制具有调节和控制作用，从而使血管内皮细胞免受损害。

5. 黄芪

化学成分主要有黄酮类化合物、皂苷类化合物、黄芪多糖以及生物碱类等，具有增强机体免疫功能、抗应激、利尿及保护心脑血管系统、降糖等作用。黄芪对糖代谢呈双向调节作用，可以对抗肾上腺素导致的小鼠血糖升高，同时也能对抗苯乙双胍导致的血糖降低，并能显著降低小鼠葡萄糖负荷后的血糖水平，而对正常血糖无明显作用。黄芪对血压也具有正负双向调节作用，可以扩张周围血管，降低动脉压及右心前负荷，从而改善心功能，其机制可能是通过一氧化氮－可溶性鸟苷酸环化酶－环磷酸鸟苷介导的信号转换通道，调节血管平滑肌细胞的功能，从而调节血压。同时，可以显著抑制脑缺血再灌注大鼠脑组织中丙二醛水平的升高，提高超氧化物歧化酶活性，清除氧自由基，从而对脑血管起到一定的保护作用。

6. 玉米须

主要含有黄酮类、多糖类、甾醇类、皂苷类、生物碱类、有机酸类、烷烃类、氨基酸等。药理作用广泛而确切，主要有抗氧化、降血压、降血糖、降血脂等作用。贾淑杰等报道，玉米须水和乙醇提取物对正常小鼠无降低血糖作用，对高糖和肾上腺素所致的小鼠高血糖有降低作用，具有促进糖异生、调节糖代谢的作用。玉米须提取物对蛋白质非酶糖基化终末产物形成有明显的抑制作用。

二、中药复方

目前对于降压中药复方的研究和应用，主要是根据不同中医证型来设立的。高血压治疗中最为常用的方剂有天麻钩藤饮、龙胆泻肝汤、半夏白术天麻汤、泽泻汤、五苓散、二妙丸、六味地黄丸、肾气丸等。如出自清代医家程钟龄《医学心悟》的半夏白术天麻汤，具有化痰息风之效。临床研究证实半夏白术天麻汤联合丹参酮具有降血糖、血脂的作用，能改善机体组织代谢，防止和延缓心血管病变的发展。

亦有现代医家使用经验方取得了显著疗效。如李娉婷运用麦冬汤合牛膝饮加味（葛根、桑白皮、甘草、生石膏、知母、天花粉、黄芪、党参、升麻、川牛膝、生地黄等）治疗糖尿病合并高血压患者，观察组患者治疗总满意度达 94.0%，并提出了清热泻火、益气养阴、滋补肝肾、平肝潜阳为治疗大法。何秋月运用二地天麻半夏汤（生地、熟地、天麻、法半夏、葛根、泽泻、白术、茯苓、山萸肉、淮山药、知母、天花粉）治疗糖尿病合并高血压阴虚阳亢夹痰证，能明显改善中医临床症状，并可降血糖、降血压、降血脂以及改善血液流变学指标和胰岛素抵抗。夏京以育阴制阳法治疗 2 型糖尿病合并高血压肝肾阴虚阳亢证 60 例，发现滋补肝肾、育阴制阳的中药复方（熟地黄、山萸肉、川牛膝、龙骨、牡蛎、菊花、天麻、钩藤）对患者血糖、糖化血红蛋白、血压都有显著改善，并且能够改善患者脂代谢情况。曾昆玲等运用左归双降方（熟地、黄芪、山茱萸、枸杞子、菟丝子、杜仲、丹参、丹皮、钩藤、夏枯草、牛膝等）治疗糖尿病高血压总有效率为 90%，中医证候改善率为 93.3%，与格列齐特有协同降糖作用，并可降低糖化血红蛋白和血压等；且在体外培养人脐静脉内皮细胞株实验结果显示，左归双降方能显著降低内皮素含量，提高一氧化氮含量，并能抑制细胞间黏附分子-1 的分泌，具有保护血管内皮细胞，调节血管舒缩功能，从而起到一定的血管保护作用。相关研究表明，中药复方可以影响钙通过通道，影响肾素、血管紧张素，改善胰岛素抵抗，改善内皮功能，发挥利尿作用等不同途径实现其降压的效果。

三、中成药

辨证论治是中医理论体系中的精髓，辨证是正确合理使用中成药的前提和主要依据。必须坚持辨证原则根据糖尿病大血管病变伴高血压病患者的证候特点选用以下中成药：

1. 清热泻火类

牛黄降压丸、镇脑宁胶囊、清肝降压胶囊、醒脑降压丸、夏桑菊颗粒、强力定眩片、夏枯草膏、安脑丸、当归龙荟丸、山绿茶降压片、速效牛黄丸、杜仲降压片、珍黄安宫片、万氏牛黄清心丸和菊明降压丸等。

2. 平肝潜阳类

天麻钩藤颗粒、清脑降压颗粒、晕可平颗粒、复方罗布麻颗粒、罗布麻降压片、脉君安片、天麻头痛片、清眩治瘫丸、全天麻胶囊、降压丸和抑眩宁胶囊等。

3. 活血化瘀类

强力天麻杜仲胶囊、心脉通胶囊、愈风宁心片、二十五味珊瑚丸、丹芎通脉颗粒、血塞通片、心血宁片、心安宁片、心可舒片、丹七片、心脉通片、逐瘀通脉胶囊和通脉颗粒等。

4. 滋补肝肾类

杞菊地黄丸、六味地黄丸、天麻首乌片、阿胶首乌汁、养阴降压胶囊、生血宝颗粒、归芍地黄丸、首乌丸、杜仲平压片和滋肾宁神丸等。

5. 除痰化浊类

眩晕宁颗粒、化浊轻身颗粒和山庄降脂片等。

第七节　中医特色治疗

一、针灸疗法

现代实验医学研究认为，针灸可从神经、体液、外周血管阻力、免疫系统等多个方面对血压进行调节。治疗糖尿病大血管合并高血压也需要仔细辨证论治，由于病位在心肝脾肾，常在足厥阴、足少阴、足阳明、足太阴经、手少阴经上取穴。如果血压偏高，可先取穴三阴交、太冲、太溪和足三里，然后针刺中脘、天枢、合谷、内关和百会。不捻转刺激，尽量留针超过 60min。

1. 肝阳上亢

育阴潜阳，取风池、肝俞、肾俞、太冲、三阴交、内关等穴。肝火亢盛者加太溪、阴谷；心悸失眠严重者加曲池、阳陵泉；肝经湿热者加曲池、太冲、承山、天枢；肝俞、肾俞捻转补法，不留针，太冲捻转结合提插泻法，并可留针；三阴交、内关、风池平补平泻。

2. 肝肾阴虚

补肝益肾，滋阴清热，取太冲、风池、行间、曲池、合谷、肝俞、肾俞等穴。头痛头晕、耳鸣耳聋者加三阴交、听会、翳风；失眠多梦者加神门；大便秘结者加支沟。除风池穴外，其他诸穴均用捻转结合提插泻法，间歇留针，针感要求逆经传导，取"迎而夺之"之意。

3. 阴阳两虚

滋阴助阳。取肾俞、关元、气海、百会、风池、三阴交等穴。肾俞、关元、气海、三阴交捻转补法；偏阳虚者配合灸法；风池、百会平补平泻；百会针尖方向根据头痛而定。偏阴虚者，重泻神门，补太溪。

二、中药足浴

中药足浴可以借助热力和药力的综合作用，使药物成分透过毛窍、皮肤、腧穴，达到活血化瘀、通经活络、止痛的作用，可以使机体气血通畅。现代研究认为，利用药浴温度及药物等作用，通过神经反射机制及体液机制的作用，能增加大脑皮质的抑制过程，达到调节皮质下血管运动中枢的目的，使小静脉、小动脉的张力减退和血压下降。

处方1：生半夏50g，陈皮50g，天麻60g，野蒺藜60g，莱菔子100g，钩藤10g，苍术60g，泽泻60g，砂仁100g，生黄芪100g。适用于头痛头重、眩晕昏蒙、呕恶少食、时唾痰涎、舌苔白腻、脉弦滑之风痰上扰证患者。

处方2：钩藤30g，野蒺藜100g，夏枯草50g，络石藤50g，生栀子60g，地骨皮30g，生大黄50g，荷叶30g，赤芍30g，罗布麻叶60g，防己30g，丹参50g，苦参80g，玄参50g，砂仁50g。适用于肝阳上亢证患者，尤其头晕目眩，或颜面潮红、舌红苔黄、脉弦数者。

处方3：熟地黄80g，仙茅根50g，淫羊藿50g，巴戟天50g，杜仲60g，鸡血藤100g，钩藤100g，山萸肉50g，山药60g，野蒺藜50g，罗布麻叶100g。适用于头晕目眩、面目水肿、腰膝酸软、夜尿多、舌质嫩、脉沉细之阴阳两虚证患者。

药浴温度：40℃左右。

药浴用法：以上中药水煎、去渣，取液2 500ml左右，分5份，每份再加入清水3L，浸泡双下肢为宜。每次15～25min。

注意事项：忌空腹浴足及浴足时间过长；糖尿病下肢血管病变及周围神经病变患者尤其要控制好水温，伴足部溃疡者禁止浴足。

第八节　预防调护

一、饮食疗法

1. 饮食的基本要求

饮食有节，防止暴饮暴食，少食肥甘厚味、辛辣刺激易生痰化火及过咸伤肾之品。在平衡膳食的基础上，根据病人体质的寒热虚实选择相应的食物。

2. 有降压作用的食物

（1）玉米：玉米营养较为丰富，含有蛋白质、脂肪、淀粉、维生素（B_1、B_2、B_6、A、E）、胡萝卜素、纤维素以及钙、磷、铁等。据研究表明，玉米富含不饱和脂肪酸，其中50％为亚油酸，亚油酸可抑制胆固醇的吸收。长期食用玉米油可降低血中胆固醇，软化动脉血管，适于高血压患者食用。此外，研究还表明，多食玉米可预防高血压、冠心病、心肌梗死的发生，并具有延缓细胞衰老和脑功能退化的作用。

（2）豆类及豆制品：豆制品除含有丰富的蛋白质和脂肪外，还含有丰富的卵磷脂和钙、铁、磷、维生素（B_1、B_2、A、E）、叶酸、烟酸、大豆黄酮苷等营养成分。豆类中所含脂肪以不饱和脂肪酸居多，有降低胆固醇、软化动脉血管等作用，所以被营养学家推荐为防治高血压、冠心病、动脉粥样硬化等疾病的理想食品。

（3）黑芝麻：现代医学研究发现，黑芝麻所含的维生素 E 特别高，维生素 E 对细胞组织的类脂膜结构具有很好的保护作用，可使血管弹性增加，加速血液循环。此外，黑芝麻的含钙量较高，补钙有助于促使血压下降。

（4）花生：现代医学研究表明，花生中含有诸多降低血压和防止血压升高的成分。临床观察发现，用醋浸泡花生米 1 周以上，每晚服 7～10 粒的民间验方，可使高血压病患者的血压下降，有的甚至能接近正常水平。另外，花生壳也有降压作用，平时可以将花生壳洗净冲开水代茶饮，对防治高血压病也有一定疗效。

（5）虾皮：虾皮是含钙量高的食物，易被人体吸收利用。日本学者森幸男教授研究发现，适当进补含钙量多的食物，可使高血压下降，并能防治脑血管意外的发生。但是，必须注意，虾皮容易导致过敏，有过敏性皮肤病及哮喘病者慎服。

（6）鱼类：鱼类富含核酸，并能提供机体多种维生素和矿物质，特别是钙、锌、碘、铁、锰等元素有助于血压保持在正常的健康状态。还富含不饱和脂肪酸，可预防动脉硬化、降低血脂、促进血液循环、抑制血小板凝集、减少脑血栓的形成和心肌梗死等，对高血压患者有益。

（7）食醋：食醋可扩张血管，有利于降低血压，防止心脑血管疾病的发生。现代医学临床证实，用醋泡花生米，每日食用，可降低血压，软化血管，减少胆固醇的沉积，是预防心血管疾病的良药。

（8）苦荞：苦荞喜凉爽，耐瘠薄，盛产于云贵高原海拔 2 000 米以上高寒山区。苦荞独含丰富的芦丁，具有降低毛细血管脆性、改善微循环的作用，在临床上主要用于糖尿病、高血压的辅助治疗，对防治动脉硬化有重要作用。此外，苦荞含有丰富的铬和硒，常食可降低胆固醇，有预防冠心病的作用。

3. 食疗验方

（1）杞子核桃汤：配料：枸杞子 30g，核桃仁 15g，天麻 15g。将 3 味用水洗净后，加水煎煮 20～30min。每日 1 次，分 2 次饮汤食核桃肉。适合于糖尿病大血管病变伴高血压阴阳两虚者。

（2）夏枯草煲猪肉：配料：夏枯草：3g，猪肉 50g，调料适量。将猪肉切薄片，与夏枯草同置锅中，加水适量，用文火煲汤。将熟时，加入酱油、醋等调料。两味合用煮汤，可育阴潜阳，平肝息风，适合于肝阳上亢者。可作为中、晚餐菜肴食用。

（3）一品山药：配料：生山药 100g，面粉 150g，核桃仁、猪油、豆粉各适量。将山药洗净去皮，煮熟，放在大碗内，加面粉揉成团，放在盘中按成圆饼状，上面摆上核桃仁，将圆饼盘放入蒸锅内，置于武火上蒸 20min，将猪油、豆粉少许放入另一锅中，熬成浆汁，浇在圆饼上即成。山药与核桃仁共用，有补益心肾、健脾胃之效。

（4）菊花茶：以杭菊为佳，每次用 3g 左右泡茶饮用，每日 3 次；也可用菊花加金银花、甘草同煎代茶饮用，具有平肝明目、清热解毒之特效。对高血压属虚火上炎及肝阳上亢者有佳效。

（5）荷叶茶：用鲜荷叶半张洗净切碎，加适量的水，煮沸放凉后代茶饮用，每日 3 次。对于肥胖体型的高血压患者尤为适宜。

（6）明目饮：选用枸杞 10g，谷精草 3g，密蒙花 3g，泡水代茶饮。适合于糖尿病辨证为阴虚肝旺者。因谷精草、密蒙花两药药性偏凉，故阳虚有寒不宜。

二、传统健身功法治疗

中华传统健身功法具有防病治病的功能，是我国古代劳动人民通过几千年的实践与传承发展起来的保健体育方式。主要发展为导引术、五禽戏、八段锦、易筋经、太极拳等传统运动方式。传统养生功法基本上是以柔和缓慢、均匀连贯，以意识引导动作，并适合不同群体和健康状况的人群，对预防疾病、保健康复、延年益寿等有独特的作用。

1. 八段锦

经过长期的实践证明，八段锦符合有氧运动的特点。八段锦运动的每个动作都根据经络循行起终交结规律进行训练，可有效缓解末梢小血管痉挛，促进细胞组织对氧的利用，对患者心血管系统的改善具有积极意义。可参照张剑峰等修改的"降压八段锦"，锻炼前取舒适坐或站姿，身体正直，全身放松，双臂自然下垂，两眼轻闭，呼吸均匀。依次完成搓手运眼养精明、十指梳头活经络、千斤单点百会穴、耳前项后健脑肾、上肢四穴调气血等各节运动。每周 5 次，每次 30~40min 为宜。

2. 太极拳

太极拳是一种强调圆的运动，动作柔和舒缓，练习时强调与呼吸、意识三者有机结合，全身专注，周身放松。太极拳练习可以降低高血压患者的交感神经兴奋性，使大脑活动功能降低，从而达到使人放松的目的。具体练习动作可参考人民体育出版社 2007 年编写的《二十四式太极拳》，参考视频为李德印主讲、邱慧芳演示的教学 DVD《李德印 24 式太极拳（精讲）》。每周 5 次，每次 30~40min 为宜。注意太极拳练习中要按照其运动的要领进行，防止在运动过程中的损伤。

需要注意的是，患者近期有血压波动较大、心绞痛明显、阵发性头晕等现象，应当停止运动锻炼，待病情稳定后开始运动疗法。此外有研究表明，太极拳运动干预的降压效果具有可逆性。因此，需要长期坚持锻炼，才能使血压达到满意的下降效果。

三、五音疗法

糖尿病大血管病变合并高血压患者在治疗过程中极易出现焦虑、烦躁的状态，这些不良的情绪会反作用于机体，激活 RAAS，使血压升高。而音乐疗法是以心理治疗的理论和方法为基础，运用音乐特有的情绪心理效应，使患者通过音乐体验达到消除心理障碍、恢复和促进身心健康的目的。多项研究结果显示，音乐疗法可缓解高血压患者的焦虑、抑郁情绪，改善睡眠，减轻临床症状。五行音乐疗法是以五行意象为媒介，以脏腑辨证为核心，以五行相生相克、辨明虚实及"虚则补其母、实则泻其子"等规律为依据，通过五音产生的不同效果以激发不同脏腑功能的改变。根据患者辨证结果的不同及《中国传统五行音乐》，为其选择相应脏腑的音乐。如角调式乐曲《广陵散》《江河水》和《光明行》等具有舒展、悠扬和深远的特性，与肝相应；徵调式乐曲《紫竹调》等具有炎上、温热、升腾的特性，与心相应；宫调式乐曲《满江红》《闲居吟》和《小白杨》具有流畅、柔和、敦厚庄重和沉静的特性，与脾相应；商调式乐《阳春白雪》具有肃杀和收敛的特性，与肺相应；羽调式乐曲《船歌》《绣红旗》和《红梅赞》具有封藏、潜降的特性，与肾相应。

第三十五章

糖尿病与脑动脉硬化

2 型糖尿病及其并发症已成为危害公共健康的重要疾病。包括脑血管病变在内的大血管病变是 2 型糖尿病的并发症之一。糖尿病患者中，大血管疾病的患病风险是非糖尿病患者的 2~4 倍，严重影响患者的生存质量，已成为致死致残的主要原因。与非糖尿病人群相比，2 型糖尿病患者合并的大血管病变通常更广泛、更严重、发病年龄更早，2 型糖尿病已被证实是冠心病、脑卒中的等危症。动脉粥样硬化是心脑血管疾病的病理基础，全球每年约有 2 000 万人死于动脉粥样硬化性疾病。

世界卫生组织（WHO）发起的心血管病趋势和影响因素监测国际多中心协作研究（Sino－MONICA 研究），其中为期 7 年的中国研究结果显示：中国人群卒中的发病率及死亡率均高于世界平均水平，这与日本、韩国及其他亚洲国家的相关报道一致。2007—2008 年中国人糖代谢状况流行病学调查发现，中国 20 岁以上成人大血管病患病率为 1.44%，其中卒中患病率为 0.83%。2010 年全球疾病负担研究中国数据：脑卒中在 2010 年已经成为中国第一位的死亡原因。ADVANCE 研究共纳入中国糖尿病受试者 3 293 例（亚洲地区纳入人群总数为 4 136 例），纳入对象基线特征显示，发生过大血管事件的患者比例，心肌梗死占 6.4%，而卒中占 13.9%。亚太地区队列协作研究表明，亚洲糖尿病患者平均随访 4 年后卒中的发生也高于冠心病。中国大庆糖尿病预防研究在随访 20 年后发现糖耐量受损的患者中发生 211 例首发 AS-VD 事件，其中卒中 145 例，急性心肌梗死 66 例，在随访 23 年后发现动脉粥样硬化性血管病成为糖尿病首要致死原因，其中脑卒中致死占一半。这些证据表明脑动脉粥样硬化所致的卒中是我国成人糖尿病患者大血管病变最常见的临床结局，也是主要的致死及致残原因。

第一节　病因病理

一、脑动脉硬化的病因

脑的动脉来源于颈内动脉和椎动脉，分别为颈动脉系和椎－基底动脉系，包括颈内动脉、大脑中动脉、大脑前动脉、大脑后动脉、椎动脉、基底动脉、前交通动脉、后交通动脉。动脉粥样硬化是一组称为动脉硬化的血管病中最常见、最重要的一种。各种动脉硬化的共同特点是动脉管壁增厚变硬、失去弹性和管腔缩小。脑动脉粥样硬化的特点是受累动脉的病变从内膜开始，先后有多种病变合并存在，包括局部有脂质和复合糖类积聚、纤维组织增生和钙质沉着形成斑块，并有动脉中层的逐渐退变，继发性病变尚有斑块内出血、斑块破裂及局部血栓形成（称为粥样硬化－血栓形成）。鉴于动脉粥样硬化虽仅是动脉硬化的一种类型，但因临床上多见且意义重大，因此习惯上简称之"动脉硬化"多指动脉粥样硬化。

脑动脉粥样硬化往往是多种危险因素共同作用的结果，主要的危险因素有：

（1）性别、年龄：动脉粥样硬化随年龄增长而增加，年龄>45 岁脑动脉粥样硬化的发展呈明显上升趋势；近年来，临床发病年龄有年轻化趋势。男性与女性相比，女性发病率较低，但在更年期后发病率增加。年龄和性别属于不可改变的危险因素。

（2）脂代谢异常：脂代谢异常是公认的动脉粥样硬化危险因素，主要指血浆总胆固醇和甘油三酯的增高，其中尤以胆固醇起关键作用，LDL的氧化修饰是动脉粥样硬化形成的关键启动因素。

（3）高血压：高血压主要通过损伤血管内皮，产生和加速动脉粥样硬化。高血压患者容易出现动脉粥样硬化，出现时间早且程度重，一般好发于血管分叉处和弯曲处。

（4）糖尿病（血糖异常）：糖尿病是以高血糖为特征的代谢紊乱性疾病。高胰岛素水平可刺激内皮细胞和平滑肌细胞的生长，而高血糖和胰岛素抵抗可损伤内皮细胞。糖尿病患者血清中富含血管内皮细胞黏附分子，后者参与并促进动脉粥样硬化的形成。同时有研究者发现血糖波动也可导致患者血管内皮细胞功能下降，血糖波动不仅影响糖尿病患者血管病变的发生发展，而且在非糖尿病患者中同样可导致动脉硬化的发生。与非糖尿病人群相比，糖尿病人群发生动脉粥样硬化的比例更高，且血管病变范围更广，多为弥漫性改变。

（5）吸烟：吸烟（或烟雾暴露）可增加多种黏附因子的表达，并造成血小板功能障碍，进而破坏血管内皮细胞，诱导平滑肌细胞增生，引起血管舒缩功能障碍，促进动脉粥样硬化的形成。

（6）遗传因素：动脉粥样硬化有家族聚集现象，多种基因均可能促进动脉粥样硬化的形成。家族中一人或多人罹患脑血管疾病将明显增加其脑动脉粥样硬化的风险。

（7）大量饮酒：大量饮酒可促进血小板聚集，影响纤维蛋白原活性，激发血凝过程，增加乙醛对LDL的氧化作用。此外，大量饮酒亦对血压有不良影响。

（8）肥胖症、不良饮食习惯：肥胖症、不良饮食习惯（比如高能量、高脂肪的食物，如肉类或油炸食物）多伴有脂代谢紊乱，从而促进动脉粥样硬化形成。

（9）运动：规律的体育运动可改善内皮功能，降低血压，减轻胰岛素抵抗，改善脂代谢并有助于减轻体质量。缺乏规律的有氧运动（有氧运动指每周坚持3次及3次以上，每次至少30min）易导致动脉粥样硬化。

（10）高同型半胱氨酸：高同型半胱氨酸是一种血管损伤性氨基酸，可直接造成血管内皮细胞损伤和血管功能异常，促进动脉粥样硬化的发生和发展。

二、脑动脉硬化发病机制

动脉粥样硬化是指在多种危险因素作用下，大中动脉内皮细胞结构或功能受损，导致内膜通透性增加，血脂大量沉积到内膜下为主要特征的渐进性病理过程，伴随有炎症细胞浸润，中膜平滑肌细胞向内膜下迁移增殖，泡沫细胞形成和细胞外基质合成增加，最终形成动脉粥样硬化斑块。动脉粥样硬化的始动因素至今未确定，对于动脉粥样硬化的发病机制，曾有多种学说从不同角度来阐述。包括脂质浸润学说、血栓形成学说、平滑肌细胞克隆学说等。近年来多数学者支持"内皮损伤反应学说"。认为本病各种主要危险因素最终都损伤动脉内膜，而粥样硬化病变的形成是动脉对内膜损伤作出的炎症－纤维增生性反应的结果。

动脉内膜受损可为功能紊乱或解剖损伤。在长期高脂血症的情况下，增高的脂蛋白中主要是氧化修饰的低密度脂蛋白和胆固醇对动脉内膜造成功能性损伤，使内皮细胞和白细胞（单核细胞和淋巴细胞）表面特性发生变化，黏附因子表达增加。单核细胞黏附在内皮细胞上的数量增多，并从内皮细胞之间移入内膜下成为巨噬细胞，通过清道夫受体吞噬氧化修饰的低密度脂蛋白，转变为泡沫细胞形成最早的粥样硬化病变脂质条纹。巨噬细胞能氧化LDL，形成过氧化物和超氧化离子，还能合成和分泌至少6种细胞因子，在这些细胞因子的作用下，促使脂肪条纹演变为纤维脂肪病变，再发展为纤维斑块。

在血流动力学发生变化的情况下，如血压增高、血管局部狭窄所产生的湍流和切应力变化等，使动脉内膜内皮细胞间的连续性中断，内皮细胞回缩，从而暴露内膜下的组织。此时血小板活化因子（PAF）激活血液中的血小板，使之黏附、聚集于内膜上，形成附壁血栓。血小板可释出许多细胞因子。这些因子进入动脉壁，也对促发粥样硬化病变中平滑肌细胞增生起重要作用。

三、糖尿病与动脉粥样硬化

糖尿病引起动脉粥样硬化并非单一因素所致，而是通过多种途径以及较为复杂的机制来诱发和促进动脉粥样硬化的发生及发展。现阶段有关的机制包括巨噬细胞极化、巨噬细胞移动抑制因子途径、糖基化终产物途径、清道夫受体上调、胰岛素抵抗、泛素－蛋白酶体系统（ubiquitin proteasome system，UPS）激活、血小板源性生长因子（platelet－derived growth factor，PDGF）激活途径等。

（一）巨噬细胞极化与动脉粥样硬化炎症影响

巨噬细胞起源于骨髓的前体细胞，为人体内最为重要的免疫细胞之一，参与人体的先天性免疫和细胞免疫。其主要的功能是吞噬及消化作用，并能够激活淋巴球或者其他免疫细胞，即免疫防御作用。由不同激活因素激活的巨噬细胞的功能和表面标记均存在较为明显的差异，据此将之分为两种类型，分别为经典途径激活的 M1 型以及替代途径激活的 M2 型。M1 型巨噬细胞的作用主要是分泌促炎细胞因子，扩大炎症反应，引起组织损伤；M2 型的作用是分泌抗炎因子，抑制炎症反应，促进组织损伤修复。

在 2 型糖尿病患者体内白色脂肪等组织中，存在巨噬细胞极化失衡，表现为 M1 型巨噬细胞增多。M1 型巨噬细胞主要分泌 TNF－α、IL－6、单核细胞趋化蛋白 1 等，发挥促炎作用，上述细胞因子不仅诱导胰岛素抵抗的发生而且促进动脉粥样硬化。

（二）巨噬细胞移动抑制因子与糖尿病合并动脉粥样硬化

巨噬细胞移动抑制因子（macrophage migration inhibitory factor，MIF）是一种重要的参与免疫和炎症反应的因子。在糖尿病患者中，MIF 的表达增加，可能与糖尿病合并动脉粥样硬化有关。其引起动脉粥样硬化机制如下：

（1）MIF 使巨噬细胞在炎症部位浸润、活化，加速脂质的吞噬，诱导泡沫细胞的产生。有研究发现，巨噬细胞摄取氧化低密度脂蛋白使 MIF 上调，相应的 MIF 可以增加氧化低密度脂蛋白的摄取，促进泡沫细胞形成。

（2）MIF 可以活化血管内皮细胞及平滑肌细胞，使其分别表达单核细胞趋化蛋白 1 和细胞间黏附分子 1，使单核巨噬细胞趋化迁移增加，从而加速动脉粥样硬化。

（三）糖基化终产物与脑动脉粥样硬化

糖尿病患者中，糖基化终产物（advanced glycation end products，AGEs）可以促进动脉粥样硬化病变的发生及进展。AGEs 动脉壁内葡萄糖与蛋白质和脂蛋白的非酶糖基化反应产物，其与相应受体结合后通过如下机制加速动脉粥样硬化：

（1）长期高血糖可使 AGEs 产生增加，AGEs 可以修饰蛋白质、核酸和脂质，使活性氧簇产生增加，增强氧化应激，AGEs 在通过增加中性粒细胞氧自由基的产生的同时能够增加中性粒细胞 NADPH 氧化酶活性，促进血管氧化应激，增加糖尿病患者心血管疾病的发生率。

（2）AGEs 增加黏附分子表达，髓系与非髓系细胞表面上 AGEs 受体可以增加血管黏附分子 1 的表达，加速糖尿病相关的动脉粥样硬化。

（3）AGEs 通过与其受体相结合从而对巨噬细胞和单核细胞产生趋化作用，使细胞因子、IL－1 以及 TNF－α 的分泌增加，诱导细胞增殖，而单核细胞以及平滑肌细胞可以分泌 PDGF 和胰岛素样生长因子－1（IGF－1），促进炎症的发生。AGEs 通过非 AGEs 受体的介导而影响细胞基质，增加胶原交联以及基质成分的合成，捕获低密度脂蛋白于内皮下间隙，淬灭一氧化氮，进一步促使动脉粥样硬化形成。

（四）清道夫受体上调

在动脉粥样硬化的研究中已证实清道夫受体是介导巨噬细胞摄取氧化修饰低密度脂蛋白（oxidized low density lipoprotein，ox－LDL）的主要受体，清道夫受体的表达为动脉粥样斑块中泡沫细胞的形成以及病变发展的关键因素。B 型清道夫受体包括 CD36 和 B 类 1 型清道夫受体 B（scavenger receptor class B type 1，SRB1）两种亚型。CD36 缺陷可以导致胰岛素抵抗，与 2 型糖尿病的发病有关。由于糖尿病患者长期处于高血糖状态，使单核细胞 CD36 表达上调，从而增加了单核巨噬细胞清道夫受体的密度，促使单核细胞向巨噬细胞分化，而在巨噬细胞向泡沫细胞转化进程中，其特有的胞饮作用虽然能够吞噬天然状态的低密度脂蛋白，然而，ox-LDL 却能够提高巨噬细胞的吞噬能力，加速泡沫细胞的形成，促使动脉粥样硬化的发生。SRB1 参与抗动脉粥样硬化过程，SRB1 参与胆固醇的逆向转运至高密度脂蛋白和 ApoE，减少泡沫细胞形成。

（五）胰岛素抵抗与动脉粥样硬化

胰岛素抵抗（insulin resistance，IR）是胰岛素作用的靶组织对外源性或者内源性胰岛素的敏感性以及反应性下降。2 型糖尿病常合并有胰岛素抵抗。胰岛素抵抗通过如下机制可以加速糖尿病动脉粥样硬化：

（1）胰岛素抵抗加速巨噬细胞凋亡：研究发现，糖尿病患者进展期的动脉粥样硬化斑块核心较非糖尿病患者明显增大。糖尿病进展期动脉粥样硬化病变处，由于巨噬细胞胰岛素抵抗，内质网应激所诱导的细胞凋亡明显增加，促进斑块核心增大。

（2）在胰岛素抵抗和代谢综合征患者中发现 CX3CL1/CX3CL1 轴活化明显增加，与动脉粥样硬化加速呈正相关。动物模型中发现该轴的活化增加斑块的不稳定性。胰岛素抵抗通过活化 CX3CL1/CX3CL1 轴诱导血管平滑肌细胞凋亡加速动脉粥样硬化。巨噬细胞维生素 D3 受体敲除促进胰岛素抵抗，加速动脉粥样硬化。

（3）胰岛素能促进脂肪组织的合成：胰岛素在脂代谢中起着重要且复杂的作用，当胰岛素信号通路受损时，能导致 VLDL 分泌过多，VLDL 与血脂水平密切相关，肝脏分泌过多的 VLDL 导致血脂异常，出现高甘油三酯血症，低高密度脂蛋白胆固醇，以及高致密性低密度脂蛋白胆固醇。高胰岛素血症还能通过诱导胞膜上的 FAT/CD36，使肝脏脂肪累积增多，血脂的异常，最终导致动脉粥样硬化的发生发展。

（4）高胰岛素血症影响基因转录和表达：胰岛素是一种极强的促细胞生长因子，在细胞的增殖、转化及动脉粥样硬化的形成中均起重要的作用。胰岛素可通过刺激胰岛素样生长因子 1（insulin-like growth factor-1，IGF-1）受体及其下游 PI3K-Akt 和 p38-MAPK 通路的激活，使血管平滑肌细胞增殖，胶原的合成增加，内皮细胞血管细胞黏附分子 1（VCAM-1）表达增加，从而促进动脉粥样硬化的形成。此外，高胰岛素可通过 FOXO3a 转录因子诱导合成及分泌纤溶酶原激活物抑制因子，促进动脉粥样硬化病变的发生发展。

（六）泛素-蛋白酶体系统激活

泛素-蛋白酶体系统（ubiquitin proteasome system，UPS）是一种效率较高的蛋白降解系统，其主要的功能是对真核细胞内的蛋白质进行泛素化，然后选择性地降解，达到精确调控细胞内不同蛋白质的降解过程。UPS 降低内皮一氧化氮合酶（endothelial nitric oxide synthase，eNOS）活性，增高 NF-κB 的活性，增加基质金属蛋白酶-9 的表达，结果导致斑块处炎症反应增加，细胞外胶原含量减少，加速动脉粥样硬化的发生。与没有并发症的晚期斑块相比，有并发症的斑块 UPS 活性较低，这提示晚期动脉粥样硬化中 UPS 活性降低。糖尿病患者中 UPS 促进动脉粥样硬化的病理生理过程如下：糖尿病患者的内源性氧化应激增强使巨噬细胞的 UPS 被过度激活，进一步引起泛素化作用增强；UPS 的过度激活，促进糖尿病炎症因子（如血管细胞黏附因子 1 以及细胞间黏附分子 1）的表达和分泌，引起血管内皮细胞不可逆性损伤，导致动脉粥样硬化。

（七）血小板源性生长因子激活途径

血小板源性生长因子（platelet-derived growth factor，PDGF）是一种血管平滑肌的丝裂原和趋化因子，与其受体结合后可产生一系列生物学效应，引起细胞的趋化、分化以及增殖。糖尿病患者不但 PDGF-β 链以及 PDGFR-β 的表达均增加，而且 PDGFR-β 的磷酸化也相应加速，使平滑肌细胞产生过度增殖。

PDGFR-β信号途径诱导趋化因子分泌，导致白细胞在动脉外膜、中膜聚集，促使动脉形成新的斑块。PDGFR-β信号途径调节局部炎症，与高胆固醇血症协同加速动脉粥样硬化。此外，糖尿病患者的AGEs、血管紧张素Ⅱ、内皮素、炎症和高血脂状态增加PDGF途径的活性，而PDGF途径活性的增加具有促进炎症反应的作用。PDGF具有上调结缔组织生长因子表达的作用，促进内皮细胞和成纤维细胞的迁移、黏附和增殖，加速动脉粥样硬化的发生。

四、动脉硬化的分型与分期

（一）动脉硬化的分型

正常动脉壁由内膜、中膜和外膜三层构成。动脉粥样硬化是一种渐进的动脉管壁疾病，动脉粥样硬化时相继出现脂质点和条纹、粥样和纤维粥样斑块、复合病变3类变化。美国心脏病学学会根据其病变发展过程将其细分为6型：

Ⅰ型脂质点：动脉内膜出现小黄点，为小范围的巨噬细胞含脂滴形成泡沫细胞积聚。

Ⅱ型脂质条纹：动脉内膜见黄色条纹，为巨噬细胞成层并含脂滴，内膜有平滑肌细胞也含脂滴，有T淋巴细胞浸润。

Ⅲ型斑块前期：细胞外出现较多脂滴，在内膜和中膜平滑肌层之间形成脂核，但尚未形成脂质池。

Ⅳ型粥样斑块：脂质积聚多，形成脂质池，内膜结构破坏，动脉壁变形。

Ⅴ型纤维粥样斑块：为动脉粥样硬化最具特征性的病变，呈白色斑块突入动脉腔内引起管腔狭窄。斑块表面内膜被破坏而由增生的纤维膜（纤维帽）覆盖于脂质池之上。病变可向中膜扩展，破坏管壁，并同时可有纤维结缔组织增生、变性坏死等继发病变。

Ⅵ型复合病变：为严重病变。由纤维斑块发生出血、坏死、溃疡、钙化和附壁血栓所形成。粥样斑块可因内膜表面破溃而形成所谓粥样溃疡。破溃后粥样物质进入血流成为栓子。

（二）动脉硬化分期

动脉粥样硬化典型病变的发生发展经过4个阶段。第一阶段是脂纹期，脂纹是动脉硬化的早期病变。第二阶段是纤维斑块期，脂纹进一步发展、演变为纤维斑块。第三阶段是粥样斑块形成期，动脉内膜表面可见明显隆起的灰黄色斑块。第四阶段是继发性病变期，包括：①斑块内出血；②斑块破裂；③血栓形成；④钙化；⑤动脉瘤形成。

五、影响动脉硬化斑块的因素

动脉粥样斑块由四类成分组成：粥样组织、富含胶原组织、内皮增生以及血栓样组织。这四种成分按照不同比例构成不同类型的斑块。动脉粥样斑块核的大小及组成决定斑块是否稳定，动脉粥样硬化易损性斑块又称为不稳定性斑块，是指易于形成血栓或可能迅速进展为"罪犯病变"的斑块。易损性斑块的病理特征是大而松软的脂质核心，脂质成分>40%，含有丰富的泡沫细胞。脂质坏死核表面覆盖的纤维帽变薄（纤维帽厚度<0.7mm）或破裂，内膜剥蚀以及表面血小板聚集，斑块出现裂隙、斑块内出血。

动脉硬化斑块的稳定性受到包括内在和外在等多种因素的影响，其中影响斑块稳定性最根本的是内在因素，包括：斑块内细胞凋亡、内皮细胞功能不良、斑块邻近处及纤维帽内的单核细胞和巨噬细胞介导的炎症反应、斑块内新生血管增多和降解斑块纤维帽的基质金属蛋白酶（MMP）增多。有研究证实，炎症是易损斑块的主要特征，氧化应激也在其中扮演了重要角色。其中C反应蛋白（CRP）的升高与斑块内炎症的活动相关并与动脉硬化斑块的稳定状态相关，可反映斑块的稳定状态并可预测斑块的预后。介导血管内皮细胞与白细胞相互作用的黏附分子表达增多，可介导血流中更多的白细胞在血管壁上滚动，牢固黏附继而穿越内皮细胞进入内膜，促进斑块的形成与发展。浸润斑块的活化淋巴细胞分泌γ-干扰素，抑制斑块中平滑肌细胞的胶原基因的表达及胶原合成并可抑制平滑肌细胞的增殖，促进其凋亡，削弱斑块的基质，使纤维帽变薄，导致斑块的不稳定。基质金属蛋白酶（MMPs）是影响斑块稳定性的关键生物酶，它主要受 4 个因素调控：活性氧簇（ROS）、肿瘤坏死因子 α、白介素 1 和 ox-LDL。其中 ox-LDL 是影响 MMP 的关键因素，氧化应激通过 ROS 和 ox-LDL 增加 MMP 水平和活性，也通过促进炎症因子的表达造成细胞凋亡、血管新生和内皮损伤，共同影响斑块稳定性，所以氧化应激是降低斑块稳定性，使斑块易于破裂、引发脑缺血事件的重要原因。

影响斑块稳定性的外在因素包括：早已被公认的高血压、高血糖、血脂异常是影响斑块稳定性的重要危险因素，高血压、高血糖、高血脂及肥胖患者的缺血性心脑血管事件发生率远高于健康对照人群。大量研究显示，人体在高血糖和高游离脂肪酸的刺激下，大量生成自由基，进而启动氧化应激，促使斑块破裂。另外吸烟、疲劳、熬夜、紧张等危险因素与临床事件的相关性也日益显现出来，例如吸烟可通过增加黏附因子表达，破坏血管内皮细胞，诱导平滑肌细胞增生，损伤内皮功能，促进脂质氧化，促发斑块破裂。

第二节　诊断与鉴别诊断

一、临床特点

不同严重程度的脑动脉粥样硬化人群出现症状的时间及症状持续的时间往往不一样，有的可以持续数年甚至数十年而不继发任何临床表现，在该疾病的发生发展过程当中可能会顺序出现动脉粥样斑块破裂、血栓形成、血管管腔狭窄或闭塞的情况。长期糖尿病患者，发生脑动脉粥样硬化后，造成脑部长期慢性供血不足，而引起大脑功能减退。临床症状主要是高级神经功能障碍，表现头晕、头痛、耳鸣、听力减退、肢体麻木、困乏无力、睡眠障碍、智力减退以及认知、情感障碍等。病人早期以失眠为主，入睡较难，睡眠浅而易醒，到后期则表现为嗜睡。

记忆力减退：特别是近事遗忘，病人对刚说过的话和做的事遗忘，记忆不起来。但对很早以前发生的一些事情尚能回忆。同时，病人往往思维反应迟钝，注意力不集中，生活懒散。到疾病后期，远记忆也有障碍。

动脉硬化性痴呆：由于脑组织长期缺血缺氧，神经细胞退行性变化引起脑萎缩，病人的理解力和判断力障碍，缺乏综合判断的能力，计算困难，精神涣散，工作效率低下，严重者病人吃饭不知饥饱，出外不知归途，以及二便障碍，生活不能自理。

脑动脉硬化性精神病：在日常生活中表现出幼稚，注意力不集中，表情淡漠，兴趣减退。但人格及判断力仍完整，对疾病有自知力。继而出现进行性智能障碍，领悟和理解能力减退，爱好也逐渐丧失，病人情绪不稳，感情脆弱，往往因一些生活琐事引起强烈情感反应，甚至失声大哭或大笑。部分病人表现抑郁、焦虑、恐惧、多疑等症状。病情可为发作性，时好时坏，发作数天或数周后，病人突然清醒。但反复发作后，可表现痴呆症状，病人思维迟钝，联想缓慢，言语重复，并出现夸大、被害、嫉妒等妄想。

锥体系损害症状：病变累及双侧皮质延髓束，常见病变部位在内囊，其症状有构音困难，运动性失语，吞咽困难，面部表情及舌运动障碍，四肢呈痉挛轻瘫，步态僵硬，缓慢笨拙，强哭强笑或情感与智能分离，腱反射亢进，下颌反射、唇反射、掌心下颌反射增强，一侧或两侧出现病理反射等。

帕金森病：表现为四肢肌张力增高，运动迟缓，步态僵硬，缓慢笨拙，慌张步态，但震颤不明显，四肢腱反射活跃，双侧病理征阳性。

脑神经麻痹：由于脑动脉硬化或动脉瘤压迫或闭塞，导致脑神经受损，出现脑神经麻痹症状。

眼底改变：糖尿病脑动脉硬化主要表现为动静脉交叉压痕现象。

二、辅助检查

(一) 实验室检查

实验室检查一般做血常规；生化检查［血糖、血脂（甘油三酯、总胆固醇、高密度脂蛋白、低密度脂蛋白）、肌酐、尿酸等］；凝血四项；同型半胱氨酸；糖化血红蛋白。

(二) 血管超声

血管超声是诊断血管病变最常用的非损伤性检查，方便、经济、可重复。脑部血管常做颈动脉超声及经颅多普勒超声（transcranial Doppler，TCD）。

1. 颈动脉超声

血管超声检测颈动脉内中膜厚度。主要是观察颈总动脉、颈动脉球部、颈内动脉近段血管壁的三层结构，包括内膜、中膜、外膜。纵切面分别在颈内－颈外动脉分叉水平上、下方 1～1.5cm 范围内测量颈总动脉远段（分叉下方）、颈动脉球部（窦部）、颈内动脉近段（分叉上方）直径和颈总动脉远段 CIMT（需在无斑块位置测量）。观察上述部位有无动脉粥样硬化斑块。CIMT 及斑块的界定：颈总动脉、颈动脉球部 CIMT≥1.0mm 为增厚，局限性 CIMT≥1.5mm 定义为斑块。

另外，颈动脉血管超声可以清楚显示颈动脉的斑块性质，通过超声灰阶图像可将斑块分为高回声斑块、等回声斑块、低回声斑块及异质性斑块。异质回声斑块内多含有脂质成分、坏死物质或有斑块内出血，常提示为易损斑块；而高回声斑块则多钙化或者富含纤维成分，提示斑块较稳定。血管超声显示斑块表面不规则或凹陷大于 2mm 即提示溃疡形成。颈动脉血管超声在评价血流动力学方面发挥着重要作用。

2. 经颅多普勒超声

经颅多普勒超声（TCD）是一种无创性检测颅内大血管近端血流速度和方向的技术，是通过测定血管的血流速度来评估颅内动脉狭窄程度，主要优势在于：可以在床边实施，根据需要可以反复进行，甚至连续监测，多数情况下比其他检查价格便宜，又无须造影剂。能发现严重的颅内血管狭窄，判断侧支循环情况，在血管造影前评估脑血流循环的情况。TCD 在检测狭窄程度＞50％的大脑中动脉敏感度和特异度较强，但准确性受骨窗和操作者技术影响较大。

(三) 影像学检查

影像学检查是脑部血管病变常用方法。分辨率较超声高，准确性也更高，可以发现较小的病变。临床根据需要进行 CTA、MRA、DSA、MRI 高分辨颅内/外血管壁成像等检查。

1. CT 血管造影

CT 血管造影（computed tomography angiography，CTA）：CTA 可以清楚显示头颈部动脉的斑块与狭窄程度。颈动脉超声及 TCD 发现中度或中度以上狭窄，无造影剂过敏史，可行 CTA 检查。CTA 三维成像效果好，空间分辨率高，CT 血管分析可以测量头颈部动脉粥样硬化斑块体积、斑块构成和斑块类型，并可根据斑块的密度将斑块分为软斑块（＜60HU）、混合斑块（60～130HU）和钙化斑块（＞130HU）。

2. 磁共振血管造影

磁共振血管造影（magnetic angiography，MRA）：MRA 可显示头颈部动脉狭窄，并测量狭窄程度。颈动脉超声及 TCD 发现中度或中度以上狭窄，体内无顺磁性物质（如金属植入物或心脏起搏器），可行 MRA 检查。

3. 数字减影血管造影

数字减影血管造影（DSA）：一直被作为诊断头颈部动脉疾病的金标准。颈动脉超声、TCD、CTA/MRA 检查发现中度或中度以上狭窄，需要进一步评估及手术治疗，建议行 DSA 检查。DSA 可以明确病变部位、测量管腔狭窄程度及范围，特别是掌握血流动力学变化及侧支循环的建立。DSA 作为有创检查，存在手术风险、造影剂过敏及辐射量较大等问题。

4. 磁共振血管壁成像

用磁共振成像（nuclear magnetic resonance imaging，MRI）的方法行高分辨颅内/外血管壁成像，可进一步了解斑块性质、管腔结构。需要与其他非动脉粥样硬化性血管病变鉴别时，建议行 MRI 高分辨颅内/外血管壁成像。

（四）踝臂指数

外周动脉疾病（PAD）是全身动脉粥样硬化的一种表现，无论患者临床症状明显与否，心脑血管病死亡率均明显升高。近年来，国外多项大规模临床试验已经证实，踝臂指数（ABI）异常是强有力的心脑血管事件和病死率预测因素。ABI 为踝部收缩压和臂部收缩压的比值，用于筛查 PAD 方法简便、价格低廉且无创。美国心脏病学会/美国心脏学会（ACC/AHA）推荐，ABI 为 PAD 的筛查工具。检测 ABI 不仅是筛查 PAD 的重要手段，而且与心脑血管疾病等多种疾病之间有良好相关性，能够为临床医生进一步诊断和评估预后提供有价值的信息。ABI 与动脉粥样硬化的严重度分类为：正常：$\geqslant 0.9$；轻度：$0.7 \sim 0.8$；中度：$0.41 \sim 0.6$；重度：$\leqslant 0.4$。

三、诊断

（一）脑动脉粥样硬化的诊断标准

（1）有两项或两项以上脑动脉粥样硬化危险因素；或一项脑动脉粥样硬化危险因素合并明确的相应临床症状。

（2）颈动脉听诊有阳性发现；或双臂血压相差 $>20 \text{mmHg}$（$1 \text{mmHg} = 0.133 \text{kPa}$）。

（3）颈动脉超声发现 CIMT 增厚，斑块形成；或颈动脉超声及 TCD 发现血管狭窄或闭塞等脑动脉粥样硬化表现。

（4）影像学检查（CTA/MRA/DSA/MRI 高分辨颅内/外血管壁成像）可见脑动脉粥样硬化改变。

（5）ABI<0.9。

诊断脑动脉粥样硬化需同时符合以下 3 项：（1）或（1）＋（2）；（3）、（4）或（3）＋（4）；除外非动脉粥样硬化性血管病变；5 为支持性证据。

（二）脑动脉粥样硬化的分级标准

1. 脑动脉粥样硬化 1 级

（1）有两项或两项以上脑动脉粥样硬化危险因素；或一项脑动脉粥样硬化危险因素合并明确的相应临床症状。

（2）颈动脉听诊无阳性发现；且双臂血压相差 $<20 \text{mmHg}$。

（3）颈动脉超声仅发现 CIMT 增厚，或有 3 个及 3 个以下斑块（斑块性质为均匀回声、规则斑块），且颈动脉超声及 TCD 未发现血管狭窄。

（4）CTA/MRA/DSA 仅见动脉硬化改变，未见血管狭窄及闭塞。

（5）ABI$\geqslant 0.7$。

需同时符合以下三项可诊断脑动脉粥样硬化 1 级：（1）＋（2）；（3）、（4）或（3）＋（4）；除外非动脉粥样硬化性血管病变；（5）为支持性证据。

2. 脑动脉粥样硬化 2 级

（1）有两项或两项以上脑动脉粥样硬化危险因素；或一项脑动脉粥样硬化危险因素合并明确的相应临床症状。

（2）颈动脉听诊有阳性发现；或双臂血压相差 $>20 \text{mmHg}$。

（3）颈动脉超声发现 CIMT 增厚，有 3 个以上斑块或任一斑块性质为不均匀回声或不规则斑块；或颈动脉超声及 TCD 发现轻度血管狭窄。

（4）CTA/MRA/DSA/MRI 高分辨颅内/外血管壁成像可见动脉硬化改变，并提示斑块形成，且发现任一血管轻度狭窄。

（5）0.4≤ABI≤0.6。

需同时符合以下三项可诊断脑动脉粥样硬化 2 级：（1）或（1）＋（2）；（3）、（4）或（3）＋（4）；除外非动脉粥样硬化性血管病变；（5）为支持性证据。

3. 脑动脉粥样硬化 3 级

（1）有两项或两项以上脑动脉粥样硬化危险因素；或一项脑动脉粥样硬化危险因素合并明确的相应临床症状。

（2）颈动脉听诊有阳性发现；或双臂血压相差>20mmHg。

（3）颈动脉超声发现 CIMT 增厚，斑块形成，且颈动脉超声及 TCD 发现任一血管为中度或中度以上狭窄；或发现任一血管闭塞。

（4）CTA/MRA/DSA 可见动脉硬化改变，并提示斑块形成，且发现任一血管为中度或中度以上狭窄；或发现任一血管闭塞。MRI 高分辨颅内/外血管壁成像发现任一血管为中度或中度以上狭窄；或发现任一血管闭塞，并除外非动脉粥样硬化性改变。

（5）ABI<0.4。

需同时符合以下三项可诊断脑动脉粥样硬化 3 级：（1）或（1）＋（2）；（3）＋（4）；除外非动脉粥样硬化性血管病变；（5）为支持性证据。

四、鉴别诊断

神经衰弱：这是一种以精神容易兴奋和脑力容易疲乏，常常伴有情绪烦恼和心理症状的神经症性障碍；是由于大脑神经长期持续性过度紧张导致大脑兴奋和抑制功能暂时失调，从而导致以睡眠障碍为主的一组脑功能障碍综合征。本病以青壮年、脑力劳动者、青年学生尤为多见，无糖尿病史。主要表现为精神容易兴奋和脑力容易疲乏，情绪烦恼，入睡困难；它是大脑功能失调所表现的疾病，主要是由各种因素引起大脑神经活动长期持续性过度紧张，导致大脑兴奋与抑制功能暂时失调而产生的；此病造成记忆力与工作能力减退，严重影响学习和工作。神经衰弱的诊断标准：有显著的脑功能衰弱或持久的疲劳症状；以持续和令人苦恼的脑力和体力易疲劳，经休息和娱乐不能恢复为特征，至少有以下任何 3 项：①衰弱症状，如精神疲乏、脑力迟钝、注意力难以集中、记忆困难、工作或学习不能持久等；②兴奋症状，如回忆及联想增多、注意力不集中、难以控制等；③情绪症状，如易烦恼、易激惹等；④紧张性疼痛，如头痛、肌肉痛等；⑤睡眠障碍，如入睡困难、多梦易醒、睡眠节律紊乱、睡眠感觉缺失、醒后无清新感等；⑥对工作、学习和社会交往造成了不良影响；⑦病人感到痛苦或影响社会功能而主动求医者；⑧病程在 3 个月以上症状无改善者；⑨排除了躯体疾病或器质性疾病、其他类型神经症及精神分裂症。

阿尔茨海默病（Alzheimer's disease，AD）：是一种以隐匿起病和进行性认知损害为特征的神经变性病，是最常见的痴呆原因，患病率随着年龄而增长。病理三大特征为：老年斑、神经元纤维缠结、海马锥体细胞颗粒空泡变性和神经元缺失。临床起病隐匿，表现为进行性智能减退记忆障碍明显，早期症状表现为近期记忆受损，远期记忆损害程度较轻；认知障碍，表现为掌握新知识、熟练运用及社交能力下降，严重时空间定向能力障碍，经常迷路，出门不能回家；精神症状表现为人格障碍和精神症状如幻觉、错觉和妄想等。神经功能缺损症状轻微。影像学改变为脑室增大、脑回变窄、脑沟加深等脑萎缩表现，额颞叶萎缩明显。

血管性痴呆：血管性痴呆是由于缺血性卒中与出血性卒中引起的脑认知功能障碍，是语言、记忆、视空间技能、情感、人格和计算力、抽象判断力等认知功能的受损。血管性痴呆多见于>60 岁伴有动脉硬化的老年人，男性多于女性。血管性痴呆的诊断须符合以下 3 个条件：①痴呆；②有脑血管病的证据；③痴呆与脑卒中相关：痴呆一般在卒中＜3 个月发生，病程呈波动或阶梯样加重，排除其他疾病引起的痴呆。

帕金森病（Parkinson's disease）：一种常见的神经系统退行性疾病。该病的主要病理改变为黑质致密部多巴胺能神经元丢失和路易小体形成，其主要生化改变为纹状体区多巴胺递质降低，临床症状包括禁止性震颤、肌强直、运动迟缓和姿势平衡障碍等运动症状及嗅觉减退、快动眼期睡眠行为异常、便秘和抑郁等非运动症状。其中帕金森综合征的核心运动症状是：①运动迟缓：即运动缓慢和在持续运动中运动幅度或速度下降（或者逐渐出现迟疑、犹豫或暂停），在可以出现运动迟缓症状的各个部位（包括发声、面部、步态、中轴、四肢）中；②肌强直：当患者处于放松体位时，四肢及颈部主要关节的被动运动缓慢。强直特指"铅管样"抵抗；③禁止性震颤：肢体处于完全静止状态出现 4－6Hz 震颤（运动起始后被抑制）。CT 和 MRI 无特征性改变。左旋多巴治疗有效。

第三节　西医治疗

（一）治疗糖尿病

控制血糖是糖尿病治疗的基本内容。降糖治疗主要包括平衡饮食、合理运动、适时选用各类药物、血糖检测和糖尿病自我管理教育。

1. 饮食治疗

各种类型的糖尿病都应该坚持科学合理地饮食，即平衡饮食，而并非简单地控制进食量，合理安排各种营养成分，提倡多食粗粮；调控每日摄入的总能量；戒烟、限酒。

2. 运动疗法

运动锻炼在 2 型糖尿病患者的综合管理中占重要地位。规律运动可增加胰岛素敏感性，有助于控制血糖，减少心血管危险因素，减轻体质量。2 型糖尿病患者运动时应遵循以下原则：运动治疗应在医师指导下进行。成年糖尿病患者每周至少 150min（如每周运动 5 天，每次 30min）中等强度（50％～70％最大心率，运动时有点用力，心跳和呼吸加快但不急促）的有氧运动。中等强度的体育运动包括：快走、打太极拳、骑车、乒乓球、羽毛球和高尔夫球。较强体育运动为舞蹈、有氧健身操、慢跑、游泳、骑车上坡。如无禁忌证，每周最好进行 2 次抗阻运动，锻炼肌肉力量和耐力。运动前后要加强血糖监测，运动量大或激烈运动时应建议患者临时调整饮食及药物治疗方案，以免发生低血糖。

3. 药物治疗

高血糖的药物治疗多基于纠正导致人类血糖升高的两个主要病理生理改变——胰岛素抵抗和胰岛素分泌受损。因此，口服降糖药物主要分为两类：促进胰岛素分泌的药物（磺酰脲类、格列奈类、DPP－4 抑制剂）和通过其他机制降低血糖的药物（双胍类、噻唑烷二酮类、α－糖苷酶抑制剂、SGLT2 抑制剂）。

（1）二甲双胍：其主要药理作用是通过减少肝葡萄糖的输出以及改善外周胰岛素抵抗而降低血糖。许多指南推荐二甲双胍作为 2 型糖尿病患者控制高血糖的一线用药和药物联合中的基本用药。临床试验显示，二甲双胍可以使 HbAlc 下降 1.0％～1.5％，并可以减轻体质量，二甲双胍的主要药物副作用是胃肠道反应，因此建议患者从小剂量开始服用，肾功能不全的患者（GFR＜45ml/min）禁用二甲双胍。

（2）磺酰脲类药物：其主要药理作用是刺激胰岛 β 细胞分泌胰岛素，提高体内胰岛素水平，从而降低血糖。临床试验显示，磺酰脲类药物可使 HbAlc 下降 1.0％～1.5％。我国上市的磺酰脲类药物主要包括格列本脲、格列美脲、格列喹酮等。磺酰脲类药物的副作用主要是低血糖和体质量增加。

（3）噻唑烷二酮（TZDs）：其药理作用主要是通过增加靶细胞对胰岛素作用的敏感性而降低血糖。临床试验显示，TZDs 可使 HbAlc 下降 1.0％～1.5％。有学者发现长期服用 TZDs 会增加血浆肾素水平以及醛固酮分泌，交感神经活性增加，进而引起水钠潴留。文献报道 TZDs 引发的水肿发生率为 3%～18%，且单用时发生率明显较低，合用磺酰脲类或二甲双胍时增加，与胰岛素合用或有心脏疾患时发生率最高。因此心功能不全的患者在使用噻唑烷二酮类药物的时候要慎重。

（4）格列奈类：为非磺酰脲类胰岛素促泌剂，其药理作用主要通过刺激胰岛素的早时相分泌而降低餐后血糖。临床试验显示，格列奈类可使 HbA1c 下降 0.5%～1.5%。其常见副作用为低血糖和体质量增加。

（5）α-糖苷酶抑制剂：其作用机制为抑制碳水化合物在小肠上部的吸收而降低餐后血糖。临床研究的系统评价显示 α-糖苷酶抑制剂可以使 HbA1c 下降 0.5%。其副作用主要为胃肠道反应，如腹胀、排气等。

（6）DPP-4 抑制剂：其作用机制为通过抑制 DPP-4 而延缓 GLP-1 在体内的失活，使内源性 GLP-1 的水平升高，GLP-1 增加胰岛素分泌，抑制胰高血糖素分泌。目前国内上市的 DPP-4 抑制剂包括沙格列汀、西格列汀、利格列汀、阿格列汀等。

（7）SGLT2 抑制剂：通过抑制肾脏肾小管中负责从尿液中重吸收葡萄糖的 SGLT2 降低肾糖阈，促进尿葡萄糖排泄，从而达到降低血液循环中葡萄糖水平的作用。SGLT2 抑制剂降低 HbA1c 的幅度为 0.5%～1.0%，减轻体质量 1.5～3.5kg，降低收缩压 3～5mmHg。目前在我国被批准临床使用的 SGLT2 抑制剂为达格列净、恩格列净和卡格列净。

（8）GLP-1 受体激动剂：其作用机制是通过增加胰岛素分泌、抑制胰高血糖素分泌、延缓胃排空，通过中枢性的食欲抑制减少进食量，常见副作用为胃肠道反应，如恶心、呕吐。目前我国上市的 GLP-1 受体激动剂有利拉鲁肽和艾塞那肽。

（9）胰岛素：胰岛素治疗是控制高血糖的重要手段。1 型糖尿病患者需依赖胰岛素维持生命，也必须使用胰岛素控制高血糖，并降低糖尿病并发症的发生风险。2 型糖尿病患者虽不需要胰岛素来维持生命，但当口服降糖药效果不佳或存在口服药使用禁忌时，仍需使用胰岛素以控制高血糖，并减少糖尿病并发症的发生危险。胰岛素的主要副作用是易导致低血糖和体质量增加。

4. 血糖监测和自我管理

糖尿病目前仍是一种终身疾病，因此需要患者进行自我管理。良好的血糖检测和管理可以减少糖尿病患者发生微血管病变和大血管病变的风险。建议患者在治疗之初每 3 个月检测一次 HbA1c，达到治疗目标后，每 6 个月检查一次，同时建议患者根据医生指导在家中开展末梢血糖监测。

（二）降低血脂

脑动脉硬化最主要的病理变化是动脉粥样硬化改变。引起动脉粥样硬化病变形成的主要原因是血脂升高引起胆固醇和胆固醇脂在血管壁的异常沉积。因此，对脑动脉硬化患者进行降脂治疗非常重要。此外，《中国 2 型糖尿病防治指南（2017 版）》中提出 2 型糖尿病患者血脂控制目标为：总胆固醇<4.5（mmol/L），高密度脂蛋白胆固醇男性>1.0（mmol/L），女性>1.3（mmol/L），甘油三酯<1.7（mmol/L），低密度脂蛋白胆固醇未合并动脉粥样硬化性心血管疾病<2.6（mmol/L）合并动脉粥样硬化性心血管疾病<1.8（mmol/L）。

降血脂药主要包括：胆酸螯合剂类（树脂类）、烟酸及其衍生物类、苯氧芳酸类（贝特类）、羟甲基戊二酸辅酶 A（HMG-CoA）还原酶抑制剂（他汀类）、脂质抗氧化剂（普罗布考）、多烯脂肪酸类（鱼油类）、胆固醇吸收抑制剂（依折麦布）及天然药物类。

他汀类药物是目前心脑血管患者降脂治疗的重要临床用药。有研究显示，对于脑动脉硬化患者，应用阿托伐他汀钙治疗后，除降低血脂外，对血浆黏度、颈动脉内膜中膜厚度均有改善作用。

（三）治疗高血压

糖尿病和脑动脉硬化患者常合并有高血压。糖尿病与高血压的并存使心血管病、卒中、肾病及视网膜病变的发生和进展风险明显增加，也增加了糖尿病患者的病死率。反之，控制高血压可显著降低糖尿病并发症发生和发展的风险。

临床常用降压药物主要包括五大类：利尿剂、β受体阻滞剂、钙通道阻滞剂（CCB）、血管紧张转换酶抑制剂（ACEI）和血管紧张素Ⅱ受体阻滞剂（ARB）。

《中国 2 型糖尿病防治指南》（2017 版）提出，糖尿病合并高血压患者的降压目标应低于130/80mmHg，对于老年或伴严重冠心病的糖尿病患者，可采取相对宽松的降压目标值。糖尿病患者的血压水平如果超过 120/80mmHg 即应开始生活方式干预以预防高血压的发生，糖尿病患者的血压≥140/90mmHg 者可考虑开始药物降压治疗。血压≥160/100mmHg 或高于目标值 20/10mmHg 时应立即开始降压药物治疗，并可以采取联合治疗方案。五类降压药物均可用于糖尿病患者，以 ARB、ACEI 类为糖尿病降压治疗药物中的核心用药。

（四）抗血小板治疗

脑动脉硬化最主要的病理变化是动脉粥样硬化改变，血小板活化在此过程中起到重要作用，而高血糖易引起血小板活化，因此抗血小板黏附和聚集的药物，可防止血栓形成，有助于防止糖尿病和脑动脉硬化患者病情发展。

抗血小板药物种类很多，临床主要选用：①阿司匹林，其抑制血栓素 A2（TXA2）的生成，较少影响 PGI2 的产生而起作用；②氯吡格雷，主要拮抗由 ADP 诱发的血小板聚集，并抑制血小板之间纤维蛋白桥的形成；③其他包括西洛他唑、阿昔单抗等等。

（五）改善脑功能

1. 血管保护药

（1）2，5-二羟基苯磺酸钙：2，5-二羟基苯磺酸钙通过降低微血管壁通透性，降低血液和血浆黏稠度，纠正白蛋白/球蛋白比值，降低血小板高聚性，预防血栓形成；还可减少毛细血管基底膜厚度，抑制醛糖转换酶，减少细胞内山梨醇的含量，降低山梨醇对血管内皮的损伤，从而起到保护微血管的作用。

（2）恩必普：该药可阻断缺血性脑卒中所致脑损伤的多个病理环节，具有较强的抗脑缺血作用，明显改善缺血脑区的微循环和脑血流量，改善脑能量代谢，抑制神经细胞凋亡。该药在临床上已用于轻、中度缺血性脑卒中的治疗。

（3）递法明：该药通过稳定毛细血管胶原纤维网增强毛细血管抗性，维护血管正常的通透性，改善微循环，调节微血管血液流量；具有非常强的抗氧化作用，抑制自由基对毛细血管的损害。

2. 尼莫地平

该药可特异性地结合于脑血管平滑肌细胞受体，减少钙离子内流，调节脑血管张力，扩张脑微血管，改善脑灌流；可特异性地结合于脑神经元细胞受体，抑制钙离子进入神经细胞，使衰退的脑神经元内的钙离子浓度恢复正常，改善脑细胞功能。

3. 中药制剂

（1）复方丹参：可提高机体抗缺氧能力、扩张外周血管，还能激活纤维酶原，促进纤维蛋白转化为裂解产物，产生纤溶作用，从而促进血栓溶解。

（2）川芎嗪：川芎嗪有以下主要作用：抗凝、抑制血小板聚集；增加纤溶活性，降低血黏度；抑制脑缺血时体内血小板激活，纠正血液循环中 TXB2、巨细胞旁外侧核和脑脊液中 Dyn 的平衡失调；解除血管平滑肌痉挛；扩张血管，增加脑血流量，改善微循环，降低耗氧量。

（3）通心络：该药是在国内首先运用络病学说探讨血管病变病理机制及治疗的复方中药，动物试验结果显示，通心络能有效预防斑块破裂。主要分子生物学机制为：显著降低 LDL-C 水平，全面抑制炎症因子表达，降低纤维蛋白原水平。其主要形态学机制为：显著减少斑块负荷，减少正性血管重构，显著增加纤维帽厚度和斑块密度，减轻脂质沉积。临床治疗大量心脑血管疾病患者均有显著的疗效。

4. 脑代谢激活治疗

（1）胞二磷胆碱（citcoline）：胆碱参与磷脂合成，为磷脂代谢的前体，也是卵磷脂生物合成必需的辅酶。其治疗作用为增进磷脂生物合成反应，增加脑中磷脂含量，尤其是增强脑血流量；激活中枢神经系统，改善意识状态；恢复细胞膜的结构与功能，有利于细胞代谢。

（2）脑活素（cerebrolvsin）：脑活素为生物提取剂，其中含有 85% 的必需游离氨基酸和 15% 与氨基酸结合的低分子肽。可促进神经细胞的蛋白质合成和呼吸链的发挥，具有使中枢神经细胞由抑制状态转为兴奋过程的作用。

第四节　辨证论治

一、辨证要点

糖尿病脑动脉硬化在辨证中主要应抓住以下几个环节：一是本病多由糖尿病多种合并症日久酿成，具有久病入络的基本特点，常常有瘀血为患；二是本病是在糖尿病基础上变生而来，与津液代谢关系密切，易兼痰兼湿。痰湿之邪常导致患者头脑昏沉，精神不爽，记忆力下降等；三是本病老年患者易兼脾肾不足。在脾兼气虚，在肾兼阴虚精亏，病久则脾肾两虚，又常为阳气受损。

二、分证论治

1. 肾精不足，髓海空虚

临床表现：记忆力下降，计算力、定向力、判断力减退，头晕，耳鸣，视物模糊不清，失眠，多梦，入睡困难，精神疲惫，语声低微，腰酸腿软，遗精早泄，脉沉。偏阴虚者，舌红苔少，脉细数；偏阳虚者，形体怕冷，懒言，尿频数而清长，舌淡胖嫩，苔白润，脉沉细。

病机：肾精亏虚，髓海失养。

治法：补肾填髓，养精充脑。

代表方：偏阴虚者，左归丸加减；偏阳虚者，右归丸加减。

药物：左归丸中熟地黄滋肾益精，以填真阴，为君药。山茱萸养肝滋肾，涩精敛汗；山药补脾益阴，滋肾固精；枸杞子补肾益精，养肝明目；龟鹿二胶，为血肉有情之品，峻补精髓，龟板胶偏于补阴，鹿角胶偏于补阳，在补阴之中配伍补阳药，取"阳中求阴"之义，均为臣药。菟丝子、川牛膝益肝肾，强腰膝，健筋骨，俱为佐药。诸药合用，共奏滋阴补肾，填精益髓之效。

右归丸中附子、肉桂、鹿角胶培补肾中之元阳，温里祛寒，为君药。熟地黄、山萸肉、枸杞子、山药滋阴益肾，养肝补脾，填精补髓，取"阴中求阳"之义，为臣药。佐以菟丝子、杜仲补肝肾，健腰膝；当归养血和血，与补肾之品相配，以补养精血。诸药合用，肝脾肾阴阳兼顾，仍以温肾阳为主，阴中求阳，使元阳得以归原。

年老智能减退，神情呆钝，懒惰思卧者，可予七福饮益气养血，补益肝肾，化痰宣窍；肾阳亏虚，症见面白无华，形寒肢冷，口中流涎，舌淡者，加熟附片、巴戟天、益智仁、淫羊藿、肉苁蓉等；兼言行不经，心烦，舌红少苔，脉细而弦数，肾阴不足，水不制火而心火妄亢，可用知柏地黄丸加丹参、莲子心、石菖蒲等清心宣窍。

2. 中气不足，气血虚弱

临床表现：眩晕，动则加甚，劳累则发，记忆力减退，少动懒言，体倦乏力，口齿含糊，词不达意，气短，头晕目眩，心悸怔忡，伴肌肉萎缩，面色㿠白或萎黄，唇甲无华，食少纳呆，大便稀溏，多梦易醒，或不易入睡，舌质淡嫩，舌体胖大有齿痕，苔白，脉濡弱。

病机：中气不足，气血亏虚，髓海失养。

治法：补气养血益脑。

代表方：归脾汤加减。

药物：本方人参、白术、黄芪、甘草、大枣甘温补脾益气，以助气血生化之源；当归甘温养血；茯神、枣仁、龙眼肉甘平，安神益脑；远志交通心肾，宁心定志；木香理气醒脾，以防补益气血药滋腻碍胃。如此则气血得复，眩晕自止。若偏于血虚者，可加用熟地、阿胶、枸杞以助补血之功。

表情呆滞，沉默寡言，出现痴呆症状者，可合用还少丹，以益气健脾，补肾益精。健忘失眠，心悸怔忡明显者，可予归脾汤加减。肌肉萎缩，气短乏力较甚者，可加紫河车、阿胶、续断、首乌等益气补肾；食少纳呆，头重如裹，时吐痰涎，头晕时作，舌苔腻者，酌减滋补之品，加陈皮、半夏、生薏仁、白蔻仁健脾化湿和胃，也可配伍藿香、佩兰芳香化湿。

3. 阴阳失调，肝阳上亢

临床表现：眩晕，目赤耳鸣，头目胀痛，急躁易怒，口干口苦，失眠多梦，遇烦劳郁怒而加重，甚则仆倒，颜面潮红，肢麻震颤，便秘溲赤，舌红苔黄，脉弦或数。

病机：阴阳不调，肝阳风火，上扰清窍。

治法：平肝潜阳，息风清脑。

代表方：天麻钩藤饮加减。

药物：天麻、石决明、钩藤平肝潜阳息风；牛膝、杜仲、桑寄生补益肝肾；黄芩、山栀、菊花清肝泻火；白芍柔肝滋阴。若肝火上炎，口苦目赤，烦躁易怒者，酌加龙胆草、丹皮、夏枯草；若肝肾阴虚较甚，目涩耳鸣，腰酸膝软，舌红少苔，脉弦细数者，可酌加枸杞子、首乌、生地、麦冬、玄参；若见目赤便秘，可选加大黄、芒硝或当归龙荟丸以通腑泄热；若眩晕剧烈，兼见手足麻木或震颤者，加羚羊角、石决明、生龙骨、生牡蛎、全蝎、蜈蚣等镇肝息风，清热止痉。

4. 肺脾气虚，痰浊内阻

临床表现：眩晕，头重如蒙，智力衰退，或哭笑无常，伴不思饮食，脘腹痞满，全身倦怠，气短乏力，咳嗽，痰多稀白，口多涎沫，头重如裹，食少，大便溏，甚则面浮足，舌质淡，苔白腻，脉濡滑。

病机：肺脾气虚，痰浊内生，上蒙清窍。

治法：补肺健脾，豁痰化浊。

代表方：参苓白术散合涤痰汤加减。

药物：党参、白术、山药、白扁豆、炙甘草健脾补肺，茯苓、苡仁健脾利湿，陈皮、半夏、木香健脾行气化湿。半夏、陈皮、茯苓、枳实、竹茹理气化痰，和胃降逆，制南星去胶结，石菖蒲、远志、郁金开窍化浊，甘草、生姜补中和胃。

气虚痰湿偏盛，咳痰量多色白，加炙苏子、莱菔子、白芥子；气虚及阳，畏寒怯冷，尿少肢肿，加附子、干姜、桂枝、泽泻；头重如裹，口多沫者，重用陈皮、半夏，加用莱菔子、全瓜蒌、浙贝母等化痰祛痰之品；痰浊化热，干扰清窍，舌质红，苔黄腻，脉滑数者，加栀子、黄芩、天竺黄、竹沥；眩晕或头痛，失眠，或肢体麻木阵作，肢体无力或肢体僵直，脉弦滑，可用半夏白术天麻汤。

5. 瘀血内停，脉络阻滞

临床表现：眩晕，头痛，面色黧黑，言语不利，善忘，伴肌肤甲错，口干不欲饮，双目晦暗，舌质紫暗，或有瘀点瘀斑，脉细涩。

病机：瘀血阻滞，脉络不通。

治法：活血化瘀，开窍醒脑。

代表方：通窍活血汤加减。

药物：麝香芳香开窍，并活血散结通络；当归、桃仁、红花、赤芍、川芎、丹参活血化瘀；葱白、生姜合石菖蒲、郁金以通阳宣窍。

久病伴气血不足，加熟地、党参、黄芪；气虚血瘀为主者，宜补阳还五汤加减，药用黄芪、当归、党参、赤芍、地龙、川芎、桃仁、红花、水蛭、郁金、石菖蒲、远志；气滞血瘀为主者，宜用血府逐瘀汤加减；瘀血日久，阴血亏虚明显者，加熟地、阿胶、鳖甲、制首乌、女贞子；久病血瘀化热，致肝胃火逆，症见头痛、呕恶等，应加钩藤、菊花、夏枯草、丹皮、栀子、生地、竹茹等；病久入络者，宜加蜈蚣、僵蚕、全蝎、水蛭、地龙等虫类药以疏通经络，同时加用天麻、葛根等；兼见肾虚者，症见口中流涎，舌淡紫胖，苔腻或滑者，可加益智仁、补骨脂、山药；若兼寒邪阻络，可加用桂枝、细辛温经通络。

第五节　食疗与保养

糖尿病合并脑动脉硬化疾病重在预防，调整不合理的饮食习惯和改变不良的生活方式，去除疾病诱发因素，减少或延缓疾病的进展。可以针对患者的具体情况制定饮食及运动计划，指导患者及家属进行调摄。在制定饮食及运动计划时，除了要考虑到饮食治疗及运动的一般原则外，还要考虑到糖尿病的类型、生活方式、文化背景、社会经济地位、是否肥胖、治疗情况、并发症和个人饮食的喜好，实行治疗性生活方式干预（TLC），使其逐步适合糖尿病治疗的需要。

一、饮食管理

饮食治疗是治疗糖尿病、预防脑动脉硬化的基础，要控制每日膳食总能量，以维持正常体质量为度。根据标准体质量及工作性质，估计每日所需总能量（见表 35-1）。

表 35-1　每日即所需总能量表

劳动强度	消瘦/ [kcal · (kg · d)$^{-1}$]	正常/ [kcal · (kg · d)$^{-1}$]	肥胖/ [kcal · (kg · d)$^{-1}$]
卧床休息	20～25	15～20	15
轻度体力劳动	35	25～30	20～25
中度体力劳动	40	35	30
重度体力劳动	40～45	40	35

营养摄入应均衡，碳水化合物所提供的能量应占总能量的 50%～65%，主要提供碳水化合物、蛋白质、膳食纤维、B 族维生素，是中国传统膳食的主体，是能量的主要来源。应鼓励患者多摄入复合碳水化合物及富含可溶性食物纤维素的碳水化合物和富含纤维的蔬菜，并注意粗细搭配。对碳水化合物总能量的控制比控制种类更重要。在碳水化合物总能量得到控制的前提下，可以适当进食些低糖的水果。提倡清淡饮食，每日食盐的摄入量应控制在 5g 以内。

膳食中由脂肪提供的能量应占总能量的 20%～30%，建议每日摄入胆固醇小于 300mg。一般人群摄入饱和脂肪酸应小于总能量的 10%；而高胆固醇血症者饱和脂肪酸摄入量应小于总能量的 7%。在满足每日必需营养和总能量需要的基础上，当摄入饱和脂肪酸和反式脂肪酸的总量超过规定上限时，应该用不饱和脂肪酸来替代。高 TG 血症者更应尽可能减少每日摄入脂肪总量，每日烹调油应少于 30g。脂肪摄入应优先选择富含 n-3 多不饱和脂肪酸的食物（如深海鱼、鱼油、植物油）。避免经常食用过多的动物性脂肪和含胆固醇较高的食物，如肥肉、肝、脑、肾、肺等内脏，猪油、蟹黄、鱼子、奶油及其制品，椰子油、可可油等，以食用低胆固醇、低动物性脂肪食物，如鱼肉、鸡肉、各种瘦肉、蛋白、豆制品等为宜。肾功能正常的糖尿病患者，蛋白质的摄入量可占供能比的 15%～20%，保证优质蛋白质比例超过三分之一。有微量蛋白尿的患者，蛋白质的摄入量应限制在低于每千克体质量 0.8～1.0g 之内。有显性蛋白尿的患者，蛋白质的摄入量应限制在低于 0.8g/kg 体质量，开始透析者蛋白摄入适当增加。

蔬菜中含水分多，能量低，富含植物化学物质，是提供微量元素、膳食纤维和天然抗氧化物的重要来源。建议每天蔬菜摄入量要在 300～500g，最好深绿色蔬菜约占一半。

提倡不抽烟，不饮烈性酒，适量饮用低度酒或红葡萄酒有益于抑制冠脉疾病发生，但是不提倡过量饮酒。在空腹、使用降糖药和胰岛素时应尽量避免饮酒，以免发生严重低血糖。

二、合理运动

运动治疗也是糖尿病管理中的重要组成部分，适当的运动能帮助稳定血糖，减肥降血脂，增强心肺功能，改善肌肉力量，防止肌肉萎缩，此外，还能增进精神满足，改善脑神经功能状态。运动也是预防本病及二级预防的一项积极措施。合理的运动治疗方案应考虑以下五大原则：安全性、适应性、适度性、持续性、兴趣性。体力活动量应根据原来身体情况、体力活动习惯和心脏功能状态而定，以不过多增加心脏负担和不引起不适感觉为原则。成年糖尿病患者以有氧运动为主，每周运动 5 天，每次不少于30min。糖尿病合并脑血管硬化患者，可能同时存在心脑眼肾等多种并发症，应适当减少运动量，每周1～3 次，建议在医生指导下选择合适的运动方式及运动强度。一般认为平地快步走是简便易于坚持的运动项目，应作为首选，其次慢跑、门球、乒乓球、羽毛球等有氧运动也适用于老年糖尿病患者。另外，还有两种形式可供参照，其一是日常生活中的连带运动，如步行上楼梯、做家务、擦地板、骑自行车或步行上班等，其二是结合平时爱好的运动，如太极拳、八段锦、老年保健操等。运动项目不必是单一的选择，也可多种形式交替进行。体育锻炼要循序渐进，定期评估身体状况，及时调整运动方案。

空腹血糖＞16.7mmol/L、反复低血糖、血糖波动较大、合并急性并发症、合并急性感染、增殖性视网膜病变（活动性出血）、严重肾病、严重心脑血管疾病（不稳定型心绞痛、严重心律失常、一过性脑缺血发作）等情况下禁忌运动，病情控制稳定后方可逐步恢复运动。

三、心理调摄

保持淡静的心理状态，勿急勿躁，生活规律，心态平衡，节制情欲，修身养性，保持身心健康。避免过度劳累和情绪激动，注意劳逸结合，保证充分睡眠。可以进行适当的益智类活动。

四、糖尿病合并脑动脉硬化的食疗方

（1）菊花山楂茶。组成：菊花 3g，生山楂 6g。制法：开水冲浸。服法：代茶饮用。按语：本方适用于糖尿病合并高血压、冠心病、高脂血症者。

（2）菊槐绿茶饮。组成：菊花、槐花、绿茶各 3g。制法：水煎或开水冲浸。服法：代茶饮用。按语：本方适用于糖尿病合并高血压者。

（3）菊楂决明饮。组成：菊花 10g，生山楂片 15g，决明子 15g。制法：将决明子打碎，同菊花、生山楂片水煎。服法：代茶饮用。按语：本方适用于糖尿病合并高血压、高脂血症者。

（4）葛根粉粥。组成：葛根粉 30g，粳米 50g。制法：粳米浸泡一宿，与葛根粉同入砂锅内，加水500ml用文火煮至米开粥稠即可。服法：食用。按语：本方适用于糖尿病合并高血压、冠心病者。

（5）荷叶绿豆粥。组成：绿豆 20g，大米 50g。鲜荷叶 1 张。制法：取鲜荷叶洗净，煎汤取汁，绿豆泡发，入荷叶汤煮至豆开，加入大米共煮，至粥熟后即可食用。服法：食用。按语：本方适用于糖尿病合并高脂血症患者

（6）菠菜粥。组成：菠菜 250g，粳米 50g。制法：将菠菜洗净，在沸水中烫一下，切段；粳米淘净置锅内，加水适量，煎熬至粳米熟时，将菠菜放入粥中，继续煎熬直至成粥时停火；再放入食盐、味精即成。服法：食用。按语：本方适用于糖尿病合并大便秘结及高血压者。

（7）决明子粥。组成：决明子（炒）15g，粳米 50g。制法：先把决明子放入锅内炒至微有香气，取出，待冷后煎汁去渣，放入粳米煮粥，粥熟即可食。服法：食用。按语：本方适用于糖尿病合并高血压、高脂血症者。

第三十六章

糖尿病与脑卒中

糖尿病性脑血管病是指由糖尿病所并发的脑血管病变，在糖、脂肪、蛋白质等一系列代谢紊乱的基础上所发生的包括颅内大血管、微血管病变。其中，以突然发病、局灶性或弥漫性脑功能障碍为特征的脑卒中，是脑血管病变中最重的一种。根据第三次全国死因回顾抽样调查报告，脑血管病目前已跃升为国民死亡原因之首。卒中是单病种致残率最高的疾病，而急性缺血性脑卒中（急性脑梗死）又是最常见的脑卒中类型，占到全部脑卒中的60％～80％。

糖尿病作为脑血管病特别是缺血性卒中/短暂性脑缺血发作（TIA）的危险因素已经得到公认。越来越多的证据表明，高血糖可以增加卒中发生率，是卒中的独立危险因素。虽然糖尿病人群脑出血的发病率低于非糖尿病人群，但脑梗死的发病率为非糖尿病人群的4倍，且9.1％的卒中再发可归因于糖尿病。同时，早期的胰岛素抵抗和糖耐量异常也可增加缺血性脑卒中的发病风险。而且卒中急性期血糖过高或过低均可对卒中预后产生不良影响。糖尿病合并脑卒中的患者在死亡率、致残率、复发率都处于较高水平，病情恢复也较慢。

第一节 病因病理

一、病因研究

2015年《中国脑卒中一级预防指导规范》指出，卒中的危险因素分为可干预与不可干预两种。不可干预因素主要包括：年龄、性别、种族、遗传因素等。可干预因素包括：高血压、糖尿病、血脂异常、心房颤动、无症状性颈动脉粥样硬化和不当生活方式等。在诸多危险因素中，高龄因素是较公认的一个病因，动脉粥样硬化是本病的根本病因。糖尿病、高血压和缺血性心脏病又为脑卒中的独立危险因素。目前，国内外诸多研究对脑卒中的可干预的危险因素均提出了防治建议及措施。

糖尿病合并脑卒中主要以急性缺血性卒中为主，对此类患者进行病因/发病机制分型有助于判断预后、指导治疗和选择二级预防措施。当前国际广泛使用急性卒中Org10172治疗试验（TOAST）病因/发病机制分型，将缺血性脑卒中分为：大动脉粥样硬化型、心源性栓塞型、小动脉闭塞型、其他明确病因型和不明原因型等五型。

二、病理研究

糖尿病对机体的血液流变学、脂代谢、内皮细胞功能都有明显的影响。糖尿病患者血黏度升高，红细胞变形能力显著降低，高血糖的长期作用，使红细胞的脂蛋白成分改变；膜弹性降低，影响了红细胞膜变形性，红细胞通过微循环的速度减缓，血液流变学改变，组织细胞的供血供氧减少，促使糖尿病时血液处于高凝状态，加重微循环障碍，增加脑梗死发病率。由于脑部血管特殊的结构，分支动脉几乎都以近直角的方式分出行走。这种直角分支的形式为血管损伤、形成斑块、血栓、堵塞等创造了条件。在糖尿病血细胞发生异常，尤其是血细胞内黏度显著增加的情况下，细胞的内黏度增加，变形能力降低，容易在血管直角分支处形成阻塞。同时，脑部血管错综复杂，迂回交错，更易被血团堵塞。糖尿病病人小动脉壁坏死率较单纯高血压的病人少，甚至在某种程度上可以延迟或不发生小动脉坏死，所以糖尿病患者脑出血的发病率往往低于非糖尿病人群或相比无临床差异性。其次，糖尿病患者动脉平滑肌细胞和巨噬细胞摄取胆固醇增加，低密度脂蛋白胆固醇更易转变为胆固醇酯，低密度脂蛋白胆固醇氧化后损害了肝细胞上受体识别，而使其代谢减慢，并通过另外受体结合而被巨噬细胞优先吞噬和降解，堆积在巨噬细胞内，最终沉积在血管内皮上，加速或加重了动脉粥样硬化的形成。而动脉硬化正是脑梗死的根本原因。再者，糖尿病患者内皮细胞在缺血/再灌注损害时，合成、表达并释放因子 M，并合成氧自由基，氧自由基在破坏磷脂膜的同时，使梗死灶和半暗带的 TXA2 含量增加，造成血管痉挛和血管内凝血，使半暗带缺血区加重，甚至发生细胞坏死，梗死范围扩大。高血糖毒性还对脑血管内膜细胞有直接损害作用，会使血浆蛋白渗透性增加，细胞外基质被糖化引起纤维高联，最终致血管弹性减弱甚至丧失。较长病程的糖尿病患者脑血流自动调节功能受损，常使局部脑血流量下降。

脑梗死发生率在颈动脉系统中约占 80%，在椎-基底动脉系统中约占 20%。闭塞好发血管依次为颈内动脉、大脑中动脉、大脑后动脉及椎-基底动脉等。闭塞的血管可见动脉粥样硬化或血管炎改变、血栓形成或栓子。局部血液供应中断引起的脑梗死多为白色梗死，大面积脑梗死常可继发红色梗死（即出血性梗死）。缺血、缺氧性损害表现为神经细胞坏死和凋亡两种状态。局部脑缺血是由缺血中心区及周围的缺血半暗带组成。缺血中心区的神经细胞膜离子泵和细胞能量代谢衰竭，脑组织会发生不可逆损害。缺血半暗带的脑组织存在大动脉残留血流和侧支循环，尚有大量存活的神经元。如在短时间内恢复缺血的半暗带血流，其所致的功能损害具有可逆性。随着缺血程度加重和时间的延长，中心坏死区逐渐扩大，缺血半暗带逐渐缩小，病情趋于慢性。

脑动脉闭塞的早期，脑组织改变不明显，肉眼可见的变化要在数小时后才能辨认。缺血中心区发生肿胀、软化，灰白质分界不清。大面积脑梗死时，脑组织高度肿胀，可向对侧移位，易导致脑疝形成。镜下可见神经元出现急性缺血性改变，如皱缩、深染及炎性细胞浸润等，胶质细胞破坏，神经突和髓鞘崩解，小血管坏死，周围有红细胞渗出与组织间液的积聚。发病后的 4~5d 脑水肿达高峰，7~14d 脑梗死区液化成蜂窝状囊腔，3~4 周后，小梗死灶可被肉芽组织所取代，形成胶质瘢痕；大的梗死灶中央液化成囊腔，周围有增生的胶质纤维包裹，形成中风囊。局部血液供应中断引起的脑梗死为白色梗死。由于脑梗死病灶内的血管壁发生缺血性病变，当管腔内血栓溶解及/或侧支循环开放等原因使血流恢复后，血液会从破损的血管壁漏出，可引起继发性渗血或出血，导致出血性脑梗死，也称红色脑梗死。脑组织的病理改变是渐进性的不可逆的进展，会导致脑组织和脑细胞结构及功能的变性、减退和丧失。由于糖尿病脑大血管病变与微血管病变相互影响和交错，动脉病变往往波及微血管甚至表现出微血管病变，导致临床表现复杂。因此，糖尿病脑大血管和微血管病变有时是难以完全区分的，尤其是缺血性病变（表 36-1）。多发脑梗死为最常见的类型，而反复发生亚临床卒中可引起大脑供血不足，能量代谢功能紊乱，产生缺血性神经元病变。当继发 Binswanger'Disease（皮质下白质脱髓鞘变性、进行性痴呆）时大脑皮质功能将会逐渐呈现多重障碍：失聪、失认、失语、失写、失定向、失定时或丧失自知力，日常生活很难自理，进一步加重了家庭及社会负担。

表 36-1　脑小血管病与大血管病的区别

区别	小血管病	大血管病
危险因素	年龄、糖尿病、高血压、单基因病	年龄、高血压、糖尿病、脂代谢紊乱、吸烟等
病理改变	脂质玻璃样变、纤维素样坏死、淀粉样物质沉积	动脉粥样硬化斑块、大动脉炎、动脉纤维肌肉发育不良等
临床表现	腔隙性脑梗死、脑白质疏松变性、微出血、VR 间隙扩张	脑梗死

注：由于糖尿病大血管病变是相对于糖尿病微血管病变而言的，其中部分小动脉病仍然属于糖尿病大血管病变范围。

第二节　诊断与鉴别诊断

一、诊断

（一）一般诊断

1. 既往有糖尿病病史，或者发病过程中确诊为糖尿病

2. 脑卒中诊断标准

急剧发病，症状可持续 24h 以上或导致死亡的局部脑血管病。可分为五个主要类型：血栓性脑梗死；栓塞性脑梗死；脑出血；蛛网膜下腔出血；未分型脑卒中。

3. 临床表现

（1）血栓性脑梗死：动脉粥样硬化性脑梗死多见于中老年，动脉炎性脑梗死以中青年多见。常在安静或睡眠中发病，部分病例有 TIA 前驱症状如肢体麻木、无力等，局灶性体征多发生在发病后 10 余小时或 1~2d 达最高峰，临床表现取决于梗死灶的大小和部位。主要为神经功能缺损症状和体征，如偏瘫、偏身感觉障碍和同向偏盲，优势半球受累可出现失语，后循环受累出现头晕、复视、共济失调等，大面积脑梗死或脑干梗死可出现头痛、呕吐、昏迷等全脑症状。患者一般意识清晰，当发生基底动脉血栓或大面积脑梗死时，可出现意识障碍，甚至危及生命。

（2）栓塞性脑梗死：其可发生于任何年龄，以青壮年多见。多在活动中急骤发病，无前驱症状，局灶性神经体征在数秒至数分钟达到高峰，多表现为完全性卒中。大多数患者伴有风湿性心脏病、冠心病和严重心律失常等，或存在心脏手术、长骨骨折、血管介入治疗等栓子来源病史。有些患者同时并发肺栓塞（气急、发绀、胸痛、咯血等）、肾栓塞（腰痛、血尿等）、肠系膜栓塞（腹痛、便血等）和皮肤栓塞（出血点或瘀斑）等疾病表现。意识障碍有无取决于栓塞血管的大小和梗死的面积。与脑血栓相比，脑栓塞容易复发和出血。病情波动较大，病初严重，但因为血管再通，部分临床病例可迅速缓解；有时因并发出血，临床症状可急剧恶化；有时因栓塞再发，稳定或一度好转的局灶性体征可再次加重。本病如因感染性栓子栓塞所致，并发颅内感染者，多病情危重。

脑梗死临床分型：简述 OCSP 临床分型标准。

完全前循环梗死（TACI）：表现为三联征，即完全性大脑中动脉（MCA）综合征的表现：大脑较高级神经活动障碍（意识障碍、失语、失算、空间定向障碍等）；同侧偏盲；对侧三个部位（面、上肢、下肢）较严重的运动和（或）感觉障碍。多为 MCA 近段主干，少数为颈内动脉虹吸段闭塞引起的大片脑梗死。

部分前循环梗死（PACI）：由以上三联征中的两个，或只有高级神经活动障碍，或感觉运动缺损较 TACI 局限。提示是 MCA 远段主干、各级分支或 ACA 及分支闭塞引起的中、小梗死。

后循环梗死（LACI）：表现为各种不同程度的椎-基底动脉综合征，可表现为同侧脑神经瘫痪，及对

侧肢体感觉运动障碍；双侧感觉运动障碍；双眼协同活动及小脑功能障碍，无长束征或视野缺损等。为椎-基底动脉及分支闭塞引起的大小不等脑干、小脑梗死。

腔隙性梗死（LACI）：表现为腔隙综合征，大多是基底节或脑桥小穿通支病变引起的小腔隙灶。

纯运动性偏瘫：最为常见类型，约占60％，病变多位于内囊、放射冠或脑桥。表现为对侧面部及上下肢大致相同程度轻偏瘫，无感觉障碍、视觉障碍和皮质功能障碍。常突然发病，数小时内进展。

纯感觉性脑卒中：较常见，特点是偏身感觉缺失，可伴有感觉异常。主要病变位于对侧丘脑腹后外侧核。

共济失调性轻偏瘫：病变对侧轻偏瘫伴小脑性共济失调，偏瘫下肢重于上肢，面部最轻，共济失调不能用无力来解释，可伴有锥体束征。病变位于脑桥基底部、内囊或皮质下白质。

手笨拙-构音不良综合征：起病突然，症状迅速达高峰，表现为构音障碍、吞咽困难、病变对侧中枢性面舌瘫、面瘫侧手无力和精细动作笨拙，指鼻不准，轻度平衡障碍。病变位于脑桥基底部、内囊前支和膝部。

感觉运动性卒中：以偏身感觉障碍起病，再出现轻偏瘫，病灶位于丘脑腹后核及邻近内囊后支。

（3）脑出血：常见于50岁以上患者，男性多于女性，寒冷季节发病率高，多有高血压病史。多在情绪激动或活动中突然发病，发病后进展迅速。前驱症状不明显。由于颅内压升高，常伴头痛、呕吐、不同状态意识障碍，如嗜睡和昏迷。局限性定位和表现取决于出血量和出血部位。

（4）蛛网膜下腔出血：临床表现差异较大，轻者没有临床症状和体征，重者可突然昏迷，以青中年居多，突然发病，发病一般有明显诱因，如剧烈运动、用力排便、过度疲劳、情绪激动等。一般症状包括：头痛、以颈项强直多见的脑膜刺激征、眼底出血、精神症状等。

（二）实验室检查

对疑似卒中患者应进行常规实验室检查，以便排查类卒中或其他病因。包括血常规、凝血功能、血液流变学、血糖、血脂、肝肾功能等。

（三）影像学检查

脑的影像学检查可以直观地显示脑梗死的范围、部位、血管分布、有无出血、陈旧和新鲜梗死灶等，帮助临床判断组织缺血后是否可逆、血管状况，以及血流动力学改变。帮助选择溶栓患者、评估继发出血的危险程度。

1. 脑责任病灶检查

（1）平扫CT：急诊平扫CT可准确识别绝大多数颅内出血，并帮助鉴别非血管性病变（如脑肿瘤），是疑似脑卒中患者首选的影像学检查方法。但是对超早期缺血性病变和皮质或皮质下小的梗死灶不敏感，特别是后颅窝的脑干和小脑梗死更难检出。糖尿病合并脑卒中患者缺血性卒中发病率远远高于脑出血患者，且以腔隙性梗死和多灶性梗死为主。

缺血性卒中：在超早期阶段（发病6h内），CT可以发现一些轻微的改变：大脑中动脉高密度征，皮质边缘（尤其岛叶）以及豆状核区域灰白质分界不清，脑沟消失等。这些改变的出现提示病灶较大，预后较差，若选择溶栓治疗应慎重。发病24h后，梗死区出现低密度病灶。发病2周左右，梗死病灶处因水肿减轻和吞噬细胞浸润与周围正常脑组织等密度，CT上难以分辨，称为"模糊效应"。

出血性卒中：颅脑CT是首选方法，可清楚显示出血部位、出血量大小、血肿形态、是否破入脑室以及血肿周围有无低密度水肿带和占位效应。病灶多呈圆形或卵圆形均匀高密度区，边界清楚。脑室大量积血时多呈高密度铸型，脑室扩大。1周后血肿周围有环形增强，血肿吸收后呈低密度或囊性改变。脑室积血多在2～3周内完全吸收，而较大的脑实质内血肿一般需要6～7周完全消散。动态CT还可评价出血的进展。

（2）灌注CT：灌注CT可区别可逆性与不可逆性缺血，因此可识别缺血半暗带。对指导急性脑梗死溶栓治疗有一定参考价值。

（3）标准 MRI：标准 MRI（T1 加权、T2 加权及质子相）在识别急性小梗死灶及后颅窝梗死方面明显优于平扫 CT。可识别亚临床缺血灶，无电离辐射，不需碘造影剂。但有费用较高、检查时间长及患者本身的禁忌证（如有心脏起搏器、金属植入物或幽闭恐惧症）等局限。

（4）多模式 MRI：包括弥散加权成像（DWI）、灌注加权成像（PWI）、水抑制成像和梯度回波、磁敏感加权成像（SWI）等。DWI 在症状出现数分钟内就可发现缺血灶并可早期确定大小、部位与时间，对早期发现小梗死灶较标准 MRI 更敏感。PWI 可显示脑血流动力学状态。弥散－灌注不匹配（PWI 显示低灌注区而无与之相应大小的弥散异常）提示可能存在缺血半暗带。梯度回波序列/SWI 可发现 CT 不能显示的无症状性微出血，但对溶栓或抗栓治疗的意义研究结果不一致，尚待更多证据。已超过静脉溶栓目前公认时间窗 4.5h 的患者，可考虑进行 CT 灌注或 MR 灌注和弥散成像，测量梗死核心和缺血半暗带，以选择潜在适合紧急再灌注治疗（如静脉/动脉溶栓及其他血管内介入方法）的患者。这些影像技术能提供更多信息，有助于更好的临床决策。

2. 血管病变检查

颅内、外血管病变检查有助于了解卒中的发病机制及病因，指导选择治疗方法。常用检查包括颈动脉及椎动脉彩超、经颅多普勒（TCD）、磁共振脑血管造影（MRA）、CT 血管造影（CTA）和数字减影血管造影（DSA）等。

颈动脉及椎动脉彩超对发现颅外颈部血管病变，特别是狭窄和斑块很有帮助；糖尿病合并脑卒中患者颈动脉超声通常可发现颈动脉斑块的形成或颈动脉硬化。TCD 可检查颅内血流、微栓子及监测治疗效果，但其局限性是受操作技术水平和骨窗影响较大。MRA 和 CTA 都可提供有关血管闭塞或狭窄的信息。以 DSA 为参考标准，MRA 发现椎动脉及颅外动脉狭窄的敏感度和特异度为 70%～100%。MRA 和 CTA 可显示颅内大血管近端闭塞或狭窄，但对远端或分支显示不清。相对于 CTA，MRA 可在显示血管病变的同时清楚显示脑病变是其优点。

DSA 的准确性最高，仍是当前血管病变检查的金标准，但主要缺点是有创性和有一定风险。

（四）腰穿

腰穿仅在无条件进行 CT 检查，临床又难以区别脑梗死和脑出血时进行。

二、鉴别诊断

1. 脑卒中伴应激性高血糖

除有确切糖尿病病史者，有部分患者无相关病史，急性起病，应急情况下血糖升高，应进一步检查血糖、糖耐量试验、糖化血红蛋白或果糖胺以确诊有无糖尿病。

急性脑卒中出现应激性高血糖的因素多为：①急性应激状态导致植物神经、儿茶酚胺和肾上腺皮质激素等内环境改变发生的特异性反应；②由于下丘脑受损和应激致生长激素分泌过多；③位于下丘脑和脑干的葡萄糖调节中枢缺血及血性脑脊液所致。高血糖可使体内乳酸生成增多，导致细胞酸中毒，并通过干扰线粒体氧化磷酸化过程而使血脑屏障开放，加重脑水肿。目前临床上鉴别卒中伴高血糖的原因时还主要依赖于病史询问和连续监测血糖，这种方法对显性糖尿病患者意义较大，而对于隐匿性糖尿病患者，可检查糖化血红蛋白或者糖化血清蛋白。

2. 颅内占位病变

原发性颅内肿瘤来源于脑、脑膜、脑神经、血管、胚胎残余、垂体腺等，继发者有转移瘤与侵入瘤，颅内肿瘤的症状可概括为定位症状与颅内压增高症状两大类。各类肿瘤有其好发年龄与部位，一般为缓慢发病，进行性加重，少数情况下也可以颅内压增高引起脑疝危象，突然昏迷起病，根据病史与临床特点，结合 CT 和 MRI 检查，脑血管造影和影像学检查一般可以鉴别。脑室造影等可以确诊。

3. 颅脑外伤

颅脑外伤一般由暴力直接或间接作用于头部所引起，包括头皮、颅骨和脑损伤。颅脑损伤分为闭合性和开放性两类，中心问题是脑损伤。脑损伤包括原发性损伤（脑震荡、脑挫裂伤）和继发性损伤（颅内血肿、脑水肿等），患者一般均有明确的外伤史。损伤部位不同，临床出现不同的症状和体征，根据临床症状及结合 CT、MRI 或者颅内 X 片可确定诊断。

4. 脑出血

脑出血常发生于 50 岁以上患者，多有高血压病史。在活动中或情绪激动时突然起病。患者一般无前驱症状，少数可有头晕、头痛及肢体无力等。发病后症状在数分钟至数小时内达到高峰。血压常明显升高，并出现头痛、呕吐、肢体瘫痪、意识障碍、脑膜刺激征和痫性发作等。头部 CT 可见脑实质内出血高密度影。

5. 硬膜下血肿或硬膜外血肿

多有头部外伤史，病情进行性加重，出现急性头部受压症状，如意识障碍、头痛、恶心、呕吐等高颅压症状。某些硬膜下血肿，外伤史不明显，发病较慢，老年人头痛不重，应注意鉴别。头部 CT 检查在颅骨内板下，可发现局限性梭形或新月形高密度区。

第三节 西医治疗

对糖尿病合并脑卒中的患者，早期控制血糖水平和其他危险因素是改善脑卒中患者预后的重要措施。在脑卒中患者的糖尿病治疗中，可分为急性脑卒中期的治疗和梗死后恢复期血糖控制治疗。

在急性脑卒中发生时，患者发病后及时送到医院获得早期的诊治，是达到最好救治效果的关键。目前大多数有条件的医院，都尽可能建立了救治卒中病人的卒中单元。所有急性缺血性脑卒中患者应尽早、尽可能收入卒中单元接受治疗。

脑卒中患者救治过程中应密切监护患者基本生命功能，如气道和呼吸、心脏监测和心脏病变处理、血压和体温调控，同时立刻检测指尖血糖水平。当出现血糖异常、颅内压增高、严重血压异常、体温异常、癫痫等情况时，必须紧急处理。所有急性脑卒中患者尽可能在到达急诊室后 60min 内完成脑 CT 等基本评估并做出治疗决定。

一、一般治疗

（一）呼吸与吸氧

必要时吸氧，应维持氧饱和度＞94%。气道功能严重障碍者应给予气道支持（气管插管或切开）及辅助呼吸。无低氧血症的患者不需常规吸氧。

（二）心脏监测与心脏病变处理

脑梗死后 24h 内应常规进行心电图检查，根据病情，有条件时进行持续心电监护 24h 或以上，以便早期发现阵发性心房纤颤或严重心律失常等心脏病变；避免或慎用增加心脏负担的药物。

（三）体温控制

（1）对体温升高的患者应寻找和处理发热原因，如存在感染应给予抗生素治疗。

（2）对体温＞38℃的患者应给予退热措施。

（四）血压控制

1. 高血压

有研究表明，糖尿病合并高血压的脑卒中发生率远远高于仅有高血压的非糖尿病患者。因此，防治糖尿病合并脑卒中，减少其大血管病变的发生，除控制血糖、血脂外，严格控制血压具有重要意义。在尽可能的条件下，将糖尿病合并高血压患者的血压控制在 135/85mmHg 以下，是一个较好的血压管理范围。

在脑卒中急性期，约有70%的缺血性卒中患者中存在血压升高，原因主要包括：病前存在高血压、疼痛、恶心呕吐、颅内压增高、意识模糊、焦虑、卒中后应激状态等。多数患者在卒中后24h内血压自发降低。病情稳定且无颅内高压或其他严重并发症的患者，24h后血压水平基本可反映其病前水平。

目前关于卒中后早期是否应该立即降压、降压目标值、卒中后何时开始恢复原用降压药及降压药物的选择等问题尚缺乏充分的可靠研究证据。

2014年中国急性缺血性脑卒中诊治指南中指出：

（1）准备溶栓者，血压应控制在收缩压＜180mmHg、舒张压＜100mmHg。

（2）缺血性脑卒中后24h内血压升高的患者应谨慎处理。应先处理紧张焦虑、疼痛、恶心呕吐及颅内压增高等情况。血压持续升高，收缩压≥200mmHg或舒张压≥110mmHg，或伴有严重心功能不全、主动脉夹层、高血压脑病的患者，可予降压治疗，并严密观察血压变化。可选用拉贝洛尔、尼卡地平等静脉药物，避免使用引起血压急剧下降的药物。

（3）卒中后若病情稳定，血压持续≥140mmHg/90mmHg，无禁忌证，可于起病数天后恢复使用发病前服用的降压药物或开始启动降压治疗。在降压过程中，各种应用于非糖尿病患者的降压药物均可用于糖尿病者，但需视患者心功能、肾功能和年龄、血脂代谢、交感神经兴奋性等综合因素，权衡利弊后进行选择。

2. 卒中后低血压

卒中后低血压很少见，原因有主动脉夹层、血容量减少以及心输出量减少等。卒中后低血压的患者治疗应积极寻找和处理原因，必要时可采用扩容升压措施。可静脉输注0.9%氯化钠溶液纠正低血容量，处理可能引起心输出量减少的心脏问题。

（五）血糖

1. 高血糖

约40%的患者存在卒中后高血糖，对预后不利。《2015年中国脑卒中血糖管理指导规范》指出，对于急性脑卒中患者应尽快测量并监测血糖。当血糖高于10.0mmol/L时应给予降糖治疗，急性期首选胰岛素治疗，血糖值可控制在7.7～10mmol/L。

对于无糖代谢异常病史的缺血性卒中/TIA患者，应该做到尽早筛查血糖，应尽早查空腹血糖和糖化血红蛋白，对空腹血糖小于7mmol/L的患者急性期后应做OGTT试验，保证对糖尿病或糖尿病前期的尽早发现。

在脑卒中/TIA患者的长期血糖管理中，建议将糖化血红蛋白控制在小于7.0%（平均血浆葡萄糖为8.6mmol/L）水平，在保证不发生低血糖或其他严重不良反应的情况下，一些患者可选择更加严格的目标糖化血红蛋白水平（6.5%）（平均血浆葡萄糖为7.8mmol/L），这些患者可能包括糖尿病病史短，预期寿命长及无严重心血管疾病的患者；对于有严重低血糖事件发生史，预期寿命短，存在严重的微血管或大血管并发症，存在其他严重并发症，以及糖尿病病史长且应用包括胰岛素在内的多种药物都难以控制血糖的患者，可考虑将目标糖化血红蛋白水平提高为8.0%（平均血浆葡萄糖为10.2mmol/L）。

2. 低血糖

对于发生低血糖的患者，尽早纠正低血糖情况，有利于脑卒中患者的预后。通常血糖处于较低范围时，应立即静脉注射高浓度的葡萄糖，将血糖控制于正常范围，并检测血糖水平，谨防夜间低血糖的发生。

3. 血糖维持

对于任何类型的重症脑卒中患者，推荐当血糖持续大于10.0mmol/L时应该给予持续静脉泵入胰岛素治疗，推荐目标血糖浓度为7.8～10.0mmol/L。目标血糖越接近以上范围低值可能获益越大，对于部分患者，只要不发生严重低血糖，6.1～7.8mmol/L的血糖可能是合理的。

二、溶栓治疗

溶栓治疗是目前最重要的恢复血流措施，重组组织型纤溶酶原激活剂（rtPA）和尿激酶是我国目前使用的主要溶栓药。现有指南推荐"时间就是大脑"的原则，在时间窗内开展溶栓治疗。现认为有效抢救半暗带组织的时间窗为 4.5h 内或 6h 内。对于糖尿病合并脑卒中的患者，溶栓要求血糖控制在大于 2.7mmol/L 的范围，并未对血糖上限作出明确要求，但通常认为血糖控制为 7.8~10.0mmol/L。甚至我们认为对于部分患者，只要不发生严重低血糖，6.1~7.8mmol/L 的血糖可能是合理的范围。大量研究表明，溶栓前后的高血糖患者溶栓后血管的再灌注和预后均较差，可增加脑血管意外事件的发生。

（一）静脉溶栓：包括应用 rtPA 和尿激酶

目前指南推荐 rtPA 静脉溶栓治疗前循环缺血性梗死的时间为发病后 4.5h 内（≤4.5h），尿激酶为 6h 内（≤6h）。有关椎基底动脉所致的脑梗死溶栓治疗的时间窗、安全性与有效性研究不多，遵循现行指南的基础上，根据患者具体情况个体化处理。

1. 适应证

①年龄 18~80 岁；②临床明确诊断缺血性卒中，并且造成明确的神经功能障碍（NIHSS>4）；③发病时间小于 3h；④卒中时间持续至少 30min，且治疗无明显改善；⑤家属或患者对溶栓的收益/风险知情同意。

2. 禁忌证

①CT 证实颅内出血；②神经功能障碍非常轻微或迅速改善；③发病超过 3h；④伴有明确癫痫发作；⑤既往有颅内出血、动静脉畸形或颅内动脉瘤病史；⑥最近 3 个月内有颅内手术、头外伤或卒中史；⑦有出血倾向；⑧血糖<2.7mmol/L，收缩压>180mmHg 或舒张压>100mmHg；CT 显示低密度>1/3 大脑中动脉供血区。溶栓治疗亦属抗凝疗法一种，其目的主要是通过药物使血栓解聚崩解，使血栓逐渐溶解消除。

3. 用法

对缺血性脑卒中发病 3h 内和 3~4.5h 的患者，应按照适应证和禁忌证严格筛选患者，尽快静脉给予 rtPA 溶栓治疗。使用 rtPA 0.9mg/kg（最大剂量为 90mg）静脉滴注，其中 10% 在最初 1min 内静脉推注，其余持续滴注 1h，用药期间及用药 24h 内应严密监护患者；如没有条件使用 rtPA，且发病在 6h 内，严格选择患者考虑静脉给予尿激酶。使用方法：尿激酶 100~150 万 IU，溶于生理盐水 100~200ml，持续静脉滴注 30min，用药期间严密监护患者；不推荐在临床试验以外使用其他溶栓药物；溶栓患者的抗血小板治疗或特殊情况下溶栓后还需抗凝治疗者，应推迟到溶栓 24h 后开始。

（二）动脉溶栓

目前尚缺乏动脉溶栓治疗急性缺血性卒中有效性的循证研究结果，动脉溶栓可提高再通率和改善结局，但增加颅内出血发生率，并不减少死亡率。动脉溶栓越早，效果越好，应尽早实施治疗。动脉溶栓要求在有条件的医院进行。

1. 适应证、禁忌证、相对禁忌证

可参考静脉溶栓相关内容。需特别指出动脉溶栓有益于经过严格选择的急性缺血性脑卒中患者：发病 6h 内由大脑中动脉闭塞导致的严重卒中且不适合静脉溶栓的患者，经过严格选择后可在有条件的医院进行动脉溶栓；发病 24h 内、后循环大血管闭塞的重症脑卒中患者，经过严格评估可行动脉溶栓；部分静脉溶栓禁忌证的患者评估后可选择动脉溶栓。

2. 用法

动脉溶栓 rtPA 剂量一般为静脉溶栓的 1/3，一般剂量不超过 22mg，注射速度通常为 1mg/min，或采用脉冲注射的方法；尿激酶的最高剂量一般不超过 60 万 IU。

三、抗凝治疗

《2014 年中国急性缺血性脑卒中诊治指南》指出对大多数急性缺血性脑卒中患者，不推荐无选择地早期进行抗凝治疗。关于少数特殊患者的抗凝治疗，可在谨慎评估风险/效益比后慎重选择。特殊情况下溶栓后还需抗凝治疗的患者，应在 24h 后使用抗凝剂。对缺血性卒中同侧颈内动脉有严重狭窄者，急性抗凝的疗效尚待进一步研究证实。凝血酶抑制剂治疗急性缺血性卒中的有效性尚待更多研究进一步证实，只在临床研究环境中或根据具体情况个体化使用。

（一）普通肝素

1. 作用

肝素又名普通肝素，最早自肝脏提取，故名肝素，是一种黏多糖硫酸酯。肝素在体内外皆能延长凝血时间。静脉内注射肝素，对于血液凝固性增高的病人能迅速生效，在 10min 内血液凝固时间显著延长，但是维持时间较短，为 2～4h。肝素对凝血的各个环节皆有影响，因此发挥抗凝作用较强。肝素不仅能降低餐后的高血脂，也有利于糖尿病脑血栓患者脂代谢异常的高血脂的治疗。据报道肝素尚能增强胰岛素的疗效。因此对于糖尿病脑血栓患者的抗凝治疗药物首选是肝素。

2. 用法与剂量

肝素因使用方法不同，剂量殊异。

持续点滴或静脉内注射：糖尿病合并脑卒中患者通常使用肝素 100mg 加生理盐水 500ml，以每分钟 10～20 滴的速度静脉滴注。

肝素治疗要注意病人发生出血倾向，因此肝素治疗时既要达到抗凝的目的，又要防止发生出血，所以必须达到肝素化的标准。肝素化的指标为肝素治疗后凝血时间（李怀氏试管法）为用药前的 2～3 倍，凝血酶原时间为正常值的 2 倍。

（二）低分子肝素

皮下注射低分子肝素治疗发病 48h 内的缺血性卒中，可降低 6 个月时死亡率。剂量 4 000～5 000IU，2 次/天，腹壁皮下注射，连用 7～10d。与普通肝素比，低分子肝素生物利用度好，使用安全。

（三）蛇毒疗法

1. 作用

蛇毒是一种溶蛋白酶，又称蛇毒抗栓酶，能将纤维蛋白原的 α 纤维蛋白肽链分离，造成低蛋白血症。所以，蛇毒的抗凝能力是在于去纤维蛋白原的作用。一般无出血倾向。

2. 用法与剂量

蛇毒 0.04U/kg 体质量加入生理盐水 250ml 静脉滴入，2～3 周为 1 疗程。有效率为 86%～100%。

3. 蛇毒治疗

应先行皮试过敏试验，阴性方可使用。皮试方法，0.1ml 注射液稀释至 1ml，取 0.1ml 皮内注射。15min 后观察丘疹直径不超过 1cm 为阴性。

（四）藻酸双酯钠疗法

1. 作用

藻酸双酯钠是由褐藻中提取的一种多糖硫酸酯，具有类肝素样作用，但无肝素的不良反应。其主要作用是抗凝、降血脂、降低血黏度，可预防血栓病的发生。其抗凝效价为肝素的 1/3，维持时间为 4～6h，使凝血酶时间和凝血酶原时间显著延长。同时能增强红细胞表面负电荷能力，使红细胞间与血管壁的排斥力增强，从而产生红细胞解聚，降低红细胞与血管壁的黏附能力，以防止血栓的形成。

2. 用法与剂量

藻酸双酯钠 2.4mg/kg 加入生理盐水 500ml 静脉滴入。不良反应有过敏或白细胞低下等，停药后可逐渐恢复正常。

（五）常用口服抗凝剂治疗

作用：在血凝系统中，肝脏合成凝血因子Ⅱ、Ⅶ、Ⅸ、Ⅹ需有维生素 K 的参与。口服抗凝剂能阻断维生素 K 在肝细胞内合成上述凝血因子，使血中凝血因子下降，阻碍凝血现象发生。

1．双香豆素

（1）为从败坏黄零陵香草中提取，现已人工合成。其作用缓慢而持久，化学结构与维生素 K 相似，二者互相竞争与肝脏内有关酶蛋白结合，使凝血酶原及凝血因子的生成受到抑制，从而产生抗凝作用。

（2）口服一次用药可维持 4 天，每片 50mg。第一天口服 150～200mg，第二天减量为 1/2，第三天减量为 1/4。用药安全。

2．新双香豆素

为双香豆素的衍生物，是双香豆素的醋酸乙酯，毒性较小，使用安全。口服一次 200mg，2～3 次/天。每片剂量为 50mg。

3．新抗凝片

为双香豆素衍生物。第一天口服 12～16mg，每片 4mg，次日减半，维持量 1～2mg。

四、抗血小板治疗

《2013 年抗血小板治疗中国专家共识》（本章简称《共识》）指出缺血性脑血管病包括缺血性卒中和 TIA，病理生理学机制相同，推荐的预防策略相同。《2015 年中国慢性疾病防治基层医生诊疗手册（糖尿病分册）》指出合并心脑血管疾病糖尿病患者抗血小板治疗，常用的药物主要包括水杨酸类、P2Y12 受体拮抗剂和糖蛋白Ⅱb/Ⅲa 受体拮抗剂等。有心血管病史的糖尿病卒中患者应常规使用阿司匹林作为二级预防。目前的临床证据也支持阿司匹林用于心脑血管病变高风险的糖尿病人群心血管病变的一级预防。

（一）非心源性卒中

临床推荐：

（1）抗血小板药物优于口服抗凝药物。可选氯吡格雷（75mg/d）或阿司匹林（75～150mg/d）。对于高危患者，氯吡格雷优于阿司匹林。

（2）考虑出血风险，不推荐常规使用阿司匹林联合氯吡格雷；但对于 ACS 或 1 年内冠状动脉内支架置入患者，应联合氯吡格雷（75mg/d）和阿司匹林（100～300mg/d）。《共识》中指出：非心源性卒中合并糖尿病的患者，氯吡格雷较阿司匹林显著降低缺血事件率。而且对比氯吡格雷和阿司匹林双联与阿司匹林单药的二级预防研究（CHARISMA 和 MATCH），均证实双联抗血小板治疗并未更多获益，但出血风险明显增加。因此，氯吡格雷与阿司匹林双联抗血小板治疗不常规用于卒中和 TIA 的二级预防。

（二）心源性卒中

1．心脏瓣膜病引起的卒中

（1）合并风湿性二尖瓣病变的患者，无论是否合并心房颤动，不建议在抗凝基础上加抗血小板药物。

（2）对已规范口服抗凝药的风湿性二尖瓣病变的缺血性卒中或 TIA 患者，仍出现复发性栓塞事件时，可加用抗血小板治疗。

（3）对有缺血性卒中或 TIA 病史的二尖瓣脱垂或二尖瓣钙化患者，可单用抗血小板治疗。

2．人工瓣膜置换后引起的卒中

应用抗凝药物仍发生卒中而无出血高风险的患者，在华法林基础上可加阿司匹林 100mg/d，保持国际标准化比值（INR）2.0～3.0。

3．卵圆孔未闭（PFO）引起的卒中

（1）既往有缺血性卒中或 TIA 的 PFO 患者，可用抗血小板治疗。

（2）在隐源性卒中和 PFO 或房间隔膜部瘤的患者，给予阿司匹林 50～100mg/d。

（三）卒中急性期

（1）未溶栓治疗且无阿司匹林禁忌证的患者发病后尽早服用司匹林 150～300mg/d，急性期后阿司匹林 75～150mg/d。

（2）溶栓治疗者，阿司匹林等抗血小板药物应在溶栓后 24h 开始使用。

（3）对不能耐受阿司匹林者，用氯吡格雷等其他抗血小板药物。

（4）对缺血性卒中再发的高危患者如无高出血风险，缺血性卒中或 TIA 后的第 1 个月内。阿司匹林 75mg/d 联合氯吡格雷 75mg/d 优于单用阿司匹林。

五、脑保护药和脑代谢激活药治疗

神经保护剂的疗效与安全尚需开展更多高质量临床试验进一步证实。缺血性脑卒中起病前已服用他汀的患者，可继续使用他汀治疗。依达拉奉、胞二磷胆碱、吡拉西坦等药物开展了随机临床研究，在临床实践中可根据具体情况个体化使用。

六、血液稀释或降黏疗法

一般缺血性脑卒中患者，目前尚无充分随机对照试验支持扩容升压可改善预后。目前研究表明，卒中后早期血液稀释疗法有降低肺栓塞和下肢深静脉血栓形成的趋势，但对近期或远期死亡率及功能结局均无显著影响。

降黏疗法是应用药物降低血黏度，抑制血细胞凝集，增加血液量，改善血流变学的一种方法。

七、介入治疗

循证医学证实，发病 4.5h 内采用重组组织型纤溶酶原激活剂（rt－PA）静脉溶栓是治疗急性缺血性脑卒中的首选方法。但是现实生活中，能在时间窗内到达医院并具备溶栓适应证的患者非常有限，而且大血管闭塞性脑卒中在静脉溶栓后实现血管再通率偏低。鉴于静脉溶栓的局限性，介入治疗技术的发展使急性缺血性脑卒中患者，特别是大血管闭塞所致的重症脑卒中患者在治疗上大大获益。血管介入治疗通常为脑卒中的急诊手术，术前血糖必须达到急诊手术要求，在尽可能的情况下，随机血糖应小于 14mmol/L，合并酮症酸中毒或高渗性昏迷为介入手术禁忌证。急诊介入手术前，脑卒中患者应同时检测血糖和酮体水平，如患者随机血糖≥14mmol/L，可予生理盐水＋小剂量胰岛素（0.1～0.15U/kg/h）持续静滴，密切监测血糖水平（1 次/h），保持血糖以每小时 4～6mmol/L 的速度平稳下降至理想范围。如脑卒中患者合并有糖尿病酮症酸中毒或高渗性昏迷等糖尿病急性并发症，则应首先纠正代谢紊乱，至血糖<14mmol/L、酮体消失、渗透压和 pH 值恢复正常后方可手术。对于低血糖的患者，应及时空腹或静脉注射葡萄糖纠正低血糖后进行手术。术中应持续监测血糖水平。手术后，患者仍应密切检测血糖，将血糖控制在合理范围。

血管介入治疗包括动脉溶栓（详见前述）、机械取栓、血管成形术和支架置入术。

（一）血管介入的适应证与禁忌证

1. 适应证

（1）年龄 18 岁以上。

（2）大血管闭塞重症患者尽早实施血管内介入治疗。建议动脉溶栓：前循环闭塞发病时间在 6h 以内，后循环大血管闭塞发病时间在 24h 内。机械取栓：前循环闭塞发病时间在 8h 以内，后循环大血管闭塞发病时间在 24h 内。

（3）CT 排除颅内出血、蛛网膜下腔出血。

（4）急性缺血性脑卒中，影像学检查证实为大血管闭塞。

（5）患者或法定代理人签署知情同意书。

2. 禁忌证

（1）若进行动脉溶栓，参考静脉溶栓禁忌证标准。

（2）活动性出血或已知有出血倾向者。

（3）CT 显示早期明确的前循环大面积脑梗死（超过大脑半球 1/3）。

（4）血小板计数低于 $100×10^9$/L。

（5）严重心、肝、肾功能不全或严重糖尿病患者。

（6）近 2 周内进行过大型外科手术。

（7）近 3 周内有胃肠或泌尿系统出血。

（8）血糖<2.7mmol/L 或>22.2mmol/L。

（9）药物无法控制的严重高血压。

（10）预期生存期小于 90d。

（11）妊娠。

（二）机械性取栓、碎栓

（1）机械取栓在严格选择患者的情况下单用或与药物溶栓合用可能对血管再通有效，但临床效果还需更多随机对照试验验证。

（2）对静脉溶栓禁忌的部分患者使用机械取栓可能是合理的。

（3）对于静脉溶栓无效的大动脉闭塞患者，进行补救性动脉溶栓或机械取栓（发病 8h 内）可能是合理的。

（三）血管成形术及支架置入术

目前颈动脉和椎动脉颅外段血管成形术及支架置入术主要应用于脑卒中预防而非脑卒中急性期治疗。获益尚未证实，应限于临床试验的环境下使用。通常以下两种情况需要紧急实施血管成形术及支架置入术：一是颈动脉或椎动脉颅外段重度动脉粥样硬化性狭窄或夹层，导致血管完全或不完全闭塞，血流明显减少甚至中断而引发的急性脑卒中；二是当责任血管位于远端时，因颅外段血管严重狭窄，导管无法通过时，需要先行近端狭窄处血管成形术或支架置入术。但就目前研究而言，急性颅内动脉球囊成形术/支架置入术的有效性尚不确定，应根据患者个体情况选择使用。

八、急性期并发症处理

（一）脑水肿与颅内压增高

严重脑水肿和颅内压增高是急性重症脑梗死的常见并发症，是死亡的主要原因之一。治疗时，卧床，床头可抬高至 20°~45°。避免和处理引起颅内压增高的因素，如头颈部过度扭曲、激动、用力、发热、癫痫、呼吸道不通畅、咳嗽、便秘等。可使用甘露醇静脉滴注，必要时也可用甘油果糖或速尿等。对于发病 48h 内、60 岁以下的恶性大脑中动脉梗死伴严重颅内压增高患者，可请脑外科会诊考虑是否行减压术。60 岁以上患者手术减压可降低死亡和严重残疾，但独立生活能力并未显著改善，因此应更加慎重，可根据患者年龄及患者/家属对这种可能结局的价值观来选择是否手术。对压迫脑干的大面积小脑梗死患者可请脑外科会诊协助处理。

（二）癫痫的处理

缺血性脑卒中后癫痫的早期发生率为 2%~33%，晚期发生率为 3%~67%。目前缺乏卒中后是否需预防性使用抗癫痫药或治疗卒中后癫痫的证据。

《中国急性缺血性脑卒中诊治指南 2014》不推荐预防性应用抗癫痫药物。孤立发作一次或急性期痫性发作控制后，不建议长期使用抗癫痫药物。卒中后 2~3 个月再发的癫痫，建议按癫痫常规进行长期药物治疗。卒中后癫痫持续状态，建议按癫痫持续状态治疗原则处理。

（三）肺部感染的处理

约 5.6％的患者合并肺部感染，误吸是脑血管病合并肺部感染的主要原因。肺部感染是脑血管病死亡的主要原因，急性脑血管病还可并发急性神经源性肺水肿。糖尿病合并脑卒中患者合并肺炎时易诱发酮症酸中毒，这时患者病情重，死亡率高，尤其老年人较多。即使不合并脑卒中的糖尿病肺炎患者，也大约有 20％发生中毒性休克的可能。早期控制血糖，识别和处理吞咽困难，对预防肺部感染有显著作用。患者可采用侧卧位，平卧时头应偏向一侧，以防止舌后坠和分泌物阻塞呼吸道；经常变换体位，定时翻身和拍背，加强康复活动，是防止肺部感染的重要措施。肺部感染的治疗主要包括呼吸支持和抗生素治疗，药敏试验有助于抗生素的选择。如果低氧血症严重或二氧化碳潴留明显，则需要气管插管和辅助呼吸。

（四）上消化道出血的处理

上消化道出血是脑卒中患者急性期常见的严重并发症，是由于胃和十二指肠应急性出血性糜烂和溃疡所致，病死率较高。临床表现为呕吐咖啡样物和排柏油样粪便，严重时可出现血压下降等末梢循环衰竭的表现，甚至合并重要器官功能衰竭。上消化道出血的处理包括：

（1）胃内灌注：冰生理盐水 50～100ml 加入去甲肾上腺素 8mg 口服；如仍不能止血，应用凝血酶 1000～2 000IU 加冰生理盐水 50～100ml 口服。有意识障碍或吞咽困难患者，可鼻导管注入。也可用立止血、云南白药、氨甲苯酸等。

（2）使用制酸止血药物：西咪替丁 200～400mg 加液体静脉点滴，2～3 次/天，也可选用质子泵抑制剂如奥美拉唑或泮托拉唑 40mg 加生理盐水 100ml 静脉点滴，1～2 次/天。

（3）防止休克：如有循环衰竭表现，应补充血容量，可采用输新鲜全血或红细胞成分输血。如上述处理后仍有大量出血，可在胃镜直视下高频电凝止血或考虑手术止血。

（五）排尿障碍与尿路感染

排尿障碍在卒中早期很常见，主要包括尿失禁与尿潴留。住院期间 40％～60％中重度卒中患者发生尿失禁，29％发生尿潴留。尿路感染主要继发于因尿失禁或尿潴留留置导尿管的患者，约 5％出现败血症，与卒中预后不良有关。糖尿病合并脑卒中患者的尿路感染发生率远远高于非糖尿病脑卒中患者，高发的原因可能与糖尿病患者合并神经原性膀胱炎及肾小球硬化相关。治疗上建议对排尿障碍进行早期评估和康复治疗，记录排尿日记。尽量避免留置尿管，可定时使用便盆或便壶，白天每 2h 1 次，晚上每 4h 1 次，并监测膀胱残余尿量。排尿时可在耻骨上施压加强排尿，必要时可间歇性导尿或留置导尿。有尿路感染者应给予抗生素治疗。糖尿病合并脑卒中尿路感染患者，我们通常建议适当延长抗生素使用时间。但不推荐预防性使用抗生素。

（六）其他

脑卒中后由于神经内分泌功能的紊乱、意识障碍、进食减少等原因，常出现电解质紊乱，主要表现为低钾血症、低钠血症和高钠血症，应常规进行监测，及时纠正。合并的心脏损伤是心脑综合征的表现之一，主要包括急性心肌缺血、心肌梗死、心律紊乱及心力衰竭，是急性期脑血管病的主要死亡原因。脑卒中时早期应密切观察心脏情况，及时发现心脏损害，及时处理。

九、恢复期治疗

糖尿病患者在卒中后，在病情稳定的情况下，仍应重视血糖、血脂、血压等的管理。建议糖尿病病程短、预期寿命长且无严重心血管疾病患者，将糖化血红蛋白控制在小于 7.0％（平均血浆葡萄糖为8.6mmol/L）水平；在保证不发生低血糖或其他严重不良反应的情况下，一些患者可选择更加严格的目标糖化血红蛋白水平（6.5％）（平均血浆葡萄糖为 7.8mmol/L）。对于有严重低血糖事件发生史，预期寿命短，存在严重的微血管或大血管并发症，存在其他严重并发症，以及糖尿病病史长且应用包括胰岛素在内的多种药物都难以控制血糖的患者，可考虑将目标糖化血红蛋白水平提高为 8.0%（平均血浆葡萄糖为 10.2mmol/L）。此外，糖尿病合并脑卒中的患者，在恢复期应尽早进行肢体运动的早期康复训练。卧床者在病情允许的情况下应注意改良姿势位置的摆放。应重视语言、运动和心理等多方面的康复训练，目的是尽量恢复日常生活自理能力。

第四节　中医治疗

一、病因病机

糖尿病因其"三多一少"的特点，中医上常归属于"消渴病"范畴。消渴病常病及多个脏腑，病变影响广泛，未及时医治以及病情严重的患者，常可并发多种病证。根据脑卒中的临床特点，中医常可归属于"中风""卒中"等范畴。阴虚燥热，炼液成痰，以及血脉瘀滞，痰瘀阻络，蒙蔽心窍，则发为中风偏瘫。临床可表现有轻重不同，重者可突然晕倒、不省人事，伴口眼歪斜、言语不利、半身不遂等。轻者也可仅半身不遂，或口眼歪斜，或言语不利等。糖尿病合并脑卒中的发病多急骤，症见多端，病情变化迅速。

中风的发生是多种因素所导致的复杂的病理过程。中医认为，本病的发生不外乎风、火、痰、瘀、虚、气六端，急性期以内风、邪热、痰浊、瘀血、腑实等标实为主；中风后期主要以"本虚"为主，兼以"标实"。"本虚"为气血不足，"标实"即痰浊、瘀血阻滞脑络，而痰浊瘀血又为正气亏虚所致。总而言之，本病的发生多因以上病理因素综合影响大脑清窍、神机失用所致。因此，临床治疗的关键在于恢复脑髓神机，治疗的重点是祛除风、火、痰、瘀、虚、毒等病理因素。

消渴病患者阴虚燥热日久，伤阴耗气，气阴两虚，心、肝、肾三脏阴阳失调，加之劳倦内伤，忧思恼怒，肥甘厚味，变生痰瘀，痰热内蕴，或外邪侵袭等因素，以致气血运行受阻，肌肤筋脉失于濡养，风痰瘀血，上犯清空，神气闭阻所致。

二、分证治疗

（一）中经络

1. 风痰瘀血，痹阻脉络

临床表现：半身不遂，口舌歪斜，舌强言謇或不语，偏身麻木，头晕目眩，舌质暗淡，舌苔薄白或白腻，脉弦滑。

治法：活血化瘀，化痰通络。

处方：桃红四物汤合涤痰汤。

药物：桃仁、红花、赤芍、川芎、当归、生地黄、法半夏、陈皮、南星（姜制）、枳实（麸炒）、茯苓（去皮）、石菖蒲、人参、竹茹等。方中桃红四物汤活血化瘀通络，涤痰汤涤痰开窍。

加减：瘀血症状突出，舌质紫暗或有瘀斑，可加重桃仁、红花等药物剂量，以增强活血化瘀之力。舌苔黄腻，烦躁不安等有热象者，加黄芩、山栀以清热泻火。头晕、头痛加菊花、夏枯草以平肝息风。若大便不通，可加大黄通腑泻热凉血，大黄用量宜轻，以涤除痰热积滞为度，不可过量。本型也可选用现代经验方化痰通络汤，方中半夏、茯苓、白术健脾化湿；胆南星、天竺黄清化痰热；天麻平肝息风；香附疏肝理气，调畅气机，助脾运化；配丹参活血化瘀；大黄通腑泻热凉血。

2. 肝阳暴亢，风火上扰

临床表现：半身不遂，偏身麻木，舌强言謇或不语，或口舌歪斜，眩晕头痛，面红目赤，口苦咽干，心烦易怒，尿赤便干，舌质红或红绛，脉弦有力。

治法：平肝息风，清热活血，补益肝肾。

处方：天麻钩藤饮。

药物：天麻、钩藤、生石决明、黄芩、栀子、川牛膝、益母草、杜仲、桑寄生、夜交藤、茯神等。

加减：伴头晕、头痛加菊花、桑叶，疏风清热；心烦易怒加丹皮、郁金，凉血开郁；便干便秘加生大黄。若症见神识恍惚、迷蒙者，为风火上扰清窍，由中经络向中脏腑转化，可配合灌服牛黄清心丸或安宫牛黄丸以开窍醒神。

3. 痰热腑实，风痰上扰

临床表现：半身不遂，口舌歪斜，言语謇涩或不语，偏身麻木，腹胀便干便秘，头晕目眩，咯痰或痰多，舌质暗红或暗淡，苔黄或黄腻，脉弦滑或偏瘫侧脉弦滑而大。

治法：通腑化痰。

处方：大承气汤加味。

药物：生大黄、芒硝、枳实、厚朴、胆南星、瓜蒌等。

加减：加丹参活血通络。热象明显者，加山栀、黄芩；年老体弱津亏者，加生地、麦冬、玄参。本型也可选用现代经验方星蒌承气汤，方中大黄、芒硝荡涤肠胃，通腑泄热；瓜蒌、胆南星清热化痰。

若大便多日未解，痰热积滞较甚而出现躁扰不宁，时清时寐、谵妄者，此为浊气不降，携气血上逆，犯于脑窍而为中脏腑证，按中脏腑的痰热内闭清窍论治。

4. 气虚血瘀

临床表现：半身不遂，口舌歪斜，口角流涎，言语謇涩或不语，偏身麻木，面色㿠白，气短乏力，心悸，自汗，便溏，手足肿胀，舌质暗淡，舌苔薄白或白腻，脉沉细、细缓或细弦。

治法：益气活血，扶正祛邪。

处方：补阳还五汤。

药物：重用黄芪，配当归、赤芍、川芎、桃仁、红花、地龙等。

加减：中风病恢复期和后遗症期多以气虚血瘀为基本病机，故补阳还五汤亦常用于恢复期和后遗症期的治疗。气虚明显者，加党参、太子参以益气通络；言语不利，加远志、石菖蒲、郁金以祛痰利窍；心悸、喘息，加桂枝、炙甘草以温经通阳；肢体麻木加木瓜、伸筋草、防己以舒筋活络；上肢偏废者，加桂枝以通络；下肢瘫软无力者，加川断、桑寄生、杜仲、牛膝以强壮筋骨；小便失禁加桑螵蛸、益智仁以温肾固涩；血瘀重者，加莪术、水蛭、鬼箭羽、鸡血藤等破血通络之品。

5. 肝阳上亢

临床表现：半身不遂，口舌歪斜，舌强言謇或不语，偏身麻木，烦躁失眠，眩晕耳鸣，手足心热，舌质红绛或暗红，少苔或无苔，脉细弦或细弦数。

治法：滋养肝肾，潜阳息风。

处方：镇肝息风汤。

药物：怀牛膝、煅龙骨、牡蛎、代赭石、龟板、白芍、玄参、天冬、茵陈、麦芽、川楝子、甘草等。

加减：一般可配以钩藤、菊花息风清热。挟有痰热者，加天竺黄、竹沥、川贝母以清化痰热；心烦失眠者，加黄芩、栀子以清心除烦，加夜交藤、珍珠母以镇心安神；头痛重者，加生石决明、夏枯草以清肝息风。

（二）中腑脏

1. 痰热内闭清窍（阳闭）

临床表现：起病骤急，神昏或昏聩，半身不遂，鼻鼾痰鸣，肢体强痉拘急，项背身热，躁扰不宁，甚则手足厥冷，频繁抽搐，偶见呕血，舌质红绛，舌苔黄腻或干腻，脉弦滑数。

治法：清热化痰，醒神开窍。

处方：羚角钩藤汤配合灌服或鼻饲安宫牛黄丸。

药物：羚羊角、桑叶、钩藤、菊花、生地、白芍、川贝母、竹茹、茯神、甘草等。安宫牛黄丸研末。

加减：若痰热内盛，喉间有痰声，可加服竹沥水20～30ml，或猴枣散0.3～0.6g以豁痰镇痉。肝火旺盛，面红目赤，脉弦有力者，可加龙胆草、栀子以清肝泻火；腑实热结，腹胀便秘，苔黄厚者，加生大黄、枳实、芒硝以通腑导滞。

2. 痰湿蒙塞心神（阴闭）

临床表现：素体阳虚，突发神昏，半身不遂，肢体松懈，瘫软不温，甚则四肢逆冷，面白唇暗，痰涎壅盛，舌质暗淡，舌苔白腻，脉沉滑或沉缓。

治法：温阳化痰，醒神开窍。

处方：涤痰汤配合灌服或鼻饲苏合香丸。

药物：半夏、陈皮、茯苓健脾燥湿化痰；胆南星、竹茹清化痰热；石菖蒲化痰开窍；人参扶助正气。苏合香丸芳香化浊，开窍醒神。

加减：寒象明显，加桂枝温阳化饮；兼有风象者，加天麻、钩藤平肝息风。

3. 元气败脱，神明散乱（脱证）

临床表现：突然神昏或昏聩，肢体瘫软，手撒肢冷汗多，重则周身湿冷，二便失禁，舌痿，舌质紫暗，苔白腻，脉沉缓、沉微。

治法：益气回阳固脱。

处方：参附汤。

药物：人参大补元气，附子温肾壮阳，二药合用以奏益气回阳固脱之功。

加减：汗出不止，加山萸肉、黄芪、龙骨、牡蛎以敛汗固脱；兼有瘀象者，加丹参。

三、针灸治疗

（一）基本治疗

1. 中经络

治法：醒脑调神，疏通经络。以手厥阴经、督脉及足太阴经为主。

主穴：内关、水沟、三阴交、极泉、尺泽、委中。

配穴：肝阳暴亢，加太冲、太溪；风痰阻络，加丰隆、合谷；痰热腑实，加曲池、内庭、丰隆；气滞血瘀，加气海、血海、足三里；阴虚风动，加太溪、风池；口眼歪斜，加颊车、地仓；上肢不遂，加手三里、合谷；下肢不遂，加环跳、阳陵泉、悬钟、太冲；头晕，加风池、完骨、天柱；足内翻，加丘墟透照海；便秘，加水道、归来、丰隆、支沟；复视，加风池、天柱、睛明、球后；尿失禁、尿潴留，加中极、曲骨、关元。

操作：内关用泻法；水沟用雀啄法，以眼球湿润为佳；三阴交用补法；刺极泉时，避开动脉，直刺进针，用提插法，以患者上肢有麻胀和抽动感为度；尺泽、委中直刺，用提插法使肢体有抽动感。余穴按虚补实泻法操作。

2. 中脏腑

治法：醒脑开窍，启闭固脱。以厥阴经及督脉穴为主。

主穴：内关、水沟。

配穴：闭证加十二井穴、太冲、合谷；脱证加关元、气海、神阙。

操作：内关、水沟操作同前。十二井穴用三棱针点刺出血；太冲、合谷用泻法，强刺激；关元、气海用灸法至四肢转温为止。

3. 后遗症

口眼歪斜：取风池、太阳、下关、地仓透颊车、健侧合谷。

失语：取上星透百会、风池，取金津、玉液三棱针点刺放血，加廉泉、通里、天柱。

上肢不遂：曲池、风池、极泉、尺泽、合谷、八邪、肩髃、外关。

下肢不遂：委中、三阴交、环跳、阳陵泉、昆仑。

构音障碍、吞咽障碍（假性球麻痹）：内关、人中、风池、廉泉。

以上诸穴，除特殊刺法外，均用平补平泻手法，隔日一次，每次 30min 至 1h，1～1.5 个月为一疗程。

（二）头针

头与脑皆为脏腑、经络之气血聚集的部位，它们在生理上密切相关，头部是调整全身气血的重要部位，故针刺头皮部可作用于脑，可治疗中风病。

选体征对侧运动区、足运感区、感觉区。进针后捻转 3min，可在施术后出现症状缓解。

偏侧运动障碍：取对侧运动区；下肢瘫取对侧运动区上 1/5，对侧足运区；上肢瘫取对侧运动区中 2/5；面瘫、流涎、舌歪斜、运动性失语，取对侧运动区下 2/5。

偏身感觉障碍：取对侧感觉区；下肢感觉障碍，取对侧感觉区上 1/5，对侧足感区；上肢感觉障碍，取对侧感觉区中 2/5；头部感觉障碍，取对侧感觉区下 2/5。

（三）耳针

取下屏尖、耳神门、肾、脾、心、肝、眼、胆、缘中、耳尖、瘫痪相应部位、降压沟。每次取 3～5 穴，针双侧，用毫针中等刺激。闭证可耳尖放血；后遗症隔日 1 次。10 次为一疗程，休息五天进入第二疗程，疗程多少视病情而定。

（四）灸法

取穴：以足阳明经穴为主，辅以太阳、少阴经穴。

配穴：言语謇涩配哑门、廉泉、通里；口眼歪斜配翳风、地仓、颊车、下关、合谷、攒竹、太冲；下肢瘫痪配环跳、大肠俞、阴陵泉、足三里、承扶、风市、悬钟、三阴交、委中；上肢瘫痪配肩井、肩髃、曲池、清灵、手三里、合谷、外关。

方法：治疗时每次选 3～5 穴，每穴灸 1～3min，或 5～7 壮，初病每日灸 1 次，恢复期隔日灸 1 次，15 次为一疗程。

第五节　食疗与保养

一、一般养护

中风患者的养护方面，家属要多方耐心关照患者，保持乐观情绪，积极帮助患者树立战胜疾病的信心。在平时生活中，家属应督促患者定时服药，不自行减药、停药。卒中患者特别是高血压患者的饮食适用限盐、低脂、高钾、高维生素的食物。多吃新鲜蔬菜、水果及豆制品等易消化而富有营养的食物，忌食过咸、过甜及辛辣、油腻等食物，保持大小便通畅。及早进行语言训练及被动活动患肢，鼓励患者用健侧肢体帮助患侧肢体活动，防止瘫痪侧肢体肌肉萎缩或关节强直。细心观察病情变化，当发现患者的神志、语言或患肢功能障碍渐重时，要及时请医生治疗。

二、食疗方

1. 地龙桃花饼

组成：当归 50g，黄芪 100g，川芎 10g，玉米粉 400g，面粉 100g。

制法：将干地龙以酒浸去腥味，烘干研粉；红花、赤芍、当归、黄芪、川芎水煎 2 次，取汁备用。再将玉米粉、面粉、地龙粉、白糖混匀，用药汁调，制饼 20 个；桃仁去皮尖，打碎，略炒，匀放于饼上，入笼蒸熟（或烘箱烤熟）。

服法：当主食食用。

功效：益气活血，化瘀通络。

适应证：适用于中风后遗症，气虚血瘀、脉络瘀阻而偏枯不用、肢体痿软无力、舌质紫暗，或有瘀斑、脉细而涩等症。

2. 北芪炖南蛇肉

组成：黄芪 60g，南蛇肉 200g，生姜 3 片。

制法：将蛇肉洗净，与黄芪、生姜共炖汤，加油、盐调味即可。

服法：饮汤食肉。

功效：益气通络。

适应证：适用于气虚血瘀、脉络闭阻、口眼歪斜、口角流涎、语言不利、半身不遂、肢体麻木等症。

3. 天麻焖鸡块

组成：母鸡 1 只（约重 1500g），天麻 15g，水发冬菇 50g，鸡汤 500ml，调料适量。

制法：将天麻洗净，切薄片，放碗内，上屉蒸 10min 取出；鸡去骨，切成 3 厘米见方的块，用油氽一下，捞出备用。将葱、姜用油煸出香味，加入鸡汤和调料，倒入鸡块，文火焖 40min；入天麻片，5min 后淀粉勾芡，淋上鸡油即可。

服法：佐餐食。

功效：平肝息风，养血安神。

适应证：适用于肝阳上亢之眩晕头痛，风湿痹着之肢体麻木、酸痛，中风瘫痪等症。

4. 豉粥

组成：豆豉 10g，荆芥 6g，薄荷 6g，葱白 4g，生姜 10g，盐少许，羊髓 50g，粳米 100g。

制法：先煎荆芥、豆豉、葱白、生姜，后下薄荷，去渣取汁备用。将汁加入清水，并入粳米、羊髓煮粥，待熟，加盐调味即可食。

服法：空腹食。

功效：祛风，通络。适用于中风手足不遂、口眼歪斜、言语謇涩、精神昏闷者。

5. 复方黄芪粥

组成：黄芪、生姜各 15g，炒白芍、桂枝各 10g，粳米 15g，大枣 4 枚。

制法：前 4 味水煎取汁，与粳米、大枣煮粥。

服法：每日 1 剂，1 次服完。

主治：调和营卫，益气活血。

适应证：适用于血痹，肢体局部麻木不仁、不知痛痒、中风后遗症等。

（黄菲　张明英　王旭　黄全海）

第三十七章

糖尿病与慢性冠状动脉粥样硬化性心脏病

冠状动脉粥样硬化性心脏病简称冠状动脉性心脏病或冠心病（Coronary Heart Disease，CHD），有时又被称为冠状动脉病（Coronary Artery Disease，CAD）或缺血性心脏病（Ischemic Heart Disease，IHD）。指由于冠状动脉粥样硬化使管腔狭窄或阻塞导致心肌缺血、缺氧而引起的心脏病，为动脉粥样硬化导致器官病变的最常见类型。

糖尿病（Diabetes Mellitus，DM）是一种全身性代谢紊乱性疾病。调查显示，糖尿病患者患心血管疾病的危险是无糖尿病者的2～4倍。2010年我国CDS指南指出，80％的糖尿病患者因并发心血管疾病死亡。Framingham对年龄在36～62岁的5209人进行了长达20年的观察研究，结果表明，在糖尿病患者中，无论男女，不同年龄组，其心血管病的发病率都是糖尿病组高于非糖尿病组。经调整年龄，控制血压、吸烟、胆固醇等冠心病的易患因素后，冠心病、血栓型脑梗死、心血管病总死亡率，均表明男性糖尿病患者二倍于对照组，女性则三倍于对照组。对两性来说，男性具有较强的发病危险，但经年龄调整和控制冠心病其他危险因素后，女性糖尿病患有冠心病的发病危险明显高于男性。甚至有人报道，糖尿病是女性冠心病的独立危险因素。糖尿病患者中冠心病发病率增高的原因尚不十分清楚，但糖尿病容易引起动脉粥样硬化已被公认。

美国糖尿病学会（American Diabetes Association，ADA）和心脏病学会（American Heart Association，AHA）对此已经达成共识，认为大多数糖尿病患者处于未来心血管病事件的高危状态；反之，心血管病患者出现糖尿病，未来心血管事件的绝对风险更高，美国全国胆固醇教育项目委员会专家组将糖尿病列为冠心病的危症。

第一节　糖尿病合并冠心病的病因与病理

一、糖尿病合并冠心病的血管病变特点

合并冠心病的2型糖尿病（Diabetes Mellitus Type 2，T2DM）患者，冠状动脉狭窄程度、多支病变发生率及心功能损害程度会明显加重，而且也会明显增加患者的病死率。糖尿病合并冠心病的血管病理演变，包括脂质条纹病变、纤维脂肪斑块及复合病变等，糖尿病合并冠心病患者的冠状动脉病变比非糖尿病冠心病更严重。糖尿病合并冠心病的患者，病变常常弥漫且严重，很多患者在典型的临床症状出现前就存在三支病变。

从冠状动脉造影和病理学研究的角度看，有如下特点：

1. 病变部位

糖尿病合并冠心病中易受累的冠状动脉与非糖尿病冠心病相似，包括左前降支、右冠状动脉、左回旋支及左主干，但左回旋支和右冠状动脉病变发生率明显高于非糖尿病冠心病。

2. 病变范围

糖尿病合并冠心病患者冠状动脉病变范围广，超过一半的患者出现多支血管病变，且同一支血管常多处病变。

3. 狭窄程度

糖尿病合并冠心病的冠状动脉病变重，冠状动脉高度狭窄的比率在糖尿病组为74％，在非糖尿病组为55％，差异显著。

4. 病变性质

糖尿病合并冠心病多为复合病变，其出血、溃疡、栓塞和钙化的程度均更严重。糖尿病导致慢性高血糖、胰岛素抵抗和血脂紊乱一系列的异常，这些异常因素改变了多种类型的细胞功能，包括内皮细胞、平滑肌细胞和血小板，从而造成了代谢的广泛紊乱，最终导致了动脉的损伤，使动脉易患动脉硬化。

冠脉微血管功能异常以及由此引起的冠脉微血管性心绞痛（Coronary Microvascular Angina，CM-VA）又称心脏 X 综合征。CMVA 是心外膜冠状动脉（冠脉）粥样硬化和血栓形成引起管腔明显狭窄或阻塞导致 CHD 以及冠脉痉挛，但引起动力性狭窄以外的情况，是近 20 年来才开始关注的热点。糖尿病患者常有严重（多支）和弥漫性冠脉病变，冠脉微血管病变和功能异常也相当常见，后者参与糖尿病心肌病和 CMVA 发生和发展。CMVA 的发生机制非常复杂，包括冠脉微血管（直径<200μm）结构和功能异常、内皮功能障碍、血流储备能力降低、自主神经调节异常、雌激素和疼痛感知异常等。这些异常在糖尿病患者中更加明显。高血糖通过超氧化物歧化酶（Superoxide Dismutase，SOD）和其他抗氧化酶的作用，经晚期糖基化终末产物（Advanced Glycation End－product，AGE）与其受体（RAGE）相互作用，以及 Polyol 途径（改变细胞的氧化应激状态，导致超氧阴离子产生增加）损伤冠脉微血管。

二、糖尿病合并冠心病的机制

糖尿病并发冠状动脉粥样硬化的主要机制为机体组织和细胞氧化应激，蛋白和脂质成分糖化终末产物损伤，炎症反应，高血糖机制，脂质代谢异常，胰岛素抵抗，高血压，凝血－纤溶系统异常等。这些机制相互促进叠加，导致病理过程不断放大加剧，造成糖尿病众多并发症的出现。

（一）高血糖

急性的高血糖在增加内皮细胞白细胞黏附的同时，减轻内皮对降低一氧化氮（Nitric Oxide，NO）的生物利用度，介导氧化应激和炎症。通过醛糖还原酶途径，通过激活 PKC 合成二酰基甘油，促进了 AGE 的产生，有助于 AGEs 在内皮细胞上的受体的激活。血管平滑肌细胞（Vascular smooth muscle cells，VSMC）在高血糖的影响下，从静止的收缩状态转变为激活的、增殖的、迁移的、去分化的状态。高血糖可产生巨噬细胞，增加炎症反应。即使是短暂的高血糖也会随着活化的 NF－κB 通路的激活而引起表观遗传的改变，即使在恢复正常血糖后也会持续。

高血糖水平增加 PKC 内源性辅因子 DAG 含量，后者激活 PKC 途径。PKC 途径主要负责传递促增殖和炎症信息，促进多种生长因子表达分泌。在血管平滑肌细胞内 PKC 激活后刺激 DNA 合成，细胞增殖加速，细胞表面一些生长因子受体表达上调，促进转化生长因子（TGF）等因子表达，导致血管壁重构增厚，心肌组织因重构而顺应性降低。

（二）胰岛素抵抗/高胰岛素血症

肥胖使胰岛素的生物学作用在某些人群中被削弱，产生胰岛素抵抗，同时为了保证血糖的正常水平，胰岛 β 细胞必须分泌较正常人高几倍甚至几十倍的胰岛素，形成高胰岛素血症。

胰岛素抵抗患者高血压、血脂异常和糖耐量受损的发生率较高，促进动脉粥样硬化的发展和进展。内皮细胞、VSMC、巨噬细胞上的胰岛素信号通路多个点上的损伤促进动脉粥样硬化的发展。胰岛素抵抗诱发的炎症也是如此。同时，胰岛素本身也有促进动脉粥样硬化的作用，因此，口服磺酰脲类降糖药或注射胰岛素等通过不同途径使血中胰岛素水平提高，这就有可能进一步加重硬化血管的病变。

系统性和组织特异性的血管胰岛素抵抗都会促进动脉粥样硬化的发展和斑块的易损性。在 2 型糖尿病中，选择性受损胰岛素信号通过 PI3K/Akt 介导胰岛素代谢维持正常的葡萄糖代谢。然而细胞外的丝裂原活化蛋白激酶（mitogen-activated protein kinases，MAPK）通路的信号调节保持不变。代偿性高胰岛素血症过度刺激细胞外 MAPK 通路促进动脉粥样硬化的发展。在 ApoE 小鼠的动脉粥样硬化模型中，选择性地敲除血管内皮细胞中的胰岛素受体会导致严重的动脉粥样硬化。此外，胰岛素信号转导障碍会破坏内皮细胞中内皮型一氧化氮合酶的激活及 NO 的产生，导致内皮功能障碍。

（三）氧化应激

氧化应激是指机体受到各种有害刺激时，体内或细胞内活性氧（Reactive Oxygen Species，ROS）生成速率大于清除速率，在体内蓄积，ROS 对构成生物体的脂类、蛋白质、核酸产生氧化作用。高血糖本身能启动自身氧化反应，氧自由基使超氧阴离子和过氧化氢产生增加。糖基化蛋白也能使经金属催化发生自身氧化。高血糖能削弱机体抗氧化的防御系统，在糖尿病患者体内，还原型谷胱甘肽、维生素 E、维生素 C 明显降低。氧化应激导致氧化低密度脂蛋白（ox-LDL）水平升高，导致构成生物膜的脂质过氧化，促进 AS 形成及发展。以上机制相互促进，对动脉粥样硬化产生巨大的推动作用，加速糖尿病并发症的产生。

2004 年 Ceriello 教授提出共同土壤学说，即氧化应激是胰岛素抵抗、2 型糖尿病和心血管疾病的共同发病基础。氧化应激增强是冠心病伴 2 型糖尿病的主要发病机制之一。DM 患者体内的高血糖状态会损害血管内皮细胞，使氧自由基增多，进而导致微循环淤滞，组织缺氧促使冠状动脉、脑血管等大血管动脉粥样硬化形成。线粒体损伤、血管血流动力学异常或高血糖会导致氧化应激，并随着细胞增殖、迁移、内质网应激、自噬、衰老和坏死而增加。这表现为血管内皮功能障碍引起的高血压、潜在闭塞性动脉粥样硬化患者的再灌注损伤和动脉粥样硬化的加速。

（四）血管内皮功能障碍

内皮细胞是一种半透膜，能促进水和小分子物质在组织与血液中交换，是血管腔和血管壁之间的重要屏障，为血流提供光滑的表面，且在凝血和纤溶系统中发挥巨大作用。血管内皮细胞可分泌多种生物活性物质，这些因子可预防血小板聚集、防止中性粒细胞等炎症细胞在血管内壁的黏附、调节血管平滑肌细胞的增殖和迁移。内皮损伤可表现为多种内皮功能紊乱，引起动脉硬化粥样斑块的形成。

内皮功能在 1 型糖尿病和 2 型糖尿病中均减弱。即使短时间接触高糖浓度也足以降低 NO 的生物利用度和内皮依赖性血管扩张。内皮功能障碍可能是心血管事件的独立危险指标。功能失调的内皮细胞在促进白细胞和血小板黏附、血栓形成和炎症中起作用。胰岛素通过 PI3K/AKT 途径刺激内皮细胞产生 NO，而胰岛素抵抗和糖尿病所致的胰岛素信号通路缺陷导致内皮细胞 NO 合成酶活性降低，NO 生成减少，促进内皮功能障碍。血管收缩因子内皮素-1 和血管紧张素 II 在代偿性高胰岛素血症的存在下增加，并进一步导致内皮功能障碍和高血压。2 型糖尿病患者也有 VSMC 功能障碍和氧化应激增强，加重了糖尿病相关的内皮功能障碍。

（五）高血压

高血压在 2 型糖尿病合并冠心病的病人中占 40%～60%，高血压尤其是舒张压增高被认为是本病的独立危险因素。有学者指出，患者的收缩压每下降 10mmHg，冠心病的危险率也会下降 10%。张磊等研究表明：血压与 2 型糖尿病合并冠心病之间存在关联性，随着病人血压升高，其合并冠心病危险性增大。经糖尿病病程调整后关联仍存在，但经高血压史调整后关联消失，既往有高血压病史的 2 型糖尿病病人合并冠心病危险性是无高血压病史者 3 倍，随着高血压病程延长，2 型糖尿病病人合并冠心病的危险性逐渐增加。2 型糖尿病的胰岛素抵抗机制被认为是高血压的发病机制之一，而持续性血压升高可使动脉后壁及分支开口处由于血流冲击力较大造成机械性损伤，或使动脉壁反复痉挛，管壁缺氧，内皮细胞变性，进一步则会导致 AS 发生。

（六）血脂异常

2型糖尿病的多种心血管危险因素中脂代谢异常起着核心作用。有研究表明，血脂异常是心血管疾病发生发展的独立危险因素，而血脂异常亦与糖尿病高风险密切相关。脂质浸润学说认为冠状动脉粥样硬化的形成原因是血液增高的脂质以 LDL－C、极低密度脂蛋白胆固醇（Very－Low－Density Lipoprotein Cholesterol，VLDL－C）或其残粒方式侵入动脉壁，堆积在平滑肌细胞、弹性纤维及胶原纤维之间，使平滑肌细胞增生并吞噬大量的脂质形成泡沫细胞。LDL－C 与动脉壁多糖结合产生沉淀，刺激纤维组织增生。上述物质相合形成粥样斑块。

糖尿病和血脂异常通常会同时发生，糖尿病血脂异常的机制仍未完善。高胰岛素血症促进肝脏合成极低密度脂蛋白，胰岛素抵抗引起极低密度脂蛋白的清除率下降，两者的协同作用导致了2型糖尿病血糖和血浆纤维蛋白原升高以及高甘油三酯（Triglyceride，TG）、高 LDL 和低 HDL 的脂质代谢紊乱的特征。高血糖可引起动脉血管壁的胶原蛋白及脂蛋白中的载脂蛋白非酶糖化和氧化，改变血管壁的物理性质，妨碍脂质的正常代谢。氧化修饰的 LDL 则对内皮细胞具有显著的细胞毒性；糖基化的 LDL 通过损伤受体引起代谢下降，同时被巨噬细胞优先吞噬降解，促使巨噬细胞形成泡沫细胞，成为动脉粥样硬化斑块形成的始动因素，而高 TG 血症是冠心病的独立预测因子。胰岛素抵抗可通过升高血清游离饱和脂肪酸引起斑块易损，糖尿病患者在胰岛素抵抗状态下血清游离饱和脂肪酸密度较高，游离脂肪酸和 TG 等脂肪颗粒在心肌细胞内聚积增加，LDL－C 活性增强，高脂血症又引起胰岛 β 细胞损伤，加重胰岛素抵抗，这种恶性循环引起斑块内积累的脂肪酸增多，促进动脉粥样硬化进展。这类病人脂质斑块通常更不稳定，易发生斑块破裂。

（七）炎性反应

糖尿病被认为是一种慢性、亚临床炎症，某些炎症因子如肿瘤坏死因子－α（tumor necrosis factor－α，TNF－α）会影响细胞间胰岛素信号，促进胰岛素抵抗，降低胰岛素介导的冠脉微血管内皮功能。过氧化物酶体增殖物激活受体 γ（PPAR－γ），受体 γ 激活时，胰岛素抵抗介导的内皮功能异常可被恢复。同样，糖尿病通过 TNF－α 和白细胞介素（Interleukin，IL）－6 等作用，增加细胞氧化应激。

高血糖增加的 IL－1β、TNF－α、ox－LDL、RAGE、活性氧簇、PKC 酶家族成员、内质网应激均能激活 NF－κB 转录因子通路，小鼠模型中尝试抑制这一途径可以减缓动脉粥样硬化的发展。反之，高血糖的一系列指标提升会通过 NF－κB 转录因子通路促进脉粥样硬化的进展。

高脂血症可引起单核细胞和其他炎症细胞、免疫细胞向血管内皮下层聚集和迁移，单核细胞分化为巨噬细胞或树突状细胞，活化的巨噬细胞表达清道夫受体，以促进非氧化型和氧化型低密度脂蛋白的吞噬，形成泡沫细胞，与其他炎症细胞一起，增加趋化因子和细胞因子的生成，促进动脉粥样硬化的发展。

（八）糖基化终产物

国外研究发现，糖化血红蛋白（HbA1c）每下降1%，与糖尿病相关的心肌梗死危险性下降14%。且英国前瞻性糖尿病研究（UKPDS）显示，HbA1c 每升高 1%，患冠心病的危险性就增加 11%。

在关于冠心病合并糖尿病的发病机制中，除氧化应激学说之外，研究较多的是糖基化终产物学说。蛋白成分或脂质处于高糖环境中与葡萄糖发生非酶学化学反应，在氨基酸和葡萄糖之间形成 Schiff 化学键，经数周后发展为稳定的 Amadori 样糖化产物。其中一类半衰期较长的蛋白质成分（如血管壁蛋白胶原）仍长期持续糖化，直至最后形成不能逆转的晚期糖基化终末产物（Advanced Glycation End Products，AGEs）。糖基化产物包括早期糖基化产物和糖基化终产物，早期糖基化产物是高糖环境下葡萄糖与活性氨基酸基团发生化学反应的产物，包括 HbA1c 和糖化白蛋白（GA）；早期糖基化产物刺激单核巨噬细胞和血管内皮细胞表达黏附分子、分泌促炎症细胞因子及基质金属蛋白酶，加速脂质斑块的形成和破裂。在高血糖状态下，体内葡萄糖、葡萄糖核酸、果糖等物质与体内如胶原蛋白、基质蛋白等蛋白质发生非酶促糖基化反应，最终生成糖基化终末产物。

AGEs 主要通过两个途径发挥生物学效应：一方面通过对蛋白质、脂质、核酸等的直接修饰改变其结构功能；另一方面通过与特异受体结合导致机体的病理改变。AGEs 可促进单核细胞释放细胞因子，如 IL－1，TNF－α 等，这些因子可引起血管壁增厚，管腔变窄，血管弹性下降；IL－1 与 TNF－α 可上调内皮细胞黏附分子的表达，增加单核细胞浸润，放大炎症反应，加速动脉粥样硬化形成。

（九）高凝状态

糖尿病患者的复发性动脉粥样硬化血栓形成的风险增加。高胰岛素血症和高血糖可引起循环组织因子、促凝血活性及其他血栓前蛋白的升高。糖尿病患者血栓发生率高、纤溶酶原激活物抑制物－1 抗原、血管性血友病因子抗原、纤维蛋白原增多。高浓度凝血因子和低抗凝剂也与血糖浓度有关。高血糖可通过诱导血小板 p－选择素（一种表面黏附蛋白）的表达、降低血小板表面蛋白（降低膜流动性从而增加血小板黏附）、激活 PKC（血小板活化的介质）和葡萄糖缺乏的渗透作用引起血小板功能亢进和凝血异常。高血糖会使血小板活性增强，脂质及蛋白质代谢异常，使血液呈高凝高黏度状态，血小板聚集可使血栓形成，造成动脉硬化。

（十）血管钙化

高血糖还导致翻译后蛋白质修饰增加，包括由 O－连接的 N－乙酰氨基葡萄糖（O－连接的 N－乙酰氨基葡萄糖，O－Glc－N－Ac）修饰。O－Glc－N－Ac 启动一系列促动脉粥样硬化途径，增强血管钙化。此外，骨保护素和骨钙素的调节改变可能促进糖尿病患者动脉钙化。此外，高血糖与血管炎症有关的 TNF－α 水平升高是动脉钙化的介质之一。

三、总结

引起 2 型糖尿病合并冠心病的危险因素较为复杂，主要包括糖尿病病程、高血糖、胰岛素抵抗或高胰岛素血症、血脂异常、炎性反应、氧化应激、内皮功能障碍、高凝状态和血管钙化等，临床治疗包括有效的降糖、降压、降脂等综合治疗方案，从而能够更加有效地降低糖尿病合并心血管疾病的风险。

第二节　诊断与鉴别诊断

由于冠状动脉病变的部位、范围和程度不同，冠状动脉粥样硬化性心脏病有不同的临床特点，按照 1979 年世界卫生组织发表的"缺血性心脏病"的命名和诊断标准，冠状动脉粥样硬化性心脏病可归类为 ①隐匿型或无症状性冠心病；②心绞痛；③心肌梗死；④缺血性心肌病；⑤猝死（原发性心脏骤停，冠心病猝死）5 型。而临床上可分为两种综合征：①慢性心肌缺血综合征；②急性冠脉综合征。本章论述的稳定性冠状动脉疾病、隐匿型冠状动脉粥样硬化性心脏病及缺血性心肌病属慢性心肌缺血综合征范畴。

一、糖尿病并发冠心病的临床特点

1. 发病早

冠心病可发生在患糖尿病诊断之前或者以后，1 型糖尿病的病程可作为冠心病是否早发的重要预测因子；2 型糖尿病多在 50 岁左右并发冠心病。糖尿病并发冠心病者约为 55%，为非糖尿病患者的 2~4 倍。

2. 雌激素保护作用消失

在非糖尿病病人中，女性绝经期前冠心病患病率明显低于同龄男性，而在糖尿病患者中这种差异消失。患糖尿病的女性，雌激素的"保护伞"作用消失，尤其合并肥胖、高血脂、高血压等使冠心病的患病率升高。

3. 常表现为非典型症状

无症状性心肌缺血发生率为 22%，而非糖尿病患者无症状性心肌缺血的发病率为 11%；无痛性心肌梗死发生率为 40%～50%，而非糖尿病约为 20%。由于糖尿病性神经病变可累及神经系统的任何部分，特别是患者的神经末梢，传入神经功能障碍导致患者痛阈升高，造成即使发生了严重的大面积的心肌缺血，疼痛也较轻微而不典型。冠心病的某些临床症状出现较迟或被掩盖，有时表现为疲乏、胃肠道症状、劳力性呼吸困难等非典型症状，甚至有的患者没有心绞痛症状，引起无痛性心肌梗死的高发生率。糖尿病患者中无痛性心肌梗死约为非糖尿病合并冠心病患者的 2 倍，这类患者因为心肌梗死时没有明显的胸痛而易被误诊。

4. 冠状动脉病变范围广

在病理形态学上，糖尿病患者的冠状动脉粥样硬化与非糖尿病患者是相似的，但糖尿病中冠状动脉被累及的范围较广，常有多支冠状动脉的病变，为弥漫性病变与内皮功能障碍、微小血管病变并存。多项临床研究表明，糖尿病患者冠状动脉狭窄程度较非糖尿病患者更严重，左主干受累更多。

5. 病情进展快，常伴严重并发症，预后差

糖尿病患者合并心肌梗死发生率高，梗死面积一般较大，多存在严重心律失常、心力衰竭、心源性休克甚至猝死等并发症。并且糖尿病合并冠心病患者行 PCI 术后发生支架内再狭窄的风险高于非糖尿病患者。由于糖尿病患者冠状动脉狭窄程度严重，冠状动脉常为弥漫性病变，预后较非糖尿病患者差。

二、诊断要点

（一）慢性冠状动脉粥样硬化性心脏病的临床特点

1. 稳定型心绞痛

稳定型心绞痛即稳定型劳力性心绞痛，亦称普通型心绞痛，是最常见的心绞痛。指由心肌缺血缺氧引起的典型心绞痛发作，其临床表现在 1～3 个月内相对稳定，即每日和每周疼痛发作次数大致相同，诱发疼痛的劳力和情绪激动程度相同，每次发作疼痛的性质和疼痛部位无改变，疼痛时限相仿，用硝酸甘油后症状也能迅速缓解。

典型稳定型心绞痛发作是劳累时突然发生的位于胸骨体上段或中段之后的压榨性、闷胀性或窒息性疼痛，亦可能波及大部分心前区，可放射至左肩、左上肢前内侧，达无名指和小指，范围有手掌大小，偶可伴有濒死的恐惧感觉。重者还可出汗，往往迫使患者立即停止活动。疼痛历时 1～5min，很少超过 15min；休息或含用硝酸甘油片，在 1～2min 内（很少超过 15min）消失。常在体力劳动、情绪激动、受寒、饱食、吸烟时发生，贫血、心动过速或休克亦可诱发。不典型的心绞痛，疼痛可位于胸骨下段、左心前区或上腹部，放射至颈、下颌、左肩胛部或右前胸，疼痛可很轻或仅有左前胸不适或发闷感。

心绞痛发作时，患者表情焦虑，皮肤苍白、冷或出汗，血压可略增高或降低，心率可正常、增快或减慢，以增快居多，可有房性或室性奔马律，心尖区可有收缩期杂音（二尖瓣乳头肌功能失调所致），第二心音可有逆分裂，还可有交替脉或心前区抬举性搏动等体征。

2. 隐匿型冠状动脉粥样硬化性心脏病

隐匿型冠心病（latent coronary heart disease）是指无临床症状，但有心肌缺血客观证据（心电活动、心肌血流灌注及心肌代谢等异常）的冠心病，亦称无症状性冠心病。其心肌缺血的心电图表现可见于静息时，或在增加心脏负荷时才出现，常为动态心电图记录所发现，又被称为无症状性心肌缺血。这些患者经过冠状动脉造影或尸检，几乎均证实冠状动脉有明显狭窄病变。

本病有 3 种临床类型：①患者有由冠状动脉狭窄引起心肌缺血的客观证据，但从未有心肌缺血的症状；②患者曾患心肌梗死，现有心肌缺血但无心绞痛症状；③患者有心肌缺血发作，但症状时有时无，此类患者临床最多见。糖尿病性神经病变、心肌梗死后等的传入神经功能障碍均可导致患者痛阈升高。由于无症状的患者可能突然转为心绞痛或心肌梗死，亦可能逐渐演变为心肌纤维化，出现心脏增大，发生心力衰竭或心律失常，个别患者亦可能猝死。及时发现这类患者，可为他们提供及早治疗的机会。

3. 缺血性心肌病

缺血性心肌病（ischemic cardiomyopathy，ICM）是指由于长期心肌缺血导致心肌局限性或弥漫性纤

维化，从而产生心脏收缩和（或）舒张功能受损，引起心脏扩大或僵硬、充血性心力衰竭、心律失常等一系列临床表现的综合征。其临床表现与特发性扩张型心肌病相似，但在本质上 ICM 是一种由冠状动脉供血减少引起的严重心肌功能失常。

（1）心力衰竭：心力衰竭的表现多逐渐发生，大多先出现左心衰竭。在心肌肥厚阶段，心脏顺应性降低，引起舒张功能不全。随着病情的发展，收缩功能也衰竭。然后右心发生衰竭，出现相应的症状和体征。

（2）心绞痛：心绞痛是缺血性心肌病患者常见的临床症状之一，但并不是必备的症状，部分患者可无明显的心绞痛或心肌梗死史。随着心力衰竭症状的日渐突出，心绞痛发作逐渐减少甚至完全消失。

（3）心脏增大：心脏逐渐增大，以左心室增大为主，可先表现为心肌肥厚，后出现心脏扩大，晚期表现为全心扩大。

（4）心律失常：可出现各种心律失常，这些心律失常一旦出现常持续存在，其中以过早搏动（室性或房性）、心房颤动和束支传导阻滞为多见。有些患者在心脏还未出现明显增大前已发生心律失常。

（5）血栓和栓塞：发生心力衰竭时血栓和栓塞较常见，主要是由于心脏扩大、心房颤动，心腔内易形成附壁血栓；长期卧床而未进行肢体活动的患者易并发下肢静脉血栓形成，栓子脱落后发生肺、脑栓塞。

（二）慢性冠状动脉粥样硬化性心脏病辅助检查

1. 基础检查

基础检查包括标准实验室生化检查、静息心电图（Electrocardiography，ECG），有条件行动态 ECG 监测、静息超声心动图以及对某些患者行胸部 X 线检查。

（1）生化检查：慢性冠状动脉粥样硬化性心脏病患者常常存在高胆固醇血症和其他各种血脂异常、胰岛素抵抗。此外，慢性肾脏疾病与粥样硬化性血管疾病密切相关。所有确诊和疑似冠心病的人需要进行以下生化检查：总胆固醇，低密度脂蛋白胆固醇，高密度脂蛋白胆固醇，甘油三酯，血清肌酐。此外：

＊若评估提示病情不稳定或 ACS，建议重复肌钙蛋白检查，建议优选高敏或超敏肌钙蛋白检查，以除外 ACS 引发的心肌坏死。

＊对所有患者均建议行全血细胞计数，包括血红蛋白水平和白细胞计数。

＊建议在开始他汀类药物治疗早期对患者进行肝功能检查及肌酸激酶检查。

＊疑似心力衰竭患者应考虑行 BNP/NT－proBNP 检查。

（2）静息心电图：稳定性冠脉疾病患者的静息心电图大约一半是正常的，甚至严重冠心病的患者静息时心电图也可能是正常的。最常见的心电图异常是非特异性 ST－T 改变，伴或不伴异常 Q 波。除了心肌缺血外，其他造成 ST－T 异常的疾病有左室肥大和扩大，电解质异常，神经性因素和抗心律失常药物。对于明确的冠心病患者，出现静息心电图 ST－T 异常可能与基础心脏病严重程度相关。与此相反，在怀疑或肯定有冠心病的患者中，静息心电图正常是远期转归良好的标志。

临床上虽然无症状，但是间隔一段时间后心电图上可能出现提示 MI 的 Q 波。多种传导阻滞可发生于稳定型冠脉疾病患者，其中最常见的是左束支传导阻滞和左前分支传导阻滞。传导阻滞常与左心室功能障碍有关，提示存在多支血管病变和曾有心肌损害。因此，这种传导阻滞是相对转归较差的一个标志。异常 Q 波具有相对特异性，但对诊断陈旧性心肌梗死并不敏感。患者的心电图上可能出现各种心律失常，特别是室性过早搏动，但在诊断冠心病上敏感性和特异性都较低。心电图上左室肥大是慢性稳定型心绞痛患者转归较差的一个标志，提示患者存在高血压、主动脉瓣狭窄、肥厚型心肌病或心肌梗死后心室重构。这些患者需要进一步评估，例如心脏超声评价左室大小、室壁厚薄及功能。

在心绞痛的发作期间，50％以上的静息心电图正常的患者会出现异常的心电图改变。其中最常见是 ST 段压低，也可以是 ST 段抬高以及静息时压低的 ST 段及倒置的 T 波恢复正常（即假性正常）。

（3）动态心电图监测：对疑似心律失常的慢性冠脉疾病患者建议行动态 ECG 监测。疑似血管痉挛性心绞痛的患者可考虑行动态 ECG 监测。

动态 ECG 监测的研究已发现，许多有症状性心肌缺血的患者同时也存在无症状性心肌缺血，这些无症状的缺血时间可以发生在正常日常活动期间而不被察觉。虽然这种形式的心电图检查可以对日常活动中缺血事件的频率和持续时间进行定量评估，但是它对冠心病诊断的敏感性要低于运动心电图。

（4）超声心动图：所有患者均建议行超声心动图检查，旨在排除心绞痛的其他原因；确认提示为冠心病的室壁节段性运动异常；测定左心室射血分数（LVEF）以确认危险因素分层；评价心脏舒张功能。对冠心病引起的心脏结构性改变、收缩舒张功能下降等具有诊断意义；并能评估缺血心肌的灌注情况。

2. 负荷试验

（1）心电图运动负荷试验：对有胸痛症状、冠心病可能性中等程度且静息心电图正常的患者，运动心电图特别有助于诊断，适用于能达到完全运动负荷量的患者。虽然在冠心病罹患率很高或很低的人群中，运动试验增加诊断效果的价值受到限制，但试验能为这两组人群提供有关心肌缺血严重程度的额外的有用信息，也可为冠心病验前可能性（PTP）高的患者提供缺血严重程度和转归的有用信息。对运动试验结果的解释应该考虑到运动的能量（持续时间和代谢当量）及临床、血流动力学和心电图的反应。

（2）负荷超声心动图：二维超声心动图对慢性冠心病患者的评价是有用的，它可以在基础和缺血情况下对患者整体和局部 LV 功能进行评估，也可以发现患者是否存在左室肥大和伴随的瓣膜病变。负荷超声心动图可以通过运动或药物激发，从而发现由局部缺血导致的新的室壁运动异常部位。85% 以上的患者能获得满意的超声图像，这项检查有高度的可重复性。大量研究显示运动超声心动图对 CAD 诊断的准确性与负荷心肌灌注成像相似，优于单独的运动心电图。负荷超声心动图也有助于对缺血心肌进行定位和定量诊断。如同灌注成像一样，负荷超声心动图也能为确诊或疑似的患者提供重要的转归信息。药物负荷（如用多巴酚丁胺）可用于不能运动或者运动后不能达到满意心率的患者，以及运动时或运动后即刻超声成像质量差的患者。

3. 评估冠状动脉解剖结构

（1）计算机体层摄影：心脏多探头 CT（MDCT）无创技术成像在动脉粥样硬化检测上取得了重大进步。除了在冠状动脉粥样硬化诊断上可以采用高灵敏度的方法检测到冠脉钙化，MDCT 也能提供冠脉树的影像。钙化积分是通过 CT 检查到的整个冠脉钙化的定量指标，也已经被证明是一个能很好反映冠状动脉粥样硬化负荷的标志物。虽然冠脉钙化在冠心病患者中的敏感性较高（约 90%），但是其对冠脉阻塞疾病的特异性较低（约 50%）。鉴于这种局限性和非必要检查假阳性的潜在后果，目前 CT 并不推荐作为 IHD 低危个体（10 年冠脉事件的危险 <10%）筛查阻塞性 CAD 的常规手段。此外，对确诊或怀疑冠心病的患者，功能性检查在明确 CAD 范围、是否存在缺血和冠脉造影指征上优于 CT。然而，对于 CAD 事件中危患者的选择性筛查，考虑 CT 检查是合理的，因为钙化积分高可以将个体重新划分而归入高危组，从而需要进一步强化危险因素的控制。这些获益应该与接受射线的风险放在一起权衡考虑。CT 技术应用于选择过的患者，可以得到高质量的冠脉图像。

因此，对于初始评估后冠脉疾病危险性为中等的症状性患者，进行 CT 冠脉成像是合理的，尤其是负荷试验结果不确定的患者。

（2）心脏磁共振检查：心脏磁共振检查（CMR）是主动脉、脑动脉和外周血管成像的一种实用的临床工具，其正演变成一种针对 IHD 患者的多用途无创心脏成像方法。临床可应用 CMR 进行心肌存活性的评估，因为证据显示 CMR 能够预测 PCI 或外科再血管化手术后心脏功能的恢复，且与 PET 结果高度吻合。药物负荷灌注成像和 CMR 结合的结果与 SPECT 成像结果相同，同时提供准确的左心室功能特征，并有助于鉴别无缺血性心肌功能损害造成的缺血。

4. 有创性冠状动脉血管造影

上述临床检查和无创性技术在明确冠心病的诊断上是非常有效的，对患者的全面评估是必不可少的。然而，目前冠心病的确诊和对解剖狭窄程度的精确评估仍离不开心脏导管检查和冠脉造影。行冠脉造影的慢性稳定型心绞痛患者中，大约各有 25% 的患者存在一、二或三支血管病变（即管腔的直径狭窄＞70%），5%～10% 的患者为左冠状动脉主干狭窄，大约 15% 的患者无血流限制性阻塞。

对糖尿病患者、大于 65 岁老年患者、大于 55 岁女性胸痛患者冠状动脉造影更有价值。

（三）慢性冠状动脉粥样硬化性心脏病诊断要点

1. 稳定型心绞痛

根据典型的发作特点和体征，含服硝酸甘油后缓解，结合年龄存在冠心病危险因素，除外其他原因所致的心绞痛，一般即可建立诊断。下列几个方面有助于临床上判别心绞痛：

（1）性质：心绞痛应是压榨紧缩、压迫窒息、沉重闷胀性疼痛，而非"绞痛"，也非刀割样、尖锐痛或抓痛、短促的针刺样或触电样痛、或昼夜不停的胸闷感觉。少数患者可为烧灼感、紧张感或呼吸短促伴有咽喉或气管上方紧缩感。症状很少因体位改变或深呼吸所影响。

（2）部位：疼痛或不适常位于胸骨或其邻近，也可发生在上腹至咽部之间的任何水平处，但极少在咽部以上。有时可位于左肩或左臂，偶尔可也位于右臂、下颌、下颈椎、上胸椎、左肩胛骨间或肩胛骨上区，然而位于左腋下或左胸下者很少。对于疼痛或不适感分布的范围，患者常需用整个手掌或拳头来指示，仅用一手指的指端来指示者很少。

（3）时限：多持续数分钟，一般不会超过 15min。疼痛持续仅数秒钟或不适感（多为闷感）持续整天或数天者均不似心绞痛。

（4）诱发因素：多与体力活动或情绪变化（过度兴奋、恐怖、紧张、发怒、烦恼等）有关。通常心绞痛发生在心脏负荷加重的当时而非之后。饱餐、寒冷、感染等情况下心绞痛更易诱发。

（5）缓解方式：休息或舌下含用硝酸甘油片如有效，症状应于数分钟内缓解。在评定硝酸甘油的效应时，还要注意患者所用的药物是否已经失效或接近失效。

合并糖尿病患者心绞痛的症状往往不典型，如疲乏、气短、恶心、干呕和肩部不适等症状。

2. 隐匿型冠状动脉粥样硬化性心脏病

合并糖尿病患者无症状性心肌缺血的发生率为 22%，使隐匿型冠状动脉粥样硬化性心脏病的发生率升高，无痛性心肌梗死发生率为 40%～50%。

诊断主要根据静息、动态或负荷试验的心电图检查；放射性核素心肌显像发现患者有心肌缺血的改变，而无其他原因解释，又伴有动脉粥样硬化的危险因素；进行选择性冠状动脉造影检查或再加做血管内超声显像可确立诊断；无创性的冠脉 CT 造影也有诊断参考价值。

3. 缺血性心肌病

诊断主要依靠动脉粥样硬化的证据和摒除可引起心脏扩大、心力衰竭和心律失常的其他器质性心脏病。有下列表现者应考虑缺血性心肌病：

（1）心脏有明显扩大，以左心室扩大为主。

（2）超声心动图有心功能不全征象。

（3）冠状动脉造影发现多支冠状动脉狭窄病变。但是必须除外由冠心病和心肌梗死后引起的乳头肌功能不全、室间隔穿孔以及由孤立的室壁瘤等原因导致心脏血流动力学紊乱引起的心力衰竭和心脏扩大，它们并不是心肌长期缺氧缺血和心肌纤维化的直接结果。

糖尿病常并发微血管病变，心肌内弥漫性心肌壁内小血管病变，小血管周围脂肪浸润，内皮及皮下纤维增生，基膜增厚，使心肌重构进一步加重。

（四）糖尿病患者冠心病风险评估

临床上，糖尿病合并冠心病患者较为特殊的表现是常合并有心脏自主神经功能失常，常表现为无痛性心肌缺血、持续性心动过速、直立性低血压等；对这些患者行冠状动脉造影发现，多支病变、弥漫性病变居多，且粥样斑块严重，常伴有溃疡、钙化、冠状动脉侧支循环建立延迟等特点；也有部分患者冠状动脉造影正常，但提示有微循环病变。对所有糖代谢异常的患者应注意询问有无冠心病的症状，有症状者及时进行相关检查及治疗。糖尿病患者发生冠心病常无症状，对哪些患者进行筛查以及筛查是否能够改善预后尚无定论。无症状心肌缺血的筛查手段包括心电图运动负荷试验、动态心肌显像或负荷超声心动图等，应根据患者的具体情况选用，单独动态心电图不能诊断无症状心肌缺血。上述检查提示无症状心肌缺血者，可酌情进行冠状动脉 CT 血管造影（CTA）并计算钙化积分，有利于预测预后和进一步选择治疗手段。FACTOR-64 研究对病程至少 3~5 年的无症状糖尿病患者随机进行 CTA 筛查，与常规诊治比较，未能够减少死亡、非致死性心肌梗死和不稳定心绞痛住院。因此，有下述情况患者可考虑无症状心肌缺血的筛查：糖尿病病程长（如 10 年以上）或合并其他动脉粥样硬化性疾病（卒中、周围动脉粥样硬化等）。

三、鉴别诊断

（一）急性心肌梗死

本病疼痛部位与心绞痛相仿，但性质更剧烈，持续时间可达数小时，含服硝酸甘油多不能使之缓解，常伴有休克、心律失常和（或）心力衰竭，并有发热，可有特征性的心电图和心肌损伤标志物的改变。

（二）心肌桥

冠状动脉通常行走于心外膜下的结缔组织中，如果一段冠状动脉行走于心肌内，这束心肌纤维被称为心肌桥，行走于心肌桥下的冠状动脉被称为壁冠状动脉。由于壁冠状动脉在每一个心动周期的收缩期中被挤压，而产生远端心肌缺血，临床上可表现为类似心绞痛的胸痛、心律失常，甚至心肌梗死或猝死。冠状动脉造影时可显示该节段收缩期血管腔被挤压，舒张期又恢复正常，被称为"挤奶现象"。血管内超声更能准确地反映出心肌桥的存在，冠脉内多普勒可呈现特征性的舒张早期血流加速及收缩期前向血流减弱或逆流现象。

（三）X 综合征

X 综合征目前被认为是小冠状动脉内皮依赖性舒张功能障碍、异常的神经刺激或代谢障碍等多种因素所致，以反复发作劳累性心绞痛为主要表现，疼痛亦可在休息时发生。发作时或负荷后心电图可示心肌缺血表现，部分患者超声心动图可示节段性室壁运动异常，核素心肌灌注扫描可发现节段心肌灌注减低和再分布征象。本病多见于绝经期前女性，冠心病的危险因素不明显，疼痛症状不甚典型，冠状动脉造影未见有意义的狭窄，但常可见血流缓慢和冠状动脉血流储备降低。治疗反应不稳定，但预后良好。

（四）其他器质性心脏疾病引起的心绞痛

本病包括严重的主动脉瓣病变、风湿热或其他原因引起的冠状动脉炎，梅毒性主动脉炎引起冠状动脉口狭窄或闭塞，肥厚型心肌病肥厚心肌相对缺血，先天性冠状动脉畸形等引起的心绞痛，要根据其他临床表现来进行鉴别。

（五）心脏神经官能症

本病患者常诉胸痛，但为短暂（几秒钟）的刺痛或较持久（几小时）的隐痛，患者常喜欢不时地深吸一大口气或作叹息性呼吸。胸痛部位多在左胸乳房下心尖部附近，或经常变动。

（六）肋间神经痛

本病疼痛常累及 1~2 个肋间，但并不一定局限在前胸，为刺痛或灼痛，多为持续性而非发作性，咳嗽、用力呼吸和身体转动可使疼痛加剧，沿神经行经处有压痛，手臂上举活动时局部有牵拉疼痛，故与心绞痛不同。

此外，不典型的心绞痛还需与肋骨和肋软骨病变、食管病变、纵隔病变、食管裂孔疝、溃疡病、肠道疾病、颈椎病等所引起的胸、腹痛相鉴别。

第三节 西医治疗

一、一般治疗

（1）发作时立即停止活动，一般患者在休息后症状即可消除。

（2）平时应尽量避免各种诱发因素，如过度的体力活动、情绪激动、饱餐、寒冷刺激等。

（3）调整生活方式：包括戒烟、健康膳食、有规律的体育活动、控制体质量及改善紧张、抑郁等不良情绪。

（4）控制危险因素：包括高血压、血脂异常、糖尿病等。

二、血糖管理及治疗

降糖治疗的目标不仅仅是单纯控制血糖，更重要的是减少糖尿病并发症（特别是心血管事件），降低死亡风险，从而改善患者的远期预后。生活方式干预是 T2DM 患者降糖治疗的基础性措施，应贯穿于降糖治疗的始终。如果单纯的生活方式干预不能使血糖控制达标，应开始药物治疗。对于合并动脉粥样硬化性心血管疾病（ASCVD）的 T2DM 患者，尤其应当注意心血管安全性问题，并且优先考虑选择具有心血管获益证据的降糖药物。

（一）用药原则

1. 一线治疗

大多数国内外指南均推荐二甲双胍作为 T2DM 患者单药治疗的一线首选药物和联合治疗的基本用药，如无禁忌证且能够耐受，二甲双胍应一直保留在 T2DM 患者的降糖治疗方案中。若存在禁忌证或无法耐受，建议视患者的具体情况考虑选择在心血管安全性评价中获益或中性的降糖药物。

2. 联合治疗

若一线降糖药物单药治疗 3 个月不能使血糖控制达标，需考虑两种降糖药物联合治疗。根据患者的不同情况，选择个体化的联合用药方案。对于 T2DM 合并 ASCVD 患者，可优先考虑联合具有明确心血管获益证据的降糖药物（如利拉鲁肽或恩格列净）治疗，以最大限度降低患者心血管事件和死亡的风险。若两种降糖药物联合治疗 3 个月不能使患者血糖控制达标，可考虑联合第三种降糖药物或者联合胰岛素治疗。

表 37-1 T2DM 患者降糖药物治疗的心血管结局研究

心血管结局	药物	研究名称	研究药物及其对照	主要结果	备注
获益	二甲双胍	UKPDS	二甲双胍 vs 传统治疗（饮食为主）	在超重或肥胖的 T2DM 患者中，二甲双胍可显著降低心肌梗死风险，显著降低心血管事件复合终点（心肌梗死、猝死、心绞痛、卒中或周围血管疾病）风险	
		UKPDS10 年后续随访	同上	在超重或肥胖的 T2DM 患者中，二甲双胍的心血管获益具有延续效应	
	利拉鲁肽	LEADER	利拉鲁肽＋常规治疗 vs 安慰剂＋常规治疗	在伴有心血管疾病或心血管危险因素的 T2DM 患者中，利拉鲁肽可显著降低 3 终点 MACE 和心血管死亡的风险，且不增加心力衰竭住院风险	
	恩格列净	EMPA-REG OUTCOME	恩格列净＋常规治疗 vs 安慰剂＋常规治疗	在伴有心血管疾病的 T2DM 患者中，恩格列净可显著降低 3 终点 MACE、心血管死亡及心力衰竭住院的风险	

续表

心血管结局	药物	研究名称	研究药物及其对照	主要结果	备注
中性	罗格列酮	RECORD	罗格列酮＋二甲双胍或磺酰脲类 vs 二甲双胍＋磺酰脲类	在二甲双胍或磺酰脲类单药治疗血糖控制不佳的 T2DM 患者中，罗格列酮对首要复合终点（心血管疾病住院或心血管死亡）风险未见显著影响，但显著增加心力衰竭住院或死亡的风险	
	吡格列酮	PROactive	吡格列酮＋常规治疗 vs 安慰剂＋常规治疗	在伴有心血管疾病的 T2DM 患者中，吡格列酮对首要复合终点（全因死亡、非致死性心梗、卒中、ACS、冠状动脉或下肢动脉的血运重建、踝关节以上的下肢截肢）风险未见显著影响，但可显著降低主要次级终点（3 终点 MACE）的风险	
		PROactive 10 年后续随访	同上	吡格列酮对首要复合终点和主要次级终点的风险均未见显著影响	
	甘精胰岛素	ORIGIN	甘精胰岛素 vs 常规治疗	在伴有心血管高危因素的糖代谢异常患者中，甘精胰岛素对 3 终点 MACE 的风险未见显著影响	开放性研究设计
	西格列汀	TECOS	西格列汀＋常规治疗 vs 安慰剂＋常规治疗	在伴有心血管疾病的 T2DM 患者中，西格列汀对首要复合终点（3 终点 MACE＋不稳定型心绞痛住院）的风险未见显著影响，且不增加心力衰竭住院风险	
	沙格列汀	SAVOR TIMI 53	沙格列汀＋常规治疗 vs 安慰剂＋常规治疗	在伴有心血管疾病或心血管危险因素的 T2DM 患者中，沙格列汀对 3 终点 MACE 的风险未见显著影响，但增加心力衰竭住院风险	
	阿格列汀	EXAMLNE	阿格列汀＋常规治疗 vs 安慰剂＋常规治疗	在既往 15～90d 内发生过 ACS 的 T2DM 患者中，阿格列汀对 3 终点 MACE 的风险未见显著影响	
	利司那肽	ELIXA	利司那肽＋常规治疗 vs 安慰剂＋常规治疗	在既往 180d 内发生过 ACS 的 T2DM 患者中，利司那肽对首要复合终点（3 终点 MACE＋不稳定型心绞痛住院）风险未见显著影响，且不增加心力衰竭住院风险	

MACE：主要心血管不良事件。3 终点 MACE 包括心血管死亡、非致死性心肌梗死或卒中。ACS：急性冠脉综合征。

（二）降糖药物的心血管安全性评价

根据 2017 年《2 型糖尿病合并动脉粥样硬化性心血管疾病患者降糖药物应用专家共识》，2008 年，美国食品药品监督管理局（FDA）发布了强制性指导意见，要求所有新批准上市的降糖药都必须进行心血管安全性评估。根据这一要求，目前全球已开展了一系列新型降糖药物的心血管结局研究（CVOT）。传统降糖药物由于不受这条强制性要求的制约，故缺少 CVOT 证据，其心血管安全性评估通常基于针对降糖治疗策略的大型 RCT 数据或基于针对降糖疗效的多项 RCTs 的荟萃分析结果。根据目前已有的 CVOT 证据见表 37-1，将降糖药物的心血管安全性分为获益、中性及其他 3 大类。

三、稳定性冠心病的治疗

（一）药物治疗

1. 改善症状治疗

（1）硝酸酯类药物

①常用药物、分类及用法

＊短效硝酸酯类药物：硝酸甘油，可用 0.3～0.6mg，舌下含化，1～2min 即开始起效，约半小时后

作用消失。延迟见效或完全无效时提示患者并非患心绞痛。长期反复应用可产生耐药性，停用 10h 以上即可恢复疗效。硝酸异山梨酯，口服二硝酸异山梨酯 5～20mg，3 次/天，服后 30min 起效，持续 3～5h。

＊长效硝酸酯类药物：缓释制剂药效可维持 12h，可用 20mg，2 次/天；单硝酸异山梨酯为长效制剂，20～50mg，1～2 次/天。用 2％硝酸甘油油膏或皮肤贴片（含 5～10mg）涂或贴在胸前或上臂皮肤而缓慢吸收，适用于预防夜间心绞痛发作。

②作用机制：硝酸酯类药物为内皮依赖性血管扩张剂，除扩张冠状动脉、增加冠状循环的血流量外，还能通过对周围血管的扩张作用，减少心肌耗氧量，改善心肌灌注，缓解心绞痛症状。硝酸酯类药物会反射性增加交感神经张力，使心率加快，因此常联合负性心率药物如 β 受体阻滞剂或非二氢吡啶类 CCB 治疗慢性稳定型心绞痛。联合用药的抗心绞痛作用优于单独用药。

③适应证：舌下含服或喷雾用硝酸甘油仅作为心绞痛发作时缓解症状用药，也可于运动前数分钟使用，以减少或避免心绞痛发作。长效硝酸酯类药物用于降低心绞痛发作的频率和程度，并可能增加运动耐量。长效硝酸酯类药物不适宜治疗心绞痛急性发作，而适宜心绞痛的慢性长期治疗。用药时应注意给予足够的无药间期（通常每日应有 6～8h 的间歇期），以减少耐药性的发生。如劳力型心绞痛患者日间服药，夜间宜停药。

④禁忌证：使用治疗勃起功能障碍药物 PDEs-5 抑制剂者 24h 内不可应用硝酸甘油等硝酸酯类药物，以避免引起低血压，甚至危及生命。严重主动脉瓣狭窄或肥厚型梗阻性心肌病引起的心绞痛，不宜使用硝酸酯类药物，因为硝酸酯类药物可降低心脏前负荷，减少左室容量，进一步增加左室流出道梗阻程度，而严重的主动脉瓣狭窄患者使用硝酸酯类药物也因前负荷的降低而进一步减少心搏出量，有发生晕厥的风险。患青光眼、颅内压增高、低血压者不宜选用本类药物。

⑤不良反应：硝酸酯类药物的不良反应包括头痛、面部潮红、心率反射性加快和低血压，上述不良反应以硝酸甘油更明显，第一次含服硝酸甘油时应注意可能发生体位性低血压。

（2）β 受体阻滞剂

①常用药物、分类及用法

＊选择性 β₁ 受体阻滞剂：主要作用于 β₁ 受体，常用药物为美托洛尔、比索洛尔、阿替洛尔（阿替洛尔）等。

＊非选择性 β₁ 受体阻滞剂：作用于 β₁ 和 β₂ 受体，常用药物为普萘洛尔（心得安），目前已较少应用。

＊非选择性 β 受体阻滞剂：可同时作用于 β 和 α₁ 受体，具有扩张外周血管的作用，常用药物为阿罗洛尔、拉贝洛尔和卡维地洛。

β 受体阻滞剂的使用剂量应个体化，由较小剂量开始。用药后要求静息心率降至 55～60 次/分，严重心绞痛患者如无心动过缓症状，可将心率降至 50 次/分。

为减少 β₂ 受体被阻滞后引发的不良反应，更倾向于使用选择性 β₁ 受体阻滞剂。推荐使用无内在拟交感活性的 β 受体阻滞剂，而不宜使用普萘洛尔（具有内在拟交感活性）。无固定狭窄的冠状动脉痉挛（coronary artery spasm，CAS）造成的缺血，如变异型心绞痛，不宜使用 β 受体阻滞剂，此时 CCB 应为首选药物。同时具有 α₁ 和 β 受体阻滞的非选择性 β 受体阻滞剂药物，在 CSA 的治疗中也有效（如阿罗洛尔和拉贝洛尔）。

②作用机制：β 受体阻滞剂能够抑制心脏 β₁ 肾上腺素受体，从而减慢心率，减弱心肌收缩力，降低血压，减少心肌耗氧量，减少患者心绞痛发作，增加运动耐量。

③适应证：如无禁忌证，β 受体阻滞剂应作为稳定型心绞痛的初始治疗药物，β 受体阻滞剂能降低心肌梗死后稳定型心绞痛患者死亡和再梗死的风险。

④禁忌证：伴严重心动过缓和高度房室传导阻滞、窦房结功能紊乱、明显支气管痉挛或支气管哮喘患者禁用 β 受体阻滞剂。周围动脉病（peripheral arterial disease，PAD）及严重抑郁是使用 β 受体阻滞剂的相对禁忌证。慢性肺源性心脏病患者可谨慎使用高度选择性 β₁ 受体阻滞剂。

⑤不良反应：本药与硝酸酯制剂合用时有协同作用，因而起始剂量应偏小，以免引起体位性低血压等副作用；停用本药时应逐步减量，如突然停用有诱发心肌梗死的可能；支气管哮喘以及心动过缓者不用为宜。

临床循证研究：郭雨龙等应用 meta 分析研究荟萃了 β 受体阻滞剂对心血管疾病患者糖代谢影响的随机对照试验，结果显示：现今常用的 β 受体阻滞剂美托洛尔、比索洛尔及卡维地洛对糖代谢的影响不大；与美托洛尔或比索洛尔相比，卡维地洛更有利于血糖控制。

（3）钙离子拮抗剂（CCB）

早期小规模临床研究，如 IMAGE、APSIS、TIBBS 和 TIBET 等比较了 β 受体阻滞剂与 CCB 在缓解心绞痛或增加运动耐量方面的疗效，但结果均缺乏一致性。比较两药疗效的荟萃分析显示，在缓解心绞痛症状方面，β 受体阻滞剂较 CCB 更有效，而在改善运动耐量和改善心肌缺血方面，β 受体阻滞剂和 CCB 相当。

①常用药物及分类

＊二氢吡啶类：硝苯地平控释片、氨氯地平、非洛地平等。

＊非二氢吡啶类：地尔硫䓬、维拉帕米等。

②作用机制：CCB 通过改善冠状动脉血流和减少心肌耗氧量发挥缓解心绞痛的作用，对变异型心绞痛或以冠状动脉痉挛为主的心绞痛，CCB 是一线治疗药物。地尔硫䓬和维拉帕米有减慢房室传导作用。

③适应证

＊二氢吡啶类：长效 CCB 能减少心绞痛发作。ACTION 研究结果显示，硝苯地平控释片未能显著降低一级疗效终点（全因死亡、AMI、顽固性心绞痛、新发心力衰竭、致残性脑卒中及外周血管成形术的联合终点）的相对危险。CAMELOT 研究结果显示，氨氯地平组主要终点事件（心血管性死亡、非致死性心肌梗死、冠状血管重建、因心绞痛而入院治疗、慢性心力衰竭入院、致死或非致死性卒中及新诊断的 PAD）与安慰剂组比较相对危险降低 31%，差异具有显著性。长期应用长效 CCB 的安全性在 ACTION 研究以及大规模降压研究——ALLHAT 研究及 ASCOT 研究中均得到了证实。稳定型心绞痛合并心力衰竭必须应用长效 CCB 时，可选择氨氯地平或非洛地平。β 受体阻滞剂和长效 CCB 联用较单药更有效；此外，两药联用时，β 受体阻滞剂还可减轻二氢吡啶类 CCB 引起的反射性心动过速的不良反应。

＊非二氢吡啶类：常用于伴有心房颤动或心房扑动的心绞痛患者，地尔硫䓬或维拉帕米可作为对 β 受体阻滞剂有禁忌患者的替代治疗。

④禁忌证

＊二氢吡啶类：慎用于高龄老年患者以及卒中急性期、双侧颈动脉或颅内动脉严重狭窄患者、合并严重体位性低血压的老年患者、快速性心律失常患者。对于卒中、慢性肾病，尤其是老年 CKD 患者应从小剂量开始使用，逐渐调整用药剂量，在患者能耐受情况下达到目标剂量和目标血压。

＊非二氢吡啶类：不宜用于已有严重心动过缓、高度房室传导阻滞和病态窦房结综合征的患者，非二氢吡啶类 CCB 和 β 受体阻滞剂的联用能使传导阻滞和心肌收缩力的减弱更明显，需特别警惕。老年人、已有心动过缓或左心室功能不良患者应避免两药联用。

⑤不良反应：常见不良反应包括外周水肿、便秘、心悸、面部潮红，低血压也时有发生，其他不良反应还包括头痛、头晕、虚弱无力等。

临床循证研究：刘伟比较糖尿病合并冠心病的患者加用苯磺酸氨氯地平的效果，结论：苯磺酸氨氯地平能减少心绞痛发作次数、持续时间，降低 TC、TG、LDL-C，升高 HDL-C，并有降低血糖的作用，对糖尿病性冠心病有较好治疗作用。

（4）其他药物

①曲美他嗪：曲美他嗪通过调节心肌能源底物，抑制脂肪酸氧化，优化心肌能量代谢，改善心肌缺血及左心功能，缓解心绞痛。可与 β 受体阻滞剂等抗心肌缺血药物联用。常用剂量为 60mg/d，分 3 次

口服。

临床循证研究：张峰比较冠心病合并糖尿病患者加服曲美他嗪的治疗效果，结论：对冠心病合并糖尿病的患者应用曲美他嗪治疗，可获取较为理想的治疗效果，更具临床推广价值。Giuseppe 等在比较 2 型糖尿病合并缺血性心肌病患者随机接受曲美他嗪后效果，结果显示：用曲美他嗪治疗的患者在室壁运动评分指数和 E/A 波比方面有显著的改善，但是接受安慰剂的患者没有检测到明显的改善。与安慰剂相比，在糖尿病合并缺血性心脏病的患者中，标准药物治疗中加入曲美他嗪对左心室容积和左心室射血分数具有有益的影响。

②尼可地尔：尼可地尔具有独特的双重药理机制，既能特异性开放冠状动脉血管平滑肌的钾通道，改善微血管功能，又具有类硝酸酯类作用，扩张冠状动脉，对稳定型心绞痛和其他各型心绞痛均有明显疗效。临床试验证明，一次口服尼可地尔可延长心绞痛患者运动至心绞痛发作和心电图 ST 段下降至 1mm 的时间，且用药剂量与延迟缺血的时间呈正相关，疗效可维持 6h 左右，控制心绞痛发作的有效率达 90％左右。常用剂量为 5mg/d，口服 3 次/天。

临床循证研究：全勇等选取冠心病稳定型心绞痛并发糖尿病患者应用单硝酸异山梨酯治疗及加用尼可地尔效果，结论：在治疗高龄冠心病稳定型心绞痛合并糖尿病患者时采用尼可地尔的疗效更佳。罗碧辉等等荟萃分析了多项随机对照研究，比较口服尼可地尔与硝酸酯类药物治疗稳定型心绞痛患者的效果，观察指标包括心绞痛症状改善、心电图改变及头痛发生情况。结论：在减少心绞痛症状发作方面，常规治疗基础上加用尼可地尔较加用硝酸酯类药物更具优势；两种药物的头痛发生率无显著差异；性别对上述结果无显著影响。

2. 改善预后治疗

1）抗血小板药物

（1）用药原则

①无禁忌证者，阿司匹林 75~100mg/d 长期治疗。

②若不能耐受阿司匹林，建议服用氯吡格雷 75mg/d，或替格瑞洛 60~90mg，2 次/天。

③血栓高危患者，如有心肌梗死病史且伴有 1 项危险因素：年龄 65 岁以上、糖尿病、2 次心肌梗死、多支病变、肾功能异常（肌酐清除率<60ml/min），且出血风险较低的患者可考虑采用阿司匹林联合替格瑞洛（60mg，2 次/天）长期治疗，治疗期间严密监测出血。

④PCI 术后患者若置入裸金属支架，建议术后进行双联抗血小板治疗 1 个月；若置入药物洗脱支架，建议术后进行双联抗血小板治疗 12 个月。

⑤有心肌梗死病史、糖尿病、慢性肾病，或冠状动脉解剖提示高危者如多支血管病变和左主干病变患者可考虑长期双联抗血小板治疗。

（2）常用药物

①阿司匹林

＊作用机制：乙酰水杨酸类制剂可以抑制血小板在动脉粥样硬化斑块上的聚集，防止血栓形成，同时也通过抑制血栓素 A_2（TXA_2）的形成，抑制 TXA2 所导致的血管痉挛。

＊适应证：每天 81mg（75~100mg）阿司匹林可降低稳定型心绞痛患者心肌梗死、脑卒中和心血管性死亡危险，无禁忌证或不良反应的患者均应长期服用。同时建议实施介入性血运重建术后的慢性稳定型心绞痛（chronic stable angina，CSA）患者应终身服用阿司匹林，置入裸金属支架（bare metal stent，BMS）的患者应至少坚持不少于 1 个月的 DAPT（阿司匹林＋氯吡格雷或替格瑞洛），置入药物洗脱支架（drug eluting stent，DES）的患者应将 DAPT 疗程延长至 12 个月，对于置入新一代 DES 的 CSA 患者，DAPT 疗程可缩短至术后 6 个月。

＊不良反应：阿司匹林常见的不良反应是胃肠道不适和消化道出血，出血危险与剂量相关。尽量避免同时使用非甾体类抗炎药物，尤其是布洛芬可影响阿司匹林的抗血小板作用。联合其他抗血小板和抗

凝药物时，出血危险增加。

*禁忌证：出血性疾病、活动性出血如重要脏器的出血（颅内出血、严重胃肠道出血等）、活动性消化性溃疡、严重控制不良的高血压、严重过敏反应或不能耐受等。

临床循证研究：王兆芬等分析了有关阿司匹林预防 DM 患者 CVD 的随机对照试验的文献资料，结果提示：ASA 可减少 DM 患者 CVD 的风险，患者使用小剂量阿司匹林耐受性较好，不良反应较少。Berardis 等在 157 项研究中提取了关于主要心血管事件（心血管原因死亡、非致命性心肌梗死、非致命性中风和所有原因死亡）的数据，进行 meta 分析显示：对 256 名男性糖尿病患者进行分析，小剂量阿司匹林显著降低了的心肌梗死风险（RR=0.57，0.34~0.94，P=0.03）。张智云等以安慰剂为对照组，观察组在对照组基础上，联合阿司匹林治疗，75~150mg/d，连用 12 个月，口服。发现阿司匹林治疗冠心病合并糖尿病，治疗组心绞痛消失率、心电图好转率高于对照组，心脑血管事件发生率低于对照组。

②氯吡格雷

*作用机制：为 P2Y12 受体抑制剂，通过选择性不可逆地抑制血小板二磷酸腺苷（ADP）受体而阻断 ADP 依赖激活的血小板膜糖蛋白（GP）Ⅱb/Ⅲa 复合物，有效减少 ADP 介导的血小板激活和聚集。

*适应证：主要用于冠状动脉支架置入后及阿司匹林不耐受或禁忌患者。常用维持剂量为 75mg，每日 1 次口服。

*不良反应：主要不良反应为出血（严重出血事件的发生率为 1.4%）、胃肠道不适、皮疹、头痛、眩晕、头昏和感觉异常，少数患者有过敏反应，表现为荨麻疹、瘙痒。氯吡格雷导致中性粒细胞减少和血栓性血小板减少性紫癜的发生率明显低于噻氯匹定，无需常规监测血小板计数。

*禁忌证：出血性疾病、活动性出血如重要脏器的出血（颅内出血、严重胃肠道出血等）、严重肝脏损害等。

临床循证研究：吴静等对 80 例冠心病合并糖尿病的 PCI 手术患者进行了氯吡格雷联合阿司匹林用于临床疗效的研究，结果显示：与单用阿司匹林相比，加用氯吡格雷组的临床疗效显著大于对照组，血小板聚集率与对照组相比显著降低，氯吡格雷组心肌梗死、心绞痛、死亡等心血管不良事件的发生率虽然低于对照组，但是差异无统计学意义。

③替格瑞洛

*作用机制：为新型 P2Y12 受体抑制剂，该药不需经肝脏代谢，直接作用于血小板 ADP 受体起效。

*适应证：主要用于支架置入术后、有氯吡格雷禁忌证或氯吡格雷抵抗的患者。

*不良反应：出血，可表现为轻微或严重出血。呼吸困难，通常为轻、中度，与剂量相关，部分患者无须停药可缓解，合并哮喘或慢性阻塞性肺疾病患者在替格瑞洛治疗中发生呼吸困难的绝对风险可能加大，应慎用。临床研究显示替格瑞洛可致缓慢心律失常，心动过缓患者慎用。此外，替格瑞洛与已知可引起心动过缓的药物联合时应谨慎。应避免与 CYP3A4 强效抑制剂联合使用；与替格瑞洛合用时辛伐他汀、洛伐他汀剂量不得大于 40mg。此外，还有胃肠道症状如呕吐、腹泻、腹痛、恶心等。

*禁忌证：出血高危患者，如近期创伤或手术、凝血功能障碍、活动性或近期胃肠道出血、有活动性病理性出血、颅内出血病史或中-重度肝损害的患者禁用替格瑞洛；有哮喘及慢性阻塞性肺疾病史的患者慎用替格瑞洛；对于有既往高尿酸血症或痛风性关节炎的患者需慎用替格瑞洛；在心动过缓事件风险较高的患者中，如患有病态窦房结综合征、Ⅱ度或Ⅲ度房室传导阻滞或心动过缓相关晕厥但未装起搏器，替格瑞洛临床经验有限，使用时需谨慎。

*临床循证研究：安俊凤等选取 120 例冠心病合并 2 型糖尿病，研究与氯吡格雷相比，接受 PCI 术患者应用替格瑞洛的临床疗效及安全性，结果发现治疗后两组患者血小板聚集率均明显下降，替格瑞洛组患者血小板聚集率降低更明显，差异均有统计学意义，替格瑞洛组临床 MACE 发生率较对照组低。

2）血管紧张素转换酶抑制剂（ACEI）与血管紧张素Ⅱ受体拮抗药（ARB）

①作用机制：ACEI 是抑制血管紧张素转化酶活性的化合物。血管紧张素转化酶催化血管紧张素Ⅰ生

成血管紧张素Ⅱ（AngⅡ），后者是强烈的血管收缩剂和肾上腺皮质类醛固酮释放的激活剂。ACEI通过抑制 AngⅡ 的生物合成而控制高血压。ARB 选择性阻断血管紧张素受体 1（AT1），阻断了 AngⅡ 收缩血管、升高血压、促进醛固酮分泌、水钠潴留、交感神经兴奋等作用，产生与 ACEI 相似的降压作用。除有效降压外，ACEI 和 ARB 还具有心肾保护作用，可减少各类心血管事件的发生。

②适应证：稳定型心绞痛合并糖尿病、心力衰竭或左心室收缩功能不全的高危冠心病患者均应使用 ACEI。所有冠心病患者均能从 ACEI 治疗中获益，但低危患者获益可能较小。对于不能耐受 ACEI 的患者可改用 ARB。

③不良反应及禁忌证

＊ACEI 可影响胚胎发育，育龄女性使用 ACEI 时应采取避孕措施，计划妊娠的女性应避免使用 ACEI；ARB 可致畸，禁用于妊娠高血压患者。

＊ACEI 及 ARB 扩张肾小球出球小动脉，导致肾小球滤过率下降，肌酐和血钾水平升高，高血钾或双侧肾动脉狭窄患者禁用。单侧肾动脉狭窄患者使用时应注意患侧及健侧肾功能变化。

＊ACEI 可引起血管神经性水肿，如喉头水肿、呼吸骤停等严重不良反应，危险性大；临床一旦怀疑为血管神经性水肿，患者应终身避免使用 ACEI。

＊高钾血症：ACEI/ARB 抑制醛固酮的分泌而导致血钾水平升高，较常见于慢性心力衰竭、肾功能不全以及补充钾盐或联用保钾利尿剂患者。

＊咳嗽：ARB 致咳嗽的发生率远低于 ACEI，但仍有极少数患者出现咳嗽。

＊不建议 ACEI 及 ARB 联用，或增加高钾血症及肾损害的风险。

＊临床循证研究：钟明等比较了单纯冠心病和冠心病合并糖尿病应用缬沙坦的效果，结果显示：缬沙坦对冠心病合并糖尿病患者内皮功能的改善情况等同于其治疗单纯冠心病患者，缬沙坦不仅可有效改善冠心病合并糖尿病患者内皮功能，且对病人血糖水平无负面影响。

3）他汀类药物

①作用机制：羟基－3 甲基戊二酰辅酶 A（HMG－CoA）还原酶抑制剂以降低血清、肝脏、主动脉中的胆固醇、极低密度脂蛋白胆固醇和低密度胆固醇（LDL－C）水平为主，具有降血脂、保护血管内皮细胞功能、稳定粥样斑块等作用。

②用法及达标策略：ASCVD 患者 LDL－C 的目标值应<1.8mmol/L（70mg/dl）。如某些患者 LDL－C 水平能降至 1.4mmol/L（55mg/dl）以下，则不需减少药物剂量，LDL－C 水平<1.4mmol/L（55mg/dl）可能对改善预后更加有益，因此可将其作为可选择的达标值，以适应血脂水平能被降至很低的患者。

为达到更好的降脂效果，在他汀类药物治疗基础上，可加用胆固醇吸收抑制剂依折麦布（ezetimibe）10mg/d。高 TG 或 LDL－C 水平增高的高危患者可考虑联用降低 LDL－C 的药物和一种贝特类药物（非诺贝特）或烟酸类药物。

应用他汀类药物时，应严密监测转氨酶及肌酸激酶等生化指标，及时发现药物可能引起的肝脏损害和肌病。采用强化降脂治疗时，更应注意监测药物的安全性。

③不良反应及禁忌证

＊肝功能异常：主要表现为转氨酶升高，发生率为 0.5%～3.0%，呈剂量依赖性。血清丙氨酸氨基转移酶和（或）天（门）冬氨酸氨基转移酶升高达正常值上限 3 倍以上及合并总胆红素升高患者，应减量或停药。对于转氨酶升高在正常值上限 3 倍以内者，可在原剂量或减量的基础上进行观察，部分患者经此处理后转氨酶可恢复正常。失代偿性肝硬化及急性肝功能衰竭是他汀类药物应用禁忌证。

＊肌肉不良反应：包括肌痛、肌炎和横纹肌溶解。患者有肌肉不适和（或）无力，且连续检测肌酸激酶呈进行性升高时，应减少他汀类剂量或停药。

＊长期服用他汀有增加新发糖尿病的危险，发生率为 10%～12%，属他汀类效应。他汀类对心血管疾病的总体益处远大于新增糖尿病危险，无论是糖尿病高危人群还是糖尿病患者，有他汀类治疗适应证

者都应坚持服用此类药物。

＊临床循证研究：冯治芳比较瑞舒伐他汀对冠心病合并糖尿病患者非高血脂情况下进行强化降脂治疗的临床效果，结果显示他汀早期强化治疗冠心病合并糖尿病，可降低心血管事件，可能与降低炎症水平有关。

4）β受体阻滞剂

对于发生过心肌梗死或心力衰竭的高危患者，β受体阻滞剂可显著降低心血管事件发生率，多项荟萃分析显示，心肌梗死后患者长期接受β受体阻滞剂二级预防治疗，可降低相对死亡率24％。β受体阻滞剂对低危的稳定型心绞痛是否有同样的心脏保护作用尚不清楚。但鉴于其对死亡率和患病率的潜在益处，对于稳定型心绞痛患者应考虑作为起始治疗药物，可根据症状和心率调整剂量。糖尿病患者不是使用β受体阻滞剂的禁忌证。

四、缺血性心肌病的治疗

（一）抗心力衰竭治疗

冠心病导致的心力衰竭以左心衰竭为主，随着病情进展可累及右心而致全心衰竭，也可直接引起右心衰竭，如右室心肌梗死引起的急性右心衰竭。根据左室射血分数（LVEF），冠心病引起的心力衰竭可分为射血分数降低性心力衰竭（heart failure with reduced ejection fractions，HF-REF），或射血分数保留性心力衰竭（heart failure with preserved ejection fractions，HF-PEF）。

治疗与非糖尿病病人相同，针对病理生理的异常采用相应的治疗措施，主要包括减轻心脏负荷和增强心肌收缩力。治疗过程还需注意某些药物对糖代谢的影响，和其与降血糖药物之间相互作用的问题，如噻嗪类利尿剂有升血糖作用，但停药后血糖即恢复正常。对患有肥胖症、高血压病、冠心病、脑动脉硬化的老年人尤应注意抗心力衰竭药物的升糖作用，严防低血糖、低血钾、体位性低血压、高血脂等的发生。合并心力衰竭时，要及时用胰岛素，因为胰岛素不仅可对抗应激状态下的高血糖，也可有效减低血糖，使细胞外液容量减少，从而改善心力衰竭。

1. 射血分数降低性心力衰竭的治疗

（1）治疗原则

冠心病患者反复的心肌缺血、较大范围的心肌梗死及室壁瘤的形成导致或促进了心力衰竭的进展。因此，冠心病患者的治疗不应仅阻断神经激素激活和减轻充血症状，还应采用积极的二级预防措施延缓冠心病进展，包括稳定斑块、减少缺血和增强内皮功能而降低急性冠状动脉事件的发生风险。目前公认的能够提高心力衰竭患者生存率的药物包括ACEI、ARB、β受体阻滞剂和醛固酮受体拮抗剂，上述药物从冠心病发病机制及病理学改变的不同环节发挥作用。这些药物的有益作用可能既与血管保护作用有关，也与神经激素阻断作用有关。

（2）治疗药物

①RAAS拮抗剂：可调节钠平衡、液体容量和血压，延缓心室重构，改善内皮功能，这些作用已被多项临床研究证实，因而，无论欧美冠心病治疗指南还是中国冠心病治疗指南，左心室收缩功能障碍的心力衰竭为ACEI或ARB的强适应证，同时也适用于所有冠心病患者心血管事件的二级预防。如冠心病合并慢性心力衰竭患者血流动力学稳定，无ACEI/ARB禁忌证存在，应尽早开始此类药物治疗。对于血压正常或偏低者，可由小剂量开始，逐渐递增至最大耐受剂量或靶剂量；对于轻度肾功能不全者，在用药期间需监测血清电解质及肌酐水平的变化。应用ACEI或ARB可降低糖尿病合并心血管疾病高危患者的心血管事件发生风险。

②β受体阻滞剂：可降低冠心病合并慢性心力衰竭患者的死亡率和再住院率。与无存活心肌的患者相比，有存活心肌但功能障碍的患者可从β受体阻滞剂的治疗中获得左心室功能和重构方面的更大改善。β受体阻滞剂治疗心力衰竭的获益程度，除与尽早使用相关外，还与剂量密切相关。即使临床症状稳定者

也应将剂量增加至患者的耐受剂量或靶剂量。对于血压正常或偏低者，CBCSⅢ研究证实，β受体阻滞剂与 ACEI 联用，即使是小剂量，效果也优于单药大剂量治疗。

③醛固酮受体拮抗剂：2013 年 ACC/AHA 心力衰竭指南修订版建议扩大醛固酮受体拮抗剂的适用范围。既往醛固酮受体拮抗剂仅限于心功能分级（NYHA）Ⅲ～Ⅳ级患者，EMPHASES-HF 试验证实此类药物可使心功能分级Ⅱ级患者获益，并具有显著降低心脏性猝死发生率的有益作用，其临床意义在于肯定了该药治疗慢性心力衰竭的疗效几乎与 ACEI、β受体阻滞剂相当，长期临床应用（包括与 ACEI 联用）是安全的。因此，2013 年 ACC/AHA 心力衰竭指南修订版推荐此类药物也适用于 NYHA 心功能分级Ⅱ级患者，并认为在使用 ACEI 和β受体阻滞剂后如无禁忌证［eGFR≤30ml/（min·1.73m^{-2}）和血钾≥5mmol/L］，LVEF≤35％的患者均应加用，且不需要等待 ACEI 和β受体阻滞剂达到目标剂量或最大耐受剂量。对于肾功能减退者，ACEI 与醛固酮受体拮抗剂联用期间应注意监测电解质变化。

④血管紧张素受体-脑啡肽酶抑制剂：沙库巴曲缬沙坦是一种血管紧张素受体-脑啡肽酶抑制剂，具有双靶点抑制作用。2014 年 8 月底 ESC 年会上公布了 PARADIGM-HF 研究，此研究在常规治疗基础上，将入组患者随机分为沙库巴曲缬沙坦（200mg，每日 2 次）组和依那普利（10mg，每日 2 次）组，中位随访 27 个月，结果显示，与依那普利组相比，沙库巴曲缬沙坦组患者心血管死亡或心力衰竭住院率明显降低（HR=0.8，P<0.001），并且沙库巴曲缬沙坦能降低心血管死亡风险 20％，减少因心力衰竭住院风险 21％（P<0.001），还能减少心力衰竭症状和活动限制（P=0.001）。安全性方面，其耐受性较好，与依那普利相比，较少引起咳嗽、高血钾、肾损害或因不良反应停药，不增加严重血管性水肿风险，但低血压发生风险增加。

⑤伊伐布雷定：伊伐布雷定是窦房结 If 电流选择特异性抑制剂。与传统减慢心率药物（如β受体阻滞剂）相比，伊伐布雷定单纯减慢窦性心律，对心内传导、心肌收缩力或心室复极化无影响，对机体糖脂代谢也无影响。

⑥利尿剂：为心力衰竭治疗中最常用的药物，通过排钠排水减轻心脏容量负荷，对缓解淤血症状、减轻水肿具有显著效果。按照作用机制不同可以分为以下三类：

＊噻嗪类利尿剂：以氢氯噻嗪为代表，为中效利尿剂，轻度心力衰竭可首选此药。

＊袢利尿剂：以呋塞米和托拉塞米为代表，为强效利尿剂，中、重度心力衰竭可首选此药。

＊托伐普坦：托伐普坦是一种血管升压素 V2 受体拮抗剂（非肽类 AVP2 受体拮抗剂），可以增加血浆中钠离子浓度，帮助多余的水分由尿液排出，增强肾脏处理水的能力，推荐用于充血性心力衰竭、常规利尿剂治疗效果不佳、有低钠血症或有肾损害倾向者，可显著改善充血相关症状，且无明显短期和长期不良反应。建议起始剂量为 7.5~15.0mg/d，疗效欠佳者逐渐加量至 30mg/d。

2. 射血分数保留性心力衰竭的治疗

因为缺乏大量的循证医学证据，目前对于 HF-PEF 的有效治疗尚未明确，主要针对患者的基础心脏疾病进行综合治疗，如控制血压、改善心肌缺血、治疗心房颤动、缓解容量负荷过重、逆转左室重构等，从而改善症状，避免心力衰竭进行性加重。

目前指南对 HF-PEF 药物治疗的建议：①ESC 心力衰竭指南：利尿剂用于控制水钠潴留，减轻HF-PEF 患者的呼吸困难和水肿；治疗高血压和心肌缺血，控制心房颤动患者的心室率，对 HF-PEF的治疗也很重要；降低心率的 CCB 可用来控制 HF-PEF 合并心房颤动患者的心室率，也可用于治疗HF-PEF 合并的高血压心肌缺血（与 HF-REF 不同，其负性肌力作用可能有风险）；β受体阻滞剂还可用于控制 HF-PEF 和心房颤动患者的心室率；②ACC/AHA 心力衰竭指南：迄今为止，尚未明确对HF-PEF 的有效治疗方法。利尿剂用于缓解因容量超负荷引起的症状；血压应按相关的临床实践指南进行控制；使用 ARB 可能有助于减少住院。

（二）抗心律失常治疗

1.Ⅰ类药物

该类药物对病态心肌、重症心功能障碍和缺血心肌特别敏感，应用要谨慎。如 Ic 类药物普罗帕酮，其副作用为室内传导障碍加重，QRS 波增宽，出现负性肌力作用，诱发或使原有心衰加重，造成低心排血量状态，进而室速恶化。因此，心肌缺血、心功能不全和室内传导障碍者相对禁忌或慎用。

2.Ⅱ类药物

该类药物阻滞 β 肾上腺素受体，降低交感神经效应，减轻由 β 受体介导的心律失常。此类药能降低 I_{Ca-L}、起搏电流（I_f），由此减慢窦律，抑制自律性，也能减慢房室结的传导。对病态窦房结综合征或房室传导障碍者作用特别明显。长期口服对病态心肌细胞的复极时间可能有所缩短，能降低缺血心肌的复极离散度，并能提高致颤阈值，由此降低冠心病的猝死率。

3.Ⅲ类药物

该类药物为钾通道阻滞剂，延长心肌细胞动作电位时程，延长复极时间，延长有效不应期，有效地终止各种微折返，因此能有效地防颤、抗颤。其中索他洛尔对于冠心病合并房颤的患者，其可有效减慢心室率，并减轻房颤发作时的症状。Piccini JP 等研究发现冠心病合并房颤患者应用索他洛尔的远期死亡率较应用胺碘酮的有所降低。药物不良反应方面索他洛尔也低于胺碘酮，特别在肺功能、甲状腺功能及角膜色素沉着方面。但使用索他洛尔时应当检测患者 QT 值及 QTc 值，以防长 QT 所引起的恶性心律失常。

4.Ⅳ类药物

该类药物为钙通道阻滞剂，主要阻滞心肌细胞 I_{Ca-L}。I_{Ca-L} 介导的兴奋收缩偶联，减慢窦房结和房室结的传导，对早后除极和晚后除极电位及 I_{Ca-L} 参与的心律失常有治疗作用。常用的有维拉帕米和地尔硫䓬，它们能延长房室结有效不应期，有效地终止房室结折返性心动过速，减慢房颤的心室率，也能终止维拉帕米敏感的室速。由于负性肌力作用较强，因此在心功能不全时不宜选用。

五、血运重建治疗

（一）血运重建适应证

目前血运重建主要包括经皮冠脉介入治疗（PCI）及主动脉-冠状动脉旁路移植手术（CABG），接受最佳药物治疗的稳定性冠状动脉疾病患者指南推荐的血运重建的适应证：

①存在左主干病变、2~3 支血管病变、糖尿病或其他合并症；（指南推荐Ⅰ级）

②左主干内径狭窄>50%；*（指南推荐Ⅰ级）

③左前降支近端内径狭窄>50%；*（指南推荐Ⅰ级）

④2~3 支血管病变且左心室功能受损或有充血性心力衰竭；（指南推荐Ⅰ级）

⑤单支残余血管狭窄（内径狭窄>50%*）；（指南推荐Ⅰ级）

⑥确诊缺血面积广泛（>10%LV#）；（指南推荐Ⅰ级）

⑦症状明显的血管显著狭窄，或最佳药物治疗不能改善症状或不能耐受者；（指南推荐 NA）

⑧呼吸困难/心力衰竭且>10%的心肌缺血/供应血管#狭窄程度>50%；（指南推荐Ⅱb级）

⑨非左主干或左前降支近端或单支剩余血管病变且最佳药物治疗可改善症状，或血管支配区域心肌缺血<10%，或血流储备分数≥0.80。（指南推荐Ⅲ级）

注：

指南推荐Ⅰ级——研究证据支持和（或）公认该治疗或操作有益、有用和有效。

指南推荐Ⅱ级——对于该治疗或操作的有用性/有效性的研究证据存在争议和（或）意见分歧。

指南推荐Ⅱa级——研究证据/意见倾向于有用/有效。

指南推荐Ⅱb级——支持有用性/有效性的证据/意见不充分。

指南推荐Ⅲ级——研究证据证实或公认该治疗或操作无用/无效，在某些情况下可能有害。

＊——指确诊心肌缺血或造影示狭窄$50\%\sim90\%$的血管血流储备分数（FFR）<0.80。

♯——指经无创性检查评估（SPECT、MRI、负荷超声心动图）。

NA——无。

（二）经皮冠脉介入治疗（PCI）

以往的临床观察显示，用球囊导管行经皮冠脉血管成形术（PTCA）与药物疗法相比能使患者的症状迅速改善、生活质量提高（活动耐量增加），但是对远期心肌梗死的发生和死亡率无显著影响。随着新技术的出现，尤其是新型支架特别是药物洗脱支架和新型抗血小板药物的应用，介入治疗可明显降低患者的心绞痛症状，且再狭窄和靶病变需再次血运重建的发生率显著降低。

对于稳定型冠心病患者，具有下列特征者行 PCI 可改善预后：①左主干病变直径狭窄$>50\%$；②前降支近段狭窄$\geq70\%$；③伴左心室功能减低的 2 支或 3 支病变；④大面积心肌缺血（心肌核素等检测方法证实缺血面积大于左心室面积的10%）。

（三）外科治疗

外科治疗主要是施行主动脉－冠状动脉旁路移植手术（CABG）或乳内动脉远端－冠状动脉吻合术。本手术目前在冠心病发病率高的国家中已成为最普通的择期性心脏外科手术，对缓解心绞痛有较好效果。

本手术适应证：①冠状动脉多支血管病变，尤其是合并糖尿病的患者；②冠状动脉左主干病变；③不适合于行介入治疗的患者；④心肌梗死后合并室壁瘤，需要同时进行室壁瘤切除术的患者；⑤狭窄段的远段管腔要通畅，血管供应区有存活心肌。

六、康复及二级预防

冠心病的康复是综合性心血管病管理的医疗模式，不是单纯的运动治疗，而是包括运动治疗在内的心理－生物－社会综合医疗保健，涵盖发病前的预防和发病后的康复，是心血管病全程管理中的重要组成部分。从 Framingham 研究开始，人们逐渐认识到冠心病是多重危险因素综合作用的结果，既包括不可改变的因素如年龄和性别，也包括可以改变的因素如血脂异常、高血压、糖尿病和吸烟等，其中糖尿病是其中一个很重要因素。2004 年公布的 INTERHEART 研究，在 52 个国家（包括中国）262 个中心的15 152 例患者和 14 820 例对照中进行的调查表明，全世界各个地区、不同年龄和性别的人群罹患 AMI 的危险大多由血脂异常、吸烟、高血压、糖尿病、腹型肥胖、心理社会压力、摄入水果蔬菜少、饮酒、规律的体力活动少所致，这 9 种危险因素分别可解释男性和女性心肌梗死原因的90%和94%。因此，冠心病可防可控。广义而言，二级预防是冠心病康复的一部分，尤其对于冠心病合并糖尿病患者更为重要。

（一）康复的内容

（1）生活方式的改变：主要包括指导患者戒烟、合理饮食、科学的运动以及睡眠管理。

（2）双心健康：注重患者心脏功能康复和心理健康的恢复。

（3）循证用药：冠心病的康复必须建立在药物治疗的基础上，因此根据指南循证规范用药是心脏康复的重要组成部分。

（4）生活质量的评估与改善：生活质量评估与改善也是心脏康复的组成部分。冠心病康复的目的是提高患者生活质量，使患者尽可能地恢复到正常或者接近正常的生活质量水平。

（5）职业康复：冠心病康复的最终目标是使患者回归家庭、回归社会。患者病后能不能回归社会，继续从事他以前的工作或病后力所能及的工作，是我们必须回答的问题。

（二）康复的分期

1. 第Ⅰ期（院内康复期）

此期为住院期冠心病患者提供康复和预防服务。本期康复目标：缩短住院时间，促进日常生活及运动能力的恢复，增加患者自信心，减少心理痛苦，减少再住院；避免卧床带来的不利影响（如运动耐量减退、低血容量、血栓栓塞性并发症），提醒戒烟并为Ⅱ期康复提供全面完整的病情信息和准备。

（1）患者早期病情评估：进一步明确冠心病的诊断，了解患者目前症状及药物治疗情况；明确冠心病的危险因素，制定干预计划。

（2）患者教育：院内康复期的患者最容易接受健康教育，因此是最佳的患者教育时期。为患者分析发病诱因，从而避免再次发病。让患者了解冠心病相关知识，避免不必要的紧张和焦虑，控制冠心病危险因素，提高患者依从性。同时对患者家属的教育也同样重要。一旦患者身体状况稳定，有足够的精力和思维敏捷度，并且知晓自己的心脏问题即可开始患者教育。本期宣传教育重点是生存教育和戒烟。

（3）运动康复及日常生活指导：目的是帮助患者恢复体力及日常生活能力，出院时达到生活基本自理。早期运动康复计划因人而异，病情重、预后差的患者运动康复的进展宜缓慢，反之，可适度加快进程。一般来说，患者一旦脱离急性危险期，病情处于稳定状态，运动康复即可开始。参考标准：①过去8h内无新发或再发胸痛；②心肌损伤标志物水平，肌酸激酶 CK-MB 和肌钙蛋白没有进一步升高；③无明显心力衰竭失代偿征兆（静息时呼吸困难伴湿性啰音）；④过去 8h 内无新发严重心律失常或心电图改变。通常康复干预于入院 24h 内开始，如果病情不稳定，应延迟至 3~7d 以后酌情进行。运动康复应循序渐进，从被动运动开始，逐步过渡到坐位、坐位双脚悬吊在床边、床旁站立、床旁行走、病室内步行以及上 1 层楼梯或固定踏车训练。这个时期患者运动康复和恢复日常活动的指导必须在心电和血压监护下进行，运动量宜控制在较静息心率增加 20 次/分左右，同时患者感觉不大费力（Borg 评分<12）。如果运动或日常活动后心率增加大于 20 次/分，患者感觉费力，宜减少运动量或日常活动。

（4）出院计划：给予出院后的日常生活及运动康复的指导，告诉患者出院后应该和不应该做什么；评估出院前功能状态，如病情允许，建议出院前行运动负荷试验或 6min 步行试验，客观评估患者运动能力，为指导日常生活或进一步运动康复计划提供客观依据；并告知患者复诊时间，重点推荐患者参加院外早期心脏康复计划（Ⅱ期康复）。

2. 第Ⅱ期（院外早期康复或门诊康复期）

一般在出院后 1~6 个月进行。PCI、CABG 后常规 2~5 周进行。与第 1 期康复不同，除了患者评估、患者教育、日常活动指导、心理支持外，这期康复计划增加了每周 3~5 次心电和血压监护下的中等强度运动，包括有氧运动、阻抗运动及柔韧性训练等。每次持续 30~90min，共 3 个月左右。推荐运动康复次数为 36 次，不低于 25 次。因目前我国冠心病患者住院时间控制在 7d 左右，因此 Ⅰ 期康复时间有限，Ⅱ期康复为冠心病康复的核心阶段，既是 Ⅰ 期康复的延续，也是 Ⅲ 期康复的基础。

（1）康复对象选择：对 AMI 和（或）ACS 恢复期、稳定型心绞痛、PCI 或 CABG 后 6 个月内的患者，建议尽早进行康复计划。同时应除外暂缓康复治疗的患者，即不稳定型心绞痛、心功能Ⅳ级、未控制的严重心律失常、未控制的高血压（静息收缩压>160mmHg 或静息舒张压>100mmHg）。

（2）患者评估：综合患者既往史、本次发病情况、冠心病的危险因素、平常的生活方式和运动习惯以及常规辅助检查，如心肌损伤标志物、超声心动图（判断有无心脏扩大、左心室射血分数）、运动负荷试验以及心理评估等对患者进行评定及危险分层。

（3）运动负荷试验：运动负荷试验是患者进行运动康复前的重要检测指标，用于诊断、预后判断、日常生活指导和运动处方制定以及疗效评定。常用的运动负荷试验方法有心电图运动负荷试验和心肺运动负荷试验，后者方法更准确，但设备昂贵且对操作的要求较高。两种测试方法均有一定风险，须严格掌握适应证和禁忌证以及终止试验的指征，保证测试安全性。

运动负荷试验的绝对禁忌证：①AMI（2d 内）；②不稳定型心绞痛；③未控制的心律失常，且引发症状或血流动力学障碍；④心力衰竭失代偿期；⑤Ⅲ度房室传导阻滞；⑥急性非心源性疾病，如感染、肾功能衰竭、甲状腺功能亢进；⑦运动系统功能障碍，影响测试进行；⑧患者不能配合。

相对禁忌证：①左主干狭窄或类似情况；②重度狭窄性瓣膜病；③电解质异常；④心动过速或过缓；

⑤心房颤动且心室率未控制；⑥未控制的高血压，收缩压>160mmHg 和（或）舒张压>100mmHg。

运动负荷试验终止指征：①达到目标心率；②出现典型心绞痛；③出现明显症状和体征：呼吸困难、面色苍白、紫绀、头晕、眼花、步态不稳、运动失调、缺血性跛行；④随运动而增加的下肢不适感或疼痛；⑤出现 ST 段水平型或下斜型下降≥0.15mV 或损伤型 ST 段抬高≥2.0mV；⑥出现恶性或严重心律失常，如室性心动过速、心室颤动、RonT 室性早搏、室上性心动过速、频发多源性室性早搏、心房颤动等；⑦运动中收缩压不升或降低>10mmHg；血压过高，收缩压>220mmHg；⑧运动引起室内传导阻滞；⑨患者要求结束运动。

（4）改变不良的生活方式：改变不良的生活方式并对患者和家属进行健康教育，包括饮食和营养指导，改变不良生活习惯（戒烟、限酒），如何控制体质量和睡眠管理。

（5）糖尿病合并冠心病的常规运动康复：对于糖尿病合并冠心病的患者，适当规律的运动有利于增强糖尿病患者胰岛素敏感性，减轻胰岛素抵抗，从而改善糖代谢异常，降低血糖；同时有利于促使冠状动脉侧支循环开放，改善心肌供血和心肌功能，避免长期过度安静卧床所造成的静脉血栓形成、骨骼肌萎缩、肌力低下等负面影响。有氧运动联合阻抗训练可以改善糖尿病患者外周血管阻力。包括运动在内的生活方式干预，能明显降低心血管事件的发生风险。即使是每周仅 2h 的步行，也能使糖尿病患者的全因死亡率下降 39%，心血管事件诱发的死亡率下降 34%。实验研究也证实了联合有氧运动和阻抗训练能明显改善糖尿病患者的血管舒缩功能。近年国内外一致认为，糖尿病合并心脏病患者锻炼的趋势是采用低强度，运动强度取决于病情，必须个体化。运动方案的制定必须根据患者的 NYHA 分级、心电运动试验所获得的最高心率，再取其 60%～65% 作为靶心率。以较低的运动强度长期进行锻炼既安全又有效，持续时间、频率因人而异，一般每次 20～45min，最长不超过 1h，每周 3～4 次。运动过程应循序渐进，并参考运动训练的反应，调整运动强度及持续时间。运动形式应选用节律比较缓慢，能使上、下肢大组肌群适当活动的项目，如太极拳、步行、骑车等。不宜进行强度过大、速度过快的剧烈运动，尤其不应参加激烈的竞赛运动。

经典的运动康复程序包括 3 个步骤：

第一步，准备活动，即热身运动，多采用低水平有氧运动，持续 5～10min。目的是放松和伸展肌肉、提高关节活动度和心血管的适应性，预防运动诱发的心脏不良事件及预防运动性损伤。

第二步，训练阶段，包含有氧运动、抗阻运动、柔韧性运动等，总时间 30～90min。其中，有氧运动是基础，阻抗运动和柔韧性运动是补充。

①有氧运动所致的心血管反应主要是心脏的容量负荷增加，改善心脏功能。常用有氧运动方式有行走、慢跑、骑自行车、游泳、爬楼梯，以及在器械上完成的行走、踏车、划船等，每次运动 20～40min。建议初始从 20min 开始，根据患者运动能力逐步增加运动时间。运动频率 3～5 次/周，运动强度为最大运动强度的 50%～80%。

②阻抗运动对冠心病的益处：与有氧运动比较，阻抗运动引起的心率反应性较低，主要增加心脏的压力负荷，从而增加心内膜下血流灌注，获得较好的心肌氧供需平衡。证据表明，阻抗运动对于血压已经控制的高血压患者是安全的，对心力衰竭患者亦主张进行阻抗运动。

常用的方法有利用自身体质量（如俯卧撑）、哑铃或杠铃、运动器械以及弹力带。注意 CABG 后 3 个月内不应进行中到高强度上肢力量训练，以免影响胸骨的稳定性和胸骨伤口的愈合。

③柔韧性运动：训练原则应以缓慢、可控制的方式进行，并逐渐加大活动范围。

第三步，放松运动，有利于运动系统的血液缓慢回到心脏，避免心脏负荷突然增加诱发心脏事件。放松方式可以是慢节奏有氧运动的延续或是柔韧性训练，根据患者病情轻重可持续 5～10min，病情越重放松运动的持续时间宜越长。

注意事项：运动中有如下症状时，如胸痛，有放射至臂部、耳部、颌部、背部的疼痛；头昏目眩；过度劳累；气短；出汗过多；恶心呕吐；脉搏不规则，应马上停止运动，停止运动上述症状仍持续，特别是停止运动 5~6min 后，心率仍增加，应进一步观察和处理。如果感觉到有任何关节或肌肉不寻常疼痛，可能存在骨骼、肌肉的损伤，也应立即停止运动。

（6）糖尿病合并冠心病的其他康复方法：太极拳、八段锦等中医传统康复方法也有利于冠心病患者康复。体外反搏也可用于冠心病患者的康复。

3. 第Ⅲ期（院外长期康复）

也称社区或家庭康复期。为心血管事件 1 年后的院外患者提供预防和康复服务，是第Ⅱ期康复的延续。这个时期，部分患者已恢复到可重新工作和恢复日常活动。为减少心肌梗死或其他心血管疾病风险，强化生活方式改变，进一步的运动康复是必要的。此期的关键是维持已形成的健康生活方式和运动习惯。另外运动的指导应因人而异，低危患者的运动康复无须医学监护，中、高危患者的运动康复中仍需医学监护。因此对患者的评估十分重要，低危及部分中危患者可进一步Ⅲ期康复，高危及部分中危患者应转上级医院继续康复。此外，纠正危险因素和心理社会支持仍需继续。

（三）糖尿病合并冠心病的多重危险因素控制

约 70% 的冠心病死亡和 50% 的心肌梗死发生于已确诊的冠心病患者，已确诊冠心病者发生或再发心肌梗死和猝死的机会要比无冠心病病史者高 4~7 倍。斑块稳定性是影响冠心病发生和发展的主要决定因素，而高血糖、高血脂、高血压、吸烟、心率加快、精神应激等因素均可导致斑块不稳定。大量研究证据显示，通过有效的二级预防，综合控制多种危险因素，能促使易损斑块稳定，显著降低再次心肌梗死和猝死的发生，提高冠心病患者总体生存率，减少血运重建。在充分使用循证药物的基础上，综合控制如下多种心血管危险因素：

1. 合理膳食

评估饮食习惯和营养结构：每日能量摄入，饮食中饱和脂肪酸、盐及其他营养成分的比例。达到目标：每天摄入蔬菜 300~500g，水果 200~400g，谷类 250~400g，鱼、禽、肉、蛋 125~225g（鱼虾类 50~100g，畜、禽肉 50~75g，蛋类 25~50g），相当于鲜奶 300g 的奶类及奶制品和相当于干豆 30~50g 的大豆及其制品。食用油 <25g，每日饮水量至少 1 200ml；减少钠盐摄入，在现有水平的基础上先减 30%，逐步达到每天食盐摄入在 5g 以内；增加钾盐摄入，每天钾盐 ≥4.7g（含钾多的食物有坚果、豆类、瘦肉及桃、香蕉、苹果、西瓜、橘子等水果以及海带、木耳、蘑菇、紫菜等）。推荐措施：指导患者和家属养成健康的饮食习惯。

2. 戒烟限酒

彻底戒烟，并远离烟草环境，避免二手烟的危害，严格控制酒精摄入。推荐措施：每次诊视时询问吸烟情况并记录在病历中，劝导每个吸烟者戒烟，评估戒烟意愿的程度，制定戒烟计划，给予戒烟方法指导、心理支持和（或）戒烟药物治疗，定期随访；对所有吸烟者加强戒烟教育和行为指导，建议应用戒烟药物辅助戒烟，减少戒断症状；每次就诊对患者强调避免在工作时或家中暴露于烟草环境。

不建议任何人出于预防心脏病的目的饮酒，包括少量饮酒，有饮酒习惯者原则上应戒酒或严格控制饮酒量。建议成年男性饮用酒精量 ≤25g/d（相当于啤酒 750ml，或葡萄酒 250ml，或高度白酒 50g，或 38 度白酒 75g）。成年女性饮用酒精量 ≤15g/d（相当于啤酒 450ml，或葡萄酒 150ml，或 38 度白酒 50g）。酒精量（g）=饮酒量（ml）×酒精含量（%）×0.8（酒精比重）。

3. 控制体质量

目标：超重和肥胖者在 6~12 个月内减轻体质量 5%~10%，使 BMI 维持在 18.5~23.9kg/m²；腰围控制在男性 ≤90cm、女性 ≤85cm。

推荐措施：每次就诊评估 BMI 和腰围，鼓励患者通过体力活动、降低能量摄入来维持或降低体质量。不推荐使用药物控制体质量。

4. 控制血压

目标：血压 <130/80mmHg。

推荐措施：所有患者根据需要接受健康生活方式指导：包括控制体质量、增加体力活动、限量饮酒、减少钠盐摄入、增加新鲜蔬菜水果摄入，注意发现并纠正睡眠呼吸暂停；血压≥140/90mmHg 的患者开始给予降压治疗，首选 β 受体阻滞剂、ACEI 或 ARB，必要时加用其他种类降压药物。

5. 调节血脂

目标：根据《中国成人血脂异常防治指南（2016 年修订版）》，ASCVD 患者 LDL-C 的目标值应＜1.8mmol/L（70mg/dl）。

推荐措施：开始或维持健康的生活方式，减少饱和脂肪酸占总能量的比例（＜7%），减少反式脂肪酸和胆固醇的摄入（＜200mg/d）；增加植物固醇的摄入（2g/d）。增加身体活动并控制体质量；如无禁忌证，即使入院时患者血脂无明显升高，启动并坚持使用他汀类药物；如使用他汀类药物没有达到目标值，或不能耐受他汀，可用依折麦布、胆酸螯合剂和（或）烟酸。降低非 HDL-C 的治疗选择：适度加大他汀类药物使用剂量，或加用盐酸或贝特类药物治疗。

6. 控制血糖

目标：糖化血红蛋白≤7%。

推荐措施：所有冠心病患者病情稳定后应注意空腹血糖检测，必要时做口服葡萄糖耐量试验。指导并监督患者改变生活方式，包括严格的饮食控制和适当运动，无效者使用降糖药物；强化其他危险因素的控制。包括控制体质量、控制血压和胆固醇，必要时与内分泌科合作管理糖尿病。

7. 心率管理

心率与冠心病患者预后呈显著负相关。各国指南均强调，冠心病患者静息心率应控制在 55～60 次/分。目前控制心率的药物首选 β 受体阻滞剂，对使用最大耐受剂量 β 受体阻滞剂心率未控制，或对 β 受体阻滞剂不耐受或禁忌的患者，欧洲心脏病学学会《2006 稳定型心绞痛治疗指南》以及美国心脏病学学会基金会/美国心脏协会《2012 稳定性缺血性心脏病诊断及治疗指南》推荐，伊伐布雷定适用于窦性心律＞60 次/分的慢性稳定型心绞痛患者，单独或与 β 受体阻滞剂联合应用。

（四）糖尿病合并冠心病的情绪管理和睡眠管理

1. 情绪管理

目前的心脏康复主要关注体力活动的恢复，而忽略了患者心理因素对康复的影响。实际上，冠心病的情绪管理应贯穿冠心病全程管理的始终。心肌梗死对患者及家属都是一种严重打击，突发事件给患者的生活带来巨大变化，迫使患者调整生活状态。常出现的躯体不适使患者出现焦虑、抑郁症状。

对于成年糖尿病患者早期筛查抑郁症具有重要性。抑郁症患者自理能力和依从性较差，血糖控制不佳，同时心血管疾病的死亡率也增加，而且长期服用抗抑郁药物也会小幅度增加 2 型糖尿病的发生风险。糖尿病管理团队中应配有专业的心理医师，以保障患者的心理健康。

目标：识别患者的精神心理问题，并给予对症处理。

推荐措施：①评估患者的精神心理状态；②了解患者对疾病的担忧、患者的生活环境、经济状况、社会支持，给予有针对性的治疗措施；③通过一对一方式或小组干预对患者进行健康教育和咨询，促进患者伴侣和家庭成员、朋友等参与患者的教育和咨询；④轻度焦虑抑郁治疗以运动康复为主，对焦虑和抑郁症状明显者给予对症药物治疗，病情复杂或严重时应请精神科会诊或转诊治疗。

2. 睡眠管理

冠心病与睡眠障碍关系密切，Schwartz 等荟萃分析失眠（除外阻塞性睡眠呼吸暂停综合征）与缺血性心脏病发病危险发现，在调整年龄和各种心血管危险因素后，入睡困难与冠心病发病的相对危险度为 1.47～3.90。另有研究显示，失眠（＜6h）和睡眠过多（＞9h）是年龄＞35 岁无心脏病史成年人发生冠心病的独立危险因素，也是冠心病患者发生抑郁的标志之一。临床医生对冠心病患者的失眠问题应足够重视，早期给予有效的预防和控制。处理失眠时首先需明确患者失眠原因，包括因心血管疾病症状、冠状动脉缺血导致脑心综合征，心血管药物、心血管手术后不适，因疾病继发焦虑抑郁、睡眠呼吸暂停等所致失眠以及原发性失眠。同一患者可能有多种原因导致失眠。

在超过 50 岁的男性肥胖 2 型糖尿病患者中，易发阻塞性睡眠呼吸暂停，故有必要及时筛查。睡眠不足或质量降低可能会加重胰岛素抵抗，导致高血压、高血糖、血脂异常，激活氧化应激，故有效地治疗阻塞性睡眠呼吸暂停可以提高血糖控制水平，并减少心血管事件的发生。持续气道正压通气或其他类似的供氧设备均可用来治疗阻塞性睡眠呼吸暂停，减重也有利于其改善。

治疗原则：①综合治疗：躯体治疗结合心理治疗；②镇静安眠药治疗要短程、足量、足疗程；③个性化治疗：根据患者年龄、过去疗效、患者的药物治疗意愿和对治疗药物的选择、耐受性及治疗费用等因素，选择合适药物进行治疗；④选择有适应证处方的药物。开始治疗前，要让患者知情药物的起效、疗程、可能的不良反应，需遵医嘱服药。

（五）建立随访系统

长期坚持生活方式改变和有效药物治疗将降低患者再发心血管事件的风险，显著改善患者整体健康水平。但由于患者对疾病的认知水平和习惯，以及对药物不良反应的顾虑与担忧、对药物疗效的不信任和对医生的不信任，很多患者并不能做到长期坚持生活方式改变和药物治疗，这就需要临床医生建立慢病随访系统，监督患者坚持生活方式改变和药物治疗的情况，监督患者心血管危险因素控制达标情况。通过定期随访，指导患者生活方式改变，根据病情适当调整药物治疗方案，定期进行健康教育，提高患者依从性。目标：建立随访系统，提高治疗依从性。推荐措施：以科室为单位建立随访系统；随访系统组成人员包括：临床医生、护士、营养咨询师、心理治疗师、运动教练等。最基本人员构成为临床医生和护士；通过对患者的生活方式调整、危险因素控制及心脏康复与二级预防措施的落实情况进行评估、随访和监督，心血管医生动态观察在康复治疗中存在的医疗问题，确保心脏康复二级预防的安全性、有效性和依从性。每一个实施方案要求包含：制定方案、确定评估参数、评估时间、方案调整及用于评估实施方案的数据来源等。在这一领域，现代信息技术有巨大的应用潜力，应充分发挥电子病历和现代信息技术的优势，建立数据库。

（六）开展心脏康复应具备的基本条件

开展心脏康复应具备一定的人员编制、场地和设施条件。人员基本要求：配备心脏康复医师和心脏康复治疗师。场地应因地制宜。必备设备包括 4 个部分：评估设备、监护设备、运动训练设备和常规急救设备。评估设备为运动负荷心电图或运动心肺仪；监护设备为遥测运动心电监护系统，要求有一定的抗运动干扰能力；运动训练设备包括固定踏车、跑步机等有氧运动设备和上肢力量训练器、下肢力量训练器、核心肌群力量训练器等阻抗运动设备，如果场地有限，可以用弹力带或弹力管代替阻抗运动设备；常规抢救设备包括除颤仪、配备常规急救药物的抢救车及输液设施等。

第四节　糖尿病合并冠心病的中医辨证论治

在中医学中，历代文献中虽然没有关于糖尿病合并冠心病的专门阐述，但对消渴病与心病之间关系确有相关记载，张仲景《伤寒论》太阳病篇中有"消渴，气上撞心，心中疼热"，《诸病源候论》中也有"消渴重，心中痛"的论述。

古代医家对消渴重视肾命学说，认为其病机是真阴不足。最早见于《灵枢》，认为肾虚善病消瘅。张仲景在《金匮要略》中提到寸口脉浮而迟，浮即为虚，迟即为劳；虚则卫气不足，劳则营竭，为消渴从肾论治奠定基础；又可见于《丹台玉案》中所注："惟肾水一虚，则无以制余火，火旺不能扑灭，煎熬脏腑，火因水竭而益烈，水因火烈而益干。"指出心肺为消渴病之本，而其亏在肾水匮乏，无以济心火，故火灼肺金。然而肾水不可滋养肺金，子病犯母则肺亦损伤。明代张景岳《景岳全书》云："三消证，古人以上焦属肺，中焦属胃，下焦属肾，而多从火治，是固然矣，然以余论之，而三焦之火多病本于肾，而无不由乎命门者，夫命门为水火之脏，凡水亏证固能为消为渴，而火亏证亦能为消为渴者何也？盖水不济火则火不归原，故有火游于肺而为上消者，有火游于胃而为中消者，有火烁阴精而为下消者，是皆真阴不足，水亏于下之消证也。"孙文胤《丹台玉案》云："消者，易消之谓也。邪火内烁，真阴枯竭，善渴善饥，不滋养肌肤，饮食入胃，顷刻消尽，故名消证。"提示消渴病多表现为多食易饥，基本病机为真阴枯竭。

"胸痹"又称"心痹"。《素问·举痛论》说"心痹者，脉不通，烦则心下鼓，暴上气而喘"。汉代张仲景《金匮要略》指出"胸痹缓急"。至隋代，巢元方《诸病源候论》中有"胸痹候"提出，其病机为"因邪迫于阳气，不得宣畅，壅瘀生热"。至宋、金、元时期，《圣济总录·心痛总论》专列有"胸痹门"，并记载"胸膺两乳间刺痛，甚则引背胛"，并在"治心痹诸方"中指出"夫思虑烦多则损心，心虚故邪乘之，邪积不去，则时害饮食，心中如满，蕴蕴而痛，是谓之心痛"，指出了本证的病因病机为脏腑虚弱，风邪冷热之气所客，正气不足，邪气偏胜所致。至明清时期对胸痹论述更多更细，对胸痹与胃脘痛、厥心痛与真心痛作了明确的鉴别。《医宗必读·心腹诸痛》说"胃脘在心之下，胸痛在心之上也……"《临证指南医案·心痛》徐灵胎也指出"心痛、胃脘痛确是二病，然心痛绝少，而胃痛极多……"明代李木延对其分别更为详尽："真心痛，因内外邪犯心君，一日即死；厥心痛，因内外邪犯心之包络，或它脏邪犯心包支络。"近年来对胸痹之症研究更为广泛深入。从上可知心脉不通为胸痹的首要病机。

消渴和胸痹虽然分别归属为两种疾病，但从病机上却密切相关，从现代医学来看二者之间联系非常紧密，现代医家也对此作了新的阐释。著名医家吕仁和教授指出糖尿病冠心病中医病名可称为"消渴病胸痹"，是在消渴病的基础上，日久阴虚、气虚或气阴两虚、阴阳俱虚，久病入络，或夹痰湿、痰热、气滞等，引起心脏络脉痹阻所致的以心胸憋闷疼痛，甚至牵及肩背为典型症状的病证。

一、病机与辨证

1. 糖尿病合并冠心病的病机特点

（1）消渴与胸痹病机交错、相互影响

一方面，多数学者认为冠心病基本病机为本虚标实，本虚以气虚、阴虚、阳虚为主，标实以血瘀、痰浊、气滞为主。葛永彬通过检索近28年的冠心病中医辨证文献，通过统计分析认为，冠心病本虚以气虚为主，阴虚、阳虚次之，标实以血瘀为主，痰浊、气滞次之，冠心病的常见证素为血瘀、气虚、痰浊、阴虚、气滞。而消渴病病机亦是本虚标实，本虚以气阴两虚为主，标实以火热、阳亢，兼有血瘀、痰浊为主，同时兼有肺、脾胃、肾脏受累。李哲等查阅2型糖尿病的病历2735例，对其中医病、证诊断进行频数分析，分析2型糖尿病证候分布规律及相关因素，结果发现2型糖尿病证型分布主要为气虚、阴虚、火热、血瘀，无并发症患者血瘀程度轻于有并发症患者。故不难发现两者共同病机均为本虚标实，本虚均以气虚、阴虚为主，标实以血瘀、痰浊为主，两者病机有交叉、重合之处。

另一方面，从疾病发生、发展过程来看，两者又相互关联、影响。在起病表现上，有消渴症状发于先者，有胸痹症状发于先者，但二病皆气分血分俱病，皆发于脏腑柔弱之人，故在病机上相互联系，病理上相互影响。可因消渴迁延日久，累及心，因心气阴虚或心脾两虚，致痰浊、瘀血内阻心络；亦可因心病日久，心阴阳亏虚或久病而致心肾阳虚。

（2）糖尿病合并冠心病的脏腑病机

从脏腑虚实阴阳气血的角度，在病变全程总体把握，对糖尿病合并冠心病的病机进行如下阐述：发病初期为心之气阴不足、心脾两虚，心脉失养，或脾虚痰浊闭阻，胸阳不振；渐至伤及肝、肾，血瘀阻塞心络，心之络脉细急；病变晚期，心气衰微，水饮停聚，痰、瘀、水互结，络脉受阻，甚或阴损及阳，阴竭阳绝，阴阳离决。其病位在心，涉及肺、脾、肝、肾。病性为本虚标实，虚实夹杂，以气血阴阳亏虚为本，以气滞、痰浊、血瘀、寒凝为标。这些论述综合了经典的脏腑辨证、伤寒六经辨证理论，又结合了络病学理论，对深入认识糖尿病合并冠心病的发病具有启发作用。

其中，由于心主血脉，脉痹则冠心病发病，消渴则络痹，因此，心在糖尿病合并冠心病发病中处于中心地位。同时，脾主运化，脾阳不振则心阳虚，生化乏源则心之气血亏虚，脾气不健，胃热消灼则不能输送水谷精微发为中消，故糖尿病合并冠心病以脾为轴枢；肾主水，藏元阴元阳，上温心阳，肾阳虚则不能化气行水，阴虚则下消之证愈显，故不离于肾；肺主一身之气，宗气贯心脉行气血，肺叶焦枯则发为上消，在敷布气血津液方面与肺相关。中满内热、郁热虚损，不但是糖尿病病程发展的重要环节，也是冠心病的基本证候要素之一。在理论层面厘清两病的病位、病性、病程的联系，有助于指导对二者合病的进一步认识。

（3）现代研究对糖尿病合并冠心病的病机及辨证分型的认识

衷敬柏等通过查阅1994年1月—2004年12月国内的文献，对2 689例冠心病患者进行统计，其证候要素频率由高至低依次为：血瘀、气虚、阴虚、痰浊、气滞、阳虚、寒凝、热毒、食积等。并认为冠心病实者以血瘀、痰浊、气滞为主，虚者以气虚、阴虚及阳虚为主，与传统理论相吻合。糖尿病合并冠心病则以气阴两虚为本，痰瘀阻滞为标。

胡继玲认为本病以气阴两虚为本，血瘀为标，常兼有气滞、痰浊、寒凝等证候。章小平认为消渴病日久导致气阴两伤，气虚使血行无力，阴虚使虚火灼津成痰，二者不断耗伤，使心之气阴匮乏，终致血瘀、痰浊痹阻心脉而致胸痹心痛。齐贺彬认为消渴日久气阴两伤，阴虚内热，瘀血阻络是其发病的主要机制。冯建华认为阴阳气血亏虚，阴寒、痰烛、血瘀交互为患是本病基本病机。

倪青等人通过数据挖掘方法，分析了274例2型糖尿病合并冠心病患者的证治规律，结果他们认为在临床中以虚、瘀、热、湿、痰多见，辨证以气阴两虚多见，瘀血、痰湿次之。李小科认为糖尿病合并冠心病患者最核心的证素是气虚、阴虚、痰浊、血瘀，糖尿病更偏于阴虚内热，冠心病患者更偏于气虚血瘀，糖尿病合并冠心病的患者血瘀证表现得更明显，此结果既支持了血瘀证素在冠心病病机中的核心地位，又体现了糖尿病以阴虚为本，燥热为标，癥瘕内生的发病趋势。

魏执真认为，本病乃消渴病迁延不愈、日久生变而成，其主要病机是肺脾肾之阴虚燥热，耗气伤阴进而涉及于心，使得心脏气阴耗伤，心体受损，于是心脉瘀阻，遂形成本病。此外，消渴患者多食多饮使中焦受伤，脾失健运，痰湿内生，痰湿之邪阻滞气机，痰气互阻也可引起心脉不通而形成本病。林兰认为本病遵循消渴病阴虚为本，本虚标实的病机特点，消渴病经久不愈，"久病必虚""久病必瘀""久病入络"，因虚致实，而形成虚实夹杂，以心气心阴虚为本，心脉瘀阻为标之本虚标实证。

徐梓辉等认为胸痹与消渴合病，在病机上符合以消渴病机为基础的变化规律。气阴两虚、瘀血阻滞、痰湿内存是消渴合并胸痹的基本病机。消渴初期以燥热为主，燥热伤阴，渐使阴虚，后期则又损及肾阴，以阴虚为主，兼有气虚。气阴两虚又是胸痹的基本病机之一。阴虚则虚火煎熬阴血成瘀，灼津成痰亦可致瘀，瘀阻心脉发为胸痹，或气虚无以行血，胸阳不运，血停为瘀，阻滞心脉发为胸痹；阴虚与气虚同时存在，共同导致痰瘀痹阻心脉而发病。瘀血、痰浊是消渴最常见的病理产物，同时又是胸痹发病最直接的原因。

刘成等认为糖尿病和冠心病病机都存在血瘀，其出现的血瘀症状较多，且病情较为严重。其发病原因有：①七情郁结：情志不遂，肝气郁滞，气机不畅，气滞血瘀，心脉受阻；②过食伤脾：过食膏粱厚味，损伤脾胃，脾失健运，津不气化而聚之生痰，痰阻心脉而致血瘀。

杨兵等认为消渴胸痹初期表现为阴虚燥热，渐伤阴津，而见阴虚，后期则损及肾阴，兼有气虚。而气阴两虚亦为胸痹的基本病机之一。虚火煎灼阴血而成瘀，灼津液而生痰，痰瘀互阻而发为胸痹；或气虚无以行血，胸阳不运，血停为瘀，痹阻心脉而发为胸痹；阴损及阳，阳气衰微，寒湿内生，心阳不振，心脉痹阻而发为胸痹。因此瘀血痰浊是消渴合并胸痹的常见病理产物，同时又是胸痹发生最直接的原因。因此他认为肾阴亏虚，气阴不足，瘀血阻滞，痰浊内生是消渴合并胸痹的基本病机。

还有医家认为糖尿病合并冠心病多因先天禀赋不足，后天饮食不节，贪逸少劳，加上外邪侵袭，即所谓"先天不足""后天失养"所致。徐梓辉等认为本病的发生与心、脾、肾的亏损密切相关，加之饮食不节、过食伤脾、情志失调、七情郁结、劳欲过度、禀赋薄弱、寒邪侵袭等因素，其病位主要在心，病机为心脉不通。洪敏等认为糖尿病合并冠心病患者本虚以气虚、阳虚为主，随着年龄增长和病程延长，由气虚向阳虚发展；标实以痰浊、血瘀为主，贯穿疾病始终，提示临床治疗应注意益气温阳以扶正，活血化痰以祛邪。

因此，糖尿病合并冠心病的病机为本虚标实，本虚以多脏腑的气、阴、阳虚为主，标实以血瘀、痰浊、气滞为主。

2. 糖尿病合并冠心病的证型分布特点

目前已有针对糖尿病合并冠心病中医证型的流行病学分布研究，但是由于参考的中医辨证分型标准、研究人群所在地区等纳入标准不同，研究结果不尽相同。倪青等参考《中医临床诊疗术语证候部分》《中国中西医结合糖尿病诊疗标准（草案）》，结合《中药新药临床研究指导原则（试行）》《中医诊断学》以及《中医内科学》教材第 6 版相关内容，对北京地区 7 家三甲医院 1274 例的糖尿病合并冠心病的辨证分型研究，结果显示气阴两虚占 56.28%，夹瘀占 31.63%，夹湿占 19.31%，血脉瘀阻占 12.95%，提示虚证是本病的基础也是常见证型，其次是瘀证、湿证、痰证、热证。张旭颖等参考《中药新药临床研究指导原则》中有关糖尿病和冠心病的分类，及 1994 年第一届国际大会所订之消渴病辨证诊断参考标准，结合临床对郴州市 10 例糖尿病合并冠心病辨证分型分析，证型分布为阴阳两虚型、血瘀水停型、气虚血瘀型、气阴两虚型、痰湿血瘀型、脾虚湿盛型，证型以后两者多见。刘志龙等参考《中医临床诊疗术语证候部分》及本病的临床特点，利用多元统计学方法对广东省 204 例糖尿病合并冠心病患者进行辨证分型研究，结果得出 3 型：①气虚痰瘀型；②气阴两虚夹瘀型；③阳虚血瘀型。其中以气虚痰瘀型为最常见，瘀证贯穿整个病程。

二、辨证论治

在临床治疗中需辨病与辨证相结合，辨病为前提，辨证为核心，在此，我们将糖尿病合并冠心病分为气阴两虚夹瘀型、气虚痰瘀型、阳虚血瘀型、气滞血瘀型、寒凝血瘀型。

1. 气阴两虚夹瘀

症候：口渴多饮、多尿、多食，胸中刺痛，精神疲倦、少气、乏力、心悸，大便干，舌暗红，舌质干，脉细数或涩。

症候分析：传统观点认为糖尿病早期为阴虚燥热，中后期为气阴两虚、阴阳两虚，但是老年糖尿病患者本身阴阳皆虚的生理特点，决定了起病时已在糖尿病的中后期，即气阴两虚或阴阳俱虚，而燥热之象不显。成人糖尿病患者到老年，其病机亦然。临床上老年糖尿病合并冠心病患者虚证多，而典型的糖尿病"三多"、冠心病"胸痛彻背"症状少。其病机为年老体衰或消渴病日久，肝肾阴亏，阴虚火旺，阴伤及气，气阴两伤，气虚则行血无力，阴虚则虚火灼津为痰，从而导致瘀血、痰浊等实邪痹阻心脉则胸中刺痛，气虚可见精神疲倦、少气、乏力、心悸，阴虚津亏，清窍、肠道失润，可见口干多饮、大便干，肝"开窍于目"，肝肾不足、瘀血阻于眼部脉络可致视物模糊，舌暗红、舌质干、脉细数或涩为气阴两虚夹瘀表现。

治法：益气养阴，活血化瘀。

处方：天王补心丹加减。

药物：人参（去芦）、茯苓、玄参、丹参、桔梗、远志各 15g，当归（酒浸）、五味子、麦门冬（去心）、天门冬、柏子仁、酸枣仁（炒）各 30g，生地黄 120g。

方解：方中重用甘寒之生地黄，入心能养血，入肾能滋阴，故能滋阴养血，壮水以制虚火，为君药。天冬、麦冬滋阴清热，酸枣仁、柏子仁养心安神，当归补血润燥，共助生地滋阴补血，并养心安神，俱为臣药。玄参滋阴降火；茯苓、远志养心安神；人参补气以生血，并能安神益智；五味子之酸以敛心气，安心神；丹参清心活血，合补血药使补而不滞，则心血易生，以上共为佐药。桔梗为舟楫，载药上行以使药力缓留于上部心经，为使药。

注：若患者血瘀症状明显，可加用赤芍、桃仁、红花等活血药。

2. 气虚痰瘀型

症候：心胸闷痛，形体肥胖，头身困重，气短、乏力、心悸、自汗、面色㿠白，舌淡暗，苔腻，脉滑。

症候分析：物质生活改善，运动减少以及潮湿气候，是导致气虚痰瘀型疾病的重要原因。饱餐无度、膏粱厚味日久必伤脾胃，久卧多坐，安逸少动可伤气，气候潮湿，饮食偏甜，易致痰湿体质，湿困中焦，以上均可致脾气受损，水谷精微不能正常运化输布，化生痰浊膏脂，阻滞血脉，血黏涩滞，运行不畅，久而成瘀，新血不生，痰浊不化，终致痰瘀互结。痰湿壅盛可见形体肥胖、头身困重，痰瘀阻于心体大络可发胸闷痛，气虚可见气短、乏力、心悸、自汗、面色㿠白，舌淡暗为气虚血瘀之象，苔腻、脉滑为痰湿之征。

治法：益气化痰，活血化瘀。

处方：瓜蒌薤白半夏汤加减。

药物：栝楼实1枚（捣），薤白12g，半夏12g，白酒1L。

方解：半夏燥湿化痰，降逆散结；配以栝楼、薤白豁痰通阳，理气宽胸。

注：若患者血瘀症状明显，可加用丹参、赤芍、桃仁、红花等活血药。

3. 阳虚血瘀型

症候：口渴多饮，多尿，胸痹心痛，畏寒、手足不温、喜热饮，舌淡胖，苔白，脉沉。

症候分析：糖尿病与冠心病的发病及病机演变均与阳虚密切相关。首先糖尿病后期阴损及阳的病机已被广大医家认同，但消渴病起于阳虚的观点也由来已久，早至仲景便已提出消渴从肾论治，并创肾气丸以温补肾阳治疗本病，后世张景岳、赵献可等亦均从阳虚消渴说。其病机为老年人肾阳亏虚，命门火衰，不能蒸熟水谷，水谷之气不能熏蒸上润，故口渴；肾阳虚，膀胱蒸腾气化无力，阳不化气，精微不布，可见"饮一溲二""尿甜"。冠心病方面，《内经》强调"心为阳中之太阳"，因此心的功能首先是阳气。心主血脉，"血得温则行""气行则血行"，阳气不足，温煦推动功能失职，血脉运行的动力减弱，脉中血流缓慢，甚至瘀滞不通，发为胸痛。在阳虚基础上，复受寒邪，阳气失展，寒凝血脉，血运失常，心脉瘀阻更重，可见胸刺痛或隐痛、舌有瘀点瘀斑、舌下络脉迂曲。本证型中畏寒、手足不温、喜热饮为阳虚不能温煦所致，夜尿频多、小便清长为肾阳亏虚，膀胱蒸腾气化无力所致，肢体麻木、足背动脉搏动减弱为瘀血阻络，肢体失养之象，舌淡胖、苔白、脉沉为阳虚阴盛表现。值得指出的是心肾同属少阴，心为君火，肾藏相火，二者可相互影响，肾阳亏虚，不能温煦心阳，或心阳不能下交于肾，均可致心肾阳虚。

治法：益气温阳，活血化瘀。

处方：真武汤加减。

药物：茯苓、芍药、生姜（切）、附子（炮，去皮，破八片）各9g，白术6g。

方解：本方以附子为君药，本品辛甘性热，用之温肾助阳，以化气行水，兼暖脾土，以温运水湿。臣以茯苓利水渗湿，使水邪从小便去；白术健脾燥湿。佐以生姜之温散，既助附子温阳散寒，又合苓、术宣散水湿。白芍亦为佐药，其义有四：一者利小便以行水气，《本经》言其能"利小便"，《名医别录》亦谓之"去水气，利膀胱"；二者柔肝缓急以止腹痛；三者敛阴舒筋以解筋肉瞤动；四者可防止附子燥热伤阴，以利于久服缓治。

注：若患者血瘀症状明显，可加用丹参、赤芍、桃仁、红花等活血药。

4. 气滞血瘀型

症候：心胸刺痛，痛处不移，胁肋胀闷，心悸，面色晦暗，舌暗，苔薄，脉弦。

症候分析：七情郁结、情志不遂，是导致气滞血瘀型疾病的重要原因。情志不畅，思则气结，忧思伤脾，水谷精微不能正常运化输布，化生痰浊膏脂，阻滞血脉，血黏涩滞，运行不畅，久而成瘀；肝气郁滞，气机不畅，气滞血瘀，而致胸痛，每遇情绪波动诱发。舌暗、苔薄、脉弦为气滞血瘀之象。

治法：疏肝理气，活血化瘀。

处方：血府逐瘀汤加减。

药物：桃仁 12g，当归 9g，红花 9g，地黄 9g，牛膝 9g，川芎 9g，桔梗 6g，赤芍 6g，柴胡 3g，枳壳 6g，甘草 6g。

方解：方中桃仁破血行滞而润燥，红花活血祛瘀以止痛，共为君药。赤芍、川芎助君药活血祛瘀；牛膝活血通经，祛瘀止痛，引血下行，共为臣药。生地、当归养血益阴，清热活血；桔梗、枳壳，一升一降，宽胸行气；柴胡疏肝解郁，升达清阳，与桔梗、枳壳同用，尤善理气行滞，使气行则血行，以上均为佐药。桔梗并能载药上行，兼有使药之用；甘草调和诸药，亦为使药。

注：若患者血瘀较重，胸痛剧烈，可加用降香、延胡索、乳香、没药等加强活血理气作用。

5. 寒凝血瘀型

症候：心痛如绞，形寒，甚者手足不温，冷汗自出，心悸气短，多因气候骤冷或骤遇风寒而发病或加重症状，舌暗，苔薄白，脉沉紧。

治法：辛温通阳，开痹散寒。

处方：瓜蒌薤白白酒汤加减。

药物：薤白 12g，栝蒌实 1 枚，桂枝 6g，附子 9g，枳实 9g，檀香 3g，丹参 9g，白酒适量。

方解：方中瓜蒌实为君，理气宽胸、涤痰散结，该药擅长利气散结以宽胸，并可稀释软化稠痰以通胸膈痹塞。薤白为臣，通阳散结，行气止痛。桂枝、附子辛温通阳，枳实化痰散结，檀香理气温中，丹参活血通络。

注：若患者阴寒较甚，可选用乌头赤石脂丸合苏合香丸。

三、常用中成药及中医验方

1. 中成药

中成药应用于糖尿病合并冠心病治疗中多疗效确切，并且对于改善患者预后也具有良好的远期效果。

（1）益气养阴类：糖尿病合并冠心病以气阴两虚为本。鲍陶陶、方朝晖等通过用益气养阴活血中药制剂丹蛭降糖胶囊（太子参、生地黄、丹皮、水蛭、菟丝子、泽泻等）对新诊断 2 型糖尿病患者治疗 12 周后，观察发现，中药治疗组患者内皮依赖性血管扩张功能（FMEDD）明显升高，非内皮依赖性舒张功能（NIEID）无明显变化，提示本药可改善新诊断 2 型糖尿病患者氧化应激状态，修复一氧化氮－内皮素（NO－ET）平衡系统，保护受损的血管内皮功能，从而预防糖尿病的大血管并发症。魏玲玲在西医常规治疗的基础上，选用益气养阴中药制剂益心舒胶囊（人参、麦冬、五味子、黄芪、丹参、川芎、山楂）治疗本病，结果表明益心舒胶囊对糖尿病合并冠心病有较好疗效。邢湘君探讨益心舒胶囊治疗糖尿病合并冠心病心绞痛的临床疗效，结果显示治疗组患者自觉症状好转，其心绞痛缓解和心电图改善总有效率均优于对照组。

（2）祛痰化浊类：糖尿病合并冠心病以痰瘀阻滞为标。赵然尊等观察复方丹参滴丸治疗冠心病合并 2 型糖尿病患者血清一氧化氮和内皮素水平，以探讨复方丹参滴丸对其的影响，研究提示复方丹参滴丸可在常规治疗基础上进一步提高冠心病合并糖尿病患者的血浆一氧化氮水平，降低内皮素水平，从而发挥保护血管内皮功能。林甲宜等探讨复方丹参滴丸治疗对糖尿病合并冠心病患者的认知功能和 β－淀粉样蛋白影响，结果显示复方丹参滴丸治疗能明显改善患者认知功能。

（3）益气活血化瘀类：血瘀常贯穿本病始终，因此益气活血化瘀成为治疗之根本大法，且糖尿病合并冠心病患者存在明显的血管内皮功能紊乱，通心络胶囊（人参、水蛭、全蝎、土鳖虫、蜈蚣、蝉蜕、赤芍、冰片等）全方能益气活血，通络止痛，还可通过影响 ET－1、NO 及 NOS 的释放改善血管内皮功能。

使用活血化瘀药的注意事项：活血化瘀药存在一定程度的副作用及潜在的危险性。国家药品不良反应监测中心近年的报告显示，部分患者服用活血化瘀药可出现过敏反应，此外还可引起口腔黏膜溃疡、诱发急性闭角型青光眼、糜烂性胃炎、消化道出血、血小板减少等不良反应，然而临床上往往对此不够重视。需要指出的是，具有下列情况的冠心病患者应慎用活血化瘀药：①有出血性脑卒中史或长期服用阿司匹林的患者，再服用大剂量活血化瘀药可能与抗凝药物产生叠加作用，故给这类患者应用活血化瘀药时应注意随时监测血小板计数、出凝血指标等；②冠心病合并肝病、肝硬化患者，由于血小板减少和凝血因子缺乏，再加上食管、胃底静脉曲张等因素，如果长期使用活血化瘀药可诱发胃肠道出血；③冠心病患者脑部检查发现有先天性血管畸形、动脉瘤等情况时，应慎用或忌用活血化瘀药，以防脑血管破裂而导致脑出血。

2. 中医验方

近几年，对于糖尿病合并冠心病的中医研究愈发深入，大多数医家认为气阴两虚、痰瘀互阻是糖尿病合并冠心病的主要病机，在辨证与辨病的基础上，选出一个基本方，随症加减治疗，取得了一定疗效。

（1）益气养阴活血方：倪青教授根据多年临床实践及实验研究成果创益气养阴活血通络方加减治疗糖尿病冠心病，疗效确切。此方由生脉散合丹参饮加减而成，药用：人参15g（常用太子参代替），麦冬10g，五味子10g，丹参30g，檀香6g，砂仁（后下）10g，乳香9g，没药9g，炙甘草6g。若兼见痰湿者，则与瓜蒌薤白半夏汤合用；若兼见心阳虚者，则与桂枝甘草汤合用。

高彦彬采用益气养阴活血法，用"消渴Ⅱ号"（黄芪、玄参、天花粉、丹参各30g，太子参、泽泻各15g，麦冬16g，生地黄、红花各10g，川芎12g）治疗，每日1剂，煎汤分2次口服，5周为1个疗程，治疗NIDDM合并冠心病心绞痛13例，11例心绞痛症状基本消失，2例症状减轻，心电图检查5例ST-T改变恢复正常，8例稳定，认为益气养阴活血法不仅具有降糖降脂作用，而且还具有抗血小板黏附、聚集，改善微循环作用，对防治糖尿病及并发心血管病变有着极其重要意义。

胡继玲认为气阴两虚、心脉瘀阻为糖尿病合并冠心病的主要病理改变，运用止消通脉清热饮（太子参、黄精、葛根、丹参、桃仁、枳实、玄参、皂角刺、大黄等），治疗糖尿病合并冠心病50例，有效率88%，认为此方益气滋阴养心、活血祛瘀通脉，通过改善糖、脂质代谢，降低血糖、血黏度，减少心肌缺血，从而达到防治糖尿病合并冠心病的目的。

戴小华在不改变糖尿病患者饮食控制及降糖药物基础上，以益气养阴活血方（生地黄、黄芪、山药、天花粉各30g，党参、丹参各15g，红花、川芎各10g，水蛭粉3g）加减治疗2型糖尿病22例，结果表明患者除症状明显改善、血糖显著下降外，血脂、血黏度亦明显降低，提示该方能较好地纠正血脂、脂蛋白代谢紊乱，改善血液流变性，从而有利于防治或延缓糖尿病心血管并发症的发生。

易京红等根据糖尿病合并冠心病之气阴两虚、心血瘀阻的主要病机，用益气养阴、活血通脉之糖心通脉汤（黄芪、太子参、麦冬、五味子、枸杞子、生地黄、玄参、丹参、川芎、枳壳、水蛭、三七粉），每日1剂，分2次口服，治疗糖尿病合并冠心病33例，结果糖心通脉汤治疗心绞痛显效率33.33%，总有效率84.85%，硝酸甘油停减率87.88%，优于消心痛组（$P<0.05$），心电图总有效率69.7%，也优于消心痛组（$P<0.05$），且本方能明显降低糖化血红蛋白、胆固醇、甘油三酯、载脂蛋白B、脂蛋白-α水平，提高载脂蛋白A1水平，降低组织型纤溶酶原激活物抑制剂（PAI-1）、D-Ⅱ聚体水平，提高左室舒张早期充盈速度E峰值，降低左室舒张晚期充盈速度A峰值，升高E/A比值，且显著优于消心痛组，表明糖心通脉汤不仅具有改善糖尿病患者糖、脂肪代谢紊乱的良好作用，而且还能改善患者异常凝血功能状态，提高心功能。

董学芳等采用益气养阴、活血通络的方法治疗糖尿病合并冠心病气阴两虚型兼有血瘀患者，方选生脉汤合补阳还五汤加减（生黄芪、人参、麦门冬、赤芍、白芍、川芎、当归、地龙、桃仁、丹参、五味子等），治疗后患者心前区不适症状明显缓解，总有效率达93.75%。

温兴韬等运用益气养阴活血法，治疗糖尿病合并冠心病气阴两虚兼有血瘀型患者，自拟方药（黄芪、山药、生地黄、玄参、丹参、太子参、茯苓、白术、红花、苍术、知母、花粉等），该方根据患者中医证候辨证进行加减，研究发现该方不但减轻患者糖脂代谢紊乱和临床症状，而且还能改善患者预后情况。

（2）益气温阳方：毕小丽观察糖尿病合并冠心病患者在服用桂枝甘草汤合瓜蒌薤白半夏汤加减后（桂枝、瓜蒌、薤白、法半夏、熟附子、丹参、三七片、党参、白术、云苓、玉米须、炙甘草等）的临床疗效，认为益气温阳通痹法治疗糖尿病合并冠心病疗效确切，可缓解其胸闷、胸痛、浮肿等症状，生存质量得到提高，并能降低空腹血糖以及餐后 2h 血糖，改善心肌缺血状态，减少微量白蛋白尿，能够纠正脂代谢紊乱，降低血清胱抑素 C 水平。

（3）祛痰化瘀方：孙霞随机选取 120 例糖尿病合并冠心病患者，从祛痰化瘀治法着手，利用导痰祛瘀汤（当归、川芎、肉桂、桃仁、红花、半夏、橘红、茯苓、枳实、胆南星、甘草）治疗糖尿病合并冠心病，治疗组总有效率达 86.6%，能明显减轻患者心绞痛发作次数、疼痛程度，冠心病症状得到改善。

支艳等以祛痰化瘀为治法，选用祛痰化瘀方（丹参、赤芍、川芎、郁金、鬼箭羽、陈皮、茯苓、石菖蒲、黄芪、天花粉、山楂）治疗 33 例老年糖尿病合并冠心病，治疗组在常规西医降血糖、抗血小板聚集、扩冠脉、调脂治疗的基础上加用祛痰化瘀方，对照组仅采用常规糖尿病和冠心病西医治疗方案，观察 8 周后，发现祛痰化瘀方可显著降低患者总胆固醇、甘油三酯、低密度脂蛋白，明显改善患者胰岛素抵抗和血液高凝状态，说明祛痰化瘀法对糖尿病合并冠心病的发生发展具有防治作用。

（4）健脾理气方：李振芹以健脾益气化瘀为法，选人参汤与瓜蒌薤白半夏汤、枳实薤白桂枝汤合方化裁（人参、白术、炙甘草、干姜、桂枝、薤白、瓜蒌皮）治疗以脾虚痰阻心脉证为主的糖尿病合并冠心病患者，发现健脾益气化痰中药在改善患者心绞痛症状方面有明显优势，且对降低血脂起到协同作用。

吴俊宽基于少阳太阴病机，以四逆散、四君子汤、降脂四味组成疏肝健脾降脂方（柴胡、白芍、枳壳、太子参、炙甘草、白术、茯苓、山楂、首乌、泽泻、决明子）加温胆片治疗糖尿病合并血脂异常患者，经治疗后患者空腹血糖、糖化血红蛋白、血脂六项等指标明显改善，少阳太阴病机症状明显减轻。血脂异常是冠心病发生的重要因素，在糖尿病患者未并发冠心病阶段，中医辨证论治干预血脂异常，对预防糖尿病合并冠心病发生有重要意义。

3. 活血化瘀中药与西药的相互作用

目前在我国已形成中医、西医两大医疗体系并存的状况。同时由于中医药在临床上的良好治疗效果，中成药不仅是中医医师在使用，而且西医医师也在使用。而且患者对中医药的接受程度也越来越高，因此中医药的使用范围更加广泛，中药与西药联合使用的情况也越来越普遍。在我国中药与西药联用的情况几乎涵盖了临床治疗的各个领域，特别是冠心病治疗，西药抗栓药物和中药活血化瘀药物常常同时应用。合理的中西药联用能取得良好的治疗效果，已有大量的临床研究报告发表。但同时也有一些研究显示某些中药与西药联用，可能因药物相互作用而影响药效的发挥，临床当仔细观察，及时应对处理。

（1）活血化瘀类中药与抗血小板药物联用可增强疗效：有研究将老年冠心病患者分为对照组 82 例和观察组 68 例，均给予抗血小板聚集、抗凝、扩张冠状动脉、调血脂、控制血压、降血糖等常规治疗，观察组在此基础上给予益气活血类中药汤剂口服。治疗 8 周后显示，观察组总有效率为 97.06%，高于对照组的 87.80%，且 2 组患者 $GPⅡ_b/Ⅲ_a$ 和 P-选择素均下降。提示益气活血中药辅助治疗老年冠心病，可明显降低血小板活化率。

将稳定型心绞痛患者随机分为对照组和观察组各 42 例，对照组只使用活血化瘀中成药通心络胶囊，观察组采用通心络胶囊联合阿司匹林。治疗 4 周后显示，对照组的有效率为 76.2%，低于观察组的88.1%。提示活血化瘀中成药联合抗血小板药治疗稳定型心绞痛更具优势。

闫晓霞等选择慢性稳定型心绞痛患者 76 例，随机分为单用阿司匹林治疗组（阿司匹林组）25 例，中医辨证用药联合阿司匹林治疗组（标准治疗组）17 例，中医不辨证用药联合阿司匹林治疗组（习惯治疗组）34 例，比较三组治疗前后的血小板糖蛋白 $Ⅱ_b/Ⅲ_a$ 复合物变化及临床疗效。结果提示，与治疗前相比，标准治疗组 GPⅡ_b/Ⅲ_a、中医证候总积分明显下降（$P<0.05$），与阿司匹林组及习惯治疗组比较差异具有统计学意义（$P<0.05$），提示在应用阿司匹林基础上辨证使用活血化瘀类中成药可有效改善慢性稳定型心绞痛患者症状，并具有抗血小板活化、抑制血小板聚集及改善血液流变的作用。

寇娜采用历史性对照研究，治疗组纳入 50 例气虚血瘀型冠心病患者，在服用双抗（阿司匹林＋氯吡格雷）的西药常规治疗基础上加用益气活血中药；对照组随机选取仅服用双抗西药常规治疗的气虚血瘀型冠心病患者 50 例。结果发现：与服用双抗的西药常规治疗比较，益气活血中药联合服用双抗的西药常规治疗气虚血瘀型冠心病患者，可降低血小板最大聚集率，进一步减少患者心绞痛评分、气虚血瘀证征候评分及血瘀证评分，并能降低双抗药物导致的消化道不良反应。

（2）活血化瘀类中药与抗血小板药物联用的安全性良好，未增加不良反应

吕仕超观察 240 例冠心病患者的临床资料，随机分为对照组和观察组（各 120 例），对照组应用复方丹参片治疗，观察组应用通心络胶囊与拜阿司匹林肠溶片治疗。治疗 4 周后显示，观察组总有效率为 95.0％，仅 4 例出现胃肠的不适；而对照组总有效率为 62.0％，6 例出现胃肠不适。提示通心络与阿司匹林联合治疗冠心病安全有效。回顾分析 301 例 ACS 患者，按照住院期间在常规治疗基础上有无使用丹参注射液分为丹参组 114 例和对照组 187 例，收集并记录病例不良事件；另外将 47 例符合 ACS 诊断且未使用其他活血化瘀类中药及其制剂的患者，随机分为治疗组 23 例和对照组 24 例，2 组均予阿司匹林＋氯吡格雷＋低分子肝素钠，治疗组加用注射用丹参（冻干）静脉滴注，对照组加用马来酸桂哌齐特静脉滴注。回顾性和前瞻性研究结果均显示，丹参注射液与抗血栓药合用未增加 ACS 患者出血风险。

活血化瘀中药种类复杂，剂型不一，尚需大样本、多中心、前瞻性随机对照研究去评价其疗效和安全性。此外，也亟待加强基础研究，明确活血化瘀中药防治冠心病的作用机制及与抗血小板药物的相互作用关系，为临床运用提供依据。不仅是活血化瘀类中药，面对中西药联用的诸多问题以及临床应用的广泛性，加强中药与西药联用的研究，加强中成药药学监护，使中西药联用更为科学规范，是当前亟待解决的问题。

第五节　食疗与保养

一、食疗

早在唐代孙思邈《备急千金要方》中就论及食疗，临床中应本着"药食同源"的原则，辨证用膳。糖尿病合并冠心病的食疗药膳方如下：

1. 山楂槐花葛根煎

山楂 20g，槐花 10g，葛根 12g。水煎代茶饮。适用于糖尿病合并冠心病伴有高血压、高血脂者。

2. 淡菜荠菜汤

淡菜 10g，荠菜 30g，煎汤服。适用于糖尿病合并冠心病伴有高血脂者。

3. 桃仁山药粥

桃仁 10g，鲜山药 100g，粳米 50g。煮粥作早餐服食。功效：益气养阴，活血化瘀。适用于糖尿病合并冠心病症见身体局部疼痛、麻木，舌质暗或有瘀斑、瘀点等血瘀征象者。

4. 桃仁山楂代茶饮

桃仁 6g，山楂 12g，陈皮 3g，开水沏或煎汤，代茶饮。适用于糖尿病合并冠心病瘀血证较明显者。

5. 薤白山楂粥

薤白 9g，山楂 12g（鲜者均加倍），洗净，与粳米 100g 同煮为粥，日服 1~2 次。适用于糖尿病合并冠心病胸闷、心前区疼痛明显者。

6. 其他食疗方

何首乌粥、木耳粥、荷叶粥、菊花粥、葛根粉粥、薤白粥、海带汤、生煸金花菜等，对于糖尿病合并冠心病患者均可选用。

二、养生

1. 糖尿病合并冠心病的养生疗法

（1）松静功：松静功又名放松功，是古代用于修身养性的一种静坐功法。对老年糖尿病合并冠心病者尤为适宜。

（2）八段锦：八段锦的体势有坐势和站势两种。坐势练法恬静，运动量小，适于起床前或睡觉前穿内衣锻炼。站势运动量大，适于各种年龄、各种身体状况的人锻炼。

（3）注意事项：糖尿病合并冠心病患者一般以静功为主，适当配合一些动功。动功选择八段锦，静功选择松静功（放松功）。但初学练功时需注意以下几点：①松静自然。做到心情稳定、体位舒适、全身放松后再调整呼吸；②意气相合。指练功时用意念活动去影响呼吸，逐渐使意念的活动与气息的运行相互配合，使呼吸随着意念活动缓慢进行。在松静自然的前提下，逐步地把呼吸锻炼得柔细匀长，如"春蚕吐丝"，绵绵不断；③动静结合。可配合其他体育疗法如太极拳、健身操等。只有动静相结合，才能相得益彰，从而真正达到平衡阴阳、调和气血、疏通经络的目的；④循序渐进。练功要靠自己努力，只有坚持不懈，持之以恒，才能逐渐达到纯熟的地步。开始练功时间可短些，以后逐渐加长，一般可加到30~40min，每日 1~2 次。

2. 糖尿病合并冠心病的心理调摄

糖尿病合并冠心病属于心身疾病范畴，心理因素在其发病机制中起着重要作用，不良情绪会引发或加重糖尿病合并的心脏病。《黄帝内经》云："喜伤心，怒伤肝，忧伤肺，思伤脾，恐伤肾。"表述了心理和健康的关系。良好的心理治疗可以使患者保持心情舒畅，避免情志为病，防止忧思气结诱发和加重糖尿病合并冠心病。建立安静舒适的环境并保持干净整洁，避免刺激，可以抵御消极心理和稳定病情。同时，患者家属应积极配合，整合大环境，达到最佳疗效。在态度上，医患应平等，加强沟通与理解。同时，适当在药物中加入疏肝理气、健脾滋阴之品，尽快使患者烦躁、焦虑等情绪消除，增强其战胜疾病的信心。总之，糖尿病合并冠心病的患者，要学会自我调节，自我改善心理状态，消除焦虑、烦躁、情绪激动等，使心情平和，七情调和。

三、预防与保养

糖尿病是冠心病早发高发的一个重要因素，而糖尿病的发生与不良生活习惯、肥胖等因素有关。既然冠心病病变本身是无法控制的，那么我们只能尽量把工作做在前面，帮助病人把不良的生活习惯改掉，纠正或预防代谢紊乱。糖尿病患者会有不同程度的高血压和血脂紊乱，预防是一个系统工程，一定要全面控制，尤其要把血糖控制在比较理想的范围内。

高血糖固然是引起血管病变的因素，但波动性高血糖的危害性更大。除了控制高血糖外，一定还要控制血糖波动，而且一定要避免低血糖的发生，因为低血糖的危害更大。另外，对高血糖的控制一定要同时使糖化血红蛋白降到 6.5% 以下。在降低高血糖的同时还要注意调脂，但高密度脂蛋白升高不一定能降低冠心病的发病率，只有高密度脂蛋白中的有益成分升高才能有此作用。除降低高血压外，糖尿病患者还要使脉压维持在正常范围内。降压一定要平稳，所以降压药一定要用长效制剂，只有这样才能使 24h 平稳降压。

胡大一教授指出，基于糖尿病和冠心病的密切关联，有人主张不如将二者合称"糖心病"为好。而预防"糖心病"要在血糖、血压、血脂等治疗达标的同时，抓住两个基本点。第一个基本点是要坚持做好治疗性生活方式改变（TLC）。其中要做好三件事：一是不吸烟，吸烟有百害无一利；二是管住嘴，病从口入，传染病从口入，非传染病也是从口入；三是迈开腿，走路是最经济有效的运动。要改变"出门就打的，进楼找电梯"的不良生活习惯。第二个基本点是要抓住预防干预的时机。肥胖、血脂代谢异常和糖尿病，其发病的原因非常清楚，就是缺少运动和饮食过度，能量摄取过多和饮食不合理，导致"代谢综合征"。抓住预防干预的时机主要体现在疾病预防的前移，不要等得了糖尿病和心血管病再去预防。在此阶段改变生活方式是最有效的，其成本效益最为合理。

针对"糖心病"的发生、发展特点，胡教授呼吁加强"心病"的预防，要层层设防，阻断疾病的发生和进展。他认为需要构建四条防线：

第一条防线是防发病，即做好一级预防。它的核心内容是对多种危险因素的综合控制。首先要改变传统医疗实践和模式，认识"上医治未病"这一真理。他指出："目前我们用过多的力量去针对疾病下游，虽然介入治疗及搭桥等技术是十分必要的，但它只能针对已到晚期或有严重后果的情况。我们应把更多的精力投入到疾病的上游，强调预防。"其次要组建多学科的联盟，过去高血压学术会只管高血压，糖尿病学术会只管糖尿病，这种做法不适合在一个病人身上有多种危险因素的情况。只有多学科的联合行动，齐抓共管，才能达到事半功倍的效果。

第二条防线是防事件。即已发病的患者，能不能让他长期稳定，不出现心肌梗死。其中稳定斑块、抗凝治疗是防事件的关键，没有血栓就没有"事件"。早期使用他汀类药物，既可发挥降脂以外的稳定斑块的作用，又可以改善内皮细胞功能，抗炎症。

第三条防线是防后果。如果出现了心肌梗死、脑卒中等严重后果，就要考虑如何尽快地、用科学的手段规范地救治患者。无论是溶栓还是介入治疗，都要强调时间。

第四条防线是防复发。"亡羊补牢，为时未晚"，成功挽救病人后，做好二级预防，防止再次发生梗死，防止意外死亡，减慢或防止心力衰竭的发生。

（阮小芬　贾美君　崔　松）

第三十八章

糖尿病与急性冠脉综合征

糖尿病（DM）是一个越来越严重的公共健康问题，随着对糖尿病研究的不断深入，越来越多的证据显示，DM与心血管疾病之间可能存在着共同的发病基础，糖尿病是心血管疾病的重要危险因素。近30年来，随着我国经济的飞速发展和城乡居民生活水平的大幅度提高，社会竞争日趋激烈，心理压力不断增大，吸烟、肥腻饮食、缺乏运动等不良生活方式成为普遍现象，肥胖、高血压、高脂血症、糖尿病等患病率也随之增加。中国急性心肌梗死（acute myocardial infarction，AMI）注册登记（CAMI）研究作为我国目前最大规模的AMI注册研究，在心血管危险因素方面提供了详细的数据。CAMI研究的数据显示，AMI合并糖尿病的比例为19.5%。2010年中国慢性病调查研究显示，成人糖尿病患病率为11.6%，知晓率仅为30.1%。由于不良的生活方式在中国人中越来越普遍，摄入能量过多、体力活动偏少也成为糖尿病发病率持续增高的重要原因。而知晓率较低则进一步影响了糖尿病的控制率，从而对心血管系统产生巨大的危害。研究也显示，合并糖尿病的冠心病患者多存在弥漫的冠状动脉粥样硬化，类似的治疗条件下冠状动脉病变进展更快，其中MACE发生率为非糖尿病患者的2倍。早期的Framingham研究证实，糖尿病患者发生心血管事件（包括全因死亡、心血管死亡和心肌梗死）的危险较非糖尿病患者高2～4倍。Kosiborod等对141 680例老年急性心肌梗死（AMI）患者进行回顾性研究，结果发现糖尿病患者30天死亡率显著升高13%～77%，1年死亡率显著升高7%～46%，且死亡率增加与血糖升高水平呈正相关。

糖尿病患者有70%～80%死于心血管并发症。与非糖尿病患者相比，男性糖尿病患者心血管疾病死亡和充血性心力衰竭发生的危险性增加2倍，女性增加3倍。Stoamler等报告在多因素干预试验的12年随访研究中，与以年龄、种族、胆固醇、收缩压及吸烟等为配对因素的非糖尿病男性相比，糖尿病男性患者心血管疾病死亡率增高3倍；其中在低危险状态（收缩压<120mmHg、总胆固醇<5.2mmol/L、非吸烟）的患者中，心血管死亡的相对危险性增高5倍多。除了发病率和病死率增高之外，糖尿病患者冠状动脉损害的程度明显更严重，冠状动脉造影和尸检显示糖尿病患者2～3支血管同时受损的发生率明显高于非糖尿病对照组，且常呈现弥漫性病变。但既往对糖尿病患者合并心脏病常仅注意冠心病。随着对糖尿病患者的心脏进行非创伤性检查和创伤性冠状动脉造影的开展，发现部分糖尿病患者并未见冠状动脉病变，甚至尸检亦未见冠状动脉阻塞和心肌梗死，而表现为心肌小血管和微血管病变，称为"糖尿病性心肌病变"，这亦与糖尿病患者心脏病发生率和病死率增高有关。

急性冠状动脉综合征（acute coronary syndrome，ACS）是因冠状动脉粥样硬化斑块破裂或侵蚀，继发完全或不完全闭塞性血栓形成为病理基础的一组临床综合征，包括急性ST段抬高型心肌梗死（STEMI）、急性非ST段抬高型心肌梗死（NSTEMI）和不稳定型心绞痛（UA）。ACS是发达国家人口死亡的主要原因，也是人们健康的超级杀手。在我国，随着生活水平的提高和生活方式的转变，ACS的发病率逐年上升，严重危害人们的身体健康。近年来随着对ACS研究的不断深入，从病理生理机制、临床诊断到治疗策略都有了新的认识和理解。

临床试验及荟萃分析发现，有糖尿病和不稳定型心绞痛患者的死亡率是无糖尿病患者的2倍。糖尿病患者发生严重心脏意外的比率是11.4%，而非糖尿病患者是9%。随诊1年发现，糖尿病患者的死亡率为

6%，而非糖尿病患者的死亡率为3.5%。欧洲心脏病协会和欧洲糖尿病协会的相应指南中强调合并糖尿病的ACS患者，早期应用胰岛素进行血糖控制，并没有明确具体的血糖控制目标。糖尿病患者发生ACS的概率大大增加，而伴有糖尿病的ACS患者预后也相对下降，研究糖尿病与ACS的关系，对降低患者的发病率、死亡率具有重要意义。

第一节　糖尿病患者发生ACS的病因病理

一、糖尿病患者发生ACS的危险因素

1. 年龄和性别

年龄是冠心病患者非常重要的危险因素，也是糖尿病患者发生冠心病或ACS的重要危险因素。即使患者不伴有其他危险因素，随着年龄的增加，发生冠心病的概率也会大大增加。一般45岁以上的男性，55岁以上或者绝经后的女性CAD的危险性开始增加，同时发生急性冠脉综合征的危险性也相应增加。老年男性是急性冠脉综合征的高危人群，女性停经后急性冠脉综合征发病也有所增加。有研究统计ACS的首发年龄与既往疾病的关系，发现糖尿病患者发生ACS的年龄更早：88例糖尿病ACS患者平均首发年龄为52.2（±13.6）岁，而212例非糖尿病ACS患者平均首发年龄为58.2（±12.8）岁，差异具有统计学意义。

2. 高血压

高血压患者动脉粥样硬化发病率明显增高，是急性冠脉综合征的主要危险因子之一。据研究，在早发冠心病患者中，女性患者更容易合并高血压和糖尿病。高血压是促进动脉粥样硬化发生、发展的重要因子，而动脉因粥样硬化所致的狭窄又可引起继发性血压升高，二者之间互相影响，互相促进。过高的血压使血液冲击血管内膜，导致管壁血管内膜受损，血液中的脂质成分沉积到内皮下，形成泡沫细胞，导致血管管壁增厚、管腔变细，促进动脉粥样硬化发生和发展。血压的突然大幅度波动会直接造成血管的压力过高，血管痉挛，或斑块破裂而造成急性冠脉综合征。

3. 脂质代谢障碍

以低密度脂蛋白胆固醇（low-density lipoprotein cholesterol，LDL-C）或TC升高为特点的血脂异常是动脉粥样硬化性心血管疾病（atherosclerotic cardiovascular disease，ASCVD）重要的危险因素；降低LDL-C水平，可显著减少ASCVD的发病及死亡危险。

其他类型的血脂异常，如TG增高或HDL-C降低与ASCVD发病危险的升高也存在一定的关联，如脂蛋白a（lpa）升高和甘油三酯升高等也会使急性冠脉综合征的危险性增高。糖尿病患者的脂质谱有自身特点，虽然LDL-C不是很高，但是，氧化LDL-C和糖化LDL-C比例高，这些是AS真正的危险因素。

4. 糖尿病与胰岛素抵抗

糖尿病是冠心病的危险因子，糖尿病患者冠心病的危险性是非糖尿病患者的2倍以上，所以称糖尿病为冠心病的等危症。胰岛素抵抗不但是糖尿病的病因，同时也是冠心病的独立危险因素。血糖升高导致ACS患者预后不佳的病理生理机制目前并不十分明确，可能包括：①血流动力学作用和心电学改变：减少侧支循环对心肌的供血、升高血压及延长QT间期等；②损伤微血管功能：再灌注后无复流增加；③促栓、促炎因子增多；④影响心肌代谢：血浆游离脂肪酸浓度升高、胰岛素抵抗、心肌对葡萄糖利用障碍等。

5. 吸烟

吸烟是动脉粥样硬化的危险因素之一，亦是冠心病主要的独立危险因子。研究表明，大量吸烟可导

致内皮细胞损伤和血内 CO 浓度升高。血中 CO 浓度的升高会刺激内皮细胞释放生长因子，促使中膜平滑肌细胞向内膜迁入、增生，参与动脉粥样硬化的发生。大量吸烟可使血中 LDL－C 易于氧化，氧化 LDL－C 有更强的致动脉粥样硬化的作用。烟内含有一种糖蛋白，可激活凝血因子Ⅶ及某些致突变物质，后者可引起血管壁平滑肌细胞增生。吸烟可以增强血小板的凝聚功能，升高血中儿茶酚胺浓度及降低 HDL 水平，这些都有助于动脉粥样硬化的发生，引起斑块不稳定，促使 ACS 的发生。

6. 肥胖和运动不足

肥胖是冠心病的重要危险因素；腰围/臀围比值大的腹部肥胖者，是急性冠脉综合征高危者。据统计，冠心病患者中肥胖者和体瘦者分别占 49.2％和 10.1％，可见肥胖会增加冠心病发病率，这主要是因为肥胖者摄取的能量过多，体内的脂肪过剩，容易导致动脉硬化。另外肥胖者往往体质量超标，使心脏负荷增加，血压升高，增加心肌耗氧量，导致冠心病发生。肥胖者的心外膜脂肪厚度明显增加，也影响心搏出血量和输出量，增加外周血管阻力，这也是冠心病发生的因素，可见肥胖与冠心病的形成有密切联系。运动不足与肥胖有直接关系，世界卫生组织将缺乏身体活动列为全球第四大死亡风险因素。我国现在约 88％的成年人运动不足，运动不足已经成为超重肥胖高发和导致慢病的重要危险因素。运动不足会造成能量摄入大于能量消耗，这是导致超重和肥胖的主要原因，独立影响冠心病的死亡率。

7. 长期精神紧张

统帅全身各部生理活动的大脑皮质"司令部"支配着交感神经和副交感神经，它们是调节人体内脏活动的两类内脏神经。对心脏来说，交感神经具有使心跳加快、使冠状动脉扩张的功能；而副交感神经则可使心跳减慢，使冠状动脉收缩。平时，这两类神经在作用上是相互制约、相互对抗的，这种制约和对抗的平衡使得心脏能正常地工作和活动。当人在工作、人际关系或社会交往中遇到各种精神刺激因素而处于精神紧张状态时，大脑皮质"司令部"容易发生功能紊乱，使得交感神经和副交感神经的平衡关系被打破，交感神经处于紧张兴奋的状态，这会促使血液中的儿茶酚胺增多，心跳加快，心肌的耗氧量增加，同时促使血小板聚集，增大血液黏滞性和凝固性。另外，儿茶酚胺还会引起缺血心肌生理电活动的不稳定，容易发生严重的心律失常。因此，如果人们长期地、反复地、持久地处于精神紧张状态中，在这些因素的综合作用之下，极易触发冠心病的发生和使冠心病的病情加重。研究证实，长期精神处于紧张状态，心血管系统会出现一系列变化：心输出量增加，心率增快，血管收缩，血压增高，促进动脉粥样硬化形成等。

二、急性冠脉综合征的病因

ACS 的主要原因是动脉粥样硬化（atherosclerosis，AS）斑块的破裂或侵蚀。AS 是一组动脉硬化的血管病中常见的最重要的一种，其特点是受累动脉病变从内膜开始。一般先有脂质和复合糖类积聚、出血及血栓形成，纤维组织增生及钙质沉着，并有动脉中层的逐渐蜕变和钙化，病变常累及弹性及大中等肌性动脉，一旦发展到足以阻塞动脉腔，则该动脉所供应的组织或器官将缺血或坏死。由于在动脉内膜积聚的脂质外观呈黄色粥样，因此称为动脉粥样硬化。本病主要累及大型及中型的肌弹力型动脉，以主动脉、冠状动脉及脑动脉粥样硬化为多见，常导致管腔闭塞或管壁破裂出血等严重后果。动脉粥样硬化是西方发达国家的主要死亡原因。随着中国人民生活水平提高和饮食习惯改变，该病也成为中国主要死亡原因。动脉粥样硬化始发儿童时期而持续进展，通常在中年或者中老年出现症状。由于动脉粥样硬化斑块表现为脂质和坏死组织的骤聚，因此往往认为动脉粥样硬化是退行性病变。现在认为，本病变是多因素共同作用的结果，首先是病变处平滑肌细胞、巨噬细胞及 T 淋巴细胞的聚集；其次是包括胶原、弹性纤维及蛋白质多糖等结缔组织基质和平滑肌细胞的增生；再次是脂质，其中主要含胆固醇结晶及游离胆固醇和结缔组织。粥样硬化斑块中脂质及结缔组织的含量决定斑块的稳定性以及是否易导致急性缺血事件发生。

动脉粥样硬化斑块进展可以使冠心病患者从稳定的冠心病进展到 ACS。动脉粥样硬化斑块的形成和发展过程可分为 5 个阶段，早期粥样硬化病变，即所谓的脂肪条纹或Ⅲ型病变，在脂蛋白摄入和排出失衡时，演变为不稳定的Ⅳ型病变和容易破裂的 Va 型病变。Ⅳ和 Va 型动脉粥样硬化斑块主要是由富含脂质的柔软粥状物质与覆盖其上的纤维帽组成，由于斑块内脂类物质含量高，并具有巨噬细胞依赖的化学特性，病变部位比较软，容易破裂，导致血栓形成或成为Ⅵ型。ACS 便是Ⅳ和Ⅴ型斑块破裂及其继发血栓的结果。ACS 这组病症是一个连续体，彼此之间存在交叉也存在着差别，其共同的病理生理基础是在多种因素作用下由"稳定斑块"向"不稳定斑块"转变，导致冠状动脉粥样斑块破裂或糜烂，并在斑块破裂的动态变化过程中继发血栓，对冠状动脉产生不同程度的影响，造成这一组波谱样分布的病症。

三、ACS 的病理生理学

ACS 是由于斑块破裂和糜烂并发血栓形成、血管痉挛及微血管栓塞等多因素作用下所导致的急性或亚急性心肌供氧减少。其病理生理学特征如下：

1. 急性血栓形成

ACS 的病理生理基础主要为冠脉严重狭窄和（或）易损斑块破裂或糜烂所致的急性血栓形成，伴或不伴血管收缩、微血管栓塞，引起冠脉血流减少和心肌缺血。与稳定斑块相比，易损斑块纤维帽较薄、脂核大、富含炎症细胞和组织因子。斑块破裂的主要机制包括单核巨噬细胞或肥大细胞分泌的蛋白酶（例如胶原酶、凝胶酶、基质溶解酶等）消化纤维帽；斑块内 T 淋巴细胞通过合成 γ 干扰素抑制平滑肌细胞分泌间质胶原，使斑块纤维帽变薄；动脉壁压力、斑块位置和大小、血流对斑块表面的冲击；冠脉内压力升高、血管痉挛、心动过速时心室过度收缩和扩张所产生的剪切力以及斑块滋养血管破裂，诱发与正常管壁交界处的斑块破裂。NSTE－ACS 患者通常存在多部位斑块破裂，因此多种炎症、血栓形成及凝血系统激活的标志物增高。高胆固醇血症、吸烟及纤维蛋白原水平升高等因素也与 NSTE－ACS 患者的斑块不稳定、血栓症状的发生有关。斑块糜烂多见于女性、糖尿病和高血压患者，易发生于轻度狭窄和右冠脉病变时，此时血栓附着于斑块表面。NSTE－ACS 时，内皮功能不全促使血管释放收缩介质（例如内皮素－1）、抑制血管释放舒张因子（例如前列环素、内皮衍生的舒张因子），引起血管收缩。尽管血管收缩在变异型心绞痛发病中占主导地位，但冠脉造影显示，血管收缩往往发生在原有冠脉狭窄处。少数 NSTE－ACS 由非动脉粥样硬化性疾病所致（例如动脉炎、外伤、夹层、血栓栓塞、先天异常、滥用可卡因，或心脏介入治疗并发症）。剧烈活动、发热、心动过速、甲状腺功能亢进、高肾上腺素能状态、精神压力、睡眠不足、进食过饱、左心室后负荷增高（高血压、主动脉瓣狭窄）等，均可增加心肌需氧。贫血、正铁血红蛋白血症及低氧血症会减少心肌供氧。

2. 收缩功能损害

急性心肌梗死因心肌严重缺血坏死，常导致左心室功能不全，心肌功能下降与左心室肌损伤程度直接相关。局部心肌血液灌注受阻，可出现四种异常形式的心肌收缩运动：非同步收缩运动：即缺血或坏死心肌与其附近的正常心肌收缩的时间不一致；运动机能减退：即心肌纤维缩短程度降低；不能运动：即心肌纤维缩短停滞；反常运动：即坏死心肌完全丧失收缩功能，于心肌收缩相呈收缩期外突状态，故又称矛盾性膨胀运动。非梗死区心肌运动则通过 Frank－Starling 机制和血液循环中儿茶酚胺类物质的增加而代偿性增强，即呈高动力性收缩状态。

3. 舒张功能损害

急性心肌梗死不仅使左心室收缩功能下降，同样亦造成左心室舒张功能下降。最初可出现左心室舒张期顺应性增加，而后因左心室舒张末期压力的过度升高而下降。急性心肌梗死的恢复期，由于左心室纤维性瘢痕的存在，左心室顺应性仍表现为低下。

4. 血流动力学的改变

冠状动脉器质性或功能性梗阻，导致区域性心肌缺血，缺血持久存在，则可造成心肌梗死。梗死面积达一定程度，则左心室功能抑制，每搏量降低，充盈压升高。若同时有房室传导阻滞、二尖瓣关闭不全或室间隔破裂，血流动力学更趋恶化。左心室每搏量明显下降，使主动脉压降低致冠状动脉血液灌注减少，加重心肌缺血，从而引起恶性循环。左室排空障碍亦导致前负荷增加，左心室容积和压力增加，心室壁张力增大，心室后负荷也增加。心室后负荷增加，不仅阻碍左心室射血排空，亦可使心肌耗氧量增加，更加重心肌缺血。如果心肌缺血或坏死不严重，正常心肌可以代偿以维持左心室功能。一旦左心室肌出现大面积坏死，则出现泵衰竭。

5. 病理性心室结构改变

梗死节段扩大称为"梗死延展"，以室壁变薄和显著的心室腔扩大为特征，这是由于增加局部长度和曲率半径所致。梗死延展的程度似乎与梗死前壁的厚度有关，肥厚者可能不会出现梗死区变薄。明显的梗死延展可伴发梗死节段破裂。在急性心肌梗死早期正常地收缩的心室壁也有心内膜周边的节段性延长，称为心室扩张。有些患者此过程可持续几个月。非梗死节段的延长似乎不伴区域性的壁变薄，因此非梗死节段可增大。心肌块增大而无不成比例的室壁增厚，Groman 称为"容量负荷肥大"。但大面积心肌梗死，心脏进行性扩大，则出现心力衰竭。

6. 其他组织器官的功能变化

肺功能改变：急性心肌梗死可引起肺通气、换气功能障碍和气体交换异常。此外，低氧血症亦可造成一氧化碳的弥散能力下降。某些心肌梗死病人尤其是剧烈胸痛伴有烦躁不安、焦虑者，可出现过度通气，引起低碳酰血症和呼吸性碱中毒。内分泌功能改变：急性心肌梗死时，可出现内脏血管收缩，胰腺血流量减少，胰岛素分泌功能障碍而产生高胰岛素血症和葡萄糖耐量降低。此外，交感神经系统活性增加，儿茶酚胺类物质分泌增加，抑制胰岛素的分泌和促进糖原降解，亦使血糖增高。肾上腺髓质：分泌儿茶酚胺过多导致许多急性心肌梗死的特征性症状和体征。在胸痛发作时，血浆和尿的儿茶酚胺水平最高。血浆儿茶酚将分泌在梗死后 1h 上升最快。在急性心肌梗死患者中，高儿茶酚胺血症可引起严重的心律失常，增加心肌耗氧量和血浆中游离脂肪酸浓度，导致心肌广泛性损害、心源性休克，引起早期和晚期死亡率增高。肾上腺皮质：急性心肌梗死时，血浆与尿液中 17－羟类固醇、17－酮类固醇和醛固酮亦明显增加，其浓度与血浆谷草转氨酶和血清肌酸激酶的峰值水平直接相关，说明心肌梗死可促进肾上腺糖皮质激素的分泌。甲状腺：急性心肌梗死时，血清 T_3 可呈明显的短暂性降低，并伴有反 T_3 水平的升高，T_4 和 TSH 水平无变化。血液系统功能改变：急性心肌梗死患者，血小板均有高度重集现象，且大约 1/3 的病人血小板存活时间缩短。此外，血小板的功能亦发生异常，其血栓素 A_2 的含量明显增加。血小板被激活后，血栓的终末产物如纤维蛋白原降解产物增加，血小板因子 Iv 和 B 凝血酶球蛋白释放，凝血功能增强。急性心肌梗死常伴有白细胞增加，增加程度与心肌坏死的程度有关。目前认为白细胞参与了血栓形成过程。中性粒细胞可产生白三烯 B_4 和氧自由基等中介物，对微循环功能产生重要影响。急性心肌梗死患者的血黏度均有不同程度的增加，可能与血清 a 球蛋白和纤维蛋白原浓度的增高致红细胞聚集有关。急性心肌梗死并发心源性休克，心输量降低，均可导致氮质血症和肾功能不全。

第二节　诊断与鉴别诊断

一、ACS 的分型诊断进展

随着病理生理研究的发展，ACS 的临床分型也有了新的改变。

（一）ST 段分型

基于急性血栓形成的程度与速度对临床表现的影响及干预对策的选择，近年来许多文献资料和随机对照中将 Q 波心肌梗死改称为 ST 段抬高的心肌梗死（STEMI），非 Q 波心肌梗死改称为 ST 段不抬高的心肌梗死（NSTE－MI）。因此，目前根据 ST 段变异来划分 ACS 新的分型：

（1）ST 段抬高的 ACS（STE－ACS）：绝大部分为 ST 段抬高的心肌梗死。

（2）ST 段不抬高的 ACS（NSTE－ACS）：包括 ST 段不抬高的心肌梗死［测量升高或降低的心脏生物标志物（首选肌钙蛋白）水平至少有一项超过参考上限值第 99％百分位值］和不稳定型心绞痛［心脏生物标志物（首选肌钙蛋白）水平均不超过参考上限值第 99％百分位值］。

严格讲 ST 段抬高的 ACS 还应包括变异型心绞痛和不稳定型心绞痛中出现的一过性 ST 段抬高的情况。然而，这些情况的 ST 段抬高持续的时间都不超过 30min。

（二）心肌梗死的临床分类

2007 年发布的《心肌梗死全球定义》将急性心梗分为 5 类。其中第 4 类又分为 a、b 两个亚类。临床多为 1 型心肌梗死。

1. 1 型心肌梗死

自发型心肌梗死与动脉粥样硬化斑块破裂、溃疡、裂隙、侵蚀或夹层，伴有一支或多支冠状动脉管腔内血栓并引起心肌供血减少和远端血小板栓塞导致心肌细胞坏死有关。患者可有严重的冠状动脉疾病，但是偶尔也可没有阻塞性冠状动脉疾病，甚至没有冠状动脉疾病。

2. 2 型心肌梗死

非冠状动脉疾病引起心肌氧供和（或）需求间失衡导致心肌损伤或坏死的情况：冠状动脉内皮功能紊乱、冠状动脉痉挛、冠状动脉栓塞、快速或慢速心律失常、贫血、呼吸衰竭、低血压或伴或不伴左室肥大的高血压。

3. 3 型心肌梗死

有提示心肌缺血症状的心性死亡，并且假设 ECG 新出现的缺血性改变或左束支传导阻滞，但是死亡发生在获得血标本之前，心脏生物标志物水平升高之前，或者在个别病例没有获得心脏生物标志物之时。

4. 4 型心肌梗死

（1）4a 型心肌梗死：PCI 相关心肌梗死定义为在基线值正常（不超过正常上限第 99％百分位）的患者，肌钙蛋白增加超过 5 倍正常上限第 99％百分位；或者基线值升高和稳定或下降时，心脏肌钙蛋白值升高＞20％。此外还需要：①或有提示心肌缺血的症状；②或有新出现的 ECG 缺血性变化或左束支传导阻滞；③或血管造影显示一支大的冠状动脉或边支血管闭塞或出现慢血流或无复流或栓塞；④或影像检查新出现的存活心肌丧失或节段性室壁运动异常。

（2）4b 型心肌梗死：有心肌缺血伴有心脏生物标志物水平升高和（或）降低至少有一项超过正常上限第 99％百分位时，冠状动脉造影或尸检显示支架内血栓形成。

5. 5 型心肌梗死

CABG 相关心肌梗死定义为在基线值正常（不超过正常上限第 99％百分位）的患者，肌钙蛋白增加超过 10 倍正常上限第 99％百分位。此外还需要：①或有新出现的病理性 Q 波或左束支传导阻滞；②或血管造影显示新出现的桥血管或自体冠状动脉闭塞；③或新出现的存活心肌丧失或节段性室壁运动异常的影像学证据。

二、危险因素的评估

对所有诊断为糖尿病合并冠心病的患者，都要进行危险分层，评估其进展为 ACS 的危险性。对已经被诊断为糖尿病合并 ACS 的病人，应进一步评估其发生心源性休克或心脏性猝死的危险，也应该评估其血糖情况、应激性血糖升高以及降糖药物选择的问题，从而制定针对性的策略。

一般危险因素的评估：主要包括年龄、性别，是否合并高血压、糖尿病、慢性肾病等合并疾病。年龄和男性与严重的冠状动脉疾病相关，并且会增加不良预后的危险性。冠状动脉疾病的前兆表现如严重的或持续性心绞痛，陈旧性心肌梗死也与更频繁的继发事件有关。有左心室功能不全和充血性心衰的病史与糖尿病和高血压一样是危险因素。事实上，大多数众所周知的冠状动脉疾病的危险因素也是不稳定性冠状动脉疾病更差预后的危险指征。

糖尿病自身危险因素评估：患者血糖控制情况，当前患者所用降糖药物，降糖药物与肾脏损伤情况，造影剂与降糖药物协同增加肾脏负担情况，等等。由于不同患者选择的降糖药物不同，合并的危险因素差异，以及冠脉病变的复杂性，选择介入干预手段的方式不同，患者缺血和（或）出血的风险不断变化，对这类患者的危险分层应根据具体情况进行个体化评估。

早期风险评估的目的是明确诊断并识别高危患者，以采取不同的治疗策略（保守或血运重建），并初步评估早期预后。出院前风险评估则主要着眼于中远期严重心血管事件的复发，以选择合适的二级预防。

三、临床评估

糖尿病合并 ACS 患者的临床评估主要包括心绞痛症状体征评估、心电图评估和心肌损伤标志物评估等。

（一）心绞痛症状体征评估

糖尿病合并 ACS 的临床状况直接与早期预后相关。缺血性胸痛是 ACS 典型的临床表现，但是糖尿病合并 ACS 患者缺血性胸痛的临床表现不典型，需要临床医生及早发现，及时处理。

缺血性胸痛的评估包括胸痛的发作诱因、疼痛部位、持续时间、缓解因素以及发作频率。糖尿病患者缺血性胸痛还包括胸闷、心悸、恶心欲吐等持续不缓解等不典型临床表现。典型 ACS 胸痛通常位于胸骨后或左胸部，可向左上臂、下颌、颈、背、肩部或左前臂尺侧放射；胸痛持续>10～20min，呈剧烈的压榨性疼痛或压迫感、烧灼感，常伴有恶心、呕吐、大汗和呼吸困难等；含硝酸甘油不能完全缓解。女性、老年人以及糖尿病应注意非典型疼痛部位、无痛性心肌梗死和其他不典型的表现。

既往史包括冠心病史（心绞痛、心肌梗死、CABG 或 PCI），未控制的严重高血压，糖尿病，外科手术或拔牙，出血性疾病（包括消化性溃疡、脑血管意外、大出血、不明原因贫血或黑便），脑血管疾病（缺血性卒中、颅内出血或蛛网膜下腔出血），以及应用抗血小板、抗凝和溶栓药物。

应密切注意生命体征。观察患者的一般状态，有无皮肤湿冷、面色苍白、烦躁不安、颈静脉怒张等；听诊肺部啰音、心律不齐、心脏杂音、心音分裂、心包摩擦音和奔马律；神经系统体征。

采用 Killip 分级法评估心功能：

Killip 分级Ⅰ级：无明显的心力衰竭。

Killip 分级Ⅱ级：有左心衰竭，肺部啰音<50％肺野，奔马律，窦性心动过速或其他心律失常，静脉压升高，肺淤血的 X 线表现。

Killip 分级Ⅲ级：肺部啰音>50％肺野，可出现急性肺水肿。

Killip 分级Ⅳ级：心源性休克，有不同阶段和程度的血流动力学障碍。

（二）心电图表现

患者发病之初的心电图表现直接与预后相关。进行性胸痛患者应即刻（<10min）做 12 导联心电图，并根据患者情况及时复查心电图动态变化，必要时加做 18 导联心电图。ST 段抬高和（或）压低导联数及压低程度的定性和定量分析，为早期风险评估提供重要的信息。动态监测 ST 段变化可提供独立于其他指标的预后价值。

ST 段抬高心肌梗死的标准：两个相邻导联 J 点新出现的 ST 段抬高：在男性和女性除 V2～V3 导联以外所有导联≥0.1mV；在≥40 岁的男性，V2～V3 导联≥0.2mV；在<40 岁男性，V2～V3 导联≥0.25mV；在女性，V2～V3 导联≥0.15mV。

ST 段压低和 T 波改变的标准：在两个相邻导联新出现 ST 段水平或下斜性下移≥0.05mV；或在以 R 波为主的两个相邻导联 T 波倒置≥0.1mV 或 R/S>1。

既往心肌梗死相关的 ECG 变化诊断标准：（1）V2～V3 导联 Q 波≥0.02 秒或出现 QS 波群；（2）任意两个相邻导联组（Ⅰ、aVL；V1～V6；Ⅱ、Ⅲ、aVF）中出现Ⅰ、Ⅱ、aVL、aVF 或 V4～V6 导联 Q

波≥0.03秒和深度≥0.1mV或QS波群；（3）V1～V2导联R波≥0.04秒；（4）与正向T波一致的R/S≥1。

aVR导联ST段抬高超过0.1mV，提示左主干或三支血管病变，患者处于高度危险。

（三）生化指标

包括心肌损伤指标（cTnI/T，CKMB等）、炎症因子［高敏c反应蛋白（hs—CRP）］、神经体液激活因素［B型利钠肽（BNP）或N末端B型利钠肽原（NT—proBNP）］等，可提示近期及远期预后。糖尿病相关指标（包括空腹血糖、餐后2h血糖、HbA1c、糖化血清白蛋白等）。

1. 心肌损伤指标

通过检测坏死心肌细胞释放入血中的蛋白物质，如肌红蛋白、心脏肌钙蛋白T（cTnT）和肌钙蛋白I（cTnI）、肌酸激酶（CK）、乳酸脱氢酶（LDH）等可以识别心肌细胞的坏死。但引起这些标志物水平升高的原因众多，故当cTn升高而没有缺血的临床证据时，应寻找其他可能导致心肌坏死的病因，如主动脉夹层、心肌炎、肺栓塞、心力衰竭、肾功能衰竭等。因为cTnI或cTnT几乎完全具有心肌组织特异性并具有高度敏感性，因此是评价心肌坏死的首选标志物，即使心肌组织发生微小区域的坏死也能检查到cTn的升高。cTn的升高对于诊断急性心肌梗死至关重要，应在初诊及6～9h后重复测定，如初期cTn检测阴性而临床又高度怀疑急性心肌梗死时应在12～24h后再次测定。心肌梗死患者cTn水平升高可在发作后持续7～14天。没有条件检测cTn时，肌酸激酶同工酶（CK—MB）为最佳替换指标。同样，为了明确诊断心肌梗死，应在初诊及6～9h后重复检测CK—MB以动态观察其变化的幅度。由于CK广泛分布于骨骼肌，缺乏特异性，因此不推荐用于诊断心肌梗死。传统上，CK—MB用来检测再发心肌梗死。然而，新近数据表明cTn也能提供相似的信息。心肌梗死患者再发心梗症状时应在发作当时及3～6h后重复检测心脏标志物。重复检测标志物水平较之前升高20%以上时定义为再发心肌梗死。所有ACS患者均应测定cTn。cTn为目前优先采用的心肌损伤指标，特异性及时间窗较CK—MB或肌红蛋白均佳。对短期（30d）及长期（1年）预后有预测价值。cTn水平越高，则ACS患者死亡风险越大。高敏肌钙蛋白（hs—cTn）较传统检测方法具有更高的敏感性。

2. B型利钠肽或N末端B型利钠肽原

B型利钠肽（BNP）或N末端B型利钠肽原（NT—proBNP）是反映左心室功能不全的敏感且相对特异的指标。合并左心功能不全的患者，出院前BNP/NT—proBNP测值较入院时降低30%以上时，提示风险较低。最近的临床试验提示，BNP和（或）NT—proBNP与其他风险评分系统（TIMI，GRACE。下述）联合使用，则可提高评估预后的价值。

3. 炎性活动标志物

炎性活动标志物增高的纤维蛋白原水平和C反应蛋白在急性冠状动脉综合征中是危险标志物，尽管数据尚不一致。例如，在"比较不稳定型心绞痛和非Q波心肌梗死早期有创治疗与保守治疗（TIMI）Ⅲ试验"中，增高的纤维蛋白原的聚集与大多住院病人心肌缺血发作有关，而与继发的死亡或其后42天内的心肌梗死无关。然而，在"比较不稳定型心绞痛早期有创治疗与无创治疗（FRISC）试验"中，增高的纤维蛋白原水平与短期、长期的死亡危险，和（或）继发心肌梗死有关。纤维蛋白原对于预后的重要性是不依赖于心电图结果和肌钙蛋白水平的。但是，增高的C反应蛋白凝集物对于有心肌缺血损伤病人的预后评估价值似乎更为显著。大量的临床试验的结果显示，在cTn阴性的NSTE—ACS患者，Hs—CRP升高程度可预测其6个月至4年死亡风险，但其对NSTE—ACS的诊断并不提供帮助。在一些研究中，通过长期随访发现，增高的C反应蛋白凝集物可能与死亡危险显著相关。与之比较，纤维蛋白原水平与继发的心肌梗死和死亡率相关。在一些试验（尽管不是所有的试验）中发现了凝血酶系的增加与不稳定型心绞痛的不良预后之间的关系。在与静脉血栓栓塞形成有关的抗凝系统中，蛋白C、蛋白S、活性蛋白C（APC）抑制物和抗凝血酶的缺陷都是不利因素。然而，它们都与急性冠脉综合征危险性增加无关。大规模群体调查与不稳定心绞痛研究中表明，纤溶能力降低与继发冠脉事件相关。有报道说，在心肌梗死存活者中，纤溶酶激活物抑制因子1（PAI—1）的增加与新的冠脉事件危险性增加有关。在不稳定型心绞痛及急性心肌梗死曾发现二聚体（D-dimer）聚合物的增高。然而，在不稳定型冠状动脉疾病及与它有关的急性期反应蛋白方面，很少有关于纤溶蛋白活性的大规模试验。目前，在个别不稳定性冠状动脉疾病病人中，对危险分层和治疗选择，止血标记物是不被考虑的。

在2型糖尿病患者，由于存在代谢障碍，高血糖、循环细胞因子、游离脂肪酸（FFA）、低密度脂蛋白（LDL）及其修饰形式、糖基化终产物（AGEs）、动脉壁中的细胞碎片（如凋亡细胞）等均可诱发巨噬细胞的多种反应，下调炎性信号通路，从而放大促炎细胞巨噬细胞表型的表达，使动脉粥样硬化斑块从稳定趋向不稳定。与未合并糖尿病的ACS患者相比，合并糖尿病的ACS患者的心血管死亡风险增加1.8倍，心肌梗死风险增加1.4倍。

（四）影像学检查

可用于急性心梗诊断和治疗观察的影像学检查包括冠脉造影、心脏彩超、核素心肌显像、心脏MRI等。

1. 冠脉造影

冠脉造影是诊断冠心病的一种常用而且有效的方法。可以了解血管有无狭窄病灶存在，对病变部位、范围、严重程度、血管壁的情况等作出明确诊断，决定治疗方案（介入、手术或内科治疗），还可用来判断疗效。这是一种较为安全可靠的有创诊断技术，现已广泛应用于临床，被认为是诊断冠心病的"金标准"。但近年自冠状动脉内超声显像技术（IVUS）、光学干涉断层成像技术（OCT）等逐步在临床应用，发现部分在冠状动脉造影中显示正常的血管段存在内膜增厚或斑块，但由于IVUS等检查费用较为昂贵，操作较为复杂，现在并不是常规检查手段。对怀疑冠心病的低中危患者，且心电图和cTn无法明确诊断者，可考虑用冠脉CTA代替冠脉造影。

2. 超声心动图

超声心动图是一项具有良好空间和时间分辨率的实时成像技术，在评价心肌厚度、肥厚性和静息运动等方面具有优势。对缺血性心脏病的病人，左室收缩功能是一重要的预后指标，并且能很方便地、精确地通过超声心动图评价。短暂的局部的左室室壁运动减弱或消失，在心肌缺血期间可以被发现。心肌缺血消除后将出现正常室壁运动。超声心动图可评价多种非缺血性急性胸痛的原因，如心包炎、心肌炎、瓣膜性心脏病、心肌病、肺栓塞和主动脉夹层等；还可发现急性心梗的并发症，如游离壁破裂、急性室间隔穿孔以及乳头肌断裂或缺血引起的二尖瓣反流，对于预后的诊断和治疗都是很重要的。

3. 放射性核素成像技术

铊-201、锝-99m、甲氧基异丁基异腈（MIBI）、替曲膦和氟标记脱氧葡萄糖（18F-FDG）等放射性核素追踪剂通过心肌细胞代谢可直接对心脏进行成像。尽管放射性核素成像不能发现小灶心梗，但仍是目前唯一直接评价心肌细胞活性的检查手段。其中ECG门控的核素成像是心肌运动、肥厚度和整体功能的可靠评估方法。

4. 磁共振成像

磁共振成像（MRI）对心血管系统具有高质量的空间分辨率和良好的时间分辨率。目前MRI已成为评估心肌功能的标准方法，而且理论上检测心梗的效力与超声心动图相似，但在评价急性病症时由于费时较长而较少应用。顺磁性造影剂的应用有助于评价心肌灌注，并能增加慢性纤维化心梗的细胞外间隙。

（五）风险积分系统评估

1. 缺血积分

ACS缺血评估常用TIMI积分系统，适用于NSTE-ACS。包括7项指标，即年龄≥65岁、≥3个危险因素（高血压、糖尿病、家族史、高脂血症、吸烟）、已知冠心病（冠脉狭窄≥50%）、过去7d内应用阿司匹林（ASA）、严重心绞痛（24h内发作>2次）、ST段偏移≥0.5mm和心肌损伤标志物增高。每项1分，简单易行，但缺点是没有定量每一项指标的权重程度，每项指标的分数也没有差别，且未包括心力衰竭和血流动力学因素（例如血压和心率），因此降低了对死亡风险的预测价值。GRACE积分系统优点在于对多项指标进行评估，但需电脑软件或上网测得。此外，其缺乏血压的分层，且一些指标在分数分配上是否恰当，也值得探讨。

2. 出血评分

ACS 患者既有缺血风险导致的心血管事件（包括死亡与再梗死），也有因临床合并症或抗栓治疗等引起的出血风险（包括胃肠道和其他重要脏器出血）。出血与缺血对死亡率的影响同样重要。CRUSADE 出血积分系统包括基础血球压积、肾功能、心率、性别、糖尿病、外周血管疾病或卒中、收缩压及入院时心力衰竭 8 个指标。ACUITY 出血积分系统包括高龄、女性、肾功能不全、贫血、白细胞升高、STEMI/NSTEMI、血小板糖蛋白（GP）ⅡB/Ⅲa 受体抑制剂或比伐卢定＋肝素治疗。

由于许多临床指标对缺血或出血均具预测价值，在 ACS 早期风险评估时，应结合患者的具体临床情况及可获得的医疗资源，以达到最佳的风险/获益比和费用/获益比。

四、糖尿病性 ACS 的诊断

患者原有糖尿病，突然发生 ACS，表面上看糖尿病性 ACS 的症状往往比非糖尿病 ACS 为轻，实际上其病情偏重而复杂。原因并非糖尿病性 ACS 症状较轻，而是由于糖尿病患者同时伴有未被发现的末梢神经炎和自主神经功能障碍的结果，有的甚至发生"无痛性心肌梗死"，临床不易被察觉，致其死亡率较高。此乃糖尿病患者发生心肌梗死后值得注意的临床特征。Bradly 比较了糖尿病心肌梗死 100 例与非糖尿病心肌梗死 100 例，发现糖尿病心肌梗死轻、中度胸痛多见，无胸痛者非糖尿病组只有 6 名，糖尿病组却有 46 名，而且糖尿病组死亡率较非糖尿病组死亡率高。

临床表现：

1. 先兆症状

有的出现胸闷、气短，或者原为阵发性变为持续性；有的出现心绞痛或者心前区不适感。根据一般心肌梗死观察，其先兆症状有早有晚。其先兆症状 56.9% 是在发病前 1 周，21.6% 是在发病前 2 周，6.6% 是在发病前 3 周，其余的是在发病前 4 周或更早。先兆症状主要为心绞痛占 61.8%，其特点是疼痛频繁发作，疼痛程度逐渐加剧，发作时间逐渐延长。对于先兆症状宜密切观察，及时处理，有益于心肌梗死预后状况。

2. 胸痛

胸痛为心肌梗死的主要症状，多发生于情绪激动、精神紧张或劳累搬移重物之后。有时发生在熟睡中，其疼痛性质、部位酷似心绞痛，但其疼痛程度甚为剧烈，持续时间较长，通常在 0.5～24h。有时少数患者疼痛不典型，表现为上腹部、下颌部、肩胛区疼痛以及牙痛等。尚有个别患者尤其是老年患者无任何疼痛，称为无痛性心肌梗死。这些不典型症状或无疼痛现象极易漏诊、误诊，应十分注意其他方面的表现，综合考虑。

3. 消化道症状

糖尿病心肌梗死发病后，约有 1/3 患者伴发有恶心、呕吐、腹胀现象，偶尔发生腹泻。这些消化道症状可能与自主神经功能障碍有关，或者缺血累及肠系膜动脉所致。

4. 体征

急性病容，焦虑不安，面色灰白，多汗，呼吸紧迫。发病 12h 后可有发热，次日体温可达 38℃甚至39℃，以后逐渐下降，约 1 周后恢复正常。脉细数，多数超过 100 次/分。血压下降，收缩压常在 70～100mmHg，有时血压下降预示休克可能发生。心律多数规律，心音微弱，常有第二心音分裂，有时出现奔马律。心尖部可有收缩期杂音，提示乳头肌功能受损可能。少数病人可有心包摩擦音，约 20% 在梗死发生后几天并发心包炎。

5. 心电图检查

心电图检查对确诊心肌梗死的诊断有重要意义。90% 以上病人发病后几小时甚至十几小时可显示明确的异常心电图。但是，有时典型的心电图常在 24h 后出现或更加明显。急性心肌梗死的心电图形常常是缺血损害型和坏死型先后混合出现。

（1）病理性 Q 波：提示坏死型改变，主要特征是面向心肌坏死区的导联显示出病理性 Q 波，宽度≥0.04s，可呈 QR 型或 QS 型，且其深度>1/4R 波。

（2）S-T 段抬高：为损伤型改变，其特点是面向损伤部的导联，显示出 S-T 段异常升高，可为 2~15mm 且呈弓背向上。其开始点为 R 波下降支，距 R 波尖端高低不一，有时离尖峰很近，呈凸形弓背向上的弧线，然后下降至等压线，因此，心电图形上称为单向曲线 S-T 段的升高，是心肌梗死早期出现的波形，有时可持续十几小时或几天的时间，才逐渐回到等电位线上。

（3）缺血型 T 波：又称倒置 T 波，提示心外膜下缺血。当心电图 S-T 段呈单向曲线时，出现 S-T 段与 T 波融合，不易分清。数天后 S-T 段恢复至等压线时，T 波倒置则显露出来，而且愈变愈深。经过很长时间 T 波才逐渐由变浅而直立。心电图面向梗死区的导联出现上述三种典型图形，同时与之相对应的背向梗死区的导联则 R 波增高，S-T 段下降与 T 波高尖称为镜像改变。

6. 并发症

（1）心源性休克：糖尿病心肌梗死并发心源性休克发生率并无专项报告，北京地区的资料为 20.6%，休克死亡率为 56.1%。

（2）充血性心力衰竭：心力衰竭是急性心肌梗死的重要并发症之一。北京地区 1971—1975 年对急性心肌梗死的分析，心力衰竭的发生率为 16.1%~23.8%，合并心肌梗死的病死率为 18.2%~45.1%。急性心肌梗死并发心力衰竭主要为急性左心衰竭，但是病情持续发展，亦会导致双侧心力衰竭或全心衰竭。

（3）心律失常：心律失常是心肌梗死常见的并发症，其发生率约占 80%，也是病情进一步加重的标志，临床上应该提高警惕。心律失常的类型主要为室性期前收缩，严重的出现室性心动过速，甚至出现心室扑动或心室颤动，危及患者生命。近十几年来利用电子监护系统和冠心病监护病室（CCU）的发展使心律失常早期发现及时处理已经大大地降低了心肌梗死并发心律失常的死亡率。

（4）心脏破裂和乳头肌功能失调：心脏破裂是急性心肌梗死的一种最危急的合并症。根据其破裂情况分成两种类型：其一为心室壁破裂，穿通于心包腔，引起心包填塞心脏猝死；其二是心肌内结构断裂，包括乳头肌断裂和室间隔穿孔，常常突然发生急性心力衰竭或心源性休克。

（5）心室壁瘤：心室壁瘤并非真正的瘤。其发生机制主要是由于心肌坏死后，病变部位被结缔组织取代形成瘢痕所致。

（6）梗死后综合征：急性心肌梗死的恢复期中，一般多在心肌梗死后第 2~11 周，出现发热、胸闷、乏力、咳嗽等症状，称为梗死后综合征。常伴发三联征即心包炎、胸膜炎（胸腔积液）和肺炎。发生率为 1%~4%，其原因多数认为自身免疫所致。

第三节　糖尿病合并急性冠脉综合征的治疗

一般治疗包括：休息，减低心肌耗氧量；心电图监测，发现心律失常及时处理；监测血压、呼吸和血氧；监测凝血时间；监测生化指标；监测血糖等。

一、急性冠脉综合征的药物治疗

（一）抗缺血治疗

抗缺血治疗的目的在于缓解或改善心肌缺血，防止持续缺血引起心肌坏死、发生心肌梗死及严重心律失常。目前应用的药物主要有以下几类：

1.硝酸酯类

最常用的是硝酸甘油，扩张静脉血管，大剂量时同时扩张动、静脉，降低心脏前、后负荷，降低心肌耗氧量，改善心肌缺血，拮抗内皮素，改善血管内皮功能。

2.β受体阻滞剂

减慢心率，降低血压，减低心肌收缩力。提高室颤阈值，减少心脏性猝死。

3.血管紧张素转换酶抑制剂（ACEI）和（或）血管紧张素Ⅱ1型受体拮抗剂（ARB）

扩张动、静脉血管，拮抗肾素－血管紧张素－醛固酮系统，改善心脏功能及逆转心室重构，减少心律失常等。早期使用 ACEI 可降低急性心肌梗死患者心血管事件发生率，恢复左室功能并改善近期和远期预后。ACS 合并糖尿病都属于高危患者，除非不能耐受，所有 NSTE－ACS 患者均应接受 ACEI 治疗。如不能耐受可服 ARB。ACEI 主要通过影响心肌重构、减轻心室过度扩张而减少慢性心力衰竭的发生，降低死亡率。所有无禁忌证的 STEMI 患者均应给予 ACEI 长期治疗（Ⅰ，A）。早期使用 ACEI 能降低死亡率，高危患者临床获益明显，前壁心肌梗死伴有左心室功能不全的患者获益最大。在无禁忌证的情况下，即可早期开始使用 ACEI，但剂量和时限应视病情而定。应从低剂量开始，逐渐加量。不能耐受 ACEI 者用 ARB 替代（Ⅰ，B）。不推荐常规联合应用 ACEI 和 ARB；可耐受 ACEI 的患者，不推荐常规用 ARB 替代 ACEI。ACEI 的禁忌证包括：STEMI 急性期收缩压＜90mmHg、严重肾功能衰竭（血肌酐＞265μmol/L）、双侧肾动脉狭窄、移植肾或孤立肾伴肾功能不全、对 ACEI 过敏或导致严重咳嗽者、妊娠及哺乳期妇女等。

4.非二氢砒啶类钙离子拮抗剂

二氢吡啶类扩张血管作用强，但反射引起心跳加快，增加心肌耗氧，而非二氢吡啶类如硫氮草酮、维拉帕米可以减少冠脉痉挛，扩张冠状动脉。

5.尼可地尔

尼可地尔兼有 ATP 依赖的钾通道开放作用及硝酸酯样作用。推荐尼可地尔用于对硝酸酯类不能耐受的 NSTE－ACS 患者。

（二）抗血栓治疗

抗血栓治疗包括抗血小板药物、抗凝剂及溶栓剂治疗。目的在于抑制血栓的形成，溶解已形成的血栓。抗凝治疗可以抑制新的血栓形成和血栓的扩展，防止血管狭窄进一步发展和由此导致的心肌缺血加重，防止或者减少闭塞性血栓发生的机会，防止发生心肌梗死或者猝死。如果斑块破裂时正在使用抗栓药物或者斑块破裂后急性使用，可以限制血栓形成的程度和由此导致的管腔狭窄或者闭塞，减少严重心脏事件的发生（猝死或者心肌梗死），还可以增强内源性纤溶活性且对已形成的血栓有一定的溶解作用，使斑块破裂处病变钝化、稳定，并在机体自身内源性纤溶系统的作用下，溶解已形成的血栓，促进破裂的斑块尽快愈合，使不稳定斑块转变为稳定斑块。若选择肝素治疗，与普通肝素相比，低分子肝素可显著降低死亡、心肌梗死和再发心绞痛三者联合发生率。

1.抗血小板剂

目前国内常用的抗血小板药物包括口服阿司匹林、氯吡格雷和替格瑞洛，以及静脉注射替罗非班。替格瑞洛是一种直接作用、可逆结合的新型 P2Y12 受体拮抗剂，相比氯吡格雷，具有更快速、强效抑制血小板的特点，其良好的疗效及安全性已在中国得到证实。PLATO 研究遗传亚组分析表明，无论是否携带 CYP2C19 功能缺失等位基因，替格瑞洛治疗 ACS 的疗效均优于氯吡格雷。中国 ACS 研究显示，CYP2C19 功能缺失与氯吡格雷治疗中的血小板高反应性相关，能增加接受 DES 患者的血栓性不良事件（心血管死亡、心肌梗死、支架血栓和缺血性卒中）风险。对治疗期高残余血小板反应性的患者，替格瑞洛疗效优于高剂量氯吡格雷。替格瑞洛不良反应有出血、诱发心动过缓等，尤其呼吸困难发生率高，PLATO 研究提示，呼吸困难的发生率为 14.5%，高于氯吡格雷的 8.7%。研究表明，血小板糖蛋白 GPⅡb/Ⅲa 受体拮抗剂（阿昔单抗等）可降低 30 天死亡或心肌梗死的总体发生率，而对 30 天内未行血运重建治疗的患者无益。目前认为，血小板糖蛋白 GP II b / III a 受体拮抗剂对接受 PCI 治疗的 UA 和 NSTEMI 患者具有实质性的益处，而对有可能但不常规拟行 PCI 的患者益处不大，对不行 PCI 的患者的益处是可疑的。

2. 抗凝剂

所有 NSTEACS 患者在无明确的禁忌证时，均推荐接受抗凝治疗，以抑制凝血酶生成和（或）活性，减少相关心血管事件。根据缺血和（或）出血风险、疗效和（或）安全性选择抗凝剂（I，c）。低分子量肝素（LMWH）已受到广泛重视，在多个环节上应用疗效优于普通肝素。目前已肯定 LMWH 对不稳定型冠心病的疗效，对 ACS 病人抗凝治疗应超过 48h。"在比较不稳定型心绞痛早期有创治疗与无创治疗（FRISC）－II"研究中，与非干预治疗者相比，高危病人接受干预治疗（PCI/CABG）者，12 个月时的病死率减少 50%。在"引替瑞林和依诺肝素用于急性冠脉综合征的随机评价试验（INTERACT）"研究中，LMWH 也能降低心血管事件的发生。在干预治疗前，应用 LMWH 可起到桥梁作用。戊聚糖钠是新近人工合成的很有前途的抗凝药物。II 期临床研究发现，戊聚糖钠应用于 AMI 病人，能明显减少冠脉再闭塞的发生，对 ACS 的疗效至少与 LMWH 等同。大规模的 III 期临床试验将全面观察戊聚糖钠对 ACS 的疗效。

3. 溶栓剂

冠脉灌注（以 TIMI 试验所提出的分级指标来衡量）与患者急性期病死率相关。溶栓成功的病人，病死率降低。溶栓治疗过程中，为减少严重出血并发症，对高危患者（75 岁以上的老年人及低体质量者），应将溶栓药物的剂量调整为正常剂量的 75%。例如，通过体质量调整 TNK－tPA 的剂量，可使脑出血的发生率从 3% 降至 1%。当前的趋势是溶栓剂、血小板糖蛋白（GP）II b / III a 受体拮抗剂（阿昔单抗等）及其他抗凝剂联合治疗。"新型溶栓疗法的安全性和有效性评估（ASSENT）－3 试验"提示，TNK－tPA（Tenecteplase，是一种组织纤溶酶原 t－PA 的突变体）与依诺肝素联合使用可能成为最有临床价值的再灌注方法之一。对 AMI 患者，治疗开始的时间是生存率的重要影响因素，某种意义上说时间就是心肌。目前，就诊到冠脉开通的平均时间为 2~3h，如果就诊时能立即开通冠脉，可使病死率降低 3%。德国 Schuler 教授报告，院前溶栓至少可赢得 30min，院前溶栓联合经皮冠脉介入治疗（PCI）可缩小梗死面积，减少心肌瘢痕形成。已有研究显示，院前溶栓可以减少心梗后缺血性心衰的发生。随着第三代溶栓药 TNK－tPA 的应用，可以预测其院前溶栓治疗会有更好的疗效。建议优先采用特异性纤溶酶原激活剂。重组组织型纤溶酶原激活剂阿替普酶可选择性激活纤溶酶原，对全身纤溶活性影响较小，无抗原性，是目前最常用的溶栓剂。但其半衰期短，为防止梗死相关动脉再阻塞需联合应用肝素（24~48h）。其他特异性纤溶酶原激活剂还有兰替普酶、瑞替普酶和替奈普酶等。非特异性纤溶酶原激活剂包括尿激酶和尿激酶原，可直接将循环血液中的纤溶酶原转变为有活性的纤溶酶，无抗原性和过敏反应。用法与用量：①阿替普酶：全量 90min 加速给药法：首先静脉推注 15mg，随后 0.75mg/kg 在 30min 内持续静脉滴注（最大剂量不超过 50mg），继之 0.5mg/kg 于 60min 持续静脉滴注（最大剂量不超过 35mg）。半量给药法：50mg 溶于 50ml 专用溶剂，首先静脉推注 8mg，其余 42mg 于 90min 内滴完；②替奈普酶：30~50mg 溶于 10ml 生理盐水中，静脉推注（如体质量<60kg，剂量为 30mg；体质量每增加 10kg，剂量增加 5mg，最大剂量为 50mg）；③尿激酶：150 万 U 溶于 100ml 生理盐水，30min 内静脉滴入。溶栓结束后 12h 皮下注射普通肝素 7 500U 或低分子肝素，共 3~5d；④重组人尿激酶原：20mg 溶于 10ml 生理盐水，3min 内静脉推注，继以 30mg 溶于 90ml 生理盐水，30min 内静脉滴完。

（三）降糖治疗

2011 年欧洲心脏学会指南指出既不能让血糖过高（10~11mmol/L），也要避免血糖过低（<5mmol/L）。此外，2011 版指南在糖尿病人群中也没有再强调 GP II b / III a 受体拮抗剂的使用；2018 年 ADA 标准新增了对伴有动脉粥样硬化性心血管病的 T2DM 患者降糖治疗推荐首先采取生活方式干预和二甲双胍治疗，在考虑药物特异性和患者因素后，可联合一种被证明可降低心血管不良事件和（或）心血

管死亡率的降糖药物包括钠－葡萄糖协同转运蛋白 2（sodium－glucose cotyansporter2，sglt2）抑制剂（恩格列净、坎格列净）和胰高血糖素样肽－1（glucagon－likepetidel，GLP－1）受体激动剂类（利拉鲁肽）。

（四）他汀类调脂药

在 ACS 中作用包括降低血脂、稳定斑块、改善内皮功能、减少血小板血栓沉积、抑制病变处炎症反应等。有研究显示：他汀类药物治疗与空腹血糖水平小幅升高相关。一项涉及 13 项随机对照试验（RCT）的荟萃分析显示，他汀治疗可使每 1 000 名患者中额外增加 1 例糖尿病（他汀组 12.23，对照组 11.25），但也预防了 5 例首次心血管事件。因此，他汀类药物预防心血管疾病的益处远远超过血糖升高的潜在风险，特别是在 HbA1c 升高的个体中。

二、急性冠脉综合征的介入治疗

应迅速血运重建。减少时间延误是 STEMI 实施的关键问题，应尽量缩短首次医疗接触（first medical contact，FMC）至 PCI 的时间和 FMC 至医院转出时间，从而降低院内死亡风险。对于首诊可开展急诊 PCI 的医院，要求 FMC 至 PCI 时间<90min。对于首诊不能开展急诊 PCI 的医院，预计 FMC 至 PCI 的时间延迟<120min 时，应尽可能将患者转运至有直接 PCI 条件的医院。根据我国的国情，可请有资质的医生到有 PCI 设备的医院行直接 PCI，但要求 FMC 至 PCI 时间<120min。如预计 FMC 至 PCI 的时间延迟>120min，对有适应证的患者，应于 30min 内尽早启动溶栓治疗。

随着对 ACS 概念和机制的认识以及大量临床试验研究成果的积累，人们越来越清醒地认识到理想的策略应该是将溶栓、抗凝、抗血小板以及他汀类药物治疗与介入治疗或基因治疗有机地结合，发挥其协同作用，才能达到最佳临床结果。这种复合干预措施即所谓"鸡尾酒"式的治疗方案，有待于严格设计的临床试验予以评价，为临床治疗 ACS 提供更多的指导意见。

（一）急诊 PCI 治疗

急性心肌梗死患者的总缺血时间每延长 30min，1 年的死亡率增加 7.5%，每延长 1min 都会对预后产生重要影响，新指南再次强调尽快施行再灌注治疗的措施。当急救人员或具有救护经验的家属接触到患者，考虑为急性 ST 段抬高心肌梗死时，应及时口服肠溶阿司匹林（无显著禁忌证情况下）和硝酸甘油应对胸痛，作为初步鉴别心肌梗死的手段。若舌下含服硝酸甘油后 5min，胸痛未能改善甚至恶化，应立即启动急救医学系统（EMS）。大部分急诊经皮腔内冠脉成形术（PTCA）试验提示，急诊 PCI 能降低 AMI 病人的病死率，对介入时间延迟的转诊病人，PTCA 组死亡率仍然低于溶栓治疗组。此外，几乎所有的急诊 PTCA 研究均表明，比较溶栓治疗 PCI 能减少冠脉再闭塞的发生。"急性心肌梗死球囊血管成形术与支架术对比（Stent PAMI）试验"发现，支架组患者死亡率稍高，但支架组患者需再次血运重建的比率低。溶栓失败后的补救性 PTCA 的疗效已得到肯定。另外，研究提示溶栓再通后的即刻 PTCA 也能使病人获益，包括对低危组病人也是一样。

开展急诊介入的心导管室每年 PCI 量≥100 例，主要操作者具备介入治疗资质且每年独立完成 PCI≥50 例。开展急诊直接 PCI 的医院应全天候应诊，并争取 STEMI 患者首诊至直接 PCI 时间≤90min。根据以下情况作出直接 PCI 决策：

Ⅰ类推荐：①发病 12h 内（包括正后壁心肌梗死）或伴有新出现左束支传导阻滞的患者（证据水平 A）；②伴心源性休克或心力衰竭时，即使发病超过 12h 者（证据水平 B）；③常规支架置入（证据水平 A）；④一般患者优先选择经桡动脉入路（证据水平 B），重症患者可考虑经股动脉入路。

Ⅱa 类推荐：①发病 12~24h 内具有临床和（或）心电图进行性缺血证据（证据水平 B）；②除心源性休克或梗死相关动脉 PCI 后仍有持续性缺血外，应仅对梗死相关动脉病变行直接 PCI（证据水平 B）；③冠状动脉内血栓负荷大时建议应用导管血栓抽吸（证据水平 B）；④直接 PCI 时首选药物洗脱支架（DES）（证据水平 A）。

Ⅲ类推荐：①无血流动力学障碍患者，不应对非梗死相关血管进行急诊 PCI（证据水平 C）；②发病超过 24h、无心肌缺血、血流动力学和心电稳定的患者不宜行直接 PCI（证据水平 C）；③不推荐常规使用主动脉内气囊反搏泵（intra-aortic balloon pump，IABP）（证据水平 A）；④不主张常规使用血管远端保护装置（证据水平 C）。

（二）易化 PCI

易化 PCI（facilitated PCI）是指发病 12h 内拟行 PCI 的患者于 PCI 前使用血栓溶解药物，以期缩短开通 IRA 时间，使药物治疗和 PCI 更有机结合。易化 PCI 一般使用溶栓剂或血小板糖蛋白Ⅱb/Ⅲa受体拮抗剂或它们的不同组合。尽管理论上存在获益的可能性，但目前临床试验尚未证实。以 ASSENT-4H 代表的临床研究结果表明，易化 PCI 结果劣于直接 PCI。因此，目前已完全否定了应用全量溶栓剂后立即行易化 PCI 的策略（Ⅲ类推荐，证据水平 B）。对出血风险很低的年轻、高危的 STEMI 患者 90min 内不能立即 PCI 时可考虑应用，这也仅属可考虑的下策（Ⅱb类推荐，证据水平 c）。而非全量溶栓剂和（或）其他抗栓药物及不同组合的易化 PCI 研究仍正在进行中。ASSENT-4 与 FINESSE 等研究均表明，易化 PCI 并不能降低死亡、再次心肌梗死、脑卒中等主要终点事件的发生率。

（三）补救 PCI

补救 PCI（rescue PCI）是指溶栓失败后 IRA 仍处于闭塞状态，而针对 IRA 所行的 PCI。溶栓剂输入后 45～60min 患者，胸痛无缓解和心电图示 ST 段无回落临床提示溶栓失败。现已有更多的证据表明，补救 PCI 对 STEMI 患者的益处，尤其对于早期有休克、心力衰竭或恶性心律失常患者获益更为显著。尽管有研究提示，补救 PCI 有较高的血栓和出血的风险，这些研究大多只入选高危患者，事件发生率本身较高，但如能更准确评价 PCI 开通 IRA 的益处，补救 PCI 总体上的获益仍较为显著。

（四）晚期 PCI 治疗

美国印第安纳州注册研究结果发现，发病>12h 的 AMI 患者采用 PCI 治疗对降低死亡率的作用不显著，仍然有 30% 的病人发生心衰，但所有病人的心功能均可代偿，不影响生活质量，也无需再住院。因可能有约 60% 的病人存在侧支循环，晚期 PCI 能逆转心肌缺血。此外，未完全闭塞的"肇事"血管存在少量的前向血流，对存活心肌也起了保护作用。所以，晚期 PCI 改善病人心功能的作用值得关注。

总之，急性心梗早期干预要开放"肇事"血管，更重要的是开放心肌——实现充分的心肌灌注。

三、出院后的治疗

ACS 发病的前 1～2 个月演变为心肌梗死或再次发生心肌梗死或死亡的危险性最高。所以出院后复查时应仔细询问患者有无发作性胸闷和胸痛的症状，糖尿病患者常常出现无痛或无症状性心肌缺血，所以更应注意，必要时查心电图。如患者急性期未行血运重建即经皮冠状动脉介入治疗（PCI）或主动脉冠状动脉旁路移植术（CABG），出院后经药物治疗，仍反复发作心绞痛，应再次住院治疗。急性期后 1～3 个月，多数患者的临床过程与慢性稳定型心绞痛者相同。

无论患者是否行血运重建治疗，患者血管的动脉粥样硬化仍然存在，所以，出院后患者应坚持住院期间的治疗方案，且适合门诊治疗的特点，同时消除和控制存在的冠心病危险因素。所谓的 ABCDE 方案〔A 包括阿司匹林、血管紧张素转换酶抑制剂（ACEI）、血管紧张素Ⅱ受体拮抗剂（ARB）和抗心绞痛；B 包括β受体阻滞剂和控制血压；C 包括降低胆固醇和戒烟；D 包括合理膳食和控制糖尿病；E 包括给予患者健康教育指导和适当的运动〕对于治疗很有帮助。

出院后的药物治疗包括三方面：改善预后，控制缺血症状，控制主要危险因素。其中改善预后主要是应用阿司匹林、β受体阻滞剂、调脂药及 ACEI，控制缺血症状包括应用长效硝酸酯类、钙拮抗药。

（一）改善预后治疗

1. 抗血小板治疗药物

（1）阿司匹林：所有患者只要没有用药禁忌证都应该服用，最佳剂量范围为 75～150mg/d，最好使用肠溶型。注意主要不良反应为胃肠道出血或对阿司匹林过敏，不能耐受或阿司匹林抵抗的患者，可改用氯吡格雷75mg/日，作为替代治疗。ACS阿司匹林联合氯吡格雷9～12个月，行PCI置入裸金属支架者，阿司匹林联合氯吡格雷至少1个月，置入药物支架者阿司匹林联合氯吡格雷12个月，如提前停用氯吡格雷有增加冠脉血栓的风险。在标准治疗方案中，氯吡格雷和阿司匹林作为首选药物，可使急性冠脉综合征的患者长久获益，这一点在CURE和CREDO试验中已得到证实。双密达莫（潘生丁）在一些医院仍在应用，冠心病患者应避免使用。

（2）P2Y12受体抑制剂：除非有极高出血风险等禁忌证，在阿司匹林基础上应联合应用1种P2Y12受体抑制剂，并维持至少12个月。选择包括替格瑞洛（180mg负荷剂量，90mg、2次/天维持）或氯吡格雷（负荷剂量300～600mg，75mg/d维持）。目前国内常用的口服P2Y12受体抑制剂包括氯吡格雷和替格瑞洛。氯吡格雷是一种前体药物，需通过肝细胞色素酶P450（CYP）氧化生成活性代谢产物才能发挥抗血小板作用，与P2Y12受体不可逆结合。替格瑞洛是一种直接作用、可逆结合的新型P2Y12受体抑制剂，相比氯吡格雷，具有更快速、强效抑制血小板的特点。PLATO研究中NSTE—ACS亚组主要有效性终点发生率，替格瑞洛显著低于氯吡格雷，出血发生率相似。在中国ACS患者中进行的研究显示，替格瑞洛较氯吡格雷血小板聚集抑制显著提高，2h的血小板聚集抑制为氯吡格雷4.9倍，24h的P2Y12反应单位＜240的患者比例为100%，而氯吡格雷组为75.9%。国内的一项多中心研究表明，替格瑞洛用于中国ACS人群安全、有效，2年随访无事件生存率达96.1%。P2Y12受体抑制剂的给药时机：无论采取何种治疗策略，一旦诊断NSTE—ACS，均应尽快给予P2Y12受体抑制剂。尚缺乏对计划给予介入治疗的NSTE—ACS患者应用替格瑞洛或氯吡格雷的最佳术前给药时间的相关研究。对计划接受保守治疗的NSTE—ACS患者，如无禁忌证，确诊后应尽早给予P2P12受体抑制剂。

（3）双联抗血小板治疗：接受药物保守治疗、置入裸金属支架（BMS）或药物涂层支架（DES）的患者，在服用阿司匹林前提下，联合P2Y12受体抑制剂治疗（替格瑞洛、氯吡格雷）应至少持续12个月；能耐受双联抗血小板治疗（DAPT）、未发生出血并发症且无出血高风险（如曾因DAPT治疗、凝血功能障碍、使用OAC出血）的患者，DAPT可维持12个月以上。DES置入后接受DAPT且伴有出血高风险（如接受OAC治疗）、严重出血并发症高风险（如重大颅内手术）或伴有明显出血的患者，P2Y12受体抑制剂治疗6个月后停用是合理的。关于支架置入术后患者缩短DAPT治疗，5项随机对照试验（RCT）比较了DES置入术后使用DAPT 3～6个月对比12个月对于血栓终点和出血终点事件的影响，与另外几项荟萃分析的结果相一致，缩短DAPT治疗时间并未增加支架内血栓风险，而且降低了出血风险。

2. β受体阻滞剂

长期接受β受体阻滞剂二级预防治疗，可降低相对死亡率。虽然β受体阻滞剂可能对糖代谢有不良影响，但糖尿病患者仍可在减少心血管事件方面获益，无禁忌证时应使用β受体阻滞剂。可选择β_1选择性及α、β选择性受体阻滞剂药物，如美托洛尔、比索洛尔、阿替洛尔等。β受体阻滞剂的使用剂量应个体化，从较小剂量开始，逐级增加剂量，以能缓解症状，不强调靶剂量，以安静状态心率55～60次/分为宜。β受体阻滞剂治疗缺血无效时或β受体阻滞剂有禁忌或发生严重副作用时可使用钙离子拮抗剂，但变异型心绞痛除外，应避免使用短效的二氢吡啶类钙通道阻滞剂，一定要用长效、缓释制剂。

3. 调脂治疗

ACS患者包括血管重建治疗的患者，出院后应坚持口服他汀类降脂药物和控制饮食，NSTEACS患者应在入院24h内测定空腹血脂水平（Ⅰ，c）。如无禁忌证，无论基线低密度脂蛋白胆固醇（LDL－C）水平如何，所有患者（包括PCI术后）均应给予他汀类药物治疗（Ⅰ，A），使LDL－C达到＜2.60mmol/L（100mg/dl）（Ⅰ，A），进一步降至＜1.82mmol/L（70mg/dl）是合理的（Ⅱa，A）。LDL－C达标后，长期维持治疗，有利于冠心病二级预防。他汀类药物治疗作用主要来自于调脂，此外还有延缓斑块进展、使斑块稳定、抗血小板和抗炎等有益作用。LDL－C达标后，单独出现高密度脂蛋白胆固醇（HDL－C）＜1.04mmol/L（40mg/dl）或同时存在其他血脂异常，特别是甘油三酯（TG）＞

2.26mmol/L（200mg/dl）的患者，可小心加用贝特类或烟酸类药物。如他汀联合贝特类时，最好选微粒化非诺贝特（力平之），两类药均应用小剂量。戒烟、减轻体质量、减少饱和脂肪和胆固醇摄入和增加不饱和脂肪摄入、规律运动，有助于升高 HDL-C，干预生活方式治疗未能达标时加用药物治疗，选用贝特类或烟酸类，应严密监测转氨酶及肌酸激酶等生化指标，及时发现可能引起的肝脏损害和肌病的踪迹。LDL—C 达标后，长期维持治疗，有利于冠心病二级预防。

4. ACEI

长期应用改善心脏重构。

（二）控制缺血症状治疗

1. 硝酸酯类药物

作为抗心肌缺血药物用于 ACS（包括急性 ST 段抬高型心肌梗死、非 ST 段抬高型心肌梗死以及不稳定型心绞痛），是控制急性心肌缺血最常用的药物之一。长效硝酸酯类即 5 单硝基类适于 ACS 出院后治疗。控制心绞痛发作，一天一次或一天二次口服，用药时应注意给予足够的无药间期，以减少耐药的发生。硝酸酯类药物静脉应用是改善和预防 ACS 患者心肌缺血相关症状的首选治疗措施，可通过改善心肌缺血，缩小急性心肌梗死面积，属控制症状药物，与改善预后的药物不同，如患者已行有效的血运重建，长期无症状，也可逐渐停用。

2. 钙通道阻滞剂

持续或反复缺血发作并且存在 β 受体阻滞剂禁忌的 NSTE—ACS 患者，非二氢吡啶类 CCB（如维拉帕米或地尔硫草）应作为初始治疗，除外临床有严重左心室功能障碍、心源性休克、PR 间期＞0.24 S 或 Ⅱ、Ⅲ度房室传导阻滞而未置入心脏起搏器的患者（I，B）。在应用 β 受体阻滞剂和硝酸酯类药物后患者仍然存在心绞痛症状或难以控制的高血压，可加用长效二氢吡啶类 CCB（I，C）。可疑或证实血管痉挛性心绞痛的患者，可考虑使用 CCB 和硝酸酯类药物，避免使用 β 受体阻滞剂（IIa，B）。在无 β 受体阻滞剂治疗时，短效硝苯地平不能用于 NSTE—ACS 患者（Ⅲ，B）。二氢吡啶类（硝苯地平和氨氯地平）主要引起外周血管明显扩张，对心肌收缩力、房室传导和心率几乎没有直接影响。非二氢吡啶类（地尔硫草和维拉帕米）有显著的负性变时、负性变力和负性传导作用。所有 CCB 均能引起冠状动脉扩张，可用于变异型心绞痛。短效硝苯地平可导致剂量相关的冠状动脉疾病死亡率增加，不建议常规使用短效二氢吡啶类。长效制剂对有收缩期高血压的老年患者可能有效。目前没有关于氨氯地平和非洛地平在 NSTE—ACS 患者应用的临床试验数据。

（三）控制主要危险因素

控制血糖能减缓动脉粥样硬化的发展，降低心血管事件发生风险。糖尿病患者应严格控制血糖水平，使糖化血红蛋白（HbAlC）＜6.5％。因 ACS 出院后如出现低血糖所造成的危险远比高血糖要大，所以原则上是在不出现低血糖的情况下尽量使血糖达标到允许的水平。糖尿病患者的血压应控制在＜120/80mmHg。

鼓励患者戒烟，同时还应当鼓励与患者一同生活的家庭成员戒烟，以强化戒烟效果和降低被动吸烟的危险。

肥胖的患者应当减重，重点是强制治疗性生活方式干预，控制饮食、合理营养和适当做力所能及的运动，以控制体质量。

总之，糖尿病合并 ACS 的患者一定要坚持规范的综合治疗，既要实行标准化的冠心病治疗方案，又要严格控制血糖，降糖达标，不可随意中断和偏离，才能改善长期预后。

第四节　辨证论治

糖尿病患者典型的临床表现是消渴，即三多一少（多饮、多尿、多食和消瘦），冠心病患者大多具有胸膺满闷不舒，疼痛时作的临床症状特点。急性冠脉综合征发作时"手足青至节，心痛甚，旦发夕死，夕发旦死"者，称为"真心痛"或"卒心痛"。糖尿病合并急性冠脉综合征的治疗以中医"急则治其标"为主。

一、病因与发病机制

《灵枢·厥病》中将真心痛归属为经气上逆引起的厥心痛，《素问·痹论》曰："心痹者，脉不通。"《金匮要略》提出"阳微阴弦"病机，奠定了后世医家治疗胸痹的理论基础。宋代太医院编制的《圣济总录》特别提出胸痹短气之短气不是肺虚及肺气不足的表现，而是因胸阳不足，阴寒痹阻所致。明代著名医家张景岳创立了八纲辨证，应用二纲（阴阳）六变（虚实寒热表里）分析胸痹心痛的病机，使胸痹心痛辨证体系更为完整。

二、诊断与鉴别诊断

明清时期对文献中描述的"心痛"进行了争论，将心脏和胃脘痛所属脏腑进行了鉴别诊断。金元时期朱丹溪在《丹溪心法·心脾痛》云："心痛，即胃脘痛。"明代中期医家虞抟支持朱丹溪的观点，所著《医学正传·胃脘痛》云："胃脘痛俗称心痛。"又云："九种心痛……皆在胃脘，而实不在于心也。除真心痛外，其余皆为胃痛，胸痹亦是胃病。"并将胸痹的脉证亦纳入胃病中讨论。明代的多位医家在多本医书中表达了和朱丹溪类似的观点，如《简明医彀》《万病回春》《医林绳墨》《古今医鉴》《万氏家传保命全集》等著作。而明代医家王肯堂在所著《证治准绳》中曰："心与胃各一脏，其病形不同，因胃脘痛处在心下，故有当心而痛之名，岂胃脘痛即心痛者哉？历代方论将二者混同叙于一门，误自始也。"李中梓所著《医宗必读》指出："胸痛即膈痛，其与心痛别者，心痛在歧骨陷处，胸痛则横满胸间。其与胃脘痛别者，胃脘痛在心下，胸痛在心上也。"清代医家程国彭《医学心悟》中提到："当胸之下，歧骨陷处，属心之部位，其发痛者，则曰心痛。然心不受邪，受邪则为真心痛，旦暮不保矣。凡有痛者，胞络受病也。胞络者，心主之宫城也。寇凌宫禁，势已可危，而况犯主乎？故治之宜亟亟也。"清代吴谦在所著《医宗金鉴》中指出，胸痹主症为胸背痛，将胸痹列入"胸胁痛"中，而将心痛列入"心腹痛"中叙述，他认为心痛为歧骨陷痛，而胸为肺之野，两者在部位上有所不同。《医宗金鉴》是清乾隆帝敕命编纂的大型综合性医学丛书，对18世纪以前的历代医学著作加以校订、删补，并节录编辑。此书对之前文献中纷杂的胃脘之"心"与心脏之"心"的部位概念进行了明确划分。

三、预防为主的治疗理念

"上工治未病"是中医学最为传统的医学理念。对心肌梗死早期病变包括动脉粥样硬化、相关的代谢异常、血脂异常等关键病理环节的干预，属于"未病先防"的范畴；而冠状动脉粥样硬化斑块的不稳定导致的心绞痛和斑块破裂血栓形成导致的急性心肌梗死以及心肌梗死血运重建后心室重构、远期不良心血管事件的防治、心肌梗死后的康复治疗和二级预防属于"已病防变"的内容。

四、分型治疗

中医学讲究辨证论治，不同的医家对冠心病心绞痛的分型论治均有差异，也各有所长，需要临床医生不断总结，完善分型论治。在临床当中，往往几种证型掺杂致病，故不应拘泥于教科书，应注重思路与观念更新，掌握病机之主次。当然，对于冠心病心绞痛的辨证也存在大法和共性，如陈可冀院士认为瘀血贯穿着心绞痛发展的全过程，活血化瘀法是治疗冠心病的通则，因此活血化瘀法是治疗冠心病心绞痛的根本大法。另外，根据急则治其标、缓则治其本的治病原则，在缓解期应该以纠正阴阳气血的盛衰为主，而在发作期则以迅速疏通血管为要务，这是冠心病心绞痛治疗的另一个大法。

ACS 患者如果有条件，首选直接 PCI、溶栓（r－tPA、UK、SK）、紧急 CABG 等手段开通闭塞冠脉；并选择药物治疗（包括抗血小板、硝酸酯类、ACEI、βr－B、调脂、CCB 等）。ACS 患者在祖国医学中属于胸痹之真心痛范畴，临床症状重，死亡率高，治疗原则采取"急则治其标、缓则治其本"的策略，急性期以破血逐瘀、通脉止痛为主，缓解期以益气活血、行气活血、化痰通络等为主。

（一）急性期分型治疗

1. 心脉瘀阻证

临床表现：胸痛剧烈，持续不减，或伴冷汗，心悸怔忡，神疲乏力，面色紫暗，舌淡紫，脉弦而涩。

治法：活血祛瘀，通络止痛。

处方：丹参饮合血府逐瘀汤加减＋生晒山参粉。

中成药：苏合香丸、冠心苏合软胶囊、麝香保心丸、复方丹参滴丸、速效救心丸等迅速缓解疼痛。丹参、血塞通、血栓通注射液等，黄芪、生脉或参麦注射液等。

2. 痰瘀交阻证

临床表现：胸痛剧烈，持续不减，或痛引肩背，体胖多痰，舌苔浊腻或滑，脉弦滑。

治法：涤痰祛瘀，通阳泄浊。

处方：瓜蒌薤白半夏汤合桃红四物汤加减＋苏合香丸。

中成药：苏合香丸、冠心苏合软胶囊、麝香保心丸、复方丹参滴丸、速效救心丸等迅速缓解疼痛。丹参、血塞通、血栓通注射液等，黄芪、生脉或参麦注射液等。

3. 寒凝心脉证

临床表现：胸痛剧烈，持续不减，形寒肢冷，面色苍白，舌淡紫，脉沉弦或紧。

治法：辛温通阳，散寒开痹。

处方：瓜蒌薤白白酒汤＋苏合香丸＋生晒山参粉。

中成药：苏合香丸、冠心苏合软胶囊、麝香保心丸、复方丹参滴丸、速效救心丸等迅速缓解疼痛。参附注射液益气温阳。

4. 心阳欲脱证

临床表现：胸痛剧烈，持续不减，伴大汗淋漓，四肢厥逆，面色苍白或紫暗，口唇青紫，尿少，脉微欲绝。

治法：益气温阳，救逆固脱。

处方：参附汤或四逆汤加减＋野山参粉。

中成药：苏合香丸、冠心苏合软胶囊、麝香保心丸、复方丹参滴丸、速效救心丸等迅速缓解疼痛。参附注射液温阳通脉。

（二）PCI 术后分型治疗

ACS 患者 PCI 术后，根据临床症状、体征进行辨证论治，具体如下：

1. 气虚血瘀证

临床表现：胸痛胸闷，心悸气短，神倦乏力，面色紫暗，舌淡紫，脉弱而涩。

治法：益气活血。

处方：人参养荣汤合桃红四物汤加减。

中成药：苏合香丸、冠心苏合软胶囊、麝香保心丸、复方丹参滴丸、速效救心丸等迅速缓解疼痛。丹参片、诺迪康、山海丹等活血化瘀。以上药物可与补中益气丸或黄芪注射液合用。

2. 气滞血瘀证

临床表现：胸痛剧烈，痛有定处，甚至心痛彻背，或痛引肩背。常伴胸闷；舌质暗红，或紫暗，多见瘀斑，舌下可见络脉瘀曲，苔薄，脉弦涩，或结、代、促脉。

治法：活血化瘀，行气通络。

处方：血府逐瘀汤加减。

中成药：苏合香丸、冠心苏合软胶囊、麝香保心丸、复方丹参滴丸、速效救心丸等迅速缓解疼痛。以上药物可与越鞠丸或柴胡舒肝丸合用。

3. 痰浊壅滞证

临床表现：胸闷如窒而痛，或痛引肩背，气短喘促，体胖多痰，身体困重。舌苔浊腻或滑，脉滑。

治法：豁痰散结，宣痹止痛。

处方：瓜蒌薤白半夏汤加减。

中成药：苏合香丸、冠心苏合软胶囊、麝香保心丸、复方丹参滴丸、速效救心丸等迅速缓解疼痛。血脂康、脂必妥、荷丹片等化痰通络，或痰热清注射液清化痰热。

4. 气阴两虚证

临床表现：胸痛胸闷，心悸盗汗，心烦不寐，腰膝酸软，头晕耳鸣。舌红少津，脉沉细数。

治法：益气养阴，活血化瘀。

处方：生脉散加味，或五参口服液（医院制剂）。

中成药：苏合香丸、冠心苏合软胶囊、麝香保心丸、复方丹参滴丸、速效救心丸等迅速缓解疼痛。或用生脉饮口服液、益气养阴口服液，或参麦注射液、生脉注射液益气养阴。

5. 心阳不振证

临床表现：心痛时作，胸部满闷，神祛畏寒，手足清冷，心悸怔忡；或纳呆食少，大便溏稀；或腰膝凉软，夜尿频数。舌质淡红，苔白润，脉沉细，或缓。

治法：温补心阳，活血通脉。

处方：保元汤合丹参饮加减，温阳活血方。

中成药：苏合香丸、冠心苏合软胶囊、麝香保心丸、复方丹参滴丸、速效救心丸等迅速缓解疼痛。参桂胶囊或金匮肾气丸或参附注射液益气温阳。

6. 阳虚饮停证

临床表现：胸闷痛，腰膝酸软，头晕耳鸣。常伴气促，肢肿；舌质淡胖或有紫斑，苔白，脉沉细数。

治法：温阳利水，化饮通络。

处方：真武汤合栝楼桂枝汤加减。

中成药：苏合香丸、冠心苏合软胶囊、麝香保心丸、复方丹参滴丸、速效救心丸等迅速缓解疼痛。参桂胶囊或金匮肾气丸或参附注射液益气温阳。

第五节　食疗与保养

一、加强一级预防

1. 控制体质量

中国居民营养与健康状况监测结果表明，2012 年 18 岁及以上居民的超重率为 30.1%，肥胖率为 11.9%，与 2002 年相比分别上升了 7.3% 和 4.8%；2012 年农村居民的超重和肥胖率虽低于城市居民，但上升幅度要大于城市居民。研究表明，体质量增加 10%，胆固醇平均增加 18.5%，冠心病危险增加

38%，若体质量增加20%，冠心病危险增加86%，有糖尿病的高血压病人比没有糖尿病的高血压病人冠心病患病率增加1倍。减少每日食物总能量（每日减少300～500kcal），改善饮食结构，增加身体活动，可使超重和肥胖者体质量减少10%以上。维持健康体质量（BMI：20.0～23.9kg/m²），有利于改善血脂和心血管疾病的进展。

2. 戒烟

自1984年以来，中国男性一直属于世界上吸烟率最高的人群之一。男性吸烟率1984年为63%，1996—2010年间均超过50%。但自1996年以后，15岁及以上男性吸烟率呈下降趋势。2002—2010年，标化现在吸烟率年均下降幅度为0.08%。2015年统计吸卷烟者日平均吸烟15.2支，较2010年增加了1支。烟草中的烟碱可使心跳加快、血压升高（过量吸烟又可使血压下降）、心脏耗氧量增加、血管痉挛、血液流动异常以及血小板的黏附性增加。这些不良影响，使30～49岁的吸烟男性的冠心病发病率高于不吸烟者3倍，而且吸烟还是造成心绞痛发作和突然死亡的重要原因。完全戒烟和有效避免吸入二手烟，有利于预防ASCVD，并升高HDL-C水平。可以选择戒烟门诊、戒烟热线咨询以及药物来协助戒烟。

3. 戒酒

2012年我国18岁及以上居民人均年酒精摄入量为3.0L，其中男性平均为5.6L，女性为0.3L，农村居民（男性：6.0L/年，女性：0.4L/年）高于城市居民（男性：5.1L/年，女性：0.3L/年），50～59岁年龄组酒精摄入量高于其他年龄组。美国科学家的一项实验证实乙醇对心脏具有毒害作用。过量的乙醇摄入能降低心肌的收缩能力。对于患有心脏病的人来说，酗酒不仅会加重心脏的负担，甚至会导致心律失常，并影响脂肪代谢，促进动脉硬化的形成。中等量饮酒（男性每天20～30g乙醇，女性每天10～20g乙醇）能升高HDL-C水平。但即使少量饮酒也可使高TG血症患者TG水平进一步升高。饮酒对于心血管事件的影响尚无确切证据，提倡限制饮酒。

4. 改善生活环境

近年来研究显示颗粒物（PM）大气污染是CVD的危险因素，尤其是细颗粒物（PM2.5）被认为是PM中最主要的致病成分，与CVD的关联更为密切。分析多个城市大气日均PM2.5、SO_2、氮氧化物（NOx）浓度、总悬浮颗粒浓度数据和当地疾病及死因监测数据的结果表明，PM2.5、SO_2、NOx浓度、总悬浮颗粒浓度与CVD发病、死亡有正关联。北京市2010年至2012年日平均PM2.5浓度为96.2μg/m³，该浓度每增加10μg/m³，当日的IHD发病增加0.27%。PM2.5浓度对IHD发病的作用还存在滞后效应，表现为暴露于高水平PM2.5后的第1、2和3天仍然会观察到IHD发病的升高。65岁以上老年人群对PM2.5更敏感。研究显示大气污染长期作用对CVD的影响更大。在中国高血压调查及其随访研究中，对基线大气颗粒物暴露水平与70 947例队列人群长期（1991年至2000年）心血管疾病死亡的关系进行分析，结果显示：基线大气颗粒物暴露量与心血管疾病死亡之间存在关联；总悬浮颗粒浓度、SO_2和NOx每增加10μg/m³，CVD死亡分别增加0.9%（95%CI：0.3%，1.5%）、3.2%（95%CI：2.3%，4.0%）和2.3%（95%CI：0.6%，4.1%）污染严重及噪声强度较大的地方，可能诱发心脏病。因此改善居住环境，扩大绿化面积，降低噪声，防止各种污染很重要。

5. 避免拥挤

避免到人员拥挤的地方去。无论是病毒性心肌炎、扩张型心肌病，还是冠心病、风心病，都与病毒感染有关，即便是心力衰竭也常常由于上呼吸道感染而引起急性加重。因此要注意避免到人员拥挤的地方去，尤其是在感冒流行季节，以免受到感染。

6. 合理饮食

中国健康与营养调查显示，居民总能量摄入呈下降趋势，但一些膳食特点明显不利于CVD的预防，如碳水化合物供能比减少，脂肪供能比过高，膳食胆固醇的摄入量明显增加，水果、蔬菜的摄入量仍然较低。膳食钠摄入量呈明显下降趋势，但2012年膳食钠的摄入量仍然很高，折合成食盐的量为14.5g/d，远高于推荐的摄入量（中国：<6g/d，世界卫生组织：<5g/d）一倍以上；膳食钾摄入量有增加的趋势，

但仍低于指南推荐的 2g/d 的水平。应有合理的饮食安排。高脂血症、暴饮暴食、糖尿病和肥胖都与膳食营养有关，所以，从心脏病的防治角度来看营养因素十分重要。原则上应做到"三低"，即：低能量、低脂肪、低胆固醇，每日科学地均衡摄入各种营养素。

7. 适量运动

中国健康与营养调查结果显示，1991—2011 年 18～60 岁居民体力活动量呈明显下降趋势，其中职业活动下降最为明显，男性职业活动从 1991 年的 382 代谢当量-h（MET-h）/周降至 2011 年的 264MET-h/周（下降 31%），女性则从 420 MET-h/周降至 243 MET-h/周（下降 42%）；体育锻炼仍很低，2011 年男性不足 7 MET-h/周，女性不足 3 MET-h/周。2014 年国民体质监测结果表明，我国 20～59 岁人群休闲时间体力活动达标率（每周中等强度锻炼 150min 或高强度锻炼 75min）为 22.8%，与前几次调查相比有小幅增加，但静态心率、最大肺活量、坐位体前屈、握力和单腿站立时间的身体体质指标仍有下降趋势。积极参加适量的体育运动，维持经常性适当的运动，有利于增强心脏功能，促进身体正常的代谢，尤其对促进脂肪代谢，防止动脉粥样硬化的发生有重要作用。对心脏病患者来说，应根据心脏功能及体力情况，从事适当量的体力活动，有助于增进血液循环，增强抵抗力，提高全身各脏器机能，防止血栓形成。但也需避免过于剧烈的活动，活动量应逐步增加，以不出现不适症状为原则。建议患者每日坚持 30～60min 的中等强度有氧运动，每周至少 5d。需要减重者还应继续增加每周运动时间。

8. 规律生活

养成健康的生活习惯，生活应有规律，心情愉快，避免情绪激动和过度劳累。应以"比上不足，比下有余"的心态排除烦恼，享受乐趣。

二、生活方式干预

1. 健康饮食习惯

饮食治疗和改善生活方式是血脂异常治疗的基础措施。无论是否选择药物调脂治疗，都必须坚持控制饮食和改善生活方式。在满足每日必需营养和总能量需要的基础上，当摄入饱和脂肪酸和反式脂肪酸的总量超过规定上限时，应该用不饱和脂肪酸来替代。建议每日摄入胆固醇小于 300mg，尤其是ASCVD等高危患者，摄入脂肪不应超过总能量的 20%～30%。一般人群摄入饱和脂肪酸应小于总能量的 10%；而高胆固醇血症者饱和脂肪酸摄入量应小于总能量的 7%，反式脂肪酸摄入量应小于总能量的 1%。高TG 血症者更应尽可能减少每日摄入脂肪总量，每日烹调油应少于 30g。脂肪摄入应优先选择富含 n-3 多不饱和脂肪酸的食物（如深海鱼、鱼油、植物油）。建议每日摄入碳水化合物占总能量的50%～65%。选择使用富含膳食纤维和低升糖指数的碳水化合物替代饱和脂肪酸，每日饮食应包含 25～40g 膳食纤维（其中 7～13g 为水溶性膳食纤维）。碳水化合物摄入以谷类、薯类和全谷物为主，其中添加糖摄入不应超过总能量的 10%（对于肥胖和高 TG 血症者要求比例更低）。食物添加剂如植物固醇/烷醇（2～3g/d），水溶性/黏性膳食纤维（10～25g/d）有利于血脂控制，但应长期监测其安全性。

2. 科学的运动

心脏发病的重要原因还有一个是缺乏运动。在同一环境里生活的人，经常坐着不动的，患冠心病比经常活动者高出 2 倍。运动可以给心脏带来很多好处，如可以促使心脏的小血管扩大、延长、增多，改善心肌的供氧状况，改善血液中脂质代谢。运动还有助于改善心肌代谢，提高心肌的工作能力和心脏的代谢功能。此外，还能提高血液的纤维蛋白溶解活性，防止血凝过高，对预防和延缓动脉粥样硬化的发展很有帮助。积极参加体育锻炼是防治心脏病的有效手段之一。建议选择一些易于长期坚持的锻炼方式。

（1）散步：可以使心肌收缩力增强，外周血管扩张，具有增强心功能，降低血压，预防冠心病的效果。对于参加运动时会引起心绞痛的人来说，可以改善病情。每次散步可坚持 20min 至 1h，每日 1～2 次，或每日走 800～2 000m。身体状况允许者可适当提高步行速度。

（2）慢跑：慢跑或原地跑步亦可改善心功能。至于慢跑的路程及原地跑步的时间应根据每个人的具体情况而定，不必强求。

（3）太极拳：对于高血压病、心脏病等都有较好的防治作用。一般而言，体力较好的患者可练老式太极拳，体力较差者可练简化式太极拳。不能打全套的，可以打半套；体弱和记忆力差的可以只练个别动作，分节练习，不必连贯进行。

体育锻炼时的注意事项：①任何人，如果在运动结束 10min 后，心跳次数每分钟仍在 100 次以上，则不应再加大运动量，应根据情况适当减少运动量；②运动量应从小到大，时间从短到长，循序渐进；③进餐与运动至少间隔 1h；④运动最适宜的温度是 4~30℃；⑤运动时若出现头晕、头痛、心慌、恶心、呕吐等不适症状时，应立刻停止，必要时紧急就近求医；⑥特别要强调：不宜清晨锻炼。根据国外学者观察，上午 6 时至 9 时是冠心病和脑出血发作最危险的时刻，发病率要比上午 11 时高出 3 倍多。另外，人体在上午时段交感神经活性较高，随之而来生物电不稳定性增加，易导致心律失常，可能出现室颤，引起猝死。另外，人的动脉压在上午较高，增加了动脉粥样硬化斑块破裂的可能性，容易导致急性冠脉综合征的发作。所以，大家在进行体育锻炼时，要避开发生心血管事件"高峰期"，将时间安排在下午及傍晚进行。

三、心境调适

情绪与健康之间存在着千丝万缕的联系。无论对什么年纪的人来说，不良的情绪都是非常不利的。人的情绪一旦紧张、激动，会使得交感神经兴奋，儿茶酚胺增加，结果使心跳加快，血压升高，心肌耗氧量亦明显增加，加重冠心病、心衰患者的病情。更严重的是，这些变化有时会导致致死性的心律失常，引起心脏骤停。

大喜大怒都是忌讳的。中医学认为，暴喜伤心，心气涣散，会出现一系列心气不足的症状，如心悸、乏力、胸闷气短、脉结代等症状，严重者则会出现冷汗不止、四肢不温、脉微欲绝及心悸、胸闷、胸痛等心阳欲脱的症状。此种变化类似于冠心病心律失常、心源性休克等。相反，怒则气逆，气的运行受阻。气为血之帅，气行则血行，气滞则血瘀，气滞血瘀的结局是不通，不通则痛。大怒导致的一系列反应，类似于冠心病心绞痛或急性心肌梗死等。由此可见，保持健康的心理状态对我们每个人都是十分重要的。古人提倡"和喜怒而安居处，节阴阳而调刚柔"，这可以说是保养心脏的一句座右铭。要经常与人交往，通过交谈、来往，了解社会，了解环境，体会到自己是社会中的一员。老年人还可根据自己的爱好，种花、养鱼、下棋、绘画、练书法，以此陶冶性情，能如此"知足常乐"，何愁不得享天年。

（薛金贵　陆灏）

第三十九章

糖尿病与慢性心功能不全

第一节　病因病理

糖尿病心脏病是糖尿病患者致死的主要原因之一，尤其是在 2 型糖尿病患者中。广义的糖尿病心脏病包括冠状动脉粥样硬化性心脏病（冠心病）、糖尿病心肌病和糖尿病心脏自主神经病变等。糖尿病心脏病与非糖尿病患者相比，常起病比较早，糖尿病患者伴冠心病常表现为无痛性心肌梗死，梗死面积比较大，穿壁梗死多，病情多比较严重，预后比较差，病死率较高。如冠状动脉造影和临床排除冠状动脉病变，糖尿病患者出现严重的心律失常、心脏肥大、肺淤血和充血性心力衰竭，尤其是难治性心力衰竭，临床可考虑糖尿病心肌病。

近年研究表明，因糖尿病性心脏病变引起的死亡者占糖尿病患者病死率的 70%～80%。据报道，5 000 多例糖尿病病人的死亡中，因慢性心血管并发症死亡者占 76.7%。其中 53% 因合并冠心病而死亡。糖尿病男性和女性病人死于慢性心血管并发症者，分别比非糖尿病人高 2 倍和 5 倍，尤其是 44 岁以下的糖尿病患者，因心血管并发症死者比同龄非糖尿病病人高出 10～20 倍。糖尿病病人冠心病的发病率也比正常人明显升高，其特点是起病早、进展快、女性发病率高于男性，心绞痛和无痛性心肌梗死的发病率较高。心肌梗死可能是 20%～50% 的糖尿病病人的死亡原因。然而也有人发现，糖尿病病人慢性心力衰竭的发生率也较高，但冠状动脉基本正常，相当一部分糖尿病病人发生心脏病变而无冠状动脉硬化病变的证据。

一、心功能不全的定义

心功能不全被定义为由不同病因引起的心脏舒缩功能障碍，发展到使心排血量在循环血量与血管舒缩功能正常时不能满足全身代谢对血流的需要，从而导致具有血流动力异常和神经激素系统激活两方面特征的临床综合征。有心功能不全综合征或心力衰竭综合征之称。

传统概念认为心功能不全患者均有器官淤血的症状，因而又称为充血性心力衰竭。新概念认为心功能不全可分为无症状与有症状两个阶段，前者有心室功能障碍的客观证据（如心左室射血分数降低），但无典型充血性心力衰竭的症状，心功能尚属 NYHA（纽约心脏病学会）Ⅰ级，是有症状心力衰竭的前期，如不进行有效治疗，迟早会发展成有症状心功能不全。据心功能不全发生的缓急，循环系统代偿程度的差别，临床还有急性心功能不全、慢性心功能不全和代偿性心功能不全等不同表现。近年来心室舒张功能测定技术发展，有可能区别以心室收缩功能障碍为主和以心室舒张功能障碍为主所致的心功能不全，因而还将心功能不全分为收缩性心功能不全和舒张性心功能不全。

慢性原发性心肌病变和心室长期压力或容量负荷过重，可分别引起原发性或继发性心肌舒缩功能受损。在早期，通过代偿调节，尚能使心室每搏排血量（心搏量）和每分排血量（心排血量）满足休息和活动时组织代谢的需要；在后期，即使通过充分代偿调节已不能维持足够的心搏量和心排血量。前者称为慢性心功能不全（chronic cardiac insufficiency）的代偿期，亦称潜在性、代偿性或无症状性心功能不全；后者称为慢性心功能不全的失代偿期，亦称失代偿性心功能不全。由于慢性心功能不全的失代偿期大多有各器官阻性充血（或淤血）的表现，因而通常称为充血性心力衰竭，亦称有症状性心力衰竭。

二、病因

成人充血性心力衰竭的最常见的病因为冠状动脉粥样硬化性心脏病（冠心病）、高血压心脏病（高心病）、瓣膜病、心肌病和肺源性心脏病（肺心病）。其他较常见的病因有心肌炎、肾炎和先天性心脏病。较少见的易被忽视的病因有心包疾病、甲状腺功能亢进与减退、贫血、脚气病、动静脉瘘、心房黏液瘤和其他心脏肿瘤、结缔组织疾病、高原病及少见的内分泌病等。

上述心力衰竭的基本原因，可通过下列机理影响心功能，引起心力衰竭：

（1）原发性心肌收缩力受损：包括心肌梗死、心肌炎症、变性或坏死（如风湿性或病毒性心肌炎、白喉性心肌坏死）、心肌缺氧或纤维化（如冠心病、肺心病、心肌病等）及心肌的代谢、中毒性改变等，都使心肌收缩力减弱而导致心力衰竭。

（2）心室的压力负荷（后负荷）过重：肺及体循环高压，左、右心室流出道狭窄，主动脉或肺动脉瓣狭窄等，均能使心室收缩时阻力增高，后负荷加重，引起继发性心肌舒缩功能减弱而导致心力衰竭。

（3）心室的容量负荷（前负荷）过重：瓣膜关闭不全、心内或大血管间左至右分流等，使心室舒张期容量增加，前负荷加重，也可引起继发性心肌收缩力减弱和心力衰竭。

（4）高动力性循环状态：主要发生于贫血、体循环动静脉瘘、甲状腺功能亢进、脚气性心脏病等，由于周围血管阻力降低，心排血量增多，也能引起心室容量负荷加重，导致心力衰竭。

（5）心室前负荷不足：二尖瓣狭窄、心脏压塞和限制型心肌病等，引起心室充盈受限，体、肺循环充血。

国内临床资料分析，89.8%的心力衰竭发作有诱发因素。常见的诱因如下：

（1）感染：以呼吸道感染为最多，其次为风湿热。在儿童中风湿热则占首位。女性患者中泌尿道感染亦常见。亚急性感染性心内膜炎也常因损害心瓣和心肌而诱发心力衰竭。

（2）过度体力活动和情绪激动。

（3）钠盐摄入过多。

（4）心律失常特别是快速性心律失常，如伴有快速心室率的心房颤动（房颤）、心房扑动（房扑）。

（5）妊娠和分娩。

（6）输液（特别是含钠盐的液体）、输血过快和（或）过多。

（7）洋地黄过量或不足。

（8）药物作用：①使用抑制心肌收缩力的药物，如β受体阻滞剂，体内儿茶酚胺的消耗药物（如利血平类），交感神经节阻滞剂（如胍乙啶）和某些抗心律失常药物（如奎尼丁、普鲁卡因酰胺、维拉帕米等）；②水钠潴留，激素和药物如肾上腺皮质激素等造成水钠潴留。

（9）其他出血和贫血、肺栓塞、室壁膨胀瘤、心肌收缩不协调、乳头肌功能不全等。

三、病理

充血性心力衰竭的病理解剖学改变包括：①心脏本身的代偿性病理改变，如心肌肥厚和心腔扩大等；②长期静脉压增高所引起的器官充血性病理改变；③心房、心室附壁血栓，静脉血栓形成，动脉栓塞和器官梗死。长期左心室或左心房衰竭的患者，肺毛细血管充血，肺动脉和肺静脉中层肥厚，内膜不同程度纤维化；肺泡间含铁血黄素的吞噬细胞增多，肺泡壁增厚，弹性减退。长期右心衰竭的患者内脏器官毛细血管和静脉淤血，肝小叶中央血窦淤血，严重时可致小叶中央肝细胞坏死和结缔组织增生，形成心源性肝硬化。心腔内附壁血栓是心力衰竭的较特异性的病理改变，常见于左、右心耳和左心室心尖部。静脉血栓形成大多由血流迟缓引起，多见于下肢静脉，血栓近端易折断，可引起肺栓塞和不同程度的肺梗死。左侧心脏附壁血栓脱落，可引起体循环动脉栓塞，多见于腹主动脉分支、主动脉分支处，引起脑、肾、四肢、脾和肠系膜的梗死。右侧心腔附壁血栓脱落引起肺栓塞的较少见。

长期负荷增加导致心肌肥厚和心腔扩大，以致心力衰竭时，相应的病理改变可大致分为三个时期：

第一期：短暂的损伤期。临床有肺充血的表现，病理检查发现心肌纤维水肿，相互分隔增宽。细胞内糖原和三磷酸腺苷（ATP）含量降低，磷酸肌酸显著减少，乳酸生成略增，蛋白合成旺盛，核糖核酸（RNA）及线粒体增多。

第二期：较长期的、稳定的功能亢进期。临床症状不明显，组织病理发现心肌肥厚，心肌纤维增大，少量纤维化病变。细胞内糖原、ATP、磷酸肌酸含量正常，乳酸生成增加，蛋白合成正常。RNA 含量正常，脱氧核糖核酸（DNA）减少。心肌纤维的增加相较线粒体的增多明显。

第三期：长期的耗竭和纤维化期。临床上心力衰竭持续，组织病理发现心肌组织被纤维组织代替，出现不成比例的结缔组织增生和脂肪变性，肌肉细胞的细胞核固缩。细胞内蛋白合成和 DNA 明显减少，其他同第二期。

显微镜下并无收缩蛋白形态异常的直接证据。

（杨丽霞）

第二节　诊断与鉴别诊断

典型的慢性心功能不全诊断并不困难。左心功能不全的诊断依据为原有心脏病的体征和肺循环充血的表现。右心功能不全的诊断依据为原有心脏病的体征和体循环淤血的表现，且患者大多有左侧慢性心功能不全的病史。但正常大小的心脏也可发生慢性心功能不全，如急性心肌梗死。肺气肿时心脏扩大可被掩盖，心脏移位或心包积液又可被误认为心脏扩大。可见，为了正确诊断慢性心功能不全，避免漏诊和误诊，必须详细询问病史，仔细检查，结合心脏病和慢性心功能不全的症状和体征，进行综合分析。

一、临床表现

充血性心力衰竭的主要临床表现是"充血"，其次是周围组织灌注不足。临床上习惯于按心力衰竭开始发生于哪一侧和充血主要表现的部位，将心力衰竭分为左侧心力衰竭、右侧心力衰竭和全心衰竭。心力衰竭开始发生在左侧心脏和以肺充血为主的称为左侧心力衰竭；开始发生在右侧心脏并以肝、肾等器官和周围静脉淤血为主的，称为右侧心力衰竭。两者同时存在的称全心衰竭。以左侧心力衰竭开始的情况较多见，大多经过一定时期发展为肺动脉高压而引起右侧心力衰竭。单独的右侧心力衰竭较少见。

1. 左侧心力衰竭

1）症状

（1）糖尿病症状。

（2）呼吸困难是左侧心力衰竭最主要的症状。肺充血时肺组织水肿，气道阻力增加，肺泡弹性降低，吸入少量气体就使肺泡壁张力增高到引起反射性呼气开始的水平，这就造成呼吸困难，且浅而快。不同情况下肺充血的程度有差异，呼吸困难的表现有下列不同形式：

劳力性呼吸困难：开始仅在剧烈活动或体力劳动后出现呼吸急促，如登楼、上坡或平地快走等活动时出现气急。随肺充血程度的加重，可逐渐发展到更轻的活动或体力劳动后甚至休息时，也发生呼吸困难。

端坐呼吸：一种由于平卧时极度呼吸困难而必须采取的高枕、半卧或坐位以解除或减轻呼吸困难的状态。程度较轻的，高枕或半卧位时即无呼吸困难；严重的必须端坐；最严重的即使端坐床边，两腿下垂，上身向前，双手紧握床边，仍不能缓解严重的呼吸困难。

阵发性夜间呼吸困难：又称心源性哮喘，是左心室衰竭早期的典型表现。呼吸困难可连续数夜，每夜发作或间断发作。典型发作多发生在夜间熟睡 1~2h 后，患者因气闷、气急而突然惊醒，被迫立即坐起，可伴阵咳、哮鸣性呼吸音或泡沫样痰。发作较轻的采取坐位后十余分钟至一小时左右呼吸困难自动消退，患者又能平卧入睡，次日白天可无异常感觉。严重的可持续发作，阵阵咳嗽，咯粉红色泡沫样痰，甚至发展成为急性肺水肿。由于早期呼吸困难多在夜间发作，开始常能自动消退，白天症状可不明显，因而并不引起患者注意。即使就医，也常因缺少心力衰竭的阳性体征而被忽视。发作时伴阵咳或哮鸣的可被误诊为支气管炎或哮喘。

急性肺水肿：急性肺水肿的表现与急性左心功能不全相同。

（3）倦怠、乏力可能为心排血量低下的表现。

（4）陈－施呼吸（Cheyne－Stokes respirion）见于严重心力衰竭，预后不良。呼吸有节律地由暂停逐渐增快、加深，再逐渐减慢、变浅，直到再停，约半至一分钟后呼吸再起，如此周而复始。发生机理是心力衰竭时脑部缺血和缺氧，呼吸中枢敏感性降低，呼吸减弱，二氧化碳潴留到一定量时方能兴奋呼吸中枢，使呼吸增快、加深。随二氧化碳的排出，呼吸中枢又逐渐转入抑制状态，呼吸又减弱直至暂停。脑缺氧严重的患者还可伴有嗜睡、烦躁、神志错乱等精神症状。

2）体征

（1）糖尿病体征。

（2）原有心脏病的体征。

（3）左心室增大：心尖搏动向左下移位，心率增快，心尖区有舒张期奔马律，肺动脉瓣区第二心音亢进，其中舒张期奔马律最有诊断价值，在患者心率增快或左侧卧位并作深呼气时更容易听到。左室扩大还可形成相对性二尖瓣关闭不全，产生心尖区收缩期杂音。

（4）交替脉：脉搏强弱交替。轻度交替脉仅能在测血压时发现。

（5）肺部啰音：虽然部分左侧心力衰竭患者肺间质水肿阶段可无肺部啰音，肺充血只能通过 X 线检查发现，但两侧肺底细湿啰音至今仍被认为是左侧心力衰竭的重要体征之一。阵发性呼吸困难或急性肺水肿时可有粗大湿啰音，满布两肺，并可伴有哮鸣音。

（6）胸腔积液：左侧心力衰竭患者中的 25% 有胸腔积液。胸腔积液可局限于肺叶间，也可呈单侧或双侧胸腔积液，胸水蛋白含量高，心力衰竭好转后消退。

3）早期 X 线检查

肺静脉充盈期左侧心力衰竭在 X 线检查时仅见肺上叶静脉扩张，下叶静脉较细，肺门血管阴影清晰。在肺间质水肿期可见肺门血管影增粗，模糊不清，肺血管分支扩张增粗，或肺叶间淋巴管扩张。在肺泡水肿阶段，开始可见密度增高的粟粒状阴影，继而发展为云雾状阴影。急性肺水肿时可见自肺门伸向肺野中部及周围的扇形云雾状阴影。此外，左侧心力衰竭有时还可见到局限性肺叶间、单侧或双侧胸水；慢性左侧心力衰竭患者还可有叶间胸膜增厚，心影可增大（左心室增大）。

2. 右侧心力衰竭

多由左侧心力衰竭引起。出现右侧心力衰竭后，由于右心室排血量减少，肺充血现象常有所减轻，呼吸困难亦随之减轻。单纯右侧心力衰竭多由急性或慢性肺心病引起。

1）症状

主要由慢性持续淤血引起各脏器功能改变所致，如长期消化道淤血引起食欲不振、恶心、呕吐等；肾脏淤血引起尿量减少、夜尿多、蛋白尿和肾功能减退；肝淤血引起上腹饱胀甚至剧烈腹痛，长期肝淤血可引起黄疸、心源性肝硬化。

2）体征

（1）原有心脏病的体征。

（2）心脏增大：以右心室增大为主者可伴有心前区抬举性搏动（胸骨左缘心脏搏动有力且持久）。心率增快，部分患者可在胸骨左缘相当于右心室表面处听到舒张早期奔马律。右心室明显扩大可形成功能性三尖瓣关闭不全，产生三尖瓣区收缩期杂音，吸气时杂音增强。

（3）静脉充盈：颈外静脉充盈为右侧心力衰竭的早期表现。半卧位或坐位时在锁骨上方见到颈外静脉充盈，或颈外静脉充盈最高点距离胸骨角水平10cm以上，都表示静脉压增高，常在右侧较明显。严重右侧心力衰竭静脉压显著升高时，手背静脉和其他表浅静脉也充盈，并可见静脉搏动。

（4）肝肿大和压痛：出现也较早，大多发生于皮下水肿之前。肝肿大剑突下较肋缘下明显，质地较软，具有充实饱满感，边缘有时扪不清，叩诊剑突下有浊音区，且有压痛。压迫肝脏（或剑突下浊音区）时可见颈静脉充盈加剧（肝颈静脉反流现象）。随心力衰竭的好转或恶化，肝肿大可在短时期内减轻或加剧。右心衰竭突然加重时，肝脏急性淤血，肝小叶中央细胞坏死，引起肝脏急剧增大，可伴有右上腹与剑突下剧痛和明显压痛、黄疸，同时血清谷丙转氨酶常显著升高，少数人甚至在1000U以上。一旦心力衰竭改善，肝肿大和黄疸消退，血清转氨酶也在1~2周内恢复正常。长期慢性右侧心力衰竭引起心源性肝硬化时，肝扪诊质地较硬，压痛可不明显，常伴黄疸、腹水及慢性肝功能损害。

（5）下垂性水肿：早期右侧心力衰竭水肿常不明显，多在颈静脉充盈和肝肿大较明显后才出现。先有皮下组织水分积聚，体质量增加，到一定程度后才引起凹陷性水肿。水肿最早出现在身体的下垂部位，起床活动者以脚、踝内侧和胫前较明显，仰卧者骶部水肿；侧卧者卧侧肢体水肿显著。病情严重者可发展到全身水肿。

二、诊断

1. 传统的诊断依据

1）临床特点

（1）一般见于中、重度糖尿病患者，病程多在5年以上，女性多见。

（2）早期可没有临床症状和体征。逐渐出现限制型心肌病时的心功能改变：以全身倦怠为初始症状，同时或随后出现心悸、呼吸困难、浮肿、肝肿大、颈静脉怒张、腹水等慢性心功能不全症状。

（3）无冠心病和高血压的临床表现。

2）心电图

心电图可正常，也可呈多种心律失常，心房肥大，T波低平或双向改变。

3）超声心动图

左心房增大、左心室舒张功能降低是糖尿病性慢性心功能不全的早期表现。而心肌局限性回声增强、增粗呈斑点状反射，左心室壁增厚，运动幅度降低，左心室扩大，等容收缩期（PEP）延长和左心室射血时间（LVET）缩短，PEP/LVET增大，左室舒张和收缩功能同时受损，则是中后期表现。但冠状动脉造影为阴性者，还要除外其他器质性心脏病，方可诊断为糖尿病性慢性心功能不全。

2. 一些新的诊断技术

1）多普勒组织成像技术（DTI）

它能够发现早期、微小的心室功能障碍。糖尿病性慢性心功能不全时主要表现为室间隔后部和侧壁心肌收缩期峰速度及舒张早期速度减低，左心室不同节段收缩不同步，E波减速时间缩短，A波无明显变化，E、A峰倒置，E/A<1，等容舒张时间延长，左室壁僵硬度增加。

2）定量组织速度显像技术（QTVI）

该技术提取组织多普勒心肌运动的速度信息评价心内膜下心肌长轴方向的收缩和舒张功能。李新等测定亚临床糖尿病性慢性心功能不全二尖瓣环水平各部位舒张早期室壁运动峰值速度及高峰充盈率，发现二者明显低于对照组。

3）心肌背向散射积分（IBS）

它是近年来新发明的一项技术，能较敏感地反映早期糖尿病心肌超微结构的改变和收缩功能受损，与弥漫性心肌纤维化有关。糖尿病性慢性心功能不全时室间隔和左室后壁标化背向散射积分值及标化背向散射积分值跨壁梯度可明显增高，背向散射积分周期变异幅度降低。另外，3D超声、CT、磁共振成像及单光子发射计算机体层摄影（SPECT）也可用于糖尿病性慢性心功能不全的诊断。

虽然糖尿病性慢性心功能不全的概念早已提出，但在临床工作中，对于糖尿病性慢性心功能不全的存在还认识不够，只是在合并有高血压、冠心病等其他已知心脏病时，把已受损的心肌功能归咎于已知的原因。进一步深入探讨糖尿病性慢性心功能不全的发生机制可以更有效地指导其治疗，而先进诊断技术的发现能早期发现心肌功能的改变，早期采取干预措施。

3. 诊断要点

2018年9月12日，英国国家卫生与临床优化研究所（NICE）的官方网站发布了新版《成人慢性心力衰竭诊断和管理指南》。该指南指出，详细询问病史，并进行辅助检查，以确定是否存在心力衰竭；疑似心衰的患者需要检测NT-proBNP。经胸超声心动图检查可以除外重要的瓣膜病，评估（左）心室的收缩（和）舒张功能，并检测心内分流。

NT-proBNP水平非常高的患者预后不佳，疑似心衰、NT-proBNP＞2 000ng/L（236pmol/L）的患者，应在2周内进行专家评估并行经胸超声心动图检查。疑似心衰、NT-proBNP在400～2 000ng/L（47～236pmol/L）的患者，应在6周内进行专家评估并行经胸超声心动图检查。

NT-proBNP低于400ng/L（47pmol/L）的未经治疗者，不太可能诊断为心力衰竭；血清利钠肽水平不能区分射血分数降低的心力衰竭（HFrEF）和射血分数保留的心力衰竭（HFpEF）。

NT-proBNP低于400ng/L的患者，应考虑其他引起心衰症状的病因；如果仍然担心这些症状与心力衰竭相关，可请心衰亚专科的医生会诊。

肥胖、使用利尿剂/ACEI/β受体阻滞剂/ARB/MRA，可降低血清利钠肽水平；其他引起血清利钠肽水平升高的原因包括：年龄超过70岁，左心室肥厚，缺血，心动过速，右心室超负荷，低氧血症（包括肺栓塞），肾功能不全 [eGFR＜60ml/（min·1.73m^2）]，脓毒症，慢性阻塞性肺疾病，糖尿病，肝硬化。

在确定心力衰竭诊断时，需要评估其严重程度、病因、诱因、心功能不全的类型以及可纠正的原因。

三、鉴别诊断

慢性心功能不全容易与哪些疾病混淆？心力衰竭的临床表现与何侧心室或心房受累有密切关系？左心衰竭的临床特点主要是由于左心房和（或）右心室衰竭引起肺淤血、肺水肿；而右心衰竭的临床特点是由于右心房和（或）右心室衰竭引起体循环静脉淤血和水钠潴留。在发生左心衰竭后，右心也常相继发生功能损害，最终导致全心衰竭。出现右心衰竭时，左心衰竭症状可有所减轻。

1. 左心衰竭

（1）呼吸困难：呼吸困难是左心衰竭的最早和最常见的症状。主要由于急性或慢性肺淤血和肺活量减低所引起。轻者仅于较重的体力劳动时发生呼吸困难，休息后很快消失，故称为劳力性呼吸困难。由于劳动会促使回心血量增加，在右心功能正常时，更促使肺淤血加重的缘故，随病情的进展，轻度体力活动即感呼吸困难，严重者休息时也感呼吸困难，以致被迫采取半卧位或坐位，称为端坐呼吸（迫坐呼吸）。因坐位可使血液受重力影响，多积聚在低垂部位如下肢与腹部，回心血量较平卧时减少，肺淤血减轻，同时坐位时横膈下降，肺活量增加，使呼吸困难减轻。

阵发性夜间呼吸困难是左心衰竭的一种表现，病人常在熟睡中憋醒，有窒息感，被迫坐起，咳嗽频繁，出现严重的呼吸困难。轻者坐起后数分钟症状即告消失，重者发作时可出现紫绀、冷汗，肺部可听到哮鸣音，称心脏性哮喘。严重时可发展成肺水肿，咯大量泡沫状血痰，两肺满布湿啰音，血压可下降，甚至休克。

（2）咳嗽和咯血：咳嗽和咯血是左心衰竭的常见症状。由于肺泡和支气管黏膜淤血所引起，多与呼吸困难并存，咯血色泡沫样或血样痰。

（3）其他：可有疲乏无力、失眠、心悸等。严重脑缺氧时可出现陈-施呼吸、嗜睡、眩晕、意识丧失、抽搐等。

2．右心衰竭

（1）上腹部胀满：这是右心衰竭较早的症状。常伴有食欲不振、恶心、呕吐及上腹部胀痛，此多由于肝、脾及胃肠道充血所引起。肝脏充血、肿大并有压痛，急性右心衰竭肝脏急性充血肿大者，上腹胀痛急剧，可被误诊为急腹症。长期慢性肝淤血缺氧，可引起肝细胞变性、坏死，最终发展为心源性肝硬化，肝功能呈现不正常或出现黄疸。若有三尖瓣关闭不全并存，触诊肝脏可感到有扩张性搏动。

（2）颈静脉怒张：这是右心衰竭的一个较明显征象。其出现常较皮下水肿或肝肿大为早，同时可见舌下、手臂等浅表静脉异常充盈，压迫充血肿大的肝脏时，颈静脉怒张更加明显，此称肝—颈静脉回流征阳性。

（3）水肿：右心衰竭早期，由于体内先有钠、水潴留，故在水肿出现前先有体质量的增加，体液潴留达五千克以上时才出现水肿。心衰性水肿多先见于下肢，卧床病人常见腰、背及骶部等低垂部位明显，呈凹陷性水肿，重症者可波及全身，下肢水肿多于傍晚出现或加重，休息一夜后可减轻或消失，常伴有夜间尿量的增加，此因夜间休息时的回心血量较白天活动时为少，心脏尚能泵出静脉回流的血量，心室收缩末期残留血量明显减少，静脉和毛细血管压力的增高均有所减轻，因而水肿减轻或消退。少数病人可有胸水和腹水。胸水可同时见于左、右两侧胸腔，但以右侧较多，其原因不甚明了，由于壁层胸膜静脉回流至腔静脉，脏层胸膜静脉回流至肺静脉，因而胸水多见于全心衰竭者。腹水大多发生于晚期，多由于心源性肝硬化所引起。

（4）紫绀：右心衰竭者多有不同程度的紫绀，最早见于指端、口唇和耳廓，较左心衰竭者为明显。其原因除血液中血红蛋白在肺部氧合不全外，常因血流缓慢，组织从毛细血管中摄取较多的氧而使血液中还原血红蛋白增加有关（周围型紫绀）。严重贫血者紫绀可不明显。

（5）神经系统症状：可有神经过敏、失眠、嗜睡等症状。重者可发生精神错乱，此可能由于脑缺氧或电解质紊乱等原因引起。

3．全心衰竭

可同时存在左、右心衰竭的临床表现，也可以左或右心衰竭的临床表现为主。

（杨丽霞）

第三节　西医治疗

针对糖尿病性慢性心功能不全的治疗，应在一般治疗的基础上，将糖尿病的治疗与心力衰竭的治疗相结合，使疾病得到最佳的控制。

一、一般治疗

注意劳逸结合，低脂肪、高纤维饮食，戒烟酒，逐渐减肥，适当做有氧运动。

二、糖尿病本身的治疗和纠正相关危险因素

1．控制血糖

高血糖是心血管疾病持续的危险因素之一，糖尿病病人患心血管疾病的危险性随血糖的升高而增加，随 HbA1c 水平的增高，糖尿病病人心脏事件及并发症的发生率增加。2 型糖尿病病人强化血糖控制使心肌梗死等心血管终点事件发生的危险性明显降低，因此，应采取各种积极措施将病人的血糖降至接近正常水平，但也要避免低血糖，因低血糖可诱发心绞痛或心肌梗死。为了预防动脉硬化，最重要的是正确选择治疗糖尿病的方法。

饮食治疗是基本措施，不论糖尿病类型、病情轻重或有无并发症，也不论是否应用药物治疗，都应严格和长期执行，饮食总能量和营养成分须适应生理需要，进餐定时定量，以利于血糖水平的控制。

体育锻炼也是糖尿病治疗的一项基础措施，按年龄、性别、体力、有无并发症等不同条件，循序渐进和长期坚持。

在饮食和运动治疗的基础上，选择适当的口服降糖药物或胰岛素，力争将血糖控制在理想水平，在糖尿病本身的治疗中既要控制高血糖，纠正酮症酸中毒，又要防止低血糖反应的发生，以改善心肌代谢状态，并且要稳定和加强循环系统功能，以上都是治疗心血管并发症的基本问题。

2. 控制血压

UKPDS 研究表明，糖尿病伴高血压者，收缩压每下降 10mmHg，并发症可明显减少，流行病学分析表明严格控制血压所获益处优于一般控制，但收缩压与并发症发生间无明确阈值，建议理想控制血压为130/85mmHg 以下。近期公布的美国预防、检测、评估与治疗高血压全国联合委员会第七次报告（JNC7）建议控制糖尿病高血压应以达到<130/80mmHg 为目标血压，由于使用短效降压药时 24h 内血压波动较大，而血压波动是导致靶器官损害的重要因素，所以，近年一般主张选用长效降压药，可选用血管紧张素转换酶抑制剂、钙通道阻滞剂和 β 受体阻滞剂，但应注意应用 β 受体阻滞剂可影响机体对低血糖的反应。

钙通道阻滞剂：除能降低血压外，还具有消除冠状动脉痉挛、改善心肌缺血、缓解心绞痛等作用，INSIGHT 表明硝苯地平控释片（拜新同）可有效降低糖尿病高血压，不干扰血糖代谢，同时减少新生糖尿病的发生，保护靶器官，保护肾功能，减少终点事件 50%。

β 受体阻滞剂：除可降低血压外，还可减慢心率，降低心肌收缩力，从而减少心肌的氧耗量，用于糖尿病合并冠心病者有减轻症状、减少心绞痛发作次数的作用，但其对糖代谢和脂代谢有不良影响，而且可掩盖低血糖症状和延缓低血糖的恢复，可能延误低血糖的诊断和及时处理，使用时需注意。β 受体阻滞剂禁用于支气管哮喘、急性心力衰竭、病窦综合征、休克和 Ⅱ 度以上房室传导阻滞。

ACEI：除可降低血压、减轻心脏的后负荷外，还可预防或逆转左心室肌的肥厚，在急性心肌梗死病人可改善心功能和预后，缩小梗死面积，降低恶性心律失常、不稳定型心绞痛、再梗死的发生率，并改善左心室的重构，阻止充血性心力衰竭的发生和发展，心脏后果预防评价研究（heart outcome sprevention evaluation study，HOPE）证明，使用雷米普利可显著降低心血管死亡、中风和心肌梗死、心力衰竭、血管重建术、新发糖尿病、糖尿病微血管并发症和糖尿病肾病的事件发生率。HOPE 的亚组研究（SECURE）证实雷米普利能有效延缓动脉粥样硬化的进展，其效果具有剂量相关性，10mg/d 疗效显著，且其延缓动脉粥样硬化的作用独立于降压作用。其另一个亚组研究（micro HOPE）证实雷米普利可使高危的中老年糖尿病患者显著减少大、微血管病变血管重建和心衰，其益处在现有药物治疗之上，且不影响长期血糖控制，应用雷米普利的益处远远大于血压降低带来的益处，ACEI 的预防作用可能是直接的血管保护带来的。

Ag Ⅱ 受体阻滞剂：血管紧张素 Ⅱ（Ag Ⅱ）是心肌细胞肥大和成纤维细胞重构的主要原因，且可作用于血管壁，促进血栓形成。Ag Ⅱ 受体阻滞剂可减轻心肌的肥厚，减缓充血性心力衰竭的发展和降低其死亡率，减少急性心肌梗死的梗死面积，改善心室重构；且可明显减弱血管成形术后再狭窄的程度，氯沙坦高血压患者生存研究（Losartan intervention for fendpoint reduction in hypertension study，LIFE）来自 945 个中心，由研究者发起的前瞻性的以社区为基础的、多国家、双盲、双模拟、随机、活性药物对照的平行对照研究，其结论为：氯沙坦与阿替洛尔治疗相比，具有超越降压以外的更优越的降低心血管患病和死亡危险（包括脑卒中）的保护作用，对高危人群（如糖尿病）和低危人群（如非血管性）均具有保护作用，可降低新发生糖尿病的概率，比阿替洛尔有更好的耐受性。

3. 纠正脂代谢紊乱

纠正脂代谢紊乱对防治动脉粥样硬化有效。在赫尔辛基研究中，应用吉非罗齐（gemfibrozil）的 2 型糖尿病病人发展成心脏病者明显减少。在辛伐他汀（simvastatin）的生存研究中，4 444 名冠心病者中 201人患糖尿病，糖尿病病人调脂治疗组冠状动脉事件发生率下降了 54％，而全组仅下降 30％；simvastatin治疗组死亡率为 14％，而安慰剂组为 25％。在糖尿病动脉粥样硬化干预研究（diabetic atherosclerosis intervention study，DAIS）中给予具有 2 型糖尿病典型血脂谱的患者进行微粒化非诺贝特（力平之）调脂干预治疗，可以预防动脉粥样硬化，降低糖尿病患者心血管疾病的发病率和死亡率。非诺贝特通过 PPAR－α 调节在脂代谢中起主要作用的基因的表达使小而致密的低密度脂蛋白减少，甘油三酯分泌减少，富含甘油三酯的脂蛋白降解增加，高密度脂蛋白增加，微粒非诺贝特治疗明显改善高危人群的动脉粥样硬化进展，使局部病变进展降低 40％，心血管事件降低 23％，且可用于 2 型糖尿病的长期调脂治疗，安全耐受性好。目前，正在进行的阿托伐他汀（立普妥）预防 2 型糖尿病患者冠心病终点研究（atorvastatin study prevention endpoints in NIDDM，ASPEN），评价 10mg 阿托伐他汀预防冠心病及非冠心病终点的作用（安慰剂对照），进行随机、双盲、多国、多中心试验，从现有报告资料来看，预期强化降脂治疗可以减少 2 型糖尿病患者的心血管临床事件的发生，ATPⅢ将糖尿病定为 CHD 的等危症，所以，将糖尿病病人 LDL治疗目标定为<100mg/dl。

美国糖尿病学会按治疗糖尿病血脂异常重要性制定的优先顺序为：

①降低 LDL 胆固醇，首选 HMG－CoA 还原酶抑制剂（他汀类），次选胆酸结合树脂；②升高 HDL胆固醇，包括减重、加强体育锻炼、戒烟等治疗性行为方式改变；③降低甘油三酯，控制血糖，应用纤维酸衍生物或贝特类，他汀类亦中度有效；④混合高脂血症首选改善血糖控制，加用高剂量他汀类药物，其次联合应用他汀类及纤维酸类，或他汀类和烟酸类。

4. 改善胰岛素抵抗，降低高胰岛素血症

已知糖尿病大血管病变的发生与胰岛素抵抗有关，后者是一种独立危险因素，故改善胰岛素抵抗有助于糖尿病血管并发症的防治，可增加胰岛素敏感性，改善血糖控制，显著降低血糖、游离脂肪酸和胰岛素水平。目前不断有证据表明，改善胰岛素抵抗不仅对长期血糖控制有良好的作用，而且在减少心血管疾病风险方面也有潜在益处。

三、心力衰竭的治疗

心力衰竭的治疗原则与非糖尿病病人相同，针对病理生理的异常采取相应的治疗措施，主要包括减轻心脏负荷和增强心肌收缩力。为减轻心脏负荷，病人需要休息，包括限制体力活动，控制钠盐摄入，应用利尿药和血管扩张剂；为增强心肌收缩力可选用洋地黄类药物及其他正性肌力药物，治疗过程还需注意某些药物对糖代谢的影响，和其与降血糖药物之间相互作用的问题，如噻嗪类利尿剂有升血糖作用，但停药后血糖即恢复正常，对患有肥胖症、高血压病、冠心病、脑动脉硬化的老年人尤应注意抗心力衰竭药物的升糖作用，严防低血糖、低血钾、体位性低血压、高血脂等的发生。合并心力衰竭时，要及时用胰岛素，因为胰岛素不仅可对抗应激状态下的高血糖，也可使细胞外液容量减少，从而改善心力衰竭。

1. 减轻心脏负荷

（1）休息：根据病情适当安排病人的生活、活动和休息。轻度心力衰竭病人，可仅限制其体力活动，以保证有充足的睡眠和休息。较严重的心力衰竭者应卧床休息，包括适当的脑力休息。当心功能改善后，应鼓励病人根据个体情况尽早逐渐恢复体力活动。对有兴奋、烦躁不安的病人，可酌情给予镇静剂如安定、利眠宁等，但对老年或重症病人尤其有肺气肿者应慎用。

（2）控制钠盐摄入：减少钠盐的摄入，可减少体内水潴留，减轻心脏的前负荷，这是治疗心力衰竭的重要措施。中、重度心力衰竭病人应限制钠盐在 0.5～1.0g/d，相当于食盐 1～2.5g/d，心力衰竭控制后可给予低盐饮食，钠盐摄入量限制在 2～3g/d（相当于食盐 5～7g/d），在大量利尿的病人，可不必严格限制食盐。

（3）利尿剂的应用：可使体内潴留过多的液体排出，减轻全身各组织和器官的水肿，使过多的血容量减少，减轻心脏的前负荷。

噻嗪类：目前常用药物有双氢克尿噻、氯噻酮等，为口服利尿剂，服后一小时起效，主要作用于肾脏远曲小管近端，抑制钠、氯的重吸收，因而尿中钠、钾和氯排出增加，长期服用易产生低血钾。故应加服氯化钾或与保钾利尿剂合用，或间歇用药。剂量为：双氢克尿噻 $25\sim50$mg，一日 3 次；氯噻酮 $100\sim200$mg，隔日服一次。

袢利尿剂：作用快而强，静脉注射可在 $5\sim10$min 内产生利尿作用，1h 达高峰，适用于急性左心衰竭或顽固性心力衰竭。可阻止钠、氯重吸收，大量利尿后可引起低血钠、低血钾、低血氯性碱中毒，或因循环血量过分降低而产生循环衰竭。剂量为：速尿 $20\sim40$mg 口服，每日 $2\sim3$ 次，肌肉或静脉注射，每日 $1\sim2$ 次；利尿酸钠 $25\sim50$mg，静脉注射，每日 1 次；丁苯氧酸作用部位与副作用同速尿，对速尿有耐药性者可用，剂量 1mg，每日 2 次，口服。

保钾利尿剂：作用于远曲小管，排钠留钾。单用时利尿效果较差，常与其他排钾利尿药合用，可提高利尿效果和减少电解质紊乱的副作用，肾功能不全者慎用。剂量为：安体舒通 $20\sim40$mg，每日 $3\sim4$ 次，氨苯蝶啶为 50mg，每日 3 次，口服。

碳酸酐酶抑制剂：常用的有醋氮酰胺，利尿作用较轻，主要抑制肾小管细胞的碳酸酐酶，使钠氢交换受阻，钠、钾及碳酸氢根排出而利尿。一般剂量：$0.25\sim0.5$g，每日 1 次，口服。

（4）血管扩张剂的应用：常用的血管扩张剂种类繁多，根据其主要作用机理可分为：

静脉扩张剂：如硝酸甘油和硝酸盐类等。

小动脉扩张剂：如肼苯哒嗪、敏乐啶等。

小动脉和静脉扩张剂：如硝普钠、酚妥拉明、哌唑嗪、巯甲丙脯酸等。静脉扩张剂可减轻后负荷。

2. 加强心肌收缩力

（1）洋地黄类药物：洋地黄类强心苷主要能直接加强心肌收缩力，增加心脏每搏血量，从而使心脏收缩末期残余血量减少，舒张末期压力下降，有利于缓解各器官淤血，尿量增加，心率减慢。

（2）其他强心苷类药物：强心灵为夹竹桃制剂，片剂与地高辛作用相似，口服剂量：有效治疗量为 $0.5\sim1.5$mg，维持量为每日 $0.125\sim0.75$mg。

（3）非强心苷类正性肌力药：多巴胺与多巴酚丁胺：多巴胺开始以每分钟 $2\sim5\mu$g/kg 滴注为宜，以后根据病情调整。如剂量过大可使心率增快，周围血管收缩而增加负荷。多巴酚丁胺开始以每分钟 2.5μg/kg，逐渐增量至 10μg/kg 静脉滴注，正性肌力作用较强，副作用少，可与洋地黄或血管扩张剂合用。

对羟苯心安：为 β_1 受体兴奋剂，有加强心肌收缩力而无收缩周围血管或导致心律失常的作用。用法：一般 $30\sim200$mg/d，口服，必要时可用每分钟 15μg/kg 静滴，适用于 β 阻滞剂，急性心肌梗死所致低排出量性心力衰竭。

吡丁醇：作用于 β 受体，使其兴奋，除可增强心肌收缩力外，又有较强的扩张血管及解除气道梗阻作用。用法：20mg，$3\sim4$ 次/天。副作用：偶有恶心和焦虑不安。

氨联吡啶酮：可使心肌收缩力加强而不引起血压、心率或心律变化，作用机制尚不清楚。用法：$300\sim900$mg/d，口服，对难治性心力衰竭病人有效，长期服用可并发血小板减少症。

3. 新型药

伊伐布雷定：作为慢性心衰的治疗选择，可用于：①NYHA II－IV 级慢性心力衰竭伴收缩功能障碍；②窦性心律，心率≥75bpm；③与标准治疗（β受体阻滞剂＋ACEI＋ARB）进行联合或禁用/不能耐受β受体阻滞剂时；④LVEF≤35%。在使用优化的标准治疗 4 周后，才能开始使用伊伐布雷定。

沙库巴曲/缬沙坦（Sacubitril/valsartan）：作为 HFrEF 的治疗选择，可用于：①NYHA II－IV 级；②LVEF≤35%；③患者已经服用稳定剂量的 ACEI 或 ARB。

4. 治疗用药方案

（1）《2016 年欧洲心脏病学会急慢性心力衰竭诊断与治疗指南》建议慢性心力衰竭用药步骤为：第一

步应用利尿剂；第二步要尽早加用 ACEI/β 受体阻滞剂；第三步再加用地高辛/螺内酯。ACEI 和 β 受体阻滞剂为经典联合用药，临床试验已经证实可进一步降低死亡率，是首选的联合用药；在 AC 应用的基础上，联合螺内酯可进一步降低死亡率。

慢性心衰急性加重期，首先应积极控制诱发心衰的原因，并给予氧疗和通气治疗，加强利尿剂的应用，必要时静脉用药。

（2）2017 年中国《慢性心力衰竭诊断治疗指南》推荐的药物及其对心力衰竭的治疗效果见表 39-1。其中 β 受体阻滞剂为降低猝死不可或缺的药物。

表 39-1　慢性心功能不全用药的证据强度分类

能够改善预后的药物	证据充分的药物	各种 ACEI； β 受体阻滞剂：琥珀酸美托洛尔、卡维地洛、比索洛尔
能够改善预后的药物	已有一定证据的药物	ARB：坎地沙坦、缬沙坦； 醛固酮受体拮抗剂：螺内酯、依善利酮
能够改善预后的药物	有待进一步研究证实的药物	β 受体阻滞剂：酒石酸美托洛尔片； 其余的 ARB 和 β 受体阻滞剂
能够改善症状的药物	证据充分，可长期应用的药物	利尿剂类：襻利尿剂（呋塞米、托拉塞米等）； 噻嗪类利尿剂（氢氯噻嗪等）； 地高辛
能够改善症状的药物	尚有争议，仅作短期应用的药物	正性肌力药物： （1）儿茶酚胺类：多巴胺、多巴酚丁胺等； （2）磷酸二酯酶抑制剂：米力农、氨力农； 扩血管药物： （1）硝酸酯类：硝酸甘油等； （2）硝普钠； （3）二氧吡啶类钙通道阻滞剂

（3）2018 年英国国家卫生与临床优化研究所（NICE）的《成人慢性心力衰竭诊断和管理指南》指出，ACEI 和 β 受体阻滞剂是 HFrEF 的一线治疗。以低剂量开始 ACEI 治疗，并以较短的间隔（例如，每 2 周）向上滴定，直至达到目标或最大耐受剂量。在开始 ACEI 治疗之前和之后 1~2 周以及每次增加剂量后，测量血清钠和钾，并评估肾功能。在每次增加剂量之前和之后，需测量血压。达到目标或最大耐受剂量后，前三个月每月监测一次，其后至少每六个月监测一次。但如果患者有瓣膜病且存在血流动力学障碍，在专科医生评估瓣膜疾病之前，不要使用 ACEI 类药物。如果患者不能耐受 ACEI 类药物，可选择 ARB 类药物来代替。

β 受体阻滞剂应从小剂量开始，缓慢加量，每次滴定后评估心率和临床状态，每次加量之前和之后测量血压。不要仅因为年龄、外周血管疾病、勃起功能障碍、糖尿病、间质性肺病或慢性阻塞性肺疾病而拒绝 β 受体阻滞剂治疗。如果使用了 AECI（或 ARB）和 β 受体阻滞剂，患者仍然有心衰症状，则可以使用盐皮质激素受体拮抗剂（MRA）类药物。

如果患者接受了一线药物治疗，但心衰恶化或严重的 HFrEF，可给予地高辛。不建议常规监测血清地高辛浓度。地高辛浓度检测结果应结合临床，因为即使是在治疗范围时也可能发生洋地黄中毒。

此外，对于合并慢性肾脏病的 HFrEF 患者，若 eGFR≤45ml/（min·1.73m²），可考虑降低 ACEI、ARB、MRA 和地高辛的剂量，或者减慢滴定的速度。

四、预后

糖尿病患者较普通人心脏病的发病要早，病情更重，预后更差。但经过积极治疗可以延缓病情，降低死亡率。

（杨丽霞）

第四节　中医辨证论治

"糖尿病性心脏病"的中医病名可称为"消渴病心病";"糖尿病性冠心病"中医可称为"消渴病胸痹";"糖尿病性心律失常"可称为"消渴病心悸";"糖尿病性心衰"可称为"消渴病心衰"等。消渴病心病与非消渴病心病比较,在病因、病机、主症、主舌象、主脉象及证型方面均有不同特点,临床需分别清楚。

一、辨证特点

糖尿病性心脏病与非糖尿病性心脏病在辨证论治方面各有其特点。临证时掌握其特点才能准确辨证、立法及处方,以获得良好效果。魏执真通过对 105 例糖尿病并发冠心病与冠心病对比分析,经统计学方法处理后发现:两者在年龄、病程、舌苔、舌质、脉象及辨证分型方面均存在差异。

二、病因病机

中医认为消渴病心病的病因是消渴病不及时治疗而致病情进一步发展演变而成。消渴病的主要病机是肺脾肾之阴虚燥热,若不及时治疗,则不断耗气伤阴进而涉及于心,使得心脏气阴耗伤,心体受损,心用失常,于是心脉瘀阻,心神不安,遂形成消渴病心病。另外,消渴病病人多食多饮使中土受伤,脾失健运,痰湿内生,痰湿之邪,阻滞气机,痰气互阻,也可引起心脉不通而形成消渴病心病。其中心气阴虚,郁瘀阻脉或心脾两虚,痰湿阻脉而成消渴病胸痹;心气阴虚,心脉瘀阻,瘀久化热而成消渴病心悸;心脾两虚,痰湿阻脉亦可形成消渴病心悸;若心脏病再一步发展而成心用衰微,心脉瘀阻,进而引起其他脏腑经脉瘀阻,脏用失常而形成消渴病心衰(糖尿病心功能不全),如血瘀于肺致肺失通调,三焦不利,水饮停聚而上逆凌心射肺出现水肿喘促。心气衰微,心脉瘀阻而致肝脾肾心脉瘀阻,出现腹胀纳呆,水肿加重。消渴晚期肾阴阳虚衰,心气衰微,再进一步发展而致阴竭阳绝,阴阳离决,则会出现消渴病脱证(休克),或阴阳猝然离绝,会出现消渴病厥证(脉搏骤停)。

总之,消渴病心病的病因属消渴病未能及时治疗而进一步发展而成。其病位在心,涉及肺、脾、胃、肝、肾等脏腑。以心气阴虚,心脾两虚,或心脉瘀阻,郁热或痰湿阻脉为其特点,进一步发展可致心气衰微,水饮停聚,甚或阴阳离决而致厥证。

三、消渴病的治疗原则

(1) 消渴病的基础病治疗,不但不能放松,而且更应该认真对待,采用中西医结合治疗疗效更好,一定要在了解尿糖与血糖的基础上,配合适当饮食。一般来说,脂肪要少,优质蛋白要够,要适量,盐不能多,降血糖药物应足够。

(2) 活动量要适当。

(3) 情绪、精神状态要好。

(4) 有感冒或感染要及时治疗,特别是肺部感染要及时控制。

(5) 及时发现及治疗糖尿病性心血管病变。

四、消渴病心衰(糖尿病心功能不全)的辨证治疗

消渴病心衰临床常见以下几种类型:

(1) 心气阴衰,血脉瘀阻,肺气受遏。

主　症:心悸、气短、气喘,活动多则出现。

主舌象：舌质暗红少津，苔薄白。

主　脉：脉细数。

治　法：益气养心，活血通脉。

方　药：生芪、太子参（人参）、麦冬、五味子、丹参、川芎、香附、香橼、佛手、白芍、花粉等。

（2）心气阴衰，血脉瘀阻，肺失肃降。

主　症：心悸、气短、咳喘、不能平卧、尿少、浮肿。

主舌象：舌质暗红，苔薄白。

主　脉：脉细数。

治　法：益气养心，活血通脉，泻肺利水。

方　药：生芪、太子参（人参）、麦冬、五味子、丹参、川芎、桑皮、葶苈子、泽泻、车前子、白芍、花粉等。

（3）心气阴衰，血脉瘀阻，肝失疏泄，脾失健运。

主　症：心悸、气短、胁胀痛、胁下痞结、脘腹胀满、肢肿、尿少、大便溏或不爽。

主舌象：舌质暗红、苔薄白。

主　脉：脉细数。

治　法：益气养心，活血通脉，疏肝健脾。

方　药：生芪、太子参（人参）、麦冬、五味子、丹参、川芎、香附、白术、茯苓、川楝子、泽泻、桃仁、红花、车前子、白芍、花粉等。

（4）心气阴衰，血脉瘀阻，肺气受遏。

主　症：心悸、气短、咳喘不能平卧、尿少水肿、头晕耳鸣、腰酸腿软、面目黧黑，甚至肢冷怕凉。

主舌象：舌质淡瘦。

主　脉：脉细数。

治　法：补益心肾，通脉利水。

方　药：生芪、太子参（人参）、麦冬、五味子、丹参、川芎、生地、山萸肉、附子、肉桂、胡芦巴、车前子、泽泻等。

（杨丽霞　杨柳清）

第五节　食疗与保养

　　正常人在饮食以后，随着血糖升高，胰岛素分泌也增多，从而使血糖下降并维持在正常范围，因此不会发生糖尿病。而糖尿病患者，由于胰岛功能减退，胰岛素分泌绝对或相对不足，胰岛素不能在饮食后随血糖升高而增加，不能起到有效的降血糖作用，于是血糖就超过正常范围。此时，若再像正常人那样饮食，不进行饮食控制，甚至过度饮食，就会使血糖升得过高，并且会对本来就分泌不足的胰岛组织产生不利影响，使胰岛功能更加减退，胰岛素的分泌更加减少，从而使病情进一步加重。所以，对糖尿病人要合理地进行饮食控制。

　　饮食疗法是各型糖尿病的治疗基础，是糖尿病最根本的治疗方法之一，必须严格遵守。不论糖尿病属何种类型，病情轻重或有无并发症，是否用胰岛素或口服降糖药治疗，都应该严格进行和长期坚持饮食控制。对肥胖型糖尿病患者或老年轻型病例，可以把饮食疗法作为主要的治疗方法，适当地配合口服降糖药，就能达到有效地控制病情的目的。

一、食疗的目的

　　（1）减轻胰岛负担，使血糖、血脂达到或接近正常值，并防止或延缓心血管等并发症的发生与发展。

（2）维持健康，使成人能从事各种正常的活动，儿童能正常地生长发育。

（3）维持正常的体质量。肥胖者减少能量摄入，可以改善受体对胰岛素的敏感性。消瘦者可使体质量增加，以增强对各种传染病的抵抗力。

二、食疗应用要点

（1）饮食治疗是治疗糖尿病的基础疗法，是一切治疗方法的前提，适用于各型糖尿病病人。轻型病例以食疗为主即可收到好的效果，中、重型病人，也必须在饮食疗法的基础上，合理应用体疗和药物疗法。只有饮食控制得好，口服降糖药或胰岛素才能发挥好疗效。否则，一味依赖所谓新药良药而忽略食疗，临床很难取得好的效果。

（2）饮食疗法应根据病情随时调整，灵活掌握。消瘦病人可适当放宽，保证总能量。肥胖病人必须严格控制饮食，以低能量低脂肪饮食为主，减轻体质量。对于用胰岛素治疗者，应注意酌情在上午 9～10 点，下午 3～4 点或睡前加餐，防止发生低血糖。体力劳动或活动多时也应注意适当增加主食或加餐。

（3）饮食疗法应科学合理，不可太过与不及。即，不能主观随意，也不能限制过严，一点碳水化合物也不敢吃，反而加重病情，甚至出现酮症。应根据自己的病情、体质量、身高，严格地进行计算，在控制总能量的前提下科学地、合理地安排好饮食，达到既满足人体最低需要，又能控制总能量的目的。

（4）科学地安排好主食与副食，不可只注意主食而轻视副食。虽然主食是血糖的主要来源，应予以控制，但是副食中的蛋白质、脂肪进入体内照样有一部分也可变成血糖，成为血糖的来源。蛋白和脂肪在代谢中分别有 58％和 10％变成葡萄糖。这类副食过多，也可使体质量增加，对病情不利。因此，除合理控制主食外，副食也应合理搭配，否则不能取得预期效果。

（5）选择适宜糖尿病病人的食物，对糖尿病的控制也是非常重要的。应注意以下两点：

第一，不宜吃的食物：

①易于使血糖迅速升高的食物：白糖、红糖、冰糖、葡萄糖、麦芽糖、蜂蜜、巧克力、奶糖、水果糖、蜜饯、水果罐头、汽水、果汁、甜饮料、果酱、冰淇淋、甜饼干、蛋糕、甜面包及糖制糕点等。

②易使血脂升高的食物：牛油、羊油、猪油、黄油、奶油、肥肉，对富含胆固醇的食物，更应特别注意，应该不用或少用，防止动脉粥样硬化性心脏病的发生。

③不宜饮酒：因为酒中所含的酒精不含其他营养素只供热能，每克酒精产热约 7 千卡（294 焦），长期饮用对肝脏不利，而且易引起血清甘油三酯的升高。少数服磺酰脲类降糖药的病人，饮酒后易出现心慌、气短、面颊红燥等反应。注意，糖尿病患者空腹饮酒易引起低血糖，所以，为了病人的安全还是不饮酒为佳。

第二，适宜吃的食物：主要是可延缓血糖、血脂升高的食物。

①大豆及其制品：这类食品除富含蛋白质、无机盐、维生素之外，在豆油中还有较多的不饱和脂肪酸，既能降低血胆固醇，又能降低血甘油三酯，所含的谷固醇也有降脂作用。

②粗杂糖：如莜麦面、荞麦面、热麦片、玉米面含多种微量元素、维生素 B 和食用纤维。实验证明，它们有延缓血糖升高的作用。可用玉米面、豆面、白面按 2∶2∶1 的比例做成三合面馒头、烙饼、面条，长期使用，既有利于降糖降脂，又能减少饥饿感。

（6）糖尿病人应少吃或不吃水果。因水果中含有较多的碳水化合物，并且主要是葡萄糖、蔗糖、淀粉，食后消化吸收的速度快，可迅速导致血糖升高，对糖尿病病人不利。所以糖尿病一般不宜多吃水果。但是由于水果中含有较多的果胶，果胶有延缓葡萄糖吸收的作用，因此，在病情稳定时可以少吃一些水果。

吃水果时，要选择含糖量低的品种。同时，还要根据其含糖量，计算其热能。换算成主食，减少或扣除主食的量，以保持总能量不变。不宜每餐都吃水果，一般认为在两餐之间（血糖下降时）少量服用较为合适。营养成分表应根据病情酌情选用。

（7）糖尿病病人还应限制饮食中胆固醇的含量。因糖尿病病人病情控制不好时，易使血清胆固醇升高，造成糖尿病血管并发症。所以糖尿病病人饮食中要限制胆固醇的进量，一般主张胆固醇的限量为每日低于300mg。故临床应不用或少用肥肉和动物内脏，如心、肝、肾、脑等，因这类食物都富含较高的胆固醇，而应多吃瘦肉和鱼虾等，此属高蛋白低脂肪食物。

三、饮食控制原则

（1）打破"多吃降糖药可以多吃饭"的错误观念。

（2）少吃多餐。

（3）碳水化合物食物要按规定吃，不能少吃也不能多吃，要均匀地吃（碳水化合物是指粮食、蔬菜、奶、水果、豆制品、硬果类食物中的糖分）。

（4）吃甜点心和咸点心没有区别，均会引起血糖升高。

（5）吃"糖尿病食品"的量与吃普通食品的量要相等。"糖尿病食品"是指用高膳食纤维的粮食做的，如荞麦、燕麦。尽管这些食物消化吸收的时间较长，但最终还是会变成葡萄糖。所谓"无糖食品"实质上是未加蔗糖的食品，某些食品是用甜味剂代替蔗糖，仍然不能随便吃。

（6）以淀粉为主要成分的蔬菜应算在主食的量中。这些蔬菜为土豆、白薯、藕、山药、菱角、芋头、百合、荸荠、慈菇等。除黄豆以外的豆类，如红小豆、绿豆、蚕豆、芸豆、豌豆，它们的主要成分也是淀粉，所以也要算作主食的量。吃副食也要适量。

（7）不能用花生米、瓜子、核桃、杏仁、松子等硬果类食物充饥。

（8）多吃含膳食纤维的食物。

（9）少吃盐。

（10）少吃含胆固醇的食物。

（11）关于吃水果的问题：血糖控制较好的病人，可以吃含糖量低的水果，如苹果、梨子、橘子、橙子、草莓等，但量不宜多。吃水果的时间应在两餐之间血糖低的时候。如果饭后吃水果就等于加餐了，血糖会马上高起来。另外，西瓜吃了以后，糖吸收很快，故尽量不吃。香蕉中淀粉含量很高，应算主食的量。

（12）甜味剂不会转化为葡萄糖，不会影响血糖的变化，不能作为低血糖症的自救食品。

（13）糖尿病人千万不要限制喝水。

四、典型膳食方

1. 肉丝拌黄瓜

主料：猪瘦肉100g，黄瓜250g。

配料：海蜇50g，豆油少许，香油、酱油、醋、味精、大蒜、香菜各适量。

制作：①把猪肉切成均匀细丝，大蒜切末，香菜切段。锅置火上放底油烧热，放入肉丝煸炒，加入酱油炒至肉熟入味时倒出晾凉；②黄瓜洗净，切成细丝，码放盘中，肉丝盛开放在黄瓜上。蜇皮洗净切成丝撒在肉丝上，再入上香菜段和蒜末；③用酱油、醋、味精、香油、盐调好汁，食用时浇在黄瓜上拌匀即可。

营养与功效：黄瓜含有纤维，有利于降低胆固醇和促进肠道中物质排泄。黄瓜也含有较多的维持心脏功能所必需的钾元素；海蜇中钙、镁、铁、锌、钾、钠含量均较多，还是典型的低胆固醇食物。

2. 木耳炒肉

主料：猪肉150g，水发木耳100g。

配料：淀粉、豆油少许，酱油、花椒水、葱花、精盐、味精各适量。

制作：①猪肉切片，木耳用温水发好，择洗干净；②锅内放底油烧热，加入肉片、葱花，炒出香味，烹入酱油、花椒水,把木耳倒入锅内,迅速翻炒至熟。用湿淀粉勾芡淋明油装盘即可。

营养与功效:木耳因营养丰富,被称为"素中之荤",其含有丰富的钙、钾、硒元素,对维持心肌功能正常起重要作用;黑木耳为天然抗凝剂,能防治高血压、高血脂、动脉硬化、冠心病。

3. 枸杞煲鸡蛋

主料:枸杞子 15~30g、鸡蛋 2 个。

制作:①枸杞挑选洗干净,鸡蛋带壳洗干净,一起放入砂锅。砂锅内注入清水用中火煮至蛋熟后去皮;②将去壳鸡蛋再放入砂锅内煮 10min 即可。

营养与功效:枸杞子含甜茶碱、芦丁、枸杞多糖、多种维生素和矿物质,具有很好的防治高血压、高血脂、动脉硬化、冠心病、脂肪肝等作用。

4. 葛根粉粥

主料:葛根粉 50g,粳米 100g。

制作:①将新鲜葛根切片磨碎,加入水搅拌,滤出淀粉。粳米淘洗干净;②锅内放入适量清水将粳米用大火烧开,置小火上烧至汤稠再加入葛根粉煮片刻即成。

营养与功效:葛根含黄酮类和异黄酮类物质、β-谷固醇、花生酸、苷类、三萜类、生物碱,具有降血压、改善微循环、抑制血小板聚集、改善心绞痛症状、抗氧化等作用,能够防治冠心病。

5. 绿豆粳米粥

主料:粳米 100g,绿豆 50g。

制作:①绿豆淘洗干净用水浸泡 2h,粳米淘洗干净;②锅内注入清水加绿豆、粳米同煮,至豆烂汤稠、表面浮起粥油时即可。

营养与功效:绿豆富含蛋白质和碳水化合物、钙、磷、铁、核黄素、尼克酸等,有降低血脂的作用。

6. 甘菊饮

配方:菊花 6g,甘草 3g,白糖 30g。

制作:①把菊花洗净,去杂质,甘草洗净,切薄片;②把菊花、甘草放入锅内,加水 300ml。把锅置中火烧沸,再用文火煮 15min,过滤除去药渣,留汁加白糖即成。

食法:代茶饮用。

营养与功效:滋补心肝,理气明目。心肝失调之冠心病患者饮用。

第六节　管理与监测

一、心力衰竭的管理

主要包括药物治疗和生活方式干预。

1. 药物治疗

利尿剂:应常规用于缓解心衰患者的充血症状和液体潴留。HFpEF 患者应使用低到中等剂量的袢利尿剂,例如,呋塞米少于 80mg/d。

钙离子拮抗剂(CCB):HFrEF 患者应避免使用维拉帕米、地尔硫䓬和短效二氢吡啶类药物。

抗凝药物:应注意肾功能和肝功能受损对抗凝治疗的影响。对于窦性心律的心衰患者,如果存在血栓栓塞、左室壁瘤或心内血栓的病史,应进行抗凝治疗。

疫苗:心衰患者每年都应该接种流感疫苗,应接种肺炎球菌疫苗(仅需要一次)。

2. 生活方式干预

根据患者的病情,调整盐和液体摄入量,稀释性低钠血症患者应限制液体摄入,盐和液体摄入量大的患者应减量。对于心衰患者，应该避免含有钾的盐替代品。

二、治疗监测

所有慢性心力衰竭患者都需要进行监测，内容包括：①功能能力、容量状态、心律和心率、认知功能和营养状况的临床评估；②药物审查；③肾功能评估。监测的频率取决于患者的临床状态和病情稳定程度，稳定的患者至少 6 个月评估一次。

可考虑将 NT-proBNP 作为优化治疗方案的参考，仅适用于以下情况：年龄低于 75 岁，射血分数降低的心衰，eGFR 高于 60ml/（min·1.73m^2）。

（刘铜华　杨丽霞）

第四十章

糖尿病与周围动脉硬化性闭塞

周围动脉疾病（peripheral arterial diseases，PADs）是指除去冠状动脉和主动脉以外的所有动脉疾病，主要包括下肢动脉、颈动脉、椎动脉、上肢动脉、肾动脉及肠系膜动脉病变。其病变的30%发生在髂动脉，70%病变发于股、腿及以下远端动脉，单纯发生于下肢胫前、后动脉血管病变仅占15%。

周围动脉硬化性闭塞主要累及下肢血管，是仅次于冠心病和脑卒中的第三大动脉粥样硬化性疾病。根据2015年中华医学会外科学分会血管外科学组发布的《下肢动脉硬化闭塞症诊治指南》，下肢动脉硬化闭塞症（ASO）的定义为：由于动脉硬化造成的下肢供血动脉内膜增厚、管腔狭窄或闭塞，病变肢体血液供应不足，引起下肢间歇性跛行、皮温降低、疼痛乃至发生溃疡或坏死等临床表现的慢性进展性疾病，常为全身性动脉硬化血管病变在下肢动脉的表现。

本病多见于40岁以上人群，男性多于女性。发病率随年龄增长而上升，70岁以上人群的发病率在15%~20%。与非糖尿病患者相比，糖尿病患者更常累及股深动脉及胫前动脉等中小动脉。

第一节　病因病理

一、病因

周围动脉硬化性闭塞症的真正发病因素未完全明确，目前认为可能是多种因素共同作用的结果，与性别、年龄、感染、合并症、脂代谢异常等有关。其中以动脉粥样硬化症最为常见。但动脉炎和栓塞等也可导致周围动脉病变。糖尿病患者周围动脉硬化病变通常是指动脉粥样硬化性病变，主要见于下肢。患病率随年龄的增大而增加，糖尿病患者与非糖尿病患者相比，发生下肢动脉粥样硬化性病变的危险性增加2倍。

周围动脉硬化性闭塞症的主要危险因素包括：①吸烟：吸烟和下肢动脉硬化闭塞症的发生明显相关。吸烟会减少运动试验时的间歇性跛行距离，增加外周动脉缺血、心肌梗死、卒中和死亡的危险，增加截肢的危险。疾病的严重程度和吸烟量呈正相关；②糖尿病：糖尿病使本病发生率增加2~4倍。糖尿病患者的糖化血红蛋白每增加1%，相应ASO风险增加26%。糖尿病患者发生严重下肢动脉缺血的危险高于非糖尿病患者，截肢率较非糖尿病患者高7~15倍；③高血压：高血压是下肢ASO的主要危险因子之一，收缩期血压相关性更高，危险性相对弱于吸烟和糖尿病；④高脂血症：高脂血症使下肢ASO的患病率增高，出现间歇性跛行的危险增加；⑤高同型半胱氨酸血症：相对于普通人群，ASO患者中高同型半胱氨酸的合并概率明显增高。同型半胱氨酸是动脉粥样硬化的独立危险因素，约30%的ASO患者存在高同型半胱氨酸血症；⑥慢性肾功能不全：有研究表明慢性肾功能不全与ASO相关，对于绝经后女性，慢性肾功能不全是ASO的独立危险预测因素；⑦炎性指标：动脉粥样硬化是涉及多种炎性细胞和因子的慢性炎性反应。与同龄无症状人群相比，炎性指标（如C反应蛋白）增高的人群5年后发展为下肢动脉硬化闭塞症的概率明显增高。

糖尿病下肢动脉硬化闭塞症是糖尿病发展到一定程度的严重的外周动脉血管性疾病。与糖尿病相关的动脉硬化性闭塞症主要是糖尿病足和糖尿病下肢缺血。糖尿病足是下肢远端神经异常和不同程度的周围血管病变相关的足部感染、溃疡和（或）深层组织破坏。糖尿病下肢缺血指糖尿病患者同时合并下肢动脉硬化闭塞，无论二者发生的先后，只要同时存在即可称为糖尿病性下肢缺血。临床表现与单纯动脉硬化性下肢缺血相似，但由于血管钙化严重及侧支血管形成较差，症状与体征可能更严重。

引起糖尿病患者大血管并发症的重要因素之一是高血糖。糖化血红蛋白作为血红蛋白非酶促糖基化的早期产物不仅直接反映血糖升高水平，同时本身具有强烈的促进超氧阴离子产生的作用，比非糖基化蛋白产生的超氧阴离子多 50 倍。超氧阴离子可使血管内皮细胞释放的一氧化氮失活，影响内皮细胞功能。同时，糖基化的血红蛋白量相对增多，正常的血红蛋白量相对减少，导致红细胞相应的携氧能力下降，引起组织细胞缺氧和脂肪代谢亢进，促进血管内皮细胞损伤；而缺氧会导致酸中毒，血液 pH 值下降后，血氧解离能力进一步下降，使组织缺氧更加严重，动脉内皮细胞进一步受损。此外高血糖时，醛糖还原酶活性增加，细胞内山梨醇升高，刺激动脉内膜平滑肌细胞及成纤维细胞增生。

糖尿病患者常合并总胆固醇、高密度脂蛋白胆固醇、低密度脂蛋白胆固醇的异常，甘油三酯水平升高，会直接引起低密度脂蛋白水平增高，在肝脂酶的催化下，经过一系列反应，生成中密度脂蛋白，而中密度脂蛋白的出现，将直接导致动脉粥样硬化的发生。氧化的低密度脂蛋白胆固醇（ox-LDL-C）具有细胞毒作用，可直接损伤血管内皮细胞，还可被巨噬细胞吞噬并堆积在细胞内形成泡沫细胞。经氧化修饰过的低密度脂蛋白作为一种炎性介质，刺激机体产生大量的黏附分子、化学趋化分子、肿瘤坏死因子、生长因子和细胞毒素等有害物质，进一步促进动脉粥样硬化的形成和发展。

糖尿病下肢血管病变的发病原因中高血压也是重要危险因素，研究表明收缩压每下降 10mmHg，与糖尿病相关的任何并发症将下降 12%。高血压可损伤血管内皮细胞，造成内皮细胞功能异常，对脂蛋白通透性增加，内皮素产生、白细胞黏附性增加，增强了氧化应激，血管壁重建，管腔缩小，血管平滑肌细胞增生或肥大。

二、病理

大血管病变病理：糖尿病患者动脉硬化的病理改变分为三种，即细动脉硬化、动脉中层钙化、动脉粥样硬化。细动脉硬化常见细动脉及较小的动脉壁发生弥漫性增生，致使管壁变硬。动脉中层钙化多见于老年人，称门克伯型（Mönckeberg）硬化，这种硬化主要发生在肌性动脉血管中膜，它独立于动脉粥样硬化病变存在。其病理改变为动脉中层肌纤维断裂，玻璃样改变及坏死，继而发生钙盐沉积，而后形成钙化斑块，同时动脉内膜也有纤维组织增生，导致动脉变硬而失去弹性，这种改变在动脉壁呈环形分布，最常波及股动脉及腘动脉、胫前后动脉，其次是肱动脉及桡动脉。动脉粥样硬化发生在大动脉，尤其是下肢动脉分支开口处病变更明显。病变早期呈黄白色条纹状，稍突起内皮表面，形成形状不一、大小不等的点状斑块，此后斑块逐渐增大，向血管腔内凸出。镜下切面可见胆固醇、胆醇酯、磷脂、糖蛋白及甘油三酯的沉积和血细胞碎片，弹力纤维细胞和平滑肌细胞增生，内皮及内皮下层和中层增厚。晚期伴有钙化盐沉着，使管腔狭窄，粥样硬化斑块可破溃形成溃疡，其表面有血栓形成，导致管腔阻塞，使下肢供血不足或血流中断。此外，产生肢体缺血症状的主要病理还包括出血或血栓形成和侧支循环建立不足、代偿性血管扩张不良、NO 产生减少、对血管扩张剂反应减弱和循环中血栓烷、ATⅡ、内皮素等血管收缩因子增多以及一些血液流变学异常，由此导致血供调节失常和微血栓形成。在骨骼肌运动时耗氧量增加而上述调节功能减退，以致出现氧的供需平衡失调，从而诱发缺血症状。缺氧时的低氧代谢增加了乳酸的积聚也可加重疼痛症状。

微血管病变病理：糖尿病性微血管病变主要累及足趾。首先发生的病变是微血管基底膜增厚，当基底膜增厚严重时，受累的微细血管可部分或全部阻塞，引起组织缺氧，以致病变持续不断加重。同时，增生的内皮细胞呈驼样或乳头状或搭桥样横过血管腔，使微血管内膜粗糙不光滑，管腔狭窄或堵塞，并可见内皮细胞损伤处血小板黏附和红细胞聚集及微血管栓塞，内皮细胞反复的死亡和再生可引起基底膜增厚，这些改变均可导致血流不畅、淤滞，小动脉和小静脉之间的动静脉通道血流量增加，毛细血管的血流减少，体内组织处于缺氧状态。周围组织的血供、营养等障碍，对损伤的抵抗及修复功能减弱和丧失，易招致组织溃疡、坏疽发生。

第二节　诊断与鉴别诊断

一、临床表现

1. 无症状

大部分早期下肢动脉硬化性闭塞症病例没有间歇性跛行等典型的肢体缺血症状，称为非典型症状或无症状，有时仅存在下肢运动功能受损的表现，可以检测到动脉功能的异常（如运动后 ABI 降低），表现为下肢轻度麻木不适。但无论有无症状，绝大部分糖尿病性下肢动脉疾病患者有全身动脉粥样硬化，无症状的下肢动脉疾病患者的预后也较差，且心血管缺血性事件的风险增加。因此，尽早筛查下肢动脉疾病有可能识别并尽早控制糖尿病性下肢病变。

2. 间歇性跛行

跛行的定义为劳力时由于活动诱发的缺血所致的局限于特定肢体肌群的疲乏、不适或单纯疼痛，或行走一段距离即能诱发的腓肠肌疼痛。下肢肌群缺血性疼痛往往会由于下肢动脉供血不足引起，症状在运动过程中尤为明显，通常表现为小腿疼痛。下肢疼痛的发生特点：表现为典型的"行走—疼痛—休息—缓解"的重复规律。狭窄部位通常与一定的下肢症状有关，当血管病变位于近心端时（如髂主动脉闭塞、髂内或股深动脉病变），间歇性跛行也可发生于大腿或臀部，即臀肌跛行。髂动脉的闭塞性病变可致髋部、臀部、大腿部疼痛，股动脉与腘动脉的闭塞性病变通常导致小腿部疼痛，胫动脉的闭塞性病变可致小腿部疼痛，足部疼痛及麻木较为少见。症状的严重程度从轻度到重度不等，可严重影响患者的生活质量，部分患者因其他病变导致日常活动受限时症状可不典型。据 Framingham 研究提示，小于 65 岁的糖尿病患者中，间歇性跛行合并率在男性为非糖尿病的 3.4 倍，女性则为 6.4 倍之高。除下肢动脉硬化闭塞症外，主动脉缩窄、动脉纤维肌发育不良、腘动脉瘤、腘动脉窘迫综合征、多发性大动脉炎、血栓闭塞性脉管炎等多种非动脉粥样硬化性血管病变，均可引起下肢间歇性跛行。此外，多种神经源性疾病、肌肉关节性疾病和静脉疾病也可能产生小腿疼痛症状，因此间歇性跛行的病因需要鉴别诊断。

3. 严重下肢缺血

下肢出现缺血性静息痛、溃疡、坏疽等症状和体征，病程超过 2 周，严重程度取决于下肢缺血程度、起病时间以及有无诱发加重的因素。静息痛为在间歇性跛行基础上出现的休息时仍然持续存在的肢体缺血性疼痛，或伴有营养性皮肤改变或组织坏死。疼痛部位多位于肢端，通常发生于前足或足趾。静息痛在夜间或平卧时明显，患者需将患足置于特定位置以改善症状，如屈膝位或者将患足垂于床边，疼痛剧烈者往往需要止痛药，或者导致患者出现睡眠障碍，通常不能行走，影响患者的活动。静息痛应与周围神经病变产生的疼痛相鉴别，后者常见于糖尿病和椎管狭窄患者。存在糖尿病周围神经病变的患者，振动觉和位置觉受损，反射减弱。椎管狭窄压迫神经根所引起的疼痛，在直立或后伸等体位变化时会进一步加重。患肢缺血持续加重可出现肢端溃疡，严重者发生肢体坏疽，合并感染可加速坏疽。缺血性溃疡多见于足趾或足外侧，任一足趾都可能受累，常较为疼痛。少数病例的溃疡可发生在足背。缺血性足部受到损伤，如不合脚的鞋子导致的摩擦或热水袋导致的烫伤，也可使溃疡发生在不典型的部位。除动脉供血不足外，足部溃疡还可能由其他多种病因引起，常见的有静脉性溃疡，多发生于下肢内踝上方（足靴区）。这种静脉血流淤滞所引起的溃疡，典型表现是溃疡周围湿疹和皮肤色素沉着。周围神经病变也可导致下肢溃疡的形成。由于糖尿病或代谢性疾病、肾功能衰竭、创伤或手术等因素导致外周神经受损，患肢保护性感觉丧失，局部压力负荷过大，在反复受到机械压力的部位可发生溃疡。神经性溃疡通常位于身体承重部位，有鸟眼状外观和较厚的胼胝。溃疡周围皮肤感觉丧失而没有疼痛感，触诊足部温暖，肢体远端动脉搏动存在。

4. 急性肢体缺血

下肢动脉硬化闭塞症的起病过程一般较缓慢，但当其合并急性血栓形成或动脉栓塞时，由于肢体动脉灌注突然迅速减少，可出现急性下肢缺血。急性下肢缺血既可发生在已有下肢动脉硬化闭塞症临床表现的患者，也可发生在既往无典型症状的患者。急性肢体缺血的典型表现为"5P"症状，即疼痛（pain）、苍白（pallor）、无脉（pulselessness）、麻痹（paralysis）和感觉异常（paresthesia），也有将冰冷（poikilothermia）作为第 6 个"P"。症状的严重程度常常取决于血管闭塞的位置和侧支代偿情况。缺血早期皮肤苍白，但随时间推移皮肤常为紫绀。厥冷是一个典型症状，尤其是在对侧肢端温暖时。糖尿病患者由于合并神经病变，常见患肢皮肤干而无汗，肢端刺痛、灼痛、麻木，感觉减退或缺失，呈袜套样改变，行走时有脚踩棉絮感等异常感觉。疼痛是患者急诊就医的最常见症状，患者通常会主诉足部及小腿疼痛感。体检脉搏消失并可能出现患肢感觉减退，轻触觉、两点间辨别觉、振动觉和本体感觉的受累常早于深部痛觉与压力觉。与足外侧相比，足内侧肌群在发病早期受下肢缺血的影响相对较小，如出现运动能力的丧失表明严重威胁肢体的缺血。如持续静息痛、感觉丧失和内侧足趾活动障碍，则提示患肢存在极为严重的缺血。肌强直、触痛和被动运动痛是严重缺血的晚期表现，预示着严重的组织损伤。

二、辅助检查

（一）常规实验室检查

糖尿病患者在首次诊断下肢动脉硬化闭塞症时，应常规进行适当的实验室检查，以发现是否存在除糖尿病以外的需要控制和干预的高危因素（高血压、高脂血症等）和相关动脉硬化所致的器官损害（肾功能）。

1. 血细胞计数

血红蛋白增多症、红细胞增多症、血小板增多症。

2. 血糖

空腹和（或）餐后血糖，糖化血红蛋白。

3. 尿液常规

了解有无血尿、蛋白尿等。

4. 肾功能

了解肾功能情况对判断患者是否耐受血管外科手术十分重要，有利于评估术后肾衰的可能性及采取相应对策。

5. 血脂

血清脂质成分主要是低密度脂蛋白胆固醇（LDL-C）、高密度脂蛋白胆固醇（HDL-C）及甘油三酯（TG）。空腹总胆固醇水平大于 7mmol/L 人群中间歇性跛行的发病率成倍增加，LDL-C 增高是独立危险因素，与动脉粥样硬化发病率呈正相关，而 HDL-C 呈负相关。

（二）其他辅助检查

1. ABI（踝肱指数）测定

ABI 测定是最基本的无损伤血管检查方法，易操作、可重复而且经济，可以初步评估动脉阻塞和肢体缺血程度。研究发现，ABI≤0.9（胫前或胫后动脉 BP/肱动脉 BP）识别外周动脉疾病的敏感度为 95%，特异度为 50%。ABI 计算方法是踝部动脉（胫后动脉或足背动脉）收缩压与上臂收缩压（取左右手臂数值高的一侧）的比值。根据 2015 年中华医学会外科学分会血管外科学组发布的《下肢动脉硬化闭塞症诊治指南》，ABI 正常值为 1.00～1.40，0.91～0.99 为临界值。ABI≤0.90 可诊断为下肢缺血。ABI 值明显减低表明患者发生静息痛、缺血性溃疡或坏疽的风险很高，严重肢体缺血时 ABI 常＜0.40。当高度怀疑下肢缺血，但静息 ABI 正常时，测量运动后 ABI（平板运动试验）对确定诊断有帮助。《中国 2 型糖尿病防治指南（2017 年版）》建议糖尿病患者 0.9＜ABI≤1.3 时应进行 ABI 负荷运动试验，若正常，则排除糖尿病性下肢血管病变，并继续寻找导致下肢症状的病因，若 ABI 下降 15%～20%，则可以诊断为糖尿病下肢血管病变。此外，运动 ABI 还有用于客观记录下肢动脉疾病伴跛行患者的症状受限程度，客观评定治疗跛行的措施引起的功能改善，并且在有劳力性下肢症状的患者，鉴别跛行和假性跛行，在跛行患者开始正式的运动训练计划前，提供能证实运动安全的客观证据并使运动治疗措施个体化的作用。

运动后 ABI 测定有两种方法：①平板运动试验。用于静息 ABI 正常的下肢动脉疾病患者的诊断，帮助鉴别真假间歇性跛行。方法：让患者在设定标准速度和级数的步行机上行走（一般以 3.5km/h 的速度在坡度为 12% 的平板检查仪上行走），直到患者出现下肢疼痛或达到限定时间。结果判断：静息 ABI 为 0.9 以上，运动后 1minABI 下降 20% 可诊断下肢动脉疾病；②六分钟步行试验。可以合理地对跛行的功能缺陷、老年患者的治疗反应及不适宜做运动试验的人群提供客观的评估标准。静息和运动后即刻测量踝部血压和 ABI 能对动脉狭窄的动力学功能分级提供客观依据。因血管病变引起跛行的患者，运动后踝部血压或 ABI 降低。对于脊椎狭窄（或其他非动脉疾病造成的功能受限）引起的假性跛行的患者，尽管会有运动受限的症状出现，但其运动后 ABI 值正常。

需要注意的是，糖尿病病史长者、年老的以及终末期肾病正在透析的患者因为血管中层的钙化，下肢动脉僵硬，ABI 值异常升高（＞1.3），或测得的下肢收缩压异常升高，这时需测定趾收缩压和趾臂指数（TBI）进行下肢动脉疾病的诊断。TBI 正常参考值≥0.6，0.6～0.4 为轻－中度缺血，＜0.4 为重度缺血。测量时需要在大脚趾或第二脚趾的近端放置一个小咬合袖带，用一种体积描记检测装置测定趾搏动的变化（代表收缩灌注压）

ABI 测定可以用于初筛肢体缺血的患者、评估肢体缺血的程度、对腔内治疗及开放手术治疗适应证的选择提供客观依据、作为术后或药物治疗后疗效评价以及术后随访的重要手段。

ABI 检测的适用人群主要包括：①下肢动脉病的高危人群（主要包括年龄＜50 岁的糖尿病患者伴有一项其他动脉粥样硬化的危险因素者、年龄在 50～69 岁有吸烟或糖尿病史者、年龄在 70 岁以上者、与活动相关的肢体症状或缺血性静息痛者、下肢动脉搏动异常者以及已确诊的冠状动脉粥样硬化性心脏病、颈动脉和肾动脉疾病患者），应测量静息 ABI。若 ABI 正常，应至少 5 年测量一次。当 ABI 的变化大于 0.15 时即认为出现了显著变化；②间歇性跛行患者应测量 ABI，若静息 ABI 正常，应测量运动后 ABI；③已诊断为外周动脉疾病的患者，不管疾病严重程度如何，都应测量双侧 ABI；④已接受下肢动脉血管成形术的患者，应定期测量静息 ABI，必要时测量运动后的 ABI；⑤临床怀疑下肢动脉疾病，但因为血管僵硬而 ABI 检查不可靠的患者（通常是糖尿病史多年或高龄）应检查 TBI。

2. 超声检查

通过二维超声图像可以测量内中膜厚度、斑块大小，明确斑块性质，结合彩色多普勒成像及频谱多普勒可以诊断动脉狭窄或闭塞的部位和程度，并提供收缩期峰值流速、病变部位与病变近心端的峰值流速比值、搏动指数等血流动力学参数。诊断狭窄的定量标准是根据收缩期血流度峰值、狭窄处或狭窄远侧与邻近狭窄上游收缩期血流速度的峰值比、有无湍流和动脉搏动。双功超声诊断髂动脉到腘动脉的≥50% 腔径狭窄的敏感性和特异性都是 90%～95%，其准确性依赖于检查时能否完全显示出血管。超声检查属无创性检查，检出率高、实时动态、方便快捷、可重复，门诊即可完成。近年来，由于设备性能不断提高，图像清晰度也随之改善，从而使诊断准确性达到很高的水平。超声检查目前在临床上作为筛查首选的检查方法，可准确诊断病变部位及程度、评价流入及流出道、术中及术后评估腔内治疗及开放手术的疗效、移植物通畅与否以及作长期随访。但超声检查的准确性依赖仪器及操作者的水平，因此尚有一定的局限性。

3. 计算机断层动脉造影（CTA）

CTA 是术前常用的无创性诊断方式，随着机器性能提高和软件的更新，在一定程度上可以替代 DSA（数字减影血管造影）。CTA 图像由于动脉壁的钙化影响动脉的有效显影，对远端小动脉的显影有时不理想。通过阅读横断面原始图像，可以提高诊断准确率。肢体的 CTA 检查可用于判断下肢动脉病变的解剖学位置和严重狭窄。在对 MRA 禁忌的患者（植入起搏器或除颤器者），肢体的计算机断层扫描血管造影检查可作为 MRA 的替代检查方法。现在利用 64 排 CT 进行下肢动脉造影，可以避免 MRA 易见的假阳性缺点。CTA 检测闭塞病变准确性很好，敏感性和特异性为 94%～100%，但检测狭窄病变的准确性略低。

4. 磁共振血管成像（MRA）

MRA 也是术前常用的无创性诊断方法，可显示 ASO 的解剖部位和狭窄程度。但 MRA 图像有时会夸大动脉狭窄程度，体内有铁磁性金属植入物时不适合行 MRA。缺点是扫描时间长、老年或幼儿患者耐受性差。

5. 数字减影血管造影（DSA）

DSA 可以准确显示病变部位、性质、范围和程度，目前仍然是诊断 ASO 的金标准。但作为一种有创检查，有一定的并发症发生率。随着 CTA 和 MRA 成像技术的提高，DSA 较少单独用于诊断。通常可以通过无损伤检查提供初步诊断资料，必要时再行 DSA。尤其是在 CTA 和 MRA 成像不佳、不能明确诊断时，DSA 仍是最为重要的检查手段。如果患者行腔内治疗的可能性大，则首选无损伤诊断，血管造影明确病变部位及性质后，同期进行腔内治疗。

三、病史和体格检查的注意事项

糖尿病周围动脉疾病诊断需要针对每位患者的糖尿病病史和其他具体情况进行综合分析。首先是危险因素的评估，如高龄、吸烟、高血脂以及其他部位是否存在动脉粥样硬化（如冠状动脉、颈动脉和肾动脉等）。随后通过病史询问和体格检查，初步确立下肢动脉硬化闭塞症的临床诊断。综合临床症状和体征，有助于判断肢体缺血的严重程度。推荐存在 1 项或 1 项以上 PADs 高危因素的可疑患者，通过节段性动脉压测定和 ABI 计算，推断下肢动脉硬化闭塞的病变部位。将 ABI≤0.9 作为诊断阈值时，此项检查对血管直径狭窄率超过 50% 的病变有很高的诊断敏感性和特异性，但要警惕假性高压造成的漏诊（假性高压通常是指动脉硬化较为严重、血管钙化明显，测量血压时袖带不能将动脉压闭所导致测得的动脉压异常增高，最常见于糖尿病患者）。此外双侧锁骨下动脉或双上肢动脉狭窄/闭塞导致的上肢血压降低，如头臂干型大动脉炎患者，也可以导致 ABI 异常增高。因此，对于 ABI>1.4 的患者，需结合多普勒超声容积波记录和波形进行分析，少数特殊病例需要测定趾动脉压力和经皮氧分压以助诊断。ABI 运动试验适用于下肢动脉搏动可及、踝肱指数基本正常（0.91～1.40）但与间歇性跛行等临床症状严重程度不相称的患者。如果 ABI 运动试验结果正常，可排除严重下肢 PADs。如果运动后 ABI 显著下降，则可诊断下肢PADs。根据节段性压力和 ABI 测定的结果，可决定患者是否需要进一步的检查措施。结合彩色多普勒血流显像和动脉收缩期峰值流速、峰值流速比值测定，可准确评估下肢动脉硬化病变位置、狭窄程度及对血流动力学的影响，适用于下肢动脉硬化患者术前评估和术后随访。CTA 检查是术前制定血管重建方案的最重要检查。但是 CTA 需要使用较多的造影剂，对糖尿病患者存在造影剂肾病风险，并且在血管严重钙化时评估动脉狭窄程度存在困难，既往下肢金属植入物产生的伪影也影响 CTA 的成像质量。MRA 检查可避免 CTA 使用的碘造影剂对肾功能异常患者残余肾功能的进一步损害，但是成像时间较长且存在夸大效应。患者体内有心脏起搏器等金属植入物，或者存在幽闭恐惧症等为 MRA 检查禁忌。肾功能不全患者慎用含钆磁共振造影剂，因检查后有出现肾源性系统性纤维化的风险。DSA 可以定位和测量病变，测定病变近远端的压力梯度，以利于制定治疗方案。有创性 DSA 很大程度上已被 CTA、MRA 所代替，但仍然是排除检查的金标准。接受传统外科手术或血管腔内治疗的患者应行 DSA 检查。

四、诊断标准与临床分期

(一)糖尿病性周围 ASO 的主要诊断标准

①糖尿病病史;②年龄大于 40 岁;③有吸烟、高血压、高脂血症等高危因素;④有周围动脉硬化闭塞症的临床表现;⑤缺血肢体远端动脉搏动减弱或消失;⑥ABI≤0.9,或 0.9<ABI≤1.3,运动后下降 15%~20%;⑦彩色多普勒超声、CTA、MRA 和 DSA 等影像学检查显示相应动脉的狭窄或闭塞等病变。

符合上述诊断标准前 4 条可以作出糖尿病周围 ASO 的临床诊断。ABI 和彩色超声可以判断下肢的缺血程度。确诊和拟定外科手术或腔内治疗方案时,可根据需要进一步行 MRA、CTA、DSA 等检查。

(二)临床分期与分级

(1)根据 2015 年中华医学会外科学分会血管外科学组颁布的《下肢动脉硬化闭塞症诊治指南》,下肢 PADs 的严重程度可根据 Fontaine 分期和 Rutherford 分类法(表 40-1、表 40-2):

表 40-1 下肢 PADs 的 Fontaine 分期

期别	临床表现
Ⅰ	无症状
Ⅱ$_a$	轻度间歇性跛行
Ⅱ$_b$	中至重度间歇性跛行
Ⅲ	缺血性静息痛
Ⅳ	组织溃疡或坏疽

表 40-2 下肢 PADs 的 Rutherford 分类法

级别	类别	临床表现
0	0	无症状
Ⅰ	1	轻度间歇性跛行
Ⅰ	2	中度间歇性跛行
Ⅰ	3	重度间歇性跛行
Ⅱ	4	缺血性静息痛
Ⅲ	5	轻微组织缺损
Ⅳ	6	组织溃疡或坏疽

(2)根据 2016 年中国中西医结合专业委员会周围血管病专业委员会颁布的《动脉硬化闭塞症诊断及疗效标准》可分为三期:

①一期(局部缺血期):以间歇性跛行为主要表现,伴有慢性肢体缺血症状:发凉、怕冷、疼痛、麻木、皮肤苍白,患肢足背、胫后动脉搏动减弱,相关检查提示为动脉狭窄。ABI<0.9。

②二期(营养障碍期):以静息痛为主要表现,缺血症状加重:患肢肌肉明显萎缩,皮肤干燥、苍白、潮红或紫黯,汗毛脱落,患肢足背、胫后动脉搏动消失,ABI<0.7。

③三期(坏死期):以坏疽为主要表现,缺血症状进一步加重:肢端溃疡或坏疽,多伴有剧烈疼痛,合并感染可出现发热等全身症状,患肢足背、胫后动脉搏动消失,ABI<0.4。

(3)根据影像学检查所见动脉狭窄或闭塞程度,可按 2007 年(第 2 版 TASC)分型标准对主髂动脉病变和股腘动脉病变进行分型(表 40-3、表 40-4),对临床治疗及预后具有指导意义。

表 40-3　髂动脉闭塞病变的 TASC Ⅱ分型

分型		图例
A 型	• 单侧或双侧髂总动脉狭窄 • 单侧或双侧髂外动脉的单个短段狭窄（≤3cm）	
B 型	• 肾下腹主动脉的短段狭窄（≤3cm） • 单侧髂总动脉闭塞 • 未累及股总动脉的单处或多处髂外动脉狭窄（总长度 3～10cm） • 未累及髂内动脉起始处或股总动脉的单侧髂外动脉闭塞	
C 型	• 双侧髂总动脉闭塞 • 未累及股总动脉的双侧髂外动脉狭窄（总长度 3～10cm） • 累及股总动脉的单侧髂外动脉狭窄 • 累及髂内动脉起始处和（或）股总动脉的单侧髂外动脉闭塞 • 单侧髂外动脉闭塞伴重度钙化，累及或未累及髂内动脉起始处和（或）股总动脉	
D 型	• 肾下腹主动脉—髂动脉闭塞 • 需要治疗的腹主动脉及双侧髂动脉的广泛病变 • 累及单侧髂总、髂外及股动脉的多处广泛狭窄 • 累及单侧髂总及髂外动脉的闭塞 • 双侧髂外动脉闭塞 • 髂动脉狭窄合并需要治疗但不适合行腔内治疗的腹主动脉瘤，或合并其他需要腹主动脉或髂动脉开放手术治疗的病变	

表 40-4　股腘动脉病变的 TASC Ⅱ分型

分型		图例
A 型	• 单处狭窄，长度≤10cm，单处闭塞，长度≤10cm	
B 型	• 多处病变（狭窄或闭塞），每个长度≤5cm，单个狭窄或闭塞（长度≤15cm）未累及到膝下腘动脉 • 单处或多处病变，胫动脉未受累，可用作旁路手术时的远端流出道 • 严重钙化闭塞≤5cm • 单处腘动脉闭塞	
C 型	• 多处的狭窄或闭塞总计>15cm，伴或不伴严重钙化 • 两次腔内治疗后复发，仍需要治疗的狭窄和闭塞	

续表

分型		图例
D 型	·股总动脉和股浅动脉的慢性完全闭塞，>12cm 且累及腘动脉 ·腘动脉和膝下三分支的慢性完全闭塞	

五、鉴别诊断

1. 血栓闭塞性脉管炎

本病是一种慢性、周期性加剧的全身中小型动、静脉的阻塞性疾病，多见于男性青壮年，90％以上患者有吸烟史。主要累及下肢的中小动静脉，其他动脉累及少见，无受累动脉钙化，约有40％病人在发病的早期或发病过程中，小腿及足部反复发生游走性血栓性浅静脉炎。该病患者多无高血压史、糖尿病史、冠心病史等。糖尿病性PADs多见于糖尿病病史较久的中老年人，常累及下肢的大、中动脉，常累及其他动脉病变，并且可见受累动脉的钙化。

2. 结节性动脉周围炎

多累及小动脉，病程可呈急性迁延性发热性疾病；或为亚急性，于数月后死亡；亦可为隐匿性，表现为慢性消耗性疾病。症状主要决定于动脉炎发病部位及其严重程度，以及继发性循环障碍的范围，这与某一器官系统受累或其联合受累有关。皮肤型皮损局限在皮肤，以结节为特征，系统型急性或隐匿起病，常有不规则发热、乏力等周身不适症状，皮肤型和系统型均可出现下肢的关节疼痛，并常伴有内脏器官病变，很少引起较大的动脉闭塞或动脉搏动消失。确诊本病需作组织活检。

3. 多发性大动脉炎

具体发病机制不清楚，目前多认为是自身免疫性疾病，且多见于年轻女性，主要侵犯主动脉及其分支的起始部，如头臂动脉等。病变引起动脉狭窄或阻塞，出现脑部、上肢或下肢缺血症状。临床表现有头痛、眩晕、记忆力减退、昏厥，患肢发凉、麻木、酸胀、乏力、间歇性跛行，动脉搏动可减弱或消失，血压降低或测不出。肾动脉狭窄即出现高血压或顽固性高血压，如合并双侧锁骨下动脉狭窄，可有上肢低血压，下肢高血压；胸腹主动脉狭窄，产生上肢高血压，下肢低血压。在动脉狭窄附近有收缩期杂音。病变活动期有发热和血沉增快等现象。

4. 动脉血栓形成

高血压和高脂血症都是动脉硬化性闭塞与动脉血栓形成的危险因素，在原有动脉粥样硬化的基础上，因某些因素使血流减慢或创伤等（如动脉造影术后），导致血栓形成，脱落后造成其他位置的血栓栓塞。所以本病多为较大动脉病变，有反复发作动脉栓塞病史，有间歇性跛行等肢体供血不足的症状，局部检查又有肢体血管狭窄的证据。

5. 急性下肢动脉栓塞

该病多见于心脏病患者，栓子主要来源于左心，尤以二尖瓣狭窄伴有房颤者最为多见，脱落至下肢动脉内。发病急骤，患肢突然出现疼痛、苍白、厥冷、麻木、运动障碍和动脉搏动减弱或消失。既往无间歇性跛行和静息痛。

6. 雷诺综合征

该病多见于青年妇女。常在寒冷或情绪刺激中发作或加重，出现典型的皮肤间歇性苍白、发绀和潮红改变。病变呈双侧对称性，好发于上肢的手和手指部位，同时发生于四肢者极少见。

第三节　西医治疗

一、一般疗法

（一）生活调适

1. 控制饮食，减轻体质量

糖尿病患者的饮食管理是糖尿病治疗的基础。根据《中国 2 型糖尿病防治指南（2017 年版）》，糖尿病人的饮食总摄入量应个体化制定，目标是既要达到或维持理想体质量，又要满足不同情况下营养需求，建议超重/肥胖患者减重的目标是 3～6 个月减轻体质量的 5％～10％，并且应通过合理的营养计划达到并长期维持理想体质量，不推荐 2 型糖尿病患者长期接受极低能量（<800kcal/d）的营养治疗。

脂肪摄入：膳食中由脂肪提供的能量应占总能量的 20％～30％。饱和脂肪酸摄入量不应超过饮食总能量的 7％，尽量减少反式脂肪酸的摄入，单不饱和脂肪酸是较好的膳食脂肪酸来源，在总脂肪摄入中的供能比宜为 10％～20％。多不饱和脂肪酸摄入不宜超过总能量摄入的 10％，适当增加富含 n－3 脂肪酸的摄入比例。

碳水化合物摄入：膳食中碳水化合物所提供的能量应占总能量的 50％～65％，低血糖指数食物有利于血糖控制，但应同时考虑血糖负荷。定时定量进餐，尽量保持碳水化合物均匀分配。并控制添加糖的摄入，不喝含糖饮料。

蛋白质摄入：肾功能正常的糖尿病患者，蛋白质的摄入量可占供能比的 15％～20％，保证优质蛋白质比例超过三分之一。推荐蛋白摄入量约 0.8g/（kg·d^{-1}），过高的蛋白摄入［如>1.3/g/（kg·d^{-1}）］与蛋白尿升高、肾功能下降、心血管及死亡风险增加有关。低于 0.8g/（kg·d^{-1}）的蛋白摄入并不能延缓糖尿病肾病进展，已开始透析患者蛋白摄入量可适当增加。蛋白质来源应以优质动物蛋白为主，必要时可补充复方 α－酮酸制剂。

其他营养摄入：提高膳食纤维摄入对健康有益，豆类、富含纤维的谷物类（每份食物≥5g 纤维）、水果、蔬菜和全谷物食物均为膳食纤维的良好来源，膳食纤维每日推荐摄入量为 10～14g/1000kcal。食盐摄入量限制在每天 6g 以内，同时应限制摄入含钠高的调味品或食物，例如味精、酱油、调味酱、腌制品、盐浸等加工食品，每日钠摄入量不超过 2000mg，合并高血压患者更应严格限制摄入量。糖尿病患者容易缺乏 B 族维生素、维生素 C、维生素 D 以及铬、锌、硒、镁、铁、锰等多种微量营养素，可根据营养评估结果适量补充。长期服用二甲双胍者应预防维生素 B$_{12}$ 缺乏。不建议长期大量补充维生素 E、维生素 C 及胡萝卜素等具有抗氧化作用的制剂，其长期安全性仍待验证。

戒酒：不推荐糖尿病患者饮酒。若饮酒应计算酒精中所含的总能量。女性一天饮酒的酒精量不超过 15g，男性不超过 25g（15g 酒精相当于 350ml 啤酒、150ml 葡萄酒或 45ml 蒸馏酒）。每周不超过 2 次。

2. 注意适当锻炼

步行锻炼能使闭塞动脉远段的肌肉获得最大的血流量（间歇性跛行距离的限度内），以加速侧支循环的建立，这对有间歇性跛行尚无明显静息痛的患者，是最为经济而有效的疗法。每天进行适当的步行（3km 左右）和锻炼活动，也可定时打太极拳或做其他力所能及的活动。

3. 戒烟

吸烟是动脉硬化的主要危险因素之一，可引起血管痉挛、血管内膜损害、脂类代谢异常等，加重或促进动脉硬化发生发展，同时减少皮下血流，增加血黏度。另外，烟碱是一种血管收缩剂，吸烟20～50min 后仍有收缩功能。故应重视戒烟，戒烟是预防和治疗下肢 PADs 的重要措施之一。对于吸烟者应严格要求并督促其戒烟，如戒烟困难可在替代治疗辅助下完成。

4. 保暖

保暖能消除寒冷对血管所致的痉挛，但也不应对缺血患肢进行局部加温，以免代谢增加，供血不足加重。尽量将室温保持在 26℃左右。

5. 足部护理

包括穿合适的靴子，应用防止足部疾病的药物，每日足部检查，保持皮肤清洁和局部应用保湿霜，皮肤破损和溃疡必须立即处理。

（二）基础治疗

1. 降糖治疗

糖尿病足患者年龄较大，因此不能一味强调将患者的 HbA1c 控制在 7% 以下，此时应按照中华医学会内分泌学分会制定的《中国成人 2 型糖尿病控制目标的专家共识》推荐的个体化控制目标，同时尽可能减少低血糖的发生以降低足溃疡和感染的发生率，继而降低患者的截肢风险。建议患者主动学习并掌握足部日常护理方法，养成足部自我检查习惯，选择合适的鞋袜，正确护理并治疗足部的擦伤、裂伤、溃疡等。

2. 降脂药物治疗

建议下肢 PADs 患者使用他汀类药物降脂治疗。他汀类药物主要适用于血中总胆固醇及低密度脂蛋白胆固醇（LDL－C）增高为主的患者。糖尿病脂代谢异常患者，应使用他汀药物将 LDL－C 控制在 2.1mmol/L 以下，若患者同时合并下肢动脉病变，则应将 LDL－C 水平控制在 1.7mmol/L 以下。纤维酸衍生物类降脂药可用于合并低高密度脂蛋白（HDL）、正常 LDL－C 及高甘油三酯血症的下肢 PADs 患者。

3. 抗高血压药物治疗

治疗原则是从小剂量开始，优先选择长效制剂，联合应用及个体化。常用降压药物包括钙通道阻滞剂、血管紧张素转换酶抑制剂（ACEI）、血管紧张素受体阻滞剂（ARB）、利尿剂和受体阻滞剂五类，以及由上述药物组成的固定配比复方制剂。糖尿病足合并高血压患者，应将血压控制在 140/85mmHg 以下。

4. 抗血小板和抗凝治疗

抗血小板药物共同的作用是抑制血小板活化、黏附、聚集和释放功能，从而产生预防血栓形成、保护血管内皮细胞、扩张血管和改善血液循环的作用。抗血小板治疗可以降低 PADs 患者心梗、脑卒中及血管源性死亡的风险。

5. 运动和康复治疗

规律的有氧运动可改善最大平板步行距离、生活质量和生活能力。特别是下肢动脉硬化闭塞症的老年患者，运动治疗可增加无痛步行距离和最大步行距离，显著提高下肢动脉病变患者的运动功能标志，如行走受损问卷距离评分、速度评分和爬梯评分，提示强化步行运动可以提高足部皮肤完整的缺血型或神经缺血型患者的运动耐受性，改善运动功能，且不增加不良事件的发生，是一种安全有效的治疗方式，同时降低血浆胆固醇浓度，降低收缩压。运动治疗必须在专业指导下进行，每次步行 30～45min，每周至少 3 次，至少持续 12 周。推荐的运动方式有行走、伸踝或屈膝运动。也可以采用其他运动形式，但有效性不明确。Fontaine Ⅳ 级患者不推荐进行常规运动治疗。

6. 高压氧疗法

高压氧疗法可增加血氧含量，抑制细菌的繁殖，可以促进溃疡的愈合，减少截肢率。

7. 光线疗法

光线疗法包括红外线、紫外线、激光和可见光的光电效应、光化学效应、电磁效应等，具有消炎、镇痛、消肿、促进肉芽生长、加速溃疡伤口愈合的作用。

二、药物治疗

1. 血管扩张药

（1）西洛他唑：这是一种强效磷酸二酯酶Ⅲ抑制剂，1999年FDA批准用于治疗间歇性跛行，2007年被TASC Ⅱ指南推荐作为治疗间歇性跛行的一线药物。西洛他唑具有抗血小板活性和舒张血管特性，不仅能够直接抑制血小板功能，改善内皮细胞功能，还可通过减少循环中活化或调节的血小板数目而有效预防血栓性疾病。西洛他唑的应用可以大幅延迟糖尿病患者截肢的发生。一般来讲24周的西洛他唑（200mg，2次/天）治疗可以有效预防糖尿病足患者发生溃疡，经8周的西洛他唑（200mg，2次/天）治疗，2型糖尿病下肢缺血患者的经皮氧分压、间歇性跛行、肢体冷感以及疼痛感等显著优于阿司匹林。有研究提示西洛他唑可以改善下肢动脉粥样硬化性病变患者的步行距离。此外，经血管内微创治疗（球囊扩张及支架植入）的下肢动脉粥样硬化性病变患者，西洛他唑较噻氯匹啶有更少的再闭塞发生。西洛他唑的不良反应主要有头痛、腹泻、大便异常、头晕及心悸，但症状轻微可以忍受，严重不良事件相比于安慰剂组没有增加，但长期有效性尚不明确。西洛他唑的推荐剂量是50～100mg/次，2次/天。

临床循证研究：对90例东亚糖尿病下肢动脉闭塞症患者分为西洛他唑组（100mg，2次/天，$n=45$）和安慰剂（$n=45$）组进行为期52周的非盲、随机治疗，结果发现西洛他唑可以提高ABI，并降低糖基化终产物、高敏C反应蛋白、细胞血管黏附因子-1等与糖尿病性动脉血管并发症发生相关的因素，从而证实西洛他唑可以有效减轻2型糖尿病周围血管病变的严重程度。

（2）盐酸沙格雷酯：这是一种多靶点循环改善剂，对血小板及血管平滑肌的5-羟色胺2（5-HT2）受体具有特异性拮抗作用，从而抑制5-HT2导致的血小板凝聚，抑制血管收缩和平滑肌细胞增殖；改善红细胞的变形能力，改善侧支循环及微循环障碍，因此能治疗下肢血管病变，减小患者溃疡面积，增加足背动脉血流量，改善足背动脉和胫后动脉的流速，增加无痛行走距离。因此，盐酸沙格雷酯被推荐治疗慢性脉动闭塞症所引起的溃疡、疼痛以及冷感等缺血诸症状，尤其对静息痛的疗效显著。盐酸沙格雷酯的推荐剂量为100mg/次，2次/天。

2. 前列腺素类药物

前列腺素类药物分为静脉和口服剂型，前者如前列腺素E1（前列地尔）等，后者如贝前列素钠及伊洛前列素等。药理作用是扩张血管和抗动脉粥样硬化（保护血管内皮、抗内膜增生、抗血小板）。可提高患肢ABI，改善由下肢缺血引发的间歇性跛行，有效减轻静息痛，促进溃疡愈合，改善糖尿病患者下肢动脉缺血。

前列腺素类药物中，脂微球前列地尔注射液的疗效和耐受性最好，能够显著增加步行距离，即使停药后步行能力依然增加。脂微球前列地尔注射液的剂量根据患者病变程度推荐为10μg/次，1～2次/天。贝前列素钠治疗能改善糖尿病性周围血管病变患者下肢的主观症状，如烧灼样感觉、冷感觉、水肿、劳力性疼痛、针刺样疼痛及感觉异常。贝前列素钠的剂量根据患者病变程度推荐为20～40μg/次，2～3次/天。

临床循证研究：在840个来自多个国家的外周动脉硬化性闭塞症Ⅳ期的患者随机双盲对照前瞻性实验中，前列地尔组与安慰剂组均每天给药2次，治疗时间为4周，前列地尔组与安慰剂组"完全治愈"的比例分别是18.4%和17.2%，"截肢"的比例分别为12.6%和14.6%，在糖尿病亚组中的比例分别是10.6%和17.4%，治疗结束时"溃疡面积减少>50%"在前列地尔组患者中达到30.2%，安慰剂组为24.3%，从而证实了前列腺素类药物对动脉硬化性闭塞症的治疗作用。

3. 抗血小板药物治疗

对糖尿病足患者来说，氯吡格雷是有适应证的抗血小板药物。与阿司匹林相比，氯吡格雷联合阿司匹林的抗血小板治疗能显著降低全因死亡率和心血管事件发生，但严重出血的风险轻度增加。另外，氯吡格雷联合阿司匹林的抗血小板治疗能显著降低下肢血管重建术后的大截肢事件。此外，在行血管旁路手术的糖尿病足患者，阿司匹林或阿司匹林联合双嘧达莫治疗能显著改善移植人工血管的血管通畅率，但在自体静脉移植血管未见到这种作用。

临床循证研究：一项对 70 名正在接受阿司匹林治疗患者的随机研究，相比于单独应用阿司匹林的对照组，治疗组加用氯吡格雷治疗 1 个月后，血小板的抑制作用明显增强。且对筛查出对氯吡格雷反应较差的 2 型糖尿病患者进行不同剂量的为期 30 天的随机对照研究发现，较高剂量（150mg；$n=20$）的氯吡格雷相较于正常剂量组（75mg；$n=20$）对血小板的抑制作用更明显。

4. 抗凝血药物（肝素、低分子肝素及口服抗凝血药物）

目前没有足够的证据支持在间歇性跛行阶段应用抗凝血治疗。与单用阿司匹林相比，在严重肢体缺血患者，低分子肝素联合阿司匹林能显著降低血管内微创治疗（球囊扩张及支架植入）的糖尿病足患者的血管闭塞/再狭窄；巴曲酶联合阿司匹林显著降低糖尿病患者的再狭窄。在急性缺血患者，起始手术治疗或者溶栓治疗对于保肢或死亡均无明显差异，但起始溶栓治疗会使肢体缺血与出血并发症风险增加。

药物治疗严重下肢缺血的目的是缓解静息痛，促进溃疡愈合，以及辅助救肢。抗血小板药物（阿司匹林、氯吡格雷和西洛他唑等）可以预防动脉硬化闭塞症的进展。前列腺素类药物（如前列地尔注射液或贝前列素钠）可以有效减轻静息痛，促进溃疡愈合，其中伊洛前列素可有效降低截肢率。在药物治疗过程中或血管重建手术前后，缺血性静息痛或肢体坏疽引起的疼痛需要适当、有效的止痛治疗，给药方案遵循一般止痛治疗的阶梯治疗原则，从对乙酰氨基酚等非甾体类抗炎药开始，如无效可再尝试阿片类止痛药物。对于缺血性溃疡或坏疽合并感染的患者，需要在病原学检查结果的指导下，有针对性地使用广谱、足量、足疗程的全身抗生素治疗。

从某种程度上讲，上述药物治疗方法仅仅是对于轻至中度的下肢动脉缺血性病变的患者延缓其病变的发展，是糖尿病周围血管硬化闭塞症治疗的基础；但对于严重下肢缺血患者多数不能达到改善症状、保肢的目的。因此，对于缺血严重内科常规治疗无效者，需行经皮介入治疗或外科手术治疗。

三、外科治疗

（一）间歇性跛行

1. 血运重建

改善间歇性跛行应根据患者的自身情况个体化选择合理的血运重建方式。无症状或症状轻微的下肢 ASO 无需预防性血运重建。

腔内治疗作为首选的血运重建方法。因为相对手术而言，腔内治疗并发症发生率和死亡率均较低，而且如果治疗失败还可以改用开放手术治疗。当间歇性跛行影响生活质量，运动或药物治疗效果不佳，而临床特点提示采用腔内治疗可以改善患者症状并且具有良好的风险获益比时，建议采用腔内治疗。治疗下肢 ASO 的血管腔内技术较多，例如经皮球囊扩张成形术（PTA）、支架植入、斑块切除术、激光成形术、切割球囊、药物球囊、冷冻球囊以及用药物溶栓治疗等。①主－髂动脉病变：主－髂动脉 TASC A～C 级病变推荐首选腔内治疗。当 TASC D 级病变合并严重的内科疾病或存在其他手术禁忌时也可以选择腔内治疗，但应在有经验的中心完成。当球囊扩张效果不满意时（如跨病变压力差持续存在、残余狭窄>50%或发生影响血流的夹层时）应植入支架；②股－腘动脉病变：股－腘动脉 TASC A～C 级病变应将腔内治疗作为首选治疗方式；当 TASC－D 级病变合并严重的内科疾病或存在其他手术禁忌时也可以选择腔内治疗，但应在有经验的中心完成。对于股－腘动脉病变，球囊扩张成形术是最常用的腔内治疗方法；支架植入可以作为球囊扩张效果不满意或失败后（如压力差持续存在、残余狭窄>50%或发生影响血流的夹层）的补救治疗方法。覆膜支架可以作为复杂股浅动脉病变治疗的一个选择。在治疗股－腘动脉病变时，药物涂层球囊较普通球囊具有更高的近期通畅率。激光成形和斑块切除技术等也是股－腘动脉病变腔内治疗的选择；③腘动脉以下病变：保肢是腘动脉以下病变腔内治疗的最主要目的。当需要重建腘动脉以下血运时，腔内治疗应作为首选治疗方案，球囊扩张是首选治疗方法。不推荐常规支架植入治疗，支架植入可以作为球囊扩张成形术效果不满意或失败后（如压力差持续存在、残余狭窄＞50％或发生影响血流的夹层）的补救治疗方法。激光成形和斑块切除技术等可作为腘动脉以下病变腔内治疗的选择。

2. 手术治疗

（1）手术适应证：严重间歇性跛行影响患者生活质量，经保守治疗效果不佳；影像学评估流入道和流出道解剖条件适合手术；全身情况能够耐受。50 岁以下患者的动脉粥样硬化病变的进展性更强，导致疗效不持久，这类患者间歇性跛行的手术治疗效果不明确，手术干预要相当慎重。手术应在有经验的医疗中心进行。

（2）手术方式：可以通过解剖旁路或解剖外旁路来重建病变部位血供。当需要通过手术重建主-髂动脉血运时一般选用人工合成材料；需要重建腹股沟韧带以下肢体血运时，可以采用自体静脉或人工合成材料。对于复杂的多节段病变，也可采用复合手术（手术联合腔内治疗）的方法分别改善流入道或流出道。

主-髂动脉闭塞性病变：肾下腹主动脉-双侧髂（股）动脉旁路术是主-髂动脉弥漫性病变的推荐术式，可选择经腹或腹膜后入路，也可通过腹腔镜技术进行。不同近端吻合方式（端-端或端-侧）对通畅率无影响，聚四氟乙烯或编织涤纶人造血管均可选择。主-髂动脉内膜切除术是主-髂动脉闭塞可以选择的一个术式，优点是能够避免与移植物可能相关的感染及降低多种晚期并发症，适用于较年轻以及由于血管细小不适合腔内治疗或主-双股动脉旁路术的患者。由于解剖原因或心肺疾病等原因不能行经腹主-髂（股）旁路的患者，可考虑改良腹膜后途径或主-单股加股-股旁路术。其他可选择的手术方式有腋-股旁路及单纯股-股旁路术等。胸主动脉在一定条件下也可以作为流入道的选择。除特殊情况（如慢性肾下型主动脉闭塞合并严重跛行而不适合行主-股旁路的患者）外，腋-股旁路一般不用于间歇性跛行的治疗。

腹股沟韧带以下动脉病变：腹股沟韧带以下旁路术，包括人工血管及自体血管旁路，是腹股沟韧带以下动脉疾病最常用的血管重建方法。旁路手术需要在通畅的流入道上建立近端吻合口，流出道质量较远端吻合口位置对通畅率影响更大。流入道的位置包括股总动脉、股浅动脉、股深动脉以及腘动脉甚至胫动脉。旁路远端吻合口的位置包括股动脉、膝上及膝下腘动脉、胫动脉、腓动脉甚至足背动脉。自体静脉旁路术后通畅率优于人工血管旁路术。股动脉内膜剥脱术现在多作为动脉旁路术的辅助，以构建良好的吻合口。内膜切除通常从股总动脉开始，切口超过病变的后部沿股深动脉延伸，通常至少要到一级或二级分支，远端内膜可以固定或不固定。在行腹股沟韧带以下旁路手术的同时处理股深动脉病变非常重要，如果旁路手术失败，充足的股深动脉灌注可防止发生严重的复发性肢体缺血。

（3）手术后随访：主-股动脉旁路的通畅率较高，但旁路手术治疗腘动脉以下病变的移植物通畅率较差。影响旁路手术早期（＜30d 以内）通畅率的主要因素包括旁路近端和远端的血管情况、围手术期的抗凝措施和医生的手术技术操作等。影响远期（大于 90d）通畅率的主要因素包括吻合口的内膜增生再狭窄以及动脉硬化病变的进展等。动脉旁路术后需定期随访。随访内容包括：记录跛行症状好转情况，病变近端、移植物和远端血管的脉搏情况，多普勒超声检查整个移植物并记录收缩期速度峰值，计算跨病变部位的速度比，测量静息和运动时 ABI。

3. 血运重建后的抗血小板和抗凝治疗

推荐所有行血管重建的患者采用阿司匹林抗血小板治疗，以减少心血管事件的发生，提高通畅率。腹股沟韧带以下动脉裸支架植入术后推荐进行至少 1 个月的双联抗血小板治疗。腹股沟韧带以下动脉旁路术后推荐采用阿司匹林单药或双联抗血小板治疗。也有研究显示腹股沟以下自体静脉旁路术后采用维生素 K 抑制剂（华法林）行抗凝治疗的通畅率优于阿司匹林，人工血管旁路术后采用阿司匹林的通畅率更高；但华法林抗凝治疗的大出血风险增大。因此，应根据患者自身情况制定个体化抗血小板和抗凝方案。采用人工移植物行膝下动脉旁路的患者，推荐采用双联抗血小板治疗。

（二）严重下肢缺血（CLI）和保肢治疗

CLI 是下肢动脉疾病最严重的临床表现，特点为由动脉闭塞引起的缺血性静息痛、溃疡或坏疽。CLI

患者的预后远不如间歇性跛行患者好，表现在高截肢率及高死亡率，因此，对 CLI 的治疗应更为积极。CLI 治疗的目的是保肢，当技术可行时，应对所有 CLI 患者进行血管重建。在患者一般情况稳定的前提下，对心脑血管疾病的治疗不应该影响 CLI 的治疗。理想的治疗应遵循个体化原则，综合考虑患者临床表现的紧迫性、伴发病和导致 CLI 的局部动脉解剖情况等。如肢体已经是终末期缺血或存在严重感染（如气性坏疽），此时紧急截肢是救命的唯一选择。CLI 患者合并严重的心肌缺血、心肌病、充血性心力衰竭、严重肺部疾病或肾功能衰竭时，手术治疗的风险增高，应尽可能首选腔内治疗。

1. CLI 的腔内治疗

CLI 治疗的最重要转变是从开放性旁路手术逐渐向创伤较小的腔内治疗的转变。在许多医疗中心，腔内治疗已经成为 CLI 血管重建的首选方案，而血管旁路术成了备选。腔内治疗的最大优势是创伤小、并发症发生率低以及近期疗效好，但远期通畅率较低仍是限制其应用的主要原因，因此更多地适用于亟需救肢、但手术风险较高或预期生存时间较短的患者。CLI 的腔内治疗应以重建至少 1 条直达足部的血管为手术目标，具体重建方法可参考"间歇性跛行的腔内治疗"。

2. CLI 的手术治疗

对于威胁肢体的严重缺血，如患者预期寿命>2 年，在自体静脉可用、全身情况允许的情况下，开放手术也可作为首选。对于流入道和流出道均有病变的 CLI 患者，应优先处理流入道病变；如流入道血管重建后，肢体缺血或溃疡仍无好转，应进一步处理流出道病变。如果患者情况允许，也可考虑同时处理流入道和流出道病变。对于肢体已严重坏死、顽固的缺血性静息痛、合并感染或败血症，并且因合并症导致预期生存时间较短的 CLI 患者，应考虑首选截肢。对于预期生存时间不足半年的患者，恰当的镇痛及其他支持性治疗或许是最好的治疗方式。

手术方式可通过解剖旁路或解剖外旁路来重建病变部位血供。如流入道血流通畅，且有足够的侧支血管供应远端的股浅动脉闭塞，也可选择行单纯股深动脉成形术。从远期通畅率角度考虑，自体血管是首选的移植材料，人工血管次之。尽量选择患侧大隐静脉，如同侧无可用大隐静脉，可选择对侧大隐静脉或小隐静脉及上肢静脉作为移植血管。如需行膝下股－腘动脉旁路可选择自体静脉加人工血管的复合旁路术。

（1）主－髂动脉闭塞性病变：对于临床症状和血流动力学改变明显的主动脉、双髂动脉病变，主－双股动脉旁路是最佳的选择，对于一般情况较差不适合行主－双股动脉旁路术的双髂动脉闭塞，可考虑腋－股－股动脉旁路术，但远期通畅率不如主－双股动脉旁路。对于单侧髂动脉闭塞，可以选择主－髂动脉或髂－股动脉旁路术。对于不能耐受上述手术的单侧髂动脉闭塞可采取股－股动脉转流术。

（2）腹股沟韧带以下动脉病变：导致 CLI 的腹股沟韧带以下股－腘动脉病变常常表现为多节段性狭窄或闭塞。移植血管的选择及远端吻合部位的选择是影响旁路手术效果的两个主要因素。如远端吻合口位于膝上，自体静脉与人工血管旁路的远期通畅率相当，均可选择使用；如远端吻合口位于膝下，应尽可能使用自体大隐静脉作为移植血管，以获得较好的远期通畅率。手术方式有两种：原位或倒置的自体大隐静脉旁路术。当静脉长度不够时，可采用复合序贯式旁路，即人工血管吻合到膝上腘动脉后，用自体静脉与更远处的动脉吻合，必要时还可以使用由人工血管与自体静脉组合而成的复合血管移植物。旁路术的远端吻合部位应选择吻合口以远血流通畅的动脉，并且狭窄程度不超过 20%，如胫后动脉、足背动脉有连续至足部的血流，也可作为旁路术的远端吻合部位。

3. 术后治疗和随访

在无禁忌的前提下，血管重建术后的 CLI 患者均应长期口服抗血小板药物。根据远端吻合口部位及流出道血管的条件及通畅情况应适当加用抗凝药。联合使用抗血小板及抗凝治疗的患者需特别关注有无出血风险。此外，对于动脉硬化危险因素的防治也不应中断。血管旁路术后应进行规律随访。随访的内容包括：缺血症状是否复发或加重，股动脉搏动情况，旁路血管近、远端和旁路血管搏动情况，测定双下肢 ABI 并与术前对比，多普勒超声检查旁路血管全程（尤其注意吻合口有无狭窄）。对于只解除流入道血管病变后，如随访中发现静息痛、缺血性溃疡或坏疽症状仍持续存在，而患者情况可以耐受手术，应通过旁路手术解决流出道血管闭塞。

（三）糖尿病足

1. 姑息性清创

在避免活动性出血和过度损失健康组织的前提下，可用组织剪去除明确坏死组织，以缩短自溶性清创时间，减少感染机会，改善深部组织引流，但必须注意保留间生态组织。创面换药可门诊进行，根据创面感染程度和渗出量决定换药频次。根据创面不同阶段选择创面用药：如创面以感染表现为主，可单独应用碘伏等消毒剂，加强换药频次；如创面坏死组织已溶脱，基底肉芽组织开始增生，可选择消毒杀菌类药物和促进生长类药物复合使用。优先选择具有杀菌、吸附渗液、保持创面适度湿性、防黏连等具有复合功能且高性价比的伤口敷料，也可根据创面情况选择多种单一功能敷料逐层覆盖使用。持续封闭式负压吸引可有效改善创面引流，加速坏死组织溶脱和肉芽组织增生，但需住院接受治疗。对糖尿病足创面应注意避免压力设置过高，避免因覆盖不当导致相邻足趾压迫缺血。在治疗和愈后预防复发过程中，应根据创面部位，适时选择减压鞋垫、糖尿病足鞋等专业支具，有助于避免创面加深和复发。理疗和创面高压氧治疗有助于改善创面的炎症和微循环状况，促进创面愈合。

2. 手术治疗

应根据创面情况、患者全身状况，适时进行清创术或植皮术等手术治疗，可有效去除坏死组织，尽早封闭创面，显著缩短疗程，避免因长期换药导致下肢废用性肌萎缩、骨质疏松、深静脉血栓及心肺功能下降等并发症。

（1）手术时机：在全身状况许可的前提下，应尽早进行清创术，去除创面坏死组织；在创面肉芽组织增生已覆盖骨骼肌、肌腱等深部组织，具备条件时应及时进行植皮术，以避免创面肉芽组织水肿老化、疗程过长等问题。

（2）创面清创手术的适应证：①已发生明确的足趾、足掌、肢体坏疽创面；②坏死性筋膜炎急性炎症期的创面；③形成足底筋膜、肌膜间隙脓肿的创面；④形成感染性窦道的创面；⑤肌腱、骨骼等深部组织外露失活，换药难以去除的创面；⑥残存大量坏死组织的创面；⑦创面基底肉芽组织增生，无深部组织外露，达到植皮条件而通过换药1个月内难以愈合的创面。

（3）手术方式的选择：尽可能优先选择简单、继发损伤小的手术方案，争取以简单方法解决复杂问题。①止血带：疑似血运障碍者，建议慎用止血带；②清创术：注意探查深层组织损伤情况，避免肌肉组织夹心样坏死和骨筋膜间室综合征，术后能够通畅引流；建议通过多次清创的手术方式，避免损伤过多健康组织，对无明确坏死表现的骨质应尽可能保全；③缝合术：不推荐清创后一期缝合；④植皮术：创面基底达到植皮条件，应尽早手术封闭创面。建议优先选择刃厚皮移植，能够选择游离皮片移植的不需要选择皮瓣移植；⑤皮瓣移植术：因糖尿病足患者多双下肢同步发生血管缺血性病变，故不推荐皮瓣转移移植手术，以避免出现皮瓣修复失败甚至供瓣区愈合不良。需在术前对术区血管详细检查评估的前提下，制定手术方案，选择皮瓣的优先顺序为邻区、远位、带蒂、游离；⑥截肢/截趾术：对坏死肢体感染危及生命、血供无法重建、创面难以愈合、因疼痛难以忍受、患者家庭经济状况难以坚持长期非手术治疗而强烈要求者，可进行截肢治疗。一般根据患者全身状况、局部供血和损伤情况决定截肢平面，争取达到残端一期愈合的情况下保留患肢功能。目前临床上应用得比较广泛的是经皮氧分压测定（也可结合血管影像学检查）。一般来讲，组织的经皮氧分压<20mmHg时，预示着截肢残端无法愈合；经皮氧分压>40mmHg时，预示着截肢残端可以愈合；介于二者之间有愈合的可能，可能需要采用增加血流的方法。然而无论如何，下肢动脉血流的重建在治疗糖尿病下肢缺血的方法中是最重要和关键的措施。重建的方法同CLI的治疗。

四、下肢动脉硬化闭塞症的治疗原则

1. 无症状下肢动脉硬化闭塞症患者的处理原则

无症状患者的治疗目标是：控制危险因素，密切追随观察，综合抗动脉硬化治疗。

对无症状下肢动脉硬化闭塞症患者依据现有相关指南予以治疗糖尿病、控制血压血脂。无症状下肢动脉硬化闭塞症患者有指征应用抗血小板及血管紧张素转换酶抑制剂治疗，降低发生心血管缺血事件的危险。

对于 PAD 的高危人群，建议追问下列病史：行走受限、间歇性跛行、静息缺血性疼痛和（或）伤口不愈合病史；建议进行体格检查和（或）测量 ABI 以识别无症状的下肢动脉硬化闭塞症患者，并积极给予综合干预以有效降低 MI、中风及死亡危险的发生。

2. 间歇性跛行患者的处理原则

间歇性跛行患者的治疗目标是缓解症状，提高运动能力。

所有间歇性跛行患者均应常规进行包括静息 ABI 或进一步检查运动后 ABI。对有明显的下肢功能受损而没有限制运动的其他疾病存在（如心绞痛、心力衰竭、慢性呼吸系统疾病，或外科手术后的活动受限）的患者建议进行血管重建术的评估。下述患者可以选择血管内治疗或外科手术治疗：①在医生指导下的肢体锻炼联合药物治疗效果不佳；②已经接受了充分的控制危险因素及抗血小板治疗；③存在明显的功能障碍，不能完成正常工作或其他对患者很重要的活动；③病变解剖适于血管重建，危险性低，即刻与长期的成功率高。

3. 严重肢体缺血（CLI）患者的处理原则

减轻缺血疼痛，治疗缺血性溃疡，保存肢体，提高生活质量，延长寿命。主要疗效指标是无截肢生存率。

4. 急性肢体缺血（ALI）患者的处理原则

急性肢体缺血（ALI）患者首要治疗目标是阻止血栓的蔓延和恶化性缺血。

第四节　辨证论治

糖尿病属中医"消渴"病范畴。中医认为消渴以阴虚为本，燥热为标。消渴日久，病久入络，扰及血气，初而虚，再而瘀，久化毒。"虚、瘀、毒"三者病机变化，造成脉道壅滞不通，日久发为"脱疽""脉痹"，即周围血管病变。

糖尿病大血管病变的实质是动脉粥样硬化。关于动脉硬化类似症候的描述，可以从《黄帝内经》中找到一些重要内容。如在脉诊中"弦脉"表现类似动脉硬化的脉象表现。《医源·切脉源流论》："弦多胃少者滑硬弹指，如循长竿者然……但弦无胃者中外急劲，如按弓弦，如循刀刃。"形象地描述了弦脉的特征是滑、硬且弹指，"弹指"指动脉硬化的早期阶段。《景岳全书·脉神章》："凡脉见弦急者，此为土败木贼，大非佳兆。若弦急之微者尚可救疗，弦急之甚者胃气其穷矣。"对脉象的危重表现进行了描述。在《素问·脉要精微论》中详细论述了"五脏搏坚脉"的证候特征，所谓"搏坚"中的"搏"，意即"搏击"或"搏动"，"坚"即"坚硬""挺直"之意，与上述弦脉很相似。现主张可以将动脉粥样硬化与"脉搏坚"相联系，将二者内涵视为等同，即动脉粥样硬化病类似于中医"脉搏坚"病。

中医学认为，消渴的发生是多因素内外相互作用的结果，其基本病机特点是阴津亏损，燥热内盛，以阴虚为本、燥热为标，兼夹痰浊瘀血之毒。消渴日久，一则久病耗气伤阴，气阴两亏，津亏血少，气血不达四末，筋脉失濡；二则阴虚日久，病久及阳，阳气不旺，筋脉失煦；三则久病耗气，气虚血行无力致瘀，瘀而不通则痛；四则阴虚燥热内盛，炼液成痰，痰瘀互阻，脉络不通。以上四方面可归为"不

荣"与"不通"。病久则虚，脉络失养，久病入络，扰及血气亦见瘀，故虚多伴瘀。故其治疗应"血实宜决之"（《素问·阴阳应象大论》），此对瘀而言；又因"凡人之气血犹源泉也，盛者流畅，少者壅滞。故气血不虚不滞，虚者无有不滞者"，此言虚而致瘀之理，当益气、活血、行瘀；又兼燥热偏盛，当滋阴凉血活血；兼夹痰瘀，当祛痰活血通络；兼阳虚失煦，当温通阳气，行气活血。总以益气养阴以治其本，"通"法以兼之。

消渴日久，久病气血不活，气滞津亏而血瘀，脉络瘀阻，瘀久化热，热毒内蕴，气血不通，肌肉筋骨失养，瘀血化热生"毒"而伤血络筋脉，热毒内灼而腐肉蚀骨，致使发生"坏疽、疮疡、痈疽"。"毒"是糖尿病周围血管病之重症所见，多见于糖尿病足，此类患者多嗜食肥甘厚味，或长期吸烟，由痰湿热毒之邪致病，邪积为毒，毒滞脉络，辨证多为湿热瘀毒，以毒盛为主，治疗以清热化湿、祛瘀解毒为法。虚、瘀、毒遵循病机变化，三者也多兼见，虚多夹瘀，而日久病重气血不活则易生毒。辨此三者关系，以供临证运用。

中医药治疗糖尿病周围血管病以滋养气阴、理气养血以治本，活血化瘀、清热解毒以治标，使气血调和，经脉通畅，肢体得养。出现麻多为气虚，木则多见瘀血或兼痰浊，凉为阳虚兼寒，痛是瘀血寒凝，肿是瘀血阳虚或热毒内灼，故应当正确辨其虚、瘀、毒病机变化。因此，本病在治疗时应遵循急则治标、缓则治本的原则。

一、急性期

糖尿病周围血管病变急性加重时，疼痛、肢冷、麻木等症状进行性加剧，坏疽或溃疡扩展，分泌物多，疮周红肿或湿烂等。本期痰瘀久郁化热，可兼夹湿热、湿毒或热毒为患，为邪盛新瘀发生阶段，治疗以祛邪为先，清通为主，清解湿毒，软坚化痰，药物主选垂盆草、茵陈蒿、海藻、牡蛎、豨莶草等。湿毒重者，先予茵陈蒿、栀子、泽兰、黄芩、胡黄连等；大便不通者，加用大黄、玄明粉。清可泻火、除积滞，通可下行、破癥瘕。值得注意的是此期患者虽实证明显，但肢体寒冷、疼痛等症状的根本原因是脉络不通、阳气不达，非外寒入络之实寒象，或其局部燥热瘙痒亦非外来实邪热毒，故此内邪必缓消之，忌用苦寒或温燥药物，待血脉稍通，则肢体自暖。

1. 辨证中药内服

（1）瘀血阻络证

证见下肢麻木冷痛，疼痛位置多固定，夜晚加重，或下肢有蚁行感，局部肌肤甲错，或糖尿病足疼痛状如针刺，夜间尤甚，痛有定处，足部皮肤感觉迟钝或消失，皮色暗红或见紫斑，症状快速加剧。舌质淡红或紫暗或有瘀斑，苔薄白，脉细涩，趺阳脉弱或消失。

治法：活血祛瘀通络。

处方：血府逐瘀汤加减。

用药：党参、麦冬、当归、川牛膝、桃仁、红花、川芎、赤芍、枳壳、地龙、熟地黄等。足部皮肤暗红、发凉，加制附片、川断（桂枝、细辛、延胡索）；疼痛剧烈，加乳香、没药；瘀重加全蝎、水蛭。

（2）湿毒阻络证

证见下肢麻木、疼痛，局部皮肤颜色晦暗，或糖尿病足患足局部漫肿、灼热，皮色潮红或紫红，触之患足皮温高或有皮下积液、有波动感，切开可溢出大量污秽臭味脓液，周边呈实性漫肿，病变迅速，严重时可累及全足，甚至小腿。舌质红绛，苔黄腻，脉滑数，趺阳脉可触及或减弱，局部皮温偏高。

治法：清热利湿，消肿解毒。

方剂：四妙勇安汤加减。

用药：常用黄柏、萆薢、苍术、赤芍、牡丹皮、金银花、蒲公英等。湿毒瘀滞治以祛瘀托毒、行气消滞，方用生黄芪、太子参、丹参、白花蛇舌草、鹿衔草、丝瓜络、忍冬藤等。

2. 中药外敷

（1）六神丸，用于糖尿病足最早期。外敷，用冷开水或米醋少许化散，敷搽四周，每日数次常保湿润，直至肿退为止。适用于创面未破溃时，若创面破溃不可用。

（2）九一散，用于糖尿病足早期。外用，每日换药 1 次。

（3）银黄洗剂（黄芩、黄连、黄柏、栀子、白鲜皮、紫花地丁、马齿苋等），用于糖尿病足早期湿热毒蕴证。外用浸渍法，每日换 1 次药。

（4）五妙水仙膏（黄柏、紫草、五倍子），用于糖尿病足早期湿热毒蕴证。外敷，每日换药 1 次。

（5）美宝湿润烧伤膏，用于糖尿病足早期湿热毒蕴证。常规消毒清除坏死组织后外敷，每天 2 次。

（6）紫金膏（当归、黄芪、金银花、土茯苓、皂角刺、生地、紫草、生甘草、甘石、麝香，药物打粉后按 1∶1 比例与凡士林混合后，用 0.1cm～0.2cm 的厚度涂于纱布上），用于糖尿病足热盛毒蕴、血脉瘀阻证。对创面消毒后外敷溃疡面，每日换 1 次药，15d 一个疗程。同时配以外洗方（海桐皮、威灵仙、苦参）能有效地减轻肿胀，缓解疼痛，促进侧支循环建立，改善微循环并控制炎变，促其分界，如足趾间有白糜可选抗真菌药膏等制剂以消灭易感因素。

二、慢性稳定期

此期疮面溃疡尚未愈合，坏疽已停止发展，渐趋分界。肢体缺血综合征趋向好转缓解，静息痛缓解，皮温稍复，为邪退生新正虚瘀留阶段。本期的主要病机为正虚邪留。因消渴病的主要病机为阴虚内热，因此在此阶段依然有阴虚的病机存在，血管病变早期阴液不足，痰湿积聚，影响血运，继而形成血瘀，或痰湿日久化热成毒或裹挟外邪成毒，急性期以活血通络祛瘀或排浊祛毒后，在利用活血、祛风、燥湿、清热或温通的一类药物的同时，或可进一步加重阴虚病机。因此在急性期病情缓解逐渐转入慢性期后，应用滋阴药物以濡润脉道，防止残存邪毒对脉道的进一步损伤，同时可使邪毒从脉道的排出更加顺畅。在此过程中，阳气的消耗和匮乏也是另一个重要病机。气行则血行，血液的运行不畅除与血中津液含量充足与否有关外，还与推动血运的阳气密切相关。因此在周围血管病变早期已存在正气匮乏、阳气不足的病机。在急性期用药应避免大剂量攻伐伤正之品，宜合用扶助正气的药品；在慢性稳定期后，宜温扶正气，缓图祛邪，采用扶正补虚为主，清通为辅，药选黄芪、党参、白术、制首乌、石斛、海藻、牡蛎、山楂、泽泻、豨莶草、桃仁、酒大黄、土鳖虫、当归、生地黄、补骨脂、附子、肉桂等。祛邪药应中病即减，不可长期大量使用，若清下太过，活血太甚，都易动血伤正。外治重在养血活血，以缓解局部血管痉挛，改善肢体血液循环，促进坏死部位早日脱落，溃疡愈合，以细辛、肉桂、五加皮、威灵仙等煎汤温洗患肢；如仍存肢端紫绀发凉麻痛，可加川乌、草乌。若病情平稳，血运改善，溃疡愈合，坏疽完全分界即为手术的有利时机，术式可据情况选用坏死组织清除术或坏死组织切除缝合术。彻底消除足癣，防寒保暖，调理饮食，积极锻炼以增强体质，巩固疗效，防止复发。

1. 气血两虚，瘀阻脉络证

证见下肢疼痛绵绵，经久不愈，体力差，不能久行，行走一小段即疼痛，局部皮肤干痒，或已发展至糖尿病足，足创面腐肉已清，肉芽生长缓慢，久不收口，周围组织红肿已消或见疮口脓汁清稀较多，经久不愈，下肢麻木、疼痛，状如针刺，夜间尤甚，痛有定处，足部皮肤感觉迟钝或消失，皮色暗红或见紫斑，舌质淡红或紫暗或有瘀斑，苔薄白，脉细涩，趺阳脉弱或消失。

治法：补气养血，化瘀通络。

处方：生脉散合血府逐瘀汤加减。药用党参、麦冬、当归、川牛膝、桃仁、红花、川芎、赤芍、枳壳、地龙、熟地黄等。

加减：足部皮肤暗红、发凉，加制附片、川断（桂枝、细辛、延胡索）；疼痛剧烈，加乳香、没药；瘀重加全蝎、水蛭。

2. 肝肾阴虚，瘀阻脉络证

证见下肢疼痛绵绵，偶有皮肤灼热感觉，下肢皮肤干裂，目涩，腰酸腿软，或发展至糖尿病足，见足局部病变伤及骨和筋脉，溃口色暗，肉色暗红，久不收口，腰膝酸软，双目干涩，耳鸣耳聋，手足心热或五心烦热，肌肤甲错，口唇舌暗，或紫暗有瘀斑，舌瘦苔腻，脉沉弦。

治法：滋养肝肾，活血通络。

处方：六味地黄丸加减。药用熟地黄、山茱萸、山药、丹皮、茯苓、三七、鹿角霜、地龙、穿山甲、枳壳等。

加减：口干、胁肋隐痛不适，加白芍、沙参；腰膝酸软、舌红少苔者加女贞子、旱莲草。

3. 脾肾阳虚，痰瘀阻络证

证见下肢冷痛绵绵，皮肤苍白，不能久行或久立。或已发展成糖尿病足，足发凉，皮温低，皮肤苍白或紫暗，冷痛，间歇性跛行或剧痛，夜间更甚，严重者趾端干黑，逐渐扩大，腰酸，畏寒肢凉，肌瘦乏力，舌淡，苔白腻，脉沉迟无力或细涩，趺阳脉弱或消失。

治法：温补脾肾，化痰通脉。

处方：《金匮要略》肾气丸加减。药用制附子、桂枝、地黄、山茱萸、山药、黄精、枸杞子、三七粉（冲）、水蛭粉（冲）、海藻。

加减：肢端不温，冷痛明显，重用制附子、制川乌、制草乌，加干姜、木瓜；乏力明显，加用黄芪。大便干结不通，加肉苁蓉、火麻仁。

第五节　食疗与保养

一、糖尿病合并下肢动脉硬化的患者在日常饮食中要遵循的原则

1. 控制能量

摄入的能量必须与消耗的能量相平衡，最好把这种平衡保持在标准体质量范围内。若超重或肥胖，不但要"管住嘴"，而且还要加强体育活动，增加能量消耗。此外，戒烟和限量饮酒也很重要。

2. 低脂饮食

重点减少食物中动物脂肪的供给，每次进餐都要严格控制肉类食物。因为即使是最瘦的肉也含10%～20%的动物脂肪，应该从食用肉中减少多余的脂肪，把脂肪摄入量减少到最低限度。不要吃鸡皮，因为鸡皮所含脂肪比例高。一星期内吃猪、牛肉不超过3次，其他时间最好是鸡或鱼（不包括水生贝壳类），因为鸡或鱼所含的饱和脂肪酸少于猪、牛等肉类。少食动物油，少用或不用蛋黄酱拌色拉。最好用醋或酱油等，多用植物油烹饪，例如豆油、花生油、玉米油等植物油炒菜，成年人每人每天摄入脂肪所产生的热能，应占全天总热能来源的20%～30%，每人每天食油量只要达到25g即可满足人体需求。少吃蛋黄及肝、肾等动物内脏。对肉或鱼最好烧、烤或烘，不要用油煎或炸。因为烧、烤、烘能从肉中清除掉相当数量的人体不需要的脂肪。橄榄油中的单不饱和脂肪酸有预防动脉粥样硬化的作用，因此，提倡在食油中加入一部分橄榄油、红花油等含单不饱和脂肪酸多的食油。降低胆固醇的摄入量，每日不超过三个蛋黄（包括其他食物）。水生贝壳类（如龙虾、小虾、牡蛎）每月最好仅吃2～3次，少吃肝、肾和其他内脏，因为内脏中含有大量的胆固醇和脂肪。经常喝茶可以预防血管硬化，因为茶叶中含有的儿茶酚能减轻血清胆固醇浓度和胆固醇与磷脂的比值，有增加血管柔韧性、弹性和渗透性，预防血管硬化的作用。

3. 低糖饮食

少吃精制糖、含糖甜食和饮料。糖可在人体内转化成脂肪积蓄，既能增加体质量，又会增加血糖、血脂及血黏度，对动脉硬化的恢复极为不利。

4. 低盐饮食

动脉硬化病人通常合并高血压，正常的成年人每人每天食盐总量最好在6g左右，动脉硬化和高血压患者应更低些。为避免盐放少了而影响食欲，可在炒菜时加一些食醋、番茄酱或芝麻酱。食醋除可以调

味外，还能促进消化和吸收，芝麻酱含钙量高，经常食用可补钙，钙离子能增加血管内皮的致密性，对预防脑出血有一定好处。

5. 补充蛋白质和膳食纤维

在膳食中降低脂肪含量的同时，可适当增加蛋白质供给，如适量食用蛤蜊等小海鲜、瘦肉、去皮禽类和富含植物蛋白的豆腐、豆干等。多吃绿叶蔬菜、新鲜水果和粗粮，增加纤维的摄入量，减少肠道吸收脂肪和胆固醇量。宜食用复合碳水化合物（如淀粉等），少吃单纯碳水化合物（如果糖、蔗糖、蜜糖及乳糖等）。膳食中应有适量动物蛋白质（如蛋清、瘦肉、鱼、鸡肉、去脂牛奶）和豆类蛋白质（如黄豆、黑豆、赤豆、豆芽、绿豆等）及各类豆制品。蛋白质总量应达到中国营养学会推荐的供给量标准，即蛋白质提供的能量应占食物总能量的15%～20%。

6. 注意饮水

动脉硬化的病人要少喝含糖饮料，多喝白开水，以便稀释血液。

7. 烹调方法

宜用蒸、煮、炖、熬、清炒、熘、温拌等方法，不宜用煎、炸、爆炒、油淋、烤等方法。

8. 蔬菜和水果

蔬菜中首选各类绿叶菜，如油菜、小白菜、油麦菜、菠菜及萝卜、芹菜、韭菜等含纤维素多的品种，特别是富含维生素C的水果，如山楂、猕猴桃、柑橘、柠檬、菠萝等，都有助于降低胆固醇，因维生素C可促使胆固醇羟基化，从而减少胆固醇在血液和组织中的蓄积。

宜多吃高纤维素的食物，因食物纤维不易被人体胃肠道所消化，摄入高纤维食物后可改善大便习惯，增加排便量，使粪便中胆固醇及时排出，从而起到降低血清胆固醇含量的作用。

宜多吃水产海味食物，如海带、海蜇、淡菜、紫菜、羊栖菜、海藻之类。多吃含碘的食物（如海带、紫菜、蘑菇、虾米等），有利于降血脂。

下肢动脉硬化闭塞症患者，忌吃下列食物。

羊髓：由于羊的脑髓中胆固醇的含量颇高，身体强壮的冠心病和动脉硬化者，不宜多吃常吃，以免加重病情。

肥肉：由于猪肥肉中脂肪含量高达90.8%，比猪油还多，如多吃常吃肥肉，容易使人体脂肪过剩蓄积，血脂升高，导致动脉硬化。故凡冠心病和动脉硬化者，不宜多吃猪肥肉。

猪肝：据分析，每100g猪肝中含有胆固醇368mg，是猪肥肉的3倍多，常吃多吃猪肝，不利于冠心病和动脉硬化症的改善。所以，适当忌食。

猪肾：又称猪腰子。据分析，其胆固醇的含量颇高，每100g猪腰子中含405mg的胆固醇。所以，凡患有心脑血管疾病之人，忌吃猪肾，以免增加血中胆固醇量。

鸭蛋：凡动物之禽蛋，都含有大量的胆固醇，鸭蛋（尤其是蛋黄）也不例外，故动脉硬化之人应忌食之。常食多食，对病情极为不利，会加重冠心病及动脉粥样硬化症。

鹅肉：一方面，鹅肉、鹅蛋均为大发食物，如《本草纲目》中说："鹅，气味俱厚，发风发疮，莫此为甚。"《饮食须知》又说："鹅卵性温，多食鹅卵发痼疾。"另一方面，鹅肉、鹅蛋均属高脂肪高胆固醇食品，所以，凡动脉粥样硬化者应忌食之。

醍醐：从酥酪中提制出的油，是一种高脂性食物。据分析，每100g醍醐中，含动物性脂肪高达20g，其中含饱和脂肪酸及不饱和脂肪酸，这对动脉粥样硬化之人有弊无利，应忌食之。

白酒：属于高浓度的烈酒，俗称烧酒。《本草纲目》记载："烧酒，纯阳毒物，与火同性。"可见其火热之性，独冠群物。现代有学者研究指出：白酒可使心率增快，长期饮酒由于心脏的休息时间少，会使心脏扩大，导致心肌收缩功能日渐减退。同时，白酒能使β脂蛋白的产生增加，使胆固醇和甘油三酯的浓度升高，最终沉积在冠状动脉的内膜壁上，形成动脉粥样硬化，心肌的损害程度更为严重。所以，有冠心病及动脉硬化之人，忌饮白酒。

二、部分具有抗动脉粥样硬化作用的食疗方

需要注意的是粥类易在短时间内引起血糖明显升高，因此粥类的食疗方一次不宜多食。

1. 大蒜粥

粳米 100g，紫皮大蒜 30g。蒜去皮后，置沸水中煮 1min 后捞出，将粳米入蒜水中煮成稀粥，再入蒜，同煮为粥。每日晚间食用。本方具有温阳活血化瘀之效，用于阳虚寒凝、瘀血阻络者。瘀热阻滞者慎用。

2. 萝卜粥

新鲜萝卜 250g，粳米 100g。将萝卜切碎，同粳米同煮成粥。每日 1 次。

3. 赤小豆粥

赤小豆适量，浸泡半日后，同粳米 100g 煮粥。每日 1 次。

4. 桃仁粥

桃仁 10g，粳米 50~100g。桃仁煮熟去皮尖，取汁和粳米同煮粥食。每日服 1 次。本方具有活血化瘀之效，用于瘀血阻络者。

5. 拔粥

薤白 10~15g，葱白 2 茎，白面粉 100~150g。混匀后调入沸水中煮沸即成。分两次服。本方具有温补肾阳之效，用于肾阳不足者。瘀热阻滞者慎用。

6. 玉米木耳粥

玉米 150g，黑木耳 10g。将木耳用冷水浸泡，待泡软后将其撕碎，将玉米煮熟，然后加入木耳一起煮成稀粥即可食用。玉米油中含有不饱和脂肪酸，能抑制胆固醇的吸收，有利于脂类的正常代谢，木耳能防止胆固醇沉积，有抗血小板凝聚作用。此粥可经常食用。

7. 红薯芝麻粥

红薯 1000g，大米、芝麻各适量。将红薯洗净后切成片，与洗净后的大米一起煮成稀粥，将芝麻加适量的食盐炒熟后碾碎，装入瓶内备用。每次取一汤勺芝麻粉放入红薯粥中拌匀后即可食用。芝麻含有较多的亚油酸及四烯酸，有良好的降胆固醇作用，红薯含有人体所必需的 8 种氨基酸，还能供给人体大量的黏液蛋白，是预防动脉硬化的佳品。此粥可经常食用。

8. 乌杞汤

首乌、枸杞、泽漆各 30g。加水煎至 300ml，每日 1 剂，分 2 次服。本方具有滋阴补肾之效，用于肾阴阳俱虚或肾阴不足者。

9. 人参银耳汤

人参 5g，银耳 10~15g。先将银耳用温水浸泡 12h，洗净。人参切成小片，用文火煮熬 2h，再入银耳煮熬 1h。分早晚两次服。本方具有益气补血之效，用于气血两虚者。

10. 双耳汤

黑木耳、白木耳各 10g，红枣 15 枚。用温水泡发洗净后放入碗中，加水少量，隔水蒸 1h，连汤服食，日两次。本方具有凉血活血之功，用于瘀血阻络、瘀热阻滞者。

11. 乌龙槐角首乌汤

乌龙茶 3g，槐角 18g，何首乌 30g，冬瓜皮 18g，山楂肉 15g。将上料除乌龙茶以外加水煎煮后滤取煎液，用此药液冲乌龙茶即可饮用，可每日多次饮用。槐角含有多种维生素、蛋白质及还原糖等，具有凉血、软化血管的功效，何首乌有补肝肾、乌须发的作用，冬瓜皮有降脂减肥的作用，山楂有强心降压之功，乌龙茶含有儿茶酚、维生素 C 和维生素 E 等成分，有增强血管弹性、降低血中胆固醇、防止动脉硬化的作用。

12. 香菇冬瓜汤

香菇 15g，冬瓜 500g，食盐、葱白各适量。将冬瓜切成小片与香菇一起放入锅内煮汤，再加入食盐、

葱白即可食用，香菇中有一种核酸类物质，该物质可以抑制胆固醇上升，具有防治动脉硬化的作用。

13. 参菊肉片

新鲜菊花瓣 50g，瘦猪肉 300g，丹参 10g，鸡汤（去油）200g，鸡蛋 3 只。将瘦猪肉去筋膜后切成薄片，菊花瓣用水洗净，用凉水漂上，鸡蛋去黄留清，将肉片用蛋清、食盐、绍酒、味精、胡椒粉、淀粉均匀浆好待用，丹参洗净后放入纱布袋扎口后，和鸡汤一起放于锅中煮沸，再用文火煮 10min，然后将药袋捞出，在汤中放盐、胡椒粉、湿淀粉、酥油、兑成浓汁待用。取炒锅置于武火上烧热，放豆油少许，熬至五成熟时，放入肉片、姜、葱煸炒，倒入鸡汁，翻炒几下，接着将菊花瓣放入锅和匀便能起锅装盘。

14. 米醋萝卜菜

生白萝卜 250g，米醋适量。将白萝卜洗净切成小的薄片，放入花椒、食盐少许加米醋浸 4h 即可。食用时淋香油，佐餐食用，每日两次。辛凉解表，消食解毒。用于治疗便秘、高脂血症、脂肪肝、冠心病、动脉硬化等，也用于预防流行性感冒。对于脾虚便溏、大便不成形、胃肠蠕动亢进的病人应该慎用，或加入少量生姜之后食用。

15. 木耳烧豆腐

黑木耳、豆腐适量，炒菜食用，每日 1~2 次，适用于动脉硬化、冠心病等患者。

16. 猪肉炒洋葱

洋葱 150g，瘦猪肉 50g。洋葱、猪肉均切丝。起油锅烧至八成热，放入猪肉丝翻炒，再入洋葱同炒片刻，调味稍炒即成。有益气降脂的功效。佐餐食用。

17. 红薯羹

红薯 500g，蜂蜜 1 匙，糖腌桂花微量。红薯去皮，切成小厚片放入小锅内，加冷水适量，小火约煮半小时，由于红薯含有黏液蛋白和大量淀粉，煮后会自然成羹。再加蜂蜜 1 匙、糖桂花少许调味即成。有补中活血、通便宽肠的功效。每日两次。

18. 银耳山楂羹

白木耳 20g，山楂糕或山楂片 40g，白糖 1 匙。白木耳浸泡发透洗净，山楂糕切成小方块。将白木耳倒入小砂锅内，用小火慢炖 1h，再加山楂糕和白糖，炖半小时，至木耳炖烂，汁糊成羹时离火。如白木耳未炖烂可延长时间。有益气养肺、活血通脉的功效。每日 1~2 次，每次 1 小碗，当点心吃。或临睡前吃，2 日吃完。

19. 橘皮醋煮花生

连壳花生 1000g，橘皮 50g，米醋 150g。将洗净的橘皮、花生放入大砂锅内，加水适量，用中火烧沸 15min 后，加米醋、细盐 1 匙，茴香 4 个，再改用小火慢煮约 1h，至水快烧干，捞出花生即可食用。具有补血养胃、化湿去浊的功效。

20. 海带排骨汤

海带 200g，猪排骨 1000g。将海带浸泡洗净，切成粗丝。排骨切块。起油锅，放植物油 2 匙，用中火烧热油，倒入排骨，翻炒断生，后加黄酒 3 匙，水少许，焖烧 5min。有香味时，盛入大砂锅内。再放入海带，加冷水，浸没为度。先用旺火烧沸，加黄酒 1 匙，后改用小火慢炖 2h，加细盐调味，再煨半小时，至排骨、海带均已酥烂，离火。具有消痰散结、软坚通脉、益气养血的功效。佐餐食用。

21. 丹参黄豆汁

丹参 500g，黄豆 1000g，蜂蜜 250g，冰糖 30g。黄豆用冷水浸泡 1h 后捞出，倒入大锅内，加水适量。先用旺火烧开，加黄酒 1 匙，再改用小火煮，至黄豆烂熟，汁浓时离火，将豆汁滤出。丹参倒入大瓦罐中，用冷水浸泡 1h，浸没为度，用中火烧沸后，改用小火煎 0.5h 许，滤出头汁，再加水适量煎半小时许，约剩下半大碗药液时，滤出二汁，弃渣。将黄豆汁、丹参汁一起倒入瓷盆内，加蜂蜜、冰糖，瓷盆加盖，隔水蒸 2h，离火，冷却，装瓶，盖紧。余下的熟黄豆可再做成菜。有通血脉、破瘀血、健脾胃、补心血的功效。每日 2 次，每次 1 匙。饭后 1h 开水冲服或米汤送下。

22. 茼蒿鸡子白汤

鲜茼蒿菜 250g，鸡蛋 3 个。茼蒿洗净切细后放入锅内，加水 500ml 煨汤，汤将沸时，将鸡子白倒入调匀，煮滚后，加油、盐调味，即可饮服。具有清热化痰的功效。佐餐食用，可常食。

23. 绿豆萝卜灌大藕

大藕 4 节，绿豆 200g，胡萝卜 125g。将绿豆泡胀为度，滤干，胡萝卜切碎，与绿豆一起捣泥，加适量白糖调匀，待用。藕洗净后，以刀切开靠近藕节的一端，切下部分留作盖，将绿豆萝卜泥塞入藕洞内，塞满为止。再将切下的部分盖在原处，再用竹签插牢，上锅隔水蒸熟。具有清热养阴降脂作用。当点心服食。

24. 葛根五味芝麻露

葛根鲜品 1 000g 或干品 500g，五味子 250g，黑芝麻 500g，蜂蜜 500g。葛根、五味子冷水浸泡 1~2h，浸没为度。黑芝麻洗净，滤干，用小火炒芝麻，至水气散尽，芝麻发出响声时（不要炒焦），盛起，研碎备用。将葛根、五味子连同浸液倒入砂锅或大瓦罐内，用中火烧开后，改用小火慢煮 1h，煎至约剩下浓液一碗半时，滤出头汁，再加水 3 碗，约煎 1h 至药液剩下 1 碗时，滤出药汁，将头汁、二汁倒入瓷盆内，加入芝麻、蜂蜜拌匀，瓷盆加盖，隔水蒸 2h，离火，冷却，装瓶盖紧。具有养阴清火、凉血止血的功效。每日 3 次，每次 1 匙。饭后 1h 服。食时，芝麻细嚼，再饮少量开水。

25. 胡桃芝麻桑叶丸

胡桃仁 60g，芝麻 60g，桑叶 60g。将以上三味共捣如泥作成丸，每丸重 5g。具有补益肝肾的作用。每日 2 次，每次 1 丸，连服 5 日。

26. 素炒黄豆芽

黄豆芽 300g，植物油、盐、花椒及味精各少许。将植物油放入炒锅中烧热后加入花椒，待散发出花椒的香味后，将花椒去除，放入洗净后的黄豆芽并翻炒至熟，最后加入盐及味精即可食用。黄豆芽中含有的维生素远远高于黄豆，经常食用黄豆芽可预防动脉硬化。

27. 素炒洋葱头

洋葱头 200g，植物油、酱油、食盐各适量。将洋葱头洗净后切成细丝，将锅内放入植物油并烧热，然后放入洋葱丝一边炒一边加入酱油及食盐，待洋葱炒熟后即可食用。洋葱含有钙、磷、铁、胡萝卜素、核黄素、尼克酸等多种营养成分，具有降压降脂和预防血栓的功能。常食洋葱对预防和治疗高血压、动脉硬化颇有益处。

28. 楂梨膏

肥山楂、甜梨各 10kg。均去核，共捣取汁，入锅煎熬，加炼蜜 120g 收膏。任意服之。本方用于各证型闭塞性动脉硬化。

29. 菊花茶

所有的菊花应为甘菊，其味不苦，尤以苏杭一带所生的大白菊或小白菊最佳，每次用 3g 左右泡茶饮用，每日 3 次；也可用菊花加金银花、甘草同煎代茶饮用，其有平肝明目、清热解毒之效，对高血压、动脉硬化患者有显著疗效。

30. 山楂茶

山楂所含的成分可以助消化、扩张血管、降低血糖、降低血压。经常饮用山楂茶，对于治疗高血压具有明显的辅助疗效。其饮用方法为，每天数次用鲜嫩山楂果 1~2 枚泡茶饮用。

31. 荷叶茶

中医实践表明，荷叶的浸剂和煎剂具有扩张血管、清热解暑及降血压之效。同时，荷叶还是减脂减肥之良药。治疗高血压的饮用方法是：用鲜荷叶半张洗净切碎，加适量的水，煮沸放凉后代茶饮用。

32. 槐花茶

将槐树生长的花蕾摘下晾干后，用开水浸泡后当茶饮用，每天饮用数次，对高血压患者具有独特的治疗效果。同时，槐花还有收缩血管、止血等功效。

33. 首乌茶

首乌具有降血脂、减少血栓形成之功效。血脂增高者，常饮首乌茶疗效十分明显。其制作方法为取制首乌 20~30g，加水煎煮 30min 后，待凉后当茶饮用，每天一剂。

34. 葛根茶

葛根具有改善脑部血液循环之效，对因高血压引起的头痛、眩晕、耳鸣及腰酸腿痛等症状有较好的缓解功效。经常饮用葛根茶对治疗高血压具有明显的疗效，其制作方法为将葛根洗净切成薄片，每天 30g，加水煮沸后当茶饮用。

35. 莲子心茶

所谓莲子心是指莲子中间青绿色的胚芽，其味极苦，但却具有极好的降压去脂之效。用莲心 12g，开水冲泡后代茶饮用，每天早晚各饮一次，除了能降低血压外，还有清热、安神、强心之特效。

36. 决明子茶

中药决明子具有降血压、降血脂、清肝明目等功效。经常饮用决明子茶有治疗高血压之特效。每天数次用 15~20g 决明子泡水代茶饮用，不啻为治疗高血压、头晕目眩、视物不清之妙品。

37. 桑寄生茶

中药桑寄生为补肾补血要剂。中医临床表明，用桑寄生煎汤代茶，对治疗高血压具有明显的辅助疗效。桑寄生茶的制作方法是取桑寄生干品 15g，煎煮 15min 后饮用，每天早晚各一次。

38. 玉米须茶

玉米须不仅具有很好的降血压之功效，而且也具有止泻、止血、利尿和养胃之疗效。泡茶饮用每天数次，每次 25~30g。在临床上应用玉米须治疗因肾炎引起的浮肿和高血压的疗效尤为明显。

39. 天麻茶

天麻具有延缓血管硬化作用，它能改善心脑血管功能，由于含有多糖体，它能提高免疫能力，抵抗有害药物、有毒化学品和放射性线对身体的损害，还有抑制肿瘤、抗癌作用。有抗氧化作用，而氧化是人类衰老的重要原因之一，因此天麻还有抗衰老的作用。

40. 芹菜粥

芹菜 15g，木耳 3g，洗净，切碎，粳米 30g，煮粥，每日两次服食。

41. 荷叶粥

荷叶一张切碎，煎汤，取出荷叶，加入粳米 50g 煮粥。早晚两次服食。

42. 水晶山楂

山楂 15 枚去核，冰糖适量，煮熟后加山药粉 15g，再煮片刻，每日两次。具有开胃降脂的功效。

（韩煦　陆灏）

第四十一章

糖尿病患者动脉支架置入术后的治疗

　　糖尿病是严重危害人类生命健康的慢性代谢性疾病，其患病率呈现逐年增长的趋势。国际糖尿病联盟官网数据显示，2011 年全世界糖尿病患者有 3.6 亿，2 030 年将达到 5.52 亿，其中 95％是 2 型糖尿病患者。而心血管疾病并发症是糖尿病患者致死的首要原因，约 60％的糖尿病患者死于心血管并发症，而冠脉支架植入术（PCI）作为心血管疾病的治疗方式之一，在糖尿病合并心血管疾病的治疗中具有十分重要的作用。目前尚没有关于糖尿病合并 PCI 术后的治疗与管理的指南与规范，而本章将现有的临床证据与相关指南进行总结，有助于指导这一临床决策过程。

　　本章参考 2014 年 ESC/EACTS 心肌血运重建治疗指南、中国经皮冠状动脉介入治疗指南、糖代谢异常与动脉粥样硬化性心血管疾病临床诊断和治疗指南、2 型糖尿病合并动脉粥样硬化性心血管疾病患者降糖药物应用专家共识，结合多学科专家意见编写，旨在为糖尿病合并 PCI 术后病人的管理与治疗提供更为规范的临床治疗方案。

第一节　治疗原则与目的

　　T2DM 合并 PCI 术后患者往往合并有高血压、糖脂代谢异常、肥胖等多重心血管危险因素。因此，对于这类患者应采取综合管理策略，全面管理好各种危险因素，具体措施包括生活方式干预、降压、调脂、抗血小板治疗、减重、血糖控制等，以期最大限度降低心血管事件和死亡风险。

一、生活方式干预

　　对于所有 T2DM 合并动脉粥样硬化性心血管疾病（ASCVD）患者，生活方式干预应作为综合管理策略的基础性措施，并贯穿于综合治疗的全过程。生活方式干预包括健康教育、戒烟限酒、限盐（<6g/d）、合理饮食、规律运动、注意保持心理平衡等。

二、降压治疗

　　高血压与高血糖并存可使 ASCVD 发生和发展风险显著增加，从而增加 T2DM 患者的病死率。研究显示，控制高血压可显著降低 ASCVD 发生和发展的风险，降压治疗的心血管获益主要源自血压控制本身。因此，对于大多数 T2DM 合并高血压患者，血压控制目标为<140/80mmHg；对于年轻、没有并发症、合并白蛋白尿或糖尿病慢性肾脏病（CKD）患者，可将收缩压控制在<130mmHg。选择降压药物时，应综合考虑疗效、心肾保护作用、安全性、依从性、对代谢的影响等因素。大多数患者需要至少两种不同作用机制的降压药物的联合治疗。

三、调脂治疗

　　T2DM 患者通常合并多项血脂异常，主要表现为 TG 升高、LDL－C 升高及 HDL－C 降低，三者均与

T2DM 患者 ASCVD 发生风险增高相关。T2DM 合并 ASCVD 患者属于极高危人群，调脂治疗的首要干预靶点 LDL-C 目标值为<1.8mmol/L，次要干预靶点非 HDL-C 目标值为<2.6mmol/L。为了达到上述目标，应首选他汀类药物。经他汀类治疗后，如非 HDL-C 仍不能达到目标值，可在他汀类基础上加用贝特类、高纯度鱼油制剂。对于严重高 TG 血症（空腹 TG>5.7mmol/L）患者，应首先考虑使用贝特类、高纯度鱼油制剂或烟酸类药物治疗，以预防急性胰腺炎的发生。

四、体质量管理

超重或肥胖、腹型肥胖可增加胰岛素抵抗（IR），使 ASCVD 发生风险显著增加。体质量控制目标包括体质量指数（BMI<24kg/m²）和腰围（WC）达标（男<90cm，女<85cm）。不同降糖药对体质量和内脏脂肪的影响存在差异，胰岛素、磺酰脲类药物（SUs）及噻唑烷二酮类（TZDs）可导致体质量增加；二甲双胍可减轻体质量，对内脏脂肪的影响尚不明确；胰升糖素样肽 1（GLP-1）受体激动剂和钠-葡萄糖协同转运蛋白 2（SGLT-2）抑制剂既可减轻体质量，又可减少内脏脂肪。因此，对于合并超重或肥胖（尤其是腹型肥胖）的 T2DM 患者，应优先考虑使用兼具减轻体质量和减少内脏脂肪的降糖药物。

五、血糖管理

对于 T2DM 合并 ASCVD 患者，血糖管理的总原则是必须兼顾降糖有效性和心血管安全性，并且优先考虑选择具有心血管获益证据的降糖药物。T2DM 合并 ASCVD 患者的血糖控制目标应该遵循个体化原则，综合考虑患者的年龄、糖尿病病程、ASCVD 病史、其他并发症或合并症、低血糖风险等因素，充分平衡严格血糖控制的利弊得失。

六、抗栓治疗

对于行经皮冠状动脉介入治疗（PCI）药物支架置入的患者应行术后双联抗血小板治疗（DAT）至少 1 年，用于改善近期、远期预后，同时预防支架内血栓形成。然而合并糖尿病的冠心病患者因为血小板的高活力状态，相对非糖尿病患者，在 DAT 治疗下仍残留较高的死亡、缺血和支架内血栓形成的风险。故应根据个体情况不同，制定抗栓治疗方案，使患者临床获益。

第二节 西药治疗

一、T2DM 合并 PCI 术后心血管危险因素的管理

（一）生活方式干预

生活方式干预包括健康教育、戒烟限酒、限盐、合理饮食、规律运动、注意保持心理平衡等。

饮食应限制总能量，并摄入适量水果、蔬菜、全麦谷物和低脂的蛋白质。不建议常规补充抗氧化剂，如维生素 E、维生素 C 和胡萝卜素。限制饱和脂肪酸、反式脂肪及酒精摄入，监测碳水化合物的消耗，增加膳食纤维。建议采用标准的戒烟方案并辅助药物治疗。

有氧运动和阻抗训练可改善胰岛素抵抗、血糖、血脂、血压和降低心血管风险。运动应坚持一定的频率和时间。荟萃分析显示有计划的运动训练与对照组相比，可使 HbA1c 水平降低 0.7%。每周运动>150min 可使 HbA1c 下降 0.9%。

（二）降压治疗

1. 降压目标

根据《中国高血压防治指南 2010》以及 HOT 的亚组结果，一般糖尿病合并高血压者降压目标应<130/80mmHg；老年或伴严重冠心病的糖尿病患者，考虑到血压过低会对患者产生不利影响，可采取相对宽松的降压目标值，血压控制目标可放宽至<140/90mmHg。糖尿病患者就诊时应当常规测量血压以提高糖尿病患者的高血压知晓率。对合并有明显蛋白尿肾病的高血压患者，也应考虑较低血压目标值（收缩压<130mmHg）。如上述患者应用降压药物治疗后血压在 130/80mmHg 以下且耐受良好，也不需改变治疗方案并使血压目标回调。强化血压管理的风险—获益更要基于个体化的考虑。

T2DM 患者随机对照试验显示，将血压降低至 140/90mmHg（1mmHg=0.133kPa）以下，对心血管预后有积极的作用。在以白种人为主的 ACCORD 研究中，与标准治疗组（收缩压 134mmHg）相比，强化治疗组（收缩压 119mmHg）复合终点（非致死性心肌梗死、非致死性卒中或 CVD 死亡）虽未明显下降，但致死和非致死性卒中事件降低 41%；严重不良反应（低血压和肾功能减退）发生率从 1.3%增加到 3.3%，与强化治疗组应用更多的降压药物相关。因此，该研究不支持将收缩压降至 120mmHg 以下。荟萃分析提示与标准治疗比较（收缩压≤140mmHg），强化血压控制（收缩压≤135mmHg）可使全因死亡率降低 10%，卒中风险降低 17%，但严重不良事件风险增加 20%。收缩压≤130mmHg 与卒中降低相关，但未降低其他心血管事件终点。ADVANCEON 研究提示糖尿病患者治疗组（血压 136/74mmHg）死亡率和心血管病死亡率均明显低于对照组（血压 140/75mmHg）。

2. 降压治疗

糖尿病患者降压治疗的原则仍然是血压下降优先于药物选择，血压降低是糖尿病合并高血压患者获益的根本。与钙通道阻滞剂（CCB）和肾素–血管紧张素醛固酮系统（RAAS）抑制剂相比，噻嗪类利尿剂和 β 受体阻滞剂与 T2DM 发病风险增高有关，但后者对确诊的 T2DM 是否会导致重要的代谢相关不良事件尚未明确。无强适应证的情况下，糖尿病患者的降压治疗不首选 β 受体阻滞剂。RAAS 抑制剂，即血管紧张素转换酶抑制剂（ACEI）或血管紧张素 II 受体拮抗剂（ARB）对于心血管高危的糖尿病患者获益更多。RAAS 抑制剂可预防 T2DM 微量白蛋白尿的发生，ACEI 强化血压控制可延缓 T1DM 的肾病进展并降低终末期肾功能衰竭和减少心血管病事件；ARB 可延缓从微量白蛋白尿进展到蛋白尿，并改善肾病预后，但不能降低心血管死亡。糖尿病患者可选择所有一线降压药物，伴蛋白尿的患者强烈建议给予 RAAS 抑制剂，大多数患者需要联合两类以上不同机制药物治疗，但不建议联合应用 RAAS 抑制剂。建议在患者能耐受的情况下尽早血压达标，并坚持长期达标。治疗 2~4 周后评估血压如未达标，应及时调整用药方案。

生活方式干预是控制高血压的重要手段，主要包括健康教育、合理饮食、规律运动、戒烟限盐、控制体质量、限制饮酒、心理平衡等。

对糖尿病患者血压升高的初始干预方案应视血压水平而定。糖尿病患者的血压水平如果超过 120/80mmHg 即应开始生活方式干预以预防高血压的发生。血压≥140/90mmHg 者可考虑开始药物降压治疗。糖尿病患者血压≥160/100mmHg 或高于目标值 20/10mmHg 时应立即开始降压药物治疗，并可以采取联合治疗方案。

降压药物选择时应综合考虑降压疗效、心脑肾的保护作用、安全性和依从性以及对代谢的影响等因素。糖尿病患者降压治疗的获益主要与血压控制本身有关。由于糖尿病患者易存在夜间血压升高，可在 24h 动态血压评估的基础上指导及调整药物使用，必要时可考虑睡前服药。优选长效制剂有效平稳控制 24h 血压（包括夜间血压与晨峰血压），以减少血压昼夜波动，预防心脑血管病事件发生。五类降压药物（ACEI、ARB、利尿剂、钙通道阻滞剂、β 受体阻滞剂）均可用于糖尿病患者，其中 ACEI 或 ARB 为首选药物。为达到降压目标，通常需要多种降压药物联合应用。联合用药推荐以 ACEI 或 ARB 为基础的降压药物治疗方案，可以联合钙通道阻滞剂、小剂量利尿剂或选择性 β 受体阻滞剂。在联合方案中更推荐单片固定复方制剂（ARB/钙通道阻滞剂或 ARB 或 ACEI/利尿剂）。固定复方制剂在疗效、依从性和安全性方面均优于上述药物自由联合。

（三）血脂的管理

1. 血脂控制目标

T2DM 合并 ASCVD 患者属于极高危人群，调脂治疗的首要干预靶点 LDL-C 目标值为<1.8mmol/L，次要干预靶点非 HDL-C 目标值为<2.6mmol/L。为了达到上述目标，应首选他汀类药物。经他汀类治疗后，如非 HDL-C 仍不能达到目标值，可在他汀类基础上加用贝特类、高纯度鱼油制剂。对于严重高 TG 血症（空腹 TG>5.7mmol/L）患者，应首先考虑使用贝特类、高纯度鱼油制剂或烟酸类药物治疗。

循证医学研究表明，降低总胆固醇（TC）和 LDL-C 水平进而显著降低糖尿病患者发生大血管病变和死亡风险。临床上可根据 ASCVD 发病风险进行分层：极高危，有明确 ASCVD 病史；高危，无 ASCVD 病史的糖尿病患者。

糖尿病患者每年至少应检查一次血脂（包括 TC、TG、LDL-C、HDL-C）。接受调脂药物治疗者，根据疗效评估的需求，应增加血脂检测的次数。推荐患者保持健康生活方式，是维持合适血脂水平和控制血脂紊乱的重要措施，主要包括减少饱和脂肪酸、反式脂肪酸和胆固醇的摄入；增加 n-3 脂肪酸、膳食纤维、植物固醇/甾醇的摄入；减轻体质量；增加运动及戒烟、限酒等。进行调脂药物治疗时，推荐降低 LDL-C 作为首要目标，非 HDL-C 作为次要目标。依据患者 ASCVD 危险高低，推荐将 LDL-C 或非 HDL-C 降至目标值。

TG 升高和低 HDL-C 可导致 ASCVD 风险增加，但经 HDL-C 校正后，TG 与 ASCVD 的相关性降低，低 HDL-C 是预测 ASCVD 的独立危险因素。FIELD 研究和 ACCORD 研究结果表明：血脂异常（LDL-C≥2.6mmol/L、TG≥2.3mmol/L 和 HDL-C≤0.88mmol/L）患者 CVD 事件发生率显著增高。ERFC 研究提示 HDL-C 每升高 0.38mmol/L，冠心病风险降低 22%。FIELD 研究中，非诺贝特可减少 T2DM 患者的蛋白尿并延缓估算的肾小球滤过率（eGFR）进展。FIELD 研究中非诺贝特组患者需激光治疗的视网膜病变下降，但与血脂水平无关。ACCORD 研究中他汀和非诺贝特联合治疗可减少视网膜病变的进展，TG>2.3mmol/L 的患者使用非诺贝特可减少视网膜病变和周围神经病变，但降脂治疗并不直接减少视网膜病变。

2. 血脂异常的治疗

临床首选他汀类调脂药物。起始宜应用中等强度他汀，根据个体调脂疗效和耐受情况，适当调整剂量。若胆固醇水平不能达标，可与其他调脂药物联合使用（如依折麦布），能获得安全有效的调脂效果。如果 LDL-C 基线值较高，现有调脂药物标准治疗 3 个月后，难以使 LDL-C 降至所需目标值，则可考虑将 LDL-C 至少降低 50% 作为替代目标。临床上也有部分极高危患者 LDL-C 基线值已在基本目标值以内，这时可将其 LDL-C 从基线值降低 30% 左右。LDL-C 达标后，若 TG 水平仍较高（2.3～5.6mmol/L），可在他汀治疗的基础上加用降低 TG 药物如贝特类（以非诺贝特首选）或高纯度鱼油制剂，并使非 HDL-C 达到目标值。如果空腹 TG≥5.7mmol/L，为了预防急性胰腺炎，首先使用降低 TG 的药物。

T2DM 患者的一级预防：CARDS 中纳入 2838 例糖尿病患者，因阿托伐他汀组主要终点（首次急性冠心病事件）降低 37% 而提前终止，HPS 研究中辛伐他汀（40mg/d）降低了 33% 主要终点事件，ASCOT 研究糖尿病亚组中，阿托伐他汀降低 23% 主要心血管事件。ASPEN 研究随访 4 年发现，阿托伐他汀虽然降低了糖尿病患者血脂水平，但主要心血管事件发生率下降不优于安慰剂组。

T2DM 患者的二级预防：他汀类药物在糖尿病二级预防人群的获益数据主要来自随机对照试验的糖尿病亚组。14 项随机对照试验（共纳入 18 686 例糖尿病患者）的荟萃分析提示，LDL-C 每降低 1mmol/L，主要血管事件降低 21%，全因死亡率降低 9%，糖尿病患者与非糖尿病患者获益相似。强化剂量他汀可降低冠心病复合终点 10%，但不能降低死亡率。

强化降低 LDL-C 可延缓糖尿病患者的粥样硬化斑块进展，他汀基础上加用依折麦布可进一步降低 LDL-C。IMPROVEIT 研究结果提示，依折麦布联合辛伐他汀可进一步降低急性冠状动脉综合征患者的 LDL-C 水平，主要终点事件下降 6%，糖尿病亚组患者更优。SHARP 研究结果显示与安慰剂相比，辛伐他汀联合依折麦布治疗的慢性肾脏病患者，主要动脉粥样硬化事件降低了 17%，且糖尿病患者与非糖尿病患者相似，但因糖尿病患者本身风险更高，其绝对获益可能更大。

3. 他汀类药物的安全性

临床研究证明他汀类药物具有良好的耐受性和安全性，肌病和横纹肌溶解症主要与剂量有关。HPS2-THRIVE 研究研究的事后分析结果显示，在同等剂量他汀治疗下中国受试患者严重不良反应如肌病或肌溶解、糖代谢紊乱加剧或肝酶升高的发生率较欧洲受试患者更高，说明中国人群对他汀及联合应用烟酸的耐受性低于欧洲人群。

联合调脂治疗可增加不良反应风险。吉非罗齐和他汀存在药代动力学的相互作用，故应避免联合使用，但非诺贝特与他汀可以联合。对于甘油三酯水平极高的患者（TG>5.65mmol/L），应该采取降低 TG 为主的治疗，此后再起始他汀治疗。如需联合用药，要严密监测不良反应。

纳入 91140 例患者的荟萃分析提示他汀类药物与新发 T2DM 相关（OR=1.09），即 255 例患者治疗 4 年可发生 1 例 T2DM。同时，他汀类药物每降低 LDL-C 1mmol/L 可以预防 5.4 个心血管事件。5 项他汀试验的荟萃分析显示，与中等剂量（辛伐他汀 20mg 或普伐他汀 40mg）相比，新发糖尿病风险随他汀治疗强度增加而增高。强化治疗组每年每 1000 人可见 2 例新发糖尿病，而 CVD 事件减少 6.5 例。纳入 27 项随机试验的荟萃分析证实，对于 5 年主要血管事件风险低于 10% 的个体，LDL-C 每降低 1mmol/L，每治疗 1000 人 5 年减少 11 个 CVD 事件且并不增加癌症或其他原因所致的死亡。尽管研究发现他汀治疗与新发糖尿病风险相关，但他汀对糖尿病患者的获益大大超过风险。

4. 降低剩余风险

LDL-C 达标的 T2DM 患者的心血管病事件风险仍然较高，治疗高 TG（>2.2mmol/L)）和（或）低 HDL-C（<1.0mmol/L）可使患者进一步获益。FIELD 和 ACCORD 两项研究中，非诺贝特主要降低了 TG（22%），而 HDL-C 升高不明显（分别为 2% 和 2.4%）。荟萃分析证实贝特类可降低主要 CVD 事件，但未能降低心血管死亡率。低 HDL-C 与高 TG 血症共存常见于代谢综合征和糖尿病患者，但尚无证据支持升高低 HDL-C 可减少心血管事件。胆固醇酯转运蛋白抑制剂使 HDL-C 升高了 30%~40%，但未能降低心血管事件。同样烟酸可升高 HDL-C（15%~30%），也未发现任何心血管获益，且不良事件风险增高。

（四）体质量管理

超重或肥胖、腹型肥胖可增加胰岛素抵抗（IR），使 ASCVD 发生风险显著增加。体质量控制目标包括体质量指数（BMI<24kg/m²）和腰围（WC）达标（男<90cm，女<85cm）。不同降糖药对体质量和内脏脂肪的影响存在差异，胰岛素、磺酰脲类药物（SUs）及噻唑烷二酮类（TZDs）可导致体质量增加；二甲双胍可减轻体质量，对内脏脂肪的影响尚不明确；胰高糖素样肽 1（GLP-1）受体激动剂和钠-葡萄糖协同转运蛋白 2（SGLT-2）抑制剂既可减轻体质量，又可减少内脏脂肪。因此，对于合并超重或肥胖（尤其是腹型肥胖）的 T2DM 患者，应优先考虑使用兼具减轻体质量和减少内脏脂肪的降糖药物。

（五）糖尿病合并 PCI 术后血糖的管理

糖尿病是 ASCVD 的独立危险因素，不同类型的高血糖状态，包括空腹血糖（FBG）、餐后血糖（PBG）以及 HbA1c 的升高，均是 ASCVD 的危险因素。因此，血糖管理是 T2DM 合并 ASCVD 患者综合管理策略中的重要组成部分。

对于 T2DM 合并 ASCVD 患者，血糖管理的总原则是必须兼顾降糖有效性和心血管安全性，并且优先考虑选择具有心血管获益证据的降糖药物。英国糖尿病前瞻性研究（UKPDS）及其后续的 10 年随访研究表明，在新诊断的 T2DM 患者中，严格血糖控制（HbA1c<7.0%）对降低心血管事件的远期风险非常重要。然而，退伍军人糖尿病研究（VADT）、控制糖尿病患者心血管风险行动研究（ACCORD）、糖尿病与血管疾病行动研究（ADVANCE）等随机对照临床试验（RCTs）均显示，在年龄较大、病程较长或合并 ASCVD 的 T2DM 患者中，强化降糖治疗并不能显著降低心血管事件风险。此外，对于合并 ASCVD 的 T2DM 患者，一旦发生低血糖还可能诱发心律失常、心肌梗死、卒中、猝死等。因此，对于这类患者而言，降糖治疗的安全性可能比降糖疗效更为重要，应尽量在避免低血糖的前提下使血糖控制达标。

T2DM 合并 ASCVD 患者的血糖控制目标应该遵循个体化原则，综合考虑患者的年龄、糖尿病病程、ASCVD 病史、其他并发症或合并症、低血糖风险等因素，充分平衡严格血糖控制的利弊得失。基于现有的循证医学证据，推荐 T2DM 合并 ASCVD 患者的血糖控制目标如下：

（1）对于大多数患者，HbA1c 目标应控制在<7.0%。

（2）对于年龄较大、糖尿病病程较长、存在低血糖高危因素的患者，HbA1c 目标应控制在<7.5%或<8.0%。

（3）对于慢性疾病终末期患者，如纽约心脏学会（NYHA）心功能Ⅲ-Ⅳ级、终末期肾病、恶性肿瘤伴有转移、中重度认知功能障碍等，HbA1c 控制目标可适当放宽至<8.5%。

1. 降糖药物治疗

1）降糖药物的用药原则

降糖治疗的目标不仅仅是单纯控制血糖，更重要的是减少糖尿病并发症（特别是心血管事件）、降低死亡风险，从而改善患者的远期预后。生活方式干预是 T2DM 患者降糖治疗的基础性措施，应贯穿于降糖治疗的始终。如果单纯生活方式干预不能使血糖控制达标，应开始药物治疗。对于合并 ASCVD 的 T2DM 患者，尤应注意心血管安全性问题，并且优先考虑选择具有心血管获益证据的降糖药物。

①一线治疗：大多数国内外指南均推荐二甲双胍作为 T2DM 患者单药治疗的一线首选药物和联合治疗的基本用药，如无禁忌证且能够耐受，二甲双胍应一直保留在 T2DM 患者的降糖治疗方案中。若存在禁忌证或无法耐受，建议视患者的具体情况考虑选择具有心血管保护或中性的降糖药物。②联合治疗：若一线降糖药物单药治疗 3 个月不能使血糖控制达标，需考虑两种降糖药物联合治疗。根据患者的不同情况，选择个体化的联合用药方案。对于 T2DM 合并 ASCVD 患者，可优先考虑联合具有明确心血管获益证据的降糖药物（如利拉鲁肽或恩格列净）治疗，以最大限度降低患者心血管事件和死亡的风险。

若两种降糖药物联合治疗 3 个月不能使患者血糖控制达标，可考虑联合第 3 种降糖药物或者联合胰岛素治疗。

2）降糖药物的心血管安全性评价

2008 年，美国食品药品监督管理局（FDA）发布了强制性指导意见，要求所有新批准上市的降糖药都必须进行心血管安全性评估。根据这一要求，目前全球已开展了一系列新型降糖药物的心血管结局研究（CVOT）。传统降糖药物由于不受这条强制性要求的制约，故缺少 CVOT 证据，其心血管安全性评估通常基于针对降糖治疗策略的大型 RCTs 数据或基于针对降糖疗效的多项 RCTs 的荟萃分析结果。根据目前已有的 CVOT 证据，将降糖药物的心血管安全性分为获益、中性及其他三大类。

（1）具有心血管获益证据的降糖药物：目前，明确具有心血管获益的降糖药物包括二甲双胍、恩格列净及利拉鲁肽。目前尚无足够的证据支持在血管造影或 PCI 前常规暂停二甲双胍治疗 24~48h，但 PCI 指南建议服用二甲双胍的患者在介入围手术期暂停 48~72h 并严密监测肾功。二甲双胍是 T2DM 降糖治疗的一线药物，其心血管安全性证据来自 UKPDS 及其后续的 10 年随访研究。UKPDS 研究纳入 1 704 例合并超重或肥胖的新诊断 T2DM 患者，随机分为给予传统治疗（饮食控制为主，$n=411$）、二甲双胍强化降糖治疗（$n=342$）或其他药物（SUs 或胰岛素）强化降糖治疗（$n=951$），中位随访时间为 10.7 年。结果显示，与传统治疗相比，二甲双胍可显著降低心血管事件风险，其中心肌梗死风险下降 39%（$P=0.010$），心血管事件复合终点（心肌梗死、猝死、心绞痛、卒中或周围血管疾病）风险下降 30%（$P=0.020$）；二甲双胍与其他药物的两种强化降糖治疗方案之间相比，心血管事件风险差异无统计学意义。UKPDS 研究结束后继续随访 10 年仍发现，二甲双胍的心血管获益具有延续效应，与传统治疗相比，其心肌梗死风险下降 33%（$P=0.005$）。

SGLT-2 抑制剂恩格列净是第一个通过 CVOT 证实具有明确心血管获益的新型降糖药物，但目前尚未在我国上市。恩格列净心血管事件结局（EMPA-REGOUTCOME）研究纳入 7 020 例伴有心血管疾病的 T2DM 患者，中位随访时间为 3.1 年。结果显示，在常规治疗基础上，与安慰剂相比，恩格列净可显著降低 3 终点的主要心血管不良事件（3 终点 MACE，包括心血管死亡、非致死性心肌梗死或非致死性卒中）风险 14%（$P=0.04$），降低心血管死亡风险 38%（$P<0.001$），降低心力衰竭住院风险 35%（$P=0.002$）。

T2DM 患者降糖药物治疗的心血管结局研究相关内容详见第三十七章表 37-1。

GLP-1 受体激动剂利拉鲁肽是目前在中国上市的降糖药物中唯一被 CVOT 证实具有心血管获益的降糖药物。利拉鲁肽在糖尿病患者中的心血管结局评估（LEADER）研究纳入 9 340 例伴有心血管疾病或心血管危险因素的 T2DM 患者，其中 81.3% 的患者既往有心血管病史（包括心肌梗死、卒中或短暂性脑缺血发作、曾行血运重建术、冠状动脉或颈动脉或下肢动脉狭窄≥50%），中位随访时间为 3.8 年。结果显示，在常规治疗基础上，与安慰剂相比，利拉鲁肽可使 3 终点 MACE 风险降低 13%（$P<0.001$），心血管死亡风险降低 22%（$P=0.007$），扩展的心血管事件复合终点（心血管死亡、非致死性心肌梗死、非致死性卒中、血运重建、不稳定型心绞痛住院或心力衰竭住院）风险降低 12%（$P=0.005$），且不增加心力衰竭住院风险。EMPAREG OUTCOME 和 LEADER 均为大型、多中心、随机、双盲、安慰剂对照的 CVOT，这两项研究分别为恩格列净和利拉鲁肽的心血管保护作用提供了可靠证据，对于 T2DM 合并 ASCVD 患者的降糖治疗策略制定具有里程碑意义。

（2）具有心血管效应为中性证据的降糖药物：在 T2DM 患者中，CVOT 证实心血管效应为中性的降糖药物包括罗格列酮、吡格列酮、甘精胰岛素、西格列汀、沙格列汀、阿格列汀及利司那肽。评估罗格列酮对糖尿病患者心血管结局和血糖控制影响（RECORD）研究是一项开放标签的 RCTs 研究，将 4 447 例二甲双胍或 SUs 单药治疗血糖控制不佳的 T2DM 患者随机分为两组：在原有治疗基础上联合罗格列酮，或在原有治疗基础上联合 SUs 或双胍类，平均随访时间为 5.5 年。结果显示，与二甲双胍联合 SUs 治疗组相比，罗格列酮联合二甲双胍或 SUs 组的首要心血管终点事件（心血管疾病住院或心血管死亡）风险达到非劣效性标准（HR 为 0.99，95%CI 为 0.85~1.16）；心力衰竭住院或死亡的相对风险显著增加（HR2.10，95%CI 为 1.35~3.27）。吡格列酮对大血管事件影响的前瞻性临床试验（PROactive）是一项随机、双盲、安慰剂对照的临床研究，在 5 238 例伴有心血管疾病的 T2DM 患者中评估吡格列酮的心血管安全性。受试者在常规治疗基础上联合吡格列酮或安慰剂治疗，平均随访时间为 34.5 个月。结果显示，与安慰剂组相比，吡格列酮组的首要复合事件终点（全因死亡、非致死性心肌梗死、卒中、ACS、冠状动脉或下肢动脉的血运重建、踝关节以上的下肢截肢）风险差异无统计学意义（HR0.90，95%CI 0.80~1.02，$P=0.095$），主要次级终点（全因死亡、非致死性心肌梗死或卒中）相对风险下降 16%（$P=0.027$）。PROactive 研究结束后继续随访 7.8 年发现，两组间在首要终点和主要次级终点方面比较，差异均无统计学意义。甘精胰岛素初始干预转归（ORGIN）研究采用随机、双盲、2×2 析因设计，纳入 12 537 例有心血管高危因素的 IFG、IGT 或 T2DM 患者，随机分为甘精胰岛素组或常规治疗组，中位随访时间为 6.2 年。结果显示，与常规治疗组相比，甘精胰岛素治疗组 3 终点 MACE 的风险差异无统计学意义（HR1.02，95%CI 0.94~1.11，$P=0.63$）。在二肽基肽酶 4（DPP-4）抑制剂中进行的 3 项随机、双盲、安慰剂对照的 CVOT 均显示，DPP-4 抑制剂既不增加也不降低心血管事件发生风险。评估 T2DM

患者中西格列汀心血管安全性（TECOS）研究纳入 14 671 例有心血管病史的 T2DM 患者，中位随访时间为 3 年。结果显示，在常规降糖治疗基础上，与安慰剂组相比，西格列汀组首要心血管事件复合终点（3 终点 MACE＋不稳定型心绞痛住院）的风险达到非劣效性标准（HR0.98，95％CI 0.88～1.09），且不增加心力衰竭住院风险。评价沙格列汀在糖尿病患者中的心血管结局（SAVORTIMI53）研究纳入 16 492 例伴有心血管疾病或心血管危险因素的 T2DM 患者，中位随访时间为 2.1 年。结果显示，在常规降糖治疗基础上，与安慰剂组相比，沙格列汀组 3 终点 MACE 的风险达到非劣效性标准（HR1.00，95％CI 0.89～1.12），但心力衰竭住院相对风险增加 27％（$P=0.007$）。阿格列汀与标准治疗在 T2DM 合并 ACS 患者中心血管结局比较（EXAMINE）研究在 5 380 例既往 15～90d 内发生过 ACS 的 T2DM 患者中评估阿格列汀的心血管安全性，中位随访时间为 18 个月。结果显示，在常规降糖治疗基础上，与安慰剂组相比，阿格列汀组 3 终点 MACE 的风险达到非劣效性标准（HR 0.96，单侧重复 CI 上限 1.16）。

利司那肽治疗 T2DM 合并 ACS 患者的心血管事件评估（ELIXA）研究是一项随机、双盲、安慰剂对照的临床试验，纳入 6 068 例在既往 180d 内发生过 ACS 的 T2DM 患者，中位随访时间为 25 个月。结果显示，在常规降糖治疗基础上，与安慰剂组相比，利司那肽组首要心血管事件复合终点（3 终点 MACE＋不稳定型心绞痛住院）的风险达到非劣效性标准（HR1.02，95％CI 0.89～1.17），且不增加心力衰竭住院风险。上述研究数据表明，罗格列酮、吡格列酮、甘精胰岛素、西格列汀、沙格列汀、阿格列汀及利司那肽的心血管效应为中性，既不增加也不降低心血管事件发生风险。

（3）其他降糖药物

①目前缺少在 T2DM 患者中评估心血管安全性的 CVOT 证据的降糖药物

对于那些未进行 CVOT 的传统降糖药物而言，其心血管安全性证据主要源自针对降糖治疗策略的 RCTs 研究数据或基于针对降糖疗效的多项 RCTs 的荟萃分析结果，这些药物包括 SUs、格列奈类、维格列汀及大部分胰岛素制剂。

47 项 RCTs 研究的荟萃分析显示，与安慰剂或活性对照药相比，SUs 不增加 T2DM 患者全因死亡、心血管死亡、心肌梗死及卒中的风险。那格列奈和缬沙坦在 IGT 人群中的结局研究（NAVIGATOR）显示，在有心血管事件病史或心血管危险因素的 IGT 患者中，与安慰剂相比，那格列奈治疗 5 年后，首要心血管事件复合终点（3 终点 MACE＋心力衰竭住院）风险差异无统计学意义（HR0.94，95％CI 0.82～1.09，$P=0.43$）。

25 项Ⅲ期临床试验的荟萃分析显示，与安慰剂或活性对照药相比，维格列汀不增加 T2DM 患者心脑血管事件风险，其中 50mg/d 组的相对风险为 0.88（95％CI 0.37～2.11）、100mg/d 组的相对风险为 0.84（95％CI 0.62～1.14）。

T2DM 心血管结局（HEART2D）研究显示，在急性心肌梗死后的 T2DM 患者中，餐时胰岛素或基础胰岛素治疗 2.7 年后，首要心血管事件复合终点（3 终点 MACE＋冠状动脉血运重建或 ACS 住院）的风险相似（HR 0.98，95％CI 0.88～1.21）。事后亚组分析提示，在年龄＞65.7 岁亚组中，与基础胰岛素组相比，餐时胰岛素组首次心血管事件的发生风险更低（HR 0.69，95％CI 0.49～0.96），表现为发生比例更低，时间更晚。

②CVOT 尚在进行中的降糖药物

目前，正在进行 CVOT 的降糖药物包括阿卡波糖、利格列汀、艾塞那肽（周制剂）、度拉唐肽、阿必鲁肽、达格列净、坎格列净及德谷胰岛素。

二、T2DM 合并 PCI 术后抗栓抗凝治疗

（一）证据及推荐级别

本节诊断和治疗的推荐参考 2014 年 ESC/EACTS 心肌血运重建治疗指南，以国际通用方式表示：

1. 证据级别

A 级指资料来源于多项随机临床试验或荟萃分析。

B 级指资料来源于单项随机临床试验或多项大规模非随机对照研究。

C 级指资料来源于专家共识和（或）小型临床试验、回顾性研究或注册登记。

2. 推荐级别

Ⅰ类推荐：指已证实和（或）一致公认某治疗措施或操作有益、有效，应该采用。

Ⅱ类推荐：指某治疗措施或操作的有效性尚有争论，其中Ⅱa类推荐指有关证据和（或）观点倾向于有效，应用该治疗措施或操作是适当的，Ⅱb类推荐指有关证据和（或）观点尚不能充分证明有效，需进一步研究。

Ⅲ类推荐：指已证实和（或）一致公认某治疗措施或操作无用和（或）无效，并对某些病例可能有害，不推荐使用。

（二）抗血小板治疗

1. 稳定性冠状动脉疾病患者 PCI 术后的抗栓治疗建议

（1）金属裸支架置入术后双联抗血小板治疗应至少持续 1 个月（Ⅰ，A）。

（2）药物洗脱支架置入术后双联抗血小板治疗应持续 6 个月（Ⅰ，B）。

（3）出血高危患者药物洗脱支架置入术后可考虑短期（＜6 个月）双联抗血小板治疗（Ⅱb，A）。

（4）建议使用阿司匹林终生单抗血小板治疗（Ⅰ，A）。

（5）应向患者解释依从抗血小板治疗的重要性（Ⅰ，C）。

（6）缺血高危而出血低危患者的双联抗血小板治疗应超过 6 个月（Ⅱb，C）。

2. NSTE-ACS 患者行 PCI 术后抗血小板治疗

（1）无论治疗策略，应当给予所有无禁忌证的患者口服阿司匹林，起始 150～300mg 负荷剂量（或 80～150mg 静脉注射），并以 75～100mg/d 维持剂量长期应用（Ⅰ，A）。

（2）在阿司匹林基础上加用 P2Y12 受体抑制剂并维持超过 12 个月，除非有禁忌证如出血风险过高（Ⅰ，A）。

（3）已进行冠状动脉造影并计划行 PCI 的患者，若无禁忌证，建议服用普拉格雷（60mg 负荷剂量，10mg/d 维持量）（Ⅰ，B）。

（4）若无禁忌证，无论是否接受过氯吡格雷治疗，建议缺血事件中重度危险的患者应用替格瑞洛（180mg 负荷剂量，90mg 2 次/天维持）（Ⅰ，B）。

（5）建议不能应用普拉格雷或替格瑞洛或存在禁忌证的患者应用氯吡格雷（600mg 负荷剂量，75mg/d 维持量）（Ⅰ，B）。

（6）紧急情况或血栓性并发症中应用糖蛋白Ⅱb/Ⅲa 受体抑制剂（Ⅱa，C）。

（7）不建议冠状动脉造影解剖结构未知的患者预先使用普拉格雷（Ⅲ，A）。

（8）不建议在未知患者中预先使用糖蛋白Ⅱb/Ⅲa 受体抑制剂（Ⅲ，B）。

3. STEMI 患者直接 PCI 的抗血小板治疗

（1）无论采用何种治疗策略，所有无禁忌证的患者都应口服阿司匹林，起始 150～300mg 负荷剂量（或 80～150mg 静脉注射），并以 75～100mg/d 维持剂量长期应用。

（2）在阿司匹林基础上加用 P2Y2 受体抑制剂并维持超过 12 个月，除非有禁忌证如出血风险过高，选择如下：

①若无禁忌证，建议服用普拉格雷（60mg 负荷剂量，10mg/d 维持量）（Ⅰ，B）。

②若无禁忌证，建议应用替格瑞洛（180mg 负荷剂量，90mg 2 次/天维持）（Ⅰ，B）。

③只在普拉格雷或替格瑞洛不能应用或存在禁忌天的患者应用氯吡格雷（600mg 负荷剂量，75mg/d

维持量）（Ⅰ，B）。

④首次接诊即给予 P2Y12 受体抑制剂（Ⅰ，B）。

⑤紧急情况或出现无复流及血栓性并发症中可以考虑糖蛋白Ⅱb/Ⅲa 受体抑制剂（Ⅱa，C）。

4. 抗血小板药物治疗方案

（1）标准抗血小板治疗：阿司匹林联用氯吡格雷的 DAT 治疗是冠心病支架置入术后的标准治疗方案，但部分患者的氯吡格雷抵抗致使缺血和支架内血栓形成残留风险尚存。PCI 行药物涂层支架置入术后的冠心病患者皆应行双联抗血小板治疗（DAT）至少 1 年，不过合并糖尿病的患者因为血小板表现的高活力状态（HTPR），在 DAT 治疗下仍残留较高的死亡、缺血和支架内血栓形成的风险。合并糖尿病的冠心病患者的比例较普通冠心病患者高，应针对该人群进行强化抗血小板治疗。增加氯吡格雷剂量，使用新型 ADP 受体拮抗剂或者加用第 3 种抗血小板药物（如西洛他唑）组成三联抗血小板治疗（TAT）可能对糖尿病合并冠心病支架置入术后的患者有益。

（2）氯吡格雷剂量加倍：氯吡格雷是传统的第 2 代 P2Y2 途径 ADP 受体抑制剂，OPTIMUS 首次观察在糖尿病合并冠心病患者中，长期每日服用氯吡格雷 75mg 仍为 HTPR 的患者血小板功能对于氯吡格雷剂量加倍后的反应。该研究结果显示，服用 150mg 氯吡格雷的患者 30d 后的血小板抑制率要低于服用 75mg 的患者，但尽管如此，氯吡格雷 150mg 服用组 30d 后仍有 60% 的患者维持 HTPR 状态，可见仅将氯吡格雷剂量翻倍对于改善 HTPR 状态益处有限。在冠心病 HTPR 人群中，150mg 氯吡格雷的长期维持剂量是安全的，其不增加出血事件率，并且部分改善了 HTPR 人群的高血小板活力状态，但不足的是改善的效果有限。

（3）新型 P2Y2 途径 ADP 受体抑制剂

①普拉格雷：普拉格雷是第 3 代 P2Y2 途径 ADP 受体抑制剂，TIMI38 研究随机入选了 13 608 例 ACS 患者，比较普拉格雷与氯吡格雷对于患者远期预后的影响。该结果显示，普拉格雷相较氯吡格雷能有效降低主要终点事件（心源性死亡、心肌梗死、卒中）约 18%（9.9%：12.1%，$P=0.004$），但也增加了非 CABG 相关的 TIMI 主要出血事件约 32%（1.8%：2.4%，$P=0.03$），年龄＞75 岁，体质量＜60kg，既往存在卒中史的患者出血风险明显高于一般患者。此外，普拉格雷还体现出对于糖尿病患者的明显益处。在 TIMI38 研究中，由 3 146 例 ACS 合并糖尿病患者构成的亚组分析显示，普拉格雷较氯吡格雷将主要终点事件降低了 30%（12.2%：17.0%，$P<0.001$），而非糖尿病患者的主要终点组间未见差异。分析还指出，普拉格雷较氯吡格雷将使用胰岛素治疗的糖尿病患者主要终点事件相对降低了 37%，不使用胰岛素的糖尿病患者主要终点事件相对降低 26%；在不增加出血风险的同时，总的临床净效益（综合了缺血事件的获益和出血事件的风险）即总的临床不良事件率比普拉格雷相对降低了 26%，而对于非糖尿病人群这一净效益只有 8%。因此，普拉格雷对于糖尿病患者的获益值得肯定。

②替格瑞洛：替格瑞洛是最新的 P2Y2 途径 ADP 受体抑制剂，在 PLATO 研究中，18 624 例 ACS 患者被随机分入替格瑞洛组和氯吡格雷组；患者入院后服用各组药物的负荷剂量，并服用维持剂量 1 年，主要终点为 1 年期内的主要心血管不良事件（血管原因性致死事件、心肌梗死及卒中）。研究结果显示，1 年期的主要终点事件替格瑞洛较氯吡格雷低，对于安全性终点，非 CABG 相关的出血事件发生率替格瑞洛组稍升高。对于糖尿病及血糖控制不佳的患者来说，该研究的后续亚组分析显示，替格瑞洛较氯吡格雷将糖尿病患者的主要终点减少 12%［14.1%：16.2%，$HR=0.88$（0.76～1.03）］，趋近于统计学差异，出血事件率未见增加。对于糖化血红蛋白值＞6% 的人群，替格瑞洛相较氯吡格雷将研究主要终点、全因死亡率和支架内血栓发生率分别减少了 20%、22% 和 38%，且皆存在统计学差异。

（4）西洛他唑

西洛他唑是一种磷酸二酯酶 3（PDEⅢ）抑制剂，该药物与 ADP 受体抑制剂作用途径不同，但有研究表明该药物可影响并加强 ADP 受体抑制剂的拮抗作用。西洛他唑对糖尿病患者血小板功能的影响：

ACCEL-AMI 和 ACCEL-RESISTANCE 研究证明了加用西洛他唑（100mg/bid）的 TAT 治疗方案较传统的 DAT 治疗方案可以显著改善急性心肌梗死行药物支架置入术患者的 HTPR 状态。糖尿病是 HTPR 的独立预测因素，糖尿病患者中 HTPR 比例也要显著高于非糖尿病患者。Optimus2 研究比较了长期接受 DAT 治疗的糖尿病患者加用西洛他唑 100mg/bid 或安慰剂对于血小板功能的影响。该研究结果显示，连续服药 14d 后，TAT 组血小板 P2Y2 途径活力要明显低于安慰剂组，且通过 VASP 检测、VerifyNow 和 LTA 的血小板功能检测得到相似结论。该研究提示，西洛他唑可以间接升高氯吡格雷对于 P2Y2 途径的血小板抑制效应，但通过何种机制产生这一效应仍不清楚。西洛他唑对不良终点事件的影响：Declare-diabetes 研究是第 1 个观察比较在糖尿病患者中 DAT 和 TAT 治疗方案对于远期硬终点的影响。该研究的主要终点为服药 6 个月后的药物支架内直径减少值（因为西洛他唑在部分小样本研究中体现出可减少金属支架再狭窄率的益处），次要终点为 9 个月的主要心血管不良事件率（死亡、心肌梗死、靶血管重建、支架内血栓和严重出血）。研究共入选 400 例，6 个月的主要终点 TAT 组要明显优于 DAT 组；次要终点 TAT 组和 DAT 组分别为 3% 和 7%（$P=0.066$），趋近于统计学差异。两组间主要心血管不良事件率的差异主要来源于靶血管重建事件的差异，靶血管重建事件率不同的原因可能来源于支架内直径减少量的差异。另一项入选了 1212 例 ACS 患者的 TAT 与 DAT 的随机对照研究显示，TAT 较 DAT 可将 1 年的主要心血管不良事件率（心源性死亡、非致死性心肌梗死、卒中、靶血管重建）降低 32%（10.3%：15.1%，$P=0.011$），调整基线变量后的多因素分析表明，女性、糖尿病、多支病变、支架长度≥30mm、支架直径≤2.75mm 的亚组人群 TAT 治疗方案受益明显，且 TAT 治疗并没有带来出血事件率的增加。

（三）糖尿病合并 PCI 术后抗凝治疗

需口服抗凝药物的患者 PCI 抗栓治疗建议：

（1）有着口服抗凝药物明确适应证（如心房颤动且 CHA2DS2-VASc 评分≥2，静脉血栓栓塞，左心室血栓或机械瓣膜）的患者，在抗血小板治疗的基础上加用口服抗凝药物（Ⅰ，C）。

（2）出血风险低危（HAS-BLED≤2）且需口服抗凝药物的患者选择新一代药物洗脱支架优于金属裸支架（Ⅱa，C）。

（3）SCAD 合并心房颤动 CHA2DS2-VASc 评分≥2 且出血风险低危（HAS-BLED≤2）的患者，金属裸支架或新一代药物洗脱支架术后起始用非维生素 K 拮抗剂口服抗凝药物和阿司匹林（75～100mg/d）及氯吡格雷（75mg/d）三联抗凝治疗至少持续 1 月，然后用抗凝药物和阿司匹林（75～100mg/d）或氯吡格雷（75mg/d）双联疗法至少 12 个月（Ⅱa，C）。

（4）SCAD 合并心房颤动 CHA2DS2-VASc 评分≤1 的患者可考虑用双联抗血小板治疗替代三联疗法（Ⅱa，C）。

（5）ACS 合并心房颤动且出血风险低危（HAS-BLED≤2）的患者，不管支架的类型，起始均用非维生素 K 拮抗剂口服抗凝药物和阿司匹林（75～100mg/d）及氯吡格雷（75mg/d）三联抗凝治疗持续 6 个月，然后用抗凝药物和阿司匹林（75～100mg/d）或氯吡格雷（75mg/d）双联疗法至少 12 个月（Ⅱa，C）。

（6）需口服抗凝药物且出血风险高危（HAS-BLED≥3）患者，不管临床状况（SCAD 或 ACS）和支架类型（金属裸支架或新一代药物洗脱支架），起始用非维生素 K 拮抗剂口服抗凝药物和阿司匹林（75～100mg/d）及氯吡格雷（75mg/d）三联抗凝治疗持续 1 月，然后用抗凝药物和阿司匹林（75～100mg/d）或氯吡格雷（75mg/d）双联疗法（Ⅱa，C）。

（7）某些特定患者可用抗凝药物和氯吡格雷（75mg/d）双联疗法替代初始的三联疗法（Ⅱb，B）。

（8）不建议将替格瑞洛或普拉格雷作为三联疗法的一部分（Ⅲ，C）。

（9）ACS 患者 PCI 后若出血风险低危，可在接受阿司匹林和氯吡格雷的基础上加用小剂量利伐沙班（2.5mg，bid）（Ⅱb，B）。

第三节 辨证论治

一、病因病机

PCI 术后病人仍属于冠心病的范畴，故本节将按照糖尿病合并冠心病的中医辨证论治来进行阐释。中医学并无冠心病合并糖尿病病名，但根据其发病特点及临床症状，将其归属为"胸痹""真心痛""消渴"等范畴。胸痹记载最早见于《内经》，《灵枢·五邪》谓"邪在心，则病心痛"；《素问·脏气法时论》曰："心病者，胸中痛……"。消渴病名首见于《素问·奇病论》，曰："……肥者令人内热，甘者令人中满，故其气上溢，转为消渴。"中医古籍中虽未明确有糖尿病合并冠心病的病名，但对于两者之间的关系早有认识，《灵枢·本藏》谓："心脆则善病消瘅热中"，张仲景在《金匮要略》中指出："消渴，气上撞心，心中疼热……"，巢元方在《诸病源候论》指出："消渴重，心中痛。"在此基础上，现代医家通过科学研究、临床实践及经验总结，提出了"消渴胸痹""消心病""糖心病"等病名。

疾病的发生发展不是单一因素所致，《黄帝内经》云："凡病……得之于阳者，风雨寒暑；得之于阴者，饮食居处，阴阳喜怒。"汉代张仲景《金匮要略》把胸痹的病因病机归纳为"阳微阴弦"，即上焦阳虚之象，下焦阴寒内盛，乃本虚标实之证。《证因脉治·胸痛论》曰："内伤胸痹之因……或过饮辛热，伤其上焦，则闷闷胸痛矣。"《内经》认为消渴病由五脏虚弱，饮食失节，情志不调引起，而内热是主要病机。叶天士提出"心境愁郁，内火自燃，乃消渴大病"，意为情志失调，郁滞生火灼津，致消渴。故冠心病合并糖尿病病因病机不外乎正气亏虚、饮食失调、七情失节、个人体质、脏腑病变等因素。

消渴病初期的病机特点是阴虚为本，燥热为标，二者又互为因果，燥热甚则阴愈虚，阴愈虚则燥热甚。阴虚燥热煎熬阴血成瘀，炼液灼津成痰，可致瘀血内阻，或痰瘀互阻，痹阻心脉；随着病情的进展，消渴病的病机逐渐演变为阴损及气伤阳，致气阴两虚，阴阳俱虚。气虚运血无力，则血行不畅，凝滞为瘀；血行受阻，影响津液代谢，津聚为痰，痰瘀交阻，心脉不通；阴损及气损阳，则阴阳俱虚，阳虚温煦气化失司，则为痰为瘀，痰浊瘀血内阻，痹阻心脉，心脉不通。以上因素渐致糖尿病合并冠心病的发生。

旭颖等通过对纳入研究的 106 例冠心病合并糖尿病患者的临床调查，将该病归纳为 5 个类别：气阴两虚型 14 例，痰湿血瘀型 34 例，气虚血瘀型 14 例，血瘀水停型 21 例，脾虚湿盛 23 例。也有学者将其分为气阴两虚夹瘀型、气虚痰瘀型、阳虚血瘀型 3 类证型，并认为气阴两虚夹瘀型是其中最常见证型。付长庚等通过临床数据分析发现冠心病合并糖尿病气滞是关键病机，常见证候是血瘀、痰浊、气虚。同时，还有学者通过对该病患者舌苔、脉象的研究，指出阴虚证、血瘀证发病率明显较高。舌脉表现为舌质黯红，舌下脉络怒张，苔少津，脉细弱。倪青等采集了 1274 例该病患者的临床数据，统计其症状及证候分布特点，指出气阴两虚最为多见，瘀血、痰湿等次之。

二、分证治疗

1. 心血瘀阻证

临床表现：以心胸疼痛、痛有定处为主症，可兼见胸闷心悸，口唇暗红，舌质暗或有瘀斑，脉涩、结代。

治法：活血化瘀，通络止痛。

处方：丹参饮或桃红四物汤加减：桃仁 10g，丹参 15g，川芎 10g，赤芍 10g，红花 6g，生地黄 15g，砂仁（后下）6g，檀香 10g。

加减：痛甚，加延胡索 10g，乳香 10g，郁金 12g 以行气止痛；兼气虚，加党参 15g，太子参 12g，黄精 15g，黄芪 30g 以益气；兼气滞者，加柴胡 12g，香附 12g，紫苏梗 12g 以行气。

2. 痰浊痹阻证

临床表现：形体肥胖，嗜食肥甘，肢体沉重，呕恶眩晕，口黏，头重嗜睡，以胸脘满闷可兼见胸痛隐隐、气短、纳呆腹胀等为主症，舌苔腻，脉滑或弦。

治法：化痰泄浊，宣痹通阳。

处方：瓜蒌薤白半夏汤加减：瓜蒌 15g，薤白 10g，法半夏 10g，茯苓 15g，陈皮 10g，枳实 10g，杏仁 10g。

加减：兼热，加黄连 9g，栀子 12g，滑石 9g 以清热；兼气滞，加香附 12g，郁金 12g 以行气；痰浊重，加薏苡仁 12g，泽泻 15g 以利湿；兼脾胃气虚，加茯苓 15g，白术 12g，党参 12g 以健脾益气；寒湿盛，加白芥子 9g，干姜 6g 以散寒祛湿。

3. 阴寒凝滞证

临床表现：以心痛如绞、遇寒即发为主症，可兼见面青唇紫等症，舌质淡暗，苔薄，脉沉弦或迟。

治法：温通心阳，开痹散结。

处方：瓜蒌薤白桂枝汤加减：瓜蒌 10～30g，薤白 10g，桂枝 10g，白酒 50ml，荜茇 5～10g，高良姜 5～10g。

加减：兼瘀血，加红花、桃仁、丹参各 12g 以活血；兼肾阳不足，加巴戟天、淫羊藿各 12g 以温阳；寒邪较重，改高良姜 12g，荜茇 12g，加细辛 3g 以散寒；兼心肺气虚者，加人参（单煎）、黄精各 12g，黄芪 30g 以益气。

4. 气阴两虚证

临床表现：以胸痛隐隐、气短乏力、心悸汗出为主症，兼有咽干唇燥，口渴多饮，神疲乏力，气短懒言，形体消瘦，腰膝酸软，自汗盗汗，五心烦热，心悸失眠，舌红少津，苔薄白干或少苔，脉细数或沉细。

治法：益气养阴，通络止痛。

处方：生脉散加减：黄芪 15～30g，党参 10g，麦冬 10g，五味子 5～10g，丹参 15～30g，红花 10g，三七粉（冲服）3g。

加减：兼失眠心烦，舌红少苔，合用酸枣仁汤以宁心安神；兼胸脘满闷，咳唾痰浊，舌苔厚腻，合用二陈汤以化痰祛湿；兼肝郁气滞，合用四逆散以理气解郁；瘀血重，加乳香 10g，没药 10g 以活血化瘀。

5. 心肾阳虚证

临床表现：以胸痛心悸、形寒肢冷为主症，可兼有神倦懒言、自汗乏力、小便清长、心悸怔忡等症，舌质淡胖，有齿痕，苔薄白，脉沉细或微。

治法：温补心肾。

处方：《金匮要略》肾气丸加减：桂枝 10g，淡附片（先煎）10g，生地黄 12g，山萸肉 10g，牡丹皮 10g，茯苓 15g，泽泻 10g，三七粉（冲服）3g。

加减：水湿内盛，加茯苓 30g，车前子（包煎）30g 以利水化湿；肾阳虚盛，加巴戟天、淫羊藿、牛膝各 10g 以温补肾阳；痰瘀痹阻，加瓜蒌、薤白、桃仁、红花各 12g，法半夏 6g 以祛痰化瘀。

第四节 中成药治疗

一、糖尿病的中成药治疗

中成药的选用必须适合该药的证型，切忌盲目使用。中成药建议选用无糖颗粒剂、胶囊剂、浓缩丸或片剂。

（1）六味地黄丸：用于肾阴亏损、头晕耳鸣、腰膝酸软等。

（2）麦味地黄丸：用于肺肾阴亏、潮热盗汗等。

（3）杞菊地黄丸：用于肝肾阴亏、眩晕耳鸣、羞明畏光等。

（4）金匮肾气丸：用于肾虚水肿、腰酸腿软等。

同时，要注意非 DM 药物的选用以治疗兼证，如肠热便秘者选复方芦荟胶囊或新清宁，阴虚肠燥者选麻仁润肠丸，失眠者选安神补心丸或天王补心丹，易感冒者选玉屏风颗粒，心烦易怒者选丹栀逍遥丸。

二、冠心病的中成药治疗

1. 心血瘀阻证

症状：以心胸疼痛、痛有定处为主症，可兼见胸闷心悸、口唇暗红，舌质暗或有瘀斑，脉涩、结代。

①复方丹参片，饭后口服，1 次 3～5 片，1 日 3 次；②银杏叶胶囊，口服，1 次 2 粒，1 日 3 次。

2. 痰浊痹阻证

症状：以胸脘满闷、恶心为主症，可兼见胸痛隐隐、气短、纳呆腹胀等症，舌苔腻，脉滑或弦。

二陈丸，口服，1 次 9g，1 日 2 次。

3. 阴寒凝滞证

症状：以心痛如绞、遇寒即发为主症，可兼见面青唇紫等症，舌质淡暗，苔薄，脉沉弦或迟。

①冠心苏合丸，口服，1 次 2 粒，1 日 3 次；②苏合香丸，口服，1 次 1 丸（3g），1 日 1～2 次。

4. 气阴两虚证

症状：以胸痛隐隐、气短乏力、心悸汗出为主症，兼有口干唇燥、眩晕耳鸣、五心烦热等症，舌质红，苔薄少津，脉细数或沉细。

①生脉饮，口服，1 次 10～20ml，1 日 3 次；②天王补心丹，口服，1 次 1 丸，1 日 3 次；③补心气口服液加养心阴口服液，口服，1 次 10ml，1 日 3 次。

6. 心肾阳虚证

症状：以胸痛心悸、形寒肢冷为主症，可兼有神倦懒言、自汗乏力、小便清长、心悸怔忡等症，舌质淡胖，有齿痕，苔薄白，脉沉细或微。

①金匮肾气丸，口服，1 次 6g，1 日 2～3 次；②桂附理中丸，口服，1 次 6g，1 日 2～3 次。

第五节 日常保养

一、PCI 术后的康复治疗

1. 康复治疗

康复治疗包括运动、合理膳食、戒烟、心理调整和药物治疗 5 个方面。ACS 患者 PCI 治疗后应实施以合理运动为主的心脏康复治疗（Ⅱa，A）。同时，应注意合理的膳食，控制总能量和减少饱和脂肪酸、反式脂肪酸以及胆固醇摄入。超重和肥胖者在6~12个月内减重5%~10%，使体质量指数≤25kg/m²；腰围控制在男性≤90cm、女性≤85cm。彻底戒烟，并避免被动吸烟；严格控制酒精摄入（男性420g/d，非孕期女性≤10g/d）。另外，有研究显示，冠心病患者PCI后焦虑、抑郁与术后10年全因死亡增加相关，其中抑郁是独立的预测因素。因此，需调整患者PCI术后的心理状态。首先，需对患者进行多次、耐心的程序化教育，这是帮助患者克服不良情绪的关键之一。内容包括什么是冠心病、冠心病的发病原因及诱发因素、不适症状的识别、发病后的自救、如何保护冠状动脉等，并教会患者监测血压和脉搏，使患者充分了解自己的疾病及程度，缓解紧张情绪，提高治疗依从性和自信心，学会自我管理。其次，需识别患者的精神心理问题，并给予对症处理。其措施包括：①评估患者的精神心理状态；②了解患者对疾病的担忧、患者的生活环境、经济状况和社会支持，给予有针对性的治疗措施；③对患者进行健康教育和咨询；④轻度焦虑抑郁治疗以运动康复为主，对焦虑和抑郁症状明显者给予对症药物治疗，病情复杂或严重时应请精神科会诊或转诊治疗。

2. 糖尿病及其他危险因素管理

血糖、血脂、血压、减肥、戒烟等内容参考其他相关章节。

（冯兴中　高慧娟　谭丽）

第四十二章

糖尿病动脉粥样硬化患者大血管事件后的治疗

糖尿病大血管病变是指主动脉、冠状动脉、脑动脉、肾动脉及周围动脉等大血管的动脉粥样硬化，其中糖尿病性冠心病、脑血管病及外周动脉疾病是糖尿病大血管病变的主要领域，病变具有症状相对较轻或缺如，但病变范围广泛且严重，治疗困难，预后差等特点，是糖尿病患者伤残和死亡的主要原因。

糖尿病是心、脑血管疾患的独立危险因素，与非糖尿病人群相比，糖尿病患者发生心、脑血管疾病的风险增加 2~4 倍。此外，糖尿病患者有易发血管闭塞性疾病的倾向，外周血管病变的发生率至少是非糖尿病患者的 4 倍，且随年龄增长和病程延长而增加。大量研究证实，与非糖尿病人群相比，糖尿病人群中动脉粥样硬化症的患病率较高，发病年龄较轻，多因高血糖、胰岛素抵抗、内皮细胞功能受损、纤溶系统异常、氧化应激反应增强、慢性炎症反应、细胞因子增高和白蛋白尿等非传统危险因素，以及高龄、女性、遗传、血脂紊乱、高血压、吸烟和肥胖等传统的危险因素，相互联系和共同作用，导致动脉粥样硬化的发生与发展，从而引起血压升高、局部性血管狭窄和血栓栓塞事件，严重者表现为心肌梗死、短暂性脑缺血发作、脑梗死、脑血栓形成、脑出血、间歇性跛行、下肢缺血性溃疡或坏疽等大血管事件，成为糖尿病致死、致残的主要原因。

第一节　治疗原则与治疗目的

糖尿病患者并发冠心病、卒中、下肢动脉硬化闭塞症等大血管病变有共同的病理基础和危险因素。临床证据显示，严格的血糖控制对减少 2 型糖尿病患者发生心、脑血管疾病及其导致的死亡风险作用有限，特别是那些病程较长、年龄偏大和已经发生过心血管疾病或伴有多个心血管风险因素的患者，但是，对多重危险因素的综合控制可显著改善糖尿病患者心脑血管病变和死亡发生的风险。此外，美国血管外科学会（SVS）临床指南明确强调对症状轻微或耐受良好的间歇性跛行患者采用预防性的外科干预是有害无益的，认为相较于过度积极的血管重建，干预动脉硬化的危险因素对于无症状性下肢动脉硬化闭塞症患者来说更为关键。因此，对于糖尿病动脉粥样硬化患者大血管事件后的治疗，需要全面评估和控制大血管病变危险因素，尤其是高血糖、高血压和血脂紊乱，通过控制血糖、血压，调脂稳定斑块，抗血小板聚集等治疗，以及中医辨证论治以改善临床症状、体征，共同达到改善大血管病变，降低大血管事件复发率，降低致残率和病死率，提高患者生活质量的目的。

第二节　西药治疗

一、阿司匹林治疗

糖尿病血栓性事件可累及冠状动脉、脑血管及外周血管，已成为糖尿病患者死亡的最主要原因之一，其发病机制在于糖尿病具有多种导致动脉粥样硬化及血栓形成的危险因素，而血小板功能异常是其重要机制之一。研究显示抗血小板治疗能显著降低既往伴有缺血性脑卒中或短暂性脑缺血发作患者严重血管事件的发生风险（非致命性心肌梗死、非致命性脑卒中和血管源性死亡），对于已有冠心病的患者，抗血小板治疗具有防止心血管事件复发和心力衰竭，改善患者预后的积极作用。

阿司匹林是目前唯一有循证医学证据，被指南推荐用于缺血性心脑血管疾病一级预防的抗血小板药物，是应用最广泛的抗血小板药物，对糖尿病患者大血管事件的发生有显著的预防作用。此外，阿司匹林在心脑血管疾病二级预防中的有效性亦被大量临床研究所证实，阿司匹林可使有心肌梗死病史、脑卒中或短暂性脑缺血发作病史的患者再发生大血管事件的危险性显著降低，并减少非致死性心肌梗死、非致死性卒中、心血管死亡率及全因死亡，对糖尿病与非糖尿病群体同样有效。阿司匹林已成为公认的缺血性心脑血管疾病二级预防的首选药物。此外，美国心脏学会和美国心脏协会（ACC/AHA）对外周动脉疾病治疗的指南建议，所有有症状的外周动脉疾病患者，无论有无心血管疾病的征象，均应给予阿司匹林抗血小板治疗，以降低心血管疾病的发生率和死亡率。

《中国2型糖尿病防治指南（2017版）》推荐抗血小板治疗的用法为：对糖尿病合并动脉粥样硬化性心血管疾病（ASCVD）患者需要应用阿司匹林75～150mg/d作为二级预防措施，对于已有心血管疾病且对阿司匹林过敏的糖尿病患者，可考虑应用氯吡格雷（75mg/d）作为二级预防，对于发生急性冠脉综合征的糖尿病患者，可使用阿司匹林与氯吡格雷联用至少1年。与《中国心血管病预防指南（2017版）》在冠心病二级预防抗血小板治疗方面的推荐一致，且后者对于氯吡格雷不能耐受或有明确抵抗证据者，推荐采用替格瑞洛或普拉格雷替代治疗。此外，缺血性脑卒中和短暂性脑缺血发作是最常见的脑血管病类型，我国脑卒中亚型中，近70%的患者为缺血性脑卒中，而我国缺血性脑卒中年复发率高达17.7%，有效的二级预防是减少复发和死亡的重要手段，其中口服抗血小板药物可以预防脑卒中复发及其他心血管事件的发生，首选阿司匹林（50～325mg/d）或氯吡格雷（75mg/d）单药治疗作为长期二级预防一线用药，且阿司匹林单药抗血小板治疗的最佳剂量为75～150mg/d。MATCH研究、CHARISMA研究、SPS3研究等多项研究结果均提示长期应用阿司匹林联合氯吡格雷抗血小板治疗在脑卒中二级预防中增加出血风险而不减少脑卒中复发风险。

目前，在我国2型糖尿病患者中，大血管并发症危险因素的发生率高但控制率较低，阿司匹林的应用率也偏低，临床上应更积极地筛查和治疗大血管病变危险因素并提高阿司匹林的治疗率。阿司匹林的应用代表着糖尿病动脉粥样硬化患者大血管事件后二级预防的抗血小板治疗原则，除却氯吡格雷及新型噻吩吡啶类血小板二磷酸腺苷受体拮抗剂普拉格雷、替格瑞洛，尚有西洛他唑作为选择性磷酸二酯酶Ⅲ抑制剂，可抑制环磷酸腺苷（cAMP）的降解，从而提高体内cAMP的浓度，以发挥其抑制血小板聚集、扩张血管的功能，因此被美国血管外科学会（SVS）临床指南推荐为改善间歇性跛行症状疗效最为确切的药物，在预防冠心病支架术后再狭窄及降低脑梗死后血管性卒中发生率方面亦疗效显著，故均可作为抗血小板药物应用于糖尿病动脉粥样硬化患者大血管事件后的二级预防。

二、治疗高血压

糖尿病与高血压密切相关，高血压是糖尿病的常见并发症或伴发病之一，糖尿病患者中高血压的患病率明显增高，流行状况与糖尿病类型、年龄、是否肥胖以及人种等因素有关，发生率国内外报道不一，为30%～80%。糖尿病合并高血压通常与其他多种心脑血管病危险因素并存，导致动脉粥样硬化病变的病情加重，进程加速，使心血管病、脑卒中等大血管事件的发生和进展风险明显增加，如高血压与糖尿病合并存在时，心血管病风险增高4倍，也增加了糖尿病患者的死亡率，而积极控制高血压可显著降低糖尿病大血管事件发生和发展的风险。ADVANCE研究显示，糖尿病合并高血压患者，通过药物治疗使平均血压降低5.6/2.2mmHg，大血管事件发生率下降9%，心血管死亡率降低14%，全因死亡事件的相对危险性减少14%，ADVANCE-ON研究进一步提示，为糖尿病合并高血压患者进行早期积极降压治疗带来获益的持续时间甚至在治疗结束之后还可长期维持。脑卒中后降压治疗研究（PATS）、早期培哚普利预防脑卒中复发研究（PROGRESS）亦均证实了控制血压在脑卒中二级预防中的有效性。

《国家基层高血压防治管理指南（2017 版）》指出高血压治疗三原则：达标、平稳、综合管理。治疗高血压的主要目的是减少心脑血管并发症的发生和降低死亡风险，因此，首先要降压达标，不论采用何种治疗，将血压控制在目标值以下是根本；其次是平稳降压，保持血压长期平稳至关重要，对减少心血管并发症有益，其中长效制剂有利于每日血压的平稳控制，推荐使用；再次，对高血压患者应进行综合干预管理，对于已患心血管疾病患者及具有某些危险因素的患者，应考虑给予抗血小板及调脂治疗，以降低心血管疾病再发及死亡风险。《中国高血压防治指南（2010 版）》建议在患者能耐受的情况下，逐步降压达标，推荐 65 岁及以上老年人的收缩压应控制在 150mmHg 以下，如能耐受还可进一步降低；伴有糖尿病和稳定型冠心病的高血压患者治疗宜个体化，一般可以将血压降至 130/80mmHg 以下，脑卒中后的高血压患者一般血压目标为低于 140/90mmHg；舒张压低于 60mmHg 的冠心病患者，应在密切监测血压的前提下逐渐实现收缩压达标。《中国 2 型糖尿病防治指南（2017 版）》推荐一般糖尿病合并高血压患者的降压目标应低于 130/80mmHg；老年或伴严重冠心病的糖尿病患者，考虑到血压过低会对患者产生不利影响，可采取相对宽松的降压目标值，血压控制目标可放宽至低于 140/90mmHg。《中国心血管病预防指南（2017 版）》推荐所有动脉粥样硬化性周围动脉疾病患者血压均应控制在＜140/90mmHg，并指出下肢动脉粥样硬化性疾病不是 β 受体阻滞剂患者的禁忌证，在合并冠心病和（或）心力衰竭时可以考虑使用。

抗高血压治疗包括非药物和药物两种方法，大多数患者需长期甚至终生坚持治疗。降压治疗的获益主要来自血压下降本身，故血压下降优先于药物种类的选择。降压药物治疗应遵循从小剂量开始、优先选择长效制剂、联合用药及个体化治疗 4 项基本原则，常用降压药物包括血管紧张素转换酶抑制剂（ACEI）、血管紧张素 Ⅱ 受体拮抗剂（ARB）、利尿剂、钙通道阻滞剂（CCB）、β 受体阻滞剂 5 类，以及由上述药物组成的固定配比复方制剂。

研究发现，对于脑卒中后病情稳定的高血压患者，抗高血压药物治疗能使所有复发性脑卒中、非致死性脑卒中、心肌梗死和总心血管事件明显减少，致死性脑卒中和血管性死亡也呈下降趋势。降压治疗对中国脑血管病患者二级预防有效，可明显降低脑卒中再发危险，对缺血性脑卒中和出血性脑卒中均有益，血压目标一般应低于 140/90mmHg，但对老年尤其是高龄患者、双侧颈动脉或颅内动脉严重狭窄患者、严重体位性低血压患者应谨慎降压治疗，从小剂量开始，密切观察血压水平与不良反应，根据患者耐受性调整降压药及其剂量，如出现头晕等明显不良反应时应减少给药剂量或停药，尽可能将血压控制在安全范围（140/90mmHg 以内）。常用的 5 种降压药物均能通过降压而发挥预防脑卒中或短暂性脑缺血的作用，利尿剂、钙通道阻滞剂、ACEI 或 ARB 类可能效果更好些，可选择单药或联合用药。《中国缺血性脑卒中和短暂性脑缺血发作二级预防指南（2014）》推荐，既往未接受降压治疗的缺血性脑卒中或短暂性脑缺血发作患者，发病数天后如果收缩压≥140mmHg 或舒张压≥90mmHg，应启动降压治疗，对于血压＜140/90mmHg 的患者，其降压获益并不明确；既往有高血压病史且长期接受降压药物治疗的缺血性脑卒中或短暂性脑缺血发作患者，如果没有绝对禁忌，发病后数天应重新启动降压治疗；由于颅内大动脉粥样硬化性狭窄（狭窄率 70%～99%）导致的缺血性脑卒中或短暂性脑缺血发作患者，推荐收缩压降至 140mmHg 以下，舒张压降至 90mmHg 以下；由于低血流动力学原因导致的脑卒中或短暂性脑缺血发作患者，应权衡降压速度与幅度对患者耐受性及血流动力学影响；降压药物种类和剂量的选择以及降压目标值应个体化，应全面考虑药物、脑卒中的特点和患者三方面因素。

《中国心血管病预防指南（2017 版）》指出，绝大多数慢性冠心病患者都能够得益于 ACEI 的长期治疗，但获益程度与患者危险程度有关，对于无症状左心室收缩功能异常、慢性心力衰竭和心肌梗死后的高危慢性冠心病患者以及合并高血压、糖尿病等疾病的冠心病患者，服用 ACEI 治疗获益更多。建议若无禁忌证，冠心病患者均应长期服用 ACEI 作为二级预防，具有适应证但不能耐受 ACEI 治疗的患者，可服用 ARB 类药物。此外，β 受体阻滞剂同时兼有抗缺血及改善预后的双重作用，对于心血管事件急性期后的高血压患者，若无禁忌证，推荐长期口服 β 受体阻滞剂作为冠心病的二级预防；钙通道阻滞剂一般不宜使用，除非患者有应用 β 受体阻滞剂的禁忌证或伴严重的梗死后心绞痛、室上性心动过速等且应用其他药物未能有效控制者，或者用于辅助性进一步降低血压的治疗。但对于变异型心绞痛或以冠状动脉痉挛为主的心绞痛，CCB 是一线药物，当稳定型心绞痛合并心力衰竭必须应用长效 CCB 时，可选择氨氯地平或非洛地平。β 受体阻滞剂和长效 CCB 两种药物联合应用时，β 受体阻滞剂还可减轻二氢吡啶类 CCB 引起的反射性心动过速的不良反应，但非二氢吡啶类 CCB 和 β 受体阻滞剂的联合用药能使传导阻滞和心肌收缩力的减弱更明显，对老年人、已有心动过缓或左心室功能不良的患者应避免合用。降压治疗可减少高血压伴心力衰竭患者的心血管事件，降低病死率和改善预后，对于既往曾患心力衰竭或目前仍有心力衰竭症状与体征的高血压患者，应积极控制血压至低于 130/80mmHg，通常需合用 2 种或 3 种降压药物，以利尿剂消除体内过多滞留的液体，以 β 受体阻滞剂联用 ACEI 或 ARB 发挥协同作用，从极小剂量（约为通常降压治疗剂量的 1/8～1/4）起始，缓慢增加至目标剂量。

对于高血压合并外周动脉粥样硬化病变患者，降压药物无特殊推荐，然而对于合并糖尿病者，患者心脑血管事件风险和死亡风险明显增加，应积极降压治疗，推荐在非药物治疗的基础上，首选 ACEI 或 ARB，该类药物对肾脏有保护作用，可预防微量白蛋白尿的发生，并有效减轻左心室肥厚，且有改善糖、脂代谢的益处，对有心血管高危因素的糖尿病患者获益更多。若血压不达标，常需多种降压药物联合应用，联合用药推荐以 ACEI 或 ARB 为基础，联用钙通道阻滞剂、小剂量利尿剂或选择性 β 受体阻滞剂，并以单片固定复方制剂（ARB/钙通道阻滞剂或 ARB 或 ACEI/利尿剂）为更佳联合方案，因其在疗效、依从性和安全性方面均优于上述药物自由联合。由于糖尿病患者易存在夜间血压升高，可在 24h 动态血压评估的基础上指导及调整药物使用，必要时可考虑睡前服药，优选长效制剂有效平稳控制 24h 血压（包括夜间血压与晨峰血压），以减少血压昼夜波动，预防心脑血管事件发生。

总之，对于糖尿病动脉粥样硬化患者大血管事件后高血压治疗的主要目的是，通过长期规范的抗高血压治疗，尽可能实现血压达标，以最大限度地降低大血管事件再发和死亡的总体危险。值得注意的是，高血压是一种以动脉血压持续升高为特征的进行性"心血管综合征"，常伴有其他危险因素、靶器官损害或临床疾患，需要进行包括抗血小板聚集、调脂稳定斑块、控制血糖等多种治疗在内的综合干预。

三、治疗血脂异常

糖尿病代谢异常导致脂蛋白转运、组成和代谢的明显改变，故糖尿病患者常有血脂异常。糖尿病患者血脂异常的主要特点为血浆/血清甘油三酯升高，高密度脂蛋白降低，低密度脂蛋白尤其是小而密的低密度脂蛋白增多，三者共同存在是导致动脉粥样硬化的异常血脂谱，增加大血管疾病风险。2 型糖尿病使患者患冠心病的风险提高 2～4 倍，其中血脂异常与冠心病患病风险明显呈正相关；小而密的低密度脂蛋白胆固醇与颈动脉内膜厚度呈正相关，血浆总胆固醇水平增加是缺血性脑卒中或短暂性脑缺血发作的重要危险因素之一；糖尿病周围血管病变最常见的血脂异常特点为高浓度甘油三酯、低浓度高密度脂蛋白，致糖尿病患者下肢血管病变发生的风险性增加。因此，有效控制血脂异常，对动脉粥样硬化性大血管疾病的防控具有重要意义。

循证医学研究表明，降低总胆固醇和低密度脂蛋白胆固醇水平，可显著降低糖尿病患者发生大血管病变和死亡风险。临床上有明确大血管事件病史的糖尿病患者，属于发生动脉粥样硬化性心血管疾病（ASCVD）的极高危人群，调脂治疗可作为 ASCVD 二级预防的基础治疗方案之一，降低心肌梗死、缺血性卒中或冠心病死亡等心脑血管病临床事件的再发危险。大量临床研究反复证实，无论采取何种药物或措施，只要能使血清 LDL－C 水平下降，就可稳定、延缓或消退动脉粥样硬化病变，并能显著减少 AS-CVD 的发生率、致残率和死亡率。国内外血脂异常防治指南均强调，LDL－C 在 ASCVD 发病中起着核心作用，提倡以降低血清 LDL－C 水平来防控动脉粥样硬化大血管事件。《中国 2 型糖尿病防治指南

（2017 版）》推荐进行调脂药物治疗时，以降低 LDL－C 为首要目标，非 HDL－C 作为次要目标，依据有明确大血管事件病史的糖尿病患者属于极高危人群，推荐将 LDL－C 降至低于 1.8mmol/L，非 HDL－C 降至低于 2.6mmol/L，临床上也有部分极高危患者 LDL－C 基线值已在基本目标值以内，这时可将其 LDL－C 从基线值降低 30% 左右。有证据表明，当 LDL－C 下降≥50% 或 LDL≤1.8mmol/L 时，脑卒中和心血管事件的二级预防更为有效。

血脂异常明显受饮食及生活方式的影响，饮食治疗和生活方式改善是治疗血脂异常的基础措施。良好的生活方式包括坚持健康饮食、规律运动、远离烟草和保持理想体质量。对于 ASCVD 患者先进行运动负荷试验，充分评估其安全性后，再进行身体活动；完全戒烟和有效避免吸入二手烟，有利于预防 AS-CVD，并升高高密度脂蛋白胆固醇水平；肥胖是血脂代谢异常的重要危险因素，维持健康体质量（BMI：20.0～23.9kg/m² ），有利于血脂控制。总之，生活方式干预是一种最佳成本/效益比和风险/获益比的治疗措施。

在调脂药物治疗方面，《中国成人血脂异常防治指南（2016 修订版）》认为他汀类药物是血脂异常药物治疗的基石，推荐将中等强度的他汀作为中国血脂异常人群的常用药物，长期使用他汀类药物治疗总体上是安全的。他汀类药物能够抑制胆固醇合成限速酶 HMG－CoA 还原酶，减少胆固醇合成，继而上调细胞表面 LDL 受体，加速血清 LDL 分解代谢，还可抑制 VLDL 合成，显著降低血清 TC、LDL－C 和 ApoB 水平，也能降低血清 TG 水平和轻度升高 HDL－C 水平，还有延缓斑块进展、使斑块稳定和抗炎等作用。诸多大型临床试验证实了他汀类药物在冠心病、卒中二级预防中的重要作用。他汀类调脂药物可使 TG 水平降低 7%～30%，HDL－C 水平升高 5%～15%。目前国内临床上常用洛伐他汀（40mg）、辛伐他汀（20～40mg）、普伐他汀（40mg）、氟伐他汀（80mg）、阿托伐他汀（10～20mg）、瑞舒伐他汀（5～10mg）和匹伐他汀（2～4mg），并根据个体调脂疗效和耐受情况，适当调整剂量。若胆固醇水平不能达标，与其他调脂药物联合使用（如依折麦布），可获得安全有效的调脂效果。如果 LDL－C 基线值较高，现有调脂药物标准治疗 3 个月后，难以使 LDL－C 降至所需目标值，则可考虑将 LDL－C 至少降低 50% 作为替代目标。LDL－C 达标后，若 TG 水平仍较高（2.3～5.6mmol/L），可在他汀治疗的基础上加用降低 TG 药物如贝特类（以非诺贝特首选）或高纯度鱼油制剂，并使非 HDL－C 达到目标值。如果空腹 TG≥5.7mmol/L，为了预防急性胰腺炎，首先使用降低 TG 的药物。此外，血脂康胶囊虽被归入调脂中成药，但其调脂机制与他汀类似，系通过现代 GMP 标准工艺，由特制红曲加入稻米生物发酵精制而成，主要成分为 13 种天然复合他汀，系无晶型结构的洛伐他汀及其同类物，临床常用剂量为 0.6g，2 次/天，疗效相当于中等强度他汀类调脂药物。中国冠心病二级预防研究（CCSPS）及其他临床研究证实，血脂康胶囊能够降低胆固醇，并显著降低冠心病患者总死亡率、冠心病死亡率以及心血管事件发生率，不良反应少。

总之，对于糖尿病动脉粥样硬化大血管事件后的患者，血脂异常的治疗必不可少，并且作为再发大血管事件的极高危人群，须增加降脂药物依从性，提高血脂达标率，以减轻动脉粥样硬化病变，延缓糖尿病血脂异常相关并发症的发生、发展，降低大血管事件再发和死亡的总体危险，改善远期预后。

四、控制糖尿病

糖尿病的主要危害是糖尿病并发症，其发生与遗传、年龄、性别、血糖控制水平、糖尿病病程等多种因素有关。糖尿病患者的主要死亡原因是心脑血管疾病，60%～70% 的糖尿病患者死于心脑血管疾病并发症，糖尿病周围血管病变是导致糖尿病患者足部溃疡和下肢截肢，特别是高位截肢和再次截肢的主要原因。同时，作为全身动脉粥样硬化的一个标志，糖尿病下肢动脉病变常与其他大血管并发症共存，其并发心脑血管疾病的危险是普通人群的 3～4 倍，每年心脑血管事件的发生率与已发生心脑血管患者的再次发作风险相当，50% 的下肢动脉病变患者最终患有心脑血管疾病。

糖尿病是冠心病的独立危险因素，糖尿病冠脉疾病患者冠状动脉病变严重而弥漫，往往是多支病变，发病以急性冠脉综合征为多见，且预后较差，心肌缺血较非糖尿病患者更为严重，因此进行血糖控制对预防糖尿病患者心血管事件复发的作用不可小觑；糖尿病是缺血性脑卒中患者临床预后不良的重要危险因素，中国国家卒中登记数据显示，糖尿病是缺血性脑卒中患者发病6个月发生死亡或生活依赖的独立危险因素，糖尿病合并脑血管病变的二级预防是指在糖尿病性脑血管病变正在发生发展或初步形成后，应强化血糖控制及多种危险因素的管理，防止引发急性脑卒中，三级预防是在糖尿病患者发生脑卒中后应积极改善脑循环，控制高血糖，严格管控多种致病危险因素，降低死亡率，降低复发风险；英国前瞻性糖尿病研究（UKPDS）报道糖化血红蛋白每升高1％，糖尿病下肢动脉病变的患病危险增加28％。因此，控制血糖也是糖尿病动脉粥样硬化患者大血管事件后治疗方案中不容忽视的环节。

制定糖尿病患者综合调控目标的首要原则是个体化，应根据患者的年龄、病程、预期寿命、并发症或合并症病情严重程度等进行综合考虑，对于预期寿命较短、有显著的大血管并发症，或有严重合并症的患者，推荐相对宽松的糖化血红蛋白目标（如<8.0％），同时应该避免因过度放宽控制标准而出现急性高血糖症状或与其相关的并发症。降糖治疗包括控制饮食、合理运动、血糖监测、糖尿病教育和应用降糖药物等综合性治疗措施。糖尿病是一种进展性的疾病，随着病程的进展，血糖有难以控制的趋势，常需要多种手段的联合治疗。生活方式干预是糖尿病的基础治疗措施，应贯穿于糖尿病治疗的始终，主要包括医学营养治疗和运动治疗，当单纯生活方式干预不能使血糖控制达标时，应开始药物治疗。

《中国2型糖尿病防治指南（2017版）》推荐2型糖尿病药物治疗的首选是二甲双胍，若无禁忌证，二甲双胍应一直保留在糖尿病的治疗方案中，不适合二甲双胍治疗者可选择 α-糖苷酶抑制剂或胰岛素促泌剂。如单独使用二甲双胍治疗而血糖仍未达标，则可进行二联治疗，加用胰岛素促泌剂、α-糖苷酶抑制剂、DPP-4抑制剂、TZDs、SGLT2抑制剂、胰岛素或GLP-1受体激动剂。若二联治疗后血糖仍未达标，则可进行三联治疗，即上述不同机制的降糖药物可以三种药物联合使用。如三联治疗控制血糖仍不达标，则应将治疗方案调整为多次胰岛素治疗（基础胰岛素加餐时胰岛素或每日多次预混胰岛素）。采用多次胰岛素治疗时应停用胰岛素促分泌剂。

目前临床上使用的双胍类药物主要是盐酸二甲双胍，主要药理作用是通过减少肝脏葡萄糖的输出和改善外周胰岛素抵抗而降低血糖。对临床试验的系统评价显示，二甲双胍可使HbA1c下降1.0％～1.5％，并可减轻体质量，在500～2 000mg/d剂量范围之间，二甲双胍降糖疗效呈现剂量依赖效应，UKPDS结果证明，二甲双胍还可减少肥胖的2型糖尿病患者心血管事件和死亡。单独使用二甲双胍不导致低血糖，但二甲双胍与胰岛素或胰岛素促泌剂联合使用时可增加低血糖发生的风险。二甲双胍的主要不良反应为胃肠道反应，从小剂量开始并逐渐加量、餐中或餐后服用是减少其不良反应的有效方法。双胍类药物禁用于肾功能不全（血肌酐水平男性>132.6 μmol/L，女性>123.8 μmol/L，或预估肾小球滤过率<45ml/min）、肝功能不全、严重感染、缺氧或接受大手术的患者，造影检查如使用碘化对比剂时，应暂时停用二甲双胍，长期使用二甲双胍者应注意维生素B$_{12}$缺乏的可能性。

磺酰脲类药物属于胰岛素促泌剂，主要药理作用是通过刺激胰岛β细胞分泌胰岛素，增加体内的胰岛素水平而降低血糖。磺酰脲类药物可使HbA1c降低1.0％～1.5％，临床研究结果显示，磺酰脲类药物的使用与糖尿病大血管病变发生风险的下降相关。目前在我国上市的磺酰脲类药物主要为格列本脲、格列美脲、格列齐特、格列吡嗪和格列喹酮，临床以每日口服1次的格列美脲（2～4mg/d）、格列齐特缓释片（60～120mg/d）和格列吡嗪控释片（5～10mg/d）更为常用，不良反应发生相对较少，对于有肾功能轻度不全的患者，常选用格列喹酮每次30mg，3次/天。磺酰脲类药物的主要不良反应为低血糖和体质量增加，特别是在老年患者和肝、肾功能不全者，如果磺酰脲类药物使用不当可导致低血糖，尤其是格列本脲，不当服用可出现严重低血糖。消渴丸是含有格列本脲和多种中药成分的固定剂量复方制剂，其降糖效果与格列本脲相当，然与格列本脲相比，消渴丸低血糖发生的风险低，改善糖尿病相关中医证候的效果更显著。

格列奈类药物为非磺酰脲类胰岛素促泌剂，临床常用瑞格列奈每次2～4mg，3次/天，那格列奈60～

120mg/次，3 次/天，需在餐前即刻服用。此类药物主要通过刺激胰岛素的早时相分泌而降低餐后血糖，可将 HbA1c 降低 0.5%～1.5%，可单独使用或与其他降糖药联合应用，但一般不与磺酰脲类降糖药联合应用。与磺酰脲类胰岛素促泌剂类似，格列奈类药物的常见不良反应亦是低血糖和体质量增加，但低血糖的风险和程度较磺酰脲类药物轻。

目前临床上使用的噻唑烷二酮类药物（TZDs）主要是吡格列酮，常用剂量为 15～30mg/d，主要通过增加靶细胞对胰岛素作用的敏感性而降低血糖。在我国 2 型糖尿病患者中开展的临床研究结果显示 TZDs 可使 HbA1c 下降 0.7%～1.0%。与二甲双胍类似，TZDs 单独使用时不导致低血糖，但与胰岛素或胰岛素促泌剂联合使用时可增加低血糖发生的风险。TZDs 的常见不良反应为体质量增加和水肿，在与胰岛素联合使用时表现更加明显，故临床使用胰岛素治疗时并不联用 TZDs。此外，TZDs 的使用与骨折和心力衰竭风险增加相关，有心力衰竭、活动性肝病或转氨酶升高超过正常上限 2.5 倍及严重骨质疏松和有骨折病史的患者应禁用本类药物。

临床常用的 α-糖苷酶抑制剂有阿卡波糖每次 50～100mg，3 次/天，伏格列波糖每次 0.2～0.3mg，3 次/天，以及米格列醇每次 50～100mg，3 次/天。此类药物通过抑制碳水化合物在小肠上部的吸收而降低餐后血糖，适用于以碳水化合物为主要食物成分和餐后血糖升高的患者，可与双胍类、磺酰脲类、TZDs 或胰岛素联合使用。大量研究证明 α-糖苷酶抑制剂除显著降低血糖外，还有减少餐后胰岛素分泌、改善胰岛素抵抗、显著降低体质量、改善血脂谱等临床获益，并能显著减少糖尿病患者心血管事件，降低心血管死亡风险趋势。常见不良反应为胃肠道反应如腹胀、排气等，从小剂量开始，逐渐加量可减少不良反应。单独服用本类药物通常不会发生低血糖，若联用其他降糖药物出现低血糖时，食用蔗糖或淀粉类食物纠正低血糖的效果差，应当首选使用葡萄糖来治疗。

二肽基肽酶 4（DPP-4）抑制剂通过抑制 DPP-4 而减少胰高血糖素样肽-1（GLP-1）在体内的失活，使内源性 GLP-1 的水平升高，GLP-1 以葡萄糖浓度依赖的方式增强胰岛素分泌，抑制胰高糖素分泌。诸多循证医学研究证实了该类药物的降糖疗效和良好的心血管安全性，2016 年的最新荟萃分析显示，与阳性对照药相比，DPP-4 抑制剂显著降低心肌梗死和卒中风险。临床常用的 DPP-4 抑制剂为西格列汀 100mg/d，沙格列汀 5mg/d，维格列汀每次 50mg，2 次/天，利格列汀 5mg/d 等。单独使用 DPP-4 抑制剂不增加低血糖发生的风险，DPP-4 抑制剂对体质量的作用为中性或轻度增加，在有肝、肾功能不全的患者中使用利格列汀时不需要调整剂量，其他应注意按照药物说明书来减少药物剂量。

钠-葡萄糖协同转运蛋白 2（SGLT2）抑制剂通过抑制肾脏肾小管中负责从尿液中重吸收葡萄糖的 SGLT2，降低肾糖阈，促进尿葡萄糖排泄，从而达到降低血液循环中葡萄糖水平的作用。此类药物降低 HbA1c 的幅度为 0.5%～1.0%，减轻体质量 1.5～3.5kg，降低收缩压 3～5mmHg，目前在我国被批准临床使用的 SGLT2 抑制剂为达格列净、恩格列净和卡格列净。临床研究结果显示，在具有心血管高危风险的 2 型糖尿病患者中应用 SGLT2 抑制剂恩格列净或卡格列净，可使主要心血管不良事件和肾脏事件复合终点发生发展的风险显著下降，心衰住院率显著下降。常见不良反应为生殖泌尿道感染，罕见和可能的不良反应包括酮症酸中毒、急性肾损伤、骨折风险和足趾截肢。

GLP-1 受体激动剂如艾塞那肽、利拉鲁肽、利司那肽和贝那鲁肽（均需皮下注射），通过激动 GLP-1 受体而发挥降低血糖的作用。该类药物可以葡萄糖浓度依赖的方式增强胰岛素分泌，抑制胰高糖素分泌，并能延缓胃排空，通过中枢性的食欲抑制来减少进食量，除有效降低血糖外，并有抗炎、抗氧化、改善血管内皮功能、显著降低体质量和改善甘油三酯及血压的作用，临床可单独使用或与其他降糖药联合使用。利拉鲁肽的 LEADER 研究、Semaglutide 的 SUSTAIN 6 研究等多项临床研究证实 GLP-1 受体激动剂可显著改善伴有心血管疾病或具有心血管疾病高危因素的 2 型糖尿病患者的心血管结局，而其发挥心血管获益的最可能的机制是抗动脉粥样硬化作用。该类药物常见不良反应为胃肠道症状（如恶心、呕吐等），主要见于初始治疗时，不良反应可随治疗时间延长逐渐减轻。

在所有的降糖药物中，胰岛素治疗是控制高血糖的重要手段。1 型糖尿病患者需依赖胰岛素维持生命，也必须使用胰岛素控制高血糖，并降低糖尿病并发症的发生风险；2型糖尿病患者虽不需要胰岛素来维持生命，但当口服降糖药效果不佳或存在口服药使用禁忌时，仍需使用胰岛素，以控制高血糖，并减少糖尿病并发症的发生危险。在某些时候，尤其是病程较长时，胰岛素治疗可能是最主要的，甚至是必需的控制血糖措施。由于胰岛素来源不同，化学结构不同，作用特点有差异，不同胰岛素注射次数不一，并有持续皮下胰岛素输注（CSⅡ）、短期胰岛素强化降糖等多种治疗方案，临床需根据患者的不同情况制定个体化胰岛素治疗方案，故建议由内分泌科专科医师进行胰岛素治疗方案的制定，同时加强对糖尿病患者的教育和指导，使开始胰岛素治疗的患者，通过接受有针对性的教育来掌握胰岛素治疗相关的自我管理技能，掌握注射技术，加强自我血糖监测，能够根据血糖监测结果适当调节胰岛素剂量，并了解低血糖发生的危险因素、症状以及掌握自救措施，以控制高血糖并预防低血糖的发生。

五、抗氧化治疗

近年来国内外越来越多的证据表明，氧化应激是动脉粥样硬化形成和发展的关键因素，氧化应激通过直接氧化损伤和间接信号介导损伤促进了动脉粥样硬化的发生发展。LDL经自由基氧化修饰成oxLDL，氧化型脂蛋白（a）分子也更易沉积于血管壁被巨噬细胞吞噬形成泡沫细胞，而氧化型HDL从细胞中转运胆固醇能力显著降低，可促使血管平滑肌细胞增殖，损伤血管内皮，对LDL氧化修饰的抑制作用减弱，均更加促进动脉硬化的病理进程。当动脉血管内皮细胞持续暴露于血浆中氧化脂质及蛋白的外部应激与内生性氧化应激条件下，极易发生氧化应激反应，此时内皮细胞可经过一系列由髓过氧化物酶、一氧化氮合酶、脂肪氧化酶/环氧合酶等参与的酶促反应导致机体活性氧自由基的产生，而氧自由基通过损伤内皮依赖性血管收缩舒张功能、引起血管内皮细胞膜稳定性和通透性平衡失调、损伤内皮细胞加重炎症反应、促进内皮细胞的凋亡等多种途径，促进动脉粥样硬化的发生、发展。

流行病学调查和临床研究显示，多种因素与糖尿病患者动脉粥样硬化的高发病率有关，包括高血糖、胰岛素抵抗、炎症和氧化应激、脂代谢紊乱、高血压等。其中，糖尿病致动脉粥样硬化及相关大血管事件与高血糖引起氧化应激密切相关，当血糖升高时，进入糖酵解途径流量激增，进入线粒体的电子供体也随之增多，从而发生氧化应激，氧化应激可进一步损伤血管内皮细胞；高血糖时，晚期糖基化终末产物（AGEs）形成也增多，从而增加内皮细胞诱导型一氧化氮合酶mRNA的表达，诱导内皮细胞凋亡，造成血管损伤；此外，波动性高血糖可通过不同代谢途径诱导细胞氧化应激反应，并增强核转录因子kappa B（NF-κB）和蛋白激酶C的活性，从而启动和调节炎症因子转录，引起血管舒缩功能减退，还通过活性氧簇（ROS）引起直接毒性作用，介导血管内皮细胞的损伤。因此，抗氧化治疗在糖尿病动脉粥样硬化患者大血管事件后的治疗方案中具有重要意义。

抗氧化类药物可减少氧自由基对血管壁的损害，从而起到抗动脉粥样硬化的作用。常用的抗氧化类药物包括维生素E、维生素C、白藜芦醇等。现代药理研究证实，诸多中药有效成分具有显著的抗氧化作用，从而保护缺血组织，如丹酚酸A、人参皂苷Rg1、西洋参茎叶皂苷以及中药银杏叶、三七、黄芪、川芎、红景天、五味子、绞股蓝、何首乌等有效成分的提取物。尽管抗氧化治疗并未列入糖尿病大血管病变防治的相关指南和教材中，但临床不乏具有抗氧化以防治糖尿病大血管并发症的常用药物，如硫辛酸、普罗布考、甲钴胺等。

硫辛酸是一种存在于线粒体的辅酶，类似维生素，能消除导致加速老化与致病的自由基，无论在水溶性基质中或油溶性基质中均为强力抗氧化剂。硫辛酸注射液被大量用于治疗糖尿病的神经病变上，药理研究证实其可抑制神经组织的脂质氧化，阻止蛋白质的糖基化，抑制醛糖还原酶，阻止葡萄糖或半乳糖转化成为山梨醇。硫辛酸进入人体后易还原为双氢硫辛酸，两者均能促使维生素C、维生素E的再生，发挥抗氧化作用，并可增加细胞内谷胱甘肽及辅酶Q_{10}并可螯合某些金属离子。研究发现，硫辛酸可以改善糖尿病小鼠模型氧化应激状态，减轻胰岛细胞和主动脉内皮的损伤，改善糖尿病小鼠模型大血管并发症的进程。血清8异前列腺素F2α（8-iso-PGF2α）是经自由基催化不饱和脂肪酸脂质过氧化（非酶促反应）后的终末产物，其产生与机体氧化应激损伤关系极为密切，成为近年来人们研究和评估氧化损伤性疾病的热点。血清 8-iso-PGF2α 水平与 2 型糖尿病下肢血管病变程度有关，临床研究证实，硫辛酸可以通过降低血清 8-iso-PGF2α 水平，下调氧化应激状态，进而改善糖尿病下肢血管病变。

国内外研究显示氧化应激在冠心病发生发展、冠脉斑块不稳定、再灌注损伤中起重要作用，心肌梗死后患者普遍存在体内脂质过氧化程度及氧化应激程度明显增高，机体抗氧化能力明显降低。普罗布考属于非他汀类降胆固醇药物，还兼有强大的抗氧化作用和延迟动脉粥样斑块形成的作用，是美国食品药品监督局唯一认证的人工合成抗氧化剂，其抗氧化能力是天然抗氧化剂中作用最强的抗氧化剂维生素 E 的 5～6 倍。研究证实在冠心病二级预防基础上，加用普罗补考抗氧化治疗，可减少患者心肌细胞凋亡，抑制心肌重构，减缓心衰进程，改善预后。

血浆同型半胱氨酸（homocysteine，Hcy）可直接或间接导致血管内皮细胞损伤，促进血管平滑肌细胞增殖，影响低密度脂蛋白的氧化，增强血小板功能，促进血栓形成，从而导致并加速动脉粥样硬化的形成，引起冠心病、脑血管病和周围血管病变等疾病的发生。研究发现高 Hcy 可通过参与氧化应激反应过程，诱发和加重脑梗死。因此 Hcy 也是动脉粥样硬化的独立危险因素，许多糖尿病大血管病变患者存在同型半胱氨酸血症。有学者早期应用甲钴胺（维生素 B₁₂）对高 Hcy 糖尿病患者进行干预，发现甲钴胺可有效降低血清 Hcy 水平，从而达到延缓动脉粥样硬化的进展，降低糖尿病大血管病变事件发生率的目的。当然，以上结论尚缺少大型临床试验研究数据的支持，有关糖尿病动脉粥样硬化患者大血管事件后抗氧化治疗的可行性和具体方案制定尚在探索中。

六、溶栓治疗

当糖尿病动脉粥样硬化患者大血管事件后出现明显的头晕、一过性黑蒙、失语、肢麻无力、偏瘫等缺血性卒中表现，或活动后胸闷憋气、心前区疼痛等冠心病表现，以及因下肢缺血引发间歇性跛行、静息痛以及溃疡等症状，严重影响生活质量，上述药物治疗效果不佳，而临床特点提示采用腔内治疗可以改善患者症状并且具有良好的风险获益比时，建议采用腔内治疗进行血运重建。腔内治疗的最大优势是创伤小、并发症发生率低以及近期疗效好。除却经皮球囊扩张成形术、支架植入、斑块切除术、激光成形术、切割球囊、药物球囊、冷冻球囊等多种日益成熟却相对昂贵的血管腔内技术，遵循适应证、禁忌证合理应用溶栓治疗，依然是当前大血管病变性价比相对较高的治疗措施。

溶栓治疗包括静脉溶栓和动脉溶栓。前者通过静脉注射溶栓药物进入循环系统溶解血块，后者结合血管内介入技术使溶栓药物直达血栓局部，溶解血栓而实现血管再通。超早期溶栓治疗可以恢复急性缺血性脑卒中患者梗死区血流灌注，减轻神经元损伤，挽救缺血半暗带，改善预后；对无条件进行介入治疗的急性心肌梗死患者，若无禁忌证于接诊患者后 30min 内进行溶栓疗法，使闭塞的冠状动脉再通，心肌得到再灌注，濒临坏死的心肌可能得以存活或使坏死范围缩小，对梗死后心肌重塑有利；下肢动脉硬化闭塞症的起病过程一般较缓慢，但当其合并急性血栓形成或动脉栓塞时，肢体动脉灌注突然迅速减少，可出现急性下肢缺血，或因慢性动脉狭窄、闭塞引起缺血性静息痛、溃疡或坏疽等严重下肢缺血病变，实施恰当的溶栓治疗进行血运重建是其有效治疗途径。

常用溶栓药物包括重组组织型纤溶酶原激活剂（rt-PA）、尿激酶（UK）、链激酶（SK）或重组链激酶（rSK）。其中，rt-PA 是一种糖蛋白，可直接激活纤溶酶原成为纤溶酶。当静脉给药时，rt-PA 在循环系统中表现出相对非活性状态，然其纤维蛋白亲和性很高，只有与纤维蛋白结合后才被激活，从而诱导纤溶酶原转化为纤溶酶，导致纤维蛋白降解和血块溶解。使用 rt-PA 治疗急性缺血性脑卒中，推荐一次用量为 0.9mg/kg，最大剂量低于 90mg，按同等剂量化药，10% 的剂量先予静脉推注，其余剂量在约 60min 持续静脉滴注或微量泵泵入；治疗急性心肌梗死，推荐在 90min 内静脉给予 100mg：先 15mg 静脉推注，其后 30min 内静脉滴注 50mg，剩余 35mg 在 60min 内静脉滴注，且使用 rt-PA 前后均给予肝素治疗。UK 用于治疗脑卒中时常以 100 万～150 万 IU 加入 0.9% 氯化钠注射液 100～200ml，持续静滴

30min，不推荐 SK 用于脑卒中静脉溶栓，易引起出血；用治急性心肌梗死时，UK 常于 30min 内静脉滴注 150 万～200 万 U，SK 或 rSK 以 150 万 U 在 60min 内静脉滴注，使用 SK 时应注意寒战、发热等过敏反应。此外，新型的选择性纤溶酶原激活剂（仅作用于血栓部位）包括替奈普酶、阿替普酶和来替普酶，与非选择性纤溶酶原激活剂（作用于全身的 UK 和 SK）比较，应在溶栓治疗中优先选择。

　　循证医学证实，发病 4.5h 内采用 rt-PA 静脉溶栓是治疗急性缺血性脑卒中的首选方法，然而能在时间窗内到达医院并具备溶栓适应证的患者非常有限；此外，大血管闭塞性脑卒中在静脉溶栓后实现血管再通率偏低，这些因素的存在很大程度上限制了静脉溶栓在临床实践中的广泛应用。而结合经皮导管插管技术的动脉内溶栓，能够增加血栓局部的溶栓药物浓度，通过导管、导丝和其他器材的使用提高溶栓药物与血栓的接触面，有助于提高闭塞血管的再通率，提高患者的溶栓治疗效果，推荐合理选用。动脉内置管溶栓是经典的微创、有效的腔内治疗方法，包括直接动脉穿刺置管法和数字减影血管造影（DSA）引导下置管法，适用于血管内血栓形成、无低凝状态者，常用的溶栓药物与静脉溶栓药物一致。因是一种微创药物溶栓术，要求做好充分的术前准备，包括器械及药品准备，术中充分配合，采用经皮穿刺置入造影导管行血管造影，确定病变部位，在 DSA 引导下，将溶栓导管前端送至血栓的近心端或血栓内部，经溶栓导管注入溶栓药物，再次血管造影检查溶栓效果，效果满意后拔管。同时，术后监测生命体征，进行充分的病情观察和护理。对于大脑中动脉等大动脉闭塞引起的严重卒中患者，前循环闭塞发病时间在 6h 以内，后循环大血管闭塞发病时间在 24h 内，经慎重选择后可进行动脉溶栓治疗。《中国急性缺血性脑卒中早期血管内介入诊疗指南（2015 版）》推荐动脉溶栓越早，效果越好，应尽早实施治疗；动脉溶栓有益于经严格选择的患者，适用于发病 6h 内的大脑中动脉供血区的急性缺血性脑卒中；发病 24h 内、后循环大血管闭塞的重症脑卒中患者，经过严格评估可行动脉溶栓；静脉-动脉序贯溶栓治疗是一种可供选择的方法；动脉溶栓要求在有条件的医院进行。《下肢动脉硬化闭塞症诊治指南（2016 版）》认为在治疗糖尿病下肢缺血的方法中，下肢动脉血流的重建是最重要和关键的措施，而经皮导管内溶栓是急性下肢缺血血运重建的方法之一，通过使血管再通，血运重建，明显改善症状，降低截肢率及死亡率。同时，血运重建后要密切关注缺血再灌注损伤导致的局部和全身并发症。

七、干细胞移植治疗

　　干细胞是指具有多种分化潜能和自我更新能力的一类细胞的总称。干细胞移植治疗是一门先进的医学技术，是把健康个体的干细胞移植到患者体内，以达到修复或替换受损细胞或组织，从而达到治疗疾病的目的。干细胞可以分化成多种功能细胞或组织器官，具有造血支持、免疫调控和自我复制等特点，故干细胞移植治疗范围很广，包括用于糖尿病动脉粥样硬化患者大血管事件后的治疗。

　　心肌梗死可引起瘢痕形成、心室重构，导致收缩功能障碍，并发心律失常、休克或心力衰竭，易发生猝死。目前心肌梗死的治疗手段主要包括药物治疗、冠状动脉介入治疗、冠状动脉旁路移植手术等，这些方法虽然能够挽救部分濒死的心肌细胞，缩小心肌缺血范围，然而无法逆转已经坏死和凋亡的心肌细胞，无法从根本上解决心肌梗死后心力衰竭的主要问题，在治疗中存在一定的局限性。而减少心肌细胞死亡的数量、补充再生的心肌细胞到坏死区域是减少心室重塑、改善心脏功能的关键。一般认为成熟的心肌细胞是终末分化细胞，缺乏再生能力，因此近年来，干细胞移植作为一种可以促进新生血管及心肌组织形成、抑制心室重构、改善心功能的新的治疗方式，成为心肌梗死治疗的研究热点。如骨髓间充质干细胞具有向多胚层组织分化的干细胞特性，可定向分化为心肌样细胞，并在特定条件下可被诱导分化形成包括内皮样细胞在内的多种组织细胞，同时可形成和分泌若干血管活性生长因子，具有诱导血管新生的功能，可促进心肌梗死区毛细血管新生，从而改善心肌梗死后心功能，减少梗死面积，且研究证实骨髓间充质干细胞与其他细胞共移植治疗心肌梗死，可使促存活基因和促血管生成基因的表达更高，改善心肌梗死疗效更好。干细胞移植治疗心肌梗死的移植方法主要有心外膜注射、心内膜注射、经冠状动脉导管注射、静脉注射、经冠状静脉窦注射等，通过移植后分泌多种细胞因子，以降低炎症反应发生、减少心肌细胞凋亡、促进梗死区新生血管形成、调节心室重构、促进心肌再生等途径发挥心肌保护作用。大量的临床试验证实了干细胞移植治疗心肌梗死确实是安全有效的,但仍需要大样本实验和长期的随访观察进一步验证。

由于糖尿病患者有很高的心血管事件发生率,且心血管事件是糖尿病患者的主要死亡原因,干细胞移植治疗糖尿病急性心肌梗死也已成为研究热点。糖尿病患者的体内环境复杂,其长期的高血糖、高血脂、酮体、活性氧、氧化产物等有害物质的增多,势必对自体来源的骨髓间充质干细胞的性状产生影响。研究发现正常大鼠骨髓间充质干细胞较糖尿病大鼠骨髓间充质干细胞在移植治疗心肌梗死过程中,可能会由于细胞数量和质量的优势而具有更好的疗效,而糖尿病大鼠骨髓间充质干细胞移植组较空白对照组仍具有一定的心功能改善,说明受糖尿病影响,骨髓间充质干细胞在机体内的作用有所减弱。因此如何改进糖尿病患者自体骨髓间充质干细胞的功能,促进糖尿病大血管并发症干细胞移植治疗的临床应用有待于进一步研究。

干细胞移植能促进缺血区的血管新生,故可用于治疗糖尿病下肢缺血。干细胞含有多种细胞亚群,可用于治疗下肢动脉缺血性疾病的细胞来源包括胚胎干细胞、内皮祖细胞、骨髓单个核细胞、外周血干细胞和骨髓间充质干细胞等,其中间充质干细胞可在缺血组织内分化成内皮细胞,促进血管新生。内皮祖细胞亦可通过多种途径促进新血管生成,如迁移到局部通过自身分化为成熟的血管内皮细胞,再增殖形成新生血管;亦可通过自分泌和旁分泌机制分泌促血管生成物质如血管生长因子、胰岛素样生长因子等发挥作用;此外,内皮祖细胞存在血管内皮生长因子受体,导入外源性血管生长因子基因或直接给予血管生长因子能促进血管新生,并可作为支持细胞分泌促血管生成的细胞因子优化局部微环境来发挥作用。

目前临床上可以完成骨髓单个核细胞移植治疗糖尿病下肢缺血性疾病,临床研究证实血管内超声消融联合自体骨髓干细胞移植治疗重建动脉流出道,改善了糖尿病下肢动脉硬化闭塞症患者的血液供应,是有效、微创且安全的方法,减少了创伤,降低了手术难度与复杂性,近期疗效较好,但动物实验中发现骨髓单个核细胞移植有多向分化潜能,其治疗的长期安全性尚不确定。而胚胎干细胞具有全分化潜能,可以分化为各种细胞类型,但是这种分化是"非定位性"的,且胚胎干细胞移植可能存在致肿瘤性隐患,作为异体细胞存在抗原性问题。此外,应用胚胎干细胞前还必须排除胚胎干细胞提供者有严重的遗传性疾病。由于应用上的这些不利因素以及伦理问题限制了胚胎干细胞的广泛应用。因此干细胞移植治疗目前还不作为一种规范化的治疗,仅用于经过内科治疗无效而血管外科治疗又无条件的严重糖尿病下肢动脉病变患者治疗的一种选择。

八、教育

高血糖并不是引起糖尿病大血管病变的唯一因素,糖尿病患者尚存在引起动脉粥样硬化的其他多种危险因素,包括胰岛素抵抗、脂代谢紊乱、高血压、吸烟、肥胖、酗酒等,对危险因素的控制应贯穿于糖尿病动脉粥样硬化患者大血管事件发生前后之始终。对于糖尿病、冠心病、脑梗死、下肢动脉硬化闭塞症等长期慢性疾病,除了药物治疗,患者日常行为和自我管理能力也是疾病控制与否的关键之一,因此,健康宣教及个体化教育至关重要。

糖尿病自我管理教育可促使患者不断掌握疾病管理所需的知识和技能,结合不同糖尿病患者的需求、目标和生活经验,接受个体化指导。接受糖尿病自我管理教育的患者,血糖控制优于未接受教育的患者,并拥有更积极的态度、科学的糖尿病知识和较好的糖尿病自我管理行为。《中国 2 型糖尿病防治指南(2017 版)》推荐完善的糖尿病教育和管理体系包括:糖尿病患者在诊断后,应接受糖尿病自我管理教育,掌握相关知识和技能,并且不断学习;应以患者为中心,尊重和响应患者的个人爱好、需求和价值观,以此指导临床决策;糖尿病自我管理教育是患者的必修教育课,该课程应包含延迟和预防糖尿病的内容,并注重个体化;健康教育提供者应该考虑治疗负担和患者自我管理的效能和社会与家庭支持的程度;医护工作者应在最佳时机为糖尿病患者提供尽可能全面的糖尿病自我管理教育；在规范化的专科糖尿病教育护士培养基础上，为患者提供糖尿病自我管理教育。糖尿病自我管理教育的总体目标是支持决策制定、自我管理行为、问题解决和与医疗团队积极合作，最终改善临床结局、健康状况和生活质量。糖尿病自我管理教育可以是集体教育，如大课堂式、小组式，也可以是个体教育。内容包括饮食、运动、血糖监测和自我管理能力的指导，小组式或个体化形式的针对性更强。糖尿病自我管理教育的方式包括个体教育、集体教育、个体和集体教育相结合、远程教育。糖尿病的教育和指导应该是长期和及时的，特别是当血糖控制较差、需调整治疗方案时，或因出现并发症需进行胰岛素治疗时，必须给以具体的教育和指导，而且教育应尽可能标准化和结构化，并结合各地条件做到"因地制宜"。

生活方式干预降低血压和心血管危险的作用肯定，《中国高血压防治指南（2010版）》推荐所有高血压患者都应采用生活方式干预，即去除不利于身体和心理健康的行为和习惯，主要措施包括：减少钠盐摄入，增加钾盐摄入；控制体质量；戒烟；不过量饮酒；体育运动；减轻精神压力，保持心理平衡等。血脂异常与饮食和生活方式有密切关系，饮食治疗和改善生活方式是血脂异常治疗的基础措施，《中国成人血脂异常防治指南（2016修订版）》推荐在满足每日必需营养需要的基础上控制总能量；合理选择各营养要素的构成比例；控制体质量，戒烟，限酒；坚持规律的中等强度代谢运动等。参考糖尿病的教育和管理模式，制定高血压、血脂异常、冠心病、脑梗死、下肢动脉硬化闭塞症等慢性疾病患者的自我管理教育流程及内容，有助于改善糖尿病动脉粥样硬化患者大血管事件的临床结局，并在一定程度上减少治疗费用。

第三节　辨证论治

一、病机概述

糖尿病属于中医学"消渴"病范围。消渴的病因比较复杂，包括禀赋不足、饮食失节、情志失调、劳欲过度等。一般认为主要病机在于阴津亏损、燥热偏胜，而以阴虚为本，燥热为标，两者互为因果。阴愈虚则燥热愈盛，燥热愈盛则阴愈虚。病变的脏腑主要在肺、胃、肾，尤以肾为关键，且互相影响。消渴病日久，则易发生以下两种病变：一是阴损及阳，阴阳俱虚，消渴虽以阴虚为本，燥热为标，但由于阴阳互根，阳生阴长，若病程日久，阴损及阳，则致阴阳俱虚，其中以肾阳虚及脾阳虚较为多见。二是病久入络，血脉瘀滞，消渴病是一种病及多个脏腑的疾病，影响气血的正常运行，且阴虚内热，耗伤津液，亦使血行不畅而致血脉瘀滞。血瘀是消渴病的重要病机之一，且消渴病多种并发症的发生也与血瘀密切有关。中医药在改善症状、防治并发症等方面均有较好的疗效。

糖尿病动脉粥样硬化大血管病变作为消渴变证，可参考中医"胸痹""心痛""中风""偏枯""痹证""脱疽"等病证进行辨证论治，其基本病机以"虚"为本，以"滞"为标。"虚"指消渴病病程日久，阴伤气耗致气阴两虚，阴损及阳致阴阳两虚，临床多见脾肾阳虚和肝肾阴虚；"滞"乃久病入络致瘀血阻滞，气机不畅，气血失调，痰瘀互结壅滞所致，本虚标实，多相兼为病，虚实夹杂。补虚通滞是防治糖尿病动脉粥样硬化大血管病变的主要法则，临床应针对具体病情，及时合理地施以健脾益气、滋阴补肾、温补肾阳、活血化瘀、理气化痰通络等治法。

二、糖尿病合并脑血管病

糖尿病合并脑血管病包括糖尿病并发的系列脑血管疾病，其中以脑动脉粥样硬化所致缺血性脑病最为常见。其发生主要在于糖尿病日久，气阴两虚，气虚运血无力，气虚运化无力，变生痰瘀，阻于脑脉，窍络窒塞，气血不相接续，神机失用；或阴亏于下，肝阳暴张，阳亢风动，血随气逆，夹痰夹火，横窜经隧，夹风动肝，风痰瘀血，上犯清空，蒙蔽清窍，而形成上实下虚，阴阳互不维系，闭脑卒中，神机失用。病位在脑，涉及心、肝、肾诸脏；其病理因素有虚、火、风、痰、气、血六端，病性多为本虚标实，上盛下虚。辨证要点在于首辨病位深浅，邪中经络者浅，中脏腑者深；二辨病程的急性期、后遗症期等不同阶段；三辨标本主次，虚、火、风、痰、气、血六端的盛衰变化；四辨病势的顺逆，根据不同的表现分别予以治标、治本或标本同治。

（一）中经络

1. 风痰阻络证

临床表现：突发偏身麻木，肌肤不仁，口舌歪斜，言语不利，甚则半身不遂，舌强言謇或不语，头晕目眩，痰多而黏，舌质黯淡，舌苔白腻，脉弦滑等。多见于脑梗死的急性期。

治法：息风化痰，活血通络。

处方：化痰通络汤加减。

药物：茯苓 10g，半夏 9g，生白术 9g，天麻 12g，胆南星 6g，天竺黄 6g，紫丹参 15g，香附 9g，酒大黄 6g，三七粉 3g（冲服）等。

2. 风火上扰证

临床表现：半身不遂，偏身麻木，舌强言謇或不语，或口舌歪斜，眩晕头痛，面红目赤，口苦咽干，心烦易怒，尿赤便干，舌质红或红绛，舌苔黄腻，脉弦有力或弦数等。多见于急性期。

治法：平肝息风，清热泻火。

处方：天麻钩藤饮加减。

药物：天麻 9g，钩藤 15g（后下），石决明 30g（先煎），川牛膝 9g，黄芩 9g，栀子 9g，夏枯草 9g，胆南星 6g 等。

如果出现腹胀便干，治以化痰通腑，改用星蒌承气汤加减：全栝蒌 30g，胆南星 6g，生大黄 9g（后下），芒硝 9g（冲服），丹参 15g 等。方中大黄、芒硝的用量需根据患者体质而定，以大便通泻为度，不宜过量，防止耗伤正气。

3. 气虚血瘀证

临床表现：半身不遂，口舌歪斜，舌强言謇或不语，偏身麻木，面色无华，气短乏力，自汗，心悸，手肿胀，便溏，舌质黯淡，舌苔薄白或白腻，脉沉细。多见于恢复期，也可见于急性期。

治法：益气活血。

处方：补阳还五汤加减。

药物：黄芪 30g，当归 9g，桃仁 9g，红花 9g，赤芍 15g，川芎 9g，地龙 9g 等。心悸、胸闷、脉结代者合用生脉散。

4. 阴虚风动证

临床表现：平素头晕头痛，耳鸣目眩，手足心热，口燥咽干，少眠多梦，腰膝酸软，突然一侧手足沉重麻木，口舌歪斜，半身不遂，舌强语謇，舌质红绛或黯红，少苔或无苔，脉细弦或细弦数等。多见于恢复期，亦可以见于急性期。

治法：滋阴潜阳，息风通络。

处方：镇肝息风汤加减。

药物：白芍 15g，天冬 9g，玄参 9g，枸杞子 9g，龙骨 15g，牡蛎 15g，牛膝 9g，当归 9g，天麻 9g，钩藤 12g，丹参 12g 等。

5. 肝肾亏虚证

临床表现：半身不遂，患肢僵硬，拘挛变形，舌强不语，肢体肌肉萎缩，舌红或淡红，脉沉细。多见于恢复后期或后遗症期。

治法：滋养肝肾。

处方：左归丸合用地黄饮子加减。

药物：地黄 10g，首乌 15g，枸杞 12g，山萸肉 10g，麦冬 9g，石斛 9g，当归 9g，鸡血藤 15g 等。

（二）中脏腑

1. 痰湿蒙神证

临床表现：神志昏蒙，痰涎壅盛，面白唇黯，半身不遂，静卧不烦，肢体松懈，四肢不温，或周身湿冷，二便自遗，舌苔白腻，脉沉滑。多见于急性期。

治法：化痰息风，开窍醒神。

处方：涤痰汤加减。

药物：法半夏 9g，陈皮 9g，枳实 9g，胆南星 6g，茯苓 15g，石菖蒲 9g，竹茹 6g，远志 9g，丹参 15g，甘草 9g 等；合用苏和香丸鼻饲。

2. 痰热内闭证

临床表现：神识昏蒙，鼻鼾痰鸣，半身不遂，或肢体强痉拘急，面赤身热，气粗口臭，躁扰不宁，大小便闭，甚则抽搐、呕血，舌质红绛，舌苔黄腻或褐黄干腻，脉弦滑而数等。多见于急性期。

治法：清热化痰，醒脑开窍。

处方：清心宣窍汤加减。

药物：黄连 9g，栀子 9g，丹参 15g，天麻 9g，钩藤 15g（后下），石菖蒲 9g，牡丹皮 9g，羚羊角粉 0.6g（冲服）等；鼻饲安宫牛黄丸。

3. 元气败脱证

临床表现：昏聩不知，目合口张，四肢松懈软瘫，鼻鼾息微，肢冷，汗多，二便自遗，舌质紫暗，舌苔白腻，脉微欲绝。多见于急性期之危重症，病情危笃临终之时，属于中风危候，多难救治。

治法：益气回阳固脱。

处方：参附汤加减。

药物：人参 15g（单煎），附子 9g（先煎）等鼻饲。

二、糖尿病合并心血管病

糖尿病合并心血管病包括糖尿病并发的系列心血管疾病，其中以大血管病变即冠状动脉粥样硬化所致缺血性心脏病最为常见。本病属于中医"胸痹""心痛"范畴。糖尿病合并心血管病的发生，多与寒邪内侵、饮食失节、情志失调、劳倦内伤、年迈体虚、消渴久病等因素有关。病机不外虚实两端，实为痰浊、瘀血、气滞、寒凝痹阻胸阳，阻滞心脉；虚为气虚、阴伤、阳衰，肺、脾、肝、肾亏虚，心脉失养，病机变化可因实致虚，亦可因虚致实，多相兼为病，虚实夹杂。临床主要表现为膻中或左胸部发作性憋闷、疼痛，轻者胸闷如窒，呼吸欠畅，或偶发短暂轻微的胸部沉闷或隐痛，或为发作性胸部难以描述的不适感；重者疼痛剧烈，或呈压榨样绞痛，严重者心痛彻背，背痛彻心，常伴有心悸、气短、自汗，甚则喘息不得卧，严重者疼痛持续不解，可伴汗出肢冷、面色苍白、唇甲青紫、心跳加快或心律失常等危候，多见于中年以上，常因劳累、饱餐、寒冷及情绪激动而诱发。值得注意的是，在合并冠心病的糖尿病患者中，冠状动脉病变严重而弥漫，往往是多支病变，但由于糖尿病患者的神经病变可掩盖其心绞痛症状，故虽其病情较重，预后较差，然临床表现多不典型，需结合心电图、心肌酶谱、肌钙蛋白等相关检查谨慎判断。

辨证要点在于首辨标本虚实之主次变化，标实应区别血瘀、气滞、痰浊、寒凝之不同，本虚应区别阴阳气血亏虚之不同；二辨病情轻重，疼痛持续时间短暂，瞬间即逝者多轻，持续不止者多重，若持续数小时甚至数日不休者常为重症；三辨病势的顺逆，疼痛遇劳发作，休息或服药后能缓解者为顺症，若服药后难以缓解常为危候。根据不同的表现分别予以治标、治本或标本同治。

（一）实证

1. 痰阻心脉证

临床表现：胸闷重而心痛轻，伴有身重困倦，脘痞纳呆，口黏恶心，咯吐痰涎，苔白腻或白滑，脉滑。

治法：通阳泄浊，豁痰开结。

处方：瓜蒌薤白半夏汤加味。

药物：瓜蒌12g，薤白12g，法半夏10g，枳实12g，陈皮12g，石菖蒲12g，桂枝10g，干姜10g，细辛3g。

加减：若痰蕴化热，咳痰黏稠，色黄，大便干，苔黄腻，脉滑数者，加黄连10g，天竺黄12g，竹茹12g，以清热化痰；若因痰阻气机，气滞血瘀，胸部刺痛，舌紫暗者，加郁金12g，川芎12g，丹参15g以理气活血，化瘀通脉；若痰扰清窍，眩晕，肢体麻木者，加天麻15g，竹茹12g，以祛痰息风定眩。

2. 气滞心胸证

临床表现：胸痛时作，痛无定处，时欲太息，情志抑郁可诱发或加重，或兼有脘腹胀闷，得嗳气或矢气则舒，苔薄或薄腻，脉弦。

治法：疏肝理气，调畅心脉。

处方：柴胡疏肝散加减。

药物：柴胡10g，枳壳10g，香附10g，川芎10g，郁金10g，延胡索10g，炙甘草3g。

加减：若气郁日久化热，心烦易怒，口干便秘，舌红苔黄，脉数者，加牡丹皮10g，栀子10g，夏枯草15g以疏肝清热；若气滞日久，兼有血瘀，胸闷心痛甚者，加檀香5g，丹参15g，砂仁（后下）6g，以活血化瘀止痛。

3. 心血瘀阻证

临床表现：心胸疼痛，心痛如刺，痛处固定，入夜更甚，唇舌紫暗，舌有瘀斑，苔薄，脉涩或结代。

治法：活血化瘀，通络止痛。

处方：血府逐瘀汤合失笑散加减。

药物：桃仁12g，红花12g，川芎12g，赤芍12g，当归12g，生地黄12g，牛膝12g，柴胡6g，枳壳6g，桔梗3g，甘草3g，蒲黄（包煎）10g，五灵脂（包煎）12g。

加减：兼气滞胁胀，喜叹息者，加香附12g，檀香5g以理气止痛；兼气虚，动则痛甚者，加黄芪30g，党参12g，白术12g补中益气；若瘀血甚，胸痛剧烈者，加乳香10g，没药10g，延胡索12g，降香10g，丹参12g，以增强活血止痛作用。

4. 寒凝心脉证

临床表现：心痛彻背，背痛彻心，感寒痛甚，形寒肢冷，面色苍白，苔薄白，脉沉紧。

治法：温经散寒，通阳止痛。

处方：瓜蒌薤白桂枝汤合当归四逆汤加减。

药物：瓜蒌10g，薤白10g，桂枝10g，当归12g，细辛3g，白芍15g，通草3g，丹参12g，郁金12g，甘草3g。

加减：畏寒肢冷者，加附子（先煎）10g，干姜6g，巴戟天12g以温经散寒止痛；若瘀血较重，胸部刺痛，舌质暗滞者，加川芎12g，延胡索12g，桃仁12g，红花12g以活血止痛；若痰浊痹阻，咳吐痰涎者，加陈皮10g，杏仁9g，以宣肺祛痰。

（二）虚证

1. 心气亏虚证

临床表现：心胸隐痛，气短心悸，动则益甚，神疲懒言，舌质淡，苔薄白，脉细弱。

治法：补益心气，畅脉止痛。

处方：保元汤加减。

药物：黄芪 15g，党参 10g，山药 15g，炒白术 12g，茯苓 15g，炙甘草 3g，生姜 3g。

加减：唇舌紫暗者，加丹参 12g，当归 12g，以活血通脉；心阴不足，口渴咽干，心烦失眠者，加炒酸枣仁 30g，麦冬 15g，玉竹 12g，黄精 12g 以益气养阴；心火上扰、心悸心烦、失眠多梦、口舌生疮者，加黄连 10g，焦栀子 10g，菊花 10g，以清心宁神。

2. 心阴不足证

临床表现：心胸隐痛，五心烦热，心悸怔忡，头晕耳鸣，口燥咽干，舌红少津，苔少或花剥，脉细数。

治法：滋阴养心，润脉止痛。

处方：生脉散合天王补心丹加减。

药物：太子参 12g，麦冬 10g，五味子 6g，生地黄 12g，玄参 15g，天冬 12g，丹参 12g，当归 12g，茯苓 12g，柏子仁 12g，炒酸枣仁 12g，远志 10g。

加减：肾阴虚，腰膝酸软，加熟地黄 12g，桑椹子 12g，女贞子 12g，以滋肾养阴清热；阴虚阳亢、风阳上扰、头晕目眩、肢体麻木者，加珍珠母（先煎）30g，磁石（先煎）30g，石决明（先煎）15g，以重镇。潜阳息风；胸闷刺痛，痛有定处者，加五灵脂（包煎）10g 以活血通络止痛。

3. 心肾阳虚证

临床表现：胸闷心痛，心悸怔忡，神倦怯寒，面色㿠白，四肢不温，舌质淡胖，苔薄白，脉沉细迟。

治法：补肾助阳，温通心脉。

处方：参附汤合桂枝甘草汤加减。

药物：党参 15g，附子（先煎）10g，桂枝 10g，干姜 10g，炒白术 12g，炙甘草 6g。

加减：心痛较剧者，加蜀椒 1g，荜茇 10g，细辛 3g，赤石脂 12g，乳香 10g，没药 10g，以温阳散寒，理气活血；水肿、喘促心悸者，加茯苓 30g，猪苓 15g，益母草 15g，泽泻 10g，以活血利水消肿；四肢厥冷者，宜用四逆加人参汤以温阳益气，回阳救逆。

三、糖尿病合并外周血管病变

糖尿病合并外周血管病变为糖尿病并发的系列大血管病变之一，主要指发生在糖尿病患者的下肢动脉粥样硬化性疾病，导致下肢动脉的狭窄、闭塞，临床表现为下肢间歇性跛行、麻木冷痛，甚至发生溃疡或坏死，是导致糖尿病足的主要原因之一。虽在中医古籍中无与之相对应的明确病名，然作为消渴变证，结合其临床表现，可以参考中医有关"痹证""痿证""脱疽""筋疽"等病证的论述加以辨证论治。本病的发生，多因糖尿病日久，耗伤气阴，五脏气血阴阳俱损，肌肤失养，血脉瘀滞，日久化热，灼伤肌肤和（或）感受外邪致气滞、血瘀、痰阻、热毒积聚，以致肉腐骨枯所致。若先天禀赋不足，或劳欲过度，肾精虚耗，元气亏损，或后天饮食失节，恣食肥甘，损伤脾胃，致受纳腐熟及运化转输功能失常，水谷精微难以化气，谷气不足，或消渴病之阴津亏损，燥热偏盛，致肺受燥热所伤，主气司呼吸功能减退，清气不足，宗气衰少，或消渴病年老体弱患者，脏腑机能随之减退，一身之气自衰，或消渴病久病不复，阴虚燥热日久，伤阴耗气，导致气阴两虚，阴损及阳，终致阴阳俱虚；而脏气虚弱，运行乏力致气机阻滞，加之气虚运血无力，血循滞涩，血脉不畅以致瘀，再者气虚运化无力，痰湿内生，留注脉中，不得输转，诸邪日久化生火热之毒，进一步侵袭经脉，胶着难祛，阻塞脉络，以致气血不活，筋脉失于濡养，终致肢体麻痛甚至坏疽。

本病在糖尿病的各个阶段均可以起病，为本虚标实之证，临证辨治要分清标本，强调整体辨证与局部辨证相结合，注意扶正与祛邪并重，有时全身表现与患肢局部症状并不统一，虽然全身表现为一派虚象，局部表现却可能是实证，要根据正邪轻重而有主次之分，或以祛邪为主，或以扶正为主。

1. 气虚血瘀证

临床表现：手足麻木，如有蚁行，肢末时痛，多呈刺痛，下肢为主，入夜痛甚，少气懒言，神疲倦急，腰腿酸软，或面色㿠白，自汗畏风，易于感冒，舌质淡紫，或有紫斑，苔薄白，脉沉涩。

治法：补气活血，化瘀通痹。

处方：补阳还五汤（《医林改错》）加减。

药物：生黄芪 30g，当归尾 6g，川芎 30g，赤芍 10g，桃仁 10g，红花 10g，地龙 10g。

加减：病变以上肢为主，加桑枝 10g，桂枝尖 10g；以下肢为主，加川牛膝 30g，木瓜 10g。

若四末冷痛，得温痛减，遇寒痛增，下肢为著，入夜更甚，可选用当归四逆汤（《伤寒论》）合黄芪桂枝五物汤（《金匮要略》）化裁。

2. 阴虚血瘀证

临床表现：腿足挛急，酸胀疼痛，肢体麻木，或小腿抽搐，夜间为甚，五心烦热，失眠多梦，腰膝酸软，头晕耳鸣，口干少饮，多有便秘，舌质嫩红或暗红，苔花剥少津，脉细数或细涩。

治法：滋阴活血，柔肝（筋）缓急。

处方：芍药甘草汤（《伤寒论》）合四物汤（《太平惠民和剂局方》）加减。

药物：白芍 10g，甘草 6g，地黄 30g，当归 10g，川芎 30g，木瓜 10g，牛膝 30g，炒枳壳 10g。

加减：腿足挛急，时发抽搐，加全蝎 6g，蜈蚣 6g；五心烦热，加地骨皮 30g，胡黄连 30g。

3. 痰瘀阻络证

临床表现：麻木不止，常有定处，足如踩棉，肢体困倦，头重如裹，昏蒙不清，体多肥胖，口黏乏味，胸闷纳呆，腹胀不适，大便黏滞，舌质紫暗，舌体胖大有齿痕，苔白厚腻，脉沉滑或沉涩。

治法：祛痰化瘀，宣痹通络。

处方：指迷茯苓丸（《证治准绳》）合黄芪桂枝五物汤（《金匮要略》）加减。

药物：茯苓 30g，姜半夏 9g，枳壳 10g，黄芪 30g，桂枝 10g，白芍 10g，苍术 10g，川芎 30g，生甘草 6g，薏苡仁 30g。

加减：胸闷呕恶，口黏加藿香 10g，佩兰 10g，枳壳易枳实；肢体麻木如蚁行较重者加独活 10g，防风 10g，僵蚕 10g；疼痛部位固定不移加白附子 6g，白芥子 6g。

4. 肝肾亏虚证

临床表现：肢体痿软无力，肌肉萎缩，甚者痿废不用，腰膝酸软，骨松齿摇，头晕耳鸣，舌质淡，少苔或无苔，脉沉细无力。

治法：滋补肝肾，填髓充肉。

处方：壮骨丸（《丹溪心法》）加减。

药物：龟板 10g，黄柏 10g，知母 10g，熟地黄 30g，白芍 10g，锁阳 10g，虎骨（用狗骨或牛骨代替）3g，牛膝 30g，当归 10g。

加减：阴虚明显加枸杞子 10g，女贞子 10g。

第四节　中成药治疗

相比于中药水煎剂，中成药多由配方或单味中草药经过一定特殊工艺加工浓缩而成，或进行有效成分提取精制而成的制成品，因其节省了煎煮时间，携带方便，口感较好，所需剂量少于中药煎剂，且中成药注射剂具有剂量准确、作用迅速、生物利用度高、疗效确切等特点，因而在临床应用较为广泛，然中成药的选用必须适合该品种的证型，切忌盲目使用。

（一）针对糖尿病的中成药

对于糖尿病患者而言，口服中成药建议选用无糖颗粒剂、胶囊剂、浓缩丸或片剂。常用中成药包括：

（1）六味地黄丸，用于肾阴亏损，头晕耳鸣，腰膝酸软等。

（2）麦味地黄丸，用于肺肾阴亏、潮热盗汗等。

（3）杞菊地黄丸，用于肝肾阴亏、眩晕耳鸣、羞明畏光等。

（4）金匮肾气丸，用于肾虚水肿、腰酸腿软等。

同时，要注意非 DM 药物的选用以治疗兼证，如肠热便秘者选复方芦荟胶囊或新清宁，阴虚肠燥者选麻仁润肠丸，失眠者选安神补心丸或天王补心丹，易感冒者选玉屏风颗粒，心烦易怒者选丹栀逍遥丸。

中西复方制剂：消渴丸，具有滋肾养阴、益气生津的作用，每 10 粒含格列本脲 2.5mg，适用于气阴两虚而血糖升高的 2 型糖尿病患者。

（二）糖尿病合并心血管疾病中成药

糖尿病合并心血管病者心绞痛急性发作期，可选用速效救心丸、麝香保心丸、苏合香丸、苏冰滴丸、冠心苏合丸、寒证心痛气雾剂、热证心痛气雾剂等快速起效的中成药缓解病情。

（三）糖尿病合并脑血管疾病中成药

糖尿病合并脑血管疾病口服药物包括：安宫牛黄丸：用于热病，邪入心包，高热惊厥，神昏谵语；中风昏迷及脑炎、脑膜炎、中毒性脑病、脑出血等。口服，一次 1 丸，一日 1 次；或遵医嘱。华佗再造丸：用于瘀血或痰湿闭阻经络之中风瘫痪，拘挛麻木，口眼歪斜，言语不清。口服，一次 4～8g，一日 2～3 次；重症一次 8～16g；或遵医嘱。消栓再造丸：用于气虚血滞，风痰阻络引起的中风后遗症，肢体偏瘫，半身不遂，口眼歪斜，言语障碍，胸中郁闷等症。口服，水蜜丸 5.5g，一日 2 次。中药注射液包括清开灵注射液、醒脑静注射液、川芎嗪注射液、血塞通注射液、脉络宁注射液、灯盏花注射液等静脉注射液。

（四）糖尿病合并下肢血管病变中成药

糖尿病合并下肢血管病变口服剂包括：木丹颗粒：每次 7g，每日 3 次，适用于 DPN 属气虚血瘀证。血府逐瘀胶囊：每次 6 粒，每日 3 次，凡有瘀血阻络以痛为主者均可应用。筋骨痛消丸：每次 6g，每日 3 次，用于阳虚血瘀、痰瘀互结证。注射剂包括：丹参注射液：丹参注射液 20ml 加生理盐水静滴，每日 1 次，14 日为 1 个疗程。用于本病各型。当归注射液：25％当归注射液 250ml 静滴，每日 1 次，14 日为 1 个疗程。用于气虚血瘀证或肝肾亏虚证。脉络宁注射液：30ml 加入生理盐水静滴，每日 1 次，14 日为 1 个疗程。用于阴虚血瘀证。川芎嗪注射液：280～400mg 加入生理盐水静滴，每日 1 次，14 日为 1 个疗程。用于阳虚血瘀证。

（五）辨证加减

由于血瘀贯穿于糖尿病大血管并发症之始终，故活血化瘀类中成药在糖尿病合并心脑血管病、外周血管病变的治疗中颇为常用，如银杏叶片、血塞通滴丸或片剂、复方丹参片或滴丸、活血通脉胶囊、冠心丹参滴丸、血府逐瘀胶囊、消栓通络胶囊、灯盏生脉胶囊等。

临床辨证以气虚为主者，可用玉屏风颗粒益气固表止汗，振源胶囊益气通脉，宁心安神，或黄芪注射液益气养元，养心通脉；以气阴两虚为主者，可用注射用益气复脉以益气养阴治疗；若气阴两亏，脉虚欲脱者可用生脉注射液或参麦注射液益气养阴，复脉固脱；若阳气亏虚，甚则暴脱，可用参附注射液回阳救逆，益气固脱；若糖尿病合并脑血管病，症见热病神昏，中风偏瘫，神志不清者，可予清开灵注射液清热解毒，镇静安神；若因热入营血，内陷心包，高热烦躁，神昏谵语者，可用醒脑静注射液清热解毒，凉血活血，开窍醒脑等。总之，中成药种类繁多，临床使用需以中医理论为指导辨证应用，证药相符则疗效显著。

第五节　日常保养

糖尿病动脉粥样硬化患者大血管事件后，除药物治疗外，注意生活调摄和日常保养具有十分重要的意义。正如《儒门事亲》所载："不减滋味，不戒嗜欲，不节喜怒，病已而复作。能从此三者，消渴亦不足忧矣。"其中，尤其是节制饮食，具有基础治疗的重要作用。糖尿病患者在保证机体合理需要的情况下，应限制粮食、油脂的摄入，饮食宜以适量米、麦、杂粮，配以蔬菜、豆类、瘦肉、鸡蛋等，定时定量进餐；戒烟酒、浓茶及咖啡等；保持情志平和，制定并实施有规律的生活起居制度。

糖尿病合并脑血管病患者的日常保养，当如《证治汇补》所言："慎起居，节饮食，远房帏，调情志"。"慎起居"，是生活要有规律，注意劳逸适度，适量运动，避免疲劳；"节饮食"是指避免过食肥甘厚味及辛辣刺激之品，戒烟限酒；"远房帏"是指节制性生活；"调情志"是指经常保持心情舒畅，情绪稳定，避免七情伤害。此外，急性期患者宜卧床休息，保持呼吸道通畅和肠道的通畅；恢复期要加强偏瘫肢体的被动活动，进行各种功能锻炼，促进患肢功能的恢复；偏瘫严重者，防止患肢受压而发生变形；语言不利者，宜加强语言训练，循序渐进；长期卧床者，当保护局部皮肤，防止发生压疮等。

糖尿病合并心血管病患者的日常保养，尤须高度重视精神调摄，保持心情平静愉快，避免过于激动或喜怒忧思无度，以防"七情之由作心痛"；《杂病源流犀烛》认为"大寒触犯心君"可发生真心痛，故要避免寒冷，居处保持安静、通风、寒温适宜；饮食宜清淡低盐，食勿过饱，可食用富含纤维食物，保持大便通畅；发作期患者应立即卧床休息，缓解期要注意适当休息，坚持力所能及地活动，保证充足的睡眠。

糖尿病合并外周血管病变患者除了上述基本日常保养措施外，还应注意避免过度下肢运动，避免下肢长期暴露于寒冷或潮湿环境，避免下肢外伤和热力伤；穿松紧合适的裤子、棉袜和大小适中的软底鞋；每日检查下肢足部及趾间皮肤，看是否有皮肤破损；定期到医院进行下肢及足部检查等。总之，充分的日常保养是糖尿病大血管病变患者提高临床疗效、减少合并症、预防大血管事件复发、降低死亡率和致残率的重要环节。

（冯兴中　官杰　高慧娟）

第四十三章

糖尿病大血管病变患者的教育

第一节 糖尿病大血管病变的概念

一、糖尿病大血管病变的定义

糖尿病大血管病变包括了大血管形态及功能的病变，其中主要是指动脉硬化。动脉硬化是一个动脉血管壁变厚、变硬而逐渐失去弹性的病理过程，血管壁结构的改变是各种心血管事件发生的基础。通常动脉硬化的程度与疾病严重性呈正相关。亚临床动脉硬化可无任何症状，仅表现为动脉弹性减退、僵硬度增加，但其危害与已患心血管疾病是一样的。

动脉壁由内膜、中膜和外膜组成，按管径大小，动脉又分为大、中、小3级。动脉硬化一般是指一组动脉的硬化性疾病，包括：

1. 动脉粥样硬化

动脉粥样硬化以形成动脉粥样斑块为特征，主要累及大、中型动脉，高胆固醇、高血压、吸烟等是引起本病的主要危险因素。脂质代谢障碍、血管内皮损伤、血小板黏附聚集的脂质外观呈黄色粥样，故称为动脉粥样硬化。斑块逐渐扩大，可使动脉管腔进行性狭窄、变硬，引起组织器官的结构和功能性改变；动脉中层钙化：病变主要累及中、小型动脉。病变起自中年，随年龄增长病变日益加重。其病理改变为动脉中层肌纤维断裂、玻璃样变及坏死，弹力组织日渐消失而代之以钙化，致使血管变硬，屈曲延长。体检可见颞动脉和四肢动脉及主动脉变硬、扭曲，动脉收缩压升高。

2. 细动脉硬化

细动脉硬化主要是指细小动脉弥漫性增生病变，其发生与高血压和糖尿病有关。细动脉硬化开始为细小动脉痉挛，其后小动脉内膜下玻璃样变，弹力纤维增厚，随病程进展，中层、外膜也发生玻璃样变，继之中层增厚，血管变硬，管腔狭窄。全身细小动脉硬化可使累及脏器血液供应相应减少，脏器相对或绝对缺血，并发生一系列结构和功能损害，其中对心、肾、脑的影响最为明显。

糖尿病大血管病变，是相对于糖尿病微血管病变而言的，包含了微血管级别以上的血管的病变，既包括解剖上的大中血管，也包含了部分小动脉病变，但其中又主要是指在中等或较大的动脉发生系统性或/和粥样硬化，主要累及主动脉、冠状动脉、脑动脉、肾动脉和周围血管等大血管，临床常见疾病是冠心病、脑卒中和下肢动脉硬化、坏疽等。

糖尿病人群心、脑血管病变的患病风险是非糖尿病人群的2~4倍，糖尿病性足坏疽为15倍，心肌梗死的患病率高10倍，严重影响糖尿病病人的生存质量，已成为致死致残的主要原因。多项研究表明，糖代谢异常与大血管病变密切相关。在随访观察14年的Rancho Bernardo研究中，与非糖尿病患者相比，T2DM患者的冠心病死亡相对危险比男性为1.9，女性为3.3。中国和美国心血管病和心肺疾病流行病学合作研究1983—1984年在北京和广州工农人群（35~54岁）中用国际标准化的方法进行了心血管病危险因素基线调查。对10 076人的队列按照统一的方案每2年随访一次，到1997年底，根据ADA空腹血糖的分类标准对于基线血糖水平进行分层，用Cox回归调整年龄和调整相关因素后，计算糖尿病和空腹血糖异常对于冠心病和脑卒中发病的相对危险。结果在除外基线时有心肌梗死和脑卒中史资料完整的9 111 人中，按照 WHO MONICA 方案的诊断标准，共发生冠心病事件 72 例，脑卒中事件 259 例。经年龄调整和多因素调整后，糖尿病对冠心病和脑卒中发病的相对危险在女性（3.78 和 4.20）和性别合并组（3.22 和 2.50）显著高于血糖正常组。提示糖尿病是我国中年人群冠心病和脑卒中发病的重要危险因素之一。在上海社区人群进行的横断面研究，对无冠心病临床症状的早期糖尿病或糖尿病高风险人群进行双源螺旋计算机断层扫描（computed tomography，CT）心脏平扫及冠状动脉血管成像检查，并与糖调节正常者进行比较，结果显示，糖尿病患者冠状动脉钙化明显增加，且发生大于 50％以上冠状动脉狭窄的风险显著增加。另一项研究显示，糖代谢与颈动脉内中膜厚度（carotid intima－media thickness，CIMT）增高显著相关，糖尿病及糖尿病高风险人群可能增加早期亚临床动脉粥样硬化风险。

与非糖尿病人群相比，糖尿病人群中的动脉粥样硬化性疾病发病年龄较轻，病情进展更快，受累脏器更广泛，病变更严重。芬兰 East－West 研究表明，无心肌梗死的糖尿病患者和已经发生过心肌梗死的非糖尿病患者相比，再次发生心肌梗死和死亡的危险性相等，且单纯糖尿病患者与单纯心肌梗死患者的18 年累积生存率非常接近。根据这一研究结论，1999 年美国心脏学会《糖尿病与心血管疾病指南》明确提出"糖尿病是一种心血管疾病"。2001 年美国胆固醇教育计划（National Cholesterol Education Program，NCEP）专家组关于成人高胆固醇血症第三次报告（Adult Treatment Panel Ⅲ，ATP Ⅲ）指出，2 型糖尿病是心血管疾病冠心病、脑卒中的等危症。研究表明，大血管病变是糖尿病患者的主要死亡原因，冠心病、脑血管疾病和周围血管疾病在成年糖尿病患者的死亡原因中占 75％～80％。即使经过冠状动脉重建治疗，糖尿病患者不稳定型心绞痛和心肌梗死的死亡率仍明显高于非糖尿病患者。因此对糖尿病的综合管理及多重危险因素的控制在早期预防和治疗心脑血管疾病，减少死亡率中具有非常重要的意义。

二、糖尿病大血管病变的病理改变

糖尿病与非糖尿病患者动脉粥样硬化的发生部位和病理改变相似。在初期，病变主要分布在胸、腹主动脉，尤其是冠状动脉、脑动脉、肠系膜动脉、肾动脉、下肢动脉等分支开口处和弯曲处，其分布可能与局部的血流动力学改变有关。在这些部位血流呈漩涡状冲击，血流产生逆流，易促使内皮损伤。内皮损伤可引起内皮细胞功能的改变，如内皮的渗透屏障作用发生改变，渗透性增加；内皮表面抗血栓形成的特性发生改变，促凝性增加；内皮来源的血管收缩因子和舒张因子的平衡发生改变，血管易发生痉挛。这些功能的变化通过引起严重的细胞间相互作用，LDL－C 侵入、单核细胞聚集、平滑肌细胞增生迁移、成纤维细胞增生、血管收缩和纤溶受抑制等，促进动脉粥样硬化斑块的形成。

动脉粥样硬化的特征是动脉内膜散在的斑块形成，严重时这些斑块可相互融合。每个斑块的组成成分不同，脂质是其基本成分。根据病变部位的病理解剖，可将粥样硬化斑块进程分为 6 期。第Ⅰ期（初始病变）：单核细胞黏附在内皮细胞表面，并从血管腔面迁移到内皮下。第Ⅱ期（脂质条纹期）：主要由含脂质的巨噬细胞（泡沫细胞）在内皮细胞下聚集形成。第Ⅲ期（粥样斑块前期）：Ⅱ期病变基础上出现细胞外脂质池。第Ⅳ期（粥样斑块期）：病变处内皮细胞下出现平滑肌细胞，以及细胞外脂质池融合成脂核。第Ⅴ期（纤维斑块期）：病变处脂核表面有明显结缔组织沉着形成的纤维帽。斑块可进一步分为 Vₐ型病变：有明显脂核和纤维帽的斑块；Vᵦ型病变：有明显钙盐沉着的斑块；Vᵪ型病变：主要由胶原和平滑肌细胞组成的病变。第Ⅵ期（复杂病变期）：此期可分为 3 个亚型，Ⅵₐ型病变为斑块破裂或溃疡，主要由Ⅳ期和 Vₐ型病变破溃而形成；Ⅵᵦ型病变为壁内血肿，是由于斑块内出血而形成；Ⅵᵪ型病变为伴有血栓形成的病变，多是由于在Ⅵₐ型病变的基础上并发血栓形成，可导致血管腔完全或不完全堵塞。

三、糖尿病大血管病变的危险因素

近年来，随着对糖尿病及其并发症危害性的认识不断提高，糖尿病所致大血管病变的危险因素也在不断被发现和完善。糖尿病大血管病变的危险因素多种多样且通常相互关联，深入了解并积极控制这些危险因素对糖尿病大血管病变的防治意义重大。

（一）血糖

1. 高血糖

高血糖是糖尿病患者心血管事件的独立危险因素。Coutinho 等收集了发表于 1966—1996 年间的 20 项研究共 95 783 例非糖尿病患者，平均随访 12.4 年，有基线空腹或负荷后血糖测定及心血管事件记录。对这些临床资料进行荟萃分析表明，当空腹血糖从 4.2mmol/L 上升到 6.1mmol/L，心血管事件的危险性增加 1.33（95％CI 1.06～1.67）；若负荷后 2h 血糖为 7.8mmol/L，发生心血管事件相对危险性为 1.58（95％CI 1.19～2.10），表明血糖水平是心血管事件的危险因素，在空腹血糖尚未达到 IFG，负荷后 2h 血糖尚未达到 IGT 时，随着血糖水平的升高，心血管事件发生率已增高。韩国一项前瞻性队列研究，纳入 1 197 384 例成年人，基线无特殊疾病，根据空腹血糖水平进行分类，平均随访时间 16 年。采用多变量比例风险回归分析空腹血糖水平与心血管疾病发病率和死亡率、中风发病率和死亡率以及全因死亡率的关系。结果显示，空腹血糖水平与心血管疾病发病风险的关系遵循 J 形曲线，血糖范围在 85～99mg/dl 时风险最低。随着空腹血糖水平升高到＞100mg/dl，心血管疾病、缺血性心脏病、心肌梗死以及缺血性脑卒中发病风险逐渐升高，但是出血性脑卒中风险没有升高。空腹血糖水平＜70mg/dl 时，脑卒中风险升高，男性风险比为 1.06（95％CI 1.01～1.11），女性为 1.11（95％CI 1.05～1.17）。研究表明，低血糖和 IFG 可作为缺血性脑卒中和冠状动脉心脏病的预测因子。欧洲糖尿病流行病学及诊断标准研究（DECODE）入选了 10 个医疗中心的 22 514 例研究对象，年龄 30～89 岁，其中 796 例为已知糖尿病，其余 21 718 例在基线时无糖尿病，平均随访 8.8 年，观察空腹血糖及负荷后 2h 血糖与心血管死亡率的关系。结果表明，在任何空腹血糖水平，心血管死亡的危险性随负荷后 2h 血糖水平升高而上升；负荷后血糖水平是心血管死亡和全因死亡的独立预测因素；而空腹血糖对心血管死亡和全因死亡的预测能力取决于其伴随的负荷后血糖水平。指出负荷后 2h 血糖预测全因死亡及心血管疾病的能力优于空腹血糖，负荷后 2h 血糖与心血管事件及伴随的死亡率危险性之间有独立的相互关系。亚洲糖尿病流行病学及诊断标准研究（DECODA）分析了 5 项亚洲及亚裔（3 项日本，2 项印度）共入选 6 817 例研究对象的前瞻性、随访 5～10 年的研究，评价空腹血糖及 75g 葡萄糖负荷后 2h 血糖预测全因死亡和心血管死亡的作用，并分析心血管危险因素的作用。多变量 Cox 回归分析显示，空腹血糖从 7.0mmol/L 升高至 8.0mmol/L 使全因死亡和心血管死亡的相对危险分别增至 1.14（95％CI 1.05～1.25）及 1.24（95％CI 1.10～1.39），2h 血糖从 9.0mmol/L 升高至 11.9mmol/L 使全因死亡和心血管死亡的相对危险分别增至 1.29（95％CI 1.18～1.41）和 1.35（95％CI 1.19～1.54）。研究结果证实，在亚洲人群中负荷后 2h 血糖对全因及心血管死亡的预测能力优于空腹血糖。

2. 血糖波动

近期研究发现，血糖波动是独立于空腹血糖、负荷后 2h 血糖之外的影响糖尿病大血管病变发生、发展的重要因素。Verona 糖尿病研究对老年 2 型糖尿病患者 5 年的随访观察到空腹血糖的变异系数（CV-FPG）是心血管疾病相关死亡的独立预测因子；后续 10 年的随访研究进一步表明 CV-FPG 是糖尿病死亡率的独立预测因子。有研究发现，在相同 HbA1c 水平下，日内血糖波动幅度更大者，发生主要心血管不良事件的风险更高，颈动脉内膜厚度及变异度更大；另一项研究发现，IGT 和 T2DM 患者的血糖波动幅度较非糖尿病患者明显增大，且颈动脉内膜中层厚度和动脉粥样硬化积分均与平均血糖波动幅度正相关。这些研究均表明，血糖波动是糖尿病大血管病变的独立危险因素。

3. 低血糖

作为糖尿病治疗过程中的常见的不良事件，低血糖对心血管事件和预后的不良影响尚存在争议。Kamlesh 认为，低血糖或增加糖尿病患者心血管疾病事件及死亡的风险。Cryer 等指出："一次严重的医源性低血糖或由此诱发的心血管事件可能会抵消一生维持血糖在正常范围所带来的益处。"严重低血糖可诱发急性心脑血管事件或加快慢性并发症的进程，这可能是由于糖尿病患者本身存在大血管及微血管病变，血小板聚集，血液呈高黏滞状态，血流速度缓慢，极易形成血栓，而在严重低血糖的应激状态下，机体反应性增加肾上腺素能神经系统功能，交感神经活性增强，诱发血管痉挛、内皮细胞损伤、血管活性物质释放而促发心脑血管事件；急性严重低血糖发作还可导致心肌摄取葡萄糖障碍，心肌细胞脂肪酸利用降低，脂肪酸的蓄积进一步加重血糖的利用障碍，从而加剧心肌能量代谢的紊乱，继而抑制心脏的电生理活动，尤其是对窦房结功能的抑制。但是，三大国际前瞻性试验 ACCORD、ADVANCE 和 VADT 分析结果均显示，没有证据表明增加的死亡率是由低血糖的增加引起，包括严重的、再发的或无法识别的低血糖。因此，有学者认为严重的低血糖或许只是心血管事件的脆性预测指标，提示糖尿病病情进展及循环系统功能减退，而不是心血管事件发生的直接病因。

糖尿病大血管病变的发生与长期慢性的高血糖、血糖波动、脂质代谢紊乱、血液流变学改变、内皮细胞功能紊乱等多种因素有关，但高血糖、血糖波动则可能是糖尿病大血管病变发生的始动环节。高血糖及血糖波动通过激活多种病理生理途径，主要包括氧化应激、多元醇通路、蛋白激酶 C 激活、晚期糖化终产物及其前体的产生、大量炎症因子的产生等，导致血管内皮功能紊乱，从而促进动脉粥样硬化的发生、发展。

（二）脂代谢异常

许多研究表明，DM 血脂异常和高血糖及胰岛素抵抗共同参与，是加速动脉粥样硬化发生的重要因素，由此可部分解释即使某些 T1DM 和 T2DM 患者血糖控制较理想，却无法显著降低心血管事件发生。UKPDS 对 3 055 例 T2DM 患者平均随访 7.5 年，有 335 例发生心肌梗死或心绞痛，发生率 11%，并显示低密度脂蛋白胆固醇（LDL－C）水平增高、高密度脂蛋白胆固醇（HDL－C）水平降低和甘油三酯（TG）水平升高均与心血管事件密切相关。Strong Heart Study 研究发现，LDL－C 升高 0.26mmol/L 即可使冠心病的危险性增加 12%，HDL－C 降低 0.26mmol/L 也可使冠心病的危险性增加 22%，表明血脂异常是糖尿病患者心血管并发症的重要危险因素。

DM 血脂异常主要表现为 TG 升高、HDL－C 降低和 LDL－C 增高。其中富含 TG 的脂蛋白水平升高是 DM 相关脂代谢异常的核心缺陷。脂肪酸通常根据其所含碳原子数被分为短链脂肪酸（<8 碳）、中链脂肪酸（8～12 碳）、长链脂肪酸（13～22 碳）和超常链脂肪酸（>22 碳）。TG 中最常见的为长链脂肪酸，如软脂酸、硬脂酸、油酸和亚油酸。研究证实，DM 患者动脉壁 TG 中的长链脂肪酸尤其是油酸的含量显著升高。而动脉粥样硬化斑块中的脂肪酸水平很大程度上是通过粥样斑块内脂蛋白脂酶、分泌型磷脂酶 A2 和内皮脂酶来调节。另外，粥样斑块中脂蛋白脂酶还能由巨噬细胞合成。研究证实，DM 患者的巨噬细胞脂蛋白脂酶表达明显增加。

DM 患者循环中的非酯化脂肪酸（non－esterified fatty acids，NEFAs）即游离脂肪酸水平亦明显升高。长链 NEFAs 对参与动脉粥样斑块形成的内皮细胞、单核/巨噬细胞、平滑肌细胞和 T 淋巴细胞直接作用，主要包括：①诱导内皮细胞凋亡。甘油三酯和（或）NEFAs 浓度升高时，软脂酸和亚油酸能促进肿瘤坏死因子－α 介导的内皮细胞氧化应激和凋亡过程；②参与细胞内胆固醇合成、运输和分泌过程中一些重要步骤的调节。如影响固醇调节因子结合蛋白、肝 X 受体和过氧化物酶增殖物激活受体；③影响某些细胞因子以促进血管平滑肌细胞（VSMC）增殖，通过非凋亡途径导致 VSMC 坏死；促进 VSMC 移行及通过改变 VSMC 产生的细胞外基质成分来增加动脉壁 LDL 聚集等。

（三）高血压

糖尿病患者中高血压的发生率是一般人的 2 倍，而由此导致的心血管事件是一般人的 2～3 倍。持续的血压升高，可使动脉后壁及分支开口处因血流冲击力较大而造成机械性损伤，或使动脉壁反复痉挛，管壁缺氧，内皮细胞变性，并进一步导致动脉粥样硬化的发生。流行病学观察性研究表明，血压在 110/70mmHg 以上与糖尿病患者的心血管疾病风险存在正相关。UKPDS 研究对 1 148 例 2 型糖尿病伴高血压患者用开搏通或阿替洛尔降压治疗平均 8.4 年，结果显示血压严格控制组血压较对照组下降

10/5mmHg，使所有糖尿病相关终点事件降低 24％，糖尿病相关死亡减少 32％，脑卒中、心肌梗死、心衰等心血管事件分别降低 44％、21％和 56％；同样 UKPDS 研究发现，收缩压每下降 10mmHg，心肌梗死发病率下降 11％，糖尿病相关死亡率下降 15％。高血压合理治疗（hypertension optimal treatment，HOT）研究中，对 1501 例糖尿病合并高血压患者平均随访 3.8 年，比较不同舒张压控制水平对心血管事件的影响，结果发现舒张压降至 80mmHg 以下，糖尿病患者的主要心血管事件减少超过 50％，中风减少 30％，心血管死亡下降 67％。糖尿病和心血管病行动（ADVANCE）研究采用随机双盲法对 11 140 名糖尿病患者平均随访 4.3 年，结果显示与常规治疗组相比，强化降压组收缩压下降 5.6mmHg，舒张压下降 2.2mmHg，总死亡率下降 14％，心血管死亡下降 18％，非心血管死亡下降 8％，主要终点事件减少 9％，总冠心病事件减少 14％，总肾脏疾病事件减少 21％。由此充分显示严格控制血压可使 DM 患者大血管病变的危险性显著降低，表明高血压是导致糖尿病大血管病变的重要危险因素。

（四）肥胖

根据脂肪沉积于皮下和内脏组织的不同可将肥胖分为皮下型（均匀性）和内脏型（中心性）。中心性肥胖可通过脂肪细胞存储信号反馈机制和脂肪转移途径引起胰岛素抵抗，增加动脉粥样硬化发生的危险性。此外，脂肪组织是一个具有复杂的内分泌及代谢作用的器官，脂肪细胞具有多种内分泌、旁分泌及自分泌功能，可分泌多种脂肪细胞因子。中心性肥胖者内脏脂肪细胞增生、肥大，各脂肪细胞因子分泌水平及作用失衡，可诱导动脉粥样硬化的发生。常见的脂肪细胞因子如 IL-6 分泌增多可刺激血管内皮细胞释放内皮素 1，使平滑肌细胞增生和内皮细胞通透性增加；IL-6 是肝脏合成 C 反应蛋白（CRP）的强效诱导剂，CRP 可直接促进黏附分子的表达，诱导纤溶酶原激活物抑制剂 1 的产生，减少 NO 生成，促进 LDL 氧化，诱导补体激活及单核细胞产生组织因子，参与动脉粥样硬化的发生、发展。有研究发现，冠状动脉粥样硬化性心脏病患者的粥样硬化斑块中泡沫细胞和巨噬细胞高度表达多种脂肪细胞因子，如 IL-6、CRP 及内脂素等。内脂素是内脏脂肪细胞分泌的细胞因子，具有模拟胰岛素的作用，可刺激人外周血单核细胞产生细胞因子，调控细胞因子的基因表达，参与机体糖代谢、脂代谢及炎症反应，并与胰岛素抵抗、肥胖、动脉粥样硬化等疾病密切相关。Kadoglou 等通过对 122 名 2 型糖尿病患者及 64 名对照组分析，发现合并颈动脉斑块的 2 型糖尿病患者血清内脂素较无颈动脉斑块的 2 型糖尿病患者及对照组明显升高，提示内脂素与颈动脉内中膜厚度密切相关。Liu 等研究发现，慢性冠状动脉病变及急性冠脉综合征患者血清内脂素水平较对照组明显升高，多元回归分析显示，血清内脂素水平与冠状动脉粥样硬化密切相关。Lovren 等研究提示，内脂素可能通过激活 eNOS 改变内皮细胞功能及促进血管形成，从而在动脉粥样硬化的过程中发挥作用。脂联素也是由脂肪细胞分泌的蛋白质，是胰岛素抵抗和动脉粥样硬化的保护因子。T2DM 合并心血管病变患者脂联素水平明显低于无心血管病变患者，提示大血管病变可能与脂联素水平降低有关，其水平下降可能通过影响血管内皮功能，降低纤溶系统活性，促进炎症反应等，参与糖尿病大血管病变的发生、发展。

（五）代谢综合征

代谢综合征（metabolic syndrome，MS）主要是指一组同时存在中心性肥胖、血脂异常、糖耐量减退及高血压的代谢紊乱性疾病。一方面，随着对 MS 研究的深入，其内涵包括更多的成分，如微量白蛋白尿、高尿酸血症、纤维蛋白原、纤溶酶原激活物抑制剂 1、亚临床炎症以及血管内皮细胞功能紊乱等等。所有这些都已证实是心血管疾病的危险因素。另一方面，胰岛素抵抗是 MS 的中心环节，而胰岛素抵抗本身即是心血管病变的危险因素之一，可引起血管内皮功能障碍、动脉僵硬度增高。临床研究显示，胰岛素抵抗和高胰岛素血症人群血流介导的血管扩张（flow-mediated dilation，FMD）功能受损，可能是由于胰岛素抵抗和高胰岛素血症继发的长期高血糖状态可使血管内皮细胞及外周血细胞的二酯酰甘油升高，后者可抑制一氧化氮合成酶活性，导致 NO 降低，并能抑制由 NO 介导的环磷酸鸟苷生成，从而加重血管舒张功能异常。有研究发现，MS 可导致动脉僵硬度增高，该作用独立于年龄、体质量指数、腰臀比、平均动脉压、心率、血脂（胆固醇和 TG），而与胰岛素抵抗显著相关，其可能机制包括：①胰岛素抵抗常表现为高血糖和高胰岛素血症，高胰岛素血症具有促进钠的重吸收，激活交感神经系统的效应，可导致动脉平滑肌紧张度增加和血压的升高，并且可促进血管平滑肌细胞增殖和胶原的合成。动物试验研究发现，大鼠的动脉壁被球囊损伤后，高胰岛素血症状态下可导致新生内膜的增生，但在链脲霉素诱导的非高胰岛素血症状态下的高血糖状态则无上述表现。高血糖状态可导致动脉壁蛋白质发生不可逆的糖基化作用，从而促进动脉粥样硬化的发生；②胰岛素抵抗状态下，由胰岛素介导的内皮源性 NO 释放引起的血管扩张效应减弱，导致血管壁损伤增加和血管壁僵硬度增高。因此，不论从 MS 的组成成分，还是其中心环节胰岛素抵抗来分析，MS 都与动脉粥样硬化性血管病变关系密切。大量临床试验也证实 MS 患者心脑血管疾病发病率较高。一项纳入 172 573 例的荟萃分析结果显示，MS 患者发生心血管事件和死亡的相对危险度增高（RR1.78），女性相对危险度更大（RR2.63），且调整了传统的心血管事件的危险因素后这种关系仍然存在（RR1.54）。美国 15 792 名年龄在 45～64 岁居民为期 11 年的随访研究显示，MS 患者缺血性脑卒中的危险性高于对照组（HR 女性 2.25，男性 1.36），校正年龄、种族、LDL-C 和吸烟等因素后，危险性仍高（HR 女性 1.96，男性 1.42）。

（六）遗传因素

动脉粥样硬化有家族聚集发生的倾向，家族史是较强的独立危险因素。冠心病患者的亲属比对照组的亲属患冠心病的危险增大 2.0～3.9 倍，双亲中有 70 岁前患心肌梗死的男性发生心肌梗死的相对危险性是 2.2。临床实践也表明，针对 DM 大血管病变传统危险因素（血糖、血压、血脂及肥胖等）的干预措施对某些易感者益处不大，血糖、血压、血脂等控制良好的 DM 患者也不能完全阻止大血管病变的发生，提示一些未知的非传统因素（如遗传因素）在 DM 大血管病变的发生发展中可能起着重要的作用。与 DM 发生、发展密切相关的胰岛素信号转导、脂质代谢、血压、血凝、炎症反应等相关基因的多态性均可能与 DM 的大血管病变相关。相关研究认为，与胰岛素信号转导、脂质代谢、血压、血凝、炎性反应等相关的基因，其多态或变异可通过影响体内其表达产物的水平来改变胰岛素敏感性、血脂代谢、纤溶酶及凝血因子活性、血管内皮细胞和平滑肌细胞功能状态及结构、血管重塑、调节血管收缩等作用，进而参与 DM 大血管病变的发生、发展。简而言之，大血管病变的各种危险因素在体内异常表达与相关基因的调控有密切的关联，如与胰岛素受体样底物-1、脂联素、血管紧张素转换酶、血管紧张素原、载脂蛋白 E、胆固醇酯转移蛋白、脂蛋白酯酶、β 纤维蛋白原、纤溶酶原激活物抑制剂 1、TNF-α 及 IL-1 等多种危险因素相关的基因目前均有研究，但有些结果并不一致，还需进一步研究。

（七）其他

1. 年龄

年龄是影响动脉粥样硬化的独立危险因素。病理研究显示，动脉粥样硬化是从婴儿期开始的缓慢发展的过程，出现临床症状多见于 40 岁以上的中、老年人。流行病学调查显示，随年龄增长，动脉粥样硬化患病率有增加的趋势。

2. 性别

动脉粥样硬化多见于男性，男性的冠心病死亡率为女性的 2 倍，男性的发病年龄比女性平均早 10 岁，但女性绝经期后则与同年龄组男性发病率近似。糖尿病对女性动脉粥样硬化发病的影响较大，女性糖尿病患者发生冠心病的危险性比男性患者高 3 倍，且易发生心力衰竭、卒中和死亡。

3. 吸烟

Framingham 心脏研究结果显示，每天平均吸烟 10 支，可使男性心血管死亡率增加 18%，女性心血管死亡率增加 31%。吸烟引起动脉粥样硬化的机制一般认为与一氧化碳、尼古丁及镉等有毒物质有关，这些物质可通过对脂蛋白及血液流变学的影响而促使动脉粥样硬化的发生；吸烟者血中 CO 浓度增高可造成血管内皮的缺氧性损伤；长期吸烟可使血浆中纤维蛋白酶原、凝血因子Ⅷ和红细胞比容水平升高，有利于附壁血栓形成。

4．酒精摄入

大量观察表明，适量饮酒可降低冠心病的死亡率。这种保护作用被认为与酒精对血脂及凝血因子的作用有关，适量饮酒可升高 HDL 及载脂蛋白 A1 并降低纤维蛋白原浓度，抑制血小板聚集。这些保护作用均与延缓动脉粥样硬化发展、降低心脑血管死亡率有关。但是长期大量饮用高度白酒对心脏、血管、肝脏等脏器的功能有损伤作用，可导致酒精性心肌病、高血压、出血性脑卒中及肝硬化的发生。

5．体力活动减少

定期体育活动可减少心血管事件的危险。通过对不同职业发病率的回顾性研究表明，与积极运动的职业相比，久坐的职业人员冠心病的相对危险增加 1.9。运动锻炼是糖尿病综合治疗方案的重要组成部分，对血糖达标具有积极价值。阻抗运动和有氧运动是糖尿病患者常用的运动锻炼方式。阻抗运动是在运动过程中针对特定肌群施加一定阻力的无氧运动方式，能够保证肌肉的体积并增加肌肉对葡萄糖的摄取和利用，有利于增加胰岛素的敏感性；有氧运动是摄氧量和耗氧量相当的运动方式，能够增加外周组织对葡萄糖的利用，同样有利于增加胰岛素敏感性。研究表明，阻抗＋有氧运动锻炼能够提高糖尿病大血管病变患者的胰岛素敏感性，降低胰岛素水平；改善血脂代谢，调节脂肪细胞因子的合成和分泌；抑制粥样斑块内炎症反应，提高斑块的稳定性。这些作用有助于延缓动脉粥样硬化发展，降低心脑血管事件。

四、糖尿病大血管病变的发生机制

（一）糖尿病大血管病变的病理生理机制

糖尿病大血管病变早期以血管内皮依赖性舒张功能受损为主，它可能是糖尿病大血管病变发生的始动因素和基本病理生理改变，其核心为血管内皮细胞功能障碍。

1．血管内皮功能障碍

内皮细胞是血液和血管平滑肌之间的重要屏障，其分泌的多种活性物质处于精细的平衡状态，保证血管正常的生理功能。血管内皮细胞可分泌一氧化氮（NO）、内皮素－1（ET－1）、前列环素（PGI₂）、血管紧张素Ⅱ（AngⅡ）、血管假性血友病因子（vWF）、黏附分子（如 ICAM－1、VCAM－1）等活性物质，这些活性物质之间的相互作用，维持着血管正常的舒缩状况，并且有效地调节炎性反应及凝血状态等。在抑制动脉粥样硬化的发展过程中，内皮细胞保持正常功能是至关重要的，稳定的内皮细胞层对白细胞和单核细胞的迁移、平滑肌细胞的生长、脂蛋白的摄取和代谢等方面均有影响。当内皮细胞功能紊乱、分泌活性物质失衡时，则可造成血管的病理改变。研究表明，内皮功能异常及内皮细胞的激活是糖尿病大血管病变的早期表现。糖尿病患者体内的高血糖状态可促进蛋白质和脂类非酶糖基化氧化产物的产生，这些物质进一步形成晚期糖基化终产物（advanced glycation end products，AGEs），AGEs 可与血管壁细胞膜上 AGE 受体结合，激活与血管损伤相关的机制。生理状态下，血管内皮细胞产生并释放的内源性血管扩张剂 NO，通过增加环磷酸鸟苷来调节血管的紧张性，在保持血管稳态上起关键作用；并且 NO 还具有抑制血小板聚集、抑制血管平滑肌细胞增殖、抑制白细胞与血管壁黏附等作用。而 AGE 可以使内皮细胞通透性增加，通过影响内皮细胞环氧化物的产生，抑制内皮细胞 NO 的产生与释放，使得内皮依赖性血管舒张减低，血小板聚集增加，单核细胞黏附到内皮的数量明显增加，这是动脉粥样硬化过程中最早可见的变化。大量研究结果显示，糖尿病患者内皮依赖性血管舒张功能明显受损，并伴随多种内皮源性黏附分子及 PAI－1 水平增高，提示糖尿病患者的血管内皮已丧失其血管保护作用，表现出促炎症及促血栓形成的特征。

2．动脉粥样硬化

糖尿病动脉粥样硬化性疾病的发生和发展涉及多种影响因素，与高血糖、血脂异常、炎症反应的关系最为密切。高血糖使 NF－κB 活化，多种细胞黏附分子的表达增加，促使单核细胞黏附于血管内皮细胞，并因趋化作用移行至内皮下间隙增殖分化为内膜的巨噬细胞并积聚于血管壁，巨噬细胞能分泌大量的氧化代谢物，如氧化低密度脂蛋白（ox－LDL）和超氧化离子，这些物质可进一步损伤覆盖在其上方的内皮细胞；巨噬细胞还能合成和分泌生长调节因子：血小板源生长因子、成纤维细胞生长因子、内皮细胞生长因子样因子和转化生长因子-β（transforming growth factor-β，TGF-β），这些因子协同作用，刺激成纤维细胞、平滑肌细胞迁移和增生，并促进这些细胞形成新的结缔组织。糖尿病患者小而密 LDL 增多、TG 上升和 HDL 下降，巨噬细胞吞噬大量脂质后成为泡沫细胞并形成脂质条纹；泡沫细胞的形成是早期动脉粥样硬化形成的标志。在损伤进展过程中，泡沫细胞分泌生长调节因子趋化吸引血管平滑肌细胞从中膜移行到内膜，并在血管内膜增殖、分泌生长因子、参与纤维帽的形成；血管平滑肌细胞也能吞噬 ox-LDL，成为泡沫细胞的另一重要来源，参与动脉粥样硬化的发生。

与正常人相比，糖尿病患者体内的血小板的活化功能明显增强，表现为血小板释放、黏附、聚集能力均增加。活化的血小板黏附并聚集于血管内皮损伤部位，释放生长因子，促进平滑肌细胞的增殖，导致血管内血栓形成及血管壁粥样硬化。

（二）糖尿病大血管病变的分子机制

迄今为止，对糖尿病大血管病变形成的细胞与分子机制并未形成一致的看法，主要有以下学说：

1. 多元醇通路

多元醇通路的起始酶醛糖还原酶（aldose reductase，AR）属于醛酮还原酶家族的成员，能利用 NADPH 作为辅助因子，把多种含羰基的化合物还原为相应的糖醇（即多元醇）。正常状态下，少量的葡萄糖在 AR 催化下转化为山梨醇，山梨醇在果糖还原酶的作用下转变为果糖。在高糖状态下，葡萄糖的吸收由于受到非胰岛素依赖的葡萄糖转运蛋白的调节，细胞内葡萄糖浓度与血糖浓度趋于一致，导致催化葡萄糖的 AR 活性增加，组织中的多元醇代谢活跃，使细胞内的山梨醇、果糖过度堆积，细胞内渗透压升高，细胞水肿，同时细胞内肌醇和谷胱甘肽水平下降，$NADH/NAD^+$ 比值增高，Na^+-K^+-ATP 酶活性下降，细胞组织缺氧，内皮细胞受损，这些改变促使糖尿病大血管病变的发生和发展。

2. 晚期糖化终产物

葡萄糖和蛋白质结合能形成晚期糖化终产物（AGEs）。正常机体组织 AGEs 含量很低，但当蛋白质半衰期较长或者蛋白质更新延迟以及高血糖环境下，则蛋白质非酶糖基化增加，最终形成不可逆的稳定的 AGEs。AGEs 一方面可直接作用于血管内皮细胞，通过刺激血管内皮细胞生长因子（vascular endothelial growth factor，VEGF）的产生，引起新生血管增生和血管通透性增加，甚至引起血管壁水肿。另一方面，AGEs 通过减少血管内皮细胞合成和释放 NO，并增加蛋白激酶 C（Protein Kinase C，PKC）和血栓素 A2（thromboxane A2，TXA2）的水平，影响血管舒张功能。此外，AGEs 在血管壁沉积后作用于内皮细胞外基质，刺激胶原蛋白发生交联，引起血管壁增厚，大血管弹性降低；AGEs 抑制正常的细胞外基质中内皮细胞黏连蛋白（如透明连接蛋白）的黏连和伸展，使内皮细胞之间的结合力下降，导致血管通透性增加。AGEs 形成过程中，可产生 ROS，使 LDL 氧化生成 ox-LDL，在泡沫细胞及动脉粥样硬化形成中发挥重要作用，并且 AGEs 与血管平滑肌细胞和泡沫细胞中的受体结合，可显著提高 TNF-β 水平，由此产生巨噬细胞趋化作用，引发动脉粥样硬化。AGEs 还能对血小板膜蛋白产生作用，使血小板膜上的纤维蛋白原受体与纤维蛋白原结合增强，并通过氧化应激反应促进血小板聚集并增加其黏附。

3. 己糖胺通路

细胞内过量的葡萄糖可进入己糖胺通路进行代谢。代谢过程中，糖酵解作用产生的果糖-6-磷酸作为底物参与了由 UDP-N-乙酰葡糖胺参加的合成反应，包括蛋白聚糖的合成和 O-连接糖蛋白的形成。高血糖诱导的己糖胺途径的活化，可能导致细胞在基因表达和蛋白质功能方面发生一系列变化，进而导致糖尿病大血管病变。

4. PKC 通路

PKC 是一种普遍存在于各种组织和器官中的酶类，属于丝氨酸/苏氨酸激酶家族。PKC 家族至少包括 11 种亚型，其中 9 种是由第二信使甘油二酯活化，高血糖可通过多种途径激活 PKC。PKC 途径的激活导致血管诸多生理生化改变：PKC 抑制 eNOS 活性，降低 NO 水平，导致血管舒缩功能障碍；血管内皮细胞分泌 ET-1、AngⅡ、TXA2 等促血管收缩的活性物质明显升高；PKC 促使 VEGF 表达，从而促进新生血管形成，增加血管通透性；PKC 上调 TGF-β 表达，增加纤维连接蛋白和Ⅳ型胶原的表达，导致细胞外基质扩张；PKC 使 PAI-1 生成增加，促进了糖尿病血管病变的高凝、低纤溶和高血黏度状态的形成；PKC 激活内皮细胞平滑肌细胞 NF-κB，增加血管中促炎基因的表达。由此可见，PKC 的激活是糖尿病血管病变的一个普遍下游机制。

5. 氧化应激

Brownlee 提出了"糖尿病并发症的共同机制"学说，即高血糖引起组织损伤的共同基础——氧化应激。该学说认为高血糖引起线粒体中超氧阴离子生成过多，引起多元醇途径的激活、AGEs 形成、PKC 途径及己糖胺途径的激活，引起细胞功能紊乱，最终导致糖尿病血管病变的产生。高血糖时由线粒体产生的超氧阴离子可抑制内皮细胞 eNOS 及 NO 的生物活性，使 NO 的血管保护作用减弱；高血糖可通过激活 NF-κB，增加还原型辅酶Ⅱ（NADPH）氧化酶表达；线粒体 ROS 生成增多，激活 PKC，促使 NADPH 氧化酶合成。NADPH 氧化酶可将 NADPH 转化为氧化型（$NADP^+$），使氧分子获得电子生成超氧阴离子。ROS 生成增多伴随着 NO 合成增加，两者反应生成更强的氧化剂——过氧化亚硝酸阴离子（$ONOO^-$）。$ONOO^-$ 具有氧化硫氢基的作用，可使脂质过氧化和多种氨基酸（如酪氨酸）硝基化，从而影响多种信号转导途径，损伤细胞。$ONOO^-$ 的生成量可以通过测定硝基酪氨酸含量间接估计。多项研究证实，高血糖可促使硝基酪氨酸生成，硝基酪氨酸可加速心肌细胞、内皮细胞以及成纤维细胞凋亡。

高血糖诱导产生过多的自由基可造成 DNA 损伤，DNA 损伤片段特异性激活细胞核中的 DNA 修复酶——多聚（ADP 核酸）聚合酶 ［Poly（ADP nucleic acid）polymerase，PARP］。PARP 的激活使细胞内 NAD^+ 耗尽，糖酵解速率减慢，电子传递受阻，ATP 缺乏；同时，甘油醛-3-磷酸脱氢酶（glyceraldehyde 3 phosphate dehydrogenase，GAPDH）分子的 ADP 核糖多聚化，导致其活性到受抑制，进而激活几乎所有已知的与糖尿病微血管及大血管并发症发生和发展有关的信号通路，包括多元醇通路、AGEs 形成、PKC 通路以及己糖胺通路等，导致血管内皮细胞功能紊乱，促进动脉粥样硬化的发生与发展。由此可见，ROS 是上述通路激活的"上游事件"。

6. 补体系统

补体系统由 30 余种血清和膜蛋白组成，包括补体固有成分、补体受体和补体调节蛋白。补体活化有三条途径：经典途径（由抗原-抗体复合物结合 C_1q 启动）、旁路途径（由病原微生物等提供接触表面，从 C_3 开始激活）和甘露聚糖结合凝集素（MBL）途径（由 MBL 结合至细菌启动）。三条途径活化后最终形成膜攻击复合物（membrane attack complex，MAC）即 C_5b_{-9}。C_5b_{-9} 插入细胞膜，改变胞内渗透压，导致细胞肿胀和溶解。在此过程中释放出的裂解片段，如 C_3a、C_5a 具有很强趋化性，与受体结合后引起白细胞的活化；C_3b 具有调理作用，与细菌、免疫复合物或其他异物结合后促进吞噬细胞的识别、转运和吞噬。

在人动脉粥样硬化病变处沉积有补体成分（C_1q、C_3、C_4、C_9）、补体活化成分（C_3a、C_3c、C_3d、C_5b_{-9}）、补体受体（C_3aR、C_5aR）和补体调节蛋白（蛋白 S、CD_{55}、CR_1、CR_3、C_4bp）。与正常对照组和 DM 无并发症组相比，DM 合并缺血性心脏病患者血浆 C_3d 水平明显升高，提示补体系统活化可能参与 DM 大血管病变的发病过程。CRP 是补体经典途径的激活剂，糖尿病患者体内 CRP 水平升高。研究发现，CRP 常与 MAC 共存于人动脉粥样硬化的病变部位，病变处的巨噬细胞和平滑肌细胞也表达 CRP mRNA，提示局部产生的 CRP 能直接参与动脉粥样硬化形成。CD_{59} 是 MAC 形成的特异性抑制剂，糖尿病患者补体调节蛋白 CD_{59} 糖化失活可引起不适当的补体活化，可增加 MAC 的沉积，使血管病变风险提高。MAC 可活化内皮细胞，诱导碱性成纤维细胞生长因子（basic fibroblast growth factor，bFGF）、血小板源性生长因子（platelet derived growth factor，PDGF）、IL-1、MCP-1 等释放入细胞外基质。这些分子可促进内皮细胞、平滑肌细胞和成纤维细胞增殖；将单核细胞和巨噬细胞吸引至补体活化位点，并诱导促炎黏附分子如 E 选择素、VCAM-1、ICAM-1 和 P 选择素表达；通过诱导组织因子和凝血因子 Va 暴露结合位点，促进血栓形成。

（黄敬泽）

第二节　糖尿病大血管病变的诊断

一、糖尿病大血管病变的临床表现

（一）症状

1. 高血压

可有头昏、头痛、颈项板紧、疲劳、心悸等，也可出现视物模糊、鼻出血等较重症状，但有些病人无症状，仅在测量血压时发现。但应排除其他原因引起的血压升高，如嗜铬细胞瘤、原发性醛固酮增多症、皮质醇增多症及肾小球肾炎等。

1型糖尿病患者出现的高血压常与肾脏损害加重相关，而2型糖尿病患者合并高血压通常是多种心血管代谢危险因素并存的表现，高血压也可出现在糖尿病发生之前。糖尿病与高血压的并存使心血管病、卒中、肾病及视网膜病变的发生和进展风险明显增加，也增加了DM患者的病死率。

2. 心脏表现

可表现为胸闷、活动后气促、心绞痛，严重者可表现为心力衰竭、心肌梗死、心律失常甚至猝死。需引起高度重视的是，糖尿病患者并发冠心病时，冠心病的一些典型症状常常被糖尿病所掩盖。由于糖尿病性神经病变可累及神经系统的任何一部分，特别是神经末梢，当病人的神经末梢受损时，即使发生了严重心肌缺血，疼痛也较轻微而不典型，甚至没有心绞痛症状，无痛性心肌梗死的发生率较高，而且休克、心力衰竭、猝死的并发症也较多，预后较严重。

糖尿病患者并发冠心病有以下临床特点：

（1）起病早、发病率高　据统计，糖尿病患者冠心病的发病年龄较非糖尿病提前约5年，糖尿病患者冠心病的发生率比非糖尿病人高2～4倍。

（2）临床症状不典型　糖尿病患者发生心肌梗死时症状往往不典型，无心前区疼痛，仅有恶心、呕吐、疲乏无力等表现，或以充血性心力衰竭，或心律失常、心源性休克等急性并发症作为突出表现，因此，易被漏诊、误诊而延误病情。

（3）病变程度严重，预后差　糖尿病患者冠心病往往多支冠脉受累，而且血管狭窄程度较高，病情进展快。具有再发率及死亡率高的特点，容易发生心律失常、休克、心力衰竭及猝死等并发症，预后差。

3. 脑部表现

轻者可没有任何症状，或仅感觉轻微头痛、头晕，缺乏局限性神经体征，只是在对糖尿病患者行颅内CT、MRI扫描时意外发现；重者出现失语，部分肢体活动无力或活动障碍，可有嗜睡、反应迟钝甚至昏迷。

糖尿病患者发生脑卒中时具有以下特点：①易发生缺血性卒中；②易发生腔隙性脑梗死；③易出现肢体运动系统功能障碍；④同时合并较严重的高血压和脂代谢紊乱。

4. 下肢表现

糖尿病外周动脉粥样硬化常以下肢动脉病变为主，根据动脉闭塞的水平、程度、部位和侧支循环建立情况的不同，糖尿病性下肢动脉病变（lower extremity arterial disease，LEAD）临床症状各异。可有小腿、足部发凉、软弱、困倦，行路不能持久，行路感乏力加重，休息2～3min后即消失，以后可出现间歇性跛行，即在行走一段路程后，小腿腓肠肌、足部酸痛，痉挛性疼痛，如继续行走，疾病更为加重，而被迫停步，或稍稍休息后，疼痛能缓解。随病变进展，可出现静息痛，肢体疼痛等在安静休息时出现持续性或间歇性加重，严重时，出现夜间和白昼持续疼痛与感觉异常。按 Fontaine 分期法（见表 43-1），可分为 4 个阶段：

一是无临床症状的阻塞性动脉病变。

二是间歇性跛行，这是最早的和最常见的临床表现。

三是缺血性静止性疼痛，是最严重的临床表现。

四是溃疡/坏疽期，典型溃疡的发病部位是肢体远端，尤其是在创伤后，溃疡常不能愈合。LEAD 是导致糖尿病足部溃疡和下肢截肢特别是高位截肢和再次截肢的主要原因，较非糖尿病的 LEAD 患者死亡率高，预后差。

（二）体征

血压升高，心界扩大，心率增快或固定，心音可低钝，严重可出现心功能不全的表现，如颈静脉充盈，端坐呼吸，口唇发绀，肝脾肿大及下肢水肿。脑血管病变可表现定位体征及神志改变。LEAD 患肢皮肤温度降低，皮肤颜色改变，足背和胫后动脉搏动减弱或消失，下肢溃疡、坏死。足背和胫后动脉搏动存在与否是最重要的观察指标，但足背动脉、胫后动脉搏动的缺乏分别可见于 8.1% 和 2.0% 的健康人，因此通过下肢动脉触诊方式往往会高估 LEAD 的患病率。

二、糖尿病大血管病变的检测方法

糖尿病大血管病变的检测需要多系统的综合评估，以明确大血管病变的部位、性质与程度。检测方法可分为无创性血管检查方法、有创性检查方法和其他特殊检查。无创性血管检查方法能早期发现动脉壁异常，可评估血管的结构与功能，应用于大血管病变早期筛查、临床评估及流行病学研究；有创性检查方法动脉血管造影是诊断大血管病变的金标准，但因其为有创检查，价格昂贵，难以重复，限制了其在大血管病变早期筛查中的应用；其他特殊检查如心脏超声、CT 或 MRI 等可评估心脏结构和功能和神经病变部位、大小及性质等情况。

（一）无创性血管检查方法

目前无创性血管检查方法中，评价血管结构的方法主要包括：①使用超声成像、CT、磁共振成像等影像学手段检测某个动脉的管壁内中膜厚度和粥样斑块形成情况；②通过测量上臂与踝部血压，计算踝臂血压指数，即 Ankle-Brachial Index（ABI），评估下肢动脉血管的开放情况。评价血管功能的方法主要有：①心电图运动试验（EET）；②血管内皮舒张功能（flow-mediated dilation，FMD）；③动脉脉搏波传导速度（pulse wave velocity，PWV）；④其他：通过进行脉搏波波形分析，计算反射波增强指数（AI）及使用超声成像手段，直接检测某个特定动脉管壁的可扩张性和顺应性。

1. 血管结构的评估

（1）颈动脉内中膜厚度与斑块：动脉内中膜（IMT）是指动脉管腔-内膜界面与中膜-外膜界面之间的距离（即动脉壁内膜与中膜厚度之和），采用 B 型超声检查进行测量。超声作为无创性有效检测手段，在血管病变的定性及定位诊断方面具有独特的价值，尤其是在重复检测观察动脉内中膜厚度、斑块变化方面。颈动脉为动脉硬化的好发部位，其硬化病变的出现往往早于冠状动脉及脑血管，且颈动脉走行明确，位置表浅，易于显示，便于检查。

动脉 IMT 的测定采用高频 B 型超声探头（7.5~10MHz）。以颈总动脉为例，一般取颈总动脉分叉处近端远侧壁 1~1.5cm 处，测量 IMT；若该处存在斑块，则取病变近端 1~1.5cm 处进行测量，同时观察有无斑块、管腔狭窄或闭塞。根据 2007 年欧洲高血压治疗指南，颈总动脉 IMT>0.9mm 确定为内中膜增厚。动脉硬化斑块的判定标准：血管纵行扫描及横断面扫描时，均可见该位置存在突入管腔的回声结构，或突入管腔的血流异常缺损，或局部 IMT≥1.3mm。

颈动脉内中膜增厚及粥样硬化斑块可早期反映动脉粥样硬化病变的发生、程度和范围，并能独立预测心脑血管病事件，因此推荐在尚无心血管病变症状的糖尿病患者中作为早期评估大血管病变的无创检查手段。

（2）冠状动脉计算机断层扫描血管成像：以多层螺旋 CT 为代表的冠状动脉计算机断层扫描血管成像（CTA），作为一种无创、重复性好、效价比高的影像学诊断技术，已经广泛应用于临床，以协助冠心病的诊断，是目前发展最快的评估冠状动脉病变的无创影像技术。冠状动脉 CTA 的最大优势在于具有较高的阴性预测值，可使部分患者免于有创性的冠状动脉造影。但是当冠脉严重钙化时影响狭窄的判断，阳性预测值低。推荐使用 Agatston 钙化积分来评估冠状动脉血管壁的钙化情况。冠脉管腔狭窄程度超过50％被认为存在有意义狭窄。

双源螺旋 CT 通过增加第二 X 射线源和探测器的新技术，实现低的曝光剂量和高质量的图像，但因其一定量的放射线辐射、碘造影剂潜在的过敏反应及相对昂贵的价格，不宜过多重复检查。推荐在心电图运动试验等其他无创性检查提示可能存在心肌缺血和大动脉粥样硬化的糖尿病患者中使用。

（3）踝臂指数：ABI 是指胫后动脉或足背动脉的收缩压与肱动脉收缩压的比值。ABI 主要用于评价动脉阻塞和管腔狭窄程度，是临床上早期诊断下肢阻塞性疾病的常用手段。检测 ABI 较为准确、方便的方法是四肢袖带法。患者仰卧休息 1min 后，用袖带四肢同步测量双上肢动脉和双侧胫后动脉和（或）足背动脉的收缩压，以测定的下肢收缩压除以上肢收缩压，所得结果即为双侧 ABI。该方法具有检测速度快、无创伤、准确灵敏、操作便捷、不受操作者影响、检测费用低廉等特点。

若将 ABI 阈值定义为 0.90，同血管造影相比，ABI 诊断下肢动脉疾病的敏感性为 95％，特异性接近100％。ABI＜0.90 为异常。ABI 值 0.41～0.90 表明血流轻到中度减少；ABI 值≤0.40 时，血流严重减少。ABI 值明显减低表明患者发生静息痛、缺血性溃疡或坏疽的风险显著增加。与 1.0＜ABI≤1.4 相比，0.41＜ABI≤0.90 的患者心血管事件死亡率增加 1.585 倍，ABI≤0.41 的患者则增加 4.443 倍。ABI 有助于预测肢体存活、伤口愈合和心血管事件等。糖尿病患者由于合并外周神经病变可掩盖疼痛，当出现间歇性跛行、动脉搏动减弱已处外周动脉病变的中晚期，因此，检测 ABI 对糖尿病下肢动脉病变早期诊断尤其有意义。

（4）趾臂指数：多数病程较长的糖尿病患者，因为血管中层的钙化，下肢动脉僵硬，ABI 值异常升高（＞1.3），或测得的下肢收缩压异常升高。此时应通过测定趾收缩压和趾臂指数（TBI）进行下肢动脉疾病的诊断。TBI 是评价下肢动脉到脚趾末梢动脉的血流状态的敏感指标，TBI＝脚趾的收缩压/上臂的收缩压。测量时需要恒温，在大趾或第二趾的近端放置一个小咬合袖带，用一种体积描计检测装置测定趾动脉搏动的变化。TBI＜0.7 即可诊断下肢动脉疾病。因为趾动脉通常不涉及近端弹性动脉的钙质沉着，因此，对病程较长的糖尿病患者，当 ABI 检测值异常升高时，测量 TBI 是一种敏感的诊断方法。

（5）彩色多普勒超声：可检测颅内和下肢血管血流动力学情况。经颅超声波（TCD）可诊断颅内血管痉挛、狭窄和闭塞。局部狭窄血流及异常升高的峰值流速，提示该血管供血区可能存在梗死灶。下肢彩色多普勒超声可显示血管壁增厚的程度，观察动脉壁硬化斑块、钙化、血栓形成状态，还可了解血流的性状（血流量、血流峰值流速及加速度/减速度等），能对病变定位和病变严重程度进行判断。据 Baur 等报告，彩色多普勒超声检查 LEAD 与动脉造影比较，敏感性为 91％，特异性为 85％，总准确率为89％～96.6％，尤其对腘动脉以下病变，优于动脉造影。

2. 血管功能的评估

（1）心电图运动试验：心电图运动试验（EET）又称运动负荷试验。冠状动脉扩张的最大储备能力早期下降时，静息状态下冠状动脉血流量尚可维持正常，心电图可以完全正常；但通过运动或其他方法给心脏以负荷，因增加心肌耗氧量而诱发心肌缺血。这种通过运动增加心脏负荷而诱发心肌缺血，出现缺血性心电图改变的试验方法，叫心电图运动试验，目前采用最多的是运动平板试验。其优点是运动中动态观察心电图的变化，运动量可按预计目标逐步增加。

阳性结果判定：在 R 波占优势的导联，运动中或运动后 QRS 波群后至少 60～80ms ST 段水平或下斜压低≥0.1mV，运动前原有 ST 段下移者，应在原有基础上再下移≥0.1mV；无病理性 Q 波导联在运动中或运动后出现 ST 段弓背向上抬高≥0.1mV；运动中出现典型心绞痛；运动中血压下降超过 10mmHg 或伴全身反应，如低血压休克者。

（2）血管内皮舒张功能：通过测量肱动脉的血管扩张率来判断血管内皮功能受损情况，可以对心血管事件进行危险评估。

近年临床应用血流介导肱动脉血管扩张试验来判断血管内皮功能。该方法和原理为袖带阻断肱动脉或股动脉 5min 后，释放袖带气体而引起动脉内反应性血流增加，血流增加带来的切应力作用于血管壁，促使 NO 释放，导致血管内皮依赖性扩张。该检查与冠状动脉内皮功能具有明显的相关性，对冠状动脉内皮障碍的阳性预测值为 95%。仪器通过超声波回音法检测前臂动脉血管受到压迫且瞬间释放后血管的扩张情况，得到血管内径扩张率，正常值为 10%～20%。FMD 越大，表示受检的血管越富有弹性，是健康的血管。当血管内皮功能低下时，其扩张功能变差，可预警潜在心血管疾病的危险，从而为早期诊断糖尿病大血管病变提供有效的手段。

（3）脉搏波传导速度：心脏将血液搏动性地射入主动脉，主动脉壁产生冲击波，并以一定的速度沿血管壁向外周血管传导，这种波动叫脉搏波，脉搏波在动脉的传导速度叫脉搏波传导速度（PWV）。无创测定 PWV 需要选择两个在体表能够触摸到的动脉搏动点，如选择颈动脉和股动脉测定颈动脉－股动脉 PWV（cfPWV），肱动脉和踝部动脉测定臂踝 PWV（baPWV），颈动脉和肱动脉测定上臂 PWV（cbPWV），颈动脉和桡动脉测定臂 PWV（crPWV）。平面张力法是无创测量 PWV 的传统方法，该方法主要适用于浅表动脉，如颈动脉、股动脉和桡动脉等。选定测量部位后，测量两点间的体表距离输入计算机，将压力感受器置于测量部位搏动最明显处，启动脉搏波传导速度测定装置。baPWV 的正常参考值<14m/s，大于该值提示全身动脉僵硬度升高。PWV 作为动脉粥样硬化或冠状动脉硬化性疾病的评估指标，可独立预测心脑血管事件的发生和死亡。

（4）其他：血液从中心动脉流向外周的过程中，形成反射波，该反射波在收缩晚期形成增强压。通过对外周或颈动脉收缩晚期的波形进行分析，可以计算出能够反映动脉弹性的"反射波增强指数（AI）"。AI 通常指反射波高度（即增强压）除以整个收缩期压力波高度（即脉搏压）。AI 能定量反映整个动脉系统的总体弹性，较敏感地显示因大小动脉弹性改变引起的压力波反射状况。但 AI 所直接反映的是压力波反射情况，因此，明显受到身高和心率等与压力反射有关的因素影响。因此，AI 在临床尚未推广，有关研究尚在进行中，将根据性别、年龄甚至人种提供正常值。

总之，利用动脉血管结构与功能检测技术可了解糖尿病患者的血管特征，检测血管壁的硬度及弹性改变，进行有效的危险分层，能够早期发现糖尿病大血管病变及其风险，进行及时、有效的临床干预治疗，减少致死性心脑血管疾病的发生。

（二）有创性血管检查方法

1. 数字减影血管造影

数字减影血管造影（Digital Subtraction Angiography，DSA）是一种方便实用的 X 线成像系统，是常规血管造影术和电子计算机图像处理技术相结合的产物。方法：常采用股动脉或桡动脉，放置动脉鞘，通过该动脉鞘管选用不同导管，在导丝引导下，选择性进入所要显示的动脉，注入含碘造影剂，对造影剂所经过的血管轨迹连续摄片，通过电子计算机辅助成像。DSA 成像的基本原理是将受检部位没有注入造影剂和注入造影剂后的血管造影 X 线荧光图像，分别经影像增强器增益后，再用高分辨率的电视摄像管扫描，将图像分割成许多的小方格，做成矩阵化，形成由小方格中的像素所组成的视频图像，经对数增幅和模/数转换为不同数值的数字，形成数字图像并分别存储起来，然后输入电子计算机处理并将两幅图像的数字信息相减，获得的不同数值的差值信号，再经对比度增强和数/模转换成普通的模拟信号，获得了去除骨骼、肌肉和其他软组织，只留下单纯血管影像的减影图像，通过显示器显示出来。通过 DSA 处理的图像，使血管的影像更为清晰，可准确地反映血管狭窄的程度和部位。

2. 血管内超声

血管内超声（intravenous ultrasound，IVUS）是指无创性的超声技术和有创性的导管技术相结合，使用末端连接有超声探针的特殊导管进行的医学成像技术。IVUS 是通过导管将微型化的超声换能器置入心血管腔内，显示血管断面形态和（或）血流图形，主要包括超声显像技术和多普勒血流测定两方面。这种技术使得超声技术，如压电传导或者超声传感器得以用于检查血管内壁的情况。由于超声探头直接置于血管腔内探测，因此，IVUS 不仅可准确测量管腔及粥样斑块或纤维斑块的大小，更重要的是它可提供斑块的大体组织信息，在显示因介入治疗所致的复杂的病变形态时明显优于血管造影。

3. 光学相干断层成像

光学相干断层成像（optical coherence tomography，OCT）技术是一种应用光线成像的新技术，使用干涉仪记录不同深度生物组织的反射光，通过计算机构建能够让人简单识别的图像。OCT 对于血管壁的分辨率可以达到 $10\mu m$ 级，使我们可以了解动脉粥样硬化斑块的各种组成成分，进行斑块主要成分的鉴别，从而定性、定量地分析动脉粥样硬化的程度。OCT 能更加清晰地显示血管腔内的信息，从而更好地指导医生进行动脉介入诊疗。

OCT 尤其适用于评价动脉造影诊断不明确的病变和局部血管痉挛。OCT 鉴别动脉血栓的能力使其成为评价冠脉造影诊断不明确的病变的极佳手段；与 IVUS 相比，OCT 成像导管相对小的直径可以减少导管楔入的概率而减少冠脉痉挛，对钙化的检测敏感性和特异性与 IVUS 相似。但 OCT 也有其不足及限制：与 IVUS 相比，OCT 穿透深度只有 1.5mm 左右，无法测量厚度超过 1.5mm 的斑块，这一缺陷会影响 OCT 在介入治疗中的指导作用和对于整体疾病严重性的评估。

（三）其他特殊检查

1. 超声心动图检查

超声心动图检查系将超声探头置于胸壁或食管内，对立体的心脏进行无数切面扫描，综合分析心脏各结构的位置、形态、活动与血流特点，从而获得心血管疾病的解剖、生理、病理及血流动力学诊断资料。

2. CT 或 MRI

CT 利用 X 线球管和探测器环绕人体某一部位旋转，可以获得人体横断面的扫描图像；而 MRI 是把人体放置在一个强大的磁场中，通过射频脉冲激发人体内氢质子，发生核磁共振，然后接受质子发出的核磁共振信号，经过梯度场三个方向的定位，再经过计算机的运算，构成各方位的图像。因此，MRI 可做横断面、矢状面、冠状面和任意切面的成像。CT 或 MRI 均可确定病灶的部位、大小及性质（出血或缺血）。脑梗死多在 24h 后 CT 显示，3～7d 最佳，呈底向外的扇形或三角形低密度灶，边界清楚。MRI 可更早、更好显示梗死灶，T1 呈低信号，T2 呈高信号。另外，螺旋 CT 血管造影（CTA）对血管病变，尤其对 Willis 环显影敏感；磁共振血管显像（MRA）可发现闭塞血管及侧支循环情况。

三、糖尿病大血管病变的评估与诊断

所有糖尿病患者均为动脉粥样硬化性心血管疾病（ASCVD）的高危人群，如伴至少 1 项其他心血管危险因素或靶器官损害则为极高危。临床危险因素包括：高血压、年龄（男性≥50 岁，女性≥60 岁）、高脂血症、超重或肥胖、早发心血管病家族史。靶器官损害的筛查包括：微量白蛋白尿、颈动脉内中膜增厚或斑块形成、脉搏波传导速度、臂－踝指数、血浆 B 型利钠肽和冠状动脉钙化积分。一般人群的 ASCVD 危险评分方法不能准确预测糖尿病患者的心血管风险，不宜应用。糖尿病患者如有条件需根据患者的症状、意愿及经济情况等综合评估以决策检查项目。

1. 卒中风险评估与诊断

糖尿病是卒中的独立危险因素，尤其是缺血性脑血管病，而自发性脑出血与 DM 的关系目前存在争议。目前还没有普遍适用、简单且被广泛认可的针对中国人群卒中风险的评价工具，重点是通过神经系统症状、体征及恰当的辅助检查来综合评估，包括同型半胱氨酸、颈动脉及经颅多普勒超声、头颅 CT、磁共振及血管成像，部分患者需要进行心血管相关检查，以筛查高危心源性栓塞患者。

糖尿病患者是颈动脉粥样硬化病变的高危人群，而颈动脉粥样硬化是卒中发生的独立危险因素，应重视颈动脉听诊作为颈动脉狭窄的初筛手段。针对病程较长、高龄以及血糖控制不满意的糖尿病患者，应给予积极筛查。可借助颅内外血管超声、头部 CT 或磁共振及血管成像手段早期发现糖尿病患者无症状性颈动脉病变或无症状性脑梗死。但早期积极筛查是否有助于预防卒中或改善卒中预后目前尚无定论。必要时可根据症状及血管病变的严重程度，在安全耐受前提下，进行 CTA、MRA 或脑血管造影，但这些有创或费用高昂的检查手段，不应作为糖尿病患者卒中风险评价的常规筛查手段，应个体化选择。

糖尿病患者出现以下任一症状时应考虑脑卒中的可能：①一侧肢体（伴或不伴面部）无力或麻木；②一侧面部麻木或口角歪斜；③说话不清或理解语言困难；④双眼向一侧凝视；⑤一侧或双眼视力丧失或模糊；⑥眩晕伴呕吐；⑦既往少见的严重头痛、呕吐；⑧意识障碍或抽搐。对上述疑似脑卒中患者及时进行脑部影像学检查有助于确诊。需与糖尿病酮症酸中毒、非酮症高渗性葡萄糖昏迷或严重低血糖昏迷等鉴别诊断。依据生化检测、CT 或 MRI 检查可资鉴别。

2. 冠心病风险评估与诊断

对所有糖尿病患者应注意询问有无冠心病的病史、症状和体征，如病史中曾出现心绞痛、心肌梗死或心力衰竭者，心电图、心脏彩超等有相应的心肌缺血或梗死的表现，或冠状动脉造影、血管内超声检查有管腔狭窄（≥50%）者，可诊断 DM 合并冠心病。糖尿病患者发生冠心病可无症状，对病程长（如10 年以上）或合并其他动脉粥样硬化性疾病（卒中、下肢动脉粥样硬化等）的 DM 患者可考虑无症状心肌缺血的筛查。无症状心肌缺血的筛查手段包括心电图运动负荷试验、动态心肌显像或负荷超声心动图等，可根据患者的具体情况选用，单独动态心电图不能诊断无症状心肌缺血。对上述检查提示无症状心肌缺血者，可酌情进行冠状动脉 CT 血管造影（CTA）并计算钙化积分，有利于预测预后和进一步选择治疗手段。

糖尿病病人应进行冠状动脉检查的指征：①有典型或不典型心肌缺血症状者；②休息时 ECG 提示心肌缺血；③外周动脉或颈动脉阻塞性病变；④糖尿病病人有以下两条或更多冠心病危险因素者，如总胆固醇 ≥ 240mg/dl（6.24mmol/L），LDL－C≥160mg/dL（4.16mmol/L），或 HDL－C＜35mg/dL（0.91mmol/L）；或血压≥140/90mmHg；或吸烟；或家族中有早发冠心病者；或尿白蛋白≥20μg/min。

3. 下肢动脉病变风险评估与诊断

下肢动脉病变（LEAD）的患病率随年龄的增大而增加，与非 DM 患者相比，DM 患者发生 LEAD 的危险性增加 2 倍。糖尿病合并 LEAD 是导致患者足部溃疡和下肢截肢的主要原因，且 LEAD 作为全身动脉硬化的标志，常与其他大血管并发症共存，LEAD 并发心脑血管疾病的危险是普通人群的 3～4 倍。糖尿病合并 LEAD 因病变部位、程度不同临床表现各异，大多数无明显症状，造成其诊断率、治疗率和知晓率均低。建议对于 50 岁以上的糖尿病患者，常规进行 LEAD 筛查。伴有 LEAD 危险因素（如高龄、男性、合并心脑血管疾病、血脂异常、高血压、吸烟或糖尿病病程 5 年以上）的 DM 患者应每年至少筛查 1次，以早期明确诊断；对于合并足溃疡、坏疽的糖尿病患者，不论其年龄，应进行全面的动脉病变检查及评估。

LEAD 的诊断：

（1）如果患者静息 ABI≤0.90，无论患者有无下肢不适的症状，应诊断 LEAD。

（2）运动时出现下肢不适且静息 ABI≥0.90 的患者，如踏车平板试验后 ABI 下降 15%～20%，应诊断 LEAD。

（3）如果患者静息 ABI＜0.40 或踝动脉压＜50mmHg 或趾动脉压＜30mmHg，应诊断严重肢体缺血。

LEAD 一旦诊断，临床上应该进行 Fontaine 分期，见表 43-1。

表 43-1　下肢动脉粥样硬化性病变 (LEAD) 的 Fontaine 分期

分期	临床评估
Ⅰ	无症状
Ⅱa	轻度间歇性跛行
Ⅱb	中到重度间歇性跛行
Ⅲ	缺血性静息痛
Ⅳ	缺血性溃疡或坏疽

（黄敬泽）

第三节　糖尿病大血管病变的预防

糖尿病患者大血管病变的风险增加，60%以上的糖尿病患者罹患并最终死于心脑等大血管病变。中国大庆糖尿病预防研究在随访 20 年后发现糖耐量受损的患者中发生 211 例首发 ASCVD 事件，其中卒中 145 例，急性心肌梗死 66 例；在随访 23 年后发现 ASCVD 为 DM 首要致死原因，其中脑卒中致死占一半。因此，尽早、及时对糖尿病患者进行大血管风险的全面评估，早期预防、积极干预是减轻患者疾病负担，减少致死、致残事件的重要策略。

一、糖尿病大血管病变预防的分级

糖尿病治疗的最终目的是降低患者死亡率和改善患者的生活质量，而 ASCVD 是 DM 患者致死、致残的主要原因。因此，为降低 DM 患者的死亡率和致残率，提高患者的生活质量，首先应解决 ASCVD 的预防。DM 患者 ASCVD 的预防可分为 2 级：一级预防是预防 DM 患者发生 ASCVD；二级预防是防止已发生临床 ASCVD 的 DM 患者心血管事件再发，降低致残率和病死率，并改善其生存质量。

二、糖尿病心脑血管病变的分级预防

对无伴发急性并发症的 DM 患者进行 ASCVD 评估以确定属于一级预防或二级预防，并在此基础上依据患者的病情、健康需求、医疗条件及经济条件等诸多因素，与患者充分讨论，达成共识，制定可行的、个性化的干预方案。

（一）ASCVD 一级预防

1. 生活方式

建议糖尿病患者不要吸烟或使用烟草产品，减少被动吸烟。

推荐每天的总脂肪供能<35%，饱和脂肪酸供能<10%，单不饱和脂肪供能>10%，膳食纤维摄入量>40g/d［或 20g/（kcal·d）］。

强调蔬菜、水果和全谷类摄入的饮食模式；包括低乳制品、家禽、鱼、豆类、非热带菜籽油和坚果；限制甜食、含蔗糖饮料和红肉的摄入。

钠摄入量不超过 2400mg/d（相当于氯化钠 6.1g/d），进一步将钠摄入量降低至 1500mg/d（相当于氯化钠 3.8g/d），可获得更大程度的血压下降。

对于饮酒者，酒精摄入量男性不超过 20g/d，女性不超过 10g/d（酒精含量的计算：饮酒量 ml×度数×0.8）可能是合理的。

不建议补充维生素或微量营养素来降低 ASCVD 的风险。

建议所有患者减少静坐时间，尤其是避免长时间的静坐（>90min）；每周进行≥150min 中等强度的活动；进行有氧运动和阻抗训练，如二者结合更好。

2. 高血压

门诊接诊 DM 患者时应常规测量血压。当发现血压升高≥140/90mmHg 时，应多日多次重复测量以确立诊断。DM 合并高血压患者应坚持监测家庭血压。

收缩压控制目标应该<140mmHg。较低的收缩压目标，如<130mmHg，可能适合部分患者，如年轻患者或合并有蛋白尿［尿白蛋白肌酐比（UACR）≥30mg/g 或 3mg/μmol］的患者。老年（年龄>65 岁）患者在安全的前提下收缩压尽量控制在<150mmHg。

舒张压应该控制在<90mmHg。较低的舒张压目标，如<80mmHg，可能适合部分患者，如年轻患者或合并有明显蛋白尿（UACR≥30mg/g 或 3mg/μmol）的患者。

妊娠期糖尿病合并高血压患者，降压目标值为（120~160）/（80~105）mmHg。

建议血压>120/80mmHg 的患者采用生活方式干预以控制血压，包括超重及肥胖者减重、低钠高钾饮食、减少酒精摄入以及增加体育锻炼；血压明确≥140/90mmHg，除接受生活方式干预外，还应考虑药物治疗；血压≥160/100mmHg 或高于目标值 20/10mmHg 时应立即开始降压药物治疗，并可以采取联合治疗方案，同时根据血压及时调整药物剂量使血压尽早达标。

降压药物治疗应首选血管紧张素转化酶抑制剂（ACEI）或血管紧张素受体拮抗剂（ARB）。如果一类药物不能耐受，应该用另一类药物代替。不推荐 ACEI 合用 ARB。联用多种药物时，应在 ACEI 或 ARB 基础上加用中小剂量利尿剂（如相当于噻嗪类利尿剂 12.5~25mg）、钙通道阻滞剂或选择性 β 受体阻滞剂等。对应用 ACEI、ARB 类或利尿剂的患者，应至少每年监测 1 次血肌酐及估算肾小球滤过率（eGFR）和血钾水平。在接受 3 种药物（包括 1 种利尿剂）后仍未能达标的高血压患者，应考虑联合应用盐皮质激素受体拮抗剂。

3. 血脂异常

在首次诊断、初次医学评估和（或）年龄达 40 岁时筛查血脂是合理的，以后应定期复查（如每 1~2 年）。

糖尿病患者应积极改变生活方式，包括：超重及肥胖患者减重；减少饱和脂肪酸、反式脂肪酸及胆固醇的摄入；增加膳食 n~3 脂肪酸、粗纤维和植物甾醇的摄入；增加体育锻炼。高甘油三酯（≥1.7mmol/L）及低高密度脂蛋白胆固醇（男性，<1.0mmol/L；女性，<1.3mmol/L）的患者应加强生活方式干预及血糖管理。

无其他心血管危险因素且无靶器官损害者，LDL-C 目标值<2.6mmol/L。年龄>40 岁，或合并糖尿病肾脏疾病（DKD）时，即使 LDL-C 已达标也应给予中等强度他汀治疗（相当于阿托伐他汀 10~20mg）。糖尿病+高血压或其他危险因素患者［其他危险因素包括：年龄（男性≥45 岁，女性≥55 岁），吸烟，HDL-C<1.04mmol/L，BMI≥28kg/m²，早发缺血性心脑血管病家族史］LDL-C 目标值<1.8mmol/L，如不能达到该目标则至少降低 50%；该类人群即使基线 LDL-C 已达标也应给予中等强度他汀治疗；若 LDL-C 未达标，如患者能耐受，应加大调脂药物剂量。

可以考虑将非 HDL-C 设为血脂控制的次要目标（非 HDL-C 目标值为相对应的 LDL-C 目标值+0.8mmol/L）。

临床首选他汀类调脂药物。起始宜应用中等强度他汀，根据个体调脂疗效和耐受情况，适当调整剂量。若胆固醇水平不能达标，与其他调脂药物联合使用（如依折麦布），可获得安全有效的调脂效果。

LDL-C 达标后，若 TG 水平仍较高（2.3~5.6mmol/L），可在他汀治疗的基础上加用降低 TG 药物如贝特类（以非诺贝特为首选）或高纯度鱼油制剂，并使非 HDL-C 达到目标值。如果空腹 TG≥5.7mmol/L，为了预防急性胰腺炎，首先使用降低 TG 的药物。

4. 血糖管理

对多数非妊娠成人 HbA1c 控制目标是<7%。年龄<65 岁、糖尿病病程较短、预期寿命较长（>15

年）且降糖治疗无明显低血糖及超重肥胖患者无体质量增加等其他治疗不良反应的患者，建议更严格的HbA1c 目标（如<6.5%）或许也是合理的。

对于有严重低血糖病史或其他低血糖高危人群、预期寿命有限（<5 年）、病程长（>15 年）、有较多的伴发病、年老、独居；执行医嘱有困难以及尽管实施了糖尿病自我管理教育（DSME）、适当的血糖检测或应用包括胰岛素在内的多种有效剂量的降糖药物，而血糖仍难达标的患者，较宽松的 HbA1c 目标（如<8.5%）或许是合理的。该类人群应尽量避免低血糖，但宽松血糖管理应避免高血糖症状，不能增加感染和高血糖危象的风险。

初治患者降糖药使用原则：口服降糖药一般首选二甲双胍。应尽量避免低血糖；一般不应快速降糖；超重肥胖患者应尽量避免因降糖药物致体质量增加。HbA1c≥9% 可考虑二联使用口服降糖药。对于HbA1c≥9.0% 或空腹血糖≥11.1mmol/L 同时伴明显高血糖症状的新诊断 2 型糖尿病患者可考虑实施短期（2 周至 3 个月）胰岛素强化治疗。在生活方式和口服降糖药联合治疗的基础上，若血糖仍未达到控制目标，应尽早（3 个月）开始胰岛素治疗。

5. 抗血小板治疗

ASCVD 高危的患者（10 年 CVD 风险>10%），即年龄（男性和女性）≥50 岁，并有至少另外 1 项主要危险因素（早发 ASCVD 家族史，高血压，血脂异常，吸烟，或慢性肾脏病/蛋白尿），且无出血高风险者，考虑阿司匹林一级预防治疗（剂量 75～150mg/d）。

ASCVD 低危的患者（10 年 CVD 风险<5%），如糖尿病不伴有主要 ASCVD 危险因素者，不推荐使用阿司匹林一级预防，因为其有限获益可能会被出血风险冲淡。

ASCCVD 中危的患者（10 年 CVD 风险在 5%～10%），如 50 岁以下的男性和女性伴 1 个或多个危险因素，或 50 岁以上的男性和女性不伴危险因素，是否应用需要临床具体判断。患者是否愿意长期应用阿司匹林也应当考虑。

30 岁以下或 80 岁以上人群缺乏阿司匹林一级预防获益的证据，需个体化评估。

6. 体质量

建议患者保持健康体质量，维持 BMI 在 18.5～23kg/m^2。超重及肥胖患者适当减重且长期维持，初级目标至少减重 3%～5%。

7. 睡眠呼吸障碍

对肥胖患者应进行睡眠呼吸障碍的筛查，重度睡眠呼吸障碍者应接受持续气道正压通气治疗。由于睡眠呼吸障碍与卒中风险有关，通过详细询问患者病史（包括问卷调查，如 Epworth 嗜睡量表和柏林问卷），体格检查筛查睡眠呼吸暂停，必要时行多导睡眠图检查。通过治疗睡眠呼吸障碍来降低卒中风险可能是合理的，但其在卒中一级预防中的效果尚不明确。

（二）ASCVD 的二级预防

1. 生活方式

如无禁忌，建议患者进行规律的体育活动。冠心病、缺血性卒中或短暂性脑缺血发作（TIA）患者，如能参加体力活动，可以考虑每周 1～3 次，每次 40min 中等强度的有氧运动，以减少冠心病、卒中风险因素。对于缺血性卒中后残疾的患者，至少在运动计划开始时要接受医疗保健专家指导。

其余同一级预防。

2. 高血压

目标血压应低于 140/90mmHg。CHD 患者尽早启动 ACEI 或 ARB 治疗。对于既往有心肌梗死的患者，应该在心肌梗死后持续使用 β 受体阻滞剂至少 2 年。

其余同一级预防。

3. 血脂异常

使用高强度他汀（相当于阿托伐他汀 20mg 或以上）治疗。LDL-C 目标值<1.8mmol/L，如不能达

到目标则至少降低 50%；如 LDL-C 无法达标，可考虑他汀加依折麦布。

其余同一级预防。

4. 抗血小板治疗

常规使用阿司匹林 75~150mg/d。对阿司匹林禁忌或不耐受者建议使用氯吡格雷（75mg/d）替代治疗。在氯吡格雷基础上加用阿司匹林会增加出血风险，除非特殊情况（如缺血性卒中/TIA 发病初期、ACS 及经皮冠状动脉介入治疗患者），否则不推荐常规联合使用。发生 ACS 后，双联抗血小板治疗至少 1 年。轻型缺血性卒中/TIA 患者发病 24h 内，可启动阿司匹林和氯吡格雷双联抗血小板治疗 21d（氯吡格雷首日负荷量 300mg），随后氯吡格雷单药治疗（75mg/d），总疗程为 90d。此后，氯吡格雷、阿司匹林均可作为长期二级预防的一线用药。

对于非心源性栓塞性缺血性卒中或 TIA 患者，推荐应用抗血小板药而非口服抗凝治疗来降低复发性卒中和其他心血管事件风险。对于在服用阿司匹林期间仍发生缺血性卒中的患者，尚无证据表明增大阿司匹林剂量能提供额外的益处，此类患者缺乏单药治疗或联合治疗何者更优的证据。

5. 血糖管理

一般控制目标 HbA1c<7.5%，宽松目标 HbA1c<8.5%。2018 年 ADA 糖尿病诊疗标准指南中纳入了最新的心血管终点试验（cardiovascular outcomes trials，CVOT）结果证据，对采取生活方式干预和二甲双胍治疗 3 月后 HbA1c 仍不达标的患者，在进行二联用药选择时需考虑患者是否存在 ASCVD，推荐对有 ASCVD 的 2 型糖尿病患者，在考虑药物特性和患者因素后，可联合一种被确认可降低主要心血管不良事件和（或）心血管死亡率的降糖药物，包括钠葡萄糖共转运体-2 抑制剂或 GLP-1 受体激动剂。

其余同一级预防。

6. 体质量

尽管减重对心血管危险因素有确切获益，然而减重对近期发生缺血性卒中或 TIA 的肥胖患者的益处并不明确。

其余同一级预防。

7. 睡眠呼吸障碍

缺血性卒中和 TIA 人群应进行睡眠呼吸障碍的检测。缺血性卒中或 TIA 合并睡眠呼吸障碍的患者应接受持续气道正压通气治疗。

三、糖尿病性 LEAD 的分级预防

糖尿病性 LEAD 的治疗目的包括：预防全身动脉粥样硬化疾病的进展，预防发生心血管事件，预防截肢或降低截肢平面，改善间歇性跛行患者的功能状态。由于糖尿病性 LEAD 尤其是严重肢体缺血患者治疗十分棘手，手段有限且治疗费用较高，因此临床上预防胜于治疗。LEAD 的预防可分为 3 级：即一级预防——防止或延缓 LEAD 的发生；二级预防——缓解症状，延缓 LEAD 的进展；三级预防——血液循环重建，降低截肢和心血管事件发生。

（一）LEAD 一级预防

筛查糖尿病性 LEAD 的高危因素，早期干预，即纠正不良生活方式，如戒烟、限酒、控制体质量，严格控制血糖、血压、血脂，有助于防止或延缓 LEAD 的发生。年龄在 50 岁以上的糖尿病患者，尤其是合并多种心血管危险因素者，应口服阿司匹林以预防心血管事件。对于阿司匹林过敏者或合并有溃疡者，可服用氯吡格雷。

（二）LEAD 二级预防

对于有症状的 LEAD 患者，在一级预防的基础上，指导患者运动康复锻炼，时间至少持续 3~6 个月以及给予相应的抗血小板药物、他汀类调脂药、ACEI 及血管扩张药物治疗，可以改善患者的下肢运动功能。

对于间歇性跛行患者尚需使用血管扩张药物。目前所用的血管扩张药主要有脂微球包裹前列地尔、贝前列素钠、西洛他唑、盐酸沙格雷酯、丁咯地尔和己酮可可碱等。

（三）LEAD三级预防

主要针对慢性严重肢体缺血患者，即临床上表现为静息痛或缺血性溃疡，Fontaine分期在3期以上者。由于严重肢体缺血患者血管重建术后3年累计截肢或死亡率高达48.8%，远高于间歇性跛行患者（12.9%），因此其治疗的最终目的是减轻缺血引起的疼痛，促进溃疡愈合，避免因肢体坏死而导致的截肢，提高生活质量。

在内科保守治疗无效时，需行各种血管重建手术，包括外科手术治疗和血管腔内治疗，可大大降低截肢率，改善生活质量。外科手术治疗包括动脉内膜剥脱术、人造血管和（或）自体血管旁路术等。血管腔内治疗具有微创、高效、可同时治疗多平面病变、可重复性强等优点，是目前LEAD的首选治疗方法。特别适用于高龄、一般情况差、没有合适的可供移植的自体血管以及流出道条件不好的LEAD患者。当出现不能耐受的疼痛、肢体坏死或感染播散，则考虑行截肢手术。

总之，LEAD的三级预防要求临床多学科协作，即首先由糖尿病专科医师评估患者全身状况，做到尽可能地降低心血管并发症的发生；同时评估其血管条件，创造经皮血管腔内介入治疗或外科手术治疗条件，血管外科和血管腔内介入治疗医师一起讨论手术方式，做出术中和术后发生心血管事件的抢救预案，并且在手术成功后给予随访及药物调整。只有这样，才能最大限度地改善糖尿病性LEAD患者的血液循环重建，减少截肢和死亡。

（黄敬泽）

第四节　糖尿病大血管病变的管理和康复教育

冠心病和脑血管病等大血管病变是糖尿病最严重的并发症之一，已经成为糖尿病的主要死亡原因，其不仅严重影响患者的身心健康，也给个人、家庭及社会带来不可估量的严重后果。全面、有效地控制糖尿病大血管病变，并非单靠用药可以达到，患者的日常行为和自我管理能力是糖尿病大血管病变控制与否的关键之一。《中国2型糖尿病防治指南（2017版）》强调糖尿病的控制不是传统意义上的治疗而是系统的管理。糖尿病大血管病变的自我管理和康复教育可促进患者不断掌握疾病自我管理和康复所需的知识和技能，拥有更积极的疾病管理态度，从而提高疾病管理的水平。

一、糖尿病合并冠心病的管理与康复教育

国际心脏康复体系发展已有50年历史，经历了由否定、质疑到普遍接受的过程，现已成为一个蓬勃发展的学科，发达国家冠心病死亡率的大幅度下降得益于冠心病康复与二级预防，康复与二级预防已经成为决定医疗质量及患者生存质量的重要环节。

心脏康复的益处已有大量循证医学证据支持。随机对照试验证实，心脏康复能降低心肌梗死后患者全因死亡率8%～37%和心血管死亡率7%～38%。但目前我国心脏康复还处于发展阶段，对冠心病发病后及血运重建后的康复未得到大多数医务工作者的认识，导致大量发病后患者得不到进一步的医学指导，从而反复发病，反复住院，重复冠状动脉造影与血运重建，医疗开支不堪重负。

糖尿病合并冠心病的康复是综合性心血管病管理的医疗模式，不是单纯的运动治疗，而是包括运动治疗在内的心理-生物-社会综合医疗保健，涵盖糖尿病患者冠心病发病前的预防和发病后的康复，是心血管病全程管理中的重要组成部分。糖尿病合并冠心病康复的具体内容包括：

（1）生活方式的改变：主要包括指导患者戒烟、合理饮食、科学地运动以及睡眠管理。

（2）双心健康：注重患者心脏功能康复和心理健康的恢复。

（3）循证用药：糖尿病合并冠心病的康复必须建立在药物治疗的基础上，因此根据指南循证规范用药是心脏康复的重要组成部分。

（4）生活质量的评估与改善：生活质量评估与改善也是心脏康复的组成部分。糖尿病合并冠心病康复的目的是提高患者生活质量，使患者尽可能地恢复到正常或者接近正常的生活质量水平。

（5）职业康复：糖尿病合并冠心病康复的最终目标是使患者回归家庭，回归社会。

（一）糖尿病合并冠心病管理与康复教育分期及内容

糖尿病合并冠心病的管理与康复教育分为 3 期，即院内管理与康复期、院外早期管理与康复期及院外长期管理与康复期。

1. 院内管理与康复期

为住院期糖尿病合并冠心病患者提供管理与康复服务。本期管理与康复目标是：缩短住院时间，促进日常生活及运动能力的恢复，增加患者自信心，减少心理痛苦，减少再次住院；避免卧床带来的不利影响（如运动耐量减退、低血容量、血栓栓塞性并发症），同时为后期康复提供全面完整的病情信息和准备。

（1）患者早期病情评估：进一步明确糖尿病合并冠心病的诊断，了解患者目前症状及药物治疗情况；明确危险因素，制定干预计划。

（2）患者病情观察与处理：向糖尿病合并心肌梗死患者解释，起居动作要缓慢，防止出现体位性低血压；保持大便通畅，避免用力排便。由于糖尿病患者往往表现为无痛性心绞痛，医护人员应加强巡视，观察患者有无胃部不适、恶心呕吐、食欲下降、呼吸困难、冷汗、颈痛、牙痛等，一旦出现上述症状，应及时做心电图，若有心肌梗死，应立即舌下含化硝酸甘油，并立即建立静脉通道、吸氧、卧床休息，遵医嘱用药。糖尿病患者输液一般选用生理盐水，但血钠高又可加重心脏负担而诱发心衰，应给予严密观察。合并心血管疾病且使用胰岛素的老年患者，若有轻度的心悸、胸闷乏力以及不明原因的发绀、肺部湿啰音等，应严密观察心率、心律、血压、心功能及水肿等变化，防止心衰时交感神经兴奋致升糖激素升高，影响血糖控制，促使胰岛素使用量增加导致水肿加重。对于处在 ASCVD 急性期（如急性冠脉综合征、冠状动脉血运重建围手术期等）的 DM 患者，其降糖治疗方案需要充分考虑疾病特点、机体应激状况以及严格降糖治疗的获益/风险比。对于合并急性冠脉综合征（ACS）的患者，若血糖＞10.0mmol/L，可采用以胰岛素为基础的降糖治疗方案，使血糖水平控制在 7.8～10.0mmol/L。对于接受经皮冠状动脉介入治疗（PCI）的患者，使用造影剂前可以不停用二甲双胍，但应密切监测肾功能，造影后应连续两日停用二甲双胍。ASCVD 急性期的 DM 患者在降糖治疗过程中尤其应尽量避免出现低血糖。因为低血糖对心血管系统具有显著的不良影响，短期风险包括诱发心律失常、心血管事件，长期风险为认知障碍和痴呆，严重低血糖甚至可导致患者猝死。一旦患者发生低血糖，应迅速补充葡萄糖或含糖食物，以使血糖水平迅速恢复正常，并及时调整降糖治疗方案。

（3）患者健康教育：院内康复期的患者最容易接受健康教育，因此是最佳的患者教育时期。一旦患者身体状况稳定，有足够的精力和思维敏捷度，并且知晓自己的心脏问题，即可开始患者教育，同时对患者家属的教育也同样重要。为患者分析发病诱因，从而避免再次发病。让患者了解糖尿病合并冠心病的相关知识，一方面是糖尿病基本知识，饮食和运动计划，正确服用药物，胰岛素注射方法，低血糖的识别与自救，血糖自我监测及简单分析结果，急慢性并发症的预防，心理适应及调节；另一方面为合并心血管疾病的相关知识，积极控制冠心病危险因素，提高患者依从性，避免不必要的紧张和焦虑。并请患者回顾心脏病发作时的症状和先兆，关注胸痛或不适特征，告诉患者如何识别胸痛等不适症状是否与心脏病相关，告知患者如果采取有效治疗与康复，可使心脏事件再发可能性减小，但一旦发生应积极处理。处理步骤：①停止正在从事的任何事情；②马上坐下或躺下；③如果症状 1～2min 后没有缓解，立即舌下含服硝酸甘油 1 片（0.5mg）；若 3～5min 后症状不缓解或加重，再次舌下含服 1 片；必要时 5min 后再含服 1 片；如果经上述处理症状仍不缓解或不备有硝酸甘油应马上呼叫急救电话，就近就医。

（4）运动康复及日常生活指导：目的是帮助患者恢复体力及日常生活能力，出院时达到生活基本自理。早期运动康复计划因人而异，病情重、预后差的患者运动康复的进展宜缓慢，反之则可适度加快进程。一般来说，患者一旦脱离急性危险期，病情处于稳定状态，运动康复即可开始。参考标准：①过去8h内无新发或再发胸痛；②心肌损伤标志物水平［肌酸激酶（CK）－MB和肌钙蛋白］没有进一步升高；③无明显心力衰竭失代偿征兆（静息时呼吸困难伴湿性啰音）；④过去8h内无新发严重心律失常或心电图改变。通常康复干预于入院24h内开始，如病情不稳定，应延迟3~7d后酌情进行。运动康复应循序渐进，从被动运动开始，逐步过渡到坐位、坐位双脚悬吊在床边、床旁站立、床旁行走、病室内步行以及上1层楼梯或固定踏车训练。这个时期患者运动康复和恢复日常活动的指导必须在心电和血压监护下进行（推荐使用遥测运动心电监护系统，每个分机的显示屏具备独立的心率、心律及心电图显示，方便患者活动及医护人员监护），运动量宜控制在较静息心率增加20次/分左右，同时患者感觉不大费力（Borg评分<12）。如果运动或日常活动后心率增加大于20次/分，患者感觉费力，宜减少运动量或日常活动。另外需指出，CABG患者术后需进行呼吸训练，用力咳嗽，促进排痰，预防肺部感染。应在术前教会患者呼吸训练方法，避免患者术后因伤口疼痛影响运动训练效果。为防止用力咳嗽时手术伤口震裂，可让患者手持定制的小枕头，保护伤口。

（5）出院计划：给予出院后的日常生活及运动康复的指导，告诉患者出院后应该和不应该做什么；评估出院前功能状态，如病情允许，建议出院前行运动负荷试验或6min步行试验，客观评估患者运动能力，为指导日常生活或进一步运动康复计划提供客观依据。

2. 院外早期康复或门诊康复期

一般在出院后1~6个月进行。对AMI和（或）ACS恢复期、PCI或CABG后6个月内的DM患者，如能排除不稳定型心绞痛，心功能Ⅳ级，未控制的严重心律失常，未控制的高血压（静息收缩压>160mmHg或静息舒张压>100mmHg），建议尽早进行康复计划。康复前综合患者既往史、本次发病情况、冠心病的危险因素、平常的生活方式和运动习惯以及常规辅助检查，如心肌损伤标志物、超声心动图（判断有无心脏扩大、左心室射血分数）、运动负荷试验以及心理评估等对患者进行评定及危险分层。运动负荷试验是患者进行运动康复前重要检测指标，可用于诊断、预后判断、日常生活指导和运动处方制定以及疗效评定。常用的运动负荷试验方法有心电图运动负荷试验和心肺运动负荷试验，后者方法更准确，但设备昂贵且对操作的要求较高。两种测试方法均有一定风险，须严格掌握适应证和禁忌证以及终止试验的指征，保证测试安全性。本期康复内容包括：

（1）纠正不良的生活方式：改变不良的生活方式并对患者和家属进行健康教育，包括饮食和营养指导，改变不良生活习惯（戒烟、限酒），如何控制体质量和睡眠管理。

（2）常规运动康复：根据患者的评估及危险分层，给予有指导的运动。需特别指出，每位患者的运动康复方案须根据患者实际情况制定，即个体化原则，但应遵循普遍性的指导原则。经典的运动康复程序包括3个步骤：第一步为准备活动，即热身运动，多采用低水平的有氧运动，持续5~10min；第二步为训练阶段，包含有氧训练、阻抗训练、柔韧性训练等，总时间30~90min。其中，有氧运动是基础，阻抗运动和柔韧性运动是补充。常用有氧运动方式有行走、慢跑、骑自行车、游泳、爬楼梯，以及在器械上完成的行走、踏车、划船等；第三步为放松运动，时间5~10min。

有氧训练的时间可持续20~60min，频度为每周3~5次，强度为中等强度。评估运动强度很重要，有4种方法，包括：①无氧阈法：无氧阈水平相当于最大摄氧量的60%左右，是冠心病患者最佳运动强度，此参数需通过心肺运动试验获得，需一定设备和熟练的技术人员；②心率储备法：该方法需要掌握心率计算公式，即［（运动最大心率－静息心率）×0.3］~（0.6+静息心率）为患者合适运动强度；③靶心率法：该方法不需计算公式，在静息心率的基础上增加20~30次/分即可认为是患者合适运动强度；④自我感知劳累程度分级法：多采用Borg评分表（6~20分），通常建议患者在12~16分范围内运动（即轻松－稍有疲劳感）。后两种方法虽然简单方便，但欠精确，不作为首选方法，在患者体力不能耐受运动测试或没有运动测试设备时采用。

阻抗训练与有氧运动不同，可通过增加心内膜血供，增强骨骼肌的力量和耐力，改善运动耐力，帮助患者重返日常生活和回归工作。阻抗运动的时期选择：PCI治疗后至少3周，且应在连续2周有心电和血压监护的有氧训练之后进行；心肌梗死或CABG后至少5周，且应在连续4周有监护的有氧训练之后进行，每次8~10个肌群，每周2次。方法：哑铃或杠铃、运动器械以及弹力带。需要注意的是要求患者学会用力时呼气，放松时吸气。

其他训练：①柔韧性训练，每一个部位拉伸时间6~15s，逐渐增加到30s，如可耐受可增加到90s，强度为有牵拉感觉同时不感觉疼痛，总时间10min左右，每周3~5次；②平衡训练，避免因跌倒而发生器官损伤。

（3）日常生活指导：指导患者尽早恢复日常活动，是康复的主要任务之一。日常生活指导主要包括以下几种常见情况：①病情稳定1周后可以开始尝试驾驶活动；②心脏事件2周后无并发症可乘坐飞机；③通常建议患者出院2~4周后，PCI治疗患者出院后1周，CABG后6~8周可重新开始性生活。如果患者能够在10~15s内爬完20级楼梯未出现呼吸急促、胸痛等症状；与安静时相比，心跳增加不超过20~30次/分，患者进行性生活是安全的。如患者在性生活时出现心绞痛或其他相关不适，应及时停止并就医。同时应提醒患者随时备用硝酸甘油。

（4）恢复工作指导：目的是促进患者早日回归社会，避免青壮年患者提前退休或病休。内容包括根据运动负荷试验所测得的实际运动能力，指导患者回归工作。

3. 院外长期康复

院外长期康复也称社区或家庭康复期。为心血管事件1年后的院外患者提供预防和康复服务。这个时期，部分患者已恢复到可重新工作和恢复日常活动。为减少心肌梗死或其他心血管疾病风险，强化生活方式改变，进一步的运动康复是必要的。此期的关键是维持已形成的健康生活方式和运动习惯，纠正危险因素以及恢复正常的社会心理状态。

（二）循证规范用药

国、内外冠心病指南一致强调，改善冠心病患者预后的重要措施是充分使用有循证证据的二级预防药物。目前，我国冠心病患者二级预防用药状况非常不理想，PURE（不同发展程度国家社区心血管疾病患者二级预防药物使用现状调查）研究给我们敲响了警钟。该研究结果显示，中国冠心病患者接受抗血小板药物、β受体阻断药、血管紧张素转换酶抑制剂（ACEI）或血管紧张素Ⅱ受体拮抗剂（ARB）、他汀类药物的治疗率，依次为15.5%、6.8%、7.8%、2.0%，远低于西方国家水平。所以，医生需要做更多的工作，不仅需要处方药物，同时要个体化调整药物剂量，包括注意药物不良反应，教育、监督、鼓励患者坚持用药，及时发现患者的心理、生理和经济问题，适当调整方案，提高用药依从性。目前有充分循证证据的二级预防用药包括：抗血小板药物、β受体阻断药、ACEI/ARB、他汀类药物。

（三）情绪管理和睡眠管理

情绪管理：情绪管理的目标是识别患者的精神心理问题，并给予对症处理。推荐措施：医生应有意识地评估患者的精神心理状态；了解患者对疾病的担忧，患者的生活环境、经济状况和社会支持对患者病情的影响；通过一对一的方式或小组干预对患者进行健康教育和咨询；促进患者伴侣和家庭成员、朋友等参与对其干预；轻度焦虑抑郁治疗以运动康复为主；对焦虑和抑郁症状明显者给予对症药物治疗，或转诊至精神科专科治疗。

睡眠管理：心血管疾病患者的失眠患病率显著高于普通人群，这对心血管疾病患者的预后和生活质量造成非常恶劣的影响。而心血管疾病患者发生失眠与心血管疾病本身密切相关，包括心血管疾病各种症状致失眠、冠状动脉缺血导致脑心综合征、致失眠的心血管药物、心血管手术后不适症状致失眠、因疾病发生焦虑抑郁导致失眠、睡眠呼吸暂停。因此，对心血管疾病患者失眠的处理不同于原发性失眠。处理措施：患者在发生失眠的急性期要尽早使用镇静安眠药物，要短程、足量、足疗程，包括苯二氮䓬类药物、非苯二氮䓬类药物或5-羟色胺再摄取抑制剂。苯二氮䓬类药物连续使用不应超过4周，同时应注意苯二氮䓬类药物半衰期较短者比半衰期较长者撤药反应更快、更重，停服半衰期短的药物，需逐步减药直至停药，如劳拉西泮。一种催眠镇静药疗效不佳时可并用另两种镇静安眠药物，每种药物尽量用最低有效剂量。鼓励采用新型抗抑郁药，如5-羟色胺再摄取抑制剂、氟哌噻吨美利曲辛，因副作用相对较少且成瘾性很低。

二、糖尿病合并脑卒中的管理与康复教育

脑卒中是威胁老年患者健康的主要疾病之一，致残致死率高，以缺血性脑卒中为多。糖尿病合并脑卒中是在高血糖基础上，脑动脉及其分支因动脉粥样硬化引起的相应脑组织缺血缺氧。全国大型城市住院T2DM患者中，17.3%合并脑血管疾病。中国"3B"研究显示，门诊就诊的T2DM患者中，10.1%合并包括缺血性卒中在内的脑血管疾病。脑卒中的综合康复训练是经循证医学证实的对降低致残率最有效的方法，是脑卒中组织化管理中不可或缺的关键环节。实践证明，卒中后进行规范、有效的综合康复训练能够加速康复的进程，减轻功能上的残疾，提高患者的生存质量，节约社会资源。综合管理与康复内容包括：

（一）基础护理

密切监测患者的血压、脉搏、瞳孔和意识等生命体征，将患者的头部用枕头垫高并侧向一边。定时清理患者呼吸道内的分泌物，指导患者掌握有效深呼吸和咳嗽的方法，使呼吸道保持畅通。定期更换患者的床单和病服，协助患者翻身并按摩患者的肢体，调节室内温湿度，保持室内安静舒适。

（二）情绪管理

明确不良情绪对患者病情发展的影响。糖尿病合并脑卒中患者常存在紧张、焦虑甚至抑郁等不良情绪。住院期间应增加巡房访视次数，密切关注患者的情绪变化，多与患者进行沟通，及时解答患者的疑惑，采取针对性的心理疏导缓解患者的焦虑、抑郁情绪，消除其恐惧心理，并培养患者对医护人员的信任度；促进患者伴侣和家庭成员、朋友等参与对其情绪管理；促进患者之间加强交流，互相鼓励。通过上述措施使患者的情绪状态保持稳定，避免血糖波动。

（三）健康宣教

向患者及其家属讲解糖尿病合并脑卒中的诱因、发病机制、治疗方法和预后等情况，针对性分析患者病情，告知可能的并发症和预防措施，讲解糖尿病对脑卒中病情的影响，包括血糖升高加剧神经细胞损害、加重感染及引起足部坏疽等不良影响。根据患者的病情和饮食喜好制定科学合理、营养均衡的饮食计划，对脂肪、盐和糖的摄入量进行严格的控制，叮嘱患者多食新鲜蔬果。叮嘱并帮助患者养成健康的饮食习惯和生活方式，保持充分的休息时间。

（四）血糖管理

血糖管理的总原则是必须兼顾降糖有效性和心血管安全性，并且优先考虑选择具有心血管获益证据的降糖药物。血糖控制目标应该遵循个体化原则，综合考虑患者的年龄、糖尿病病程、ASCVD病史、其他并发症或合并症、低血糖风险等因素，充分平衡严格血糖控制的利弊得失。基于现有的循证医学证据，推荐DM合并脑卒中患者的血糖控制目标为：对于大多数患者，HbA1c目标应控制在<7.0%；对于年龄较大、糖尿病病程较长、存在低血糖高危因素的患者，目标应控制在<7.5%；对于慢性疾病终末期患者，如纽约心脏学会（NYHA）心功能Ⅲ-Ⅳ级、终末期肾病、恶性肿瘤伴有转移、中重度认知功能障碍等，HbA1c控制目标可适当放宽至<8.5%。对于处于缺血性脑卒中急性期的DM患者，若血糖>10.0mmol/L，可采用以胰岛素为基础的降糖治疗方案，并监测血糖4~6次/天，使血糖水平控制在7.8~10.0mmol/L，同时注意避免发生低血糖。强调血糖管理的同时，向患者及其家属讲解各种胰岛素及口服降糖药的名称、剂型及作用特点。

（五）康复锻炼

脑卒中早期康复一直是康复领域专家推崇的理念，康复的目的是促进患者功能恢复和独立，在患者能耐受的情况下尽早康复。《中国脑卒中早期康复治疗指南》推荐：①脑卒中患者病情稳定（生命体征稳定，症状体征不再进展）后应尽早介入康复治疗；②脑卒中轻到中度的患者，在发病24h后可以进行床边康复、早期离床期的康复训练，康复训练应以循序渐进的方式进行，必要时在监护条件下进行；③康复训练强度要考虑到患者的体力、耐力和心肺功能情况，在条件许可的情况下，开始阶段每天至少45min的康复训练，能够改善患者的功能，适当增加训练强度是有益的。

1. 早期良肢位摆放、体位转移和关节活动度训练

脑卒中急性期卧床患者的良肢位摆放、床上体位转移技术、关节活动度训练技术，是脑卒中康复护理的基础和早期康复介入的重要方面。早期良好的肢位摆放和适当的关节活动度训练能够减少并发症，提高护理质量，加快卒中患者的康复速度。《中国脑卒中早期康复治疗指南》推荐：①脑卒中卧床期应将患者摆放于良肢位，鼓励患侧卧位，适当健侧卧位，尽可能少采用仰卧位，应尽量避免半卧位，保持正确的坐姿；②脑卒中卧床期患者应尽早在护理人员的帮助下渐进性地进行体位转移训练，并注意安全性问题；③脑卒中卧床期患者应坚持肢体关节活动度训练，注意保护患侧肢体避免机械性损伤。

2. 早期站立、步行康复训练

脑卒中患者长期卧床会影响患者的功能恢复潜力，特别是神经肌肉功能和平衡功能的恢复，降低大脑的可塑性和功能重组。患者病情稳定后早期离床训练，进行早期的坐位训练、站立训练、步行训练，能够提高患者步行、移动能力和日常生活能力。《中国脑卒中早期康复治疗指南》推荐：①脑卒中偏瘫患者应在病情稳定后尽快离床，借助器械进行站立、步行康复训练。病情稳定指生命体征平稳，且48h内病情无进展；②脑卒中偏瘫患者早期应积极进行抗重力肌训练、患侧下肢负重支撑训练、患侧下肢迈步训练及站立重心转移训练，以尽早获得基本步行能力。

3. 肌力训练和康复

脑卒中后肌无力和肌肉痉挛是影响卒中后患者运动功能的主要因素，肌力强化训练对脑卒中患者运动功能恢复有积极作用。《中国脑卒中早期康复治疗指南》推荐：①脑卒中早期应重视瘫痪肌肉的肌力训练，针对相应的肌肉进行渐进式阻抗训练、交互性屈伸肌肉肌力强化训练，可以改善脑卒中瘫痪肢体的功能；②针对相应的肌肉进行功能电刺激治疗、肌电生物反馈疗法，结合常规康复治疗，可以提高瘫痪肢体的肌力和功能。

4. 肌张力变化和痉挛的康复

脑卒中后早期肢体多是弛缓性瘫痪，随着病情的恢复和主动运动的增加，瘫痪肢体肌张力逐渐增高，并出现痉挛，痉挛加重将会限制肢体的活动能力和掩盖肢体恢复的潜力。痉挛的处理要从发病早期开始，原则应该是以提高患者的功能能力为主要目的。抗痉挛肢位、关节活动度训练、痉挛肌肉缓慢牵伸、夹板疗法等方法可缓解肢体的痉挛。当痉挛影响肢体功能时，可使用替扎尼定、丹曲林和巴氯芬等口服抗痉挛药。如局部肢体肌肉痉挛影响功能和护理，建议使用A型肉毒素局部注射。康复训练结合早期局部注射A型肉毒素，可减少上下肢的痉挛程度，改善肢体功能。

5. 早期语言功能和认知障碍的康复

交流障碍及其相关的认知损害存在于高达40%的脑卒中后患者。必要的干预措施有助于交流能力得到最大程度的恢复，并且防止习得性废用或不适当的代偿行为。早期可针对患者听、说、读、写、复述等障碍给予相应的简单指令训练、口颜面肌肉发音模仿训练、复述训练，口语理解严重障碍的患者可以试用文字阅读、书写或交流板进行交流。

针对脑卒中后认知障碍，可应用简易精神状态检查、蒙特利尔认知评估量表进行筛查。进一步认知功能检查和康复，可待急性期过后进行认知障碍详细的评测和针对性的康复。卒中后早期偏侧忽略明显影响康复的预后，早期发现和干预偏侧忽略能有效促进卒中患者的功能恢复。

6. 吞咽障碍的康复和营养管理

吞咽障碍是脑卒中患者的常见症状，常对患者的生理、心理健康造成严重影响。《中国脑卒中早期康复治疗指南》推荐：建议由临床医师、康复护士或语言治疗师对所有脑卒中患者尽早完成标准的吞咽功能临床床旁评价。饮水试验可作为卒中患者误吸危险的筛选方法之一。对饮水试验阳性结果的患者使用视频X线透视吞咽检查或纤维内窥镜吞咽功能检查进一步检查。对有吞咽障碍的患者建议应用口轮匝肌训练、舌运动训练、增强吞咽反射能力的训练、咽喉运动训练、空吞咽训练、冰刺激、神经肌肉电刺激等方法进行吞咽功能训练。吞咽评估之后可以采用改变食物性状和采取代偿性进食方法（如调整姿势和手法等）以改善患者吞咽状况。吞咽障碍患者鼻胃管拔管参考指征如下：病情稳定，饮水试验基本正常；意识清楚并有一定的认知功能；饮食训练中每餐可进食200mL以上，连续3d无不适；行常规体位或体位代偿下仪器检查未见严重误吸、重度口咽腔滞留。对不能经口维持足够的营养和水分的患者应考虑经鼻胃管肠内营养。有胃食管反流和误吸风险的患者，建议使用鼻肠管进行肠内营养，需长期胃肠营养者（>4周）建议经皮内镜下胃造瘘术喂养。需要长期管饲者应该定期评估营养状态和吞咽功能。患者应在入院后48h内进行营养筛查，任何患者存在营养不良或进食困难时都应给予营养支持。

7. 心脏功能和呼吸功能康复

脑卒中卧床患者应该尽早离床接受常规的运动功能康复训练，以提高患者的心血管能力；下肢肌群具备足够的力量的卒中患者，建议进行增强心血管适应性方面的训练如活动平板训练、水疗等。重症脑卒中患者合并呼吸功能下降、肺部感染的患者，建议加强床边的呼吸道管理和呼吸功能康复，以改善呼吸功能、增加肺通气和降低卒中相关性肺炎的发生率和严重程度，改善患者的整体功能。卒中后血氧分压、氧饱和度、肺活量和1s用力呼吸量可以作为评价肺功能的监测指标。

8. 深静脉血栓和肺栓塞的预防和康复

对所有脑卒中的患者均应评价深静脉血栓（deep vein thrombosis，DVT）的风险。重症卒中、卧床、制动、心力衰竭、感染、脱水、肢体骨折等是脑卒中急性期DVT形成的危险因素，早期下床、康复是预防DVT的有效方法。对有高度DVT或肺栓塞危险的患者，可给予预防剂量的肝素或低分子肝素，在使用7～10d后要进行血小板计数检查。可考虑应用分级弹力袜及间歇气动压力装置作为辅助治疗措施。对有肺栓塞风险同时有抗凝禁忌的患者可考虑安置临时或永久性下腔静脉滤器。

（六）院外管理与康复

糖尿病合并脑卒中患者出院后，由于患者及其家属对糖尿病知识了解甚少，相关并发症知识少。虽在住院期间医务人员对患者和家属多次进行糖尿病、脑卒中的健康教育，但由于部分患者住院时间短、年龄大、记忆力差、观念陈旧，且部分患者忽视院外糖尿病的控制，不注重饮食、运动调节，药物治疗的依从性差，自我管理能力差，易导致反复住院治疗、并发症等发生，浪费大量的医疗资源。因此，在家庭和社区开展患者出院后的延伸管理和康复服务至关重要。具体措施包括：

（1）组建多学科延伸管理团队，加强团队成员的培训考核，共同讨论解决疑难问题，制定患者出院后延伸管理服务流程，针对存在问题运用管理工具进行分析，使流程更规范。

（2）对患者进行个体化评估，建立健康资料档案，制订康复计划并指导康复训练，内容包括Bobath技术，肢体康复：良姿位摆放、患肢按摩及主被动运动、床上翻身、平衡坐站功能训练、体位转移训练、步态训练；言语康复：采用听、视、触觉刺激，促进病人语言功能恢复，待发音熟练后，鼓励病人进行日常交流。并强调家属督促配合的重要性。

深入家庭和社区对患者和家属共同进行健康教育，内容包括糖尿病的自然进程；糖尿病的临床表现；糖尿病的危害及如何防治急慢性并发症；个体化的治疗目标；个体化的生活方式干预措施和饮食计划；规律运动和运动处方；饮食、运动、口服药、胰岛素治疗及规范的胰岛素注射技术；血糖监测，血糖测定结果的意义和应采取的干预措施；血糖监测和胰岛素注射等具体操作技巧；口腔护理、足部护理、皮肤护理的具体技巧；特殊情况应对措施（如疾病、低血糖、应激和手术）；糖尿病患者的社会心理适应；

糖尿病自我管理的重要性；低血糖对心脑血管的危害性；脑卒中药物治疗、康复训练、日常生活能力指导等，避免患者因在院外接受不到及时有效的管理而使病情复发甚至加重。

（3）建立广泛的社会支持网络，由专科护士推荐自我管理能力好的病友为组长，与居住在同一社区的病友结对，共同交流传授知识，合理饮食，结伴运动，避免或减少跌倒和低血糖事件的发生，共同管理疾病。通过开展延伸管理和康复服务对糖尿病合并脑卒中患者进行干预，为患者提供全程、全面、连续无缝隙、优质的管理服务，真正做到医院－社区－患者和家属共同管理疾病。

糖尿病合并脑卒中管理和康复教育应采取多学科、多专业人员的团队工作方式。糖尿病合并脑卒中管理和康复教育团队需要由神经内科医生、内分泌代谢科医生、肢体康复治疗师、语言治疗师、营养师及康复护士等成员参加，共同完成脑卒中的早期抢救治疗、血糖管理、肢体功能训练、语言训练、生活活动训练、认知训练、心理康复和健康教育等全面管理和系统康复的任务。

三、糖尿病合并外周动脉疾病的管理与康复教育

外周动脉疾病（peripheral arterial disease，PAD）主要指下肢动脉病变，是全身动脉粥样硬化的表现之一。DM 是 PAD 发生的一个重要危险因素，DM 患者下肢动脉病变发生率高，发生早，进展快，主要累及下肢远端动脉，多为节段弥漫性病变，重症下肢缺血的发病率和截肢率高。大量流行病学调查表明，DM 患者发生 PAD 是非 DM 患者的 4 倍。Stoffers 等报道在美国 40 岁以上 DM 患者中，PAD 患病率达 20%，50 岁以上 DM 患者中达 29%。我国一项大样本的临床研究证实，50 岁以上的合并有至少 1 项心血管危险因素的 DM 人群中，约有 20% 的患者合并有 PAD。DM 合并 PAD 患者可出现间歇性跛行、静息痛、下肢溃疡，反复住院、血管重建、截肢等问题严重影响患者生活质量，而且更易发生心肌梗死、脑卒中、心血管死亡事件。PAD 患者的主要死亡原因是心血管事件，在确诊 1 年后心血管事件发生率高达 21.14%，与已发生心脑血管者再次发作风险相当，且 ABI 越低，预后越差；下肢多支血管受累者较单支血管受累者预后更差。

糖尿病足（diabetic foot，DF）是由于糖尿病合并神经病变与各种不同程度的外周血管病变而引起的下肢感染、溃疡形成和（或）深部组织破坏，严重的可导致肢端坏疽。DF 是 DM 患者尤其是老年糖尿病患者最痛苦的慢性并发症之一。在发达国家，5% 的 DM 患者就诊时有足溃疡，15% 的 DM 患者一生中至少发生过一次足溃疡，1/5 的住院患者有足溃疡。四川大学华西医院的数据显示，DF 占 DM 患者的比例 1996 年为 1.74%，2006 年上升至 4.33%。DF 的预后较差，其截肢（趾）率高达 36%，死亡率高达 5%，是 DM 患者致残致死的重要原因，给家庭和社会造成巨大的经济负担。由于 DF 与局部神经异常和下肢远端外周血管病变相关，是多种慢性并发症的结果，包括心血管、脑血管、下肢血管病变，同时患者大多合并微血管病变、神经病变和感染等，所以 DF 治疗非常困难，而应该侧重于预防，且早期预防尤为重要。应对所有的 DM 患者的足部进行定期检查，包括足有否畸形、胼胝、溃疡、皮肤颜色变化；足背动脉和胫后动脉搏动、皮肤温度以及有否感觉异常等。如果患者足部动脉搏动正常，尼龙丝触觉正常，没有足畸形以及没有明显的糖尿病慢性并发症，这类患者属于无足病危险因素的患者，可进行一般的 DF 健康教育。由于糖尿病 PAD 和 DF 的发病机制涉及很多学科，所以，为提高糖尿病 PAD 和 DF 的诊治水平，降低患者的截肢率和死亡率，提高其生活质量，必须强调多学科协作。多学科协作团队需包括内分泌（糖尿病）、血管外科、介入科、骨科、矫形外科、创面外科（烧伤科）、足踝外科、皮肤科及感染科等。

（一）糖尿病下肢动脉病变的健康教育

1. 定期检查

患者每年做 1 次足部的全面检查，如发现危险因素则需 3~6 个月检查 1 次。每天检查足底、足跟、趾缝，察看有无破溃、裂口、擦伤等，经常自查双脚是否有皮肤干裂、水疱、红肿、变色、皮温高、鸡眼、足癣、胼胝等情况。如发现足部病变，及时求医，妥善处理。

2. 足部卫生

每天用温水（37～40℃）洗脚5～10min，洗净后用柔软的毛巾轻轻擦干，特别是脚趾间，然后涂抹护肤油、膏、霜等防止干裂；修剪趾甲时不要太短太秃，以免损伤甲床；不要自行用刀修剪，或自行用化学物质、膏药来除去角化组织或胼胝，应由医生处理。

3. 舒适的鞋和袜

穿鞋袜不当是足创伤的主要原因，所以患者的鞋子要舒适宽松，不要穿尖头鞋和高跟鞋，鞋内要干燥，鞋底不能太硬，穿鞋前要检查鞋内有无砂石粒、钉子等异物；袜子的吸水性、透气性要好，不宜太大或太小，袜口不能太紧，每日要换洗。选择合适的鞋袜，以防脚部受压，影响血液循环。不宜赤脚穿鞋或赤足在室内外行走，防止受伤引起足部感染；冬季注意保暖防止冻伤；同时还要避免使用热水袋或电热毯引起的烫伤。

4. 糖尿病周围神经病变的早期筛查和管理

如出现下肢麻木、刺痛、灼痛、感觉迟钝或丧失，脚踝棉絮感，要提高警惕，及时到正规医院进行相关诊疗，但临床约50%的糖尿病周围神经病变患者无症状，应依靠详细的体格检查进行筛查，包括10g尼龙丝、振动觉、踝反射、痛觉和温度觉检查等，通过早期筛查，尽早发现糖尿病周围神经病变并进行治疗，延缓病变的进展。

5. 糖尿病下肢动脉病变的筛查

糖尿病下肢动脉病变早期患者常无临床表现，可以通过触诊股、腘、足背和胫后动脉搏动判断下肢缺血。《中国糖尿病足诊治指南（2017版）》推荐踝肱指数（ABI）和血管彩色多普勒用于下肢动脉病变早期筛查。

（二）糖尿病下肢动脉病变的管理

1. 生活方式干预

生活方式干预应作为糖尿病下肢动脉病变综合管理策略的基础性措施，贯穿于综合治疗的全过程。主要包括戒烟、增加运动、减轻体质量及调整饮食结构等。吸烟是动脉粥样硬化病变发生发展的独立危险因素，吸烟者发生PAD为非吸烟者的4倍。与非吸烟者比较，吸烟者发生严重下肢动脉缺血、外科旁路手术、截肢率均明显升高，生存率显著降低。戒烟可延缓PAD的进展，降低严重肢体缺血、截肢、心肌梗死和脑卒中的发生。戒烟主要通过医护人员向患者的宣传教育及劝说来实现，必要时可行尼古丁替代疗法。合理的运动可有效改善下肢缺血非溃疡患者间歇性跛行步行距离及行走时间，还可以显著提高各种运动功能指标评分，且不增加不良事件，是值得推荐的安全有效的治疗方式，但严重下肢缺血、溃疡患者不宜过度运动。

2. 良好的代谢管理

大多数患者应积极进行血糖控制（HbA1c目标<7.0%），同时尽可能减少低血糖的发生，以降低足溃疡和感染的发生率，继而降低患者的截肢风险。对于DF患者，首选胰岛素控制血糖，但由于DF患者常常年龄较大，合并症及并发症较多，因此不能一味地强调将HbA1c控制在7%以下，可参照中华医学会内分泌学分会制定的《中国成人2型糖尿病HbA1c控制目标的专家共识》推荐的个体化控制目标。

DF合并高血压者，应将血压控制在140/85mmHg以下；DF合并脂代谢紊乱患者，应给予他汀类药物治疗，将低密度脂蛋白胆固醇水平控制在2.1mmol/L以下，若患者同时合并下肢动脉病变，则应将低密度脂蛋白胆固醇水平控制在1.7mmol/L以下；若无临床禁忌，应给予小剂量阿司匹林75～150mg/d。

3. 药物治疗

（1）扩张血管药物：目前临床所用的血管扩张药包括脂微球前列地尔注射液、贝前列素钠、西洛他唑、盐酸沙格雷酯、萘呋胺、丁咯地尔和己酮可可碱等。

西洛他唑是一种强效磷酸二酯酶Ⅲ抑制剂，2007年被泛大西洋协作组织（TASC）Ⅱ指南推荐作为治疗间歇性跛行的一线药物。西洛他唑既可以抑制血小板的聚集，防止血栓形成，也能通过扩张血管的作用，增加狭窄动脉的血流量，改善患肢血流状态。应用西洛他唑可以大幅延迟糖尿病患者截肢的发生，并且改善 DF 患者下肢动脉缺血的情况。不良反应主要有头痛、腹泻、大便异常、头晕及心悸，但症状轻微可以忍受。推荐剂量为 50~100mg/次，2 次/天。

盐酸沙格雷酯是一种多靶点循环改善剂，对血小板以及血管平滑肌的 5－羟色胺（5－HT）2 受体具有特异性拮抗作用，从而抑制 5－HT2 导致的血小板凝聚，抑制血管收缩和平滑肌细胞增殖；改善红细胞的变形能力，改善侧支循环及微循环障碍。RCT 研究显示，盐酸沙格雷酯能有效增加患者最大行走距离和无痛行走距离，部分改善足背动脉和胫后动脉的流速、阻力指数和 ABI 指标。推荐剂量为 100mg/次，2 次/天。

前列腺素 E1（PGE1）能够显著增加步行距离，即使停止治疗后其步行能力仍然保持增加。脂微球前列地尔注射液的剂量根据患者病变程度推荐为 10μg/次，1~2 次/天，静脉推注或滴注，疗程 14~21d。贝前列素钠能有效地改善间歇性跛行患者的症状，剂量根据患者病变程度推荐为 20~40μg/次，2~3 次/天。

（2）抗血小板药物：与阿司匹林相比，氯吡格雷联合阿司匹林的抗血小板治疗能显著降低其全因死亡率（RR=0.73，95%CI：0.58~0.93）和心血管事件（RR=0.81，95%CI：0.67~0.98）发生，但严重出血的风险轻度增加。目前推荐氯吡格雷作为对阿司匹林不耐受或过敏患者的另一种治疗选择。

（3）抗凝血药物（肝素、低分子肝素及口服抗凝血药物）：

目前无明确证据支持在 DF 前期的间歇性跛行阶段应用抗凝血药物治疗。

4. 手术治疗

药物治疗仅仅是延缓轻至中度的下肢动脉缺血性病变患者病变的进展，是 DF 治疗的基础；但对于严重下肢缺血患者多数并不能达到改善症状、保肢的目的。因此，对于缺血严重，系统药物治疗效果不理想的患者，手术血流重建则是必要的措施。手术血流重建的方法包括下肢动脉腔内介入治疗、下肢动脉旁路移植及干细胞移植等。

5. 糖尿病足创面处理

糖尿病足创面处理的同时，应积极进行全身情况的治疗，包括控制血糖、抗感染、营养调节及下肢血运重建等，促进创面愈合。创面处理方法包括非手术治疗（姑息性清创、创面换药、持续封闭式负压吸引、生物治疗、减压支具应用和物理治疗等）及手术治疗（创面清创术、植皮术和截肢/趾术等）。应根据患者的糖尿病足创面情况、全身状况，选择合适的创面处理方法，有效去除坏死组织，尽早封闭创面，缩短疗程，避免因长期换药导致下肢废用性肌萎缩、骨质疏松、深静脉血栓及心肺功能下降等并发症。

（黄敬泽）